乳腺肿瘤学

Tumor of the Breast

（第三版）

主编　邵志敏　沈镇宙　徐兵河

复旦大學出版社

图书在版编目(CIP)数据

乳腺肿瘤学/邵志敏,沈镇宙,徐兵河主编. —3 版. —上海：复旦大学出版社，2022.12
ISBN 978-7-309-16430-5

Ⅰ.①乳… Ⅱ.①邵… ②沈… ③徐… Ⅲ.①乳腺癌-诊疗 Ⅳ.①R737.9

中国版本图书馆 CIP 数据核字(2022)第 246699 号

乳腺肿瘤学(第 3 版)
邵志敏　沈镇宙　徐兵河　主编
出品人/严　峰
责任编辑/魏　岚　王　瀛　江黎涵　张　怡

复旦大学出版社有限公司出版发行
上海市国权路 579 号　邮编：200433
网址：fupnet@fudanpress.com　http://www.fudanpress.com
门市零售：86-21-65102580　团体订购：86-21-65104505
出版部电话：86-21-65642845
上海盛通时代印刷有限公司

开本 787×1092　1/16　印张 76.75　字数 2377 千
2022 年 12 月第 3 版
2022 年 12 月第 3 版第 1 次印刷

ISBN 978-7-309-16430-5/R·1971
定价：880.00 元

如有印装质量问题,请向复旦大学出版社有限公司出版部调换。

编委名单（按姓氏笔画排序）

编委名单

柳素玲　复旦大学附属肿瘤医院

俞晓立　复旦大学附属肿瘤医院

姜　军　陆军军医大学西南医院

贺　敏　复旦大学附属肿瘤医院

袁　芃　中国医学科学院肿瘤医院

耿翠芝　河北医科大学第四医院

顾雅佳　复旦大学附属肿瘤医院

徐兵河　中国医学科学院肿瘤医院

徐晓丽　复旦大学附属肿瘤医院

殷咏梅　江苏省人民医院

郭　瑢　云南省肿瘤医院

唐金海　江苏省人民医院

盛　湲　海军军医大学附属第一医院

常　才　复旦大学附属肿瘤医院

崔树德　河南省肿瘤医院

裘佳佳　复旦大学附属肿瘤医院

廖　宁　广东省人民医院

滕月娥　中国医科大学附属第一医院

学术秘书　陈嘉健　叶富贵　瞿飞林　王　磊　李　彬

主 编 简 介

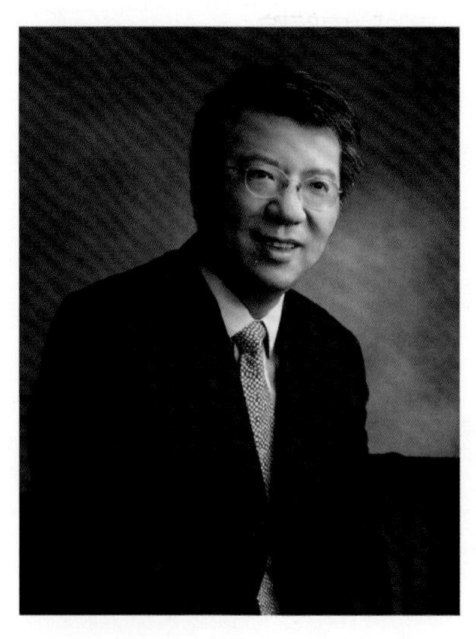

邵志敏 博士生导师。首批教育部“长江学者奖励计划”特聘教授，国家杰出青年科学基金获得者，复旦大学特聘教授。现任复旦大学肿瘤研究所所长、乳腺癌研究所所长，复旦大学附属肿瘤医院大外科主任兼乳腺外科主任。担任中国抗癌协会乳腺癌专业委员会名誉主任委员、中国抗癌协会靶向治疗专业委员会主任委员、中国临床肿瘤学会（CSCO）理事、中国医师协会临床精准医疗专业委员会乳腺癌专业委员会主任委员、上海市抗癌协会乳腺癌专业委员会副理事、上海市医学会肿瘤专科分会名誉主任委员、第八届亚洲乳腺癌协会主席、《中国癌症杂志》主编。St. Gallen 国际乳腺癌大会专家团成员。

主要从事乳腺癌的临床和基础研究，致力于建立适合中国人群的早期筛查和诊疗流程，确立三阴性乳腺癌“复旦分型”和精准治疗策略，开展临床试验以改善乳腺癌患者预后。先后主持国家杰出青年科学基金、国家自然科学基金、“十五”攻关课题、卫生部临床重点项目、“211”工程Ⅱ期、“985”项目、“973”课题及其他省部级重大科研项目 30 余项。多次荣获国家科技进步二等奖，教育部科技进步一、二等奖，卫生部科技进步一等奖，上海市科技进步一、二、三等奖。带领团队分别入选教育部创新团队、上海市乳腺肿瘤重点实验室及上海市重中之重临床医学中心 B 类项目、上海市重要疾病联合攻关项目。已发表有关乳腺癌研究的论著近 500 篇，其中 SCI 收录 400 余篇，被国际医学文献引用逾 6 000 次。主编专著 10 部。

主编简介

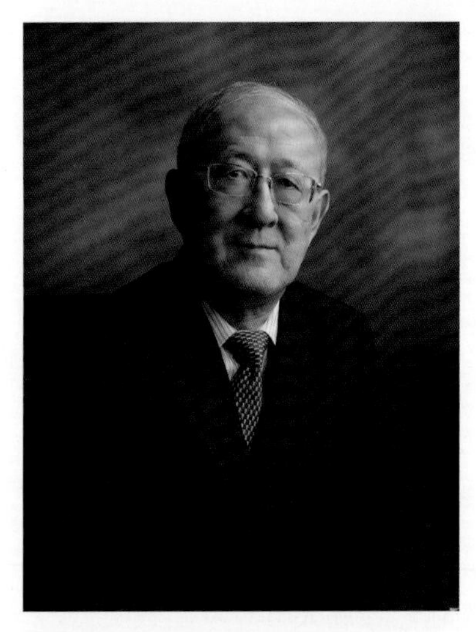

沈镇宙　肿瘤外科学教授，博士生导师。现任复旦大学附属肿瘤医院外科名誉主任、终身教授，上海市乳腺肿瘤临床医学中心主任。曾兼任中国抗癌协会副理事长、中华医学会肿瘤学会副主任委员、上海市抗癌协会理事长、上海医学会肿瘤专业委员会主任委员、中国抗癌协会乳腺癌专业委员会副主任委员及肉瘤专业委员会主任委员等。

主要研究方向为乳腺癌的早期诊断、综合治疗、个体化治疗及相关基础研究。曾多次应邀在国内外讲学，并担任国际及国内一些重要专业会议的大会主席。现任《中国癌症杂志》主编及10余种国内外学术期刊副主编和编委。荣获国家科技进步二等奖、卫生部科技进步一等奖、中华医学科技奖、上海市科技进步奖、上海市临床医学科技奖、第四届中国医师奖、中国抗癌协会"为中国抗癌事业作出突出贡献的优秀专家"奖及复旦大学校长奖等多项奖励。曾两次被评为全国卫生系统先进工作者及上海市劳动模范。主编专著6部，副主编2部，参与"中国抗癌协会乳腺癌诊治指南与规范"(2011版)的编写。在国内外期刊发表论著160余篇。

主 编 简 介

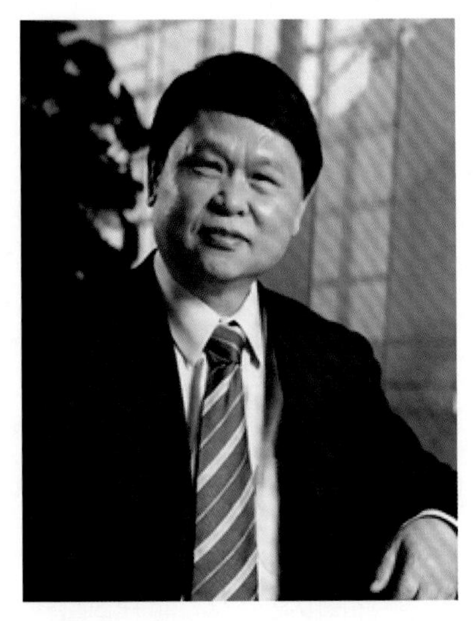

徐兵河　肿瘤内科专家，博士生导师，北京协和医学院长聘教授、教学名师。2021 年当选中国工程院院士。国家新药(抗肿瘤)临床研究中心主任。担任中国抗癌协会肿瘤药物临床研究专业委员会主任委员、中国医师协会内科医师分会副会长等职务。“晚期乳腺癌治疗共识指南”国际专家团成员、St. Gallen 国际乳腺癌大会专家团成员及“ESMO 早期乳腺癌临床实践指南”执笔专家。曾任中国医学科学院肿瘤医院内科主任。曾任中国抗癌协会乳腺癌专业委员会第七届委员会主任委员，现为名誉主任委员。

长期致力于肿瘤内科治疗，特别是在乳腺癌个体化精准治疗和抗癌新药研发等方面做出突出贡献。牵头制订国家卫生健康委员会“乳腺癌诊疗指南”“乳腺癌合理用药指南”及行业协会规范、指南和共识 30 余部。作为第一完成人获国家科技进步二等奖、何梁何利基金科技进步奖、全国创新争先奖(基础研究与前沿探索)、药明康德生命化学研究奖杰出成就奖，以及省部级奖 10 余项及国家发明授权专利 10 项。获“北京市十大健康卫士”“北京市师德先锋”等荣誉称号。作为通讯作者或第一作者在国内外权威期刊发表论文 400 余篇。主编教材及专著 15 部。

前言

乳腺癌是女性最常见的恶性肿瘤，全世界每年有230万女性发病。我国虽不是乳腺癌高发国家，但发病率也在逐年上升，每年新发病例近40万。以上海市为例，近年来乳腺癌的发病率已达到68.4/10万，居女性恶性肿瘤的首位，死亡率为17.8/10万，居第6位，且正在逐年升高，严重危害女性的健康。因此，对乳腺癌的临床及基础研究备受关注。每年都有很多基础及临床的科研成果逐步应用于临床，不断在提高防治效果方面发挥作用。

近年来，应用分子生物学、基因组学、生物信息学等研究方法的应用使得关于乳腺癌的临床及基础研究取得很大进展。例如，以往认为对三阴性乳腺癌的治疗预后较差，然而进行深入研究后发现其有更多的不同类型，治疗方法也不同，改变了以前认为除化疗外无药可治的观念。此外，很多新药物，如内分泌及靶向治疗药物的临床应用惠及了更多患者。

乳腺癌手术治疗的理念近年来也在逐步改变。改良根治术仍是目前最常用的手术方式，在保证治疗效果的前提下更注重术后乳房外形的完美及功能。在合理、适当的手术切除范围下，保乳手术已在有放疗及综合治疗条件的地区得到普遍推广，术后乳房重建、保乳手术及腔镜下手术正在悄然兴起。目前正以肿瘤的生物学特性为依据来决定治疗方案，与此同时开展相关的基础研究，以肿瘤的生物学特性及全身性治疗为主，逐步改变治疗方式，同时结合相关的基础研究，提高患者满意度。放疗在以前作为术后辅助治疗，目前在保乳手术中起重要的作用。总之，近年来乳腺癌治疗正在向更合理、更人性化的综合治疗发展。

为了提高乳腺癌的基础研究水平及临床治疗效果，中国抗癌协会乳腺癌专业委员会根据国际、国内的最新资料每2年组织1次乳腺癌诊疗指南的修订，并组织专家进行国内巡讲，目前已更新到第8版，为同道们了解国际、国内乳腺癌诊治研究的进展提供了最新资料。同时，本书将每4～6年修订1次，全面介绍乳腺癌基础研究的进展，供同道们参考，希望能为提高我国乳腺癌的防治，保障女性的健康作出努力。不当之处请批评指正。

编者

2022年10月

目　录

第一篇　概论

第二篇　乳腺肿瘤的筛查与诊断

第五篇　乳腺非上皮源性恶性肿瘤的诊断及处理

第六篇　早期浸润性乳腺癌的处理

第八篇　特殊人群早期乳腺癌的处理

第九篇　复发及转移性乳腺癌的处理

第十篇　乳腺癌特殊部位复发转移的处理

第十一篇　乳腺癌药物治疗的进展

第十二篇　患者的全程管理

第十三篇　乳腺癌术后的护理、康复与随访

第十四篇　循证医学与乳腺癌

第一篇

概　论

第一章

乳腺的解剖、生理及分子生物学调控

哺乳动物的乳腺(mammary gland)对于新生一代乃至整个物种的存活至关重要。在动物世界里，哺育孩子可以为母亲带来许多生理的益处，如有助于产后子宫复原。而对新生儿来说，可以从母体获得免疫力。在人类，社会的影响减少了新生儿母乳喂养的广泛实施，也干扰了它理应扮演的生理角色。越来越多的证据表明，母乳喂养无论对于母亲还是孩子都具有十分重要的意义。

了解乳腺的形态学和生理学及其调节机制，对于进一步认识乳腺肿瘤的病因、诊断及治疗至关重要。

第一节　乳腺的解剖结构

一、大体解剖

(一) 成年人乳房的位置及外形

成年人乳房上下位于第 2～6 肋之间，水平位于胸骨边缘和锁骨中线之间(图 1 - 1)；平均直径 10～12 cm，平均中心厚度 5～7 cm。乳腺组织伸向腋窝，称为乳腺外侧突，又称 Spence 腋尾。乳房的轮廓个体差异较大，但通常是穹窿型，在未产妇更像圆锥，在经产妇下垂一些。

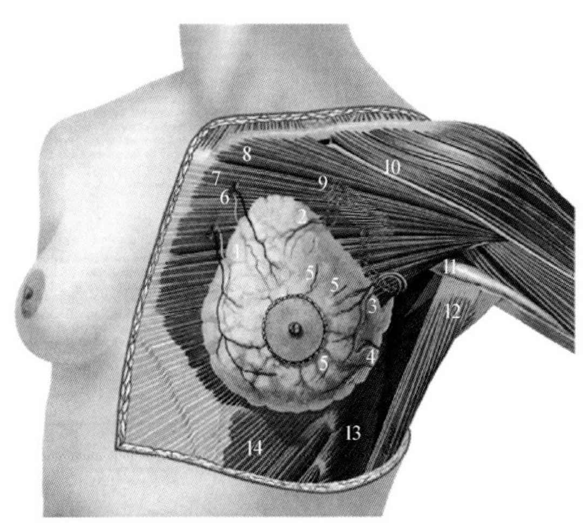

图 1 - 1　正常乳房外形和胸大肌解剖

注：1. 内乳动、静脉穿支；2. 胸肩峰动、静脉胸支；3. 胸横动、静脉的外乳支；4. 肩胛下和胸肩峰动、静脉的分支；5. 第 3～5 肋间动、静脉的横支；6. 内乳动、静脉；7. 胸大肌的胸骨头；8. 胸大肌的锁骨头；9. 腋窝动、静脉；10. 头静脉；11. 腋鞘；12. 背阔肌；13. 前锯肌；14. 腹外斜肌。

乳房主要由 3 种结构组成：皮肤、皮下组织和乳腺组织。乳腺组织又包括软组织和间质。软组织分为 15～20 个区段，最后在乳头处呈放射状汇集。每个区段的引流导管直径 2 mm，乳晕下乳窦直径 5～8 mm。约有 10 个主要引流乳汁的导管开口于乳头(图 1 - 2)。

导管系统的命名尚未统一。分支系统采用合理的方式命名，从乳头的集合导管开始，延伸至每一个小泡的导管。每一个导管引流 20～40 个小叶组成的腺叶。每一个小叶又由 10～100 个腺泡或管状、囊状分泌小体组成。乳房纤维组织和皮下组织包含脂肪、结缔组织、血管、神经和淋巴管。

乳房的皮肤很薄，包含毛囊、皮脂腺和汗腺。非下垂乳房的乳头位于第 4 肋间，含有丰富的感觉神经末梢，包括 Ruffini 小体和 Krause 终球。皮脂腺和汗腺显露于外，但毛囊并非如此。乳晕呈环状，有色素沉着，直径 15～60 mm。位于乳晕周围的蒙氏

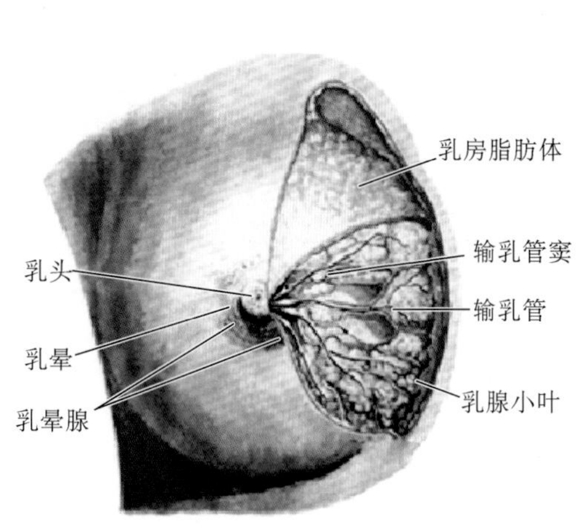

A. 正面观

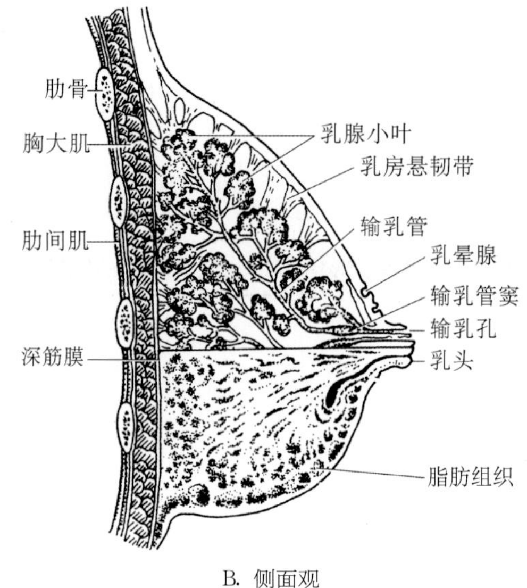

B. 侧面观

图 1-2 正常乳房结构

结节有蒙哥马利腺(Montgomery gland,蒙氏腺)导管开口形成的隆起。乳晕腺是能够分泌乳汁的大皮脂腺,它代表了一种介于汗腺和乳腺之间的中间状态。筋膜组织发育成乳腺,浅筋膜发展成乳腺并与Camper筋膜相延续。乳腺下层为胸深筋膜,覆盖着胸大肌的大部分和前锯肌。连接于这两层筋膜之间的乳房悬韧带(Cooper韧带)自然地支撑乳房。乳腺癌或者其他伴有纤维化病变(如慢性炎症或外伤)侵及乳房悬韧带时,该韧带的挛缩会引起表面皮肤的凹陷。

近年来,导管清洗和乳腺内镜下直视导管技术的进展使得临床上与乳头相关的解剖结构日益清晰化。Love和Barsky使用6种不同的方法来检查导管的解剖,发现90%以上的乳头包含5~9种导管开口,通常分为中央群和外周群。中央群导管并不是像之前认为的那样以典型的方式从乳头延伸,而是从乳头返回到胸壁。他们还发现每一个乳孔都与一个独立的非网状导管系统相交,然后延伸到终末导管小叶单位。Rusby等前瞻性研究了乳房切除标本的乳头,导管的中位数为23,远少于乳头的导管开口数量。这项研究表明,许多导管实际上共用乳头表面开口,也解释了乳头表面导管开口数量和实际导管数之间的差距。

有证据表明,导管癌和小叶癌都出现于终末导管小叶单位。Stolier和Wang研究了乳房切除标本的32个乳头,其中29个乳头没有发现终末导管小叶单位,3个乳头有终末导管小叶单位。当面对乳头时,发现所有的终末导管小叶单位都位于乳头底部。由于对导管内部组织结构的进一步了解和治疗兴趣的增加,对导管和乳头解剖的认识也会增多,这对指导临床实际工作具有重要意义。

(二) 乳房的血供

乳房的血供主要来源于胸廓内动脉和胸外侧动脉。乳房的60%血供(主要是内侧带和中央带大部分)靠胸廓内动脉的穿支供应。乳房剩余的40%血供(主要是外侧带)由胸外侧动脉、胸肩峰动脉、胸背动脉穿支,以及第3~5肋间动脉穿支共同提供(图1-3)。

胸壁和乳腺的静脉回流涉及的主要静脉是胸内侧静脉穿支、腋静脉分支和肋间后静脉穿支。

(三) 乳腺的淋巴引流

1. *乳腺的淋巴引流区域* 乳腺的皮下淋巴管或乳头淋巴管从通过体表淋巴管回流。这些无瓣淋巴管和真皮淋巴管相通并合并至萨帕乳晕下丛(Sappey subareolar plexus)。乳晕下丛接收来自乳头和乳晕的淋巴管,并通过垂直淋巴管与其他皮下和真皮淋巴管连接。从表层到深层,从输乳管的乳晕下丛到小叶周边和深皮下丛,淋巴液单向流动。导管周围淋巴管位于管壁上皮肌层,淋巴液从深皮下层和乳腺内淋巴管离心流向腋淋巴结(axillary

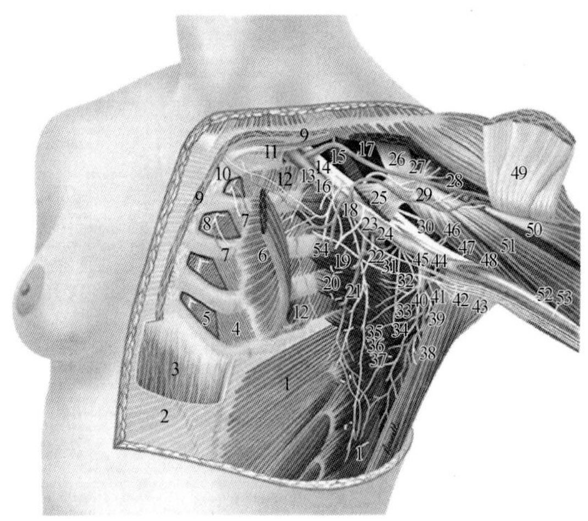

图 1－3　胸壁肌和血管解剖

注：1. 腹外斜肌；2. 腹直肌鞘；3. 腹直肌；4. 肋间内肌；5. 胸横肌；6. 胸小肌；7、8. 内乳动、静脉穿支；9. 胸大肌切缘；10. 胸肩峰动静脉胸骨锁骨支；11. 锁骨下肌和 Halsted 韧带；12. 肋间外肌；13. 腋静脉；14. 叶动脉；15. 臂丛侧束；16. 胸外侧神经(来自侧束)；17. 头静脉；18. 胸肩峰静脉；19. 肋间臂神经；20. 外侧皮神经；21. 胸外侧动、静脉；22. 胸外侧动、静脉肩胛支；23. 中胸神经(来自中间束)；24. 尺神经；25. 胸小肌；26. 喙锁韧带；27. 喙突韧带；28. 三角肌肌缘；29. 胸肩峰动、静脉肩峰支和肱骨支；30. 肌皮神经；31. 上臂中间皮神经；32. 肩胛下肌；33. 肩胛下神经；34. 大圆肌；35. 胸长神经；36. 前锯肌；37、38. 背阔肌；39. 胸背神经；40. 胸背动、静脉；41. 旋肩胛动、静脉；42. 肋间臂神经；43. 大圆肌；44. 前臂中间皮神经；45. 肩胛下动、静脉；46. 旋肱后动、静脉；47. 正中神经；48. 喙肱肌；49. 胸大肌；50. 肱二头肌长头；51. 肱二头肌短头；52. 肱动脉；53. 贵要静脉；54. 胸肩峰动、静脉胸肌支。

lymph node，ALN)和胸骨旁淋巴结[又称内乳淋巴结(internal mammary lymph node，IMLN)]。放射标志物注射已经证实了淋巴回流的生理机制，推翻了旧的向心流向萨帕乳晕下丛的假说。据估计，乳腺的淋巴液约有 3%回流到胸骨旁淋巴结，97%回流到腋淋巴结。

前哨淋巴结(sentinel lymph node，SLN)研究使笔者对淋巴的解剖和淋巴回流的生理机制有了新的认识。笔者观察到，皮肤和腺体的淋巴回流到同一腋淋巴结，后者是乳房淋巴回流的主要汇聚地。淋巴闪烁造影术研究显示，经皮下或皮内注射深部腺体或乳房后的淋巴优先回流到胸骨旁淋巴结。现在对乳晕下丛淋巴回流的方向尚存在争议。将标记有放射性核素^{99m}Tc 的硫胶体注射到乳晕区，放射性核素定位在腋窝前哨淋巴结。一项关于乳晕下放射性核素注射和通向前哨淋巴管的详细研究显示，90%为单个管道越过或侧向通过乳晕旁，止于腋窝前哨淋巴结，有 75%的第 2 条淋巴管经过乳晕，没有进入胸骨旁淋巴链。

Suami 等研究了 14 例新鲜尸体的 24 个乳腺的淋巴回流，发现淋巴集合管平均分布于人体躯干上方内侧周围，最后注入腋淋巴结。横断面研究证实，当这些集合管到达乳房，其中有一些越过乳腺实质，另一些穿过乳腺实质。同时发现淋巴管的穿支，这些穿支在胸廓内动脉分支以外将其围绕，并最终注入同侧胸骨旁淋巴管。这些发现与目前已知的理论并不完全相符，可能部分地解释为什么前哨淋巴结活检会出现假阴性。

2. 腋淋巴结区　腋淋巴结作为乳腺原发肿瘤的主要局部转移部位，其外形解剖已被研究。腋淋巴结的解剖学排列有不同的分类。其中最详细的是 Pickren 分类，显示了肿瘤播散的病理解剖。腋淋巴结可分为：①尖群或锁骨下淋巴结，位于内侧至胸小肌；②腋群沿腋静脉分布于胸小肌与胸外侧静脉腋窝段之间；③胸肌间淋巴结(Rotter 淋巴结)沿胸外侧神经分布于胸大、小肌之间；④肩胛群包括沿肩胛下血管分布的淋巴结；⑤中央群位于胸大肌外侧缘后方和胸小肌下方(图 1－4)。其他群能够被识别，

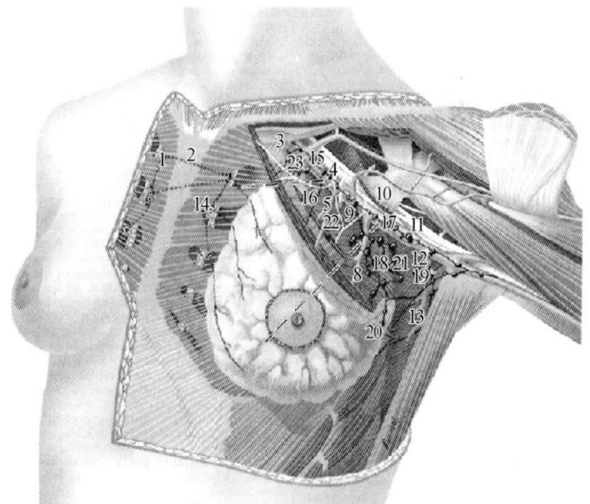

图 1－4　乳房淋巴结群和分类

注：1. 内乳动、静脉；2. 胸骨下的交叉回流到对侧内乳淋巴链；3. 锁骨下肌和 Halsted 韧带；4. 胸外侧神经(来自侧束)；5. 胸肩峰静脉的胸支；6. 胸小肌；7. 胸大肌；8. 胸外侧静脉；9. 中胸神经(来自中间束)；10. 胸小肌；11. 正中神经；12. 肩胛下静脉；13. 胸肩峰静脉；14. 内乳淋巴结；15. 尖淋巴结；16. 胸肌间淋巴结；17. 腋静脉淋巴结；18. 中央淋巴结；19. 肩胛下淋巴结；20. 外乳淋巴结。21. 第 1 水平淋巴结(外侧到胸小肌外侧缘)；22. 第 2 水平淋巴结(胸小肌后方)；23. 第 3 水平淋巴结(内侧端至胸小肌内侧缘)。

如外乳淋巴结位于乳腺外侧突,28%的乳房可发现乳房内淋巴结,周围淋巴结位于上部的皮下脂肪及乳房外象限。

为确定病理解剖和转移程度,另外一个可供选择的描述转移的方法就是将淋巴结分成不同水平。第1水平位于乳房外侧到胸小肌外侧缘之间;第2水平位于胸小肌后方;第3水平位于胸小肌内侧端以内(见图1-4)。这些水平只有在手术时给予标记才能准确识别。

在日本乳腺癌处理规范中,将乳腺所属淋巴结分为腋淋巴结、锁骨下淋巴结、胸骨旁淋巴结及锁骨上淋巴结(图1-5)。腋淋巴结与锁骨下淋巴结以胸小肌内侧缘为界。

3. *胸骨旁淋巴结区*　胸骨旁淋巴结位于胸骨旁

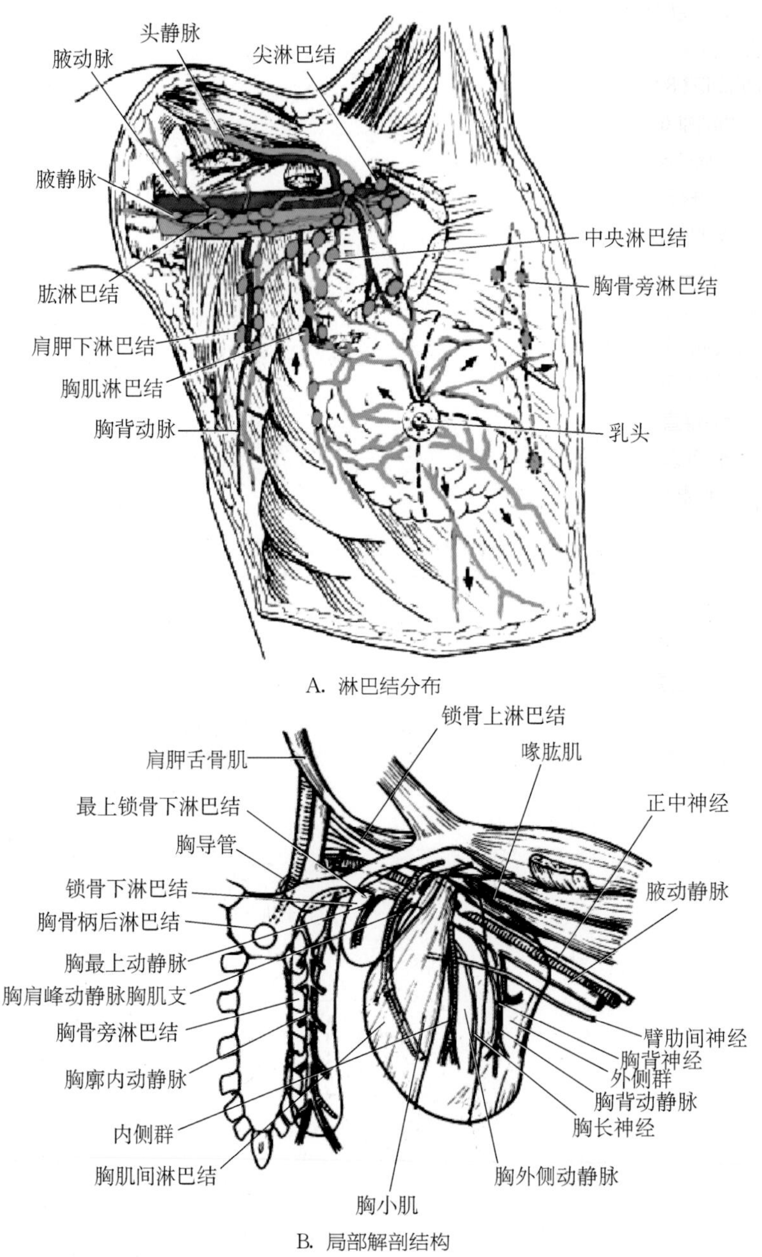

图1-5　乳腺所属淋巴结(日本乳腺癌处理规范)

注:腋淋巴结包括外侧群(臂淋巴结、肩胛下淋巴结)、内侧群(中央淋巴结、胸肌淋巴结、胸肌下淋巴结)、胸肌间淋巴结。

肋间隙。淋巴结紧贴胸膜外脂肪内的胸廓内动脉，分布于肋间隙，如图 1－4、1－5 所示。从第 2 肋间隙向下，胸骨旁淋巴结被同一平面的横向胸肌薄层从胸膜分开。关于胸骨旁淋巴链中淋巴结的数量，各家报道不一。淋巴结第 1 肋间隙和第 2 肋间隙沿乳房内血管的中央排列，88％的病例淋巴结位于第 1 肋间隙，76％的病例淋巴结位于第 2 肋间隙，而有 79％的病例淋巴结在第 3 肋间隙沿血管周边分布。每一肋间隙淋巴结的患病率如下：第 1 肋间隙 97％；第 2 肋间隙 98％；第 3 肋间隙 82％；第 4 肋间隙 9％；第 5 肋间隙 12％；第 6 肋间隙 62％。Handley 和 Thackray、Urban 和 Marjani 等对这一传播乳腺疾病的淋巴回流途径的病理解剖进行了描述。

在淋巴结转移的情况下，淋巴回流的生理路径可能会被阻塞，此时可替代的回流途径变得非常重要。这些途径包括深部、胸骨下、对侧胸骨旁淋巴链；浅部的交通支、肋间横向支和纵隔回流系统；通过腹直肌鞘到达膈下和腹膜下丛（Gerota 路线）。最后一条途径使肿瘤直接播散到肝和腹膜后淋巴结。胸骨下交通支可以通过淋巴结放射性核素成像得以证实，而且可能对早期乳腺癌诊断具有重要意义。

传统的乳腺癌根治术不仅要切除患侧全部乳房组织，因注入胸骨旁淋巴结的淋巴管通过胸大肌，要切除胸大肌；因胸小肌位于乳腺淋巴管注入腋淋巴结的路径上，还要切除胸小肌；更要将腋腔的全部脂肪组织和淋巴结彻底清扫；乳房内侧部的肿瘤尚需要清除胸骨旁淋巴结。这种术式将造成胸壁的明显畸形。由于手术切断了臂部大部分的淋巴管，术后常继发上肢淋巴水肿。

二、组织形态学

（一）正常青春期乳腺腺体

Russo 详细描述了青春期乳腺的发育，他把发育的乳腺视为生长和分化的导管，然后形成棒状末梢萌芽。成长的末梢萌芽形成新的分支、末梢及所谓的泡芽（图 1－6）。泡芽随后分化为静止期乳腺的终末结构，德国病理学家称其为腺泡（acine），Dawson 称其为小导管（ductule）。腺泡（alveolu）这个术语用于静止期分泌小体极为恰当，而腺泡（acine）适用于妊娠期、哺乳期完全发育成熟的分泌小体。

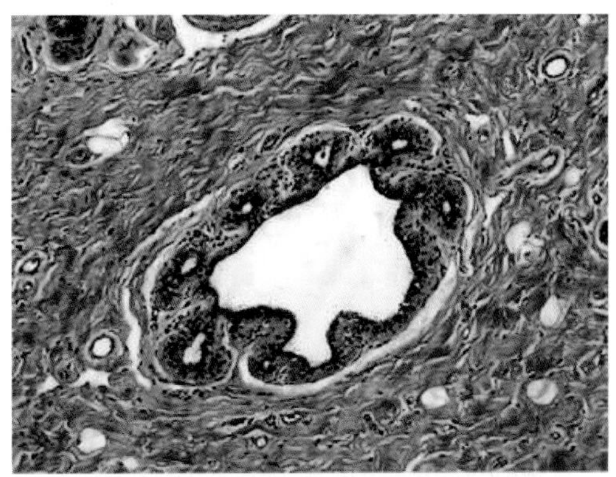

图 1－6　正常青春期女性乳腺导管

注：可见始基小叶从母导管中出芽（HE 染色）。

月经来潮后的最初数年，小叶开始发育。泡芽从围绕终末导管，并形成 Ⅰ 型小叶（原始小叶），包含由两层上皮排列的约 11 个泡芽。青春期乳腺历时数年发生完全分化；如果妊娠中断，就不可能充分分化。

乳房纤维解剖的详细研究表明，有 4 种截然不同的小叶类型存在。前面提到的 Ⅰ 型小叶，是小叶的最早一代，月经初潮后即开始发育。Ⅱ 型和 Ⅲ 型的转变是由于新泡芽继续分化而逐渐形成的。4 种小叶类型的特征如表 1－1、1－2 所示。

Russo 等最近发现，侵袭性乳腺癌和常见乳腺癌病理类型的女性乳腺组织的结构类型与对照组正常组织不同。他们还发现，*BRCA1* 或调节基因可能对乳腺小叶形成过程中的分型起作用，这只在上皮-间充质相互作用中可见。

表 1－1　人乳腺小叶特征

分型	小叶范围（mm^2）	组成结构	组成结构范围（$\times10^{-2}/mm^2$）	组成结构数（小叶）	组成结构数（mm^2）	细胞数（组成结构切片）
Ⅰ	0.048±0.044	腺泡蓓蕾	0.232±0.090	11.20±6.34	253.8±50.17	32.43±14.07
Ⅱ	0.060±0.026	小导管	0.167±0.035	47.0±11.7	682.4±169.0	13.14±4.79
Ⅲ	0.129±0.049	小导管	0.125±0.029	81.0±16.6	560.4±25.0	11.0±2.0
Ⅳ	0.250±0.060	腺泡	0.120±0.050	180.0±20.8	720.0±150.0	10.0±2.3

表 1-2　DNA 标记指数测定的人乳腺末梢导管与小叶增生能力

结构	指数	结构	指数
末梢终端蓓蕾	15.8±5.2	Ⅲ型小叶	0.25±0.3
Ⅰ型小叶	5.5±0.5	末梢导管	1.2±0.5
Ⅱ型小叶	0.9±1.2		

(二) 正常成熟期乳腺腺体

未成熟乳腺的导管和腺泡由复层上皮排列而成，包括基底立方层和扁平表皮层。在青春期及随后的雌激素作用下，上皮增生为多层。腺泡上皮为单层立方或柱状，腺腔很小，腺上皮与基膜之间有肌上皮细胞。导管包括小叶内导管、小叶间导管和总导管(输乳管)。小叶内导管多为单层立方和柱状上皮，小叶间导管则为复层柱状上皮。总导管开口于乳头，管壁为复层扁平上皮，与乳头表皮相连续(图 1-7)。现已观察到 3 种腺泡细胞类型，即管腔(luminal)A 细胞、基底 B 细胞(主细胞)和肌上皮细胞。

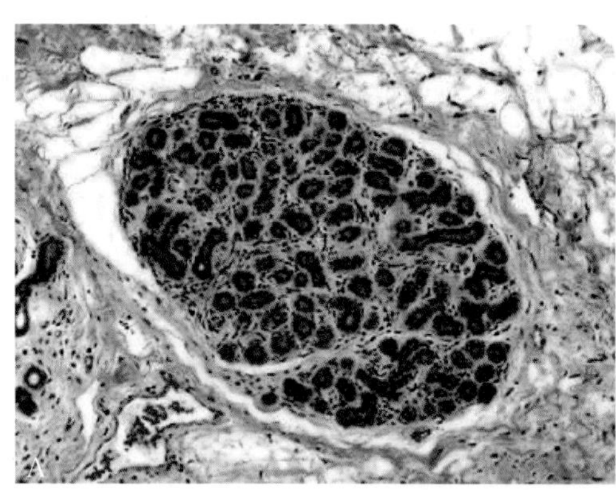

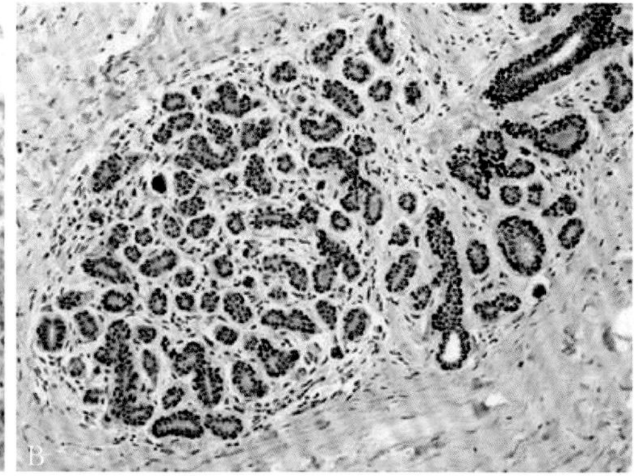

图 1-7　正常成熟期女性乳腺小叶

注：小叶是乳腺的功能单位。它排成 2 个细胞层：内部细胞层和外部细胞层，后者在常规 HE 染色(A)时不显色。B 为 P63 免疫染色。

管腔 A 细胞是黑色的、内含核糖体的嗜碱性粒细胞。腺上皮细胞通过线粒体的膨胀、细胞间隙裂开而聚合在一起，在内腔形成萌芽。基底 B 细胞(主细胞)是乳腺上皮的主要细胞类型，镜下很清晰，有卵圆形的细胞核，无核仁。基底细胞与内腔连接处的膜上有突起的微绒毛，其胞质内的细丝与肌上皮细胞类似，表明它们可向后者的方向分化。肌上皮细胞围绕腺泡和分泌乳汁的小导管排列成环状，呈星形。胞质含有直径 50～80 nm 的细肌丝，这些肌丝通过半桥粒附着于基底膜。这些细胞不受神经支配，但是受类固醇激素(催乳素和缩宫素)的刺激。

第二节　乳 腺 的 生 理

一、胚胎及婴幼儿期乳腺的发生和发育

(一) 胚胎期原始乳腺的发生

在人类胚胎发育的第 5 周，无论男女，胚胎腹面从腋部到腹股沟间的原始外胚层形成一对索状原始乳线。胸壁上的外胚层向周围间质内陷，随后上皮萌芽并分支。这条乳线在胸部逐渐形成所谓的乳脊，其他部位的乳线则逐渐退化消失。若其他区域的乳线退化不全或原始乳线分散存在就会形成副

乳，日后发育成腋下乳腺或副乳头，临床上见于2%～6%的女性。

在胚胎发育的第7～8周，乳腺原基增厚（乳脊期）并长入原始胸壁间质内（圆盘期），呈三维立体状增生（球状期）。在胚胎发育的第10～14周，其进一步向胸壁间质内生长，形成平脊（锥体期）。在胚胎发育的第12～16周，顶端的间充质细胞分化成乳头和乳晕内的平滑肌细胞。在胚胎发育的第16周，原始上皮细胞形成"乳芽"（乳芽期），随后伸展发育成15～25个条索状上皮性分支结构（分支期），这些条索状分支结构以后发育为分泌囊泡。之后，伴随着毛囊、皮脂腺和汗腺成分的分化，第二乳腺原基形成，但此时只有汗腺完全发育，通常认为乳腺实质是由汗腺组织发育而来的。另外，顶分泌腺发育并分化为乳头周围的乳晕腺。这一阶段的原始乳腺发育是不受性激素或其他激素调节的。

在妊娠第3个月，胎盘性激素进入胎儿血液循环并诱导分支状输乳管原基进一步增殖并出现管腔（管腔期），此过程从胚胎发育第20周持续到第32周。在此期间，原15～25条实质上皮分支变为15～25条乳腺导管结构，并合并成10条主要的乳腺导管和表皮周围的脂肪腺。胚胎发育第32～40周，乳腺实质开始分化，并伴随着富含初乳的小叶状、小囊泡状结构的发育（终末囊泡期）。在此期间，乳腺的质量呈4倍增加，乳头乳晕复合体形成并开始有色素沉着。

（二）婴幼儿期乳腺的生理变化

在产后4～7 d，无论男女，多数新生儿挤压乳头都会出现初乳（也称之为新生儿乳）。新生儿在3～4周时，由于胎盘性激素的撤退，导致初乳分泌量下降。在儿童期早期，终末囊泡进一步导管化并通过再次生长和分支发育形成导管结构。

出生后，男性乳房经历最低程度的再生长便停滞，故仍为乳腺原基。而女性受性激素的调控，乳房经历全面的进一步发育。

（三）先天性乳腺发育异常

乳腺发育异常可能是单侧或双侧，涉及乳头、乳房或两者皆有。这些异常通常仅限于乳房，但也有报道称其与乳房以外的许多其他异常相关，最常见的异常为上肢和泌尿道的异常。

1. 异位乳腺　无论男性还是女性，最常见的乳腺发育异常就是异位乳房（伴或不伴异位乳头），又称副乳腺。异位乳头组织可能被误认为是色素痣，可能发生在从腋窝到腹股沟间的索状原始乳线上的任何一点。文献报道异位乳腺的发生率差异很大。在一项前瞻性研究中，Mimoumi等发现异位乳腺的发生率为2.5%。Urbani和Betti评估了异位乳腺和肾及泌尿道形态异常之间的关系，结果表明，异位乳腺患者肾及泌尿道异常的发生率明显增高，但对此还存在争议，许多相关研究并没有发现异位乳腺与肾异常之间有任何关系。异位乳腺组织大多发育不全，偶尔也会发育成真正有哺乳功能的异位乳房（含异位乳头），但非常少见，一般发生在腋下。在妊娠期和哺乳期，异位乳腺会增大。

2. 先天性乳腺发育不全或缺失　乳腺发育不全是指乳腺处于低水平发育状态或不发育。乳腺先天性缺失又称为"乳房缺失"。当乳腺组织缺失但乳头存在时，称为"无乳腺畸形"。一些乳腺发育不全或者缺失与胚胎时期的发育缺陷或者遗传异常密切相关。例如尺骨-乳腺综合征，就是一组罕见的以肢体、顶浆分泌腺、毛发、生殖器、牙齿，以及异位乳腺、乳腺发育不全等缺陷为主的遗传综合征。

关于乳腺发育异常的描述有许多，综合分类如下：①单侧乳腺发育不全，对侧正常；②双侧乳腺发育不全且不对称；③单侧乳腺增生，对侧正常；④双侧乳腺增生且不对称；⑤单侧乳腺发育不全，对侧乳腺增生；⑥单侧乳腺、胸腔、胸肌发育不全（Poland综合征）。这些异常多数并不严重。最严重的畸形、缺如或明显乳腺发育不全在90%的病例与胸肌发育不全有关，但反过来并不成立。胸肌发育异常的女性中，92%乳腺发育正常。1/3以下的胸肌异常与肌肉缺失及同侧肋骨畸形有关。胸肌缺失、胸壁畸形与乳腺异常之间的关系由Poland在1841年首次发现。然而，对此关系的最初描述并没有指出伴随的手部异常（如蹼趾畸形、中指骨和皮肤边缘畸形），此种先天性综合征是否应重新命名尚有争议。

3. 先天性乳头缺失　乳头乳晕复合体的先天性缺失是一种罕见的疾病，通常与乳房缺失及其他异常相关。

二、青春期乳腺的发育

受下丘脑-垂体系统分泌的促性腺激素释放激素（GnRH）的影响，女性青春期始于10～12岁。腺垂体(垂体前叶)的嗜碱性粒细胞释放卵泡刺激素(follicle-stimulating hormone, FSH)和黄体生成素(luteinizing hormone, LH)。FSH使原始卵泡成熟为囊状卵泡,后者可分泌雌激素(estrogen, E),主要是17-雌二醇,这些激素可诱导乳腺和生殖器官的生长和发育。在月经初潮后的第1~2年,由于原始卵泡的成熟不会引起排卵及黄体期的出现,此时下丘脑-腺垂体细胞的功能是不完善的。由此可见,卵巢雌激素的合成可控制孕激素的合成。雌激素对成熟乳腺的生理效应是刺激导管上皮细胞纵向生长。终末导管也形成乳芽,后者促进乳腺小叶的进一步生长。同时,导管周围的结缔组织体积增大、弹性增加,血流和脂肪储备能力增强。这些初始的改变是由未成熟卵泡所合成的雌激素诱导的,但并未排卵,随后成熟卵泡排卵,黄体释放孕激素(progestogen, P)。这些激素相关的作用还不清楚。在实验性研究中,单纯雌激素就可以显著诱导导管增加,孕激素却没有相似作用。雌激素和孕激素一起导致乳腺组织导管-小叶-囊泡的完全发育。乳腺发育个体差异较大,这使得我们不可能将乳腺的组织学改变按年龄分类。笔者将随着年龄增长的乳腺发育描述为外部形态学改变。Tanner将从儿童期到性成熟期乳腺的发育过程划分为5期(表1-3)。

表1-3 乳腺发育分期

分期	年龄(岁)	发育特征
Ⅰ	青春期前	青春期前,乳头微微隆起,无明显的腺体组织及乳晕色素沉着
Ⅱ	11.1±1.1	乳晕周边出现腺体组织,乳房和乳头隆起似小山丘状
Ⅲ	12.2±1.1	乳房和乳晕进一步增大,乳晕色素增多,乳房和乳晕仍在同一丘状面上
Ⅳ	13.1±1.2	乳房进一步增大。乳头和乳晕在进一步增大的同时,在乳房上又形成一个小丘状隆起
Ⅴ	15.3±1.7	成熟期乳房,乳房外形与成年期乳房相似

青春期男性乳房发育较女性晚,发育程度也较女性低,乳房变化轻微且不规律,发育期限也较短。有60%~70%的男性在青春期可见乳房稍突出,在乳头下可触及硬结如纽扣大小,轻微触痛;往往一侧较明显,或仅限于一侧,也有双侧均出现者;一般在1~2年后逐渐消退。如果体内性激素紊乱,可导致男性女型乳房(乳房肥大)。其原因主要是体内雌激素、孕激素、睾酮等性激素之间的平衡失调,即雌激素增加,雄激素减少,有效雌激素/睾酮(E_2/T)的比值增大;乳腺组织对雌激素的反应过度敏感也是原因之一。青春发育期的乳房肥大(又称特发性乳房发育),亦称为原发性生理性乳房肥大。继发性病理性乳房肥大多见于成年后,是继发于某种疾病所引起的内分泌功能紊乱而导致的乳房肥大。

三、月经周期乳腺的生理变化

目前已经明确的是,正常乳腺的组织学特征随月经周期改变而改变。我们也观察到基质和上皮随月经周期出现的周期依赖性组织学变化。

在月经周期中,性激素水平的周期性变化可显著影响乳房的形态。月经周期的卵泡期,在卵泡刺激素和黄体生成素的作用下,卵巢分泌的雌激素水平增加,后者刺激乳房上皮细胞增殖,上皮细胞出现萌芽、细胞有丝分裂增加、RNA合成、细胞核密度增高、核仁增大,以及其他细胞器的变化,尤其是高尔基复合体、核糖体及线粒体的体积和数量增加。在卵泡期,月经中期雌激素的合成和分泌达到最大时,出现排卵,此为雌激素合成和分泌的第1个高峰。雌激素合成和分泌的第2个高峰在黄体期中期,即孕激素合成最多的时期。此时,孕激素诱发乳腺上皮发生变化,如乳腺导管扩张,滤泡上皮细胞分化为分泌细胞,部分呈单层排列。由于性激素和其他激素的综合作用,导致小叶内脂质小体形成和顶浆分泌。

乳腺上皮随着激素水平的变化间接由细胞内的激素受体或跨膜酪氨酸受体所介导。已经证实正常乳腺上皮细胞中存在雌激素受体或孕激素受体。激素与特异性受体的结合、分子改变及形态学改变均属生理学的变化。同样,膜受体也有调节催乳素的作用。内源性雌激素的增加也会对乳腺的微循环产生类组胺样效应,导致月经来潮前3~4 d乳腺血流增加,乳房体积平均增加15~30 cm^3。月经前乳房胀大是由于雌、孕激素作用下小叶间水肿和导管-腺泡增生。随着月经来潮,血液中性激素水平急剧下降，上皮细胞的分泌活动开始衰退。

月经过后，组织水肿逐渐消退，上皮蜕变停止。月经后 5～7 d 乳房体积达到最小。乳腺细胞生长规律的循环变化与月经周期中增生期和黄体期的激素变化相关，这些变化可通过观察、测量细胞和核的参数来衡量，包括组织学类型、细胞形态、核形态、有丝分裂、氚示踪胸苷、影像流式细胞术(核面积、周围、界限波动、染色体粒度、污点强度)、增殖标志(Ki-67 增殖指数、增殖细胞核抗原)。

所做的观察大部分来自手术标本，通常为乳房异常的女性，或是来自尸检标本。大多数研究表明，在月经周期的后半阶段(黄体期)，乳腺上皮细胞的增殖增加。

一项在手术切除的乳腺组织中进行氚示踪胸苷摄取的研究显示，高峰摄取在月经周期第 22～24 天的黄体期，与孕激素水平的增加及雌激素的第 2 个高峰相符。笔者认为雌激素的作用并不重要，因为排卵期前的雌激素高峰和氚示踪胸苷摄取无关，所以雌激素和孕激素很少存在交互作用。

随后对雌激素和孕激素的作用进行了研究，将人体乳腺组织移植到裸鼠的皮下，应用雌激素后 7 d，观察到乳腺上皮细胞显著增殖，而雌激素和孕激素联合应用既没有增加也没有减少雌激素对乳腺上皮细胞的增殖作用。这些观察可以解释为什么在紧接排卵期雌激素高峰之后的黄体期细胞增殖增加。

四、妊娠期乳腺的生理变化

妊娠期，在黄体和胎盘性激素、催乳素、绒毛膜促性腺激素的作用下，乳腺出现显著的导管扩张、小叶发育和腺泡发育(图 1－8)。在实验性研究中可以观察到，雌激素和孕激素可通过减少下丘脑催乳素释放抑制因子(prolactinrelease-inhibiting factor，PIF)而引起催乳素的释放。人催乳素在妊娠期也可逐渐释放，并刺激上皮的生长和分泌。在妊娠 13 周末之前，催乳素缓慢增加，从妊娠 14 周开始增加，乳腺上皮开始合成蛋白质。

妊娠 3～4 周，在雌激素的作用下导管明显萌芽、分支，小叶形成。5～8 周时，乳腺的体积明显增大，浅表静脉扩张、充血，乳头和乳晕色素沉着加深。妊娠 14～27 周，在孕激素的作用下，小叶的形成超过导管的扩张。在催乳素的作用下，腺泡分泌不含脂肪的初乳。妊娠 28～40 周，乳房体积的增加并非由于乳腺上皮的增生，而是因为充满初乳的腺泡不断扩张，以及肌上皮细胞、结缔组织和脂肪的增长。如果这些过程在妊娠 16 周后因早产中断，乳房还是可以泌乳的。

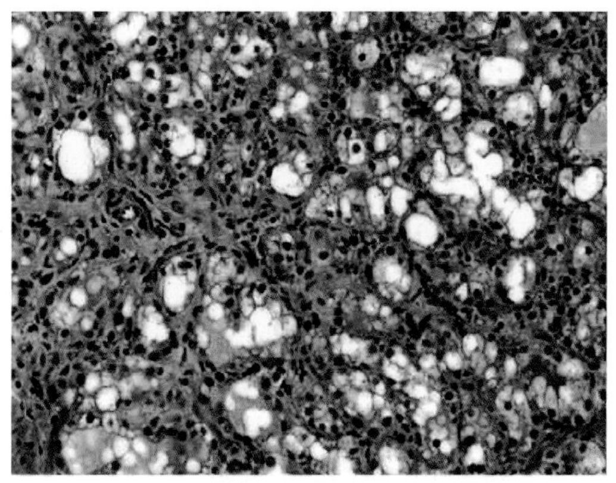

图 1－8　哺乳期乳腺组织的形态学特征

注：小叶内的腺体增大、扩张，小叶内的间质减少，单个小叶上皮细胞中出现分泌小泡(HE 染色)。

妊娠 14 周时，乳腺腺泡(而不是输乳管)失去腺上皮细胞表皮层。在此之前，与未孕女性一样，保留双层结构。妊娠 14 周后，乳腺腺泡单层分化成初乳细胞层，腺泡周围集聚嗜酸性粒细胞、浆细胞和淋巴细胞。随着妊娠的继续，含有脱落细胞的初乳不断积累。初乳中可以发现淋巴细胞、圆细胞和脱落的吞噬细胞(泡沫细胞)群，这些统称为 Donne 微粒。

五、哺乳期乳腺的生理变化

胎盘是妊娠期激素的主要来源，不仅合成孕酮和雌激素，还可分泌胎盘催乳素。雌激素刺激妊娠期乳腺腺管的发育，孕酮刺激乳腺腺泡的发育。胎盘催乳素刺激妊娠期间乳腺的发育，但并不是合成乳汁所必需的。妊娠期间乳腺充分发育为泌乳做准备，但并无乳汁分泌，可能与大量雌、孕激素抑制乳汁生成有关。分娩后，雌、孕激素迅速撤退，黄体生成停止，并在产后第 4～5 d 达到最低水平。同时，进入下丘脑-腺垂体系统的 PIF 减少，从而促进腺垂体催乳素的分泌。在生长激素、胰岛素和皮质类固醇激素的共同作用下，催乳素促进乳腺上皮细胞从泌乳前状态转化为泌乳状态。分娩后 4～5 d，乳腺腺泡和导管分泌物累积，导致乳腺增大。哺乳行为及婴儿的嗅觉和听觉刺激触发神经内分泌信号，诱导垂体后叶分泌缩宫素。在哺乳开始之前，缩宫素以脉冲方式开始分泌，通过增加肌上皮细胞中钙的浓度来刺激乳汁排出，引起腺小泡和导管的收缩，乳汁可从乳小泡输送到乳头。最开始分泌的乳汁称为初乳，是一种稀薄的浆液性黄色粘稠液体。初乳中含有乳清蛋白，其与血清免疫球蛋白类似，因此被视为婴儿的第1剂预防针，可预防多种感染，同时增进婴儿自体免疫系统的发育。初乳中含有的脂肪酸如癸二烯酸、磷脂、脂溶性维生素和乳清蛋白都具有相当高的营养价值。初乳分泌之后就是过渡乳和随后的成熟乳。

(一) 乳汁合成和分泌机制

催乳素作用的发挥受乳腺上皮细胞膜受体的调控。催乳素的释放依赖吸吮的维持和刺激，促肾上腺皮质激素同样依靠此种机制分泌。乳腺细胞呈立方形，其行为依赖细胞内分泌物积累的程度。乳腺细胞核的DNA和RNA增加，丰富的线粒体、核糖体、粗面内质网及高尔基复合体也都明显增加。蛋白质、脂肪和乳糖的合成途径与离子通道一样，都很活跃。一磷酸腺苷循环通过诱导mRNA和tRNA而发生改变，从而刺激乳汁的合成。催乳素激活一磷酸腺苷循环诱导的蛋白激酶活性，从而导致乳汁蛋白的磷酸化。同时，增强聚合酶的活性和细胞转录。

1. *催乳素和泌乳反射* 催乳素由腺垂体分泌，使乳腺细胞分泌乳汁。婴儿吸吮可刺激乳头的神经末梢，将此信息传到腺垂体，使之产生催乳素，其经血液输送至乳腺，分泌乳汁。

2. *缩宫素及其反射* 缩宫素由神经垂体(垂体后叶)分泌，其除了能促使子宫收缩外，还能促使乳腺周围的肌细胞收缩。当婴儿吸吮乳头时，感觉冲动传到大脑，刺激神经垂体分泌缩宫素。缩宫素经血液到达乳腺，使乳腺周围的肌细胞收缩，将腺泡内的乳汁压向导管，到达底乳窦，便于婴儿吸出。

3. PIF PIF是一种多肽，若大量乳汁存留在乳房内，PIF抑制泌乳细胞的分泌。若排空乳房PIF减少，乳房开始分泌更多的乳汁。

脂肪主要通过顶浆分泌的机制分泌，乳糖通过局部机制分泌，而蛋白质的分泌是化合分泌的结果，离子通过扩散和主动转运进入乳汁。全质分泌相对很少发生。随后的细胞外液在导管内稀释形成乳汁，包括酪蛋白悬浮液、β-乳白蛋白、β-乳球蛋白、脂肪及乳糖-矿物质溶液。吸吮时分泌活性增强。由于乳化的脂质和酪酸钙的缘故，乳汁呈白色外观，而牛奶脂肪中的黄色与类胡萝卜素有关。

(二) 乳汁排出机制

乳汁通过吸吮排出需要积极喷射的帮助。乳头乳晕丛的感觉神经末梢在触觉刺激下，其冲动通过感觉神经由脊神经根传递到脊髓。在脊髓，冲动延迟通过背部、侧面和腹部束到达中脑和侧视丘下部。PIF分泌抑制使腺垂体的催乳素释放。同时，神经垂体室旁核以不同的途径合成缩宫素，沿着下丘脑-神经垂体束冲动传到神经垂体，刺激神经囊泡释放缩宫素。进入全身循环的缩宫素作用于乳腺肌上皮细胞，收缩和驱使乳汁从腺泡到达输乳管和乳窦。这些现象是缩宫素的特异性作用，而乳腺导管内20～25 mmHg的压力变化可能与血压峰值有关。缩宫素也作用于子宫和宫颈，促进其复旧。此作用可被宫颈扩张和阴道拉伸经上行传入神经通路所刺激(Ferguson反射)。

正常的哺乳功能依赖于复杂的神经内分泌及其相互作用。正确认识这些机制，对于理解异常和处理哺乳期问题十分必要。

六、绝经期乳腺的生理变化

围绝经期时，卵巢功能衰退导致上皮结构和基质退行性变。绝经后乳腺的变化同时涉及导管和小叶的数量。间质的变化最为显著，脂肪堆积增加，结缔组织持续退变。导管系统仍有残余，但小叶缩小、萎缩(图1-9)。性成熟期最后出现的结构最先发生退行性变。需要指出的是，乳房因脂肪组织沉积增多，使乳房体积非但不缩小反而增大。

综上所述，女性乳房在发生、发育过程中的变化

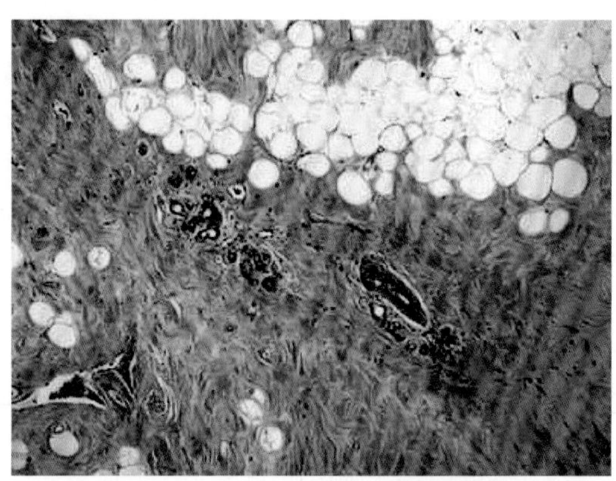

图1-9 绝经后女性的乳腺组织

注：在纤维和脂肪组织中仅有少量的肥大导管和小叶(HE染色)。

主要受性激素的影响，其生理活动由垂体激素、肾上腺皮质激素及性激素控制和调节，所在各期交替出现的增生、复原、退化的改变大致相仿，但改变的程度因人而异，甚至在同一个人不同部位的改变也不相同。一般来说，多数乳腺组织的发育异常发生在退化复原期。35～40 岁时主要为乳腺小叶异常，40～50 岁时为上皮细胞萎缩，46～50 岁时多为导管囊状扩张，50 岁后则为小乳管闭塞、血管消失、结缔组织玻璃样变性。绝经后女性由于激素水平紊乱，组织退行性变，容易发生各种囊性病变、脂肪积聚等，而乳腺癌好发于脂肪和纤维组织增多、退化不全的乳腺组织。

第三节　乳腺发育的分子生物学调控机制

1998 年，美国国家癌症研究所(National Cancer Institute，NCI)研究项目评论组发布了由 Moses 和 Davidson 撰写的摘要报告，题为“缜密计划，优先进行乳腺癌研究”，指出了“对于正常乳腺的生物学及发育遗传学的理解，阻碍了研究的进展……对于正常乳腺各个发育阶段更全面的理解，将成为乳腺癌的检测、预防和治疗研究继续发展的关键”。10 年后，这种说法仍具有较强的说服力。

尽管目前有关大鼠乳腺发育和功能相关的新信息仍有报道，但对于人类乳腺的发育仍知之甚少。庆幸的是，哺乳类动物和人类发育的分子机制都如进化一样，具有保守性。因此，从大鼠和小鼠实验中获得的信息可能有助于揭示人类乳腺发育的相关机制。

大鼠基因学研究及经典生物科技，如将乳腺上皮细胞移植到清空的乳腺脂肪垫中，可显著促进大鼠乳腺发育的相关研究。尽管这些方法没有直接用于人类，但是独特的细胞培养技术及正常人乳腺上皮细胞异种移植物模型的成功建立为研究人类乳腺发育的调控因子提供了新的方法。尤其是近来在小鼠和人类乳腺原始细胞的鉴别和分离方面取得了进步。

从野生型和经遗传修饰鼠乳腺，甚至是野生型与基因表达缺失的乳腺上皮细胞(mammary epithelial cell，MEC)的混合体乳腺中分离出上皮细胞和基质，可用于乳房重建实验，有助于阐明旁分泌信号途径对于乳腺发育的重要性。本节重点叙述对乳腺发育至关重要的信号转导通路和细胞系方面取得的新进展。

近期，miRNA 控制小鼠乳腺发育的相关研究发表在《自然·遗传学》(*Nature Genetics*)上。文章指出，miR-212 与 miR-132 编码基因缺失的小鼠，即使处于青春期，其乳腺也不再发育(图 1－10)。

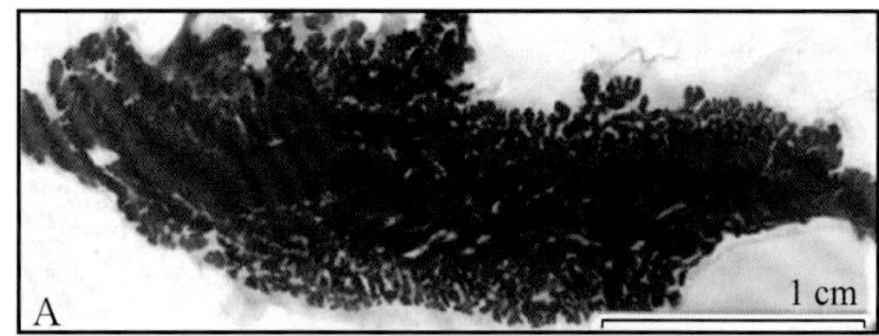

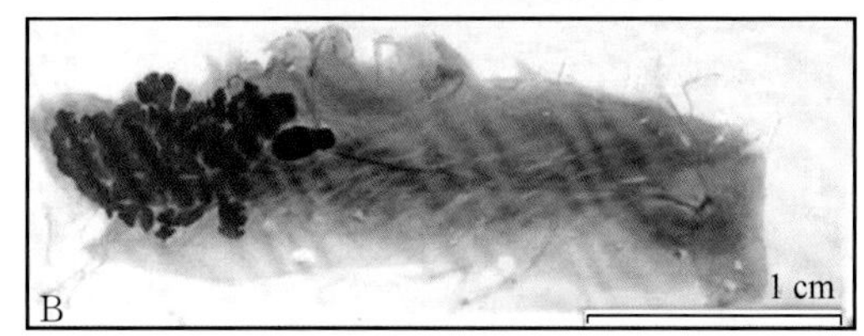

图 1－10　含 miR-212/132 与不含 miR-212/132 的乳腺组织

注：在 miRNA 分子缺如时，乳腺组织(紫红色)不再生长。A. 含 miR-212/132；B. 不含 miR-212/132。

引自：马克斯·布朗学会生物物理化学研究所。

一、胚胎期乳腺发育的分子生物学调控机制

生长因子介导的上皮-间质相互作用在胚胎和出生后的乳腺发育过程中发挥关键性作用。胚胎乳腺的发育和其他皮肤附属物，如压胚、毛发、毛囊等的发育过程是类似的，而乳腺原基的发育是上皮与间叶持续性相互作用的结果。乳腺发育概览如图 1－11 所示。

(一)“乳线”的形成

在胚胎发育的第 10～11 天，乳腺原基表现为在躯干的两侧上皮增厚，称为乳线(milk streak，milk line)(图 1－11A)。乳线分子定义为 Wnt-10b mRNA 的表达。

(二) 基板的诱导

在大鼠,有5对外胚层基板或原基(在人类是1对)一起开始形成,并在1天之内这些基板形成鳞状上皮细胞,后者在形态学上与周围上皮截然不同。致密乳腺间叶细胞由2～3层排列紧密的成纤维细胞组成,并包裹正在发育的乳腺胚芽,后者在胚胎发育的第13天出现。间叶细胞的功能是维持上皮胚芽的生长和调控睾丸激素刺激下雌雄异型的发生。晚期较致密乳腺上皮细胞存在于将来的乳腺脂肪垫中,由前脂肪细胞构成。到胚胎发育的第14天,乳腺间叶细胞表达相对高水平的雄激素受体(图1-11B)。在雄性小鼠,睾丸分泌的雄激素导致乳腺上皮胚芽活性减退。在雌性小鼠,原基继续缓慢生长到胚胎第16天,这时细胞增生加速,乳腺上皮的乳芽开始长入周围的脂肪垫,开口于乳头(图1-11C)。出生时,连接乳头的主导管形成,其包含12～15个含导管上皮的小分支(图1-11C),其存在于原基中直到出生(图1-11F)。

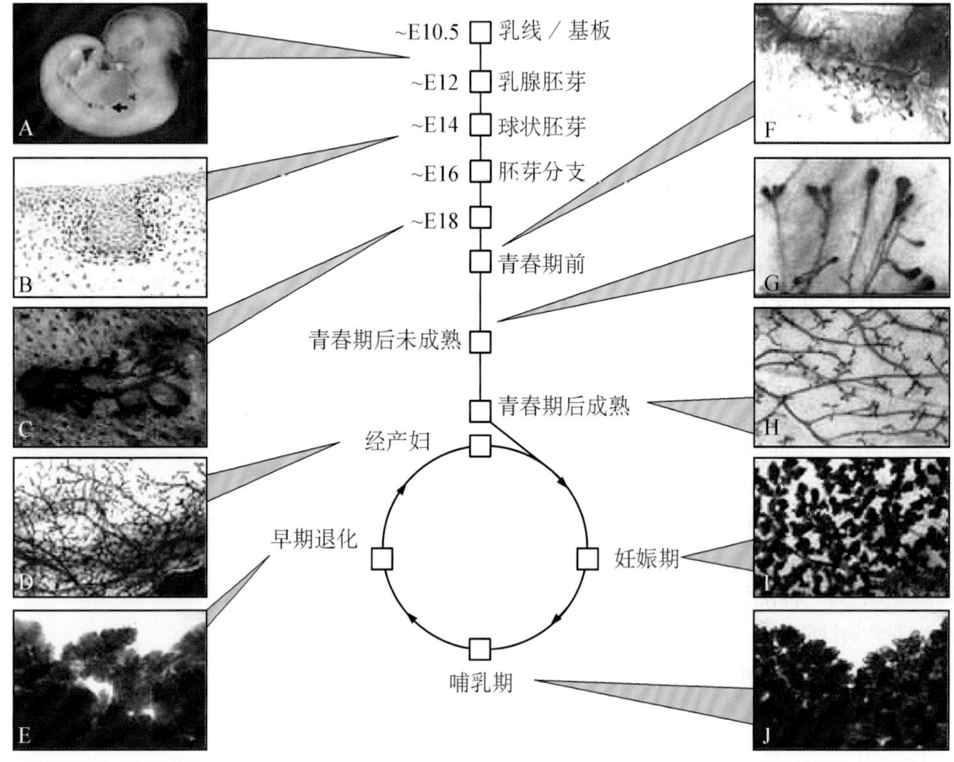

图1-11 乳腺发育综览

注:示意图选择性展示了乳腺发育的分期。乳腺发育可分为线性期(胚胎发育的原始导管成熟)和与妊娠、哺乳、退化相关的循环期。A. 可确定胎儿Wnt-10b表达(原位杂交)的胚胎第11.5天(E11.5)的乳线和乳腺原基(箭头指向)。可见基板3和4。B. 胚胎第14天(E14)的球状期。注意球周致密的乳腺间质和雄激素受体(见染色处)的优先表达。C. 胚胎第18天(E18)的胎儿乳腺原基呈现轻微的分支。D. 完全退化的经产妇乳腺。在形态上与成熟未婚女性的乳腺相似。E. 乳腺退化的早期(3 d),此时发生明显的细胞死亡。早期退化乳腺和哺乳期乳腺在形态上仅有轻微差异。F. 青春期前的乳腺表现为从出生到青春期的典型形态。G. 青春期后,未成熟乳腺呈现明显的终末细芽和简单的分支模型。H. 青春期后,成熟乳腺表现完全分叉的导管和导管终末变钝的末端。I. 妊娠期(腺体来自18 d的妊娠大鼠),腺泡很明显,但没有扩展。J. 哺乳期,腺泡很大并扩展,几乎完全充满了脂肪垫。

尽管调节胚胎乳腺发育的确切分子机制还有待阐释,但已经发现这个过程涉及越来越多的转录因子和局部生长因子。某些基因为乳腺发育所必需,*p63*便是最早发现的这些基因之一,它是*p53*基因家族的成员。P63蛋白产物对于哺乳动物表皮的发育极为重要,*p63*基因缺失的小鼠所有的复层扁平(鳞状)上皮细胞及其衍生物均缺如，包括乳腺组织。*p63* 由两种不同的启动子调控转录，从而导致 6 种不同的蛋白质异构体出现，它们具有活性功能或显性失活。特定的 P63 异构体在诸多方面有着不同的作用，这不仅表现在维持上皮干细胞数目方面，而且其对于细胞分化和肿瘤发生也有一定意义。用一种能识别所有这些异构体的抗体，可发现早在胚胎第 16.5 天的乳腺胚芽中，*p63* 即有表达。同时在邻近上皮细胞的基底层也有表达。在胚胎发育的这一阶段，乳腺胚芽中也发现有角蛋白 14(keratin 14，K14)的表达。*Np63* 作为 *p63* 表达形式之一，可以调节细胞核内 β 连环素(β-catenin)的表达，从而影响经典的 Wnt 信号通路。Tap63α 作为一种异构体，已经被报道能增加成纤维细胞生长因子受体-2(fibroblast growth factor receptor-2，FGFR-2)的表达，这对乳腺基板的构成也是非常重要的，将在以后讨论。

胚胎间叶细胞和上皮细胞之间的相互作用对胚胎乳腺发育至关重要，这种相互作用由成纤维细胞生长因子(FGF)家族(如 FGF-10)及其受体酪氨酸激酶(FGFR-2b)介导。FGFR-2-Ⅲb 是 FGFR-2 的一个特殊异构体，在胚胎第 11～12 天的乳腺基板中有表达。若小鼠上皮细胞中的 FGFR-2-Ⅲb 表达缺失，或间叶细胞周围其配体 FGF-10 表达缺失，均可导致细胞角蛋白 4/5(CK4/5)的基板诱导缺失。集聚在乳腺萌芽周围的间叶细胞还表达 FGF-7，即 FGFR-2-Ⅲb 的另一种配体，但是缺失 FGF-7 的小鼠不会出现乳房缺陷。

应用报告基因的转基因小鼠(TOPgal)模型，通过表达 β 连环素/T 细胞因子(T cell factor，TCF)调控的 β 牛乳糖报告基因，显示 β 连环素信号传递。最早在胚胎第 10～11 天，即可检测到 β 牛乳糖阳性细胞，显示 Wnt 信号途径在乳腺胚芽形成过程中的重要性。Wnt-10b 及其下游靶点 Lef-1(Lef/TCF 转录因子家族成员之一)均是乳腺基板的早期标志物。*Lef-1* 基因的缺失导致不能形成乳房，某些器官的发育依赖其诱导的间叶细胞-上皮细胞相互作用，而这些器官的发育也受到影响，如牙齿、胡须、头发等，这与 *p63* 无效基因胚胎类似。Wnt 信号途径的重要性还可以通过一种 Wnt 信号抑制剂 dickkopf1(DKK1)的表达来证实，它来自转基因鼠 CK14 的启动子，能导致乳腺胚芽的缺失。因此，Wnt 通过 β 连环素的信号转导对于乳腺基板的形成十分关键。

研究表明，胚胎发育过程中若缺失 Gli3 的转录抑制功能，将导致乳腺基板 3/5 的形成障碍。对于基板 3，Veltmaat 等的简洁研究表明，Gli3 功能对早在胚胎第 10.5 天胎儿胸节的脊柱轴下出芽是必需的，其可以诱导 FGF-10 的表达。如上所述，表外胚层通过 FGFR-2b 接收 FGF-10 信号，并诱导乳线上 Wnt-10b 表达。缺失 Gli3 将导致 FGF-10 表达减少，与乳腺基板 3 对应的区域 Wnt-10b 诱导失败。因此，至少对于乳腺基板 3，Gli3 对于体节乳腺上皮细胞的形成是必需的。但是，在上皮细胞自身早期基板生长过程中，Gli3 似乎并不是必需的。

(三) 乳腺新芽的延伸和乳腺脂肪垫初期的扩展

上皮细胞与间叶细胞相互作用的信号途径涉及甲状旁腺素相关蛋白(parathyroid hormone-related profein，PTHrP)。它在胚胎发育第 11.5～18 天的萌芽上皮中表达，并且通过 G 蛋白偶联受体 PTHrPR1 作用于周围的间叶细胞，诱导密集的乳腺间叶细胞形成。小鼠若缺失任何一种配体或受体，乳房就会在接近胚胎第 15 天时停止发育，分支延伸失败。缺乏 PTHrP 信号导致乳腺上皮细胞恢复至普通上皮细胞。乳腺上皮细胞和间叶细胞表达的配体与受体的相互作用可以调节信号途径，而这些信号途径对胚胎乳腺发育十分重要。

对后天乳房发育十分关键的还有雌激素受体(estrogen receptor，ER)和孕激素受体(progesterone receptor，PR)，两者在胚胎乳腺均有表达。ER 的两种异构体，在胚胎第 12.5 天小鼠晶胚的乳腺间叶细胞中均可检测到，而 PR 则在乳腺胚芽的上皮细胞中表达。然而，目前还没有关于敲除 ER 或 PR 异构体会对小鼠胚胎乳腺表型有何种影响的报道。

(四) 先天性乳腺发育缺陷的机制研究

1. *尺骨-乳腺综合征* *T-box* 基因为 *TBX3* 基因的自发性突变，可导致人类尺骨-乳腺综合征。这是一种显性发育异常，表现为前臂和顶浆分泌腺体的发育异常。*TBX3* 同源体缺失的小鼠突变型也显示乳腺诱导的缺失，以及上肢和其他畸形。*TBX3* 突变小鼠还缺乏 Wnt-10b 和 Lef-1 的表达，提示这一转录因子可能位于 Wnt 信号途径的上游。

2. *异位乳腺* 异位乳腺(伴或不伴异位乳头)又称副乳腺，是常见的出生缺陷，有 5%的人群会发生。多数病例属于偶发，但也有与遗传性相关的例子。奇怪的是，许多遗传形式伴有其他的发育异常，尤其是上肢和手指(足趾)的缺陷(如并指或多指)、颅骨缺陷(唇腭裂)及肾异常。一些遗传形式跟某些癌症(如肾腺癌、Wilms 瘤)的发生率增加有关。但偶发性或遗传性异位乳腺癌患者的特异度变异还不清楚。Simpson-Golabi-Behmel 综合征由 X-连锁基因引起，伴有磷脂酰肌醇聚糖-3(glypican-3，GPC3)的缺失，后者已知可以和胰岛素样生长因子-2(IGF-2)相互作用。

目前已建立了许多异位乳腺的大鼠模型。神经调节蛋白 3(neuregulin-3，*Nrg3*)基因编码一种表皮生长因子(epidermal growth factor，EGF)超家族的分泌型配体，其点突变不仅将导致乳腺基板 3 的高频缺失，还将引起多乳头。*Nrg3* 在间质细胞表达，并通过与 ErbB4 受体结合从而将信号转导至表外胚层。某些其他的 Nrg 和 ErbB 受体以发育调控和空间限制模式也在胚胎乳腺和相关间质表达，这表明上皮细胞和间质细胞涉及信号网络的相互作用。

二、出生后乳腺发育的分子生物学调控机制

出生后乳腺的发育稍有不同，因为在此期间，它受全身类固醇激素和肽类激素的影响，同时也受局部生长因子的影响。本节着重叙述乳腺上皮细胞，以及上皮细胞和基质的旁分泌相互作用。出生后乳腺的发育由 4 个被紧密调控的阶段组成：导管形态发生(从第 3～9 周龄开始)；妊娠期小叶和腺泡的增殖、分化；哺乳期合成、分泌乳蛋白和脂质；断奶后分泌腺上皮细胞的复旧。每个阶段都依赖增殖、分化和凋亡的平衡。随着基因敲除和转基因小鼠模型的出现，激素、生长因子及细胞信号转导途径等在乳腺发育诸多阶段中的特殊作用逐渐清晰。

(一) 导管的形态发生

从出生到约 3 周龄，动物乳房的原始导管树随着体重的增加而缓慢地等比例增长(见图 1－11F)。3 周龄时，导管树尚未到达腹股沟淋巴结，脂肪垫的前 1/3 尚未形成。此时如果切除内生上皮，将导致脂肪垫被清除，这样就为乳腺上皮细胞的移植提供一个特别的场所。

青春期开始(约 3 周龄)时，由于垂体和卵巢合成的雌激素、黄体酮和生长激素增加，使得血液循环中激素水平相应增高，从而导致原始导管上皮细胞迅速发育(见图 1－11G)。终端胚芽(terminal end bud，TEB)为多层棒状结构，其内细胞增殖和凋亡的平衡调节着导管的形态发生(见图 1－11G，图 1－12)。

TEB 由两种类型上皮细胞构成(图 1－12A、B)。最外层是帽状细胞，与位于终端胚芽末梢部分的基膜紧密相连。帽状细胞是 TEB 的祖细胞，可以分化为前导管细胞(preluminal cell)和肌上皮细胞(图 1－12C、D)。细胞增生主要发生在末梢细胞层(图 1－12C、D)。帽细胞缺乏表达 ER、PR 和催乳素受体(PrlR)及细胞间连接，因此没有极性。TEB 最内层的细胞是体细胞，分化为导管上皮细胞类型。

体细胞可分为 2 个区域，即增殖区和凋亡区(图 1－12A、C)。目前认为，体细胞最内层区域发生凋亡是主要机制，从而形成只有一层导管上皮细胞的中空导管(见图 1－11)，*Bim1*、*Bcl2*、*Ptch1* 也参与此过程。这 3 个基因的突变会导致接近 TEB 颈部细胞的不恰当阻截。8～9 周龄时，这些导管延伸至脂肪垫的边缘，TEB 消失，标志着导管形态发生的结束(尽管在某些大鼠腺体中还可以看到一些终末胚芽，见图 1－11H)。

原始的腺体仍保持相对静止，直到开始妊娠或给予外源性激素，如雌激素或孕激素。应用三维细胞培养模型，在富含层粘连蛋白的人工细胞外基质(extracellular matrix，ECM)，即人工基膜(matrigel)中，培养恶性或非恶性的乳腺导管上皮细胞，可能用于模拟导管腔的形成，并研究癌基因及其介导的信号与细胞凋亡的规律。三维培养模型对于研究某一特定系统的信号途径提供了一种有价值的手段，但是其导管管腔形成的机制是否与实际导管形态发生相一致，仍需进一步明确。

(二) 局部生长因子和导管的形态发生

局部生长因子，如 EGF、胰岛素生长因子-1(insulin-like growth factor-1，IGF-1)和转化生长因子-β(transforming growth factor-β，TGF-β)均受激素的调控，在导管形成过程中发挥关键作用，许多实验通过在紧靠 TEB 的乳腺脂肪垫中放置生长因子的缓释剂来验证生长因子对乳腺的作用。这些实验利用重建的基因敲除和野生型上皮细胞和基质，如采用野生型围生期关键性 *EGFR* 敲除小鼠进行移植实验研究，通过此方法发现由基质 EGFR 介导的信号转导为导管发育所必需。

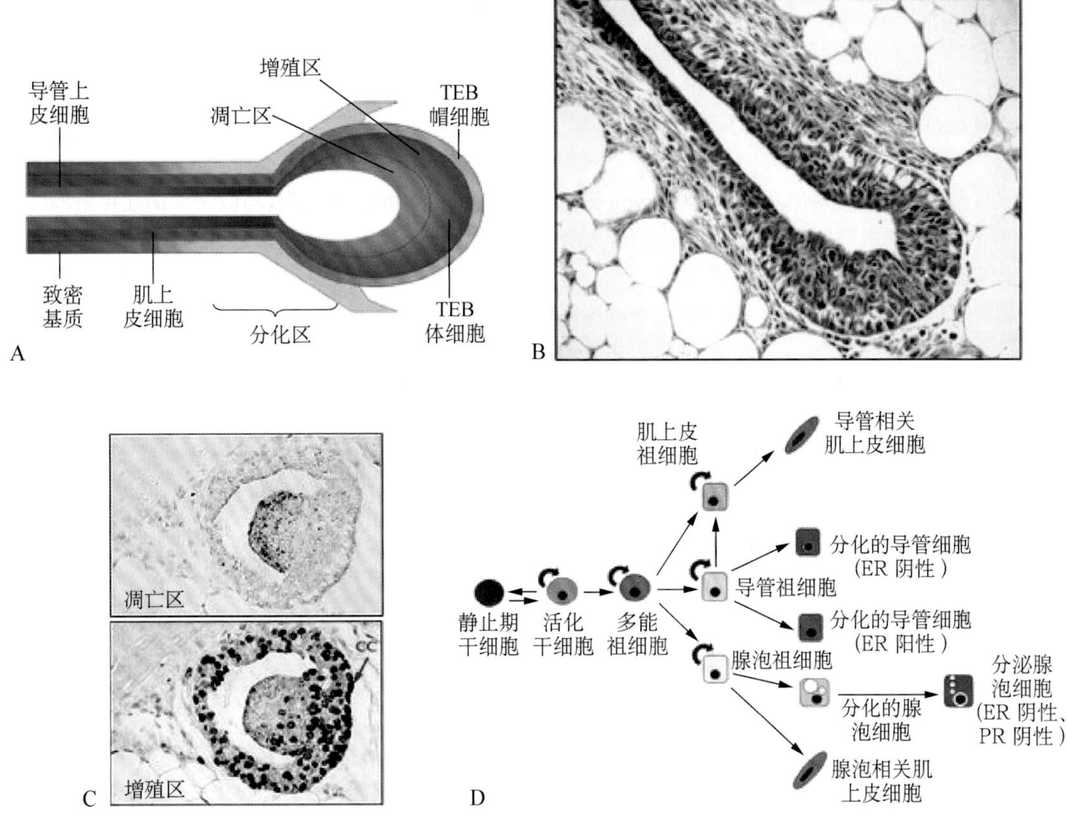

图 1－12　终末胚芽(TEB)和上皮细胞分化

注：A. 终末胚芽和囊括在内的导管示意图。可见典型的细胞层。增殖区、凋亡区和分化区均可以辨认。B. 终末胚芽的组织结构。C. 凋亡区域(顶部)和增殖区域(底部)分别通过原位末端标记法(TUNEL 染色法)和溴脱氧尿苷流式细胞动力学检测方法(BrdU 染色法)进行鉴别(资料来源：Humphreys R C，Krajewska M，Krnacik S，et al. Development，1996，122：4013)。D. 乳腺上皮细胞分化的假设模型。箭头标明了分化的过程，弧形箭头标明了自我更新能力。

另外一个例子即生长激素对乳腺基质中 IGF-1 表达的调节，后者可作用于乳腺上皮细胞的 IGF 受体(IGF recptor，IGFR)，这也证明了上皮细胞与基质间的相互作用。敲除 *IGFR* 会导致胚胎死亡，但是如果将胚胎发育第 17～18 天的关键性 *IGFR* 敲除小鼠的乳腺原基移植到野生型受体小鼠的缺失脂肪垫部位，发现 TEB 导管的生长和增殖可能需要乳腺上皮细胞中 IGFR 的表达。

一种新型的 Rho 蛋白——Rho 蛋白 GTP 酶激活蛋白(Rho GTPase-activating protein，RhoGAP)，即 P190-B，其活性和分布可能同时受整合素和 IGFR 信号途径的调控。已有研究表明，RhoGAP 能够调节 IGF 信号转导通路，影响导管的生长。野生型和 P190-B 杂合型及敲除裸鼠的乳腺原基移植研究再次证明了 RhoGAP(P190-B)的重要性。这种作用至少部分归结于胰岛素受体底物(insulin receptor substrate，IRS)，即 IRS-1 和 IRS-2。有趣的是，IRS-2 在 TEB 的帽细胞和体细胞都有表达，而 IRS-1 只在体细胞有表达。

采用未成年小鼠乳腺组织进行的研究表明，间质而非上皮的 ERα 是导管生长所必需的，这表明间质细胞-上皮细胞信号转导通路的重要性。然而，这些上皮重建实验是将野生型和 *ERα* 敲除(estrogen receptor-alpha knockout，ERKO)小鼠的新生上皮和间质细胞重组体移植到肾囊中完成的。已知雌激素能够增强 IGF-1 对 TEB 增殖和导管形成的刺激作用。ERα、PR 和 PrlR 在 TEB 的体细胞中均有表达，可能对上皮细胞直接表现出某些类雌激素效应。从成年 ERKO 小鼠或者野生型对照小鼠中分离获得乳腺上皮细胞，然后注射到 3 周龄雌性 ERKO 小鼠或野生型鼠的无上皮乳腺脂肪垫中,结果显示间质细胞和上皮细胞 ERα 均为完整乳腺腺体发育所必需。但是,当给予小鼠大剂量的雌激素和孕激素后,基质的 ERα 足以引起完整的乳腺腺体生长,并且原始 ERKO 等位基因保持 ER 功能在某种水平。Mallepell 等利用一种新的缺乏 ER 功能的大鼠系实施了一系列简单的移植实验,证明雌激素可以通过旁分泌机制促使上皮细胞增殖和成型,也明确阐释了乳腺导管形成对上皮细胞 ERα 的绝对依赖。下游、双向调节因子似乎是 ERα 功能的必要旁分泌介导者。另外,已知雌激素能够增强 IGF-1 对终端胚芽增殖和导管形成的刺激效应。

TGF-β 是已知的另一种局部生长因子,它能介导腺体导管发育中上皮细胞-基质细胞的相互作用。当腺体基质中 TGF-βⅡ 受体隐性基因表达占优势时,可以引起乳腺上皮分支增多,说明 TGF-β 信号转导在分支形态形成中有重要的负性调节作用。另外有研究表明,TGF-β1 的活性受卵巢激素的调节。通过移植实验比较野生型和杂合型乳腺上皮细胞 TGF-β1 的表达水平,结果显示脂肪垫缺失者中杂合型 TGF-β1 表达降低 90%,这一生长因子以一种自分泌或旁分泌的方式抑制上皮细胞的增殖。最近的研究表明,TGF-β 能够防止 ER 表达细胞的增殖,后者在正常成年大鼠和雌性是不增殖的。另外,调节导管延伸和单向分支的非常规 Wnt 家族成员——Wnt5a 与 TGF-β 之间的相互作用也有报道。

目前已发现一些涉及神经发育的信号通路在乳腺的发育中也起着重要的作用,如纺锤蛋白-1(netrin-1)和再生蛋白(neogenin)之间的相互作用。这两种分子最早被认为在神经系统轴突的引导中具有重要作用,现在发现它们还与乳腺的形态形成有关。纺锤蛋白-1 在前导管的体细胞中有表达,它的受体再生蛋白则相应在 TEB 中邻近的帽细胞中有表达,其中任何一种基因的缺失都会造成 TEB 结构的变异。所以,在乳腺的形成过程中,纺锤蛋白-1 及其受体再生蛋白可能起着一种黏附作用,而非引导作用。最近研究也确立了分泌型糖蛋白神经生长导向因子 2(SLIT2)的一个新角色——黏附信号,与纺锤蛋白-1 共同作用,在双层管形成过程中沿着导管产生细胞界限。

(三) 乳腺腺泡的发育

妊娠可诱导乳腺分泌单元即腺泡的增殖,腺泡起源于导管的祖细胞(见图 1 - 12D),经过不断增殖,最终占据整个间质脂肪垫(图 1 - 11I)。在妊娠早期,即胚胎第 3 天,便可以观察到导管上皮细胞的 DNA 合成速度最快,开始减慢前,在发育的腺泡中仍可见到 DNA 的高速合成。相比较而言,总数一定的乳腺上皮细胞,在妊娠早期的第 6 天可以看到明显的成簇腺泡的二、三级导管。至妊娠第 10 天,腺泡开始均匀地分布于导管系统。至妊娠第 18 天,乳腺上皮细胞约占所有细胞的 90%,整个脂肪层几乎被腺泡所填充(见图 1 - 11I)。在增生的同时,通过测定乳蛋白合成基因,如 β-酪蛋白(β-casein)和乳清酸性蛋白(whey acidic protein, WAP)等,发现在妊娠中期腺泡便开始功能上的分化。

除了组织学特征和作为分化标志的乳蛋白基因外,3 种新型蛋白质标志已经被确定,它们可以鉴别不同的乳腺 CK8/18 阳性管腔上皮细胞。钠-钾-氯共转运体 1(Na^+-K^+-Cl^- cotransporter 1, NKCC1)和水孔蛋白 5(aquaporin 5, AQP5)在未孕的小鼠乳腺导管上皮中均有表达,但在妊娠小鼠乳腺导管细胞中没有发现 AQP5。有趣的是,在 TEB 中也发现了 AQP5 的存在。NKCC1 在未孕和妊娠小鼠乳腺导管细胞基底部和侧壁有表达,但这种表达在妊娠期间降低,在腺泡中的含量很少。相反,Ⅱb 型磷脂酸钠载体(NptⅡb)首先在妊娠第 15 天和哺乳期乳腺腺泡细胞膜的顶端被发现。这 3 种载体为区分管腔上皮细胞的变化提供了新的标志,它们的抗体成为识别不同基因敲除小鼠乳腺表型非常有价值的试剂。

1. *乳腺腺叶腺泡发育中激素受体表型的重要性* 孕激素和催乳素对乳腺腺泡发育是至关重要的。若缺乏催乳素、催乳素受体(PRLR 或 PR),可完全抑制腺泡发育和侧支导管的形成,但是并不显著影响主导管的生长和二级导管的形成。外源性的孕激素和催乳素可以部分地刺激 ERKO 小鼠乳腺小叶的发育。两种不同的 PR 类型(PR-A 和 PR-B)源于同一基因,在乳腺中均有表达。对 PR-A 或 PR-B表达缺失小鼠的研究表明,仅 PR-B 就足以诱导正常的细胞增殖分化。

类固醇激素受体的空间分布对人类和龋齿目动物乳腺的发育至关重要。例如,尽管 PR 和 ERα 存在于 96%的正常乳腺上皮细胞中,但增生细胞的 PR 和 ERα 为阴性。在成年未婚女性中,约 25%的导管细胞类固醇激素受体阳性,这种分布可能是孕激素水平升高所引起的。PR 的分布也不均匀。因此,可以推测,ER、PR 同时存在于同样的细胞。应用PR特异性抗体进行免疫染色，或采用原位杂交技术标记PR mRNA，甚至最终应用特殊的*lacZ*基因报告小鼠直接观察PR启动因子的转录活性，这些均表明PR沿乳腺导管的不均匀表达，甚至可以在包埋的整个乳腺标本中观察到反映PR活性的lacZ阳性细胞分布。激光共聚焦显微镜研究提示，PR阳性细胞并不总是和增生的细胞直接相邻，通常是相隔不多于2～3个细胞，这提示旁分泌机制可能在调控乳腺上皮细胞增殖中发挥一定作用。关于ERKO和催乳素受体敲除（PRLR knockout，PRLRKO）小鼠的分析研究提示，在导管上皮细胞的ER、PR的表达中可能有一种自动调控途径。在特定的基因敲除小鼠中，类固醇激素和PR表型的破坏可以抑制乳腺腺叶腺泡的发育。

2. *乳腺腺叶腺泡发育的旁分泌调控途径* 局部生长因子刺激邻近类固醇激素受体阴性，乳腺上皮细胞的增殖及促进正常乳腺腺叶腺泡的发育，需要乳腺导管中建立类固醇激素和PR的正确表型。PRLRKO的表型结果很相似，提示它们的信号转导途径可能在下游的某一点相聚合。为支持这一假设，对这些敲除模型进行基因阵列研究，已经发现双调蛋白（amphiregulin，AR）、IGF-2、Wnt-4和核因子κB(nuclear factor-κB，NF-κB)受体激活蛋白配体(RANKL)的受体激活剂是这两条路径潜在的下游靶点。

EGF家族成员在乳腺小叶发育中的重要性是在分析*TGF-α*、*EGF*和*AR*3基因敲除鼠中发现的。在3个基因同时敲除的鼠腺体中，腺泡未分化，排列结构不良，乳蛋白基因表达减少。由于其他家族成员的代偿作用，这些单一家族成员的缺失所造成的影响很小。雌激素已经被证明可调节TGF-α的转录，孕激素却被证明可调节AR的表达。

IGF-2也被证明是一种催乳素诱导乳腺小叶发育的媒介，异常的IGF-2表达可以恢复PR阴性上皮细胞的腺泡发育，IGF-1和IGF-2也在乳腺基质中表达，并部分代偿乳腺上皮细胞中IGF-2的缺失。CCAAT/增强子结合蛋白（CCAAT/enhancer binding protein，C/EBP)-P-缺失小鼠IGF信号轴的改变已经被观察到，这种改变在类固醇激素和催乳素基因表达中显示出异常模式和乳腺小叶发育的缺陷。

许多其他转录因子，尤其是内皮转录因子3（endothelial transcription factor 3，GATA3）和ELF5也被证明可以调节导管上皮细胞。例如，GATA3已经被证明对导管上皮细胞的分化至关重要，而催乳素调节的转录因子ELF5对妊娠期建立分泌腺泡系是必需的。

（四）局部生长因子和细胞活素也是调节乳房腺体的因素

断奶后乳腺上皮的TGF-β3迅速诱导凋亡机制。将取自突变的TGF-β3缺失小鼠的新生乳腺组织移植到同源宿主，可观察到细胞死亡被抑制及乳汁淤积。通过调控β-乳球蛋白激活的亲代抗生物皮肤生长因子（decapentaplegic，Dpp）同源体（Smad 4），使转基因小鼠过表达TGF-β3，并转移至细胞核内，可促进细胞凋亡。这些结果直接说明，在退化过程中，TGF-β3是乳汁淤积诱导的局部乳腺因子，引起乳腺上皮细胞凋亡。

Janus激酶(JAK)/STAT途径的催乳素调节作用，尤其是STAT-5的活化作用，对于哺乳期间乳腺的发育和乳汁蛋白基因表达的调节十分关键。在退化开始时，由于酪氨酸磷酸化和核异位，STAT家族的另一个成员STAT-3显示明确活性，而STAT-5则呈现抑制作用。这一转化似乎是被乳汁淤积所触发的，且不依赖于催乳素水平的变化，提示其可能是受另外一种细胞因子调节。

（五）哺乳期乳腺发育的调节因素

Neville等总结了哺乳激素的调节，将影响哺乳的激素分为两大类：一类是生殖激素，如雌激素、孕激素、催乳素、胎盘催乳素和氧化毒素；另一类是代谢激素，如生长激素、类固醇激素、甲状腺激素和胰岛素。这些激素都可影响乳腺发育和哺乳。例如，在妊娠末期，由于孕激素的撤退，细胞紧密连接关闭，导致乳腺泌乳、分泌乳蛋白和液体等。有趣的是，PR在哺乳期的乳腺中事实上并不表达，而是由刺激乳腺分泌的激素，如胰岛素、催乳素和糖皮质激素调控乳蛋白编码基因的表达。在哺乳期，缩宫素刺激乳腺肌上皮细胞使之收缩而排出乳汁。缩宫素的缺乏可减少腺泡的泌乳，导致发育不全，乳汁淤积，诱导细胞凋亡。甲状腺激素和生长激素也通过各自的直接和间接机制影响哺乳，如各自调控营养物质的摄取和增加基质中IGF-1的分泌。

作为哺乳期的关键调控因素，乳腺对营养物质的摄取已经被阐明，低氧诱导因子-1α（hypoxia inducible factor-1α，HIF-1α）可以抑制乳腺腺体的分化和脂质分泌，最终导致哺乳期结束和乳汁成分的显著改变。这些影响的产生似乎部分是 HIF-1α 调控葡萄糖载体 1(glucose transporter 1, GLUT-1)表达的需要。在哺乳期,糖酵解产生的能量和乳糖的合成需要有效的葡萄糖摄取。出乎意料的是,HIF-1α 的缺失似乎并没有影响妊娠期和哺乳期血管的密度。

第四节 展 望

基因工程鼠结合某些特殊信号途径的原位分析为研究调控乳房发育的分子机制提供了新的手段。因此,现在可以更好地理解调控胚胎乳腺腺体发育的分子机制,以及体内激素和局部生长因子调控出生后乳腺腺体发育的分子机制。并不意外的是,许多机制似乎被保留于小鼠乳房和人乳房中。近期,在证实小鼠和人乳房中的干细胞功能方面的研究已经获得进展,发现两者存在许多相似之处。新技术,如 RNA 干扰技术、活细胞多光子成像技术及高通量微阵列技术等是未来大有希望的研究手段。根据乳腺癌出现变化的特定前体细胞类型和信号转导途径,有可能设计出更有效的靶向治疗方案,这是未来乳腺肿瘤治疗的方向。

(贾晓青 柳光宇)

参考文献

[1] BRISKEN C. Hormonal control of alveolar development and its implications for breast carcinogenesis [J]. J Mammary Gland Biol Neoplasia, 2002,7(1):39-48.

[2] CIARLONI L, MALLEPELL S, BRISKEN C. Amphiregulin is an essential mediator of estrogen receptor alpha function in mammary gland development [J]. Proc Natl Acad Sci U S A, 2007, 104(13):5455-5460.

[3] ESTOURGIE S H, TANIS P J, NIEWEG O E, et al. Should the hunt for internal mammary chain sentinel nodes begin? an evaluation of 150 breast cancer patients [J]. Ann Surg Oncol, 2003,10(8):935-941.

[4] GROTTO I, BROWNER-ELHANAN K, MIMOUNI D, et al. Occurrence of supernumerary nipples in children with kidney and urinary tract malformations [J]. Pediatr Dermatol, 2001,18(4):291-294.

[5] HECKMAN B M, CHAKRAVARTY G, VARGO-GOGOLA T, et al. Crosstalk between the p190-B RhoGAP and IGF signaling pathways is required for embryonic mammary bud development [J]. Dev Biol, 2007,309(1):137-149.

[6] HIROO SUAMI M D P D, WEI-REN PAN M D, G BRUCE MANN MB BS P D F, et al. The lymphatic anatomy of the breast and its implications for sentinel lymph node biopsy: a human cadaver study [J]. Ann Surg Oncol, 2008,15(3):863-871.

[7] MAILLEUX A A, OVERHOLTZER M, SCHMELZLE T, et al. BIM regulates apoptosis during mammary ductal morphogenesis, and its absence reveals alternative cell death mechanisms [J]. Dev Cell, 2007,12(2):221-234.

[8] MALLEPELL S, KRUST A, CHAMBON P, et al. Paracrine signaling through the epithelial estrogen receptor alpha is required for proliferation and morphogenesis in the mammary gland [J]. Proc Natl Acad Sci U S A, 2006,103(7):2196-2201.

[9] MASTERS J R W, DRIFE J O, SCARISBRICK J J. Cyclic variation of DNA synthesis in human breast epithelium [J]. J Natl Cancer Inst, 1977, 58(5):1263-1265.

[10] MASTERS J R, DRIFE J O, SCARISBRICK J J. Cyclic Variation of DNA synthesis in human breast epithelium [J]. J Natl Cancer Inst, 1977, 58(5):1263-1265.

[11] NATHANSON S D, WACHNA D L, GILMAN D, et al. Pathways of lymphatic drainage from the breast [J]. Ann Surg Oncol, 2001,8(10):837-843.

[12] OAKES S R, NAYLOR M J, ASSELIN-LABAT M L, et al. The Ets transcription factor Elf5 specifies mammary alveolar cell fate [J]. Genes Dev, 2008,22(5):581-586.

[13] OSBORNE M, BOOLBOL S. Breast anatomy and development [M]// HARRIS J R, LIPPMAN M E, MORROW M, et al. Diseases of the breast. 4th ed. Philadelphia: Lippincott Williams & Wilkins, 2009:1-11.

[14] ROBINSON G W. Erratum: Cooperation of signalling pathways in embryonic mammary gland development [J]. Nat Rev Genet, 2008,9(7):566.

[15] RUSBY J E, BRACHTEL E F, MICHAELSON J S, et al. Breast duct anatomy in the human nipple: three-dimensional patterns and clinical implications [J]. Breast Cancer Res Treat, 2007,106(2):171 - 179.

[16] RUSSO J, LYNCH H, RUSSO I H. Mammary gland architecture as a determining factor in the susceptibility of the human breast to cancer [J]. Breast J, 2001,7(5):278 - 291.

[17] STOLIER A J, WANG J Z. Terminal duct lobular units are scarce in the nipple: implications for prophylactic nipple-sparing mastectomy [J]. Ann Surg Oncol, 2008,15(2):438 - 442.

[18] STRICKLAND P, SHIN G C, PLUMP A, et al. Slit2 and netrin 1 act synergistically as adhesive cues to generate tubular bi-layers during ductal morphogenesis [J]. Development, 2006,133(5):823 - 832.

[19] SÖDERQVIST G, ISAKSSON E, VON SCHOULTZ B, et al. Proliferation of breast epithelial cells in healthy women during the menstrual cycle [J]. Am J Obstet Gynecol, 1997,176(1 Pt 1):123 - 128.

[20] SÖDERQVIST G, ISAKSSON E, VON SCHOULTZ B, et al. Proliferation of breast epithelial cells in healthy women during the menstrual cycle [J]. Am J Obstet Gynecol, 1997,176(1 Pt 1):123 - 128.

[21] TANIS P J, NIEWEG O E, VALDÉS OLMOS R A, et al. Anatomy and physiology of lymphatic drainage of the breast from the perspective of sentinel node biopsy [J]. J Am Coll Surg, 2001,192(3):399 - 409.

[22] VALDES E K, BOOLBOL S K, COHEN J M, et al. Clinical Experience With Mammary Ductoscopy [J]. Ann Surg Oncol, 2016,23(Suppl 5):9015 - 9019.

[23] VALDES E K, BOOLBOL S K, COHEN J M, et al. Clinical experience with mammary ductoscopy [J]. Ann Surg Oncol, 2016,23(5):9015 - 9019.

第二章

乳腺癌的流行病学及病因学研究

乳腺癌是全球最常见的恶性肿瘤，严重危害女性的生命和健康。全球乳腺癌发病的分布状况显示，乳腺癌的发生与环境、生活方式密切相关。大量流行病学证据表明，乳腺癌是可以预防的。营养干预是乳腺癌重要的一级预防措施，包括减少热量摄入，增加蔬菜、水果的摄入。绝经期后妇女控制体重对于控制乳腺癌具有重要意义。

第一节　乳腺癌的流行病学研究

据世界卫生组织（WHO）国际癌症研究中心（International Agency for Research on Cancer，IARC）2020 年的最新统计，女性乳腺癌已经超过肺癌成为全球最常见的恶性肿瘤，每年 230 万新发病例，占全球所有癌症病例的 11.7%，每年有 68.5 万的女性因乳腺癌而死亡，占全球所有癌症相关死亡的 6.9%，位列全球癌症死亡原因的第 5 位。在全球女性癌症发病和死亡统计中，乳腺癌是女性最常见的恶性肿瘤，也是癌症相关死亡的主要原因。全球女性恶性肿瘤病例，4 人中就有 1 人为乳腺癌；全球女性癌症死亡者中，6 人中就有 1 人因乳腺癌而死亡。

一、全球乳腺癌发病和死亡特征

（一）全球地理分布

乳腺癌的发病在全球的地理分布差异十分显著。多年来，乳腺癌一直在工业化程度高的发达国家处于高发状态，北美、西欧、北欧地区是发病率最高的地区，非洲和亚洲地区发病率最低（表 2-1）。据 IARC 统计，2020 年全球乳腺癌新发病例中 45.0%发生在人类发展指数（human development index，HDI）非常高国家，36.5%发生在高 HDI 国家，HDI 非常高国家的乳腺癌发病率是低 HDI 国家的 5.8 倍。发病率最高的西欧地区的乳腺癌发病率是发病率最低的中非地区的 8.5 倍。

表 2-1　世界各地区女性乳腺癌发病和死亡情况（GLOBOCAN，2020）

地　区	发　病			死　亡		
	例数	粗率(1/10 万)	标化率(1/10 万)	例数	粗率(1/10 万)	标化率(1/10 万)
全世界	2261419	58.5	47.8	684996	17.7	13.6
澳大利亚和新西兰	23277	152.6	95.5	3792	24.9	12.1
加勒比海地区	14712	66.8	50.9	5874	26.7	18.9
中美洲	38916	42.5	39.5	10429	11.4	10.4
中、东欧	158708	102.3	57.1	51488	33.2	15.3

续表

地　区	发　病			死　亡		
	例数	粗率(1/10 万)	标化率(1/10 万)	例数	粗率(1/10 万)	标化率(1/10 万)
东非	45 709	20.4	33	24 047	10.7	17.9
东亚	551 636	67.1	43.3	141 421	17.2	9.8
美拉尼西亚	2 215	40.6	50.5	1 121	20.6	27.5
密克罗尼西亚	120	44.2	41.7	48	17.7	16.2
中非	17 896	19.9	32.7	9 500	10.6	18
北非	57 128	46.6	49.6	21 524	17.6	18.8
北美洲	281 591	151.2	89.4	48 407	26	12.5
北欧	83 177	154.7	86.4	17 964	33.4	13.7
波利尼西亚	261	77.4	71.2	83	24.6	22.3
南美洲	156 472	71.6	56.4	41 681	19.1	14
中南亚	254 881	26.1	26.2	124 975	12.8	13.1
东南亚	158 939	47.5	41.2	58 670	17.5	15
南部非洲	16 526	48.2	50.4	5 090	14.8	15.7
南欧	120 185	153.2	79.6	28 607	36.5	13.3
西非	49 339	24.7	41.5	25 626	12.8	22.3
西亚	60 715	45.8	46.6	20 943	15.8	16
西欧	169 016	169.4	90.7	43 706	43.8	15.6

在全球绝大多数国家(185 个国家中的 159 个),乳腺癌的发病率在癌症中都是最高的。全世界乳腺癌发病率最高的地区为澳大利亚/新西兰、西欧、北美和北欧地区,发病率超过 80/10 万;比利时是世界上发病率最高的国家,发病率为 200.7/10 万,标化发病率为 113.2/10 万;中美洲、东非和中非及中亚南部发病率最低,标化发病率低于 40/10 万;发病率最低的国家为不丹(5/10 万)。发病率最高国家的发病率是最低国家的 22 倍(表 2-2)。

表 2-2　世界主要国家女性乳腺癌发病和死亡情况(GLOBOCAN, 2020)

国　家	发　病			死　亡		
	例数	粗率(1/10 万)	标化率(1/10 万)	例数	粗率(1/10 万)	标化率(1/10 万)
比利时	11 734	200.7	113.2	2 362	40.4	15.1
荷兰	15 725	182.9	100.9	3 283	38.2	15.3
法国	58 083	172.4	99.1	14 183	42.1	15.6
丹麦	5 083	174.5	98.4	1 121	38.5	14.9
澳大利亚	19 617	153.2	96	3 132	24.5	11.7
新西兰	3 660	149.3	93	660	26.9	14.1
芬兰	5 228	186.2	92.4	860	30.6	12.1
美国	253 465	151.6	90.3	42 617	25.5	12.4
瑞士	7 292	167.2	88.9	1 506	34.5	13.4
瑞典	7 534	149.5	83.9	1 473	29.2	12
挪威	3 670	136.9	83.1	633	23.6	10.7
德国	69 697	164.5	82.2	20 579	48.6	16
加拿大	28 026	147.4	82.1	5 773	30.4	13.3
希腊	7 772	146.4	71.9	2 333	44	14.5

续表

国家	发病			死亡		
	例数	粗率(1/10万)	标化率(1/10万)	例数	粗率(1/10万)	标化率(1/10万)
西班牙	34088	143.4	77.5	6606	27.8	10.6
日本	92024	142.2	76.3	17081	26.4	9.9
新加坡	3662	131.3	77.9	921	33	17.8
俄罗斯	75052	95.9	54.9	23130	29.5	14.6
巴西	88492	81.8	61.9	20725	19.2	13.8
埃及	22038	43.5	48.7	9148	18.1	20.4
中国	416371	59	39.1	117174	16.6	10
印度	178361	26.9	25.8	90408	13.6	13.3
刚果	444	16.1	24.7	198	7.2	11.3
冈比亚	84	6.9	11	43	3.5	5.8

乳腺癌的全球地理分布差异显著，与遗传因素、生活方式及环境暴露因素有关。移民流行病学研究显示，发病率低的地区的女性移民到发病率高的地区，其后代(2～3代)的乳腺癌发病率与当地女性已基本接近，提示环境因素和生活方式是地理分布差异产生的重要影响因素。无论在移民前还是移民后，环境和行为因素都会影响乳腺癌的发生，这一观点已经得到广泛认可。

最近一项乳腺癌移民流行病学研究利用美国监督、流动病学和最终结果(surveillance, epidemiology and end results, SEER)数据库于2000—2010年登记的乳腺癌病例数据，对30万多美国白种女性、华裔女性乳腺癌患者及中国7个大区的7家医院在1999—2008年治疗的乳腺癌患者进行分析，发现中国女性乳腺癌患者的发病年龄早于美国白种女性及华裔女性，且分期较晚、肿瘤较大、阳性淋巴结数目较多；美国华裔女性在肿瘤大小、淋巴结阳性数等方面与美国白种女性相似，而发病年龄居于中国女性及美国白种女性之间，提示遗传因素在乳腺癌发病年龄中可能起到重要作用。

另外，乳腺癌在一些发达国家、HDI较高的国家发病率较高也反映出乳腺癌发病与生殖及激素风险因素密切相关，如初潮年龄早、绝经年龄晚、初产年龄大、生育数量少、母乳喂养少、更年期激素替代治疗、长期服用口服避孕药等；生活方式风险因素，如吸烟、饮酒、超重、缺乏运动等也与乳腺癌发病风险密切相关。此外，筛查的普及程度也与发病率相关，在澳大利亚/新西兰、以色列和某些欧洲人群中，长期开展的有组织的人群乳腺癌筛查，也在一定程度上增加了乳腺癌的检出率。

据IRAC统计，2020年全球超过一半的国家(185个国家中的110个)人群恶性肿瘤死亡中乳腺癌死亡率最高。死亡率最高的地区是美拉尼西亚、西非、密克罗尼西亚/波利尼西亚、加勒比海地区。其中全世界死亡率最高的国家是巴巴多斯(42.2/10万)，死亡绝对数最高的国家是印度(90408例)。世界各地乳腺癌死亡率的高低与发病率水平截然不同，发病率较低的部分非洲地区标化死亡率反而较高，主要的原因是癌症死亡率除了受发病率影响外，还受到临床诊断、治疗和康复等水平的影响。撒哈拉以南非洲地区乳腺癌死亡率在近年不断上升，目前居世界首位，就是当地薄弱的卫生基础设施及由此产生的不良生存结局的反映。

(二) 年龄分布

就全球乳腺癌年龄分布来看，乳腺癌罕见于青春期女性，少见于育龄期，但到了45岁以后发病率随着年龄的增长迅速增高，全球约70%的乳腺癌病例发生在45岁以上。

世界各地乳腺癌发病年龄分布模式存在显著差异，反映出不同地区年龄段女性乳腺癌危险因素作用的差异。比较各地乳腺癌年龄别发病率曲线，大致可以分为3种类型(图2-1)：①以北美为代表的持续增长型，发病最高峰出现在65岁以后的老年人群，西欧、北欧、南欧、南美、中美、西亚和南非地区均表现出类似特征；②以东欧为代表的平台稳定型，发病最高峰往往出现在55～64岁，65岁以后发病率开始出现下降趋势，大洋洲、中南亚、东非和中非地区表现出类似特征；③以东亚为代表的逐渐下降型，主要表现为发病早，发病持续时间长，发病最

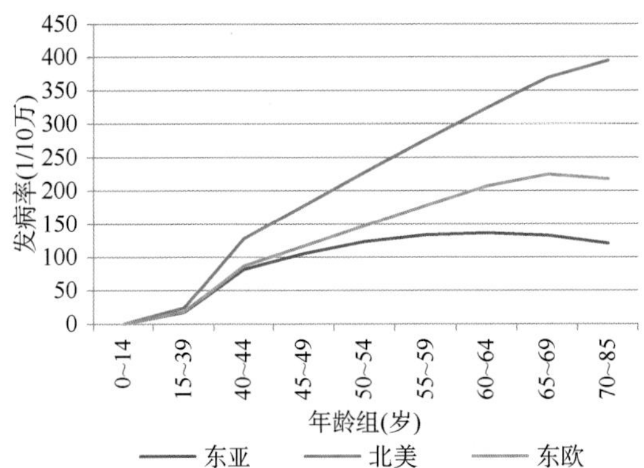

图 2－1　世界女性乳腺癌发病年龄分布模式主要类型(GLOBOCAN，2020)

高峰提前到了 45～49 岁，50 岁以后发病持续维持在高峰水平，一直到 70 岁之后出现逐步下降趋势，具有类似特征的还有东南亚、西非和北非地区。最新数据表明，全球乳腺癌年龄别发病率的地理差异依然存在。

（三）人种分布

全球乳腺癌地理分布的差异还混杂着人种分布不同的影响。在种族多样化最典型的美国，白种人的乳腺癌发病水平最高，黑种人次之，多为黄种人的亚裔人群最低；年龄分布类型上，白种人属于典型的持续增长型，70～74 岁人群达到发病最高峰；亚裔人群则存在明显的双峰特征，45～49 岁有一个发病小峰，另一个发病最高峰在 70～74 岁；黑种人介于两者之间，更倾向于持续增长型，发病高峰持续时间长，70～79 岁均处于发病高峰(图 2－2)。

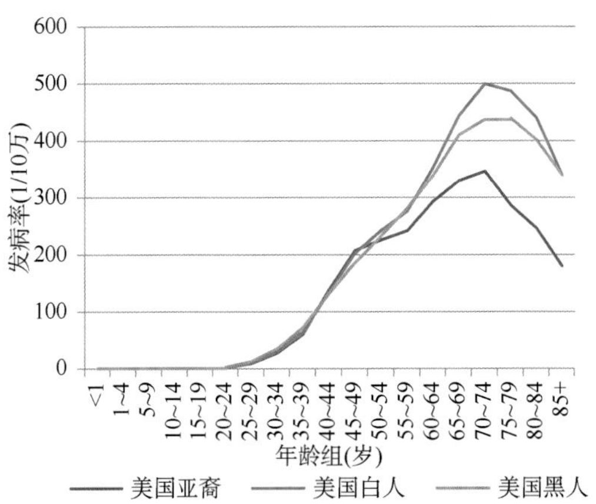

图 2－2　2014—2018 年美国不同人种女性乳腺癌年龄别发病情况(数据来源：SEER)

二、中国乳腺癌发病和死亡特征

乳腺癌是我国女性最常见的恶性肿瘤。根据 IARC 的统计，2020 年中国女性乳腺癌标化发病率和标化死亡率分别为 39.1/10 万、10/10 万，中国女性乳腺癌的发病和死亡水平相当于全球平均水平的 4/5，均低于世界平均水平。但由于我国人口基数大，中国仍是乳腺癌大国，发病和死亡绝对数量均位列全球首位。全国乳腺癌癌症负担的不断增大，可能与不断增多的西方化生活方式及不断增长的肥胖、超重人群比例有关。

根据 2020 年发表的全国肿瘤登记数据，2015 年全国新发女性乳腺癌病例约 30.4 万，发病率 45.29/10 万，世界标化率 29.56/10 万，位居女性癌症发病首位。城市地区发病率和累积发病率均明显高于农村不同年龄段发病率，东北地区乳腺癌发病率最高，30 岁以后发病率随年龄增长而快速增加，到 55 岁年龄组达到高峰，之后随年龄增长而逐渐下降。

2015 年全国女性乳腺癌死亡病例约 7.0 万，粗死亡率 10.5/10 万，世界标化死亡率 6.48/10 万，位居女性恶性肿瘤死亡第 6 位。城市地区死亡病例、死亡率与世界标化死亡率均高于农村地区，东北地区乳腺癌死亡率最高。乳腺癌年龄别死亡率也在 30 岁以后快速提高，到 55 岁年龄组达到高峰，进入平稳期后随年龄增长继续上升，85 岁以上年龄组达到死亡高峰。城市地区的年龄别死亡率相对较高，60 岁以后城乡死亡率差异较为明显。

三、全球乳腺癌的流行变化趋势

从近 40 年全球乳腺癌的流行变化趋势来看，20 世纪 80 年代和 90 年代，在北美、大洋洲和欧洲的许多国家，乳腺癌的发病呈现一致的快速上升，主要是反映了暴露于乳腺癌危险因素的女性数量增多、风险因素的变化、人口不断老龄化及各年龄组发病率的上升。

在世界上大多数国家和地区，乳腺癌的发病率在 20 世纪 70—90 年代期间上升了 30％～40％，尤以 50 岁以上女性的发病率上升最为显著。去除人口年龄结构的影响后，与 20 世纪 70 年代相比，乳腺癌标化发病率上升最快的是日本、新加坡等亚洲国家，居住在美国的亚裔人群和西班牙等南欧国家上升幅度达到每年 3％～5％。而发病率最高的北美国家和部分地区及欧洲部分国家则正相反，其上升幅度反而最小(图 2-3)。

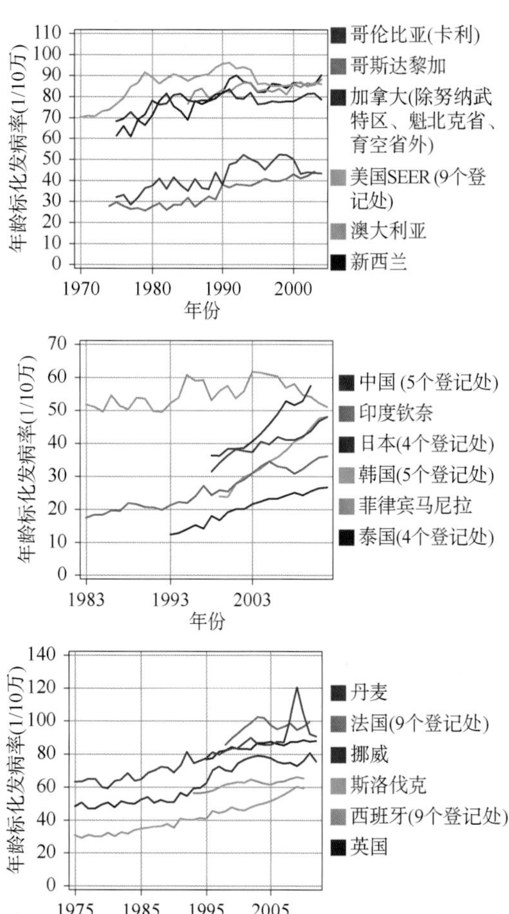

图 2-3 部分国家或地区女性乳腺癌年龄标化发病率变化趋势(1975—2012 年)

注:年龄:0~85 岁+。

引自:CI5 intemadond Agercy for Research on Cancer (IARC)-24. 12 2021。

从 21 世纪初开始,许多国家的乳腺癌发病都出现上升势头趋缓,甚至出现下降趋势,主要是因为绝经期激素替代治疗的减少,以及筛查出现平台期。例如美国,2007 年以来,乳腺癌发病率每年的增长率低于 0.5%,2012—2016 年乳腺癌每年发病的增长率仅为 0.3%。另外在欧洲和大洋洲的许多国家,乳腺癌发病率增长趋缓。这些变化使得全球乳腺癌发病的国际差异正逐步缩小。

乳腺癌是亚洲女性发病第 1 位的恶性肿瘤,其特点是发病水平在国际上居中等水平,但增长趋势明显,死亡率水平相对较高。在亚洲国家,尤其是一些高收入国家,如日本和韩国等,乳腺癌的发病率仍在迅速上升。在亚洲的发展中国家,如亚美尼亚(19.2/10 万)、格鲁吉亚(23.5/10 万)、以色列(16.7/10 万)等国的乳腺癌死亡率水平居全球最高之列。在亚洲乳腺癌新发病例中,年轻女性的比例较高,45 岁以下病例占到 30%。预计到 2035 年,亚太地区女性乳腺癌的发病数将比 2012 年上升 51.3%,死亡数将上升 63.1%。一些东亚国家年轻女性乳腺癌发病数已超过同龄的美国年轻女性。

与全球乳腺癌发病情况不同的是,许多国家的乳腺癌死亡水平早在 30 多年前就已出现转折,由持续上升转为显著下降。近年来,在英国、美国、加拿大等国女性中观察到乳腺癌死亡率有明显下降的趋势,而日本和韩国等亚洲国家的乳腺癌死亡率一直持续快速上升,与西欧和北美的差距越来越小(图 2-4)。根

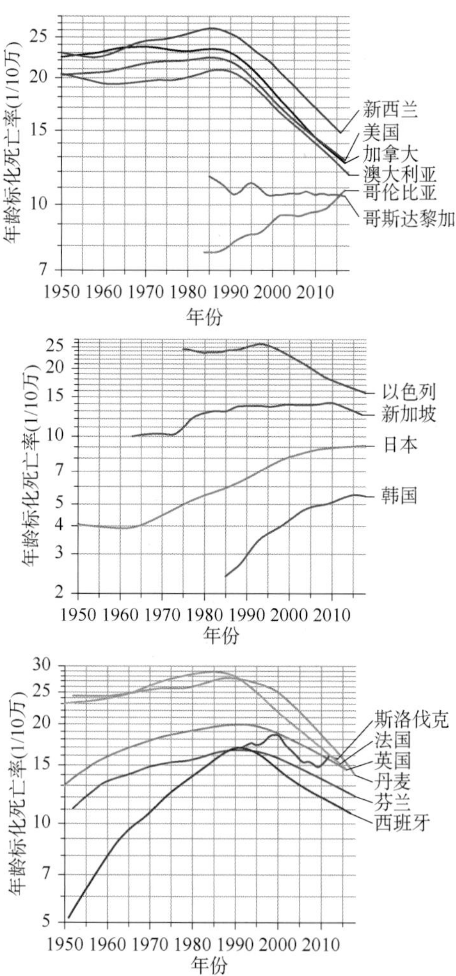

图 2-4 部分国家或地区女性乳腺癌年龄标化死亡率变化趋势(1950—2012 年)

数据来源:WHO。

据英国和美国1987—1997年持续下降的幅度，到2000年20～69岁女性乳腺癌死亡数估计降低25%。各国乳腺癌的死亡率趋势分析显示，北美和西欧的代表性国家，如美国、英国的乳腺癌死亡率在1990年之前持续上升并在该年达到巅峰，之后呈现逐渐下降趋势；瑞士、荷兰、德国、丹麦、挪威和爱尔兰等国在随后的5年内相继出现了同样的转折，北欧地区女性乳腺癌死亡率下降了25%～30%，如美国女性乳腺癌死亡率至2017年从最高点下降了40%。值得注意的是，美国乳腺癌死亡率下降的速度已经从1998—2011年的每年下降1.9%下降到2011—2017年的1.3%。乳腺癌死亡率的下降主要归功于高质量的筛查、因筛查普及和健康意识提高带来的早期诊断率提高及治疗效果的改善。

四、中国乳腺癌的流行变化趋势

20世纪90年代以后，我国乳腺癌发病和死亡的水平迅速上升，大城市10余年的上升幅度达到20%～30%，而发病率相对较低的中小城市和农村地区则增长速度更快。一项对4个肿瘤登记地区女性乳腺癌发病和死亡的时间趋势分析发现，1988—2007年，北京和上海2个城市地区与河南林州和江苏启东2个农村地区相比，女性乳腺癌发病率和死亡率变化显著：4个地区的发病率均明显上升，且农村地区上升趋势更明显；死亡率则表现为2个城市地区没有上升趋势，而农村地区中林州的死亡率呈现明显的上升趋势，启东的死亡率没有表现出上升趋势。

21世纪以来，全国乳腺癌的发病仍然呈现持续上升趋势。国家癌症中心收集来自全国501个癌症登记点(其中368个登记点数据为高质量肿瘤登记数据)2000—2015年的发病、死亡数据，统计分析显示16年间全国乳腺癌年平均增长率为3.3%(95% *CI* 2.6%～4.0%)，其中2000—2006年发病呈现快速上升，年平均增长率为5.3%(95% *CI* 3.8%～6.9%)，2006—2015年上升趋势略缓，年平均增长率为1.9%(95% *CI* 1.1%～2.7%)；死亡数据显示2000—2015年全国乳腺癌死亡率平稳上升，年平均增长1.0%(95% *CI* 0.7%～1.3%)。

WHO死亡数据库和《中国卫生统计年鉴》死亡数据进一步分析显示，1987—2000年全国乳腺癌死亡粗率平均年度变化百分比(avevage annual percent change，AAPC)为3.1%(95% *CI* 2.0%～3.9%)，城乡AAPC分别为3.1%(95% *CI* 2.0%～4.2%)和3.5%(95% *CI* 1.8%～5.2%)，与世界标化死亡率AAPC相比有所降低，但总体趋势一致(表2-3)。

表2-3　中国女性乳腺癌死亡率变化趋势分析

数据源(收录年份)	死亡率	地区	趋势变化1			趋势变化2			AAPC(%)	95% *CI*(%)
			年份	APC(%)	95% *CI*(%)	年份	APC(%)	95% *CI*(%)		
WHO死亡数据库(1987—2000年)	粗率	全国	1987—1993	18	0.3～3.3	1993—2000	4.2	3.0～5.3	3.1	2.3～3.9
		城市	1987—1997	2.5	1.7～3.2	1997—2000	5.1	0.3～10.2	3.1	2.0～4.2
		农村	1987—1993	0.6	−2.4～3.8	1993—2000	6	3.5～8.6	3.5	1.8～5.2
	世界标化死亡率	全国	1987—1996	0.6	−0.3～1.6	1996—2000	5	1.7～8.4	1.9	0.9～3.0
		城市	1987—1996	0.3	−0.5～1.2	1996—2000	3.4	0.5～6.4	1.3	0.4～2.2
		农村	1987—1992	−2	−6.9～3.2	1992—2000	5.2	2.5～7.8	2.3	0.1～4.6
《中国卫生统计年鉴》(2002—2013年)	粗率	城市	2002—2007	9.1	5.4～13	2007—2013	−2.4	−4.9～0.2	2.7	0.9～4.5
		农村	2002—2004	−8.4	−42.8～46.6	2004—2013	4.4	0.0～9.0	2	−5.6～10.1
	世界标化死亡率	城市	2002—2005	3.2	−13.9～23.8	2005—2013	−1.5	−5.3～2.5	−0.2	−4.9～4.6
		农村	2002—2009	7	−1.2～15.8	2009—2013	−6.5	−22.5～12.9	1.9	−5.1～9.3

注：APC为年度变化百分比(annual percent change)。

以上海为例，乳腺癌是上海女性发病率最高的恶性肿瘤。2017年全市新诊断女性乳腺癌5 989例，粗发病率为81.79/10万，其中市区达到101.38/10万。1973—2013年上海市区女性乳腺癌发病和死亡水平均持续上升，1973年乳腺癌在上海女性癌症发病顺位中居第3位，自1989年上升至首位后一直保持至今。一项长达 40 年的乳腺癌发病、死亡趋势研究显示,1973—2012 年,上海市区年龄标化发病率上升了 141.2%,平均每年上升 2.96%;年龄标化死亡率上升相对缓和,为 26.6%,平均每年仅上升 0.87%。2002—2015 年,上海市女性乳腺癌标化发病率虽然仍然是每年呈不断上升趋势(图 2-5),但上升速度趋缓,(APC 1.74%, $P<0.001$),死亡标率更趋平稳(APC 0.37%, $P>0.05$)。进一步分析其中的年龄、时期、出生效应发现,队列效应对于发病、死亡的趋势变化影响最为显著,尽管死亡率总体仍在上升,但 1960 年之后出生的女性乳腺癌患者死亡率呈下降趋势。

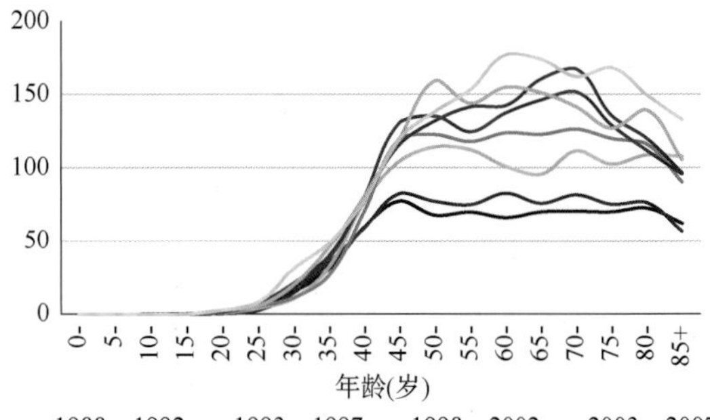

图 2-6　1988—2017 年上海市区女性乳腺癌发病年龄分布

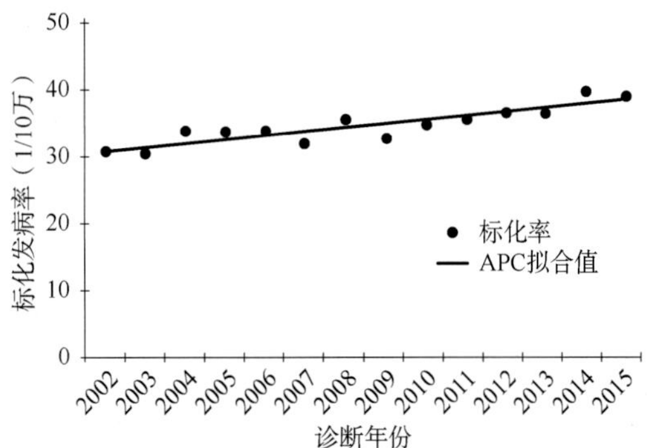

图 2-5　2002—2015 年上海市女性乳腺癌标化发病率变化趋势

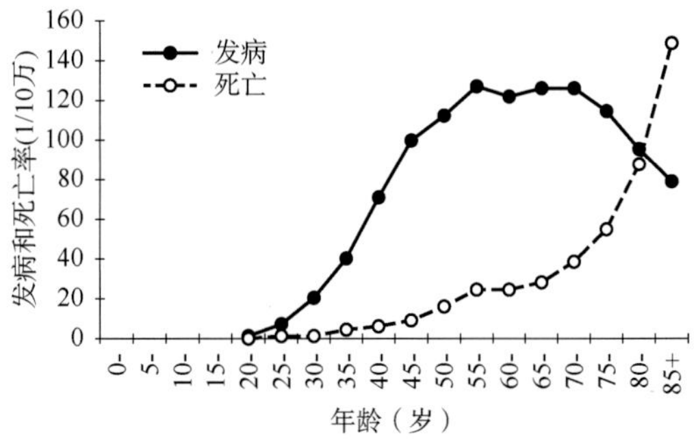

图 2-7　2013—2015 年上海市女性乳腺癌年龄别发病率和死亡率

比较 1973—2007 年上海市区女性乳腺癌年龄别发病率曲线,可以发现 35 岁以后发病率明显上升,35~80 岁的各年龄段发病率水平随着时间推移呈现显著上升态势。年龄别发病率曲线整体趋向于平台维持型,在 1998—2002 年出现了 40~59 岁和 70~74 岁两个发病高峰,即 60~69 岁出现了发病率下降,形成了颇具特色的双峰模式(图 2-6),随着平台进一步抬升,2008~2012 年的发病率曲线双峰依然存在,但第 2 个发病高峰年龄提前至 65~69 岁。2013—2015 年的发病率曲线双峰仍然存在,年龄峰值在 55~59 岁,而 55~74 岁各组的发病率值相近(图 2-7)。

从各年龄组变化趋势来看,0~24 岁各组乳腺癌发病离散不成趋势。25~85 岁以上组中 30~39 岁和 50~79 岁各组均呈现上升趋势。其中 30~34 岁组年均增速最大(4.95%),其次是 65~69 岁组(3.23%)。同期,0~29 岁各组乳腺癌死亡离散不成趋势,30~85 岁以上组中仅 45~49 岁呈现下降趋势(年均降速为 3.17%)。70~85 岁以上各组均呈现上升趋势,其中 85 岁以上组年均增速最大(3.70%),其次是 75~79 岁组(3.26%)。

五、乳腺癌的病理分布特征

(一) 组织学类型分布

乳腺癌起源于乳腺各级导管和腺泡上皮,由腺上皮增生到不典型增生而逐步发展为原位癌、早期浸润癌至浸润性癌。不同级别的导管发生的癌变,其组织类型常常不同。乳腺癌中 95%以上是恶性上皮性肿瘤,乳腺肉瘤十分少见。

肿瘤登记资料可以显示不同人群乳腺癌病例的组织学类型分布。按照世界卫生组织的国际疾病分类标准肿瘤学分册(ICD-O-3)分类,去掉分型不详的病例后,美国和中国上海的肿瘤登记资料(表 2-4)显示,浸润性导管癌占绝对多数,在美国,亚裔人群高于黑种人,黑种人高于白种人,而上海的分布与美国亚裔接近。其他组织类型,除了髓样癌之

表 2-4 中国上海和美国 2008—2012 年乳腺癌病例病理组织学分型比例[百分比(%)]

分类	中国上海						美国 SEER					
	全市		市区		郊区		白种人		黑种人		黄种人	
	例数	比例(%)	例数	比例(%)	例数	比例(%)	例数	比例(%)	例数	比例(%)	例数	比例(%)
浸润性导管癌	16680	87.0	8919	86.2	7761	87.9	193423	82.9	26409	83.9	21048	86.6
黏液腺癌	599	3.1	356	3.4	243	2.8	4519	1.9	638	2.0	600	2.5
髓样癌	544	2.8	334	3.2	210	2.4	23376	10.0	2532	8.0	1465	6.0
乳头状腺癌	436	2.3	232	2.2	204	2.3	1915	0.8	405	1.3	275	1.1
其他腺癌	466	2.4	254	2.5	212	2.4	4930	2.1	621	2.0	395	1.6
其他类型	452	2.4	251	2.4	201	2.3	5270	2.3	875	2.8	510	2.1
合计	19177	100.0	10346	100.0	8831	100.0	233433	100.0	31480	100.0	24293	100.0

外，在美国各人种中的比例都不到 5%。上海地区其他组织类型也都较罕见，均未超过 5%。来自大型肿瘤中心的临床病例资料也可显示大城市中人群乳腺癌发病的组织学类型分布。复旦大学附属肿瘤医院单中心 2008—2016 年 25917 例乳腺癌患者临床病理学资料分析显示，62.3%为浸润性导管癌。

(二) 诊断时期别分布

乳腺癌诊断时的分期不仅是乳腺癌个体治疗方法选择的重要依据，也是评价乳腺癌筛查和早发现的重要指标。根据 SEER 数据库，美国乳腺癌Ⅰ期患者比例将近 50%。我国多中心临床资料显示，我国部分城市和农村地区乳腺癌患者诊断时Ⅰ期的比例仅为 15.7%。上海人群肿瘤登记资料和上海乳腺癌队列研究以人群为基础，Ⅰ期乳腺癌比例为 25%～35%(表 2-5)，一定程度上反映了我国医疗条件较好大型城市的情况。

表 2-5 乳腺癌患者诊断时的分期比例

分期	上海人群肿瘤登记资料(2009—2011)	上海人群肿瘤登记资料(2013—2015)	上海乳腺癌队列(2002—2004)	复旦大学附属肿瘤医院队列(2008—2016)	多中心医院临床资料(1999—2008)	SEER 数据库(2011—2015)
Ⅰ	26.4	29.42	34.6	38.5	15.7	44
Ⅱ	32.9	27.22	45.5	35.7	44.9	30
Ⅲ	9.2	9.67	15.2	12.9	18.7	9
Ⅳ	5.5	3.88	0	1.9	2.7	5
NOS	25.8	30.82	4.7	10.9	18.0	12

(三) 分子分型的分布

乳腺癌的分子分型与乳腺癌的临床病理学特征、疾病的转归、患者预后和治疗反应密切相关，了解各类分子分型的分布状况有助于从人群角度更好地认识这种疾病。

近年来不同国家和地区报道了几项大样本的乳腺癌分子分型分布的研究结果(表 2-6)，包括医院来源的病例研究和以人群为基础的研究。这些研究的结果表明，女性乳腺癌分子亚型中，管腔(luminal)A 型占绝大部分，为 40%～70%，管腔 B 型占 10%～20%，三阴型乳腺癌(triple negative breast cancer，TNBC)占 15%～20%，HER2 过表达型占 5%～15%。

2020 年发表在 *JAMA Netw Open* 上的文章，纳入了 2010—2016 年 18 个 SEER 数据库 320124 名女性乳腺癌患者，分子分型研究结果表明，女性乳腺癌分子分型中，管腔 A 型占了绝大多数，为 72.6%，管腔 B 型占 11.2%。激素受体(hormone receptor，HR)阴性/人表皮生长因子受体 2(human epidermal growth factor receptor 2，HER2)阳性型占 4.8%，TNBC 占 11.3%；上海乳腺癌队列是以人群为基础的前瞻性队列，队列中乳腺癌患者的分子亚型分布为：54.5%为管腔 A 型，16.6%为管腔 B 型，13.9%为 HER2 过表达型，14.9%为 TNBC。不同种族发生的乳腺癌，分子分型也有差异，管腔 A 型在非西班牙裔白种人中最高，美国黑种人中占比最低；管腔 B 型在美国印第安人/阿拉斯加土著中占比最高，非西班牙裔白种人中最低；HER2 过表达型在美国亚裔中高表达，非西班牙裔白种人较低；而预后较差的 TNBC 在美国黑种人中占比最高，美国亚裔中占比较低(表 2-6)。

表 2-6 女性乳腺癌分子分型分布

研究者与年份	管腔 A 型	管腔 B 型	HER2 阳性型	基底样型	正常样型	TNBC	样本量	对象来源
Cheang(2008)	70.1	5.9	6.9	9.0	8.1	—	3744	加拿大
O'Brien(2010)	60.1	11.4	5.4	13.8	9.4	—	631	美国白种人
	47.5	7.7	7.5	22.8	14.5	—	518	美国黑种人
Zhao(2009)	55.8	13.2	12.5	18.5	—	—	1820	中国
Bao(2015)	54.5	16.6	13.9	14.9	—	—	3586	上海
Kong(2020)	75.3	10.4	4.2		—	10.1	162359	非西班牙裔白种人
	60.8	11.9	6.1		—	21.2	26938	美国黑种人
	71.5	12.6	6.8		—	9.1	21086	美国亚裔
	68.8	12.7	5.8		—	12.7	27425	西班牙裔白种人
	69.1	13.4	5.7		—	11.8	1403	美国印第安人/阿拉斯加土著

上述分子分型是基于雌激素受体(ER)、孕激素受体(PR)和 HER2 的状态来决定的。随着检测技术的进步，在 TNBC 乳腺癌中，还能够根据细胞角蛋白(cytokeratin, CK)14 或 CK5/6 进一步细分出基底样(basal-like)型乳腺癌，这种类型的乳腺癌在年轻乳腺癌患者中比例更高，容易出现早期复发和脑、肺转移，但是度过了早期较凶险的几年之后，长期生存表现较好。对乳腺癌分子分型的深入认识有助于更精准地开展靶向治疗。

六、乳腺癌患者的生存情况

根据恶性肿瘤的生存资料，特别是人群基础癌症生存率的研究资料，可以全面评估恶性肿瘤预防控制、诊断治疗和康复的水平。随着全球在乳腺癌筛查和治疗上取得的巨大进步，虽然乳腺癌发病数每年还在增长，但其生存率相对较高，且近年来有明显提高。

早在 19 世纪 60 年代，一些发达国家已经开始提供全人群的癌症生存数据。迄今，世界范围内多个国家已经开展以人群为基础的癌症生存率研究，并定期向全世界公布。近期，著名的世界癌症生存项目 CONCORD 研究发表了 2000—2014 年诊断的来自 66 个国家 298 个登记点共 6422553 例乳腺癌病例的观察结果。2010—2014 年女性乳腺癌年龄标化 5 年净生存率在 25 个国家达到了 85%以上，其中澳大利亚和美国分别为 89.5%、90.2%；在 12 个国家为 80%～84%，包括中国。

2000—2014 年，许多国家不同时期的 5 年标化净生存率呈现出持续增长的趋势。不同国家和地区之间生存率水平仍存在较大差异，北美、大洋洲和欧洲大部分地区生存率较高，而大部分非洲地区和部分亚洲地区生存率相对较低。

美国癌症协会(American Cancer Society, ACS)2019 的统计数据显示，美国 2009—2015 年女性乳腺癌生存率Ⅰ期 98%、Ⅱ期 92%、Ⅲ期 75%、Ⅳ期 27%，不同种族的生存率略有差异(图 2-8)。另一项美国人群为基础的研究显示，Ⅰ期女性乳腺癌各种不同分子分型 4 年相对生存率均≥95%。

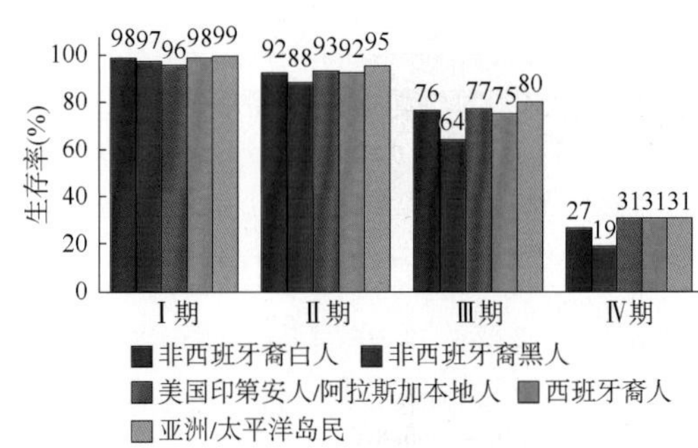

图 2-8 2009—2015 年美国不同种族女性各期乳腺癌生存率比较

一项来自中国 17 个肿瘤登记点的 2003—2015 年的随访资料显示，中国女性乳腺癌年龄标化 5 年相对生存率呈逐年上升趋势，2003—2005 年诊断的乳腺癌病例年龄标化的 5 年相对生存率为 73.0%(95% *CI* 71.2%～75.0%)，其中市区 77.8%、郊区 55.9%。2006—2008 年上升至 78.9%(95% *CI* 77.4%～80.3%)，2009—2011 年上升至 79.7%(95% *CI* 78.3%～81.1%)，2012—2015 年上升至

82.0%(95% *CI* 81.0%~83.0%),12年间平均每年上升2.5%(95% *CI* 0.3%~5.2%)。20世纪70年代至今,中国女性乳腺癌患者生存率逐步上升,上海等城市地区的生存率水平与欧美国家接近。同时,中国城乡间也存在差异,城市生存率高于农村,以启东为代表的农村地区则比城市低10%~20%。

七、中国东部大型肿瘤专科医院2003—2017年乳腺癌患者生存情况

中国女性乳腺癌发病在全球处于比较低的水平,但呈逐年增高的趋势。中国人群在发病、人群分布、临床特征等方面与欧美乳腺癌高发地区有显著的差异,对中国女性乳腺癌发病特点及病因的探究一直是中国肿瘤流行病学关注的热点。以医院登记为基础的中国东部大型肿瘤专科医院的乳腺癌患者队列,是目前我国仅有的大规模乳腺癌长期随访队列。2003—2017年近3.6万例乳腺癌患者队列长达10年的临床及生存随访数据真实反映了我国城市发达地区乳腺癌综合防治水平和预后情况,为我国乳腺癌临床防治研究提供了更全面的依据。研究的主要结果如下:

(1) 生存率:2003—2017年乳腺癌患者共35872例,平均年龄50.8岁(±11.6岁),生存率呈现逐年上升趋势(图2-9)。

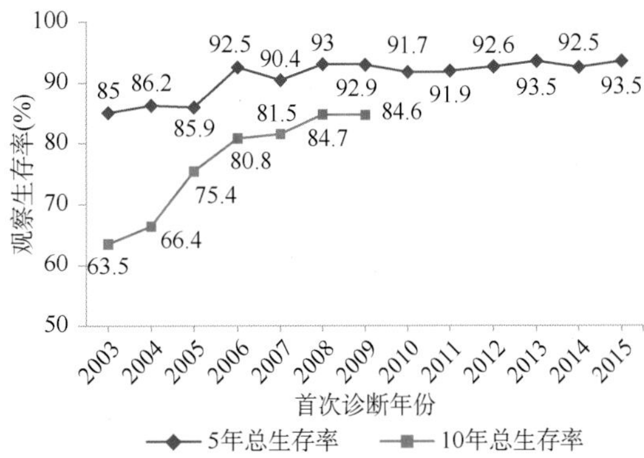

图2-9　2003—2015年乳腺癌患者5年总生存率与2003—2009年患者10年总生存率变化趋势

(2) 总生存率:35872名女性乳腺癌患者,5年总生存率为92.5%(95% *CI* 92.1%~92.8%),10年总生存率为83.0(95% *CI* 82.2%~83.8%),不同年龄、性别和治疗时期的5年和10年总生存率如表2-7所示。35岁开始随着年龄增长,总生存率呈明显下降趋势。男性患者总生存率略低于女性,但未观察到显著差异。

表2-7　不同年龄组、性别、首次治疗时期的总生存率和无病生存率

分组变量	观察数(例)	中位随访时间 95% *CI*(月)	总生存率(%)		无病生存率	
			5年 95% *CI*(%)	10年 95% *CI*(%)	5年 95% *CI*(%)	10年 95% *CI*(%)
总人群	35872	56.8(56.1~57.5)	92.5(92.1~92.8)	83.0(82.2~83.8)	86.6(86.2~87.0)	77.0(76.2~77.9)
年龄组						
≤34	2729	53.3(51.2~55.3)	91.8(90.5~93.1)	84.4(81.9~87.0)	83.8(82.2~85.5)	78.1(75.6~80.6)
35~44	8307	55.7(54.3~56.8)	94.6(94.0~95.1)	87.6(86.2~89.0)	88.0(87.2~88.8)	79.8(78.2~81.5)
45~54	12084	55.8(54.9~57.1)	93.4(92.8~93.9)	86.1(84.9~87.2)	87.0(86.3~87.7)	79.7(78.5~80.9)
55~64	8512	59.6(58.7~60.2)	91.9(91.3~92.6)	82.4(80.9~84.0)	87.0(86.2~87.8)	77.3(75.6~79.0)
65~74	3220	55.5(53.6~57.1)	89.9(88.6~91.1)	74.2(71.0~77.4)	85.7(84.2~87.1)	69.5(66.3~72.8)
≥75	1020	62.7(60.2~65.8)	80.3(77.5~83.1)	45.1(39.0~51.2)	77.0(74.0~80.0)	45.1(39.0~51.2)
性别						
男	215	58.9(51.3~62.8)	91.8(87.2~96.3)	79.9(68.0~91.8)	88.0(82.6~93.3)	79.8(71.0~88.6)
女	35657	56.8(56.1~57.5)	92.5(92.1~92.8)	83.0(82.3~83.8)	86.6(86.2~87.0)	77.0(76.2~77.8)
治疗时期						
2003—2007	3690	127.6 (126.7~128.7)	90.0 (88.9~91.1)	78.8 (77.3~80.4)	80.9 (79.4~82.3)	69.0(67.2~70.7)
2008—2012	11537	88.7(88.2~89.3)	92.4(91.9~92.9)	83.8(82.9~84.8)	86.5(85.8~87.1)	78.6(77.6~79.6)
2013—2017	20645	40.8(40.3~41.2)	93.1(92.6~93.6)	—	88.2(87.6~88.8)	—

所有 35 171 例非Ⅳ期患者中位随访时长为 57.0 个月，5 年无病生存率为 86.6%(95% *CI* 86.2～87.0)，10 年无病生存率为 77.0%(95% *CI* 76.2～77.9)。不同年龄、性别和治疗时期的 5 年和 10 年无病生存率如表 2-7 所示，35 岁以上年龄组患者随着年龄增长无病生存率呈明显下降趋势，男性患者无病生存率略高于女性，但未观察到显著差异。

第二节　乳腺癌的病因学研究

乳腺癌是全球最常见的恶性肿瘤，也是全世界女性癌症死亡的主要原因。对于乳腺癌的病因，国内外已开展了大量的研究工作，但大部分病因仍不甚明确。可以肯定的是，乳腺癌是遗传因素、生活方式和环境暴露等多种因素及其相互作用的结果。乳腺癌易感基因的遗传学改变增加了乳腺癌的风险；生殖因素，包括初潮年龄晚、绝经年龄早、胎次、初产年龄早和母乳喂养等都能降低乳腺癌的总体风险；而乳腺癌家族史、乳腺增殖性良性疾病史、乳腺致密度、辐射暴露、饮酒、体力活动少、绝经前瘦、绝经后肥胖、最近使用绝经后激素替代治疗(特别是雌激素加黄体酮)、近期口服避孕药的使用都与总体乳腺癌风险的增加有关。了解乳腺癌的病因、阐明突变基因的作用机制将为乳腺癌的治疗和预防奠定基础。

一、遗传学和基因组学

乳腺癌有明显的家族易感性。美国国立癌症研究所(NCI)公布的医师数据查询(physician data query，PDQ)显示，如果有 1 位一级亲属患乳腺癌，那么本人患乳腺癌的风险是一般人的 2 倍；如果有 2 位一级亲属患乳腺癌，本人患乳腺癌的风险增至 5 倍。一项发表在《柳叶刀》(*Lancet*)的研究发现，随着一级亲属中患乳腺癌的人数增加，本人的乳腺癌发病风险也显著上升。近年，美国护士健康研究(nurses' health study，NHS)也发现，健康护士经过长期随访后所诊断的女性乳腺癌病例中，15.4%患者的母亲或姐妹患有乳腺癌；其中 3.4%患者的母亲或姐妹早于 50 岁被诊断为乳腺癌，11.9%晚于 50 岁。与没有家族史的女性相比，有母亲或姐妹晚于 50 岁患乳腺癌的女性其发病风险为 1.30(95% *CI* 1.27～1.54)；有母亲或姐妹早于 50 岁患乳腺癌的女性其发病风险则更高，为 1.70(95% *CI* 1.48～1.95)。

女性乳腺癌最重要的特征基因是 *BRCA1* 和 *BRCA2*，与乳腺癌关联最强的遗传事件是 *BRCA1* 或 *BRCA2* 突变。这些基因的遗传性改变，会导致极高的乳腺癌和卵巢癌的发病风险度。由于研究设计、分析和研究人群的不同，已公布的 *BRCA1* 或 *BRCA2* 突变携带者的癌症风险估计也存在相当大的差异(表 2-8)。基于 2 785 个家庭(其中 537 个家庭携带 *BRCA1* 或 *BRCA2* 突变)的人群研究发现，在 *BRCA1* 基因突变携带者中，80 岁前患乳腺癌

表 2-8　不同人群的 *BRCA1* 或 *BRCA2* 突变携带者的癌症风险

乳腺癌累计风险(95% *CI*)(%)		人群来源
BRCA1	***BRCA2***	
46～59	39～51	出生队列分析。来自 22 项以人群为基础的乳腺癌研究的 2 785 个家族的 BOADICEA 模型(301 例 *BRCA1* 突变；236 例 *BRCA2* 突变)。
60 (44～75)	55 (41～70)	英国和爱尔兰 978 例 BRCA1 突变和 909 例 BRCA2 突变携带者的预期风险估计(EMBRACE)。
71 (67～82)	87.5 (82～93)	荷兰 185 个家庭的 1 188 例突变阳性女性(111 例 *BRCA1* 突变和 74 例 *BRCA2* 突变)
57 (47～66)	49 (40～57)	对来自多个国家的 10 项研究进行荟萃分析，1 020 例 *BRCA1* 突变和 621 例 *BRCA2* 突变
71	74	1 008 例德系犹太女性原发性乳腺癌患者的队列仅检测 3 个初始突变
45 (36～52)	27 (14～38)	来自高风险诊所家庭的荷兰妇女，582 例 *BRCA1* 突变，176 例 *BRCA2* 突变
35～83	41～86	395 例荷兰 *BRCA1* 突变妇女及其亲属乳腺癌风险

的平均累积风险为67%，*BRCA2* 突变携带者的平均累积风险分别为66%。在首次患乳腺癌后，*BRCA1* 和 *BRCA2* 突变携带者也有显著的对侧乳腺癌风险。家系研究显示，典型的遗传性乳腺癌病例比非家族遗传性病例发生的年龄更早，罹患2种以上原发性癌症的危险度更高，多原发包括同类型多原发癌症（如双侧乳腺癌）或不同类型的多原发癌症（如既患乳腺癌又患卵巢癌）的风险更高。没有特定的临床特征表现能区分乳腺癌是发生在 *BRCA1*、*BRCA2* 突变携带者中还是非携带者中，但发生在 *BRCA1* 突变携带者的乳腺癌更多表现出ER阴性、PR阴性、HER2阴性。有数据表明 *BRCA1* 突变患者中ER阳性肿瘤的比例也与 *BRCA1* 失活有关，而且可能不是散发的。*BRCA2* 突变不如 *BRCA1* 常见，且 *BRCA2* 突变相关肿瘤的形态学特征表现更加异质性，大部分是高级别乳腺癌。此外，*BRCA2* 还与男性乳腺癌、前列腺癌存在关联。很多研究已经提示生育和月经史等因素对乳腺癌危险度的影响在 *BRCA1*/*BRCA2* 突变携带者和非携带者中的表现是类似的。

乳腺癌家族史亦由与激素代谢和调节、DNA损伤和修复相关的低外显率的基因所致。已有的证据表明，参与雌二醇生物合成的基因多态性，特别是 *CYP19*，与乳腺癌风险增高有关，但其程度与具高外显率 *BRCA1*/*BRCA2* 和 *p53* 变异导致的乳腺癌风险相比则要小得多。

随着二代测序技术（next-generation sequencing，NGS）的不断发展，越来越多的乳腺癌基因组中蛋白质编码基因体细胞拷贝数变化和突变得以被检测，至少有40种癌症相关基因和73种不同的突变癌症相关基因组合存在驱动突变，其中 *TP53* 是乳腺癌发生、发展中最重要的基因，目前的研究显示，*TP53* 在TNBC或基底样乳腺癌中的作用显著。

突变基因的携带者，其一生累积乳腺癌风险可能超过50%。但这些基因的突变在一般人群中罕见，仅能解释2%～5%的乳腺癌病例的病因。

二、生活方式暴露

近年来的研究表明，乳腺癌是整个生命过程中风险暴露长期影响的结果。不同的生活方式和环境暴露对乳腺癌的发生发展都起着重要作用。

（一）体型

整个生命周期不同风险暴露对于乳腺癌发病风险的研究表明，出生体重与乳腺癌风险呈正相关；儿童、青少年和绝经前的体型与患病风险呈负相关；绝经后的体型与风险呈正相关。19个前瞻性队列最新的数据显示，绝经前女性与成年体型呈负相关，是强相关且存在线性关系，尤其是对于ER阳性和ER阴性乳腺癌，且不同种族和不同民族中都存在显著的相关性。此外，根据大型孟德尔随机化研究表明这种关联可能是一种病因学的因果关系。多项研究也评估了儿童和青少年的体型，并观察到类似的反向关联。然而，仍然需要进一步对于机制的认识和研究来进一步制订未来可能的预防措施。

（二）肥胖

肥胖与乳腺癌风险之间的关系是复杂的。肥胖与绝经前乳腺癌发病率呈负相关，而与绝经后乳腺癌发病率呈正相关。有强有力的证据表明肥胖能显著增加绝经后乳腺癌的风险，有中等强度的证据表明肥胖与男性乳腺癌的发病风险相关。肥胖相关的无排卵可能是降低乳腺癌风险的原因，而脂肪组织中雄激素向雌激素的转换似乎又影响了风险的增加。研究表明，绝经期激素的使用与绝经后妇女患乳腺癌的风险增加有关，且体型偏瘦的妇女患乳腺癌的风险最高。内源性雌激素是影响乳腺癌发病的因素之一，而肥胖会影响激素水平。在绝经后不使用激素替代疗法（hormone replacement therapy，HRT）的女性中，肥胖会增加乳腺癌的发病风险。女性健康倡议（women's health initiative，WHI）项目对85 719名50～70岁女性开展长期随访的研究结果显示，人体测量学指标在使用HRT的绝经后女性中与乳腺癌发病没有关联，在不使用HRT的女性中，与体重＜58.7 kg的女性相比，体重＞82.2 kg的女性乳腺癌发病相对危险度（relative risk，*RR*）是2.85（95% *CI* 1.81～4.49）；与体质指数（body mass index，BMI）＜22.6 kg/m^2 的女性相比，BMI＞31.1 kg/m^2 的女性 *RR* 为2.52（95% *CI* 1.62～3.93）。与体重不变的女性相比，在18岁后体重增加了25 kg的女性，其绝经后乳腺癌相对危险度为1.45（95% *CI* 1.27～1.66），并随着体重增加，危险度也增加；与体重不变的女性相比，绝经后体重增加10 kg的女性，其乳腺癌的 *RR* 为1.18（95% *CI* 1.03～1.35），且存在随体重增加危险性增加的趋势。百万妇女队列研究结果表明，在绝经前妇女中,BMI 与乳腺癌风险呈负相关(*RR*=0.86, 95% *CI* 0.73~1.00);相反,绝经后妇女,BMI 与乳腺癌风险呈正相关(*RR*=1.40, 95% *CI* 1.31~1.49)。一项基于全球疾病负担研究数据库的中国女性危险因素相关数据分析显示,高 BMI 是影响中国女性乳腺癌疾病负担最重要的危险因素,且其暴露风险呈现逐年增加的趋势。目前,在肥胖人群中降低体重是否能够降低乳腺癌发病风险尚无定论。

(三) 运动

有强有力的流行病学证据证实运动能显著降低乳腺癌的患病风险。最近,一份 2018 年身体活动指南咨询委员会(Physical Activity Guidelines Advisory Committee, PAGAC)的报告回顾了 2008—2017 年进行的 45 项荟萃分析和系统综述,以评估运动和癌症风险的病因作用的证据强度,报告结果再次证实了运动能显著降低乳腺癌的患病风险,证据等级为强有力。运动也许能减少乳腺癌的风险,尤其是生育过的年轻女性。观察性研究分析运动和乳腺癌风险之间的关系,结果显示运动量与乳腺癌发病率之间呈负相关,平均降低 30%~40%,但这个研究的局限在于没有平衡饮食、基因等混杂因素对于乳腺癌风险的影响。对挪威 25 000 例女性的前瞻性研究发现,每周做大量的体力劳动或者运动 4 h 以上,能减少乳腺癌发病,尤其在绝经前的女性和体重正常或者偏轻的女性中,这种减少更加明显。一个对美国黑人女性的病例对照研究发现,大量的娱乐性运动(每周超过 7 h)和减少乳腺癌的发病率有密切的关系。

近年来,有一些设计良好的运动干预随机对照试验(randomized controlled trials, RCT)在进行中,试图了解有氧运动影响癌症风险的生物标志物表达,包括内源性性激素、胰岛素、葡萄糖、胰岛素抵抗[通过胰岛素抵抗的稳态模型(HOMA-IR)评估]、炎症标志物和一些体脂指标的水平,运动干预使用了不同量的有氧活动,每周 150~300 min 不等,包括有监督和无监督的活动。加拿大艾伯塔省乳腺癌与运动试验(breast cancer and exercise trial in Alberta, BETA)项目中,400 名健康的绝经后妇女被随机分为每周 150 min(中等量)或每周 300 min(高量)为期 1 年的干预组。结果显示,高运动量组的体脂有显著的降低,另外一些标志物如胰岛素抵抗和炎症标志物也显著降低。

(四) 饮酒

酒精摄入与乳腺癌的关系已得到较为一致的确认。与肥胖一样,饮酒增高乳腺癌发病风险的机制是影响激素水平或代谢。超过 100 项流行病学研究证实了女性的酒精摄入和乳腺癌的关联,危险度随着酒精摄入的增加而增加,在调整了民族、教育、家族史、初潮年龄、身高、体重、BMI、母乳喂养、口服避孕药的使用、绝经后激素使用和类型、绝经年龄后,获得了同样的结果。英国的一项对 53 项共计 58 000 余位女性乳腺癌患者的研究结果的荟萃分析显示,在一般人群中每日摄入 10 g 酒精(大约 1 口或更少)乳腺癌的风险大约增加 7%(95% *CI* 5.5%~8.7%),日均大约 45 g 酒精摄入的 *RR* 是不饮酒者的 1.46 倍(95% *CI* 1.33~1.61)。酒精增加乳腺癌危险的作用主要表现在绝经前女性中,并且与营养和体育锻炼因素有协同作用。以往饮酒与乳腺癌关系的研究多关注酒精量摄入较大的人群,而最新的美国 NHS 则针对少量饮酒和一次性大量饮酒。该研究对 10.5 万名女性进行了长达 28 年的前瞻性观察,结果发现中低程度的酒精摄入也会增加乳腺癌发病危险;即使每天饮用仅 5~10 g 的酒精(相当于每周 3~6 杯的红酒的酒精量),乳腺癌发病危险也会增加 15%;每增加 10 g 酒精摄入量,乳腺癌发病危险增加 10%;平时不饮酒,偶尔一次性的过量饮酒同样会增高乳腺癌发病风险。

(五) 吸烟

主动吸烟在乳腺癌病因学中的作用已经被研究了 30 多年,在流行病学研究中仅得出弱关联或不一致的关联。自 20 世纪 90 年代中期开始,涉及吸烟的研究开始更慎重地把被动吸烟的暴露因素也纳入了考虑。一些研究提示特定的 N-乙酰基转移酶的等位基因可能影响到女性吸烟者发生乳腺癌的危险度。一项研究发现吸烟的 *BRCA1/2* 突变携带者的乳腺癌危险度降低了,但继续的随访研究没有发现关联。2008 年,一项荟萃分析提示被动吸烟与乳腺癌之间不存在关联,且之前研究中得出的有关联的结果可能是由于研究设计的差异,比如吸烟暴露和乳腺癌诊断时间先后的确认。但 2017 年一项基于 14 个队列、36 000 例乳腺癌患者的汇总分析(pooled analysis)显示首次怀孕前长时间的吸烟显著增加 18%的乳腺癌风险(95% *CI* 12%~24%),且这种关联不受当前饮酒量的影响,在 ER 阳性乳腺癌患者中关联更显著。这项研究支持了吸烟与乳腺癌风险之间的因果关系，再次强调了青少年不吸烟和青少年戒烟的重要性。

（六）饮食和维生素

乳腺癌在全世界分布的巨大差异强烈提示膳食营养因素可能是影响乳腺癌发生的重要因素。一些研究发现，地中海饮食与ER阴性乳腺癌呈负相关，但是就目前流行病学大样本人群研究来说，仍然缺乏强有力的证据表明膳食因素与乳腺癌发病有关联。

低脂饮食可能通过激素途径影响乳腺癌危险度。1975年之前的生态学研究显示全球年龄标化乳腺癌死亡率和食用脂肪性牲畜消耗估计量呈正相关。1996年一项对7个队列研究结果的荟萃分析发现仍没有证据证实食用脂肪总摄入与乳腺癌危险度之间的联系。2006年WHI项目发表了他们的研究结果，在加入到WHI项目中的48 835名50～79岁绝经后女性中开展了一项随机对照饮食干预研究，干预组的目标是总脂肪摄入降低20％，取而代之每天供应5种蔬菜和水果以及6种谷物，最终干预组在超过8.1年的随访过程中总脂肪摄入量降低约10％，雌二醇和γ-生育酚的水平均降低，但是体重并未降低。干预组侵袭性乳腺癌的发病率更低一些，但没有统计学上的显著性意义，危险比（hazard ratio，*HR*）为0.91（95％ *CI* 0.83～1.01）。

水果和蔬菜的摄入（或者说是某些水果和蔬菜）可能与乳腺癌危险度降低有关。一项对8个队列研究中351 823名成年女性的饮食资料进行荟萃分析，共有4 377名乳腺癌病例发生，用不同统计学模型仅显示有极小的关联或无关联。将饮食数据处理为连续性变量（基于每天摄入的克数）处理时，就没有发现关联。比较最高和最低的摄入量，对于水果摄入乳腺癌发病的*RR*为0.93（95％ *CI* 0.86～1.00），对于蔬菜摄入乳腺癌发病的*RR*是0.96（95％ *CI* 0.89～1.04），蔬菜与水果合计的*RR*为0.93（95％ *CI* 0.86～1.00）。同样，在任何特定水果和蔬菜与乳腺癌危险度之间没有统计学上的显著性关联。该分析受到不同食谱调查表信息一致性问题的限制，推断出的乳腺癌危险度增加和水果和蔬菜摄入的关联，甚至可能不存在。

微量营养素摄入也可能起到作用。病例-对照研究显示出β-胡萝卜素饮食摄入与乳腺癌危险度有着相反的关联。有研究表明类胡萝卜素或富含类胡萝卜素食物中的其他成分可以通过降低氧化应激、降低感染等机制从而降低乳腺癌的风险，特别是ER阴性乳腺癌的风险；而在WHI项目中，39 876名女性被分配摄入β-胡萝卜素或安慰剂，2年内的癌症发病率没有差异。同一研究中，女性隔日服用600U维生素E对全部癌症的发生没有影响。食物中铁的摄入与乳腺癌的关系至今没有定论。

三、环境和职业暴露

各种环境和职业暴露在乳腺癌发生中的潜在作用一直是乳腺癌危险因素研究的热点，但研究一直受限于对于各种暴露的准确评估和研究的设计、伦理学的考虑等。越来越多的研究集中在评估易感性窗口期的暴露程度，通过评估污染物和中间风险标志（如乳腺密度）之间的联系，以及通过增加跨学科研究努力。这些努力为揭示暴露于内分泌干扰物影响乳腺癌风险的可能性提供了新的见解。

（一）乳腺密度

随着乳腺X线摄影（mammogragh，MAM，又钼靶X线摄影）手段的广泛应用，许多研究一致发现，乳腺更致密的女性更容易发生乳腺癌，且更容易干扰乳腺癌的检出。乳腺的致密程度通常是一个遗传特征，在某种程度上受到生殖行为、药物和饮酒的影响。乳腺致密程度与发病风险成正比，一项荟萃分析的结果显示，与乳腺密度＜5％的女性相比，密度在5％～24％、25％～49％、50％～74％和≥75％的女性的发病危险度分别为1.79、2.11、2.92、4.64。另一项发表于《新英格兰医学杂志》上的巢式病例对-照研究，根据乳腺癌检出方式和年龄分别探索乳腺密度和乳腺癌发生的关联。该研究发现，将乳腺密度≥75％的和乳腺密度＜10％的女性作为两种暴露状态，通过筛查检出的乳腺癌病例中，比值比（odds ratio，*OR*）为3.5（95％ *CI* 2.0～6.2）；在筛查阴性后1年内发生的乳腺癌病例中，*OR*值更高，为17.8（95％ *CI* 4.8～65.9）。在年龄小于56岁的乳腺癌患者中，26％的乳腺癌病例，和50％的筛查阴性后1年内发生的乳腺癌病例归因于较高的乳腺致密程度（＞50％）。大型全基因组关联分析（genome-wide association study，GWAS）表明，乳腺密度和乳腺癌之间存在共同的遗传基础。最新的研究还表明，乳腺密度的评估可以大幅增加现有的乳腺癌风险预测模型的灵敏度，乳腺密度的任何变化(如密度下降>10%)可作为乳腺癌的替代标志物,用以表明谁将从化学预防或其他预防措施中获益最大。近年来,一些新的方法如完全自动化评估乳腺密度、利用人工智能(artificial intelligence, AI)深度学习方法(神经网络或自动编码器)进行基于乳腺密度的乳腺癌风险评估等显示出了巨大的潜力,但缺乏在大人群及多样化人群中的评估。

(二) 电离辐射暴露

电离辐射暴露与10年后乳腺癌发生危险度增加有关,且终身受影响。在原子弹爆炸后幸存者、经常接受肺结核荧光透视的患者和因痤疮、癣、胸腺肿大、产后乳腺炎、霍奇金淋巴瘤接受放射治疗的女性中都观察到乳腺癌危险度的增加。风险的增加取决于辐射剂量和暴露年龄,尤其是在发育年龄,即乳腺生长期曾暴露于辐射者风险最高。

有研究表明医疗辐射相关的癌症仅占1%不到。然而,在特定人群中,如拥有共济失调-微血管扩张(*AT*)杂合子的人群,放射暴露后乳腺癌危险度会显著增加。此外,一项大型的针对携带 *BRCA1* 或 *BRCA2* 突变基因女性的对照研究发现,胸部X线照射进一步增加了乳腺癌的危险度(*RR*=1.54, 95% *CI* 1.1~2.1),尤其是对20岁前接受X线照射的女性。

《新英格兰医学杂志》上发表的一项研究表明,在16岁之前接受过放疗的霍奇金淋巴瘤的女性患者中,在40岁之前发生乳腺癌的累积概率是35%(95% *CI* 17.4%~52.6%)。其中,更高的放射剂量(20 Gy~40 Gy 相较于<20 Gy)、接受放疗时年龄更大(10~16岁相较于<10岁)有更高的乳腺癌发病危险度,分别是5.9和1.9。与继发白血病不同,治疗相关的乳腺癌其发病危险度不随时间的延长而降低,危险度的增加可持续到治疗后的25年。在这些研究中,多数患者(85%~100%)发生乳腺癌的区域不是在放射区域内就是在放射区域边缘。其他一些研究发现化放疗结合的霍奇金淋巴瘤患者发生乳腺癌的风险低于单用放疗的患者,可能原因在于化疗诱导了卵巢功能的抑制。这些研究提示放射致突变引起的卵巢激素可促进乳腺组织的增殖。

关于乳腺癌患者采用乳腺肿瘤切除术联合放疗(L-RT)相比乳房切除术是否增加继发乳腺癌或者恶性肿瘤危险度,一项对1 029例 L-RT 患者与1 387例接受乳房切除术的患者进行15年随访的研究发现,继发性恶性肿瘤的危险度没有显著差异。3项随机对照研究提供了进一步的证据也是可靠的。一项对1 851名女性随机分配到接受全乳切除术、仅肿瘤切除术和 L-RT 的研究显示,对侧乳腺癌的发生率分别是8.5%、8.8%和9.4%。另外一项研究把701名女性随机地分配到全乳切除术或者保乳手术后放疗,结果显示对侧乳腺癌发生率分别是每100人年中10.2例和8.7例。第3个研究比较了随访25年后的结局,1 665例女性患者被随机分配到乳腺癌根治术、全乳切除术或全乳切除术加放疗组,各组对侧乳腺癌发生率没有显著的差异。

四、生殖因素

越来越多的研究表明生殖和激素因素在女性乳腺癌病因学中发挥着重要作用,尤其是在不同的组织学亚型及不同激素受体状态的乳腺癌中。

(一) 内源性雌激素

雌激素和孕酮水平是乳腺细胞生长增殖的基础。乳腺癌危险度随着卵巢活动周期数量的累积而增高。月经周期、初潮年龄和停经年龄与乳腺癌发病危险有关。11岁或更小年龄初潮的女性比14岁或更大年龄初潮的女性乳腺癌危险高20%。月经来潮每推迟1年,乳腺癌危险度下降约15%。绝经晚的女性的乳腺癌危险度更高,停经每推迟1年,乳腺癌危险度增高3%。初潮早、自然绝经晚、经期时间长的女性乳腺癌的风险最高,可能部分反映了排卵活动的影响(图2-10)。

一些研究显示,乳腺癌患者的雌激素和雄激素水平高于正常女性。绝经后的雌二醇和睾酮水平是乳腺癌确定的危险因素,当比较激素水平最高的女性和激素水平较低的20%~25%的女性时,乳腺癌的 *RR* 为1.5~3.0。一项汇集9个大型队列研究的二次分析结果显示,在绝经后女性中,卵巢激素水平升高先于乳腺癌的发生,与雌二醇水平最低组(0%~20%)相比,最高组(80%~100%)的 *RR* 为2.00(95% *CI* 1.47~2.71);绝经后的妇女,特别是ER、PR阳性者,血液中雌二醇浓度与乳腺癌危险直接相关。绝经前女性的数据较少,主要是因为在月经周期测量雌激素水平的复杂性。最近对767例病例和1 699例对照的前瞻性研究进行的汇总分析发现,绝经前女性的雌二醇和睾酮水平存在显著的正相关关系,雌二醇和睾酮的 *RR* 分别为1.41

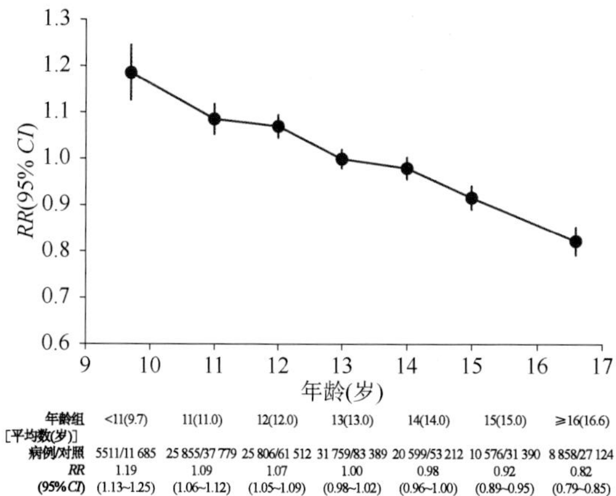

年龄组[平均数(岁)]	<11(9.7)	11(11.0)	12(12.0)	13(13.0)	14(14.0)	15(15.0)	≥16(16.6)
病例/对照	5511/11 685	25 855/37 779	25 806/61 512	31 759/83 389	20 599/53 212	10 576/31 390	8 858/27 124
RR	1.19	1.09	1.07	1.00	0.98	0.92	0.82
(95% *CI*)	(1.13~1.25)	(1.06~1.12)	(1.05~1.09)	(0.98~1.02)	(0.96~1.00)	(0.89~0.95)	(0.79~0.85)

A. 初潮年龄

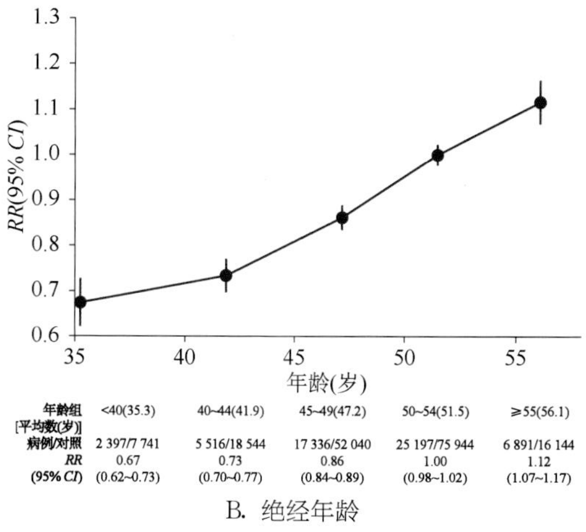

年龄组[平均数(岁)]	<40(35.3)	40~44(41.9)	45~49(47.2)	50~54(51.5)	≥55(56.1)
病例/对照	2 397/7 741	5 516/18 544	17 336/52 040	25 197/75 944	6 891/16 144
RR	0.67	0.73	0.86	1.00	1.12
(95% *CI*)	(0.62~0.73)	(0.70~0.77)	(0.84~0.89)	(0.98~1.02)	(1.07~1.17)

B. 绝经年龄

图 2－10 初潮及绝经年龄与女性乳腺癌 *RR* 趋势相关图

(P_{trend}=0.01)和1.32(P_{trend}=0.02),而与血浆孕酮水平无相关性。也有研究发现睾酮和其他雄性激素可能增加乳腺癌危险。最近的研究也发现在绝经后的妇女中,催乳素水平与乳腺癌风险之间也存在一定的正相关性。

一项分析身高、初潮年龄与不同激素受体分型乳腺癌发病风险的研究显示,身高与ER阳性/PR阳性和ER阴性/PR阴性型乳腺癌发病风险均呈正相关。此外,与身高≤159 cm且初潮年龄≥15岁的女性相比,身高≥165 cm且初潮年龄≤13岁的女性ER阳性/PR阳性型乳腺癌发病风险是其2倍(*HR*=1.95,95% *CI* 1.55~2.45)。在身高低、中、高3组人群中,ER阳性/PR阳性型乳腺癌发病风险随着初潮年龄的增加风险降低,这种保护作用在低身高组中最显著(*HR*=0.65,95% *CI* 0.52~0.81)。

卵巢分泌的激素在乳腺癌发生中的作用已经在人为干预卵巢激素水平的研究中得到了证实。过早绝经的女性乳腺癌发病风险低于一般女性。卵巢切除后女性乳腺癌发生的风险减少了75%,尤其是在年轻、体重轻和未生育的女性中风险降低的更多。切除一侧卵巢的女性乳腺癌风险降低的程度略低于双侧卵巢切除者。人工停经的作用与自然停经类似,甚至更具有保护作用。美国和意大利的研究提示与卵巢功能相关的诸多生理因素,包括月经周期和生育史,可以解释人群水平中50%的乳腺癌发病原因。

生育因素和基因之间存在着交互作用,从而增加乳腺癌的风险。NHS发现,只在没有乳腺癌家族史(母亲或姐妹)者中发现初产年龄、月经初潮和绝经时间与乳腺癌发生有关。

(二)早期妊娠

内源性雌激素对乳腺癌发生风险的作用还表现在妇女生育对乳腺癌发生的影响。早期首次全产程生育可降低乳腺癌危险度。生育会短时升高乳腺癌的危险,但会降低长期发生乳腺癌的危险,尤其是年轻女性。有研究指出,初产年龄小于20岁的女性发生乳腺癌的风险是从未生育或初产年龄晚于35岁女性的一半。早生孩子的女性风险也较低,而晚生孩子的女性风险则稳步上升。30岁或30岁以上生育第1胎的女性通常比未生育的女性风险更高,可能是因为怀孕对高龄妈妈先前启动的细胞有促进作用。这些关系通常在激素受体阳性肿瘤中最强,而在其他乳腺癌亚型中则没有决定性的影响。

(三)母乳喂养

一项在30个国家开展的47项流行病学研究证实了哺乳可降低乳腺癌发生的风险,每生下一胎可以降低7%(95% *CI* 5.0%~9.0%)的风险,在此基础上,每多哺乳1年可以降低4.3%(95% *CI* 2.9%~5.8%)的乳腺癌发病风险。最近在欧洲的研究发现,母乳喂养与降低激素受体阴性(包括ER阴性、三阴性和基底样)乳腺癌的风险有关(图2－11),但在ER阳性的乳腺癌中的相关性较弱,且结果存在很大的不一致性。而在非洲裔美国女性的研究中也同样发现母乳喂养的女性与从未母乳喂养的女性相比,ER阴性和三阴性乳腺癌的风险更低。母乳喂养与乳腺癌风险降低的这种保护作用依赖于较长时间的母乳喂养。在大多数高收入国家,出生数量有限,每个孩子的母乳喂养时间相对较短,几乎没有证据表明母乳喂养与风险之间存在关系。目前关于母乳喂养的保护作用,最有结论性的发现都是来自对生育多个孩子并长时间母乳喂养的妇女(如每个孩子至少喂养2年或以上)的研究。

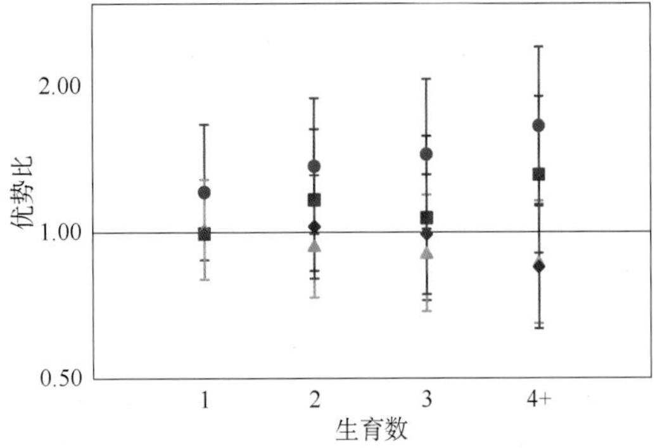

图2-11 不同母乳喂养史、生育数量、ER状态与乳腺癌的 *RR*(95% *CI*)

注:以只生过一胎且母乳喂养过的妇女作为参照。

引自:非洲裔美国人乳腺癌流行病学和风险联盟(AMBER)。

(四)胎次

胎次在乳腺癌病因学中的作用已经得到充分证实,已分娩女性的乳腺癌风险是未分娩女性的一半,多产女性的风险更低,但近年的研究发现在不同亚型的乳腺癌中却表现存在显著差异。在ER阳性乳腺癌的研究中观察到胎次和乳腺癌风险之间的负相关,而在ER阴性和三阴性乳腺癌中未观察到两者相关性,甚至出现正相关。最近,4项针对非洲裔美国女性的研究发现,胎次显著增加ER阴性和三阴性乳腺癌的风险,并适度降低ER阳性乳腺癌的风险。

(五)口服避孕药

口服避孕药是自20世纪60年代以来被广泛应用的外源性雌激素。口服避孕药对于乳腺癌危险度影响的研究结果不太一致,比较肯定的是长期使用者的乳腺癌危险稍有上升。一项对54个研究的荟萃分析显示,正在使用者的 *RR* 为1.24(95% *CI* 1.15~1.33),与从不使用者相比,正在使用或最近使用过口服避孕药的妇女,乳腺癌危险度上升15%~25%。最近的一项针对美国护士队列长达36年、360万人年的随访后发现,曾经使用口服避孕药与乳腺癌死亡不存在相关性。然而,口服避孕药使用5年或5年以上与乳腺癌死亡风险增加(P_{trend}<0.0001)、卵巢癌死亡风险降低(P_{trend}=0.002)相关。乳腺癌患病危险随着停药时间的增加逐渐降低,停药10年后降至不服用者的水平,而且与服用期长短无关。英国皇家全科医生学院的口服避孕药研究对46022名女性进行了长达44年的跟踪调查,累计120多万人年的观察研究发现,目前和最近口服避孕药使用者发生乳腺癌风险增加在停用后约5年内消失,且没有证据表明曾使用过口服避孕药的人晚年罹患乳腺癌的风险增加。避孕药引起的乳腺癌危险上升与家族史没有联系,也没有观察到乳腺癌危险度和口服避孕药使用的频率、使用时限或使用早晚的关联。此外,病例对照研究也没有发现注射或植入性孕酮与乳腺癌危险度升高有关。虽然口服避孕药在年轻妇女中使用十分普遍,但年轻妇女的乳腺癌发病率十分低,因此口服避孕药服用时以及之后乳腺癌风险短暂增高并无实际意义。

(六)预防性乳房切除术

一项回顾性队列研究评估双侧预防性乳房切除术对中、高风险女性的影响。风险等级根据家族史判定,*BRCA* 突变的情况未知。90%的女性做了双侧预防性乳房切除,经过14年术后随访,在中等风险女性中乳腺癌发病风险降低89%,在高风险女性中发病风险降低90%。这项研究可能高估了这些女性本身的基础发病风险,因为其基础风险是根据家族史而非基因来判定的。

美国癌症数据库资料显示,在单侧发病的乳腺导管内原位癌和早期浸润性乳腺癌患者中,做双侧乳房切除的比例从1998年的1.9%升高到2011年的11.2%。最近发表在美国《外科年鉴》(*Annals of Surgery*)上的一项研究系统分析了美国SEER数据库中1998—2012年诊断为Ⅰ~Ⅲ期单侧乳腺癌预防性对侧乳房切除的生存获益,结果发现10年间,对侧乳房切除术的比例从2002年的3.9%上升至2012年的12.7%,但无论是乳腺癌特异性生存期(breast cancer-specific survival, BCSS)还是总生存期(OS)都没有观察到生存获益(BCSS: *HR*=1.08, 95% *CI* 1.01~1.16; OS: *HR*=1.08, 95% *CI* 1.03~1.14)。

(七)预防性卵巢切除术

在一般女性和由于胸部照射导致的风险增高

的女性中，卵巢切除能降低乳腺癌的发病风险。在有 *BRCA1* 和 *BRCA2* 基因的高危女性中开展的观察性研究结果显示，卵巢切除能够降低 50%的乳腺癌发病风险。但这些研究受到选择偏倚、患者和对照之间的家族关系和激素使用情况不明等因素的影响。一项前瞻性队列研究得到了类似的结果，且在 *BRCA2* 基因女性中风险降低的程度大于 *BRCA1* 基因女性。近期有研究表明提早进行手术切除双侧卵巢的女性乳腺癌风险更低；那些在 40 岁之前接受手术的人，其患更年期综合征的风险大约是 55 岁之后自然绝经的人的一半，生殖和月经因素是主要的危险因素。但几乎所有做过卵巢切除术的女性都会经历睡眠问题、情绪改变、潮热和骨中矿物质丢失。因此需要通过乳腺癌风险评估工具或其他风险预测模型等专业的风险咨询来评估个体风险，慎重选择手术。

五、年轻女性乳腺癌病因学研究

年轻女性乳腺癌具有更强的侵袭性和更差的预后。国际上目前对年轻女性乳腺癌的定义不统一，如界定为 35 岁、40 岁或 45 岁以下。欧洲乳腺癌专家协会(European Society of Breast Cancer Specialists，ESBCS)推荐年轻乳腺癌定义为 40 岁以下女性乳腺癌。我国年轻女性乳腺癌患者所占比例较高，在临床、病理学和遗传学方面具有特殊性。2019 年“中国年轻乳腺癌诊疗与生育管理专家共识”专家委员会针对中国患者独特的临床病理及遗传特征，共同制定了“年轻乳腺癌诊疗与生育管理专家共识”，并将中国年轻女性乳腺癌定义为发病年龄≤35 岁的女性乳腺癌患者。

相对整体女性乳腺癌患者，年轻女性乳腺癌发病率并不算高，发达国家中，<40 岁女性乳腺癌发生率仅 6.5%，<30 岁者只有 0.6%，但却是年轻女性首要的致死原因。亚洲女性乳腺癌首发年龄<40 岁者约占 20%，<35 岁者占 10%左右。

患有家族性乳腺癌综合征的女性似乎更容易在早期发病，这进一步增加了年轻女性乳腺癌生物学构成的复杂性。进一步研究以阐明疾病发展的诱因，特别是在这一高风险的年轻人群显然是有必要的。多项研究表明，年轻女性乳腺癌患者比老年女性乳腺癌患者增殖活性更强、病死率更高、在诊断时疾病分期更晚、肿瘤更大、TNBC 和人类表皮生长因子受体 2 过表达亚型更多、多形性和淋巴结阳性更明显；若同为激素敏感型，预后更差。但肿瘤生物学行为随着人体内分泌、微环境调控而变化，因此年轻女性乳腺癌在病因和生物学上迥然不同。对年轻女性乳腺癌病因的探究一直是乳腺癌流行病学关注的热点。

（一）遗传学因素

1. *BRCA* 突变　在 DNA 修复和肿瘤抑制基因中获得的胚系突变是乳腺癌遗传易感性的最常见形式，它导致细胞周期检查点突变和异常细胞分裂。10%～20%的年轻乳腺癌病例是遗传性的，*BRCA1* 和 *BRCA2* 是自 20 世纪 90 年代早期发现以来最常见的与乳腺癌相关的突变基因。

分子流行病学研究显示年轻女性乳腺癌患者中 *BRCA1/2* 突变非常普遍；遗传性或家族性乳腺癌发病中，与 *BRCA* 突变相关的女性乳腺癌发病年龄更轻。英国一项多中心、前瞻性病例队列研究显示，18～40 岁年轻女性乳腺癌患者 *BRCA1/2* 突变携带者所占比例较高(2 733 名年轻女性乳腺癌患者中，201 例携带 *BRCA1* 突变，137 例携带 *BRCA2* 突变)。Dimitrakakis 等对 28 例 25 岁以下极年轻乳腺癌患者中的 12 例进行 *BRCA1/2* 检测，发现 25%均携带此基因突变，但其阳性家族史的比例与绝经前妇女相比并无显著差异。波兰 3 345 例≤50 岁患者的大型患者队列分析数据显示 7%的年轻乳腺癌女性携带 *BRCA1* 基因突变，*BRCA1* 携带者明显更年轻(平均年龄 41.9 岁 *vs* 44.1 岁，$P<0.001$)，ER 阴性的人更多(84.1% *vs* 38.1%，$P<0.001$)和 HER2 阴性(93% *vs* 79%，$P<0.001$)。我国的研究显示，≤40 岁的 *BRCA1/2* 突变携带者患乳腺癌的比例远高于西方国家，分别达 34.9%和 27.0%。

BRCA1/2 突变携带患者对侧乳腺癌的风险是非携带者的 2～3 倍。荷兰从 1970 年开始，在 10 家医疗中心建立了 50 岁以下年轻乳腺癌患者队列，2016 年发表在 *Journal of Clinical Oncology* 上的研究结果显示，首次诊断在 50 岁前的 BRCA1 突变携带者 10 年累积对侧乳腺癌(contralateral breast cancer，CBC)发生风险为 21.1%(95% *CI* 15.4%～27.4%)，*BRCA2* 突变携带者 10 年累积 CBC 风险为 10.8%(95% *CI* 4.7%～19.6%)，非携带者 5 年累积 CBC 风险为 5.1%(95% *CI* 4.5%～5.7%)。亚组分析显示在 *BRCA1/2* 突变携带者中，首次诊断年龄越小，CBC 风险越高，41 岁前确诊的患者 10 年累积 CBC 风险为 23.9%(*BRCA1*：25.5%；*BRCA2*：17.2%)，而

41～50 诊断的患者 10 年累计 CBC 风险为 12.6%(*BRCA1*:15.6%、*BRCA2*:7.2%,$P<0.05$)。

2. 其他遗传性因素　根据对特定癌症发生、发展的相对风险,与癌症发展相关的突变通常分为高外显率突变、中外显率突变和低外显率突变。*BRCA1* 和 *BRCA2* 是与乳腺癌发生、发展密切相关的高外显率突变。*TP53*、*PTEN*、*STK11* 和 *CDH1* 也是乳腺癌的高外显率突变,占遗传风险的 20%。其次是中度外显率突变,包括 *PALB2*、*BRIP1*、*ATM*、*CHEK2* 和 *RAD51C*,约占遗传风险的 5%。此外,超过 180 个突变被认为是乳腺癌的低风险位点,解释了约 18%的家族性乳腺癌发生风险。常见乳腺癌突变对年轻女性乳腺癌的作用和贡献详如表 2-9 所示。

表 2-9　常见乳腺癌基因突变对年轻女性乳腺癌的作用和贡献

基因外显	基　因	相关条件	乳腺癌风险(与正常人相比)	乳腺癌的相对风险(40 岁以下年轻乳腺癌患者)
高外显率	*BRCA1*	遗传性乳腺癌-卵巢癌综合征(HBOC)	40%～80%	9.4%～12%
高外显率	*BRCA2*	HBOC	20%～85%	9.4%～12%
中度外显	*PALB2*	Fanconi 贫血亚型,Fa-N-遗传性乳腺癌	9.7 倍	8～9 倍(20～39 岁)
中度外显	*BRIP1*	Fanconi 贫血综合征亚组 J	2%	1%～2%
高外显率	*TP53*	Li-Fraumeni 综合征	最高达 50%	1%～7%(35 岁以下)
高外显率	*PTEN*	PTEN 错构瘤综合征(PHTS)	30% ～ 50% 到 85%	文献报道 40 岁以下妇女不携带 *PTEN* 突变
高外显率	*STK11*/*LKB1*	Peutz-Jeghers 综合征	最高达 45%	8%～31%
中度外显	*ATM*	Ataxcia-毛细血管扩张症(AT)	5～8 倍	*ATM* 突变不会转变成早发型乳腺癌(EOBC)的遗传倾向
中度外显	*CHEK2*	/	3～5 倍	2.6(95% *CI* 1.3～5.5)
低到中度外显	*BARD1*	/		2～5 倍
中度外显	*MRE11*、*RAD50*、*NBN*	Nijmegen 断裂综合征,共济失调-毛细血管炎样疾病	3 倍	2.88

(二) 生活方式因素

遗传学因素和基因突变只解释了一小部分年轻乳腺癌的发病。尽管关于年轻女性乳腺癌的研究数据和证据有限,但越来越多的研究表明环境和生活方式等早期暴露可影响年轻乳腺癌的发生、发展。相关的影响因素包括膳食和生活方式因素,包括饮酒、高量摄入精制糖类(碳水化合物)和饱和脂肪的饮食及低摄入多不饱和脂肪酸(polyunsaturated fatty acid, PUFA)、纤维和维生素(如叶酸、维生素 D 和类胡萝卜素)、低体力活动和体脂等。所有这些危险因素的早期暴露,包括从童年和青春期一直到成年,都与年轻女性乳腺癌发生有关(表 2-10)。

表 2-10　年轻女性乳腺癌相关危险因素

证据等级	食物、营养、体力活动和乳腺癌(绝经前)	
	风险降低	风险升高
证据等级强		
令人信服		成年身高
极有可能	积极体育锻炼、体脂、哺乳	饮酒、高出生体重
有限证据		

续表

证据等级	食物、营养、体力活动和乳腺癌(绝经前)	
	风险降低	风险升高
建议性	非淀粉蔬菜、乳制品、高钙类、高胡萝卜素饮食	
没有结论	膳食纤维;非淀粉蔬菜(ER 阳性乳腺癌)和水果;豆类(大豆和大豆制品);肉类(红色和加工品);鱼类;家禽;鸡蛋;脂肪和油脂;总脂肪;蔬菜脂肪;脂肪酸组成;糖:血糖指数;叶酸;维生素 B_6;维生素 B_{12},维生素 D;维生素 C;维生素 E;钙补充剂;铁;植物雌激素;饮食模式;成人体重增加;静坐行为;能量摄入	

研究表明,早期暴露包括儿童和青少年是暴露于乳腺癌风险的重要时期,因为乳房还没有完成细胞分化。青少年体育锻炼、饮酒和饮食习惯等行为因素与年轻乳腺癌有关。目前的研究表明,体育锻炼能减低女性乳腺癌风险,青少年体育锻炼对乳腺癌风险降低更为显著;不同年龄与体育活动相关的乳腺癌风险平均降低率为青少年 16%、成年早期 8%、中年 15%、50 岁女性 17%。

前瞻性队列研究结果表明,青少年饮酒与乳腺癌癌前病变和浸润性乳腺癌的风险直接相关。NHS Ⅱ 结果显示,月经初潮和第 1 次全程怀孕(FFTP)之间的酒精消费,调整了第 1 次怀孕后的酒精消费,每天 10 g 酒精(1 杯)可增加 11%乳腺癌及16%良性乳腺疾病发病风险,并随着饮酒量的增加,乳腺癌风险显著增加;来自欧洲的前瞻性癌症和营养调查(european prospective investigation into cancer and nutrition, EPCI)也提示青少年饮酒与乳腺癌密切相关,包括绝经前年轻乳腺癌及绝经后乳腺癌,且第 1 次孕前开始饮酒使乳腺癌的风险更高。在青少年,尤其是第 1 次孕前开始饮酒的女性中,每天增加 10 g 饮酒可增加 8%的 ER 阴性乳腺癌风险(95% *CI* 2~14)。

儿童和青少年饮食暴露也与年轻乳腺癌相关。研究表明儿童时期大豆摄入可降低乳腺癌风险。NHS Ⅱ 的数据显示青少年时期肉类和高脂肪饮食能增加绝经前年轻乳腺癌风险,其中红肉摄入和乳腺癌风险呈现显著的线性相关关系;高中期间每天额外摄入 100 g 红肉,乳腺癌风险增加 20%(95% *CI* 0%~43%),高脂肪饮食可增加 35%乳腺癌风险(142 g/d *vs* 105 g/d)(95% *CI* 0~81 g/d),高纤维饮食对乳腺癌有保护作用,青春期高纤维摄入,降低 23%的乳腺癌风险(24 g/d *vs* 12.2 g/d)(95% *CI* −44%~−10%)。

(三) 生殖因素

生殖因素也与年轻乳腺癌的发生密切相关。有研究表明青少年期较高的峰高生长速度和初潮年龄较早均增加年轻乳腺癌的风险,另外母乳喂养、胎次也是影响年轻乳腺癌风险的因素。

世界癌症研究基金会(World Cancer Research Fund, WCRF)已将母乳喂养归类为绝经前和绝经后女性乳腺癌的保护因素。一项基于 30 个不同国家的 5 万多名乳腺癌女性的研究数据表明,母乳喂养对绝经前和绝经后妇女均具有保护作用,累积母乳喂养每 12 个月可降低 4.3%的乳腺癌风险。另一项 WCRF 的荟萃分析数据显示,全母乳喂养每增加 5 个月,乳腺癌风险降低 2%(合计 *OR* 0.98, 95% *CI* 0.97~0.98)。最近的一项荟萃分析结果显示,母乳喂养可使 ER 阴性/PR 阴性乳腺癌风险降低 10%,三阴性乳腺癌风险降低 20%,并在年轻女性中更为常见。

胎次被广泛认为对乳腺癌有保护作用,但有研究表明分娩后不久乳腺癌的风险反而会增加。2019 年一项发表在《美国内科年鉴》上的研究,系统性地荟萃分析了 15 项前瞻性的队列研究,结果显示与未孕妇女相比,怀孕生育妇女乳腺癌的风险在产后约 5 年达到顶峰(*HR* 1.80, 95% *CI* 1.63~1.99),产后 24 年出现风险倒置,乳腺癌风险降低,并在产后 34 年下降到 0.77(95% *CI* 0.67~0.88)。对于第 1 次生育年龄较大或生育次数较多的女性来说,产后风险更大。

(沈 洁 郑 莹)

参考文献

[1] 陈万青,郑荣寿. 中国女性乳腺癌发病死亡和生存状况[J]. 中国肿瘤临床,2015,42(13):668-674.
[2] 刘威,王黎君,齐金蕾,等. 1990—2017 年中国女性乳腺癌疾病负担分析[J]. 中华流行病学杂志,2021,42(7):1225-1230.
[3] 莫淼,袁晶,周昌明,等. 以大型单中心的医院登记为基础的 3.5 万例乳腺癌患者长期生存报告[J]. 中国癌症杂志,2020,30(2):90-97.
[4] 王乐,张玥,石菊芳,等. 中国女性乳腺癌疾病负担分析[J]. 中华流行病学杂志,2016,37(7):970-976.
[5] 吴春晓,顾凯,王春芳,等. 上海市女性乳腺癌流行现况、回顾与比较分析[J]. 外科理论与实践,2019,24(5):421-427.
[6] ALLEMANI C, MATSUDA T, CARLO V D, et al. Global surveillance of trends in cancer survival 2000-14 (CONCORD-3): analysis of individual records for 37 513 025 patients diagnosed with one of 18 cancers from 322 population-based registries in 71 countries [J]. Lancet, 2018, 391(10125): 1023-1075.
[7] BERTUCCIO P, ALICANDRO G, MALVEZZI M, et al. Cancer mortality in Europe in 2015 and an overview of trends since 1990 [J]. Ann Oncol, 2019,30(8):1356-1369.
[8] CATHCART-RAKE E J, RUDDY K J, JOHNSON R H. Modifiable risk factors for the development of breast cancer in young women [J]. Cancer J, 2018, 24(6):275-284.
[9] CHOLLET-HINTON L, OLSHAN A F, NICHOLS H B, et al. Biology and etiology of young-onset breast cancers among premenopausal African American women: results from the AMBER consortium [J]. Cancer Epidemiol Biomarkers Prev, 2017, 26(12): 1722-1729.
[10] DEMARK-WAHNEFRIED W, SCHMITZ K H, ALFANO C M, et al. Weight management and physical activity throughout the cancer care continuum [J]. CA Cancer J Clin, 2018,68(1):64-89.
[11] DESANTIS C E, FEDEWA S A, GODING SAUER A, et al. Breast cancer statistics, 2015: convergence of incidence rates between black and white women [J]. CA Cancer J Clin, 2016,66(1):31-42.
[12] DESANTIS C E, MA J M, GAUDET M M, et al. Breast cancer statistics, 2019 [J]. CA Cancer J Clin, 2019,69(6):438-451.
[13] DESREUX J A C. Breast cancer screening in young women [J]. Eur J Obstet Gynecol Reprod Biol, 2018,230: 208-211.
[14] DU M X, LIU S H, MITCHELL C, et al. Associations between diet quality scores and risk of postmenopausal estrogen receptor-negative breast cancer: a systematic review [J]. J Nutr, 2018,148(1):100-108.
[15] EASTON D F, PHAROAH P D P, ANTONIOU A C, et al. Gene-panel sequencing and the prediction of breast-cancer risk [J]. N Engl J Med, 2015, 372(23):2243-2257.
[16] ENGMANN N J, GOLMAKANI M K, MIGLIORETTI D L, et al. Population-attributable risk proportion of clinical risk factors for breast cancer [J]. JAMA Oncol, 2017,3(9):1228-1236.
[17] FERLAY J, COLOMBET M, SOERJOMATARAM I, et al. Cancer incidence and mortality patterns in Europe: estimates for 40 countries and 25 major cancers in 2018 [J]. Eur J Cancer, 2018,103: 356-387.
[18] GASTOUNIOTI A, CONANT E F, KONTOS D. Beyond breast density: a review on the advancing role of parenchymal texture analysis in breast cancer risk assessment [J]. Breast Cancer Res, 2016, 18(1):91.
[19] GAUDET M M, CARTER B D, BRINTON L A, et al. Pooled analysis of active cigarette smoking and invasive breast cancer risk in 14 cohort studies [J]. Int J Epidemiol, 2017,46(3):881-893.
[20] ISLAMI F, LIU Y, JEMAL A, et al. Breastfeeding and breast cancer risk by receptor status: a systematic review and meta-analysis [J]. Ann Oncol, 2015,26(12):2398-2407.
[21] IYENGAR N M, GUCALP A, DANNENBERG A J, et al. Obesity and cancer mechanisms: tumor microenvironment and inflammation [J]. J Clin Oncol, 2016,34(35):4270-4276.
[22] JOHNSON R H, ANDERS C K, LITTON J K, et al. Breast cancer in adolescents and young adults [J]. Pediatr Blood Cancer, 2018,65(12):e27397.
[23] KONG X Y, LIU Z Q, CHENG R, et al. Variation in breast cancer subtype incidence and distribution by race/ethnicity in the United States from 2010 to 2015 [J]. JAMA Network Open, 2020,3(10):e2020303.
[24] KUCHENBAECKER K B, HOPPER J L, BARNES D R, et al. Risks of breast, ovarian, and contralateral breast cancer for BRCA1 and BRCA2 mutation carriers [J]. JAMA, 2017,317(23):2402-2416.
[25] KUMMEROW K L, DU L P, PENSON D F, et al.

Nationwide trends in mastectomy for early-stage breast cancer [J]. JAMA Surg, 2015, 150(1): 9 - 16.

[26] LIMA S M, KEHM R D, TERRY M B. Global breast cancer incidence and mortality trends by region, age-groups, and fertility patterns [J]. EClinicalMedicine, 2021,38: 100985.

[27] MICHAILIDOU K, BEESLEY J, LINDSTROM S, et al. Genome-wide association analysis of more than 120,000 individuals identifies 15 new susceptibility loci for breast cancer [J]. Nat Genet, 2015,47(4): 373 - 380.

[28] NAKATA K, HIYAMA E, KATANODA K, et al. Cancer in adolescents and young adults in Japan: epidemiology and cancer strategy [J]. Int J Clin Oncol, 2022,27(1):7 - 15.

[29] NICHOLS H B, SCHOEMAKER M J, CAI J W, et al. Breast cancer risk after recent childbirth: a pooled analysis of 15 prospective studies [J]. Ann Intern Med, 2019,170(1):22 - 30.

[30] PREMENOPAUSAL BREAST CANCER COLLABORATIVE GROUP, SCHOEMAKER M J, NICHOLS H B, et al. Association of body mass index and age with subsequent breast cancer risk in premenopausal women [J]. JAMA Oncology, 2018, 4(11):e181771.

[31] RADECKA B, LITWINIUK M. Breast cancer in young women [J]. Ginekol Pol, 2016,87(9):659 - 663.

[32] REBBECK T R, MITRA N, WAN F, et al. Association of type and location of BRCA1 and BRCA2 mutations with risk of breast and ovarian cancer [J]. JAMA, 2015,313(13):1347 - 1361.

[33] ROMIEU I I, AMADOU A, CHAJES V. The role of diet, physical activity, body fatness, and breastfeeding in breast cancer in young women: epidemiological evidence [J]. Rev Invest Clin, 2017, 69(4):193 - 203.

[34] SCHLICHTING J A, SOLIMAN A S, SCHAIRER C, et al. Breast cancer by age at diagnosis in the Gharbiah, Egypt, population-based registry compared to the United States Surveillance, Epidemiology, and End Results Program, 2004 - 2008 [J]. Biomed Res Int, 2015,2015: 381574.

[35] SUNG H, FERLAY J, SIEGEL R L, et al. Global cancer statistics 2020: GLOBOCAN estimates of incidence and mortality worldwide for 36 cancers in 185 countries [J]. CA Cancer J Clin, 2021,71(3):209 - 249.

[36] TAMIMI R M, SPIEGELMAN D, SMITH-WARNER S A, et al. Population attributable risk of modifiable and nonmodifiable breast cancer risk factors in postmenopausal breast cancer [J]. Am J Epidemiol , 2016,184(12):884 - 893.

[37] VILLARREAL-GARZA C, FERRIGNO A S, DE LA GARZA-RAMOS C, et al. Clinical utility of genomic signatures in young breast cancer patients: a systematic review [J]. Npj Breast Cancer, 2020, 6: 46.

[38] WONG S M, FREEDMAN R A, SAGARA Y, et al. Growing use of contralateral prophylactic mastectomy despite no improvement in long-term survival for invasive breast cancer [J]. Ann Surg, 2017,265 (3):581 - 589.

[39] ZENG H M, CHEN W Q, ZHENG R S, et al. Changing cancer survival in China during 2003 - 15: a pooled analysis of 17 population-based cancer registries [J]. The Lancet Global Health, 2018,6(5): e555 - e567.

[40] ZIEGLER R G, FUHRMAN B J, MOORE S C, et al. Epidemiologic studies of estrogen metabolism and breast cancer [J]. Steroids, 2015,99(Pt A): 67 - 75.

第三章

遗传因素与乳腺癌

乳腺癌发病的两大重要影响因素为环境和遗传。虽然环境因素扮演着主要角色，但仍有5%～10%乳腺癌的发病与高显性乳腺癌易感基因的缺陷直接相关。遗传性乳腺癌具有家族聚集性、发病早、双侧和多中心病灶等特点，另外还可能与卵巢癌、前列腺癌、胰腺癌和男性乳腺癌聚集出现于同一家系。本章对遗传性性乳腺癌的定义和遗传性乳腺癌综合征及相关的研究进展作一综述。

第一节　概　念

有研究发现，有20%～25%的乳腺癌患者至少有1个亲属患有乳腺癌，这部分乳腺癌定义为家族性乳腺癌。也就是说，在一个家族中有两个具有血缘关系的成员患有乳腺癌就可以叫作家族性乳腺癌。具有明确遗传因子的乳腺癌称作遗传性乳腺癌。这部分患者占整个乳腺癌患者的5%～10%。如图3-1所示，大部分遗传性乳腺癌都具有家族聚集性，属于家族性乳腺癌；但有一小部分遗传性乳腺癌在流行病分布上表现为散发性而没有家族史。这可能是因为与乳腺癌相关的突变基因由男性家族成员携带，而无法形成乳腺癌表型。大部分的遗传性乳腺癌与 *BRCA1* 和 *BRCA2* 有关。现在已知的乳腺癌易感基因除 *BRCA1* 和 *BRCA2* 外，还有 *p53*、*PTEN*、*PALB2*、*CHEK2* 和 *ATM* 等。与这些基因突变相关的乳腺癌都被归为遗传性乳腺癌。与所有的遗传性乳腺癌一样，*BRCA1* 和 *BRCA2* 相关性乳腺癌大部分属于家族性乳腺癌，有一部分表现为散发性，这在下文中将有详细的介绍。

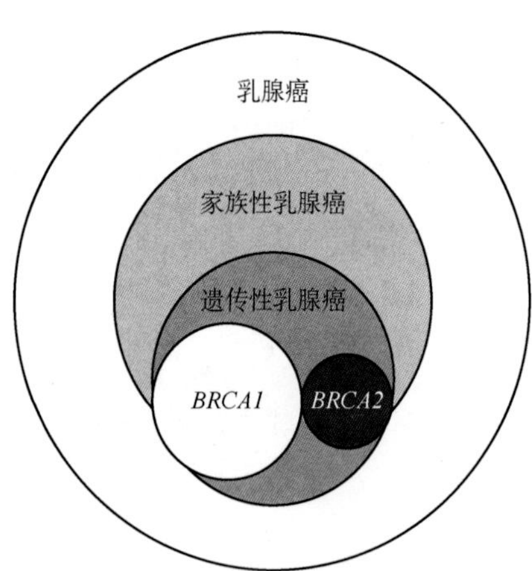

图3-1　乳腺癌的分类及其关系

第二节　遗传性乳腺癌综合征

遗传性乳腺癌的发生与明确的基因突变有关，其中最多见的为 *BRCA1* 和 *BRCA2* 相关性乳腺癌，还有Li-Fraumeni综合征等。本节将对其进行详细的介绍。

一、*BRCA1* 和 *BRCA2* 相关性乳腺癌

(一) BRCA1 和 BRCA2 突变的流行病学分布

1990 年,有研究发现人类染色体 17q21 带上存在与早发性乳腺癌发病有关的基因,后来被命名为 *BRCA1* 基因。最初估计 *BRCA1* 的突变与 45%的家族性乳腺癌患者有关。而在发病年龄早的家族性乳腺癌患者中,这一比例大大升高——在发病年龄小于 45 岁的家族性乳腺癌患者中,*BRCA1* 的突变率高达 70%。

1994 年,在 22 个早发性女性乳腺癌合并至少 1 例男性乳腺癌的家系中进行的连锁分析显示,在人类染色体 13q12-13 带上存在与乳腺癌发病相关的基因,就是我们所说的 *BRCA2*。

通过直接检测基因突变的方法,研究者发现在整个乳腺癌人群中 *BRCA1* 和 *BRCA2* 突变的发生率为 2%~3%。在合并乳腺癌和卵巢癌的家系中,*BRCA1/2* 的突变率最高可达 55%,而在同时患有乳腺癌和卵巢癌的个体中则高达 75%。

在中国人群中,目前样本量最大的研究,收集了 21 216 例非选择性的乳腺癌患者和 6 434 例健康对照,显示 *BRCA1/2* 突变在乳腺癌患者和健康人群中的检出率分别是 5.5%和 1.1%。但该研究中的乳腺癌患者来源于全国多家医院,仍缺少来源于人群或社区的乳腺癌患者数据。

(二) *BRCA1* 和 *BRCA2* 突变的种类和检测

BRCA1 具有 24 个外显子,编码一种包含 1 863 个氨基酸残基的蛋白质。*BRCA2* 具有 26 个外显子,编码区长度为 11.2 kb,大约为 *BRCA1* 的 2 倍。*BRCA1/2* 突变类型主要包括点突变、小片段插入/缺失、外显子-内含子拼接区突变和大片段重排(large rearrangement)等。截至 2017 年 12 月,乳腺癌信息中心(breast cancer informationcore, BIC)网站报道了约 1 800 个 *BRCA1* 和 2 000 多个 *BRCA2* 突变位点。

BRCA1 和 *BRCA2* 具有一些共同的特点:两者都具有很多种类的突变,且突变位点遍布整条基因,找不到固定的突变"热点",这在早年基因检测费用非常昂贵的时候,给基因的筛查带来很大的困难。

一代测序(Sanger 测序)是检测 *BRCA1/2* 突变的传统方法,可以检测点突变和小片段的插入和缺失。但 Sanger 测序无法检测出大片段重排,因此需要应用多重连接依赖性探针扩增(multiplex ligation-dependent probe amplification assay, MLPA)来进行补充。由于 *BRCA1/2* 突变不存在热点,基因检测需要测序所有的编码区和外显子-内含子拼接区,早年应用 Sanger 测序+MLPA 的费用非常昂贵。

近年来,随着二代测序(NGS)技术的飞速发展,检测精度不断提高,价格不断降低,越来越多的实验室已将 NGS 技术应用于 *BRCA1/2* 突变的检测。除应用于点突变和小片段插入缺失的检测外,在捕获范围、测序深度和生物信息学工具方面有着特殊设计的 NGS 也可用于大片段重排的检测。

BRCA1/2 基因突变检测结果的解读需要统一的标准。中华医学会病理学分会于 2017 年编写了"BRCA 数据解读中国专家共识",对 *BRCA1/2* 突变的解读进行了详细的解释。共识根据欧美相关的指南把 *BRCA1/2* 突变分成 5 类,从 1 类到 5 类分别是良性、可能良性、意义未明、可能致病性和致病性,通过这样的分类方法使临床医生更简单明了地解读基因检测的报告。

(三) *BRCA1* 和 *BRCA2* 突变的种族差异性

BRCA1 和 *BRCA2* 突变的种类具有明显的种族差异性,在不同的种族中,存在着不同的"始祖突变"。有一篇综述描述了不同人群中突变发生率、外显率和突变的特点,在白种人中,根据不同的种族,"初始突变"至少被分为 9 类,包括冰岛、芬兰、匈牙利、俄罗斯、法国、荷兰、比利时、以色列、瑞典、丹麦和挪威。同时,*BRCA1* 和 *BRCA2* 在家族性乳腺癌中的突变频率也因不同种族而改变,如 *BRCA1* 在家族性乳腺癌的突变频率俄罗斯为 79%,以色列为 47%,意大利为 29%。同时,俄罗斯人和以色列人的 *BRCA1* 突变种类较少,而意大利人携带有更多种类的 *BRCA1* 突变。在冰岛人群中,*BRCA2* 突变检出率要远高于 *BRCA1* 突变。

但也存在着相同的 *BRCA1* 和 *BRCA2* 突变相对集中于同一人群的现象。Ashkenazi 的犹太人群中,*BRCA1* 中的 185delAG 及 5382insC 突变和 *BRCA2* 基因中的 6174delT 突变很常见,185delAG 及 5382insC 各占所有突变的 10%。在整个

Ashkenazi 犹太人群中，*BRCA1* 基因上的两个突变的发生率为 1%，而在整个白种人群中的突变频率小于 0.1%。该研究扩展到整个犹太人群，发现在乳腺癌发病年龄小于 40 岁的犹太妇女中，185delAG 突变的出现频率达 20%。更值得注意的是，30%～60%的 Ashkenazi 犹太妇女卵巢癌患者携带有 *BRCA1* 或 *BRCA2* 的常见突变。另外，在冰岛妇女中，8.5%发病年龄小于 65 岁的乳腺癌患者都具有 *BRCA2* 的 999del5 突变。

在亚洲，日本及高加索人种 *BRCA1/2* 突变的流行情况已有报道。居住在新加坡及中国香港的中国人中的基因突变流行情况也有报道。

2000—2007 年，笔者开展的一项多中心研究对来自复旦大学附属肿瘤医院、辽宁省肿瘤医院、山东省肿瘤医院、中山大学附属第二医院和青岛大学医学院附属医院五所医院的中国早发性/家族性乳腺癌患者进行了研究(后期加入湖南湘雅医院资料，但未进行统一分析)，完成了 489 例家族性/早发性乳腺癌的 *BRCA1/2* 检测，共发现 23 例 *BRCA1* 突变和 21 例 *BRCA2* 突变。研究同时发现在中国人群中，*BRCA1* 基因上具有 2 个频发突变位点——1100delAT 和 5589del8，各占 4 例。单倍型分析同样显示，重复位点具有相同或相似的单倍型。对已经发表的文献和 BIC 数据库进行的综述(表 3-1)研究显示，1100delAT 和 5589del8，特别是 5589del8，很有可能是中国人群特有的“始祖突变”。

表 3-1 *BACA1*“始祖突变”的文献报道

BRCA1 突变位点	例 数	疾 病	早发性	家族性	种族来源	文献报道者
1100delAT						
	1/418	乳腺癌	是	是	非犹太白种人	BIC
	1	—	—	—	近东、西班牙犹太人	BIC
	1	—	—	—	英国白种人	BIC
	1	乳腺癌	是	—	意大利	de Benedetti
	1	乳腺癌	是	是	犹太-利比亚混血	Gal
	1/187	乳腺癌	是	是	马来西亚华人	Thirthagiri
5589del8						
	1	—	—	—	亚洲	Myriad 公司
	2/645	乳腺癌	—	—	中国(上海)	Suter
	1	乳腺癌	是	是	韩国	Choi
	1/20	乳腺癌/卵巢癌	—	是	中国(北京)	Li
	1/139	乳腺癌	是	是	中国(北京)	Chen

(四) *BRCA1* 和 *BRCA2* 相关性乳腺癌的病理学特征

BRCA1 和 *BRCA2* 突变相关性乳腺癌的病理学特征有很大的不同，与散发性乳腺癌相比也有差别。*BRCA1* 相关性乳腺癌中雌激素受体(ER)阴性者最高可达 90%，同时还有组织分化差的特点。另外 *BRCA1* 相关性乳腺癌中 *p53* 基因的突变率或 p53 蛋白的免疫检测阳性率高于散发性乳腺癌，人表皮生长因子受体 2(HER2)高表达的比例则低于散发性乳腺癌。还有研究显示，*BRCA1* 相关性乳腺癌中髓样癌的比例高于 *BRCA2* 相关性乳腺癌散发性乳腺癌。*BRCA2* 突变相关性乳腺癌的病理学特征与散发性乳腺癌相比差别没有这样大。有研究发现，*BRCA2* 突变相关性乳腺癌的高肿瘤分级的比例高于散发性乳腺癌，而 ER 阳性的比例则高于 *BRCA1* 相关性乳腺癌。

笔者的研究显示，中国 *BRCA1* 突变阳性乳腺癌更多的为三阴性乳腺癌(TNBC)，具有细胞角蛋白 5/6(CK5/6)和表皮生长因子受体(epidermal growth factor receptor，EGFR)的阳性率更高等特点，并且 *BRCA1* 和 *BRCA2* 突变阳性乳腺癌中 HER2 受体阳性率也更低。

(五) *BRCA1* 和 *BRCA2* 的生物学功能

BRCA1 和 *BRCA2* 都是抑癌基因，它们编码的蛋白质有可能在多条细胞通路中发挥作用，包括转

录和细胞周期调控等，但主要作用是参与 DNA 损伤修复，从而维持基因组的稳定。BRCA1 和 BRCA2 蛋白在 DNA 双链损伤的修复中发挥重要的作用，其中 BRCA1 的作用要更广泛，主要是识别并标记损伤的 DNA 并帮助其修复。在正常细胞中，BRCA1 蛋白在细胞周期中增强其他重要基因的转录，调控 S 期、G_1 期和 G_{2M} 期的“检查点”，确保已经损伤的 DNA 不参与复制，在 DNA 损伤部位改变染色体和核小体的结构，并使“修复复合体”可以进入，从而启动 DNA 的修复。

BRCA2 蛋白在维持基因组稳定性方面的功能比较有限，主要是调控 RAD51 蛋白的活性，这是修复 DNA 双链损伤的重要途径——同源重组(homologous recombination, HR)的关键成分。BRCA2 和 RAD51 的结合对无差错的 DNA 双链损伤修复是非常重要的。RAD51 与 DNA 损伤区域的结合必须依靠 BRCA2 蛋白，从而能形成核蛋白长丝而进行 DNA 重组并完成修复。

细胞 DNA 损伤的修复通路分两条，一条是无差错的修复途径——同源重组；另一条是非同源末端连接(non-homologous end-joining, NHEJ)，后者是更容易出错的修复过程。而同源重组又有两条不同的通路：一条是不容易出错的基因转换(gene conversion, GC)；另一条是容易出错的单链退火(single-strand annealing, SSA)。在正常的细胞中，DNA 损伤修复依靠同源重组通路而无差错；但在 *BRCA1* 和 *BRCA2* 突变的细胞中，正常的修复通路被抑制，因此 DNA 修复更多地经由单链退火通路和非同源末端连接通路，从而更容易出错。

在 *BRCA1* 或 *BRCA2* 突变的细胞中，由于 DNA 损伤无法正常地进行而导致基因组的不稳定，包括染色体的异常和断裂。这些 DNA 的差错在细胞内不断地积累，如果应用对 DNA 具有损伤作用的药物，特别是导致 DNA 交联的药物时，这些差错会加重，从而更容易导致细胞的死亡。因此，*BRCA1* 和 *BRCA2* 基因的生物学功能为特定的化学药物治疗和新的靶向药物的研发提供了思路。

二、Li-Fraumeni 综合征

Li-Fraumeni 综合征最早于 1969 年被报道。它是一种具有家族聚集性的恶性肿瘤综合征，包括乳腺癌、软组织肉瘤、骨肉瘤、脑瘤、白血病和肾上腺皮质恶性肿瘤等。家族聚集分析证实该综合征为常染色体显性遗传性疾病，突变基因携带者的外显率在 70 岁时为 90%。

1990 年，研究者们发现抑癌基因 *p53* 的突变与该综合征密切相关。有 50%～70%的 Li-Fraumeni 综合征家族携带有 *p53* 基因的突变，而在发病年龄小于 40 岁的乳腺癌患者中，p53 的阳性率为 1%。

Li-Fraumeni 综合征中乳腺癌所占的比例非常高。在美国国家癌症研究所(NCI)的 Li-Fraumeni 综合征研究中(N286)发现，在女性中乳腺癌、软组织肿瘤、脑部恶性肿瘤和骨肉瘤的 70 岁累积风险分别是 54%、15%、6%和 5%；在男性中软组织肿瘤、脑部恶性肿瘤和骨肉瘤的 70 岁累积风险分别是 22%、19%和 11%。入组了 56 480 例乳腺癌患者的大型队列研究也显示，*TP53* 基因突变携带者(n=82)与 HER2 阳性乳腺癌密切相关。

笔者的一个针对 81 个肿瘤高危家系，*BRCA1/2* 突变阴性的乳腺癌先证者的研究发现，其中有 9.1%的 Li-Fraumeni 综合征家族携带有 *p53* 基因的突变，而且在小于 30 岁的患者中，p53 的阳性率为 11.8%。

三、Cowden 综合征

Cowden 综合征是一种罕见的常染色体显性遗传性疾病，临床表现包括多发性的错构瘤样病变、早发性乳腺癌和甲状腺癌。错构瘤样病变常见于皮肤、口腔黏膜、乳腺和肠，包括嘴唇及口腔黏膜的乳头状瘤、四肢的角质疣等。大部分 Cowden 综合征患者在 20 岁时出现皮肤病变，25%～50%的女性患者患有乳腺癌，大部分患者在绝经前发病，且往往没有乳腺癌家族史。同时，75%的 Cowden 综合征女性患者伴发有乳腺良性疾病，如导管增生、管内乳头状瘤、乳腺病、纤维腺瘤和囊性纤维样改变。另外，10%的 Cowden 综合征患者伴发甲状腺癌。*PTEN/MMAC1/TEP1* 基因是 Cowden 综合征的易感基因，位于人类染色体 10q22-23 上；该基因于 1997 年被成功克隆。

四、其他相关基因

目前已知的遗传性乳腺癌相关性基因有 10 余个，这 10 余个基因大多作用于对基因组完整性具有重要保护作用的通路上。*BRCA1* 和 *BRCA2* 的突变能大大增加乳腺癌和卵巢癌的患癌危险性。*P53* 和 *PTEN* 等基因的突变会导致某些与乳腺癌相关

的恶性肿瘤综合征。与以上具有高外显性突变的基因不同的是,*CHEK2*、*ATM*、*NBS1*、*RAD50*、*BRIP1* 和 *PALB2* 等基因的突变仅具有低至中外显性——携带者的乳腺癌危险性是非携带者的 2 倍左右。另外,*BRCA2*、*BRIP2* 和 *PALB2* 基因的双等位基因的突变还会导致 Fanconi 贫血。

这 10 余个基因具有两个重要的共同特点:①这 10 余个基因中的任何 1 个基因的致病性突变就能显著地增加乳腺癌的患癌危险性;②每个基因的致病性突变都有很多种类,每种突变在人群中的发生率都较低。也就是说,致病作用较小的常见基因缺陷通过多重作用的方式致病的解释并不适用于这 10 余个基因。

这 10 余个与遗传性乳腺癌相关的已知基因通过共同的通路来维持基因组的稳定。但是仍然有 50%的家族性乳腺癌的病因仍未知。

第三节 恶性肿瘤发病风险和基因突变预测模型

一、*BRCA1* 和 *BRCA2* 突变携带者的恶性肿瘤发病风险

BRCA1 和 *BRCA2* 突变与乳腺癌和卵巢癌的发生密切相关,目前在白种人群中已有不少报道,回顾性研究中基因突变携带者的终生乳腺癌风险为 40%~90%。目前最大的荟萃分析汇总了 22 个国际性研究的 8 139 例乳腺癌和卵巢癌患者,其中 500 例为 *BRCA1* 或 *BRCA2* 基因突变携带者。结果显示,到 70 岁时 *BRCA1* 和 *BRCA2* 突变携带者的累积乳腺癌发病风险分别为 65%(95% *CI* 51%~75%)和 45%(95% *CI* 31%~56%),卵巢癌发病风险分别为 39%(95% *CI* 18%~54%)和 11%(95% *CI* 2.4%~19%)。另一个比较新的荟萃分析汇总了 10 个国际性研究,结果显示,到 70 岁时 *BRCA1* 和 *BRCA2* 突变携带者的累积乳腺癌发病风险分别为 57%(95% *CI* 47%~66%)和 49%(95% *CI* 40%~57%),卵巢癌发病风险分别为 40%(95% *CI* 35%~46%)和 18%(95% *CI* 13%~23%)。

较新的前瞻性研究在一个 9 856 例突变携带者的队列中观察到 *BRCA1* 和 *BRCA2* 突变的终生乳腺癌风险分别是 72%和 69%,乳腺癌确诊后 20 年的对侧乳腺癌风险两者分别是 40%和 26%,卵巢癌的终生风险分别是 44%和 17%。

但以上研究的样本大多来源于医院或者遗传高危门诊就诊的患者,可能具有样本选择性的偏移,从而造成外显率估算的错误。2021 年发表在 *NEJM* 上的基于美国人群的大规模乳腺癌病例-对照研究发现,*BRCA1/2* 突变携带者的终生乳腺癌风险为 50%左右,远远低于之前的研究。

目前中国人群 *BRCA1/2* 突变携带者外显率的研究都来自医院内的患者样本,一项香港的研究样本来自医院的遗传高危门诊,另一项北京的研究为医院内连续的患者样本。对香港遗传学乳腺癌家系登记的 1 635 个乳腺癌-卵巢癌家庭的研究发现,到 70 岁时,*BRCA1* 和 *BRCA2* 突变携带者的乳腺癌外显率分别是 53.7%和 48.3%。对来源于北京肿瘤医院的 1 821 例乳腺癌患者进行的研究发现,到 70 岁时 *BRCA1* 和 *BRCA2* 突变携带者的乳腺癌外显率分别是 37.9%和 36.5%。这两个研究的共同特点都应用了以家族史调查为基础的 kin-cohort 法,以队列中突变阴性的患者为对照,计算出阳性者的外显率。但如果突变阴性者的队列因为抽样误差无法代表整个人群时,这种外显率的计算就会造成偏差。因此,选用医院来源甚至是高危门诊来源的患者具有一定的局限性,所以基于大规模人群或者是社区来源的数据更值得期待。

BRCA1/2 突变同样会增加其他恶性肿瘤的风险。最新的研究汇总了 3 184 个 *BRCA1* 和 2 157 个 *BRCA2* 家族的数据,对除乳腺癌和卵巢癌之外 22 种恶性肿瘤的风险进行了评估。结果显示 *BRCA1/2* 突变与男性乳腺癌、胰腺癌、胃癌和前列腺癌(仅 *BRCA2*)的风险增加有关,但与其他恶性肿瘤的风险无关。

二、*BRCA1* 和 *BRCA2* 突变的预测模型

BRCA1 和 *BRCA2* 的突变率在一般人群中较低,且 *BRCA1* 和 *BRCA2* 突变的检测费用比较高,所以找到合适的评价携带 *BRCA1* 和 *BRCA2* 突变可能性的模型是非常必要的。在提高突变检出效率

的工作进行了相当长的时间后，研究发现了一些相关的因素，为了使突变的预测更加科学、方便和直观，研究者们建立了基因突变的预测模型。目前在西方人群中已经有很多预测模型，如 Penn、Myraid 和 BRCApro 等。

Penn 模型的原型 Couch 模型建立于 1997 年，当时模型只有 169 个乳腺癌家系，而且只分析了 *BRCA1* 的突变可能性，而没有 *BRCA2*。最近这个模型得到了更新，新的模型也叫作 Penn Ⅱ 模型，从美国和英国的 4 个乳腺癌高危人群筛查门诊收集到 966 个经过突变检测的乳腺癌或卵巢癌家系。该模型用 logistic 回归分析的方法对个人或者家系的 *BRCA1* 和 *BRCA2* 突变可能性进行预测，并包括了三级亲属和其他恶性肿瘤（胰腺癌、前列腺癌和男性乳腺癌）的风险评估。

Myriad 遗传实验室是一个积累了大量 *BRCA1*/*BRCA2* 突变检测信息的商业实验室，它应用 10 000 例突变检测的资料（包括乳腺癌或卵巢癌的发病年龄、家族史及是否具有 Ashkenazi 犹太血统等）建立了携带突变可能性的预测模型。这个模型强调了家系中的卵巢癌会大大增加突变携带的可能，同时具有家族史和犹太血统的妇女也更有可能携带突变。这个模型以表格的形式公布在 Myriad 公司的网站上，同时根据样本量的扩大定期进行更新。

BRCAPRO 是一个预测携带 *BRCA1* 和 *BRCA2* 基因突变可能性的计算机模型，它建立在贝叶斯理论和家族史信息（如家系中乳腺癌和/或卵巢癌患病情况、患癌家属的发病年龄）上。这个模型根据已发表的文献，一直在进行更新，同时还合并有 *BRCA1* 和 *BRCA2* 突变的外显率。有研究验证了这个模型的可行性，它在高危人群和低危人群中都能合理地预测 *BRCA1* 和 *BRCA2* 突变的可能性。

这些模型为 *BRCA1* 和 *BRCA2* 突变的预测提供了方便。根据美国临床肿瘤学会（American Society of Clinical Oncology，ASCO）提出的方案，有乳腺癌家族史，且至少有 10%的可能性携带乳腺癌易感基因的个体被列为乳腺癌的高度危险者，这部分人需行基因检查；至少有 1 个一级亲属患乳腺癌，但易感基因携带可能性小于 10%的个体，或者根据 Gail 模型 5 年内患乳腺癌的危险性大于 1.66%的个体，被视作乳腺癌的中度危险者。重要的是，在基因检查前，家族史仅是需考虑的一个问题，其他还有基因检测的局限性及带来的社会影响等问题都需仔细考虑。

现有的 *BRCA1*/*2* 突变预测模型大多来源于西方人群的数据，将这些模型应用于中国人群有很大的局限性。Kurian 等使用 BRCAPRO 和 Myriad Ⅱ 预测亚裔和高加索患者的 *BRCA1*/*2* 突变，发现这两个模型在白种人中表现良好，但在亚裔患者中只能预测约 50%的突变携带者。尤其是 *BRCA2* 突变只能预测实际值的 1/6。研究人员认为，这是由于 *BRCA1*/*2* 突变的发生率、外显率以及不同种族或民族之间乳腺癌发病率的差异造成的。因此，利用中国人群自身的数据建立适合中国人群的基因突变预测模型也至关重要。

近年来，随着 NGS 技术的发展，*BRCA1*/*2* 突变检测的成本显著下降。同时，由于无法找到一个准确率为 100%的完美预测模型，一些研究者建议所有乳腺癌患者都应该进行 *BRCA1*/*2* 突变检测，并且没有必要应用预测模型进行检测前评估。研究表明，中国乳腺癌患者 *BRCA1*/*2* 突变的比例与西方人群相似，只有 5%左右。即使检测成本比以前低了很多，在中国这样一个人口众多的国家，检测所有乳腺癌患者以发现约 5%的突变携带者仍将消耗大量医疗资源。因此，建立适合中国人群的突变预测模型仍然具有很高的社会经济价值。为此我们也尝试构建了中国人群自己的预测模型，并且在中国人群中的预测表现优于西方人群的模型，但仍需要更大规模的样本检验，才能进一步优化该模型的预测能力。

第四节　遗传性乳腺癌的筛查、预防与治疗

一、遗传性乳腺癌的筛查

筛查是乳腺癌早期诊断和早期治疗的基础，对于具有乳腺癌家族史的高危妇女尤为重要。常用的筛查方法有乳腺自我检查（breast self-examination，BSE）、临床乳腺检查（clinical breast examination，CBE）和乳腺 X 线摄影（MAM）。其中最有效的方

法为 MAM,但开始进行 MAM 的年龄和 MAM 检查的间隔时间仍是有争议的问题。一般认为,普通人群中的 MAM 可以从 40 岁后开始,间隔时间为每年 1 次,因为随着年龄的增长,乳腺癌的发病危险度提高,而乳腺组织对放射线的致癌灵敏度降低。有研究显示,40 岁后的每年 1 次的 MAM 能使乳腺癌的病死率降低 18%,50 岁后则能降低 33%。但是在遗传性乳腺癌中,特别是 *BRCA1/2* 突变携带者,乳腺癌的发病年龄往往较早,年轻妇女的乳腺组织增生活跃,在 MAM 上表现为高密度,这给诊断带来了困难。

荷兰进行了一项研究,有 1 198 名健康妇女参加了这一研究。她们都具有乳腺癌家族史,且终生患乳腺癌危险度因此高于 15%。根据患乳腺癌危险度的高低,这些妇女被分为 3 组,第 1 组为 *BRCA1* 或 *BRCA2* 突变携带者($n=128$),她们的患癌危险度高达 60%~85%。另两组为高度危险组($n=621$)和中度危险组($n=449$),她们的终生患癌危险度分别为 30%~50%和 15%~30%。所有参加者都接受乳腺癌的定期筛查,筛查方法包括每月 1 次的 BSE、每半年 1 次的 CBE 和每年 1 次的钼靶 X 线检查。在经过平均时间为 3 年的随访期后,在基因突变携带组、高度危险组和中度危险组中分别为 9 例、18 例和 4 例浸润性乳腺癌,*BRCA1/2* 突变携带者组的检出率是 3.30%,为三组中最高,其次为高度危险组(0.84%)中度危险组最低(0.33%)。在所有的 35 例乳腺癌中,筛查发现了其中的 26 例(简称为筛查期癌),而有 9 例在 MAM 的间歇期被发现(简称为间歇期癌),其中 4 例为突变携带者,其余 5 例都在高度危险组中。所以,筛查灵敏度(筛查期癌/筛查期癌+间歇期癌)在 3 组中分别为 56%、78%和 100%,以突变携带组为最低。

另有一项研究由美国纽约 Sloan-Kettering 纪念医院进行,共有 194 名携带 *BRCA1* 或 *BRCA2* 突变且具有乳腺癌患病危险性的健康妇女参与了该项研究。所有参与者都接受了每月 1 次的 BSE、每年 2~4 次的 CBE 和每年 1 次的 MAM。194 名妇女有 29 名接受了预防性双侧乳房切除术。其余 165 名妇女在经过平均为 24.8 个月的随访后,发现了 12 例乳腺癌患者,其中 6 例在常规的 MAM 中被发现,另外 6 例为间歇期癌。因此筛查灵敏度只有 50%。在 6 例间歇期癌中,有 5 例(83%)通过患者的 BSE 发现,只有 4 例在随后的 MAM 中表现为异常。5 例间歇期癌患者 6~10 个月前筛查时的 MAM 被重新读片,都没有明显的乳腺癌迹象。

从这些研究中我们能得出一些结论。荷兰研究结果显示,筛查检出率与筛查人群患癌危险度的高低具有密切的关系,*BRCA1/2* 突变携带者组的筛查检出率为中度危险组的 10 倍。这一结论再次验证了筛查在高危人群中最有效的观点,同时也说明在 *BRCA1/2* 突变携带者中进行早期筛查是非常必要的。

但是这些研究同样也反映了一些问题,并给我们带来了一些经验和教训。目前有多项研究显示,在一般人群中,每月 1 次的 BSE 无法提高乳腺癌的检出率,反而使不必要的活检次数增加。但是 BSE 在突变携带者的筛查中却起了非常大的作用,在 Sloan-Kettering 纪念医院的研究中,有 5 例乳腺癌是通过该方法发现的。这可能因为突变携带者中的乳腺癌发病率远高于一般人群,从而使假阳性率降低,所以在突变携带者中,如果用 MAM 进行筛查时,BSE 仍具有非常重要的辅助作用。

另外,在这两个研究发现的乳腺癌中,间歇期癌都占了很高的比例。这可能是由以下原因造成:①MAM 时无法发现已存在的乳腺病变,这与乳腺组织致密有关;②肿瘤的生长速度很快,在筛查的间歇期也会由 MAM 亚临床病灶发展为临床可扪及的肿块。这些原因都与 *BRCA1/2* 突变相关性乳腺癌具有发病早、生长快的特征有关。这些现象引发了一些疑问:每年 1 次的 MAM 频率是否合理?MAM 是否是突变携带者筛查的最佳方法?很多研究者建议,对于突变携带者的 MAM 应该提前到 25~30 岁开始,同时应改为每年 2 次。实际上更重要的是,要能找到一种比 MAM 更有效的筛查方法。

当时已经有一些前瞻性的临床研究证实在突变携带者中应用乳腺 MRI 进行筛查,其敏感度显著高于 MAM。这一发现推动了乳腺癌筛查原则的改变——在 *BRCA1/2* 突变携带者的筛查中加入 MRI。在欧洲和北美多个国家进行的研究显示,MRI 的灵敏度为 71%~100%,而特异度也高达 81%~97%,而 MAM 在同类人群中的灵敏度只有 33%~59%,特异度为 93%~99.8%(表 3-2)。但是这些研究也发现 MRI 的假阳性率非常高,高达 7%~63%。乳腺 MRI 的筛查具有一定的要求,这限制了它的普及。理想的乳腺 MRI 需要有专用的乳腺线圈、有效的成像系统、专业的放射诊断医生,以及 MRI 引导的乳腺活检系统。另外,为了能够尽量减少假阳性,绝经前妇女最佳的 MRI 检查时间应

表 3－2　*BRCA1/2* 突变携带者中应用乳腺 MRI 或 MAM 进行筛查的前瞻性对照研究

研究者	*BRCA1/2* 突变携带者人数[比例(%)]	发现乳腺癌例数	乳腺 MRI		MAM	
			灵敏度(%)	特异度(%)	灵敏度(%)	特异度(%)
Tilanus-Linthorst	109(11)	3	100	94	未报道	未报道
Kriege	1 909(18.5)	51	71	90	40	95
Warner	236(100)	22	77	95	36	99.8
Leach	649(18)	35	77	81	40	93
Kuhl	529(8.1)	43	91	97	33	97
Sardanelli	278(60)	18	94	未报道	59	未报道

为月经周期的第 7～14 天。

乳腺 MRI 筛查还存在其他问题。首先，虽然乳腺 MRI 能发现更早期的乳腺癌，但目前仍没有证实它能降低乳腺癌的死亡率。其次，乳腺 MRI 对导管内癌的诊断能力仍存在争议，很多 *BRCA1/2* 突变携带者的研究中显示 MRI 对导管内癌的诊断并没有 MAM 敏感。但在一个单中心的入组了 7 000 余例未经遗传高危筛选的妇女的研究中发现，乳腺 MRI 能发现 92%的导管内癌，而 MAM 只能发现 53%的导管内癌($P<0.001$)。

B 超在高危人群中筛查的价值也得到了评估，但在绝大多数研究中，它的灵敏度比 MAM 和乳腺 MRI 都要低。

根据临床研究中获得的证据，美国国家综合癌症网络(National Comprehensive Cancer Network，NCCN)对遗传性乳腺癌的筛查原则作出了以下规定：

(1) BSE 的训练和教育，推荐从 18 岁时开始每月 1 次的 BSE。

(2) 从 25 岁开始，每半年 1 次的 CBE。

(3) 25～29 岁，每年 1 次的乳腺 MRI 检查(一定要有增强)。如果没有 MRI，可以考虑 MAM 或融合断层检查(tomosynthesis)代替。

(4) 30～75 岁，每年 1 次的 MAM 和乳腺 MRI，或者视家系中最早的发病年龄来决定检查开始的年龄。

(5) >75 岁，酌情考虑。

二、遗传性乳腺癌的预防

一旦患者检测出存在相关的高危易感基因，那么对于乳腺癌的的预防和早期诊断就会变得尤为重要，其中应该包括乳腺癌的筛查和不同的预防方式。而对于未行基因检测或基因检测阴性的患者，如果存在乳腺癌和其他相关高危癌症家族史，也可以针对乳腺癌进行相应的预防和早期筛查，对于乳腺癌的预防主要有预防性卵巢切除术、预防性乳房切除术和化学预防这 3 种选择。

(一) 预防性卵巢切除术

目前的研究显示在小于 50 岁的基因突变携带者中进行预防性双侧卵巢＋输卵管切除术能够显著降低乳腺癌的风险。这种预防性手术能够同时降低乳腺癌和卵巢癌的风险。

早期在美国进行的一项多中心研究中入组了 122 名携带 *BRCA1* 突变的健康妇女，其中 43 名接受过预防性卵巢切除术的妇女为手术组，另外 79 名未接受手术的妇女则为对照组，两组根据所属的医学中心和年龄进行了组间匹配。手术组和对照组的平均随访时间分别为 9.6 年和 8.1 年，研究结果显示预防性卵巢切除术显著地降低了罹患乳腺癌的危险度($HR=0.53$)。但该试验并未检测乳腺癌的激素受体情况，所以无法了解预防性卵巢切除术究竟降低了哪一类乳腺癌的发病率。

一个 MSKCC 的前瞻性研究对 170 例 *BRCA1/2* 突变携带者进行了 2 年的随访，发现 98 例接受预防性卵巢＋输卵管切除术的携带者中有 3 人发生乳腺癌，而 72 例未接受预防性手术的携带者中则发生了 8 例乳腺癌($P>0.05$)。一个 PROSE 的多中心研究入组了 241 例基因突变携带者，8 年的随访资料显示接受预防性卵巢＋输卵管切除术者中有 21%发生了乳腺癌，而未接受预防性手术者则为 42%($HR=0.47$)。

最近的研究显示，预防性卵巢＋输卵管切除术在 *BRCA1* 和 *BRCA2* 突变携带者中的保护作用是不同的。在一项入组了 368 例 BRCA1 突变携带者和 229 例 *BRCA2* 突变携带者的前瞻性研究中，预防性卵巢＋输卵管切除术能降低 72%的 *BRCA2* 相关性乳腺癌($HR=0.28$，$P<0.05$)，而 *BRCA1* 相关性乳腺癌则只能降低 39%($HR=0.61$，$P>0.05$)。但是，另一项回顾性研究却得出了完全不同的结果，该病例-对照研究比较了 1 439 例 *BRCA1/2* 相关性乳腺癌患者和 1 866 例健康的突变携带者，结果发现既往的卵巢切除术病史能减少 56%的 *BRCA1* 相关性乳腺癌和 46%的 *BRCA2* 相关性乳腺癌。因此，该预防性手术在不同基因突变携带者中的保护作用仍需要进一步研究。

最近一项大型的多中心研究入组了来自 22 个北美和欧洲的临床或科研中心的 2 482 例 *BRCA1/2* 突变携带者，研究对预防性卵巢＋输卵管切除术给基因突变携带者带来的生存获益进行了分析。结果发现接受预防性手术的携带者与不接受预防性手术者相比，可以降低总死亡率(10% *vs* 3%)、乳腺癌死亡率(6% *vs* 2%)和卵巢癌死亡率(3% *vs* 0.4%)，而且预防性卵巢＋输卵管切除术对于 *BRCA1* 突变($HR=0.63$)和 *BRCA2* 突变($HR=0.36$)的携带者均有降低乳腺癌风险的作用。

(二) 预防性乳房切除术

预防性乳房切除术分为针对健康高危妇女的双侧预防性乳房切除术和针对单侧乳腺癌患者的对侧预防性乳房切除术。

为了调查预防性乳房切除术在健康高危妇女和患有单侧乳腺癌女性中的施行情况，纽约的一项研究调查了 6 275 名女性，显示在健康高危妇女当中，选择双侧预防性乳房切除的人数变化并不大，但是对于已经患有单侧乳腺癌的患者，越来越多的人选择对侧乳房的预防性切除，人数从 1995 年的 295 人上升到了 2005 年的 683 人。另一项研究把预防性对侧乳房切除作为乳腺癌治疗和乳房切除手术的一部分，回顾了从 1998—2003 年诊断为单侧乳腺癌的患者的治疗情况。研究显示，接受对侧预防性乳房切除手术的患者从 1998 年的 4.2%上升到了 2013 年的 11.0%，美国对侧预防性乳房切除的人数在 6 年内增加了 1 倍多。另一个研究发现加利福尼亚州 1998 年到 2011 年单侧乳腺癌的患者中，包含对侧预防性乳房切除的双侧乳房切除术的治疗比例从 2.0%上升到了 12.3%，而且在小于 40 岁的女性中，这一比例上升的更加明显，从 1998 年的 3.6%上升到了 2011 年的 33%，但是进行对侧预防性乳房切除的双侧乳房切除术的患者与进行单侧保乳手术加放疗的患者在 10 年死亡率上并没有显著的区别。由此可见随着时代的发展，对侧预防性乳房切除日益被人们所接受。

对于遗传性乳腺癌患者，特别是存在 *BRCA1* 和 *BRCA2* 突变的单侧乳腺癌患者，对侧预防性乳房切除术的情况如何呢？有一项研究显示从全世界范围来看，北美接受对侧预防性乳房切除的患者要远高于欧洲，在美国选择对侧预防性乳房切除术的患者人数最多，这一比例高达 49.3%，加拿大为 28.0%，而北欧国家挪威没有人选择这一手术，以色列和波兰的比例也很低，仅有 1.9%和 4.4%。

对侧预防性乳房切除术对于单侧乳腺癌患者的生存和预后是否存在积极的影响呢？多个研究针对这点进行了分析。Brekelmans 等将 *BRCA1* 相关的乳腺癌与散发乳腺癌中可能影响预后和生存情况的因素进行了对比，发现在 *BRCA1* 相关的单侧乳腺癌患者中对侧乳腺癌预防性手术对患者的预后生存并没有显著的影响。之后该研究者为了充分研究预防性手术在遗传性乳腺癌中的影响，又将 *BRCA2* 的突变相关的乳腺癌加入了研究，他们发现，无论是对于 *BRCA1/2* 相关的乳腺癌还是散发性乳腺癌，预防性乳腺切除术(包括双侧预防性乳房切除和单侧预防性乳房切除)并没有显示出对于乳腺癌预后和生存相关的影响。但这些研究的样本量都非常小，所以还需要大样本的研究来验证初步结果的准确性。

但是，在一般性乳腺癌中的研究却有不同的发现。另一个美国的回顾性研究调查了 5 000 名被诊断为单侧乳腺癌的女性，其中有 1 073 名女性进行了对侧预防性乳房切除术，利用多因素相关性分析，他们对接受对侧预防性乳房切除术的患者与未行该手术的患者进行了比较，发现行对侧预防性乳房切除术的患者中对侧乳腺癌的发生率为 0.5%，而未行该手术患者的对策乳腺癌发生率为 2.7%，而且两组患者中乳腺癌病死率分别为 8%和 11.7%；经过对乳腺癌预后相关因素的一些调整，行对侧预防性乳房切除的患者对侧乳腺癌发生率的 HR 为 0.03。所以该研究认为，对侧预防性乳房切除可以有效防止对侧乳腺癌的发生，并且虽然行对侧预防性乳房切除的患者所有因素相关的死亡率都相对较低，但是对侧预防性乳房切除术仍然能够有效地降低乳腺癌的病死率。Bedrosian 等的研究也发现，对侧预防性乳房切除确实与提高乳腺癌相关的生存率相关，经过危险分层分析，他们发现这种相关性是由于对侧预防性乳房切除术能够明显降低患有Ⅰ～Ⅱ期ER阴性的18～49岁乳腺癌患者的癌症相关病死率（$HR=0.63$，$P<0.001$）。研究者认为ER阴性的对侧预防性乳房切除的患者乳腺癌相关风险的提升可能与ER阴性乳腺癌患者对侧乳腺癌较高的发生风险有关。

双侧预防性乳房切除术是针对乳腺癌高危的健康妇女所进行的。一个前瞻性研究对139名携带*BRCA1/2*突变的健康女性进行随访。其中有76名女性进行了预防性乳房切除术，在之后的随访过程中，该组女性没有出现乳腺癌的病例，而未行双侧预防性乳房切除术的患者则在筛查中发现8例乳腺癌。所有研究认为对于携带有*BRCA1*或*BRCA2*突变的妇女，双侧预防性乳房切除术能够减少3年随访时间的乳腺癌发生率。另一个PROSE研究组发现在携带有*BRCA1*和*BRCA2*突变的女性中，先行双侧卵巢切除术，之后再行双侧预防性乳房切除术的女性乳腺癌发生的风险降低了95%，而未行卵巢切除术的双侧预防性乳房切除术的女性该风险下降了90%，显示双侧预防性乳房切除能够明显减少携带有*BRCA1/2*突变女性的乳腺癌风险。许多研究认为，对于存在*BRCA1/2*突变的高危女性，双侧预防性乳房切除术能减少后续乳腺癌的发生。

以上讨论的主要是一些研究的结果，与临床实际操作之间还是存在一定的距离，那么作为临床建议和指导的一些权威指南和协会对于预防性乳房切除术的态度又是如何的呢？首先是美国的肿瘤外科学会（Society of Surgical Oncology，SSO）在2007年发表了关于预防性乳房切除的立场，他们认为对于未患有乳腺癌的患者行双侧预防性乳房切除术的指征有：①存在BRCA突变或者其他强烈提示乳腺癌的易感基因。②没有可显示突变但是有很强癌症家族史，即多个一级亲属或者多个连续世代出现卵巢癌或乳腺癌（家族性癌症综合征）。③存在组织学上的高危因素：乳腺组织活检显示非典型性导管或小叶上皮增生，或小叶原位癌。

而对于之前已经诊断为乳腺癌的患者，行对侧预防性乳房切除术则有以下指征：①为了降低患者对侧乳腺癌的再发风险。②对于那些对侧乳腺乳腺癌筛查困难的患者，包括临床上和MAM上对侧乳腺组织致密或者有弥漫钙化难以定性的患者。③为了解决乳腺癌术后重建的双侧乳房对称性的问题。

同时，美国NCCN也发布了相关指南。除非是NCCN的相关指南（Genetic/Familial High-Risk Assessment：Breast and Ovarian、Breast Cancer Risk Reduction）中明确指出的携带有乳腺癌高危易感基因突变的患者，NCCN并不推荐患有单侧乳腺癌的患者进行对侧乳房的预防性切除，并且强烈不推荐一侧行保乳手术治疗的患者行对侧乳房的预防性切除。而对于携带有*BRCA1/2*突变的健康妇女，NCCN认为双侧预防性乳腺切除术的选择应该建立在对每一个病例讨论分析的基础上，而且应该在咨询有关保护、重建选择和风险的相关信息之后决定是否进行手术；但是，NCCN推荐行双侧预防性卵巢切除术，年龄最好是35～40岁完成生育后的妇女，或者根据家族中最早出现卵巢癌的年龄决定。由此可见，相比于预防性乳腺切除术，NCCN指南认为*BRCA1*和*BRCA2*突变携带者更应该接受预防性卵巢切除术。

那么对于*BRCA1*和*BRCA2*突变的携带者，是否一定需要进行预防性的乳腺切除呢？一项研究通过建立模型对*BRCA1/2*突变的携带者进行不同干预方式之后的生存概率进行预估，25岁时行预防性乳房切除和40岁时行预防性卵巢切除得到的生存概率的获益大于任何一种单一干预。但该研究同时也认为如果在40岁时行预防性卵巢切除，同时应用MAM加上MRI的筛查代替预防性乳房切除能够获得相似的生存概率。这能够帮助携带有*BRCA1*和*BRCA2*突变的女性患者选择有效的预防性手术或者乳腺筛查。

（三）化学预防

乳腺癌化学预防的研究对象重点集中在高危人群。家族性乳腺癌的健康亲属作为高危者，同样受到人们的关注。乳腺癌的常见化学预防方法有饮食成分的改变及内分泌药物的应用等。近年来，一些大型的临床试验已经开展，但大部分工作仍停留在实验研究阶段。

目前已获得结果的大规模乳腺癌化学预防的前瞻性临床试验有NSABP P-1试验、IBIS-1试验和STAR试验，这些试验都显示使用5年的选择性雌激素受体调节剂（selective estrogen receptor modulator，SERM，包括他莫昔芬和雷洛昔芬）能够在乳腺癌高危人群中降低30%～50%的乳腺癌发病危险性。这些高危因素包括家族史、年龄及小叶原位癌和非典型性增生等。但是在基因突变携带者中的相关数据仍比较少。由于 SERM 只能降低激素受体阳性乳腺癌的发病风险,由此推测它应该能更有效地降低 *BRCA2* 突变携带者的乳腺癌发病率,而不是 *BRCA1* 突变携带者,因为 *BRCA1* 突变相关性乳腺癌大多为激素受体阴性,而 *BRCA2* 突变相关性乳腺癌则与一般乳腺癌相似。这一推测在研究中得到证实。研究者对 NSABP P-1 试验中 288 例乳腺癌患者进行了 *BRCA1* 和 *BRCA2* 基因突变的检测,发现 19 例(6.6%)突变携带者,研究结果显示,他莫昔芬能够降低 *BRCA2* 突变携带者的乳腺癌风险(*RR*=0.32),对 *BRCA1* 突变携带者则无效(*RR*=1.67)。但是由于这个研究的样本量非常小(8 例 *BRCA1* 突变携带者和 11 例 *BRCA2* 突变携带者),所以没有足够的把握度来证实他莫昔芬在突变携带者中的化学预防作用。还有另外一项回顾性研究,将携带有 *BRCA1/2* 突变的双侧乳腺癌患者与单侧乳腺癌患者的治疗情况进行了对比,其中他莫昔芬的使用情况就是一个重要因素。研究发现,单侧乳腺癌患者使用他莫昔芬的要多于双侧乳腺癌患者,并且他莫昔芬能够降低对侧乳腺癌的发生风险。

另外,有研究也证实了降低体内雌激素水平能够减少 *BRCA1* 和 *BRCA2* 突变携带者的乳腺癌风险。在前文中已经提到的,基因突变携带者 50 岁之前接受双侧卵巢+输卵管预防性切除术能减少 50%的乳腺癌。还有研究发现他莫昔芬能够显著降低 *BRCA1* 和 *BRCA2* 突变相关性乳腺癌术后对侧乳腺癌的发生,以及接受保乳治疗后同侧乳腺癌的发生。一项入组了 491 例携带基因突变的乳腺癌患者的研究发现,接受他莫昔芬治疗的患者与不接受治疗的患者相比,能减少 41%的对侧乳腺癌的发生,而且这种风险的减少在 *BRCA1* 和 *BRCA2* 突变携带者中是相似的。另一项病例对照研究入组了 285 例双侧乳腺癌患者和 751 例单侧乳腺癌患者,所有患者都是基因突变携带者。结果显示,服用他莫昔芬能使对侧乳腺癌的风险减少 55%,同样,这种获益在 *BRCA1* 和 *BRCA2* 突变携带者中是相似的(*BRCA1*:*OR*=0.48;*BRCA2*:*OR*=0.39)。另外,一项携带基因突变乳腺癌患者接受保乳治疗的研究显示,他莫昔芬能够显著降低对侧乳腺癌的发生(*HR*=0.31,*P*=0.05)。

目前还有研究探讨了预防性卵巢切除术和他莫昔芬在携带基因突变乳腺癌患者中的叠加作用。有研究显示,如果两种方法同时应用,可以使对侧乳腺癌的风险降低 91%,而单用他莫昔芬和预防性卵巢切除术则分别降低 41%和 59%。但在另一项研究中,小样本的分析(*n*=26)显示,在既往接受过双侧卵巢切除术的患者中,应用他莫昔芬并不能再降低乳腺癌的风险。因此,这两种方法同时使用是否存在相加作用仍需要进一步研究以证实。在与突变携带者沟通应用他莫昔芬进行化学预防时,需要告知对方此类数据仍不够充分。

最近一项研究显示,他莫昔芬能够同时减少 *BRCA1* 和 *BRCA2* 突变的乳腺癌患者发生对侧乳腺癌的风险,并且在作用上没有显著的区别,虽然 *BRCA1* 突变的乳腺癌大多数为 ER 阴性,但是一些研究显示雌激素仍然与 *BRCA1* 突变的乳腺癌的发生有关,而且 *BRCA1* 突变的携带者的乳腺癌中会广泛表达 ER β 受体,并可以作为他莫昔芬的作用位点。目前仍没有证据能够证实雷洛昔芬和芳香化酶抑制剂(aromatase inhibitor, AI)在突变携带者中的化学预防作用。

三、遗传性乳腺癌的治疗

(一) 手术治疗

BRCA1/2 突变阳性的早期乳腺癌患者应该接受怎样的手术方式在相当长时间内一直有争议,一度认为 *BRCA1/2* 突变阳性是保乳手术的相对禁忌证。一项在 *BRCA1/2* 突变阳性乳腺癌患者中进行的保乳手术的研究显示,保乳手术加放疗后中位随访时间 6~8 年,同侧乳腺癌复发率与突变阴性的患者相同,而对侧乳腺癌的发生率则远高于突变阴性者。而基因突变携带者的正常乳腺组织放射性损伤要高于突变阴性者。更新的研究证实,突变阳性乳腺癌患者接受保乳手术和全乳切除手术的生存率没有差别。为此,ASCO、美国放射肿瘤学会(American Society for Radiation Oncology, ASTRO)和 SSO 遗传性乳腺癌处理指南中否认了 *BRCA1/2* 突变阳性是保乳手术的禁忌证。另外,较小样本的研究也证实 *BRCA1/2* 突变阳性乳腺癌接受保留乳头乳晕的乳房切除术是安全的。

(二) 药物治疗

一些研究发现 *BRCA1* 和 *BRCA2* 突变的乳腺癌细胞对导致 DNA 交联的药物更敏感,这些药物包括卡铂、顺铂和丝裂霉素 C。由于这些药物对

DNA 的损伤需要 DNA 的同源重组来修复，而 *BRCA1* 和 *BRCA2* 基因的缺陷使这种修复功能也受到损伤，从而使细胞对药物更敏感。另外有研究显示紫杉醇诱导的细胞死亡需要正常功能的 BRCA1 蛋白参与，而 *BRCA1* 突变导致这类药物的耐药。这一理论同样在临床研究中得到证实。

目前有越来越多的研究比较不同的化疗药物在 *BRCA1* 突变阳性乳腺癌中的药物灵敏度，较为经典的研究是一个来自波兰的新辅助化疗研究。这项研究检测了 6 903 名乳腺癌患者的血液样本，其中有 102 人携带 *BRCA1* 突变接受了新辅助化疗，在这些接受不同新辅助化疗方案的 *BRCA1* 突变乳腺癌的患者中，使用 CMF 方案、AT 方案、AC 方案和顺铂方案的病理学完全缓解（pathologic complete response，pCR）率分别为 7%、8%、22% 和 85%。该研究发现铂类药物在 *BRCA1* 突变阳性乳腺癌中具有很高的灵敏度。这一发现在之后被越来越多的前瞻性研究所证实。

新近的研究证实，在转移复发性乳腺癌的 TNT 试验中，*BRCA1/2* 突变携带者应用卡铂的疗效显著优于多西他赛。但在新辅助化疗的 GeparSixto 研究中却无法证实在基因突变阳性者中加入卡铂会获得更高的 pCR 率。

多腺苷二磷酸核糖聚合酶（poly ADP-ribose polymerase，PARP）家族有 17 个成员，其中 PARP-1 在 DNA 单链损伤的修复中发挥重要的作用。当 PARP-1 受到抑制时，细胞 DNA 单链损伤的修复无法完成，最终容易形成 DNA 双链损伤。前面已详细说明，同源重组是 DNA 双链损伤修复中重要的环节，而此环节主要由 BRCA1 和 BRCA2 蛋白参与完成。所以，在 BRCA1 和 BRCA2 蛋白功能缺陷（基因突变所致）的细胞中对 PARP-1 进行抑制时，细胞的 DNA 损伤修复将无法正常完成，从而导致细胞死亡。因此，PARP 抑制剂作为一种新药而进行临床试验。由于基因突变阳性乳腺癌与 TNBC 的相关性，这类药被认为在这类难治性乳腺癌中具有广阔的前景。虽然 PARP 抑制剂 iniparib（BSI-201）在 *BRCA1* 和 *BRCA2* 突变乳腺癌中以及 TNBC 的Ⅱ期临床试验中获得了令人振奋的效果，但 TNBC 的Ⅲ期临床试验显示该药对于总生存率并没有影响，因此试验并没取得令人满意的结果。但是从 DNA 损伤修复的机制来看，存在 DNA 损伤修复同源重组通路相关基因的突变是 PARP 抑制剂引起肿瘤细胞 DNA 损伤的必要条件，因此 PARP 抑制剂应该对 *BRCA1/2* 突变相关性乳腺癌是敏感的。基于这个理论，另一个 PARP 抑制剂奥拉帕利（olaparib）在进行临床试验的设计时，专门挑选 *BRCA1/2* 突变阳性的肿瘤患者入组。该药首先在对铂类药物敏感的转移复发性 *BRCA1/2* 突变卵巢癌的临床试验中获得成功，因此该药于 2015 年底在欧洲和美国被批准上市。目前由于 OlympiAD 研究的优异表现，奥拉帕利也获得 *BRCA1/2* 突变转移复发性乳腺癌的适应证。同时，奥拉帕利应用于基因突变阳性的早期乳腺癌患者辅助治疗的 OlympiA 研究也证明了其疗效，目前适应证在审批中。另外一个获得乳腺癌适应证的 PARP 抑制剂是他拉唑帕利（talazoparib），可以应用于 *BRCA1/2* 突变的转移复发性乳腺癌。

癌症的早期诊断和早期治疗一直是抗癌研究中的首要问题，在遗传性乳腺癌中也不例外。在今后的研究中，我们仍将致力于这两方面的研究，力争提高家族性乳腺癌患者的生存率。

（胡　震）

参考文献

[1] BHATTACHARYYA A, EAR U S, KOLLER B H, et al. The breast cancer susceptibility gene BRCA1 is required for subnuclear assembly of Rad51 and survival following treatment with the DNA cross-linking agent cisplatin [J]. J Biol Chem, 2000, 275(31): 23899 - 23903.

[2] BYRSKI T, GRONWALD J, HUZARSKI T, et al. Pathologic complete response rates in young women with BRCA1 - positive breast cancers after neoadjuvant chemotherapy [J]. J Clin Oncol, 2010, 28(3): 375 - 379.

[3] BYRSKI T, GRONWALD J, HUZARSKI T, et al. Response to neo-adjuvant chemotherapy in women with BRCA1 - positive breast cancers [J]. Breast Cancer Res Treat, 2008, 108(2): 289 - 296.

[4] FONG P C, BOSS D S, YAP T A, et al. Inhibition of poly (ADP-ribose) polymerase in tumors from BRCA mutation carriers [J]. N Engl J Med, 2009, 361(2): 123 - 134.

[5] HAHNEN E, LEDERER B, HAUKE J, et al.

Germline mutation status, pathological complete response, and disease-free survival in triple-negative breast cancer: secondary analysis of the GeparSixto randomized clinical trial [J]. JAMA Oncol, 2017,3(10):1378-1385.

[6] KENNEDY R D, QUINN J E, MULLAN P B, et al. The role of BRCA1 in the cellular response to chemotherapy [J]. J Natl Cancer Inst, 2004, 96(22):1659-1668.

[7] LEDERMANN J, HARTER P, GOURLEY C, et al. Olaparib maintenance therapy in patients with platinum-sensitive relapsed serous ovarian cancer: a preplanned retrospective analysis of outcomes by BRCA status in a randomised phase 2 trial [J]. Lancet Oncol, 2014,15(8):852-861.

[8] LITTON J K, RUGO H S, ETTL J, et al. Talazoparib in patients with advanced breast cancer and a germline BRCA mutation [J]. N Engl J Med, 2018,379(8):753-763.

[9] MANNING A T, WOOD C, EATON A, et al. Nipple-sparing mastectomy in patients with BRCA1/2 mutations and variants of uncertain significance [J]. Br J Surg, 2015,102(11):1354-1359.

[10] MOYNAHAN M E, CUI T Y, JASIN M. Homology-directed DNA repair, mitomycin-c resistance, and chromosome stability is restored with correction of a Brca1 mutation [J]. Cancer Res, 2001,61(12):4842-4850.

[11] O'SHAUGHNESSY J, OSBORNE C, PIPPEN J E, et al. Iniparib plus chemotherapy in metastatic triple-negative breast cancer [J]. N Engl J Med, 2011,364(3):205-214.

[12] O'SHAUGHNESSY J, SCHWARTZBERG L, DANSO M A, et al. Phase III study of iniparib plus gemcitabine and carboplatin versus gemcitabine and carboplatin in patients with metastatic triple-negative breast cancer [J]. J Clin Oncol, 2014, 32(34):3840-3847.

[13] PIERCE L J, LEVIN A M, REBBECK T R, et al. Ten-year multi-institutional results of breast-conserving surgery and radiotherapy in BRCA1/2-associated stage I/II breast cancer [J]. J Clin Oncol, 2006,24(16):2437-2443.

[14] ROBSON M, IM S A, SENKUS E, et al. Olaparib for metastatic breast cancer in patients with a germline BRCA mutation [J]. N Engl J Med, 2017, 377(6):523-533.

[15] TUNG N M, BOUGHEY J C, PIERCE L J, et al. Management of hereditary breast cancer: American society of clinical oncology, American society for radiation oncology, and society of surgical oncology guideline [J]. J Clin Oncol, 2020,38(18):2080-2106.

[16] TUTT A N J, GARBER J E, KAUFMAN B, et al. Adjuvant olaparib for patients with BRCA1— or BRCA2—mutated breast cancer [J]. N Engl J Med, 2021,384(25):2394-2405.

[17] TUTT A, BERTWISTLE D, VALENTINE J, et al. Mutation in Brca2 stimulates error-prone homology-directed repair of DNA double-strand breaks occurring between repeated sequences [J]. EMBO J, 2001,20(17):4704-4716.

[18] TUTT A, ROBSON M, GARBER J E, et al. Oral poly(ADP-ribose) polymerase inhibitor olaparib in patients with BRCA1 or BRCA2 mutations and advanced breast cancer: a proof-of-concept trial [J]. Lancet, 2010,376(9737):235-244.

[19] TUTT A, TOVEY H, CHEANG M C U, et al. Carboplatin in BRCA1/2-mutated and triple-negative breast cancer BRCAness subgroups: the TNT Trial [J]. Nat Med, 2018,24(5):628-637.

[20] VAN DEN BROEK A J, SCHMIDT M K, VAN 'T VEER L J, et al. Prognostic impact of breast-conserving therapy versus mastectomy of BRCA1/2 mutation carriers compared with noncarriers in a consecutive series of young breast cancer patients [J]. Ann Surg, 2019,270(2):364-372.

[21] YAO K, LIEDERBACH E, TANG R, et al. Nipple-sparing mastectomy in BRCA1/2 mutation carriers: an interim analysis and review of the literature [J]. Ann Surg Oncol, 2015,22(2):370-376.

第四章

干细胞与乳腺癌

乳腺是人体一种重要的外分泌腺，由外胚层和中胚层分化而来。乳腺腺体是皮肤大汗腺衍生的复管泡状腺，由被膜、间质和腺实质组成。在胚胎期便已形成初级的乳腺导管(原基上皮芽)，出生后继而延伸并分支形成终末芽苞，此后一直停止生长。直至进入青春期，终末芽苞继续发育延伸，逐渐发育为一个完整的导管系统。进入妊娠期后，乳腺中出现三级分支的导管，紧接着形成小叶腺泡样结构。分娩后，乳腺则发育成为泌乳器官。在子代断奶后，多余的小叶腺泡逐渐消失，乳腺又重新恢复到怀孕之前的状态。在女性生命周期中，乳腺可能经历多次增殖、泌乳及退化等多周期循环，期间伴随着乳腺组织重塑和脂肪细胞重新填充，乳腺干细胞(mammary stem cell, MaSC)参与这一过程的运转与调控。然而在乳腺干细胞及其子代细胞自我更新和分化过程中出现的异常及遗传性突变积累又与乳腺肿瘤干细胞(breast cancer stem cell, BCSC)的出现密切相关。

肿瘤干细胞(cancer stem cell, CSC)是肿瘤组织中一小部分成瘤能力特别强、分化程度极低的细胞，它们具有干细胞的自我更新及多向分化特性。肿瘤干细胞在肿瘤形成和生长中发挥着决定性的作用，是导致肿瘤复发、转移及化疗耐药的重要因素。目前，研究者已经在包括乳腺癌、脑胶质瘤、肝癌、结直肠癌、黑色素瘤等诸多恶性肿瘤组织中发现了肿瘤干细胞的存在。深入了解乳腺肿瘤干细胞的生物学特性及其调控机制，寻找针对肿瘤干细胞的特殊治疗方法，对于癌症的最终治愈具有重大的临床意义。

第一节　干细胞理论和乳腺干细胞

一、干细胞理论

干细胞(stem cell)是人体内一种特殊的细胞群，它们不仅能够通过“自我更新”产生更多具有相同“干性”(stemness)的子细胞，也能够通过“分化”形成其他细胞类型。根据蕴含的多向分化潜能大小，可以将干细胞分为全能干细胞(totipotent stem cell)、胚胎干细胞(embryonic stem cell)和多能干细胞(pluripotent stem cell)。严格地说，只有受精卵可以被称为全能干细胞，而胚胎干细胞和生殖性干细胞不具有形成胚外胎组织的能力。2006 年以来出现的诱导性多能干细胞(induced pluripotent stem cell, iPS)是指将体细胞在特定基因、特定基因产物或小化合物等处理后转变而来的具有同胚胎干细胞相似分化潜能的细胞群，有研究发现诱导多能干细胞可以在体外被诱导分化为诱导型滋养层干细胞。多能干细胞是指具有分化形成机体组织内 2 种或 2 种以上细胞类型能力的干细胞群，成体干细胞如造血干细胞和神经干细胞都属于此类型。

二、乳腺干细胞

从 20 世纪 50 年代起，不断有科学家对由小鼠体内分离的乳腺上皮细胞的再生能力开展研究。结果发现,在小鼠乳腺发育的任意阶段取一定的组织进行上皮组织清除后的乳腺脂肪垫原位移植实验,进行清除后的小鼠乳腺脂肪垫部位都能重新生成整个乳腺组织并具有泌乳能力,提示乳腺中存在一群常驻的具有乳腺组织再生能力的特殊细胞群。后续研究发现,仅仅一个具有增殖能力的乳腺上皮细胞即可能拥有这种乳腺组织再生能力,而这类乳腺上皮细胞同样具有干细胞自我更新和分化的特征,这群细胞被称为 MaSC。同时,乳腺脂肪垫上皮组织清除后原位移植实验也成为验证 MaSC 存在的黄金标准。

研究者已经发现多种方法能够用于识别和分离 MaSC,其中最常用的方法便是利用 MaSC 的生物学特性,特别是其表面特征性膜分子表达差异进行流式细胞术分选,这种方法的优势在于能够从新鲜分离的乳腺组织中分离 MaSC。在小鼠乳腺研究中,研究者发现小鼠 MaSC 同时高表达膜分子 CD24、CD29 和 CD49f 并低表达 Sca1;具有 Lin^- $CD24^+CD29^{hi}CD49f^{hi}$ 特征的乳腺上皮细胞具有自我更新和多向分化能力,且很少的分离纯化细胞移植于乳腺脂肪垫即可再生乳腺组织。而根据 c-Kit 和 Sca1 的表达情况,MaSC 又可以进一步被区分为 ER/PR+ 或 ER/PR- 的管腔祖细胞(luminal progenitor)。2015 年,中国科学院曾艺研究团队利用细胞谱系追踪策略发现小鼠 MaSC 特异度表达 Procr 蛋白,Procr 蛋白高表达的乳腺基底细胞具有比 $CD24^+CD29^{hi}$ 细胞更强的体内再生能力。他们的研究显示,小鼠 MaSC 表面标志物为 Lin^- $Procr^+CD24^+CD29^{hi}$ $CD49f^{hi}Sca1^{low/-}$。

相较于小鼠 MaSC,人 MaSC 相关研究受限于标志物未明确而进展缓慢。有研究显示,Lin^- $CD49f^+$ $EpCAM^{low}$ 或 $CD10^+$ 可以作为人 MaSC 标志物,具有这些特征的乳腺上皮细胞可以在免疫缺陷小鼠体内重建人乳腺样组织。醛脱氢酶(aldehyde dehydrogenase, ALDH)是催化体内醛类代谢的酶,可以通过调控视黄醛的代谢来调控多种成体干细胞的分化。研究显示,$ALDH^+$ 人乳腺上皮细胞具有在人源化小鼠乳腺脂肪垫重建乳腺组织的能力,证明 ALDH 可能也是人 MaSC 的标志物之一。但是人 MaSC 研究中发现,相同标志物标记的乳腺细胞在不同研究策略下表现出的表型并不一致,更重要的疑问是,人 MaSC 只存在于乳腺基底细胞中还是在基底细胞和管腔上皮细胞中同时存在,这一点目前仍不明确。

三、乳腺干细胞的分子调控机制

在乳腺组织发育过程中,多种信号通路一起构成了复杂的信号调控网络,精确地控制着乳腺发育周期的运行,而这些信号转导通路同样在 MaSC 的自我更新和向特定谱系细胞分化的过程中发挥重要作用。对小鼠乳腺组织的检测显示,乳腺导管系统几乎所有的分支都呈 Wnt 阳性染色,同时其表达部位均位于导管基底层,即乳腺干细胞壁龛(niche)所在处。在 MMTV-Wnt 1 转基因小鼠体内,小鼠 MaSC 所占比例增加了约 6.4 倍,同时在体外由 Wnt3A 预处理后的 MaSC 在小鼠体内重建乳腺组织的能力更强。正常情况下,Notch 1 和 Notch 3 在小鼠正常乳腺的管腔细胞表达,而 Notch 4 多表达在基底层和肌上皮部位。内源性 Notch 信号通路激活可以促进 MaSC 自我更新,而抑癌基因 *p53* 高表达则抑制 Notch 信号促进的 MaSC 干性维持与富集现象,同时抑制 MaSC 中 Notch 通路诱导 MaSC 向管腔上皮分化。Hh 信号通路介导乳腺发育中上皮-间充质转化(epithelial mesenchymal transition, EMT)的调控,影响乳腺细胞生长、分化与器官形成过程。Hh 受体 Ptch 1 及其下游转录因子 Gli 1 和 Gli 2 在 MaSC 中高表达,但是在分化后的细胞中低表达,Hh 信号通路激活可以增强 MaSC 自我更新能力并促进干性相关基因 *bmi 1* 表达。除上述几个信号转导通路之外,如 TGF-β 信号通路、STAT 信号通路、Hippo 信号通路、Foxp 1 与 *p63* 等其他多种信号通路及关键转录因子都参与 MaSC 自我更新和分化的调控,它们之间的串话(cross-talk)共同构成调控 MaSC 的复杂信号通路网络。这些信号转导通路都不同程度地参与乳腺肿瘤生物学特性的调控,提示 MaSC 也可能在乳腺肿瘤发生过程中发挥作用。

第二节　乳腺肿瘤干细胞及其起源

一、肿瘤干细胞理论

在过去的几十年里，肿瘤干细胞相关研究获得了突飞猛进的发展。根据美国癌症研究协会（American Association for Cancer Research，AACR）干细胞工作组于 2006 年给出的定义，肿瘤干细胞是指肿瘤组织中具有自我更新能力并可以分化成构成肿瘤组织所有细胞类型的特殊肿瘤细胞群。肿瘤干细胞亚群具有肿瘤细胞所能具有的几乎所有恶性特征，其主要生物学特征包括：①与普通肿瘤细胞相比，肿瘤组织中大多数肿瘤干细胞处于细胞周期静息或休眠状态；②生命期较长的肿瘤干细胞可以生成生命期相对较短、分化的普通肿瘤细胞；③肿瘤干细胞受到其所处微环境的调控；④肿瘤干细胞具有特定的表面标志物和/或特定的激活的信号转导通路；⑤多种 ABC 转运蛋白（ATP-binding cassette transportor）家族成员及多种 DNA 损伤修复机制在肿瘤干细胞中高度活化，使得这群细胞对经典的放疗、化疗具有高度的耐受性。

二、乳腺肿瘤干细胞的发现与标志物

乳腺肿瘤组织中也存在少数可以自我更新、具有肿瘤生成能力的肿瘤干细胞，即 BCSC。2003 年，Al-Hajj 等采用流式细胞术的方法利用上皮细胞特异性抗原（epithelial specific antigen，ESA）联合 CD44 和 CD24 首次从乳腺癌中分离出富集 BCSC 的细胞群体，这也是自在血液病中发现肿瘤干细胞存在之后，研究者第 1 次在实体瘤中分离得到的肿瘤干细胞群体。研究显示，分选出的 $ESA^{+}CD24^{-}CD44^{+}$ 表型的乳腺肿瘤细胞只需要 200 个细胞就可以在 NOD/SCID 小鼠乳腺脂肪垫中成瘤，而从同一肿瘤中分离出来的不具这种表型的细胞即便多注射 100 倍也无法形成肿瘤。后续的研究表明 $ALDH^{+}$ 也可以富集 BCSC 群体，在 $ALDH^{+}$ 和 $CD24^{-}CD44^{+}$ 这两群 BCSC 之间还存在一群 $ALDH^{+}CD24^{-}CD44^{+}$ BCSC 群体，已有的研究显示这 3 群 BCSC 均具有很强的增殖、侵袭与体内成瘤能力。目前常用的 BCSC 标志物如表 4－1 所示。

表 4－1　BCSC 标志物

标志物	相关肿瘤细胞生物学功能
CD44	细胞黏附 细胞内信号转导 细胞增殖与分化 肿瘤血管新生 肿瘤细胞迁移、侵袭与转移
CD24	细胞黏附 细胞增殖 肿瘤转移、预后不良独立危险因素
ALDH	细胞增殖与分化 血管拟态形成 预后不良独立危险因素
$ALDH^{+}$ $CD24^{-}CD44^{+}$	细胞自我更新 细胞增殖、侵袭与转移
CD133	细胞分化
CD49f	基底细胞与内皮细胞高表达 肿瘤发生 肿瘤细胞转移
CD61	肿瘤发生
$CD44^{+}$ $CD49f^{+}CD133^{+}$	肿瘤发生 细胞自我更新 保持乳腺癌组织异质性
PROCR	细胞增殖 细胞自我更新

三、乳腺肿瘤干细胞的来源

迄今，包括 BCSC 在内的肿瘤干细胞的来源并不清楚。研究者提出了两种学说尝试对肿瘤干细胞的来源进行解释。两者都有实验证据，但是都不能完全解释目前所发现的肿瘤干细胞的所有生物学特性：①普通肿瘤细胞去分化学说。成体细胞的去分化是指具有特定成熟细胞标志物或特化细胞表型的细胞在某种条件下转变为具有更强发育潜能的干/祖细胞。而在肿瘤细胞中,一些研究结果显示,肿瘤组织中一些普通肿瘤细胞在一定条件下可以获得肿瘤干细胞样的表型。例如,在乳腺癌中发现,利用特定标志物分选纯化的 BCSC 与非 BCSC 在经过体外长期培养之后,都重新回到了未分选前的母细胞状态,因此有研究者推测 BCSC 可能来自普通肿瘤细胞去分化。②成体干细胞转化学说:该学说认为肿瘤干细胞来源于正常成体干细胞的恶性转化。绝大多数肿瘤组织中的肿瘤干细胞和成体干细胞都具有相似的表面抗原分子,提示两者具有相同的细胞来源。同时,成体干细胞具有比其分化的子代细胞更长的增殖和生命周期,更容易发生基因突变的积累从而达到转化。如在乳腺发育的研究中,研究者通过细胞谱系追踪实验发现 Wnt 信号通路靶基因、细胞表面蛋白 Procr 可以标记小鼠乳腺导管中的正常乳腺干细胞。而在 MMTV-Wnt1 小鼠基底样(basal-like)型乳腺癌自发性小鼠模型中,Procr 被发现高表达于 $CD24^+$ $CD29^+$ 小鼠乳腺肿瘤干细胞群中,抑制 Procr 表达后,MMTV-Wnt1 小鼠乳腺癌原代细胞的二次成瘤能力显著减弱,提示 $Procr^+$ 乳腺干细胞在小鼠基底样型乳腺癌发生过程中可能发挥着重要的作用。

第三节 乳腺肿瘤干细胞的鉴定

利用流式细胞术分析肿瘤组织、外周血液或体外培养的肿瘤细胞中已知肿瘤干细胞标志物的表达情况是目前最常用的 BCSC 分析、鉴定手段。同时,与干细胞干性调控密切相关的重要转录因子(如 Nanog、Oct 3/4、Sox 2、Bmi 1、Notch 1、Tert 等)或干细胞相关基因特征(stem cell-related gene signature)的表达情况也可以从侧面反映整个细胞群体中 BCSC 的富集情况。进一步的鉴定策略则主要围绕 BCSC 的两个关键生物学特征——自我更新能力和分化能力展开。

一、免疫缺陷小鼠移植瘤形成实验

移植瘤形成实验的理论基础是 BCSC 具有极强的成瘤能力,少数 BCSC 即可在免疫缺陷小鼠体内形成移植瘤,并且形成的移植瘤组织具有与来源乳腺癌组织一致的组织学特征;而相同条件下,非 BCSC 很少或很难形成移植瘤组织,即使形成移植瘤组织也不能进行传代。其大致实验流程为:通过流式细胞分选或磁珠式细胞分选得到乳腺癌细胞并进行有限梯度稀释(limited dilution assay, LDA)后,将不同稀释程度的肿瘤细胞移植入免疫缺陷小鼠乳腺脂肪垫,一段时间后观察小鼠移植瘤形成情况以及组织内的肿瘤细胞分化情况;将移植瘤组织再次消化并分选纯化后,重新进行 LDA 和体内移植瘤形成实验,即二次成瘤实验。这一检测策略在体内水平同时验证分选得到的 BCSC 的自我更新和分化能力,已经成为肿瘤干细胞研究领域中鉴定肿瘤干细胞存在的金标准。

二、细胞谱系追踪实验

细胞谱系追踪实验中,通过使用特定细胞特异度标志分子或干细胞相关分子的启动子驱动标记蛋白[如绿色荧光蛋白(green fluorescent protein, GFP)或红色荧光蛋白(red fluorescent protein, RFP)]在肿瘤亲代细胞与子代细胞的持续表达,配合活体成像技术与高精度荧光成像技术的快速发展,使得在动物体内追踪单一肿瘤细胞来源的细胞群成为可能。目前,常见的细胞谱系追踪技术工具包括:①Cre-LoxP 同源重组酶介导的遗传谱系追踪技术;②基于 Cre-LoxP/Dre-Rox 双同源重组酶的 DeaLT 谱系示踪技术和中国科学院周斌课题组开发的无缝隙谱系示踪技术;③基于 Cre-LoxP 同源重组酶的多种荧光蛋白随机表达开关的 BrainBow 谱系示踪技术。近年来研究者基于 CRISPR-Cas 9 基因编辑技术,将细胞谱系追踪与单细胞表达谱测序技术相结合,为进行体内谱系示踪及同时进行单细胞转录组分析提供了新的工具。在 BCSC 研究中,研究者常常在转入了持续激活的癌基因或失活的抑癌基因的正常上皮细胞中进行不同标记,当细胞完成转化并形成肿瘤组织后,便可以通过检测不同标记分子的表达分布情况判断肿瘤的来源细胞类型或特征。同时,在携带标记的肿瘤细胞所形成的肿瘤组织中,对不同分子标记的细胞进行流式细胞术分选纯化,而后再进行 LDA 体内移植实验,便可以判断是哪一种标志物阳性的细胞中富集了肿瘤干细胞群。

三、微球形成实验

由于具有失巢凋亡耐受能力，BCSC 可以在无血清非贴壁培养条件下形成肿瘤球（tumor-sphere）并持续生长（二次微球形成），这反映了 BCSC 的自我更新能力。与此相反，由于失巢凋亡现象，非 BCSC 在无血清非贴壁培养时不能或很少形成肿瘤球，且形成肿瘤球细胞不能进行传代。微球形成实验是体外鉴定肿瘤干细胞存在及其富集情况的重要研究方法。

第四节　乳腺肿瘤干细胞与肿瘤耐药

与普通肿瘤细胞相比，BCSC 在体内肿瘤组织中多处于 G_0 或 G_1 期，即处于增殖不活跃的静息状态，使得 BCSC 可逃避大多数细胞毒性化疗药物的杀伤。同时，BCSC 往往具有更高的药物外排与代谢能力、DNA 损伤修复能力和凋亡耐受能力。这就使得化疗之后，BCSC 比普通肿瘤细胞更有可能存活下来，继而导致肿瘤的复发与转移。

一、药物外排蛋白表达增高

ABC 转运蛋白超家族是人类最大的转运蛋白基因家族，其编码的 ABC 转运蛋白可以看作是具有 ATP 结合区域的单向底物外排泵，以主动转运方式完成多种分子的跨膜转运过程。很早便有研究发现 ABC 转运蛋白，如 ABCB1（P-gp）和 ABCG2（BCRP）参与肿瘤细胞多药耐药的形成。在乳腺癌中，研究显示 ABCB1 表达增高的乳腺癌细胞具有更强的化疗药物耐受能力，同时肿瘤干细胞标志物 CD133 高表达的乳腺癌细胞中 ABCB1 表达与药物外排能力增强。CCL20 可以通过 PKCζ 或 p38 MAPK 激活 NF-κB 信号转导通路，进而促进 ABCB1 在 BCSC 高表达，导致 BCSC 对紫杉烷类化疗药物耐受能力增强。利用 Hoechst 33342 外排能力分离得到的侧群（side population，SP）细胞也被认为是一种 BCSC。研究显示乳腺癌 SP 细胞对于顺铂（cisplatin）、紫杉醇（paclitaxel）和多西他赛（docetaxel）的药物外排能力增强主要与 ABCG2 表达增高有关。这些研究显示，BCSC 中 ABC 转运蛋白表达增高，从而获得了相较其他普通肿瘤细胞更强的药物耐受能力。

二、药物代谢能力增强

前文已经提到，ALDH 是 BCSC 的标志物之一。生理条件下，ALDH 主要参与代谢过程中产生的醛类物质的清除，而化疗药物在细胞中发生生物转化的过程中也会产生活性醛，后者可以进一步增强化疗药物基础药理作用之外的细胞毒性。环磷酰胺（cyclophosphamide）是乳腺癌治疗中常用的一种化疗药物，它在体内的活性形式是 4-羟基环磷酰胺，后者作为一种烷化剂可以抑制细胞中 DNA 的合成过程。4-羟基环磷酰胺在体内可以与醛磷酰胺相互转化，而醛磷酰胺是 ALDH 家族亚型 ALDH1A1 和 ALDH3A1 的底物，ALDH1A1 和 ALDH3A1 可将其代谢为不具活性的羟基磷酰胺。在 $ALDH^+$ BCSC 中，ALDH1A1 和 ALDH3A1 是决定 $ALDH^+$ 细胞比例的重要分子，它们在 BCSC 中表达增高并与乳腺癌患者的预后呈负相关。虽然高表达 ALDH1A1 的乳腺癌患者往往也会出现对紫杉醇和多西他赛的耐药，但是没有研究证据表明 ALDH 可以通过其酶活性减少除环磷酰胺代谢产物之外的其他药物代谢产物，一种可能的解释是 ALDH 活性的增强通过影响与干细胞相关的其他信号转导通路激活，使得 $ALDH^+$ BCSC 具有更强的化疗药物耐受能力。

三、凋亡耐受能力增强

肿瘤细胞的一个重要的特征便是凋亡耐受（antiapoptotic）相关信号通路相较于凋亡（apoptosis）相关信号通路的进一步激活，而两者与肿瘤细胞对于化疗药物的灵敏度密切相关。研究显示，BCSC 可以通过多种分子机制来调控凋亡/凋亡耐受相关信号通路，并促进自身对于化疗药物的耐受能力。Bcl-2、Akt、NF-κB、mTOR、DR4/5 等凋亡/抗凋亡相关信号通路都在乳腺癌耐药中发挥重要作用，也是 BCSC 靶向治疗的重要药物靶点。例如,在 HER2 阳性乳腺癌中应用 Akt/PI3K 抑制剂 XL147(pilaralisib)与曲妥珠单抗(trastuzumab)联合处理,可以显著减少 BCSC 所占比例,这种作用与 FoxO 介导的凋亡耐受基因 *survivin* 表达抑制有关。

细胞自噬(autophagy)又称Ⅱ型程序性细胞死亡。它是一种保守的细胞自我降解方式,是将受损细胞器及大分子物质通过溶酶体降解再利用的过程。自噬与凋亡存在复杂的相互调控,它们存在类似的应激刺激因素,共享多个调控分子,甚至可以相互转化。简单来说,温和的自噬在一定程度上保护细胞免受有害因素的侵害并帮助细胞存活;剧烈或快速的自噬将诱导细胞程序性死亡。目前包括胰腺癌、肝癌、慢性髓细胞性白血病等来源的肿瘤干细胞都处于一种自噬状态,通过特异度抑制剂抑制细胞自噬的同时会导致肿瘤干细胞自我更新同时受到抑制。例如,在乳腺癌中,抑制自噬相关蛋白 N-豆蔻酰基转移酶 1(N-myristoyl transferase 1, NMT1)的表达可以抑制 $ALDH^{+}$ BCSC 自我更新。而在胰腺癌中抑制自噬不仅能够抑制肿瘤干细胞自我更新,而且使得肿瘤细胞对化疗药物吉西他滨的灵敏度显著增强。

四、乳腺肿瘤干细胞 DNA 损伤修复能力增强

放疗和化疗都可以通过引起 DNA 损伤从而导致肿瘤细胞发生凋亡。DNA 烷化剂(如环磷酰胺、氮芥等)、铂类物质(如顺铂、卡铂和奥沙利铂)等都可以引起 DNA 双链断裂(double strand break, DSB)。细胞需要对 DSB 进行修复以继续生存,修复的方式主要包括同源重组或非同源末端连接两种方式。而在 BCSC 中这两种修复途径都有所增强。如在含有 *p53* 缺失突变的乳腺癌自发模型小鼠中可以发现,BCSC 具有更高水平的 DNA 损伤修复反应,以及更高水平的修复相关基因,如 *BRCA1*、*UNG*、*XRCC5* 等的表达。而在人乳腺癌 BCSC 中 ATM 信号通路相对激活,促进乳腺癌细胞对放疗的耐受能力。多二磷酸腺苷核糖聚合酶(*PARP*)和乳腺癌易感基因(*BRCA*)是负责修复细胞 DNA 损伤的两个主要基因。*BRCA1* 突变型的三阴性乳腺癌(TNBC)BSCS 中 Rad51 的蛋白水平及活性都显著提高,导致对 PARP 抑制剂更具有抵抗性。

第五节 乳腺肿瘤干细胞与肿瘤转移

虽然通常认为肿瘤干细胞在肿瘤组织中多处于静息状态,但也有学者认为肿瘤干细胞可以在发生 EMT 后成为转移干细胞(metastasis stem cell, MSC),进而离开原发灶并在远隔器官定植,最终形成转移灶。其中进入血液循环的肿瘤干细胞也成为循环肿瘤细胞(circulating tumor cell, CTC)中的一部分并被检测到。

一、上皮-间充质转化和乳腺肿瘤干细胞

EMT 是指上皮细胞在特定条件下通过特定的程序转化为具有间充质细胞表型及特征的细胞生物学过程。肿瘤细胞的 EMT 主要表现为肿瘤细胞的上皮标志物[如上皮钙黏素(E-cadherin)等]表达下降、间充质细胞标志物[如波形蛋白(vimentin)、神经钙黏素(N-cadherin)等]表达增高、细胞呈现低分化状态等特征。肿瘤细胞 EMT 使得肿瘤细胞获得迁移和侵袭能力,更容易进入血液循环或淋巴系统。多种转录因子,如 Snail、Twist、ZEB1/2 等在肿瘤细胞 EMT 特别是上皮钙黏素表达下降过程中发挥重要调控作用。这些转录因子也被称为 EMT 相关转录因子。例如,乳腺癌细胞中抑制 Twist 表达可以显著减少小鼠移植瘤模型肺转移灶数目,而抑制 Snail 则可以通过促进肿瘤细胞的侵袭或增强细胞的生存能力使得 CTC 增多。

从正常乳腺组织或乳腺肿瘤组织分离的 MaSC 或 BCSC 都出现 EMT 标志物表达增高。如有研究发现在乳腺肿瘤细胞中过表达 EMT 相关转录因子如 Snial 或 Twist 可以促进肿瘤细胞在免疫缺陷小鼠体内形成移植瘤的能力,进一步分析的结果显示 BCSC 也被富集。乳腺癌患者外周血中提取的 CTC 中可以检测到 BCSC 存在,同时这些 CTC 表现出 EMT 特征。转化生长因子-β(TGF-β)、肿瘤坏死因子-α(tumor necrosis factor-α, TNF-α)可以诱导乳

腺癌细胞发生 EMT。被诱导后的乳腺癌细胞呈现稳定的干细胞特征，细胞自我更新能力和移植瘤形成能力增强，并且对奥沙利铂、紫杉醇等化疗药物耐受能力显著增强。

事实上，由于肿瘤干细胞分化为非肿瘤干细胞的能力被认为与间充质-上皮转化(mesenchymal-epithelial transition, MET)过程有关，而肿瘤细胞又可以发生可逆的 EMT 和 MET 过程，这些共同提示在肿瘤组织中的一小群肿瘤细胞可能处于肿瘤干细胞状态和非肿瘤干细胞状态的可逆变化过程中，也就是说肿瘤细胞的肿瘤干细胞状态可能具有可塑性。已有研究发现非肿瘤干细胞群可能自发发生 EMT 样改变并获得肿瘤干细胞样表面标志分子的表达，进而在免疫缺陷小鼠体内形成移植瘤的能力也提高。

二、循环肿瘤细胞和乳腺肿瘤干细胞

在肿瘤组织内缺氧微环境、促炎因子分泌增加等因素刺激下，肿瘤细胞从原发灶边缘脱落、浸润基底膜并穿过血管壁进入血液循环形成 CTC，其中大部分 CTC 在循环中逐渐消失，只有少部分 CTC 随着血液循环到达特定组织器官并在其中定植，最终导致远隔器官转移灶的形成。最近，有研究者发现通过收集肿瘤患者体内的 CTC 并注射到免疫缺陷小鼠体内，可以成功构建出患者源性异种移植(patient-derived xenograft, PDX)模型，说明 CTC 除形成肿瘤转移的能力外还具有肿瘤起始作用。同时研究显示有很多肿瘤干细胞标志物也在部分 CTC 中高表达，这种呈现肿瘤干细胞表型的 CTC 也被称为循环肿瘤干细胞(circulating tumor stem cell, CTSC)。如前文提到，ALDH1 的表达和活性与肿瘤干细胞的耐药和其他恶性表型有关，而研究显示在从原发性乳腺癌、胰腺癌或肺癌患者体内分离得到的 CTC 中都可以检测到相当比例的 ALDH1 表达阳性的肿瘤细胞。进一步的研究则从已经发生转移的乳腺癌患者体内成功地分离出 CTC，并发现约 35%的 CTC 呈现出 $CD24^{-}CD44^{+}$ 的 BCSC 表型。而从转移性乳腺癌患者体内分离得到的 $EpCAM^{+}CD33^{+}CD47^{+}MET^{+}$ 的 CTC 被注射入免疫缺陷小鼠清除了造血干细胞后的大腿骨髓腔，被继续培养 6～12 个月后，可以在模型小鼠体内形成多发性骨、肺和肝转移灶。由于循环系统中分离得到的 CTC，特别是 CTSC 的数目和生物学特性与肿瘤转移密切相关，同时 CTC 具有与原发灶肿瘤细胞一样的化疗药物灵敏度，且可以直接通过相对简单的抽血操作获得，因此 CTC 分析可能成为一种对肿瘤患者实时“液体活检”(liquid biopsy)的手段。

第六节　乳腺肿瘤干细胞的调控分子机制

BCSC 在乳腺肿瘤组织中的自我更新和分化受到多种关键细胞内信号转导通路和胞外微环境的调控。

一、Wnt/β-catenin 信号转导通路

Wnt/β-catenin 信号转导通路参与调控很多正常组织成体干细胞的自我更新和分化过程。而在肿瘤干细胞中 Wnt/β-catenin 信号转导通路也发挥着重要的调控作用。研究显示，BCSC 相较于非 BCSC 具有更高水平的 Wnt 通路相关分子 LEF1、cyclin D1、β-catenin 和 TCF4 的表达。抑制 Wnt 配体的表达可以降低干性相关基因(如 *CD44*、*ALDH1* 和 *Sca1*)的表达水平，抑制肿瘤球的形成，并减少乳腺癌细胞中 BCSC 数量。有意思的是，对发生转移或未转移的乳腺癌患者体内分离得到的 BCSC 中 Wnt 相关基因的分析结果显示，Wnt/β-catenin 信号转导通路相关基因 *TCF4*、*Dvl* 在转移患者体内分离得到的 BCSC 表达更高，Wnt/β-catenin 信号转导通路参与 BCSC 中 EMT 的调控。这些研究结果提示，Wnt/β-catenin 信号转导通路不仅参与 BCSC 自我更新的调控，可能也参与 BCSC 形成体内转移灶的调控过程。

二、Notch 信号转导通路

经典的 Notch 信号转导通路主要通过相邻细胞的 Notch 配体(包括 Delta-like 1/3/4、Jagged 1/2)和 Notch 受体(Notch 1/2/3/4)相互作用，Notch 蛋白经过剪切并释放胞内段[Notch 胞内结构域

(Notch intracellular domain, NICD)]进入胞质,而后 NICD 进入细胞核并与转录因子 CSL[CBF1/Su(H)/Lag-1]结合形成 NICD/CSL 转录激活复合物发挥生物学作用。研究显示,在多种肿瘤来源的肿瘤干细胞中,Notch 1/4 信号通路激活并参与调控肿瘤干细胞的自我更新和分化过程。在 BCSC 中,Notch 1 和 Notch 4 的活性分别相较于普通肿瘤细胞上调了 4 倍和 8 倍。抑制 Notch 1 或 Notch 4 的表达可以在体外降低 BCSC 的自我更新能力并在体内抑制其成瘤能力。同时 Notch 1 信号转导通路的激活也可以促进乳腺癌细胞对多柔比星和紫杉醇的耐药能力。Notch 4 信号转导通路的激活则可以通过诱导 BCSC 保持在静息状态从而增强其对多西他赛的耐药能力。然而 Notch 信号转导通路在肿瘤中发挥的作用比较复杂,不同 Notch 分子在一种肿瘤中可能发挥抑制肿瘤的作用,在另一种肿瘤中却可以促进肿瘤的发生、发展。例如,Notch 3 在乳腺癌中的表达下降与不良预后密切相关,同时抑制 Notch 3 的表达反而促进 BCSC 的自我更新与耐药。

三、Hedgehog 信号转导通路

Hedgehog 信号转导通路主要由 3 种配体,即 HH(SHH、IHH 和 DHH)、细胞表面跨膜受体(PTCH 和 SMO)及下游转录因子(GLI)共同构成。在没有与配体结合时,PTCH 可以通过抑制 SMO 激活来抑制 Hedgehog 信号转导通路激活,而当配体 HH 与 PTCH 结合后,PTCH 对 SMO 的抑制作用被解除,使得下游转录因子(GLI1、GLI2 和 GLI3)得以被激活并进入细胞核内调控下游靶基因的表达。Hedgehog 信号转导通路在很多肿瘤中都处于异常激活状态,而在乳腺癌中 PTCH1、Gli1 和 Gli2 分子在 BCSC 中表达高于非 BCSC。通过 HH 配体激活 Hedgehog 信号转导通路可以增强 BCSC 的肿瘤球形成能力,抑制 Hedgehog 信号转导通路则抑制乳腺癌细胞在免疫缺陷小鼠中的成瘤能力。

四、*Bmi 1*

Bmi 1 基因是多梳家族(polycomb group, PcG)基因中重要成员之一,通过染色体表观遗传学调控作用参与干细胞的增殖、分化和衰老,并与器官发生和肿瘤形成过程有关。在乳腺癌中,Bmi 1 的表达增高与 BCSC 的自我更新和分化调控密切相关。同时,在 BCSC 中沉默 Bmi 1 的表达可以抑制细胞中 Hedgehog 信号转导通路的激活,并抑制 BCSC 的肿瘤球形成能力和在免疫缺陷小鼠体内的成瘤能力。去泛素化酶 USP15 可以通过增加 Bmi 1 蛋白稳定性来促进 BCSC 自我更新,BCSC 高表达的膜受体 IL1R2 参与调控这一过程。

五、PTEN 信号转导通路

PTEN 是一种抑癌基因,其编码蛋白是一种具有磷酸蛋白/磷脂双重特异性的磷酸酶,可以拮抗 PI3K 的功能。PI3K 的激活可以在质膜上产生第二信使 PIP3 并导致 Akt 信号通路的激活。因此,*PTEN* 可以负调控 Akt 信号通路的活化。PTEN/Akt/β-catenin 信号转导通路在 BCSC 的自我更新中发挥重要调控作用。而 Akt 信号通路的异常激活或 *PTEN* 的失活可以在多种肿瘤干细胞中被观察到,如研究发现 miR-10b 可以通过抑制 *PTEN* 表达促进 BCSC 的自我更新,并增强干性相关基因 *Oct 4* 和 *Snail 1* 的表达。

六、IL-6/STAT3 信号转导通路

STAT 信号转导通路可以由多种配体,如白介素(interleukin, IL)、干扰素(interferon, IFN)、生长因子(growth factor, GF)等与相应受体结合后发生激活,在很多肿瘤细胞中 STAT3 常常处于异常激活状态。研究显示,乳腺癌组织中 STAT3 信号通路异常激活,利用小分子化合物抑制 STAT3 在乳腺癌细胞中的活化可以降低 BCSC 比例,并抑制乳腺癌细胞的增殖和克隆形成能力。在很多肿瘤发生、发展过程中,IL-6 发挥了重要的病理作用,同时 IL-6 与其受体结合后主要通过 IL-6R 和 GP130 形成复合物并激活 STAT3 发挥下游调控作用。在乳腺癌,IL-6 在肿瘤组织中的表达与患者的预后密切相关,IL-6 高表达的肿瘤患者更容易出现复发和转移,同时乳腺癌中 IL-6 的高表达可以促进肿瘤周围免疫细胞中 NF-κB 信号转导通路的激活并导致后者分泌更多的 IL-6 和 IL-8,从而在肿瘤细胞和周围免疫细胞之间形成一种正反馈调节通路,进一步加速肿瘤的生长和转移。Liu 等则发现乳腺癌细胞分

泌的 IL-6 可以吸引骨髓来源的间充质干细胞迁移到肿瘤组织中，并通过进一步分泌 IL-6 和 CXCL7 使得乳腺癌组织中 ALDH$^+$ BCSC 进一步富集来促进小鼠移植瘤的生长。

七、低氧微环境对肿瘤干细胞的影响

肿瘤组织内由于肿瘤细胞的快速生长需要消耗大量的氧气和能量，而当新生血管网不能及时建立或已形成的血管网的功能或结构异常，都可以使肿瘤内部血供减少，导致低氧微环境的形成。在低氧微环境中，细胞中低氧诱导因子（HIF）的表达增高，后者可以结合到基因启动子区中的低氧调控元件并调控下游低氧相关基因的转录活性。在乳腺癌中，低氧可以促进干细胞标志物的表达和 BCSC 的富集，其作用与 HIF-1α 的激活有关。同时，在很多研究中也发现低氧可以促进 BCSC 的侵袭能力。例如，抗血管生成药物可以诱导肿瘤组织中出现低氧并通过 HIF-1α 和 Akt/β-catenin 信号转导通路的激活，富集 BCSC 并促进了肿瘤的转移。干扰三阴性乳腺癌细胞中 HIF-1α 的表达可导致肿瘤中 BCSC 的减少，同时干扰后的细胞对吡柔比星的灵敏度增强。这些研究结果显示，低氧在 BCSC 所处微环境中发挥重要作用并且参与调控肿瘤细胞干性的维持。但是长期的低氧环境对乳腺癌细胞中不同标志物阳性的 BCSC 比例可能产生差异性调控，如有研究发现在长期低氧环境中 ALDH$^+$ BCSC 所占比例上升，而 CD24$^-$ CD44$^+$ BCSC 所占比例下降。

另一方面，BCSC 又可以通过血管拟态（vascular mimicry，VM）形成或向血管内皮转分化（transdifferentiation）来改善周围血供，使得其所需氧气和营养物资保持动态平衡。VM 是指肿瘤细胞通过自身变形和基质重塑产生的血管样通道，这种通道无内皮细胞覆盖且血液接触面的肿瘤细胞覆盖着一层过碘酸希夫染色（periodic acid-schiff staining，PAS 染色）阳性细胞外基质。血管内皮钙黏素（VE-cadherin）、EphA2 及多个基质金属蛋白酶（matrix metalloproteinase，MMP）家族成员，如 MMP1、MMP2 和 MMP9 等在肿瘤细胞 VM 形成过程中发挥重要调控作用。在乳腺癌中，BCSC 标志物 CD44 参与 VE-cadherin 表达及 VM 形成的调控，ALDH$^+$ BCSC 在体外培养中展现出比 ALDH$^-$ 乳腺癌细胞更强的 VM 形成能力，而肿瘤内皮细胞标志物 8（tumor endothelial marker 8，TEM8）被认为可以进一步富集 ALDH$^+$ 且具有 VM 能力的 BCSC 细胞群。转分化是指一种类型的分化细胞通过基因表达重编程使其在结构和功能上转变为另一种分化细胞的过程，实体瘤的肿瘤干细胞具有转分化为其他多种细胞类型的潜能。有研究显示 CD24$^-$ CD44$^+$ BCSC 经过特定条件诱导后可以表达多种内皮细胞标志物（如 CD31、vWF 等），在 NOD/scid 小鼠体内 BCSC 所发育成的移植瘤中也可以观察到这一血管内皮细胞转分化现象。

八、免疫微环境对肿瘤干细胞的影响

肿瘤微环境形成过程中众多免疫细胞都会趋化到肿瘤细胞周围，而肿瘤的免疫逃逸最终导致肿瘤的形成。肿瘤细胞可以通过多种策略逃逸自然杀伤（natural killer，NK）T 细胞和 CD8$^+$ 细胞毒性 T 细胞的浸润和杀伤作用，如免疫抑制细胞的活化、免疫抑制因子的分泌增加及激活能够导致 T 细胞不应答或凋亡的“免疫检查点”（immune checkpoints）。免疫细胞的功能异常也会反过来进一步促进肿瘤的发生、发展，比如髓系细胞中 PTEN 的表达及功能异常就可以推动乳腺癌化疗耐药的出现。研究表明，BCSC 细胞表面主要组织相容性复合体（major histocompatibility complex，MHC）-Ⅰ 和 MHC-Ⅱ 蛋白表达下降，同时趋化和富集许多免疫抑制细胞至其微环境中，这些免疫抑制细胞又以肿瘤相关巨噬细胞（tumor-associated macrophage，TAM）、髓系来源抑制性细胞（myeloid-derived suppressor cell，MDSC）为代表，它们通过多种途径参与肿瘤干细胞的干性维持。

在体外，巨噬细胞根据其细胞的特性可以分为两种极化亚型，即 M1 亚型和 M2 亚型。M1 亚型巨噬细胞主要参与一些组织的炎症反应，而 M2 亚型巨噬细胞则是一种肿瘤促进细胞。它们发挥诱导 T 细胞不应答、生成特定胞外基质成分、修复受损组织和诱导血管新生等作用。在肿瘤组织内部，同时存在 M1 样和 M2 样巨噬细胞，共同参与肿瘤细胞生物学特性的调控。当肿瘤干细胞招募 TAM 进入其微环境中后，TAM 即可支持肿瘤干细胞自我更新和增殖。在乳腺癌中，巨噬细胞和 BCSC 的直接接触可以激活肿瘤细胞表面的 EphA4 受体，后者导致细胞中 NF-κB 信号转导通路的激活并促进 BCSC 的自我更新。在自发性小鼠乳腺癌模型中，TAM 与 BCSC 之间的相互作用可以通过 EGFR/STAT3/

SOX2 信号转导通路促进 BCSC 的干性相关基因表达和耐药能力。巨噬细胞来源于单核细胞,而肿瘤患者化疗后有一定概率出现单核细胞增多症。研究显示化疗后 BCSC 可以分泌特定的单核细胞趋化因子(CCL2、CCL7、CCL8)以促进肿瘤患者体内单核细胞的增多,而化疗同时可以诱导单核细胞反过来通过促进 Notch 信号转导通路的激活调控 BCSC 的自我更新,两者的共同作用可促进乳腺癌患者的化疗耐受。

MDSC 是一群不成熟的早期髓系细胞。小鼠 MDSC 具有 $CD11b^+ Gr1^+$ 的特征性表面分子表达,而人 MDSC 的表型为 $Lin^- HLA^- DR^- CD33^+$ 或 $CD11b^+ CD14^- CD33^+$。MDSC 在组织中主要发挥免疫抑制作用,如促进精氨酸酶、诱生型一氧化氮合酶(inducible nitric oxide synthase, iNOS)、活性氧(reactive oxygen species, ROS)、TGF-β 和环氧合酶-2(cyclooxygenase-2, COX-2)等的表达,这些因子共同抑制 T 细胞的增殖和细胞杀伤作用。MDSC 参与肿瘤发生、发展,并与肿瘤干细胞的自我更新调控有关。如 BCSC 可以通过分泌粒细胞集落刺激因子(granulocyte colony-stimulating factor, G-CSF)募集 MDSC 到其微环境中,招募来的 MDSC 不仅可以抑制 T 细胞活性,也可以通过 IL-6/STAT3 和 Notch 信号转导通路的激活增强 BCSC 的自我更新能力,共同促进乳腺癌的发生、发展。

九、微环境中脂肪细胞对肿瘤干细胞的影响

乳腺癌微环境区别于其他实体瘤微环境的特征之一便是乳腺癌组织通常被大量脂肪组织包绕。与过去认为脂肪组织只是能量储存部位的"惰性"组织不同,越来越多的研究显示乳腺组织中脂肪细胞代谢异常与乳腺癌的发生具有密切联系。肿瘤微环境中脂肪酸的持续高水平也可以通过为肿瘤细胞提供能量支持促进肿瘤的生长。另外,异常的脂肪细胞,如乳腺癌细胞周围的肿瘤相关脂肪细胞(cancer-associated adipocyte, CAA)往往异常表达多种分泌因子,如 IL-6、抑瘤素 M(oncostain-M, OSM)、瘦素(leptin)、降脂蛋白(adipsin)等,进一步影响乳腺癌细胞及其所处肿瘤微环境,最终促进肿瘤的生长转移及 BCSC 的自我更新。如有研究显示,CAA 分泌的 OSM 可以通过旁分泌途径激活乳腺癌细胞中 STAT3 信号转导通路并促进乳腺癌的生长与侵袭。解偶联蛋白 1(uncoupling protein 1, UCP1)敲低的脂肪细胞体外共培养可以促进 BCSC 的自我更新,而过表达 UCP1 的脂肪细胞则可以抑制 BCSC 自我更新与乳腺癌的生长。另外,脂肪来源的干细胞可分泌降脂蛋白促进乳腺癌 PDX 移植瘤生长和 BCSC 自我更新。

第七节　乳腺肿瘤干细胞的可塑性

干细胞的可塑性指的是细胞在分化过程中逆向或者向其他方向分化的能力。有研究认为,肿瘤干细胞及相对分化的普通肿瘤细胞处于一种动态平衡状态,即不仅肿瘤干细胞可以分化成为特定类型的普通肿瘤细胞,非肿瘤干细胞同样可以在某种条件下获得肿瘤干细胞特征。例如之前提到 Gupta 等在乳腺癌中发现,利用特定标志物分选纯化的 BCSC 与非 BCSC 亚群经过体外长期培养之后,均重新回到了未分选前的母细胞状态,因此认为不同的肿瘤细胞群体可以发生相互转化。同时,BCSC 的可塑性还体现在同一种肿瘤中存在不同标志物为特征的 BCSC 亚群,这些亚群具有不完全一样的表型,所处的微环境及其调控机制也不尽相同,在特定的条件下它们可能发生相互转化。例如,有研究发现,乳腺肿瘤的边缘部位存在一种处于 EMT 状态的 BCSC 类型,它们多处于静息期但具有很强的侵袭能力,可以进入血管随血液转移至远端器官,这群细胞以 $CD24^- CD44^+$ 标记为主。而一旦到达远端器官,这群 BCSC 就会发生 MET,这时肿瘤细胞可以进行快速增殖和自我更新,从而形成新的肿瘤灶;转化后的这群 BCSC 则以 $ALDH^+$ 标记为主。然而也有研究认为,虽然处于 EMT 状态的 BCSC 相较于 MET 状态的 BCSC 具有更强的从原位瘤向外播散的能力,但是播散到肺部的 MET 状态的 BCSC 更容易快速形成转移灶,而 EMT 状态的 BCSC 则更倾向在肺部休眠。尽管从 BCSC 角度来看的肺部转移灶形成过程尚存争议,但是 EMT 状态和 MET 状态的 BCSC 都是乳腺肿瘤生长和转移

所必需的，同时在一定的条件下两者存在相互转化。因此，从 BCSC 可塑性角度出发，结合新的研究工具如单细胞测序技术和空间转录组测序技术等，未来的研究可以进一步探索能够针对不同状态 BCSC 的联合靶向治疗策略。

第八节　乳腺肿瘤干细胞的靶向治疗

由于肿瘤干细胞表面标志物在多种肿瘤中高表达，因而靶向杀伤高表达特定肿瘤干细胞表面标志物的肿瘤细胞成为很多肿瘤干细胞靶向治疗研究的主要策略。Gu 等在 CD44 特异度抗体上连接了具有干扰 *ABCB1* 基因（pDNA-iABCB1-shRNA）表达作用的纳米颗粒，结果显示该抗体偶联的纳米颗粒可以抑制乳腺癌耐药细胞株 MCF7/ADR 细胞 *ABCB1* 的表达并增强其对多柔比星的灵敏度。Deng 等发现包括 miR-100 在内的多个 microRNA 在 MET 状态乳腺肿瘤干细胞（$ALDH^+$ 细胞）中表达比较低，利用靶向 CD44 的纳米载体将 miR-100 转染到 BCSC 中可以显著抑制肿瘤的生长。而除直接靶向肿瘤干细胞表面标志物外，抑制肿瘤干细胞自我更新的相关通路、诱导肿瘤干细胞分化和破坏肿瘤干细胞依赖的细胞微环境也是肿瘤干细胞靶向治疗中重要的研究策略。

一、肿瘤干细胞自我更新相关信号转导通路的靶向治疗

前文提到，多种信号转导通路如 Wnt/β-catenin 信号转导通路、Notch 信号转导通路、Hedgehog 信号转导通路、PTEN/Akt 信号转导通路等在 BCSC 自我更新过程中发挥重要调控作用，因此靶向抑制这些信号转导通路也是目前重要的治疗策略。如小分子化合物 CWP232228 是一种 β-catenin 抑制剂，CWP232228 处理可以同时清除乳腺癌组织中 BCSC 和非 BCSC。环巴胺（cyclopamine）可以与 Smo 结合从而抑制 Gli，而 Gli1/2 的高表达可以促进 BCSC 的自我更新能力。研究显示环巴胺处理可以显著抑制乳腺癌细胞的生长。Rock1 抑制剂 Y27632 可以显著抑制 BCSC 自我更新和 BCSC 介导的血管拟态形成。抑制乳腺癌细胞中 Notch 1/4 的活性可以抑制 BCSC 的自我更新，但是 Notch 受体广谱抑制剂——γ-分泌酶抑制剂（gamma-secretase inhibitor，GSI）在临床试验中往往效果不佳。进一步的实验研究显示，同时抑制 IL-6 受体激活（托珠单抗）可以显著增强 GSI（MK0752）在乳腺癌中的治疗作用，并抑制 BCSC 的富集。这些研究显示，信号转导通路抑制剂可以通过抑制 BCSC 的自我更新来抑制肿瘤的生长和耐药能力。

二、诱导肿瘤干细胞的分化

诱导 BCSC 分化的治疗策略虽然不能直接杀伤 BCSC，但是可以使后者失去自我更新和治疗耐受能力。因此，分化治疗策略可以与多种其他肿瘤治疗策略如化疗、放疗和免疫治疗相互补充，使得后者能够有效地杀伤整个肿瘤细胞群体。盐霉素（salinomycin）是一种传统的兽用抗生素，在乳腺癌中的研究显示盐霉素可以选择性杀伤 BCSC 亚群并诱导 BCSC 发生上皮方向的分化，抑制其自我更新和肿瘤形成能力。miR-100 和 miR-93 在 BCSC 中表达比较低，而 miR-221 在 BCSC 细胞中表达比较高。在乳腺癌 BCSC 中过表达 miR-100 和 miR-93，或者抑制 miR-221 的表达，都可以促使 BCSC 分化，从而抑制肿瘤的生长。

三、破坏肿瘤干细胞自我更新依赖的微环境

前面提到，低氧微环境在 BCSC 干性维持及其转移能力的调控方面发挥着重要作用。研究显示，通过基因干扰或者 HIF 抑制剂在乳腺癌中抑制与低氧调控密切相关的 HIF-1α 或 HIF-2α 转录因子的表达，可以抑制其中 BCSC 的自我更新和成瘤能力。影响肿瘤干细胞干性的另外一个重要因素就是免疫微环境。有研究发现，由肿瘤干细胞致敏的 T 细胞回输至动物体内后具有靶向杀伤肿瘤干细胞的能力，而肿瘤干细胞致敏的树突状细胞疫苗可以在体内有效地诱导对肿瘤细胞的免疫反应。抑制

MDSC在肿瘤组织中的招募或M2亚型巨噬细胞的形成、抑制特定免疫相关因子(如IL-6、IL-8、CCL2等)的表达或通过特异性抗体抑制免疫检查点(如PD-1、PD-L1)的功能等，都可以破坏肿瘤组织中免疫微环境的平衡，从而达到抑制肿瘤干细胞自我更新的目的。

(张立行　柳素玲)

参考文献

[1] BACCELLI I, SCHNEEWEISS A, RIETHDORF S, et al. Identification of a population of blood circulating tumor cells from breast cancer patients that initiates metastasis in a xenograft assay [J]. Nat Biotechnol, 2013,31(6):539 - 544.

[2] BAHENA-OCAMPO I, ESPINOSA M, CEBALLOS-CANCINO G, et al. MiR - 10b expression in breast cancer stem cells supports self-renewal through negative PTEN regulation and sustained AKT activation [J]. EMBO Rep, 2016, 17 (7): 1081.

[3] BROWN J M, RECHT L, STROBER S. The promise of targeting macrophages in cancer therapy [J]. Clin Cancer Res, 2017,23(13):3241 - 3250.

[4] CABRERA M C, HOLLINGSWORTH R E, HURT E M. Cancer stem cell plasticity and tumor hierarchy [J]. World J Stem Cells, 2015,7(1):27 - 36.

[5] CHAKRABARTY A, BHOLA N E, SUTTON C, et al. Trastuzumab-resistant cells rely on a HER2 - PI3K - FoxO-survivin axis and are sensitive to PI3K inhibitors [J]. Cancer Res, 2013, 73 (3): 1190 - 1200.

[6] CHEN W L, QIN Y Y, WANG D, et al. CCL20 triggered by chemotherapy hinders the therapeutic efficacy of breast cancer [J]. PLoS Biol, 2018, 16 (7):e2005869.

[7] CHU D T, PHUONG T N T, TIEN N L B, et al. The effects of adipocytes on the regulation of breast cancer in the tumor microenvironment: an update [J]. Cells, 2019,8(8):857.

[8] CONLEY S J, GHEORDUNESCU E, KAKARALA P, et al. Antiangiogenic agents increase breast cancer stem cells via the generation of tumor hypoxia [J]. Proc Natl Acad Sci U S A ,2012,109(8):2784 - 2789.

[9] DENG L, GAO X L, LIU B J, et al. NMT1 inhibition modulates breast cancer progression through stress-triggered JNK pathway [J]. Cell Death Dis, 2018,9: 1143.

[10] DU R K, LIU B J, ZHOU L, et al. Downregulation of annexin A3 inhibits tumor metastasis and decreases drug resistance in breast cancer [J]. Cell Death Dis, 2018,9: 126.

[11] DU R, LIU B, ZHOU L, et al. Downregulation of annexin A3 inhibits tumor metastasis and decreases drug resistance in breast cancer [J]. Cell Death Dis, 2018,9(2):126.

[12] GOTO H, SHIMONO Y, FUNAKOSHI Y, et al. Adipose-derived stem cells enhance human breast cancer growth and cancer stem cell-like properties through adipsin [J]. Oncogene, 2019,38(6):767 - 779.

[13] GU J J, FANG X L, HAO J G, et al. Reversal of P-glycoprotein-mediated multidrug resistance by CD44 antibody-targeted nano complexes for short hairpin RNA-encoding plasmid DNA delivery [J]. Biomaterials, 2015,45: 99 - 114.

[14] HUANG Y, WANG H Y, HAO Y Z, et al. Myeloid PTEN promotes chemotherapy-induced NLRP3 - inflammasome activation and antitumour immunity [J]. Nat Cell Biol, 2020, 22 (6): 716 - 727.

[15] JANG G B, HONG I S, KIM R J, et al. Wnt/β - catenin small-molecule inhibitor CWP232228 preferentially inhibits the growth of breast cancer stem-like cells [J]. Cancer Res, 2015,75(8):1691 - 1702.

[16] JANG G B, KIM J Y, CHO S D, et al. Blockade of Wnt/β - catenin signaling suppresses breast cancer metastasis by inhibiting CSC-like phenotype [J]. Sci Rep, 2015,5: 12465.

[17] KALATHIL S G, THANAVALA Y. High immunosuppressive burden in cancer patients: a major hurdle for cancer immunotherapy [J]. Cancer Immunology, Immunotherapy, 2016,65(7):813 - 819.

[18] KIM J, VILLADSEN R. Expression of luminal progenitor marker CD117 in the human breast gland [J]. J Histochem Cytochem, 2018, 66 (12): 879 - 888.

[19] KORKAYA H, KIM G I, DAVIS A, et al. Activation of an IL6 inflammatory loop mediates trastuzumab resistance in HER2+ breast cancer by expanding the cancer stem cell population [J]. Mol Cell, 2012,47(4):570 - 584.

[20] LAU E Y T, HO N P Y, LEE T K W. Cancer stem

cells and their microenvironment: biology and therapeutic implications [J]. Stem Cells Int, 2017, 2017: 3714190.

[21] LIANG Z M, CHEN Y, LUO M L. Targeting stemness: implications for precision medicine in breast cancer [J]. Adv Exp Med Biol, 2017,1026: 147 - 169.

[22] LIU B J, DU R K, ZHOU L, et al. MiR - 200c/141 regulates breast cancer stem cell heterogeneity via targeting HIPK1/β - catenin axis [J]. Theranostics, 2018,8(21):5801 - 5813.

[23] LIU L, YANG L, YAN W, et al. Chemotherapy induces breast cancer stemness in association with dysregulated monocytosis [J]. Clin Cancer Res, 2018,24(10):2370 - 2382.

[24] LIU M, ZHANG W Y, TANG W, et al. Isocyclopamine, a novel synthetic derivative of cyclopamine, reverts doxorubicin resistance in MCF - 7/ADR cells by increasing intracellular doxorubicin accumulation and downregulating breast cancer stem-like cells [J]. Tumor Biol, 2016,37(2):1919 - 1931.

[25] LIU Y J, BURNESS M L, MARTIN-TREVINO R, et al. RAD51 mediates resistance of cancer stem cells to PARP inhibition in triple-negative breast cancer [J]. Clin Cancer Res, 2017,23(2):514 - 522.

[26] LIU Y J, ZHANG P Y, WU Q Y, et al. Long non-coding RNA NR2F1 - AS1 induces breast cancer lung metastatic dormancy by regulating NR2F1 and DeltaNp63 [J]. Nat Commun, 2021,12(1):5232.

[27] LIU Y, BURNESS M L, MARTIN-TREVINO R, et al. RAD51 Mediates Resistance of Cancer Stem Cells to PARP Inhibition in Triple-Negative Breast Cancer [J]. Clin Cancer Res, 2017, 23(2): 514 - 522.

[28] LIU Y, LV D L, DUAN J J, et al. ALDH1A1 expression correlates with clinicopathologic features and poor prognosis of breast cancer patients: a systematic review and meta-analysis [J]. BMC Cancer, 2014,14: 444.

[29] LU H H, CLAUSER K R, TAM W L, et al. A breast cancer stem cell niche supported by juxtacrine signalling from monocytes and macrophages [J]. Nat Cell Biol, 2014,16(11):1105 - 1117.

[30] MACCALLI C, PARMIANI G, FERRONE S. Immunomodulating and immunoresistance properties of cancer-initiating cells: implications for the clinical success of immunotherapy [J]. Immunol Invest, 2017,46(3):221 - 238.

[31] MANSOORI M, MADJD Z, JANANI L, et al. Circulating cancer stem cell markers in breast carcinomas: a systematic review protocol [J]. Syst Rev, 2017,6(1):262.

[32] MARCUCCI F, GHEZZI P, RUMIO C. The role of autophagy in the cross-talk between epithelial-mesenchymal transitioned tumor cells and cancer stem-like cells [J]. Mol Cancer, 2017,16(1):3.

[33] MOITRA K. Overcoming multidrug resistance in cancer stem cells [J]. Biomed Res Int, 2015, 2015: 635745.

[34] PAN Q, LI Q, LIU S, et al. Concise review: targeting cancer stem cells using immunologic approaches [J]. Stem Cells, 2015,33(7):2085 - 2092.

[35] PARAJULI B, GEORGIADIS T M, FISHEL M L, et al. Development of selective inhibitors for human aldehyde dehydrogenase 3A1 (ALDH3A1) for the enhancement of cyclophosphamide cytotoxicity [J]. Chembiochem,2014,15(5):701 - 712.

[36] PAULIS Y W J, HUIJBERS E J M, VAN DER SCHAFT D W J, et al. CD44 enhances tumor aggressiveness by promoting tumor cell plasticity [J]. Oncotarget, 2015,6(23):19634 - 19646.

[37] PENG D J, TANIKAWA T, LI W, et al. Myeloid-derived suppressor cells endow stem-like qualities to breast cancer cells through IL6/STAT3 and NO/NOTCH cross-talk signaling [J]. Cancer Res, 2016, 76(11):3156 - 3165.

[38] PINDIPROLU S K S S, KRISHNAMURTHY P T, CHINTAMANENI P K. Pharmacological targets of breast cancer stem cells: a review [J]. Naunyn Schmiedebergs Arch Pharmacol, 2018, 391(5): 463 - 479.

[39] SHIBUE T, WEINBERG R A. EMT, CSCs, and drug resistance: the mechanistic link and clinical implications [J]. Nat Rev Clin Oncol, 2017,14(10): 611 - 629.

[40] SHIRAISHI A, TACHI K N, ESSID N, et al. Hypoxia promotes the phenotypic change of aldehyde dehydrogenase activity of breast cancer stem cells [J]. Cancer Sci, 2017,108(3):362 - 372.

[41] UMANSKY V, BLATTNER C, GEBHARDT C, et al. The role of myeloid-derived suppressor cells (MDSC) in cancer progression [J]. Vaccines, 2016,4(4):36.

[42] WANG D S, CAI C G, DONG X B, et al. Identification of multipotent mammary stem cells by protein C receptor expression [J]. Nature, 2015,517 (7532):81 - 84.

[43] WANG D S, HU X, LIU C Y, et al. Protein C receptor is a therapeutic stem cell target in a distinct group of breast cancers [J]. Cell Res, 2019,29(10): 832 - 845.

[44] WANG D, XU J H, LIU B J, et al. IL6 blockade potentiates the anti-tumor effects of γ - secretase

inhibitors in Notch3 - expressing breast cancer [J]. Cell Death Differ, 2018,25(2):330 - 339.

[45] WANG M J, WANG Y Q, ZHONG J. Side population cells and drug resistance in breast cancer [J]. Mol Med Rep, 2015,11(6):4297 - 4302.

[46] WELTE T, KIM I S, TIAN L, et al. Oncogenic mTOR signalling recruits myeloid-derived suppressor cells to promote tumour initiation [J]. Nat Cell Biol, 2016,18(6):632 - 644.

[47] XU J H, YANG X L, DENG Q D, et al. TEM8 marks neovasculogenic tumor-initiating cells in triple-negative breast cancer [J]. Nat Commun, 2021, 12: 4413.

[48] YANG M C, WANG H C, HOU Y C, et al. Blockade of autophagy reduces pancreatic cancer stem cell activity and potentiates the tumoricidal effect of gemcitabine [J]. Mol Cancer, 2015, 14: 179.

[49] ZENG Y A, NUSSE R. Wnt proteins are self-renewal factors for mammary stem cells and promote their long-term expansion in culture [J]. Cell Stem Cell, 2010,6(6):568 - 577.

[50] ZHANG C Z, SAMANTA D, LU H Q, et al. Hypoxia induces the breast cancer stem cell phenotype by HIF-dependent and ALKBH5 - mediated m^6 A-demethylation of NANOG mRNA [J]. Proc Natl Acad Sci U S A, 2016,113(14):E2047 - E2056.

[51] ZHANG F C, LIU B J, DENG Q D, et al. UCP1 regulates ALDH-positive breast cancer stem cells through releasing the suppression of Snail on FBP1 [J]. Cell Biol Toxicol, 2021,37(2):277 - 291.

[52] ZHANG H M, LU H Q, XIANG L S, et al. HIF - 1 regulates CD47 expression in breast cancer cells to promote evasion of phagocytosis and maintenance of cancer stem cells [J]. Proc Natl Acad Sci U S A, 2015,112(45):E6215 - E6223.

[53] ZHANG L, QIANG J, YANG X, et al. IL1R2 blockade suppresses breast tumorigenesis and progression by impairing USP15 - dependent BMI1 stability [J]. Adv Sci (Weinh), 2020, 7 (1): 1901728.

[54] ZHOU L, WANG D, SHENG D D, et al. NOTCH4 maintains quiescent mesenchymal-like breast cancer stem cells via transcriptionally activating SLUG and GAS1 in triple-negative breast cancer [J]. Theranostics, 2020,10(5):2405 - 2421.

第五章

乳腺癌的组学研究进展

根据多基因表达谱技术，乳腺癌可分为不同亚型，包括管腔A型(luminal A)、管腔B型(luminal B)、人表皮生长因子受体2(HER2)型、基底样(basal-like)型和正常样(normal-like)型，但多基因检测目前在全球范围内无法大规模实行。而临床采用免疫组化的方式，通过雌激素受体(ER)、孕激素受体(PR)、HER2、Ki-67等指标可对乳腺癌的临床亚型进行确认。本章将对乳腺癌在基因组学及蛋白质组学中的最新进展进行阐述。

第一节　乳腺癌与基因组学及表观基因组学

基因组学是阐明整个基因组的结构、结构与功能的关系及基因之间相互作用的科学。由于基因组的产物包括蛋白质和许多复杂功能的RNA，因此其研究领域也包括3个不同的亚领域，即结构基因组学、功能基因组学和比较基因组学。全基因组测序(whole genome sequencing，WGS)技术的发展为乳腺癌的基因组图谱提供了详细的描述，其中主要包括：DNA拷贝数变异(copy number variation，CNV)、驱动突变以及单核苷酸多态性(single nucleotide polymorphism，SNP)等丰富信息。大量的CNV在原发性乳腺肿瘤中被鉴定出来，主要包括*PPP2R2A*、*MTAP*和*MAP2K4*的缺失。目前，三阴性乳腺癌(TNBC)因ER、PR、HER2三个主要治疗靶点均为阴性而成为乳腺癌临床治疗的研究重点，针对TNBC的基因组研究也相继出炉。复旦大学附属肿瘤医院的研究团队通力合作，利用基因组学测序技术对465例TNBC样本进行研究，并根据表面蛋白质差异特征将其分成4种亚型，分别为免疫调节型、腔面雄激素受体型、基底样免疫抑制型、间质型，并绘制出TNBC的基因图谱。研究显示，免疫调节型TNBC存在大量肿瘤浸润淋巴细胞(tumor infiltrating lymphocyte，TIL)以及表达免疫相关分子，在临床上具备免疫治疗的潜在可能；雄激素受体型TNBC具有持续活化的雄激素受体(androgen receptor，AR)信号转导通路和磷脂酰肌醇3激酶(phosphoinositide 3-kinase，PI3K)通路，对AR抑制剂和PIK3CA抑制剂表现出灵敏度；基底样型TNBC中细胞周期及DNA损伤相关基因呈现高表达趋势，临床治疗中对顺铂显示出灵敏度；间质型TNBC具有活跃的上皮-间质转化(EMT)行为，在临床中表现出对PI3K/mTOR转导通路抑制剂和达沙替尼敏感。此外，该研究还聚焦了我国TNBC患者所特有的基因突变，如*PIK3CA*基因突变，该突变在我国TNBC患者中的比例显著高于其他国家。针对预后差的TNBC，靶向治疗联合化疗的策略能一定程度改善治疗效果。美国MD安德森癌症中心开发了一种高度多路复用的单核测序方法来研究TNBC患者的拷贝数变化。他们对12例患者的1 000个单个细胞进行了测序，确定了每种肿瘤中共有一个共同进化谱系的1～3个主要克隆亚群，还发现了大多数拷贝数的畸变是在肿瘤进展的最早阶段就出现的。所有乳腺癌中只有3种基因(*TP53*、*PIK3CA*和*GATA 3*)的体细胞突变发生率>10%，*GATA 3*、*PIK3CA*和*MAP3K1*的突变主要独特地存在于乳腺癌的管腔A型。除了这些全基因组突变特征之外，在许多癌症类型中还发现了定位于小基因组区域的kataegis超突变,以及 *BRCA1/2* 的失活也在乳腺癌细胞中被检测到。TNBC 比在 ER 阳性和 HER2 阳性乳腺癌中观察到的突变率更高,特别是在 *TP53* 这一基因中,此外,确定了富含 TNBC 的 *MAGI3-AKT3* 融合体。*MAGI3-AKT3* 融合导致 Akt 激酶的组成型激活。Akt 激酶又通过与 ATP 竞争性 Akt 小分子抑制剂的作用而降解。转移性乳腺癌与原发性肿瘤有 20 个共有的突变,而播散转移和复发灶中检测到的大多数突变与原发性乳腺肿瘤中存在的突变类似,表明这些可能来自原发性肿瘤,但大多数的远处转移获得了原发肿瘤中未见的驱动突变。

表观遗传学是指基于非基因序列改变所致基因表达水平变化,如 DNA 甲基化和染色质构象变化等;表观基因组学则是指在基因组水平上对表观遗传学改变的研究。在正常组织里,70%～90%散在的 CpG 是被甲基化的,而与之相反,大小为 100～1 000 bp 且富含 CpG 岛,则往往非甲基化的(定位于失活 X 染色体上的基因、印迹基因和非表达的组织特异基因外的 CpG 岛是被甲基化修饰的)。但是,CpG 岛的超甲基化是癌细胞的一个常见标志,其与肿瘤抑制基因的沉默有关。除了 DNA 甲基化,组蛋白修饰是研究最多的与癌症进展相关的表观遗传学事件。通过组蛋白尾部的翻译后修饰[包括乙酰化、甲基化、磷酸化、泛素化、小分子泛素相关修饰物蛋白(small ubiquitin-related modifier protein, SUMO)化、脯氨酸异构化和 ADP-核糖基化等共价变化]可以调节基因表达。它们在组蛋白上的存在形成了所谓的组蛋白密码,决定了 DNA 包装的染色质结构,并且可以协调酶复合物的有序募集以包裹 DNA。在诊断时 ER 阳性的一些肿瘤会在疾病的临床过程中变成 ER 阴性。ER 启动子的 DNA 甲基化与蛋白质表达之间的关系很弱,不太可能代表受体沉默的主要机制。因此,ER 的甲基化缺乏与 PR 表达相关,因为活化的 ER 诱导 PR 表达。而 Martínez-Galánet 等人有着相反的结论,他们认为通过甲基化沉默 *ESR1* 的启动子区可以影响乳腺癌患者肿瘤中 ER 蛋白的表达;ER-DNA 的高甲基化与 ER 阴性状态有关,进而与患者对乳腺癌内分泌治疗的抵抗有关。*RASSF1A* 甲基化水平也与 ER 和 PR 的表达呈正相关,有助于激素治疗反应的预后预测。此外,*ESR*、*CYP1B1* 甲基化在他莫昔芬治疗的患者中是良好的存活预测因子,而 *ARHI* 甲基化可以在非他莫西芬治疗的患者中预测存活。TNBC 由于缺乏 *ESR1*、*PR* 和 *HER2* 的表达,表现出 DNA 修复基因(主要是 *BRCA1*)的丰富改变。*BRCA1* 和 *BRCA2* 主要参与通过同源重组进行的双链断裂修复。而在原发性乳腺癌中,常常通过启动子的超甲基化来沉默 *BRCA1* 基因。*BRCA1* 的高甲基化与复发时间的长短成正相关,并提高了患者整体的生存状况,增加了对顺铂的灵敏度。有研究证实了在乳腺肿瘤样本中 *RASSF1A*、*TWIST*、*Cyclin D2* 和 *HIN1* 存在着高甲基化,但在正常组织中不存在。有研究者使用新型的高通量质谱检测,根据甲基化程度鉴定出 10 个高甲基化基因(*APC*、*BIN1*、*BMP6*、*BRCA1*、*CST6*、*ESRb*、*GSTP1*、*P16*、*P21* 和 *TIMP3*),以区分乳腺癌癌组织和正常组织。表观遗传调控也是控制乳腺癌进展中 EMT 的机制,乳腺肿瘤中与 EMT 相关的异常甲基化的基因包括 *ITGA5*、*TINAGL1*、*FKBP10* 和 *ESYT3*。与三阴性表型相关的高甲基化的基因有 *CDH1*、*CEACAM6*、*CST6*、*ESR1*、*GNA11*、*MUC1*、*MYB*、*SCNN1A* 和 *TFF3*。新一代测序技术,如甲基-CPG 结合结构域蛋白测序,也用于确定非编码 RNA 的异常甲基化模式。与蛋白质编码基因的方式相同,非编码 RNA 中的表观遗传改变可以用作区分乳腺癌表型的生物标志物。除了甲基化,表观遗传学中的组蛋白修饰也在乳腺癌的进展中发挥着重要作用,包括 H3K4 乙酰化和 H3K4 三甲基化。H3K9 乙酰化和 H3K27 甲基化的定位,已被用于定义乳腺癌亚型,并被认为是肿瘤发生的关键参与者。基于组蛋白修饰的亚型分类与患者的有无复发和生存结果存在着显著相关。

第二节　乳腺癌与转录组学

转录组学是从 RNA 水平研究基因表达的情况。与基因组不同的是,转录组的定义中包含了时间和空间的限定。同一细胞在不同的生长时期及生长环境下,其基因表达情况是不完全相同的。转录组学分析经常用于探索前瞻性生物标志物和人类癌症的潜在治疗靶点。基因芯片可通过互补探针杂交来测量基因的表达水平。此外，RNA 测序(RNA-seq)技术的广泛应用极大地拓展了人们对乳腺癌的认识。基于 21 个乳腺癌数据集的全面转录组分析，Lehmann 等人将 TNBC 分为 7 个亚型。这些包括基底样 1 型(basal-like 1，BL1)、BL2、免疫调节型(immunomodulatory，IM)、间充质型(mesenchymal，M)、间充质干细胞样型(mesenchymal stem-like，MSL)、腔面雄激素受体型(luminal androgen receptor，LAR)和其他。

现在，大规模功能丧失 RNA 干扰(RNA interference，RNAi)筛选技术已被广泛应用于定义癌细胞所必需的功能基因。Bauer 等已经首次尝试进行基于载体的短发夹 RNA(short hairpin RNA，shRNA)筛选，靶向了 428 个基因，这些基因源自乳腺癌中异常转录物库和药物基因列表的叠加。他们发现抑制 PPMID 和 SP1 显著降低了两种 TNBC 细胞系的存活力，并增加了它们对紫杉醇的灵敏度。Kourtidis 等基于之前的荟萃分析进行了靶向 150 个与 HER2 共表达基因的 shRNA 筛选，并且发现 NR1D1 和 PBP 都是 HER2 阳性乳腺癌细胞必需的新的存活因子。随后，Marotta 等人进一步扩大了乳腺癌候选基因的数量，并且发现在 $CD44^{+}$ $CD24^{-}$ 乳腺癌细胞中 IL-6/JAK2/Stat3 轴被活化。Marcotte 等人在 72 种乳腺癌、胰腺癌和卵巢癌细胞系中进行了含有 16 056 个独特基因的 shRNA 的全基因组汇集筛选，发现了 297 个必需的基因。他们对 77 种乳腺癌细胞系进行了全基因组 shRNA 的“剔除筛选”，结果表明 *BRD4* 是腔面型乳腺癌的潜在靶点，并且 *PIK3CA* 突变可能决定了对溴化酶和外端结构域抑制剂的抗性。

最新的单细胞转录组学聚焦了 26 例 TNBC 样本，发现了新的与临床结果相关的程序性死亡蛋白配体(PD-L1/PD-L2)阳性巨噬细胞群，间充质细胞表现出明显不同的 3 个亚群。空间转录组揭示了基质细胞与免疫细胞的相互作用，提供了对抗肿瘤免疫调节的独特见解。利用单细胞特征对大型乳腺癌队列进行的分析将其分为 9 种“生态型”。这些“生态型”具有独特的细胞组成和临床结果，其表现出与肿瘤亚型、SC Subtype 细胞分布和主要细胞类型多样性具有关联，其不同生态型之间的预后也存在明显差异。

得益于 RNA 测序技术的发展，非编码 RNA(non-coding RNA，ncRNA)在乳腺癌发生、发展过程中的生物学作用得到了前所未有的揭示。ncRNA 具备丰富的亚分类，包括微小 RNA(miRNA)、长链非编码 RNA(lncRNA)、环状 RNA(circRNA)、核仁小 RNA(snoRNA)、转运 RNA 衍生的小 RNA(tsRNA)等。其参与乳腺癌的调控机制也很复杂，包括竞争性抑制、与 RNA 结合蛋白相互作用、参与转录及翻译调控、参与表观遗传调控等。针对 ncRNA 的研究，除了传统的机制和功能的研究，部分重点已经转移到结合多学科开发以 ncRNA 为对象的临床用药及治疗手段。例如，通过纳米技术对 miRNA 模拟物或抑制剂的全身性投递的研究正在进行，这对癌症治疗具有很大的价值。转录组学的分析已经提供了关于乳腺癌中基因表达的大量信息。利用 mRNA 表达谱可将 TNBC 分为独特的分子亚型，并寻找可靠的临床治疗靶点。

第三节 乳腺癌与蛋白质组学

RNA 选择性剪接和蛋白质翻译后修饰(如磷酸化、糖基化、泛素化、乙酰化、亚硝基化、甲基化、蛋白水解)等关键的天然生物过程导致基因组发现研究存在固有的局限性，因此，将蛋白质表达谱与癌症相关联的后基因组“蛋白质组学”项目对于乳腺癌生物学研究的补充是必不可少的。蛋白组学技术主要包括双向凝胶电泳、等电聚焦、生物质谱分析、飞行时间质谱、电喷雾质谱等。随着对大规模蛋白质相互作用研究的重视，发展高通量和高精度的蛋白质相互作用检测技术也被研究者所关注。此外，蛋白质芯片的发展也十分迅速，并已经在临床诊断中得到应用。质谱技术在过去 10 年中已取得了巨大进步，现代质谱仪的分辨率、质量准确度和速度都大大提高，从而使人类蛋白质组学的覆盖率更高，并提高了分析的通量。例如，5 年前鉴定约 5 000 种蛋白质需要 8 h 的质谱法(mass spectrometry，MS)测量，最近的研究在 1.5 h 内就可以达到了相似的结果。在 MS 运行之前进一步的肽分级分析使得能够更全面地覆盖蛋白质组，并增加对逾 10 000 种蛋白质的认知。乳腺癌的临床蛋白质组学有两种主要的预期结果,一是发现乳腺癌的新分子标志物;二是破译导致乳腺肿瘤发生和发展的信号通路,从而识别预后和预测标记,以及新的治疗靶点。这些数据最终可以为识别新的治疗靶点提供基础,并改善乳腺癌治疗和预后。蛋白质谱分析方法鉴定出C3a desArg片段、纤维蛋白肽A(fibrinopeptide A,FPA)、纤维蛋白原、ITIH4、apoA-Ⅳ、缓激肽、因子Ⅻa和转甲状腺素蛋白的C端区域,这些蛋白质片段在乳腺癌患者和正常人群,以及乳腺癌患者治疗前后均有表达的差异。尿激酶型纤溶酶原激活(urokinase-type plasminogen activator, u-PA)和纤溶酶原激活物抑制物-1(plasminogen activator inhibitor-1, PAI-1)作为淋巴结阴性乳腺癌的预后指标,是传统蛋白质组学研究的一个转折点。得益于大量蛋白质组学的新型技术被应用起来,一系列新的研究结论被提出,如QSOX1被发现是预测管腔B型乳腺癌复发风险和不良存活的一种新型生物标志物,并且在恶性肿瘤的进展中具有促增殖和促侵袭作用。有学者用差异蛋白质组学分析来鉴定原发性乳腺癌患者中的候选生物标志物,发现在调节肿瘤微环境和与肿瘤发生相关的途径中起重要作用的饰胶蛋白聚糖(decorin, DCN)和内质素(HSP90B1)。其中DCN的高表达与淋巴结转移相关,HSP90B1的高表达与远端转移相关。两者都会使生存率降低,但通过内分泌治疗后,这两种蛋白质的高表达型的预后改变良好。Descotes等利用双向电泳发现这组蛋白质(GMPS、GAPDH、FTL和GPD1)对乳腺癌具有强大的预后影响,都和癌细胞的增殖相关。在乳腺癌细胞系中的采用定量质谱的蛋白质组学技术和在两个独立患者队列中的验证表明,视黄酸受体α(retinoic acid receptor α, RARα)在他莫昔芬抗性细胞中对配体的灵敏度增加,RARα可以作为一种新的治疗靶点,也可用来作为辅助他莫昔芬治疗的ER阳性乳腺癌患者的预测因子。Rezaul等研究了与乳腺癌的ER状态有关的蛋白质表达。他们发现liprin-α1、肌成束蛋白(fascin)、DAP5和β-制动蛋白-1(β-arrestin-1)是ER阴性的潜在生物标志物。Liu等使用质谱分析了126个TNBC的乳腺癌样品,获得的总蛋白质覆盖度>3 500种蛋白质,并且鉴定出了11种蛋白质标签,具有10种上调的蛋白质(CMPK1、AIFM1、FTH1、EML4、GANAB、CTNNA1、AP1G1、STX12、AP1M1和CAPZB)和一个在预后良好的患者中下调的蛋白质(MTHFD1)。使用相同的技术,De Marchi等获得了预测复发性乳腺癌中他莫昔芬灵敏度的4种蛋白质标签(程序性细胞死亡蛋白4、cingulin、卵巢癌免疫反应性抗原结构域蛋白1和Ras GTPase活化蛋白结合蛋白2)。研究对象由112个ER+肿瘤样品组成,总覆盖度为4 000个蛋白质。Mertins等在对来自TCGA队列的77个乳腺癌样本的基因首次进行了蛋白质组学和磷酸化蛋白质组学分析,他们达到了>11 000种蛋白质和26 000个磷酸化位点的总深度,然后将其与TCGA数据进行比较以辨别体细胞突变对蛋白质组和磷酸化蛋白质组的影响。比较的结果表明,ER、PR、HER2、p53、磷脂酰肌醇-4、5-二磷酸、3-激酶催化亚基a和GATA结合蛋白3与mRNA亚型一致,但其他蛋白质与转录组学分类不一致。当磷酸化蛋白质组学数据用于分类时,可以将其分为3个亚组,包括管腔型富集组,基底样型富集组和混合组。但总体上,内在亚型与基于磷酸化蛋白质组的分组之间几乎没有关联。

临床蛋白质组学的下一步是将基于MS的蛋白质测量应用于临床诊断。临床上常规使用的是基于抗体的技术,主要有免疫组织化学和酶联免疫吸附测定来测量蛋白质。尽管抗体为常规临床应用提供了必要的灵敏度和通量,但这些方法受到非常高度特异度抗体需求的挑战,并且免疫反应性可能由于蛋白质的翻译后修饰而受到损害。将质谱技术转移到临床诊断中可能是一个更大的挑战。笔者预计,未来常规血液检测将通过多重靶向检测来分析,这些检测可测量数十种生物标志物,具有高通量和低成本。因此,不是仅检查有限的蛋白质亚组,而是常规地监测多种生物标志物,可能在早期阶段使癌症诊断成为可能。总而言之,随着所有这些技术的成熟,多中心、跨学科的合作可以将蛋白质组学推向临床,提供更好的诊断和治疗。

第四节　乳腺癌与代谢组学

代谢组学是效仿基因组学和蛋白质组学的研究思想，对生物体内所有代谢物进行定量分析，并寻找代谢物与生理病理变化相对关系的研究方式，是系统生物学的组成部分。代谢物更多地反映了细胞所处的环境，这与细胞的营养状态、药物和环境污染物的作用，以及其他外界因素的影响密切相关。最新的代谢组学研究显示，不同乳腺癌样本中存在具有明显差异的代谢组学特征。根据分析结果表明，TNBC根据代谢通路的富集结果，可以分成3种不同亚型，分别为为脂质合成型、糖酵解型以及混合型。其中脂质合成型的特点是脂肪酸、胆固醇等脂质的代谢和合成在癌细胞中上调，占全部TNBC的26.4%，主要由腔面雄激素受体型组成。而糖酵解型TNBC特点是癌细胞糖类（碳水化合物）和核苷酸的代谢上调，占全部TNBC的36.9%，主要包括基底样免疫抑制型。混合型则兼具以上两种亚型的特点，占全部TNBC的36.7%。研究显示，较正常组而言，存在21条代谢途径在TNBC中显著失调，其中氧化磷酸化和嘧啶代谢是TNBC上调最明显的代谢途径。同时，相关结果还显示脂质合成型TNBC对脂肪酸合成酶抑制剂表现出灵敏度，而糖酵解型TNBC则对糖酵解通路抑制剂显示出灵敏度。

因此有人认为，“基因组学和蛋白质组学告诉你什么可能会发生，而代谢组学则告诉你什么确实发生了”。代谢组学的研究方法与蛋白质组学的方法类似，通常有两种方法。一种方法称作代谢物指纹分析，采用液相色谱-质谱法（liquid chromatography-mass spectrometry，LC-MS）的方法，比较不同血样中各自的代谢产物，以确定其中所有的代谢产物；另一种方法是代谢轮廓分析，研究人员假定了一条特定的代谢途径，并对此进行更深入的研究。随着细胞的不断代谢增殖，如在肿瘤转化和随后的增殖过程中，或通过对恶性肿瘤的炎症或免疫反应，形成细胞代谢物与正常非恶性细胞周转中发现的代谢物。此外，代谢组表现出随时间的动态变化与疾病演变轨迹一致。用于筛查的乳房造影的灵敏度约为84%，根据年龄和乳房密度等因素的不同而变化。而通过核磁共振和质谱的代谢组学指纹图谱方法已经通过后续的随机森林（random forest，RF）分析证明能够100%准确地识别来自健康对照和乳腺癌女性的血浆样品。这表明在普通人群的筛查中代谢组学起到的潜在作用，或许可以替代或丰富当前的以影像学为中心的诊断金标准。从单侧早期乳腺癌患者（用对侧乳房的抽吸物作为对照）进行取样和分析导管液体已经证实了在乳腺癌检测中的一些可行性。最近的一项前瞻性研究比较了侵袭性乳腺癌患者与健康的性别和种族均匹配的对照组的血清，发现气相色谱-质谱法（gas chromatography-mass spectrometry，GC-MS）代谢组的生长在各组间具有差异，灵敏度为96%，特异度为100%。以上均说明代谢组学在未来的乳腺癌早期筛查发现可以发挥出不可替代的作用。

在肿瘤组织进行全代谢组学分析共鉴定出418种不同的代谢物，其中133种（31.8%）在ER阳性乳腺癌和TNBC之间显示不同，其差异具有统计学意义。TNBC与ER阳性乳腺癌相比，能量代谢和甲基转移普遍增加。此外，与增殖相关的氧化还原平衡和最近提出的代谢物肌氨酸和2-羟基戊二酸相关的指标也在TNBC中比ER阳性乳腺癌有着更高的水平。非洲裔美国女性TNBC的发病率较高，并且有证据表明这些女性的预后较欧洲女性差。非裔美国女性的TNBC和局部晚期乳腺癌表现出不同的代谢特征。这些亚型的代谢谱也与白人女性中揭示的不同。TNBC在非洲裔美国女性中表达更高水平的谷胱甘肽、胆碱和谷氨酰胺，以及以线粒体呼吸减少和伴随ATP水平降低为特征的糖酵解增加等深度代谢改变。而白人女性的TNBC与嘧啶合成增加有关。这些代谢改变将来可以被用作TNBC的新型治疗靶点。观察到TNBC的特征在于谷氨酰胺水平较低而谷氨酸水平较高，这与基于谷氨酰胺分解的代谢增加一致。已经表明，c-MYC的转录活性增加以及谷氨酸代谢的改变已成为TNBC的标志。代谢组学和基因表达数据通过多变量分析合并，作为识别不同内在群体的手段，在管腔A型分类下进行样本分析。高分辨魔角旋转（high-resolution magic angle spinning，HR-MAS）(MRS)在管腔A型组内鉴定出3个不同的代谢组群，这表明已建立的分子群具有进一步细分代谢组系的潜力。其中一个亚群表现出比其他管腔A型群更低的葡萄糖和更高的丙氨酸水平，这个有更高Warburg效应的管腔A型亚群可能被假设为相对更具侵袭性的临床亚表型，这可能有助于个性化治疗方案的选择。基于核磁共振的代谢组学分析了3种不同的乳腺癌细胞系对多腺苷二磷酸核糖聚合酶(PARP)抑制剂(veliparib)的反应，揭示了几种与细胞系无关的代谢变化。PARP抑制与所有3种细胞系中富含的氮代谢，甘氨酸、丝氨酸和苏氨酸代谢，氨酰基-tRNA生物合成，以及牛磺酸和亚牛磺酸代谢有关。PARP抑制和放射诱导了*BRCA*突变型HCC1937细胞中的类似代谢反应，但在MCF-7和MDA-MB-231细胞中不诱导，表明辐射和PARP抑制与*BRCA*突变细胞中的代谢途径具有相互作用。2010年，支持代谢组学作为复发性疾病的潜在生物标志物的第一篇论文已经发表。56例早期乳腺癌患者进行回顾性分析，所有患者均在6年内收集了血清样本。在此期间有20名受试者复发乳腺癌。通过多变量分析，确定了11种代谢标志物；这些代谢标志物在复发性疾病和未复发疾病之间做了鉴别，灵敏度为86%，特异度为84%。用代谢组学的标志物要比CA27.29作为复发的分子标志物早了55%的时间，这样会带来更好的预后。

综上所述，我们可以看出代谢组学在乳腺癌研究中扮演者越来越重要的角色，可以同时推动乳腺癌的基础研究和临床治疗的进展，会逐渐上升到与其他几大组学同等重要的地位。

(邵　杨　杨　恭)

参考文献

[1] ALEXANDROV L B, NIK-ZAINAL S, WEDGE D C, et al. Signatures of mutational processes in human cancer [J]. Nature, 2013,500(7463):415 - 421.

[2] BANERJI S, CIBULSKIS K, RANGEL-ESCARENO C, et al. Sequence analysis of mutations and translocations across breast cancer subtypes [J]. Nature, 2012,486(7403):405 - 409.

[3] BHUTE V J, MA Y, BAO X P, et al. The poly (ADP-ribose) polymerase inhibitor veliparib and radiation cause significant cell line dependent metabolic changes in breast cancer cells [J]. Sci Rep, 2016,6:36061.

[4] CARMONA F J, DAVALOS V, VIDAL E, et al. A comprehensive DNA methylation profile of epithelial-to-mesenchymal transition [J]. Cancer Res, 2014, 74(19):5608 - 5619.

[5] CASAMASSIMI A, FEDERICO A, RIENZO M, et al. Transcriptome profiling in human diseases: new advances and perspectives [J]. Int J Mol Sci, 2017, 18(8):1652.

[6] CAWTHORN T R, MORENO J C, DHARSEE M, et al. Proteomic analyses reveal high expression of decorin and endoplasmin (HSP90B1) are associated with breast cancer metastasis and decreased survival [J]. PLoS One, 2012,7(2):e30992.

[7] CHEN R, MIAS G I, LI-POOK-THAN J, et al. Personal omics profiling reveals dynamic molecular and medical phenotypes [J]. Cell, 2012, 148(6): 1293 - 1307.

[8] CHEN W Q, ZHENG R S, BAADE P D, et al. Cancer statistics in China, 2015 [J]. CA: A Cancer Journal for Clinicians, 2016,66(2):115 - 132.

[9] CHEN X H, HU H Y, HE L, et al. A novel subtype classification and risk of breast cancer by histone modification profiling [J]. Breast Cancer Res Treat, 2016,157(2):267 - 279.

[10] CURTIS C, SHAH S P, CHIN S F, et al. The genomic and transcriptomic architecture of 2, 000 breast tumours reveals novel subgroups [J]. Nature, 2012,486(7403):346 - 352.

[11] DE MARCHI T, LIU N Q, STINGL C, et al. 4 - protein signature predicting tamoxifen treatment outcome in recurrent breast cancer [J]. Mol Oncol, 2016,10(1):24 - 39.

[12] DESCOTES F, JÉZÉQUEL P, SPYRATOS F, et al. Identification of potential prognostic biomarkers for node-negative breast tumours by proteomic analysis: a multicentric 2004 national PHRC study [J]. Int J Oncol, 2012,41(1):92 - 104.

[13] DING L, ELLIS M J, LI S Q, et al. Genome remodelling in a basal-like breast cancer metastasis and xenograft [J]. Nature, 2010, 464(7291): 999 - 1005.

[14] ESTELLER M. Epigenetics in cancer [J]. N Engl J Med, 2008,358(11):1148 - 1159.

[15] FACKLER M J, MCVEIGH M, MEHROTRA J, et al. Quantitative multiplex methylation-specific PCR assay for the detection of promoter hypermethylation in multiple genes in breast cancer [J]. Cancer Res, 2004,64(13):4442 - 4452.

[16] GAO R L, DAVIS A, MCDONALD T O, et al. Punctuated copy number evolution and clonal stasis in triple-negative breast cancer [J]. Nature Genetics, 2016,48(10):1119 - 1130.

[17] GAUDET M M, CAMPAN M, FIGUEROA J D, et al. DNA hypermethylation of ESR1 and PGR in breast cancer: pathologic and epidemiologic associations [J]. Cancer Epidemiol Biomarkers Prev, 2009,18(11):3036 - 3043.

[18] GILLETTE M A, CARR S A. Quantitative analysis of peptides and proteins in biomedicine by targeted mass spectrometry [J]. Nat Methods, 2013,10(1): 28 - 34.

[19] GONG Y, JI P, YANG Y S, et al. Metabolic-pathway-based subtyping of triple-negative breast cancer reveals potential therapeutic targets [J]. Cell Metabol, 2021,33(1):51 - 64.

[20] GOODING A J, ZHANG B, GUNAWARDANE L, et al. The lncRNA BORG facilitates the survival and chemoresistance of triple-negative breast cancers [J]. Oncogene, 2019,38(12):2020 - 2041.

[21] HADI N I, JAMAL Q, IQBAL A, et al. Serum metabolomic profiles for breast cancer diagnosis, grading and staging by gas chromatography-mass spectrometry [J]. Sci Rep, 2017,7: 1715.

[22] JIANG Y Z, MA D, SUO C, et al. Genomic and transcriptomic landscape of triple-negative breast cancers: subtypes and treatment strategies [J]. Cancer Cell, 2019,35(3):428 - 440. e5.

[23] JOHANSSON H J, SANCHEZ B C, MUNDT F, et al. Retinoic acid receptor alpha is associated with tamoxifen resistance in breast cancer [J]. Nat Commun, 2013,4: 2175.

[24] JOVÉ M, COLLADO R, QUILES J L, et al. A plasma metabolomic signature discloses human breast cancer [J]. Oncotarget, 2017,8(12):19522 - 19533.

[25] KAJABOVA V, SMOLKOVA B, ZMETAKOVA I, et al. RASSF1A promoter methylation levels positively correlate with estrogen receptor expression in breast cancer patients [J]. Transl Oncol, 2013,6(3):297 - 304.

[26] KANAAN Y M, SAMPEY B P, BEYENE D, et al. Metabolic profile of triple-negative breast cancer in African-American women reveals potential biomarkers of aggressive disease [J]. Cancer Genomics Proteomics, 2014,11(6):279 - 294.

[27] KATCHMAN B A, OCAL I T, CUNLIFFE H E, et al. Expression of quiescin sulfhydryl oxidase 1 is associated with a highly invasive phenotype and correlates with a poor prognosis in Luminal B breast cancer [J]. Breast Cancer Res, 2013,15(2):R28.

[28] KHATCHERESSIAN J L, HURLEY P, BANTUG E, et al. Breast cancer follow-up and management after primary treatment: American society of clinical oncology clinical practice guideline update [J]. J Clin Oncol, 2013,31(7):961 - 965.

[29] KORANGATH P, TEO W W, SADIK H, et al. Targeting glutamine metabolism in breast cancer with aminooxyacetate [J]. Clin Cancer Res, 2015,21(14):3263 - 3273.

[30] LARONGA C, BECKER S, WATSON P, et al. SELDI-TOF serum profiling for prognostic and diagnostic classification of breast cancers [J]. Dis Markers, 2003,19(4/5):229 - 238.

[31] LI M L, GREENBERG R A. Links between genome integrity and BRCA1 tumor suppression [J]. Trends Biochem Sci, 2012,37(10):418 - 424.

[32] LI W J, ZHANG Z H, LIU X H, et al. The FOXN3 - NEAT1 - SIN3A repressor complex promotes progression of hormonally responsive breast cancer [J]. J Clin Invest, 2017, 127(9): 3421 - 3440.

[33] LI Y S, ZHANG Y P, LI S L, et al. Genome-wide DNA methylome analysis reveals epigenetically dysregulated non-coding RNAs in human breast cancer [J]. Sci Rep, 2015,5: 8790.

[34] LIM M J, FOSTER G J, GITE S, et al. An ELISA-based high throughput protein truncation test for inherited breast cancer [J]. Breast Cancer Res, 2010,12(5):R78.

[35] LIU N Q, STINGL C, LOOK M P, et al. Comparative proteome analysis revealing an 11 - protein signature for aggressive triple-negative breast cancer [J]. J Natl Cancer Inst, 2014, 106(2): djt376.

[36] LOVE C, DAVE S. MicroRNA expression profiling using microarrays [J]. Methods Mol Biol, 2013, 999: 285 - 296.

[37] MAJZOUB R E, FAYYAD-KAZAN M, DINE A N E, et al. A thiosemicarbazone derivative induces triple negative breast cancer cell apoptosis: possible role of miRNA - 125a - 5p and miRNA - 181a - 5p [J]. Genes Genomics, 2019,41(12):1431 - 1443.

[38] MARCOTTE R, BROWN K R, SUAREZ F, et al. Essential gene profiles in breast, pancreatic, and ovarian cancer cells [J]. Cancer Dis, 2012,2(2):172 - 189.

[39] MARCOTTE R, SAYAD A, BROWN K R, et al. Functional genomic landscape of human breast cancer drivers, vulnerabilities, and resistance [J]. Cell, 2016,164(1/2):293 - 309.

[40] MARTÍNEZ-GALÁN J, TORRES-TORRES B, NÚÑEZ M I, et al. ESR1 gene promoter region methylation in free circulating DNA and its correlation with estrogen receptor protein expression in tumor tissue in breast cancer patients [J]. BMC Cancer, 2014,14:59.

[41] MATOS DO CANTO L, MARIAN C, VARGHESE R S, et al. Metabolomic profiling of breast tumors using ductal fluid [J]. Int J Oncol, 2016,49(6):2245-2254.

[42] MERTINS P, MANI D R, RUGGLES K V, et al. Proteogenomics connects somatic mutations to signalling in breast cancer [J]. Nature, 2016,534(7605):55-62.

[43] MESSIER T L, GORDON J A R, BOYD J R, et al. Histone H3 lysine 4 acetylation and methylation dynamics define breast cancer subtypes [J]. Oncotarget, 2016,7(5):5094-5109.

[44] NETWORK C G A. Comprehensive molecular portraits of human breast tumours [J]. Nature, 2012,490(7418):61-70.

[45] POURTEIMOOR V, MOHAMMADI-YEGANEH S, PARYAN M. Breast cancer classification and prognostication through diverse systems along with recent emerging findings in this respect; the dawn of new perspectives in the clinical applications [J]. Tumor Biology, 2016,37(11):14479-14499.

[46] RADPOUR R, KOHLER C, HAGHIGHI M M, et al. Methylation profiles of 22 candidate genes in breast cancer using high-throughput MALDI-TOF mass array [J]. Oncogene, 2009,28(33):2969-2978.

[47] RICHARDS A L, MERRILL A E, COON J J. Proteome sequencing goes deep [J]. Curr Opin Chem Biol, 2015,24: 11-17.

[48] ROLL J D, RIVENBARK A G, SANDHU R, et al. Dysregulation of the epigenome in triple-negative breast cancers: basal-like and claudin-low breast cancers express aberrant DNA hypermethylation [J]. Exp Mol Pathol, 2013,95(3):276-287.

[49] SHAH S P, ROTH A, GOYA R, et al. The clonal and mutational evolution spectrum of primary triple-negative breast cancers [J]. Nature, 2012, 486(7403):395-399.

[50] SIEGEL R L, MILLER K D, FUCHS H E, et al. Cancer statistics, 2021 [J]. CA Cancer J Clin, 2021,71(1):7-33.

[51] SIPRASHVILI Z, WEBSTER D E, JOHNSTON D, et al. The noncoding RNAs SNORD50A and SNORD50B bind K-Ras and are recurrently deleted in human cancer [J]. Nature Genetics, 2016,48(1):53-58.

[52] STEFANSSON O A, VILLANUEVA A, VIDAL A, et al. BRCA1 epigenetic inactivation predicts sensitivity to platinum-based chemotherapy in breast and ovarian cancer [J]. Epigenetics, 2012,7(11):1225-1229.

[53] TAYYARI F, GOWDA G A N, OLOPADE O F, et al. Metabolic profiles of triple-negative and luminal A breast cancer subtypes in African-American identify key metabolic differences [J]. Oncotarget, 2018,9(14):11677-11690.

[54] TCHOU J, LAM L, LI Y R, et al. Monitoring serum HER2 levels in breast cancer patients [J]. SpringerPlus, 2015,4: 237.

[55] TEICHER B A, LINEHAN W M, HELMAN L J. Targeting cancer metabolism [J]. Clin Cancer Res, 2012,18(20):5537-5545.

[56] TESSARZ P, KOUZARIDES T. Histone core modifications regulating nucleosome structure and dynamics [J]. Nat Rev Mol Cell Biol, 2014,15(11):703-708.

[57] WIDSCHWENDTER M, SIEGMUND K D, MÜLLER H M, et al. Association of breast cancer DNA methylation profiles with hormone receptor status and response to tamoxifen [J]. Cancer Res, 2004,64(11):3807-3813.

[58] WU S Z, AL-ERYANI G, RODEN D L, et al. A single-cell and spatially resolved atlas of human breast cancers [J]. Nature Genetics, 2021,53(9):1334-1347.

[59] YATES L R, KNAPPSKOG S, WEDGE D, et al. Genomic evolution of breast cancer metastasis and relapse [J]. Cancer Cell, 2017,32(2):169-184.

第六章

趋化因子与乳腺癌

肿瘤的发生、发展、侵袭及转移依赖一系列连续的复杂的事件，机制并不十分明确。近年有研究提示，这其中许多环节不仅由恶性肿瘤细胞自身决定，而且与肿瘤微环境中非肿瘤细胞成分密切相关，如细胞因子及其受体的表达。其中趋化因子已经成为癌症基础领域的研究热点，本章将深入探讨参与调控乳腺癌发生、发展的趋化因子。

第一节　趋化因子家族

细胞因子(cytokine)是免疫原、丝裂原或其他刺激剂诱导免疫效应细胞和相关细胞合成、分泌的具有生物活性的一类蛋白质或多肽，通过与靶细胞表面受体结合而发挥诱导蛋白质分泌、介导免疫系统中细胞间通讯的作用。根据结构和功能，细胞因子可分为白细胞介素(IL)、干扰素(IFN)、肿瘤坏死因子(TNF)家族、集落刺激因子(CSF)、趋化因子(chemokine)和生长因子(GF)等多种类型。

趋化因子属细胞因子中的最大家族，至今已发现了 50 多种人的趋化因子。趋化因子是一类能趋化细胞定向移动的小分子分泌蛋白，分子量通常为 7 000～15 000。趋化因子通过结合并激活 G 蛋白偶联的细胞表面受体而发挥作用，并能够控制免疫细胞的迁移和驻留。趋化因子参与多种病理生理过程，包括免疫反应、组织损伤、心血管疾病、肿瘤形成等。一些趋化因子被认为是促炎性的，感染部位在免疫应答期间可以诱导其释放，而另一些则是稳定表达的，并参与组织发育或维持期间细胞迁移的控制，如一些趋化因子在胸腺、骨髓或胎肝等淋巴组织的发育部位高度表达，胸腺组织中的 CCL25-CCR9 趋化因子轴对 T 细胞发育起到重要作用。在肿瘤中，趋化因子及其受体是细胞进出肿瘤微环境的重要调节因子。

当成纤维细胞、内皮细胞、表皮细胞等组织细胞和免疫细胞在受到刺激物，如生长因子、干扰素、病毒产物及细菌产物的诱导时可分泌出不同的趋化因子。在趋化因子的分子中都有 4 个保守的半胱氨酸(C)，根据靠近分子氨基端(N 端)的前两个 C 间是否插入其他氨基酸，将它们分为 4 个亚家族：①CXC 亚家族，插入 1 个氨基酸残基，亦称为 α 类趋化因子，可趋化多形核白细胞到达急性炎症部位，如 IL-8；②CC 亚家族，不插入其他氨基酸残基，又称 β 类趋化因子，主要对单核细胞、T 细胞、嗜碱性粒细胞和树突状细胞有趋化和刺激作用，如单核细胞趋化蛋白-1(monocyte chemotactic protein-1，MCP-1)即 CCL2；③C 亚家族，N 端仅一个 C，如淋巴细胞趋化蛋白(lymphotactin)即 XCL1，对 T 细胞、NK 细胞和树突状细胞有趋化作用；④CX3C 亚家族，插入 3 个其他氨基酸残基，分形趋化因子(fractalkine)即 CX3CL1 是 CX3C 型趋化因子，对单核-巨噬细胞、T 细胞及 NK 细胞有趋化作用。目前所发现的趋化因子主要属于 α 类和 β 类。在分子结构上，皆通过二硫键折叠形成以自由的 N 端、3 个反向折叠的 β 片层和 α 螺旋的羧基端(C 端)为特征的二级结构。

第二节　趋化因子受体

细胞因子通过结合特异性的细胞因子受体发挥生物学作用。细胞因子受体均为跨膜分子，由膜胞外区、跨膜区和胞质区组成。细胞因子与细胞因子受体结合后才能启动细胞内的信号转导，调节细胞的功能。趋化因子受体是细胞因子受体的一种类型。

趋化因子受体是一类介导趋化因子行使功能的G蛋白偶连受体(G protein-coupled receptor, GPCR)，包含7个跨膜结构域，具有3个胞外环和3个胞内环，其中1个胞内环与异源三聚体G蛋白偶联，在配体与受体结合后触发一系列的信号转导。趋化因子受体表达于骨髓来源的各白细胞亚群，同时也表达于部分上皮细胞、血管内皮细胞、神经细胞等类型的细胞上。根据其结合的趋化因子的不同，趋化因子家族受体分为CXCR、CCR、XCR和CX3CR等亚家族。目前发现的趋化因子受体有至少20种，其中CXCR有8种，CCR有10种，XCR有1种，CX3CR有1种(图6-1)。有些趋化因子特异性地与一种受体结合，如CXCL16仅与CXCR6结合；而有些趋化因子可以与几种受体结合，如CCL5(RANTES)可以与CCR1、CCR3和CCR5结合；同样有时一种受体能与数种趋化因子结合，如CCR3可以结合CCL5、CCL7、CCL8、CCL24及CCL26等多种趋化因子。这种结果使得一种趋化因子可以趋化表达不同趋化因子受体的免疫细胞定向迁移，而一种免疫细胞也可以为多种趋化因子所招募。另外，Duffy抗原趋化因子受体也能与大多数CC和CXC趋化因子结合，但不能被激活而发挥生物学功能。

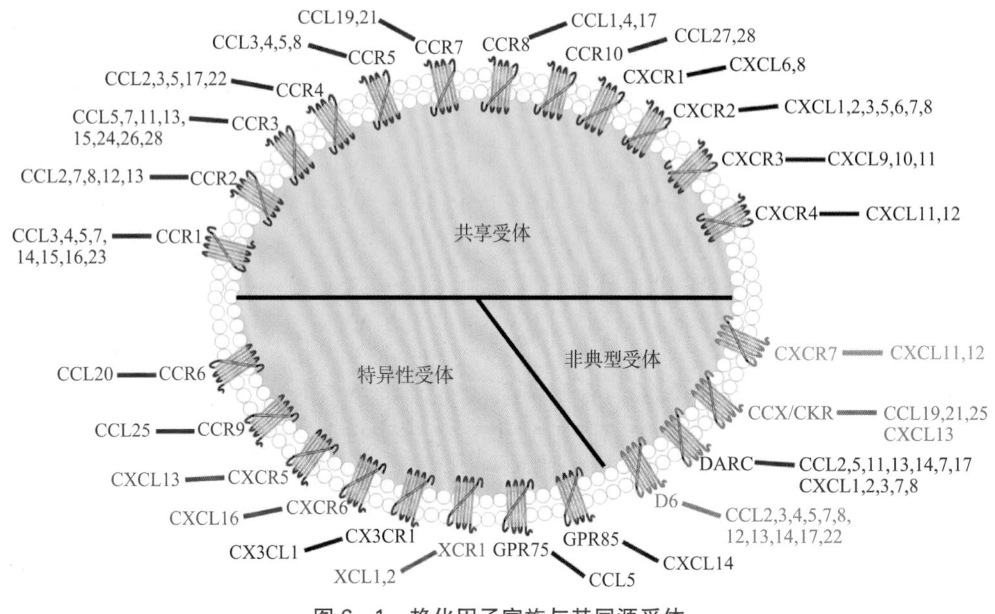

图6-1　趋化因子家族与其同源受体

注：大多数趋化因子能够结合多种受体，且单个受体也能够结合多种趋化因子，如图示CC(蓝色)和CXC(绿色)趋化因子。非典型受体(绿色)也可以与多种趋化因子相互作用。相反，少数受体(红色)只有1个配体。

同其他免疫分子一样，趋化因子既可以发挥免疫调节作用，在一定条件下也可以参与多种疾病的发生。例如，在动脉粥样硬化的巨噬细胞、泡沫细胞和平滑肌细胞中，黑色素瘤细胞和类风湿关节炎的滑膜细胞中，CCL2的表达被上调；多种趋化因子促进类风湿关节炎、肺炎、哮喘和过敏性鼻炎的发展；趋化因子促进肿瘤细胞与内皮细胞或成纤维细胞等细胞间的信息交换，调控免疫细胞的浸润和活化。

而激活信号传导通路的能力使得趋化因子受体可以在细胞增殖、血管生成、免疫调节和转移等各个步骤中促进肿瘤的进展。

第三节　趋化因子与乳腺肿瘤干细胞

近几年的研究显示，在乳腺癌、颅脑肿瘤、前列腺癌、肝癌及胰腺癌等实体瘤中存在着一小群细胞，即肿瘤干细胞（CSC）或肿瘤起始细胞（tumor initiating cell，TIC）。它们具有自我更新、无限增殖、多向分化的能力，且具有化疗和放疗抵抗性、高致瘤性、高侵袭转移性等特点。研究认为，肿瘤干细胞是肿瘤不断生长及复发转移的根源，而肿瘤微环境在调控肿瘤干细胞的自我更新、多向分化及耐药等过程中发挥重要作用。探究肿瘤微环境中的趋化因子对肿瘤干细胞的调控机制，可为制定新的治疗策略有效靶向肿瘤干细胞、减少肿瘤复发转移提供理论依据。

2003 年，Al-Hajj 等首次从实体乳腺癌组织中分离出 $CD44^{+}$/$CD24^{-}$ 乳腺肿瘤细胞亚群。这些细胞具有干细胞特性，其肿瘤形成能力增加了 10～50 倍，于是将此群细胞命名为乳腺肿瘤干细胞（BCSC），从此乳腺癌治疗掀开了靶向 BCSC 的新篇章。BCSC 较之乳腺干细胞有自身的特点。首先，BCSC 增殖是无序的、失控的，其缺乏分化成熟的能力；其次，BCSC 在体内生存时间长，具有积累复制错误的倾向，从而更有可能发生突变；另外，BCSC 存在多向分化的能力，增殖能力巨大。类似于正常组织干细胞，BCSC 同样受到周围的肿瘤微环境的影响。

肿瘤微环境主要指由成纤维细胞、巨噬细胞、血管内皮细胞、淋巴管和细胞外基质等共同构成的肿瘤发生、发展和转移的局部稳态环境。一方面，肿瘤干细胞位于特定的微环境中；另一方面，肿瘤干细胞的微环境具有维持肿瘤干细胞自我更新、多向分化的能力并处于未分化状态，其亦可作为抵御药物递送到肿瘤干细胞的物理屏障。肿瘤微环境在肿瘤细胞的增殖和转移中起着重要作用，但肿瘤微环境的变化也必须影响肿瘤干细胞内在的表型指标的改变方可影响其致瘤性。肿瘤微环境中的间充质干细胞、肿瘤相关成纤维细胞及内皮细胞等可以通过趋化因子网络与肿瘤干细胞相互作用，并由此调控肿瘤干细胞的分裂、分化，下面我们列举一些参与其中的趋化因子。

一、CXCL8（IL-8）

白细胞介素-8（interleukin-8，IL-8）是 Yoshimura 等首先发现的促炎症趋化因子，与促进中性粒细胞趋化和脱颗粒有关，属于 CXC 家族，主要由单核巨噬细胞产生，其他如成纤维细胞、上皮细胞、内皮细胞、肝细胞等亦可在适宜的刺激条件下产生 IL-8。它先由 *IL-8* 基因编码产生一个含 99 个氨基酸残基的翻译产物，后经过氨基末端的蛋白质水解切割，产生几种不同的产物，主要活性形式为 72 个氨基酸残基，分子量约为 8 000。IL-8 的表达主要受到激活蛋白或核因子 κB（NF-κB）介导的转录活性的调节，同时也被证明受到许多不同刺激的调节，包括炎症信号，如 TNF-α 和 IL-1β；化学和环境应激，如化疗药物和低氧；类固醇激素，如雄激素和雌激素。溶液中的 IL-8 被认为以非共价连接的二聚体存在；在体外，IL-8 通过与表达 CXCR1 或 CXCR2 的中性粒细胞、T 细胞等结合，趋化并激活炎症细胞进入炎症部位，发挥生物学效应。

IL-8 受体家族是可与 IL-8 特异性结合的受体，包括 IL-8 受体 A（IL-8RA，又称 CXCR1）、IL-8 受体 B（IL-8RB，又称 CXCR2）和 Duffy 抗原趋化因子受体（Duffy antigen receptor for ehemokine，DARC，即 ACKR1）3 种。CXCR1 仅在响应 IL-8 和粒细胞趋化蛋白 2（granulocyte chemoattractant protein-2，GCP-2）的结合时被激活，而 CXCR2 能够被生长调节致癌基因（growth-regulated oncogene，GRO）、中性粒细胞激活因子（neutrophil activating factor，NAF）、GCP 等激活。在肿瘤细胞、内皮细胞、浸润性中性粒细胞及肿瘤相关巨噬细胞中，IL-8 及其受体的表达增加。IL-8 主要的生物学活性是吸引和激活中性粒细胞，中性粒细胞与 IL-8 接触后发生形态变化，定向游走到反应部位并释放一系列活性产物；这些作用可导致机体局部的炎症反应，达到杀菌和细胞损伤的目的。此外 IL-8 对嗜酸性粒细胞、嗜碱性粒细胞和淋巴细胞也有一定作用。

二、IL-6

人白细胞介素-6(interleukin-6, IL-6)编码基因位于7号染色体短臂21区,编码一条含212个氨基酸残基的多肽,包括一个28个氨基酸残基的信号肽。IL-6由2条糖蛋白链组成,一条为α链,分子量为80 000;另一条为β链,分子量为130 000。α链缺少胞内区,只能以低亲合性与IL-6结合,所形成的复合物迅即与高亲和性的β链结合,通过β链向细胞内传递信息。IL-6由成纤维细胞、单核/巨噬细胞、T细胞、B细胞、上皮细胞、角质细胞以及多种肿瘤细胞所产生。IL-1、TNF-α、血小板衍生生长因子(platelet-derived growth factor, PDGF)、病毒感染、双链RNA等,均可诱导正常细胞产生IL-6。

IL-6能够刺激参与免疫反应的细胞增殖、分化并提高其功能。IL-6的生物学特性有:诱导B细胞分化、支持浆细胞瘤和骨髓瘤增生、诱导IL-2和IL-2受体表达、诱导单核细胞分化、诱导细胞毒性T细胞(cytotoxic T lymphocyte, CTL)、增强自然杀伤(NK)细胞活性、诱导急性期反应分子并刺激肝细胞、诱导神经元分化、诱导肾小球系膜细胞生长、诱导角质化细胞生长、抑制细胞凋亡、支持造血干细胞分化等。研究表明,高血清浓度的IL-6是包括胃癌、胰腺癌、黑色素瘤、乳腺癌、肺癌等癌症患者的一个不良预后因素。在小鼠模型中,对IL-6反式信号转导通路的破坏会延缓小鼠肿瘤的生长。

Sasser等研究表明,乳腺癌细胞可产生IL-6,且雌激素受体(ER)阴性的乳腺癌细胞分泌IL-6多于ER阳性细胞。Conze等在多药耐药的乳腺癌MCF-7/ADR细胞培养上清中检测到高水平的IL-6,并且用IL-6预处理乳腺癌细胞能够导致其对多柔比星(阿霉素)的抗性增加8~10倍。Studebaker等研究者认为,乳腺组织中成纤维细胞产生的IL-6可促进MCF-7细胞的增殖和侵袭,这可能与IL-6使得乳腺癌细胞E-钙黏素表达降低有关。IL-6是BCSC自我更新的直接调控因子,通过与BCSC表面的IL-6受体/GP130复合体结合,诱发STAT3信号传导通路的活化,进而诱导BCSC的自我更新。Liu等利用小鼠异种移植瘤模型发现,BCSC能产生IL-6,进而招募和激活间充质干细胞(mesenchymal stem cell, MSC)产生肿瘤干细胞维持因子CXCL7。另外IL-6还可以通过Jagged1/Notch信号转导通路促进乳腺癌细胞获得干细胞表型,具备自我更新、多向分化潜能以及侵袭能力,从而提高乳腺癌细胞的生存能力。Kozlowski等研究显示,与健康女性相比,乳腺癌患者血清中的IL-6和IL-8更高,这也与乳腺癌的临床分期及患者预后相关。暴露于IL-6环境中的肿瘤细胞显示出一些恶性特征,如肿瘤细胞的侵袭、转移及化疗抵抗能力增强。有研究显示,IL-6是很强的上皮-间充质转化(EMT)诱导因子,能诱导上皮表型的乳腺癌细胞向间充质表型转化;EMT过程能在体外产生具有干细胞特性的$CD44^{+}/CD24^{-}$标记的BCSC亚群,而这群细胞具有高度的辐射抵抗能力。

IL-8和IL-6的生成主要受NF-κB信号转导通路调控。IL-6在STAT3和NF-κB依赖的炎症反应细胞因子(如IL-1和TNF-α)中起着桥接作用,炎症信号对NF-κB通路的激活可以进一步活化STAT3信号转导通路而形成一个的自我增强调节回路,通过该回路促进正常的细胞表型转变为肿瘤细胞表型。NF-κB由5种转录因子组成,分别是p50、p52、RelA(p65)、c-Rel和RelB,该信号转导通路在炎症反应和肿瘤生成过程中发挥着重要作用。研究发现,IL-6可以通过活化STAT3和NF-κB及其下游的Lin28和let7,诱导胚胎干细胞的自我更新。

三、CCL2(MCP-1)

CCL2隶属于CC趋化因子家族,也被称作单核细胞趋化蛋白-1(MCP-1),可由内皮细胞、上皮细胞、平滑肌细胞、星形细胞、单核细胞、成纤维细胞等产生。CCL2可以招募单核细胞、记忆性T细胞和树突状细胞到达炎症部位发挥免疫调控作用。研究表明,CCL2在乳腺癌的发生、发展过程中发挥重要作用。在早期乳腺癌中,CCL2的表达水平与肿瘤相关巨噬细胞的积聚密切相关,并且是早期复发的关键指标。在实体瘤中,肿瘤细胞和基质细胞(包括单核细胞、成纤维细胞和内皮细胞)都可以分泌CCL2,其表达受肿瘤细胞与微环境循环的动态调控,如在骨髓衍生性干细胞中CCL2表达升高可诱导其促肿瘤发生的能力。将淋巴瘤细胞与骨髓衍生性干细胞共培养,可增加淋巴瘤细胞CCL2的表达。

Tsuyada等发现,成纤维细胞衍生的CCL2通过增加BCSC的数量促进乳腺癌的发生。肿瘤相关成纤维细胞(cancer associated fibroblast, CAF)是肿瘤微环境中主要的基质细胞之一,在实体瘤中数量丰富。CAF可通过自分泌和旁分泌途径，与肿瘤细胞相互影响，在肿瘤的发生、发展过程中发挥重要作用，一方面可以促进肿瘤组织的血管生成；另一方面可以促进肿瘤细胞的生长、迁徙及EMT。深入研究发现，相比正常的成纤维细胞，与乳腺癌细胞共培养后活化的成纤维细胞都可以分泌高水平的CCL2，而CCL2又可以诱导BCSC表型。此外，CCL2不仅可以诱导乳腺癌细胞的成球能力，也可以促进BCSC的自我更新。肿瘤细胞分泌多种细胞因子活化CAF的STAT3信号转导通路，诱导CAF分泌更多的CCL2；CAF分泌的CCL2进一步诱导乳腺癌细胞Notch1的表达，从而形成一个"肿瘤-基质-肿瘤"的信号反馈回路。通过分离自同一标本的乳腺肿瘤细胞和成纤维细胞共注射小鼠，发现通过中和抗体或者RNA干扰抑制CCL2的表达后，都可以显著地抑制异种移植瘤的形成和Notch1的表达。同时，临床标本也证明了早期乳腺肿瘤中高水平的CCL2和Notch1的表达以及它的分化程度。CAF可以分泌CCL2，通过BCSC介导的肿瘤免疫过程促进乳腺癌的发生、发展，提示CCL2可望作为乳腺癌治疗的相关靶点。

四、CXCL12(SDF-1)

基质细胞衍生因子-1（stromal cell derived factor-1, SDF-1)即CXCL12，属于CXC族趋化因子成员，编码基因位于染色体10q11.1，编码含89个氨基酸残基的多肽，是生物体内一种关键的趋化因子。CXCR4是SDF-1的受体，表达于多种干/祖细胞表面，可与SDF-1结合介导其迁移。历来认为，CXCL12只能与CXCR4这个唯一的受体结合来调控生物学功能，但最近研究发现一种新的趋化因子受体——CXCR7，广泛分布于软骨、心脏、脑、脾、肾等多种肿瘤细胞中，CXCR7和CXCR4同属CXC族趋化因子的受体，可以促进细胞迁移、血管新生，肿瘤发生、侵袭、转移和抗细胞凋亡。

很多研究发现心肌缺血、血管内膜损伤可上调SDF-1的表达。有研究证实SDF-1/CXCR4可通过激活多种信号转导通路介导肿瘤细胞的免疫逃逸；还有研究在结肠癌和乳腺癌中证实阻断SDF-1/CXCR4轴可以抑制肿瘤细胞的生长、迁移，血管生成及侵袭与转移；而SDF-1/CXCR4/CXCR7轴激活可以影响肿瘤的增殖转移；SDF-1/CXCR4在卵巢癌转移中起重要作用，黄体生成素拮抗剂米非司酮(mifepristone, RU486)可以有效地抑制CXCR4的表达从而抑制卵巢癌增殖转移；研究发现，过表达CXCR7的人乳腺癌细胞株和对照组相比，细胞增殖能力明显增强，而过表达SDF-1的乳腺癌细胞株的侵袭和转移能力增加，并且SDF-1的表达与乳腺癌患者的无病生存率和总生存率负相关。笔者的前期研究发现在前列腺癌中，SDF-1偶联CXCR4诱导EMT发生因而促进肿瘤转移。在小鼠乳腺癌模型中，CXCR4的表达对乳腺脂肪垫的原位移植瘤的生长至关重要，敲低CXCR4的4T1乳腺癌细胞增殖速度显著减慢。

寻找CXCR4的下游靶基因，探究CXCR4促进乳腺癌发生的机制很重要。CXCL12和CXCR4可激活PI3K通路，并随后激活蛋白激酶Akt通路。活化的Akt使多种细胞内标靶磷酸化，在许多不同肿瘤细胞中起到抑制凋亡、延长细胞存活的作用。基于体外细胞实验的结果，有研究推测，Akt可能是乳腺癌患者体内CXCR4的关键效应物。

第四节　趋化因子与乳腺癌的生长、转移

虽然随着各种辅助仪器及新的靶向药物的研发，乳腺癌不再是无法治愈的疾病，但其仍有较高的复发率及死亡率。乳腺癌极易发生淋巴结转移，而淋巴结转移是影响乳腺癌患者预后的重要的独立因素。研究表明，肿瘤转移不仅取决于肿瘤细胞本身的生物学特性，也受肿瘤细胞与宿主环境相互作用的影响。目前对癌细胞的转移有两种学说，其一是癌细胞"种子"与靶环境的"土壤"相互作用学说，该学说认为肿瘤转移好发器官提供癌细胞最佳的生长环境和条件，宿主微环境的选择压力促使癌细胞获得更高的侵袭性，使之更加适宜肿瘤的生长和转移。

肿瘤由肿瘤细胞和微环境组成。肿瘤微环境中的基质细胞包括成纤维细胞、脉管系统细胞(上皮细胞、外膜和平滑肌细胞)和炎症细胞(淋巴细胞、巨噬细胞、树突状细胞、肥大细胞和中性粒细胞)。肿瘤

细胞与基质细胞相互作用,通过基质金属蛋白酶(MMP)、细胞因子等的调节促进肿瘤的进展。肿瘤细胞自分泌调节和肿瘤细胞间及基质细胞的相互旁分泌调节刺激促进肿瘤细胞的增殖。肿瘤微环境中存在的细胞因子使肿瘤细胞获得对恶性生长极其重要的特性:①通过自分泌反馈通路的自主性生长;②无限的复制潜力;③持久的血管发生;④对阴性生长信号的不灵敏度;⑤获得侵袭潜能。肿瘤细胞与基质细胞协调进化,创造适宜的微环境和条件。而在乳腺癌的生长转移过程中,趋化因子网络依然发挥着重要作用。趋化因子通过与乳腺癌细胞表面的受体结合,激活下游通路,改变细胞的表型。

一、CXCL12(SDF-1)

SDF-1(CXCL12)或称前B细胞刺激因子(pre-B cell stimulating factor, PBSF),同其他趋化因子的区别是由基质细胞持续分泌,而不是由炎症等因素诱导表达。目前对CXCL12/CXCR4(CXCR7)的研究更多地关注其在肿瘤微环境中尤其是肿瘤进展转移过程中的作用及意义。

SDF-1可诱导乳腺癌细胞CXCR4表达,乳腺癌骨转移与SDF-1/CXCR4作用轴的关系密切;而Burns等发现,过表达CXCR7的人乳腺癌细胞株和对照组相比,细胞增殖能力明显增强。Kang等用SDF-1表达质粒转染MDA-MB-231细胞系,发现这些细胞的侵袭和转移能力增加,并且通过人类乳腺癌基因表达分析,证实SDF-1高表达与乳腺癌患者的无病生存率和总生存率负相关,与疾病再发和淋巴结转移呈正相关。同时,一些体外实验观察到,浓度为100 nmol/L的SDF-1可以使乳腺肿瘤细胞内F2肌动蛋白的数量增加大约2倍,细胞伪足明显形成,细胞活性大大增加,显著增加乳腺癌细胞的侵袭和转移能力。另外,研究表明,乳腺癌细胞与成纤维细胞之间通过促炎细胞因子进行的分子通讯在肿瘤增殖、转移中起着重要的作用,与肿瘤相关成纤维细胞共培养的肿瘤细胞相比于正常成纤维细胞共培养的细胞其恶性程度显著提高,原因在于其分泌更多的SDF-1并与肿瘤细胞发生相互作用,导致乳腺癌细胞中SDF-1/CXCR4通路激活,以旁分泌的方式支持乳腺癌细胞的干性和生长。此外,SDF-1还能够通过细胞骨架重塑促进三阴性乳腺癌细胞的迁移。

二、CXCL8(IL-8)

有研究表明IL-6、IL-8参与乳腺癌骨转移的发生和发展过程。Yao等在裸鼠实验中发现,肿瘤细胞的增殖速度在沉默IL-8的表达后明显降低。体外的四甲基偶氮唑蓝(methyl thiazolyl tetrazolium, MTT)实验和流式细胞术检测结果显示,下调IL-8表达后MDA-MB-231细胞的增殖和细胞周期没有明显变化,提示IL-8可能仅在体内抑制乳腺癌细胞的生长。

近年来研究发现,IL-8表达紊乱与肿瘤的发生、发展、侵袭和转移有着密切关系。在分子水平上阐明IL-8在乳腺癌的发生、发展中的作用及机制已成为目前的研究热点。有研究对比了56例正常乳腺组织和73例乳腺癌组织中13种细胞因子的mRNA水平,结果显示,只有IL-8水平存在显著差异。Ginestier等证实IL-8受体CXCR1在BCSC中高表达,并且IL-8可以通过CXCR1促进BCSC的自我更新。研究人员利用CXCR1中和抗体或瑞帕利辛(repertaxin)(一种小分子的CXCR1抑制剂)抑制CXCR1的表达后发现可以在体外显著抑制BCSC的形成,并且通过FasL/Fas信号诱导细胞凋亡。封闭CXCR1引起的BCSC数量和Fas生成的变化是FAK/Akt/FOXO3A信号通路介导的。另外在大鼠杂交瘤模型,封闭CXCR1可以显著地减少乳腺癌干细胞的数量,减少肿瘤形成和转移。Benoy的临床研究结果表明,与健康志愿者相比,乳腺癌患者的血清IL-8水平更高,尤其在晚期患者中,血清IL-8水平升高更为明显,且高水平的IL-8与差的预后、大肿瘤负荷、肝脏和淋巴结受累相关。Rody在2011年的一项研究中比较了有无复发的乳腺癌患者的生存,结果显示,在与预后不良相关的基因中,IL-8的基因位列前茅。

同时,Acosta等发现IL-8可能会通过限制肿瘤细胞衰老而在早期促进肿瘤生长。Bendre等利用MDA-MB-231细胞反复心内注射,获得高转移性的乳腺癌细胞MDA-MET。基因微阵列技术分析差异表达及反转录-聚合酶链反应(reverse transcription-polymerase chain reaction, RT-PCR)、酶联免疫吸附试验(enzyme linked immunosorbent assay, ELISA)等实验在基因和蛋白质水平发现MDA-MET细胞中IL-8的表达量明显高于MDA-MB-231细胞。胞外基质黏附实验发现MDA-MET细胞相对于MDA-

MB-231 细胞，对Ⅳ型胶原有更强的黏附力，增加其侵袭和转移能力。Zuccari 等利用免疫组化技术检测 72 例乳腺癌标本，结果发现 IL-8 在乳腺癌中的表达高于正常乳腺组织，IL-8 在乳腺癌中的高表达与肿瘤的病理分级、转移、局部复发呈负相关。Yao 等发现，IL-8 在乳腺癌中的表达与淋巴结的转移、C-erB-2、HER2 蛋白的表达呈正相关。Choi 等证实在 ER 阴性、PR 阴性、HER2 阴性三阴性乳腺癌中，IL-8 有较高的分泌量，且患者预后差。此外，Bendre 报道，转移的乳腺癌细胞系的 IL-8 表达水平更高，提示 IL-8 水平可能对肿瘤转移具有一定的预测作用。在 MC3T3-E1 成骨细胞培养基中加入重组人 IL-8 能够上调其核因子 κB 受体激活蛋白配体(RANKL)的表达，促进成骨。由此推测，高表达的 IL-8 可能影响肿瘤细胞和骨髓微环境细胞之间的互相作用。

三、CXCL16/CXCR6

趋化因子 CXCL16 属于 CXC 趋化因子家族，主要表达在外周血白细胞，在其他多种组织或细胞中也有表达，如激活的内皮细胞、来源于 Hodgkin 疾病的肿瘤细胞及其他实体瘤的肿瘤细胞和肿瘤相关成纤维细胞。CXCL16 由 4 个结构域组成：趋化结构域、糖基化黏蛋白样区域、单螺旋的跨膜结构域和胞质结构域，其趋化结构域锚定于胞膜上、跨膜区和胞内区。CXCL16 的结构与跨膜趋化因子 CX3C 家族中的 CX3CL1 相似，以跨膜蛋白和可溶性蛋白两种形式存在。膜结合的 CXCL16 在抗原提呈细胞(antigen presenting cell, APC)，如单核细胞、巨噬细胞、B 细胞、树突状细胞中表达；可溶性 CXCL16 由细胞膜上的基质金属蛋白酶 10(MMP10)裂解切割巨噬细胞和树突状细胞上的膜结合型 CXCL16 后分泌产生，在呈现其功能性等方面起主要作用。其唯一的受体 CXCR6 主要分布在 Th1 细胞，尤其是炎症组织部位，在 NK 细胞和激活的 $CD4^+$ 和 $CD8^+$ T 细胞中也有部分表达。

笔者及其他课题组的研究提示 CXCL16/CXCR6 趋化因子轴在膀胱癌、肺癌、前列腺癌的发展、转移中发挥重要作用。通过趋化因子抗体芯片实验，Lu 等发现 CXCL16 在恶性前列腺癌细胞中的表达比低级数的前列腺癌细胞和良性前列腺肿瘤中的分泌要高。Cheng 等最近发现 CXCR6 在乳腺癌细胞系中的表达与细胞的转移侵袭能力呈正相关。笔者所在实验室近期研究发现，在乳腺癌组织和转移性淋巴结组织中 CXCR6 的表达显著高于正常乳腺组织和正常淋巴组织。此外，我们发现 CXCR6 能够活化 ERK1/2 通路；有意思的是，笔者发现 ERK1/2 通路还能调控 GTP 酶家族成员 Rho A 的活性，Rho A 进一步调控丝切蛋白(cofilin)的活性，从而使纤维状肌动蛋白(fibrous actin, F-actin)，F 肌动蛋白稳定性增强，最终促进乳腺癌细胞的转移侵袭。

第五节 靶向趋化因子的乳腺癌治疗

随着基因重组技术的发展和蛋白质纯化技术的进步，临床医生可以将细胞因子注入患者体内，以便增强机体的免疫反应，从而发挥抗肿瘤作用。目前常用的细胞因子有 IL-2、IL-24、IFN-γ、TNF、CSF 等。

一、抑制 CXCR4

已有研究认为，一些天然的化合物能够作为 CXCR4 抑制剂来发挥抗肿瘤作用。Kim 的研究显示，宝藿苷Ⅰ可以在宫颈癌和乳腺癌中调节 CXCR4 的表达和功能，使 CXCR4 的表达降低、抑制肿瘤转移，且该药物的作用呈时间和剂量依赖性。乙酰基-11-酮基-b-乳香酸(acetyl-11-keto-b-boswellic acid, AKBA)是乳香酸的一种衍生物，是齿叶乳香树胶树脂的主要成分，既往被用作治疗炎症性疾病，如骨关节炎、结肠炎、克罗恩病和支气管哮喘等。Park 等报道，AKBA 能够下调 CXCR4 mRNA 表达和 CXCR4 蛋白水平，从而抑制乳腺癌细胞的侵袭。

TAT/54R/KDEL 是一种新型重组嵌合蛋白，其中 TAT 和 KDEL 分别与 CXCL12/54R 的氨基和羧基末端结合。有研究报道，TAT/54R/KDEL 的系统治疗可以抑制三阴性乳腺癌的肺转移。

AMD3100 通过干扰 CXCR4 与 SDF-1 的互相作

用选择性地阻断该通路,它对T4嗜淋巴细胞HIV毒株具有特异活性,首先被批准用于抗HIV治疗。

综上所述,CXCR4抑制剂可能是预防乳腺癌转移的有效药物。

二、管控CCR5

CCL5(RANTES)通过CCR5调节信号和介导肿瘤细胞侵袭,Velasco-Velazquez等开展的体外实验显示,CCR5拮抗剂可以减缓乳腺癌基底细胞的侵袭并减少乳腺癌小鼠模型的肺转移,因此CCR5拮抗剂可尝试用于某些亚型乳腺癌患者的辅助治疗。

三、阻断CXCL8(IL-8)

Singh研究证实,对于耐药的肿瘤干细胞,化疗药物会诱导受损细胞中CXCL8的表达,而CXCL8可增强细胞的活性和促进自我更新。因此,阻断CXCL8的受体CXCR1和CXCR2是一种有前途的降低肿瘤复发率的治疗方法。

乳腺癌的发生、发展是个复杂的病理过程,各个细胞因子间存在着潜在的联系。细胞因子对乳腺癌发生、发展的影响有利有弊,这与细胞因子的浓度、癌细胞的恶性程度、癌细胞生长的微环境等因素有关。分析某些细胞因子在乳腺癌不同时期,特别是初期的表达,可能对乳腺癌的诊断和治疗评估有一定的作用。进一步研究细胞因子间的相互作用,对于减少细胞因子治疗肿瘤时的不良反应和增强免疫治疗的效果都十分有意义。同时,随着人们对乳腺癌发生、发展机制的深入研究,寻找乳腺癌相关的细胞因子并探索其临床应用价值受到众多研究者关注;检测乳腺癌患者中细胞因子及受体有利于提前或及时发现肿瘤的复发、转移,因而可以及早采取干预措施,防止病情恶化,对乳腺癌的诊断、疗效监控和判断预后有重要意义。

(姚梦菲　翁晓玲　王建华)

参考文献

[1] BHATIA V, SAINI M K, SHEN X L, et al. EB1089 inhibits the parathyroid hormone-related protein-enhanced bone metastasis and xenograft growth of human prostate cancer cells [J]. Mol Cancer Ther, 2009,8(7):1787-1798.

[2] BIAN X J, XIAO Y T, WU T Q, et al. Microvesicles and chemokines in tumor microenvironment: mediators of intercellular communications in tumor progression [J]. Mol Cancer, 2019,18(1):50.

[3] BRAUN J, HOANG-VU C, DRALLE H, et al. Downregulation of microRNAs directs the EMT and invasive potential of anaplastic thyroid carcinomas [J]. Oncogene, 2010,29(29):4237-4244.

[4] BUIJS J T, STAYROOK K R, GUISE T A. TGF-β in the bone microenvironment: role in breast cancer metastases [J]. Cancer Microenviron, 2011,4(3):261-281.

[5] CHENG G C, SUN X Q, WANG J L, et al. HIC1 silencing in triple-negative breast cancer drives progression through misregulation of LCN2 [J]. Cancer Res, 2014,74(3):862-872.

[6] CHOI J, KIM D H, JUNG W H, et al. Differential expression of immune-related markers in breast cancer by molecular phenotypes [J]. Breast Cancer Res Treat, 2013,137(2):417-429.

[7] DESANTIS C, MA J M, BRYAN L, et al. Breast cancer statistics, 2013 [J]. CA Cancer J Clin, 2014, 64(1):52-62.

[8] ESQUIVEL-VELÁZQUEZ M, OSTOA-SALOMA P, PALACIOS-ARREOLA M I, et al. The role of cytokines in breast cancer development and progression [J]. J Interferon Cytokine Res, 2015,35(1):1-16.

[9] GRIMM M, LAZARIOTOU M, KIRCHER S, et al. Tumor necrosis factor-α is associated with positive lymph node status in patients with recurrence of colorectal cancer—indications for anti-TNF-α agents in cancer treatment [J]. Cellular Oncology, 2011,34(4):315-326.

[10] HU Z B, GUPTA J, ZHANG Z W, et al. Systemic delivery of oncolytic adenoviruses targeting transforming growth factor-β inhibits established bone metastasis in a prostate cancer mouse model [J]. Human Gene Ther, 2012,23(8):871-882.

[11] HUNG S P, YANG M H, TSENG K F, et al. Hypoxia-induced secretion of TGF-β1 in mesenchymal stem cell promotes breast cancer cell progression [J]. Cell Transplantation, 2013, 22(10):1869-1882.

[12] MOLLOY A P, MARTIN F T, DWYER R M, et

al. Mesenchymal stem cell secretion of chemokines during differentiation into osteoblasts, and their potential role in mediating interactions with breast cancer cells [J]. Int J Cancer, 2009,124(2):326 - 332.

[13] SCOTT J G, HJELMELAND A B, CHINNAIYAN P, et al. Microenvironmental variables must influence intrinsic phenotypic parameters of cancer stem cells to affect tumourigenicity [J]. PLoS Comput Biol, 2014,10(1):e1003433.

[14] SHIVAKUMAR S, PRABHAKAR B T, JAYASHREE K, et al. Evaluation of serum vascular endothelial growth factor (VEGF) and microvessel density (MVD) as prognostic indicators in carcinoma breast [J]. J Cancer Res Clin Oncol, 2009,135(4):627 - 636.

[15] SULLIVAN N J, SASSER A K, AXEL A E, et al. Interleukin - 6 induces an epithelial-mesenchymal transition phenotype in human breast cancer cells [J]. Oncogene, 2009,28(33):2940 - 2947.

[16] TSUYADA A, CHOW A, WU J, et al. CCL2 mediates cross-talk between cancer cells and stromal fibroblasts that regulates breast cancer stem cells [J]. Cancer Res, 2012,72(11):2768 - 2779.

[17] WANG Y Y, WENG X L, WANG L Y, et al. HIC1 deletion promotes breast cancer progression by activating tumor cell/fibroblast crosstalk [J]. J Clin Invest, 2018,128(12):5235 - 5250.

[18] WANG Y, YU Y, TSUYADA A, et al. Transforming growth factor-β regulates the sphere-initiating stem cell-like feature in breast cancer through miRNA - 181 and ATM [J]. Oncogene, 2011,30(12):1470 - 1480.

[19] WAUGH D J J, WILSON C. The interleukin - 8 pathway in cancer [J]. Clin Cancer Res, 2008,14(21):6735 - 6741.

[20] WRIGHT L E, FRYE J B, LUKEFAHR A L, et al. Curcuminoids block TGF - β signaling in human breast cancer cells and limit osteolysis in a murine model of breast cancer bone metastasis [J]. J Nat Prod, 2013,76(3):316 - 321.

[21] XIAO G, WANG X M, WANG J L, et al. CXCL16/CXCR6 chemokine signaling mediates breast cancer progression by pERK1/2 - dependent mechanisms [J]. Oncotarget, 2015,6(16):14165 - 14178.

[22] XU C, ZHAO H, CHEN H T, et al. CXCR4 in breast cancer: oncogenic role and therapeutic targeting [J]. Drug Des Devel Ther, 2015,9:4953 - 4964.

[23] ZIELIŃSKA K A, KATANAEV V L. The signaling Duo CXCL12 and CXCR4: chemokine fuel for breast cancer tumorigenesis [J]. Cancers, 2020,12(10):3071.

第七章

肿瘤的免疫治疗与乳腺癌

肿瘤治疗主要包括局部性的手术切除与放疗，以及全身性的化疗、内分泌治疗、靶向治疗及免疫治疗。手术可直接切除实体肿瘤组织及转移的淋巴结，放、化疗可干扰细胞的分裂和 DNA 合成而造成肿瘤生长抑制和死亡，内分泌治疗通过肿瘤细胞的激素受体干扰肿瘤的生长，靶向治疗通过一系列的抗体或小分子化合物抑制肿瘤生长所需要的关键激酶活性而抑制肿瘤生长，而免疫治疗则是通过诱导或增强抗肿瘤免疫反应达到治疗目的。免疫治疗被《科学》杂志评为 2013 年的十大科学进展之首，为肿瘤治疗带来了巨大希望。

关于肿瘤免疫的研究历史很长。19 世纪末纽约外科医生 William Coley 利用患者自身化脓性细菌治疗肿瘤并随后取得过零星的成功。此外，当时还发现肿瘤多发生于慢性炎症部位，且病理学检查也发现肿瘤组织中有炎症细胞存在。50 多年前，瑞典肿瘤学家 Ingegerd 和 Hellström 夫妇及其同事也发现大量的免疫细胞进入了肿瘤组织，但肿瘤却没有被清除，依旧不受限制地生长。后来肿瘤学家把免疫与肿瘤之间存在的这种似乎相互矛盾的联系称为 Hellström 悖论。虽然很早就意识到这种相互矛盾的现象与 T 细胞功能缺陷有关，但肿瘤免疫逃避的分子与细胞机制至今仍未完全阐明，相应的肿瘤免疫治疗措施还有待深入研究。

第一节　肿瘤免疫逃逸

肿瘤本质上曾被认为是一种基因病，数个，甚至单个驱动基因的异常即可引起肿瘤。在正常状况或肿瘤发生的早期，携带异常驱动基因或基因表达异常的新生肿瘤细胞可被免疫系统监视识别并被清除，即免疫清除（immune elimination）。但如果免疫能力相对下降，导致肿瘤细胞逐渐增加，肿瘤进展与机体免疫能力可在某个阶段达到平衡状态，即免疫平衡（immune equilibrium）。随着免疫能力的进一步下降，导致肿瘤细胞最终对机体免疫产生逃避，即免疫逃逸（immune escape）而出现可被检测，甚至可视的肿瘤组织。上述肿瘤细胞与免疫系统之间的相互作用称为免疫编辑（immune editing），即三个“E”的过程。机体上述免疫监视和清除能力的下降或缺失，即免疫缺陷（immunodeficiency）或无反应性（anergy），在肿瘤免疫治疗过程中同样适用。肿瘤免疫治疗的过程即为诱导恢复、重建或增强免疫能力的过程。

肿瘤免疫的一个关键问题是肿瘤细胞是否与其同类组织/细胞的差异足够大，同时能被机体免疫系统所识别，最终被清除。一旦免疫系统识别异常的肿瘤细胞并被激活，则产生大量的效应分子杀伤肿瘤细胞。这些效应分子主要为细胞因子，包括白介素（IL）、干扰素（IFN）、肿瘤坏死因子（TNF）和淋巴细胞起源的生长因子，以及细胞毒性 T 细胞（CTL）特异性穿孔素（perforin）和通过穿孔素释放的颗粒酶（granzyme）。另外，肿瘤特异性的治疗性抗体或针对肿瘤相关抗原所产生的内源性抗体，可通过激活补体并直接裂解肿瘤细胞。因此，可直接杀伤肿瘤的效应分子或细胞主要包括细胞因子、补体组分、自然杀伤（NK）细胞和 T 细胞，其中 T 细胞需要抗原特异性，属获得性免疫，而其他可溶性分子和细胞性杀伤机制则不需要抗原特异性，属固有免疫。本节将重点阐述肿瘤发生、发展过程中固有免疫与获得性免疫功能障碍引起的肿瘤免疫逃逸。

一、抗原提呈失败

树突状细胞(dendritic cell, DC)是主要的抗原提呈细胞(APC),巨噬细胞有时也发挥抗原提呈功能。机体免疫系统清除肿瘤,首先需要上述抗原提呈细胞识别在肿瘤细胞中过表达,而在正常细胞中低表达或表达缺失的肿瘤相关抗原(tumor associated antigen, TAA),只在肿瘤细胞中特异性表达的肿瘤特异度抗原(tumor specific antigens, TSA)或由基因非同义突变引起的新抗原(neoantigens)。上述抗原可是病毒来源蛋白、机体自身突变抗原、仅表达于肿瘤与睾丸组织的癌-睾丸抗原(cancer-testis antigen, CTA)或者正常分化抗原。肿瘤细胞可通过降低上述抗原、主要组织相容性复合体(MHC)-Ⅰ/Ⅱ型分子、β2-微球蛋白和共刺激分子的表达水平,抗原提呈分子的失活突变,以及分泌可溶性的免疫抑制分子如转化生长因子(TGF)-β、IL-10、活性氧簇(ROS)和一氧化氮(NO)等方法抑制抗原提呈效率,降低T细胞的激活程度,从而逃避免疫系统的识别与清除。另外,肿瘤细胞也可通过高表达CD47,与表达于DC及巨噬细胞表面的信号调节蛋白α(signal regulatory protein α, SIRPα)结合,发出"别吃我(don't eat me)"信号,抑制抗原提呈功能和吞噬功能,最终逃避免疫细胞的识别与清除。

二、固有免疫效应杀伤细胞功能障碍

参与肿瘤杀伤与清除的固有免疫细胞主要指NK细胞。NK细胞是一群来源于骨髓不同于T、B细胞的$CD34^+$大颗粒淋巴细胞,是固有免疫的重要组成部分,其分子标记为$CD3^-CD56^+$。进一步根据CD56表达丰度把NK细胞分为两个亚群,即$CD56^{dim}$和$CD56^{bright}$。$CD56^{dim}$占NK细胞的90%以上,表达中等程度的IL-2R,功能主要为细胞毒作用,杀伤活性更强;而$CD56^{bright}$高表达IL-2R,可产生大量的细胞因子,主要发挥免疫调节作用。NK细胞的活性受杀伤细胞活化性受体(killer activation receptor, KAR)和抑制性受体(killer inhibitory receptor, KIR)的调控,维持着动态平衡。上述活化性受体包括NKG2D、NKp46、NKp44、NKp30、4-1BB和DNAM1,而抑制性受体包括KIR2DL1、KIR2DL2、KIR2DL3、CTLA-4和PD-1。

NK细胞识别自我与非我并不需要体细胞基因重排产生识别不同抗原的克隆,而是表达多种受体相互协调发挥功能,作用机制包括:①NK细胞直接通过胞吐作用释放穿孔素和颗粒酶等细胞毒性颗粒,活化胱天蛋白酶(caspase)途径诱导靶细胞凋亡;②活化NK细胞表达Fas配体(Fas ligand, FasL)和肿瘤坏死因子相关凋亡诱导配体(TNF-related apoptosis-inducing ligand, TRAIL)分子,诱导Fas和TRAIL受体阳性的靶细胞通过内源酶的级联反应发生凋亡;③细胞因子介导的杀伤作用,NK细胞能合成和分泌多种细胞因子,如IFN-γ、TNF-α、IL-1、IL-5、IL-8、IL-10和粒细胞集落刺激因子(G-CSF);④抗体依赖细胞介导的细胞毒作用(antibody-dependent cell-mediated cytotoxicity, ADCC)作用。

肿瘤细胞逃逸NK细胞攻击的途径主要包括:①血小板包被肿瘤细胞,并释放TGF-β等免疫抑制因子,通过表达糖皮质类固醇诱导的肿瘤坏死因子受体(glucocorticoid-induced TNF receptor, GITR)配体与KIR结合或促进KAR下调,从而抑制NK细胞的激活;②肿瘤细胞分泌免疫调节分子,如前列腺素E_2(PGE_2)、吲哚胺2,3-双加氧酶(indoleamine 2,3-dioxygenase, IDO)、TGF-β和IL-10等,从而抑制NK细胞的激活;③肿瘤细胞或微环境中的基质细胞分泌可溶性NKG2DL,与NK细胞表面活性受体NKG2D结合并抑制其功能。

三、T细胞功能障碍

T细胞是机体免疫系统清除肿瘤细胞的决定性因素,其功能损伤将对肿瘤免疫逃逸产生重要影响,这种损伤既可来自肿瘤细胞,也可来自其他免疫细胞。

(一) 肿瘤细胞对T细胞功能的抑制

1. *促进T细胞凋亡*　肿瘤细胞可通过高表达FasL促进肿瘤浸润效应T细胞产生Fas受体介导的凋亡,从而直接抑制机体的免疫功能。因而下调CTL的Fas受体水平可降低对Fas/FasL介导的CTL凋亡,从而增强对肿瘤细胞的杀伤能力。

2. *通过免疫检查点抑制T细胞功能*　T细胞激活需要两种不同的信号。第一个信号通过抗原特异度的T细胞受体(T-cell receptor, TCR)与MHC抗原复合物相互作用而激活。APC,尤其是DC,摄取肿瘤细胞TAA或新抗原,进而进一步加工成小肽,通过MHC-Ⅰ和MHC-Ⅱ分子分别提呈给$CD8^+$ T细胞或$CD4^+$ T细胞,最终激发抗肿瘤免疫反应。第二个信号又分为激活性和抑制性两种。APC膜表面的B7类分子与T细胞表面的CD28分子相互结合激发激活性信号,可激活抗原特异性的T细胞反应,是激活性信号;而其他一些分子,如细胞毒性T细胞相关抗原-4(cytotoxic T lymphocyte-associated antigen-4, CTLA-4),通过与B7类分子结合,转导抑制性信号给T细胞,是抑制信号分子。另外,肿瘤细胞还特异度表达程序性死亡蛋白配体-1(programmed death ligand-1, PD-L1)与表达于CTL表面的程序性死亡蛋白-1(programmed death-1, PD-1)受体结合,向这些效应细胞发出"别发现我(don't find me)"信号,并抑制CTL的功能,从而逃避免疫系统的清除。其中CTLA-4发现最早,由法国人Pierre Goldstein于1987年无意中在T细胞中发现,当时集中在免疫学方面研究,并未意识到其在肿瘤方面的作用;PD-1在1992年由日本人Tasuku Honjo发现,当时也仅仅认为它是一个细胞程序性死亡相关的分子,也未意识到它在肿瘤方面的重要作用;而PD-L1(当时命名为B7-H1)由华人学者陈列平在1997年发现,认为PD-L1对免疫反应发挥重要负性调节作用,且具有肿瘤组织特异度,才使得PD-1/PD-L1免疫检查点抑制剂向肿瘤免疫治疗方向迈开了实质性的一步。另外,令人感兴趣的是肿瘤细胞向获得性免疫细胞发出"别发现我"信号的PD-L1分子与前述向固有免疫细胞发出"别吃我"信号的CD47分子均由重要癌基因MYC分子所调控。利用抗体阻断这一T细胞负性调控信号是目前肿瘤免疫治疗的热点。

3. 通过营养竞争抑制T细胞功能　T细胞为了完全发挥功能,需要有氧呼吸酵解才能合成所需的原料,从而分泌相应的IFN-γ等效应分子。但是,肿瘤发生、发展过程中,肿瘤微环境中的葡萄糖浓度显著低于血液与脾脏组织,且主要被肿瘤细胞所摄取,而T细胞摄取葡萄糖的水平明显被抑制,葡萄糖代谢产物磷酸烯醇丙酮酸(phosphoenolpyruvate, PEP)减少,抑制Ca^{2+}-NFAT信号,通过TCR激活程度下降,IFN-γ分泌减少,而TGF-β分泌增加,PD-1表达水平升高,诱导T细胞进入无能状态,最终加速肿瘤的进展。

(二)其他免疫细胞对T细胞功能的抑制

1. 调节性T细胞　20世纪60年代调节性T细胞(regulatory T cell, Tr细胞或Treg细胞)被鉴定并发现具有免疫抑制功能,是$CD4^+$ T细胞的一类亚群,其分子特征为$CD4^+CD25^+FoxP3^+$,同时也高表达抑制性受体CTLA-4(CD152)、GITR和淋巴细胞激活基因3(lymphocyte-activation gene 3, LAG3),其中转录因子FoxP3对其发挥抑制功能非常关键。目前,已发现存在两类Tr细胞亚群:一类为"天然(natural)"Tr细胞,起源于胸腺,其功能高度依赖于FoxP3的表达;另一类为"诱导(induced)"Tr细胞或称Tr-1细胞,可通过分泌IL-10和TGF-β抑制效应T细胞功能。Tr细胞抑制肿瘤免疫的机制包括:①抑制$CD8^+$和$CD4^+$ T细胞的激活和细胞毒活性;②抑制NK细胞产生细胞因子;③诱导耐受性DC产生;④激活免疫调节分子CTLA-4的活性;⑤增加IDO的活性,从而诱导色氨酸降解,导致$CD4^+$和$CD8^+$ T细胞凋亡。在缺少炎症信号的情况下,经TGF-β及持续的抗原刺激可明显促进Tr细胞增殖。因此,Tr细胞在肿瘤组织部位数量尤其增高。最近研究证实通过靶向mTORC1调节Tr细胞可以帮助T细胞发挥更好的免疫作用。

2. 髓系来源抑制性细胞(MDSC)　MDSC是在肿瘤、炎症与感染时的一群分化未成熟的异源性细胞群,分子表型为$Gr\text{-}1^+/CD11b^+$,具有明显的T细胞抑制功能,同时还可调控固有免疫功能,调节巨噬细胞的细胞因子分泌。MDSC主要分为单核细胞($Ly6C^{high}$/MHC $Ⅱ^{low}$)来源和粒细胞($CD11b^+/Ly6G^+$)来源两类,其他还包括DC和分化早期的其他髓系细胞。MDSC主要集中于脾脏,某些情况下也可集中于淋巴结。MDSC通过细胞膜受体或者分泌的可溶性介质,包括精氨酸酶(arginase, Arg)、诱生型一氧化氮合酶(iNOS)、ROS、过氧硝酸盐等发挥免疫抑制作用。另外,MDSC体内还可促进Tr细胞的重新发育和扩增,促炎症、促血管生成细胞因子和免疫抑制分子,如IL-8、血管内皮生长因子(vascular endothelial growth factor, VEGF)、GM-CSF、TGF-β、ROS、PD-L1,从而促进肿瘤增殖与转移。

3. M2型肿瘤相关巨噬细胞(M2-TAM)　环境中的病原体产物和细胞因子都可激活巨噬细胞,其中脂多糖(lipopoly saccharide, LPS)和IFN-γ可导致巨噬细胞经典型(M1型)被激活,而Th-2细胞因子IL-4、IL-13,以及免疫复合物及其下游MyD88、糖皮质激素和 IL-10 可诱导巨噬细胞替代型(M2 型)的激活。M1 型肿瘤相关巨噬细胞(M1-TAM)的分子标记为高表达 IL-12、iNOS 和 MHC-Ⅱ,M2-TAM 的分子标记为高表达 TGF-β、Arg-1、IDO 和 CD206。M1 型 TAM 被激活后主要分泌促炎症因子,在炎症早期承担着重要作用;而 M2 型 TAM 被激活后表达抑制炎症因子,起着抑制炎症反应,与组织重建、血管新生、寄生虫包裹、免疫调控及促肿瘤增殖有关。根据在组织修复中的不同作用,M2 型巨噬细胞又可以分为 3 种亚型,分别为 M2a、M2b、M2c。其中,M2a、M2b 可以起到免疫调节作用及促进 M2 型免疫反应,而 M2c 则有抑制免疫反应及组织重构的作用。肿瘤局部组织浸润的巨噬细胞以 M2 型为主,且 M2 型 TAM 和 Tr 细胞可相互诱导分化,促进肿瘤生长,但也有肿瘤浸润 TAM 增加的患者生存期反而延长的报道,机制不明。

(三) T 细胞自身引起的功能障碍

T 细胞自身表达的分子异常也可导致功能障碍。例如,IDO 是机体重要的色氨酸代谢酶,降解色氨酸成为犬尿氨酸,在多种免疫细胞,包括固有免疫的 NK 细胞和 DC 细胞,以及获得性免疫的 T 细胞中活性过高,从而过度降解人体必需氨基酸色氨酸以削弱免疫效应细胞活性,且产生的犬尿氨酸也对上述免疫效应细胞功能产生进一步的损伤。

第二节 肿瘤免疫治疗

肿瘤免疫治疗的策略是通过诱导恢复、重建或增强可促进免疫反应的免疫组分或者抑制可降低免疫反应的组分,最终通过免疫系统达到治疗肿瘤的目的。肿瘤免疫治疗可分为非特异度和特异度免疫治疗。

一、非特异度肿瘤免疫治疗

(一) 广谱免疫细胞激活剂治疗

细菌或病毒等病原体感染时可激活机体产生广泛的免疫反应,经灭活后有时可用于肿瘤的辅助治疗。例如,卡介苗(bacillus Calmette-Gurin, BCG)和分枝杆菌用于黑色素瘤、膀胱癌的辅助治疗,但详细的作用机制并不十分清楚,可能包括分枝杆菌诱发的免疫反应可导致肿瘤细胞死亡,以及促进肿瘤抗原扩散并被免疫系统所识别,最终引起免疫系统对膀胱癌的控制。另外,Toll 样受体(Toll-like receptor, TLR)激动剂也可用于激活非特异度的免疫反应,增强肿瘤治疗效果,包括 TLR9 激动剂 CpG、TLR3 激动剂 PolyI: C、TLR7/8 激动剂 R848/CL075 及 TLR1/2 激动剂细菌脂蛋白(bacterial lipoprotein, BLP)。其中,TLR7 激动剂咪喹莫特(imiquimod)可诱导产生 IFN-α、IL-6 和 TNF-α,激活免疫反应,用于基底细胞癌辅助治疗。瘤内 TLR9 激动剂 SD-101 可刺激类浆细胞的 DC 释放 IFN-α 并发育成熟为抗原提呈细胞,从而增加 $CD8^+$ T 细胞的肿瘤浸润。I-SPY 2 临床试验正在评估 SD-101 和派姆单抗联合每周给药的紫杉醇、多柔比星和环磷酰胺新辅助化疗对比单独紫杉醇、多柔比星和环磷酰胺化疗对病理学完全缓解(pCR)的影响。

(二) 细胞因子治疗

针对不同的病原体和其他抗原,不同的免疫细胞分泌不同的细胞因子,在免疫系统的诱导和效应阶段通过自分泌和旁分泌的途径调控免疫系统活性。这些细胞因子种类繁多,机制复杂。巨噬细胞和 NK 细胞分泌的细胞因子 TNF、IL-1、IL-12、IFN-α、IL-6、IL-15、IL-18、IL-23 和 IL-27 可调控固有免疫;T 细胞也可分泌不同的细胞因子调控获得性免疫,如 $CD4^+$ T 细胞分泌的 Th1 型细胞因子 IFN-γ 和 IL-12,以及 Th2 型细胞因子 IL-4、IL-10 和 IL-13;骨髓中的白细胞和间质细胞分泌的造血细胞因子主要为不同的集落刺激因子(CSF)。上述细胞因子应用于临床肿瘤治疗途径,包括全身给予和瘤内及瘤旁注射。

美国国家癌症研究所 Steve Rosenberg 在 1984 年曾直接利用高剂量 IL-2 治愈了一例恶性黑色素瘤患者,开启了现代肿瘤免疫治疗的大门。目前 IL-2 主要被用于体外扩增淋巴因子激活的杀伤细胞(lymphokin-activated killer cell, LAK 细胞)和肿瘤浸润淋巴细胞(TIL),是第 1 个被美国食品药品监督管理局(Food and Drug Administration，FDA)批准用于肿瘤治疗的细胞因子，用于治疗转移性黑色素瘤，可导致转移性肿瘤的长期消退，同时也被批准用于Ⅲ期肾癌患者的辅助治疗；可能的机制为激活 NK 细胞和 $CD8^+$ T 细胞反应，但引起的 Tr 细胞扩增可间接降低其抗肿瘤活性。IL-2 治疗存在毒性较大的问题，如出现全身血管渗漏综合征。聚乙二醇(polyethylene glycol，PEG)化的 IL-2 分子贝培阿地白介素(bempegaldesleukin)通过选择性结合 IL-2b 受体(CD122)，从而激活 IL-2 信号转导通路，进一步激活并扩增 $CD8^+$ T 细胞和 NK 细胞，而非 Tr 细胞。PIVOT-02 临床Ⅰ/Ⅱ期试验评价了贝培阿地白介素联合纳武单抗治疗 28 例转移性三阴性乳腺癌(TNBC)患者的疗效，发现客观缓解率(objective response rate，ORR)达到 13.2%，患者耐受且疗效与 PD-L1 表达水平无关。目前，正在开展更多的贝培阿地白介素联合 PD-1/PD-L1 抑制剂或化疗治疗 TNBC 患者的临床试验。

TNF-α 在致瘤性上有双重作用，局部高浓度下能杀灭内皮细胞和肿瘤细胞，而低浓度时可以刺激成纤维细胞和某些肿瘤的生长、侵袭、转移、新生血管生成，曾用于软组织肉瘤和黑色素瘤的辅助治疗。

IL-12 在多种肿瘤模型中显示出较强的抗肿瘤活性，它可激活 NK 细胞和 $CD8^+$ T 细胞，诱导 Th1 型免疫反应，抑制血管新生，增强内皮细胞黏附分子表达，促进激活的淋巴细胞浸润于肿瘤组织，以及协调中性粒细胞、嗜酸性粒细胞、巨噬细胞、NK 细胞和淋巴细胞间的免疫反应。但 IL-12 全身性给药时可引起严重的毒性反应，通过基因治疗局部分泌 IL-12 或许可以降低全身性 IL-12 的浓度。

粒细胞-巨噬细胞集落刺激因子(GM-CSF)在黑色素瘤、前列腺癌和肺转移性肿瘤治疗时可诱导免疫反应，增强肿瘤抗原提呈而显示出一定的临床效果。

具有抗肿瘤活性的 IFN 包括 IFN-α、TNF-β、TNF-γ，研究最多的是 IFN-α。IFN 同时具有抗肿瘤和抗病毒活性，其抗肿瘤作用机制主要包括直接抑制肿瘤细胞增殖，抑制肿瘤血管新生和增强免疫效应细胞功能。临床试验表明 IFN 对不同肿瘤，如转移性肾细胞癌、非霍奇金淋巴瘤、多发性骨髓瘤、黑色素瘤、直肠癌和卵巢癌有一定的抗肿瘤活性，但也具有明显的不良反应，如发热、乏力、白细胞减少、脱发和肌痛。

(三) 靶向免疫检查点增强 T 细胞功能

通过单抗阻断抑制 T 细胞功能的免疫检查点，从而增强 T 细胞的肿瘤杀伤效应的免疫检查点抑制剂疗法是当前最为热门的肿瘤治疗措施。CTLA-4 是这类免疫检查点分子之一，它表达于 $CD4^+$ T 细胞、$CD8^+$ T 细胞及 $FOXP3^+$ Tr 细胞，与 DC 表面的 CD80 和 CD86 结合，从而限制 T 细胞介导的免疫反应，为首个用于临床检测的免疫检查点分子。其他的免疫检查点分子还包括 PD-1/PD-L1、CD276(B7H3)、LAG3、4-1BB、CD47/SIRPα、OX-40L/OX-40、GITR 等。目前应用较为成熟的主要是针对 CTLA-4 和 PD-1/PD-L1 的抗体。总体上，它们在多种实体瘤的免疫治疗中虽然取得了惊人的疗效，但仍然对约 80%的患者无效，充分说明肿瘤免疫机制的复杂性。

美国纪念斯隆-凯特琳癌症中心(Memorial Sloan-Kettering Cancer Center，MSKCC)的 James Allison 在小鼠体内首次证实抑制 CTLA-4 活性具有肿瘤治疗作用，使得 CTLA-4 成为第 1 个有肿瘤治疗价值的免疫检查点分子。James Allison 因而被认为是肿瘤免疫检查点抑制剂应用的开拓者。但是 CTLA-4 配体表达并不具有肿瘤特异度，抑制 CTLA-4 可激活全身性的免疫反应，产生明显的不良反应。目前已有两种抗 CTLA-4 抗体，即伊匹单抗和曲美木单抗。伊匹单抗在转移性黑色素瘤患者中可抑制肿瘤生长，改善总体生存率，2011 年被 FDA 批准用于转移性黑色素瘤的治疗，是第 1 个获批的免疫检查点抑制剂，也在真正意义上揭开了现代肿瘤免疫治疗的序幕。CTLA-4 单抗临床应用进展有限，用于治疗乳腺癌的公开数据也很少。一项初步研究探索了冷冻消融术联合伊匹单抗治疗早期乳腺癌患者的疗效，结果表明该疗法可能诱导协同性抗肿瘤免疫反应。一项Ⅰ期临床试验中，局部放疗联用曲美木单抗治疗不可切除的复发或转移性乳腺癌患者，最好的临床反应为疾病稳定，中位生存期为 50.8 个月，且外周血单核细胞谱中发现 5 例患者治疗后 1 周增殖性 Tr 细胞增加。一项包含 26 例 ER 阳性转移性乳腺癌患者的Ⅰ期临床试验中，患者经 CTLA-4 单抗曲美木单抗联合依西美坦(exemestane)治疗，11 例患者疾病稳定期长达 12 周以上。另外数个临床试验正在检测单用 CTLA-4 单抗治疗或联用抗 PD-1/PD-L1 单抗治疗的疗效。

美国哈佛大学 Gorden Freeman 与 PD-1 发现者 Tasuku Honjo 在 2000 年发现 PD-L1 为 PD-1 的配

体,其相互作用可抑制 T 细胞增殖与细胞因子分泌,从而抑制 T 细胞活性,并在 2001 年发现另一个 PD-1 的配体 PD-L2,功能与 PD-L1 类似。2003 年,陈列平首次在小鼠头颈肿瘤模型中证实抑制 PD-L1 可达到 60%的治愈率,第 1 次成功地在体内证实抑制 PD-L1 可增强 T 细胞对肿瘤的杀伤效应。首个临床可用的 PD-1 的抗体纳武单抗在 2014 年获得 FDA 批准用于治疗晚期黑色素瘤,2015 年又被进一步批准用于治疗非小细胞肺癌。PD-1 的另一种抗体派姆单抗也在 2014 年获得 FDA 批准用于治疗某些晚期的黑色素瘤。此外,临床前研究证实在治疗其他实体瘤和血液系统肿瘤时 PD-1 单抗也具有非常好的疗效,利用这些单抗治疗其他肿瘤的临床试验也正在迅速开展。但总体上在其他常见肿瘤,如乳腺癌、前列腺癌和结、直肠癌治疗中的有效响应率仍极为有限,低于 20%。罗氏公司的阿替利珠单抗是第 1 个获批的 PD-L1 单抗,于 2016 年 5 月批准用于治疗铂类药物化疗不敏感或治疗失败的尿路上皮癌。目前获批的其他抗 PD-L1 单抗还包括默克/辉瑞公司的阿维单抗和阿斯利康公司的度伐利尤单抗,以及由苏州康宁杰瑞生物公司研发的抗 PD-L1 纳米抗体恩沃利单抗注射液,后者是全球第一个且目前唯一获批上市的皮下注射 PD-1/PD-L1 抗体,2021 年 11 月在中国获批上市,适用于不可切除或转移性高度微卫星不稳定性(microsatellite instability-high, MSI-H)或错配修复缺陷(mismatch repair-deficient, dMMR)的成人晚期实体瘤患者的治疗。截至目前,PD-1/PD-L1 抑制剂获批的治疗癌种包括恶性黑色素瘤、非小细胞肺癌、肝癌、胃癌、肾癌、膀胱癌、头颈部肿瘤、霍奇金淋巴瘤、小细胞肺癌、食管癌、TNBC、宫颈癌、Merkel 细胞癌及所有 MSI-H 的实体瘤,整体有效率约为 30%,其中霍奇金淋巴瘤可达 90%。此外,在结直肠癌、鼻咽癌、卵巢癌、前列腺癌、子宫内膜癌、胶质瘤、神经内分泌肿瘤、恶性间皮瘤、非霍奇金淋巴瘤等多种实体瘤中,临床研究也显示出了鼓舞人心的疗效。因此,目前很多的临床研究,尤其是联合用药都在不断扩充其适应证。

几个关键性因素使得 TNBC 比其他类型乳腺癌对免疫治疗可能更敏感。首先,TNBC 具有更多 TIL,TIL 与早期 TNBC 良好的预后有关。在其他组织类型肿瘤中更多的 TIL 与良好的免疫检查点抑制剂疗效有关。其次,TNBC 细胞和免疫细胞表达更高水平的 PD-L1。某些情况下,传统的疗法,如放、化疗还可上调 PD-L1 的表达水平。这不但为免疫检查点抑制剂提供了直接的靶标,也与在其他肿瘤中抗 PD-1 治疗反应密切有关。研究发现表达 PD-1 的 T 细胞与乳腺癌患者的不良预后密切相关,并与 Tr 细胞在高风险乳腺癌患者组织中共同浸润,参与免疫抑制微环境的形成。此外,TNBC 具有更高的非同义突变率,从而产生肿瘤特异度新抗原(neoantigen),并激活新抗原特异性 T 细胞,增强抗肿瘤免疫反应,并在经过免疫检查点抑制剂治疗后该免疫反应得到进一步增强。最后,TNBC 的治疗手段较少也是选择免疫检查点抑制剂治疗的一个重要原因。

KEYNOTE-012Ib 临床试验旨在评估抗 PD-1 单抗派姆单抗治疗转移性 TNBC 的安全性和有效性,首次报道中的 27 例被评价患者,总缓解率(overall response rate, ORR)为 18.5%,包括 1 例完全缓解,另有 26%的患者病情稳定。而该药治疗 ER 阳性/HER2 阴性乳腺癌的 ORR 为 12%;两项试验中均检测了 PD-L1 的阳性率,且均高于 1%。该临床试验入组患者的另一条件为 22C3 抗体检测 PD-L1 的阳性率不低于 1%,其中 111 例检测患者中 PD-L1 阳性率为 59%。派姆单抗每 2 周给药一次,给药量为 10 mg/kg,治疗相关的不良反应绝大多数为中度且可控,但有 1 例患者死于治疗引起的弥散性血管内凝血,为典型的免疫相关的治疗毒性反应。基于这些结果,后续开展的临床Ⅱ期试验 KEYNOTE-086 发现 170 例未经 PD-L1 筛选且经治疗的 TNBC 患者 ORR 为 5.3%。值得注意的是,在该临床试验中,84 例未经治疗的转移性 TNBC 患者中,ORR 为 21.4%,说明免疫检查点抑制剂在转移性 TNBC 患者的一线治疗中具有更高的疗效。为证实该结果,在经治疗的转移性 TNBC 患者中开展了 KEYNOTE-119 临床Ⅲ期试验。尽管患者肿瘤 PD-L1 表达水平很高,预示派姆单抗治疗可能有更高的获益,但派姆单抗单药治疗相对于单独化疗并未显示 ORR、无进展生存期(progression-free survival, PFS)或者总生存期(OS)有改善。

由于在 60%的乳腺癌细胞和 20%的 TNBC 细胞中发现 PD-L1 的阳性表达,抗 PD-L1 单抗阿替利珠单抗的安全性和有效性首先在 PD-L1 阳性的转移性 TNBC 患者中进行了评估。一项临床试验报道了在一个 27 例 TNBC 患者队列中,利用 SP142 抗体检测 PD-L1 表达水平,免疫组化检测不低于 5%的免疫染色细胞,阳性定义为 PD-L1 阳性,其中

69%的 TNBC 患者为 PD-L1 阳性。阿替利珠单抗的给药剂量为 15 mg/kg 或 20 mg/kg 或混合剂量 1 200 mg/3 周。这 27 例患者以前均经多次治疗,其中 85%的患者接受了四线的系统性治疗。初步结果表明,21 例被评估患者中有 24%的有效率,包括 3 例部分缓解和 2 例完全缓解。尚未有中位反应期的结果报告。阿替利珠单抗治疗 TNBC 的 ORR 为 24%,但其治疗患者中的 PD-L1 阳性率(5%)高于上述 PD-1 抗体(派姆单抗)治疗 TNBC 的 PD-L1 阳性率(1%)。另一项临床Ⅰ期试验发现,115 例经其他治疗的乳腺癌患者阿替利珠单抗治疗的 ORR 为 10%,且对 PD-L1 阴性患者对其无反应。但一项未检测 PD-L1 阳性率即行阿替利珠单抗联合纳米白蛋白结合型紫杉醇(nab-paclitaxel)治疗的研究,其 ORR 达到 41.7%。而单独应用另一种抗 PD-L1 单抗阿维单抗治疗所有类型乳腺癌,且未区分 PD-L1 的表达水平,其整体 ORR 则较低(4.8%);根据分型来统计,则 TNBC 的 ORR 为 8.6%,ER 阳性/HER2 阴性乳腺癌 ORR 为 2.8%,HER 阳性乳腺癌 ORR 为 3.8%。若进一步根据 PD-L1 表达阳性(免疫细胞表达阳性率≥10%)来区分,则所有类型乳腺癌的 ORR 为 33.3%,而 TNBC 的 ORR 为 44%。另外,抑制乳腺癌细胞的 PD-L1 信号可促进 DC 成熟分化和分泌 IL-12,增强 DC 激发的 T 细胞反应,逆转乳腺癌细胞对 T 细胞的抑制作用。因此,在 DC 疫苗中同时抑制 PD-L1 对乳腺癌可能是一种更有效的治疗策略。

通常来说,应用 PD-1/PD-L1 单抗治疗前需要检测其表达水平,用于 PD-1/PD-L1 靶向治疗效果的预测。针对 PD-1 表达水平的检测,主要集中于 $CD4^+$ T 细胞、$CD8^+$ T 细胞、B 细胞、Tr 细胞和 NK 细胞,但实际上其预测价值有限,且检测 PD-L1 的方法也不尽如人意。目前还没有检测 PD-L1 水平的通用标准方法,不同临床试验使用不同的抗体通过免疫组化方法来检测 PD-L1 水平,且判断阈值(cut-off value)也不一致。例如,即使在同一亚型的乳腺癌组织中,即使采用相同的阈值标准,其阳性率之差也可高达 30%。其实同一组织中 PD-L1 的 mRNA 表达与用免疫组化方法检测的蛋白质水平也存在差异。更重要的是,尽管在多种类型肿瘤中发现 PD-L1 表达水平与免疫检查点抑制剂疗效之间存在一定关系,但是在 PD-L1 阴性患者中仍然观察到免疫检查点抑制剂有一定治疗效果,表明利用免疫组化方法检测 PD-L1 水平来决定是否采用其抑制剂进行治疗存在一定局限性。通常观察到 PD-L1 在浸润性免疫细胞而非肿瘤细胞中表达水平最高,并在预测中发挥了最重要的作用。因此,简单地认为 PD-L1 在肿瘤细胞中的表达水平决定了免疫逃逸的程度还值得商榷。其他应用 PD-1/PD-L1 治疗的生物标志物还包括微卫星不稳定性(microsatellite instability, MSI)、肿瘤突变负荷(tumor mutation burden, TMB)和 TIL,其水平较高往往预示着更可能从 PD-1/PD-L1 治疗中获益。

显而易见,免疫检查点抑制剂疗法的前提是机体或肿瘤微环境中应该具有足够的肿瘤特异度 T 细胞。当肿瘤细胞出现免疫逃逸突变,产生免疫耐受时,缺少有效的肿瘤特异度 T 细胞,该疗法的效果将明显受限。另外,这些肿瘤特异度 T 细胞的功能还可能受 CTLA-4 和 PD-1/PD-L1 之外的其他因素调控,如 IDO 活性。最近的研究表明,上述免疫检查点抑制剂疗法仅对肿瘤发展早期的 T 细胞有效,可激活 CTL 并分泌 INF-γ 或 TNF-α 等杀伤肿瘤细胞,而肿瘤进展晚期的 T 细胞则对免疫检查点抑制剂疗法不再产生反应,无法分泌 INF-γ,原因在于不同时期的 T 细胞经历了不同的表观遗传学调控,早期的 T 细胞只经历了 1 次,而后期的 T 细胞则至少经历了 2 次调控,导致肿瘤晚期的 T 细胞表面 CD38 和 CD101 分子水平显著上调,从而无法有效地响应抗 PD-1/PD-L1 治疗。详细的分子机制还有待于深入研究。通过检测 CD38 和 CD101 两种分子的表达水平,或许有利于区分哪些患者可以从抗 PD-1/PD-L1 疗法中获益。肿瘤细胞可表达 PD-L1,与表达于 T 细胞等免疫细胞表面的受体 PD-1 结合。

总体而言,PD-1/PD-L1 抑制剂联合化疗在转移性 TNBC 患者治疗中比单药的效果更好。目前,阿替利珠单抗和派姆单抗联合化疗的免疫疗法主要被批准用于转移性或局部晚期 TNBC 患者,这是一种侵袭性乳腺癌亚型,占乳腺癌的 10%~15%,除了化疗之外的治疗选择有限,患者的癌组织必须表达 PD-L1,或者具有高肿瘤突变负荷。早期的包含 PD-L1 阳性和阴性肿瘤治疗临床试验中,派姆单抗联用艾瑞布林(eribulin)——一种微管蛋白抑制剂,同时可抑制 TGF-β 对肿瘤内 $CD8^+$ T 细胞的清除作用,在 106 例经过 0~2 线治疗后的转移性 TNBC 患者中 ORR 达到 26.4%。另一项更小规模的Ⅰb 临床试验中,同样经过 0~2 线治疗的 33 例转移性 TNBC 患者,阿替利珠单抗联合纳米白蛋白结合型紫杉醇治疗后 ORR 达到 39.4%，可能与紫杉类药物可激活 TLR 和 DC 有关。随后在未经治疗的转移性 TNBC 中开展了临床Ⅲ期多中心、随机对照、双盲试验 IMpassion130。结果表明，阿替利珠单抗联合纳米白蛋白结合型紫杉醇治疗效果明显，在 PD-L1 阳性患者中 OS 延长了 7 个月。基于这一研究结果，FDA 和欧洲药品管理局（European Medicines Agency，EMA）批准了阿替利珠单抗联合纳米白蛋白结合型紫杉醇治疗 PD-L1 阳性的转移性 TNBC 患者，这是第 1 个在乳腺癌中获批的免疫疗法。KEYNOTE-355 研究同样也证实了 PD-1/PD-L1 抑制剂免疫治疗联合化疗在 PD-L1 阳性转移性 TNBC 一线治疗中的价值。既往研究结果显示，派姆单抗联合化疗治疗 PD-L1 阳性[联合阳性评分（combined positive score，CPS）≥10 分]转移性 TNBC 患者的 PFS 达到 9.7 个月，长于安慰剂联合化疗的 5.6 个月。因此，对于 PD-L1 阳性的转移性 TNBC 患者，PD-1/PD-L1 抑制剂免疫疗法联合化疗可以延长患者生存期，应作为一线首选方案。然而，寻求更精准的生物标志物以便对 TNBC 进行更进一步的精准分型，选择更合适的获益人群及不同联合方案，真正达到个体化精准治疗目的，仍需要更多的探索。

其他临床试验还包括在 TNBC 早期患者中评估 PD-1/PD-L1 抑制剂免疫治疗的效果，以及 PD-1/PD-L1 抑制剂免疫疗法与其他疗法，如靶向治疗及其他免疫疗法联用的效果。

（四）靶向肿瘤微环境中的免疫抑制细胞增强 T 细胞功能

1. *靶向 MDSC* 由于 MDSC 是肿瘤和其他疾病中主要的免疫抑制细胞之一，目前正在进行测试通过不同的措施靶向 MDSC 用于肿瘤治疗。这些措施包括促进 MDSC 分化、抑制 MDSC 扩增、抑制 MDSC 功能以及清除 MDSC。PI3K 信号转导通路在肿瘤细胞和 MDSC 中均有激活，而磷脂酰肌醇 3 激酶 γ（phosphoinositide 3-kinase γ，PI3Kγ）是调控免疫抑制功能的关键信号分子，因此特异性抑制 PI3Kγ 功能可阻止 MDSC 的免疫抑制作用，单独或与 CTLA-4 单抗或 PD-1 单抗联用均可显著增强抗肿瘤效果。另外，化疗药物吉西他滨和 5-氟尿嘧啶（5-FU）在小鼠模型中可选择性地清除 MDSC 而增加抗肿瘤效果。有些药物，如视黄酸、维生素 D、环氧合酶-2（COX-2）抑制剂塞来昔布（celecoxib）可抑制 MDSC 活性，从而抑制肿瘤生长。

补体系统在肿瘤组织局部被广泛激活，而 MDSC 也是肿瘤局部数量众多的免疫细胞。小鼠荷瘤实验发现了两者之间的重要联系。补体系统中的重要激活后产物 C5a 通过其受体 C5aR 在招募 MDSC 至肿瘤局部的过程中发挥着重要作用，且与患者较差预后密切相关，MDSC 通过分泌 ROS 和 TGF-β 抑制 $CD8^+$ T 细胞和 NK 细胞功能而促进肿瘤增殖，并与免疫检查点抑制剂抵抗相关。同时，C5aR 在肿瘤细胞和 M2 型 TAM 中表达水平明显升高，血液循环或肿瘤组织局部的 C5a 浓度也同时升高，C5a 通过 C5aR 还可上调单核 MDSC 的 PD-L1 表达，下调 $CD8^+$ T 细胞的 IL-10 表达。因此，敲除 C5aR 或抑制 C5aR 功能可明显抑制肿瘤生长，并可与抗 PD-1 治疗产生协同作用。C5aR 抑制剂具有潜在的肿瘤免疫治疗效果。

2. *靶向 M2 型 TAM* 诱导 TAM 由 M2 型向 M1 型转变，或者抑制 M2 型 TAM 向肿瘤部位聚集，可增强放疗的效果。在小鼠模型中，利用 CSF1R 抑制剂阻止肿瘤招募巨噬细胞，与紫杉醇联用可延缓肿瘤生长，减少肺转移，从而提高生存率。临床上两药联合用于治疗转移性乳腺癌患者的研究正处于Ⅰb/Ⅱ期试验（NCT01596751）阶段。而且对 TAM 具有毒性作用的药物曲贝替定（trabectedin）在治疗乳腺癌的Ⅱ期临床试验中也获得了令人鼓舞的疗效。近期另一个令人振奋的发现是肿瘤细胞过表达富组氨酸糖蛋白可诱导 TAM 由 M2 型向 M1 型转化，在小鼠模型中可抑制肿瘤增殖，减少肺转移。另外，在小鼠模型中应用多柔比星可消耗 TAM，并使髓性细胞浸润从免疫抑制性 TAM 向炎性单核细胞转变。一个针对 TAM 有趣的应用是，由于 TAM 可自动在乳腺癌组织中浸润，因此以 TAM 为载体可输送治疗药物至肿瘤部位。

3. *靶向 Tr 细胞* 研究发现在肺癌、胰腺癌、乳腺癌、卵巢癌和皮肤癌患者的外周和肿瘤组织局部都有高丰度的 Tr 细胞，因此清除或功能性失活 Tr 细胞是一种潜在的肿瘤免疫治疗有效手段。单抗特异度靶向 Tr 细胞表面的特异度抗原，如 CD25 和 CTLA-4，后者取得了良好的抗肿瘤效果。由于 Tr 细胞生存高度依赖 Th2 型细胞，因此特异度 IL-2 中和抗体可明显减少 Tr 细胞数目及其抑制活性。目前这一策略在进展期肿瘤包括乳腺癌中正在进行验证。通过 IL-2 偶联白喉毒素的融合蛋白药物地尼白介素（denileukin difitox，Ontak）可选择性地杀伤表达 IL-2 受体的淋巴细胞。确切的抗肿瘤效果尚需进一步的临床试验证实。通过药物,如 GDC-0919 和艾卡哚司他(epacadostat)可抑制 IDO 活性,也可抑制肿瘤特异性 Tr 细胞的扩增,更可解除对 NK 细胞和 T 效应细胞的直接抑制作用,或 DC 对 T 细胞的间接抑制作用,从而抑制肿瘤生长。激活 TLR8 或 OX40 信号,阻断 Tr 细胞免疫抑制能力,也可提高肿瘤免疫治疗效果。另外,化疗药物环磷酰胺在多个实验中被证实可清除 Tr 细胞,抑制肿瘤生长和转移,可能的机制为改变 Th1 向 Th2 转化的细胞因子特征,增加激活的 T 细胞数量。

由于某些趋化因子受体高表达于多种免疫抑制细胞,如 MDSC 和 Tr 细胞,因此靶向这些受体也是潜在的免疫治疗手段。针对 CXCL12/CXCR4 生物学轴的多种药物正处于测试阶段。对于 CXCR4 抑制剂普乐沙福(plerixafor)的研究最多,在动物模型中显示普乐沙福可以降低不同肿瘤,包括乳腺癌的转移潜能。普乐沙福正处于Ⅰ/Ⅱ期临床试验之中,旨在评估其对急性髓性白血病患者的疗效。另一个 CXCR4 抑制剂 MSX-122 正处于临床Ⅰ期检测阶段,但对正常干细胞的毒性可能是不利因素。另外,针对 CXCR2 的小分子抑制剂也在检测中。

LAG-3 也是一种免疫抑制性受体,高表达于 Tr 细胞,并抑制 T 细胞功能。LAG-3 提供抑制性信号至活化的效应 T 细胞,并增强 Tr 细胞的抑制活性。抗 LAG-3 抗体不但能激活效应 T 细胞,还可抑制 Tr 细胞活性,而 PD-1 抗体或 CTLA-4 抗体仅仅能激活效应 T 细胞。一项Ⅰ期临床试验发现,30 例转移性乳腺癌患者经包含 IMP321(重组可溶性 LAR-3Ig 融合蛋白)和紫杉醇的化疗联合免疫治疗后,ORR 明显改善。一项Ⅱ期临床试验正在激素受体阳性的转移性乳腺癌患者中评估 IMP321 联合紫杉醇化疗的安全性和有效性(NCT02614833)。

4. *靶向 DC* 肿瘤细胞高表达 CD47,通过与 SIRPα 结合,可抑制抗原提呈细胞 DC 和巨噬细胞对肿瘤细胞的吞噬功能。因此靶向 CD47 抗体也可增强抗原提呈能力,重新激活 T 细胞,在小鼠模型中显示出较强的免疫记忆特点,预期与免疫检查点抑制剂联用,或可获得更好的治疗效果。

(五) NK 细胞治疗

1. *靶向免疫检查点抑制剂增强 NK 细胞功能* 免疫检查点抑制剂 PD-1 和 CTLA-4 不但表达于 T 细胞,还可表达于 NK 细胞。如多发性骨髓瘤患者的 NK 细胞表达 PD-1,应用 PD-1 单抗可增强 NK 细胞介导的抗肿瘤效应。另外,NK 细胞表面 KIR 类的 KIR2DL1、KIR2DL2 和 KIR2DL3 通过与 MHC-Ⅰ类分子结合,抑制 NK 细胞功能,应用单抗阻断 KIR2DL1~3,可以增加 NK 细胞的抗肿瘤活性。在急性髓性白血病和多发性骨髓瘤患者临床Ⅰ/Ⅱ期研究中已证实 KIR 靶点的安全性。虽然目前单独抗 KIR 疗法没有表现出明显的抗肿瘤效应,但未来与 CTLA-4 或 PD-1 抑制剂联用值得进一步研究。

2. *CAR-NK 细胞* 与后述的嵌合抗原受体(chimeric antigen receptor, CAR)T 细胞(CAR-T)技术类似,目前已研发出 CAR-NK 细胞技术,但尚处于研发阶段。其原理是收集患者 NK 细胞,在 NK 细胞表面表达嵌合肿瘤特异度抗原受体并敲除抑制性受体的表达水平,靶向识别并摧毁肿瘤细胞。体外实验表明,CAR-NK 细胞技术展现出较 ADCC 更强的细胞毒作用。

二、特异性肿瘤免疫治疗

(一) 特异性肿瘤疫苗治疗

疫苗通过激活机体的主动免疫达到预防或治疗的目的。预防感染性疾病的疫苗主要激活 B 细胞免疫,而肿瘤疫苗主要激活 T 细胞免疫,针对的是已经存在的肿瘤组织。肿瘤疫苗的抗原可以有不同的形式,包括多肽、蛋白质、裸露 DNA、病毒载体、同种或异种全细胞疫苗,以及 DC 疫苗。抗原通常与佐剂同时给予,以增强免疫反应,也可利用 APC,通常是 DC 离体负载后再行注射。早期的疫苗临床试验主要利用 MHC-Ⅰ限制性短肽,用于激活 $CD8^+$ T 细胞,但这种疫苗通常激活的 $CD8^+$ T 细胞反应较弱,而且持续时间较短。因此,后续临床试验利用长肽或混合多种短肽以同时激活 $CD4^+$ 和 $CD8^+$ T 细胞反应,便于优化 $CD8^+$ T 细胞反应,同时激活体液免疫反应。

1. *蛋白质/多肽类肿瘤抗原疫苗* 根据肿瘤细胞表达的 TAA、TSA 和新抗原,表达或合成免疫原性较强的片段制备成疫苗,用于肿瘤治疗。这些肿瘤抗原的种类包括 HER2/neu、MUC-1、CEA、hTERT、STn、C/T 抗原等。

HER2 疫苗是乳腺癌治疗性疫苗临床试验中研究得最广泛深入的疫苗。15%~20%的乳腺癌患者存在 HER2 基因扩增,并与侵袭性表型和生存期缩短有关。HER2 多肽疫苗可产生长期的免疫反应。目前，已有多种基于 HER2 的肿瘤疫苗已经完成或正处于临床试验中，应用的抗原表位主要有 369～377 位(E75，研究最多)、654～662 位(GP2)、776～790 位(AE37)、688～703 位和 971～984 位等序列。起源于 HER2 的肿瘤疫苗安全性总体较好，临床上获得了肯定的疗效，为经化疗联合单抗治疗后微量残存乳腺癌患者提供了一种非常好的免疫治疗手段。未来 HER2 疫苗的主要应用方向是与低剂量节律化疗联用以增强免疫反应，与单抗隆抗体如曲妥珠单抗联用，或与酪氨酸激酶抑制剂，如拉帕替尼联用。

癌胚抗原(carcino-embryonic antigen，CEA)是一种黏附分子，可与促癌基因，如 *Bcl-2*、*c-Myc* 等协同促进细胞转化，还可促进细胞进入 G_0 样状态，是公认的肿瘤相关抗原，也是良好的肿瘤免疫治疗靶点。CEA 可被处理并提呈于不同的 MHC-Ⅰ分子，大量的细胞毒性表位得到验证。但由于 CEA 也表达于正常细胞，免疫系统通常对 CEA 耐受，因此成功的 CEA 疫苗必须首先打破这种免疫耐受。目前，多种 CEA 疫苗在临床中得到检测，这些疫苗利用 CEA 多肽联合 DC、CEA 蛋白、抗 CEA 同型抗体和痘病毒等方法研制。在包括乳腺癌患者在内的 21 例 CEA 表达转移性恶性肿瘤患者中，经剂量逐渐增加的 CEA 多肽疫苗联合自体 DC 静脉接种，发现受试者对该疫苗具有良好的耐受性，在 3 例受检者中有免疫细胞浸润，2 例存在新出现的针对 CEA 的延缓性过敏反应，但几乎没有临床反应，仅有 1 例病情稳定。

Tn 抗原指具有低聚糖结构的乙酰半乳糖胺与丝氨酸或苏氨酸通过糖苷键相连而形成的 O-聚糖，通常存在于肿瘤细胞，而非正常细胞。肿瘤相关的黏蛋白常常不能糖基化或糖基化不完全，这可能与这些肿瘤细胞缺少特定的糖基转移酶有关。糖基化不完全可导致更短的糖基化侧链。Tn 抗原具有更短的糖基化侧链结构，并通过掺入半乳糖残基而形成 TF 抗原。唾液酸化 Tn(sialyl-Tn，STn)抗原是对 Tn 抗原进行唾液酸替换而成。Tn、TF 和 STn 抗原在正常组织中由于唾液酸化和糖基化残基均被掩盖，它们在肿瘤细胞中均呈高表达，且与疾病进展与转移密切相关。接种 Theratope(STn-KLH)疫苗，随后经高剂量化疗和干细胞处理的 40 例乳腺癌患者(其中 33 例为高风险或转移性乳腺癌患者)，其中 26 例可评估患者中，有 11 例患者可检测到 IFN-γ。该疫苗耐受性良好，产生最强特异度细胞毒免疫反应的患者相对于无特异度免疫性患者，其疾病的消退期也更长。在一个大型的前瞻性Ⅲ期随机临床试验中，1 028 例经一线化疗无进展的转移性乳腺癌患者，经 Theratope(STn-KLH)疫苗或 KLH 对照处理，并同时给予内分泌治疗。结果表明产生免疫反应的患者有益生存期的延长，Theratope 组患者的 PFS 有更好的改善(8.3 个月 *vs* 5.8 个月)。长期随访结果证实疾病进展时间(time-to-progression，TTP)或 OS 并无改善，但在 ER 阳性对象中发现 OS 显著增加。肿瘤/睾丸抗原(cancer/testis antigen，C/T 抗原)正常选择性表达于成年男性睾丸的生殖细胞及胚胎发育过程中，但异常过表达于不同的肿瘤。NY-ESO-1 和 MAGE-A3 两种 C/T 抗原疫苗主要在黑色素瘤和肺癌中进行试验，而它们在乳腺癌中优先表达于 TNBC。NY-ESO-1 和 MAGE-A3 具有高度的免疫原性，所产生的免疫反应与淋巴细胞浸润和良好预后密切相关。因此，这些抗原可能是乳腺癌免疫治疗的良好靶点。

另外，近年来测序技术的进步、测序速度的加快和测序价格的快速下降为大规模检测肿瘤特异度抗原提供了新的机会。这种由于单个氨基酸序列突变导致的非同义突变而形成的肿瘤新抗原在肿瘤个体治疗方面具有巨大的潜力。首个基于特定患者新抗原而制备的 RNA 联合个体 TAA 靶向性疫苗临床试验目前正针对初诊的 TNBC 患者进行临床试验(MERIT 项目，NCT02316457)。新抗原疫苗联合或不联合度伐利尤单抗的临床Ⅰ期随机对照试验注册了 24 例经新辅助化疗仍有残存肿瘤的 TNBC 患者。另一项临床Ⅱ期随机对照试验注册了 70 例未经治疗的转移性 TNBC 患者，先经过 18 周的吉西他滨和卡铂治疗后，再随机分组至新抗原疫苗联合或不联合纳米白蛋白结合型紫杉醇和度伐利尤单抗治疗组。疫苗联合或不联合 PD-1/PD-L1 抑制剂用于新辅助治疗或针对转移性 TNBC 的临床试验正在开展，包括 PVX-410 疫苗和叶酸受体 α 疫苗。PVX-410 疫苗靶向 TNBC 高表达的 XBP1 和 CD138 多肽。叶酸受体 α 疫苗同样靶向高表达于乳腺癌的多肽，其在一项最初的Ⅰ期乳腺癌和卵巢癌患者的临床试验中导致免疫反应持续 12 个月。但上述乳腺癌疫苗是否能激发足够的抗肿瘤免疫反应，从而改善临床疗效还有待进一步观察。

2. *DNA 疫苗*　DNA 疫苗被抗原提呈细胞吞噬后，翻译 DNA 疫苗中所选定的 *TAA* 基因成蛋白质,再通过抗原提呈细胞胞内的处理并提呈给MHC分子。DNA疫苗可以是裸露的DNA,也可与其他物质组成脂质体复合物,或包装成纳米颗粒。有证据表明,DNA疫苗可激发体液免疫、细胞免疫及固有免疫反应。这种免疫反应模拟生理状态下的免疫反应,目前认为是最有效的清除肿瘤的方法。DNA疫苗能大规模生产,但裸露DNA疫苗效果较差。因此,寻求合适的DNA载体是目前面临的困难,所幸通过电转染的方式转化编码*TAA*基因的质粒已获得了令人鼓舞的疗效。

3. *病毒载体疫苗* 由于抗原多肽存在人白细胞抗原(human leukocyte antigen, HLA)限制性,且重组蛋白或多肽的生产纯化价格较高,因此多种载体已被用来传递这些抗原,并同时表达共刺激因子,以进一步增强免疫反应。疫苗病毒载体包括痘病毒家族、麻疹病毒和腺病毒载体,比裸露DNA或多肽疫苗能产生更长和更广泛的免疫反应。病毒疫苗目前主要用于前列腺癌的治疗,包括表达PSA抗原的PANVAC™、PROSTVAC™及同时表达3种共刺激因子(ICAM-1、B7.1、LFA-3)的TRICOM™疫苗,均处于治疗前列腺癌的临床Ⅲ期试验中。采用类似的设计方案,研制了包含编码*MUC-1*、*CEA*和*TRICOM*基因的重组痘病毒疫苗PANVAC用于治疗乳腺癌。在12例注册的转移性乳腺癌患者中,中位进展期为2.5个月,其中1例患者大于37个月,中位生存期为13.7个月。接种产生黏液蛋白-1(muc-1)和IL-2的牛痘病毒疫苗,治疗31例黏液蛋白-1表达阳性转移性乳腺癌患者,有2例患者出现部分的肿瘤消退(>50%),15例患者在免疫反应期内疾病无进展。

4. *全肿瘤细胞疫苗* 使用全肿瘤细胞疫苗的潜在优势是由于它含有单个肿瘤组织的完整抗原簇,可以激活多克隆免疫反应。由于T细胞激活需要另外的抗原提呈细胞提供的非特异度共刺激信号,而大多数实体瘤并不表达共刺激因子,也不能传递T细胞激活信号,反而常常诱导免疫耐受。因此,疫苗中需要导入编码共刺激因子的基因,如CD80或细胞因子。感染流感病毒A/PR8/34的培养卵巢癌细胞裂解物腹腔注射于40例进展期卵巢癌患者,包括31例晚期腹水和5例胸腔积液的患者。结果表明,7例患者腹水消失,其中5例肿瘤细胞计数显著减少,1例胸腔积液消失,3例肿瘤体积缩小。另外,2例无腹水的患者肿瘤体积也缩小。9例响应患者的耐受性持续了3~19个月,生存期达4~42个月。上述结果强烈支持肿瘤细胞联合病毒或免疫调控剂的主要免疫治疗可诱导有效的临床反应。利用新城疫病毒(Newcastle disease virus, NDV)感染的自体细胞处理58例肿瘤患者,其中27例为转移性乳腺癌患者,也观察到一定的临床效果。表达共刺激因子CD80的HLA-A2阳性和HER2阳性MDA-MB-231细胞用于接种30例Ⅳ期乳腺癌患者,4例患者疾病稳定,但未观察到客观的肿瘤消退指标。15例患者中有9例产生细胞免疫反应,1例产生长期的免疫反应(末次接种后2年)。上述细胞疫苗联合BCG或GM-CSF并未诱导明显的抗体反应。

5. *DC疫苗* DC疫苗主要优势在于它不是HLA限制性的,能同时激发Ⅰ型和Ⅱ型免疫反应。在临床应用中,可通过血浆分离置换法分离外周单核细胞而制备DC疫苗,它们可负载蛋白、多肽和细胞裂解液,或转染TAA载体,这些载体也可同时表达共刺激因子。基于HER2的DC肿瘤疫苗应用于乳腺癌的研究较多。从肿瘤细胞中有效地提呈抗原不仅需要未成熟DC吞噬凋亡细胞,还需要DS通过接触死亡肿瘤细胞而被激活并成熟。相对于未改造DC疫苗和腺病毒感染DC疫苗,插入有*HER2*基因的腺病毒感染DC疫苗可阻止或延缓BALB-neuT小鼠产生乳腺肿瘤。一项实验性HER2-DC的Sipuleucel-T也证实在乳腺癌中有一定程度的治疗效果。多项HER2-DC疫苗在一系列乳腺癌包括原位导管癌中进行了检测。13例高表达HER2的乳腺导管腺癌患者在手术切除前经HER2多肽联合DC的疫苗1周内处理4次后,发现多数受试者的$CD8^+$ T细胞表达CD28升高,而表达CLTA-4下降,且对多肽特异的可分泌IFN-γ并识别相应乳腺癌细胞株的$CD4^+$和$CD8^+$ T细胞灵敏度增加,同时乳腺局部T细胞和B细胞集聚,并诱导补体依赖性可溶瘤的抗体产生。其中11例可评估患者中有7例患者手术标本中HER2表达水平下降,残存的导管腺癌体积缩小,表明表达HER2的肿瘤细胞经疫苗免疫后出现主动的免疫编辑。该临床试验为早期乳腺导管腺癌的治疗提供了新的免疫策略。表达HER2和IL-12的重组腺病毒感染DC制备的疫苗也可部分抑制表达HER2的肿瘤生长。商业上较为成功的DC疫苗为Sipuleucel-T(Provenge™, Dendreon, Seattle, WA, USA),2010年4月29日获得美国FDA批准,是第1个获批的肿瘤疫苗,可用于内分泌治疗耐受的前列腺癌患者。该疫苗包含自体抗原提呈细胞及与 GM-CSF 融合的前列腺特异度抗原，然后重新输入患者体内。在一项随机Ⅲ期临床试验中，可显著延长 OS 达 4 个月，但据报道商业上并未获得成功。DC 疫苗在大规模制备上还存在一些问题，包括体外扩增、成熟和激活。

6. *预防性病原体抗原疫苗*　估计高于 15%的人类肿瘤由病毒感染引起，包括 RNA 和 DNA 病毒，这些致瘤病毒感染可引起白细胞减少和免疫缺陷，增加肿瘤的患病风险。另外，有些细菌感染也与肿瘤关系密切，如幽门螺杆菌(*Helicobacter pylori*，HP)可促进胃癌的发生。因此，针对这些病原体，如 EB 病毒(Epstein-Barr virus，EBV)、人乳头状瘤病毒(human papilloma virus，HPV)、乙型肝炎病毒(hepatitis B virus，HBV)和 HP 的预防接种理论上可激活机体特异度的主动免疫，达到预防和治疗肿瘤的效果。例如，接种 HPV 疫苗可使会阴部 HPV 相关的 3 级上皮内瘤变(intraepithelial neoplasia)获得 50%的完全缓解，并显著降低宫颈癌的发生率。

尽管早期的乳腺癌肿瘤疫苗临床试验结果在一定程度上令人鼓舞，也无明显的毒性及不良反应，但应该意识到其临床效果还是非常有限的。随着疾病的进展，免疫逃逸机制变得越来越复杂，这是限制主动免疫疗效的主要原因。当肿瘤体积增大或出现广泛转移时，可以预计单用疫苗并不足以克服肿瘤的免疫耐受机制。正常情况下的促免疫耐受机制，如 Tr 细胞和 CTLA-4 及 PD-1/PD-L1 免疫检查点分子，常被肿瘤细胞用来逃避免疫反应。尽量激活不同的免疫系统成分，激发更完全的免疫反应，可导致更有效的抗肿瘤效应。因此，针对免疫检查点的抗体与清除 Tr 细胞的疫苗疗法联用也许可产生协同效应，临床应用具有很强的合理性。同时，针对进展期和肿瘤负荷较大的肿瘤患者，肿瘤疫苗联合传统的治疗方案可望产生更安全而有效的临床效果。

(二) 免疫细胞过继性免疫治疗

过继性细胞输注(adoptive cell transfer，ACT)是一种被动的特异度免疫疗法，已在多种肿瘤中显示出明显的疗效。其基本原理是，从患者体内或肿瘤组织中分离 T 细胞或其他免疫效应细胞，经激活(如 LAK 细胞)或基因工程改造以产生针对 TAA 的靶向特异度 CAR-或 TCR-T 细胞后并扩增，再回输入患者体内，达到抗肿瘤效果。ACT 疗法又可分为非特异度如 LAK 细胞输注和特异度如 CAR-T 细胞两种。

1. *非特异度过继细胞治疗*　非特异度过继细胞治疗主要包括 LAK 细胞、细胞因子诱导的杀伤细胞(cytokine induced killer cell，CIK 细胞)和 TIL。

(1) LAK 细胞主要为来源于患者外周血的 T 细胞和 NK 细胞，经高剂量 IL-2 处理繁殖扩增后再回输给患者。LAK 细胞对肾细胞癌、恶性黑色素瘤、鼻咽癌、非霍奇金淋巴瘤疗效较好，对微小残留灶及恶性胸腔积液、腹水治疗效果比较显著。

(2) CIK 细胞：来源于患者或健康人的外周血，主要为 $CD3^{+}CD56^{+}$ 细胞毒性淋巴细胞，培养扩增相对容易，具有抗肿瘤活性，无 HLA 限制，可直接杀灭肿瘤细胞，并促进 T 细胞扩增。目前已经进行了大量临床试验，用于治疗多种肿瘤，如肾癌、霍奇金淋巴瘤、非霍奇金淋巴瘤、白血病及肝癌等。与 LAK 细胞相比，CIK 细胞增殖速度更快，杀瘤活性更高，杀瘤谱更广，且对多重耐药肿瘤细胞同样敏感，对正常骨髓造血前体细胞毒性小，能抵抗肿瘤细胞引发的免疫效应细胞 Fas/FasL 凋亡，因而广泛用于肿瘤的辅助治疗。一项在 294 例乳腺癌患者中使用自体 CIK 细胞进行免疫治疗的回顾性研究表明，较长的无进展生存期及 OS 与 CIK 细胞治疗周期数增加相关，化疗联合辅助性 CIK 细胞治疗有望延长 TNBC 患者的生存时间，尤其是处于早期阶段的患者，然而，该疗效仅见于 PD-L1 阳性表达患者。这表明 PD-L1 表达水平也许可作为一种乳腺癌术后患者联合 CIK 细胞治疗的标志物，同时 CIK 细胞治疗联合抗 PD-1/PD-L1 抑制剂疗法值得进一步探索。

(3) TIL：分离自患者实体肿瘤及其周围的淋巴细胞，或癌性胸腔积液、腹水，主要为激活的 NK 细胞及 CTL，采用与 LAK 细胞类似的体外扩增手段，但肿瘤杀伤效果更强。同时应用 IFN 处理可增加 MHC 和 TAA 的表达，有时也可从中分离出肿瘤杀伤力更强的一群 TIL 扩增，从而进一步增强免疫效应细胞的抗肿瘤效果。它们通过细胞与细胞相互接触识别肿瘤细胞膜分子，也可以通过分泌细胞因子参与杀伤肿瘤细胞。由于 TIL 通过采集扩增天然抗癌的免疫细胞来实现抑癌作用，但是特异度抗癌 T 细胞或其他免疫效应细胞在患者体内十分稀少，因此 TIL 主要在黑色素瘤及转移性宫颈癌患者中显示出较好的临床效果。最近报道 TIL 技术治疗临床上缺乏有效治疗措施的葡萄膜恶性黑色素瘤的有效率高达 35%，肿瘤控制率达 85%。TIL 比

LAK 细胞及 CIK 细胞具有更强的肿瘤特异度，目前是国际上研究和应用的主要免疫疗法。

2. *特异性过继细胞治疗* 特异性过继细胞疗法主要是指通过基因改造的手段提高 TCR 对特异性癌症细胞抗原的识别和攻击能力，从而提高肿瘤杀伤效应，因此也统称为"T 细胞受体重新定向"(T cell receptor redirection)技术，包括 CAR-T 和 TCR-T 两种。

(1) CAR-T：CAR-T 免疫疗法(CAR-T immunotherapy)是通过基因工程的方法，将识别并结合肿瘤特异度膜抗原的单链抗体与可激活 T 细胞的多种信号分子进行基因融合，通过慢病毒载体或转座子系统转染从患者体内分离的自体 T 细胞，扩增后回输入患者体内，通过单链抗体可精准识别肿瘤细胞，并进一步激活偶联的 T 细胞活化信号分子，最终该基因工程 T 细胞活化后杀灭肿瘤细胞。经过 20 年的发展，CAR-T 设计有了长足的进展。20 世纪 90 年代初设计的第 1 代 CAR-T 的胞内信号分子为 CD3ζ 链或类似的信号域；第 2 代 CAR-T 胞内信号含有 CD28、4-1BB 或 OX40 共刺激分子；第 3 代 CAR-T 进一步增加了其他共刺激分子如 CD137 和 CD134，效果得到了进一步增强。CAR-T 免疫疗法摆脱了传统免疫治疗手段的 MHC 限制，激活 T 细胞反应不依赖于 MHC 的识别，而是通过单链抗体特异度识别并快速裂解肿瘤细胞；识别也不仅限于膜蛋白抗原，还包括膜脂类抗原，尤其在血液系统恶性肿瘤治疗中显示出卓越的疗效，是未来颇具前景的肿瘤治疗方法之一。

靶向 CD19 的 CAR-T 免疫疗法研究最多，也最具代表性。在儿童和成年人 B 细胞恶性肿瘤(包括慢性、急性淋巴细胞性白血病和 B 细胞淋巴瘤)均获得令人满意的疗效，尽管某些患者已做过多次化疗并且已经复发或产生耐药，但 CAR-T 免疫治疗的有效率仍能达到 60%～80%。在治疗耐药性多发性骨髓瘤患者时，国内甚至有 100%患者出现有效缓解的报道。

CAR-T 免疫疗法虽然在血液系统肿瘤中获得了巨大的成功，但研发针对实体瘤的 CAR-T 免疫疗法仍是未来的难点和发展方向。实体瘤缺乏理想抗原靶点，肿瘤微环境非常复杂，免疫抑制因素众多；实体瘤体积较大，T 细胞归巢困难以及缺少广谱适用的 T 细胞，每个患者都需单独制备 CAR-T 细胞导致价格高昂等，这些因素极大地限制了 CAR-T 免疫疗法在实体瘤中的应用。针对实体瘤强大的免疫抑制微环境采取的措施主要是联用 PD-1/PD-L1 等免疫检查点抑制剂，以及对 CAR-T 细胞再次进行基因编辑，包括可分泌 IL-12，表达可拮抗 TGF-β 抑制作用的 TGF-β 受体显性位点负向结构，靶向 NKG2D 识别免疫抑制细胞 MDSC 和 Tr 细胞等表达的 NKG2D 配体，降低对 Fas 诱导凋亡的灵敏度以及促进存活基因 *Bcl-2* 的表达等。针对 CAR-T 细胞归巢困难同样也可以采用二次基因编辑的方法，使 CAR-T 细胞表达特定的趋化因子受体。例如，表达 CCR4 的 T 细胞能通过识别 CD30 定位到霍奇金淋巴瘤组织，表达 CCR2b 的 T 细胞能更好地靶向治疗神经母细胞瘤。也可采取双特异度单抗技术，把 T 细胞特异度地引导至肿瘤组织，如抗 EpCAM/CD3 的卡妥索单抗双特异度抗体。另外还可利用 CXCR4 或 VEGF/VEGFR 抑制剂来提高 T 细胞向肿瘤组织的迁移效率。最近通过敲除 CD52 和引入 CD20 研发广谱的 CAR-T (universal CAR19 T)技术，克服了不同患者只能采用自身 T 细胞的局限，也提高了疗效，还为应对可能的不良反应提供了解决措施，在治疗急性 B 淋巴细胞白血病中取得了预期的疗效。目前多种针对实体瘤的 CAR-T 免疫疗法正处于临床试验中，代表性的靶点包括：①间皮素(mesothelin)，用于治疗间皮瘤、胰腺癌、卵巢癌、肺癌；②CEA，用于治疗肺癌、结肠癌、胃癌、乳腺癌和胰腺癌；③MUC-1，用于治疗肝癌、肺癌、胰腺癌、结肠癌、胃癌、乳腺癌；④磷脂酰肌醇蛋白聚糖 3(GPC3)，用于治疗肝癌；⑤EGFRⅧ，用于治疗神经胶质瘤、头颈部肿瘤；⑥前列腺特异性膜抗原(prostate-specific membrane antigen，PSMA)，用于治疗前列腺癌等。第 1 例针对转移性乳腺癌和靶向多种抗原(如 MUC-1、c-MET、CEA、HER2)的相关临床试验也正在进行。尽管尚处于早期，一项 0 期临床试验，转染 c-MET 的 CAR-T 细胞直接瘤内注射于 6 例转移性乳腺癌患者，未发现有大于 1 级的 CAR-T 细胞相关不良反应。一项靶向间皮素的 CAR-T 细胞Ⅰ期临床试验，证实在其他肿瘤中有效而安全，正在注册一项 36 例患者的转移性乳腺癌患者临床试验。肿瘤内皮细胞标志物 8(TEM8)是最初在结肠癌中发现的一种肿瘤内皮标志物，在 TNBC 组织中也高表达。研究表明，靶向 TEM8 的 CAR-T 细胞可以通过杀死 TEM8 阳性的 TNBC 细胞，并同时靶向肿瘤内皮阻断肿瘤新生血管来治疗转移性 TNBC。在异种移植瘤模型中，一种对 MUC-1 具有高度特异性的单克隆抗体 TAB004 修饰的 CAR-T 细胞，能够增加颗粒酶 B、IFN-γ 和其他 Th1 型细胞因子、趋化因子的产生，并显著抑制肿瘤相关 MUC-1 阳性 TNBC 进展。此外，这种 CAR-T 细胞对正常乳腺上皮细胞几乎没有损伤，因为 TAB004 可以区分癌细胞和正常细胞之间的 MUC-1。在某些乳腺癌亚型中，EGFR 等高表达靶标有望用于 CAR-T 免疫疗法，以抑制接种细胞株或患者来源肿瘤细胞的异种移植 TNBC 进展。考虑到 PD-1 与活化 T 细胞或其配体的相互作用可能会抑制 CAR-T 细胞对实体瘤细胞的杀伤效应，联合 CAR-T 与 PD-1/PD-L1 抑制剂可能将产生协同效应。在最近的一项研究中，与没有联用 PD-1 抗体的 CAR-T 免疫疗法比较，联用 PD-1 抗体的 CAR-T 治疗在体内可以更好地控制肿瘤和预防复发。

目前，CAR-T 免疫治疗最大的不良反应包括细胞因子释放综合征细胞因子风暴、神经毒性和脱靶效应（主要存在于针对 CD19 靶点的 CAR-T）。有些 CAR-T 细胞释放杀灭肿瘤细胞时可短时释放大量细胞因子，可能导致危险的高热和急剧的血压下降，一些患者可能需要采取额外的处理措施。而靶向 CD19 的 CAR-T 细胞出现神经毒性的可能原因推测为 CD19 也表达于神经细胞，导致输注 T 细胞靶向损伤这些神经细胞，但这类不良反应同样并不都出现于所有靶向 CD19 的 CAR-T 细胞。另外，由于 CD22 也出现在大多数 B 细胞，但比 CD19 所占比例少，美国国家癌症研究所已经开发出靶向 CD22 抗原的 CAR-T 细胞。CD22 靶向 T 细胞可以与 CD19 靶向 T 细胞合用于急性淋巴细胞白血病和 B 细胞淋巴瘤。另外，CAR-T 细胞在体内的存活期过长也是一个需要慎重考虑的问题，可以通过药物或基因的控制来调整 CAR-T 细胞在体内的存活予以解决。

（2）TCR-T：T 细胞对肿瘤抗原的识别主要是通过 TCR 识别肿瘤细胞表面的 HLA-肽复合物，因此，T 细胞对肿瘤抗原识别的特异度取决于其表面的 TCR。利用分子生物学手段克隆肿瘤特异度 T 细胞的 TCR，并通过构建含 TCR 的病毒载体，把 TCR 转入正常的 T 细胞中，使这些 T 细胞因携带肿瘤特异度 TCR 而成为特异度肿瘤杀伤细胞。在已进行的临床试验中，TCR 基因转染的 T 细胞过继回输可以介导肿瘤的消退，这些回输的 T 细胞可以在体内存活半年以上。TCR 基因治疗临床有效率相对较低，寻找有效的肿瘤靶抗原克隆高亲和性的 TCR 及优化 TCR 的转化效率是目前的研究重点。最近，Adaptimmune 公司联合研发的一款“基因修饰 TCR(gene modified TCR)”在改变了几个关键氨基酸以后，这些基因修饰的 TCR 大大提高了与一种常见的癌症相关抗原 NY-ESO-1 的亲和力，从而可以用来攻击 NY-ESO-1 高表达的癌症，如多发性骨髓瘤，80%(16/20)的多发性骨髓瘤患者出现了令人鼓舞的临床缓解，其中 70%的患者达到完全或接近完全缓解，平均 PFS 达到了 19.1 个月。

第三节　总结及展望

肿瘤的发生与多种遗传及环境的高危因素密切相关，并可编辑/篡改机体的免疫功能，从而逃避免疫系统的监视与清除，最终进展并威胁生命。不但肿瘤细胞本身可产生免疫抑制分子，干扰细胞分裂周期检查点功能，导致不可控的肿瘤细胞增殖，更重要的是肿瘤细胞可通过表达与正常细胞相似的抗原、表达更低水平的抗原或表达免疫抑制分子等手段而逃避免疫细胞的攻击。因此，除传统的肿瘤治疗手段之外，更灵巧的免疫治疗措施，如过继性 T 细胞治疗（包括 CAR-T 疗法）、免疫检查点抑制剂治疗以及免疫治疗联合化疗等可产生良好的疗效，已呈现出广阔的应用前景。但是，由于肿瘤免疫的高度复杂性，仅寄希望于单一免疫疗法就实现针对众多类型肿瘤广泛而有效的治疗效果似不切实际，合理的联合用药对达到疗效最大化就显得非常重要。如抗 CTLA-4 抑制剂与抗 PD-L1 抑制剂联用，这种联用方案相对于抗 CTLA-4 抗体单药治疗方案对转移性黑色素瘤的治疗可获得非常显著的疗效。令人欣喜的是，PD-1/PD-L1 抑制剂阿替利珠单抗和派姆单抗联合化疗获批治疗转移性或局部晚期 TNBC 患者，未来将有更多的临床试验评估免疫检查点抑制剂联合化疗在其他乳腺癌类型或乳腺癌进展阶段的疗效。另外，最近通过动物实验研究提出的 A（肿瘤抗原特异性抗体，tumor-antigen-specific antibody）、I（鼠血清白蛋白-白介素-2，mouse serum albumin-IL-2，MSA-IL-2）、P

(抗 PD-1,anti-PD-1)和 V(amphiphile vaccine)疗法即 AIPV 疗法,可有效地同时激活机体固有免疫和获得性免疫活性,在黑色素瘤、淋巴瘤和乳腺癌 3 种具有强烈免疫抑制作用的难治性高肿瘤负荷小鼠模型中,发现约 75%的肿瘤可被完全清除,$CD8^+$ T 细胞、DC 和其他类型固有免疫细胞均被激活,肿瘤局部浸润淋巴细胞增加,炎症细胞因子产生增加,抗原提呈效果增强,即使 6 个月后再次接种同种肿瘤细胞,也会很快被免疫系统清除,说明这种被多种免疫疗法所激活的免疫系统仍保持了长期的记忆和有效性。因此,未来乳腺癌和其他肿瘤的免疫治疗方向在于把联合应用不同的免疫疗法,包括肿瘤疫苗、免疫检查点抑制剂、过继性 T 细胞治疗,以及能从肿瘤微环境中清除免疫抑制细胞或阻断其功能的药物等免疫疗法与传统的放化疗方案联用。

(胡维国)

参考文献

[1] ADAMS S, DIAMOND J R, HAMILTON E, et al. Atezolizumab plus nab-paclitaxel in the treatment of metastatic triple-negative breast cancer with 2-year survival follow-up: a phase 1b clinical trial [J]. JAMA Oncol, 2019,5(3):334-342.

[2] ADAMS S, SCHMID P, RUGO H S, et al. Pembrolizumab monotherapy for previously treated metastatic triple-negative breast cancer: cohort A of the phase II KEYNOTE-086 study [J]. Ann Oncol, 2019,30(3):397-404.

[3] ADEMUYIWA F O, BSHARA W, ATTWOOD K, et al. NY-ESO-1 cancer testis antigen demonstrates high immunogenicity in triple negative breast cancer [J]. PLoS One, 2012,7(6):e38783.

[4] AJONA D, ORTIZ-ESPINOSA S, MORENO H, et al. A combined PD-1/C5a blockade synergistically protects against lung cancer growth and metastasis [J]. Cancer Discov, 2017,7(7):694-703.

[5] AN L L, GORMAN J V, STEPHENS G, et al. Complement C5a induces PD-L1 expression and acts in synergy with LPS through Erk1/2 and JNK signaling pathways [J]. Sci Rep, 2016,6: 33346.

[6] BENTEBIBEL S E, HURWITZ M E, BERNATCHEZ C, et al. A first-in-human study and biomarker analysis of NKTR-214, a novel IL2Rβγ-biased cytokine, in patients with advanced or metastatic solid tumors [J]. Cancer Discov, 2019,9(6):711-721.

[7] BRIGNONE C, GUTIERREZ M, MEFTI F, et al. First-line chemoimmunotherapy in metastatic breast carcinoma: combination of paclitaxel and IMP321 (LAG-3Ig) enhances immune responses and antitumor activity [J]. J Transl Med, 2010,8: 71.

[8] BYRD T T, FOUSEK K, PIGNATA A, et al. TEM8/ANTXR1-specific CAR T cells as a targeted therapy for triple-negative breast cancer [J]. Cancer Res, 2018,78(2):489-500.

[9] CAO W, CHEN H D, YU Y W, et al. Changing profiles of cancer burden worldwide and in China: a secondary analysis of the global cancer statistics 2020 [J]. Chin Med J, 2021,134(7):783-791.

[10] CASEY S C, TONG L, LI Y L, et al. MYC regulates the antitumor immune response through CD47 and PD-L1 [J]. Science, 2016,352(6282):227-231.

[11] CHAMANI R, RANJI P, HADJI M, et al. Application of E75 peptide vaccine in breast cancer patients: a systematic review and meta-analysis [J]. Eur J Pharmacol, 2018,831: 87-93.

[12] CHANDRAN S S, SOMERVILLE R P T, YANG J C, et al. Treatment of metastatic uveal melanoma with adoptive transfer of tumour-infiltrating lymphocytes: a single-centre, two-stage, single-arm, phase 2 study [J]. Lancet Oncol, 2017,18(6):792-802.

[13] CHANG C H, QIU J, O'SULLIVAN D, et al. Metabolic competition in the tumor microenvironment is a driver of cancer progression [J]. Cell, 2015,162(6):1229-1241.

[14] CHARYCH D H, HOCH U, LANGOWSKI J L, et al. NKTR-214, an engineered cytokine with biased IL2 receptor binding, increased tumor exposure, and marked efficacy in mouse tumor models [J]. Clin Cancer Res, 2016,22(3):680-690.

[15] CHEN W Q, ZHENG R S, BAADE P D, et al. Cancer statistics in China, 2015 [J]. CA Cancer J Clin, 2016,66(2):115-132.

[16] CHEN W Q, ZHENG R S, ZENG H M, et al. The incidence and mortality of major cancers in China, 2012 [J]. Chin J Cancer, 2016,35(1):73.

[17] COJOC M, PEITZSCH C, TRAUTMANN F, et al. Emerging targets in cancer management: role of the CXCL12/CXCR4 axis [J]. Onco Targets Ther, 2013,6: 1347-1361.

[18] CORTES J, CESCON D W, RUGO H S, et al.

Pembrolizumab plus chemotherapy versus placebo plus chemotherapy for previously untreated locally recurrent inoperable or metastatic triple-negative breast cancer (KEYNOTE - 355): a randomised, placebo-controlled, double-blind, phase 3 clinical trial [J]. Lancet, 2020,396(10265):1817 - 1828.

[19] COSTA R, ZAMAN S, SHARPE S, et al. A brief report of toxicity end points of HER2 vaccines for the treatment of patients with HER2 + breast cancer [J]. Drug Des Devel Ther, 2019,13: 309 - 316.

[20] CURIGLIANO G, VIALE G, GHIONI M, et al. Cancer-testis antigen expression in triple-negative breast cancer [J]. Ann Oncol,2011,22(1):98 - 103.

[21] DE HENAU O, RAUSCH M, WINKLER D, et al. Overcoming resistance to checkpoint blockade therapy by targeting PI3Kγ in myeloid cells [J]. Nature, 2016,539(7629):443 - 447.

[22] DENKERT C, VON MINCKWITZ G, DARB-ESFAHANI S, et al. Tumour-infiltrating lymphocytes and prognosis in different subtypes of breast cancer: a pooled analysis of 3771 patients treated with neoadjuvant therapy [J]. Lancet Oncol, 2018,19(1):40 - 50.

[23] EKLADIOUS I, COLSON Y L, GRINSTAFF M W. Polymer-drug conjugate therapeutics: advances, insights and prospects [J]. Nature Rev Drug Discov, 2019,18(4):273 - 294.

[24] EMENS L A, CRUZ C, EDER J P, et al. Long-term clinical outcomes and biomarker analyses of atezolizumab therapy for patients with metastatic triple-negative breast cancer: a phase 1 study [J]. JAMA Oncology, 2019,5(1):74 - 82.

[25] EMENS L A, MOLINERO L, LOI S, et al. Atezolizumab and nab-paclitaxel in advanced triple-negative breast cancer: biomarker evaluation of the IMpassion130 study [J]. J Natl Cancer Inst, 2021, 113(8):1005 - 1016.

[26] ERNST B, ANDERSON K S. Immunotherapy for the treatment of breast cancer [J]. Curr Oncol Rep, 2015,17(2):5.

[27] FEHRENBACHER L, SPIRA A, BALLINGER M, et al. Atezolizumab versus docetaxel for patients with previously treated non-small-cell lung cancer (POPLAR): a multicentre, open-label, phase 2 randomised controlled trial [J]. Lancet, 2016, 387 (10030):1837 - 1846.

[28] FERRARO B, CISPER N J, TALBOTT K T, et al. Co-delivery of PSA and PSMA DNA vaccines with electroporation induces potent immune responses [J]. Hum Vaccin, 2011,7 (Suppl): 120 - 127.

[29] FRACOL M, XU S W, MICK R, et al. Response to HER - 2 pulsed DC1 vaccines is predicted by both HER - 2 and estrogen receptor expression in DCIS [J]. Ann Surg Oncol, 2013,20(10):3233 - 3239.

[30] GATALICA Z, SNYDER C, MANEY T, et al. Programmed cell death 1 (PD - 1) and its ligand (PD - L1) in common cancers and their correlation with molecular cancer type [J]. Cancer Epidemiol Biomarkers Prev, 2014,23(12):2965 - 2970.

[31] GENTLES A J, NEWMAN A M, LIU C L, et al. The prognostic landscape of genes and infiltrating immune cells across human cancers [J]. Nature Med, 2015,21(8):938 - 945.

[32] HANNESDÓTTIR L, TYMOSZUK P, PARAJULI N, et al. Lapatinib and doxorubicin enhance the Stat1 - dependent antitumor immune response [J]. Eur J Immunol, 2013,43(10):2718 - 2729.

[33] HO P C, BIHUNIAK J D, MACINTYRE A N, et al. Phosphoenolpyruvate is a metabolic checkpoint of anti-tumor T cell responses [J]. Cell, 2015,162(6): 1217 - 1228.

[34] HU W H, ZI Z G, JIN Y L, et al. CRISPR/Cas9 - mediated PD - 1 disruption enhances human mesothelin-targeted CAR T cell effector functions [J]. Cancer Immunol Immunother, 2019, 68 (3): 365 - 377.

[35] JANELLE V, LANGLOIS M P, TARRAB E, et al. Transient complement inhibition promotes a tumor-specific immune response through the implication of natural killer cells [J]. Cancer Immunol Res, 2014, 2(3):200 - 206.

[36] JIANG D M, FYLES A, NGUYEN L T, et al. Phase I study of local radiation and tremelimumab in patients with inoperable locally recurrent or metastatic breast cancer [J]. Oncotarget, 2019, 10 (31):2947 - 2958.

[37] JIANG X G. Harnessing the immune system for the treatment of breast cancer [J]. J Zhejiang Univ Sci B, 2014,15(1):1 - 15.

[38] KALLI K R, BLOCK M S, KASI P M, et al. Folate receptor alpha peptide vaccine generates immunity in breast and ovarian cancer patients [J]. Clinl Cancer Res, 2018,24(13):3014 - 3025.

[39] KANEDA M M, MESSER K S, RALAINIRINA N, et al. PI3Kγ is a molecular switch that controls immune suppression [J]. Nature, 2016,539(7629): 437 - 442.

[40] KEENAN T E, TOLANEY S M. Role of immunotherapy in triple-negative breast cancer [J]. J Natl Compr Canc Netw, 2020,18(4):479 - 489.

[41] KIM K, SKORA A D, LI Z B, et al. Eradication of metastatic mouse cancers resistant to immune

checkpoint blockade by suppression of myeloid-derived cells [J]. Proc Natl Acad Sci U S A, 2014, 111(32):11774 - 11779.

[42] LARKIN J, CHIARION-SILENI V, GONZALEZ R, et al. Combined nivolumab and ipilimumab or monotherapy in untreated melanoma [J]. N Engl J Med, 2015,373(1):23 - 34.

[43] LEE H J, KIM J Y, SONG I H, et al. Expression of NY - ESO - 1 in triple-negative breast cancer is associated with tumor-infiltrating lymphocytes and a good prognosis [J]. Oncology, 2015,89(6):337 - 344.

[44] LIU X J, PU Y, CRON K, et al. CD47 blockade triggers T cell-mediated destruction of immunogenic tumors [J]. Nature Med, 2015, 21(10): 1209 - 1215.

[45] LIU Y, ZHOU Y H, HUANG K H, et al. EGFR - specific CAR - T cells trigger cell lysis in EGFR-positive TNBC [J]. Aging, 2019,11(23): 11054 - 11072.

[46] LOI S, DRUBAY D, ADAMS S, et al. Tumor-infiltrating lymphocytes and prognosis: a pooled individual patient analysis of early-stage triple-negative breast cancers [J]. J Clin Oncol, 2019,37(7):559 - 569.

[47] LONG L Y, WEI J, LIM S A, et al. CRISPR screens unveil signal hubs for nutrient licensing of T cell immunity [J]. Nature, 2021, 600(7888): 308 - 313.

[48] LU X, HORNER J W, PAUL E, et al. Effective combinatorial immunotherapy for castration-resistant prostate cancer [J]. Nature, 2017,543(7647):728 - 732.

[49] LUEN S, VIRASSAMY B, SAVAS P, et al. The genomic landscape of breast cancer and its interaction with host immunity [J]. Breast, 2016, 29: 241 - 250.

[50] MAENG H, TERABE M, BERZOFSKY J A. Cancer vaccines: translation from mice to human clinical trials [J]. Curr Opin Immunol, 2018, 51: 111 - 122.

[51] MARIATHASAN S, TURLEY S J, NICKLES D, et al. TGFβ attenuates tumour response to PD - L1 blockade by contributing to exclusion of T cells [J]. Nature, 2018,554(7693):544 - 548.

[52] MCARTHUR H L, DIAB A, PAGE D B, et al. A pilot study of preoperative single-dose ipilimumab and/or cryoablation in women with early-stage breast cancer with comprehensive immune profiling [J]. Clin Cancer Res, 2016,22(23):5729 - 5737.

[53] MITTENDORF E A, PHILIPS A V, MERIC-BERNSTAM F, et al. PD - L1 expression in triple-negative breast cancer [J]. Cancer Immunol Res, 2014,2(4):361 - 370.

[54] MOON E K, WANG L C, DOLFI D V, et al. Multifactorial T-cell hypofunction that is reversible can limit the efficacy of chimeric antigen receptor-transduced human T cells in solid tumors [J]. Clin Cancer Res, 2014,20(16):4262 - 4273.

[55] MORISADA M, CLAVIJO P E, MOORE E, et al. PD - 1 blockade reverses adaptive immune resistance induced by high-dose hypofractionated but not low-dose daily fractionated radiation [J]. Oncoimmunology, 2018,7(3):e1395996.

[56] MORVAN M G, LANIER L L. NK cells and cancer: You can teach innate cells new tricks [J]. Nat Rev Cancer, 2016,16(1):7 - 19.

[57] MOYNIHAN K D, OPEL C F, SZETO G L, et al. Eradication of large established tumors in mice by combination immunotherapy that engages innate and adaptive immune responses [J]. Nat Med, 2016,22(12):1402 - 1410.

[58] NAGARAJ S, GABRILOVICH D I. Myeloid-derived suppressor cells in human cancer [J]. Cancer J, 2010,16(4):348 - 353.

[59] NANDA R T, CHOW L Q M, DEES E C, et al. Pembrolizumab in patients with advanced triple-negative breast cancer: phase ib KEYNOTE - 012 study [J]. J Clinl Oncol, 2016,34(21):2460 - 2467.

[60] NANDA R T, CHOW L Q, DEES E C, et al. Abstract S1 - 09: a phase Ib study of pembrolizumab (MK - 3475) in patients with advanced triple-negative breast cancer [J]. Cancer Res, 2015,75(9_Supplement): S1 - 9.

[61] NENCIONI A, GRÜENBACH F, PATRONE F, et al. Anticancer vaccination strategies [J]. Ann Oncol, 2004,15(Suppl 4):iv153 - iv160.

[62] PEGGS K S, QUEZADA S A, CHAMBERS C A, et al. Blockade of CTLA - 4 on both effector and regulatory T cell compartments contributes to the antitumor activity of anti-CTLA - 4 antibodies [J]. J Exp Med, 2009,206(8):1717 - 1725.

[63] PENG J, HAMANISHI J, MATSUMURA N, et al. Chemotherapy induces programmed cell death-ligand 1 overexpression via the nuclear factor-κB to foster an immunosuppressive tumor microenvironment in ovarian cancer [J]. Cancer Res, 2015, 75(23):5034 - 5045.

[64] PENG W Y, CHEN J Q, LIU C W, et al. Loss of PTEN promotes resistance to T cell-mediated immunotherapy [J]. Cancer Discov, 2016, 6(2): 202 - 216.

[65] PHILIP M, FAIRCHILD L, SUN L P, et al. Chromatin states define tumour-specific T cell dysfunction and reprogramming [J]. Nature, 2017, 545(7655):452 - 456.
[66] POSTOW M A, CHESNEY J, PAVLICK A C, et al. Nivolumab and ipilimumab versus ipilimumab in untreated melanoma [J]. N Engl J Med, 2015,372(21):2006 - 2017.
[67] PUSZTAI L, KARN T, SAFONOV A, et al. New strategies in breast cancer: immunotherapy [J]. Clin Cancer Res, 2016,22(9):2105 - 2110.
[68] QASIM W, ZHAN H, SAMARASINGHE S, et al. Molecular remission of infant B-ALL after infusion of universal TALEN gene-edited CAR T cells [J]. Sci Trans Med, 2017,9(374):eaaj2013.
[69] QING X P, KOO G C, SALMON J E. Complement regulates conventional DC-mediated NK-cell activation by inducing TGF - β1 in Gr - 1+ myeloid cells [J]. Eur J Immunol, 2012,42(7):1723 - 1734.
[70] RAPOPORT A P, STADTMAUER E A, BINDER-SCHOLL G K, et al. NY - ESO - 1-specific TCR-engineered T cells mediate sustained antigen-specific antitumor effects in myeloma [J]. Nat Med, 2015, 21(8):914 - 921.
[71] RIBAS A, MEDINA T, KUMMAR S, et al. SD - 101 in combination with pembrolizumab in advanced melanoma: results of a phase ib, multicenter study [J]. Cancer Discov, 2018,8(10):1250 - 1257.
[72] RIVERA L B, MEYRONET D, HERVIEU V, et al. Intratumoral myeloid cells regulate responsiveness and resistance to antiangiogenic therapy [J]. Cell Rep, 2015,11(4):577 - 591.
[73] ROLNY C, MAZZONE M, TUGUES S, et al. HRG inhibits tumor growth and metastasis by inducing macrophage polarization and vessel normalization through downregulation of PlGF [J]. Cancer Cell, 2011,19(1):31 - 44.
[74] SADE-FELDMAN M, KANTERMAN J, KLIEGER Y, et al. Clinical significance of circulating CD33+CD11b+HLA−DR− myeloid cells in patients with stage IV melanoma treated with ipilimumab [J]. Clin Cancer Res, 2016,22(23):5661 - 5672.
[75] SCHMID P, ADAMS S, RUGO H S, et al. Atezolizumab and nab-paclitaxel in advanced triple-negative breast cancer [J]. N Engl J Med, 2018,379(22):2108 - 2121.
[76] SCHMID P, RUGO H S, ADAMS S, et al. Atezolizumab plus nab-paclitaxel as first-line treatment for unresectable, locally advanced or metastatic triple-negative breast cancer (IMpassion130): updated efficacy results from a randomised, double-blind, placebo-controlled, phase 3 trial [J]. The Lancet Oncol, 2020,21(1):44 - 59.
[77] SCHUMACHER T N, SCHREIBER R D. Neoantigens in cancer immunotherapy [J]. Science, 2015, 348(6230):69 - 74.
[78] SHARMA A, KOLDOVSKY U, XU S W, et al. HER - 2 pulsed dendritic cell vaccine can eliminate HER - 2 expression and impact ductal carcinoma in situ [J]. Cancer, 2012,118(17):4354 - 4362.
[79] SKINNER S R, SZAREWSKI A, ROMANOWSKI B, et al. Efficacy, safety, and immunogenicity of the human papillomavirus 16/18 AS04-adjuvanted vaccine in women older than 25 years: 4-year interim follow-up of the phase 3, double-blind, randomised controlled VIVIANE study [J]. Lancet, 2014,384(9961):2213 - 2227.
[80] STEVANOVIĆ S, DRAPER L M, LANGHAN M M, et al. Complete regression of metastatic cervical cancer after treatment with human papillomavirus-targeted tumor-infiltrating T cells [J]. J Clin Oncol, 2015,33(14):1543 - 1550.
[81] SUNG H, FERLAY J, SIEGEL R L, et al. Global cancer statistics 2020: GLOBOCAN estimates of incidence and mortality worldwide for 36 cancers in 185 countries [J]. CA Cancer J Clin, 2021,71(3): 209 - 249.
[82] TCHOU J, ZHAO Y B, LEVINE B L, et al. Safety and efficacy of intratumoral injections of chimeric antigen receptor (CAR) T cells in metastatic breast cancer [J]. Cancer Immunol Res, 2017,5(12):1152 - 1161.
[83] THEURILLAT J P, INGOLD F, FREI C, et al. NY - ESO - 1 protein expression in primary breast carcinoma and metastases: correlation with CD8+ T-cell and CD79a+ plasmacytic/B-cell infiltration [J]. Int J Cancer, 2007,120(11):2411 - 2417.
[84] TOPALIAN S L, HODI F S, BRAHMER J R, et al. Safety, activity, and immune correlates of anti-PD - 1 antibody in cancer [J]. N Engl J Med, 2012, 366(26):2443 - 2454.
[85] TRIMBLE C L, MORROW M P, KRAYNYAK K A, et al. Safety, efficacy, and immunogenicity of VGX - 3100, a therapeutic synthetic DNA vaccine targeting human papillomavirus 16 and 18 E6 and E7 proteins for cervical intraepithelial neoplasia 2/3: a randomised, double-blind, placebo-controlled phase 2b trial [J]. Lancet, 2015, 386 (10008): 2078 - 2088.
[86] UEDA S, SAEKI T, TAKEUCHI H, et al. In vivo imaging of eribulin-induced reoxygenation in advanced breast cancer patients: a comparison to bev-

acizumab [J]. Br J Cancer, 2016, 114(11): 1212 - 1218.

[87] VADREVU S K, CHINTALA N K, SHARMA S K, et al. Complement c5a receptor facilitates cancer metastasis by altering T-cell responses in the metastatic niche [J]. Cancer Research, 2014, 74 (13): 3454 - 3465.

[88] VALABREGA G, MILANI A, AGLIETTA M, et al. Recent advances in the development of breast cancer vaccines [J]. Breast Cancer (Dove Med Press), 2014: 159.

[89] VINCENT J, MIGNOT G, CHALMIN F, et al. 5 - Fluorouracil selectively kills tumor-associated myeloid-derived suppressor cells resulting in enhanced T cell-dependent antitumor immunity [J]. Cancer Res, 2010, 70(8): 3052 - 3061.

[90] VONDERHEIDE R H, LORUSSO P M, KHALIL M, et al. Tremelimumab in combination with exemestane in patients with advanced breast cancer and treatment-associated modulation of inducible costimulator expression on patient T cells [J]. Clin Cancer Res, 2010, 16(13): 3485 - 3494.

[91] WANG Y, SUN S N, LIU Q, et al. Autocrine complement inhibits IL10 - dependent T-cell-mediated antitumor immunity to promote tumor progression [J]. Cancer Discov, 2016, 6 (9): 1022 - 1035.

[92] WINER E P, LIPATOV O, IM S A, et al. Pembrolizumab versus investigator-choice chemotherapy for metastatic triple-negative breast cancer (KEYNOTE - 119): a randomised, open-label, phase 3 trial [J]. Lancet Oncol, 2021, 22(4): 499 - 511.

[93] YAN J, PANKHONG P, SHIN T H, et al. Highly optimized DNA vaccine targeting human telomerase reverse transcriptase stimulates potent antitumor immunity [J]. Cancer Immunol Res, 2013, 1 (3): 179 - 189.

[94] YARCHOAN M, JOHNSON B A, LUTZ E R, et al. Targeting neoantigens to augment antitumour immunity [J]. Nat Rev Cancer, 2017, 17(4): 209 - 222.

[95] ZHANG Y H, WANG S B, YANG B B, et al. Adjuvant treatment for triple-negative breast cancer: a retrospective study of immunotherapy with autologous cytokine-induced killer cells in 294 patients [J]. Cancer Biolo Med, 2019, 16(2): 350 - 360.

[96] ZHANG Y Y, CHEN H Y, MO H N, et al. Single-cell analyses reveal key immune cell subsets associated with response to PD - L1 blockade in triple-negative breast cancer [J]. Cancer Cell, 2021, 39(12): 1578 - 1593. e8.

[97] ZHOU R, YAZDANIFAR M, ROY L D, et al. CAR T cells targeting the tumor MUC1 glycoprotein reduce triple-negative breast cancer growth [J]. Front Immunol, 2019, 10: 1149.

[98] ZHOU Z Q, ZHAO J J, PAN Q Z, et al. PD - L1 expression is a predictive biomarker for CIK cell-based immunotherapy in postoperative patients with breast cancer [J]. J Immun Cancer, 2019, 7(1): 228.

第八章

乳腺癌精准治疗的方向和实践

美国国家癌症研究所(NCI)于 2011 年首次提出精准医学(precision medicine)的概念，是指将个体疾病的遗传学信息(包括细胞、分子和基因等信息)用于指导诊断和治疗的医学。这一理念在整个医学行业迅速得到广泛认可。以前研究者只有通过观察患者对药物的客观反应或结局来判断自己的临床决策是否正确，是否选择了合适的患者，选取了最佳治疗时机，或者使用了疗效最佳的药物。这样的诊疗方式是回顾性的，更多依赖于医生的经验，具有很大的局限性和不确定性。而肿瘤是一类异质性极强的疾病，唯有在正确的时间、正确的空间，采取正确的措施才能真正实现肿瘤精准治疗。分子生物学技术特别是高通量技术的进步极大地推动了肿瘤精准医学的发展，通过分子生物学手段筛选合适治疗方案和优势人群，从而改善生活质量和总生存率，降低毒性，这是肿瘤精准治疗的要义。

自 20 世纪 90 年代以来，乳腺癌发病率即呈持续上升趋势。GLOBOCAN 2020 数据显示，全球每年约 226 万人罹患乳腺癌，占 2020 年新发癌症总数的 11.7%，高居恶性肿瘤榜首，但死亡率却呈略下降趋势。其死亡率的下降，除得益于早期诊疗之外，精准医学在乳腺癌的分子分类和预后评估、治疗靶点的筛选及疗效预测等多个方面的逐步渗透功不可没。

乳腺癌作为一种异质性很强的全身性疾病，传统的 TNM 分期和临床病理学指标并不能很好地评估预后。2000 年 Perou 等提出的乳腺癌分子分型具有划时代意义，其通过对乳腺癌固有基因表达谱进行聚类分析将乳腺癌分成 4 种主要的分子亚型，即管腔 A 型(luminal A)、管腔 B 型(luminal B)、人表皮生长因子受体 2(HER2)过表达型和三阴性型。这一分类方法在过去十几年的实践中得到了不断的优化和丰富，极大地改变了乳腺癌的诊疗模式。乳腺癌是一种多基因相关性疾病，因此多基因检测(multi-gene assay, MGA)是必要的。常用的 MGA 工具包括 Oncotype DX(21 基因检测)、MammaPrint(70 基因检测)、PAM50(50 个基因微陈列预测分析)复发风险(risk of recurrence, *ROR*)评估、EndoPredict 及乳腺癌指数(breast cancer index, BCI)等，利用这些工具对基因表达谱进行分析在早期管腔型 HER2 阴性乳腺癌术后辅助治疗中可对预后评估和化疗的选择提供助力，避免患者接受不必要的细胞毒性药物治疗，极大地减轻了抗肿瘤治疗带来的痛苦。

通过免疫组化或基因检测寻找靶点和相应的靶向药物，是精准治疗的典型模式。1998 年曲妥珠单抗的上市引领乳腺癌治疗进入靶向治疗时代。目前针对 HR 阳性[雌激素受体阳性(ER＋)、孕激素受体阳性(PR＋)]乳腺癌的内分泌治疗和针对 HER2 阳性乳腺癌的抗 HER2 治疗，已极大地改变了乳腺癌的自然进程，三阴性乳腺癌也因靶向治疗的导入，患者总生存率得到持续改善。2014 年免疫治疗药物程序性死亡蛋白-1(PD-1)单克隆抗体的上市，则谱写了乳腺癌免疫治疗的新篇章。随着我们对乳腺癌发病机制和耐药机制越来越深入的探索，越来越多的乳腺癌分子靶向药物进入临床，使患者有更多治疗选择和长期无病生存甚至带瘤生存成为可能。表 8－1 总结了目前乳腺癌基因组改变和与之对应的靶向药物或具有潜在治疗价值的可能靶向分子。

接下来我们将对近年来乳腺癌的精准治疗的研究进展进行详细阐述。

表 8-1 乳腺癌基因组改变与可能的靶向治疗

基因组改变	可能的靶向治疗
ERBB2	抗 HER2 治疗
PIK3CA, *PTEN*, *AKT1*, *AKT2*, *AKT3*, *PIK3R1*, *INPP4B*, *MTOR*	PI3K/Akt/mTOR 通路抑制剂
KRAS, *NRAS*, *BRAF*, *MAP2K1*, *MAP3K1*, *NF1*	RAS/RAF/MEK 抑制剂
FGFR1, *FGFR2*, *FGFR3*	FGFR 抑制剂
CDKN2A, *CDKN1B*, *CCND1*, *CCNE1*, *CDK4*, *RB1*	CDK 抑制剂
BRCA1, *BRCA2*, *ATM*	PARP 抑制剂,铂类药物
EGFR	EGFR 抑制剂
TP53, *MDM2*	p53 靶向治疗
MYC	抗 MYC 治疗

第一节 乳腺癌的分子分型与个体化及精准治疗

一、乳腺癌分子分型的不断优化

2000 年,Perou 等根据基因表达谱表达的差异,将乳腺癌分为管腔 A 型、管腔 B 型、HER2 过表达型、基底细胞样型和正常型(normal-like),不同亚型乳腺癌患者的预后不同,临床治疗手段也不同。而经进一步验证,免疫组织化学分析 ER、PR、HER2 表达及 Ki-67 增殖指数基本可代替基因表达谱的分子分型,用于指导临床治疗。鉴于三阴性乳腺癌(TNBC)和基底样乳腺癌约 60%~90%存在重叠,临床上为方便起见,以免疫组化鉴定的 TNBC 取代基底细胞样癌。2011 年 St. Gallen 国际乳腺癌会议上,乳腺癌分子分型的临床价值得到了专家组一致认可,基于分子分型的治疗方案为乳腺癌个体化和精准治疗奠定了基础。2013 年 St. Gallen 会议再次对 PR 表达和 Ki-67 增殖指数的阈值进行界定,从而更加严格地定义了管腔 A 型乳腺癌。中国临床肿瘤学会(Chinese Society of Clinical Oncology, CSCO)乳腺癌诊疗指南从 2018 年起即特别指出,明确 HER2 状态是分子分型的重要原则,并以更适合临床实践的 5 种分子分型来指导治疗:HER2 阳性(HR 阴性)、HER2 阳性(HR 阳性)、三阴型、管腔 A 型、管腔 B 型(HER2 阴性)。

基于分子分型的治疗正不断得到细分和优化,如因 ER、PR 和 HER2 均无表达而命名的 TNBC 缺乏特定靶点,且恶性程度高,预后差,长期缺乏特效治疗方案,临床治疗十分棘手。2011 年 Lehmann 等根据 587 名 TNBC 的基因表达谱分析结果,将 TNBC 进一步分为 6 种亚型,包括基底样 1 型(BL1)、基底样 2 型(BL2)、免疫调节型(IM)、间充质型(M)、间充质干细胞样型(MSL)及腔面雄激素受体型(LAR)。2016 年邵志敏团队通过多组学研究对中国 TNBC 患者标本进行分析,认为四分型 TNBC 即免疫调节型、腔面/雄激素受体型、间质型、基底样/免疫抑制型为最优分型,临床上可用 AR、CD8、FOXC1、DCLK1 4 个免疫组化指标替代基因表达谱检测,免疫组化分型与基因表达谱分型高度吻合(符合度 76.7%),并且针对上述分型考虑分别给予免疫治疗、抗雄激素内分泌治疗、抗肿瘤干细胞或血管生成治疗以及铂类药物或多腺苷二磷酸核糖聚合酶(PARP)抑制剂的治疗,以期实现分子分型基础上的 TNBC 的精准治疗。

随着抗体药物偶联物(antibody-drug conjugale, ADC),如恩美曲妥珠单抗(T-DM1)、德喜曲妥珠单抗(T-DXd, DS-8201a)治疗 HER2 免疫组化 1+或 2+伴荧光原位杂交(fluorescence in situ hybridization, FISH)阴性患者的疗效得到不断验证,很多专家提出一个新的概念,即 HER2 低表达型乳腺癌。根据 HER2 状态乳腺癌可首先分为 HER2 阴性(30%~40%)、HER2 低表达型(45%~55%)及 HER2 阳性(15%)3 种亚型,据此区分患者是否需要抗 HER2 治疗及选择哪种抗 HER2 治疗,未来这一分型方式或可影响早期乳腺癌抗 HER2 治疗决策。

二、基于分子分型的个体化及精准治疗

（一）HR 阳性 HER2 阴性乳腺癌的精准治疗

60%～70%的乳腺癌为 HR 阳性 HER2 阴性，此类患者预后较好，化疗和内分泌治疗是其重要的治疗手段。目前其治疗的焦点问题主要集中在：①早期中低危乳腺癌如何取舍化疗；②中高危早期乳腺癌如何筛选患者强化内分泌治疗和确定内分泌治疗时程；③对于晚期乳腺癌患者，目前标准一线内分泌治疗失败后如何克服内分泌治疗耐药，最大限度地改善患者生活质量，延长总生存期(OS)。

1. *多基因指导下的 HR 阳性 HER2 阴性患者的辅助化疗*　辅助化疗是早期乳腺癌患者术后辅助治疗的基石，早期 HR 阳性 HER2 阴性乳腺癌患者的 10 年无复发生存率在 70%以上，这意味着相当一部分患者可豁免化疗。2004 年，Paik 等提出 21 基因检测 Oncotype DX 用于评估 HR 阳性淋巴结阴性乳腺癌患者的内分泌治疗后的预后，进而指出在此类患者中采用 21 基因检测的复发评分(recurrence score，RS)来为是否进行辅助化疗提供决策参考，避免过度治疗。根据 *RS* 分值(0～100)将患者分为 3 组：低危，$RS<18$ 分；中危，18 分$\leqslant RS<31$ 分；高危，$RS\geqslant 31$ 分。低危组辅助化疗不获益，高危组辅助化疗获益，中危组不明确。TAILORx 研究在中危患者中进一步探讨豁免化疗的可行性，结果显示对 $T_{1\text{-}2}N_0M_0$、*RS* 11～25 分的患者，单独内分泌治疗不劣于化疗联合内分泌治疗，但亚组分析显示<50 岁的人群，依然能从辅助化疗中获益。而在 RxPONDER 研究中，研究人员采用 MammaPrint 70 基因检测评估 HR 阳性 HER2 阴性同时伴有 1～3 个腋淋巴结转移的患者，同样在绝经前患者可见化疗的显著获益，而对于绝经后的患者，单用内分泌治疗似乎足以达到明显的获益。随着 ADAPT、MINDACT 及其他 HR 阳性 HER2 阴性乳腺癌内分治疗研究结果的公布，多基因检测已被写进多个指南用于指导辅助化疗的获益。目前只有 MammaPrint 70 基因检测在我国获批，但 MammaPrint 70 基因检测是基于欧美人群的基因表达谱，对于亚洲人群的应用及解读，依然应十分慎重。

2. *HR 阳性 HER2 阴性患者的辅助内分泌治疗*　监测、流行病学和最终结果(SEER)数据库分析结果显示，HR 阳性患者术后复发风险持续存在，且手术 5 年后复发风险持续高于 HR 阴性患者。与西方国家不同，我国乳腺癌偏年轻化，绝经前女性乳腺患者占全部乳腺癌的 60%以上。绝经前女性，特别是 35 岁以下年轻患者，与老年人相比，生物学行为差，复发风险更高。根据这种特有的复发模式，临床上需要根据复发风险的高低和复发时间节点的远近来选择是否需要更强效的内分泌治疗方案来减少近期复发风险，或者是否需要通过延长内分泌治疗时限来降低远期复发。

(1) 辅助内分泌治疗的强化：对于绝经后女性，多项研究证实，芳香化酶抑制剂(AI)的疗效优于他莫昔芬，因而对于没有禁忌证的患者，优先选择 AI。而对于绝经前女性，通过卵巢去势使其体内雌激素环境达到绝经后状态，是有效的强化内分泌治疗策略。荟萃分析提示他莫昔芬或化疗联合 2～3 年促黄体素释放激素类似物(luteinizing hormone releasing hormone analogue，LHRHa)可使复发风险降低 12.7%，病死率下降 15.1%，从而奠定了卵巢去势在绝经前乳腺癌辅助治疗中的地位。那么 2～3 年卵巢功能抑制是否已足够？AI 是否可以替代他莫昔芬？SOFT 和 TEXT 研究结果汇总分析显示，绝经前的早期乳腺癌患者接受 5 年依西美坦联合卵巢功能抑制，与接受 5 年他莫昔芬联合卵巢功能抑制相比，能够进一步提高患者的无进展生存期(disease-free survival，DFS)，降低复发率，两组 OS 结果相似。并且亚组分析显示在接受化疗的复发高风险亚组，或年龄小于 40 岁组，卵巢功能抑制联合依西美坦获益最高，5 年乳腺癌无癌时间间隔绝对获益提高 5%～15%。鉴于细胞周期蛋白依赖性激酶 4/6(cyclind ependent kinase 4/6，CDK4/6)抑制剂的出现则改写了现有乳腺癌内分泌治疗的现状。2021 年，MonarchE Ⅲ期临床研究结果显示，对于临床高危的患者，包括淋巴结阳性>4 个或 1～3 个淋巴结阳性同时伴有包括肿块直径>5 cm、组织学分级 3 级或高 Ki-67 指数的任一高危因素的 HR 阳性患者，在辅助治疗阶段，与内分泌治疗联合口服阿贝西利 2 年，能够显著改善 3 年无复发生存，可降低 37%复发风险。而同期进行的 PALLAS 研究却未能达到研究终点，哌柏西利 2 年联合内分泌治疗与单独内分泌治疗相比，未发现生存获益。有分析认为，哌柏西利未带来明显获益的原因之一可能是入组患者基线特征的差异，低危患者比例较高是否是导致 PALLAS 研究结果阴性的关键原因仍

不确定。尽管如此,阿贝西利在术后辅助治疗的作用还是得到了普遍肯定。2021 年 10 月,美国食品药品监督管理局(FDA)批准阿贝西利联合内分泌治疗作为 HR 阳性、HER2 阴性、淋巴结阳性、Ki-67≥20%的高复发风险早期乳腺癌患者的辅助治疗方案。

(2) 辅助内分泌治疗的时限:HR 阳性的乳腺癌患者有近 50%的复发出现在 5 年辅助内分泌治疗结束后。ATLAS 及 aTTOM 研究对比了他莫昔芬 5 年和 10 年的结果,发现延长治疗时限将在治疗 10 年后显示出生存的改善,乳腺癌特异度死亡风险也降低 25%左右,故而 2014 年美国国家综合癌症网络(NCCN)指南开始推荐 10 年他莫昔芬作为乳腺癌术后辅助治疗的推荐方案之一。MA. 17 和 ABCSG-6a 等研究提示,5 年他莫昔芬治疗后给予 AI 强化治疗 5 年,能进一步改善 DFS,但并不能延长 OS。

那么对于绝经后女性,10 年 AI 是否有必要呢? MA. 17R 研究显示患者在已经接受任意时长的他莫昔芬并序贯 4.5~6 年的 AI 辅助治疗后,接受来曲唑或安慰剂继续治疗 5 年,来曲唑治疗 10 年与治疗 5 年相比,能显著预防对侧乳腺癌,提高患者的 DFS,从而为 10 年 AI 的疗效和安全性提供佐证。但是这一研究并未表现出 OS 的获益,也并未回答起始 AI 辅助治疗后是否延长 AI 治疗时间的问题。接下来 NSABP B-42 研究纳入激素受体阳性的乳腺癌患者,在起始接受 AI 或者起始他莫昔芬≤3 年序贯 AI 后无疾病进展,再随机接受来曲唑 5 年或者安慰剂,两组的 DFS 和 OS 均无显著获益;因此起始 AI 10 年是否获益临床上依然充满争议。同样对于绝经前女性,起始即接受卵巢功能抑制联合 AI 或他莫昔芬者治疗,治疗满 5 年后依然绝经前的女性,是否需要延长治疗时限亦未可知;已经有研究正在进行相关探索,最终结果的发表尚需时日。

但是治疗时限从 5 年延长到 10 年,必须重视药物长期安全性的监测和全程管理,患者的依从性也是必须考虑的问题。目前迫切需要相关分子标志物或者预测模型,预测患者 5 年以后复发风险,优选患者,从而避免过度治疗。一般认为,淋巴结阳性或者肿瘤直径大于 2 cm 患者远期复发风险较高,而基因表达谱预测模型得到越来越多研究者的青睐,特别是 PAM50 ROR 评估、BCI 和 EndoPredic 这 3 种检测工具被认为可以有效地预测远期复发。临床病理学特征与基因表达谱相结合或更具有预测效能。

3. 晚期 HR 阳性 HER2 阴性乳腺癌患者治疗研究进展　对于 HR 阳性 HER2 阴性的晚期乳腺癌患者,一线内分泌治疗优先推荐 CDK4/6 抑制剂联合内分泌治疗,根据 PALOMA、MONALEESA 以及 MONARCH 系列研究,CDK4/6 抑制剂联合内分泌治疗在 HR 阳性 HER2 阴性晚期乳腺癌的疗效显著优于单药内分泌治疗,在一线治疗的 PFS 可以达到 20.2~28.1 个月,总生存期在 40 个月以上。而对于一线治疗失败的患者,其治疗的策略则十分复杂,从经典的他莫昔芬/托瑞米芬、AI 及氟维司群的单药治疗到联合 CDK4/6 抑制剂、哺乳动物雷帕霉素靶蛋白(mammalian target of rapamycin, mTOR)抑制剂、磷脂酰肌醇 3 激酶(PI3K)抑制剂及组蛋白脱乙酰化酶(histome deacetylase, HDAC)抑制剂西达本胺的治疗,甚至化疗等。HR 阳性 HER2 阴性晚期乳腺癌患者内分泌治疗和靶向治疗近些年取得了突破性进展。晚期 HR 阴性乳腺癌乳腺癌如何排兵布阵足以体现肿瘤内科医生的深厚功底,优化治疗顺序可以延长内分泌治疗灵敏度,延缓疾病进展,甚至改善总生存率。

CDK4/6 抑制剂耐药机制包括 HDAC 的激活、PI3K/Akt/mTOR 通路激活等。西达本胺是第 1 个在中国被批准的 HDAC 抑制剂。ACE 研究结果显示,对接受过内分泌治疗后复发进展的 HR 阳性 HER2 阴性晚期乳腺癌患者,西达本胺联合内分泌治疗能显著改善其总生存率。目前这一药物组合已被推荐写入 2021CSCO 指南。P13K/Akt/mTOR 是乳腺癌中最常见的活化通路,mTOR 是 PI3K 通路中的一种信号转导激酶,是诸多信号转导通路的关键性下游信号分子,涉及到 ER、表皮生长因子受体(EGFR)、HER2 等肿瘤关键信号分子。依维莫司是 mTOR 抑制剂的典型代表,Ⅲ期临床研究 BOLERO-2 的结果证实了内分泌联合依维莫司治疗能为内分泌治疗失败 HR 阳性晚期乳腺癌患者带来临床获益。中位随访 18 个月的结果显示,依维莫司+依西美坦组较单药依西美坦组的 PFS 超过 1 倍多(11.0 个月 *vs* 4.1 个月)。SOLAR-1 研究表明,PI3K 抑制剂阿培利西(alpelisib)在 *PIK3CA* 突变的内分泌治疗耐药 HR 阳性 HER2 阴性晚期乳腺癌中有良好的治疗效果。

目前针对内分泌治疗耐药患者进行的多药联合研究正在进行中,如 CDK4/6 抑制剂联合氟维司群及免疫治疗(PACE 研究);CDK4/6 抑制剂联合依维莫司及依西美坦(TRINITI-1 研究)等多药联合治疗等,其他靶向治疗药物如 PARP 抑制剂,成纤维细胞生长因子受体(FGFR)抑制剂、促分裂原活化的胞外信号调节激酶(MEK)抑制剂、CDK2 抑制剂以及 CDK7 抑制剂,甚至抗血管生成等药物,也尝试用于内分泌治疗耐药的患者,期待为这些患者带来更多选择。

当然,化疗在 HR 阳性 HER2 阴性晚期乳腺乳腺癌治疗中的作用也不容忽视。特别是新型化疗药物的出现,为既往对蒽环类和紫杉类耐药的患者提供了新的选择。由我国研发的埃博霉素类似物优替德隆(utidelone, UTD1),与单用卡培他滨相比,可明显改善 PFS 及 OS,安全性可控。相对于其他埃博霉素类似物,优替德隆具有较低水平的骨髓抑制及肝、肾毒性等不良反应。

HR 阳性乳腺癌的内科治疗,特别是内分泌治疗的发展历程可谓精彩纷呈,研究者在逐步探索过程中不断发现新的规律和靶点,优化原有方案,使得不同需求的患者最终均得到最合适的治疗。

(二) HER2 阳性乳腺癌患者的靶向治疗

1984 年,德国科学家 Ullrich 首次发现了 HER2 基因,HER2 通过与 HER1、HER2 等形成二聚体,介导细胞生长信号,HER2 过表达可导致细胞增殖失控,获得侵袭转移能力。1987 年,Slamon 在乳腺癌样本中发现 HER2 的过表达,HER2 过表达乳腺癌患者侵袭性高,中位生存期只有 HER2 阴性患者的一半左右,20%～25%乳腺癌患者存在 HER2 基因过表达。在 Slamon 推动下,首个抗 HER2 单克隆抗体曲妥珠单抗研发成功,开启了乳腺癌靶向治疗的新时代。自 1998 年上市以来,曲妥珠单抗的疗效肯定,得到了国际指南的一致推荐,它改变了 HER2 阳性乳腺癌患者的自然疾病进程,延长了患者的生存时间,是 HER2 阳性乳腺癌治疗的基石。

目前欧美国家已有多个抗 HER2 治疗药物获 FDA 批准上市。除曲妥珠单抗外,还有帕妥珠单抗、恩美曲妥珠单抗这些抗体类的靶向治疗药物,以及拉帕替尼、吡咯替尼、奈拉替尼、图卡替尼等小分子酪氨酸激酶抑制剂(tyrosine kinase inhibitor, TKI),在不显著增加毒性及不良反应的前提下,使乳腺癌的治疗水平不断迈上新的台阶。目前 HER2 阳性乳腺癌的治疗热点包括:①新辅助治疗(neoadjuvant therapy, NAT)中抗 HER2 治疗的加法与化疗的减法;②如何克服抗 HER2 治疗的耐药问题。

1. *早期 HER2 阳性乳腺癌患者的治疗*　抗 HER2 治疗的效果在 HER2 阳性乳腺癌的新辅助治疗中体现得淋漓尽致。使用含蒽环或紫杉类化疗方案新辅助化疗时,HER2 阳性乳腺癌病理学完全缓解(pCR)率多在 10%～16%,而此后即便增加化疗周期数,增多化疗药物种类,更换化疗方案,或者提高剂量密度、剂量强度,其 pCR 率也很难超过 25%,而抗 HER2 药物的加入,使得乳腺癌新辅助化疗效果显著提高。以目前标准新辅助治疗"妥妥双靶"为例,当化疗与曲妥珠单抗及帕妥珠单抗联合时,pCR 率可提高至 50%左右,特别在 HR 阴性患者中,pCR 率高达 80%。长期随访均显示,获得 pCR 的患者具有更长的 DFS。鉴于双靶治疗低毒高效的特点,研究者开始思考"降阶梯策略"是否可行。在 NeoSPHERE 研究中,曲妥珠单抗联合帕妥珠单抗新辅助治疗亚组 pCR 率可达到 16.8%,而在 KRISTINE 研究中,联合使用恩美曲妥珠单抗和帕妥珠单抗的 pCR 率为 44%,且安全性更好。TRAIN-2 研究则提示紫杉类与铂类药物在联合双靶向药物时可以达到不亚于联合蒽环类方案的 pCR 率,从而有效地避免曲妥珠单抗和蒽环类药物的双重心脏毒性。这些振奋人心的研究结果使得 HER2 阳性乳腺癌的新辅助治疗充满了底气,"去蒽环",甚至"去化疗"的新辅助治疗在未来抗 HER2 治疗中或许会逐渐成为重要选择。

2. *克服 HER2 耐药*　对于 HER2 耐药的患者,特别是曲妥珠单抗治疗后进展的患者,下一步的治疗主要是:继续曲妥珠单抗治疗,换用化疗药物;停用曲妥珠单抗,换用其他抗 HER2 机制的药物;继续曲妥珠单抗,联合其他抗 HER2 的药物;换用其他作用机制的靶向药物。RHEA 研究和 HERMINE 研究提示,继续应用曲妥珠单抗更换化疗药比单用化疗,中位 OS 和疾病进展时间(TTP)依然可以得到显著延长,但显然这已不是最优选择。CLEOPATRA 研究中,在曲妥珠单抗和多西他赛的基础上加入帕妥珠单抗一线治疗晚期乳腺癌,使患者 OS 由 40.8 个月延长至 56.5 个月,奠定了其在晚期一线治疗的顶流地位;同样 ELIMIA 研究中,恩美曲妥珠单抗对比拉帕替尼联合卡培他滨治疗曲妥珠单抗治疗后进展的乳腺癌,患者的 PFS 与 OS 均获益,确立了其二线治疗的地位。拉帕替尼、吡咯替尼、图卡替尼等在后线治疗中显示出良好的抗肿瘤疗效和生存获益。吡咯替尼或图卡替尼等与曲妥珠单抗联合用于晚期乳腺癌治疗的研究也取得了一些进展。

随着曲妥珠单抗和帕妥珠单抗的双靶治疗在术后辅助治疗中的应用,以及恩美曲妥珠单抗强化辅助治疗的应用,此后复发转移患者可能具有更复杂的耐药机制,其后续用药的选择还需要更多的研究探索。2021 年,在欧洲肿瘤内科学会(European Society of Medical Oncology, ESMO)大会上,DESTINY-Breast 03 研究数据在众人瞩目中达到主要终点,惊艳全场,T-DXd(即 DS-8201a)以大幅度延长 PFS 的优势碾压恩美曲妥珠单抗,有望成为 HER2 阳性晚期乳腺癌二线治疗的全球新标准。尽管两者都是 ADC 类药物,但是 T-DXd 作为新一代 ADC 药物,具有独特的结构和机制优势:①偶联的载药 DXd 具有高度活性,细胞毒性为伊立替康活性衍生物的 10 倍;②可特异度裂解的四肽连接子通过内吞进入胞内,肿瘤细胞内上调表达的溶酶体将连接子选择性剪切,使 DXd 精准地杀伤肿瘤细胞;③DXd 除可精准杀灭 HER2 高表达肿瘤细胞外,还可通过跨膜作用发挥“旁观者效应”,杀伤邻近肿瘤细胞,为杀伤 HER2 低表达细胞奠定了基础;④T-DXd 的药物抗体比高达 8∶1,抗肿瘤作用更强。由此可见,新型药物的研发如果别具匠心,即便是相同作用机制的药物,疗效亦可能会天差地别。以目前的研究趋势,T-DXd 未来在一线、术后辅助和新辅助治疗中的表现都十分值得期待。

PI3K/Akt/mTOR 信号转导通路是 HER2 下游重要的激活通路,通过阻断此信号通路的激活可以协助克服耐药。目前比较成功的是 mTOR 抑制剂依维莫司。BOLERO-3 研究结果显示,对于曲妥珠单抗耐药的患者,在曲妥珠单抗和长春瑞滨的基础上增加依维莫司延长 PFS 约为 1.2 个月,OS 的结果目前还没有数据。这是首个证实 mTOR 通路抑制剂使得 HER2 阳性乳腺癌获益的Ⅲ期研究。分子标志物分析显示 *PIK3CA* 基因突变、*PTEN* 基因缺失或 PI3K 信号转导通路激活,均可使使用依维莫司的患者疾病进展风险显著下降 33%、46% 和 33%。

目前关于 PI3K 抑制剂、Akt1 抑制剂及 PI3K 和 mTOR 抑制剂联合治疗曲妥珠单抗耐药患者的临床研究正在进行中,并取得一定疗效。临床前研究显示胰岛素样生长因子-1 受体(IGF-1R)和 HER2 之间存在异二聚化和信号交互作用,同时抑制 IGF-1R 和 HER2 功能,或也可逆转 HER2 耐药,其耐受性与安全性已初步得到认可;而 CDK4/6 抑制剂与曲妥珠单抗联合或者与恩美曲妥珠单抗联合用于晚期乳腺癌的研究目前也在进行中。

随着对 HER2 通路的深入了解,可用的抗 HER2 药物和靶向药物越来越多,在带来更多选择的同时,也常令人感到困惑。根据各种靶向药物作用机制的不同,通过分子标志物筛选出合适的治疗药物一直是研究者努力的方向。我们已经发现如 PI3K 活性通路患者接受依维莫司更能临床获益,拉帕替尼对 p95 HER2 表达的乳腺癌更具优势;一些新型检测手段的出现让液体活检成为可能,如循环 miRNA 和 ctDNA 动态检测可预测疗效。在精准医疗时代,HER2 阳性乳腺癌的治疗效果定将会一次又一次惊艳世界。

三、三阴性乳腺癌的研究进展

TNBC 是侵袭性较强的亚型,术后 1～2 年容易出现复发,更易出现内脏转移和脑转移;晚期 TNBC 患者如不经治疗,中位生存期仅为 9 个月。TNBC 不同于 HR 阳性和 HER2 阳性乳腺癌,内分泌治疗和抗 HER2 治疗无从应用,过去长期以化疗为主。尽管 TNBC 患者 ER、PR、HER2 表达均阴性,看似无特异性分子表达,但它实际是一组异质性很强的疾病。研究者试图从多个方面、多个靶点进行尝试,寻找突破口,但绝大多数的 TNBC 临床试验结果令人失望,近两年终于在免疫治疗和抗体偶联药物的研制方面取得了突破性进展。

与其他亚型乳腺癌相较,TNBC 的肿瘤组织中,肿瘤浸润淋巴细胞(TIL)比例、肿瘤突变负荷和程序性死亡蛋白配体-1(PD-L1)阳性率均更高,提示 TNBC 更有可能从 PD-1/PD-L1 抑制剂的治疗中获益。总体来说,PD-1 抑制剂在转移性乳腺癌中有效率比较低。KEYNOTE-012 研究中,PD-1 抗体派姆单抗重度治疗后 PD-L1 阳性 TNBC,总体的客观缓解率(ORR)为 20% 左右。而在接下来的 KEYNOTE-086 和 JAVELIN 研究中,单药后线治疗 TNBC ORR 却不足 10%。IMpassion130 研究是首个免疫治疗在晚期 TNBC 的Ⅲ期临床研究中取得阳性结果的临床试验,该研究旨在评估阿替利珠单抗+白蛋白紫杉醇对比安慰剂+白蛋白紫杉醇一线治疗不可切除局部晚期或转移性 TNBC 患者的疗效与安全性。结果显示,阿替利珠单抗组对比安慰剂组 PFS 显著延长(7.2 个月 *vs* 5.5 个月，$P<0.01$)；尤其在 PD-L1 阳性患者中，阿替利珠单抗组的中位 OS 为 25 个月，较安慰剂组(中位 OS 为 18 个月)达到了 7 个月的显著改善，且安全性可控。然而相同设计的 IMpassion131 研究，区别仅仅是联合的化疗药物为紫杉醇而非白蛋白紫杉醇，该研究却未能达到研究终点。由此可见 TNBC 的异质性之大，免疫治疗任重道远。笔者对 IMpassion131 研究折戟原因进行进一步细胞及分子层面分析发现，紫杉醇能显著降低肿瘤微环境中的 $CXCL13^+$ T 细胞的激活，并导致具有免疫抑制功能的巨噬细胞在肿瘤微环境中富集，削弱肿瘤免疫细胞的功能，进而影响 PD-L1 抗体的疗效。目前免疫治疗正与其他靶向药物的联合治疗 TNBC，如 PARP 抑制剂尼拉帕利联合帕博利珠单抗联合，疾病控制率(disease control rate, DCR)可达 70%；免疫治疗与抗血管生成药物阿帕替尼联合，DCR 在 65%左右，均有待进一步的验证。

TNBC 的另一大进展是 ADC 的应用。人滋养细胞表面抗原-2(trophoblast cell-surface antigen-2, Trop-2)在乳腺癌表面大量表达，TNBC 患者的 Trop-2 表达率高达 90%，但是 Trop-2 在正常组织中表达有限。针对 Trop-2 的 ADC 药物戈沙妥珠单抗可将临床常用化疗药物伊立替康的活性代谢产物 govitecan(SN-38)靶向运送到实体瘤病灶，发挥化学毒性杀伤作用。基于Ⅲ期 ASCENT 研究数据，戈沙妥珠单抗经 FDA 批准上市用于至少经过二线治疗的晚期 TNBC。戈沙妥珠单抗与化疗组相比，PFS 分别为 5.7 个月和 1.5 个月，OS 和 ORR 均显著提高，OS 分别为 10.9 个月和 4.9 个月，ORR 分别为 30%和 3%。目前戈沙妥珠单抗将在一线与 PD-1 抗体联合，开辟 TNBC 一线治疗新局面。

10%～20%的 TNBC 携带 *BRCA1/2* 基因突变，对抗 DNA 损伤能力较弱，PARP 抑制剂可以阻断肿瘤细胞同源重组这一 DNA 修复途径，诱导肿瘤细胞凋亡。Ⅲ期临床研究 OLYMPIAD 则筛选入组 HER2 阴性、*BRCA1/2* 基因突变的晚期乳腺癌患者，与临床医生选择的化疗相比，PFS 得到显著延长。但目前总结回顾使用奥拉帕利等 3 种 PARP 抑制剂联合化疗的多项临床研究，PFS 延长的时限很短，且均未能带来明显的 OS 获益。

TNBC 其他的治疗方法包括抗血管生成治疗、抗雄激素受体治疗、PI3K 抑制剂等，单独使用的初步疗效也都不够理想。我国学者邵志敏团队提出了 TNBC 免疫“复旦分型”，将 TNBC 分为 4 种不同的亚型，即免疫调节型(IM)、腔面雄激素受体型(LAR)、基底样免疫抑制型(basal-like immune-suppressed, BLIS)和间质型(Mes)。基于以上分型标准，FUTURE 研究共纳入了 69 例经多线治疗耐药的转移性 TNBC 患者，既往中位治疗线数为 3。在接受 500 多个热点基因和免疫组化检测后，根据“复旦分型”分为 7 个治疗组，接受 7 种不同的方案治疗，总体 ORR 高达 29%，有望指导靶向治疗、免疫治疗的精准使用。

目前其他正在研究或有潜力的靶向治疗包括：MEK 抑制剂、肿瘤干细胞抑制剂(以 Ras/MAPK、JAK/STAT、Wnt、TGF-β、Hedgehog、Notch 通路为靶点)、EGFR 抑制剂、表观遗传学靶点抑制剂(HDAC、HSP90)等，但多数仍处于临床前研究或早期研究阶段，验证其临床效果尚待时日。在不断细化的分类模式和不断涌现的新型治疗手段的引导下，TNBC 已经摆脱了化疗再化疗的死循环模式，晚期患者有更多机会使用新药或进入临床试验，体验新药所带来的生存及生活质量改善。

第二节　乳腺癌研究的展望

约 70%的乳腺癌是可以治愈的。对于早期乳腺癌患者来说，治疗的主要目的就是治愈肿瘤，延缓复发。而晚期乳腺癌仍然被认为不可治愈，通过现有手段，不断延缓患者疾病进展时间，将癌症转化成为类似高血压、糖尿病一样的慢性病，是我们的终极目标。可以看到，近 20 年来，乳腺癌的内科治疗已发生翻天覆地的变化，在精准医学大背景下，分子靶向治疗和免疫治疗的时代已经来临，这不仅推动着医学水平的不断进步，也对临床医生提出了更多要求与挑战。在未来的乳腺癌相关研究中，我们需着眼与以下几个方面：

1. *寻找乳腺癌发生、发展的关键基因*　目前在人类身上已发现至少 350 种基因与肿瘤相关。乳腺癌基因突变种类多且异质性强，已报道的研究结果各不相同,但已经明确的乳腺癌发生、发展的相关基因并不多。约 28%的乳腺癌患者存在 *TP53* 和 *PIK3CA* 基因突变,10% ~ 20% 的患者存在 *ERBB2*、*FGFR1* 和 *CCND1* 基因扩增。其他发生率较低的基因异常如 *PTEN* 基因缺失或突变,*AKT1*、*RB1*、*BRCA1* 或 *BRCA2* 基因突变等均被发现在乳腺癌发展进程中起到一定“驱动”作用;*HER2* 基因作为乳腺癌治疗的靶点和预后因子,已改变了 HER2 阳性乳腺癌进程。如果可以在其他亚型乳腺癌,特别是 TNBC 中找到像 *HER2* 基因这样的驱动基因,将会为乳腺癌的研究添上浓墨重彩的一笔。目前通过多个靶向药物联合的方式,或许可以帮助我们更快、更深入地探究一些可能与肿瘤发生、发展有关的关键基因。

2. *检测及诊断技术的革新* 常规影像学检查手段及传统病理学诊断已远远不能满足现代医学对乳腺癌诊断的要求。分子诊断技术的革新使我们的诊疗更加精细化,更加具有预测效能。基因检测与免疫组化技术已在临床上广泛应用,而近些年来,二代测序(NGS)技术使得大通量的数据获取成为可能,液体活检技术,包括循环肿瘤细胞(CTC)、ctDNA、miRNA、外泌体等则引导诊断技术向精准而创伤越来越小的方向发展。

3. *基于基因水平的新的研究设计* 一直以来,临床研究的设计均是针对某一个靶点开发一种靶向药,一个靶点一个靶点分别在不同的瘤种中进行,因而新药研发至上市常历经很多年。2014 年,有研究者指出可将针对精准肿瘤医学的创新性临床试验分成两大类,一类称为“Basket Trial”,即篮子试验;另一类称为“Umbrella Trial”,即雨伞试验。篮子试验就是把某种靶点明确的药物比喻呈一个篮子,将带有相同靶基因的不同癌症放进这个篮子里进行研究,相当于我们中医所讲的“异病同治”;雨伞试验就是针对某一类型癌症,通过高通量的基因检测手段,将同类肿瘤不同的靶点检测在同一时间里完成,分析每个患者不同的体细胞变异,找到潜在的可能用药的靶点,然后根据不同的靶基因分配不同的精准靶向药物,相当于中医所讲的“同病异治”。这样的研究设计将会大大加速药物开发进程。

4. *更方便和准确的疗效评估及预后预测* 乳腺癌诊疗水平的提高离不开对患者预后的准确预测和疗效的准确评估。TNM 分期、分子分型、Oncotype DX(21 基因检测)等已经在一定程度上帮助我们评估预后、选择合适的治疗手段,避免过度治疗。而这些同样不能满足临床需求,迫切需要更为准确且方便的分子标志物帮助我们优选人群。通过高通量基因检测技术,或者长期动态监测患者组织或血液中某些分子的变化情况,同时与现在的状况进行对比,或许是帮助我们走出困境的办法。

5. *精准医疗与大数据融合发展* 目前基于肿瘤领域的文本挖掘和数据整合的数据库与网络分析平台有很多,其中广为人知的是癌症基因组图谱(the cancer genome atlas, TCGA)数据库、高通量基因表达(gene expression omnibus, GEO)数据库和 SEER 数据库。TCGA 和 GEO 数据库为医学研究者提供了海量的基因组数据和相关的临床数据,使我们可以在此基础上寻求新的诊断和治疗方法,设计目标性强的个性化治疗方案。SEER 数据库由美国国家癌症研究所建立,每年定期更新数据,是北美颇具代表性的大型临床肿瘤登记注册数据库之一,收集了各个癌种的临床病理学信息和预后数据,并向全世界开放。只有充分利用这些资源,通过大量的数据分析找出预测的规律、疗效的规律以及安全性的规律,才能指导今后临床精准诊断和精准治疗。

6. *开展分子靶向治疗、免疫治疗* 乳腺癌是最先开展分子靶向治疗的肿瘤。近些年来靶向药物研发更是呈井喷态势,各种临床研究正如火如荼地进行,而免疫治疗在历经几十年的沉寂后,终于在最近 5 年大放异彩。未来将依然是靶向治疗和免疫治疗的时代,临床需要更多的分子靶向药物和免疫治疗药物,为肿瘤患者提供更多选择。研究者在新药研发过程中,更应慎之又慎,科学严密地进行临床设计,筛选出低毒高效的治疗模式,同时避免受众较小的靶向药物的不幸夭折。

总而言之,在大数据时代,乳腺癌的未来充满机遇与挑战。随着我们对乳腺癌发生、发展过程越来越深入的了解,新型诊断技术的普及和应用,分子靶向药物不断进入临床,乳腺癌的内科治疗将越来越精细,最终实现精准治疗和个体化治疗。

(陈雪莲 徐兵河)

参考文献

[1] BARDIA A, MAYER I A, VAHDAT L T, et al. Sacituzumab govitecan-hziy in refractory metastatic triple-negative breast cancer [J]. N Engl J Med, 2019,380(8):741 - 751.

[2] BERNHARD J, LUO W X, RIBI K, et al. Patient-reported outcomes with adjuvant exemestane versus tamoxifen in premenopausal women with early breast cancer undergoing ovarian suppression (TEXT and SOFT): a combined analysis of two phase 3 randomised trials [J]. Lancet Oncol, 2015,16(7): 848 - 858.

[3] KWAPISZ D. Pembrolizumab and atezolizumab in triple-negative breast cancer [J]. Cancer Immunol Immunother, 2021,70(3):607 - 617.

[4] LEE A, DJAMGOZ M B A. Triple negative breast cancer: emerging therapeutic modalities and novel combination therapies [J]. Cancer Treat Rev, 2018, 62: 110 - 122.

[5] MASUDA H, BAGGERLY K A, WANG Y, et al. Differential response to neoadjuvant chemotherapy among 7 triple-negative breast cancer molecular subtypes [J]. Clin Cancer Res, 2013,19(19):5533 - 5540.

[6] NIXON N A, HANNOUF M B, VERMA S. A review of the value of human epidermal growth factor receptor 2 (HER2) - targeted therapies in breast cancer [J]. Eur J Cancer, 2018,89: 72 - 81.

[7] PATEL T A, DAVE B, RODRIGUEZ A A, et al. Dual HER2 blockade: preclinical and clinical data [J]. Breast Cancer Res, 2014,16(4):419.

[8] ROSSI V, BERCHIALLA P, GIANNARELLI D, et al. Should all patients with HR-positive HER2 - negative metastatic breast cancer receive CDK 4/6 inhibitor As first-line based therapy? A network meta-analysis of data from the PALOMA 2, MONALEESA 2, MONALEESA 7, MONARCH 3, FALCON, SWOG and FACT trials [J]. Cancers, 2019,11(11):1661.

[9] SOLINAS C, GOMBOS A, LATIFYAN S, et al. Targeting immune checkpoints in breast cancer: an update of early results [J]. ESMO Open, 2017,2 (5):e000255.

[10] SUNG H, FERLAY J, SIEGEL R L, et al. Global cancer statistics 2020: GLOBOCAN estimates of iancers in 185 countries [J]. CA Cancer J Clin, 2021, 71(3):209 - 249.

[11] TARANTINO P, HAMILTON E, TOLANEY S M, et al. HER2 - low breast cancer: pathological and clinical landscape [J]. J Clin Oncol, 2020, 38 (17):1951 - 1962.

[12] YIN L, DUAN J J, BIAN X W, et al. Triple-negative breast cancer molecular subtyping and treatment progress [J]. Breast Cancer Res, 2020,22 (1):61.

[13] ZHANG P, SUN T, ZHANG Q Y, et al. Utidelone plus capecitabine versus capecitabine alone for heavily pretreated metastatic breast cancer refractory to anthracyclines and taxanes: a multicentre, open-label, superiority, phase 3, randomised controlled trial [J]. Lancet Oncol, 2017,18(3):371 - 383.

[14] ZHANG Y Y, CHEN H Y, MO H N, et al. Single-cell analyses reveal key immune cell subsets associated with response to PD - L1 blockade in triple-negative breast cancer [J]. Cancer Cell, 2021, 39(12):1578 - 1593. e8.

[15] ZHAO S, MA D, XIAO Y, et al. Molecular subtyping of triple-negative breast cancers by immunohistochemistry: molecular basis and clinical relevance [J]. Oncologist, 2020, 25 (10): e1481 - e1491.

第二篇

乳腺肿瘤的筛查与诊断

第九章

乳腺癌的筛查

越来越多的医学实践证明，早期发现并实施适当及有效治疗的癌症患者，其存活率显著高于晚期癌症患者。癌症的早期发现可以通过对有症状患者的早期诊断或对无症状个体的系统筛查实现。癌症筛查是降低特定癌症死亡率的主要手段。

美国乳腺癌死亡率从1989年开始逐年降低。按照最新的美国癌症统计数据显示，乳腺癌的死亡率比起1989年的峰值阶段，已下降40%。美国乳腺癌死亡率的大幅下降主要归因于普及筛查，从而提高早期乳腺癌病例的比例，以及乳腺癌治疗的持续进步。1977年，由美国国家癌症研究院(NCI)召开的乳腺癌筛查的共识发展会议发布了全球第1个乳腺癌筛查指南，目的是建立乳腺癌检测示范项目(breast cancer detection demonstration project, BCDDP)的循证资格。从此，美国各州要求保险公司将乳腺X线检查纳入医疗保险服务之中。目前，定期乳腺X线摄影(MAM)筛查已作为一项重要的公共卫生政策被广泛接受。

第一节　筛查的生物学基础

一、肿瘤的自然病史和筛查

Le Dran在18世纪中叶提出，乳腺癌最早起源于一个局限性病灶。大约30年前，有研究者提出假设，认为癌症是由特定致癌基因和肿瘤抑制基因的连续突变引起的。目前已经确定了22 000多种癌症的所有编码基因的序列，并发现了300多万种体细胞突变。

克隆进化理论认为驱动基因的第1次突变诱导细胞异常增殖；第2次突变导致细胞分裂异常和细胞结构的改变，形成良性肿瘤或可识别的癌前病变；随后的第3次突变产生最终转化为具有侵袭能力的细胞。这样一个连续的线性模型完美地展示了乳腺细胞从正常到癌形成并产生侵袭性的整个癌变的发生、发展过程。

因此，细胞的异常增生也就是癌症替代标志物，在无症状个体中检测出异常增生则是干预疾病自然史的最佳方式。利用形态学特征变化诊断乳腺肿瘤前病变构成了乳腺癌筛查的生物学基础。但是，乳腺癌的疾病异质性很大，一些生长惰性、进展缓慢、侵袭性低的乳腺癌亚型的存在及可能因缺乏重要临床意义而导致的过度诊断等，都让乳腺癌筛查存在争议和巨大挑战。

全基因组测序提示每一种肿瘤都有成千上万的基因和表观遗传学改变，但这些突变中只有非常小的一部分是“驱动基因”——当突变时，使肿瘤细胞比周围细胞具有生长优势的基因，主导着整个肿瘤的发生、发展；大部分的突变都是“过客”，在肿瘤细胞中被发现只是因为它们碰巧发生在肿瘤发生、发展的漫长过程中。在人类基因组的2万个基因中，目前只有约200个被证明是常见癌症的驱动基因。而且，这些驱动基因也只通过少量的通路发挥作用，也只有少量的识别基因能进行驱动程序的有效识别。因此，从无症状个体中检测出有效的驱动基因突变存在较大的争议和挑战。

二代测序(NGS)技术不仅能区分驱动基因和过客基因，还能阐明在恶性细胞转化中表观遗传改变的作用机制。此外,最新的研究强调了组织和肿瘤微环境在肿瘤细胞恶变过程中的重要作用,更好地解释了不同肿瘤的异质性。此外,克隆进化理论提出了新的分支进化和间断进化模式:分支进化包括多个克隆谱系通过旁分泌相互作用进行平行细胞进化和细胞间合作;间断进化模式表明,基因组不稳定的许多突变可能会迅速发生,从 1 个或 2 个显性克隆重塑整个基因组。

新的理论使我们能够更好地理解肿瘤的多样性。Srivastava 等认为,惰性肿瘤和侵袭性肿瘤之间的区别可能不完全依赖于肿瘤细胞的特征,而是由宿主、环境暴露和肿瘤之间的相互作用决定的。因此,对于这些相互作用的进一步了解、对于肿瘤生物学特性的深入研究,可以帮助决定有效使用筛查试验的理想时间,显著减少过度诊断的机会。

二、乳腺癌自然史

目前认为乳腺癌的发生发展共有 4 种状态:健康状态(不可检测期,即 So 期)、临床前期(无症状、可采用合适的方法进行检测期,即 Sp 期)、临床期(出现局部临床症状期,可通过一定的治疗手段进行有效治疗,即 Sc 期)、转移及死亡期(出现临床症状,遍及全身,无合适的方法进行有效治疗期,即 Sd 期)(图 9-1)。

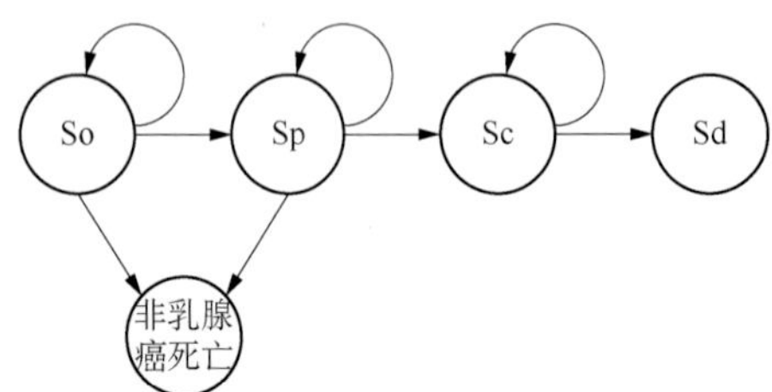

图 9-1 乳腺癌发生发展自然史

在乳腺癌的发生发展过程中,从一种状态到另一种状态的过渡,取决于个体妇女的实际健康状况,从健康到疾病发展,到临床期及转移、死亡期都是单向进展状态,健康状态下不可能越过临床前期直接进入临床期,临床前期的状态为乳腺癌筛查提供了很好的平台期。

三、潜伏期和早期干预的影响

亚临床潜伏期(sojourn time)是指肿瘤从预计发生突变的时间到出现临床症状的时间间隔(图 9-2)。在一项筛查项目中,提前检出时间(lead time)是指乳腺筛查发现病变到有临床症状出现的时间间隔。

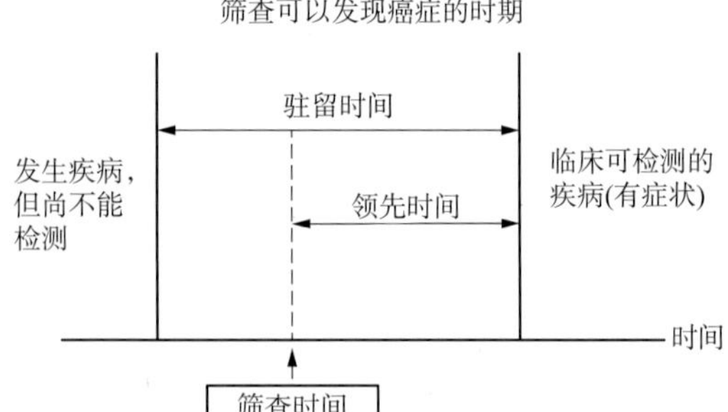

图 9-2 乳腺癌的检测分期、潜伏期和提前时间

获得提前检出时间是筛查所追求的,越早的检出,理论上治疗效果也越好。但也正由于检出的提前,导致这一段并非因为治疗获益而额外得到的个体生存时间,因此当采用诊断至复发/死亡时间来评价一项筛查项目的获益时,会有过度夸大的偏倚,称为提前检出时间偏倚(lead time bias)。

由于个人特征和肿瘤组织的特性不同,乳腺癌的潜伏期也有个体差异;在筛查项目的背景下,随机对照试验(RCT)结果表明,平均潜伏期(mean sojourn time, MST)和平均提前时间随年龄的不同而不同。文献报道和计算方法的不同也导致 MST 评估有差异。比较一致的观点是乳腺癌 MST 随着年龄的增加逐渐延长,估计 MST 在 40～49 岁女性中为 2.0～2.4 年;在 50～59 岁女性中为 2.5～3.7 年;在 60～69 岁女性中为 3.5～4.2 年;在 70～74 岁女性中为 4.0～4.1 年。

在乳腺癌筛查项目中,了解 MST 对于决定筛查的时间间隔非常重要。潜伏期决定提前检出时间的理论上限,即我们能够获得的诊断乳腺癌的最大提前检出时间,如果确定的话,就可以对女性进行周期性筛查,使大多数乳腺癌患者在肿瘤局限时就被发现。而如果筛查周期大于潜伏期,就会导致筛查间期内乳腺癌发病率的上升,影响预后(即癌症在筛查间期内出现症状,因此患者患病后预后较差)。瑞典双郡试验结果显示,对 40～49 岁及 50 岁以上女性均采用 2 年的筛查周期,结果她们乳腺癌的发病率相差 1 倍,由此证明了潜伏期的重要性。

此外,肿瘤个体潜伏期越长,说明其生长越惰性、预后越好,也就越容易被各种筛查措施检查出来。相反，潜伏期短的肿瘤恶性程度高，不容易被筛查及时捕捉到。因此可以解释为什么筛查后早期肿瘤的发病率会明显增加，但晚期预后不佳的患者并未明显减少，这也是近年来出现对乳腺癌筛查质疑的声音的缘由。

针对乳腺癌的筛查非常符合以上标准。历史研究资料证明，乳腺癌筛查对于年轻及年长女性都是有意义的，使得人们争论的焦点开始从乳腺癌筛查是否有效转为有效率为多少。近年来，关于乳腺癌筛查的争议主要在于开始和终止筛查的年龄选择、筛查间隔时长、财政及个人支付比例等问题，而非筛查的效果问题。另外，筛查还需考虑经济与社会心理的双重效应，例如假阳性带来的问题，主要是那些 MAM 检查异常及做活检的女性经历的焦虑和过度诊断所导致的身体和心理创伤。有些人或至少某些女性群体认为这些费用太高，而有些人认为可以接受或至少是不可避免的，另一些人则认为需要努力改进。我们综合目前乳腺癌筛查的有效性和有效率的证据，讨论前面提到的每一条准则及在临床实践中与乳腺癌筛查相关的关键问题。

第二节 乳腺癌筛查方法

目前全球常用的乳腺癌筛查方法包括：MAM、乳腺超声检查（breast ultrasonography，BUS）、乳腺磁共振成像（breast MRI）、临床乳腺检查（CBE）和乳腺自我检查（BSE）。MAM 是目前乳腺癌最广泛使用的筛查方式，研究表明其能显著降低 50～69 岁妇女的乳腺癌死亡率，但 MAM 也存在一定危害，包括可能检测出临床不显著、对生命没有威胁的癌症（过度诊断），以及假阳性可能带来的额外的检测和焦虑等。BUS 和乳腺 MRI 常作为辅助检查，用来诊断评估可触及的或 MAM 确定的肿块，而并不作为一个主要的筛查方式。但目前越来越多的证据表明 BUS 在亚洲女性及乳腺致密女性中可作为一种适宜的筛查方式。乳腺 MRI 可用于乳腺癌高危女性的筛查。BSE 已被证明对降低乳腺癌死亡率基本上没有作用。

一、乳腺 X 线摄影

MAM 是乳腺癌最常见的筛查方法（图 9－3）。MAM 技术始于 19 世纪 60 年代，最初由法国医生 Gross 于 1969 年研制出钼靶阳极 X 线机，之后这项技术得到迅速发展，是目前诊断乳腺疾病尤其是早期发现乳腺癌的最重要且最有效的方法，也是许多欧美发达国家公认的乳腺癌筛查首选手段。

MAM 是乳房内部的照片，利用 X 射线的物理性质及人体乳房组织不同的等密度值，将乳房的二维图像投影于 X 线胶片上成像并进行观察。

为保证使用标准化的人员培训和标准化的 MAM 技术，以及对于低辐射剂量的控制，美国食品和药品监督管理局（FDA）于 1992 年颁布了 MAM 质量标准法案（MQSA），我国在 2007 年也颁布了《乳腺 X 射线摄影质量控制检测规范》（GBZ 186-2007）。

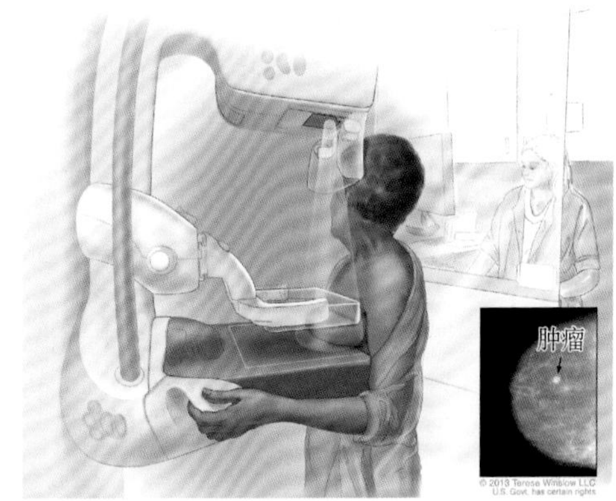

图 9－3 乳腺 X 线摄影示意图

1. *MAM 对乳腺癌死亡率的益处* 多个大样本的 RCT 结果都显示 MAM 能有效地降低乳腺癌死亡率。1963 年开始的美国纽约健康保障计划（health insurance plan，HIP）是第 1 个评估 MAM 联合 CBE 筛查效果的多中心 RCT，研究对象为 40～64 岁女性，研究组每年进行 1 次 CBE 和 MAM 筛查，持续 4 年。随访 18 年后，研究组乳腺癌死亡率与对照组相比下降了 25%。另一项样本量大且随访时间最长的试验是由瑞典国家卫生和福利委员会资助实施的，该试验从 2 个郡招募了 133065 名 40～74 岁女性，其中一部分人群随机进入 MAM 筛查组，其他接受常规护理的研究对象作为对照组。MAM 筛查组中 40～49 岁女性平均每 2 年接受 1

次 MAM 检查,50～74 岁的女性每 33 个月接受 1 次 MAM 检查。为期 7 年的随访结果显示,MAM 筛查组乳腺癌死亡率较对照组降低了 30%,估计每 414 名女性参加为期 7 年的 MAM 筛查可预防 1 例乳腺癌死亡。

有多项荟萃分析也证实了 MAM 筛查对于乳腺癌死亡率的效果。2002 年美国的荟萃分析,系统性分析了 1975—2000 年美国的 MAM 筛查对乳腺癌死亡率的影响,MAM 筛查可使乳腺癌死亡风险下降 46%(95% *CI* 28%～65%);一项来自瑞典的荟萃分析,系统性分析了 1976 年以来在瑞典实施的五大乳腺癌筛查 RCT 试验,结果显示,MAM 筛查可使乳腺癌死亡风险下降 21%。

人群 MAM 的有效性通过筛查人群和非筛查人群的非随机对照研究以及真实世界的队列观察研究已得到证实。1991 年,丹麦在女性中开始 MAM 筛查,10 年后队列研究观察发现筛查人群的乳腺癌死亡率下降 25%(*RR* = 0.75, 95% *CI* 0.63～0.89)。来自瑞典的基于 7 个郡人群的观察性研究比较了有组织的筛查项目和无筛查项目人群的乳腺癌死亡率,结果发现筛查可将乳腺癌死亡率降低 18%～32%,其中 10 年以上筛查可降低 32%乳腺癌死亡率(*RR* 0.698, 95% *CI* 0.60～0.77);筛查时间不足 10 年可降低 18%的乳腺癌死亡(*RR* 0.82; 95% *CI* 0.72～0.94)。荷兰奈梅亨(Nijmegen)于 1975 年开展了一项基于人群的筛查计划,一项病例队列研究发现,与未筛查女性相比,接受筛查的女性死亡率降低 52%(*OR*=0.48, 95% *CI* 0.23～1.00)。

2. MAM 作为筛查工具的准确性评估　MAM 作为乳腺癌筛查的方法,准确性主要从筛查的灵敏度、特异度和假阳性率来评估。

MAM 的灵敏度是指通过 MAM 检测出患有真正乳腺癌的女性的百分比。研究表明总体灵敏度约为 79%,但受多种因素的影响,如患者的年龄和体重;肿瘤的大小和类型;肿瘤在乳房中的位置;乳房组织对激素的灵敏度;女性月经周期内;X 线片的质量;放射科医生阅读乳房 X 线片的技能等。总体而言,在年轻女性和乳房组织较致密的女性中,MAM 的灵敏度较低(表 9-1)。

表 9-1　不同年龄不同乳腺致密度进行乳腺癌筛查灵敏度

乳腺密度	检查年龄(岁)							
	40～49		50～59		60～69		70～79	
	胶片	数字	胶片	数字	胶片	数字	胶片	数字
极度致密	0.75	0.81	0.79	0.89	0.82	0.91	0.86	0.92
不均匀致密	0.85	0.90	0.88	0.88	0.91	0.91	0.93	0.93
散射密度	0.89	0.92	0.91	0.93	0.93	0.95	0.94	0.96
脂肪密度	0.90	0.94	0.92	0.86	0.94	0.89	0.95	0.91

MAM 的特异度是指其检查阴性的女性不罹患乳腺癌的百分比。假阳性是指 MAM 阳性,但真实并不罹患乳腺癌的情形。特异度低和高假阳性率会导致产生不必要的后续检查。在人群筛查中,绝大部分均为未罹患乳腺癌的健康女性,必须保证较高的特异度,减少假阳性率,即使是 95%的特异度也被认为是相当低的水平。

为提高 MAM 作为乳腺癌筛查的准确性,在 MAM 的基础上,可采用电脑进行乳房的图像拍摄,如数字化乳腺摄影(digital mammography, DM)、计算机辅助设计(computer aided design, CAD)、数字乳腺体层合成(digital breast tomosynthesis, DBT)等,目前人工智能(AI)也不断应用到 MAM 中。

美国和加拿大 33 个癌症中心开展的对 49 528 名无症状女性采用 DM 和传统 MAM 进行乳腺癌筛查试验(DMIST),结果发现 DM 和 MAM 作为乳腺癌筛查手段的总体诊断准确性相似,但 DM 在 50 岁以下女性、乳腺组织密度高的女性以及绝经前或围绝经期女性中诊断准确性更高。

CAD 系统突出显示可疑区域,例如聚集的微钙化和肿块,通常会增加灵敏度,降低特异度,并增加对导管原位癌(ductal carcinoma in situ, DCIS)的检测灵敏度。美国 FDA 于 1998 年批准用于乳腺癌筛查。一项美国 3 个洲 43 家医疗机构 1998—2002 年采用 CAD 辅助 MAM 前后的比较研究,结果显示 DCIS 检出率有所增加,但侵袭性癌症检出率没有提高。

DBT 是使用 X 线从不同角度拍摄一系列乳腺照片，计算机根据 X 线片制作或合成一组乳腺的 3D 图像，与传统 MAM 相比可更好地观察出乳腺癌的特征。DBT 于 2018 年获得美国 FDA 的批准使用，并迅速成为美国乳腺癌筛查的主要方法，用于乳腺癌筛查的比例从 2015 年的 13%增加到 2017 年的 40%以上。目前关于 DBT 对于临床乳腺癌灵敏度的研究较少。挪威奥斯陆在 2010—2012 年开展的一项人群筛查研究结果显示，DBT 与 DM 相比，在不同的乳腺组织致密度和不同年龄组中都可检测出更多的癌症病例，尤其是针状肿块和扭曲肿块，而且 DBT 的假阳性率更低。目前有 5 项 DBT 用于乳腺癌筛查的 RCT 正在美国、欧洲和英国进行。

目前随着 AI 技术的不断发展，AI 技术可以帮助 MAM 读片，有效提高阅片速度，并提高 MAM 筛查的灵敏度，减少假阳性率。2016 年一项评估 AI 阅读 MAM 胶片准确性的研究显示，AI 最优算法单独使用阅片准确度曲线下面积可达 85.8%(美国)和 90.3%(瑞典)，而 AI 辅助放射诊断科专家的阅片准确度可达 92%。

3. MAM 检查的危害　MAM 的危害主要是与测试相关的不适、辐射风险、心理伤害、经济压力和机会成本，以及可能存在的过度诊断、假阳性和假阴性。

Pace 和 Keating 对 MAM 进行乳腺癌筛查的获益和危害进行了系统分析，对 10 年内每年接受 MAM 筛查女性的益处和危害进行了评估(表 9-2)。

表 9-2　不同年龄女性进行 MAM 筛查的益处和危害

年龄	未来 15 年中通过乳腺 X 线检查避免的乳腺癌死亡人数	未来 10 年中假阳性率≥1 产生的病例数	未来 10 年中由非必要的活检≥1 产生的病例数	10 年内诊断出的临床意义不大的乳腺癌或 DCIS 的数量(过度诊断)
40	1～16	6 130(5 940～6 310)	700(610～780)	? ～104
50	3～32	6 130(5 800～6 470)	940(740～1 150)	30～137
60	5～49	4 970(4 780～5 150)	980(840～1 130)	64～194

所谓过度诊断，是指通过筛查手段发现的早期癌症患者，其中部分可能永远不会发展到出现临床症状的中晚期癌症阶段，即这些患者被“过度诊断”了。过度诊断的程度存在争议，特别是关于 DCIS，一种自然史未知的癌症前兆。由于在诊断时无法自信地预测肿瘤行为，侵袭性癌症和 DCIS 的标准治疗可能会导致过度治疗，可能的危害包括治疗相关的不良反应及与癌症诊断相关的危害，生存或死亡是否受益将在未来的某个不确定点出现。

对非乳腺癌死亡的女性进行具体死亡原因的分析是对于过度诊断最直接的估计。一项美国的尸检研究发现隐匿性浸润性乳腺癌的中位患病率为 1.3%(95% *CI* 0%～1.8%)，DCIS 为 8.9%(95% *CI* 0%～14.7%)，患病率高于接受过筛查的同年龄 40～70 岁女性。

通过比较筛查人群和未筛查人群的乳腺癌发病率可以间接衡量过度诊断。一项发表在 *JAMA* 上的荟萃分析系统分析了 1960—2014 年 MAM 筛查的获益和危害。结果显示，40 岁或 50 岁的女性每年接受 10 年的 MAM，假阳性结果的累积风险约为 61%。在这 10 年里诊断出的癌症中，约 19%为缺乏临床意义的过度诊断。丹麦 1980—2010 年的一项队列研究分别采用两种方法估计过度诊断：一种方法是比较在筛查地区和非筛查地区年龄为 50～84 岁的女性中晚期和早期乳腺癌的发生率；二是比较不同年龄组(35～49 岁、50～69 岁、70～84 岁)女性在筛查地区和非筛查地区早期肿瘤的发生率。结果显示，两种方法计算出浸润性癌症的过度诊断率分别为 14%和 39%。如果包括 DCIS 病例，则过度诊断率分别为 24%和 48%。

目前，过度诊断在全球仍然存在较大争议。这种过度诊断是客观存在的，也不能因此而无视或抵消筛查带来的获益。之前根据前瞻性随机对照研究的分析推算，大约有 10%的乳腺癌患者可以从筛查中获益，而这对于一个乳腺癌高发国家或地区来说意味着每年能挽救成千上万的生命。因此，不能因为 MAM 的某些“过”，包括过度诊断、成本过高、假阳性和假阴性的问题，而对其早期发现肿瘤并降低死亡率之“功”视而不见。换一种思路考虑，不妨把这些负面影响视为 MAM 的副作用。目前几乎没有一种疾病预防和治疗措施没有副作用，关键是如何来权衡利弊。

为了提高诊断的准确率，并克服 MAM 检查的固有缺点，其他一些乳腺显像的方法可能作为常规

MAM 筛查的补充手段,包括 BUS、MRI 等。

二、乳腺 B 超检查

在欧美国家,MAM 作为最主要的乳腺癌筛查手段,超声检查仅作为辅助诊断,用于对可触及或经 MAM 识别的肿块进行诊断评估,而不是用作主要筛查方式。欧洲乳腺癌筛查小组对文献和专家意见的回顾得出的结论是"几乎没有证据支持在任何年龄的人群乳腺癌筛查中使用超声检查。"

随着超声技术的不断进步,以及 MAM 在年轻女性和乳腺致密度较高者中较低的检测灵敏度,使得 MAM 在中国为代表的亚洲妇女中的应用受限。亚洲各国的学者纷纷开展研究,探索在亚洲女性中使用乳腺 B 超进行乳腺癌筛查的可能性。

1995—2002 年的 4 项研究共对 37 085 名女性做了超声显像检查。这些检查或是建立在 MAM 发现基础上的,是回顾性研究,或是与临床联系。综合 4 项研究,临床和/或 MAM 对乳腺癌的诊断率为 0.34/1 000, PPV2 的建议活检率为 3.1%～10.5%(报道的 MAM PPV2 活检率为 25%～40%)。MAM 可发现临床恶性病变的平均大小为 9 mm,并有 94.5%的明确外侵。而只做超声检查的诊断率在不同密度的乳腺为 0.27%,而有较少腺体组织的乳腺为 0.11%。在那些只能在超声影像上看到的病变,93%或者是不同密度或较硬的实性病变。Corsetti 等前瞻性地使用全乳腺超声检查评估了 9 157 位无临床症状、乳房致密、MAM 检查阴性的女性(类别 3 或 4),结果与上述研究一致,单独超声检查的癌症检出率增加了 0.4%。将这些乳房致密女性进行分组,发现超声检查比 MAM 检查更能检出早期的乳腺癌且在 50 岁以上女性中的灵敏度也要高于 MAM。2015 年 6 月底,*Lancet* 杂志发表了日本东北大学一项 RCT(J-START):2007 年 7 月到 2011 年 3 月期间,研究者从 23 个地区的 42 个研究中心招募年龄在 40～49 岁的 72 998 名无症状女性。按照 1∶1 随机分为 MAM 加辅助超声组(干预组)和单一 MAM 组(对照组),在 2 年时间内给予 2 次检查,结果发现 MAM 加辅助超声用于乳腺癌筛查可增加筛查灵敏度和早期乳腺癌检出率,但目前尚不清楚其对死亡率的影响。

我国复旦大学附属肿瘤医院对在上海七宝地区开展的乳腺癌筛查项目检出的 42 例乳腺癌患者进行回顾性分析发现,单用 MAM、单用超声和在 MAM 基础上联合应用超声的诊断灵敏度分别为 81.0%、64.3%、95.2%,差异具有统计学意义。对于多量型和致密型乳腺采用 MAM 联合超声更具有临床应用价值。

虽然有一定的证据提示超声乳腺癌筛查有一定的应用价值,但它在被广泛应用到人群筛查之前仍有许多方面需要评估,目前仍然缺乏足够的大规模数据支持。最重要的问题在于单独使用超声或与 MAM 联合可以在多大程度上降低乳腺癌死亡率。更实际的问题是,哪些人群适合使用超声显像筛查及由于采用超声筛查造成的假阳性及其相关花费是否可以接受。

三、乳腺磁共振成像检查

乳腺 MRI 检查主要用于女性乳腺癌诊断性评估,包括评估手术或放疗后可触及的肿块,检测腋淋巴结转移患者的乳腺 X 线及超声隐匿性乳腺癌,以及某些确诊患者的术前计划。MRI 检查比较安全,没有电离辐射暴露。基于 *BRCA1/2* 突变携带者、强烈的乳腺癌家族史或多种遗传综合征(如 Li-Fraumeni 综合征或 Cowden 病),MRI 已被推广为乳腺癌风险升高女性乳腺癌筛查测试。

乳腺 MRI 检查比 MAM 灵敏度更高(高达 94%～100%,图 9-4),但特异度较差,各种研究报道的结果相差很大,为 37%～97%。Morris 等报道了体检和 MAM 均正常的高危女性(乳腺癌个人史或家族史、小叶原位癌或不典型增生)中的一项 MRI 筛查试验的结果。在 MRI 引导下进行活检的女性

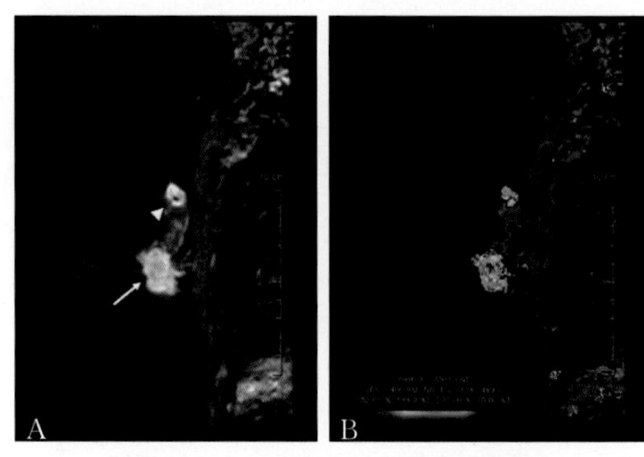

图 9-4 乳腺癌 MRI 与 CAD 检查

注:A. 乳腺矢状位 MRI,箭指向高度怀疑为癌,因其与对比物质相比,明显强化。箭头所指为第 2 个小的癌灶,它在 MAM 中未显示或被怀疑。B. CAD 覆盖下同一图像。乳腺任何地方显示比基线明显强化时用颜色加以强调,色调会进一步指出强化的特殊类型,这就为乳腺肿瘤良、恶性的鉴别提供了信息。

中，24%为癌，占所有接受MRI检查女性的4%。有家族史等高危因素的女性其接受活检的比例要比无高危因素的女性明显提高。MRI检查异常的患者，无论是否做过MAM，有8%～17%的患者行乳腺活检。Liberman研究发现，MRI检查发现的乳腺癌，对其同侧乳腺除原发灶的其他显像异常部位行经皮穿刺活检，有27%证实为多发癌。有大约70%的这类患者行改良根治术。而术后41%的患者经病理检查证实并非多发癌。

虽然使用MRI来检测乳腺隐匿性恶性病变是可行的，但还需考虑到其他方面的因素。MRI检查价格昂贵，为传统MAM的35倍，而且是有创检查（需要注射造影剂二甲基葡胺三胺五乙酸钆），安装有心脏起搏器或动脉瘤夹及有严重幽闭恐惧症的患者均不能行此检查。由于MRI检查特异度较低，所以其活检比例较MAM及超声检查要高，容易增加患者的心理负担。进行经皮穿刺活检时仍要在MRI检查下定位导引，而且MRI活检系统目前普及率尚低。

目前，MRI检查相比于MAM检查不具备大规模使用的条件，不宜在一般人群中普及MRI筛查项目。

2007年，美国癌症学会（American Cancer Society，ACS）乳腺癌分会发布了一套指南以指导乳腺MRI检查作为高危女性MAM筛查辅助手段的应用。2019年，ACS将MRI检查正式纳入高危女性乳腺癌筛查的推荐指南中。指南明确规定，乳腺癌高风险女性应该每年接受乳腺MRI检查和MAM，通常从30岁开始。

ACS明确指出，如果使用乳腺MRI检查进行筛查，必须是在MAM之外的一项增量，而不是替代。因为，尽管MRI检查比MAM更有可能发现癌症，但它仍可能错过一些MAM能发现的癌症。

四、临床乳腺检查

CBE是由乳腺科临床医生进行的乳腺触诊检查，方法简便、易行，可重复性强，但受主观因素影响较大，灵敏度较低。从目前的研究来看，单凭CBE发现早期乳腺癌的比例仍较低。伊朗学者在2015年进行的一项RCT在12660名35～64岁女性中比较高质量CBE与MAM在乳腺癌筛查中的效果。结果显示两种方法无差别。但单次RCT的证据不足以评估CBE的效果，目前的证据无法准确评估CBE作为单一筛查手段带来的益处和危害。

五、乳腺自我检查

BSE是由女性进行的乳腺自我触诊。作为一种妇女可以私下自行进行的没有副作用的乳腺癌筛查方法，其具有操作便捷、经济等特征，但受主观因素及触摸方式、经验等影响，灵敏度低。在俄罗斯和中国进行的两项大型的RCT中，均未观察到BSE组和对照组的死亡率有显著性差异。目前的证据证实BSE与不参加任何筛查相比，对降低乳腺癌死亡率无效应，各指南均未推荐女性进行BSE筛查。但在群体性的健康教育中，常常推荐BSE作为传播工具和教育手段。

第三节 国际乳腺癌筛查指南推荐

现有证据已证实通过有组织的人群筛查可显著降低乳腺癌死亡率。欧美国家自20世纪80年代起已普遍开展乳腺癌筛查工作，积累了大量的经验，全球多个癌症研究机构和专业组织已发布不同的乳腺癌筛查指南以规范群体筛查行为，分别针对乳腺癌一般风险和高风险女性。

一、国际权威机构关于乳腺癌一般风险女性筛查指南的推荐

目前，国际权威机构关于乳腺癌一般风险女性筛查，共推荐六大最新指南。2016年1月12日，美国《内科学年鉴》（*Annals of Internal Medicine*）在线发表了美国预防服务工作组（USPSTF）颁布的最新版乳腺癌筛查指南（前一次于2009年颁布），并对往年指南实施中存在的问题予以修订。而就在该指南更新前的数月，《美国医学会杂志》（*JAMA*）和《新英格兰医学杂志》（*N Engl J Med*）也分别发表了ACS关于一般风险女性的乳腺癌筛查指南和世界卫生组织国际癌症研究中心（WHO/IARC）关于开展乳腺癌筛查的最新指导性意见。美国国家综合癌症网络（NCCN）在2019年发布了“NCCN Clinical

Practice Guidelines in Oncology — Breast Cancer Screening and Diagnosis”。加拿大预防保健工作组(Canadian Task Force on Preventive Health Care，CTFPHC)在 2018 年发布了“Recommendations On Screening for Breast Cancer in Women Aged 40-74 Years Who Are Not At Increased Risk for Breast Cancer”。欧洲委员会(European Commission，EC)在 2019 年发布了 Breast Cancer Screening and Diagnosis：A Synopsis of the European Breast Guidelines。日本国家癌症中心(Japanese National Cancer Certer，JNCC)在 2016 年发布的“The Japanese Guidelines for Breast Cancer Screening”。六大国际权威机构关于乳腺癌筛查指南的推荐及更新情况如表 9-3 所示。

表 9-3 不同乳腺癌指南针对一般风险女性的筛查方案对比

机构	筛查方法		开始筛查年龄(岁)		结束筛查时间(岁)	筛查间隔时间	指南更新年份
	最高等级推荐[a]	次一级推荐[b]	最高等级推荐[a]	次一级推荐[b]	最高等级推荐[a]		
USPSTF	乳腺 X 线筛查	/	50	40～49	74	2 年	2016
ACS	乳腺 X 线筛查	建议不使用临床乳腺检查	45	40～44	个体健康且期望寿命超过 10 年推荐继续进行筛查	45～55 岁:1 年 55 岁后:2 年	2015
NCCN	乳腺 X 线筛查； 临床专科门诊(25～39 岁 1～3 年 1 次,40 岁以上 1 年 1 次)	/	40	/	依据患者的总体健康状况和预期寿命决定	1 年	2019
CTFPHC	乳腺 X 线筛查； 建议不使用 MRI、层析 X 线照相组合或超声检查	建议不进行临床乳腺检查和乳腺自我检查	50	不建议 40～49 岁女性筛查	74	2～3 年	2018
CACA	乳腺 X 线筛查	致密型乳腺女性推荐补充乳腺超声筛查 临床乳腺检查作为筛查之前的初始手段	45	40	69 身体健康且预期寿命>10 年	2 年	2019
EC	乳腺 X 线筛查	/	45	不建议 40～44 岁女性筛查	74	45～49 岁:2～3 年 50～69 岁:2 年 70～74 岁:3 年	2019
JNCC	乳腺 X 线筛查(40～74 岁)； 乳腺 X 线筛查结合临床乳腺检查(40～64 岁)； 不推荐单独临床乳腺检查； 不推荐超声检查单独使用及与乳腺 X 线筛查结合使用	/	40	/	74(乳腺 X 线筛查) 64(乳腺 X 线筛查结合临床乳腺检查)	/	2013

注：a：USPSTF，等级 A(推荐该服务，可以肯定该服务的净收益是巨大的)；ACS，强烈建议(坚持干预的好处要大于不良影响)；NCCN，等级 1(根据高等级证据，NCCN 一致认为干预是适当的)；CTFPHC，强烈建议(大多数人都可以通过建议的行动方针获得最佳服务)；EC，强烈建议(在大多数情况下，可以在此情况下采用强有力的建议作为政策)；JNCC，等级 B/I[B：尽管收益(降低死亡率的效果)超过了弊端，但差距小于 A 级，因此建议进行对策类型筛查和自愿筛查。I：由于缺乏足够的证据来确定是否具有降低死亡率的效果，因此无法确定利弊之间的平衡。因此，不建议将其作为对策类型检查。作为自愿检查进行时，有必要充分说明不清楚的效果和缺点。在适当解释的基础上考虑个人层面]。b：USPSTF，等级 B(推荐该服务并可以确定该服务的净收益为中等或者为中等至巨大)；ACS，合格的建议(收益明显，但收益与伤害的平衡或患者的价值观和偏好的不确定性较低，这可能导致不同的决策)；NCCN，等级 2A(根据较低级别的证据，NCCN 一致认为干预是适当的)；CTFPHC，有条件的建议[有利的效果大于有害的效果(当使用干预措施为有条件的建议时)或不希望的效果可能超过理想的效果(当不使用干预措施为有条件的建议时)，但存在明显不确定性的建议]；EC，有条件的建议(决策将需要大量利益相关方的辩论和参与。这些建议对妇女和临床医生的影响得到了更具体、相互关联的、以交流和共同决策为重点的建议的支持)。

各指南在筛查方法上观点一致，均推荐 MAM 作为主要的筛查手段。而在开始筛查年龄和筛查间隔时间方面，各指南意见不一，对于筛查益处更加看重的指南认为应从 40 岁开始每年进行筛查，而更加重视筛查弊端（过度诊断、假阳性结果）的指南则认为应从 50 岁开始每 2～3 年进行筛查。

（一）开始筛查年龄

关于开始筛查年龄，各指南推荐主要的不同之处在于是否对 40～49 岁女性进行筛查。NCCN 指南和 JNCC 指南推荐应从 40 岁开始进行筛查。而 CTFPHC 指南、USPSTF 指南则推荐从 50 岁开始筛查，其更加重视筛查带来的危害。其中，USPSTF 指南将“40～49 岁女性开始筛查”设为次一级推荐，而 CTFPHC 指南将“不建议 40～49 岁女性进行筛查”作为次一级推荐。其他的指南，如 ACS 和 EC 则是“从 45 岁开始筛查”设为强烈的推荐，而将“40～45 岁开始筛查”设为有条件的推荐。

NCCN 指南是基于英国 17.7 年随访队列的 AGE 研究及瑞典 16 年随访队列研究的证据评估，支持 40～49 岁女性进行乳腺癌筛查，以降低其乳腺癌死亡率。NCCN 指南倾向于将开始筛查的年龄设置在 40 岁，提出可以通过优化策略来减少筛查的危害，包括采用更新的成像方式及更好地识别出那些不会进展而威胁生命的病变，从而避免过度诊断和治疗。

CTFPHC 指南是基于 40～49 岁女性 MAM 筛查的相关研究进行了证据评估。对于 40～49 岁女性而言，进行乳腺癌筛查虽然可以减少乳腺癌死亡率，但是同时也有过度诊断和假阳性的弊端存在。CTFPHC 指南倾向于认为 40～49 岁的女性进行筛查的弊端大于其带来的死亡率下降的收益。因此，CTFPHC 指南将“不建议 40～49 岁女性进行筛查”作为次一级推荐。

USPSTF 推荐 50 岁开始有组织的筛查，对 40～49 岁的女性的假阳性结果造成的活检率及过度诊断率相较于 50 岁以上的人群更高，这种过度诊断带来的伤害及活检带来的生活及心理上的伤害要高于筛查带来的死亡率下降的益处。

（二）筛查间隔时间

在筛查间隔的时间方面，各个指南的建议也略有不同。目前尚无随机对照试验对于不同筛查间隔时间的筛查效果是否有差异进行研究。多数其他类型的研究表明，较短的筛查间隔（1 年）相较于较长的筛查间隔（2～3 年）可以降低乳腺癌的死亡率。而在降低乳腺癌死亡率的同时，较短的筛查间隔也会导致筛查的危害增加，即假阳性结果的增加造成额外的乳房活检和心理伤害、过度诊断及检查所带来的辐射。一项 2016 年的研究使用了 6 个完善的模拟模型来合成新数据，用来评估一般风险女性从不同的年龄开始进行 MAM 筛查，筛查间隔时间分别为 1 年和 2 年的结果。其结果显示，时间间隔为 2 年的筛查策略的乳腺癌死亡率降低的中位数能够达到时间间隔为 1 年的筛查策略的 79.8%～81.3%（不同策略和模型范围为 68.3%～98.9%），然而能够减少过度诊断及接近一半的假阳性结果。

NCCN 指南更关注筛查益处，多推荐间隔时间较短。而 CTFPHC 等指南，考虑到较短的筛查间隔带来的假阳性结果的增加会造成额外的乳腺活检和心理伤害、过度诊断及检查所带来的辐射，更加倾向于减少筛查，将推荐间隔时间设为 2～3 年。

（三）乳腺癌筛查方法

各大指南均将 MAM 作为乳腺癌筛查的主要手段。而未推荐乳腺超声和乳腺 MRI 检查作为常规的筛查手段。

对于 BSE 和 CBE，各个指南尚无统一的意见。ACS 推荐不使用 CBE，CTFPHC 建议不进行 CBE 和 BSE，NCCN 推荐定期去临床专科门诊进行 CBE 及乳腺癌风险评估，JNCC 则推荐对于 40～64 岁的女性可以进行 MAM 筛查结合 CBE 而不推荐单独的 CBE。各指南均未推荐女性进行 BSE。

二、乳腺癌高风险女性筛查指南推荐

2019 年，ACS 更新了高危女性的乳腺癌筛查指南，将 MRI 检查正式纳入高危女性乳腺癌筛查的推荐指南中。指南明确规定，乳腺癌高风险女性应该每年接受乳腺 MRI 和 MAM 检查，通常从 30 岁开始。高风险通常包括以下几点：

（1）根据主要基于家族史的风险评估工具，一生中患乳腺癌的风险为 20%～25%或更高；目前 ACS 推荐的风险评估工具为乳腺卵巢疾病发生率和携带者推算分析模型（BOADICEA）和乳腺癌易感基因风险预测模型（BRCAPRO）。

(2) 有已知的 *BRCA1* 或 *BRCA2* 突变(基于曾经做过基因检测)。

(3) 一级亲属(父母、兄弟、姐妹或孩子)已知明确有 *BRCA1* 或 *BRCA2* 突变,而自己尚未进行基因检测。

(4) 10~30 岁的时候曾有过胸部放疗史。

(5) Li-Fraumeni 综合征、Cowden 综合征或 Bannayan-Riley-Ruvalcaba 综合征患者或一级亲属中有任一这些综合征的家族史。

ACS 明确指出,不建议终生患乳腺癌风险低于 15%的女性进行 MRI 检查。目前还没有充分证据推荐支持或反对 MRI 检查用于乳腺癌终生风险较高(高于一般风险)的女性。女性乳腺癌终生风险较高的人群包括:①有乳腺癌、DCIS、小叶原位癌(lobular carcinoma in situ, LCIS)、导管上皮非典型增生(atypical ductal hyperplasia, ADH)或小叶不典型增生(ALH)病史;②在 MAM 上看到的乳房密度"极度"或"不均",这部分女性仍然推荐使用 MAM 检查作为筛查方法。

自 2007 年 ACS 首次推荐对于高危妇女的筛查指南以来,有许多临床科研学者对于作为筛查决定基础的风险阈值和风险评估方法提出了不同的看法。主要的争论点在于不同的风险评估工具对于风险评估的结果存在很大的不一致性。对遗传风险本质的基本假设不同,终生风险估计的年龄上限不同,每个模型中包含的家族史的风险值的差异,以及纳入的其他风险因素不同,均使整个风险评估的模型及模型评估的结果产生很大的差异。另外,对于剩余生命期风险的估计也有很大差异,每个模型的定义可能都不同,很难通过 5 年或 10 年的风险估计等进行评估。

USFSTF 在 2019 年更新了乳腺癌预防指南,推荐采用药物降低乳腺癌高风险女性的总体风险(表 9-4)。USPSTF 认为利用风险评估工具评估女性乳腺癌风险状态可以预测人群中乳腺癌发生的风险(证据等级:A,令人信服的证据)。而对于乳腺癌高风险女性,服用降低乳腺癌风险药物的净收益更大。

USPSTF 认为,降低乳腺癌风险的药物(他莫昔芬、雷洛昔芬或芳香化酶抑制剂)在降低绝经后妇女患雌激素受体(ER)阳性侵袭性乳腺癌的风险方面至少具有中等益处(证据等级:A,令人信服的证据)(表 9-5)。而此类药物潜在的危害主要是会增加静脉血栓栓塞(venous thromboembolism, VTE)的风险,他莫昔芬还有增加有子宫的女性患子宫内膜癌及白内障的风险。还有一些常见的不良反应为血管舒缩症状(潮热)等(证据等级:B,足够的证据)。

表 9-4 服用药物预防乳腺癌的女性的总体乳腺癌发生风险

人群	USPSTF 推荐	证据等级
年龄在 35 岁或以上、乳腺癌的风险增加的女性	临床医生向乳腺癌风险较高且药物不良反应风险较低的女性提供降低风险的药物,如他莫昔芬、雷洛昔芬或芳香化酶抑制剂	B
35 岁或以上的女性、乳腺癌风险没有增加	对于没有增加乳腺癌风险的女性,不要常规使用降低风险的药物,如他莫昔芬、雷洛昔芬或芳香化酶抑制剂	D

注:证据等级 B:中度推荐级别,患者受益属于中度或者对患者有益处但证据中度;证据等级 D:不推荐级别,原因可能是对患者没有益处,或者害处大于益处。

表 9-5 降低乳腺癌风险药物作用利弊比较

利弊	事件数(95% *CI*)		
	他莫昔芬	雷洛昔芬	芳香化酶抑制剂
益处(事件减少*)			
侵袭性乳腺癌	7(4~12)	9(3~15)	16(8~24)
ER 阳性	8(4~13)	8(4~13)	15(8~20)
ER 阴性	ND	ND	ND
危害(事件增加*)			
VTE	5(2~9)	7(0.3~17)	
子宫内膜癌	4(1~8)	ND	ND
白内障	26(5~50)	ND	ND

注:*,每 1 000 名女性使用 5 年的事件;ND,无差异。

第四节　中国乳腺癌筛查指南推荐

乳腺癌是癌症相关死亡的常见原因，筛查有助于早期发现癌症，促进早期治疗，增加成功治疗癌症的机会。欧美国家通过规范化、标准化的乳腺癌筛查，已将早期发现率提升至 80%，其中通过筛查发现的占比超过 20%。而在我国，由于多数女性乳房腺体致密，加之筛查标准及规范路径缺失、公众意识薄弱等因素，乳腺癌的早期发现率不足 20%，而通过筛查发现的比例更不及 5%。

我国最早的乳腺癌筛查指南是 2007 年由中国抗癌协会发布的"中国抗癌协会乳腺癌诊治指南与规范"，是以医院为基础的乳腺癌机会性筛查指南，每 2 年更新 1 次。2019 年，中国抗癌协会和国家恶性肿瘤临床医学研究中心首次发布了以人群为基础的规律性女性乳腺癌筛查指南——"中国女性乳腺癌筛查指南"。

目前最新一版筛查指南是中国抗癌协会乳腺癌专业委员会于 2021 年更新的"中国乳腺癌筛查和早期诊断指南"，遵循 GRADE-ADOLOPMENT 方法学原则，依据欧盟委员会 2019 年制定的"欧盟委员会乳腺癌筛查和诊断临床实践指南(European Commission Initiative on Breast Cancer，ECIBC)"评估和总结了全球最新的乳腺癌筛查和诊断证据，结合目前已有的中国本土筛查及诊断等相关临床和研究数据，充分考虑了国内的经济条件、医疗资源、医疗环境及文化因素，调整形成适用于中国的高质量的乳腺癌筛查与诊断指南。

一、一般风险女性乳腺癌筛查指南推荐

根据 2021 版"中国乳腺癌筛查和早期诊断指南"，对于 40～49 岁一般风险女性推荐使用 MAM 进行乳腺癌筛查(中等质量证据)，建议每 2 年 1 次(极低质量证据)。该年龄段女性行乳腺癌筛查时，每 2 年接受 1 次 MAM 检查比每年 1 次、每 3 年 1 次具备一定优势；每年 1 次比每 3 年 1 次具备一定优势。

推荐 50～69 岁女性使用 MAM 进行乳腺癌早期筛查(中等质量证据)，建议每 2 年 1 次(低质量证据)。该年龄段女性行乳腺筛查时，每 2 年接受 1 次 MAM 检查比每 3 年 1 次具备一定优势；每年 1 次比每 3 年 1 次具备一定优势。

70～74 岁女性使用或不使用 MAM 行乳腺癌筛查均可(中等质量证据)，如接受筛查，建议每 2 年或每 3 年 1 次(极低质量证据)。该年龄段女性行乳腺筛查时，每 2 年接受 1 次 MAM 检查比每年 1 次、每 3 年 1 次具备一定优势；每 3 年 1 次比每年 1 次具备一定优势。

2021 版"中国乳腺癌筛查和早期诊断指南"推荐一般风险人群乳腺癌筛查的起始年龄为 40 岁(推荐等级 2)，推荐 45～49 岁女性应当使用 MAM 进行乳腺癌筛查(推荐等级 1)。但对于乳腺癌高危人群可将筛查起始年龄提前到 40 岁以前。目前国外大部分指南建议将 40 岁作为乳腺癌筛查的起始年龄。且中国女性乳腺癌的发病高峰年龄为 45～54 岁，比欧美国家要提前 10 年左右，因此 2021 版"中国乳腺癌筛查和早期诊断指南"建议从 40 岁有条件开始筛查。

对于筛查终止年龄，2021 版"中国乳腺癌筛查和早期诊断指南"推荐 70～74 岁女性使用或不使用 MAM 进行乳腺癌筛查均可(中等质量证据，推荐等级 2)。目前中国老年人仍然有一定的乳腺癌发病率，因此指南认为老年人停止筛查的年龄需要综合考虑个人的身体健康状况、预期寿命及各种合并症情况。如果合并症多，预期寿命有限，则可适当减免乳腺癌筛查(推荐等级 2)；70 岁以上老年人可以考虑机会性筛查。

二、高风险女性乳腺癌筛查指南推荐

2021 版"中国乳腺癌筛查和早期诊断指南"推荐对乳腺癌高危人群提前进行机会性筛查(<40 岁)，筛查频度推荐每年 1 次，筛查手段包括每 6～12 个月 1 次 CBE 和 BUS、每年 1 次 MAM 筛查。在缺乏 MAM 筛查相关设备和人力资源的地区，也可以单独应用 BUS 进行筛查。在具有相关设备和人力资源的条件下，必要时也可以选用 MRI 等影像学手段。

2021 版"中国乳腺癌筛查和早期诊断指南"把罹患乳腺癌高危人群的定义为存在下列情况之

一者：

(1) 有明显的乳腺癌遗传倾向者：①一级亲属有乳腺癌或卵巢癌史；②二级亲属 50 岁前，患乳腺癌 2 人及以上；③二级亲属 50 岁前，患卵巢癌 2 人及以上；④至少 1 位一级亲属携带已知 *BRCA1/2* 致病性遗传突变；自身携带 *BRCA1/2* 致病性遗传突变。(注：一级亲属指母亲、女儿及姐妹；二级亲属指姑、姨、祖母和外祖母)

(2) 既往有 ADH 或 ALH 或 LCIS 的患者。

(3) 既往 30 岁前接受过胸部放疗。

(4) 根据评估对象的年龄、种族、初潮年龄、初产年龄、个人乳腺疾病史、乳腺癌家族史和乳腺活检次数等多个风险因子，利用 Gail 模型进行罹患乳腺癌风险评估。如果受试者 5 年内发病风险≥1.67%，则被认为是高风险个体。

三、乳腺组织致密女性筛查指南推荐

中国女性的乳腺组织较为致密，而乳腺组织致密女性患乳腺癌的风险更高。受乳腺组织密度增高影响，乳腺组织致密女性可能无法在早期筛查中通过 MAM 检出癌症，从而导致晚期乳腺癌(Ⅱ期和Ⅲ期)检出量增加。

2021 版“中国乳腺癌筛查和早期诊断指南”对无症状且首次 MAM 检查提示乳腺组织致密女性行乳腺癌早期筛查时，提示以下几点：

(1) 推荐在 MAM 筛查基础上增加 BUS 筛查(低质量证据)。

(2) MAM 可使用数字乳腺断层融合成像或常规乳腺 X 线摄影筛查(低质量证据)。

(3) 不推荐在 MAM 基础上增加 MRI 检查(极低质量证据)。

四、超声用于中国女性乳腺癌筛查共识

2021 版“中国乳腺癌筛查和早期诊断指南”对于 BUS 用于中国女性乳腺癌筛查建议如下：

(1) 在有组织的乳腺癌筛查项目中，采用超声与 MAM 筛查结合的筛查方式。

(2) 在年轻女性或者乳腺组织致密的女性群体中采用超声筛查。

(3) 在 MAM 筛查不可行的情况下，采用超声筛查。

(4) 具有一般风险的女性可每 2 年 1 次接受超声筛查，具有高危风险的女性可每年 1 次接受超声筛查。

(沈 洁 莫 森 李俊杰 郑 莹)

参考文献

[1] 高鹰，魏玮，张鹏，等. 乳腺癌自然史及肿瘤生长速度的研究进展[J]. 中国全科医学，2021,24(30)：3794-3805

[2] 孙黎，Rosa Legood，杨莉. 乳腺超声和钼靶 X 线对中国女性乳腺癌筛查的卫生经济学评价[J]. 中国卫生政策研究，2017,10(4):42-50.

[3] 肖佳龙，郑莹. 各国乳腺癌筛查指南中一般风险对象筛查方案的比较[J]. 中国肿瘤，2021,30(9):648-653.

[4] 中国抗癌协会乳腺癌专业委员会. 中国抗癌协会乳腺癌诊治指南与规范(2021 年版)[J]. 中国癌症杂志，2021,31(10):954-1040.

[5] FORCE U S P S T, OWENS D K, DAVIDSON K W, et al. Medication use to reduce risk of breast cancer: us preventive services task force recommendation statement [J]. JAMA, 2019, 322 (9): 857-867.

[6] HASSAN L M, MAHMOUD N, MILLER A B, et al. Evaluation of effect of self-examination and physical examination on breast cancer [J]. Breast, 2015,24(4):487-490.

[7] HELLQUIST B N, DUFFY S W, ABDSALEH S, et al. Effectiveness of population-based service screening with mammography for women ages 40 to 49 years: evaluation of the Swedish Mammography Screening in Young Women (SCRY) cohort [J]. Cancer, 2011,117(4):714-722.

[8] KLARENBACH S, SIMS-JONES N, LEWIN G, et al. Recommendations on screening for breast cancer in women aged 40-74 years who are not at increased risk for breast cancer [J]. Canadian Medical Association Journal, 2018,190(49):E1441-E1451.

[9] OEFFINGER K C, FONTHAM E T H, ETZIONI R, et al. Breast cancer screening for women at average risk: 2015 guideline update from the American cancer society [J]. JAMA, 2015, 314 (15):1599-1614.

[10] OHUCHI N, SUZUKI A, SOBUE T, et al. Sensitivity and specificity of mammography and adjunctive ultrasonography to screen for breast

cancer in the Japan Strategic Anti-cancer Randomized Trial (J - START): a randomised controlled trial [J]. Lancet, 2016,387(10016):341 - 348.

[11] SCHÜNEMANN H J, LERDA D, QUINN C, et al. Breast cancer screening and diagnosis: a synopsis of the European breast guidelines [J]. Ann Intern Med,2020,172(1):46 - 56.

[12] SHEN S, ZHOU Y, XU Y, et al. A multi-centre randomised trial comparing ultrasound vs mammography for screening breast cancer in high-risk Chinese women [J]. Br J Cancer, 2015,112(6):998 - 1004.

[13] SIU A L, U. S. PREVENTIVE SERVICES TASK FORCE. Screening for breast cancer: U. S. preventive services task force recommendation statement [J]. Ann Intern Med, 2016,164(4):279 - 296.

[14] SMITH R A, ANDREWS K S, BROOKS D, et al. Cancer screening in the United States, 2018: a review of Current American Cancer Society guidelines and current issues in cancer screening [J]. CA Cancer J Clin, 2018,68(4):297 - 316.

第十章

乳腺肿瘤患者的病史及临床检查

乳腺肿瘤是妇女常见的一类疾病，其中以乳腺癌的危害为最大。根据世界卫生组织国际癌症研究中心（IARC）最新的资料，乳腺癌已超过肺癌成为全球发病率最高的恶性肿瘤。在我国，乳腺癌也是发病率最高的女性恶性肿瘤，其死亡率则排在肺癌、胃癌、肝癌和结直肠癌之后，位居第五。因此，积极开展乳腺癌的防治研究已成为我国恶性肿瘤防治的一项重要任务。

现代科学技术的发展为乳腺疾病的诊断提供了全方位的技术保障，肿瘤检测设备不断更新，诊断水平不断提高，突出表现为影像学检查（如超声、CT、MRI、PET/CT 等）在肿瘤诊断中的应用越来越广泛。但是，这也造成了临床医生对影像学检查的依赖性越来越大。科学的检测方法固然重要，但是临床基本诊断技能绝对不可忽视。详细询问病史并认真进行临床检查对乳腺疾病的诊断和鉴别诊断依然十分重要。

第一节　病史采集

详细的病史采集是形成正确诊断的前提。无论患者的的主诉是什么，都应了解月经状态及乳腺癌危险因素的相关信息。对于绝经前女性了解末次月经时间及既往的周期规律，有助于评估乳房肿块、乳痛等症状。对于绝经后女性应询问有无使用外源性激素，因为在自然情况下许多良性乳腺疾病很少在绝经后女性中出现。以下列举乳腺疾病患者病史采集的要点。

一、现病史

认真听取患者的叙述并详细记录，如何时及如何发现乳房肿块；有无疼痛、红肿、糜烂及乳头溢血、溢液；疼痛是否与月经、情绪变化有关；有无放射性疼痛；肿块的生长速度怎样；颈部、腋下有无伴发的肿块；肿块是否发生于妊娠或哺乳期；症状是否持续存在；有无就诊过，做过什么检查；是否治疗过，效果如何；一般健康情况如何，有无其他不适或伴发疾病等。

二、既往史

应仔细询问以下情况：①乳腺发育的年龄，发育过程中有无异常情况；②乳房是否受过外伤，有无炎症、结核、增生及肿瘤病史；③是否患有甲状腺、子宫或卵巢疾病；④是否进行过激素替代治疗；⑤是否有身体其他部位的肿瘤病史。

三、月经及婚育史

询问内容包括：①初潮年龄、月经情况及上一次月经时间（或停经时间）；②是否结婚，结婚年龄，曾否生育，有无流产史，曾否哺乳及哺乳时长；③有无使用避孕药等。

四、个人史

生活习惯及性格倾向与乳腺癌的关系越来越受到重视，询问病史时需了解：①饮食习惯；②有无烟酒嗜好；③性格是否内向，有无抑郁倾向，是否有愤怒内泄情况；④有无精神创伤史等。

五、家族史

需了解直系亲属中有无恶性肿瘤病史者，特别是母亲、姐妹、女儿有无曾患乳腺癌者。5%～10%的乳腺癌患者具有明确的家族遗传背景。随着二代测序技术的发展，包括 *BRCA1/2* 在内的众多乳腺癌易感基因被明确，携带乳腺癌易感基因致病突变与遗传性乳腺癌-卵巢癌综合征（HBOC）密切相关，其癌变的终身累积风险高达70%。因此，需要全面了解直系亲属中有无相关致病突变基因携带史及恶性肿瘤病史，以期进行个体化干预，降低乳腺癌发病风险。

六、乳腺癌的危险因素

乳腺癌的危险因素包括：①年龄：不同于美国女性乳腺癌的发病率随着年龄的增大而增加，我国女性乳腺癌的发病率存在一个高峰段，45～59岁为我国女性乳腺癌的高发年龄组，约占全部患者的48%。②基因突变（如 *BRCA1*、*BRCA2*、*PALB2*、*RAD51* 等）。③肿瘤家族史，尤其是乳腺癌、卵巢癌、胰腺癌和前列腺癌。④个人的乳腺病变病史，包括非增生性病变、普通增生性病变、高危病变（如导管上皮不典型增生、小叶上皮内瘤变）、导管原位癌、浸润性癌等。⑤乳腺腺体密度高。⑥胸部放射病史。⑦2型糖尿病。⑧一生中总的月经周期多：初潮年龄每提前1年，*RR* 增加5%；绝经延后1年，乳腺癌 *RR* 增加2.9%。⑨首次怀孕迟。⑩生育少或者未孕。⑪首胎生育迟。⑫不哺乳或哺乳时间短。⑬肥胖。⑭高脂低纤维膳食。⑮饮酒。⑯吸烟。⑰甾体激素使用史，包括改善更年期症状激素替代治疗和近期使用口服避孕药。⑱缺乏锻炼。

第二节 临床表现

一、乳房肿块

（一）乳腺癌乳房肿块的一般特征

乳房肿块是乳腺疾病患者最普遍的临床表现，80%的乳腺癌患者以此为主诉而就诊。即使在非常年轻的女性、男性或者没有家族史的乳腺癌低危人群中，都不能忽视任何一个乳房肿块的存在。发现乳房肿块后应注意其所具有的特征。

1. *大小* 与就诊时间有关，以往因就诊较晚，>5 cm的肿块较多见，近年来随着乳腺自我检查的普及和肿瘤普查的开展，直径≤2 cm肿块的比例逐渐增加。

2. *数目* 以单侧乳房的单发肿块为常见，偶尔可有单侧或双侧的多原发癌。

3. *部位* 乳房外上象限是乳腺癌的好发部位（因其腺体最为丰富），约占乳腺癌的50%；其次为内上象限，约占20%；外下象限约占10%；内下象限和中央区各占约5%。

4. *质地* 乳腺癌肿块大多呈实性，较硬，有的可以似石头样坚硬，富于细胞的髓样癌也可稍软，甚至个别乳腺癌可表现为囊性感。少数发生于脂肪型乳腺（多为老年人）的小肿块，因被脂肪组织包绕，临床触诊可有柔软的感觉。

5. *形态及边界* 一般为不规则的团块，边界欠清。有的也可呈扁片状，表面结节感，边界不清楚。有些特殊类型的乳腺癌，也可表现为边界较清楚，活动度良好。

6. *活动度* 与肿块侵犯范围有关。早期肿块较小时活动度较大，但这种活动的特点是肿块与周围软组织一起活动，与纤维腺瘤的包膜内滑动感觉不同。让患者双手叉腰，使胸大肌处于收缩状态，如肿瘤侵犯胸大肌筋膜，则活动性下降；如果累及胸大肌，则活动性消失；晚期肿瘤侵犯胸壁时，则肿块完全固定，不能推动。

7. *伴随症状* 典型的乳腺癌多表现为无痛性肿块，极少数伴随有乳腺疼痛。因此，乳腺肿块不伴发疼痛是导致乳腺癌患者延迟就诊的主要原因。但绝经后女性出现乳房局部不适或牵拉感需要重视。

（二）其他乳房肿块的鉴别

除了乳腺癌，乳房肿块还可能由多种原因所致，因此对于乳房肿块的诊断需首先区分"乳房肿块"是正常的乳腺结构还是异常的病变。正常的乳腺结构表现为乳房肿块的有增生的乳腺、脂肪颗粒、肋(软)骨等。乳腺病变包括乳腺发育及退化不良性疾病,如囊肿、硬化性乳腺病等;外伤所致的脂肪坏死、血肿及其机化、钙化灶;感染性疾病,如急慢性乳腺炎、乳房结核、寄生虫所致的异物肉芽肿等;肿瘤中良性肿瘤包括纤维腺瘤、导管内乳头状瘤、脂肪瘤等,交界性的有分叶状肿瘤,恶性肿瘤除了乳腺癌外,还有比较少见的乳腺肉瘤及淋巴瘤等。上述乳腺病变所致乳房肿块的特点如下。

1. *乳腺增生*　表现为一侧或两侧乳腺弥漫性增厚,呈片状、结节状或细颗粒状;增厚区与周围乳腺组织分界不明显,质地韧而不硬,可局限于乳腺的一部分,也可分散于整个乳腺,常于月经前明显,月经来潮后减轻或消失;常伴有经前胀痛或刺痛,疼痛部位不固定,有时向肩背部放射。

2. *囊肿*　囊肿形成时乳房内可触及大小不等的囊性结节,可单发或多发,多发者常累及双侧乳腺。囊肿一般边界清楚,活动,质地随囊肿张力而软硬不一,与皮肤无粘连,常呈圆形或卵圆形。

3. *乳房脂肪坏死*　多发生于成年人,有局部外力撞击史;通常单侧乳腺受累,最常发生于乳头周围区域,一般位置比较表浅。病变早期,乳房皮下形成无痛性肿块,边界不清,晚期肿块固定,质地变硬,可与皮肤粘连,致皮肤凹陷及乳头变形。

4. *急性乳腺炎*　多发生于产后哺乳的妇女,尤以初产妇最为多见,哺乳期排乳不畅、乳汁淤积加上细菌感染是导致急性乳腺炎发病的主要原因。患者起病时可有寒战、高热、脉率加快等急性感染症状,早期有乳房疼痛,患处可触及硬块,压痛明显,伴局部皮肤红肿、发热,随着炎症的进一步发展,痛性肿块逐渐变成液化性包块,局部症状缓解,常伴有同侧腋淋巴结肿大、压痛。

5. *慢性乳腺炎*　是一种病因未明,在临床上易被误诊为恶性肿瘤的乳腺良性感染性疾病;病程迁延,好发于育龄经产妇女非哺乳期,亦可称为非哺乳期乳腺炎。根据是否具有明确感染因素,又可分为特异度乳腺炎和非特异度乳腺炎。临床上常见的肉芽肿性小叶性乳腺炎(granulomatous lobular mastitis, GLM)和浆细胞性乳腺炎(plasma cell mastitis, PCM)都属于非特异性乳腺炎。临床表现为乳房非活动性肿块,确诊依赖组织病理学检查。

6. *乳房结核*　多发生于年轻女性,病程迁延。早期局限于乳房一处呈单个或数个结节状肿块,不痛,边界不清,常有皮肤粘连。后肿块液化形成寒性脓疡,破溃后形成窦道或者溃疡,可排出含有干酪样碎屑的稀薄脓液。部分患者的肿块经纤维化而变成硬块,可使乳房外形改变和乳头凹陷。患侧腋淋巴结可肿大,并可伴有低热、盗汗等全身症状。

7. *纤维腺瘤*　是年轻妇女中常见的良性肿瘤,一般缓慢增大,少数可能增大较快。多数单发,但有15%～20%的患者多发,多发乳腺结节可同时存在或异时出现。纤维腺瘤多为圆形或者椭圆形(图 10-1),部分呈结节状,大小不一,边界清楚,表面光滑有包膜感,活动度大,质地有似硬橡皮球的弹性感;一般不会与皮肤或者胸肌粘连,也不会有淋巴结肿大;肿块大小不受月经周期的影响。纤维腺瘤如短期内迅速增大应考虑是否有恶变。

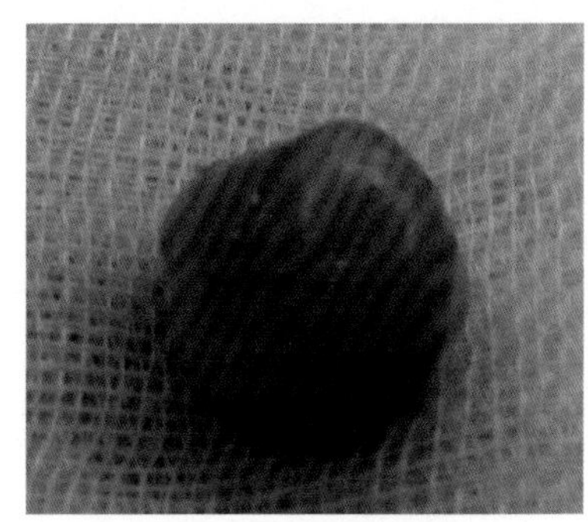

图 10-1　纤维腺瘤

8. *分叶状肿瘤*　大部分生长缓慢,有时短期内突然增大,疼痛少见。肿瘤与皮肤无粘连,但皮肤可因受压而变得菲薄苍白,皮下静脉常有明显扩张。肿瘤质硬如橡皮样,部分区域可呈囊性感。肿瘤呈分叶状,表面凹凸不平,淋巴结转移少见。

9. *乳腺淋巴瘤*　好发年龄为50～60岁,常为单发,偶尔可有双侧同时发生。主要表现为乳腺孤立性的无痛性肿块,生长迅速,有时可占据整个乳房;肿块呈结节状、分叶状或者巨块状,边界清楚,质硬有弹性,与皮肤、肌肉无粘连。肿块巨大时表面皮肤菲薄,血管扩张,可引起破溃。30%～50%的患者伴有同侧腋淋巴结肿大。

正常的乳腺组织也可以表现为结节状,与乳腺病变难以鉴别,这给临床医生的诊断带来了困难。有研究显示,外科临床检查发现乳房肿块的灵敏度为49%～69%、特异度为86%～99%,因此体格检查结合影像学检查对于发现和鉴别乳房肿块具有重要意义。

二、乳头溢液

乳头溢液有生理性与病理性之分。生理性乳头溢液多为双侧性，呈乳汁样或者水样液，主要包括：①妊娠期和哺乳期的乳汁分泌现象；②围绝经期妇女也可有少量的乳头溢液。临床所谓的乳头溢液通常指的是病理性乳头溢液。

（一）病理性乳头溢液的特征

病理性乳头溢液大约占乳腺疾病门诊患者的5%。因乳头溢液就诊的女性中，95%是由于良性原因引起的。乳头溢液可因多种乳腺疾病而引发，是乳腺疾病的常见症状，发生率仅次于乳腺包块和乳房疼痛。溢液的性状多种多样，可为血性（图10-2）、血清样、水样、浆液性、脓性或者乳汁样等，其中以乳汁样、水样和浆液性较为常见。病变位于大导管时，溢液多呈血性；位于较小导管，可为淡血性或浆液性；如血性液在导管内停留过久，颜色可转为暗褐色；病变合并感染时，溢液可呈脓性；坏死组织液化可呈水样、乳汁样或者棕色液等。

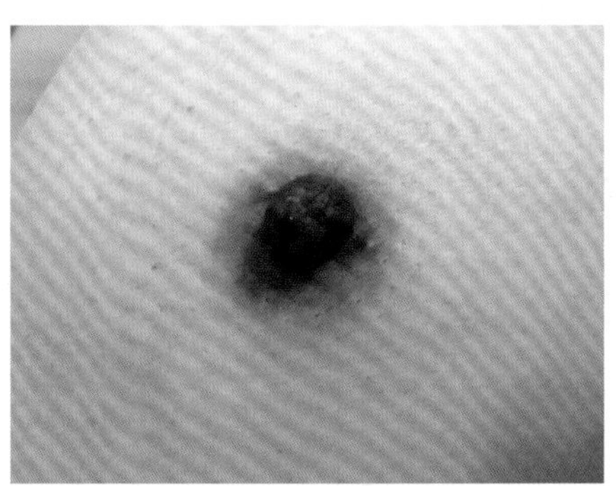

图10-2 乳头溢血

具有血性溢液的患者，恶性者比例不超过10%，但非血性乳头溢液也不能排除恶性病变的可能。有研究显示，108例患者中潜血试验的灵敏度仅为50%。年龄被认为是恶性病变的一个重要预测因素，在一项研究中因乳头溢液而被发现，最终诊断为乳腺癌的，在年龄小于40岁的患者中占3%，在40～60岁的患者中占10%，而在年龄大于60岁的患者中占32%。

（二）病理性乳头溢液的原因和特征

引起病理性乳头溢液的原因可分为乳外因素和乳内因素两大类。

1. *乳外因素* 主要是指血催乳素升高，从而刺激乳腺腺体分泌增加。下丘脑-垂体病变或功能异常可引起非产妇的血催乳素增加；胸神经疱疹感染、胸壁损伤等原因可刺激胸神经，促进催乳素的分泌；许多药物（如吩噻嗪、三环类抗抑郁药、氟哌啶醇等抗精神疾病药物；钙通道阻滞剂、利血平等抗高血压药物；阿片类镇痛药及口服避孕药等）也可导致血催乳素过多，引发乳头溢液。乳外因素引起的乳头溢液多为双侧性，乳汁样、水样或者浆液性。细胞学检查可见泡沫细胞、脂滴和丰富的蛋白质背景。

2. *乳内因素* 包括外伤、炎症、退化性病变、增生性病变，良性和恶性肿瘤等各种乳腺疾病。其中，导管内乳头状瘤约占57%；导管扩张约占33%；而乳腺恶性肿瘤仅占5%～15%。

（1）导管内乳头状瘤：导管内乳头状瘤引起的乳头溢液最为常见，溢液性质多为血性或是浆液性，偶尔为清水样，大多为单孔溢液。75%的病变发生于大导管近乳头的壶腹部，瘤体小，常带蒂，且富含薄壁血管，故易出血；发生于中小导管的乳头状瘤常位于乳房周围区域。仅有少数乳头状瘤可以形成可触及的结节，挤压结节乳头可出现溢液。本病一般认为属于良性病变，但恶变率为6%～8%，尤其对起源于小导管的乳头状瘤更应警惕其恶变可能。

（2）囊性增生症：囊性增生症是最常见的乳腺疾病，多见于40岁左右的妇女，绝经后少见。组织学上包括5种改变：囊肿、导管上皮增生、乳头状瘤病、腺管型腺病和上皮大汗腺样化生。前3种改变即为溢液产生的组织学基础。本病合并溢液者不多，约占5%。溢液性质多为浆液性。

（3）乳腺癌：肿瘤内部出血、坏死和分泌物的潴留；肿瘤侵犯导管；癌周扩张的乳腺导管内分泌物的潴留，是乳腺癌发生乳头溢液的病理学基础。发生于大导管的乳腺癌或者管内癌者合并乳头溢液较多，但乳腺癌以乳头溢液为唯一症状者少见，多数伴有乳腺肿块。溢液性质多为血性，少数可出现浆液性或者水样，多为单侧单导管溢液。

三、乳头、乳晕异常

1. *乳头回缩* 当肿瘤侵犯乳头或乳晕下区时，

乳腺的纤维组织和导管系统可因肿瘤侵犯而缩短，牵拉乳头，使乳头偏向病灶一侧，临床可见两侧乳头不在同一平面。病变进一步发展可使乳头扁平、回缩、凹陷，直至完全缩入乳晕下(图 10-3)。部分乳头回缩可因先天发育不良或慢性炎症造成，与乳腺癌引起乳头凹陷的区别是乳头可用手指牵出而非固定。

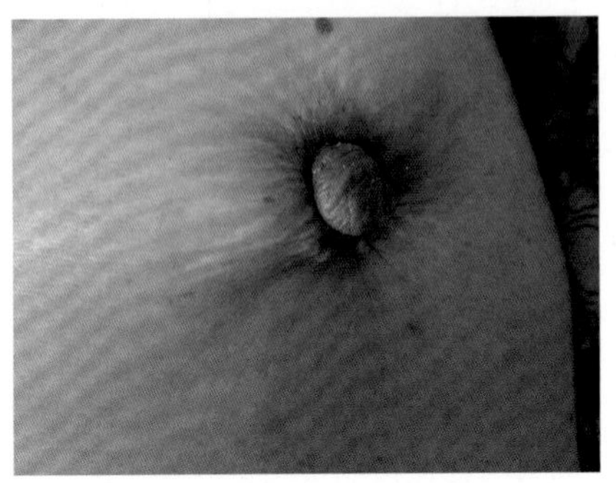

图 10-3　乳头回缩

2. *乳头糜烂*　是乳房佩吉特病(Paget 病)的典型症状，常伴乳头瘙痒、烧灼感。早期可见乳头皮肤增厚、变红、粗糙，进而糜烂、脱屑、结痂，表现如同皮肤湿疹。进一步发展可形成溃疡，并逐步侵犯乳晕区皮肤(图 10-4)；整个乳头可被浸润而消失。60%的患者伴有乳房内肿块，并可引起腋淋巴结肿大。显微镜下可见典型的佩吉特细胞：细胞大，胞质丰富、浅染，核大呈卵圆形空泡状，核仁明显，染色质粗糙，核分裂象多见。细胞呈巢状、腺样结构，散布于表皮内。

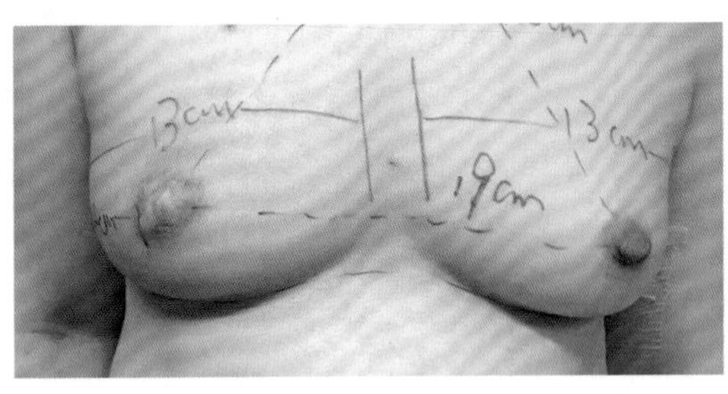

图 10-4　乳头糜烂

四、皮肤改变

1. *皮肤粘连*　肿瘤侵犯腺体和皮肤之间的乳房悬韧带使其缩短，牵拉皮肤，致肿瘤表面皮肤凹陷，即“酒窝征”(图 10-5)。发生在末端导管和腺泡上皮的乳腺癌与皮肤较近，较易出现这种现象。当肿瘤较小时，引起的皮肤粘连不明显，如检查不仔细容易漏诊。检查应在良好的采光条件下，检查者用两指轻轻提起肿块，使肿块表面的皮肤张力增加，然后轻轻推动肿块，可看到肿块表面皮肤有轻微的牵拉、紧张和皱缩的现象。这种早期轻微的皮肤粘连现象是鉴别乳腺良、恶性肿瘤的重要体征之一。

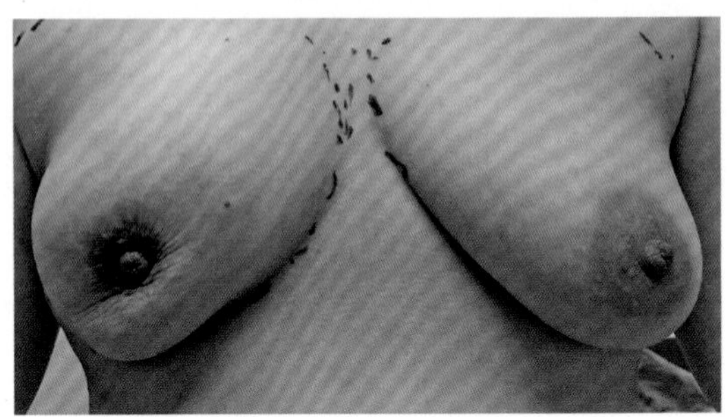

图 10-5　皮肤粘连

2. *皮肤红肿*　乳腺皮肤红肿和局部皮温增高常见于乳腺炎，也可见于乳腺癌，被称为“炎性乳腺癌”。这是由于乳腺皮下淋巴管中充满癌栓引起癌性淋巴管炎，从而使皮肤呈炎症样表现，颜色由淡红到深红(图 10-6)，开始时比较局限，不久即扩大到大部分乳腺皮肤，同时伴有皮肤水肿。触诊时感皮肤增厚、粗糙、表面温度升高。

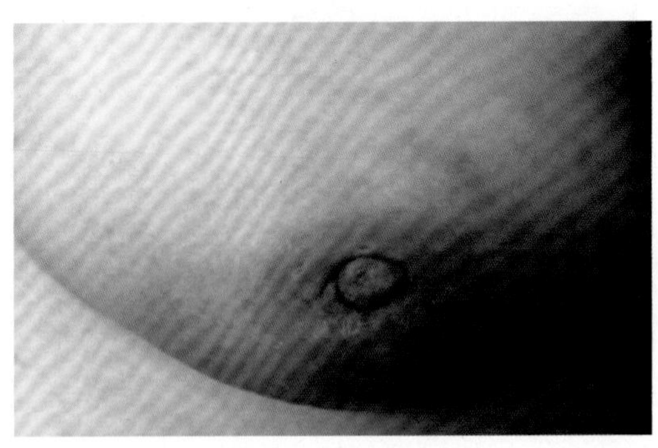

图 10-6　皮肤红肿

3. *皮肤浅表静脉曲张*　肿瘤体积较大或生长较快的乳腺肿瘤，肿瘤表面皮肤菲薄，可见到其皮下曲张的静脉(图 10-7)。这种征象多见于乳腺的巨纤维腺瘤及分叶状肿瘤，乳腺癌较少见。

4. *皮肤水肿*　各种原因导致的乳房皮下淋巴管回流障碍都可引起皮肤水肿。乳腺癌时皮肤水肿

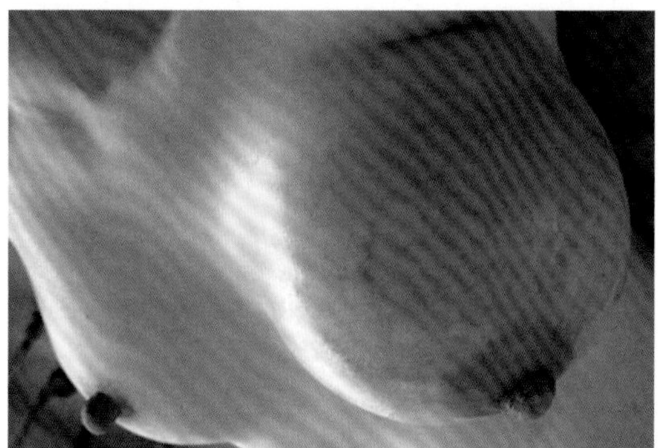

图 10－7　皮肤静脉曲张

是因为乳房皮下淋巴管被癌细胞所堵塞，淋巴回流障碍所致。由于皮肤与皮下组织在毛囊处连结最为紧密，可在毛囊处形成许多凹点，使皮肤呈现“橘皮样”改变(图 10－8)，属乳腺癌典型的晚期表现。某些大而下垂的乳房，可在乳房外下方看到有轻度的皮肤水肿及皮肤移动性下降；如双侧对称，可为局部循环障碍所致；如为单侧发生，则要仔细检查，谨防漏诊肿瘤。

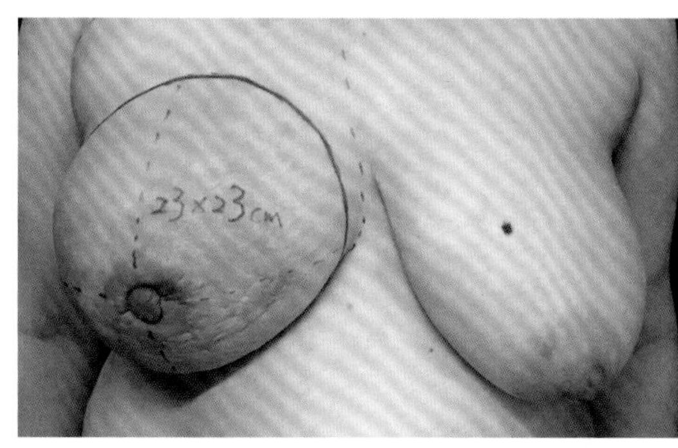

图 10－8　皮肤水肿

5．*皮肤溃疡*　乳房皮肤溃疡是典型的晚期乳腺癌直接侵犯皮肤的临床表现。先是皮肤出现点状红晕，发亮或呈暗红色，继而侵出皮肤，形成累及皮肤的肿块；肿块进一步增大破溃形成溃疡(图 10－9)。大溃疡的边缘通常高出皮面；基底高低不平，表面覆盖坏死组织，可伴不同程度的出血和渗血，并伴有恶臭味。

6．*皮肤卫星结节*　乳腺癌晚期，癌细胞沿淋巴管、腺管或纤维组织直接浸润到皮内并继续生长，在主癌灶周围的皮肤形成散在分布的质硬结节，即“皮肤卫星结节”(图 10－10)。结节的数目从几个到十几个不等，一般为数毫米大小，色红或暗红。

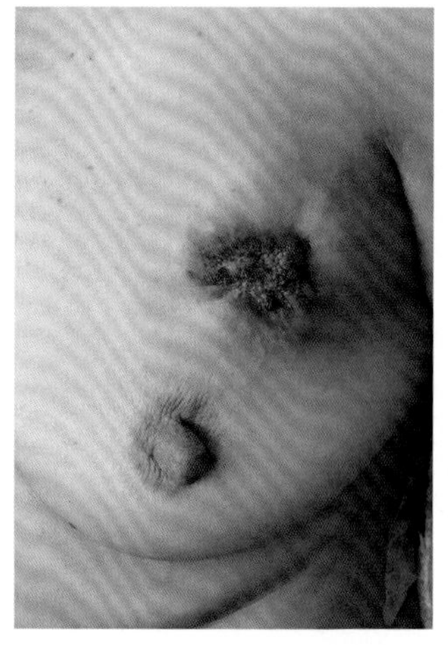

图 10－9　皮肤溃疡

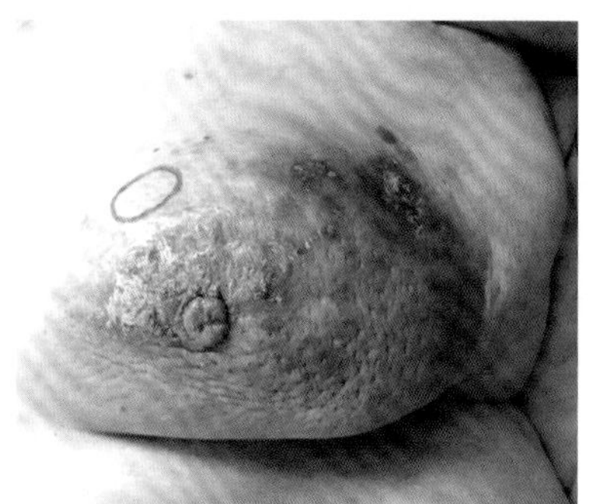

图 10－10　卫星结节

五、乳房疼痛

乳房疼痛是大部分自觉患有乳腺疾病而到门诊就医女性的重要症状。患者往往错误地认为疼痛症状与乳腺癌有关，但当癌症被排除后，仅仅安慰就可以缓解 86％的轻度疼痛和 52％的严重疼痛症状。一项美国的研究显示，1 171 例妇科就诊的女性中，69％的患者有规律性的乳房不适，36％的女性曾就乳房疼痛问题向医生咨询。有趣的是，使用口服避孕药的妇女更少受到这个问题的困扰，而吸烟、咖啡因摄入、心理压力大等则与乳房疼痛症状密切相关。乳房疼痛的主要临床问题是判断这一症状对患者生活质量的影响，因其和治疗策略密切相关。仅少数病例需要处理，但是经过适当的病例选择后，有些患者可能从治疗中获益良多。

研究表明，在以局灶性非周期性乳腺疼痛为主诉的患者中仅有 2％～7％被诊断为乳腺癌。乳腺癌相关的乳房疼痛通常表现为单侧、持续且强烈的疼痛。有一些研究评估了周期性乳房疼痛和乳腺癌的关系。一项对比 192 例绝经前淋巴结阴性的乳腺癌患者和 192 例年龄相配的绝经前对照受试者的研究发现,在调整了其他风险因素之后,有周期性乳房痛与患乳腺癌女性的比值比(*OR*)为 1.35(95% *CI* 1.01～1.83),而严重疼痛与乳腺癌的 *OR* 为 3.32。尽管乳腺癌肿块很少伴有疼痛,但伴有某种形式的乳腺不适却是不少见的,患者可有牵拉感,尤其是在向患侧卧位时感觉尤甚。晚期乳腺癌如肿瘤侵犯胸壁神经可出现明显疼痛。

六、区域淋巴结肿大

因区域淋巴结肿大就诊常提示恶性肿瘤的可能。乳腺癌最多见的淋巴结转移部位为同侧腋淋巴结,其次为同侧内乳淋巴结。表现为转移部位淋巴结肿大、质硬,起初肿大的淋巴结可以推动,最后相互融合、固定。肿大的淋巴结如果侵犯、压迫腋静脉常可使同侧上肢水肿;如果侵及臂丛可引起肩部酸痛。小的胸骨旁淋巴结转移灶临床上不易被发现,晚期可出现胸骨旁隆起的肿块,质地硬,边界不清。

少数病例以腋淋巴结肿大作为首发症状而就诊,临床查体和乳腺影像学检查均未发现乳腺肿块,称为隐匿性乳腺癌,占所有乳腺癌的 0.3%～1%。诊断隐匿性乳腺癌需慎重,只有在腋淋巴结检查证实为转移性腺癌并且排除了全身其他可能的原发肿瘤,如肺癌、甲状腺癌等之后才可以按乳腺癌来处理。

第三节　体格检查

临床体格检查是早期发现乳腺癌的必不可少的环节。对于因发现"乳房肿块"而来医院的就诊者,一位有经验的医生所做的乳腺检查,甚至比影像学检查更有参考价值,因为只有通过乳腺检查才能发现可疑病例和选择恰当的检查方法,如果缺少了这一步骤,任何先进的检查设备都将无法发挥最大的效用。同时,一名优秀的乳腺专科医生要树立临床早期乳腺癌的概念,因为此时乳腺癌的临床表现并不十分典型。在临床检查时不能以肿块作为诊断乳腺癌必不可少的首要体征,因为有些早期乳腺癌仅表现为腺体增厚、质地变硬、乳头溢液、乳头糜烂、乳头轻度回缩、皮肤轻度凹陷或水肿及绝经后出现乳腺疼痛等,故需认真检查,不致漏诊。临床医生需掌握正确的乳腺临床体格检查方法及检查内容。

一、检查方法

(一) 体位

患者应采取坐位和仰卧位进行乳房检查。坐位时患者两臂自然下垂或置于膝上,充分显露双乳以利于两侧对比。应在明亮光线下检查,以免遗漏轻微的皮肤变化。仰卧位检查时可在肩背部垫一枕头使胸部适当抬起,这样乳房可在比较平坦的情况下接受检查,不易遗漏小肿块。仰卧位检查对于肥大而下垂的乳房,尤其是肿块较小且位于乳房深部病变者尤为重要。

(二) 最佳时间

对于月经正常的妇女,月经来潮后的第 9～11 天是乳腺检查的最佳时间,此时雌激素对乳腺的影响最小,乳腺处于相对静止状态,病变容易被发现。对于自然绝经或手术后闭经的女性,若对检查时间没有特别要求,一般推荐固定的日期,如每个月的第 1 天。

二、检查内容

(一) 视诊

患者必须脱下腰部以上的衣服。视诊是检查的重要部分,应仔细观察双侧乳房,通过对照可以发现细微的异常情况。视诊的内容如下。

1. *外形*　首先应观察乳腺的发育情况,两侧乳房是否对称,大小是否相似;当两侧乳房不对称时,应明确是发育异常还是其他原因。局限性隆起一般是肿瘤的临床表现之一;较浅的肿瘤由于局部浸润及牵拉皮肤可造成肿瘤表面局部凹陷;一侧乳腺的上移也有可能是乳腺上半部肿瘤的体征之一。

2. *皮肤*　观察皮肤有无发红、水肿、破溃、橘皮样变、静脉曲张等。一般乳房红肿多属炎性表现，但炎性乳腺癌也伴有皮肤发红及水肿，以乳晕周围和乳腺下方较常见。乳腺癌累及乳房悬韧带使其缩短，造成肿瘤表面皮肤凹陷形成“酒窝征”；有时纤维腺瘤或囊肿较大时，可挤压乳房悬韧带，可引起皮肤的扭曲、固定；慢性脓肿有时会因为病灶周围的炎症而与皮肤粘连，甚至可以出现皮肤水肿和橘皮征，而难以与乳腺癌相鉴别，此时可进行穿刺检查来明确诊断。

3. *乳头*　观察两侧乳头是否在同一水平上，乳头是否有回缩凹陷，乳头乳晕有无糜烂、脱屑等。两侧乳头凹陷多为发育异常，单侧乳头回缩需查明原因。乳腺癌时乳头常被拉向病变一侧，进一步发展可使乳头扁平、回缩、凹陷；某些慢性炎症会引起乳腺大导管周围的炎症，也可导致大导管的收缩和乳晕区水肿，从而表现为乳头凹陷；位于乳腺中央区域较大的纤维腺瘤或囊肿也会引起大导管的收缩，导致乳头凹陷。乳头表皮糜烂、脱屑应排除乳房佩吉特病。

（二）触诊

触诊前应详细询问有无人工植入物（如乳房假体、起搏器等）的植入史，以免将植入物误认为“乳房肿块”。触诊应按照先健侧后患侧的顺序检查乳腺，手法轻柔，切勿粗暴，以免增加患者的不适，从而避免漏诊误诊。

1. *乳房触诊*　用示指、中指、环指的指腹将乳腺组织轻按于胸壁上，按象限或是顺时针方向做全面的扪诊，以免遗漏。注意不能用手指抓捏乳腺，以免将正常的乳腺组织误判为肿块。对于下垂的大乳房，可以一手将其托起，另一手进行触诊或是取仰卧位进行检查。触诊检查范围要广泛，特别是乳晕周围和腋尾部要加以重视，防止遗漏。如果被检查者存在副乳，副乳也应仔细检查，因为发生于乳腺的疾病同样也可发生于副乳。

乳房检查的困难之一在于和绝经前女性正常的增生结节、不规则组织的鉴别，这时与对侧乳房的对比往往很有帮助。如果患者自觉有肿块，而检查者认为不明显时，应让患者指出这个区域。如果绝经前女性乳腺结节有周期性的改变而临床意义难以确定时，可以在 1 个月经周期内另外的时间重复检查，以搞清肿块的性质。发现乳腺肿块后，应注意肿块的部位、大小、质地、边界是否光滑、活动度如何。不同性质的肿块，因其生长方式及与周围组织关系的不同，临床触诊的结果不一。一般说来，良性肿瘤，如纤维腺瘤，因其常为膨胀性生长，与周围乳腺组织没有粘连，因此边界常较清晰，活动度大。而乳腺囊肿，虽然形状规则、界限清楚，但其与周围乳腺组织有融合，所以活动度中等，质地取决于囊内的张力，张力大时质地坚硬，需与乳腺癌相鉴别，张力小时质地柔软，易与正常乳腺组织相混淆。乳腺癌因其呈浸润性生长，边界像蟹足样伸入周围乳腺组织，因此触诊常固定而活动度差。但早期时触诊常难以区别良、恶性。此时可以用手轻轻抬起整个乳房，增加乳腺皮肤的张力，如在病灶上方看到轻微的皮肤皱缩及牵拉所引起的小凹陷，这是早期乳腺癌的临床表现之一，但是临床检查常难以发现，有时需要多次检查才能发现这一征象。对于较大的肿块，还需要检查其与深部组织的关系。让患者两手叉腰，使胸肌处于收缩状态，如果肿瘤侵犯胸肌筋膜或者胸大肌时，胸肌收缩时患侧乳房抬高，活动受限；当前锯肌及肋间肌受累时，肿瘤就完全固定于胸壁而无法推动，此时肿瘤往往已属晚期。

还要重视乳头的检查。应注意检查乳头的活动度，检查乳头是否与肿物粘连或者固定，可轻轻牵拉双侧乳头，两侧进行对比。需检查乳头有无溢液，应在乳晕及乳晕周边按顺时针方向进行触诊，有时病变位于乳头部乳管内，或溢液较少时轻轻挤压乳头即可见溢液。如有乳头溢液，应查明溢液管口的部位、是单管还是多管（多管需记录溢液管口的数目）及溢液的性质（浆液性、血清样、乳汁样、血性还是暗褐色液等），并进行溢液涂片细胞学检查，必要时进行乳管镜检查，可以在直视下观察乳管内病变并可取材活检。

2. *腋窝触诊*　取站立位或是坐位。检查患者右侧腋窝时，检查者用右手托起患者的右臂，使胸大肌处于松弛状态，然后用左手触诊；检查患者左侧腋窝则用右手检查。检查要全面，勿遗漏。如触及肿大的淋巴结，应明确大小、质地、活动度及与周围组织的关系等。

3. *锁骨上窝的触诊*　该区淋巴结肿大多出现在腋淋巴结已有肿大时，常见的部位是胸锁乳突肌锁骨头外侧缘处。检查时一般取坐位，检查者最好站在患者背后，让患者放松，从锁骨头开始向上、向外仔细检查，触诊要仔细，即使发现较小的淋巴结，如质地较硬，也有重要参考意义。

4. *乳腺肿块触诊检查的要点及描述*　乳腺触

诊时,须区分正常腺体、增厚腺体及乳腺肿块 3 种情况。正常乳腺的腺体触诊较韧,具有一定的厚度,有时有一定的结节感,但呈全乳均匀分布。增厚腺体指局限性腺体较正常乳腺组织增厚,范围可大可小,但不是全乳分布,一般呈片状,边界不清楚,常呈多结节状。乳腺肿块多为局限性、单结节,少数可以多结节,但均有测量的边界。

(1) 部位:如发现肿块或异常,应首先明确部位,按内上、外上、内下、外下象限及中央(乳头乳晕部)5 个区,或按以乳头为中心的钟表盘面加以详细描述。记录肿块位置最好附加绘图加以说明。如非中央区的肿块,应注明距乳头的距离。如肿块位于乳腺边缘(如胸骨旁、锁骨下、胸大肌外缘、肋弓等处),应附加说明。如肿块位近腋窝处,应注意与副乳相鉴别。副乳一般位于腋窝近腋前线处的皮下,通常与皮肤粘连。副乳也有发生癌变的可能,如发现单一的腋窝肿块而乳腺正常,排除肺部肿瘤等所致的腋淋巴结转移后,应考虑有副乳乳腺癌的可能。

(2) 形状:应对肿块的形状加以描述,如球状、片状、结节状或是不规则形等。

(3) 大小:可测量的肿块最好测量 2 个相垂直的最长径。对于不能测量边界的片状增厚,应记录其所在的区域及大概的范围。

(4) 个数:肿块是单发还是多发。如是多发,应明确个数,并分别记录其所在的部位及大小,同时绘图加以说明。

(5) 质地:以乳腺本体组织的硬度为参考标准,以“软”“硬”“韧”或“囊性”加以描述。

(6) 活动度:乳腺肿瘤的活动度是衡量肿瘤与乳腺周围组织(如胸肌、皮肤等)的关系。用“活动佳”“活动欠佳”及“固定”加以描述。检查肿瘤是否与胸肌筋膜粘连,可嘱患者用力叉腰,使胸大肌收缩,如叉腰后肿块活动度减小说明已发生粘连;失去活动性则说明已有胸大肌筋膜或是胸大肌受累。胸肌松弛下肿瘤固定说明胸壁已受侵犯。

(7) 表面皮肤:需检查肿块与表面皮肤有无粘连,可用拇指和示指相对凑近肿块表面皮肤,如出现酒窝状凹陷则表明已有粘连。

(陈益定)

参考文献

[1] 王红鲜,陶霖玉,齐柯,等. 隐匿性乳腺癌的诊治探讨[J]. 实用癌症杂志,2011,26(3):274 - 276.

[2] 章乐虹,袁秋儿. 慢性乳腺炎外科治疗的适应证与时机[J]. 临床外科杂志,2019,27(3):262 - 264.

[3] BRITT K L, CUZICK J, PHILLIPS K A. Key steps for effective breast cancer prevention [J]. Nat Rev Cancer, 2020, 20(8):417 - 436.

[4] CHEN S N, PARMIGIANI G. Meta-analysis of BRCA1 and BRCA2 penetrance [J]. J Clin Oncol, 2007, 25(11):1329 - 1333.

[5] CHEN W Q, ZHENG R S, BAADE P D, et al. Cancer statistics in China, 2015 [J]. CA Cancer J Clin, 2016, 66(2):115 - 132.

[6] KUCHENBAECKER K B, HOPPER J L, BARNES D R, et al. Risks of breast, ovarian, and contralateral breast cancer for BRCA1 and BRCA2 mutation carriers [J]. JAMA, 2017, 317(23):2402 - 2416.

[7] LOIBL S, POORTMANS P, MORROW M, et al. Breast cancer [J]. Lancet, 2021, 397(10286):1750 - 1769.

[8] PATEL B K, FALCON S, DRUKTEINIS J. Management of nipple discharge and the associated imaging findings [J]. Am J Med, 2015, 128(4):353 - 360.

[9] SALZMAN B, COLLINS E, HERSH L. Common breast problems [J]. Am Fam Physician, 2019, 99(8):505 - 514.

[10] SIEGEL R L, MILLER K D, FUCHS H E, et al. Cancer statistics, 2021 [J]. CA Cancer J Clin, 2021, 71(1):7 - 33.

[11] SMITH R L, PRUTHI S, FITZPATRICK L A. Evaluation and management of breast pain [J]. Mayo Clin Proc, 2004, 79(3):353 - 372.

[12] YOSHIDA R. Hereditary breast and ovarian cancer (HBOC): review of its molecular characteristics, screening, treatment, and prognosis [J]. Breast Cancer, 2021, 28(6):1167 - 1180.

第十一章

乳腺肿瘤的 X 线检查

第一节　乳腺病变 X 线表现

一、检查技术

为了获得一张高质量的乳腺 X 线片，技师与被检查者间的沟通非常重要。技师应事先向被检者说明检查过程及压迫乳房时可能带来的不适感，使其在充分理解的基础上予以合作。其次，正确摆位也是获得高质量乳腺 X 线片的基本条件。常规的必需投照体位包括头尾位(craniocaudal position，CC 位)和内外斜位(mediolateral oblique position，MLO 位)。一张好的 CC 位片(图 11－1)可显示：乳房在片子的中央，乳头切线位，少部分胸大肌可见，乳腺实质充分展开。一张好的 MLO 位片(图 11－2)可显示：乳房被推向前上方，乳腺实质充分展开且大部分显示在片中，乳头位于切线位；胸大肌松弛可见，下缘达乳头水平；部分腹壁包括在片中，但与下部乳腺分开。对于 MLO 位及 CC 位显示不良或未包全的乳腺实质，可以根据病灶位置的不同，选择以下体位予以补充：外内斜位、内侧头尾位、外侧头尾位、尾叶位及乳沟位。

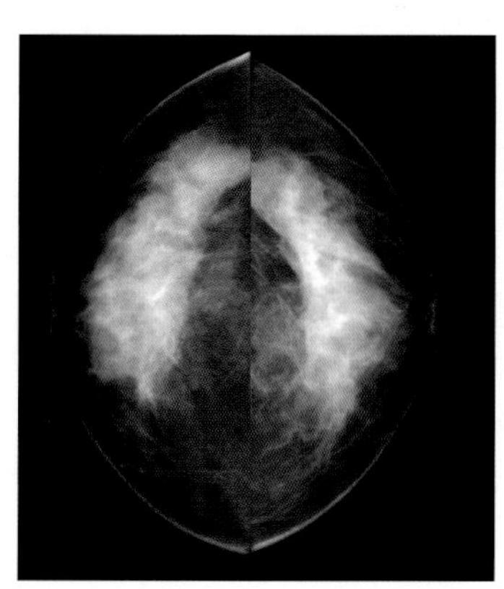

图 11－1　CC 位片

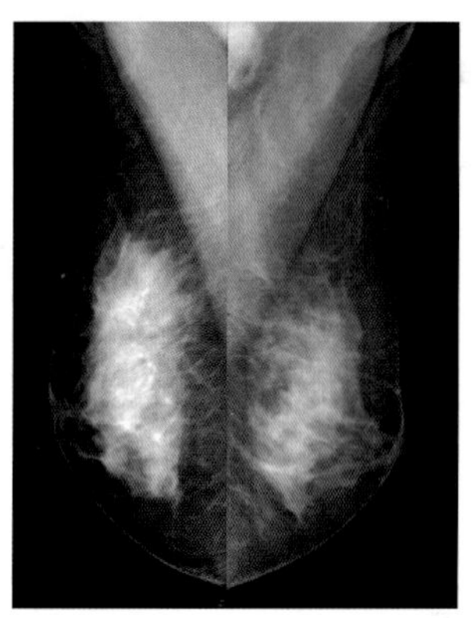

图 11－2　MLO 位片

为了更好地显示常规摄影中的异常病灶，并且进一步评估病变性质，需使用一些特殊摄影技术，如局部加压摄影、放大摄影或局部加压放大摄影，这些技术均可在以上提及的投照体位上进行。

二、影像表现

乳腺病变的主要 X 线征象包括肿块、钙化、结构扭曲、不对称。肿块是指在两个不同投照位均显示的三维占位性病变，有部分或全部的外凸边缘，且中央较边缘更致密。

(一) 肿块

从以下 4 个方面观察肿块:大小、形态、边缘和密度。其中,边缘征象对判断肿块的性质最为重要。

1. 大小　分别在两个投照体位测量病灶的上下、左右径和前后径,保持两测量线垂直。或者选择显示最大长径投照体位测量,测量最长径与其垂直径。

2. 形态　包括:①圆形指肿块呈球状外形;②卵圆形指肿块呈椭圆形或卵形,边缘可包含 2～3 个波浪状凸起;③不规则形指病灶形态不规则,或边缘可包含多个(>3 个)波浪状凸起,多提示可疑病变。圆形和卵圆形在良恶性病变中均可发生,需要结合其他征象综合考虑。

3. 边缘　包括:①边缘清晰,是指超过 75%的肿块边界与周围正常组织分界清晰、锐利(图 11-3)。②边缘遮蔽,是指肿块边缘与周围正常组织重叠而被遮盖,通常描述一个肿块边缘部分清晰,部分(>25%)被遮蔽的时候。③小分叶边缘,是指边缘呈小波浪状改变(图 11-4)。④边缘模糊,是指肿块与周围组织之间的界限完全或部分不清晰,且不是由于与周围组织重叠所造成的,多由病灶本身向周围浸润引起,常提示可疑病变。⑤星芒状或毛刺边缘,是指从肿块边缘发出的放射状线影,多提示可疑病变(图 11-5)。小分叶、模糊和星芒状边缘常为恶性征象。对于边缘模糊和遮蔽的鉴别具有一定困难,前者多见于恶性病变,后者多见于良性病变,可通过局部加压摄影、辗平摄影等技术来辅助判断。

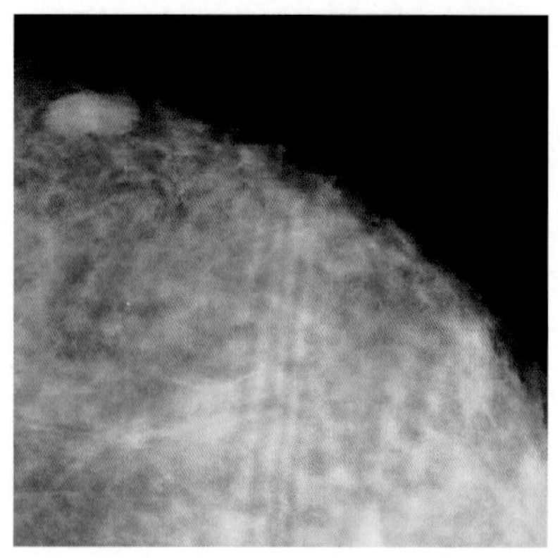

图 11-3　边缘清晰的肿块

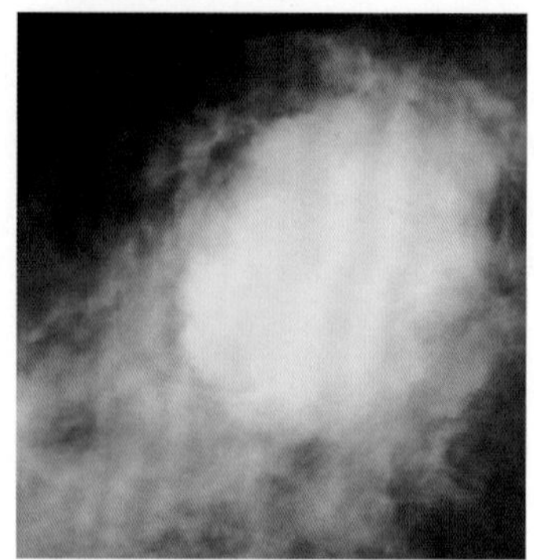

图 11-4　小分叶边缘肿块

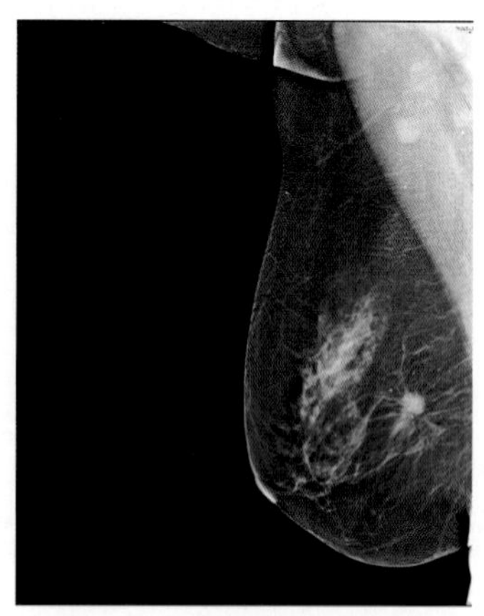

图 11-5　星芒状边缘肿块

4. 密度　是通过与周围相同容积的正常乳腺组织相比,分为高、等、低密度(不包括脂肪密度)和含脂肪密度 4 种描述。大多数乳腺癌呈高或等密度肿块;极少数乳腺癌可呈低密度;乳腺癌在常规的二维 X 线片上不显示含脂肪密度,含脂肪密度的为良性病变(图 11-6)。

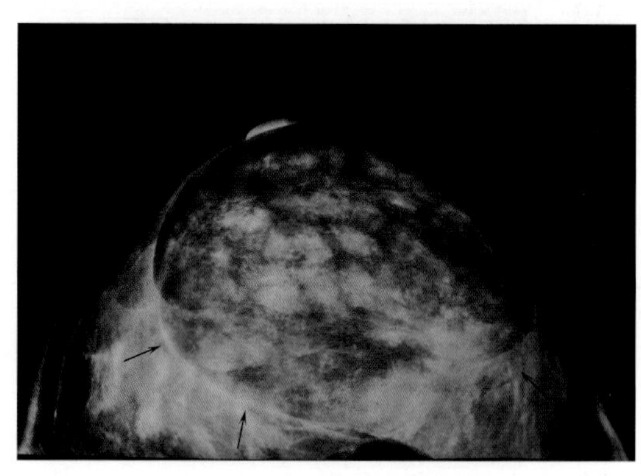

图 11-6　含脂肪密度肿块

（二）不对称

不对称包括结构不对称，整体不对称，局灶性不对称，进展性不对称。

1. *构不对称*　仅仅在一个投照位置上显示的片状纤维腺体组织密度影，通常为正常腺体叠加重合造成。若发现其他投照体位也可显示且与临床体检相符时，则需要进一步影像评估。

2. *整体不对称*　与对侧乳腺相比，患侧乳腺可见大片纤维腺体致密影（≥1 个象限）（图 11－7），不伴肿块、结构扭曲和可疑钙化，常提示正常乳腺结构的变异或激素替代治疗后的结果。一般情况下，这个征象无临床意义，但当与临床触及的不对称相吻合时，则可能提示存在病变。

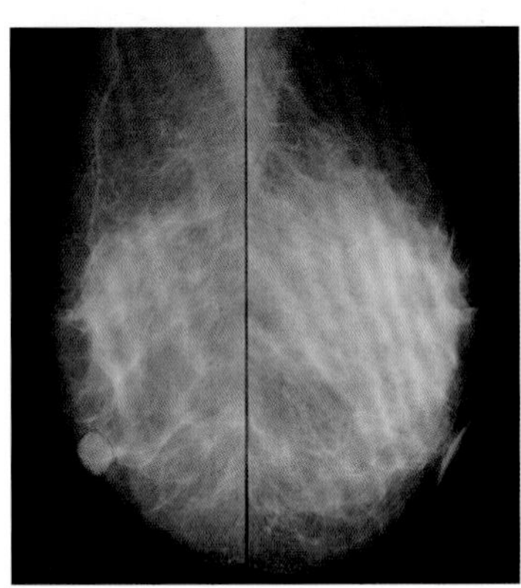

图 11－7　左乳的整体不对称

注：是在比较了对侧乳腺组织后才得以发现的。

3. *局灶性不对称*　指单侧乳腺中局限性纤维腺体致密影（<1 个象限）（图 11－8）。这种不对称在不同的投照体位均可显示，它缺少真性肿块样的外凸边缘，其边缘凹面向外，内部常可见到脂肪组织。局灶性不对称通常为真性病灶，比整体不对称更为可疑，进一步检查常显示为一个真性肿块或明显的结构扭曲。

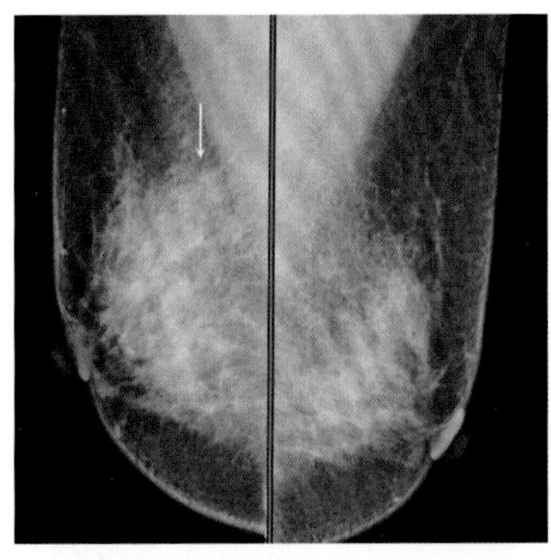

图 11－8　局灶性不对称

注：需要在比较双侧同一体位的片子后才发现（箭）。

4. *进展性不对称*　指在随访过程中，与之前的影像学检查相比，新出现、增大或更明显的局灶性不对称。约 15%的进展不对称最终被证实是恶性的，因此对于此类病变都需进一步影像学检查或活检来明确病灶性质。

（三）结构扭曲

结构扭曲是指正常乳腺实质结构变形失常，但未见确切肿块影，包括从一点发出的放射状影或在实质边缘的局灶性收缩（图 11－9）。结构扭曲也可以是肿块、不对称或钙化的伴随征象。如果患者没有局部手术或外伤史，结构扭曲可能是恶性肿瘤或良性放射状瘢痕、硬化性腺病的征象，建议进一步影像学检查或活检。

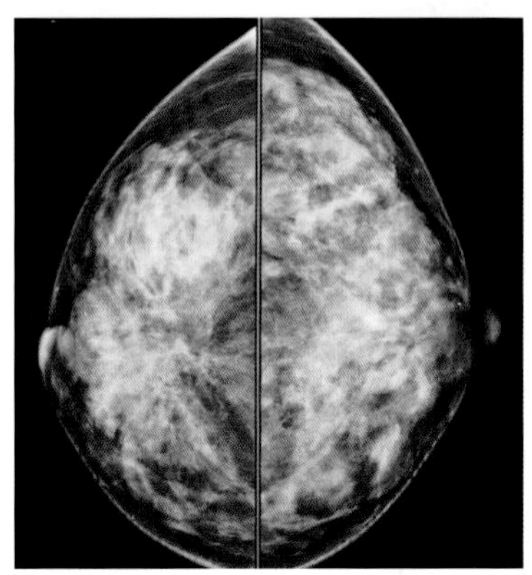

图 11－9　结构扭曲

注：呈中心没有肿块的放射状影改变。

（四）钙化

从形态和分布两方面进行观察分析。形态上分为典型良性钙化（9 种）、可疑钙化（4 种）。钙化分布类型对提示乳腺病变的病理学类型有帮助，包括弥漫性、区域性、群样、线样和段样分布。

1. *形态*　良性钙化常表现为粗大、粗糙或边缘清晰，比恶性钙化更易识别。可疑钙化通常较小且形态多样，需要放大才能更好地观察。当一个钙化不是明确的典型良性钙化时，应同时描述其形态和分布来辅助判断。而对于单独出现的典型良性钙化,为了避免误导临床医生和患者,通常无需报告。

(1) 典型良性钙化包括以下 9 种表现:

1) 皮肤钙化:较粗大,典型者中心可见透亮区,不典型者可加照切线位予以鉴别。钙化颗粒常聚集成团,容易发生在乳房下皱褶、胸骨旁、腋下和乳晕区。

2) 血管钙化:与血管结构有显著关系的管状或轨道状钙化。

3) 粗糙或"爆米花"样钙化:直径常大于 2 mm,为退变纤维腺瘤钙化的特征性表现(图 11 - 10)。

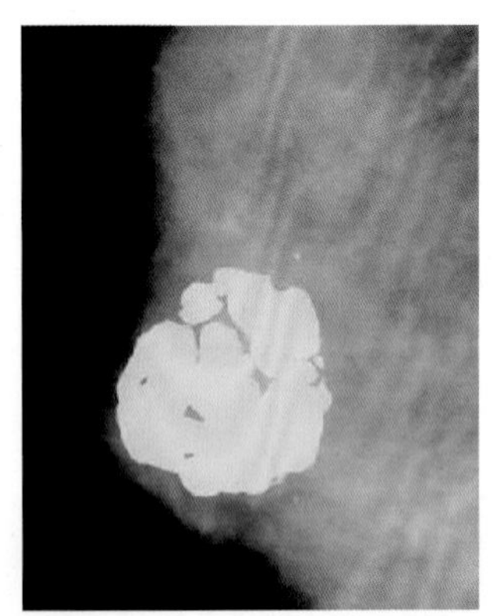

图 11 - 10　左乳头后方大块状钙化

注:钙化呈爆米花样,为退变纤维腺瘤典型表现。

4) 粗棒状钙化:棒杆状,偶可见分支,直径通常大于 1 mm,可能呈中央透亮改变,边缘光整,沿着导管分布,聚向乳头;常为双侧乳腺分布。多见于分泌性病变。

5) 圆形钙化:当钙化形态直径<0.5 mm 时,又称为"点状"钙化。孤立聚集的圆形或点状钙化一般为良性。如果有新出现或较前增多、分布在肿瘤周围、线样或段样分布,则需要活检。

6) 环形钙化:过去称之为"蛋壳样钙化""中心透亮样钙化"。环壁很薄,常小于 1 mm,为球形物表面沉积的钙化;表面光滑,中心有透亮区。常见于脂肪坏死或囊肿。

7) 钙乳钙化:为小囊肿内钙质沉积所形成,常呈团簇状分布。CC 位表现不明显,为绒毛状或不定形状,在正侧位或 MLO 位上边界明确。根据囊肿形态的不同而表现为半月形、新月形、曲线形或线形。钙化形态随体位不同而发生明显改变是此类钙化的特点。

8) 缝线钙化:是由于钙质沉积在缝线材质上所致,常见于放疗后,典型者为线形或管形、绳结样改变。

9) 营养不良性钙化:常见于放疗、创伤或手术后的乳房。钙化形态不规则,直径多大于 1 mm,常伴中心透亮区。

(2) 可疑形态钙化:包括粗糙不均质、不定形、细小多形性、细线样或细线分支状,其恶性概率逐步递增。

1) 粗糙不均质钙化:直径一般在 0.5～1 mm,形态不规则,易于识别,其阳性预测值(positive predictive value, *PPV*)略低于 15%,应归为 BI-RADS 4B 类(10%<*PPV*≤50%)。这种钙化可能与恶性病变有关,也可出现在良性的纤维化、纤维腺瘤和外伤后的乳腺中,需结合分布情况考虑。例如,单个群样分布的粗糙不均质钙化需要活检。

2) 不定形钙化形态上常小而模糊,无典型特征,弥漫性分布常为良性表现,而群样分布、线样和段样分布(分布特征见以下描述)需进一步活检。这类钙化的 PPV 约为 20%,应归为 BI-RADS 4B 类。

3) 细小多形性钙化:较不定形钙化更可疑,直径常小于 0.5 mm,总体符合三大不均质:形态不均质,大小不均质,密度不均质。这类钙化无论分布形式如何均需要活检,其 PPV 约为 29%,应归为 BI-RADS 4B 类。

4) 线样或细线分支状钙化(铸形钙化):表现为细而不规则的线样,常不连续,直径<0.5 mm(图 11 - 11)。这些征象提示钙化是乳腺癌浸润、填充导管腔内形成的,其 *PPV* 最高(70%),应归为 BI-RADS 4C 类(50%<*PPV*<95%)。

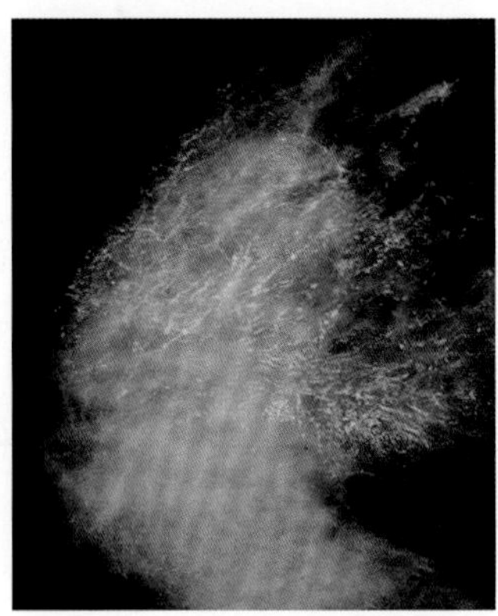

图 11 - 11　右乳外侧线样分支状钙化

注:呈段样分布。

2. 分布　钙化分布包括以下 5 种方式。

(1) 弥散分布：指钙化随意分散在整个乳房，常为双侧性。这样分布的点样钙化多为良性改变。当不定形或多形性的钙化弥散分布，尤其是在一侧乳房内弥漫分布时，需警惕恶性病变的可能。

(2) 区域分布：是指较大范围内（直径＞2 cm）分布的钙化，常超过一个象限的范围，但又不能用段样分布来描写。良、恶性病变均可以出现这样的分布形式，需结合钙化形态综合考虑。

(3) 群样或簇状分布：是指相对较少的钙化占据一小部分乳腺组织。通常用于描述最低 5 枚钙化聚集在 1 cm 范围内，或更多的钙化聚集在直径＜2 cm 范围内。良恶性病变都可以有这样的表现，需结合钙化的形态综合分析。

(4) 线样分布：钙化排列成线形，可以见分支点，提示源于一束导管，多为恶性改变。

(5) 段样分布：常提示病变来源于一束导管及其分支，也可能是发生在一叶或一段内广泛存在的多灶性乳腺癌。尽管良性分泌性病变也会有段样分布的钙化，但如果钙化的形态不是特征性良性时，首先考虑其为恶性。

(五) 其他征象

常见有以下 3 种表现。

1. 孤立性导管扩张　乳头后方的管状或分叉样结构，代表扩张或增粗的导管。如果不同时伴有其他可疑的临床或影像征象，其意义不大。两侧不对称时可能与非钙化型导管原位癌相关。

2. 乳腺内淋巴结　最常见部位是外上象限近腋窝处，但偶尔也可出现在其他区域，常与静脉伴行。正常淋巴结的典型表现为肾形，可见有淋巴结门脂肪所致的透亮切迹，常小于 1 cm。当淋巴结明显脂肪化时，即使直径＞1 cm 也可认为是正常淋巴结。

3. 皮肤病变　皮肤病变投影在两个投照体位上乳腺实质内时，容易被误认为是乳腺内病变，技师在投照摄片时应在体表做标记，以防止误诊的发生。

(六) 合并征象

一些乳房局部改变常与肿块、钙化、结构扭曲、不对称并存，也可不伴有其他异常征象的单独出现，包括皮肤凹陷、乳头凹陷、弥漫或局灶性皮肤增厚、乳腺小梁增粗、腋淋巴结肿大。结构扭曲和钙化也可以作为合并征象伴随肿块一起出现。

第二节　上皮源性恶性肿瘤

常见的乳腺上皮源性恶性肿瘤包括导管原位癌、浸润性导管癌、浸润性小叶癌、黏液癌，其中以浸润性导管癌最为常见。另外本节还将介绍在 X 线片上表现有一定特征的佩吉特病、炎性乳腺癌和转移性乳腺癌。

一、导管原位癌

乳腺导管原位癌（DCIS）是浸润性导管癌的前期病变，不具备浸润特征和转移能力。病理学上指肿瘤局限于乳腺导管系统，未侵犯基底膜和周围间质，主要发生在乳腺中、小导管。随着乳腺癌筛查的广泛开展，DCIS 的检出率逐年增加。

(一) 临床表现及病理特点

DCIS 好发于中老年女性，平均年龄 40～60 岁。约 85%的患者无症状，多为筛查发现，偶可触及肿块、有乳头溢液或乳头湿疹样改变。

DCIS 虽然是一种早期癌变，但生物学行为并不一致，国际上有一个比较通用的 Van Nuys 预后指数法将 DCIS 分成 3 组：①VN1，中低核级，无粉刺样坏死；②VN2，中低核级伴粉刺样坏死；③VN3，高核级伴或不伴粉刺样坏死。3 组的生物学行为依次变差。多中心病灶占 8%～33%，直径＞2.5 cm 的 DCIS 多中心病灶达 47%，30%～50%的 DCIS 可进展为浸润性导管癌。

(二) X 线表现

MAM 是诊断 DCIS 最重要的方法。单纯钙化是 DCIS 的特征性 X 线表现，占所有 DCIS 的 70%～80%。

1. 钙化　钙化是由于 DCIS 中央发生不规则坏死引起钙盐在导管内沉积，或者由肿瘤细胞分泌而形成。由于病变可位于近乳头的大导管或远离乳头的小导管，因此在X线影像上钙化分布范围可以相差较大。2/3的DCIS病例显示有钙化，既可以作为一种单独征象出现，也可以与其他征象合并发生，如常合并肿块、局灶性不对称、结构扭曲、整体不对称。

(1) 钙化的形态多样：可呈不定形、多形性、细线样或细线分支状。其中，细线样或细线分支状钙化最多见(73%)，高度提示DCIS；其次为多形性钙化(40%)和不定形钙化(27%)。DCIS的钙化形态在一定程度上与其病理学级别有关。例如，细线样或细线分支状钙化常见于高级别DCIS，多形性钙化可见于任何级别DCIS，不定形钙化常见于中、低级别DCIS。

(2) 钙化的分布形式丰富：按出现频率的高低依次为群样分布(图11-12)、段样分布、线样分布(图11-13)、区域性分布和弥漫分布，甚至还会出现一些很少见的分布形式，如近乳头处呈线样分布，后方为群样分布。总之，对于不伴肿块的单纯钙化灶来说，表现为“V”形段样分布、线样分布和群样分布对于DCIS的诊断具有特征性提示意义。

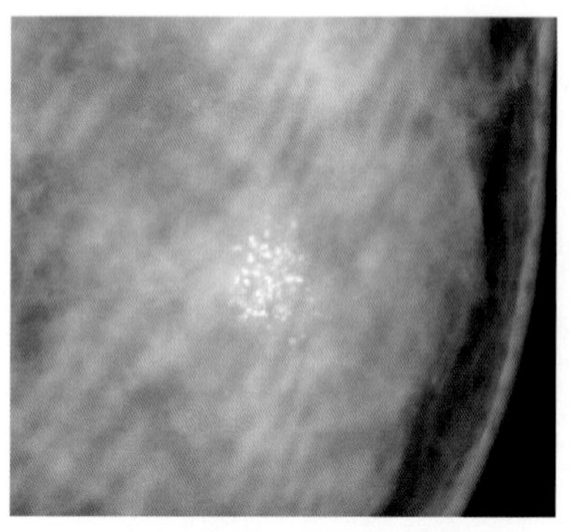

图11-12　导管原位癌钙化群样分布

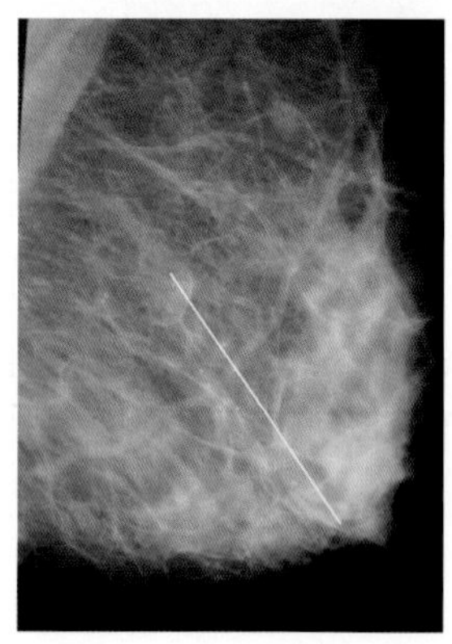

图11-13　导管原位癌钙化线样分布

2. 非钙化改变　约17%的DCIS患者无钙化，其X线表现可无异常，也可表现为肿块、结构扭曲或局限性致密。其中以肿块最为常见，可以表现为圆形或不规则形，边缘多模糊或呈小分叶状，部分可表现出如良性病变的光整边缘。肿块的密度不具有特征，常常表现为与其他恶性肿瘤类似的高密度或等密度。对于这类患者，其X线检出率因纤维腺体类型的不同而异，对于致密型乳腺的检出率相对较低。

结构扭曲、局灶性不对称、整体不对称、孤立性导管扩张症均可出现在DCIS中，但大多数情况下同时伴有其他征象，伴钙化最为常见。另外，沿着区段走形的不对称也是DCIS的一种表现形式(图11-14)。

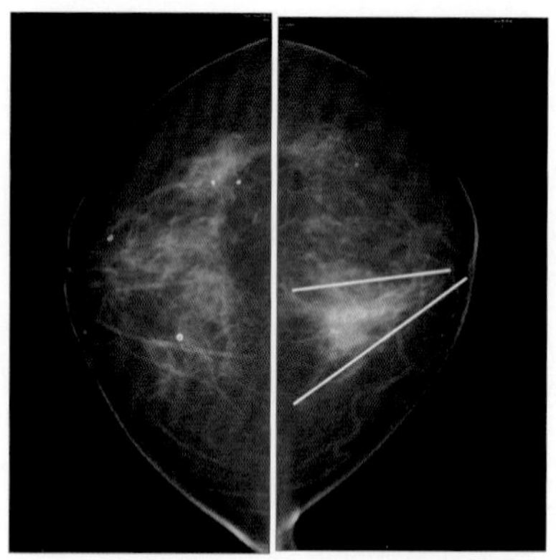

图11-14　左乳导管原位癌区段分布不对称

(三) 鉴别诊断

DCIS最需要鉴别的是乳腺病，尤其是硬化性腺病，两者表现有部分重叠。一般而言，乳腺病的钙化颗粒比DCIS更均质，并且硬化性腺病的乳腺腺体收缩更明显。

二、浸润性导管癌(非特异性)

浸润性导管癌(invasive ductal carcinoma, IDC)的影像学表现多样与其病理学上变化较多有关。由于一部分IDC是从DCIS发展而来的，因此就决定了这两者在影像学表现上某些程度的相似性。但由于IDC在间质中有广泛的肿瘤细胞浸润，因此其影像学表现要比DCIS丰富得多。

(一) 临床表现及病理学特点

IDC 常可触及乳腺包块，伴或不伴疼痛；包块常不规则，可与胸壁或皮肤粘连；部分患者还可伴有乳头异常（溢液、皱缩、湿疹）或触及腋窝肿大淋巴结。本病的发病高峰在 40 岁以后。

IDC 是浸润性乳腺癌中最常见的类型，占浸润性癌的 40%～75%，是肿瘤细胞突破基底膜向间质浸润所形成。根据腺管形成、细胞核大小及形状、染色质增多及核分裂象，可将浸润性导管癌分成Ⅰ、Ⅱ、Ⅲ级。

(二) X 线表现

笔者的研究资料显示，IDC 在 X 线检查时呈现的征象依次为：单纯肿块（39%）、肿块伴钙化（28%）、阴性（14%）、单纯钙化（9%）、结构扭曲伴钙化（5%）、单纯结构扭曲（5%）。乳腺 X 线检查对于 IDC 的检出灵敏度受腺体类型的不同影响，在脂肪型乳腺中的灵敏度最高，在致密型乳腺中最低。

1. 单纯肿块　单纯肿块是 IDC 最常见的征象。肿块形状多为卵圆形或不规则形，密度常高于周围乳腺实质，边缘征象对肿块的分析最重要，IDC 往往表现为恶性征象，如模糊边缘（图 11－15）、星芒状边缘、小分叶边缘各占 50%、25%和 22%；而遮蔽状边缘和常见于良性病变的清晰边缘很少见，分别占 2%和 1%。形成恶性边缘征象的病理学基础是由于肿瘤呈浸润性生长以及肿瘤生长速度不一致引起的。笔者分析了 159 例肿块型乳腺癌，结果显示星芒状边缘肿块仅出现在 IDC（25%）和浸润性小叶癌（38%）中，在其他病理学类型乳腺癌中未见。

2. 肿块伴钙化　钙化可位于肿块内或外。肿块和钙化只要有一个表现为典型的恶性征象就可将其诊断为恶性病变。虽然其他病理学类型的乳腺癌也可表现为肿块伴钙化，但当钙化颗粒数>10 枚或钙化范围直径≥3 cm 时，则这种肿块伴钙化征象（图 11－16）几乎不在其他病理学类型乳腺癌中出现。

3. 结构扭曲　在浸润性导管癌中不多见（占 10%左右），但如果出现则表现典型，如从一点发出的放射状影和局灶性收缩，或者在实质的边缘扭曲。这些征象容易被缺乏经验的医生忽视。当结构扭曲伴钙化时，一般仅出现在 IDC 中（图 11－17）。

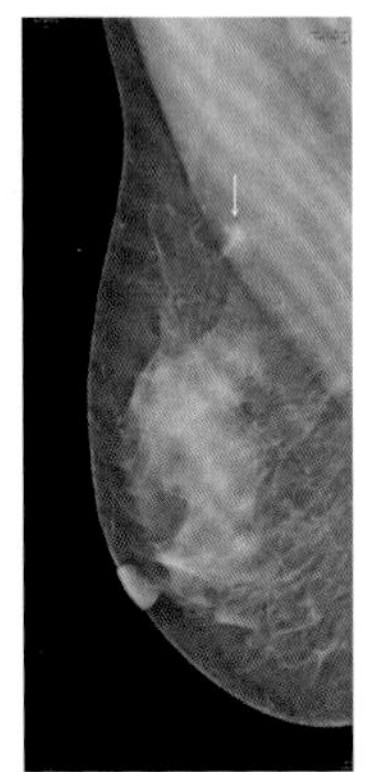

图 11－15　右乳浸润性导管癌

注：示右乳上方中带不规则高密度肿块，边缘模糊。

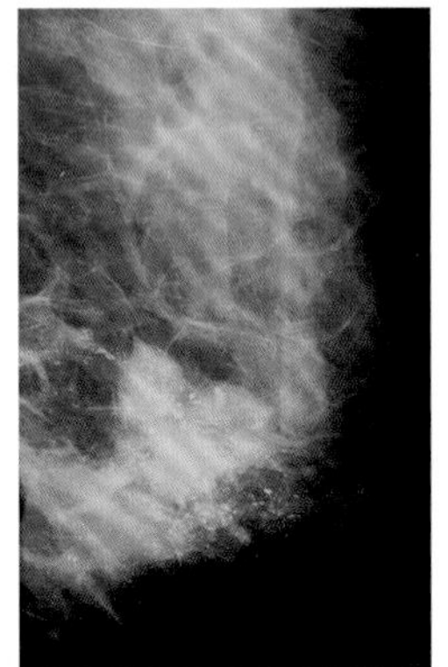

图 11－16　左乳浸润性导管癌钙化

注：示左乳较大不规则高密度肿块，部分边缘模糊，伴有肿块内和肿块外较多的（超过 10 枚）多形性钙化。

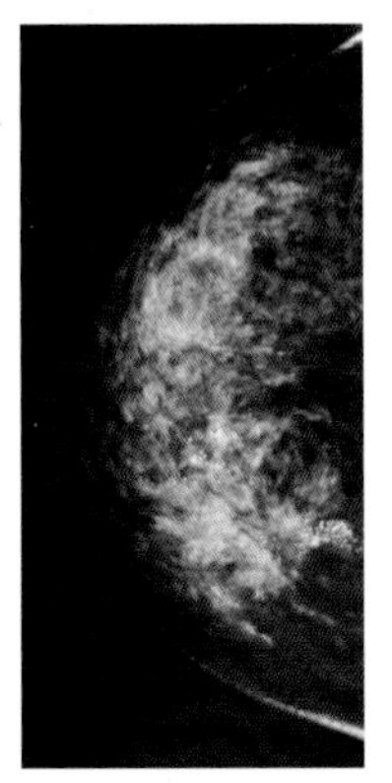

图 11－17　右乳内侧结构扭曲伴多形性钙化

4. 单纯钙化　由于大多数 IDC 都是从 DCIS 逐步发展而来的，甚至部分 IDC 病灶中还可见到 DCIS 的成分，因此这两者具有一些相似的 X 线表现，如钙化常见。钙化形态多呈不定形、线样或细小分支状；分布常表现为簇状、线样或段样走行，但对诊断 IDC 缺乏特异度。一般来说，如果临床未扪及肿块，则这个征象的出现首先考虑为 DCIS。

5. 阴性　约 14%的乳腺癌（包括原位癌和浸润性癌）在 X 线片上无明显阳性发现，这些病例的乳腺分型多为致密型和不均质纤维腺体型，占 86%，这两种乳腺分型常使病变检出的灵敏度下降,此时应结合其他影像学检查来进一步明确诊断。

(三)鉴别诊断

IDC是最常见的乳腺癌类型,可以有各种影像表现,因此也就缺乏独一无二的特征,在X线片上较多表现为单纯肿块和肿块伴钙化。呈现后者表现时,其钙化的颗粒数常超过10枚,钙化范围直径≥3 cm,对IDC的诊断有很大的提示作用。

X线片上仅表现为肿块的IDC需与浸润性小叶癌、黏液癌,甚至伴有感染的囊肿、纤维腺瘤等鉴别。对表现为结构扭曲同时伴有钙化的,首先考虑IDC,但对不伴钙化的结构扭曲,则需与浸润性小叶癌、DCIS、手术后瘢痕、硬化性腺病等相鉴别。

三、浸润性小叶癌

浸润性小叶癌(invasive lobular carcinoma, ILC)是继IDC之后的第二高发浸润性乳腺癌,占5%~15%。以多灶性、多中心及双侧性生长为特征。临床及影像对其早期诊断相对困难,在X线片上表现常不典型,而且即使以肿块为表现的,其密度也较低,因此ILC在X线诊断上的假阴性率远高于其他类型乳腺癌,可达46%。

(一)临床表现及病理学特点

扪及肿块为ILC最常见的临床表现,其次为局部组织增厚,缺乏明确边界感;部分患者无明显症状,由乳腺X线检查时发现。ILC是乳腺癌筛查中最易漏诊的肿瘤亚型。因此,多数患者发现时病灶体积往往已较大(直径>5 cm的常见),临床分期较晚。此外,本病好发年龄为51~61岁,较IDC大。

ILC在病理学生长方式上较为特殊,癌细胞体积小,形态较一致,细胞质少,常呈单一细胞索状或线状排列,弥散在纤维组织或胶原束之间;癌细胞也可围绕导管或小叶呈同心圆或靶样生长,这种生长方式不破坏正常的组织结构,也较少引起继发的纤维化改变,因此在早期可无明显症状出现。

(二)X线表现

与IDC相比,ILC双侧发病多见(21% *vs* 11%),并且出现肿块的概率相对较低(55%~73% *vs* 76%~84%),肿块呈不规则形更为常见(62% *vs* 55%)。ILC常见的X线改变依次为星芒状肿块(50%~68%)、结构扭曲(16%~25%)、不对称(3%~19%)、阴性。其中,不对称和结构扭曲出现的比例远高于IDC(57% *vs* 13.6%),但钙化少见。

1. *结构扭曲* 这个征象可以出现在硬化性腺病、手术后瘢痕、放射状瘢痕、损伤后继发改变等良性病变或过程中,也可出现在恶性的IDC、ILC、小管癌及DSIC中。ILC在X线片上显示的结构扭曲改变要较IDC呈现的结构扭曲不典型,且不伴有钙化,它往往不显示放射状收缩,或仅部分显示,有的仅表现为局部结构排列较乱,常需比较两侧同一投照体位的纤维腺体分布并仔细观察才能发现。结构扭曲是乳腺癌的一种少见征象,却是ILC较为常见却易被忽视的征象,应当引起注意。如果患者没有明确的手术史或外伤史,观察到此征象时应建议临床进行活检,最好做切除活检,因为穿刺活检取得的组织量相对少,无法完全排除常表现为结构扭曲的良性病变,例如放射状瘢痕、硬化性腺病等。

2. *不对称* 在ILC中常见的不对称包括局灶性不对称和进展性不对称。正常情况下两侧乳腺组成倾向对称,这构成了MAM的基础,但由于两侧乳腺组织发育不可能完全对称,再加上检查时两侧乳腺的位置及所受的压力不完全一致,因此X线片上两侧形态完全对称是不可能的。X线检查中大部分不对称是由乳腺发育不对称或组织重叠引起的,但对随访过程中新出现的进展性不对称要引起警惕,这往往提示乳腺癌,尤其是ILC的可能(图11-18)。

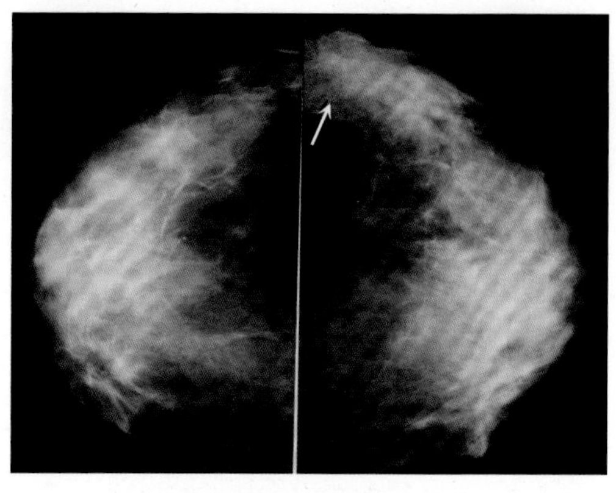

图11-18 左乳浸润性小叶癌

注:示左乳外侧不对称(箭),局部结构较紊乱,征象不甚明显,需要比较双侧才能发现。此征象是浸润性小叶癌一个较为典型的特征。

3. *阴性*　就笔者的经验总结，约 14%的乳腺癌在 X 线片上表现为阴性，各种病理学类型乳腺癌均可见此改变，常发生在致密型乳腺组织中，且病变往往较小。ILC 由于其特殊的病理学结构，这种征象的发生概率更高。但也存在一些特殊病例，如 X 表现为阴性，但病理学检查结果显示病灶范围很广。笔者曾报道过 1 例 ILC，其肿瘤细胞的分布方式非常特殊，分散分布且不形成明显肿块，但病理学检查显示肿瘤细胞几乎占据了整个乳腺，即使在病理学巨检上也很难确切显示病灶的整体范围。

（三）鉴别诊断

ILC 的 X 线表现往往不典型，需要与 IDC 相鉴别。此外，在诊断过程中应注意双侧乳腺对比观察，才容易发现那些不典型征象。对于多灶、多中心以及双侧发生的病变，应着重考虑 ILC 的可能。

四、黏液癌

乳腺黏液癌又称胶样癌，起源于乳腺导管上皮，以大量细胞外黏液产生为特征，是浸润性乳腺癌少见的特殊类型，发生率占浸润性乳腺癌的 1%～7%。乳腺黏液癌的影像表现较有特征性，并与其病理学基础密切相关。

（一）临床表现及病理学特征

乳腺黏液癌临床多可触及界清、质韧的肿块，病程较长，肿瘤生长缓慢，易被误诊为良性肿瘤。本病多发于绝经后妇女，≥75 岁女性占 7%，≤35 岁女性占 1%，总体预后较好。

乳腺黏液腺癌病理上被定义为：肿瘤细胞巢漂浮于细胞外黏液内，黏液组织至少占 1/3，肿瘤细胞分化比较好，有丝分裂少见。根据其病理学分型可分为单纯性乳腺黏液癌（prue mucinous breast carcinoma，PMBC）与混合型乳腺黏液癌（mixed mucinous brast carcinoma，MMBC）。PMBC 多见于绝经后女性，指全部由黏液癌成分组成，所有肿瘤细胞为黏液所包围，并可进一步分为少细胞型乳腺黏液癌和富于细胞型乳腺黏液癌。MMBC 多见于绝经前女性，指见到大量黏液细胞的同时还可见浸润性导管细胞存在，具有侵袭性，预后较差。黏液癌腋淋巴结转移、手术后的复发和生存率与黏液量的多少明确相关：黏液量越多，术后复发和腋淋巴结转移越少，预后越好。

（二）X 线表现

研究显示乳腺黏液癌的 X 线表现与病理学分型间有一定的相关性。肿块形态以圆形、卵圆形多见；PMBC 边界清楚或呈微小分叶状；MMBC 多表现为恶性边缘特征，呈浸润性或毛刺样改变。肿块伴钙化在黏液癌中较为少见，粗大、形态不规则的钙化多见于黏液间质退变的癌细胞中，细小钙化与同时含有的 DSIC 成分有关，部分病灶可完全钙化。

1. *边缘清晰*　是黏液癌比较特殊的征像（图 11－19），主要与含黏液量较多有关。黏液样的胶冻状物有一定的张力，压迫肿瘤组织向周围膨胀，使肿瘤边界比较清晰；另外一个原因与黏液癌较多见于老年患者有关，由于老年妇女的腺体已完全退缩，在这个背景上的肿块边界易显示为相对清晰。

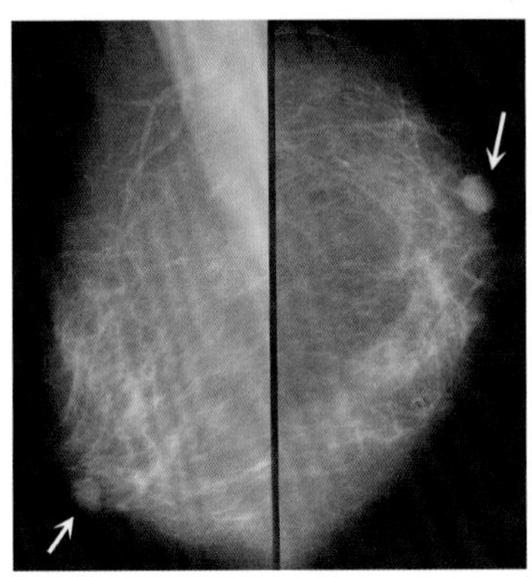

图 11－19　左乳黏液癌

注：示左乳晕后区边界清晰等密度肿块，为黏液癌的较为特殊的征象

2. *小分叶边缘*　为黏液癌另一种常见边缘征象，在黏液含量较多的黏液癌中占较高比例。表现为边界比较清晰但有超过 3 个的连续小分叶，这是由于肿瘤生长速度不完全一致而形成的边缘改变。

3. *浸润边缘*　常见于少黏液的黏液癌。作为浸润性乳腺癌的一种，少黏液的黏液癌仍表现出其浸润性生长方式的这种特性，可致 X 线片上出现浸润性边缘的征象。

（三）鉴别诊断

在老年妇女中出现如良性改变的边缘光整的肿块需注意鉴别是否为黏液癌，但这时因背景腺体的退缩致病灶的密度较高，这是一个值得重视的征象，对鉴别诊断有一定的帮助。

五、佩吉特病

乳房佩吉特病因佩吉特在 1874 年首次对其进行描述而得名。主要的临床特征是发生在乳头乳晕区的溃疡、红疹和脱屑。病理特征是发现佩吉特细胞。

(一) 临床表现及病理学特征

乳房佩吉特病占原发性乳腺癌的 1%～4.3%。常见典型的临床表现为乳头血性滴液；乳头瘙痒，红斑，鳞屑样改变；乳头溃疡、内陷。很多病例同时伴有乳房内肿块。根据乳头与乳房内有无异常，可将临床表现分成以下 3 组：单纯乳头乳晕区异常；乳头乳晕区异常伴同侧乳房内肿块；乳房实质内扪及肿块但乳头乳晕区无异常。单纯的乳房佩吉特病相当少见，90%的病例同时伴有乳腺内的 DSIC 或 IDC，对这些伴发病灶范围作出判断是影像学检查的意义所在。

乳头乳晕区表皮内见佩吉特细胞是这种疾病的特征性病理学表现，细胞呈圆形或椭圆形，体积相对较大，胞质丰富，胞核大而圆，胞质、胞核染色较淡，核分裂象易见，细胞间界线清楚、无角化现象。

(二) X 线表现

少部分患者(10%)仅表现为乳头乳晕区异常，例如皮肤增厚、乳头内陷、导管增粗等；大部分患者可同时合并乳腺实质内异常，包括肿块、局灶性致密、结构扭曲，可伴或不伴钙化(恶性钙化多见)(图 11－20)。根据病变发展的不同时期，上述表现可单独出现，亦可同时存在。早期，佩吉特细胞仅在乳头表面浸润形成细胞团，此时仅表现为乳头增大、密度增高。随着病情进展，当乳头出现反复糜烂、破溃时，X 线上可表现为乳头内陷、缺损、皮肤增厚、钙化等。

(三) 鉴别诊断

对临床或影像学检查有乳头乳晕典型表现者，诊断不成问题。对单纯乳腺内的病灶要诊断其同时伴有佩吉特病是困难的，诊断依赖于手术后的病理学检查。

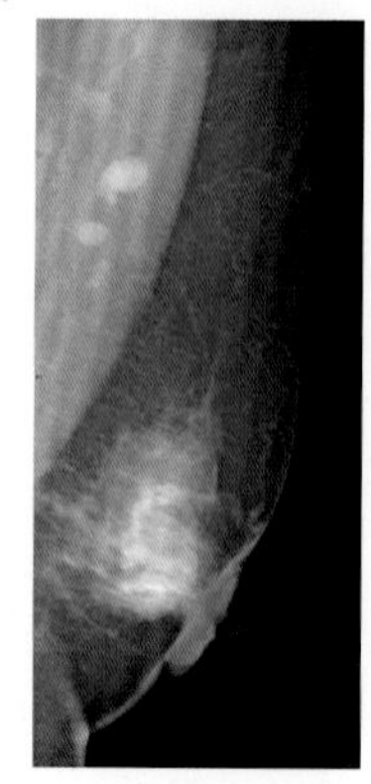

图 11－20　左乳佩吉特病伴乳腺内浸润性导管癌

注：示左乳晕区皮肤增厚，乳晕下导管增粗。乳腺实质结构较乱，但未显示明显肿块等改变；在乳晕后区见多形性钙化，提示病变不仅仅局限在乳头乳晕区。

六、炎性乳腺癌

炎性乳腺癌(inflammatory breast carcinoma，IBC)，占乳腺癌的 1%～6%，以全乳房急性炎性表现为特点，易被误诊为急性乳腺炎。IBC 不是一个病理类型，是一种临床诊断，其各种病理学类型均可见到，其中分化差的 IDC 最为常见。

(一) 临床表现及病理学特征

IBC 好发于绝经后妇女，少数(20%)发生于妊娠或哺乳期。起病急，乳房发热、肿胀，皮肤红斑、水肿、橘皮样变，如同炎症改变。触诊乳房较硬，伴疼痛，可扪及或不能扪及乳房肿块。

组织学上除了显示乳腺癌本身，最大的特点是乳房皮肤淋巴管内的大量癌栓，同时伴有淋巴管扩张、增生。是一种较晚病期(Ⅳ期)的乳腺癌，大多伴有腋下淋巴结肿大。

(二) X 线表现

IBC 的 X 线表现不同于一般乳腺癌而与急性炎症相似。X 线检查最常见征象为皮肤增厚(89%)，正常情况下皮肤的厚度为 0.5～3 mm。由于广泛的水肿，依次可见的征象为皮下脂肪中的间质增粗(76%)(图 11－21)、弥漫性密度增高(59%)、不定形或多形性钙化(47%)、乳头内陷(45%)、肿块影(38%)、腋下淋巴结肿大(28%)。偶然表现为结构扭曲和不对称性(26%)，甚至为阴性。

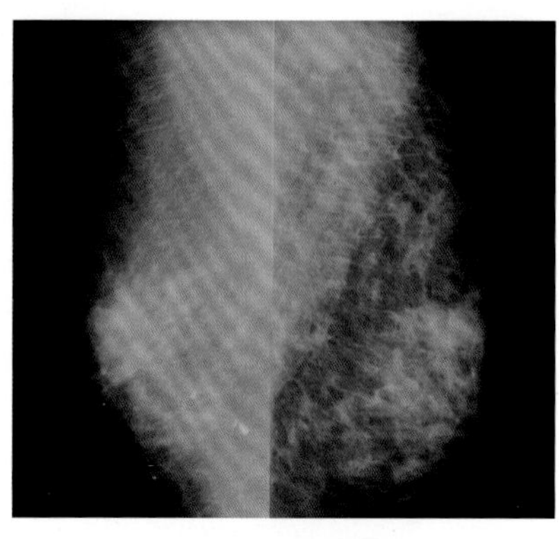

图 11 - 21　左乳炎性乳腺癌

注：示皮下脂肪间质增粗，乳腺实质密度增高。未见明显肿块影。腋下淋巴结肿大。

（三）鉴别诊断

IBC 需与局部进展期乳腺癌鉴别。两者鉴别很重要，因为 IBC 患者的预后更差。除皮肤活检证实有淋巴管内癌栓可以明确为 IBC 外，当局部进展期乳腺癌累及皮肤时，两者鉴别往往困难，此时作出正确诊断更依赖于临床过程。另外一个需要与 IBC 鉴别的是急性炎症，两者起病表现有相似之处，都表现为患侧乳房的红、肿、热、痛，影像学鉴别更困难。一般来说 IBC 好发于绝经后妇女，临床症状不如急性乳腺炎明显，多无发热、白细胞计数升高等，病情进展很快，抗炎治疗多无效；急性乳腺炎多发生于哺乳期女性，全身症状较重，抗炎治疗 1～2 周后可有明显好转。

第三节　非上皮源性肿瘤

乳腺非上皮源性肿瘤少见，占乳腺所有恶性肿瘤的 1%不到。除分叶状肿瘤外，乳腺非上皮源性恶性肿瘤的的分类同其他部位的软组织肉瘤。

一、叶状肿瘤

乳腺叶状肿瘤（phyllodes tumor，PT）是一种少见的纤维上皮性肿瘤，占所有乳腺原发肿瘤的 0.3%～1.0%，是一种双向分化的肿瘤，由良性的上皮成分和富于细胞的间叶成分组成。根据间质细胞的不典型程度和核分裂象的多少分成良性、交界性和恶性。

（一）临床表现及病理学特征

乳腺叶状肿瘤好发于中年女性，平均年龄为 45 岁。临床多可触及较大的无痛性肿块，其界清、活动可。短期内，部分患者肿块可迅速增大，对此病具有提示意义。

大体病理学改变方面，肿瘤多巨大，边界清晰，有部分或完整的包膜；切面呈鱼肉状，灰白或灰黄色。较小的肿瘤多呈实性，较大的肿瘤可伴囊腔和裂隙，内含清亮或棕色液体。肿瘤的实性部分呈乳头瘤状突入囊腔内，形成肉眼可见的囊叶状结构。偶尔可同时伴有脂肪肉瘤变、软骨肉瘤变、骨肉瘤变等。

（二）X 线表现

在 X 线片上叶状肿瘤多表现为圆形或卵圆形肿块，边缘清晰锐利。特征性的 X 线表现为较大的高密度肿块影，有明显的分叶（图 11 - 22）；肿瘤周边部分出现较低密度的囊变区或裂隙样变。当肿瘤伴有骨肉瘤样变时，肿块内可伴有粗大钙化。患侧乳腺血供明显增加，可出现粗大的静脉。叶状肿瘤少有边缘浸润、毛刺、临近皮肤增厚、乳头回缩等乳腺癌常见的恶性征象。对具有特征 X 线表现的肿瘤，能作出叶状肿瘤的诊断，但对良性、交界性、恶性的鉴别尚没有很好的方法。

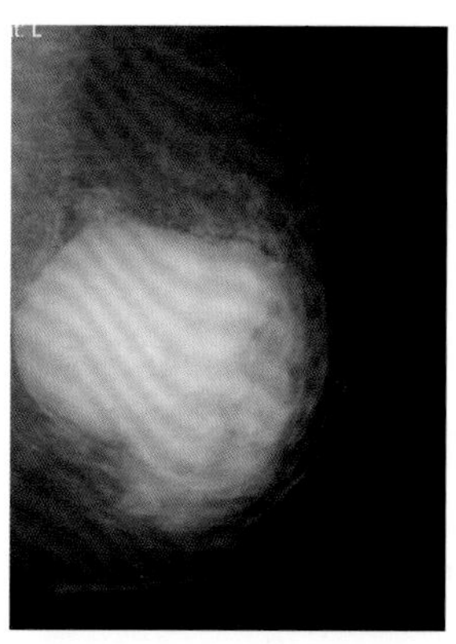

图 11 - 22　左乳叶状肿瘤

注：示巨大高密度肿块，大部分边界清晰，肿瘤前缘呈分叶状改变。

(三) 鉴别诊断

需与发生在乳腺内的其他间叶来源肿瘤鉴别。肿瘤内可见囊变区,而其他区域密度均匀是叶状肿瘤的特点。当肿瘤分叶不明显,未见囊变区,尤其当肿瘤较小时,还需与纤维腺瘤鉴别。对可疑病变,应建议切除活检以明确诊断。

二、恶性淋巴瘤

乳腺恶性淋巴瘤少见,仅占乳腺恶性肿瘤的0.05%~0.53%,占结外淋巴瘤的2.2%。乳腺淋巴瘤分为原发性和继发性,一般认为病变首发并局限在乳腺内,或同时伴有同侧腋下淋巴结肿大,但无乳腺外淋巴瘤者,为"原发性淋巴瘤"。继发性乳腺淋巴瘤相对多见,是指乳腺为全身弥漫性恶性淋巴瘤累及的一部分,或者在乳腺发病前曾有其他器官或淋巴结的恶性淋巴瘤史。

(一) 临床表现及病理学特征

乳腺原发性淋巴瘤发病年龄范围较广,为13~88岁,平均55岁,部分可发生于妊娠期与哺乳期,非洲妇女更为多见。肿瘤生长较快,常为无痛性包块,或为双乳多发结节,同时累及双侧乳腺占10%,异时双侧发生达20%~25%。部分病例可见皮肤增厚和炎症反应。可伴有盗汗、发热、体重减轻等全身症状。腋淋巴结肿大占30%~50%,肿大淋巴结较乳腺癌转移淋巴结质软。治疗方法包括化疗与放疗的综合治疗。患者预后相对好,5年生存率为46%~85%。

常见病理学类型为弥漫性大B细胞性淋巴瘤(最常见,占40%~70%)、伯基特淋巴瘤,少见类型有结外边缘区黏膜相关型B细胞淋巴瘤、滤泡型淋巴瘤、淋巴母细胞性淋巴瘤。弥漫性大B细胞性淋巴瘤常为单侧发病,发病年龄跨度大。伯基特淋巴瘤则常见于年轻女性,双侧发病,病程进展快,可见卵巢转移。

(二) X线表现

在X线表现上主要有肿块型和弥漫型两种类型。肿块可为单个结节(图11-23),也可呈多个结节。弥漫型可位于一侧乳腺,也可累及两侧乳腺。弥漫性者表现为密度增高而无明确边界的致密影,多伴有皮肤弥漫增厚、水肿。来自美国MD Anderson癌症中心10年的总结报道显示,25例乳腺淋巴瘤X线表现依次为单个结节(72%)、整体不对称(16%)、多结节(3%)、局灶性不对称,甚至未见异常。从病灶的形态上来说,分叶形最常见,其次为不规则形、卵圆形和圆形。浸润性边缘最多见,其次是边缘模糊、边缘光整和星芒状,结节直径一般<3 cm。一般不出现微钙化、皮肤局限性增厚、乳头回缩、大导管增粗等乳腺癌中常见的征象。

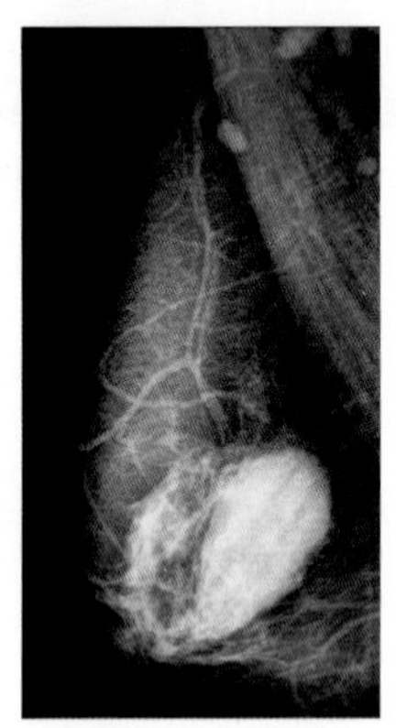

图11-23 右乳恶性淋巴瘤

注:示右乳中央区高密度肿块影,密度均匀;边缘大部分清晰。

(三) 鉴别诊断

对范围较大的巨块形病灶,诊断比较明确。但对最常见的结节样病灶,尤其是单个结节的淋巴瘤,需与以下病变鉴别:①转移性肿瘤,可单发(85%)或多发(15%),呈轮廓光整的圆形结节,无毛刺,罕见钙化。也可表现为弥漫性浸润、皮肤增厚、乳腺实质小梁增粗、双侧乳腺结构不对称等。②纤维腺瘤,发病年龄较轻,多为等腺体密度肿块,不伴有腋下肿大淋巴结。③叶状肿瘤,表现为不典型的分叶状肿瘤。当然最后明确诊断需结合活检证实。

三、血管肉瘤

(一) 临床表现及病理学特征

根据病因血管肉瘤分为原发性和继发性。原发性血管肉瘤常见于30~40岁之间的女性,病因目前尚未明确。继发性血管肉瘤相对常见,多见于60岁左右女性,与乳腺癌根治术后上肢慢性淋巴水肿或乳腺癌保乳术后放疗有关。原发性血管肉瘤由乳腺深处组织发生,迅速生长,使乳腺组织弥漫性增大。

继发性血管肉瘤的发生部位较表浅，一般位于原手术瘢痕附近，放射野范围之内。临床上以生长迅速的肿块为主要表现，一般不伴疼痛。血管肉瘤的典型临床特征为表浅处皮肤局限性斑点状或边界不清的蓝紫色或紫红色改变，可略高出皮肤。皮肤回缩、乳头溢液及腋下淋巴结累及非常少见。治疗方法主要是局部广泛切除或全乳腺切除。肿瘤以血行转移为主，淋巴结转移少见。患者的预后很差，复发率高，复发和转移与肿瘤的病理学分级有关。

病理学检查显示肿瘤较大，平均直径 4～5 cm，切面可呈实性或海绵状，外形不规则，无包膜；分化较差的肿瘤呈浸润性生长，与乳腺实质无明确分界。镜下肿瘤由分支状、相互吻合的血管组成。根据分化可分为 3 级：①Ⅰ级，间质内可见弥漫增生的吻合血管，呈开放状；肿瘤细胞分裂象少见，无坏死或乳头状结构。②Ⅱ级，除了Ⅰ级结构外，还可见到富于细胞的区域和乳头状结构。③Ⅲ级，低分化成分占 1/2 以上，肿瘤细胞分裂象明显，瘤内可见出血、坏死。

（二）X 线表现

由于原发性血管肉瘤发生于年轻妇女，而继发性血管肉瘤发生于乳腺癌手术后病例，X 线在这些背景上检出病灶均不敏感，而 MRI 表现则有较高的特异度。

血管肉瘤的 X 线表现缺乏特异度，肿块较大者可呈分叶状，边缘模糊，密度欠均，有时仅显示为团片状致密影，若累及皮肤可导致皮肤局限性增厚，几乎不出现水肿或“橘皮征”等常见于乳腺癌的征象，MRI 有助于进一步定性诊断。

（三）鉴别诊断

乳腺血管肉瘤毛刺征少见，钙化较乳腺癌的恶性钙化粗大且少见，一般位于异常的血管间隙内，而乳腺癌的钙化常位于小叶或导管内。乳腺手术病史、皮肤颜色改变是乳腺血管肉瘤诊断的两个重要依据。详细的病史和认真体检非常重要。另外，肿瘤血流非常丰富是其特点，X 线片上可见迂曲增粗的血管影。另外，还需要与同为间叶来源的乳腺淋巴瘤鉴别。

第四节　良性肿瘤

一、纤维腺瘤

纤维腺瘤是最常见的乳腺良性肿瘤，由增生的乳腺纤维组织和导管两种成分共同构成，具有双向分化的特点。多数人认为纤维腺瘤为肿瘤，但近年来也有人认为是正常乳腺小叶增生的结果。纤维腺瘤生长相对缓慢，有些学者认为大部分纤维腺瘤长至 2～3 cm 直径即达到稳定状态；也有研究认为纤维腺瘤经过一定的生长，40％会自然消退，10％变小，20％的大小不再改变，剩余的约 30％的肿瘤则继续生长。有时可持续生长达 20 cm 直径，这种情况主要发生在青春期女性，称之为巨大纤维腺瘤。目前影像学方法对直径＞1 cm 的纤维腺瘤检出率较高，可达 87％，小的不可触及的纤维腺瘤检出率相对较低。但随着影像学检查方法的普及和诊断水平的提高，目前较小的纤维腺瘤也越来越多地被发现。

（一）临床表现及病理学特征

纤维腺瘤大多数发生于年轻妇女，尤其是 30 岁以下的女性。外上象限是纤维腺瘤的好发部位。临床体检通常为可触及、活动、质韧偏硬、边界清楚、圆形或椭圆形的肿块。基于肿块的大小、活动度，乳腺腺体致密程度及临床医生的经验等原因，临床诊断正确率为 30％～70％。纤维腺瘤通常为单个肿块，也有 15％～20％的患者为多发肿块。多发肿块发生于同侧和对侧的概率大致相等。对于非同时性发生的多发肿块，约 30％发生在第 1 次发现纤维腺瘤的同一象限中，中位间隔时间约为 4 年。

纤维腺瘤是间质和上皮成分混合增生，即可向间质成分或向上皮成分发展的双向发展特点。有时间质成分可表现为富于细胞（尤其小于 20 岁的女性），并可见透明变性、黏液变性、化生及局灶囊性变，但纤维腺瘤中极少见导管原位癌和小叶原位癌发生。

（二）X 线表现

可以从形态、边缘和密度上进行分析。

1. *形态*　通常表现为圆形或卵圆形肿块，直径多在 1～3 cm 范围内，亦可呈分叶状，但边缘仍保持良性肿瘤光滑、锐利的外形。笔者的研究显示,表现为圆形或卵圆形肿块者约占 74%,分叶形较少,约占 9%,其余可表现为形态不规则、边缘模糊或影像学阴性等改变。乳腺腺体组成为致密型、不均质纤维腺体形,或病灶较小、阅片医生经验不足等原因可致 9%的假阴性诊断。

2. 边缘　大多数纤维腺瘤边缘光整、边界清晰锐利(图 11-24);部分在 X 线片上表现为边缘模糊、边界欠清。一些纤维腺瘤推挤周围脂肪组织可形成一薄层低密度晕环或称"晕圈征",是纤维腺瘤较为典型的征象,有助于作出诊断。但对表现为边缘模糊或小分叶的纤维腺瘤,则较难与乳腺癌鉴别。

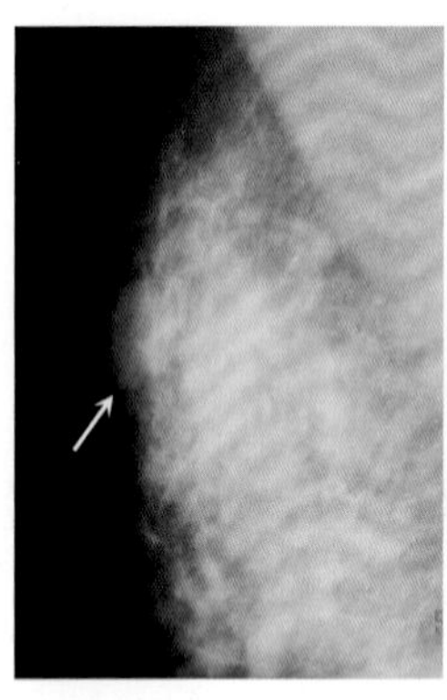

图 11-24　右乳纤维腺瘤

注:示右乳上方表浅处边缘光整锐利、密度中等的椭圆形肿块。

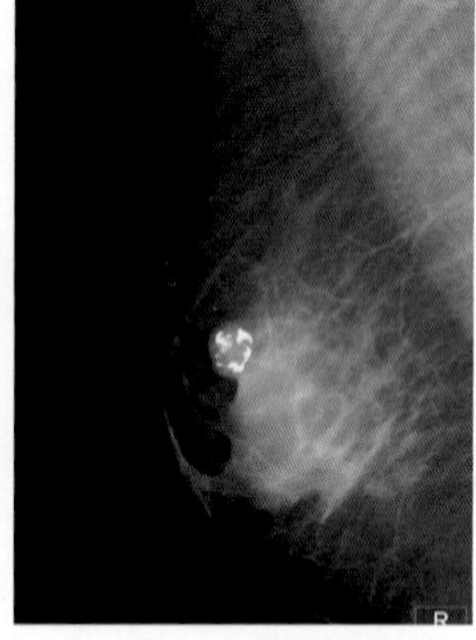

图 11-25　纤维腺瘤特征性征象

注:示右乳上方表浅处边缘光整锐利,等密度圆形肿块内含有粗颗粒状多发钙化。

3. 密度　纤维腺瘤通常表现为低密度或等密度肿块(76%),大部分密度均匀,部分可见到钙化或囊性变。复旦大学附属肿瘤医院资料显示,约 13%的纤维腺瘤在 X 线片上可见到钙化(见图 11-25),钙化可位于肿块的任何部位,形态可为圆形或环形、中空状、斑点状、粗颗粒状,但均属于良性的粗大钙化。有些钙化也可逐渐发展,相互融合,从而占据肿块的大部分或全部;此种表现非常典型,可作为诊断纤维腺瘤的依据。纤维腺瘤内若发生囊性变,则表现为肿块内不规则的透亮区,但其外壁仍保持光滑、锐利的特征。

(三) 鉴别诊断

当纤维腺瘤表现不典型时,需与乳腺癌鉴别。乳腺癌患者通常年龄较大,临床上有相应症状,X 线片上常可见到细小毛刺和微细钙化。

二、脂肪瘤

脂肪瘤是一种由成熟脂肪细胞组成的肿瘤。与较为常见的皮下脂肪瘤相比,乳腺脂肪瘤较为少见。好发于中老年女性,平均 40~60 岁。

(一) 临床表现及病理学特征

脂肪瘤生长缓慢,临床上一般无症状,常为偶然发现,或在体检时发现。触诊时表现为光滑、柔软、孤立、界限清楚的可活动包块。

脂肪瘤一般边界清晰,包膜完整,直径常>3 cm。大体病理学改变方面,脂肪瘤与正常脂肪组织类似,灰黄色、质软,周围有纤细的完整包膜。镜下观察可见脂肪瘤由分化成熟的脂肪细胞构成,外有薄层纤维性包膜,无导管、腺体和血管结构。

(二) X 线表现

脂肪瘤多表现为圆形、卵圆形如脂肪密度的透亮影,周围可见较纤细而致密的包膜(图 11-26);透亮影内有时可见到纤维分隔。肿瘤直径常在 3 cm 以上。肿瘤较大时,周围腺体组织可被推挤移位。

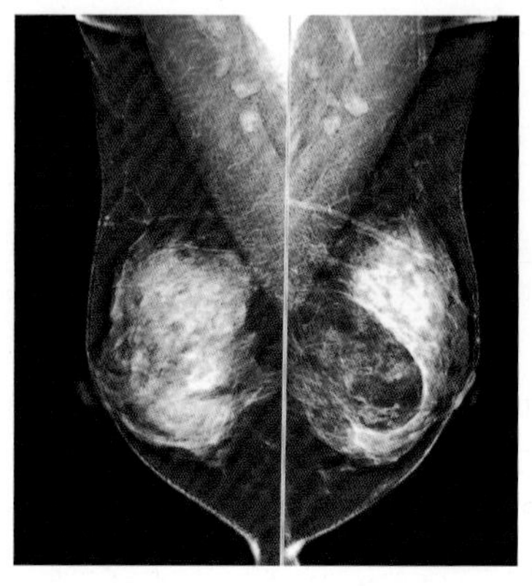

图 11-26　左乳下方脂肪瘤

注:表现为卵圆形透亮影,周围见致密包膜。

(三) 鉴别诊断

脂肪瘤需与错构瘤特别是含有多量脂肪组织的错构瘤相鉴别。脂肪瘤内不含正常的导管、腺体、纤维腺样组织和血管结构，在透亮区内常可见纤细的纤维分隔，而错构瘤表现特点是混杂密度，包括低密度的脂肪组织和等密度的纤维组织。另外透亮型积乳囊肿也需要作出鉴别。积乳囊肿较少见，多为圆形，囊壁较厚，且囊内无纤维分隔；一般发生在哺乳期或哺乳后的妇女。脂肪瘤的体积常较积乳囊肿大，临床病史及体检可以作为鉴别诊断的依据。

三、错构瘤

错构瘤是由数量不等、杂乱无章的乳腺导管、腺体小叶和成熟的脂肪及纤维组织组成的肿块，有完整包膜，界限清楚。它是正常乳腺组织异常排列组合而形成的一种少见的瘤样病变，并非真性肿瘤；常给人以“乳腺中的乳腺”之印象。

（一）临床表现及病理学特征

错构瘤可发生在任何年龄，包括十几岁和绝经后的妇女，绝经前后年龄组最为多见。多数患者无任何症状。触诊肿物质地软或软硬不一，呈圆形、卵圆形，活动，无皮肤粘连受累征象。妊娠期或哺乳期肿物迅速增大为本病特点。

乳腺错构瘤形态为圆形、卵圆形，直径 1～10 cm 不等，质较软，有完整包膜。病理学上，病变主要由脂肪组织组成，同时混杂有不同比例的腺体和纤维组织。肿瘤内脂肪成分多者大体标本类似脂肪瘤，切面呈淡黄色；腺体组织或纤维组织成分多者类似纤维瘤，切面呈灰白色。

（二）X 线表现

乳腺错构瘤较为罕见，在 MAM 中发现率不到 0.1%。X 线上肿瘤呈圆形、卵圆形，边缘光整，大小不一，有包膜，无毛刺，周围腺体组织常受压移位。混杂密度肿块是乳腺错构瘤典型 X 线表现（图 11 - 27）：低密度的脂肪组织和中等密度的纤维腺体样组织混杂存在，脂肪组织含量的不同引发 X 线片上的密度混杂程度不同。

（三）鉴别诊断

错构瘤内若含有多量脂肪组织时需与脂肪瘤及透亮型积乳囊肿相鉴别。含有多量纤维腺体组织时，则需与乳腺纤维腺瘤相鉴别。

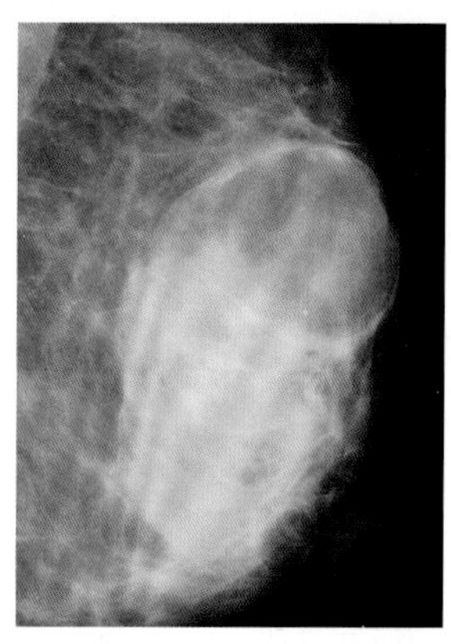

图 11 - 27　左乳外上错构瘤

注：示瘤体内密度不均，部分呈脂肪密度。

四、导管内乳头状瘤

乳腺导管内乳头状瘤是纤维血管被覆的导管上皮细胞和肌上皮细胞增生，在导管腔内形成叶状结构，占乳腺肿瘤中的 1%～1.5%。乳腺导管内乳头状瘤分为中央型和周围型。中央型乳头状瘤（central papilloma），又称大导管乳头状瘤、主导管乳头状瘤、囊内乳头状瘤等，主要发生于大导管，导管上皮增生突入导管内并呈乳头样生长，因而称为乳头状瘤；常为单发，少数也可同时累及几支大导管。周围型乳头状瘤（peripheral papilloma）常为多发性，源自中、小导管，并可由此向更大导管延伸，又称乳头状瘤病；平均发病年龄与中央型相近，但略年轻。

相对于大导管乳头状瘤，发生于中、小导管内的乳头状瘤病，其生物学特性倾向于癌变，一般认为是高危病变。

（一）临床表现及病理学特征

乳腺导管内乳头状瘤多发生于经产妇，以 30～50 岁为多见，平均发病年龄为 45.3 岁。发病与雌激素过度刺激有关。自发性的乳头溢液是本病最常见和最主要的临床特征，占 64%～88%。复旦大学附属肿瘤医院的资料显示，乳头状瘤乳头溢液时间最短为 1 d，最长达 20 年，平均为 20 个月；血性溢液占 33%，浆液血性溢液占 17%，浆液性溢液占 46%，乳汁样溢液占 2%，水样溢液占 2%；溢液伴乳晕区肿块占 13%，不伴肿块占 87%。

(二) X线表现

因乳腺导管内乳头状瘤多较小,密度较淡,60%以上病例在常规X线片上为阴性,偶尔可见单支大导管增粗或乳头后方小结节。当肿瘤较大时,肿块内偶可见小的颗粒状钙化。较为特征的X线表现为乳晕后导管影增粗伴密度增高的结节状影(图11-28),部分肿瘤可出现小点状、桑葚状钙化影。乳腺导管造影,中央型乳头状瘤常表现为近乳头侧大导管扩张,管壁光滑,管腔充盈缺损,导管突然中断呈“杯口状”改变。

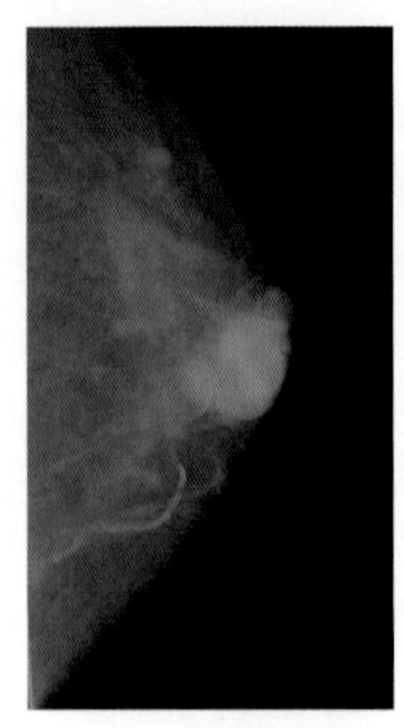

图11-28　导管内乳头状瘤

注:示左乳晕后高密度结节。

(三) 鉴别诊断

乳腺导管内乳头状瘤常以乳头溢液为首发症状就诊,所以需与引起乳头溢液的疾病鉴别。复旦大学附属肿瘤医院资料显示,乳腺疾病引起的乳头溢液,约45%的患者由导管内乳头状瘤引起,43%由乳腺导管扩张或导管周围炎引起,3%由导管内癌或浸润性乳腺癌引起。本病乳腺导管造影的特征表现不难与上述病变鉴别。

第五节　乳腺转移性癌

乳腺转移性癌占所有乳腺恶性肿瘤的0.5%~6.6%,平均发病年龄为57.4岁。出现乳腺转移多提示预后不良。大多数患者出现乳腺转移灶多在已知原发肿瘤存在的若干年之后,但也有高达25%左右的病例是以乳腺转移为首发症状的。

(一) 临床表现及病理学特征

乳腺性转移癌表现为生长迅速、无痛的乳房肿块。50%的转移病灶位于乳房表面,但并不伴有局部皮肤粘连等异常改变,也不能扪及肿大的腋下淋巴结。当表现为双侧且是多发的时候,可以伴有弥漫的乳房皮肤累及,尤其当原发灶是黑色素瘤时。

除外可以累及全身的淋巴瘤和白血病,乳腺转移性癌最常见的原发灶是对侧乳腺癌,其次是黑色素瘤、横纹肌肉瘤、肺癌、卵巢癌、肾癌、宫颈癌、甲状腺癌、肠道类癌、头颈部上皮来源癌、平滑肌肉瘤,偶尔尤因肉瘤也可以转移至乳腺。横纹肌肉瘤是青春期女孩最常见的容易转移至乳腺的恶性肿瘤。

(二) X线表现

常见的乳腺转移癌X线表现为单个或多个边界清晰的肿块(图11-29),很少出现原发乳腺癌的毛刺边缘和钙化改变,部分病例也可表现为皮肤广泛增厚、腺体致密、结构紊乱等。

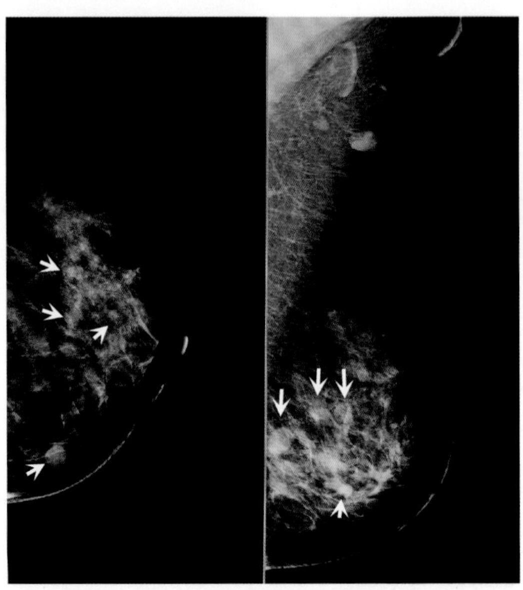

图11-29　左乳转移性癌

注:患者有对侧乳腺癌手术史,左乳可见多发大小相对一致的类圆形结节影,并伴有腋下略肿大的淋巴结。

(三) 鉴别诊断

乳腺转移性癌要与多发病灶的原发乳腺癌鉴别。另外由于转移性乳腺癌结节多呈边界清晰，类似良性改变，如纤维腺瘤和囊肿，也需要进行鉴别。

第六节　易误诊为肿瘤的炎症性病变

本节主要介绍 X 线表现有特点的脂肪坏死和导管扩张症所致的浆细胞性乳腺炎。

一、脂肪坏死

乳腺脂肪坏死为局部脂肪细胞坏死液化后引起的非化脓性无菌性炎症反应，多见于中老年人。根据病因可分为原发性和继发性两种。多数患者为原发性，常由外伤后引起。尽管有些患者主诉无明显外伤史，但一些较轻的钝器伤也可挤压损伤脂肪组织而发生坏死。此外，手术、炎症及导管扩张症或囊性增生病的局部病变等，可由于导管内容物淤积并侵蚀导管上皮，使具有刺激性的导管内残屑溢出到周围脂肪组织中，导致继发性脂肪坏死。随着乳腺各种穿刺、手术活检、乳腺癌保乳术、乳房成形术以及各种外伤的不断增加，乳腺脂肪坏死的发病率不断上升。

(一) 临床表现及病理学特征

乳腺脂肪坏死多发生于 40 岁以上的中老年人，特别是肥胖和悬垂性乳房的妇女。患者大多有明显的外伤、手术及炎症病史。临床一般分为腺外型及腺内型。腺外型病变位置表浅，多位于乳腺皮下的脂肪层内，触诊时肿块与腺体关系不大；腺内型肿块位于乳腺实质内，触诊时肿块边界不清，诊断较困难。肿块初期较大，随着时间的推移，病灶逐渐变小，与周围组织轻度粘连，质地较硬，边界常不清楚。病变后期由于大量纤维组织增生，肿块纤维样变，可出现牵拉征，如皮肤凹陷、乳头内陷等。如果本病缺乏特征性临床表现，极易被误诊为乳腺癌。

病变早期，脂肪组织被酯酶溶解液化，周围逐渐形成少量结缔组织包绕液化脂肪，表现为单发或多发脂性囊肿；囊肿大小不一，其中含油样液或暗褐色的血性液体及坏死物质。后期由于溢出的脂肪组织刺激纤维组织增生，坏死灶逐渐被分解吸收，纤维化形成坚实灰黄色肿块，切面呈放射状瘢痕样组织，内有含铁血黄素及钙盐沉积。

(二) X 线表现

脂肪坏死随着病情的发展，病理学改变不同，X 线表现可多种多样。病变早期 X 线多无异常发现，晚期可出现酷似乳腺癌的表现。本病的特征性 X 线表现为表浅皮下脂肪层混浊，部分患者可伴皮肤局限性增厚；囊肿中央呈低密度透亮区，边缘薄而光滑，囊壁可伴有钙化(图 11－30)。病变也可表现为肿块或结节，其内可见大小不同的低密度影或均匀致密影，部分边缘可出现毛刺，易误诊为乳腺癌。脂肪坏死后期纤维组织明显增生，X 线表现为星芒状、斑片状、索条影及网状结构，密度与腺体相同。当纤维化累及皮肤时，可出现皮肤局部凹陷及乳头内陷。有时可出现似恶性的砂粒样钙化。当脂肪坏死发生于乳腺深部与腺体重叠而表现为边界不清的肿块时，与乳腺癌鉴别困难。

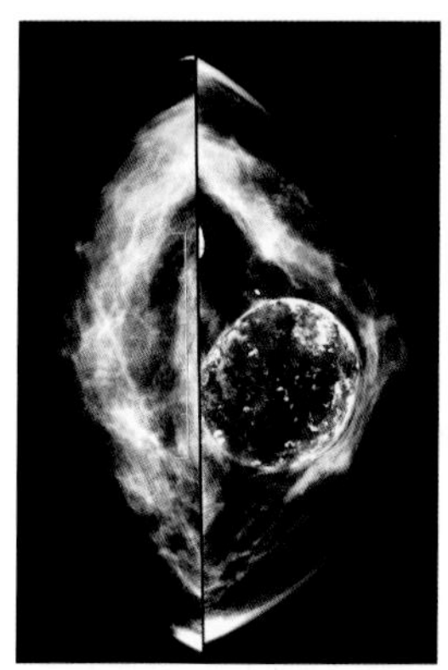

图 11－30　左乳脂肪坏死

注：左乳再造术后，X 线检查示内下方形态不规则钙化乳包壳样包绕呈脂肪密度的肿块，手术证实为脂肪坏死。

(三) 鉴别诊断

乳腺脂肪坏死表现不典型时需与乳腺癌相鉴别。一般乳腺癌的肿块呈渐进性增大，边界不清；脂肪坏死的肿块边界相对较清，大多呈缩小趋势，位置常较表浅,且密度常常比同一大小的乳腺癌密度低且不均匀,其内可见坏死脂肪组织的脂肪密度影,此为比较典型的影像表现。脂肪坏死伴有钙化时,多为散在点状或环状钙化,与乳腺癌簇状分布的不均质钙化不同。

二、浆细胞性乳腺炎

浆细胞性乳腺炎又称乳腺导管扩张症,是一种以导管扩张、浆细胞浸润为基础的无菌性炎症反应性疾病。本病相对少见,其发病率占乳腺良性疾病的1.41%~5.36%。发病原因尚不明确,可能与先天性乳头畸形或发育不良有关。因临床表现复杂多变,常难与其他乳腺疾病尤其是乳腺癌相鉴别,易误诊、误治。

(一) 临床表现及病理学特征

浆细胞性乳腺炎好发于绝经期前后妇女。多数患者有乳头发育不良(如内翻、内陷、分裂、扁平)或哺乳不畅史,常以乳房肿块或乳头溢液为首诊症状。乳头溢液呈浆液性,多为类脂样或淡黄色。肿块多位于乳晕后区,其长轴多与乳腺导管走行一致;急性期肿块较大,边界不清,有不同程度的红、肿、热、痛,常伴有腋下淋巴结反应性肿大;亚急性期及慢性期肿块持续缩小,形成硬结。由于扩张导管的纤维组织增生和炎症反应,导管纤维化收缩可致乳头变形、回缩。

早期乳头及乳晕后方的输乳管扩张,乳管内积聚含脂性分泌物而使其扩张,此前没有明显的炎症反应,又被命名为乳腺导管扩张症。当病变发展到一定时期,扩张导管周围纤维组织增生,管腔内淤积的脂质类物质分解,其产物由管内渗出,刺激周围组织引起大量浆细胞浸润,故而得名浆细胞性乳腺炎。有学者认为浆细胞性乳腺炎是乳腺导管扩张症发展的后期阶段或伴随于导管扩张症,但并不是导管扩张症的必然过程。

(二) X线表现

当乳腺导管扩张进入炎性反应阶段时,X线片上显示乳晕后区沿导管长轴扩展的不对称密度增高影(图11-31),密度不均匀,其间夹有索条状影、蜂窝样改变及囊状透亮影,或可见点状、粗杆状及分枝状钙化;病灶边缘模糊而无明确界限,皮肤增厚局限在乳晕周围,乳头和乳晕下区大导管、血管明显增粗,乳头可因纤维组织增生牵拉而内陷;常伴有腋下淋巴结肿大。

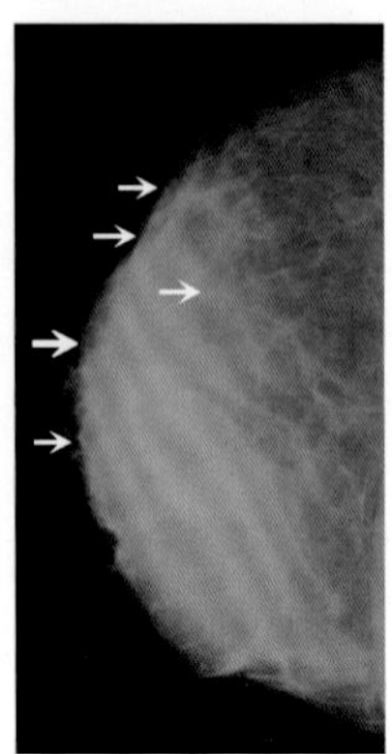

图11-31 右乳浆细胞性乳腺炎(CC位)

注:示右乳晕区大片状致密影,边缘呈火焰状改变(箭)。

乳腺导管造影对本病有较大的诊断价值,急性期可显示数支扩张的乳导管呈管状、囊状或蜂窝状,导管渗透性增强致使对比剂渗出,形成导管周围晕样阴影或毛刷状模糊影。若扩张管腔内的分泌物浓稠,可形成乳管内不规则的充盈缺损,需与乳头状瘤造成的充盈缺损鉴别;本病复查时充盈缺损的形态可有所变化。慢性期表现为乳导管闭塞及扭曲变形。

(三) 鉴别诊断

浆细胞性乳腺炎主要需与乳腺癌及其他乳腺炎鉴别。本病发病部位较为特殊,多位于乳晕后方,皮肤增厚也局限在乳晕周围,常见乳头和乳晕下区大导管、血管明显增粗。乳腺癌发病年龄相对较大,血性溢液多见,外上象限发病更为常见;形态不规则,周边伴有毛刺或透亮水肿带,常出现泥沙样、杆状、分枝状钙化,邻近皮肤粘连增厚。本病尚需与细菌感染性乳腺炎鉴别。本病好发于非哺乳期女性,患者多有乳头溢液,乳腺导管造影检查可显示数支扩张的乳导管呈管状、囊状或蜂窝状,有较大诊断价值。而细菌感染性乳腺炎多发生于产后哺乳期妇女,经抗炎治疗后症状有好转。浆细胞性乳腺炎使用抗生素治疗无效。

(顾雅佳　肖　勤　张云燕　李瑞敏　蒋朝霞　刘　芮　孙诗昀)

参考文献

[1] 陈波,李瑞敏,刘军,等. 乳腺 Paget's 病临床与 X 线诊断对照研究[J]. 临床放射学杂志,2010,29(1):43-46.

[2] 顾雅佳,陈彤箴,王玖华,等. 乳腺髓样癌的 X 线表现:与病理对照并与纤维腺瘤鉴别[J]. 临床放射学杂志,2004,23(4):292-296.

[3] 顾雅佳,王玖华,张廷璆. 乳腺黏液腺癌的钼靶 X 线表现与病理对照研究[J]. 中华放射学杂志,2002,36(11):973-976.

[4] 顾雅佳,肖勤,杨文涛,等. 早期乳腺导管原位癌 X 线表现与预后生物学标记关系的研究[J]. 中华放射学杂志,2007,41(6):623-628.

[5] 顾雅佳,张廷璆. 提高对乳腺浸润性小叶癌 X 线表现的认识(附 28 例分析)[J]. 实用放射学杂志,2003(10):871-874.

[6] 顾雅佳,周康荣,陈彤箴,等. 乳腺癌的 X 线表现及病理基础[J]. 中华放射学杂志,2003,37(5):439-444.

[7] 乳腺原发性非何杰金淋巴瘤钼靶 X 线及 MRI 影像表现(附 3 例报告及文献复习)[J]. 实用放射学杂志,2005,21(10):1090-1093.

[8] BOUROUMANE M R, KHALIL R, KHALIL H, et al. Breast lipoma with central fat necrosis: case report [J]. The Pan African Medical Journal, 2016, 25: 235.

[9] Farshid G, Gill P G. Contemporary indications for diagnostic open biopsy in women assessed for screen-detected breast lesions: A ten-year, single institution series of 814 consecutive cases [J]. Breast Cancer Research Treat, 2017,162(1):49-58.

[10] Hu J, Huang X. Combining ultrasonography and mammography to improve diagnostic accuracy of plasma cell mastitis [J]. J Xray Sci Technol, 2020, 28(3):555-561.

[11] KERRIDGE W D, KRYVENKO O N, THOMPSON A, et al. Fat necrosis of the breast: a pictorial review of the mammographic, ultrasound, CT, and MRI findings with histopathologic correlation [J]. Radiol Res Pract, 2015,2015: 613139.

[12] LEONG P W, CHOTAI N C, KULKARNI S. Imaging features of inflammatory breast disorders: a pictorial essay [J]. Korean Journal of Radiology, 2018,19(1):5.

[13] RAJ S D, SHURAFA M, SHAH Z, et al. Primary and secondary breast lymphoma: clinical, pathologic, and multimodality imaging review [J]. Radiographics,2019,39(3):610-625.

[14] SIPPO D A, KULKARNI K, CARLO P D, et al. Metastatic disease to the breast from extramammary malignancies: a multimodality pictorial review [J]. Current Problems in Diagnostic Radiology, 2016,45(3):225-232.

[15] WU W H, JI Q L, LI Z Z, et al. Mammography and MRI manifestations of breast angiosarcoma [J]. BMC Women's Health, 2019,19(1):73.

[16] XIA T, QIN C, LONG H, et al. Mammary myoid hamartomas: reports of two cases and a review of the literature [J]. Int J Clin Exp Pathol, 2019,12(7):2398-2404.

第十二章

乳腺肿瘤的超声检查

超声波应用于乳房检查起自1951年，历经70年后，从灰阶（黑白）的静态图像发展到目前的灰阶实时性和彩色多普勒超声图像。全乳腺扫描超声探头的出现，为乳腺规范化、全面、系统超声检查提供新技术，从而可以进行乳腺全面、三维的超声图像显示。乳房超声检查在乳腺疾病的诊断和疗效评估中具有重要意义，同时在乳腺癌的筛检中也发挥重要作用。

第一节 概 述

一、超声波原理

超声波是机械波的一种，由于不同组织声阻抗的不同，声波在不同介质的传导速度不同并产生回波。医学超声应用中，超声波由探头发送并在人体组织中传播，不同组织见声阻抗差形成的界面可以导致声波的反射，超声探头接收返回来的声波信号并将其转变成电信号，根据反射信号的强度和声波传播的时间，从而形成组织界面的图像。超声的分辨率分纵向（longitudinal，L）及横向（transverse，T）分辨率。纵向分辨率因波长短（频率高）而提高；横向分辨率则因声束的宽度越窄而越好。

二、超声检查前准备

（一）患者准备

检查前患者无需特殊准备。

（二）体位

一般取仰卧位，双手上举，充分暴露乳腺和腋窝、锁骨下区域。

（三）仪器

一般使用具有高频线阵探头（5～15 MHz或更高）的超声诊断仪，探头频率的选择应该根据检查深度决定。仪器具备高分辨力二维超声、彩色超声、多普勒超声；有条件情况下可以包括低机械指数超声造影和弹性超声技术。

1. *二维超声*　是超声检查的基础，观察乳腺腺体组织、导管和间质（脂肪）的二维超声表现。以乳腺中脂肪组织回声作为等回声，分别描述乳腺中不同组织的回声强度。

2. *彩色多谱勒超声检查*　在二维超声观察的基础上，叠加彩色多谱勒超声可以观察组织和病灶内部血管是否存在、血管的走向和分布。利用多普勒超声可测量动脉血流的峰值流速和阻力指数。

3. *超声造影和弹性超声*　在二维超声基础上，超声造影可以显示病灶区域的血流灌注和微循环状态，半定量评估病灶区域的血流供应情况。弹性超声可以反应组织的可变形能力，从而反映组织的硬度。

三、超声检查方法

（一）乳腺

1. *乳腺超声检查原则*　乳腺超声检查可以采

用从上至下、从外向内做一系列横切和纵切扫查或以乳头为中心做环状扫查或由外向中心(乳头)、由中心向外做放射状扫查。原则上依顺时钟方向由12点钟至6点再回到12点钟。在乳头乳晕处,宜使用较多的传导胶且探头稍加压力,以减少空气干扰。再扫描腋下、内乳淋巴及颈部淋巴。对乳腺的扫描,先采反辐射状(anti-radial),再采辐射状(radial)扫描(图12-1),则肿瘤较易与乳腺管肿胀区分。

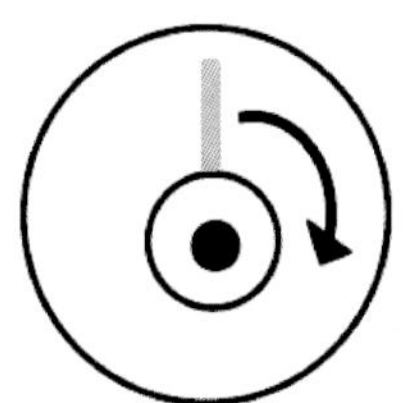

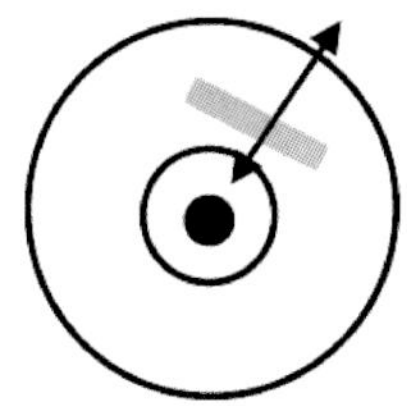

图12-1　乳房超声波检查扫描方式

2. *乳腺超声检查注意事项*

(1) 检查时各检查断面相互覆盖,不能有遗漏区域。

(2) 检查速度恒速,匀速滑行。

(3) 探头与皮肤表面尽量垂直;检查时不宜过度加压,以免改变肿块形态、位置等,特别在检查肿块血流时,加压会使小血管难以显示。

3. *正常乳腺超声图像特征*　正常乳腺厚度和大小个体差异较大。超声图像上正常乳腺结构可分为4层,即皮肤、皮下脂肪层、腺体层及乳腺后间隙脂肪层。乳房悬韧带为穿行于其间的线状高回声,乳腺导管呈纤细单线或双线样的稍高回声。乳腺以脂肪回声为等回声,作为判断乳腺病变的回声强度的参考。女性乳腺腺体厚度和回声强度以及乳腺内脂肪组织的含量个体差异很大,与年龄和是否哺乳有密切关系。正常乳腺组织位于图像中层;高回声结构包括小叶间的结缔组织分隔、乳腺前后筋膜、部分可见的导管壁和皮肤组织;等回声组织主要为脂肪组织、小叶、导管上皮组织。

(二) 腋淋巴结

腋淋巴结位于腋窝大血管周围和胸大肌和胸小肌周围,周围有脂肪结缔组织结构。检查方法为将超声探头放置腋窝区域进行连续的横或纵切扫查,观察大血管周围、胸大肌和胸小肌周围以及锁骨下大血管周围淋巴结是否存在和形态。腋淋巴结位于腋窝蜂窝脂肪组织中,可分为5群:外侧淋巴结、胸肌淋巴结、肩胛下淋巴结、中央淋巴结和尖淋巴结。注意识别胸小肌,胸小肌是乳腺癌淋巴结转移定位的重要标志。胸小肌位于胸大肌深层,起自第3～5肋骨前面,止于肩胛骨喙突。胸小肌外侧的淋巴结是第Ⅰ组,胸小肌深面的淋巴结是第Ⅱ组,胸小肌内侧的淋巴结是第Ⅲ组。

四、乳腺超声图像报告规范系统

乳腺超声的报告内容可能因人的主观感觉而有不同的诠释及采用不同的名词。自2003年美国放射线学会(American College of Radiology, ACR)为整合超声报告的描述术语,便于数据收集及质量监控,发布“乳腺影像报告和数据系统”(Breast Imaging Reporting and Data System, BI-RADS),2013年进行更新,并形成第5版BI-RADS。

(一) 乳腺超声描述词汇

1. *背景回声*

(1) 均匀(为脂肪)。

(2) 均匀(乳腺腺体及结缔组织)。

(3) 不均匀。

2. *肿块*

(1) 形状:分成椭圆形、圆形、不规则。

(2) 方位:分成平行(肿块的长轴与皮肤平行)、非平行(即高宽比较大)。

(3) 边缘:分为界限清楚及不清楚。不清楚又分为模糊、有锐角、微小叶状边缘、针状(毛刺状)。

(4) 内部回声:①无回声;②低回声;③等回声;④高回声;⑤强回声。

(5) 后部回声:①无改变;②增强型;③衰弱型;④混合型(无变化、增强及衰弱同时存在)。

3. *钙化点*　可大致分为:

(1) 大钙化点(直径大于2 mm)。

(2) 微细钙化点(直径小于2 mm)。

可依存在位置,再分成钙化点在肿块内或外及乳腺导管内的钙化点。

4. *周围组织变化*　包括结构扭曲,乳管不正常扩大或变形,皮肤变厚或凹陷、水肿,有无血管灌注,以及肿块内的血流及弹力系数的变化等。

5. *特殊病例*　如众多微小囊泡、皮肤上肿瘤、外物、内乳淋巴、腋下淋巴与血液分布:①有或无;

②直接在病灶旁边;③周围血流皆增加,血管异常,术后体液滞留,脂肪坏死。

6. *病灶评估分类* 依据超声图像特征及病灶的恶性程度不同分类,共有 6 种分类:

类别 0:超声波检查后无法立即作出结论,需另外影像检查帮忙诊断。

类别 1:无异常发现。

类别 2:无恶性影像发现,如囊泡、良性病灶已经数次检查无变化。

类别 3:可能良性,需短时间随访。此分类的肿块最后诊断其恶性比例需在 2%以内。

类别 4:可能为恶性病症,恶性发生可能性 3%~94%。可再分成 4a、4b、4c 3 种亚类;依恶性程度不同所给诊断更符合临床需要(恶性程度分别为 3%~10%、11%~50%及 51%~94%)

类别 5:极可能(≥95%)为恶性病灶,需立即治疗。

类别 6:已有病理学检查结果,确定为恶性。

(二) 乳房超声检查报告要求

一份完整超声报告,除对病灶的影像质量有要求外,对超声仪器的条件设定也有明确的规定。

(1) 患者的基本信息:姓名、病历号、年龄,完成检查的医院或单位,检查时间。

(2) 超声仪器的基本参数:仪器的型号、探头的类型和频率。

(3) 病灶信息:病灶的位置、大小、回声、边境等特征。

五、超声图像记录方法

正确地指出病变所在位置,在许多触诊不到或非肿块的病变被超声波发现时尤为重要,可供治疗疗效评估,也可正确地追踪肿瘤大小变化,利于不同操作者的追踪。肿瘤的位置可分左、右乳房或双侧性,病变位置可仿乳房摄片的位置分成内上、内下、外上、外下及乳晕下,但较客观、易沟通模式则依时钟方向来做纪录(1~12 点钟,另加入 12.5,以 30 分钟为间隔纪录),再加上肿瘤中心点距离乳头的距离[所在乳房位置的深浅则依平躺后,乳腺在超声波呈现的深浅区分成 3 等分(A、B、C 层),A 表示在表浅 1/3, B 表示在中间 1/3, C 表示在深部 1/3 处](图 12-2)。此深度的纪录在手术时极为重要,良性肿瘤切除时可易于依深度而探查到肿块,在恶性肿瘤切除时可作为安全边缘的参考。如“右 8/1, C”即表示病变位置在右乳房 8 点钟,距离乳头 1 cm 处,在乳房的中下层。肿瘤大小的表示,则依最大径大小为长度,垂直方向的最大径为宽,再加上深度来表示(图 12-3)。

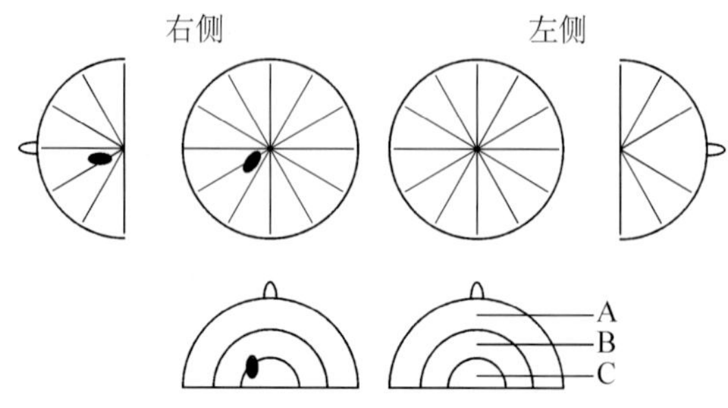

图 12-2 乳房超声波病灶记录图标

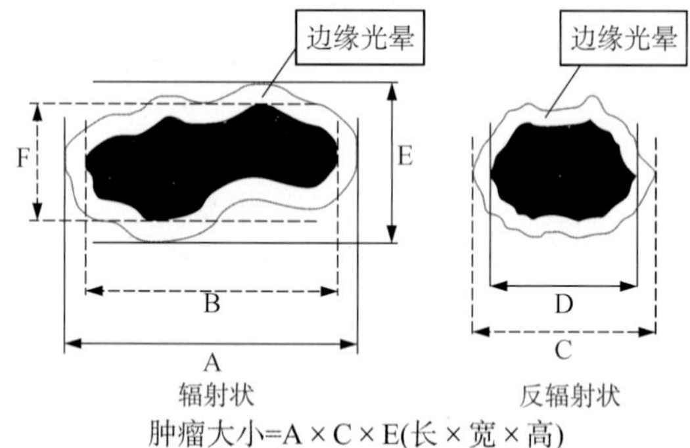

图 12-3 乳房超声波测量肿瘤大小图示

而所谓纵横比(longitudial-transverse ratio, L/T)或称高宽比(tall than wide),以纵轴的大小(其大小的测量,不包括边境光晕)除以横轴的大小来表示,此与肿瘤的方位(orientation)有相同含意。平行的肿瘤通常纵横比较小,易归类为良性肿瘤;而非平行的肿瘤,其纵横比数大,偏向恶性特征。

六、良恶性乳腺肿瘤的超声表现

乳腺超声波病灶的描述应该按 BI-BADS 标准词汇来定义及描述,并作出良、恶性的分类和判断。最终的诊断是依据超声表现和临床作出的综合判断,因此有个人主观判断因素在内。BI-BADS 标准词汇的使用也因人而异;超声波检查也需综合考虑,以最能分辨良恶性的特征,据此作出良恶性判断(表 12-1)。此一判断的流程、思考的顺序,可能因人而异。简言之，对一个实心的肿块，宜先考虑肿块的形状、边缘及纵横比。可粗略作出评估，再辅以内部回声的高低、边界是否明显、是否有钙化点（规则或不规则）、血流、弹性系数、周边变化及腋下淋巴结的有无，给出判断。

表 12－1　乳腺良、恶性肿瘤的超声鉴别要点

鉴别点	良　性	恶　性
形状	椭圆形	球状、不规则形
边界	清	清，不清
边缘	光整	不光整
内部回声	低回声	强弱不均
后方回声	增强或不变化	衰减
恶晕征	无	可见
钙化	无或少见或粗大	多见，细小
血流	稀少	丰富
淋巴结转移	无、有（正常）	有
周围组织变化	无变化	扭曲、水肿等

乳腺病变在超声上成像有部分以非肿块的形式来表现。常见如乳腺管扩张，有时在扩张的乳腺管内有内回声病变或边界不规则的低回声病变，有时与广泛性的纤维囊肿变化不易区别。结构的扭曲（图 12－4）或腺体中断的乳腺癌特征也常见。

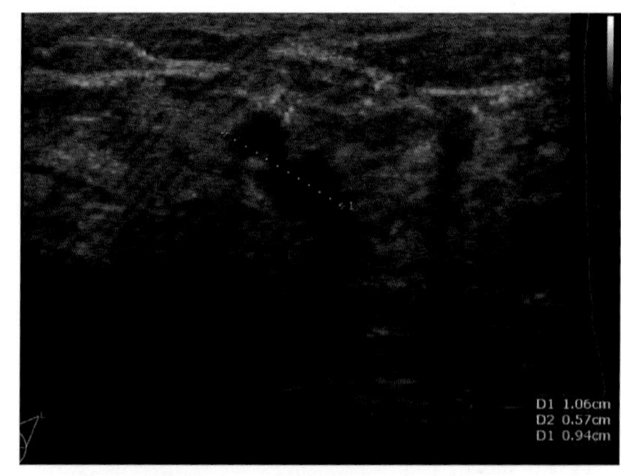

图 12－4　超声发现乳腺肿块

注：可见大小 9 mm×10 mm、扭曲的低回声病变；病理报告为原位癌。

第二节　乳腺非肿瘤性病变

一、乳腺增生性病变

乳腺增生性病变是一组以乳腺腺体、末梢导管和间质组织增生或复旧不良而产生的病理变化，为一种病理细胞学诊断。临床命名混乱，包括乳腺小叶增生、乳腺腺病和乳腺纤维囊腺增生等。

乳腺增生性病变可以有或无临床表现，超声图像特征往往不典型或缺乏明显的超声图像特征。临床上可表现随月经周期变化的周期性疼痛等主观症状和客观腺体局限增厚。

（一）超声表现

（1）超声腺体组织层增厚、致密，结构紊乱，或出现局限性增厚。

（2）腺体层内出现多发低回声结节状结构、无回声囊性结构，散在分布。

（二）与复杂性囊肿的鉴别诊断

单纯性囊肿（simple cyst）的诊断，在超声的表现至少需符合下列 3 个条件：边缘平滑的圆形或椭圆形、内部无回音、后部回声增强。若单纯囊肿有类似人为或外来因素的改变，称为复杂性囊肿（complicated cyst），如血肿、脓疡等。若弱回声囊肿，但其囊壁较厚，或内部有较厚的隔间（septum），则可改为复合性囊肿（complex cyst），表示除囊肿外，有同时存在的实体变化。此复合性囊肿依下列分类而有不同比率合并有乳腺癌（25%～30%），如囊壁较厚、隔间较厚、囊肿内有肿块（intracystic mass）或呈现低回声的乳腺癌（如肿瘤内部坏死，淋巴癌或髓质癌等）。

二、乳腺炎性疾病

乳腺炎性病变是指由于各种病原体导致的乳腺组织炎症改变，常见的为细菌性炎症，可发生于任何年龄和哺乳期。临床上表现局部的红肿和疼痛。好发哺乳期或 20～50 岁。受累乳腺局部有肿痛，质

坚韧,压痛明显。

超声表现:

(1) 病灶局部明显增厚,呈团块状,内部回声不均匀。病变早期以细胞浸润、水肿为主时,超声表现为病变区域呈低回声团块,内部回声不均匀,缺乏明显边界,后方回声可以增强、不变或轻微衰减(图 12-5);彩色超声可以显示内部和周边组织中血管扩张,血流阻力降低(图 12-6)。后期可能随着组织液化或脓肿的形成可以出现不规则的无回声结构或弱回声结构。

(2) 可伴同侧腋淋巴结肿大,呈低回声,淋巴结皮质增厚,淋巴结门结构消失。

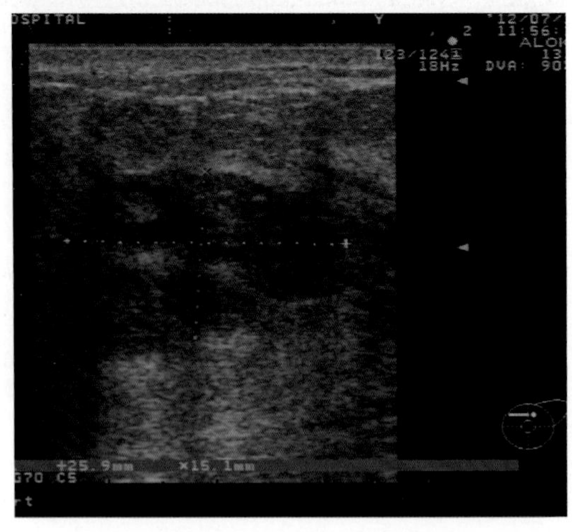

图 12-5　乳腺炎性病变

注:乳腺体内见低回声结构,边界不清,回声不均匀,后方回声增强伴部分声影。

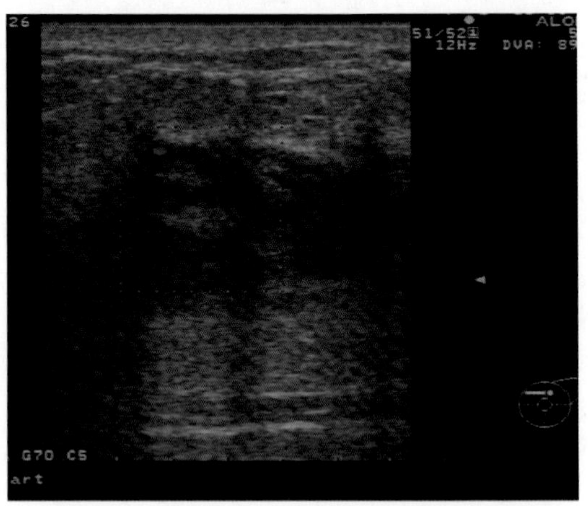

图 12-6　乳腺炎性病变彩色多谱勒超声

注:显示病变区域点状血流信号。

第三节　乳腺良性肿瘤

(一) 乳腺纤维腺瘤

乳腺纤维腺瘤是乳腺最常见的良性肿瘤,属良性间叶和上皮混合性肿瘤。常见于 18～25 岁青年女性患者,月经初潮前甚少见,绝经后妇女少见。

(1) 超声图像特征:乳腺的腺体层内出现球形、椭圆形低回声结节,边缘光整或呈浅分叶状,形态规则,内部回声均匀,后方见回声增强(图 12-7)。肿块活动度好,生长缓慢,发生在青少年的纤维腺瘤生长速度可以较快,少数病例可以出现粗大强回声钙化伴声影。

(2) 彩色多普勒超声显示病灶区域点状散在血流信号、周边条状血流信号或无血流信号存在(图 12-8),弹性超声显示病灶硬度类似周围组织或稍硬。

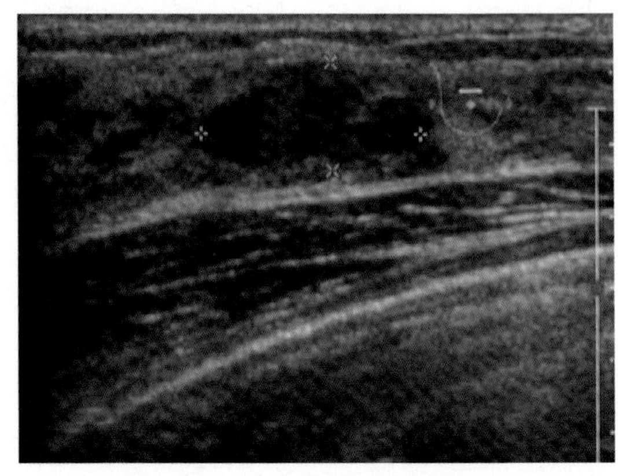

图 12-7　右乳纤维腺瘤

注:示形态规则,边缘光整,回声均匀,后方回声增强。

(二) 导管内乳头状瘤

导管内乳头状瘤是发生在乳腺导管上皮的一类病变,分为中央型(大导管内)乳头状瘤和周围型(末梢导管内)乳头状瘤,可单发或多发,有 5%～33%

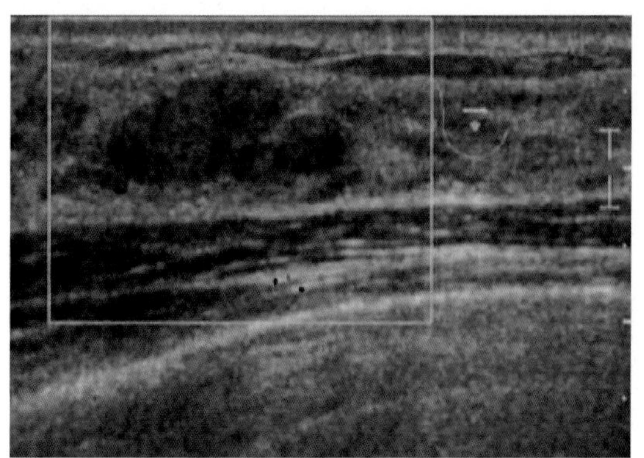

图 12-8　左乳纤维腺瘤彩色多普勒超声

注：示病灶内部和周边点状血流信号不明显或存在。

的癌变率。发病年龄为 18～82 岁，以 30～54 岁多见。乳头溢液为常见临床症状，可以表现为浆液性或血性溢液。

（1）超声特征：乳晕下或乳晕周围探及低回声结节，其周围可见导管呈囊状或管状扩张，自乳头向外侧延伸；或表现为囊性无回声区中见不规则的实性低回声结节（图 12-9）；扩张的导管追踪扫查见远端导管内有乳头状实性回声，管壁不规则；实质内低回声结节不伴导管扩张。病灶形态较规则，回声均匀，边缘光滑；较大者可呈"菜花"状，内回声不均匀，边缘不光滑。少数患者可有典型临床表现，但超声图像缺乏特征性改变。

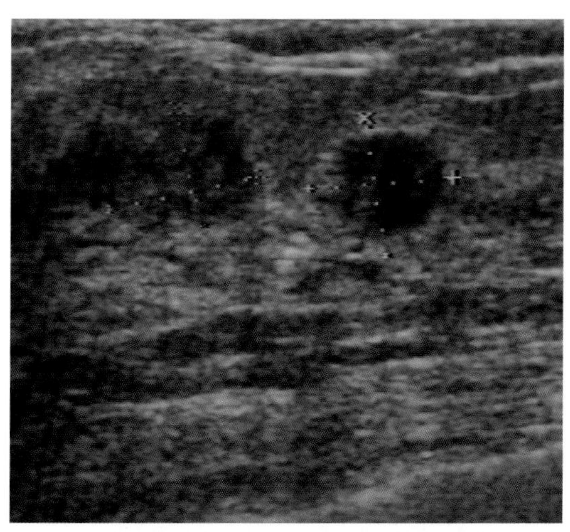

图 12-9　右乳导管内乳头状瘤

注：右乳头旁见多个低回声结节，形态欠规则，边界尚清，边缘光整，内部回声均匀，后方回声无改变，周围未见明显扩张导管。

（2）彩色多普勒超声显示较大结节内见少量点棒状血流信号显示（图 12-10）；频谱多普勒测及动脉频谱，结节较小时血流信号可能显示不请。

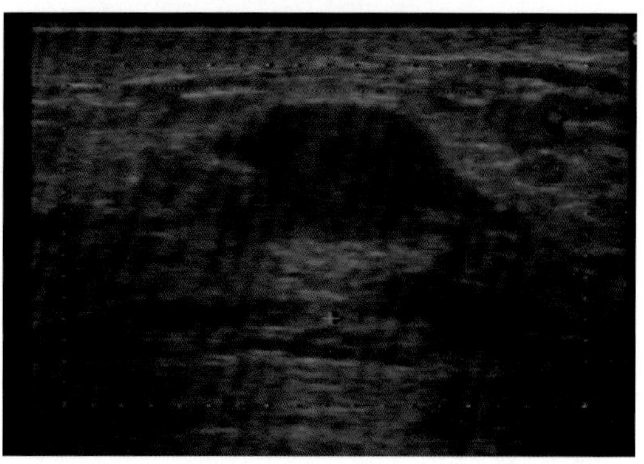

图 12-10　左乳导管内乳头状瘤彩色多谱勒超声

注：左乳头旁低回声结节，形态欠规则，边缘成角，内部回声均匀，后方回声增强，周围见扩张导管，彩色超声显示病灶边缘点状血流信号。

（3）腋淋巴结呈长椭圆形，淋巴结门髓质强回声增宽，皮质变窄或均匀增宽，周边包膜完整。

（三）乳腺分叶状肿瘤

乳腺分叶状肿瘤是一种少见乳腺肿瘤，占乳腺肿瘤的 0.3%，是乳腺间质肿瘤的常见类型。大部分为良性，大约 16%有恶性成分的存在。

好发于 40 岁左右女性，平均发病年龄晚纤维腺瘤 15～20 年。

（1）病理：镜下见由良性的上皮成分和丰富的纤维样间质细胞组成。间质成分一般表现为不同分化程度的纤维组织细胞瘤、脂肪肉瘤、软骨肉瘤、骨肉瘤、横纹肌肉瘤、血管外皮瘤、恶性纤维组织细胞瘤等，生长快速，大小一般直径在 50 mm 左右，包括良性和恶性成分。穿刺可能造成过高或过低诊断。

（2）临床：质地中、活动、边界清的占位，生长较快，极少数可有恶性表现和皮肤改变。

（3）超声表现：形态呈卵圆形、边界清晰（图 12-11），肿块较大时，超声探头往往难以显示全貌。内部常有囊性无回声部分，实质性部分回声均匀或轻微不均匀；如果出现明显不均匀，应该留意恶性可能。内部可出现高回声分隔，并显示血管的存在（图 12-12）。

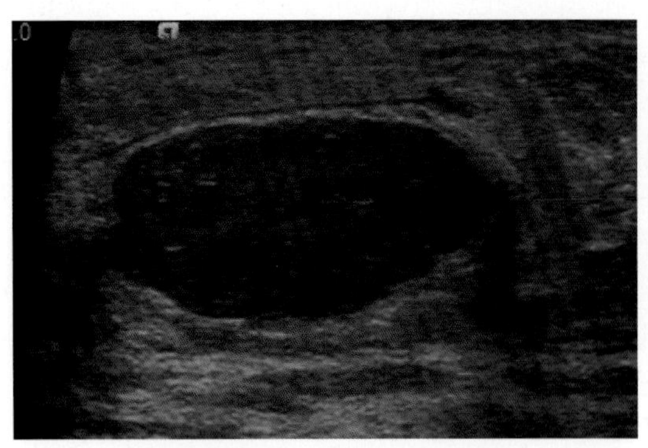

图 12－11　右乳分叶状肿瘤

注:右乳下方低回声,形态尚规则,边界欠清,边缘浅分叶,内部回声不均,后方回声增强。

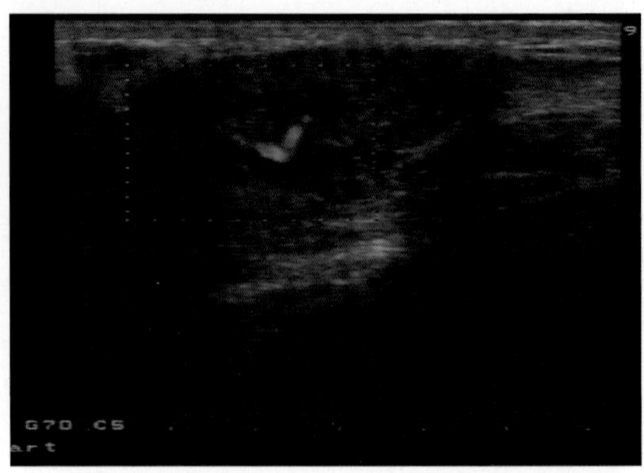

图 12－12　右乳分叶状肿瘤彩色多谱勒超声

注:右乳下方见低回声结节,内见条状血流信号。病理提示分叶状腺瘤(交界型)。

第四节　乳腺恶性肿瘤

(一) 乳腺导管腺癌

乳腺导管腺癌是最常见的乳腺癌类型之一,分为导管原位癌和浸润性导管癌。导管原位癌是浸润性导管癌的前期表现,发生率占新发病例的20%～30%,大约80%原位癌的常见表现是非肿块性的簇状钙化,故超声对原位癌的诊断价值不如钼靶X线检查,仅仅上部分有软组织块存在的病例超声可以发现(图 12－13)。浸润性导管癌多见于中年女性,40～45 岁和 60～65 岁是高发年龄段。早期可缺乏临床表现,常见临床表现为乳头溢血和发现肿块。

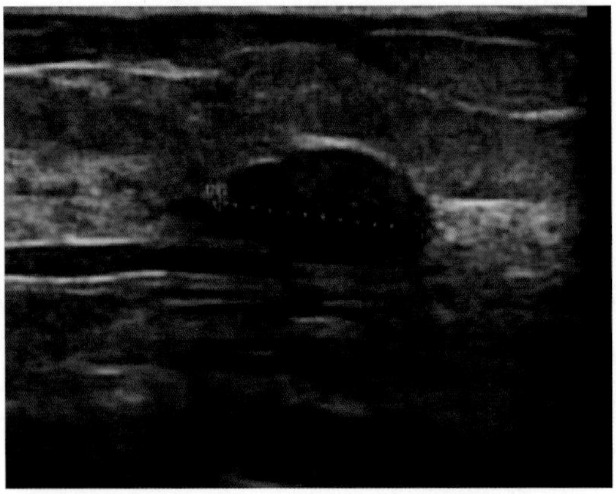

超声在乳腺内发现低回声结节,边界尚清,边缘呈分叶状、毛刺状等,内部回声不均匀,可见簇状强回声点,少数可出现无回声区域,周边见不规则和厚度不均匀的等或高回声晕,后方声衰减(图 12－14)。彩色多谱勒超声显示病灶周边血流信号丰富,内部见条状穿支血流信号。腋窝可见肿大淋巴结。

图 12－13　左乳导管内原位癌

注:左乳腺体内见低回声结节,边界尚清,边缘欠光整,内部回声均匀,周边见高回声晕,后方回声无变化。

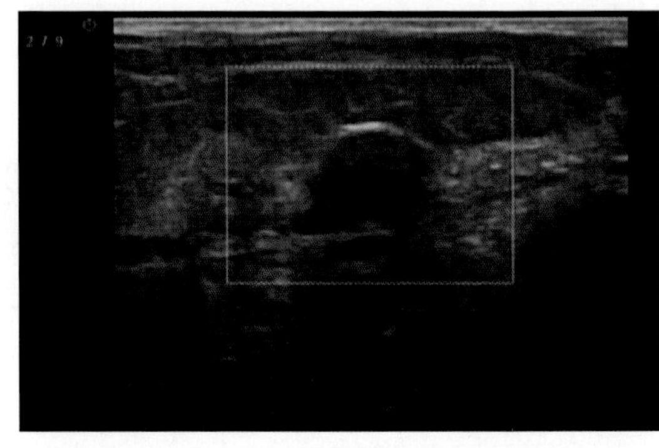

图 12－14　左乳外侧导管内原位癌

注:左乳外侧腺体内见低回声结节,边界尚清,边缘见分叶,内部回声均匀,后方回声衰减;彩色多谱勒超声显示血流信号不明显。

(二) 乳腺小叶癌

乳腺小叶癌发生率仅次于导管癌,可分为原位癌和浸润性小叶癌。小叶原位癌好发于生育年龄女性，发病隐匿，缺乏临床表现和影像学(包括超声)特征，早期诊断率非常低。多灶性和双侧性较多见。

超声特征：类似浸润性导管癌表现(图 12 - 15)，呈现为低回声，边缘分叶状或毛刺状，内部回声不均匀，点状强回声较为少见。彩色多谱勒超声可见周边和内部条状血流信号。腋窝可见肿大淋巴结。

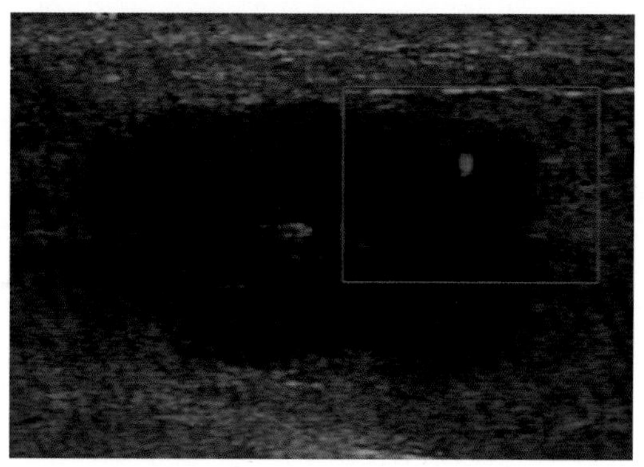

图 12 - 15　左乳浸润性小叶癌

注：左乳头内上低回声结节，形态欠规则，边界欠清，边缘呈浅分叶，内部回声不均，后方回声稍增强；彩色多谱勒超声见局部条状血流信号。

(三) 腋窝转移淋巴结超声表现

(1) 淋巴结形态饱满，皮质部分增厚(均匀性或不均匀性)，淋巴结门缩小或消失。皮质回声不均匀，可以出现液化无回声区域。

(2) 彩色多普勒超声显示周边和内部见多个条状血流信号，呈周围型分布和混合型分布。

(常　才　陈训徽　周　瑾)

参考文献

[1] 姜玉新，李建初主编. 血管和浅表器官彩色多普勒超声诊断图谱[M]. 南昌：江西科学技术出版社，2007：204 - 250.

[2] 邵志敏，沈镇宙，徐兵河. 乳腺肿瘤学[M]. 上海：复旦大学出版社，2013.

[3] DIXON A M. Breast ultrasound (how, why and when) [M]. New York：Churchill Livingstone，2009.

[4] RUMACK C M，WILSON S R，CHARBONEAU J W，et al. Diagnostic ultrasound [M]. 4th ed. New York：Elsevier Mosby，2011.

第十三章

乳腺肿瘤的磁共振成像检查

第一节 概　　述

一、乳腺磁共振成像检查适应证与禁忌证

（一）适应证

（1）当乳腺X线摄影或超声检查不能确定病变性质时，可以考虑采用MRI进一步检查。MRI检出浸润性乳腺癌的灵敏度接近100%，即MRI检查阴性者基本可排除浸润性乳腺癌的存在。MRI检查具有多序列、多参数、多功能成像的优势，可以为诊断提供更多信息，常作为其他影像学检查阴性或持怀疑时的进一步检查方式。鉴于乳腺组织的特殊性，乳腺MRI检查必须行增强扫描。

（2）对已明确为乳腺癌的患者，MRI有助于进行更准确的术前分期。MRI有助于发现其他影像学检查不能发现的多灶和多中心病变；有助于显示和评价肿瘤对乳后脂肪间隙和胸肌的浸润等（图13-1）。当然，乳腺癌的MRI分期也存在缺陷，有时会将乳腺癌伴发的良性病灶误诊为多灶性乳腺癌而进行活检，甚至因此而丧失了保乳手术的机会。但是随着乳腺MRI的广泛应用，以及读片水平的提高，这种概率正在逐步降低。

（3）拟保乳手术的患者，建议常规MRI检查。对乳腺癌以外的任何可疑病灶，包括以下征象者：星芒状或不规则肿块伴不均匀或环形强化；导管样、段样和区域性分布的非肿块强化；时间-信号曲线为廓清型，推荐做第2眼超声检查，如能发现则可在超声引导下对可疑病灶予以定位并活检，如第2眼超声检查仍未能检出，则应进一步在MRI定位下活检。

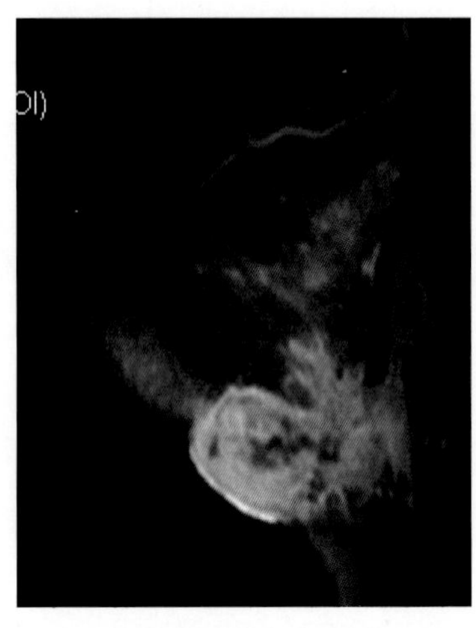

图13-1　右乳浸润性导管癌（IDC）MRI

注：示病灶累及皮肤、乳后间隙及胸肌。

（4）患者一侧有乳腺癌，检查对侧乳腺是否存在可疑病灶。

（5）保乳手术相关的随访，包括切缘阳性的残留病灶的评估，术后是否存在复发，评估对侧乳房是否存在转移灶或第2原发肿瘤等。

（6）腋淋巴结转移，原发灶不明者。对于腋窝转移性淋巴结，MRI有助于发现常规影像技术没有发现的乳腺内原发癌灶（图13-2），其灵敏度、特异度及准确性分别为95.2%、71.4%和85.7%。

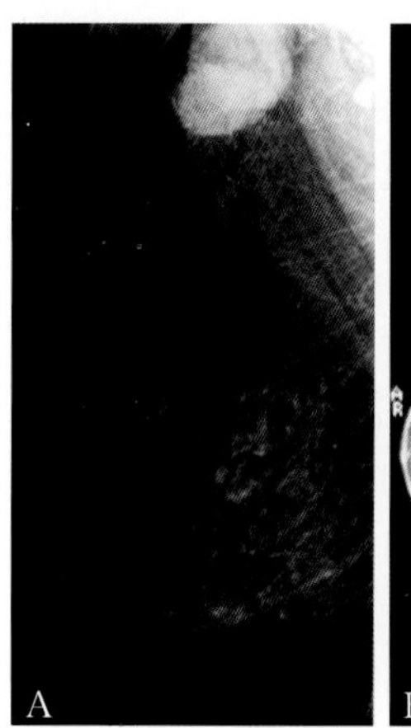
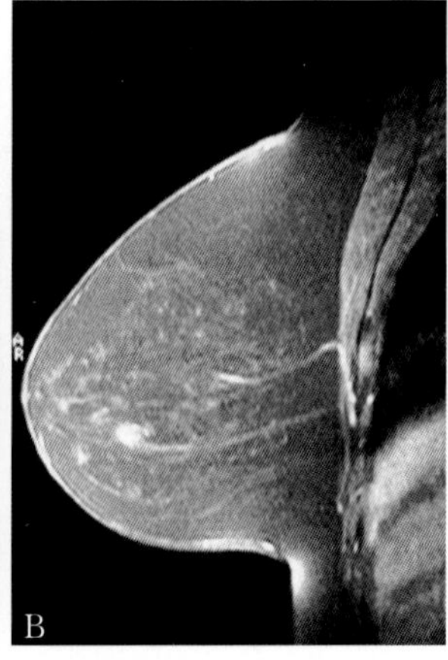

图 13-2　从腋下肿大淋巴结查明右乳原发肿瘤

注：A. MRI 示右腋下肿大淋巴结，病理穿刺证实为转移性腺癌。此患者的同侧乳腺 X 线和超声检查阴性（未列）。B. 增强 MRI 矢状位示右乳下方强化小结节，手术证实为 IDC。

（7）新辅助化疗效果的评估。MRI 可根据病灶的强化程度降低来判断对化疗的反应性，这种方法甚至可以在发现肿瘤大小变化之前就可被监测到。目前 MRI 被认为是新辅助疗效评估最有效的影像学方法。尽管如此，其仍有局限性，对小灶性癌残留病灶的评估仍有低估，影像学完全缓解（CR）与病理学 CR（pCR）并没有达到完全的匹配。

（8）功能磁共振成像（functional MRI，fMRI）可有效地评估肿瘤的代谢状况，并可在病灶大小尚未发生明显改变之前进行评估。磁共振弥散加权成像（diffusion weighted imaging，DWI）是应用最多并且最可行的功能成像方法，通过对病灶治疗前表观扩散系数（apparent diffusion coefficient，ADC）值的测量来预测患者对治疗的反应性；治疗前 ADC 值越低，治疗后肿瘤退缩越明显。治疗早期评估则是观察 ADC 值是否较治疗前有升高，升高者说明治疗有效，尽管此时病灶大小并没有明确的变化。另外磁共振波谱成像（magnetic resonance spectroscopy，MRS）和磁共振灌注加权成像（magnetic resonance perfusion weighted imaging，MR-PWI）对评估疗效也有一定的作用，但目前还没有作为临床常规检查。

（9）高风险人群乳腺癌筛查。可以与乳腺 X 线检查同时进行或单独应用。

（10）隆乳术后的评估。能清晰地显示假体情况，而且是评估假体外乳内病灶最好的影像方法。

（11）MRI 引导下定位及穿刺活检（图 13-3）。主要应用在仅乳腺 MRI 显示的异常病灶，活检应用多于定位。

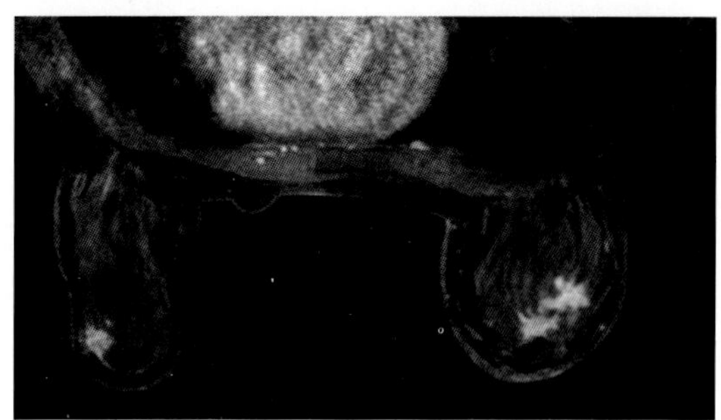

图 13-3　MRI 引导定位穿刺

注：右侧乳腺癌病理已经证实。显示左乳外上前带可疑病灶，其他影像学检查和临床体检阴性。MRI 导引下定位术，显示穿刺套管的中心位于病灶的中央。

（二）禁忌证

乳腺 MRI 检查禁忌证同其他部位的 MRI 检查，包括体内安装起搏器、外科金属夹子等铁磁性物质，患有幽闭恐惧症及造影剂过敏者。另外不能俯卧位检查者如妊娠期妇女等都不适合乳腺 MRI 检查。

二、磁共振成像检查的乳腺影像报告和数据系统

参照美国放射学会 MRI 检查的乳腺影像报告和数据系统（BI-RADS）标准，描述病灶形态特征和时间-信号强度曲线（time-signal intensity curve，TIC）特征。对强化病灶性质的分析以形态特征为首要的判断依据。对于形态特征判断模棱两可的病灶，TIC 可以帮助定性判断。形态和曲线两者中有一个有怀疑者，都建议临床活检。形态学特征包括增强前 T_1WI 和 T_2WI 上的信号表现以及增强后的强化特征。

所有征象的描述和分析更多地依赖于对增强图像的分析，根据增强后形态的不同将病灶定义为点状影、肿块和非肿块强化三类。

（一）形态学描述

1. *点状影*　一般来说点状强化病灶直径＜5 mm，不具有明显的占位效应，也不是肿块，但与周围腺体的强化截然不同，难以对其形状及边缘加以描述（图 13-4），并且强化之前的平扫没有对应异常。可以多发，但不聚集成簇。点状病灶多见于良

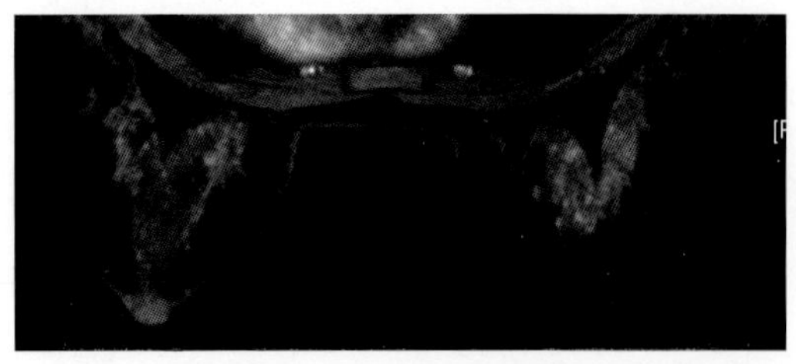

图 13-4 MRI 示点状影

注:左乳内侧后带一枚点状强化与乳腺内散在的背景强化不同。

性病变,如乳头状瘤、纤维腺瘤、乳内淋巴结,也可能是微浸润癌、导管原位癌(DCIS)等恶性病变。对形态可疑者建议活检,否则予以随访。

2. 肿块 为具有三维空间的占位性病变,伴或不伴周围正常组织移位或浸润。对这类病变应从形态(圆形、卵圆形、不规则形)、边缘(光整、不规则和毛刺状)、内部强化情况(均匀、不均匀、环形强化、低信号分隔)三方面来描述。一般在增强后早期图像上进行评估,延迟期因病灶的廓清及周围腺体组织背景强化,造成两者间对比度降低,可能会导致病变漏诊。

(1) 形状:圆形、卵圆形(图 13-5)及不规则形。一般不规则形见于恶性病变,圆形和卵圆形在良、恶性病变中均可以出现。

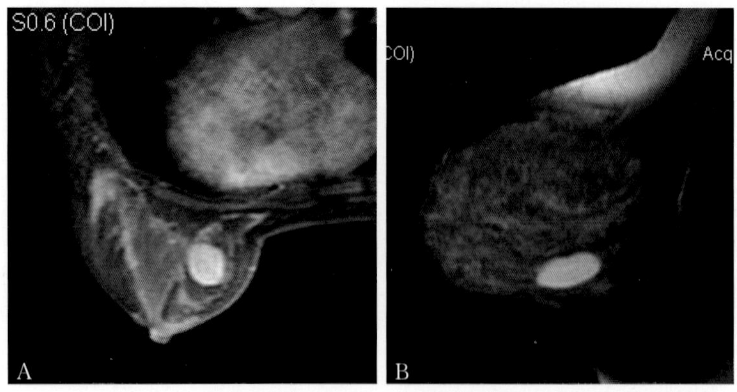

图 13-5 MRI 示乳腺肿块形状

注:A. 圆形边缘光整信号均匀肿块;B. 卵圆形边缘光整信号均匀肿块。

(2) 边缘:边缘对鉴别强化的肿块较有意义,可分为光整、不规则和毛刺状 3 种。边缘光整是指病灶与周围正常腺体分界截然(见图 13-5);边缘不规则的病灶其轮廓可为圆弧形或锯齿状,不光滑,但非毛刺,界限模糊不清(图 13-6A);毛刺状是指以肿块为中心的放射状细线影(图 13-6B)。

一般情况下,不规则和毛刺状边缘的肿块被认为是恶性病变,边缘光整肿块常提示为良性病变。对边缘的评估特别依赖空间分辨率,因为有时边缘不规则的肿块在空间分辨率不高的图像上可表现为边缘相对光整;磁共振的空间分辨率不及乳腺 X 片,因此对肿瘤边缘的评价常不充分,一些小的恶性病变在 X 线检查时显示的恶性边缘征象在 MRI 上则可能表现为边缘光整。

(3) 内部强化方式:有均匀、不均匀、环形强化、肿块内低信号分隔。均匀强化是增强后肿块表现为均匀一致的高信号(见图 13-5),是良性肿瘤的特征,但是需要再次注意的是,空间分辨率较低的话会导致评价的不足。不均匀强化是增强后肿块内部信号强度不同(图 13-7A)。环状强化,亦称边缘强

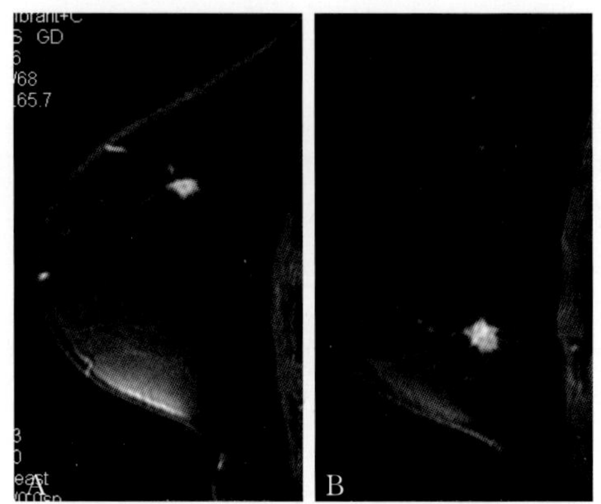

图 13-6 MRI 示乳腺肿块边缘

注:A. 边缘不规则的肿块;B. 边缘毛刺的肿块。

化，是指强化主要位于肿瘤的周边（图 13－7B）；在良、恶性病变中均可出现，主要看环是否规则，而“环”的厚薄无明确界定。这种类型的强化常见于高级别的浸润性导管癌（IDC），但脂肪坏死以及囊肿伴感染时也可出现环状强化。与囊肿的鉴别诊断主要依据 T_2WI 信号，而脂肪坏死的诊断需要结合病史及乳腺 X 线片，另外未压脂的序列有助于病灶中心脂肪成分的检出。强化的肿瘤内伴有低信号分隔（图 13－7C）是纤维腺瘤的典型表现，尤其是当

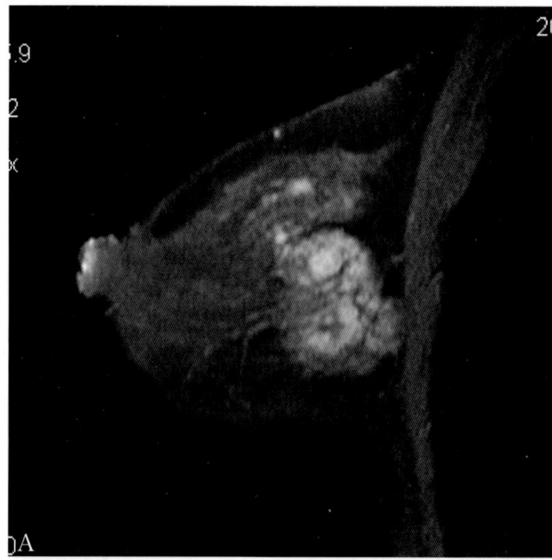

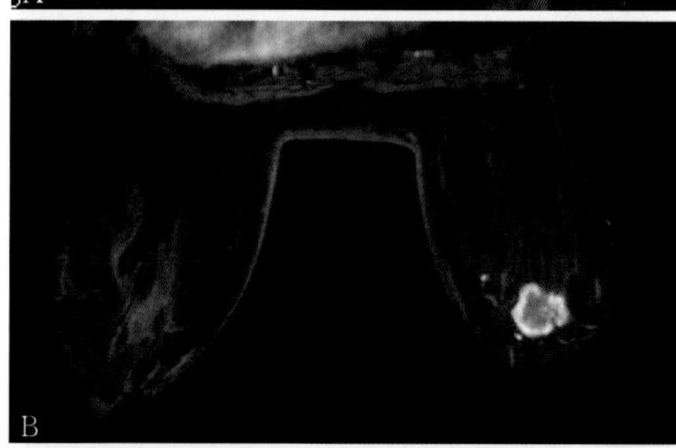

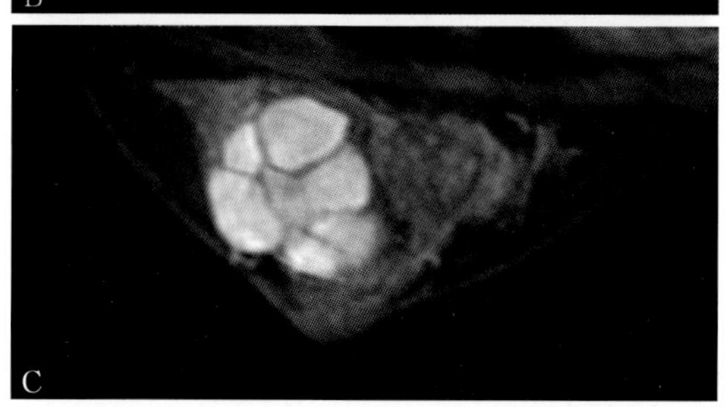

图 13－7　MRI 示乳腺肿块内部强化形式

注：A. 不均匀强化肿块；B. 右乳外上环形强化肿块；C. 强化的肿瘤内见低信号分隔。

肿瘤的边缘光整或分叶时，该征象对良性肿瘤的阳性预测值>95%。

3. 非肿块强化　用来描述乳腺内出现的既非点状亦非肿块的强化病变，其强化范围可很小或很广泛，内部强化特征与周围正常组织的背景实质强化明显不同。对其分类主要依据其形态学特征（线样、局灶性、段样、区域性、弥散）、内部强化特征（均匀、不均匀、卵石样、成簇小环强化）以及强化是否双侧对称等进行判断；双侧对称多为正常表现。

（1）形态特征：

1）线样强化：线样强化如果沿着导管走行（图 13－8A），尤其当出现如导管的分支样改变时，高度怀疑其为恶性，常提示病变位于导管内。

2）段样强化：呈尖指向乳头的三角形或锥形分布强化（图 13－8B），常提示病变位于导管内或导管周围及其分支，提示乳腺区段或小叶内存在广泛或多灶性乳腺癌的可能。

3）局灶性强化：强化灶的范围局限在一个象限内的较小范围中（图 13－8C），且异常强化区域内可夹杂有脂肪或正常腺体组织。

4）区域性强化：大于一个导管系统的较大范围内强化（图 13－8D），至少一个象限。多区域强化指被正常腺体组织或脂肪分隔成至少 2 个以上的较大范围的区域强化。

5）弥漫性强化：整个乳腺内弥漫分布的散在强化灶。

（2）内部强化特征：

1）均匀强化：均一性的强化。

2）不均匀强化：非均一性的强化，其内夹杂有正常腺体和脂肪，信号强度多样化（图 13－8D），但又不属于以下几种类型。

3）卵石样或集簇状强化：指形态、大小不一的强化区呈鹅卵石样分布，偶有融合（图 13－8C）。如果强化局限于一个区域，则呈葡萄样；若为线样分布，则呈串珠状，常见于 DCIS 或小叶癌。

4）成簇小环强化：指聚集在导管周围的簇状分布的小环形强化（图 13－8B），表明癌的浸润性很强，代表病灶的中央坏死伴周围丰富的肿瘤血管形成。

（3）对称性：对称强化用于描述左、右乳腺镜像性非肿块强化，常提示良性改变。不对称非肿块强化需结合以上描述的形态和内部强化特征进一步分析。

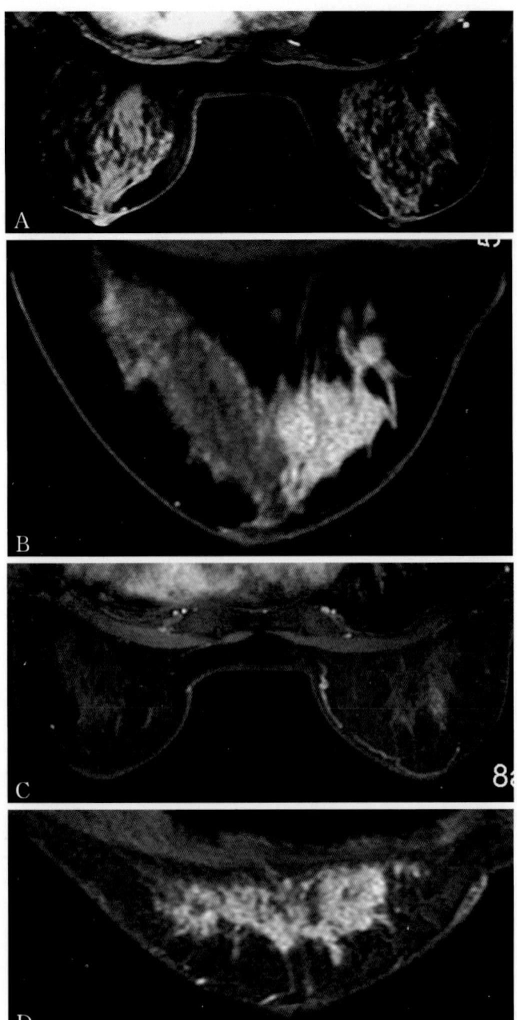

图 13-8 MRI 示乳腺非肿块强化

注：A. 左乳沿导管走行的线样强化，形态僵直，边缘不规则(病理学诊断为 DCIS 伴微浸润)；B. 段样分布的非肿块强化，见成簇小环形强化(病理学诊断为 DCIS 伴灶性浸润)；C. 右乳局灶性卵石状非肿块强化(病理学诊断为 DCIS)；D. 区域性不均匀强化(病理学诊断为 DCIS 为主的 IDC)。

(4) 伴随征象：如乳头内陷或侵犯，皮肤内陷、增厚或受侵，淋巴结异常，胸肌或胸壁侵犯等。伴随征象可与肿块、非肿块强化一同出现，亦可单独出现。伴随征象出现的意义在于可增加乳腺癌诊断的权重。当确诊为乳腺癌时，某些伴随征象的出现将有助于术前分期以及手术方式的选择。

4. *乳腺 MRI 的评估*

(1) 乳腺 MRI 评估应当注重与 X 线和超声检查结果相参照，特别是对 MRI 阳性发现与临床触诊、X 线和超声检查的阳性发现在空间位置的对应关系是否一致性的评估，对非一致的病灶尤其需要强调，以引起临床医生的关注。

(2) 乳腺 X 线检查时患者是站立位，且需要压迫乳房；超声检查是仰卧位，与手术体位相对一致；而 MRI 检查是俯卧位。对同一病灶三种检查对病灶的定位可能会不一致，需要仔细核对三种影像所描述的病灶是否为同一个，是否有额外病灶。

(3) 注重背景强化对 MRI 检出灵敏度的影响。

(4) 与乳腺 X 线检查一样，BI-RADS 对病变的 MRI 评估分为 0～6 类。

1) 评估不完全：即 BI-RADS 0，需要进一步行其他影像学检查评估。例如，使用合适的扫描技术再做一次 MRI 检查，结合乳腺 X 线和超声征象，或与乳腺既往病史相结合等。

2) 评估是完全的：

BI-RADS 1：阴性。

BI-RADS 2：良性病变，如无强化的纤维腺瘤、囊肿、无强化的陈旧性瘢痕、乳腺假体、含脂肪的病变如油脂囊肿、脂肪瘤、积乳囊肿以及错构瘤等，无恶性征象，恶性概率为 0。

BI-RADS 3：可能是良性病变，建议短期随访。良性可能性比较大，但需要通过随访确认其稳定性。较可疑者于 3 个月后随访，一般是半年，恶性概率 <2%。

BI-RADS 4：可疑恶性，要考虑活检。不具有乳腺癌的典型表现，但不能排除乳腺癌的可能性，需建议临床医生活检。国内较多医院对此分类再继续分成 4A、4B、4C，恶性概率分别为 2%～10%，10%～50%，50%～95%。

BI-RADS 5：高度怀疑恶性，应进行临床干预(几乎肯定的恶性)。这一类病变有高度的恶性可能性，恶性概率 >95%。

BI-RADS 6：已活检证实为恶性。MRI 检查作进一步评估，确定病灶范围，了解有无多发、多中心病灶及对侧乳腺有无病灶等。

(二) 时间-信号强度曲线

在强化灶的可疑区域放置感兴趣区，运用血液动力学技术分析病变的动态增强曲线。TIC 可分为早期强化和延迟强化两段。

1. **早期强化**　指注射后 2 min 或曲线开始变化前的一段时间，有 3 种形式：缓慢强化(最初 2 min

内信号强度增加<50%)、中等强化(最初 2 min 内信号强度增加 50%～100%)及快速强化(最初 2 min 内信号强度增加>100%)。

2. *延迟强化*　是发生在 2 min 后或曲线发生改变后的曲线，一般用于描述整个曲线的形状，也分 3 型：

(1) 持续上升型：注射对比剂后病灶早期缓慢强化，延迟期信号强度随时间持续增加>10%(图 13-9)。

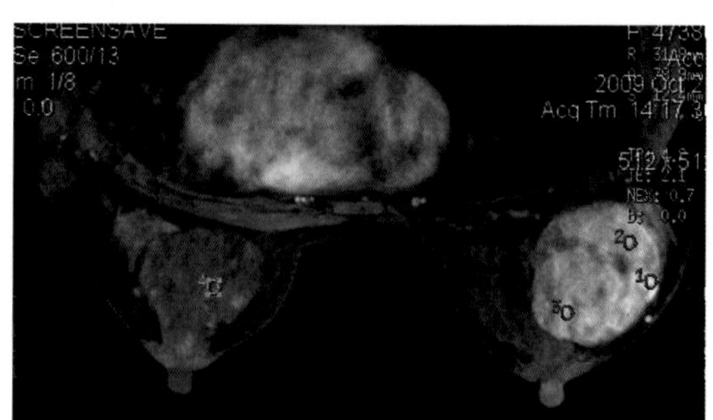

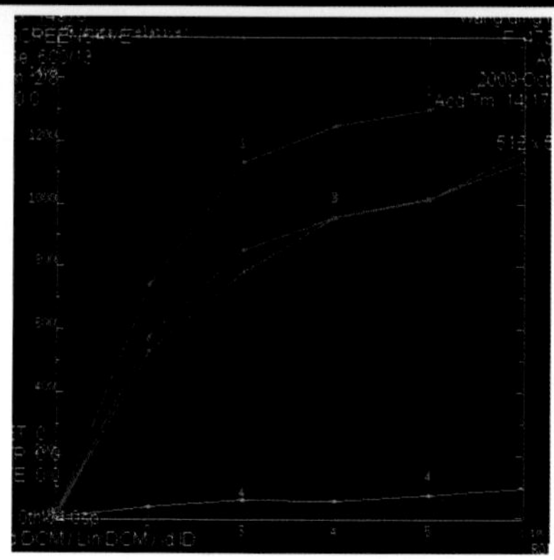

图 13-9　分叶状肿瘤

注：TIC 表现为持续上升型

(2) 平台型：指注射对比剂后病灶早期强化，大 2～3 min 后信号强度达到最高值，随时间的延长曲线不再上升，而是一直保持该水平，信号强度变化在±10%内(图 13-10)。

(3) 廓清型：注射对比剂后病灶早期明显强化，在 2～3 min 达到增强最高峰后信号强度迅速下降>10%(图 13-11)。

单纯曲线类型对病灶鉴别诊断的价值有限。有文献报道，持续上升型约 83%为良性病变，显示良性病变的灵敏度和特异度分别为 52.2%和 71%。廓清型常为恶性病变，灵敏度为 90.4%，特异度仅有 20.5%。平台型强化曲线既可为良性病变，也可

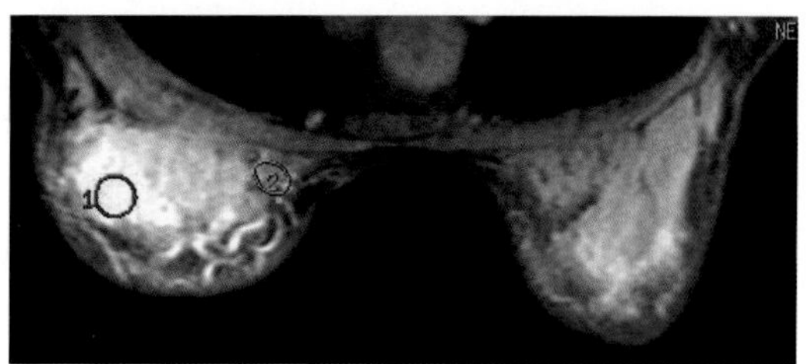

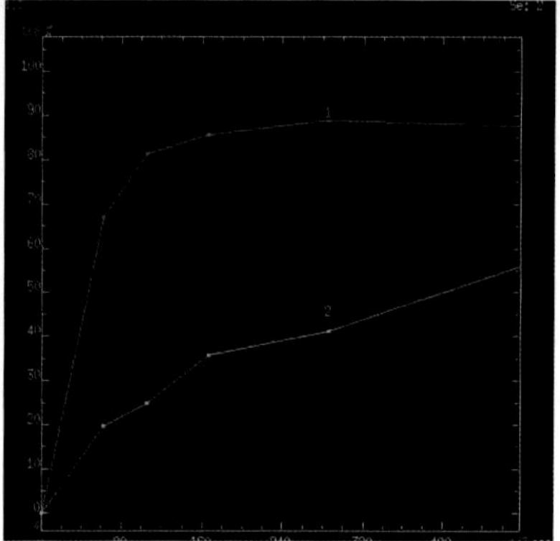

图 13-10　IDC 病灶的部分区域

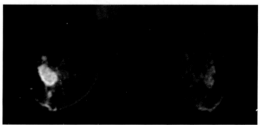

注：TIC 表现为平台型

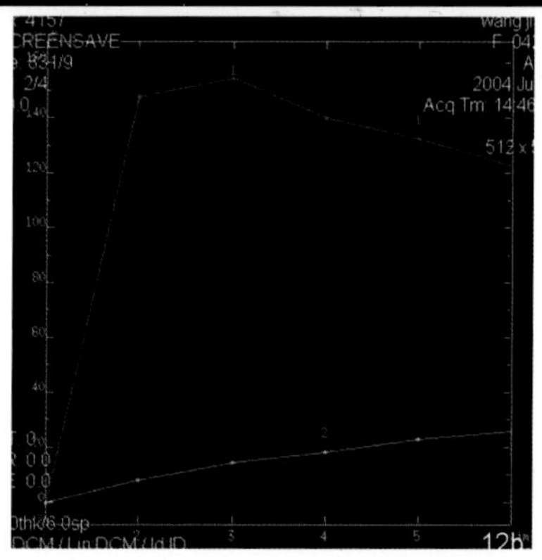

图 13-11　IDC 的 TIC 表现为廓清型

为恶性病变，检出恶性病变的灵敏度、特异度分别为 42.6%、75%。TIC 的分析有助于对形态学进行补充，原则上形态学较曲线类型对鉴别病灶性质更为重要，但两者中只要有一个提示恶性特征，都

建议临床活检,一般将其分类为 BI-RADS 4。若两者均提示恶性病变,则高度怀疑恶性病变(BI-RADS 5)。

第二节 乳腺良性疾病

一、纤维腺瘤

(一) 病理学及临床特征

纤维腺瘤是最常见的乳腺良性肿瘤,是来源于乳腺小叶内纤维组织和腺上皮的一种良性双向分化的肿瘤,有时间质成分可表现为富于细胞,并可见透明变性、黏液变性、化生及局灶囊变,完全性梗死较罕见,但纤维腺瘤在极少见情况下可伴有 DCIS 和小叶原位癌发生。纤维腺瘤最常发生在育龄期妇女,尤其是 30 岁以下,但任何年龄均可发生。临床表现为无痛性、孤立、质硬、生长缓慢、可移动的界限清楚结节。少数情况下肿瘤可同时或先后在同侧或双侧乳腺形成多发结节。有学者认为大部分纤维腺瘤长至直径 2~3 cm 即达稳定状态;也有研究认为经过一定时间的生长,40%的纤维腺瘤会自然消失,10%变小,20%基本不变,约 30%的肿瘤则继续生长,有的肿瘤直径可达 20 cm,但主要发生在青春期,称之为巨纤维腺瘤。随着 MRI 的广泛应用,越来越多的小的不可扪及的纤维腺瘤被发现。

(二) MRI 表现

纤维腺瘤的 MRI 表现取决于其组织学成分,瘤内以腺管增生为主,纤维组织较少时称腺纤维瘤,多见于年轻妇女;以纤维组织增生为主,腺管数量少时称纤维腺瘤,多见于绝经后妇女;含黏液较多时,则称为黏液样纤维腺瘤。

1. *形态学表现* 纤维腺瘤在 MRI 上表现为圆形、类圆形或分叶状肿块,形状规则,边缘光滑,可有较完整包膜,内部信号均匀一致,多发者,大小不一。病灶内信号因其组织成分,即肿瘤内细胞、纤维及黏液的含量不同而表现不同。平扫 T_2WI 信号高低不一,细胞成分多者或有黏液变性者呈高信号,纤维成分多者呈低信号,钙化区无信号。T_1WI 多呈低信号,与周围腺体分界清晰或不清。肿瘤内细胞丰富者增强迅速,均匀一致;硬化、纤维成分较多的纤维腺瘤增强 MRI 上不强化或轻度强化。40%~60%的肿瘤内部可见 T_2 低信号的纤维分隔,增强扫描不强化,为纤维腺瘤的典型表现(图 13-12),特异度为 86%~93%。瘤内有广泛钙化或透明变性者可以不强化;罕见情况下较大的纤维腺瘤可以发生梗死,此时病灶内部呈大片状的不强化(图 13-12)。

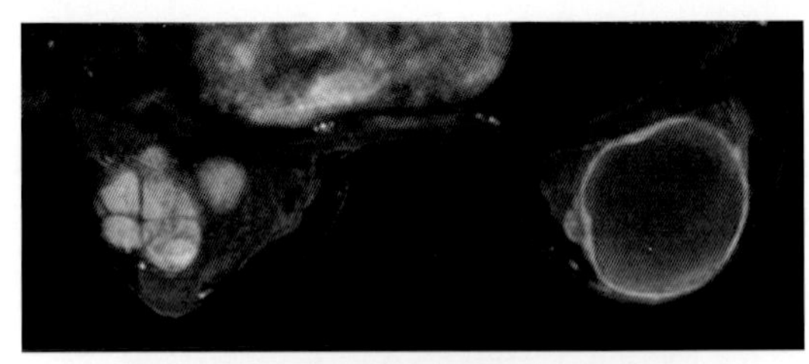

图 13-12 双乳纤维腺瘤 MRI 增强图像

注:示左乳肿块内可见低信号分隔,此为纤维腺瘤典型征象;右乳纤维腺瘤梗死,显示肿块较大,内部呈低信号,边缘见环形强化。

2. TIC 60%~83%乳腺纤维腺瘤 TIC 为持续上升型,即表现为缓慢渐进性均匀强化或由中心向外围扩散的离心性强化;11.5%~35%表现为平台型;廓清型较少见,约占 2%,多发生在黏液性或腺纤维瘤中。

(三) 鉴别诊断

需与分叶状肿瘤、管内乳头状瘤、IDC、淋巴瘤等鉴别。

二、囊肿

(一) 病理学特征

乳腺囊肿是由各种原因引起的导管、腺泡扩张或分泌物潴留经包裹而形成。常见有单纯性囊肿、积乳囊肿、表皮包涵囊肿等。囊肿可为单侧或双侧、单发或多发,多数囊肿与其他病变共同存在。

(二) MRI 表现

囊肿根据囊液成分不同其 MRI 表现各异。单

纯性囊肿呈典型 T_1WI 均匀低信号；T_2WI 上显示为圆形，边缘光整、锐利，均匀一致的高信号影，增强后无强化。

积乳囊肿因囊肿内成分变化使 MRI 表现不同。早期因水样成分较多，MRI 表现类似单纯囊肿。后期根据囊肿中脂质和蛋白质含量的不同信号有所不同，脂肪和蛋白质含量较高可表现为 T_1WI、T_2WI 高信号，压脂后呈 T_1、T_2 低或等信号。

囊肿内出血可表现为 T_1WI、T_2WI 高信号或 T_1WI 高、T_2WI 低信号。

增强后一般囊壁和囊液均无强化，若囊肿感染则囊壁可呈环状强化。

（三）鉴别诊断

单纯囊肿，MRI 可明确诊断。积乳囊肿需与脂肪瘤鉴别。

三、乳腺病

（一）病理学及临床特征

乳腺病是一种常见的良性增生性病变，可分为囊性增生期、小叶增生期和纤维腺病期；最常见于 20～40 岁的妇女，主要影响乳腺实质的小叶（腺泡）；可合并纤维化，导致腺体结构扭曲变形，形态可类似乳腺浸润癌。病理学大体上缺乏特点，表现为非特殊的纤维性或囊性的乳腺组织。病灶通常较小，但可以广泛分布。①乳腺小叶增生主要是腺泡数量增多，小导管扩张，小叶内及周围淋巴细胞浸润；②乳腺囊性增生是小叶导管扩张并形成多发含液的小囊；③乳腺腺病是小叶内末梢导管或腺泡数目增多，同时伴有小叶内间质纤维组织不同程度的增生；部分腺病形成可触及的包块，称为结节性腺病或腺病瘤；④硬化性乳腺病为乳腺小叶内管泡呈腺瘤样增生伴有小叶纤维组织呈放射状的增生，腺体扭曲变形，常伴有钙盐沉积，无论在大体标本或显微镜下均酷似浸润性癌；⑤放射性瘢痕是由于硬化造成乳腺小叶结构破坏，导致影像学、大体和低倍镜检查类似于浸润性乳腺癌的良性增生性改变。

（二）MRI 表现

乳腺病的影像学表现无特异度。平扫 T_1WI、T_2WI 多无阳性发现。有些增生性病灶在增强后表现为非肿块强化，呈局灶性、段样、区域性（图 13 - 13）、点状或弥漫性分布，部分病灶可不强化，有时由于伴有间质压缩或腺体扭曲，病变亦可呈星芒状结节或肿块样，与乳腺癌难以鉴别。以囊性增生为主的病变，在 T_2WI 上某个区域可出现小的高信号小囊聚集，增强后无强化，但病变周围可出现斑片状浅淡强化；较大的囊肿在 T_2WI 上呈接近水的高信号，增强后无强化，如果伴有感染，可出现囊壁的强化。硬化性乳腺病 T_1WI 多为低信号，T_2WI 呈不均匀高信号，增强后持续明显强化，其内可见线样无强化影。以非肿块强化及星芒状结节样强化多见，呈区域性（图 13 - 14）或段样分布，肿块样强化相对少见。

乳腺病的 TIC 多为持续上升型或平台型。

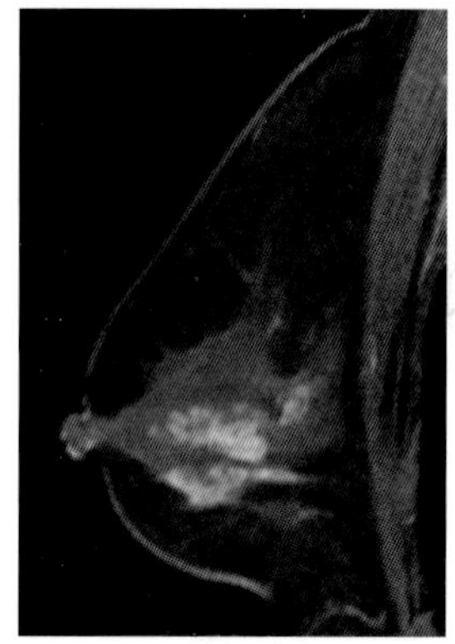

图 13 - 13　乳腺病 MRI 表现

注：示乳晕后区区域性非肿块强化，内部信号欠均匀。

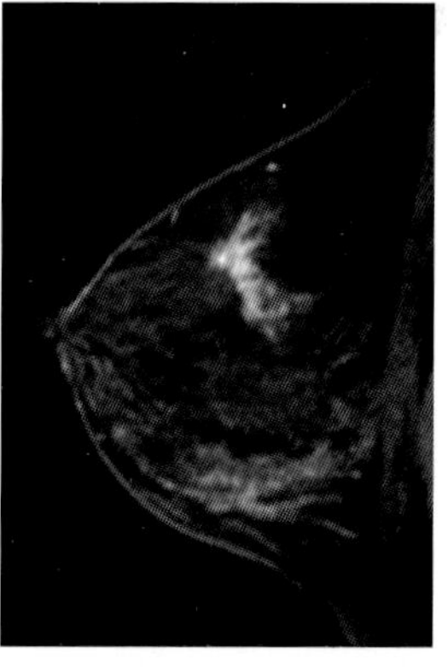

图 13 - 14　硬化性乳腺病 MRI 表现

注：示乳腺上方中带局灶性非肿块强化与腺体走形垂直，伴有局部收缩改变。

（三）鉴别诊断

除了与以下良性病变鉴别外，有些乳腺病的形态有时与恶性病变难以鉴别,需活检。

(1) 手术后瘢痕,常表现为腺体结构紊乱,纠集呈放射状,X线片上病灶的中心往往可见透光区,结合手术史,不难诊断。

(2) 放射性瘢痕在脂肪组织的衬托下可出现致密异常信号区,边缘见放射状长毛刺,不压脂的 T_1WI 图像上为低信号,动态增强后表现为轻度延迟强化。

(3) 乳腺病表现为肿块者,需与IDC鉴别;表现为非肿块强化,则需与DCIS、浸润性癌等鉴别。

四、导管内乳头状瘤

(一) 病理学及临床特征

乳腺导管内乳头状瘤指导管上皮和肌上皮细胞被覆于纤维脉管束之上形成的树枝状结构。肿瘤可位于导管系统内任何部位,从乳头到终末导管小叶单位(terminal duct lobular unit, TDLU),根据发生部位分为中央型(位于乳晕下大导管内)和周围型(源自TDLU),前者多见,中央型乳头状瘤(central papilloma)常为单发,少数也可同时累及几支大导管,临床上往往有可触及的肿块和乳头溢液。周围型乳头状瘤(peripheral papilloma),又称乳头状瘤病,常为多发,源自中、小导管,并可由此向更大导管延伸,乳头溢液也少见。乳头状瘤病往往伴有不典型增生、DCIS,甚至恶性病变。乳头状瘤病与乳腺癌风险增高相关的原因是与上皮非典型性增生的区域密切相关,而不是乳头状瘤本身。

导管内乳头状瘤在乳腺肿瘤中占1%～1.5%,多见于经产妇,以30～50岁较多见。发病与雌激素过度刺激有关。临床症状主要为单侧血性或浆液性乳头溢液,部分可触及肿块,直径很少超过3 cm。

(二) MRI表现

1. *形态学* 导管内乳头状瘤典型的MRI表现为直径<3 cm的单发肿块,边界清楚,可伴或不伴导管扩张。囊性乳头状瘤可表现为乳腺内肿块,位于乳头后方大导管区或外周(图13-15),T_1WI 低信号、T_2WI 中等或高信号。纤维含量较高的乳头状瘤,如硬化性乳头状瘤,可表现为 T_1WI、T_2WI 低信号。大导管内乳头状瘤常伴有导管扩张,但扩张导管多位于近乳晕的部分,而不一定在肿瘤梗阻的远端,可能与上皮的分泌、吸收功能失调有关,而不是单纯梗阻引起的机械性改变。扩张导管的信号表现不一,蛋白质含量高者多呈 T_1WI 高信号,蛋白质含量低者则呈 T_1WI 低信号、T_2WI 高信号。

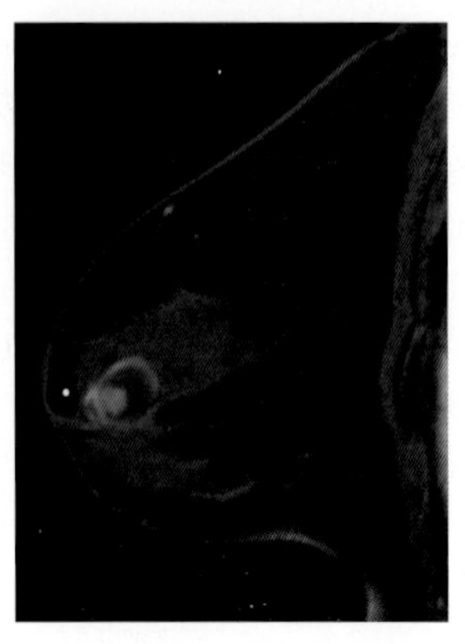

图13-15 囊性导管内乳头状瘤MRI表现

注:乳晕后方圆形囊性结节伴囊内持续强化的小结节。

2. TIC 增强扫描后多数乳头状瘤呈不同程度的强化,以延迟强化多见,TIC多为持续上升型,也可为平台型,少数为廓清型。硬化性乳头状瘤可无强化或强化较轻。

(三) 鉴别诊断

导管内乳头状瘤以乳头溢液为首发症状,首先需与引起乳头溢液的其他病变相鉴别,如乳腺导管扩张或导管周围炎症、囊内乳头状癌、DCIS或IDC等,可通过乳腺导管镜来明确。其次还需要与纤维腺瘤鉴别。

五、乳腺炎

(一) 病理学及临床特征

乳腺炎(mastitis)在临床上并不少见,根据临床病程可分为急性炎症和慢性炎症。也可分为哺乳期乳腺炎(puerperal mastitis)和非哺乳期乳腺炎(non puerperal mastitis)。

乳腺急性感染常见于妊娠或哺乳期妇女,尤以初产妇多见,由于产后乳汁淤积,细菌侵入,排乳不畅引起,有明显的患侧乳房红、肿、热、痛及皮肤增厚等临床表现,可有腋下淋巴结肿大。急性乳腺炎少见的原因也包括外伤或手术后。临床上具有起病急、症状重、变化快等特点。急性乳腺炎若治疗不当或不及时,可转为慢性炎症。慢性炎症多由急性炎症治疗不及时或治疗不当形成,也可由于低毒力细菌感染所致，发病开始即是慢性炎症过程。

非哺乳期乳腺炎包括许多亚型，如新生儿乳腺炎、乳头炎、输乳管细菌感染伴脓肿及窦道形成、浆细胞性乳腺炎、肉芽肿性乳腺炎等，以导管周围炎和浆细胞性乳腺炎最常见。临床特点为全身症状不明显，而乳腺局部症状较为明显；几乎所有的患者都有可触及的肿块，有反复发作倾向。发病率不足10%。

（二）MRI 表现

急性乳腺炎 MRI 常表现为形状不规则、边界不清的斑片状或大片 T_1WI 低信号、T_2WI 高信号影。周围的导管、腺体组织等结构紊乱，纤维组织及血管局限性扭曲。如累及皮肤，则局部皮肤增厚。增强后病变区呈不规则的斑片状或弥漫性轻到中度强化（图 13-16），延迟强化多见。

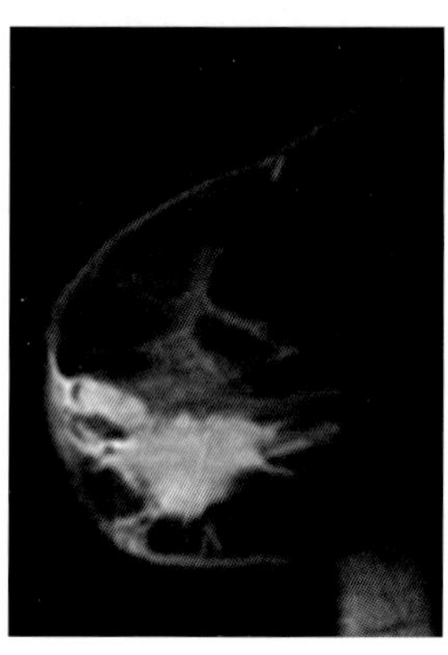

图 13-16　急性乳腺炎

注：MRI 增强后局部持续非肿块强化，呈段样分布，局部累及皮肤伴乳房悬韧带增厚。

急性乳腺炎若进一步发展则形成脓肿。脓肿可扩大向浅部穿破皮肤，若引流不畅可形成乳瘘，向深部可穿至乳腺与胸肌间的疏松结缔组织，形成乳腺后脓肿。脓肿在 MRI 上表现为边界清晰或部分清晰的 T_1WI 低、T_2WI 高信号，呈圆形或类圆形。脓肿壁可表现为 T_1WI 略高或等信号、T_2WI 高或等信号的环。脓肿不成熟时，环状壁可厚薄不均；脓肿成熟后，脓腔壁厚薄均匀完整。中心坏死区呈 T_1WI 低、T_2WI 高信号，周围可见水肿，或炎症刺激形成的长短不一的条索状影。增强后脓肿壁呈均匀的环状强化，强化程度随脓肿不同时期而异；中心坏死及周围水肿无强化（图 13-17）。由于脓液黏稠，水分子扩散受限，因此在 DWI 上呈中央高信号，周围囊壁低信号；ADC 值为中央低信号，周围高信号。

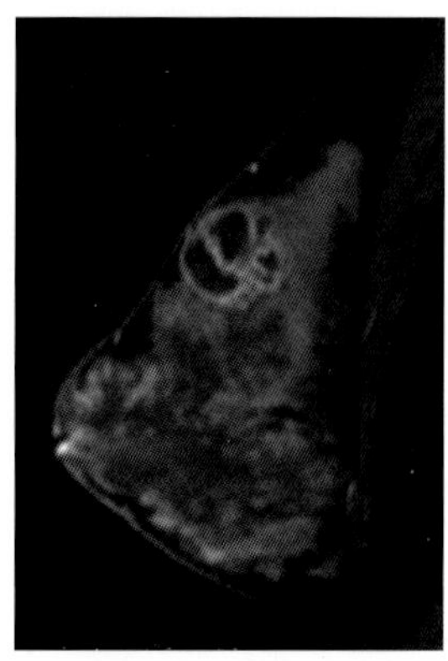

图 13-17　哺乳期乳腺炎伴脓肿形成 MRI 表现

注：增强后脓肿壁呈均匀的环状强化，中心坏死区无强化。

（三）鉴别诊断

（1）炎性乳腺癌（IBC）：乳腺炎的红、肿、热、痛体征与 IBC 类似，但急性乳腺炎有类似流感症状，可与 IBC 鉴别。急性乳腺炎常表现为较大范围的非肿块强化，与 IBC 类似，但乳腺炎的 TIC 很少表现为廓清型，很少在 T_2WI 上看到低信号的肿块，很少浸润胸大肌，病灶周围、乳后间隙及肌肉内水肿也很少见，原因是急性乳腺炎是感染而非癌细胞浸润淋巴道。此外，急性乳腺炎经抗生素治疗后可好转，炎性乳腺癌无显著效果。

（2）伴大片坏死并以 DCIS 为主的 IDC，往往也表现为肿块伴非肿块强化、环形强化，与非哺乳期乳腺炎很难鉴别。当环形强化的中央低信号在 T_2WI 表现为较高信号时，可提示为乳腺炎；浸润性乳腺癌 T_2WI 信号不会比乳腺炎信号高，但鉴别仍需依靠活检。对于伴坏死的乳腺癌，中央为坏死囊变区，水分子扩散不受限，因此，DWI 呈中央低信号，周围囊壁为高信号；ADC 值为中央高、周围低信号，与乳腺炎恰好相反。

六、乳腺导管扩张症

（一）病理学及临床特征

乳腺导管扩张症（duct ectasia of the breast）伴

有炎性反应时又称浆细胞性乳腺炎(PCM)。本病为非炎症非肿瘤的一类病变,是由乳晕后区输乳管上皮细胞萎缩,分泌功能丧失,上皮细胞碎屑及含脂性分泌物聚集,充满乳晕下输乳管及大导管使其扩张所致。病因尚不明,可能与先天性乳头畸形或发育不良(如内翻、内陷、分裂、扁平)有关。病变起始于乳晕区的大导管,然后向导管深部扩展,最后形成肿块。早期常表现为乳头溢液,呈淡黄色、棕色或血性;晚期由于导管内积存的脂类分解产物渗出管壁,引起导管周围炎症反应。在炎症反应阶段,可有浆细胞、淋巴细胞浸润,故有浆细胞性乳腺炎之称。部分病例临床表现类似癌。

PCM 是导管扩张症的后期表现,为非细菌感染性病变,由导管内脂类分解产物渗出引起的导管周围炎症反应。临床上可表现为长期的肿块形成、乳晕下肿块、乳头回缩、乳房胀痛、乳腺脓肿或瘘管形成。

(二) MRI 表现

乳腺导管扩张症的 MRI 表现可因病变不同的发展阶段而不同。早期在 T_2WI 上可显示乳晕后区高信号的扩张导管影,当扩张的导管内存在淡黄色或白色脂样分泌物、蛋白质样物质、出血等,T_1WI 呈高信号。如果扩张的导管内存在钙化,T_1WI、T_2WI 均可呈低信号。扩张的导管有积液时,T_1WI 低信号,T_2WI 明显高信号。后期病变区可出现肿块,T_1WI 可表现为等或低信号,T_2WI 多为不均匀高信号;肿块边界欠清,增强后轻至中度渐进性强化。

根据病变不同的发展阶段分为炎症期、脓肿期和瘘管期。炎症期主要表现为非肿块强化,以段样、区域性分布为主,平扫病灶往往不明显,增强后由于炎症区域反应性充血而明显强化。脓肿期表现为脓肿形成(图 13-18)。由于脓肿期为炎症期未得到有效控制,使得病灶范围较炎症期进一步增大。瘘管期主要是脓肿期病灶向皮肤表面破溃而形成窦道。TIC 以持续上升型和平台型多见。

(三) 鉴别诊断

(1) 乳腺导管扩张症和管内乳头状瘤都可表现为乳晕下导管扩张,前者主要累及大导管,后者可累及各级导管,可行乳腺导管镜下活检来鉴别。

(2) 乳腺导管囊性扩张需与囊肿鉴别,前者多表现为导管呈囊状、串珠状扩张,囊样改变往往与扩张的导管相连;而单纯囊肿一般不伴有导管扩张。

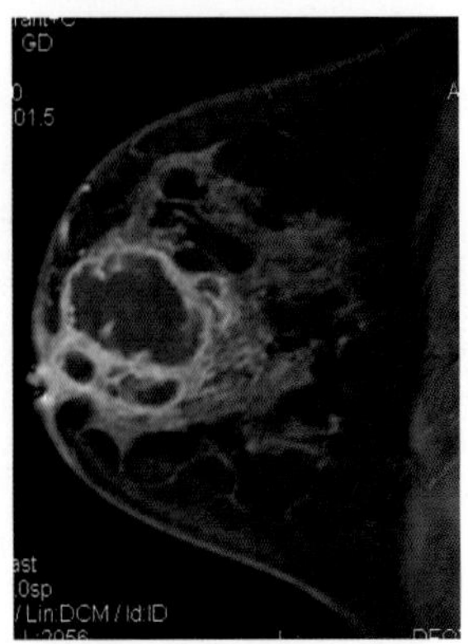

图 13-18 浆细胞性乳腺炎脓肿期 MRI 表现

注:乳晕后方囊性为主肿块,增强后肿块呈环形强化,壁厚薄不均匀,其内分隔亦见强化。病灶位于乳头后方,乳头发育不良。

(3) 与乳腺癌鉴别。PCM 炎症期病灶多局限,呈局灶性或区域性强化,主要分布于乳晕周围,TIC 多表现为持续上升型或平台型;肿块期,与乳腺癌的鉴别存在一定的难度;脓肿期病灶累及范围广泛,形态多不规则,有脓腔形成,脓腔内壁光整,壁较均匀,周围可伴腺体不同程度的强化。

七、错构瘤

(一) 病理学及临床特征

乳腺错构瘤占乳腺良性肿瘤的 0.7%~5%,主要由脂肪组成,同时混杂不同比例的腺体和纤维组织。肿瘤有包膜,边界清楚,可呈纤维囊性变或萎缩状。病变的形态结构给人一种“乳腺中的乳腺”的感觉。可发生于任何年龄,主要发生在绝经前后的妇女。临床常无症状,仅在影像学检查时发现。非常大的病变可造成乳房变形。由于肿块分界清楚,因此易于剜除。病变切除后无复发倾向。

(二) MRI 表现

乳腺错构瘤多呈圆形、卵圆形或扁圆形,直径大小从 1 cm 到 20 cm 以上。

MRI 表现根据肿瘤内成分的不同而有所不同。以脂肪为主的,在不抑脂的 T_1WI 和 T_2WI 上均表现为高信号为主的肿块,其内可见低或中等信号的分隔;以腺体和纤维成分为主的,T_1WI 呈低信号,T_2WI 为等或高信号,肿瘤内可见到条带状的高信号脂肪组织。脂肪抑制序列上高信号的脂肪组织呈低信号。增强后肿块内腺体成分可见显著的强化(图 13-19)。

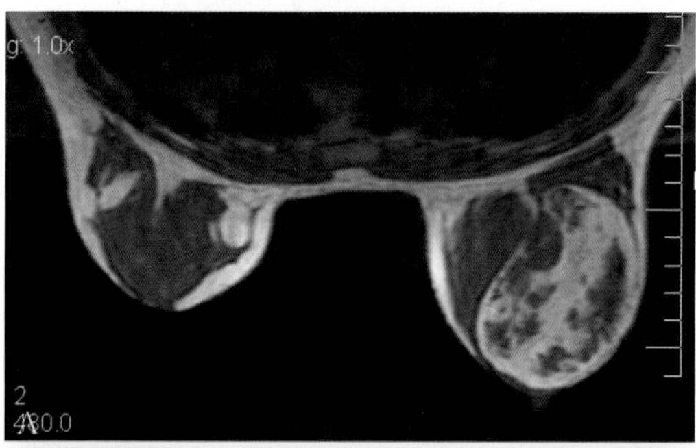
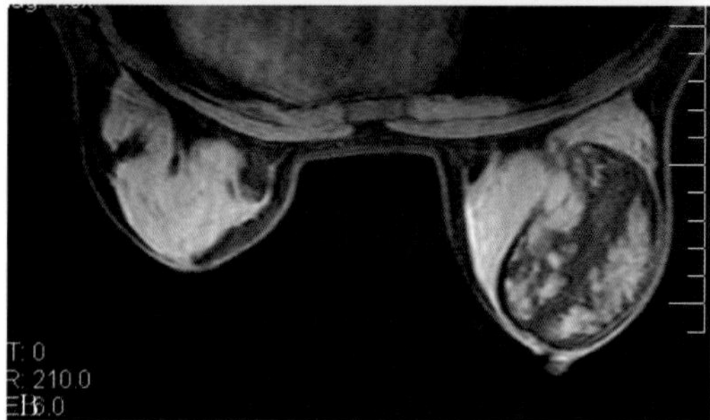
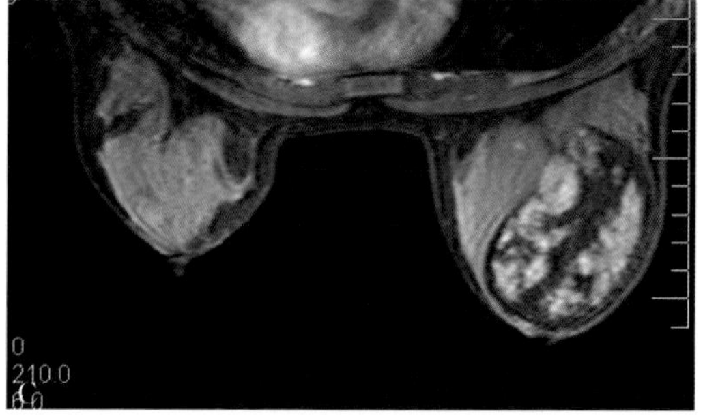

图 13-19　右乳外侧错构瘤 MRI

注：A. T_1WI 示右乳外侧椭圆形肿块，内见片状高信号；B. 抑脂 T_2WI 示 T_1WI 为高信号的脂肪信号被抑制，呈低信号；C. 增强后肿块内呈片状强化，脂肪成分不强化。

(三) 鉴别诊断

含多量脂肪的错构瘤需与脂肪瘤及积乳囊肿鉴别；含多量腺体和纤维组织者，需与纤维腺瘤鉴别。

八、脂肪瘤

(一) 病理学特征

乳腺脂肪瘤(lipoma)是一种有成熟的，无异型的脂肪细胞组成的良性肿瘤，好发于中、老年妇女。肿瘤生长缓慢，一般无症状，偶可触及柔软、光滑、界清、可活动的肿块。大体病理上，脂肪瘤与正常脂肪类似，周围有纤细的包膜。镜下由成熟的脂肪细胞构成，可见纤细的纤维分隔，无导管、腺体和血管结构。

(二) MRI 表现

脂肪瘤的 MRI 表现一般为边缘清晰、包膜光整、直径常>3 cm 的圆形或卵圆形肿块。在不抑脂的 T_1WI、T_2WI 上均为高信号，脂肪抑制序列呈低信号，增强后无强化。

(三) 鉴别诊断

脂肪瘤主要与含脂肪的肿瘤如错构瘤、积乳囊肿等鉴别。

九、脂肪坏死

(一) 病理学特征

脂肪坏死(fat necrosis)是一种少见的非化脓性炎症。与轻微钝、挫伤有关，是外伤后脂肪坏死引起的无菌性炎症，占 37%～50%；乳腺的各种穿刺、手术活检、保乳术及成形术，也可以造成医源性的脂肪坏死。病变多位于浅表的皮下脂肪组织，除医源性者外，较少见于乳腺实质组织。脂肪细胞破裂，脂肪溢出为巨噬细胞吞噬，纤维包裹形成脂性囊肿；如果损伤的脂肪细胞析出脂肪酸，则引起化学性炎症，形成小的结节，有或无痛感，质坚硬，切面呈灰黄色放射状瘢痕性实变，常与乳腺表面皮肤粘连，临床上易误诊为乳腺癌。好发于 40 岁以上妇女，特别是体形肥胖、皮下脂肪丰富、乳房下垂者。

(二) MRI 表现

脂肪坏死的 MRI 表现与其病理学基础以及病变发展的不同阶段而不同，早期呈脂性囊肿的表现，晚期表现复杂，多表现为肿块。T_1WI 平扫示形状各异的肿块，病灶中心可见高信号的脂肪成分，周围可见条索状低信号影。抑脂的 T_2WI 上 T_1WI 高信号的脂肪呈明显低信号。增强后边缘呈厚壁环形或不规则中度强化(图 13-20)，有时可见强化分隔。

(三) 鉴别诊断

乳腺脂肪坏死表现不典型时需与硬化性乳腺病、乳腺癌等鉴别，外伤、手术史及肿块内脂肪信号有助于两者的鉴别。

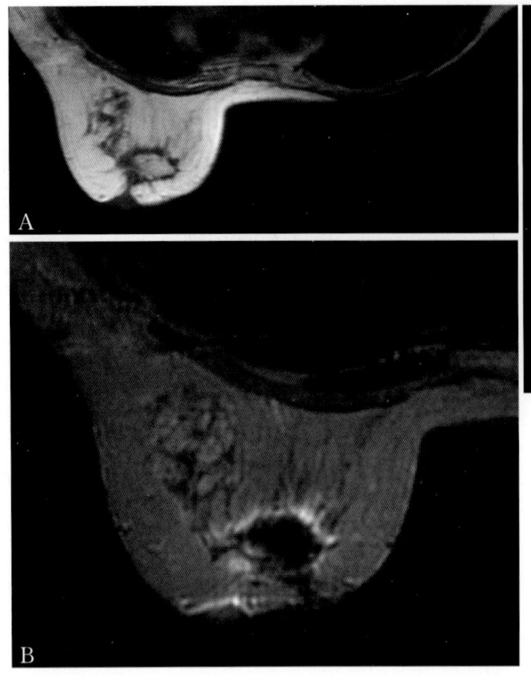
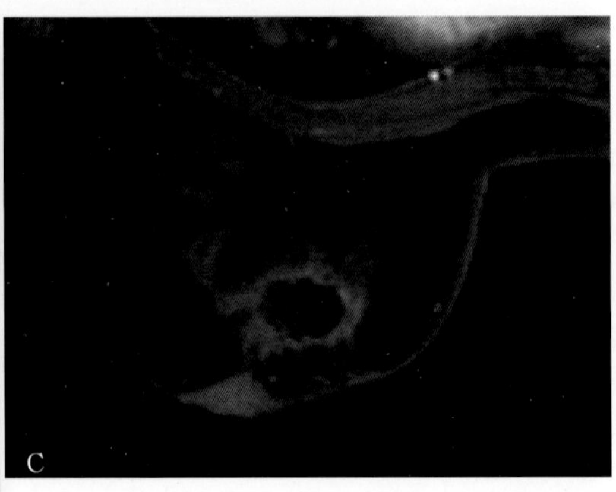

图 13-20　乳腺脂肪坏死 MRI 表现

注:左乳腺病术后局部新出现肿块,左乳内上肿块,T_1WI 病灶为高信号(A),抑脂相 T_2WI 呈低信号(B),增强后环形强化,环内容为脂肪(C)。

第三节　乳腺恶性疾病

一、上皮源性肿瘤

(一) 导管原位癌

1. *病理学特征*　DCIS 被认为是浸润性癌的前期病变,指肿瘤局限于乳腺导管系统,未侵犯基底膜和周围间质,主要发生在乳腺中、小导管。DCIS 虽然是早期癌,但生物学行为并不一致。国际上最简单、重复性最好的分类方法是 Van Nuys,其将 DCIS 根据核级别的高低以及有无坏死分成 3 类:VN1,中低核级无粉刺样坏死;VN2,中低核级伴粉刺样坏死;VN3,高核级伴或不伴粉刺样坏死。

DCIS 的检出率为 20%~25%,但并非所有病例都会发展为浸润性癌。研究数据表明,30%~50%的 DCIS 可进展为浸润性癌。就 DCIS 本身而言,20 年相对生存率可达 97%,因此 DCIS 的早期检出被认为是有效降低乳腺癌死亡率的主要原因之一。

2. *MRI 表现*　MRI 具有多参数、多序列、多方位的成像优势,可以同时显示病灶的形态学特征、血流动力学特征以及扩散受限程度。尤其对于 DCIS 这类容易呈多中心的病变来说,MRI 更显著的优势是可以准确判断病灶的整体范围,从而有利于降低手术切缘阳性率和局部复发风险。因此 MRI 对于 DCIS 的检出灵敏度和病灶范围测量准确性均优于 X 线。MRI 对 DCIS 的总体检出灵敏度为 77%~96%;各研究报道不同,差异原因可能包括影像学检查方法、分析标准不统一,患者的选择,内分泌环境(月经周期、内分泌治疗、抗雌激素治疗)和活检组织特征差异大等。在检出的所有 DCIS 病例中,约有 40%是 MRI 单独发现的。尽管各级别 DCIS 的形态学表现并无显著性差异,但 MRI 检测对于高级别 DCIS 的检出灵敏度高于低级别。

(1) 形态学特征:DCIS 可发生于大导管或远离乳头的小导管,其典型 MRI 表现为非肿块强化(占 60%~80%)。其中,33%~77%的病灶表现为沿导管走行区分布的点状、局灶性、导管样或段样强化。导管样强化可分为线样导管样强化和分支导管样强化。有学者认为导管分支样强化是 DCIS 的特征表现，而线样导管样强化只在少数 DCIS 中出现。导管分支样强化往往表现为沿导管走行的粗细不一、僵直的分支状条索影，周围可伴斑点状、小结节样病灶(图 13－21A)。段样分布也是 DCIS 的一种表现形式，内部信号往往不均匀。局灶性强化作为非肿块强化的一种，是 DCIS 最常见但最不具备特征的表现形式，其内部强化特征可表现为成簇环形强化或集簇结节状强化(图 13－21B)。此外，14%～34%的 DCIS 表现为肿块，这些肿块形态规则或不规则，边缘清楚或呈毛刺状，信号均匀或不均匀。必须注意的是，有时 DCIS 可表现为肿块和非肿块病灶并存，此时在行保乳手术时，务必要将肿块周围的非肿块强化区域一并切除，这样才能确保切缘阴性，降低远期复发率。

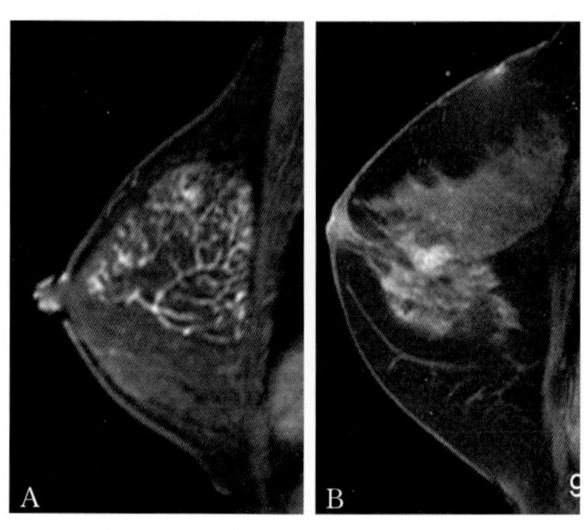

图 13－21　高级别 DCIS MRI 表现

注：A. 右乳外上导管分支样强化分布在整个区段中；B. 右乳中央区局灶性成簇小环形强化，为 DCIS 较为典型的增强 MRI 征象。

(2) 血流动力学特征：注射造影剂后，TIC 的早期时相中，49%～68%的 DCIS 表现为快速流入型，不足 20%为中等度流入，约 20%为缓慢流入；延迟时相中，廓清型占 28%～44%，平台型和持续上升型各占 20%～30%。

(3) 乳腺 X 线和 MRI 的对照分析：X 线片上表现为肿块型的 DCIS，TIC 常为廓清型；X 线表现为多形性、线样、细线分枝状钙化的 DCIS，TIC 往往表现为平台型；X 线表现为不定形钙化的 DCIS，TIC 常表现为持续型。

在乳腺良、恶性病变的鉴别诊断中，主要从形态学和血流动力学两方面的特征来进行判断。对于以相对少血供和多钙化为特点的 DCIS 来说，形态学的评估权重往往大于血流动力学。例如，对于形态学表现为导管样或段样强化的病灶，即使 TIC 类型不表现为廓清型，仍然应该考虑其为恶性的可能。

3. *鉴别诊断*　DCIC 需与硬化性腺病、纤维囊性乳腺病、导管不典型增生、慢性乳腺炎、IDC 或 IBC、浸润性小叶癌(ILC)等鉴别。

(二) 浸润性导管癌(非特殊型)

1. *病理学特征*　IDC(NST)起源于 TDLU，非特殊型浸润性导管癌是 IDC 中最常见的类型，占浸润性癌 40%～75%；称之为导管癌是因为肿瘤细胞有不同程度向乳腺导管上皮分化的倾向。肉眼见肿瘤的大小、形态、边缘、硬度不一，可以从临床不能扪及至体积巨大、浸润整个乳房，甚至浸润皮肤及胸肌。大的肿瘤内部可出现区域性坏死、出血或囊变。

2. *MRI 表现*　IDC 缺乏特定的临床及生物学特征，是肿瘤的一组异质性类别，因此它的 MRI 表现以及强化方式也多种多样。肿瘤内新生血管、纤维化及细胞密度的不同决定了它在 MRI 上的不同表现。根据形态的不同，可分为肿块型和非肿块型两类，其中以肿块型病变最为常见。

(1) 形态学：

1) 形状和边缘：大多数 IDC 在 MRI 上表现为毛刺或不规则边缘的肿块(图 13－22A)。毛刺的长度不一，可以长达数厘米，也可以较短呈毛刷状。病理学家认为毛刺是肿瘤细胞向周围间质浸润，引起间质纤维组织增生形成的放射状改变。毛刺近端主要为聚集的肿瘤细胞，而远端则是肿瘤细胞和乳腺组织的混杂区域，体现了其浸润性生长的特点。因此，对于这类病灶临床触诊的范围往往大于肿瘤实际体积。少数病变也可表现为边缘清晰的卵圆形或分叶状肿块(图 13－22B)。

2) 信号：大多数 IDC 在 T_1WI 上为等或低信号，T_2 信号常不均匀并且取决于病灶内部的成分。若病灶坏死、囊变较多，则 T_2WI 呈高信号，若同时伴有出血，则 T_2WI 为混杂信号。

3) 强化方式及内部特征：增强后肿块常呈中度以上的不均匀强化，以边缘强化为主，逐渐向中心渗透呈向心性强化，典型者呈不规则环形强化(图 13－22C)，这可能与病灶周围微血管密度较高、血管管径较粗、通透性较高和血流速度较快有关。

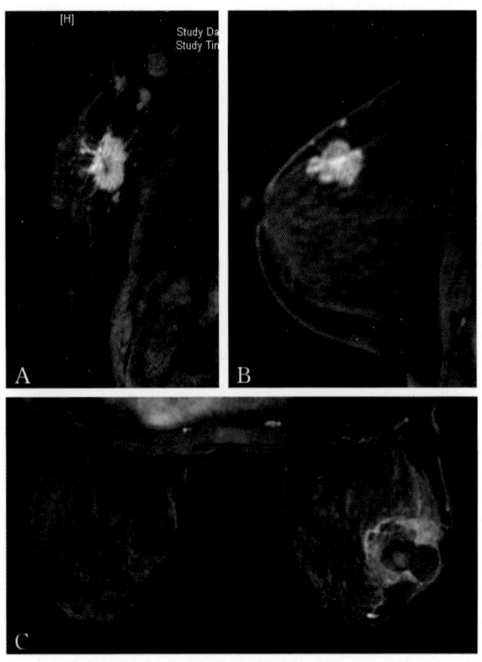

图 13-22 IDC 肿块 MRI 表现

注：A. 星芒状边缘的肿块，腋下见多发肿大淋巴结；B. 不规则形态、边缘见分叶改变的肿块；C. 右乳肿块呈环形强化，壁厚薄不均匀。

典型 IDC 表现为肿块，亦有少数 IDC 呈非肿块性强化，其中最常见导管样或段样强化，可能由 DCIS 发展而来；区域性或弥漫性强化相对少见。当 IDC 范围较广时，整个乳腺可弥漫性强化，难以分辨是肿瘤所引起还是正常腺体的强化，双侧乳腺对比观察有助于鉴别。

(2) TIC：早期表现为快速明显强化，延迟期多为廓清型(50%)或平台型(40%)。但也有少数(9%)病灶早期缓慢轻度强化，延迟期呈渐进上升型，其病理基础可能与实质癌细胞数目少以及间质纤维过度增生有关。

(3) DWI：大多数典型的 IDC 由于肿瘤增殖旺盛，大分子物质合成增多，细胞密度增高，水分子自由扩散受限，因此在 DWI 上表现为高信号，ADC 值较低。

(4) 伴随征象：当肿块位置较深，侵犯胸肌及其筋膜时，可固定于胸壁，并可引起乳后间隙水肿。当肿瘤侵犯皮肤时，可引起局部皮肤增厚或回缩。其他间接征象还包括乳头回缩、皮下组织或胸大肌前脂肪组织网状增厚。上述改变可能由于肿瘤浸润所致，也可能是反应性纤维变所致。

3. *鉴别诊断* IDC 表现为肿块者，需与 ILC、黏液癌以及边缘不清的纤维腺瘤及感染囊肿、浆细胞性乳腺炎等鉴别；表现为非肿块强化者，需与 DCIS、硬化性腺病、急慢性乳腺炎等鉴别。

(三) 浸润性小叶癌

1. *病理学及临床特征* ILC 是浸润性癌中第二常见的类型，占 5%～15%。临床及 X 线表现常为假阴性，是乳腺癌筛查中最易漏诊的肿瘤类型，发现时其病灶体积往往已较大，临床分期较晚。发病年龄大于 IDC 患者，为 51～61 岁。组织学特点是癌细胞成单行排列，或围绕导管和小叶呈同心圆样排列，或单个散在弥漫浸润于纤维间质中；癌细胞体积较小，均匀一致，彼此之间缺乏黏附性，很少产生纤维反应。ILC 以多中心生长为特点，多灶、多中心的发生率分别为 44.7% 和 30.4%；6%～47% 的 ILC 为双侧同时发生。多样性(包括多灶、多中心、弥漫性浸润、双侧性)的发生率为 44.4%，高于 IDC 的 28.2%。ILC 的雌激素受体(ER)、孕激素受体(PR)常呈阳性，人表皮生长因子受体 2(HER2)表达阳性率低于 IDC，腋下淋巴结不常发生转移，但肿块较 IDC 患者稍大，直径>5 cm 的肿块较常见。无复发生存和总生存近期与 IDC 无差异，远期则差于 IDC。

2. *MRI 表现* 由于弥漫性浸润的生长方式以及腺体背景类型(不均质纤维腺体型或致密型)的原因，ILC 在 X 线检查时常被漏诊，假阴性率可高达 46%，灵敏度仅为 57%～81%，并且病灶大小容易被低估。许多研究表明，MRI 对于评估 ILC 的病灶范围、形态学特征以及发现多灶性或多中心病变方面明显优于 X 线检查，其诊断灵敏度为 91.6%～93.9%，特异度为 65%～80%。

(1) 形态学：ILC 在 MRI 上可表现为肿块型或非肿块型病变。其中，以不规则或有尖角的肿块最为常见，边缘模糊或呈星芒状，增强扫描强化欠均(图 13-23)，周围可伴多发的斑点状强化，亦可呈环状强化。据报道，表现为形态规则、强化均匀的 ILC 占比不足 4%。

非肿块型强化可表现为导管样、段样、区域性或弥漫性强化，可伴有结构扭曲。肿瘤范围可以非常大，甚至整个乳腺都被肿瘤占据；有时肿瘤强化程度和周围腺体类似，需仔细对比双侧乳腺腺体来进行鉴别。

(2) TIC：ILC 多表现为典型恶性病变的 TIC，即早期快速强化(96.1%)，延迟期迅速廓清(73.0%)。

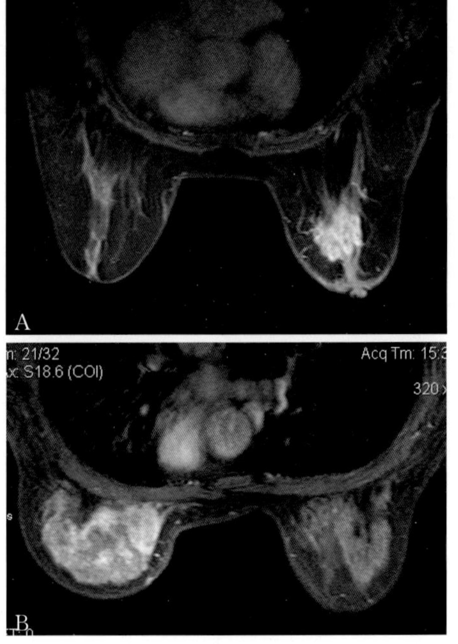

图 13-23　ILC 肿块型与非肿块型 MRI 表现

注：A. 右乳乳晕后方肿块，边缘不规则，内部不均匀强化；B. 左乳弥漫性非肿块强化，内部信号不均匀。

假阴性常常是因为肿瘤散在而缓慢生长，新生血管不丰富，不易形成毛细血管漏，导致肿瘤强化不明显而容易漏诊或误诊。

（3）MRI 与乳腺 X 线对照分析：在评估病灶范围和大小方面，MRI 时有误差，但仍优于 X 线评估。尤其对单灶、多灶或多中心病灶的评估，MRI 被认为是目前最好的一种影像学检查方法。荟萃分析显示 MRI 对同侧乳腺其他病灶的检出率可达 32%，对侧乳腺病灶检出率可达 7%，是诊断 ILC 较理想的影像学检查方法。

3. 鉴别诊断　虽然 ILC 的 MRI 征象不典型，与 IDC 不易鉴别，但对于多灶、多中心及双侧多发病灶来说，其为 ILC 的可能性更大。

（四）黏液癌

1. 病理学特征　黏液癌又称胶样癌，以大量细胞外黏液产生为特征，是浸润性乳腺癌少见的特殊类型，发生率占浸润性乳腺癌的 1%～7%。根据其病理分型可分为：单纯性乳腺黏液癌（PMBC）、混合型乳腺黏液癌（MMBC），PMBC 可进一步分为少细胞型乳腺黏液癌和富于细胞型乳腺黏液癌。本病多发于绝经后妇女，≥75 岁女性占 7%，≤35 岁女性占 1%，总体预后较好。组织学特点是大量的细胞外黏液包绕癌细胞巢，以致癌巢有如飘浮在黏液湖中。大体病理见肿瘤轮廓光整，切面如胶冻状，有时可见纤维分隔。

2. MRI 表现　黏液癌多表现为边缘清晰，随着肿块内所含黏液成分的增多，其表现越近似良性病变。多细胞的黏液癌也可有不规则的形态、不规则的边缘。

（1）形态学：

1）形态：多表现为卵圆形或分叶状肿块。

2）边缘：PMBC 多表现为边缘光滑；MMBC 多表现为毛刺状边缘。

3）信号：黏液癌在 T_1WI 上根据其黏液蛋白含量的差别表现为低至高信号。T_2WI 的信号和增强程度与其黏液含量有关，黏液含量越高，T_2WI 信号越高，甚至接近水的信号，强化越不明显（图 13-24）。PMBC 多呈均质的明显高信号；MMBC 根据 IDC 成分的多少及分布的不同，可呈均质明显高信号或不均匀高信号。较大的肿瘤在 T_2WI 上可见低信号的纤维分隔；延迟强化，纤维分隔的出现可能是随着肿瘤的增大，纤维束也随着增厚，形成了厚的纤维分隔。

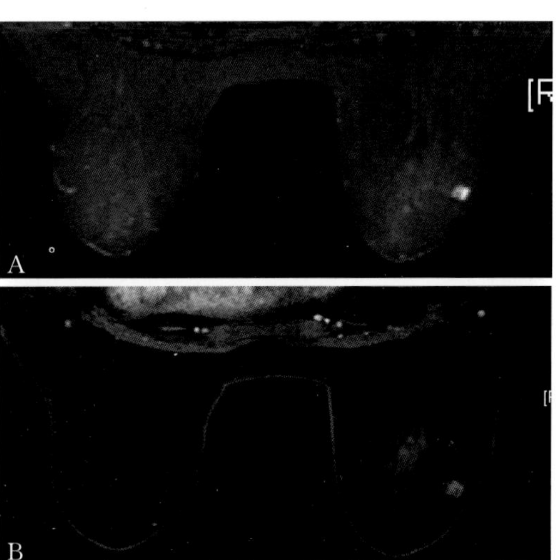

图 13-24　右乳外上黏液癌 MRI 表现

注：A. T_2WI 不均匀高亮信号；B. 实性部分呈结节状延迟强化。

4）强化特征：多表现为不均匀强化或边缘强化。

(2) TIC:黏液含量多者呈流入型曲线。多细胞黏液癌以持续上升型和平台型曲线多见,推测原因可能为对比剂通过含黏液的肿瘤需较长的时间,或肿瘤乏血供。

(3) DWI:由于细胞外黏液成分富含自由水,因此在DWI上病变多呈明显高信号,ADC值明显高于其他常见病理类型乳腺癌和正常腺体;与良性肿瘤的ADC值类似,提示其DWI高信号主要为T_2穿透效应所致。

3. *鉴别诊断* T_2WI高信号是黏液癌的特征,需与其他T_2WI表现为高信号的病变,如单纯囊肿、黏液囊肿样病变、黏液样纤维腺瘤、囊内癌、囊内乳头状瘤等鉴别。肿块内见低信号无明显强化的纤维分隔时,需与纤维腺瘤、分叶状肿瘤等鉴别。

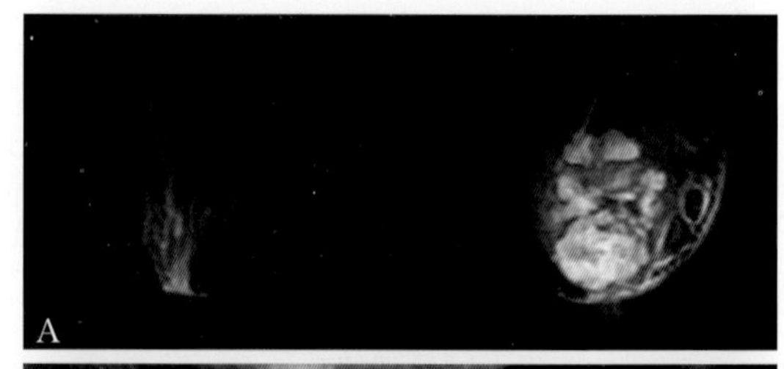

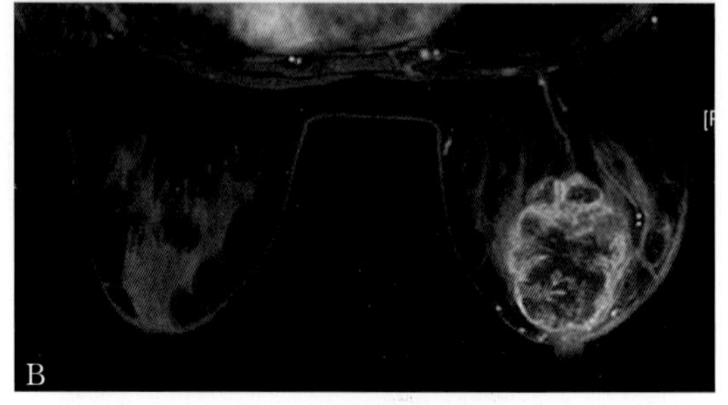

图 13-25 右乳 ACC MRI

注:A. 右乳晕后方分叶状肿瘤,边缘光整,信号不均匀,T_2WI高信号内见小泡状更高信号区;B. 增强后肿块不均匀强化,T_2WI高信号区未见强化,边缘及分隔见强化。

(五) 腺样囊性癌

1. *病理学及临床特征* 腺样囊性癌(adenoid cystic carcinoma, ACC)常见于涎腺,也可发生于肺、皮肤、鼻咽等,发生于乳腺者十分罕见,约占乳腺癌的0.1%。该病好发于50~60岁的女性。约50%发生于乳晕后方,双侧发生极为少见。临床常可扪及肿块,肿块界清、质韧、活动可,伴触痛。研究显示,乳腺ACC生长缓慢,预后良好,属于低度恶性肿瘤,很少发生腋淋巴结及远处转移,常采用局部手术切除。大体上肿瘤通常边界清晰,切面可见为囊样区域,镜下可见由腺上皮和肌上皮细胞排列形成的管状或筛状结构。研究表明乳腺ACC的ER、PR和HER2常为阴性。

2. *MRI表现* 乳腺ACC的影像学报道极少,多为个案研究。MRI上表现为边界清晰,边缘不光整的圆形或不规则形肿块,T_2WI呈不均匀高信号,发生囊变时其内可见散在小泡状更高信号,T_1WI低信号,增强后明显欠均匀强化,可见分隔强化(图13-25)。TIC曲线不具特征性,Ⅰ、Ⅱ、Ⅲ型曲线均可出现。

3. *鉴别诊断* ACC的形态及增强方式类似于良性肿瘤,不易鉴别。主要鉴别在于T_2WI高信号的肿瘤,如黏液癌、黏液性纤维腺瘤和囊肿等。

二、特殊形式的乳腺癌

(一) 多灶性和多中心性乳腺癌

多灶性乳腺癌是指同一象限内出现2个或2个以上同一起源的乳腺癌,各个病灶间有正常乳腺组织相隔,组织学上无相互扩散蔓延的表现。多中心乳腺癌是指一侧乳腺内除主要瘤灶外,在其他象限内还有乳腺癌,两个癌灶之间的距离>5 cm。多灶性或多中心乳腺癌不少见,大部分为浸润性癌,其余为原位癌。明确多灶或多中心病变是癌或良性病灶对准备行保乳术的患者有重要意义。MRI灵敏度较高,是显示多中心或多灶性乳腺癌的最佳方法(图13-26)。

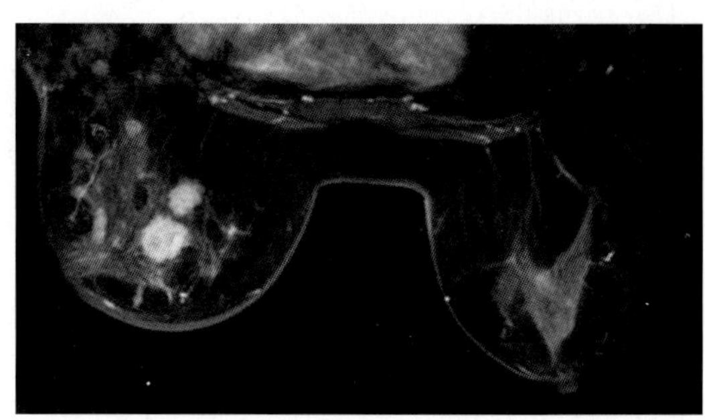

图 13-26 IDC 同时具有多灶、多中心病灶的特征

(二) 双侧乳腺癌

双侧乳腺癌可以是同时性(图13-27),也可以异时发生。两侧癌灶检出时间间隔在6个月以内者

为同时双侧乳腺癌，占 15.2%～39.5%；两侧癌灶检出时间相隔 6 个月以上者为异时双侧乳腺癌，占 60.5%～84.8%。多数是第 2 原发癌，少数可为转移性癌。有乳腺癌家族史者其发生率更高，局部复发率也更高，预后较差。Liberman 等对 1 336 名 6 个月内诊断为单侧乳腺癌的妇女行 MRI 检查，其中 223 名患者对侧乳腺内发现病变。

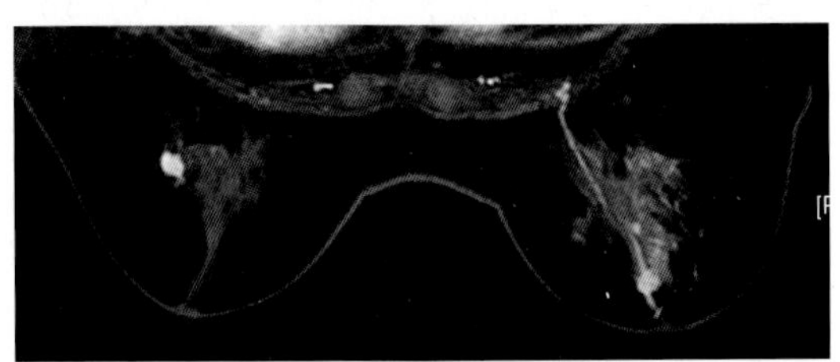

图 13－27 双侧同时性乳腺癌

注：左乳 IDC；右乳导管内神经内分泌癌。

（三）炎性乳腺癌

1. *病理学及临床特征* IBC 是一种临床诊断，各种病理学类型均可见到，其中以分化差的 IDC 最为常见。IBC 好发于绝经后妇女，极少数发生于妊娠或哺乳期。临床发病急，整个乳房发红，皮肤红斑（从乳晕区开始，范围超过 1/3 的乳房）、皮温增高、水肿、橘皮样变，与乳腺炎相似。常伴有腋淋巴结肿大，在乳腺癌中占 1%～6%。病理学上以病变皮肤和皮下淋巴管内检测到广泛的癌细胞浸润为确诊依据。有时皮下淋巴管有肿瘤浸润而临床无“炎症”表现，称为隐性炎性乳腺癌；有时临床有“炎症”表现，而病理学检查无皮内淋巴管肿瘤浸润。IBC 具有侵袭性强、进展快、恶性程度高、预后差的特点，淋巴结转移发生较早，60%～85%的 IBC 患者可见腋下和或锁骨上淋巴结转移。

2. *MRI 表现* 乳腺 X 线、超声及 MRI 在检测 IBC 的准确率分别为 65%、94%、98%，超声及 MRI 检查明显优于乳腺 X 线检查。IBC 患者无法忍受 X 线检查时的较大力度压迫，加之患侧增厚的皮肤、乳内水肿使得 X 线片上征象不易显示。同样，乳内弥漫的水肿和结构扭曲，也增加了超声检出病灶的难度。MRI 不仅能早期发现病灶及胸壁的异常，还能锁定空芯针活检的靶病灶，评估新辅助治疗的效果。

IBC 常表现为乳房增大（68%）、皮肤弥漫性增厚（93%）、乳内及胸壁水肿（78%）、明显强化的肿块（73%），可伴有乳头回缩、腋下淋巴结肿大。MRI 常表现为非肿块强化，弥漫分布于乳腺内，常伴乳房悬韧带增厚及强化（图 13－28），TIC 常表现为早期快速强化，延迟期为廓清型，与乳腺恶性肿瘤相似，但与急性炎症有显著差异。

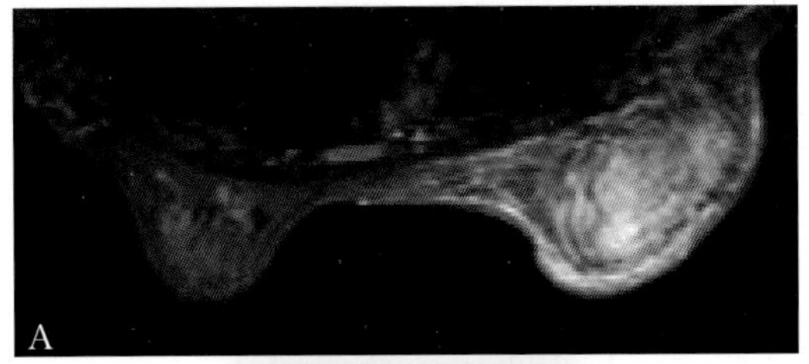

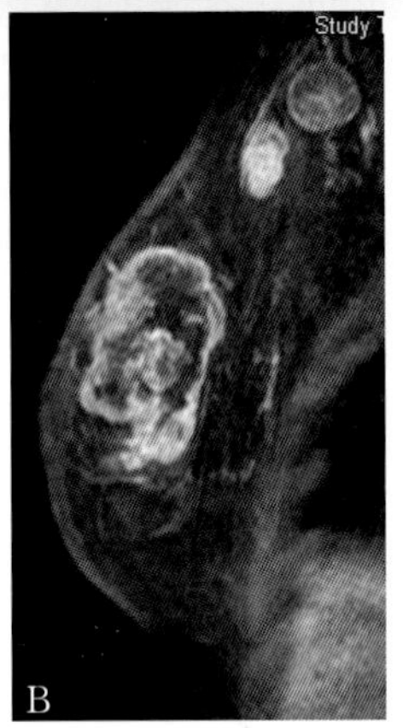

图 13－28 右乳 IBC（空心针活检为 IDC）

注：A. T_2WI 显示右乳增大，皮肤弥漫性增厚，乳内包括乳后间隙广泛水中，乳腺实质内肿块影。B. 矢状位增强示明显不均匀环形强化的肿块，皮肤广泛增厚及强化，腋下见肿大淋巴结。

水肿在 MRI 上表现为 T_2WI 高信号，是 IBC 非常重要的表现，特别是弥漫的皮肤水肿、皮下及胸肌前方或乳后间隙的水肿。皮肤增厚至少占 1/3 的乳房，皮肤强化和表皮的淋巴管浸润有关。

3. *鉴别诊断* IBC 主要需与局部进展期乳腺癌（locally advanced breast cancer，LABC）和急性乳腺炎（acute mastitis，AM）鉴别。

LABC 常表现为局灶性水肿，弥漫或乳后间隙的水肿较少见，皮肤增厚的范围较局限，弥漫的皮肤强化不常见，多为累及处皮肤强化。

AM 表现的红、肿、热、痛体征与 IBC 类似，但 AM 多发生于哺乳期妇女，全身症状较重，可伴发热和白细胞计数升高，抗炎治疗 1～2 周后可有明显好转;IBC 多发生于绝经后妇女,临床症状不如 AM 明显,抗炎治疗无效。两者的影像学表现也很相似,但 AM 很少表现为廓清型 TIC,在 T_2WI 也很少上看到含低信号的肿块,病灶很少浸润胸大肌,病灶周围、乳后间隙及肌肉内水肿也很少见,原因是 AM 是感染而非癌细胞浸润淋巴道。

IBC 与 LABC 及 AM 的鉴别中,T_2WI 高信号的水肿是关键。单侧乳腺水肿,除上述原因外,可能还有外伤、放疗后改变、肾病、淋巴瘤、静脉性充血、充血性心脏病等。

(四) 乳房佩吉特病

1. *病理学及临床特征* 乳房佩吉特病(mammary Paget disease, MPD)又称为乳腺湿疹样癌,是 Sir James Paget 于 1874 年首先描述的,主要发生在乳头乳晕部的病变,占乳腺癌的 1%～4%,好发于 27～88 岁的女性,平均 54 岁。单纯的 MPD 少见,92%～100%的病例可同时合并乳晕后 DCIS 或 IDC, 32%～41%为多灶或多中心病变。

MPD 分为 3 类:①单纯佩吉特病;②佩吉特病伴乳晕后方 DCIS;③佩吉特病＋乳晕后方 DCIS,同时伴有距乳晕区至少 2 cm 以上的乳内 DCIS 或者浸润性癌。

临床症状包括血性乳头溢液,红斑,乳头乳晕区的湿疹样改变、破溃,乳头内陷,及乳内可触及的肿块;可侵犯乳晕及邻近的皮肤,范围一般不大。

2. *MRI 表现* 22%～50%的 MPD 乳腺 X 线检查呈假阴性表现,MRI 对于病灶范围和乳晕后肿瘤的显示更为敏感,其检查的意义在于检出 X 线或超声检查为阴性但在乳腺内伴发的原位癌或浸润性癌。MRI 常表现为乳头乳晕区异常强化,合并乳腺内 IDC 或 DCIS 时,可表现为乳腺实质内肿块或非肿块强化;TIC 常呈流出型或平台型。

3. *鉴别诊断*

(1) 乳头皮肤湿疹:该病多见于中青年妇女,有奇痒,皮肤损害较轻,边缘不硬,渗出淡黄色的液体;病变皮肤与正常皮肤界限不清。临床表现比影像学征象更为直观。

(2) 交界型黑色素瘤及上皮内鳞状细胞癌:两者临床均无明显特点,鉴别主要依靠病理学检查。

(五) 男性乳腺癌

1. *病理学及临床特征* 男性乳腺癌(male breast cancer, MBC)在所有乳腺癌中约占 1%,占所有男性癌的 0.2%～1.5%;可见于任何年龄,发病高峰年龄较女性高 5～10 岁。绝大多数为 IDC 或 DCIS(约 25∶1),极少发生小叶癌。由于男性乳房较小,皮下脂肪层较薄,故病灶易侵犯乳头和皮肤。临床上多以乳晕区无痛性肿块为首发症状,预后较女性差。男性乳腺癌和男性乳腺发育均与雌激素增高有关,ER 阳性率达 80%,但男性乳腺发育并不是癌前期病变。

2. *MRI 表现* MRI 表现为乳头后方偏心性边界清楚的肿块影(图 13-29),T_1WI 多为低信号,T_2WI 高信号,形态不规则或分叶状,边缘不光滑可呈毛刺、浸润表现;病变早期即可出现继发性改变,如皮肤粘连、增厚,乳头凹陷,胸壁浸犯等,常有腋下淋巴结转移。增强后肿块可有明显均匀或不均匀强化,TIC 多呈平台型或廓清型。

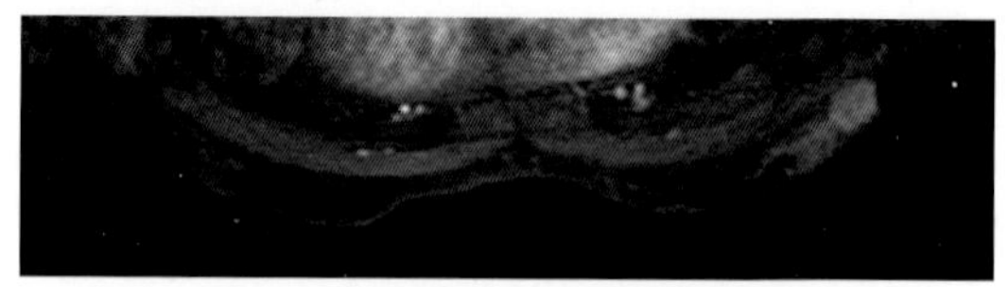

图 13-29 男性右乳外侧 IDC MRI

注:乳头下方实性乳头状癌。MRI 增强示右乳外侧肿块伴毛刺,右乳晕后方区域性非肿块强化。

3. *鉴别诊断* 需与男性乳腺发育及肥胖所致的假性男性乳房肥大鉴别。男性乳腺发育通常表现为双侧对称性、不对称或仅单侧乳房增大,中央区可见扇形或锥形向乳腺深处延伸的等密度影,密度均匀,皮肤、乳头无受累。假性肥大表现为透亮的脂肪组织,无导管、腺体或间质成分。

三、乳腺其他肿瘤

(一) 分叶状肿瘤

1. *病理学及临床特征* 分叶状肿瘤(phyllodes tumor, PT)占乳腺肿瘤的 0.3%～1.0%,纤维上皮性肿瘤的 2%～3%,好发于中年妇女(平均 40～50 岁),发病年龄比纤维腺瘤大 10～20 岁。分叶状肿瘤是双向分化的肿瘤,由良性的上皮和富有细胞的间叶成分组成。根据核异型性和核分裂象的多寡将分叶状肿瘤分为良性、恶性及交界性。在亚洲国家,分叶状肿瘤发病年龄较轻(平均 25～30 岁),恶性分叶状肿瘤患者平均年龄要比良性患者大 2～3 岁。

乳腺的分叶状肿瘤起源于上皮的间质，伴有稀松的小叶成分。与纤维腺瘤相比，分叶状肿瘤表现为膨胀性生长及间质内细胞质增多，多为良性病变但存在恶性的潜能。良性分叶状肿瘤几乎不转移，切除后有20%的局部复发率。交界性病灶有低于5%的转移和超过25%的复发率。恶性分叶状肿瘤约有25%会发生转移。当细针抽吸细胞学检查或空芯针活检所取标本较少，难以代表整体组织成分时，很难作出准确诊断。

大体病理学改变呈圆形或卵圆形、坚实、轮廓清楚肿块，与皮肤无粘连。切面实性、灰白色，可有裂隙样改变，也可有坏死、囊变、出血，但不会波及整个肿瘤。

临床常表现为坚硬的圆形肿瘤，较大或者生长很快常提示为分叶状肿瘤而非纤维腺瘤。一些非常大的分叶状肿瘤偶可见皮肤的破溃，有时亦可浸润胸壁。

2. *MRI表现*

(1) 形态：边界清楚的分叶状或卵圆形肿块，边缘光滑、无毛刺。

(2) 信号：T_1WI呈低信号，T_2多为高或等信号，部分肿瘤内部可见低信号分隔。当肿瘤较大时可出现出血、坏死或黏液样变，内部可见特征性囊腔或囊性裂隙，T_2信号随之变化(图13-30)。

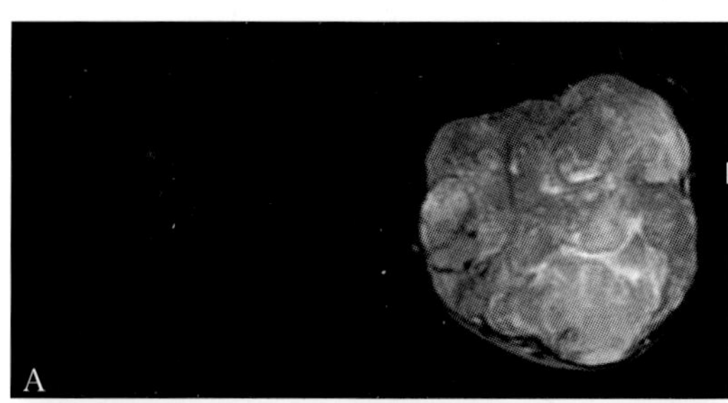

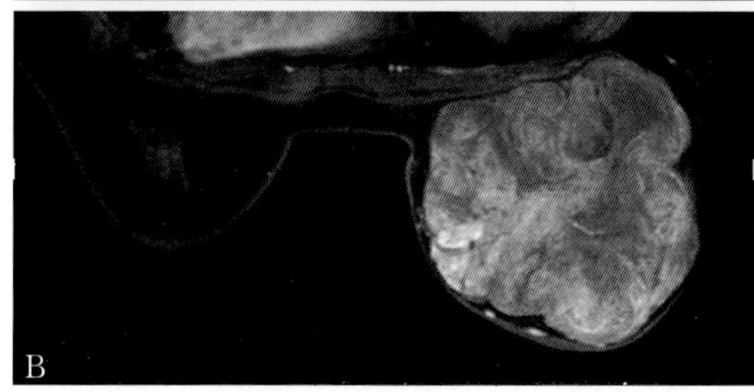

图13-30　右乳交界性分叶状肿瘤MRI

注：A. 右乳分叶状肿块，T_2WI稍高信号内见裂隙状更高信号区；B. 增强后不均匀强化。

(3) 强化特征：增强扫描早期多呈快速明显强化，延迟期持续强化，分隔可随强化的延迟而不明显；TIC多为平台型。

(4) DWI：DWI呈高信号，ADC值根据肿瘤内部间质细胞的多少可较高或较低(多提示恶性)。

病灶的大小、形状、边缘、光整的囊壁及TIC在分叶状肿瘤的良、恶性鉴别中无明显特异度。

3. *鉴别诊断*　主要应与纤维腺瘤、黏液癌及淋巴瘤等鉴别。

(二) 淋巴瘤

1. *病理学及临床特征*　乳腺淋巴瘤少见，仅占乳腺恶性肿瘤的0.05%～0.53%，占结外淋巴瘤的2.2%；发病率低可能与乳腺内相对少的淋巴组织有关。可分为原发性或继发性，一般认为病变首发并局限在乳腺内，或同时伴有同侧腋下淋巴结肿大，但无乳腺外淋巴瘤者，为“原发性淋巴瘤”；最常见的病理学类型是弥漫性大B细胞性淋巴瘤。发病年龄较广，范围为13～88岁，平均55岁。多为单侧乳腺受累，双侧发生率为20%～25%。继发性乳腺淋巴瘤相对多见，乳腺为全身弥漫性淋巴瘤累及的一部分，或在乳腺发病前曾有其他器官或淋巴结的淋巴瘤病史；霍奇金淋巴瘤和非霍奇金淋巴瘤均可出现。形态学无法区分原发性或继发性淋巴瘤。临床上表现乳房无痛性肿块，生长迅速；30%～50%伴同侧腋下淋巴结肿大，肿大淋巴结较乳腺癌淋巴结转移质地软。

2. *MRI表现*　MRI表现分为肿块型和弥漫型两种类型。

(1) 肿块型：单发(69%)或多发(29%)，多数边界清楚，部分边缘欠规整，但无毛刺、浸润、钙化、皮肤凹陷等典型乳腺癌的X线征象。T_1WI呈均匀低或等信号，T_2WI呈均匀稍高或等信号，中央坏死不多见，增强扫描呈轻至中度的均匀强化(图13-31)；TIC以平台型多见。DWI上多呈高信号，ADC值明显低于其他恶性肿瘤。这可能是由于淋巴瘤细胞排列紧密，核质比高，核异型性显著导致水分子扩散受限造成的。

(2) 弥漫型：乳腺T_2WI信号弥漫性增高，可累及一侧乳腺，也可累及双侧(图13-32)。侵犯单侧时双乳腺结构、信号不对称，患侧乳腺实质密实，皮肤弥漫增厚，皮下脂肪层浑浊呈网状改变，增强后中度强化，有时与乳腺炎或IBC难以鉴别。

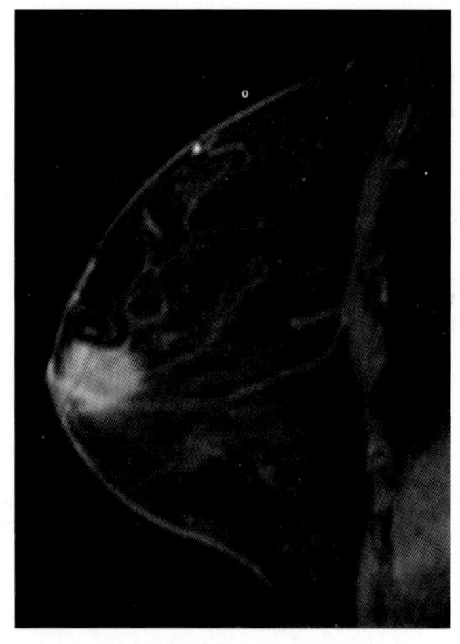

图 13-31　右乳套细胞淋巴瘤 MRI

注:右乳晕后方均匀强化肿块。

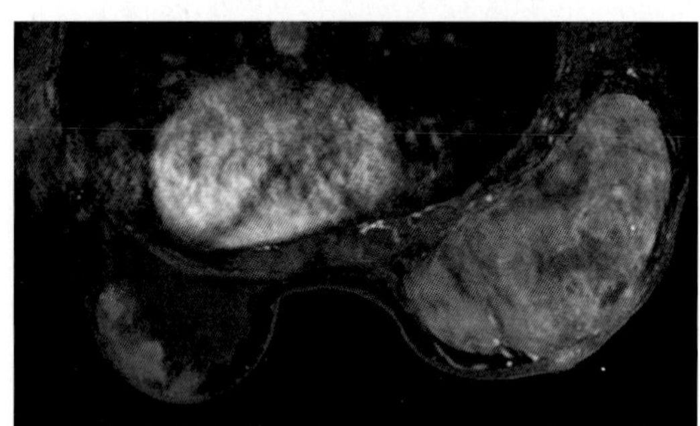

图 13-32　双乳弥漫性大 B 细胞淋巴瘤 MRI

注:右乳增大,整个乳腺内弥漫分布非肿块强化,信号欠均匀,皮肤增厚,乳晕周围皮肤累及。左乳病灶的范围相对小,病灶特征同右乳。

3. 鉴别诊断　肿块型乳腺淋巴瘤需与转移瘤、纤维腺瘤、分叶状肿瘤等鉴别。弥漫型需与乳腺炎或 IBC 鉴别。

(三) 原发性乳腺肉瘤

1. 病理学及临床特征　原发性乳腺肉瘤(primary breast sarcoma, PBS)罕见,占所有乳腺恶性肿瘤的 0.5%~3%,包括血管肉瘤、脂肪肉瘤、纤维肉瘤、平滑肌肉瘤、骨肉瘤以及恶性纤维组织细胞瘤等。恶性程度高,生长迅速,患者 5 年生存率为 49%~67%,高级别和直径>5 cm 的肉瘤预后很差,易转移至肺、胸膜、肝和骨,但淋巴结转移不常见。临床表现为无痛性肿块或无症状,约 12%的患者为普查中偶然发现。很少累及双侧。形态学特点与其他部位的肉瘤相似,无特异度影像学表现。

乳腺血管肉瘤也称恶性血管内皮瘤,是由血管内皮细胞或向血管内皮细胞分化的间叶细胞发生的恶性肿瘤,是一种来源于乳腺小叶或其周围毛细血管的高度恶性肿瘤。肿瘤由复杂分支且相互吻合的血管组成。血管肉瘤根据病因可分为原发性和继发性。原发性常见于 30~40 岁,病因目前尚不明。继发性相对常见,多见于 60 岁左右女性,与乳腺癌根治术后上肢慢性淋巴水肿或乳腺癌保乳术后放疗有关,发生部位较表浅,一般位于原手术瘢痕附近或放射野范围之内。

2. MRI 特点　肿块多呈圆形或类圆形,较大时有分叶,但毛刺相对少见。T_1WI 不均匀低信号,T_2WI 高信号;内部信号可均匀或不均匀,较大时可见明显坏死和出血,T_1WI 上表现为点、片状高信号,增强后多表现为早期快速不均匀强化;TIC 以廓清型和平台型曲线常见。

血管肉瘤在 MRI 上常见范围比较广泛的异常信号区,无论平扫或增强边界均不明确(图 13-33)。其特点为肿块内可见流空改变,在肿瘤边缘可显示增粗和迂曲的血管影。

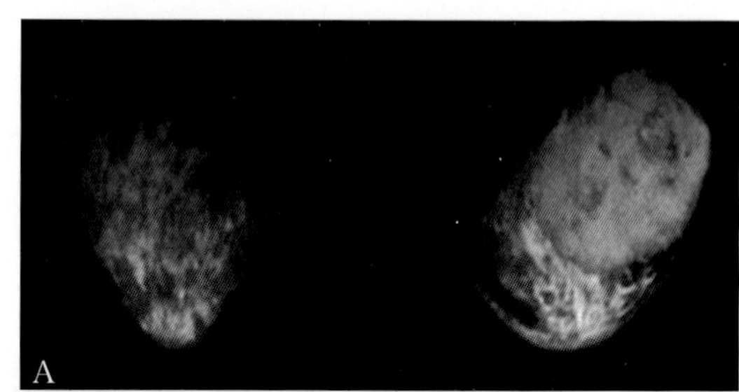

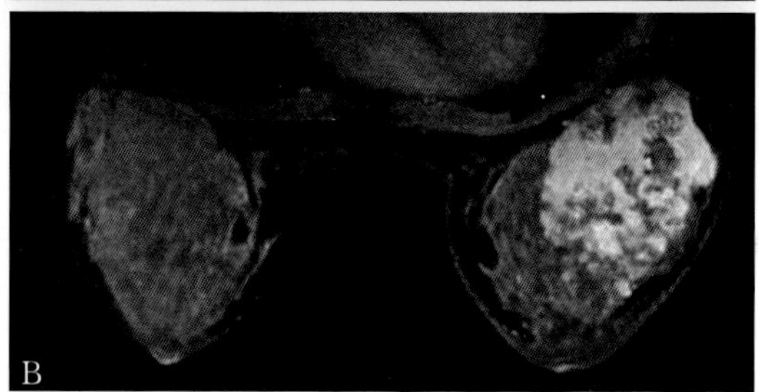

图 13-33　左乳血管肉瘤 MRI

注:左乳晕后方类圆形肿块,T_2WI 高信号,其内见条索状低信号,前方导管扩张(A);增强后明显强化,肿块边界欠清(B)。

3. 鉴别诊断　主要与恶性分叶状肿瘤及淋巴

瘤鉴别。

（四）乳腺转移性肿瘤

1. *病理学及临床特征*　乳腺转移性肿瘤少见，约占乳腺恶性肿瘤的0.5%～6.6%，女性发病比男性多5～6倍。除外可以累及全身的淋巴瘤和白血病，乳腺转移癌最常见的原发灶是对侧乳腺癌，其次为恶性黑色素瘤、儿童或青春期的横纹肌肉瘤，以及肺、卵巢、肾、甲状腺、宫颈、胃等部位的原发癌。转移瘤可为单发(85%)或多发(15%)，结节状，多位于皮下而不是乳腺实质内。对侧乳腺癌转移过来的原发灶往往靠近中线或是位于乳腺的内半部。一般表现为可触及的包块，界限清楚，生长迅速。少数可呈弥漫浸润，其原发肿瘤多为卵巢癌。因此，对已知有原发肿瘤的患者，发现乳腺肿块时应先做肿块活检，避免不必要的乳房切除术。

2. *MRI表现*　乳腺转移瘤MRI表现为单个或多个圆形结节，边界清晰，内部信号及强化多均匀(图13-34)；TIC为平台型或廓清型。

3. *鉴别诊断*　主要与纤维腺瘤、良性分叶状肿瘤及淋巴瘤等鉴别。

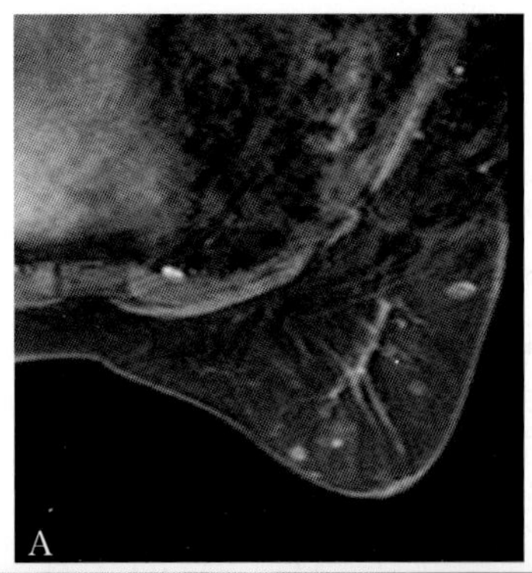

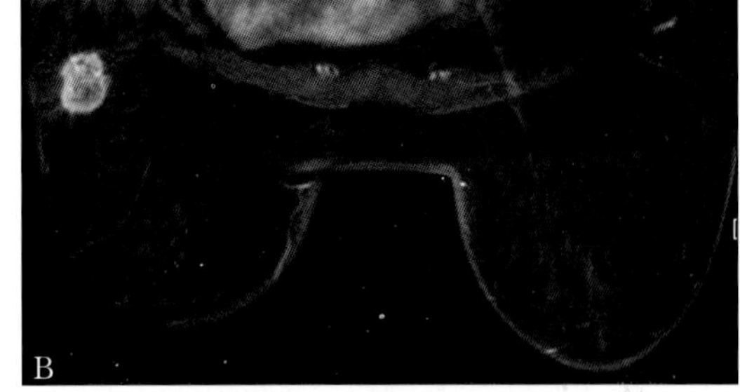

图13-34　乳腺转移癌MRI

注：A. 左乳IDC术后，右乳皮下多发小结节样转移；B. 直肠癌术后5年，左乳转移。左乳外下肿块，环形强化，有毛刺及浅分叶，类似于乳腺原发浸润性癌。

第四节　乳房整形术后的评估

一、隆乳术

隆乳术是通过手术使乳房增大，重塑乳房的外形美。隆乳术通常有3种方法：①乳房假体置入术。手术可通过腋窝、乳晕和乳房下皱襞3种切口，将假体置于乳腺深面或胸大肌深面。假体内容物除了硅凝胶和水凝胶外，还有生理盐水、右旋糖酐、聚烯吡酮、植物油等。假体也可以是双腔假体，体积可调节，后者通常有阀门。目前应用最普遍的是单腔硅凝胶假体和水凝胶假体。一般保质期是8～12年，可完整取出假体。②注入假体。它是将一种液体材料通过注射到乳后间隙，使乳房显得丰满。注入物主要以透明质酸、胶原等填充剂为主。操作方法较简单，但存在感染、出血等并发症，且注射材料不能被完全取出。③自体脂肪注射移植术。即通过抽取其他部位多余的脂肪获取脂肪颗粒，再经漂洗、过滤，加入组织生长因子，注入乳腺后方及皮下脂肪间隙。这种方法采用自体组织，不存在排斥反应，缺点是需多次注射。

对于隆乳术后的乳房，传统X线摄片难以显示和诊断同时存在的病灶，而且行乳腺X线检查时需压迫乳房，有造成假体继发破裂和水凝胶扩散的危险。MRI则不存在该问题，且能有效地显示病灶并对病变进行解释。如果隆乳后触诊发现可疑肿块，都应行MRI检查(图13-35)。假体破裂者约有一半患者并无明显临床症状，故假体置入时间较长者，对其行MRI检查常可早期发现植入假体的囊内或囊外破裂，从而采取及时准确的处理措施。

二、乳房再造术

乳房再造术是指因乳房切除术后利用自体组

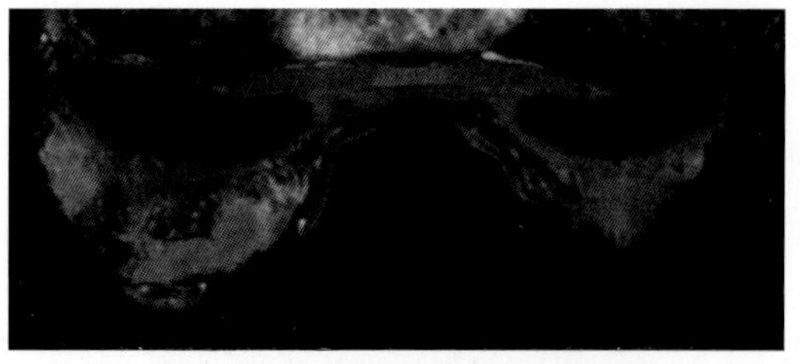

图 13-35　两乳假体植入术后左乳 IDC

注:增强 MRI 显示左乳内多发区域性非肿块强化,信号尚均匀。

织移植或乳房假体重建。乳房再造的方法主要有两大类。

1. *异体组织乳房再造术*　利用人工材料,如扩张器、硅凝胶和水凝胶假体等进行乳房形态的重塑。

2. *自体组织乳房再造术*　利用患者自身的组织进行乳房形态的重塑。自体再造以皮瓣为主,在皮瓣不能提供足够组织量的情况下,可同时置入假体,使重塑的乳房外形美观、两侧对称。临床上用于乳房再造的皮瓣主要有腹直肌皮瓣(图 13-36)、背阔肌皮瓣和臀大肌肌皮瓣。

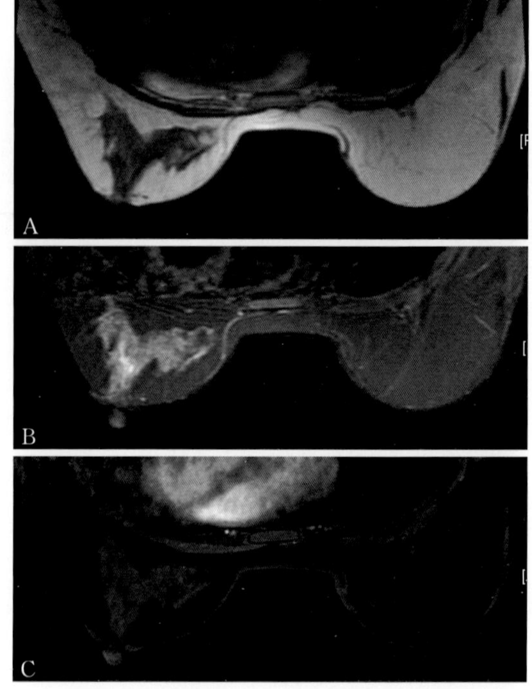

图 13-36　自体组织乳房再造术后 MRI

注:右乳保留皮肤乳房单纯切除+腹壁下血管穿支游离皮瓣乳房重建术后,右乳为脂肪充填,在 T_1WI 上为均匀高信号(A),抑脂 T_2WI 均匀低信号(B),增强后无明显强化(C)。

(孙诗昀　许玲辉　李瑞敏　顾雅佳)

参考文献

[1] 许玲辉, 彭卫军, 顾雅佳, 等. 乳腺导管原位癌的 MRI 表现 [J]. 中华放射学杂志, 2011,45(2):159-163.

[2] CHEN R, HU B Q, ZHANG Y L, et al. Differential diagnosis of plasma cell mastitis and invasive ductal carcinoma using multiparametric MRI [J]. Gland Surg, 2020,9(2):278-290.

[3] CHEN S T, COVELLI J, OKAMOTO S, et al. Clumped vs non-clumped internal enhancement patterns in linear non-mass enhancement on breast MRI [J]. Br J Radiol,2021,94(1118):20201166.

[4] DEBRUHL N D, LEE S J, MAHONEY M C, et al. MRI evaluation of the contralateral breast in women with recently diagnosed breast cancer: 2-year follow-up [J]. J Breast Imaging, 2020,2(1):50-55.

[5] GABALLAH A H, JENSEN C T, PALMQUIST S, et al. Angiosarcoma: clinical and imaging features from head to toe [J]. Br J Radiol, 2017, 90(1075):20170039.

[6] GEMICI A A, INCI E. Agreement between dynamic contrast-enhanced magnetic resonance imaging and pathologic tumour size of breast cancer and analysis of the correlation with BI-RADS descriptors [J]. Pol J Radiol, 2019,84: e616-e624.

[7] GÓMEZ-CEBRIÁN N, DOMINGO-ORTÍ I, POVEDA J L, et al. Multi-omic approaches to breast cancer metabolic phenotyping: applications in diagnosis, prognosis, and the development of novel treatments [J]. Cancers, 2021,13(18):4544.

[8] HARADA T L, UEMATSU T, NAKASHIMA K, et al. Evaluation of breast edema findings at T2-weighted breast MRI is useful for diagnosing occult inflammatory breast cancer and can predict prognosis after neoadjuvant chemotherapy [J]. Radiology, 2021,299(1):53-62.

[9] HERBST E, TISMENETSKY M, MCINTOSH V M. Unusual case of Paget disease of the nipple

diagnosed by nipple scraping cytology [J]. Dermatol Online J, 2020,26(3):13030.

[10] LAMB L R, OSENI T O, LEHMAN C D, et al. Pre-operative MRI in patients with ductal carcinoma in situ: is MRI useful for identifying additional disease [J]. Eur J Radiol, 2020,129: 109130.

[11] LEONG P W, CHOTAI N C, KULKARNI S. Imaging features of inflammatory breast disorders: a pictorial essay [J]. Korean J Radiol, 2018,19(1):5.

[12] MORI N, ABE H, MUGIKURA S, et al. Discriminating low-grade ductal carcinoma in situ (DCIS) from non-low-grade DCIS or DCIS upgraded to invasive carcinoma: effective texture features on ultrafast dynamic contrast-enhanced magnetic resonance imaging [J]. Breast Cancer, 2021,28(5):1141-1153.

[13] NIU S, WANG X, ZHAO N, et al. Radiomic evaluations of the diagnostic performance of DM, DBT, DCE MRI, DWI, and their combination for the diagnosisof breast cancer [J]. Front Oncol, 2021,11:72592

[14] WANG L J, WANG D B, CHAI W M, et al. MRI features of breast lymphoma: preliminary experience in seven cases [J]. Diagn Interv Radiol, 2015,21(6):441-447.

[15] YEAP P M, EVANS A, PURDIE C A, et al. A comparison of the imaging features of pleomorphic and classical invasive lobular carcinoma [J]. Breast Cancer Res Treat, 2018,172(2):381-389.

第十四章

乳腺肿瘤的细胞学及组织学检查

第一节　乳腺细胞病理学检查

一、常用细胞学检查方法

乳腺细胞学检查方法多样，普遍具有微创安全、操作简单、制片快速、成本低廉且准确性较理想等优点。尤其对于不适合或不必要进行组织学检查的乳头溢液、乳头/乳房皮肤糜烂溃疡、乳腺囊性肿块以及复发/转移性乳腺癌等疾病，细胞学检查有重要的临床应用价值。除诊断外，细胞学检查尚可提供用于免疫表型、组织化学和分子遗传学等辅助检查的标本，以满足个体化诊治的需求。

（一）细针穿刺

细针穿刺（fine needle aspiration，FNA）是使用外径通常不超过 0.7 mm（≥22G）且长度适宜的细针头刺入肿块获取细胞行细胞病理学检查的方法。体表可扪及的肿块可经触诊定位后穿刺，位于深部或体积过小导致触诊困难的肿块可经钼靶 X 线、超声及 MRI 等影像学技术引导下穿刺。可触及的囊性/囊实性、不均质或多发肿块亦可利用影像学定位选择实性区、囊壁或影像特征可疑处进行穿刺，以提高标本满意率和诊断灵敏度。

FNA 适用于乳腺和副乳腺肿块，腋下/锁骨上淋巴结和胸壁结节等乳腺癌常见复发或转移部位。

FNA 的并发症少见，最常见者为出血，亦可有感染和气胸。气胸易发生于腋下/锁骨上淋巴结及胸壁小结节穿刺，偶见于乳腺肿块穿刺，表现为穿刺后短时间内出现的肩胸部疼痛和不适。多数气胸可自行消退。少数情况下 FNA 可导致其后的组织学标本中产生出血、梗死以及易误作癌的良性上皮细胞沿针道移位埋陷等现象。

（二）乳头溢液涂片

乳头溢液指从乳头输乳管开口自发性溢出的液体。除孕期和哺乳期外，出现乳头溢液均属异常。虽然多数异常乳头溢液与纤维囊性病、导管扩张、炎症感染和管内乳头状瘤等乳腺良性病变相关，乳腺原位/浸润性癌以及乳房佩吉特病等皆可发生乳头溢液。

细胞学检查方法为用清洁载玻片轻触乳头表面溢出的液体并制成涂片。向乳头方向轻轻按摩乳房可促进液体溢出。操作方法无创，无明显并发症。由于脱落于溢液内的上皮细胞数量往往过少或仅出现吞噬细胞，乳头溢液细胞学诊断灵敏度较低，为 41%～60%。

（三）刮片

乳头、乳晕和乳房皮肤表面破溃性或湿疹样病变中恶性者常见为乳房佩吉特病以及晚期乳腺癌累及皮肤。刮片方法为使用消毒竹签、刮板、手术刀片和针头等轻刮患处，随后将刮取物均匀涂片。操作损伤小，无明显并发症。

（四）乳腺癌前哨淋巴结术中印片

前哨淋巴结（SLN）为淋巴引流途径上最早发生转移的一个或一组淋巴结，可通过示踪剂在术中识别。

细胞学印片(touch imprint)为常用乳腺癌术中SLN病理学评价方法之一，如印片SLN出现转移，可提供患者当即行腋淋巴结清扫术的依据，以避免再次手术。将SLN按垂直于长轴方向多切面切开，在切面未干燥前，用清洁载玻片轻触切面而制成"印片"。相较术中冷冻切片，印片具有操作简单、快速、价廉且组织损耗小的优势。虽然特异度高，但印片灵敏度易受转移灶大小的限制，微转移和孤立肿瘤细胞是假阴性的主要原因。此外具小细胞形态的小叶癌等特殊类型常因与淋巴细胞外形重叠且易呈单个或单行形式夹杂其中而不易被识别。术中印片经复片确为阳性但术后组织学对应淋巴结确为阴性的情况偶可发生，可能与病灶过小、未使用连续切片或切片损耗等过程导致的取材偏倚有关。此外，当副乳腺组织术中被误作"SLN"而切除，在经验不足的情况下印片易误诊为转移。罕见病例腋下淋巴结内亦可出现良性上皮性囊肿。因此术中通过示踪剂正确判断是否为SLN，严格把握细胞形态良、恶性鉴别特征，不因淋巴结内出现上皮细胞即诊断为癌将有助于避免此类误诊。

二、乳腺细胞学诊断主要依据和局限性

事实上，乳腺组织学诊断除对细胞本身非典型性程度予以判断外，常倚重对组织学结构的观察，包括肌上皮层和基底膜的完整性，有无浸润性边界及有无脉管侵犯等，甚至采用某些关于病灶范围的量化指标以帮助上述鉴别诊断，而这些标准难以在细胞学标本中得到识别。以乳腺上皮性病变为例，细胞形态学可利用的线索很大程度基于对腺上皮细胞以及肌上皮细胞的形态、数量和排列方式的评价，对于间质成分和细胞外物质的观察亦可能提供细胞学诊断依据。

良性乳腺导管上皮细胞本身形态较一致，细胞核圆形或卵圆形，核轮廓光滑，核染色质细而均匀，核仁不明显或有小核仁。即使出现细胞核轻到中度增大、轻微大小不一及核深染等不典型增生，核轮廓依然规则光滑。因黏附性强而在排列方面常呈规则的蜂窝片状或三维团块状表现，细胞间距均匀，无明显拥挤重叠，且很少出现单个散在分布的有完整胞质的导管上皮细胞。另一方面肌上皮细胞被描述为"双极裸核(naked bipolar nuclei)"，因胞质不明显，核染色加深，核卵圆形或小梭形，两端略尖构成"双极"。良性病变中可见数量明显的肌上皮细胞单个散在分布于背景中，或附着于成片、成团排列的良性导管上皮细胞中，两者共同构成"双相生长(bimodal pattern)"的特征，是提示良性的重要细胞学依据。反之，乳腺腺癌上皮细胞具不同程度的非典型性，高级别者细胞明显增大或大小不一，核具多形性，核轮廓不规则，核染色加深，染色质分布不均，可见显著核仁。因黏附性下降，常可见较多单个散在分布且胞质完整的异型上皮细胞。虽无法判断肌上皮层完整性，但可见涂片内缺乏双极裸核的肌上皮细胞，然而导管原位癌、小管癌和一些低级别导管癌仍可见肌上皮细胞。

上述细胞学诊断标准尽管行之有效，然而乳腺良、恶性肿瘤以及肿瘤和非肿瘤病变之间存在细胞形态特征重叠者并非少见，易导致阅片偏倚(interpretation error)，使相关病变的鉴别诊断难以完成或极为困难。例如细胞形态学无法区分导管原位癌与浸润性癌；一些具有低级别形态的癌与具非典型性的良性病变鉴别困难；纤维囊性病与导管内乳头状瘤和纤维腺瘤等其他良性病变不仅可有细胞形态重叠，亦可共存，故实际工作中可能因难以明确病变具体类型而仅诊断为"良性病变"，不作特殊说明。

此外，细胞学检查通常具有局部抽样的性质，未获得足量或有代表性的标本可导致取样偏倚(sampling error)发生，进而损及检查灵敏度。例如乳头溢液涂片和乳腺囊性病变穿刺标本中可因脱落的上皮细胞过少或无而导致假阴性诊断，对于不易触及、影像学定位困难或有异质性的乳腺肿块，FNA可因取样偏倚而发生漏诊。

总体而言，乳腺细胞学检查具有诊断特异度高而灵敏度相对偏低的特点。累积诊断经验、改进操作和制片技术流程、加强质量控制，并将细胞病理学检查与临床乳腺检查及影像学检查相结合，即开展所谓"三联"检查(triple test)，有助于提高诊断准确性。

三、乳腺细胞学辅助检查

诊断方面，临床实践中主要使用免疫细胞/组织化学检查来判断或证实淋巴结和体腔积液转移性恶性肿瘤是否为乳腺癌来源。虽然亦有研究者尝试在细胞学标本中检测p63和CK5/6等肌上皮细胞标志物，希望籍此更明确地判断有否肌上皮细胞以及肌上皮细胞的分布方式，用以鉴别乳腺癌与良性病变，然而特异度依然有待提高。

在乳腺癌预后判断以及帮助个体化治疗决策方面,细胞学辅助检查主要为针对已知的浸润性癌进行雌激素受体(ER)、孕激素受体(PR)、人表皮生长因子受体 2(HER2)和 Ki-67 的免疫细胞化学检测以及 *HER2* 基因扩增检测(荧光/显色原位杂交),尤其适用于形式多样的转移和复发性乳腺癌,患者耐受而易于实现多次和/或多病灶检测。临床常用于以下情况:比较原发灶与转移/复发灶中上述指标是否存在差异性;治疗监测和随访过程中上述指标是否发生变化;少数患者原发灶已难有检测可行性等。

四、乳腺细胞病理学检查报告

乳腺细胞病理学采用规范化的描述性报告术语和格式化的报告系统,不但有利于细胞学质量控制,且有益于多学科团队中不同领域医生间的沟通和临床处理的最终决断。目前由不同国家和学术组织已或拟建立的乳腺细胞病理报告系统基本采用大致相仿的五级描述性分类法,诊断分类名称略有差异,通常包括五大类别:标本不满意;良性;非典型,可能为良性/不确定;疑恶性;恶性。

第二节 乳腺癌的组织病理学检查

一、乳腺组织学标本的类型

乳腺病变可以通过各种手段获取,包括针吸细胞学检查、粗针穿刺活检、真空辅助微创旋切系统活检、手术切除等。这些标本获取方式各有优缺点,适用范围有所差异。临床医生需根据患者病情、病灶性质及大小、患者经济能力等多方面综合考虑,选择合适的方法。日常工作中常见的乳腺组织学标本类型包括粗针穿刺活检标本、真空辅助微创旋切系统活检和各种手术切除标本(乳腺肿块切除术、乳腺病变保乳切除术、乳腺单纯切除术、前哨淋巴结活检(sentinel lymph node biopsy, SLNB)、腋淋巴结清扫、乳腺改良根治术标本等)。穿刺或切除后的乳腺组织应立即固定(不得超过 1 h)。应选择足够的磷酸缓冲液配制的 4%中性甲醛固定液。对于切除标本,应将其每隔 5 mm 切开,宜用纱布或滤纸将相邻的组织片分隔开,以保障固定液的充分渗透和固定。固定时间 6～72 h。真空辅助微创旋切系统活检和粗针穿刺活检标本不宜行术中病理学诊断。

二、组织学分型和组织学分级

浸润性乳腺癌的组织学分型主要依据 2019 版世界卫生组织(WHO)乳腺肿瘤分类,某些组织学类型的准确区分需行免疫组化后确定。对乳腺浸润性癌进行准确的组织学分型对患者的个体化治疗具有非常重要的意义。某些特殊类型的乳腺癌具有特殊的临床特征,如浸润性微乳头状癌较易出现淋巴结转移,而小管癌、黏液癌预后较好。多项研究证实在浸润性乳腺癌中,组织学分级是重要的预后因素。目前浸润性乳腺癌中应用最广泛的病理分级系统是改良 Scarff-Bloom-Richardson 分级系统。具体内容请参阅第十九章。

三、肿瘤大小的测量

第 8 版美国癌症联合会(American Joint Committee on Cancer, AJCC)乳腺癌分期对肿瘤大小的测量作出了详尽的规定。肿瘤大小的测量有多种方法,包括临床体检、影像学评估、病理大体测量和显微镜下测量。乳腺癌分期中涉及到的肿瘤大小是指浸润癌的大小。由于体检、影像学及大体检查均无法区分浸润性癌和导管原位癌,因此显微镜下测量应该是最准确的测量方式。如果肿瘤组织中有浸润性癌和原位癌两种成分,肿瘤的大小应该以浸润性成分的测量值为准。若浸润性癌病灶局限,可以用一个蜡块全部包埋,则肿瘤大小以显微镜下测量的大小为准。如果浸润性癌范围较大,无法用一个蜡块全部包埋,则以巨检时的肿瘤大小为准。出现微浸润时,应在报告中注明,并测量微浸润灶最大径。如为多灶微浸润,浸润灶大小不能累加,需在报告中注明多灶微浸润。如果肿瘤组织完全由导管原位癌组成,应尽量测量其范围。

四、有关保乳手术切缘状态的病理学评估

2014 年美国外科肿瘤学会和美国放射肿瘤学会发布了关于保乳手术切缘的指南。2020 年版《保留乳房治疗专家共识》对保乳手术切缘要求进行了具体描述。共识建议，对接受保乳手术联合术后全乳放疗的Ⅰ和Ⅱ期浸润性癌保乳患者，“墨染切缘处无肿瘤”为“阴性切缘”。对接受术后全乳放疗的导管原位癌保乳患者，“墨染切缘距肿瘤 2 mm”为“安全距离”。

目前保乳标本切缘取材主要有两种方法：垂直切缘放射状取材和切缘离断取材，共识建议有条件的病理中心应首选垂直切缘放射状取材，并在取材前将 6 处标本切缘涂上不同颜色的墨水，以便在镜下观察时能根据不同颜色对切缘作出准确的定位，并正确测量肿瘤和切缘的距离。

保乳标本病理报告中需明确切缘状态（阳性或阴性）。对保乳标本的评价宜包括大体检查及显微镜观察中肿瘤距切缘最近处的距离。若切缘阳性，应注明切缘处肿瘤的类型（原位癌或浸润性癌）；“阳性切缘”是指墨染切缘处有导管原位癌或浸润性癌侵犯。对于切缘阴性者，建议报告切缘与肿瘤的距离，应尽量用客观的定量描述。

五、有关前哨淋巴结活检

乳腺癌 SLNB 已逐渐取代传统的腋淋巴结清扫来评估乳腺癌患者的区域淋巴结情况。SLNB 阴性者可避免腋淋巴结清扫。

淋巴结中的肿瘤细胞分为如下 3 种情况：

（1）孤立肿瘤细胞（isolated tumor cell，ITC）：淋巴结中的肿瘤病灶直径≤0.2 mm，或单张切片上的肿瘤细胞<200 个。AJCC 定义其为 pN0(i+)。目前大部分乳腺癌诊疗指南推荐按腋淋巴结阴性处理。

（2）微转移：肿瘤转移灶最大径>0.2 mm，但不超过 2 mm。AJCC 定义其为 pN1mi。ITC 与微转移有着本质的不同，前者为 pN0，后者为 pN1。

（3）宏转移：肿瘤转移灶最大径>2 mm。

六、乳腺癌的免疫组化和分子病理学检测及其质量控制

应对所有乳腺浸润性癌病例进行 ER、PR、HER2 免疫组化染色，HER2 2+病例应进一步行原位杂交检测。ER、PR 的规范化病理学检查报告需要记载阳性细胞强度和百分比。

ER 及 PR 阳性定义：>1%的阳性染色肿瘤细胞，其中 ER 表达介于 1%～10%者被定义为 ER 低表达。评估 HER2 状态的意义在于确认适合 HER2 靶向治疗的患者群体以及预测预后。HER2 阳性定义：经免疫组织化学检测，超过 10%的细胞出现完整胞膜强着色（3+）、和/或原位杂交检测到 *HER2* 基因扩增。HER2 免疫组化 1+或免疫组化 2+/原位杂交检测无扩增被定义为 HER2 低表达。HER2 检测可参考“中国乳腺癌 HER2 检测指南”。

2020 年底，国际乳腺癌 Ki-67 工作组对 Ki-67 检测及评估进行了更新。Ki-67 增殖指数在乳腺癌治疗方案选择和预后评估上起着一定作用，建议对所有乳腺浸润性癌病例进行 Ki-67 检测，并对癌细胞中阳性染色细胞所占的百分比进行报告。国际 Ki-67 工作组采取各种方法提高 Ki-67 检测的可重复性和判读的可重复性，但目前的相关应用软件操作繁琐耗时，该系统能否适用于日常工作仍是未知。

开展乳腺癌免疫组化和分子病理检测的实验室应建立完整有效的内部质量控制，不具备检测条件的单位应妥善地保存好标本，以供具有相关资质的病理实验室进行检测。

七、乳腺癌新辅助治疗后病理学诊断

新辅助治疗是乳腺癌整体治疗的重要部分，准确的新辅助治疗后乳腺标本的病理评估，可以判断治疗疗效，并预测患者预后，为临床治疗提供可靠依据。新辅助治疗后病理改变包括瘤床组织学改变以及淋巴结的治疗后改变，其中瘤床改变可见于非肿瘤性乳腺组织和乳腺癌组织。大多数标准及共识中乳腺癌新辅助治疗后病理学完全缓解（pCR）定义是乳腺原发灶无浸润性癌残留且区域淋巴结阴性。在规范化报告中，需要充分取材，准确评估残留肿瘤大小，瘤床中肿瘤细胞数量及原位癌所占比例，阳性淋巴结数量以及淋巴结转移灶的最大径等。目前使用较为广泛的新辅助治疗病理评估系统包括 Miller-Payne（MP）系统、RCB 系统、Sataloff 系统和 AJCC ypTNM 分期。另外，若新辅助治疗后有浸润性癌残余，建议重新进行 ER、PR、HER2 和 Ki-67 检测。2020 版《乳腺癌新辅助治疗的病理诊断专家共

识》对新辅助治疗前后乳腺标本的病理评估进行了详细建议。

八、乳腺癌分子检测

与传统的临床病理指标相比，分子检测技术能为乳腺癌患者提供更为准确的预后和预测信息。21基因检测(Oncotype DX)、50个基因微阵列预测分析(PAM50)等多基因检测技术的发展，对预后评估价值以及化疗疗效预测具有重要意义。21基因检测是一种通过测定特定乳腺癌基因，可用于评估患者手术后复发风险的高低，为激素受体阳性、腋淋巴结阴性的乳腺癌患者提供复发风险预测信息的模型，为全身辅助治疗方案的制定提供依据。当复发风险评分较高时，预测患者接受辅助化疗可获益。2021版《中国抗癌协会乳腺癌诊治指南与规范》也对其进行了推荐。对于三阴性乳腺癌这一类异质性肿瘤，基于二代测序(NGS)检测对其进行分子分型，可为患者的诊断、疗效监测、耐药提示以及治疗方案选择提供更多的信息。并且对于晚期乳腺癌患者，基于NGS的多基因检测有助于发现靶向用药相关基因和耐药相关基因，对于患者的治疗具有指导意义。另外，对于<40岁的年轻患者，推荐进行乳腺癌易感基因*BRCA1*与*BRCA2*基因突变检测，特别是年轻的三阴性乳腺癌患者。*BRCA1/2*基因突变患者对铂类药物或多腺苷二磷酸核糖聚合酶(PARP)抑制剂更敏感。

九、病理学检查报告内容及规范

浸润性乳腺癌的病理报告应包括与患者治疗和预后相关的所有内容，如肿瘤大小、组织学类型、组织学分级、有无导管原位癌、有无淋巴管/血管侵犯(lymphovascular invasion, LVI)、切缘和淋巴结情况等。对于浸润性癌还应包括ER、PR、HER2、Ki-67的检测情况。若为治疗后乳腺癌标本，则应对治疗后反应进行病理学评估。导管原位癌的病理学诊断报告应报告核级别(低、中或高级别)和有无坏死(粉刺或点状坏死)、手术切缘情况。对癌旁良性病变，宜明确报告病变名称或类型。对保乳标本的评价宜包括大体检查及显微镜观察中肿瘤距切缘最近处的距离；若切缘阳性，应注明切缘处肿瘤的类型(原位癌或浸润性癌)。

(李　明　平　波　杨文涛)

参考文献

[1]《乳腺癌HER检测指南版》编写组，杨文涛，步宏.《乳腺癌HER2检测指南(2019版)》[J].中华病理学杂志，2019，48(3)：169-175.

[2]《乳腺癌新辅助治疗的病理诊断专家共识(版)》编写组.乳腺癌新辅助治疗的病理诊断专家共识(2020版)[J].中华病理学杂志，2020，49(4)：296-304.

[3] 王彦丽，高丽丽，陈颖，等.不同临床病理特征的乳腺浸润性小叶癌108例腋窝前哨淋巴结术中印片诊断效率分析[J].中华病理学杂志，2016，45(7)：472-473.

[4] 中国抗癌协会乳腺癌专业委员会，中国医师协会外科医师分会乳腺外科医师委员会.保留乳房治疗专家共识(2020年版)[J].中国癌症杂志，2020，30(11)：912-967.

[5] 中国抗癌协会乳腺癌专业委员会.中国抗癌协会乳腺癌诊治指南与规范(2021年版)[J].中国癌症杂志，2021，31(10)：954-1040.

[6] ALLISON K H, HAMMOND M E H, DOWSETT M, et al. Estrogen and progesterone receptor testing in breast cancer: ASCO/CAP guideline update [J]. J Clin Oncol, 2020, 38(12): 1346-1366.

[7] BURSTEIN H J, CURIGLIANO G, THÜRLIMANN B, et al. Customizing local and systemic therapies for women with early breast cancer: the St. Gallen International Consensus Guidelines for treatment of early breast cancer 2021 [J]. Ann Oncol, 2021, 32(10): 1216-1235.

[8] ELSTON C W, ELLIS I O. Pathological prognostic factors in breast cancer. I. The value of histological grade in breast cancer: experience from a large study with long-term follow-up [J]. Histopathology, 2002, 41(3a): 154-161.

[9] FIELD A S, SCHMITT F, VIELH P. IAC standardized reporting of breast fine-needle aspiration biopsy cytology [J]. Acta Cytologica, 2017, 61(1): 3-6.

[10] GIULIANO A E, EDGE S B, HORTOBAGYI G N. Eighth edition of the AJCC cancer staging manual: breast cancer [J]. Ann Surg Oncol, 2018, 25(7): 1783-1785.

[11] MORAN M S, SCHNITT S J, GIULIANO A E, et al. Society of surgical oncology - American society

for radiation oncology consensus guideline on margins for breast-conserving surgery with whole-breast irradiation in stages I and II invasive breast cancer [J]. Ann Surg Oncol, 2014,21(3):704 - 716.

[12] PAIK S, SHAK S, TANG G, et al. A multigene assay to predict recurrence of tamoxifen-treated, node-negative breast cancer [J]. N Engl J Med, 2004,351(27):2817 - 2826.

[13] SHIINO S, YOSHIDA M, JIMBO K, et al. Two rare cases of endosalpingiosis in the axillary sentinel lymph nodes: evaluation of immunohistochemical staining and one-step nucleic acid amplification (OSNA) assay in patients with breast cancer [J]. Virchows Arch, 2019,474(5):633 - 638.

[14] SIGEI A C, BARTOW B B, WHEELER Y. Sentinel lymph node involvement by epithelial inclusions mimicking metastatic carcinoma: a diagnostic pitfall [J]. Am J Case Rep, 2020, 21: e926094.

[15] WEIGNER J, ZARDAWI I, BRAYE S, et al. The microscopic complexities of C3 in breast cytology [J]. Acta Cytologica, 2014,58(4):335 - 346.

[16] WOLFF A C, HAMMOND M E H, ALLISON K H, et al. Human epidermal growth factor receptor 2 testing in breast cancer: American society of clinical oncology/college of American pathologists clinical practice guideline focused update [J]. J Clin Oncol, 2018,36(20):2105 - 2122.

[17] ZHANG J D, YANG M Z. RE: assessment of Ki67 in breast cancer: updated recommendations from the international Ki67 in breast cancer working group [J]. J Natl Cancer Inst, 2021,113(11):1595 - 1596.

第十五章

影像学引导下的乳腺病灶定位活检

1995 年影像学引导下的定位活检的出现帮助医生准确诊断乳腺癌，为医生提供了各种选择和诊断工具。真空辅助乳房活检系统在 1995 年 4 月通过美国食品和药品监督管理局(FDA)认证；1999 年美国医学会发布影像学引导的真空辅助活检是替代外科活检的可靠诊断技术；1999 年我国食品药品监督管理局批准该项技术在国内用于临床。它是通过无缝线切口单次穿刺和多次取样，部分或者全部切除影像学上发现的病灶。由于该手术通常对患者的创伤小，比开放外科活检手术的并发症少，并且术后对于乳房外观影响甚微，是目前替代开放外科活检手术的一种可靠的诊断方法。

影像学引导下的定位活检组织获取装置包括弹簧枪、自动化粗针(通常为 14 G)、定向真空辅助活检探针(14、11、9 或 8 G)以及完整的取样装置。影像学引导下的定位活检引导方法包括 X 线立体定位、超声和磁共振成像(MRI)。

第一节　立体定位粗针活检方法

一、X 线立体定位引导下的粗针活检

1. **X 线立体定位**　X 线立体定位引导下的粗针活检可用于乳腺 X 线摄影诊断为可疑病灶的活检，但最常用于乳腺 X 线摄影诊断可疑钙化的活检。对于 X 线立体定位活检，真空辅助活检探针能更好地获取钙化组织。立体定位成像是采用放射(乳腺 X 线)成像技术对乳腺内的病变位置进行三角测量，设备的设计是为了获得可疑病变的等角放射影像。当病变位于影像中，它距离皮肤表面的深度可以根据下列公式计算：

$$\Delta Z = \Delta Z/2\tan(15^\circ) = 1.866\Delta X$$

当 X 线沿 X 轴(或横轴)偏转时，如果病变的部位越深，位置的改变越大。15°是 X 线的标准偏转度，有些制造商也会调整这一角度。如果 X 线管的角度偏转越大，公式中的分母也要相应改变。根据该公式可以计算出病变的深度(即 Z 轴)。病变位置的垂直位置(或 Y 轴)以及横轴位置(X 轴)可以在非偏转(0°角)视野中定位。这种方法也可以确定病变是否在立体定位视野内。根据计算所得的 X、Y、Z 轴位置，活检穿刺针可以根据相同的偏转角度或立体定位影像进入计算机合成的活检部位。

2. **立位与俯卧位专用立体定位设备**　目前主要有两种立体定位活检设备。其中一种是附加型或直立型，立体定位装置附加在乳腺成像设备上，活检过程中患者处于坐立位。在某些情况下，也可用于卧位活检。另一种设备是专用的立体定位活检台，患者俯卧在台上，台下是乳腺成像设备，这种设备专用于实施乳腺活检。直立型立体定位设备的主要缺点是活检操作的空间有限，因为有些粗针活检设备比较庞大，在技术上受到限制。要求患者静坐不动，容易造成定位不准确。此外，由于患者可以看到活检过程，有 1%～5%会发生血管迷走神经反应。专用的乳腺立体定位活检台可以让医生有较大的工作空间。由于患者处于俯卧位，基本不发生血管迷走神经反应；由于看不到活检过程，也减少了患者的紧张程度。然

而，由于患者要俯卧在台面上20 min以上，会产生颈、肩、背部不适，尤其是该部位有关节炎的妇女，这样会造成患者不能耐受，引起移位和定位不准确。

二、超声引导下的粗针活检

超声引导下的粗针活检与X线立体定位引导下的粗针活检相比较具有如下优势：①没有电离辐射；②实时定位；③操作简单；④活检速度快，能获得较多的活检组织。超声引导活检主要用于乳腺超声影像提示的可疑实性病灶活检。Soo等报道了乳腺X线摄影下可疑恶性钙化灶的妇女，超声检查发现其中有23%同时伴有实性病灶。在超声引导下的粗针活检时，对定位技术要求较高，因为定位的准确与否是手术成功的关键。超声引导非常重要，默契的配合可缩短操作时间。

先探测乳腺病灶，对可扪及的病灶也可用超声辅助定位，以确定肿块的部位、大小、形状、数量，并用标记笔标明。确定切口位置，在超声引导下，将0.75%～1%利多卡因(普鲁卡因做皮试)按顺序分别在预计切口位置、穿刺针道、病灶周围注射麻醉。在预穿刺点，用尖刀切开皮肤2 mm，刺入穿刺针头，经皮下隧道将穿刺针延伸到肿块并紧贴肿块底部(图15-1A)。超声探测病灶的最大径决定切口的位置和方向，采用最短距离原则。穿刺针的插入始终需要与超声探头长轴方向平行，或选择十字定位法。在超声动态监测下将穿刺针插入病灶后方，使刀槽正对肿块；如位置不佳，应重新调整。对乳房深部肿块，应避免刺入胸壁，在病灶前下缘挑起，尽量水平刺入。在B超引导下，调整刀槽与目标病灶位置，最终使目标病灶落在刀槽内，开始旋切。

穿刺针凹槽对准肿块；对较大的肿块，应在肿瘤基底部逐步做扇形、旋转、多方位切割，使切割平面从底部逐步上移。对切下来的标本仔细分辨其与正常腺体的区别，然后取出标本槽组织。可进行多次旋切、抽吸，直至超声影像显示无残留病灶，并观察标本边缘，确认切除病灶，终止旋切。旋切过程中可用真空抽吸清除内部积血，证实无活动性出血时，穿刺针做好定位(图15-1F)并按前进键，完全关闭刀槽，然后将穿刺针从腺体内拔出。

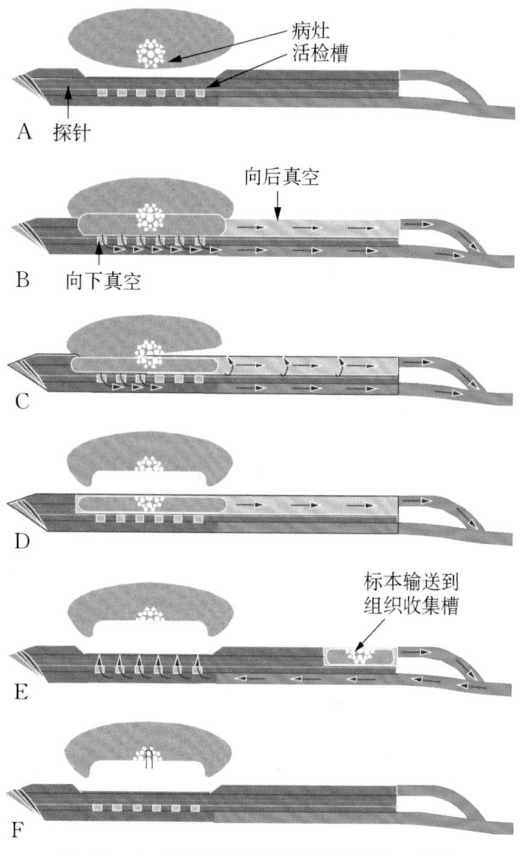

图15-1　B超引导下麦默通活检示意图

注：A. 在超声引导下，穿刺针插入乳房，活检槽中心对准病灶中心；B. 组织被向下及向后的真空吸引入活检槽；C. 穿刺针前进，切取组织标本；D. 穿刺针前进到顶端，旋转停止；E. 标本被向后真空输送到组织收集槽；F. 活检结束后，组织标记夹可以永久置入，以便日后手术治疗或随访。

第二节　立体定位粗针活检的临床应用

一、立体定位粗针活检准确性的研究

立体定位14 G自动粗针活检的早期研究显示，立体定位粗针活检与手术的符合率为87%～96%。最佳结果见于使用14 G针和长径枪获得的多点活检。在1 993例超声引导14 G自动粗针活检研究中，Praker等报道49例实施手术的病变，100%与粗针活检结果符合。132 例粗针活检良性病变，随访 12～36 个月后没有发现癌变。

有关立体定位 11 G 针真空辅助活检的有效性研究，Pfarl 等报道癌的假阴性率是 3.3%(7/214 例)，恶性钙化的假阴性率是 3.5%(4/115 例)，恶性包块的假阴性率是 3.0%(3/99 例)。7 例假阴性病例中，有 5 例影像学检查高度提示恶性病变者粗针活检获得良性乳腺组织，1 例怀疑包块者粗针活检诊断为良性，1 例怀疑成簇钙化点者没有取到钙化。立体定位活检经验 W15 例的放射科医生，假阴性率是 10%(6/60 例)；立体定位活检＞15 例的放射科医生，假阴性率是 0.6%(P＜0.01)。所有假阴性结果均可以预期发现，主要表现为没有取到钙化病灶或者组织学与影像学所见不符。

二、立体定位粗针活检的适应证

立体定位粗针活检常用于乳腺影像学有阳性发现而触诊阴性的病变评估。美国放射学院制定的乳腺影像报告和数据系统(breast imaging reporting and data system, BI-RADS)，用于描述乳腺病变的影像学分类。BI-RADS 分类为 0 的病变，需要第 2 种影像学方法来完成评估。对于 BI-RADS 1(阴性)或 BI-RADS 2(良性)的病例，可以进行常规(间隔 1 年)乳腺影像学随访；BI-RADS 3(恶性风险低于 4%)的病例要密切随访(间隔 6 个月后进行同侧乳腺影像学随访，并且进行连续 3 年的常规双侧乳腺影像学随访)；BI-RADS 4(可疑)或 5(高度提示恶性)的病例要进行活检。组织学诊断为恶性病变的分类为 BI-RADS 6。

立体定位粗针活检常用于 BI-RADS 4 的病变评估，其中多数为良性。对于这一类病变，如果粗针活检诊断为良性并且与影像学特征吻合(也就是能够解释影像学特征)，不需要进行手术。BI-RADS 5 的病变是否需要粗针活检取决于临床：如果高度可疑乳腺恶性肿瘤，应进行粗针活检术前诊断，对乳腺恶性肿瘤进行组织学及免疫组化诊断，确定乳腺恶性肿瘤分子亚型，为乳腺恶性肿瘤患者是否进行保乳手术提供重要信息，对拟新辅助化疗或内分泌治疗前(局部晚期乳腺癌)提供诊断和治疗后的疗效判定。对常规实施诊断性外科手术活检后进行二次(根治性)手术的患者，粗针活检可以减少一次手术。

BI-RADS 3 的病变通常实施影像学随访而不做活检，其中癌的发生率是 0.5%～2%。短期随访的创伤性比活检小，而且更经济。在 3 184 例“可能良性”(BI-RADS 3)的患者分析中，Sickles 和 Brenner 发现自动粗针活检与乳腺影像学检测的价格比是 8∶1。对于 BI-RADS 3 的病变，需要活检的情形包括不能完成影像学随访者(如准备妊娠或者去往不具备影像学随访条件的地区)，同时伴有乳腺癌病史或非常焦虑者。

立体定位粗针活检对于可触及病变的评估也有帮助，尤其是位置深、可活动或触诊不明确者。影像学引导下活检有助于保证病变组织采集的准确性。

三、立体定位粗针活检的禁忌证

(1) 有出血倾向、凝血机制障碍等造血系统疾病者。

(2) 妊娠期、哺乳期等情况。

(3) 有感染性疾病者。

(4) 心脑血管、肝脏、肾脏等严重原发性疾病者。

(5) 精神病患者。

(6) 疑为乳房血管瘤者。

(7) 乳房太小，且病灶太靠近乳头、腋窝或胸壁，不易完全切除者，同时可能发生额外的损伤。

(8) 乳腺内有假体者。

四、立体定位粗针活检的并发症及其防治

尽管各种乳腺疾病在不同的影像技术，如彩超、乳腺 X 线摄影和 MRI 的成像机制和图像迥异，但在上述影像学技术引导下的立体定位粗针活检与穿刺活检术后发生并发症的概率基本相同，且诊断和处理原则也基本相同。

1. *术后出血、血肿及皮下瘀斑形成*　出血是各种引导方式下立体定位粗针活检手术的常见并发症，发生率为 2%～3%。患者术后可出现切除区域出血，局部形成血肿及皮下瘀斑。形成原因：①病灶周围有大的滋养血管损伤；②术后加压包扎移位或不够紧；③病灶切除后残腔内有渗血残留。

2. *感染*　立体定位粗针活检手术切口较常规手术切口小，发生感染的概率低，但在操作过程中应

严格无菌操作，避免医源性感染的发生。根据患者的状况（如高龄、患糖尿病等）及手术创面的大小，可酌情在术前 30 min 常规静脉应用抗生素，预防感染。

3. *气胸*　形成原因多为肿瘤位于乳腺深部贴近胸大肌以及操作不当。预防措施及处理包括：①穿刺枪与胸壁夹角必须小于 30°，尽量平行于胸壁；②避免粗暴操作；③放弃立体定位粗针活检手术，改为开放手术。

4. *恶性肿瘤的针道种植风险*　目前没有任何高级别循证医学证据的文献指出真空辅助活检手术会造成针道种植。对可疑恶性肿瘤进行穿刺活检前，必须设计好穿刺点，确保穿刺点和针道包含在未来手术的切除范围内。有保乳要求的，穿刺点尽量选在模拟的保乳手术切口上。

五、立体定位粗针活检的优点

立体定位粗针活检的优点在于，对于良性病变患者，可以避免手术之苦；对于乳腺癌患者，可以减少手术次数。比手术活检创伤小、耗时少、花费少。取出的组织少，不会引起乳腺变形，以后的乳腺影像学检查中瘢痕较少。立体定位粗针活检的并发症少，14 G 自动粗针活检的并发症发生率<0.2%，11 G 真空辅助活检的并发症发生率是 3%。

立体定位粗针活检诊断乳腺癌的患者，需要两次或多次手术的常见原因包括：切缘残留或贴近肿瘤，低估诊断为导管原位癌（经皮活检诊断为导管原位癌，而随后的手术切除显示为浸润性癌），以及前哨淋巴结转移。

对于乳腺多发病灶的妇女，活检两个或多个区域有助于判定癌是存在于其中一个还是多个区域。如果乳腺癌出现在同一象限的不同部位（多灶性乳腺癌），提示需要扩大切除；如果乳腺癌出现在不同象限（多中心性乳腺癌），通常需要乳房切除术。立体定位粗针活检也能降低保乳手术后新发病灶的手术次数。如果活检诊断为良性，且与影像学特征相符，则避免了手术；如果活检诊断为癌复发，患者将进行最终手术，通常是乳房切除术。立体定位粗针活检也有助于局部进展或转移性乳腺癌的治疗，通过再次分析雌激素受体（ER）、孕激素受体（PR）、人表皮生长因子受体 2（HER2），有助于选择化疗方案。

六、立体定位粗针活检可能存在的问题

（一）组织学低估

立体定位粗针活检可能会低估导管上皮非典型增生（ADH）和癌细胞的病理学分级。病理科医生对 ADH 的定义有不同看法，有人认为该病变具有导管原位癌（DCIS）的某些特征，但不是全部特征，或者是具有 DCIS 特征的病变仅累及 1 个导管，或者具有 DCIS 特征的病变直径<2 mm。上述诊断标准的差异说明在小块组织中 ADH 与 DCIS 的鉴别可能很困难。此外，某些病例的病变包含 ADH 与 DCIS，或者兼有 ADH、DCIS 和浸润性癌。如果仅仅获取少部分病变，可能只取到 ADH 区域而没有取到癌。对于手术活检发现癌而穿刺活检诊断为 ADH 的病例被称为“ADH 低估”。同样，穿刺活检诊断 DCIS 而手术活检发现浸润性癌的病例被称为“DCIS 低估”。

真空辅助活检比自动粗针活检较少发生组织学低估诊断。对于 14 G 自动粗针活检诊断 ADH 的病变，有 50%在手术活检时发现癌，其中多数是 DCIS；对于 11 G 真空辅助活检诊断 ADH 的病变，有 10%～20%在手术活检时发现癌；对于立体定位 14 G 自动粗针活检诊断 DCIS 的病变，有 20%在手术活检时发现浸润性癌；对于 11 G 真空辅助活检诊断 DCIS 的病变，有 10%在手术时发现浸润性癌。

Jackman 等对 104 例立体定位粗针活检诊断为 ADH 的病例进行研究，希望能够识别出癌风险足够低（<2%）及能够免除手术的亚群。在他们的研究中，手术切除发现 21.1%（22/104）的 ADH 伴有癌。癌风险最低者分别为 16.3%（15/92，没有乳腺癌病史者）、13.4%（9/67，病变最大径<1 cm 者）和 8.3%（3/36，立体定位粗针活检将影像学所见病变去除者）（$P<0.05$）。临床、乳腺影像学或活检特征都不能识别出一组癌风险<2%的亚群。这些数据说明所有穿刺活检诊断 ADH 的病变都需要进行手术切除。

（二）能否完全切除影像学目标病灶

定向真空辅助活检装置与 14 G 自动粗针活检相比能取出更多组织。14 G 自动粗针活检的标本约 20 mg，14 G 真空辅助活检的标本约 35 mg，而 11 G 真空辅助活检的标本约为 100 mg，9 G 真空辅助活检的标本约为 200 mg。真空辅助活检装置的

优势是穿刺一次可以取出多块组织标本。

随着获取较大组织设备的使用,完全切除影像学目标病灶的可能性升高。在 14 G 立体定位粗针活检后立即进行乳腺影像学检查的研究中,Liberman 等报道乳腺影像学病变被完全取出的比例在真空活检是 13%,而在自动粗针活检是 4%($P<0.05$)。使用 11 G 真空辅助活检,影像学目标的完全切除率占所有病变的 46%~89%,在 W1 cm 病变组是 64%~97%。

影像学目标的完全切除有优势吗? Liberman 研究了 800 例立体定位 11 G 真空辅助活检,影像学目标完全切除者 466 例(58.2%),部分切除者 322 例(40.0%),没有取到病变者 12 例(<1.5%)。完全切除者的诊断不一致性明显低于部分切除者(0.2% *vs* 3%, $P<0.01$),且较少出现 DCIS 低估(7% *vs* 20%, $P>0.05$)。如果影像学目标被完全切除而不是部分切除,组织学发现完全切除率从 7%提高到 21%($P<0.01$)。完全切除影像学目标并不能减少手术次数、ADH 低估诊断、再次活检率和并发症发生率。这些数据表明完全切除影像学目标能够降低诊断不符率和 DCIS 低估诊断率。

(三) 立体定位粗针活检后的再次活检

现有研究结果显示,影像引导乳腺粗针活检有 9%~18%的病例需要再次活检。ADH 的诊断是再次活检的主要原因,占 16%~56%。其他因素还包括组织学与影像学所见不一致、可疑叶状肿瘤、病理医生的建议以及获取组织不足。对于粗针活检诊断为放射状瘢痕、乳头状病变、小叶非典型增生和小叶原位癌是否需要手术切除存在不同观点。

在上述建议再次活检的病变中,手术发现癌的比例是 0%~44%。Philpotts 等发现由立体定位引导的 11 G 真空辅助活检的再次活检率(9%)明显低于 14G 自动粗针活检(15%)。但是在超声引导的活检中,11G 真空辅助活检与 14G 自动粗针活检的再次活检率没有差别。

第三节 展　　望

影像学引导下的定位活检改变了乳腺疾病的诊断方式,它可以明确诊断,免除外科开放性手术,避免手术瘢痕。当前,人们对乳腺活检需要更多的认识与实践,包括多种方式(立体定位、超声、MRI)引导下乳腺活检技术。进一步的工作包括:完善乳腺活检和标记定位技术;评估乳腺活检新技术的安全性、准确性和成本效益;发展循证医学,对不同的病变采取合适的活检技术;评估长期预后。随着新技术的研究和出现,影像学引导下的定位活检将继续作为手术切除活检的替代手段,提供微创、经济的乳腺疾病组织学诊断方法。

(廖　宁)

参考文献

[1] BERG W A, KREBS T L, CAMPASSI C, et al. Evaluation of 14 - and 11 - gauge directional, vacuum-assisted biopsy probes and 14 - gauge biopsy guns in a breast parenchymal model [J]. Radiology, 1997,205(1):203 - 208.

[2] BRENNER R J, SICKLES E A. Surveillance mammography and stereotactic core breast biopsy for probably benign lesions: a cost comparison analysis [J]. Acad Radiol, 1997,4(6):419 - 425.

[3] BURBANK F, PARKER S H, FOGARTY T J. Stereotactic breast biopsy: improved tissue harvesting with the Mammotome [J]. Am Surg, 1996,62(9):738 - 744.

[4] BURBANK F. Stereotactic breast biopsy: comparison of 14 - and 11 - gauge Mammotome probe performance and complication rates [J]. Am Surg, 1997,63(11):988 - 995.

[5] DOWLATSHAHI K, YAREMKO M L, KLUSKENS L F, et al. Nonpalpable breast lesions: findings of stereotaxic needle-core biopsy and fine-needle aspiration cytology [J]. Radiology, 1991,181(3):745 - 750.

[6] Elvevrog E L, Lechner M C, Nelson M T. Nonpalpable breast lesion: correlation of stereotaxic large-core needle biopsy and surgical biopsy results [J]. Radiology, 1993,188(2):453－455.

[7] JACKMAN R J, BIRDWELL R L, IKEDA D M. Atypical ductal hyperplasia: can some lesions be defined as probably benign after stereotactic 11－gauge vacuum-assisted biopsy, eliminating the recommendation for surgical excision [J]. Radiology, 2002,224(2):548－554.

[8] JACKMAN R J, MARZONI F A, NOWELS K W. Percutaneous removal of benign mammographic lesions: comparison of automated large-core and directional vacuum-assisted stereotactic biopsy techniques [J]. AJR Am J Roentgenol, 1998,171(5):1325－1330.

[9] KUHL C K, MORAKKABATI N, LEUTNER C C, et al. MR imaging-guided large-core (14－gauge) needle biopsy of small lesions visible at breast MR imaging alone [J]. Radiology, 2001,220(1):31－39.

[10] LIBERMAN L, ABRAMSON A F, SQUIRES F B, et al. The breast imaging reporting and data system: positive predictive value of mammographic features and final assessment categories [J]. AJR Am J Roentgenol, 1998,171(1):35－40.

[11] LIBERMAN L, DERSHAW D D, GLASSMAN J R, et al. Analysis of cancers not diagnosed at stereotactic core breast biopsy [J]. Radiology, 1997,203(1):151－157.

[12] LIBERMAN L, DERSHAW D D, ROSEN P P, et al. Core needle biopsy of synchronous ipsilateral breast lesions: impact on treatment [J]. Am J Roentgenol, 1996,166(6):1429－1432.

[13] LIBERMAN L, ERNBERG L A, HEERDT A, et al. Palpable breast masses: is there a role for percutaneous imaging-guided core biopsy? [J]. Am J Roentgenol, 2000,175(3):779－787.

[14] LIBERMAN L, HANN L E, DERSHAW D D, et al. Mammographic findings after stereotactic 14－gauge vacuum biopsy [J]. Radiology, 1997,203(2):343－347.

[15] LIBERMAN L, KAPLAN J B, MORRIS E A, et al. To excise or to sample the mammographic target: what is the goal of stereotactic 11－gauge vacuum-assisted breast biopsy [J]. Am J Roentgenol, 2002,179(3):679－683.

[16] LIBERMAN L, MORRIS E A, DERSHAW D D, et al. Fast MRI-guided vacuum-assisted breast biopsy: initial experience [J]. AJR Am J Roentgenol, 2003,181(5):1283－1293.

[17] LIBERMAN L. Percutaneous image-guided core breast biopsy [J]. Radiol Clin North Am, 2002,40(3):483－500.

[18] LINDFORS K K, ROSENQUIST C J. Needle core biopsy guided with mammography: a study of cost-effectiveness [J]. Radiology, 1994,190(1):217－222.

[19] OREL S G, KAY N, REYNOLDS C, et al. BI－RADS categorization as a predictor of malignancy [J]. Radiology, 1999,211(3):845－850.

[20] PARKER S H, BURBANK F, JACKMAN R J, et al. Percutaneous large-core breast biopsy: a multi-institutional study [J]. Radiology, 1994,193(2):359－364.

[21] PARKER S H, JOBE W E, DENNIS M A, et al. US－guided automated large-core breast biopsy [J]. Radiology, 1993,187(2):507－511.

[22] PARKER S H, KLAUS A J, MCWEY P J, et al. Sonographically guided directional vacuum-assisted breast biopsy using a handheld device [J]. Am J Roentgenol, 2001,177(2):405－408.

[23] PARKER S H, LOVIN J D, JOBE W E, et al. Nonpalpable breast lesions: stereotactic automated large-core biopsies [J]. Radiology, 1991,180(2):403－407.

[24] PEREZ-FUENTES J A, LONGOBARDI I R, ACOSTA V F, et al. Sonographically guided directional vacuum-assisted breast biopsy: preliminary experience in Venezuela [J]. Am J Roentgenol, 2001,177(6):1459－1463..

[25] PFARL G, HELBICH T H, RIEDL C C, et al. Stereotactic 11－gauge vacuum-assisted breast biopsy: a validation study [J]. AJR Am J Roentgenol, 2002,179(6):1503－1507.

[26] PHILPOTTS L E, HOOLEY R J, LEE C H. Comparison of automated versus vacuum-assisted biopsy methods for sonographically guided core biopsy of the breast [J]. AJR Am J Roentgenol, 2003,180(2):347－351.

[27] PHILPOTTS L E, SHAHEEN N A, CARTER D, et al. Comparison of rebiopsy rates after stereotactic core needle biopsy of the breast with 11－gauge vacuum suction probe versus 14－gauge needle and automatic Gun [J]. AJR Am J Roentgenol, 1999,172(3):683－687.

[28] SAO M S, BAKER A, ROSEN E L. Sonographic detection and sonographically guided biopsy of breast microcalcifications [J]. AJR Am J Roentgenol, 2003,180:941－948.

[29] SICKLES E A. Periodic mammographic follow-up of probably benign lesions: results in 3,184 consecutive

cases [J]. Radiology, 1991,179(2):463 - 468.
[30] SICKLES E A. Probably benign breast lesions: when should follow-up be recommended and what is the optimal follow-up protocol [J]. Radiology, 1999,213(1):11 - 14.
[31] VARAS X, LEBORGNE J H, LEBORGNE F, et al. Revisiting the mammographic follow-up of BI - RADS category 3 lesions [J]. AJR Am J Roentgenol, 2002,179(3):691 - 695.

第十六章

核医学影像在乳腺肿瘤诊断中的应用

第一节　^{18}F-FDG PET/CT 显像

核医学分子影像是在细胞和分子水平对疾病进行诊断的一种无创、实时、可视化及特异度手段，在肿瘤早期诊断、分期及疗效评估方面具有重要作用。正电子发射计算机体层成像（PET/CT）、正电子发射磁共振成像（PET/MRI）是目前比较高端的分子影像设备。正电子发射体层成像（PET）的原理是将正电子放射性药物（显像剂）注入人体，当药物在参与人体的生理代谢过程中正电子核素发生湮灭效应，生成能量均为 0.511 MeV 但彼此运动方向呈 180°的 2 个 γ 光子。根据人体不同部位吸收放射性药物能力的不同，放射性核素在相应部位湮灭反应产生成对光子的数量也不同。用环绕人体的 γ 光子检测器，可以检测到释放出光子的时间、位置、数量和方向，通过光电倍增管将光信号转变为时间脉冲信号，经过计算机系统对上述信息进行采集、存储、运算、数/模转换和影像重建，从而获得人体脏器的横断面、冠状面和矢状面的图像。凡代谢率高的组织或病变，在 PET 上呈现高代谢色彩或灰度，反之则为低代谢色彩或灰度。PET/CT 将 PET 对恶性病灶探测灵敏度高、特异度强的特点与 CT 精确解剖的优势联合在一起，实现了高质量的同机图像融合。

^{18}F-氟代脱氧葡萄糖（^{18}F-fluorodeoxyglucose，^{18}F-FDG）是目前临床上最常用的正电子显像剂，作为葡萄糖的类似物，可通过观察病变组织葡萄糖的利用率来进行疾病诊断。本节将阐述^{18}F-FDG PET/CT 显像在乳腺肿瘤诊断中的应用情况。

一、原发灶诊断

钼靶 X 线检查、超声和 MRI 仍是乳腺最重要的检查方法。而基于全身 PET 或 PET/CT 设备的核医学^{18}F-FDG 检查不适合用于乳腺癌筛查和原发灶定性诊断，但是，基于高分辨、高灵敏的乳腺专用 PET 检查或许可以提高^{18}F-FDG 对乳腺癌诊断的价值。

（一）诊断价值

^{18}F-FDG PET/CT 对原发性乳腺癌的诊断灵敏度为 68%～96%，特异度为 84%～97%，与乳腺钼靶 X 线检查、超声和 MRI 检查比较并无显著优势。有前瞻性研究总结认为其局限性如下：①分辨率有限，通常无法检出直径<1.0 cm 的肿瘤；②^{18}F-FDG 摄取程度和病理学类型有关，无法检出分化良好的肿瘤，假阴性主要见于对^{18}F-FDG 摄取较少的浸润性小叶癌等。因此，肿瘤大小和核分级对^{18}F-FDG PET/CT 对原发灶的检出影响甚大。此外，由于正常组织的标准摄取值（standard uptake value，SUV）与年龄、乳腺密度等有关，对于乳腺较致密的年轻患者，由于其乳腺本底较高，更易出现漏诊情况。

（二）特殊类型乳腺癌

三阴性乳腺癌较激素受体和人表皮生长因子受体 2（HER2）阳性乳腺癌恶性程度高，故有较高的^{18}F-FDG 摄取，且其最大 SUV（SUV_{max}）的高低程度与增殖指数等密切相关。

PET/CT 对炎性乳腺癌的诊断灵敏度较高，特异度达 100%；其高诊断率是由于炎症细胞的浸润，受累皮肤增厚伴^{18}F-FDG 高代谢所致。回顾性研究提示，在炎性乳腺癌患者中，PET/CT 或能更准确地判断原发灶的侵袭性而用于疗效预测，可作为钼靶 X 线检查、超声等检查的有效补充，用于原发灶的评估。

二、分期、再分期评估

(一) 淋巴结转移

乳腺癌淋巴结转移是最常见的转移途径，其转移与否是乳腺癌预后的重要预测指标。

据报道约 40%的乳腺癌患者可存在淋巴结转移。Cooper 等的一项大规模荟萃分析提示，PET 和 PET/CT 诊断淋巴结转移的特异度高达 94%，但灵敏度仅为 63%，尤其对于直径<2.0 mm 的转移灶，其检出率仅 11%。此外，还存在一定的假阳性率，主要可见于其他肿瘤（如淋巴瘤）和炎症等引起的^{18}F-FDG 的摄取。因此，既往曾行乳腺活检或化疗的患者，其 PET 检查的假阳性率较高。前哨淋巴结活检（SLNB）的平均特异度和灵敏度分别为 100%和 93%，故目前 PET 仍无法取代其判断淋巴结转移的地位。

SLNB 主要用于原发灶较小（直径 2.0～3.0 cm）、低度淋巴结转移可能的患者；若已高度怀疑存在淋巴结转移，或侵袭性较大的类型，如炎性乳腺癌等，则不适合进行 SLNB。因此，尽管 PET/CT 对淋巴结转移的灵敏度较低，但仍可用于辅助治疗决策，即 PET/CT 阳性者可免行 SLNB 而直接进行腋淋巴结清扫，而阴性者可结合 SLNB 情况再进一步判断。

^{18}F-FDG PET/CT 淋巴结的假阴性多见于原发灶分化较好的恶性肿瘤，故目前虽然不推荐所有乳腺癌患者用^{18}F-FDG PET/CT 进行术前分期，但对恶性度较高者或可改变分期，对治疗决策至关重要。此外，作为全身性显像，可发现远处淋巴结的转移。Aukema 等发现Ⅱ、Ⅲ期乳腺癌患者腋窝外淋巴结转移检出率可达 28%，认为 PET/CT 检查可改变 17%患者的分期和 12%患者的治疗决策。

(二) 远处转移

PET/CT 作为一种全身显像在检出远处转移灶方面具有一定的优势，与传统 X 线胸片、CT、腹部超声、骨扫描等检查相比，具有较高的诊断灵敏度和特异度，目前已被广泛用于远处转移常规筛查。一项大样本的荟萃分析提示，PET/CT 对乳腺癌远处转移检出的灵敏度和特异度分别可高达 97%和 95%，而传统基于解剖成像的技术仅为 56%和 91%。尤其对于可切除的乳腺癌患者而言，PET/CT 对远处转移诊断价值更大，其灵敏度和特异度甚至高达 100%和 98%，而传统影像技术仅有 60%和 83%。

1. *骨转移* 骨转移为乳腺癌常见远处转移之一，^{18}F-FDG PET/CT 对其诊断灵敏度和特异度分别为 93%和 99%，而骨扫描为 81%和 96%。此外，高危乳腺癌患者骨转移率可达 30%。因此，^{18}F-FDG PET/CT 对这类患者更具筛查价值。根据显像原理，^{18}F-FDG PET/CT 对溶骨性转移检出率较高，而骨扫描更易发现成骨性病变，两者联合可进一步提高骨转移诊断价值，灵敏度、特异度和准确率分别可达 100%、96.7%和 97.7%。

2. *肺转移* ^{18}F-FDG PET/CT 显像对直径 8 mm 以上肺转移诊断灵敏度、特异度和阳性预测值分别为 77%、85%和 89%。受限于 PET/CT 的仪器分辨率，当直径<8 mm 时，其灵敏度骤降至 17%。因此，临床上建议直径 8 mm 以上的肺结节才可考虑^{18}F-FDG PET/CT 检查以鉴别是否为转移，PET/CT 可改变该部分人群高达 41%的分期和治疗策略。

(三) 循证医学和指南建议

根据美国国家综合癌症网络（NCCN）、欧洲肿瘤内科学会（ESMO）等指南建议，^{18}F-FDG PET/CT 检查并不适用于早期（Ⅰ、Ⅱ期）和可手术的Ⅲ期乳腺癌患者术前的常规诊断；推荐将其用于 CT 或 MRI 上提示可疑病灶的局部晚期乳腺癌患者，尤其是伴有腋下淋巴结者。表 16-1 为各指南对术前应用^{18}F-FDG PET/CT 检查的建议。

表 16-1 ^{18}F-FDG PET/CT 检查用于分期的建议

指南	证据级别/推荐度	描 述
SEOM 2015	Ⅰ/A[a]	怀疑存在远处转移； 实验室检查有异常结果，或局部晚期(Ⅲ期)乳腺癌中发现病灶，需进行 PET/CT 或胸腹部 CT 和骨扫描鉴别(如存在骨痛，碱性磷酸酶、乳酸脱氢酶或钙指标等异常)

续表

指南	证据级别/推荐度	描　述
	Ⅲ/C[a]	常规分期用以确定远处转移
ESMO 2015	V/A[b]	局部晚期乳腺癌，常规诊断技术无法确定的病灶
	V/B[b]	PET/CT 可取代传统影像学技术用以高转移风险乳腺癌如局部晚期/炎性乳腺癌患者新辅助化疗前的分期
NCCN 2016	Ⅱ/B[c]	骨扫描和^{18}F-NaF PET/CT：仅用于伴骨痛或碱性磷酸酶增高患者； ^{18}F-FDG PET/CT 在常规影像学检查不可确定或可疑时有帮助，但其用于局部晚期乳腺癌(包括 T_3、N_1、M_0)患者区域淋巴结和远处转移的研究仍有限； NCCN 建议若^{18}F-FDG PET/CT 阳性，可不必再行骨扫描
NICE 2015	无参考	PET/CT 仅用于局部晚期乳腺癌患者、其余影像学检查提示有可疑转移灶时的进一步鉴别

注：a. 推荐强度，5 级(A～E)；证据等级，3 级(Ⅰ～Ⅲ)；b. 推荐等级，6 级(Ⅰ A-2C)；c. 证据分类，4 级(1、2a、2b 和 3)。SEOM，西班牙肿瘤内科学会；NICE，英国国家卫生与临床优化研究所。

^{18}F-FDG PET/CT 检查用于乳腺癌的成本效益分析的研究仍较少。既往曾有学者提出 MRI 有望取代 SLNB，但其同时也指出尚需更大样本临床研究来比较。近来有学者认为^{18}F-FDG PET/CT 检查可在早期乳腺癌中减少不必要的腋淋巴结清扫，从而降低总医疗费用支出。

三、监测复发/转移

乳腺癌术后复发或远处转移，是其最终死亡的重要原因之一。复发/转移通常发生在乳腺癌术后最初的 2～3 年，可在原位复发或出现区域(同侧腋下)淋巴结转移，亦可表现为远处转移(骨、肝、肺、脑等转移)。有研究指出乳腺癌术后至复发的中位时间为 2.3 年。因此，早期发现复发和转移可显著改善患者预后。

目前，对乳腺癌复发/转移监测的主要手段包括 CT、MRI、超声和骨扫描等。基于解剖结构改变的影像学技术对伴有瘢痕组织的复发/转移灶较难诊断，而^{18}F-FDG PET/CT 检查对其诊断价值较高，也高于 PET 单独检查，但与 MRI 相比并无优势。鉴于 PET 检查可检出远处转移灶，利用 PET/MRI 检查可望进一步提高对复发/转移灶的检出。此外，PET/CT 较全身 MRI 技术而言，在淋巴结的诊断中更具优势，较全身骨扫描而言对溶骨性转移价值更高，尤其适于临床上存在碱性磷酸酶、CA153 等增高的情况。^{18}F-FDG PET/CT 检查假阴性主要见于体腔、四肢和脑等显像效果不佳的部位，假阳性则主要由炎症摄取造成。

总之，^{18}F-FDG PET/CT，作为一种无创的分子影像技术，在监测乳腺癌的复发/转移中具有可靠的价值。根据 2014 年 NCCN 指南，当疑有远处病灶或存在定性困难时，强烈推荐用^{18}F-FDG PET/CT 进一步鉴别。

四、疗效预测

^{18}F-FDG PET/CT 检查因反映肿瘤糖代谢活性，已被广泛应用于淋巴瘤、肺癌、食管癌等恶性肿瘤治疗后的疗效观察和早期预测。临床上通常可根据治疗前后 SUV_{max} 的变化差异，在肿瘤大小发生改变前早期对疗效进行客观评估，从而有利于作出进一步的治疗决策。

(一) 新辅助化疗

^{18}F-FDG PET/CT 检查对新辅助化疗疗效预测研究日益增多，表 16－2 为 3 项荟萃分析的数据汇总。尽管其灵敏度较高，但鉴于特异度仍不甚理想(约 70%)，制约其成为新辅助化疗治疗过程中的常规检查技术之一。当然，各项研究的特异度报道差异巨大，如 Cheng 的荟萃分析显示，其各项研究特异度为 30%～96%，与各研究入组标准不同、患者存在巨大异质有关，尤其与病理学类型和受体表达差异有关。

表 16-2 ^{18}F-FDG PET/CT 检查对新辅助化疗效果预测的荟萃分析

研究者/年份	纳入荟萃分析的研究数	灵敏度(%)	特异度(%)	显像时间
Cheng et al/2012	17	84	71	未描述
Mghanga et al/2013	15	81	79	1～4 周期后
Wang et al/2012	16	84	66	1～8 周期后

关于 PET/CT 的显像时间点，Wang 认为新辅助化疗后 1～2 周期复查最具价值，将对治疗决策产生巨大影响。1 周期和 2 周期后的复查结果间则不存在显著性差异，其灵敏度和特异度分别为 74%和 86%(1 周期后)、77%和 84%(2 周期后)。

由于受到肿瘤异质性等影响，合适的 SUV_{max} 变化界值仍存一定争议。但目前多数研究均推荐将治疗后 2 周期下降 55%～65%作为判断有效的界值为宜。此外，亦有学者指出或可更早进行疗效预测，1 周期后下降 15%以上即可判定为有效组。

此外，[18]F-FDG PET/CT 检查对新辅助化疗的疗效预测价值还取决于受体[雌激素受体(ER)、孕激素受体(PR)、HER2]表达情况，尤其适用于 HER2 阴性患者。在 HER2 阴性患者中(包括三阴性和 ER 阳性乳腺癌)，其[18]F-FDG 下降程度与最终的病理结果高度一致，而在 HER2 阳性的患者中则无预测价值。另一项研究中也发现，对 ER 阳性、HER2 阴性患者，利用 SUV_{max} 变化区分化疗敏感和抵抗的灵敏度高达 89%。对于三阴性患者，SUV_{max} 的变化不仅可反映化疗灵敏度，亦可用于无进展生存时间的预测。

(二) 内分泌治疗

^{18}F-FDG PET/CT 检查对内分泌治疗疗效的预测也有潜在价值，其[18]F-FDG 代谢下降与无疾病进展生存显著相关。芳香化酶抑制剂使用后 SUV_{max} 的变化与治疗后肿瘤的增殖受抑有关。

此外，PET/CT 检查通过发现原发和转移灶对治疗灵敏度不同，为临床医生观察肿瘤异质性提供了一种很好的无创监测手段。Huyge 发现高达 48%的骨转移患者不同病灶对治疗灵敏度存在显著差异，因此这些患者将快速出现进展。

五、新技术的应用

(一) 双时相显像

在注射显像剂后早期(60 min)和晚期(如 90 min)各进行一次图像采集，由此产生的早期与延迟相间 SUV_{max} 变化有利于原发/复发病灶与良性病变的鉴别诊断。此外，该技术可提高灵敏度较低的小病灶、致密性乳腺中恶性病灶的检出率，并可对浸润和非浸润性癌加以区分。通常恶性病变表现为延迟显像 SUV_{max} 的进一步升高，而良性或正常组织则出现下降。尽管其灵敏度仍有限，无法常规用于临床，但对小病灶等特定患者仍存在一定的价值。

双时相显像对淋巴结转移灶检出无显著优势，且可能导致不必要的假阳性，故在淋巴结转移诊断中不推荐使用。

(二) PET/MRI

MRI 是乳腺癌诊断中常规应用的影像技术之一，具有较高的软组织分辨率。因此，PET/MRI 检查可能成为乳腺癌诊断的新宠。PET/MRI 将原先 MRI 对乳腺原发病灶阳性预测值从 77%提高到 98%，特异度从 53%上升至 97%，且可指导临床选择合适的活检部位，以提高诊断价值。

PET/MRI 尽管在疗效预测方面并不比 PET/CT 有进一步的优势，但 PET 的肿瘤糖代谢信息与 MRI 反映肿瘤血供信息两者互为补充，或能为乳腺癌患者个体化治疗提供更多的决策依据。

(三) 乳腺专用 PET

正电子发射乳腺 X 线摄影(positron emission mammograph, PEM)在成像原理上同 PET，但是其探测灵敏度与分辨力明显提高，其分辨率能达到 2 mm 以下；其临床应用旨在突破 PET 及 PET/CT 对于早期乳腺癌小病灶检测的局限性。美国 Naviscan 公司是目前国内外市场上唯一一家 PEM 生产厂商，主要针对西方女性乳腺组织特点设计，采用的是双平板探测器二维成像模式。其后中国科学院高能物理研究所独立研发设计了 64 环的环形探测器 PEM 扫描仪，采取自然俯卧位采集图像，对乳房无任何挤压，能够获取完整三维图像，且其探测器环设计独特，专门用于亚洲女性较小的乳房使用。PEM 具有注射剂量低，约为全身 PET 检查药物使用量的 1/4～1/3，加上不做 CT，因此辐射剂量小；显像时间短，单侧乳腺扫描耗时约 5 min；还有造价低等优点。目前应用 FDG-PEM 检查对乳腺癌早期诊断、疗效评价以及 PEM 对致密型乳腺、高危人群中乳腺癌筛查等研究已不断在临床开展。

对于可疑乳腺病变的诊断，一项包含 229 例乳腺癌和 49 例乳腺良性病变患者的研究，发现乳腺癌病灶 PEM SUV_{max} 均值为 10.96±6.93，而乳腺良性病变的均值为 6.61±4.21，两者之间存在明显差异，说明 PEM 检查乳腺癌患者^{18}F-FDG 摄取明显高于良性病变。其中假阳性诊断主要包括纤维腺瘤、非典型增生、脓肿和脂肪坏死。一项关于 PET、PEM 和 MRI 诊断乳腺癌的对比研究表明，PEM 诊断乳腺已知病灶的灵敏度为 93%，对未知病灶的灵敏度为 85%，明显高于 PET，且对未知病灶的检出能力高于 MRI，但是同样有研究表明 MRI 和 PEM 检测同侧乳腺额外病灶能力几乎相同。Caldarella 等对^{18}F-FDG PEM 诊断乳腺癌的效能进行了荟萃分析，共包括 8 个研究、873 例患者。8 个研究中，基于病变水平的^{18}F-FDG PEM 诊断灵敏度范围为 80%～95%，特异度范围为 33%～100%，作者得出的综合灵敏度和特异度分别为 85%（95% *CI* 83%～88%）和 79%（95% *CI* 74%～83%）；曲线下面积为 0.88。作者认为^{18}F-FDG PEM 对乳腺可疑恶性肿瘤的诊断灵敏度和特异度均优于传统的钼靶和超声检查。尤其是对于年轻人致密型乳腺，更能弥补传统检查方法的限制。

如前所述，PET、PET/CT 检查不适合乳腺癌早期筛查，其微小病灶灵敏度低是最主要因素。PEM 的探测器可以多角度紧贴乳腺组织接受射线信号同时减少了射线的衰减，因而会对乳腺恶性肿瘤的诊断比 PET、PET/CT 具有更高的诊断灵敏度。

当然，PEM 检查亦有一定的局限性。因其扫描野范围有限，乳腺深部、贴近胸壁的病灶如未进入扫描野时会导致假阴性结果；腋窝区淋巴结及副乳的病变，PEM 常常不能显示。

PEM 的临床应用尚处于起步阶段。PEM 在乳腺癌中的应用价值及其和其他影像技术的比较仍需多中心、大样本的临床研究进一步探索。随着 PEM 成像技术的成熟与发展，以及更多肿瘤特异度正电子显像药物的研发，从低氧、增殖、受体等多方面评价乳腺癌的生物学行为，PEM 在乳腺癌的临床应用中或将具有更大价值。

第二节　雌激素受体显像

据文献报道，65%～70%的女性乳腺癌患者均为 ER 阳性。乳腺癌为一种雌激素依赖性的肿瘤，ER 在其发生、发展过程中起着至关重要的作用，对其个体化治疗决策的制订也有着越来越重要的指导价值。

一、ER 的常规检测手段和局限性

目前，ER 的检测方法有：①反转录-聚合酶链反应（RT-PCR）；②蛋白质免疫印迹（Western blot）；③微流控芯片检测；④免疫组织化学。免疫组织化学是利用抗原与抗体特异度结合的原理，采用提纯激素受体蛋白制成的单克隆抗体直接与受体结合，再结合显色技术直接在显微镜下观察阳性细胞的数目、染色强度及分布位置，从而对 ER 进行定性、定量、定位检测的一门技术。由于其操作简便、灵敏度高、特异度强等优势，是目前临床上使用最为广泛的一项 ER 检测技术。

上述提及的各种 ER 检测技术均存在一定的局限性，主要体现在以下几个方面：①均需取得细胞或组织的标本，故为有创的操作；此外，穿刺、活检等有增加种植、转移的风险，且可重复性较差；相当部位的转移灶，如乳腺癌骨转移时，存在取材困难而无法确定 ER 状态的情况。②部分为半定量技术，由于操作（如免疫组化方法受所使用的抗体、固定时间等影响）或读片认知的不同，在不同实验室间，甚至同一实验室内，其结果存在一定程度的差异。据美国临床肿瘤和病理协会的报道，全球范围内有高达 20% ER 的免疫组化结果存在错误。③由于为离体检测，且受到肿瘤内部异质性的影响，局部取材可能无法真实、全面反映全部生物学信息；另外，临床由于取材限制，一般仅根据原发病灶来判断整体的 ER 表达，而原发灶和转移灶 ER 表达有时可不一致，也给临床治疗决策制订提出了考验。

二、ER 显像概述

核医学分子影像,通过标记不同的化合物,可在活体内无创、动态地反映包括增殖、代谢、凋亡等在内的多种生物学行为,为疾病的早期诊断和治疗决策制订提供参考。

最为理想的内源性 ER 的激动剂是雌二醇。因为血循环中仅 1%~3%的雌二醇具有生物学活性,大部分均以血浆载体蛋白,如性激素结合球蛋白(sex hormone binding globulin, SHBG)和白蛋白的形式存在。因此,ER 显像多以雌二醇或其类似物为探针进行标记。

过去的几十年中,17β-雌二醇的不同类似物曾被^{123}I、^{11}C、^{18}F 和^{99m}Tc 等多种核素标记后用于 ER 的显像。相较其他核素而言,^{18}F 作为一种卤族元素,可替代雌激素分子中多个位点,而不改变其化学性质,具有标记便捷的优势;且其半衰期合适,满足多步骤合成的需要;标记化合物后可用于 PET/CT 检查,具有较高的图像分辨率;并有足够时间与靶病灶结合和从非靶病灶清除,因此已成为 ER 显像最为常用的标记核素。

Kiesewetter 团队于 1984 年最早成功合成了 16α-^{18}F-17β-雌二醇(16α-^{18}F- fluoroestradiol, ^{18}F-FES),与 ERα 的亲和力可达 ERβ 的 6.3 倍。目前,有多达 20 余种^{18}F 标记的雌二醇类似物用于 ER 显像,但临床研究结果不尽如人意。因此迄今为止,^{18}F-FES 由于合成便捷、具有与 ER 的高亲和力,仍是目前临床使用最为广泛的 ER 显像剂。

三、^{18}F-FES 概述

(一) 合成

FES 作为雌二醇的类似物,通过^{18}F 标记后进行正电子显像。其合成主要有以下几种方法:①由 Kiesewetter 和其团队最先采用的,以 3,16β-二(三氟甲基磺酰)-1,3,5(10)雌甾三烯-17-酮为前体的合成方法,及其后续报道的以机器人辅助的合成结果;但因需机器人辅助和涉及到液氮中氢化锂铝作用下的还原反应等原因,一般实验室难以实现。②Lim 等研发的,基于标记前体 3-O-(甲氧甲基)-16,17-O-磺酰基-16-表雌二醇[3-O-(methoxymethyl)-16,17-O-sulfuryl-16-epiestril, MMSE]的合成,包括^{18}F 离子与前体间的亲核取代反应和随后的水解反应两个主要步骤。该方法因反应快、产率高、水解反应条件温和、前体容易获得、过程简单、易于实现自动化等,已成为目前^{18}F-FES 的常规合成方法。

鉴于现有的合成方法均需用 HPLC 法进行产品的分离纯化,制备过程相对繁琐,特别是水解反应需多次加样、加热,总合成时间较长,不利于其在临床的广泛推广。国内王明伟等根据前体化合物 MMSE、^{18}F 标记中间体[MMSE-K$^+$]^{18}F 和目标产品^{18}F-FES 两两之间的极性差别较大的原理,采用“两锅法”反应模式,利用固相萃取(solid phase extraction, SPE)法能有效地分离纯化^{18}F-FES,并实现了其自动化制备。张勇平等在此基础上,应用多功能放射性药物标记模块 Explora GN 和液相色谱分离模块 Explora LC,利用自制的 SPE 装置,采用“一锅法”完成了合成和分离,制备出了高纯度的^{18}F-FES;目前又使用微流体-反应器常规用于^{18}F-FES 制备,可明显节省化学前体。

(二) 质控

根据《中华人民共和国药典》,^{18}F-FES 的质控应包括以下内容:

(1) 性状:为无色澄清溶液,pH 值范围为 6.0~8.0。

(2) 放射性核纯度:γ 能谱仪测定时,能量谱图上除 511 keV 外,无其他峰。

(3) 化学杂质:氨基聚醚(K222)低于 50 μg/mL,乙腈不得检出。

(4) 放射化学纯度:达 98%以上。

(5) 异常毒性试验:阴性。

(6) 无菌检查和细菌内毒素检查:阴性。

(7) 无菌过滤器完整性检查:完整且不漏气。

(8) 放射性浓度:>10 mCi/mL。

(9) 比活度:Sundararajan 等认为比活度应控制在一定的范围内,以保证即使在合成后数小时,注射量为 222 MBq(6 mCi)的^{18}F-FES 中,其 FES 的含量仍低于 5 μg,从而实现一次生产供多人使用的目的。比活度对^{18}F-FES 图像和数据分析的影响在本节后文“影响因素分析”中将详细讲述。

(三) 药代动力学

研究证实,^{18}F-FES 和雌二醇的生物学行为类似,在体内可与 ER 和 SHBG 结合。根据 Tewson 等的报道,外周循环血中约有 45%的^{18}F-FES 与

SHBG 结合，剩余的与白蛋白微弱结合。

^{18}F-FES 在动物、人体内的清除和代谢已有相关文献报道。与其他的甾类激素相似，肝脏作为激素的代谢场所，^{18}F-FES 一经注射后，可被肝脏高度摄取，并迅速代谢。因此，其在血液中的清除速度较快，在 20～30 min 即可达到峰值。20 min 时，外周血中仅 20%的^{18}F-FES 以未代谢的形式存在。外周血中含有放射性的代谢产物，即非氧化的^{18}F-FES，多以葡糖苷酸和硫酸盐复合物形式存在。代谢产物可通过肝、肾两种途径排出体外。由于存在肠肝循环，故大肠内的放射性摄取相对较低。鉴于注射后 30 min 非靶病灶中的摄取已基本被清除，故对比清晰，已可用于显像。

（四）安全性评价

临床上，一般给予的^{18}F-FES 显像剂量约为 200 MBq(5～6 mCi)，所含的^{18}F-FES 化学量在 8 nmol 以下。迄今为止，尚无关于^{18}F-FES 的毒性与副反应的报道。

PET 检查对人体的辐射剂量研究也证实是安全的。国外研究提示，行^{18}F-FES 显像时，人体所受的辐射为 0.022 mSv/MBq，因此 200 MBq 的注射量时则为 4.4 mSv。受照剂量最高的依次为肝脏(0.13 mGy/MBq)、胆囊(0.10 mGy/MBq)和膀胱(0.05 mGy/MBq)。国内张建平等通过全身动态小动物 PET 检查获得的^{18}F-FES 在小鼠体内的生物分布信息，利用器官内剂量评估/指数模型分析软件，从而估算其在人体内的吸收剂量、全身有效剂量和有效剂量当量。结果提示，人体内吸收剂量最高的依次为胆囊壁、膀胱壁、小肠、上部大肠和肝脏，分别为 0.072 5、0.044 5、0.043 0、0.031 5 和 0.028 2 mGy/MBq；而放射性敏感的器官，如胸腺、骨原细胞和红骨髓等的吸收剂量则较低，在 0.001 4～0.021 8 mGy/MBq 之间。全身平均吸收剂量、有效剂量当量和有效剂量分别为 0.014 7 mGy/MBq、0.025 0 mGy/MBq 和 0.019 0 mSv/MBq。当注射 185 MBq(5 mCi)的^{18}F-FES 时，人体有效剂量为 3.515 mSv。因此综合国内外相关研究，^{18}F-FES 的有效剂量低于允许范围的上限，可安全地用于临床显像。

四、显像方法

为避免干扰，一般要求患者至少停用 ER 拮抗剂，如他莫昔芬等 5～6 周；但芳香化酶抑制剂的使用则不受限制。鉴于血糖水平不会影响 ER 的表达，仅少数研究要求禁食 4 h 以上，其目的主要是为了减少盆腔肠道的生理性摄取，以降低对盆腔脏器病灶检出的影响。

推荐的^{18}F-FES 的注射剂量为 222 MBq (6 mCi)，部分研究中为降低不良反应要求采用 1 min 或 2 min 以上的缓慢静脉推注。^{18}F-FES PET/CT 的图像采集主要有以下几种方式：①Seattle 中心的研究中，均在静脉注射后进行为期 60 min 的动态采集。②Dehdashti 等在静脉注射^{18}F-FES 后约 90 min 显像，先对感兴趣区行 30 min 的动态采集，后对全身进行静态采集。以 SUV 数值进行半定量分析。③多数研究均在注射后 30～110 min 不等静态采集从颅底到股骨中段的全身图像，其参数要求同常规的^{18}F-FDG 显像。Sundararajan 等认为，鉴于肿瘤摄取的峰值出现在注射后 30～60 min 之间，故静脉注射^{18}F-FES 后 60 min 进行图像采集，更能反映肿瘤 ER 状态。此外，其还采用 Flux 进行定量分析。因此在目前开展的各项临床研究中，多数均采用注射后 60 min 的静态采集方法。

五、^{18}F-FES 显像与 ER 表达的相关性研究

（一）影响因素分析

早期研究认为，外周血中的雌二醇或可与^{18}F-FES 产生竞争，故而绝经前的高雌激素水平会导致显像的假阴性。Peterson 等分析了 239 例患者(312 次)^{18}F-FES PET/CT 检查结果，并综合各临床数据后认为：①^{18}F-FES 的摄取程度与血浆雌激素水平[基于外周血中雌二醇水平低于 110 pmol/L(30 pg/ml)]、年龄和代谢速度均无关；②SHBG 与 SUV 呈负相关；③^{18}F-FES 的摄取程度与体重指数(body mass index，BMI)呈正相关，但可被基于瘦脂体重的 SUV 校正；因此，其认为仅 SHBG 水平或可干扰 SUV 的判断。

子宫，作为富含 ER 的器官，随着雌、孕激素的周期性变化，也会导致^{18}F-FES 的摄取有所不同。处于增生期的子宫内膜 SUV 明显高于分泌期(6.03±1.05 *vs* 3.97±1.29，P=0.022)，而肌层内的 SUV 并无上述变化存在，且雌激素水平的变化也不会影响 SUV。

既往曾有研究指出，为避免“冷”雌二醇(未标

记的雌二醇)的影响,注射时[18]F-FES的比活度需在37 GBq/μmol(1 Ci/μmol)以上,但并未对比活度的上限进行限制。笔者在临床实践中发现,过高的比活度或可导致假阴性,故通过构建荷瘤裸鼠动物模型进行了相关研究。结果提示雌激素水平、SHBG等不会对[18]F-FES的摄取产生显著影响,而高比活度区间内[114.7～932.4 GBq/μmol(3.1～25.2 Ci/μmol)]的肿瘤摄取则显著下降;其可能的原因或是由于高比活度时化学量极低,由于非靶病灶也存在一定的[18]F-FES摄取,故靶病灶的结合相对较少,从而导致本底相对较高所致。

(二)灵敏度和特异度

关于[18]F-FES摄取与ER表达相关性的临床研究的报道最早见于1988年。Mintun等在13例原发性乳腺癌患者中行该项检查后证实,其病灶的摄取程度与术后标本的ER表达状况具有很好的相关性。早期研究中,主要观察的对象为乳腺癌的原发病灶、腋下淋巴结及单一的远处转移灶。此后,逐渐将研究范围扩大至全身的多处转移灶,并由乳腺癌的应用逐渐延伸到其他ER高表达的肿瘤,如卵巢癌等。[18]F-FES PET/CT与ER表达一致性的主要研究如表16-3所示。

表16-3 ^{18}F-FES PET/CT与ER表达的一致性研究

作者	年份	例数	SUV界值	灵敏度(%)	特异度(%)	备注
Mintun等	1988	13	NA	100	NA	以视觉判断,线性回归($r=0.96$, $P<0.001$)
McGuire等	1991	16	NA	93	NA	该灵敏度为基于病灶分析的结果(53/57)
Dehdashti等	1995	53	≥1.0	69	100	包括原发灶、转移灶和部分良性病灶的分析
Mortimer等	1996	43	≥1.0	76	100	包括原发灶、转移灶的分析
Peterson等	2008	17	≥1.1	100	80	包括原发灶、转移灶的分析
Gemignani等	2013	48	≥1.5	85	75	均为原发灶
van Kruchten等	2015	15	≥1.8	79	100	卵巢癌ER表达研究,基于病灶分析($n=32$)
Yang等	2017	46	SUV_{max}≥1.82	88.2	87.5	基于病灶的分析($n=50$)
			SUV_{mean}≥1.21	85.3	93.7	

注:NA,不能提供(not available)。

在进行病灶分析时,早期主要基于视觉判断。随着PET技术,尤其是PET/CT的应用普及,半定量指标SUV逐渐成为ER阳性和阴性病灶区分的主要手段。鉴于所用仪器和采集条件等不同,上述研究中对ER进行区分的界值从1.0～1.8不等,故各个中心应结合自身实际,建立个体化的参数用于分析。

作为一种影像学检查,[18]F-FES PET/CT检查仍不可避免地存在一些假阴性和假阳性结果。综合文献报道,其假阴性主要见于绝经前的妇女。笔者分析认为可能是由于绝经前妇女外周血中的高雌激素水平所致。但正如前文所提到的,另有多项研究已否认外周血雌激素水平对[18]F-FES摄取的影响,故该解释仍需大样本的研究进一步确认。假阳性结果可见于:①骨纤维结构发育不良。Gemignani等曾报道一例骨纤维结构不良患者出现局灶性放射性摄取增高,SUV=6.6。②肋骨不全骨折。③放射性炎症。我们曾报道一例肺部放射性炎症患者可表现为片状放射性摄取增高,认为产生的原因可能与感染、慢性炎症激活了ERα介导的适应性免疫应答有关;McGuire等的研究中亦曾提示一例患者胸壁出现[18]F-FES的摄取增高,活检提示为放疗所致的纤维化,而在之后的随访中发现病灶进展,临床考虑为转移灶,故该病例是否为假阳性仍值得商榷。

六、临床应用

鉴于ER的表达在乳腺癌的诊断、治疗决策制订和疗效预测等多个环节中有至关重要的意义,基于ER的[18]F-FES PET/CT检查有望提高乳腺癌的诊断水平,并为"个体化治疗"提供参考,符合当前"精准医学"的理念。

(一)临床治疗决策指导

1. 提高病灶的检出率,改变治疗决策 ^{18}F-FDG PET/CT检查,因可反映糖酵解增加的肿瘤组织,目前已广泛用于乳腺癌的分期、再分期、疗效预测等。但并非所有病理类型的乳腺癌均可表现为^{18}F-FDG的高代谢,如Wang等曾报道小叶型或低度恶性的乳腺癌可不摄取^{18}F-FDG,从而导致假阴性。^{18}F-FES PET/CT检查,可作为有效补充,检出^{18}F-FDG漏诊的一些ER高表达的小病灶或低度恶性的病灶,并有望对感染、炎症等引起的^{18}F-FDG假阳性进行鉴别。Sun等就曾经报道过利用^{18}F-FES PET/CT,成功鉴别可疑的肺和软组织病灶的经验。经最后的手术病理证实同一患者的3例肺部^{18}F-FDG高代谢灶,1例高度摄取^{18}F-FES者为乳腺癌转移灶,而另2例阴性病灶1例为ER阴性转移灶、1例为第二原发的肺部肿瘤。另一例患者未见^{18}F-FES摄取,但在MRI和^{18}F-FDG PET/CT检查高度可疑的肌肉病灶,最终被证实为良性病灶。

Van Kruchten等的一项研究指出,较单纯的^{18}F-FDG PET/CT检查而言,^{18}F-FES PET/CT检查提高了88%乳腺癌患者的诊断水平,并改变了高达48.5%(16/33)患者的治疗决策;其中11例患者,^{18}F-FDG PET/CT检查结果起到了决定性作用。根据其显像结果,可为临床医生进行放疗、双膦酸盐治疗或内分泌治疗等决策提供客观依据。

乳腺癌患者出现复发、转移时,往往病灶范围广,尤其是骨转移,故临床较难再次活检以取得病理证实。笔者通过^{18}F-FES PET/CT检查,对转移灶的ER表达进行了分析,从而改变了48.5%(16/33)患者的治疗决策:13例患者因检出大量未摄取^{18}F-FES的转移灶,考虑为ER阴性,因而避免了无效的内分泌治疗;2例患者因考虑检出的病灶非乳腺癌来源,而为第二原发肿瘤,故改变了原先的化疗方案;另有1例患者因考虑为良性病灶,故避免了无谓的放疗。

2. 不明来源转移灶鉴别　^{18}F-FDG PET/CT常被用于不明原因腺癌原发灶的检出。Talbot等认为,^{18}F-FES PET/CT或可作为补充,在^{18}F-FDG无法正确寻找原发灶时,提高乳腺或妇科来源等ER高表达肿瘤的检出率。

随着科技的进步、预期寿命的延长,双原发,甚至多原发肿瘤已不鲜见。Van Kruchten等曾报道2例利用^{18}F-FES PET/CT鉴别双原发肿瘤转移灶来源的成功案例。1例第6颈椎(C_6)的骨转移,由于摄取^{18}F-FES,故考虑其为乳腺癌的转移;而另1例肱骨转移灶,因未见^{18}F-FES摄取,故倾向为ER阴性的第二原发肿瘤转移所致。我们也有类似的尝试:1例乳腺癌合并肾透明细胞癌的患者,检出纵隔肿大淋巴结伴^{18}F-FDG高代谢。按转移途径,既往肯定首先考虑为乳腺癌来源,但由于^{18}F-FES未见摄取,故提示临床该转移灶不能除外肾癌来源可能性。后经支气管镜超声引导下穿刺活检,免疫组化支持该病灶为肾透明细胞癌来源的转移。

3. 肿瘤异质性探索　尽管有高达75%的乳腺癌患者初诊时为ER高表达,但并非所有患者均可从内分泌治疗中获益,且多数初治有效的患者会逐渐出现耐药,二线内分泌治疗的总体有效率不足20%。上述现象的产生和肿瘤异质性密切相关,故而单一部位的活检不能全面反映整体的ER表达,且ER表达或可由于先天或后天的基因改变而产生动态变化。有18%～55%的乳腺癌患者其原发灶和转移灶的ER表达可不一致。因此,了解肿瘤异质性对乳腺癌患者的治疗决策至关重要。

国外^{18}F-FES PET/CT检查研究提示有10%～37%的乳腺癌患者存在肿瘤异质性。Kurland等尚发现,尤其是曾行内分泌治疗者,其全身多个转移灶中至少存在一处$SUV_{max}<1.0$的病灶,提示内分泌治疗或会导致ER转阴或无功能。我们的研究也曾有类似结论:不同患者间转移灶的^{18}F-FES摄取差距可达33.4倍($SUV_{max}=0.5\sim16.7$);即使是同一患者体内,亦可高达8.2倍($SUV_{max}=0.5\sim4.1$);而同样的,^{18}F-FDG的摄取也存在显著差异,不同患者体内为11.6倍($SUV_{max}=1.3\sim15.1$),而同一患者不同病灶间为9.9倍($SUV_{max}=1.4\sim13.8$);有高达28.1%(9/32)的患者同时存在ER阳性和阴性的转移灶,且与未治疗者相比,治疗后的患者更易出现异质性($P<0.05$)。图16-1为典型案例。

由于相当数量的复发/转移性乳腺癌患者存在广泛病灶,故而多点活检受到取材数量和部位(如脑)等所限,临床实际开展存在巨大障碍。^{18}F-FES PET/CT的诞生,可从一定程度上替代传统意义上的活检,从功能学角度客观、全面、无创地评价各病灶的ER表达,为作出治疗决策提供参考。

4. 疗效预测

(1) 内分泌治疗:对于ER阳性的乳腺癌患者,内分泌治疗疗效确切,副作用小。既往依据活检免疫组化结果进行的内分泌治疗效果预测,由于受到取材、阅片和肿瘤异质性等多种因素影响,其准确性仅为50%～60%。^{18}F-FES PET/CT,作为一种无创的影像学技术,Aliaga等早在2004年就已通过

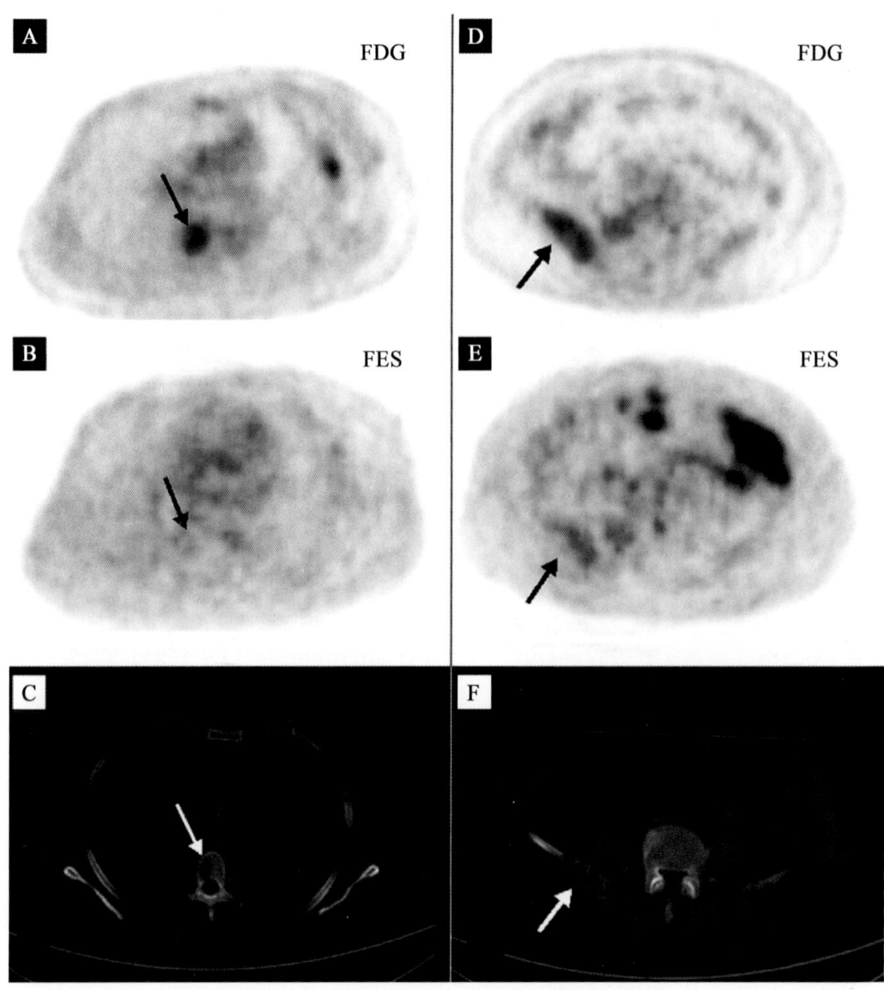

图 16 - 1 ^{18}F-FES 显像提示存在肿瘤异质性

注:52 岁既往 ER 阳性乳腺癌患者,PET/CT 检查提示广泛骨转移,A、D 为^{18}F-FDG 显像,均为高代谢,SUV_{max} 分别为 5.5 和 4.7;B、E 为^{18}F-FES 显像,胸椎未见明显^{18}F-FES 摄取,SUV_{max} = 1.3,考虑 ER 阴性,右髂骨 SUV_{max} = 2.7,为 ER 阳性;C、F 为相应的 CT 表现。

构建荷瘤裸鼠动物模型,成功将其用于内分泌疗效的监测。我们在 ER 阳性的 ZR-751 荷瘤裸鼠模型中也发现,氟维司群治疗前后的^{18}F-FES PET/CT 结果,与其肿瘤转归有显著的相关性(P < 0.05);而^{18}F-FDG 和 1-H-1-(3-^{18}F-2-羟基丙基)-2-硝基咪唑(^{18}F-FMISO) PET/CT 检查均无此预测作用。

Mortimer 等在一项 40 例拟行他莫昔芬治疗的 ER 阳性的进展期乳腺癌患者的研究中发现,治疗有效的患者,治疗后早期^{18}F-FDG PET/CT 检查均可观察到病灶 SUV_{max} 上升的情况,而临床上出现这种所谓"闪烁现象"的患者仅 5 例;此外,治疗前的^{18}F-FES 摄取较高的患者预后明显好于摄取低者(4.3±2.4 *vs* 1.8±1.3, P<0.01)。此后,有多项研究均致力于探索^{18}F-FES PET/CT 检查在乳腺癌内分泌治疗中的预测价值。表 16 - 4 为上述研究的汇总。

从表 16 - 4 中可见,多数研究均以 SUV_{max}>1.5 作为内分泌治疗有效与无效的界值,与前文中提及的 ER 阳性和阴性判定的标准基本一致。上述结果从另一个侧面提示^{18}F-FES PET/CT 检查较传统的活检,能更加准确、真实地反映功能化的 ER 表达。

表 16－4　^{18}F-FES PET/CT 检查用于乳腺癌内分泌治疗疗效预测的情况

作者	年份	例数	内分泌治疗	SUV 界值	灵敏度(%)	特异度(%)	阳性预测值(%)	阴性预测值(%)
Mortimer 等	2001	40	TAM	>1.5	100	47	68	100
Linden 等	2006	47	TAM，AI，AI+F	>1.5	100	42	34	100
Dehdashti 等	2009	51	AI，F	>2.0	71	65	50	81
Peterson 等	2014	15	TAM，F，AI+F	>1.5	100	29	62	100
van Kruchten 等	2015	19	雌二醇	>1.5	NA	NA	60	80

注：TAM，他莫昔芬；AI，芳香化酶抑制性；F，氟维司群；NA，不能提供。

（2）新辅助治疗：新辅助化疗已逐渐成为Ⅱ、Ⅲ期乳腺癌患者的标准治疗手段之一。早期、精确地对其进行疗效预测可筛选合适患者入组，及时调整治疗决策，避免无效化疗带来的不良反应，符合当前"个体化治疗"的原则。我们通过同期的^{18}F-FES 和^{18}F-FDG PET/CT 检查，发现有效组和无效组治疗前的基线^{18}F-FES 摄取差异具有统计学意义，有效组 SUV_{max} 仅为 1.75±0.66，而无效组可达 4.42±1.12（$P<0.01$）；同时，^{18}F-FES 和^{18}F-FDG 的 SUV_{max} 比值亦可用于疗效预测，有效组为 0.16±0.06，而无效组为 0.54±0.22（$P<0.01$）；此外，单纯的^{18}F-FDG PET/CT 结果和肿瘤大小等则无预测价值（$P>0.05$）。

Chae 等最新的研究也表明，绝经后妇女在新辅助治疗的选择中，若^{18}F-FES 显像阴性，即使其活检结果提示为 ER 阳性，也更适合选择新辅助化疗，而不是内分泌治疗。

近年来，随着新辅助治疗的发展，Park 等将^{18}F-FES PET/CT 检查用以 ER 阳性、HER2 阳性乳腺癌患者芳香化酶抑制剂联合拉帕替尼新辅助治疗的疗效监测。基线水平 $SUV_{max}<5.5$，可作为一项独立的预后指标用于疗效的早期预测。

上述研究均提示^{18}F-FES PET/CT 检查在新辅助治疗中的重要地位，临床医生决策时应综合考虑^{18}F-FES 和^{18}F-FDG PET/CT 检查结果，慎重选择合适的治疗方式，以提高患者的生存率和生活质量。

（二）活体内药代动力学观察

随着医学科技的进步，新药诞生的速度愈发加快。为了能更好地探索其价值和选择合适的剂量，临床上需要一种可在活体内进行药代动力学观察的技术，而^{18}F-FES PET/CT 正好可以满足这种需求。

氟维司群，作为新型的 ER 拮抗剂，以乳腺癌细胞的 ER 为靶点，选择性将其下调。与其他的内分泌治疗药物不同，它是一种"纯粹的"受体拮抗剂，没有他莫昔芬的部分激动剂活性，不会导致 HR 的表达升高，从而引起内分泌治疗的抵抗。临床研究已证实，氟维司群是既往抗雌激素药物复发或进展的绝经后 ER 阳性晚期乳腺癌患者的一种有效治疗选择，可延缓疾病的进展，且副作用较小。目前有关氟维司群的使用剂量仍存在较大的争议。

Heidari 等用^{18}F-FES PET/CT 检查动态观察 MCF-7 荷瘤裸鼠动物模型在不同剂量氟维司群作用下的 ER 表达，为其在人体内的药代动力学研究开创了先河。van Kruchten 等的研究证实^{18}F-FES 治疗前后的下降水平与其预后密切相关，有效者和无效者的下调程度分别为 88%和 58%；而血浆氟维司群的浓度并不能用于疗效预测；以中位^{18}F-FES SUV_{max} 下降 75%为标准时，有 38%的患者使用现有剂量的氟维司群后 ER 下调不充分，将影响其预后。

除氟维司群的研究外，Z-内多昔芬（Z-endoxifen），作为他莫昔芬代谢产物中最有效的成分，近来也有研究认为或可用于乳腺癌的内分泌治疗。Lin 等采用^{18}F-FES PET/CT 检查发现，在治疗后 1d，其 ER 表达即可出现显著下调，为该药物今后的临床应用提供了客观依据。而最新的一项研究中，更是将^{18}F-FES PET/CT 用于新药布林司群（brilanestrant，GDC-0810）的一期临床试验中，直接用其进行剂量的探索。

上述研究结果充分说明作为一种功能显像技术，^{18}F-FES PET/CT 的动态观察对新药剂量筛选有着重要的现实意义。

七、展望和局限性

综上所述，^{18}F-FES PET/CT 作为一种可在活体内无创、动态观察ER表达的技术,未来有望用于以下多个方面:①乳腺癌等ER高表达肿瘤的分期、再分期和肿瘤异质性检测;②内分泌治疗、新辅助治疗等的决策制订和疗效预测;③新药活体内药代动力学的观察;④其他与ER表达有关的基础或转化研究。

尽管如此,^{18}F-FES PET/CT亦有一定的局限性:①由于受到肝脏、肠道等部位生理性摄取和排泄的干扰,在某些特定位置肿瘤原发或转移的检出中,其价值有限;②该显像仅能反映ER的表达,而ER仅仅是肿瘤特征的很小的一个组成部分;③全球目前能合成^{18}F-FES的中心有限,故其报道多为回顾性或小样本的前瞻性研究。因此,未来需要多中心、大样本的临床研究,对^{18}F-FES PET/CT进行更深入的探索,为将来其在临床的普及和推广提供更为有力的支持。

ERβ和ERα一样,在多种肿瘤的发生、发展中有着重要的作用,故近年来有学者尝试合成针对ERβ的显像剂,以期在活体内观察ERβ的表达。Yoo等最早试制了^{18}F-FEDPN用以ERβ显像,但效果欠佳。Moon等也曾尝试基于DPN的多种配体,尽管体外研究提示其与ERβ的结合力最高可达ERα的300倍,但考虑到绝对亲和力,其仍不足以用于PET检查。后续Lee等研制的两种显像剂^{18}F-8BFEE2和^{76}Br-041也未能取得令人满意的结果。直到2017年,Antunes等终于成功合成了^{18}F-FHNP,在裸小鼠移植瘤模型中该显像剂与ERβ的结合力可达ERα的3.2倍,有望在今后用于ERβ表达的无创检测。

第三节 其他正电子分子影像探针的应用

一、HER2显像

HER2与肿瘤细胞的生存、增殖、成熟、转移和血管生成有关,有抗细胞凋亡的作用。25%~30%的乳腺癌患者会出现*HER2*基因的扩增,导致其过表达。抗HER2治疗(靶向治疗),可以降低HER2阳性乳腺癌转移和复发风险。但由于肿瘤异质性,原发灶与复发/转移灶间或可出现HER2表达差异;且即使同一患者,不同病灶间亦可出现HER2表达改变,故临床上需要一种无创、动态观察HER2表达状态的技术。目前靶向HER2的PET分子显像探针主要包括抗体、抗体片段、纳米抗体和亲合体(affibody)显像等。

(一)抗体显像

最初研究均是应用完整抗体进行标记,IgG抗体对靶标亲和力高,通过^{89}Zr或^{64}Cu等长半衰期核素标记后,可稳定反映复发/转移灶间HER2表达,对肿瘤异质性和指导个体化治疗有积极意义。但由于IgG分子的半衰期长,相对分子量大(150 000),血液清除率及组织吸收率低(注射药物后3~5 d才可进行成像),辐射剂量相对较大,且易在肝、脾、骨髓等组织积聚,故靶本比(tumor-to-background ratio, TBR)不理想。此外,^{89}Zr标记的曲妥珠单抗在骨骼中的积聚还易导致假阳性,临床应用具有一定的局限性。

(二)抗体片段

为了克服完整抗体血液清除慢和靶本比低等缺点,有研究采用曲妥珠单抗的抗体片段,如F(ab')2,并用半衰期较短的核素进行标记的相关研究。其可在较早的时间点和较短的扫描间隔期间进行扫描,有望显示HER2阳性的原发灶和淋巴结转移灶,但抗体Fab片段在成像时无法避免被肝脏等正常组织非特异度摄取,故病灶检出率仍不理想。

(三)纳米抗体

纳米抗体是具有完整功能的最小抗原结合片段,其优势有:①分子量小(12 000~15 000),可透过血-脑屏障;②高稳定性;③特异度强,纳摩尔亲和力;④免疫原性弱等。目前临床研究已证实其安全性,在转移灶HER2的判断中具有一定的价值,但肝、肾、肠道等组织本底高,且对原发灶的评估效能较差。

(四)亲合体

亲合体是免疫球蛋白结合蛋白的替代物,也称"人工抗体"。亲合体相对分子量低(6 500),其结合区域与抗体-抗原相互作用区域相似,可以被有效地和特定位点放射性标记用于显像,而不影响其体内

HER2 结合。由于其具有高度的亲和力，因此肿瘤细胞对其识别快、摄取多，且其组织渗透力强，血液清除速率快，在短时间内即可获得高对比度图像。此外，其分子结构较固定，易于设计和修饰；亲合体分子的空间折叠也不依赖二硫键，核素标记不受氧化还原反应影响，可用多种核素进行标记。

^{68}Ga 为 PET 常用的短半衰期核素，由锗镓发生器制得，相较回旋加速器生产的^{18}F 而言，来源便利，性价比高，较适用于临床显像。ABY-025 是第二代亲合体分子，与 HER2 胞外Ⅲ区结合，不同于曲妥珠单抗和帕妥珠单抗（Ⅳ区和Ⅱ区），其会促进非竞争性相互作用，因此可用于治疗浓度下的 HER2 显像。研究提示^{68}Ga-ABY-025 显像对比度高，肝脏摄取较低，早期成像中阳性检出率较高，但仍无法避免肾脏的放射性药物浓聚。

目前^{68}Ga-HER-亲合体显像的临床研究仍处于探索阶段，对于判断 HER2 阳性的截断值也各不相同，且不同部位病灶 HER2 显像的 SUV_{max} 范围差异较大（1.6～13），提示病灶具有较高的 HER2 表达异质性。目前关于^{68}Ga-HER-亲合体显像在乳腺癌疗效预测方面尚无较大样本的临床研究。笔者单位目前正在开展应用^{68}Ga-HER2 全身 PET/CT 检查评估 HER2 阳性乳腺癌患者术前双靶新辅化疗效果，初步结果发现^{68}Ga-HER2 显像能早期敏感反映治疗后的疗效，且 SUV_{max} 降低的百分率具有潜在的预测价值（图 16－2）。

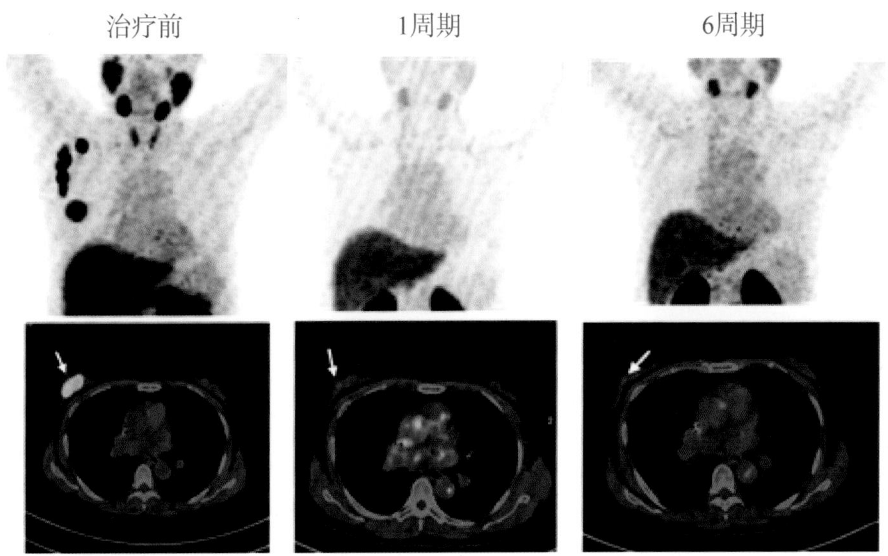

图 16－2　^{68}Ga-HER-亲合体 PET/CT 监测乳腺癌帕妥珠单抗联合曲妥珠单抗治疗的早期疗效

注：患者女，49 岁，右乳浸润性癌。ER（＋40％），PR（－），HER2（3＋），Ki-67（＋30％），AR（＋80％），CD8（＋20％），FOXC1（－）。治疗前 PET 检查示：右乳软组织肿块，右侧腋窝多枚肿大淋巴结影，^{68}Ga-HER-亲合体摄取均异常增高，SUV_{max} 为 10.8～28.1。治疗 1 周期及 6 周期后行^{68}Ga-HER-亲合体 PET/CT 检查，见右乳肿块及腋淋巴结消退，未见显像剂摄取，HER2 未见表达。提示抗 HER2 治疗 1 周期，^{68}Ga-HER-亲合体 PET/CT 就能显示出效果，具有极高的活体内疗效预测的价值。

二、^{18}F-FMISO 低氧显像

低氧的概念最早可追溯到 Thomlinson 和 Gray 的研究。该研究发现无论肿瘤大小，有活力的肿瘤组织最大半径在 180～200 μm 之间，超过这个大小便会出现细胞低氧。作为独立的预后预测因子，低氧促进肿瘤新生血管的生成，加剧肿瘤细胞基因的不稳定性，并造成肿瘤对放化疗的抵抗。

低氧产生的基础是肿瘤内部微环境的紊乱。实体瘤的微脉管系统是决定其内部微环境的主要因素，承担了血液与组织液之间氧、代谢产物和能量信息交换的功能。实体肿瘤异常的微脉管结构导致血流动力状态和脉管渗透性改变，加上肿瘤细胞失控

性生长和增殖消耗大量营养成分和氧气,共同构成了实体肿瘤微环境的特点:低氧、pH 值下降、瘤体间质高渗透压。

^{18}F-FMISO 是一种放射性氟标记的硝基咪唑类化合物。进入细胞后,在酶的作用下,有效基团($-NO_2$)发生还原。在具有正常氧水平的细胞中,还原基团可重新被氧化为原有物质;而在低氧细胞中,不能发生再氧化而滞留在组织中。例如氧电极法探测氧分压(PO_2)<10 mmHg 的肿瘤组织才能潴留^{18}F-FMISO。体外实验证实,低氧条件下细胞与 FMISO 的结合速度是正常 PO_2 条件下的 28 倍。从^{18}F-FMISO 生化学特征不难看出,它仅对有活力的低氧细胞敏感,坏死细胞不摄取;^{18}F-FMISO 能够进入细胞,反应的是细胞内的低氧情况,而非细胞间质。因此,^{18}F-FMISO 是一个细胞特异度的低氧探针。

靶本比是低氧研究中公认的较为客观的参数,注射后 2 h 为最佳时间点。Rasey 等综合了 905 例体外动物实验样本结果,正常组织与血浆的放射性活度之比均<1.3;保守估计,注射后 2 h,肿瘤/血浆放射性活度>1.4 是显著低氧的可靠标准。Rajendran 等将该比值修正到 1.2,超过者判定为低氧区域。在乳腺癌中,Cheng 等发现靶本比>1.2 是预测绝经后妇女乳腺癌新辅助内分泌治疗疗效的可靠指标,可预测 88%的内分泌抵抗,从而为临床提供无创、可重复的筛选手段。

三、^{18}F-FLT 增殖显像

细胞增殖增加是肿瘤包括乳腺癌表达的标志,评估细胞增殖状态对于肿瘤的监测至关重要。核酸的合成和代谢可以反映细胞的分裂、增殖情况。目前,细胞增殖类探针应用最广泛的为 3-脱氧-3-^{18}F-氟代胸苷(^{18}F-FLT)。FLT 与胸腺嘧啶结构相似,参与 DNA 的合成,但经胸苷激酶作用磷酸化后,不能进一步代谢而被滞留于肿瘤细胞中,其滞留量的多少取决于胸苷激酶的浓度。因此,通过 PET 探测^{18}F-FLT 在肿瘤中的滞留情况,可了解其相应的增殖信息。

尽管^{18}F-FLT 在肿瘤的摄取率低于^{18}F-FDG,但是^{18}F-FLT 较少在炎症组织中浓聚,而^{18}F-FDG 在炎症组织中浓聚正是造成^{18}F-FDG 假阳性结果的重要因素。目前,有研究表明^{18}F-FLT PET/CT 检查可用于乳腺癌治疗前的分期和对化疗灵敏度进行早期预测。但遗憾的是,鉴于其在肝脏、骨髓等高增殖的组织内会出现生理性浓聚,在一定程度上制约了其临床应用。

四、其他受体类显像剂

(一) 孕激素受体

有高达 70%的乳腺癌患者为雌激素依赖性乳腺癌,其 ER 表达为阳性,而在这部分患者中约有 50%患者的孕激素呈高表达。因此,目前有多种针对 PR 的 PET 分子探针也被开发出来。其中^{18}F 标记的孕酮衍生物^{18}F-FFNP,能够特异性地与 PR 相结合并展现出较佳的显像效果,是一个具有极大发展潜力的分子影像探针。联合^{18}F-FFNP 与^{18}F-FES PET/CT 显像,可在活体内对乳腺癌 ER 和 PR 的表达进行动态、无创地观察,有望进一步提高诊断和疗效预测的价值。

(二) 雄激素受体

雄激素受体(AR)是乳腺癌中表达最多的类固醇激素受体,其在 75%~95%的 ER 阳性和 10%~35%三阴性的乳腺癌患者同样存在高表达。20 世纪 70 年代,类固醇雄激素广泛用于转移性乳腺癌治疗,但由于其致男性化、影响雌激素抑制剂治疗效果等不良反应,未在临床上扩展应用。但是,在前列腺癌中 AR 是癌细胞增殖的关键因素,以 AR 为靶点的药物近年来研发迅速,且副作用明显减小。因此抗雄激素治疗在乳腺癌中展开多项临床研究,相应的针对 AR 成像的分子探针,也被开发出来。源于双氢睾酮(dihydrotestosterone, DHT)的^{18}F-5α-双氢睾酮(^{18}F-FDHT)是靶向 AR 的正电子显像剂。在前列腺癌中,FDHT-PET 可以定量 AR 的相对水平,并在抗雄激素治疗后用作药效学成像生物标记物,以提供有关药物靶向、剂量优化和反应的信息。^{18}F-FDHT 显像在乳腺癌患者中的研究发现,FDHT 摄取和 AR 表达之间存在相关性,且 AR 表达状态在原发性乳腺癌和转移性乳腺癌中表达状态不一致,但是目前相关研究较少。若要将^{18}F-FDHT PET/CT 检查作为一种非侵入性分子成像生物标记物检测手段,下一步需要确定乳腺癌中 FDHT 摄取定量的重复性以及预测反应的阈值。

(三) 促胃液素释放肽类

促胃液素(胃泌素)释放肽受体在多种肿瘤细胞

中均呈现高表达，而在正常组织中低表达或不表达。将铃蟾素(bombesin，BBN)用核素^{68}Ga进行标记后能够用于促胃液素释放肽受体高表达乳腺癌的诊断，而进一步将BBN与整合素$\alpha_v\beta_3$的识别肽RGD进行偶联后得到的^{68}Ga-RGD-BBN是一双靶点的乳腺癌PET探针，能够灵敏地用于对整合素$\alpha_v\beta_3$或促胃液素释放肽受体任何一个高表达肿瘤的检测，这类探针具有临床应用价值。

第四节　乳腺癌前哨淋巴结显像

腋淋巴结的转移与否是乳腺癌预后的重要因素之一。20世纪90年代提出的腋窝SLNB已逐渐发展成为保乳术的常规部分，不仅能有效地反映腋淋巴结病理状态，同时又大大减少了不必要的手术并发症。

SLNB是一种安全、可靠的评价腋淋巴结状态的手段。乳腺癌患者行SLNB的比例近年来呈上升趋势。即使曾被认为禁忌证的多灶性乳腺癌、新辅助化疗后的患者，目前关于这些患者SLNB的研究也与日俱增。

一、核素示踪剂的进展

传统前哨淋巴结(SLN)核素示踪剂主要有3类：胶体类、蛋白质类和高分子聚合物类，在制备难易程度、颗粒大小及获取的可行性等方面各有优劣，具体信息如表16-5所示。目前，我国主要以^{99m}Tc标记的硫胶体(^{99m}Tc-sulfur colloid，^{99m}Tc-SC)为主。^{99m}Tc-SC为通过性示踪剂，不具有特异度，依靠淋巴结内巨噬细胞的吞噬作用而被摄取，其颗粒大小是示踪剂在SLN内的滞留时间、次级淋巴结显影的影响因素，并对操作者有较高的要求。

表16-5　传统SLN示踪剂

类　型	示踪剂	颗粒大小(nm)	特　点
胶体类	^{99m}Tc-SC	15～5000	标记方法复杂，但可在淋巴结内长时间滞留
	^{99m}Tc-硫化锑	3～25	标记方法复杂，淋巴结摄取率较高
蛋白质类	^{99m}Tc-白蛋白		标记方法简单，但淋巴结摄取率低
	纳微胶体	4～100	
	毫微胶体	200～2000	
高分子聚合物类	^{99m}Tc-右旋糖酐	5～50	颗粒小，淋巴结系统内移行速度快，适合动态显像

为满足次级淋巴结不显影以及能有良好的显像质量，目前核素示踪剂的研究方向主要为：①^{99m}Tc-SC的颗粒直径的控制，尤其针对内乳SLN的显像时需要较小的颗粒直径。^{99m}Tc-SC的颗粒直径为15～5000 nm，当颗粒直径<5 nm时，胶体通过毛细血管基底膜进入血液循环；当颗粒直径>500 nm时将滞留于注射点，故100～200 nm被认为是理想的直径大小。如何获取理想大小的^{99m}Tc-SC，制备过程中的加热时间和是否过滤为主要因素。加热时间越长，获得的胶体越大，借助一定孔径滤膜的过滤可将胶体的大小控制在一定范围内。②新型特异性药物的研制。一种是特异性显像剂，利用受体和配体的特异性结合进行SLN显像，如^{99m}Tc-利妥昔单抗和近年美国食品和药品监督管理局(FDA)批准的^{99m}Tc-替马诺塞(^{99m}Tc-tilmanocept)；另一种是染料和放射性核素结合为一体的显像剂，如脂质体包裹染料和^{99m}Tc标记的显像剂，达到一次注射可实现肉眼观察和γ探测，获得更好的效果。

二、注射技术的新进展

目前，学者们对乳腺淋巴引流的解剖知识主要来自18世纪70年代解剖学家Sappey的研究成果，其认为乳腺包括皮下浅表和腺体实质内深部两套淋巴系统，均由乳头乳晕区域淋巴从起源呈辐射状向外引流，皮下淋巴管大部分注入腋淋巴结，极少数注入内乳淋巴结;乳腺实质内的淋巴管部分注入腋淋巴结,部分随内乳血管走行穿过胸肌和肋间肌注入内乳淋巴结,作为第一站淋巴结;通过腋淋巴结、内乳淋巴结后的淋巴引流至锁骨下、锁骨上淋巴结,最后汇入胸导管进入血液循环。此为主要引流途径。极少数可出现内乳淋巴结引流到对侧乳腺和引流向膈肌淋巴结的罕见路径。之后不断有学者对其乳晕区域淋巴丛起源学说产生质疑。2007年,Suami 等对乳腺的淋巴引流路径再次深入研究,推翻了之前 Sappey 的乳晕区域淋巴丛起源学说,提出尽管乳晕周围淋巴丛丰富但非整个乳房淋巴的起源,而是由淋巴管向心性引流通过乳晕区域再向腋窝区域引流,故肿瘤周围注射较乳晕周围注射更能反映肿瘤的淋巴引流路径。

20 世纪 90 年代核素 SLN 显像开展以来,尝试过多种注射方法,按注射深度可分为皮下或皮内的浅表注射、腺体实质内的深部注射和肿块内注射;按注射部位可分为肿瘤位置及其体表、乳晕周围和肿块周围注射。

目前的临床研究已达成共识:肿瘤内注射示踪剂不易通过肿块进入淋巴管,故不被推荐;腺体实质内注射较浅表注射能显著增加内乳 SLN 的显示率。但亦有多种不同意见存在:有学者指出乳晕周围注射与肿瘤周围注射显像结果无显著性差异,同时可减少核素散射对 SLN 干扰造成的假阴性,故支持乳晕周围注射;亦有学者提出尽管乳晕区域淋巴管丰富,但肿瘤周围注射较乳晕周围注射更能反映肿块的淋巴引流路径;此外,部分学者认为,皮下注射与腺体内注射均能获得较好的腋窝 SLN 的显示率,同时皮下注射可减轻患者注射时的痛苦,且淋巴引流速度快,故支持以腋窝 SLN 显影为主要目的时选择皮下注射;但也有理论认为,只有腺体实质内注射与皮下注射两者联合才能真实反映肿瘤淋巴的引流路径。因此,核素 SLN 显像在注射部位、深度、显像时间等方面仍未达成统一,仍是未来研究的焦点。

三、SPECT/CT 技术的应用

联合美兰和核素示踪技术的 SLNB 在术中对 SLN 有着很高的检出率,但仍有 1%~2%的患者会出现阴性结果。通常腋淋巴结的检出率较高,而内乳淋巴结的检出率相对较低。

随着单光子发射计算机体层成像(SPECT)/CT 技术的不断发展,越来越多的核医学科目前在行核素 SLN 显像时,均以 SPECT/CT 取代了传统的 SPECT 显像。SPECT/CT 增加了基于解剖定位的 CT,从一定程度上提高了 SLN 的检出率。

(一) 提供更精确的解剖定位

据报道,SPECT/CT 对 SLN 的检出率为 84%~97%。SPECT/CT 可更好地用于 SLN 的定位,尤其对于腋窝以外的淋巴结,其检出率可达 16%;此外,SPECT/CT 可更好地用于内乳淋巴结位置的确定。近来有研究指出,SPECT/CT 可提供更好的解剖定位,改变了近 42%患者的手术方案:36%提供了更精确的定位和切除范围,4%扩大了切除范围,2%避免了不必要的切除。

(二) 避免平面显像的假阳性、假阴性

SPECT/CT 可避免在平面显像上 2%~15%的假阳性结果,多数为注射点或皮肤表面污染、淋巴管破坏造成的渗漏、胸锁关节和纵隔血池的生理性摄取等。

此外,SPECT/CT 还可以减少假阴性率,尤其对于超重和肥胖的患者。一项研究提示高达 40%的超重和肥胖乳腺癌患者,核素 SLN 平面显像为阴性,但 SPECT/CT 可检出其中 59%患者的 SLN;另一项研究则在平面显像阴性时,加行 SPECT/CT 显像,补充发现了 55%的 SLN;SPECT/CT 还可发现因放射性散射效应遮盖 SLN 造成的假阴性,其比例高达 6%~14%。

第五节　SPECT 在乳腺癌中的应用

一、^{99m}Tc-MIBI 显像

^{99m}Tc-甲氧基异丁基异腈(MIBI)作为一种非特异性肿瘤阳性显像剂,早在 1997 年就被 FDA 批准成为第 1 个用于乳腺显像的放射性药物。与钼靶 X 线检查比较,^{99m}Tc-MIBI 显像改进了乳腺癌探查的灵敏度,特别是对致密型乳腺的患者。Tallefer 等

2005年报道了1994—2003年发表的39组5 663例(约2/3为可触及的肿块)^{99m}Tc-MIBI乳腺显像结果分析,平面显像的综合灵敏度、特异度、准确率、阳性预测值、阴性预测值分别为83.8%(50%~95%,多数在80%~90%)、86.4%(57%~100%)、85.2%(71%~93%)、83.8%(38%~100%)和86.4%(50%~98%),而SPECT则分别为84.9%、86.8%、86.3%、70.5%和94.0%。

虽然常规的^{99m}Tc-MIBI SPECT对致密乳腺的探查具有较高的灵敏度,但对不可触及的和直径≤1.0 cm的病灶,其灵敏度明显减少,诊断价值仍有限。一项荟萃分析结果显示,乳腺SPECT检查对可触及的乳腺肿块,灵敏度和特异度分别为86%和83%,但对不可触及的乳腺肿块,灵敏度和特异度仅为69%。乳腺SPECT探查直径>1.0 cm的病灶的灵敏度达97%,而直径≤1.0 cm的病灶是<50%;亦有报告对直径≤1.0 cm的病灶灵敏度仅为25%。Tallefer等报道的超过5 660例^{99m}Tc-MIBI乳腺显像病例中,用常规方法(标准的伽玛相机和SPECT)尚未探测到直径<5.0 mm的病灶。因此,对于更小的和不可触及的病灶,常规(通用)伽玛照相机或SPECT仍然具有一定的局限性。

因此,研发了针对乳腺专用的伽马相机成像(breast-specific gamma-imaging, BSGI),2002年率先在临床展开应用并获得成功。该设备的应用和普及推动SPECT技术在乳腺癌中的进一步发展。高分辨率小视野BSGI的开发在以下几个方面改进了乳腺核医学显像的灵敏度:①可以增加固有空间分辨率;②易于接近乳腺的后部和中部;③减少来自邻近器官(如心肌和肝脏)的散射影响;④使乳腺和探头之间的距离最小化;⑤通过轻微的压缩减少在病灶和探头之间乳腺组织的量;⑥显像时患者取坐位,比俯卧位更为舒适;⑦用于患者的显像位置与钼靶的位置是可比较的;⑧可用于定位活检,有助于提高乳腺癌的检出率。

复旦大学附属中山医院一项包含668例乳腺疾病患者应用BSGI诊断效能的研究发现,对于乳腺恶性肿瘤患者,24/505(4.7%)表现为假阴性,其中17例浸润性导管癌、5例导管原位癌、1例浸润性小叶癌、1例混合浸润性导管癌和小叶癌。163例良性乳腺肿瘤中,63例(38.6%)为假阳性,包括18例纤维腺瘤、23例腺病、21例导管内乳头状瘤、1例慢性炎症。一项包含51例乳腺癌钼靶和BSGI诊断效能分析比较研究显示,BSGI对乳腺癌的诊断灵敏度为94.1%,对致密型乳腺患者的灵敏度为93.1%;钼靶对所有患者的灵敏度为88.2%,其中对致密型乳腺灵敏度为82.7%。因此^{99m}Tc-MIBI BSGI对于致密乳腺和非致密乳腺均具有较高的探测灵敏度,因此可用于致密型乳腺人群的辅助筛查。由于BSGI具有较高的阴性预测值,可有效评估乳腺影像报告和数据系统(BI-RADS)中4级(可疑异常病变表现)病灶的良、恶性。如果BSGI检查结果为阴性,则提示该病灶为良性,不必再行组织穿刺活检。对于已确诊为乳腺癌的患者,应用BSGI可以检出更多钼靶及超声漏诊的病灶。一项病理证实为138例新发乳腺癌分析发现,15/138(10.9%)的患者通过BSGI又在同侧或对侧发现漏诊恶性病灶。

BSGI是功能学检查,在临床应用中具有一定的优势,不受乳腺组织密度、假体植入、结构扭曲或外科手术及放疗瘢痕的影响。但是在临床应用中也存在一些不足:①该显像方法为平面显像,无法显示所有乳腺组织,特别是后位组织。②对于较大的乳房,不能完全显示在探测器视野内,需要增加显像体位。对于腋窝可疑病灶,同样需要增加腋尾位。③同样存在假阳性和假阴性。假阳性原因:血流灌注丰富或新陈代谢活动增加;纤维腺瘤、淋巴结、乳头状瘤、非典型性增生、乳腺小叶原位癌、乳腺纤维囊性变、脂肪坏死、炎症;假阴性原因:微小病变、显像剂低摄取肿瘤(一级浸润性导管癌、乳腺导管内原位癌)、靠近胸壁的乳腺病灶或腋窝处的病灶。因此在临床中,BSGI需要与现有的乳腺X线图像、其他乳腺影像以及活检结果相结合使用。

二、^{99m}Tc-MDP

骨骼是乳腺癌患者常见转移部位之一。患者常合并骨痛、高钙血症、病理性骨折,甚至出现脊髓压迫和骨髓抑制等严重并发症。因此,早期发现骨转移,对临床分期、治疗决策和预后评估有着积极的意义。

^{99m}Tc标记的亚甲基二磷酸盐(^{99m}Tc-MDP)是最常用的骨显像剂,其通过化学吸附与羟基磷灰石晶体表面结合以及通过有机质与未成熟的骨胶原结合而沉积在骨骼内,从而参与骨骼的新陈代谢,随骨骼的血流量、骨盐代谢及成骨活性等变化而发生功能性变化。因此,当局部骨骼出现转移瘤时,该处

血流量和/或骨盐代谢及成骨过程发生改变，在相应的骨扫描上显示局部放射性异常，据此对骨骼病灶作出诊断和定位，可早期发现骨转移瘤，显示全身骨的状况。骨转移灶的发展过程首先是功能代谢改变，随后才出现解剖、形态学变化，所以骨扫描可以比 X 线早 3～6 个月发现病灶。

一项国内学者进行的荟萃分析的数据提示，^{99m}Tc-MDP 显像对乳腺癌患者骨转移灶检出的综合灵敏度、特异度及其 95%可信区间，曲线下面积分别为：①基于患者的分析，80.2%(70.6%～87.8%)、85.5%(78.3%～91.0%)和 0.887 8；②基于病灶的分析，87.9%(84.4%～90.8%)、96.0%(94.5%～90.8%)和 0.944 9。提示^{99m}Tc-MDP 显像可作为乳腺癌患者骨转移的首选筛查手段。该荟萃分析尚将该结果与^{18}F-FDG PET/CT 进行了比较，其综合灵敏度、特异度及其 95%可信区间，曲线下面积分别为：①基于患者的分析，84.6%(75.5%～91.3%)、93.9%(88.3%～97.3%)和 0.965 1；②基于病灶的分析，53.7%(48.8%～58.5%)、99.2%(98.5%～9.7%)和 0.957 1。与^{99m}Tc-MDP 显像相比，^{18}F-FDG PET/CT 的漏诊率和误诊率均较低，且其曲线下面积较大，表明它对乳腺癌骨转移的诊断性更高。

通过病灶及周围反应性骨组织对^{99m}Tc-MDP 的摄取，^{99m}Tc-MDP 能检出多数的骨转移，特别是多发骨转移。然而某些无特征性表现的骨转移，或由于骨骼的创伤、关节的退行性疾病、感染性疾病等因素引起的骨骼对^{99m}Tc-MDP 的暂时或持续摄取增高，可导致假阳性。骨显像一般为平面图像，有些病变如椎体后部由于平面显像重叠可致假阴性。此外，当骨转移病灶中肿瘤细胞仅局限于骨髓腔内时，骨扫描往往漏诊，此时可考虑^{18}F-FDG PET/CT 进一步诊断。

此外，随着 PET/CT 设备的普及，^{18}F-氟化钠(^{18}F-NaF) PET/CT 用于骨转移探查的报道也日益增多。^{18}F-NaF 也是一种亲骨性代谢显像剂，显像原理与^{99m}Tc-MDP 相似，均是通过与羟基磷灰石晶体中的羟基进行离子交换沉积于骨质中。但是^{18}F-NaF 骨骼药代动力学更优，病变骨对^{18}F-NaF 的摄取更高，且其血液清除速度快，具有更佳的骨/本底放射性比值。且因其采用 PET 进行图像采集，较 SPECT 有着更高的分辨率，故可显著提高骨转移灶的检出灵敏度。

三、其他新型 SPECT 分子影像探针的应用

近年来，随着分子影像技术的不断发展，新型的 SPECT 分子影像探针层出不穷。下面介绍几种关注度较高的探针。

(一) 膜联蛋白Ⅴ

膜联蛋白Ⅴ(annexin Ⅴ)是一种具有抗凝和抗感染的人内源性蛋白，属于 Ca^{2+} 依赖性磷脂结合蛋白家族。膜联蛋白Ⅴ在细胞凋亡早期与外在化磷脂酰丝氨酸结合，可反映细胞凋亡水平。肿瘤发生、发展和肿瘤耐药等生物学事件与细胞凋亡明显相关。膜联蛋白Ⅴ作为反映细胞凋亡水平的特异度蛋白已成为研究热点，特别在评估药物抗肿瘤疗效及预测疾病转归方面受到广泛关注。研究表明膜联蛋白Ⅴ在部分乳腺癌中呈高表达状态，与细胞凋亡、肿瘤形成、侵袭及转移明显相关。有学者通过直接标记法标记膜联蛋白Ⅴ衍生物制得新型探针^{99m}Tc-半胱氨酸-膜联蛋白Ⅴ，通过小动物 SPECT 检测乳腺癌细胞 MDA-MB-231 裸鼠移植瘤模型单次紫杉醇化疗后的细胞凋亡水平。

(二) 表皮生长因子受体

据报道表皮生长因子受体(EGFR)在 15%～20%的乳腺癌中呈过表达，在浸润性乳腺癌中的表达率可达到 41.1%。在三阴性乳腺癌及 HER2 过表达型乳腺癌中 EGFR 的表达水平较其他乳腺癌亚型显著增高。EGFR 蛋白表达水平与肿瘤的大小、临床分期、分子分型及预后不良明显相关，可作为乳腺癌诊治和预后的生物指标。有学者以二乙撑三胺五乙酸(diethylene triamine penteaacetic acid，DTPA)作为螯合剂，用^{111}In 标记小段氨基酸肽 EGFR 形成^{111}In-DTPA-hEGF 探针。近来，已有学者将其应用于人体临床试验的报道，有望用于以 EGFR 为靶点新型药物的开发利用的动态监测。

(三) HER2

HER2 过表达的乳腺癌患者生存率低，病情进展迅速，易复发及转移，对化疗耐药及化疗缓解期短，因此 HER2 可作为乳腺癌独立的预后预测因素。当前以 HER2 为靶点的探针多应用小分子物质，如以 HER2 的亲合体 ABH2 制备成探针^{99m}Tc-

ABH2；应用能与 HER2 受体表位结合的一种小分子配体 ABY-025，构建成探针^{111}In-ABY-025。小分子物质构建的探针在动物模型体内无特异度抗体，肿瘤的假阳性率较抗体类探针有明显的减低。其特异度较放射性标记的曲妥珠单抗或 Fab 片段构建的探针明显提高。近来已有将^{111}In-ABY-025 用于人体显像的报道，其安全、可靠，有望用于以 HER2 为靶点药物的研发。

（宋少莉）

参考文献

[1] 柏志成，杨敏. HER2 affibody 分子探针在放射免疫显像中的应用[J]. 放射学实践，2017，32(6)：650－654.

[2] 陈旖文，李小凤，尹国涛，等. HER－2 阳性乳腺癌 PET 及 SPECT 靶向探针研究进展[J]. 国际医学放射学杂志，2021，44(4)：456－460.

[3] 谭辉，张宏伟，顾宇参，等. SPECT/CT 和乳腺专用伽玛显像对乳腺癌诊断价值的对比研究[J]. 复旦学报(医学版)，2015，42(6)：716－721.

[4] 王立振，徐宇平，潘栋辉，等. 68Ga 标记 HER2 亲和体显像剂的 microPET 显像及生物分布[J]. 中华核医学与分子影像杂志，2020，40(9)：538－544.

[5] ALTUNAY B, MORGENROTH A, BEHESHTI M, et al. HER2－directed antibodies, affibodies and nanobodies as drug-delivery vehicles in breast cancer with a specific focus on radioimmunotherapy and radioimmunoimaging [J]. Eur J Nucl Med Mol Imaging, 2021，48(5)：1371－1389.

[6] ANTUNES I F, VAN WAARDE A, DIERCKX R A J O, et al. Synthesis and evaluation of the estrogen receptor β－selective radioligand 2－18F－fluoro－6－(6－hydroxynaphthalen－2－yl)Pyridin－3－ol: comparison with 16α－18F－fluoro－17β－estradiol [J]. J Nucl Med, 2017，58(4)：554－559.

[7] AROZTEGUI A P C, VICENTE A M G, RUIZ S A, et al. 18F－FDG PET/CT in breast cancer: evidence-based recommendations in initial staging [J]. Tumour Biology: the Journal of the International Society for Oncodevelopmental Biology and Medicine, 2017，39(10)：1010428317728285.

[8] ASSOCIATION B B. Breast-specific gamma imaging (BSGI), molecular breast imaging (MBI), or scintimammography with breast-specific gamma camera [J]. Technol Eval Cent Assess Program Exec Summ, 2013，28(2)：1－4.

[9] COOK G J R, AZAD G K, GOH V. Imaging bone metastases in breast cancer: staging and response assessment [J]. J Nucl Med, 2016，57(Suppl 1)：27S－33S.

[10] GOLDSMITH S J, PARSONS W, GUIBERTEAU M J, et al. SNM practice guideline for breast scintigraphy with breast-specific gamma-cameras 1.0 [J]. J Nucl Med Technol, 2010，38(4)：219－224.

[11] IAKOVOU I P, GIANNOULA E. Nuclear Medicine in diagnosis of breast cancer [J]. Hell J Nucl Med, 2014，17(3)：221－227.

[12] JODŁOWSKA E, CZEPCZYŃSKI R, WYSZOMIRSKA A, et al. Application of positron emission tomography (PET/CT) in diagnosis of breast cancer. Part I. Diagnosis of breast cancer prior to treatment [J]. Contemp Oncol, 2016，20(1)：8－12.

[13] KENNY L. The use of novel PET tracers to image breast cancer biologic processes such as proliferation, DNA damage and repair, and angiogenesis [J]. J Nucl Med, 2016，57(Suppl 1)：89S－95S.

[14] KULSHRESTHA R K, VINJAMURI S, ENGLAND A, et al. The role of 18F－sodium fluoride PET/CT bone scans in the diagnosis of metastatic bone disease from breast and prostate cancer [J]. J Nucl Med Technol, 2016，44(4)：217－222.

[15] LEI L, WANG X J, CHEN Z H. PET/CT imaging for monitoring recurrence and evaluating response to treatment in breast cancer [J]. Adv Clin Exp Med, 2016，25(2)：377－382.

[16] LIAO G J, CLARK A S, SCHUBERT E K, et al. 18F－fluoroestradiol PET: current status and potential future clinical applications [J]. J Nucl Med, 2016，57(8)：1269－1275.

[17] MANCA G, VOLTERRANI D, MAZZARRI S, et al. Sentinel lymph node mapping in breast cancer: a critical reappraisal of the internal mammary chain issue [J]. Q J Nucl Med Mol Imaging, 2014，58(2)：114－126.

[18] MÜLLER F H H, FARAHATI J, MÜLLER A G, et al. Positron emission mammography in the diagnosis of breast cancer. Is maximum PEM uptake value a valuable threshold for malignant breast cancer detection [J]. Nuklearmedizin, 2016，55(1)：15－20.

[19] SERGIEVA S, MIHAYLOVA I, ALEXANDROVA E, et al. SPECT－CT in radiotherapy planning, with main reference to patients with breast cancer [J]. Curr Radiopharm, 2015，8(1)：9－18.

[20] TALBOT J N, GLIGOROV J, NATAF V, et al.

Current applications of PET imaging of sex hormone receptors with a fluorinated analogue of estradiol or of testosterone [J]. Q J Nucl Med Mol Imaging, 2015,59(1):4-17.

[21] TOLMACHEV V, ORLOVA A, SÖRENSEN J. The emerging role of radionuclide molecular imaging of HER2 expression in breast cancer [J]. Semin Cancer Biol, 2021,72(2):185-197.

[22] VAN KRUCHTEN M, DE VRIES E G E, BROWN M, et al. PET imaging of oestrogen receptors in patients with breast cancer [J]. Lancet Oncol, 2013,14(11):e465-e475.

[23] WAGNER T, BUSCOMBE J, GNANASEGARAN G, et al. SPECT/CT in sentinel node imaging [J]. Nucl Med Commun, 2013,34(3):191-202.

[24] ZHOU N N, LIU C, GUO X Y, et al. Impact of 68Ga-NOTA-MAL-MZHER2 PET imaging in advanced gastric cancer patients and therapeutic response monitoring [J]. Eur J Nucl Med Mol Imaging, 2021,48(1):161-175.

第十七章

乳头溢液的诊断与处理

女性只有在哺乳期有乳汁分泌，用以哺育下一代，这也是乳房最基本的生理功能。而男性或非哺乳期女性，乳头不应该有溢液，或按压时有极少量无色液体被挤出。

乳头溢液，多代表一种自主的或触碰挤压后才有排液的异常情况。在日常乳房疾病诊疗过程中乳头溢乳并不少见，仅次于乳房疼痛和肿块，占3%～7.4%(5%)，位列第3位。其实50%～80%的女性，在其一生当中都曾有过乳头溢液发生，因此，这些数据还有可能被低估，因为有些患者直到发生血性溢液，或者影响到生活社交时才来就诊。乳头溢液大多数是良性疾病，仅少部分(约5%)可能是恶性病变(含原位癌)。乳腺癌中也可以有约1%的患者以乳头溢液为唯一表现。对于患者来说，乳头溢液会带来一定的不便和担忧，尤其是对肿瘤特别是乳腺癌的恐惧，促使其反复去挤压。乳腺专科医生的工作，主要是要区分乳头溢液是"生理性"(非新生物)还是病理性，是肿瘤性还是非肿瘤，是良性病变还是乳腺癌，然后再作出干预的决定，包括是否手术等。

第一节　乳头溢液的分类

一、生理性(非新生物)溢液

女性乳腺有15～20个乳腺小叶汇集的乳腺导管开口于乳头，其分泌乳汁的部位为终末导管小叶单位(TDLU)。乳汁经分支乳管、主乳管然后排出乳头。主乳管即将进入乳头段有一膨大，称之为输乳窦。非哺乳期，乳管内虽然有少量液体，但乳孔被上皮角蛋白堵塞，液体也可以被重吸收，所以不易漏出，也不易被察觉。如果人为地去吸引，尤其是经温水清洗，去除表面的角蛋白后，可能会有一定比例见到有液体溢出，此现象与年龄、种族、生产次数等有关。

妊娠期在雌、孕激素和催乳素的作用下，乳腺增生。分娩后雌、孕激素水平迅速下降，而催乳素水平持续升高，乳房则排出乳汁。在非哺乳期，这些激素的异常也会导致"生理性"乳头溢液，约占75%。溢乳可以发生在终止哺乳后很长一段时期，可以双侧多孔溢出，此时的乳汁相对来说较稀薄。患者可能会关注甚至对此感到忧虑，并经常刺激乳头，从而使得溢乳反复持续存在。内衣的摩擦、性爱的刺激也会加重上述症状。对此，给患者充分的解释是必要和有效的。

稀薄的溢乳也可以发生在初潮和绝经期，系激素水平波动所致，往往具有自限性。新生儿也可以受母体激素的影响而短暂出现上述情况。

妊娠后期或产后的乳汁中可以掺杂一些血性液体，往往是单侧多孔溢出，可能与乳房迅速增大、局部轻微受伤有关。这些血性液体量少，有自限性，不影响哺乳。如果是单孔伴有肿块，那就有必要做进一步分析评估。

催乳素水平升高所致的溢乳，虽然最有可能的是由垂体瘤所造成，但甲状腺功能减退所致的促甲状腺激素升高、能分泌催乳素的异位肿瘤也是其中的原因。当患者存在典型的三联征即溢乳、闭经、不育时，那就自然要考虑垂体瘤，严重者可以因为肿瘤压迫视神经而产生复视，此时催乳素的检测尤为必要。但没有必要对所有乳头溢液患者常规检测催乳素,因为阳性检出率极低。

药物也是乳头溢液的常见因素,如含有雌激素的药物(包括外用药)、抗高血压药物(钙离子拮抗剂)、甲氧氯普胺(胃复安)、抗抑郁药物、镇静剂等。当然,还有一些其他因素,如胸壁的创伤(不恰当的按摩)、性刺激也会造成少量溢液。还有一些特发性病例,病因无从寻找。

其他生理性的溢液也往往是双侧多孔溢出,或多或少需要挤压才能溢出,颜色多种多样,包括水样、稀薄乳汁样、褐色或绿色,有时会误认为是血性的,可以将它滴在白纸上加以区分或进行隐血试验加以排除。如果这些情况下都进行手术,结果往往显示是导管扩张或纤维囊性乳腺病。所以只要加以区分,手术可以尽量避免。

与导管相通的囊肿可表现为乳头溢液,可以对囊肿进行穿刺,如果囊液与溢液一致,就没必要给予进一步处理。

乳腺炎症疾病可出现乳头溢脓,只要按照炎症处理原则即可。当脓肿形成即可行引流术;有瘘管形成时,应将瘘管及附属腺体完整切除,以减少复发。乳晕腺体的分泌不属于真正的乳头溢液。

二、病理性溢液

病理性溢液多是单侧导管内病变,颜色可以是水样、浆液样、咖啡色、陈旧血性或新鲜血性。虽然乳腺癌也可以有乳汁样溢液,但罕见。

病理性乳头溢液多由导管上皮病变所导致;相较于无症状的人群,其有更高的乳腺癌相关性,并可见到上皮增生性病变。虽然乳腺癌可以有不同颜色的乳头溢液,但血性溢液提示乳腺癌的概率更大。老年、绝经后的病理性乳头溢液患者,也有较高的乳腺癌相关性。当伴有肿块或皮肤改变时更应引起重视,因为存在乳腺癌的可能性是单纯性乳头溢液的 10 倍。Dolan 等统计发现,患者年龄>50 岁、单孔、血性溢液、存在乳房肿块 4 个因素与乳腺癌相关性高。但是 Sabel 等却发现年龄、家族史、病程、是否血性、自发或挤压等与乳腺癌无统计学相关性。Lau 等证实,年龄是乳腺癌危险因素之一,而月经状态不是独立危险因素。但也有人指出对良恶性而言,年龄无显著差异。同样,有钼靶 X 线检查异常发现的乳头溢液患者,也有更高的乳腺癌可能性,应及时定位穿刺活检或手术活检。随着其他早期乳腺癌检出手段的出现,以乳头溢液为首发表现的乳腺癌比例相对减少。

尽管病理性乳头溢液危害最大的病因是乳腺癌(也有恶性叶状肿瘤的报道),但自发单侧血性或浆液性溢液及钼靶 X 线检查阴性的情况下,乳腺癌的概率仅 3%,多数还是乳头状瘤或乳头状瘤病。单发的乳头状瘤好发于乳晕下大导管即输乳窦处。对于单发于大导管的乳头状瘤,是否为癌前期病变,一直有不同看法,但通常认为恶性程度低。多发乳头状瘤病好发于终末导管,相对于大导管乳头状瘤,溢液的机会少,术后复发率高。若有不典型增生,则提示乳腺癌的可能性较大。术前定位、手术范围和术后随访均应慎重。

1%的乳腺癌仅仅以乳头溢液为表现,10%的血性溢液可能被证实为乳腺癌。同样,有钼靶 X 线检查异常发现(如钙化灶)的乳头溢液患者,乳腺癌的可能性更大。所以对于此类患者,排除乳腺癌是首要目的。许多诊断方法可以被采用,但没有一种方法能完全排除乳腺癌。所以只要影像学或临床有任何异常,导管切除活检就不可避免。

男性的乳头溢液,乳腺癌的可能性达到 23%,甚至 57%,其诊治原则同女性。

第二节 乳头溢液的诊断

一、病史与体格检查

病史采集和体格检查是必要和最基础的工作,也是区分生理性溢液与病理性溢液最简单而有效的方法。Montroni 等发现溢液性状的诊断灵敏度和特异度分别为 58.97%和 82.83%,并不是术前最精确的诊断方法;作者认可血性溢液与癌的相关性,但质疑浆液性、浆液血性、有色溢液提示良性的观点。一项荟萃分析提示,血性溢液可作为乳腺癌的预测指标。但 Fajdić 等发现 139 例血性溢液中有 91.4%与乳腺导管恶性病变无关,相反,血性溢液与管内乳头状瘤关系密切。Sharma 等的研究中，15 例非血性溢液有 6 例证实为癌，提示非血性溢液患者手术干预的重要性，同时作者发现单孔溢液病因常为良性。Morrogh 等在隐血阴性的溢液患者中发现了 33%的乳腺癌和 25%的高危病变，因此认为隐血阴性不能排除恶性可能；在单变量分析中，溢液量（长期持续不间断性）成为临床表现中唯一有统计学意义的恶性或高危预测指标，但是这项指标主观性较强。需要指出的是，对溢液颜色的分类没有统一的标准，所以应引起注意。

二、影像学检查

当病史和体格检查提示溢液为生理性或良性疾患，除了钼靶 X 线检查和超声检查，其他影像学检查均非必需。钼靶 X 线检查和超声检查足可以区分乳腺癌高危和低危人群。病理性溢液伴钼靶 X 线检查异常，乳腺癌的概率为 60%；超声检查异常钼靶 X 线检查正常，乳腺癌概率为 7%。

（一）钼靶 X 线检查

钼靶 X 线检查一般不用于生理性乳头溢液，仅用于适当年龄、高危人群以及病理性乳头溢液患者。即使是乳头溢液的乳腺癌患者，钼靶 X 线检查也可能是阴性。但钼靶 X 线检查可以发现一些孤立或与溢液有关联的病变，特别是乳晕后病灶，可以一并处理。当钼靶 X 线检查有异常发现时，就增加了乳腺癌的可能性，并可在钼靶 X 线引导下穿刺活检。如果无该手段，可在钼靶 X 线引导定位下手术活检。钼靶 X 线检查对于表现为乳头溢液的乳腺癌诊断灵敏度为 57.1%、特异度为 61.5%，阳性预测值为 16.7%，阴性预测值为 91.4%。

（二）乳管造影

乳管造影可以很好地显示导管分布、病变范围，并能帮助定位，有时能检出早期乳腺癌，其表现为充溢缺损、中断，但对良恶性的鉴别以及小病灶或平坦型病灶的检出有难度。局部若有手术史，也会造成插管困难或无法进入，可以尝试超声引导穿刺造影。Morrogh 等报道的乳管造影诊断灵敏度为 76%，特异度为 11%。Lanitis 等通过乳管造影对有溢液的乳腺癌检出率达 100%，但同时指出乳管造影的特异度较低，造影阴性不能排除病变可能。有研究认为乳管造影的灵敏度要高于超声。而 Lustig 等则不推荐行乳管造影，认为其灵敏度（63%）和特异度（36%）低。Moschetta 等研究发现，数字乳腺体层合成乳腺导管造影（digital breast tomosynthesis galactography）的诊断灵敏度和准确性要高于全视野数字化乳腺导管造影［full-field digital （FFD） galactography］。

（三）超声检查

高频超声优于传统超声。超声检查可用于导管造影失败的病例，可以检出直径 2～3 mm，甚至更小的病灶并加以定位。对于超声检查发现的病灶，也可以在超声引导下行真空辅助乳腺微创旋切术。

（四）MRI 检查

对于年轻致密型乳腺，MRI 检查优于钼靶 X 线检查和超声检查，其灵敏度也优于乳腺导管造影，但对于良、恶性溢液的鉴别不一定有优势。Lorenzon 等对 38 例接受了超声检查、钼靶 X 线检查、MRI 检查的溢液患者进行了为期 20 个月的随访发现了 MRI 检查和钼靶 X 线检查、超声检查诊断灵敏度上的差异，而三种方法的特异度都是令人满意的；对于超声检查、钼靶 X 线检查阴性的溢液患者，作者推荐行 MRI 检查，无法解释的乳头溢液应成为 MRI 检查的适应证。Ballesio 等认为 MRI 检查优点在于不需插管就可以直接观察扩张的导管及内容物，增强后可清楚地显示导管周围间质情况，提供常规影像学检查不能发现的信息，对乳腺癌进行形态描述、定位、判断病变范围。MRI 检查联合超声检查、钼靶 X 线检查等在导管病变中有诊断价值，可代替乳管造影。但 Morrogh 等认为其价值有待商榷，乳腺 MRI 检查的特异度低，常“偶然”发现一些需要进一步随访或活检的病灶，且其提示的恶性/高危病灶均位于标准导管切除所包括的区域，意义不大。该作者的另一项统计发现，MRI 检查的灵敏度高且无创伤，对于体检和钼靶 X 线检查阴性者而言是一项有效的检查手段，但是特异度低限制了其在临床上的应用。有越来越多的学者认为，基于 MRI 检查的高阴性预测值，对于临床低危的 MRI 检查阴性患者可以采取监测随访。但 MRI 检查不能取代主导管切除成为排除体检、钼靶 X 线检查、超声检查阴性的病理性溢液恶性可能的金标准。

若 MRI 检查提示可疑病灶，有必要“二次审视”此前的超声检查和钼靶 X 线检查结果，以明确病灶位置，有助于进行后续的活检。如果超声检查和钼靶 X

线检查仍无明确发现,可考虑 MRI 引导下的病灶活检。

MRI-乳腺导管造影可能成为了解病变范围的新手段,包括间接法[向溢液导管注射钆造影剂前进行三维 T_2 加权稳态相长干涉(constructive interference in steady state, CISS)序列成像]和直接法[直接磁共振乳腺导管造影(direct MR galactography, dMRG],在向溢液导管注射钆造影剂后进行三维 T_2 加权 CISS 序列成像、三维 T_1 加权容积内插法体部检查(volume interpolated body examination, VIBE)序列成像、三维 T_1 加权快速小角度激发(fast low angle shat, FLASH)序列成像]。间接检查依赖已存在于乳腺导管内的液体,而成功注射对比剂是 dMRG 诊断的前提。Schwab 等首次通过前瞻性研究肯定了 dMRG 的价值,作者对 23 名传统乳腺导管造影[浓缩半乳凝素(concentration of galectin, CGal)阳性的病理性溢液患者行术前间接和直接 MRI-乳腺导管造影检查,发现前者乳腺导管病灶检出率为 42%,后者为 83%(VIBE 序列)和 100%(CISS 和 FLASH 序列),dMRG 比间接 MRI-乳腺导管造影能显示更多病灶。与 CGal 相比,dMRG 结合磁共振乳腺成像能够显示乳腺导管形态和病灶范围,从而提供更多的诊断信息。Wenkel 等通过比较 30 例病理性乳头溢液患者的 CGal 和 dMRG 结果,发现 dMRG 和 CGal 在明确病灶方位方面效果相当。通过对比剂的应用,病变乳腺导管和导管内病变的检出率可得到提高。dMRG 可以显示病变乳腺导管的形态、方位和深度,甚至在 1 例患者中定位出磁共振乳腺成像漏检的病变。

三、细胞学检查

乳头溢液细胞学检查的采取方法包括按摩挤压法、乳头抽吸法、乳管灌洗法等。对溢液进行细胞学检查经济快速,患者无痛苦,可多次复查。溢液细胞学检查发现红细胞、异型导管上皮细胞或是癌细胞是进一步进行乳腺导管造影检查的指征。

Montroni 等分析了接受选择性乳腺导管切除术的 915 名单侧单孔溢液患者的诊断结果后肯定了细胞学检查的重要性,细胞学分级 C4 和 C5 诊断乳腺癌的灵敏度和特异度分别是 70% 和 92%。Lanitis 等的细胞学诊断灵敏度为 26.7%,特异度为 81.1%,作者认为细胞学检查一旦结果为阳性将是手术的重要指征。而 Morrogh 等则认为细胞学检查只有在阳性时才有价值,其假阴性率达 50%,因此不是溢液的常规检查。Dolan 等的一项回顾性研究中,只有 50%通过三元评估发现的浸润性乳腺癌细胞学检查有阳性发现,作者认为单独应用细胞学检查在乳头溢液诊断中价值有限,其漏诊率高,癌检出率低,难以鉴别原位癌和浸润性癌,且常常由于采集的细胞量少而无法进行细胞学分析。在一个 20 000 例的乳头溢液研究中,只有 0.2%的阳性发现。在病理学检查证实的 61 例乳腺癌乳头溢液涂片检查中,灵敏度为 60.7%,其他报道为 45%~82%,最低的只有 11%,假阳性率为 0.9%~2.6%。由于乳头溢液涂片所获取的细胞成分较少,且从乳管壁脱落的细胞因时间较长易发生变性,诊断灵敏度低,且无定位作用,是否为乳头溢液的常规检查仍难以定论,所以不能单凭细胞学检查来决定是否手术。细胞学检查不推荐用于妊娠期,因为很难区分正常细胞和异常增生的细胞。实性乳头状癌和导管内乳头状瘤在细胞学上也难以鉴别。

四、生物标志物

天津医科大学附属肿瘤医院付丽等采用免疫色谱分析法检测乳头溢液中癌胚抗原(CEA)含量,检测结果呈强阳性的 10 例患者经组织学证实均为乳腺癌,符合率为 100%,检测结果呈阳性及可疑阳性的患者中,乳腺癌占 8.82%,癌前病变占 17.65%(6/34),而结果为阴性的患者经组织学证实均为良性病变,符合率亦为 100%。

因为血性乳头溢液者乳腺癌的比例高。在证实为乳腺癌的乳头溢液中,隐血试验半数以上呈阳性,阴性者不能排除乳腺癌。因此,隐血试验仅作为参考而非常规。

对其他乳头溢液的生物学标志,如 CA153、miR-4484、miR-K12-5-5p、miR-3646、miR-4732-5p、外泌体 miRNA、蛋白质组学研究等,也进行了一些实验研究。抑癌基因甲基化水平升高,也有可能成为早期乳腺癌诊断的生物标志物。

五、乳腺导管镜

乳腺导管镜的应用,使得对乳头溢液以及导管内病变的诊断更加直观、方便。它不仅可以直接观察到病灶,还可以对病灶的大小、形态、个数、分布等情况提供一个综合的信息,对手术指征的掌握有指导意义，比如多孔、无色溢液，有新生物的可能，使原本这些没手术指征的病例可得到及时治疗。有些颜色混杂的单孔溢液，乳腺导管镜无阳性发现，经冲洗后溢液得以缓解，从而避免手术。与MRI检查较高的假阳性率相比，乳腺导管镜检查更为经济。2020年的一篇网络荟萃分析指出，与细胞学(82%)、MRI检查(77%)、钼靶X线检查(76%)、超声检查(65%)相比，乳腺导管镜检查对病理性乳头溢液诊断的准确性最高(88%)。对于超声检查和MAM检查提示阴性者，乳腺导管镜相较于MRI检查，诊断灵敏度没有显著差异，而特异度和诊断准确性优于MRI检查。乳腺导管镜可以对手术切口与手术方式的选择起一定的指导作用，如乳头段或末梢多发病灶，如果没有乳腺导管镜的信息，按照以往常规手术方式，就可能漏切。乳腺导管镜结合碘染色、自体荧光乳腺导管镜等技术，也有少数报道。

但是乳腺导管镜由于工艺上的局限，使得许多期望的功能几乎只能是探索性而没法真正实现。首先，对发生于末梢导管的病变，乳腺导管镜无法深入观察，而这往往又是相对恶性比例高的部位。当导管内新生物占据管腔时，乳腺导管镜就无法再深入，对其远端的情况就无法了解，而这正是导管造影的优势。对于镜下活检，也只能是在细胞学层面上，尚难取得完全意义上的组织病理学诊断，这样不仅使其价值大打折扣，且其必要性也值得商榷。最后对乳头溢液最常见的病因——乳头状瘤的镜下激光消融或真空辅助切取等治疗，仍处于摸索阶段，即使取到肿瘤，也难达到手术那样完全切除的效果。

第三节　乳头溢液的治疗

一、外科手术

年龄≥50岁、超声检查、钼靶X线检查结果异常者多提示为乳腺癌。自发单侧血性或浆液性溢液，钼靶X线检查阴性的情况下乳腺癌的概率仅3%，若超声也阴性，则概率为0。所以，以往对钼靶X线检查和超声检查阴性的非血性溢液者，采用密切随访是可行的，并不是每个乳头溢液患者均需手术干预。Sabel等认为，体检、超声检查和钼靶X线检查未发现异常的乳头溢液低危患者，如果无手术意愿，短期随访和反复评估是可行的，进一步乳腺导管造影若有异常发现或是持续溢液，则行导管切除。Lanitis等对76例乳头溢液患者行乳腺区段切除术，发现50岁以上者影像学、细胞学或体检的异常结果与癌关联大，而结果正常的患者在说明利弊后可选择密切随访，但手术是病理性溢液唯一可靠的诊疗手段。Morrogh等通过416例乳头溢液患者的回顾性研究证实，手术切除仍是排除恶性的金标准。疑为导管扩张时常采取保守治疗。合并感染时需要使用抗生素，脓肿者予切开引流。

现在有了乳腺导管镜以后，对手术的选择更为可靠直观，也有人建立了乳头溢液良、恶性判断和决策手段相关的预测模型。需要强调的是，对于临床判断为病理性溢液者，没有一项辅助检查的结果能让医生决定是否手术。

乳头溢液的传统手术包括主导管切除(major duct excision)和乳腺区段切除术(microdochectomy)。空芯针穿刺有低估的可能，需结合临床判断和病理学检查结果决定后续处理。过去认为主导管切除连同溢液方向象限腺体部分切除是诊断金标准，其对乳腺癌检出率高，可改善症状，疗效好，复发率小，适用于无哺乳需要的非糖尿病患者，尤其是恶性或高危病变可能的溢液患者。但广泛切除会使得乳头感觉下降，且使将来哺乳受限，所以外科医生对手术范围的掌握就显得尤为重要。

在有导管造影尤其是乳腺导管镜检查的前提下，结合钼靶X线检查和超声检查，术前可以基本确定手术范围，根据术中所见，没有必要大范围盲目切除大量乳腺组织，可以仅作区段切除。乳腺区段切除术一般适用于单孔溢液，兼有诊疗双重作用，可保留正常导管，安全性高，创伤小，术后感觉改变小，对远端导管的病理学诊断要优于主导管切除。Montroni等认为乳腺区段切除术是乳头溢液诊断和良性病变治疗的金标准，但区段切除术可能漏切病变乳腺导管，从而造成活检假阴性或遗漏多发病灶；也可能因为病理科医生很难精确地切到小体积病变部位，常低估管内乳头状瘤的发生，所以一定要保证临床和组织病理学表现的一致性及密切随访。

尽管临床数据有限,对于诊断或高度疑为癌的乳头溢液患者,满足一般保乳条件的情况下推荐保乳手术(理想切缘>1 cm),而沿导管扩展的癌则不适合进行保乳手术。

对于单发于大导管的病灶,手术多数情况下采用局部麻醉可以完成。除非病灶分布广泛,需要行象限以上切除才选用全身性麻醉。同样,切口选择也可以参考乳腺导管造影或乳腺导管镜。若病灶位于导管一二级分支,即在乳晕周围,可以选择乳晕旁弧形切口,将来瘢痕相对隐蔽。若病灶位于末梢,且病灶范围大,也可采用放射状切口。术前可以在溢液开口插入平针头,根据病灶距乳头距离,适当注入1～3 mL 亚甲蓝,用作术中引导。也有术者插入探针或直接用术中乳腺导管镜引导。术中首先找到染色导管,根据乳腺导管镜的提示,切除相应部位的导管和少量附属腺体。对于乳头段导管内病变,可以先将乳晕翻起,找到染色主乳管,然后由深至浅地仔细将乳头段的导管切除,直至乳头表面,这样可以避免将乳头劈开。

标本离体后即刻寻找病灶并作标记,有利于阳性切缘的病理学检查。文献报道,乳头溢液术后病理学检查为"良性"或有约 1/3 的阴性结果,未能切除病灶、病理学检查取材未能选取正确部位或者真阴性均有可能。

二、术后随访

乳头溢液的病因复杂,双乳又有多达 40 个乳腺导管。最常见的乳头溢液原因为乳头状瘤,有多发和复发的可能,有时还有两种疾病同时存在的可能性。因此,不仅要求术前予以正确的评估,术后随访也很重要。

(储呈玉　邹　强)

参考文献

[1] ALBRECHT C, THELE F, GRUNWALD S, et al. Nipple discharge: role of ductoscopy in comparison with standard diagnostic tests [J]. Onkologie, 2013, 36(1/2):12 - 16.

[2] BALCI F L, FELDMAN S M. Exploring breast with therapeutic ductoscopy [J]. Gland Surg, 2014, 3(2):136 - 141.

[3] BOISSERIE-LACROIX M, DOUTRIAUX-DUMOULIN I, CHOPIER J, et al. Diagnostic accuracy of breast MRI for patients with suspicious nipple discharge and negative mammography and ultrasound: a prospective study [J]. Eur Radiol, 2021, 31(10): 7783 - 7791.

[4] CHEN L, ZHOU W B, ZHAO Y, et al. Bloody nipple discharge is a predictor of breast cancer risk: a meta-analysis [J]. Breast Cancer Res Treat, 2012, 132(1):9 - 14.

[5] DE BOORDER T, WAAIJER L, VAN DIEST P J, et al. Ex vivo feasibility study of endoscopic intraductal laser ablation of the breast [J]. Lasers Surg Med, 2018,50(2):137 - 142.

[6] DE GROOT J S, MOELANS C B, ELIAS S G, et al. DNA promoter hypermethylation in nipple fluid: a potential tool for early breast cancer detection [J]. Oncotarget, 2016,7(17):24778 - 24791.

[7] DE PAULA I B, CAMPOS A M. Breast imaging in patients with nipple discharge [J]. Radiologia Brasileira, 2017,50(6):383 - 388.

[8] FENG X Z, SONG Y H, ZHANG F X, et al. Diagnostic accuracy of fiberoptic ductoscopy plus in vivo iodine staining for intraductal proliferative lesions [J]. Chin Med J (Engl), 2013,126(16): 3124 - 3129.

[9] FILIPE M D, PATULEIA S I S, JONG V M T D, et al. Network meta-analysis for the diagnostic approach to pathologic nipple discharge [J]. Clinical Breast Cancer, 2020,20(6):e723 - e748.

[10] FILIPE M D, PATULEIA S I S, VRIENS M R, et al. Meta-analysis and cost-effectiveness of ductoscopy, duct excision surgery and MRI for the diagnosis and treatment of patients with pathological nipple discharge [J]. Breast Cancer Res Treat, 2021,186(2):285 - 293.

[11] KAPLAN R, HODA S A, HODA R S. Cytological evaluation of bloody nipple discharge fluid [J]. Diagn Cytopathol, 2013,41(2):183 - 185.

[12] LUSTIG D B, WARBURTON R, DINGEE C K, et al. Is microductectomy still necessary to diagnose breast cancer: a 10 - year study on the effectiveness of duct excision and galactography [J]. Breast Cancer Res Treat, 2019,174(3):703 - 709.

[13] MOSCHETTA M, DE RUVO V, DRAGO A, et al. DBT - galactography: a promising tool for improving the diagnostic workup of nipple discharge

[J]. Eur Radiol Exp, 2020,4(1):40.

[14] ODA M, MAKITA M, IWAYA K, et al. High levels of DJ-1 protein in nipple fluid of patients with breast cancer [J]. Cancer Sci, 2012,103(6):1172-1176.

[15] PARTHASARATHY V, RATHNAM U. Nipple discharge: an early warning sign of breast cancer [J]. Int J Prev Med, 2012,3(11):810-814.

[16] SABEL M S, HELVIE M A, BRESLIN T, et al. Is duct excision still necessary for all cases of suspicious nipple discharge [J]. Breast J, 2012,18(2):157-162.

[17] WAAIJER L, VAN DIEST P J, VERKOOIJEN H M, et al. Interventional ductoscopy in patients with pathological nipple discharge [J]. Br J Surg, 2015, 102(13):1639-1648.

[18] ZHANG K, ZHAO S, WANG Q, et al. Identification of microRNAs in nipple discharge as potential diagnostic biomarkers for breast cancer [J]. Ann Surg Oncol, 2015,22(3):536-544.

第三篇

乳腺肿瘤的病理学分型及预后指标

第十八章

乳腺良性病变及癌前期病变的病理学特征

第一节　良性上皮增生性病变

乳腺良性上皮增生性病变是指起源于乳腺上皮成分及相关结构的一组形态不同、名称各异的病变，绝大多数起源于终末导管小叶单位（TDLU）。

一、乳腺病和硬化性病变

乳腺病是乳腺腺体的良性增生性病变。病变以小叶为基础，通常包括上皮、肌上皮及基底膜在内的腺泡或导管结构的不同程度增生。乳腺病在大体检查时往往没有特征性改变，组织学上包括多种不同的类型，如硬化性腺病、大汗腺腺病、微腺腺病、管状腺病、盲管性腺病、腺肌上皮腺病等。某些类型乳腺病的大体表现或组织学形态有时酷似浸润性癌，因此识别这些不同类型的乳腺病非常重要。以下介绍几种主要的乳腺病类型。

（一）硬化性腺病

硬化性腺病（sclerosing adenosis，SA）是最常见的乳腺病，表现为腺体和小管呈小叶中心性增生伴有间质的增生及纤维化，导致腺体不同程度挤压和扭曲。

1. *临床特点*　硬化性腺病多发生在围绝经期妇女，Huang 等报道的一组病例的中位年龄是 47 岁。容易双侧乳腺同时发生，在有乳腺癌家族史的女性中更常见。缺乏特征性的临床表现，通常没有症状而仅在显微镜下偶然发现，少部分病例表现为乳房疼痛，甚至有可触及的乳房肿块。硬化性腺病影像学表现没有特异性，X 线摄片、超声检查及 MRI 均表现多样。乳腺 X 线摄影检查常表现为微钙化和/或结构扭曲；有时多灶硬化性腺病可发生融合，形成大片病灶，表现为非对称致密影；少数表现为肿块。过半数病例超声检查表现为非钙化肿块，且常常形状不规则、边界不清楚，类似乳腺癌。其余病例还可表现为不均质回声区、肿块伴钙化等。MRI 检查灵敏度最强但特异度较差，超声特异度较强，X 线摄片特异度约 50%。总体而言，三者对鉴别硬化性腺病与乳腺癌价值均有限，准确诊断更依赖组织病理学手段。

2. *大体病理学改变*　硬化性腺病大体表现取决于病变的范围及其组织病理学特点。通常无明显异常，伴有微小钙化时切面可呈颗粒状。有时大体表现为边缘不规则的纤维化区域，甚至形成灰白质硬肿块，与浸润性癌较难区分。

3. *组织病理学特征*　硬化性腺病发生于 TDLU，低倍镜下呈小叶中心性生长模式是其诊断的重要特征。正常小叶结构扩张或发生改变，病灶中央可见大导管，腺泡围绕大导管致密增生，腺泡保存上皮、肌上皮及周围基底膜的完整性。腔面上皮细胞立方形或扁平，缺乏不典型性。小叶间疏松的间质成分被致密的纤维结缔组织取代或发生玻璃样变，挤压腺泡结构使之扭曲变形。腺泡可被拉长，灶区可见平行排列。腺腔也可能完全闭塞，腺泡呈实性条索状结构并可呈漩涡状排列，病灶中央区腺体受压及扭曲更显著（图 18－1）。50%病例纤维间质或腺腔内可见钙化灶，且可以十分显著。少见情况下硬化性腺病可围绕神经，该特征并不一定为恶

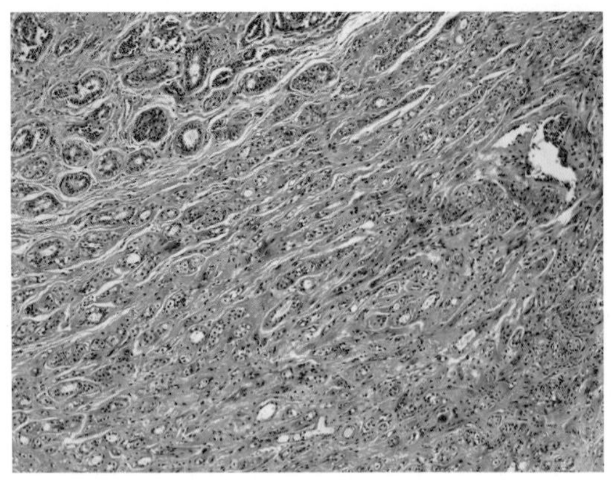

图 18-1　硬化性腺病

性指征。硬化性腺病常与其他增生性病变并存。

硬化性腺病中增生的细胞可伴有大汗腺细胞分化,称之为“大汗腺腺病”或“硬化性腺病伴大汗腺特征”,表现为细胞体积大、细胞质丰富且嗜酸性、核大而圆。该病变易被误诊为浸润性癌,在鉴别诊断时需特别注意。

硬化性腺病中的腺上皮可发生不典型增生及癌变,包括导管上皮非典型增生(ADH)、导管原位癌(DCIS)及小叶内瘤变[小叶不典型增生(ALH)和小叶原位癌(LCIS)](图 18-2)。此种情况易与浸润性癌混淆,识别其小叶中心性生长模式并借助肌上皮免疫组化标志物可进行鉴别。

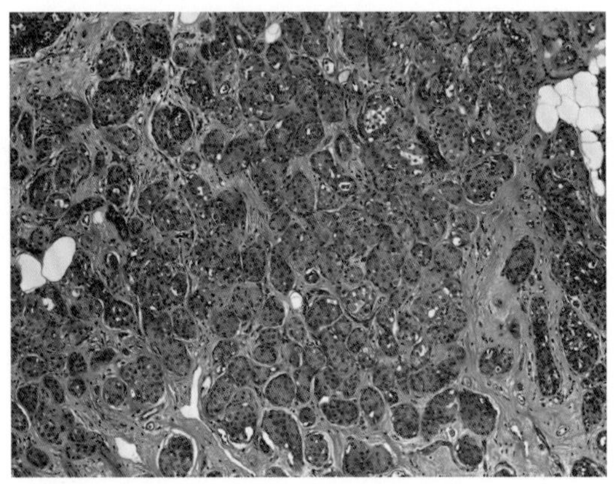

图 18-2　发生于硬化性腺病基础上的小叶原位癌

4. 免疫组化　硬化性腺病的腺体周围存在肌上皮细胞,形态学诊断困难的病例可用免疫组化肌上皮标志物如 P63、钙调理蛋白(calponin)、鼠血清白蛋白(MSA)、平滑肌肌球蛋白重链(smooth muscle myosin heavy chain, SMMHC)等与浸润性癌鉴别。

5. 鉴别诊断

(1) 浸润性癌(尤其是小管癌):硬化性腺病仍然保持小叶中心性的构象特征。但小管癌呈浸润性生长,境界不清,缺乏小叶中心性排列。小管癌中腺管排列不规则,无平行排列结构,腺管管腔开放,成角或呈泪滴状,没有肌上皮细胞。间质中细胞往往较丰富,表现为促结缔组织增生性反应。当硬化性腺病伴有 ALH、LCIS 或 DCIS 时,形态上更易误诊为浸润性癌。低倍镜下识别小叶中心性的排列方式是有效的鉴别方法。免疫组化分析显示肌上皮细胞存在,更有助于两者的鉴别。

(2) 微腺腺病:硬化性腺病可见两层细胞结构,并且受挤压的腺泡结构仍保持小叶中心性模式;而微腺腺病无小叶状结构,表现为开放的小而圆的腺管不规则增生,管腔衬覆单层细胞,并可见腔内特征性的粉染分泌物。免疫组化检测有助于两者的鉴别,微腺腺病不表达肌上皮标志物及雌激素受体(ER),但高表达 S-100。

6. 预后　硬化性腺病是一种良性乳腺增生性疾病,其发生癌变的危险度仅略有增加(1.5～2倍),与普通型导管上皮增生相似。硬化性腺病伴有非典型增生时,需结合临床、影像学检查等进行多学科评估,选择最合理的临床处理措施。

(二) 放射状瘢痕和复杂硬化性病变

两者具有特殊形态的乳腺硬化性病变,特征性表现为弹力纤维增生及腺体结构内陷,伴或不伴有上皮增生。放射状瘢痕(radial scar, RS)病变较小,可见典型的放射状结构;复杂硬化性病变(complex sclerosing lesion, CSL)范围较前者大,且形态更加复杂不规则。

1. 临床特点　放射状瘢痕可发生于任何年龄,其确切发病率难以评估,文献报道为 4%～28%。缺乏特异性的临床症状,大部分病变系因其他原因行乳腺活检或乳腺切除时偶然发现。部分病变可为多灶性或双侧性。放射状瘢痕病灶比较大时,在乳腺 X 线摄片上可表现为“星状”或“毛刺状”病变,有时与浸润性癌较难鉴别。

2. 大体病理学改变　放射状瘢痕大体检查时可能并无明显异常。如果放射状瘢痕病灶较大,则可表现为“星芒状”不规则质硬病灶。大体表现有时与浸润性癌较难鉴别。

3. *组织病理学特征*　放射状瘢痕是一种小叶中心性的增生性病变，包括多种良性病变形态，如囊肿形成、普通型导管上皮增生及硬化性腺病。放射状瘢痕低倍镜下可见病变轮廓呈卫星状，伴有中央致密的玻璃样变胶原和弹力纤维增生，有时非常显著，并可见小的不规则良性导管/腺体陷入其中。虽然有时HE染色切片形态上这些导管/腺体周围的肌上皮细胞欠清晰，形成类似浸润的假象，但实际上均具有双层结构。病变周围往往可见较多不同程度的导管扩张、导管上皮普通型增生、大汗腺化生及增生等。复杂硬化性病变基本形态与放射状瘢痕相似，但病灶更大，通常直径>1 cm。

4. *免疫组化*　放射状瘢痕中央的不规则小腺体周围存在肌上皮细胞，通过肌上皮标志物免疫组化染色可与浸润性癌鉴别。需要注意的是，有时腺体周围的肌上皮并不十分完整，但至少在局部存在肌上皮细胞。

5. *鉴别诊断*　与放射状瘢痕最重要的鉴别诊断是浸润性乳腺癌。放射状瘢痕呈小叶中心性结构，细胞缺乏非典型性，有肌上皮和基底膜的包绕及致密的透明变性的间质，但缺乏反应性纤维间质增生。

6. *预后*　最近的研究结果提示，放射状瘢痕患者发生癌的危险度增加，尽管有研究认为放射状瘢痕/复杂硬化性病变可能为癌前病变，但目前尚无足够证据证实。在上述病变基础上可发生非典型增生和癌（原位癌及浸润性癌），尤其是病变直径>6 mm，且为X线摄片发现、>50岁的患者。乳腺X线摄片诊断的放射状瘢痕/复杂硬化性病变的临床处理仍存在争议。粗针穿刺诊断且伴有导管上皮非典型增生的病例存在癌变的风险，因此需要进一步手术切除。近年的研究认为，病理与影像相符合且不伴有非典型增生的放射状瘢痕/复杂硬化性病变不需要手术切除。有研究发现复杂硬化性病变与化生性癌有关，尤其是低级别腺鳞癌。

（三）微腺腺病

微腺腺病（microglandular adenosis，MGA）是一种少见的腺体增生性病变类型，其特征为乳腺间质或脂肪组织内缺乏肌上皮的圆形开放性小管状腺体呈非小叶中心性无序增生。多数情况下呈惰性临床过程，罕见情况下在微腺腺病基础上可以发生癌。

1. *临床特点*　微腺腺病发病年龄范围较广泛（28～82岁），主要发生在60～70岁女性。部分表现为可触及的肿块或影像学上的致密影，多数为显微镜下偶然发现。

2. *大体病理学改变*　微腺腺病缺乏特征性表现，可以类似正常乳腺实质，也可表现为境界不清楚的硬化区域或不规则致密灶。

3. *组织病理学特征*　微腺腺病是非小叶中心性病变，增生的小腺体在乳腺纤维间质或脂肪中呈浸润性生长。增生的腺体小而圆，形态及大小相对一致，由单层扁平或立方上皮细胞组成，没有顶浆分泌。上皮细胞温和，胞质嗜双色性、透亮或稍呈颗粒状；细胞核圆形，核仁小或不明显。管腔开放，部分管腔内可见嗜酸性、过碘酸希夫（PAS）染色阳性分泌物，是微腺腺病的特征性表现（图18-3）。管腔外有基底膜包绕，但缺乏肌上皮细胞。缺乏明显的间质反应，可见嗜酸性变及软骨化生。

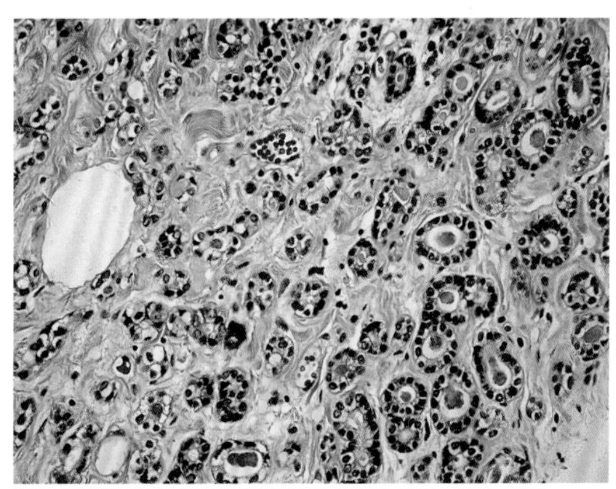

图18-3　微腺腺病

在微腺腺病的基础上可进一步发生非典型增生（非典型微腺腺病），也可以发生原位癌或浸润性癌。在非典型微腺腺病中，腺体增生与微腺腺病相似，但有以下特点：①结构更加复杂，表现为腺体外形不规则、出芽，腺体排列紧密、互相连接、融合，有时上皮细胞增生形成搭桥、筛状或实体状结构。②上皮细胞显示细胞学不典型性，表现为核质比增大，核深染，染色质粗，核仁明显，并可见核分裂象。③管腔内分泌物减少或消失。起源于微腺腺病的DCIS多为高级别，腺体被增生的细胞塞满，细胞有明显异型性，核分裂象易见。发生在微腺腺病基础上的DCIS和/或浸润性癌可以与微腺腺病和/或不典型微腺腺病共存，可见前后两种成分之间有过渡或移行。

4. 免疫组化　微腺腺病不表达 ER 和孕激素受体(PR),人表皮生长因子受体 2(HER2)阴性,但 S-100 强阳性。腺体周围缺乏肌上皮细胞,故肌上皮标志物染色阴性。基底膜免疫组化染色[如层粘连蛋白(laminin LN)、Ⅳ型胶原]或电镜检查有助于显示腺体周围有基底膜包绕。

5. 鉴别诊断　由于微腺腺病增生的腺体周围没有肌上皮围绕,且腺体在乳腺间质或脂肪中呈浸润性生长,排列杂乱无章,因此易被误诊为恶性。微腺腺病主要的鉴别诊断是小管癌。小管癌的腺体形状不规则,往往有成角现象,腺腔内无分泌物且常见特征性的顶浆分泌,细胞有异型性;微腺腺病的腺体往往小而圆,细胞无异型性。小管癌中肿瘤细胞表达激素受体(ER 和 PR),而典型的微腺腺病往往不表达激素受体。微腺腺病腺体高表达 S-100,并且周围可见基底膜包绕。

6. 预后　微腺腺病是一种真正良性增生性病变还是惰性的癌前期病变,目前尚不清楚。在微腺腺病基础上可发生非典型微腺腺病或癌,但是目前缺乏可预示该演变发生的预测因子,因此微腺腺病患者的预后目前难以评价。在粗针穿刺活检中如发现微腺腺病需要进行切除活检。

二、腺瘤

“腺瘤”是良性腺上皮性肿瘤的通称。乳腺腺瘤起源于 TDLU 细胞的增生,导致肿块形成,在临床和影像上均表现为界限清楚的肿块。腺瘤中包含不同比例的腺体、纤维和脂肪组织。不同类型腺瘤的命名取决于增生的主要细胞的类型及其与其他类型细胞的比例。

(一) 管状腺瘤

管状腺瘤(tubular adenoma)由致密增生的腺管结构组成的界限清楚的良性肿瘤,圆形、卵圆形的腺管结构紧密排列,衬覆上皮和肌上皮细胞,类似正常乳腺组织,背景中间质成分较少。

1. 临床特点　管状腺瘤主要发生于年轻女性,发生于初潮前及绝经后者极其罕见。临床上表现为无痛性可触及的孤立性结节。典型者影像学表现为境界清楚的肿块,罕见情况下可伴有微小钙化灶。

2. 大体病理学改变　管状腺瘤大体上表现为质硬、界限清楚的均质肿块,平均直径 3.0 cm,边缘光整、无被膜,切面呈均匀的黄色或棕褐色。

3. 组织病理学特征　低倍镜下病变界限清楚,由紧密排列的小而一致的圆形规则的小腺管组成。高倍镜下小腺管衬覆内层上皮细胞和外层肌上皮细胞,类似残留正常乳腺上皮的双层结构,细胞异型性、核分裂象均罕见。与纤维腺瘤不同,小腺管间间质成分少,主要由纤细的纤维血管及少量散在淋巴细胞构成。管腔内往往为中空,但罕见情况下可见蛋白质样物或黏液(图 18-4)。

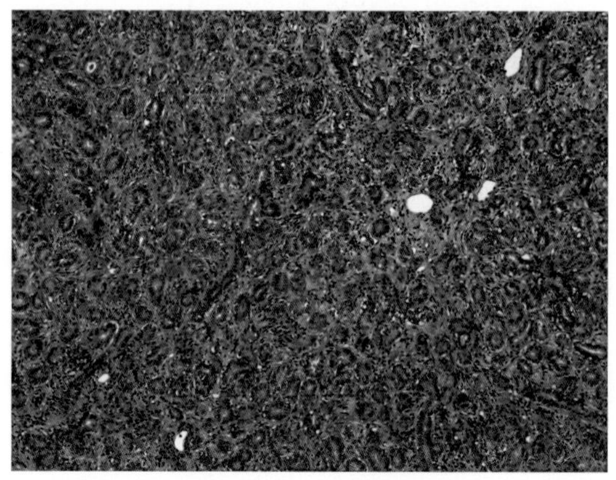

图 18-4　管状腺瘤

4. 预后　管状腺瘤是一种良性病变,完整切除后无复发。管状腺瘤没有发展成恶性肿瘤的风险,但罕见情况下癌可以累及管状腺瘤。

(二) 泌乳腺瘤

在妊娠期或泌乳期,纤维腺瘤或管状腺瘤的上皮细胞呈广泛分泌性改变,称为泌乳腺瘤(lactating adenoma)。但是,大多数泌乳腺瘤实质为伴有分泌或泌乳改变的增生性小叶形成的良性结节。

1. 临床特点　泌乳腺瘤发生于妊娠期或泌乳期,临床上通常表现为可触及的无痛性质软、可活动的实性肿块。5%可发生梗死,导致肿块增大、疼痛。术前诊断往往基于超声或 MRI 检查,同时结合细针抽吸细胞学检查或空芯针活检。

2. 大体病理学改变　泌乳腺瘤的病变体积差异较大,通常直径 5 cm;但有时病变可以迅速增大,文献报道中直径可达 25 cm。病变境界清楚,无被膜,呈分叶状的实性肿块,质地硬(但比纤维腺瘤和管状腺瘤软)或质实,切面灰褐色或灰黄色。

3. 组织病理学特征　肿瘤边界清楚,增生的小叶密集排列并显示泌乳样改变,间隔以少量纤细的纤维结缔组织。上皮细胞呈立方状或呈靴钉样，细胞质空亮或颗粒状，并可见管腔嗜酸性分泌物。细胞核小而圆，没有异型性，偶见核分裂象。梗死及出血常见（图 18－5）。

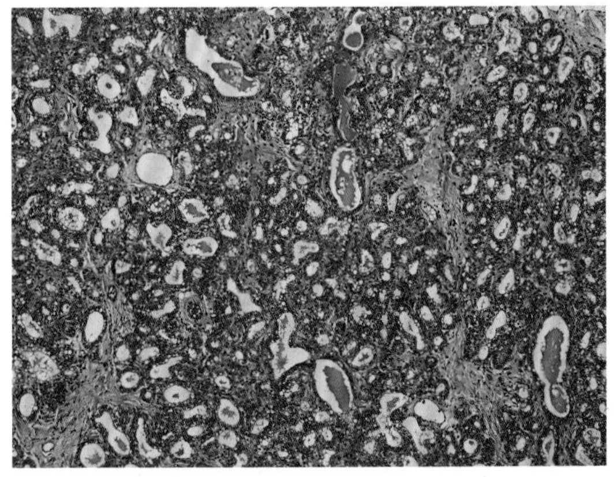

图 18－5　泌乳腺瘤

4. *预后*　泌乳腺瘤为良性病变，完整切除后无复发。由于肿瘤相对稳定、生长缓慢甚至可自发消退，因此可以继续观察，但需随访以排除恶性可能。有研究报道随访 6 个月至 14 年（平均 3.4 年）无一例进展为癌，但有病例同时发生乳腺癌。目前尚不明确泌乳腺瘤是否可以发生恶性转化或是否为危险因素。

（三）大汗腺腺瘤

大汗腺腺瘤（apocrine adenoma）为衬覆大汗腺化生细胞或乳头状大汗腺化生的腺体或囊腔结节状增生所形成。

1. *临床特点*　大汗腺腺瘤极其罕见，表现为境界清楚的无痛性结节；乳腺摄片表现类似纤维腺瘤。

2. *大体病理学改变*　大汗腺腺瘤病变边缘清晰，大小不等（直径 0.3～1.7 cm）。

3. *组织病理学特征*　病变腺体衬覆大汗腺上皮，密集排列呈结节状。细胞核圆形、中等大小，细胞无不典型性。

4. *预后*　大汗腺腺瘤为良性病变，预后良好，局部切除可治愈。

（四）导管腺瘤

导管腺瘤（ductal adenoma）为境界清楚的良性肿瘤，表现为硬化性间质中腺体增生扭曲，病变周围有纤维被膜包绕。导管腺瘤被认为是导管内乳头状瘤的变异型。

1. *临床特点*　导管腺瘤发病年龄较广，最常见于 40 岁以上女性。临床上主要表现为质硬的孤立性肿块，呈多灶性时外形不规则。通常发生于小或中等大小的导管；罕见情况下可累及大导管，表现为乳头溢液，类似导管内乳头状瘤。乳腺 X 线摄片表现为境界清楚的圆形结节，有时伴有微小钙化灶。

2. *大体病理学改变*　导管腺瘤表现为单侧、单发或多发的灰白实性肿块，直径 0.5～4.0 cm（平均 0.85 cm）。切面灰白，呈分叶状或颗粒状，中央区呈灰色，质地较软。发生 Carney 综合征的患者可累及双侧乳腺。

3. *组织病理学特征*　导管腺瘤往往表现为孤立的实性腺瘤样结节，周围有致密的纤维被膜，有时可呈多结节状生长。腺体圆形、卵圆形、拉长或有分支，由中央向外周呈放射状排列，也可以发生囊性扩张。腺体由腔面导管上皮细胞和外层肌上皮细胞两种成分组成。间质压迫腺体，形成类似硬化性腺病的形态。病变中可伴有大汗腺化生、囊肿形成、硬化性腺病和上皮增生等。高倍镜下，导管上皮细胞呈立方状、柱状和/或梭形，细胞质嗜酸性，但缺乏异型性并且核分裂象罕见。周边乳腺组织可呈硬化性腺病、大汗腺化生等形态。缺乏分支乳头结构或类似腺肌上皮瘤中肌上皮增生的形态。

4. *预后*　导管腺瘤是良性病变，充分切除后不复发，无恶变倾向。

第二节　良性肌上皮性和上皮-肌上皮性病变

正常乳腺良性病变中，肌上皮细胞位于上皮细胞和基底膜之间，分别通过丰富的桥粒和半桥粒结构黏附于腔面细胞及基底膜，此外还有肌动蛋白和肌凝蛋白微丝，反映其具有收缩功能。肌上皮细胞具有间叶及上皮双向分化特征，表现为梭形、鳞形、透亮细胞及软骨黏液样等多种形态。乳腺肌上皮或上皮-肌上皮病变是一个谱系，完全显示肌上皮或上皮-肌上皮分化的病变非常少见，且形态多样。肌上皮病变是完全或主要由肌上皮细胞组成的病变，包括肌上皮增生、胶原小球病、肌上皮瘤、肌上皮癌等。上皮-肌上皮病变是起源于上皮和肌上皮两种细胞成分的病变，包括多形性腺瘤、腺肌上皮瘤、腺肌上皮瘤伴癌变及腺样囊性癌等。该病变谱系发病年龄范围广泛(22～87 岁)，影像学上表现为致密影，临床常有可触及的肿块。本节主要讨论良性肌上皮或上皮-肌上皮性病变。

一、肌上皮细胞增生

肌上皮细胞增生(myoepithelial cell hyperplasia)表现为肌上皮细胞数目增多、细胞体积增大，可见于多种乳腺良性增生性过程，包括硬化性腺病及导管内乳头状增生性病变。光镜下偶可在小叶或导管内见肌上皮增生性改变，部分学者称之为“肌上皮病”或“腺肌上皮病”，2012 年版 WHO 乳腺肿瘤分类将这种改变视为肌上皮增生谱系的一部分。肌上皮细胞可发生肌样化生，常见于围绝经期或绝经后妇女，发生肌样化生的肌上皮细胞具有平滑肌细胞特点，细胞呈梭形，胞质丰富、嗜酸性。肌样化生可发生于多种良性或恶性病变，最常见于硬化性腺病中终末导管及小叶周围，多为灶性，偶尔肌样化生的肌上皮细胞成为主要成分而形成平滑肌瘤样形态。

二、肌上皮瘤

乳腺肌上皮瘤(myoepithelioma)是指完全由肌上皮细胞组成的良性肿瘤，是具有腺肌上皮分化的肿瘤谱系中的一种极端情况。乳腺肌上皮瘤极其罕见。文献报道中发病年龄为 17～73 岁。完全由梭形细胞组成的肌上皮细胞肿瘤镜下表现为梭形细胞呈束状交织状排列，有时可形成席纹状结构，细胞质嗜伊红或透亮，需要与其他乳腺梭形细胞肿瘤鉴别，包括梭形细胞化生性癌、平滑肌肉瘤、纤维组织细胞瘤、肌成纤维细胞瘤，以及其他转移性肿瘤(包括恶性黑色素瘤)。鉴别诊断依赖于临床病史、组织学分析及免疫组化检测相结合。

三、胶原小球病

胶原小球病(collagenous spherulosis)是一种良性肌上皮病变，常常在因其他病变切除的乳腺组织中偶然发现，如导管内乳头状瘤、硬化性腺病、普通型导管上皮增生、不典型导管上皮增生等。其特征性改变是在腔内出现透明变性的无细胞性嗜伊红小球或纤丝状的无定形物质，后者可呈嗜酸性，但嗜碱性黏液样更多见(图 18－6)。这些腔内物质由基底膜样物组成，包括多糖(polysaccharides)、层粘连蛋白和Ⅵ型胶原，PAS 及阿尔辛蓝(Alcian blue，AB)染色阳性。认识胶原小球病的重要性在于与癌鉴别，避免误诊为筛状型 DCIS 或腺样囊性癌等。

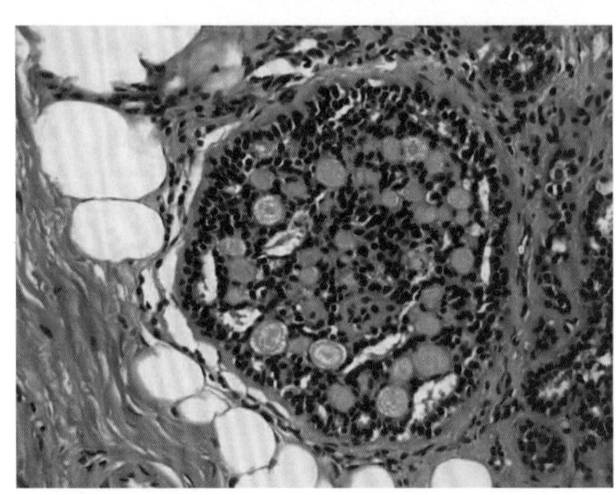

图 18－6　胶原小球病

四、腺肌上皮瘤

腺肌上皮瘤(adenomyoepithelioma)是由腔面导管上皮细胞和外层肌上皮细胞不同程度增生形成的一种双向分化的良性肿瘤。腺肌上皮瘤中的一种或两种成分可发生恶性变。

(一) 临床特点

腺肌上皮瘤相对少见，可发生于任何年龄的成年人(26～82 岁)；老年女性较多见(平均 60 岁)，罕见发生于男性的报道。腺肌上皮瘤伴癌变更加罕见，通常发生在绝经后妇女。临床上，腺肌上皮瘤通常表现为伴或不伴有钙化的肿块。患者可能有乳头溢液、疼痛。腺肌上皮瘤伴癌变者通常病史较长，肿块突然生长迅速。乳腺 X 线摄片可见圆形或分叶状致密肿块影，境界较清楚，但部分区域境界欠清。超声检查显示实性或囊实性肿块。

(二) 大体病理学改变

通常为直径＞1 cm 的圆形结节，中位直径

2.5 cm。腺肌上皮瘤伴癌变时往往病灶较大，部分区域境界清楚。常可见囊性变、坏死及钙化。

（三）组织病理学特征

腺肌上皮瘤低倍镜下大部分呈多结节状，肿瘤周围可见卫星结节。中央区可发生硬化或坏死。该病变由衬覆双层细胞的腺体结构组成，腺腔面衬覆上皮细胞，肌上皮细胞则构成外层细胞层。腺上皮细胞呈立方形或低柱状，可发生大汗腺化生、鳞状化生或皮脂腺化生。肌上皮细胞形态多样，可呈梭形、多角形、上皮样、胞质透亮或肌样及浆细胞样。腺肌上皮瘤可表现为多种不同的结构模式，包括叶状、乳头状、管状，且常常在同一病例中混合存在。依据不同的组织学结构，可将腺肌上皮瘤分为多种形态学亚型。梭形细胞型以显著增生的梭形肌上皮细胞为主要成分，围绕并挤压上皮细胞衬覆的腺管结构，导致后者有时难以识别。管状型中由相对一致的小管状结构组成，小管结构腔面衬覆上皮细胞，外层可见明显的肌上皮细胞。分叶状型由实性结节构成，结节内肌上皮细胞增生为主，上皮细胞常扁平状，腺腔不明显。腺肌上皮瘤中核分裂象通常少见[<2 个/10 高倍镜视野(high power field，HPF)]。大多数腺肌上皮瘤实际上是导管内乳头状瘤的特殊变异型。因此，导管内乳头状瘤中常可见局灶性的腺肌上皮瘤样结构，而腺肌上皮瘤中也可见显著的乳头状增生。

腺肌上皮瘤中的上皮成分或肌上皮成分均可发生恶性变。上皮成分可恶变为非特殊类型浸润性癌、未分化癌或化生性癌。恶性成分往往呈浸润性生长方式，细胞异型性显著，核分裂象活跃，坏死可见。但目前尚缺乏明确的恶性变诊断标准。上皮和肌上皮均发生恶性转化时，可类似于唾腺中分化差的上皮-肌上皮癌。

（四）免疫组化及分子遗传学特点

免疫组化染色有助于显示腺肌上皮瘤中的上皮和肌上皮成分。腺上皮表达低分子量细胞角蛋白(CK7、CK19)、上皮细胞膜抗原(epithelial membrane antigen，EMA)，并且常常可有部分细胞CK5/6 阳性。肌上皮细胞表达高分子量细胞角蛋白(CK14、CK5/6 等)；也可表达肌源性标志物如平滑肌肌动蛋白(smooth muscle actin，SMA)、MSA、钙调理蛋白、SMMHC，并不同程度地表达高分子量钙调蛋白结合蛋白(H-caldesmon)，但不表达结蛋白(desmin)；同时 P63、SOX10 等标志物阳性。激素受体表达状态在不同病例间存在差异。部分肿瘤腺上皮成分可灶性表达 ER、PR，部分肿瘤呈三阴性。

腺肌上皮瘤的驱动基因根据 ER 状态而有所不同。ER 阴性与 ER 阳性腺肌上皮瘤中均有 *PIK3CA* 基因热点突变(>50%)。ER 阳性病例中可见高频的 *AKT1* 热点突变(>60%)；而 *HRAS* p.Gln61 热点突变往往局限于 ER 阴性病例中。*CNKN2A* 基因纯合性缺失亦可见于 ER 阴性腺肌上皮瘤中，并且可能与其恶变有关。

（五）鉴别诊断

1. *管状腺瘤*　腺肌上皮瘤的管状型可能类似于管状腺瘤，但管状腺瘤中的肌上皮细胞不像腺肌上皮瘤中增生那么显著。

2. *多形性腺瘤*　分叶状或梭形细胞腺肌上皮瘤形态与多形性腺瘤相似，但后者通常可见黏液软骨样基质伴软骨和/或骨化生。

3. *导管内乳头状瘤*　以乳头结构为主的腺肌上皮瘤有时与导管内乳头状瘤(尤其伴有肌上皮增生者)难以鉴别。后者可见明显的纤维血管轴心，肌上皮细胞增生不及腺肌上皮瘤显著。

（六）预后

绝大多数经典腺肌上皮瘤呈良性生物学过程，完整切除后可以治愈。显示广泛导管内生长或卫星结节的病例可发生局部复发，通常与多结节状生长方式有关。也有少数缺乏组织学异型性者发生远处转移的报道。伴有癌变的腺肌上皮瘤的局部复发及转移潜能较大，可能与恶性转化成分的级别及肿瘤大小有相关性。转移好发于有高级别恶性成分及肿瘤直径≥2 cm 者。多数转移发生在肺，也可累及肝脏、骨、脑及其他部位。发生腋淋巴结播散者少见。

五、多形性腺瘤

多形性腺瘤(pleomorphic adenoma)为一种罕见的发生于乳腺的良性肿瘤，形态类似唾液腺的多形性腺瘤。

（一）临床特点

多形性腺瘤患者的年龄范围较广，常发生于绝经期女性。常累及乳晕周围区域，表现为可触及的无痛性孤立肿块。

(二) 大体病理学改变

多形性腺瘤大体表现为质硬的结节，也有报道表现为多结节病灶。

(三) 组织病理学特征

乳腺的多形性腺瘤类似于唾液腺的多形性腺瘤，由肿瘤性增生的上皮细胞和肌上皮细胞呈腺样及条索状分布于黏液样或黏液软骨样基质中组成。也可见单个星形细胞分布。肿瘤腺体衬覆内层上皮细胞和外层肌上皮细胞，腺上皮细胞可呈立方、鳞状、基底样形态；肌上皮细胞形态多样，可呈多角形、卵圆形、星形或梭形，排列成实性片状、岛状或梁索状，并逐渐融合于黏液软骨样基质中。细胞缺乏异型性，无病理性核分裂象及坏死。间质常常呈黏液软骨样，可见软骨或骨化生，可伴玻璃样变。多形性腺瘤可呈导管内生长方式，类似导管腺瘤。有时可在多个导管内生长，形成多结节状结构。

(四) 免疫组化检测

免疫组化染色可显示导管上皮和肌上皮细胞两种成分。肌上皮细胞表达 SMA、P63、钙调理蛋白、高分子量细胞角蛋白(如 CK5/6、CK14 等)；上皮细胞表达真正的腔面细胞标志物，如低分子量角蛋白及 EMA 等。

(五) 鉴别诊断

多形性腺瘤需要与有黏液成分或黏液样基质的乳腺肿瘤进行鉴别，如黏液癌、分泌基质的癌等；还需要与双相分化的肿瘤鉴别，如腺肌上皮瘤。

(六) 预后

发生于乳腺的多形性腺瘤临床呈良性过程。多结节型者可复发。极其罕见情况下可发生恶性转化。

第三节　导管内增生性病变及小叶内瘤变

乳腺导管内增生性病变是一组起源于乳腺 TDLU 的上皮增生性病变，常局限于 TDLU，但也可以累及小叶外导管。导管内增生性病变的细胞形态和组织结构多种多样，主要分为三大类，即普通型导管上皮增生症(usual ductal hyperplasia, UDH)、ADH 和 DCIS。

一、普通型导管上皮增生症

乳腺导管由上皮和肌上皮双层结构组成，若上皮层次增多，达到 3 层或 3 层以上，则属于导管上皮增生。导管上皮增生主要是相对导管的基底膜而言，若乳腺腺体增多，却不存在相对于基底膜的导管上皮增生，则只能称为乳腺病，而不能称为导管上皮增生。UDH 是一种组织结构、细胞形态及分子生物学水平均具有异质性的良性上皮增生性病变。

(一) 临床表现

UDH 自身往往不引起临床症状，但可与其他病变伴随存在，包括放射状瘢痕、纤维上皮性病变、假血管瘤样间质增生、乳腺囊肿、微小钙化灶等，这些病变可以表现为肿块或影像学上的异常。

(二) 大体病理学改变

UDH 并无显著的大体病理学表现。

(三) 组织病理学特征

UDH 是一种良性的导管上皮增生性病变，可累及个别或多个 TDLU。结构特征如下：①形成细胞丘、细胞簇或融合形成实性细胞团。细胞团可突入导管腔，占据部分导管腔或充满整个导管腔。②可出现微乳头结构，常呈簇状突起，细胞无异型，类似于男性乳腺发育。③出现上皮间的搭桥，细胞桥伸展，组成细胞常平行于桥面。④出现大小不一、形状不规则的二级腺腔。UDH 中的二级腺腔的数目、位置和形态具有多样性。二级腺腔常呈裂隙样，位于增生细胞团内或导管周边(即所谓的“边窗”)，腔缘的细胞无极化现象，与 ADH 或低级别 DCIS 中呈圆形、凿孔状的腔隙有显著差别。

UDH 的细胞学特征如下：①细胞的大小、形状和排列方向不一，细胞边界不清。②细胞核的大小、形状不一，常互相重叠；细胞核常呈卵圆形，在高倍镜下常可见细胞核折叠、切迹和核沟。③腔隙周围的细胞缺乏极性。④可出现显著的流水样排列或漩涡状。所谓的流水样排列是指增生细胞拉长，互相平行，如流水中排列整齐的鱼一样。⑤细胞类型多样，可出现大汗腺化生、鳞状化生、泡沫样组织细胞等。⑥成熟现象。增生的导管中靠近基底膜处的细胞大，核仁明显，常有丰富的淡染胞质，有时可见核分裂象，提示细胞生长较活跃。越往导管中央细胞越小而拥挤，细胞质逐渐减少（图 18－7）。需要注意的是，UDH 中可以不出现成熟现象，而少数 DCIS 也可出现类似的形态，因此诊断时必须结合其他形态学特征综合考虑。

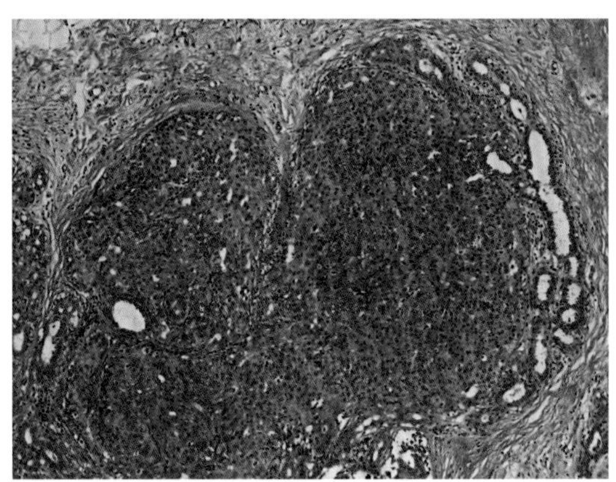

图 18－7　普通型导管上皮增生症

UDH 中通常无坏死，极少数情况下可出现中央坏死，此时应注意坏死周边增生细胞的结构和形态，如具有上述 UDH 典型的组织学结构和细胞形态，则需考虑 UDH 伴坏死的可能，必要时行免疫组化检测进一步确诊。

（四）免疫组化检查

UDH 中的细胞 ER 染色强度不一，呈不均质阳性。高分子量角蛋白如 CK5/6、CK14 常表现为斑驳的阳性。

（五）患者预后

UDH 患者发生乳腺癌的危险度为 1.5～2 倍，其后发生的癌可见于任意一侧乳腺。

二、柱状细胞病变

柱状细胞病变（columnar cell lesion）是发生于 TDLU，以不同程度扩张的腺泡衬覆柱状上皮细胞为特征的病变。在文献中有不同的名称，如不典型囊性小叶、盲管腺病、不典型柱状细胞变、不典型囊性增生、扁平单纯型导管上皮内瘤变等。

（一）临床表现

柱状细胞病变常发生于 35～50 岁的绝经前妇女，缺乏明确肿块，但部分病例在乳腺 X 线摄影中可见微钙化。

（二）大体病理学改变

柱状细胞病变缺乏明确的大体特征。

（三）组织病理学特征

WHO 乳腺肿瘤分类中根据柱状细胞病变被覆上皮细胞的形态和组织学结构，将其分为柱状细胞变（columnar cell change）、柱状细胞增生（columnar cell hyperplasia）及平坦型上皮非典型性（flat epithelial atypia，FEA）。上述形态可以混合存在。

1. *柱状细胞变*　TDLU 扩大，其中腺泡呈不同程度扩张，轮廓不规则，衬覆一层或二层柱状上皮细胞（图 18－8）。细胞形态一致，排列有极性，通常垂直于基底膜。细胞核呈卵圆形或长圆形，染色质分布均匀，核仁不明显，核分裂象罕见。可见上皮细胞向腔面伸出的胞质顶突。腔内或腺泡内可有分泌物或钙化。

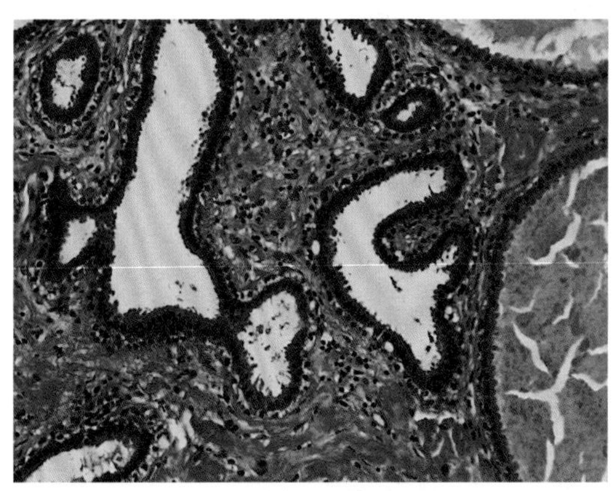

图 18－8　柱状细胞变

2. *柱状细胞增生*　TDLU 扩大，伴有腺泡不同程度的扩张，形状不规则。腺泡衬覆柱状细胞，细胞形态与柱状细胞变相似，但层次超过 2 层，并可呈小丘状、簇状或低矮的微乳头样结构（图 18－9）。细胞核卵圆形或长圆形,大部分区域垂直于基底膜,局部细胞核可拥挤或互相重叠。增生的柱状细胞常有明显的胞质顶突或丰富的腔内分泌物,有时衬覆细胞可呈图钉样。腔内可出现钙化,可表现为砂砾体样钙化。

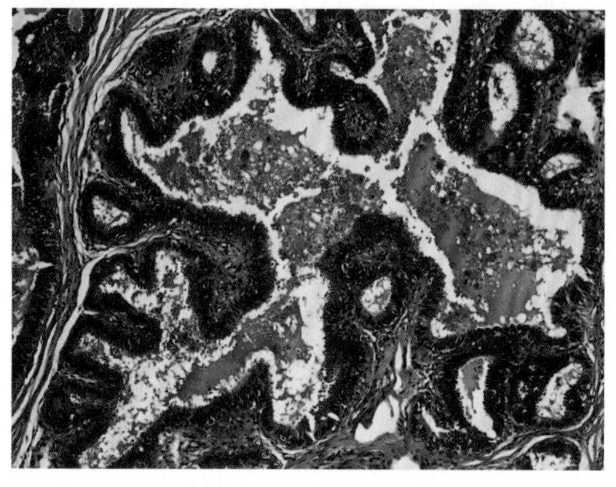

图 18-9 柱状细胞增生

柱状细胞变和柱状细胞增生通常可伴发其他良性病变,包括囊性或上皮增生性病变,且与小叶内瘤变的关系密切。

3. *平坦上皮不典型* TDLU 原有上皮被一层或数层形态单一的细胞所替代,并显示低级别细胞非典型性。具体表现为 TDLU 扩张,轮廓变圆(图 18-10)。受累腺泡不同程度扩张,扩张的管腔内可见分泌物或絮状物,其内往往可见微小钙化。导管腔衬覆的细胞常为单层或数层,呈柱状或高柱状,其高度可达宽度的几倍,细胞通常不垂直于基底膜。细胞核圆形或卵圆形,核/质比增大,细胞核染色质均一、深染,一般核仁不显著,形态类似于低级别 DCIS。靠近腔面处细胞质丰富,嗜酸性,常呈颗粒状,可见顶浆分泌。增生的柱状细胞可形成小的突起,簇状增生或顿挫型微乳头样结构。但一般不出现球茎样微乳头、僵直细胞搭桥、筛孔等复杂的上皮增生结构。

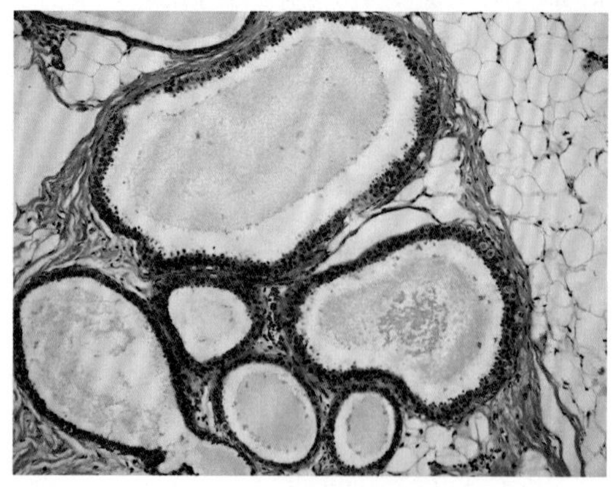

图 18-10 平坦型上皮非典型性

FEA 常和 ADH 或低级别 DCIS 共同存在,有时还同时伴有小管癌,且其组成细胞有一定的相似性。也有报道柱状细胞病变/FEA、小叶内瘤变、小管癌共存,形成所谓的三联征。分子遗传学研究也显示 FEA 和低级别 DCIS、小管癌有相似的分子生物学改变。这些均提示至少部分柱状细胞病变,尤其是 FEA 可能是低级别 DCIS 和浸润性癌的最早期癌前病变。当然,此观点需要更多研究支持。

(四) 免疫组化检测

柱状细胞变、柱状细胞增生和 FEA 中的腺上皮均表达 CK8、CK18 和 CK19,但是大部分上皮细胞均缺乏高分子量角蛋白如 CK5/6 和 34βE12 的表达。因此,在柱状细胞病变中高分子量角蛋白表达的缺乏并不意味着存在不典型性。柱状细胞变、柱状细胞增生和 FEA 中 ER 染色均呈弥漫强阳性,并有较强的胞质 B 细胞淋巴瘤 2(B cell lymphoma 2, Bcl-2)蛋白染色。这些病变中细胞的 Ki-67 增殖指数较低,但高于正常的 TDLU。

(五) 鉴别诊断

1. *纤维囊性乳腺病* 该病变中也可出现微囊,微囊衬覆的上皮可以是大汗腺细胞,也可以是扁平细胞,需与 FEA 鉴别。

2. *囊性高分泌性增生* 镜下表现为多个囊性扩张的腔隙,其中含有均一的嗜酸性物质,如甲状腺胶质。这些囊腔衬覆上皮可以是扁平或柱状,伴有不同程度的增生。

3. *良性大汗腺病变* 柱状细胞病变、FEA 和大汗腺病变均可有显著的腔面胞质顶突,但是大汗腺细胞有其明显的特点,表现为胞质丰富,嗜酸性、颗粒状,细胞核圆形,有显著的核仁。免疫组化上,大汗腺病变往往表现为 ER 和 Bcl-2 阴性。

4. *高级别 DCIS(贴壁性 DCIS)* 肿瘤细胞有显著的细胞核多形性,而细胞核的显著多形性并不是 FEA 的特点。

(六) 患者预后

部分研究显示 FEA 具有进展为浸润性乳腺癌

的风险，尽管该风险很低。FEA 进展为乳腺癌的风险与 ADH 和 ALH 不同。因此，FEA 不应视作 ADH 或 ALH 同等处理。

粗针穿刺活检诊断的 FEA 在外科手术切除标本中可能会被升级为更重病变，但是粗针穿刺诊断 FEA 后是否需要常规行外科手术切除目前尚无定论。推荐结合影像学检查进一步指导该部分病例后续处理策略的选择。

三、导管上皮非典型增生

ADH 是一种导管内增生性病变，其细胞形态及组织结构与低级别 DCIS 相似，但病变连续范围未达到 DCIS 的程度。ADH 发展为浸润性癌的危险性中度增高。

（一）临床表现

ADH 无特征性症状及体征，常在因其他原因进行乳腺活检时发现，约 10％的乳腺活检中可见到 ADH。在乳腺 X 线摄影中可表现为钙化。

（二）大体病理学改变

ADH 在大体上不形成明确肿块。

（三）组织病理学特征

ADH 组织学上具有低级别 DCIS 的形态学特点，但尚未完全达到诊断 DCIS 的标准。在诊断 ADH 时需要考虑两方面因素，一为“质的标准”，二为“量的范围”。所谓“低级别 DCIS 的形态学特点”包括细胞学形态和组织学结构两方面。细胞学形态上，增生细胞小而一致且分布均匀，细胞核圆形，细胞界限清楚。结构上可出现僵直的细胞搭桥、球茎样微乳头（基底窄而尖部宽）、大小形状均一的筛孔，筛孔周围的细胞排列有极性（图 18－11）。ADH 的诊断分为两种情况：第一种是具备部分但不是全部低级别 DCIS 的特征；第二种是完全具备低级别 DCIS 的形态特征，但范围较局限，未达到诊断低级别 DCIS 的标准。ADH 可以累及 TDLU，也可累及小叶间导管。该病变也可累及一些乳腺良性病变，如导管内乳头状瘤、纤维腺瘤、复杂硬化性病变等。

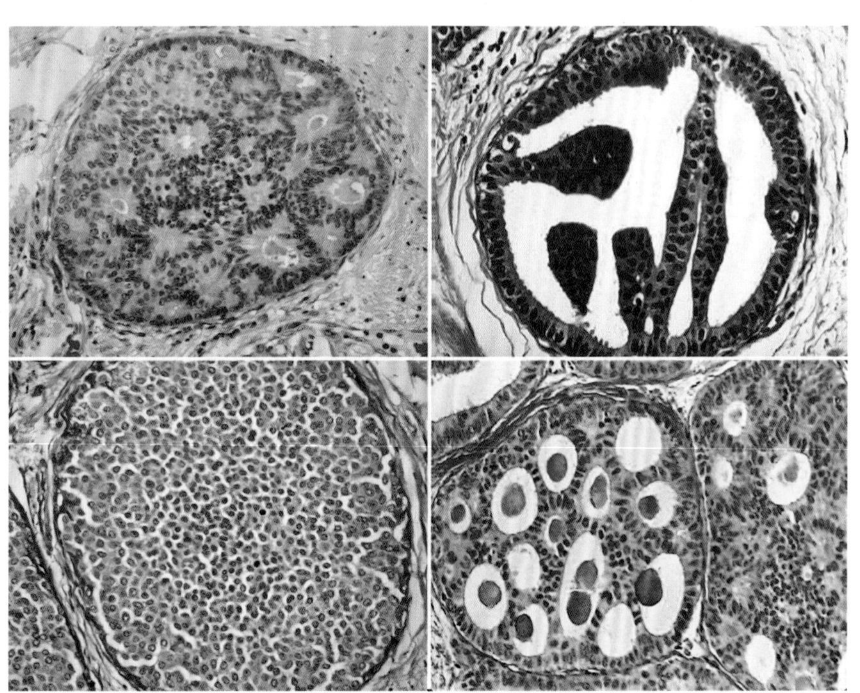

图 18－11　导管上皮非典型增生

ADH 在细胞学、组织学和免疫表型上与低级别 DCIS 难以区分，主要采取“量的范围”来区分两者。关于采用量化指标区别 ADH 和低级别 DCIS 的问题目前尚未达成共识。Page 等曾认为必须在至少两个彼此分离的导管内具有低级别 DCIS 的全部特征时,才能诊断为 DCIS,否则应诊断为 ADH。Tavassoli 和 Norris 等认为导管内增生性病变具备低级别 DCIS 的特征,且范围直径＞2 mm 时应诊断为 DCIS。WHO 工作小组对这两种标准均进行了阐述,但没有给出推荐。需要强调的是,有关量化标准仅限于 ADH 和低级别 DCIS 的区别,而不适用于中级别和高级别 DCIS。

(四) 免疫组化及分子遗传学特征

ADH 中的细胞 ER 染色强且均匀一致,与 UDH 中的 ER 染色不均一有显著差别。高分子量角蛋白 CK5/6、CK14 等一般阴性。

ADH 中具有与原位癌和浸润性癌发生概率相似的分子遗传学改变,如 16q 和 17p 位点的杂合性丢失(loss of heterozygosity, LOH)等,因此有观点认为 ADH 是低级别 DCIS 和低级别浸润性癌的前驱病变。

(五) 预后

ADH 患者罹患乳腺癌的危险度增加 4～5 倍。如果在粗针穿刺活检标本中发现 ADH,10%～20% 的病例可能在切除标本中出现 DCIS 等更重病变,因此大部分观点认为需行手术切除以排除存在进一步病变的可能。

四、导管原位癌

DCIS 是一组局限于导管内的克隆性病变,均未突破导管基底膜。DCIS 也是一组具有异质性的病变,该组病变在临床表现、组织学特征、生物学行为、遗传学特征上均有不同。

(一) 临床表现

临床上部分 DCIS 患者可出现乳腺肿块或乳头溢液,也可无明显症状。DCIS 在乳腺 X 线摄片上经常表现为钙化,也可表现为乳腺组织密度的改变或结构扭曲。

(二) 大体病理学改变

因 X 线摄片上的钙化而被发现的 DCIS 在大体上往往没有明确的肿块,但有时可表现为质地较硬的纤维化区域,切面可见粉刺样坏死物(尤其是粉刺型 DCIS)。部分 DCIS 在大体上可表现为肿块。

(三) 组织病理学特征

在 DCIS 的病理学检查报告中,应尽可能注明细胞核分级(低、中、高),是否存在坏死(粉刺样坏死或点状坏死)、结构特点(如微乳头、筛孔、实体型)、病变范围及切缘情况。DCIS 目前尚无统一的分级系统。WHO 乳腺肿瘤分类主要依据细胞核的非典型性,并参照导管腔内是否出现坏死、核分裂象的多少等将 DCIS 分成低、中、高 3 个级别。

1. **低级别 DCIS** 由小的单形性细胞组成,细胞核大小一致,染色质均匀,核仁不明显,核分裂象少见。一般来说,肿瘤细胞核的大小是红细胞或正常导管上皮细胞的 1.5～2 倍。肿瘤细胞排列成僵直搭桥状、微乳头状、筛状或实体状结构(图 18－12)。坏死在低级别 DCIS 中虽不常见,但肿瘤细胞形态符合低级别 DCIS 特征的前提下,灶性点状甚至粉刺样坏死不能除外低级别 DCIS 的诊断。

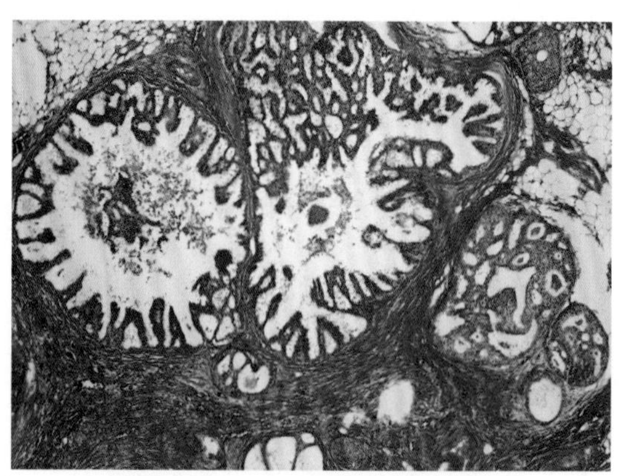

图 18－12 低级别导管原位癌

2. **中级别 DCIS** 显示中间级别细胞核,细胞核大小、形状及分布呈轻-中度差异,染色质粗,核仁及核分裂象可见。一般来说,肿瘤细胞核的大小是红细胞或正常导管上皮细胞的 2～2.5 倍。细胞极性排列不如低级别 DCIS 明显。细胞可排列成实体、筛状或微乳头结构。点状或粉刺样坏死可见。

3. **高级别 DCIS** 肿瘤细胞核呈高级别,核大且多形性明显,核轮廓不规则,缺乏极性排列;染色质粗或呈团块状,核仁明显;核分裂象较多见(图 18－13)。一般来说,肿瘤细胞核达到红细胞或正常导管上皮细胞的 2.5 倍以上。肿瘤的生长方式以实性最常见,也可见筛状或微乳头模式等。管腔内常出现伴有大量坏死碎屑的粉刺样坏死,但腔内坏死不是诊断高级别 DCIS 的必要条件。有时导管壁仅衬覆单层细胞，但细胞高度异型，也可以诊断为高级别 DCIS。

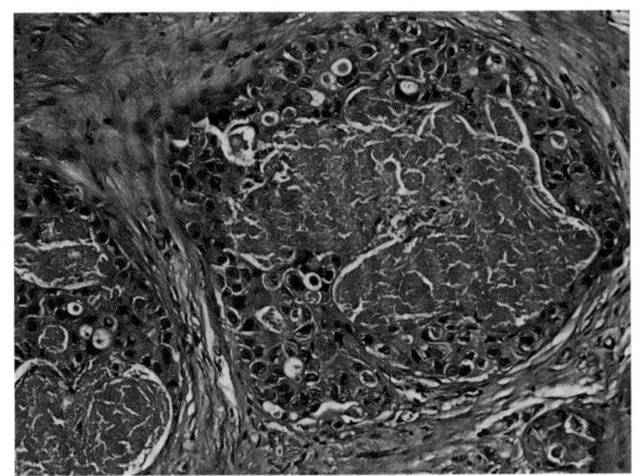

图 18－13　高级别导管原位癌

(四) 免疫组化及分子遗传学特征

低级别 DCIS 与 ADH 的免疫组化特征相似，ER 呈均匀一致强阳性，高分子量细胞角蛋白 CK5/6、CK14 等阴性。低级别 DCIS 与高级别 DCIS 的免疫组化特征不同。在低级别 DCIS 中，ER 和 PR 常呈弥漫阳性，而 Ki-67 增殖指数较低，HER2 阴性；在高级别 DCIS 中，多数病例 ER 和 PR 阴性，HER2 常呈过表达，Ki-67 增殖指数较高。在 DCIS 和浸润性癌的鉴别诊断中，肌上皮标志物（P63、SMA、钙调理蛋白等）很有帮助。

遗传学研究显示，DCIS 具有许多与浸润性癌相似的遗传学改变，提示 DCIS 可能是浸润性癌的前驱病变。DCIS 在遗传学特征上同样表现为异质性病变，低级别和高级别 DCIS 的分子机制不同。从低级别 DCIS 到高级别 DCIS，染色体的异常程度逐级递增，而不同级别的 DCIS 具有各自特征性的遗传学改变。多数低级别 DCIS 是二倍体，高级别 DCIS 常常表现为非整倍体。DCIS 遗传学改变中常涉及 16q、17p 和 17q 等位点的 LOH。低级别 DCIS 表现为低数量的染色体变异，最常见的 LOH 是 16q 丢失和 1q 获得。高级别 DCIS 常伴有复杂的核型，常伴有 17q、8q 和 5q 获得，11q、14q、8p 和 13q 丢失，以及 17q12、6q22、8q22 和 11q13 扩增。中级别 DCIS 表现为中等数量的染色体变异，可具有低级别和高级别 DCIS 共有的一些遗传学特征，包括 1q 的获得，16q、11q、8p 和 17p 丢失，11q13 扩增等。

(五) 导管原位癌的特殊类型

1. *大汗腺 DCIS*　绝大部分（＞90%）肿瘤细胞具有大汗腺细胞的特征。肿瘤细胞大，细胞界限清楚，细胞呈圆形或多角形，细胞质丰富，呈嗜伊红颗粒状、泡沫状或淡染。细胞核大而圆，有显著核仁。肿瘤细胞的生长方式可以是实体型、筛孔型、微乳头型（图 18－14）。免疫组化 ER、PR 阴性，雄激素受体（AR）和巨囊性病变液体蛋白-15（gross cystic disease fluid protein-15，GCDFP-15）阳性。

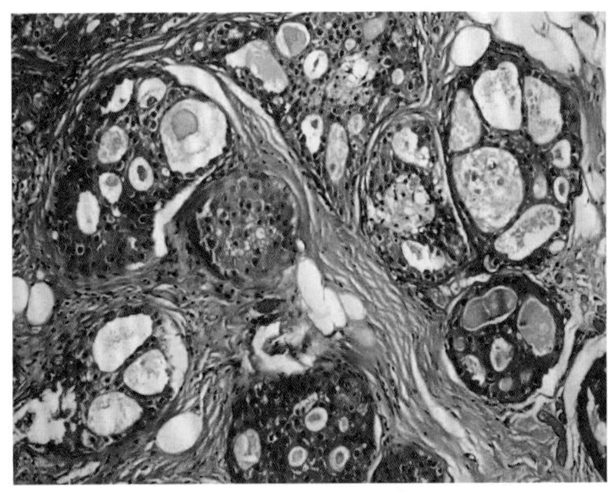

图 18－14　大汗腺导管原位癌

应尽量对大汗腺 DCIS 进行分级。①低级别大汗腺 DCIS：细胞核 1～2 级（细胞核小-中等，轻-中度多形性，单个或多个显著核仁），细胞轻到中度异型，无坏死。②中级别大汗腺 DCIS：介于低级别和高级别之间，细胞核中度多形，有坏死，或细胞核 3 级但无坏死。③高级别大汗腺 DCIS：细胞核 3 级（细胞核中-大，多形性显著，多个显著核仁），细胞有显著异型性，有坏死。低级别大汗腺 DCIS 诊断相对困难，需要与伴有非典型性的大汗腺病变鉴别。

2. *神经内分泌性 DCIS*　为实性乳头状癌等伴有神经内分泌分化的 DCIS，肿瘤细胞形态单一，可呈圆形、多角形或梭形，细胞质红染或细颗粒状，可见核偏位或印戒样细胞，核仁不明显。瘤细胞可呈实体状、假菊形团样或乳头状结构。免疫组化肿瘤细胞大部分 ER、PR 阳性，HER2 阴性，嗜铬粒蛋白 A（chromogranin A，CgA）、神经生长蛋白（synaptophysin，Syn）等神经内分泌标志物阳性。

3. *囊性高分泌性 DCIS*　一种少见的 DCIS，大体呈广泛的蜂窝状或小囊状半透明结构。镜下表现为多个囊性扩张的腔隙,含有均一的嗜酸性物质,有时像甲状腺胶质。这些囊腔衬覆上皮可以是扁平或柱状,伴有不同程度的增生,细胞核多显示中-高级别核级。当恶性依据不够充分时,可诊断为囊性高分泌性增生或伴有不典型增生。

4. *其他罕见类型 DCIS* 包括透明细胞型 DCIS、印戒细胞型 DCIS、鳞状细胞型 DCIS、起源于硬化性腺病的 DCIS 及起源于微腺腺病的 DCIS 等。

(六) 鉴别诊断

1. DCIS 与 LCIS 低级别实体型 DCIS 与经典型 LCIS 均由形态单一的肿瘤细胞组成,两者有时鉴别困难。DCIS 中细胞黏附性较好,缺乏细胞质内空泡;LCIS 中肿瘤细胞缺乏黏附性,且往往不形成乳头状、微乳头状及筛状结构。多形性亚型 LCIS 显示高级别细胞核并常见腔内坏死,此时易与高级别 DCIS 混淆。上皮钙黏素和 p120 免疫组化染色有助于 DCIS 与 LCIS 的鉴别。

2. DCIS 与 ADH ADH 细胞与低级别 DCIS 细胞形态相似,两者的区别主要在于累及范围不同。低级别 DCIS 的最低诊断标准目前尚不统一,一定程度上造成其与 ADH 鉴别诊断的困难。如前所述,诊断低级别 DCIS 最常见的量化标准是“两个导管”和“2 mm”两种标准。WHO 工作小组对上述两种标准没有任一倾向,在临床工作中则常常将两者结合使用。上述量化标准仅限于低级别 DCIS 与 ADH 的鉴别,而不适用于中级别和高级别 DCIS。如果异型增生的导管上皮细胞呈高度异型,则不论其病变范围的大小或受累导管的数量,均诊断为 DCIS。

3. DCIS 与 UDH 导管上皮有明显局灶性增生时,细胞体积可变大,有时出现核仁和核分裂象,偶尔可见坏死,需要与中级别 DCIS 鉴别。反之,有时实体型生长的中级别 DCIS 中肿瘤细胞形态不一、分布不均匀且极性紊乱,可见类似于 UDH 的流水样排列结构,易被误诊为明显局灶性 UDH。明显局灶性 UDH 细胞具有多样性,常可伴有大汗腺化生、鳞状化生及泡沫样组织细胞等。细胞大小、形状和排列方向不一且分布不均匀。DCIS 中细胞有不典型性,导管中形成的圆形/椭圆形腔隙多呈筛状或凿孔状均匀分布,腔缘光滑、有张力。CK5/6 和 CK14 免疫组化染色有助于两者的鉴别。CK5/6 和 CK14 在 UDH 中呈镶嵌式弥漫表达,而在 DCIS 中多数为阴性。需要注意的是,部分基底样型的 DCIS 可表达 CK5/6 和 CK14,但其细胞核往往有显著的不典型性。

4. *DCIS 与浸润性癌,非特殊类型*(no special type, NST) 高级别 DCIS 累及 TDLU 或硬化性腺病、放射状瘢痕、复杂硬化性病变等良性病变时,易与浸润性癌(NST)混淆。反之,某些特殊类型的浸润性癌可显示境界清楚甚至圆形的细胞巢,其组织结构与 DCIS 极其相似而易被误诊为后者。仔细的形态学观察和肌上皮标志物免疫组化染色有助于准确诊断。

(七) 预后

分子生物学研究显示 DCIS 有进一步发展为浸润性乳腺癌的趋势,但并非必然。乳腺癌有多种发病途径,一般 1~2 级的浸润性癌(NST)多由低-中级别 DCIS 进展而来,而高级别 DCIS 大多进展为 3 级的浸润性癌(NST)。

DCIS 复发时经常发生于原病灶部位,而且约 50%的 DCIS 复发表现为浸润性癌。因此保乳手术中将 DCIS 病灶完整切除并保证切缘阴性是非常重要的。DCIS 未突破导管周围的基底膜,理论上不会出现淋巴结的转移。但临床实践中仍有少数 DCIS (发生率低于 1%)出现腋淋巴结转移。与 DCIS 淋巴结转移相关的主要因素有术前粗针穿刺活检低估、原发灶大小及 DCIS 的组织学级别等。

五、导管原位癌伴微浸润

微浸润性癌定义为以非浸润性癌为主的背景下,在乳腺间质内出现 1 个或多个明确分离的镜下小浸润灶(免疫组化证实肌上皮缺失),每个浸润灶的直径均≤1 mm;微浸润灶最常见于高级别 DCIS。故本节主要介绍高级别 DCIS 伴微浸润(DCIS with microinvasion, DCIS-MI)。

1. *临床表现* DCIS-MI 与同等大小和级别的 DCIS 的临床和影像学表现类似。

2. *大体病理学改变* 与 DCIS 的大体表现类似,DCIS-MI 一般在镜下才能发现。

3. *组织病理学特征* DCIS-MI 主要见于高级别 DCIS,导管周围常伴有大量炎症细胞浸润。微浸润灶可以是单个肿瘤细胞,也可以是肿瘤细胞簇,周围缺乏肌上皮细胞。微浸润灶伴发的间质改变包括间质水肿、促结缔组织增生性改变及慢性炎症细胞浸润(图 18 - 15)。各级别 DCIS 均可发生微浸润,文献报道 DCIS-MI 中-高级别者占 41%～76%；LCIS 也可发生微浸润。通常微浸润灶的细胞核分级与其伴随的 DCIS 一致。微浸润常发生在病灶范围较大的 DCIS 中。因此对于病灶较大的高级别 DCIS 强调广泛、充分取材，以免漏诊微浸润（或更广泛的浸润）。

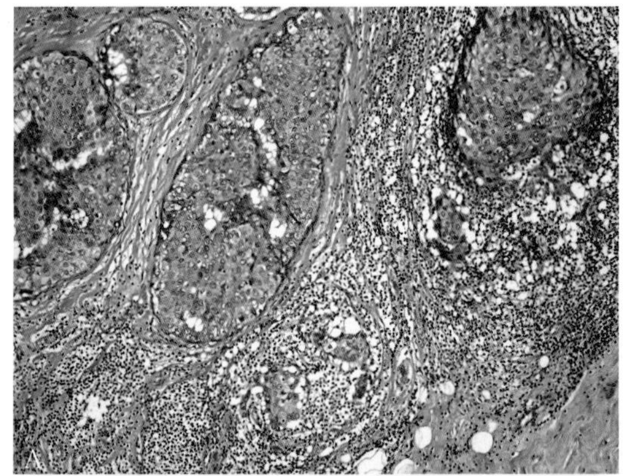
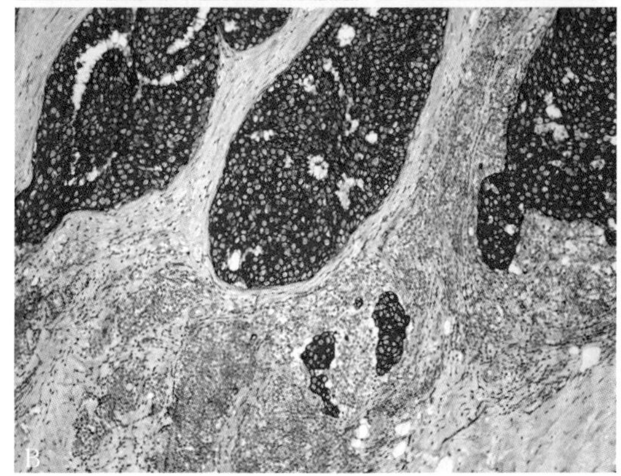

图 18－15　导管原位癌伴微浸润及其免疫组化检测

注：A. 导管原位癌伴微浸润；B. P63 染色显示浸润灶周围肌上皮消失。

4. *免疫组化检测*　导管周围肌上皮细胞完整与否是诊断 DCIS-MI 最可靠的证据，免疫组化肌上皮染色有助于确定微浸润的存在。疑有微浸润时，应做免疫组化检测肌上皮细胞，建议同时检测 2～3 个肌上皮标志物，包括 SMMHC、钙调理蛋白、P63、SMA 等。多数病例经 HE 染色形态观察结合免疫组化结果，微浸润可被确诊。

5. *鉴别诊断*　DCIS-MI 诊断的困难性主要表现在两个方面。一方面某些非浸润性病变易被误诊为浸润。日常工作中易被过度诊断为微浸润的情况包括：①DCIS 累及小叶（即所谓的小叶癌化）；②DCIS 累及导管分支；③间质纤维化，导致 DCIS 累及的导管或腺泡被扭曲，呈假性浸润；④导管和腺泡周围的慢性炎症细胞浸润，致导管或腺泡结构不清；⑤发生于良性硬化性病变基础上的 DCIS，如放射状瘢痕、复杂硬化性病变或硬化性腺病基础上的 DCIS；⑥取材及制片过程中人为挤压，导致导管变形、破碎；⑦手术中电烧灼的影响，使 DCIS 累及的导管或腺泡结构不清；⑧DCIS 的斜切，由于切面关系导致肌上皮或基底膜可能不完整；⑨由于先前的细针或粗针穿刺等人为因素，使 DCIS 细胞移位至周围间质或脂肪组织中，造成浸润假象。穿刺后的细胞移位多位于穿刺部位及针道周围，常伴有组织撕裂、间质出血、炎症细胞浸润及肉芽组织增生等反应性改变。同时要详细了解病史，如患者是否进行过穿刺等。该情况下肌上皮标志物免疫组化染色对鉴别诊断没有帮助。

DCIS-MI 诊断困难性的另一方面表现为微浸润病灶的漏诊。有时因取材不充分或光镜下组织形态上不易识别而被误诊为原位癌。因此，对于拟诊断为原位癌的病例，必须强调充分取材，尤其对于病灶较大的高级别 DCIS，更强调广泛、充分取材，以免漏诊微浸润或更广泛的浸润（直径＞1.0 mm）。同时需要对 HE 染色切片进行仔细观察，必要时还需深切片。在 HE 染色切片判断存在困难时，可借助于肌上皮标志物免疫组化染色协助诊断。

6. *预后*　有关 DCIS-MI 的预后文献报道不一，主要有两种观点。第一种认为 DCIS-MI 的无进展生存期和总生存期与大小和分级相同的 DCIS 没有差别，有文献报道 DCIS-MI 的 5 年生存率达 97%～100%。另一种观点认为 DCIS-MI 患者的预后介于单纯 DCIS 和浸润性癌之间。关于 DCIS-MI 淋巴结转移率的报道差异较大，在 0%～20%之间。

六、小叶不典型增生和小叶原位癌

ALH 和 LCIS 是指 TDLU 内上皮细胞不典型增生的不同阶段，特征性改变为缺乏黏附性的形态单一的小细胞增生，伴或不伴有终末导管的佩吉特样扩散；两者的细胞学特征相似，区别仅在于 TDLU 被累及的范围不同。有学者提出用小叶瘤变（lobular neoplasia，LN）或小叶上皮内瘤变（lobular intraepithelial neoplasia，LIN）的名称来涵盖 ALH 和 LCIS 这一组小叶增生性病变。

(一) 临床表现

ALH和LCIS多见于绝经前妇女,缺乏特殊的临床症状,大部分病变是因为其他原因行乳腺活检或乳腺切除时偶然发现的。少数病例可伴有乳腺X线摄片中的微小钙化。LCIS中约85%为多中心性,30%~67%为双侧性。

(二) 大体病理学改变

ALH和LCIS缺乏特征性大体表现,通常不形成明确肿块。

(三) 组织病理学特征

LCIS包括经典型LCIS和一些LCIS的特殊亚型。经典型LCIS病变局限于TDLU,小叶结构保留,小叶中的终末导管或腺泡呈实性膨大,其中充满均匀一致的肿瘤细胞(图18-16)。瘤细胞体积小而一致,形态温和,黏附性差。细胞核圆形或卵圆形,染色质均匀,核仁不明显,一般是淋巴细胞的1~1.5倍。细胞质淡染或淡嗜酸性,可含黏液空泡导致细胞核偏位呈印戒细胞样,有时细胞质也可透亮。上述形态为经典型LCIS的A型。当细胞质更丰富,细胞核为淋巴细胞的2倍大小,且细胞核的大小和形状出现一定差异,可见核仁时,为经典型LCIS的B型。LCIS的A型和B型可同时存在。经典型LCIS中坏死和钙化少见。

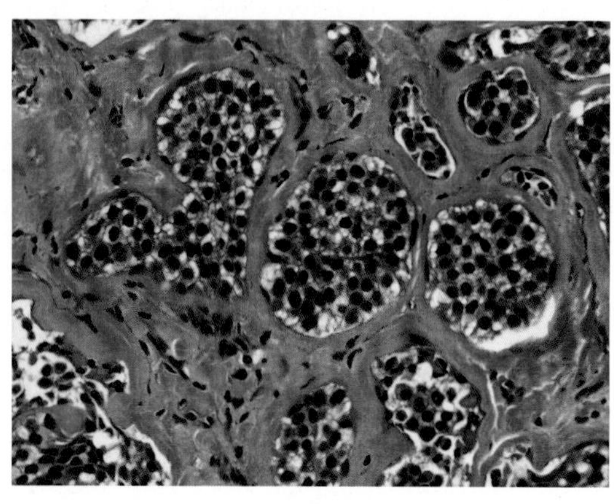

图18-16 经典型小叶原位癌

LCIS的特殊亚型包括多形性亚型、明显局灶性增生型、透明型、肌样细胞型等多种,其中较为重要的是多形性亚型和明显局灶性增生型。多形性LCIS中的肿瘤细胞具有LCIS特征性的黏附性差的特点,但细胞核显著增大,达淋巴细胞的3~4倍,或相当于高级别DCIS的细胞核大小。细胞核表现出显著多形性,细胞核的大小差异达2~3倍,核膜不规则,可有显著的核仁和核分裂象(图18-17)。上述形态有时与高级别DCIS很难鉴别。明显局灶性增生型LCIS中细胞形态与经典型LCIS相同(A型或B型),但受累TDLU或导管明显膨胀。2019版WHO乳腺肿瘤分类中指出诊断旺炽型LCIS至少要符合以下2个结构特征中的一个:①受累腺泡显著扩张,其间缺乏间质或间质成分很少;②扩张的腺泡或导管直径达到40~50个细胞。LCIS多形性亚型和明显局灶性增生型中常常伴有中央粉刺样坏死和钙化。

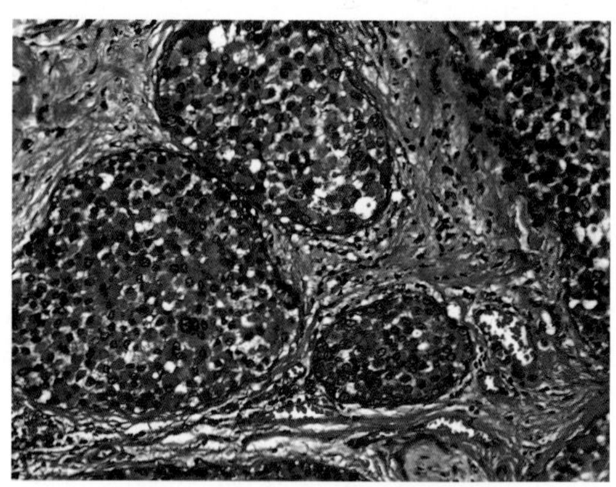

图18-17 多形性小叶原位癌

ALH和LCIS是病变发展连续过程中的不同阶段,两者在形态学上具有相似之处,但累及TDLU的程度不同。WHO分类中指出,当TDLU中≥50%的腺泡被诊断性细胞充满并扩张时可诊断为LCIS,<50%时则诊断为ALH。多形性LCIS的诊断较为特殊,即使累及的腺泡没有超过50%,也诊断为多形性LCIS。

ALH或LCIS还可累及小叶外导管,即所谓的佩吉特样扩散。病变细胞累及导管,常位于导管上皮细胞和肌上皮细胞之间。需要注意的是,ALH和LCIS的诊断主要根据其病变细胞特征,而不是病变部位(TDLU或导管)。ALH和LCIS还可累及其他一些良性病变,如硬化性腺病、放射状瘢痕、乳头状病变、纤维腺瘤、胶原小球等。

(四) 免疫组化及分子遗传学特点

在ALH和LCIS(包括多形性LCIS)中,上皮钙黏素表达缺失或表现为较周围正常小叶明显减弱的细胞膜着色，而导管癌中上皮钙黏素表现为强的细胞膜着色，因此上皮钙黏素对小叶肿瘤的鉴别诊断非常有帮助。p120 在 LCIS 中表现为细胞质染色，在导管癌中表现为细胞膜染色，因此可作为上皮钙黏素的有效补充用于 LCIS 和 DCIS 的鉴别。另外有报道在 LCIS 中 β-连环素和 α-连环素表达也缺失。

经典型和明显局灶性增生型 LCIS 通常表现为 ER 弥漫强阳性，Ki-67 增殖指数较低，HER2 过表达或基因扩增非常罕见，通常缺乏 *TP53* 基因突变。多形性 LCIS 中 ER 阴性更常见，可能显示 HER2 过表达和基因扩增或 *TP53* 基因突变，Ki-67 增殖指数较高。约 10%多形性 LCIS 呈三阴性表型。

（五）鉴别诊断

1. LCIS 与 ALH　LCIS 与 ALH 是 TDLU 内上皮细胞非典型增生的不同阶段，两者细胞形态特征相似，区别在于腺泡/小叶受累的范围不同，有学者将两者统称为小叶上皮内瘤变。LCIS 与 ALH 的诊断标准有多种，WHO 分类中采纳 Page 等的标准，也是目前应用最广泛的诊断标准(详见“组织病理学特征”部分)。

2. LCIS 与 DCIS　两者的形态学鉴别要点如表 18－1 所示。免疫组化染色(上皮钙黏素和 p120)也有助于两者的鉴别。

表 18－1　LCIS 和 DCIS 的鉴别诊断要点

鉴别要点	LCIS	DCIS
细胞的失黏附性	存在	缺乏
胞质内空泡	更常见	不常见
导管的佩吉特样扩散	更常见	不常见
微腺腔	缺乏	存在
周围细胞的极性	缺乏	存在

3. LCIS 与浸润性癌　一般情况下，LCIS 与浸润性癌的鉴别诊断困难不大。但当 LCIS 累及硬化性腺病、放射状瘢痕或复杂硬化性病变时，可能会导致鉴别诊断上的困难。识别良性基础病变的形态特征(如硬化性腺病的小叶中心性结构、纤维腺瘤的间质胶原化及推挤性边缘)，并仔细寻找肿瘤细胞巢周围的肌上皮细胞是鉴别诊断的关键。免疫组化检测有助于鉴别诊断。

4. 小叶癌化　实际上是 DCIS 累及小叶，免疫组化示癌细胞上皮钙黏素阳性。

（六）预后

对 ALH 和 LCIS 患者的长期随访显示其是发生浸润性癌(导管癌或小叶癌)的危险因素；发生的浸润性癌可以是同侧乳腺，也可以是对侧乳腺。ALH 发生乳腺癌的相对危险度是普通人群的 4～5 倍，LCIS 是 8～10 倍。最近的研究显示，LCIS 患者发生浸润性小叶癌的概率显著高于普通人群，且发生同侧乳腺癌的危险度是对侧的 3 倍，提示部分 LCIS(如多形性 LCIS)也有可能是一种癌前期病变。

（七）美国癌症联合委员会指南中关于小叶原位癌的最新进展

第 8 版 AJCC 分期指南将 LCIS 归为良性病变，从 pT_{is} 分期中剔除。该指南认为，LCIS 虽然有发展成为乳腺癌的风险，但并不具有致转移的恶性侵袭性。如果同时存在 DCIS 和 LCIS，则可归入 pT_{is}(DCIS)。

如前所述，LCIS 是一组具有异质性的病变，包括经典型、多形性亚型、明显局灶性增生型等多种亚型。其中多形性 LCIS 非常少见，对其生物学特性缺乏足够的认识。第 8 版 AJCC 指南认为，虽然多形性 LCIS 与 DCIS 有重叠，但由于其发生率非常低，目前缺乏足够的依据对该亚型 LCIS 制定明确的治疗方案。因此，目前该高级别 LCIS 亚型也不包括在 pT_{is} 分期中。但美国国家综合癌症网络(NCCN)和英国国家医疗服务体系乳房筛查计划(National Health Service Breast Screening Program，NHSBSP)仍推荐多形性 LCIS 需按照 DCIS 处理(虽然辅助治疗尚无证据)。理由如下：①目前研究数据显示，粗针穿刺标本中诊断为多形性 LCIS 的病例中 25%～60%在行病变切除术后级别上升为浸润性癌或 DCIS。②多形性 LCIS 具有较高的伴发浸润性癌的概率，并且具有一定的切除后复发的风险。

综上所述，在目前缺乏具有充分依据指南的情况下，仍需准确诊断 LCIS，并且尽可能对 LCIS 进行分型。同时期待合理的前瞻性研究及更多长期随访数据，以便于更好地认识多形性 LCIS 的临床生物学特性及预后，从而制订更合理的临床处理方案。

第四节　乳腺导管内乳头状肿瘤

乳头状肿瘤为一种含纤维血管轴心的上皮性肿瘤，表面衬覆上皮细胞，伴或不伴肌上皮细胞。乳头状肿瘤可发生于乳头至乳腺的 TDLU，病变性质可以是良性、不典型性或恶性。乳头状病变约占乳腺良性病变的 10%，恶性病变的 0.5%～2%。在实际工作中，某些微乳头病变也习惯性地被冠以“乳头”的名称，如微乳头型 DCIS、浸润性微乳头状癌等，这些病变缺乏真正含有纤维血管轴心的乳头状结构，因此并非真正的乳头状病变。

一、导管内乳头状瘤

导管内乳头状瘤(intraductal papilloma)是一种具有纤维血管轴心的良性乳头状病变，乳头衬覆上皮和肌上皮细胞，在导管腔内形成所谓的分支状结构。导管内乳头状瘤可根据发生部位分为中央型乳头状瘤(central papilloma)和周围型乳头状瘤(peripheral papilloma)。

(一) 临床表现

中央型乳头状瘤可发生于任何年龄，病变位于乳腺中央，常位于乳晕附近，好发年龄为 30～50 岁。临床症状以单侧血性或非血性乳头溢液最常见。当肿块较明显时，可表现为乳晕附近的肿块。周围型乳头状瘤位于乳腺周边，发病年龄较中央型乳头状瘤年轻，但临床症状常不明显，较少出现乳头溢液。

(二) 大体病理学改变

中央型乳头状瘤一般直径<1 cm，但也可达 4～5 cm。大体上常表现为灰白色或灰红色、界限清楚的结节，多位于扩张的导管或囊腔内，腔内可见乳头状结构。肿瘤质地不一，多质软，当有显著硬化时质地可偏硬。可见灶性出血或坏死。周围型乳头状瘤大体上往往无明显异常。

(三) 组织病理学特征

乳头状瘤常有显著的分支乳头结构，乳头中央有纤维血管轴心(图 18-18)。乳头结构由上皮和肌上皮双层细胞衬覆。衬覆的上皮细胞可以增生至数层，也可以伴有明显局灶性增生，核分裂象缺乏或少见。肌上皮细胞总是存在，有时可能不明显，但有时也可出现显著增生。受累导管周围也有肌上皮细胞围绕。当出现显著硬化时，可称为“硬化性乳头状瘤”，此时导管壁及其周围发生硬化，形成假性浸润的图像，应注意与浸润性癌鉴别。此外，乳头状瘤还可发生各种形态学上的变化，如炎症、坏死、大汗腺化生、鳞状化生、皮脂腺化生、黏液化生、骨和软骨化生及肌上皮增生等。周围型乳头状瘤形态上与中央型乳头状瘤相似，起源于 TDLU，往往累及多个导管。导管内乳头状瘤可同时合并 UDH、ADH、DCIS、LCIS 或浸润性癌。

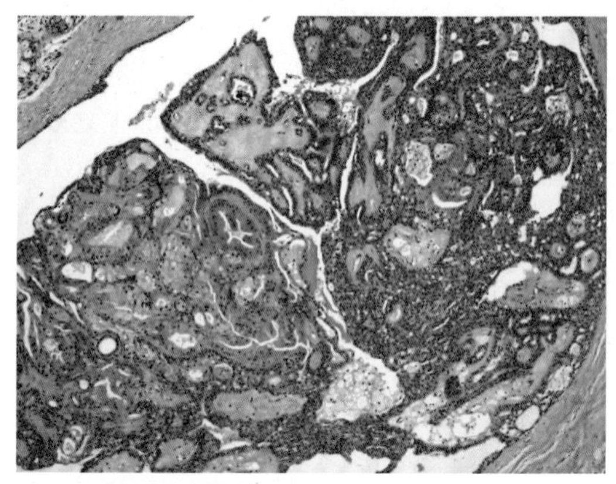

图 18-18　导管内乳头状瘤

(四) 免疫组化检测

采用钙调理蛋白、P63、SMMHC 等肌上皮标志物可以显示纤维血管轴心处衬覆的肌上皮及导管周围的肌上皮细胞。硬化性乳头状瘤中采用肌上皮标志物也有助于与浸润性癌鉴别。当乳头状瘤伴有普通型导管上皮增生时，可采用高分子量角蛋白 CK5/6、CK14 及 ER 与伴有 ADH 和 DCIS 的乳头状病变鉴别。

(五) 鉴别诊断

1. *乳头部腺瘤*　常表现为乳头部的肿块或乳

头部皮肤糜烂。

2. 导管内乳头状癌　有关两者的鉴别诊断详如表 18－2 所示。

3. 实性乳头状癌　肿瘤呈实性结节状生长，需与伴有旺炽型增生的导管内乳头状瘤鉴别。但实性乳头状癌组成细胞单一，免疫组化有助于两者的鉴别诊断。

表 18－2　导管内乳头状瘤与导管内乳头状癌（乳头状模式）的鉴别

鉴别要点	导管内乳头状瘤	导管内乳头状癌
细胞类型	上皮和肌上皮细胞，可伴有大汗腺化生、泡沫样组织细胞，成分较杂	仅有上皮细胞，一般缺乏泡沫样组织细胞、大汗腺化生
组织学结构	上皮细胞与乳头轴心的方向不一；乳头间质丰富，低倍镜下乳头呈“粉红色”	上皮细胞常垂直于纤维血管轴心，呈实性、筛状或微乳头状结构；乳头纤细，低倍镜下乳头呈“蓝色”
细胞形态	上皮细胞大小、形态不一；细胞高度略大于细胞宽度，细胞核短、胖，不拥挤	上皮细胞大小、形态较一致；细胞高度是宽度的数倍，细胞较拥挤，常呈假复层，细胞核细长
细胞核	染色质空淡	细胞核深染，染色质粗
钙化	常位于间质内	常位于导管腔内或筛孔内

（六）预后

导管内乳头状瘤是一种良性病变。不伴有非典型性的中央型导管内乳头状瘤发生乳腺癌的相对危险度为 2 倍；而周围型导管内乳头状瘤的相对危险度为 3 倍。

二、导管内乳头状瘤伴不典型增生及导管内乳头状瘤伴导管原位癌

导管内乳头状瘤可伴有 ADH 或 DCIS。表现为乳头状瘤中灶区 ADH，细胞形态单一，细胞学和组织结构均具有低级别 DCIS 的特征，根据病变范围可进一步区分 ADH 和 DCIS。

1. 临床表现　本病与普通型导管内乳头状瘤大致相似。

2. 大体病理学改变　本病与普通型导管内乳头状瘤大致相似。

3. 组织病理学特征　起源于导管内乳头状瘤的 ADH 和 DCIS 之间界定的标准目前尚不统一。WHO 分类中指出，不典型增生直径＜3 mm（需连续测量）则诊断为导管内乳头状瘤伴 ADH，若直径≥3 mm 则诊断为导管内乳头状瘤伴 DCIS。以往也有部分学者采用 30％作为界限，但 WHO 专家组更倾向于使用直径＝3 mm 为临界值的标准。如果乳头状瘤中不典型的上皮细胞具有中级别或高级别细胞核时，则不论病灶大小，均可直接诊断为导管内乳头状瘤伴 DCIS。

4. 免疫组化　ADH 及 DCIS 区域高分子量角蛋白 CK5/6 和 CK14 阴性，而周围良性的乳头状瘤区域高分子量角蛋白阳性。此外，ADH 或 DCIS 区域 ER 常呈弥漫强阳性，而周围良性区域呈不均一的阳性染色。肌上皮染色显示良性区域存在肌上皮，而在 ADH 区域及 DCIS 区域肌上皮往往不明显。

5. 预后　有关导管内乳头状瘤伴 ADH 及 DCIS 的预后目前尚不明确。有报道这些病变以后发生同侧乳腺癌的危险度显著升高，如 Nashiville 等报道伴有非典型性的乳头状瘤的相对危险度是良性导管内乳头状瘤的 7.5 倍，且几乎无一例外地发生在同一侧乳腺；梅奥诊所（Mayo Clinic）的数据显示伴有非典型性的孤立性乳头状瘤和多发性乳头状瘤的相对危险度分别是 5 倍和 7 倍，且双侧乳腺均可发生乳腺癌。

三、导管内乳头状癌

WHO 分类将导管内乳头状癌（intraductal papillary carcinoma）定义为发生于导管-小叶系统的恶性非浸润性导管上皮增生且伴有乳头状结构。该肿瘤可以是位于中央的孤立性病灶，也可起源于 TDLU 并累及多个导管。

（一）临床表现

导管内乳头状癌可表现为乳头溢液（清亮液或血性液），发生于外周部位者较多表现为肿块。此外，导管内乳头状癌的临床表现也可能与 DCIS 大致相似，以乳腺 X 线摄影显示微小钙化灶作为最常见的临床表现。

(二) 大体病理学改变

导管内乳头状癌大体检查没有特异性表现。多数表现为界限清楚的病灶，质地较软，可伴有出血，部分位于囊性扩张的导管或腔隙内，部分肉眼可见乳头状结构。

(三) 组织病理学特征

导管内乳头状癌有两种形态学模式：第1种模式中具有经典的分支乳头结构(图18-19)，乳头往往较为纤细；乳头衬覆上皮细胞形态单一，细胞核细长、深染，染色质粗，核级呈低-中级别，常排列成单层或(假)复层柱状。乳头内缺乏肌上皮细胞衬覆，受累导管周围肌上皮细胞仍保留，但在导管扩张明显的病变中，受累导管周围肌上皮细胞可能不同程度减少或不连续。第2种模式中虽然含有纤维血管轴心，但分支乳头结构并不明显。乳头衬覆肿瘤细胞显著增生形成筛状、实体性或微乳头状等低级别DCIS形态，且直径＞3 mm。上述2种形态学模式可以单独存在，也可以同时存在。部分导管内乳头状癌除了经典的肿瘤细胞外，在靠近基膜处可出现胞界清楚、胞质淡染或透亮的细胞，形态上易与肌上皮细胞混淆，造成诊断困难。这种经典上皮细胞与肌上皮样上皮细胞同时存在的现象，称为二态性(dimorphism)。必要时可借助免疫组化证实其上皮性质。导管内乳头状癌周围常同时伴有其他形式经典的DCIS成分。

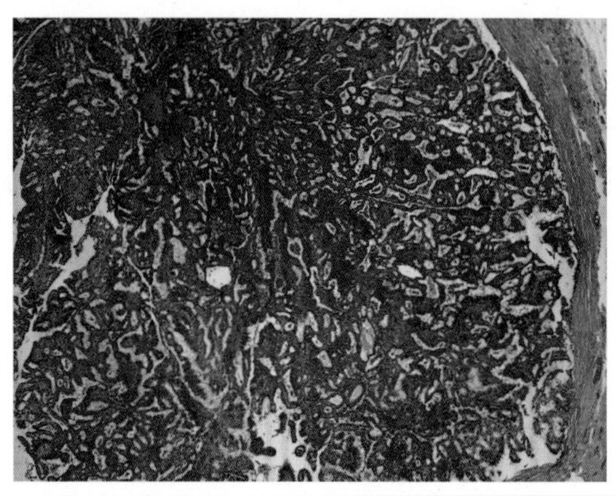

图18-19 导管内乳头状癌可见分支乳头结构

(四) 免疫组化

在乳头状病变的内部，肌上皮标志物往往阴性，提示乳头衬覆肌上皮消失。但受累导管周围肌上皮完整。肿瘤细胞不表达高分子量角蛋白(如CK5/6和CK14)，但弥漫性高表达ER和PR。

(五) 鉴别诊断

1. *导管内乳头状瘤* 导管内乳头状癌主要需与导管内乳头状瘤鉴别，鉴别要点如表18-2所示。

2. *包裹性乳头状癌* 即既往所谓的“囊内乳头状癌”，通常位于一个扩张的腔隙内，纤维血管轴心被覆低-中级别肿瘤性导管上皮细胞，病变周围可见厚的纤维被膜包绕，但乳头及病变周围肌上皮细胞均缺失。而导管内乳头状癌往往累及多个导管腔，且受累导管腔周围有肌上皮细胞围绕。

3. *导管内实性乳头状癌* 特征性表现为多个含有纤维血管轴心的实性膨胀性生长的结节，相当一部分病例表达神经内分泌标志物。

(六) 预后

多数导管内乳头状癌属于低级别，其预后与普通DCIS大致相似。

四、包裹性乳头状癌

包裹性乳头状癌(encapsulated papillary carcinoma)即以往所称的“囊内乳头状癌”，是乳头状癌的一种特殊类型，特征性表现为分化较好的纤维血管轴心被覆低-中级别核级的肿瘤性上皮细胞，且有纤维包膜包绕。绝大多数病例中乳头及病灶周围均无肌上皮细胞。

(一) 临床表现

包裹性乳头状癌好发于老年妇女，平均年龄65岁(34～92岁)，多表现为乳晕下境界清楚的圆形肿块，伴或不伴有乳头溢液。

(二) 大体病理学改变

包裹性乳头状癌常表现为囊性腔隙内质脆或轮廓粗糙不规则的肿块，肿瘤平均直径为2 cm(0.4～10 cm)。有时囊腔也可不明显，表现为界限清楚的肿块。

(三) 组织病理学特征

镜下包裹性乳头状癌往往局限于一个境界清

楚的腔隙内，表现为一个或少数几个由厚薄不等的纤维被膜包绕的乳头状癌结节，边缘往往呈推挤性，其乳头状结构与前述导管内乳头状癌的形态一致（图 18－20）。纤细的纤维血管轴心被覆形态单一的肿瘤性上皮细胞，呈低-中级别核级。肿瘤细胞偶可呈梭形。肿瘤细胞呈单层或多层，也可排列成实性、筛状或微乳头状。乳头纤维血管轴心及病灶周围均缺乏肌上皮细胞，但少数情况下可见个别肌上皮细胞存在。真正的间质浸润定义为肿瘤成分穿透纤维被膜，浸润灶往往轮廓不规则，常呈浸润性癌（NST）形态，需要与纤维被膜内的肿瘤细胞及活检导致的上皮移位进行鉴别。

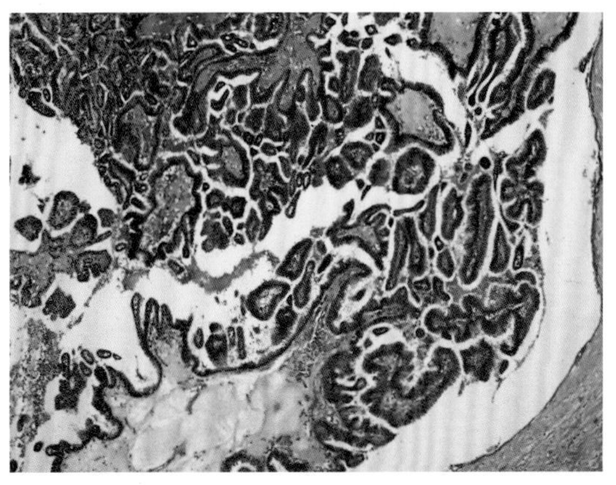

图 18－20　包裹性乳头状癌

（四）免疫组化及分子遗传学特点

包裹性乳头状癌细胞不表达高分子量细胞角蛋白，几乎所有的病例均显示 ER、PR 阳性，HER2 阴性，Ki-67 增殖指数较低。肌上皮染色显示在乳头状结构内部肌上皮缺失，病灶周围也缺乏肌上皮围绕。

包裹性乳头状癌基因组特征与 ER 阳性低级别非特殊类型浸润性乳腺癌相似，包括 16q 缺失、16p 获得及 1q 获得。*PIK3CA* 基因突变频率也与 ER 状态及级别相当的浸润性癌（NST）相似。50 个基因微阵列预测分析（PAM50）分子分型显示绝大部分为管腔 A 型，少数为管腔 B 型。

（五）鉴别诊断

1．*浸润性癌*　在包裹性乳头状癌的囊壁内有时可见陷入的肿瘤性上皮细胞，可能被误认为浸润性癌。因此很多文献都要求只有在包裹性乳头状癌的囊壁外出现浸润性病变时才能被诊断为浸润性癌。

2．*导管内乳头状癌*　往往累及多个导管腔，且导管腔周围有肌上皮围绕。而包裹性乳头状癌通常位于一个扩张的腔隙内，腔隙周围无肌上皮围绕。

3．*实性乳头状癌*　常常表现为多个含有纤维血管轴心的实性结节，约 2/3 的病例表现为神经内分泌标志物阳性。

（六）预后

2012 版 WHO 分类认为包裹性乳头状癌可能是一种极早期的浸润癌，是浸润性癌的低级别或惰性形式，而非原位病变。另有学者认为该病变可能是介于原位癌和浸润癌之间的一种病变。2019 版 WHO 分类指出，目前观点认为包裹性乳头状癌为自限性的惰性浸润性癌，其预后与 DCIS 相似，因此应当归为 pT_{is}（DCIS），以避免过度治疗。若存在明确间质浸润，则需依据浸润成分进行分期。

在周围乳腺组织不伴有 DCIS 或浸润性癌的情况下，包裹性乳头状癌完整切除后的预后非常好，偶有淋巴结转移的报道。周围乳腺组织伴有 DCIS 者具有较高的局部复发率。因此病灶广泛切除并对病灶及周围组织充分取材对于治疗和局部复发风险的评估尤为重要。

部分病变生长方式类似包裹性乳头状癌，但细胞核多形性明显且核分裂象多见，或呈三阴性及 HER2 过表达表型，这类病变应当视作浸润性癌进行分级和分期。

五、实性乳头状癌

WHO 乳腺肿瘤分类将实性乳头状癌（solid papillary carcinoma）定义为乳头状癌的一种特殊类型，肿瘤细胞实性增生呈膨胀性结节，结节内可见纤细的纤维血管轴心，后者也可能不明显。实性乳头状癌常伴有神经内分泌分化。

1．*临床表现*　实性乳头状癌好发于绝经后老年妇女。其临床症状与肿瘤大小有关，可表现为乳房 X 线摄片异常或可触及的肿块，常伴有乳头溢液。

2．*大体病理学改变*　实性乳头状癌常表现为境界清楚的实性结节，大小从几毫米到几厘米不等，切面灰白、灰黄或灰褐色，质嫩或质软。

3. *组织病理学特征* 特征性表现为境界清楚的实性膨胀性结节伴有纤细的纤维血管轴心(有时可能不明显)。肿瘤细胞往往形态较单一,可呈卵圆形、梭形或多边形(图 18－21A、B)。细胞核呈轻-中度异型性,染色质细腻,核分裂象数量不等。细胞质丰富,嗜伊红颗粒状或富含黏液,有时导致细胞核偏位而形成浆细胞样或印戒细胞样形态(图 18－21C、D)。有时可见血管周围假菊形团样结构。肿瘤细胞也可呈流水样排列而类似导管上皮普通型增生。结节内可见纤细的纤维血管间隔,但往往缺乏显著的分支状乳头结构。纤维血管轴心可发生胶原化,周围细胞可呈栅栏状排列。肿瘤细胞可向邻近导管呈佩吉特样扩散。可见细胞外黏液分泌,细胞外黏液成分显著时需与黏液癌鉴别。

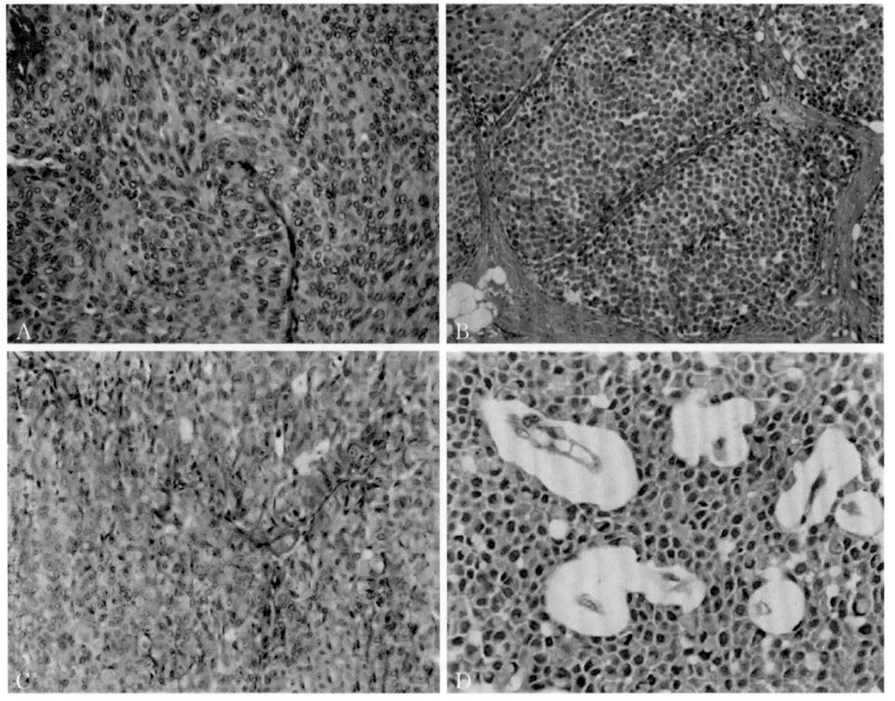

图 18－21 实性乳头状癌

注:A. 梭形细胞,流水样排列;B. 浆样细胞;C. 多边形细胞;D. 印戒细胞。

准确区分实性乳头状癌为原位病变或浸润性病变目前仍存在一定的困难。当肿瘤结节呈圆形且境界清晰、轮廓光滑时,即使周围缺乏肌上皮细胞围绕,仍诊断为原位实性乳头状癌。结节周围出现条索状或簇状分布的肿瘤细胞巢时,则考虑为实性乳头状癌伴浸润。浸润灶常见于细胞外黏液湖中,相当于黏液癌。浸润成分也可以是经典的浸润性癌,包括浸润性癌(NST)、浸润性小叶癌、筛状癌或小管癌等。少数情况下,实性乳头状癌呈现浸润癌特征(浸润性实性乳头状癌),表现为肿瘤结节轮廓参差不齐,形成地图样特征,结节周围缺乏肌上皮细胞围绕,伴有间质促结缔组织增生。

4. *免疫组化及分子遗传学特点* 实性乳头状癌中肿瘤细胞缺乏高分子量角蛋白 CK5/6、CK14表达,ER 呈弥漫、均匀一致的强阳性,PR 表达水平不等,HER2 阴性。肿瘤细胞常表达神经内分泌标志物如 Syn、CgA。

实性乳头状癌中染色体拷贝数异常(包括 16q 缺失、16p 获得、1q 获得)较少见。约 43%的病例可见 *PIK3CA* 基因突变。极少数病例经 PAM50 分型为管腔 B 型。实性乳头状癌中与细胞增殖、黏附、迁移及运动相关的基因表达水平低于相同级别浸润性癌(NST),提示其较低的浸润潜能。与神经内分泌分化相关的基因(包括 *RET*、*ASCL1*、*DOK7*)在实性乳头状癌中的表达水平显著高于包裹性乳头状癌。

5. *鉴别诊断* 当实性乳头状癌局限于导管内(导管内实性乳头状癌)时,需要与伴有普通型增生的导管内乳头状瘤、导管内乳头状癌及包裹性乳头状癌等乳头状病变相鉴别。导管内乳头状瘤伴导管上皮明显局灶性增生与导管内实性乳头状癌具有一些相似的特征，如导管上皮呈实性生长、瘤细胞呈梭形或流水样排列、可见纤维血管间隔及乳头样结构、细胞异型性不明显等。但导管内乳头状瘤中的导管上皮细胞形态缺乏一致性，细胞排列极性紊乱。高分子量细胞角蛋白（CK5/6、CK14）、ER及神经内分泌标志物免疫组化染色有助于鉴别。

6. *预后* 该肿瘤恶性程度低，特别是当病变局限于导管内时，预后较好。当伴有浸润性癌时，其生物学行为与浸润成分的分期和分级相关。

第五节 纤维上皮性肿瘤

乳腺纤维上皮性肿瘤是一组由上皮和间质两种成分构成的双相分化的肿瘤，主要包括纤维腺瘤和分叶状肿瘤类型。

一、纤维腺瘤

纤维腺瘤（fibroadenoma）是乳腺中最常见的良性肿瘤，特征性表现为起源于TDLU、同时具有上皮和间质成分增生的境界清楚的肿瘤。

（一）临床表现

纤维腺瘤可发生于任何年龄，最常见于生育年龄女性，尤其是<30岁者。典型的临床表现为无痛性、孤立性、质地较韧的界限清楚的肿块，往往生长缓慢，活动性较好，多数病灶直径<3 cm。年龄较大者可表现为影像学上境界清楚的致密影或钙化。少数可表现为多个结节，可同时或先后发生在同侧或双侧乳腺，直径可以大至20 cm，尤其是发生在青少年者。乳腺影像学检查中可发现临床上难以触及的非常小的纤维腺瘤，表现为结节致密影或钙化。

（二）大体病理学改变

大体上，纤维腺瘤呈境界清楚的卵圆形肿块。切面灰白、实性、质如橡胶、有膨胀感，可略呈分叶状，并可见裂隙样腔隙。间质成分玻璃样变或黏液样变可导致其大体表现出现不同变化。硬化性病变中常可见钙化。

（三）组织病理学特征

纤维腺瘤镜下表现为境界清楚的膨胀性生长的结节。间质和上皮两种成分的不同程度增生可导致两种不同的生长模式，但两者间的区别并无临床意义。①管周型：间质围绕导管增生，主要见于20～40岁女性。②管内型：增生的间质成分使导管受压扭曲而成裂隙状。间质和上皮成分的增生往往分布均匀、比例相似（图18－22）。间质较疏松，常伴有黏液变性或玻璃样变性，前者常见于年轻患者，后者常见于年龄较大者。罕见情况下可见骨化，绝大多数发生在绝经后妇女。有文献报道黏液样纤维腺瘤可能与Carney综合征相关。极少情况下可见不同程度的脂肪瘤样间质增生、平滑肌或骨软骨化生。妊娠期患者可发生广泛梗死。有时间质可富于细胞（尤其多见于<20岁的青少年），或可见奇异形多核巨细胞（与其生物学行为没有相关性）。核分裂象不常见，但年轻患者及妊娠期患者可见核分裂象。纤维腺瘤中的上皮成分可发生普通型增生、乳腺病、大汗腺化生、鳞状化生及囊肿等。形态上，纤维腺瘤有以下几种常见亚型。

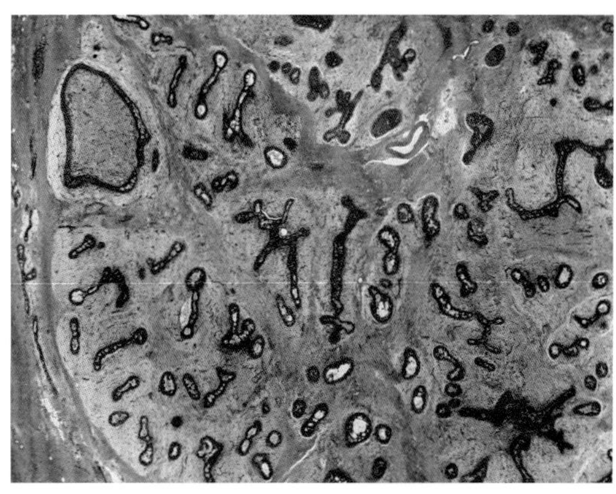

图18－22 纤维腺瘤

1. *富于细胞性纤维腺瘤* 镜下常为管周型纤维腺瘤，间质细胞轻-中度的增生，核分裂象通常<2个/10HPF，在形态上可能与良性分叶状肿瘤有重叠。导管上皮成分也可不同程度增生，主要见于青

少年,表现为普通型增生,并常见大汗腺化生及鳞状化生。也可见灶性纤维囊性变、硬化性腺病或广泛的肌上皮增生。

2. *复杂性纤维腺瘤*　可包含直径>3 mm 的囊肿、硬化性腺病及钙化或乳头状大汗腺化生等多种形态。16%～23%的纤维腺瘤为复杂性纤维腺瘤,好发于老年女性,发现时肿块往往较小。复杂性纤维腺瘤以后发展为乳腺癌的相对危险度稍有增加,是普通人群的 3.1 倍。

3. *"幼年性"纤维腺瘤*　主要发生在青春期女性,特征性表现为细胞间质丰富和上皮增生。增生的间质细胞呈束状排列,上皮呈管周型生长方式,导管上皮增生明显,往往呈纤细的微乳头样突起,有时因其上皮特点类似于男性乳腺发育而被描述为"男性乳腺发育样"。有时可形成巨大肿块而导致乳腺扭曲变形,部分学者称之为"巨"纤维腺瘤。但也有学者将"巨纤维腺瘤"这一诊断用于直径>5 cm 的具有经典形态的纤维腺瘤。

纤维腺瘤可发生 ADH 或 ALH,但如果仅局限于纤维腺瘤内而不累及周围乳腺上皮成分,其发生乳腺癌的相对危险度没有明显增加。纤维腺瘤基础上偶可发生 DCIS 或 LCIS。浸润性癌也可累及纤维腺瘤,通常为周围组织中的癌延伸至纤维腺瘤所致。

(四) 分子遗传学

研究显示约 60%纤维腺瘤中有 *MED12* 基因突变(黏液样变型除外)。相比管周型,管内型纤维腺瘤中该突变更常见。虽然有研究显示幼年性纤维腺瘤中该突变发生频率及突变模式与普通型纤维腺瘤相似,但也有学者发现前者中突变率更低,突变谱也有差异。

与分叶状肿瘤不同,肿瘤驱动基因及 *TERT* 启动子突变等在普通型及幼年性纤维腺瘤中均较罕见。*FLNA*、*SETD2*、*MLL2*、*BCOR*、*MAP3K1*、*NF1*、*RB1*、*PIK3CA*、*EGFR*、*TP53* 及 *ERBB4* 基因突变在纤维腺瘤中罕见,但可见于分叶状肿瘤,在两者的鉴别诊断中可能具有潜在应用价值。同一患者中纤维腺瘤及分叶状肿瘤均出现 *MED12* 突变,提示两者之间存在克隆相关性,部分纤维腺瘤可发展为分叶状肿瘤。

(五) 鉴别诊断

1. *分叶状肿瘤*　管内型纤维腺瘤间质增生富于细胞时需要与良性分叶状肿瘤鉴别。后者发病年龄往往较纤维腺瘤晚,中位年龄为 45 岁。镜下可见分化较好的大的叶片结构,间质细胞增生明显且弥漫,细胞常增生呈束状排列;部分病变可见间质细胞围绕上皮裂隙聚集的现象。分叶状肿瘤中可见核分裂象,而纤维腺瘤中缺乏或罕见,妊娠期纤维腺瘤核分裂象可增加。分叶状肿瘤中间质过度生长可导致部分区域上皮成分相对稀少,肿瘤可以侵及周围乳腺实质。部分病例中区分纤维腺瘤与分叶状肿瘤十分困难,事实上两者属于良性纤维上皮性肿瘤的同一谱系,具有相似的组织学特征。在粗针穿刺活检中两者的鉴别诊断更加困难。如果有分叶状肿瘤的可能性,最好在病变完整切除之后再做最后诊断。分子遗传学研究显示,与分叶状肿瘤不同,纤维腺瘤中肿瘤驱动基因及 *TERT* 启动子突变罕见。但同一患者中纤维腺瘤及分叶状肿瘤成分可出现相同的 *MED12* 突变,提示两者之间存在克隆相关性。

2. *错构瘤*　上皮和间质两种成分增生形成的境界清楚的良性病变,形态学上与纤维腺瘤有重叠。但错构瘤中上皮成分排列较不规则,间质成分增生不明显,通常可见脂肪组织,纤维腺瘤中脂肪成分少见。

3. *假血管瘤样间质增生*(pseudoangiomatous stromal hyperplasia, PASH)　表现为小叶间肌成纤维细胞增生,间质可呈特征性的裂隙样。上皮成分围绕间质增生,没有明显的扭曲或变形。PASH 常为偶然发现,但也可以形成境界清楚或欠清的肿块。纤维腺瘤的间质中可见 PASH 改变。

(六) 预后

大多数纤维腺瘤完整切除后不复发。青年患者可能会在其他部位或邻近原手术区发生一个或多个新的病灶。有研究发现,伴有复杂特征的纤维腺瘤发生乳腺癌的风险没有增加,而相对危险度稍有增加。

二、分叶状肿瘤

分叶状肿瘤(phyllodes tumor)是纤维上皮性肿瘤的另一种常见类型,呈显著的管内型结构模式,可见叶片结构,衬覆腺上皮和肌上皮两层细胞,伴有间质细胞增生。分叶状肿瘤根据组织学形态可分为良性、交界性和恶性 3 类,详见第二十九章。

第六节　乳头部肿瘤

乳头部位发生的病变大多为非肿瘤性，包括异常发育及多种形式的急慢性炎症性病变。乳头乳晕复合体可发生多种良性或恶性肿瘤，其中最常见的是汗管瘤样肿瘤、乳头部腺瘤、乳房佩吉特病等。

一、乳头部腺瘤

乳头部腺瘤(nipple adenoma)为发生于乳头部集合管内及其周围的良性明显局灶性上皮增生性病变，也被称为乳头部明显局灶性增生乳头状瘤病、乳头部乳头状腺瘤、乳头部乳头状瘤病、乳头部导管腺瘤、糜烂性腺瘤病等。

(一) 临床特点

乳头部腺瘤相对少见，仅见于不足1%的乳腺标本。患者年龄范围20～87岁(平均43岁)，曾有一例报道发生于5个月的女婴。其中不足5%发生于男性。部分表现为乳头溢液或乳头疼痛；部分病例表现为境界不清的皮下或突出于皮面的肿块，通常直径<1 cm。乳头表面皮肤可糜烂、肿胀或结节状、红斑、溃疡、结痂等，类似佩吉特病改变，因此临床将之当作佩吉特病者并不少见。症状持续时间差异较大，甚至可以长达15年。

(二) 大体病理学改变

病变位于乳头或乳晕下，表现为质地较硬的乳头表皮下结节，边界不清，乳头表皮粗糙、糜烂或形成溃疡。大体上也可能无异常表现。直径从0.5 cm到大于4 cm不等。

(三) 组织病理学特征

病灶位于乳头部表皮下方极浅表部位，呈多结节状，有时可见与表面鳞状上皮有延续。形态学表现多样，最基本的特征为纤维化间质内腺体与导管呈良性增生，腺体增生可呈硬化性腺病样、乳头状瘤样或普通型导管上皮增生，不同的组织学构象可以混合存在(图18-23)。

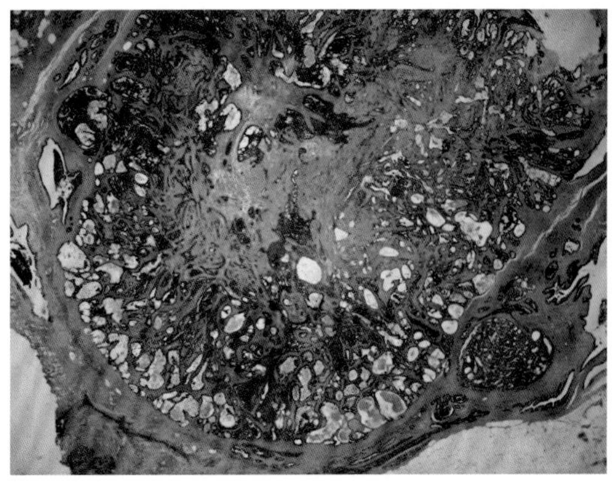

图18-23　乳头部腺瘤

Rosen和Caicco描述了乳头部腺瘤的几种不同生长方式。

1. *硬化性乳头状瘤病型*　病变位于导管内呈乳头状增生，间质增生显著，表现为胶原化、黏液样变及弹性组织变性。表皮完整且增厚。导管上皮可发生鳞状化生，并形成角化小囊。明显局灶性增生区中央可见灶性坏死。该类型在临床上通常表现为肿块伴有溢液(清亮液)。

2. *乳头状瘤病型*　大导管内乳头状增生，间质增生不十分明显，表皮由腺上皮取代，形成临床上红斑样颗粒状外观。可见灶性坏死。通常表现为乳头硬结区域皮肤糜烂及血性溢液，临床上易误当作佩吉特病。

3. *乳腺病型*　类似于硬化性腺病的小腺管增生，间质硬化，嵌入其中的导管不同程度挤压或扭曲，形成假浸润样的外观，酷似浸润性癌，但肌上皮保留，鉴别困难时可借助于肌上皮标志物免疫组化检测辅助诊断。乳腺病型中坏死不常见。临床上通常表现为血性溢液或清亮液。

4. *混合型*　上述不同生长方式可以混合存在。

(四) 鉴别诊断

1. *浸润性癌*　浸润性癌(NST)极少数情况下可发生在乳头部腺瘤周围。乳头部腺瘤有时临床上与浸润性癌相似，表现为可触及的肿块伴有溃疡、出血。通过镜下形态可进行鉴别,诊断困难时可借助于肌上皮标志物的免疫组化检测。

2. *导管内乳头状癌* 通常发生于深部乳腺组织,极少仅见于表皮下方,细胞相对较单一,免疫组化检测提示乳头衬覆肌上皮细胞缺失。

3. *DCIS累及大导管* 乳头部腺瘤伴有导管上皮明显局灶性增生及坏死时,需与DCIS鉴别。典型的乳头下DCIS通常累及单个大导管,多结节状生长不常见,通常呈高核级并且HER2阳性表达,乳头皮肤可伴有佩吉特病。高分子量CK及ER免疫组化检测有助于两者的鉴别。

(五) 预后

乳头部腺瘤是良性病变,但切除不完整者易复发,因此理想的处理是将病灶完整切除。有文献报道14%的乳头部腺瘤与癌有相关性。多数病例在病变切除时即已有癌,但也可能切除之后在同一部位发生癌。

二、汗管瘤样肿瘤

汗管瘤样肿瘤(syringomatous tumor)是一种非转移性但局部浸润的乳头/乳晕区肿瘤,形态学上类似于身体其他部位外分泌导管起源的皮肤汗管瘤。以往称之为"汗管瘤样腺瘤",但因为该病变可发生间质浸润,并且可发生局部复发,因此2012版WHO乳腺肿瘤分类将其命名为"汗管瘤样肿瘤"。

(一) 临床特点

汗管瘤样肿瘤罕见,发病年龄广泛,平均年龄40岁。绝大多数发生于女性,偶有发生于男性的报道。临床上主要表现为乳晕或乳头区质硬孤立的肿块。可有疼痛、皮肤红肿、瘙痒、乳头溢液或回缩、皮肤结痂等多种表现。影像学检查显示乳晕下肿块,边界可能不清楚,可伴有钙化。

(二) 大体病理学改变

汗管瘤样肿瘤大体上表现为质硬、境界欠清的表皮灰白结节,直径0.5～4 cm或更大,切面灰白或粉色,乳头或乳晕下真皮内可见微小的囊样腔隙。

(三) 组织病理学特征

汗管瘤样肿瘤浸润乳头乳晕区真皮及平滑肌,偶尔可局灶延伸至乳腺实质。可伴有表面被覆皮肤的假上皮瘤样增生。肿瘤边界往往不甚清晰,肿瘤围绕输乳管,但不累犯表皮及乳腺导管。肿瘤由实性细胞巢或细胞条索、不规则小腺体或小管状结构及小的角化囊组成(图18-24)。腺体可呈逗点状、泪滴状、蝌蚪状或分支状,排列不规则。腺体均具有内层腔面上皮和外层基底细胞,腺腔内可有颗粒状嗜酸性分泌物。衬覆腺腔的细胞呈立方形或扁平,基底细胞呈立方形。大多数肿瘤细胞温和,胞质稀少、嗜酸性,细胞核圆形较规则,核分裂象罕见。腺上皮可发生鳞状化生,鳞化的细胞巢可呈实性或囊性,后者表现为角化囊形成,囊内为分化较好的层状角化及钙化。囊腔破裂时可有异物巨细胞反应。有些细胞巢同时含有鳞状区域和腺性区域,表现为一端是腺腔,另一末端为鳞状上皮索,可有复杂分支。可见神经周围侵犯,但缺乏脉管侵犯。间质通常呈硬化性改变,但伴有梭形细胞的疏松黏液样区也不少见。通常无坏死。

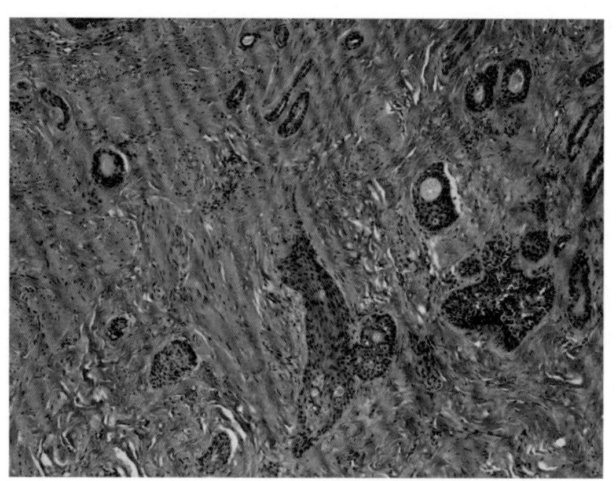

图18-24 汗管瘤样肿瘤

(四) 免疫组化

肿瘤细胞免疫表型复杂。大部分细胞呈肌上皮样特征,位于细胞巢/腺管外层且表达P63、CK5/6、CK14,并不同程度表达肌上皮标志物。鳞状细胞常常表达CK10及不同程度表达P63。位于肿瘤中央的腺管表达低分子量细胞角蛋白(如CK8、CK18)。肿瘤细胞通常不表达激素受体及HER2,偶尔局灶弱表达ER。

(五) 鉴别诊断

汗管瘤样肿瘤需要与低级别腺鳞癌、小管癌及乳头部腺瘤等进行鉴别。

1. 低级别腺鳞癌　两者组织学形态非常相似。低级别腺鳞癌可发生转移，极少数病例可死亡。主要的鉴别点在于两者的发病部位，低级别腺鳞癌发生于乳腺实质，极少累及乳晕下或乳头区组织；而汗管瘤样肿瘤发生于乳头并可累及乳晕下组织。两者的鉴别有时比较困难，尤其是在比较小或较表浅的活检组织中；但也有学者认为两者是发生于不同部位的同一种疾病。

2. 小管癌　小管癌通常位于乳腺实质内，极少数情况下累及真皮层，其腺体为开放的卵圆形小管，仅有单层细胞，常可见顶浆分泌突起，末端也可呈逗点状，但常伴导管原位癌成分，通常没有鳞状细胞分化。汗管瘤样肿瘤的腺管形状不规则，且常发生鳞状化生。免疫组化有助于两者鉴别：小管癌通常高表达 ER 和 PR，而汗管瘤样肿瘤呈阴性；汗管瘤样肿瘤鳞化成分显示 P63 阳性，基底细胞呈肌动蛋白(actin)阳性。

3. 乳头部腺瘤　乳头部腺瘤与汗管瘤样肿瘤发生部位相同，但前者常有乳头糜烂和乳头溢液，镜下往往可见乳头部大导管的乳头状增生或显著上皮细胞增生，周围有肌上皮细胞衬覆。汗管瘤样肿瘤中为不规则小腺管，并可见角化囊肿。

(六) 患者预后

切除不完整者可致局部复发，有报道显示切缘阳性者有 30%复发，复发时间在诊断后 1.5 个月至 4 年不等，但不发生局部或远处转移。临床处理以完整切除为佳，并应确保切缘阴性。

（于宝华　杨文涛）

参考文献

[1] 龚西騟，丁华野. 乳腺病理学[M]. 北京：人民卫生出版社，2009.

[2] AMIN M B, GREENE F L, EDGE S B, et al. AJCC cancer staging manual [M]. 8th ed. New York: Springer, 2016.

[3] CHANG H Y, KOH V C Y, NASIR M D N D, et al. MED12, TERT and RARA in fibroepithelial tumours of the breast [J]. J Clin Pathol, 2020, 73: 51 - 56.

[4] FASOLA C E, CHEN J J, JENSEN K C, et al. Characteristics and clinical outcomes of pleomorphic lobular carcinoma in situ of the breast [J]. Breast J, 2018, 24: 66 - 69.

[5] GEYER F C, LI A, PAPANASTASIOU A D, et al. Recurrent hotspot mutations in HRAS Q61 and PI3K - AKT pathway genes as drivers of breast adenomyoepitheliomas [J]. Nat Commun, 2018, 9: 1816.

[6] HICKS D G, LESTER S C. Diagnostic pathology breast [M]. Canada: Amirsys, 2011.

[7] HODA S A, BROGI E, KOERNER F C, et al. Rosen's breast pathology [M]. Philadelphia: Lippincott Williams Wilkins, 2014.

[8] HUANG N, CHEN J, XUE J, et al. Breast sclerosing adenosis and accompanying malignancies: a Clinicopathological and imaging study in a Chinese population [J]. Medicine (Baltimore), 2015, 94: e2298.

[9] LIU X, WU H, TENG L, et al. High-grade encapsulated papillary carcinoma of the breast is clinicop athologically distinct from low/intermediate-grade neoplasms in Chinese patients [J]. Histol Histopathol, 2019, 34: 137 - 147.

[10] PISCUOGLIO S, NG C K, MARTELOTTO L G, et al. Integrative genomic and transcriptomic characterization of papillary carcinomas of the breast [J]. Mol Oncol, 2014, 8: 1588 - 1602.

[11] SCHNITT S J, COLLINS L C. Biopsy interpretation of the breast [M]. Philadelphia: Lippincott Williams Wilkins, 2009.

[12] SHAMIR E R, CHEN Y Y, CHU T, et al. Pleomorphic and florid lobular carcinoma in situ variants of the breast: A clinicopathologic study of 85 cases with and without invasive carcinoma from a single academic center [J]. Am J Surg Pathol, 2019, 43: 399 - 408.

[13] SHUI R, YANG W. Invasive breast carcinoma arising in microglandular adenosis: a case report and review of the literature [J]. Breast J, 2009, 15: 653 - 656.

[14] UENG S H, MEZZETTI T, TAVASSOLI F A. Papillary neoplasms of the breast: a review [J]. Arch Pathol Lab Med, 2009, 133: 893 - 907.

[15] WAZIR U, WAZIR A, WELLS C, MOKBEL K. Pleomorphic lobular carcinoma in situ: Current evidence and a systemic review [J]. Oncol Lett, 2016, 12: 4863 - 4868.

[16] WHO classification of tumours editorial board. World Health Organization Classification of Tumours: Breast Tumours [M]. 5th ed. Lyon: IARC Press, 2019.

第十九章

浸润性乳腺癌的病理学特征

第一节　浸润性乳腺癌的组织学分级

多项研究显示，在浸润性乳腺癌中，组织学分级与预后明确相关。多因素分析显示，无论在绝经前还是绝经后妇女中，组织学分级均为独立的预后因素。

WHO 推荐的分级系统（2019 版）是经 Elston 和 Ellis 改良的 Scarff-Bloom-Richardson 分级法，即根据腺管的多少、细胞核的多形性及核分裂象数定量计分确定组织学级别。主要计分标准如下：

（1）腺管形成的多少：＞75％为 1 分；10％～75％为 2 分；＜10％为 3 分。

（2）细胞核的多形性：核小、规则、形态一致为 1 分；细胞核中度增多和异型为 2 分；核的异型性显著为 3 分。

（3）核分裂象计数。

各标准的 3 项指标得分相加：3～5 分为 1 级（分化好）；6～7 分为 2 级（中等分化）；8～9 分为 3 级（分化差）（图 19－1）。当肿瘤中存在异质性时，应评估分化最差的区域。

乳腺浸润性癌的危险评估体系中，1 级是低度危险指标，2 级和 3 级是中度危险指标。1 级浸润性乳腺癌的无复发生存率和总生存率均优于 3 级浸润性乳腺癌。

腺管分化程度的评估针对整个肿瘤，需要在低倍镜下评估。只计数有明确中央腺腔且由有极向肿瘤细胞包绕的结构，以腺管/肿瘤区域的百分比表示。

细胞核多形性的评估要选取多形性最显著的区域。该项评估以周围正常乳腺上皮细胞或淋巴细胞为参照。当细胞核与周围正常上皮细胞的大小和形状相似、＜1.5 倍良性乳腺上皮细胞核，多形性小，染色质均匀分布时，核仁不明显视为 1 分；当细胞核是良性乳腺上皮细胞核的 1.5～2 倍，轻-中度异型性，形状和大小有中等程度差异，核仁小（单个核仁）或不明显可见时，视为 2 分；当细胞核的大小有显著差异，大于良性乳腺上皮细胞核 2 倍，显著多形性，核仁明显，可见多个核仁时应视为 3 分。

只计数明确的核分裂象，不计数核浓染和核碎屑。核分裂象计数区域必须要根据显微镜高倍视野的直径进行校正。核分裂象计数要选取增殖最活跃的区域，一般常见于肿瘤边缘，如果存在肿瘤中的异质性，要选择核分裂象多的区域。

第二节　浸润性乳腺癌的病理学类型

对乳腺癌进行准确的组织学分型对患者的个体化治疗具有非常重要的临床意义。目前，乳腺癌组织学分型主要依据 2019 版 WHO 乳腺肿瘤分类（表 19－1），某些组织学类型的准确区分需行免疫

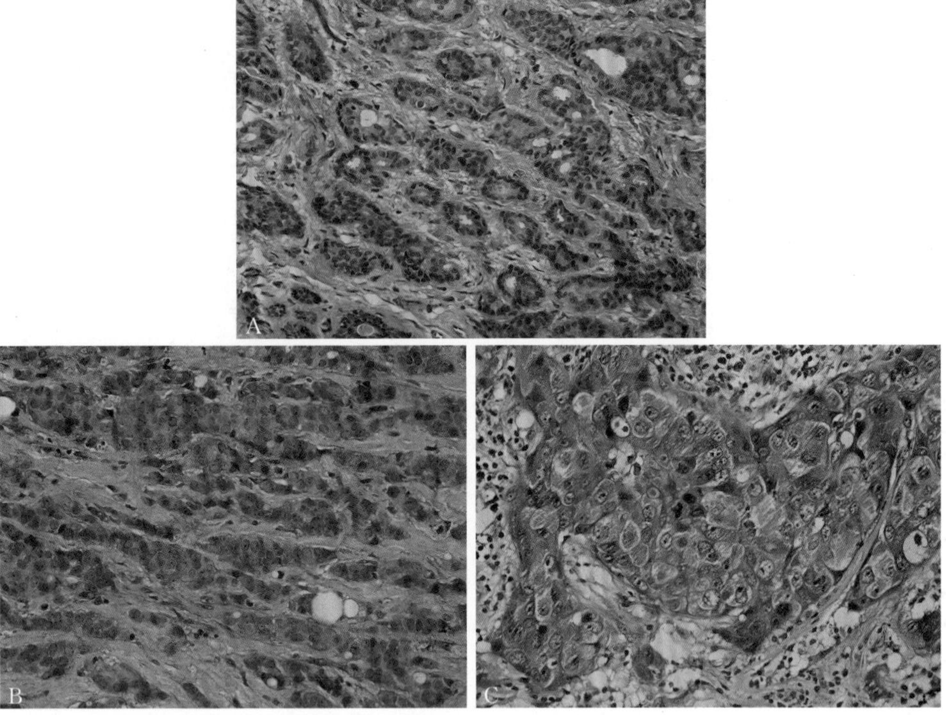

图 19-1　浸润性癌(NST)组织学分级

注：A. 1 级，肿瘤细胞低度异型，形成大量腺管；B. 2 级，肿瘤细胞中度异型，形成结构较复杂的腺管；C. 3 级，肿瘤细胞高度异型，核仁明显，核分裂象多见，呈实性生长。

表 19-1　乳腺浸润性癌 WHO 组织分型

类别	肿瘤
浸润性癌，非特殊类型	微浸润性癌 浸润性小叶癌 小管癌 筛状癌 黏液癌 黏液性囊腺癌 浸润性微乳头状癌 伴大汗腺分化的癌 化生性癌
少见肿瘤和涎腺型肿瘤	腺泡细胞癌 腺样囊性癌 分泌性癌 黏液表皮样癌 多形性腺癌 伴有极性翻转的高细胞癌
神经内分泌肿瘤	神经内分泌肿瘤 神经内分泌癌

组化分析后确定。在美国国家综合癌症网络(NCCN)乳腺癌临床实践指南有关乳腺浸润性癌的术后辅助治疗方案中，针对小管癌、黏液癌等预后较好的乳腺癌，制定了与其他类型的浸润性癌不同的内分泌治疗及放化疗方案，因此要严格掌握这些特殊类型乳腺癌的诊断标准。某些特殊类型的乳腺癌具有较特殊的临床特征，如浸润性微乳头状癌较易出现淋巴结转移，即使出现较少比例的浸润性微乳头状癌，也应在病理学检查报告中注明。混合性癌建议报告不同肿瘤类型所占的比例，并分别报告两种成分的肿瘤激素受体及生物标志物的表达情况。

一、浸润性癌，非特殊类型及其亚型

(一) 概述

浸润性癌，非特殊类型[(invasive carcinoma of no special type，浸润性癌(NST)]，和浸润性导管癌(invasive ductal carcinoma)是同义词，是浸润性乳腺癌中最常见的类型，占 50%～80%。这一组病变的临床及病理学特征具有一定的异质性。

临床表现通常为乳腺肿块和/或影像学上的异常,如不规则肿块,可伴有钙化。

(二) 大体病理学表现

浸润性癌(NST)常表现为不规则、质地硬,有时质地偏韧,切面灰白色,边界不清,但有的病灶境界十分清楚。

(三) 组织病理学特征

肿瘤细胞缺乏组织学上的特征,可排列呈腺管样、巢状,条索样或小梁状。近 80%病例同时伴有导管原位癌。根据分级的不同,腺管形成的比例、细胞核的多形性及核分裂象的多少均有差异。浸润性癌(NST)的形态学亚型包括伴有髓样特征、伴有神经内分泌分化、伴有多形性特征、伴有间质破骨巨细胞、伴有绒癌特征、伴有黑色素特征、嗜酸细胞型、富于脂质型、富于糖原透明细胞型、皮脂腺型的浸润性癌等。浸润性癌(NST)可同时伴有其他特殊类型的乳腺癌,若特殊类型占肿瘤 10%～90%,诊断为浸润性癌(NST)合并特殊类型的混合型癌,建议报告每种成分所占的比例、组织学分级和标志物检测情况。若特殊类型所占比例<10%,则诊断为浸润性癌(NST),可在报告中备注存在的特殊类型。若特殊类型所占比例>90%,则直接诊断为特殊类型。

在 2012 版 WHO 乳腺肿瘤分类中髓样癌、非典型髓样癌和部分的浸润性癌非特殊类型统一被归为伴有髓样特征的癌。2019 版 WHO 乳腺肿瘤分类中,将髓样癌、非典型髓样癌、伴有髓样特征的浸润性癌都归在浸润性癌(NST)中,称为伴有髓样特征(medullary pattern)的浸润性癌。这类肿瘤的共同特征是呈膨胀性生长,境界较清楚、组织学级别高,常呈合体生长,常见坏死和丰富的淋巴细胞浸润(图 19－2),且常有基底样角蛋白的表达,部分病例有 *BRCA1* 突变。由于伴有髓样特征的癌的诊断重复性欠佳,因此出于临床诊治的考虑,将这部分肿瘤归到浸润性癌(NST)大类下,代表了其具有丰富浸润性淋巴细胞的特殊形态,但不是一个独立的组织学亚型。这类肿瘤的分子分型多为基底样表型,且多属于三阴性乳腺癌中的免疫调节亚型。

伴有间质破骨巨细胞的癌(carcinoma with osteoclastic-like stromal giant cell)大体常表现为褐色出血状,镜下主要特征(图 19－3)为间质中出现破骨巨细胞,巨细胞大小不一,可吞噬有含铁血黄素,其本质是一种组织细胞,而非肿瘤细胞。肿瘤中还伴有较明显的炎症反应、成纤维细胞增生和红细胞外渗。肿瘤成分可以是分化好或中等的浸润性癌(NST),也可以是其他特殊类型的浸润性癌,如筛状癌、小管癌、黏液癌、化生性癌等。破骨巨细胞多出现在肿瘤细胞的周边。患者的预后与癌的类型相关,而与破骨巨细胞无关。

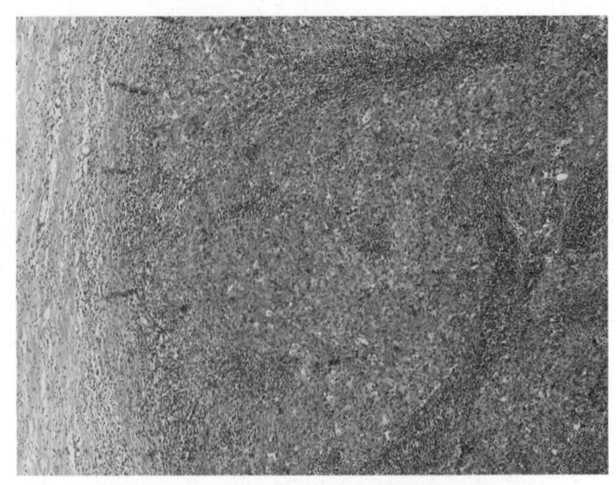

图 19－2　伴有髓样特征的浸润性癌

注:低倍镜示肿瘤边界清楚,肿瘤细胞实性片状分布,伴多量淋巴细胞浸润。

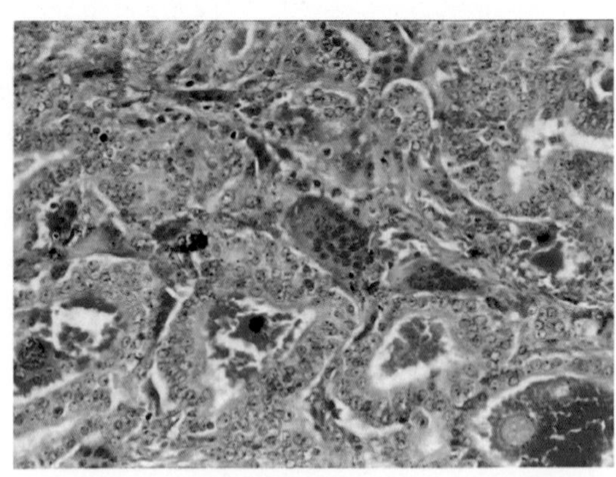

图 19－3　伴有间质破骨巨细胞的癌(2 级)

注:间质见破骨巨细胞,有红细胞外渗及含铁血黄素沉积。

伴有多形性特征(pleomorphic pattern)的癌,指在腺癌或腺癌伴有梭形和鳞状细胞分化背景中出现大量(>50%)奇异型瘤巨细胞的癌。如果上皮成分少、分化差、结构特征不明显,则容易误诊为肉瘤。此癌组织学级别高,患者预后比较差。

伴有绒毛膜癌特征的乳腺癌(carcinoma with choriocarcinomatous pattern)极罕见。部分浸润性癌(NST)病例可出现血清 β-人绒毛膜促性腺激素

（β-human chorionic gonadotropin，β-HCG）升高。60%的病例中可找到β-HCG阳性细胞。但是组织学上有绒癌分化的病例却十分罕见。

伴有黑色素特征的乳腺癌（carcinoma with melanotic pattern）极罕见，需要与恶性黑色素瘤转移至乳腺鉴别。少数报道病例中可同时找到浸润性癌（NST）成分和黑色素瘤成分，两者之间有移行。分子生物学检测提示这两种成分具有相同的杂合性缺失，提示两种肿瘤成分来自同一克隆。需要注意的是，在乳腺癌细胞中检测到黑色素存在并不提示该肿瘤存在黑色素瘤特征。因为当肿瘤侵犯皮肤或表皮真皮相交处时可以发生上述现象。此外，应注意不要将肿瘤细胞胞质内的脂褐素颗粒当成黑色素。

2012版WHO乳腺肿瘤分类中的嗜酸细胞癌、富于脂质的癌、富于糖原的透明细胞癌、皮脂腺癌在2019版WHO乳腺肿瘤分类中被归为浸润性癌（NST）中的特殊形态，分别被称为浸润性癌（NST）的嗜酸细胞型、富于脂质型、富于糖原透明细胞型、皮脂腺型。

（四）免疫组化和分子遗传学

基因表达谱分析将乳腺浸润性癌分为4个固有分子亚型（intrinsic subtype）：管腔A型、管腔B型、人表皮生长因子受体2（HER2）过表达型和基底样型。不同分子分型的浸润性癌基因异常，分子通路、临床治疗策略和预后均有所不同。临床采用免疫组化检测雌激素受体（ER）、孕激素受体（PR）、HER2表达和Ki-67增殖指数进行替代分子分型，用于临床治疗方案的选择和预后的预测。

（五）鉴别诊断

浸润性癌（NST）需与特殊类型的乳腺浸润性癌鉴别，可结合形态学特征和免疫组化标记鉴别诊断。如浸润性癌（NST）有时可呈浸润性小叶癌样生长，上皮钙黏素可用于两者的鉴别诊断。

（六）预后

浸润性癌（NST）的预后与年龄、临床病理学分期（肿瘤大小、淋巴结状态、远处转移）、组织学分级、淋巴管血管侵犯、激素受体（ER、PR）及HER2表达情况、Ki-67增殖指数及肿瘤浸润淋巴细胞（TIL）等多种因素相关。

二、浸润性小叶癌

（一）概述

浸润性小叶癌（ILC）占乳腺浸润性癌的5%～15%，是乳腺浸润性癌中的第2常见类型，临床上以多中心性或双侧性生长为特征。

临床及影像学上浸润性小叶癌可表现为明确的肿块，但有时体检仅表现为乳腺组织增厚，且缺乏明确的界限。乳腺X线摄影片上浸润性小叶癌的诊断有时也相当困难，可表现为密度不对称伴有结构扭曲，有时甚至乳腺X线摄影片上无任何异常。

（二）大体病理学表现

巨检时浸润性小叶癌可表现为质硬的灰白肿块，但有时巨检无明确肿块，仅表现为质韧区，或大体上无任何异常，仅在显微镜下发现癌的存在。

（三）组织病理学特征

镜下浸润性小叶癌有以下类型。

1. *经典型浸润性小叶癌*　癌细胞小而一致、失黏附性，常呈单排列兵样排列浸润间质，并常围绕正常导管形成靶心样排列，这是浸润性小叶癌最经典的生长方式（图19-4）。肿瘤细胞圆形或卵圆形，核小、一致、常偏位，核分裂象较少。有时胞质内可见黏液样物质或嗜酸性小球，当腔内黏液多时细胞甚至可呈印戒样，但在经典型的浸润性小叶癌中，印戒细胞仅占肿瘤细胞的小部分。小叶癌细胞浸润间

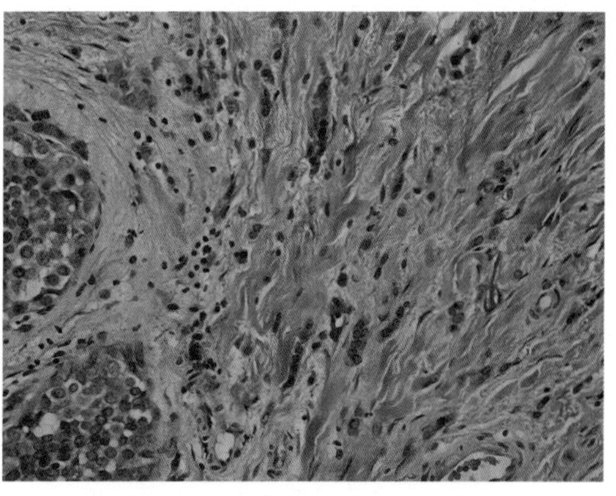

图19-4　经典型浸润性小叶癌

注：肿瘤细胞呈单排列兵样浸润性生长，左侧见小叶原位癌结构。

质或脂肪组织,但较少引起间质的纤维结缔组织增生。经常同时伴有小叶原位癌区域。

2. *实体型浸润性小叶癌* 肿瘤细胞小,失黏附性,但与经典型小叶癌中的细胞相比,本型出现明显的细胞多形性,核分裂象也显著增多。肿瘤细胞互相融合,呈实性片状。该型需与淋巴造血系统肿瘤鉴别。

3. *腺泡型浸润性小叶癌* 肿瘤细胞排列呈腺泡型,即 20 个或 20 个以上的细胞排列呈小巢状,巢之间为纤细的纤维血管间隔。巢内细胞失黏附,细胞形态与经典型小叶癌中相似。这一亚型中可见到间质的纤维结缔组织增生,文献报道也可出现破骨样巨细胞。

4. *小管小叶型浸润性小叶癌* 肿瘤细胞排列成小管状,细胞形态与经典型小叶癌中相似。

5. *多形性浸润性小叶癌* 细胞出现明显的异型性和多形性,可见多核及瘤巨细胞(图 19－5)。常出现印戒样细胞或多形性细胞,并可出现大汗腺或组织细胞样分化。

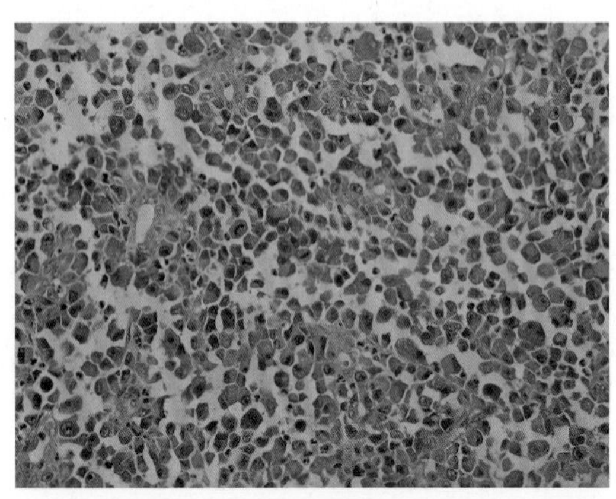

图 19－5 多形性浸润性小叶癌

注:肿瘤细胞形成腺泡状结构,胞质丰富嗜酸性,核仁明显。

(四) 免疫组化和分子遗传学

可运用上皮钙黏蛋白和 P120 鉴别浸润性小叶癌和浸润性癌(NST)。浸润性小叶癌中最常见的分子遗传学改变是染色体 16q 的缺失和 1q、16p 的获得。几乎所有小叶癌都有 16q 缺失,累及 *CDH1* 基因(位于 16q22.1)所在的 16q11.2-q24.3。*CDH1* 基因启动子甲基化、杂合性缺失和截断性突变等也是小叶癌主要的分子遗传学特征,导致该基因表达缺失。浸润性小叶癌中由于上述基因改变均可导致细胞失黏附性,免疫组化上皮钙黏素阴性或表达减弱,而浸润性癌(NST)中上皮钙黏素阳性。但一些形态和遗传学上典型的浸润性小叶癌也可表达上皮钙黏素,因此诊断浸润性小叶癌必须要形态和免疫表型相结合。

除上皮钙黏素外,P120 也可用于浸润性小叶癌和浸润性癌(NST)的鉴别诊断。浸润性小叶癌 P120 胞质阳性,浸润性癌(NST)P120 胞膜阳性。经典型的浸润性小叶癌常显示 ER 阳性、PR 阳性、HER2 阴性,而多形性小叶癌常为 ER 阴性、PR 阴性,可出现 HER2 的过度表达。

(五) 鉴别诊断

浸润性小叶癌需与乳腺其他良恶性病变鉴别。

1. *硬化性腺病* 乳腺间质明显硬化、纤维化,腺体受挤压呈条索状或列兵样,在间质中呈假浸润状生长,需与浸润性小叶癌鉴别。一般可见正常的小叶轮廓,受挤压的腺体周围有肌上皮围绕,可通过免疫组化证实。

2. *浸润性癌*(NST) 常伴导管原位癌,细胞多形性和异型性比较明显,黏附性强。上皮钙黏素阳性,P120 胞膜阳性。34βE12 在浸润性癌(NST)和浸润性小叶癌中均能阳性,因此不能用于两者的鉴别诊断。多形性小叶癌有时与浸润性癌(NST)形态上容易混淆,免疫组化有助于两者的鉴别诊断。

3. *神经内分泌肿瘤* 乳腺神经内分泌肿瘤细胞较一致,需与浸润性小叶癌鉴别。免疫组化检测神经内分泌标志和上皮钙黏素等有助于两者的鉴别诊断。

4. *间叶源性恶性肿瘤* 如淋巴造血系统肿瘤、颗粒细胞瘤等。免疫组化有助于鉴别诊断。如淋巴造血系统肿瘤表达白细胞共同抗原(leukocyte common antigen, LCA)和相应 T、B 细胞标志物;颗粒细胞瘤表达 S-100,不表达细胞角蛋白(CK)等。

(六) 预后

浸润性小叶癌在转移途径上与浸润性癌(NST)有所不同,后者中常见的肺、肝和脑实质转移在小叶癌中相对少见,而小叶癌易转移至软脑膜、腹膜表面、腹膜后、胃肠道、生殖器官、骨和眼球等处。与经典型浸润性小叶癌相比,多形性浸润性小叶癌预后较差。

三、小管癌

（一）概述

小管癌（tubular carcinoma）约占乳腺浸润性癌的2%。2019版WHO乳腺肿瘤分类中指出，90%以上的肿瘤成分为单层肿瘤性小管才能直接诊断为小管癌，若小管癌成分占10%～90%，则应诊断为混合性癌。

绝大部分小管癌就诊时为TNM Ⅰ期，经常在体检影像学筛查中发现。

（二）大体病理学表现

与浸润性癌（NST）非特殊类型相比，小管癌肿块较小，直径大多≤2 cm，大体为边界不清的实性或质硬肿块。

（三）组织病理学特征

小管癌细胞排列呈不规则小管状，可见“成角”现象，管腔开放（图19-6）。管壁由单层上皮细胞构成，缺乏肌上皮细胞。癌细胞呈立方形或柱状，异型性不显著，核分裂象少见，1/3的病例可见顶浆分泌。该肿瘤的间质常可见纤维结缔组织反应。许多小管癌的周边可找见导管原位癌成分，多数为筛状型或微乳头型。

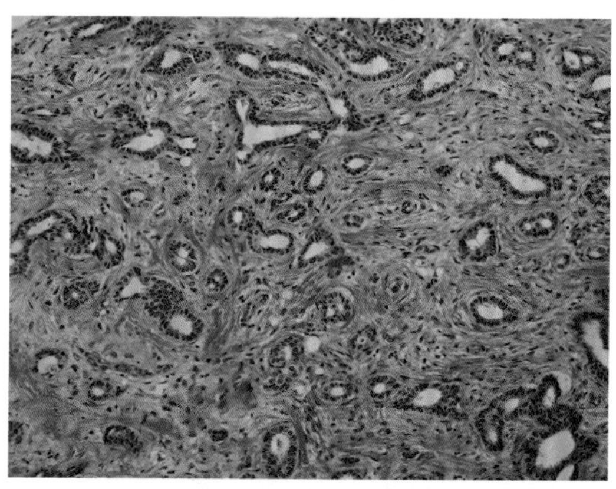

图19-6　小管癌

注：肿瘤细胞排列成不规则成角小管，细胞形态温和，间质有明显纤维结缔组织反应。

（四）免疫组化和分子遗传学

小管癌一般为ER阳性、PR阳性、HER2阴性。小管癌分子遗传学改变较少。基因表达谱分析显示小管癌属于管腔A型。表达激素受体，HER2不扩增。

（五）鉴别诊断

1. *硬化性腺病*　受挤压的腺管在间质中呈假浸润状生长，有时周围肌上皮不清，需与小管癌鉴别。一般可见正常的小叶轮廓，免疫组化显示受挤压的腺管周围肌上皮完整。

2. *微腺体腺病*　小而圆的腺体在乳腺纤维脂肪组织中呈浸润状生长，腺体周围无肌上皮围绕，极易与小管癌混淆，是小管癌鉴别诊断中的难点。腺体形态方面，微腺体腺病的腺体更圆、更规则，小管癌的腺体常不规则且有“成角现象”。微腺体腺病的腺体周围虽然无肌上皮，但有完整的基底膜围绕，而小管癌腺体周围基底膜缺失或不完整，因此层粘连蛋白（LN）、Ⅳ型胶原、过碘酸希夫染色（PAS染色）和网状染色等基底膜染色标记有助于两者的鉴别诊断。

3. *放射性瘢痕*　病变中心的硬化性瘢痕区常有少量结构紊乱的腺管状结构，有时肌上皮不明显，需与小管癌鉴别。硬化性瘢痕区周边导管往往有扩张和增生，中心区腺管周围存在肌上皮，可行免疫组化检测证实。

（六）预后

纯粹的小管癌预后好，淋巴结转移率低。NCCN乳腺癌临床实践指南有关乳腺浸润性癌的术后辅助治疗方案中，针对小管癌这类预后较好的乳腺癌，推荐使用有限的辅助治疗。

四、筛状癌

（一）概述

筛状癌（cribriform carcinoma）约占乳腺浸润性癌的0.4%，是一种低度恶性的浸润性乳腺癌。若肿瘤中除了筛状癌成分，部分为小管癌（<50%），也可纳入筛状癌的范畴。若除了筛状癌成分，还混杂除小管癌以外的其他癌成分，则称为混合性癌。纯粹的筛状癌要求此种肿瘤成分>90%。

患者平均年龄53～58岁。临床上经常肿块不明显，也可表现为明显的肿块。影像学上肿块可呈毛刺状，经常伴微小钙化。10%～20%的病例可表现为多灶性。

(二) 大体病理学表现

筛状癌的肿块质硬,切面灰白色,通常边界较清楚。

(三) 组织病理学特征

肿瘤细胞排列成筛状结构或小管状结构(图 19-7),可伴顶浆分泌,周围无肌上皮围绕。瘤细胞有低-中度异型,核分裂象少见。间质可有明显的纤维结缔组织反应。80%的病例中可找到筛状型的导管原位癌。

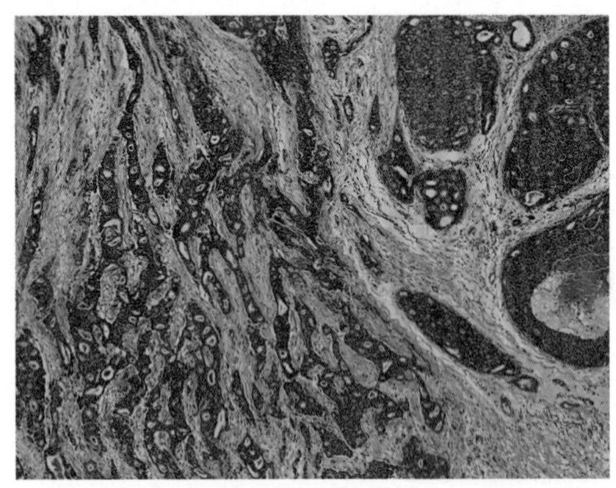

图 19-7 筛状癌

注:不规则筛状结构呈浸润性生长,右侧见筛状型导管原位癌。

(四) 免疫组化和分子遗传学

筛状癌一般 ER 阳性,PR 阳性率为 69%左右,HER2 一般阴性。基因表达谱分析显示筛状癌属于管腔 A 型,表达激素受体,HER2 不扩增。

(五) 鉴别诊断

1. *腺样囊性癌* 除上皮成分外,还有肌上皮成分;可见囊内分泌物和基底膜样物质。

2. *筛状型的导管原位癌* 筛状结构周围有肌上皮围绕。

(六) 预后

纯粹的筛状癌预后佳,10 年生存率>90%。

五、黏液癌

(一) 概述

黏液癌(mucinous carcinoma)指肿瘤细胞巢漂浮于大量细胞外黏液湖中为特征的浸润性癌,约占乳腺浸润性癌的 2%。

黏液癌好发于老年人,临床上有明显肿块,影像学表现为边界清楚的分叶状肿块,有时与良性病变难以区别。

(二) 大体病理学表现

典型黏液癌切面呈胶冻状,边界较清楚,可推动,但无真正的包膜。肿瘤直径大小可以从<1 cm 至>20 cm。

(三) 组织病理学特征

黏液癌组织形态表现为间质内有大量黏液,可形成黏液湖,小而一致的癌细胞形成数量不等的肿瘤细胞巢漂浮在黏液中(图 19-8)。纯黏液癌的诊断需要满足以下要求:①肿瘤几乎全部由黏液癌组成(>90%);②癌细胞小而单一,形态温和,低-中核级;③ER 阳性,HER2 阴性,Ki-67 增殖指数较低。如黏液湖中的肿瘤细胞异型明显(高核级)、ER 阴性、HER2 阳性或高 Ki-67 增殖指数,则应诊断为其他类型浸润性癌伴黏液分泌。

黏液癌根据细胞丰富程度可分为 A 型(少细胞型)和 B 型(富于细胞型)(图 19-8)。A 型黏液癌中的瘤细胞常呈小梁状、缎带样或花环样,也可呈微乳头状,含有大量的细胞外黏液,为经典型的黏液癌;B 型又称富于细胞型,黏液湖中瘤细胞较丰富,常排列呈片状、巢状,含有多量细胞内黏液,常伴有神经内分泌分化。

黏液癌中出现微乳头结构是一种常见现象,其构成细胞为低-中核级,缺乏核分裂象及坏死。微乳头结构与黏液癌预后的关系存在争议。复旦大学附属肿瘤医院回顾性分析 75 例纯黏液癌,其中 80%含有微乳头结构,超过 1/3 含有 50%以上微乳头成分。构成黏液癌中微乳头结构的肿瘤细胞均为低到中等核级,其存在比例并不影响黏液癌患者的总体预后。

(四) 免疫组化和分子遗传学

黏液癌多为 ER 阳性、PR 阳性、HER2 阴性。B 型黏液癌可表达神经内分泌标志物。纯黏液癌及部分混合性黏液癌中黏液癌成分常表达肾母细胞瘤蛋白(wilms tumor protein, WT-1)。黏液癌分子分型多数属于管腔 A 型。

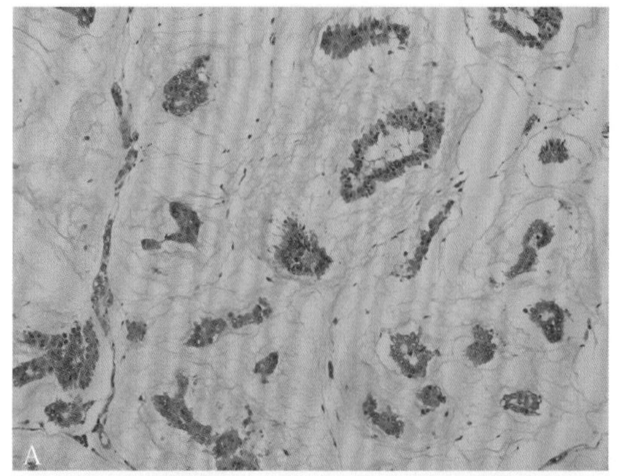
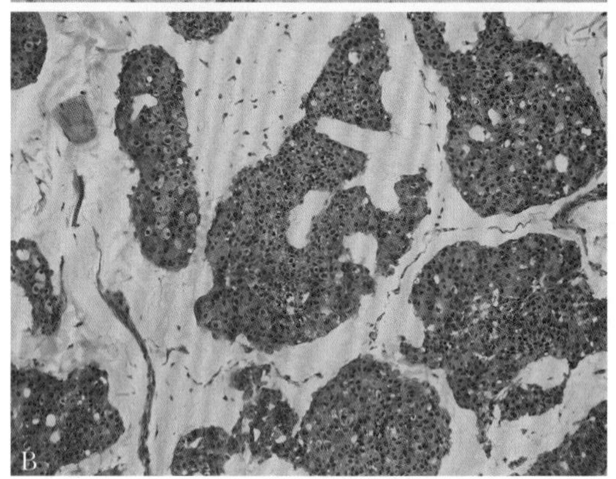

图 19-8　黏液癌

注：A. A 型，肿瘤细胞排列成小梁状、缎带样或花环样，含有大量的细胞外黏液；B. B 型，黏液湖内肿瘤细胞较丰富，呈片状、巢状排列。

（五）鉴别诊断

黏液癌主要需与两种良性病变鉴别。

1. *间质黏液变性的纤维腺瘤*　上皮和肌上皮双层细胞组成裂隙状结构，黏液间质中出现肥大细胞。

2. *黏液囊肿样病变*　黏液湖中的条索状上皮细胞巢周围有肌上皮围绕。黏液囊肿的邻近区域可看到扩张导管，导管腔内见数量不等的黏液。伴印戒细胞分化的癌需与转移性黏液性癌或印戒细胞癌鉴别。

（六）预后

纯粹的黏液癌预后较好，是低度恶性的乳腺癌类型，极少数黏液癌也可以发生远处转移。复旦大学附属肿瘤医院对收集的 75 例纯黏液癌随访 18～110 个月（中位 68 个月），无一发生复发和远处转移，生存率 100%。在 NCCN 乳腺癌临床实践指南有关乳腺浸润性癌的术后辅助治疗方案中，针对黏液癌这类预后较好的乳腺癌，推荐使用有限的辅助治疗。

六、黏液性囊腺癌

（一）概述

黏液性囊腺癌（mucinous cystadenocarcinoma）由富含细胞内黏液的高柱状细胞形成大体上为囊腔的浸润性癌，形态类似发生于胰腺或卵巢的黏液性囊腺癌。

黏液性囊腺癌临床罕见，目前仅有约 30 余例报道，大部分为亚洲女性患者。绝经后女性多见，中位年龄 61 岁。

（二）大体病理学表现

黏液性囊腺癌为境界清楚的囊性或实性肿块、胶冻样外观，直径大小为 0.8～19 cm。

（三）组织病理学特征

镜下可见大小不等、圆形的囊腔，囊内含细胞外黏液成分；癌细胞高柱状，含丰富细胞内黏液；细胞核形态温和，均匀排列于基底部。肿瘤细胞可排列成单层、复层、丛状或乳头状。

（四）免疫组化和分子遗传学

绝大部分病例为 ER、PR、HER2 三阴性。部分肿瘤细胞表达 CK5/6、表皮生长因子受体（EGFR）等基底样标志物。癌细胞表达 CK7，而 CK20 和 CDX2 阴性。文献中缺乏该肿瘤特异的遗传学改变的信息。

（五）鉴别诊断

1. *黏液癌*　缺乏高柱状富含细胞内黏液的肿瘤细胞，大量细胞外黏液形成的黏液湖不形成规则的圆形囊状，免疫组化染色 ER 阳性。

2. *包裹性乳头状癌*　缺乏丰富的细胞内外黏液，免疫组化染色 ER 阳性。

3. *转移性肿瘤*　需与卵巢及胰腺等处转移的黏液性囊腺癌鉴别。临床病史及免疫组化检测是主要鉴别手段。

（六）预后

尽管大部分病例免疫表型为三阴性，文献报道预后却比较好,但随访时间有限。淋巴结转移少见。无论肿瘤大小及淋巴结有无转移,均无复发或转移发生。

七、浸润性乳头状癌

(一)概述

大部分文献报道的乳头状癌包括了浸润性乳头状癌(invasive papillary carcinoma)和导管内乳头状癌。纯粹的浸润性乳头状癌占乳腺浸润性癌<2%。

本病多发生于绝经后女性。影像学表现可表现为多灶性的致密结节,可呈分叶状。

(二)大体病理学表现

大部分病灶的边界较清,少数病例与浸润性癌(NST)相似。

(三)组织病理学特征

浸润性乳头状癌境界较清楚,癌实质以有纤维脉管束或无纤维脉管束的乳头状结构为主(图 19-9)。乳头纤细或粗钝,部分区域呈实性生长。肿瘤细胞胞质呈嗜碱性,可伴有大汗腺化生或顶浆分泌。肿瘤细胞核常为中等级别。大部分肿瘤中间质成分较少。75%的病例中存在导管内癌成分,一般为乳头型导管原位癌。

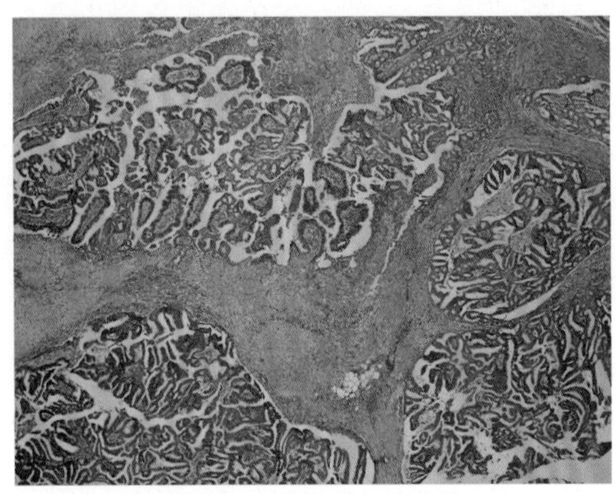

图 19-9 浸润性乳头状癌

注:肿瘤组织由大量乳头状结构组成,呈浸润性生长。

(四)免疫组化和分子遗传学

浸润性乳头状癌大多 ER 阳性、PR 阳性。文献中缺乏该肿瘤特异的遗传学改变的信息。

(五)鉴别诊断

细针抽吸活检或粗针活检组织内如见到乳头状病变,判断有无浸润存在困难。穿刺时肿瘤及其周边常见出血,很难判断是否有浸润。若出血新鲜、伴有急性炎症、组织破碎,或在穿刺针道中出现单个或小簇瘤细胞位于出血中,并已知新近进行过穿刺,此时应为创伤所致,而非浸润的证据。对粗针穿刺未诊断为浸润性癌的乳头状病变,切除标本诊断浸润性癌时应特别注意。要避免根据穿刺位点的形态学改变作浸润性癌的诊断,需特别注意病变周边有无出血、肉芽组织及机化等改变。

(六)预后

此类肿瘤罕见,临床预后资料较缺乏。预后与肿瘤的组织学级别和临床分期相关。

八、浸润性微乳头状癌

(一)概述

浸润性微乳头状癌(invasive micropapillary carcinoma)罕见,占乳腺浸润性癌 0.9%~2%。WHO 的定义为:在类似脉管的间质腔隙中肿瘤细胞呈小簇状排列的浸润性癌。

多数患者具有可触及的肿块,偶表现为乳腺 X 射线摄影片中的高密度影或微钙化。

(二)大体病理学表现

与浸润性癌(NST)大体病理表现相似。

(三)组织病理学特征

该肿瘤的微乳头样细胞簇缺乏纤维血管轴心,呈桑葚样或腺管、腺泡样,位于间质的腔隙中(图 19-10A)。肿瘤细胞簇呈现出一种所谓的"极性翻转"(inside-out)现象,即细胞簇的腔面向外。相当一部分病例可出现淋巴管血管侵犯。浸润性微乳头状癌常与浸润性癌(NST)混合存在;目前为止,对含有多少浸润性微乳头状癌成分才能直接诊断为浸润性微乳头癌尚缺乏统一标准。少数情况下,浸润性微乳头状癌可与黏液癌同时存在,此时究竟应诊断为混合性癌还是浸润性微乳头状癌的黏液亚型尚存在争议。

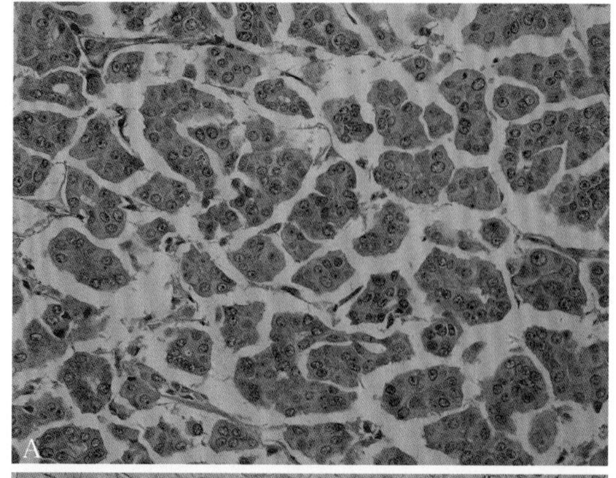

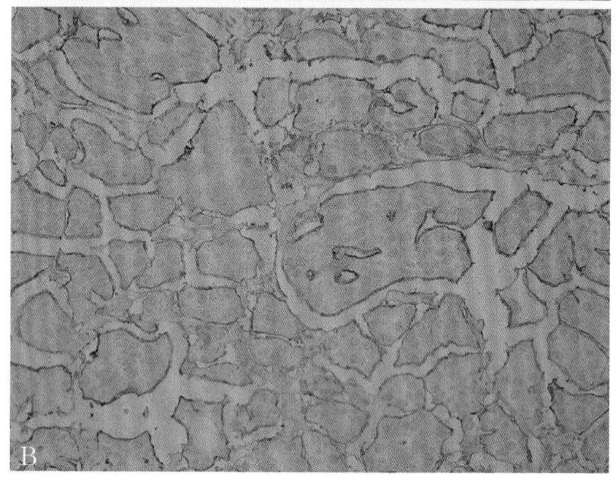

图 19－10 浸润性微乳头状癌

注：A. 微乳头状结构，细胞核呈中级别，核仁较清楚；B. EMA 染色显示"极性翻转"现象。

（四）免疫组化和分子遗传学

基因表达谱分型显示浸润性微乳头状癌大部分为管腔型。"极性翻转"的现象用上皮膜抗原(EMA)、黏液蛋白-1(muc-1)等免疫组化染色可以很好地体现(图 19－10B)，表现为阳性染色定位于腺腔的外缘。大部分浸润性微乳头状癌 ER 和 PR 阳性，部分病例存在 HER2 的过表达。浸润性微乳头状癌中 HER2 免疫组化可呈特殊的强而不完整的细胞膜染色(U 型染色或基底侧染色)，按照美国临床肿瘤学会-病理学家学会(ASCO-CAP)判读标准，＞10％强而不完整的细胞膜染色判为 HER2(2＋)。复旦大学附属肿瘤医院病理科对 147 例呈此类染色特征的浸润性微乳头状癌进行荧光原位杂交(FISH)检测 *HER2* 基因扩增状态，证实其中 30 例膜染色强阳性的病例均存在 *HER2* 基因扩增；117 例膜染色中等强度的病例中，38 例存在 *HER2* 基因扩增。因此，浸润性微乳头状癌细胞 HER2 染色呈"U"形强阳性且达到 10％时，应视作 HER2 阳性(3＋)。

（五）鉴别诊断

1. *浸润性癌*(NST) 由于制片而导致的癌巢周围间质收缩可形成类似于浸润性微乳头状癌的形态。此时用 EMA、muc-1 等染色观察是否存在癌细胞的"极性翻转"有助于鉴别诊断。浸润性癌(NST)中 EMA、muc-1 等阳性染色位于内部的腔面，而浸润性微乳头状癌位于外表面。

2. *转移性癌* 具有微乳头形态的转移性癌，如来源于卵巢、肺、膀胱的癌，此时结合病史并仔细寻找是否存在原位癌成分，免疫组化检测有助于鉴别诊断。

（六）预后

浸润性微乳头状癌具有高脉管侵犯率和高淋巴结转移率，易早期出现淋巴结转移。有荟萃分析结果显示浸润性微乳头状癌比浸润性癌(NST)更易发生局部复发，但浸润性微乳头状癌是否比相同年龄、分期和组织学级别、分子分型的浸润性癌(NST)预后更差尚存争议。有学者认为浸润性微乳头状癌预后较普通型导管癌差，但也有数据显示两者在总生存率、疾病特异生存率及无远处转移生存率等方面均没有显著差异。

九、伴有大汗腺分化的癌

（一）概述

伴有大汗腺分化的癌(carcinoma with apocrine differentiation)形态类似大汗腺细胞的浸润性癌。乳腺纯大汗腺癌罕见，90％以上的癌细胞具有大汗腺细胞的形态学和免疫组化特征时才能诊断为大汗腺癌。

患者的临床表现和病灶影像学特征与非大汗腺癌无明显差别。

（二）大体病理学表现

本病无特殊大体特征，与非大汗腺浸润性癌类似。

（三）组织病理学特征

伴有大汗腺分化的肿瘤细胞有两种细胞类型：

A型和B型。A型癌细胞体积大,胞质丰富,嗜伊红颗粒状,细胞核呈空泡状,核仁明显。纯粹由A型细胞组成的大汗腺癌需要与颗粒细胞瘤相鉴别。B型癌细胞细胞核与A型相似,胞质丰富,但其中常可见空泡状改变或呈泡沫样,与组织细胞或皮脂腺细胞相似。纯粹由B型细胞组成的大汗腺癌需与组织细胞增生或炎症性改变相鉴别。诊断大汗腺癌需满足以下标准:①形态学上具有经典的大汗腺分化的组织学特征;②免疫组化显示ER阴性、PR阴性、AR阳性、巨囊性病液体蛋白-15(GCDFP-15)阳性;③上述具有经典组织学特征和免疫表型的细胞占90%以上。

(四) 免疫组化和分子遗传学

免疫组化大汗腺癌细胞通常ER阴性、PR阴性、GCDFP-15和雄激素受体(AR)阳性(图19-11)。伴大汗腺癌分化的可伴*PIK3CA*/*PTEN*/*AKT*基因突变。约50%伴有大汗腺特征的癌基因表达谱分析显示"大汗腺分子标签",AR表达增加,与HER2阳性亚型有交叉。

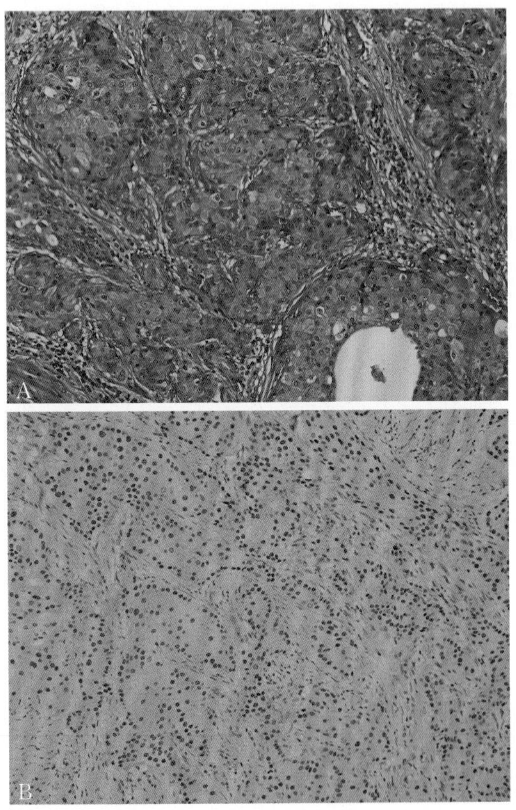

图19-11　大汗腺癌

注:A. 见大汗腺导管原位癌(右下方)及浸润性区域;B. 肿瘤细胞雄激素受体染色弥漫核阳性。

(五) 鉴别诊断

1. **良性大汗腺病变**　硬化性腺病基础上的大汗腺化生及不典型增生易被误诊为大汗腺癌,肌上皮的免疫组化标记有助于鉴别诊断。

2. **其他胞质丰富的特殊类型浸润性癌**　如分泌性癌、嗜酸细胞癌、富于脂质的癌等。免疫组化和特殊染色有助于鉴别诊断。如大汗腺癌GCDFP-15和AR阳性,富于脂质的癌脂肪染色阳性。

(六) 预后

对伴大汗腺分化的浸润性癌预后研究结果不一致。有研究显示伴大汗腺分化的浸润性癌预后与相同级别、分期的浸润性癌(NST)相似。也有研究显示大汗腺分化的癌预后更差。

十、化生性癌

(一) 概述

化生性癌(metaplastic carcinoma)是伴有鳞状上皮化生或间叶化生的乳腺癌,是一大组临床表现和病理特征均具有异质性的疾病。化生性癌占乳腺浸润性癌的0.2%~1%。2019版WHO乳腺肿瘤分类将化生性癌分为低级别腺鳞癌、纤维瘤病样化生性癌、鳞状细胞癌、梭形细胞癌、伴异源性间叶分化的化生性癌及混合性化生性癌等几类。

化生性癌的临床表现与浸润性癌(NST)无明显差别。大多数肿块边界较清,直径3~4 cm,少数肿块可大于20 cm。影像学上常表现为边界较清的致密肿块,有时可伴骨化,钙化不常见。

(二) 大体病理学表现

肿块通常质硬,边界较清,切面呈实性。如伴有鳞化或软骨化生,切面呈珍珠白或有光泽。体积较大的鳞状细胞癌可因坏死而切面出现大小不等的囊腔。

(三) 组织病理学特征

1. **低级别腺鳞癌**(low-grade adenosquamous carcinoma)　是一种形态上和皮肤腺鳞癌类似的化生性癌。肿瘤由3种主要成分组成:浸润性生长的腺管状结构、实性上皮细胞巢和梭形细胞纤维化间质。腺管呈浸润性生长，可在小叶间分布或侵入小叶，可呈"逗点状"或"泪滴状"(图 19－12)；细胞小，无明显异型性。腺管常有不同程度的鳞化。实性细胞巢也常有鳞化，可见到细胞间桥、角化珠和角化的囊腔形成。间质常呈"纤维瘤病样"，由温和的梭形细胞组成，可伴胶原化和玻璃样变性。低级别腺鳞癌有时与放射性瘢痕、硬化性腺病、硬化性乳头状瘤等并存。大部分低级别腺鳞癌患者预后较好。

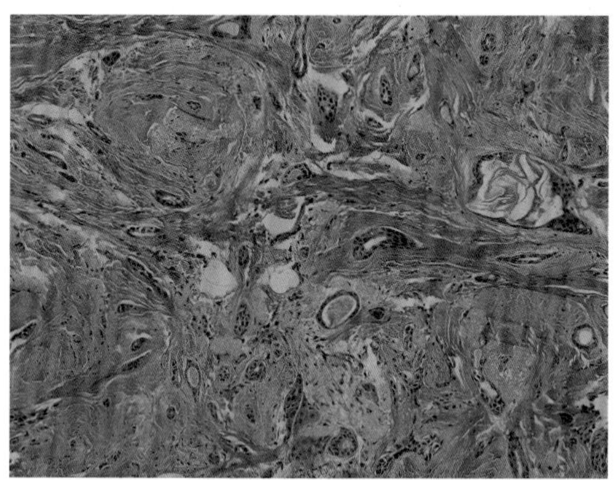

图 19－12　化生性癌——低级别腺鳞癌

注：浸润性生长的腺管呈"逗点状"或"泪滴状"，少数腺管有鳞化。间质胶原化和玻璃样变性。

2. *纤维瘤病样梭形细胞癌*（fibromatosis-like spindle cell carcinoma）　是一类罕见的恶性程度相对较低的化生性癌。因其形态学上的"良性"，易被误诊为其他乳腺梭形细胞增生性/肿瘤性病变。肿瘤形态类似纤维瘤病样改变(图 19－13A)，主要以轻-中度异型的梭形/成纤维细胞样或星形/肌成纤维细胞样细胞增生为主，可见"上皮样细胞团"或灶性浸润性癌区域或肿瘤性鳞状细胞，这些细胞可与梭形细胞相移行。梭形细胞常成片表达波形蛋白、广谱 CK(图 19－13B)及高分子量 CK，较少表达低分子量 CK。SMA 主要表达于 CK 阴性的细胞，有时与 CK 共表达。低度恶性纤维瘤病样梭形细胞癌不同于一般的化生性癌，预后相对较好，但也可局部复发和肺转移。

3. *鳞状细胞癌*（squamous cell carcinoma）　大体表现常为囊性肿块，细胞有不同程度的异型性和多形性(图 19－14)。癌细胞可呈现不同程度的鳞形分化，肿瘤浸润前沿常出现梭形细胞。鳞状细胞癌中最为特殊的亚型是棘层松解型，癌组织中形成不规则腔隙，内衬异型鳞状细胞，形态酷似腺样或

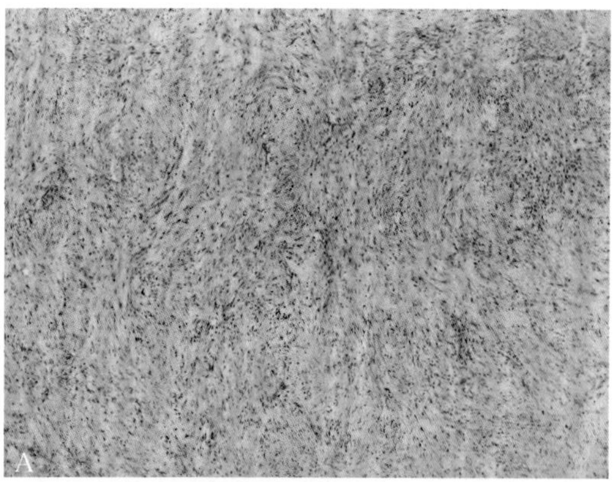

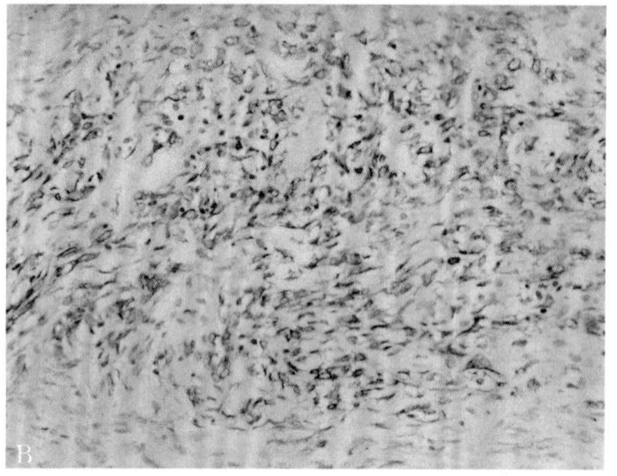

图 19－13　化生性癌——纤维瘤病样梭形细胞癌

注：A. 梭形细胞呈纤维瘤病样生长方式；B. 梭形肿瘤细胞表达 CK。

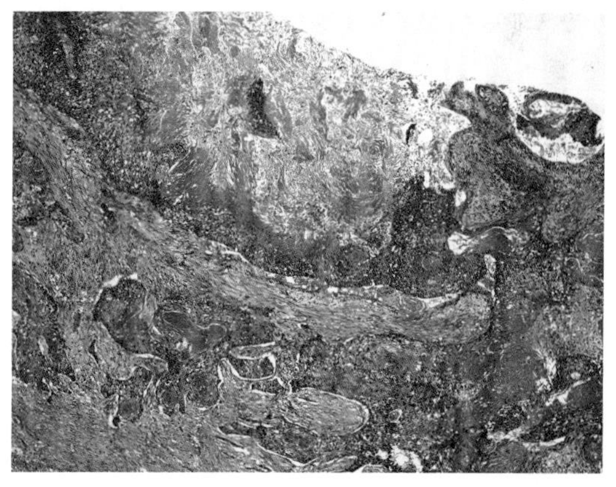

图 19－14　化生性癌——鳞状细胞癌

注：鳞状细胞癌细胞呈巢状分布，伴明显角化及囊性变。

交织脉管样，需要与血管肉瘤鉴别。鳞状细胞癌可与其他化生性癌如梭形细胞癌或浸润性癌(NST)混合存在。诊断乳腺鳞状细胞癌必须首先排除转移性

鳞状细胞癌如肺癌、宫颈癌等来源。

4. *梭形细胞癌*(spindle cell carcinoma)　由异型的梭形细胞组成,排列成束状或席纹状。该肿瘤需与其他乳腺梭形细胞病变相鉴别。在梭形细胞的周边存在导管原位癌成分,免疫组化显示肿瘤为上皮源性,均支持梭形细胞癌的诊断。

5. *伴异源性间叶分化的化生性癌*(metaplastic carcinoma with heterologous mesenchymal differentiation)　形态多样,上皮成分常表现为浸润性癌,间质出现各种异源性成分,从伴有骨化生、软骨化生到软骨肉瘤、骨肉瘤、横纹肌肉瘤、脂肪肉瘤、纤维肉瘤等。当间质成分为恶性时,称为癌肉瘤(carcinosarcoma)(图 19-15),是一种高度恶性的肿瘤。癌肉瘤中上皮成分多为浸润性癌(NST),但也可发生显著的鳞状化生。肉瘤成分可以是非特异性的肉瘤,也可以是横纹肌肉瘤、软骨肉瘤、骨肉瘤、脂肪肉瘤、纤维肉瘤等罕见肿瘤。

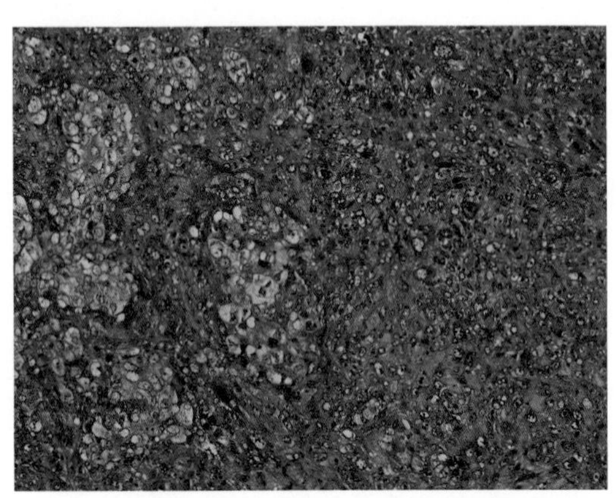

图 19-15　化生性癌——癌肉瘤

注:左侧见低分化癌成分,右侧见肉瘤成分。

6. *产生基质的癌*(matrix-producing carcinoma)是一种罕见的上皮/间叶混合性化生性癌,定义为"浸润性癌直接转化为黏液软骨样基质或骨样基质,中间无梭形细胞或骨母细胞过渡带"。笔者曾总结了 13 例(年龄 34～78 岁)产生基质的癌的临床病理学特征(图 19-16),大部分肿瘤呈结节状,边界较清楚。肿瘤细胞的分布方式可为周围型(近周边处肿瘤密度较高)或弥漫型。浸润性癌成分大部分为浸润性癌(NST),也可为少见类型的乳腺癌(如起源于乳腺微腺体腺病的浸润性癌)。大部分肿瘤 S-100 阳性,并表现为基底样型乳腺癌表型(ER 阴性、PR 阴性、HER2 阴性、CK5/6 或 EGFR 阳性)。

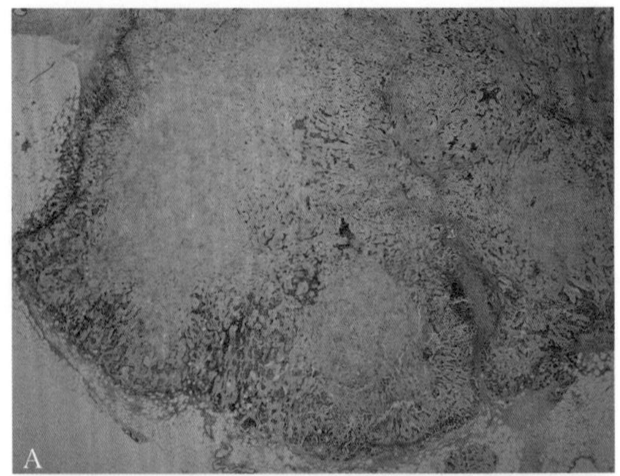

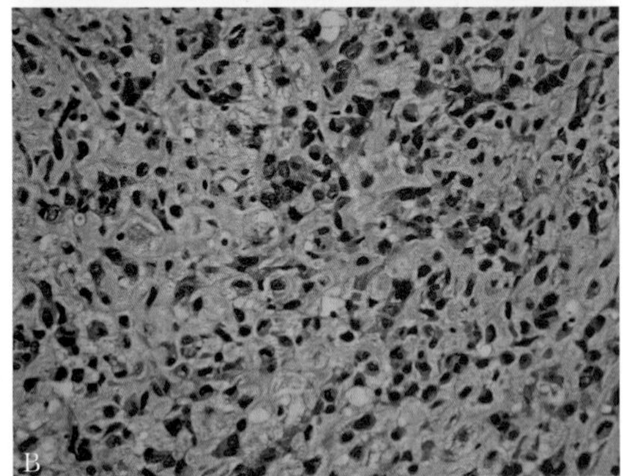

图 19-16　化生性癌——产生基质的癌

注:A. 肿瘤呈结节状,边界较清,周边区肿瘤细胞较丰富;B. 浸润性癌直接转化为黏液软骨样基质,中间无梭形细胞或骨母细胞过渡带。

(四) 免疫组化和分子遗传学

绝大部分化生性癌为三阴性乳腺癌(ER、PR 及 HER2 阴性),表达高分子量 CK5/6、CK14、p63 等。伴间叶分化的化生性癌中异源性成分可表达相应的标志物,如软骨成分表达 S-100。大部分化生性癌属于三阴性乳腺癌的基底样亚型或间充质样型。不同类型化生性癌既有共同的也有各自特异的遗传学改变。化生性癌富含 *PIK3CA* 通路、*TP53*、*TERT* 启动子等突变。鳞状细胞癌常见 *TP53* 和 *PIK3CA* 通路突变。梭形细胞癌和纤维瘤病样梭形细胞癌常见 *PIK3CA* 通路和 *TERT* 启动子突变。产生基质的癌中 *TP53* 突变较常见,缺乏 *PIK3CA* 通路和 *TERT* 启动子突变。低级别腺鳞癌常见 *PIK3CA* 突变。

(五) 鉴别诊断

1. *棘层松解型鳞状细胞癌与血管肉瘤*　棘细

胞溶解型鳞状细胞癌经充分取材，可找到典型鳞状细胞癌区域，免疫组化表达 CK 等上皮标志物，而不表达血管内皮标志物。

2. *梭形细胞化生性癌与纤维瘤病及其他梭形细胞肿瘤* 低度恶性纤维瘤病样梭形细胞癌需与纤维瘤病及结节性筋膜炎鉴别，梭形细胞鳞状细胞癌及其他梭形细胞化生性癌需与梭形细胞肉瘤鉴别。以梭形细胞为主的化生性癌可部分区或灶区表达上皮标志物，而纤维瘤病及其他梭形细胞肿瘤不表达上皮标志物。

3. *腺癌伴软骨样化生(包括产生基质的癌)与多形性腺瘤* 多形性腺瘤除上皮成分外，还有数量不等的肌上皮成分。

（六）预后

与同样级别和分期的浸润性癌(NST)相比，化生性癌淋巴结转移不常见，易发生脑和肺转移。对常规化疗灵敏度较低，新辅助化疗效果比普通类型的三阴性乳腺癌要差。化生性癌是一大组异质性疾病，不同类型的化生性癌的生物学行为也有所差别。大部分化生性癌恶性程度较高，侵袭性较强，如高级别梭形细胞癌、鳞状细胞癌和癌肉瘤；少数化生性癌恶性程度相对较低，预后相对较好，如低级别腺鳞癌和纤维瘤病样梭形细胞癌。

十一、神经内分泌肿瘤

（一）概述

神经内分泌肿瘤(neuroendocrine neoplasms)是形态上具有类似胃肠道和肺神经内分泌肿瘤特征的一组肿瘤，免疫组化检测弥漫表达神经内分泌标志物。

好发年龄为 60～70 岁，无特殊的临床特征。影像学可表现为境界较清楚的肿块。外周血的神经内分泌标志物水平可上升。

（二）大体病理学表现

无特殊的大体特征，可呈浸润性或膨胀性生长。伴黏液的肿块质地较软。

（三）组织病理学特征

2019 版 WHO 乳腺肿瘤分类将乳腺神经内分泌肿瘤分为神经内分泌瘤(neuroendocrine tumour, NET)和神经内分泌癌(neuroendocrine carcinoma, NEC)。

1. NET 是一种浸润性癌，形态学具备经典的低/中级别神经内分泌肿瘤的特点，如呈实性巢状(图 19－17)、小梁状、乳头状、岛状、腺泡样，细胞呈梭形、浆样，胞质丰富，嗜酸颗粒状，具有神经内分泌颗粒。突触素(synapsin)和嗜铬粒蛋白(chromogranin)免疫组化显示肿瘤细胞弥漫表达其中的 1 个或 2 个均呈弥漫阳性。如果形态并非典型的神经内分泌肿瘤形态，仅部分细胞表达神经内分泌标志物，则不应诊断为 NET，而应诊断为伴有神经内分泌分化的浸润性癌(NST)。有些乳腺肿瘤如实性乳头状癌、富于细胞的黏液癌神经内分泌标志物也可以阳性，但因为其有特殊的组织学形态，故不归为 NET。目前对于乳腺神经内分泌肿瘤的治疗仍主要采用乳腺癌的治疗策略，故在应用 NET 的诊断名称时，建议先明确为浸润性癌，并报告其组织学分级(Bloom-Richardson 分级法)。在 NET 的诊断中需要注意与消化道、肺等来源的转移性 NET 鉴别。

2. NEC 高级别浸润性癌，形态学具备高级别神经内分泌癌的特点，且弥漫均一地表达神经内分泌标志物。其形态与发生于肺的小细胞癌和大细胞癌相似，其诊断也要排除转移性 NEC。小细胞癌由细胞核深染的小细胞组成，胞质稀少(图 19－18)。大细胞神经内分泌癌细胞分化差，由呈实性片状的瘤细胞组成，细胞体积大，胞质中等量或较丰富。核分裂象多见，可出现坏死区。

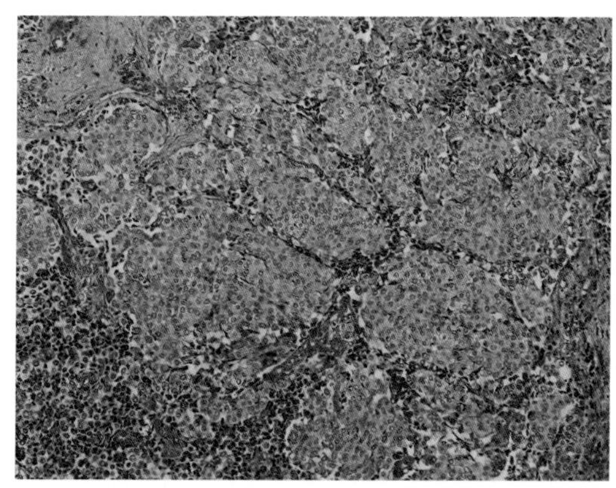

图 19－17 神经内分泌瘤

注：肿瘤细胞呈实性巢状排列，细胞胞质丰富，形态较温和。

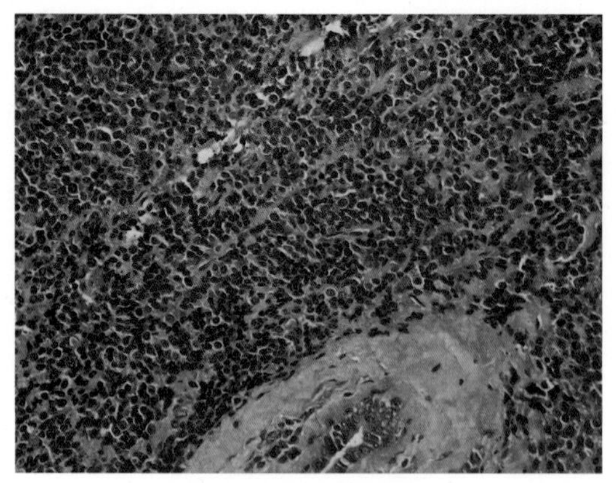

图 19-18 小细胞癌

注:肿瘤细胞核深染,胞质稀少。

(四) 免疫组化和分子遗传学

亲银或嗜银染色阳性。神经内分泌标志物突触素、嗜铬粒蛋白 A、CD56 等可不同程度阳性。分化好的神经内分泌肿瘤大多 ER 阳性、PR 阳性。基因表达谱分型显示神经内分泌肿瘤多为管腔型。

(五) 鉴别诊断

1. *转移性神经内分泌肿瘤* 需排除身体其他脏器的神经内分泌肿瘤转移可能后才考虑原发。乳腺小细胞癌与转移性小细胞癌形态上难以区分,免疫组化有助于鉴别诊断。乳腺小细胞癌 CK7 阳性,甲状腺转录因子 1(thyroid transcription factor 1, TTF1)阴性;而肺小细胞癌 CK7 多为阴性,TTF1 大多数阳性。存在导管原位癌区域,表达 ER、PR、GCDFP15、乳腺球蛋白(mammaglobin)、内皮转录因子 3(GATA3)等标志物均支持原发。

2. *浸润性小叶癌* 乳腺神经内分泌癌表达神经内分泌标志物和上皮钙黏素,而浸润性小叶癌均为阴性。

(六) 预后

目前仍有争议。组织学分级和临床分期是影响预后的主要因素。小细胞癌预后较差,但乳腺小细胞癌比相同分期的非小细胞肺癌预后要好。

十二、腺样囊性癌

(一) 概述

腺样囊性癌(adenoid cystic carcinoma, AdCC)为一类罕见的肿瘤性腺上皮和肌上皮细胞构成的浸润性癌,形态与发生于涎腺的腺样囊性癌相似,占乳腺癌的 0.1%~3.5%。

本病主要发生于老年女性,多表现为可触及的、单发的肿块。可发生于乳腺各象限,较常见于中央区。笔者曾报道 4 例腺样囊性癌,均为女性,年龄 53~76 岁,平均 63.5 岁,临床均表现为乳腺肿块。

(二) 大体病理学表现

大多数肿块边界清楚,可呈结节状,切面可见微囊,平均直径 3 cm。

(三) 组织病理学特征

乳腺腺样囊性癌可分为 3 种亚型:

1. *经典型腺样囊性癌* 由腺上皮和肌上皮两种细胞成分形成小管状、筛状或实体性结构,细胞异型性不明显,坏死和核分裂象均少见。肿瘤中央区常见筛状结构,近周边以小管状为主(图 19-19)。两种肿瘤细胞构成真假两种腺腔,是具有诊断价值的形态。腺上皮细胞形成真腺腔,常常较小而不明显,衬覆柱状立方状腺上皮细胞。肌上皮细胞构成假腺腔,呈大小不等的圆形、类圆形,腔内是内陷的基质、基底膜成分,可呈嗜碱性或嗜伊红染色,有的区域可见与周围基质相通。腺样囊性癌间质可呈黏液样或玻璃样变。

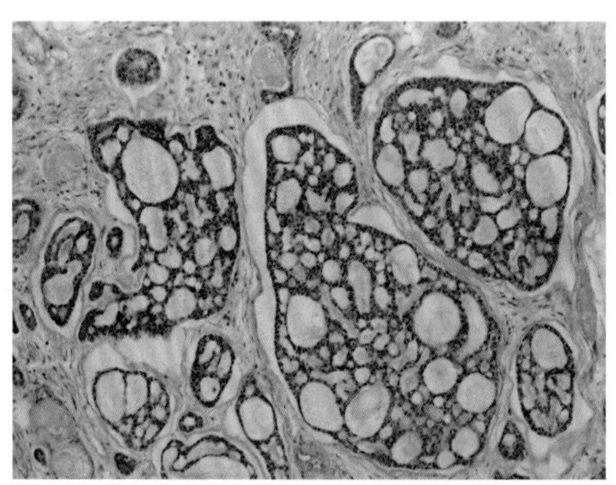

图 19-19 腺样囊性癌

注:典型的筛孔样结构。

2. *实体性基底样腺样囊性癌*(solid-basaloid AdCC, SB-AdCC) 肿瘤细胞排列成实性片状、巢团,主要为基底样细胞,细胞体积小,核卵圆形、深染，核仁不明显，胞质稀少，核质比大，坏死及核分裂象常见(可超过 5 个/10HPF)。

3. *腺样囊性癌伴高级别转化亚型*　类似涎腺中同名病变。在经典型腺样囊性癌形态中，出现去分化成分，有小细胞癌、浸润性癌(NST)、恶性腺肌上皮瘤等报道。

(四) 免疫组化和分子遗传学

多数腺样囊性癌为 ER、PR、HER2 阴性，表达 MYB 蛋白。免疫组化染色显示腺上皮细胞 CK7、EMA、CD117 等标记阳性，肌上皮细胞 CK5/6、P63、钙调理蛋白、SOX10、CD10 等标记阳性。

乳腺腺样囊性癌可以检测到与涎腺腺样囊性癌同样的染色体易位 t(6;9)(q22-23;p23-24)，形成 *MYB-NFIB* 融合基因。实体性基底样腺样囊性癌中部分病例可检测到 *Notch* 基因突变。

(五) 鉴别诊断

腺样囊性癌需与胶原小体病和筛状型乳腺癌鉴别。

1. *胶原小体病*　是一种累及小叶和小导管的良性病变，多为偶然发现。形态学上表现为圆形、无细胞性、嗜酸性或透明变性状无定形物质，其周围为肌上皮标志物阳性细胞。胶原小球不呈浸润性生长，而累及原先存在的导管、小叶或上皮增生性病变。

2. *筛状型乳腺癌*　包括浸润性筛状癌和筛状型导管原位癌，具有明显的筛状结构，但筛孔中玻璃变性样物质少见，而可见坏死物质。免疫组化标记，浸润性筛状癌 ER、PR 阳性而腺样囊性癌多为阴性；浸润性筛状癌筛孔周围为上皮细胞，表达上皮标记而肌上皮标志物阴性，而腺样囊性癌筛孔周围多为肌上皮标志物阳性，部分真腺腔周围上皮标志物也可阳性。

实体性基底样腺样囊性癌相对少见，诊断时需与小细胞癌、淋巴瘤、化生性癌等鉴别。

(六) 预后

经典型腺样囊性癌预后较好，较少发生淋巴结或远处转移，治疗采用单纯乳房切除或保乳手术加放疗，不主张行腋淋巴结清扫。实体性基底样腺样囊性癌复发和转移率均高于经典型腺样囊性癌。腺样囊性癌发生转移常至肺，实体性基底样腺样囊性癌较易远处转移，可转移至骨和肝。对实体性基底样腺样囊性癌的预后研究还有待更多病例积累和长期随访。

十三、分泌性癌

(一) 概述

分泌性癌(secretory carcinoma)是一种罕见的乳腺癌，占乳腺浸润性癌不到 0.05%。该肿瘤在细胞内和细胞外含有大量分泌物质，1966 年由 McDivitt 和 Stewart 首先描述，因报道的病例均为儿童，故被称为“幼年性乳腺癌”。此后在成年人中也发现相似的病例，故更名为“分泌性癌”。

该肿瘤可发生于任何年龄，但更好发于年轻女性，在男性中也有乳腺分泌性癌的报道。由于该肿瘤常表现为孤立性、边界清楚的肿块，因此在年轻女性中临床上常误诊为纤维腺瘤。相当一部分病例位于乳晕附近。在儿童和男性中更易发生于乳晕附近。

(二) 大体病理学表现

该肿瘤常表现为活动度尚可的边界清楚的肿块。肿瘤直径 0.5～16 cm，平均 2 cm。

(三) 组织病理学特征

该肿瘤主要表现为 3 种生长方式：①微囊状(蜂窝状)(图 19 - 20)：由多个小囊腔组成，并可以合并成大的腔隙，如甲状腺滤泡；②肿瘤呈实性，瘤细胞较为密集；③腺管样结构，其中含有分泌物。主要由两种肿瘤细胞组成，其中一种肿瘤细胞较常见，细胞含有大量淡染的颗粒状胞质，可呈泡沫样；

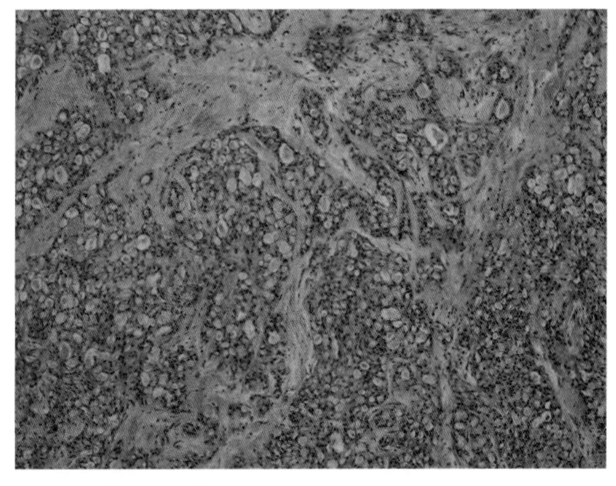

图 19 - 20　分泌性癌

注：肿瘤组织呈微囊状(蜂窝状)结构，微囊内见分泌物。

细胞核呈卵圆型,有小核仁。另一种肿瘤细胞较少见,细胞质内含丰富嗜酸性颗粒,核圆,核仁明显。肿瘤中核分裂象较少,坏死罕见。除上述 3 种主要生长方式外,少数分泌性癌可以表现为局部或以乳头状生长模式为主。笔者曾总结了 15 例分泌性癌的临床病理特征,包括 13 例女性和 2 例男性,年龄 10～67 岁。肿块最大径 1.0～5.5 cm,大部分位于乳腺外上象限。形态上最主要的特征是出现细胞内和细胞外的分泌物,细胞形态较温和,异型性不明显。

(四) 免疫组化和分子遗传学

特殊染色显示分泌物黏液卡红,AB/PAS 染色阳性。瘤细胞 ER、PR 及 HER2 多为阴性,S-100 和 CK5/6 常为阳性。笔者总结的 15 例分泌性癌中,所有病例均 ER、PR、HER2 阴性,87%的病例表达 CK5/6 或 EGFR 等基底样标志物,表现为基底样表型。大部分分泌性癌都携带 t(12;15)染色体易位,形成 *ETV6-NTRK3* 融合基因。应用反转录-聚合酶链反应(RT-PCR)、FISH、二代测序(NGS)等方法均可检测 *ETV6-NTRK3* 融合基因。Pan-TRK 单克隆抗体免疫组化染色可用于 *NTRK* 融合基因的初筛。

(五) 鉴别诊断

其他胞质丰富的特殊类型浸润性癌有大汗腺癌、嗜酸细胞癌、富于脂质的癌、印戒细胞癌等,免疫组化和特殊染色有助于鉴别诊断。如大汗腺癌 GCDFP-15 阳性,富于脂质的癌脂肪染色阳性。印戒细胞癌肿瘤细胞核异型性相对明显,可出现坏死和较多的核分裂象,小叶源性的印戒细胞癌可表达上皮钙黏素。乳头状生长模式为主的分泌性癌需与乳腺其他乳头状肿瘤鉴别。

(六) 预后

儿童和青少年中发生的分泌性癌预后极佳,但随着年龄的增长,预后稍差。少数患者可出现淋巴结转移,一般淋巴结阳性个数小于 3 个。有报道 20 年后肿瘤出现复发,因此需要长期随访。

十四、极性翻转的高细胞癌

(一) 概述

极性翻转的高细胞癌(tall cell carcinoma with reversed polarity, TCCRP)非常罕见。形态学特点为肿瘤呈实性或实性乳头状生长方式,瘤细胞呈高柱状,常伴有细胞核的极性翻转。该肿瘤中最常见的基因突变为 *IDH2* R172 热点突变。

患者平均年龄 64 岁(39～89 岁)。临床上多表现为乳腺 X 线摄片上的结节或可触摸到的结节。超声检查常表现为低回声病变。

(二) 大体病理学表现

TCCRP 常表现为境界清楚的质硬结节,肿瘤直径 0.6～5.0 cm,中位 1.5 cm。

(三) 组织病理学特征

肿瘤细胞呈实性巢状排列及乳头状结构,境界清楚。瘤细胞呈高柱状或立方状,具有丰富的嗜酸性胞质,提示肿瘤细胞内含有大量线粒体结构。细胞核呈圆形或卵圆形,染色质空亮,可见核沟,部分病例中还可见核内包涵体,核分裂象少见。该肿瘤最具特征性的形态特点为细胞核的极性翻转,即细胞核靠近细胞的腔面,而不位于基底层(图 19 - 21)。

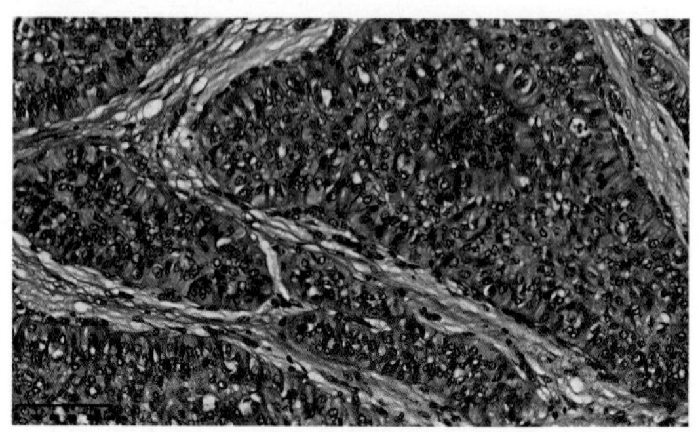

图 19 - 21　极性翻转的高细胞癌

注:肿瘤细胞呈实性巢状排列及乳头状结构,瘤细胞呈高柱状,细胞核极性翻转。

(四) 免疫组化和分子遗传学

60%的肿瘤为 ER 阴性,其余 ER 呈局灶弱阳性。HER2 均为阴性。Ki-67 增殖指数一般<20%。CK5/6 多为阳性。TCCRP 的特征性分子遗传学改变为 *IDH2* R172 热点突变,见于 84%的病例。应用 *IDH2* 突变特异性免疫组化抗体或检测 *IDH2* 突变,有助于该肿瘤的诊断。

(五) 鉴别诊断

1. *实性乳头状癌*　实性乳头状癌细胞呈梭形多边形或浆样、印戒样，缺乏高细胞亚型乳头状癌经典的细胞学特点。免疫组化示激素受体强阳性，CK5/6 阴性，部分病例神经内分泌标志物阳性。

2. *导管内乳头状瘤伴普通型增生*　导管内乳头状瘤伴普通型增生虽然 CK5/6 阳性，但 ER 也有部分阳性，且导管周围存在肌上皮。缺乏高细胞亚型乳头状癌经典的细胞学特点。

(六) 预后

TCCRP 的生物学行为呈惰性，预后较好。绝大部分患者无病生存(随访时间 3～132 个月)，仅极个别病例呈侵袭性的生物学行为。由于该型乳腺癌非常罕见且报道有限，因此治疗方案的选择目前尚无定论。

十五、炎性乳腺癌

(一) 概述

炎性乳腺癌(inflammatory carcinoma)的命名来源于其独特的临床特征，是一种局部晚期的乳腺癌。炎性乳腺癌并不是一个病理学诊断，而是一种临床诊断，这种临床诊断具有其特殊的病理学基础。炎症症状由大量淋巴管癌栓引起，但真皮内淋巴管癌栓不是诊断炎性乳腺癌所必需的。

15%的患者累及双侧乳腺，乳腺弥漫性红斑、水肿(橘皮样变)等并累及单侧乳房表面皮肤 1/3 以上。

(二) 大体病理学表现

肿瘤可弥漫累及整个乳腺或表现为体积较大的乳腺肿块。

(三) 组织病理学特征

组织学上炎性乳腺癌并没有明显的炎症性改变，大多表现为非特殊类型的浸润性癌(NST)，Ⅲ级，肿瘤细胞侵犯真皮层或皮下组织内的脉管(图 19－22)。真皮乳头层和网状层中的淋巴管和毛细血管扩张导致乳腺区皮肤的弥漫水肿和增厚。据报道，50%～80%的病例中可见真皮层的淋巴管侵犯，但目前 NCCN 乳腺癌诊疗指南中对炎性乳腺癌的诊断并不要求必须有淋巴管/血管侵犯(LVI)。需要注意的是，在临床疑为炎性乳腺癌患者的皮肤活检标本中，有时由于取材所限，并不一定能看到真皮层的 LVI。而有些乳腺癌真皮层中可见 LVI，但临床缺乏炎性乳腺癌的症状，因此仅凭真皮内 LVI 并不能诊断为炎性乳腺癌。

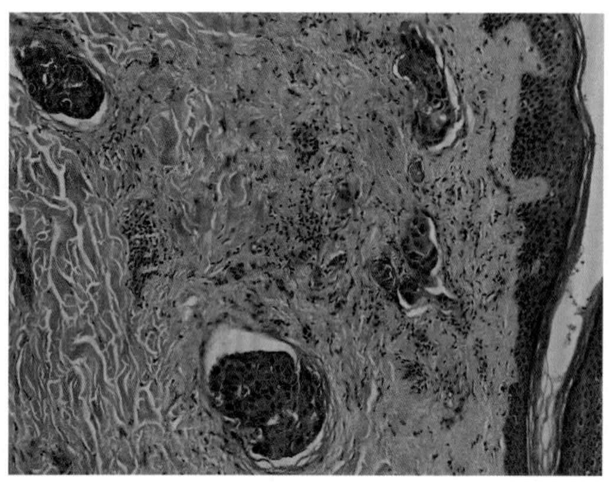

图 19－22　炎性乳腺癌

注：真皮层大量脉管内见癌栓。

(四) 免疫组化和分子遗传学

50%左右的病例 ER、PR 阴性，40%左右的病例 HER2 阳性。

(五) 预后

炎性乳腺癌患者预后较差，5 年生存率为 25%～45%。

(水若鸿　徐晓丽　杨文涛)

参考文献

[1] 杨文涛，张廷璆，沈铭昌，等. 乳腺腺样囊性癌临床病理特点及文献复习[J]. 临床与实验病理学杂志，2005，21：10－13.

[2] 于宝华，涂小予，杨文涛. 乳腺高细胞亚型的乳头状癌一例[J]. 中华病理学杂志，2015，44(11)：811－812.

[3] 周若骥，胡春燕，喻林，等. 具有基底细胞样特征的乳腺实体性腺样囊性癌的临床病理学观察[J]. 中华病理学杂志，2012，41(12)：803－807.

[4] DWYER J B，CLARK B Z. Low-grade fibromatosis-

like spindle cell carcinoma of the breast [J]. Arch Pathol Lab Med, 2015,139(4):552 - 557.

[5] ELSTON C W, ELLIS I O. Pathological prognostic factors in breast cancer. I. The value of histological grade in breast cancer: experience from a large study with long-term follow-up [J]. Histopathology, 1991,19(5):403 - 410.

[6] EMILY R M, NICHOLAS A Z, CELINA G K. Metaplastic breast carcinoma update on histopathology and molecular alterations [J]. Arch Pathol Lab Med,2019,143(12):1492 - 1496.

[7] FUSCO N, GEYER F C, DE FILIPPO M R, et al. Genetic events in the progression of adenoid cystic carcinoma of the breast to high-grade triple-negative breast cancer [J]. Mod Pathol, 2016,29(11):1292 - 1305.

[8] GIOVANNI B, ANTONIO I, VALERIA B, et al. An updated review of cribriform carcinomas with emphasis on histopathological diagnosis and prognostic significance [J]. Oncol Rev, 2017,11(1):317.

[9] HICKS D G, LESTER S C. Diagnostic pathology breast [M]. Canada: Amirsys, 2011.

[10] HODA S A, BROGI E, KOERNER F C, et al. Rosen ' s breast pathology. [M]. 4th ed. Philadelphia: Lippincott Williams & Wilkins, 2014.

[11] KOUFOPOULOS N, GOUDELI C, SYRIOS J, et al. Mucinous cyst adenocarcinoma of the breast: the challenge of diagnosing a rare entity [J]. Rare Tumors, 2017,9(7016):98 - 100.

[12] LAKHANI S R, ELLIS I O, SCHNITT S J, et al. World Health Organization classification of tumours: World Health Organization classification of tumours of the breast [M]. Lyon: IARC Press, 2012.

[13] LI D, XIAO X, YANG W, et al. Secretory breast carcinoma: a clinicopathological and immunophenotypic study of 15 cases with a review of the literature [J]. Mod Pathol, 2011,25(4):567 - 575.

[14] LOZADA J R, BASILI T, PAREJA F, et al. Solid papillary breast carcinomas resembling the tall cell variant of papillary thyroid neoplasms (solid papillary carcinomas with reverse polarity) harbour recurrent mutations affecting IDH2 and PIK3CA: a validation cohort [J]. Histopathology, 2018,73(2):339 - 344.

[15] MARTINEZ S R, BEAL S H, CANTER R J, et al. Medullary carcinoma of the breast: a population-based perspective [J]. Med Oncol, 2010, 28(3): 738 - 744.

[16] MCCART REED A E, KUTASOVIC J R, LAKHANI S R, et al. Invasive lobular carcinoma of the breast: morphology, biomarkers and 'omics [J]. Breast Cancer Res, 2015,17(1):12.

[17] O'MALLEY F P, BANE A. An update on apocrine lesions of the breast [J]. Histopathology, 2008,52(1):3 - 10.

[18] PEROU C M, SORLIE T, EISEN M B, et al. Molecular portrait of human breast tumors [J]. Nature, 2000,406(6797):747 - 752.

[19] RAKHA E A, COIMBRA N D, HODI Z, et al. Immunoprofile of metaplastic carcinomas of the breast [J]. Histopathology,2017,70(6):975 - 985.

[20] RAKHA E A, LEE A H, EVANS A J, et al. Tubular carcinoma of the breast: further evidence to support its excellent prognosis [J]. J Clin Oncol, 2010,28(1):99 - 104..

[21] RIGHI L, SAPINA A, MARCHIO C, et al. Neuroendocrine differentiation in breast cancer: established facts and unresolved problems [J]. Semin Diagn Pathol, 2010,27(1):69 - 76.

[22] RINDI G, KLIMSTRA D S, ABEDI-ARDEKANI B, et al. A common classification framework for neuroendocrine neoplasms: an International Agency for Research on Cancer (IARC) and World Health Organization (WHO) expert consensus proposal [J]. Mod Pathol, 2018,31(12):1770 - 1786.

[23] SHUI R, BI R, CHENG Y, et al. Matrix-producing carcinoma of the breast in the Chinese population: a clinicopathological study of 13 cases [J]. Pathol Int, 2011,61(7):415 - 422.

[24] SHUI R, CHENG Y, YANG W, et al. Secretory breast carcinoma with a papillary-predominant pattern: an unusual morphological variant [J]. Histopathology, 2017,71(3):488 - 493.

[25] SHUI R, LI A, YANG F, et al. Primary squamous cell carcinoma of the breast with unusual basal-HER2 phenotype [J]. Int J Clin Exp Pathol, 2014,7(8):5203 - 5209.

[26] SUN X, ZUO K, YAO Q, et al. Invasive apocrine carcinoma of the breast: clinicopathologic features and comprehensive genomic profiling of 18 pure triple-negative apocrine carcinomas [J]. Mod Pathol, 2020,33(12):2473 - 2482.

[27] TAN P H, TSE G M, BAY B H. Mucinous breast lesions: diagnostic challenges [J]. J Clin Pathol, 2008,61(1):11 - 19.

[28] WHO Classificaion of Tumours Editorial Board. Breast tumours, Lyon (France):International agency for research on cancer[S]. WHO Classification of Tumours series,2019.

[29] WU Y, ZHANG N, YANG Q. The prognosis of invasive micropapillary carcinoma compared with invasive ductal carcinomain the breast: a meta-analysis [J]. BMC Cancer, 2017,17(1):839.

[30] XU X, BI R, SHUI R, et al. Micropapillary pattern in pure mucinous carcinoma of the breast- does it matter or not [J]. Histopathology, 2019,74(2):248 - 255.

[31] ZHAO J, LANG R, GUO X, et al. Clinicopathologic characteristics of pleomorphic carcinoma of the breast [J]. Virchows Arch, 2010,456(1):31 - 37.

[32] ZHOU S, YANG F, BAI Q, et al. Intense basolateral membrane staining indicates HER2 positivity in invasive micropapillary breast carcinoma [J]. Mod Pathol, 2020,33(7):1275 - 1286.

[33] ZHOU S, YU L, ZHOU R, et al. Invasive breast carcinomas of no special type with osteoclast-like giant cells frequently have a luminal phenotype [J]. Virchows Arch, 2014,464(6):681 - 688.

第二十章

激素受体与乳腺癌

众所周知，乳腺癌细胞的生长受多种因子的调控，包括类固醇激素如雌激素、雄激素、孕激素等。实际上，人们很早就认识到激素尤其是女性激素在乳腺癌的发生过程中起着非常重要的作用。

一个世纪前，Beatson 报告用卵巢切除控制了无法手术的乳腺癌患者的病情进展。1907 年，Cori 等曾用高癌系小鼠进行实验，观察去除卵巢的乳腺癌发生情况。结果发现，对于出生后不久的雌鼠，切除卵巢可防止乳腺癌发生；对于出生后 2~5 个月的雌鼠可降低乳腺癌的发生率。

1900 年，Boyd 等报告，有 1/3 绝经期前的晚期乳腺癌患者，在切除卵巢后病情得到缓解，认为乳腺癌对内分泌治疗的反应有选择性。20 世纪 60 年代后，Jacobson 和 Jensen 等采用放射性核素标记技术发现了雌激素受体（ER），这种现象才得以解释。

研究表明，有的肿瘤细胞恶变时，细胞可以部分或全部保留正常的受体系统，肿瘤细胞含有激素受体的功能与正常细胞相似，说明该肿瘤细胞的生长仍然依赖原来的激素环境调节，这类肿瘤称为激素依赖性肿瘤，临床上称为激素受体阳性肿瘤；相反，有些肿瘤在癌变过程中，其受体系统保留很少或完全丧失，不能再作为激素的靶细胞，其生长不再受激素的控制与调节，属于非激素依赖性肿瘤。如此就将肿瘤细胞内激素受体水平视为预测内分泌治疗效果及判断预后的指征。

随着对激素受体结构功能的深入研究及检测方法的不断完善，目前，激素受体检测的临床价值越来越受到重视。

第一节　雌激素受体的分子结构与功能

一、ER-α 的结构与功能

（一）ER-α 的结构

ER 有两种亚型：ER-α 和 ER-β。ER-α 即为经典的 ER。

ER-α 是核表面受体家族中的一员。人类 ER-α 的基因包括 14 万个碱基对，位于 6 号染色体长臂上，其中 8 个外显子编码含 595 个氨基酸残基的蛋白质，该蛋白质定位于核内，分子量为 67 000，包括 A/B～F 5 个功能区。

ER-α 的 Aa/B 功能区由 180 个氨基酸残基组成，序列高度保守，含有交互激活功能区 1（AF1）。另一交互激活功能区 2（AF2）位于 E 区，AF1 能不依赖 AF2 完成激活功能，但多种情况下 AF1 和 AF2 起协同作用。另有报道 A/B 区还能结合 C-fos-Jun 结合因子，然后与 Ap-1 信号转导系统联系，这可能是他莫西芬耐药性及他莫西芬刺激肿瘤生长的机制之一。

C 功能区包括 83 个氨基酸残基，为 DNA 结合域（DNA-binding domain，DBD），在整个表面核受体家族中为高度保守的区域，含有 66 个氨基酸残基的核心序列（第 185～250 位氨基酸），这与 ER-α DNA 位点的高度亲和力有关。缺失突变研究证实 C 功能区的 DBD 与 DNA 上雌激素反应元件（estrogen response element，ERE）结合。

C-D交界区被称为链接区(hinge region),与热激蛋白 90(heat shock protein-90, HSP-90)相关。HSP-90 与 ER 结合代表了非活化状态,可维持游离 ER-α 的稳定性,并与激素受体对激素的高亲和力有关。配体与 ER-α 结合后,HSP-90 即与 ER-α 解离。

E 区(第 302～533 位氨基酸)是最大的功能区,也是最保守的部位。该区含有激素结合域(hormone binding domain, HBD),有激素依赖性转录活性功能。目前已清楚激动剂和 ER-α 拮抗剂能诱导不同的 HBD 的构型变化,导致不同的转录方式,发挥不同的生物学功能。

羧基末端的 F 区并不保守,其功能尚未完全清楚。

(二) ER-α 的功能

ER-α 能够通过经典的 ERE 途径活化基因转录。雌激素如雌二醇及其异构体已烯雌酚弥散于核中与 ER-α 结合,雌激素结合的 ER 异构体变换空间构象导致其与 HSP-90 分离,加上协同活化因子的作用使单体二聚化,进一步活化转录机制,调控基因表达。人们在实验研究中发现一系列不同分子量(300 000、150 000～170 000、90 000～110 000)的蛋白质,这些蛋白质与 ER-α 的 HBD 以一种激素依赖方式相连。这些蛋白质有一些共同雌激素受体相关蛋白(estrogen receptor associated protein, ERAP)的作用,还依赖于 ERAP 及 AF2 功能的完整性。激素依赖的 ER-α 与 ERAP 相关联,与激素介导的转录有关,说明 ERAP 可能为 ER-α 的协同活化因子。

除了 ER-α 的激素依赖性活化作用,ER-α 还有非激素依赖性活化作用。ER-α 可被其他多种因子如多巴胺、转化生长因子(TGF)、胰岛素样生长因子(IGF)、IGF-1 等诱导活化。有学者报道 EGF 能模拟雌激素刺激小鼠子宫的生长。表皮生长因子(EGF)能使 AB 区 118 位丝氨酸磷酸化,主要通过促分裂原活化的蛋白激酶(mitogen-activated protein kinase, MAPK)途径,因此在缺乏雌激素时能活化 ER-α 介导的转录机制。在人体内,ER-α 的 82～121 位氨基酸也可通过周期蛋白 A(cyclin A)-周期蛋白依赖性激酶 2(CDK2)复合物被磷酸化。周期蛋白 A 可以增强激素依赖性和非激素依赖性的转录活化作用。另外,人们发现周期蛋白 D1 在胚胎期乳腺上皮细胞的发育过程中有重要作用,在一些乳腺癌细胞中呈高表达。

二、ER-β 的结构与功能

近年来,ER 研究的最大进展就是发现了 ER-α 的同源异构体 ER-β,两者在功能上截然不同,但存在一定的联系。

1996 年,Mosselman 等从人睾丸组织中克隆出一种新型雌激素受体,并命名为雌激素受体 β,即 ER-β,这是发现的第一种不同基因编码的甾体激素受体亚型,立即引起了广泛关注。

ER-β 的基因位于 14 号染色体的 $14q^{22\sim24}$ 区,由 40 kb 碱基组成,编码由 530 个氨基酸残基组成的分子量为 59 200 的蛋白质。与 ER-α 相同,从编码区的 5′～3′端,其在结构上分为 5 个区域,而在功能上可分为 4 个区域。已知 ER-β 和 ER-α 的 DBD 有 96%的同源性,从而认为两者具有相同的 ERE;而在 HBD 和位于氨基酸末端的反式激活功能区,两者间分别只有 53%和 30%的同源性,表明两个受体可能具有不同的转录激活功能。ER-β 的作用机制与 ER-α 类似,与雌激素结合后发生变构作用,形成二聚体与 ERE 结合启动基因转录、翻译,从而发挥生物学效应。ER-β 也可形成同源二聚体,或与 ER-α 形成异源二聚体与 ERE 结合。

三、ER-α 与 ER-β 的功能差异

ER-α 与 ER-β 结构的不同决定了它们功能上的差异。两者虽有几乎相同的 DBD,但在氨基末端和羧基末端转录激活区两者的氨基酸序列不同,因而介导了不同的转录激活作用。两种受体亚型独特的转录激活区域,以及不同的组织分布,可能是靶组织对雌激素反应有差异的重要决定因素。

四、ER 的变异体和突变体

变异体是指与野生型 ER 由同一个基因编码,但由于外显子的选择性剪接而出现部分氨基酸片段缺失或插入的一组受体亚型。ER-α 和 ER-β 都有几种 mRNA 的变异体,ER-α 的变异体如第 3 外显子缺失,又如在配体结合区中插入 23 个氨基酸残基,这些变异在乳腺癌生长和耐药的产生中有重要意义。ER-β 的一种变异体为在配体结合区插入 18 个氨基酸残基(ER-β2),另一种为 DNA 结合区缺失

(ER-β1-δ3)。研究发现,乳腺癌组织和正常乳腺组织中,ER 变异体 mRNA 的表达谱及其与野生型 mRNA 的比例存在明显差异,因而提示 ER 的变异体可能对乳腺癌变过程中雌激素作用的变化起重要作用。所有变异体均能被翻译成具有功能的蛋白质,但其生理和病理学意义尚需进一步研究,目前已经有可识别不同 ER 变异体的单克隆抗体可供实验研究。

ER 突变体与变异体不同,它是编码 ER 的基因序列发生点突变而导致结构和功能的差异。尽管许多学者试图用 ER 的突变体来解释乳腺癌对内分泌治疗的继发性耐药现象,但实际情况并非如此。一项较早期的研究指出,ER 突变体不仅不常见,而且与肿瘤对他莫昔芬的耐药无关。

第二节　雌激素受体的分布及表达

一、ER 的分布

靶细胞几乎所有的 ER 结合活性都定位于细胞核,但 ER 蛋白是在胞质溶酶体或粗面内质网上合成,且必须在核内并附着于染色之上才能发挥其调节等一系列功能。缺失突变研究发现,A/B、C 和部分 D 区组成的截短型 ER 位于细胞核,包含部分 D 区、全部 E 区和 F 区的截短型 ER 位于细胞质。在未知 E 区结合时,细胞内的 ER 和 HSP-90 形成 ER-HSP-90 复合物。D 区和 HSP-90 结合的部分对核定位非常重要。实际上 ER 和 HSP-90 的结合可能只在细胞核中发生。ER 包含了核定位信号。HSP-90 一方面有助于受体与激素的结合,另一方面遮蔽受体与 DNA 的结合部位,使之与 DNA 只能松散结合。当不存在激素时,由于 ER 与 HSP-90 的结合,ER 很容易从核上解离,这就是为什么早期实验中认为破碎细胞后 ER 都是从胞质中提出的。

ER 广泛分布于两性生殖器官、心、脑、肾、骨等。人体内除雌激素靶器官外,乳腺癌、垂体腺瘤、肝癌、卵巢癌、子宫内膜癌及前列腺癌等多种肿瘤组织和细胞中也存在 ER 特异结合位点。

二、ER 的表达

1. *ER-α 的表达*　采用免疫组化方法可以在正常乳腺上皮细胞中检测到 ER-α 蛋白,但几乎都集中在终末导管小叶单位(TDLU),而且阳性细胞比例平均仅占 TDLU 细胞数的 30%。有个别报道在部分少女和孕妇的乳腺间质细胞(成纤维细胞和脂肪细胞)中也存在 ER-α;而至今尚未发现正常乳腺组织的肌上皮细胞内有 ER-α 的表达。在大约 70% 的浸润性乳腺癌中,可以检测到明显高于正常水平的 ER-α 蛋白(免疫组化法或配体法)。另外,来自流行病学的研究发现,ER-α 在乳腺癌患者的正常乳腺组织中的表达高于非乳腺癌患者的乳腺组织;而乳腺癌高发人群较低发人群的乳腺上皮中有更多 ER-α。这些研究均提示由 ER-α 介导的雌激素的作用通路在乳腺癌变过程中发生了显著变化。

处于乳腺增殖活跃期的正常育龄妇女,TDLU 中 ER-α 阳性率并不高,一般低于 20%;但随着年龄的增长,其表达会不断增加,至绝经后可达 50%,此后便处于一个相对稳定的水平。

若比较乳腺癌和癌旁乳腺组织,可以清楚地发现 ER-α 显著增高。在高度但非不典型增生的乳腺导管上皮中,ER-α 的表达较正常导管上皮增加,但仍然保持着随年龄增长而增高的特征。而几乎所有导管上皮非典型增生(ADH)病灶都高表达 ER-α 并且不存在年龄差异。大约 75%的导管原位癌(DCIS)病灶内有较高水平的 ER-α,并且表达不存在年龄差异,但与 DICS 的分级呈负相关,即组织分化较差,坏死程度高的 DCIS, ER-α 不表达或者低表达。此外,90%以上的小叶原位癌(LCIS)也表达 ER-α。ER-α 的表达随着乳腺癌前病变的升级而失去年龄差异的特点,反映了其在乳腺癌变过程中不断增强的自主性和失控性。有研究显示,从 ADH 到 DCIS,随着病变的进展,ER-α 阳性率及阳性细胞百分比均逐渐降低。大约 70%的人类浸润性乳腺癌为 ER 阳性。

2. *ER-β 的表达*　自 ER-β 被发现以来,就陆续有报道它在人类正常乳腺组织中包括 RNA 和蛋白质的表达水平,结果发现 ER-β 几乎存在于所有正常个体的乳腺组织内,几乎无处不在,并且是乳腺间质中主要的 ER 形式。在正常乳腺上皮组织内,有一小部分细胞同时表达 ER-α 和 ER-β,而绝大多数仅表达 ER-β。尽管迄今为止 ER-β 的功能还是个谜，但已有研究者发现，在同时表达两种受体的细胞中，ER-β 对 ER-α 起负调节作用，并推测该调节作用是通过与 ER-α 形成二聚体而实现的。

然而在乳腺癌中，情况就大不相同了。如前所述，ER-α 是 ER 阳性乳腺癌表达的主要 ER 形式。与癌旁乳腺组织相比，癌组织中 ER-α 与 ER-β 之比明显上升。在对一系列乳腺癌前期病变研究中也发现 ER-β 蛋白质水平较正常明显下降；特别要指出的是，在高分级 DCIS 中，其 ER-β 的下降较低分级 DCIS 更为显著。综上所述，在乳腺癌发生的过程中，ER-α 与 ER-β 的表达量逐渐向相反的方向改变，从而支持了这两种 ER 异构体在功能上相对立的假设。

在乳腺癌中，ER-β 总体上处于低表达水平，但也存在一定的个体差异，而这种差异并不取决于 ER-α 的表达状态和水平。乳腺癌中 ER-β 的表达究竟有何意义目前尚有争议。部分研究指出，ER-β 与某些对预后有利的分子生物学指标协同表达；但更多的报道却提示它与预后不良的因子相关。造成研究结果差异的原因之一可能是检测 ER-β 的方法及所用的抗体特异性不同。然而，目前尚未见多因素研究的报道证实 ER-β 与肿瘤患者的总生存率和无瘤生存率相关。

第三节　激素受体的检测

一、生化检测法

目前仍然应用葡聚糖包裹活性炭（dextran coated charcoal，DCC）法，该法利用受体和配体结合的高度特异性，以及放射性核素测量的高度灵敏度的特点，用放射性核素标记配体（* H），在一定的条件下，使其与受体（R）结合，形成受体-配体复合物 R * H，用 DCC 悬液使结合的受体与未结合的受体分离，通过测量 R * H 的放射活性，达到了解受体结合活性的目的。

DCC 法的优点是特异和客观定量，在精确控制的条件下，有很好的重复性。但也有许多因素会影响其结果的稳定性，如：①检测标本中可能含有正常乳腺上皮等非肿瘤组织，不可能进行定向检测；②送检组织中的一些区域可能有较多坏死，连接组织或炎症组织比例较高；③肿瘤组织受体的表达具有异质性；④局限克隆增生处可能有受体蛋白相对低或高表达。另外，由于 DCC 法只能检测胞质中游离的具有活性的受体，且检测过程比较复杂，对实验条件要求较高，实验材料具有低放射性等原因，目前已逐渐被单克隆抗体法所取代。

二、免疫组化

由于成功制备出 ER 及孕激素受体（PR）的单克隆抗体，免疫组化（IHC）已越来越广泛地被应用，已成为目前临床检测 ER、PR 的首选方法。

IHC 的优点是：①特异性强，因为所用试剂为单克隆抗体；②准确度高，此为直接检测受体蛋白质的总量，包括活性和非活性、游离的和结合的复合物等；③定位明确，清楚地在细胞核表达；④方法简便，可作回顾性研究，单抗可用于甲醛（福尔马林）固定石蜡包埋切片的标本；⑤应用范围广，细针抽吸标本、小肿瘤及体液沉淀物均可检测。但到目前为止，IHC 法仍存在一些缺点，如对于某些异构体或变异体还无法鉴别。另外，由于组织处理、抗体种类及对于检测结果的评定缺乏统一标准，因而不同实验室的检测结果可能具有一定的偏差。标本处理及结果评定的标准化是目前亟待解决的问题。

第四节　激素受体检测的临床意义

目前，随着人们对检测乳腺癌组织中 ER、PR 水平意义的深入认识，这项检测已被作为原发性乳腺癌的一种标准评估手段。乳腺癌的 ER 水平在同一患者中基本上是恒定的且很少变化，并且在整个肿瘤中基本呈一致性分布,因此标本取样具有一定代表性。但某些情况变化后也可能发生一定的变动,如同一患者的原发癌与转移或复发癌的ER状况未必都一致,其中多数患者是原发癌阳性而转移灶阴性,而复发性乳腺癌也以ER阴性者居多。

一、评估乳腺癌患者的预后

ER和PR的表达与乳腺癌的发病年龄有关,绝经后患者的受体阳性率明显高于绝经前患者。ER、PR状态与肿瘤的分化程度有关,一般来说,激素受体阳性的肿瘤分化较好,多呈整倍体,增殖指数较低。从肿瘤转移的部位观察,ER阳性的病例以皮肤、软组织、骨等部位转移为主,ER阴性者则以肺、肝等内脏器官转移为主。

二、指导内分泌治疗

ER、PR阳性者内分泌治疗灵敏度高于阴性者。ER水平越高,内分泌治疗效果越明显。最新研究显示,PR可能是激素依赖和判断内分泌治疗更有意义的指标。PR的表达被看作一个完整的ER信号转导通路的标志,并预示有相对良好的预后。若乳腺癌同时表达ER和PR,往往是对内分泌治疗敏感的信号。相反,PR阴性的乳腺癌预后不佳。

三、选择治疗方案

研究发现,腋淋巴结有转移的患者,了解激素受体状况更有预后价值。有研究显示,淋巴结阳性患者行乳房切除术和腋下淋巴结切除,进行6个周期的CMF方案化疗后,与不接受化疗的患者对照,受益最大的是ER阴性患者。同样,淋巴结阴性和ER阴性乳腺癌患者接受CMF方案化疗亦可有效降低早期复发的高度危险性。对于乳腺癌术后患者ER水平的了解还是预测无瘤生存的很好指标,淋巴结无转移而受体测定阴性的病例,其预后与淋巴结有转移而受体测定阳性患者相似;淋巴结有转移而ER阴性患者的预后最差,预期生存为73个月。而对于复发和远处转移的病例,激素受体状况有助于估计肿瘤对内分泌治疗的反应性。

正常乳腺也是雄激素作用的靶器官。在乳腺的发育过程中,雄激素往往扮演与雌激素作用相拮抗的角色。雄激素是通过乳腺组织中的雄激素受体(AR)而发挥作用的。近年的研究发现,AR蛋白中含有短的多聚谷氨酸重复序列的亚型,具有很高的转录活性和对雄激素的灵敏度;而流行病学研究发现,带有编码此类AR等位基因的人群发生乳腺癌的危险性较低,因此推测具有较高活性的AR对乳腺癌具有一定的抑制作用。

然而,体外试验发现雄激素对乳腺癌细胞既有刺激作用又有抑制作用,具体机制目前尚不清楚。事实上,许多乳腺癌组织中都可以检测到AR的表达,后者通常与ER、PR共同表达。对于癌前病变和癌旁组织的检测发现,AR在乳腺癌发生过程中似无明显的量变,但有个别报道在某些乳腺癌中检测到AR的结构发生了改变。AR在乳腺癌进展中的变化和作用还有待进一步探究。

(唐小燕　付　丽)

参考文献

[1] 阚秀. 乳腺癌内分泌治疗中激素受体问题[J]. 中华肿瘤杂志,2000,22(3):261-262.

[2] 温险峰,沈赞,邵志敏,等. 乳腺癌中雌激素受体亚型对血管内皮细胞生长因子表达的影响[J]. 中华外科杂志,2002,40(3):175-176.

[3] 杨澜. 雌激素受体与乳腺癌三苯氧胺治疗的研究进展[J]. 国外医学临床生物化学与检验学分册,2001,22(3):115-116

[4] ALLRED D, MOHSIN S, FUQUA S. Histological and biological evolution of human premalignant breast disease [J]. Endocr Relat Cancer, 2001,8(1):47-61.

[5] BARTKOVA J, LUKAS J, MULLER H, et al. Cycline ddD1 protein expression and function in human breast cancer [J]. Int J Cancer, 1995,57(3): 353.

[6] BEATSON G T. On the treatment of inoperable cases of carcinoma of the mamma: suggestions for a new method of treatment, with illustrative cases [J]. Transactions Medico-Chirurgical Society of Edinburgh, 1896,15: 153-179.

[7] BIECHE I, PARFAIT B, LAURENDEAU I, et al.

Quantification of estrogen receptor alpha and beta expression in sporadic breast cancer [J]. Oncogene, 2001,20(56):8109 - 8115.

[8] BIECHE I, PARFAIT B, TOZLU S, et al. Quantitation of androgen receptor gene expression in sporadic breast tumors by reas-time RT - PCR: evidence that MYC is an AR-regulated gene [J]. Carcinogenesis, 2001,22(9):1521 - 1526.

[9] BOYD S. On oophorectomy in cancer of the breast [J]. Br Med J, 1900,2(8):1161.

[10] BRZOZOWSKI A M, PIKE A C, DAUTER Z, et al. Molecular basis of agonism and antagonism in the oestrogen receptor [J]. Nature, 1997, 389(6652): 735.

[11] CLARKE R, HOWELL A, POTTEN C, et al. Dissociation between steroid receptor expression and cell proliferation in the human breast [J]. Cancer Res, 1997,57(22):4987 - 4991.

[12] CULLEN R, MAGUIRE T M, MCDERMOTT E W, et al. Studies on oestrogen receptor-alpha and — beta mRNA in breast cancer [J]. Eur J Cancer, 2001,37(9):1118.

[13] FUQUA S, SCHIFF R, PARRA I, et al. expression of wild-type estrogen teceptor beta and variant isoforms in human breast cancer [J]. Cancer Res,1999,59(21):5425 - 5428.

[14] HANSTEIN B, ECKNER R, DIRENZO J, et al. P300 is acomponent of an estrogen receptor coactivator complexp [J]. Proc Natl Acad Sci USA, 1996,93(21)11540.

[15] JENSEN E V, JACOBSON H I. Basic guides to the mechanism of estrogen action [J]. Recent Prog Horm Res, 1962,18(4):387.

[16] KARNIK P, KULKARNI S, LIU X, et al. Estrogen receptor mutations in tamoxifen-resistant breast cancer [J]. Cancer Res, 1994,54(2):349 - 353.

[17] KODAMA M, KODAMA T. A new trend of breast cancer research in the genome era [J]. Int J Mol Med, 2001,8(3):291.

[18] KOERMER F, OYAMA T, KUROSUMI M, et al. Ovarian hormone receptors in human mammary stromal cells [J]. J Steroid Biochem Mol Biol,2001, 78(3):285 - 320.

[19] LAWSON J, FIELD A, CHAMPION S, et al. Low oestrogen receptor alpha expression in normal breast tissue underlies low breast cancer incidence in Japan [J]. Lancet, 1999,354(9192):1787 - 1788.

[20] MCLNERNEY E M, KATZENELLENBOGEN B S. Different regions in activiation function - 1 of the human estrogen receptor required for antiestrogen- and estradiol-dependent transcription activiation [J]. J Biol Chem, 1996,271(39):24172.

[21] MILES D W, HARRIS W H, GILLETT C E, et al. Effect of c-erbB(2) and estrogen receptor status on survival of women with primary breast cancer treated with adjuvant cyclophosphamide / mathotrexate / folrouracil [J]. Int J Cancer, 1999,84:354 - 359.

[22] MOSSELMAN S, POLMAN J, DIJKEMA R. ER - β: identification and characterization of a novel human estrogen receptor [J]. FEBS Lett, 1996,392 (1):49.

[23] MOSSELMAN S, POLMAN J, DIJKMA R. ERβ: identification and characterization of a novel human estrogen receptor [J]. FEBS Lett, 1996,392:49 - 53.

[24] MRUPHY L, SIMON S, PARKES A, et al. Altered relative expression of estrogen receptor coregulators during human breast tumorigenesis [J]. Cancer Res, 2000,60(22):6266 - 6271.

[25] OESTERREICH S, ZHANG P, GULER R L, et al. Re-expression of estrogen receptor alpha in estrogen receptor alpha-negative MCF - 7 cells restores both estrogen and insulin-like growth factor-mediated signaling and growth [J]. Cancer Res, 2001, 61 (15):5771.

[26] PACE P, TAYLOR J, SUNTHARALINGAM S, et al. Human estrogen receptor-βbinds DNA in a manner similar to and dimerizes with estrogen receptor α [J]. J Biol Chem, 1997,272(41):25832.

[27] PAKDEL F, METIVIER R, FLOURIOT G, et al. Two estrogen receptor(ER) isoforms with different estrogen dependencies are generated from the trout ER gene [J]. Endocrinology, 2000,141(2):571 - 580.

[28] PARROTT E, BUTTERWORTH M, GREEN A, et al. Adenomyosis-result of disordered stromal differentiation [J]. Am J Pathol, 2001,159(2):623 - 630.

[29] PETERSEN D N, TKALCEVIC G T, KOZA-TAYLOR P H, et al. Identification of estrogen receptor β expressed in normal rat tissues [J]. Endocrinology, 1998,139(3):1082 - 1092.

[30] ROGER P, SAHLA M, MAKELA S, et al. Decreased expression of estrogen receptor beta protein in proliferative preinvasive mammary tumors [J]. Cancer Res,2001,61(6):2537 - 2541.

[31] SAUEBREI W, HUBNER K, SCHMOER C. Validation of existing and development of new prognostic classification schemes in node negative breast cancer [J]. Breast Cancer Res Treat, 1997,42 (2);146 - 163.

[32] SHOKER B, JARVIS C, SIBSON D, et al. Oestrogen receptor expression in the normal and precancerous breast [J]. J Pathol, 1999,188(3):237 - 244.

[33] WEBB P, LOPEZ G N, UHT R M, et al. Tamoxifen activiation of the estrogen receptor/AP - 1 pathway: potential origin for the cell-specific estrogen-like effects of antiestrogens [J]. Mol Endocrinol, 1995,9(4):443.

[34] WOOD J R, LIKHITE V S, LOVEN M A, et al. Allosteric modulation of estrogen receptor conformation by different estrogen response elements [J]. Mol Endocrinol, 2001,15(7):1114.

[35] ZAMBETTI M, VALAGUSSA P BONADOMMA G, et al. Adjuvant cyclophamide, methotrexate and flurouracil in inon node-negative and estrogen receptor-negative breast cancer, updated results [J]. AnnOncol, 1996,7:481 - 485.

第二十一章

HER2 的检测及临床意义

第一节 HER/ErbB 家族及信号转导

一、HER2 蛋白的分子特征

人表皮生长因子受体 2（HER2）也被命名为 Neu、ErbB-2、CD340 或者 p185，是由 *ERBB2* 基因编码的细胞膜糖蛋白，属于表皮生长因子受体（*EGFR*/*ErbB*）基因家族成员，其分子量为 185 000。与 *HER* 基因家族的其他成员一样，HER2 蛋白分子由 N 端胞外结构域（extracellular domain，ECD）、跨膜结构域、胞内的酪氨酸激酶活性结构域（TK domain）和 C 末端尾构成（图 21－1）。其中，ECD 由约 600 个氨基酸残基组成，包含结构域Ⅰ～Ⅳ，其中结构域Ⅰ～Ⅲ能够结合胞外信号。HER2 分子可被基质金属蛋白酶（MMP）水解为胞外段及与膜相连的羧基端片段（carboxyl terminal fragment，CTF），因与膜锚定的 CTF 分子量约为 95 000，故也称为 p95 HER2。HER2 阳性乳腺癌患者中，约 30％高表达 p95 HER2，该组患者的预后较 HER2 正常表达者更差。高表达 p95 HER2 的肿瘤细胞由于缺乏与曲妥珠单抗或帕妥珠单抗结合的 HER2 胞外结构域，故靶向治疗效果可能不佳。同样，在免疫组织化学（IHC）检测中，若使用的一抗是识别胞外结构域的，则不能检出 p95 HER2 的蛋白质表达。

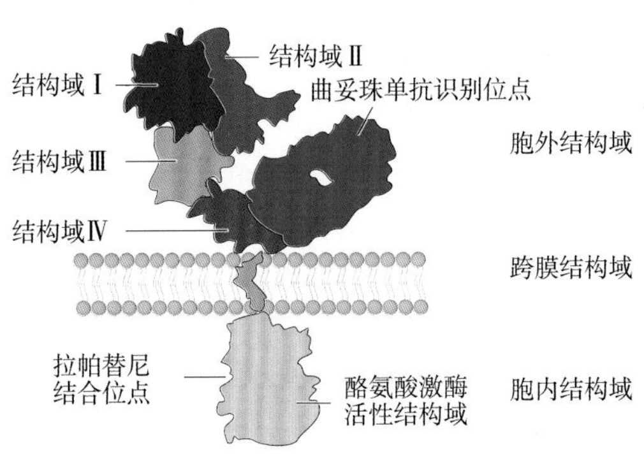

图 21－1 HER2 分子结构特点

二、HER/ErbB 家族信号转导通路的激活

细胞的生长、增殖、凋亡、分化等状态通常受到细胞周围环境和整个机体的影响。细胞膜受体接收到胞外的配体信号，能够激活下游信号转导通路，从而启动相关基因的表达。受体-配体的相互作用是特异的，并且可以激活细胞内相关的特异信号转导分子有序地传递信号，通过调控某些转录因子与细胞核内的 DNA 结合，启动（抑制）相应基因的转录，最终产生特定的生物学效应（如细胞分裂、分化、凋亡等）。其中，细胞膜蛋白酪氨酸激酶受体（tyrosine kinase receptor，TKR）是接受胞外信号并将其转导到胞内的主要参与者，其基因异常扩增或表达常带来严重后果，如促进恶性肿瘤的发生。

在 HER/ErbB 家族信号转导通路中（图 21－2），HER1（ErbB1 或 EGFR）、HER2（ErbB2，Neu）、

HER3(ErbB3)、HER4(ErbB4)均是细胞膜的TKR。一系列与表皮生长因子(EGF)相关的多肽配体都可与HER/ErbB受体家族蛋白质胞外部分结合。目前已发现的能够与HER1结合的配体有EGF、转化生长因子α(TGF-α)、双调蛋白(AR)、β细胞调节素(betacellulin, BTC)、肝素结合表皮生长因子(heparin-binding EGF, HB-EGF)和上皮调节蛋白(epiregulin, EPR);与HER3相结合的配体有神经调节蛋白1(neuregulin 1, NRG1)和神经调节蛋白2(neuregulin 2, NRG2);与HER4相结合的配体有NRG1、NRG2、神经调节蛋白3(neuregulin 3, NRG3)、神经调节蛋白4(neuregulin 4, NRG4)、BTC、HB-EGF和EPR。然而目前尚未发现与HER2相结合的任何配体。

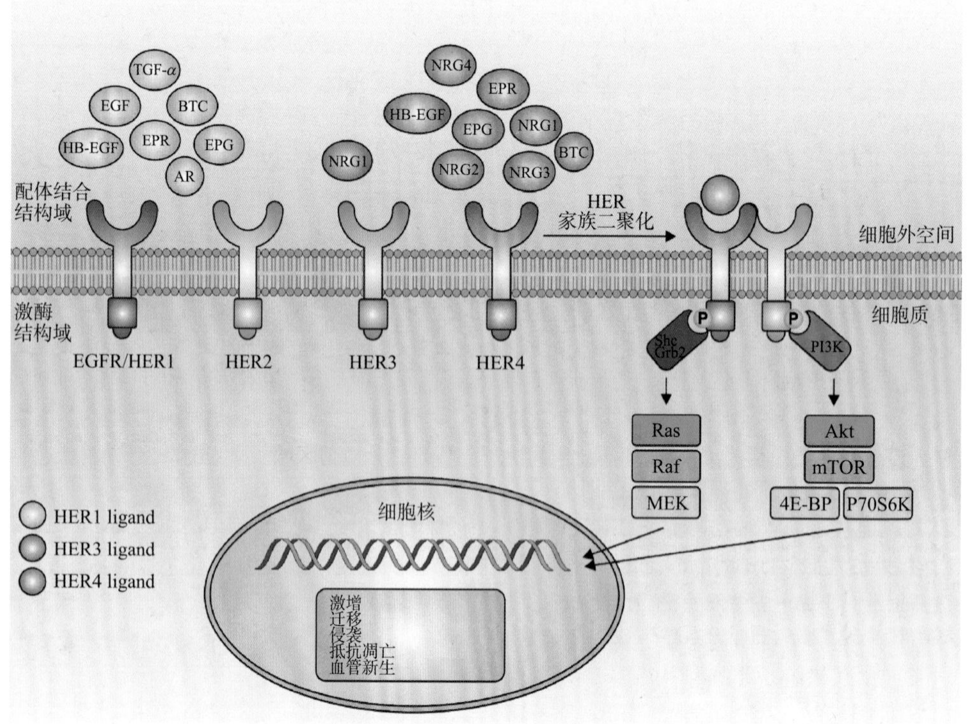

图 21-2 HER/ErbB 信号转导通路

当HER受体被胞外信号分子激活后,会形成同源二聚体或异源二聚体,进而激活下游信号转导通路。结构生物学研究发现,当没有配体时,HER1、HER3和HER4 3个酪氨酸激酶受体均处于"束缚状态"。该状态下,蛋白结构域Ⅱ和蛋白结构域Ⅳ发生物理结合(图21-3)。当有配体时,结构域Ⅰ和Ⅲ可以结合胞外配体,HER1、HER3和HER4从"束缚状态"变成"伸展状态",并暴露其二聚体结合臂,与不同或相同的HER/ErbB家族蛋白结合形成二聚体。不同HER/ErbB家族蛋白相互结合形成异源二聚体(hetero-dimer);而相同HER/ErbB家族蛋白相互结合形成同源二聚体(homo-dimer)。

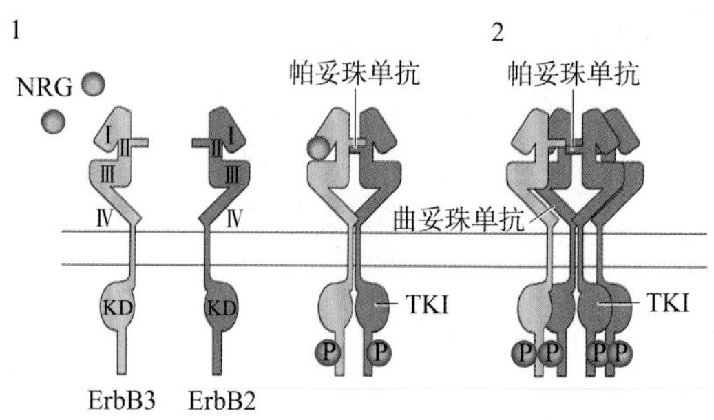

图 21-3 HER/ErbB 家族蛋白与配体的结合

对于没有相应配体的HER2而言,则一直处于"伸展状态"。其他HER/ErbB家族的受体在配体的刺激下可与 HER2 形成异二聚体，故 HER2 在 HER/ErbB 家族信号转导通路中处于核心位置。此外，当 *HER2* 基因过表达时，可激活其介导的信号转导通路并激活下游的胞内信号。两个 HER2 分子形成同源二聚体的相互作用位点并非在胞外，可能在跨膜区域或胞内。

HER 受体激活后，主要激活 PI3K/Akt 和 Ras/Raf/MEK/MAPK 两条信号转导途径。细胞膜表面 HER/ErbB 家族二聚体形成后，其酪氨酸激酶活性结构域被磷酸化，磷酸化位点将形成"停靠站点"(docking site)以结合胞内特定衔接蛋白。衔接蛋白包括 Grb2、Shc、Src 和磷脂酰肌醇 3 激酶(PI3K) p85 亚基等。不同的胞内衔接蛋白与"停靠站点"结合后将启动不同的信号转导通路。如 Shc 和/或 Grb2 可与所有 HER 家族成员结合，并活化 RAS 蛋白，启动促分裂原活化的蛋白激酶(MAPK)信号转导通路。PI3K 与"停靠站点"结合后将启动 PI3K/Akt 信号转导通路，继而将信号传入细胞核，启动相应的基因转录，导致细胞增殖、迁移、浸润、抗凋亡和促血管生成等反应(图 21 - 2)。

第二节　HER2 检测的临床意义

一、HER2 阳性的临床意义

乳腺癌组织 HER2 阳性的经典定义为 HER2 免疫组化 3＋，或者 HER2 免疫组化 2＋/荧光原位杂交(FISH) *HER2* 基因扩增。HER2 阳性乳腺癌是乳腺癌的一个特殊亚型，占侵袭性乳腺癌的 20%～30%，具有浸润性强、进展快速、复发风险高和预后差等临床特点。HER2 阳性是乳腺癌患者复发和死亡的负性预测因子，其预测价值高于大多数其他预后因子，如激素受体状态和淋巴结有无转移等。2005 年的 St. Gallen 国际乳腺癌治疗共识将 HER2 列为重要的单风险因素，只要 HER2 阳性，乳腺癌的复发转移风险度即升高为中危或高危。因此，乳腺癌 HER2 的状态，包括蛋白质表达及基因扩增情况，是评估患者预后的重要指标。

大量针对 HER2 蛋白高表达和/或基因扩增乳腺癌患者临床使用抗 HER2 靶向药物治疗的研究表明，乳腺癌细胞 HER2 蛋白高表达和/或基因扩增是靶向治疗有效性的有效预测指标。1992 年前无任何抗 HER2 治疗策略，术后 1 年左右为各亚型复发高峰，HER2 阳性亚型复发率居各亚型首位；此后复发率逐渐降低，但术后 2～5 年内 HER2 阳性亚型复发率仍较其他类型高。1998 年在美国上市的人源性单克隆抗体曲妥珠单抗全面改写了 HER2 阳性乳腺癌的病程进展特征。自 2004 年起，随着抗 HER2 治疗的开展，HER2 阳性乳腺癌亚型术后复发率出现了明显下降，1 年复发率从 14%～24%下降至 3%～9%。其中，激素受体阳性病例 1 年复发风险比从 13.7%±0.5%下降至 2.6%±2.1%；激素受体阴性组从 23.3%±7.0%下降至 8.9%±4.0%。复发率及死亡率的降低部分来源于化疗方案的更新，增加区域淋巴结放疗，以及芳香化酶抑制剂进入标准治疗方案，但抗 HER2 治疗带来的获益同样不可忽略。

HER2 状态对于乳腺癌患者的临床治疗决策具有重大意义，美国国家综合癌症网络(NCCN)指南、欧洲肿瘤学院(European School of Oncology, ESO)-欧洲肿瘤内科学会(ESMO)晚期乳腺癌(advanced breast cancer, ABC)国际共识指南、中国临床肿瘤学会(CSCO)乳腺癌诊疗指南、中国抗癌协会(Chinese Anti-Cancer Association, CACA)乳腺癌诊治指南与规范均推荐 HER2 阳性乳腺癌患者应接受标准的抗 HER2 治疗。抗 HER2 治疗不仅应用于晚期 HER2 阳性乳腺癌患者，也前移到了 HER2 阳性早期乳腺癌的术后辅助和新辅助治疗阶段，并且即使肿瘤长径小于 5 mm(包括微浸润癌)也可以考虑曲妥珠单抗辅助治疗。近年来更是涌现出多个抗 HER2 治疗的药物，包括曲妥珠单抗、帕妥珠单抗、恩美曲妥珠单抗(T-DM1)、拉帕替尼、奈拉替尼、吡咯替尼等，这些药物在新辅助治疗、辅助治疗与解救治疗中均凸显了重要价值(表 21 - 1、21 - 2)。

表 21-1　HER2 阳性晚期乳腺癌一线和二线治疗选择

指　南	治疗阶段	首　选	次　选
NCCN 2021 V8	晚期一线	多西他赛+曲妥珠单抗+帕妥珠单抗(1类) 紫杉醇+曲妥珠单抗+帕妥珠单抗(2A)	
	晚期二线	T-DM1(1类)	图卡替尼+曲妥珠单抗+卡培他滨
ABC 5 指南 2020	晚期一线	化疗+曲妥珠单抗+帕妥珠单抗	长春瑞滨+曲妥珠单抗 紫杉类+曲妥珠单抗
	晚期二线	T-DM1	曲妥珠单抗+拉帕替尼 图卡替尼+曲妥珠单抗+卡培他滨
CSCO-BC 指南 2021	晚期一线	紫杉类+曲妥珠单抗+帕妥珠单抗(1A) 紫杉类+卡培他滨+帕妥珠单抗(1A)	化疗+曲妥珠单抗,化疗包括紫杉类、长春瑞滨、卡培他滨等(2A) 吡咯替尼+卡培他滨(2A)
	晚期二线	吡咯替尼+卡培他滨(1A)	T-DM1(1A) 拉帕替尼+卡培他滨
中国晚期乳腺癌规范诊疗指南 2020	晚期一线	紫杉类+曲妥珠单抗+帕妥珠单抗	其他化疗药物+曲妥珠单抗+帕妥珠单抗 化疗+曲妥珠单抗 吡咯替尼+卡培他滨
	晚期二线	吡咯替尼+卡培他滨	T-DM1 更换化疗药+曲妥珠单抗 拉帕替尼+卡培他滨 曲妥珠单抗+拉帕替尼

表 21-2　HER2 阳性早期乳腺癌辅助治疗和新辅助治疗

指　南	新辅助分层	新辅助首选治疗方案	辅助分层	辅助首选治疗方案
NCCN 2021 V8	HER2 阳性,cT≥2 或 cN≥1	TCbH(多西他赛+卡铂+曲妥珠单抗) TCbHP(多西他赛+卡铂+曲妥珠单抗+帕妥珠单抗)	HER2 阳性,$T_1N_0M_0$	紫杉醇+曲妥珠单抗
			HER2 阳性,T≥2 或 N≥1	TCH(多西他赛+卡铂+曲妥珠单抗) TCHP(多西他赛+卡铂+曲妥珠单抗+帕妥珠单抗)
			新辅助后达到 pCR	H±P
			新辅助后未达到 pCR	T-DM1
CSCO-BC 指南 2021	HER2 阳性,T>2 cm	TCbHP(紫衫类+卡铂+曲妥珠单抗+帕妥珠单抗) THP(紫衫类+曲妥珠单抗+帕妥珠单抗)	腋淋巴结阳性	AC-THP(1A) TCbHP(1A)
			腋淋巴结阴性但伴高危因素:①T>2c;②其他高危因素(如 ER 阴性)	AC-TH(2A) TCbH(2A)
			腋淋巴结阴性且 T≤2 cm	TC+H(2A) wTH(2B)
			激素受体阳性且无需化疗或不能耐受化疗者	H+内分泌治疗(2A)

续表

指南	新辅助分层	新辅助首选治疗方案	辅助分层	辅助首选治疗方案
			新辅助抗 HER2 治疗仅使用 H： pCR 未达到 pCR	曲妥珠单抗(1B) T-DM1(IB) HP(2A)
			新辅助抗 HER2 治疗使用 HP： pCR 未达到 pCR	HP(1A) T-DM1(IB) HP(2A)
CBCS 指南 2021	HER2 阳性拟行新辅助治疗者(如 cT≥2 或 cN≥1)	TCbHP	淋巴结阴性，T1b 及以上(T1a 可以考虑)	化疗+曲妥珠单抗
	HR 阳性/HER2 阳性且不能耐受或不愿接受化疗者	内分泌治疗+抗 HER2 治疗	淋巴结阳性(微转移，淋巴结转移灶≤2 mm)	化疗+曲妥珠单抗
	HR 阴性/HER2 阳性且不能耐受或不愿接受化疗者	单纯抗 HER2 治疗	淋巴结阳性(≥1 枚同侧转移灶>2 mm)	化疗+曲妥珠单抗+帕妥珠单抗 无条件的患者化疗+曲妥珠单抗
			新辅助后未达到 pCR	T-DM1 T-DM1 不可及时，可采用含 TKI 方案

(一) 曲妥珠单抗

1998 年，曲妥珠单抗成为世界上首个应用于临床的抗 HER2 单克隆抗体，能够通过结合 HER2 跨膜结构域，阻断 HER2 同源二聚体形成，从而抑制下游信号转导通路。曲妥珠单抗上市后在乳腺癌领域首先被用于晚期患者。M77001 研究奠定了曲妥珠单抗在晚期乳腺癌一线治疗中的地位，受试者随机进入多西他赛单药化疗组或多西他赛联合曲妥珠单抗单周方案化疗及靶向治疗组，结果显示联合组较单独化疗组总体反应率提高 27%，中位 OS 从 22.7 个月延长至 31.2 个月；至 TTP 从 6.1 个月延长至 11.7 个月。另一项探索曲妥珠单抗治疗晚期乳腺癌患者的研究为 H0648g，该研究显示，在≥1 线的解救治疗中，联合曲妥珠单抗治疗使 PFS 从 4.6 个月延长至 7.4 个月，中位 OS 从 20.3 个月延长至 25.1 个月。

随着 HERA、NCCTG N9831、NSABP-B31 等研究的开展，曲妥珠单抗在术后辅助治疗中的地位逐渐被确立。在 HERA 首次公布的 2 年随访数据中，化疗联合 1 年术后辅助曲妥珠单抗治疗组相对于单独化疗组的 1 年 DFS 风险降低了 24%(*HR*=0.76)；2017 年的中位随访 11 年结果显示，联合曲妥珠单抗 10 年无病生存率达 69%，而单独化疗组为 63%，联合曲妥珠单抗组 10 年 DFS 绝对获益 6.8%。NCCTG N9831、NSABP-B31 两项Ⅲ期随机对照研究评估了在以蒽环类药物/紫杉醇为基础的方案(多柔比星+环磷酰胺序贯紫杉醇)中联合 52 周曲妥珠单抗对比单独化疗用于可手术患者的疗效，共 4 045 例患者进入两研究合并分析，中位随访 4 年，化疗联合曲妥珠单抗无事件生存率为 85.7%，对照组为 73.7%；两组 4 年总生存率分别为 93.0%和 85.6%。BCIRG006 研究探索了多西他赛+卡铂(TCH)联合曲妥珠单抗方案、蒽环类药物+环磷酰胺序贯多西他赛+曲妥珠单抗(AC-TH)方案和 AC-T 方案，3 组 5 年无病生存率分别为 81%、84%和 75%。

(二) 帕妥珠单抗

2012 年，一种新的靶向 HER2 的单克隆抗体——帕妥珠单抗在美国上市。与曲妥珠单抗结合 HER2 跨膜结构域、阻止 HER2 受体同源二聚化不同的是，帕妥珠单抗通过结合 HER2 受体的二聚化结构域,抑制 HER2 与家族其他受体(HER3)发生异源性二聚化,从而与曲妥珠单抗发挥互补的抗 HER2 效应。

CLEOPATRA 研究比较了化疗+曲妥珠单抗联合帕妥珠单抗双靶方案对比安慰剂单靶方案用于 HER2 阳性晚期乳腺癌一线治疗的预后。PFS 较单靶组延长 6.1 个月(18.5 个月 *vs* 12.4 个月)。在既往未接受过曲妥珠单抗的患者亚组,双靶组和单靶组的中位 PFS 分别为 21.6 个月和 12.6 个月(*HR*=0.60)。对于既往接受过曲妥珠单抗辅助治疗的患者,双靶仍能带来 PFS 获益的趋势,两组中位 PFS 分别为 1 个月和 10.4 个月(*HR*=0.62);双靶方案也能明显延长 OS(*HR*=0.64)。该研究确立了双靶方案在晚期乳腺癌一线治疗中的地位。

Ⅲ期随机对照研究 APHINITY 探索了帕妥珠单抗在辅助治疗中的作用,对于淋巴结阳性或高危淋巴结阴性可手术患者,在化疗+曲妥珠单抗基础上联合帕妥珠单抗,复发风险较单靶方案降低(7.1% *vs* 8.7%, *HR*=0.81)。淋巴结阳性亚组有显著无侵袭性疾病生存(invasive disease-free survival, iDFS)获益,双靶与单靶组 3 年 iDFS 分别为 92.0%和 90.2%(*HR*=0.77)。

Ⅱ期研究 NeoSphere 和 TRYPHAENA 考察了帕妥珠单抗在早期乳腺癌新辅助治疗中的作用。NeoSphere 研究中,受试者以 1∶1∶1∶1 随机进入 4 个干预组:多西他赛+曲妥珠单抗,帕妥珠单抗+多西他赛+曲妥珠单抗,帕妥珠单抗+曲妥珠单抗,帕妥珠单抗+多西他赛。双靶联合多西他赛方案的病理学完全缓解(pCR)率为 45.8%,显著高于其他三组。其他三组 pCR 率分别为:多西他赛+曲妥珠单抗 29%,多西他赛+帕妥珠单抗 24%,曲妥珠单抗+帕妥珠单抗 17%。TRYPHAENA 研究对比 FEC+帕妥珠单抗序贯多西他赛+曲妥珠单抗+帕妥珠单抗、FEC 序贯多西他赛+曲妥珠单抗+帕妥珠单抗、多西他赛+卡铂+帕妥珠单抗用于早期可手术或局部晚期 HER2 阳性乳腺癌患者的疗效,三组 pCR 率分别为 61.6%、57.3%、66.2%。据此,帕妥珠单抗也被批准与多西他赛及曲妥珠单抗联合用于早期 HER2 阳性乳腺癌患者的新辅助化疗。

目前,帕妥珠单抗已在中国上市,中国临床肿瘤学会乳腺癌 2021 年版指南(CSCO-BC)将紫杉类药物+曲妥珠单抗+帕妥珠单抗作为晚期 HER2 阳性乳腺癌一线首选方案(表 21-1)。基于 Neosphere 和 TRYPHAENA 研究的结果,目前 HER2 阳性乳腺癌患者的新辅助治疗标准方案为多西他赛和卡铂,联合曲妥珠单抗和帕妥珠单抗双靶方案。

(三) 恩美曲妥珠单抗

2013 年,恩美曲妥珠单抗(T-DM1)这一抗体药物偶联物(ADC)在美国上市,这是靶向 HER2 的曲妥珠单抗与微管蛋白抑制剂恩美(emtansine)结合而成的一种 ADC,其与 HER2 的亲和力类似于曲妥珠单抗。

Ⅲ期临床研究 EMILIA 与 MARIANNE 探索了 T-DM1 在晚期乳腺癌中的作用。EMILIA 对比 T-DM1 和卡培他滨+拉帕替尼(XL)在既往接受过紫杉类和曲妥珠单抗的晚期乳腺癌中的疗效,T-DM1 组中位 PFS 为 9.6 个月,XL 组中位 PFS 为 6.4 个月;两组的中位 OS 分别为 29.9、25.9 个月,*HR*=0.75。MARIANNE 对比一线 T-DM1 单药、T-DM1+帕妥珠单抗和曲妥珠单抗联合紫杉类药物治疗转移性乳腺癌的疗效,入组患者均为初治晚期或经紫杉类或长春碱类药物(新)辅助治疗后 6 个月以上出现复发转移者;T-DM1 中位 PFS 不劣于曲妥珠单抗+紫杉类方案;曲妥珠单抗+紫杉类、T-DM1 和 T-DM1+帕妥珠单抗三组的中位 PFS 分别为 13.7、14.1 和 15.2 个月,总体反应率分别为 67.9%、59.7%和 64.2%。虽然 T-DM1 未显示出优效性,但疗效不劣于传统曲妥珠单抗+紫杉类方案,且耐受性更好。ABC 5 和 NCCN 2021 版乳腺癌诊疗指南均推荐 T-DM1 作为 HER2 阳性晚期乳腺癌患者的二线治疗首选方案。考虑到效价比,CSCO-BC 指南(2021)推荐 T-DM1 作为 HER2 阳性晚期乳腺癌患者的二线治疗次选方案。

(四) 拉帕替尼

拉帕替尼是同时靶向 HER 家族 HER1 和 HER2 的可逆性小分子酪氨酸激酶抑制剂(TKI),于 2007 年作为晚期乳腺癌二线可选药物在美国上市,2013 年在中国上市用于晚期乳腺癌二线治疗。

EGF30001、EGF104535、EGF30008 研究证实了拉帕替尼在晚期乳腺癌中的疗效。EGF30001 探索了拉帕替尼+紫杉醇 3 周方案一线治疗在 HER2 阳性及未检测 HER2 的晚期乳腺癌中的疗效。与紫杉醇+安慰剂对照组相比,拉帕替尼组获得了更好的 TTP、总缓解率(ORR)和临床获益率(clinical benefit rate，CBR）。EGF104535 研究纳入既往接受过曲妥珠单抗和/或紫杉类方案辅助或新辅助治疗的晚期患者，分别接受紫杉醇＋安慰剂、紫杉醇＋拉帕替尼治疗；相比于安慰剂组，联合拉帕替尼使死亡风险降低 26%，OS 延长 7.3 个月（27.8 个月 *vs* 20.5 个月），PFS 从 6.5 个月延长至 9.7 个月。EGF30008 研究纳入了绝经后激素受体阳性晚期乳腺癌患者，对比来曲唑＋安慰剂和来曲唑＋拉帕替尼两组的一线方案疗效，结果显示联合拉帕替尼组将 HER2 阳性患者的 PFS 从 3.0 个月延长至 8.2 个月。

拉帕替尼在早期乳腺癌辅助治疗中的贡献可能不及晚期乳腺癌，但其价值同样不可忽略。Neo-ALTTO 研究中，受试者随机进入拉帕替尼组（1 500 mg，每日 1 次）、曲妥珠单抗组（单周方案）、拉帕替尼（1 000 mg，每日 1 次）＋曲妥珠单抗组，拉帕替尼联合曲妥珠单抗显著提高 pCR，但中位随访 3.77 年后，组间 OS 和 DFS 无明显差异。ALTTO 研究分析了化疗后单独拉帕替尼、单独曲妥珠单抗、曲妥珠单抗序贯拉帕替尼及拉帕替尼＋曲妥珠单抗 4 种靶向治疗的效果，与曲妥珠单抗单药治疗相比，序贯治疗或同时治疗组患者的 DFS 风险较低，但无显著差异。TEACH 研究随访 4 年结果显示，拉帕替尼在早期（Ⅰ～Ⅲ期）HER2 阳性浸润性乳腺癌中仅有改善 DFS 的趋势，两组病死率、局部/区域复发率及远处转移率无明显差异。亚组分析中，对于激素受体阴性患者，拉帕替尼在延长 DFS 上有显著优势，*HR* 为 0.68，$P<0.01$；而在激素受体阳性患者中，未见到拉帕替尼带来的获益。

（五）奈拉替尼

2017 年在美国上市的奈拉替尼是一种口服不可逆 TKI，可同时阻断 HER1、HER2 和 HER4，推荐用于早期 HER2 阳性乳腺癌完成 1 年标准辅助曲妥珠单抗治疗后的延长强化治疗。

ExteNET 研究分析了奈拉替尼在早期 HER2 阳性乳腺癌患者中的疗效，完成化疗及曲妥珠单抗术后辅助治疗 2 年内的受试者随机进入奈拉替尼组（240 mg，每日 1 次）或安慰剂组。结果显示，接受奈拉替尼 1 年延长治疗组 2 年 iDFS 明显优于安慰剂组（94.2% *vs* 91.9%，*HR*＝0.67）。

NEfERT-T 研究纳入具有可测量病灶的转移性 HER2 阳性乳腺癌患者，排除既往针对转移灶接受过除内分泌治疗外的其他治疗；排除既往接受过除曲妥珠单抗或拉帕替尼外的其他抗 HER2 治疗的患者。受试者随机进入奈拉替尼（240 mg，每日 1 次）＋紫杉醇组或曲妥珠单抗＋紫杉醇组。奈拉替尼组和曲妥珠单抗组中位 PFS 均为 12.9 个月，两组病死率分别为 32.2%和 30.4%，提示两组具有相似的预后。进一步分析显示，奈拉替尼组出现进展症状或中枢神经系统（CNS）复发率明显低于曲妥珠单抗组，分别为 8.3%和 17.3%；2 年 CNS 复发率分别为 16.3%和 31.2%；2 年累积风险发生率分别为 10.1%和 20.2%。Ⅲ期临床研究 NALA 探索奈拉替尼联合卡培他滨对比拉帕替尼联合卡培他滨治疗接受过 2 种抗 HER2 治疗的转移性乳腺癌的疗效。该研究发现奈拉替尼联合卡培他滨显著延长了中位 PFS（8.8 个月 *vs* 6.6 个月，*HR*＝0.76），而 OS 无显著获益。

（六）吡咯替尼

吡咯替尼是一种新型的口服、不可逆、泛 ErbB 受体的 TKI，与 HER1、HER2 和 HER4 的胞内激酶区结合，抑制其磷酸化，阻断下游信号转导通路的持续激活，从而抑制肿瘤细胞的生长。体内外试验均已表明吡咯替尼具有抗肿瘤活性，且已证实在 HER2 阳性晚期乳腺癌中疗效显著、耐受性良好。在中国已获批用于 HER2 阳性晚期乳腺癌的一线和二线治疗。

吡咯替尼Ⅱ期临床研究评估了吡咯替尼联合卡培他滨对比拉帕替尼联合卡培他滨治疗 HER2 阳性转移性乳腺癌的安全性和有效性。中位随访 15 个月后，吡咯替尼组和拉帕替尼组中位 PFS 分别为 18.1 个月 *vs* 7.0 个月（*HR*＝0.363，$P<0.001$），ORR 分别为 78.5%和 57.1%；且无论既往是否用过曲妥珠单抗，患者均能从吡咯替尼方案中获益，既往未接受过曲妥珠单抗亚组，PFS 18.1 个月 *vs* 5.6 个月，既往接受过曲妥珠单抗亚组，PFS 未达到 *vs* 7.1 个月。基于本项研究的疗效和安全性结果，吡咯替尼于 2018 年 10 月获得国家药品监督管理局（National Medical Products Administration，NMPA）有条件批准上市，用于联合卡培他滨治疗 HER2 阳性复发或转移性乳腺癌。PHENIX 研究是吡咯替尼联合卡培他滨对比安慰剂联合卡培他滨治疗既往使用过曲妥珠单抗和紫杉类药物的 HER2 阳性转移性乳腺癌的随机对照Ⅲ期研究。研究共入组了 279 例符合入组标准的 HER2 阳性转移性乳腺癌患者，与安慰剂＋卡培他滨组相比，吡咯

替尼＋卡培他滨组可有效延长中位 PFS,中位 PFS 延长了 7.0 个月(11.1 个月 *vs* 4.1 个月,*HR*＝0.18, *P*＜0.001);吡咯替尼组和安慰剂组的 ORR 分别为 68.6%和 16.0%。同时卡培他滨治疗进展的患者也能从吡咯替尼单药治疗中获益,吡咯替尼单药的有效率为 38.0%,中位 PFS 为 5.5 个月。PHOEBE 研究是另一项吡咯替尼联合卡培他滨对比拉帕替尼联合卡培他滨治疗 HER2 阳性转移性乳腺癌的多中心、开放标签、随机对照Ⅲ期研究。研究共入组了 267 例符合入组标准的 HER2 阳性转移性乳腺癌患者,期中分析显示,针对既往经曲妥珠单抗、紫杉类药物和/或蒽环类药物治疗的 HER2 阳性转移性乳腺癌患者,与拉帕替尼＋卡培他滨相比,吡咯替尼＋卡培他滨显著延长 PFS 5.7 个月(中位 PFS 12.5 个月 *vs* 6.8 个月,*HR*＝0.39,单侧 *P*＜0.001)。因此,PHENIX 和 PHOEBE 这两项Ⅲ期研究均进一步证实了吡咯替尼联合卡培他滨在 HER2 阳性转移性乳腺癌中的疗效。

(七) 图卡替尼

图卡替尼是一种抗 HER2 的小分子 TKI 药物。HER2CLIMB 研究证实,对于曲妥珠单抗、帕妥珠单抗和 T-DM1 经治的 HER2 阳性转移性乳腺癌,伴或不伴脑转移患者,在曲妥珠单抗＋卡培他滨的基础上,加用图卡替尼能够显著改善患者的中位 PFS,并降低脑转移的进展风险,并且在激素受体阴性亚组,图卡替尼显著降低了脑转移患者的死亡风险(*HR*＝0.37)。因此,NCCN 2021 V8 和 ABC 5 指南 2020 均推荐该图卡替尼三联方案作为 HER2 阳性晚期乳腺癌的二线次选方案。

(八) 德喜曲妥珠单抗(T-DXd)

T-DXd(DS8201)是一种新型抗体药物偶联物,由曲妥珠单抗通过链间半胱氨酸偶联Ⅰ型 DNA 拓扑异构酶抑制剂德鲁替康(deruxtecan)构成。T-DXd 进入细胞后,溶酶体蛋白酶识别连接子位点并切割释放载药,效率更高,并且存在旁观者效应,能够将细胞毒性作用扩展至邻近肿瘤细胞。Destiny-Breast 01 研究证实,在既往接受过曲妥珠单抗/T-DM1 治疗的 HER2 阳性晚期乳腺癌患者中,即使中位治疗线数为 6 线,T-DXd 仍然取得了优异的效果,其中位 DFS 长达 19.4 个月,中位 OS 长达 24.6 个月,在经治 HER2 阳性转移性乳腺癌患者中显示了持久的抗肿瘤活性。因此,新型抗体偶联药物能够为 HER2 阳性晚期乳腺癌患者提供良好的后线选择,目前已进入 NCCN 指南的晚期 HER2 阳性患者三线以后的治疗推荐。此外,2021 年 ESMO 大会公布了 DESTINY-Breast03 的数据,这是一项多中心、开放、随机的Ⅲ期研究,比较了 T-DXd 和 T-DM1 在既往接受过曲妥珠单抗和紫杉类药物治疗的 HER2 阳性转移性乳腺癌患者中的疗效和安全性。主要终点 PFS 的 *HR* 为 0.284(*P*＜0.001);T-DXd 的中位 PFS 未达到,而 T-DM1 的中位 PFS 为 6.8 个月。关键次要研究终点 T-DXd 和 T-DM1 的预估 12 个月 OS 事件发生率分别为 94.1%(95% *CI* 90.3～96.4)和 85.9%(95% *CI* 80.9～89.7); *HR*＝0.56(95% *CI* 0.36～0.86; *P*＜0.01,未跨越预先规定的显著性界限,T-DXd 组的 ORR 接近 80%,绝大部分患者都可以获得肿瘤缓解,并且有 16.1%的患者达到完全缓解。而 T-DM1 组与既往数据相似仅为 34%, 8.7%的患者获得完全缓解。这是继 DESTINY-Breast01 研究之后 T-DXd 在晚期乳腺癌抗 HER2 治疗领域又一重大突破性研究,中位 PFS 超过 2 年,刷新了二线治疗甚至所有晚期乳腺癌治疗的 PFS 数据高度,将可能改变临床实践,写入国际指南新的标准。

二、HER2 低表达的临床意义

经典的 HER2 阳性标准是根据曲妥珠单抗的有效人群确立的,即免疫组化 3＋,或 FISH 为 *HER2* 基因扩增。近期的临床研究发现,新型抗体药物偶联物 T-DXd 不仅对 HER2 阳性患者有效,而且在 HER2 低表达的乳腺癌患者中也显示出令人鼓舞的疗效,由此开启了以疗效预后为导向的 HER2 新三级分类。如 2021 年 CSCO BC 指南明确定义了三级分类,即 HER2 阳性[IHC 3＋或 IHC 2＋且原位杂交(in situ hybridization, ISH)阳性]、HER2 低表达(IHC 2＋且 ISH 阴性或 IHC 1＋)和 HER2 阴性(IHC 0)。该分类将可能从抗体偶联药物中获益的 HER2 低表达人群从原有的 HER2 阴性组中独立了出来。

HER2 低表达在乳腺癌患者中的比例为 45%～55%,其中激素受体阳性者占比为 64.0%～88.2%。HER2 低表达与 HER2 阴性肿瘤相比,其中位确诊年龄更高,肿瘤原发灶体积更大,淋巴结受累更多。目前有数个研究对 HER2 低表达患者的疗效和预后特征进行了分析,可能由于研究设计、入排标准或治疗干预不同，其研究结果不完全一致。Denkert 等的队列研究纳入了来自 4 个前瞻性新辅助临床试验的 2 310 例原发性乳腺癌患者（1 098 例 HER2 低表达、1 212 例阴性），发现 HER2 低表达组的 pCR 率显著低于 HER2 阴性组（29.2% *vs* 39.0%），然而 HER2 低表达组的 DFS 和 OS 却显著长于 HER2 阴性组（3 年 DFS 83.4% *vs* 76.1%；3 年 OS 91.6% *vs* 85.8%）。也有部分回顾性分析研究未发现 HER2 低表达与阴性两组间的预后差异。

以 T-DXd 为代表的新一代抗体偶联药物为这部分占据乳腺癌相当比例的 HER2 低表达人群带来了治疗新希望。T-DXd Ⅰb 期临床研究纳入了 54 例 HER2 低表达晚期或转移性乳腺癌患者，既往经过多线治疗（中位治疗线数 7.5 线），接受 T-DXd 单药治疗。其中，小部分患者既往 HER2 阳性曾接受过曲妥珠单抗、帕妥珠单抗或 T-DM1 的治疗。经独立评估委员会评估，T-DXd 客观缓解率达到 37.0%（95% *CI* 24.3%～51.3%），疾病控制率达 87%，中位应答时间为 10.4 个月，中位 PFS 为 11.1 个月。亚组分析提示 HER2 1+和 2+亚组的 ORR 相似，而激素受体阳性亚组 ORR 率较高。主要不良反应为胃肠道反应和造血系统毒性，而间质性肺炎是需要监测的不良反应。该研究为 T-DXd 在晚期乳腺癌的进一步大样本Ⅱ～Ⅲ期临床试验提供了初步的安全性与疗效依据。

第三节　HER2 检测前注意事项

目前，国内外一般采用免疫组织化学（IHC）法检测 HER2 受体蛋白的水平，应用 ISH 法检测 *HER2* 基因扩增水平。ISH 包括荧光 ISH（FISH）和亮视野 ISH。常用的亮视野 ISH 方法有显色 ISH（chromogenic in situ hybridization，CISH）和银增强 ISH（silver-enhanced in situ hybridization，SISH）。目前推荐 IHC 与 ISH 相结合的方法。

所有确诊为乳腺癌的患者必须进行 HER2 检测；如果组织样本可得，那么转移部位也需要进行 HER2 检测。如 HER2 检测结果为不确定，则应使用另一种检测方法进行检测，或对该患者的其他样本进行检测。加强临床病理学检查沟通有助于对 HER2 检测结果的正确诠释和对 HER2 靶向治疗效果的客观评价。临床医生和病理科医生均需注意 HER2 检测结果是否与组织病理学特征相符，如组织学分级为 1 级的浸润性癌通常为 HER2 阴性，包括浸润性导管癌、经典型浸润性小叶癌、小管癌、黏液癌、筛状癌、腺样囊性癌等。如 HER2 检测结果为阳性，则视为检测结果与组织病理学特征不符合，需要核实诊断或重新检测。

固定前标本处理：标本类型包括手术切除标本、粗针穿刺标本、麦默通活检标本及冷冻后的标本，标本自手术切除后应尽快固定。由于抗原决定簇对细胞自溶的耐受程度不同，延迟固定会导致不同程度的免疫原性的丧失而出现染色减弱或消失。根据乳腺癌 HER2 检测指南（2019 版），所有乳腺癌标本离体后都应尽快固定（1 h 内）。固定时应将标本每隔 5～10 mm 切开，并可在组织间嵌入纱布或滤纸等，固定液量与所浸泡组织的比例应足够，固定时间以 6～72 h 为宜。

固定液的选择：甲醛水溶液是一种价廉、容易制备的固定剂，能够在各种条件下以各种浓度稳定地对几乎所有组织发挥作用。它不是一种蛋白质凝固固定剂，固定后的组织不会出现凝固组织团，细胞形态也不会因凝固物的形成而发生变形。然而，甲醛固定也存在不可避免的缺点。甲醛固定的原理在于导致蛋白质之间、蛋白质和核酸之间形成交联，并可与钙离子形成共价键。正是交联和共价键的形成改变了蛋白质的三维结构并覆盖了抗原决定簇，使组织抗原性减低。尽管可以通过抗原修复解决，但要求检测系统足够敏感。此外，甲醛还是一种有毒物质，一种变应原和致癌剂，对它的处理也需要较高的费用。因此近年来许多学者都在寻找能够取代甲醛的新型固定剂。有学者发现以甲醇为主要成分的固定剂 UMFIX 不仅能保存良好的组织形态，在保存生物大分子方面也优于甲醛。尽管多种固定剂各有利弊，但许多关于 IHC 标准化的建议均强烈反对使用甲醛以外的固定剂。理由是：①尽管有些固定剂在保存抗原性方面优于甲醛，但由于无法像甲醛那样完好地保存组织形态而无法被广泛应用。②虽然某些固定剂固定的组织也可达到外观高质量的 IHC 染色，但可能呈现出不同的抗原免疫反应强度和模式。有学者发现，乙醇或乙醇甲醛混合固定会过度增加 HER2 检测的灵敏度，使非肿瘤上皮细胞明显着色，使阴性或2+的病例呈现更强的着色。③经过数十年的发展，不计其数的研究和病理科学家的个人经验形成了肿瘤和非肿瘤病变的 IHC 表达特征的知识体系，这一体系构成了病理科医生诊断疾病和对新抗体进行确证的基础，而这一体系几乎全部建立于甲醛固定、石蜡包埋的组织之上。《乳腺癌 HER2 检测指南(2019 版)》推荐使用磷酸盐缓冲溶液配制的3.7%中性甲醛固定液。

固定时间：甲醛的扩散系数为 0.79，意味着它将以大概 1 mm/h 的速度渗入组织。然而渗入并不等于固定。固定时间过短会打断甲醛固定的过程，而在其后脱水过程中出现乙醇的凝固性固定，这会导致交联与凝固性固定的不同程度混合。尽管这样固定的组织在 HE 染色切片上看不出太大差别，但在 IHC 染色切片中会出现组织形态和染色的差异，成为 IHC 结果差异的重要原因。有学者认为，固定时间过长会导致交联过度形成，固定剂中的污染物也可能造成一些抗原的不可逆损伤，使染色强度过低或信号消失。乳腺癌 HER2 检测指南(2019 版)指出，固定时间以 6～72 h 为宜，经以上方法处理的组织标本可以作为理想的 IHC、FISH 和 CISH 检测和分析对象。

固定后组织处理：甲醛固定后，接着进行乙醇梯度脱水、二甲苯透明及石蜡包埋。

组织切片：①未染色的切片置于室温不宜超过 6 周，以防抗原丢失；②用于 IHC 染色者切片厚度以 3～5 μm 为宜，ISH 法以 4～5 μm 为宜；③完成检测的切片，IHC 和亮视野 ISH 可按常规长期保存，FISH 结果应立即照相存档并于－20℃保存，建议至少保存 3 个月备查；④各种检测方法均应有 HE 染色切片作为对照。

第四节　HER2 的检测方法

一、免疫组织化学

抗体的选择、抗原修复方法、染色及其他相关实验室技术，均应严格按标准操作程序(standard operation procedure, SOP)进行。IHC 自动染色系统更易达到标准化，但也应进行严格的比对试验和程序优化，且需要对机器进行定期维护。IHC 染色需设立对照，以不同染色程度的组织芯片作为对照最佳。被检测切片中癌旁正常乳腺上皮细胞是很好的阴性内对照。利用计算机图像分析有利于判断的准确性和可重复性，但必须经过病理科医生确认其结果，且设备使用前必须进行校验。

二、荧光原位杂交

1. HER2 探针　FISH 技术通过荧光标记的 DNA 探针与细胞核内的 DNA 靶序列杂交。在荧光显微镜下观察并分析细胞核内杂交于 DNA 靶序列的探针信号，以获得细胞核内染色体(或染色体片段)上基因状态的信息。目前进行 *HER2* 基因状态检测的探针多为同时含有 *HER2* 基因和该基因所在的第 17 号染色体着丝粒(CEP17)序列的双探针，也可采用仅含有 *HER2* 基因的单探针。

2. 质量控制

(1) 内对照：使用上述同时含有 *HER2* 基因和 CEP17 序列的混合探针时，组织中≥75%的细胞核显示出双色信号时视为杂交成功，并且双色信号互为对照，癌与非癌细胞互为对照。出现下列情况时应视为 FISH 检测失败，包括：①对照样本未出现预期结果；②浸润癌病灶太小，难以观察到两个浸润癌区域并计数；③可计数信号的细胞<75%；④>10%的荧光信号位于细胞核外；⑤细胞核结构难以分辨；⑥有强的自发荧光。

(2) 外对照：应选择已知 FISH 阳性和阴性的标本片(或采用厂家提供的对照片)作为外对照，且杂交染色结果与预期相符。

(3) 如有可能，建议设置低扩增对照。

3. 影响检测结果的因素

(1) 造成实验失败，结果不能判读：①细胞核被损坏，边界不完整；②组织过度消化，细胞核边界不完整，二脒基苯基吲哚(4′, 6-diamidino-2-phenylindole, DAPI)染色浅；③组织消化不足，无信号。

（2）不能计数分析细胞：①细胞核被切割得不完整，直径明显小于其他细胞；②细胞核重叠；③缺乏绿色或橘红色信号。一旦发现染色结果未达到要求，则不能判读，必需重新制片和染色。

三、显色原位杂交

1. HER2 探针　在 CISH 检测中多使用地高辛标记的 HER2 探针，在石蜡包埋切片上进行 ISH 反应，再用鼠抗地高辛抗体和辣根过氧化物酶标记的抗鼠抗体进行免疫结合，二氨基联苯胺显色后，在普通显微镜亮视野下观察 *HER2* 基因信号。也有关于双探针 CISH 的报道。CISH 检测可以同时显示基因状态与组织形态学，且检测切片可长期保存。

2. 质量控制

（1）内对照：通常以乳腺组织中的正常细胞（如成纤维细胞、血管内皮细胞、淋巴细胞、正常乳腺上皮细胞）的 HER2 信号作为内对照。出现以下情况时应视为检测失败：①对照未出现预期结果；②难以观察到至少 2 个浸润癌区域并计数；③缺乏细胞核内的棕色信号；④严重消化过度或细胞核中空泡干扰计数；⑤非特异性背景染色强，干扰计数。

（2）外对照：建议在每次染色过程中都加入阳性和阴性对照（可采用厂家提供的质控对照片），以确认试剂质量和仪器功能。

3. 注意事项　包括加热预处理的温度保证在 98℃以上，最好完全煮沸，时间 15 min；②具体消化时间因组织的固定时间、固定方式和切片的厚度而异，建议消化时间为 5～30 min；③杂交液滴加后，必需覆盖杂交膜，再用封片胶密封；④杂交后洗涤温度最低应在 75℃以上，最高不超过 80℃；⑤苏木精对比染色的着色不可过深，否则会遮盖杂交信号。其中最为关键和困难的是消化时间的掌握，消化不足会影响杂交效果，消化过度会破坏组织形态。

4. 影响检测结果的因素　包括：①加热预处理的温度和时间；②消化时间的长短；③加热共变性时杂交液的蒸发；④杂交后洗涤是否干净；⑤苏木精对比染色的着色深浅。

四、银增强原位杂交

1. HER2 探针　目前应用最广泛的是双色银染原位杂交（dual-color in-situ hybridization，DISH），在此检测中，通过二硝基苯（dinitrophenol，DNP）标记的探针检测 *HER2*，并利用银染 ISH DNP 染色液进行显色。用地高辛标记探针检测 CEP17，采用地高辛红染显色液。DISH 可在光镜下观察结果，其中 *HER2* 在肿瘤细胞的细胞核中表现为黑色信号，CEP17 为红色信号。也可以采用仅针对 *HER2* 基因的单探针 SISH。

2. 质量控制

（1）内对照：通常以乳腺组织中的正常细胞（如成纤维细胞、血管内皮细胞、淋巴细胞、正常乳腺上皮细胞）的 HER2 信号和 CEP17 信号作为内对照。出现下列情况时应视为检测失败：①对照未出现预期结果；②难以观察到至少 2 个浸润癌区域并计数；③缺乏红色染色或黑色染色；④斑点伪影干扰计数；⑤严重消化过度或细胞核中空泡干扰计数；⑥非特异性背景染色强，干扰计数。

（2）外对照：建议在每次染色过程中都加入阳性和阴性对照，以确认试剂质量和仪器功能。

第五节　HER2 检测的结果判读

一、免疫组织化学结果判读

应先在低倍镜下观察整张切片，判断染色是否满意及是否存在 HER2 表达的异质性。正常乳腺上皮不应出现强的细胞膜着色。只评定浸润癌的着色情况，导管原位癌的着色不能作为评定对象。观察细胞膜着色的浸润癌细胞的比例及着色强度，若出现细胞质或细胞核着色则提示 IHC 染色效果不理想或组织处理不佳，建议调整染色条件或更换组织后再行染色。判读时应避开组织边缘及组织处理不佳（如明显挤压）的癌组织（图 21－4）。

结果判读标准（按每张切片计）：0，无染色，或≤10％的浸润癌细胞呈现不完整的、微弱的细胞膜染色，如图 21－4A 所示；1＋，＞10％的浸润癌细胞呈现不完整、微弱的细胞膜染色，如图 21－4B 所示；

2+,>10%的浸润癌细胞呈现弱至中等强度的完整的细胞膜染色,或≤10%的浸润癌细胞呈现强而完整的细胞膜染色,如图 21-4C 所示;3+,>10%的浸润癌细胞呈现强而完整的细胞膜染色,如图 21-4D 所示。对于 2+的病例,应该用 ISH 做进一步检测,也可以选取不同的组织块重新检测或送条件更好的中心实验室进行检测。当出现以下情况时,HER2 状态为无法判读(indeterminate),包括标本处理不当、严重的组织挤压或边缘效应、检测失败等。应在报告中注明 HER2 状态无法判读的可能原因,并建议再次获取样本进行 HER2 检测。在乳腺浸润性微乳头状癌和部分有分泌现象的乳腺癌中,有时浸润癌细胞的细胞膜已呈很深的棕褐色,但并未呈闭环状完整着色,存在一定程度的不连续性和间断性,此时至少应视为 HER2 2+,并需要行 ISH 检测进一步明确 HER2 状态。建议 HER2 IHC 检测报告中应包括如下内容:患者信息(包括姓名、性别、年龄、门诊/住院号)、送检医生姓名、送检日期、标本信息(包括病理号和蜡块号)、标本部位和类型、抗体信息(克隆号/生产商)、检测方法、是否使用图像分析、对照设置情况、样本量是否适合评估、判读结果(0、1+、2+、3+)、检测结论(如阳性、不确定、阴性、无法判读)。

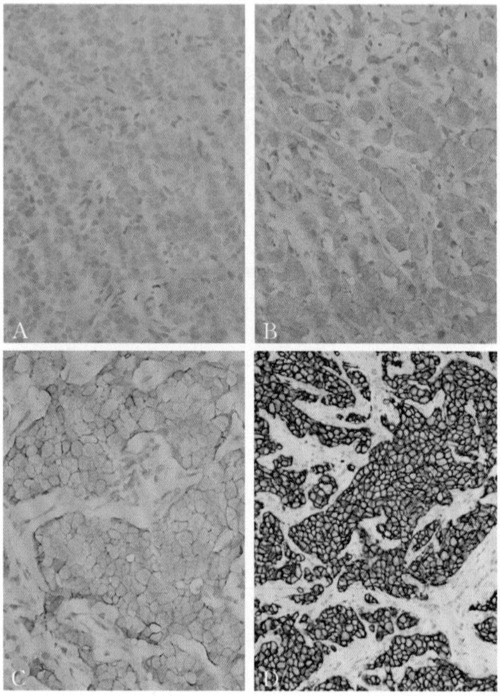

图 21-4 HER2 检测 IHC 结果的判读

注:A. 阳性;B. +;C. ++;D. +++。

二、荧光原位杂交结果判读

应在低倍镜下观察整张 FISH 切片,初步判断检测质量(如观察标本内血管内皮细胞、正常乳腺上皮细胞或淋巴细胞信号是否正常),以及是否存在 HER2 扩增的异质性。要求至少找到 2 个浸润癌区域,计数至少 20 个浸润癌细胞。也可以参照 IHC 切片先确定可能存在扩增的浸润癌区域,然后于高倍镜(60 倍或 100 倍物镜)下通过特异通道滤光片观察 HER2 和 CEP17 信号,并进行信号计数和比值计算。应选择细胞核大小一致、核的边界完整、DAPI 染色均一、细胞核无重叠、信号清晰的细胞(图 21-5)。随机计数至少 20 个浸润癌细胞核中的双色信号。在观察信号时,应根据情况随时调节显微镜的焦距,准确观察位于细胞核不同平面上的信号以免遗漏。结果判读及注意事项如下。

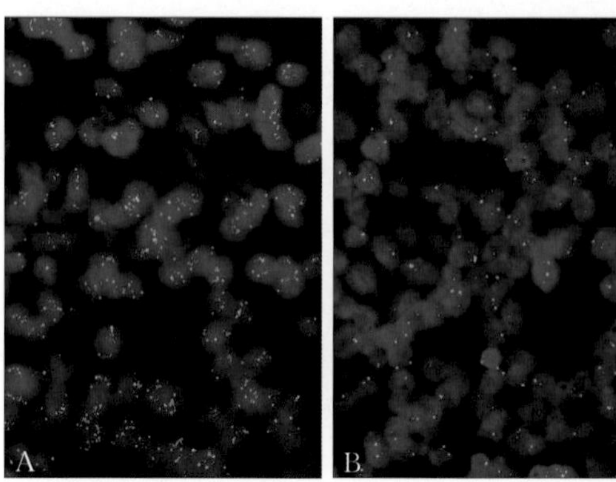

图 21-5 HER2 检测 FISH 结果的判读

(一) 双探针 ISH

(1) 第 1 组:HER2/CEP17 比值≥2.0,且平均 *HER2* 拷贝数/细胞≥4.0 个。此种情况判为 FISH 阳性。若众多 HER2 信号连接成簇时,可直接判断为 FISH 阳性。

(2) 第 2 组:HER2/CEP17 比值≥2.0,平均 *HER2* 拷贝数/细胞<4.0 个。建议对此种情况增加计数细胞,如结果维持不变,则判为 FISH 阴性。建议在报告中备注:在现有的临床试验数据中,缺乏充分依据显示此部分患者能从抗 HER2 靶向治疗中获益,对此组特殊人群尚需积累更多循证医学依据。

(3) 第 3 组：HER2/CEP17 比值<2.0，平均 *HER2* 拷贝数/细胞≥6.0 个。建议对此种情况增加计数细胞，如果结果维持不变，则判为 FISH 阳性。研究显示，若采用第 17 号染色体上的其他探针替代 CEP17，此组病例中相当一部分的检测结果转变为 HER2/第 17 号染色体替代探针的比值>2.0，平均 *HER2* 拷贝数/细胞≥6.0 个。此组特殊人群宜有更多循证医学依据的积累。

(4) 第 4 组：HER2/CEP17 比值<2.0，平均 *HER2* 拷贝数/细胞≥4.0 个且<6.0 个。现有的循证医学依据显示，若 HER2 的 IHC 结果非 3+，此类 FISH 结果的患者能否从抗 HER2 靶向治疗中获益目前尚不确定，需等待更充分的循证医学依据。此种情况建议重新计数至少 20 个细胞核中的信号，如果结果改变，则对两次结果进行综合判断分析。如仍为上述情况，需要在 FISH 报告中备注：此类患者 HER2 状态的判断需结合 IHC 结果，若 IHC 结果为 3+，HER2 状态判为阳性；若 IHC 结果为 0、1+或 2+，HER2 状态应判为阴性。

(5) 第 5 组：HER2/CEP17 比值<2.0，平均 *HER2* 拷贝数/细胞<4.0 个。此种情况判为 FISH 阴性。

(二) 单探针 ISH

(1) 肿瘤细胞平均 *HER2* 拷贝数/细胞<4.0 个为无扩增。

(2) 肿瘤细胞平均 *HER2* 拷贝数/细胞≥6.0 个为扩增；扩增细胞应均质、连续，且占浸润癌的 10%以上。

(3) 平均 *HER2* 拷贝数/细胞在 4～6 个之间为不确定。对于 ISH 结果不确定的病例，需要再计算 20 个细胞核中的信号或由另外一位分析者重新计数。如仍为临界值，则应行 IHC 检测(若 FISH 前未行)。也可以选取不同的组织块重新检测。

注意：若原发性乳腺癌的粗针穿刺活检标本初始 HER2 检测结果为阴性，可在手术标本中重新进行 HER2 检测。

建议在 HER2 FISH 检测报告中包括如下内容：患者信息(包括姓名、性别、年龄、门诊/住院号)、送检医生姓名、送检日期、标本信息(包括病理号和蜡块号)、标本部位和类型、探针信息、检测方法、是否使用图像分析、对照设置情况、样本量是否适合评估、判读结果(包括评估的细胞数量、平均 *HER2* 拷贝数/细胞、平均 CEP17 拷贝数/细胞、平均 *HER2* 拷贝数/平均 CEP17 拷贝数的比值)、检测结论(如阳性、不确定、阴性、无法判读)。

三、显色原位杂交结果判读

结合 HE 染色，选定含有浸润性乳腺癌的靶区进行观察，区域内的大部分细胞需有棕色信号，且这些信号没有被非特异性背景染色覆盖。计数至少 20 个浸润癌细胞。在低倍镜下观察整张切片，确定标本质量及是否存在 HER2 扩增的异质性。然后于高倍镜(40 倍或 60 倍物镜)下进行信号计数。

结果判读：应选择细胞核大小一致、核的边界完整、细胞核无重叠、信号清晰的细胞。随机计数至少 20 个浸润癌细胞核中的 HER2 信号。

判读标准：参照 FISH 的结果判读。如果最终肿瘤细胞平均 *HER2* 拷贝数/细胞<4.0 个为无扩增；肿瘤细胞平均 *HER2* 拷贝数/细胞≥6.0 个为扩增。平均 *HER2* 拷贝数/细胞在 4～6 个之间为不确定。如果最终结果为不确定，则需要再计算 20 个细胞核中的信号或由另外一位分析者重新计数。如结果仍为不确定，则应行 IHC 检测(若 CISH 前未行)，也可以选取不同的组织块重新检测。报告格式可参照 FISH 检测。

四、银增强原位杂交结果判读

结合 HE 染色，选定含有浸润性乳腺癌的靶区进行观察。选定区域内的大部分细胞需同时显示黑色和红色信号，且这些信号没有被非特异性背景染色覆盖。计数至少 20 个浸润癌细胞。在 4 倍物镜下扫描整张切片，观察是否存在 HER2 表达的异质性及标本质量。然后于高倍镜(40 倍或 60 倍物镜)下观察结果并进行信号计数和比值计算。

结果判读：①应选择细胞核大小一致、核的边界完整、细胞核无重叠、红色和黑色两种信号清晰的细胞。随机计数至少 20 个浸润癌细胞核中的双色信号。②当存在 HER2 信号簇时，可根据单个拷贝大小估计拷贝数。

判读标准：参见 FISH，如果最终结果为不确定，则需要再计算 20 个细胞核中的信号或由另外一位分析者重新计数。如结果仍为不确定，则应行 IHC 检测(若 SISH 前未行)，也可以选取不同的组织块重新检测。报告格式可参照 FISH 检测。

第六节　HER2 检测的新问题

随着 HER2 检测的广泛开展，许多新问题日益显现。例如，HER2 检测的适应证、17 号染色体倍体数和 FISH 检测的探针选择、HER2 检测指标的新维度、HER2 判读中的问题、人工智能对 HER2 判读的辅助作用等。笔者将结合 2018 版《乳腺癌 HER2 检测：美国临床肿瘤学会（ASCO）/美国病理学家学会（College of American Pathologists，CAP）临床实践指南专项更新》（表 21－3、21－4）展开相应讨论。

表 21－3　2018 版 ASCO/CAP HER2 检测指南更新要点

项　目	主　要　内　容
指南问题	如何对免疫组织化学 2+（IHC 可疑）做出最恰当的定义？如果粗针穿刺 HER2 检测为阴性，外科标本是否必须重复检测？乳腺癌中进行双探针原位杂交（ISH）检测时少见类型的最佳判定方法是什么
目标人群	乳腺癌患者
针对对象	肿瘤内科医生；病理科医生；外科医生；放射诊断科医生
方法	专家组召开会议，通过对医学文献的系统性回顾，制定最新的临床实践指南建议
重点更新建议	1. IHC 2+（不确定）的定义：在浸润性乳腺癌中，>10%的肿瘤细胞“轻到中度完全性膜染色” 2. 根据一些标准（包括肿瘤分级 3 级），“如果原发性乳腺癌的粗针穿刺活检标本初始 HER2 检测结果为阴性，需要在手术标本中重新进行 HER2 检测” 3. 如果病例的 *HER2*/CEP17 比值≥2.0，但平均 *HER2* 拷贝数/细胞<4.0 个，则需要进行更多的工作来明确诊断。如果尚未经进行 ISH 检测的实验室进行评估，则应使用 ISH 对同一组织样本的切片进行 *HER2* 的 IHC 检测，并应同时检查 ISH 和 IHC 的切片以划分选择区域，进行 ISH 评估（当地的实践经验将是完成再次评估的最佳程序）： a. 如果 IHC 结果为 3+，诊断 HER2 阳性； b. 如果 IHC 结果为 2+，换其他观察者进行计数 ISH（对之前的 ISH 结果不知情），计数浸润性癌 IHC 2+区域至少 20 个细胞，重新计算 ISH： ● 如果经其他观察者计数将结果归为另一个 ISH 结果，应根据内部程序对结果进行判定，以确定最终分类； ● 如果仍是平均 *HER2* 拷贝数/细胞<4.0 个，*HER2*/CEP17 比值≥2.0，则诊断为 HER2 阴性并加以备注（注意：请参阅 3b、3c、4c、5b 和 5c 的建议）； c. 如果 IHC 结果为 0 或 1+，诊断为 HER2 阴性并加以备注（注意：请参阅 3b、3c、4c、5b 和 5c 的建议） 4. 如果一个病例平均 *HER2* 拷贝数/细胞≥6.0 个，*HER2*/CEP17 比值<2.0，之前诊断为 HER2 的 ISH 阳性，则需要进行更多的工作来明确诊断。如果尚未经进行 ISH 检测的实验室进行评估，则应使用 ISH 对同一组织样本的切片进行 HER2 的 IHC 检测，并应同时检查 ISH 和 IHC 的切片以划分选择区域，进行 ISH 评估（当地的实践经验将是完成再次评估的最佳程序）： a. 如果 IHC 结果为 3+，诊断 HER2 阳性； b. 如果 IHC 结果为 2+，换其他观察者进行计数 ISH（对之前的 ISH 结果不知情），计数浸润性癌 IHC 2+区域至少 20 个细胞，重新计算 ISH： ● 如果经其他观察者计数将结果归为另一个 ISH 结果，应根据内部程序对结果进行裁定，以确定最终类别； ● 如果 *HER2*/CEP17 比值<2，但平均 *HER2* 拷贝数/细胞≥6.0 个，则诊断为 HER2 阳性； c. 如果 IHC 结果为 0 或 1+，则诊断为 HER2 阴性并加以备注（注意：请参阅 3b、3c、4c、5b 和 5c 的建议） 5. 如果病例平均 *HER2* 拷贝数/细胞≥4.0 个且<6.0 个，*HER2*/CEP17 比值<2.0，以前被诊断为 ISH 可疑，则需要进行更多的工作来明确诊断。如果尚未经进行 ISH 检测的实验室进行评估，则应使用 ISH 对同一组织样本的切片进行 HER2 的 IHC 检测，并应同时检查 ISH 和 IHC 的切片以划分选择区域，进行 ISH 评估（当地的实践经验将是完成再次评估的最佳程序）： a. 如果 IHC 结果为 3+，诊断 HER2 阳性；

续表

项　目	主　要　内　容
	b. 如果 IHC 结果为 2＋，换其他观察者进行计数 ISH（对之前的 ISH 结果不知情），计数浸润性癌 IHC 2＋区域至少 20 个细胞，重新计算 ISH： ● 如果经其他观察者计数将结果归为另一个 ISH 结果，应根据内部程序对结果进行裁定，以确定最终类别； ● 如果平均 HER2 拷贝数/细胞≥4.0 且＜6.0，HER2/CEP17 比值＜2，诊断为 HER2 阴性（注意：请参阅 3b、3c、4c、5b 和 5c 的建议）； c. 如果 IHC 结果为 0 或 1＋，则诊断为 HER2 阴性（注意：请参阅 3b、3c、4c、5b 和 5c 的建议） 注意：专家组建议同时进行 IHC 复检作为单探针 ISH 结果解释的一部分，专家组优先推荐使用双探针取代单探针 ISH 检测

表 21－4　2018 版与 2013 版 ASCO/CAP HER2 检测指南对比

标　　题	2013 版推荐	2018 版更新意见
标本检测	所有确诊为乳腺癌的患者必须进行 HER2 检测，如果组织样本可得，那么转移部位也需要进行 HER2 检测	无改变
HER2 检测的最佳计算方法	1. 以下情况为 HER2 检测结果阳性： （1）IHC 3＋，胞膜完整、强阳性染色 ISH 基于： ● 平均 *HER2* 拷贝数/细胞≥6.0 个； ● 双探针 *HER2*/CEP17 比值≥2.0；平均 *HER2* 拷贝数/细胞≥4.0 个； ● 双探针 *HER2*/CEP17 比值≥2.0；平均 *HER2* 拷贝数/细胞＜4.0 个； ● 双探针 *HER2*/CEP17 比值＜2.0，平均 *HER2* 拷贝数/细胞≥6.0 个； （2）如果出现以下情况，必须报告 HER2 测试结果为不确定，复检（对同一标本的多种方法检测）或重新检测（使用新标本，使用相同或多种方法测试）： ● IHC 2＋为＞10％浸润性肿瘤细胞内胞膜不完整和/或弱到中等强度阳性染色，或≤10％的浸润性肿瘤细胞染色强阳性； （3）结果不确定： ● 单探针平均 *HER2* 拷贝数/细胞≥4.0 个和≤6.0 个； ● 双探针 *HER2*/CEP17 比值＜2.0，平均 *HER2* 拷贝数≥4.0 个和≤6.0 个 2. 如果进行单次测试（或两次测试），则必须报告 HER2 测试结果为阴性： ● IHC 1＋是＞10％浸润性肿瘤细胞的细胞不完全弱阳性胞膜染色； ● IHC 0 是≤10％浸润性肿瘤细胞内的不完全且弱阳性胞膜染色 ISH 结果为阴性的依据：单探针平均 *HER2* 拷贝数/细胞＜4.0 个，双探针 *HER2*/CEP17 比值＜2.0，平均 *HER2* 拷贝数/细胞为 4.0 个 3. 如果技术问题影响 1 项或 2 项检测（IHC 和 ISH）将结果为阳性、阴性或不确定的报告为 HER2 检测结果不确定。情况包括： ● 样本处理不当； ● 造成判断困难的区域（挤压或边缘伪像）； ● 分析检测失败 应要求另一个标本进行检测以确定 HER2 状态 报告中的评论应该注明不确定检测的原因	详见表 21－3“重点更新建议”项

续表

标　题	2013 版推荐	2018 版更新意见
ISH 不可信的情况	以下情况则检测结果拒绝使用并且需重复检测：①对照不达标；②观察者无法找到并计算至少两个区域；③由于信号微弱，>25%的信号无法评分；④>10%的信号发生在细胞质上，核分辨率差；⑤自体荧光强；⑥根据描述 HER2 测试结果为不确定的	无改变
ISH 解释	病理医生应先扫描整个 ISH 玻片，或使用 IHC 来确定 HER2 扩增区域，再计数至少 20 个细胞 如果存在另一个细胞群 HER2 信号增高，且该区域包含>10%的肿瘤细胞(通过图像分析或视觉估计 ISH 或 IHC 确定)，单独计数至少 20 个不重叠的细胞，也必须在该细胞群内进行检测并报道 对于 ISH 的亮区，计数时需要鉴别正常乳腺细胞和肿瘤细胞，因为可能会存在难以解释的人工误差。如果肿瘤细胞表达不正常也不明显扩增，应提交专家寻求意见	病理医生应先扫描整个 ISH 玻片，或使用 IHC 来确定 HER2 扩增区域，再计数至少 20 个细胞。如果存在另一个细胞群 HER2 信号表现为增高，且该区域包含>10%的肿瘤细胞(通过图像分析或视觉估计 ISH 或 IHC 确定)，单独计数至少 20 个不重叠的细胞，也必须在该细胞群内进行检测并报道
可使用的(IHC 和 ISH)测试结果	应优先使用 FDA 批准的 IHC 进行检测，亮视野 ISH 或 FISH 检测	无改变
IHC 不可信的情况	如果出现以下情况，检测将被拒绝并重复或通过 FISH 进行测试：①对照不达标；②人工原因涉及大部分样本；③样品具有正常乳腺细胞胞膜强阳性染色(内对照)	无改变
IHC 解释指标	应该有>10%的肿瘤细胞显示完整强阳性胞膜染色，表示结果为 3+，HER2 阳性	无改变
检测报告的要求	报告必须包含指南详尽细节，但对此表中定义的报告要求和算法的更改除外	无改变
理想组织处理要求	①从组织采集到固定的时间应尽可能短；②用于 HER2 测试的样品在 10%中性缓冲福尔马林中固定 6～72 h；③细胞学标本必须在福尔马林中固定。在大体标本切取切缘后，应将标本切成 5～10 mm，并放入足量的中性缓冲福尔马林中。报告中必须包含此流程的任何意外情况	无改变
理想组织切片要求	如果切片时间超过 6 周，则不应用于 HER2 检测；结果可能会随着固定或储存条件而变化	无改变
理想内部验证程序	检测前必须进行性能验证	无改变
初始测试验证	进行检测的实验室应该具有所有的认证要求，包括初始检测的验证。实验室应确保初步验证符合 2010 年公布的 ASCO/CAP 关于 IHC 测试 ER 和 PR 指南验证要求，FDA 批准的检测方法为 20 个阴性和 20 个阳性，以及针对实验室自建检测(laboratory developed test，LDT)的 40 个阴性和 40 个阳性。该要求不适用于先前的 2007 ASCO/CAP HER2 测试指南进行验证的条件以及那些常见 HER2 检测程序，例如 CAP 的检测程序	无改变
最优初始测试验证	实验室负责确保其检测结果的可靠性和准确性，符合 HER2 检测试验的认可和能力测试要求。不需要特定的一致性要求	无改变
最佳监测方法之间的一致性	参见最佳实验室认可的标准	无改变
优化室内 QA 程序	应在每次测试和每批测试中检查和记录室内和室间控制。持续的质量控制和设备维护。初步和目前的实验室人员培训和能力评估。使用标准化操作程序，包括日常使用控制材料。程序变更时重新确认。所采取行动的持续能力评估和文件应作为实验室记录的一部分	无改变

续表

标题	2013 版推荐	2018 版更新意见
优化室间评估	每年至少两次参与并成功完成的室间测试项目。每项测试至少需要达到要求的 90%以上。不合格的将需要实验室根据认证机构的程序要求作出应对	无改变
最优的实验认证	每两年进行一次现场检查，每年进行一次自检。审查实验室验证、程序、质量评价结果和过程、结果和报告。对该方法的效果不佳的 HER2 实验室暂停检测	无改变

一、HER2 检测的适应证

所有确诊为乳腺癌的患者必须进行 HER2 检测；如果组织样本可得，那么转移部位也需要进行 HER2 检测。如 HER2 检测结果为不确定，则应使用另一种检测方法进行检测，或对该患者的其他样本进行检测。

(1) 如果最初的活检阴性，HER2 检测是否需要在手术标本上重复。2018 ASCO/CAP 专家组推荐原发性乳腺癌的粗针穿刺活检标本的 HER2 检测结果最初为阴性，则可根据特定的临床标准对切除标本重新进行 HER2 检测(2013 版为“必须”)。专家组同意，鉴于大量临床研究证实了穿刺活检与手术切除标本之间 HER2 检测的高度一致性，允许病理学家和肿瘤学家进行临床判断，仅肿瘤组织学分级 3 级不足以作为强制性复检的标准。

(2) 新辅助化疗是否影响 HER2 的检测结果。新辅助化疗是乳腺癌整体治疗方案的一部分，目的是术前对某些较晚期的乳腺癌病例通过化疗使肿瘤体积缩小，术前分期降低，以便于手术治疗，同时也可清除体内的微小转移灶。通过新辅助化疗可直观了解肿瘤对所给予的化疗药物是否敏感，从而为进一步选择合适的治疗方法及判断患者预后提供依据。新辅助化疗后 HER2 状态发生改变的原因，推测可能是肿瘤细胞在治疗后发生遗传学改变，如基因表达的获得或缺失、染色体不稳定性等。此外，新辅助治疗前 HER2 检测多采用乳腺穿刺组织，取材有限，当存在 *HER2* 基因扩增异质性时也会导致与新辅助治疗后手术标本检测结果的差异。因此推荐新辅助治疗后的手术标本应再行 HER2 检测，以准确了解 *HER2* 基因扩增状态。

(3) 导管原位癌的 HER2 检测。导管原位癌中 HER2 阳性与浸润灶的存在密切相关，35.8% HER2 阳性的导管原位癌中伴有浸润现象，而 HER2 阴性的病例中仅 12.2% 存在浸润，因此 HER2 IHC 染色在一定程度上能提示导管原位癌病例伴有浸润的概率。尽管 HER2 检测在导管原位癌中有一定意义，但与针对 HER2 的靶向治疗无关。在目前的指南中，也不要求在导管原位癌中检测 HER2，且强调在病理学检查报告中需要报告的是浸润性癌的 HER2 状态。

二、17 号染色体倍体数和 FISH 检测的探针选择

部分乳腺癌存在 17 号染色体不是正常的二体，而是多体或单体。有关 17 号染色体多体的定义尚不统一，多数文献认为每个细胞中 CEP17 的信号数≥3 个为多体，也有标准判定 CEP17 信号数≥2.25 个/细胞或 2.2 个/细胞为 17 号染色体多体。CEP17≤1.25 个/细胞属于 17 号染色体单体。

乳腺癌中 17 号染色体多体的发生率为 13%～46%，既可以单独存在，也可以发生于 *HER2* 扩增的病例。17 号染色体多体可引起乳腺癌中 *HER2* 基因拷贝数的增多，从而导致 HER2 蛋白表达的增多，可能是 IHC 2+或 3+但 FISH 无扩增或低扩增的原因。有研究显示，所有 FISH 检测结果为 *HER2* 扩增不确定的乳腺癌都存在 17 号染色体多体，但其 HER2 蛋白表达不会出现 IHC 3+。存在 *HER2* 扩增的乳腺癌中，17 号染色体多体对检测不会产生明显干扰，但在 *HER2* 无扩增的乳腺癌中，由于其可导致 *HER2* 基因拷贝数的增加，可能会影响检测结果，此时若仅计数 *HER2* 基因拷贝数，会造成结果不准确，而 *HER2*/CEP17 比值更能准确地反映 *HER2* 扩增状态。

从临床病理学特征来分析，存在 *HER2* 扩增的乳腺癌常表现为高级别、ER/PR 不表达及预后不良等，而 17 号染色体多体的病例更接近 *HER2* 无扩增的乳腺癌，与肿瘤级别、ER/PR 状态及预后没有

明显关系。但也有学者认为整条 17 号染色体的多体罕见，17 号染色体着丝粒的多体并不能代表整条 17 号染色体多体。当用 17 号染色体着丝粒附近的其他基因如 *p53*、*SMS* 或 *RARA* 作为参考基因时，43.9%(58/132)乳腺癌 *HER2* 状态的评估结果由无扩增变为扩增，提示 17 号染色体多体对 HER2 检测的影响值得进一步研究。17 号染色体单体可能是 IHC 阴性或 2+但 FISH 存在扩增的原因。与 *HER2*/CEP17 比值相比，*HER2* 拷贝数对于 *HER2* 基因扩增的判断更为重要。因此在 *HER2* FISH 检测结果中除报告 *HER2*/CEP17 比值外，还应分别报告 *HER2* 拷贝数和 CEP17 的数值。

FISH 双探针检测中加入 CEP17 探针的目的是在检测 *HER2* 基因的同时检测第 17 号染色体数目，从而将第 17 号染色体的非整倍体和单纯的 *HER2* 基因扩增，尤其是低水平的扩增区分开。ASCO/CAP 专家组推荐 IHC 评估成为单探针 ISH 结果解释的一部分。专家组还优先推荐使用双探针而非单探针 ISH 分析。使用来自同一组织样本用于单探针 ISH 检测的切片，进行 IHC(如果尚未执行)和/或双探针 ISH。如果 IHC 结果是 2+不确定的，建议也执行双探针 ISH。

2018 版 ASCO/CAP 指南指出，在某些染色模式下可尝试替代探针，如 *HER2*/CEP17 比值<2.0，平均 *HER2* 拷贝数/细胞≥6.0 个；*HER2*/CEP17 比值<2.0，平均 *HER2* 拷贝数/细胞≥4.0 个且<6.0 个。然而，鉴于缺乏结果数据和评估规范，不应将替代性探针用作标准实践。

三、HER2 检测指标的新维度

(一) *HER2* 突变

Bose 等对 1 499 名非复发转移且 HER2 阴性的乳腺癌患者，以二代测序(NGS)方法检测出原发病灶 *HER2* 的突变率仅为 1.67%。Endo 等对 135 名Ⅰ～Ⅲ期的 HER2 阳性乳腺癌患者，通过 Sanger 法测序检测出 *HER2* 突变率也仅为 1.48%。对比在远处转移组织中，Fang 和 Park 等基于二代测序检测出 *HER2* 突变率高达 11.6%和 16.7%。*HER2* 突变位点多集中在细胞内的组织激酶域，其次为细胞外和跨膜区域，最常见的 *HER2* 突变位点是 S310、L755、Y772_A775dup 和 V777 等(图 21-6)。

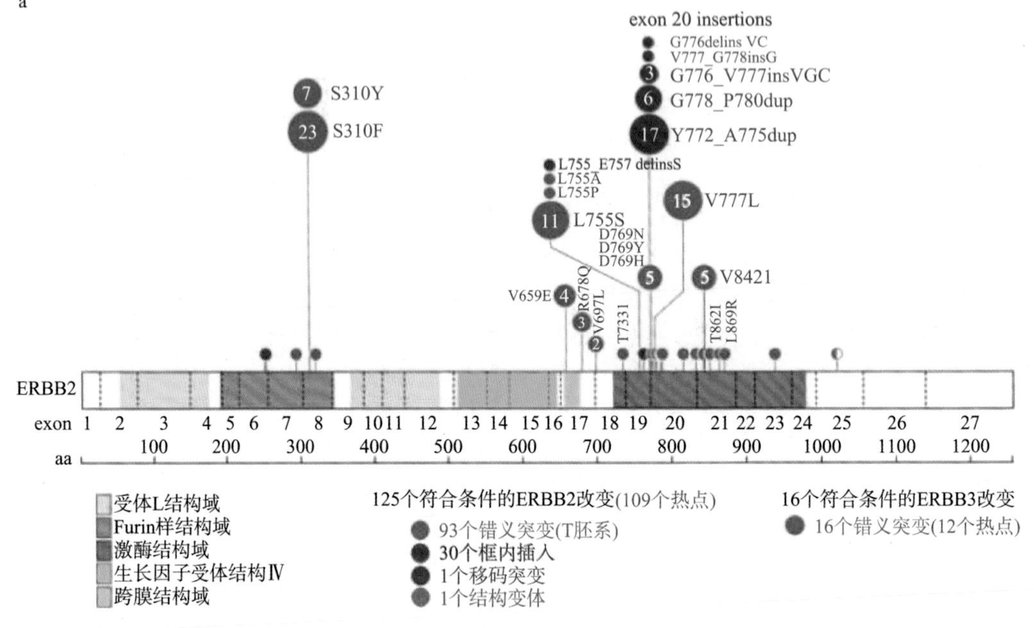

图 21-6 常见的 *HER2* 突变位点

引自：FANG W F, ZHAO S, LIANG Y, et al. Mutation variants and co-mutations as genomic modifiers of response to Afatinib in HER2-mutant lung adenocarcinoma [J]. Oncologist, 2020,25(3):e545-e554.

Xu 等对 120 例晚期乳腺癌患者 ctDNA 进行二代测序的结果进一步提示晚期患者总体突变率为 13.3%，*HER2* 基因突变与野生型相比 PFS 缩短 3.4 个月。其中 *HER2* 扩增患者突变率高达 17.3%，而未扩增患者的突变率仅为 6.7%。*HER2* 扩增且突变的患者曲妥珠单抗治疗效果普遍较差，其中 1 例 *HER2* 扩增患者携带 *HER2* C.1900 T>C/P.C634R 点突变，该患者对曲妥珠单抗和拉帕替尼耐药，但对不可逆 HER2-TKI 敏感；而 *HER2* 未扩增但伴有突变的患者对抗 HER2 治疗都显示出相应的疗效。

目前研究主要集中在 HER2-ADC 与不可逆 HER2-TKI 药物靶向 *HER2* 突变的疗效，包括 T-DXd、吡咯替尼、奈拉替尼等。其中 T-DXd 主要探索了 *HER2* 突变肺癌的疗效。吡咯替尼与奈拉替尼在 *HER2* 突变乳腺癌中应用研究正在进行中。Hyman 等分析了奈拉替尼对 *HER2* 突变实体瘤的疗效，其中乳腺癌共 25 例，8 周 ORR(ORR_8)达到 32%。

（二）*HER2* 基因融合

基因融合是指某一原癌基因与另一基因发生融合。基因融合与肿瘤的发生、发展和临床结局显著相关，随着近年来高通量测序方法和生物信息学技术的迅猛发展，越来越多与肿瘤相关的基因融合被发现，其中，癌基因相关融合与肿瘤的恶性生长特性呈正相关。Zehir 等通过 MSK-IMPACT 方法，开展了一项大规模、前瞻性的临床测序研究，总共对 1 万多例晚期癌症患者进行了二代测序，同时收集这些患者的临床注释、病理学特征等方面的信息，其中发现 *ERBB2* 融合 8 例。在乳腺癌中，*ERBB2* 融合的比例为 0.16%(2/1 238)，融合伴侣为 C1orf87 和 C17orf37。尽管 *HER2* 融合的比例很低，但也是未来需要关注的一个方向。

（三）循环肿瘤细胞 HER2 阳性在 HER2 阳性晚期乳腺癌患者靶向治疗中的重要性

Nicole 等发现，乳腺癌循环肿瘤细胞(CTC)中的 HER2 状态随着时间的推移会发生转化，并且 HER2 阳性的细胞增殖较快。Jiang 等对 58 例 HER2 阳性(IHC 3+或 FISH+)的转移性乳腺癌患者 CTC 研究发现，仅 22 例 CTC HER2 阳性。在均接受化疗联合曲妥珠单抗或拉帕替尼治疗后，CTC HER2 阳性组中位 PFS 显著优于 CTC HER2 阴性组，提示 CTC 中 HER2 的变化与靶向治疗效果相关，两者联合可进一步评估抗 HER2 的治疗效果。

（四）组织与血浆的 HER2 DNA 检测结果差异

游离细胞 DNA(cell free DNA，cfDNA)来源于坏死、凋亡的肿瘤细胞，也可能是肿瘤细胞的外排体。Gevensleben 等利用数字 PCR 检测乳腺癌患者 cfDNA 中的 *HER2* 拷贝数目，58 例晚期乳腺癌患者中 64%的 HER2 阳性患者血浆 HER2 为阳性，94%的 HER2 阴性患者血浆 HER2 为阴性，其阳性与阴性预测值分别为 70%和 92%，证明了 cfDNA 检测乳腺癌患者 *HER2* 扩增情况的可行性。但 Bechmann 等的结果却完全不同，采用 RTFQ-PCR 技术验证 cfDNA 中 *HER2* 基因扩增情况，组织学 HER2 阳性和阴性患者的血浆中并未观察到 *HER2* 基因拷贝数的差异。这些研究结果的差异可能是由于检测技术灵敏度、入组人群、操作规范、阳性预测阈值的不同，因此采用 cfDNA 检测技术评估部分患者 *HER2* 基因扩增情况，并且以此作为靶向治疗灵敏度的预测仍需进行大型临床试验。

四、HER2 判读的注意事项

（一）组织病理学特征与 HER2 的一致性

加强临床医生与病理学专家的沟通有助于对 HER2 检测结果的正确诠释和对 HER2 靶向治疗效果的客观评价。临床医生和病理科医生均需注意 HER2 检测结果是否与组织病理学特征相符。最初 HER2 检测阳性，如果出现下列病理学检查结果，则应重新进行 HER2 检测。组织学 1 级的以下类型：浸润性导管或小叶癌，ER 和 PR 阳性；小管癌(至少 90%)；黏液癌(至少 90%)；筛状癌(至少 90%)；腺样囊性癌(至少 90%)和三阴性癌。反之，对于上述组织病理学特征，若最初 HER2 检测阴性，则不进行 HER2 重新检测。

（二）HER2 异质性

浸润性乳腺癌中 *HER2* 表达或扩增可存在异质性，虽然 *HER2* 基因异质性的临床意义目前仍不明确，但它可导致 IHC 与 ISH 检测，原发灶与转移灶、穿刺标本与手术切除标本的检测结果不一致。在 ISH 计数之前，应观察整张切片或通过 IHC 染色切片确定可能存在 *HER2* 扩增的区域。需要强调的是,即使存在异质性,但只要扩增细胞连续、均质,且占浸润癌10%以上,就应明确报告为ISH阳性。可补充报告不同细胞群(>10%)的计数值(包括计数的细胞总数、*HER2* 拷贝数、CEP17数值、*HER2*/CEP17比值),并报告扩增细胞群占所有浸润癌细胞的比例。

(三) 几种特殊ISH结果的判读及进一步检测

(1) 如果 *HER2*/CEP17 比值≥2.0,但平均 *HER2* 拷贝数/细胞<4.0个,这样的浸润癌是否被认为是ISH阳性?

对于 *HER2*/CEP17 比值≥2.0 且平均 *HER2* 拷贝数/细胞<4.0个的情况,2013版共识定义为ISH阳性,而2018年修订版共识则定义应结合其他检查结果明确诊断。如果尚未经过ISH评审的机构或实验室进行ISH检测,则应使用同一组织样本进行HER2的IHC检测,对ISH和IHC片进行同时审阅和判读(具体判读见本章第五节)。在BCIRG试验的双探针FISH筛查的10 468例患者中,有4 340例患者(41.5%,4 340/10 468)*HER2*/CEP17比值≥2.0。在这4 340例患者中,仅有71例患者(0.7%,71/10 468)平均 *HER2* 拷贝数/细胞<4.0个。此外,这71例患者中有35例接受了IHC检测,仅有3例为IHC 2+,而无IHC 3+。对2组患者中曲妥珠单抗的潜在获益进行回顾性评估时,观察到的风险比值略有下降>1.0(倾向未从曲妥珠单抗中获益),但样本量不足以统计排除该组中的辅助曲妥珠单抗的益处,也不能从统计学上确定2组未接受曲妥珠单抗治疗的患者是否与仅接受化疗的HER2阴性患者不同。专家组指出,HER2的IHC表达应该用来补充ISH并确定HER2状态。如果IHC结果不是3+,由于ISH的 *HER2* 拷贝数较低且缺乏蛋白质过表达,建议将标本视为HER2阴性。

(2) 是否可以认为浸润性癌的平均 *HER2* 拷贝数/细胞≥6.0个,但 *HER2*/CEP17 比值<2.0为ISH阳性?

对于 *HER2*/CEP17 比值<2.0,平均 *HER2* 拷贝数/细胞≥6.0个,2013年指南定义为ISH阳性,而2018年修订后的建议将根据额外的检查结果明确诊断。如果未经进行ISH检测的机构或实验室评估,则应使用同一组织样本的切片进行HER2的IHC检测,对ISH和IHC切片进行同时审阅和判读,指导区域的选择。该情况不常见并具有异质性,该比值可能不是真正基因扩增状态的可靠指标。部分病例具有真正的 *HER2* 扩增而不是17号染色体的多重性,特别是当 *HER2* 拷贝数高时,专家组最终赞成继续将这些病例分类为HER2阳性,除非同时检测的IHC结果明显为阴性(0或1+)。对于这类病例,目前尚缺乏强有力的临床数据来指导治疗。

(3) 浸润性癌中平均 *HER2* 拷贝数/细胞≥4.0个且<6.0个的 *HER2*/CEP17 的比值<2.0,且最初被认为HER2的ISH结果不确定,其最适合的诊断是什么?

对于 *HER2*/CEP17 的比值<2.0,平均 *HER2* 拷贝数/细胞≥4.0个且<6.0个的病例,2013年指南认为是ISH不确定,需要额外的检测(必须使用IHC的同一标本反复检测),用ISH染色体17探针进行检测,或者进行新的检测(如果有新的标本,ISH或IHC同时进行)。2018年修订版建议,为明确诊断,将提供进一步检查。如果尚未进行ISH检测的机构或实验室进行评估,则应使用同一组织样本的切片进行HER2的IHC检测,并应同时检查ISH和IHC的切片。如果样本测试结果接近ISH比值阈值,则重复测试的结果很有可能得之于偶然,因此当IHC结果不是3+时,建议考虑为HER2阴性,无需对同一标本进行额外的检测。

(四) IHC 2+的定义(IHC结果不确定)与微浸润的特殊染色模式

在2013年ASCO/CAP的HER2检测指南中,IHC HER2 2+(可疑)被定义为">10%的浸润癌细胞呈现不完整和/或弱至中等强度的细胞膜染色,或≤10%浸润癌细胞呈现强而完整的细胞膜染色"。

基于2013年ASCO/CAP的HER2检测指南,我国乳腺病理学组开展了一项针对HER2 IHC 2+乳腺癌病例的多中心研究项目。该项目旨在通过探索乳腺癌HER2 IHC 2+病例中不同的染色模式(膜完整性、染色强度及其百分比)与FISH检测结果之间的相关性,进一步推动乳腺癌HER2的规范化检测和判读标准化,加强对现有HER2检测指南的规范化实施,提高HER2检测准确率。在该研究项目中,研究者发现在IHC 2+病例中,不同染色模式的FISH扩增比例显著不同。染色模式为不完整的弱染色或≤50%不完整的中等染色病例,FISH扩增比例均<10%,平均 *HER2* 基因拷贝数/细胞均<3个。而染色模式为<10%完整的强染色或>

85%完整的中等染色病例,FISH 扩增比例分别为 77.0%和 60.5%,平均 *HER2* 基因拷贝数/细胞分别为 7.84 个和 8.75 个。通过此项研究,研究者建议在临床诊断中,医生应当注意 FISH 结果与 IHC 染色模式的相关性。当 FISH 扩增结果出现在不完整的弱染色或≤50%不完整的中等染色病例中,或者 FISH 未扩增结果出现在<10%完整的强染色病例中,医生可以通过再次核查 FISH 检测结果和 IHC 染色模式,避免诊断失误。

2018 年修订版 ASCO/CAP 共识中,IHC HER2 2+(可疑)被定义为">10%的浸润癌细胞呈现弱到中等强度的完整膜染色",可能会有未被这些定义所涵盖的 IHC HER2 的异常染色模式。如≤10%的肿瘤细胞呈现强而完整的细胞膜染色,或中-强的"U 型"染色模式。在临床实践中,这些模式是罕见的,如果遇到,应考虑 IHC 2+可疑。在乳腺浸润性微乳头状癌和部分有分泌现象的乳腺中,有时可呈强而不完整"U 型"染色。此时至少应视为 IHC 2+,并进行 ISH 检测以进一步明确 HER2 状态。

(五) HER2 IHC 0 的定义需要更多抗体偶联药物疗效证据

2018 年修订版 ASCO/CAP 共识中,对 HER2 IHC 0 的定义为 10%的肿瘤细胞表达弱和不完全膜染色。抗体偶联药物通过抗原结合于肿瘤细胞,再释放化疗药物进入细胞内,发挥杀伤肿瘤细胞的作用,由于特殊连接结构赋予有效荷载跨膜能力,有效荷载也可进入邻近肿瘤细胞,杀死相邻的肿瘤细胞,放大肿瘤杀伤效力。鉴于抗体偶联药物可以发挥旁观者效应,HER2 不完全膜染色<10%的肿瘤细胞也可能对抗体偶联药物治疗产生反应,这部分 HER2 极低表达的患者可能错失抗体偶联药物治疗的机会。由于 HER2 低表达的病理学检测重复性不高,因此需要可靠的循证医学证据,以疗效为导向,赋予 HER2 IHC 0 更精准的定义,探索可以客观量化 HER2 表达且重复性良好的标准体系。

五、人工智能辅助 HER2 判读

目前,利用人工智能图像分析技术对 HER2 进行判读也是一个研究热点,包括对 FISH 与 IHC 染色结果的辅助判读。Radziuviene 等运用图像分析(imagery analysis, IA)技术对模糊的 HER2 FISH 结果进行分析,结果证明 IA 技术并不能起到验证手工计数结果的作用,仅能作为病理科医生的参考;并且高质量的样本和标准的操作规范是前提。Micsik 等基于计算机辅助的打分系统对 HER2 IHC 染色进行评估,结果与 FISH 结果基本一致,具有较高的可靠性,但是依然有待抗 HER2 治疗的结果进行进一步的拟合与判定。ImmunoMembrane 是一个在线的免费工具,可用来评估 HER2 IHC 染色结果,其目的是尽可能减少由实验室和病理科医生的差异导致的结果偏倚,并加速在 HER2 IHC 的临床诊断中采用自动图像分析;通过提交 DAB 染色的样本图像,ImmunoMembrane 将根据膜染色的完整性和强度将图像分为 0/1+、2+或 3+,生成与膜分割相匹配的伪彩色叠加图像(图 21 - 7)。这些工具的开发将有助于 HER2 的结果判断,但仍需不断完善、规范,今后有可能作为 HER2 判断的补充。

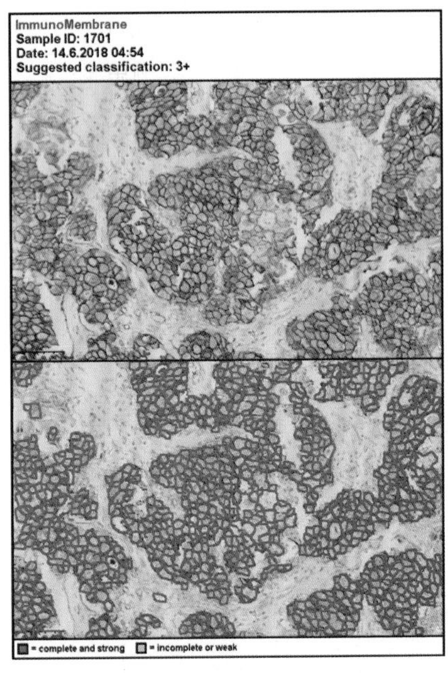

图 21 - 7　ImmunoMembrane 辅助判断 HER2 IHC 检测结果

(钟晓蓉　邓　玲　步　宏)

参考文献

[1] 国家肿瘤质控中心乳腺癌专家委员会,中国抗癌协会乳腺癌专业委员会,中国抗癌协会肿瘤药物临床研究专业委员会. 中国晚期乳腺癌规范诊疗指南(2020 版)[J]. 中华肿瘤杂志,2020,42(10):781 - 797.

[2] 乳腺癌 HER2 检测指南(2019 版)编写组. 乳腺癌 HER2 检测指南(2019 版)[J]. 中华病理学杂志,2019,48(3):169 - 175.

[3] 杨文涛,步宏. 中国乳腺癌 HER2 检测指南(2014 版)发布一年回顾[J]. 中华病理学杂志,2015,44(4):227 - 229.

[4] 中国抗癌协会乳腺癌专业委员会,中国抗癌协会乳腺癌诊治指南与规范(2021 版)[J]. 中国癌症杂志,2021,31(8):770 - 855.

[5] 中国临床肿瘤学会指南工作委员会. CSCO 乳腺癌诊疗指南 2021 版[S]. 人民卫生出版社,2021.

[6] AWADA A, COLOMER R, INOUE K, et al. Neratinib plus paclitaxel vs trastuzumab plus paclitaxel in previously untreated metastatic ERBB2 - positive breast cancer: The NEfERT - T randomized clinical trial [J]. JAMA Oncol, 2016, 2(12): 1557 - 1564.

[7] BASELGA J, NORTON L, ALBANELL J, et al. Recombinant humanized anti-HER2 antibody (Herceptin) enhances the antitumor activity of paclitaxel and doxorubicin against HER2/neu overexpressing human breast cancer xenografts [J]. Cancer res, 1998, 58(13): 2825 - 2831.

[8] BECHMANN T, ANDERSEN R F, PALLISGAARD N, et al. Plasma HER - 2 amplification in cell-free DNA during neoadjuvant chemotherapy in breast cancer [J]. J Cancer Res Clin Oncol, 2013, 139 (6): 995 - 1003.

[9] BURRIS H A, RUGO H S, VUKELJA S J, et al. Phase II study of the antibody drug conjugate trastuzumab-DM1 for the treatment of human epidermal growth factor receptor 2 (HER2)- positive breast cancer after prior HER2 - directed therapy [J]. J Clin Oncol, 2011, 29(4): 398 - 405.

[10] CARDOSO F, PALUCH-SHIMON S, SENKUS E, et al. 5th ESO-ESMO international consensus guidelines for advanced breast cancer (ABC 5) [J]. Ann oncol, 2020, 31(12): 1623 - 1649.

[11] CHAN A, DELALOGE S, HOLMES F A, et al. Neratinib after trastuzumab-based adjuvant therapy in patients with HER2 - positive breast cancer (ExteNET): a multicentre, randomised, double-blind, placebo-controlled, phase 3 trial [J]. Lancet Oncol, 2016, 17(3): 367 - 377.

[12] DENKERT C, SEITHER F, SCHNEEWEISS A, et al. Clinical and molecular characteristics of HER2 - low-positive breast cancer: pooled analysis of individual patient data from four prospective, neoadjuvant clinical trials [J]. Lancet Oncol, 2021, 22(8): 1151 - 1161.

[13] DIERAS V, MILES D, VERMA S, et al: Trastuzumab emtansine versus capecitabine plus lapatinib in patients with previously treated HER2 - positive advanced breast cancer (EMILIA): a descriptive analysis of final overall survival results from a randomised, open-label, phase 3 trial [J]. Lancet Oncol, 2017, 18(6): 732 - 742.

[14] GEVENSLEBEN H, GARCIA-MURILLAS I, GRAESER M K, et al. Noninvasive detection of HER - 2 amplification with plasma DNA digital PCR [J]. Clin Cancer Res, 2013, 19 (12) : 3276 - 3284.

[15] HYMAN D, PIHA-PAUL S, WON H, et al. HER kinase inhibition in patients with HER2 — and HER3—mutant cancers [J]. Nature, 2018, 554(7691): 189 - 194.

[16] JORDAN N V, BARDIA A, WITTNER B S, et al. HER2 expression identifies dynamic functional states within circulating breast cancer cells [J]. Nature, 2016, 537 (7618): 102 - 106.

[17] MA F, OUYANG Q, LI W, et al. Pyrotinib or lapatinib combined with capecitabine in HER2 - positive metastatic breast cancer with prior taxanes, anthracyclines, and/or trastuzumab: a randomized, phase II study [J]. J Clin Oncol, 2019, 37 (29): 2610 - 2619.

[18] MICSIK T, KISZLER G, SZABÓ D, et al. Computer aided semi-automated evaluation of HER2 immunodetection — A robust solution for supporting the accuracy of anti HER2 therapy [J]. Pathol Oncol Res, 2015, 21(4): 1005 - 1011.

[19] MODI S, PARK H, MURTHY R K, et al. Antitumor activity and safety of trastuzumab deruxtecan in patients with HER2 - low-expressing advanced breast cancer: results from a phase Ib study [J]. J Clin Oncol, 2020, 38(17): 1887 - 1896.

[20] MODI S, SAURA C, YAMASHITA T, et al. Trastuzumab deruxtecan in previously treated HER2 - positive breast cancer [J]. N Engl J Med, 2020, 382(7): 610 - 621.

[21] MURTHY R K, LOI S, OKINES A, et al. Tucatinib, Trastuzumab, and Capecitabine for HER2 - positive metastatic breast cancer [J]. N

Engl J Med, 2020, 382(7): 597 - 609.

[22] PEREZ E A, BARRIOS C, EIERMANN W, et al: Trastuzumab emtansine with or without pertuzumab versus trastuzumab plus taxane for human epidermal growth factor receptor 2 - positive, advanced breast cancer: primary results from the phase III marianne study [J]. J Clin Oncol, 2017, 35(2): 141 - 148.

[23] RADZIUVIENE G, RASMUSSON A, AUGULIS R, et al. Automated image analysis of HER2 fluorescence in situ hybridization to refine definitions of genetic heterogeneity in breast cancer tissue [J]. BioMed Research International, 2017, 2017: 2321916.

[24] SAURA C, GARCIA-SAENZ J A, XU B, et al. Safety and efficacy of neratinib in combination with capecitabine in patients with metastatic human epidermal growth factor receptor 2 - positive breast cancer [J]. J Clin Oncol, 2014, 32(32): 3626 - 3633.

[25] SAURA C, OLIVEIRA M, FENG Y H, et al. Neratinib plus Capecitabine versus Lapatinib plus Capecitabine in HER2 - positive metastatic breast cancer previously treated with >/= 2 HER2 - directed regimens: phase III NALA trial [J]. J Clin Oncol, 2020, 38(27): 3138 - 3149.

[26] SCHETTINI F, CHIC N, BRASO-MARISTANY F, et al. Clinical, pathological, and PAM50 gene expression features of HER2 - low breast cancer [J]. NPJ Breast Cancer, 2021, 7(1): 1.

[27] STOETZER O J, FERSCHING D M, SALAT C, et al. Prediction of response to neoadjuvant chemotherapy in breast cancer patients by circulating apoptotic biomarkers nucleosomes, DNAse, cytokeratin - 18 fragments and survivin [J]. Cancer Lett, 2013, 336 (1) : 140 - 148.

[28] VON MINCKWITZ G, PROCTER M, DE AZAMBUJA E, et al. Adjuvant Pertuzumab and Trastuzumab in early HER2 - positive breast cancer [J]. New Engl J Med, 2017, 377(2): 122 - 131.

[29] WOLFF A C, HAMMOND M E H, ALLISON K H, et al. Human epidermal growth factor receptor 2 testing in breast cancer: American Society of Clinical Oncology/College of American Pathologists clinical practice guideline focused update [J]. J Clin Oncol, 2018: JCO2018778738.

[30] XU B H, JIANG Z F, CHUA D, et al. Lapatinib plus capecitabine in treating HER2 - positive advanced breast cancer: efficacy, safety, and biomarker results from Chinese patients [J]. Chin J Cancer, 2011, 30(5): 327 - 335.

[31] XU B, YAN M, MA F, et al. Pyrotinib plus capecitabine versus lapatinib plus capecitabine for the treatment of HER2 - positive metastatic breast cancer (PHOEBE): a multicentre, open-label, randomised, controlled, phase 3 trial [J]. Lancet Oncol, 2021, 22(3): 351 - 360.

[32] YAN M, BIAN L, HU X, et al. Pyrotinib plus capecitabine for human epidermal factor receptor 2 - positive metastatic breast cancer after trastuzumab and taxanes (PHENIX): a randomized, double-blind, placebo-controlled phase 3 study [J]. Transl Breast Cancer Res, 2020, 1: 13.

[33] YANG L, ZHANG Z, LI J, et al. A decision tree-based prediction model for fluorescence in situ hybridization HER2 gene status in HER2 immunohistochemistry - 2+ breast cancers: a 2538 - case multicenter study on consecutive surgical specimens [J]. J Cancer, 2018, 9(13): 2327 - 2333.

[34] ZEHIR A, BENAYED R, SHAH R H, et al. Mutational landscape ofmetastatic cancer revealed from prospective clinical sequencing of 10, 000 patients [J]. Nat Med, 2017, 23(6): 703 - 713.

第二十二章

乳腺癌的分子分型及临床意义

随着分子生物学技术的应用和诊疗技术的进步，乳腺癌的基础及临床研究已取得长足进展，早期乳腺癌的检出率和治愈率不断提高，患者的病死率逐渐下降。乳腺癌是一类在分子水平上具有高度异质性的疾病，组织学形态相同的肿瘤，其分子遗传学改变可能不尽相同，从而导致肿瘤治疗和预后的差别。在过去的几十年中，形态学分类一直是乳腺癌最主要的分类方法，并为临床治疗提供可靠的依据。传统的临床分期对预测肿瘤复发转移有较高的参考价值，是临床较为成熟的风险评估指标。但随着人类生物医学进入分子水平时代，乳腺癌的传统形态学分类已不能完全适应乳腺癌临床诊断和精准治疗的发展需求。近年来，通过基因表达谱分析并结合患者的预后，对乳腺癌进行了基因层面的分子分型。乳腺癌分子分型是传统乳腺癌组织学分型的重要补充，为探讨肿瘤的异质性奠定了理论基础，同时也为患者的预后评估及个体化精准治疗提供了重要依据。

第一节　乳腺癌分子分型概述

2000 年，Perou 等首先提出了乳腺癌分子分型的概念，他们运用包含 8 102 个基因的 cDNA 芯片对 42 例乳腺肿瘤患者的 65 份标本进行了基因表达谱分析。根据基因表达谱的异同，肿瘤可被分为两个大的分子聚类：雌激素受体(ER)阳性和 ER 阴性两组。ER 阳性组的基因表达特征类似于乳腺管腔上皮细胞，因此被称为管腔型(luminal subtype)。ER 阴性组乳腺癌不表达或低表达 ER 及相关的共表达基因，可进一步分为人表皮生长因子受体 2(HER2)过表达型(HER2 over-expression subtype)、基底样型(basal-like subtype)、正常乳腺样型(normal breast-like subtype)。HER2 过表达型高表达 Erb-B2 及相关的共表达基因，并存在 HER2 蛋白的过表达；基底样型高表达正常乳腺基底或肌上皮细胞相关基因，并表达基底型细胞角蛋白，如 CK5/6 和 CK17 等。

2003 年，Sorlie 等又将管腔型进一步分为管腔 A 型和管腔 B 型。不同分子亚型的乳腺癌预后存在显著性差异：HER2 过表达型和基底样型预后较差，管腔型和正常乳腺样型预后较好。正常乳腺样型在后续的研究中显示可重复性较差，推测可能是样本质量欠佳导致的人工假象。故目前被公认的乳腺癌分子分型主要包括 4 型：管腔 A 型、管腔 B 型、HER2 过表达型和基底样型。

乳腺癌分子分型的金标准是基因表达谱芯片分析，因其需要新鲜组织、技术复杂、成本昂贵，在临床应用中难以推广普及。为了构建一个既能很好地反映基因表达谱分型，又能和临床预后密切相关，且技术简单易行的分型系统，研究者做了大量关于免疫组化分型的探讨和研究。2011 年，在 St. Gallen 国际乳腺癌大会上，众多专家对乳腺癌分子分型进行了重新讨论，根据免疫组织化学(IHC)和/或荧光原位杂交法(FISH)检测癌组织中 ER、孕激素受体(PR)、HER2 与 Ki-67 的蛋白表达或基因扩增，将乳腺癌划分为 4 种基于 IHC 的分子亚型，即管腔 A 型(ER 和/或 PR 阳性、HER2 阴性)、管腔 B 型(ER 和/或 PR 阳性、HER2 阳性)、HER2 过表达型(阳性型)(ER 阴性、PR 阴性、HER2 阳性)、三阴性型(ER 阴性、PR 阴性、HER2 阴性)。该共识采用

2009 年 Cheang 等的研究结果，以“14%”作为 Ki-67 增殖指数的临界值来区分 ER 和/或 PR 阳性、HER2 阴性的管腔 A 型与管腔 B 型，Ki-67 增殖指数低于 14%为管腔 A 型，Ki-67 增殖指数高于 14%为管腔 B 型。随后，又有研究根据 ER、PR 表达水平和 Ki-67 增殖指数，将管腔 A 型中 PR 蛋白表达≤20%或 Ki-67＞20%的病例归入管腔 B 型中。2013 年 St. Gallen 国际乳腺癌专家共识与中国抗癌协会乳腺癌诊治指南与规范(2015 版)中，对管腔型乳腺癌的分类均采用上述观点。管腔 A 型定义为 ER/PR 阳性且 PR 高表达，HER2 阴性，且 Ki-67 增殖指数低的乳腺癌；而管腔 B 型分为两类：①ER 阳性，且 HER2 阳性；任何 Ki-67 和 PR；②ER 阳性，且 HER2 阴性；且 Ki-67 增殖指数高，或 PR 阴性或低表达。根据以上指南的定义，HER2 过表达型(阳性型)和三阴性型乳腺癌从临床病理角度均能较好区分，而对于管腔型亚型的划分一直存在较大争议。鉴于此，2015、2017、2019 年 St. Gallen 国际乳腺癌专家共识与 2019、2021 年版中国抗癌协会乳腺癌诊治指南与规范中对乳腺癌分子分型进一步细化，并对不同分子分型的乳腺癌给予推荐治疗方案，详见表 22－1、22－2。

表 22－1　乳腺癌分子分型——中国抗癌协会乳腺癌诊治指南与规范(2021 年版)

内在分子分型	基于 IHC 的分子分型	备　注
管腔 A 型	管腔 A 样： ER/PR 阳性且 PR 高表达； HER2 阴性； Ki-67 增殖指数低	Ki-67 增殖指数的判定值在不同病理实验中心可能不同，可采用 20%～30%作为判断 Ki-67 增殖指数高低的界值；同时，以 20%作为 PR 表达高低的判定界值*，可进一步区分管腔 A 样和管腔 B 样(HER2 阴性)
管腔 B 型	管腔 B 样(HER2 阴性)： ER/PR 阳性； HER2 阴性； 且 Ki-67 增殖指数高或 PR 低表达 管腔 B 样(HER2 阳性)： ER/PR 阳性； HER2 阳性(蛋白过表达或基因扩增)； 任何状态的 Ki-67	上述不满足管腔 A 样条件的管腔样肿瘤均可作为管腔 B 样亚型
HER2 阳性型 (过表达型)	HER2 阳性； HER2 阳性(蛋白过表达或基因扩增)； ER 阴性和 PR 阴性	
基底样型	三阴性(浸润性癌，非特殊类型)： ER 阴性； PR 阴性； HER2 阴性	三阴性乳腺癌和基底样型乳腺癌之间的吻合度约 80%；但是三阴性乳腺癌也包含一些特殊类型乳腺癌，如化生性癌和腺样囊性癌

注：* 表示以 20%作为 PR 表达高低的判定界值，目前仅有 1 篇回顾性文献支持。
引自：J Clin Oncol，2013，31：203－209。

表 22－2　乳腺癌不同分子分型的推荐治疗——中国抗癌协会乳腺癌诊治指南与规范(2019 年版)

基于 IHC 的分子亚型	治疗类型	备　注[a]
管腔 A 样	大多数患者仅需内分泌治疗	一些高危患者需加用化疗
管腔 B 样(HER2 阴性)	全部患者均需内分泌治疗，大多数患者要加用化疗	是否加用化疗需要综合考虑激素受体表达高低、复发转移风险，以及患者状态等
管腔 B 样(HER2 阳性)	化疗＋抗 HER2 治疗＋内分泌治疗	本亚型患者常规予以化疗
HER2 阳性(非管腔)	化疗＋抗 HER2 治疗	抗 HER2 治疗对象：pT_{1b} 及更大肿瘤，或淋巴结阳性
三阴性(导管癌)	化疗	
特殊类型*		
内分泌反应型	内分泌治疗	
内分泌无反应型	化疗	

注：* 表示特殊类型分为内分泌反应型(筛状癌、小管癌和黏液腺癌)和内分泌无反应型(伴大汗腺分化的浸润性癌、腺样囊性癌和化生性癌)。

乳腺癌分子分型是当前乳腺癌诊断和精准治疗策略制定的基础。ER、PR、HER2 和 Ki-67 的精准检测是乳腺癌患者分子分型的重要依据。日常工作中,应对所有乳腺癌(包括浸润性癌及原位癌)进行 ER、PR、HER2 和 Ki-67 的 IHC 染色,必要时行 HER2 原位杂交(ISH)检测,以指导乳腺癌患者的个体化精准治疗及预后评估。

第二节　乳腺癌分子分型的流行病学

不同国家及种族中不同分子亚型的乳腺癌发生率不同,且生活方式、社会经济状况等也会影响各分子亚型的发生率。美国加利福尼亚州肿瘤登记中心数据显示,白种人女性 4 种分子亚型(管腔 A 型、管腔 B 型、HER2 过表达型和三阴性型)乳腺癌构成比分别为 73.8%、10.7%、4.8%、10.7%;而非洲裔美国黑人女性分别为 56.0%、13.1%、7.1%、23.8%;西班牙裔美国女性分别为 62.6%、13.3%、8.4%、15.7%;亚洲裔美国女性分别为 65.5%、14.3%、9.5%、10.7%。中国乳腺癌多中心临床流行病学研究显示,中国女性管腔 A 型、管腔 B 型、HER2 过表达型和三阴性型乳腺癌构成比分别为 54.5%、14.0%、8.8%、22.7%。另一研究结果与上述研究相似,显示亚洲女性乳腺癌中 HER2 过表达型的比例明显高于西方女性。

第三节　三阴性乳腺癌

一、三阴性乳腺癌的临床病理特征

三阴性乳腺癌(TNBC)是指 ER、PR 和 HER2 的 IHC 染色结果均阴性的乳腺癌。TNBC 占所有乳腺癌病理类型的 15%～20%,其具有广泛的形态学谱系,包括传统组织学分类的多种乳腺癌亚型,如浸润性癌(非特殊类型)(invasive carcinoma, not other specified, IC-NOS)、化生性癌、分泌性癌、低级别纤维瘤病样梭形细胞癌和腺样囊性癌等。IC-NOS 是 TNBC 中最常见的组织学类型,占 TNBC 的 60%～85%。30%～75%的化生性癌、5.4%～7.7%的浸润性小叶癌亦可显示三阴性表型。TNBC 中低级别特殊类型如分泌性癌、腺样囊性癌等预后相对较好,而高级别类型如梭形细胞化生性癌和基底细胞样癌等预后较差。最近,Li 等的研究发现,叉头框蛋白 C1(forkhead box C1, FOXC1)是 TNBC 的高度特异性诊断标志物,且与侵袭性的组织学亚型具有显著相关性,其表达多见于 IC-NOS 和化生性癌;FOXC1 的表达与 TNBC 中基底样标志的表达亦具有显著相关性。

基底样型乳腺癌(basal-like breast cancer, BLBC)是从乳腺癌分子分型中衍生出来的一种乳腺癌亚型,是由基因表达谱分析确定的一种特殊分子亚型。BLBC 的免疫表型特征主要表现为"三阴性",即 ER、PR、HER2 均阴性,同时具有基底细胞基因表型并不同程度地表达基底型角蛋白和肌上皮标志物,如 CK5/6、表皮生长因子受体(EGFR)等,常高表达 P53 蛋白且 Ki-67 增殖指数高。50%～75%的 TNBC 经 cDNA 微阵列分析可归为 BLBC。需要强调的是,尽管 BLBC 与 TNBC 在组织形态、免疫表型和临床表现等方面存在很多相似之处,且有近 80%的重合,但两者并不完全等同。BLBC 是根据基因表达谱特征定义的一种分子亚型,由肿瘤标志物及分子特征完全一致的同质性肿瘤组成。而 TNBC 是基于 IHC 染色 ER、PR 和 HER2 均阴性而作出的临床诊断,由具有不同基因表达谱特征的异质性肿瘤组成。

TNBC 大多恶性程度高,容易发生远处转移,无进展生存期短,预后差。由于其 ER、PR 和 HER2 均为阴性,对内分泌治疗及靶向治疗均不敏感,目前对 TNBC 仍缺乏有效的标准治疗方案。近年来,临床上尝试用于 TNBC 的治疗靶点及药物主要包括抗血管生成药物(如贝伐珠单抗)、多腺苷二磷酸核糖聚合酶(PARP)抑制剂、抗 EGFR 抑制剂、PI3K/Akt/mTOR 信号转导通路抑制剂和抗雄激素治疗。以人滋养细胞表面抗原-2(Trop-2)为靶点、与 DNA 拓扑异构酶Ⅰ抑制剂偶联的戈沙妥珠单抗亦是 TNBC 一种新的治疗选择,相关临床研究正在国内开展。此外,一些少见的特殊类型乳腺癌已发现存在特定的融合基因,如乳腺分泌性癌通常呈三阴性表型,遗传学上存在特征性的 *ETV6-NTRK3* 融合,可能从神经营养酪氨酸受体激酶(neurotrophic tyrosine receptor kinase, NTRK)抑制剂的靶向治疗中获益。其他潜在的治疗靶点包括细胞周期检查点激酶 1、Src 家族激酶(Src family kinase, SFK)、组蛋白去乙酰化酶(HDAC)、CD117(c-Kit)、转化生长因子-β2(TGF-β2)、基质金属蛋白酶 14(MMP14)和 TM4SF1 等。随着分子遗传学研究的发展,将有可能为 TNBC 提供越来越多的治疗选择。

二、三阴性乳腺癌的分子分型

TNBC 是一组异质性肿瘤,可基于基因表达谱分成不同的分子亚型。目前认可度较高的分型系统主要包括 Lehmann 七分型、Burstein 四分型和“复旦分型”。

Lehmann 等根据 587 例 TNBC 的 mRNA 表达谱的聚类分析结果,将 TNBC 进一步分为 7 个亚型(Lehmann 七分型):基底样 1 型(BL1)、基底样 2 型(BL2)、免疫调节型(IM)、间充质型(M)、间充质干细胞样型(MSL)、腔面雄激素受体型(LAR)和不稳定的集群。BL1 型大量富集细胞周期相关基因和 DNA 损伤修复通路基因,提示肿瘤具有高增殖活性。25%的散发性乳腺癌有 DNA 修复缺陷,主要是当双链 DNA 断裂发生时同源重组(HR)修复基因缺陷,与 *BRCA1* 或 *BRCA2* 基因突变携带者的遗传缺陷类似,统称为 BRCAness 亚型。BL2 型特异性富含表皮生长因子(EGF)、间充质-上皮转化(MET)及胰岛素样生长因子 1 受体(IGF1R)等生长因子信号转导通路基因。研究结果还显示,BL1 型 TNBC 高表达 DNA 损伤反应基因,对顺铂的疗效更好;M 型对 PI3K/mTOR 抑制剂更为敏感,对非选择性 Src 抑制剂达沙替尼也具有较好的疗效;LAR 型表达 AR,对于 AR 阻断剂及磷脂酰肌醇 3 激酶(PI3K)抑制剂治疗敏感。Masuda 等对 130 例经新辅助治疗的 TNBC 进行回顾性分析,结果显示,上述 TNBC 分子分型与新辅助治疗病理学完全缓解(pCR)状态密切相关,BL1 型 pCR 率最高(52%),BL2 型及 LAR 型则最低(分别为 0 与 10%)。BL1 型 pCR 率高与该型 *BRCA* 突变率高相关。基于铂类药物的化疗与 PARP 抑制剂对 *BRCA* 基因突变的 TNBC 具有较好的疗效及灵敏度。

Burstein 等通过基因组分析将 TNBC 分为 4 个亚型(Burstein 四分型):LAR、间充质型(mesenchyal, MES)、基底样免疫抑制型(BLIS)和基底样免疫激活型(basal-like immune activated, BLIA)。该研究还确定了上述 4 种亚型中各自特异性生物标志物及潜在治疗靶点,LAR 型中主要包括 muc-1、AR 及一些雌激素相关基因;MES 型中主要包括一些重要的生长因子,如胰岛素样生长因子-1(IGF-1)等;BLIS 型中低表达一些控制抗原提呈、免疫细胞分化及细胞通信等相关分子,同时特异性表达各种 SOX 家族转录因子等;BLIA 型中高表达 STAR 转录因子介导的信号转导通路等。上述 4 种分子亚型中,BLIS 型预后最差,而 BLIA 型预后最好。AR 抑制剂在 LAR 型中具有较好的临床疗效。TNBC 免疫组化 ER 阴性,这里的 ER 特指 ERα,而在部分 LAR 型中检测到 ERβ 或 G 蛋白偶联受体(GPCR),提示传统的内分泌治疗也可能对部分 LAR 型 TNBC 有效。

复旦大学附属肿瘤医院乳腺外科邵志敏团队近期对 465 例 TNBC 进行了基因组和转录组的研究,并通过多维组学大数据分析,将 TNBC 分为 4 个亚型(“复旦分型”):BLIS、IM、LAR 和 MES。各亚型均存在特异性基因组和转录组改变,有对应的潜在治疗靶点。临床实践中可通过 IHC 检测 AR、FOXC1、CD8 和 DCLK14 4 个特异性标志物,按照图 22－1 流程进行 TNBC 的分型。准确区分“复旦分型”的各个亚型,不仅实现了“复旦分型”从多组学大数据分析到临床应用的转化,还可以在精准分型的基础上通过多基因突变检测,确定各亚型特异性的基因组变异,为 TNBC 患者的精准治疗提供参考。目前,中国抗癌协会乳腺癌诊治指南与规范(2021 年版)推荐在晚期 TNBC 中开展“复旦分型”和多基因突变检测,针对亚型特异性靶点开展精准治疗,实现 TNBC“分子分型基础上的精准治疗”,从而改善患者预后。

TNBC 分子分型揭示了该类型肿瘤的发生及发展过程,进一步明确了不同分子亚型 TNBC 的治疗和预后不同。LAR 型对抗雄激素(如比卡鲁胺、阿

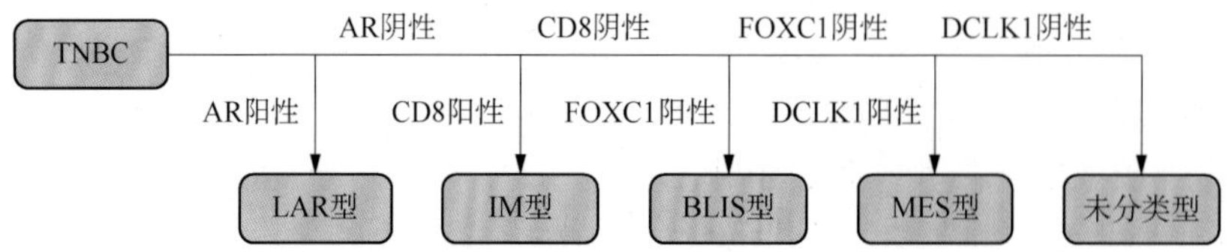

图 22-1 TNBC"复旦分型"的免疫组化判断流程

引自:中国抗癌协会乳腺癌诊治指南与规范(2021 版)。

比特龙)治疗显示一定疗效。另外,LAR 型存在较高频率的 *HER2* 基因突变和 *CDKN2A* 基因表达缺失,且细胞周期信号通路也处于激活模式(如 *RB1* 基因缺失,*CCND1* 和 *E2F3* 基因扩增等),提示抗 HER2 治疗和细胞周期相关药物(CDK4/6 抑制剂等)可能具有一定的应用前景。IM 型中程序性死亡蛋白配体-1(PD-L1)及细胞毒性 T 细胞相关抗原-4(CTLA4)表达上调,可能对免疫治疗有效。BLIS 型中 *BRCA1/2* 或"BRCAness"相关基因突变率较高,铂类及 PARP 抑制剂(奥拉帕利等)治疗有效。MES 型中乳腺癌干细胞相关通路(如 JAK/STAT3 信号转导通路)激活,提示抗肿瘤干细胞治疗或信号转导及转录激活因子 3(STAT3)抑制剂可能成为治疗靶点。IM 型预后较好,LAR 型次之,BLIS 和 MES 型预后较差。

TNBC 分子分型的提出更好地解释了 TNBC 的异质性和复杂性,揭示不同亚型的分子生物学特征及治疗策略的不同,为 TNBC 的精准治疗提供了理论依据。相信随着对肿瘤发生、微环境及相关分子机制研究的不断深入和新型靶向及免疫药物研发的推进,未来 TNBC 的治疗将会更加个体化和精准化。

第四节 管腔型乳腺癌

一、管腔型乳腺癌的临床病理学特征

管腔型乳腺癌是一组在基因表达谱上高表达 *ER*、*PR* 基因的乳腺癌。尽管均为 ER 阳性,管腔型乳腺癌的预后和复发风险不尽相同。根据其他基因表达的不同,管腔型乳腺癌可分为管腔 A 型和管腔 B 型两大类。管腔 A 型乳腺癌高表达 ER 基因,同时伴有其他一些雌激素诱导基因,如 *LIV21*、雌激素相关基因 GATA 结合蛋白 3、*XBP1* 及编码 CK8/CK18 的 *KRT8/KRT18* 基因等的表达上调;并出现特征性的存活蛋白(survivin)、*ACAA1*、*ACOX1* 基因表达下调。管腔 B 型乳腺癌区分于管腔 A 型最主要的基因表达谱特征是高表达 *GGH*、*LAPTMB4*、*NSEP1* 和 *CCNE1* 等增殖相关基因,部分病例可高表达 *HER2* 基因。根据基因表达和免疫表型的不同,管腔 B 型乳腺癌可分为两种类型:①ER 和/或 PR 阳性、HER2 阳性的"三阳性"乳腺癌;②ER 和/或 PR 阳性,HER2 阴性,Ki-67 高增殖指数。由于管腔 A 型乳腺癌的预后明显好于管腔 B 型,两者的治疗策略也存在差别,因此两者的正确区分有重要的临床意义(表 22-3)。

表 22-3 管腔型乳腺癌临床和病理特征

区分项目	管腔 A 型	管腔 B 型	
		HER2 阴性	HER2 阳性
组织学分级	1 或 2 级	3 或 2 级	3 或 2 级
免疫表型	ER 阳性和/或 PR 阳性,HER2 阴性,Ki-67 增殖指数较低,且 PR 高表达	ER 阳性和/或 PR 阳性,HER2 阴性,HER2 阴性,Ki-67 增殖指数较高或 PR 低表达	ER 阳性和/或 PR 阳性,HER2 阳性,Ki-67 增殖指数可为任何水平

续表

区分项目	管腔 A 型	管腔 B 型	
		HER2 阴性	HER2 阳性
分子遗传学	核型较简单；16q 缺失；*PIK3CA* 基因突变	核型较复杂；遗传学的不稳定性较高	核型较复杂；遗传学不稳定性较高
21 基因检测（Oncotype DX）	低风险 预后相对较好	中-高风险 预后相对较差	中-高风险 预后相对较差
治疗策略	内分泌治疗	内分泌治疗±细胞毒化疗	细胞毒化疗＋内分泌治疗＋抗 HER2 治疗

注：Ki-67 高低的判定值在不同病理中心可能不同，可统一采用 20%～30%作为判断 Ki-67 高低的界值；同时，以 20%作为 PR 表达高低的判定界值。

管腔 A 型乳腺癌是一类恶性程度相对较低的乳腺癌，Ki-67 增殖指数低，复发和转移风险也相对较低。在组织学分级上，管腔 A 型乳腺癌多为 Scarff-Bloom-Richardson 分级 1 级或 2 级。黏液癌、小管癌、浸润性筛状癌和浸润性小叶癌等预后较好的浸润性癌多表现为管腔 A 型。免疫表型上，管腔 A 型乳腺癌强表达 ER 和 PR，缺乏 HER2 过度表达，Ki-67 增殖指数较低。分子遗传学上，管腔 A 型乳腺癌大多核型较简单，可伴有 16q 缺失和 *PIK3CA* 基因突变等。2019 年 St. Gallen 乳腺癌共识对管腔 A 型乳腺癌推荐使用内分泌治疗，可不加用细胞毒化疗。但共识也指出，需结合淋巴结状态和其他危险因素制定治疗策略。

"三阳性"的管腔 B 型乳腺癌约占所有乳腺癌的 10%。组织学分级上，管腔 B 型乳腺癌多为 Scarff-Bloom-Richardson 分级 3 级或 2 级。免疫表型上，可不同程度地表达 ER，PR 多为弱表达或阴性，HER2 阳性，Ki-67 增殖指数较高。分子遗传学上，管腔 B 型大多核型较复杂，遗传学的不稳定性也高于管腔 A 型。与管腔 A 型乳腺癌相比，管腔 B 型乳腺癌的预后相对较差。研究表明管腔 B 型的 10 年生存率（79%）明显低于管腔 A 型（92%）。2019 年 St. Gallen 乳腺癌共识对管腔 B 型乳腺癌推荐联合使用细胞毒化疗、内分泌治疗和抗 HER2 的靶向治疗。研究表明，管腔 B 型乳腺癌的内分泌治疗效果差于管腔 A 型，而 ER 低表达的三阳性乳腺癌抗 HER2 靶向治疗的效果好于 ER 高表达的三阳性乳腺癌，推测原因可能是 *HER2* 基因信号通路和 *ER* 基因信号通路相互作用所致。

ER 和/或 PR 阳性、HER2 阴性的管腔 B 型乳腺癌与管腔 A 型乳腺癌的最大区别在于增殖活性的高低。日常工作中主要以 Ki-67 增殖指数的高低来反映肿瘤的增殖活性。然而，目前仍缺乏 Ki-67 增殖指数评估的统一标准，Ki-67 增殖指数评估结果的一致性和可重复性较低。用来判断管腔型乳腺癌治疗和预后的 Ki-67 增殖指数"临界值"文献报道高低不一，其中大部分"临界值"介于 20%～30%。因此，中国抗癌协会乳腺癌诊治指南与规范（2021 年版）推荐可统一采用 20%～30%作为判断 Ki-67 高低的界值；同时，以 20%作为 PR 表达高低的判定界值。

ER 和/或 PR 阳性的乳腺癌患者皆应接受术后辅助内分泌治疗。依据美国临床肿瘤学会（ASCO）/美国病理学家协会（CAP）最新指南，尽管 ER IHC 染色为 1%～100%均被视为 ER 阳性，但 ER IHC 染色为 1%～10%定义为 ER 低表达，其分子本质可能更接近于非管腔型。ER 低表达乳腺癌的生物学行为通常与 ER 阴性乳腺癌相似，在术后辅助内分泌治疗中的获益较少，在做治疗决策时应慎重。

二、管腔型乳腺癌的多基因表达谱预测系统

随着分子生物学技术的迅速发展，DNA 微阵列等新技术的应用，乳腺癌的基因表达谱得到了深入研究。多基因表达谱预测系统已被用来更准确地预测早期乳腺癌患者的预后和对治疗的反应。目前应用比较广泛的多基因表达谱预测系统主要有 70 基因检测（MammaPrint）、21 基因检测（Oncotype DX）、基因组分级、50 个基因微阵列预测分析（PAM50）、创伤信号、乳腺癌指数（BCI）和 Endopredict 乳腺癌复发风险（ROR）预测分析等。上述几种预测系统中所包括的基因组成极少存在重复，但都是针对 ER 阳性、HER2 阴性和淋巴结阴性或仅少数淋巴结有转移的早期乳腺癌（主要为管腔 A 型，少数为管腔 B 型）的预后预测，根据不同模型的预测结

果,高危患者需要联合化疗,而低危患者则可以仅采用内分泌治疗;部分模型预测结果还包括中危患者,则需根据其临床病理学特征具体分析。上述早期乳腺癌的多基因表达谱预测系统中检测的基因组成、对检测样本的要求、检测结果分型及临床应用价值等如表 22 - 4 所示。

表 22 - 4　常用的几种早期乳腺癌多基因表达谱预测系统

预测系统名称	基因组成	临床应用价值	检测样本要求/检测方法	分　类
Oncotype DX	21 个基因(16 个乳腺癌相关基因和 5 个参考基因)	预测化疗获益可能性与内分泌治疗后乳腺癌复发风险;主要用于 ER 阳性、HER2 阴性,淋巴结阴性或 1～3 个阳性的乳腺癌患者	FFPE/RT-PCR	3 分类:低危(RS<15 分),中危(RS 16～25 分),高危(RS≥26 分);综合有无绝经、淋巴结转移状态及 RS 后制订治疗方案
MammaPrint	70 个基因(首次确立的乳腺癌预后预测多基因检测分析)	预测乳腺癌复发风险及是否需联合化疗;主要用于 ER 阳性、淋巴结阴性乳腺癌;该检测现已扩展至少数淋巴结转移的乳腺癌患者	新鲜样本或 FFPE/微阵列	2 分类:低危和高危
PAM50	50 个基因(50 个乳腺癌相关基因)、8 个参考基因	预测乳腺癌 10 年复发风险;主要用于 ER 阳性、淋巴结阴性、且行内分泌治疗的乳腺癌患者	FFPE/RT-PCR(应用 NanoString 检测平台及分析系统)	3 分类:低危,中危,高危
乳腺癌指数(BCI)	联合分子分级指数(MGI,5 个增殖相关基因)和 2 个基因表达比例(*HOXB13*:*IL17BR*)	预测 ER 阳性、淋巴结阴性乳腺癌的远处复发转移风险;预测延长内分泌治疗(>5 年)的获益情况	FFPE/RT-PCR	2 分类:低危和高危
EndoPredict	11 个基因(8 个乳腺癌相关基因和 3 个参考基因)	预测 ER 阳性、HER2 阴性且淋巴结阴性乳腺癌的远处转移及晚期复发风险	FFPE/RT-PCR	2 分类:低危和高危;可结合肿瘤大小、淋巴结转移状态共同评分

注:FFPE,福尔马林固定,石蜡包埋;RT-PCR,反转录-聚合酶链反应;RS,复发评分。

管腔型乳腺癌的多基因表达谱预测系统是目前相对最为成熟的多基因分析体系。Oncotype DX 是获得美国 FDA 认证的一个包含 21 个基因的多基因检测系统,主要应用于预测 ER 阳性、淋巴结阴性或 1～3 个淋巴结阳性的管腔型乳腺癌复发的可能性和对化疗的反应。这个多基因检测体系已被纳入美国国家综合癌症网络(NCCN)乳腺癌临床实践指南和 St. Gallen 国际乳腺癌治疗共识,为 ER 阳性、淋巴结阴性或 1～3 个淋巴结阳性的临床Ⅰ、Ⅱ期管腔型乳腺癌提供了术后是否需要辅助治疗的重要参考。Oncotype DX 多基因预测体系在乳腺癌石蜡包埋组织中采用定量反转录 PCR(quantitative reverse transcription, qRT-PCR)的方法对 21 个基因表达进行检测,得出复发评分(RS),并根据 RS 的高低,将 ER 阳性、淋巴结阴性或 1～3 个淋巴结阳性的管腔型乳腺癌划分为低、中、高危三组。RS 高危组复发风险较高,对化疗的反应相对较好,推荐采用内分泌治疗联合化疗;RS 低危组复发风险较低,从化疗中获益的可能性较低,推荐仅内分泌治疗而无需术后化疗;RS 中危组,临床医生需结合患者具体情况而定。近年来,根据乳腺癌 21 基因检测及临床治疗与随访的大数据分析,对经典的乳腺癌高、中、低危组对应的 RS 值进行了调整,具体如下:低危组 RS≤15 分,中危组 RS 在 16～25 分,高危组 RS≥26 分。同时指出,乳腺癌 21 基因检测后,临床医生还需结合患者病史、病理学诊断与免疫组化等结果综合判断后制订治疗方案。一般来说,对于 RS ≥26 分的患者,临床医生可提供内分泌治疗和化疗;对于绝经后且 RS<26 分的患者,化疗获益极少,临床医生可仅提供内分泌治疗;对于绝经前、淋巴结阴性,且 RS≤15 分的患者,临床医生可仅提供内分泌治疗;对于绝经前、淋巴结阴性,且 RS 为 16～25 分的患者,建议考虑化疗和内分泌治疗,或将卵巢功能抑制剂与他莫昔芬或芳香化酶抑制剂(AI)结合使用;对于绝经前、淋巴结 1～3 个阳性,且 RS<26 分的患者,建议考虑化疗和内分泌治疗,或将卵巢功能

抑制剂与他莫昔芬或AI联合使用。

基因谱研究大大提高了我们对乳腺癌异质性的认识，并在个体化治疗中发挥积极的指导作用。但由于缺乏形态学确认，这些检测可能包含肿瘤细胞及送检组织中的炎症反应两方面的信息，因此目前多基因表达谱预测系统仍只能作为传统的临床病理指标的辅助参考依据。现有的多基因表达谱预测系统的基本原理大多为检测了两个最重要的肿瘤预后指标，即肿瘤负荷（包括肿瘤大小、淋巴结转移情况）和肿瘤增殖状态。近期有研究表明，基于免疫反应基因和间质相关基因的多基因分析系统对高增殖指数的ER阳性管腔型乳腺癌和三阴性乳腺癌的预后和治疗反应有预测作用。

三、管腔型乳腺癌的分子遗传学研究进展

管腔A型乳腺癌是最具异质性的分子亚型。Ciriello等对多项研究中1000余例管腔A型乳腺癌的基因表达谱数据分析，根据DNA拷贝数变化将管腔A型乳腺癌进一步分为5个亚型，即1q/16q模式（1q获得和16q丢失）、拷贝数静默（CN-quiet）模式（几乎均为二倍体）、Chr8相关模式（8p丢失和8q获得）、高拷贝数（copy number high，CNH）模式（常包括多个区域拷贝数变异，常伴有*myc*基因扩增）和混合型，各亚型构成比例分别约为38.6%、11.5%、13.3%、9.0%和27.6%。对管腔A型乳腺癌体细胞突变分析显示，最常见的高频突变（>10%）基因有*PIK3CA*、*GATA3*、*MAP3K1*和*TP53*。其中*PIK3CA*和*GATA3*突变常见于CN-quiet和1q/16q亚型；*MAP3K1*突变更常见于Chr8相关亚型，尤其是同时伴有16p获得和16q丢失的乳腺癌；而*TP53*基因突变更常见于CNH亚型。与其他亚型相比，CNH亚型预后最差。由此可见，管腔A型乳腺癌虽属于内分泌治疗灵敏度肿瘤，但其中部分患者用单纯内分泌治疗可能还不足够，需要同时采取与化疗结合的综合治疗。

另有研究表明，乳腺癌中可出现PI3K-Akt/mTOR信号转导通路的异常。该信号转导通路位于生长因子受体酪氨酸激酶的下游，对细胞的生长增殖起着非常重要的作用。20%～40%的乳腺癌中可伴有PI3K/Akt/mTOR信号转导通路组成基因*PIK3CA*的突变，在ER阳性管腔型乳腺癌中尤为常见。发生*PIK3CA*基因突变的管腔型乳腺癌大多为管腔A型，淋巴结转移率低，预后也相对较好。PI3Kα抑制剂阿培利司（alpelisib）在*PI3Kα*突变（经肿瘤组织或外周血ctDNA检测）的患者中联合内分泌治疗的效果有一定证据，已在美国和欧盟取得适应证。*mTOR*基因的活化与管腔型乳腺癌（主要为管腔B型）对内分泌治疗效果不佳和出现耐药反应相关，因此联合使用哺乳动物雷帕霉素靶蛋白（mTOR）抑制剂有可能增进内分泌治疗的效果。随机Ⅲ期临床试验表明，内分泌治疗后进展的ER阳性乳腺癌，与联合安慰剂相比，联合应用抗mTOR抑制剂（依维莫司）可显著延缓乳腺癌的进展，该方案已获FDA批准。此外，CDK4/6抑制剂、HDAC抑制剂（西达本胺）联合内分泌治疗也被应用于ER/PR阳性、HER阴性乳腺癌的治疗。随着分子遗传学研究的进展，将有可能为管腔型乳腺癌的治疗提供越来越多的新靶点。

第五节　*HER2*过表达型乳腺癌

一、HER2过表达型乳腺癌的临床病理特征

HER2过表达型乳腺癌高表达位于染色体17q区的*HER2*相关基因，包括人类表皮生长因子2（*HER2*/*Erb-B2*/*neu*）和生长因子受体结合蛋白2（*GRB2*）基因。该型乳腺癌占所有乳腺癌的10%～20%，是一类恶性程度较高的乳腺癌，容易发生淋巴结转移，复发转移率高，预后较差。组织学上多为IC-NOS、3级及多形性小叶癌等，常伴有粉刺样坏死。免疫表型上，HER2过表达型乳腺癌显示ER和PR阴性，存在HER2蛋白的过度表达，Ki-67增殖指数多较高。FISH或显色原位杂交（CISH）检测存在*HER2*基因扩增。2019年St. Gallen乳腺癌共识对HER2过表达型乳腺癌推荐使用抗HER2靶向治疗和细胞毒化疗。但共识也指出，需结合淋巴结状态和其他危险因素制订具体的治疗策略。

HER2是乳腺癌明确的预后指标和药物治疗效果的预测指标。第1个靶向HER2治疗药物曲妥珠单抗的出现极大地改善了HER2过表达型乳腺癌患者的预后。几乎所有相关临床试验均证实曲妥珠单抗辅助治疗可明显延长HER2阳性型乳腺癌患者(包括早期及晚期乳腺癌)的总生存期(OS)与无进展生存期(PFS)。近年来,针对该靶点的新药不断涌现,包括拉帕替尼、帕妥珠单抗、吡咯替尼、恩美曲妥珠单抗(T-DM1)、奈拉替尼、曲妥珠单抗、德喜曲妥珠单抗(DS8201)、图卡替尼、玛格妥昔单抗和曲妥珠单抗生物类似物等先后在国内外获批上市,为HER2过表达型乳腺癌患者提供了更多的治疗选择。

二、HER2检测结果的判断标准

HER2检测是乳腺癌抗HER2靶向治疗的一个必要前提。因此,正确检测和评定HER2蛋白表达和基因扩增状态对乳腺癌的临床治疗和预后判断至关重要。根据我国乳腺癌HER2检测指南(2019版)与ASCO/CAP乳腺癌HER2检测指南(2018版),HER2阳性的定义为IHC检测3+或ISH检测阳性。HER2检测包括IHC检测HER2蛋白表达或ISH检测*HER2*基因扩增。常规的HER2检测流程一般是先行IHC检测。IHC 3+为HER2阳性;IHC 0和1+为HER2阴性;IHC 2+为HER2不确定病例,需进一步应用ISH的方法进行*HER2*基因扩增状态检测。HER2检测结果的判断标准一般参考我国乳腺癌HER2检测指南(2019版)或ASCO/CAP乳腺癌HER2检测指南(2018版)。

IHC判读标准如下:①>10%的浸润性癌细胞出现强而完整均匀的细胞膜染色,判定为HER2 3+;②>10%的浸润性癌细胞呈现弱至中等强度的完整细胞膜染色,或≤10%的浸润性癌细胞呈现强、完整且均匀的细胞膜染色,判定为HER2 2+(不确定);③>10%的浸润性癌细胞呈现不完整的、微弱的细胞膜染色,判定为HER2 1+;④无染色或≤10%的浸润性癌细胞呈现不完整的、微弱的细胞膜染色,判定为HER2 0。

双探针FISH判断标准分为以下5种情况:①第1组,HER2/CEP17(17号染色体计数探针)比值≥2.0,且平均*HER2*拷贝数≥4.0个/细胞,判为FISH阳性。若众多*HER2*信号连接成簇时可直接判断为FISH阳性。②第2组,HER2/CEP17比值≥2.0,平均*HER2*拷贝数<4.0个/细胞,建议增加计数细胞,如结果维持不变,则判为FISH阴性。③第3组,HER2/CEP17比值<2.0,平均*HER2*拷贝数≥6.0个/细胞,建议增加计数细胞,如结果维持不变,则判为FISH阳性。④第4组,HER2/CEP17比值<2.0,平均*HER2*拷贝数≥4.0个且<6.0个/细胞,建议重新计数至少20个细胞核,如结果改变,则对两次结果进行综合判断分析。如结果维持不变,需在报告中备注:此类患者HER2状态的判断需结合IHC结果,若IHC为3+,则判为阳性;若IHC为0、1+或2+,则判为阴性。⑤第5组,HER2/CEP17比值<2.0,平均*HER2*拷贝数<4.0个/细胞,判为FISH阴性。HER2 IHC及双探针FISH检测判断标准详见图22-2、22-3。

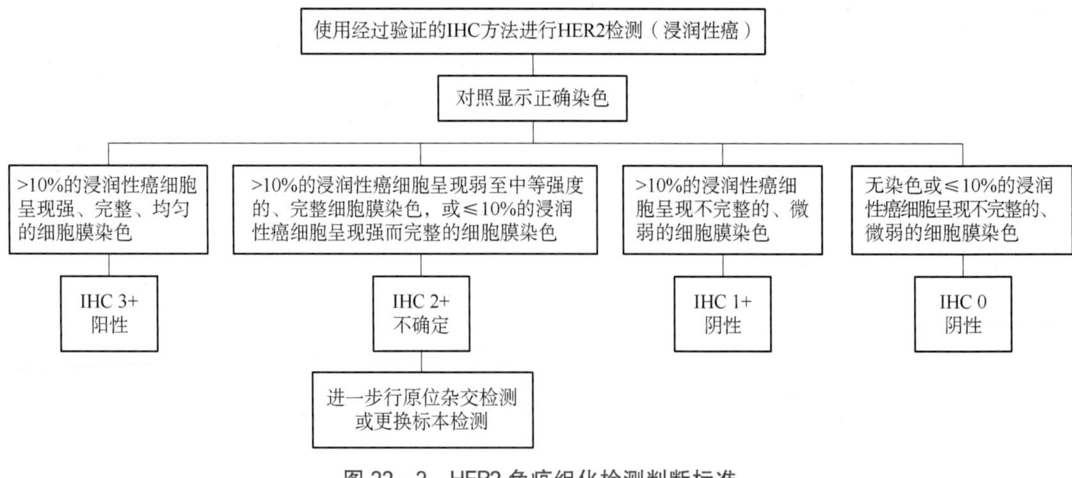

图22-2 HER2免疫组化检测判断标准

引自:乳腺癌HER2检测指南(2019版)。

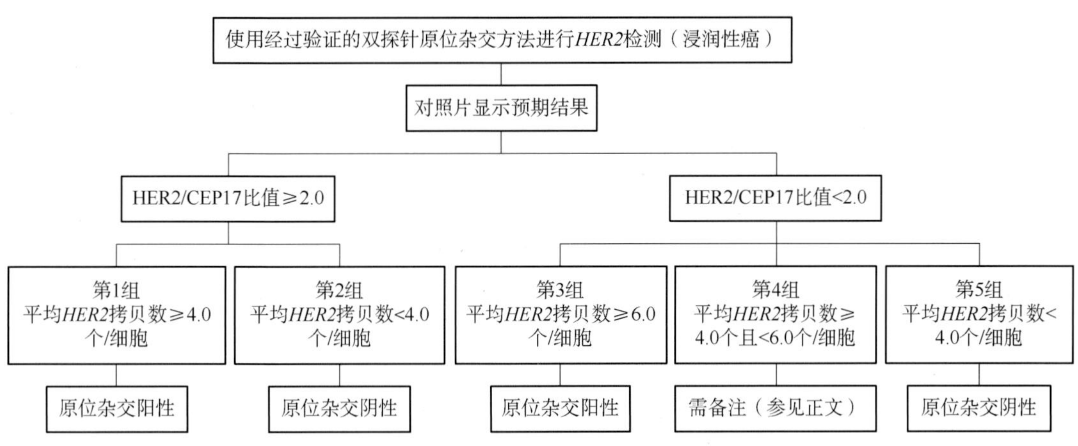

图 22-3　HER2 双探针原位杂交检测判断标准

引自：乳腺癌 HER2 检测指南（2019 版）。

越来越多的临床研究发现，部分既往判定为 HER2 阴性的 HER2 低表达乳腺癌患者同样可以从新型抗 HER2 靶向治疗中获益。以此为依据，学者提出了 HER2 低表达乳腺癌的概念，并将其定义为 IHC 检测 1＋或 2＋并且 ISH 检测阴性。HER2 低表达的判断流程见图 22-4。

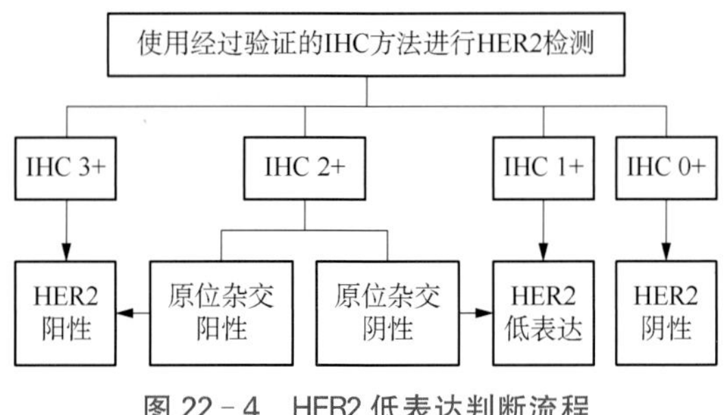

图 22-4　HER2 低表达判断流程

引自：中国抗癌协会乳腺癌诊治指南与规范（2021 版）。

三、*HER2* 基因的异质性及结果评估

随着 HER2 检测的广泛开展，许多新问题也随之出现。HER2 表达的异质性日益引起重视。为了准确判断乳腺癌中是否存在 *HER2* 的异质性，判断结果时首先应仔细观察整张切片或使用 IHC 确定可能存在 *HER2* 扩增的区域，再随机选择细胞核大小一致、DAPI 染色均一、细胞核无重叠、双色信号清晰的至少 20 个细胞进行评分。如果出现 *HER2* 基因的异质性，应在 FISH 报告中注明不同细胞群（＞10％）的计数值（包括计数的细胞总数、*HER2* 拷贝数、CEP17 数值、HER2/CEP17 比值），并报告扩增细胞群占所有浸润癌细胞的比例。需要强调的是，即使存在异质性，但只要扩增细胞连续、均质，且占浸润癌 10％以上，就应明确报告为 ISH 阳性。尽管 *HER2* 基因异质性的临床意义目前仍不明确，但它可导致 IHC 与 ISH 检测、原发灶与转移灶、穿刺标本与手术切除标本的检测结果不一致。Houssami 等对 26 项研究中 2 520 例乳腺癌患者进行复发转移灶与原发灶的 *HER2* 状态比对，结果显示其不一致率达 5.5％，远处转移又较淋巴结转移的不一致率高，分别为 9.6％和 4.2％，从阳性变阴性与从阴性变阳性的概率无明显差异。导致这种不一致的原因除了肿瘤异质性，也可能受检测条件等多种因素的影响。此外，在复发性或转移性乳腺癌、新辅助化疗后乳腺癌中均应再次检测 HER2 蛋白和基因情况，以观察有无表型的改变。

有关 17 号染色体倍体数对 *HER2* 检测结果的影响也是近年来研究的热点。所谓的 17 号染色体多体可导致 HER2 IHC 2＋或 3＋而 FISH 无扩增或低扩增的情况。反之，17 号染色体单体可能是 HER2 IHC 0、1＋、2＋，而 FISH 出现扩增的主要原因。越来越多的学者认为 *HER2* 基因拷贝数对 *HER2* 有无扩增的判断更为重要。因此，FISH 报告中，除注明 HER2/CEP17 比值外，还需注明 *HER2* 拷贝数和 CEP17 数值，并给予必要的解释说明，提醒临床医生与患者进行沟通是否选用靶向治疗。

四、*HER2* 基因检测的临床意义

HER2 在乳腺癌的预后判断、疗效预测中起着极为重要的作用,同时也是乳腺癌治疗中一个完美的分子靶点,准确可靠的 HER2 检测可以确保乳腺癌患者得到理想的治疗。HER2 阳性状态是选择曲妥珠单抗治疗的重要指标。HER2 IHC 结果阳性(3+)或 FISH 检测存在 *HER2* 基因扩增的浸润性乳腺癌患者,可选择曲妥珠单抗靶向治疗。另外,HER2 也是目前公认的一个乳腺癌的重要预后预测因子。研究显示,HER2 过表达/扩增与乳腺癌患者无进展生存期和总生存期短相关;多因素生存分析显示 HER2 是乳腺癌复发和总生存期长短的独立预后因素。HER2 阳性状态亦可预测乳腺癌对常规治疗的反应情况。HER2 过表达型乳腺癌通常对蒽环类、紫杉类药物的化疗相对敏感,但对内分泌治疗、CMF 方案的化疗相对耐药。

(喻　林　柏乾明　周晓燕)

参考文献

[1]《乳腺癌 HER2 检测指南(2019 版)》编写组. 乳腺癌 HER2 检测指南(2019 版)[J]. 中华病理学杂志, 2019,48(3):169 - 175.

[2] 中国抗癌协会乳腺癌专业委员会. 中国抗癌协会乳腺癌诊治指南与规范(2019 版)[J]. 中国癌症杂志, 2019,29(8):609 - 679.

[3] 中国抗癌协会乳腺癌专业委员会. 中国抗癌协会乳腺癌诊治指南与规范(2021 版)[J]. 中国癌症杂志, 2021,31(10):954 - 1040.

[4] ASGHAR U S, BARR A R, CUTTS R, et al. Single - cell dynamics determines response to CDK4/6 inhibition in triple - negative breast cancer [J]. Clin Cancer Res, 2017,23(18):5561 - 5572.

[5] BURSTEIN H J, CURIGLIANO G, LOIBL S, et al. Estimating the benefits of therapy for early-stage breast cancer: the St. Gallen International Consensus Guidelines for the primary therapy of early breast cancer 2019 [J]. Ann Oncol, 2019,30(10):1541 - 1557.

[6] CHANG R, SONG L, XU Y, et al. Loss of Wwox drives metastasis in triple - negative breast cancer by JAK2/STAT3 axis [J]. Nat Commun, 2018,9(1):3486.

[7] CURIGLIANO G, BURSTEIN H J, P WINER E, et al. De-escalating and escalating treatments for early-stage breast cancer: the St. Gallen International Expert Consensus Conference on the Primary Therapy of Early Breast Cancer 2017 [J]. Ann Oncol, 2017,28(8):1700 - 1712.

[8] HASHMI A A, HASHMI K A, IRFAN M, et al. Ki67 index in intrinsic breast cancer subtypes and its association with prognostic parameters [J]. BMC Res Notes, 2019,12(1):605.

[9] JIANG Y, MA D, SUO C, et al. Genomic and tranomic landscape of triple-negative breast cancers: subtypes and treatment strategies [J]. Cancer Cell, 2019,35(3):428 - 440.

[10] KALINSKY K, O'REGAN R M. Lymph node involvement: Positive about the role of the recurrence score in estrogen-driven breast cancer [J]. Cancer, 2019,125(2):177 - 180.

[11] LI M, LV H, ZHONG S, et al. FOXC1: A specific biomarker for triple negative breast cancer diagnosis and classification [J]. Arch Pathol Lab Med, 2021, 146(8):994 - 1003.

[12] RAKHA E A, GREEN A R. Molecular classification of breast cancer: what the pathologist needs to know [J]. Pathology, 2017,49(2):111 - 119.

[13] SPARANO J A, GRAY R J, MAKOWER D F, et al. Adjuvant chemotherapy guided by a 21 - gene expression assay in breast cancer [J]. New Engl J Med, 2018,379(2):111 - 121.

[14] WOLFF A C, HAMMOND M E H, ALLISON K H, et al. Human epidermal growth factor receptor 2 testing in breast cancer: american society of clinical oncology/college of American pathologists clinical practice guideline focused update [J]. J Clin Oncol, 2018,36(20):2105 - 2122.

第二十三章

乳腺癌的预测和预后指标

乳腺癌的预测和预后指标是一个传统的研究课题。随着新辅助治疗和辅助治疗模式的不断完善和进展，许多患者能够从系统性治疗中受益，表现为生存期的延长和生存质量的改善。然而，有一定数量的患者在承受系统性治疗不良反应的同时，却仅获得了有限的疗效。随着新的检测方法和预测、预后指标的不断涌现，研究者和临床工作者对乳腺癌的生物学行为和临床特征有了更深层次的认识，乳腺癌个体化治疗这一理念逐渐深入人心，并得到了空前的发展。病理学评估提供的资料能够为乳腺癌个体化治疗策略的确立提供重要的参考，不仅是目前为止最有效、最重要的疗效预测和预后评估手段，也在未来具有广阔的发展前景。本章重点介绍乳腺癌病理学评估中目前已公认或有发展潜力的疗效预测和预后评价指标。

第一节　预测指标和预后指标概念

预测指标（predictive factor）与预后指标（prognostic factor）是两个不同的概念。预测指标能够提供肿瘤对某一特定治疗灵敏度的信息，用于预测某种治疗措施的疗效。此类指标通常为治疗的靶点或与治疗靶点的表达、功能、调控等有关的因子。预后指标能够提供患者预后判断的信息，用于评估患者疾病复发、转移、死亡等风险，并且不受治疗方法的影响。通常，此类指标反映肿瘤生长、侵袭和转移的潜力。举例来说，淋巴结转移状态是乳腺癌重要的预后指标之一，较多的淋巴结转移意味着患者预后不良，但并不能提供患者对某种系统性治疗敏感与否的信息。而激素受体水平则是预测乳腺癌患者对内分泌治疗反应性最理想的指标，但其预后价值目前尚未得到公认。

尽管概念有所不同，预测指标和预后指标同样在乳腺癌个体化治疗策略的制订，尤其是系统性治疗策略的制订中起着至关重要的作用。以近年来发展越来越迅猛的新辅助治疗为例，治疗前通过空芯针穿刺获得预测指标的相关信息可以帮助我们选取合适的治疗用药和方案，以达到最佳的疗效（如病理学完全缓解），避免不必要的不良反应；而治疗后通过手术标本获得的预后指标的相关信息可以帮助我们更好地评估患者（尤其是肿瘤残留的患者）的复发和转移风险，从而在后续的治疗中相应地调整策略。因此，理想的预测及预后指标的检测和评估是乳腺癌个体化治疗的基石，理应受到基础研究者和临床工作者们足够的重视。

第二节　一般病理学指标

肿瘤的大小、淋巴结转移情况及其组织病理学特征是目前乳腺癌病理评估中最常用也是普遍公认的 3 个预后指标。此外，组织学分级、淋巴管/血管侵犯（LVI）、肿瘤坏死等也具有重要的预后评估价值。

一、肿瘤大小

肿瘤大小已被反复证明为乳腺癌重要的预后指标之一。许多研究表明,乳腺癌患者生存期因肿块体积的不同而呈现出一种台阶式的改变:肿块越大,生存期越短。肿瘤的大小还与腋淋巴结转移及远处转移的情况直接相关。Ⅰ期病例中,肿块直径<1 cm 的患者其 20 年无瘤生存率为 88%,而肿块直径 1~2 cm 患者为 75%~80%。许多乳腺癌呈不对称生长,因此通常采用肿瘤的最大径来表示肿瘤的大小。正因为如此,Rosen 等认为不必要强调将完整无缺的肿瘤送病理科检查。但是,大体标本的测量应在显微镜下核实。由于肿瘤的导管内成分及周围组织的反应性改变也会成为大体测量的一部分,而只有肿瘤浸润性部分才能作为镜下测量的对象,所以镜下测量对于评估肿瘤大小,尤其是直径<1 cm 的病灶十分重要。

二、腋淋巴结转移情况

腋淋巴结的转移与否及转移数量是乳腺癌重要的预后指标之一。生存期、局部复发、复发时间、远处转移及治疗失败都与腋淋巴结转移数目密切相关。腋淋巴结阴性患者 10 年无瘤生存率在 70%~80%,而腋淋巴结阳性者 10 年无瘤生存率则在 30%以下,生存率随着阳性淋巴结数目的增多而降低。

腋淋巴结清扫所获得的淋巴结数目变异极大,而获得淋巴结的数目越多,对预后的估计就越精确。目前,建议病理科医生至少应镜检 10 个淋巴结以了解其是否有转移。很多方法可以帮助我们获取更多的淋巴结标本,例如,将巨检标本浸泡在特定的溶液中以去除脂肪。但这类操作非常繁琐,不适合常规应用。腋淋巴结镜检的结果一般根据预后由好到差将患者分作如下几组:无淋巴结转移、1~3 个淋巴结转移、4~9 个淋巴结转移,以及 10 个以上淋巴结转移。

习惯上将腋淋巴结转移灶直径<2 mm 称为微转移灶,它可以在常规的组织切片中发现,但有学者认为镜下发现的转移灶不及肉眼发现的淋巴结转移灶对预后的影响大。常规切片病理学检查不能发现,而在连续切片或采用免疫组化法发现的淋巴结转移灶被称为隐性淋巴结转移灶,对其预后意义存在分歧。一部分研究认为隐性淋巴结转移会缩短患者无瘤生存期及总生存期,另一部分研究则不支持这一结果。从成本-效益分析来看,对所有的淋巴结都行连续切片或免疫组化测定以检测隐性淋巴结转移灶显然是不值得的。但近年来随着前哨淋巴结活检的开展,此类精确的检测手段也逐渐被列入前哨淋巴结的常规检测项目,从而更准确地推测腋淋巴结转移情况。

对淋巴结外浸润的预后价值目前也存在一定的争议。淋巴结外浸润较常见于腋淋巴结有 3~4 个以上阳性的患者中。美国 MD Anderson 癌症中心的研究认为,在有 1~3 个淋巴结转移的乳腺癌患者中,若伴有淋巴结外浸润,则将有较高的复发率。但对于 4 个以上淋巴结阳性的病例,其预后价值可能不明显。其他一些研究也提示乳腺癌的淋巴结外浸润有不同程度的预后意义。

三、组织病理学类型

根据 WHO 乳腺肿瘤组织病理学分类法(表 23-1),乳腺癌可分为非浸润性癌及浸润性癌两大类。在浸润性癌中,导管癌较为常见,占 65%~80%,其余则被称为特殊类型癌。依据预后的好坏,又可将特殊类型癌分为预后良好、中等及预后不良 3 个亚类(表 23-2)。一旦病灶中有 2 个或 2 个以上的组织病理学类型共存,通常对其预后的评价取决于预后最差的那个成分。

表 23-1 WHO 乳腺肿瘤组织病理学分类

分类	肿瘤类型	
非浸润性癌	导管内癌	
	小叶原位癌	
浸润性癌	浸润性导管癌	富糖原癌
	有广泛性导管内癌成分的浸润性导管癌	顶浆分泌癌
	浸润性小叶癌	伴成骨样巨细胞癌
	髓样癌	囊性高分泌癌伴浸润
	黏液样腺癌	富脂质癌
	浸润性乳头状癌	浸润性筛样癌
	腺管样癌	腺样囊性癌
	分泌性(幼年性癌)	伴内分泌分化的癌
	有化生癌	

表 23-2　乳腺癌病理学分类与预后

预后分类	肿瘤类型			
预后良好的乳腺癌类型	腺管样癌	浸润性筛样癌	黏液样腺癌	
预后中等的乳腺癌类型	髓样癌	浸润性小叶癌		
预后不良的乳腺癌类型	有化生(肉瘤样癌)癌	印戒细胞癌		富脂质癌

(一) 非浸润性癌

非浸润性乳腺癌是指癌细胞局限于导管基底膜内的浸润前期癌，其预后明显好于浸润性癌。乳腺的非浸润性癌按不同组织来源可分为导管原位癌(DCIS)及小叶原位癌(LCIS)。导管原位癌可以因临床扪及肿块、乳腺X线摄影检查可见异常钙化灶或者有乳头溢液而被发现，有时可伴有乳房佩吉特病。导管原位癌又分为粉刺型、筛状型和乳头状型3种亚型，其中粉刺型的预后较其他两型差，局部切除后很容易复发。导管原位癌如不经治疗，大部分会发展成浸润性癌，但其淋巴结转移率较低，仅为0.5%～1.5%。

小叶原位癌约占乳腺癌的1.5%，常在切片中偶然发现。50%～70%的小叶原位癌为多中心性，30%～40%为双侧性。镜下见小叶结构仍存在，但小叶及末梢导管内为癌细胞所充填。小叶原位癌发展缓慢，预后良好。据统计，患者发生浸润性乳腺癌的概率每年约增加1%。但发生的浸润性癌可能并不在原先的手术部位，这说明小叶原位癌更像是浸润性乳腺癌的一个高危因素。因此，2017版美国国家癌症网络(NCCN)指南已删除其诊断项下$T_{is}N_0M_0$的分期，将其归为乳腺癌高危因素，而不是一种乳腺恶性疾病。

导管原位癌与小叶原位癌的特征比较见表23-3。

表 23-3　导管原位癌与小叶原位癌的特征比较

项目	导管原位癌	小叶原位癌
表现	乳腺X线摄影检查异常；偶尔表现为肿块；常为单灶性	偶然发现；常为多灶性
部位	导管	小叶
细胞大小	中、大	小
钙化	可有	常无
发展成浸润性癌的危险性	高	低
继发浸润性癌	同侧	同侧或对侧

(二) 浸润性导管癌

以往认为浸润性导管癌起源于乳腺导管的上皮组织而不是乳腺小叶。然而，目前普遍认为无论是导管癌还是小叶癌都来自终末导管小叶单位(TDLU)。尽管如此，WHO仍然根据习惯沿用此命名。此类型包括所有不符合特殊类型癌标准的原发性乳腺癌，因此该型的诊断采用的是排除法。

大体形态上，浸润性导管癌包含了一群形态不一但都具有一定程度间质反应的乳腺肿瘤，因为肿块较坚实，切开时有沙砾感，组织病理学上肿瘤细胞形成不同程度的导管结构或形成实质性巢状和索状结构向间质浸润。

(三) 浸润性小叶癌

临床上，浸润性小叶癌病灶可能表现为一个肿块，与导管癌无法鉴别，也可能肿瘤难以触及而被漏诊或者使活检受到影响。约50%的浸润性小叶癌具有典型的病理学特征，由大量体积小、缺乏间质的细胞以弥散的方式向周围间质浸润或者形成单个条索状结构，其间可见正常的导管和小叶结构。变异型包括泡状型、多态型、印戒型和混合型。根据文献报道，典型的小叶癌与浸润性导管癌的预后无显著差异，但多数学者认为典型小叶癌较变异型，特别是多态型和印戒型的预后好。此外，浸润性小叶癌患者的双侧乳腺癌概率较高，还具有较特殊的转移方式，胸膜、卵巢、胃、子宫及脑膜等部位的转移常见。

(四) 特殊类型乳腺癌

特殊类型乳腺癌相对较少见，包括预后相对较好的腺管样癌、浸润性腺管小叶癌、浸润性筛样癌、黏液样腺癌、分泌型癌，以及预后相对不良的有化生的乳腺癌、印戒细胞癌、炎性乳腺癌、富脂质性癌、髓样癌等。

1. 预后良好的特殊类型乳腺癌

(1) 腺管样癌：约占所有乳腺癌的2%，占乳腺X线摄影发现病例的8%～20%。大多数腺管样癌的直径<1 cm，>2 cm者罕见。组织形态学上具有不规则排列的管样结构，并常形成向外凸起的轮廓。细胞的分化良好，周围有纤维间质。诊断腺管样癌必须有90%以上的肿瘤成分表现为管状结构，如果其他类型乳腺癌的成分>10%，则被称为混合型管样癌或变异型管样癌。腺管样癌的腋淋巴结转移率临床文献报道为 0～25%。因此,当肿瘤直径>1 cm 时,应行腋淋巴结清扫。腺管样癌的复发率是 3%～10%,淋巴结有转移容易发生远处转移,但其生存超过浸润性导管癌。

(2) 浸润性腺管小叶癌:一种兼有腺管样癌及浸润性小叶癌形态特征的特殊类型乳腺癌。通常与小叶原位癌并存。一项研究表明,多中心病灶的腺管小叶癌腋淋巴结转移及复发的概率大于单纯的腺管样癌。

(3) 浸润性筛样癌:具有一团团小而规则的上皮细胞形成的条索状和岛样结构。该类型乳腺癌的淋巴结转移率及肿瘤复发率明显低于浸润性导管癌。

(4) 黏液样腺癌:占所有乳腺癌的 1%～6%,最常见于老年患者,黏液样腺癌多表现为一种切面呈凝胶状的肿块,镜下可见间质中有大量黏液,并有成簇分化尚好的肿瘤细胞漂浮于黏液湖中,此型的诊断要求细胞外黏液成分至少为 50%。黏液腺癌的腋淋巴结及远处转移率往往较低(4%～15%),且转移的发生较晚,预后明显好于一般的浸润性导管癌。

(5) 分泌型癌:此型较为罕见,多见于儿童。镜下表现为一个边界清晰的肿块。儿童的分泌型癌一般属于低度恶性的肿瘤,预后较好,但其腋淋巴结转移也有报道。成人此型极其罕见,且报道的随访结果不一致。

2. 预后不良的特殊类型乳腺癌

(1) 化生性癌:一组有组织异质性的肿瘤,由不同分化程度的上皮成分及间叶成分混合而成。通过细胞超微结构及免疫组化研究,大多数学者认为其中的肉瘤成分由上皮化生而来。有化生的乳腺癌占所有乳腺癌<0.5%,大多形成巨大的肿块。其上皮成分可以是导管癌、鳞癌或两者兼有。肉瘤成分通常为高度恶性的未分类肉瘤,其中可以有骨化生或软骨化生。梭形细胞癌是有化生的乳腺癌中恶性程度较低的一个亚型,它主要以梭型细胞为主,有时上皮成分仅能依靠免疫组化发现。多数学者认为,化生性乳腺癌倾向于局部复发及具有较高的远处转移率。

(2) 印戒细胞癌:未列入 WHO 的乳腺癌分类中,故从文献中很难估计其发病情况。该类型可与浸润性腺管小叶癌并存。单纯的印戒细胞癌具有明显的侵袭性,且发生远处转移的部位较特殊。

(3) 炎性乳腺癌:占所有乳腺癌的 1%～3%,且被认为是侵袭性最强的乳腺癌类型,发病年龄为绝经后略多。临床上,此型表现为乳房皮肤红、肿、热、痛,以及厚度增加,犹如炎症改变,故而得名。其组织病理学特征为皮下淋巴管具有成簇癌细胞堵塞形成癌栓。炎性乳腺癌大部分为分化差的浸润性导管癌。临床上怀疑为炎性乳腺癌者必须进一步穿刺活检以证实,但是必须指出,并不是所有的病例都同时具有典型的临床及组织病理学改变。炎性乳腺癌的预后极差,大多数患者在诊断后 5 年内死亡,进行综合治疗后 5 年生存率也仅为 25%～48%。

(4) 富脂质癌:属于一种罕见的高度恶性的乳腺癌。此型的特点是大体形态缺乏恶性肿瘤的特征,常易误诊。镜下瘤体由体积大且细胞质丰富的细胞组成,大多数文献报道的病例在发现肿瘤时已有淋巴结转移。

(5) 髓样癌:占乳腺癌的 5%～7%,其典型表现是一种边界清晰、质地软而均匀的肿块,与纤维腺瘤或乳内淋巴结不易区分。镜下特点为肿瘤的边界呈膨胀性生长而不是浸润性生长,由大量的低分化癌细胞组成的实质性条索相互吻合形成网状结构。以往曾认为髓样癌预后良好,但最近的几项研究表明,髓样癌患者的生存率不高于一般的导管癌。当然,判断标准的不同可能是影响研究结果的最重要原因。据国内 4 396 例乳腺癌的分析显示,髓样癌伴大量淋巴细胞浸润者预后较好,而无淋巴细胞浸润者预后相对较差。

四、核分级

肿瘤的分级与患者预后的关系早已引起肿瘤学家的重视。乳腺癌的分化程度与患者预后有着十分密切的关系,但各种分级标准的差异颇大。有的按细胞核的特征进行分级,有的按组织结构分级,也有的将两者结合起来判定。

目前,最常用的核分级法是 Black 和 Speer 等创立并经过不断完善的改良 Black 核分级法。它包括 4 项细胞核的特征,将肿瘤细胞分为Ⅰ～Ⅲ级,级数越高,分化程度越差(表 23-4)。

乳腺癌的组织学分级包括了对浸润性癌生长方式和细胞特征的评估,目前较为流行的是 Nottingham 乳腺癌分级法。它评估了 3 个独立的肿瘤特征,主要从以下 3 个方面进行:①腺管形成的程度;②细胞核的多形性;③核分裂数。每个参数

表 23-4　Black 改良细胞核分级法

分级	核大小(与正常导管上皮细胞核比较)	核膜	染色质	核仁	每 10 个高倍视野核分裂相
Ⅰ	相似或略大	圆,光滑	均质,细	不可见	0～1
Ⅱ	有 2 倍差异;大小基本一致,仅有少数变异	圆,光滑	均质,细	微小	2～5
Ⅲ	有 3 倍差异	不规则	深染,粗	巨大	5～10

均有 3 个等级,将三者合计得出总分。分级越高,肿瘤的分化越差。

在大多数病例中,组织病理学分级和细胞核分级可以同时进行。核分级法的主要优点是可用于所有类型的乳腺癌,包括特殊类型乳腺癌及导管原位癌;它还可以用于评估细胞学标本,如细针穿刺(FNA)涂片。而组织分级法只有在导管癌浸润部分存在时方能应用。

细胞核分级及组织学分级与 DNA 增殖指数和 DNA 倍体有关,分化好的乳腺癌增殖指数低,反之分化差的增殖指数高。利用流式细胞术证实二倍体乳腺癌常常分化好,而异倍体乳腺癌常常分化差。组织学分级和生长因子受体、癌基因产物的表达也有一定的关联,Ⅲ级乳腺癌常有上皮生长因子受体的表达,提示预后较差,某些癌基因产物如人表皮生长因子受体 2(HER2)的表达也提示患者预后较差,常在Ⅲ级乳腺癌中出现。

总的来说,Ⅰ级乳腺癌较为少见,所以有人建议将Ⅰ级乳腺癌并入Ⅱ级,列入预后良好的一类,而Ⅲ级归为预后较差的一类。但这种分级的缺点是核分级为Ⅰ级的患者其良好的预后会被Ⅱ级患者相对一般的预后所掩盖。

目前,乳腺癌分级存在的最大问题是评估的可重复性还不够理想,即存在观察者自身及观察者之间的不一致性。显然,现在所有的分级方法至少都包含一些主观成分,影响评估的重复性。加强检测者的专业培训,以及不断改进方法将有助于解决这些问题。

五、其他组织病理学性质

(一) 淋巴管/血管侵犯

LVI 是肿瘤淋巴管渗透和血管浸润的统称。有研究发现,腋淋巴结阴性的患者如伴有肿瘤的淋巴管渗透,其局部复发率及治疗的失败率增加,而这种不良的预后与是否存在隐性淋巴结转移无关。但也有研究报道,LVI 现象与腋淋巴结转移的情况密切相关,故认为它具有与区域淋巴结同样的预后价值。国外文献报道的癌细胞淋巴管渗透和血管浸润的发生率为 4%～50%,存在如此大差异的主要原因还是在于诊断标准的不一致。LVI 的诊断必须看到癌栓位于一个内衬内皮细胞的管腔中,而且需确认所在的淋巴管血管在肿瘤附近而不是其内部。此外,组织切片中由于固定不良产生的装饰物,以及肿瘤周围的间质反应都可能带来混淆。尽管有人提出通过免疫组化染色检测内皮细胞的标记可以区分淋巴管血管和乳腺导管结构,如检测层粘连蛋白、Ⅳ型胶原、Ⅷ因子相关抗原等,临床试用后效果并不满意。

(二) 肿瘤坏死

有关肿瘤坏死在浸润性乳腺癌中预后意义的研究很多。癌组织伴有灶性坏死在乳腺癌尤其是组织分级较高的导管癌中较为常见。目前,大部分报道认为肿瘤坏死提示预后不良,但也有一部分研究不支持这一结论。

(三) 癌间质

浸润性导管癌的间质成分所占比例个体差异很大。以往发现间质的含量及间质中有无弹力纤维存在或淋巴结细胞浸润可能与预后有关,但有关结论仍有争议。

(四) 癌周边界

肿瘤以膨胀性生长为主,与周围组织分界清晰或有假包膜者预后好,反之则预后差。

第三节 激素受体

激素受体如雌激素受体(ER)、孕激素受体(PR)的检测目前已成为原发性乳腺癌的一个标准评估手段。激素受体的存在提示乳腺上皮的增生仍受一定程度的调控。由于PR的表达也受雌激素的调节,故大多数PR阳性的乳腺癌其ER也为阳性。ER和PR的表达与乳腺癌的发病年龄相关,绝经后患者的激素受体阳性率明显高于绝经前患者。无论对于原发性乳腺癌还是转移性乳腺癌,ER及PR状态都能够预测内分泌治疗的效果。因此,其检测对于内分泌治疗的使用而言,在临床实践中具有决定性的意义。近年来,在一系列新辅助化疗的研究中,激素受体(主要是ER及PR)也同样显示了在乳腺癌化疗效果预测中的价值,ER阴性或ER和PR均阴性的乳腺癌对多种新辅助化疗方案敏感。一般来说,激素受体阳性的肿瘤分化较好,多呈双倍体,增殖指数较低,且发生内脏转移概率较低,对内分泌治疗敏感;而受体阴性的乳腺癌通常分化较差,异倍体多见,增殖指数较高,容易发生内脏及脑转移。

在浸润性乳腺癌中,对ER、PR对乳腺癌预后的评估价值近年来一直未能达成明确的共识。就目前的证据来看,至少在治疗后5～10年内,激素受体阴性(ER及PR阴性)的患者预后相对激素受体阳性(ER和/或PR阳性)的患者较差。然而,其他一些研究指出,由于激素受体阴性患者相比受体阳性患者在辅助化疗中获益更多,因此其预后也有所改善。随着新的个体化化疗方案的不断改良,激素受体阴性乳腺癌的预后必然逐渐接近激素受体阳性乳腺癌。在导管原位癌中,ER、PR的价值仍存在一定的争议。许多研究表明,近70%的导管原位癌中ER表达阳性,并且ER阴性与较差的预后相关;然而考虑到ER阴性导管原位癌同样具有相对较高的细胞核分级,它并不是一个独立的预后预测因素。因此,美国临床肿瘤学会(ASCO)并不推荐ER作为导管原位癌患者预后预测及选择患者接受他莫昔芬内分泌治疗的指标。

近年来,随着新辅助化疗相关研究的进展,部分研究者提出ER、PR的状态可能在化疗前后发生变化,并且这一变化与患者预后相关。ER阳性肿瘤,在化疗后转变为ER阴性肿瘤后预后相对较差;而ER阴性肿瘤,在化疗后转变为ER阳性肿瘤后可能在内分泌治疗中获益。ER、PR的转变率在不同的文献中不尽相同(通常＜20%),即使在ER、PR未发生转变的肿瘤,化疗仍能够对激素受体产生功能上的影响。目前,化疗对于激素受体的影响仍存在一定的争议,因此无论对于化疗前还是化疗后激素受体阳性的患者,内分泌治疗仍是标准的推荐。

第四节 肿瘤增殖指数

对于未经治疗的患者,较高的肿瘤增殖指数与较差的预后相关。目前有多种指标能够反映肿瘤的增殖活性,包括有丝分裂计数、胸腺嘧啶标记指数、溴脱氧尿苷标签、S期细胞比例的流式细胞分析、免疫组化测定[Ki-67增殖指数、增殖细胞核抗原(proliferating cell nuclear antigen, PCNA)/周期蛋白],以及嗜银核仁组织区(silver-stained nucleolar organizer region, AgNOR)等。目前,最常规使用的方法是S期细胞比例的流式细胞术分析,以及免疫组化检测Ki-67增殖指数。

一、流式细胞术检测S期细胞比例

流式细胞术分析是测定肿瘤细胞增殖指数的一种简单的方法,它可应用于石蜡标本及新鲜标本。许多研究证实,S期细胞比例是乳腺癌的一项独立预后指标,高S期细胞比例乳腺癌复发率明显升高。在部分新辅助化疗相关研究中,S期细胞比例高者总反应率和完全反应率也较高,因此,S期细胞比例具有化疗疗效的预测价值。此外,某些研究还提示,经过化疗后重复检测S期细胞比例与化疗前比较存在不同程度的下降。

然而，本检测方法也存在一定的缺陷。常规的流式细胞术检测 S 期细胞比例可能被多种因素，诸如标本的制备、仪器的异质性及结果分析的误差所干扰。此外，许多相关研究由于较小的样本量及不合理截断值的设定而缺乏足够的说服力。由于在方法学上存在一定的难度，并且缺乏大量有说服力的证据，ASCO 并不推荐将流式细胞术检测 S 期细胞比例或其他增殖标志物作为评估患者转移复发风险的依据。

二、Ki-67 增殖指数检测

目前，免疫组化检测肿瘤增殖指数越来越受临床工作者的重视。Ki-67 增殖指数、PCNA/周期蛋白、核分裂象、组蛋白 H3 及 KiSI/拓扑异构酶等均是常用的检测指标。其中应用最广的是 Ki-67 增殖指数检测。

Ki-67 增殖指数是目前最常用的反映肿瘤细胞增殖状况的指标，与肿瘤的发生、浸润、种植和转移过程相关。Ki-67 是识别增殖期细胞核内相关抗原的一种单克隆抗体，Ki-67 所识别的抗原存在于细胞周期 G_1 后期、S 期、G_2 期和 M 期，而在 G_0 期细胞不表达。Ki-67 阳性率高，反映肿瘤细胞增殖活性强，恶性程度高，患者预后差。在乳腺癌中，肿瘤细胞中 Ki-67 增殖指数被认为与细胞核分级、淋巴结转移、有丝分裂比例等密切相关。最早的 Ki-67 抗体主要应用于速冻新鲜标本，而随着 E3 泛素蛋白连接酶（E3 ubiquition ligase mindbomb, MIB1）等新抗体的诞生，其检测福尔马林固定石蜡包埋标本也得到了稳定可靠的结果。

Ki-67 增殖指数对乳腺癌的诊断治疗及预后评价有重要的参考价值。一项包含 46 项研究（超过 12 000 例患者）的荟萃分析指出，Ki-67 免疫染色阳性率高的早期乳腺癌患者无论在淋巴结阳性（$HR=1.59$, 95% CI 1.35～1.87）还是淋巴结阴性（$HR=2.31$, 95% CI 1.83～2.92）亚组中均具有较高的复发转移风险。在新辅助化疗研究中，新辅助化疗前 Ki-67 增殖指数对于化疗效果具有预测意义。在一项由 Guarneri 主持的回顾性研究中，221 例局部晚期乳腺癌患者应用蒽环类＋紫杉类新辅助化疗方案后，病理学完全缓解（pCR）率与新辅助化疗前肿瘤穿刺标本 Ki-67 增殖指数显著相关（Ki-67＜15%：2.5%；Ki-67≥15%：9%；$P<0.05$）。许多其他研究也得出了类似结论，认为新辅助化疗前肿瘤 Ki-67 阴性率高的患者相对于阳性率低的患者更有可能在新辅助化疗中受益。此外，对于新辅助化疗后残余肿瘤，Ki-67 增殖指数也是显著的预后因子。有研究者检测并分析了 Ki-67 增殖指数在新辅助化疗前后的变化及患者预后，认为基于新辅助化疗后残余肿瘤 Ki-67 增殖指数的预后预测模型明显优于基于新辅助化疗前 Ki-67 增殖指数或新辅助化疗前后 Ki-67 增殖指数变化所建立的预后预测模型。在许多文献的多因素分析中，新辅助化疗后残余肿瘤 Ki-67 增殖指数是唯一独立的影响总生存期（OS）、无进展生存期（PFS）的因素。Ki-67 增殖指数在新辅助化疗中的预后和预测价值如表 23－5 所示。

2011 年 St. Gallen 国际乳腺癌治疗专家共识（简称 St. Gallen 共识）将 Ki-67 增殖指数纳入乳腺癌分子分型，对管腔型乳腺癌进行重新分组（表 23－6）。

随着研究的不断深入，Ki-67 增殖指数有望成为类似激素受体、HER2 的重要分子标志物，在乳腺癌疗效预测和预后判断方面确立其不可或缺的地位。但是值得注意的是，由于 Ki-67 增殖指数的检测技术存在一定的差异性，造成不同病理实验室间可能存在不同高低数值的差异。目前，国际上并没有形成明确的衡量 Ki-67 增殖指数高低的界值。我们推荐以所在单位病理实验室检测的中位值或 20%～30%作为判定 Ki-67 增殖指数高低的界值。

三、DNA 倍体数

DNA 倍体数被广泛应用于乳腺癌预后的评估中，这一指标可以通过静态细胞分析仪或者流式细胞分析仪进行检测。两者相比，静态细胞分析能够保留大量的组织学方面的信息，但只能分析较少量的细胞，存在一定的误差；而流式细胞术检测尽管能快速分析大量细胞，但在细胞处理过程中会丧失重要的组织学信息。

文献报道有 50%～60%的乳腺癌细胞具有各种类型的 DNA 异倍体。某些研究者认为，这些异倍体的含量与患者 PFS、OS 密切相关。事实上，以二倍体 DNA 为主的肿瘤倾向于低度恶性，且 ER 和 PR 多为阳性；异倍体为主的肿瘤表现为分级较高而激素受体阴性。某些研究还提示，DNA 异倍体的含量与肿瘤大小、淋巴结转移、分期、肿瘤增殖指数

表 23-5 Ki-67 增殖指数在乳腺癌新辅助化疗中的预测和预后意义

年份	作者	病例数	入选标准	化疗方案	Ki-67 变化 (化疗前→化疗后)	pCR 与 Ki-67(化疗前水平)	预 后
1998	Honkoop	42	ⅢA、ⅢB 期	DC＊≤6	低:48%→83% 高:52%→17%		化疗前水平没有统计学意义;化疗后:2 年无病生存率:低,64%;高,20% (P_{uv}=0.03, P_{mv}=0.008);2 年总生存率:低,82%;高,50%(P_{uv}=0.08, P_{mv}=NS)
2003	Faneyte	50	$T_{1\sim4}N_3M_0$	FEC 3 周方案＊3	低(≤10%): 40%→18% 高(>10%): 60%→82% (P=0.019)		NS
2004	Vincent Salomon	55	$T_{2\sim4}N_0M_0$	C＋F＋多柔比星＊4	低(≤42%): 51%→91% 高(>42%): 49%→9% ($P<10^4$)	pCR 率:低,14%;高,41% (P=0.03)	NS
2005	Burcombe	118	$T_{2\sim4}N_{0\sim1}$	蒽环类药为基础＊6	中位值:24.9%→18.1% (P=0.02) 中位减少值 21.2%	Ki-67 减少>75%与 pCR 率相关(77.8% *vs* 26.7%, P<0.004);其他分析差异无统计学意义	NS
2008	Jones	103	$T_{1\sim4}N_{0\sim2}$	蒽环类药或 CMF;42%＋内分泌治疗			化疗前:5 年无复发生存率:低,62%;中等,49%;高,15%。5 年总生存率:低,74%;中等,54%;高,32%。化疗后:5 年无复发生存率:低,56%;中等,56%;高,14%。5 年总生存率:低,69%;中等,67%;高,17%
2008	Frédéri-Que Penault-Llorca	710	Ⅱ～Ⅲ期	FEC、NEM、TNCF、AVCF 等	NS	pCR 中,Ki-67 低水平(≤1%)占 1%,高水平(>1%)占 39.8%;非 pCR 中,Ki-67 低水平占 8.6%,高水平占 41.6% (P=0.02)	无复发生存率、总生存率均 NS
2008	J. Lee	61	ⅡB～ⅢC 期	多柔比星＋多西他赛 3 周方案＊3	中位值:30%→1%	NS	单因素分析:化疗前无意义;化疗后 Ki-67<1%显著降低 OS(P=0.013)。多因素分析:化疗后 Ki-67<1%是唯一影响预后的因素(P=0.033)
2009	M. Colleoni	920	invasive	蒽环类药±紫杉醇			5 年无病生存率(P<0.0001):化疗后低(<20%),75%;高(≥20%),44%
2009	V. Guarneri	221	Ⅱ～Ⅲ期	蒽环类药±紫杉醇	降低:13% (P<0.0001)	pCR 率:低(<15%):2.5%;高(≥15%):9%(P=0.03)	化疗后水平,5 年无病生存率(P<0.0001):低,77.2%;高,50.2%。5 年总生存率(P=0.078):低,87.8%;高,73.1%
2009	Nishimura	148	肿瘤直径>3 cm 或 N^+	蒽环类药±紫杉醇	平均值 44.0%→16.5% (P<0.0001)	Ki-67 平均值:pCR,63.3%;非 pCR,45.0%;无反应:<25% (P=0.002)	化疗后水平,5 年无病生存率(P=0.005):低(<12%),69.3%;高(≥12%),46.8%

表 23－6　对于管腔型乳腺癌的新定义(2011 版 St. Gallen 共识)

分类	定　义
管腔 A 型	ER 和/或 PR 阳性，HER2 阴性，Ki-67＜14％
管腔 B 型	ER 和/或 PR 阳性，HER2 阴性，高 Ki-67；或 HER2 阳性，高/低 Ki-67

等相关，从而影响患者的预后。异倍体更多见于体积大、淋巴结转移多，以及预后相对较差的病理类型，如髓样癌。目前，关于 DNA 倍体数含量的预后意义并没有得到公认，在某些文献中并没有得到其与预后的显著相关性。因此，目前 DNA 倍体数尚不能作为单独的乳腺癌预后指标，而联合 S 期细胞比例，以及增殖指数则能够对患者的复发和转移情况具有一定的预测价值。

第五节　乳腺癌相关基因

基因的突变和调控失常往往与肿瘤的发生、发展有关。目前，许多乳腺癌相关基因，包括多种癌基因、抑癌基因、遗传易感性基因被证明与乳腺癌的生物学性质密切相关，其表达或突变具有对化疗、内分泌治疗、靶向治疗的预测价值，并影响患者的预后。常用乳腺癌相关基因如表 23－7 所示。

表 23－7　乳腺癌相关基因

类别	基　因
癌基因	*HER2/neu*，*c-Myc*，*Ras*，*Int-2*，*Bcl-2*，*Cyclin D1*，*EGFR*
抑癌基因	*Rb*，*p53*，*nm23*，*P16*，*P21*
遗传易感性基因	*BRCA1*，*BRCA2*

一、*HER2/neu*

HER2/neu 是表皮生长因子受体家族成员之一，定位于染色体 17q21。HER2 蛋白在正常的乳腺细胞中低表达，而在 20％～30％的乳腺癌中可过度表达。在乳腺癌中，原位癌与转移性乳腺癌中的 HER2 表达可能要高一些。HER2 是乳腺癌重要的预测和预后因子，其运用于临床的论证如表 23－8 所示。

HER2 过表达[免疫组化 3＋或荧光原位杂交(FISH)阳性]对于针对 HER2 的靶向治疗(如曲妥珠单抗、帕妥珠单抗、小分子酪氨酸激酶抑制剂等)具有重要的预测价值。此外，HER2 表达是第一个用于预测化疗效果的因子。HER2 阳性乳腺癌对于含蒽环类药物的化疗方案，相比 CMF 方案更为敏感。对于紫杉类药物方案，有报道指出 HER2 过表达患者对含有多西他赛的化疗方案效果较好。

表 23－8　HER2 作为治疗靶点的临床研究论证

处理/用药	HER2 阳性患者较阴性患者可能效果	效果强度	可信度分级
单纯观察预后	差	弱-中	Ⅰ级(仅观察，未证实)，多个Ⅲ级
内分泌治疗			
所有类型	差	弱	多个Ⅲ级
选择性雌激素受体调节剂	差	中	单个Ⅱ级
芳香化酶抑制剂	相近或好	中	单个Ⅱ级
化疗			
CMF 方案等非蒽环类药物	差	弱-中	多个Ⅲ级
含蒽环类药物	相近或好	中	多个Ⅲ级
紫杉类药物	好或差	无法估计	少Ⅲ级
曲妥珠单抗	好	强	多个Ⅱ级

NSABP-11 研究也证实，对于 HER2 阳性患者，含多西他赛的化疗能够提高 DFS 和 OS。目前，针对 HER2 在内分泌治疗效果预测中的作用存在一定争议。个别研究指出，*HER2* 基因扩增或 HER2 蛋白过表达患者易对他莫昔芬耐药。

在大多数研究中，未经治疗的原发性肿瘤中 HER2 过表达(免疫组化检测)与较差的患者预后相关。HER2 过表达肿瘤通常具有较高的细胞核分级，较大的体积，较多的淋巴结转移。一般公认在淋巴结阳性患者中,HER2 过表达是预后不良的标志,而在淋巴结阴性患者中其预后意义仍存在一定的争议。在一项包含 2 026 例淋巴结阴性乳腺癌患者的回顾性研究中,70%的患者并未接受辅助系统性治疗,HER2 过表达与相对较差的 10 年无复发生存率相关(66% *vs* 76%)。在这项研究中,约 90%的肿瘤直径>1 cm。此项研究为曲妥珠单抗在淋巴结阴性、瘤体直径>1 cm 患者中的应用提供了可靠的依据。因此,HER2 过表达被广泛认可为早期乳腺癌患者有必要接受化疗的依据之一。尽管如此,由于患者预后往往被后续靶向治疗所影响,HER2 在实际临床工作中的预后标志意义仍有待商榷。

此外,在血清学方面,约 30%的转移性乳腺癌患者存在血清 HER2 胞外结构域(ECD)水平的升高,并且这一高水平表达与较差的预后相关。在早期乳腺癌中,升高的 HER2 ECD 水平同样标志着更高的复发转移风险。但由于 ECD 水平直接取决于肿瘤负荷量的大小,并且缺乏足够的证据表明其预后价值,血清 HER2 ECD 水平并不作为临床实践中的推荐检测项目。

二、*EGFR* 基因

EGFR 基因又称 *HER1* 基因,定位于 7p11-13,产生 5.8~10 kb 的 mRNA,其蛋白质产物为表皮生长因子受体(EGFR),是一种具有酪氨酸激酶活性的细胞受体,其与相应的配体表皮生长因子(EGF)、转化生长因子(TGF)结合后,通过细胞内信号转导,引起细胞过度分裂、增殖及恶变。

EGFR 的检测方法可用 RNA 印迹法(northern blot)或免疫组化法。几乎所有的报道都认为 EGFR 与激素受体状态负相关,激素受体阴性者,EGFR 阳性。EGFR 的表达与肿瘤细胞的分化密切相关。虽然对于 EGFR 的预后价值还存在一定的争议,但大多数单因素分析表明,EGFR 高表达组的预后明显差于低表达组。随着随访时间的延长,这种趋势逐渐缩小。Harris 等证实 EGFR 对淋巴结阴性病例的预测预后价值较淋巴结有转移者为大。

此外,许多研究发现 EGFR 低表达患者采用内分泌治疗效果较好。Nicholson 报道,ER 阳性、EGFR 阴性患者中 80%对内分泌治疗有效。同时,EGFR 也被用来作为生物治疗的靶分子。因此,EGFR 也是一个较有前景的预测指标。

三、*p53* 基因

p53 基因是目前乳腺癌中研究最为透彻的抑癌基因,它位于 17 号染色体长臂。野生型 *p53* 基因能抑制细胞的恶性转化,控制细胞的增长,是细胞生长的负调节因子,突变型 P53 蛋白则能促进细胞的恶性转化。具有 P53 免疫原性的乳腺癌约占 50%。*p53* 基因过表达与乳腺癌较差的肿瘤分化及 ER 有关,与淋巴结转移关系不大,但淋巴结阳性同时 P53 阳性患者预后相对较差。有关 *p53* 基因的预后价值,目前的观点存在争议。有些研究者认为,有突变型 *p53* 基因检出的淋巴结阴性患者其生存期较短,然而,另一些学者否认它们存在相互关系。也有报道提出 *p53* 基因的检出与对化疗较好的反应性有关。

四、*Bcl-2* 基因

Bcl-2 基因是凋亡研究中最受重视的癌基因之一,它首先从滤泡型 B 细胞淋巴瘤的 14 和 18 染色体 t(14∶18)易位断裂点克隆,其染色体异位导致蛋白质产物的过表达。虽然对于凋亡的调节机制目前还不完全清楚,但 *Bcl-2* 基因是体内外抑制细胞凋亡的重要因子已被证实,其基因产物广泛分布于许多正常组织,也可见于乳腺癌、消化道肿瘤等。*Bcl-2* 基因表达能够抑制肿瘤细胞的凋亡,因此某些学者提出其高表达与较差的预后相关。同时,也有研究者提出,Bcl-2 蛋白是由雌激素调节的,此蛋白质多局限在那些内分泌受体阳性乳腺癌细胞中,从而高表达 Bcl-2 蛋白的乳腺癌患者能够在内分泌治疗中获益。近年来,随着细胞自噬研究的不断发展,有研究者提出,作为自噬重要调控蛋白 Beclin-1 的抑制基因,*Bcl-2* 能够通过抑制自噬影响肿瘤对化疗、放疗的耐受性。这些结论仍有待于进一步研究证实。

五、*nm23* 基因

nm23 基因定位于 17q21.3,由 5 个外显子、24 个内含子组成,转录片段为 0.8 kb,使用限制性片段长度多态性(restriction fragment length polymorphism, RFLP)方法及单链构象多态性(single stranded conformational polymorphism, SSCP)方法发现该

基因在多种实体瘤中的变化主要表现为等位基因的丢失。人类 *nm23* 基因分为 *nm23-H1* 及 *nm23-H2* 两种类型。

乳腺癌是 *nm23* 基因研究较多的肿瘤之一。Hennessy 等对 71 例乳腺癌病例研究发现，*nm23* 基因转录水平与肿瘤分化程度、腋淋巴结转移直接相关，而与肿瘤大小、激素受体水平、EGFR 等无关。Barnes 等用免疫组化法研究发现，*nm23* 基因高表达者存活期长，提示 *nm23* 基因是一个独立的预后指标。Heimann 对 163 例淋巴结阴性患者进行多因素分析发现，*nm23* 基因高表达组的相对复发危险系数为 0.38。

六、*p16* 基因

p16（CDK N2/MTS1）基因最早在黑色素瘤患者中发现，位于人 9 号染色体，全长 8.5 kb，由 2 个内含子和 3 个外显子构成。该基因编码由 307 个氨基酸残基组成的分子量为 16 000 的蛋白质，可通过抑制细胞分裂周期的关键酶 CDK4 抑制细胞生长，在细胞周期中起负性调节的作用。*p16* 基因发生结构突变和功能缺失，则细胞旺盛分裂，最终失去控制。60%的乳腺癌细胞系存在 *p16* 基因纯合子缺失，可作为检测肿瘤的预后指标。

七、*BRCA1/2* 基因

BRCA1/2 基因是目前所发现的最重要的乳腺癌易感基因，突变率在遗传性乳腺癌家系中约为 40%。约 90%的 *BRCA1* 突变型乳腺癌表现为三阴性。而 *BRCA2* 突变型乳腺癌并不存在特异性的分子表型，而常常表现为 ER 阳性、HER2 阴性。以往认为 *BRCA1/2* 突变型乳腺癌与野生型在治疗策略上并无差异，近年来研究发现 BRCA1/2 蛋白的缺失导致细胞对 DNA 损伤的灵敏度有所增加，从而使其对 DNA 损伤类药物如铂类药物较为敏感，而对抗微管类药物如紫杉醇疗效较差。Byrski 等对 107 例 *BRCA1* 突变型乳腺癌进行了顺铂单药的新辅助化疗，结果显示 pCR 率高达 61%。近年来，靶向多腺苷二磷酸核糖聚合酶（PARP）抑制剂的应用是乳腺癌治疗领域的又一大突破。*BRCA* 突变的患者基因重组功能已经缺失，再通过 PARP 抑制剂抑制 DNA 的修复，则可以通过双重作用杀死肿瘤细胞，对 PARP 抑制剂奥拉帕利的临床研究中已初步证实这一理论假设。无论在晚期乳腺癌（OlympiAD 研究）还是早期乳腺癌（OlympiA 研究）的研究中，奥拉帕利的治疗都显著改善了 *BRCA* 突变患者的预后。

第六节　侵袭和转移相关因子

一、细胞周期蛋白 E 和 P27

细胞周期蛋白 E（cyclin E）是一类分子量为 50 000 的蛋白质，在细胞周期的 G_1 期表达。作为调控细胞周期的重要调控因子之一，其主要功能是促进细胞由 G_1 期向 S 期进展。在乳腺癌中，*cyclin E* 基因通常存在着不同程度的扩增，从而导致其蛋白质产物［包括完整蛋白质及低分子量（low molecular weight，LMW）蛋白质］的高水平表达。与完整蛋白质相比，LMW 蛋白质通常在细胞周期的调控中作用更为明显，并且对 P21、P27 蛋白的抑制作用不敏感。P27 蛋白是一类属于 Cip/Kip 家族的细胞周期调控激酶抑制剂，通常在相对增殖水平较低的细胞中表达较高。许多研究证实，周期蛋白 E 及 P27 在乳腺癌中的表达异常可能具有预测预后意义。一项包括 395 例早期乳腺癌患者的回顾性研究证实，LMW 蛋白质高水平表达相比低水平表达患者病死率升高 13 倍。另一项包含 12 项研究 2 534 例患者的荟萃分析，免疫组化法检测周期蛋白 E 高表达患者无进展生存期（PFS）显著差于低表达患者（*HR*＝1.72）。此外，有研究发现，周期蛋白 E、P27 预测预后的价值可能受患者治疗策略的影响。对辅助化疗以蒽环类药物为主患者的预后价值较差，而对辅助化疗以紫杉类药物为主患者的预测较为有效。

二、血管生成相关因子

肿瘤的生长与转移与肿瘤血管生成密切相关，

因此对肿瘤新生血管的评估具有一定的预后价值。肿瘤的血管生成能够通过新生血管的计数直接评估,或者通过某些血管生成相关标志及其受体的检测间接进行评估。肿瘤微血管密度(microvessel density, MVD)评估是其中较为经典的方法。在一项早期研究中,MVD(通过免疫组化检测内皮细胞如因子Ⅷ相关抗原或 CD31)被证实在淋巴结阴性及阳性乳腺癌患者中都与 DFS 及 OS 显著相关。也有部分研究得出了阴性甚至相反的结论。这可能是由于 MVD 与不同的治疗反应存在相关性,以及其检测技术存在明显的不稳定性。其他血管生成相关因子包括成纤维细胞生长因子(bFGF、FGF2)及血管内皮生长因子(VEGF)等。VEGF 是目前发现的最为重要的肿瘤血管生成相关因子,在乳腺癌细胞中明显表达上调。高表达 VEGF 无论在淋巴结阳性还是淋巴结阴性乳腺癌中都与较差的预后相关。总的来说,血管生成活性可能为区分肿瘤恶性程度提供一定的参考,但仍需要大型前瞻性临床试验的证实。目前,关于血管生成相关因子预后价值的相关证据还不足以支持其检测成为临床常规。

三、组织蛋白酶 D

血管生成仅仅是肿瘤侵袭和转移复杂过程中的一个方面。据推测,肿瘤细胞黏附于细胞外基质(ECM),并募集基质细胞。基质降解蛋白酶使肿瘤细胞通过基膜和 ECM,最终导致肿瘤细胞进入血管转移和扩散。对黏附、侵袭或转移标记的研究可能会提供一些有价值的预后指标,特别是在淋巴结阴性乳腺癌的妇女中。此类别研究中较深入的标志物之一是组织蛋白酶 D(cathepsin D),这种溶酶体蛋白水解酶在蛋白质代谢和组织重塑过程中起关键作用。早期研究表明,组织蛋白酶 D 水平高与一些乳腺癌患者更差的预后相关。尽管后来的研究结果显示其相关性存在争议,但大多数研究结果仍支持这个结论。荷兰的一项 2 810 例(其中 1 412 例淋巴结阴性,并没有得到辅助治疗)的研究是目前为止最大的样本量评估该指标在早期乳腺癌中预后价值的研究。该研究使用酶联免疫吸附试验(ELISA)测定乳腺肿瘤细胞中组织蛋白酶 D 水平。在多变量分析中,在淋巴结阳性和淋巴结阴性患者中组织蛋白酶 D>45.2 pmol/mg 与无复发生存率均相关(HR 分别为 1.3 和 1.5)。在随后的 1 851 例患者的研究中进行回顾性分析优化选择阳性值(10 pmol/mg),组织蛋白酶 D 高水平表达患者复发风险增加 1.7 倍。

因此,大量现有的数据表明,组织蛋白酶 D 的表达与早期乳腺癌的不良后果相关。尽管如此,分析方法的异质性和标准化的缺乏(尤其是免疫组化检测方法)导致目前大多数专家并不认同组织蛋白酶 D 作为乳腺癌肿瘤标志物在临床实践中应用。

四、尿激酶型纤溶酶原激活系统

尿激酶型纤溶酶原激活物(u-PA)是一种丝氨酸蛋白酶,在肿瘤的侵袭和转移中发挥重要作用。当结合到其受体 u-PAR 时,u-PA 将纤维蛋白溶酶原转换成纤维蛋白溶酶,在肿瘤细胞浸润过程中降解 ECM。特异性 u-PA 抑制剂有纤溶酶原激活物抑制物(PAI)1 型和 2 型。在肿瘤组织和血浆中 PAI-1 表达水平高,但与尿激酶结合而灭活。相比之下,PAI-2 通常是在较低水平表达,除了特定条件,如怀孕或髓细胞性白血病。

在回顾性分析中,高水平表达的 u-PA、u-PAR 和 PAI-1 与乳腺癌患者更短的生存时间相关,但 PAI-2 高水平表达则有更好的预后。为进一步支持这些分子的预后价值,在欧洲癌症研究与治疗组织(European Organization for Research and Treatment of Cancer, EORTC)主持的 8 377 例乳腺癌临床试验中,对患者的数据进行汇总分析,在原发肿瘤组织提取物中测定 u-PA 和 PAI-1 的水平。多因素分析显示,对于所有患者,除淋巴结状态外,u-PA 和 PAI-1 水平是 DFS 和 OS 的最强预测指标。虽然较高的 u-PA 和 PAI-1 水平与淋巴结阳性和淋巴结阴性乳腺癌妇女预后较差相关,但在淋巴结阴性患者中 u-PA 或 PAI-1 表达能够有效预测无复发生存率(u-PA 的 HR=2.3, PAI-1 的 HR=1.9)。

从个体化治疗决策的角度来看,对于淋巴结阴性乳腺癌患者的研究尤为重要。在一项包括 269 例淋巴结阴性没有接受辅助化疗的患者的研究中,进行 u-PA 和 PAI-1 检测。在多变量分析中,无复发生存率和总生存率的最重要预后因素是 u-PA 和 PAI-1 的表达。两者同时高表达时复发风险上升 3.9 倍,死亡风险上升 2.8 倍。另一项前瞻性试验入组 556 例淋巴结阴性乳腺癌妇女,测定肿瘤细胞内 u-PA 和 PAI-1 水平,并用以选择辅助治疗方式。

入组的556例妇女中，241例尿激酶（≤3 ng/mg 蛋白质）和PAI-1（≤14 μg/mg 蛋白质）低水平表达，并没有采用辅助治疗。相比之下，315例u-PA和/或PAI-1高水平表达，并随机分配到化疗组［CMF方案（环磷酰胺、甲氨蝶呤、氟尿嘧啶）6个疗程］或观察组。最后有182例患者接受随机分组，133例拒绝签署知情同意，109例入选不接受化疗组。32个月的中位随访期后，中期分析结果如下：对于所有不用接受化疗（$n=374$）的妇女，u-PA和PAI-1低表达者的3年复发率显著降低（6.7% *vs* 14.7%），从而证实这些指标高水平表达与不良后果相关联。对于任何一个指标高表达的患者，意向性治疗分析中，使用辅助化疗与低风险的疾病复发差异无统计学意义（12% *vs* 18%；*RR*＝0.57，95% *CI* 0.25～1.28）。然而，当实际接受治疗时区别更为明显，并有统计学意义（*RR*＝0.27，95% *CI* 0.09～0.78）。

u-PA和PAI-1用于预后判定的主要影响因素是检测方法。目前，几乎全部通过手术切除组织，然后通过ELISA检测获得数据。随着广泛使用的筛查策略，原发性乳腺癌病灶体积越来越小，许多治疗中心的平均瘤体直径＜2 cm。很多病理学家不愿意这样一个小肿块的大部分用于分子检测，导致妨碍常规光镜下评价的准确性。虽然u-PA和PAI-1免疫组化结果的初步数据支持免疫组化这一技术的效用，但仍然缺乏研究相关结果。u-PA和PAI-1在穿刺活检材料或微量测定（microassay）中的评价也是有希望的，但仍需要验证。考虑到检测方法的诸多限制，这些标志物的常规评估仍然处于研究状态。

五、其他与侵袭和转移相关的标志物

许多与侵袭和转移潜能有关的标志物在部分回顾性研究中有所报道。这些标志物包括上皮钙黏素、连环蛋白、基质金属蛋白酶抑制剂、前列腺特异性抗原、组织因子、骨桥蛋白等。此外，某些等位基因的缺失、微卫星灶的不稳定性，或抑癌基因的甲基化沉默，也可以提供预后信息。所有这些潜在的预后指标需要进一步的评估和验证，任何一个指标都尚未用于常规乳腺癌标本的检测评价。

第七节　播散肿瘤细胞和循环肿瘤细胞

播散肿瘤细胞（disseminated tumor cell，DTC）和循环肿瘤细胞（CTC）在乳腺外远处转移中起十分重要的作用。通过技术手段，DTC和CTC可以于肿瘤发展早期在外周血及骨髓中被检测出来，从而可能为将来的远处转移提供预测。

一、播散肿瘤细胞

在一项研究中，早期乳腺癌患者骨髓中孤立肿瘤细胞的发现被认为是疾病进展和较差预后的独立预测因子。但此项研究并未考虑不同化疗方案带来的干扰。199例发现骨髓微转移（bone marrow micrometastasis，BMM）的患者中有100例为淋巴结阴性，其中仅56例给予了系统性治疗。多因素分析并没有考虑到这点给生存带来的影响，从而大大降低了此研究的可靠性。许多其他研究支持BMM灶与较差预后的相关性，尽管这一相关性在很大程度上同样与肿瘤大小、淋巴结状态、核分级等密不可分。

大多数研究者倾向于认为BMM的检测能够为评估预后提供帮助，尤其是为淋巴结阴性患者提供重要的参考。检测BMM的方法是在手术的同时对髂骨顶部进行骨髓活检，检测骨髓中的肿瘤细胞可用反转录-聚合酶链反应（RT-PCR）扩增细胞角蛋白基因，或用单克隆抗体检测细胞角蛋白。Braun等用单克隆抗体A45-R/B3对552例Ⅰ、Ⅱ、Ⅲ期乳腺癌患者进行BMM检测，其中199例患者角蛋白阳性，与淋巴结状态无关。经过38个月的随访，阳性组远处转移和病死率明显高于阴性组，而两组局部复发差异无统计学意义。Dic等用单克隆抗体2E11检测骨髓标本中的多形性上皮黏蛋白TAG12，经过7年随访，BMM阳性组DFS和OS显著低于阴性组。因此，BMM是对淋巴结状况评估预后的一种补充。考虑到骨髓活检患者依从性不高，BMM难以作为临床常规检测。

二、循环肿瘤细胞

外周血 CTC 与乳腺癌患者预后密切相关，在转移性乳腺癌患者中已得到一定认可，但在早期乳腺癌中仍存在争议。研究证实，在转移性乳腺癌中，外周血 CTC 升高可能标志着更快的疾病进展风险。对于大多数无法获得病理学资料的转移性癌，CTC 的检测可能为评估患者预后提供重要的参考。美国癌症联合会(AJCC)在 2010 年制定的肿瘤分期指南(*Cancer Staging Manuel*)第 7 版中，首次把 CTC 列入 TNM 分期系统，作为一个新的 M 分期(远端转移)标准，列为 cM_0(i+)分期，出现在 M_0 和 M_1 之间。而乳腺癌 NCCN 指南 2017 第 3 版也已正式引入 cM_0(i+)分期。2018 年 1 月 1 日在全球启用的美国 AJCC 第 8 版癌症分期系统中，除保留 cM_0(i+)分期外，更进一步明确了 CTC 检测的临床价值。最新指南将 CTC 列为继 ER/PR、HER2 表达、Ki-67 增殖指数和肿瘤组织学分级 4 项生物学指标之后的又一项乳腺癌预后评估工具，认为乳腺癌外周血中存在 CTC 提示预后不良。目前认为，临床晚期乳腺癌外周血 CTC≥5 个/7.5 ml、临床早期乳腺癌外周血 CTC≥1 个/7.5 ml 提示预后不良，并且证据水平为Ⅱ级。

第八节　化疗效果预测因子

新辅助化疗，指对非转移性的肿瘤，在应用局部治疗前进行的全身性的、系统性的细胞毒性药物治疗，已成为目前乳腺癌治疗标准的重要组成部分。其主要目的在于：①改善局部晚期乳腺癌患者预后。②提供手术的选择：对不适合手术的局部晚期乳腺癌患者，可降低患者分期，使手术成为可能；对部分可手术的早期乳腺癌患者提高保乳手术的可能性和成功率。③获得早期的肿瘤生物学特性及对化疗药物的灵敏度资料。

一、新辅助化疗效果预测因子

近年来，随着新辅助化疗研究的不断进展，许多新的理念不断被提出。越来越多的学者倾向于将新辅助化疗作为一种研究模型来探讨肿瘤耐药的预测因子，而不是单单作为一种治疗手段。新辅助化疗的疗效预测因子同样能预测乳腺癌辅助化疗的效果，为乳腺癌术后辅助化疗的选择提供依据。新辅助化疗能在短期内获得乳腺癌对化疗方案的灵敏度信息，这个特点决定了其在预测辅助化疗的效果方面具有更高的效率。因此，乳腺癌新辅助化疗效果预测因子的研究将可能在更短的时间内对更多新的化疗药物在乳腺癌辅助化疗中的效果进行预测。

早期进行的乳腺癌新辅助化疗的疗效预测因子研究主要围绕乳腺癌的临床指标与新辅助化疗效果的相关性进行分析。参与分析的乳腺癌临床指标包括患者年龄、月经周期、肿瘤大小、腋淋巴结转移状态、肿瘤临床分期、组织学分级等。不同临床研究报道，在单因素分析中，肿瘤大小、年龄和组织学分级对乳腺癌新辅助化疗有预测价值，肿瘤体积小和分化差的乳腺癌对新辅助化疗敏感，年龄＜35 岁的患者对新辅助化疗相对敏感。包括 NSABP-B18 在内的多项临床研究均发现，组织学分级对乳腺癌新辅助化疗的 pCR 有预测价值；多因素分析也肯定了组织学分级在预测新辅助化疗灵敏度方面的价值。

二、乳腺癌生物学因子

随着分子生物学研究的发展，乳腺癌生物学因子的表达在乳腺癌增殖、转移和耐药性等方面的作用受到广泛关注，乳腺癌生物学因子在新辅助化疗效果预测方面的价值也得到越来越多的重视。大量临床研究对乳腺癌新辅助化疗前空芯针活检标本中激素受体(ER、PR)、细胞增殖相关因子(HER2/neu、Topo Ⅱ、BRCA1)、凋亡相关因子(Bcl-2、p53、p21)、Ki-67 增殖指数和多药耐药相关因子(多药耐药蛋白、P 糖蛋白)等在新辅助化疗效果预测方面的作用进行了分析研究。

多项临床研究均提示，肿瘤激素受体状态对乳腺癌新辅助化疗的疗效有预测价值，ER 阴性或 ER 和 PR 均阴性的乳腺癌对多种新辅助化疗方案敏感。MacGrogan 报道 ER 阴性和 Ki-67 阳性率高的乳腺癌通过新辅助化疗能获得更好的临床疗效。EORTC 10902临床研究分析了乳腺癌新辅助化疗前肿瘤临床指标和空芯针穿刺活检标本中的生物学因子表达状态与FEC方案的新辅助化疗效果的关系，多因素分析发现仅有*p53*过度表达能独立预测新辅助化疗的疗效。*HER2/neu*高表达作为术前应用曲妥珠单抗的疗效预测指标是毋庸置疑的，也有报道*HER2/neu*高表达的乳腺癌对含蒽环类药物的新辅助化疗敏感。TopoⅡ与细胞增殖相关，并被认为是蒽环类药物的作用靶点，临床研究发现TopoⅡ高表达的乳腺癌对含蒽环类药物的新辅助化疗敏感。多药耐药（multidrug resistance，*MDR*）基因高表达的乳腺癌被发现对FAC方案的新辅助化疗耐药。但到目前为止，这些生物学因子在新辅助化疗效果预测价值方面仍存在争议。

血浆生物学因子由于便于在新辅助化疗过程中进行重复检测和比较分析，其对乳腺癌新辅助化疗的疗效预测价值也获得关注。有研究报道，乳腺癌新辅助化疗前后血浆HER2、胱天蛋白酶剪切相关的M30抗原、血浆唾液酸水平的变化对新辅助化疗效果有预测价值。但血浆生物学因子的疗效预测价值还有待更多临床研究证实。

三、列线图模型

目前，尚无公认的单一指标可以有效预测乳腺癌新辅助化疗的疗效，因此联合多种潜在的预测因子对乳腺癌新辅助化疗的疗效进行预测将可能有效提高预测的准确性。有研究通过数学模型分析和统计学分析，在较大样本的新辅助化疗临床研究中综合分析多种乳腺癌临床和病理指标与新辅助化疗的pCR和长期预后的关系，建立乳腺癌新辅助化疗pCR疗效预测的列线图模型，可以在新辅助化疗前根据患者临床分期、ER状态、组织学分级、年龄和新辅助化疗疗程等对pCR的可能性进行预测。研究显示，该列线图模型能较准确地预测乳腺癌新辅助化疗后pCR的可能性。如果在提高样本数的基础上结合更多的生物学预测因子进行类似的乳腺癌新辅助化疗pCR预测的列线图模型设计，将有可能更准确地在治疗前对乳腺癌新辅助化疗的疗效进行预测。

四、基因芯片分析技术

近年来，随着基因分析技术的发展，基因芯片分析技术也被应用于乳腺癌新辅助化疗的疗效预测。基因芯片分析技术可同时对数千个不同基因的表达进行有效分析，从而提供大量有关肿瘤中基因表达的信息。通过基因芯片技术对治疗前乳腺癌活检标本中大量基因表达谱与新辅助化疗后pCR的相关性进行分析，应用单因素分析筛选与新辅助化疗疗效相关的表达基因，联合单一状态下预测价值较弱的基因，建立一个有效预测乳腺癌新辅助化疗效果的多因素预测基因表达模型，从而对新辅助化疗的效果进行有效判断。目前已报道了多个与乳腺癌新辅助化疗效果预测相关的基因芯片分析模型，其中最具代表性的是美国MD Anderson癌症中心的含30个基因表达的乳腺癌新辅助化疗多基因分析预测模型，在含蒽环类药物和紫杉类药物的新辅助化疗后pCR的预测方面有很高的准确性，其灵敏度和阴性预测值显著高于相关的临床预测因子（92% *vs* 61%和96% *vs* 86%）。预测可获得pCR的13例患者中，有12例获得pCR，其预测价值可以与ER对内分泌治疗和HER2对曲妥珠单抗治疗的预测价值相媲美。在此基础上，该中心正在进行一项随机化的Ⅲ期临床研究，进一步验证该多基因预测模型在乳腺癌新辅助化疗效果预测中的价值。

尽管目前在乳腺癌新辅助化疗疗效预测方面已经进行了大量研究，获得了许多有价值的数据资料，但是至今为止尚未获得公认的、有效的新辅助化疗效果预测方法。在这个领域内将来可能的发展方向有两个，一个是在临床结合肿瘤的临床特征和生物学因子表达特征的基础上建立有效的多因素数学模型，对新辅助化疗进行疗效预测；另一个是在分子水平通过基因芯片分析技术发现更多可能预测乳腺癌新辅助化疗的基因指标，并通过建立多基因分析模型来有效预测新辅助化疗的疗效，进而预测乳腺癌对不同化疗药物或方案的灵敏度。在乳腺癌新辅助化疗疗效预测模型的基础上，我们将有可能在乳腺癌辅助治疗中真正地针对肿瘤的不同生物学特征进行个体化的化疗，并因此提高乳腺癌治疗的总体长期疗效。

第九节　基因预测

一、基因预测体系

随着精准医学理念的逐渐发展，人们已不满足于现有分子分型系统和传统分子病理学指标的疗效预测，纷纷在基因层面寻找可能的新的预测标志物。

(一) *PIK3CA* 基因突变

PIK3CA 基因突变在乳腺癌中发生率较高，它与曲妥珠单抗耐药和内分泌治疗耐药有关，但其在乳腺癌预后中的价值不明。2015 年 ASCO 大会介绍了一项荟萃分析结果，共包含 4 241 例患者。结果显示，*PIK3CA* 基因突变发生于 26.9%的乳腺癌病例。其中，第 20 外显子突变多于第 9 外显子(55.2% *vs* 36.2%)，*PIK3CA* 基因突变在 ER 阳性乳腺癌中发生率更高。

PIK3CA 基因突变与靶向药物疗效密切相关。德国学者总结了 3 项临床研究，对 967 例患者进行荟萃分析。入组的患者接受曲妥珠单抗(T)、拉帕替尼(L)或两者联合(T/L)抗 HER2 新辅助靶向治疗。结果显示，*PIK3CA* 基因突变组的 pCR 显著低于野生组，并对 HR 阳性亚组和 T/L 亚组影响较大。在内分泌受体阳性亚组中，*PIK3CA* 基因突变组 pCR 率仅 7.6%，而野生组为 24.2%($P<0.001$)；T/L 组分别为 16.7%和 39.1%($P=0.001$)。由此可见，*PIK3CA* 基因突变可能成为 HER2 阳性乳腺癌激素受体阳性和接受双靶向治疗新辅助治疗 pCR 的疗效预测指标。

此外，BOLERO 3 研究已经证明，PIK3CA 通路下游的 mTOR 抑制剂依维莫司可能逆转曲妥珠单抗耐药。有研究提示，*PIK3CA* 基因突变或低 *PTEN* 表达能从依维莫司治疗中得到更好的 PFS 获益；PI3K 通路活化和 PFS 的获益呈显著正相关。因此，PI3K 通路活化可能成为预测 HER2 阳性乳腺癌应用依维莫司疗效的标志物。

(二) DNA 修复缺陷

三阴性乳腺癌存在 DNA 损伤修复异常，无论 PARP 抑制剂还是铂类药物在三阴性乳腺癌中都有广泛应用前景。有关三阴性乳腺癌应用铂类化疗药物的灵敏度预测，仍然是化疗领域研究热点。预测疗效的生物学标志物研究已经从 *BRCA1/2* 基因突变层面，深入拓展到 DNA 损伤修复的分子层面。2015 年 ASCO 大会上，德国学者 von Minckwitz 报告了同源重组缺陷(homologous recombination deficiency，HRD)预测三阴性乳腺癌患者含铂类药物方案新辅助治疗 pCR 的临床研究(GeparSixto 研究再分析)。315 例三阴性乳腺癌患者中，193 例(61.3%)拥有足够 DNA 样本。该研究收集肿瘤组织 *BRCA* 相关基因(*TmBRCA*)和 HRD 评分。HRD 阳性定义为高 HRD 评分或 *TmBRCA* 突变。结果显示，HRD 阳性肿瘤对比 HRD 阴性肿瘤新辅助化疗更容易获得 pCR 率(55.9% *vs* 29.8%，$P=0.001$)。HRD 阳性肿瘤应用卡铂方案使 pCR 率由 45.2%增加至 64.9%($P<0.05$)。高 HRD 评分也与较高 pCR 率相关(49.4% *vs* 30.9%，$P=0.05$)。由此可见，HRD 和高 HRD 评分是新辅助化疗反应率的预测因子，而 HRD 可能是铂类药物新辅助化疗 pCR 的疗效预测指标。

(三) DNA 甲基化

近来有研究指出，血清 DNA 甲基化水平可用于评价晚期乳腺癌患者的疗效。该研究是 TBCRC 005 研究的一项探索性研究，通过检测血清中 DNA 甲基化水平确定肿瘤细胞 DNA 甲基化是否可以预测晚期乳腺癌患者结局。研究入组 141 例有可测量病灶的晚期乳腺癌患者，分别在治疗基线、3～4 周、8～12 周平行采取血清样本，检测 *AKR1B1*、*HOXB4*、*RASFGR2*、*RASSF1A*、*HISTIH3C*、*TM6SF1* 基因组的甲基化水平，计算每例患者每次累积甲基化指数(cumulative methylation index，CMI)。结果显示，治疗 3～4 周时，拥有高 CMI 的患者中位 OS 为 12.8 个月，低 CMI 患者的中位 OS 为 22.6 个月。多因素分析中，治疗 3～4 周 CMI 的增加与疾病进展($P<0.01$)、较差的 PFS($P<0.01$)、较差的 OS($P<0.001$)相关。CTC 与 CMI 联合检测均对 PFS 和 OS 有预测作用。CMI 较 CTC 更加敏感，可作为

晚期乳腺癌疗效预测及预后的独立性标志物，很有可能是一个可用于晚期乳腺癌危险分层及初期治疗效果预测的有用指标。

（四）*TEKT4* 基因突变

紫杉类药物是目前乳腺癌化疗的常用药物之一，研究乳腺癌对紫杉类药物的耐药机制并探索逆转耐药方法具有重要的意义。复旦大学乳腺癌研究团队通过外显子测序技术，比较典型的基底样型乳腺癌在紫杉醇＋卡铂（PC）方案新辅助化疗前后癌组织基因组的差异，并用 PCR＋常规测序的方法在新辅助化疗前后的乳腺癌组织中验证了获得的差异位点，筛选到化疗后新增的 *TEKT4* 基因的 2 个变异位点，提示 *TEKT4* 基因变异可以作为预测紫杉类化疗药物疗效的标志物，为阐明乳腺癌对紫杉类药物化疗耐药的机制提供了新的线索。

（五）CYP2D6 基因突变

ATAC 研究及 BIG 1-98 研究对 *CYP2D6* 基因多态性均进行了回顾性分析，认为 CYP2D6 表型不能作为绝经后患者内分泌治疗药物选择的参考。TEAM 研究随访 2.75 年的结果显示，HER 1～3 阴性的患者能从芳香化酶抑制剂治疗中获益更多，依西美坦组无复发率显著优于他莫昔芬组，而 HER 1～3 阳性患者预后较差（$HR=1.6$），且不能从芳香化酶抑制剂治疗中获益更多（$HR=1.14$）。

二、预后的多基因预测

基因组技术被越来越多地应用于人类癌症的研究以改善现行的预后模式。虽然分子亚型研究还处在初级阶段，并且预后不同的亚组也没有非常明确的定义，但多基因表达的同步分析正被应用于乳腺癌的分类。这项技术被称为基因阵列分析，尽管它并不是真的使用一个阵列。

多参数基因检测在临床实践中的应用对于预后分层和治疗方法的选择有很大的潜在意义。通过分子标签来鉴别预后不同的亚组就是个例子。然而，目前其在区别管腔型（主要为 ER 阳性）、基底样型（多数 ER 阴性，HER2 阴性，有时被称为“三阴性”）和 HER2 阳性（大多数 ER 阴性）乳腺癌中的临床应用仍然需要更多的研究。更重要的是，大量报道显示，多基因表达的分析能被用于预测早期病变患者的临床转归，而且可能比从标准的临床和病理性预后特征中所获得的信息还要多，或者能进一步改善临床病理学风险分层。两种常规的方法正在研究中：基因表达谱（gene expression profile，GEP）通过 DNA 微阵列（需要新鲜冷冻组织）[如 70 基因检测（MammaPrint）]；定量多重 RT-PCR 可以定量分析福尔马林固定石蜡包埋肿瘤组织中选定的基因表达情况[如 21 基因检测（Oncotype DX）复发评分法]。从这些方法所运用的不同基因系列的分析中得出的预后信息可能是类似的。一个主要的问题是，这些在各种研究中被认为影响预后的基因系列很大程度上是不重叠的，由此引发了一些关于其生物学意义的讨论。

（一）GEP：基于微阵列的基因表达分析

70 基因检测法是第 1 个市售的基于微阵列的多基因检测法。这项检测方法主要基于从 295 例Ⅰ期或Ⅱ期乳腺癌（其中淋巴结阴性 151 例、淋巴结阳性 144 例）荷兰籍患者获得的数据，这些患者通过一个 70 基因预后谱（阿姆斯特丹标记法）来分类：预后差（$n=180$），预后良好（$n=115$）。10 年后，那些仅靠 GEP 分类为预后良好的患者，无论是总生存率（95% *vs* 55%）还是无远处转移生存率（85% *vs* 51%）都要高。在多因素分析中，相对于其他任何标准的临床或组织预后标准，GEP 是一个更有效的临床转归预测因素。这项研究已经被其他机构验证。但来自欧洲和美国的一些机构样本所做的后续重复性研究结果并不乐观，尽管从统计学上来看还是有意义的。荷兰试验是回顾性的研究，并且筛选供分析的已归档样本的标准并不清楚。这些结果被认为是基于假说产生的，而不足以常规应用于临床。欧洲进行的一项随机试验（淋巴结阴性乳腺癌的微阵列试验可能避免化疗，MINDACT 试验）试图比较这项试验和标准组织病理学/临床标准在筛选需要辅助化疗的淋巴结阴性乳腺癌患者中的作用。2016 年 8 月，MINDACT 初期的结果在《新英格兰医学杂志》上发表，并于 2021 年在《柳叶刀·肿瘤》杂志进行了数据更新。该研究总计纳入 6 693 例 N_0 或 N_1 淋巴结转移的乳腺癌患者，根据临床病理学检查结果发现有 1 550 例患者具有较高的复发转移风险，而 70 基因检测结果显示，这些患者的复发风险较低。研究者将这批患者随机分为辅助化疗组与非辅助化疗组，结果显示没有接受辅助化疗的患者未发生肿瘤远端扩散的 5 年生存率高达 94.7%，而同样条件下接受辅助化疗的早期乳腺癌患者 5 年生存率为95.9%，提示70基因检测可以用于鉴别不需要化疗的高临床风险早期乳腺癌患者。

当前，70基因检测作为评估淋巴结阴性乳腺癌的复发风险工具已在美国获批上市，用于指导激素受体阳性、HER2阴性、淋巴结0～3枚阳性患者的辅助化疗决策。对于其中临床高危的患者，基因评估风险为低危患者中超过50岁人群可安全地豁免化疗，而低于50岁人群则应与患者充分沟通，谨慎地讨论化疗的潜在获益。

(二) 基于RT-PCR的方法

RT-PCR是基于甲醛固定石蜡包埋组织的检测，更具实用性，尤其是能够诊断更小的肿瘤。这样的检测方法可用于先前参加前瞻性随机试验患者组织的回顾性研究，从而使研究者解决具体的预后和预测问题。

1. *21基因复发评分法* 一项基于RT-PCR的21基因复发评分法已经被应用于石蜡包埋组织来评估一些基因的表达，这些基因是依据其对淋巴结阴性、ER阳性乳腺癌患者预后和获益预测的可能性而筛选出的。

21基因复发评分法区分预后不同亚群妇女的可能性在一项报告中被首次提出，该报告所获得的大量RT-PCR谱是从NSABP B14中接受他莫昔芬治疗的2 617例淋巴结阴性乳腺癌妇女的675块肿瘤组织中的668份获得的。从其他3项类似临床研究获得的数据被用来筛选基因系列，并建立基于这些基因相对于5个参考基因表达的公式，用于确立复发评分法：低复发风险(复发评分＜18分)、中复发风险(复发评分18～30分)或高复发风险(复发评分≥31分)。在B14组接受他莫昔芬治疗的患者中，低、中、高复发风险患者的比例分别是51%、22%、27%。这3组10年复发率的Kaplan-Meier估计值分别是6.8%、14.3%、30.5%，复发评分和生存率也有显著的相关性。这些数据及从相同组得到的后续分析显示，评估21基因复发评分法的基因可能包括了除化疗获益外的整体预后情况。

21基因复发评分法在评估预后分层中的价值也得到其他数据的支持。一项来自凯撒医疗机构的群体研究应用21基因检测评估4 964例淋巴结阴性、ER阳性而没有接受辅助化疗的乳腺癌患者。10年后，低、中、高复发风险的乳腺癌患者的病死率在使用他莫昔芬的妇女(分别是2.8%、10.7%和15.5%)和未使用他莫昔芬的妇女(6.2%、17.8%和19.9%)中有显著性差异。在一项对465例ER阳性和0～3个淋巴结阳性的接受辅助化疗和他莫昔芬治疗的乳腺癌患者的分析中，复发评分整合到基于网络的Adjuvant Online生成5年生存率计算公式后，对疾病复发的预测比标准临床特征更精确。对于低复发评分的患者(占所有参与者的46%)，5年复发的风险(局部或远处转移)在0～1个淋巴结阳性的妇女中＜3%，在2～3个淋巴结阳性的妇女中＜8%。然而，因为没有未接受化疗的对照组，尚无法确定这些良好的预后是归因于高的复发评分还是化疗(所有参与研究的患者均接受化疗)的应用，或两者皆有。从这项21基因复发评分法得到的信息可被用于将ER阳性早期乳腺癌患者分为预后不同的亚组。然而，21基因检测最大的应用似乎在于其预测价值。低复发风险评分可以确定那些能从他莫昔芬治疗中最大程度获益及也许不需要辅助化疗的患者。另一方面，高复发风险评分的患者似乎从辅助化疗中的获益相对多于单独使用他莫昔芬。

2018年，《新英格兰医学杂志》发布了一项涵盖10 253例乳腺癌患者的前瞻性研究(TAILOR X)，进一步证实21基因检测在ER阳性、HER2阴性且淋巴结阴性的低风险乳腺癌患者群体中的临床价值。其中复发评分0～10分有1 626例(15.9%，低危组)，11～25分有6 897例(67.3%，中危组)，≥26分有1 730例(16.9%，高危组)。对低风险队列中位随访69个月。低危组患者中，963例(59.2%)接受芳香化酶抑制剂治疗，560例(34.4%)接受他莫昔芬治疗，13例(0.8%)接受他莫昔芬贯续芳香化酶抑制剂治疗，44例(2.7%)接受卵巢功能抑制治疗，46例(2.8%)治疗未知。低危组患者中，88例出现侵袭性癌或死亡，其中30例在随访5年内死亡。5年无侵袭癌生存率为93.8%，5年无远处复发率为99.3%，5年无复发率为98.7%，5年总生存率为98.0%。研究重新给出了复发评分的高、中、低危定义，并进一步证实了＜10分患者化疗的不必要性。而针对中等危险度的11～25分患者，则应综合考虑患者年龄和评分来确定化疗策略。然而，由于有大量患者进入了中危组，一定程度上依然制约了21基因复发评分法的临床应用价值。

2. *H/I基因表达率* 另一个基于RT-PCR的试验(H/I, Aviara Dx)检测两个基因，即*HOXB13*和*IL-17BR*的表达，这两个基因预示那些淋巴结阴性、ER阳性、接受他莫昔芬治疗的早期乳腺癌患者的较差 DFS。尽管已经批准临床应用，但尚无已发表的研究评估与传统标准相比 H/I 基因预测化疗效益的能力。

DNA 微阵列分析及 GEP 研究领域的迅速发展，对乳腺癌的分子分型、预后估计的优化，以及对治疗反应的预测方面有广泛的影响(表 23-9)。尽管有着令人振奋的潜在价值和显著的最新进展，这个领域的研究仍然处于初期阶段。必须面对的挑战包括需合理验证的更大规模的前瞻性研究、方法的标准化及确定研究指南。

表 23-9　乳腺癌部分多基因检测工具

多基因检测工具	检测基因	应用级别
Oncotype DX	21 个基因(16 个肿瘤相关基因，5 个内参)	推荐
MammaPrint	70 个基因	推荐
Breast Cancer Index	7 个基因	可选
EndoPredict	12 个基因	可选
PAM50	50 个分类裁定基因，5 个对照基因	可选

第十节　展　　望

目前，临床对于可信度高、有实用价值的预测和预后标志物的需求比以往更为迫切。临床上已经出现了许多生物导向性的药物，第 1 代导向性药物运用于未选择的人群中，其反应率和疗效非常有限。临床工作者认识到，有针对性地进行肿瘤治疗是非常有必要的。常用的一些病理学相关指标，如肿瘤大小、病理学类型、分级、淋巴结状态、ER、PR、HER2 等目前已用于辅助治疗的选择，其价值得到了不同程度的认可(表 23-10、23-11)。但这些预测和预后指标显然还不能够完全满足目前个体化治疗的需求。尽管分子标志物的相关研究层出不穷，但真正能够应用于临床且得到专业领域公认的少之又少。分子标志物的应用之所以有限，是因为对其作用机制的了解还不够，且作用复杂，彼此又存在一定的相关性。在将来的研究中，有必要综合、全面、深入地探讨多个分子标志物对于乳腺癌预后及治疗反应的联合作用。目前，许多研究小组正在尝试建立预测乳腺癌复发危险性的多因素联合统计模型，相信此类模型的开发必将适应当今乳腺癌的综合治疗模式，并对未来个体化治疗模式产生深远的影响。此外，作为一项新兴技术，基因微阵列分析可以发现许多常规方法无法预测的标志物，因此具有很广阔的研究前景。在全面应用于临床前，它可能提供给我们更多未知的、更有应用价值的预测和预后指标的相关信息。

表 23-10　预后指标的相对强度

强度	指　　标
强	TNM 分期
中	淋巴管/血管侵犯 肿瘤分级
弱	ER PR S 期分数
尚待确定	新生血管生成指标 Bcl-2 骨髓微转移 HER2 增殖指数和倍体 p53 u-PA/u-PAR/u-PAI 组织蛋白酶 D

表 23-11　预测指标的相对强度及其治疗指导

强度	指　标	治疗方法
强	ER	内分泌治疗
中	HER2	抗 HER2 治疗 化疗
	PR	内分泌治疗
弱	增殖指数	化疗
尚待确定	新生血管形成 Bcl-2 MDR(多药耐药因子) P53	新生血管形成抑制剂 化疗 化疗 化疗 MDR 逆转治疗 化疗

(陈　盛　邵志敏)

参考文献

[1] ABRIAL S C, PENAULT-LLORCA F, DELVA R, et al. High prognostic significance of residual disease after neoadjuvant chemotherapy: a retrospective study in 710 patients with operable breast cancer [J]. Breast Cancer Res Treat, 2005,94: 255 - 263.

[2] PICCART M, VAN'T VEER L J, PONCET C, et al. 70 - gene signature as an aid for treatment decisions in early breast cancer: updated results of the phase 3 randomised MINDACT trial with an exploratory analysis by age [J]. Lancet Oncol, 2021,22: 476 - 488.

[3] SPARANO J A , GRAY R J , MAKOWER D F , et al. Adjuvant chemotherapy guided by a 21 - Gene expression assay in breast cancer [J]. N Engl J Med, 2018,379(2):111 - 121.

[4] TUTT A, GARBER J E, KAUFMAN B, et al. Adjuvant olaparib for patients with BRCA1 — Or BRCA2—mutated breast cancer [J]. N Engl J Med, 2021,384(25):2394 - 2405.

第二十四章

多基因检测与二代测序

第一节 多基因检测

乳腺癌患者的治疗方案通常基于经典的临床病理学指标，如患者年龄、肿瘤大小与组织学分级及腋淋巴结转移情况。然而，乳腺癌具有高度异质性，临床特征相似的患者接受相同治疗后的获益情况和预后可能具有较大差异，是否需要给乳腺癌患者提供个体化的辅助治疗存在争议。

乳腺癌诊疗模式逐渐向精准化、个体化发展，乳腺癌多基因检测(MGA)方法应运而生。通过对特定基因的表达水平分析，多基因检测能够在临床上指导乳腺癌患者的治疗决策，同时可准确评估患者的预后情况，有助于避免治疗不足或过度治疗带来的危害。此外，大量研究指出，多基因检测的预测价值可能高于经典的临床病理学指标。其中，Oncotype DX(21 基因检测)和 MammaPrint(70 基因检测)是目前临床应用较为广泛的方法，在多项临床研究中展现出较好的应用前景。

一、Oncotype DX

Oncotype DX 即 21 基因检测，是目前应用最为广泛的一种多基因检测方法。该方法采用反转录-聚合酶链反应(RT-PCR)，对福尔马林固定、石蜡包埋(formalin-fixed, paraffin-embedded, FFPE)的乳腺癌组织进行 21 个基因表达水平的检测。在 NSABP B-14 临床试验中，Paik 等研究人员基于 668 例雌激素受体(ER)阳性、淋巴结阴性患者的临床信息、基因表达水平和相关文献，从 250 个基因中筛选出 21 个基因，包括 16 个肿瘤相关基因和 5 个内参基因，涵盖了增殖(*Ki-67*、*Cyclin B1*、*STK15*、survivin、*MYBL2*)、激素受体(*ER*、*PR*、*Bcl2*、*SCUBE2*)、通路激活(*HER2*、*GRB7*)、细胞侵袭(stromelysin 3、cathepsin L2)功能基因及其他基因(*GSTM1*、*BAG1*、*CD68*)。基于这 21 个基因的表达水平计算各患者的复发评分(RS, 0～100 分)，可将患者分为低复发风险组(RS<18)、中复发风险组(18≤RS≤30)和高复发风险组(RS≥31)。

21 基因检测适用于 ER 阳性、人表皮生长因子受体 2(HER2)阴性、淋巴结阴性的早期乳腺癌患者，其 RS 具有良好的预后价值，并且可用于预测早期 ER 阳性乳腺癌患者内分泌治疗和化疗获益的可能性，现已纳入美国临床肿瘤学会(ASCO)、美国国家综合癌症网络(NCCN)指南等各临床指南与共识。

21 基因检测预测预后的作用在 NSABP B14 试验中被首次提出。在该项临床试验中，668 例接受他莫昔芬治疗的 ER 阳性、淋巴结阴性的乳腺癌患者基于 21 基因检测被分为低、中、高复发风险组。上述 3 组患者 10 年远期复发率分别为 6.8%、14.3%和 30.5%，佐证了 21 基因检测在预后预测中的效用。另有研究指出，RS 与生存率亦存在显著相关性。此外，ATAC 试验和其他多项临床试验进一步证实 21 基因检测 RS 对 ER 阳性、淋巴结阴性乳腺癌患者的复发转移具有良好的预测作用。

21 基因检测 RS，亦可识别能从辅助化疗方案中获益的乳腺癌患者，为治疗方案的选择提供参考。NSABP B20 研究提示，低复发风险患者从辅助化疗中获益有限,中等复发风险患者获益不明确,而高复发风险患者则可从辅助化疗中明显获益。在一项前瞻性临床研究 TAILORx 中,研究人员纳入了10 000 余例 ER 阳性、HER2 阴性、淋巴结阴性的乳腺癌患者。为降低患者治疗不足的可能性,该研究根据 21 基因检测 RS 将患者分为低(RS≤10 分)、中(11 分≤RS≤25 分)和高(RS≥26 分)复发风险组。低复发风险组患者仅接受内分泌治疗,高风险组患者接受化疗联合内分泌治疗,而中等复发风险患者随机接受单独内分泌治疗或化疗联合内分泌治疗。结果显示,中等复发风险的患者化疗联合内分泌治疗的效果优于单纯内分泌治疗(HR=1.08;95% CI 0.94～1.24;P>0.05)。在治疗第 9 年时,两组的无侵袭性疾病生存率(83.3% *vs* 84.3%)、远处无疾病复发率(94.5% *vs* 95.0%)、局部无病复发率(92.2% *vs* 92.9%)、总生存率(93.9% *vs* 93.8%)均无明显差别。此外,探索性亚组分析发现年龄及 RS 与化疗获益存在显著相关性。在≤50 岁的中等复发风险女性中,内分泌治疗联合化疗的远处复发率显著低于单纯内分泌治疗。

21 基因检测 RS 用于指导淋巴结阳性的乳腺癌患者治疗策略的价值有待进一步探究。RxPONDER 研究针对上述问题进行了探究。该研究纳入了淋巴结 1～3 枚阳性、RS≤25 分的 ER 阳性、HER2 阴性乳腺癌患者,并将其随机分为单纯内分泌治疗组和化疗序贯内分泌治疗组。研究结果显示,两组患者的 5 年无浸润生存期无显著差异。研究中亦发现,绝经前患者可从化疗中明显获益(单纯内分泌治疗组 89.0%;化疗序贯内分泌治疗组 94.2%,HR=0.54,95% CI 0.38～0.76,P<0.001),而绝经后患者均未能从化疗中获益,该现象与 RS 无关。值得注意的是,该研究仍在随访中,对淋巴结阳性患者应用此方法需谨慎。

二、MammaPrint

MammaPrint 即 70 基因检测,是一种基于 70 个肿瘤相关基因的检测方法,技术重复性好,于 2007 年最早被美国食品药品监督管理局(FDA)批准应用于临床。荷兰癌症研究院对乳腺癌患者的新鲜冷冻组织进行 RNA 分析,逐级筛选得到与预后显著相关的 70 个基因。根据基因表达水平,MammaPrint 可将患者分为高复发风险组和低复发风险组,以此预测患者的复发风险,并指导患者的辅助化疗方案决策。MammaPrint 70 基因检测主要适用于 ER 阳性、HER2 阴性、淋巴结转移 0～3 个的乳腺癌患者,已被纳入 ASCO、NCCN 早期乳腺癌诊治指南等。

多项回顾性研究已证实 MammaPrint 对乳腺癌患者具有预后预测价值。一项研究对欧洲 5 个中心的 302 例淋巴结阴性患者进行 MammaPrint 和临床病理学分析,并在随访后发现,MammaPrint 预测各终点时间的准确性均优于临床病理学指标。MammaPrint 预测远处转移时间及总生存率的预测风险比分别为 2.32 和 2.79;MammaPrint 高危组患者 10 年总生存率均为 69%,低危组为 88%～89%,这一结果与临床病理学指标高低无关。然而,继续随访后的结果提示,MammaPrint 的预后预测能力可能会随着时间的推移而降低。此外,另一项研究对 241 例淋巴结 1～3 枚阳性、T_1～T_2 期乳腺癌患者进行 MammaPrint。结果显示,低危患者和高危患者的 10 年无远处转移生存率分别为 91%和 76%,证实 MammaPrint 也可以准确地预测淋巴结 1～3 枚阳性乳腺癌患者的预后。

前瞻性临床试验 MINDACT 探究了 MammaPrint 对于化疗决策的指导意义。临床风险(基于改良的 Adjuvant! Online 工具)和基因风险(基于 MammaPrint)不一致的患者,包括高临床风险、低基因风险及低临床风险、高基因风险的患者,随机接受辅助化疗或不化疗的治疗策略。中位随访 8.7 年,发现 MammaPrint 超低风险患者的预后良好,无论临床风险高低,其 8 年乳腺癌特异性生存率均在 99%以上,无远处转移生存率为 95%～98%。因此,MammaPrint 评估基因组复发风险较低且 Adjuvant! Online 评估临床复发风险较高的患者可以免除化疗。

三、PAM50

PAM50 即 50 基因微阵列预测分析,是采用荧光定量基因检测方法,通过检测乳腺癌组织中 50 个相关基因的表达水平对乳腺癌进行分型。PAM50 将乳腺癌分为 4 种亚型,包括 Luminal A 型、Luminal B 型、HER2 过表达型和基底样型。PAM50 的复发风险(ROR)评分结合淋巴结转移数目可以预测患者的复发概率,并精准识别出高远处复发风险患者,以延长内分泌治疗时间。

Laenkholm 等对 2 000 余例接受 5 年内分泌治

疗的绝经后 ER 阳性早期乳腺癌患者的原发肿块进行复发风险评分并预测 10 年远期复发风险。结果显示，中位随访 9.2 年后，淋巴结阳性乳腺癌患者中，低复发风险组和高复发风险组患者 10 年远处复发风险分别为 3.5%和 22.1%；而在淋巴结阴性乳腺癌患者中，低复发风险组患者及高复发风险组的远处复发风险分别为 5.0%和 17.8%。由此证实，PAM50 可以显著提高患者的结局预测水平，并能可靠地识别出 0～3 个淋巴结阳性患者中不必接受辅助化疗的低远处复发风险者。Natarajan 等研究者利用 1723 例乳腺癌患者的 FFPE 标本，再次证实 PAM50 亚型可以独立预测患者的预后。PAM50 复发风险评估整合 13 个缺氧相关基因，可以进一步提高风险分层水平。

四、EndoPredict

EndoPredict(EPclin)多基因检测是通过整合 8 个癌基因、3 个内参基因(EP 评分)及肿瘤大小和淋巴结状态进行综合评分，从而将仅接受内分泌治疗的 ER 阳性乳腺癌患者分为高风险组(EPclin≥3.3 分)和低风险复发组(EPclin＜3.3 分)，以此预测患者未来 10 年的复发转移风险。

研究人员对 ABCSG-6/8 队列中仅接受 5 年内分泌治疗的 ER 阳性乳腺癌患者进行 EPclin 评分。随访 9.6 年后发现，低危 EPclin 风险组患者的 10 年无远处复发率较高危组有所增高(95.5% *vs* 80.3%)。Sestak 等人研究了 EPclin 对 ER 阳性、HER2 阴性浸润性小叶癌和浸润性导管癌患者的预后价值，发现在两种组织学亚型中同样有效。对于浸润性小叶癌，低 EPclin 风险组的 10 年远处复发率为 4.8%，而高 EPclin 风险组为 26.6%；在淋巴结阴性[*HR*＝2.56(1.63～4.02)]和阳性[*HR*＝3.70(2.49～5.50)]的患者中，EPclin 均显示出显著的预后价值。

五、乳腺癌指数

BCI 主要用来预测 ER 阳性、淋巴结阴性乳腺癌患者近期(＜5 年)和远期(≥5 年)的复发风险，并指导延长内分泌治疗。BCI 评分包括：①HOXB13/IL-17BR(H/I)表达的比例；②5 个增殖相关基因的评分。

Trans-Attom 是一项多中心、前瞻性研究，应用 BCI 预测 HR 阳性乳腺癌患者辅助内分泌治疗的获益及远期远处复发风险。结果表明，BCI 高的 HR 阳性、淋巴结阳性早期患者中，接受 10 年他莫昔芬的患者获益明显优于 5 年治疗者(*HR*＝0.35)。Liefers 等另对 908 例患者随机给予 2.5 年和 5 年的来曲唑治疗，发现 BCI 高的患者同样能从延长内分泌治疗中获益。由此进一步完善了 BCI 可作为延长内分泌治疗受益的预测性生物标志物的证据。

六、其他多基因检测方法

上述 5 种多基因检测方法目前已得到验证且应用广泛。此外，多种多基因检测方法逐渐问世，包括 Mammostrat、NPI plus、28 基因检测，以及复旦大学附属肿瘤医院邵志敏团队针对三阴性乳腺癌(TNBC)研发的 mRNA-lncRNA signature 等。

(一) mRNA-lncRNA signature

2016 年，复旦大学附属肿瘤医院乳腺外科邵志敏团队开发了一种基于 RNA 的检测方法来改善 TNBC 患者的危险分层并指导辅助治疗。研究者通过对 33 对乳腺癌和癌旁样本进行测序和计算，筛选得到与复发显著相关的 3 个 mRNA(FCGR1A、RSAD2、CHRDL1)和 2 个 lncRNA(HIF1A-AS2、AK124454)，采用回归分析构建出 mRNA-lncRNA 复发风险模型。以 0.793 为界，将患者分为高风险组和低风险组。结果显示，高风险组无复发生存时间更短(*HR*＝11.02，*P*＜0.001)，复发率更高(*HR*＝8.28，*P*＜0.01)。该模型可以准确地预测 TNBC 患者术后复发转移风险，有助于 TNBC 患者术后的升、降阶梯精准治疗。

(二) 28 基因检测(RecurIndex)

28 基因检测(RecurIndex)是由亚洲人群的肿瘤组织样本研发出的多基因检测工具，研究人员根据 135 例患者原发肿瘤手术标本的基因水平，筛选出 18 个与复发转移相关的核心基因和 10 个辅助基因，可以评估术后局部区域复发风险和远处转移风险。一项回顾性研究对 107 例患者进行 28 基因检测和随访，发现高风险和低风险患者的局部复发率分别为 14.7%、3.1%；在高风险组，接受术后辅助放疗患者的无局部复发间期优于未接受放疗的患者。

第二节　二代测序

二代测序(NGS)是基于基因芯片和 PCR 发展而来的高通量核苷酸测序技术，具有通量高、读长短(不超过 600 bp)的特点。随着测序技术的完善与检测成本的降低，NGS 在乳腺癌基础研究、临床分型诊断及指导预后分层等方面的应用日益广泛。

一、发展历程

第一代测序技术 Sanger 测序于 1975 年问世，开创性地解决了检测 DNA 单个碱基序列的需求。由于仅限于发现 DNA 替换和小片段插入或缺失，且通量低，Sanger 测序逐渐难以满足科研与临床的需要。20 世纪 90 年代中后期，微阵列通过高度平行的检测方法，使成千上万个测序反应得以在一个平台同时进行成为可能，并凭此完成了世界上第 1 例基因组规模的 DNA 和 RNA 平行分析。人类基因组计划以 Sanger 测序为主力，在 10 年的时间里以高覆盖率对所有 32 亿个碱基对进行了测序，高速推动了 DNA 测序技术的发展，并于 2001 年完成。

2005 年，罗氏(Roche)公司推出了第一款二代测序仪(罗氏 454)，DNA 测序开始进入高通量测序时代。NGS 使用大规模并行测序生成数亿个短核苷酸序列，除了识别点突变外，还包括拷贝数变异(CNV)和嵌合突变。与 Sanger 测序相比，NGS 捕获的突变范围更广，对外显子或整个基因组大片段缺失及染色体倒位和易位等重排也能直接检测。同时，NGS 速度快、通量高、敏感度高且单碱基成本低，很好地弥补了第一代测序技术的不足。如今，NGS 的测序费用从数十亿美元降到了 1 000 美元以下，最快测序时间也缩短至 1 d，NGS 在临床上的应用得以推广。

二、二代测序技术及流程

(一) NGS 分类

目前应用较多的 NGS 技术主要包括全基因组测序(WGS)、全外显子组测序(whole exome sequencing, WES)、靶区测序(target region sequencing, TRS)和转录组测序(RNA-seq)4 种。WGS 对人类全基因组约 3 亿个碱基进行测序，覆盖全部编码与非编码区域，在检测 CNV 和结构变异(structural variation, SV)方面有独特优势。WES 覆盖全部编码区域，占全基因组的 1%～2%，在了解编码信息的同时保证了测序深度。这两者测序数据庞大，分析难度高，临床普及较为缓慢。TRS 也叫作靶向测序，仅针对目标基因区域的 DNA 片段测序，范围大幅度缩小，测序深度进一步提高，检测时间和费用也相应减少，临床意义更为明确，是目前乳腺癌 NGS 临床检测的主要手段。RNA-seq 可提供全面的转录组信息，是转录组学发展的重要一环。

(二) 样本采集与核酸提取

NGS 可用于多种组织样本检测，主要包括新鲜或冻存组织、福尔马林固定石蜡包埋组织块、全血、干血片及脑脊液、胸腔积液、腹水等恶性渗出液。使用唾液检测乳腺癌基因突变的研究也在进行。在肿瘤组织标本采集时，需注意肿瘤细胞含量不低于 20%为宜，以减少假阳性的发生。循环肿瘤 DNA (circulating tumor DNA, ctDNA)是近年来新兴的测序样本，可通过血液或恶性渗出液分离而来，是液体活检的重要部分。核酸提取方法主要包括苯酚氯仿抽提法、离心柱法和磁珠法。其中苯酚氯仿抽提法毒性大、提取率低，已基本被淘汰；离心柱法价格低廉，可进行微量操作，是目前较为普及的提取方式；磁珠法安全性好，核酸纯度高，且能够实现自动化操作，是未来发展的趋势之一，但目前价格昂贵。

(三) 文库构建

文库构建主要有两种方式：杂交捕获和扩增子建库。前者先通过 Covaris 超声或酶处理方式片段化基因组序列，然后利用 RNA 或 DNA 探针杂交捕获目标片段，再通过 PCR 扩增引入标签序列构建相应的文库。后者则利用超多重 PCR 对待测区域进行特异性扩增，然后酶切、连接特定的接头和标签序列，随后进行磁珠纯化、富集并进一步扩增，从而构建文库。杂交捕获法检测的基因范围大，可检测基因突变、重排和 CNV 多种遗传变异，但难以处理重复和高 GC 含量的基因组区域，且核酸需保持较高完整性。而扩增子法不能检测基因重排，更适合 5 Mb 以下的靶标区域。

（四）上机测序

NGS 技术是基于基因芯片的边合成边测序（sequencing by synthesis，SBS），测序长度范围主要在 75～600 bp。

Illumina 平台利用多色荧光标志物，以可逆终止法测序，通过激光扫描、荧光成像，根据光点的颜色和空间位置判读 DNA 序列。早期的单通道 SBS 技术使用 4 种碱基特异荧光标记的 dNTP 作为“可逆终止子”，双通道 SBS 技术被应用于新款机器，采用复合染料，使用红色和绿色波长滤光带对 4 种碱基成像，红色或绿色分别代表 C 和 T 碱基，红色和绿色均可观察到（呈现黄色）记为 A 碱基，未标记的簇为 G 碱基。因为 3′-OH 末端带有可化学切割的部分，只容许每个循环掺入单个碱基。此时，用激光激发荧光信号，读取每条模板序列第一轮反应所聚合的核苷酸种类。记录完成之后，加入化学试剂淬灭荧光信号并化学切割 dNTP 3′-OH 保护基团，恢复 3′端黏性，继续聚合第二轮核苷酸。如此循环，直到每条模板序列均被聚合为双链。因此，统计每轮收集到的荧光信号结果，就可以得知每个模板 DNA 片段的序列。

Ion Torrent 测序平台采用半导体测序技术，不依赖光学系统，通过 pH 微传感器检测在合成过程中核苷酸掺入链中时质子的释放，完成化学信号向数字信号的转化。文库的 DNA 片段附着在具有特定接头序列的 3 μm 直径磁珠上，再通过乳液 PCR 扩增将表面带 DNA 模板的磁珠转移到 Ion 芯片，通过短暂的离心将磁珠沉淀到芯片的微孔中，然后进行生物信息学分析。

（五）生物信息学分析

生物信息学分析旨在将信号转换为数据，将数据转换为可解释的信息，并将信息转换为科研与临床解释。这个过程可以被概念化为一级、二级和三级分析。一级分析指将原始测序信号处理为核苷酸碱基和短读长数据，一般被记录为 FASTQ 文件，BAM 和 VCF 格式也可通用。二级分析涉及与参考序列的比对和随后的变异检测，从而了解患者核苷酸序列的差异。三级分析将样本特异性基因组谱与不同的描述性注释相关联，从而识别疾病表型信息。

三、二代测序在乳腺癌研究中的应用

（一）乳腺癌基因特征研究

至今已有超过 90 个风险基因位点被证实与乳腺癌有关，但仍有大量的基因位点未被识别。通过 NGS 获得患者基因组和转录组信息，可全面了解乳腺癌患者的基因突变特征，发现突变频率高，与病理学分型、遗传易感或预后相关的突变基因及基因谱，为患者治疗手段的选择提供一定的理论基础。

Liang 等对 89 例 HR 阳性/HER2 阴性乳腺癌患者进行靶向测序后发现，常见的突变基因主要为 *PIK3CA*（48.3%）、*CDH1*（20.2%）、*PTEN*（15.7%）、*TP53*（10.1%）、*LAMA2*（10.1%）、*BRCA2*（9.0%），3.4%的样本中检测到 *ESR1* 热点突变。基因突变与患者预后存在相关性，研究发现 PIK3CA/Akt/mTOR 通路发生改变的患者预后更差。Ciocan-Cartita 等使用 NGS 检测 TNBC 细胞系中耐药突变图谱，观察到 196 个上调基因和 115 个下调基因，其中 15 个基因过表达与耐药性有关，如 *TNF*、*VEGFA*、*IL-6* 和 *TNFSF10*。腔面雄激素受体型（LAR）乳腺癌占 TNBC 的 9%，是 TNBC 中分化程度最高的亚型，部分患者可从抗雄激素疗法中获益，但该亚型患者的预后尚不完全明确。Coussy 等利用 57 例 PDX 模型分析了 LAR 乳腺癌患者的基因组特征，并比较了针对 PI3K 信号转导通路的疗法与雄激素受体抑制剂的疗效。NGS 显示，LAR TNBC 的 PDX 存在 *AKT1* 及 *PIK3CA* 特征性突变（与 PI3K 信号转导通路激活相关）。PIK3 通路是 LAR 中改变的主要通路，提示 PI3K/Akt/mTOR 通路抑制剂对 LAR 有潜在治疗作用。

乳腺癌是一种异质性疾病，不同患者的肿瘤之间存在生物学差别，称为肿瘤间异质性；同一患者的同一肿瘤内不同区域存在不同的分子表达特征，称为肿瘤内异质性。肿瘤异质性与乳腺癌的不良预后有关。异质性研究需要从基因组、转录组、蛋白质组和表观遗传组等多维度诠释，故高通量测序必不可少。GeparSepto 试验首次对不同乳腺癌亚型进行 NGS 分析，显示乳腺癌不同亚型的遗传异质性与新辅助治疗反应的差异显著相关。TNBC（57.9%）中 *TP53* 突变最为常见，lum/HER2 阴性乳腺癌（27.5%）和 HER2 阳性肿瘤（21.4%）中 *PIK3CA* 突变最常见，而 *PIK3CA* 突变与双重 HER2 阻断的治疗反应显着降低有关。在拷贝数变异方面，

84.7%的HER2阳性乳腺癌中观察到*ERBB2*(旧称*HER2*)的扩增,69.2%的TNBC和46.8%的HER2阳性乳腺癌中观察到*TOP2A*扩增。ESOPE研究对123例未针对转移病灶治疗的初次转移的乳腺癌患者进行了结合91个基因组的TRS($n=67$)和WES($n=30$),显示Luminal A型乳腺癌具有最异质的突变谱和最多的突变特征,原发的Luminal A型乳腺癌最易在转移灶中变为更具侵袭性的亚型。而Luminal A型转移的出现明显晚于Luminal B型(88个月 *vs* 42个月,$P<0.05$)。最常突变的基因是*TP53*和*PIK3CA*。Ahn等对21例多发性乳腺癌进行靶向测序和拷贝数分析,未检测到有意义的基因组突变异质性,但在33%的患者中观察到了肿瘤间的拷贝数改变,其中包括临床相关基因*ERBB2*、*FGFR1*和*FGFR2*。其中两名患者仅在较小的病灶中显示出高水平的*FGFR*扩增,提示多发性乳腺癌的诊疗中,针对最大体积肿瘤进行分子检测可能会错过较小病变中的重要分子改变。当病变间相距较远时,最好检测所有病灶。

(二)乳腺癌分子分型研究

乳腺癌的高异质性突出了"分型而治"的必要性,基于亚型的乳腺癌分型诊疗有助于改善乳腺癌患者的预后。根据ER或孕激素受体(PR)和ERBB2(或HER2)的表达情况,将乳腺癌分为3个主要亚型:激素受体阳性/ERBB2阴性(70%)、ERBB2阳性(15%~20%)和三阴性(ER、PR和ERBB2均为阴性)(15%)。多基因表达与检测不仅对乳腺癌的进一步分型具有重要意义,也可以通过RNA-seq和DNA测序获得mRNA表达谱、lncRNA表达谱、RNA可变剪切及基因表达谱等数据,从而发现乳腺癌诊断和预后标志物,提高分子分型的精确度。

在不同乳腺癌亚型中,TNBC由于其高侵袭性和不良预后而受到特别关注。2011年,Lehmann等对587名TNBC患者的肿瘤样本进行RNA表达谱分析,并将TNBC分为6种亚型:基底样1型(BL1)、基底样2型(BL2)、间充质型(M)、间充质干细胞样型(MSL)、免疫调节型(IM)和LAR。

TNBC分子亚型与种族和民族关系的研究相对较少,目前多聚焦于白人女性。因此,Jiang等对465名中国TNBC患者进行了基因组和转录组学分析,将TNBC分为4种亚型:①LAR,以雄激素受体信号为特征的管腔雄激素受体型(23%);②IM,具有高免疫细胞信号和细胞因子信号基因表达的免疫调节型(24%);③BLIS,细胞周期上调、DNA修复激活和免疫应答基因下调的基底样免疫抑制型(39%);④MES,富含乳腺干细胞通路的间充质型(15%)。与其他亚型相比,BLIS表现出高度增殖特性,患者的预后更差,复发风险更高。同时,与TCGA队列中TNBC患者相比,中国TNBC患者的*PIK3CA*突变率更高(分别为18%和10%,差异主要由非裔美国人和中国人之间的差异贡献),LAR比例更高(中国人为23%,TCGA非裔美国人为9%,$P<0.01$;TCGA白种人为12%,$P<0.05$)。

(三)乳腺癌遗传风险筛查

遗传性乳腺癌主要表现为家族聚集性发病,并符合常染色体遗传特征,多有基因突变。有5%~7%的乳腺癌有遗传倾向。ASCO在2010年的《癌症易感基因及基因组测试声明更新》中建议,在以下情况中个人可考虑进行基因检测:①有个人或家族病史;②测试可以得到充分解释;③结果有助于有遗传风险的患者或家庭成员的诊断或治疗。

30%~50%的遗传性乳腺癌由*BRCA1/2*基因突变引起,携带该突变的女性罹患乳腺癌,尤其是早发性乳腺癌的风险率高达50%~80%。在携带*BRCA1*突变的乳腺癌患者中,高达80%为TNBC患者。遗传性乳腺癌-卵巢癌综合征(hereditary breast-ovarian cancer syndrome, HBOC)中80%~90%患者有*BRCA1/2*基因突变。因此,对高风险人群进行*BRCA1/2*检测具有重要的临床意义。*BRCA1/2*基因为同源重组基因,对DNA双链断裂修复起重要作用,其功能损伤会直接导致DNA缺失、易位和染色体不稳定。*BRCA1*是抑癌基因,编码含有1863个氨基酸残基的蛋白质,位于17号染色体长臂(17q21),由22个编码外显子和2个非编码外显子构成,具有转录调控作用,参与多种基因调控,抑制肿瘤生长。*BRCA2*基因位于13号染色体长臂(13q12.3),由27个外显子组成,编码含有3418个氨基酸残基的蛋白质,参与DNA修复,维持DNA完整性,促进DNA损伤细胞的凋亡,抑制细胞癌变。乳腺癌筛查可以早期发现基因突变,以便及时进行临床干预,从而将患乳腺癌的风险降到最低。然而,*BRCA1/2*基因突变形式多样,在NGS问世之前,除了Sanger测序可检测的点突变、小片段的插入和缺失,大片段的缺失和扩增的检测需要荧光定量PCR、DNA印迹(southern blot)、多重连接依赖性探针扩增(MLPA)等繁琐、高成本的检测方法，严重限制了临床应用。NGS的推广解决了这一难题，具有通量高、单个基因成本低的优势，可以快速完成对*BRCA1/2*的测序和变异体检出。

除了*BRCA1/2*基因，遗传性乳腺癌中也发现了其他相关基因。NCCN(2021)针对遗传/家族性高危乳腺癌、卵巢癌和胰腺癌评估指南中建议列入乳腺癌多基因检测的基因还包括*ATM*、*BARD1*、*CHEK2*、*PALB2*、*TP53*、*PTEN*、*STK11*和*CDH1*。在没有检测出*BRCA1/2*基因突变的高危人群中，仍有必要进行以上乳腺癌相关基因的检测。

(四) 乳腺癌预后指标

NGS技术的应用为乳腺癌的预后分层提供了强有力的工具，其中最受关注的应用领域为液体活检及基于NGS的多基因检测。

液体活检指对循环肿瘤细胞(CTC)的捕获和ctDNA的检测，凭借其无创、敏感、可动态监测等特点，被寄予厚望。NGS是监测ctDNA中肿瘤基因组改变的关键方法，对早期乳腺癌预后预测和乳腺癌复发转移监测均很有价值。对于需要化疗的早期乳腺癌患者，ctDNA与乳腺影像报告和数据系统(BI-RADS)相结合可以作为更准确的早期诊断标志物，并且ctDNA阳性的患者术后淋巴结转移率较高。对于转移性乳腺癌，Palviainen等研究发现，ctDNA可以预测耐药性发生。NGS分析显示，突变等位基因频率的增加与疾病进展有关，其中的关键抗性突变为*TP53*、*PIK3CA*、*ESR1*、*FGFR1*、*AR*和*ERBB2*。Shaw等在高CTC计数(每7.5 ml血液≥100个CTC)转移性乳腺癌患者中通过DEPArray分离出单个CTC和循环游离细胞DNA(cfDNA)，提示cfDNA可反映CTC计数高的患者中持续存在的CTC，因此可以监测肿瘤的转移与复发。

一直以来，多基因检测均基于来自RT-PCR或微阵列的基因表达分析数据，可重复性不高。两个最常用的多基因检测工具——MammaPrint和Oncotype DX，仅通过中心实验室提供检测数据，周转时间长，成本高，临床可用性受到限制。基于NGS进行多基因检测可解决上述问题，提高检测的可重复性，便于临床推广。Mittemgher等推出了NGS版本的MammaPrint和Blueprint，与基于微阵列的版本有高度一致性(均>97%)，在分散实验室的可重复性尚需更大规模的研究。然而，该版本的参数是基于微阵列版本的基因组成和算法确定的。Han-Byoel等更进一步，通过对343例样本进行靶向RNA测序，开发了第1个基于NGS的多基因检测方法——NGS-预后评分(NGS-PS)。该系统与21基因检测评分显示出91.4%的一致性(85/93个样本)，可以通过预测ER阳性/HER2阴性乳腺癌的远处复发风险，将肿瘤分为低危和高危两类，尤其是在小于50岁的患者中。NGS-PS将179个基因表达量归一化，允许将多基因检测分散到各个实验室进行，实用性更强。

四、展望

在基因组研究中，NGS很大程度上取代了传统的Sanger测序；在临床实践中，Oncotype DX已作为一类证据进入美国癌症联合委员会(AJCC)指南。从单基因检测到多基因检测，再到数百个基因的多重靶向基因分析，甚至多组学的生物信息学分析，多基因检测与NGS技术可以辅助发现临床常规方法无法检测的分子标志。目前，基于此类新发现的基因靶点开发靶向药物，已成为精准医学的重要组成部分。NGS检测费用的迅速降低加速了其在常规临床检测中应用的发展。然而，多基因检测的价格仍相对昂贵，限制了其在发展中国家的普及。另外，临床可及性还未解决，大部分检测仍需在中心实验室进行。此外，NGS假阳性高等技术问题也尚待突破。未来，利用基因组学获得大规模数据，并利用数据寻找可以临床转化的靶向基因，指导个体化精准治疗是多基因检测和NGS的目标与方向。

(江一舟)

参考文献

[1] AHN S, KIM H J, KANG E, et al. Genomic profiling of multiple breast cancer reveals inter-lesional heterogeneity [J]. Br J Cancer, 2020, 122(5): 697-704.

[2] BARTLETT J M S, SGROI D C, TREUNER K, et al. Breast cancer index and prediction of benefit from extended endocrine therapy in breast cancer patients treated in the adjuvant tamoxifen-to offer more

(aTTom) trial [J]. Ann Oncol, 2019,30(11):1776 - 1783.

[3] CALLENS C, DRIOUCH K, BOULAI A, et al. Molecular features of untreated breast cancer and initial metastatic event inform clinical decision-making and predict outcome: long-term results of ESOPE, a single-arm prospective multicenter study [J]. Genome Med, 2021,13(1):44.

[4] CARDOSO F, VAN'T VEER L J, BOGAERTS J, et al. 70 - gene signature as an aid to treatment decisions in early-stage breast cancer [J]. N Engl J Med, 2016,375(8):717 - 729.

[5] CIOCAN-CARTITA C A, JURJ A, ZANOAGA O, et al. New insights in gene expression alteration as effect of doxorubicin drug resistance in triple negative breast cancer cells [J]. J Exp Clin Cancer Res, 2020,39(1):241.

[6] COUSSY F, LAVIGNE M, DE KONING L, et al. Response to mTOR and PI3K inhibitors in enzalutamide-resistant luminal androgen receptor triple-negative breast cancer patient-derived xenografts [J]. Theranostics, 2020,10(4):1531 - 1543.

[7] DALY M B, PAL T, BERRY M P, et al. Genetic/familial high-risk assessment: breast, ovarian, and pancreatic, version 2. 2021, nccn clinical practice guidelines in oncology [J]. J Natl Compr Canc Netw, 2021,19(1):77 - 102.

[8] FILIPITS M, DUBSKY P, RUDAS M, et al. Prediction of distant recurrence using endopredict among women with ER(+), HER2(−) node-positive and node-negative breast cancer treated with endocrine therapy only [J]. Clin Cancer Res, 2019, 25(13):3865 - 3872.

[9] GIULIANO A E, EDGE S B, HORTOBAGYI G N. Eighth edition of the AJCC cancer staging manual: breast cancer [J]. Ann Surg Oncol, 2018,25(7): 1783 - 1785.

[10] GRADISHAR W J, MORAN M S, ABRAHAM J, et al. NCCN Guidelines® Insights: Breast Cancer, Version 4. 2021 [J]. J Natl Compr Canc Netw, 2021,19(5):484 - 493.

[11] JIANG Y Z, LIU Y R, XU X E, et al. Transcriptome analysis of triple-negative breast cancer reveals an integrated mrna-lncrna signature with predictive and prognostic value [J]. Cancer Res, 2016,76(8):2105 - 2114.

[12] JIANG Y Z, MA D, SUO C, et al. Genomic and transcriptomic landscape of triple-negative breast cancers: subtypes and treatment strategies [J]. Cancer Cell, 2019,35(3):428 - 440.

[13] LEE H B, LEE S B, KIM M, et al. Development and validation of a next-generation sequencing-based multigene assay to predict the prognosis of estrogen receptor-positive, HER2 - negative breast cancer [J]. Clin Cancer Res, 2020,26(24):6513 - 6522.

[14] LIANG X, BRIAUX A, BECETTE V, et al. Molecular profiling of hormone receptor-positive, HER2 - negative breast cancers from patients treated with neoadjuvant endocrine therapy in the CARMINA 02 trial (UCBG - 0609) [J]. J Hematol Oncol, 2018,11(1):124.

[15] LOIBL S, TREUE D, BUDCZIES J, et al. Mutational diversity and therapy response in breast cancer: a sequencing analysis in the neoadjuvant geparsepto trial [J]. Clin Cancer Res, 2019,25(13): 3986 - 3995.

[16] LÆNKHOLM A V, JENSEN M B, ERIKSEN J O, et al. PAM50 risk of recurrence score predicts 10 - year distant recurrence in a comprehensive danish cohort of postmenopausal women allocated to 5 years of endocrine therapy for hormone receptor-positive early breast cancer [J]. J Clin Oncol, 2018,36(8): 735 - 740.

[17] MEGHNANI V, MOHAMMED N, GIAUQUE C, et al. Performance characterization and validation of saliva as an alternative specimen source for detecting hereditary breast cancer mutations by next generation sequencing [J]. Int J Genomics, 2016:2059041.

[18] MITTEMPERGHER L, DELAHAYE L, WITTEVEEN A T, et al. MammaPrint and BluePrint molecular diagnostics using targeted RNA next-generation sequencing technology [J]. J Mol Diagn, 2019,21 (5):808 - 823.

[19] NOORDHOEK I, TREUNER K, PUTTER H, et al. Breast cancer index predicts extended endocrine benefit to individualize selection of patients with HR (+) early-stage breast cancer for 10 years of endocrine therapy [J]. Clin Cancer Res, 2021,27 (1):311 - 319.

[20] PALVIAINEN M, LAUKKANEN K, TAVUKCUOGLU Z, et al. Cancer alters the metabolic fingerprint of extracellular vesicles [J]. Cancers (Basel), 2020,12(11):3292.

[21] PU M, MESSER K, DAVIES S R, et al. Research-based PAM50 signature and long-term breast cancer survival [J]. Breast Cancer Res Treat, 2020,179 (1):197 - 206.

[22] SESTAK I, FILIPITS M, BUUS R, et al. Prognostic value of endopredict in women with hormone receptor-positive, HER2 - negative invasive lobular breast cancer [J]. Clin Cancer Res, 2020,26 (17):4682 - 4687.

[23] SHAW J A, GUTTERY D S, HILLS A, et al. Mutation analysis of cell-free dna and single circulating tumor cells in metastatic breast cancer patients with high circulating tumor cell counts [J]. Clin Cancer Res, 2017,23(1):88 - 96.

[24] SPARANO J A, GRAY R J, MAKOWER D F, et al. Adjuvant chemotherapy guided by a 21 - gene expression assay in breast cancer [J]. N Engl J Med, 2018,379(2):111 - 121.

[25] WAKS A G, WINER E P. Breast cancer treatment: a review [J]. JAMA, 2019,321(3):288 - 300.

[26] ZHANG X, ZHAO W, WEI W, et al. Parallel analyses of somatic mutations in plasma circulating tumor dna (ctdna) and matched tumor tissues in early-stage breast cancer [J]. Clin Cancer Res, 2019,25(21):6546 - 6553.

第四篇

乳腺良性病变及原位癌的处理

第二十五章

良性乳腺疾病的诊断和治疗

第一节　可触及乳腺肿块的治疗

乳腺肿块是最常见的女性乳腺疾病表现，是多数乳腺中心半数以上患者的就诊主诉。尽管多数是良性，肿块仍然会引发患者对乳腺癌的极大担忧。对乳腺肿块进行评估的最重要目的是除外恶性表现，提供准确的诊断。

绝不能因为年轻、男性或者缺少乳腺癌家族史这样的危险因素而忽视乳腺肿块。乳腺癌延迟诊断可能长达 8 个月或更长的时间，肯定是无益的，并且仍然需要进行全面的评估，以便给出与病史、体格检查、影像学和病理学检查相符的解释。

一、病史

完善病史是乳腺肿物评估的第一步。基本要素至少要包括乳腺目前和以前的症状、癌症高危因素、妇科情况和月经史。需明确说明以往乳腺肿块的性质，并具体描述乳腺问题，如特点、频率、严重性和周期等。

乳腺评估几乎都需要影像学检查。完整的病史必须有详细的乳腺 X 线摄影检查、超声检查和 MRI 检查，检查时间、阳性发现和随访。目前推荐平均风险人群，在≥40 岁时，每年进行一次乳腺钼靶 X 线检查，但是很多人不在意或不遵循该推荐。乳腺 MRI 检查仅推荐给累计发病风险≥20%或 25%的女性，实际仍有人超范围应用。

其他评估内容包括可触及淋巴结情况、乳腺疼痛、皮肤改变、乳头内陷和乳头溢液特征(颜色、是否双侧、累及导管数目、是否自发)，这些完整的病史都有助于缩小鉴别诊断范围。通常需要进行系统回顾，看是否满足诊断标准。讨论其他器官的受累情况也有助于了解目前病情，决定患者是否适合某些治疗措施，尤其是当肿块为恶性时(表 25 - 1)。

表 25 - 1　乳腺肿块系统评估的潜在价值

系　统	价值或意义
一般状态	发热提示炎症过程
神经(感觉)	减退或缺失提示转移
肺	咳嗽或呼吸失代偿需谨慎选择手术
心脏	心功能失代偿禁忌手术或蒽环类化疗药物；无法平躺禁忌全乳房放疗
被覆	乳头改变提示佩吉特病，乳房红肿提示乳腺炎或局部晚期乳腺癌或炎性乳腺癌。胶原血管疾病活动期禁忌放疗
骨骼、肌肉	后背或骨痛提示转移，无法外展手臂过头禁忌放疗
妇科	绝经前禁忌芳香化酶抑制剂
血液系统	频繁瘀斑或出血提示有必要做术前评估，深静脉血栓禁忌他莫昔芬治疗

既往病史也很重要，能够阐明连续的疾病进程或者提示疾病的复发。可能的肿块样病变如：脓肿；腺病；淀粉样变性；导管扩张；导管原位癌；表皮囊肿；脂肪坏死；纤维腺瘤；纤维囊性改变；局灶性纤维化；积乳囊肿；男性乳房发育；错构瘤；血肿；特发性肉芽肿性乳腺炎；浸润性癌；泌乳性腺瘤；脂肪瘤；淋巴结病；黏液囊肿；假血管瘤样间质增生；肉瘤，包括叶状肿瘤；肉状瘤病；血清肿；单纯和复杂

囊肿。某些良性病变可能表现为复发肿块，如假血管瘤样间质增生、纤维腺瘤、导管扩张、炎症或脓肿形成等。

讨论既往手术史，包括乳腺手术和穿刺活检，通常能够使患者记起以前的良性病变，如纤维囊性改变、单纯囊肿、纤维腺瘤和脂肪坏死等。了解患者先前乳腺疾病病理学检查结果对总体评估乳腺癌风险很重要。通常，患者对特定的病理学类型并不熟悉，只会简单地说以前活检病变是“良性”，但这其中可能包含不典型增生(如果是近期诊断需要重新评估)、小叶原位癌，或者其他高风险病变。不确定时，可以通过病理学检查报告或切片复核来帮助评估。

男性患者中，病史还应包括是否有肝功能异常、性功能异常及目前用药，以除外男性乳房发育。男性乳房发育常表现为中央型乳腺肿块。肝功能异常会损害睾酮清除，导致外周睾酮转变为雌二醇和雌酮增多，刺激乳腺组织肥大。性功能异常可能提示异常的睾酮水平。药物，如 H_2 受体阻断剂、苯妥英钠等也与男性乳房发育有关。快速增生肥大也会引起疼痛，从而引发相关症状。

二、体格检查

新发乳腺肿块临床表现多样，可以仅为单纯的局部乳腺增厚，或呈巨大真菌样生长的癌症。影像学检查前先进行体格检查非常重要，以便提示影像医生更准确地协助评估。正常乳腺组织也会表现出结节，与异常病变难以鉴别，给患者和医生带来困惑。一项包含 542 例 30 岁以下患者的调研发现，80%的患者通过乳房自查发现肿块，但其中只有 53%是真正的肿块。Morrow 评估了 605 例 40 岁以内的患者，发现仅有 27%的患者是除纤维囊性改变以外的可识别病变。外科医生检查发现的异常肿块中，28%为假阳性。

某些情况下，临床乳腺检查未发现任何异常。此时，应该打消患者担心存在异常的疑虑，同时，医生应该回溯确认过去几年中所进行的钼靶 X 线检查或超声检查结果。某些患者可能检测到尚不明确的轻微异常，比如乳腺增厚，很难进行三维清晰界定。这些区域可能存在真正的异常，但多数情况可能是突出的肋骨顶起的正常乳腺。如果无法肯定是否为真正的乳腺肿块，医生应该检查对侧乳腺相应位置，并将目标乳腺组织移开下方骨性突出区域后重新触诊。如果仍有疑虑，应该进行进一步的影像检查，医生如果对乳腺肿块触诊经验有限，可以随访患者 2～3 个月。

检查结束后，可能有以下发现：①无异常；②局部增厚，无明显肿块；③明显肿块，触诊良性特征；④明显肿块，恶性特征(图 25－1)。

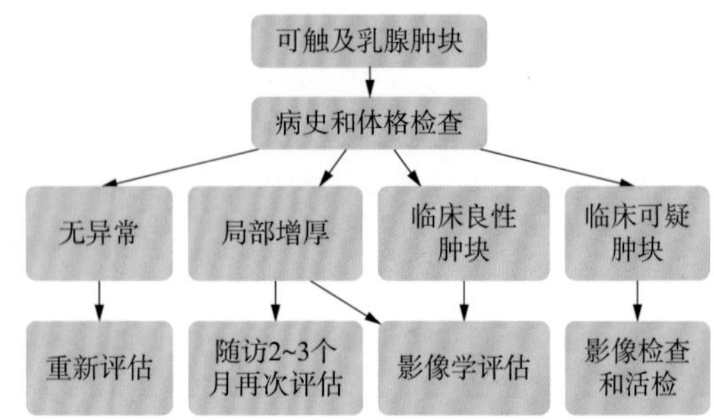

图 25－1　可触及乳腺肿块的常规评估流程

注：主诉乳腺肿块，可能的 4 种发现为①无异常；②局部增厚，不确定是否有肿块；③临床良性肿块；④临床可疑肿块。这些特征决定下一步的评估内容。当局部增厚不确定是否为肿块时，建议进一步影像学检查。

(一) 档案记录

体格检查的任何发现都应该及时记录，包括对乳腺表面外观的描述，如皮肤、乳头和乳晕，是否有肿块或皮肤凹陷，肿块活动度等。皮疹、乳头凹陷和乳头溢液特征也应该被记录。

记录肿块特征时，细节很重要，因为它能辅助鉴别诊断。很多女性有多发乳腺结节，因此需要标明乳腺肿块的大小和位置。至少应该描述肿块位于哪侧乳腺，以及肿块所在象限，如果能给出更详细的记录更好；此时，可以应用面向患者，从乳头发出的钟点对应直线来描述肿块位置。同时还需要记录沿钟点线方向，肿块到乳头的距离，如“左乳，4:00 位置，距离乳头 6 cm，直径 2 cm 肿块”。需要描述的其他特征包括边界光滑或不规则，软硬度(柔软、牢固、坚硬)，是否为孤立或模糊的皮肤增厚。恶性相关特征也应描述，包括是否固定于胸壁或皮肤，皮肤卫星结节，或者皮肤水肿(包括橘皮样外观)和溃疡。这些特征都是癌症的表现，能够辅助诊断和分期。

(二) 腋窝

一些肿物的位置很难鉴别位于乳腺外侧突还是低位腋窝。正常腋淋巴结不容易被触及，在体型偏瘦的人群中，可能触及非可疑淋巴结，如“弹丸”样结节。异常淋巴结可以从几毫米到几厘米，呈分散的椭圆形结节，比乳腺实质内的肿块有更大的自由度，除非淋巴结相互融合或侵及胸壁，此时活动度下降。同样需要描述可触及腋窝结节的数目、是否固定、是否单侧腋窝、淋巴结大小等。

（三）男性乳腺

男性通常乳腺组织少，除非是男性乳房发育症患者。多数乳腺组织位于乳头乳晕复合体后方、中心性分布，男性乳房发育症患者乳房腺体如“盘状”或“片状”；偏心分布于乳头乳晕周围的病变有恶性的可能，应该引起注意。尽管男性乳腺组织少，但检查和病案记录都与女性乳腺相似。

三、影像学检查

（一）钼靶 X 线检查

钼靶 X 线检查是评估乳腺异常的标准检测手段，尤其是很像恶性的乳腺肿块。当发现可触及异常肿块时，应该进行诊断性钼靶 X 线检查，此时钼靶 X 线检查体位至少包括除了筛查已用体位的另一个体位。可以在感兴趣区域的皮肤表面进行标记，如果影像科医生认为需要，可以进行额外体位的成像。如果感兴趣区域发现了可疑肿块，钼靶 X 线检查就足够了。如果钼靶 X 线检查没有发现异常，或者发现良性肿块，建议进一步超声检查。体格检查发现的恶性肿瘤，无论肿瘤大小，钼靶 X 线检查都有 10%～25%的假阴性率，并且钼靶检查不能鉴别实性和囊性肿瘤。

钼靶 X 线检查应该在肿块活检前进行，因为活检后钼靶 X 线检查表现可能发生改变。评估孕妇或非常年轻的患者时，可以例外。Hann 回顾分析了活检后钼靶 X 线检查结果，113 例患者中，76%会因为空芯针活检而改变，其中 58 名(51%)患者发生空芯针活检导致的血肿，31 名(27%)患者发生可见的肿块大小改变，3 名(3%)患者的血肿掩盖了穿刺位置的钙化。

在进行任何干预前，应该获取以前的钼靶 X 线检查并对比。医生回顾所有的影像学检查结果非常必要。在没有双侧影像学检查结果的情况下，如果组织学诊断为乳腺癌，临床医生应该确保患者在过去 6 个月接受过双侧乳腺钼靶 X 线检查，以除外多中心或对侧乳腺并存疾病，便于同时给予干预。

可触及肿块，钼靶 X 线检查不显影时，应该进行超声检查，但当超声也不显影时，不能忽视其存在。如果病变是孤立的，应该进行穿刺活检。还可以考虑进行 MRI 检查，但 MRI 检查特异性低，给出的信息十分有限，不能替代必要的病理学检查。可触及肿块不能在钼靶 X 线或超声下显影时，应该进行穿刺活检。

男性乳腺钼靶 X 线检查可能肯定临床低度可疑肿块的存在，或者有助于因体型导致查体困难的患者发现肿块，但总体来说，它对可触及肿块的诊疗价值有限。男性乳房的体格检查尤为重要，因为腺体小，使得男性乳腺癌的体征明显，同时除了男性乳房发育症外，其他良性乳腺疾病发病率低。美国梅奥医学中心评估过男性乳腺钼靶 X 线检查的作用，在 196 例表现为乳房肿块伴随其他症状患者中，一例乳腺钼靶 X 线检查表现良性的乳腺癌被漏诊(1/203, 0.5%)，所有 3 例乳腺癌都表现出孤立的可触及肿块，2 例伴表面皮肤收缩，1 例伴淋巴结肿大。Borgen 分析了 104 例男性乳腺癌患者，多数患者都表现为一种以上的体征，77 例表现为乳腺肿块，18 例伴有乳头收缩，16 例伴有乳头溢液，10 例伴有乳头溃疡，其他还伴随佩吉特病、炎性乳腺癌和肿瘤固定。这些研究结果提示，男性乳腺癌通常表现出至少一种临床可疑体征。一旦怀疑或诊断为男性乳腺癌，可以考虑进行双侧乳腺钼靶 X 线检查，以除外双侧病变。常规钼靶 X 线检查在男性乳腺肿块评估中的作用还有待进一步明确。

（二）超声检查

超声检查可以直接描述异常病变，是亚洲女性常用的乳腺筛查工具之一。欧美人群乳房腺体体积大，钼靶 X 线检查透射效果好，因此钼靶 X 线检查是主要筛查工具。而亚洲女性乳房腺体体积小，腺体密度高，严重限制了单独应用钼靶 X 线检查进行筛查的效果。超声检查可以有效弥补钼靶 X 线检查的不足。超声检查最常用于确定肿块是囊性还是实性，并进行描述。实性肿块可以是良性或恶性，囊性肿块可以是单纯囊肿或复杂囊肿。

1. *囊肿*　囊肿常发生于 40～49 岁的女性，占 40 岁以下女性乳房肿块的 10%，占所有女性乳房肿块的 25%。有一半以上的女性，囊肿有一个以上，同时或先后发生。超声检查能够区分单纯囊肿和复杂囊肿。单纯囊肿光滑，薄壁，边界清楚，内部几乎没有回声。复杂囊肿不符合单纯囊肿的标准，有明显的实性成分，内部有回声，圆齿型或不规则边界，有分隔。如果超声检查标准严格,对良性囊肿的诊断率高达98%~100%。复杂囊肿总体恶性率低,为0.3%,但当包含明显的实性成分时,恶性率高达23%。复杂囊肿通常需要进行细针抽吸细胞学检查。

单纯囊肿恶性风险可以忽略,不需要进行细针抽吸细胞学检查,除非患者有症状。此时,抽吸是为了减轻膨胀和不适感,而非对抽吸液做进一步检查。复杂囊肿抽吸以除外血性液体,血性液体提示恶性病变。良性囊液通常为绿色、黄色或棕色,不需要进行细胞学检查,脱落的上皮细胞可能表现不典型。一项研究评估了4 105例女性,6 747个囊肿的非血性抽吸液,均未发现癌症病变。

超声检查通常应用于35岁以下女性,临床表现为良性肿块患者的唯一简便且安全的影像学检查手段,相对来说这部分女性恶性风险低,腺体致密,妨碍钼靶X线观察。年轻女性一旦诊断为乳腺癌,仍需要进行双侧乳腺钼靶X线检查,它可能发现多中心或双乳病变。数字钼靶X线检查被证明在年轻女性和致密乳腺患者中有价值,但在最难评估的患者中,MRI检查因为不受腺体密度影响,可能有辅助作用。

年轻女性,触诊肿块怀疑良性的患者,可以在超声检查前尝试抽吸。抽吸出非血性液体,肿块消失的患者可以观察。计划进行抽吸前,医生应该清楚有创抽吸可能导致血性抽吸液或血肿,使得超声检查评估更加困难。因此,盲抽仅适用于最小操作、经过短路径就能到达的病变。

复发囊肿,可以进行重复抽吸,多次复发者应该进行钼靶X线和超声检查。当病变可疑或者患者不希望反复抽吸时,可以选择手术。

2. 实性肿块评估　实性肿块患者体格检查结合影像学评估十分重要。年轻女性最常见的一类实性肿块是纤维腺瘤,40岁或50多岁女性也有报道。这类肿块通常是圆形或分叶状,坚硬或有弹性,无触痛,在腺体中能够自由移动。体格检查对诊断纤维腺瘤有帮助,但不是绝对的。一项研究报道了35岁以下临床诊断为纤维腺瘤的患者中,只有72.7%(56/77)的患者经空芯针穿刺活检诊断为纤维腺瘤。

联合影像学和体格检查对可触及肿块进行评估,相比于单独影像学评估,能提高乳腺癌检出率。Van Dam报道,在201例患者的研究中,超声和钼靶X线检查癌症检出的灵敏度分别为78%和94%,特异度分别为94%和55%。联合超声检查、钼靶X线检查、体格检查,癌症检出灵敏度高达97%,但特异度只有49%。澳大利亚悉尼乳腺影像准确性研究,入组了240名乳腺癌患者,240名年龄配对正常女性,发现超声检出乳腺腺癌的灵敏度为76%,特异度为88%。值得注意的是,45岁或更年轻女性中,超声检查灵敏度显著高于钼靶X线检查(85% *vs* 72%),提示在评估年轻女性乳腺病变中,超声检查是钼靶X线检查的重要补充。

不幸的是,在影像学上很难区分最常见的良性乳腺纤维腺瘤和恶性乳腺叶状肿瘤。Bode分析了57例纤维腺瘤和12例叶状肿瘤患者,他们在术前都进行了超声检查和空芯针穿刺活检,发现42%的叶状肿瘤最开始超声检查认为是良性,46%的纤维腺瘤在最开始的超声检查中被认为不确定或可疑,说明即使影像学提示良性肿块,但仍有必要进行标准的三方面评估。

(三) MRI检查

个别情况下,乳腺肿块检查中可以应用MRI。MRI检查最适用于标准影像学检查结果不充分,患者乳腺癌风险大于MRI假阳性、花费和检查弊端时。MRI检查没有发现病变,并不意味着查体可疑肿块真的不存在。MRI检查对包含钙化的可触及肿块有85%的阴性预测值,没有钙化肿块则降至80%。MRI的灵敏度高,但特异度差。有研究报道了1 909个有癌症家族史的妇女,因为应用MRI检查,使得不必要的活检数量增加了3倍。

四、病理学检查

(一) 三方面评估

影像学检查发现的实性肿块需要进行三方面评估,包括体格检查、影像学检查和穿刺活检。三方面评估要求三方检查结果一致,如果钼靶X线检查没有看到肿物或者细针穿刺活检细胞量不足,属于不确定情况。后一种情况可以通过空芯针活检来弥补。

影像学表现良性的肿物也有必要进行三方面评估,因为某些恶性病变可以有良性表现。Steinberg报道了包含191例患者的研究,发现三方面评估的灵敏度和特异度分别高达95.5%和100%。在另一项样本更小的研究中,包含43例患者的46个病变,三方面结果一致时,阳性预测值和特异度均为100%;而不一致时,阳性预测值降至

64%。与手术活检相比，在应用影像学和病理学检查评估的前提下，三方面评估平均每人可节约 1412 美元。所以，三方面评估诊断结果准确，更具成本效益。一项三方评估综合评价研究发现，2184 名三方面评估良性的病变，随访仅发现 7 例(0.32%)为癌症。

尽管三方面评估准确率高，可触及肿块即使获得一致良性病变结果，但仍需进一步随访。通常建议每 6 个月进行一次查体和影像学检查评估，持续 1～2 年，如果肿块增大，尤其是在良性肿块不常见的老年女性中，应及时切除肿块。即使活检诊断为纤维腺瘤的患者也应该进行随访，因为有罕见的报道纤维腺瘤会转变成或复发为叶状肿瘤。关于病变增长速度超过多少需要手术切除尚未达成共识。有研究提示 6 个月超声检查增长 20%者，占 50 岁以下女性患者的 5%或 50 岁以上患者的 10%。增长慢的肿块切除后均证实为良性，因此 6 个月增长 20%成为需手术切除的阈值。该阈值尚没有被普遍采纳，即使增长率小些，也提示应予以切除，因为尚没有最初诊断为良性肿块的增长速率数据。

三方面评估被认为是准确率最高的组合模式，但患者对可触及肿块焦虑时，可以进行手术切除，尤其是当患者已经了解相关文献和数据后。进行空芯针活检以前应该与患者进行讨论，如果活检为良性病变，并且与其他结果一致，这就意味着仅需要观察即可，此时应该确定患者能够接受肿块留在原位。

(二) 细针穿刺

细针穿刺(FNA)是应用手持注射器和针头穿过皮肤，抽吸肿块，获取细胞进行评估。Martin 和 Ellis 在 1930 年首先对该方法进行了描述，它最常用于可触及乳腺肿块活检，并且不需要影像引导。FNA 诊断的准确度变异范围较大，临床医生应该对其结果进行验证。一项荟萃分析研究综合了 29 个项目，31340 次 FNA，发现 FNA 的敏感度为 65%～98%，特异度为 34%～100%。

FNA 所需设备获取方便，只需要注射器和合适尺寸的针头，所以临床很容易进行。最大的限制是组织获取不充分，给正确诊断带来困难，并且 FNA 通常不能除外纯导管原位癌(DCIS)存在浸润成分。FNA 不能够获得组织学形态，使分型困难，对某些肿物如错构瘤的诊断不准确。

(三) 空芯针活检

空芯针活检有轻度的不适且花费高，但比 FNA 能获得更多的组织，能够提供组织形态信息，便于病理学亚型分类。空芯针活检不像切除活检那样令人恐惧。即使是早期病变，空芯针活检与切除活检的一致率也高达 90%。恶性病例进行空芯针活检，比 FNA 更容易评估浸润性成分的存在。Westenend 对 286 例乳腺疾病患者同时进行了 FNA 和空芯针活检，其中 232 例为可触及的乳腺肿块。结果 FNA 和空芯针活检，无论灵敏度(92%和 99%)、总阳性预测值(100%和 99%)，还是组织不充足比例(均 7%)，两者差异均没有统计学意义。空芯针活检比 FNA 诊断特异度更高(90% *vs* 82%)，可疑病变阳性预测值更高(100% *vs* 18%)，不典型增生发现率更高(80% *vs* 18%)。Parker 开展了一项多中心研究，对 1363 例患者进行了影像引导下的空芯针穿刺活检和切除活检，仅 15 例(1.1%)患者空芯针穿刺结果为假阴性，其中 12 例为立体定向引导，3 例为超声引导下进行的活检。空芯针穿刺活检是乳腺肿块评估的现行标准措施。

(四) 切取活检

切取活检很少被采用。切取活检是有意切除部分乳腺肿块用于病理学检查。可触及肿块活检通常是完整切除肿块。当肿块不能被完整切除(如蕈状癌)时，可以选择空芯针活检或 FNA，从而降低手术和麻醉相关风险。雌激素受体(ER)、孕激素受体(PR)、人表皮生长因子受体 2(HER2)等受体表达情况也可以通过空芯针活检组织完成，进一步降低了切取或切除活检的需求。

(五) 切除活检

切除活检是以完整移除肿块为目的的乳腺病变切除。从 2013 年开始，切除活检不再是可触及乳腺肿块标准的初始诊断途径，除非是临床原因，穿刺活检不宜进行，如影像学和体格检查结果不一致，非诊断目的或证明高风险病变如不典型增生。

通过切除活检发现恶性病变的患者，即使一个切缘阳性，因为缺少方向信息，还需要进行残腔的再次切除，这导致了不必要的组织切除，尤其是标记标本方向很容易进行时。考虑到准确性，不建议对所有切除活检标本进行术中快速冷冻切片病理学检查，尤其是导管内乳头状瘤需要免疫组化除外乳头状癌等情况下。最终手术方式(如从保乳改为乳房切除)应该在对诊疗选择深入讨论后进行。术中快速冷冻切片病理学检查虽有缺陷,但能够有效地减少二次手术,降低诊疗费用,长期存在有其合理性。

孤立肿块的特定检查和处理流程如图 25－2 所示。

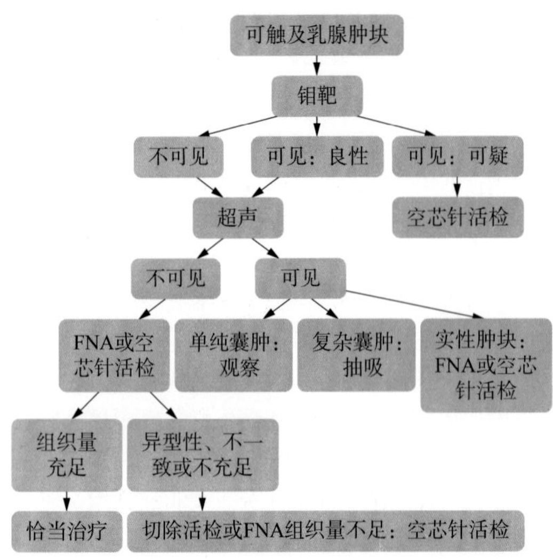

图 25－2 乳腺孤立肿块检查评估流程

注:评估流程包括影像学和组织学诊断。查体发现的临床可疑肿块,仍需影像学检查,但此时无论影像学结果如何,都应进行组织病理学检查。

五、特殊临床情况

(一) 年轻患者

年轻女性患者乳腺肿块评估具有一定的挑战性,因为致密乳腺组织成像困难,30 岁以下患者乳腺脂肪含量低,更多见结节,还因为年轻女性治疗要顾及更多的美容和性需要。30 岁以下女性恶性肿瘤罕见,但仍需要对所有肿物进行完整评估,包括实性肿块的组织学诊断。一项关于 542 例 30 岁以下乳腺肿块患者的研究发现,只有 2%的患者活检诊断为恶性;所有良性病变中最常见的诊断是纤维腺瘤,占 72%,其次是纤维囊性改变,占 8%。

年轻女性的评估和治疗原则应该与老年女性相似,因腺体致密,主要通过超声检查来描述肿块性质。如果超声检查提示病变是实性,应该进行空芯针活检或 FNA;如果提示为恶性,应该进行双侧乳腺钼靶 X 线检查。同样,如果病变超声检查不显影,钼靶 X 线检查可能显影,但也应该与其他年龄组患者一样进行穿刺活检。年轻女性非可疑病变描述不详时,可以在 2～3 个月内,于月经周期的不同时间点进行复查,如果发现病变消失,提示纤维囊性改变。如仍有疑问,需进行穿刺活检;如结果不一致,需进一步考虑进行切除活检。

青少年病变切除时尤其需要注意,除了需要注意美容效果外,乳晕下乳腺始基可能会被误认为乳腺肿块。该乳晕下组织需要保留,它是乳腺导管发育的起始,成年后储存脂肪,发育为成熟乳腺。曾有报道外科损伤乳腺始基,导致乳房不发育和明显的畸形。

男性乳腺肿块多为青春期男性乳房发育症。Welch 曾经回顾分析了一所大型儿童医院超声检查发现的男性乳腺疾病患者,发现 25 例患者为男性乳房发育症,72%为 7～18 岁,13 例为单侧,3 例为双侧但是不对称。多数情况下,青春期男性乳房发育症可以观察,成年后会自动消失。

(二) 孕期患者

怀孕期女性发现乳腺肿块,处理起来较为棘手。孕期,循环激素的促增殖作用使得乳腺明显结节状充盈,乳腺查体异常困难。怀孕前或孕早期发现的乳腺结节,怀孕期间应该及时评估,不能忽视。孕期腺体增殖和随后的结节,可能混淆起初的发现。优先选择超声检查,可以鉴别肿块是单纯囊肿、积乳囊肿、脓肿或良性淋巴结。钼靶 X 线检查和超声检查对孕期乳腺癌的灵敏度分别为 78%和 100%。

即使有遮挡的情况下,很多人包括医生都误认为钼靶 X 线检查不宜在孕期进行。相比于怀孕 9 个月期间的正常背景辐射 1.0 mGy,钼靶 X 线检查对胎儿的辐射仅为 0.5 mGy。乳腺 MRI 检查虽然安全,但含钆造影剂不宜在孕期应用,且乳腺 MRI 检查效果不及超声检查。

如果肿块为实性,FNA 应该在钼靶 X 线检查前进行,因为钼靶 X 线检查无法提供最终诊断。怀孕患者钼靶 X 线检查前进行空芯针活检,也能够降低不必要的胎儿辐射,即使胎儿辐射风险很低。如果诊断为恶性肿物,应该遮挡胎儿进行双侧乳腺钼靶 X 线检查。

空芯针活检是孕期患者最佳的活检方式。孕期由于腺体的增殖性改变,FNA 更加困难,假阳性率更高。尽管孕期进行空芯针活检可能增加乳汁漏风险,但这不应该妨碍用其对可触及肿块进行评估。理论上,空芯针活检发生乳汁漏的概率应该低于切除活检，但尚未被证实。可选空芯针活检情况下，考虑到并发症和花费，切除活检就不恰当了。

（三）导管原位癌

与其他恶性肿瘤一样，DCIS 也可以表现为乳房肿块，尽管多数情况下仅钼靶 X 线检查表现为钙化，体检常无异常发现。粉刺型 DCIS 常为高级别，常包含浸润成分，是 DCIS 中唯一表现出肿块的亚型，占不经由钼靶 X 线检查发现 DCIS 的绝大多数。

空芯针活检是目前乳腺肿块标准诊疗途径。但空芯针活检诊断 DCIS 患者中，10%～20%存在低估，最终切除标本中存在浸润成分。Meijien 分析了 172 例通过空芯针活检诊断为 DCIS 的病例，发现肿块查体或影像学检查是最重要的两个提示存在浸润成分的独立危险因素。表现出肿块的男性 DCIS 患者，也有较高的浸润风险，但相关研究很少。

（四）有肿瘤病史的患者

有乳腺癌病史的患者都曾经接受过保乳手术或乳房切除手术。接受过保乳手术的患者，外科瘢痕和放射性改变可能干扰病变评估。保乳手术后的钼靶 X 线检查，敏感度和特异度总体降低，尤其是先前的手术象限。通过查体仅能发现保乳术后 45%的复发病例。接受乳房切除，没进行过乳房重建的患者，查体发现的异常结节常位于瘢痕或皮肤中，此时进行影像学检查价值有限，应该进行活体组织的病理学检查。接受乳房切除和乳房重建的患者，超声检查或 MRI 检查可能帮助发现复发。这种情况下进行影像学检查是有益的，能够辅助正确外科治疗计划的制定。

六、其他肿块样病变

（一）血肿

虽然有自发性乳腺血肿的报道，但乳腺血肿多是由医源性干预导致的，也有罕见报道血肿表现出类似癌症的表现。空芯针活检后常发生血肿，此时较难辨别可触及肿块本身和少量出血导致的局部增厚。空芯针活检导致明显出血的血肿并不常见，但个别极端情况下，血肿可能掩盖恶性病变。活检后血肿的发生率为 1%～51%。

血肿按其表现不同，给予不同的处理方式。可触及肿块合并有或无皮下瘀斑，有时延伸到外侧胸壁、乳房下皱襞以下或对侧乳腺。多数情况下，采取观察，局部加压，给予非甾体类止痛药；术后血肿应该及时探查。扩张的血肿应该探查，予清除止血。

（二）血清肿

血清肿是局限性区域的浆液性液体，常由医源性干预引发。某些情况下，需要用超声鉴别血清肿和实性结节，主要看周围组织的扩张程度。乳腺有发达的淋巴网络，任何手术位置都可能发生血清肿。血清肿能够维持乳腺外型，但大的血清肿可能会导致可触及乳腺肿物。乳房切除后的血清肿，可能会妨碍皮肤附着于胸壁，延误皮瓣愈合。乳房重建后血清肿多为可触及肿块，超声检查容易诊断。

很少有数据提示哪些接受保乳手术的女性易发生血清肿。多数研究集中在腋淋巴结清扫后发生的血清肿。已知可能对血清肿形成有贡献的因素包括电刀烧灼、切除范围、病灶数量、肿瘤大小、患者体重、化疗和手术类型。血清肿通常后果不严重、症状不明显，当给患者带来困扰时，可多次抽吸解决。乳房切除后的血清肿，液体量大时可以切开引流或置负压引流，因乳房切除手术时引起的皮下神经损伤，此时切皮一般痛觉不明显。

（三）脂肪坏死

脂肪坏死常见于富于脂肪型乳腺，与创伤或手术干预相关。脂肪坏死是脂肪酶引发的脂肪组织无菌性皂化，所产生的肿块样病变很难与癌症区分。影像学上脂肪坏死表现为油或脂类囊肿，为一层膜包裹的中性脂质；中心透明，边缘水样密度，随时间进展可能钙化。典型病变，尤其是有创伤史的患者，无需进一步评估。很多脂肪坏死并不典型，含有钙化和纤维化，可以表现出针状肿块，查体质硬。这种表现使得诊断很不确定，需要进行空芯针活检或切除活检明确诊断。一旦确诊，无需治疗。

（四）错构瘤

错构瘤因其构成，以前常被称为纤维腺脂肪瘤或脂肪纤维腺瘤，常为可触及的乳腺良性肿块，可长成巨大肿物，向外侧推挤乳房。最常发生于女性，也有男性发病的报道。钼靶 X 线检查常表现为纤维脂肪性肿块。超声检查常提示实性肿块，24%的病例可伴有囊性区域。多数错构瘤影像学表现为良性肿块，与其他实性肿块一样，通常推荐活检诊断。FNA 或空芯针活检都不能准确诊断。因错构瘤的细胞学特征与其他良性疾病重叠，FNA 多诊断为非特异性良性病变。空芯针活检常因组织不充分，使诊断不明确。通常需要外科切除，明确诊断。错构瘤有时也会伴随不典型增生、原位癌或浸润癌，但是与这些病变的关联尚不完全清楚，统一推荐外科切除。

怀疑乳腺肿块为错构瘤时，应该进行钼靶 X 线检查，尝试空芯针活检。最终诊断常需外科切除，要求切缘阴性以降低复发概率。如同其他大实体肿瘤，如果患者对病变感到不适或焦虑、随访过程中增大都是手术切除的适应证。

第二节　乳腺感染的处理

呈现在外科医生面前的乳腺感染较以前已经明显减少，这主要得益于早期抗生素的应用。乳腺感染偶见于新生儿，但最常发生于 18～50 岁的女性。成年人乳腺感染可以分为哺乳期和非哺乳期感染。感染也能影响乳房表面的皮肤，可以是皮肤原发或继发，如表皮囊肿，或更常见的化脓性汗腺炎。不同类型乳腺感染的微生物和有效抗生素在表 25－2 中进行了总结。乳腺感染的治疗原则是早期给予抗生素，阻止脓肿形成；如果应用一个疗程抗生素后，感染或炎症没有消退，应该怀疑脓肿形成或潜在癌症的可能。

表 25－2　乳腺感染的不同病原菌及有效抗生素

感染类型	病　原　菌	无青霉素过敏者	青霉素过敏者
新生儿	金黄色葡萄球菌(少数为大肠埃希菌)	氟氯西林(500 mg，每天 4 次)	红霉素(500 mg，每天 2 次)
哺乳期	金黄色葡萄球菌(少数为表皮葡萄球菌和链球菌)	氟氯西林(500 mg，每天 4 次)	红霉素(500 mg，每天 2 次)
皮肤相关	金黄色葡萄球菌	氟氯西林(500 mg，每天 2 次)	红霉素(500 mg，每天 4 次)
非哺乳期	金黄色葡萄球菌、肠球菌、厌氧性链球菌、类杆菌属	克拉维酸(375 mg，每天 3 次)	联合应用红霉素(500 mg，每天 2 次)和甲硝唑(200 mg，每天 3 次)

一、新生儿乳腺炎

近 60%的新生儿出生后 1～2 周内乳腺始基持续增大，可伴随感染，最常见于金黄色葡萄球菌感染，有时为大肠埃希菌感染。早期阶段时用抗生素(氟氯西林)可以控制。超声检查证实局部脓肿形成时，抽吸或切开引流有效；切开时，小切口尽量靠近外周，以免损伤乳腺始基。

二、哺乳期感染

哺乳期乳腺感染较从前已经明显减少。感染多由金黄色葡萄球菌引起，也可由表皮葡萄球菌和链球菌引发。开始常是哺乳引起的乳头创伤导致乳头裂隙或皮肤擦伤、水肿，挤压乳晕下乳管，同时自身防御机能下降，乳腺皮肤细菌数量增加。细菌经由浸渍的乳头进入乳管，感染引流补偿区域。感染多发生在初次妊娠哺乳的前 6 周，也有发生在断奶期间。症状包括疼痛、红、肿、压痛，或全身感染症状。查体见乳腺肿胀、压痛，表面皮肤红；如可触及波动性肿块，表面皮肤发亮、发红，此时脓肿已经形成(图 25－3)。腋淋巴结肿大通常不是特征。患者

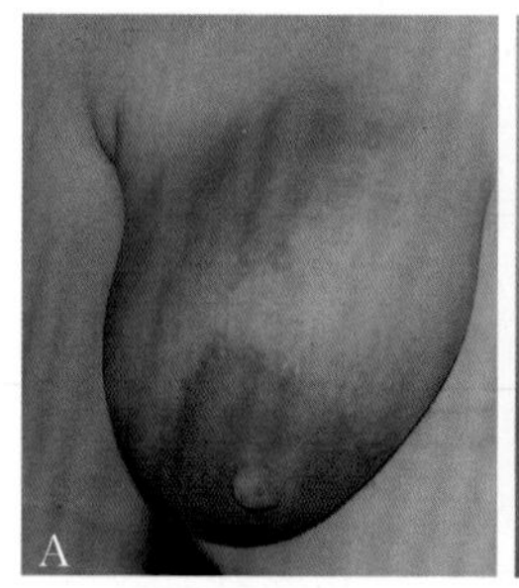

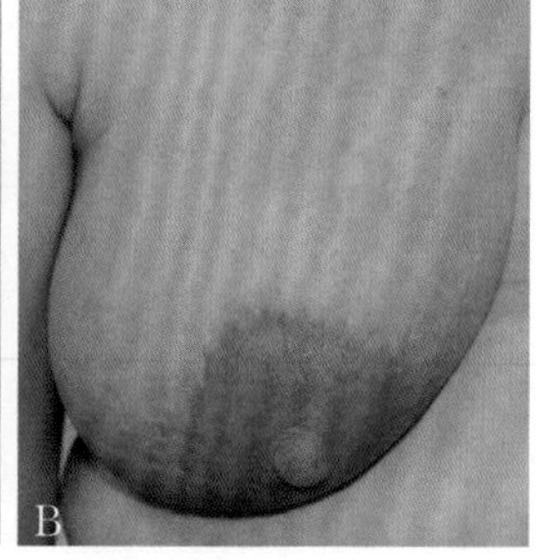

图 25－3　哺乳期乳腺感染

注：超声检查证实较大脓肿(A)，通过反复抽吸迅速缓解(B)。

会有发热、心动过速和白细胞增多的表现。早期给予抗生素常能够控制感染，阻止脓肿形成。因为80％以上的葡萄球菌对青霉素耐药，常给予氟氯西林或阿莫西林克拉维酸复合制剂；对青霉素过敏的患者，予红霉素或克拉霉素常有效。四环素、环丙沙星和氯霉素，哺乳期间不该应用，因其能够进入乳汁，危害婴儿。经合适的抗生素治疗后，状态没有快速好转的患者，需要进行超声检查（图 25－4），确定是否有脓液存在，并除外潜在肿瘤的可能性。

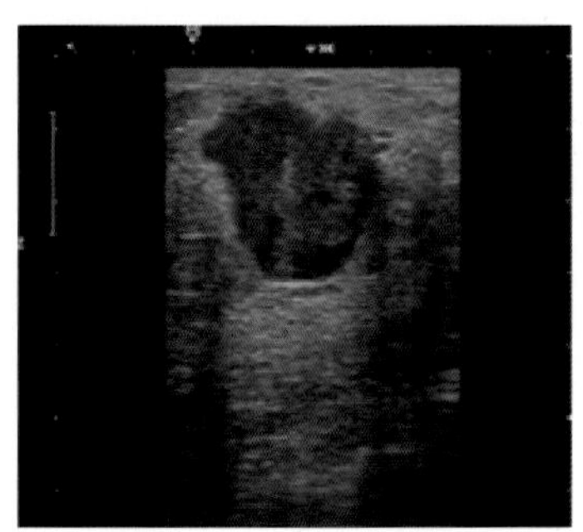

图 25－4　脓肿超声表现

炎性乳腺癌较难与脓肿相鉴别。超声检查证实为脓肿，表面皮肤无变薄、坏死情况时，可以将脓肿抽吸干净，抽吸前需要进行局部皮肤、乳腺组织麻醉和脓腔冲洗，以便减少疼痛并稀释脓液。脓腔应该冲洗，直到脓液消失，抽出液体清亮。反复抽吸联合口服抗生素能够有效地解决局部脓肿，是目前多数乳腺脓肿的治疗选择。每 2～3 d 进行一次抽吸，直到脓液消失。通常，抽吸液体几天内会从脓液变为浆液性液体，然后变为乳汁样液体。如果脓肿表面皮肤变薄，超声检查见到脓肿表浅，可以局部涂抹麻醉凝胶或行局部浸润麻醉，在波动最大皮肤处做小切口（最小切口）引流。脓腔用含有麻醉药的液体冲洗，以缓解疼痛。每隔几天进行一次冲洗，直到切口闭合。如果脓肿表面皮肤坏死，应该切除坏死皮肤并予引流。

哺乳期乳腺脓肿很少需要全麻下引流。通常不需要引流和伤口包扎。如果可能，不要中断哺乳，这能够促进肿胀区域的引流，帮助消除感染。乳汁中的细菌不会伤害婴儿，氟氯霉素、阿莫西林克拉维酸复合制剂或红霉素也不会。全麻下切开引流的患者要比小切口或抽吸联合抗生素治疗的患者更可能终止哺乳。只有少数患者，病变严重且广泛，可以口服己烯雌酚抑制乳汁分泌。鉴于溴隐亭、卡麦角林在内的多种麦角类药物的不良反应，国家药品监督管理局禁止其用于哺乳期乳腺炎回乳。在少见的患者中，经多个周期抗生素治疗后，脓肿内部会形成分隔。以前对这种情况需要切除，现在认为这是不必要的，通过抽吸或小切口引流脓液后，分隔会自动消失，但需要几个月的时间，并且会遗留乳腺感觉异常。

三、非哺乳期乳腺感染

非哺乳期乳腺感染可以分为乳腺中央乳晕周围感染和周围乳腺组织感染。

（一）乳晕周围感染

乳晕周围感染最常见于年轻女性，平均发病年龄 32 岁，多有吸烟史。病理学过程为乳管周围乳腺炎，可以表现为乳晕周围炎症，伴或不伴肿块，乳晕周围脓肿，或乳管瘘。乳晕周围炎症，不伴有肿块的患者，应给予有效抗生素治疗（表 25－3）。一个疗程抗生素治疗后炎症不消退，应该进行超声检查，以了解是否有局部脓肿形成。脓肿形成的患者，应该反复抽吸并口服抗生素，或者予局麻下小切口引流。感染急性期过后，年龄大于 35 岁的患者，应该进行钼靶 X 线检查，很罕见的情况下，导管原位癌区域的感染可能合并有粉刺样坏死。接近一半的乳晕周围脓肿会反复发作，对这类患者唯一有效的方法是乳管切除，移除所有感染的导管。该手术移除所有乳晕下乳管至乳头皮肤，通常可以达到治愈的效果。少数乳晕周围脓肿由放线菌引发，可以通过切开引流治愈。

（二）乳腺导管瘘

乳腺导管瘘是乳腺皮肤，通常是乳晕周围区域皮肤，与乳晕下主乳管的交通（图 25－5）。漏最常发生在非哺乳期乳腺脓肿切开引流后，也可发生于乳晕周围炎性包块自发引流后，或者导管周围炎症活检后。患者复发脓肿形成前，漏口常有脓性引流。个别情况下，乳晕边缘有一个以上的漏口，可能来

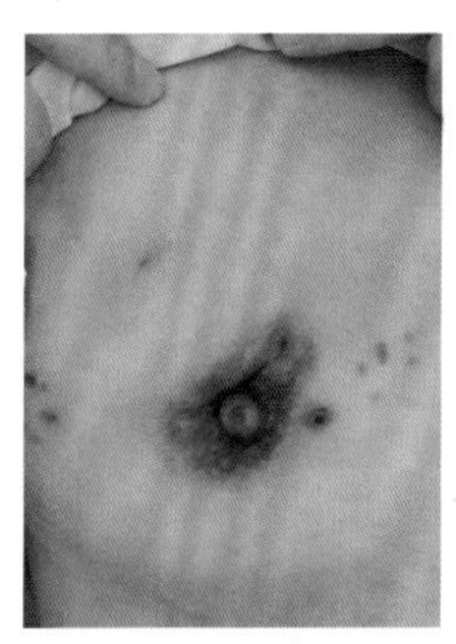

图 25－5　乳腺导管瘘

注：乳腺导管瘘发生于乳腺脓肿切开引流后，漏口位于乳晕周围。

自同一根受累乳管，也可能来自多根受累乳管。

治疗方法是通过手术，敞开瘘管或切除瘘管和受累的导管(个别情况下全乳管切除)并关闭伤口，予抗炎治疗。瘘管切除切口可以为瘘管上方的放射状，也可以环乳晕包含漏口，后者美容效果更佳。

(三) 非哺乳期乳腺外周脓肿

非哺乳期乳腺外周脓肿比乳晕周围脓肿更少见，有报道与多种疾病相关，如糖尿病、类风湿关节炎、激素治疗和创伤等。金黄色葡萄球菌多为致病菌，有些脓肿包含厌氧菌。绝经前女性非哺乳期乳腺外周脓肿发生率是绝经期或绝经后女性的 3 倍，多没有明显原因；感染缓解后，年龄大于 35 岁的女性应该进行乳腺钼靶 X 线检查，以除外粉刺型导管原位癌。治疗方法与其他乳腺脓肿相同，行抽吸或切开引流(图 25 - 6)。

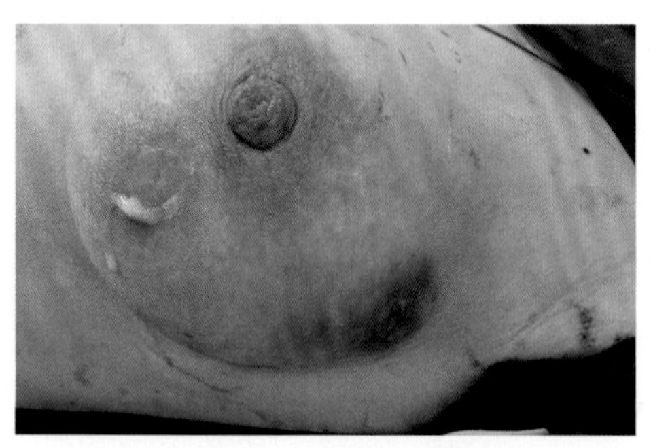

图 25 - 6　乳腺外周脓肿

注：患处皮肤薄、发亮。予小切口切开引流。

四、皮肤相关感染

(一) 蜂窝织炎

乳腺蜂窝织炎不常见，很难与炎性乳腺癌或乳腺良性红斑状态相鉴别。疼痛为乳腺蜂窝织炎的主要特征，伴随红斑、水肿和皮温高。通过抗生素治疗可以缓解。

(二) 湿疹

乳腺皮肤湿疹可能继发蜂窝织炎。正确的治疗能够减少湿疹复发。

(三) 表皮囊肿

表皮囊肿是皮肤上的独立结节，常被称为皮脂腺囊肿，但并没有皮脂成分。乳腺皮肤常见这类囊肿，可以继发感染，形成局部脓肿。因为内容物过于黏稠，无法抽吸，最好采取小切口引流而不是抽吸。

(四) 化脓性汗腺炎

化脓性汗腺炎是大汗腺反复发作的感染和脓肿形成，多见于乳房下半部分皮肤或腋窝皮肤。多见于吸烟者，治疗包括保持局部皮肤清洁、干燥，引流脓肿和停止吸烟。很多药物都被尝试，仅部分有效。切除受累皮肤并进行皮肤移植，治愈率达 50%。

(五) 间擦疹

间擦疹是乳房下皱襞皮肤因为潮湿和浸渍引发的皮肤炎症。乳房下垂，与胸壁接触，常复发。真菌不是致病菌。主要治疗手段是教育患者保持局部清洁和干燥。至少用肥皂、温和清洗液或低敏湿巾每天擦洗 2 次以上皮肤，用毛巾轻轻擦干或吹风机低风速吹干。预防措施包括贴皮肤穿棉质衣物，保持皮肤干燥、清洁。用激素和抗真菌膏剂无效，可能会加重病情，需避免。

(六) 乳头穿孔

乳环可能导致乳晕下乳房脓肿和复发性乳头感染，吸烟者多见。一项研究发现，乳头穿孔与吸烟一样，是乳晕下乳房脓肿的高危因素。

(七) 藏毛窦

曾有报道，发型师和剪羊毛工作人员藏毛窦累及乳头，是因为松散的头发刺入皮肤导致炎症和感染。

五、其他罕见感染

结核病在中国人中常见。乳腺可以是原发部位，更常见腋窝、纵隔、颈部淋巴结结核经淋巴管蔓延至乳腺，或者下方肋骨结核直接累及乳腺。50% 的患者有腋窝或乳腺窦道。最常见的表现是结核部位化脓菌感染引起的急性脓肿。可以通过手术和抗结核药物治疗。原发性放线菌、梅毒螺旋体、真菌、寄生虫和病毒也能感染乳腺，但十分罕见。放线菌感染可见于大汗腺炎。传染性软疣可以影响乳晕并出现疣样病变。

(一) 肉芽肿性小叶性乳腺炎

肉芽肿性小叶性乳腺炎(肉芽肿性乳腺炎)是限于乳腺小叶的非干酪性肉芽肿和微脓肿,包括特异性肉芽肿性乳腺炎和特发性肉芽肿性乳腺炎。特异性肉芽肿性乳腺炎是特定病因的乳腺表现,如Wegener肉芽肿病、结节病、结核病、布鲁氏菌病、组织胞浆菌病、梅毒和真菌感染、猫抓病、乳房植入物漏出的异物反应、棒状杆菌感染等。病因不明确时,称为特发性肉芽肿性乳腺炎。常表现为较硬的乳房肿块,与乳腺癌难鉴别,也可表现为多发或复发脓肿。某些肉芽肿性乳腺炎患者肿块可触及、疼痛,表面皮肤有溃疡。最常发生于年轻女性,尤其是妊娠后5年以内的女性。与导管周围乳腺炎相比,肉芽肿性乳腺炎多见于亚洲妇女,而不是白人,并且少有吸烟史。最近有报道该病与高催乳素血症有关(包括药物诱导所致)。催乳素具有广泛的生理作用,也可引起皮肤肉芽肿性病变。肉芽肿性乳腺炎患者中高催乳素血症的概率没有详细的文献描述,所以其相关性尚不清楚。有学者支持乳管损伤、乳汁外溢引发的免疫反应是肉芽肿性乳腺炎的病因。有罕见的报道说肉芽肿性乳腺炎的病因为α1抗胰蛋白酶缺乏和Wegener肉芽肿。微生物感染是否为肉芽肿性乳腺炎的病因尚不清楚。有研究报道,12例肉芽肿性乳腺炎患者中9例能够分离出棒状杆菌。新近分离的常见菌属包括Kroppenstedtii棒状杆菌、无枝菌酸棒状杆菌和结核分枝杆菌。这些细菌对青霉素和四环素敏感,但给予患者这些药物后,并没有观察到疗效。任何抗生素治疗都应该依据细菌药物灵敏度报告给予。

肉芽肿性乳腺炎的病因学研究仍在继续。当乳腺肿物患者经空芯针活检诊断为肉芽肿性乳腺炎时,应该避免进行手术切除,因切口常持续流脓不愈合。应明确诊断,观察,不进行任何处理,病变常在6～12个月内缓慢消退。脓肿形成时,需要抽吸或小切口引流。有较强的复发倾向,但最终会自愈。很多人尝试使用糖皮质激素类药物治疗,10～20 mg,每天3次,持续6个月。亦有报道称每周7.5～10 mg甲氨蝶呤单药治疗有效。尚不清楚甲氨蝶呤改变了疾病过程还是仅仅抑制了炎症反应。鉴于肉芽肿性乳腺炎能够自愈,在考虑将甲氨蝶呤作为有效治疗方法前,应该进行更多的研究。

(二) 乳腺手术后感染

乳腺手术后感染率与手术范围及是否有吸烟、肥胖、糖尿病等危险因素有关。肥胖患者乳房切除后感染发生率为10%。术前应用抗生素能够降低36%的乳腺感染风险,因此有高危因素的乳腺手术患者可于术前预防性应用抗生素。

六、治疗总结

(1) 乳腺感染患者应该早期给予有效的抗生素,以降低脓肿形成概率。单周期抗生素治疗后不缓解,需要进行超声检查,除外脓肿形成。乳腺脓肿可以反复抽吸或行小切口引流。

(2) 超声检查证实炎症病变为实性肿块,并且用抗生素治疗无效时,应该除外乳腺癌的可能。

第三节　乳腺疼痛管理

乳腺疼痛是患者咨询初级保健医生、妇科医生和乳腺专家常见的问题之一。患者常错误地认为该症状与早期乳腺癌有关,但数据并不支持乳房疼痛与乳腺癌之间有较强相关性。研究表明,仅应用雌激素对乳腺癌风险无影响,应用雌激素和甲羟孕酮对乳腺癌风险有轻度影响,尤其是有基础乳腺胀痛的患者($HR=2.16$),对没有基础乳腺胀痛的患者影响更小。排除癌症后的安心就能解决86%患者的中度疼痛,52%患者的重度疼痛。一项调查显示,69%的女性曾经历过严重的乳腺疼痛,仅3%来就诊。Ader对874名18～44岁的女性调查发现,68%的女性有过周期性的乳房疼痛,其中22%为中度或重度疼痛。有趣的是,口服避孕药的患者问题少,常出现在吸烟、摄入咖啡因和感觉有压力的患者中。一项美国的研究描述了接受一般妇科检查的1 171名女性的乳房疼痛情况,69%的女性经受过规律性的不适,63%的女性曾经咨询过乳房疼痛。阅读文献可能会认为世界不同地区乳房疼痛发生率不同,但这种差异可能主要由文化不同(女性就乳房疼痛咨询医生的意愿程度)所致。

主要临床问题是除外癌症,并确定患者主诉的乳房疼痛对其生活质量的影响。只有很少数的患者需要干预;经合适选择,一些患者能从治疗中明显获益。

一、病因

乳房肿胀常见于月经周期的晚期黄体期。乳房疼痛是这种改变的更极端情况,曾经认为这些严重乳房疼痛的患者内分泌异常,但检查雌二醇、孕酮和催乳素都没有发现明显异常。一种假设认为黄体功能不全是乳腺良性疾病的病因,但这包括了所有乳腺非恶性情况,不能区分不同良性乳腺疾病。乳房疼痛的患者中,没有黄体期孕酮缺乏的证据。文献中就乳房疼痛和大量不同良性乳腺疾病病理描述的混淆,使人深信乳房疼痛是一种"病",而不是月经周期的生理反应。正常发育和退化过程中的失常(aberrations of normal development and involution, ANDI)良性乳腺疾病分类中,乳房疼痛被认为是一种激素分泌所致的生理紊乱,与癌症或病理状态关系不大。另一个词汇描述更加恰当,即"良性乳腺改变",这既不提示癌症也不提示癌前病变。

周期性乳房疼痛的患者中没有雌二醇一致异常的报道,黄体期激素水平正常和增高都有报道。催乳素基础水平正常或轻度增高,个别周期性乳房疼痛患者给予多潘立酮后催乳素释放增加,反映出延长疼痛的压力反应。

Ecochard 在 30 例乳房疼痛患者和 70 例对照人群中,测量了一系列症状和内分泌指标,常见脚肿和腹胀(43%和 19%),乳房疼痛的患者黄体生成素(LH)和卵泡刺激素(FSH)评价水平高。

有或没有乳房疼痛的女性,活检乳腺组织并没有发现组织学差异。29 例乳房疼痛患者和 29 例对照人群,乳腺活检组织免疫组化染色,没有发现白细胞介素(IL)-6、IL-1 和肿瘤坏死因子(TNF)的表达异常。

Mondor 病是乳腺疼痛的少见原因之一,该病有独特的临床表现,局部可触及条索状或线性隆起。该病原因是胸外侧静脉或其分支的血栓性浅静脉炎,症状多会自然缓解。很多患者误认为皮肤牵拉是乳腺癌的征象,因而恐慌,当被告知该病是良性病变时,疼痛会极大缓解。一项研究对 63 例 Mondor 病例进行了分析,31 例没有发现潜在的病理学改变,其余 32 例患者中,15 例(47%)为局部创伤或外科干预所致,6 例(19%)为炎症导致,8 例(25%)最终诊断为癌症。因此,Mondor 病患者,如果年龄≥35 岁,应该进行钼靶 X 线检查,以除外无法触及的乳腺癌病灶。

二、分类

Preece 依据对 232 例患者的前瞻性研究,提出了乳房疼痛 6 个亚组分类:周期性乳房疼痛、导管扩张、肋软骨炎(Tietze 综合征)、创伤、硬化性腺病和癌症。非周期性乳房疼痛随后被简化为两大组:真正的非周期性乳房疼痛和其他原因导致的胸壁疼痛。虽然通过询问病史和查体,乳房疼痛可以准确诊断,但通常可以简单地将患者分为 3 类:周期性乳房疼痛(占 70%)、非周期性乳房疼痛(20%)或乳房外疼痛(10%)。

Khan 和 Apkarian 通过调查问卷,在 271 例女性中研究了周期性和非周期性疼痛的区别,发现患者描述的疼痛水平与慢性癌症疼痛相当,稍微小于类风湿关节炎疼痛。周期性乳房疼痛多倾向于沉重和触痛,非周期性乳房疼痛与乳房受累的严重程度有关。

三、评估

病史采集时需要注意疼痛的类型、与月经的关系、持续时间、位置及其他医学问题。需要评估疼痛对患者日常活动的影响,尤其是对睡眠和工作的影响,以便进一步判断是否需要药物治疗。

视诊结束后,轻柔触诊乳房,确定疼痛位置。除外孤立性肿块后,针对疼痛部位进行详细检查。患者向前半躬身,使得下垂乳腺尽量离开胸壁,用指尖触及相应肋骨或肋软骨引发疼痛,可确定疼痛的位置。

疼痛可能与乳腺结节有关,但结节大小范围与疼痛程度无关。年轻女性结节很常见,应该被认为属于正常现象。如果周期性或非周期性疼痛明显来自乳腺,是否治疗要依据疼痛程度和持续时间的主观判断。日常疼痛表可以方便评估疼痛时间和严重程度(半定量表格)。通常,在给予激素治疗前至少已有 4 个月的疼痛史。

很多研究证明严重的乳腺疼痛会引起心理问题。Preece 对乳房疼痛患者、精神病患者和小手术患者进行了调查问卷比对。乳房疼痛患者和手术患者没有明显差异，两者问卷得分都显著低于精神病患者。只有治疗失败患者的问卷得分接近精神病患者。25 例严重乳房疼痛患者的小样本调查研究中，应用复合性国际诊断交谈表，21 名(84%)患者被给出 4 项诊断：焦虑($n=17$)、惊恐性障碍($n=5$)、躯体化障碍($n=7$)和严重抑郁($n=16$)。

应用医院焦虑抑郁量表(Hospital Anxiety and Depression Scale, HADS)进行的研究报道显示，20 例严重乳房疼痛患者，存在高水平的焦虑和抑郁。也有人用 HADS 对 54 名乳房疼痛患者进行评估，33 名严重乳房疼痛的患者表现出与术前乳腺癌患者相似的焦虑和抑郁状态。治疗有效果的患者心理社会功能有明显改善，但治疗无反应的患者仍然承受较大的痛苦。Fox 针对 45 名乳房疼痛的患者开展了一项前瞻性研究，要求她们连续 12 周写疼痛日记，一半患者被随机要求每日听令人放松的磁带，持续 5～8 周。入组时，有 54%的患者 HADS 评分异常或交界，研究结束时，对照组中 25%的患者疼痛评分完全或部分降低，放松治疗组中则有高达 61%的患者疼痛评分完全或部分降低。

四、影像学检查价值

因乳腺疼痛开始进行试验治疗的女性平均年龄为 32 岁，在这个年龄阶段，钼靶 X 线检查不是标准的临床评估措施。在没有孤立性肿块的前提下，超声检查也不太可能给出有价值的信息，但当存在任何肿块时，都需要进行三方面评估(查体、影像、活检)。乳腺疼痛的患者没有特异性的乳腺钼靶 X 线检查发现。

乳房疼痛的女性存在乳管扩张情况。有研究对 212 名无症状女性和 212 名乳房疼痛女性进行超声检查，发现正常女性乳管直径 1.8 mm，周期性乳房疼痛女性(136 人)平均乳管直径 2.34 mm，非周期性乳房疼痛女性(76 人)平均乳管直径 3.89 mm。扩张乳管存在于乳房所有象限，最常见于乳晕后区域，并且扩张乳管不随月经周期改变。乳管扩张程度与乳房疼痛程度明显相关。

这些发现的意义尚不清楚，没有发现周期性乳房疼痛患者短期症状与这些发现的关系，但是，非周期性乳房疼痛患者可能是导管周围炎症反应所致。

五、乳房疼痛和乳腺癌风险

以往研究缺少对良性乳腺状态的精准分类，很难确定乳房疼痛是否会导致随后乳腺癌风险增加。Foote 和 Stewart 在 1945 年就曾经写到“选择从任何角度来关注所谓的囊性乳腺炎与乳腺癌关系，总能够获得大量的文献支持”。

Webber 和 Boyd 严格分析了 1984 年以前发表的 36 篇文章。他们设定了 16 个标准，包括研究人群描述、良性病变的定义、随访和风险分析描述，支持风险增高的 22 项研究要比支持不增高风险的 11 项研究满足更多标准，3 项研究没有得出肯定结论。

从那时起，有少数研究特异性地描述周期性乳房疼痛与乳腺癌风险的关系。一项法国病例对照研究，入组了 210 例年龄<45 岁的乳腺癌患者和 210 例对照，出生年龄、教育水平和首次妊娠年龄都进行了配对，给出了周期性乳房疼痛的调整后乳腺癌相对风险(relative risk, *RR*)为 2.66；调整完家族史、良性乳腺疾病史和初潮年龄后，*RR* 为 2.12，仍然显著增高。

Goodwin 入组了 192 名绝经前淋巴结阴性的乳腺癌女性，和 192 位年龄、绝经状态相匹配的对照个体。模型中明显的乳腺癌风险变量为婚姻状态、家族史、烟龄、先前乳腺活检(乳腺癌诊断前)和乳房压痛的平均周期改变。周期性乳房疼痛患者的乳腺癌风险比为 1.35，严重乳房疼痛患者的风险比会增高到 3.32。

乳房疼痛和乳腺癌的另一个联系可能与乳腺钼靶 X 线检查 Wolfe 分型有关。Deschamps 对参加加拿大全国乳腺癌筛查研究的 1 394 名女性进行了 Wolfe 分型。所有人都完成了调查问卷，46%的女性有乳房疼痛。钼靶 X 线检查异常程度被分类为 Dy2(25%～49%)、Dy3(50%～74%)和 Dy4(≥75%)。Dy3/4 类，无乳房肿胀和疼痛的患者，乳腺癌风险比为 1.0，有乳房肿胀和疼痛的患者乳腺癌风险比为 2.7。

这些流行病学研究存在召回偏倚，没有活检的患者无法知道组织异型性程度等问题。多数已经建立的乳腺癌风险评估算法中，乳房疼痛不是一个独立变量，不同于先前乳房活检。Ader 在研究中提到过，女性因乳房疼痛而咨询医生，这本身就导致乳房活检比例升高。

六、治疗

(一) 治疗试验

多种治疗方法已经用于“良性乳腺疾病”的治疗,这些患者多是无压痛的乳腺结节,甚至更轻。无痛、弥漫性乳腺结节的患者,排除重要病变之后,如果没有其他随访指征,通常不需要任何治疗。

乳腺疼痛治疗试验应该详细记录疼痛是否为周期性,用疼痛视觉模拟评分(visual analog scale, VAS)或其他量表记录疼痛程度。疼痛应该至少已经存在6个月。结节和疼痛应该分别评估,两者显著相关。多数已经发表的研究总体质量差,募集患者数目少、研究方法多变。严谨的试验应该是双盲、安慰剂对照、随机设计并且每组至少有20名患者。

多数医生最初的建议是调整饮食,降低可能与乳房疼痛有关的饮食元素,如咖啡因或饱和脂肪摄入,但这些干预的证据不足。利尿剂被家庭医生广泛应用,认为能够降低黄体期水潴留,但并没有任何效果。

对照研究中已经证明不比安慰剂好的药物包括维生素E、利奈孕酮、甲芬那酸和咖啡因减量。这可能并不奇怪,安慰剂对照试验中,仅安慰剂的有效率就达到10%～50%。

另一种稍复杂的方法是降低膳食脂肪摄入,能够显著降低周期性乳房疼痛。Boyd入组了21名至少5年乳腺疼痛的女性进行试验,其中11名女性通过降低膳食脂肪摄入,降低15%总热量,另外10名给予普通膳食建议。脂肪摄入减少组,乳房疼痛明显减轻。非药物干预对很多患者吸引力巨大,但工作繁忙的绝经前女性,长时间持续膳食控制有一定困难。

与膳食控制类似的另一种方法是添加长链不饱和脂肪酸γ-亚麻酸,该物质存在于月见草油和琉璃苣油中,但有效性存疑。有研究入组了103名乳房疼痛女性,进行双盲交叉研究,比较分别应用月见草油和安慰剂3个月后,两组都继续应用月见草油胶囊3个月。给予月见草油女性,周期性乳房疼痛明显减轻,但对非周期性乳房疼痛无效。但是,Budeiri对月见草油进行系统文献查询,发现其并没有改善绝经前症状的证据。更近期的Dutch试验也没有观察到月见草油的作用。为解决该问题,研究者入组了555名社区和医院患者,开展了有史以来最大型的研究。试验没有发现γ-亚麻酸的任何获益,主要因为安慰剂组有高达40%的有效率。γ-亚麻酸可以通过非处方容易获得,并且副作用发生率极低,很多医生建议初次乳房疼痛女性应用,但实际上患者状态好转主要是因为巨大的安慰剂效应。

周期性乳房痛中,多数研究都集中于降低雌激素或催乳素对乳腺细胞刺激,认为激素过度刺激是严重乳房疼痛的主要原因,但是支持该假设的证据很少。

达那唑,一种雄激素抑制剂,在93%的患者中能够减轻疼痛,2/3的女性会有恶心、抑郁、月经不调和头疼等副作用,常导致治疗中断。为减少副作用,O'Brien和Abukhali入组了100名绝经前周期性乳房疼痛的患者,进行达那唑双盲、安慰剂对照试验。黄体期给予3个疗程达那唑或安慰剂,结果治疗组疼痛明显减轻,副作用与安慰剂组相似。

除了药物,有医生建议戴柔软的胸罩来减轻乳房疼痛。沙特200名乳房疼痛妇女的非随机研究中,100名患者给予达那唑200 mg/d,另外100名患者给予穿戴运动胸罩的指导建议。结果运动胸罩组疼痛缓解率为85%,达那唑组疼痛缓解率为58%,但达那唑组不良反应发生率为42%,并且15%的患者终止了药物治疗。因为该研究非双盲、非随机,结果较难解释。

催乳素抑制剂溴隐亭,在几项小型研究中初步被证明对乳房疼痛有效。欧洲一项多中心研究入组了272名乳房疼痛女性,比较了溴隐亭(2.5 mg,每天2次)与安慰剂的疗效。治疗组症状明显缓解,但29%的患者因为恶心和头晕等不良反应退出研究。一项双盲研究,在47名严重乳房疼痛女性中,比较发现溴隐亭和达那唑缓解乳房疼痛效果都好于安慰剂,达那唑组效果最佳。

有学者应用多巴胺激动剂马来酸麦角乙脲进行2个月的双盲对照研究,60名女性1∶1分为治疗组和安慰剂组,乳房疼痛严重程度通过VAS监测。轻度乳房疼痛患者治疗组和安慰剂组有效率分别为73%(8/11)和13%(2/15),严重乳房疼痛患者治疗组和安慰剂组有效率分别为100%(19/19)和33%(5/15)。主要不良反应为恶心,治疗组和对照组发生率分别为17%和10%。因为不良反应问题,多巴胺激动剂已经受到限制,目前不用于乳房疼痛的患者。

两项小型随机试验验证了孕激素阴道乳膏的作用。在一项小型研究中,McFadyen报道了给予安慰剂乳膏女性获益微弱、不显著。在另一项更大的研究中，80 人参与，安慰剂组中 22%的女性疼痛至少减半，孕激素乳膏组 65%的女性疼痛减半。

有研究入组了 26 名女性，比较了黄体期给予醋酸甲羟孕酮片（20 mg/d）和安慰剂的疗效，发现有效率和不良反应均没有差别。在一项多中心、双盲、随机试验中，Peters 给予 73 名女性合成孕三烯酮，给予 72 名女性安慰剂作为对照。孕三烯酮组乳房疼痛显著降低，副作用发生率为 44%，对照组为 14%。

他莫昔芬，雌激素部分拮抗剂和激动剂，治疗乳房疼痛有效。首个双盲、交叉、随机试验证明他莫昔芬对乳房疼痛缓解率为 71%，对照组仅为 38%。3 个月后，无疗效患者交叉到另一组，他莫昔芬组疼痛控制率为 75%，安慰剂组为 33%。他莫昔芬最常见的不良反应为潮热，发生率为 27%。

他莫昔芬和达那唑疗效比对研究中，观察到相似的安慰剂效应，他莫昔芬 10 mg 组有效率更高，89%的乳房疼痛都得到了控制。两项研究比较了他莫昔芬 10 mg 和 20 mg 疗效，有效率相似，低剂量组不良反应发生率更低（21%和 64%）。他莫昔芬与达那唑相比，有效率相似，达那唑组不良反应发生率更高（90%和 50%）。10 mg 他莫昔芬和 7.5 mg 溴隐亭相比，他莫昔芬组疼痛缓解率为 90%（18/20），溴隐亭组疼痛缓解率为 85%（17/20）。他莫昔芬目前被广泛用于治疗乳房疼痛，但该用途尚未被标明，因为它尚未被许可用于治疗乳腺良性疾病。大量乳腺癌高危人群应用他莫昔芬的预防研究，充分证明了他莫昔芬的安全性。再有，这些预防性试验的回顾分析也肯定了他莫昔芬减少良性乳腺疾病的作用，与乳腺疼痛试验中观察到的症状减轻相一致。给患者开他莫昔芬时，需要做好解释，告诉患者该药是用于降低雌激素，而不是用于治疗乳腺癌。

他莫昔芬或其他选择性雌激素受体调节剂（SERM）也可经皮肤给药，从而降低经肝脏途径的副作用。该方式已经表现出一些有前景的应用，比如早晚应用含有 4-羟基他莫昔芬的凝胶。安慰剂对照试验证明其在周期性乳房疼痛中的作用，尤其是能够在黄体期乳房疼痛高峰时减轻疼痛。很明显，SERM 的一系列研究和预防研究肯定了该类药物在良性乳腺病变中的积极治疗作用。这类新的制剂还没有批准用于治疗乳房疼痛，作为新配方形式的他莫昔芬，正等待进一步的安全数据。

最近的随机试验比较了新抗雌激素药物奥美昔芬和达那唑的疗效。奥美昔芬为雌激素拮抗剂，与达那唑一样有效，但不良反应更低。用 VAS 对疼痛进行评估，发现奥美昔芬能够将疼痛中位得分从基线时的 7 降低到 12 周后的 2 分。

促黄体素释放激素（LHRH）激动剂戈舍瑞林缓释剂（诺雷得）能够停止月经周期，消除雌二醇和孕酮的正常波动。该药的随机试验进一步证明了月经周期在乳房疼痛中的作用。在大型安慰剂对照临床试验中，周期性乳房疼痛的女性给予 6 个月戈舍瑞林缓释剂，乳房疼痛显著减轻。随访 6 个月，随着月经周期的恢复，乳房疼痛也逐渐重现。

另外，Ingram 研究了红三叶草来源的异黄酮，想确定这种植物雌激素能否减轻乳房疼痛。18 名患者进行了 2 个月单盲、安慰剂导入期，随后各自接受安慰剂、异黄酮 40 mg 或异黄酮 80 mg 治疗。通过比较疼痛评分，安慰剂组疼痛降低 13%，40 mg/d 组疼痛降低 44%，80 mg/d 组疼痛降低 31%。未见明显副作用，但仍需要更大样本研究来确定异黄酮的作用。

（二）其他治疗方法

针灸已被用于治疗绝经前症状，有部分改善作用，美国梅奥诊所的最近研究提示，针灸能够使 67%严重乳房疼痛患者得到改善。研究者提议需要进行随机试验肯定该发现，但是很难对患者应用盲法，也很难评价安慰剂效应。在一项开放性试验中，88 名中度或重度乳房疼痛持续 6 个月以上的女性，采取应用运动学进行治疗。该方法应用压力按摩改善淋巴引流，容易操作。通过自我疼痛评分，该方法能够改善 60%、消除 18%患者的乳房疼痛。该研究与针灸试验类似，也无法应用盲法，安慰剂效应也很难评估。

随机临床试验证明天然植物穗花牡荆提取物（蓖麻油，Mastodynon）能够中等程度降低乳房疼痛（Mastodynon 能降低 54%患者乳房疼痛，安慰剂降低 40%乳房疼痛），不良反应少。

Ghent 开展了 3 项研究，探索补充碘在乳腺疼痛治疗中的作用，其中一项研究是随机、双盲、安慰剂对照研究。SD 大鼠碘缺乏会导致乳腺上皮增生和癌变。参与者每天被给予水分子碘 0.07～0.09 mg/kg，持续 6 个月，或者安慰剂（棕色植物染料和奎宁的水溶液）。碘治疗组疼痛缓解率为 65%（15/23），安慰剂组疼痛缓解率为 33%（11/33），未见副作用。Kessler 报道了超生理剂量的碘治疗在周期性乳房疼痛中的作用,每天 3～6 mg 碘治疗能够使 40%的乳房疼痛患者疼痛减轻一半以上,安慰剂组只能减轻 8%患者的疼痛。

因胸腔或腹部病变放射到乳腺区域的疼痛,需要对原发疾病进行治疗。源自胸壁病变(Tietze 综合征或肋软骨炎),乳腺有特定压痛点(扳机点)的疼痛,可以注射类固醇激素和局麻药物治疗。最近,非甾体类止痛药凝胶被用于乳房疼痛治疗,有随机试验入组了 108 名乳房疼痛患者,通过乳房表面涂抹双氯芬酸钠凝胶,6 个月后乳房疼痛明显缓解。

(三) 手术治疗的价值

严重乳房疼痛、对药物治疗无反应、十分烦恼的患者可能会要求手术切除乳房。在未寻求精神评估之前,不能采取这种极端的方式;如果不慎重选择,外科干预不仅损害身体形象,而且不能缓解疼痛。即使经过详细的精神评估,也应该尽量少进行外科切除,因为临床经验已经表明只有少数患者乳房切除能够减轻疼痛。这也并不奇怪,乳房疼痛的原因尚不十分清楚,况且还有乳腺外组织引起的疼痛。乳房切除后,患者对疼痛的关注可能会转移到对身体形象的关注,患者不高兴,仍会抱怨乳房疼痛,这明显是治疗失败。

(四) 治疗总结

(1) 乳房疼痛患者的必要治疗措施包括除外严重的潜在病变、明确诊断及与患者沟通。只有很少一部分(10%)严重的乳房疼痛有必要进行特定治疗。

(2) 如果乳房疼痛为中度或重度,持续时间不到 6 个月,在得到没有其他问题的肯定答复后多会自然缓解,不需要特定治疗。

(3) 如果女性年龄>35 岁,过去 12 个月没有进行过钼靶 X 线检查,出现了新的症状,应该进行钼靶 X 线检查,以便除外与乳房疼痛无关的异常。

(4) 最初治疗包括止痛药如非甾体类抗炎药和饮食调整,尽管这些措施可能主要通过安慰剂效应起作用。

(5) 少部分严重乳房疼痛患者,用以上措施无效,鼓励其记录 6 周疼痛日记。如果疼痛持续,应该给予他莫昔芬或达那唑治疗。前者不良反应小,效果明显。他莫昔芬虽然还没有被批准用于乳房疼痛治疗,临床医生基于已有数据可以应用。

(6) 治疗可以给予他莫昔芬 10 mg/d,3 个月。如果疼痛缓解,可以调整为隔天 10 mg,继续 3 个月。少数无效的患者,可以给予 20 mg/d。

(7) 极少数经上述治疗无效的患者,可以给予达那唑或戈舍瑞林治疗 4 个月。

第四节　男性乳腺发育

腺体组织良性增生是男性乳房发育症(即男性乳腺发育)的组织学特点,如果足够大,临床可触及或观察到明显增大的乳房。这种状况很常见,可能是严重潜在病理状态的迹象,会引起心理或情感上的不适,或者与其他乳腺问题相混淆,尤其是恶性肿瘤。

一、流行病学

乳腺腺体增生常发生在婴儿、青春期和老年。据估计,60%～90%的婴儿表现出短暂的可触及乳腺组织,这是由于母体雌激素通过胎盘进入婴儿体内,刺激乳腺组织增生。这种乳腺生长刺激会随着新生儿血液循环中雌激素清除而逐渐平复,常持续 2～3 周或更长时间。群体研究已经表明,青春期男性乳腺发育发病情况表现多样,30%～60%的青春期男孩会表现出男性乳腺发育,通常开始于 10～12 岁,13～14 岁达到高峰,16～17 岁回复。男性乳腺发育发病率随年龄增长而升高,50～80 岁发病率最高。24%～65%的男性可能表现出男性乳腺发育。男性乳腺发育的定义在不同研究人群中有差异。

二、发病机制

男性或女性乳腺组织对激素反应没有内在差异。激素环境、刺激持续时间和强度、个体乳腺组织敏感度决定了腺体增生的类型和程度。在雌激素影响下,乳腺导管延长、分支,导管上皮增生,导管周围成纤维细胞增生,血管分布增加。这些组织学表现常发生在男性乳腺发育的早期。男性无腺泡发育,因为腺泡发育需要孕激素存在,并且浓度达到月经周期黄体期孕激素水平。在啮齿目动物乳腺癌模型和人类 MCF-7 乳腺癌细胞系中，雄激素具有抗雌激素作用，在正常乳腺组织中被认为能部分拮抗雌激素。因此，男性乳腺发育常被认为是雌激素乳腺刺激作用和雄激素抑制效能的失衡。雌激素、雄激素比例改变已经在多种男性乳腺发育相关症状中被观察到。这种改变的机制很多，如表 25 - 3 所示。

表 25 - 3　男性乳腺发育相关情况及相应病理生理机制

类别与机制	临床问题
生理性	新生儿、青春期、老年人
病理性	
特发性	
药物诱导	(见表 25 - 4)
血清雌激素增高	
芳香化作用增强(外周和性腺)	支持细胞(性索)肿瘤、睾丸生殖细胞肿瘤、睾丸间质细胞肿瘤、肾上腺皮质癌、两性畸形、肥胖、甲状腺功能亢进、肝脏疾病、睾丸女性化、原发性芳香化酶过剩
雌激素从球蛋白结合态被置换出	螺内酯(安体舒通)、酮康唑
雌激素代谢减少	肝硬化
外源激素	外用雌激素膏或乳液
摄入雌激素	茶树油或薰衣草油
人绒毛膜促性腺激素产生过多	绒毛膜癌
异位产生人绒毛膜促性腺激素	肺癌、肝癌、胃癌、肾癌
睾酮合成减少	
原发性性腺衰竭，先天	无睾症、Klinefelter 综合征、两性畸形、睾酮合成遗传性缺陷
原发性性腺衰竭，获得性	病毒性睾丸炎、睾丸切除(阉割)、肉芽肿性疾病(包括麻风)
下丘脑或垂体病变	睾丸衰竭
雄激素受体缺陷	雄激素抵抗
其他	慢性肾衰、慢性病、脊索损伤、人类免疫缺陷病毒、乳腺组织敏感性增强

男性睾丸每天分泌 95%的睾酮(睾丸酮)，15%的雌二醇和不到 5%的雌酮。循环雌激素多数来自雌激素前体在性腺外组织的转化，包括肝脏、皮肤、脂肪、肌肉、骨和肾脏，这些组织都含有芳香化酶，能够将睾酮转化成雌二醇和雄烯二酮，再转化为雌酮。雄烯二酮是主要由肾上腺分泌的雄激素。雌二醇和雌酮在性腺外组织通过 17-酮还原酶可以相互转化，该酶也负责睾酮和雄烯二酮相互转化。由性腺组织分泌或者性腺外组织转化后生成的雄激素和雌激素进入循环，多数会与性激素结合球蛋白(SHBG)结合。SHBG 主要来自肝脏，对雄激素亲和力大于雌激素。非 SHBG 结合性激素以游离状态或者与球蛋白微弱结合后在血液中循环，能够进入细胞，与类固醇激素受体结合。睾酮和双氢睾酮与受体结合后作用于 DNA 的同一激素反应元件，也都与各自基因的激素反应元件结合，引发转录起始和生物学效应。雌二醇和雌酮与雌激素受体结合后也会引发相似的反应。

从病理生理学角度看，雌激素和雄激素浓度或作用失衡可能发生在多个水平(表 25 - 3)。睾丸或肾上腺肿瘤产生过多雌激素，或者雌激素前体在性腺外组织过多转化为雌激素，都能够增加总的雌激素浓度。这些性腺外激素转化可以直接发生在乳腺组织。在一些特发性男性乳腺发育患者阴毛皮肤成纤维细胞中，已经发现雄激素到雌激素转化芳香化作用的增强。当雌激素代谢减慢或者 SHBG 结合状态雌激素发生解离，循环游离雌激素会绝对升高。相反，因为睾丸缺陷或继发于垂体促性腺激素刺激缺失，导致睾丸雄激素分泌降低、雄激素降解代谢增强，或者雄激素结合 SHBG 增多，都会导致游离雄激素减少，不能中和雌激素促腺体增殖的作用。如前所述，雄激素和雌激素平衡不仅依赖于数量，还依赖于它们在组织水平发挥作用的能力。因此，雄激素受体缺陷或者雄激素被药物(如抗雄激素药物螺内酯)从其受体置换出来，都会导致雄激素作用减弱，在乳腺细胞水平降低对雌激素的拮抗能力。最终，个体乳腺组织对雌激素或雄激素作用的敏感程度，使得某些人容易发生男性乳腺发育，即使其雌激素和雄激素浓度表面上正常。

三、相关症状

表 25 - 3 和表 25 - 4 列出了与男性乳腺发育相关的各种情况和药物。虽然列表较长，但 2/3 的患者为青春期男性乳腺发育(近 25%)、药物所致男性乳腺发育(10%～20%)或者无潜在异常(特发性男性乳腺发育，近 25%)，剩余为肝硬化或营养不良(8%)、原发性性腺功能减退(8%)、睾丸肿瘤(3%)、继发性性腺功能减退(2%)、甲状腺功能亢进

(1.5%)或肾病(1%)。影响雌激素和雄激素平衡的病理情况和机制已列于表25-3中。最典型的例子是螺内酯所致的男性乳腺发育。醛固酮能够拮抗性抑制睾丸合成睾酮,加强睾酮向较弱雄激素雄烯二醇的转化,增加睾酮向雌二醇转化的芳香化作用,置换SHBG结合态睾酮(导致睾酮代谢清除率增加),影响组织中与雄激素受体结合,从而发挥抗雄激素作用。

表25-4 男性乳腺发育相关药物

类别	药物(证据级别)
激素	雄激素和合成类固醇(F)、绒毛膜促性腺激素(G)、雌激素和雌激素激动剂(G)、生长激素(G)
抗雄激素或雄激素合成抑制剂	比卡鲁胺(G)、环丙孕酮(G)、氟他胺(G)、促性腺激素释放激素激动剂(G)、尼鲁米特(G)、5α-还原酶抑制剂(G)
抗生素	乙硫异烟胺(P)、异烟肼(P)、酮康唑(G)、甲硝唑(P)、二甲胺四环素(P)
抗溃疡药物	西咪替丁(G)、兰索拉唑(P)、奥美拉唑(F)、雷贝拉唑(P)、雷尼替丁(P)
癌症化疗药物	烷化剂(F)、环孢素(P)、甲氨蝶呤(P)、联合化疗方案(F)
心血管药物	胺碘达隆(P)、氨氯地平(P)、甲巯丙脯酸(P)、可乐定(P)、地高辛(P)、地尔硫䓬(P)、依那普利(P)、非洛地平(P)、甲基多巴(P)、硝苯吡啶(F)、利血平(P)、螺内酯(G)、维拉帕米(F)
精神药物	阿立哌唑(P)、氯氮平(P)、地西泮(P)、度洛西汀(P)、氟西汀(P)、氟哌丁苯(P)、奥氮平(P)、帕罗西汀(P)、羟哌氯丙嗪(P)、吩噻嗪(P)、普鲁氯嗪(P)、喹硫平(P)、利培酮(F)、舒必利(P)、甲硫哒嗪(P)、三氟拉嗪(P)、文拉法辛(P)、齐拉西酮(P)
滥用	酒精(F)、安非他明(P)、海洛因(F)、大麻(P)、美沙酮(F)
其他	反应停(P)、金诺芬(P)、二乙胺苯丙酮(P)、多潘立酮(P)、依曲替酯(P)、二甲苯氧庚酸(P)、加巴喷丁(P)、高效抗反转录病毒治疗(HAART)药[依法韦仑(F)、印地那韦(P)、司他夫定(P)]、甲氧氯普胺(P)、青霉胺(P)、苯妥英(P)、普加巴林(P)、他汀类药物(P)、舒林酸(P)、茶碱(P)

注:证据级别:G(good,好),系统回顾随机对照试验,或随机安慰剂对照试验,或前瞻性队列研究有或无对照,同时有好的病理生理学解释;F(fair,中等),回顾性研究,或者病例对照研究,或者病例报道,同时有好的病理生理学解释;P(poor,差),个别病例报道。

四、评估

多数男性乳腺发育患者无症状,仅是体检时发现。因药物或其他病理因素所致的男性乳腺发育,可能伴随乳房或乳头疼痛和肿胀。有10%~15%的患者能够回忆起在乳房增大前或当时有过乳腺外伤史。尚不清楚是否乳房外伤本身能够引起男性乳腺发育。似乎很多患者都有过乳腺外伤史,创伤对乳腺的影响实际上导致了早已存在的男性乳腺发育被发现。临床有半数患者可见明显的双侧乳腺发育,组织学研究发现,实际上所有的患者双乳都受累。这种观察与实际情况的不符,可能是因为两侧乳房的非同步增大、腺体量和基质增生速度有差异。

男性乳腺发育必须与其他导致乳房增大的疾病相鉴别。虽然神经纤维瘤、皮样囊肿、脂肪瘤、血肿和淋巴瘤也会引起乳房增大,依据病史和临床表现,很容易与男性乳腺发育鉴别。最需要与男性乳腺发育相鉴别的是假性男性乳腺发育和乳腺癌。假性男性乳腺发育是指因为脂肪存积,而不是腺体增生所导致的乳房增大。通常这类患者体型胖,不伴有乳房胀痛。乳房体检能够正确诊断。检查乳腺时,要求患者平卧位,双手放于脑后。检查者将拇指放于乳腺一侧,第二指放于对侧。两指逐渐靠拢,皮肤表面勿施加压力。男性乳腺发育乳腺组织如橡胶或坚硬圆盘,呈中心性延伸出乳晕,较易触及或对靠拢的手指有抵抗;而假性乳房发育没有如此成堆的组织,两指靠拢时没有抵抗。或者手指触诊能发现腺体组织。

通过仔细查体,通常可以鉴别男性乳腺发育和乳腺癌。男性乳腺癌肿块常偏心性分布、单侧、坚硬;男性乳腺发育肿块质地似橡胶样、有弹性。男性乳腺癌可能表现出酒窝征和乳头凹陷,比男性乳腺发育患者更常见乳头溢液(10%),也可能伴有腋淋巴结肿大。如果临床检查不能鉴别两种情况,应该进行钼靶X线检查、FNA或者空芯针活检。随访20年或更长时间,并没有发现男性乳腺发育患者乳腺癌发病风险增高。尽管流行病学研究没有发现Klinefelter综合征（XXY综合征，一种性染色体异常）与乳腺癌风险有关，但一项大型研究发现男性乳腺发育患者比普通男性群体乳腺癌发病风险高19.2倍。男性乳腺发育一经诊断，应该询问详细的病史，进行体格检查，以便进一步查明可能的原因。详细的病史很关键，尤其是表25-4中列举的药物的用药史。肝脏或肾脏病史，尤其是进行血液透析，可能提示男性乳腺发育的原因。体重减轻、心动过速、震颤、出汗、怕热、腹泻，伴或不伴有甲状腺肿块，提示甲状腺功能亢进的可能。应该评估患者是否有性腺功能减退的征象，包括性欲减退、阳痿、体力下降和睾丸萎缩。需要仔细检查腹部是否有肿块，近一半患者有肾上腺皮质癌；还需要检查睾丸，除外睾丸肿块的存在。

后续步骤依赖于临床检查结果。如果曾经摄入过表25-4列举的药物，应该停药1个月后复查。如果是药物引发，停药期间乳房肿痛会明显降低。如果患者处于青春期，一般体检和睾丸检查未见异常，可能为短暂或持续的青春期男性乳腺发育。隔3个月进行一次检查，能够判断男性乳腺发育为短暂还是持续。在此期间，可以考虑进行药物或手术治疗。如果体格检查发现不对称的男性乳腺发育，没有潜在疾病，应该进行肝脏、肾脏、甲状腺和睾酮的生化检测。结果正常，不需要进一步评估，6个月后复查即可。相反，如果男性乳腺发育为近期新出现，或者乳房胀痛，应该进行其他检查，包括检测血清人绒毛膜促性腺激素（HCG）、雌二醇、睾酮和黄体生成素浓度，尽管通常诊断率较低。

图25-7给出了识别男性乳腺发育潜在异常的流程。血清HCG增高，提示睾丸或非性腺生殖细胞肿瘤，或者罕见的能异位分泌激素的非滋养层肿瘤。应该进行睾丸超声检查，未发现肿块时进一步拍摄胸片、腹部CT或者MRI，努力查明性腺外HCG分泌肿瘤。最常见的有激素分泌功能的非滋养层肿瘤是支气管癌、胃癌、肾细胞癌或肝癌。血清黄体生成素升高，伴随睾酮水平降低提示原发性腺功能减退；睾酮水平降低，黄体生成素降低或正常，提示下丘脑或垂体异常所致的继发性性腺功能减退。此时应该检查血清催乳素，除外催乳素垂体腺瘤，它可能导致促性腺激素分泌不足引起性腺功能减退。黄体生成素和睾酮水平升高见于甲状腺功能亢进，或雄激素受体功能异常所致的各种雄激素抵抗。此时，可以进行甲状腺功能检查来鉴别。

如果血清雌激素水平增高，黄体生成素水平正常或降低，应该进行睾丸超声检查，以除外睾丸间质细胞、支持细胞或性索睾丸肿瘤。如果超声检查阴性，应该进行CT或MRI检查肾上腺，以除外分泌雌激素的肾上腺肿瘤。如果睾丸和肾上腺均正常，雌二醇水平增高，可能是因为性腺外芳香化酶作用增强，导致雌激素前体更多转化为雌激素。这种情况下，雌激素水平相对雌二醇水平更高。最后，如果

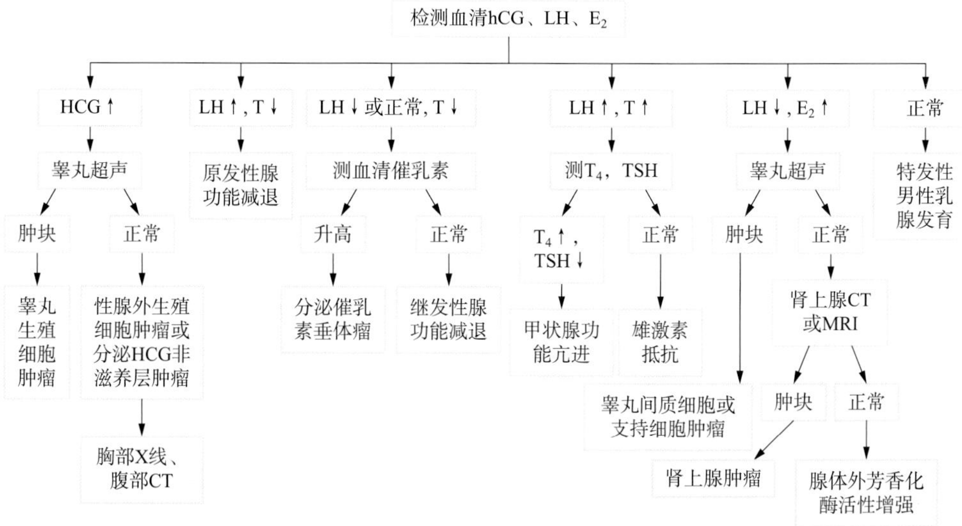

图25-7　男性乳腺发育患者根据血清激素水平进一步评估建议流程图

注：E_2，雌二醇；HCG，人绒毛膜促性腺激素；LH，黄体生成素；T，睾酮；T_4，甲状腺素；TSH，促甲状腺素。

所有这些内分泌检查都正常,应考虑诊断为特发性男性乳腺发育。

五、预防

两种情况下的男性乳腺发育可以预防。第一种情况是患者需要药物治疗。避免表 25-4 中的药物,可以降低药物对乳腺刺激的风险。同样,并不是表中的所有药物都引起相同程度的男性乳腺发育。例如,老年男性考虑应用钙通道阻滞剂,医生应该了解硝苯吡啶引起男性乳腺发育的风险最高,随后是维拉帕米,地尔硫䓬风险最低。盐皮质激素受体拮抗剂中,螺内酯,而不是依普利酮,与男性乳腺发育强相关。同样,在组胺受体或质子泵抑制剂中,西咪替丁发生男乳发育风险最高,其次是雷尼替丁,奥美拉唑风险最低。第二种可预防的情况发生在前列腺癌患者中,计划进行抗雄激素单药治疗时。无数研究已经证明,预防性应用抗雌激素药物他莫昔芬优于芳香化酶抑制剂阿那曲唑或低剂量乳房放疗。

六、治疗

停用诱发男性乳腺发育药物或者调整潜在影响雌激素-雄激素平衡的状态,能使新近发生的男性乳腺发育消退。如前所述,男性乳腺发育组织学水平可见明显的导管上皮增生、炎症细胞浸润、基质成纤维细胞增多,血管生成增多。正是在这种增生期或活跃期,患者常感觉乳房胀痛。这一阶段持续时间长短不一,通常不到一年,随后自然缓解或进入非活跃期,可见上皮细胞增生减缓,导管扩张,基质玻璃样变或纤维化,非活跃期通常无临床症状。这些组织学表现多见于临床查体可见的男性乳腺发育患者。考虑治疗时,需要知道进入非活跃期后,男性乳腺发育不太可能自然消退,也不太可能对药物治疗有反应。另一个需要考虑的因素是多数男性乳腺发育可自发消退。实际上,很大一部分男孩都有青春期男性乳腺发育,但只有很少数会表现为持续的乳腺增大。同样,在各种原因所导致的男性乳腺发育中,85%未经治疗的患者都会自然缓解。因此,很难评估任何医疗干预的有效率。

治疗指征包括严重乳房胀痛或者感觉十分难堪以至于影响患者的日常生活。手术的目标是恢复平胸、消除乳房下皱襞、对齐两侧乳头乳晕复合体,隐藏手术瘢痕。手术移除腺体和基质组织是治疗的主要方式。乳晕切口切除皮下乳房腺体,联合吸脂术移除腺体后脂肪组织,是目前通常采用的外科流程。亦有学者应用真空辅助微创旋切术、经腋窝腔镜等方式进行治疗,美容效果更佳。对长期存在的男性乳腺发育,以及经过一系列药物治疗无效的患者,可以主要通过这种方式解决。

3 类药物——雄激素、抗雌激素和芳香化酶抑制剂,已经被尝试用于治疗男性乳腺发育。因为研究样本小、非盲、无对照设计等原因,很难评估绝大多数药物的疗效。除了早期青春期男性乳腺发育持续时间少于 3 个月外,建议对中到重度患者开展药物临床疗效研究。

无论是青春期男性乳腺发育还是特发性男性乳腺发育,睾酮都不比安慰剂有效,还有存在通过芳香化酶作用转化成雌二醇,使病情加重的风险。在一项双盲、安慰剂对照临床试验中,肝硬化患者接受 6 个月睾酮治疗能够降低男性乳腺发病风险。二氢睾酮,直接注射或透过皮肤吸收,在 75%的患者中能够降低乳房体积,15%的患者能够完全缓解。有效患者,1～2 周内乳房胀痛明显减轻,无副作用。一项安慰剂对照研究发现,达那唑能够消除 23%患者的症状,而安慰剂只能消除 12%患者的症状。虽然研究者认为该药物安全、耐受性好,但应用达那唑治疗其他疾病的研究发现有明显的不良反应,如水肿、体重增加、痤疮、恶心和肌肉痉挛。

3 种被尝试过用于男性乳腺发育治疗的抗雌激素药物是氯米芬(克罗米芬)、他莫昔芬和雷洛昔芬。据报道,氯米芬的有效率为 36%～95%。但 3 项系统研究中,有 2 项研究发现,不到一半的患者乳房体积能缩小 20%或以上,或者对疗效满意。口服 50～100 mg/d,未见明显副作用。但在另一项研究中,该药物与胃肠道不适和视力问题有关。他莫昔芬,10 mg,每天口服 2 次,已经进行了多项研究;部分有效率接近 80%,完全缓解率高达 60%,未见明显药物相关不良反应的报道。鉴于其安全性高,专家通常建议伴有疼痛的男性乳腺发育患者进行 3 个月他莫昔芬治疗。在 10 名青春期男性乳腺发育患者中,雷洛昔芬被报道能够部分地缓解男性乳腺发育,但需要进一步研究评估该药的真实效果。

芳香化酶抑制剂睾内脂在少量青春期男性乳腺发育患者中进行过研究,剂量为 450 mg/d,口服 6 个月,无明显副作用。该非对照研究中,经过 2 个月治疗后,作者观察到乳房体积缩小,但尚缺少充足证据将其作为一线药物应用。也有应用同类药物——阿那曲唑或来曲唑的其他少数报道，个别患者表现出获益。一项大型随机、双盲、安慰剂对照研究探讨了阿那曲唑在青春期男性乳腺发育中的作用，结果提示阿那曲唑效果优于安慰剂。另外，在接受抗雄激素治疗的前列腺癌患者中，阿那曲唑预防男性乳腺发育效果不及他莫昔芬。

七、总结

(1) 男性乳腺发育，表现为向心性腺体组织增大，从乳头乳晕复合体下方向周围辐射，需要与假性男性乳腺发育(脂肪型腺体)、乳腺癌和其他少见病变相鉴别。

(2) 对于单侧、离心性、坚硬的病变，需要配合钼靶 X 线检查、FNA、空芯针或切除活检，以除外乳腺癌。

(3) 应该停用与男性乳腺发育相关的药物，或更换其他不易引起男性乳腺发育的药物。如果药物是病因，停药后，1 个月左右乳房胀痛会消退。

(4) 青春期患者，应该进行详细的体格检查，特别是睾丸检查，如果阴性，3 个月后复查。

(5) 新近出现的乳房增大、伴有胀痛，体检未发现甲状腺、肝脏、肾上腺或睾丸异常，此时应该检测血清 HCG、黄体生成素、雌二醇和睾酮，以便鉴别病理性改变引起的男性乳腺发育。

(6) 如果男性乳腺发育没有发现可逆转的原因，患者同时感觉胀痛或严重影响生活，应该尝试进行他莫昔芬等药物治疗或者整形手术移除腺体。

(庞　达　张显玉)

参考文献

[1] 韩景健，晏文华. 男性乳房发育症的病因及发病机制研究进展[J]. 中国美容整形外科杂志，2020，31(02)：89-91.

[2] 赫捷，陈万青，李霓，等. 中国女性乳腺癌筛查与早诊早治指南(2021，北京)[J]. 中华肿瘤杂志，2021，43(04)：161-191.

[3] 马薇，金泉秀，吴云飞，等. 乳腺增生症诊治专家共识[J]. 中国实用外科杂志，2016，36(07)：759-762.

[4] 王殊，谢菲. 乳腺纤维腺瘤诊治专家共识[J]. 中国实用外科杂志，2016，36(07)：752-754.

[5] 中国妇幼保健协会乳腺保健专业委员会乳腺炎防治与促进母乳喂养学组. 中国哺乳期乳腺炎诊治指南[J]. 中华乳腺病杂志(电子版)，2020，14(01)：10-14.

第二十六章

乳腺韧带样纤维瘤病

一、概述

乳腺韧带样纤维瘤病(desmoid-type fibromatosis)简称纤维瘤病，是指原发于乳腺组织中，由成纤维细胞和肌成纤维细胞过度增生形成的纤维性肿瘤。肿瘤在乳腺组织或脂肪组织中浸润性生长，切除不净可复发。同义词包括侵袭性纤维瘤病、腹壁外韧带样瘤等。

除原发于乳腺的纤维瘤病外，还有少数病例起源于乳腺外的软组织(如胸肌筋膜等，以下简称软组织纤维瘤病)，以累犯胸壁软组织为主要临床表现，少数病例可侵犯乳腺组织，其病理形态、生物学行为及分子病理学改变与原发于乳腺的纤维瘤病相似但又不尽相同。本章重点讨论原发于乳腺的纤维瘤病。

二、流行病学

乳腺纤维瘤病在全部乳腺病变中所占比例约为0.2%，占全身各部位纤维瘤病的比例小于10%。育龄期女性较绝经前后女性多见，偶见于男性。

三、病因学

虽然外伤有可能与部分乳腺纤维瘤病的发生有关，但大部分患者无明显诱因。有研究表明，外科隆乳术是乳腺纤维瘤病的危险因素，术后发生乳腺硬纤维瘤的风险高达普通人群的482～823倍，肿瘤是由手术创伤还是植入物的生物材料引起尚不清楚。但是这一结论并没有被广泛接受，根据回顾性数据——Tzur等的研究发现，隆乳术后纤维瘤病的发生率低于普通人群，认为目前乳房植入物与乳腺纤维瘤病的发生可能存在的联系尚不能证实，建议积累更多病例信息进一步研究。

四、发病机制

与软组织纤维瘤病不同的是，乳腺纤维瘤病多为散发性病变，仅少数病例与Gardner综合征相关。部分病例涉及 *CTNNB1* 激活突变，主要表现为β连环素基因3号外显子突变。少数病例与结肠腺瘤性息肉(adenomatous polyposis coli, *APC*)基因突变有关。激活 *CTNNB1* 突变或失活 *APC* 突变/缺失引起WNT/β连环素通路转录信号的致病性增加，从而驱动细胞增殖。

五、临床表现

乳腺纤维瘤病常表现为缓慢生长的孤立、无痛性、质硬的肿块，文献中报道的肿瘤直径平均为2.5～5.5 cm，可有皮肤或乳头内陷，乳头溢液罕见；临床检查中，肿物边界不清，多为单发，亦可累及双侧乳腺。

六、影像学检查

纤维瘤病通常表现为边界不清且不规则的肿块(图26-1)，乳房悬韧带受牵拉，与癌难以区分。一些纤维瘤病也可能与良性病变难以鉴别。如果浅筋膜或深筋膜受累，则肿瘤被检出的概率增加；完全位于实质内的肿瘤较易漏诊。

单纯靠影像学诊断纤维瘤病较为困难，相对而言，影像学检查更重要的意义是针对肿瘤的监测。由于肿瘤切除后需长期随访，因此影像学观察肿瘤残腔及生长状况更为重要。

由于肿瘤中少有钙盐沉积，因此，与MRI和超声相比，乳腺X线摄影检查作为第一种检查手段时

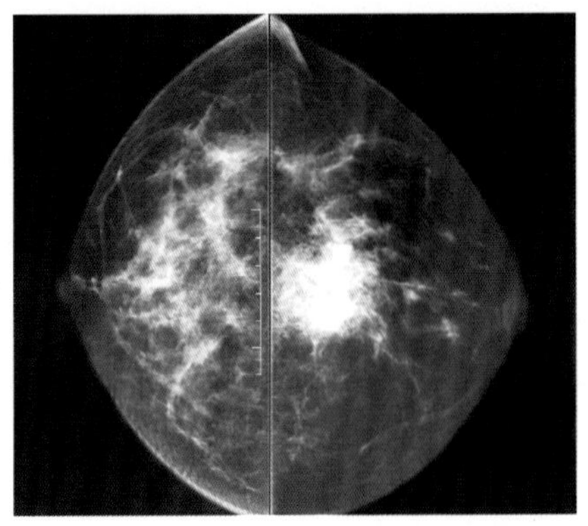

图 26-1　乳腺纤维瘤病 X 线摄影

注：图示右乳腺组织中界限不清的肿物。

更容易遗漏病变。对于怀疑纤维瘤病的患者，结合 MRI 和超声可以准确地评估肿瘤的范围及与邻近结构的关系，乳腺 X 线摄影检查可以作为排除伴有钙化乳腺癌的补充。

七、组织病理学特征

（一）大体特征

乳腺纤维瘤病多为界限不清的肿块，切面质韧、灰白色（图 26-2）。

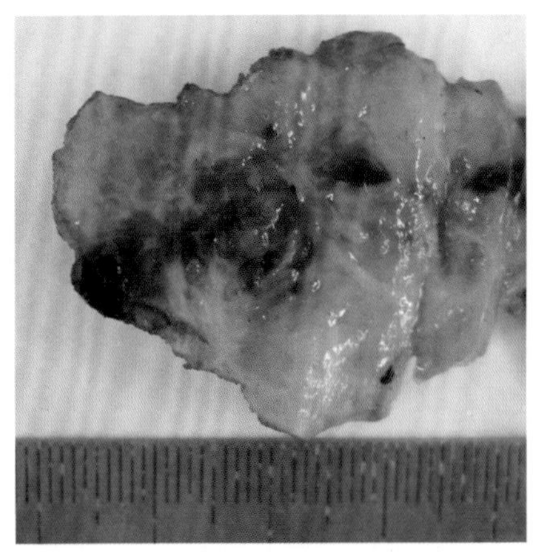

图 26-2　乳腺纤维瘤病大体观

注：肿瘤切面灰白色、质地韧，边界欠清，在乳腺组织中穿插性生长，浸润并牵拉周围脂肪组织。图中暗红色区域为穿刺针道及出血等继发性改变。

（二）镜下特征

1. 组织学特征　肿瘤主要由纤细的梭形成纤维细胞和肌成纤维细胞组成（图 26-3），呈有规律

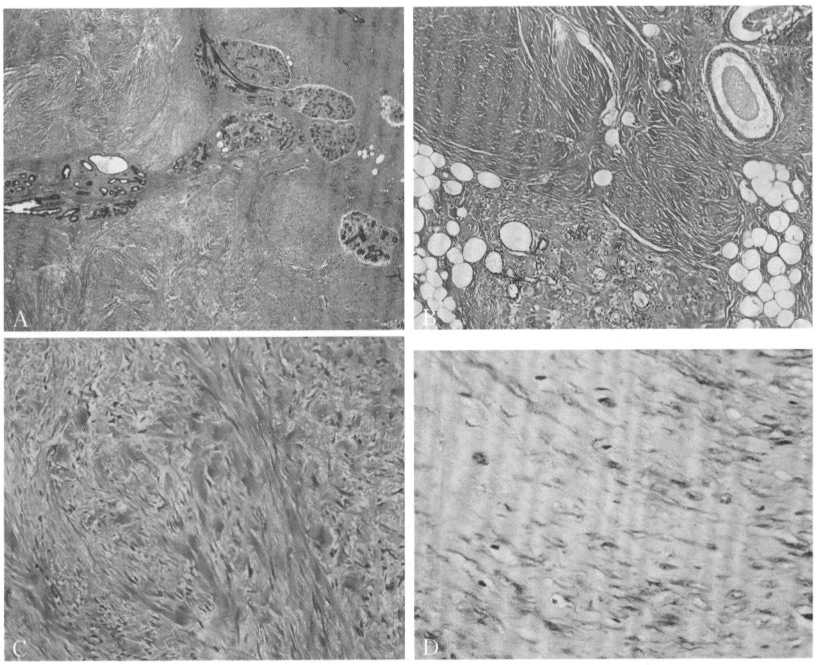

图 26-3　乳腺纤维瘤病镜下表现

注：低倍镜下肿瘤呈结节状生长，侵犯并包裹乳腺导管和小叶（A），并浸润周围脂肪组织（B）；肿瘤细胞为成熟的纤维细胞，有规律地排列成束状或编织状，其间有明显的胶原形成（C），肿瘤细胞表达肌源性标志物 SMA（D）。

的长条形束状排列,也可呈波浪状、交织状、结节状或假血管瘤样间质增生样排列。细胞之间有显著的胶原形成,有时可呈瘢痕疙瘩样。部分病例间质可伴有黏液样变性。核分裂象罕见。肿瘤边界不清,常浸润或呈旋涡状包裹乳腺小叶,并侵犯邻近的脂肪、横纹肌组织。粗针穿刺时很容易被诊断为乳腺病伴纤维组织增生或纤维腺瘤。

2. *免疫组织化学* 瘤细胞不同程度地表达平滑肌肌动蛋白(SMA)、鼠血清白蛋白(MSA)、结蛋白(desmin)和钙调理蛋白(calponin)。70%~75%的病例表达β连环素(核染色),但乳腺癌或其他梭形细胞肿瘤亦可表达β连环素,因此β连环素的免疫组化染色结果不能作为诊断乳腺纤维瘤病的依据。

3. *分子遗传学特征* 部分病例伴β连环素基因3号外显子突变,可通过PCR测序的方法在石蜡组织中进行检测。文献中乳腺病例的β连环素基因突变率(约50%)低于软组织纤维瘤病(85%),但据本中心研究结果,乳腺纤维瘤病β连环素基因突变率不足30%;由于病例数有限,这一结论仍需要更多样本的支持。由于形态较为接近的瘢痕组织、结节性筋膜炎及肉瘤等均无β连环素基因突变,因此这一分子病理学改变也为鉴别诊断提供了非常重要的证据。

APC 基因突变在纤维瘤病中是小概率事件。有研究报道在乳腺纤维瘤病中,*APC* 基因突变比例高于其他部位纤维瘤病,达到11.8%;相关报道较少,还需有更多数据进一步证实。

八、鉴别诊断

乳腺纤维瘤病有必要和起源于胸壁的软组织纤维瘤病(图26-4)相鉴别,两者形态接近,但前者主要位于乳腺实质内,预后相对较好;后者主要侵犯胸壁骨骼肌、骨、筋膜甚至是胸膜,手术范围广且较难完整切除瘤体,预后相对较差。少数软组织纤维瘤病可以侵犯乳腺,此时需要结合影像学和病理学检查结果判断。肿瘤主体位于胸壁软组织是诊断软组织纤维瘤病的重要证据。

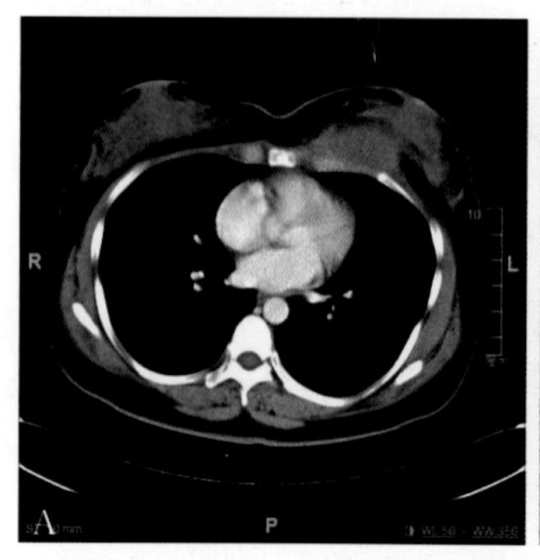

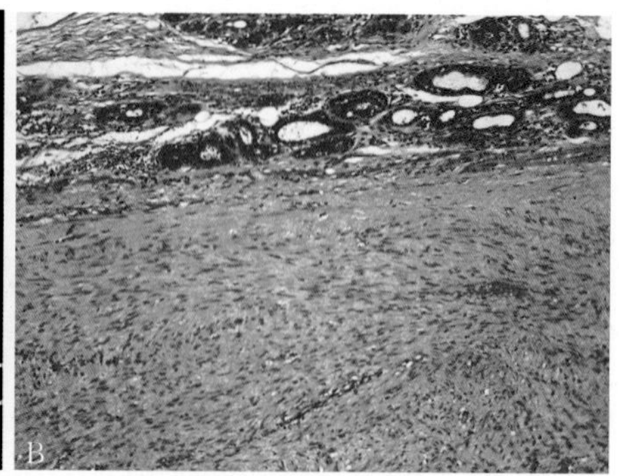

图26-4 胸壁软组织纤维瘤病累及乳腺

注:MRI检查显示,瘤体主要位于左侧胸壁,肿瘤侵犯胸壁软组织,并向左乳基底部侵袭性生长(A);镜下可见肿瘤呈推挤式生长,与乳腺纤维瘤病紧密包裹乳腺小叶的生长方式有所不同(B)。

乳腺纤维瘤病的确诊依赖其组织病理学或分子病理学特征,明确诊断该病还需要与多种形态相似的良恶性梭形细胞病变相鉴别,主要包括以下6种。

(1) 纤维瘤病样化生性癌:患者年龄较大,主要由形态温和的成纤维细胞样梭形细胞构成,有时可伴有显著的胶原形成。仔细观察往往能找到少量异型细胞或上皮样肿瘤细胞成分。免疫组化有鉴别意义,该肿瘤细胞表达多种上皮标志物。

(2) 分叶状肿瘤:交界性或恶性分叶状肿瘤也有侵袭性生长方式,但肿瘤细胞有异型性,核分裂象易见。原发的分叶状肿瘤有明显的分叶状结构,鉴别诊断并不困难,但复发的分叶状肿瘤中,上皮成分往往丢失,仅以梭形细胞成分为主,此时明确患者的病史十分重要。

(3) 硬化性乳腺病伴纤维组织增生或瘢痕形成:尤其是外伤或手术后,局部可出现类似纤维瘤病的形态。事实上,两种病变同属成纤维细胞/肌成纤维细胞增生性病变,因而组成病变的细胞亦相同;虽然局部形态接近,但由于其本质非肿瘤性病变,因此无浸润性生长的证据。另外,其间可见脂肪坏死、钙化或异物肉芽肿,这些特征在纤维瘤病中均不常见。

了解患者有无外伤和手术史是重要的鉴别诊断依据。对于鉴别困难的病例中，可以试做 β 连环素基因突变检测帮助诊断。

(4) 结节性筋膜炎：主要由梭形和星形细胞的肌成纤维细胞组成，细胞排列紊乱、无方向性，背景疏松、水肿或黏液样，可见微囊腔；间质内常见多少不等的慢性炎症细胞浸润和红细胞外渗，有时还可见少量多核巨细胞。大约 85％病例存在 t(17；22)(p13；q13)，主要涉及 *USP6-MYH9* 融合基因，可通过反转录-聚合酶链反应（RT-PCR）和荧光原位杂交（FISH）检测 *USP6* 基因易位辅助诊断。

(5) 神经纤维瘤：肿瘤与皮肤关系密切，多发生于真皮内或皮下。孤立性神经纤维瘤与周围组织边界清，弥漫性神经纤维瘤可弥漫生长，包绕皮肤附件或乳腺组织。神经纤维瘤细胞纤细、蝌蚪样或逗点样，排列稀疏，间质可呈黏液样，瘤细胞表达 S-100 蛋白和 SOX10 等标志物。

(6) 纤维肉瘤：乳腺原发的纤维肉瘤罕见，常常是由乳腺周围软组织肿瘤侵袭性生长所致。肿瘤细胞丰富，细胞有明显的异型性，富于核分裂象。

九、治疗与预后

乳腺纤维瘤病以手术切除治疗，可局部复发，但不发生转移。文献报道，本病局部复发率为 25％～29％。治疗上宜采取局部扩大切除，并保证切缘阴性。但对多部位纤维瘤病的研究显示，切缘状况对预后评估的价值并不确定。

对难以完整切除或多次复发者，可辅以放疗。由于此病常见于青年患者，对尚处于乳腺生长发育期的女性使用放疗需慎重。

近来，欧洲肿瘤内科学会（ESMO）开始推荐一种新的乳腺纤维瘤病的管理方式——“观望”（wait-and-see，WS）政策。研究表明，17 例乳腺纤维瘤病患者接受 WS 策略，平均随访 42.2 个月（0～214 个月），6 名患者（35％）表现为自发性消退，9 例（52％）病情稳定，2 例（11.8％）显著进展，因而提出 WS 是一种可供选择的治疗方案。方案实施对象不包括胸壁软组织纤维瘤病累及乳腺者。患者需接受积极的临床和影像学（MRI）检查（包括确诊后 4～6 个月，第 1 年内每 3 个月 1 次，第 2 年和第 3 年每 6 个月 1 次，之后每年 1 次），如有妊娠计划亦需相应的管理对策。乳腺纤维瘤病常见于年轻患者，这一方案的提出可能具有积极的应用前景，但是目前此类研究较少，所涉及的病例数量亦较少，期待有更多深入的研究和报道。

（成宇帆）

参考文献

[1] BOLAND M R, NUGENT T, NOLAN J, et al. Fibromatosis of the breast: a 10 - year multi-institutional experience and review of the literature [J]. Breast Cancer, 2021,28: 168 - 174.

[2] COSTA P A, MARBIN S, COSTA B M L A, et al. A nonrandom association of breast implants and the formation of desmoid tumors [J]. Breast J, 2021, 27: 768 - 775.

[3] DUAZO-CASSIN L, GUELLEC S L, LUSQUE A, et al. Breast desmoid tumor management in France: toward a new strategy [J]. Breast Cancer Research and Treatment, 2019,176(2):329 - 335.

[4] International Agency for Research on Cancer. WHO Classification of Tumours, 5th Edition, Volume 2: Breast Tumours[EB/OL]. (2019 - 11 - 21)[2022 - 11 - 02]. https://www.iarc.who.int/news-events/who-classification-of-tumours-5th-edition-volume-2-breast-tumours/

[5] LIU, H, ZENG, H, ZHANG, H, et al. Breast fibromatosis: Imaging and clinical findings [J]. Breast Journal, 2020,26: 2217 - 2222.

[6] NORKOWSKIE, MASLIAH-PLANCHON J, LE GUELLEC S, et al. Lower Rate of CTNNB1 Mutations and Higher Rate of APC Mutations in Desmoid Fibromatosis of the Breast: A Series of 134 Tumors [J]. The American Journal of Surgical Pathology, 2020,44: 1266 - 1273.

[7] ROMAN M, WESTERBY T, KARLER C. Fibromatosis of the Male Breast: A Case Report [J]. Chirurgia (Bucur), 2019,114(5):664 - 667.

[8] TZUR R, SILBERSTEIN E, KRIEGER Y, et al. Desmoid Tumor and Silicone Breast Implant Surgery:Is There Really a Connection? A Literature Review [J]. Aesth Plast Surg, 2018,42: 59 - 63.

第二十七章

乳腺小叶内瘤变

小叶原位癌(LCIS)的概念早在 1941 年就由 Foote 和 Stewart 提出,他们对该疾病的形态学描述一直沿用至今。他们认为 LCIS 是一种很少见的病理学改变,是乳腺上皮细胞发展为乳腺癌的一个暂时阶段,是癌前病变。此后,随着人们对 LCIS 的认识不断加深,病理学家发现一类与 LCIS 相似的病变,其形态与 LCIS 一致,但病变范围更小,称为非典型性小叶增生(atypical lobular hyperplasia, ALH)。ALH 与 LCIS 有时难以区别,不同的病理医生在诊断时可能会出现一定的偏差,带有一定的主观性。LCIS 发生于导管终末小叶,其生物学行为与 DCIS 不同,具有低癌变率、癌变周期长、双侧乳房及多个象限发病的特点;它是癌前病变还是癌变的危险因子一直存在争论。同样,有关这一病变的定义也开始发生变化。Foote 和 Stewart 将 LCIS 与 ALH 区分开,认为 LCIS 是一种癌前病变,应行乳房切除;20 世纪 80 年代 Haagensen 用小叶瘤变(LN)代替 ALH 和 LCIS,体现了乳腺小叶细胞增生的整个过程,包括从 ALH 到 LCIS 的全过程,认为它是一个癌变的危险因子,而不是一种真正的癌前病变,建议行局部切除或临床随访。但该分类不能反映 ALH 与 LCIS 癌变危险性的差异,未得到广泛应用。Tavassoli 将这一病变命名为小叶上皮内瘤变(LIN),并将其分为 1～3 级。该分类可以较好地反映癌变的危险性,便于临床医生根据其分级情况决定是否进行手术干预。经历了 70 多年的漫长过程,人们从病因、病理、分子水平进行了探索,虽然随着乳腺钼靶机的应用,有更多的 LCIS 被诊断,但其病因不明,常在进行病理学检查时被偶然发现,缺乏特异性,同时还有许多问题存在争论,包括命名、分类、生物学行为及治疗方式等。尽管如此,多数人仍认为 LCIS 和 ALH 是癌变的危险因素,不是癌变的前期病变,导致对该病治疗由根治性乳房切除手术向保守性治疗转变。由于 ALH 和 LCIS 的形态和生物学行为的相似性,故本章将两者的流行病学特点、病因、病理、诊断、治疗、预后等一并予以讨论。

第一节　流行病学特点

随着乳腺钼靶机在临床上的广泛应用,更多的早期乳腺癌得以诊断,特别是导管原位癌(DCIS)在发达国家所有新发乳腺癌中已占 15%～20%。但是,LCIS 的诊断水平并未大幅提高,原因在于 LCIS 无论在临床表现,还是乳腺钼靶 X 线检查方面都不具有特异性,往往是偶然因包块、钙化或其他病变行乳腺穿刺活检或外科手术切除活检时被诊断,其发病率报道主要依据穿刺活检的次数,因此发病率往往被低估;迄今,其确切的发病率尚不清楚。在 20 世纪 80 年代中期前,乳腺癌的诊断主要依靠体格检查。在美国,LCIS 诊断率在所有活检中仅占 0.6%,但导管原位癌的诊断率却要高 3 倍;20 世纪 80 年代中期后,LCIS 的发病率明显增高。Eric 总结 1989—1994 年 19 篇文章对 10 499 名未扪及包块,而在钼靶 X 线片上有病变进行活检的患者进行的研究,荟萃分析结果表明 LCIS 在所有活检中占 1.1%,诊断率较之前明显提高,在所有乳腺恶性肿瘤中占 5.7%(表 27－1)。1980—2001 年美国 SEER 研究发现,LCIS 的发病率增加了 2.6 倍。究其原因,一方面是由于乳腺钼靶机的使用,使 LCIS

表 27-1　1989 年后未扪及包块乳腺钼靶 X 线检查发现病变活检结果

报道者	活检例数	恶变例数	小叶原位癌例数	报道者	活检例数	恶变例数	小叶原位癌例数
Acosta	890	152	2	Miller	530	90	5
Bauer	2077	284	15	Opie	332	48	1
Bowers	207	49	0	Papatestas	475	149	8
Franceschi	825	203	0	Patton	98	18	1
Goedde	330	38	8	Perdue	536	96	14
Griffin 和 Welling	266	38	1	Petrovich	106	13	3
Hasselgren	350	66	0	Roses	183	97	2
Letton	916	143	12	Rusnak	200	48	2
McCreery	358	95	0	Sailors	559	92	2
Meyer	1261	275	38	总数	10499	1994	114

的发现率明显提高。根据美国现有的文献，开放性外科手术活检诊断为 LCIS 概率为 0.5%～3.8%，空芯针穿刺活检诊断率为 0.02%～3.3%。但在发展中国家，由于没有乳腺癌的普查系统，因此 LCIS 的检出率较低，目前包括我国在内都没有确切数据。另一方面，激素替代治疗也是 LCIS 发病率升高的原因之一。LCIS 仅发生于女性，既往的报道多见于 40～50 岁，较导管原位癌提前了 10～15 岁。该病患者约 90%为绝经前状态；而乳腺浸润性癌仅约 30%为绝经前状态。有研究表明，LCIS 较浸润性癌的激素受体表达率明显增高，提示其发病可能与激素的影响有关。但是，2015 年 *CA-Cancer J Clin* 杂志公布的有关 2007—2011 年美国乳腺 LCIS 的数据显示，总发病率为每 10 万妇女中有 3.9 例 LCIS，40 岁后开始明显增高，最高峰发生在 50～59 岁，每 10 万妇女中可达 11.2 人；尤其以非高加索白种人发病率最高，每 10 万女性中有 4.4 人，50～59 岁年龄段每 10 万妇女中可高达 12.7 人。

第二节　病理和生物学特性

一、组织学特征及分类

LCIS 和 ALH 的病理学诊断多是基于 Page 等提出的标准，即一个受累的小叶单位由充满单一形态细胞的腺泡构成。其细胞小，形态为圆形、多边形或立方形，细胞质内为均匀的 Russell 小体，细胞核质比高；细胞间黏附松散，间隔有规律，充满腺泡，小叶结构仍可见。Page 定义，在受累的末端导管小叶单位内，腺泡小叶细胞增生、扩张，范围低于 50%为 ALH；如果该病变范围大于 50%，则为 LCIS。然而，在实际临床病理学检查过程中，往往发现 LCIS 和 ALH 同时存在，而且病变范围的比例也因不同病理科医生对形态学认识的不同而在诊断时产生差异。因此，Haagensen 和 Tavassoli 分别提出了 LN 和 LIN 的概念，目前也被不少病理学家和外科医生所接受。根据 Tavassoli 的标准进行病理学诊断，即发生于终末导管-小叶单位，上皮细胞呈不规则增生，圆形一致；细胞质淡染，细胞核形态一致，染色质纤细均匀分散。细胞黏附松散，充满扩张腺泡，但小叶结构仍然保持。依据其腺泡扩张及范围，分为 LIN 1～3 级。LIN 1 级指一个或更多的小叶单位轻度扩张，增生的细胞仅占据腺泡腔部分，腺泡腔没有扩张；LIN 2 级指与 LIN 1 级细胞形态一致，但是增生的细胞更丰富，腺泡腔扩张，但腺泡腔间轮廓存在；LIN 3 级指占据腺泡腔，小叶单位腺泡腔扩张至少 50%以上，腺泡间融合。该分类的优点是不再区分 ALH 和 LCIS，仅从小叶细胞增生的数量进行分级，通过分级反映癌变危险性的差异。该分级更有利于临床医生进行临床处理。同时，由于 LIN 没有了癌的提法，有利于消除对患者心理的影响。

近年来，LCIS 的多形性逐渐被认识，包括多形性小叶原位癌(pleomophnic LCIS, PLCIS)、多形性顶泌型小叶原位癌、小叶原位癌合并粉刺形坏死和混合型小叶导管原位癌。目前 WHO 对 LCIS 亚型主要分为多形性小叶原位癌和花样型小叶原位癌。

(一) 多形性小叶原位癌的特点

1992 年,Eusebi 等首次描述 PLCIS 病变特点,此后的研究报道其常与小叶浸润癌相关;而 Sneige 等较详细地描述其特点,未发现与小叶浸润癌相关。与典型的 LCIS 相比,PLCIS 细胞核多形性,细胞核增大,细胞质丰富,有时表现为嗜伊红,细颗粒状,即所谓的多形性顶泌型小叶原位癌。PLCIS 常见有粉刺样坏死和微小钙化,与导管原位癌有时难以区分,但是 PLCIS 上皮钙黏素表达缺失的特点有助于鉴别诊断。PLCIS 具有雌激素受体(ER)和孕激素受体(PR)表达阴性、人表皮生长因子受体 2 (HER2)高表达、Ki-67 增殖指数高的特点。在 121 例的 10 项回顾性研究中发现,在初次空芯针穿刺诊断为 PLCIS,而经手术后病理学检查仅 33%的病例与术前诊断结果一致;约 67%都合并其他病变,其中 40.5%的病例同时存在浸润性癌,以小叶性浸润癌为主;16%的病例合并导管原位癌。因此,与典型 LCIS 不同,PLCIS 常常与侵袭性病变相关,是一个癌前病变,而非危险因素。

(二) 花样型小叶原位癌的特点

Fadare 等首先描述了花样型小叶原位癌(florid LCIS, FLCIS)的特点,具有与典型 LCIS 相同的形态特点,即小细胞、细胞质染色均匀、细胞间松散黏附等,除此之外,在中央区可见坏死,钙化也较常见。Fadare 对 18 例患者的研究发现有 12 例合并浸润性癌(67%)。

近年对 PLCIS 和 LCIS 合并粉刺坏死的认识不断深入。Foschini 的 117 例研究并总结 11 篇文献 418 例患者,发现其术前穿刺低估率为 33.9%~39.7%,因此对于术前穿刺为 PLCIS 和小叶原位癌合并粉刺坏死者,应手术切除病变部位进行病理学检查,避免漏诊。

二、小叶原位癌的免疫表型

所有典型的 LCIS 及其亚型 ER 和 PR 均呈阳性,上皮钙黏素为阴性,但其亚型的免疫表型却有明显不同的特点。在典型的 LCIS 和小叶原位癌合并粉刺坏死亚型中其 HER2 蛋白表达为阴性,同时没有 DNA 扩增;突变型 P53 表达缺失,Ki-67 增殖指数低;相反,在 PLCIS 亚型中,ER 和 PR 常会表达阴性,HER2 蛋白为高表达,同时有 DNA 扩增,在同时合并浸润性癌的病变中更常见到,其突变型 P53 表达为阳性,Ki-67 增殖指数为中到高。虽然上皮钙黏素对鉴别导管性病变和小叶性病变非常有用,但是在一些形态不一致的 LCIS 和浸润性小叶癌(ILC)病例中也可见局灶性上皮钙黏素表达阳性。近来有报道 P120 连接素在典型 LCIS 及其各亚型的表达部位与导管原位癌不同,前者在细胞质表达,后者在细胞膜表达,这可能有助于鉴别两者。

三、分子机制研究

近年来,有关 ALH 和 LCIS 分子水平的基因研究不断进步,有更多的研究发现,在上皮钙黏素基因中,LCIS 和 ILC 都失去了正常上皮钙黏素表达和突变的杂合性,这种基因简称为 *CNH1*。研究表明,*CNH1* 基因与 LCIS 和 ILC 有相关性。*CNH1* 基因在 LCIS 和 ILC 都处于无活性状态。上皮钙黏素是细胞黏附分子复合体的一部分,该复合体还包含了 x、b、r 连接蛋白和 P120 连接蛋白。上皮钙黏素和 x、b、r 连接蛋白及 P120 连接蛋白的缺失,可以解释小叶瘤变和小叶浸润性癌的形成。

越来越多的研究已经表明,上皮-间充质转化(EMT)过程通过使乳腺小叶内的黏附能力降低而在 LCIS 的形成中发挥重要作用。上皮钙黏素的表达降低及钙黏素-连环蛋白复合物的分离是 EMT 的必要步骤,也是乳腺小叶疾病的重要标志,是 LCIS 的一个重要原因。紧密连接蛋白 claudin 4 也是 EMT 过程中的一个重要分子,在细胞黏附能力丧失过程中也发挥重要的作用。有研究认为,与正常组织相比,claudin 4 在 LCIS 中表达显著降低,而 claudin 4 表达降低导致乳腺小叶细胞间黏附能力的降低也可能是 LCIS 形成的另一个重要因素。另有研究认为,LCIS 细胞通过增加间质表面分子(例如神经钙黏素、层粘连蛋白受体 1 等)的表达表现出与细胞外基质组分的高度亲和力。除此之外,LCIS 也受到一些信号转导通路的调控,其中最常见的是 *PIK3CA* 点突变的激活。目前认为,无论是在 LCIS 还是 ILC 中均存在 *PIK3CA* 的突变。一项研究表明,在小叶肿瘤中 *PIK3CA* 的突变率高达 44%,进

一步说明 *PIK3CA* 突变与小叶肿瘤的发生密切相关。与 *PIK3CA* 突变类似，研究认为 *c-Src* 在 LCIS 和 ILC 中均处于激活状态，并且发现 *c-Src* 调控的下游基因 *FAK* 和 *STAT3* 只在 ILC 中被激活，而在浸润前的小叶肿瘤中却未被激活，说明 c-Src 信号转导通路是 LCIS 获得浸润性特征的一个重要调控因素。除了 *STAT3*，也有证据表明 *STAT5* 在 LCIS 进展为 ILC 中发挥重要作用。研究发现，STAT5 在正常的乳腺上皮中表达，在导管内原位癌和浸润性导管癌中表达缺失，但是在 LCIS 和 ILC 中却分别有 32％和 17％的表达，这也说明 STAT5 可能为 LCIS 的形成提供了生存信号。

第三节　自然病程和预后

LCIS 是一种非常特殊的病变，具有癌变间期长的特点。Eric 总结了 12 篇临床研究，发现平均随访 24 年，874 例 LCIS 中癌变率仅为 18％；Page 等的研究发现，在发展为浸润性乳腺癌的患者中，有 2/3 在 15 年内发生；但也有研究发现 50％的患者在 15～30 年时发展为浸润性癌。

一、恶性进展的风险

有关 ALH 和 LCIS 恶性进展的风险目前未见确切的报道，存在较大差异。据一系列文献总结发现，在诊断为 ALH 和 LCIS 的妇女一生中，发生癌变的概率是 5％～32％，平均癌变率为 8％(表 27－2)。出现这种较大差异的原因是这种病变少见，局部治疗存在较大的差异性，以及随访时间的差异等。因此，关于 ALH 和 LCIS 真实的癌变率应谨慎地下结论。

ALH 和 LCIS 在同侧发生癌变的风险为 3％～25％，平均为 4.2％。关于其病变的随访时间，一般认为随访达 20 年以上的结果可信度高。Chuba 等的研究随访 5、10、15、20、25 年的癌变率分别为

表 27－2　非典型小叶增生和小叶原位癌诊断后癌变的风险

作者，年份	随访(年)	LIN 例数	癌变例数(％)	同侧浸润性癌		对侧浸润性癌	
				高风险妇女例数	癌变例数(％)	高风险妇女例数	癌变例数(％)
Hutter, Foote, 1969	4～27	46	14(30)	40	10(25)	46	4(9)
Wheeler, 1974	16	38	4(11)	25	1(4)	32	3(9)
Andersen, 1977	16	47	11(23)	44	9(20)	47	4(8)
Haagensen, 1978	14	211	30(14)	—	—	—	—
Rosen, 1978	24	99	32(32)	99	17(17)	99	16(16)
Rosen, 1981	16～29	101	7(7)	17	2(12)	101	5(5)
Ciatto, 1992	65.2	60	6(10)	37	5(14)	60	1(2)
Carsoa, 1994	7	65	3(5)	51	3(6)	60	0(0)
Zurrida, 1996	3.8	157	8(5)	135	4(3)	157	6(4)
Habel, 1997	4～23	—	—	—	—	282	10(4)
Ottesen, 2000	10	100	13(13)	100	11(11)	100	2(2)
Goldstein, 2001	22	82	15(18)	82	13(16)	82	7(9)
Claus, 2003	5.2	—	—	—	—	692	25(4)
Page, 2003	18～53	161	24(15)	161	18(11)	161	6(4)
Fisher, 2004	12	180	19(11)	180	9(5)	180	10(6)
Chuba, 2005	7～31	4853	350(7)	3141	93(3)	4422	171(4)
Li, 2006	5～18	4490	282(6)	4490	165(4)	4490	116(3)
总数		10690	818(8)	8602	360(4.2)	11011	386(3.5)

4%、7%、11%、14%、18%。Bodian 等的研究得到类似结果,分别为 4%、13%、26%、31%。上述研究发现其癌变的类型多为浸润性导管癌。Wang 等根据美国 1983—2014 年监督、流行病学和最终结果(SEER)数据库诊断的 19 462 例 LCIS,分析其 10、20 年的累积癌变率分别为 11.3%和 19%。浸润性导管癌占 42.4%,ILC 仅占 20%。但是 Fisher 却得出了相反的结论,发现 9 例复发的患者中,8 例是 ILC,占比高达 89%;Chuba 等的研究结果为 24%,而 ILC 仅占所有乳腺癌的 5%~15%。

ALH 和 LCIS 在对侧发生癌变的风险为 0~16%,平均为 3.5%,与同侧发生者接近。关于其病变的随访时间,一般认为应比同侧更长。Fisher 的研究发现 56%的同侧癌变发生在诊断后 5 年内,但与此同时,对侧的癌变发生率为 30%。对侧癌变的组织类型与同侧一样,在其他的研究中癌变发生率高达 44%~75%,但这种高比例相对于同侧患病者意义不大。

二、恶性进展的风险因素

有关 ALH 和 LCIS 恶性进展的风险因素研究较少,而且存在较大的变异性,研究结果仍有较大的争议。

Bodian 等在对 236 例 ALH 和 LCIS 恶性进展的随访中,发现有 62 例癌变。诊断为 ALH 和 LCIS 的患者,如果年龄小于 40 岁,发生癌变的概率相对普通人群风险比为 10.5,而如果包括所有的 ALH 和 LCIS 的患者,发生癌变的概率相对普通人群风险比为 5.4;同样在低于 40 岁诊断为 ALH 和 LCIS 的患者中,如果其母亲和姐妹中有患乳腺癌者,那么发生癌变的概率增高;如果病变占据小叶单位低于 90%,其发生癌变的相对风险与普通人群比为 2,但如果病变占据小叶单位高于 90%,其发生癌变的相对风险与普通人群比为 6。厉红元等对 52 例 ALH 和 LCIS 随访 146.6 个月的研究中,发现 8 例癌变患者中 4 例有乳腺癌家族史;Li 等对美国 1998—2001 年 SEER 发现的 4 490 例 LCIS 分析发现有 282 例癌变,并认为与患者年龄、种族、手术方式有关。此后 Wang 等扩大随访年限及样本量,分析美国 1983—2014 年 SEER 数据库诊断的 19 462 例 LCIS,发现共 1 837 例癌变;特别分析手术方式与患者生存的关系,发现穿刺活检、肿块切除活检、乳房全切除术间生存差异没有统计学意义。Chuba 等的研究发现,在 4 853 例 ALH 和 LCIS 中,随访 7~31 年,有 350 例发展为 ILC。分析其危险因素,在年龄的风险上得出了与 Bodian 研究相反的结论,即如果年龄小于 40 岁,发生癌变的概率低;手术类型也是其风险因素,局部切除术相对于乳房全切术发生癌变的风险明显增加。

虽然目前所有有关 ALH 和 LCIS 恶性进展的危险因素还没有足够的证据支持,但是,对于已经诊断为 ALH 和 LCIS 的患者,在临床实践中,应结合患者年龄、乳腺癌家族史、病变占据小叶单位的范围等因素,采取恰当的治疗方案。

第四节　诊断和临床处理

ALH 和 LCIS 通常为多个病灶、多象限发生,而且在对侧乳房发生的并不少见,多数专家认为其是癌变的危险因子。文献报道 ALH 发生癌变的相对风险是普通人群的 4~6 倍,而 LCIS 发生癌变的相对风险是普通人群的 8~10 倍。但是,非典型性导管增生和导管原位癌的生物学特性与小叶病变不同,被认为是癌前病变。由于两者生物学特性的不同,因此在如何制定治疗方案上目前仍存在争议。

一、诊断

ALH 和 LCIS 没有任何临床症状,也没有诸如乳房肿瘤、乳头溢液、乳头肿胀、皮肤改变等体征,有时仅有类似增生样改变;在有关乳腺空芯针穿刺活检的文献报道中发现,诊断为 ALH 和 LCIS 多因乳腺钼靶 X 线摄片发现钙化、包块、结构紊乱改变而进行空芯针穿刺活检,其中因乳腺钼靶 X 线摄片发现钙化而进行活检最多见。亦有因其他乳房病变进行手术活检时发现在主要病变附近有 ALH 和 LCIS 的改变。近年来,随数字钼靶机的应用,通过发现高危病变,诊断率提高了 3 倍,尤其对 PLCIS 的诊断,后者多有微小钙化、结构畸形、局部高密度表现。

二、鉴别诊断

ALH和LCIS由于在临床症状、体征方面没有特异性，故与其他乳腺病变的鉴别主要体现在病理学诊断方面。

首先，要避免ALH和LCIS的过度诊断。这种情况往往会因其他因素的影响导致，如组织固定不当导致小叶单位内细胞间黏附松散，哺乳期病灶内具有细胞质内脂滴或细胞化生，以及因一些良性病变如乳腺硬化性病变出现小叶单位变形，导致合并ALH和LCIS难以鉴别，这时免疫组织化学法使用肌上皮标志物或P63有助于鉴别。

实际上临床病理学检查中面临最多的情况是如何鉴别LCIS与导管原位癌，因为两者的临床处理方式截然不同。目前的观点认为，ALH和LCIS是癌变的危险因子，而非癌前病变，趋向于保守治疗；后者则认为是癌前病变，因此，导管原位癌一旦诊断成立，其临床处理方式需要外科干预或放疗。

当低级别的导管原位癌呈实性的生长方式，形态与典型的LCIS很相似，但如果在病灶中可见细胞间黏附松散和细胞质的空泡现象，则支持LCIS诊断；如果在病灶中可见微小腺泡结构，则支持诊断导管原位癌。鉴别困难时，可以采用免疫组织化学检测上皮钙黏素，当其有表达时应考虑导管原位癌的诊断。

PLCIS与高分级的导管原位癌在形态学上容易混淆，特别是伴有中心坏死和钙化时，但是其细胞间黏附松散和上皮钙黏素表达缺失，有助于PLCIS的诊断。

三、治疗

20世纪70年代前，由于对非浸润性乳腺恶性病变认识不足，几乎很少有病理科医生能区分浸润性和非浸润性病变；由于当时对LCIS的认识水平仅停留在多个象限、双侧发生、可同时合并浸润性癌的可能，故均建议行侵袭性较大的单侧乳房切除术。此后，有关ALH和LCIS的报道越来越多，发现其生物学行为与乳腺导管原位癌不同，具有形态学上恶性肿瘤的特征，而生物学行为更趋向良性肿瘤的特点。从随访结果中发现，发生癌变间期长，且癌变类型多为导管性癌，同时其病变呈低级别的组织学特点。有学者提出，ALH和LCIS是癌变的危险因子，不是癌前病变。因此，有关ALH和LCIS的治疗至今还存在争论。有学者认为可以观察，亦有学者提出可行外科手术干预，包括区域切除、乳房切除、保留乳头乳晕的皮下切除。文献报道因ALH行乳腺活检发现浸润性癌的概率为5%，而因LCIS行乳腺活检发现浸润性癌的概率为10%。因此，由于其癌变率低、生物学行为趋于良性的特点，在临床实践中，多数专家认为对于不同程度的小叶病变，可以采用非手术治疗、区域性切除等不同的方式进行处理。

（一）非手术治疗

Haagensen等首先提出ALH和LCIS非手术治疗的观点。尽管观察随访中有一定的风险，但是一系列研究均证实ALH和LCIS发生癌变的风险低，而且比较行一侧乳房切除的LCIS患者和观察的患者，并未发现前者在降低死亡率方面有优势。美国肿瘤外科协会在1988年的一项关于LCIS是否行单纯乳房切除或观察治疗的调查中发现，54%的乳腺外科医生赞成观察；但是到1996年，赞成观察的比例上升到87%。

化学预防亦可以降低LCIS发展为浸润性乳腺癌的概率。美国纽约Memorial Sloan-Kettering癌症中心的一项随访29年的研究中，发现化学预防可以使乳腺癌10年累积发生率从21%下降到7%，发生风险下降75%，因此强烈推荐使用化学预防。

NSABP P-01为预防性研究，研究他莫昔芬对乳腺癌的预防作用。该研究入组了13 175例有乳腺癌风险的妇女，随机分为他莫昔芬组和安慰剂组。该研究有816例LCIS和1 193例ALH。随访55.6个月发现，口服他莫昔芬的妇女相对于安慰剂组，LCIS患者乳腺癌发生风险下降56%，ALH患者乳腺癌发生风险下降86%。美国食品药品监督管理局(FDA)已批准他莫昔芬具有预防乳腺癌发生风险的适应证。

因此，现在的共识是对于低癌变风险的的ALH和LCIS，在影像学检查与病变部位一致时，均推荐影像学检查随访，定期体检；同时他莫昔芬预防治疗可作为该病变保守治疗的一种选择。

MAP3预防性研究纳入4 560例患者，研究依西美坦是否可以降低绝经后乳腺癌发生风险。在中位随访35个月后，发现可以降低乳腺癌发生风险65%。其中，LCIS加ALH组发生乳腺癌的风险在口服依西美坦组为 0.2%,而安慰剂组为 0.5%。美国国家综合癌症网络(NCCN)指南对 35 岁以上绝经后患者如既往有 LCIS,推荐使用依西美坦以降低乳腺癌发生风险。

(二) 手术治疗

1941 年由 Foote 和 Steward 提出单纯乳房切除的外科治疗模式持续了 30 年,1970—1980 年有关 ALH 和 LCIS 的单纯活检随访 20 年的研究证明,诊断 ALH 和 LCIS 后,发生的癌变多为导管浸润性癌,且发生率低,认为 ALH 和 LCIS 是乳腺癌的危险因子,不是癌前病变,故认为传统的双侧乳房切除并非必要,且不被多数妇女所接受。但是,对于 PLCIS,由于其具有侵袭性病变和同时合并浸润性癌或导管原位癌的特点,美国 NCCN、欧洲肿瘤内科学会(ESMO)及英国国家医疗服务体系乳房筛查计划(NHSBSP)均推荐足够切缘阴性或全乳切除,以降低局部复发的风险。

近 10 年的一系列研究结果表明,保守治疗已成为治疗的趋势。Page 等对 252 例仅行空芯针活检诊断 ALH 患者,回顾性分析认为 ALH 为乳腺癌的危险因素。NSABP 有关 LCIS 12 年的随访结果发现,180 例患者均行肿瘤切除术,仅有占总病例数 5%的 9 例患者在同侧乳房发生乳腺癌,同时在随访中还发现有 10 例,占总数 5.6%的患者在对侧乳房发生乳腺癌。该研究认为 LCIS 相对于导管原位癌是一种静息性病变,保守性肿块或区域切除已足够,没有足够的理由进行乳房切除。在其他的研究中,行肿块切除比例为 68%~86%,行单纯乳房切除为 12%~28%,仅行活检的比例为 4%~8%。

有关空芯针穿刺活检诊断明确为 ALH 或 LCIS 的患者,是否需要进一步通过外科手术切除病灶目前仍有争议。空芯针穿刺活检发现 ALH 或 LCIS 行病灶切除活检是目前多数专家的共识,其目的并非切除所有 ALH 或 LCIS 的病灶,主要是为了最大限度地降低导管原位癌和浸润性癌的共存风险。Clauser 总结 2011—2014 年的 15 篇相关研究,发现进一步被手术证实为乳腺恶性病变的研究结果相差较大(2%~40%),尽管也有研究发现在 ALH 患者中,出现被低估的概率低,但是有关 ALH 和 LCIS 穿刺活检后手术被证实共存浸润性癌或导管原位癌的研究多为回顾性分析。近来,一项前瞻性多中心研究(TBCRC020)证明,如为纯 LCIS 或 ALH,经中心病理学实验室复核后其与浸润性癌或导管原位癌的共存率仅为 1%,因此对于此类病例,推荐可以随访、密切观察,但是该组病例有 79%为 ALH。当空芯针活检后出现以下 5 种情况时,需要行局部切除活检:①导管非典型性增生与 ALH 或 LCIS 在空芯针活检中共存;②当影像学检查报告与病理学检查结果不一致时;③当该区域有占位性病变或可扪及包块,或该区域存在结构紊乱;④如果病变具有导管和小叶增生的间变特点;⑤有 PLCIS 或各种变异型小叶原位癌。

关于 PLCIS 和 FLCIS 的处理,由于报道病例少,没有更多的随访资料,因此目前其对策并无共识。首先应明确对于术前穿刺诊断为 PLCIS 和 FLCIS,尽管样本量不大,多数专家仍赞成手术切除活检,以排除浸润性癌风险,同时有报道采用化学预防的比例更高。而对于切除后切缘仍有小叶原位癌亚型成分,处理策略不一致。一项对 351 名乳腺外科医生的调查,发现 53%的医生不补切,24%的医生补切,23%的医生根据情况有时会补切。建议对小叶原位癌亚型外科手术切缘阳性的患者,应在多学科团队包括乳腺外科医生、影像科医生、病理科医生讨论后决定。目前亦无资料显示此类病变术后需要放疗。

由于 LCIS 是多个象限、双侧发病的特点,当有关 LCIS 与浸润性癌或导管原位癌共存时行保乳手术,是否会增加肿瘤的局部复发成为近年关注的一个热点。多数研究未发现 LCIS 与乳腺癌或导管原位癌保乳治疗后局部复发有关。Robin 等总结了 1974—2007 年 0~Ⅱ期乳腺癌保乳治疗的 2 887 例患者,其中伴有 LCIS 者 290 例,中位随访 5.2 年,累计 10 年观察结果显示,两组局部复发率均为 6%,未发现 LCIS 增加局部复发;尽管 Sasson 等的研究结果表明累计 10 年,伴有 LCIS 者局部复发率为 29%,不伴有 LCIS 组为 6%,提示伴有 LCIS 者局部复发率增加,但是在该组病例中,有近 22%的患者切缘为阳性或不清楚,其结果的解释仍有疑惑。

四、监测/随访

由于 LCIS/ALH 有 10%~20%的恶变率,因此属于导致乳腺癌发生的高危因素,密切的监测是必要的。目前,NCCN 指南建议,每 6~12 个月进行一次临床检查,每年进行一次乳腺 X 线检查,必要时进行乳腺 MRI 检查。

总之，LCIS 和 ALH 是一种非常静息的病变，具有低癌变率、癌变周期长的特点。尽管从病理形态学上看是一种癌前病变，但生物学行为更像是一个癌变的危险因子。因此，穿刺活检、局部切除、临床随访或内分泌治疗是目前治疗的主要趋势，乳房切除一般不应采纳。

（厉红元）

参考文献

[1] CLAUSER P, MARINO M A, BALTZER P A, et al. Management of atypical lobular hyperplasia, atypical ductal hyperplasia, and lobular carcinoma in situ [J]. Expert Rev Anticancer Ther, 2016,16(3): 335 - 346.

[2] FOSCHINI M P, MIGLIO R, FIORE R, et al. Pre-operative management of Pleomorphic and florid lobular carcinoma in situ of the breast: Report of a large multi-institutional series and review of the literature [J]. Eur J Surg Oncol, 2019,45(12):2279 - 2286.

[3] NAKHLIS F, GILMORE L, GELMAN R, et al. Incidence of adjacent synchronous invasive carcinoma and/or ductal carcinoma in-situ in patients with lobular neoplasia on core biopsy: results from a prospective multi-institutional registry (TBCRC 020) [J]. Ann Surg Oncol, 2016,23: 722 - 728.

[4] OBENG-GYASI S, ONG C, HWANG E S. Contemporary management of ductal carcinoma in situ and lobular carcinoma in situ [J]. Chin Clin Oncol, 2016,5(3):1 - 14.

[5] SCHNITT S J, BROGI E, CHEN Y Y, et al. American registry of pathology expert opinions: the spectrum of lobular carcinoma in situ: diagnostic features and clinical implications [J]. Ann Diagn Pathol, 2020,45: 151481.

[6] WAZIR U, WAZIR A, WELLS C, et al. Pleomorphic lobular carcinoma in situ: Current evidence and a systemic review [J]. Oncol lett, 2016,12: 4863 - 4868.

[7] WONG S M, KING T, BOILEAU J F, et al. Population-based analysis of breast cancer incidence and survival outcomes in women diagnosed with lobular carcinoma in situ [J]. Ann Surg Oncol, 2017,24(9):2509 - 2517.

第二十八章

导管原位癌和微浸润癌

乳腺导管原位癌(DCIS)泛指一类起源于终末导管/小叶单位,局限于乳腺导管内的异常增生性疾病。随着乳腺X线摄影(钼靶摄影)普查的推广与应用,DCIS发病率逐年上升,在欧美占新诊断乳腺癌的20%～30%,国内的DCIS检出率较欧美略低,有报道中国发达城市的DCIS发生率占新诊断乳腺癌的15%～20%。DCIS属于癌前期病变,临床表现不尽相同,生物学行为异质性大。DCIS本身的绝对死亡率非常低,但现有数据显示未经治疗的DCIS进展为浸润性癌的比例为10%～60%,及时、规范地诊治DCIS是临床工作中的重点。

第一节　导管原位癌的临床和病理学特征

一、自然病史

现在普遍认为DCIS是浸润性导管癌(IDC)的前驱性病变,DCIS不经治疗最终可能会发展为浸润性导管癌,DICS伴微浸润介于两者之间。过去,DCIS很少见,并且患者常规接受乳房切除术,所以缺乏DCIS自然病程的临床详细研究报道,仅仅可以查到一些小样本回顾性临床研究涉及自然病程这个问题,其发展为浸润性导管癌的危险因素,以及有多少比例未经治疗的DCIS可以发展为浸润性导管癌目前尚不明确。Page等回顾复核了乳腺良性肿瘤的病理切片,从中发现了28例非粉刺样导管内癌,由于被误诊为乳腺良性肿瘤,故仅接受了病灶切除活检;30年的随访研究发现这些患者发生浸润性导管癌的风险是普通人群的9倍(95% *CI* 4.7～17),发生浸润性导管癌的部位均位于曾经发生DCIS的乳腺,并位于活检腔附近;从初始活检到进展为浸润性导管癌的病程大约为20年。另外,Eusebi等在4 397例良性活检标本中回顾性研究发现28例DCIS在经过中位16.7年的随访中,其浸润性癌的发病率为10.7%。这些发现提示DCIS可能是浸润性癌的一个前驱病变,可以演变为浸润性癌,但可能不是必须出现的前驱病变。

二、临床和影像学表现

在乳房X线检查应用之前,DCIS比较少见(<5%),常表现为触诊腺体异常(可触及的肿块)、病理性乳头溢液和乳房佩吉特病相关的乳头改变。目前导管内癌已经非常常见,占新诊断乳腺癌的10%～30%,其中至少有85%的DCIS是在X线摄影检查中被发现,多表现为无症状的钙化灶,部分表现为微钙化伴肿块影或致密影,约10%的患者临床上有可触及的肿块,约6%的患者X线摄影表现为假阴性。

典型的DCIS在X线摄影上的表现为不伴肿块的簇状微小钙化灶(图28-1)。微钙化是DCIS最常见的X线表现。微钙化的形成可能是由于DCIS中央发生不规则坏死引起钙盐在导管内沉积,或者可能由肿瘤细胞分泌形成。细小点样、线状、分枝状钙化常提示恶性钙化。有报道有56%～73%的DCIS会出现钙化灶影像,因此X线摄影检查对于DCIS的检出非常重要。DCIS在X线摄影片上也可以表现为单发或者多发的肿块，特别是沿导管方向走行的肿块后缘模糊呈鼠尾状改变时，DCIS可能性大。有报道称乳腺MRI较X线摄影诊断DCIS的灵敏度增加，可达90%以上，对病灶范围的评估也更准确。典型的MRI表现为沿导管分布的导管样或段样成簇小环状强化，也可以表现为局灶性、区域性或弥漫性强化，孤立性或多发性肿块。有荟萃分析认为，DCIS患者术前行MRI检查并没有改变外科手术方式，也不影响外科治疗结局，同时考虑到MRI诊断DCIS特异度较低，其在DCIS中的应用仍然存在争议。而对于拟接受保乳手术的DCIS患者，考虑到X线摄影会低估病变的范围，仍应建议术前行MRI检查。B超下DCIS多表现为边界不清的肿块，内部呈低回声，肿块内多有弥漫、成堆或簇状分布的针尖样、颗粒状钙化，肿块内血流多较丰富。

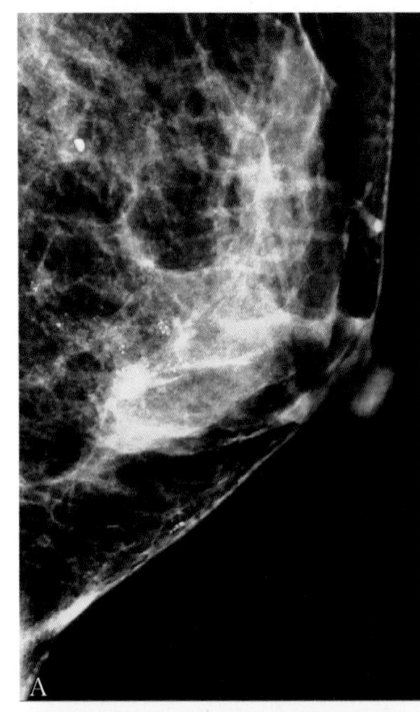

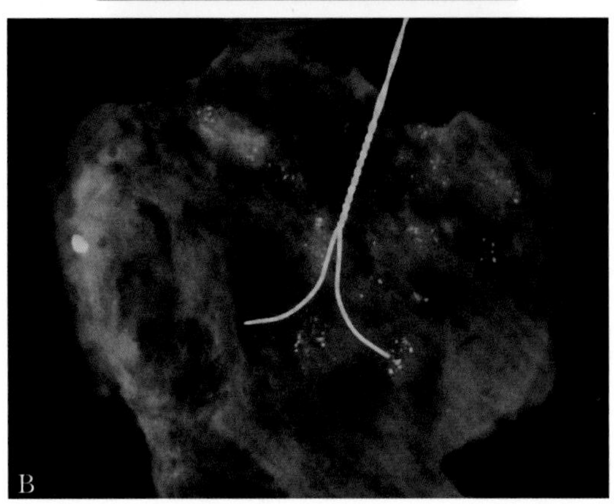

图28-1　DCIS的X线摄影表现及X线摄影定位下的钙化灶切除

三、病理学表现

DCIS是一种局限于乳腺导管/小叶结构内的上皮细胞肿瘤性增生性病变，增生的细胞异型性从轻微到显著；DCIS具有发展为浸润性导管癌的倾向。DCIS多数发生于终末导管小叶单位，偶尔也可发生于大导管。病变导管的基底膜完整或灶性不连续。核分裂象的有无并非诊断DCIS所必需的特征，在正常或增生的导管中也可见核分裂象，但每10个高倍视野有1个或多个核分裂象则需高度警惕为DCIS。

（一）导管原位癌的分级

在实际工作中，多采用以核分级为基础，兼顾坏死、核分裂象及组织构型的分级模式，将DCIS分为3级，即低级别、中级别和高级别（图28-2），WHO（2012版）对不同级别DCIS的形态特征进行了详尽阐述。值得注意的是，在肿瘤细胞符合低级别细胞特征的情况下，灶性的点状或粉刺样坏死不能完全除外低级别DCIS的诊断，这一点与WHO（2003版）有所不同，后者认为低级别DCIS中不应出现坏死或粉刺样物质。

（二）乳腺癌分子分型在导管原位癌中的拓展

浸润性导管癌的分子分型问世之后，有学者提出了一种新的基于分子分型的DCIS亚型，即基底样导管原位癌（basal like ductal carcinoma in situ）。目前研究发现该亚型DCIS至少表达一种基底样角蛋白（CK5/6、CK14等）和/或表皮生长因子受体（EGFR），而雌激素受体（ER）、孕激素受体（PR）和人表皮生长因子受体2（HER2）均阴性，其形态学往往表现为高级别DCIS，核分裂象多见，组织构型可以是粉刺型、实性型或微乳头型及其他类型。现有研究证实其为基底样浸润性乳腺癌的前驱病变。

在DCIS中，ER是目前临床工作中最有价值的标志物，DCIS中ER的表达率为75%～80%，ER免疫组化染色的阳性标准是≥1%肿瘤细胞核着色。ER在DCIS中的表达往往显示异质性，不同类型

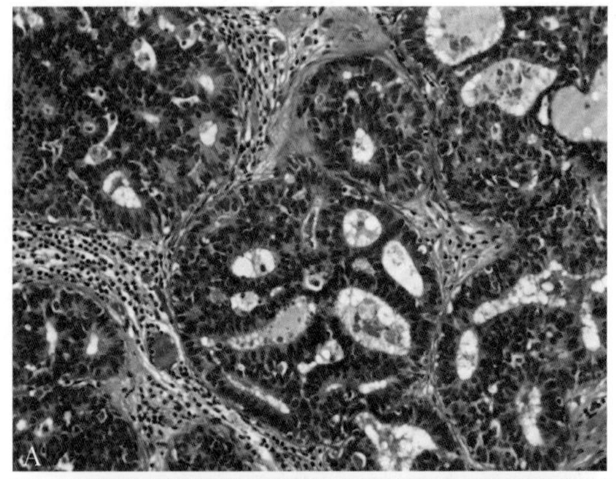

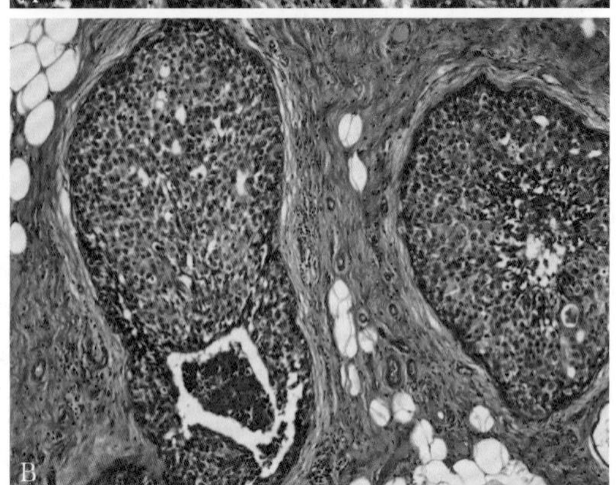

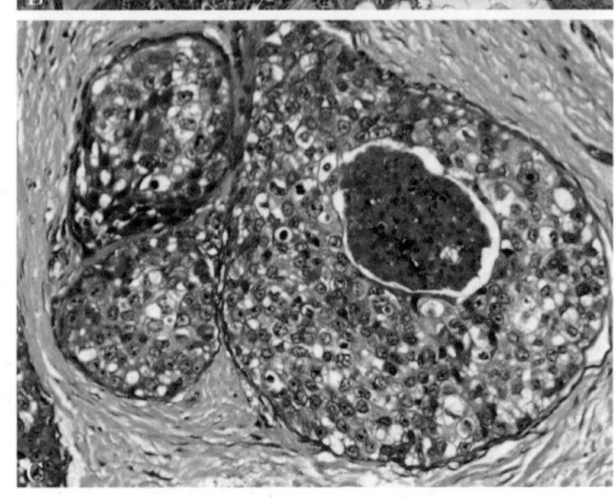

图 28-2 DCIS 的不同级别

注:A. 低级别导管原位癌,可见较多筛状结构;B. 中级别导管原位癌,可伴腔内坏死;C. 高级别导管原位癌,常伴腔内坏死,细胞核有显著异型性,核分裂象易见。

DCIS 中的表达显著不同,粉刺型中的表达率低于其他类型。ER 阴性的 DCIS 往往显示细胞核大、核多形性明显,以及坏死等特征。

HER2 在 DCIS 中过表达率高于浸润性导管癌,在粉刺型 DCIS 中 *HER2* 扩增率显著高于非粉刺型,高级别 DCIS 中的扩增率高于低级别。Stackievicz 等研究发现,DCIS 中 HER2 高表达和复发无明显相关性,但 Rakovitch 等对 213 例接受保乳手术的 DCIS 患者研究发现,HER2 阳性且 Ki-67 阳性的 DCIS 患者有较高的复发率。也有研究表明,HER2 表达与细胞增殖活性及病变范围大小也有相关性。

(三) 导管原位癌鉴别诊断

DCIS 的鉴别诊断包括普通型导管上皮增生症(UDH)、导管上皮非典型增生(ADH)、浸润性导管癌、小叶原位癌及其他少见病变。

1. DCIS 与 UDH　DCIS 与 UDH 的鉴别诊断往往并不困难,但有时实体型生长的中级别 DCIS 的肿瘤细胞可稍呈梭形且分布不规则,类似于 UDH 中的细胞形态及流水样排列结构,因此易被误诊为旺炽型 UDH。CK5/6 和 CK14 免疫组化染色在两者的鉴别诊断中非常有意义。CK5/6 和 CK14 在 UDH 中呈镶嵌样弥漫表达,而在 DCIS 中多为阴性;部分基底样亚型的 DCIS 可表达 CK5/6 和 CK14,但其细胞核往往有显著不典型性。

2. DCIS 与 ADH　低级别 DCIS 的最低诊断标准一直存在争议,造成其与 ADH 之间鉴别诊断的困难。两者在细胞形态上没有质的差别,而主要是量的不同。诊断低级别 DCIS 最常见的量化标准是形态单一的异型导管上皮细胞至少达“2 个管腔”或 2 mm。WHO 工作小组对上述两标准没有倾向,许多专家在临床工作中将两者结合使用。定量临界值的设定旨在为实际工作提供参考和标准,防止将非常小的低级别病变过度诊断为低级别 DCIS,从而防止对类似病变患者的过度治疗。

3. DCIS 与小叶原位癌　实体型 DCIS 的另一重要鉴别诊断为小叶原位癌,上皮钙黏素和 p120 免疫组化染色有助于两者的鉴别。DCIS 中上皮钙黏素几乎均为阳性,而小叶原位癌中上皮钙黏素几乎均为阴性。p120 在 DCIS 中显示细胞膜着色,而在小叶原位癌中显示细胞膜和细胞质同时着色。少数情况下可见 DCIS 和小叶原位癌作为两个相对独立的区域存在于同一病变中,更为少见的情况下可见 DCIS 和小叶原位癌共存于同一导管小叶单位中,应注意与小叶原位癌累及导管或 DCIS 累及小叶(小叶癌化)相鉴别。

4. DCIS 与浸润性导管癌　高级别 DCIS 累及小叶单位或良性病变(如硬化性腺病、放射状瘢痕)时,易造成类似浸润的假象。反之,某些特殊类型的浸润性导管癌,如浸润性筛状癌或腺样囊性癌,其生长方式可类似于 DCIS；另外 DCIS 样的浸润性导管癌是一种较为罕见的病变，显示境界清楚甚至圆形的细胞巢，其组织结构与 DCIS 极其相似而易被误诊为 DCIS。在上述情况下，仔细的形态学观察和肌上皮标志物免疫组化染色有助于正确诊断。

5. DCIS 与胶原小球病　胶原小球病(collagenous spherulosis)是一种少见的良性增生性病变，其特征是球形小体内可见嗜酸性基底膜样物或嗜碱性黏液样物，小体周围有肌上皮细胞围绕(图 28－3)。胶原小球常见于乳腺良性增生性病变，少数情况也可见于小叶原位癌或 DCIS 及其他恶性肿瘤。由于其球状小体类似于筛孔状的圆形腺腔，因此易与筛状型 DCIS 混淆。形态上筛状型 DCIS 腺腔周围为形态单一的上皮细胞，呈极性排列；而胶原小球病的假性腔隙周围为增生的肌上皮细胞。另外，肌上皮标志物免疫组化染色也有助于两者的鉴别。

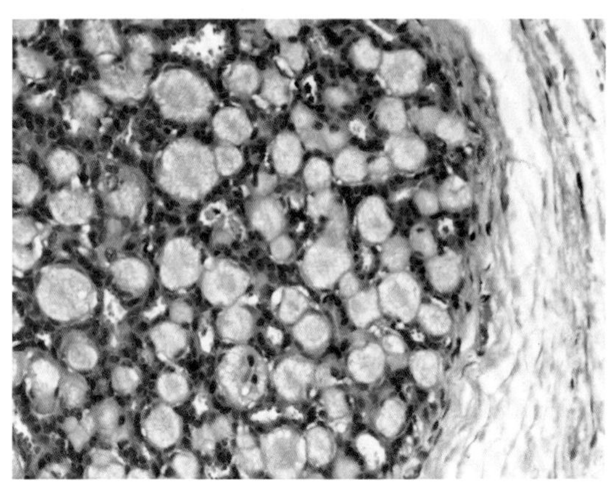

图 28－3　胶原小球病

注：病灶腔隙内可见嗜碱性黏液样物质和嗜酸性小球。

（四）导管原位癌伴微浸润

WHO(2012 版)将微浸润定义为乳腺间质中存在一个或多个清晰且独立的肿瘤细胞浸润灶，每灶最大径≤1 mm。微浸润灶可为单个肿瘤细胞、小簇实性细胞，甚至可见腺体形成。肌上皮细胞标志物免疫组化染色有助于鉴别微浸润。若出现多灶微浸润，每个病灶需分别测量而不相互叠加。微浸润最常见于广泛高级别 DCIS 伴有显著导管周围炎症细胞浸润的背景中(图 28－4)，当存在导管周围间质纤维化、促结缔组织增生性间质反应、导管周围淋巴细胞浸润或高级别 DCIS 累及乳腺小叶时，应高度警惕微小浸润癌的存在。

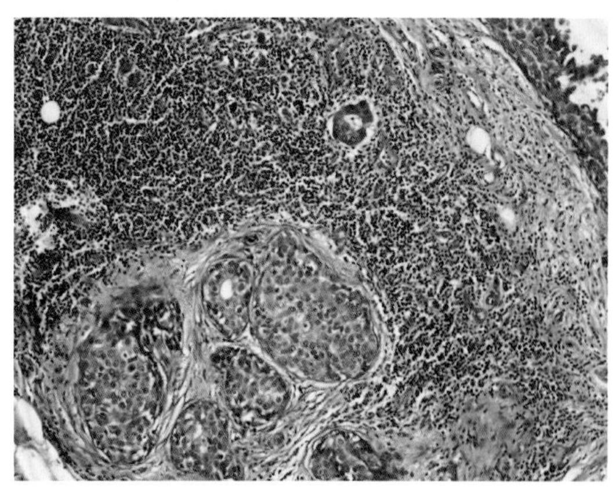

图 28－4　DCIS 伴微浸润

注：少量肿瘤细胞成簇状出现于 DCIS 周围富于淋巴细胞的间质内。

DCIS 伴微浸润需与以下病变鉴别：DCIS、明显的浸润性导管癌(直径>1 mm)，以及穿刺导致的上皮细胞移位等。

(1) DCIS 累及终末导管小叶单位或良性病变(如硬化性腺病、放射状瘢痕或复杂性硬化性病变)，或累及各级导管导致其分支或扭曲时，易误诊为微浸润。进一步深切片可能有助于鉴别。肌上皮标志物免疫组化染色在微浸润的鉴别诊断中具有十分重要的意义，染色显示微浸润灶周围没有肌上皮细胞包绕。常用的肌上皮免疫组化标志物包括钙调理蛋白、平滑肌肌动蛋白(SMA)、鼠血清白蛋白(MSA)、平滑肌肌球蛋白重链(SMMHC)以及 p63，特别是 p63 较少与肌成纤维细胞产生交叉反应，与细胞角蛋白标志物进行双染，更有助于显示微浸润灶。借助于层粘连蛋白和Ⅳ型胶原基底膜染色进行鉴别有时存在一定困难，原位癌病灶可显示不同程度的基底膜消失，而(微)浸润灶至少部分区域可见基底膜。

(2) DCIS 浸润灶的大小要精确测量以除外明显的浸润性导管癌，两者的鉴别诊断同样可借助于肌上皮标志物的免疫组化染色。

(3) DCIS 伴微浸润还应与因术前曾行穿刺活检导致的上皮细胞移位进行鉴别。穿刺过程可能引起良性上皮(尤其是乳头状瘤)甚至 DCIS 细胞发生移位，导致与微浸润鉴别诊断的困难。但前者往往没有间质反应，同时伴有间质出血、含铁血黄素沉积、炎症细胞浸润、肉芽组织增生等反应性改变，应注意寻找。

第二节　导管原位癌的治疗

DCIS虽然是单一性疾病,但肿瘤异质性强,治疗选择多样,需以局部外科手术为主,结合辅助放疗或内分泌治疗,综合制订相应的治疗方案。一项回顾性研究荟萃分析了国外1940—2006年9404例DCIS患者治疗后10年随访的生存数据,发现全乳切除术后的局部复发率为2.6%,保乳手术联合放疗的局部复发率为13.6%,保乳手术不接受放疗的复发率为25.5%,保乳联合他莫昔芬治疗后的局部复发率为24.7%,单纯行活检(非完整切除,残留病灶多为低级别DCIS)的局部复发率为27.8%。保乳基础上联合放疗和内分泌治疗可以显著降低局部浸润性癌的复发风险,但乳腺癌特异性死亡率在不同治疗组间并没有显著差别。因此DCIS的治疗重点是预防局部复发,包括浸润性及非浸润性癌的局部复发。

一、手术治疗

(一) 导管原位癌手术方式讨论

DCIS,到底是纯粹的DCIS,还是有微浸润甚至浸润成分的DCIS,对外科手术方式的选择具有重大影响。DCIS是排他性诊断,只有全部标本中确认没有浸润成分,纯DCIS的诊断才成立;一旦发现浸润成分,基本处理原则应参考浸润性癌。在当前各类指南中,T_{1mic}(DCIS伴微浸润)往往和T_{1a}作相同或相似处理。以下主要针对纯DCIS进行讨论。纯DCIS的确诊是建立在病理科连续切片结合免疫组化的精确诊断基础之上的。没有精确的病理学诊断,精准的DCIS治疗就无从谈起。纯DCIS意味着全部恶性细胞均没有突破基底膜,局限在管腔内。纯DCIS自然也是一个局部问题,没有区域问题(区域淋巴结转移),更没有远处问题(远隔脏器的转移)。因此,讨论最多的问题是乳房局部如何处理,而不需要特别讨论区域淋巴结的处理。只有在诊断纯DCIS不够充分,浸润不能排除时,腋窝处理才值得进一步讨论。

(二) 乳房切除手术

乳房切除术对于绝大多数DCIS患者是一种治愈性处理方法,总的复发率很低。对于病灶范围广泛、多中心病灶、弥散性分布的钙化、证实*BRCA1/2*胚系基因突变、保乳术后切缘阳性或保乳术后局部复发的患者,需优先考虑全乳切除。若病灶距离乳头有一定距离,术中快速冷冻切片病理学检查(病理活检)提示乳头下方没有肿瘤组织累及,可根据患者的意愿选择保留皮肤或保留乳头的全乳切除术及乳房重建术。对于局限性低危的DCIS来说,全乳切除术可能存在过度治疗,对DCIS患者行乳房切除术的比例已经下降,约占1/3。但另一方面,有文献报道DCIS或伴有DCIS成分的浸润性癌的切缘阳性率高达30%。当然,这一比例与不同治疗中心、不同病例选择、不同影像学评价方式,乃至不同医生的手术习惯都息息相关。在乳腺手术范围越来越减小的今天,DCIS从全乳切除走向保乳手术有充分的理论依据和临床证据,但也不能一味追求小范围而放弃根本的安全性。

(三) 规范的保乳手术

保证切缘阴性并结合术后全乳放疗的保乳手术正逐渐成为当前欧美国家DCIS治疗的主流。Worni等分析了1991—2010年美国监督、流行病学和最终结果(SEER)数据库中121080例DCIS患者的治疗模式变化,43%的患者接受局部肿块广切术+放疗,26.5%接受局部肿块广切术,23.8%接受单侧乳房切除术,4.5%接受双侧乳房切除术。相比单纯切除术,保乳手术联合放疗总生存时间延长($HR=0.79$),单纯保乳手术总生存时间降低($HR=1.17$)。10年的疾病相关生存率保乳联合放疗组最高,为98.9%,全乳切除组为98.5%,单纯保乳手术组为98.4%。尽管目前尚没有大型的随机对照试验研究对比DCIS接受全乳切除术和保乳术+放疗手术之间的疗效差异,Boyages等开展的荟萃分析发现全乳切除术后的复发率为1.4%,保乳术联合放疗后的复发率为8.9%,单纯保乳术后的复发率为22.5%。

保乳手术的安全切缘一直都是有争议的问题,在有确切的指导证据出现之前,局部广泛切除并确保切缘阴性,恐怕是目前范围最“小”的安全有效的手术方式。Van Zee等回顾性研究了2996例DCIS

行保乳手术的患者，发现对于保乳术后接受放疗的患者来说，切缘阴性已经足够，但对于不接受放疗的患者来说，安全切缘更大可以显著降低局部复发的概率。多数学者认为，对于保乳手术后接受辅助放疗的患者来说，手术安全切缘大于 2 mm 宽已经足够。2016 年，美国肿瘤外科学会（SSO）、美国放射肿瘤学会（ASTRO）、美国临床肿瘤学会（ASCO）的专家发表了关于乳腺导管内癌保乳手术边缘与全乳腺照射的共识指南。这一指南基于一项包括 7 883 例患者的 20 项研究的荟萃分析，结果发现，与阳性切缘（定义为 DCIS 墨染）相比，阴性切缘可使同侧乳腺肿瘤复发（ipsilateral breast tumour recurrence，IBTR）风险减半；与更近的阴性切缘相比，2 mm 宽阴性切缘可使 IBTR 风险降至最小；与 2 mm 宽阴性切缘相比，更宽（3 mm 乃至 10 mm）的切缘并未显著减少 IBTR。由此，对于联合全乳放疗的 DCIS，应用 2 mm 宽切缘，一方面该切缘是能够有效降低 IBTR 的最小足够切缘；另一方面可最大限度保留乳腺腺体组织，改善外观。

（四）导管原位癌区域淋巴结处理共识

1. *腋窝评价的必要性*　对于确诊为纯 DCIS 的情况，鉴于疾病为“局部”问题，既非区域问题，也非远处问题，因此无需评价腋淋巴结的状态。但是，若诊断 DCIS 是采用术中冷冻切片或者空芯针穿刺方式，往往存在微浸润或者浸润灶的低估。研究发现空芯针活检 DCIS 最终 5%～50% 为 DCIS 伴微浸润，腋淋巴结转移率为 1%～10%，这一数据根据病灶实际浸润性成分的多少有较大波动。因此，尚未充分确诊纯 DCIS 时，腋窝的评估还是必要的。在评估方式上，由于区域腋淋巴结转移率低，远期复发率也很低，按 NSABPB-17 和 B-24 研究的前瞻性数据，腋窝局部复发率每年为 0.083% 和 0.036%。因此，直接腋淋巴结清扫无疑是过度治疗和不合理评估。

2. *前哨淋巴结活检*　如上所述，纯 DCIS 一般没有淋巴结转移或者脉管侵犯，并不需要进行腋淋巴结评估。但是通过空芯针活检查出的 DCIS 的最终病理可以为导管内癌伴微浸润性癌，甚至直接升级为浸润性癌。因此，对于这部分患者，由于存在浸润可能，采取前哨淋巴结活检是十分必要的。DCIS 的前哨淋巴结活检流程基本等同浸润性导管癌前哨淋巴结活检流程。需要指出的是，目前虽然可以运用免疫组化等方法发现前哨淋巴结的微转移，提高前哨淋巴结阳性率，但前哨淋巴结微转移是否对 DCIS 的临床预后有负面影响仍未明确。

新版的中国抗癌协会乳腺癌诊治指南与规范指出，充分病理评估后确认的纯 DCIS，不会出现肿瘤浸润和转移，不应行腋淋巴结清扫；但有小部分通过空心针诊断或者不充分的病理学确诊为 DCIS 的患者，如果不行保乳手术，在全乳切除时，需行前哨淋巴结活检。以下情况考虑前哨淋巴结活检：全乳切除患者；粗针穿刺获得 DCIS 诊断者；DCIS 较大者（特别是直径超过 3 cm）。对于某些腋窝转移特别低的患者，如小病灶、低级别的 DCIS 患者，同时又接受保乳，是否需要前哨淋巴结活检存在争议。

3. *有限个数前哨淋巴结出现宏转移或微转移的处理*　在 DCIS 领域，由于前哨淋巴结阳性率不高，很难搜集足够的病例开展相关临床研究，故本部分的处理基本可以参考浸润性癌相同情况的处理。

（1）若前哨淋巴结出现 1～2 枚微转移且行保乳治疗，按照 IBCSG 23-01 临床研究的结果，可以不予进一步清扫腋窝。

（2）若前哨淋巴结出现 1～2 枚宏转移且行保乳治疗，按照 Z0011 临床研究的结果，可不予进一步清扫腋窝。

（3）若前哨淋巴结出现 1～2 枚宏/微转移且行全乳切除，可按照 EORTC AMAROS 临床研究的结果，或进一步腋窝清扫，或补充腋窝放疗，两者可达到相似的局部控制率和无病生存率，但是补充腋窝放疗者的上肢水肿发生率会更低。

（五）低级别 DCIS 的处理

当前，有些学者提出小部分 DCIS 属于惰性肿瘤，可能终生处于亚临床状态而不发生进展；因此提出并非所有的 DCIS 都需要接受手术治疗。2015 年，Sagara 等回顾了美国 SEER 数据库中 1988—2011 年的 57 222 例 DCIS 病例。其中 1 169 例患者（2.0%）未行手术治疗，56 053 例（98%）接受手术。中位随访 72 个月后，共发生 576 例乳腺癌相关性死亡（1.0%），10 年的非手术患者的乳腺癌生存率为 93.4%，手术患者为 98.5%（$P<0.001$）。不同组织学分级组间生存差别非常明显。对于低级别 DCIS，未手术组 10 年乳腺癌特异性生存率为 98.8%，手术组为 98.6%（$P=0.95$）。多因素分析显示低级别 DCIS 的手术和非手术组相比风险比值没有统计学差异，而中级别-高级别 DCIS 之间的风险比显著不同（低级别 $HR=0.85$，中级别 $HR=0.23$，高级别

HR=0.15)。这一研究对一些低危、低级别 DCIS 的手术治疗提出了质疑。但本研究属于回顾性研究,诸如切缘状态、合并疾病、内分泌治疗、筛查历史等资料不全,随访时间较短,未手术组的入组人数较少(尤其是因为并发症而未接受手术者),其中 14%未手术患者接受了局部放疗。这些都提示需要进一步的前瞻性随机对照试验研究来说明。

二、保乳术后的放疗

(一) 导管原位癌保乳术后放疗可以降低局部复发率

放疗可以降低 DCIS 保乳术后的局部复发率,但对改善远处转移、提高总生存率没有明显帮助。有 4 项大型的随机对照临床研究比较了保乳基础上联合放疗相比单纯保乳手术可以降低术后局部复发风险(9%~20% *vs* 25%~35%)(表 28-1)。放疗可以显著降低单侧乳房复发事件,包括浸润性癌及原位癌的复发。这种获益相对独立,和年龄、肿瘤大小、切缘及是否存在粉刺样结构并不相关。2010 年 EBCTG 荟萃分析了这 4 项大型临床试验结果,总体入组 3 729 例患者,放疗可以降低 10 年任何同侧乳房事件(浸润性癌或 DCIS)的绝对风险 15.2%(28.1% *vs* 12.9%)。即便是切缘阴性,小的低级别肿瘤,放疗也可以降低 18%的 10 年单侧乳房复发事件。10 年降低 IBTR 中,降低 54%的相对复发风险,降低 15%的绝对复发风险。值得注意的是,年龄是影响放疗获益的唯一因素,50 岁以下年轻患者可以降低 31%的相对风险,50 岁及以上患者可降低 62%的相对风险。单纯保乳手术后局部复发中一半为浸润性癌(7 年随访总复发率为 28%,45%为浸润性癌)。保乳手术联合放疗对比单纯手术虽然可以降低一半的局部复发(DCIS 或浸润性癌)风险,但患者的总生存并无明显获益。NSABP B-17 和 NSABP B-24 在 2011 年更新了 15 年随访数据发现,15 年的乳腺癌累计死亡率,单纯保乳手术为 3.1%,保乳联合放疗组 NSABP B-17 为 4.7%,B-24 为 2.7%,保乳联合放疗和内分泌治疗为 2.3%。虽然循证医学没有证实放疗的总生存获益,但保乳术后一旦发生浸润性癌复发,患者死于复发的风险是未发生复发患者的 5 倍,其乳腺癌特定的死亡率也将增高。

表 28-1 DCIS 保乳术后辅助放疗临床试验

试验名称	入组时间	入组人数	随访时间(年)	切缘状态	保乳术		保乳术+放疗	
					总局部复发率*(%)	浸润性癌 LR/总 LR	总局部复发率(%)	浸润性癌 LR/总 LR
NSABP-B17	1985—1990	813	17.25	阴性	35	56%	15.7	54%
EORTC-10853	1986—1996	1 010	15.8	阴性(21%<1 mm 宽)	30	50%	17	56%
SweDCIS	1987—1999	1 067	8.4	11% 切缘阳性,9%未知	27	45.4%	12	59.4%
UK/ANZ DCIS	1990—1998	1 701	12.7	阴性	32	41%	13	45%

(二) 导管原位癌保乳术后放疗是否需要瘤床加量存在争议

多数保乳术后放疗瘤床加量降低局部复发的数据来源于浸润性癌,对于 DCIS 患者保乳术后是否需要瘤床加量并无定论。Nilsson 等荟萃分析了 12 项研究,共入组 6 943 例患者,发现 DCIS 保乳术后放疗进行瘤床加量和不加量的患者相比,瘤床加量并未显著降低局部复发风险;但对 6 项包含 811 例患者的研究分析发现,对于切缘阳性的患者,放疗后局部瘤床加量可以显著降低局部复发风险。对于年轻患者,尤其是小于 45 岁的患者,瘤床加量可能是降低局部复发更有利的放疗方式。这些数据都基于回顾性的观察研究,证据级别较低。我们期待两项大型随机对照瘤床Ⅲ期研究 TROG07.01 试验和法国 BONBIS 试验长期随访的结果。

(三) 低危导管原位癌患者保乳术后放疗的得失权衡

值得注意的是,保乳术后辅助放疗的患者对侧乳腺癌的发生风险较对照组略微上升 1.53 倍。且放疗会增加相关并发症的发生率，包括胶原血管疾病，心脏毒性反应，病理性肥胖导致的放疗体位不佳而引起的急性皮肤损伤和纤维变性，患者发生局部复发后由于先期放疗无法再次补救性尝试保乳手术等。是否对于一些低危的 DCIS 可以免除放疗，目前国外有两项前瞻性的临床研究致力于探讨在低危 DCIS 亚组中保乳术后有无放疗的价值。

ECOG-ACRIN E5194 是一项前瞻性非随机临床观察研究，入组了临床或病理学检查提示低危的 DCIS 患者共两组：561 例低/中级别 DCIS，肿块直径≤2.5 cm，以及 104 例高级别 DCIS，肿块直径≤1 cm。两组保乳术后不接受放疗，切缘阴性至少超过 3 mm 宽，其中有 30%的患者接受了辅助他莫昔芬的治疗。患者的中位年龄为 60 岁，中位随访 12.3 年。对于低/中级别组，12 年同侧乳腺事件（同侧乳房 DCIS 或浸润性癌复发）的发生率为 14.4%。在高级别组，单侧复发率为 24.6%，两者有显著差别（$P=0.003$）。低级别组浸润性癌 12 年的复发率为 7.5%，高级别组为 13.4%（两者 $P=0.08$）。多因素分析显示，组织学分级及肿瘤大小和局部乳腺癌的复发密切相关。本研究的不足之处在于属于非随机队列研究，他莫昔芬使用率低且高级别 DCIS 组的样本量较小。

另一项 RTOG 9804 是一项前瞻性对比放疗和观察在低危 DCIS 保乳术后的应用。研究 1998—2006 年原计划入组 1 790 例患者，因为入组过慢，最后入组 636 例来自美国和加拿大的患者。其中 62%的患者选择使用他莫昔芬。入组条件包括 X 线摄影发现的 DCIS，组织学低-中级别，肿瘤直径≤2.5 cm，切缘阴性至少超过 3 mm 宽。中位随访 7.17 年，对于低风险 DCIS，保乳术后放疗可以使 7 年的局部复发率从 6.7%降低至 0.9%。上述两项试验都显示对于目前临床定义的低危 DCIS 来说，放疗对保乳手术仍是降低局部复发的强有力的补充治疗。问题的关键在于如何定义低危 DCIS，综合考虑治疗的副作用和临床获益来制定个体化方案。

三、术后内分泌治疗

（一）ER 阳性导管原位癌患者可以从他莫昔芬中获益

2017 年 NCCN 指南建议 ER 阳性的 DCIS 患者需接受 5 年的他莫昔芬治疗。有两项大型临床研究 NSABP B-24 和 UK/ANZ DCIS 证实了 DCIS 保乳术后辅助他莫昔芬治疗的价值（表 28－2）。2011 年 Wapir 等更新了 B-17 联合 B-24 研究共同分析的数据：中位随访 163 个月后，口服他莫昔芬组相比于口服安慰剂组降低了 32%的单侧浸润性乳腺癌发生率（$HR=0.68$，$P=0.025$）和 32%对侧乳腺癌发生率（$HR=0.68$，$P=0.023$），并且降低了 16%的单侧 DCIS 发生率（$HR=0.84$，$P=0.33$）。总体乳腺癌死亡率方面，安慰剂组为 2.7%，他莫昔芬组为 2.3%，两者并没有明显差异。另一项 UK/ANZ DCIS 试验中位随访 12.7 年，发现他莫昔芬显著降低了所有新发乳腺癌相关事件（25% *vs* 18%），降低了单侧 DCIS 的复发（12% *vs* 9%）和对侧乳腺肿瘤的发生（4% *vs* 2%），但并不降低同侧浸润性癌的发生。回顾性病理分析发现，他莫昔芬对于低级别和中级别肿瘤更有效。他莫昔芬口服对总体死亡风险并没有影响，但能绝对降低 2%的对侧乳腺非浸润性癌的发生。

表 28－2　DCIS 保乳术后辅助内分泌治疗临床试验

试验名称	入组时间	入组人数	中位随访时间（年）	同侧乳房复发率（%）	
				试验组*	对照组*
NSABP B-24	1991—1994	1 799	14.5	14	17
UK/ANZ DCIS	1990—1998	1 701	12.7	10	13
IBIS-Ⅱ DCIS	2003—2012	2 980	7.2	2	3
NSABP B-35	2003—2006	3 104	9	3.0	3.6

注：* B-24、UK/ANZ 实验组药物为他莫昔芬，对照组药物为安慰剂；IBIS-Ⅱ、B-35 实验组药物为阿那曲唑，对照组药物为他莫昔芬。

这两项研究在开始入组时都没有评估肿瘤的激素受体状态，缺乏 ER 状态的信息。但 NSABP B-24 之后对其中 732 例（41%）入组患者重新进行 ER、PR 检测，发现 76%的患者 ER 阳性，随访 10

年后发现,对于ER阳性的DCIS患者接受他莫昔芬治疗能显著降低总体乳腺癌的发生率(包括单侧和对侧,浸润性及非浸润性乳腺癌),*HR* 为 0.49,$P<0.01$。对于ER阴性的DCIS患者加用他莫昔芬并没有这样的获益。这两项试验的荟萃分析显示他莫昔芬治疗可以降低同侧DCIS的复发风险(*HR*=0.75),以及对侧低危浸润性癌的复发风险(*RR*=0.5)。对于同侧浸润性癌来说,虽然统计学上差异不显著,但他莫昔芬有降低同侧浸润性癌发生的趋势(*HR*=0.79)。

另一项旨在研究乳腺上皮内瘤变患者后续预防的临床试验TAM-01也为DCIS保乳术后辅助他莫昔芬治疗的使用提供了重要的参考。至2015年,该研究纳入了500例乳腺上皮内瘤变术后的患者,其中346例(69.2%)为DCIS,随机接受低剂量他莫昔芬(5 mg/d,连用3年)或安慰剂治疗,中位随访5.1年后,口服他莫昔芬组相比于口服安慰剂组降低了52%的总体乳腺癌发生率(*HR*=0.48,$P=0.02$)和75%的对侧乳腺癌发生率(*HR*=0.25,$P=0.02$)。他莫昔芬对总体乳腺癌发生率的降低在ADH、LCIS和DCIS几个亚组之间未见显著异质性。该研究治疗人群以ER阳性为主(DCIS中无ER阴性患者,仅少部分为ER状态未知),很有针对性。使用的低剂量他莫昔芬方案则可有效减少相关的不良反应,为临床实践提供了重要参考,也为后续进一步优化用药方案提供了新的思路。

综上所述,DCIS保乳术后接受放疗和内分泌治疗的长期预后较好。ER阳性的DCIS患者在规范化治疗后接受他莫昔芬辅助治疗可以显著降低其后的乳腺癌发生率,但对于总体的生存来说也没有明显获益。这可能和DCIS本身预后很好有关。考虑到长期内分泌治疗的安全性,对于ER阴性,复发风险属于低危,合并高危血栓性疾病、更年期症状及子宫内膜癌的发生风险增加(尤其是大于65岁的老年女性)的患者,需要慎重考虑他莫昔芬使用潜在的风险和副作用。

(二) 绝经后DCIS患者可以考虑使用芳香化酶抑制剂

在浸润性乳腺癌的内分泌治疗中,已有多项大型临床试验证实芳香化酶抑制剂在绝经后患者中的疗效优于他莫昔芬。对于激素受体阳性的绝经后DCIS是否可以使用芳香化酶抑制剂替代他莫昔芬治疗,目前也有两项对比阿那曲唑和他莫昔芬疗效的前瞻性临床研究试图回答这一问题。IBIS-Ⅱ DCIS试验在2003—2012年共入组2 980例绝经后行保乳手术的DCIS患者。阿那曲唑组1 449例,他莫昔芬组1 489例,中位随访7.2年,共发生144例乳腺癌相关事件和69例死亡事件。两组间并没有显著差异,其副作用各不相同,提示阿那曲唑治疗效果虽然不优于他莫昔芬,但可以作为绝经后DCIS患者内分泌治疗尤其是对使用他莫昔芬有禁忌证从而替代他莫昔芬的治疗选择。值得注意的是,入组患者中有30%的患者保乳术后未接受放疗,长期的随访结果值得进一步关注。NSABP B-35是一项随机Ⅲ期双盲的前瞻性临床研究。诊断为DCIS的绝经后患者接受保乳手术联合放疗,如果激素受体阳性,随机接受5年的他莫昔芬或阿那曲唑内分泌治疗。2003—2006年共入组3 104例患者,他莫昔芬组1 552例,阿那曲唑组1 552例。中位随访9年,他莫昔芬组发生122例乳腺癌相关事件,阿那曲唑组发生90例。阿那曲唑组的治疗优势在5年后明显呈现,10年的无乳腺癌发病生存率阿那曲唑组为93.1%,他莫昔芬组为89.1%。他莫昔芬组浸润性癌的发生比例高于阿那曲唑组。阿那曲唑组主要在小于60岁的患者组有明显的治疗优势,且可以显著降低对侧浸润性乳腺癌的发生。并发症方面,其中1 193例患者接受了生活质量调查的研究(他莫昔芬组601例,阿那曲唑组592例)。血管舒缩症状、膀胱控制困难及妇科症状方面,他莫昔芬组高于阿那曲唑组。肌肉骨骼疼痛、阴道症状方面,阿那曲唑组多于他莫昔芬组。年轻患者(<60岁)更趋向于发生严重的血管舒缩症状、阴道症状、体重问题及妇科症状。

四、术后抗HER2靶向治疗

HER2阳性的DCIS占总DCIS的30%~50%,主要表现为粉刺样病理特征,组织学分级高。在浸润性癌中,曲妥珠单抗是目前治疗HER2阳性乳腺癌最重要的靶向治疗药物,可以显著减少患者的复发转移,延长患者的生存时间,但在HER2阳性DCIS的治疗中,曲妥珠单抗的价值并未得到证实。NSABP B-43研究试图阐明在HER2阳性的DCIS保乳术后放疗同期是否需要联合使用靶向药物曲妥珠单抗。研究共入组2 014名HER2阳性的DCIS患者,在接受保乳手术后随机接受放疗或放疗同期联合曲妥珠单抗治疗4周(每3周使用,共2次)。截至2019年底中位随访79.2个月,放疗组患者有 63 例(6.3%)、放疗联合曲妥珠单抗组有 51 例(5.1%)同侧乳腺癌复发，提示在放疗基础上加用曲妥珠单抗减少了 19%的同侧乳腺癌复发，但差异并不具有统计学显著性($HR = 0.81$，$P = 0.26$)。因此，曲妥珠单抗或可以减少部分 HER2 阳性 DCIS 患者的术后复发，但目前的循证医学证据并不支持对所有这类患者均使用辅助曲妥珠单抗治疗。

五、术后辅助化疗

对于纯 DCIS 而言，病变位于局部，患者没有系统性转移问题，因此并不需要系统性化疗，故无论是从逻辑上还是伦理上，并不支持对 DCIS 患者开展化疗相关临床试验。外科手术治疗在 DCIS 治疗中具有重要地位，强调一次手术尽量达到阴性切缘。而对于存在灶性浸润或者微浸润灶的 DCIS，化疗仍然可行，但要充分权衡通过化疗带来的获益及由此带来的毒性损害。

(一) ER 阳性、HER2 阴性微浸润癌

目前尚无临床试验针对性地研究 DCIS 伴微小浸润患者术后辅助化疗的获益，临床实践中主要还是参考早期浸润性癌的数据和经验。微浸润癌出现腋淋巴结转移的概率很低，且对这部分患者可直接参照指南中对腋淋巴结阳性早期浸润性癌的方案来指导后续化疗的应用，故不作为本节讨论的重点。而对绝大多数不伴有腋淋巴结转移的微浸润癌病例，参考肿瘤直径<0.5 cm 且 pN_0 的早期浸润癌处理原则，不需要辅助化疗。

对于伴有特殊风险因素的患者，在临床实践中可予以一些个体化的综合考虑，尤其是微浸润灶 ER 在 1%～10%的患者，其肿瘤的生物学特点可能更接近三阴性乳腺癌，因此可以参考对三阴性乳腺癌的处理原则。需要说明的是，21 基因检测并不适用于微浸润癌患者的辅助化疗决策，因为 21 基因检测是针对浸润癌的基因表达来进行设计和使用，而 DCIS 伴微浸润的肿瘤中浸润性成分占比通常很少，在临床实践中无法实现对微浸润灶行显微切割后再行 21 基因检测。

(二) ER 阴性、HER2 阳性的微浸润癌

目前尚无临床试验数据支持化疗和曲妥珠单抗在 HER2 阳性微浸润癌中的疗效，事实上也并没有确切的证据证明微浸润癌中 HER2 状态会提示更高的复发转移风险。不过，参考 APT 研究带给我们的启示，曲妥珠单抗联合紫杉醇单药化疗即可有效控制 HER2 阳性小肿瘤的复发转移，且毒性反应相对可控。因此，整体而言并不支持在 HER2 阳性微浸润癌患者中常规应用化疗，但对于合并多个危险因素的患者，曲妥珠单抗联合紫杉醇不失为一种可考虑的方案。

(三) ER 阴性、HER2 阴性的微浸润癌

由于缺乏相关研究，ER 阴性、HER2 阴性微浸润癌的术后辅助治疗决策也主要参考 T_{1a} 三阴性乳腺癌的处理。总体而言，这部分浸润灶直径<1 mm 的三阴性乳腺癌患者预后较好，并不常规推荐使用辅助化疗。但考虑到三阴性乳腺癌本身恶性程度较高，对伴有一些风险因素的病例，如年轻患者、浸润灶多发、组织分级较高等，可以给予术后辅助化疗。

第三节　导管原位癌的预后因子和预测模型

一、预后相关因子

DCIS 是组织学异质性很强的疾病，一部分病例长期潜伏为亚临床状态，并不进展为浸润性癌，但另一些病程发展迅速者预后不佳。如何根据诊断时的临床、病理、分子生物学特征推断预后，从而指导选择合适的方案，避免治疗不够或过度治疗是目前 DCIS 精准化和个体化治疗的关键。

已有多项回顾性研究和荟萃分析证实了一些和 DCIS 保乳术后复发风险增高相关的因子，包括临床、病理学特征及分子标志物(表 28 - 3)。除此之外，浸润性癌的家族史、已证实的遗传学乳腺癌基因突变也是治疗选择中必须考虑的问题。这些指标往往是相对的，并没有明确的数值定义。例如，因自身症状而诊断出 DCIS 相比 X 线摄影筛查发现提示较高的复发风险；而 DCIS 病灶大小也没有绝对的数值限定，DCIS 的安全切缘范围也有争议。在

E5194，RTOG9804 临床试验中，定义低-中级别的肿瘤直径<2.5 cm，高级别的肿瘤直径<1 cm，切缘阴性范围超过 3 mm 宽为低危患者。因此这些指标在临床决策中有一定的参考价值，但有许多局限性，也没有进一步针对术后是否接受辅助放疗或内分泌治疗选择进行区分和预测。

表 28-3　DCIS 保乳术后局部复发高危因素

类别	相关因子
临床特征	年轻患者(<40 岁) 致密性乳腺腺体 临床症状明显 多灶性病变 肿瘤直径大
组织病理学特征	核分级高 粉刺样坏死 切缘阳性或接近 实性或筛状生长方式
分子标志	ER 阴性 HER2(价值不确定) Oncotype DX DCIS 联合基因
	其他细胞周期分子如 Ki-67、p21、p53、COX-2 待进一步证实

在乳腺浸润性癌中，肿瘤的分子分型(管腔型、HER2 阳性型、三阴性型)目前不仅可以强有力地提示肿瘤预后，还可以预测指导治疗选择。对于 DCIS 来说，类似的分子分型预测局部复发指导治疗的证据并不强。有小样本的研究入组 314 例 DCIS 患者，探讨不同分子分型的预后，经过 5 年的随访发现管腔 A 型的 DCIS 复发率较低(7.6%)，其他分子分型的复发率为 15.8%～36.1%。可以预测浸润性癌复发的独立因素包括 Ki-67 和分子分型。HER2 是浸润性癌公认的预后和疗效预测因素。HER2 阳性的 DCIS 往往肿瘤直径大、组织学分级高，有粉刺样坏死，ER、PR 表达阴性。目前的一些回顾性研究证实 HER2 过表达和 DCIS 保乳术后同侧 DCIS 复发风险增高密切相关，放疗可以降低 HER2 阳性 DCIS 术后的局部复发率。

二、预后和疗效预测模型

1. *VNPI 预后评分系统*　Van Nuys 分级是目前临床实践中接受范围较广的预后评分模型。Van Nuys 预后评分始于 1995 年，美国南加州大学(USC)起初仅借助肿瘤核分级及坏死性病理特征预测 DCIS 的局部复发风险，1996 年评分系统引入肿瘤大小和切缘宽度，2003 年引入诊断时年龄。最终 USC/VNPI 评分定义为病理核分级＋外科切缘＋肿瘤大小＋年龄评分的总体评分，最低 4 分，最高 12 分，划分为 3 个风险组(低、中、高危)来指导治疗选择(表 28-4)。研究数据来自 706 名接受保乳手术的 DCIS 患者，试验中位随访 81 个月后，发现评分为 4～6 分的患者并未从乳腺放疗中获得局部复发的生存获益，建议可以单纯行保乳手术；评分 7～9 分的患者因为放疗后局部复发率降低了 12%～15%，推荐保乳手术联合放疗综合性治疗；评分 10～12 分的患者即便接受术后放疗，5 年的局部复发率仍高达 50%，建议行全乳切除术。之后相当多的研究试图验证 VNPI 指数对于治疗选择的价值，结果并不一致。单单通过 4 个指标来进行风险分层并不完美和精确，VNPI 预后评分值得进一步修改和完善。

表 28-4　VNPI 评分

评分分值	1 分	2 分	3 分
肿瘤大小(mm)	≤15	16～40	>40
切缘(mm)	≥10	1～9	<1
病理核分级	1 级	2 级	3 级
年龄(岁)	>60	40～60	<40

注：低危，4～6 分，建议可仅行保乳手术；中危，7～9 分，行保乳手术联合放疗；高危，10～12 分，行全乳切除术。

2. *患者预后评分*　预后评分(prognostic score)是另一项基于患者和肿瘤的特征进行风险分层的评估系统，包括年龄、肿瘤分级和肿瘤大小，以 0～6 分进行分级(0 分：低危；1～2 分：中危；3～6 分：高危)。评估标准和 VNPI 指数类似，高危的患者更倾向于保乳术后放疗的治疗决策。其数据来源于回顾性分析美国 SEER 数据库 14 202 例接受不同手术方式治疗的 DCIS 患者。2016 年 Sagara 等再次验证了预后评分模型。通过回顾性研究 SEER 数据库中 32 144 例行保乳手术的 DCIS 患者(63%接受放疗，37%未接受放疗)，中位随访 8 年，仅在核级别高、年纪轻以及肿瘤直径大的亚组中发现了放疗比不放疗乳腺癌的死亡风险降低。因此包含这 3 个指标的预后评分不单单预测复发风险，也可以预测保乳术后放疗带来的生存获益。预后评分较低的患者可以免于保乳术后放疗。但这项回顾性研究并未考虑外科手术切缘状态，患者内分泌治疗使用情况，患者合并基础疾病及治疗原则是否有偏倚，因此有待进一步研究来论证预后评分的价值。

3. MSKCC DCIS Nomogram　2010 年来自纪念斯隆-凯特琳癌症中心(MSKCC)的 Rudloff 和他的同事发表了运用 DCIS Nomogram 预后评分系统预测 DCIS 保乳手术后局部复发风险的文章。Nomogram 预测数据来自 MSKCC 1 681 名接受保乳手术治疗的患者。使用 Cox 回归分析，作者确定了 10 个临床、病理和治疗的参数，包括年龄、家族史、临床表现(临床体检发现 *vs* 影像学发现)、放疗或内分泌治疗、DCIS 的核分级、病理上坏死存在与否、切缘(2 mm)、切除数量及治疗时间段。这些指标综合起来能预测 DCIS 患者接受保乳手术后 5 年和 10 年的同侧乳腺肿瘤复发事件。研究显示，Nomogram 指数具有较好的预测率，预测一致的指数为 0.704。这一预测工具在 MSKCC 的官方网站上已有推荐。之后有多项研究回顾性验证了 Nomogram 可以较好地预测保乳术后患者的局部复发风险。2012 年来自 MD Anderson 癌症研究中心的回顾性验证数据发现 Nomogram 并不完美，基于 734 例患者的研究中相比 MSKCC 的队列数据，接受放疗的比例更高(75% *vs* 49%)，随访时间更长(7.1 年 *vs* 5.6 年)，复发率更低(7.9% *vs* 11%)，Nomogram 预测指数和最终结果一致性的指数仅有 0.63，显示过高估计了某些患者的复发风险。这可能同其原始数据人群中放疗比例较低有关，而放疗可以显著降低部分高危患者的局部复发。故而寻找基于病理、临床、分子基因层面的综合性模型更有利于个体化治疗 DCIS。

4. Oncotype DX DCIS 评分　DCIS 评分源自 Oncotype DX 乳腺癌基因评分系统，包括 7 个癌症相关基因和 5 个参考基因来预测 DCIS 保乳术后发生局部复发事件的风险(图 28-5)。和 21 基因评分系统类似，DCIS 评分也包括 3 种危险评分分级(低危：DCIS 评分＜39 分；中危：DCIS 评分为 39～54 分；高危：DCIS 评分≥55 分)。DCIS 评分随后在 ECOG E5194 临床研究中进行验证，入组患者包括低-中级别 DCIS 肿瘤直径≤2.5 cm，高级别 DCIS 肿瘤直径≤1 cm。基于试验中 327 例患者的组织学标本，采用定量多基因 RT-PCR 进行病理学检测，发现 DCIS 评分和保乳术后局部复发风险呈线性相关。根据评分，低、中、高风险组的术后 10 年局部复发的风险分别为 10.6%、26.7%、25.9%，浸润性癌复发风险为 3.7%、12.3%、19.2%。多因素分析发现和局部复发风险相关的因素包括 DCIS 评分、肿瘤大小和患者的月经状态。DCIS 评分从基因 mRNA 水平对 DCIS 保乳术后的复发风险进行评估，其验证数据和入组人群都来自 E5194 临床试验的低危 DCIS 患者，入组人数偏小，因此在更广阔人群中的应用价值并不确定，也缺乏前瞻性研究长期的随访结果，其准确性还有待更多的试验来验证。无论如何，DCIS 评分可以从基因水平补充传统的临床和病理因素，预测 DCIS 保乳术后局部复发和浸润性癌局部复发的风险，给临床治疗提供有力的参考和帮助。

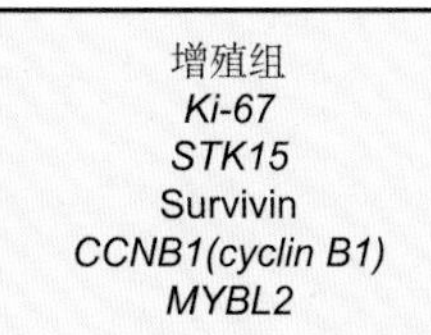

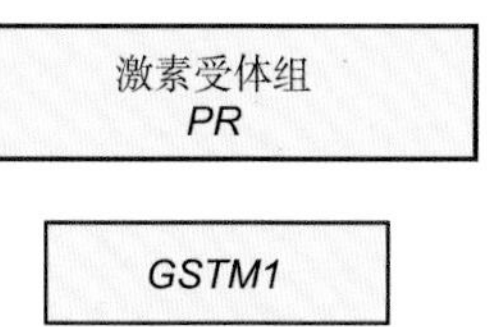

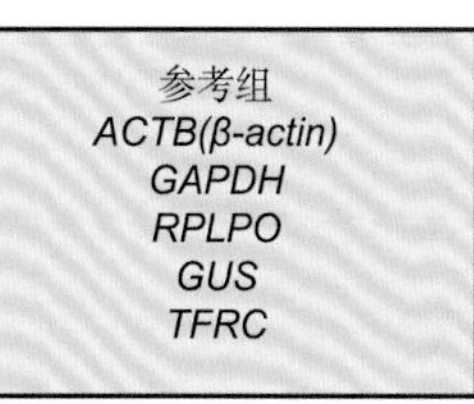

图 28-5　Oncotype DX DCIS 评分入选基因组

(马　丁　余科达)

参考文献

[1] BOURGIER C, COWEN D, CASTAN F, et al. Quality assurance program and early toxicities in the phase III BONBIS randomized trial evaluating the role of a localized radiation boost in ductal carcinoma

in situ [J]. Radiother Oncol, 2021,164: 57 - 65.
[2] DECENSI A, PUNTONI M, GUERRIERI-GONZAGA A, et al. , Randomized placebo controlled trial of low-dose tamoxifen to prevent local and contralateral recurrence in breast intraepithelial neoplasia [J]. J Clin Oncol, 2019,37(19):1629 - 1637.
[3] FORBES J F, SESTAK I, HOWELL A, et al. Anastrozole versus tamoxifen for the prevention of locoregional and contralateral breast cancer in postmenopausal women with locally excised ductal carcinoma in situ (IBIS - II DCIS): a double-blind, randomised controlled trial [J]. Lancet, 2016, 387 (10021):866 - 873.
[4] KING M T, LINK E K, WHELAN T J, et al. Quality of life after breast-conserving therapy and adjuvant radiotherapy for non-low-risk ductal carcinoma in situ (BIG 3 - 07/TROG 07. 01): 2 - year results of a randomised, controlled, phase 3 trial [J]. Lancet Oncol, 2020,21(5):685 - 698.
[5] MARGOLESE R G, CECCHINI R S, JULIAN T B, et al. Anastrozole versus tamoxifen in postmenopausal women with ductal carcinoma in situ undergoing lumpectomy plus radiotherapy (NSABP B - 35): a randomised, double-blind, phase 3 clinical trial [J]. Lancet, 2016,387(10021):849 - 856.
[6] MORROW M, VAN ZEE K J, SOLIN L J, et al. Society of surgical oncology-American society for radiation oncology-American society of clinical oncology consensus guideline on margins for breast-conserving surgery with whole-breast irradiation in ductal carcinoma in situ [J]. J Clin Oncol, 2016,34 (33):4040 - 4046.
[7] MORROW M, VAN ZEE K J, SOLIN L J, et al. Society of surgical oncology-American society for radiation oncology-American society of clinical oncology consensus guideline on margins for breast-conserving surgery with whole-breast irradiation in ductal carcinoma in situ [J]. Pract Radiat Oncol, 2016,6(5):287 - 295.
[8] SAGARA Y, FREEDMAN R A, VAZ-LUIS I, et al. Patient prognostic score and associations with survival improvement offered by radiotherapy after breast-conserving surgery for ductal carcinoma in situ: a population-based longitudinal cohort study [J]. J Clin Oncol, 2016,34(11):1190 - 1196.
[9] TOLANEY S M, GUO H, PERNAS S, et al. Seven-year follow-up analysis of adjuvant paclitaxel and trastuzumab trial for node-negative, human epidermal growth factor receptor 2 - positive breast cancer [J]. J Clin Oncol, 2019,37(22):1868 - 1875.

第五篇

乳腺非上皮源性恶性肿瘤的诊断及处理

第二十九章

乳腺叶状肿瘤

第一节　叶状肿瘤命名

叶状肿瘤(phyllodes tumor)也称叶状囊肉瘤(cystosarcoma phyllodes)，是纤维上皮乳腺肿瘤，生物学行为具有多样性。病变类似良性纤维腺瘤，伴有低度侵袭行为，但切除后局部复发率高。1838年，Johannes Müller以“叶状囊肉瘤”的名称来描述该类肿瘤的大体新鲜组织外貌，名称中的“肉瘤”字样并不提示远处转移倾向。叶状肿瘤的侵袭行为可以表现为局部复发或远处转移，可以退化为缺乏上皮成分的肉瘤病变。幸运的是，叶状肿瘤的恶性行为并不常见，只有不到5%的病例出现远处转移。多种组织学分类方法已经被用于叶状肿瘤的亚型分类。WHO推荐叶状肿瘤分为3类：良性叶状肿瘤、交界性叶状肿瘤(也称低级别恶性叶状肿瘤)和恶性叶状肿瘤(也称高级别恶性叶状肿瘤)。

第二节　病理学特征

一、大体表现

非恶性叶状肿瘤有类似纤维腺瘤的大体表现，呈局限性、圆形或卵圆形肿块，无真正组织学包膜，容易从周围组织中分离。恶性叶状肿瘤边界不清，常侵及周围正常乳腺组织。相比于浸润性乳腺癌呈现出的典型放射状、中央凹陷的大体表现，当切开叶状肿瘤时，它常膨出于周围组织，有多结节，肉样外观。多数叶状肿瘤直径1～2 cm，但也有直径从不足1 cm到40 cm的报道。

二、镜下表现

叶状肿瘤的组织学表现多样，从类似纤维腺瘤到彻底的肉瘤病损都可能呈现。与纤维腺瘤一样，叶状肿瘤是纤维上皮病变，含有基质和上皮成分，两种成分都能够呈现出多样的组织病理学改变。叶状肿瘤特征性的“叶状”结构是由增生的基质，伴随细长的裂痕样空隙构成，空隙表面被覆上皮(图29-1)。并不是所有叶状肿瘤都表现为这种叶状或者管内

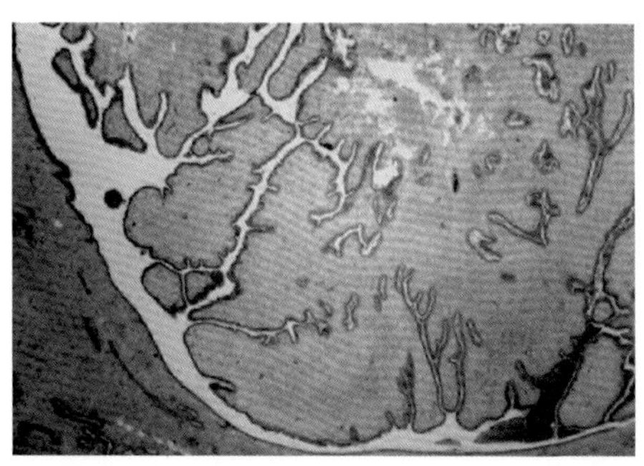

图29-1　叶状肿瘤“叶状”结构组织病理图

型生长,恶性程度越大,上皮成分通常越少甚至缺失。上皮常为单层上皮,但也会伴有增生、不典型增生、原位癌和/或上皮化生。基质特征,而不是上皮特征,决定了叶状肿瘤的 WHO 亚分类。

三、组织学分类

很多研究尝试明确哪些组织学特征能够有效地预测叶状肿瘤的临床行为。叶状肿瘤 WHO 分类基于组织学参数(肿瘤边界、间质细胞密度、间质细胞异型性、间质过度生长、恶性异源成分),分为良性、交界性和恶性叶状肿瘤。叶状肿瘤和纤维腺瘤的组织学特征见表 29-1。

2019 WHO 乳腺肿瘤分类标准要求恶性叶状肿瘤需要具备以下所有条件:浸润性边界、间质弥漫富于细胞、显著的间质细胞核异型性、核分裂象增多(≥10 个/10 HPF)、间质过度生长(即单个 40×视野下,4 倍物镜×10 倍目镜)不存在上皮成分。仅符合上述部分诊断标准时,诊断为交界性叶状肿瘤。良性叶状肿瘤中,间质细胞丰富,尤其在紧邻上皮的区域;间质梭形细胞的形态一致,核分裂象罕见(<5 个/10 HPF);肿瘤边界清楚,呈挤压性生长;间质细胞稀疏的区域,玻璃样变或黏液变并不少见,反映出间质的异质性;非常大的肿瘤内可见坏死区。

表 29-1 叶状肿瘤和纤维腺瘤 WHO 分类(第 5 版)的组织学特征

项　目	纤维腺瘤	叶状肿瘤		
		良性	交界性	恶性*
肿瘤边界	边界清楚	边界清楚	边界清楚,可能局部浸润	浸润
间质细胞密度	程度不一,从稀疏到异常丰富,常均匀分布	常轻度丰富,可不均匀或弥漫性分布	常中度丰富,可不均匀或弥漫性分布	常显著丰富,弥漫性分布
间质细胞异型性	无	轻度或无	轻度或中度	显著
核分裂象	常无,罕见低	常少:<2.5 个/mm^2(<5 个/10 HPF)	常较多见:2.5 个/mm^2、<5 个/mm^2(5～9 个/10 HPF)	常丰富:≥5 个/mm^2(≥10 个/10 HPF)
间质过度生长	无	无	无或非常局限	常有
恶性异源成分	无	无	无	可以有
普遍程度	常见	不常见	罕见	罕见
占叶状肿瘤比例(%)	不适用	60～75	15～26	8～20

注:HPF,高倍镜视野。* 表示这些特征经常合并出现,但不是所有特征总能够同时出现;恶性异源成分(除了脂肪肉瘤)的存在可以认定为恶性叶状肿瘤,而不需要其他组织学特征。

四、免疫组织化学

长久以来,人们希望通过免疫组化指标来判断预后。但是,目前发现的多数指标都与叶状肿瘤分级有关,均没有被证实能用于预后判断。Ki-67 增殖指数及 P53、c-kit(CD117)、表皮生长因子受体(EGFR)表达都被证明与高级别病变有关。CD34 在叶状肿瘤中通常是阳性,但仅在 37%～57%的恶性叶状肿瘤中呈阳性。因此,即使 CD34 阴性并不排除恶性叶状肿瘤。叶状肿瘤中一些上皮标志物(CAM5.2、EMA、CK7 和 AE1/3)和 S-100 常呈阴性。至今还没有任何标志物被重复性研究证明能够预测复发或转移。

五、分子生物学特征

因为叶状肿瘤与纤维腺瘤的相似性和肿瘤异质性,很多人提出假设,认为叶状肿瘤起源于先前存在的纤维腺瘤。基于基质细胞克隆分析和杂合性丢失分析,很多研究提示叶状肿瘤由纤维腺瘤发展而来。叶状肿瘤是否都起源于纤维腺瘤,或者都是单独发生的,仍然是有争论的问题。研究结果显示,纤维腺瘤中 60%存在 *MED12* 基因突变,而部分叶状肿瘤的间质细胞中也存在 *MED12* 基因突变。此外,部分叶状肿瘤中存在纤维腺瘤样区域,提示部分叶状肿瘤的发生机制与纤维腺瘤相同,叶状肿瘤可发生在纤维腺瘤的基础上,且与 *MED12* 基因突变通路相关。然而，也有部分交界性/恶性叶状肿瘤缺乏 *MED12* 基因突变，且缺乏纤维腺瘤样区域，但具有其他恶性肿瘤相关的基因改变，提示可能有其他发病机制参与了肿瘤的发生。

最近的叶状肿瘤基因表达谱数据支持将其分为良性、交界性和恶性的分类方法。能用于鉴别这些类别的基因为基质产生、细胞黏附、表皮形成和细胞增殖基因。染色体改变与叶状肿瘤恶性表型也相关，在交界性和恶性叶状肿瘤中，染色体 1q 扩增常见，并且随着染色体扩增，恶性行为增加。但是，这些改变通常不具有普遍性，能够用于分类和预后判断的特征性的遗传学改变尚未被重复研究证实。*NF1*、*RB1*、*TP53*、*PIK3CA*、*ERBB4*、*EGFR* 等肿瘤相关基因可能与叶状肿瘤的发生相关，未来有希望帮助我们更好地预测叶状肿瘤的生物学行为。

六、鉴别诊断

良性叶状肿瘤的鉴别诊断包括富于细胞的纤维腺瘤和青少年纤维腺瘤。区分良性叶状肿瘤和变异型纤维腺瘤很具有挑战性。当区分困难时，尤其是在粗针穿刺活检中，可以诊断为良性纤维上皮性肿瘤。在富于细胞的纤维腺瘤中可出现核分裂象的增加，可高达 7 个/10 HPF，但叶状肿瘤间质细胞更为丰富，叶片结构更明显，因此不要仅根据核分裂象多少进行纤维腺瘤和良性叶状肿瘤的鉴别。青少年纤维腺瘤有类似的表现，但是有明显的上皮细胞增生。叶状肿瘤同样存在独特的异质性，某些区域与典型纤维腺瘤无法区分，而其他区域有明显的不典型基质成分。

恶性叶状肿瘤的鉴别主要是化生性癌。化生性梭形细胞癌的特征是非典型梭形细胞呈多样性排列，从鲱鱼骨样的长束型到席纹状的短束型。通常，发现典型的浸润性导管癌或残余的叶状肿瘤结构能够帮助区分化生性癌和叶状肿瘤。对仅有恶性基质表现的病例，包括细胞角蛋白在内的免疫指标染色有助于鉴别。大于 90% 的化生性癌雌激素受体(ER)、孕激素受体(PR)、CD34 及人表皮生长因子受体 2(HER2)阴性，表达 EGFR、P63、平滑肌肌动蛋白(SMA)、S-100、SOX10 和钙调理蛋白(calponin)。

第三节　临床特征

一、发病率

叶状肿瘤是不常见的乳腺肿物，占女性乳腺肿瘤的 0.3%～1%。一项回顾性研究显示，1969—1993 年诊治的 8 567 例乳腺癌病例中，只有 32 例(0.37%)叶状肿瘤。最近也有从 33 例到 821 例患者的研究报道。来自加利福尼亚的人群研究提示，拉丁美洲人发病风险高于白种人或亚洲人，还有研究提示西班牙患者有发生更高级别肿瘤的倾向。也有男性叶状肿瘤的报道，但十分罕见，通常合并发生在男性乳腺发育的患者中。

叶状肿瘤常发生于 40～50 岁女性，比可触及纤维腺瘤女性发病年龄大 10 岁或 10 岁以上。良性叶状肿瘤发病年龄通常比恶性叶状肿瘤年轻 10 岁，在青春期或老年女性中也有报道。哈尔滨医科大学附属肿瘤医院在 1975—2010 年间 26 262 例乳腺肿瘤(其中恶性肿瘤 13 392 例)患者中，共诊断叶状肿瘤 140 例，年龄 13～63 岁，中位发病年龄为 41 岁(图 29-2)。

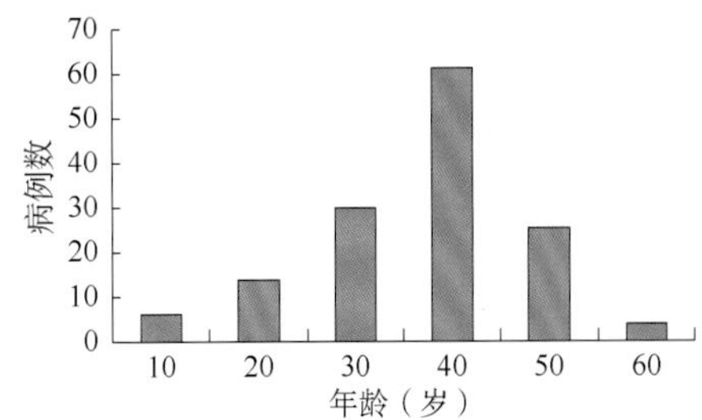

图 29-2　哈尔滨医科大学肿瘤医院 1975—2010 年女性乳腺叶状肿瘤的年龄分布

二、临床表现

叶状肿瘤常表现为无痛、可触及的乳腺肿块，持续增长，也有前期稳定结节快速增长的报道。病史通常为乳腺肿块快速增长，在几个月内就增长到相对较大肿块。当肿块增长迅速时，局部隆起明显(图 29-3A)。尽管肿瘤增长迅速，但快速增长并不意味着一定是恶性。由于肿瘤推挤皮肤，肿块表面皮肤会发亮、拉伸和变薄,伴静脉曲张。皮肤拉伸、受压会加重缺血,并进一步导致溃疡发生。所有类型的叶状肿瘤都可能表现出皮肤溃疡,尽管溃疡是癌症恶性行为的表现(T_4),但并不特指恶性叶状肿瘤。乳头可能被抹去,但浸润、乳头内陷或血性溢液并不常见。

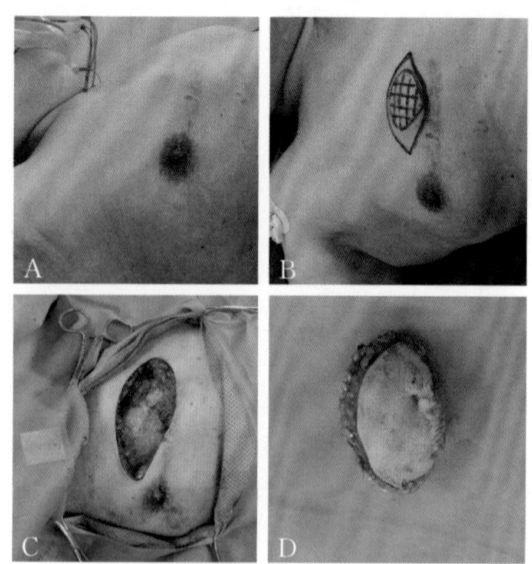

图 29-3 原发叶状肿瘤表现和切除

注:患者,54 岁,女性,右乳内上象限触及肿块,过去 6 个月直径从 1.4 cm 增长到 3.2 cm。影像学检查和空芯针穿刺活检首次诊断为"纤维腺瘤"。最终切除后病理学检查诊断为交界性叶状肿瘤。A. 术前,局部隆起包块。包块位于右乳内上象限。B. 术前准备,标记出可触及肿块边缘和计划皮肤切除边缘。C. 手术切除至胸大肌筋膜,用推进皮瓣关闭切口。D. 切除肿块周围至少有 1 cm 宽正常组织。

三、危险因素

普通人群中,叶状肿瘤发病高危因素尚未被发现。*P53* 遗传性突变患者(Li-Fraumeni 综合征),叶状肿瘤发病率增加,但这仅占所诊断叶状肿瘤患者的很少一部分。

四、伴随肿瘤

双侧同时或相继发生叶状肿瘤并不常见。美国纽约 Memorial Sloan Kettering 癌症中心(MSKCC)报道的 293 例患者中,仅 10 例患者(3.4%)表现为双侧叶状肿瘤。通常,同时发生的叶状肿瘤有相似的组织学类型,但是有报道提示,有患者一侧乳腺有良性叶状肿瘤,对侧乳腺同时患有恶性叶状肿瘤。

叶状肿瘤患者可能同时合并非浸润性或浸润性乳腺癌。有时,导管内或浸润性乳腺癌病灶可能同时合并恶性叶状肿瘤。当发生在同一患者身上时,因为叶状肿瘤不常见,所以不清楚它是否与其他乳腺肿瘤存在病理生理学联系,如家族遗传性异常导致对多种病变易感。最后,孕期叶状肿瘤十分罕见,文献报道不超过 10 例。

第四节 诊 断

一、临床特征

术前怀疑叶状肿瘤很有帮助,但因其影像学检查和组织活检都类似纤维腺瘤,故术前明确诊断很有挑战性。多数叶状肿瘤都在术后诊断。一项 21 例患者的研究表明,只有 6 例(29%)患者术前被成功诊断为叶状肿瘤。多数叶状肿瘤首次干预多是单纯的外科切除,在明确诊断后,如果不再次进行扩切,常因为切缘不充分导致局部复发风险增高。

二、影像学特征

影像学上叶状肿瘤与纤维腺瘤相似(图 29-4),没有明显的影像学特征能够区分良性和恶性叶状肿瘤。与纤维腺瘤类似,叶状肿瘤在乳腺钼靶 X 线片上也会表现出有局限性边缘的圆形、卵圆形或者小叶状的肿块,偶尔有钙化。超声检查叶状肿瘤可表现出卵圆形或圆形、低回声、边界清楚的实性包块(图 29-4C),可能含有散在的囊性区域。虽然肿瘤体积大(直径>3 cm)、肿瘤内部囊性区域或有裂隙,能够帮助叶状肿瘤的诊断,但是这些特征也同样可能在纤维腺瘤中出现。因此,任何影像学上表现出的大肿瘤或者观察期间增长迅速的肿瘤,即使边界清楚,也应该切除,以除外叶状肿瘤。

乳腺 MRI 检查,典型的叶状肿瘤表现为卵圆形、圆形肿块,边缘光滑,内部 T_2 加权像呈高信号(图 29-5)。动态对比增强显影,叶状肿瘤和纤维

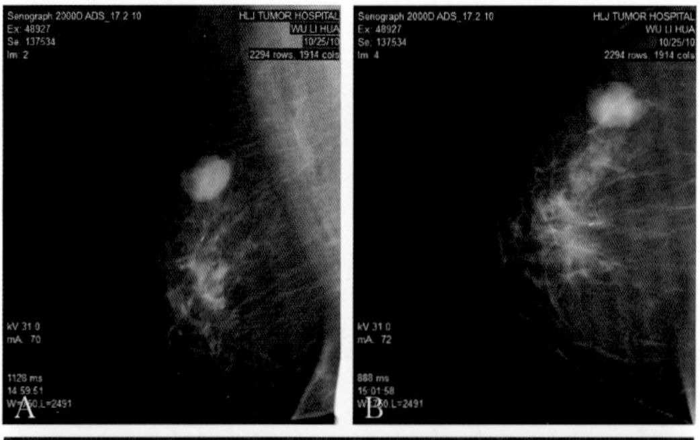

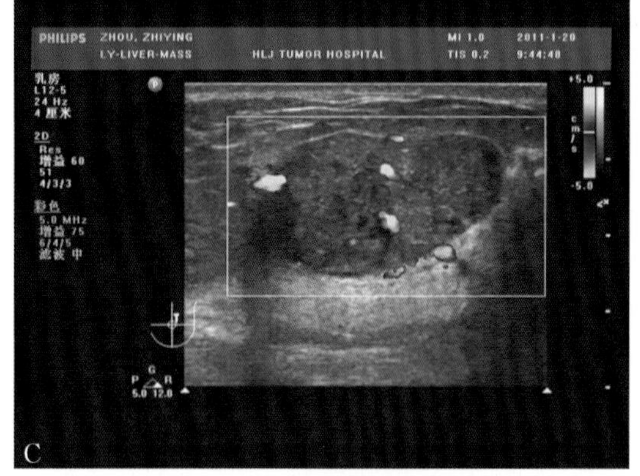

图 29－4　叶状肿瘤典型影像表现

注：A. 左乳 MLO 位钼靶 X 线片；B. 左乳 CC 位钼靶 X 线片，示左乳 10 点钟局限性圆形肿块，活检诊断为叶状肿瘤；C. 超声示直径 2.5 cm 叶状肿瘤，典型声像图特征包括卵圆形、实性包块，边界清楚。

瘤都表现为缓慢起始阶段持续增强和延迟阶段渐进性增强，呈典型良性肿瘤的表现过程（图 29－5B、C）。尽管术前 MRI 检查能够更加准确地了解疾病真实程度，但支持叶状肿瘤常规进行 MRI 检查的数据还很少。当考虑进行乳房切除时，MRI 检查最有用，标准的影像学检查很难获取完整的肿瘤范围。病理学检查主要依靠大细胞性来区分叶状肿瘤和纤维腺瘤。新的 MRI 技术对细胞密度很敏感，称为弥散加权成像，在预测叶状肿瘤风险方面将来可能会很有用。

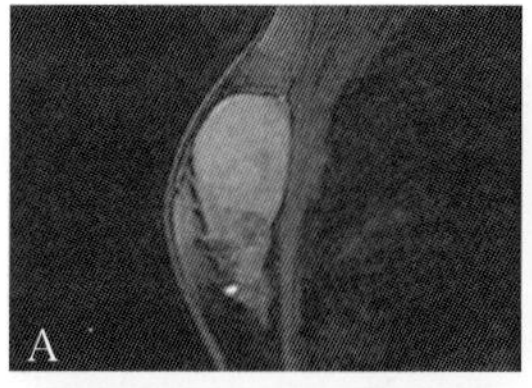

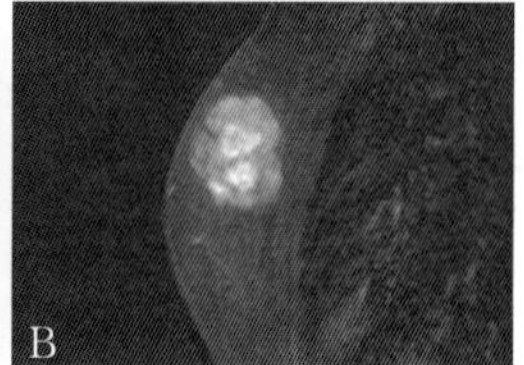

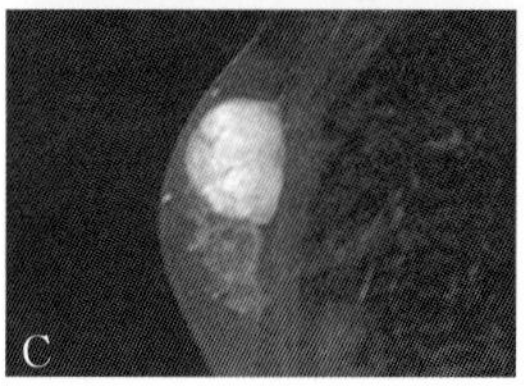

图 29－5　叶状肿瘤 MRI 矢状影像

注：A. 对比增强前；B. 增强 2 min；C. 增强 5 min。叶状肿瘤延迟对比增强成像提示持续渐进强化。

三、细针抽吸或空芯针活检

通常，影像引导的叶状肿瘤穿刺针采样，组织学特征模糊。细针穿刺术（FNA）所获得的叶状肿瘤细胞学特征，如多细胞基质碎片和多核巨大细胞，不足以当作单独的诊断标准。另外，伴随囊性变的肿瘤会有泡沫细胞、顶浆分泌细胞和背景粘液，叶状肿瘤抽吸样本可能被错误地标记为“纤维囊性改变”，导致 FNA 诊断错误。最终病理学检查常依赖于完整的外科切除样本。可疑叶状肿瘤进行影像学引导活检的最大价值可能在于给外科医生病理学提示，以便指导手术方式。单纯活检诊断的叶状肿瘤，可以进行宽切缘的肿块切除，而穿刺活检不确定的肿块就需要像纤维腺瘤那样依赖完整肿块的病理学诊断。

第五节　治　　疗

一、手术治疗

（一）外科切除和切缘

所有类型叶状肿瘤的局部治疗原则是局部切除至阴性切缘，以便取得有效的局部控制。多数学者主张至少有 1 cm 宽切缘才能够保证切除充分。Mangi 研究发现叶状肿瘤复发与切缘相关，40 例患者中，局部复发 5 例，切缘宽度均小于 1 cm。这 5 例患者再次手术，切缘宽度 1 cm 以上，未再复发。理想的 1 cm 切缘宽度是基于回顾性分析得出的结论。美国国家综合癌症网络（NCCN）乳腺癌指南推荐获得≥1 cm 宽阴性切缘。因为叶状肿瘤比较罕见，任何希望研究最佳切缘宽度的研究都很难实现。致密的假包膜紧包叶状肿瘤，围绕叶状肿瘤的周围正常组织镜下可见包含叶状肿瘤小突起。因此，更多的组织需要被切除,以便获得理想的组织学切缘,手术范围要大于术前的局部检查范围或影像发现范围。一些学者甚至认为应该将 2 cm 宽切缘作为叶状肿瘤标准手术切缘,复发叶状肿瘤更是应该获得 2～3 cm 宽切缘。德国一项 33 例叶状肿瘤研究中,8 例局部复发,其中 7 例在最初的切除中切缘宽度小于 2 cm。在临床实践中,2～3 cm 宽切缘很难获得良好的美容外观,除非乳腺很大,并且肿瘤位置恰当。

有一项研究曾经应用超声引导,真空辅助抽吸乳腺活检治疗良性叶状肿瘤,尽管这不是目前的标准治疗手段。通过这种方式完整切除的叶状肿瘤,随访 6 年仅有 1 例(1/33)复发。

(二) 窄切缘切除后的再次切除

如果切缘不充分,有 20%的叶状肿瘤会局部复发。复发比例似乎在交界性和恶性叶状肿瘤患者中要比良性叶状肿瘤患者更高,多数学者认为保障阴性切缘是各种类型叶状肿瘤患者的唯一获益方式。

(三) 区段切除时的技术考虑

为获得 1 cm 宽或更宽的外科切缘,对叶状肿瘤进行区段切除时有必要采取有效的方法,尤其是小乳房的患者。乳晕切口,通过纤维腺体组织隧道切除叶状肿瘤应视为禁忌证,因为有潜在肿瘤播散的可能。在不移除肿块表面皮肤的情况下,即使肿块表面的曲线切口,也不足以获得充足的外科切缘,而且因为切除过多的腺体组织,可能残留过多的冗余皮肤。从皮肤到胸大肌的全层切除有利于获得理想的 1 cm 宽外科切缘。这种方法可以移除皮肤、肿瘤和周围的纤维腺体组织(图 29 - 3)。因此,切除时需要沿皮肤环岛进行全层切除广泛的周围组织,深达胸大肌筋膜。

(四) 保乳与乳房切除

美国 M. D. Anderson 癌症中心(MDACC)101 例叶状肿瘤治疗经验中,47%的患者进行了局部切除保乳,53%进行了乳房切除,4 例患者局部复发,10 年复发率 8%,认为局部复发不常见,获得阴性切缘的保乳手术是理想的局部治疗方式。Kleer 研究发现恶性叶状肿瘤如果广泛切除,不进行乳房切除,预后良好。更多的研究也没有证明乳房切除比区段切除患者获益更大。无论肿瘤组织学类型,只要保证阴性切缘,区段切除可足以取得良好的效果。

(五) 腋淋巴结转移问题

叶状肿瘤患者不必要常规进行腋淋巴结清扫。20%的患者都可以触及腋窝肿大淋巴结,仅不到 5%的患者有组织学淋巴结转移。一项 SEER 研究提示,1 035 例叶状肿瘤中,仅有 3.4%腋淋巴结转移率。另一项研究中,45 例叶状肿瘤患者进行了腋窝分期,没有一例发现腋淋巴结转移。当临床检查或影像学检查发现可疑淋巴结时,可以进行超声引导下细针抽吸细胞学检查,或者是用更理想的空芯针活检。如果结果阴性,依然有理由相信腋淋巴结受累,可以考虑进行前哨淋巴结活检。当没有可疑淋巴结时,无论是前哨淋巴结活检还是腋淋巴结清扫都不应该作为叶状肿瘤的外科标准治疗措施。

二、辅助放疗

放疗在叶状肿瘤治疗中的效果不确切,多数数据都来自单中心回顾性研究。接受单纯肿块切除的良性叶状肿瘤,只要切缘宽度充分,则无需放疗。绝大多数学者发现交界性或恶性叶状肿瘤,单纯乳房切除的局部控制率极佳。对于交界性或恶性叶状肿瘤患者,单纯区段切除,局部控制效果欠佳。有报道对直径大于 3 cm 的交界性或恶性叶状肿瘤,保乳手术后进行放疗,单纯保乳手术的局部复发率为 45%,而区段切除后放疗的患者局部复发率可以低至 12%。一项前瞻性多中心研究中,46 例交界性和恶性叶状肿瘤患者接受保乳手术,切缘阴性,辅助放疗明显改善局部控制,随访 56 个月,尚未发现局部复发患者。

可以有选择地给予局部复发叶状肿瘤患者放疗,如接受乳房切除的患者。复发叶状肿瘤并不常见,而且生物学行为多样,因此似乎不可能有研究能够收集大量的复发叶状肿瘤病例。

如果进行辅助放疗,应按照软组织肉瘤指南,给予放射野内的乳腺组织和胸壁 50～50.4 Gy 常规分割方式放疗,瘤床或手术瘢痕区增量 10～20 Gy。

三、联合治疗

有报道支持复发叶状肿瘤可以联合化疗和放疗。在一项局部复发恶性叶状肿瘤研究中,第 2 次局部复发的患者给予新辅助超分割放疗、高温热疗和异环磷酰胺治疗，瘤床再次切除，证实病理学完全缓解的患者随访 48 个月无复发。

四、辅助内分泌治疗

叶状肿瘤激素受体表达情况多样，但他莫昔芬或芳香化酶抑制剂进行内分泌治疗的作用未知。应用内分泌治疗药物的理由不充分，因为激素受体蛋白表达随着恶性程度增加而降低，它们主要在叶状肿瘤上皮成分表达，而叶状肿瘤通常只是基质成分发生转移。总之，叶状肿瘤应该遵循与软组织肉瘤相似的治疗原则。

五、系统治疗

Chaney 观察发现，基质过度增生的患者，尤其是肿瘤直径大于 5 cm 的患者，远处转移率高。他们建议这类患者即使没有远处转移，也可以考虑进行系统治疗。Burton 给予 3 例叶状肿瘤转移患者顺铂和依托泊苷联合化疗，其中 2 例患者明显缓解。目前，NCCN 指南建议转移性叶状肿瘤患者按照软组织肉瘤指南进行诊治。

第六节　复发和预后

一、局部复发

各种类型的叶状肿瘤都有可能复发，复发率高达 46%。一项回顾性研究中，27 例叶状肿瘤患者中 19 例（70%）为良性，3 例（11%）为交界性，4 例（15%）为恶性。26 例患者平均随访 37 个月，4 例（15%）在术后平均 9 个月复发，包括各种组织学类型（1 例良性，1 例交界性，2 例恶性）。另一项研究发现，21 例叶状肿瘤中，3 例复发（14%），并且复发与患者年龄、肿瘤大小或组织学类型不相关。复发时间与组织学分化程度相关。一项米兰研究分析了 1970—1989 年 216 例接受手术治疗的叶状肿瘤患者，平均无复发时间在良性叶状肿瘤为 32 个月，恶性叶状肿瘤为 22 个月，交界性叶状肿瘤为 18 个月。

尽管外科切缘是叶状肿瘤局部复发的最佳预测因子，两项研究提示肿瘤坏死也与局部复发风险增高相关。纤维增生是指叶状肿瘤周围乳腺组织中同时合并存在纤维腺瘤或纤维腺瘤样病变。MSKCC 所进行的大型叶状肿瘤研究，包括了 293 例患者，中位随访 42 个月发现，纤维增生与局部复发率高显著相关。没有其他研究描述纤维增生为复发因素，这一组织学特征在之前的研究中也没有被分析或提及。此外，Geisler 发现高级别病变局部复发和转移倾向更大，但无论高级别还是大肿瘤尺寸都不是具有统计学意义的预测因子。国内一项 276 例乳腺叶状肿瘤回顾性分析提示肿瘤直径和肉瘤类异质性分化是局部复发的独立预后因素。

区段切除后复发的叶状肿瘤，如果可能，应该进行宽切缘的再次切除，甚至乳房切除。乳房切除后复发的叶状肿瘤，应该进行从皮肤到肋骨的全层软组织切除，至少获得 1 cm 宽手术切缘。通常需要软组织推进皮瓣来闭合缺损；在某些患者中，需要采取植皮或更复杂的重建措施。

二、远处转移

MDACC 对 101 例叶状肿瘤患者分析发现，8 名患者发生远处转移，10 年复发率为 13%；5、10 和 15 年的总生存率分别为 88%、79% 和 62%。非恶性（良性或交界性）和恶性叶状肿瘤患者，5 年总生存率分别为 91% 和 82%，10 年总生存率分别为 79% 和 42%。

发生远处转移的患者预后不良。Kessinger 分析了 67 例远处转移叶状肿瘤病例，发现诊断为转移后的平均生存时间为 30 个月。既有初诊时就发现的转移病变，也有最晚初诊后 12 年才发生的远处转移。发生远处转移后，有最长生存 14.5 年的报道。

基质过度增生是恶性叶状肿瘤的基本特征，也是多数研究一致认为的远处转移组织学预测因子。MDACC 的系列研究中，较大的肿瘤直径、浸润边缘、坏死和有丝分裂指数增高与远处转移风险升高相关，但是多因素分析提示，只有基质过度增生是远处转移的独立预测因子。

肺是乳腺叶状肿瘤最常见的转移部位。与肉瘤类似,在特定患者中,将肺转移灶切除也可能获得治愈的效果。其他远处转移部位包括骨、肝、心脏、远处淋巴结、远处软组织,如前臂、甲状腺和胰腺。乳腺叶状肿瘤很少转移到中枢神经系统,一旦发生,治疗效果不佳,预后差。

三、复发预测模型

已经研究过的几个免疫组织化学肿瘤标志物中,无论是单个还是联合,与标准的组织学分析相比都不能更好地预测叶状肿瘤复发。多因子评分被认为能更好地预测叶状肿瘤的复发风险。Meneses 提出了一套评分体系,用于评估组织学侵袭程度,用到的指标包括基质/腺比例、肿瘤切缘、有丝分裂指数和基质多型性。交界性病变复发风险是良性病变的 6 倍,恶性病变复发风险是良性病变的 11.4 倍。现阶段,乳腺叶状肿瘤的治疗原则仍然是外科广泛切除,不进行腋淋巴结清扫,因而该评分体系对临床治疗的改变程度还不清楚。

四、患者随访

乳腺叶状肿瘤切除后应该随访患者,以便发现瘤床部位的复发肿瘤。August 和 Kearney 推荐术后 5 年内,每年 2 次乳腺临床检查和影像学检查,5 年后每年 1 次。可以考虑对区段切除部位进行乳腺超声检查。如果乳腺致密、丰满,超声检查可能无法发现肿块,此时可以考虑进行乳腺 MRI 检查。CT 检查对乳腺成像价值不大。

第七节　总　结

(1) 乳腺肿块伴有如下征象时,应该考虑叶状肿瘤:老年患者、生长迅速或肿瘤尺寸大。

(2) 推荐进行乳腺钼靶 X 线检查和超声检查,但影像学检查不能区分乳腺叶状肿瘤与乳腺纤维腺瘤。

(3) 考虑进行术前组织活检时,空芯针活检更合适。

(4) 外科治疗手段主要是广泛切除,获得宽、阴性外科切缘,以降低局部复发率。多数研究主张大于 1 cm 宽的切缘,个别甚至主张获得 2 cm 以上宽切缘更加安全。

(5) 乳腺叶状肿瘤切除后,如切缘阳性或紧贴切缘,应该再次手术扩切。

(6) 辅助放疗的作用存在争议,有研究提示交界性或恶性乳腺叶状肿瘤患者,放疗能够改善局部控制率,但不能增加生存率。

(7) 局部复发乳腺叶状肿瘤,可以再次手术切除后进行胸壁放疗。

(8) 乳腺叶状肿瘤初次切除后不推荐常规辅助系统治疗。化疗对局部复发患者的作用存在争议。转移患者的治疗应该遵循肉瘤治疗原则,而不是乳腺癌治疗原则。

(庞　达　张显玉)

参考文献

[1] 彭媛,张原媛,王世宸,等. 乳腺叶状肿瘤术后局部复发的预后因素分析[J]. 中华外科杂志,2021,59(2):116-120.

[2] 吴迪,石爱平,郑超,等. 乳腺良性和交界性叶状肿瘤 98 例临床特征分析 [J]. 中国实用外科杂志,2016,36(07):778-781.

[3] 谢菲,王殊. 乳腺叶状肿瘤的诊断及手术治疗[J]. 中国实用外科杂志,2016,36(07):741-743.

[4] ADESOYE T, NEUMAN H B, WILKE L G, et al. Current trends in the management of phyllodes tumors of the breast [J]. Ann Surg Oncol, 2016,23(10):3199-3205.

[5] CHAO X, CHEN K, ZENG J, et al. Adjuvant radiotherapy and chemotherapy for patients with breast phyllodes tumors: a systematic review and meta-analysis [J]. BMC Cancer, 2019 ,19(1):372.

[6] LIM R S, CORDEIRO E, LAU J, et al. Phyllodes tumors-the predictors and detection of recurrence [J]. Can Assoc Radiol J, 2021 ,72(2):251-257.

[7] MARITZ R M, MICHELOW P M. Cytological

criteria to distinguish phyllodes tumour of the breast from fibroadenoma [J]. Acta Cytol, 2017, 61(6): 418 - 424.

[8] MOTEN A S, GOLDBERG A J. Malignant phyllodes tumors of the breast: association between race, clinical features, and outcomes [J]. J Surg Res, 2019, 239: 278 - 283.

[9] NOZAD S, SHEEHAN C E, GAY L M, et al. Comprehensive genomic profiling of malignant phyllodes tumors of the breast [J]. Breast Cancer Res Treat, 2017, 162(3): 597 - 602.

[10] PAPAS Y, ASMAR A E, GHANDOUR F, et al. Malignant phyllodes tumors of the breast: A comprehensive literature review [J]. Breast J, 2020, 26(2): 240 - 244.

[11] VARGHESE S S, SASIDHARAN B, MANIPADAM M T, et al. Radiotherapy in phyllodes tumour [J]. J Clin Diagn Res, 2017, 11(1): XC01 - XC03.

[12] VOROTNIKOV I K, VYSOTSKAYA I V, DENCHIK D A, et al. Prognostic molecular and biological characteristics of phyllodes tumors of the breast [J]. Bull Exp Biol Med, 2020, 169(6): 806 - 810.

第三十章

乳腺肉瘤

第一节 概 述

乳腺肉瘤为源于乳房内结缔组织的非上皮源性恶性肿瘤，既有原发性肉瘤，也有继发性肉瘤，组织异源性明显，临床上相对罕见。乳腺肉瘤的临床特征在某些方面与乳腺癌相似，但治疗和预后与乳腺癌迥然不同。

相比起源于上皮组织的乳腺癌，文献对乳腺肉瘤的发病率、危险因素及临床特征的描述及报道较少，大多数相关研究仅限于小型回顾性分析及病例个例的报告，而且缺乏长期的随访信息。

一、流行病学

乳腺肉瘤属罕见病种，仅占所有乳腺恶性肿瘤的1%不到，占所有肉瘤的5%不到。根据SEER数据库统计，美国每年发生原发性乳腺肉瘤的概率仅为46/1 000万。另据瑞典肿瘤登记处的报告，近年来乳腺肉瘤的发病率有上升趋势，在1993—2003年乳腺肉瘤发病率为15.2/1 000万，而在2003—2013年，发病率升至20.4/1 000万，其中血管肉瘤的发病风险上升最显著，2009—2013年这5年间发病风险是1993—1998年的4.47倍。目前国内尚没有明确的发病率统计数字。

继发性肉瘤发生于乳腺接受放疗后，或发生在另一种恶性肿瘤治疗后，手臂或乳房出现淋巴水肿的情况下。继发性/治疗相关乳腺肉瘤的具体发生率目前仍难以统计。SEER数据库中纳入的274 572例原发性乳腺癌患者的一项研究发现，对于接受及未接受放疗的女性患者，其任何类型肉瘤的15年累积发生率分别为3.2/1000和2.3/1000。在另一项研究中，接受放疗后乳腺癌患者10、20和30年发生继发性肉瘤的累积概率分别为0.2%、0.43%和0.78%。由此表明，放疗是继发性肉瘤非常重要的发病因素。血管肉瘤是与乳腺癌治疗最为相关的肉瘤亚型。在洛杉矶进行的一项研究显示，之前被诊断为乳腺癌的患者相对于无乳腺癌的女性，其发生治疗相关的血管肉瘤的校正相对风险为59倍(95% *CI* 22～153)。接受放疗作为乳腺癌治疗一部分的女性患者出现血管肉瘤的相对风险是接受其他治疗患者的9～16倍。即便与其他肿瘤患者对比，乳腺癌患者也似乎更容易发生放射诱导性肉瘤。一项基于SEER数据库的研究显示，乳腺癌发生放射诱导性肉瘤的风险是其他肿瘤患者的1.21倍($P<0.05$)。随着放疗在乳腺癌患者局部治疗中适用范围的拓展，放射诱导的继发性肉瘤也必然成为我们需要着重关注的问题。

乳腺癌患者接受放疗获益显然要超出未来可能发生治疗相关乳腺肉瘤的风险，但发生放疗相关肉瘤的概率确实存在；尽管风险较小，对某些患者，确定治疗方案时需要加以考虑。比如，Li-Fraumeni综合征或毛细血管扩张失调患者发生放射诱导性肉瘤的风险较大，因而此类女性患者要选择乳腺全乳切除术而不是接受保乳手术(术后需进行放疗)。

原发性乳腺肉瘤多发生于女性患者中，男性少见，仅占总体的2.4%。乳腺肉瘤的中位年龄为49.5岁(范围12～89岁)，其中原发性乳腺血管肉瘤发病年龄较轻，诊断时的平均年龄为 40 岁。相比之下，治疗相关的血管肉瘤患者平均发病年龄则偏大，中位年龄为 64 岁（范围 44～84 岁）。继发性肉瘤发病年龄的升高或许与年长患者上皮性乳腺癌患病率升高呈一定的趋势关联性。

二、危险因素

目前原发性乳腺肉瘤的确切病因仍不清楚，而继发性乳腺肉瘤则与既往的放疗及引起治疗后慢性淋巴水肿状态相关。尽管之前有报告隆乳术与乳腺肉瘤之间存在密切关系，但目前尚未得到证实。

（一）遗传条件

先天的遗传因素，例如 Li-Fraumeni 综合征、家族性腺瘤性息肉及其变异或Ⅰ型神经纤维瘤，但是这些疾病在临床上并不常见。

近年来，针对乳腺肉瘤发生的内在驱动基因的研究显示，软组织肉瘤与上皮恶性肿瘤不同，其基因组特征主要表现为拷贝数的变化，而整体突变负荷低，仅有少数基因（*TP53*、*ATRX*、*RB1*）呈高频突变。其中 *TP53* 突变与 Li-Fraumeni 综合征患者乳腺肉瘤高发密切相关；大多数血管肉瘤中存在 *KDR*、*TP53*、*PIK3CA*、*GRIN2A* 和 *NOTCH2* 驱动突变，其中最常见的突变来自 *KDR* 和 *TP53* 基因。在乳腺血管肉瘤组织中，*KDR* 错义突变高达 89%，且该基因突变常与 *TP53* 突变互相排斥。除此以外，*PIK3CA* 突变在乳腺血管肉瘤中也是常见的分子事件。

（二）环境因素

肉瘤相关的环境因素暴露包括化疗（特别是用烷化剂者）、砷化合物、氯乙烯、除草剂、免疫抑制剂、人类免疫缺陷病毒（HIV）及人类 8 型疱疹病毒感染。

（三）电离放射

电离放射对于继发性乳腺肉瘤来说是明确的危险因素。在继发于放疗的肉瘤中，乳腺癌和非霍奇金淋巴瘤是常见的恶性原发肿瘤。研究发现，与原发乳腺肉瘤不同，在继发于放疗的肉瘤中，*MYC* 及 *FLT4* 基因往往为高扩增状态，而 *H3K27ME3* 基因往往为缺失状态。总体而言，接受乳腺癌放疗后出现软组织肉瘤的风险高峰期为治疗后第 10 年左右，之后风险逐渐降低，但会持续 20～30 年。接受乳腺癌放疗后，继发性肉瘤的平均潜伏期约为 11 年（范围 3～44 年）；而血管肉瘤的潜伏期较短，为治疗后的 5～8 年。

近年来，通过钼靶 X 线筛查使得乳腺癌早期诊断病例增加，以及辅助治疗的进步，一方面乳腺癌患者获得了更好的远期生存；另一方面，在更长的生存期内出现治疗相关肉瘤的机会也随之增加，但总体上发病绝对数仍然很少。继发性或治疗相关乳腺肉瘤通常发生于接受放疗（作为保乳治疗的一部分或乳腺切除术后的治疗）之后。与任何部位的肉瘤一样，出现放射诱导性乳腺肉瘤的风险随着放疗剂量的增加而增加。但是，新的放射技术如部分乳腺短程放射（照射只针对瘤床而避免对其余腺体照射）是否可以减少放射继发肉瘤仍不清楚。另外，相比于成人患者，儿童患者特别是同时接受放疗和化疗的儿童，出现继发性乳腺肉瘤的风险更大。患者的遗传状态如 *BRCA-1* 或者 *P53* 突变，由于 DNA 修复能力受损，会更容易发生放射继发肉瘤。

（四）淋巴水肿

接受乳腺癌治疗后，慢性手臂和乳房水肿会增加发生肉瘤（特别是血管肉瘤）的风险。Stewart 和 Treves 首先对女性患者接受乳腺癌治疗后出现的上肢、乳腺和腋窝淋巴管肉瘤（伴慢性淋巴水肿）进行了描述，该综合征现被定义为 Stewart-Treves 综合征。尽管与放疗有一些关联，但 Stewart-Treves 综合征的主要原因是腋淋巴结清扫导致的长期淋巴水肿。研究认为淋巴受阻导致所在区域免疫应答受损，从而引起肉瘤的生长。该综合征通常是一种晚期表现，表现为紫色、多灶性斑丘疹，可能会进展为溃疡。治疗方法可能包括化疗、放疗和根治性手术切除伴截肢，但预后仍很差，因为这种疾病具有很强的侵袭性，且经常表现为远处转移。

三、组织学

乳腺肉瘤按其来源基本可分为纤维上皮性肉瘤和间叶组织性肉瘤，另外还有混合型恶性肿瘤及淋巴系统来源的肉瘤。原发性乳腺肉瘤在组织学上异质性非常明显，目前针对其组织来源、性质及亚型的分类主要参照软组织肉瘤 WHO 分类（2020 版），具体见表 30－1。

表 30－1 乳腺肉瘤的组织来源、性质及其常见亚型

组织来源	常见亚型
脂肪细胞肿瘤	非典型性脂肪瘤样肿瘤 高分化脂肪肉瘤 去分化脂肪肉瘤 黏液样脂肪肉瘤 多形性脂肪肉瘤 黏液样多形性脂肪肉瘤
成纤维细胞/肌成纤维细胞肿瘤	隆突性皮肤纤维肉瘤 纤维肉瘤型隆突性皮肤纤维肉瘤 色素性隆突性皮肤纤维肉瘤 孤立性纤维性肿瘤 恶性孤立性纤维性肿瘤 炎性肌成纤维细胞瘤 低度恶性肌成纤维细胞瘤 黏液炎性成纤维细胞性肉瘤 婴儿型纤维肉瘤 成人型纤维肉瘤 黏液纤维肉瘤 低度恶性纤维黏液样肉瘤 硬化性上皮样纤维肉瘤
纤维组织细胞性肿瘤	恶性腱鞘滑膜巨细胞瘤
脉管肿瘤	卡波西肉瘤 上皮样血管内皮瘤 血管肉瘤
血管周皮细胞(血管周)肿瘤	恶性血管球瘤
平滑肌肿瘤	炎性平滑肌肉瘤 平滑肌肉瘤
骨骼肌肿瘤	胚胎性横纹肌肉瘤 腺泡样横纹肌肉瘤 多形性横纹肌肉瘤 梭形细胞/硬化性横纹肌肉瘤 外胚层间叶瘤
软骨-骨肿瘤	骨外骨肉瘤
周围神经鞘膜肿瘤	恶性周围神经鞘膜瘤 上皮样恶性周围神经鞘膜瘤 恶性蝾螈瘤 恶性色素性神经鞘膜瘤 恶性颗粒细胞瘤 恶性神经束膜瘤
分化不确定的肿瘤	恶性混合瘤 肌上皮癌 恶性磷酸盐尿性间叶性肿瘤 *NTRK* 重排梭形细胞间叶性肿瘤 滑膜肉瘤，非特指性 滑膜肉瘤，梭形细胞型 滑膜肉瘤，双向型 滑膜肉瘤，差分化型 上皮样肉瘤 腺泡状软组织肉瘤 软组织透明细胞肉瘤 骨外黏液样软骨肉瘤 促结缔组织增生性小圆细胞肿瘤 恶性肾外横纹肌肉瘤 恶性血管周上皮样细胞肿瘤(PEComa) (动脉)内膜肉瘤 恶性骨化性纤维黏液瘤 未分化肉瘤 未分化梭形细胞肉瘤 未分化多形性肉瘤 未分化圆细胞肉瘤
骨和软组织未分化小圆细胞肉瘤	尤因肉瘤 伴有 *EWSR1*-非 ETS 转录因子家族融合基因的未分化肉瘤 *CIC* 重排肉瘤 伴有 *BCOR* 遗传学改变的肉瘤

根据 2004—2016 年在美国国家癌症数据库(National Cancer Database，NCDB)登记的数据报告显示，血管肉瘤包括既往放疗引起的继发性血管肉瘤是乳腺最常见的肉瘤类型(占 35%)。而在血管肉瘤以外的所有乳腺肉瘤中，梭形细胞肿瘤占比最高(占非血管肉瘤型肉瘤的 13.5%)，其次为平滑肌肉瘤(11.7%)和巨细胞肉瘤(10.1%)(表 30－2)。

表 30－2 非血管肉瘤型乳腺肉瘤亚型分布情况*

组织学类型	例数(百分比)
肉瘤；无法分类	252(25.4%)
梭形细胞肿瘤	133(13.5%)
平滑肌肉瘤、纤维肉瘤	116(11.7%)
巨细胞肉瘤	100(10.1%)
基质肉瘤；无法分类	161(6.2%)
恶性纤维组织细胞瘤	59(6.0%)
纤维黏液肉瘤	36(3.6%)
皮肤纤维肉瘤	34.34(3.4%)
纤维肉瘤	34(3.4%)
未分化肉瘤	31(3.1%)
脂肪肉瘤	31(3.1%)
多形性脂肪肉瘤	22(2.2%)
其他	82(8.3%)

注：* 表示来源于 NCDB 数据库。受限于 NCDB 数据录入限制，上述分型未按照最新 WHO 分型划分。

乳腺肉瘤亚型分布的具体评定受限于该疾病的罕见性及组织分类上的异源性。由于分类方式尚不完全统一，乳腺肉瘤各亚型的临床病程和预后特点难以明确分类描述。关于恶性叶状肿瘤，多数学者将其归类为乳腺肉瘤亚型，因为它们的生存和临床病程相似；而一些作者将恶性叶状肿瘤排除于乳腺肉瘤研究之外，因为这种肿瘤除了包含恶性间叶成分还包括良性上皮成分。还有关于乳腺癌肉瘤（化生性癌），其代表几种难以区分的管腺癌、间叶细胞（肉瘤样）及其他上皮细胞（如鳞状细胞）成分的组合，因而大部分临床医生将这些肿瘤归类为管状腺癌的一种亚型，并以此进行治疗。以上的恶性叶状肿瘤和乳腺癌肉瘤将不在本章讨论，有另外章节具体描述。

目前多数学者认为，组织学等级是乳腺肉瘤一个重要的预后因素。用于评定等级的特征为组织分化的程度、有丝分裂计数、坏死情况存在与否、细胞结构及细胞多形性。在大部分报告中，低等级血管肉瘤表现为惰性病程，但是大多数病例为高级别肿瘤，极具侵袭性的潜能。在一项研究中，总共纳入了 32 例血管肉瘤患者，其中 1、2、3 级肿瘤患者的 10 年无复发生存率分别为 76％、70％和 15％。尽管如此，肿瘤分级在血管肉瘤患者预后中的重要性仍有很大争议，还需要进一步研究确认。

四、诊断与分期

（一）临床表现

乳腺肉瘤通常表现为乳房内单侧、较大、无痛的硬质肿块，定位相对明确。乳腺肉瘤通常比上皮源性的乳腺癌生长更快，因而肿瘤会变得很大，直径为 0.3～30 cm（中位数：5.25 cm）；切面质地较软，海绵状，呈暗红色，灰红色。乳腺肉瘤可累及乳房皮肤及乳头乳晕复合体，但很少侵及胸肌筋膜。

（二）影像学检查

乳房钼靶 X 线检查通常无钙化分布和锋芒样腺体纠集表现，无明显特异性，因而这些肿瘤有时很难被发现，甚至会被误认为良性病变，如纤维腺瘤。即使肿块较大，临床触诊可以触及，乳房 X 线摄影检查也可能表现为阴性。由于治疗相关的乳腺肉瘤出现在术后或放疗后，所以乳房 X 线摄影检查有时更难以发现，需要仔细甄别。乳腺肉瘤在超声检查中也没有特别的诊断特征，通常表现为具有不清晰边缘的卵圆形低回声团块。

乳腺 MRI 检查有助于诊断评估。与乳腺癌不同，乳腺肉瘤表现为典型的 T_2 加权像强化及增强下迅速强化，伴有流出型强化特征。特别是血管肉瘤，MRI 影像特征明显，T_1 加权像信号强度低，T_2 加权像信号强度高，提示血管内血流速度缓慢。

乳腺和胸壁的 MRI 检查结果也有助于评估皮肤受累及其侵犯程度，了解病变是否累及深筋膜和胸大肌，这对于手术计划的制定非常重要。与其他影像学检查一样，MRI 仍有可能低估疾病的程度。全身 ^{18}F-氟代脱氧葡萄糖正电子发射计算机体层成像（^{18}F-FDG PET/CT）在乳腺肉瘤中可能有助于诊断，但尚未得到大数据证实。

（三）活组织检查

切开、切除或空芯针活检均可提供确切的组织学诊断。与乳腺癌一样，通常首先选择空芯针活检，如空芯针活检不足以明确诊断，则考虑切开或切除活检。

如果怀疑是乳腺肉瘤，强烈不推荐细针穿刺术（FNA），因为其对于肉瘤诊断的准确率低，常导致假阴性结果，延迟准确诊断和治疗。另外，通过 FNA 检查也不能确定组织学亚型和组织学分级。对于血管肉瘤合并的皮肤病变，皮肤多处针刺活检可帮助明确组织学诊断。

免疫组化是区分乳腺肉瘤与其他肿瘤的关键，同时通过免疫组化可以对肉瘤进一步分类成各种组织学亚型，如肿瘤细胞缺乏细胞角蛋白和肌上皮标志物的表达将有助于排除化生性癌的诊断。血管肉瘤通常对凝血因子Ⅷ相关抗原、溶酶体Ⅰ凝集素、CD34、CD31 具有免疫反应性，而骨肉瘤中的软骨成分通常对上皮膜抗原（epithelial membrane antigen，EMA）和 S-100 具有免疫反应性。

（四）疾病分期

肿瘤扩散程度分期为准确评估预后类别提供了一个方法，对于单个治疗中心结果的比较有重要意义。初始诊断的分期对于治疗决策有很大影响。

对于乳腺肉瘤，最常用的分期系统与其他部位肉瘤的分类方法相同，结合了美国癌症联合会（AJCC）/国际抗癌协会的方法。TNM 分期包括组织学分级（G）、肿瘤大小（T）、肿瘤浸润深度（表皮或深层)、淋巴结转移(N)及是否包括远处转移(M),以此来综合描述Ⅰ～Ⅳ的4个临床分期(表30-3～30-5)。

表30-3 软组织肿瘤的TNM定义

分类	描述
原发肿瘤(T)	
T_x	无法评估原发肿瘤
T_0	无原发肿瘤证据
T_1	肿瘤最大直径≤5 cm
T_2	肿瘤最大直径>5 cm、≤10 cm
T_3	肿瘤最大直径>10 cm、≤15 cm
T_4	肿瘤最大直径>15 cm
区域淋巴结(N)	
N_0	无区域淋巴结转移或区域淋巴结无法评估
N_1	区域淋巴结转移
远处转移(M)	
M_0	无远处转移
M_1	远处转移

注:根据美国癌症联合会(AJCC)肢体/躯干软组织肉瘤分期系统(第8版,2017年)。

表30-4 软组织肉瘤分级系统

类别	计分标准
A. 肿瘤细胞分化	1分:肉瘤非常类似正常成人间叶组织(如低级别平滑肌肉瘤)
	2分:肉瘤细胞有自己特定的组织学特点(如黏液样脂肪肉瘤)
	3分:胚胎样特点和未分化的肉瘤,滑膜肉瘤,类型不明确的肉瘤
B. 核分裂象计数	1分:0～9个/10HPF
	2分:10～19个/10HPF
	3分:>19个/10HPF
C. 坏死	0分:无坏死
	1分:<50%肿瘤坏死
	2分:≥50%肿瘤坏死
组织学分级=A+B+C	1级:2、3分
	2级:4、5分
	3级:6～8分

注:采用法国联邦国家癌症中心(FNCLCC)的分级定义。

表30-5 软组织肉瘤分期

分期	TNM			组织学分级
ⅠA	T_1	N_0	M_0	G_1, G_x
ⅠB	T_2/T_3/T_4	N_0	M_0	G_1, G_x
ⅡA	T_1	N_0	M_0	G_2, G_3
ⅢA	T_2	N_0	M_0	G_2, G_3
ⅢB	T_3/T_4	N_1	M_0	G_2, G_3
Ⅳ	任何T	N_1	M_0	任何G
	任何T	任何N	M_1	

(五) 分期检查

包括源于乳腺肉瘤在内的大部分软组织肉瘤(除了圆形细胞/黏液型脂肪肉瘤),其最主要的远处转移部位是肺,所以推荐所有新近诊断的患者必须接受胸部CT检查以帮助排查,初次胸部CT检查结果应作为基线以帮助将来的肺部评估。

圆形细胞/黏液型脂肪肉瘤患者倾向于向腹膜后间隙和脊柱转移,因此建议进行包括整个脊柱的腹部骨盆CT和MRI检查。此外,美国国家综合癌症网络(NCCN)指南建议血管肉瘤患者必须进行中枢神经系统造影检查,理由在于这种肿瘤倾向于向中枢神经系统转移。血管肉瘤患者还有肝脏和骨转移的倾向,因此可以考虑进行包括腹部和骨盆的CT检查和骨扫描在内的成像检查。

五、治疗

由于乳腺肉瘤的病例数少,尚缺乏大型前瞻性随机临床试验提供的循证医学证据对治疗进行指导。治疗原则主要基于小规模的乳腺肉瘤病例回顾性分析,也可参考临床特征、组织学及预后情况相似的四肢和胸壁非乳腺软组织肉瘤的研究及指南。与其他部位的软组织肉瘤相同,建议在治疗经验丰富的中心采用包括手术、放疗及肿瘤内科治疗在内的多学科综合治疗。总体而言,治疗选择要根据乳腺肉瘤的具体类型、组织学分级及肿瘤大小等临床特征综合考虑。

(一) 手术

外科手术切除是唯一可能治愈乳腺肉瘤的治疗方法,手术类型和程度取决于肿瘤大小、组织学分级情况及患者乳腺的大小。

1. 原发灶手术　皮肤切口通常沿着肿瘤的最长轴；穿刺活检针道及周围的皮肤应与肿瘤一并除去，以免肿瘤细胞沿着活检针道种植转移。获得足够的阴性切缘是乳腺肉瘤患者长期存活的唯一重要决定因素。对于较大的肿瘤（即肿瘤直径＞5 cm），乳房切除＋重建的总体结果较肿块切除更好。位置深部的肿瘤，如靠近或累及胸壁，可能需要进行整个胸壁的切除。除了血管肉瘤，大部分原发性乳腺肉瘤并不表现为多中心分布，只要保证安全的阴性切缘，并不强调无限制地扩大手术切除范围。随着保乳手术的广泛运用，乳房单纯切除的地位受到了一定挑战。研究者发现，手术范围和重建类型对乳腺肉瘤患者的局部控制和生存率没有显著影响，只有切缘状态会影响患者的预后。标准的建议是所有乳腺肉瘤切除至少有 1 cm 宽切缘阴性。因此，对于小到中等大小的乳腺肉瘤，保证切缘阴性的保乳手术足以切除肿瘤并能保证可接受的外观。保乳手术应放置钛夹以标记瘤床的边界和任何关注可疑的边缘，这有助于放疗范围的规划。

乳腺血管肉瘤（原发性或治疗相关性肉瘤）经常会对乳腺或胸壁的大部分区域造成比预期更大的影响，全乳切除是其标准的治疗手段。一项有 100 例血管肉瘤患者接受保乳治疗的研究表明，大部分患者(73%)在 1 年内发生局部复发，并且几乎所有患者(97%)复发于原肿瘤床或手术切口附近。血管肉瘤经常有皮肤的局部浸润，常扩展至肉眼可见的肿瘤周围区域，因而切缘附近区域经常可以观察到局部复发。因此，应特别注意保持皮肤切缘无癌细胞残留，建议切缘安全距离至少应为 3 cm。在许多病例中，为获得阴性切缘，需切除大面积皮肤，需要进行皮肤移植或肌皮瓣移植以覆盖创面。值得注意的是，血管肉瘤往往会在边缘处出现低级别组织学改变，有时难以与放疗后的组织改变相区分，因此切缘的术中快速冷冻切片病理学检查分析可能不准确。在获得最终病理学边缘状况评估前，可采用暂时性创面覆盖，待病理学检查明确切缘状态后进行完全的创面覆盖。目前，也有学者建议对放射继发性肉瘤，应切除整个受照射区域的皮肤，以尽可能减少复发风险。

2. 局部淋巴结的处理　乳腺肉瘤倾向于通过直接局部侵袭或血行扩散；除了在转移性疾病广泛扩散的情况下，一般很少累及局部腋淋巴结。在既往的欧美学者研究中，有约 40%的原发性乳腺肉瘤患者进行了不同程度的局部腋淋巴结切除手术，淋巴结转移的总体发生率仅为 5%或更低。对美国 SEER 数据库中纳入研究的 333 个病例进行 15 年的随访，结果显示，淋巴结清扫并不会改善总体的治疗结果。乳腺肉瘤的患者有 25%可触及腋淋巴结肿大，但病理学检查往往显示为反应性增生结节，而不是转移性成分。因此对腋淋巴结处理归纳如下。

(1) 对于腋窝呈临床阴性的患者，通常不建议进行前哨淋巴结活检或腋淋巴结切除。

(2) 对于临床怀疑淋巴结转移的患者，肿大淋巴结进行超声引导下的细针穿刺可以准确发现局部转移。当发现乳腺肉瘤患者出现淋巴结转移时，应该重新进行病理学评估，并考虑是否为化生性癌。

(3) 如果乳腺肉瘤患者确诊已转移至淋巴结，并且无远处转移的证据，应考虑进行淋巴结清扫。

(二) 放射治疗

1. 原发性乳腺肉瘤患者的辅助放疗　对于原发性乳腺肉瘤患者进行辅助放疗的获益目前仍存在争议，与非乳腺的软组织肉瘤类似，辅助放疗对总体生存期的影响仍不确定。目前缺乏针对乳腺肉瘤患者进行辅助放疗的随机临床试验，大部分病例观察研究仅总结了单个机构的经验，提供的数据结果不一致。一些学者认为进行辅助放疗并不能带来明显的临床获益，另一些学者则认为辅助放疗可以提高局部控制率，特别是对于体积较大、高级别的乳腺肉瘤。文献报道 59 例原发性乳腺肉瘤患者的随访结果，其中 16 例接受了区段切除，38 例接受了全乳切除术，两组分别有 4 例、13 例患者接受放疗。其中接受单独区段切除术的患者中 14%出现局部复发，区段切除联合术后放疗的患者局部复发为 0，单纯行全乳切除术对比联合术后放疗的局部复发率分别为 34%和 13%。美国的研究者随访 10 例接受全乳切除术联合术后放疗的乳腺肉瘤患者，中位随访时间为 99 个月，所有患者都没有发生复发。一项针对 78 例乳腺肉瘤患者的随访中，发现手术切缘状态和放射剂量是局部复发的重要预测因子。另一项入组 83 例乳腺肉瘤患者的试验表明放疗可以改善患者预后，特别是高复发风险和行保乳手术的患者。荷兰的研究者发表了一项 35 年的回顾性分析，对 42 例原发性肉瘤患者的预后进行了分析，建议局部复发率高的患者行全乳切除联合术后放疗。

以下支持辅助放疗使原发性乳腺肉瘤患者获

益的数据，来自在非乳腺软组织肉瘤患者中进行的随机试验结果。

(1) 在一项说明外照射辅助治疗意义的前瞻性试验中，91 例四肢肉瘤(任何大小的肉瘤)患者接受外照射放疗(external beam radiation therapy, EBRT)对比单一手术治疗，放疗显著减少了高级别(0～22%)及低等级肉瘤(4%～33%)患者 10 年局部复发率。但是，术后放疗对于高级别或低级别肿瘤的远期生存率并无影响。

(2) 基于加拿大一项随机试验的结果，相比于术后 EBRT，应优先采用术前 EBRT，表明术前和术后进行放疗的效果基本类似(两组的局部控制率均为 90%)，但是术前放疗组中，包括 3～4 级纤维化在内的不可逆的后期并发症发生率较低。该试验中，无一例患者患有原发性乳腺肉瘤，该试验的结论是否适用于乳腺肉瘤患者，目前仍不明确。

虽然辅助放疗对原发性乳腺肉瘤是否存在治疗获益仍有争议，但是大部分乳腺肉瘤患者的回顾性研究及四肢肉瘤患者中进行的试验结果提示放疗可减少局部复发率，特别是高级别或体积较大的肿瘤。

因此，对直径>5 cm 的乳腺肉瘤患者应进行术后放疗，特别是高级别肿瘤，切缘为阳性，且不适宜进行再切除的患者。常见的放疗方案为术后 50～60 Gy，瘤床加量至 60 Gy。但是，放疗并不能与非充分的手术切除进行互补，所以强烈建议如有切除可能，可对这些患者进行再切除以确保切缘阴性。对于低级别但体积较大的乳腺肉瘤患者，考虑到乳腺放疗可能引起远期并发症，应该认真衡量治疗的风险获益比。关于放疗靶区是否覆盖腋窝的问题，由于乳腺肉瘤较少发生淋巴结转移，故不推荐腋窝的处理，传统意义上的放射靶区并不包括腋窝；若行腋窝局部的处理，建议将放射靶区延伸至覆盖腋窝手术区。

辅助放疗对于直径 2～5 cm 高级别病变的患者也是合理的治疗选择(特别是侵袭性肿瘤，如既往未接受放疗区域发生的血管肉瘤)。但是对于乳房切除后获得较广泛切缘(>1 cm 宽)的患者，考虑到乳腺放疗可引起远期并发症，应该认真衡量治疗的风险获益比。

对于体积较大、位置较深的肿瘤，外科医生希望接近或获得阳性切缘，可考虑术前进行放疗，以增加肿瘤的可切除性。如果有可能获得充分的安全切缘距离，应先进行手术，待最终确认切除标本病理学状态后决定是否进行放疗。

2. *治疗相关的乳腺肉瘤患者接受放疗* 荷兰研究者对 74 篇文章中的 222 例放疗继发乳腺血管瘤患者进行回顾分析，结果显示有 17%的患者接受再次放疗，5 年局部复发率有所改善(34% *vs* 57%)。辅助放疗对继发性乳腺肉瘤的临床获益仍需更多的临床证据，在同一区域既往曾进行放疗的情况下，必须考虑放疗较高累积放射剂量下的后期潜在不良反应。特别是对于继发性血管肉瘤，后期放疗后的可能不良反应与单一手术治疗后的可能高复发率间需要权衡。

有学者在手术切除之前或之后采用放疗方式，但比较两种治疗手段获益的可用数据目前较少。文献报道超分割放疗可以减少后期的放疗不良反应。在乳腺癌保乳治疗后继发性血管肉瘤的患者，共有 3 例患者接受超分割放疗，2 例患者在放疗后肿瘤变为可切除，所有 3 例患者在 22～39 个月期间均未发生复发。有研究报道 14 例接受超分割和短程乳腺照射的放疗继发乳腺血管肉瘤患者 5 年无病生存率可达到 64%。目前对继发性肉瘤的放疗还没有统一的适应证标准，必须根据具体情况制定个体化的治疗方案。

(三) 辅助化疗

对主要出现于儿童患者中的几种软组织肉瘤(即横纹肌肉瘤、尤因肉瘤)，全身化疗是常规治疗的重要组成部分。为了控制手术后的微转移病灶，术后的辅助化疗理论上是有益的。但是，尽管已进行许多随机临床试验，辅助化疗对于更常见于成人的软组织肉瘤(如脂肪肉瘤、滑膜肉瘤、平滑肌肉瘤及血管肉瘤)的治疗意义目前仍不明确。

(1) 肉瘤荟萃分析协作组(Sarcoma Meta-analysis Collaboration, SMAC)的最新分析显示，与单一手术切除治疗相比，以多柔比星和异环磷酰胺为基础的辅助化疗使肉瘤患者生存期显著改善 11%，在总共纳入 1953 例患者的荟萃分析中，化疗减少了 27%局部复发($OR=0.73$, 95% CI 0.56～0.94, $P<0.05$)，远处复发率下降了 33%($OR=0.67$, 95% CI 0.56～0.82, $P<0.001$)。

(2) 在 2008 年美国临床肿瘤学会(ASCO)会议上公布了 EORTC 进行的临床试验数据汇总分析，数据来自两项最大型的基于多柔比星和异环磷酰胺的辅助化疗试验 STBSG-EORTC(仅其中一项数据纳入 SMAC 荟萃分析)，研究结果表明化疗并未增加可切除的高级别软组织肉瘤的生存率。

根据以上试验结果，目前并无证据显示辅助化疗对于化疗灵敏度软组织肉瘤亚型更有治疗效益。因此，至少针对四肢的软组织肉瘤，无论组织学状况如何，辅助化疗并非标准的治疗手段。目前亦无数据说明辅助化疗对于乳腺肉瘤存在特别获益。一项回顾性分析表明，接受辅助化疗的乳腺肉瘤患者的无进展生存期获得改善，总生存期有改善的趋势。但是，大部分研究表明，乳腺肉瘤对于化疗的反应率非常有限(20%～40%)，特别是新辅助化疗，因此从这些研究中还难以得出辅助化疗有效的结论。

总体来讲，对乳腺肉瘤患者的处理方法与四肢肉瘤患者基本相同，应该考虑患者的身体状况、合并症因素(包括年龄)、肿瘤大小及组织学亚型，逐个病例讨论研究，制定个体化治疗方案。与四肢肉瘤相似，辅助化疗基本仅限用于体积较大、高级别肿瘤或是复发患者。在这些患者中，对于潜在的临床获益，必须综合考虑预期的治疗毒性，包括年轻患者不育、心肌病(特别是治疗相关乳腺肉瘤患者，这些患者可能曾接受基于多柔比星的辅助化疗)、肾功能损伤、继发性癌症及生活质量的总体下降。如果对患者所有的客观因素综合考虑后决定进行化疗，通常采用新辅助化疗手段，而非辅助化疗，因为新辅助化疗可以进行体内治疗反应性的评估，且有助于未来手术的开展。当选择进行辅助化疗时，对乳腺血管肉瘤患者通常采用紫杉醇治疗，其他组织学亚型通常采用多柔比星和异环磷酰胺联合化疗。由于乳腺肉瘤呈激素受体阴性，辅助内分泌治疗并不是治疗选择。

(四) 热疗法

热疗法是通过非介入的使用电磁加热装置选择性加热肿瘤区域至 40～43℃。热疗法除了直接的细胞毒作用外，还可以通过增加化学反应和肿瘤内药物的吸收来增强化疗的效果，被认为是有效的补充治疗及化疗和放疗的增敏剂。文献报道将区域性热疗加入高风险软组织肉瘤的多模式综合治疗中被证明可以改善局部无复发率和无病生存率。在乳腺肉瘤中，研究者发现联合热疗及放疗可以提高乳腺或者胸壁放疗继发血管肉瘤的局部控制率。关于热疗法在乳腺肉瘤中运用的研究比较少且都是联合放疗或化疗，故热疗法在乳腺肉瘤中的运用及价值仍存在疑问。

(五) 靶向治疗

研究者已经开展了针对乳腺肉瘤及其相应蛋白质产物的特异性遗传突变的研究，鉴定的突变也许可以作为治疗的靶点。研究发现约 10%的血管肉瘤在激酶插入片段受体(*KDR*，也称血管内皮生长因子受体 2)基因中具有活化突变，其基因编码的磷酸化蛋白质可被 KDR 拮抗剂抑制。这些研究也为使用血管内皮生长因子受体靶向治疗血管肉瘤提供了基础。研究者开展了贝伐珠单抗治疗血管肉瘤和上皮样血管内皮瘤的Ⅱ期研究，结果显示患者中有 17%有部分反应，而 50%的患者表现为疾病稳定，平均进展时间为 26 周，进一步证明了针对血管内皮生长因子受体的靶向治疗对血管肉瘤患者有潜在的获益。2017 年的 ASCO 会议上，由 3 个国家肉瘤协作组共同完成的一项国际单臂Ⅱ期研究公布缓解结果，表明帕唑帕尼对孤立性纤维瘤有效。研究者通过二代测序技术检测了 56 种组织学类型、来自世界各地的 5 635 例患者的突变基因，在有临床数据的 107 例患者中，31 例有用药响应突变的患者进入临床试验并可能达到部分缓解(PR)/完全缓解(CR)的疗效，这为寻找新的用药靶点提供了方向。回顾性分析显示，阿帕替尼对肉瘤也有显著疗效，毒性可以接受，可能优于帕唑帕尼、舒尼替尼、索拉非尼等其他抗血管生成靶向药物。小分子酪氨酸激酶抑制剂拉罗替尼和恩曲替尼目前已被批准用于 *NTRK* 融合的实体肿瘤(在纤维肉瘤和低级别梭形细胞肉瘤中已经发现了 *ETV6-NTRK3* 融合和 *LMNA-NTRK1* 融合的病例)，作为此种基因融合肉瘤的一种可选药物。目前已有报道乳腺癌和乳腺癌肉瘤合并 *NTRK* 融合病例。除此以外，CDK4/6 抑制剂哌柏西利和阿贝西利在部分软组织肉瘤中显示出潜在应用价值，无进展生存期(PFS)分别长达 17.9 个月和 30.4 个月。免疫检查点抑制剂也在部分类型的肉瘤中显示出一定的疗效。SARC028 研究显示帕博利珠单抗在未分化的多形性肉瘤、滑膜肉瘤中可以提高缓解率，而 ALLIANCE 研究显示纳武单抗联合伊匹单抗可以提高应答率，但是上述研究也显示免疫治疗可能产生较严重的不良反应。总之，目前靶向治疗在乳腺癌肉瘤中的研究仍有待进一步扩展，局限于特定亚型，或者特定基因表型也影响了靶向治疗的应用。

(六) 新辅助治疗

考虑到切缘阴性对于局部控制和远期生存率

的重要性,新辅助治疗可以缩小肿瘤,增加体积较大的高级别乳腺肉瘤成功切除、获得切缘阴性的可能性。是否采用新辅助化疗主要取决于肿瘤大小。直径>5 cm 的肿瘤出现治疗失败导致不良预后的风险明显增加,适合进行新辅助化疗。对于体积较大、位置较深的肿瘤,为获得阴性的组织切缘,可以优先考虑进行术前放疗,以增加肿瘤的手术可切除性。体积较大、局部晚期或复发乳腺肉瘤进行新辅助治疗必须是个体化的,最好由包括肉瘤专家在内的多学科团队共同决定。在一些病例中(如接近可切除的肿瘤),考虑到化疗可能导致的疾病进展风险,建议优先采用新辅助放疗。与此相反,在放射相关肉瘤的病例中,不建议采用额外的放疗,而应采用化疗或初始手术切除。对于乳腺肉瘤的新辅助放疗,目前尚无相关的术前放疗或同步放化疗临床研究的相关数据,具体可以参考四肢和胸壁肉瘤的新辅助治疗方案。

新辅助化疗方案,血管肉瘤通常采用紫杉醇治疗,其他组织学亚型的肉瘤则采用多柔比星和异环磷酰胺联合治疗。对于乳腺肉瘤,通常采用单一化疗作为新辅助治疗的有效策略;但是一项欧洲随机试验报告了在体积较大的高级别软组织肉瘤或初始无法切除的患者中,相比于单一的新辅助化疗,局部热疗加上新辅助化疗手段可以获得更好的治疗效益。对于体积较大、局部晚期的乳腺肉瘤,是否可以同样获得这样的疗效,目前尚不明确。在目前缺乏前瞻性循证医学证据的情况下,对于局部晚期、高复发风险的乳腺肉瘤的处理,可以尝试局部热疗联合化疗。

(七) 复发或转移性乳腺肉瘤的治疗

因为大部分乳腺肉瘤复发为局部复发,手术切除可能有一定的治愈机会。局部复发血管肉瘤可通过完全切除达到局部控制,可能延长生存期,特别是对肿瘤直径≤5 cm 的患者。对于初始接受保乳手术治疗的患者,可考虑进行全乳房切除。目前没有数据显示对晚期病例进行原发灶和转移灶的联合切除可以改善生存,但是在少数病例中,转移病灶切除有时是可行的,特别是单一肺部转移灶最可能实现。文献报道 44 例局部复发的血管肉瘤患者中,大部分患者接受手术治疗,也有一部分患者接受挽救性化疗;随访发现,未接受手术或未完全切除的患者更多发生远处播散。在多变量分析中,肿瘤直径>5 cm 是不良预后的唯一独立预测因素。

转移性乳腺肉瘤的患者出于姑息治疗目的而接受化疗。对于其他软组织肉瘤有效的药物,临床反应率为 17%~34%。传统的化疗药物中,多柔比星在几乎所有的肉瘤亚型中都显示出较高的活性,其单药的总体有效率为 20%。异环磷酰胺是另一种活性药物,尤其对于滑膜肉瘤具有较高活性,但在乳房肉瘤中,单药异环磷酰胺与单药多柔比星比较,临床客观缓解率较低。两药联合更适用于肿瘤负荷较高的患者。有研究显示联合用药可能带来更好的 PFS[总生存期(OS)没有显著差异],但联合用药的不良反应明显高于单药治疗。吉西他滨是晚期软组织肉瘤的另一种选择。一项对吉西他滨治疗的 25 例血管肉瘤患者的回顾性分析(包括 7 例乳腺血管肉瘤和 10 例放射性血管肉瘤)报告了总缓解率(ORR)为 68%,中位 OS 为 17 个月,中位 PFS 为 7 个月。另一个值得关注的传统化疗药物是紫杉醇,特别是它在血管肉瘤中显示出一定的效果。法国一项小型(30 例患者)前瞻性多中心Ⅱ期研究,其中 33%的患者有原发性乳腺血管肉瘤,36%的患者接受紫杉醇治疗,中位 PFS 和 OS 分别为 4 个月和 8 个月。一项来自 117 例晚期血管肉瘤患者的回顾性分析显示,一线治疗中接受紫杉醇或多柔比星的治疗。两种药物的疗效相同,PFS 分别为 5.8 个月和 3 个月,无显著差异。然而,紫杉醇组的中位 OS 较长(10.3 个月 *vs* 5.5 个月,$P<0.01$)。除此以外,曲贝替定、艾日布林也被发现在脂肪肉瘤、平滑肌肉瘤中具有一定疗效,但目前仍缺乏针对乳腺肉瘤的研究数据。一项Ⅱ期临床研究显示,溶瘤病毒 T-VEC 联合帕博利珠单抗治疗局部晚期和转移性肉瘤 24 周时的 ORR 为 30%,总体最佳 ORR 为 35%,达到了预定的主要研究终点,且具有可控的安全性,但还需进一步评估在特定肉瘤亚型中的疗效。总体而言,目前研究数据显示对乳腺肉瘤,特别是血管肉瘤患者,PFS 均较短,整体治疗获益较小。

六、预后与随访

当前研究显示,乳腺肉瘤患者的 5 年无病生存率在 29.2%~68%,5 年总体生存率在 55%~73%。乳腺肉瘤复发主要集中在手术后的前 5 年,而无病生存率在 5、10 和 15 年期间保持稳定(分别为 52%、50%和 48%)。疾病复发主要是局部复发而不是转移性疾病,通常采用肿瘤再次切除联合或者不联合辅助治疗。在转移性疾病中,肺、骨和肝都是最易受影响的器官。与其他部位的软组织肉瘤相同，乳腺肉瘤患者的预后在很大程度上取决于组织学分级和肿瘤大小，这些因素决定了疾病分期。一项研究纳入了 90 例患者，其中 1、2、3 级肿瘤的 10 年生存率分别为 82%、62%和 36%，肿瘤直径＜5、5～10 及＞10 cm 的 10 年生存率分别为 76%、68%和 28%。Eilber 和 Kattan 提出了一个用于预测软组织肉瘤患者疾病特异性死亡的列线图，参数包括肿瘤大小、深度、部位、组织学类型和年龄。值得注意的是，部分研究显示放射因素对于软组织肉瘤的预后影响独立于肿瘤组织学因素。一项针对放射性肉瘤的研究显示，与散发性肉瘤相比，放射相关性肉瘤与更差的疾病特异性生存率相关，且独立于组织学亚型。

与治疗的情形相似，乳腺肉瘤的随访周期并没有明确的定义，合适的随访计划应按照复发风险来制定。大多数复发发生在手术后前 5 年。因为单个、小尺寸、单肺叶的肺转移可能适合切除，故应尽可能在早期无症状的阶段发现肺转移。建议对高组织学分级和较大肿瘤的患者进行密切随访，因为其有高复发的倾向，建议在前 2～3 年每 3～4 个月进行常规体检和胸部 CT 或 MRI 检查，3 年之后每年进行 1 次评估。对于复发风险较低的肿瘤患者，可在术后第 1 年每半年进行 1 次 X 线胸片检查。

第二节　血管肉瘤

一、流行病学

乳腺血管肉瘤可以分为：①原发性肉瘤，即起源于乳腺实质；②继发性肉瘤，指乳腺癌手术或放疗后发生于乳腺皮肤、胸壁或乳腺实质的肿瘤。少部分可继发于慢性淋巴水肿。就原发性血管肉瘤而言，发病罕见，是仅次于高级别/恶性叶状肿瘤的常见间叶来源恶性肿瘤，占所有乳腺恶性肿瘤的 0.05%。而在继发性血管肉瘤中，由于 20 世纪 80 年代后，随着保乳手术的开展，术后放疗的增加，血管肉瘤成为放疗相关乳腺肉瘤的最常见类型。

二、临床表现

原发性血管肉瘤几乎都发生在女性中，发病平均年龄为 40 岁(年龄范围 15～75 岁)，仅有个别男性发病的报道。临床多见位置深在的无痛性肿块，生长迅速，有 12%的患者表现为弥漫性的乳腺肿大；当肿瘤累及表面皮肤时，表现为皮肤色素丢失，表面皮肤呈红色或蓝色改变。有少数患者并无肿块，表现为持续性的皮下出血，伴有皮肤变厚、红斑，有时会误以为是蜂窝织炎或血肿。偶有双侧发病的病例，常是局域性转移的表现。继发性血管肉瘤外观特征比较明显，表现为单一或多处暗紫色斑点或乳房丘疹样皮肤病变或上肢水肿。该类型多继发于放疗：①发生于浸润性乳腺癌全乳切除术后放疗的患者胸壁，潜伏期为 30～156 个月(平均 84～120 个月)。通常发病年龄为 60～80 岁，大于原发性肉瘤患者。此类患者中，肿瘤性增生更多见于皮肤。②发生于乳腺癌肿块切除＋放疗后的乳腺组织。发病年龄相对宽泛，中位潜伏期为放疗后的 5～6 年，有些病例可以早到放疗后 2 年之内。此类肉瘤通常仅仅累及皮肤，个别可累及乳腺实质。病变为多灶性，可伴有皮肤的前期或同时的放疗后非典型性血管病变。

三、诊断

1. *病理组织学特征*

(1) 大体组织：血管肉瘤直径大小多在 1～25 cm 间，平均 5 cm。常为海绵状出血外观，界限不清。低分化肿瘤可有更为坚实的纤维组织样区域。

(2) 组织学：血管肉瘤有时可以进一步细分为淋巴管肉瘤或血管肉瘤(分别指淋巴管和毛细血管内皮来源)。由于难以进行组织学区分，并且通常定义也不明确，所以这两种亚型均称为血管肉瘤。分化较好的血管肉瘤形态可见从脂肪组织到小叶间质的血管管道；肿瘤性血管管腔不同程度扩大，内衬上皮；多数瘤细胞异型，核大深染，核分裂象罕见；有或少见乳头状结构，无上皮多层次排列现象。低分化血管肉瘤比较容易鉴别，脉管和纺锤状上皮形态的细胞致密区混杂，多见有“血湖”、坏死灶，异型明显，核分裂象多见。交界性血管肉瘤形态介于前两者之间,内皮细胞多层样排列,或呈乳头样结构生长,核分裂象多见,但缺乏致密的实心团状细胞区。免疫组织化学染色 CD31、CD34、凝血因子Ⅷ或 D2-40 有助于鉴别低分化肉瘤。

继发性肉瘤的大体形态和组织学特征基本与原发性肉瘤相同,但皮肤累及更常见,上皮性成分更多,肿瘤分化程度更低。

(3) 鉴别诊断:分化良好的血管肉瘤应与假血管瘤样间质增生、血管脂肪瘤、良性脉管病及乳头状内皮增生鉴别。低分化血管肉瘤有时易与纺锤细胞癌及其他肉瘤混淆。免疫组织化学有助于鉴别。

2. *分期*　参见软组织肉瘤的分期标准(表 30-1)。

四、治疗

1. *手术治疗*　首先考虑进行手术治疗,保证切缘阴性,安全切缘距离 3～5 cm。对于既往接受放疗部位出现的血管肉瘤通常需要进行全乳切除手术。由于血管肉瘤的淋巴转移发生率较低,并且淋巴结清扫术并不会改善结果,因此在临床腋淋巴结阴性的情况下,不建议进行腋下淋巴结清扫术(1C 级)。

2. *放疗*　对于放疗相关的继发性乳腺肉瘤患者,辅助放疗的意义尚未明确,是否采取放疗需根据患者具体情况而定。既往接受放疗的区域再次接受放疗,剂量应控制在一定范围内,应注意后期的放疗并发症。

3. *化疗*　乳腺血管肉瘤切除后,辅助化疗并不是标准治疗手段。辅助化疗仅限于体积较大的高级别或复发的肿瘤患者。决定是否进行辅助化疗及具体方案确定应综合考虑肿瘤临床因素及患者的个体特征。对于决定接受辅助化疗的患者,多推荐每周紫杉醇治疗。血管肉瘤由血管组织构成,血管靶向制剂可能有一定的效果,包括抗血管生成药物[如索拉菲尼、多靶点酪氨酸激酶抑制剂,可以抑制血管内皮生长因子受体(VEGFR)]、贝伐珠单抗(以 VEGF 为靶点的单克隆抗体)、沙利度胺(一种具有抗血管生成性质的药物)等。一项多中心单臂Ⅱ期研究中纳入既往接受过一线或未经治疗的晚期软组织肉瘤患者,其中大多数患者为乳腺血管肉瘤,结果显示索拉菲尼在乳腺血管肉瘤亚组的抗肿瘤活性最好,中位 PFS 为 3.8 个月,OS 为 14.9 个月。对于体积较大或复发性初始无法切除或接近可切除的高级别肿瘤,可考虑新辅助治疗。

近期发表的荟萃分析包括 380 例原发性血管肉瘤和 595 例继发性血管肉瘤,作者报告了肿瘤大小(直径>5 cm)和分级是唯一可靠的生存预测因子。值得注意的是,该研究显示辅助放疗对无复发生存率有显著改善,而辅助化疗则不影响生存结果。与保乳手术相比,乳房切除术在改善无复发生存期或总生存期方面同样没有额外的好处,但考虑到血管肉瘤通常为多灶性,在选择进行保乳手术时仍需谨慎。

五、预后及预测因素

血管肉瘤患者的预后极差,中位无复发生存期<3 年,中位总生存期<6 年。老年患者病例提示中位生存期约为 15 个月,5 年生存率约为 15%。如果进行了较大范围的手术切除,结果稍显好转。SArcoma 和 PHYllode 回顾性研究报告 17 例原发性血管肉瘤患者的 3 年无病生存率和总生存率分别为 7%和 23%。在 55 例乳腺血管肉瘤女性患者(23 例为放疗相关肉瘤,32 例为原发性肉瘤)中进行的一项回顾性研究中,2 年和 5 年总生存率分别为 64%和 38%。虽然未接受放疗的血管肉瘤患者似乎在第 1 个 3 年中的无病生存和总生存率较高,但是与其他两组相比,总体的 Kaplan-Meier 生存曲线并无显著性差异。目前最大的关于放射相关乳腺血管肉瘤的报告纳入 209 例患者,结果显示 5 年总生存率为 40.5%,10 年生存率为 25.2%。

相对于其他亚型,血管肉瘤通常会浸润局部周围区域并经常转移扩散至其他部位,很少累及腋淋巴结,常见的转移部位为肺、肝、对侧乳腺、皮肤、软组织和骨骼,预后相对较差。高级别血管肉瘤较早发生转移,除肝、肺外,还可转移至骨、脑部、皮肤和对侧乳腺,这在其他软组织肉瘤中比较少见。至今,组织学分级仍被认为是重要的预后因素,但近来更多的随访数据表明,与其他部位的血管肉瘤一样,分级的预后价值还不能最后确认,有时形态上低级别的肿瘤还常转移到肺、皮肤、骨骼和肝脏,但转移的病例几乎均为高级别肿瘤。放疗后淋巴水肿区域发生血管肉瘤的患者相比于原发性肉瘤患者更易出现局部或远处的复发,预后更差。

第三节　脂肪肉瘤

起源于乳腺的原发性脂肪肉瘤很罕见，在恶性叶状肿瘤中异质性的脂肪肉瘤分化更多见。据报道，脂肪肉瘤的发生率占所有乳腺肉瘤的5%～10%。男性乳房发生脂肪肉瘤非常罕见，也有发生于乳腺癌放疗后的报道。

脂肪肉瘤主要发生于19～76岁(中位年龄47岁)女性。常表现为缓慢增大的肿块，偶有疼痛。双侧性病变很少。

大体形态：乳腺脂肪肉瘤多数境界清楚，约1/3的患者界限不清。脂肪肉瘤平均直径为8 cm(3～19 cm)。

病理组织学特征：乳腺脂肪肉瘤的病理组织学特征及免疫分型与其他部位相同。在原发性脂肪肉瘤中，分化良好脂肪肉瘤/非典型性脂肪瘤样肿瘤最为常见。在恶性叶状肿瘤中，异质性的脂肪成分有的呈多形性，有的分化良好。

脂肪肉瘤的治疗见本章第一节。

乳腺分化良好脂肪肉瘤/非典型性脂肪瘤样肿瘤与其他部位一样，通过获得明确阴性切缘的广泛切除得以治愈。如切除不完整或切缘距离不够，局部复发率可能高达20%～30%。在复发肿瘤中，有时表现为去分化并获得化生潜能。与其他部位脂肪肉瘤一样，乳腺多形性脂肪肉瘤有30%～50%的远处转移率，最为常见的转移部位为肺。乳腺黏液样脂肪肉瘤非常少见，其生物学行为依赖于肿瘤的细胞组织学分级。在恶性叶状肿瘤中的异质性脂肪肉瘤样分化对叶状肿瘤的治疗和预后没有影响。

第四节　横纹肌肉瘤

乳腺的原发性横纹肌肉瘤极其罕见，主要发生于儿童。在恶性叶状肿瘤中的异质性横纹肌母细胞分化瘤或化生性癌则相对常见，多发生于年老女性。转移到乳腺的横纹肌肉瘤相对多见，多发生于儿童和青少年。

乳房横纹肌肉瘤表现为单发或多发的肿块，后者常见于转移性病灶。

大体形态：没有明显特异性表现。

病理组织学特征：真正的原发性横纹肌肉瘤最多见为alvelor类型。发生于乳腺的胚胎性横纹肌肉瘤极其罕见。不管是原发还是转移的alvelor横纹肌肉瘤都要与浸润性小叶癌或淋巴瘤鉴别。在恶性叶状肿瘤中异质性的横纹肌母细胞分化罕见，通常类似于多形性横纹肌肉瘤，没有特别的预后价值。

横纹肌肉瘤的治疗见本章第一节。

乳腺的转移性横纹肌肉瘤通常是全身广泛播散的一种表现，预后极差。

第五节　骨肉瘤

乳腺骨肉瘤占所有乳腺肉瘤的12%，需要与恶性叶状肿瘤的异质性骨肉瘤样分化或化生性癌鉴别。乳腺原发骨肉瘤几乎都发生于27～89岁女性(中位年龄64.5岁)。个别病例与先前接受的电离辐射有关。转移到乳腺的骨肉瘤非常罕见。

乳腺骨肉瘤表现为增大、质硬的肿块，多见于上象限，20%的病例伴有疼痛。从钼靶X线片上看，骨肉瘤界限清楚，伴有局灶或广泛分布的粗钙化灶。由于病变边界清楚，常被误为良性病变。

大体形态：骨肉瘤直径在1.4～13 cm间，多数在5 cm左右，界限清楚。较大肿瘤中可见空腔样变和坏死。肿瘤的硬实程度依赖于骨分化成分的多少。

病理组织学特征：乳腺骨肉瘤组织学特征与其他部位的骨外骨肉瘤相似。虽然界限清楚，但有典型的灶样浸润。肿瘤包含多形性的纺锤样或卵形细胞、不同程度的骨样或骨组织，有 1/3 病例可见软骨。

乳腺骨肉瘤的治疗见本章第一节。

乳腺骨肉瘤具有高度侵袭性，总的 5 年生存率仅为 38%。局部切除者中有超过 2/3 的病例会复发，全乳切除术后的局部复发率为 11%。乳腺骨肉瘤的典型特点是常转移至肺，并不侵犯腋淋巴结。许多发生转移的病例多在诊断后的 2 年内死亡。肿瘤大、边界不清及伴有坏死常预示着更具侵袭性的生物学行为，而成纤维细胞样分化与更好的预后相关。

第六节 平滑肌肉瘤

乳腺平滑肌肉瘤非常罕见，占乳腺肿瘤不到 1%。多数发生于表浅皮肤，特别是在乳头-乳晕复合体周围，男女性都可发生；更深的实质病变非常少见，只发生于女性。肿瘤多见于 40～50 岁及 70～80 岁成年人。

乳腺平滑肌肉瘤多表现为缓慢生长的可触及肿块，可有疼痛。

大体形态：皮肤或乳头的平滑肌肉瘤很小，直径仅有 0.5～1.5 cm，边界不清。发生于乳腺的平滑肌肉瘤与其他部位的病变并无差异，可有坏死和出血。

病理组织学特征：病理组织学特征及免疫表型与其他部位的平滑肌肿瘤类似。位于表皮或乳头的病变界限清楚，其他位置往往界限不清。皮肤和乳头病变往往平滑肌肌动蛋白、结蛋白阳性，40%的平滑肌肿瘤角蛋白和/或上皮膜抗原阳性。

乳腺平滑肌肉瘤的治疗见本章第一节。皮肤的平滑肌肉瘤最好完整切除，而乳腺实质的平滑肌肉瘤更适合乳腺切除术。

乳腺平滑肌肉瘤极少转移到腋淋巴结，位于皮肤的病变一般不会发生转移。目前仍不清楚哪些因素会影响乳腺平滑肌肉瘤患者的预后，有限的研究显示肿瘤的大小、核分裂象、分级与患者预后无明显关系。

第七节 总结和建议

(1) 乳腺非上皮源性恶性肿瘤主要分为乳腺肉瘤和乳腺淋巴造血系统恶性肿瘤。

(2) 乳腺肉瘤源于乳房内结缔组织，可为原发性或是放疗或对另一种恶性肿瘤进行治疗后导致的手臂或乳房水肿引起的继发性肉瘤(治疗相关)。

(3) 原发性乳腺肉瘤尚无明确的致病因素。有时可鉴别出先天遗传因素，但是这种情况通常并不常见。继发性或治疗相关乳腺肉瘤最常见于乳腺癌治疗后，也可能与其他恶性肿瘤的放疗相关，在这些情况下，放疗区域包括乳腺和胸壁；另一可能因素为慢性淋巴水肿。

(4) 乳腺肉瘤确诊应该通过空芯针活检、切入或切开活组织检查进行，通常选择空芯针活检。对于皮肤病变，皮肤多处针刺活检有助于明确诊断。强烈不建议采用细针穿刺术检查，因为其对肉瘤诊断的准确性较低且假阴性结果会延误诊治。

(5) 总体而言，纤维肉瘤、血管肉瘤和多形性肉瘤是乳腺肉瘤的基本亚型。判定组织亚型非常重要。

(6) 肺是大部分软组织肉瘤的主要转移部位，应该在新诊断的患者中进行胸部 CT 检查。建议对乳腺血管肉瘤患者进行中枢神经系统造影，因为血管肉瘤倾向于向脑部转移扩散。

(7) 手术是治疗乳腺肉瘤的唯一潜在治愈性手段。对于既往接受放疗部位出现的肿瘤或血管肉瘤，通常需要进行全乳切除手术。足够的安全切缘距离是长期生存的唯一重要决定因素。乳腺肉瘤淋巴结转移发生率较低，并且淋巴结清扫不会改善结果，因此在腋窝临床阴性情况下，不建议进行腋下淋巴结切除(1C 级)。

（8）对于直径＞5 cm 的高级别原发性乳腺肉瘤患者及切缘阳性无法进行再切除的患者，我们建议放疗后辅助手术切除（2B 级）。对于能够接受完全切除手术的直径＞5 cm 的低级别肉瘤患者（特别是年轻患者），考虑到乳腺放疗与远期并发症的相关性，应谨慎衡量辅助放疗的风险获益比。

（9）对于一些直径＜5 cm 的高级别肉瘤患者（如未接受放疗的血管肉瘤患者，特别是切缘接近的情况），建议接受术后的辅助放疗（2C 级）。

（10）对于既往未接受放疗区域的、体积较大、位置较深的肿瘤，有可能获得阳性切缘者，术前放疗可增加肿瘤的可切除性。如果可获得足够安全切缘距离，建议先采取手术治疗，待切除标本的最终病理学检查明确诊断后再决定是否进行放疗。

（11）对于放疗相关的继发性乳腺肉瘤患者，辅助放疗意义尚未明确，是否采取放疗需根据患者具体情况而定。既往曾接受放疗的区域再接受放疗的剂量应控制在一定范围内，不良反应可能会更大。

（12）乳腺肉瘤切除后，辅助化疗并不是标准治疗手段。辅助化疗仅限于体积较大的高级别或复发的肿瘤患者。按照 NCCN 指南，应综合考虑患者的身体状况、年龄、合并症、病灶、肿瘤大小、组织学亚型及治疗的相关不良反应，根据个体化特征制订辅助化疗方案。

（13）尽管在治疗获益不确定及存在治疗相关潜在不良反应的情况下，对于仍决定接受辅助化疗的患者，建议采用包括多柔比星和异环磷酰胺的治疗方案（1A 级）。血管肉瘤对紫杉醇化疗有反应，故包括紫杉醇的化疗方案在该种情况下是合适的替代治疗手段。对体积较大或复发性初始无法切除的高级别肿瘤，可考虑新辅助治疗。

（14）大部分乳腺肉瘤的复发是局部的，对于这些患者，手术具有潜在治愈作用。

（15）姑息化疗对转移性乳腺肉瘤患者作用有限。在少数病例中，转移病灶切除是可行手段，尤其是单一肺部转移最有可能。

（宋传贵）

参考文献

[1] ABDOU Y, ELKHANANY A, ATTWOOD K, et al. Primary and secondary breast angiosarcoma: single center report and a meta-analysis [J]. Breast Cancer Res Treat, 2019,178(3):523－533.

[2] AMIN M B, EDGE S B. AJCC Cancer Staging Manual [M]. New York (NY): Springer; 2017.

[3] BONITO F J P, DE ALMEIDA CEREJEIRA D, DAHLSTEDT-FERREIRA C, et al. Radiation-induced angiosarcoma of the breast: A review [J]. Breast J, 2020,26(3):458－463.

[4] CALLEGARO D, MICELI R, MARIANI L, et al. Soft tissue sarcoma nomograms and their incorporation into practice [J]. Cancer, 2017,123(15):2802－2820.

[5] CARL H M, CALOTTA N A, SIOTOS C, et al. Reconstruction options and outcomes for breast sarcoma patients [J]. Breast J, 2019,25(4):702－705.

[6] DALY M B, PAL T, BERRY M P, et al. Genetic/familial high-risk assessment: breast, ovarian, and pancreatic, Version 2. 2021, NCCN Clinical Practice Guidelines in Oncology [J]. J Natl Compr Canc Netw, 2021,19(1):77－102.

[7] DICKSON M A, SCHWARTZ G K, KEOHAN M L, et al. Progression-free survival among patients with well-differentiated or dedifferentiated liposarcoma treated with CDK4 inhibitor Palbociclib: A Phase 2 Clinical Trial [J]. JAMA Oncol, 2016,2(7):937－940.

[8] DUNCAN M A, LAUTNER M A. Sarcomas of the breast [J]. Surg Clin North Am, 2018,98(4):869－876.

[9] D'ANGELO S P, MAHONEY M R, VAN TINE B A, et al. Nivolumab with or without ipilimumab treatment for metastatic sarcoma (Alliance A091401): two open-label, non-comparative, randomised, phase 2 trials [J]. Lancet Oncol, 2018,19(3):416－426.

[10] FRIEDRICH A U, REISENBICHLER E S, HELLER D R, et al. Characteristics and long-term risk of breast angiosarcoma [J]. Ann Surg Oncol, 2021,28(9):5112－5118.

[11] GUTKIN P M, GANJOO K N, LOHMAN M, et al. Angiosarcoma of the breast: management and outcomes [J]. Am J Clin Oncol, 2020,43(11):820－825.

[12] KARLSSON F, GRANATH F, SMEDBY K E, et al. Sarcoma of the breast: breast cancer history as etiologic and prognostic factor-A population-based case-control study [J]. Breast Cancer Res Treat, 2020,183(3):669－675.

[13] KOKKALI S, STRAVODIMOU A, DURAN-MORENO J, et al. Chemotherapy and targeted treatments of breast sarcoma by histologic subtype [J]. Expert Rev Anticancer Ther, 2021,21(6):591-604.

[14] LEE J S, YOON K, ONYSHCHENKO M. Sarcoma of the breast: clinical characteristics and outcomes of 991 patients from the National Cancer Database [J]. Sarcoma, 2021,2021: 8828158.

[15] LI G Z, RAUT C P, HUNT K K, et al. Breast sarcomas, phyllodes tumors, and desmoid tumors: epidemiology, diagnosis, staging, and histology-specific management considerations [J]. Am Soc Clin Oncol Educ Book, 2021,41: 390-404.

[16] PAINTER C A, JAIN E, TOMSON B N, et al. The Angiosarcoma Project: enabling genomic and clinical discoveries in a rare cancer through patient-partnered research [J]. Nat Med, 2020,26(2):181-187.

[17] ROMBOUTS A J M, HUISING J, HUGEN N, et al. Assessment of radiotherapy-associated angiosarcoma after breast cancer treatment in a Dutch Population-Based Study [J]. JAMA Oncol, 2019,5(2): 267-269.

[18] SALMINEN S H, SAMPO M M, BÖHLING T O, et al. Radiation-associated sarcoma after breast cancer in a nationwide population: Increasing risk of angiosarcoma [J]. Cancer Med, 2018,7(9):4825-4835.

[19] SNOW A, RING A, STRUYCKEN L, et al. Incidence of radiation induced sarcoma attributable to radiotherapy in adults: A retrospective cohort study in the SEER cancer registries across 17 primary tumor sites [J]. Cancer Epidemiol, 2021,70: 101857.

[20] TAWBI H A, BURGESS M, BOLEJACK V, et al. Pembrolizumab in advanced soft-tissue sarcoma and bone sarcoma (SARC028): a multicentre, two-cohort, single-arm, open-label, phase 2 trial [J]. Lancet Oncol, 2017,18(11):1493-1501.

[21] WIENBECK S, MEYER H J, SUROV A. Radiologische Bildgebungs befunde bei Brust sarkomen [Radiological imaging findings in breast sarcomas] [J]. Rofo, 2020,192(3):219-222.

[22] WU W H, JI Q L, LI Z Z, et al. Mammography and MRI manifestations of breast angiosarcoma [J]. BMC Womens Health, 2019,19(1):73.

[23] ZDRAVKOVIC D, GRANIC M, CRNOKRAK B. Proper treatment of breast angiosarcoma-mastectomy or breast conserving surgery [J]. Breast Cancer Res Treat, 2020,179(3):765.

第三十一章

乳腺恶性淋巴瘤

乳腺恶性淋巴瘤分为原发性乳腺淋巴瘤(primary breast lymphoma, PBL)和继发性乳腺淋巴瘤(secondary breast lymphoma, SBL)。PBL定义主要参照的是1972年Wiseman和Liao提出的诊断标准,Hugh等在该标准基础上又进行了进一步的补充和修订:指淋巴瘤首发于乳腺,伴或不伴腋下淋巴结累及者。部分将锁骨上淋巴结及内乳淋巴结受累者也纳入PBL的范畴。与此相对,SBL指全身性淋巴瘤同时或继发乳腺受累者。虽然PBL与SBL在形态学上没有明显区别,但两者的区分是十分重要的。

第一节 临床表现

PBL发病率低,文献报道占乳腺恶性肿瘤的0.04%～0.5%,占非霍奇金淋巴瘤(non-Hodgkin lymphoma, NHL)的0.38%～0.7%,占结外淋巴瘤的1.7%～2.2%。超过98%的PBL患者为女性,其中最常见的为弥漫大B细胞淋巴瘤(diffuse large B-cell lymphoma, DLBCL)。PBL在西方国家的中位发病年龄为62～64岁,在亚洲国家中位发病年龄较为年轻,为45～53岁。

PBL的临床表现多样且缺乏特异性,常表现为单侧乳房无痛性肿块,以外上象限居多,可伴有腋下淋巴结肿大;临床上常难以与乳腺癌相鉴别。PBL乳腺肿块一般质地中等,境界清楚,与皮肤、胸壁均无粘连,可推动。乳头凹陷、乳头溢液、橘皮样等皮肤改变十分罕见。少数乳腺肿块呈现弥漫性肿大,需与炎性乳腺癌鉴别。多数报道显示PBL发生于右侧较左侧更为常见,双侧乳腺病变较为少见。年轻、妊娠期女性诊断为PBL常常表现为双侧病变,且常具有Burkitt淋巴瘤的特征。与其他NHL患者比较,PBL患者常缺乏B症状;少数患者无任何临床症状,因体检时异常的乳腺X线摄片发现。

第二节 影像学表现

PBL无特异性影像学表现。可表现为分叶状或边缘不规则的肿块,然而并无特征性的表现提示PBL。区别于乳腺癌的是,PBL罕见簇状钙化、边界毛刺等征象。弥漫性乳房肿块的患者在X线上可表现为乳腺密度大片均匀性增高,无明显边界,与炎性乳腺癌难以鉴别。PBL的MRI影像特点为轮廓清楚但边缘欠锐利的肿块,膨胀性生长,信号均匀,中度强化;或表现为乳腺T_2WI信号弥漫性增高,患侧乳腺腺体致密,皮肤弥漫增厚,皮下组织网状改变;增强后腺体中度强化,与炎性乳腺癌难以鉴别。PBL超声常表现为乳腺低回声边界清晰肿块,不伴有后方声影增强,常见丰富的血管和血供,但同样可有多种超声表现。PET/CT显示乳腺弥漫性高代谢活性增强。总的来说,由于PBL影像学表现缺乏特征,难以与乳腺其他肿瘤相鉴别。

第三节　病理学特征

大部分的 PBL 来源于 B 淋巴细胞，其中最常见的病理学类型为 DLBCL。除了 DLBCL 特征外，此类疾病还具有自身特点，如具有特殊的组织亲和力和归巢能力，易在乳腺和其他结外区复发。DLBCL 分为生发中心型及非生发中心型。多项研究表明非生发中心型在 PBL 中占显著优势，这可能是 PBL 预后差的原因之一。此外，大部分 PBL 高表达 Bcl-2，MIB-1、Ki-67 增殖指数高，这些指标与细胞增殖、凋亡密切相关。近年来，多项研究结果显示原发乳腺 DLBCL(PB-DLBCL)中存在 *MYD88* L265P 和 CD79B 高频突变。

黏膜相关淋巴组织(mucosa associated lymphoid tissue，MALT)淋巴瘤也是 PBL 常见病理学类型之一。其特征性改变为淋巴瘤细胞浸润乳腺上皮。MALT 淋巴瘤往往与慢性炎症和自身免疫性疾病有关，如胃 MALT 淋巴瘤与幽门螺杆菌，唾液腺 MALT 淋巴瘤与干燥综合征有关，但目前尚不清楚乳腺 MALT 淋巴瘤与特殊病原体或炎症的关系。

Burkitt 淋巴瘤常见于妊娠、哺乳期妇女，多累及双侧乳腺，疾病进展迅速，患者预后极差。

PBL 其他少见类型还包括滤泡性淋巴瘤、边缘区淋巴瘤、T 细胞淋巴瘤等，发生率较低。其中间变性大细胞淋巴瘤(anaplastic large cell lymphoma，ALCL)多见于女性，为植入硅胶隆乳所引起的罕见肿瘤。

第四节　诊断标准与分期

1972 年，Wiseman 和 Liao 提出的 PBL 诊断标准一直沿用至今，包括：①病灶位于乳腺；②既往无乳腺以外恶性淋巴瘤病史；③除同侧腋淋巴结以外，不伴有同时存在的广泛播散的淋巴瘤病灶；④诊断恶性淋巴瘤的病理标本来源于乳腺组织。

PBL 的分期与其他 NHL 类似，均采用 Ann Arbor 分期标准。按照上述定义标准，PBL 临床分期为Ⅰe 期(病灶局限于乳腺)或Ⅱe 期(病灶位于乳腺及同侧腋淋巴结)。双侧 PBL 非常罕见，对于其分期和预后仍有争议。考虑到双侧 PBL 患者进展更快、预后较差，更符合Ⅳ期的特征。

PBL 的临床分期检查与其他结外淋巴瘤相似，包括全面的体格检查，全血细胞计数和分类，检测乳酸脱氢酶、β_2 微球蛋白，骨髓穿刺活检，结外病灶空芯针或切除活检，PET/CT 检查(或胸部和腹部 CT、乳腺 MRI)。评价心功能(心电图、心脏超声)。双侧乳腺 PBL 的患者，应行腰椎穿刺脑脊液检查。

第五节　治　　疗

PBL 是一类异质性疾病，包括多种病理学类型，应根据具体病理学类型采取不同的治疗方案。目前缺乏针对 PBL 的大型、前瞻性循证医学的证据，治疗依据主要来源于 NHL 临床试验结果或关于 PBL 的回顾性分析。PBL 的治疗包括手术、放疗、化疗等多种手段。

一、手术治疗

由于 PBL 患者通常表现为乳房肿块，部分患者在病理学诊断不明确或误诊为分化差的癌而接受了根治性手术。为了评价乳腺切除术在 PBL 中的地位，Jennings 等分析了 1972—2005 年发表的有关 PBL

的文献，对于465例患者进行了回顾性分析。其中约1/3患者(156例)接受了手术治疗，乳腺肿块大小是影响治疗选择的因素，肿块直径＞3.5 cm者常选择手术治疗。然而，研究结果显示手术不仅无法改善患者生存，反而会增加PBL患者的全因死亡率及疾病特异性死亡率。因此手术目前仅推荐用于活检明确病理学诊断，而非治疗方式。对于临床上已经行手术切除的PBL患者，应该尽快给予系统性治疗。

二、化疗

化疗是PBL重要的治疗手段，但是由于其发病率较低，缺乏前瞻性临床试验的证据。目前针对PB-DLBCL的研究更多来自回顾性研究。

对于DLBCL，以蒽环类药物为基础的方案是主要的治疗选择，其中以CHOP方案应用最多。IELSG研究结果显示，对于PB-DLBCL患者，含蒽环类药物的治疗方案相较于不含蒽环类药物的治疗方案，可以显著改善患者的无进展生存期(PFS)($HR=0.4$；95% CI 0.3～0.7；$P=0.001$)与总生存期(OS)($HR=0.5$；95% CI 0.3～0.9；$P<0.05$)。此外，目前多项研究结果显示，疗程会影响化疗的效果。IELSG研究结果还显示，接受3个疗程以上治疗相较于接受3个及以下疗程治疗而言可以延长患者的生存期($HR=0.5$；95% CI 0.2～0.9)。CISL研究结果同样显示，PBL患者应至少接受4周期化疗，其5年PFS(58% *vs* 28%，$P<0.001$)及OS(66.2% *vs* 19.3%，$P<0.001$)都显著优于接受＜4周期化疗者。

利妥昔单抗(R)在DLBCL治疗上的价值已得到公认。但对于PB-DLBCL患者，R-CHOP方案是否优于CHOP方案目前尚无定论。Avilés等开展了一项前瞻性单臂研究，探索在剂量密集型方案(CEOP-14)的基础上加入利妥昔单抗治疗PBL的疗效。32名PB-DLBCL患者接受上述治疗及后续放疗，结果显示该方案疗效与CHOP方案的历史对照相比没有显著提高。分别来自美国及韩国的两项多中心回顾性研究结果同样显示，利妥昔单抗的加入无法改善患者预后。但也有数据表明，在化疗基础上联合利妥昔单抗可以为PBL患者带来获益。我国的一项回顾性研究结果显示，R-CHOP方案相较于CHOP方案而言能提高PBL患者的5年无进展生存率(82% *vs* 67%，$P<0.05$)。另一项多中心回顾性研究收集了我国31家医疗中心2000—2015年就诊的108例PB-DLBCL患者数据，研究结果显示利妥昔单抗的加入可以显著降低PB-DLBCL患者复发风险($P=0.05$)。

PBL的二线化疗方案选择较多，如DHAP(地塞米松、顺铂、阿糖胞苷)、ESHAP(足叶乙苷、甲泼尼龙、阿糖胞苷、顺铂)和GDP(吉西他滨、地塞米松、顺铂)等方案。如一线治疗未使用利妥昔单抗或利妥昔单抗治疗敏感，二线治疗时还可联合利妥昔单抗。

总之，对于PBL的治疗，建议接受以蒽环类药物为基础的至少4周期的化疗。虽然目前仍缺乏前瞻性临床试验数据支持，由于R-CHOP方案目前是DLBCL的标准治疗方案，利妥昔单抗在PB-DLBCL中的应用依然被广泛接受。

三、放疗

对于DLBCL和其他侵袭性淋巴瘤伴有结外累及的患者，在化疗基础上结外病灶接受放疗是被广泛接受的治疗方案。

SWOG8736研究入选了Ⅰ期和Ⅱ期(非巨块性)DLBCL患者，比较3周期CHOP方案化疗加局部放疗与单纯化疗8周期的疗效。结果显示，化疗加累及野放疗组患者的5年无进展生存率(77% *vs* 64%，$P<0.05$)和总生存率(82% *vs* 72%，$P<0.05$)均优于单化疗组。ECOG1484的研究同样显示了放化疗优于化疗。国际结外淋巴瘤协作组多中心开展的IELSG-15研究显示对于PB-DLBCL，含蒽环类药物化疗联合放疗治疗预后显著优于单纯化疗或放疗($P=0.001$)。

Aviles等的研究中，PBL患者随机分为3组：放疗组(乳腺及乳腺淋巴引流区45 Gy)，化疗组(CHOP方案6周期)及联合放化疗组(CHOP方案6周期＋30 Gy)，3组的10年无事件生存率分别为50%、57%与83%($P<0.01$)，10年生存率为50%、50%、76%($P<0.01$)。联合放化疗组在早期即显示出巨大优势，因此该研究被提前终止。

四、预防性鞘内化疗

对于PBL是否应该进行预防性鞘内化疗以预防中枢神经系统(CNS)复发，目前存在较大争议。

不同研究中对PBL的CNS复发率从5%～16%不等。由于PBL为罕见疾病，目前尚无对于PBL进行预防性鞘内化疗的直接证据。一旦发生

CNS浸润,患者预后极差,因而部分研究者认为预防为首选治疗。为了避免过度治疗,选择高危亚组人群进行预防性鞘内化疗是解决问题的关键。研究发现,国际预后指数(international prognostic index, IPI)评分高、肿块大、双侧乳腺累及的患者CNS复发率更高。对于此类高危患者应该考虑预防性鞘内化疗。由于CNS复发约2/3发生于脑脊髓膜,仅1/3发生于脑实质。因此,不推荐单独的鞘内注射,而应该与全身治疗相结合。静脉应用大剂量氨甲蝶呤是最常用的药物,不仅能预防CNS病变,还有全身治疗作用。Hill推荐静脉氨甲蝶呤≥3 g/m^2,联合鞘内预防性注射氨甲蝶呤。

利妥昔单抗能否有效地预防PBL发生CNS复发目前仍存在争议。有研究表明,R-CHOP方案可以有效降低NHL患者CNS的复发风险。但我国一项多中心回顾性研究结果显示,利妥昔单抗的加入无法降低PB-DLBCL患者CNS复发的累积危险度,故有待更大样本的前瞻性研究来明确。

第六节　患者预后

既往多项研究结果显示IPI评分为预测PBL患者预后的可靠指标。此外,Ann-Arbor分期对预后影响非常显著,多项研究结果显示分期为Ⅱe期是不良预后的独立预测因素。一项来自复旦大学附属肿瘤医院的回顾性研究分析了于1991—2006年15年间收治的45例原发乳腺NHL患者资料。研究显示,患者的中位OS为6.82年,中位PFS为4.25年。多因素分析结果显示,IPI指数($RR=5.68$; $P<0.01$)、Ann-Arbor分期($RR=1.84$, $P<0.05$)是患者OS的独立影响因素。

近期研究发现,微血管密度增加及可溶性白介素-2受体(sIL-2R)水平增加(>1 000 U/ml)与PBL不良预后相关。其他预后因素还包括东部肿瘤协作组(Eastern Cooperative Oncology Group, ECOG)评分、红细胞沉降率>30 mm/h、肿瘤直径>4 cm、双侧乳腺累及等。此外,治疗同样会影响患者预后。在评估患者预后时,应综合考虑以上因素。

第七节　总　　结

PBL是一种少见的疾病,其影像学表现缺乏明显特征,病理组织学诊断是确诊本病的关键。病理学类型以DLBCL占大多数。PBL治疗包括手术、放疗及化疗等多种手段。目前手术主要用于获得病理学诊断,而非治疗手段。在PB-DLBCL中,含蒽环类药物化疗联合放疗为目前的标准治疗方案。对于CNS预防的价值目前存在争议,还需要前瞻性临床研究进一步阐明。

(王碧芸)

参考文献

[1] CAO X X, LI J, CAI H, et al. Patients with primary breast and primary female genital tract diffuse large B cell lymphoma have a high frequency of MYD88 and CD79B mutations [J]. Ann Hematol, 2017,96(11):1867 - 1871.

[2] HU S, SONG Y, SUN X, et al. Primary breast diffuse large B-cell lymphoma in the rituximab era: Therapeutic strategies and patterns of failure [J]. Cancer Sci, 2018,109(12):3943 - 3952.

[3] PICASSO R, TAGLIAFICO A, CALABRESE M, et al. Primary and secondary breast lymphoma: focus on epidemiology and imaging features [J]. Pathol Oncol Res, 2020,26(3):1483 - 1488.

[4] TANIGUCHI K, TAKATA K, CHUANG S S, et al. Frequent MYD88 L265P and CD79B mutations in primary breast diffuse large B-cell lymphoma [J]. Am J Surg Pathol, 2016,40(3):324 - 334.

第六篇

早期浸润性乳腺癌的处理

第三十二章

乳腺癌的术前评估及综合治疗策略

病理学家与临床医生对“早期乳腺癌(early breast cancer, EBC)”的定义并不完全一致。病理学家感兴趣的是癌的组织发生,一些所谓癌前病变与原位癌的区别;所指 EBC 只包括导管原位癌(DSIC)、小叶原位癌(LCIS)和镜下仅有基底膜点状侵犯的早期浸润癌。临床医生则主要从临床角度出发,关心的是患者预后,是指无淋巴结转移或有少数淋巴结转移的一组“高治愈性”疾病,不仅包括导管原位癌、小叶原位癌,亦包括 TNM 分期中Ⅰ期的部分病例。“早期能手术乳腺癌”是指乳腺癌限于局部区域范围内(现行的临床检查方法确诊),手术能予以“根治性”切除者。早期能手术治疗的浸润性乳腺癌一般指Ⅰ、ⅡA、ⅡB、ⅢA(仅 T_3、N_1、M_0)期乳腺癌。

纵观乳腺癌治疗的发展史,可以说,20 世纪 60 年代以前,在乳腺癌治疗方面,是外科医生“独霸天下”的日子;20 世纪 60 年代至 20 世纪末,是外科医生与综合治疗(内科/放射治疗科)“平分秋色”的时代。进入 21 世纪,现代科技和生物医学科学的蓬勃发展、循证医学和人文医学的兴起及人们健康需求的日益提高,导致外科学理念发生深刻变革,显著改变传统外科的价值观、思维模式、诊疗策略、技术特征乃至医疗服务行业形态,以疾病为中心和技术至上的生物医学模式正被以患者为中心的综合医疗模式所替代,只有符合人文精神的循证决策和微创手术才能代表 21 世纪的现代外科,对患者整体健康和生命内在质量的关怀成为外科手术的终极目标,对手术质量的评价已由过去片面强调彻底清除病灶转为“最小创伤侵袭、最大脏器结构和功能保护及最大程度控制医源性损害”,以使患者获得最佳康复效果的多维度综合考量,使传统经验外科模式向着现代精准外科模式悄然转变。发生了从巨创到微创,从根治性手术到权衡肿瘤安全性与功能外观,从单纯的肿瘤治疗到关注患者的形体、功能恢复全方位的转变。结合全身治疗、关注细节及融合整形理念是现代乳腺外科的主要特点。既往那些业已形成的“规范”或许会成为临床实践的“束缚”,根据患者的临床-病理-分子生物学特征做到“同病异治与异病同治”理性思维的“随心所欲”,手术指征选择得当,手术技术运用合理,综合治疗考虑全面,方能最大限度地提高患者的生存率,延长生存时间;最少的并发症与最佳的生活质量,达到使患者身心全面康复的最高境界。面对一位具体患者,如何使外科治疗获益最大化,是乳腺外科医生必须深思熟虑的问题,既要践行规范,又要体现临床实践的个体化原则,可以说,规范是通过随机对照试验(RCT),通过统计学分析得到的符合群体的治疗大纲,而在不偏离大纲的前提下,个体化治疗需要临床经验去校正统计学的偏倚。而外科医生的经验积累,需要在临床实践中不断学习、揣摩、领悟、思索,从有形操作过渡到无形思维,对手术策略、操作方式的内涵、诀窍、优化和流程等不断地进行比较分析与反思,对操作过程中的内在规律进行总结,将手术方法、目的、期望值与手术结果结合起来,进行动态的思考与探索,形成较深的临床思维活动,这样反过来又大大深化与促进了技能的发展。本章对早期能手术治疗乳腺癌患者的综合治疗策略术前评价进行阐述,以指导正确选择合理的手术方式,达到最佳的临床治疗效果。

第一节 术前评估与术前准备

一、术前评估

术前评估是外科治疗的重要环节,是手术顺利实施的基本保证,在很大程度上关系到手术的成败与疗效。因此,外科医生应高度重视术前准备工作,尤其是对年老体弱或者合并其他重要脏器疾病的患者更要重视。良好的术前准备可能使手术事半功倍,相反,缺乏充分的准备而匆忙手术有可能导致事倍功半,甚至造成无法挽回的后果。例如,在术前未明确诊断的情况下即行手术,可能因为术中快速冷冻切片病理学检查无法当时确诊,而使本来仅需一次手术的患者承受二次手术的打击。对于局部晚期乳腺癌患者,如未经充分有效的术前化疗准备而过早手术,可能使本来可以根治的手术降为姑息性切除,其疗效必然大打折扣。对有远处转移的癌症患者,如未经充分的术前检查,导致远处转移灶遗漏,可能使不该手术的患者接受手术,不仅对患者的生存有害无益,也造成医疗资源的浪费。

(一) 临床-影像学分期诊断性评价

乳腺肿块是乳腺癌患者最常见的临床表现,80%的乳腺癌患者以乳腺肿块为主诉就诊。对以肿块为主要临床表现的患者,应注意肿块的部位、数目、大小、形态及边界、硬度和活动度等临床特点,结合影像学表现明确T分期,依据肿块的临床特点判断适合的手术方式与手术时机(是否需要新辅助治疗)。乳腺癌最多见的淋巴结转移部位为同侧腋淋巴结,其次为同侧内乳区淋巴结。表现为转移部位淋巴结肿大、质硬,甚至融合成团、固定。腋淋巴结转移的晚期,可压迫腋静脉,影响上肢淋巴回流而致上肢水肿。小的胸骨旁淋巴结转移灶临床不易发现和查出,晚期可有胸骨旁隆起的肿物,其质硬(系转移肿瘤顶起肋软骨所致)、边界不清。依据区域淋巴结的临床表现,并结合相关的影像学检查结果明确N分期。临床诊断的乳腺癌,局部、区域表现为“较早”的病例,不一定没有远处脏器转移,局部、区域表现为“较晚”的病例,也不一定必然有远处脏器转移,对高转移概率的脏器术前依据规范进行相应的影像学等检查是精准M分期所必需的。然而,各类“规范”之中哪些应该为术前常规检查、哪些应为选择性检查只是以“概率”作出的规定,并不一定符合临床实践。笔者的理念是,依据可利用的资源,参照相关指南规范,强调重点兼顾全面,精准诊断避免风险。

(二) 乳腺病变的定性诊断

临床评估、影像学评估和组织病理学诊断的三联评估法是目前乳腺疾病的标准评估方法。乳腺疾病穿刺活检是为病理学评估提供样本的主要方法,包括为细胞学诊断提供样本的细针穿刺(FNA)和为组织学诊断提供样本的空芯针活检(core needle biopsy, CNB)、真空辅助活检(vaccum-assisted biopsy, VAB)。随着乳腺X线、超声和MRI等检查技术的进步,越来越多临床不可触及的早期乳腺病变能被影像学检查发现。影像学引导下的穿刺活检技术正逐步取代手术切除活检,成为诊断乳腺疾病的重要手段。关于活检技术方法的临床应用指征及安全性等问题详见“乳腺经皮活检与手术活检技术”,这里强调以下几点。

1. *活检的时机* 初始治疗为新辅助治疗者,术前穿刺组织病理学及分子生物学诊断是不可或缺的措施。这是因为新辅助治疗方案的确定必须参考组织学与分子分型;新辅助治疗能够在一定程度上改变分子分型;如果新辅助治疗后患者达到病理学完全缓解(pCR),则治疗前穿刺的标本就成了唯一进行病理学分型和评估预后的依据。因此,新辅助治疗前获得足量的组织在乳腺肿瘤诊断治疗中具有重要的地位。CNB(≥4条)能准确评价分子分型,在计划进行新辅助治疗的患者中,建议多点、多量取得可靠的肿瘤组织。

对于手术作为乳腺癌初始治疗模式的患者,手术前为组织病理学诊断的时机。目前在欧美发达国家穿刺活检已成为诊断乳腺疾病的主要方法,并且强调“两步法”的乳腺癌治疗模式,即在制订治疗计划前必须获得组织病理学诊断。多数学者主张必须依据组织病理学诊断制订治疗计划,即制订治疗计划前必须获得组织病理学诊断。中国抗癌协会乳腺癌诊治指南与规范(2017 版)推荐,在术前行病灶组织穿刺活检,有利于与患者讨论术式选择及手术切除范围。没有确诊时,患者可能心存侥幸,不能正确、严肃地考虑保留乳房和前哨淋巴结活检(SLNB)的优缺点,容易在术后表现出对手术方式和复发风险的不信任。而部分学者认为术中快速冷冻切片病理学检查是决定手术治疗方式的最佳选择。其实,一定要术前活检或者一定要术中活检的观念都有其极端性。欧美国家在乳腺癌手术过程中,极少用快速病理学检查监测保乳治疗肿瘤手术切缘的安全性,多数是依据"规范"及经验对肿瘤进行不同范围的扩大切除,然后待术后常规病理学检查对切缘进行检查评价,当发现没有达到切缘安全性的要求时,再行二次手术补充切除或二次行乳房切除。这种二次手术的概率高。研究数据显示,既往有 11%～59%的保乳手术患者因为切缘较近或者阳性而接受再次手术。国内采用此种方式的医疗单位,二次手术的概率在 10%左右。笔者的观点是,初始治疗为直接手术尤其是对拟行保乳手术的患者,在临床评估、影像学评估联合 FNA 诊断为乳腺癌时,术前穿刺活检组织病理学诊断并非必要,其理由主要基于以下几个方面。

(1) 术中快速冷冻切片病理学检查的可靠性:我国对快速病理学检查的接受程度及技术水平与欧美国家并非一致,术中快速病理学检查对乳腺癌的诊断与术后常规病理学检查有极高的吻合性(国内大医疗中心对这方面研究报道的文献很少)。孙燕妮等报道 3 490 例活检标本冷冻切片的诊断正确率为 98.46%。张剑虹等报道 1 091 例冷冻切片中恶性肿瘤诊断率为 97.6%。林艳丽等对 1 875 例冷冻切片进行了统计分析,发现恶性肿瘤确诊率为 96%,未能确诊率为 2.08%;肿瘤诊断假阳性 4 例,占 0.21%;假阴性 32 例,占 1.71%。其中乳腺疾病 412 例,诊断符合者为 409 例,仅 1 例未确诊,2 例假阴性。王常利报道 282 例乳腺肿块快速冷冻切片中,确诊 276 例,占 97.87%;延迟诊断 4 例,占 1.42%;假阴性 1 例,占 0.35%;假阳性 1 例,占 0.35%。时妍妍等报道 720 例乳腺肿瘤患者中,冷冻切片诊断良性肿瘤 520 例(72.22%),恶性肿瘤 194 例(26.94%);术后石蜡诊断良性肿瘤 523 例(72.63%),恶性肿瘤 197 例(16.73%),假阴性 1 例,延迟诊断 6 例。对乳腺癌组织病理学诊断的低估率(浸润癌→原位癌)或高估率(原位癌→浸润癌)总体<5%。

(2) 分子分型对手术方式选择的指导价值:尽管分子分型与患者预后有确切的相关性,但就目前的实际情况而言,分子分型对手术治疗术式的选择几乎没有影响,也就是说,分子分型并非乳腺癌保乳手术或者乳房切除术选择的决定性依据。

(3) 穿刺活检对保乳手术质量的影响:不管是 CNB 还是 VAB,也无论施行穿刺活检医生的年资高低、经验是否丰富,穿刺活检出血所致乳房不同范围的血肿难以完全避免,只是发生的概率高低差别而已。这种穿刺所致肿瘤组织的出血直接渗入周围组织间隙,造成肿瘤边缘更加难以判断。尽管没有证据表明这种并发症对保乳治疗的预后是否构成影响,但却肯定会影响术者对原发肿瘤切除范围的判断;术中为见到肿瘤边缘的正常乳腺组织,术者往往需要扩大局部切除范围,势必增加乳腺组织的切除量,这必然是影响术后美学效果的因素。

(4) 穿刺活检对医患沟通的影响:毋容置疑的是,对于绝大多数患者,如果主治(施术)医生在临床评估、影像学评估联合 FNA 诊断为乳腺癌时,术前仍不能胸有成竹地与患者讨论术式选择及手术切除的范围,那么这位医生是否称职值得考虑。当然,对于少数具有特殊临床表现的乳腺癌患者,即使术前进行穿刺活检,也难以保证诊断准确性 100%。另一方面,没有确诊时,患者不能正确、严肃地考虑保留乳房和 SLNB 的优缺点,在术后会表现出对手术方式和复发风险的不信任。其实,FNA 对乳腺肿块诊断的准确率>95%,假阳性率<1%,通过临床评估、影像学评估联合 FNA 诊断的病例,似乎不存在"没有确诊"所致的心理问题,同时 FNA 的快速诊断还可以避免患者等待诊断的焦虑。

2. *活检方法的选择*　FNA、CNB 和 VAB 都是乳腺疾病诊断的重要手段,且各有优势,如何合理选择目前国内仍缺乏相关共识。笔者的理念是,FNA 仅适用于通过临床评估、影像学评估初步诊断为乳腺癌,并计划直接进行手术治疗,尤其是计划进行保乳手术时。FNA 另一重要指征是对肿大淋巴结的穿刺细胞学诊断。CNB 检查应用最为广泛,是穿刺活检的首选方式,适用于所有需要取得组织病理学及免疫组化诊断的患者。VAB 诊断准确率高,但价格昂贵,限制了其临床应用。同时,由于 VAB 皮肤"微创",而对乳腺内部组织反而"重创",不建议在乳腺影像报告和数据系统(BI-RADS)分类≥4b,高度怀疑为乳腺癌，尤其是临床评估有保乳治疗指征的患者中应用。如果 BI-RADS 分类≥4b，高度怀疑为乳腺癌，且病灶直径≤1 cm 的患者，非进行临床研究的前提下，也不倡导应用，这是由于如果病灶直径≤1 cm 的患者进行 VAB≥3 次旋切，将完全切除病灶，不利于术中对病灶的定位。对于钙化灶的精准活检，或者病变范围大而不非常具体的患者，VAB 有诊断准确率高的优势。术前切除活检可以获得完整的病变组织，但切除活检相关的并发症较多，包括血管迷走神经反应、血肿形成、感染和脓肿形成等。且平均恢复时间也较长(3.5 d)。对 BI-RADS 分类≥4b，高度怀疑为乳腺癌的患者，应尽量避免将切除活检作为诊断目的应用。

二、术前抗肿瘤治疗

术前抗肿瘤治疗包括新辅助化疗(neoadjuvant chemotherapy, NACT)、新辅助内分泌治疗(neoadjuvant endocrine therapy, NAET)、术前放疗和新辅助靶向治疗等。新辅助治疗的作用和目的是缩小肿瘤，便于手术，包括使不可手术者变为可手术、使不能根治或难根治切除者变为可根治或易根治切除，以及增加保乳手术的机会。了解肿瘤对化疗是否敏感，以便为进一步化疗选择合适的方案。同术后化疗相比，化疗时间提前，理论上有助于消灭微小转移灶及减少耐药细胞株的形成；降低肿瘤细胞活力，减少手术操作导致医源性播散的可能性。肿瘤对化疗的反应性有助于判断预后。目前，NACT 对进展期乳腺癌的疗效已得到公认，并成为临床常规治疗措施，在临床早期乳腺癌中的应用也取得了较好效果。对可手术治疗乳腺癌而言，NACT 主要应用指征是有保乳治疗愿望，且除肿瘤体积外，其他条件均符合保乳治疗的患者，期望通过 NACT 获得“降期”而满足保乳治疗条件。新辅助靶向治疗作为人表皮生长因子受体 2(HER2)过表达患者抗 HER2 治疗，曲妥珠单抗即赫赛汀作为一种抗肿瘤的单抗，NSABPB31 试验、NCCTG N9831 试验和 HERA 试验等大量临床研究证实，在乳腺癌新辅助治疗中，单靶治疗即可达到显著的临床获益。近年来随着帕妥珠单抗的问世，曲妥珠单抗联合帕妥珠单抗，双靶新辅助治疗使得肿瘤的 pCR 率进一步提高，并且还能转化为生存获益，临床应用越来越广泛。NAET 反应小，但起效慢，往往需用药 2～3 个月后才显现出效果，故多用于老年绝经后局部晚期患者。

术前放疗因能增加手术出血和解剖分离难度而较少使用，一般仅用于局部晚期患者乳房病灶的照射；如对腋窝等区域淋巴结进行放疗，可能因放疗后瘢痕化导致手术清除困难，并可能影响术后化疗效果。

三、一般性手术准备

(一) 机体功能状况的了解和改善

对乳腺恶性肿瘤患者，术前应全面了解患者的全身情况，包括心、肺、肝、肾功能状况和全身营养情况，有无骨骼和脏器转移，有无其他伴发疾病等。对有重要脏器功能不全和营养不良者，应尽早改善和纠正，对合并疾病应及时治疗和控制，对化疗并发症应及时处理，以便使患者能耐受手术。对有远处转移者，应及时修改治疗方案。乳腺良性肿瘤的手术应尽量避开哺乳期，否则应断奶回乳，以免术后发生乳漏。哺乳期一旦发现乳腺恶性肿瘤应立即断奶，可使用溴隐亭或中药回乳，禁用雌激素回乳。乳腺肿瘤如继发感染、溃破或出血，应予抗感染和消炎止血治疗，使局部炎症水肿消退、皮肤状况好转后再手术。对合并有高血压、心脏病、糖尿病、出血性疾病及肺部感染等疾病的患者，应积极治疗伴发疾病，待其控制后再手术。

(二) 心理准备

乳腺肿瘤患者常有不同程度的心理变化。良性肿瘤患者往往担心手术对乳房美观的影响和术后再发，尤其是未婚年轻女性和特别爱美者担心更多。恶性肿瘤对患者的心理打击更大，患者往往存在一定程度的烦躁不安、焦虑恐惧或抑郁消沉，并可能出现过激行为。医护人员对患者的心理变化应高度重视，要有充分的预见和准备，并根据患者的年龄、家庭背景、职业、工作环境、文化程度、心理素质和性格特点等进行适当的心理护理。术前应与患者进行深入的沟通和交流，取得患者的信任和理解，了解患者的想法和顾虑，准确把握患者的心理，针对不同的心理变化和患者具体情况进行耐心细致的心理疏导，协助其分析病情；向患者讲明手术的重要性和可能的结果，尽可能解除其顾虑和担忧，使患者愉快地接受和配合手术，并树立战胜疾病的信心。对于行乳房重建者，在制订出合理的重建方案后，必须与患者及其家属(尤其是配偶)进行充分的沟通，征得其一致的支持。

（三）局部准备

详细了解患者乳房的形态特点及肿瘤部位、大小和局部浸润转移情况，如皮肤和乳头有无红肿、破溃，深部有无侵犯，腋淋巴结有无转移和固定等，以便确定手术方式。术前皮肤应清洗干净，并刮除腋毛；如需植皮，应对供皮区皮肤进行准备。对于乳房重建患者，应行双侧乳房或胸壁术区及对侧乳房照相，以便手术前后对照。做好术前设计并划好各部分标记线，包括采取皮瓣或肌皮瓣等的形状、重建乳房的位置等。欲行对侧乳房整形者，应对重塑的乳房大小作出设计，以作为肿瘤对侧乳房重建的参考。

（四）麻醉方式的选择及手术承受能力的评估

近年来乳腺癌有发病年龄及检出提前的趋势，因手术耐受力而限制对乳腺癌患者手术治疗的情况较少，老年患者的比例越来越低。加之乳腺癌手术对全身生理功能的干扰较少，多数患者均能较好地耐受手术。另一方面，近年来糖尿病及心脑血管病的发病率上升，发病年龄提前，因此，不应忽视对重要生命器官如心、脑、肺、肝和肾等功能的检查，以免漏诊相应的伴发疾病。

1. *麻醉方式的选择*　乳腺恶性肿瘤的切除应采用全身麻醉方式，以保证足够的切除范围，避免局麻穿刺造成扩散和种植转移。全身麻醉多采用气管插管静脉复合麻醉，其优点是安全、无痛，麻醉深浅和肌松效果及时间长短易控制，结合使用对抗剂可使患者较快苏醒。吸入全麻可使用笑气、氨氟醚和异氟醚等，一般与静脉复合麻醉联合应用，作为后者的辅助和补充。乳腺癌手术因对肌肉松弛要求不高，全麻时可保留患者的自主呼吸，便于其术后苏醒和恢复。如手术时间不长、术中体位变化不大，可采用喉罩通气，以避免气管插管对气道的损伤，并减少术后呼吸道感染的机会。硬膜外麻醉因穿刺位置高、风险大、近腋窝处往往麻醉不全，且呼吸、血压、肌肉松弛和麻醉平面不易控制，在大医院现已较少使用。

2. *手术承受能力的评估*　美国麻醉医生协会(American Society of Anesthesidogists, ASA)对手术患者病情估计分级如表 32－1 所示。我国将患者的全身情况归纳为 2 类 4 级，如表 32－2 所示。

表 32－1　ASA 病情估计分级

分级	标　准*
Ⅰ	正常健康
Ⅱ	有轻度系统性疾病
Ⅲ	有严重系统性疾病，日常活动受限，但尚未丧失工作能力
Ⅳ	有严重系统性疾病，已丧失工作能力，且通常面临生命威胁
Ⅴ	不论手术与否，生命难以维持 24 h 的濒死患者

注：* 表示急症，在每级数字前标注“急”（或“E”）。

表 32－2　外科病患者全身状况分级

全身情况	评级依据		麻醉耐受力估计
	外科病变	重要生命器官	
Ⅰ			
好	局限，不影响或仅有轻微全身影响	无器质性疾病	好
良好	对全身已有一定影响，但易纠正	有早期病变，但功能仍处于代偿状态	良好
Ⅱ			
较差	对全身已造成明显影响	有明显器质性病变，功能接近失代偿或已有早期失代偿	差
很差	对全身已有严重影响	有严重器质性病变，功能已失代偿，需经常采用内科支持疗法	劣

四、术前谈话与知情同意书的签署

对于外科的任何手术，术前与患者及家属的良好沟通交流都是至关重要的。术前谈话需要强调谈话的逻辑性及可理解性。谈话要点与层次可概括为“7R”原则：①介绍疾病预期发展规律与可能导致的后果(result)；②介绍干预疾病进展的措施，解决问题的办法，即推荐手术方案(recommendation)；③介绍可替代的手术方式或非手术替代方案(replacement)；④介绍手术治疗相关并发症与风险(risk)；⑤介绍医生对术中发生相关问题的应急反应(response)；⑥告知患者决定是否接受手术的权利(rights)；⑦患者及其家属在接受医疗过程中应有的担当(responsibility)。

(一) 病情与治疗策略的告知

1. *病情告知* 告知肿瘤患者真实病情面临着不少困难,家属也往往反对向患者告知真实的病情。当“自主(autonomy)”逐渐成为描述医患关系的关键词时,国内目前仍未将告知真实病情作为常规。尽管目前社会各界公认在医患之间进行开诚布公的交流是有益的,但向肿瘤患者告知真实的诊断结果和预后依然受到患者家属抵触。人们通常会担心告诉肿瘤患者真实病情可能引发患者本人的心理问题,进而拒绝接受治疗。有的患者家属甚至认为,告诉真相会对患者造成伤害和痛苦。实际上,选择合适的告知肿瘤患者真实病情的时机和方法是尊重患者权利和个人偏好的表现。告知肿瘤诊断必须建立在尊重患者的自主权、尊严及自由选择的基础之上。在评估患者心理的基础上,选择适宜的时机和方法,与患者及其家属尤其配偶多进行沟通与交流,提高告知技巧,并以患者可最大限度从诊断告知中获益为目标。在此基础上,进行有的放矢的心理干预,以缓解癌症患者的负面心理反应。

2. *治疗策略的告知* 医患关系是人类文化中一个特有的组成部分。随着医学科学的快速发展,医学模式也由原来的生物医学模式逐步向生物-心理-社会综合型医学模式转变,医患之间在疾病信息及情感上的沟通交流变得非常重要。医者要转变目前的诊疗理念,从原来的“以疾病为中心”诊疗模式逐渐转变为“以患者为中心”诊疗模式,将医患角色扮演模式从“主动-被动”转变为“指导-合作”共同参与模式。指导-合作模式下医生的责任是告诉患者病情与诊疗策略、可以预期的结果等,帮助患者协助完成诊疗计划;患者的责任是参与、合作,利用医者的协助使疾病好转或康复。“以患者为中心”的方式是指“医生尝试进入患者的世界,从患者的眼中了解疾病”。21 世纪的外科医生,需要用更多的时间与精力去研究“患者”,而不是仅仅研究“疾病”。医生在向患者告知治疗策略时,需要告知患者所患疾病的病理生理特点,转归与干预措施,预期正反两方面的效果等;在告知手术方式时,应说明手术方式是唯一性还是多选性。如对某一位具体乳腺癌患者,乳房切除可能是其唯一的选择,否则必然影响疗效。而对另一位患者,可能有保乳手术、乳房切除术、乳房切除一期假体或自体组织乳房重建术等多种疗效可能相似的手术方式,在充分告知不同手术方式利弊的前提下,请患者自己决定手术方式的选择;对于治疗依从性好的患者,医生可以给予相应的引导。

(二) 保乳治疗前谈话的主要内容

中国抗癌协会乳腺癌诊治指南与规范(2021版)对保乳治疗的术前谈话内容进行了规范,给予具体的谈话内容范例,总结概括如下。

1. *手术方式的可靠性* ①经大样本临床试验证实,早期乳腺癌患者接受保乳治疗和全乳切除治疗后生存率及远处转移的发生率相似。②保乳治疗包括保乳手术和术后的辅助放疗,其中保乳手术包括肿瘤的局部广泛切除及腋淋巴结清扫(axillary lymph node dissection, ALND)或 SLNB。③术后全身性辅助治疗基本上与乳房切除术相同,但因需配合辅助放疗,可能需要增加相关治疗的费用和时间。④同样病期的乳腺癌,保乳治疗和乳房切除术后均有一定的局部复发率,前者 5 年局部复发率为 2%~3%(含第 2 原发乳腺癌);后者约为 1%,不同亚型和年龄的患者有不同的复发和再发乳腺癌的风险。保乳治疗患者一旦出现患侧乳房复发,仍可接受补救性全乳切除术±乳房重建,并仍可获得较好的疗效。⑤保乳治疗可能会影响原乳房的外形,影响程度因肿块的大小和位置而异;整复技术可能改善保乳手术后的乳房外形和对称性。⑥虽然术前已选择保乳手术,但医生手术时有可能根据具体情况更改为全乳切除术(如术中或术后病理学检查报告切缘阳性,当再次扩大切除已经达不到预期美容效果的要求;或再次切除切缘仍为阳性时),应告知患者即刻或延期乳房再造的相关信息。术后石蜡包埋组织切片病理学检查如切缘为阳性,则可能需要二次手术。⑦有乳腺癌家族史或乳腺癌遗传易感性(如 *BRCA1*、*BRCA2* 或其他基因突变)者,有相对高的同侧乳腺癌复发或对侧乳腺癌再发风险。

2. *保乳治疗的主要内容* ①保乳治疗与乳房切除术的不同在于前者仅行完整、安全的乳房原发肿瘤的切除(介绍具体操作要点),以及术后全乳放疗,且对绝大多数(>90%)患者来说,术后放疗是必需的,而乳房切除如果腋淋巴结没有转移,或转移数目少(≤4 枚),通常不需要辅助放疗,≥70%的患者不需要接受放疗。②对于腋淋巴结的手术,保乳手术与乳房切除术是一样的(介绍 SLNB 和 ALND 具体指征与具体操作要点)。③术后全身性辅助治疗原则保乳手术与乳房切除术相同,但因需配合全乳放疗,可能需要增加相关治疗的费用和时间。

3. *术前不可预见性与应急措施* 虽然术前已

选择保乳手术，但医生手术时有可能根据具体情况更改为全乳切除术（如术中或术后病理学检查报告切缘阳性，当再次扩大切除已经达不到美容效果的要求，或再次切除切缘仍为阳性时）；应告知患者即刻或延期乳房再造的相关信息。术后石蜡包埋切片病理学检查如切缘为阳性则可能需要二次手术，为此，需要承受二次手术的麻醉与创伤，可能需要增加相关治疗的费用和时间。

4. *术中与术后相关并发症及其对策*　保乳手术术中、术后并发症较少，偶尔可发生术中大血管损伤所致的出血；术后乳房血肿、脂肪液化、乳房塌陷、乳房水肿、迟发性乳房脓肿和乳房蜂窝织炎等发生率低，但需要向患者告知相关并发症发生的风险，以及应对策略。

第二节　综合治疗策略

一、临床实践的思考

（一）乳腺科医生的使命感

从预防医学角度看，目前我们对防治乳腺癌所能做的有效工作还局限于临床工作（二、三级预防工作），而乳腺癌的病因学预防（一级预防）几乎仍处于“纸上谈兵”阶段。这是由于绝大多数乳腺癌患者的病因是未知的，所以很难采取有针对性的预防措施。并且已知的主要危险因素实际上是不可修正的，如年龄增大、月经初潮年龄过小、绝经时间晚、初次妊娠时年龄较大等。潜在可以修正的危险因素包括内源性激素水平、肥胖、运动量、激素替代疗法、饮酒、哺乳、口服避孕药和饮食谱等，但越容易修正的危险因素从整体上对乳腺癌的预防作用越有限。2.5%～10%乳腺癌患者与遗传因素有关。在因遗传因素发病的妇女中，约50%患者是由于 *BRCA1* 或 *BRCA2* 基因突变造成的。然而，人类对遗传、生理因素没有选择余地，对出生时的基因携带状况也没有主动权；同时，就目前研究的现状看，内分泌化学预防，如他莫昔芬、雷洛昔芬对乳腺癌高危人群的预防研究远未达到临床广泛实用阶段。手术切除相关脏器的预防措施不仅难以让人接受，也没有达到理想的预防境界。预防性双侧乳房切除术（prophylactic bilateral mastectomy，BPM）可使 *BRCA1/2* 基因突变携带者乳腺癌发病危险降低85%～90%，如果对30岁 *BRCA1/2* 基因突变携带者施行BPM，可以延长寿命3～5年，但对＞60岁 *BRCA* 基因突变携带者施术则基本上没有意义。

面对不断上升的乳腺癌发病率和进展缓慢的乳腺癌预防措施，在努力提高乳腺癌早期诊断与早期治疗的前提下（二级预防），对乳腺癌患者实施最佳治疗策略（三级预防）显得尤为重要。

（二）治疗模式的变化

人类与乳腺癌抗争的历史有百年余。进入21世纪，乳腺癌的治疗模式发生了显著变化，表现在：①个体化治疗观念被普遍接受；②循证医学是指导临床实践的基础；③治疗方法的科学技术含量在不断提升；④各种治疗方法在综合治疗中的地位正发生日新月异的变化。然而，在医疗实践的过程中，没有什么疾病像癌症一样，辅助治疗的盲目性如此之大。也就是说，无辜接受治疗（陪治）者的比例远远大于真正受益者。如何筛选治疗失败的高危人群，使治疗的靶标人群达到最大程度的合理化，也就是当前所关注的“精准医疗”仍然是临床研究工作的重中之重。乳腺癌治疗观念要从过去的“最大的耐受性治疗”转化为“最小的有效性治疗”；手术要做小做少，而不是做大做多；放疗要有目标，而不是传统的包括区域淋巴结的大野照射；化疗要用最适剂量和程序，而不是一味追求大剂量。

（三）个体化理念

临床上，为什么同一种治疗方案对同样的癌症患者效果明显不同？为什么相同临床病理学分期的同一种癌症在预后上可能有显著差异？在实验研究中，为什么同一类癌细胞具有不同的侵袭与转移能力？分子水平上，为什么同一种癌基因/抑癌基因却有着不同的生物学功能？如此等等，这一系列问题给临床实践带来诸多不确定性与不可预测性。目前认为，产生这些问题的主要原因与肿瘤细胞的异质性，即癌细胞的个体化特性有关。肿瘤生物学的个体化决定了癌症治疗的个体化。患者后天生活所处自然环境、社会环境对心理、体质和生活习惯的改造,以及先天遗传特质不同的影响,直接导致肿瘤患者疾病发生、发展和结局过程的差异,也决定了癌症治疗的个体化。个体化医学发展的最终目标就是充分了解并根据人类本身的个体化特征、疾病的临床病理学及分子生物学特征,采取经优化的治疗方案,达到预防与治疗疾病的目的。乳腺癌的个体化治疗主要体现在以下几个方面。

1. 国际间的个体化

(1) 发病率的差异:在欧美等发达国家,乳腺癌已成为妇女的主要死因之一,每 8～10 名妇女(以预期年龄计算)中,就有 1 人在一生中将罹患乳腺癌。20 世纪末,美国乳腺癌的发病率为 110.6/10 万,我国一般报道为 20/10 万左右,上海市最高达 56.2/10 万。

(2) 高发年龄的差异:在美国,大约 25%乳腺癌患者首诊在绝经前。我国女性 30 岁起乳腺癌发病率开始上升,高峰年龄为 40～49 岁,比西方国家早 10～15 年,绝经前病例>60%。

(3) 人种间的差异:不同人种不仅在体质、乳房大小等解剖与生理方面有一定的差异,在分子生物学水平上也有一定差异,如遗传相关性乳腺癌东西方发病比例不同、激素受体表达水平不同等。我国女性乳腺癌雌激素受体(ER)阳性表达率为 60.5%,而西方国家多数报道是>70%。

(4) 病期分布的差异:我国初诊乳腺癌患者Ⅲ、Ⅳ期病例占 30%左右,同期美国仅为 15%,但这种局面正在不断改善。

2. 人群间的个体化

(1) 空间的个体化:肿瘤细胞周期的非同步性,决定了在任一时间内,瘤体内细胞群体处在 S 期的细胞比例有明显差异。细胞群是由一系列处于增殖、静止、已分化状态的细胞混合而成,在快速增生的组织中,其生长指数可接近 100%。静止的、非细胞周期内的细胞对损伤的灵敏度差,如细胞毒药物对快速增长的细胞群体杀伤力大,激素类药物则是抑制细胞增长,因此两者联合应用有理论上的不合理性。空间个体化的另一表现为不同地域、不同人种常见肿瘤分布上的差异,也表现在肿瘤发病年龄上的差异。因此,在肿瘤治疗策略及治疗的预后方面必然受空间个体化的影响。

(2) 解剖分布与形态组织学的个体化:乳腺癌发生部位及其转移癌的部位不同,其发生、发展与转归有一定的差异。非特殊性乳腺癌(常见)与特殊类型乳腺癌(较少见,如黏液腺癌等)的预后之间有明显的差异,这种差异是制订治疗策略时必须考虑的因素之一。

(3) 分子水平(或基因水平)的个体化:肿瘤患者的生物标志物、基因型及基因蛋白表达的个体化特性,表现在肿瘤发生、发展的全过程。同一类肿瘤患者、同一患者的临床不同时期、治疗干预的过程中,生物标志物、基因型及基因蛋白表达也有相应的变化(多态性);而同一生物标志物、基因型及蛋白可在不同肿瘤表达。由于患者个体或相应肿瘤的基因表达具有“多态性”,理论上讲,同一疾病不同患者个体,如果能依据基因表达选择药物及其剂量,应是获得最佳疗效的基本保证。

患同一种肿瘤患者的预后差异与肿瘤分子生物学表现的差异有关。遗憾的是,尽管对此方面的研究已经并且正在不断地投入大量的人力、物力,但这些因素(多数)对肿瘤预后的预测仍然处于探索阶段,临床指导意义差。有确切指导临床意义的分子生物学指标有限,ER、孕激素受体(PR)和 HER2 对治疗的指导意义是肯定的,但在检测的标准化与质量控制方面仍受许多主客观因素影响。

(4) 医疗水平的个体化:综合治疗的规范程度影响患者的预后。不规范治疗最主要表现在综合治疗设计(治疗策略)的混乱,首次治疗(primary treatment)的不合理问题;其次表现在手术、放疗和化疗等的随意性,即缺乏标准化概念。

(5) 社会-心理因素的个体化:可以毫不隐讳地说,就目前对癌症治疗的医疗水平现状看,社会、经济地位,即患者的经济承受能力不同,同样期别的肿瘤患者生存时间及生存质量有明显差异,如 HER2 过表达型乳腺癌患者之间抗 HER2 药物的可获得性就有相当大的差异,这是目前无法很好解决的社会学问题。精神-心理因素对肿瘤的发生、发展与治疗效果有肯定相关性,然而,精神-心理因素是无明确度量的预后因素,临床实践过程中难以把握。因此,在面对一位具体的患者时,临床工作者有必要对以下问题进行深思后再拟订行之有效的医疗计划:①人道主义与社会效益之间的矛盾;②生存期与生活质量之间的矛盾;③对患者的关怀与对亲属未来生活影响的矛盾。

(四) 临床实践的证据支持

21 世纪是循证医学时代,是大数据引导治疗策略的新纪元。循证医学又称求证医学和实证医学,是当今临床实践的主要证据支持。循证医学的中心思想是临床医生在对患者作出诊断、治疗等决策时，应该运用最新、最有力的科学研究证据。而科学的证据一方面来源于医学基础研究和以患者为中心的临床试验；另一方面通过有效的文献检索，并对文献的真实性和可靠性进行评价，将最合适的诊断方法，最安全、有效的治疗方案，最精确的预后估计应用于需要治疗的患者。

RCT具有能够最大限度地避免临床试验设计和实施中可能出现的各种偏倚，平衡混杂因素，提高统计学显著性检验的有效性等诸多优点，被公认为是评价干预措施的金标准。RCT遵循随机、对照和重复三大原则，利用统计学原理，通过设定一系列的研究程序和管理措施，消除操作者和被试者对研究内容的主观影响，达到被试方法与“经典”方法之间的有效比较，进而对其有效性和安全性作出相对客观的评价。然而，目前RCT的方法学质量和报告质量良莠不齐，质量低下的RCT可能会误导临床实践与临床决策。为规范、评价该类试验，国外已制定了一系列相关的质量评价标准。常用的评价标准有《Cochrane系统评价员手册》（*Cochrane Reviewer's Handbook*）推荐的偏倚风险评估工具、Jadad评分量表、物理治疗证据数据库（Physiotherapy Evidence Database，PEDro）清单、针刺临床试验干预措施报告标准（Standards for Reporting Interventions in Clinical Trials of Acupuncture，STRICTA）、临床试验报告统一标准（Consolidated Standards of Reporting Trials，CONSORT）声明等。临床医生在应用大型RCT结果时，要运用自己的经验加入自己的理性化思考与判断，以确定这些证据对特定情况下的个体是否适用。同时，在分析RCT结论时，要注意分析：①研究者收集的原始数据是否全面；②策略和信息来源、选择观察时间及纳入和排除标准是否相同；③各项研究的评价指标是终点指标还是中间指标；④除有效性外，研究是否报道了不良反应、失访情况和成本-效益比等指标，是否进行了相应的比较。RCT是患者一种“奉献性”研究，志愿者是以可能牺牲自己的利益为代价而为医学发展作出贡献。

真实世界研究（real world study，RWS）是指在覆盖具有代表性的更广大受试人群较大样本量的基础上，根据患者的实际病情和意愿，非随机选择治疗措施，开展长期评价，注重有意义的结局治疗，以进一步评价真实性治疗的外部有效性和安全性。其研究方法可以采用观察性设计、横断面设计和队列设计的研究方法，分析患者的真实情况，与临床试验一起为临床实践服务。RWS起源于实用性临床试验，1993年Kaplan等首次在论文中使用。

RCT用于评价效力，而RWS用于决定效果，用于决定临床实践中真实的效益、风险和治疗价值。RCT提供证据，荟萃分析确定证据；RWS验证证据，临床治疗经验个体化应用证据，这一切源自临床实践，回答临床问题，总结治疗经验，回归实践检验。RCT与RWS对同一个问题的论证是承启关系，RCT结果需要RWS的进一步验证及拓展，两者综合考虑才是最佳选择。RWS是开展治疗措施再评价研究的一种新思路，可进一步保障药物的有效性和安全性。但是，如何解决RWS中观察者偏倚、成本高等问题，仍然需要进一步继续探索和完善。

然而，医学终究是一门经验科学，即使目前广泛倡导的“循证医学”也是源于经验科学。对患者个体治疗计划的制订原则应是以循证医学结果为依据，以经验医学信息为参考，彰显“以人为本”的理念，为患者提供最佳的个体化治疗方案。对“最佳”个体化治疗方案体现最“朴素”的终点就是治愈率，综合目标就是“3个最”，即最合理的卫生经济学、最佳的生活质量、最长的远期生存。

（五）临床实践方略

综上所述，对大多数初诊乳腺疾病患者，乳腺外科医生往往是首诊医生。乳腺外科医生负有对疾病确诊和治疗方案制订的责任。乳腺外科医生不仅应对疾病作出定性诊断，选择合理的手术治疗方式，完美地实施手术治疗，同时对手术前后的综合治疗计划制订乃至计划实施也负有至关重要的责任。另一方面，欲达到预想的治疗效果，外科医生需要与患者充分沟通，与相关学科密切配合。当今，肿瘤外科治疗进入循证医学、精准医疗时代，但无论循证医学还是精准医疗的践行，都要体现在个体化治疗理念上。对患者群体治疗策略的制订需要循证医学证据，但对于患者个体，医生的经验仍至关重要。循证医学证据有助于判断一种治疗是否优于另一种治疗，有助于判断疗效改善的平均水平，但无益于判断个体患者如何治疗才能得到最大的获益。个体化治疗＝循证医学证据＋精准医学（大数据）＋医者个人的临床经验与技能。因此，作为乳腺外科医生，要从小事做起，从细节做起，经验的获得靠观摩（领悟）、实践（亲为）与总结（反思）。

纵观目前研究的现状，当一位患者经临床检

查＋影像学检查＋CNB 等病理学检查确诊为可手术治疗的浸润性乳腺癌时，必须在为患者制订完整的总体治疗策略后方可进入具体实施过程。

二、局部外科治疗策略

“可手术”乳腺癌指初诊局部、区域可“根治性”切除，同时就当前的医学水平全身检查无远处转移的乳腺癌，一般认为包括 TNM 分期中Ⅰ、Ⅱ期和ⅢA(仅 $T_3N_1M_0$)患者。

(一) 保乳治疗指征选择

1. *术式选择的基本原则*　可手术乳腺癌局部外科治疗术式有保乳术、乳房切除手术(包括皮下乳腺切除)，以及乳房切除术后的乳房重建术，为每一位患者选择最合理术式的终极目标是在不降低远期生存率的前提下，最大限度地保留乳房的形体美，提高患者回归原来生活的自信心。自 20 世纪 80 年代以来，国内外大样本回顾性与前瞻性随机分组研究已达成共识，保乳治疗与乳房切除治疗相比，尽管前者的局部复发率略高，但总生存期(OS)一致。必须强调的是，这一结论是对于“选择性病例”而言。乳腺癌患者群体中哪些患者适合保乳治疗，哪些患者必须接受乳房切除治疗，各种不同机构或团体的“规范”或“指南”都有明确界定。临床实践中，对于一位具体的乳腺癌患者，对患者术式选择的思路需要依据肿瘤临床、病理、分子生物学特征，按规范制订治疗策略；依据患者对治疗结果期望与经济承受能力，确定治疗方案；依据医者可利用的医疗设备资源与技术条件，执行具体术式。选择保乳治疗必须同时满足以下 4 项支持条件：①有患者对保留乳房渴求和对生活质量(quality of life，QOL)期望值评价人性化理念的支持；②有获得与根治性乳房切除术生存率相同循证医学证据的支持；③有确保术后复发率与根治性乳房切除术相似的技术支持；④有使保留的乳房具有一定美学效果的临床病理学条件支持。如果不能同时满足以上 4 项支持条件，则是乳房切除术的指征。

2. *术式选择的个体化理念*　20 世纪 80 年代，乳腺癌保乳治疗相继得到国内学者的认同与开展。在欧美国家，乳腺癌保乳手术率＞50％，我国三级甲等医院保乳手术率为 10％～60％，而全国乳腺癌患者接受保乳手术平均比例则＜10％。可以说，乳腺癌保乳治疗的比例是衡量一个医疗单位对乳腺癌治疗水平的指标之一，但过分追求保乳治疗的比例也可能是“事与愿违”之举。

3. *社会-心理学因素*　纵观国内保乳手术的发展过程，患者本人及家属选择手术方式的意愿仍占重要地位；其次在不同医院之间有较大差别，一般肿瘤专科医院尤其有乳腺肿瘤专科的医院开展保乳手术较多，而综合性医院开展较少；另外，保乳手术的指征掌握、手术方式、切缘要求、术后病理学检查、辅助治疗及随访条件等在各个医院也不尽相同，从而影响了保乳手术的开展。保乳手术并不是单纯缩小手术范围，而是治疗理念的改变，是一个系统工程。要提高保乳手术率、避免滥用全乳切除术，需要完善各项临床检查，掌握指征，同时也需将乳腺癌的治疗理念不断进行宣教，提高医者对乳房美学保护的重视。总之，保乳治疗比乳房切除治疗需要更高的医疗条件，保乳治疗比乳腺切除治疗所需费用高。因此，医者所处医疗机构的医疗条件及患者的经济条件也是治疗方式选择应考虑的问题，这也是保乳治疗在我国应用较少的原因之一。

不容否认的是，医者的知识水平、美学观念及目前的医疗大环境也是乳腺癌保乳治疗的限制因素之一。首先是医生对保乳治疗的认识水平及对乳房美学的重视程度；其次是医生对保留乳房的态度。在回答患者“保乳治疗的效果与乳房切除术的效果一样吗”这一问题时，医生含糊其辞的回答常是患者拒绝保乳治疗的原因之一。毫不讳言，局部复发是外科医生最为忌讳的，因为局部复发常使外科医生处于一种尴尬被动的局面，是患者对外科医生失去信心的原因之一。同时，医疗大环境使医者“谨小慎微”，也是动摇医者选择保乳治疗信心的因素。患者的意愿是治疗方式选择的最重要因素。对于一个担心保留乳房而影响疗效的患者，保乳治疗的心理压力可能比乳房切除更影响其生活质量。有研究结果显示，保乳治疗的早期，患者对疾病复发心理压力大于接受乳房切除术后的患者，但随着时间的延长，对无病生存的患者，接受保乳治疗的患者对生活的自信心会逐渐恢复。患者对治疗方式的接受程度涉及医生对每例乳腺癌患者作出治疗计划前，是否让患者了解自己的病情及主动参与治疗计划选择的问题。目前，西方国家的普遍做法是，乳腺癌治疗计划拟定的病例讨论会让患者参加，充分向患者介绍各种治疗方法的利弊后，让患者自己选择治疗方式。诸多因素，如患者逻辑思维方式、婚姻状况、家庭经济状况及患者可接受的医疗条件等对患者选择首次治疗方法有重要影响。患者的肖像、信仰、社会地位及家庭成员关系可能主导患者对治疗方式的选择。

当然，保乳治疗不能与肢体肿瘤的保肢治疗相提并论。切除乳房的“致残”仅表现为“心理障碍”，没有截肢术后的功能障碍。尽管尚缺乏乳房切除获得长期治愈患者心理变化可靠有效的调查资料，但临床实践中对乳房缺如抱怨的患者并不多见，大多数患者能够以“自己的方式”修饰个人形象，掩饰乳房缺如对个人形象的影响。因此，临床医生应充分重视患者心理反应的趋向性，有的患者更多关心的是乳房缺失对今后工作与生活的影响；而有的患者更多担心的是治疗后是否复发。合理的术式选择应该是以适应患者不同心理反应为基础的。

经济承受能力也是乳腺癌保乳治疗的限制因素之一。对于 pN_0 患者，乳房切除术后多数没有辅助放疗的指征，而放疗是保乳治疗后的重要组成部分。由于特殊放疗技术的开展，保乳治疗比乳房切除治疗可增加约 5 万元人民币的医疗费用，对于经济承受力差的患者，为保证治疗的依从性，应该在与患者及其家属充分沟通的前提下选择保乳治疗。

4. 临床-病理-分子生物学因素

(1) 年龄、乳房与体型的自然条件：一般认为，低龄青年乳腺癌易发生远处转移，预后较差。有研究报道，青年乳腺癌有着较高的复发率和转移率，因此，美国国家综合癌症网络(NCCN)等多个治疗指南中提出，年龄≤35 岁是保乳手术的相对禁忌证。然而，也有较多的研究提示青年乳腺癌在选择保乳手术和根治性乳房切除术后预后差异并无统计学意义，保乳手术并不是影响青年乳腺癌预后的独立因素。总之，青年乳腺癌患者与中老年患者相比，生物学行为更具有侵袭性，肿瘤增长快，预后较差，但局部手术的方式不是影响预后的独立因素；况且，保乳治疗的宗旨之一就是改善患者治疗后重返社会的自信心，那么只要没有明显的禁忌，年轻不应成为乳房切除术的理由。从临床实践中看，我国年轻女性乳腺癌患者更容易接受保乳治疗。中国抗癌协会乳腺癌诊治指南与规范(2017 版)指出，同样病期的乳腺癌，保乳治疗和乳房切除治疗均有一定的局部复发率，前者 5 年局部复发率为 2%～3%(含第 2 原发乳腺癌)，后者约 1%；不同亚型和年龄患者有不同的复发和再发乳腺癌的风险。保乳治疗患者一旦出现患侧乳房复发仍可接受补充全乳切除术，并仍可获得较好疗效。

研究表明，老年乳腺癌细胞的生物学行为相对温和，惰性较强，表现为肿瘤组织分化程度好，ER 和/或 PR 表达阳性比例高，HER2 过表达比例低，预后较好。只要符合上述保乳治疗指征，保乳治疗是第一选择；对高龄乳腺癌患者实施保乳术后，应筛选可以免行放疗的病例。

乳房的基础条件也是术式选择的影响因素。过于扁平的乳房保乳没有实际意义(与单纯保留乳头-乳晕的皮下乳房切除效果相似)；过大且下垂的乳房保乳治疗后乳房水肿、疼痛也是非常棘手的临床问题。对这类患者，保乳手术同时进行双侧乳房整形术是值得考虑的问题。

(2) 肿瘤部位：位于中央区的乳腺癌易累及乳头乳晕区，加之切除乳头乳晕后美学效果差，过去常视为保乳手术禁忌。近年来越来越多的研究证实，中央区乳腺癌患者同样适合行保乳手术。有研究表明，中央区乳腺癌并非一定会合并乳头乳晕复合体(nipple-areolar complex，NAC)的浸润，只要无临床可见的直接浸润，如皮肤变硬、皮肤固定、乳头回缩和表面溃疡等，术后常规放疗，乳晕下肿瘤亦可成功行保乳手术。对于怀疑乳头乳晕区有浸润的患者，需要切除该区域。尽管无乳头乳晕，但基本保留了乳房的形态，而且外观优于一般的乳房成形，具有损伤小、患者易于接受等优点。因此，在保证切缘阴性的情况下，对中央区乳腺癌慎重选择保留 NAC 是有一定可行性的。在必须切除 NAC 且组织切除量较大时，需要联合一定的方式进行保留乳房的整形修复。对于特别小的乳腺原发肿瘤，在手术切除后采用周围腺体组织瓣转位修复可以取得良好的美学效果。但是，对于乳房中等偏小，乳腺原发肿瘤扩大切除后乳腺缺损较大，对乳房外观的影响比较明显者，采用周围腺体组织瓣转位修复困难，可采用背阔肌皮瓣转位修复整形。背阔肌皮瓣以胸背血管为蒂，形成肌皮瓣或者肌瓣，组织量相对充分，带蒂转移至胸部，简单易行，并发症少，成活率高。由于切除了 NAC，术后效果仍然难以达到患者的期望值，因此，需进行二期乳头乳晕重建。在中央区腺体切除的保乳治疗时，可以将患侧与对侧乳房同时进行对称性缩乳或整形修复，是治疗与美容一举两得的措施。

(3) 肿瘤的大小：随着肿瘤体积增加，乳腺癌保乳治疗后的复发率上升；同时，原发肿瘤体积过大难免与乳头乳晕接近，过大的肿瘤在外科治疗技术上也难以保证有良好的美容效果。因此，目前多数学者将保乳治疗的肿瘤最大径限制在≤3 cm。在肿瘤临床触诊直径为4～5 cm者,肿瘤大小与乳房大小的比例为重要因素。对于体积大的乳房,尽管肿瘤较大,肿瘤/乳房比例仍可保证能够切除足够的肿瘤周围组织。

(4) 腋淋巴结状况:腋淋巴结(ALN)的组织学转移是影响乳腺癌患者预后最客观、最具指导意义的因素,随着ALN转移数目增加、转移水平上升(水平Ⅰ至水平Ⅲ)、结外浸润程度上升,乳腺癌患者的预后呈线性下降,且多数研究结论是ALN转移状况是独立的预后因素。由此,在乳腺癌治疗中,需取同侧一定数量的ALN行组织学检查予以评价ALN状况。然而,限于可手术乳腺癌,只要对ALN手术清除范围一致,无论ALN转移与否、转移程度如何,保留乳房与乳房切除治疗相比,局部复发率及远期生存率差异无统计学意义。

(5) 肿瘤病理学类型和组织学特点:乳腺癌病理学类型与某些组织学特点具有重要的预后意义。但目前的研究结论是,组织学类型与局部治疗方案的选择无关。唯一与局部治疗方法选择有关的镜下组织学特点是浸润性导管癌(IDC)伴广泛性导管内癌成分(extensive intraductal component, EIC)。EIC是指在IDC中,有>25%的肿瘤组织为DCIS,其DCIS分布范围超过了浸润性癌,已深至周围正常的乳腺组织中。这一定义也包括原发性导管内癌而伴局部浸润者。伴有EIC的病例可能增加重复切除的概率,但EIC作为乳腺局部复发预测指标的重要性受原发肿瘤切除范围影响,在切缘癌阴性时无明显意义。因此,对EIC阳性肿瘤,欲使复发降至最低水平,广泛的切除以获得切缘癌阴性是必要的(瘤床追加放疗也是一种补救措施)。在重复切除时,如切缘仍阳性,则必须行乳房切除治疗。

DCIS的绝对死亡率很低,预防局部复发尤其是浸润癌复发,是DCIS主要的治疗目标。对于大多数DCIS患者保乳手术是恰当的,但对于肿瘤范围广泛、高级别的DCIS患者,保乳手术无法完全切除达到干净切缘的患者,乳房切除是首选的治疗方法。对于以钙化为唯一表现的DCIS,保乳手术适用于病变局限簇状砂砾钙化影,非多中心钙化灶;若为弥漫性钙化,范围直径应<4 cm,一般要求阴性切缘应≥10 mm宽。

尽管LCIS有部分会发生浸润,但绝大部分不会发生转移,甚至有些LCIS在绝经后会自行消失。LCIS是乳腺癌的危险因素,而不是浸润性小叶癌(ILC)的癌前病变。值得注意的是,约有50% LCIS表现为多灶性,30%～60%患者伴有对侧乳房LCIS,对此治疗目前多数学者主张行肿瘤切除的保守治疗,并给予他莫昔芬治疗;对于双侧病灶而且病灶局限者,也可行单纯病灶扩大切除术的保乳手术。

多形性小叶原位癌(PLCIS)病理学类型与DCIS相似,有较高的Ki-67增殖指数。由于PLCIS的上皮钙黏素染色阴性,提示该病变起源于乳腺小叶上皮而非导管上皮。PLCIS的临床特性与普通型LCIS有所不同,与DCIS或浸润性癌共存的概率更大,发展成为ILC,尤其是多形性小叶癌(pleomorphic lobular carcinoma, PLC)的危险性可能较高,预后较差。迄今为止,关于PLCIS的切缘情况及术后辅助治疗的唯一数据来自美国MD Anderson癌症中心一组关于PLCIS外科处理与切缘状况的研究,建议对于PLCIS应完整切除病灶并保证切缘阴性。

(6) 分子分型:乳腺癌分子分型已成为目前评价与预测乳腺癌固有特性和治疗策略的重要内容。事实上,分子分型不仅影响乳腺癌全身系统治疗的方案制订和药物取舍,也在一定程度上影响着手术治疗的选择。目前,乳腺癌新辅助治疗与外科关系密切,大多数研究结果支持能否取得pCR是能否实现NACT拓宽保乳治疗指征的主要因素。美国FDA组织CTNeoBC国际工作组研究汇总12项临床试验共11 955例患者NACT的情况发现,在三阴性乳腺癌(TNBC)及HER2阳性、激素受体阴性患者中pCR率高。因此,可以通过分子分型及其他预测指标寻找具有潜在高pCR率的患者亚组,对该部分患者实施有针对性的NACT,以期通过提高这些患者的pCR率,进而改变外科治疗模式。尤其对于HER2阳性患者采用化疗联合单靶向(如曲妥珠单抗)或双靶向[如曲妥珠单抗联合帕妥珠单抗或者小分子酪氨酸激酶抑制剂(TKI)]药物,能获得高达50%～70%的pCR率。对于特定分子类型的患者,如早期临床评估有效,可以按计划甚至适当延长原定NACT方案;而对于评估无效的患者,可以更换方案或尽快手术以避免不必要的不良反应,耽误手术时机。其次,在手术方式的选择上,一项回顾性研究结果提示,对于TNBC患者,接受保乳手术+放疗相对于接受全乳切除术可能具有更低的局部复发率。虽然这一结论还有待大样本前瞻性临床研究证实,但给予临床一些有益的提示,即对不同的分子亚型乳腺癌患者,不同手术方式可能带来不同获益。

(7) 多病灶乳腺癌保乳治疗：多灶性(mulifocal, MF)是指在同一象限主癌灶周围出现癌灶；多中心性(multicentric, MC)是指不同象限同时出现癌灶。保留乳房患者术前行MRI检查，与全乳切除比例增高显著相关，主要因为发现了更多可疑病灶而被诊断为MF或MC病灶。关于MC/MF患者接受保乳治疗是否安全有效的多因素分析显示，MC/MF并不是一个局部复发或OS的独立影响因素。因此，对有选择的MC/MF患者，保乳治疗也可作为一种选择，但需要强调：①肿瘤具备"切净"的病理学基础条件；②可以通过一定的整形修复技术获得可接受的美学效果。

X线片钙化的类型可为是否存在多中心起源提供线索，对手术切除范围也有提示意义。拟开展乳腺癌保乳治疗，X线影像学检查设备是必备条件之一。局限型小的簇状钙化是保留乳房的最佳适应证；弥漫型钙化的患者需行乳腺切除术。

(8) 家族史与 *BRCA1* 或 *BRCA2* 基因突变携带者：有家族史以及携带 *BRCA1*/*BRCA2* 基因突变与乳腺癌患者预后差相关，但是未发现遗传性乳腺癌比没有明显家族史的患者保乳治疗后有更高的局部、区域或远处转移等治疗失败率。

(9) 既往有胶原血管病史者，行保乳治疗时，软组织纤维化和坏死等并发症的发生率明显增加，宜采用乳房切除治疗。除非产后或终止妊娠，保乳治疗不宜应用于孕期患者。

(10) 隐匿性乳腺癌：以腋淋巴结转移为首发症状，临床及影像学检查没有发现乳腺病变的隐匿性乳腺癌发病率低，仅占同时期可手术乳腺癌发病率的0.3%～1.0%。文献报道这类隐匿性乳腺癌通过乳房切除组织病理学检查，尤其是通过全乳大切片技术，70%左右乳腺标本中可找到原发肿瘤病灶，其中仅表现为DCIS者占5%～10%，为导管内癌。由于发病率低，相关研究大都是基于小样本病例的单中心回顾性研究。目前，对于没有发现乳腺可疑病灶的隐匿性乳腺癌患者有以下3种局部区域治疗模式：①全乳切除术＋ALND(乳腺癌改良根治术)，是最普遍应用的治疗方法，也是多数患者愿意接受的治疗模式；②由于全乳放疗与乳房切除的疗效相当，ALND＋全乳放疗也被多数学者接受；③也有研究认为，对于隐匿性乳腺癌乳房可不与腋淋巴结同期处理，如果观察期间发现可疑病变再行乳房切除或者保乳手术。研究表明，在无法找到乳腺原发病灶的情况下，全乳放疗＋ALND是可行而且有效的治疗方式，可获得满意的局部控制率和生存率。但是需要强调的是，全乳切除术是唯一能够明确切除原发病灶的治疗方式。

(11) 左侧乳腺癌：对于既往有病毒性心肌炎或心肌梗死病史、左心室射血分数(left ventricular ejection fractions, LVEF)＜50%的左侧乳腺癌患者，选择保乳治疗需要慎重。

综合以上各方面因素，2013年St. Gallen共识中，大部分专家认为年龄＜35岁、不能完全切除的广泛或弥漫性可疑恶性钙化、多中心病灶、肿瘤位置靠近乳头及 *BRCA1* 或 *BRCA2* 基因突变等，只是保乳手术的相对禁忌证，唯一的绝对禁忌证是"切缘经过反复切除仍有浸润癌或DCIS成分或术后不能进行放疗"。近年的St. Gallen共识中未提及相对禁忌证，认为只要切缘达到"印染边缘无浸润性肿瘤或DCIS"标准，以及有计划行术后放疗，具有以上"相对禁忌证"的患者同样可行保乳手术。

2021版中国抗癌协会乳腺癌专业委员会(CACA-CBCS)诊治指南与规范指出保乳治疗适应证：主要针对具有保乳意愿且无保乳禁忌证的患者，包括临床Ⅰ期、Ⅱ期的早期乳腺癌，肿瘤大小属于T_1和T_2分期，且乳房有适当体积，肿瘤与乳房体积比例适当，术后能够保持良好乳房外形的早期乳腺癌患者。对于多灶性乳腺癌(同一个象限的多个病灶，假定是来源于同一个肿瘤)，也可以进行保乳术。Ⅲ期患者(炎性乳腺癌除外)，经术前化疗或术前内分泌治疗降期后达到保乳手术标准时也可以慎重考虑。保乳治疗的绝对禁忌证：①妊娠期间放疗者；②病变广泛或弥漫分布的可疑恶性微钙化灶，且难以达到切缘阴性或理想外形；③肿瘤经局部广泛切除后切缘阳性，再次切除后仍不能保证病理学切缘阴性者；④患者拒绝行保乳手术；⑤炎性乳腺癌。保乳治疗的相对禁忌证：①活动性结缔组织病，尤其硬皮病和系统性红斑狼疮或胶原血管疾病者，对放疗耐受性差；②同侧乳房既往接受过乳腺或胸壁放疗者，需获知放疗剂量及放疗野范围；③肿瘤直径＞5 cm者；④侵犯乳头(如乳房佩吉特病)；⑤影像学提示多中心病灶(多中心病灶指在2个或2个以上象限存在1个及以上病灶，或病理学类型和分子分型完全不一样的2个乳腺病灶)；⑥已知乳腺癌遗传易感性强(如 *BRCA1* 突变)，保留乳房后同侧肿瘤复发风险增加的患者。

我国乳腺癌治疗模式与欧美等发达国家相比，最大的差异是保乳治疗的比例小，乳房切除术式仍占相当大的比例。原因有：①限于多方面的因素，我国目前进入临床治疗的乳腺癌患者病期相对晚，局部晚期乳腺癌仍相当多见；加之我国妇女的乳房体积普遍偏小，肿瘤/乳房体积比没有优势。②经济尚欠发达，患者的经济承受能力差。③社会环境的差异。我国妇女着低胸衣饰的机会少，对美的要求及表达方式与西方国家不同。我国妇女几乎将“性感”理解为贬义词；临床医生征求乳腺癌患者及家属对治疗意见最常听到的话是“保命要紧”。④医疗环境及医疗条件的限制。总体医疗条件尚欠发达，具有保乳治疗基本条件的医疗单位少；缺乏良好的医疗保险机制及医患纠纷处理规范，医生对局部治疗失败的担心远远大于对远处转移的顾虑，临床医生往往不敢对患者正面回答“对于您，保乳治疗与乳房切除治疗效果是相似的”；某些医生对乳房美学的忽视及对乳腺癌治疗认识的水平不高也是不容忽视的原因。

(二)乳房切除指征

1894 年美国约翰·霍普金斯大学医院的 W. S. Halsted 以“乳腺癌是局部疾病、手术可以治愈”为理论基础，提出了乳腺癌根治术的基本原则，包括：①原发灶及区域淋巴结行整块切除；②切除全部乳腺及胸大、小肌；③ALN 行整块彻底切除。同期临床实践证实，乳腺癌 5 年生存率从 10%～20%提高到 40%～50%。乳腺癌标准乳房根治术(radical mastectomy)成为 19 世纪末到 20 世纪中期乳腺癌外科治疗的经典术式。历经 50 余年，随着乳腺癌基础研究的深入，细胞毒类药物、内分泌治疗药物及放疗等综合辅助治疗的进步，临床诊治理念不断更新；由于乳腺癌标准根治术后上肢淋巴水肿、胸部畸形及皮瓣坏死等缺点，动摇了其地位。20 世纪 50 年代开始，以缩小切除范围、减少损伤为目的，Auchincloss、Patey 和 Kodama 等不同方式的乳房改良根治术(modified radical mastectomy)成为乳腺癌外科治疗的主流术式。时至今日，乳腺癌改良根治术仍然是我国乳腺癌外科治疗基本而常用的模式，但标准的乳腺癌改良根治术临床应用日渐减少，更多应用的是乳房切除＋不同范围的 ALND [SLNB→全腋淋巴结清扫(total-axillary lymph node dissection, T-ALND)]。对不具备保乳治疗临床、病理学条件或者不接受保乳治疗的患者，则是乳房切除的指征。

(三)乳房切除术后重建指征

对选择全乳房切除的病例，可考虑行乳房重建。乳房重建术可与乳房切除术同时进行，即即刻重建(immediate reconstruction)或一期重建(primary reconstruction)；也可在乳房切除术后的适当时间进行，即延迟重建(delayed reconstruction)，或二期重建(second staged reconstruction)。乳房重建虽非“疾病治疗性”手术范畴，却是对手术所致的美学缺失和心理创伤的补救性措施。当今，为必须切除乳房的乳腺癌患者重塑乳房应该是乳腺外科的重要任务之一。乳房重建要从肿瘤治疗和整形美容两个角度考虑，重建后不会干扰乳腺癌的治疗与预后，不影响复发的及时检出和再治疗；重建要达到患者可接受的美容效果，预见到效果不佳时不宜进行。

乳房重建最佳指征包括预防性乳房切除、乳腺良性肿瘤的乳房切除、乳腺叶状肿瘤的乳房切除及原位癌皮下腺体切除等。对于临床实际应用而言，乳房重建广义的指征是：对必须接受乳房切除但有乳房重建要求的患者，只要胸壁无肿瘤残留，没有全胸壁放疗指征，或者乳腺癌治疗后没有胸壁及区域淋巴引流区复发征象者，均可进行乳房重建术。在乳房重建的临床实践中，有必要强化以下原则。

1. 能保留不重建　随着保乳治疗的推广，以及 NACT 的开展对保乳治疗指征的拓宽，适合乳房重建的病例逐步减少。由于再好的“赝品”也难以与真品相媲美，对于乳房重建的选择，首先要看患者有没有保乳治疗的临床病理学条件，有没有接受放疗的禁忌证，以及患者有无对保留乳房的抵触情绪等。在确定没有保乳治疗指征的病例，方可考虑乳房切除(包括皮下乳腺切除)术后的乳房重建。

2. 能假体不自体　依据重建乳房的材料来源，乳房切除术后重建分为自体组织乳房重建和假体乳房重建两大类。带蒂游离横向腹直肌肌皮瓣(transverse rectus abdominis myocutaneous flap, TRAM)、腹壁下动脉穿支皮瓣(deep inferior epigastric artery perforator flap, DIEP)，以及游离背阔肌肌皮瓣(latissimus dorsi myocutaneous flap, LDMF)重建都是自体乳房重建较常用的选择。另一些重建方式如吻合血管的带蒂横向腹直肌肌皮瓣、臀大肌肌皮瓣、臀上动脉穿支皮瓣等术式也都有开展。自体组织乳房重建组织相容性好，没有远期忧患；但手术创伤较大，属于“拆东墙补西墙”的举措，无论如何也难以完全避免供区的并发症及对供区造成新的功能与美学缺憾；同时还是“锦上添花”

之举，因此属于不允许"失败"的手术，术前没有良好的医患沟通易引发医患纠纷；有时尚需要与假体重建联合应用。

随着乳房假体质量的不断改进，乳房假体重建应用有上升趋势。相信随着乳房假体材料生物相容性的改进，未来"定制式"、有记忆功能、不受放疗影响的"适形假体"的问世，假体乳房重建将成为乳房切除术后乳房重建患者的主要选择。当然，假体重建术后患者，尤其年轻患者对假体抵触情绪的心理反应也是临床不容忽视的问题。

3. **能一期不二期** 乳房切除术后乳房重建可以在乳房切除的同时进行(一期或即刻重建)，也可在肿瘤治疗后的某个时间进行(二期或延迟重建)。一期乳房重建术的优势是一次性完成乳腺癌治疗与整形手术，患者近期心理负担少；治疗与整形手术是医者在有意识状态下进行，医者能够将治疗性手术需要的切除范围与整形手术对凹凸要求两者相互"照应"，便于两侧"乳房"对称塑造；医疗费用低。缺点是患者没有经历乳房缺如的心理历程，对重建乳房的美容效果期望值高，有产生医患纠纷的潜在危险。二期乳房重建术的优势是患者经历了乳房缺如心理反应的体验，那些仍有重建要求的患者，往往对重建乳房美学效果没有苛刻的"挑剔"。二期乳房重建的缺点是乳腺癌治疗性手术在没有重建意识状态下进行，术后胸壁状态的基础条件差，重建乳房的整体美学效果多难以达到理想的境界，往往是缺乏"乳丘"与胸壁的协调；二期假体乳房重建还需要较长时间的皮肤扩张阶段，医疗费用相对高。二期乳房重建一般宜在术后3年、患者经历了对乳房缺如心理承受力的思考(是已经适应了乳房缺如还是不断地被乳房缺如的心理压力所折磨)，且无局部复发时施术。总之，一期重建相对二期重建更有优越性。一期重建能节省时间，提高安全性，降低费用，减轻患者心理障碍。若是保留皮肤乳房切除术(skin-sparing mastectomy, SSM)则可以提高重建乳房的自然度，保留皮肤神经末梢感觉，又不提高局部复发率。

4. **能就近不恋远** 自体组织乳房重建供区有来自背阔肌、腹直肌和臀大肌等处的肌肉及其区域组织。带蒂背阔肌肌皮瓣有血液循环安全可靠、手术操作简单、肌皮瓣易于塑形、对供区的影响不大、瘢痕较隐蔽等优势，不足之处是取肌皮瓣时需要变换体位，乳房较大者需要与假体联合应用，转移后皮肤颜色的匹配有时不如腹直肌皮瓣。单纯的背阔肌肌蒂瓣仅适于用中小乳房的乳房重建，如果与假体联合，可以满足大多数乳房重建对材料的需求。转移的带蒂腹直肌肌皮瓣可供的皮肤及皮下组织量大，通常不需要与假体配合就能达到乳房形体重建的目的，又可同时进行腹壁整形，对多产妇女及中年妇女、腹壁肥胖并且松弛、要求同时进行腹壁整形的患者更为适合，但转移肌蒂时需要将整个腹壁游离，创伤大，似乎有"得不偿失"的感觉。可以说，就目前的研究现状看，使用游离的带蒂腹直肌肌皮瓣是最理想的重建方法，但其技术要求略高，与转移的带蒂腹直肌肌皮瓣相比失败的概率较高，尤其是一旦失败就必须二次手术修复胸壁缺损。目前国内乳房重建技术的研究可谓"如火如荼"，大有"八仙过海，各显其能"之势。其实将"复杂问题变简单"才应该是外科医生的追求。

(四) 预防性对侧乳房切除

乳房预防性切除是目前乳腺外科热点与争议的问题。尽管在具有高危家族史或者 *BRCA 1/2* 基因突变患者中实行双侧乳房预防性切除可以减少90%的乳腺癌发生，但并未带来绝对的生存获益，以双侧乳房切除为代价的手术意义更多在于缓解患者对于未知癌症的恐惧。因此，患者的意愿是实行这类手术的决定性因素。而对侧乳房预防性切除指仅患单侧乳腺癌时同时切除对侧乳房，多数联合乳房重建以获得较好的对称性。美国国家肿瘤数据库数据显示，单侧乳腺癌患者接受对侧预防性切除手术比例自1998年的1.9%上升至2011年的11.2%。分析其原因，一方面是即刻乳房重建手术技术的成熟可以为双侧乳房切除患者提供较好的对称性；另一方面可能是乳腺癌相关基因如 *BRCA 1/2* 突变检测的普及。预防性切除率的急骤上升是否合理，最主要的是需要考量通过预防性切除是否能够预防对侧乳腺癌的发生从而提高远期生存。Metcalfe等回顾性研究共纳入390例 *BRCA 1/2* 突变阳性乳腺癌患者，其中181例接受对侧乳房切除，中位随访14.3年，预防性切除组患者生存率为88%，显著优于单侧乳房切除组患者的66%。部分学者质疑该研究的结果，认为回顾性研究不可避免的选择偏倚是这种生存优势的主要原因。但2014年Kurian等发表了一项前瞻性队列研究结果，该研究纳入1980—2011年诊断的 *BRCA 1/2* 基因突变乳腺癌患者583例，242例接受对侧预防性乳房切除，341例患者不做处理，结果显示接受预防性切除患者远期生存显著优于单侧乳房切除患者。就目前的证据而言,对于单侧乳腺癌患者,如果存在 *BRCA 1/2* 突变,接受对侧乳房预防性切除可能会带来一定的生存优势,但仍然需要权衡患者的心理因素、手术创伤及经济费用。在中国,目前尚难对乳腺癌患者进行常规的基因突变检测,因而预防性切除对侧乳房应该慎重。

(五) 新辅助治疗与局部外科治疗

乳腺癌新辅助全身治疗包括 NACT、NAET 和 NACT 联合生物靶向治疗。新辅助的"新(neo-)"并不代表其是一种全新的治疗模式,而是在治疗时间上相对于术后的辅助治疗而言在术前进行,因此也称为术前全身治疗(preoperative systemic therapy)或初始全身治疗(primary systemic therapy)。NACT 的初衷是用于不可手术或者手术切除困难的局部晚期乳腺癌,通过化疗缩小肿瘤,从而使不可手术的患者获得手术治疗的机会或者提高手术的根治程度(安全性),期望改善患者的生存及提高患者的生活质量。目前新辅助治疗,尤其是 NACT 已成为临床实践中被广泛接受、用于局部晚期乳腺癌及可手术乳腺癌的治疗选择。新辅助治疗不仅可以使原发肿瘤和转移的淋巴结缩小,降低肿瘤临床分期,为无手术条件的患者提供手术机会,提高保乳治疗的安全性;理论上也能抑制或消灭可能存在的微小转移病灶,降低治疗失败的概率,而且还能评估肿瘤对化疗药物的灵敏度,从而为后续治疗提供依据。然而,NACT 也有其弊端,对于 NACT 期间进展的乳腺癌,会影响其手术治疗甚至丧失手术机会;而 NACT 对原发肿瘤及转移性淋巴结的疗效,亦可影响后续的局部区域外科治疗方案的选择。目前,对可手术乳腺癌总体人群来说,NACT 没有延长患者的 DFS 及 OS,而 NACT 对后续的局部区域外科治疗方案选择及其外科技术实施的影响却是需要重视的临床问题。

1. *NACT 后原发灶退缩模式对保留乳房选择的影响* 对于临床可手术的乳腺癌患者,NACT 的主要优势在于降低肿瘤分期,提高保乳治疗概率,降低乳腺组织切除量,提高保乳治疗的安全性,改善保乳治疗的美学效果,改善患者的生活质量。对于亚洲女性人群而言,肿瘤与乳房体积之比没有优势,当肿瘤最大径>3 cm 时直接行保乳手术很难获得良好的乳房外形,如果通过 NACT 使原发肿瘤缩小甚至消失后再行保乳手术,无疑将获得更好的美学效果。

(1) 退缩模式分类:理论上,NACT 有多种退缩模式,化疗后肿瘤体积可表现为孤立状、团块状伴点状或线状、多灶或弥散状影像模式,可大致分为两类:①肿瘤呈规律的向心性退缩,主要特征是原瘤床无散在的癌灶残留,是临床肿瘤退缩的理想模式;②肿瘤呈多中心模式退缩,造成 NACT 后残留病灶或肿瘤细胞的不规则分布。多中心退缩模式多见于 NACT 前原发肿瘤较大者。有研究指出,完成全部化疗的 NACT 组向心性退缩模式比例显著高于术前仅完成 1/2 化疗组。

刘春萍等通过 NACT 患者术后病理学检查评估残余肿瘤大小,结果发现,60.5%患者肿瘤呈筛状消退,29.0%患者肿瘤呈向心性缩小伴周围小病灶残留,这两部分患者并没有达到真正病理学意义上的肿瘤降期;仅有 10.5%患者为肿瘤向心性缩小且周围无病灶残留,达到了真正病理学意义上的降期。该研究入组患者仅 38 例,但是也可以看出经 NACT 后肿瘤真正向心性缩小且周围无病灶残留患者为数不多。因此,对于 NACT 后的患者采取保乳手术治疗前,应慎重评估肿瘤消退的情况。最理想的模式为规律的向心性退缩,可以在不增加同侧乳腺癌复发率的前提下获得更好的美学效果。而非理想退缩状态下一味地缩小手术切除范围,得到的"切缘癌阴性"是不可靠的,是"降期"后保乳治疗的乳腺癌患者局部控制率不理想的重要原因。但是,乳腺癌 NACT 后原发肿瘤病理学退缩模式的评估和临床意义并没有形成共识。目前,仅有单中心小样本数据,仍处于探索阶段。

NAET 在肿瘤退缩方式上展现出了一定的优势。Thomas 等报道一项小样本研究结果,比较了 55 例 NACT 和 53 例 NAET 患者术后病理样本,其中向心性退缩方式在 NAET 组有 31 例,在 NACT 组仅有 2 例。在临床评价有效但病理学检查有癌残留的病例中,向心性退缩方式在 NAET 组占 58.7%,在 NACT 组仅占 4.2%。相比于 NACT,NAET 的临床数据非常少且 pCR 极低。虽然 pCR 既不是新辅助治疗的目的,也不是评价标准,但是很多研究表明,pCR 与局部控制率相关。这些都使得 NAET 目前的临床决策尤其在国内更为困难。如果有更高级别的证据进一步支持 NAET 在肿瘤退缩方式方面的安全优势,NAET 降期保乳治疗有望成为其在外科治疗方面的独特优势。另外,管腔型乳腺癌对于化疗相对不敏感,此类局部晚期乳腺癌

NACT 无效的前提下，NAET 可以作为其补救方法，部分患者可以达到满意的降期，完成计划的外科手术。

（2）退缩模式的影像学评估：术前准确判断新辅助治疗后肿瘤的反应方式、残留病灶范围对选择合适的保乳手术患者至关重要。临床体检、乳腺 X 线检查和超声检查作为传统的乳腺检查方法均可用于乳腺癌新辅助治疗后疗效评估，但其对残留病灶检出的灵敏度、特异度均有一定的局限性。近年来，随着乳腺 MRI 检查技术的发展，尤其是动态增强 MRI、血氧水平依赖 MRI、弥散加权 MRI、磁共振波谱成像等功能 MRI 的临床应用，在提供肿瘤形态学信息的基础上进一步增加肿瘤血供、代谢等方面的信息，从而能准确地评估肿瘤残余病灶的情况。荟萃分析结果表明，动态增强 MRI 对乳腺癌新辅助治疗后残留病灶评估具有较高的灵敏度和特异度，优于乳腺 X 线、超声检查和临床体检。MRI 诊断乳腺原发浸润性肿瘤具有最高的敏感度，可达 98%；对于发现和测量化疗后残留肿块大小的敏感度高。MRI 可鉴别残留组织及化疗后引起的纤维增生或坏死，有助于 NACT 后保乳治疗病例的选择；是当前被认为能查出乳腺癌多灶性病灶和多中心病灶的一种最有价值的检查方式。Straver 等认为，MRI 可以指导乳腺癌 NACT 后保乳手术病例的选择，保乳手术安全切缘的准确度达 76%。

Nakamura 等通过三维磁共振乳房 X 线摄影（3D-magnetic resonance mammograph，3D-MRM）研究 NACT 后肿瘤体积的缩小模式及肿瘤病理组织学变化发现，化疗后肿瘤的退缩模式主要有：①肿瘤呈规律的向心性退缩，原瘤床无散在的癌灶残留（12/25），是临床肿瘤退缩的理想模式；②肿瘤的退缩无规律，呈树枝状、散在性退缩（13/25），可造成 NACT 后病灶或肿瘤细胞的不规则分布，导致保乳术后远离肿瘤中心可能有残余癌灶，进而导致局部复发率增高。

目前，乳腺癌新辅助治疗指南与共识专家均推荐 MRI 作为评估新辅助治疗后残余病灶范围的首选辅助影像学检查；而其他检查如乳腺 X 线检查、超声检查和 FDG-PET/CT 在检出残留病灶时均缺乏足够的准确性。MRI 对于乳腺癌的检查也存在局限性，因为月经黄体期的腺体及炎症或增生性病变也可出现强化表现，MRI 不易发现化疗后微小钙化灶的残留或变化情况。今后需要寻求最佳的影像学检查手段来预测病理学退缩模式及评估残余肿瘤范围。

（3）退缩模式的病理学评估：术前常规评估 NACT 疗效多依靠影像学检查，而影像学评估与病理组织学评估有一定的差距。病理组织学检查可直接观察到化疗后肿瘤细胞的真实退缩情况，用于评估肿瘤经化疗后是否达到降期是最准确的。但化疗使肿瘤消退后常伴有局部组织变性坏死及纤维化，在这些区域中可能有少量癌细胞残留，如不行连续切片，仅靠术中快速冷冻切片病理学检查及术后常规石蜡包埋切片病理学检查仍然容易漏诊，易造成残余肿瘤大小的过低评估。研究发现，局部晚期乳腺癌患者行 NACT 后，87%患者可出现肿瘤临床分期下降，但经病理学评估后发现这些降期的患者中仅 37%出现病理学降期而适合保乳治疗，大部分患者并没有病理学意义上的降期。为了减少新辅助治疗对于肿瘤分期、分级的影响并尽可能准确地评估新辅助治疗的效果，2015 年我国乳腺癌新辅助化疗后的病理诊断专家共识对 NACT 后乳腺标本的处理给出更加细致的规范：①NACT 前应进行肿块定位，行空芯针活检时放置金属标志物，或依据影像学在肿瘤表面皮肤进行标记（如纹身定位），以正确定位化疗后的瘤床；②完善治疗前评估记录，包括化疗前的组织学诊断、免疫组化结果、病变位置和大小、NACT 情况、对 NACT 疗效的临床和影像学判断、腋淋巴结状态等。

在 NACT 后标本病理取材方面要求更高，NACT 后乳腺肿瘤细胞的数量和间质都发生了改变，表现为肿瘤退缩的复杂模式，残余肿瘤病灶可以表现为明确肿块，也可表现为边界不清的纤维化区域。2015 年我国乳腺癌新辅助化疗后的病理诊断专家共识建议根据化疗前的定位或标记辨认瘤床；结合对化疗前肿块位置和大小的描述进行巨检，同时参考影像学予以辅助判断。如果切片中未见残余肿瘤，则需要对瘤床进行补充广泛取材。在初次取材镜下未见肿瘤细胞的情况下，如果大体有明确的病变或瘤床，建议将其完全取材；如大体标本中缺乏明确的病变或瘤床，则应尽可能多取材，必要时将整个肿块或整个象限全部取材。对于 NACT 前腋淋巴结穿刺活检为阳性的患者，建议在阳性淋巴结部位放置金属标志物。

新辅助治疗肿瘤大小的评判，根据美国癌症联合会（AJCC）肿瘤分期第 7 版，NACT 后的乳腺癌分期中以最大浸润性癌灶作为分期依据，如果纤维化间质内散在多个病灶，则以其中浸润性癌的最大连续病灶作为分期依据，在备注中应写明存在多病灶。

2. *NACT 后原发灶手术切除范围的依据* 尽管研究结果已证实新辅助治疗可使乳腺癌降期、肿瘤缩小，但手术切除范围是依据化疗前还是化疗后仍存在较多争议。一项来自美国 MD Anderson 癌症中心的研究回顾性分析 509 例连续入组的乳腺癌患者，241 例接受保乳手术，其中接受 NACT 150 例，术后辅助化疗 91 例。对于初诊肿瘤直径＞2 cm 的患者，接受 NACT 后其保乳手术切除体积为 113 cm^3，显著小于辅助化疗的 213 cm^3，差异有统计学意义；对于初诊肿瘤直径≤2 cm 的患者，两组间手术标本体积、2 次手术率差异均无统计学意义。中位随访 33 个月，新辅助治疗和辅助化疗组接受保乳手术均只有 1 例出现局部复发，提示新辅助治疗后保乳手术不需要切除所有化疗前病灶所在区域组织，且新辅助治疗后实施保乳手术可达到更好的美容效果。2021 年 St. Gallen 专家共识亦认为，在 NACT 后如肿瘤缩小降期，保乳手术时不需要切除整个原发灶所在范围的乳腺组织。按照 NACT 后确定的切缘肯定会增加乳腺腺体实质微小癌灶的残留，这种残留没有造成对 NACT 后总体治疗的影响是因为有放疗作为保障。20 世纪 80 年代临床及基础研究已证实，中等剂量的放疗能够杀死微小癌灶。因此，NACT 后保乳治疗，放疗局部瘤床加量照射靶区应更强调按照 NACT 前的肿瘤大小确定。

三、区域外科治疗策略

可手术乳腺癌的区域外科涉及对腋窝和内乳淋巴引流区外科治疗的问题。乳腺癌区域外科治疗的趋势是在保证不降低远期疗效的前提下，最大限度地减少或降低术后相关并发症，尤其是上肢功能状态的保护。表现在清除范围的缩小，清除技术的改进(如内镜的应用)。现行 ALN 外科处理方法包括 SLNB；部分腋淋巴结清扫术(partial axillary lymphadenectomy, PAL)，包括 Berg Ⅰ水平或Ⅰ＋Ⅱ水平 ALND；全腋淋巴结清扫术(tolal axillary lymphadenectomy, TAL)。

(一) 区域外科手术的临床意义

1. *治疗目的* 尽管 NCCN 乳腺癌临床实践指南对 ALN 外科处理目的仅为“外科腋窝分期”，但清除有转移淋巴结的治疗目的是肯定的。清除有转移的淋巴结可以减少肿瘤负荷，为放疗及内科综合治疗奠定基础，显著降低综合治疗的“力度”，也是降低区域复发及提高远期治愈率所必需的。2009 年 NCCN 乳腺癌临床实践指南(中国版)对腋窝清除范围的推荐：在缺乏确切数据证实施行 ALN 清除术能延长患者生存期的情况下，对于预后良好的患者、手术不影响辅助全身治疗选择的患者、老年患者或有严重并发症的患者，可考虑选择性实施 ALND。只有在Ⅱ水平 ALN 显著肿大时才考虑施行Ⅲ水平 ALND。对于这一界定语言的表达形式似乎需要推敲，因为如果 SLNB 仅检出 1 枚阳性前哨淋巴结(SLN)，且 SLN 为 1/1 转移，或者检出 n(≥2)枚阳性 SLN，SLN 为 $1/n$ 转移，尽管缺乏共识，进一步施行不同范围的 ALND 仍为大多数外科医生所采用。如果检出 n 枚阳性 SLN，SLN 为 n/n 转移，相信多数外科医生不会以自己的肉眼所见为依据，而选择 T-ALND。既往关于 ALN 转移与预后相关性研究的结果显示，ALN 转移直接影响患者的预后，ALN 阳性者 5 年内约有 2/3 患者出现转移。在肿瘤大小相同的情况下，ALN 转移阴性患者生存率比阳性患者高 20%。随着淋巴结转移阳性数量的增加，复发率亦增加。多数临床研究认为，淋巴结转移及转移的数目是影响乳腺癌患者预后的决定性因素之一，淋巴结无转移者预后好，一旦出现转移则预后差。尽管随着乳腺癌综合治疗的进步，ALN 清除对预后影响的价值在降低，但清除有转移的淋巴结其治疗意义不容置疑。

2. *制订综合治疗计划的依据* 随着对乳腺癌分子生物学的深入了解，临床上逐渐利用分子分型或基因分型来指导治疗计划的制订。但通过外科手术对不确定有无转移淋巴结的清除，准确了解区域淋巴结转移状况仍然是制订综合治疗计划尤为重要的依据之一。ER 和/或 PR 表达阳性的绝经后患者辅助内分泌治疗前是否给予辅助化疗，绝经前患者辅助他莫昔芬治疗前是否给予辅助化疗及是否联合卵巢功能消除或抑制，患者选择哪种化疗方案等问题的解决，均需要参考淋巴结转移状况。ALN 转移≥4 枚的患者可以从辅助放疗中获得生存优势，1～3 枚 ALN 转移患者是否可以从辅助放疗中获益，其考虑的因素之一是转移性淋巴结/清除淋巴结(用于病理学检查)的比值及转移淋巴结的位置。

3. *对预后的预测* 对乳腺癌患者预后相关的临床病理学因素分析研究中，淋巴结转移状况是乳腺癌独立的预后指标。早期乳腺癌试验协作组(Early Breast Cancer Trialists' Collaborative Group,

EBCTG)荟萃分析资料显示,未接受辅助治疗的乳腺癌患者,无论在复发高峰期(1～3 年)还是随后的 10 年随访期间,淋巴结转移阳性组年复发率是阴性组的 2 倍或 2 倍以上。Saphner 等分析乳腺癌治疗后年复发情况发现,在治疗后复发高峰期,淋巴结转移≥4 枚患者年复发率约为无淋巴结转移患者的 5 倍,之后这种差距略有缩小。

4. *对内乳区放疗的指导*　传统的解剖学及 20 世纪 60 年代关于乳腺癌淋巴结转移规律的大量研究表明,内乳淋巴结(internal mammary lymph node, IMLN),即胸骨旁淋巴结也是乳腺癌淋巴转移的第一站,约 25%乳房淋巴汇流于 IMLN,乳房不同部位的癌均可发生 IMLN 转移。尽管 IMLN 转移多伴有 ALN 转移,ALN 转移者中约 25%伴有 IMLN 转移,也有约 5%病例单独出现 IMLN 转移。然而,包括 IMLN 清除的乳腺癌扩大根治术并没有带来相应的生存优势,而 SLNB 技术尚没有达到指导 IMLN 活检的程度。因为如果单纯行 SLNB,不行常规的 IMLN 活检或清除术,应用核素示踪的方法,由于目前供临床应用的核素示踪设备在隔着皮肤探查时的峰值低,也就是说设备的灵敏度还不尽人意,术前扫描显像也极少发现内乳区有 SLN。而染料法在不常规行 IMLN 解剖时,尤其在保乳治疗时,很难发现胸骨旁是否有蓝染的淋巴结。目前对内乳淋巴引流区的外科处理基本由放疗替代,而放疗指征确定的主要依据是 ALN 转移的状况。

(二) 前哨淋巴结活检临床应用指征

1. *共识*　2009 年 St. Gallen 专家共识支持以除炎性乳腺癌外的所有 ALN 阴性的乳腺癌作为 SLNB 的适应证。ASCO 和乳腺癌 NCCN 指南(2021 版)推荐将 SLNB 作为无明显临床淋巴结肿大的、Ⅰ期和Ⅱ期乳腺癌最初的 ALN 处理手段,根据 SLN 是否有转移而决定是否需要行 ALND。中国抗癌协会乳腺癌诊治指南与规范(2017 版)指出,SLNB 是早期浸润性乳腺癌的标准腋窝分期手段。随着乳腺癌 SLNB 研究的不断深入,越来越多的相对禁忌证已逐渐转化为适应证。目前认为,可手术乳腺癌患者 SLNB 的禁忌证为 ALN 细针穿刺检查证实为淋巴结转移的患者。

ALN 转移常缺乏特异性的表现,需要通过影像学及活检技术等临床辅助检查予以评价。超声检查因其简单方便、实时动态、无创价廉等优势已成为临床首选检查方法,但常规超声检查对判断 ALN 转移的标准不统一,且灵敏度和特异度并不高;而高频彩色多普勒超声可以早期准确发现淋巴结的转移情况,可为乳腺疾病的诊断提供有价值的参考,已成为重要的检查手段之一。随着医学影像技术的发展,超声弹性成像(ultrasonic elastography, UE)作为一种新兴技术逐渐被重视和应用。UE 主要通过检测组织的变形情况,评估组织的弹性信息,以判断病灶的生物学特性,对评估乳腺癌病灶及 ALN 情况有一定的帮助。MRI 预测 ALN 转移的灵敏度及特异度因 MRI 成像方式不同而有所差异。Scaranelo 等报道 T_1 加权成像的灵敏度及特异度为 88%和 82%,DWI 的灵敏度及特异度为 84%和 77%。Harnan 等对来自 8 个增强 MRI 预测 ALN 转移的研究数据进行荟萃分析发现,Gd-DTPA 增强型 MRI 的平均灵敏度及特异度分别为 88%和 73%,相比而言,采用超顺磁性氧化铁为增强造影剂型 MRI 的平均灵敏度及特异度相对优于二乙三胺五乙酸钆络合物(Gd-DTPA),分别达到 98%和 96%。由于 MRI 的普及性差与费用高等因素限制其临床应用。对于临床及影像学评估阴性者,可直接进入 SLNB 程序,对评估结果为可疑转移的患者,需要通过超声引导下的细针穿刺检查或空芯针活检进一步评估,如经细胞学或病理组织学检查证实穿刺淋巴结阴性患者,仍可接受 SLNB。

2. *特殊临床病理学因素*

(1) 原发肿瘤大小:一般来说,不管肿瘤大小,只要是 cN_0 患者,均可进行 SLNB 指导下的 ALND 术。T_1 或 T_2、T_3N_0 的乳腺癌患者推荐 SLNB,而对于 T_4 病灶的患者,通常不推荐 SLNB,对于炎性乳腺癌(T_{4d})患者无论 NACT 结果如何,都不推荐 SLNB,对于 $T_{4a\sim4c}$ 的患者目前还没有足够证据推荐 SLNB。

(2) 多中心病灶:对于不同部位的病灶,其淋巴引流并没有区别,不会因不同部位而导致 SLN 的定位变化。目前研究结果显示,单一病灶与多中心病灶在 OS、DFS 和腋窝局部复发上差异并无统计学意义,ALMANAC 研究和 AMAROS 研究的亚组分析也证实了这个结论。研究发现,多病灶与单病灶活检总体准确率相似,多中心阴性预测值为 93.3%,单中心为 97.9%。因此,对于多中心及多灶性病变处理推荐与单一病灶一致。唯一的问题是多中心或多灶性 SLN 的转移概率要高于单一病灶。

(3) 原发肿瘤活检和既往乳房手术史:局部细针穿刺检查或空芯针活检,开放肿物切除或活检的患者均可行 SLNB,术前活检并不影响 SLNB 的成功率。对于曾经行乳房缩乳、隆乳或乳房重建等非肿瘤相关手术的患者,2014 年 ASCO 推荐可以行 SLNB。目前报道的两个非随机研究均认为既往的乳腺手术并不影响 SLNB,其 SLN 的检出率为 96%,非手术组为 95%,仅假阴性率(10%)略高于非手术组(5.6%),此假阴性率仍在可接受范围内。

(4) 腋窝手术史:既往认为曾接受过腋窝手术的患者会降低 SLNB 成功率。但 Kothari 等于 2012 年报道,在有腋窝手术史的患者中,SLN 检出率仍可达到 82.9%。因此,SLNB 对此类患者仍然是可行的。2014 版 ASCO 指南推荐可行 SLNB,但成功率取决于既往腋窝手术的术式。在实际工作中,对于有腋窝手术史的患者,还应该个体化考虑腋窝手术的方案。

(5) DCIS:理论上,DCIS 患者不会发生 ALN 转移,临床报道 DCIS 患者 ALN 转移发生率<3%。因此,目前认为,当乳腺 DCIS 诊断明确时,无论其组织学分级、年龄、临床表现及肿瘤大小如何,都不应该在乳房手术同时行 SLNB;只有当病理学诊断不明确是否伴有浸润癌时,才行 SLNB。需要注意的是,NCCN 临床实践指南中的治疗原则是理论上针对已经确诊仅为 DCIS 病例为基础制订的,既不包括浸润癌成分,也不包括原位癌伴微浸润。但是,临床实践中,即使选择多点粗针穿刺也可能对局限性浸润癌漏诊造成组织学低估。因此,提高术前组织病理学诊断的精准性是获得规范治疗的前提。个别"原位癌"出现转移应明确是否病灶中伴随有浸润或者微浸润成分,手术范围也不应该由于个别病例的特殊性而被扩大;同时,对于行乳房切除的患者,SLNB 简单易行,又不增加手术相关的并发症,故还是可以考虑的。

(6) 预防性乳房切除:约 5.0%预防性乳房切除术后标本存在隐匿性浸润性癌。Czyszczon 等回顾性分析了 199 例行预防性乳房切除患者的临床资料,发现有 12 例(6.0%)存在隐匿性乳腺癌,其中 153 例患者行 SLNB,仅有 2 例发现有 SLN 转移,说明隐匿性乳腺癌很少扩散至 ALN。因此,预防性乳房切除没有 SLNB 指征。

(7) 年龄、性别与肥胖:AMAROS 研究的亚组分析发现,老年(≥70 岁)患者 SLN 检出率略低于年轻患者,为 93%,可能与淋巴结脂肪化有关。男性乳腺癌也可行 SLNB,目前并没有发现性别会影响 SLNB 的结果。肥胖并不降低 SLN 的检出率与准确性。

(8) 妊娠期或哺乳期妇女:Gentilini 等研究认为,核素示踪剂对于胎儿和妊娠妇女是安全的。但是这方面的临床研究数据较少,故并不常规推荐使用。由于染料可能导致患者过敏,NCCN 指南(2013 版)明确指出,妊娠是 SLNB 染料示踪的禁忌证。

3. *SLN 转移阳性的处理对策* AJCC 乳腺癌分期(第 7 版)明确区分了 ALN 的转移灶。pN_1 代表宏转移(macrometastases),转移灶最大径>2.0 mm;pN_{1mi} 代表微转移(micrometastases),2.0 mm ≥转移灶最大径>0.2 mm,或单张组织切片不连续或接近连续细胞簇的癌细胞数量>200 个;$pN_{0(i+)}$ 代表孤立肿瘤细胞群(isolated tumor cells,ITC),为淋巴结内存在单个肿瘤细胞或存在转移灶最大径≤0.2 mm 的小细胞簇,或单张组织切片不连续或接近连续细胞簇的癌细胞数量≤200 个;$pN_{0(i-)}$ 代表无转移。

(1) 微转移:目前认为,SLN 隐匿性转移可能是患者预后的影响因素。尽管 10%~20%的 SLN 微转移及 ITC 患者伴有腋窝其他淋巴结转移,但对于隐匿性淋巴结转移患者进行腋窝清除并没有带来显著的生存获益,也不推荐对未发现 SLN 微转移者进行常规的免疫组化检测。是否需要对发现 SLN 微转移的患者施行 ALND,目前尚有争议,但仅有 SLN 微转移不提倡进一步 ALND 是基本趋势。

(2) 孤立肿瘤细胞群:对孤立肿瘤细胞群临床研究的结论基本一致,即从临床治疗角度出发,孤立肿瘤细胞群可以与 pN_0 同样对待。

(3) 宏转移:对于 SLN 宏转移的可手术乳腺癌患者免行 ALND 的指征是目前关注的焦点之一。对于 SLN 有宏转移的患者,多枚 SLN 转移的概率为 27.3%~31%,理论上,如此高的肿瘤残留应该行 ALND。然而,2011 年 ACOSOG Z0011 研究结果的公布对 SLN 阳性患者均需要进行 ALND 的理念提出挑战。该研究将 891 例 1~2 枚 SLN 转移的保乳手术患者随机分为进一步 ALND 组(445 例)和观察组(446 例)。中位随访 6.3 年,两组间 OS 和 DFS 差异均无统计学意义;淋巴结复发率均<1%,差异无统计学意义;而观察组手术并发症显著降低。该研究结果表明,满足全部如下 5 个条件 SLNB 后不需要 ALND,其局部复发和 DFS、OS 等同于 ALND 术后的患者,即 $T_{1\sim2}$ 肿瘤、SLN 为 1 或 2 枚的宏转移、保乳手术、术后接受全乳放疗及综合治疗、不是 NACT 的患者。

AMOROS研究进一步验证了放疗在这一类患者中所起到的重要作用。该研究共入组 4 832 例患者，入组标准为 T_1 或 T_2，腋窝触诊阴性，SLNB 显示 SLN(+)，随机(1∶1)分为 ALND 或者腋窝放疗两组。其中 ALND 组 33%患者有多枚 SLN 阳性淋巴结，有 8%患者≥4 枚，如阳性淋巴结≥4 枚也给予辅助放疗。主要研究终点是非劣性 5 年腋窝局部复发率。平均随访 6.1 年，5 年腋窝局部复发率，ALND 为 0.43%，放疗组为 1.19%。由于不良事件过少，原计划的非劣性检测无法进行，但是上肢水肿发生率 ALND 组明显高于放疗组。AMOROS 研究对 Z0011 试验 SLN 阳性免行 ALND 指征有进一步拓宽：①此研究包括保留乳房和全乳切除的患者；②腋窝 SLN 阳性数量没有 Z0011 要求的仅限 1 或 2 枚，多数患者阳性淋巴结为 1～3 枚；③腋窝处理(ALND 或放疗)在 SLNB 后 12 周内进行，腋窝放疗在全身治疗之前，这与目前的临床治疗程序有所不同；④腋窝放疗区域包括全腋窝和锁骨上区，放疗野超过了保乳术后全乳放疗所包括的区域。对于不符合 Z0011 试验标准部分患者，腋窝放疗可以替代 ALND，在保证生存和降低局部复发的前提下，腋窝放疗可以降低并发症发生率。

目前 NCCN 指南、St. Gallen 共识和 ASCO 等已推荐 Z0011 试验结果的临床应用。但 1～3 枚 SLN 阳性患者中约 50%患者腋窝多枚 SLN 阳性，ALND 仍然应该是标准治疗，特别是通过 ALND 进一步获得的预后资料将改变治疗决策；如果预后资料不改变治疗决策，且患者拒绝进一步腋窝手术，则腋窝放疗可以作为替代方案。Guy's 医院保乳手术与乳房切除术 RCT 研究中，10 年随访结果仅显示出保乳手术者的局部复发率高于乳房切除术者，而 OS 差异无统计学意义；但是 25 年随访结果显示，保乳手术者的局部复发率和乳腺癌特异性死亡率均明显高于乳房切除术者。因此，Z0011 试验的中位随访时间 6.3 年也许尚不足以显示 OS 的差异，需要进一步长期随访。同时，SLN 检出的个数也可能是这类人群预后的影响因素。另一方面，Z0011 研究入组病例均为保乳治疗患者，目前尚无证据显示该结果可以推广到乳房切除的患者。

（三）腋淋巴结清除术指征

目前推荐进行 ALND 的指征简单讲即为所有不适合进行 SLNB 的患者均应进行 ALND。具体适应证包括：非标准 ALND 手术后进行二次手术，通过伦理审核的临床研究，SLNB 失败，术前可疑转移的淋巴结在术前或术中得到病理学检查确诊，T_4 期患者，ALN 复发，发现 1～2 枚 SLN 转移但是进行乳房全切术的患者，>2 枚淋巴结转移的患者。

1. *临床淋巴结转移阳性*　临床检查或影像学检查发现淋巴结肿大或形态异常，最终组织病理学确诊为转移者仅占 30%左右。因此，对 cN(+)，推荐进行术前细针穿刺检查；如果细胞学检查阴性，仍然可以进入 SLNB 指导下的 ALN 处理程序。

2. *不标准的 ALND*　一般表现为病理学检出的淋巴结个数较少。造成这种结果的原因较为复杂，主要包括 3 个方面：一是外科医生手术范围不够；二是病理科医生检查不充分；三是个别患者淋巴结数量的确偏少。因此，一般认为以下情况属于 ALND 不充分：①医疗文书中未写明已行 ALND；②切除标本未发现腋窝部分；③检出淋巴结个数过少(<10 枚)；④检出淋巴结大部分阳性而非 T-ALND 的患者可能残留阳性淋巴结。

3. *需进一步行 ALND 的 SLN 阳性标准*　在 ACOSOG Z0011 研究结果公布之前，SLNB 发现 SLN 阳性需行 ALND 是乳腺外科医生一直以来遵守的治疗原则。ACOSOG Z0011 研究针对 $cT_{1\sim2}N_0$ 行保乳手术的患者，如果 SLNB 发现 1～2 枚 SLN 阳性，不清除腋窝与 ALND 相比较，并不影响患者的远期预后。其他超出该研究适应证的情况还有待进一步研究验证。因此，仍旧遵循原有治疗原则。

4. *SLNB 失败*　尽管经过大量手术的经验累积，SLN 的示踪成功率仍无法达到 100%。因此，对此类患者需要进行 ALND。

5. *孤立淋巴结转移*　孤立患侧或对侧 ALN 复发或转移可以进行 ALND。

（四）内乳淋巴结处理原则

IMLN 同 ALN 一样，是乳腺癌淋巴引流的一部分，且是乳腺癌预后的独立重要因素。20 世纪 50 年代兴起的乳腺癌扩大根治术经后期临床统计证实，手术切除 IMLN 并不能提高 IMLN 转移乳腺癌患者的生存率。但 20 世纪 70 年代 Veronesi 等回顾性研究 342 例接受乳腺癌扩大根治术患者的结果显示，IMLN 阴性和阳性患者 5 年总生存率分别为 78%和 44%，差异有统计学意义。因此，明确 IMLN 状态对患者预后及治疗有重要作用。

1. *IMLN 转移状况及活检的意义*　Morrow 等

复习了7 070例有ALN及IMLN组织学检查的乳腺癌患者资料,单纯IMLN转移的发生率为5%～10%,强调了IMLN活检对制订进一步治疗计划的意义。Veronesi等报道1965—1979年意大利米兰国家癌症研究院乳腺癌扩大根治术1 119例,IMLN转移率与肿瘤大小、年龄和ALN转移状况有关,而与原发肿瘤的部位无关。IMLN转移对患者预后有明显的影响,ALN与IMLN均阴性者10年生存率为80.4%,两者均阳性者仅为30.0%,ALN转移阳性或IMLN阳性者分别为54.6%或53.0%,认为选择性(依据年龄、肿瘤大小、ALN转移状况)的IMLN活检是有必要的。Cody等对195例选择性行乳腺癌扩大根治术,选择依据为肿瘤体积较大且位于乳房内侧,发现全组病例IMLN转移率为24%,T_1N_0期病例为19.6%,ALN转移阳性和阴性组分别为36%和18%($P<0.01$),与肿瘤大小及患者年龄无明显的相关性。随访10年结果表明,IMLN是否转移是仅次于ALN是否转移的第2位预后因素;ALN阴性的病例,IMLN转移者10年局部复发及死亡的危险性是IMLN阴性者2倍,认为IMLN转移状况的了解,对决定Ⅰ期乳腺癌患者的治疗策略有意义。

日本学者报道可手术乳腺癌IMLN的转移率为17.0%～18.5%,肿瘤位于乳房内侧和外侧者分别为20.4%和14.0%,肿瘤位于内侧的Ⅰ期病例转移率为15.9%,肿瘤位于内侧单纯IMLN转移率为4.8%,认为IMLN转移状况是独立的预后因素,可手术乳腺癌行IMLN清除对于分期是必要的。

黄欧等在2006年回顾性分析了复旦大学附属肿瘤医院乳腺外科1956—2003年开展的1 679例乳腺癌扩大根治术临床资料,ALN转移率为47.3%(795/1 679),IMLN转移率为15.5%(260/1 679),单纯IMLN转移率为4.4%(39/884)。在选取的4个因素中,单因素分析显示,IMLN转移与患者的年龄、肿瘤大小、肿瘤位置和ALN转移状况均有关;多因素分析显示,IMLN转移与患者的年龄、肿瘤位置和ALN转移状况有关,与肿瘤大小无关。随着年龄的升高,患者IMLN的转移率逐渐下降;ALN转移数目越多,IMLN的转移率越高,ALN转移阴性患者的IMLN转移率为4.4%,ALN 1～3枚阳性者为18.8%,ALN 4～6枚阳性者为28.1%,ALN≥7枚阳性者为41.5%。不同肿瘤位置中,内侧肿瘤患者的IMLN转移率明显高于外侧肿瘤患者,但乳晕区肿瘤和外侧肿瘤患者的IMLN转移率差异无统计学意义。贺青卿等于2014年报道回顾性分析资料,济南军区总医院甲状腺乳腺外科2003年5月至2014年1月行乳腺癌各式改良根治术并经肋间隙IMLN切除活检患者305例,NACT组67例,ALN转移率为67.2%(45/67),IMLN转移率为34.3%(23/67),ALN和IMLN均转移率为26.9%(18/67),仅IMLN转移率为7.5%(5/67),仅ALN转移率为40.3%(27/67);未行NACT治疗组238例,ALN转移率为65.1%(155/238),IMLN转移率为12.6%(30/238),ALN与IMLN均转移率为8.8%(21/238),仅IMLN转移率为3.8%(9/238),仅ALN转移率为56.3%(134/238)。从该研究乳腺癌ALN转移情况看,该组患者病期偏晚,单纯IMLN转移率为4.6%(14/305),与既往国内开展的乳腺癌扩大根治术资料相似。

2\. *IMLN转移的预后意义* 关于IMLN转移对预后影响的研究,Veronesi等1999年报道对737例乳腺癌扩大根治术后未行放、化疗的患者经30年随访,结果表明,IMLN和ALN均阴性患者的预后好于任何单一区域淋巴结阳性患者,只有IMLN或ALN转移者预后相同,而两者均有转移的患者预后最差。认为区域淋巴结治疗不能改善预后,但IMLN活检有助于临床分期。Cranenbroek等于2005年综合分析6 000例乳腺癌患者随访结果,有IMLN转移可能预示远处转移;其预后价值和ALN转移相同,2个区域均有转移者预后最差,10年总生存率仅为37%。虽然单独内乳区复发者少见,但提示预后不良。早期乳腺癌IMLN转移可能成为术后复发的原因之一。Sugg等回顾性分析了1956—1987年进行IMLN清除的286例乳腺癌患者的资料,中位随访186个月,中位年龄52岁(21～85岁),肿瘤直径中位数为2.5 cm。IMLN转移率为25%,IMLN转移与肿瘤的大小和ALN转移数目有关,但与肿瘤的部位和年龄无关。伴有IMLN转移的患者20年DFS明显下降,亚组分析发现,原发肿瘤直径≤2 cm、ALN转移阳性的有IMLN转移与无转移病例相比,20年OS差异无统计学意义,提示IMLN转移状况的了解对预后判断及治疗计划的制订有一定意义。沈镇宙等长期随访研究显示,与同期施行典型根治术的乳腺癌比较,Ⅰ期患者内乳区转移率低,两组生存率差异无统计学意义,而Ⅱ、Ⅲ期患者扩大根治术的生存率显著高于经典根治术者。但有研究认为,IMLN切除术对乳腺癌长期预后无明显影响。综合20世纪80年代以前乳腺癌扩大根治术的研究资料，IMLN 转移是预后差的影响因素。

3. *IMLN 治疗措施对预后的影响*　IMLN 处理对于乳腺癌的治疗意义是有争议的。20 世纪 70 年代报道的资料，总体上乳腺癌扩大根治术对可手术乳腺癌患者没有生存优势，但对某些选择性病例，扩大根治术的效果优于经典根治术。如 Veronesi 等报道，1964—1968 年米兰国家癌症研究院行根治术或扩大根治术治疗 737 例 $T_{1\sim3}N_{0\sim1}$ 期乳腺癌，所有病例没有进行术后放疗及全身治疗，随访 30 年，两组总生存曲线及与乳腺癌相关的特定生存曲线(specific survival curves)没有不同，558 例 30 年间死亡病例，395 例(71%)死于乳腺癌，其中根治术组 201 例，扩大根治术组 194 例。而 Urban 等报道，应用乳腺癌改良根治术、乳腺癌根治术和乳腺癌扩大根治术治疗的 565 例乳腺癌，其中 40%病例有 ALN 转移，对于有 ALN 转移的病例，扩大根治术优于根治术，10 年生存率分别为 54%和 33%。英国 Deemarski 等报道治疗 $T_{1\sim2}N_{0\sim1}M_0$ 期原发肿瘤位于中央区或乳房内侧半的乳腺癌资料，扩大根治术(Urban-Kholdin) 478 例，根治术(Halsted-Meyer)519 例；扩大根治术组单纯 IMLN 转移率为 17.7%；无论区域淋巴结有无转移，扩大根治术的 5、10 和 20 年 DFS 均优于根治术组。

对于没有外科干预情况下乳腺癌根治术后内乳区放疗价值的研究，Fisher 等报道美国国家乳腺和肠道外科辅助治疗项目(National Surgical Adjuvant Breast and Bowel Project, NSABP)随机分组进行的乳腺癌根治术、单纯全乳切除术加区域淋巴引流区放疗、全乳切除术不加放疗(随后发现 ALN 转移阳性者进行 ALND)疗效对比研究，随访 10 年结果显示，对肿瘤位于乳房内侧的病例，内乳区放疗对患者预后的改善无意义。2000 年以前的文献结果表明，乳腺癌扩大根治术或乳腺癌改良根治术后内乳区放疗对生存率的改善无意义，但对肿瘤位于乳房内侧半及中央区、ALN 转移阳性的亚组有益。内乳区放疗对化疗的影响及心血管的不良反应也构成对治疗后 10 年生存率的影响因素，同时内乳区联合胸壁放疗对心脏的不良反应抵消了乳腺癌胸壁放疗的意义。结合胸壁和锁骨上区的内乳区放疗仅对病理学检查确诊有 IMLN 转移的病例起到改善肿瘤区域控制的作用。

综合 20 世纪 80 年代以前对 IMLN 外科或者放疗干预的资料，对 IMLN 的治疗措施似无预后优势。

4. *IMLN 转移状况的临床评价*　由于乳腺癌扩大根治术无生存优势而弃用后，对乳腺癌 IMLN 转移的评价几乎没有进展。各种临床间接检查方法，如超声检查、CT 和 MRI 等影像学检查虽可能发现 IMLN，但对较小的淋巴结检出率低，且不能确定有无转移。随着乳腺癌 SLNB 技术的发展，Sugg 等报道核素作为示踪剂行淋巴显像时约 25%患者同时有内乳区显影，7.3%～9.0%仅有内乳区显影，但仍然不能确定显影的 IMLN 是否存在转移；对有内乳区淋巴显像者进一步活检证实，IMLN 转移率为 13.0%～26.8%。由于乳腺癌 IMLN 转移规律尚不十分明确，各种检测方法及其价值仍在探索中。目前，能够确定乳腺癌 IMLN 病理学状态的唯一方法是 IMLN 活检，对核素示踪剂行淋巴显像发现内乳区显影者，切除相邻肋软骨进行 IMLN 活检。但目前研究资料显示，IMLN 转移率均低于既往文献报道的 IMLN 清除术资料。如 Noguchi 等对 41 例原位癌及临床可手术乳腺癌患者行染料示踪及核素示踪 SLNB，所有病例均行包括 ALND 的外科治疗，其中 IMLN 活检 19 例。在内乳淋巴链有染料示踪或有热点显示的 5 例患者，组织学检查没有发现 IMLN 转移；在 5 例有淋巴管蓝染或最终蓝染淋巴结者，组织学检查发现 1 例 IMLN 转移；36 例既无淋巴管或淋巴结蓝染，又无核素示踪热点的患者，14 例行 IMLN 活检，组织学检查发现 1 例 IMLN 转移。因此，SLNB 用于鉴别 IMLN 转移的状况是不可靠的。

5. *IMLN 处理的总结*　①IMLN 活检对乳腺癌分期意义是肯定的，对于可手术乳腺癌，IMLN 活检可避免 10%～20%病例分期不足。②IMLN 清除术或内乳区放疗效果相似，仅对组织学证实有转移病例有益，可提高此类病例的局部控制率，对改善生存率的意义不肯定，尤其是放疗尚有远期的心血管毒性。因此，对于可手术乳腺癌，可能绝对受益者为 20%左右，如果用放疗替代胸骨旁淋巴结清除术，受益人群受益程度还将部分被心脏毒性所抵消。③目前尚无可靠的方法在术前预测 IMLN 转移状况，也无成熟的避免不必要的淋巴结清除术的方法。

综合以上研究结果，提出对有 IMLN 转移高危因素的患者的处理建议：①由于内乳区放疗与 IMLN 清除术的治疗意义是一致的，同时由于放疗技术的进步，放疗的负效应减少，无论是进行保乳治疗还是乳房切除术，原则上只要依据 ALN 转移指标选择性地进行放疗即可，不提倡 IMLN 清除术或活检。②在应用核素示踪显示 SLN 同时定位于腋区及内乳区的患者，对于保乳治疗者，无论腋区的 SLN 是否有转移，不提倡同时进行内乳区 SLN 的活检，术后依据常规病理学检查 ALN 转移状况决定放疗范围的取舍即可；对于进行乳房切除术的患者，同时进行腋区 SLNB 及内乳区 SLNB 还是可取的方法，尤其是对肿瘤位于乳房的中央区或乳房的内侧半，肿瘤体积较大(如肿瘤直径 4～5 cm)，患者年龄≤60 岁者，内乳区 SLNB 或 IMLN 清除术是避免非必要放疗的重要措施，但内乳区 SLNB 只限于核素示踪证实有 SLN；内乳区淋巴结清除或活检手术只限于临床有 ALN 转移，而影像学检查发现有 IMLN 肿大时选择性应用。在外科技术不断进步的今天，IMIN 清除术是相当安全的，无远期不良反应。

(五) 新辅助治疗与区域外科治疗

新辅助治疗除降低局部肿瘤负荷外，对于 ALN 也有降期作用。新辅助治疗后 ALN 残留情况是患者远期生存的独立预测指标，ALN pCR 患者，无论原发灶是否有肿瘤残留，均具有较好的预后。研究发现，对于新辅助治疗前证实存在 ALN 转移的患者，约 40%经新辅助治疗后 ALN 转阴，对于这部分患者，可能不需要进一步 ALND，从而可避免 ALND 所带来的手术并发症。因此，SLNB 在新辅助治疗后的患者中逐渐得到推广。

1. SLNB 临床应用的可行性　乳腺癌 NACT 可以使约 40% ALN 阳性患者转变为阴性。从另一个角度看，新辅助治疗后患者 ALN 阴性率为 50%～80%，与 NACT 选择指征有关。过去的观点认为，NACT 导致的肿瘤组织坏死和淋巴管纤维化会影响淋巴引流通路，可能降低 NACT 后 SLNB 的成功率。2006 年 Kim 等荟萃分析结果显示，临床早期乳腺癌非新辅助治疗患者中 SLNB 的操作成功率为 96%，假阴性率为 7.3%。而同年 Gui 对乳腺癌 NACT 后 SLNB 的 4 项研究荟萃分析发现，SLNB 操作的成功率为 90%～94%，假阴性率为 7%～12%，与临床早期乳腺癌非 NACT 的患者相似。因此，认为 NACT 后行 SLNB 是一种可靠的腋窝手术方式，尤其是 NACT 前临床 ALN 阴性(cN_0)的患者。多个临床试验荟萃分析显示，NACT 后行 SLNB 的成功率和假阴性率都与早期乳腺癌非 NACT 的结果相似。意大利 Cremona 专家共识认为，这部分患者可考虑免行 ALND。

但是在临床实践中，新辅助治疗很大程度上适用于手术困难的局部晚期乳腺癌。在病期上，两者虽然算不上尖锐对立，但是新辅助治疗的疗效也会导致 SLNB 对于评估 ALN 转移状况的准确性、可靠性、科学性和应用价值产生影响。在应用价值上，否定观点认为局部晚期乳腺癌或者原发肿块过大的患者 ALN 转移率高，SLNB 假阴性风险大；肯定观点认为，新辅助治疗会越来越多地应用于临床早期乳腺癌。因此，对于避免不必要的 ALND，意义接近于早期乳腺癌的 SLNB。这个问题同样反映了对新辅助治疗适应证的争议。临床研究发现，SLNB 效率与入组人群的病期有关，入组人群临床早期乳腺癌比例越大，假阴性率越低。按照目前高级别证据，新辅助治疗的主要对象是局部晚期乳腺癌。因此，新辅助治疗患者行 SLNB，需要加强临床腋窝评估。同时应该注意，临床腋窝评估存在方法的复杂性和判断的主观性，会加剧评估可靠性的降低。

2. SLNB 的时机

(1) NACT 前行 SLNB：NACT 前行 SLNB 主要优势是能够得到 ALN 状况的原始信息，有利于准确临床分期。更重要的是能够使 NACT 前 SLN 阴性患者避免 ALND 和放疗，保乳术后乳房放疗除外。但是对于 NACT 前 SLN 阳性患者，NACT 后仍需行 ALND，NACT 腋窝降期的意义无法体现；另一方面，NACT 前 ALN 状态的准确评估有助于个体化选择辅助放疗的决策。研究证据认为，是否采取辅助放疗取决于初始 ALN 的病理状况。NSABP B-18 和 B-27 试验研究数据显示，临床初始淋巴结状况、病理淋巴结状况不仅是保乳术后局部复发的独立影响因子，也是改良根治术后局部复发的独立影响因子，有助于明确辅助放疗的选择标准。NACT 前行 SLNB 非常合理，但是也存在腋窝降期患者无法获益、需要前后 2 次手术的缺点。

(2) NACT 后行 SLNB：NACT 后行 SLNB 的患者能够从 NACT 后 ALN 降期中获益，避免 ALND 的过度治疗。初始 ALN 阳性患者，通过 NACT 后行 SLNB 识别转阴的 ALN，32%患者免于行 ALND。Hunt 等对 3 746 例 $cT_1 \sim T_3/N_0$ 患者 NACT 前后接受 SLNB 研究结果显示，NACT 后患者(575 例) SLN 成功率为 97.4%，假阴性率为 5.9%(5/84)；NACT 前直接行 SLNB 患者 SLN 成功率为 98.7%，假阴性为 4.1%(22/542)；两者的假

阴性率比较差异无统计学意义（$P>0.05$）。该研究同时指出，NACT 后行 SLNB 并未增加局部复发率。由此可见，对于 cN_0 患者，NACT 后 SLNB 示 SLN 阴性患者免行 ALND 仍是一种可靠的腋窝手术方式。Biedenkopf 指南推荐对于新辅助治疗前 cN_0 的乳腺癌患者在完成新辅助治疗后再行 SLNB，SLN 阴性患者免行 ALND 可以视为一种可靠的腋窝手术方式，能够进一步减少 ALND，使新辅助治疗的降期获益最大化，并且在治疗过程中只需 1 次手术。

对于临床 ALN 阳性 NACT 后转阴患者的 SLNB，成功率有所下降而假阴性率上升，开展时可以考虑通过改进示踪技术、提高操作者熟练程度等方式提高成功率，也可以通过在术前阳性淋巴结内放置银夹等方法降低 SLN 假阴性率，但尚需更多高级别证据支持。

对于 NACT 后 ALN 仍然临床阳性的患者，应作为 SLNB 的禁忌。

（3）NACT 前后均行 SLNB：SENTINA 试验中对于 NACT 前已经接受过 SLNB 的患者，NACT 后再次 SLNB 的成功率仅为 62.3%，假阴性率高达 51.6%。意味着 NACT 前行 SLNB 显著影响 NACT 后行 SLNB 的准确性，NACT 前后各行 1 次 SLNB 成功率太低，且假阴性率极高。对于 NACT 前后各行 1 次 SLNB，笔者认为不具备临床价值，这种方法已经完全违背了 SLNB 的理论架构和解剖基础。NACT 前 SLNB 已经将 SLN 取出，NACT 后检出的淋巴结能否称为 SLN 有待商榷，即 NACT 后“SLNB”检出的淋巴结并不是真正意义上的 SLN，充其量可以说是示踪下 ALN 取样病检；且 NACT 前 SLNB 已经造成腋窝解剖结构的变化，NACT 后再次检出 SLN 与 SLNB 解剖学基础相违背。临床试验中第 2 次活检过低的成功率和极高的假阴性率，也从实践上证明其临床应用不可行。前后 2 次检出的淋巴结是完全独立的事件，它们之间的基线不同，并不能反映 NACT 产生的疗效。

3. *SLNB 的临床应用*　目前认为，对 SLNB→SLN 组织病理学检查结果的解读与处理原则大致有以下几种情况：

（1）cN_0→SLNB→SLN 阴性：不再继续 ALN 手术已经是没有争议的共识。

（2）cN_0→SLNB→SLN 1～2 枚阳性：是否继续 ALN 手术，从循证医学证据看，综合分析 ACOSOG Z0011、AMAROS 及 IBCSG-23-01 临床试验，1～2 枚 SLN 转移时，接受保乳治疗的患者可以避免 ALND；接受乳房切除术患者腋窝放疗可以替代 ALND，使更多患者在保证治疗效果的前提下，获得更好的生活质量。临床 ALN 阳性患者或者 SLN 转移>2 枚时，无论接受保乳术还是乳房切除术，均应行 ALND。从规范看，中国抗癌协会乳腺癌诊治指南与规范（2017 版）依然采取了更为审慎的态度，即对所有 ALN 宏转移患者仍采用 ALND；对于 SLN 宏转移患者，ALND 仍是标准治疗；对微转移患者，单个 SLN 微转移患者接受保乳治疗（联合放疗）时，可不行 ALND。多个 SLN 微转移患者接受保乳治疗（联合放疗）时，我国专家意见倾向行 ALND。

（3）cN_0→NACT→SLNB→SLN 阴性：Van Deurzon 等对 NACT 后 SLNB 相关 27 项研究的荟萃分析显示，SLNB 成功率为 90.9%，假阴性率为 10.5%。山东省肿瘤医院回顾分析 2004 年 1 月 1 日至 2012 年 6 月 30 日初诊的 241 例可手术乳腺癌行 NACT 患者的临床资料，结果显示，入组患者 SLN 成功率为 86.3%（208/241），假阴性率为 15.0%（22/147），准确率为 89.4%（186/208）。cN_0 患者 NACT 后进行 SLNB 是安全可行的；SLN 阴性不再继续 ALN 手术也已经是没有争议的共识。

（4）cN_+→NACT→ycN_0→SLNB→SLN 阴性：是否继续 ALN 手术，研究显示，乳腺癌 NACT 可以使约 40%的 ALN 阳性转变为阴性。理论上，由于 NACT 后肿瘤组织坏死、淋巴管纤维化和堵塞会影响淋巴结引流的通路，可能降低 NACT 后 SLNB 对 SLN 检出的成功率及对 SLN 识别的准确率。然而，对 NACT 后 SLNB 的 21 个研究的荟萃分析结果显示，SLNB 平均成功率为 91%，平均灵敏度为 88%，与常规 SLNB 相似。Classe 等研究发现，尽管初始 cN_0 患者 NACT 后行 SLNB 的成功率高于初始临床 ALN 阳性（cN_1）患者，但假阴性率差异无统计学意义。因此，理论上初始 cN_1 的患者可能更能从 NACT 后行 SLNB 中获益。Boileau 等研究，cN_+→NACT→ycN_0→SLNB 可使 30.3%的患者免行 ALND 术。可见为 1/3 患者获益的价值是值得商榷的。

（5）cN_+→NACT→ycN_0→SLNB→SLN 阳性：继续进行 ALND 手术是必要的。

（6）cN_0→SLNB→SLN 阳性→NACT→SLNB：这类研究有悖于 SLN 的生物学定义。NACT 前 SLNB 已经将 SLN 取出，NACT 后检出的淋巴结能否称为 SLN 尚待商榷，即 NACT 后“SLNB”检出的淋巴结并不是真正意义上的 SLN，充其量可以说是示踪下 ALN 取样病检;且 NACT 前 SLNB 已经造成腋窝解剖结构的变化,NACT 后再次检出 SLN 与 SLNB 解剖学基础相违背,并不具备临床应用价值。

(郑美珠　郑　刚　左文述)

参考文献

[1] 共识专家讨论组. 保留乳头乳晕复合体乳房切除术的专家共识与争议(2015 年版) [J]. 中国癌症杂志, 2016,26(5):476 - 480.

[2] 郭瑢, 修秉虬, 苏永辉, 等. 中国乳腺癌术后植入物乳房重建现况调查 [J]. 中华外科杂志, 2019,57(08):616 - 621.

[3] 韩超, 郑刚, 左文述. 乳腺癌前哨淋巴结活检假阴性相关因素与对策的研究现状 [J]. 肿瘤, 2016,36(5):585 - 590.

[4] 马天怡,毛艳,王海波. 乳腺癌外科治疗的研究进展与展望[J]. 中华实验外科杂志, 2020,37(07):1191 - 1196.

[5] 邱鹏飞, 王永胜. 乳腺癌内乳淋巴结精准分期与个体化治疗. 中国肿瘤外科杂志, 2020,12(4):306 - 310,315.

[6] 张彩,王智彪,丁强,等. 微无创消融技术治疗早期乳腺癌 [J]. 中国肿瘤外科杂志, 2020,12(4):329 - 333.

[7] 张慧明, 伍海锐, 王子函, 等. 腔镜保乳手术联合射频消融术治疗早期乳腺癌的临床研究 [J]. 国际外科学杂志, 2017,44(6):392 - 396+433.

[8] 中国抗癌协会乳腺癌专业委员会. 中国抗癌协会乳腺癌诊治指南与规范(2021 版) [J]. 中国癌症杂志, 2021,31(10):954 - 1040.

[9] 中国女医师协会临床肿瘤学专业委员会. 中国抗癌协会乳腺癌专业委员会. 中国进展期乳腺癌共识指南 2020(CABC 3) [J]. 癌症进展, 2020,18(19):1945 - 9164.

[10] BAO X, SUN K, TIAN X, et al. Present and changing trends in surgical modalities and neoadjuvant chemotherapy administration for female breast cancer in Beijing, China: A 10 - year (2006 - 2015) retrospective hospitalization summary report-based study [J]. Thorac Cancer, 2018,9(6):707 - 717.

[11] BLANCKAERT M, VRANCKX J. Oncological safety of therapeutic 'nipple-sparing mastectomy' followed by reconstruction: a systematic review. Acta Chir Belg, 2021 ,121(3):155 - 163.

[12] CHICCO M, AHMADI A R, CHENG H T. Systematic review and meta-analysis of complications following mastectomy and prosthetic reconstruction in patients with and without prior breast augmentation [J]. Aesthet Surg J, 2021, 41 (7): NP763 - NP770.

[13] DEVISETTY K, GRIFFITH K, BOIKE T. P, et al. Trends in close margin status and radiation therapy boost in early stage breast cancer treated with breast conserving therapy [J]. Int J Radiat Oncol, 2020,108(3):e37 - e38.

[14] EL-ADALANY M A, EL-RAZEK A A E A, EL-METWALLY D. Prediction of nipple-areolar complex involvement by breast cancer: role of dynamic contrast-enhanced magnetic resonance imaging (DCE - MRI) [J]. Egypt J Radiol Nuclear Med , 2021,52(1):1 - 15.

[15] ERSOY Y E, KADIOGLU H. Review of novel sentinel lymph node biopsy techniques in breast cancer patients treated with neoadjuvant chemotherapy [J]. Clin Breast Cancer, 2018,18(4):e555 - e559.

[16] FERIL L B, FERNAN R L, TACHIBANA K. High-intensity focused ultrasound in the treatment of breast cancer [J]. Curr Med Chem, 2021,28(25): 5179 - 5188.

[17] GARCÍA-TEJEDOR A, GUMA A, SOLER T, et al. Radiofrequency ablation followed by surgical excision versus lumpectomy for early stage breast cancer: a randomized phase Ⅱ clinical trial [J]. Radiology, 2018,289(2):317 - 324.

[18] GRUBER I, OBERLECHNER E, HECK K, et al. Percutaneous ultrasound-guided core needle biopsy: comparison of 16 - gauge versus 14 - gauge needle and the effect of coaxial guidance in 1065 breast biopsies — a prospective randomized clinical noninferiority trial [J]. Ultraschall Med, 2020, 41 (5):534 - 543.

[19] HAMMOND J B, FOLEY B M, JAMES S, et al. Does prior breast augmentation affect outcomes after mastectomy with reconstruction? An analysis of postoperative complications and reoperations [J]. Ann Plast Surg, 2021,86(5):508 - 511.

[20] HOTSINPILLER W J, EVERETT A S, RICHMAN J S, et al. Rates of margin positive resection with breast conservation for invasive breast cancer using the NCDB [J]. Breast, 2021 ,60: 86 - 89.

[21] JONCZYK M M, JEAN J, GRAHAM R, et al. Surgical trends in breast cancer: a rise in novel operative treatment options over a 12 - year analysis [J]. Breast Cancer Res Treat, 2019,173(2):267 -

274.
[22] KIJIMA Y, HIRATA M, HIGO N, et al. Oncoplastic breast surgery combining partial mastectomy with V-rotation mammoplasty for breast cancer on the upper inner area of the breast [J]. Surg Today, 2021,51(7):1241 - 1245.
[23] LAI H W, CHANG Y L, CHEN S T, et al. Revisit the practice of lymph node biopsy in patients diagnosed as ductal carcinoma in situ before operation: a retrospective analysis of 682 cases and evaluation of the role of breast MRI [J]. World J Surg Oncol, 2021,19(1):263.
[24] LEE A, KWASNICKI R M, KHAN H, et al. Outcome reporting in therapeutic mammaplasty: a systematic review [J]. BJS Open, 2021, 5(6): zrab126.
[25] MATHIAS B J, SUN J, SUN W, et al. Surgeon bias in the management of positive sentinel lymph nodes [J]. Clin Breast Cancer, 2021,21(1):74 - 79.
[26] OVEN S D, SCARLETT W L. Reconstruction of large ptotic breasts after nipple-sparing mastectomy: a modified buttonhole technique [J]. Ann Plast Surg, 2020,85(3):233 - 236.
[27] PIATO J R, DE ANDRADE R D, CHALA L F, et al. MRI to predict nipple involvement in breast cancer patients [J]. AJR, 2016,206(5):1124 - 1130.
[28] RIEDEL F, HEIL J, FEISST M, et al. Analyzing non-sentinel axillary metastases in patients with T3 - T4 cN0 early breast cancer and tumor-involved sentinel lymph nodes undergoing breast-conserving therapy or mastectomy [J]. Breast Cancer Res Treat, 2020,184(2):627 - 636.
[29] SIEDEK F, YEO S Y, HEIJMAN E, et al. Magnetic resonance-guided high-intensity focused ultrasound (MR - HIFU): technical background and overview of current clinical applications (Part 1) [J]. Rofo, 2019,191(6):522 - 530.
[30] SIMONS J M, VAN NIJNATTEN T J A, VAN DER POL C C, et al. Diagnostic accuracy of different surgical procedures for axillary staging after neoadjuvant systemic therapy in node-positive breast cancer: a systematic review and meta-analysis [J]. Ann Surg, 2019,269(3):432 - 442.
[31] SUN M S, LIU H J, LIU Y H, et al. Intraoperative radiotherapy versus whole-breast external beam radiotherapy, and other factors associated with the prognosis of early breast cancer treated with breast-conserving surgery and radiotherapy: a retrospective study from SEER database [J]. Transl Cancer Res, 2020,9(11):7125 - 7139.
[32] VAN NIJNATTEN T J A, SIMONS J M, SMIDT M L, et al. A novel less-invasive approach for axillary staging after neoadjuvant chemotherapy in patients with axillary node-positive breast cancer by combining radioactive iodine seed localization in the axilla with the sentinel node procedure (RISAS): a dutch prospective multicenter validation study [J]. Clin Breast Cancer, 2017,17(5):399 - 402.
[33] VERMA P, SHARMA R, SHARMA N, et al. Fine-needle aspiration cytology versus core-needle biopsy for breast lesions: A dilemma of superiority between the two [J]. Acta Cytol, 2021,65(5):411 - 416.
[34] WANG M, HE X, CHANG Y, et al. A sensitivity and specificity comparison of fine needle aspiration cytology and core needle biopsy in evaluation of suspicious breast lesions: A systematic review and meta-analysis [J]. Breast, 2017,31: 157 - 166.
[35] WU J, KONG R, TIAN S, et al. Advances in ultrasound-guided vacuum-assisted biopsy of breast microcalcifications [J]. Ultrasound Med Biol, 2021, 47(5):1172 - 1181.
[36] ZHANG W, JIN Z Q, BAIKPOUR M, et al. Clinical application of ultrasound-guided percutaneous microwave ablation for benign breast lesions: a prospective study [J]. BMC Cancer, 2019,19(1):345.
[37] ZHOU B Y, WANG L F, YIN H H, et al. Decoding the molecular subtypes of breast cancer seen on multimodal ultrasound images using an assembled convolutional neural network model: A prospective and multicentre study [J]. Ebio Medicine, 2021,74: 103684.

第三十三章

乳腺癌的临床分期

乳腺癌的临床分期是乳腺癌精准医疗“有据可查，有规可循”的坚实工具。乳腺癌分期是指将患者按照疾病的严重程度进行分组，有助于：①选择针对每个患者的个体化治疗策略；②评估患者的预后；③比较不同的治疗方案；④为临床医生间的病例讨论及交流沟通提供统一的标准。分期可按照临床表现(cTNM临床分期)，也可以按照病理特征(pTNM病理分期)来划分。美国癌症联合会(AJCC)分期与国际抗癌联盟(Union for International Cancer Control，UICC)分期相一致，在世界范围内被广泛采用。

从AJCC分期系统开始使用(1977年)至今，8个版本的AJCC分期手册已经出版。2016年10月，第8版肿瘤TNM分期手册问世，并从2018年1月开始生效。

第8版AJCC分期乳腺癌分期与之前的版本相比，从概念上进行了革命性地调整和改进。首次将乳腺癌生物标志(biomarker)揉合到传统的解剖分期中。这些生物标志包括雌激素受体(ER)、孕激素受体(PR)、人表皮生长因子受体2(HER2)、组织学分级(G)及多基因检测工具。其实这些指标已经被广泛应用于临床来预测乳腺癌患者的预后和作出诊疗决策，但专家组成员认为，直到最近才有充分的研究证据支持将这些生物标志纳入AJCC乳腺癌分期中，特别是激素受体(HR)和HER2极大地影响乳腺癌患者的预后生存和治疗。

关于乳腺癌的分子分型，应基于对ER、PR及HER2的免疫组织化学(IHC)染色和/或原位杂交的检测结果进行分类。专家组成员认为，基于多项前瞻性的高质量临床试验数据，以及足够的循证医学数据，支持将此3种生物标志和组织学分级(G)共同纳入AJCC乳腺癌分期中。而Ki-67增殖指数，由于其存在观察者间再现性差、技术上统一难等问题，并没有纳入分期系统。专家组成员指出，由于美国几乎对所有原发性乳腺癌患者行ER、PR、HER2及组织学分级G检测，对这4个指标的评估应参考美国临床肿瘤学会/美国病理学家学会(ASCO/CAP)的指南。

由于第8版AJCC分期将这4个生物学指标的表达揉合到传统TNM分期中，创建了所谓临床预后分期组(clinical prognostic stage group，CPSG)。CPSG应用于任何系统治疗前的最初评估。TNM分期可根据乳腺癌患者的体检、肿瘤及淋巴结影像学检查，以及转移病变的证据来评估；当患者的肿瘤被摘除后，需评估病理学分期。专家组成员强烈推荐病理预后分期组(pathologic prognostic stage group，PPSG)是最准确的预测因子。

除了生物标志，多基因检测工具作为附加预后判定指标也被写入第8版AJCC分期中。21基因检测(Oncotype DX)相较于其他多基因检测工具循证医学数据更丰富。第8版AJCC分期将复发风险评分＜11分的患者纳入ⅠA期。同时，包括MINDACT等多基因检测的临床试验证据，期待对未来分期修订起到推动作用。

第一节　TNM的定义

在乳腺癌中，日益广泛使用的新辅助治疗反映了患者的疾病程度，并用来评估患者对治疗的反应。

应用新辅助治疗并不改变临床(预先)分期。此外，在新辅助治疗前采用细针穿刺(FNA)和前哨淋巴结活检(SLNB)，分别在下标标注“f”和“sn”。通过FNA或空芯针活检(CNB)被确定为转移，就应该归为转移 N_1，无论最后病理标本中肿瘤病灶的大小。举例来说，如果新辅助全身治疗前，患者还没有触及肿大淋巴结，但一个超声引导下的腋淋巴结活检(FNA法)是阳性的，患者会被归类为 cN_1(f)，为其临床(预先)分期，视为ⅡA期。同样，如果患者在新辅助治疗前，有腋窝SLNB阳性结果，会被归类为 cN_1(sn)，ⅡA期。根据TNM分期规则，缺乏病理学原发肿瘤(T)的评估(未切除原发肿瘤)，在新辅助治疗前发现淋巴结转移，仍然归为临床“c”分期。

一、原发肿瘤

(一) 原发肿瘤分级

临床和病理学原发肿瘤的分级定义相同。测量大小要精确到毫米。如果肿瘤大小略小于或大于某一T分期的临界值，这时建议读取到最接近的毫米大小来确定最接近的临界值。例如，直径4.9 mm大小应报告为5 mm，2.04 cm大小应报告为2.0 cm。乳腺肿瘤直径大小在1.0～1.4 mm之间时，不适用四舍五入规则。这些尺寸都应记为2 mm，因为如果向下取整，会导致癌症被归类为≤1.0 mm的微浸润癌(T_{1mi})。以下标“c”或“p”来标明T分期的类别，明确是由临床体格检查或影像学或病理学测量得出。一般来说，病理学测量优于临床测定大小。

T_x：原发肿瘤无法评估。

T_0：无原发肿瘤证据。

T_{is}：原位癌。

T_{is}(DCIS)：导管原位癌。

T_{is}(Paget)：乳房佩吉特病与浸润性癌或乳腺实质的原位癌(DCIS)不同。与乳房佩吉特病有关的乳腺实质肿瘤应根据实质病变的大小和特征进行分类，此时应对乳房佩吉特病加以注明。

注：小叶原位癌(LCIS)为良性肿瘤，在AJCC乳腺癌分期第8版中从TNM分期中删除。

T_1：最大径≤20 mm。

T_{1mi}：最大径≤1 mm。

T_{1a}：最大径>1 mm，且≤5 mm(任何>1.0～1.9 mm应取整为2 mm)。

T_{1b}：最大径>5 mm，且≤10 mm。

T_{1c}：最大径>10 mm，且≤20 mm。

T_2：最大径>20 mm，且≤50 mm。

T_3：最大径>50 mm。

T_4：不论大小，侵及胸壁(a)和/或皮肤(b)(溃疡或肉眼可见的皮肤结节)；单纯真皮侵袭不归于 T_4。

T_{4a}：侵及胸壁，单纯的胸肌受浸润不在此列。

T_{4b}：没有达到炎性乳腺癌诊断标准的皮肤溃疡和/或同侧肉眼可见的皮肤卫星结节和/或水肿(包括橘皮样改变)。

T_{4c}：同时有 T_{4a} 和 T_{4b}。

T_{4d}：炎性乳腺癌。

(二) 新辅助治疗后的T分期(ypT)

临床(预先)T分期根据临床和影像学诊断而定义，而病理(治疗后)T分期根据病理学肿瘤大小和范围进行定义。ypT分期根据最大的单一浸润性癌灶进行测量，用修饰符“m”表示多发肿瘤。测量最大的肿瘤区域范围不应包括瘤床边缘增生结缔组织的部分。病理学检查报告应包含更多的信息，如肿瘤病灶的延伸距离、目前癌灶的数目、某些肿瘤可能出现的片(块)数、临床医生评估疾病的程度。用初期判断性质的细针抽吸细胞学检查结果与治疗后的结果进行比较，也有助于评估新辅助治疗的反应。

注：如果一个患者在新辅助治疗前被诊断为炎性乳腺癌，即使治疗后炎性乳腺癌的症状得到完全缓解，患者仍将被诊断为炎性乳腺癌。

二、局部淋巴结

(一) 淋巴结的临床分期(cN)

N_x：区域淋巴结无法评估(如既往已切除)。

N_0：无区域淋巴结阳性发现(通过影像学或临床检查)

N_1：可活动的同侧Ⅰ～Ⅱ水平腋淋巴结转移。

cN_{1mi}：微转移(约200个细胞，直径大于0.2 mm，但不大于2.0 mm)。

N_2：融合或固定的同侧Ⅰ～Ⅱ水平腋淋巴结转移；或临床发现的内乳区淋巴结转移而无腋淋巴结转移的证据。

N_{2a}：同侧腋淋巴结转移融合或固定。

N_{2b}：临床发现的同侧内乳区淋巴结转移而无腋淋巴结转移的证据。

N_3：同侧锁骨下淋巴结(Ⅲ水平)转移，伴或不伴Ⅰ～Ⅱ水平淋巴结转移;或临床发现的内乳区淋巴结转移,伴临床发现的Ⅰ～Ⅱ水平腋淋巴结转移;或同侧锁骨上淋巴结转移,伴或不伴腋淋巴结或内乳区淋巴结转移。

N_{3a}:转移至同侧锁骨下淋巴结。

N_{3b}:转移至同侧内乳区淋巴结和腋淋巴结。

N_{3c}:转移至同侧锁骨上淋巴结。

注:"临床发现"的定义为临床体格检查或影像学检查(不包括 SLNB)高度怀疑为恶性的肿瘤,或基于 FNA 发现转移。通过临床 FNA 却没有切除活检来诊断转移灶时,需要添加一个(f)后缀,如 $cN_{3a(f)}$。有淋巴结切除活检或 SLNB 结果,但缺乏原发癌灶病理学检查(pT)时,归为临床 N 分期,如 cN_1。淋巴结转移部位的确认依靠临床、FNA、CNB、麦默通抽吸活检或 SLNB。SLNB 或切除归为淋巴结病理学分期(pN)时必须与肿瘤的病理学分期相结合。

(二)淋巴结的病理学分期(pN)

pN_x:区域淋巴结无法评估(先前已切除或未切除)。

pN_0:无组织学证实的区域淋巴结转移或发现孤立肿瘤细胞(ITC)。

注:ITC 被定义为小细胞群直径不超过 0.2 mm,或单一的肿瘤细胞,或一群少于 200 个癌细胞在一个单一的组织横断面。ITC 可以采用常规组织学和 IHC 检测出。只包含 ITC 的淋巴结应从阳性淋巴结 N 分期中排除,但应包括在淋巴结总数的评估中。

pN_0(i+):区域淋巴结中仅发现 ITC(恶性细胞簇直径≤0.2 mm)。

pN_0(mol+):组织学检查无区域淋巴结转移,IHC 阴性,反转录-聚合酶链反应(RT-PCR)阳性。

pN_1:微转移;或转移至 1～3 个腋淋巴结;或临床未发现、SLNB 发现的内乳区淋巴结转移。

pN_{1mi}:微转移(瘤灶直径>0.2 mm 和/或多于 200 个细胞,但≤2.0 mm)。

pN_{1a}:1～3 个腋淋巴结,至少有 1 个直径>2.0 mm。

pN_{1b}:同侧内乳区前哨淋巴结转移,不包括 ITC。

pN_{1c}:pN_{1a} 和 pN_{1b} 同时存在。

pN_2:4～9 个腋淋巴结;或影像学发现的同侧内乳区淋巴结转移而无腋淋巴结转移。

pN_{2a}:4～9 个腋淋巴结(至少有 1 个瘤灶直径>2.0 mm)。

pN_{2b}:临床发现的内乳区淋巴结转移,有或无显微镜下证实,且无腋淋巴结转移的证据。

pN_3:≥10 个腋淋巴结转移;或锁骨下淋巴结转移;或临床发现的内乳区淋巴结转移伴 1 个或以上的腋淋巴结转移;或>3 个腋淋巴结转移,伴临床未发现,但前哨淋巴结活检证实的内乳区淋巴结转移;或同侧锁骨上淋巴结转移。

pN_{3a}:≥10 个腋淋巴结转移(至少有 1 个瘤灶直径>2.0 mm),或转移至锁骨下淋巴结。

pN_{3b}:pN_{1a} 或 pN_{2a} 且存在 cN_{2b}(影像学检查显示内乳区淋巴结阳性);或 pN_{2a} 且存在 pN_{1b}。

pN_{3c}:转移至同侧锁骨上淋巴结。

注:pN 分期是基于腋淋巴结切除,有或无 SLNB。只有 SLNB 而没有腋淋巴结切除仅定义为前哨淋巴结分期,如 $pN_{0(sn)}$。

"临床未发现"的定义是影像学检查没有检测到(不包含前哨淋巴结活检)和临床检查未检测到。

(三)新辅助治疗后的病理学 N 分期(ypN)

评估同上述临床 N 分期的方法。"sn"只被用来说明治疗后对前哨淋巴结的评估。如果下述没有提到"sn",那么腋淋巴结的评估写作"腋淋巴结清扫"(ALND)。如果没有 sn 或者 ALND,那么被称为 ypNx。N 的划分同病理学 N 分期。

三、远处转移

M_0:临床和影像学检查未见转移。

cM_0(i+):无转移的症状和体征,也没有转移的临床或影像学证据,但通过分子生物学检测或镜检,在循环血液、骨髓或非淋巴结区域发现直径≤0.2 mm 的病灶。

M_1:经典的临床或影像学检查方法能发现的远处转移灶或组织学证实的直径>0.2 mm 的病灶。

新辅助治疗后的病理学 M 分期(ypM)是指接受过新辅助治疗的患者在临床阶段的分期,而不是新辅助治疗开始时的分期。如果患者在新辅助治疗前没有转移,而在治疗开始后出现远处转移,那么被认为发生了疾病进展。如果患者在新辅助治疗前有远处转移,那么被认为是远处转移(M_1)。

第二节　TNM 分期系统介绍

乳腺癌分期系统不仅适用于浸润性癌，也适用于伴或不伴微浸润的原位癌。诊断必须要有显微镜下的病理学诊断，并应当记录肿瘤的组织学类型和分级。对于所有部位（T、N、M），通过患者术前或新辅助治疗的信息来确定临床分期（c）；根据手术中新增加的信息来完善病理学分期（p）；新辅助治疗后的病理学分期通过“yp”标识符进行标记（“yp”为新辅助治疗后接受了手术治疗后的病理学分期，“yc”为新辅助治疗后尚未接受手术治疗时的临床分期）。

目前，除了激素受体（ER、PR），新的生物学标志物已经被承认和接受（如 HER2 阳性或扩增，Ki-67 增殖指数等），建议将这些检测结果与 TNM 分期同时完整上报。

一、解剖学特征

（一）原发部位

乳腺位于前胸壁，由腺体和致密的纤维基质构成。腺体组织由 8～15 个（偶尔更多）小叶组成，呈辐射状排列。多个大导管和小导管将分泌乳汁的小叶连接至乳头。小的输乳导管遍布整个乳腺，汇聚到更大的集合导管，后者开口于乳头基底的输乳窦。每个导管系统均有自己独立的解剖结构：最小的系统包含的结构可能仅仅是一个象限的一部分，而最大的系统可能超过一个象限。每个系统的边缘沿着它们的径向界限相互重叠。大多数乳腺癌起源于乳腺的终末导管小叶单位，肿瘤能够沿着小叶径向轴上的导管系统扩散。尽管浸润性癌沿着径向轴可能会加速其在导管内的扩散，但是它更容易从最初入侵的小叶单位扩散至乳房纤维基质，并按向心方向蔓延。乳房的外上象限腺体组织最为丰富，因此约一半的乳腺癌发生在该区域。

（二）胸壁

胸壁包括肋骨、肋间肌和前锯肌，但并不包括胸大肌、胸小肌。因此，乳腺癌侵及胸肌并不一定构成胸壁侵犯。

（三）区域淋巴结

乳腺淋巴引流途径主要有腋淋巴结、穿越胸肌淋巴结和内乳淋巴结（胸骨旁淋巴结）3 条途径（图 33－1）。为了利于分期，将乳腺内淋巴结归为腋淋巴结，将锁骨上淋巴结（supraclavicular lymph node，SCLN）归为区域淋巴结。除此之外，其他任何淋巴结的转移，包括颈部淋巴结或对侧内乳淋巴结的转移，均视为远处转移（M_1）。

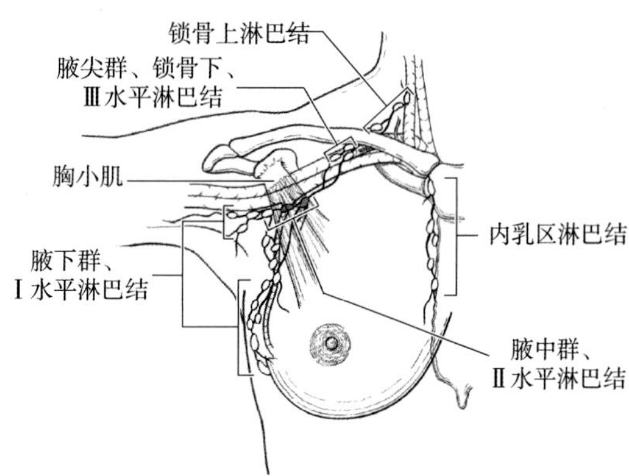

图 33－1　乳腺淋巴引流途径示意图

1. 腋淋巴结（同侧）　胸肌间淋巴结（Rotter 淋巴结）和沿腋静脉及其分支分布的淋巴结，可以（但并不是必需）分为以下 3 个水平：

（1）Ⅰ水平（腋下群）：胸小肌外侧缘以外的淋巴结。

（2）Ⅱ水平（腋中群）：胸小肌内外侧缘之间的淋巴结和胸肌间淋巴结。

（3）Ⅲ水平（腋尖群）：胸小肌内侧缘以内的淋巴结和低于锁骨的淋巴结，包括被称为尖群或锁骨下的淋巴结。转移至该区域淋巴结提示预后较差。因此，锁骨下淋巴结的定义从此往后将区别于其余（Ⅰ～Ⅱ水平）腋淋巴结。

2. 内乳淋巴结（同侧）　在胸内筋膜内沿胸骨旁分布的肋间隙淋巴结。

3. SCLN　在锁骨上窝内的淋巴结，位于由肩胛舌骨肌腱膜（侧缘和上缘）、颈内静脉（内侧缘），以及锁骨和锁骨下静脉（下缘）所组成的三角区内。该三角区以外的邻近淋巴结归入下颈部淋巴结(M_1 期)。

4. *乳房内淋巴结*　位于乳房内部的淋巴结。为了利于 N 分期,将这些淋巴结归入腋淋巴结。

(四) 转移部位

肿瘤细胞可以通过淋巴管或血管播散。4 个最常见的转移部位为骨、肺、脑和肝,也可以转移到其他部位。骨髓微转移、循环肿瘤细胞(CTC),以及在预防性卵巢切除组织中不经意发现的直径<0.2 mm 的转移灶,统称为播散肿瘤细胞(DTC)。尽管有数据表明,疾病早期 DTC 与复发及死亡风险相关,而且在已经确诊的 M_1 期患者中,CTC 预示较短的生存期,但是这些癌灶并不单独进行定义或认为构成转移。

二、分期原则

(一) 临床分期

临床分期在通过体格检查[即对皮肤、乳房腺体和淋巴结(腋窝、锁骨上和颈部)的视诊和触诊]、影像学检查(乳腺 X 线摄影、彩超和 MRI),以及乳房和其他组织的病理学检查确诊为乳腺癌的基础上才能对病变进行分期。有关临床分期所需的组织病理学检查并不像病理学分期要求的那样严格。在确诊后未出现疾病进展的 4 个月内或者直到手术完成期间(以时间长者为准)进行的影像学检查,其结果可以作为分期的要素。这些影像学检查的结果应包括原发肿瘤的大小、是否存在胸壁浸润和区域或远处转移等。患者接受新辅助化疗、内分泌治疗、免疫治疗或放疗后得到的影像学表现和手术资料并不能作为原始的分期要素。如果在病历中记录,这些资料应使用前缀“yc”修饰符标注。

(二) 病理学分期

病理学分期包括用于临床分期的所有指标,还包括来自手术探查和切除组织获得的信息,以及对原发肿瘤的病理学检查(宏观的和微观的)、区域淋巴结转移数、远处转移的情况(如果可行),其中原发灶的切除至少应达到宏观病理学检查切缘阴性。如果宏观病理学检查未发现切缘阳性,仅高倍镜下检查发现切缘阳性,该肿瘤可以进行病理学分期。如果通过低倍镜检查发现切缘的横断面中存在肿瘤细胞,说明扩大切除后原肿块已被分散于多个组织块中,此时应根据可利用的信息估计肿块大小,避免盲目相加。由于组织切片难以保证来自同一平面,单纯相加误差较大。

如果原发肿瘤是浸润性的,至少应切除腋窝低位淋巴结(Ⅰ水平)用于病理学分期(pN)。这种切除通常至少包括 6 个淋巴结。另外,也可以切除一个或多个前哨淋巴结送病理学检查用于病理学分期[$pN_{(sn)}$]。有些特殊的组织学类型[如直径<1 cm 的单纯导管癌、直径<1 cm 的单纯黏液癌和微小浸润癌(pT_{1mi})]腋淋巴结转移率很低,通常不需要切除腋淋巴结,然而行前哨淋巴结活检术是适合的。乳腺旁腋窝脂肪内的癌性结节,没有组织学证据表明为残留淋巴组织的也算作区域淋巴结转移(≥N_1 期)。病理学分期分组包括两种病理学和临床分期组合:pTpNpM 或 pTpNcM。

第三节　TNM 分期的确定

一、原发肿瘤

(一) 确定肿瘤的大小

原发肿瘤(T)的大小可以通过临床表现(体格检查、影像学检查)和病理学检查进行测量。肿瘤临床大小(cT)应根据临床表现确定,但可能有一定的误差,因为一些癌灶侵及的范围靠目前的影像学检查还是不准确的,同时也因为肿瘤存在异质性(乳腺癌很可能是由不同比例的浸润性和非浸润性成分组成,靠目前影像学检查无法将两者明确区分)。病理学上的肿瘤大小(pT)也因为同样的原因不能被准确测量,尽管微观评估可以区分肿瘤的浸润性和非浸润性部分,同时微观 pT 应根据肿瘤的浸润性部分大小来确定并记录到最接近的毫米数。在手术切除前,通过组织活检技术(特别是麦默通抽吸活检或者空芯针活检)诊断的患者,只测量残余的肿瘤大小可能会导致 T 分期的低估和肿瘤分期的不足,特别是对那些小肿瘤。在这样的情况下,最初的浸润性乳腺癌灶大小应该将影像学、大体测量、显微组织学检查结果结合起来进行综合估计和验证。

组织病理学活检后残留的浸润性癌增加说明最大径同样是不可取的，因为这往往会高估肿瘤的最大径。一般来说，只有影像学显示肿瘤为较大浸润性癌时，组织病理学活检的最大径才能用于 T 分期。

对于接受全身新辅助治疗和放疗的患者，不能确定治疗前肿瘤的病理学大小（一般新辅助治疗的患者只做一次穿刺，仅有 cT，即影像学和触诊的肿瘤大小，没有 pT）。因此，治疗前通过临床和影像学检查测量的肿瘤大小（cT）是最准确的。治疗后的肿瘤大小（ypT）应该将影像学、大体测量、显微组织学检查的结果结合起来进行综合估计。

（二）原位癌的分期

原位癌不论大小，只要没有浸润成分就归为 T_{is}，一般会有修饰的括号注明次级分类亚型。目前公认的 3 个亚型，包括导管原位癌（DCIS）、小叶原位癌（LCIS）及不伴肿块（临床）或浸润性癌（病理）的乳房佩吉特病，它们分别为 T_{is}（DCIS）、T_{is}（LCIS）和 T_{is}（Paget）。“导管内癌”是乳腺导管原位癌这一术语的旧称，现在仍然偶尔使用，如果肿瘤以这样的术语（已不提倡）出现应该被分类为 T_{is}（DCIS）。乳腺导管原位癌又称导管上皮内瘤变（ductal intraepithelial neoplasia，DIN）是一个新提出的未被广泛接受的术语。导管上皮非典型增生（ADH）并不能归于 T_{is}，只有 DCIS 含或不含 ADH（DCIS±ADH），才能归为 T_{is}（DCIS）。小叶上皮内瘤变（LIN）同样是一个新提出的未被广泛接受的术语。非典型性小叶增生（ALH）并不能归于 T_{is}，只有 LCIS 含或不含 ALH（LCIS±ALH），才能归为 T_{is}（LCIS）。同时存在 DCIS 和 LCIS 的导管内癌被归为 T_{is}（DCIS）。

乳房佩吉特病的定义为：由非浸润性乳腺癌细胞引起的乳头和乳晕表皮的渗出和结痂样改变。它的分期有以下几种情况：①同时伴有乳腺实质的浸润性癌，此时肿瘤分期应以浸润成分的大小进行划分。②对于非浸润性癌，通常指 DCIS，偶尔指 LCIS，肿瘤的分期应基于其伴随的原位癌来划分。总之，无论是有浸润癌成分的佩吉特病还是没有浸润成分的佩吉特病，临床表现都应该被详细记录。③不伴有乳腺内肿块的佩吉特病被归为 T_{is}（Paget）。

非浸润性癌的大小不影响分期，然而考虑到肿瘤的大小影响综合治疗方案的制订，所以肿瘤的大小应该基于影像学、肉眼大体所见和显微镜下所见来综合判断。

LCIS 的肿瘤大小评估有一定难度，临床、影像学、组织病理学特征可以作为参考。

（三）乳腺癌微浸润

微浸润是指癌细胞的范围超出基底膜进入邻近组织，浸润性癌病灶最大径＜0.1 cm。当只有一个微浸润病灶时，可以用微测量方法记录。当有多个病灶时，不考虑所有单个病灶的总和，仅按照最大的浸润病灶进行分期。当病灶太多而无法计算时，可以采用估算的方法，但前提是没有一个病灶最大径＞0.1 cm。尽管目前认为乳腺癌微浸润的预后较好，但多病灶乳腺癌微浸润对临床转归的影响还没有被广泛理解。

（四）同时同侧多发性原发癌

同时同侧多发性原发癌的定义为可以用现有的临床和病理学技术来评估计算的在同侧乳腺发生的浸润性癌。肿瘤分期依据最大浸润性癌的大小来划分，而不是几个肿瘤大小的总和。对于较小肿瘤不进行单独的 T 分期。浸润性癌可以代表多个不同的肿瘤或者具有复杂形态的单个肿瘤。要靠临床和病理学检查的联合应用（尤其是形态学）来进行具体区分，在某个特殊的病例中需要更加准确的定义。如果肿瘤在宏观上的表现非常相似（如直径＜5 cm 的肿瘤），尤其是具有相似的组织学形态，分期应该基于肿瘤的最大径。微观上能全面揭示肿瘤病灶在某一区域的连续性，然而对于密度均匀的两个肿块，就需要额外多块取材进行判断。这些标准仅适用于多个宏观肿瘤，并不适用于一个宏观肿瘤与多个单独的微观肿瘤。

（五）双侧同时性乳腺癌

双侧癌灶各自按照单个乳房的原发灶进行分期。

（六）炎性乳腺癌

炎性乳腺癌是以乳腺 1/3 或更多的皮肤出现弥漫性红斑和水肿（橘皮征）为特征的临床病理学改变，通常不伴有可扪及的肿块。炎性乳腺癌的分期是 T_{4d} 期。需要指出的是，炎性乳腺癌主要靠临床诊断。影像学检查可以检测到乳房肿块,并发现特征性的全乳皮肤增厚。只有病理学检查到皮下淋巴管癌栓而没有上述所说的临床皮肤改变,不能定义为炎性乳腺癌。然而,对于炎性乳腺癌同时伴有乳腺实质或皮下淋巴系统的浸润性癌时,组织病理学的诊断十分必要,同时还要考虑 ER、PR 和 HER2 的表达状态。局部晚期乳腺癌直接侵及皮肤或致皮肤溃疡,没有出现上述的典型临床皮肤改变,即使有皮下癌栓也不能定义为炎性乳腺癌。因此,炎性乳腺癌不适用于那些延误诊断的局部晚期乳腺癌患者在疾病晚期出现的乳房皮肤相应的变化。炎性乳腺癌的所有特征都非常典型的病例是罕见的,但是如果皮肤受累<1/3,应该被归为 T_{4b} 期或者 T_{4c} 期。

(七) 乳房皮肤异常

皮肤酒窝征、乳头凹陷或其他除了在 T_{4b} 期和 T_{4d} 期中所描述的皮肤改变可以发生于 $T_{1\sim2}$ 期或 T_3 期,不改变分期。

二、区域淋巴结(N)

(一) 宏转移

区域淋巴结无法评估时(先前曾切除或者切除淋巴结未进行病理检查)分为 Nx 期或 pNx 期。未发现淋巴结转移归为 N_0 期或 pN_0 期。

对淋巴结阳性患者来说,N_1 期是指一个或多个可活动的同侧腋淋巴结转移,N_{2a} 期是指转移淋巴结彼此固定(成团)或与其他结构固定,N_{3a} 期是指同侧锁骨下淋巴结转移。临床检查或影像学发现内乳区淋巴结转移,但不伴同侧腋淋巴结转移者,归为 N_{2b} 期。影像学或临床检查发现内乳淋巴结转移,同时伴有同侧腋淋巴结转移者归为 N_{3b} 期。不论是否伴有腋淋巴结或内乳区淋巴结转移,SCLN 转移者归为 N_{3c} 期。

尽管直径>1.0 cm 的淋巴结可以通过临床和影像学技术检测到,但是仍应尽可能采用细针穿刺或者细胞、组织学检查来检测。如果临床或影像学检查中的一种定义为淋巴结转移,或者只通过细针穿刺定义为恶性,而不是靠手术切除标本的病理学检查结果,则可以假设存在转移,为临床分期提供依据。但病理学分期的原则仅适用于被手术清除并且被组织病理学诊断的淋巴结。

病理学检查发现淋巴结内存在 1 个以上直径>2 mm 并且其余可测量的病灶直径必须>0.2 mm(至少是微转移)转移灶的患者可以划分淋巴结分期,而淋巴结内存在直径<0.2 mm 病灶的患者应该排除在外,但是应包含在总的淋巴结评估中。1~3 个腋淋巴结转移为 pN_{1a} 期,4~9 个淋巴结转移为 pN_{2a} 期,≥10 个淋巴结转移归为 pN_{3a} 期。由 SLNB 而非影像学(除外放射性核素)检查或临床查体发现的内乳区淋巴结转移,如果不伴有腋淋巴结转移归为 pN_1 期,如果伴有 1~3 个淋巴结转移归为 pN_{1c} 期,≥4 个腋淋巴结转移归为 pN_{3b} 期。临床及影像学检查(不包括放射性核素)怀疑有内乳区淋巴结转移时,按组织病理学证实的不伴有或伴有腋淋巴结转移,分别归入 pN_{2b} 期和 pN_{3b} 期。组织病理学检查证实的同侧 SCLN 转移归为 pN_{3c} 期。不论原发肿瘤的大小及分期,pN_{3c} 的肿瘤归为ⅢC 期。对于开始依据 SLNB 进行分期,之后又进行全腋淋巴结清扫术的患者,依据总的腋淋巴结清扫结果(包括前哨淋巴结活检)进行分期。如果前哨淋巴结和非前哨淋巴结被清扫的数量少于标准的低位腋淋巴结清扫的数量(<6 个淋巴结),那么以 SLNB 作为 N 分期的依据。被作为分期的淋巴结数量是根据组织学定义的,避免过多清除淋巴结或者清除过多不含有淋巴结的脂肪组织。淋巴结病理学评估的优点是可以确定所有转移的淋巴结,对所有淋巴结进行评估,且大的淋巴结如行非连续切片,两张组织片间距离应<2.0 mm。每张切片的组织学检查都能有效地检测到所有转移的发生,尽管有时最大的转移淋巴结可能需要重新检查。虽然对淋巴结蜡块更全面的评估也不能作为分期的依据,但是多层切片病理学检查技术和免疫组化技术可以被用来检测其他肿瘤病灶,尤其是直径≤2.0 mm 的病灶(微转移和 ITC)。

(二) 孤立肿瘤细胞和微转移

ITC 是指最大径<0.2 mm 的单个细胞或小的细胞株,通常没有恶性的组织学证据。无论检测的淋巴结中是否包含 ITC,只要未发现最大径>0.2 mm 的转移灶,区域淋巴结 N 就应该标记为 pN_0(i+)或 pN_0(i+)(sn),但也要视情况而定,有时需要记录有 ITC 的淋巴结数量。

最大径 0.2 mm 大小的三维细胞簇中约包含 1 000 个肿瘤细胞。因此,如果明确有 200 个独立的肿瘤细胞以分散或椭圆形或球形的形式聚集在淋巴结的一个横断面上,很有可能至少有 1 000 个肿瘤细胞存在于这个淋巴结中。在这种情况下，应该归为淋巴结微转移（pN_{1mi}）。

细胞在淋巴结横断面或纵断面或整个组织块中不同的水平不会被叠加，即使淋巴结被切成很多个薄片，200 个细胞也只能出现在一个断面中。由于 ITC 的上限和微转移的下限存在很大程度的重叠，淋巴结的一个横断面存在 200 个肿瘤细胞的这个阈值，是指导病理学家区分 ITC 和微转移的一个重要参考。病理学家需要判断这一簇细胞是微转移还是仅仅为一小组孤立的肿瘤细胞。

微转移是指肿瘤细胞株最大径＞0.2 mm 但＜2.0 mm。当至少发现一个微转移灶，但未见＞2 mm 的转移灶时，所涉及的淋巴结数量可不计入转移淋巴结数，区域淋巴结归为 pN_{1mi} 或 $pN_{1mi(sn)}$，但也要视情况而定，有时需记录所涉及的淋巴结数量。

癌灶大小由相互接触（融合的或连续的肿瘤细胞）的任意组群的肿瘤细胞的最大范围决定，不管浸润范围是否局限于淋巴结，或延伸至淋巴结外（淋巴结外或囊外延伸），或完全存在于淋巴结外甚至侵袭脂肪。当淋巴结内存在多个癌灶时，以相互连续的肿瘤细胞的最大尺寸来判断是 ITC 还是微转移，而不是以所有单个癌细胞总和来判断。当癌灶导致胶原纤维（促结缔组织增生的）间质反应，相互连续接触的癌灶大小和纤维化的范围共同决定了转移灶的大小。当单一病例包含多个阳性淋巴结，并且每个淋巴结中最大癌灶是绝对独立的，那么每个类别（转移、微转移、ITC）的淋巴结数量需单独记录以帮助淋巴结分期。

当淋巴结被检测出组织病理学阴性，同时利用 RT-PCR 技术检测出上皮细胞标志物，区域淋巴结相应分为 pN_0(mol＋)或 pN_0(mol＋)(sn)。利用分子病理学技术分析被清扫的淋巴结组织，并用来进行组织学评估或分期是不被推荐的，尤其是当被清扫的淋巴组织范围足够大，可以判断淋巴结转移情况时。但是，临床数据需要住院医生详细收集记载。

三、远处转移

未发现远处转移的患者归为 cM_0 期。存在≥1 个远处转移灶的患者归为 cM_1 期。SCLN 转移视为 N_3 期。除非有临床证据证明有远处转移（cM_1 期）或活检证明有远处转移（pM_1 期），否则认为无远处转移（cM_0 期）。发生远处转移的乳腺癌有一定临床意义，它能帮助判断患者是否需要长期的治疗。确定远处转移常需要对患者的情况全面了解，体格检查甚至包括影像学检查、血液检测和组织活检。每个病例依照相应的指南进行个体化检查，远处转移的分期基于最适合的临床和影像学检查来解释；虽然推荐进行活体组织病理学检查，但由于可行性和安全性常常难以对临床表现为可疑转移灶进行活检。而且，很难在第一眼就判断出患者是否发生了远处转移，常需要后续的检查来除外或者确认，这是一个反复判断的过程。即使有可能在最初发现乳腺癌原发灶时就已经出现了转移，但基于指导原则，除非在诊断疾病的阶段就已经发现了可检测的远处转移，否则这种情况下还是应该界定为无转移（M_0 期）。之后新发现的转移灶不被考虑进患者的最初分期状态，认为这是疾病进展后的复发性Ⅳ期。

（一）体格检查

临床上诊断转移性疾病，应基于典型的症状和影像学技术，进行完整的体格检查。在适当的时候，应进行基于症状的改变、体检结果、影像学结论和/或检验结果在内的全面连续检查，必要时可重复进行检查。单靠体检结果很少能判断为远处转移（M_1 期），常需要辅以影像学检查。如果可行，应该进行活体组织病理学检查。

（二）影像学检查

如果临床考虑无远处转移，就没有必要给患者进行影像学检查，而且不能单靠影像学检查来判定乳腺癌是否有远处转移。当然，所有指南规定，在以往的体格检查中曾发现可疑病变，或不断进展的肝脏或骨骼相关的血清学指标异常，都提示需要继续进行影像学检查，如骨或组织显像、横断面成像。大多数专家认为，对于血液检验正常并且处于 $T_{1\sim2}N_0$ 期的无症状乳腺癌患者，用全身影像学检查评估转移是不合理的，而对Ⅲ期患者进行影像学检查来评估有无转移是合理的，并推荐加入 T_2N_1 期患者。

无论如何，分期研究应侧重于常见的转移部位，或者出现症状的部位，或者血液检查提示病变的部位。如果发现了转移的一些典型症状，或早期检查就发现了一些明确的改变，会让我们高度怀疑转移，将其归入 M_1 分期。影像学检查与评估还经常导致那些新诊断为乳腺癌的患者出现假阳性，所以只要可行，就应对怀疑转移部位进行病理学检查确认。

(三) 组织活检

对可疑病变部位的活检类型受可疑转移部位的影响,同时还与患者的喜好、安全、医疗团队的专业知识和活检设备有关。细针抽吸细胞学检查是足够的,尤其是对内脏病变,还可提供合理的细胞病理学解释。活检阴性或细胞异型性可能带来“假阴性”的风险,尤其在骨或硬癌的病变中,所以考虑重复活检或其他活检技术,如空芯针活检或开放手术活检。病理学检查应该包括标准的 HE 染色,在某些情况下,可能需要进一步进行免疫组化分析,或其他专业测试来明确是乳腺癌还是其他类型的癌症。如果不能从原发肿瘤获得充足的生物学标志物(ER、PR、HER2 等),应在转移灶的免疫组化染色中分析其生物学标志物状态。需要注意的是,从骨活检组织中检测出的结果,应采取谨慎的评估,因为无论是 IHC 还是 FISH,脱钙过程都可能造成假阴性的结果。在其他临床和影像学检查显示是阴性结果时,偶然发现癌细胞,或癌细胞病灶最大径≤0.2 mm,或发现 CTC,不应该单独构成 M 转移(下面将进一步讨论)。

(四) 实验室检查

当患者肝功能测试异常时应行肝成像;碱性磷酸酶升高或钙水平异常,或有一些不明显的症状时,应进行骨成像或骨显像。不明原因的贫血和血细胞减少,需要一个完整的血液学评估(如外周血涂片、铁的测定、维生素 B_{12} 或叶酸水平测定),应检查骨成像和进行骨髓活检,综合结果来进行评估。其他不明原因的实验室指标异常,如肾功能异常等,也应该及时、适当地进行影像学检查。升高的肿瘤标志物可能与不同程度的假阳性及其作用没有得到很好的分析有关。常规检验,如 CA153、CA27、CA29、CEA 和其他蛋白质标志物对分期没有影响。

(五) 循环肿瘤细胞、骨髓微转移及散在肿瘤细胞

在没有明显的临床或影像学表现或病理学检查结果时,在血液中检测出 CTC 或骨髓中有微转移(最大径≤0.2 mm)或散在淋巴结转移,不应该被用于确定发生远处转移。然而,越来越多的研究显示骨髓微转移和 CTC 虽归为 M_0 期,但对患者的预后有影响,有增加疾病复发或缩短生存期的风险。因此,基于其在组织学上的意义,将骨髓、血液或其他远离乳腺器官和淋巴结的微转移引入新的术语 M_0(i+)。对于已经处在乳腺癌 M_1 期(临床或影像学检查出转移)的患者,检测出 CTC 转移性时,虽然已经显示出与生存呈正相关,但 CTC 及其存在的数量不改变整个分期。

第四节　乳腺癌 TNM 分期第 8 版更新要点与难点

一、更新要点

(1) 最大也是最引人注目的改变是增加了预后分期,这也更符合临床以改善预后为导向的理念。为此,指南建议,在无法获得 ER、PR、HER2 等生物学标志物的国家和地区,可以使用临床或病理解剖学 TNM 分期;在可以获取这些生物学标志物信息的情况下,建议使用临床或病理学的预后分期。

(2) LCIS 可按照良性病变来治疗,从 TNM 分期中删除。

(3) 按照指南规定,原发肿瘤最大径的数值精确到毫米,而且四舍五入到最近的毫米数值,但最大径>1.0 mm 且<2.0 mm 的情况下,都记为 2.0 mm。

(4) 新辅助治疗前,前哨淋巴结微转移灶增加 cN_{1mi} 标准,删除 pN_0 下的 pN_0(i−)及 pN_0(mol−)。

(5) 原发癌灶周围的微卫星病灶不会改变肿瘤体积大小,不计入 T;临床和/或病理学检查确认的同时性、多发性肿瘤分期用英文字母(m)标注,以最大癌灶的最大径为准,而不是相加。

(6) 肉眼可见的皮肤卫星结节,归类为 T_{4b};若仅显微镜下可见皮肤或真皮卫星结节,且不伴有皮肤水肿(橘皮征)或皮肤溃疡,则不归入 T_{4b}。

(7) 多个淋巴结转移灶的情况下,以连续的最大转移灶为准判断 pN,邻近的转移灶不累加计入。

(8) cN_X 仅在区域淋巴结已被切除且无法体检

和影像学评估的情况下使用；在淋巴结可评估的情况下，体检和影像学均为阴性时归类为 cN_0。

(9) 不存在 pM_0，通常只有 cM_0 和 cM_1。若 cM_1 经显微镜下确认，则记为 pM_1。

(10) 新辅助治疗后的 T(ypT)以最大的连续残留病灶为准，残留灶周围的纤维化，以及残留灶之间的纤维化都不计入；存在多个残余灶时，用英文字母(m)标注。

(11) 新辅助治疗后的 N(ypN)以最大的连续残留转移灶为准，残留灶周围的纤维化，以及残留灶之间的纤维化都不计入。

(12) 新辅助治疗后乳腺、淋巴管、血管、淋巴结中均未检出任何残留的浸润性癌成分，则记为病理学完全缓解(pCR)。

(13) 在新辅助治疗前或治疗中被确诊为临床或病理 M_1 期，不管其对新辅助治疗反应如何，均记为 M_1。

(14) 肿瘤组织学分级成为乳腺癌预后分期的组成部分(若进行新辅助治疗，采用新辅助前的肿瘤组织学分级)。

(15) DCIS 中使用核分级。

(16) 所有乳腺癌病灶均应检测 ER、PR、HER2 表达水平。

(17) 多基因检测可提供预后和治疗预测信息，以补充 TNM 及生物学标志物信息的不足。仅就分期而言，不需要这些检测。目前，指南在病理学预后分期中纳入了一种多基因检测方案，但其他检测方案同样可用于临床决策。纳入该检测方案并无推荐或认可其超过其他检测的意思。

(18) 对于 $T_1N_0M_0$ 和 $T_2N_0M_0$ 且 HR 阳性、HER2 阴性的患者，21 基因检测分值<11 分，则在 AJCC 病理学预后分期中归入ⅠA 期，与 $T_{1a\sim1b}N_0M_0$ 相同。

(19) 对于 $T_1N_0M_0$ 和 $T_2N_0M_0$ 且 HR 阳性、HER2 阴性的患者，使用其他多基因检测(乳腺癌指数、EndoPredict、70 基因检测、PAM 50)分值位于低危区间，则将其归入与 $T_{1a\sim1b}N_0M_0$ 相同的预后分期。

(20) 对 CTC 的临床意义进行了肯定。临床晚期乳腺癌外周血 CTC≥5 个/7.5 ml、临床早期乳腺癌外周血 CTC≥1 个/7.5 ml 提示预后不良。

(21) 首次建立了 AJCC 证据等级标准，适用于第 8 版分期的所有肿瘤(表 33－1)。

表 33－1　AJCC 证据等级标准

证据等级	说　明
Ⅰ	证据来自多项大型国家或国际研究的一致性结果，要求研究设计及实施良好，满足在适宜的患者人群中进行研究，并具有合适研究终点及合理治疗方案
Ⅱ	证据至少来自一项大型研究，要求研究设计及实施良好，满足在合适的患者人群中进行研究，具有合适研究终点，具有外部验证
Ⅲ	证据来自的研究具有一定缺陷，研究缺陷包括研究数量、规模或质量；多项研究结果间具有不一致性；存在患者研究人群是否选择恰当和结果是否恰当的问题
Ⅳ	尚未进行合理研究

二、更新难点

(一) T_4 分期中的胸壁和皮肤侵犯

(1) 胸壁侵犯是指胸廓结构被侵犯，包括肋骨、肋间肌和前锯肌。胸大、小肌粘连侵犯不算 T_4 分期。

(2) 皮肤侵犯是指肉眼可见的皮肤卫星结节，或较局限的皮肤水肿(橘皮征)或溃疡，单纯镜下发现的表皮或真皮的卫星结节不算。

(3) 炎性乳腺癌归为临床 T_4 分期，要求>1/3 的乳腺皮肤出现炎性乳腺癌的经典表现：皮肤红肿、水肿，皮肤卫星结节，通常伴有真皮层脉管癌栓。即使没有脉管癌栓，但有明显的炎性乳腺癌症状，也应归于炎性乳腺癌，即 T_{4d} 分期。反之，即使有真皮层脉管癌栓，但不符合炎性乳腺癌的临床表现，仍不可诊断为炎性乳腺癌。

(二) 淋巴结的界定问题

(1) ITC 是指淋巴结转移灶最大径<0.2 mm 或单张淋巴结切片<200 个肿瘤细胞。需要注意的是，它归入 $pN_0(i+)$，仍然是 N_0 期，即无淋巴结转移。

(2) 前哨淋巴结数目应≤5 枚。

(3) 乳腺内淋巴结转移归入腋淋巴结转移中进行分期。

(4) 腋窝脂肪内癌结节分为两种情况：①腋窝脂肪组织中的癌结节周围有乳腺组织或 DCIS，则考虑是腋窝乳腺来源的癌灶，而非淋巴结转移；②腋窝脂肪组织中的癌结节周围完全没有乳腺组织或

DCIS,则将其归入淋巴结转移中进行分期。

(三) 预后分期参考因子的证据等级

证据等级Ⅰ级:ER、PR、HER2、组织学分级、21 基因检测。证据等级Ⅱ级:CTC、DTC、骨髓微转移、多基因检测(包括 IHC4、70 基因检测、PAM50、乳腺癌指数、EndoPredict)。证据等级Ⅲ级:Ki-67 增殖指数。

第五节 AJCC 第 8 版乳腺癌分期

一、解剖学分期

AJCC 第 8 版乳腺癌解剖学分期如表 33 - 2 所示。

表 33 - 2 AJCC 第 8 版乳腺癌解剖学分期

分期	TNM
0 期	$T_{is}N_0M_0$
ⅠA 期	$T_1N_0M_0$
ⅠB 期	$T_0N_{1mi}M_0$ $T_1N_{1mi}M_0$
ⅡA 期	$T_0N_1M_0$ $T_1N_1M_0$ $T_2N_0M_0$
ⅡB 期	$T_2N_1M_0$ $T_3N_0M_0$
ⅢA 期	$T_0N_2M_0$ $T_1N_2M_0$ $T_2N_2M_0$ $T_3N_1M_0$ $T_3N_2M_0$
ⅢB 期	$T_4N_0M_0$ $T_4N_1M_0$ $T_4N_2M_0$
ⅢC 期	任何 TN_3M_0
Ⅳ期	任何 T 任何 NM_1

说明:①T_1 包括 T_{1mi};②T_0 和 T_1 伴淋巴结转移(N_{1mi})归入ⅠB 期;③T_2、T_3 和 T_4 肿瘤伴淋巴结转移时,N_{1mi} 当作 N_1 来分期;④M_0 包括 M_0(i+);⑤无 pM_0,任何 M_0 都是指临床上的;⑥若患者新辅助治疗前为 M_1 期,属于Ⅳ期,则无论其对新辅助治疗反应如何,始终记为Ⅳ期;⑦若术后影像学检查发现存在远处转移,这些检查是在诊断后 4 个月内疾病未发生进展的情况下进行的,并且患者未进行过新辅助治疗,则可以更改分期;⑧新辅助治疗后的分期,应在“T”和“N”前加上“yp”或“yc”前缀,经新辅助治疗后达到完全缓解的病例无相应的解剖学分期,如 $ypT_0ypN_0cM_0$。

二、组织学分级

所有浸润性乳腺癌均应进行组织学分级。推荐使用诺丁汉联合组织学分级,被美国病理学家学会采用。肿瘤分级由其形态学特点的评估决定,包括腺管形成的程度、细胞核的多形性和核分裂象计数。每项评分从 1 分(良好)至 3 分(差),然后将 3 类分数相加。评出 3 个等级:总分 3~5 分为 1 级,6~7 分为 2 级,8~9 分为 3 级。不建议使用主观分级。

1. *浸润性癌组织学分级* Scarff-Bloom-Richardson(SBR)分级系统,诺丁汉修订版,即诺丁汉联合组织学分级。

G_x:分级无法评估。

G_1:组织学综合评级低(高分化);SBR 评分 3~5 分。

G_2:组织学综合评级中等(中分化);SBR 评分 6~7 分。

G_3:组织学综合评级高(低分化);SBR 评分 8~9 分。

2. *导管原位癌(核分级)*

G_x:分级无法评估。

G_1:核分级低。

G_2:核分级中等。

G_3:核分级高。

3. *组织病理学类型*

(1) 原位癌:导管内癌;乳房佩吉特病。

(2) 浸润性癌:非特殊型;导管癌;炎性癌;髓样癌,非特殊型;髓样癌伴淋巴细胞浸润;黏液癌;乳头状癌(微乳头状癌为主型);小管癌;小叶癌;伴浸润性癌的乳房佩吉特病;未分化癌;鳞状细胞癌;腺样囊性癌；分泌性癌；筛状癌。

三、临床预后分期

临床预后分期可对全部乳腺癌患者进行分级和分期（表 33－3），主要基于病史、体格检查和影像学检查（对临床分期非必需），以及活检获取的关于临床肿瘤（T）、淋巴结（N）和转移（M）的信息。临床预后分期未纳入经由手术获得病理学信息中的基因组信息，但其对于明确预后还是有用的。

表 33－3　乳腺癌临床预后分期

<table>
<tr><th>TNM</th><th>组织学分级</th><th>HER2</th><th>ER</th><th>PR</th><th>预后分期</th></tr>
<tr><td>T_{is} N_0 M_0</td><td>任何</td><td>任何</td><td>任何</td><td>任何</td><td>0</td></tr>
<tr><td rowspan="24">T_1^{*} N_0 M_0
T_0 N_{1mi} M0
T_1^{*} N_{1mi} M_0</td><td rowspan="8">G_1</td><td rowspan="4">+</td><td rowspan="2">+</td><td>+</td><td rowspan="7">Ⅰ A</td></tr>
<tr><td>−</td></tr>
<tr><td rowspan="2">−</td><td>+</td></tr>
<tr><td>−</td></tr>
<tr><td rowspan="4">−</td><td rowspan="2">+</td><td>+</td></tr>
<tr><td>−</td></tr>
<tr><td rowspan="2">−</td><td>+</td></tr>
<tr><td>−</td><td>Ⅰ B</td></tr>
<tr><td rowspan="8">G_2</td><td rowspan="4">+</td><td rowspan="2">+</td><td>+</td><td rowspan="7">Ⅰ A</td></tr>
<tr><td>−</td></tr>
<tr><td rowspan="2">−</td><td>+</td></tr>
<tr><td>−</td></tr>
<tr><td rowspan="4">−</td><td rowspan="2">+</td><td>+</td></tr>
<tr><td>−</td></tr>
<tr><td rowspan="2">−</td><td>+</td></tr>
<tr><td>−</td><td>Ⅰ B</td></tr>
<tr><td rowspan="8">G_3</td><td rowspan="4">+</td><td rowspan="2">+</td><td>+</td><td rowspan="5">Ⅰ A</td></tr>
<tr><td>−</td></tr>
<tr><td rowspan="2">−</td><td>+</td></tr>
<tr><td>−</td></tr>
<tr><td rowspan="4">−</td><td rowspan="2">+</td><td>+</td></tr>
<tr><td>−</td><td rowspan="3">Ⅰ B</td></tr>
<tr><td rowspan="2">−</td><td>+</td></tr>
<tr><td>−</td></tr>
<tr><td rowspan="6">T_0 N_1^{**} M_0
T_1^{*} N_1^{**} M_0
T_2 N_0 M0</td><td rowspan="6">G_1</td><td rowspan="4">+</td><td rowspan="2">+</td><td>+</td><td>Ⅰ B</td></tr>
<tr><td>−</td><td rowspan="3">Ⅱ A</td></tr>
<tr><td rowspan="2">−</td><td>+</td></tr>
<tr><td>−</td></tr>
<tr><td rowspan="2">−</td><td rowspan="2">+</td><td>+</td><td>Ⅰ B</td></tr>
<tr><td>−</td><td>Ⅱ A</td></tr>
</table>

续表

<table>
<tr><th>TNM</th><th>组织学分级</th><th>HER2</th><th>ER</th><th>PR</th><th>预后分期</th></tr>
<tr><td rowspan="18"></td><td rowspan="2"></td><td rowspan="2"></td><td rowspan="2">−</td><td>+</td><td rowspan="2"></td></tr>
<tr><td>−</td></tr>
<tr><td rowspan="8">G_2</td><td rowspan="4">+</td><td rowspan="2">+</td><td>+</td><td>ⅠB</td></tr>
<tr><td>−</td><td rowspan="3">ⅡA</td></tr>
<tr><td rowspan="2">−</td><td>+</td></tr>
<tr><td>−</td></tr>
<tr><td rowspan="4">−</td><td rowspan="2">+</td><td>+</td><td>ⅠB</td></tr>
<tr><td>−</td><td rowspan="2">ⅡA</td></tr>
<tr><td rowspan="2">−</td><td>+</td></tr>
<tr><td>−</td><td>ⅡB</td></tr>
<tr><td rowspan="8">G_3</td><td rowspan="4">+</td><td rowspan="2">+</td><td>+</td><td>ⅠB</td></tr>
<tr><td>−</td><td rowspan="4">ⅡA</td></tr>
<tr><td rowspan="2">−</td><td>+</td></tr>
<tr><td>−</td></tr>
<tr><td rowspan="4">−</td><td rowspan="2">+</td><td>+</td></tr>
<tr><td>−</td><td rowspan="3">ⅡB</td></tr>
<tr><td rowspan="2">−</td><td>+</td></tr>
<tr><td>−</td></tr>
<tr><td rowspan="16">$T_2N_1^{***}M_0$
$T_3N_0M_0$</td><td rowspan="8">G_1</td><td rowspan="4">+</td><td rowspan="2">+</td><td>+</td><td>ⅠB</td></tr>
<tr><td>−</td><td rowspan="2">ⅡA</td></tr>
<tr><td rowspan="2">−</td><td>+</td></tr>
<tr><td>−</td><td>ⅡB</td></tr>
<tr><td rowspan="4">−</td><td rowspan="2">+</td><td>+</td><td>ⅡA</td></tr>
<tr><td>−</td><td rowspan="3">ⅡB</td></tr>
<tr><td rowspan="2">−</td><td>+</td></tr>
<tr><td>−</td></tr>
<tr><td rowspan="8">G_2</td><td rowspan="4">+</td><td rowspan="2">+</td><td>+</td><td>ⅠB</td></tr>
<tr><td>−</td><td rowspan="2">ⅡA</td></tr>
<tr><td rowspan="2">−</td><td>+</td></tr>
<tr><td>−</td><td>ⅡB</td></tr>
<tr><td rowspan="4">−</td><td rowspan="2">+</td><td>+</td><td>ⅡA</td></tr>
<tr><td>−</td><td rowspan="2">ⅡB</td></tr>
<tr><td rowspan="2">−</td><td>+</td></tr>
<tr><td>−</td><td>ⅢB</td></tr>
</table>

续表

TNM	组织学分级	HER2	ER	PR	预后分期
	G_3	+	+	+	ⅠB
				−	ⅡB
			−	+	
				−	
		−	+	+	ⅢA
				−	
			−	+	
				−	ⅢB
$T_0\ N_2\ M_0$ $T_1^*\ N_2\ M_0$ $T_2\ N_2\ M_0$ $T_3\ N_1^{***}\ M_0$ $T_3\ N_2\ M_0$	G_1	+	+	+	ⅡA
				−	ⅢA
			−	+	
				−	
		−	+	+	ⅡA
				−	ⅢA
			−	+	
				−	ⅢB
	G_2	+	+	+	ⅡA
				−	ⅢA
			−	+	
				−	
		−	+	+	ⅡA
				−	ⅢA
			−	+	
				−	ⅢB
	G_3	+	+	+	ⅡB
				−	ⅢA
			−	+	
				−	
		−	+	+	
				−	ⅢB
			−	+	
				−	ⅢC
$T_4\ N_0\ M_0$ $T_4\ N_1^{***}\ M_0$ $T_4\ N_2\ M_0$ 任何 T $N_3\ M_0$	G_1	+	+	+	ⅢA
				−	ⅢB
			−	+	
				−	

续表

<table>
<tr><th>TNM</th><th>组织学分级</th><th>HER2</th><th>ER</th><th>PR</th><th>预后分期</th></tr>
<tr><td rowspan="20"></td><td rowspan="4">G</td><td rowspan="4">−</td><td rowspan="2">+</td><td>+</td><td rowspan="3"></td></tr>
<tr><td>−</td></tr>
<tr><td rowspan="2">−</td><td>+</td></tr>
<tr><td>−</td><td>ⅢC</td></tr>
<tr><td rowspan="8">G_2</td><td rowspan="4">+</td><td rowspan="2">+</td><td>+</td><td>ⅢA</td></tr>
<tr><td>−</td><td rowspan="6">ⅢB</td></tr>
<tr><td rowspan="2">−</td><td>+</td></tr>
<tr><td>−</td></tr>
<tr><td rowspan="4">−</td><td rowspan="2">+</td><td>+</td></tr>
<tr><td>−</td></tr>
<tr><td rowspan="2">−</td><td>+</td></tr>
<tr><td>−</td><td>ⅢC</td></tr>
<tr><td rowspan="8">G_3</td><td rowspan="4">+</td><td rowspan="2">+</td><td>+</td><td rowspan="5">ⅢB</td></tr>
<tr><td>−</td></tr>
<tr><td rowspan="2">−</td><td>+</td></tr>
<tr><td>−</td></tr>
<tr><td rowspan="4">−</td><td rowspan="2">+</td><td>+</td></tr>
<tr><td>−</td><td rowspan="3">ⅢC</td></tr>
<tr><td rowspan="2">−</td><td>+</td></tr>
<tr><td>−</td></tr>
<tr><td>任何 T 任何 NM_1</td><td>任何</td><td>任何</td><td>任何</td><td>任何</td><td>Ⅳ</td></tr>
</table>

注：*：T_1 包含 T_{1mi}。

**：N_1 不包含 N_{1mi}。$T_1N_{1mi}M_0$ 和 $T_0N_{1mi}M_0$ 分期在预后分期中与 $T_1N_0M_0$ 一致。

***：N_1 包含 N_{1mi}。在预后分期方面 T_2N_{1mi} 相当于 T_2N_1，T_3N_{1mi} 相当于 T_3N_1，T_4N_{1mi} 相当于 T_4N_1。

说明：①在对所有淋巴结进行评估的基础上才可以使用 N_{1mi} 分类，所以 FNA 和 CNB 不能作为依据。N_{1mi} 只有在未切除原发病灶而切除了淋巴结时可以在临床预后分期中使用，如在接受新辅助化疗或新辅助内分泌治疗前行 SLNB。②在有淋巴结转移而未发现原发病灶(如 T_0N_1 等)或乳腺导管内癌的(如 $T_{is}N_1$ 等)情况下，应使用从淋巴结内肿瘤组织中获取的组织学分级，以及 HER2、ER、PR 的信息来评定分期。③按照 2013 年 ASCO/CAP 的 HER2 检测指南，使用原位杂交[FISH 或显色原位杂交(CISH)]检测 HER2 表达为“模棱两可”时，则在临床预后分期中应归入 HER2 阴性。④本临床预后分期是基于接受了适当的内分泌治疗和/或系统化疗(包括抗 HER2 治疗)的乳腺癌人群总结出来的。

四、病理学预后分期

病理学预后分期适用于以手术作为初始治疗的乳腺癌患者(表 33-4)，包括术前临床分期、手术时、手术后病理学检查等全部信息。病理学预后分期不适用于接受新辅助治疗(包括新辅助内分泌治疗、新辅助化疗、新辅助放疗)的患者。

表 33－4　乳腺癌病理学预后分期

TNM	组织学分级	HER2	ER	PR	预后分期
T_{is} N_0 M_0	任何	任何	任何	任何	0
T_1^* N_0 M_0 T_0 N_{1mi} M_0 T_1^* N_{1mi} M_0	G_1	＋	＋	＋	ⅠA
				－	
			－	＋	
				－	
		－	＋	＋	
				－	
			－	＋	
				－	
	G_2	＋	＋	＋	
				－	
			－	＋	
				－	
		－	＋	＋	
				－	
			－	＋	
				－	ⅠB
	G_3	＋	＋	＋	ⅠA
				－	
			－	＋	
				－	
		－	＋	＋	
				－	
			－	＋	
				－	ⅠB
T_0 N_1^{**} M_0 T_1^* N_1^{**} M_0 T_2 N_0 M_0	G_1	＋	＋	＋	ⅠA
				－	ⅠB
			－	＋	
				－	ⅡA
		－	＋	＋	ⅠA
				－	ⅠB
			－	＋	
				－	ⅡA
	G_2	＋	＋	＋	ⅠA
				－	ⅠB
			－	＋	
				－	ⅡA

续表

TNM	组织学分级	HER2	ER	PR	预后分期
		−	+	+	ⅠA
				−	ⅡA
			−	+	
				−	
	G_3	+	+	+	ⅠA
				−	ⅡA
			−	+	
				−	
		−	+	+	ⅠB
				−	ⅡA
			−	+	
				−	
T_2 N_1^{***} M_0 T_3 N_0 M_0	G_1	+	+	+	ⅠA
				−	ⅡB
			−	+	
				−	
		−	+	+	ⅠA
				−	ⅡB
			−	+	
				−	
	G_2	+	+	+	ⅠB
				−	ⅡB
			−	+	
				−	
		−	+	+	ⅠB
				−	ⅡB
			−	+	
				−	
	G_3	+	+	+	ⅠB
				−	ⅡB
			−	+	
				−	
		−	+	+	ⅡA
				−	ⅡB
			−	+	
				−	ⅢA

续表

TNM	组织学分级	HER2	ER	PR	预后分期
$T_0\ N_2\ M_0$ $T_1^*\ N_2\ M_0$ $T_2\ N_2\ M_0$ $T_3\ N_1^{***}\ M_0$ $T_3\ N_2\ M_0$	G_1	+	+	+	ⅠB
				−	ⅢA
			−	+	
				−	
		−	+	+	ⅠB
				−	ⅢA
			−	+	
				−	
	G_2	+	+	+	ⅠB
				−	ⅢA
			−	+	
				−	
		−	+	+	ⅠB
				−	ⅢA
			−	+	
				−	ⅢB
	G_3	+	+	+	ⅡA
				−	ⅢA
			−	+	
				−	
		−	+	+	ⅡB
				−	ⅢA
			−	+	
				−	ⅢC
$T_4\ N_0\ M_0$ $T_4\ N_1^{***}\ M_0$ $T_4\ N_2\ M_0$ 任何 T $N_3\ M_0$	G_1	+	+	+	ⅢA
				−	ⅢB
			−	+	
				−	
		−	+	+	ⅢA
				−	ⅢB
			−	+	
				−	
	G_2	+	+	+	ⅢA
				−	ⅢB
			−	+	
				−	

续表

<table>
<tr><th>TNM</th><th>组织学分级</th><th>HER2</th><th>ER</th><th>PR</th><th>预后分期</th></tr>
<tr><td rowspan="12"></td><td rowspan="4"></td><td rowspan="4">−</td><td rowspan="2">+</td><td>+</td><td>ⅢA</td></tr>
<tr><td>−</td><td rowspan="2">ⅢB</td></tr>
<tr><td rowspan="2">−</td><td>+</td></tr>
<tr><td>−</td><td>ⅢC</td></tr>
<tr><td rowspan="8">G_3</td><td rowspan="4">+</td><td rowspan="2">+</td><td>+</td><td rowspan="5">ⅢB</td></tr>
<tr><td>−</td></tr>
<tr><td rowspan="2">−</td><td>+</td></tr>
<tr><td>−</td></tr>
<tr><td rowspan="4">−</td><td rowspan="2">+</td><td>+</td></tr>
<tr><td>−</td><td rowspan="3">ⅢC</td></tr>
<tr><td rowspan="2">−</td><td>+</td></tr>
<tr><td>−</td></tr>
<tr><td>任何 T 任何 NM_1</td><td>任何</td><td>任何</td><td>任何</td><td>任何</td><td>Ⅳ</td></tr>
</table>

注：*：T_1 包含 T_{1mi}。

**：N_1 不包含 N_{1mi}。$T_1N_{1mi}M_0$ 和 $T_0N_{1mi}M_0$ 分期在预后分期中与 $T_1N_0M_0$ 一致。

***：N_1 包含 N_{1mi}。在预后分期方面 T_2N_{1mi} 相当于 T_2N_1，T_3N_{1mi} 相当于 T_3N_1，T_4N_{1mi} 相当于 T_4N_1。

说明：①在有淋巴结转移而未发现原发病灶(如 T_0N_1 等)或乳腺导管内癌(如 $T_{is}N_1$ 等)的情况下，应使用从淋巴结内肿瘤组织中获取的组织学分级，以及 HER2、ER、PR 的信息来评定分期。②按照 2013 年 ASCO/CAP 的 HER2 检测指南，使用原位杂交(FISH 或 CISH)检测 HER2 表达为“模棱两可”时，则在临床预后分期中应归入 HER2 阴性。③本病理学预后分期是基于接受了适当的内分泌治疗和/或系统化疗(包括抗 HER2 治疗)的乳腺癌人群总结出来的。

五、基因组信息对病理学预后分期的影响

21 基因检测分值<11 分对病理学预后分期的影响见表 33-5。

表 33-5　21 基因检测分值<11 分对病理学预后分期的影响

TNM	分级	HER2	ER	PR	分期
$T_1N_0M_0$ $T_2N_0M_0$	任何	−	+	任何	ⅠA

说明：①病理学预后分期不需要获取基因组信息，但基因组信息可用于制订合适的治疗方案。$T_1N_0M_0$ 或 $T_2N_0M_0$，且 HER2 阴性、ER 阳性，同时 21 基因检测分值<11 分的乳腺癌应归入病理学预后分期的ⅠA 组。②$T_{1\sim2}N_0M_0$、HER2 阴性、ER 阳性的乳腺癌患者，若未行 21 基因检测，或虽检测但不可用，或 21 基因检测分值≥11 分，则其病理学预后分期应基于上述解剖学特征和生物标志物进行分期。③目前 21 基因检测是常应用于病理学预后分期的多基因检测方案，因其可为评分<11 分的患者提供前瞻性的一级证据。将来分期系统的更新也可能纳入其他多基因检测方案，基于有效的证据将患者分类至不同的预后分期。分期表中纳入或排除某种基因组信息的检测方法并不意味着对特定方法的认可，任何在治疗中拥有有效证据的基因组信息检测方法都不应该被限制。

(王　嘉　毛晓韵　金　锋)

参考文献

[1] CHAVEZ-MACGREGOR M, MITTENDORF E A, CLARKE C A, et al. Incorporating tumor characteristics to the American Joint Committee on Cancer breast cancer staging system [J]. Oncologist, 2017,22: 1292 - 1300.

[2] GIULIANO A E, EDGE S B, HORTOBAGYI G N. Eighth edition of the AJCC cancer staging manual: breast cancer [J]. Ann Surg Oncol, 2018,25(7): 1783 - 1785.

[3] WANG X X, JIANG Y Z, LI J J, et al. Effect of nodal status on clinical outcomes of triple-negative breast cancer: a population-based study using the SEER 18 database [J]. Oncotarget, 2016,7: 46636 - 46645.

[4] WAZIR U, WAZIR A, WELLS C, et al. Pleomorphic lobular carcinoma in situ: Current evidence and a systemic review (Review) [J]. Oncol Lett, 2016, 12: 4863 - 4868.

[5] YE J, WANG W, XU L, et al. A retrospective prognostic evaluation analysis using the 8th edition of American Joint Committee on Cancer (AJCC) cancer staging system for luminal A breast cancer [J]. Chin J Cancer Res, 2017,29: 351 - 360.

第三十四章

乳腺癌外科治疗发展史

第一节 概 述

乳腺癌是全球女性最常见的恶性肿瘤。据国际癌症研究中心(IARC)最新统计数据,全球每年女性乳腺癌新发病例超过 220 万,并呈逐年上升趋势。虽然与西方国家相比,我国的乳腺癌发病率较低,但也严重威胁着妇女的健康,年新发病例数约 40 余万例;经济发达的大城市,尤其是京、津、沪,近 40 年来乳腺癌发病率显著升高。可喜的是,随着近年来乳腺癌早期诊断的普及、诊疗技术的进步、综合治疗体系的完善、新的高效药物的面世、预后及预测模型的建立,乳腺癌患者的病死率有了明显的下降。由于这些新的理念和技术不断涌现,乳腺癌的外科治疗模式也有了巨大的改变。乳腺癌曾被视为一种单纯的疾病,采用单一的手术方式治疗,现在随着分子生物学的发展,我们对乳腺癌有了更全面的认识。鉴于乳腺癌是一种全身性疾病,“个体化”的综合治疗模式也应运而生,特别是对于早期乳腺癌,目前倡导以外科治疗为主,辅以合理有序的综合治疗,有的放矢、量体裁衣地根据每个乳腺癌患者不同的类型和分期制订最佳、最有效的治疗方案,在显著改善乳腺癌患者预后的同时提高生活质量。

纵观历史,现有的乳腺癌治疗模式是从曾经单纯的手术切除模式慢慢演变、发展而来的。1894 年 William Halsted 报道了肿瘤外科治疗史上具有里程碑意义的乳腺癌根治术。该手术是以乳腺癌的局部播散,特别是淋巴管的播散为理论依据的,由此只要进行乳腺癌所在区域的广泛切除术+引流淋巴结区域清扫术,就能达到根治的效果。因此,乳腺癌根治术要求将患侧乳腺、表面皮肤、胸肌及整个腋窝组织做整块切除。为了获得更好的疗效,随后还相继出现了清扫内乳淋巴结的乳腺癌扩大根治术、超根治术,甚至前四分之一截肢术。随后,许多大样本回顾性分析和前瞻性临床试验证实,无论局部控制还是生存率,根治术与扩大根治术相比,以及根治术与较小范围的手术(保留胸肌)相比,患者的无复发生存率和总生存率不存在明显差别。人们慢慢发现扩大手术切除的区域并不能进一步改善乳腺癌患者的预后。20 世纪 70 年代,Fisher 对此提供了理论依据。他认为乳腺癌从发病开始就是全身性的疾病,乳腺癌手术治疗的失败往往是因为癌细胞早期的全身播散。人们充分地认识到盲目扩大范围的手术并不能治愈乳腺癌,只会降低患者的生存质量。只有针对全身进行的系统性综合治疗,才会进一步改善乳腺癌患者的预后,由此乳腺癌的综合治疗进入了高速发展阶段。临床试验不断更新化疗药物的组合和疗效、受体阳性乳腺癌的内分泌治疗完善、曲妥珠单抗等靶向药物的相继问世、多基因芯片技术的迅猛发展,极大地改善了乳腺癌患者的预后。

从宏观角度,综合治疗的成熟和发展改变了外科治疗的模式,而外科治疗模式的变更也进一步印证了综合治疗的价值和意义。目前,乳腺癌的多学科综合治疗模式已被广泛采纳,本章拟回顾乳腺癌外科治疗的发展历史,阐述现阶段常见的手术方式的技术特点和理念,期望每位临床工作者都能在实际工作中掌握并运用好乳腺外科治疗技术,并充分认识到外科、肿瘤内科、放疗科、病理科、影像诊断科等学科的交叉融合是完善乳腺癌诊断与治疗的关键所在，乳腺癌外科治疗新模式也必将在合理高效的多学科协作交流中诞生。

第二节　不同手术模式的演变

根据医史记载，乳腺癌的局部治疗起始于公元前3000—2500年的古埃及，残酷的烧烙法用于治疗许多乳腺疾病。直至文艺复兴时期，以Andreas Vesalius为代表，引领解剖学的创立，使乳腺切除从野蛮的烧烙走向以血管结扎为基础的解剖外科时代。

1757年的法国，Henri Francois Le Dran提出乳腺癌的淋巴结转移是该病预后差的主要原因；法国手术学的奠基人Jean Louis Petit提出将乳腺、可触及的淋巴结、与肿瘤粘连的胸大肌做整块切除；英格兰的Samuel Sharpe和苏格兰的Benjamin Bell也提出了全乳切除和可触及的淋巴结清扫的手术原则。1867年，英格兰的Charles Moore详细阐述了乳腺癌手术的基本原则，提倡肿瘤的广泛切除，并在20世纪被广泛接受。1846年的全身麻醉和1867年Lister创建的无菌术，确立了乳腺癌全乳切除手术在乳腺癌治疗中的地位。德国的Ernst Kuster与英格兰的W. Mitchell Banks在1871年将腋窝清扫常规纳入乳腺癌全乳切除手术；Richard von Volkmann和Lothar Heidenheim分别于1875年和1889年建议全乳切除、腋窝清扫术同时整块切除胸大肌筋膜。

William Stewart Halsted在von Volkmann提出的术式上加以发展，于1894年报道了根治性手术治疗50名乳腺癌患者的经验。该手术切除全部乳腺、胸大肌和腋淋巴结。1898年，Halsted报道了同时切除胸小肌的术式。Wily Meyer于1894年提出了根治性全乳切除术的一个变通的方法，即先行腋淋巴结清扫，再行乳腺、胸肌切除。Halsted在1894、1898和1907年发表的论文使乳腺癌根治性全乳切除得到广泛接受，该手术治疗观念占据了20世纪的前3/4。Halsted时期，大多数乳腺癌患者属局部晚期，3/4的患者存在腋淋巴结转移；以往的手术治疗局部复发率达60%～82%，3年生存率为9%～39%；Halsted报道局部复发率为6%，3年生存率为38%～42%，10年生存率为12%。

1948年，Patey提出切除胸大肌并不提高根治性全乳切除的手术疗效，他描述了一种改良的根治性全乳切除术，即切除乳腺、胸小肌和腋窝内容物，保留胸大肌；Auchincloss和Madden进一步改良了该术式，同时保留胸大肌和胸小肌。接着，许多大样本回顾性分析和两项前瞻性临床试验证实，无论局部控制还是生存率，改良根治术和Halsted根治术效果相当。因此，改良的根治性全乳切除术比例自20世纪70年代初的27.7%不断上升，至1982年，改良根治术占全乳切除根治术的72.3%。Fisher认为乳腺癌从发病开始就是全身性的疾病，乳腺癌手术治疗的失败往往归咎于癌细胞早期的全身播散。基于这一新的理论所进行的NSABPB-04试验证实，腋淋巴结临床阴性的乳腺癌病例随机接受根治术、单纯乳房切除加腋窝放疗、单纯乳房切除及腋窝随访（腋淋巴结转移时再行手术），3种治疗方式的长期生存完全相似。这一结果有力地证实了Fisher理论，同时成为乳腺癌局部治疗发展史上的又一个里程碑，为当今乳腺外科的发展奠定了基础。

随着Fisher理论的普及和深化，保乳手术应运而生，并逐步在临床中普及。保乳手术是乳腺癌多学科综合治疗模式的体现和结晶，涉及肿瘤外科的手术治疗、放疗科的放疗、肿瘤内科的全身治疗及病理科和放射诊断科的病灶评估等。保乳手术的问世已逾半个世纪，联合术后放疗使乳腺癌患者达到与全乳切除手术相同的生存率，同时兼具良好的美容效果。随着对保乳治疗后局部复发的方式、病程、局部复发相关的因素及影响乳房外形的因素的深入认识，新辅助化疗降期后的保乳、保乳整复手术技术等也逐步运用于临床。

伴随着保乳手术的普及，针对腋淋巴结的降阶梯外科治疗也不断发展。前哨淋巴结活检手术已替代腋淋巴结清扫手术，成为临床腋淋巴结阴性患者新的标准，并不断拓宽其适用人群。从初期临床体检阴性，到低负荷腋淋巴结转移，再到新辅助治疗降期后保腋窝的患者，随着乳腺癌早期诊断的普及、系统性治疗策略的优化及放疗的精准化，腋淋巴结清扫手术或将逐步退出历史舞台。

目前尚无一个统一的手术方式适合于不同类型、不同期别的乳腺癌。所以手术方式应该根据具体病期、肿瘤部位、外科医生习惯使用术式、医疗单位辅助治疗条件和随访条件等多项因素决定。

第三节 发展前景

可以说过去30多年,正是由于综合治疗手段逐步被发掘、完善,从根本上改变了乳腺癌的外科治疗理念,从曾经"最大可耐受"治疗模式逐步发展为目前的"最小最有效"治疗模式。

综合治疗保障了外科"最小最有效"模式的开展,以保乳手术的开展为例,随着乳腺X线摄影筛查的普及,越来越多肿块较小的乳腺癌被早期发现,为保乳治疗的实施提供了先决条件;数字化乳腺X线摄影检查及乳腺MRI等影像学技术的发展,为术前肿瘤评估提供了确切有效的信息;乳腺癌术后中等剂量的放疗能有效地杀灭亚临床的肿瘤。早期随机对照临床研究显示,与单纯手术相比,保乳手术+放疗组局部复发率平均减少了75%,并且总生存获益。这些都为保乳治疗提供了可靠且可行的理论依据。与病理科的紧密合作,更进一步保障着保乳手术的安全进行。多学科的诊疗模式,既保障了手术的安全性,又最大程度地维持了术后乳房外形的美观。

综合治疗推动了外科"最小最有效"治疗模式的开展。以前哨淋巴结活检为例,曾经前哨淋巴结活检技术只是一种淋巴结评估的手段,随后发现前哨淋巴结活检阴性则无需进一步行腋窝清扫手术;近期的临床研究进一步显示,即便在部分前哨淋巴结活检阳性的情况下,腋淋巴结清扫手术也可以避免。该理念的实施和开展,本身就是综合治疗模式的最好体现。

"最小最有效"理念的要旨就是在不降低疗效的前提下,免除患者接受全乳切除抑或腋淋巴结清扫之苦。这些新的手术技术的全面开展,显著提高了患者的生存质量,同时手术范围的缩小并不意味着局部治疗效果的不佳。相反,伴随着病理学检测的越来越精确细致,辅助放疗技术的不断更新及全身系统治疗方案的改善,最新的文献显示乳腺癌局部复发率在近十年显著下降。今后乳腺癌的外科治疗将进一步朝精准化、微创化方向发展,越来越多的临床试验探索微创乃至无创手术方式的可行性和安全性。伴随着乳腺癌早期诊断的普及,更多T_1期甚至最大径<1 cm的早期乳腺癌得以诊断,腔镜手术的日趋成熟和发展,微创旋切技术进行小肿瘤的微创切除及切缘评估,抑或采用冷冻治疗、高强度聚焦超声(high intensity focused ultrasound, HIFU)治疗、射频消融治疗等方式对小肿瘤进行无创治疗,以及新辅助治疗后临床评估完全缓解患者的无创治疗,都将成为未来发展的方向。

期望这些技术的成熟、相关临床试验的结果公布,能在保证疗效的基础上更进一步改善乳腺癌患者的生存质量,也期望这些新的技术能尽早地造福中国的乳腺癌患者。

(李俊杰　邵志敏)

参考文献

[1] B A TOTH, P LAPPERT. Modified skin incisions for mastectomy: the need for plastic surgical input in preoperative planning [J]. Plast Reconstr Surg, 1991,87(6):1048-1053.

[2] BLONDEEL P N. One hundred free DIEP flap breast reconstructions: a personal experience [J]. Br J Plast Surg,1999 ,52(2):104-111.

[3] BRINTON L A, BROWN S L. Breast implants and cancer [J]. J Natl Cancer Inst,1997,89(18):1341-1349.

[4] C M FUTTER,M H WEBSTER,S HAGEN, et al. A retrospective comparison of abdominal muscle strength following breast reconstruction with a free TRAM or DIEP flap [J]. Br J Plast Surg, 2000,53(7):578-583.

[5] DIETERICH M, PAEPKE S, ZWIEFEL K, et al. Implant-based breast reconstruction using a titanium-coated polypropylene mesh (TiLOOP Bra): a multicenter study of 231 cases [J]. Plast Reconstr Surg, 2013 ,132(1):e8-e19.

[6] ELLIOTT L F, HARTRAMPF C R Jr. Breast reconstruction: progress in the past decade. World J Surg, 1990, 14(6): 763 - 775.

[7] FISHER B, MONTAGUE E, REDMOND C, et al. Comparison of radical mastectomy with alternative treatments for primary breast cancer. A first report of results from a prospective randomized clinical trial [J]. Cancer, 1977, 39(6 Suppl): 2827 - 2839.

[8] GOLDMAN J A, GREENBLATT J, JOINES R, et al. Breast implants, rheumatoid arthritis, and connective tissue diseases in a clinical practice [J]. J Clin Epidemiol, 1995, 48(4): 571 - 582.

[9] GOLDWYN R M. Vincenz Czerny and the beginnings of breast reconstruction [J]. Plast Reconstr Surg, 1978, 61(5): 673 - 681.

[10] H HOLMSTRÖM. The free abdominoplasty flap and its use in breast reconstruction. An experimental study and clinical case report [J]. Scand J Plast Reconstr Surg, 1979, 13(3): 423 - 427.

[11] HARTRAMPF C R, SCHEFLAN M, BLACK P W. Breast reconstruction with a transverse abdominal island flap [J]. Plast Reconstr Surg, 1982, 69(2): 216 - 225.

[12] I KOSHIMA, S SOEDA. Inferior epigastric artery skin flaps without rectus abdominis muscle [J]. Br J Plast Surg, 1989, 42(6): 645 - 648.

[13] JARRETT J R, CUTLER R G, TEAL D F. Subcutaneous mastectomy in small, large, or ptotic breasts with immediate submuscular placement of implants [J]. Plast Reconstr Surg, 1978, 62(5): 702 - 705.

[14] MORESTIN H. De l'autoplastie par déplacement de sein [J]. Archives Générales de médecine, 1903, 2: 2689 - 2698.

[15] N BLONDEEL, G G VANDERSTRAETEN, S J MONSTREY, et al. The donor site morbidity of free DIEP flaps and free TRAM flaps for breast reconstruction [J]. Br J Plast Surg, 1997, 50(5): 322 - 330.

[16] OMBREDANNE L. Restauration autoplastique du sein après amputation totale [J]. Trb Med, 1906, 4: 325.

[17] PETERS W. Silicone breast implants and autoimmune connective tissue disease [J]. Ann Plast Surg, 1995, 34(1): 103 - 109.

[18] R J ALLEN, P TREECE. Deep inferior epigastric perforator flap for breast reconstruction [J]. Ann Plast Surg, 1994, 32(1): 32 - 38.

[19] SCHNEIDER W J, HILL H L Jr, BROWN R G. Latissimus dorsi myocutaneous flap for breast reconstruction [J]. Br J Plast Surg, 1977, 30(4): 277 - 281.

[20] SILVA O E, ZURRIDE S. Breast cancer: a practical guide [M]. New York: Elsevier Science, 2002.

[21] SNYDERMAN R K, GUTHRIE R H. Reconstruction of the female breast following radical mastectomy [J]. Plast Reconstr Surg, 1971, 47(6): 565 - 567.

[22] TANSINI I. Nuovo processo per l' amputazione della mammaella per cancre [J]. Riforma Med, 1896, 12: 3.

[23] TANSINI I. Sopra il mio nuovo processo di amputazione della mammella [J]. Riforma Med, 1906, 12: 757 - 759.

[24] TEIMOURIAN B, ADHAM M N. Louis Ombredanne and the origin of muscle flap use for immediate breast mound reconstruction [J]. Plast Reconstr Surg, 1983, 72: 905 - 910.

[25] TOPOL B M, DALTON E F, PONN T, et al. Immediate single-stage breast reconstruction using implants and human acellular dermal tissue matrix with adjustment of the lower pole of the breast to reduce unwanted lift [J]. Ann Plast Surg, 2008, 61(5): 494 - 499.

[26] VERHEYDEN C N. Nipple-sparing total mastectomy of large breasts: the role of tissue expansion [J]. Plast Reconstr Surg, 1998, 101(6): 1494 - 500.

[27] W S HALSTED. I. The results of operations for the cure of cancer of the breast performed at the Johns Hopkins Hospital from June, 1889, to January, 1894 [J]. Ann Surg, 1894, 20(5): 497 - 555.

[28] WONG O. A critical assessment of the relationship between silicone breast implants and connective tissue diseases [J]. Regul Toxicol Pharmacol, 1996, 23(1 Pt 1): 74 - 85.

第三十五章

乳腺癌保乳手术与保乳整形手术

第一节　概　　述

一、保乳手术是标准的乳腺外科治疗策略

保乳手术是乳腺癌多学科综合治疗模式的体现和结晶，包括肿瘤外科的手术治疗、放疗科的放疗、肿瘤内科的全身治疗以及病理科和放射诊断科病灶评估等。因此我们平常所谈到的保乳手术的实施，需要完整的多学科团队（mulidisciplinary team，MDT）完成，而该治疗模式已经成为当前早期乳腺癌患者的一种标准治疗模式。保乳手术问世已经40余年了，其目标是通过保乳手术及放疗使乳腺癌患者达到与根治性手术相同的生存率，同时要求患侧乳房复发率低，并且有良好的美容效果。几项大样本的临床随机试验（表35－1）均把乳腺癌保乳治疗与根治性手术进行比较，观察两个治疗组在生存率上是否存在差异。这些试验结果显示，两种治疗方法生存率相似，说明局部治疗方法的差异并不影响大多数乳腺癌患者的生存率。欧美许多医疗中心还进行了有关保乳治疗的回顾性研究，不仅验证了保乳治疗可以取得很高的局部控制率及令人鼓舞的美容效果，而且长期随访有助于人们了解保乳治疗后局部复发的方式、病程相关因素及影响乳房外形的因素。这些结果为明确保乳手术、放疗的方式及保乳治疗指征提供了可靠的依据。这些前瞻性临床试验以及随后的荟萃分析均提示，保乳手术联合全乳放疗的疗效等同于全乳切除手术，对合适的患者给予保乳治疗是安全有效的。随着人群癌症防范意识的不断增强、乳腺X线摄影（钼靶摄影）筛查的普及以及影像学诊断技术的提高，越来越多的乳腺癌得以被早期诊断，因此保乳治疗的实施率越来越高，在欧美发达国家60%～70%的早期乳腺癌患者接受了保留乳房的手术，不仅获得了相似的生存预后，还进一步改善了生存质量。同样辅助治疗策略的进展，包括放疗技术的革新以及基于分子分型的个体化精准治疗模式的开展，也进一步提高了保乳治疗的安全性。

表35－1　早期乳腺癌中比较保乳手术＋放疗与全乳切除术的前瞻性随机临床试验

试验	年份	病例数	分期	原发灶手术方式	放疗增强(Gy)
Institute	1972—1984	179	1	切缘距肿瘤2 cm	15
Gustave-Roussy Milan Ⅰ	1973—1980	701	1	象限切除	10
NSABP B-06	1976—1984	1 219	1+2	肿块广切	无
NCI	1979—1987	237	1+2	广泛切除	15～20
EORTC	1980—1986	874	1+2	切缘距肿瘤1 cm	25
Danish	1983—1989	904	1+2+3	广泛切除	10～25

注：EORTC，欧洲癌症研究和治疗组织；NCI，美国国立癌症研究所；NSABP，全国乳腺癌与肠癌外科辅助治疗计划。

二、保乳治疗的趋势

就全球范围而言，保乳手术的实施率未见持续增加趋势。对美国早期乳腺癌手术构成比的观察发现，全乳切除术的比例有所上升，从 30%多提高至 40%左右，相应的保乳率则从最高时期的近 70%下降近 10 个百分点(图 35－1)。

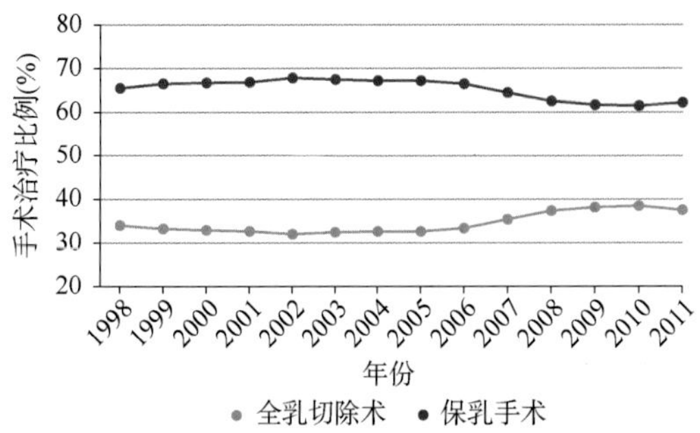

图 35－1　美国早期乳腺癌手术方式的构成比

美国保乳率的下降，一方面可以解释为经过 30 余年临床研究使人们对保乳治疗的认识和理解进一步深化，临床医生及患者的选择更为理性；另一方面也可能由于对术后放疗费用或并发症，以及后续局部复发的顾虑而选择全乳切除术，更为重要的原因则可能来自对乳腺癌易感基因的认识和其检测的普及。由于 *BRCA* 颇受关注，越来越多的患者，特别是年轻的患者，通过遗传咨询和 *BRCA*1 或 *BRCA*2 基因检测，在获知自身以后罹患乳腺癌的风险后，会选择全乳切除术、预防性对侧乳房切除以及同期双侧乳房重建手术，以期望最大限度地降低术后复发风险。同时一系列研究证实了对侧乳房预防性切除对局部控制的临床疗效，这些研究结果可能会驱使一部分患者或医生更多地去选择全乳切除的手术方式，也反映在近期全美地区保乳率下降的数据中。然而目前在中国还没有成熟可靠的 *BRCA* 基因检测产品，也没有指南明确预防性乳房切除手术的适应证，同时如上所述早期多项研究均证实保乳手术联合后续放疗的生存率等同于或至少不低于全乳切除手术，因此我们需要正视保乳手术的安全性，严格掌握保乳手术的适应证，切不可盲目选择不必要的全乳切除术或预防性乳房切除手术，造成过度治疗。

已公布的多项研究，就保乳手术远期疗效、安全性以及可操作性等问题，提出了新的见解，进一步支持着保乳治疗的可实施性。譬如 2012 年权威杂志 *Lancet Oncology* 发表了 EORTC 10801 研究的结果，968 例患者经过长达 22.1 年的随访，发现保乳手术和全乳切除术患者总生存率和无远处转移生存率差异并无统计学意义。一项来自荷兰的研究，对 2000—2004 年手术的 37 207 例 $T_{1\sim2}N_{0\sim1}M_0$ 原发性乳腺癌患者进行了回顾性分析，其中 58.4%(21 734 例)接受了保乳手术，其余 41.6%接受了全乳切除术。经过 11.3 年的随访发现保乳手术患者 10 年总生存率为 76.8%，全乳切除术患者为 59.7%，两者之间的差异具有统计学意义。在 7 552 例 2003 年手术的患者中，进一步分析详细的预后信息发现，保乳手术患者 10 年无病生存率为 83.6%，全乳切除术为 81.5%，调整的风险比(*HR*)值为 0.91。保乳手术患者远处转移率为 11%，区域复发率为 2.1%；全乳切除术患者远处转移率为 14.7%，区域复发率为 4%(P 均$<$0.001)，而两者的局部复发率没有显著差异。研究者认为，保乳手术患者的总生存更好、有更低的远处转移率和区域复发率，或许缘于保乳手术后的局部放疗消除了残留的肿瘤细胞，有助于患者预后的改善。该研究虽然存在一定的选择偏倚以及患者人表皮生长因子受体 2(HER2)状态不明等不足，但基于人口资料的大数据，在平衡了不可避免的混杂因素后，进一步证实了保乳手术的疗效，甚至是相对于全乳切除术的优越性，提示保乳手术是早期乳腺癌可安全选择的一种术式。因此在精准医学时代，我们提出“选择合适的早期乳腺癌患者给予保乳治疗是安全可行并推荐的治疗策略”的口号。

三、保乳整形手术的发展历程

传统保乳手术的方式以乳房象限切除或肿瘤局部广泛切除为主，文献报道切缘阳性率为 10.0%～40.0%，再次切除率达 20.0%～60.0%，术后会造成乳房畸形。乳腺癌保乳整形技术应运而生。

乳腺癌的保乳整形手术是在全乳切除术后的乳房重建技术逐渐丰富，包括局部组织、置入物、肌皮瓣和穿支皮瓣技术等基础上发展而来的。Audretsch 首次提出“Oncoplastic Surgery”概念，开始应用乳房上提缩乳技术、乳房部分切除皮瓣修复技术进行保乳手术。法国医生 Clough 提出根据切除肿瘤体积多少及不同象限肿瘤，采用水平Ⅰ和水平Ⅱ分类技术，以及根据不同肿瘤部位采用不同的缩乳和上提技术；该分类方法逐渐得到认同。2017 年美国乳腺外科医生协会专家共识，将乳腺癌保乳整形分类为容积移位和容积替代技术，建议当切除乳房体积低于 50％时，采用容积移位技术；如切除乳房体积大于 50％，则采用容积替代技术。

在欧美等国家，保乳整形技术近年已得到广泛的应用。美国的一项有关 2011—2016 年的保乳技术统计发现，传统保乳技术占比从 2011 年的 92.9％下降到 2016 年的 88.1％；与此同时，容积移位率从 2.8％上升为 4.7％，容积替代率从 4.2％上升为 7.2％（图 35－2）。在我国，保乳整形技术尽管还处于起步阶段，但是已受到越来越多的重视。

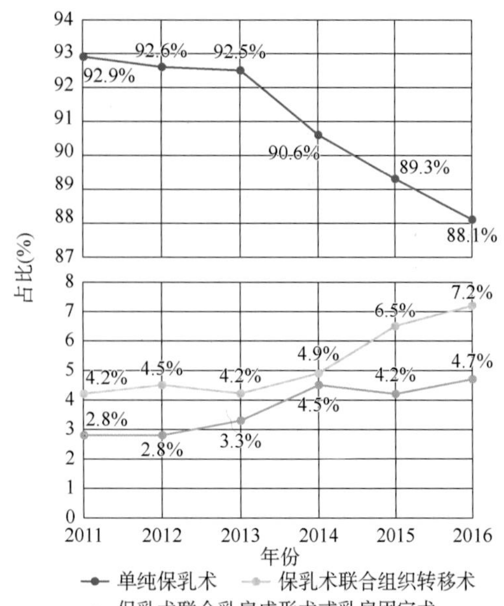

图 35－2　保乳整形和传统保乳治疗的趋势

第二节　乳腺癌保乳手术

一、保乳治疗的指证

关于乳腺癌保乳手术的适应证和禁忌证，“美国国家综合癌症网络（NCCN）指南”给出了最为明确也最适用的阐述。最新公布的 2021 版“NCCN 指南”中，保乳手术绝对禁忌证包括：妊娠期间以及可能需要在妊娠期间放疗；弥漫性的恶性微钙化表现；病变范围广泛，局部切除切缘阴性但外形受损；多次切缘阳性等。即符合以上条件任意一条，临床上即不可实施保乳治疗。对应的相对禁忌证包括：曾经胸壁或乳腺放疗（需获知放疗野和剂量）；皮肤结缔组织病；肿瘤直径＞5 cm；病理学检查证实切缘阳性；患者有乳腺癌遗传倾向（保乳术后同侧或对侧乳腺癌风险增加，可行预防性双乳切除术）。即符合以上条件任意一项，只有通过完善的医患沟通以及非常谨慎的多学科讨论后方可实施保乳治疗，原则上并不推荐。

在我国开展保乳手术，通常可以参考由中国抗癌协会乳腺癌专业委员会编写的“中国抗癌协会乳腺癌诊治指南与规范（2021 版）”，对“浸润性乳腺癌保乳治疗”进行了详尽的讨论和规范，一方面保持谨慎的态度，对保乳手术的实施作出了详细的适应证和禁忌证的规定；同时也鼓励所有符合保乳手术适应证的患者，更多地接受该治疗模式。

（一）在我国开展保乳治疗的必要条件

（1）开展保乳治疗的医疗单位应该具备相关的技术、设备条件，以及外科、病理科、影像诊断科、放疗科和内科的密切协作（上述各科也可以分布在不同的医疗单位）。

（2）患者在充分了解乳房切除治疗与保乳治疗的特点和区别之后，了解保乳治疗后可能的局部复发风险，本人具有明确的保乳意愿。

（3）患者客观上有条件接受保乳手术后的放疗以及相关的影像学随访，如乳腺 X 线、B 超或 MRI 检查等（必须充分考虑患者的经济条件、居住地的就医条件及全身健康状况等）。在保乳治疗实施前，必须进行充分完善的乳腺相关影像学检查，包括乳房和区域淋巴结的超声以及双侧乳房 X 线摄片，乳房 MRI 检查的必要性还没有获得肯定。虽然 MRI 对乳腺疾病的检出有较高的灵敏度，但其特异性相对较低，可能会发现较多疑似的良性病灶，从而使患者丧失保乳治疗的机会。同时近期的荟萃分析文献对9个临床中心共3112例保乳治疗患者是否接受术前MRI检查与预后进行了分析，发现术前是否接受MRI检查的患者与再次手术率、转为全乳切除率、术后局部复发率无显著相关性，因此目前暂不强调对每一位患者在接受保乳治疗前必须实施乳房MRI检查。

（二）保乳治疗的适应证和禁忌证

1. *适应证*　主要针对具有保乳意愿且无保乳禁忌证的患者。肿瘤大小属于 T_1 和 T_2 分期；乳房有适当体积，肿瘤与乳房体积比例适当；术后能够保持良好乳房外形的早期乳腺癌患者；对于多灶性乳腺癌（同一个象限的多个病灶，假定是来源于同一个肿瘤），也可以进行保乳手术；Ⅲ期患者（炎性乳腺癌除外）经术前化疗或术前内分泌治疗降期后达到保乳手术标准时也可以慎重考虑。

2. *绝对禁忌证*

（1）妊娠期间放疗者。然而对于妊娠妇女，保乳手术可以在妊娠期完成，放疗可以在分娩后进行。

（2）病变广泛，且难以达到切缘阴性或理想保乳外形。

（3）弥漫分布的恶性特征性钙化灶。

（4）肿瘤经局部广泛切除后切缘阳性，再次切除后仍不能保证病理学检查切缘阴性者。

（5）患者拒绝行保乳手术。

（6）炎性乳腺癌。

3. *相对禁忌证*

（1）活动性结缔组织病，尤其是硬皮病、系统性红斑狼疮或胶原血管疾病者，对放疗耐受性差。

（2）同侧乳房既往接受过乳腺或胸壁放疗者，需获知放疗剂量及放疗野范围。

（3）肿瘤直径>5 cm者。

（4）多中心病灶（指在2个或2个以上象限存在1个及以上病灶，或病理学类型和分子分型完全不一样的2个乳腺病灶）。

（5）侵犯乳头（如乳房佩吉特病）。

（6）切缘接近，墨染切缘与肿瘤的距离<2 mm时（浸润性癌，除外表面、基底等不可能再次补切除者）。对“切缘接近”的具体标准目前仍然缺乏共识，多数专家倾向于认可切缘距离肿瘤2 mm可能影响保乳治疗患者的局部控制效果。

（7）已知乳腺癌遗传易感性强（如 *BRCA1/2* 突变），保乳后同侧乳房复发风险增加的患者。

二、保乳治疗几个关键的问题

（一）手术技巧和切口设计

保乳手术的目标：一是通过完整地切除肿瘤从而减少肿瘤局部复发的机会；二是使患侧乳房保持良好的外形。保乳手术原发灶的术式最常用的是肿瘤切除术（lumpectomy），该术式在美国被广泛采用；另一种术式称为象限切除术（quadrantectomy），需要切除肿瘤所在部位的区段乳腺组织、表面覆盖的皮肤、下方的胸肌筋膜。根据笔者的经验以及当前保乳治疗的要求，在进行保乳手术时并不需要切除肿瘤周围至少1 cm宽正常乳腺组织，只要病理学检查确认切缘阴性即可；象限切除手术由于切除大量的乳腺组织导致保乳治疗后乳房外形不佳，而且我国女性乳房不太丰满，象限切除术更易影响乳房的美观。因此在临床实际操作中，可以灵活选择上述两种手术方式，最为重要的是保证切缘的阴性。

（二）保乳手术步骤及细节

1. *手术切口的设计*　通常情况下，乳房切口可以采用放射性切口或弧形切口。当肿瘤位于乳房上方时，通常采用弧形切口切除肿块，腋淋巴结（ALN）活检或清扫可在腋窝另做切口，这样较为隐蔽，也可以使外形较好和美观。当然有时肿块位于乳腺外侧突或者外上时也可以采用放射状切口，并向腋窝延伸，以便腋淋巴结可以被整块切除。而位于乳房下方的病灶，则可采用放射状切口（图35-3）。伴随着保乳整形技术的运用，当前乳腺癌保乳手术的切口选择不止局限于放射状或弧形切口，位于不同象限的肿瘤可以采用双环切口、菱形切口、蝙蝠翼切口、类似于缩乳成形术的切口以及各种个体化的手术切口，通过保乳整形技术可以更方便地切除较多肿瘤周围的乳腺组织，并通过转移临近的脂肪及乳腺组织予以填充，并适当调整乳头的位置，从而在保证外观的情况下提高切缘阴性率，降低因切缘阳性而再次手术的风险。通常认为在切除乳腺组织超过单侧乳腺20%时可以采取保乳整形技术进行切口设计和保乳治疗，术后的患者乳房将相对比较饱满和变挺，必要时还可以同时进行健侧乳房的整形。

2. *皮肤切除*　为使局部有较好的外形，目前并不建议做广泛的皮肤切除；如果肿瘤与皮肤无粘连，

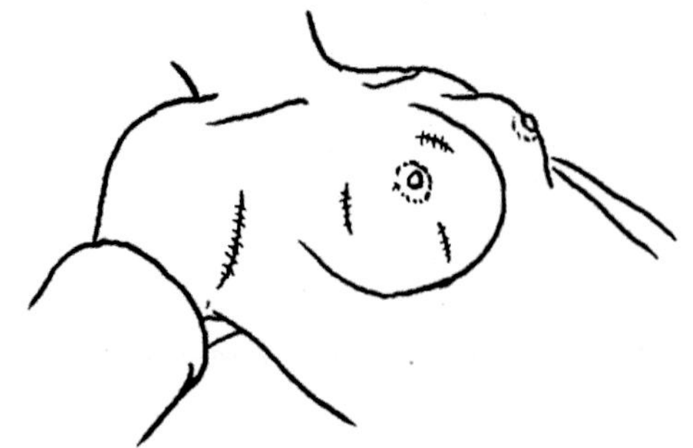

图 35－3　常用的保乳手术切口选择

一般可保留肿瘤表面的皮肤，或仅做肿瘤表面一小片皮肤的切除，皮肤下可保留部分脂肪。但为了美观，有时可以切除与所需切除腺体量对应的皮肤，以保证缝合后外形比较饱满，没有明显的残腔。

3. *分离乳腺组织*　将皮肤及皮下组织分离，再向深处将乳腺组织分离。注意保护正常组织。手术时尽量暴露充分，可从一个方向先切开乳腺组织进入乳腺后间隙，然后用一手指伸入乳腺后间隙，这样就能将整个肿块掌握于手中，从而比较简单地把握切缘。

4. *术中标记切缘*　病理科对切缘的判断通常采用两种方法，垂直切缘放射状取材和切缘离断取材(这在后续章节中将进行详细介绍)。因此不同临床中心需要与病理科进行良好的沟通，采取适合的病理学评估手段。在手术操作中，切除的乳腺标本必须及时进行切缘标记，及时送病理学检查，明确边缘、表面、基地是否有癌累及；通常外科医生可以用缝线明确不同切缘后送检。当术中快速冷冻切片病理学检查或术后石蜡包埋标本病理学检查提示切缘阳性时，通常建议再次手术广泛切除，如切缘多次检查仍为阳性，则必要时放弃保乳手术而改为全乳切除术。

5. *创面处理*　创面应仔细止血；在切缘处放置钛夹标记，指引后续放疗。如果切除乳腺组织较少，建议可缝合残腔，保证乳腺外观的饱满，也起到一定的止血作用，减少术后积液及感染风险。如果切除乳腺组织较多，在不进行乳房整形的情况下，并不要求对缝，因为对缝可引起术后乳腺外形异常而影响美观，同时也可能因为过多考虑对缝而导致切缘不够。切除乳腺组织较多时，也可以采用临近的皮瓣转移填充。创面仔细止血后不强求必须放置引流条，少许渗液也可以填充局部缺损，使外观饱满。不常规使用抗生素。术后的加压包扎和一定程度的制动也非常重要。很多外科医生在进行全乳切除术后会予以负压引流和加压包扎，保证皮瓣的贴合并加快伤口的愈合，但对于保乳手术后的患者相对比较宽松。然而由于创面内残腔的存在，术后不予以短期包扎和制动；伴随患者躯体运动时乳腺组织的晃动，会增加保乳手术后残腔内的出血风险。

(三) 保乳手术切缘的判断

保乳手术的开展，一个重要的问题在于同时保证切缘阴性以及外形的美观。这是一个相对矛盾的命题。为了保证足够的切缘，理论上来说切除肿瘤及周边正常乳腺组织越多，越容易得到一个阴性的切缘，从而可以降低再次手术率和术后局部复发的风险，但切除越多的组织也必然对术后乳腺外形的美观带来更大的挑战。因此最完美的方式是，在保证切缘阴性的情况下尽可能减少正常乳腺组织的切除率，这就需要外科医生术前进行仔细的临床体检，认真参阅影像学检查结果，然后精心设计手术路径和方案，并与病理科医生密切合作以判断是否完整地切除了病灶。在手术中，对切除标本上、下、内、外与基底各切缘进行定向标记，不仅有利于病理学检查，而且在某一侧切缘阳性时，可以避免再次切除原手术残腔周围大量正常组织。除了肉眼观察标本外，必须获得手术切缘的组织学诊断。因此有必要了解保乳手术切缘阴性的具体定义，以及常用的病理学评估切缘的方法。

1. *切缘阴性的定义*　自保乳手术开展至今，临床中对于安全阴性切缘的定义在不断发展和完善。肿瘤的切缘宽带，指肿瘤边界距离切除组织表面的距离。多大的肿瘤切缘宽度才被认定为安全的阴性切缘呢？早期研究报道，在保乳病例中如果切除肿瘤周围 0.5～1.0 cm 宽的正常组织，那么 95%的病例手术切缘组织学检查为阴性。因此为了获得阴性切缘，通常建议切除肿瘤周围至少 1 cm 宽的正常乳腺组织。随后有文献指出，虽然切缘阳性意味着更高的局部复发率，然而在切缘阴性的患者中，切缘宽度的大小和局部复发率之间并无显著关联，因此后续的临床研究不断尝试着将安全切缘的宽度从 1 cm 降到 1 mm 甚至更小的可行性和安全性。近期越来越多的数据推荐采用墨汁染色评估切缘，并规定“墨汁染色切缘无肿瘤(no ink on any cancer cells)”即可确认为浸润性癌切缘阴性。一项来自丹麦的研究对 11 900 单侧乳腺癌接受保乳手术的患者进行了中位 4.9 年的随访，发现 5 年和 9 年的累计同侧乳腺复发率分别为2.4%和5.9%。只要保证切缘阴性即可,扩大切缘(>1、>3、>5 mm宽等)均不会进一步降低同侧乳腺癌复发率。该研究还指出在切缘阳性的患者中再次补充手术,发现23%患者存在浸润性导管癌(IDC),63%存在导管原位癌(DCIS),14%两者都有残留;再次手术患者存在更高的复发风险,无论哪种残留均提示增高的局部复发风险,残留浸润性癌 *HR* 为2.97,残留导管原位癌 *HR* 为2.58,但是否存在残留与总生存无关。2017年圣安东尼奥乳腺癌研讨会(San Antonio Breast Cancer Symposium, SABCS)会议上有人分析了纳入38项研究、于1968—2010年接受治疗的55 302例患者,其中74%的患者为 T_1 期乳腺癌,72%的患者淋巴结阴性,中位随访时间为7.2年,发现切缘阳性患者的局部复发率为10.3%,而以墨水染色边界或者宽于墨水染色边界定义的切缘阴性患者局部复发率为3.8%($P<0.001$)。局部复发率随着宽于墨水染色边界距离的增加而降低,切缘边距为0~2 mm宽的患者局部复发率为7.2%,切缘边距为2~5 mm宽的复发率为3.6%,切缘边距>5 mm宽的复发率为3.2%($P<0.001$),提示手术切缘宽度≥2 mm与较低的同侧乳腺癌复发风险具有相关性。目前NCCN仍将切缘阴性定义为"墨汁染色切缘无肿瘤"。这些研究结果也提示我们日常工作中切忌没有必要盲目地扩大切缘,因为扩大切缘既没有获得更好的疗效,又影响术后美观。

2. *切缘的评估方法*　首先介绍两种最为常见的评估保乳手术切缘的病理学方法,即肿物边缘法和残腔边缘法(图35-4),两者各有优缺点。①肿物边缘法,首先在NSABP B06试验中提出和采用,将广泛切取的肿瘤标本不同切面采用不同颜色的墨汁进行染色,再进行福尔马林固定石蜡包埋,通过病理学检查判断肿瘤和墨汁染色切缘的位置,以此确定保乳手术具体的切缘。国际上广泛采用该方法进行切缘评估。此法更为准确但相对耗时费力。前述"墨汁染色无肿瘤"作为切缘阴性的定义也来自这种病理学评估方法。②残腔边缘法,即广泛切取标本后,在残腔周的不同方位再补充切除一定的腺体进行切缘评估。该方法切除组织较少,工作量也降低,在我国的应用更多一些。因此,各个拟开展保乳手术的临床中心外科和病理科医生需要通过很好的交流、合作,采取合适的病理学评估方法,以确保保乳手术的成功实施。

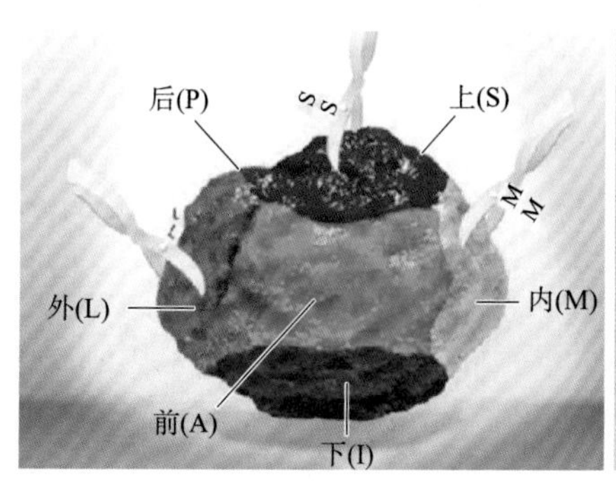

A. 肿物边缘法

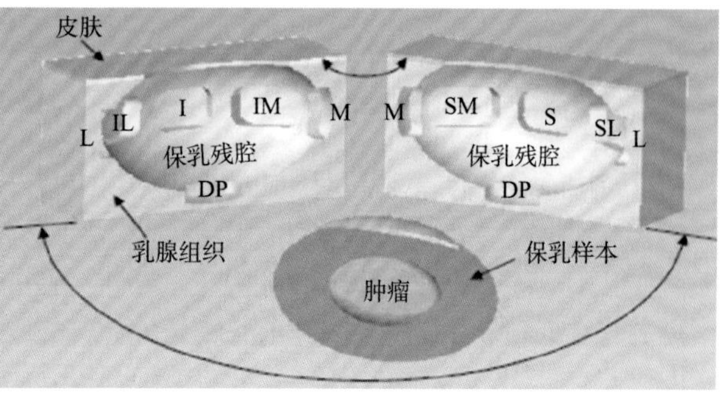

B. 残腔边缘法

图35-4　保乳手术切缘病理学评估方法

结合我国的实际情况,目前主要采用的保乳手术切缘病理学诊断方法为残腔边缘法,通过不同切面方向上再次切去少量乳腺组织进行术中快速冷冻切片病理学检查,可以在手术操作中得知切缘情况,如切缘阳性可即刻再次手术予以评估。相对而言,如果采用切缘染色的方法,则更推荐免除术中快速冷冻切片病理学检查而直接等待最为可靠的石蜡包埋切片病理学检查结果进行切缘状态的判断。事实上,由于在我国保乳手术的指证相对比较严格,切缘阳性率通常低于5%,再次手术的比例相对于国外文献报道的要低很多。不管采用何种病理学评估方法,2021版"中国抗癌协会乳腺癌诊治指南与规范"均建议在取材前将标本切缘涂上染料,以便在固定后的石蜡包埋标本中,镜下观察时能对切缘作出准确定位,并正确测量肿瘤和切缘的距离。推荐有条件的单位优选采用"垂直切缘放射状取材",而非"切缘离断取材"的标本取材方法(图35-5)。

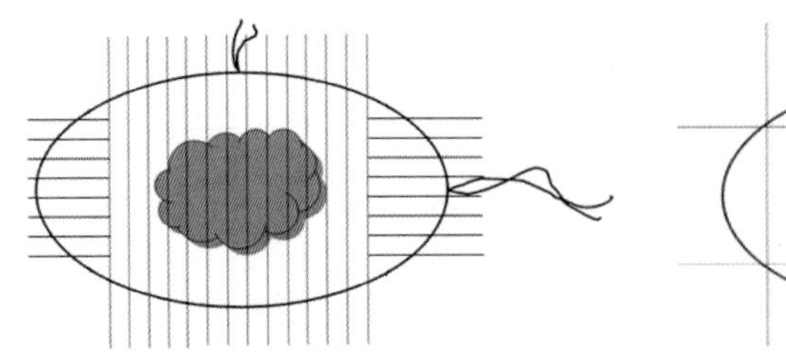
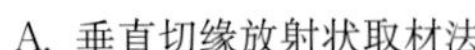
A. 垂直切缘放射状取材法

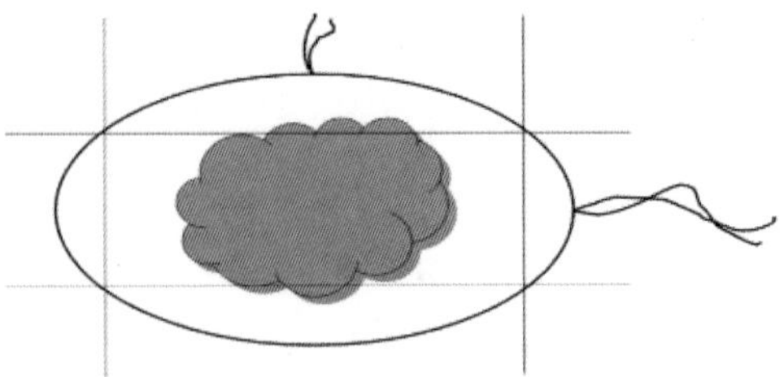
B. 切缘离断取材法

图 35－5　切缘取材方法

3. *不同特征乳腺癌所需的安全切缘宽度*　当前对乳腺癌辅助全身治疗甚至放疗策略的确立均基于不同乳腺癌分子亚型的划分，因此近期部分研究对于不同亚型的乳腺癌患者是否有必要采取不同的安全切缘限定进行了探讨。我们知道三阴性乳腺癌抑或 HER2 阳性乳腺癌患者，可能存在更高的局部复发风险，类似的年轻乳腺癌患者、特殊病理学类型乳腺癌患者，或者新辅助治疗后接受保乳手术的患者，其局部复发风险可能均相对较高。尤其是对于伴广泛导管内癌成分(EIC)浸润性癌中超过 25%为 DCIS 成分，同时 DCIS 范围超过浸润性癌范围，蔓延到周围正常组织内)的浸润性导管癌和浸润性小叶癌患者而言，必须明确是否需要更为广泛的切除。在 St. Gallen 国际乳腺癌大会上专家团也对在临床手术中是否有必要适当增加这类患者保乳治疗的手术切缘进行了讨论，几乎 100%的专家均认为，不同亚型的患者也无需人为地扩大切缘。同时，虽然 EIC 的存在预示更高的局部复发风险，然而由于临床中很难评估 EIC 的范围，因此即便盲目地扩大切除范围也不一定能保证阴性切缘。因此就目前循证医学数据而言，只要“墨汁染色无肿瘤”、切缘阴性，即可认为保乳手术成功。

(四) 保乳手术后局部复发相关因素

对于保乳治疗，医生和患者最担心也最关心的问题还是术后的局部复发。早期的随机临床试验表明，保乳治疗后 7～18 年局部复发率介于 7%～19%，并且局部复发的危险性是伴随终生的。相同的患者如接受根治手术，虽然不能确保不出现局部复发，但其局部复发率相对较低，为 4%～14%。当然伴随着全身综合治疗和放疗技术的进步、对保乳治疗适应证的认识以及乳腺癌早期诊断率的提高，乳腺癌整体的复发死亡风险已经有了明显的下降。最新的研究表明，伴随着综合治疗的改善以及切缘阴性的保证，当前乳腺癌保乳手术后 5 年局部复发率为 2%，10 年局部复发率为 5%。然而我们仍然有必要深入地了解保乳治疗后不同的复发模式及其对应的治疗策略，以及与保乳治疗后局部复发相关联的因素。

通常保乳术后同侧乳房的局部复发包含 3 种情况：①真正的局部复发(true recurrence)；②第二原发(second primary)；③类似于全乳切除术后的弥漫性复发。虽然有时在临床上很难清晰地鉴别不同的局部复发模式，特别是前两种局部复发模式。我们将无病间期短、复发部位靠近原手术残腔或和原发病灶在同一象限的复发灶(放疗瘤床加量照射区域内)、病理学类型和原发灶相似的复发灶更考虑为真正的局部复发；而将无病间期长、复发部位和原手术残腔无关或和原发病灶在不同象限的复发灶(放疗瘤床加量照射区域外)、病理学类型和原发灶不同的复发灶更考虑为第二原发。显然临床上两者的鉴别存在模糊的边界，回顾文献也难以很好地区分这两种局部复发，因此也有学者认为即便鉴别出两者的差异，两种诊断对患者总生存的影响可能不大，因为无论是单个的真正局部复发抑或是第二原发，都可以通过补充手术治疗进行完整切除。不同的是，曾经认为在进行补充根治手术后，诊断为真正局部复发的患者可以无需后续全身治疗而仅进行密切的随访；对于诊断为第二原发的患者则需要接受相应的第 2 次辅助治疗(secondary adjuvant)。然而 COLOR 临床试验的结果显示，对于 162 例患者在接受保乳治疗局部复发的患者，85 例接受了第 2 次辅助化疗的患者预后显著优于未接受第 2 次辅助化疗的 77 例患者。因此，目前临床上对于保乳治疗后局部复发的患者更倾向性地给予第 2 次辅助治疗，特别是对于复发病灶是激素受体(HR)阴性的患者。第 3 种复发模式，类似于全乳切除术后弥漫性的皮肤、皮下抑或乳腺组织内的复发，则非常有可能是全身远处转移的先兆，往往提示预后不佳，临床中需要按照Ⅳ期乳腺癌给予正规的一线解救治疗。

有非常多的文献和临床研究揭示了与保乳治疗局部复发相关的因素，其中最重要的因素是切缘阳性以及后续辅助治疗。在前文中，我们已经探讨了切缘阳性的定义以及其对预后的不良影响，事实上切缘阳性本身也是保乳治疗的禁忌证之一。临床上对于保乳手术后切缘阳性的患者推荐再次补充手术，如果补充手术仍然切缘阳性则建议改行全乳切除术，从而最大限度地规避了切缘阳性对预后的影响。其次是辅助治疗的给予，包括辅助放疗和全身治疗。在本节中，我们将进一步探讨与保乳治疗局部复发相关的其他一些因素。

其中最为重要的是肿瘤的分子分型。一项波士顿的研究针对 1 434 例保乳治疗的乳腺癌患者(其中 91%接受了辅助治疗)中位随访 85 个月，5 年的局部复发率为 1.6%，总的局部复发率为 3.6%(预计中位随访 10 年局部复发率将翻番)。在该研究中，与局部复发相关的最重要的预后因素是患者的病理学分型(定义为管腔 A 型：HR 阳性，HER2 阴性，G1～2；管腔 B：HR 阳性，HER2 阴性，G3；管腔 HER2 阳性：HR 阳性，HER2 阳性；HER2 阳性：HR 阴性，HER2 阳性；以及三阴性：HR 阴性，HER2 阴性)。其中管腔 A 型患者局部复发率为 1.5%，管腔 B 型为 4.0%，管腔 HER2 阳性为 1.0%，HER2 阳性为 10.9%，三阴性为 8.8%。其他多项研究也证实了肿瘤的分子分型与局部复发的关系(表 35 - 2)。显而易见，相对于管腔型乳腺癌，三阴性和 HER2 阳性乳腺癌存在较高的局部复发风险。这些结果是否意味着三阴性乳腺癌和 HER2 阳性乳腺癌患者不适合保乳治疗呢？其实这两种类型的乳腺癌因为本身侵袭性较强，即便接受全乳切除术，其局部复发风险也高于管腔型乳腺癌。多因素分析表明，手术方式(保乳或全乳切除)并非局部复发的独立预后因素。再者由于三阴性乳腺癌和 HER2 阳性乳腺癌对新辅助治疗灵敏度高，更容易从新辅助治疗中获益[肿块缩小甚至达到病理学完全缓解(pCR)]，因此临床上不可简单地根据分子分型来取舍保乳治疗，对于三阴性或 HER2 阳性乳腺癌更可以尝试新辅助治疗后的保乳治疗模式。

表 35 - 2　保乳治疗后不同亚型乳腺癌患者局部复发率

作者	病例数	随访时间(年)	局部复发率(%)			
			管腔 A 型	管腔 B 型	HER2 阳性	三阴性
Millar, et al	498	5	1.0	4.3	7.7	9.6
Arvold, et al	1 434	5	0.8	2.3	10.9	8.8
Voduc, et al	1 461	10	8.0	10.0	21.0	14.0

年龄与保乳治疗后的局部复发同样密切相关。前文所述的波士顿研究发现，年轻患者(23～46 岁)的局部复发率为 6.5%，而老年患者(64～88 岁)局部复发率仅为 0.9%。其他类似的文献也指出，随着年龄的递减，保乳治疗后的局部复发风险呈现递增趋势。鉴于分子亚型与保乳治疗后局部复发风险的关联，我们也需要辩证地看待临床研究上年轻患者存在较高局部复发风险的数据。我们知道，年龄越小，受体阳性率越低，三阴性患者的比例也越高。这些流行病学证据也部分地解释了年轻患者保乳治疗后局部复发风险较高的原因。事实上年轻患者对乳腺外形的需求更为强烈，因此近年来无论是“NCCN 指南”还是“中国抗癌协会乳腺癌诊治指南与规范”，均未将年龄作为保乳治疗的相对禁忌证。对于适合保乳治疗的年轻患者，保乳手术仍然是可行的标准治疗策略。

另一个与保乳治疗后局部复发密切相关的因素是 *BRCA1* 或 *BRCA2* 的胚系突变。一项研究对小于 42 岁接受保乳手术和放疗的 127 例患者进行基因检测，发现了 22 例 *BRCA* 基因突变；12 年的随访结果显示，同侧乳腺复发率在突变患者中为 49%，野生型患者为 21%，差异有统计学意义($P<0.01$)；同样 *BRCA* 突变患者也有更高的对侧乳腺癌罹患率(42% *vs* 9%；$P=0.001$)。目前对于 *BRCA* 基因检测有突变的患者，特别是年轻患者，推荐接受全乳切除术而非保乳手术，甚至对高危患者推荐对侧乳腺预防性切除手术(还有学者提出预防性双侧卵巢切除可降低乳腺癌的局部复发率)。当前在我国，对有资质的 *BRCA* 检测产品以及遗传咨询医疗服务的可获得性有着迫切的临床需求，目的在于为患者提供更为精准的个体化治疗策略。

其他与保乳治疗局部复发相关的因素还包括是否为多灶/多中心疾病、肿瘤的组织学分级、肿瘤的病理学类型、淋巴管血管侵犯、疾病分期等。

(五) 新辅助治疗后的保乳手术

新辅助治疗起源于 20 世纪 70 年代。目前新辅助治疗的主要目的之一是通过术前治疗使肿瘤降期后手术，适用人群包括ⅢA 和/或ⅢB 期，甚至部分ⅢC期的局部进展期乳腺癌(LABC)患者;另一目的是欲拓宽保乳治疗指征,如患者虽有保留乳房的愿望,但因原发肿瘤体积较大而并非所宜,这时通过新辅助治疗就可使肿瘤缩小,从而提高保乳治疗的安全性。2021版"NCCN指南"推荐,对于T_2N_0、T_2N_1、T_3N_0、T_3N_1期患者或仅因肿块大小等其他条件而受限的可保乳治疗的患者,可以进行新辅助治疗,期待肿瘤降期,以获得保乳手术机会。

早期的临床试验NSABP B18,新辅助治疗后保乳治疗率提高至68%,特别是那些初始肿瘤直径>5 cm的患者,行新辅助化疗的患者有22%的可行保乳治疗,而先行手术的患者保乳治疗仅占8%,因此通过新辅助治疗可使一部分不能保留乳房的患者获得保乳治疗的机会。这些数据极大地增加了临床医生对新辅助治疗后保乳治疗的信心,随后开展了一系列前瞻性临床试验,期望获得更高的肿瘤退缩率,进一步增加新辅助治疗后保乳治疗的可行性。基于分子分型的个体化新辅助治疗使局部晚期乳腺癌有了越来越高的缓解率,病理学缓解率的增加也必然促使更多临床医生对于肿块较大而不可直接实施保乳手术的乳腺癌患者推行新辅助治疗。然而值得注意的是,新辅助治疗后肿瘤细胞的退缩有两种模式,一种为向心性退缩,肿瘤向心性缩小,形成较原来肿块体积小的瘤灶,此时肿瘤大小据实测量;另一种为非向心性退缩,即肿瘤退缩呈散在多灶,大体上肿块的大小可能与新辅助治疗前没有明显差别或较前缩小,但其中肿瘤细胞的密度发生了明显变化。因此向心性退缩的患者更容易在随后的保乳手术中取得成功,而非向心性退缩的患者,则有必要根据新辅助治疗前标记的原发肿瘤范围进行完整切除,以评估切缘是否阴性,如果病灶范围广泛,无法兼顾切缘阴性及外形的保障,那么该患者新辅助治疗后仍推荐全乳切除术。

临床医生需要明确,新辅助治疗确实可在一定程度上提高保乳手术率,但并非所有接受新辅助治疗的患者都最终可成功地实施保乳手术。需要影像科在手术治疗前精准地预测病灶退缩的模式和残留病灶的负荷,需要病理科精准地判断手术标本各个切缘的情况,并且根据新辅助治疗后肿块边界进行手术会增加因切缘阳性而导致二次手术的风险等。因此如果患者拟在新辅助治疗后实施保乳手术,在新辅助治疗前建议进行完整的影像学评估,包括乳腺超声检查、乳腺X线摄影、乳腺MRI基线评估乳腺和腋窝病灶的大小、范围等,同时通过CT、骨扫描等对肝、肺、骨等全身脏器的情况进行评估。新辅助治疗中,建议每2周期进行乳腺超声检查和/或MRI检查,判定乳腺、腋窝病灶的缓解情况。

新辅助治疗可以为患者带来客观缓解和70%~95%的肿瘤降期,提供了更多保乳治疗的希望,仅3%的患者在新辅助治疗中肿瘤变大,其中仅0.5%需要扩大手术范围或不能手术。TBCRC017试验的结果表明,通过新辅助治疗后,如果患侧乳房皮肤水肿完全消解,肿瘤体积显著缩小,无广泛的胸骨旁淋巴结(内乳淋巴结)的转移,无广泛的可疑微钙化灶,无多中心肿瘤的证据,则选择保乳治疗是恰当的,符合这些标准的患者行保乳手术后的局部复发率和10年总生存率与早期乳腺癌患者相同。但是,EBCTCG进行的对10项随机研究的分析显示,新辅助治疗后保乳治疗患者较未做新辅助治疗者局部复发率明显增高(21.4% *vs* 15.9%)。因此,对新辅助治疗后拟行保乳治疗者,应仔细制订治疗方案,以降低局部复发率。TBCRC017提出的新辅助治疗后接受保乳治疗的适应证包括:①患者意愿;②可术后放疗;③亲友支持;④皮肤水肿消退;⑤皮肤溃疡愈合;⑥残留肿瘤<5 cm;⑦无胶原血管疾病;⑧无弥漫性淋巴管血管侵犯;⑨无弥漫可疑钙化;⑩非多中心;⑪切缘阴性。

(六)保乳治疗后的随访

乳腺癌术后随访策略的确立有赖于该患者术后不同时间段的复发死亡风险。常规随访的频率是术后2年内每3个月一次,术后5年内每半年一次,5年后每年一次。然而不同分子亚型的患者有不同的术后复发模式。三阴性及HER2阳性患者在术后2年即出现一个早期的复发和死亡高峰,而激素受体阳性患者则存在长期的复发死亡风险,因此,我们有必要针对不同亚型的患者采取个体化的随访模式,特别是保乳手术患者术后复发的模式还不同于全乳切除术的患者。我们通过回顾性研究发现,全乳切除术患者术后存在比较明显的2个复发高峰,而保乳手术患者的复发风险是长期存在的。因此推荐接受保乳手术的患者,在术后应长期进行至少每半年一次的临床随访,随访内容主要包含临床体检和相应的乳腺影像学检查评估。乳腺超声检查最为经济方便,但诊断效能较低。更多的医生推荐采用每年1次的乳腺X线摄影进行双侧乳腺的复查,以早期发现同侧乳腺的复发及对侧乳腺癌,有较高的特异性和灵敏度；也有部分医生建议在保乳治疗结束后，即完成放疗 4～6 个月后首先进行一次乳腺 X 线摄影作为随访时的基线。对于乳腺 MRI 作为保乳术后的常规随访的价值目前还没有定论。虽然 MRI 检查有较好的灵敏度和特异性，但检测手段本身并不影响群体患者的预后，因此目前暂不推荐对非高危人群采用乳腺 MRI 进行常规随访。

(七) 我国保乳治疗的现状

当前我国保乳治疗率相对较低，来自上海、北京等乳腺中心的回顾性研究显示，我国保乳治疗率为 5%～20%，在主要的大型临床研究中心可能相对较高，在农村地区可能还不足 5%。而在欧美或亚洲的日、韩等国家保乳治疗率通常在 50%左右。分析我国保乳治疗率较低的原因可能包括：①由于我们缺乏基于群体的乳腺癌乳腺 X 线摄影筛查项目，人群的癌症防治意识较薄弱，大多都是患者自己触及肿块后才就诊，由此患者确诊时肿瘤体积偏大，而我国妇女乳腺体积又较欧美妇女小，因此适合保乳治疗患者的比例相对较低。②患者或医生担心保乳治疗后的局部复发，加之中国社会整体的思维模式，患者“谈癌色变”，在诊断为乳腺癌后潜意识地认为完整地切除乳房就等同于根治了肿瘤。③外科医生缺乏病理科的支持。由于保乳治疗中病理科医生承担着更为繁重的病理学检查工作，在医疗人力相对欠缺、医疗技术相对落后的情况下难以保证为全国所有地区患者提供准确的病理学评估，从而限制了保乳治疗的实施。④缺乏保乳治疗所需的放疗设施和经费。保乳手术和随后的放疗是相辅相成的，而在我国绝大多数地区放疗设备落后或欠缺，即便大城市医疗机构拥有较好的放疗设备也难以满足过多数量放疗的需求，加之放疗费用给患者带来的经济负担也不同程度地制约了保乳治疗的开展。⑤紧张的医患关系等。

因此希望通过本节的介绍，达成对新的研究数据和理念的融会贯通，在一定程度上加深临床医生对保乳治疗的认识，提高国内医生和患者对保乳治疗的信心，通过我们共同努力来提高我国患者的保乳治疗率和保乳治疗成功率，让更多的乳腺癌患者在保证治疗效果的基础上进一步改善生活质量。

第三节　保乳整形手术

保乳整形手术实施的前提是术前评估传统保乳手术不能满足术后乳房的美观度时，可以考虑实施保乳整形术。目前关于保乳整形手术没有统一的标准，有多种分类的方法。多数肿瘤整形医生和乳腺外科医生认同切除乳房体积低于 20%时，只需要简单游离周围腺体即可达到塑形的目的，不需要采用复杂的缩乳、上提等技术；当切除体积大于 20%时，仅用单纯游离腺体技术不能达到术后的保乳效果，需要采用较复杂的容积移位和容积替代技术，以达到较好的保乳术后美观效果。

一、手术准备

(一) 准确的术前诊断与评估

术前检查包括术前行双侧乳腺、腋窝的彩色超声检查，乳腺 X 线摄影检查及双乳 MRI 检查。通过各项影像学检查对肿瘤大小、病灶多少、距离、钙化范围等进行术前准确评估，对手术方案的制订非常重要。需要特别注意的是，对于非浸润性癌或有钙化表现时，乳腺 X 线摄影检查确有帮助，但必须明确其仅代表病变中心的表现，而实际上周围病变可能更广，因此其预测作用是有限的。MRI 是目前评估肿瘤范围较可靠的方法，据报道其对弥漫浸润性小叶癌具有最低的假阴性预测和最高的判断准确性。

(二) 充分的医患沟通

充分了解患者的意愿，如是否强烈希望保乳、是否要求对侧乳房行对称性手术，应将患者的意愿融入手术实施过程中。如果患者有乳腺癌家族史，建议进行遗传学咨询和多基因检测(MGA)。无论哪种类型的保乳整形手术，都有并发症发生风险，如皮瓣坏死、切开愈合不良、乳头缺血/坏死、感觉障碍、双乳不对称等。如果切缘反复阳性，可能需行全乳切除术±即刻乳房重建术。因此，术前沟通中应充分告知患者，以免因沟通不到位引起不必要的医疗纠纷。

(三) 术前切口选择与设计

根据患者乳房大小、形状及肿瘤位置，在平卧位标记出肿物的体表位置;在站立位画出患侧乳房相应切口线及所需切除的范围及乳晕所要移位的位置;必要时需要对称性手术画线。原则上行乳房上提缩乳术,胸骨上凹到新乳晕最高点位置最短不低于 15 cm,乳晕下垂直切口距离下皱襞切口最短不低于 5 cm。

(四) 有效的多学科团队配合与协作

保乳整形手术的决策不仅需要外科医生,还应有一个多学科团队,包括影像诊断科、病理科、肿瘤内科、放疗科等专家合作,共同制订合理的治疗方案,保证患者在肿瘤治疗安全的条件下,因保留乳房和更好的美观度而达到更高的生活质量。

二、手术适应证

(1) 切除乳房体积大于 20%。

(2) 肿瘤大,切缘累及风险较大。

(3) 特殊部位的肿瘤如肿瘤位于内下象限、下象限、中央区,即使肿瘤较小,术后也多有乳房畸形发生。

(4) 肿瘤为多灶性。

(5) 新辅助治疗后,局部病灶退缩不理想的患者。

(6) 因为以往的保乳治疗,已经造成乳房美观度欠佳。

(7) 乳房肥大或乳房有足够体积实施保乳整形。

2018 年中国抗癌协会乳腺癌专业委员会(Chinese Anti-Cancer Association, Committee of Breast Cancer Society, CBCS-CSBS)出版了《乳腺肿瘤整形与乳房重建专家共识》,其中乳腺癌保乳整形手术的适应证如下:

(1) 保乳手术切除的腺体和/或皮肤量超过一定范围,可能导致乳房的畸形。

(2) 特殊部位的乳腺肿瘤,即便切除少量组织也会引起明显的局部畸形。

(3) 乳房过大和/或中-重度下垂,通过保乳整形手术可同时改善患侧和健侧乳房外形,提高对称度。

(4) 患者此前接受过保乳手术,导致乳房的畸形、不对称,皮肤溃疡及窦道,需要通过延期手术修复乳房外形。

三、保乳技术及合理选择

乳腺癌保乳整形技术主要分为容积移位和容积替代两大类。法国医生 Clough 最早系统性地归纳了保乳整形技术,并得到多数学者的认同。他的分类方法包括水平Ⅰ和水平Ⅱ技术。水平Ⅰ指切除乳房低于 20%,仅需简单游离周围腺体组织即可达到较好的保乳效果;其中注意对游离周围腺体要求有一定的致密度以保证足够的血供,同时保证乳头乳晕再中心化等关键技术。水平Ⅰ技术在常规传统保乳治疗中多数情况下都可实施。水平Ⅱ技术适用于切除乳房体积介于 20%~50%,并根据不同象限的肿瘤,系统而具体地描述了相应技术。瑞士医生 Weber 结合乳房大小、形状、下垂度和肿瘤大小及不同象限肿瘤,采用不同的保乳整形容积移位技术。

合理地选择保乳整形术,需要考虑两方面因素,即患者乳房的体积、外型、下垂度和肿瘤位置、大小、是否为多灶等,据此决定选择不同的容积移位或容积替代技术。

(一) 容积移位技术

1. *保留下蒂缩乳上提术* 这项技术是由 Riberio 和 Robbins 在乳晕下后方血管蒂的解剖基础上提出的。为保障乳晕下后方血管蒂的血供,下蒂宽度至少在 6~8 cm。主要适用于肿瘤位于上象限、肿块较大或多灶等;乳房中等体积以上且乳房下垂度达中等程度以上的患者。该技术的优点是可以切除更大体积包含肿瘤的乳腺组织,利用下蒂的组织填充缺损的部位(图 35-6)。但应注意乳头与乳晕血管来自下蒂及下蒂后方与胸大肌相连的部分,因此,术中要注意要保留足够宽的下蒂及其后方的血供。其次,去表皮化过程中,注意勿损伤真皮深面的血管网,以免影响皮瓣血供。该术式需要行对侧乳房的对称性手术。

2. *保留上蒂缩乳上提术(包括 Le Jour 手术)* 这项技术是由 Pitanguy 和 Lejour 在乳晕上方血管蒂的解剖基础上提出的,非常适用于下方象限的肿块,乳房体积大或中等伴有轻中度乳房下垂者(图 35-7)。手术切口可以是垂直的或倒“T”形的,主要取决于乳房肥大的程度和下垂的程度。垂直腺体瓣的设计理念是 Lejour 最先描述,由外上方和内上方腺体移位而成。乳房不大且下垂不明显者,仅做一垂直切口即可;大乳房且重度下垂者,更适用倒“T”形切口,以避免皮肤保留过多形成皱褶。

3. *网球拍缩乳上提术* 主要适用于肿瘤位于外上象限、肿瘤较大或多灶等、乳房中等体积以上并中度下垂的患者(图 35-8)。通过该术式,可以

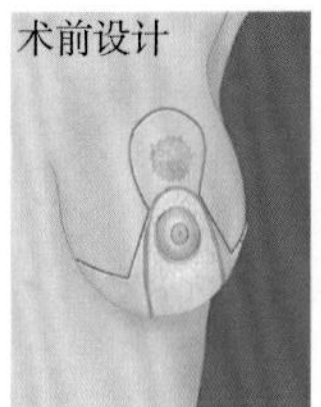

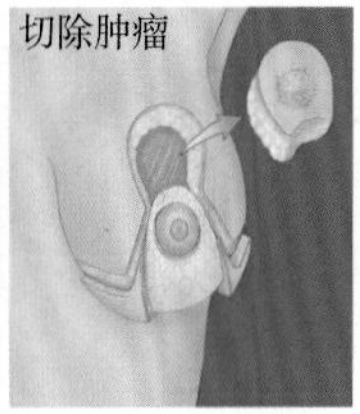

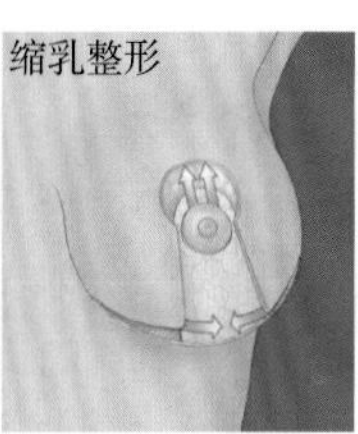

A. 示意图

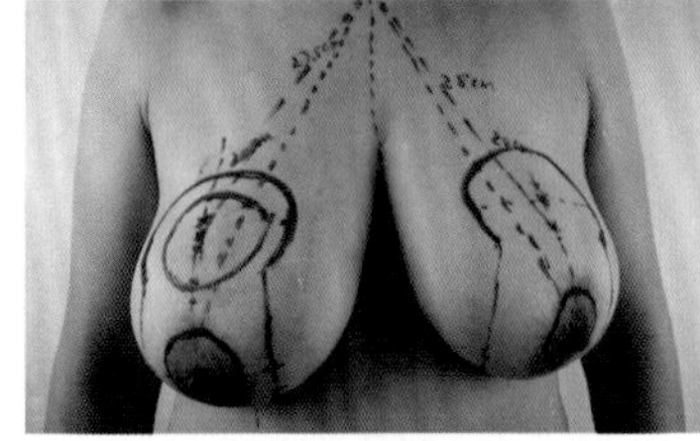
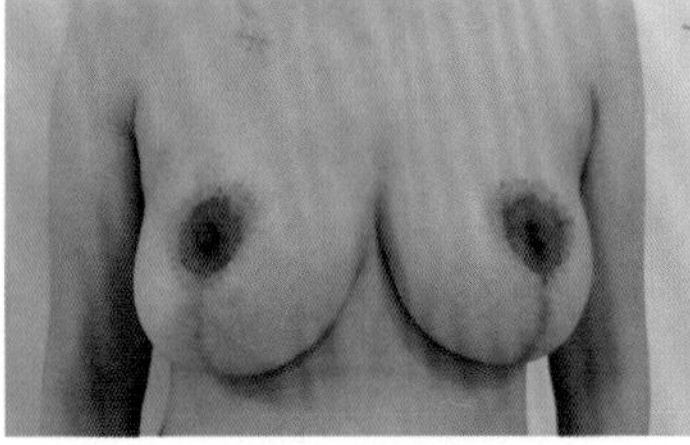
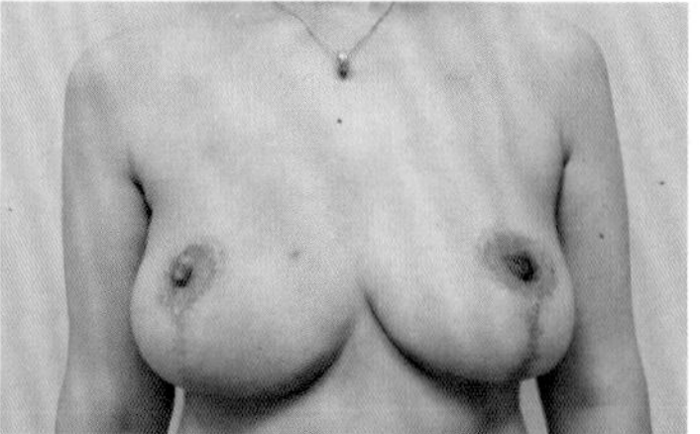

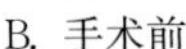
B. 手术前　　C. 术后 4 个多月　　D. 术后 18 个月

图 35－6　保留下蒂缩乳上提术

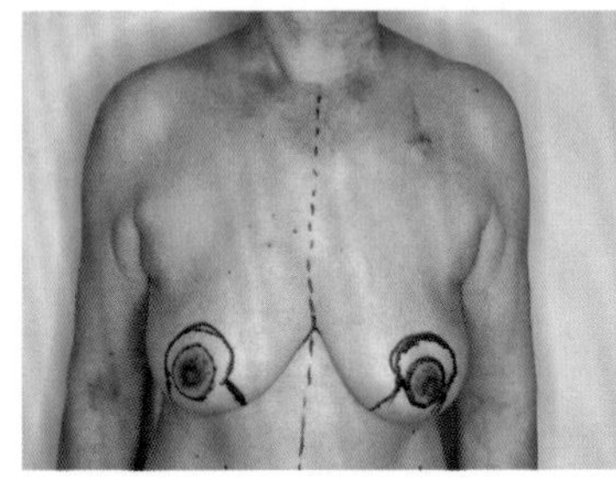
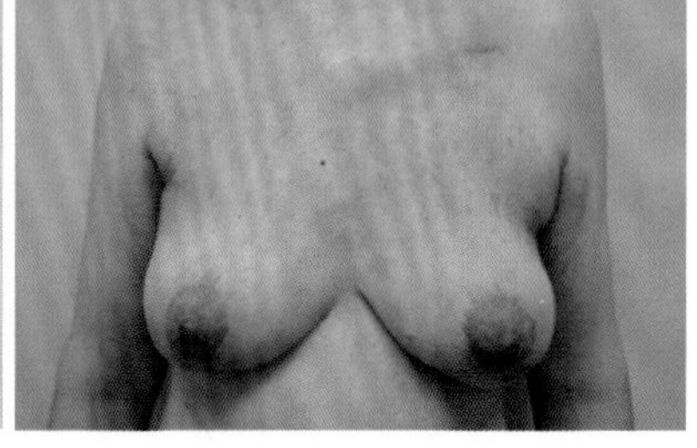

图 35－7　保留上蒂缩乳上提术

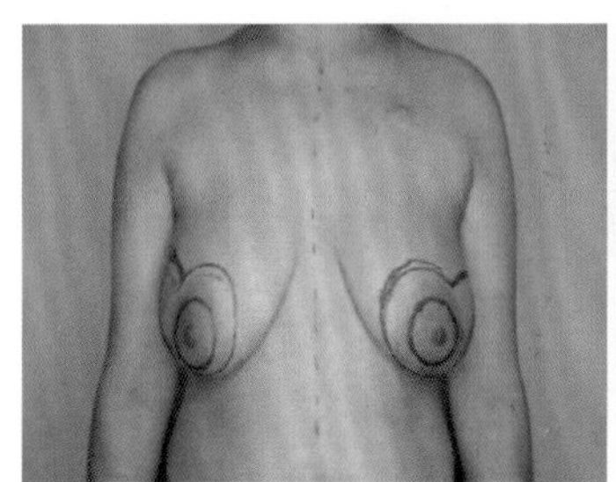
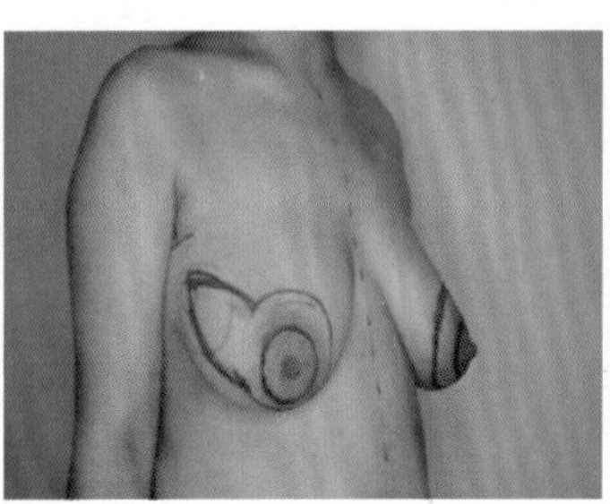
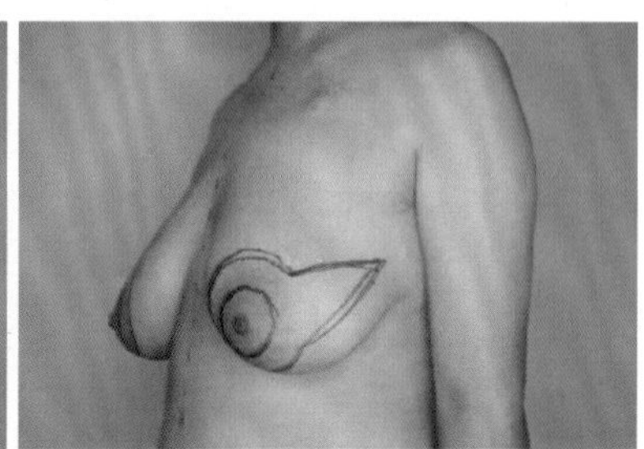

A. 术前切口设计

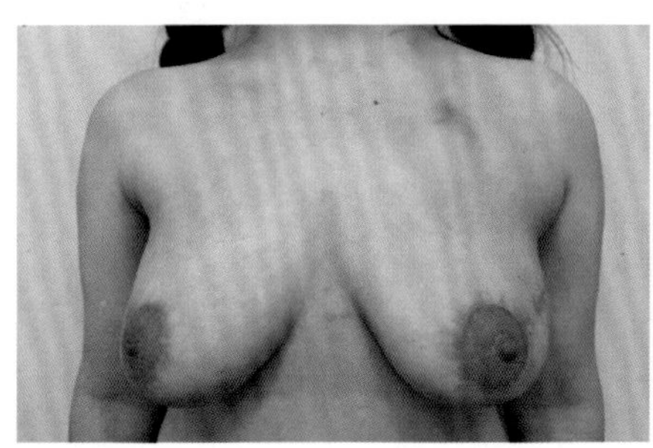
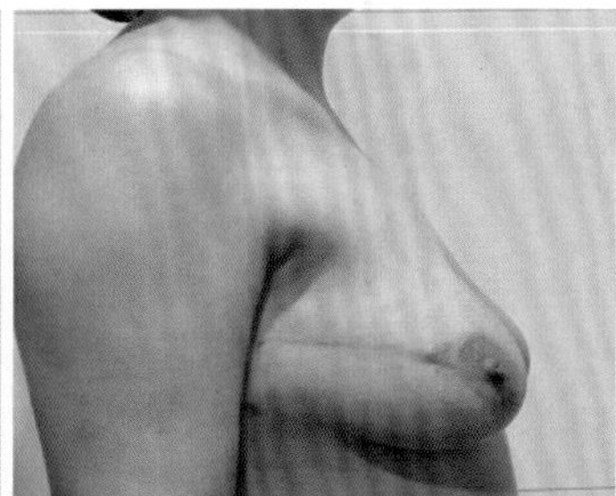
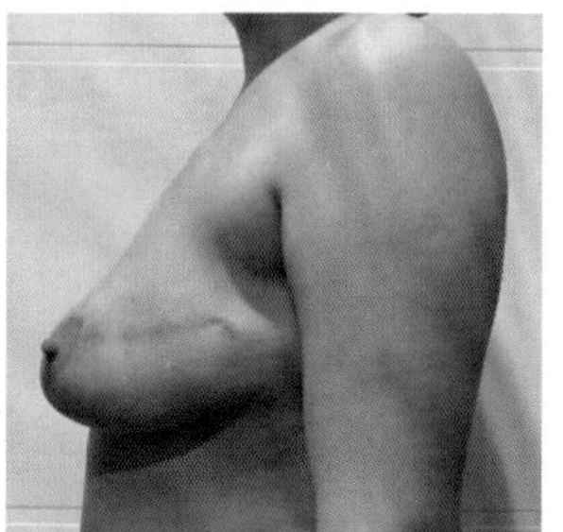

B. 术后 5 个月外观

图 35－8　网球拍缩乳上提术

在切除肿瘤后有更宽的切缘。该术式需要行对侧乳房的对称性手术。对于多数位于外上象限的肿瘤,可以通过充分游离周围腺体,尤其是将腺体外侧突(靠近腋窝)尽可能多地游离翻转填充缺损以达到较好的美观度。因此,选择该术式的前提是,术前评估切除肿瘤后缺损腔大,用水平Ⅰ技术无法修复缺损,患者乳房体积足够,有意愿行双侧缩乳上提术。

4. *双环法乳房上提固定术* 这项技术最早由Goes和Benelli在缩乳成形术的启发下提出的,通过绕乳晕的手术切口,将腺体重新塑形而成(图35-9)。术式优点是可以利用环乳晕切口切除肿瘤同时改善乳房外形,且术后切口瘢痕隐蔽;但是需要对侧乳房对称性手术。主要适用于肿瘤位于上象限和内上象限,且肿瘤距离乳头相对较近者。该术式适用于乳房轻中度下垂患者,应特别注意双环不能过宽,特别对于乳房下垂轻度者,否则易因环形切口张力高,出现切口裂开风险和术后切口瘢痕大的缺陷。

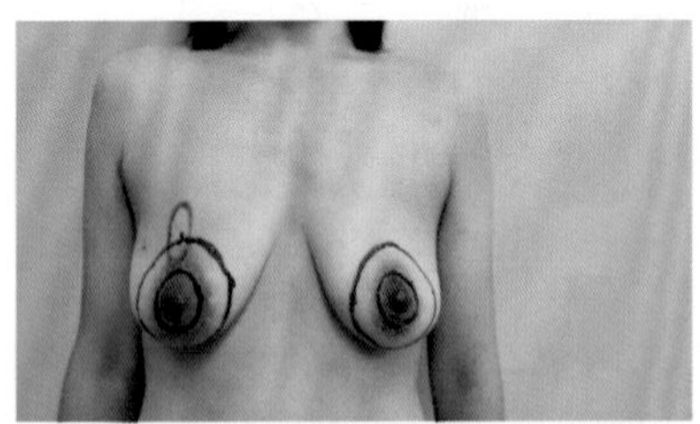

A. 术前设计

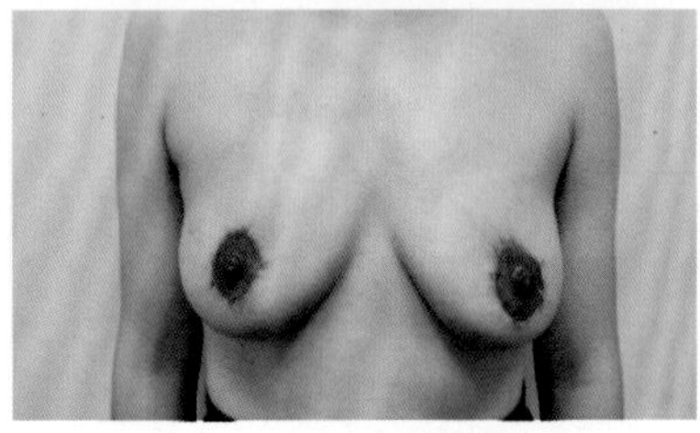

B. 术后外观

图 35-9 双环法乳房上提固定术

5. *V型乳房上提固定术* 主要适用于肿瘤位于内下象限、乳房中等肥大者。该术式的优点是通过将下皮瓣推向内上,达到填充缺损的目的(图35-10)。应注意术前评估切除范围宽度,以决定乳晕环形切口直径。

6. *Grisotti皮瓣转移术* 主要适用于肿瘤位于乳头乳晕后方者,将肿瘤连同乳头乳晕切除进行中央区保乳(图35-11)。该术式用于乳房中等肥大并有一定程度下垂者。该术式可能需行对侧乳房上提术。

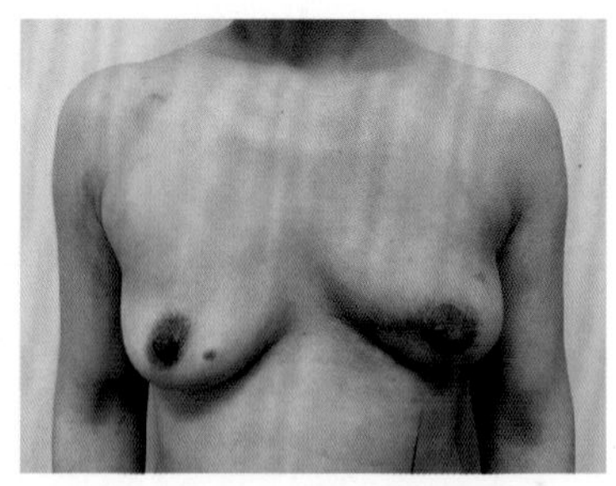

图 35-10 左乳V型乳房上提固定术术后外观

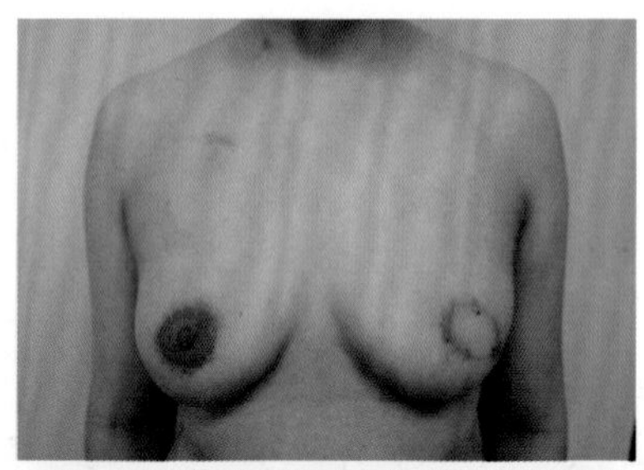

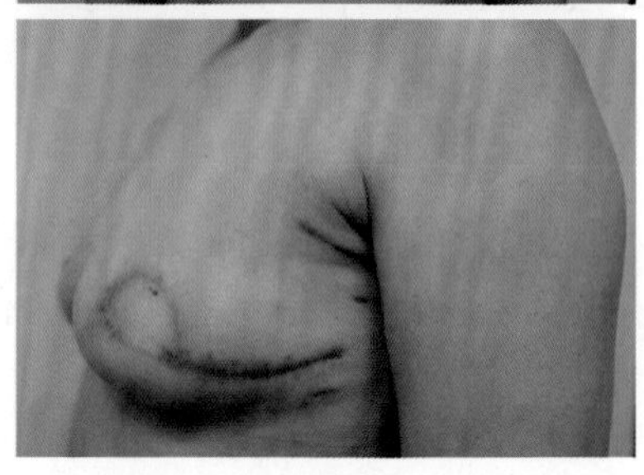

图 35-11 Grisotti皮瓣转移中央区保乳术后外观

7. *J型乳房上提固定术* 主要适用于肿瘤位于外下象限、乳房中等肥大下垂者(图35-12)。该术式的优点是可纠正乳头的歪斜和外下的凹陷畸形。与其他缩乳上提术类似,需要乳晕周围去表皮化。切除范围包括皮肤的腺体肿瘤,乳头乳晕再中心同时将近中线腺体与外侧腺体对合缝合关闭缺损。

(二) 容积替代技术

日本医生Nouguqi于1989年最早报道将背阔肌肌皮瓣用于修复部分乳房切除患者。通过背阔肌瓣的转移(容积替代)填充乳房缺损,达到较好的美观度而不需要进行对侧乳房的对称性手术,尤其适

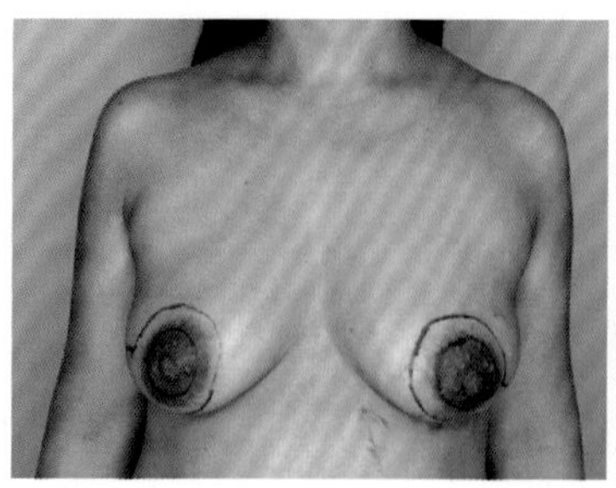
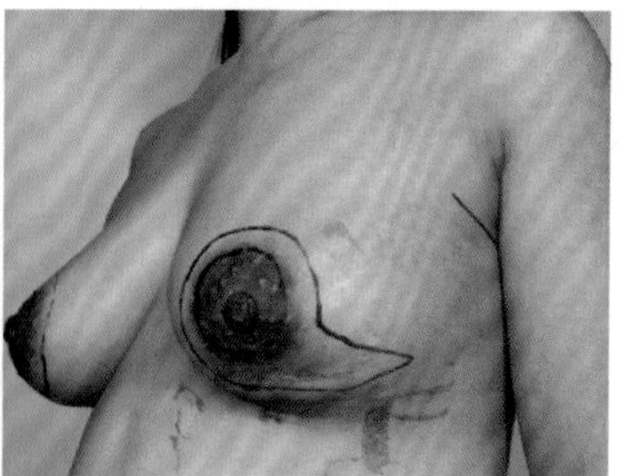

A. 术前设计

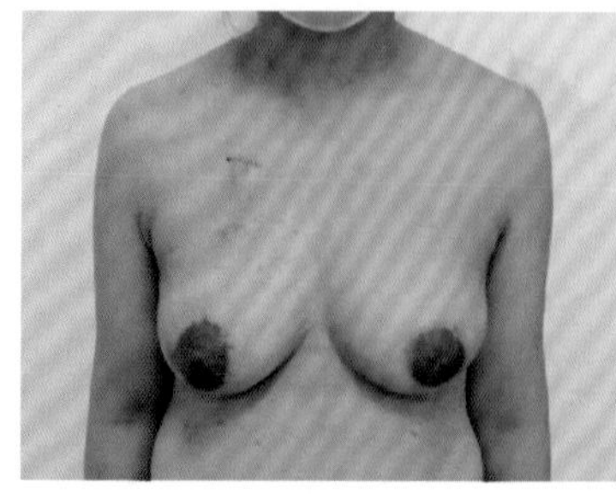
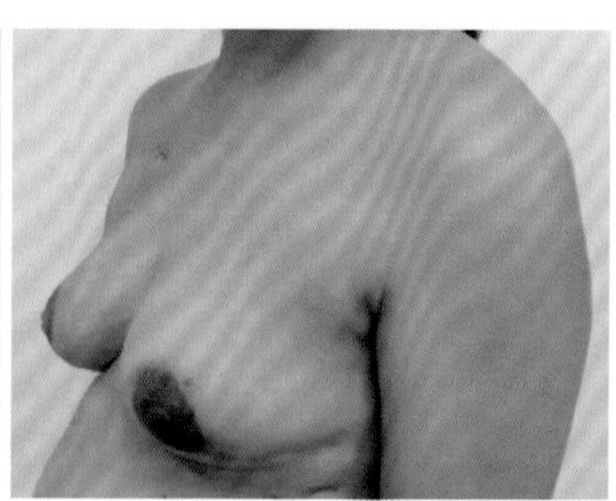

B. 术后外观

图 35-12 J 型乳房上提固定术

用于小至中等度乳房的患者(图 35-13)。理论上背阔肌瓣的转移技术可以应用到乳房的任何象限;但是,靠近腋窝的乳房上象限和外侧象限更适合该术式。德国医生 Audretsch 提出肿瘤整形容积替代的概念,并进行分类。对于所需组织量小的缺损,可以利用邻居组织的肋间血管穿支、胸廓上动脉穿支等技术,取得了满意的效果。Lee 总结了 216 例患者的容积替代保乳治疗经验,包括背阔肌肌瓣、肋间动脉穿支和胸廓上动脉穿支瓣技术,认为当切除组织在 150 g 以下时,可以使用穿支瓣技术修复乳房缺损;当切除组织大于 150 g 时,建议采用背阔肌肌瓣修复。

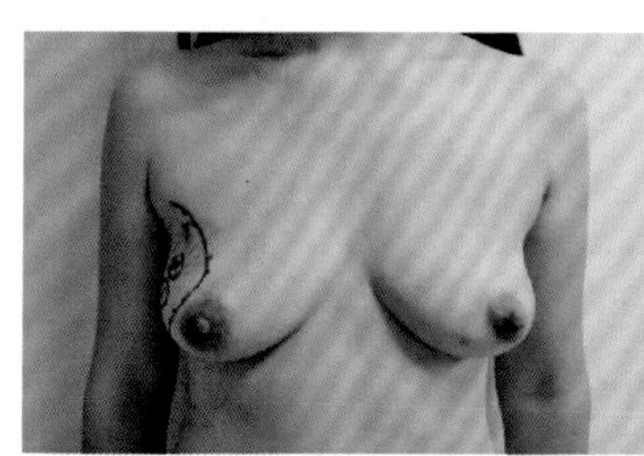
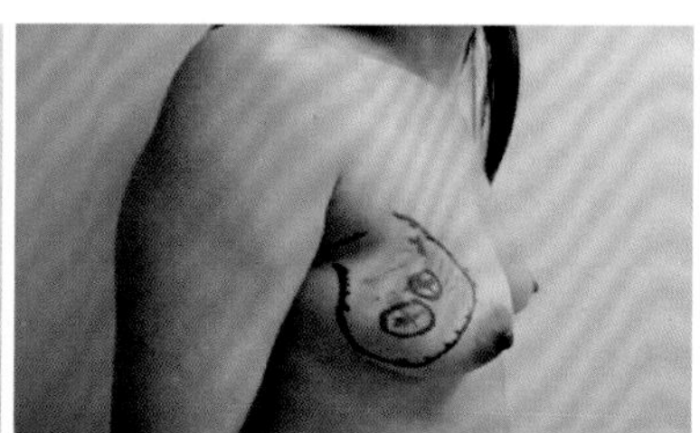

A. 术前设计

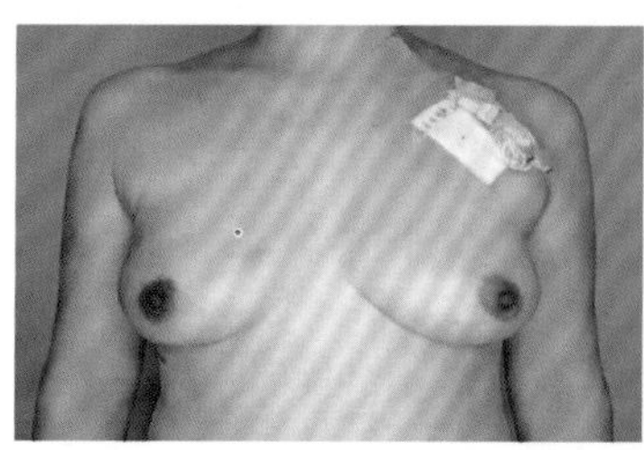
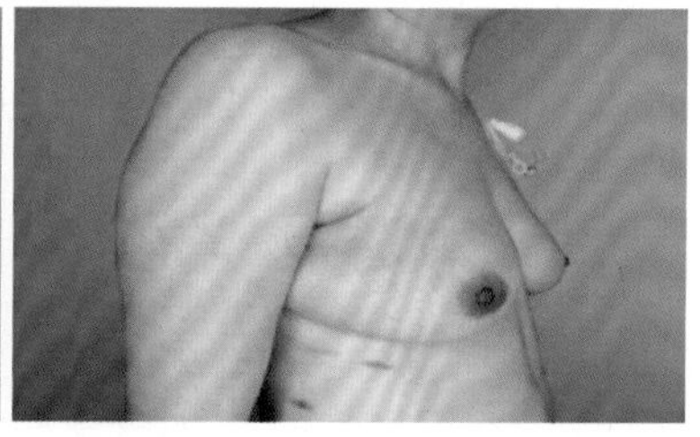

B. 术后 3 个月外观

图 35-13 腔镜辅助经腋窝部分乳房切除+背阔肌肌瓣转移保乳术(容积替代)

四、几个关键问题

乳腺癌保乳整形术在欧美得到广泛应用。美国 MD Anderson 癌症中心的数据显示，从 2007—2014 年采用保乳整形技术的保乳例数较传统保乳增加近 4 倍，占所有保乳手术的 33%。在英国，更多的乳腺外科医生竞相争取整形和皮瓣修复资格证书，以达到在乳腺外科诊疗活动中更具竞争力。尽管接受保乳整形治疗的病例数越来越多，但有关保乳整形的研究多为回顾性分析，单次研究病例数较少，未见有关保乳整形和传统保乳治疗随机对照研究的报道。因此，有关保乳整形外科的安全性，包括再切除、局部复发、无病生存、总生存等，依然是当前需要关注的问题。

1. *切缘宽度和再次补切问题* 保乳整形术可以切除肿瘤周围更多和更宽的乳腺组织，在保证乳房良好美观度的同时，切缘阳性行再切的概率更低。2007 年欧洲肿瘤研究所 Petit 团队发表的早期研究结果显示，再次补切率为 8%，明显低于 NSABP B06(10%)和 EORTC(48%)研究的数据。Crown 发表的一项回顾性研究包括 812 例患者，比较传统保乳治疗和保乳整形治疗两组的全乳房切除率和再次补切率，发现采用传统保乳治疗的 425 例患者，有 32%因切缘阳性行再次手术补切；采用保乳整形技术的 387 例患者，尽管肿瘤平均直径大于传统保乳组，但再次手术补切率仅为 18%。同时，转为全乳房切除术的患者在传统保乳组达 34%，保乳整形组为 15%，结果表明保乳整形治疗在再次补切率和中转全乳房切除率方面较传统保乳治疗具有优势。一项迄今最大例数的系统性分析，总结了符合条件的 55 项研究、共 6 011 例保乳整形患者的结果，其中切缘阳性有不同的标准，发现总的切缘阳性率为 9.8%，但包括不同阳性切缘的入组标准，按最新的 SSO/ASTRO(“NCCN 指南”)，该切缘阳性率被高估。以肿瘤墨染为切缘阳性标准，其切缘阳性率仅为 7.8%，远低于传统保乳治疗 15%～47%的切缘阳性率。丹麦国家癌症数据库 2020 年发表的一项大型回顾性研究，纳入 18 188 例保乳治疗患者，其中传统保乳治疗 13 185 例，保乳整形治疗 5 003 例。结果显示，再次补切率保乳整形组(14.1%)较传统保乳组(15.6%)显著降低($P<0.05$)；其中，乳房缩小组再次补切率仅为 10.3%，进一步证实乳房肥大者因有更宽的切缘，从而可避免再次手术。尽管在中转全乳切除术率方面两者间没有显著性差异(3.7% *vs* 3.2%)，但是，在容易移位组(3.2%)和乳房缩小组(2.9%)，与传统保乳组相比，中转全乳切除率有显著降低。总之，保乳整形术是否成功取决于多种因素，如乳房体积、肿瘤大小、是否为多病灶、肿瘤位置、患者意愿、术者的经验等，应根据患者的具体情况选择合适的手术方式。

2. *局部复发和生存问题* 美国 NSABP B06、意大利 Milan、法国 Curie 研究院传统保乳治疗的 5 年局部复发率分别为 4%、5.3%和 9.4%，低的局部复发带来了总生存获益。有关保乳整形术的系列回顾性研究均证明局部复发率及生存率与传统保乳治疗相比无差异。De La Cruz 的荟萃分析，共收集 55 篇文献，纳入 6 011 例患者，分析了 3 年、3～5 年和大于 5 年的所有 T_1、T_2 期早期乳腺癌患者，结论为具有高的总生存率和无病生存率，同时有相对低的局部复发率。其随访大于 5 年的局部复发率、无病生存率、总生存率分别为 6%、85.4%、93.4%。其中 100 例以上的数据来自意大利米兰肿瘤研究院 Petit 和 Rietjens 团队。他们分别于 2007 年、2015 年 2 次报道 148、454 例保乳整形术大于 5 年的随访结果，发现 5 年局部复发率为 3.4%、7.5%，无病生存率为 92.6%、83.7%，总生存率为 92.6%、95.5%。此后 Clough 总结 350 例乳腺癌患者乳房缩乳上提长期随访结果，发现其 5 年局部复发率、无病生存率、总生存率分别为 2.2%、84.8%、95.1%。2021 年来自瑞典的 4 178 例乳腺癌研究，分析了标准保乳术、简单保乳整形术(容积移位)和复杂保乳整形术(容积替代)，发现其保乳整形复杂程度随分期构成比增高而更复杂，即 T_2、T_3 在复杂保乳整形组占 56.7%，而标准保乳组仅占 27.8%，同样发现多病灶在保乳整形术中占比更高。尽管如此，标准保乳术、简单保乳整形术、复杂保乳整形术的局部复发率分别为 1.5%、0.4%和 3%，没有显著性差异；同样 5 年总生存率分别为 94.7%、93.1%、92.6%，三组无明显差异；无乳腺癌死亡生存率分别为 97.9%、98.3%和 95%，再次证明保乳整形技术在保乳、保证良好美观度的同时，具有与传统保乳手术相同的安全性。

3. *并发症及对辅助治疗的影响* 由于保乳整形术采用技术较复杂，手术时间更长，因此有发生并发症的潜在风险。一项荟萃分析发现，术后发生并发症的概率为14.3%，包括脂肪坏死(3.3%)、血肿(2.5%)、切口愈合延迟(2.2%)、感染(1.9%)、血清肿(1%)、皮肤坏死(0.5%)、乳头坏死(0.4%)。一项2011—2016年保乳整形术与传统保乳手术并发症比较调查发现，其并发症发生率在传统保乳、容积替代保乳、缩乳上提保乳分别为11.2%、13.1%、13%，在坏死、出血、血肿、血清肿、感染方面也无明显差异(图35-14)。

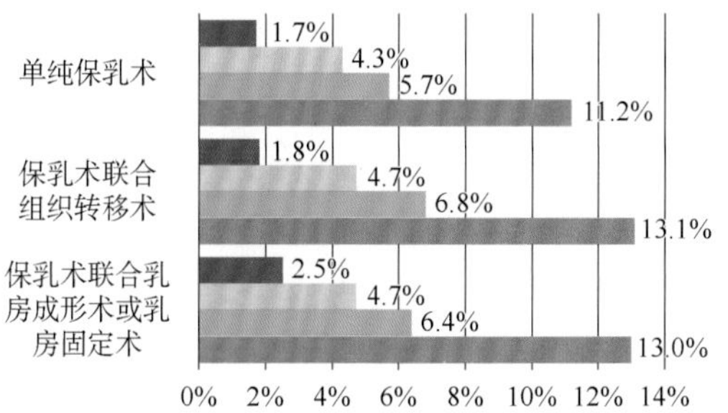

图35-14 各种保乳术并发症发生率

Carter等分析了9 861例乳腺癌患者传统保乳手术、保乳整形术和乳房切除术+即刻乳房重建术，发现保乳整形术血清肿发生率较传统保乳手术更低，血肿和手术部位的感染发生率相同，但切口相关并发症发生率更高；与乳房全切+即刻乳房重建组比较，切口相关并发症、手术部位感染和血肿发生率更低。

术后的辅助治疗，特别是化疗、放疗开始的早晚影响患者的预后；术后辅助治疗能否实施，与术后并发症的发生及严重程度有关。多数研究认为，保乳整形术与传统保乳术、全乳房切除术后辅助治疗(包括化疗和放疗)的开始时间差异没有统计学意义，不影响术后辅助治疗的实施。Khan等分析传统保乳术与保乳整形术、乳房全切±重建术，发现保乳整形治疗平均开始化疗时间为29 d，与其他两组无差异。

保乳整形治疗导致腺体移位，会影响术后瘤床局部加量放疗的精确性。目前有关保乳整形术后如何瘤床精准定位一直没有确切的方法，较普遍是使用术中外科标记夹，但方法不统一，最多见的是在切除肿瘤的原始腔周围放置标记夹，但随腺体移位、复杂的缩乳、上提移位等手术，易造成定位不准确。既往亦有采用术中放疗方式解决瘤床加量，但是相对于肿瘤整形手术切除后残腔大的特点，其存在照射范围小、剂量降低的缺陷。也有报道采用延期整形保乳，但其增加第2次手术和术后因局部放疗引起纤维化的并发症风险。2020年加拿大国家局部晚期乳腺癌专家组就保乳整形瘤床定位达成以下专家共识。

(1) 术中标记夹放置：

1) 外科标记夹应在术中放置。

2) 理想的外科标记夹数目至少不低于4枚，分别放置于切除肿瘤原始残腔的上、下、内、外；同时，应放置1～4枚标记夹于残腔底面的胸壁上。

3) 除上述情况外，外科医生应避免在乳房和腋窝放置任何标记夹，否则应在病历中记录在什么部位放置及放置的原因。

(2) 肿瘤外科医生和放疗医生应使用统一描述方式。

1) 手术记录应该包括肿瘤大小、位置、缺损大小、准确的手术过程描述(包括手术方式、切口、组织的旋转)、标记夹的放置(每一个切缘是否放置，及其他部位放置的原因)、切口关闭技术(包括深部和表面关闭技术)。

2) 乳腺外科医生、放疗医生、放疗技师应具有共同的肿瘤和保乳整形技术的基本知识，同时应建立“共同约定的语言”。

(3) 有关保乳整形外科和目标位放疗问题：由于保乳整形技术的复杂性、乳腺腺体位置的重排、瘤床定位困难和残腔范围宽等，放疗科医生应充分考虑瘤床和乳房部分照射的可行性。

核心内容包括多学科团队术前制订治疗方案。外科医生术中使用标记夹，特别强调除瘤床、残腔周围外，不能在其他部位使用标记夹；其次外科医生、放疗科医生和放疗技师应有统一表述和约定，以保证局部瘤床加量的精确性。

五、未来趋势与不足

保乳整形技术在乳腺癌保乳治疗中的应用越来越广泛，是肿瘤外科技术和整形外科技术相结合的一项乳腺癌手术治疗的新技术，弥补了常规术式的缺点，令乳腺癌的手术获益及美观度最大化。近10年来，这种技术已逐渐成为医生和患者接受度非常高的术式，在欧美国家的乳腺癌手术治疗中广泛使用。尽管一系列研究证明其具有良好的安全性和美观度，但多数为回顾性研究和小样本量前瞻性比较研究，未见一项随机对照临床研究，因而证据级别较低。此外,由于该手术技术没有统一的适应证和操作流程,手术时间长,手术方式往往由外科医生决定,且手术技术要求较高,往往需要乳腺外科医生和整形外科医生共同参与。目前在南美、欧洲等国家,部分乳腺外科医生接受了复杂的整形技术培训,可以独立完成各种类型保乳整形手术。中国抗癌协会乳腺癌专业委员会和中国医生协会外科医生分会乳腺外科委员会积极推荐保乳整形技术在乳腺外科推广,培养了大批乳腺外科医生掌握保乳整形技术,并实时推出了 2018 版保乳整形重建共识。

为了保乳整形治疗能够安全、有效地推广,未来应该从以下方面开展工作:①开展更高级别证据的随机对照临床研究,以验证该术式的安全性和美观度;②在当前条件下,建立更规范统一的实施流程和专家共识;③建立稳定的多学科团队,组成包括乳腺外科、放疗科、肿瘤内科、医学影像学科和病理科专家在内的团队,制订术前、术中、术后治疗方案;④以行业协会牵头组织进行保乳整形技术培训,让各种保乳整形技术能有效且同质化地广泛开展。

总之,肿瘤治疗的安全性是根本。在此前提下,不断改进保乳整形技术、加强患者教育、提高患者乳房美观度和生活质量的理念应该被提倡。

(李俊杰　邵志敏　厉红元)

参考文献

[1] 中国抗癌协会乳腺癌专业委员会. 中国抗癌协会乳腺癌诊治指南与规范(2021 版)[J]. 中国癌症杂志, 2021,31(10):954－1040.

[2] ANDRÉ C, HOLSTI C, SVENNER A, et al. Recurrence and survival after standard versus oncoplastic breast-conserving surgery for breast cancer [J]. BJS Open, 2021,5(1):1－10.

[3] CAMPBELL E J, ROMICS L. Oncological safety and cosmetic outcomes in oncoplastic breast conservation surgery, a review of the best level of evidence literature [J]. Breast Cancer (Dove Med Press), 2017,9:521－530.

[4] CLOUGH K B, VAN LA PARRA R F D, THYGESEN H H, et al. Long-term results after oncoplastic surgery for breast cancer: a 10-year follow-up [J]. Ann Surg, 2018,268(1):165－171.

[5] CROWN A, HANDY N, WEED C, et al. Oncoplastic breast-conserving surgery: can we reduce rates of mastectomy and chemotherapy use in patients with traditional indications for mastectomy? [J]. Ann Surg Oncol, 2021,28(4), 2199－2209.

[6] DE LA CRUZ L, BLANKENSHIP S A, CHATTERJEE A, et al. Outcomes after oncoplastic breast-conserving surgery in breast cancer patients: a systematic literature review [J]. Ann Surg Oncol, 2016,23(10):3247－3258.

[7] Early Breast Cancer Trialists' Collaborative Group (EBCTCG). Long-term outcomes for neoadjuvant versus adjuvant chemotherapy in early breast cancer: meta-analysis of individual patient data from ten randomised trials [J]. Lancet Oncol, 2018,19:27－39.

[8] GRADISHAR W J, ANDERSON B O, BALASSANIAN R, et al. Breast cancer, version 4. 2017, NCCN clinical practice guidelines in oncology [J]. J Natl Compr Canc Netw, 2018,16(3):310－320.

[9] HEEG E, JENSEN M B, HÖLMICH L R, et al. Rates of re-excision and conversion to mastectomy after breast-conserving surgery with or without oncoplastic surgery: a nationwide population-based study [J]. BJS, 2020,107:1762－1772.

[10] KIMBALL C C, NICHOLS C I, VOSE J G, et al. Trends in lumpectomy and oncoplastic breast-conserving surgery in the US, 2011－2016 [J]. Ann Surg Oncol, 2018,25(13):3867－3873.

[11] LITIÈRE S, WERUTSKY G, FENTIMAN I S, et al. Breast conserving therapy versus mastectomy for stage Ⅰ－Ⅱ breast cancer: 20 year follow-up of the EORTC 10801 phase 3 randomised trial [J]. Lancet Oncol, 2012,13(4):412－419.

[12] MORROW M, VAN ZEE K J, SOLIN L J, et al. Society of surgical oncology-American Society for radiation oncology-American Society of clinical oncology consensus guideline on margins for breast-conserving surgery with whole-breast irradiation in ductal carcinoma in situ [J]. Ann Surg Oncol, 2016, 23(12):3801－3810.

[13] NOGUCHI M, YOKOI-NOGUCHI M, OHNO Y, et al. Oncoplastic breast conserving surgery: Volume replacement vs. volume displacement [J]. EJSO, 2016,42(7):926－934.

[14] TSE T, KNOWLES S, BÉLEC J, et al. Consensus statement on tumour bed localization for radiation after oncoplastic breast surgery [J]. Curr Oncol, 2020,27(3):e326－e331.

第三十六章

乳腺癌保乳手术的术后放疗

第一节　导管原位癌的放疗

导管原位癌(DCIS)被定义为局限于乳腺导管上皮的乳腺恶性疾病，于 1946 年被命名。DCIS 被普遍认为是浸润性导管癌(IDC)的前驱病变，属于非浸润性癌，是局限于乳腺导管内的原位癌。同其他肿瘤细胞一样，DCIS 是一系列病理学形态、生物学行为存在异质性的肿瘤。基于这些病理和生物学的共同点和差异性，对于不同风险级别的 DCIS 的治疗也有所区别。

在病理学形态方面，多数采用以核分级为基础，兼顾坏死、核分裂象以及组织构型等的方法，将 DCIS 分为 3 级，即低级别、中级别和高级别。高级别 DCIS 组织学表现大多为粉刺样癌，当然也可表现为其他类型；低级别 DCIS 肿瘤细胞有很好的边界；中级别 DCIS 结构表现多样，介于高和低级别 DCIS 之间。3 种不同级别 DCIS 的病理学特征是 DCIS 疾病进展和复发的一个重要影响因素。

DCIS 不经过治疗的自然病程转归最终可能会发展为浸润性导管癌。Sander 等研究发现，经过 30 年随访，28 例低级别非粉刺样 DCIS 中有 39%的患者进展为浸润性乳腺癌，此部分患者中 45%因乳腺癌死亡。DCIS 进展为浸润性癌的危险因素为患者年龄、肿瘤体积、切缘状况及组织病理学分级。同前所述，O'Flynn 等报道低级别 DCIS 进展为浸润性癌的风险为 13%，高级别 DCIS 的风险为 36%。

总体而言，不管采用何种方式治疗，DCIS 的病死率很低，文献报道的 10 年累积死于由 DCIS 进展而来的浸润性癌的病死率仅为 1.0%～2.6%。由于 DCIS 患者的死亡风险非常低，因而其治疗原则既要考虑尽量降低其复发进展为浸润性癌的风险，又要考虑到治疗对患者长期生活质量的影响，同时由于绝大多数的复发在局部乳腺，而区域淋巴结和远处转移发生较少，因此对不同患者谨慎选择局部治疗方案至关重要。

一、放疗在导管原位癌局部治疗中的地位

不同于小叶原位癌(LCIS)，DCIS 初诊的治疗以局部治疗为主，包括全乳切除术及局部肿块扩大切除术联合放疗。全乳切除术对绝大多数 DCIS 患者是一种治愈性处理方法。Cutuli 等报道了一组法国的调查，数据显示在病灶最大径<10 mm 的患者中，行全乳切除术的约占 10%，而最大径>20 mm 的患者中约占 72%；并且在低级别和高级别 DCIS 中，分别有约 11%和 54%的患者行全乳切除术。对于在影像学诊断包括乳腺 X 线摄影检查、磁共振成像(MRI)等以及体检、活检显示的多中心病灶、多象限病灶，全乳切除是合适的推荐治疗手段。

(一) 导管原位癌放疗的循证医学证据及共识

随着肿块切除的保乳手术在浸润性癌中的尝试和 NSABP B06 研究以及米兰研究的开展，自 20 世纪 80 年代起，全球共有 4 项大型多中心随机临床研究评估在 DCIS 患者中肿块切除联合放疗的效果，分别为 NSABP B-17、EORTC 10853、Swe

DCIS和UK/ANZ DCIS。相比于最晚开始入组的UK/ANZ DCIS研究,前3项研究的研究设计相对比较简单,入组患者的标准均为可接受保乳手术、腋淋巴结阴性的DCIS患者,随机分为单纯肿块切除和肿块切除联合全乳放疗组,放疗剂量均推荐为全乳50 Gy/25 Fx,无瘤床区加量。UK/ANZ DCIS研究采用了2×2析因分析法,将患者随机分为4组:单纯肿块切除、肿块切除+放疗、肿块切除+他莫昔芬(三苯氧胺)、肿块切除+放疗+他莫昔芬治疗。UK/ANZ DCIS研究中的放疗剂量同前3个研究,为50 Gy/25 Fx。表36-1总结了DCIS肿块切除对比联合放疗后的局部控制率和长期生存率。总体而言,上述4项研究的长期随访结果(大于12年)是一致的,均表明DCIS患者接受保乳手术后联合全乳放疗的治疗策略可显著降低同侧乳腺癌的复发风险,包括同侧浸润性癌的复发和DCIS的复发,但并不改善患者的总生存率和无远处转移生存率。

表36-1 DCIS保乳术后全乳放疗/观察的前瞻性随机研究

研究名称	年限	入组患者数	随访时间(年)	局部复发率(%)		总生存率(%)	
				放疗组	观察组	放疗组	观察组
NSABP B-17	1985—1990	813	17	19.8	35	79.1	80.6
EORTC 10853	1986—1996	1010	15.8	18	31	88	90
SweDCIS	1987—1999	1046	20	20	32	77.2	73
UK/ANZ DCIS	1990—1998	1694	12.7	7.1	19.4	90	90

早期乳腺癌试验人员协作组(the Early Breast Cancer Trialists' Collaborative Group, EBCTCG)汇总了1985—1990年间开展的以上4项研究中每位患者的相关信息,包括诊断、治疗、首次复发事件发生时间、同侧乳腺DCIS复发及浸润性癌复发事件、对侧乳腺DCIS及浸润性癌复发事件、死亡案例的特异死亡原因及非乳腺来源原发性肿瘤的发生率等,对DCIS局部切除后放疗对比不放疗进行了荟萃分析。剔除DCIS伴微浸润、浸润性癌、Paget病等不符合入组分析标准的患者后,总共3729例患者进入该研究。中位随访8.9年后,924(24.8%)患者出现了乳腺相关复发事件,首次复发于患侧乳腺的占74%。从总体患者人群来看,复发患者中50%的病理学诊断仍然是DCIS,但另外50%则进展为浸润性癌。从数据直接比较,放疗降低了近一半的同侧乳腺复发可能,并且这种优势随着随访时间的增加而扩大,复发率绝对值5年降低10.5%,10年降低15.2%。结合4个独立随机研究的结果,研究提示放疗降低50%DCIS的复发和50%浸润性癌的复发。

荟萃分析根据患者特征进行分组分析,发现无论对于年龄大于50岁还是小于50岁,手术方式是局部切除还是区段切除,是否使用他莫昔芬治疗等的DCIS患者,放疗都可以显著降低同侧局部复发。年龄是影响DCIS放疗后疗效的一个因素,大于50岁的患者接受放疗后的预防作用显著优于小于50岁的患者(后面章节会具体讨论年龄的影响),但基于年龄因素的其他因素的分组研究未显示其他因素包括手术方式、病理学类型等对放疗在不同年龄组患者的疗效差异有贡献。

同侧乳腺复发率比较最能体现局部放疗的预防价值。EBCTCG的荟萃分析显示放疗降低约50%的同侧乳腺复发,且放疗的预防作用随着患者生存的延长持续有效。放疗的预防作用更有意义地体现在降低了50%的浸润性癌的发生率,这意味着放疗有降低患者后期肿瘤远处转移和潜在提高患者生存率的可能。

虽然DCIS保乳手术后行全乳放疗可以降低约50%的同侧复发风险,但目前对于临床评估为“低”复发风险患者的治疗决策仍有争议,对于“低”复发风险的定义各研究采用的评估体系和标准也不尽相同,包括Van Nuy预后指数评分及美国放射治疗肿瘤协作组(Radiation Therapy Oncology Group, RTOG)研究的低危标准等(将在后面章节具体讨论各自标准和在临床实践中的应用)。EBCTCG的研究从3000多例患者中筛选了291例切缘阴性、病理分级低级别且直径<2 cm的肿瘤患者,在这类习惯被认为是复发低危的患者中,研究提示未放疗组10年的同侧复发事件高达30%,放疗后降低同侧10年绝对复发率为18%。RTOG 9804研究对部分DCIS复发低危患者进行了保乳术后放疗对比观察的研究,入组患者为乳腺X线摄影显示单病灶,术

后DCIS病理低/中级别，肿瘤直径<2.5 cm，术后切缘离墨染至少3 mm，放疗组推荐50 Gy/25 Fx或42.5 Gy/16 Fx的全乳放疗，无瘤床加量。1999—2006年期间共随机入组636例患者，经过13.9年的中位随访，放疗组局部复发率仅为7.1%，而观察组为15.1%。RTOG 9804的结果提示即便是部分中危或低危的患者，放疗后的局部复发率显著低于未放疗的患者。虽然目前根据美国国家综合癌症网络(NCCN)指南2B类推荐低复发风险DCIS患者可仅接受手术切除治疗，但目前仅有回顾性研究证实部分低复发风险DCIS患者可仅行保乳手术而免除放疗，同时长期随访结果显示，按危险度分组可能仅筛选出部分复发时间点延迟的患者，而非低复发风险患者。EBCTCG的荟萃分析提示需要对患者的复发风险进一步评估，更精准地定义"低危"，或可能筛选出保乳术后免除放疗的患者人群。

基于以上的研究和证据，对于初发DCIS的治疗目前推荐肿块切除的保乳手术联合全乳放疗。全乳切除术可作为保乳手术联合放疗的替代治疗，但需要提供患者切除术后乳腺重建的条件和可能。DCIS保乳手术后经多学科治疗团队谨慎评估后认为，局部复发风险极低危的情况下或可免除术后全乳放疗。

(二) 影响导管原位癌治疗效果的因素

EBCTCG的荟萃分析通过扎实的数据揭示DCIS术后放疗对比不放疗的人群，总体上放疗降低了近一半的同侧乳腺复发可能；随访数据显示这种局部控制优势随着时间的延长而扩大，同时显示放疗降低50%DCIS的复发和50%浸润性癌的复发。EBCTCG荟萃分析同时尝试分析不同因素对放疗效果的影响，显示众多患者特征和因素中，仅年龄是影响DCIS放疗后疗效的一个因素，大于50岁的患者接受放疗后的预防作用显著优于小于50岁的患者，其他因素包括手术方式(局部切除对比区段切除)、他莫昔芬内分泌治疗与否、病灶发现方式(影像对比临床)、切缘情况(切缘阴性对比肿瘤累及)、肿瘤病理学分级及肿瘤病灶大小等对放疗效果的影响均无统计学意义。

尽管EBCTCG荟萃分析提示仅年龄是影响放疗效果的因素，但综合其他前瞻性及回顾性研究，影响DCIS治疗效果最重要的因素为年龄和手术切缘。

前瞻性研究EORTC 10853的目的是对比DCIS术后放疗与不放疗的疗效差异，在中位随访时间10年时分析复发相关的危险因素，在整组人群中显示年龄是局部复发的独立预后因素之一，≤40岁的年轻患者的10年局部复发率为34%，对比>40岁的患者的局部复发率为19%，在单纯手术的年轻患者中，局部复发率更是高达43%。Solin等报道了1003例来自北美和欧洲10个肿瘤中心的DCIS患者的临床转归，根据不同患者年龄分组，研究发现随访8年后，>50岁的患者的局部控制率显著优于≤39岁的患者。

关于年龄的分界点在不同的研究中各不相同。博蒙特医院(William Beaumont Hospital)的回顾性数据分析了410例DCIS患者，年龄的分界点定义为45岁；来自纪念斯隆-凯特琳癌症中心(MSKCC)的157例回顾性分析将患者分为≥70岁、40～69岁、<40岁3组，6年随访的局部复发率在年轻组(<40岁)为47.2%，≥70岁的局部复发率为10.8%。

年轻DCIS患者保乳术后局部复发率高于年长患者的潜在原因可能包括患者肿瘤自身的特征及治疗因素，如年轻患者更容易出现不良病理学预后因素，在年轻患者中因为尽量保留乳腺组织导致接受的手术切口更保守等。耶鲁大学关于年轻和年长DCIS患者的病理学比较为年轻患者的复发高危提供了客观依据，研究显示年轻患者(<42岁)中人表皮生长因子受体2(HER2)过表达明显高于年长患者(>60岁)，同时HER2过表达和更差的核分级密切相关。

虽然年龄是影响DCIS治疗效果的重要因素，但由于目前无可靠数据比较在<45岁的DCIS患者中保乳术和改良根治术后长期生存的差异，因此目前年轻不应被认为是DCIS接受保乳手术的禁忌证，但也确实有临床研究探讨在相对年轻的DCIS患者中开展保留皮肤乳房切除术(SSM)联合重建的研究。

DCIS术后切缘的定义在前文提到的四大前瞻性研究中略有不一致，除了Swe DCIS研究，其他3项研究都规定阴性切缘为切缘无墨染。Swe DCIS研究未规定切缘的具体要求，研究数据显示约10%的患者切缘阳性；研究虽然没有直接对比切缘阴性和阳性患者的局部复发率，但结果显示不管是在接受放疗还是在未接受放疗的患者中，20年长期随访的局部复发率在切缘阳性患者中均为切缘阴性患者的2倍，未接受放疗的阳性切缘患者的20年局部复发率为55%左右，即便是接受放疗的阳性切缘患者的复发率也高达35%左右。EORTC 10853研究中提示手术切缘也是局部复发的独立预后因素之一,10年局部复发率在单纯切除组为39%,术后放疗组为24%。EBCTCG的荟萃分析显示,手术切缘阳性患者保乳术后放疗后复发率为24%,是切缘阴性患者(12%)的2倍。以上研究均提示我们放疗并不能补偿手术切缘阳性的不足,从而也说明DCIS保乳术后切缘阴性的重要性。

长久以来,对DCIS保乳术后安全的手术切缘范围一直是有争议的话题。很多研究为了明确DCIS保乳术后安全的切缘范围而拟定了很多阈值,从"切缘无墨染"到1、2、5、10 mm宽。MacDonald等的单中心研究认为如果切缘>1 cm宽,则可省略后续放疗。然而手术切缘范围阈值的扩大可能会带来后续治疗的困难及疗效的减分,例如为追求较大切缘范围进行未计划的二次手术,造成手术并发症增加、保乳术后美容效果不满意等。

2016年美国临床肿瘤学会(ASCO)联合美国放射肿瘤学会(ASTRO)及美国肿瘤外科学会(SSO)对DCIS保乳术后的安全切缘提出了共识指南,其依据是对20项研究、7 883例DCIS患者的荟萃分析,中位随访时间为6.5年。指南的主要内容如下:

(1) 切缘阳性,指切缘存在墨染的患者,其同侧乳腺肿瘤复发显著增加,术后全乳放疗不能抵消切缘阳性产生的复发风险。

(2) 至少2 mm宽的手术切缘同更窄的切缘相比,局部复发率显著降低,但没有证据表明更宽的切缘复发率更低,因此2 mm宽对DCIS保乳术后的切缘来说是安全合适的。

(3) DCIS单纯局部切除,不管切缘宽窄,与局部切除术后联合全乳放疗相比,局部复发率显著升高;单纯局部切除术后的安全切缘无充分临床证据,可暂认定为至少2 mm宽。

(4) 内分泌治疗显著降低DCIS保乳术后同侧局部复发,但无临床证据提示内分泌治疗后多宽的手术切缘是安全的。

(5) 虽然有多项患者和肿瘤的特征被认为与DCIS保乳术后同侧局部复发相关,但目前无数据说明这些特征与切缘范围的相关性。

(6) DCIS保乳术后放疗方案的制定,包括放疗范围、分次剂量、是否补量不应依据手术切缘状况决定。加速部分乳腺照射(accelerated partial breast irradiation, APBI)技术是否适用于DCIS保乳术后目前证据不足。

(7) DCIS伴微浸润,定义为浸润范围直径<1 mm,其手术切缘应参照DCIS的最佳切缘,即至少2 mm宽。

以上的共识指南为DCIS保乳术后的手术切缘范围提供了相对安全和可操作的统一意见,但对该指南的一些背景情况还需严谨地解读。首先,该指南的适用患者人群是接受保乳手术的DCIS及DCIS伴微浸润并接受全乳放疗的患者,对于只接受局部切除的患者的手术最佳切缘是否仍采用2 mm宽可能需要更多的临床研究;其次,对于DCIS保乳术后是否采用APBI技术来代替全乳放疗目前仍在临床研究阶段,并且ASTRO对接受APBI技术治疗的最佳切缘有另外定义——2016年底ASTRO更新的部分乳腺放疗的治疗指南中将低危复发DCIS患者归为适合进行APBI组,低危的定义为钼靶X线检测到的、核分级低到中级别,肿块最大径≤2.5 cm,切缘≥3 mm宽的患者,因此接受APBI的患者的保乳术后最佳切缘应定义为3 mm宽,由于APBI技术放疗范围较全乳放疗更为精确,因此要求更安全的切缘范围也是合情合理的;再次,必须认识到术后最佳安全切缘在病理学上的检测目前仍有很多技术层面的争议和难点,所谓2 mm宽的最佳切缘在实际临床工作中更应被看作是参考值而非绝对值,需个体化考虑患者及其肿瘤的各种特征来综合评价切缘是否足够安全,以尽量避免不必要的二次手术及美容减分。

对于全乳放疗后的瘤床加量是否对DCIS疗效有获益目前没有前瞻性的随机研究证实。前文所述的四大随机研究在全乳放疗后均无瘤床加量要求。因此,DCIS保乳术后的瘤床加量是否影响局部控制需要前瞻性研究进一步探讨。

以上影响DCIS治疗效果的因素中,年龄恰好反映了患者及肿瘤自身的特征对疗效的影响,而手术切缘又反映了治疗因素对疗效的影响,优选的治疗方案则需在循证医学的基础上针对不同的患者人群作出合适的治疗决策,从而达到疗效和不良后果控制的兼顾。

二、基于不同复发风险的个体化放疗的决策探讨

DCIS保乳术后最佳局部治疗的决策是医生和患者不得不面对的挑战,全乳放疗尽管并未显示出改善乳腺癌特异性生存,但能显著降低包括浸润性

癌和非浸润性癌在内的同侧乳腺肿瘤复发(IBTR),即使是通常认为低复发风险的患者也是如此,降低的幅度达 50%。然而,全乳放疗同其他治疗一样也是有代价的,对患者而言意味着后勤上的负担增加和可能发生正常组织的损伤,对社会而言则意味着医疗资源的消耗增加。治疗获益与代价的矛盾对 DCIS 尤为突出,从本质上而言,除了有进展为致命性浸润性癌的潜在能力,DCIS 并不直接危及患者生命。针对 DCIS 的所有治疗,包括手术、全乳放疗和内分泌治疗的主要目的是降低发展为浸润性癌的风险。

(一) 导管原位癌复发风险预后模型和工具

近几十年来,基于患者年龄、病变大小、组织病理学特征和切缘宽度等临床-病理学特征,乃至基因表达谱分析预测同侧乳腺内复发风险,并辅助放疗决策的研究一直在进行。相关预后预测模型或工具在定义 DCIS 保乳术后低复发风险人群和指导是否豁免放疗方面逐渐展现出一定程度的应用价值。

1. 基于临床-病理特征的预后模型

(1) Van Nuys 预后指数(Van Nuys prognostic index, VNPI)评分:基于 VNPI 的评分是目前临床实践中较为广泛接受的预后模型。VNPI 评分始于 1995 年,美国南加利福尼亚大学(USC)起初仅凭肿瘤组织病理学特征(包括核分级及是否合并粉刺样坏死)预测 DCIS 的复发风险;1996 年评分系统引入肿瘤大小和切缘宽度;2003 年引入诊断时的患者年龄。最终 USC/VNPI 评分定义为病理核分级、外科切缘、肿瘤大小和患者年龄评分(表 36 - 2)的总体评分,最低 4 分,最高 12 分,划分为 3 个复发风险组,即低危、中危和高危,用于指导局部治疗的选择。研究数据来源于 706 例接受保乳手术的 DCIS 患者。中位随访 81 个月后,发现评分为 4～6 分的患者并未从乳腺放疗中获益,建议行单纯保乳手术;评分 7～9 分的患者因放疗后局部复发率降低了 12%～15%,推荐行辅助放疗;评分 10～12 分的患者即使给予辅助放疗,5 年局部复发率仍高达 50%,建议行全乳切除术。之后相当多的研究试图验证 VNPI 评分对于选择局部治疗的价值,然而结果并不一致。显然,仅通过患者年龄等 4 个临床-病理学特征来进行复发风险分层并不理想,VNPI 评分系统需要进一步完善。

表 36 - 2 VNPI 评分

特征	1 分	2 分	3 分
肿瘤最大径(mm)	≤15	16～40	>40
切缘宽(mm)	≥10	1～9	<1
病理学分级	核分级 1～2 级无坏死	核分级 1～2 级伴坏死	核分级 3 级
年龄(岁)	>60	40～60	<40

(2) 患者预后评分(patient prognostic score):是另一项基于临床-病理学特征进行复发风险分层的评估方法。纳入的特征包括患者年龄、肿瘤核分级和大小,以 0～6 分进行分级(0 分:低危;1～2 分:中危;3～6 分:高危)。评估标准与 VNPI 评分类似,高危患者更倾向术后放疗。其数据来源于回顾性分析美国监督、流行病学和最终结果(SEER)数据库 14 202 例接受不同手术方式治疗的 DCIS 患者。2016 年,Sagara 等再次验证了患者预后评分模型。通过回顾性分析 SEER 数据库中 32 144 例接受保乳手术的 DCIS 患者(63%接受放疗,37%未接受放疗),中位随访 8 年,仅在年轻、核分级级别高及肿瘤直径大的亚组中发现了放疗比不放疗的乳腺癌复发风险降低。预后评分较低的患者可以安全地免于术后放疗。但这项回顾性研究并未考虑手术切缘状态,是否使用内分泌治疗,是否合并基础疾病,以及治疗原则是否有偏倚,因而有待进一步研究来论证患者预后评分的价值。

(3) MSKCC DCIS 列线图(nomogram):2010 年,来自 MSKCC 的 Rudloff 和他的同事发表了应用 DCIS 列线图预后评分系统预测 DCIS 保乳手术后局部复发风险的文章,其数据来源于 1 681 例接受保乳手术的 DCIS 患者。通过 Cox 回归分析确定了 10 个临床、病理学和治疗的参数,包括患者年龄、家族史、临床表现(临床体检发现 *vs* 影像学发现)、放疗或内分泌治疗、DCIS 的核分级、病理学上是否合并坏死、切缘宽(2 mm)、切除数量及治疗时间段。这些指标综合起来能预测 DCIS 患者接受保乳手术后 5 年和 10 年的同侧乳腺肿瘤复发事件。研究显示,该列线图具有较高的预测值,预测一致的指数为 0.704。这一预测工具在 MSKCC 的官方网站上已有推荐。之后有多项研究回顾性验证了列线图可以较好地预测保乳术后患者的局部复发风险。2012 年,来自 MD 安德森癌症中心(MD Anderson Cancer Center, MDACC)的回顾性验证数据显示列线图并不完美，基于 734 例患者的研究中相比于 MSKCC 的队列数据，接受放疗的比例更高(75% *vs* 49%)，随访时间更长(7.1 年 *vs* 5.6 年)，复发率更低(7.9% *vs* 11%)，列线图的预测指数和最终结果一致性的指数只有 0.63，显示高估了某些患者的复发风险。这可能与其原始数据人群中放疗的比例较低有关，而放疗可以显著降低部分高危患者的局部复发风险。因而，建立基于临床、病理、分子基因层面的综合性模型可能更有利于个体化治疗 DCIS。

2. 基于 12 基因 DCIS 评分和临床-病理学特征的综合性预后模型　12 基因 DCIS 评分源自 21 基因检测乳腺癌基因评分系统，包括 7 个癌症相关的基因和 5 个参考基因来预测 DCIS 保乳手术后发生局部复发事件的风险。跟 21 基因评分系统类似，12 基因 DCIS 评分也包括 3 种危险评分分级(低危：DCIS 评分 39；中危：DCIS 评分 39～54；高危：DCIS 评分 55)。12 基因 DCIS 评分随后在 ECOG E5194 临床研究中进行验证，入组患者包括低至中级别 DCIS(肿瘤直径 2.5 cm)、高级别 DCIS(肿瘤直径 1 cm)。基于试验中 327 例患者的组织学标本，采用定量多基因反转录-聚合酶链反应(RT-PCR)进行病理学检测，发现 12 基因 DCIS 评分和保乳手术后局部复发风险呈线性相关。根据评分，低、中、高风险的亚组术后 10 年局部复发风险分别为 10.6%、26.7%和 25.9%，浸润性癌复发风险为 3.7%、12.3%和 19.2%。多因素分析发现，与局部复发风险相关的因素包括 12 基因 DCIS 评分、肿瘤大小和患者的月经状态。12 基因 DCIS 评分从基因 mRNA 水平对 DCIS 保乳手术后的复发风险进行评估，其验证数据和入组人群都来自 E5194 临床试验的低危 DCIS 患者，入组人数偏少，因而在更广泛人群中的应用价值并不确定，也缺乏前瞻性研究长期的随访结果，其准确性还有待更多的试验来验证。无论如何，12 基因 DCIS 评分可以从基因水平补充传统的临床和病理学因素，预测 DCIS 保乳手术后局部复发的风险，给临床治疗决策提供有力的证据。

3. 基于随机临床试验结果的辅助放疗决策　RTOG 9804 研究的入组人群是低危 DCIS 患者，其中低危的定义是通过乳腺 X 线摄影筛查发现的，核分级低-中级别，肿瘤≤2.5 cm，切缘宽≥3 mm 的患者。该研究将入组患者随机分为全乳放疗组和观察组，主要研究终点是 IBTR。1999—2006 年共入组 636 例低危 DCIS 患者，中位年龄 58 岁，其中 312 例保乳手术后接受全乳放疗，317 例未放疗，接受定期观察。中位随访 13.9 年，结果显示，观察组和全乳放疗组的 IBTR 率分别为 15.1%和 7.1%。由此可见，这部分低危患者的 IBTR 风险较低，但全乳放疗仍然能够降低 IBTR 率。就晚期放疗反应而言，放疗组仅有 3 例患者(1%)发生 3 级反应，未出现 4 或 5 级反应。

RTOG 9804 研究是继前文所述的早期发表的四大关于 DCIS 的随机临床研究以后，最近 DCIS 治疗领域中重要的一个研究，研究质量高，而且证实了低危 DCIS 患者保乳手术后全乳放疗的价值，即便是在低危复发风险的患者中，放疗仍能显著降低局部复发率。

(二) 不同复发风险导管原位癌的个体化治疗决策

在临床实践中，由于 DCIS 患者的病死率很低，文献报道的 10 年累积死于由 DCIS 进展而来的浸润性癌的病死率仅为 1.0%～2.6%，因此针对 DICS 治疗的主要决策原则是尽量降低其进展为浸润性癌的复发风险和各种治疗方式对其生存质量的影响，尤其是针对低危 DCIS 患者。

前一小节内所述的各种 DCIS 风险预测模型和研究基于肿瘤的临床-病理学特征以及内在基因表达谱提出了不同的复发危险分层方法，但目前有循证学证据支持(RTOG 98-04)并且形成广泛共识的是低复发风险组，根据研究入组标准定义为乳腺 X 线摄影筛查发现的肿瘤，核分级为低到中级别，肿瘤直径≤2.5 cm，术后阴性切缘宽≥3 mm。针对这类患者进行保乳手术后局部治疗决策时，需要关注来自患者自身和治疗方面的因素，如患者年龄因素，即估计患者长期生存的概率；理论上，患者越年轻，身体状况越好，就越有可能从放疗中获益。需要评估放疗相关的风险，合并心脏疾病或其他危险因素者更倾向于放弃术后放疗，或有胶原血管病者以及肥胖患者也可能因皮肤损伤和软组织并发症放弃术后放疗。需要尊重患者的意愿。并需要探讨保乳手术后乳房内复发时的挽救措施；部分患者复发后可能适合再次保乳手术，而其他患者可能需要乳房切除术，这一差异可能会影响初始治疗时的决策。将以上患者因素和治疗因素一起考虑在内，针对低危 DCIS 保乳手术后的治疗决策可参考以下决策图(图 36-1)。

除外以上低危复发风险的 DCIS 患者，对于其他核分级为高级别及肿瘤＞2.5 cm 的中-低级别 DCIS 的患者，图 36-2 的个体化治疗决策图可能会

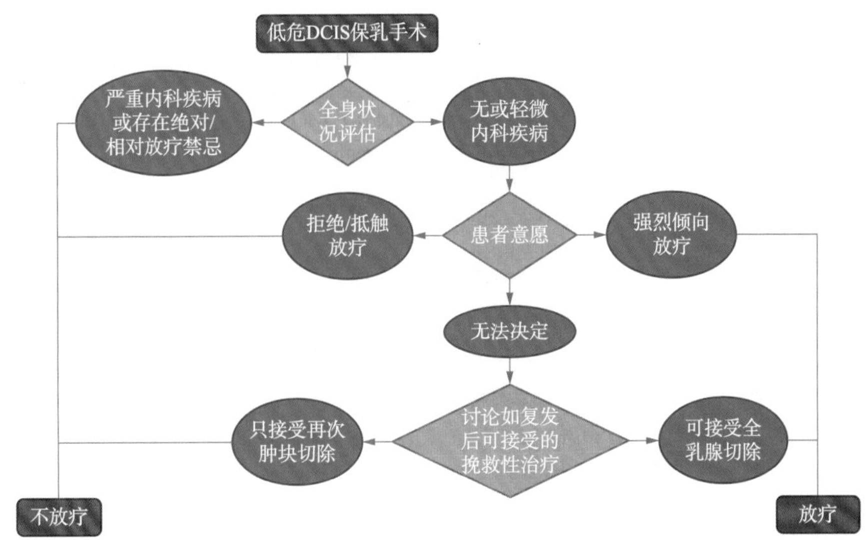

图 36－1　低危 DCIS 患者保乳术后局部治疗决策图

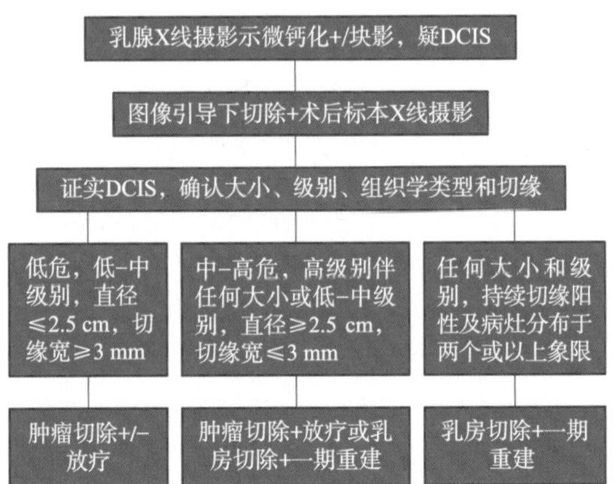

图 36－2　不同复发风险 DCIS 患者个体化治疗决策图

帮助规划患者的局部治疗，因为循证医学来源的数据显示除外以上定义的低危组，任何大小的高级别 DCIS 只接受肿瘤局部切除在治疗强度上是不够的。美国东部肿瘤协作组（ECOG）于 1997—2002 年间对一组相对低危的 DCIS 患者进行了单纯肿瘤局部切除的观察性研究，患者不仅包括切缘宽＞3 mm，肿瘤＜2.5 cm 的中低级别 DCIS，另外还纳入了切缘宽＞3 mm，肿瘤＜1 cm 的高级别 DCIS，中位随访时间为 6.2 年，中-低级别 DCIS 组的同侧乳腺复发率为 6.1%，而高级别组的复发率为 15.3%。在哈佛大学相同入组标准的 DCIS 免除放疗的研究中，随访 43 个月后，中-低级别 DCIS 组同侧复发率为 6%，而高级别组的复发率高达 40%。以上的研究提示在核分级为高级别及肿瘤较大的患者中，需要加强局部治疗强度。

三、导管原位癌伴微浸润的局部治疗方案探讨

导管原位癌伴微浸润（DCIS-MI）根据美国癌症联合委员会（AJCC）定义为肿瘤细胞突破基底膜但浸润灶最大径＜1 mm。小样本的回顾性研究提示 DCIS-MI 的 IBTR 率与单纯 DCIS 相似，DCIS-MI 的预后和生物学行为和单纯 DCIS 相似。因此，目前对于 DCIS-MI 的系统治疗和局部治疗的共识更倾向接近单纯 DCIS，而非浸润性癌。以下探讨 DCIS-MI 的局部治疗方案。

（一）全乳切除术

DCIS-MI 患者接受全乳切除术的比例较保乳手术低，但与单纯 DCIS 相比，DCIS-MI 患者接受全乳切除术的比例显著增加。对于 DCIS-MI 患者而言，全乳切除术后放疗并不常见。Clements 等研究了 2944 例接受全乳切除术的 DCIS 患者，其中 259 例 DCIS 伴微浸润的患者中，6 例患者（2.32%）接受术后放疗，结果显示微浸润与全乳切除术后放疗显著相关，放疗患者均未出现同侧局部区域复发或远处转移，而未放疗的患者中有 12 例出现复发及转移事件。但由于该研究中放疗及复发转移病例少，放疗是否能预防局部复发甚至远处转移证据仍不足。Margalit 等的研究中有 31 例 DCIS-MI 患者

接受了全乳切除术,仅1例患者因为基底切缘阳性而接受了术后放疗,放疗范围为患侧胸壁,剂量为50 Gy/25 Fx。由此可见,在DCIS-MI接受全乳切除后,由于肿瘤负荷,尤其是浸润性癌的比例较小,目前常规不推荐全乳切除术后的辅助放疗;一旦存在复发高危因素,如术后切缘阳性,可考虑局部放疗加强治疗效果。

(二) 保乳治疗

与单纯DCIS相似,目前DCIS-MI的主要局部治疗手段是保乳治疗,即保乳手术加术后辅助放疗。欧美国家DCIS-MI保乳率为47.8%~100%,中国DCIS-MI患者保乳率显著低于欧美国家,天津肿瘤医院报道的保乳率仅为1.1%。

Thomas等研究发现乳腺肿块切除术后,DCIS-MI患者接受辅助放疗的比例显著高于单纯DCIS患者,并且高于Ⅰ期浸润性乳腺癌患者,提示临床医生对于DCIS-MI患者同侧乳腺局部复发不确定性的担忧。表36-3总结了DCIS-MI患者局部治疗策略和生存结果的研究,全部为小样本的回顾性研究。虽然不同的研究保乳率有差异,但是绝大多数研究中患者保乳手术后均接受了辅助放疗,放疗的范围为全乳和/或肿瘤床,全乳剂量为44~50.4 Gy,每次1.8~2.0 Gy,肿瘤床加量至60~64 Gy。法国的Modesto等回顾性分析了2000—2010年期间63例DCIS-MI患者,其中60%患者接受保乳手术,所有患者均接受术后放疗,照射剂量为50 Gy/25 Fx。中位随访61.3个月后,3例患者出现乳腺局部复发,5年总生存率和无病生存率分别98.2%和89.5%。Margalit等分析了1997—2005年期间83例DCIS-MI患者,52例(63%)患者接受保乳治疗,所有接受保乳手术的患者均接受了单纯的切线野放疗。在接受保乳治疗的患者,5年局部复发率为4.2%。Parikh等的研究包括72例DCIS-MI患者,所有患者均接受保乳手术及术后辅助放疗,放疗范围为患侧全乳,肿瘤床总剂量约为64 Gy,每次2 Gy,采用4~6 MV光子线,2个相对的切线野。中位随访8.94年后,8.3%的患者出现局部复发,10年的总生存率为95.7%,其局部和长期生存疗效与单纯DCIS患者无显著差异。Lee等回顾性分析了1999—2011年期间62例DCIS-MI患者,所有患者均接受保乳手术及术后放疗,放疗采用等中心技术,照射范围为全乳,照射野的上界为包括了第一站腋窝淋巴引流区。放疗采用6 MV光子线,每次1.8 Gy,每周5次,全乳剂量为50.4 Gy/28 Fx,肿瘤床加量9 Gy/5 Fx,加量通常采用正面电子线。中位随访时间为55个月,无患者出现乳腺局部复发,1例患者出现腋窝复发,5年无复发生存率为92.2%,5年总生存率为94.5%。Solin等研究纳入了39例DCIMS的患者,所有患者均接受保乳手术和术后放疗。放疗采用乳腺切线野,总剂量为44~50 Gy,每次1.8~2.0 Gy。肿瘤床加量采用铱(iridium)源或者不同能量的电子线。中位总剂量为60 Gy(范围为59.4~68.5 Gy),仅有1例患者的剂量低于60 Gy。8%患者接受锁骨上淋巴引流区放疗。中位随访55个月后,9例患者局部复发,5年局部复发率为18%,5年总生存率为97%。Kwon等的研究包括195例接受保乳手术的患者,仅有68.5%的患者接受术后放疗,中位随访60.8个月后,3例患者出现局部复发,5年无复发生存率为97.4%。

表36-3 DCIS伴微浸润乳腺癌患者局部治疗和生存结果的研究

研究	年份	人数	保乳手术	乳房切除	中位随访时间	局部复发	远处转移	生存结果
Li, 2015 天津	2003—2009	93	1.1%, 放疗:NA	98.9% 放疗:NA	100个月	—	—	DCIS与DCIS-M无显著差异
Modesto, 2014 法国	2000—2010	63	38(60%) 放疗:所有患者,50 Gy/25 Fx	25(40%) 放疗:2例,胸壁和区域淋巴结,50 Gy/25 Fx	61.3个月	3例 (3.2%)	—	5年无病生存率:89.5%; 5年总生存率:98.2%
Matsen, 2014 MSKCC	1997—2010	414	47.8%, 放疗:NA	52.1% 放疗:NA	4.9年	14例	3例	5年无复发生存率:95.9%
Margalit, 2013, Dana-Farber	1997—2005	83	52(63%) 放疗:所有患者	31(37%) 放疗:1例,胸壁	6.4年	总体5年:2.6%; 保乳5年:4.2%	5年:0%	5年总生存率:100%

续表

研究	年份	人数	保乳手术	乳房切除	中位随访时间	局部复发	远处转移	生存结果
Parikh，2012 Yale University	1973—2014	72	72(100%) 放疗：所有患者，全乳＋肿瘤床，64 Gy/32 Fx	0%	8.94年	10年：8.3%	4例患者远处转移	10年总生存率：95.7%； 10年无远处转移生存率：97.9%
Lee，2011 Korea	1999—2011	62	100% 放疗：所有患者，全乳＋第一站腋淋巴结：50.4 Gy/28 Fx，瘤床加量 9 Gy/5 Fx	0%	55个月	无局部复发，1例腋窝复发	0	5年无复发生存率：92.2%； 5年总生存率：94.5%
Vieira，2010 New York University	1993—2006	21	55% 放疗：NA	45% 放疗：NA	36个月	0例	0例	100%
Kwon，2010 Korea	2000—2006	195	197(52.5%) 放疗：135例(68.5%)接受放疗	178(47.5%) 放疗：NA	60.8个月	4例：3例保乳，1例全乳切除术	1例	5年无复发生存率：97.4%
Colleoni，2004	1997—2001	24	14(60.9%) 放疗：所有患者，除外老年且伴有合并症者	9(39.1%) NA	43个月	0例	0例	5年总生存率：100%
Solin，1992 Fox Chase Cancer Center	1977—1988	39	39(100%) 放疗：全乳，总剂量为44～50 Gy。瘤床加量，中位总剂量为60 Gy	0%	55个月	9例(24%)	1例(3%)	5年总生存率：97%

需要指出的是，以上的回顾性研究中，Solin 等 1992 年发表的研究采用的微浸润在当时的定义为浸润灶＜2 mm，因此该研究中 5 年的局部复发率为 18%，而其他相对较新的研究均遵循新的浸润灶＜1 mm 的定义，局部复发率报告约为 5 年小于 5%，10 年小于 10%，与低-中级别单纯 DCIS 的复发率相似。

文献提示影响 DCIS-MI 保乳术后的局部复发的主要因素和单纯 DCIS 相似。首先，保乳手术切缘宽度与局部复发密切相关。Margalit 等研究发现切缘临近（≤2 mm 宽）或阳性患者局部复发风险显著增高（HR 8.8；95%CI 1.6～48.8；P＜0.01）。Solin 等也发现切缘阴性患者的局部复发率比切缘阳性、临近或不清楚的局部复发率低。在此基础上，2016 年 ASCO 联合 ASTRO 及 SSO 对 DCIS-MI 保乳手术后的安全切缘提出的建议为参考单纯 DCIS 的最佳切缘标准 2 mm 宽。其次，Solin 等研究显示绝大多数局部复发的患者均为粉刺癌、DCIS 成分的核分级为Ⅲ级或浸润性导管癌核分级为Ⅲ级，提示不良的病理学因素也与局部复发相关。另外，年龄轻、HER2 过表达也是较差无病生存率的独立预后因素。

DCIS-MI 患者保乳术后的主要复发模式是局部复发，中位局部复发时间是 42 个月，局部复发大多位于照射野内或者照射野边缘，而复发的病理学类型主要是浸润性乳腺癌。从一般肿瘤细胞的发展演进过程可以推断，肿瘤细胞的恶性程度是递进式发展的，DCIS-MI 的复发主要为浸润性癌，提示一旦 DCIS 出现微浸润，肿瘤细胞便从原来相对惰性的原位癌跃迁获得浸润生长的能力，再次复发也以浸润性表现为主，因此对于 DCIS-MI 的局部处理应该比单纯的 DCIS 更为积极，在肿瘤切除的基础上辅以全乳放疗。

尽管没有数据直接比较 DCIS-MI 患者保乳手术后放疗对比不放疗的局部控制和生存结果数据，但现有的这些研究中，所有接受保乳手术的患者均接受了术后辅助放疗和/或肿瘤床加量,提示放疗在 DCIS-MI 保乳治疗中的重要作用。然而,由于现有的研究均为小样本回顾性研究,证据级别不高,有待前瞻性临床试验来进一步明确。

四、放疗新技术在导管原位癌患者保乳术后的应用

DCIS 患者保乳术后的常规放疗技术为全乳切线野照射,照射技术上与浸润性癌保乳术后放疗技术相似。三维适形放疗(3DCRT)技术或者正向调强放疗(IMRT)技术是目前的标准技术。而逆向 IMRT 技术因为缺乏相应的临床研究,对于保乳手术患者而言并不是主流技术。目前标准的分割方案为 50 Gy/25 Fx,每次 2 Gy,每周 5 次。DCIS 患者不常规推荐瘤床加量,在早期保乳术后放疗的研究中,仅在部分研究中由医生选择性地进行瘤床加量。随着全乳大分割放疗技术和 APBI 技术在浸润性乳腺癌中的应用和受到肯定,这些新技术在 DCIS 患者保乳术后治疗中的应用也逐渐受到重视。

(一) 加速部分乳房照射技术

全乳放疗降低导管原位癌患者保乳术后的同侧复发率毋庸置疑。一项荟萃分析显示 5 年局部复发率从 18%降到 8%,10 年局部复发率从 28%降到 13%。然而,这一局部复发率的降低并没有转换成生存的获益。因此,对于原位癌患者,权衡放疗的风险获益比受到关注。一些研究显示,对于低危复发患者即使采用单纯保乳手术,同侧乳房复发率也较低。RTOG 9804 研究入组了低危 DCIS 的患者,该研究中低危的定义是指乳腺 X 线摄影筛查发现的、核分级低到中级别、肿块直径≤2.5 cm 以及切缘宽≥3 mm 的患者。患者随机分为全乳放疗组和观察组,中位随访时间为 13.9 年,结果显示观察组和全乳放疗组的同侧乳房复发率分别是 15.1% 和 7.1%。另外一项 ECOG 5194 研究进行了一项 DCIS 患者观察性研究,他们发现这样一组低危患者接受保乳术后随访观察的 12 年同侧乳房复发率为 14.4%。从这两项研究我们看到,这部分定义为低危 DCIS 患者具有较低的同侧乳房复发风险。

APBI 具有照射范围小、治疗时间短以及患者花费少的特点,避免了整个乳腺以及周围正常组织不必要的照射。然而,临床医生对于 DCIS 患者是否适合 APBI 一直持有谨慎的态度。美国乳腺外科协会 MammoSite 注册临床试验的一项总结发现,194 例 DCIS 患者 5 年同侧乳房复发率为 3.1%。分析其中 70 例满足 ECOG 5194 的入组要求的患者,发现属于低危险组(分级为 1～2 级,肿块直径<2.5 cm,切缘宽<3 mm)的同侧乳房复发率为 0。来自 MammoSite 注册临床试验和 William Beaumont 癌症中心资料的汇总分析也显示 300 例 DCIS 患者 5 年同侧乳房复发率仅为 2.6%。其他几个回顾性研究也显示较低的同侧乳房复发率。然而,有两个研究也显示 DCIS 患者采用 APBI 后具有较高的复发率。Zauls 报道了单中心的 MammoSite 治疗和全乳放疗的比较,发现 MammoSite 治疗组中 DCIS 患者复发风险是浸润性导管癌的 3.57 倍($P>0.05$),其中核分级高级别患者复发率为 3/15(20%)。另一项前瞻性的多中心单臂研究也显示 41 例患者 5 年的同侧乳房复发率为 9.8%,其中复发的 4 例患者中 2 例为高级别患者。分析这两个研究,我们发现高级别 DCIS 患者具有较高的同侧乳房复发率,可能是这两个研究复发率高的原因。另外,在这项唯一的前瞻性研究中甚至没有采用统一的 MRI 进行术前筛查,提示该研究设计也存在一定的问题。因此,总体来说,对 DCIS 患者是否适合 APBI 仍然需要更多临床研究验证,在临床试验以外的应用应该持谨慎的态度。

然而,考虑到低危 DCIS 患者本身复发风险低,且在如上所述的一些研究中低危 DCIS 患者接受 APBI 的结果令人满意。因此,美国放射治疗协会的专家仍然形成了一个共识,推荐将低危 DCIS 患者纳入"适合"APBI 的人群。当然对于这部分预后良好的人群单纯内分泌治疗或观察随访也是合适的选择。而对 APBI 的技术设备而言,目前没有优劣之分,常用的包括 Mammosite 球囊导管、插植后装治疗、3DCRT、IMRT 等。

(二) 全乳大分割放疗技术

大分割放疗具有缩短治疗时间、降低治疗费用及方便患者的特点。早期浸润性乳腺癌保乳术后的大分割全乳放疗已经获得了Ⅰ类证据的支持;而针对 DCIS,也在临床实践中被一些国家或者癌症中心采用,如加拿大的 42.5 Gy/16 Fx 方案、美国纽约大学的 42 Gy/15 Fx 或者 40.5 Gy/15 Fx 同期瘤床加量 0.5 Gy 的方案。早期的这些回顾性研究均显示 5 年同侧乳房复发率为 3%～4.1%。其中,加拿大多伦多地区随访了从 1994—2003 年 1609 例 DCIS 患

者，60%的患者采用常规分割方案，40%采用大分割方案，中位随访 9.2 年，两组局部复发率分别为 12.8%和 10%，10 年无局部复发生存率分别为 86%和 89%；单因素分析显示常规放疗劣于大分割放疗（$P<0.05$），然而多因素分析显示常规放疗与大分割放疗差异没有统计学意义。

BIG 3-07/TROG 07.01 研究是项国际多中心随机Ⅲ期临床研究，目的是在中-高危 DCIS 患者中评估瘤床加量和大分割放疗的差异。2020 年圣·安东尼奥乳腺癌会议上报道了该研究 5 年肿瘤控制疗效的随访结果。研究入组对象为中-高危 DICS 保乳术后患者（切缘宽≥1 mm），中-高危具体定义为年龄<50 岁，或年龄≥50 岁且同时满足以下条件之一：有症状、可触及肿块、多灶性、肿瘤直径≥1.5 cm、中-高分级、中心坏死、粉刺型或切缘宽<10 mm。主要研究终点为无局部复发生存率。2007—2014 年间共入组了 11 个国家的 1 608 例患者，随机分为无瘤床加量组 805 例与瘤床加量组 803 例，其中常规放疗（50 Gy/25 Fx）±瘤床加量者 831 例，大分割放疗（42.5 Gy/16 Fx）±瘤床加量者 777 例。中位随访时间 6.6 年，结果显示，瘤床加量患者的局部无复发生存率（97% *vs* 93%，$P\leqslant 0.001$）和无疾病复发生存率（97% *vs* 91%，$P<0.01$）均显著优于无瘤床加量患者；但瘤床加量患者乳房疼痛、硬结或纤维化发生率，对手臂与肩关节功能的不良影响，以及美容效果等方面均差于无瘤床加量患者，但 3 级以上晚期放疗反应少见。此外该研究的另一重要结果是不同分割放疗之间的局部复发与疾病复发无显著性差异，生活质量方面大分割治疗者优于常规放疗者。该研究首先肯定了 DCIS 瘤床加量对中-高危 DCIS 保乳术后患者局部控制的改善作用，同时证明大分割放疗与常规放疗的疗效相似，且大分割放疗对患者生活质量的影响更小。这是迄今关于 DCIS 瘤床加量以及大分割放疗效果方面规模最大、证据级别最高的研究报道，期待更长时间的随访加以进一步验证。

第二节　早期乳腺癌保乳术后放疗进展

一、早期乳腺癌保乳手术和放疗参与的背景

在乳腺癌保乳手术尝试的早期，由于局部放疗在根治术后的患者中显示能提高肿瘤局部控制，但也由于随访时间不够，20 世纪 80 年代中期尚未显示出放疗后的总生存获益。同时随着内分泌治疗和全身化疗药物的研发和进展，自 20 世纪 80 年代起，很多研究者探讨了放疗在早期乳腺癌广泛切除保乳手术后的地位和意义的研究，此类研究设计基本一致，将保乳术后患者随机分为全乳放疗及术后观察组。表 36－4 总结了此类相关文献结果。表 36－4 中研究入组的患者除了在 Ford 的研究中纳入 15%～20%腋淋巴结≥4 枚转移的复发转移高危患者，其余患者的临床及病理学特点基本相似，肿瘤直径要求 4 cm 及以下，腋淋巴结清扫阴性为主。Clark 的研究中特别提到除了肿瘤直径≤4 cm 以外，患者的雌激素受体（ER）阳性、肿瘤细胞分级 G_1/G_2、Ki-67 增殖指数小于 10%，以上病理学指标预测患者为复发风险相对低的亚组。不管入组患者的腋淋巴结是否阳性，表 36－4 中 8 项临床研究的结果是一致的，全乳放疗对比术后观察组降低了 50%～75%的局部复发率。因此对于绝大多数早期乳腺癌患者来说，放疗是局部手术后必要的后续局部治疗，能提高保乳手术的成功率。

20 世纪 70—80 年代，浸润性乳腺癌的主要治疗策略是乳腺癌根治术或改良根治术。保乳治疗是否有效可行需与根治术的疗效相对比，在此基础上，70 年代开展了 6 项大规模的保乳治疗对比根治术的临床前瞻性随机研究，时至今日，都有长达 10 年甚至 20 年的随访结果，如表 36－5 所示。最早开展研究的法国 Gustave-Roussy 研究所（IGR）（1972 年）和 WHO 米兰研究（1973 年）的患者入组标准相对比较谨慎，为直径≤2 cm，1976 年开展的美国 NSABP B-06 研究的入组标准为肿瘤最大径≤4 cm，伴或不伴临床腋淋巴结肿大，TNM 分期Ⅰ期或Ⅱ期。相对后期开展的研究入组标准更为宽松，1979 年开展的美国 NCI 研究和 1980 年开展的 EORTC 10801 研究的患者入组标准均为临床分期

表 36-4 乳腺癌保乳术后全乳放疗/观察的前瞻性随机研究

作者	年份	入组患者数	随访时间(年)	局部复发率(%)		总生存率(%)	
				放疗	肿瘤切除	放疗	肿瘤切除
Liljegren G	1981—1988	381	10	8.5	24	77.5	78
Veronesi U	1987—1989	579	10	5.8	23.5	82.4	76.9
Holli K	1990—1999	264	12.1	11.6	27.2	91	85
Ford HT	1981—1990	400	20	28.6	49.8	60.5	56.7
Clark RM	1984—1989	837	7.6	6.3	18.8	79	76
Forrest AP	1985—1991	585	5.7	6	24	88	85
Spooner D	1985—1992	707	16.9	13	31	53	50
Malmstrom P	1991—1997	1 187	5	4	14	94	93

表 36-5 乳腺癌保乳治疗对比根治术/改良根治术的前瞻性随机研究

研究名称	年限	入组患者数	随访时间(年)	局部复发率(%)		总生存率(%)	
				保乳术	根治术	保乳术	根治术
IGR	1972—1979	179	15	9	14	73	65
WHO Milan	1973—1980	701	20	8.8	2.3	58.3	58.8
NSABP B-06	1976—1984	1 217	20	8.1	14.8	46	47
NCI	1979—1987	237	10	5	10	77	75
EORTC 10801	1980—1986	902	20	20*	12*	39.1	44.5
DBCG-82TM	1983—1989	793	20	13	21	53.7	49.1

注：*，10 年随访结果。

Ⅰ期或Ⅱ期，最大径≤5 cm，N_0 或 N_1，M_0。1983 年开始的 DBCG-82TM 研究更是将入组标准放宽至排除 TNM 分期Ⅲb 期及Ⅳ期，小于 70 岁无放疗禁忌证的均可参加。

表 36-5 中的 6 项研究的治疗方案大同小异，全乳切除的治疗中米兰研究和 NSABP B-06 研究采用的是根治术，其余 4 项均采用的是改良根治术；保乳手术切除的治疗中，除了米兰研究采用的是“象限切除术”，其余 5 项均采用“肿块切除术”。局部放疗要求全乳加或不加区域淋巴结，放疗剂量为 45～50 Gy/18～25 Fx；除了 NSABP B-06 外，其余 5 项研究均要求原瘤床加量至 60 Gy 左右，采用外照射或铱源近距离放疗。

该 6 项研究的长期随访结果十分一致，保乳治疗和根治术/改良根治术相比，局部复发率、远处转移率和长期总生存率基本无差异，证实了保乳治疗的安全性，从而使早期浸润性乳腺癌的治疗策略从乳腺癌根治性手术向乳房保留治疗转变，并形成主流和共识。

二、保乳术后局部放疗进展

早期乳腺癌保乳术后局部管理的标准模式是给予全乳常规分割放疗 45～50 Gy，瘤床加量 10～16 Gy。然而，这种模式也面临着一些挑战，主要表现为：①常规分割放疗总疗程长达 5～6.5 周，这意味着治疗费用和护理成本高，会造成医疗资源特别是加速器资源的紧张；②对放疗引起的正常组织损伤特别是缺血性心脏损伤的担忧；③对早期乳腺癌保乳术后复发模式的认识，其中 80%的乳房内复发位于瘤床及其周围，全乳房照射是以牺牲瘤床周围的正常乳腺组织为代价；④以往认为，乳腺癌组织的 α/β 比值为 10 Gy，与正常乳腺组织相比，对分割剂量不敏感，然而，实际上乳腺癌组织和正常乳腺组织对分割剂量效应的差异较小；⑤年龄是影响局部-区域复发的重要因素，与年轻乳腺癌患者相比，老年患者有其特殊性，表现为 ER 阳性的比例高，对内分泌治疗敏感。有鉴于此，探索全乳常规分割放疗替代模式的研究一直在进行，从而促进了保乳术后局部管理模式的个体化，具体体现为豁免瘤床加量、全乳大分割照射、部分乳腺照射及豁免放疗。

（一）豁免瘤床加量

迄今，有 3 项前瞻性随机研究比较了全乳照射 50 Gy 以后的瘤床加量与否的结果，发现与单纯全乳照射相比，全乳照射后瘤床加量照射能够进一步降低局部复发率，但并不改善总生存。样本量大且切缘一致阴性的 EORTC 22881 研究还发现，加量照射组与对照组间局部复发率的差异随着年龄增长而减少，绝经前患者加量组与对照组的局部复发率分别为 6.8% 和 10.3%，绝经后则为 2.8% 和 4.6%。10 年随访结果显示，<40 岁的患者未加量组和加量组的局部复发率分别为 23.9%和 13.5%，而>60 岁的患者局部复发率分别为 7.3% 和 3.8%。年龄<50 岁的患者，给予 66 Gy 照射后局部复发率降低了 50%。更新后的 20 年随访结果显示，患者年龄仍然与同侧乳房内复发的绝对风险强相关。20 年累积复发风险从≤35 岁年龄组的 34.5%降低至>60 岁年龄组的 11.1%。瘤床加量照射带来的相对获益对于≤40 岁和 41～50 岁年龄组有统计学意义，对于年龄较大亚组（51～60 岁和>60 岁）则无统计学意义。瘤床加量照射的绝对获益在最年轻亚组最大：≤40 岁亚组的 20 年绝对复发风险从对照组的 36%降低至加量组的 24.4%，41～50 岁亚组从 19.4%降低至 13.5%，51～60 岁亚组从 13.2%降低至 10.3%，>60 岁亚组则从 12.7%降低至 9.7%。这些数据说明不同年龄亚组从瘤床加量照射中的获益存在差异，瘤床加量照射在年龄≤50 岁患者中意义更大。

除年龄因素外，影响瘤床加量照射组与对照组局部复发率差异的因素还包括腋淋巴结状态、淋巴管/血管侵犯状态以及组织学级别。其中，腋淋巴结阳性、淋巴管/血管侵犯阳性或组织学高级别者能够从瘤床加量照射中显著获益。

因此，尽管瘤床加量照射能够给所有保乳术后人群带来局部控制的改善，但是，不同亚群的相对或绝对获益差异较大。年轻（≤50 岁）、腋淋巴结阳性、淋巴管/血管侵犯阳性或组织学高级别患者获益较大，是瘤床加量照射的指征，可作为保乳术后标准治疗模式的一部分；反之，不含有这些高危因素患者的相对或绝对获益较小，可在临床实践中考虑豁免瘤床加量照射。

（二）全乳大分割照射

常规保乳术后放疗最常用的放疗剂量分割方式为患侧全乳放疗，每次 1.8～2 Gy，总剂量为 45～50 Gy，总疗程为 5 周左右，并给予后期瘤床加量至 60 Gy 左右。然而在过去的 20 余年间，随着对某些肿瘤的生物学行为了解的日渐加深，临床和基础肿瘤学家们发现多数软组织肿瘤和某些乳腺癌和前列腺癌肿瘤细胞增殖比较缓慢。在放疗生物学理论 L-Q 模型中，以 α/β 值对不同增殖特征的正常和肿瘤组织进行区分，通常细胞增殖较快的早反应组织 α/β 值较高，头颈部肿瘤中细胞生长较为快速，其 α/β 值通常超过 10 Gy；而多数晚反应组织如软组织肿瘤的 α/β 值都小于 3 Gy，增殖缓慢的肿瘤细胞对单次放疗剂量比增殖快的肿瘤更为敏感，因此在 α/β 值比较小的肿瘤中应用非常规分割的大分割放疗可能会提高肿瘤控制率，大分割放疗就是提高分次剂量并用较短疗程完成放疗。

乳腺癌中的大分割放疗的研究主要集中于以欧洲为主开展的全乳大分割放疗和以美国 RTOG 为主开展的 APBI 两个方面，欧美开展乳腺大分割放疗有其重要的临床操作优势和充分的生物学基础。大分割放疗缩短了放疗时间，降低了放疗费用，使欧美患者对保乳手术后放疗的依从性大大增加，其生物学基础为 1986 年英国 Roya Marsden 医院（RMH）开展的 START pilot 研究，该研究的主要目的为探索乳腺正常组织后期反应对放疗剂量的灵敏度。在这个以 Yarnold 领衔的研究中，共入组 1 410 例早期乳腺癌患者，随机分为 3 个不同的放疗剂量组：5 周 50 Gy/25 Fx（每次 2 Gy），5 周 42.9 Gy/13 Fx（每次 3.3 Gy），5 周 39 Gy/13 Fx（每次 3 Gy），经过 8.1 年的中位随访时间，发现关于乳腺外形的后期改变的 α/β 值为 3.6 Gy，乳腺组织硬化的 α/β 值为 3.1 Gy，而后续的肿瘤局部控制的 α/β 值为 4 Gy。因此这个研究的结果支持乳腺癌细胞的 α/β 值可能和乳腺正常组织的 α/β 值相近或类似，采用大分割放疗理论上可达到与常规 50 Gy/25 Fx 相当的治疗效果。

关于全乳大分割放疗（分次 15～16 次）和常规放疗比较的前瞻性随机临床研究主要有 3 项，第 1 项研究是由加拿大安大略临床肿瘤协作组（Ontario Clinical Oncology Group，OCOG）发起，共入组 1 234 例切缘阴性、腋淋巴结清扫阴性的保乳术后患者，大分割放疗组的治疗方案为：22 d 42.5 Gy/16 Fx，常规放疗组为 35 d 50 Gy/25 Fx，2010 年研究组发表在《新英格兰医学杂志》的随访 12 年的研究结果显示,常规放疗组 10 年局部复发率为 6.7%,大分割组为 6.2%,且两组 10 年的美容效果差异无统计学意义。另外两项研究都是由英国 Royal Marsden 医院牵头发起的多中心临床研究,分别被命名为 START A 研究和 START B 研究。START A 研究共入组了 2236 例保乳术后及改良根治术患者,其中改良根治术患者占 10%左右,腋淋巴结清扫阴性或阳性,比较大分割治疗方案 5 周 41.6 Gy/13 Fx(每次 3.2 Gy),5 周 39 Gy/13 Fx(每次 3 Gy)与常规放疗 5 周 50 Gy/25 Fx 的疗效,中位随访时间 10 年后结果显示:常规放疗组 10 年局部复发率为 7.4%,大分割放疗 41.6 Gy 剂量组局部复发率为 6.3%,而 39 Gy 剂量组疗效略差,局部复发率为 8.8%。START B 研究共入组 2215 例患者,患者构成基本同 START A 研究,90%为保乳术后患者,20%患者腋淋巴结阳性,与 START A 方案所不同的是采用了加速放疗的大分割:3 周 40 Gy/15 Fx 与常规放疗进行比较,中位随访期 10 年后的局部控制显示,常规放疗的局部复发率为 5.5%,而大分割组为 4.3%,且乳腺外形改变大分割组略好于常规放疗组。

鉴于以上 3 项多中心前瞻性临床研究的结果和其他较小样本的随机研究,ASTRO 于 2018 年更新了关于全乳大分割放疗的指导性意见(Smith),全文综合了 1990—2016 年间发表的 100 个临床研究,将可接受大分割放疗的患者人群扩展为所有单纯全乳放疗的患者(不论年龄、分期或是否接受化疗,无区域淋巴引流区照射),剂量学要求为>105%处方剂量的乳腺组织尽可能减少。全乳大分割放疗方案推荐为 40.05 Gy/15 Fx 或 42.5 Gy/16 Fx。

目前,3 周大分割放疗方案已成为早期乳腺癌全乳放疗患者的标准方案之一。随着对乳腺放射生物学认识的深入以及放疗新技术的发展,英国的 FAST 研究组探索了更大分割剂量、更少分割次数的超大分割放疗方案的可行性。FAST 研究是项国际多中心三期随机临床研究,旨在早期乳腺癌保乳患者中对比 5 周超大分割放疗(28.5 Gy/5 Fx、30 Gy/5 Fx)和 5 周常规放疗(50 Gy/25 Fx)正常组织晚期不良反应和肿瘤控制疗效的差异。入组对象为≥50 岁、肿瘤直径<3 cm 以及淋巴结阴性的早期低危保乳术后患者,按 1∶1∶1 比例随机分为 3 组。该研究一共入组 915 例患者,2020 年更新的 10 年研究结果显示,5 周 28.5 Gy/5 Fx 超大分割组的晚期不良反应率不劣于 5 周 50 Gy/25 Fx 常规放疗组,且 3 组的 10 年局部区域复发率很低,组间差异无统计学意义。为了探索超大分割方案是否可以压缩到 1 周之内完成,该研究组进一步设计了 FAST-FORWARD 研究,入组对象为>18 岁、$pT_{1\sim3}N_{0\sim1}M_0$ 的保乳术后或根治术后患者,按 1∶1∶1 随机分为了 3 周大分割方案组(40 Gy/15 Fx)和 1 周大分割方案组(27 Gy/5 Fx、26 Gy/5 Fx),主要研究终点为 IBTR。2011—2014 年间共入组了 97 个中心的 4096 例患者,经过中位 71.5 个月的随访,研究结果显示 26 Gy 与 27 Gy 单周组的 5 年 IBTR 不劣于 40 Gy 3 周组(40 Gy 组 2.1%,27 Gy 组 1.7%,26 Gy 组 1.4%),且 26 Gy 单周组的早晚期不良反应发生率均不劣于 40 Gy 3 周组。该研究入组人群中 60%为早期低危患者,仍需等待更长时间的随访以及更多的研究以进一步验证超短程大分割方案的肿瘤控制疗效及放疗相关不良反应。

(三) 部分乳腺照射

仅照射瘤床及其周围部分乳腺组织的部分乳腺照射(partial breast irradiation, PBI)是近年来挑战传统全乳放疗模式的另一趋势,其主要理论基础在于:保乳术后复发模式以瘤床及其周围为主,而瘤床以外部位的复发较为少见。部分乳腺照射将术区和周边 1～2 cm 宽边界的范围定义为临床靶区(clinical target volume, CTV),给予根治性剂量,以替代传统的全乳放疗。无论采用哪种照射方法,整个疗程均在 1 周左右完成,而不是常规的 6 周左右。其潜在优势包括:①疗程较标准模式大幅缩短,因而有可能使更多的保乳手术患者接受术后照射;②减少急、慢性损伤,并提高生存质量;③部分乳腺照射后即使发生局部复发仍有可能接受保守治疗。

目前关于部分乳腺照射的主要争议是哪些患者可接受部分乳腺照射,但仍然能够保持与全乳照射相似的局部控制。总体而言,与成熟的全乳照射相比,部分乳腺照射所对应的复发风险仍然稍高。目前,关于部分乳腺照射的指征目前可以参考北美或欧洲对低危患者群的定义。ASTRO 关于 APBI 的共识于 2017 年更新了 APBI 的患者选择共识,这些共识对临床试验以外开展 APBI 的患者选择给出了指导性意见。适合 APBI 的人群具有复发风险低危的特征,目前认为,最具代表性的 APBI 的病例特征是管腔 A 型乳腺癌亚群,具体表现为:T_1, N_0,管腔 A 型;不适合的人群具有影响复发的高危因素。介于两者之间的是需要慎重考虑的，具有影响复发的中危因素的患者，也可能是未来扩大指证的潜在人群。

部分乳腺照射从技术实施角度来讲，可分两大类：一类是APBI，通过分次照射来完成；另一类是术中放疗实施的部分乳腺照射，在手术进行中单次照射完成。就APBI的技术而言，包括近距离治疗技术和外照射技术。近距离治疗技术又分为组织间插植技术和球囊技术，通常采用高剂量率照射，每次340 cGy，每日2次，总剂量3400 cGy；外照射技术以3DCRT技术为主，每次385 cGy，每日2次，总剂量3850 cGy；曾经被视为部分乳腺照射技术禁区的IMRT，近年来也得到越来越多的关注。术中放疗技术有X线或电子线照射等多项技术可供选择。技术上依据运用的广泛性，大致顺序为外照射（3DCRT或IMRT）、近距离照射和术中放疗。近几年，关于这些部分乳腺照射技术均有临床Ⅲ期研究在进行，目的是验证部分乳腺照射与全乳照射在局部控制方面的差异。

关于APBI为主的临床Ⅲ期研究以美国NSABP B-39/RTOG 0413，加拿大RAPID-OCOG和意大利Florence研究为代表。其中，规模最大的是RTOG 0413研究，该研究是项多中心随机三期临床研究，入组对象为18岁以上的Ⅰ～Ⅱ期乳腺癌患者，1∶1随机分成了全乳常规外照射（WBI）组（3DCRT技术，50～50.4 Gy/1.8～2 Gy，瘤床加量至≥60 Gy）和部分乳腺照射（PBI）组（近距离放疗技术34 Gy/10 Fx或3DCRT外照射38.5 Gy/10 Fx，每日2次），其中PBI近距离放疗技术包括导管插植或球囊放疗。主要研究终点为IBTR。2005—2013年间共入组了4216例患者，中位年龄54岁，DCIS占24%，pN_1占10%，激素受体阳性占81%，27%接受辅助化疗。中位随访10.2年结果显示，PBI组的10年累计IBTR率略高于WBI组（4.6% *vs* 3.9%），未达到该研究等效性设计90%的*HR*可信区间；两组之间无远处转移率、无病复发生存率和总生存率均无显著性差异；不良反应方面，两组发生3级及以上毒性反应与第2肿瘤发生率均相似。探索性亚组分析结果显示，PBI组中采用近距离放疗亚组的IBTR率（多导管插植技术7.7%，球囊放疗7.8%）显著高于外照射技术（3DCRT技术PBI组3.8%，WBI组3.7%）。患者生活质量和美容效果的结果尚未发布。该研究的IBTR结果虽然未达到预设的等效性标准，但两者10年IBTR率很低且绝对差异极小（0.7%），该差异被大部分学者认为没有实际的临床意义。因此，该研究结果支持在合适的患者中使用外照射技术实施PBI。加拿大RAPID研究共入组了2315例40岁以上0～Ⅱ期乳腺癌患者，部分乳腺照射技术以3DCRT外照射为主。中位8.6年随访结果显示，与全乳照射组相比，部分乳腺加速照射组的毛细血管扩张、乳房纤维化和脂肪坏死等更为常见；不良美容效果所占的比例更高，无论是患者本人评价，还是医护人员评价，结果都是如此。意大利Florence研究入组的患者数目最少，仅520例40岁以上、原发病灶直径＜2.5 cm的患者，部分乳腺照射技术采用IMRT，分次剂量为6 Gy，共5次，总剂量30 Gy，2周内完成。目前报道了10年研究结果，APBI组与全乳常规分割组在局部控制和生存方面，差异均无统计学意义。在不良反应方面，包括急性皮肤反应和晚期皮肤反应，与全乳照射组相比，APBI组的不良反应更少；医生评价的美容效果方面，也是APBI组好，差异均有统计学意义。因此，从不良反应的角度来看，对IMRT技术实施的APBI更为有利。造成这种差异的可能原因包括：3DCRT技术中受到50%处方剂量照射的乳房体积大；剂量均匀性较IMRT差；每日2次照射有更大的生物效应，两次照射间正常组织修复不完全。

关于术中放疗实现的部分乳腺照射的临床Ⅲ期研究以意大利ELIOT和TARGIT-A为代表。ELIOT采用移动式直线加速器Mobetron产生的高能电子线在术中单次照射瘤床21 Gy，特点是有自屏蔽、剂量率高、治疗时间短，通常2 min左右即可完成。在入选的患者中包括了部分含有ASTRO定义的中、高危因素的个体（T_1以上占15%，ER阴性占10%，N_1占21%），那么在5年的研究结果中观察到，术中放疗组的IBTR率高于对照组（4.4% *vs* 0.4%，$P<0.001$），区域复发亦高于对照组（1.0% *vs* 0.3%，$P>0.05$），但尚未影响总生存率（96.8% *vs* 96.9%，$P>0.05$）。多因素分析显示，增加局部复发的因素包括T_2、G_3、ER阴性，以及三阴性乳腺癌。因此，将部分乳腺照射的人群扩大到ASTRO定义的中-高危人群仍然需要慎重。

TARGIT-A研究的术中放疗组和全乳照射组分别入组了1113例和1119例$T_{1\sim2}$、0～3个腋淋巴结阳性、接受保乳手术、切缘阴性的患者。研究中采用放射外科手术系统产生的低能（50 kV）X线术中单次照射瘤床20 Gy，其特点是剂量跌落快，这对于正常组织保护而言是优点，但对肿瘤控制而言可能是潜在的不足。该研究中5年的研究结果中也观察到，术中放疗组的IBTR率高于对照组(3.3% *vs* 1.3%，$P<0.05$)，但尚未影响乳腺癌死亡率(2.6% *vs* 1.9%，$P>0.05$)和总生存率(96.1% *vs* 94.5%，$P>0.05$)。因此，术中放疗实施的部分乳腺照射只能用于经过筛选的患者。

总之，临床实践中APBI的指征应限于ASTRO共识限定的低危人群，适宜人群能否扩大有待Ⅲ期研究的结果进一步确认；不良反应和美容效果的优劣可能取决于采用的部分乳腺照射技术；术中放疗实施部分乳腺照射的证据在增加，但目前的Ⅲ期研究提示，术中放疗实施的部分乳腺照射患者局部复发率较高，因此需要进一步随访和筛选术中部分乳腺照射的适宜人群。

(四) 豁免放疗

虽然部分乳腺照射和全乳大分割照射在某种程度上减少了正常组织损伤、患者负担和花费，但并不能取消之。这也是我们为什么考虑豁免放疗。那么，哪些患者能够省略放疗呢？理论上，只有局部复发风险极低、放疗绝对获益较小的患者才能考虑省略放疗。基于临床-病理学特征，筛选低复发风险人群的研究一直在进行。其中，改变或有可能改变临床实践的临床研究主要有CALGB-9343研究和PRIME Ⅱ研究。

首先看CALGB-9343研究，其入选标准包括年龄≥70岁，临床分期$T_1N_0M_0$，ER阳性或未知。符合标准的患者保乳术后按是否给予全乳放疗随机分组，研究组给予单纯他莫昔芬(TAM)治疗，对照组给予全乳放疗45 Gy/25 Fx+TAM治疗。共有636例患者入选。从5年结果来看，两组在总体生存、远处转移或因局部复发接受乳房切除的比例方面均无显著差异，唯一有统计学意义的差异是5年局部或区域复发率(1% *vs* 4%)。尽管未放疗患者的复发率略高，但是因复发接受乳房切除的比例未增加，远处转移和总体生存未受影响。可见，放疗的获益有限。10年后的更新结果显示，单纯TAM组的10年复发率为10%，放疗组为2%，差异有统计学意义，但依然没有影响到乳腺癌死亡和总体生存。该研究结果改变了临床实践，因此被"NCCN指南"引用。根据指南，年龄70岁及以上、临床分期$T_1N_0M_0$、ER阳性者可以免予放疗，给予单纯TAM治疗。

PRIME Ⅱ研究是一个Ⅲ期临床试验，目的是评价低危乳腺癌患者保乳术后放疗的价值。入选标准包括年龄≥65岁，保乳术后切缘阴性，组织病理学检查提示原发肿块直径3 cm以内，腋淋巴结阴性，并且ER/PR阳性。符合条件的患者随机分组，对照组接受全乳放疗40～50 Gy及内分泌治疗，试验组给予单纯内分泌治疗。2003—2009年共有1 326例患者入选，2020年圣·安东尼奥乳腺癌大会上公布了中位随访时间10年的研究结果：试验组和对照组的10年IBTR率分别是9.8%和0.9%，差异有统计学意义。然而，换个角度讲，即使不放疗，实际的IBTR率很低，同时由于绝对获益很小，这种差异究竟有多少临床意义值得怀疑。从次要终点来看，除无癌生存外，其他终点如总生存率差异均无统计学意义。

毫无疑问，放疗仍然是多数保乳术后患者的标准治疗，但在选择放疗患者时有必要确保患者有净获益。根据目前的研究结果，能够豁免放疗的人群是：年龄70岁以上、T_1及ER阳性者。根据PRIME-Ⅱ的研究结果，豁免放疗的人群年龄亦可能降低到65岁。

综上所述，早期乳腺癌保乳术后局部管理的标准模式是全乳常规分割照射45～50 Gy，然后瘤床加量10～16 Gy。这种模式适用于接受保乳手术的大多数人群。可供选择的替代模式有4种：①豁免瘤床加量，主要适用于50岁以上、组织学低、中级别及切缘阴性者；②全乳大分割照射，主要适用于单纯接受全乳放疗的保乳术后患者，不论年龄、分期或是否接受化疗；③部分乳腺照射，主要适用于局部复发风险较低的人群，其标准可参考ASTRO共识提出的定义；④对于年龄65岁以上，原发肿瘤分期T_1、ER阳性者还可以考虑省略放疗。这种局部管理模式的变化，体现了卫生经济方面的需要，反映了生物学的原理和规律，以及个体化治疗的需求。在临床实践中，要不断适应这种治疗模式的变化，以便于给患者提供个体化的治疗。

三、保乳术后区域淋巴结放疗进展

EBCTCG荟萃分析和随机研究结果显示，区域淋巴结照射不仅能降低复发率，还可以降低乳腺癌患者死亡率，带来生存获益。EBCTCG荟萃分析根据生物统计分析提示在保乳术后接受放疗的患者中，放疗后5年每避免4例复发，就能在放疗后15年避免1例乳腺癌死亡，存在局部控制和生存4∶1

的统计对应关系，因为区域淋巴结放疗可以补充和杀灭未手术的锁骨上下区、内乳区，甚至包括腋窝的潜在残留肿瘤细胞。

根据目前的“NCCN 指南”，对于接受了保乳手术＋腋淋巴结清扫术以后，腋淋巴结 4 枚以上阳性者，毫无疑问，有确定的区域淋巴照射指征；对于 1～3 枚阳性的患者，也强烈建议给予锁骨上、下区和内乳区的照射，其主要循证医学依据有 MA. 20 和 EORTC 22922 等临床Ⅲ期随机研究。加拿大 MA. 20 研究探讨了区域淋巴结照射是否改善区域控制或生存。研究中，保乳术后腋淋巴结阳性或腋淋巴结阴性但合并高危特征（原发肿瘤直径≥5 cm，或原发肿瘤直径≥2 cm 但腋淋巴结清扫数目＜10 枚，并且含有至少一项以下因素：组织学 3 级，ER 阴性，或淋巴管/血管侵犯阳性）者随机分成全乳＋区域照射组和单纯全乳照射组。区域淋巴照射的靶区包括内乳区和锁骨上、下区，采用分野照射技术。2000 年 3 月至 2007 年 2 月，共 1 832 例入组，从入组患者的病理学特征来看，80％为腋淋巴结 1～3 枚阳性，5％为 4 枚以上阳性，腋淋巴结阴性但高危者占 10％。中位随访 9.5 年，随访结果证实，区域淋巴照射降低了区域复发、远处转移，改善了 10 年无病生存率（82.0％ *vs* 77.0％，$P=0.01$），但不影响总体生存率（82.8％ *vs* 81.8％，$P>0.05$）。然而，区域淋巴照射增加了Ⅱ级以上放射性肺炎（1.2％ *vs* 0.2％，$P=0.01$）和上肢淋巴水肿（8.4％ *vs* 4.5％，$P=0.001$）。与区域控制和生存方面的获益相比，适度增加的不良反应并非不可接受。该研究因此确认了腋淋巴结清扫术后 1～3 枚阳性患者区域淋巴结照射的价值。

近年来，有关保乳手术＋前哨淋巴结活检以后，前哨淋巴结阳性者的后续区域管理方面的研究主要有 IBCSG 23-01、ACOSOG Z0011 以及 EORTC 10981-22023 AMAROS 等研究。其中，IBCSG 23-01 和 Z0011 研究试图回答前哨淋巴结 1～2 枚阳性者要不要进一步腋淋巴结清扫，而 AMAROS 研究试图用腋淋巴结照射代替腋淋巴结清扫，看能否在维持相似的区域控制和生存的前提下减少上肢淋巴水肿等并发症。这些研究结果都已正式发表。其中 Z0011 研究报道了 10 年结果，IBCSG 23-01 报道了 5 年结果，局部区域复发率、无病生存率和总体生存率均无显著差异。其结论是，单纯前哨淋巴结活检不劣于腋淋巴结清扫。因此在 2015 年 ASCO 更新的前哨淋巴结活检指南中明确指出，对于早期乳腺癌 1～2 个前哨淋巴结阳性，并将接受保乳术及全乳常规分割放疗者，不推荐腋淋巴结清扫。需要注意的是，指南中提到的放疗范围是全乳房，什么情况下需要区域淋巴照射在指南中并没有明确说明。因此，有必要对以上涉及区域管理研究的患者特征和放疗技术进行梳理，讨论有限个数的前哨淋巴结阳性患者区域淋巴结照射的指征。

IBCSG 23-01 研究属Ⅲ期临床试验，其研究目的是明确对于原发肿瘤≤5 cm，并且有 1 个或多个前哨淋巴结微转移（≤2 mm）者未进一步腋淋巴结清扫是否不劣于腋淋巴结清扫。2001—2010 年，共 934 例患者随机入组，其中 931 例可评估。中位随访 5 年，腋淋巴结清扫组和无腋淋巴结清扫组 5 年无病生存率分别为 84.4％和 87.8％，差异无统计学意义（$P>0.05$）；腋淋巴结清扫组的 3～4 级与手术相关的远期事件包括感觉神经病变 1 例，淋巴水肿 3 例，运动神经病变 3 例，而无腋淋巴结清扫组仅 1 例出现 3 级运动神经病变。此外，腋淋巴结清扫组还有 1 例发生严重不良事件，即术后腋窝感染。因此，对于仅有有限个数前哨淋巴结微转移的早期乳腺癌患者应避免腋淋巴结清扫，从而在不影响生存的前提下避免腋窝手术并发症。

从 IBCSG 23-01 研究入组患者的特征来看，92％的原发病灶＜3 cm，ER 阳性者占 90％，95％为 1 个前哨淋巴结微转移，可以说多数患者肿瘤负荷小，预后好。从治疗角度来讲，91％的患者接受了保乳手术，腋淋巴结清扫组和无腋淋巴结清扫组分别有 98％和 97％的患者接受辅助放疗，96％的患者接受某种全身治疗；就辅助放疗的策略而言，两组均有 19％的患者接受术中放疗，70％的患者接受术后放疗，接受术中＋术后放疗者分别占 9％和 8％。在腋淋巴结清扫组，除阳性前哨淋巴结外，仅 13％的患者有非前哨淋巴结受累及，可以理解为辅助治疗前，单纯前哨淋巴结活检组，还有 13％的患者腋窝有亚临床肿瘤残留。但治疗后 5 年，区域复发的比例＜1％。区域复发率低可能得益于入组患者的腋窝肿瘤负荷较小，预后很好；全身治疗尤其是内分泌治疗的贡献；以及全乳照射对低位腋窝偶然照射的贡献。既然早期乳腺癌保乳术后前哨淋巴结 1 个微转移者辅助全身治疗及全乳放疗后区域复发率低，不给予区域淋巴结照射是合理的。

Z0011 研究是Ⅲ期非劣效性临床试验，其目的是明确腋淋巴结清扫对前哨淋巴结阳性患者生存的影响,计划入组 1 900 例,但因死亡率低,试验提前终止。1999 年 5 月至 2005 年 12 月实际入组 891 例。中位随访 10 年,腋淋巴结清扫组和单纯前哨淋巴结活检组 10 年总体生存率分别为 83.6%和 86.3%。因此,对于接受了保乳手术和辅助全身治疗,腋窝有限个数前哨淋巴结转移的患者,就生存而言,单纯前哨淋巴结活检并不劣于腋淋巴结清扫。

从 Z0011 研究入组患者的特征来看,80%为受体阳性者,80%以上有 1~2 个阳性淋巴结,其中 41%为微转移,因此腋窝肿瘤负荷较小,即多数患者的相对预后较好。在腋淋巴结清扫组,除阳性前哨淋巴结外,有高达 27%的患者还有其他阳性淋巴结,也可理解为,辅助治疗前,单纯前哨淋巴结活检组约有 30%的患者腋窝有亚临床病变残留。但治疗后 10 年出现区域复发的比例约为 6%。与 IBCSG 23-01 研究相似,导致区域复发率低的原因包括多数患者的预后较好、腋窝肿瘤负荷较小以及全身治疗的贡献。

此外,放疗对区域控制的贡献也不容忽视。Jagsi 等分析了 Z0011 研究的放疗照射野设置,以及区域淋巴结的覆盖情况。有完整病例报告表的患者共 605 例,其中,89%的患者接受了全乳放疗,15%的患者还接受了锁骨上区照射。在有详细放疗记录的 228 例患者中,81%的患者接受了单纯乳房切线照射,对腋窝部分Ⅰ/Ⅱ区形成了偶然照射;有 43 例(18.9%)患者违反研究方案的规定,接受了直接区域照射(照射野数目≥3 个),腋淋巴结清扫组和前哨淋巴结活检组分别有 22 例和 21 例,相比之下,这些接受直接区域照射的患者有更多的腋淋巴结受累及,因而主要是针对区域复发风险较高者。此外,有 142 例切线野上界可评估,腋淋巴结清扫组和前哨淋巴结活检组分别有 50%(33/66)和 52.6%(40/76)的患者接受了高切线野(切线野上界距离肱骨头≤2 cm),因此有更多的腋窝Ⅰ/Ⅱ区,部分腋窝Ⅲ区受到了照射。由此可见,乳房切线野、高切线野以及直接区域照射均在某种程度上增加了区域控制。对于区域复发风险较高的患者,比如阳性前哨淋巴结≥3 枚者,增设包括腋窝和锁骨上、下区的直接区域照射野是必要的;对于阳性前哨淋巴结 1~2 枚者,可在全身治疗的基础上给予乳房切线或高切线野,是否需要增设直接区域照射野有必要结合患者的临床病理学特征来判断。

最后看 AMAROS 研究对区域照射的启示。AMAROS 研究也是Ⅲ期非劣效性临床试验,其研究目的是评估对于前哨淋巴结 1 枚阳性者腋窝放疗能否取得跟腋淋巴结清扫类似的区域控制,并减少上肢淋巴水肿等不良反应。原发肿瘤分期 $T_{1\sim2}$,前哨有一个阳性者随机分成腋淋巴结清扫组和腋窝放疗组。2001 年 2 月至 2010 年 4 月,共入选了 1 425 例前哨淋巴结 1 枚阳性者,其中,腋淋巴结清扫组 744 例,腋窝放疗组 681 例,这些患者构成了意向性治疗的人群。前哨淋巴结阳性者中位随访时间 6.1 年。在腋淋巴结清扫组,33%的患者腋窝还有其他阳性淋巴结。腋淋巴结清扫组有 4 例出现腋窝复发,而腋窝放疗组有 7 例出现腋窝复发。腋淋巴结清扫后和腋窝放疗后 5 年腋窝复发率分别为 0.43%和 1.19%。

将 AMAROS 研究与 Z0011 研究做个对比,不难发现,AMAROS 研究中患者的腋窝肿瘤负荷略小,前哨淋巴结仅 1 枚阳性;腋窝清扫组患者有其他阳性腋淋巴结者所占比例相似,均为约 30%;5 年腋窝复发率相似,均不超过 2%。但是,放疗的差别在于 AMAROS 研究中腋窝放疗组针对腋窝设置了直接照射野,包括了全腋窝,甚至部分锁骨上区;况且与 Z0011 中未做腋窝清扫的患者相比,全腋窝放疗增加了上肢水肿发生率,并且影响患者的生活质量。因此,AMAROS 研究中针对腋窝的直接照射野在某种程度上有过度治疗的嫌疑。换个角度来说,对于前哨 1 个阳性者,无论是微转移,还是宏转移,可能并不需要广泛的区域照射。

实践中是否可以参考 MA.20 的结果指导前哨 1~3 个阳性者的区域照射呢?显然,有一定的挑战。首先,MA.20 是为腋淋巴结清扫以后 1~3 枚阳性患者量身定制的;其次,MA.20 的研究人群混杂,既有腋淋巴结阳性者,还有部分腋淋巴结阴性但合并高危因素者;第三,MA.20 研究中多数腋淋巴结阳性患者术前临床或影像学检查腋淋巴结肿大,并非前哨淋巴结活检的适宜人群,相比之下,腋窝肿瘤负荷偏大。因此,我们不能将 MA.20 研究的结果简单外推到接受前哨淋巴结活检的患者。

毫无疑问,Z0011 等有关前哨淋巴结阳性者后续管理的研究还不能直接回答是否给予区域淋巴照射的问题。临床实践中,当我们面对有限个数的前哨淋巴结转移患者时,需要综合分析患者的临床-病理学特征,包括原发病灶的大小、活检前哨淋巴结总数、阳性个数及转移灶大小,从而估计腋窝其他淋巴结受累及的概率,以及腋窝 4 个以上淋巴结受累的概率,进而判断多大程度上需要给予区域照射,并确定合适的照射野。如区域淋巴结复发高危患者，更倾向于给予全乳加区域淋巴结放疗；如区域淋巴结阳性可能性小于 20%，复发低危患者，则可考虑单纯全乳放疗；目前也有很多临床研究探讨在这部分患者中给予全乳加腋下第一、二站淋巴结的高切线放疗，以补充前哨淋巴结活检术后可能的残留。

（陈星星　俞晓立　郭小毛）

参考文献

[1] BRUNT A M, HAVILAND J S, SYDENHAM M, et al. Ten-year results of FAST: a randomized controlled trial of 5-fraction whole-breast radiotherapy for early breast cancer [j]. J Clin Oncol, 2020,38(28):3261 - 3272.

[2] BRUNT A M, HAVILAND J S, WHEATLEY D A, et al. Hypofractionated breast radiotherapy for 1 week versus 3 weeks (FAST-forward): 5-year efficacy and late normal tissue effects results from a multicentre, non-inferiority, randomised, phase 3 trial [J]. Lancet, 2020,395(10237):1613 - 1626.

[3] CORREA C, HARRIS E E, LEONARDI M C, et al. Accelerated partial breast irradiation: executive summary for the update of an ASTRO evidence-based consensus statement [J]. Pract Radiat Oncol, 2017,7(2):73 - 79.

[4] MCCORMICK B, WINTER K, WOODWARD W, et al. Randomized phase Ⅲ trial evaluating radiation following surgical excision for good-risk ductal carcinoma in situ: long-term report from NRG Oncology/RTOG 9804 [J]. J Clin Oncol, 2021,39(32):3574 - 3582.

[5] MEATTINI I, MARRAZZO L, SAIEVA C, et al. Accelerated partial-breast irradiation compared with whole-breast irradiation for early breast cancer: long-term results of the randomized phase Ⅲ APBI-IMRT-Florence trial [J]. J Clin Oncol, 2020, 38(35):4175 - 4183.

[6] SMITH B D, BELLON J R, BLITZBLAU R, et al. Radiation therapy for the whole breast: executive summary of an American Society for Radiation Oncology (ASTRO) evidence-based guideline [J]. Pract Radiat Oncol, 2018,8(3):145 - 152.

[7] VICINI F A, CECCHINI R S, WHITE J R, et al. Long-term primary results of accelerated partial breast irradiation after breast-conserving surgery for early-stage breast cancer: a randomised, phase 3, equivalence trial [J]. Lancet, 2019, 394(10215):2155 - 2164.

[8] WHELAN T J, JULIAN J A, BERRANG T S, et al. External beam accelerated partial breast irradiation versus whole breast irradiation after breast conserving surgery in women with ductal carcinoma in situ and node-negative breast cancer (RAPID): a randomised controlled trial [J]. Lancet, 2019,394(10215):2165 - 2172.

第三十七章

乳腺癌前哨淋巴结活检术

乳腺癌淋巴结的转移状况仍然是判断预后和指导辅助治疗选择的最重要的指标。乳腺癌腋淋巴结清扫(ALND)曾经是评价腋淋巴结(ALN)状态最准确的方法,亦是造成上肢水肿、疼痛、感觉及功能障碍等乳腺癌术后并发症的主要原因。随着早期乳腺癌检出的增多,ALN阴性乳腺癌已占新发病例的50%以上;如对所有患者都进行ALND,将只有小部分患者受益,而大部分患者接受了过度的治疗。20世纪90年代发现的一种微创、能高度准确检测ALN转移的方法,即前哨淋巴结活检(SLNB),促使人们对ALND的作用进行重新认识,其对乳腺癌分期、预后及治疗的影响已被纳入第6版及以后的美国癌症联合委员会(AJCC)乳腺癌分期系统。

近30年来,乳腺癌前哨淋巴结(SLN)研究发展迅速。一系列大样本、前瞻性临床试验证实了SLNB的安全性,SLNB可以提供准确的ALN分期、SLN阴性及低负荷SLN阳性患者SLNB替代ALND腋窝复发率和并发症很低,为其提供了循证医学Ⅰ级证据。乳腺癌局部区域控制新理念——应该综合考虑远处转移风险、全身治疗的疗效与不良反应以及局部区域治疗(手术/放疗)的疗效与不良反应,推动了乳腺癌SLNB适应证的不断扩大,新辅助治疗(NAT)后腋窝SLNB、内乳SLNB将进一步促进腋窝和内乳区处理的降阶梯,乳腺癌免手术腋窝分期的研究结果值得期待。作为一项腋窝准确分期的微创活检技术,SLNB代表目前乳腺癌外科治疗的发展水平。

第一节 乳腺癌前哨淋巴结活检术研究历程

一、浸润性乳腺癌腋窝外科处理的历史

20世纪初期,Halsted提出了乳腺癌渐进转移学说,即乳腺癌细胞首先经淋巴管扩散至区域淋巴结,然后出现全身转移。在此理论的基础上,Halsted开创了乳腺癌根治术,其切除范围包括胸肌、全腋窝淋巴组织,甚至还包括了锁骨上淋巴结,以达到局部控制的目的。在此基础上,又出现了乳腺癌扩大根治术和改良根治术。长期随访结果显示,扩大根治术、根治术与乳房单纯切除术加放疗三者在生存率方面无差别,而改良根治术在不降低疗效的前提下减少了手术并发症,为患者保留了更多的功能,提高了生活质量。

19世纪70年代,Halsted关于乳腺癌渐进转移的学说受到了Fisher等学者的质疑。基于肿瘤转移机制的实验研究结果,他们提出乳腺癌发病伊始即为全身性疾病,对乳腺癌的外科治疗应予重新评价。乳腺的血管系统和淋巴管系统具有相似性,都是肿瘤的扩散潜在路径,旨在清除区域淋巴结的单纯外科治疗不可能提高生存率。

1996年,Quiet等综合了Halsted和Fisher的观点,提出乳腺癌发病伊始并不是全身性疾病,但随着疾病的发展很快就成为全身性疾病。小的肿瘤可发生淋巴结转移,并成为随后可能发生内脏转移的唯一来源;对此类患者,行ALN或其他区域淋巴结的外科治疗可以提高治愈率。

近20年来,SLNB技术使乳腺癌腋窝治疗的创

伤更小，而且可以准确地对乳腺癌进行分期。ALND的作用和程度及乳腺癌淋巴管-血管转移机制正被重新评价。此外，联合淋巴管成像和SLNB技术，腋窝以外的区域淋巴结，即内乳区淋巴结和锁骨上淋巴结的转移研究也受到越来越多的重视。

二、区域淋巴结引流模式

乳腺的淋巴引流大部分至ALN，少数引流至胸骨旁淋巴结[内乳淋巴结(IMLN)]、锁骨下淋巴结、锁骨上淋巴结、颈部淋巴结以及其他远处淋巴结。解剖学研究显示，75%淋巴管引流至ALN，25%至IMLN。乳腺肿瘤首先转移的区域不外乎ALN和IMLN链。进一步的研究发现，乳房的淋巴引流包括浅表淋巴网和深部淋巴网，乳头乳晕区、皮内、皮下等浅表淋巴管网只引流到ALN，起始于腺泡深部的淋巴管穿过腺体组织可以引流到ALN和IMLN，乳腺浅表淋巴网与可以引流到内乳区的深部淋巴网无交通支。

Urban和Marjani分析725例乳腺癌扩大根治术患者的淋巴引流情况，结果表明乳腺癌的淋巴结转移情况与肿瘤的原发位置无关，但仅有IMLN转移的可能性较低。即使肿瘤位于胸骨旁附近，ALN和IMLN也都可以发生转移。肿瘤部位不同，IMLN受累的比例也不同。肿瘤位于外侧象限者ALN阴性时IMLN几乎均无转移。

Morrow和Foster对7 070例乳腺癌扩大根治术患者进行荟萃分析，欲制定一个标准来选择需要行IMLN活检的患者。全部患者IMLN转移率为22.4%，而ALN阴性患者IMLN转移率仅为9.9%。他们分析了1 969例患者后报道IMLN的转移率可能与原发肿瘤部位有关：内侧象限肿瘤IMLN转移率为7.6%，外侧象限肿瘤为2.9%。如果ALN阴性，内侧象限肿瘤转移率为13.9%，外侧象限肿瘤为6.5%。尽管所有患者中IMLN转移率较低，特别是肿瘤位于外侧象限时，但对只有IMLN转移的患者仍有意义。Morrow和Foster提出以下患者应进行IMLN活检：①患者可能需要接受化疗；②原发肿瘤位于中央区或内侧象限，或位于外侧象限但肿瘤直径>2 cm；③ALND中高度可疑淋巴结快速病理为阴性。该建议至今对判断哪些患者可自化疗或IMLN放疗中获益仍然有一定的作用。

在AJCC肿瘤分期指南中，与IMLN相关联的分期如下：①pN_{1b}，临床未发现但内乳SLN证实IMLN有镜下转移；②pN_{1c}，IMLN有镜下转移并1～3个ALN阳性；③pN_{3b}，IMLN有镜下转移并存在3个以上阳性ALN；④pN_{2b}，临床发现IMLN转移但ALN无转移；⑤PN_{3b}临床发现IMLN转移并1或1个以上ALN转移。IMLN的活检、用于分期的必要性曾倍受争议。随着近年SLNB技术的发展及内乳区放疗的生存获益，人们对IMLN的活检又重新感兴趣起来。目前许多权威专家建议，如果IMLN的淋巴结状况将影响到术后的辅助治疗且淋巴管显像示有通向IMLN引流时，则应该进行IMLN活检或内乳SLNB。

乳腺癌SLNB淋巴管显像技术的不断发展，增强了人们判断淋巴结引流方式的能力，但也使如何进行外科手术和放疗变得更加复杂。64%～99%的患者术前淋巴显像可以成功地显示吸收了放射性核素的淋巴结。Haigh等报道，术前淋巴结显像的成功率为98.7%。于肿瘤周围或活检术后的肿瘤残腔内注射12～16 MBq滤过的^{99m}Tc标记的硫胶体，99%引流至腋窝。只引流至腋窝者占76%；首先引流至腋窝，第2站至IMLN者占10.5%；首先引流至IMLN，第2站到腋窝者占5.3%；首先引流至腋窝，第2站至锁骨淋巴结者占2.6%；腋窝与IMLN同时显像者占1.3%；腋窝、IMLN与锁骨淋巴结同时显像占1.3%；仅有IMLN显像占1.3%；锁骨淋巴结与腋窝同时显像占1.3%。国内也有相似的研究结果。术前淋巴显像可发现淋巴引流罕至的淋巴结，患者可从SLNB中获益，特别是IMLN的SLNB。

虽然以往的研究证实，ALN接受了主要的乳腺区淋巴引流，其他部位的淋巴结接受的引流有限，但IMLN在预后判断中的地位也很重要。腋窝与IMLN均为阴性时预后明显较好，而当均存在转移时其预后明显变差。无论ALN是否转移，IMLN具有独立的预后价值。这使我们需要重新认识ALN以外区域的淋巴结状况在分期中的作用，特别是IMLN；即使有IMLN转移，也不再被认为是晚期乳腺癌。腋窝以外的区域淋巴结状况也将影响到辅助治疗方案的制订。

三、乳腺癌前哨淋巴结活检

（一）乳腺癌前哨淋巴结的概念

SLN从解剖学角度讲是指收纳某器官某区域组织淋巴液的第1站淋巴结，从临床角度讲是某器官的某一具体部位原发肿瘤转移的第1站区域淋巴结,具体到乳腺癌,即为乳腺癌癌细胞转移的第1站淋巴结。乳腺癌的SLN通常位于腋窝,少数情况下亦可位于腋窝以外。

乳腺淋巴系统的解剖学研究及乳腺癌淋巴通道病理生理学研究均证实乳腺癌腋窝SLN不仅是引流乳腺原发肿瘤的第1站淋巴结,也是引流整个乳腺器官的第1站淋巴结。乳腺癌SLN概念的完善可进一步扩大乳腺癌SLNB的适应证,并可个体化设计SLNB示踪剂的注射部位。

SLN的概念已被广泛认可,并将SLNB应用于乳腺癌的临床分期。SLNB成功率、灵敏度、阴性预测值、假阴性率和准确率依据不同的检测方法和肿瘤大小进行了大量研究,结果表明SLNB具有高准确率和低假阴性率;大多数研究SLN的中位数目为2枚。

(二)支持前哨淋巴结活检术替代腋淋巴结切除术的理论依据

在欧美国家的临床治疗中,对于SLN阴性的乳腺癌患者,SLNB已经取代ALND成为标准的治疗模式。以下理论依据支持上述观点:①淋巴结转移为全身疾病的预测指标,但并非均有远处转移。②SLN可能在免疫反应中发挥独特的作用。③新发肿瘤减小,淋巴结转移比例降低、淋巴结受累数目减少。④辅助性化疗和内分泌治疗的应用依据肿瘤大小、组织学/分子生物学指标、淋巴结状况及阳性淋巴结数目,如果原发肿瘤有不良预后特征,无论淋巴结状况如何,随机临床研究结果均支持辅助性全身治疗,ALND对指导治疗的作用降低;新辅助化疗研究结果证实化疗可以使局部区域肿瘤降期,为较低负荷转移淋巴结的治疗提供了另外一种选择,只要患者被准确分期,无须行ALND。⑤临床淋巴结阴性早期乳腺癌ALND或区域复发后再行ALND对预后的影响尚不明确,一系列研究表明延迟ALND无不良影响。⑥保乳术后切线照射野包括低位腋窝并进行有效治疗。⑦新近诊断的乳腺癌患者大多数仅有SLN转移,SLNB足可以完成分期和治疗。

(三)支持乳腺癌前哨淋巴结假说的实践证据

乳腺癌SLN假说曾经饱受争议,其面临的挑战之一是SLN能否代表区域淋巴结的状况。为此,Turner等对103例患者的SLN及非SLN进行病理组织学分析。所有淋巴结均行HE染色,并对HE染色检查为阴性的淋巴结行免疫组织化学(IHC)检测。HE染色证实33例患者SLN阳性(32.0%),HE染色SLN阴性患者的非SLN通过HE染色均未发现转移。用IHC检测157个HE染色阴性的SLN,结果发现10例患者SLN阳性(14.3%)。60例患者的SLN经HE和IHC两种方法检测均为阴性,其1087个非SLN经IHC检测,只有1个淋巴结查见癌。SLN阳性患者中56.8%仅有SLN转移。另外两个单中心的独立研究,在对非SLN进行了同样严格的检测后所得的结论也支持SLN假说。美国国家癌症研究所(NCI)发起的多中心试验对阴性SLN进一步行IHC检测,也得出了类似的结论。经IHC检测,4.1%的SLN和0.35%的非SLN发现隐匿性转移($P<0.001$),其概率相差12.3倍。SLN这一概念经上述研究获得证实。

SLNB能否应用于临床取决于其高成功率、低假阴性率、手术和病理的准确性。SLNB在有6000多例患者参加的众多单中心研究及几个多中心研究中取得了成功,大量的循证医学证据已证实通过培训和经验积累,SLNB可以准确进行腋淋巴结分期。2001年宾夕法尼亚乳腺癌前哨淋巴结活检术共识会议已制定了有关SLNB应用于临床的指南。

第二节 乳腺癌前哨淋巴结活检术的指征及技术

一、前哨淋巴结活检指征

随着乳腺癌SLNB研究的不断深入,越来越多的相对禁忌证已逐渐转化为适应证,2009年“St. Gallen专家共识”支持除炎性乳腺癌以外的所有临床ALN阴性乳腺癌作为SLNB的适应证。目前认为,可手术乳腺癌患者SLNB的禁忌证仅包括炎性乳腺癌、临床查体ALN阳性并经穿刺证实为转移且未接受NAT、ALN阳性NAT后仍为阳性、

$cN_{2\sim3}$ NAT后ALN临床阴性患者SLNB的准确性和安全性仍有待验证。ALN阳性和阴性患者均可进行内乳SLNB。2021年版“中国抗癌协会乳腺癌诊治指南与规范”中“乳腺癌前哨淋巴结活检临床指南”也修订了乳腺癌SLNB的指征(表37-1)。

表37-1 前哨淋巴结活检指征

分类	指　征
适应证	早期浸润性乳腺癌;临床ALN阴性[a];单灶或多中心性病变;性别不限;年龄不限;DCIS接受乳房切除术[b];临床ALN阴性新辅助治疗后ALN阴性;穿刺证实的cN_1新辅助治疗后ALN临床阴性[c];妊娠患者[d]
有争议的适应证	DCIS接受保乳手术[e];cT_1N_0、年龄>70岁、管腔A型、有伴发疾病[f];保乳术后同侧复发/再发患者[g]
禁忌证	炎性乳腺癌;临床查体ALN阳性并经穿刺证实;ALN阳性新辅助治疗后仍为阳性;$cN_{2\sim3}$新辅助治疗后ALN临床阴性

注:a,临床查体和影像学检查可疑的ALN可以通过超声引导下的细针穿刺或空芯针活检进行评估,细胞学或病理组织学阴性患者仍可进入SLNB流程;b,切除活检不存在导管原位癌(DCIS)升级为浸润性癌时可以免除SLNB;c,必须符合新辅助治疗前穿刺阳性淋巴结放置标记,采用双示踪方式,包括标记淋巴结在内的SLN;d,核素示踪剂SLNB对胎儿的安全性已经获得证实,由于可能的过敏性不推荐使用蓝染料示踪剂;e,乳腺原发肿瘤的切除如果不影响到随后SLNB的成功率和准确性可以不进行同期SLNB;f,若不行SLNB,可豁免SLN,不做腋窝处理;g,保乳手术联合SLNB后同侧乳房复发/再发患者再次SLNB的准确性和安全性已获得初步认可。

(一) 前哨淋巴结活检术的适应证

临床浸润性乳腺癌(乳腺原发肿瘤大小不受限制)、临床ALN阴性、单灶或多中心病变、年龄及性别不限。临床查体和影像学检查可疑的ALN可以通过超声引导下的细针穿刺或空芯针活检进行评估,细胞学或病理组织学阴性患者仍可进入SLNB流程。

导管原位癌(DCIS)接受乳房切除术时总体为SLNB的适应证,因其存在升级为浸润性导管癌的风险,特别是通过空芯针活检诊断为DCIS的患者。由于SLNB仍存在一定的患侧上肢水肿、感觉异常等术后并发症,单纯DCIS时SLN的转移率低于3%、保乳术后全乳放疗可以有效控制腋窝可能的低肿瘤负荷,如果是通过切除活检完全切除肿物及钙化灶、不存在DCIS升级为浸润性癌时可以免除SLNB。

随着NAT广泛应用于临床,在实现降期保乳之后也逐渐获得降期保腋窝的证据。临床ALN阴性乳腺癌NAT后SLNB的成功率、准确性和肿瘤安全性已经获得证实。穿刺证实的cN_1 NAT后ALN临床阴性时SLNB总体假阴性率较高,难以满足临床需求,国内外指南均要求于NAT前穿刺阳性淋巴结放置标记夹或放射性粒子,采用核素或核素联合蓝染料的双示踪技术、切取包括标记淋巴结在内的SLN。如果不具备放置标记夹或放射性粒子条件,需要采用核素联合蓝染料的双示踪技术,找到3枚及以上的SLN,以改善准确性、降低假阴性率。

由于蓝染料示踪剂可能的过敏反应,不推荐其用于妊娠患者的SLNB。核素示踪剂对胎儿的安全性得到证实,2021版“中国抗癌协会乳腺癌诊治指南与规范”中“乳腺癌前哨淋巴结活检临床指南”将其从此前的有争议的适应证前移为适应证。

(二) 前哨淋巴结活检术禁忌证

SLNB的禁忌证主要有炎性乳腺癌、临床ALN阳性并经穿刺证实、ALN阳性NAT后仍为阳性。$cN_{2\text{-}3}$ NAT后ALN临床阴性患者SLNB的准确性和安全性仍有待验证,目前仍为SLNB的禁忌证。

预防性乳腺切除术曾经是SLNB有争议的适应证,推荐高危患者行预防性乳腺切除时,可以考虑接受SLNB。随着预防性乳腺切除术人群的显著增加、乳腺癌及ALN影像诊断技术的不断改进,预防性乳腺切除术SLNB的阳性率极低,获益远低于SLNB并发症风险,相关指南与专家共识相继将其从SLNB和适应证及有争议的适应证中移除。

(三) 有争议的前哨淋巴结活检术

1. *DCIS接受保乳手术*　单纯DCIS时SLN的转移率很低,患者从SLNB中获益较小,乳腺原发肿瘤的切除如果不影响到随后SLNB的成功率和准确性可以不进行同期SLNB。由于DCIS存在升级为浸润性导管癌的风险，保乳手术范围(尤其是外上象限部位)可能影响到随后的SLNB的成功率和准确性时推荐进行同期SLNB。

2. *老年患者* 目前尚无临床ALN阴性患者SLNB与临床观察(免除腋窝手术分期)的相关研究结果。荟萃分析显示70岁以上临床ALN阴性患者免除腋窝手术分期区域复发风险增加24%，但患者总生存期(OS)和无病生存期(DFS)无显著差异。CALGB 9343研究(70岁以上临床ALN阴性患者保乳术后他莫昔芬内分泌治疗±全乳照射)中2/3的老年患者未接受腋窝手术分期，长期随访乳房及腋窝的复发率很低。目前国内外的指南及专家共识推荐cT_1N_0、年龄>70岁、管腔A型、有伴发疾病的患者接受内分泌治疗的基础上可以免行SLNB，但需要与患者沟通、尊重患者意愿，个体化确定免行SLNB的获益与风险；而对于70岁以下、无显著伴发疾病的老年患者仍应常规推荐SLNB。

3. *保乳术后同侧复发/再发患者* 部分研究在先前进行过保乳和腋窝手术后同侧乳房复发/再发的患者中再次前哨淋巴结活检(repeat sentinel lymph node biopsy, rSLNB)取得了成功。系统综述显示rSLNB具有高特异性、对同侧乳房复发患者的腋窝再分期优于同侧ALND：rSLNB成功率64.3%，此前接受SLNB患者显著高于ALND者(75.7% *vs* 46.1%)；再次前哨淋巴结(repeat sentinel lymph node, rSLN)阳性率18.2%，阴性预测值96.5%；40%的rSLN位于同侧腋窝以外，可以更全面地评估异常淋巴引流及转移。SNARB研究纳入201例同侧乳房复发rSLNB阴性未行ALND患者。中位随访4.7年，作为首发事件的区域复发率为4.5%，其中同侧腋窝复发率1.0%。rSLNB阴性患者不行ALND的区域复发风险很低，极低的复发率支持其作为同侧乳房复发患者的再次初始淋巴结分期技术。2019版“中国抗癌协会乳腺癌诊治指南与规范”中“乳腺癌前哨淋巴结活检临床指南”于国际上率先将其纳入SLNB的有争议的适应证，2021年St. Gallen推荐其作为保乳术后同侧复发/再发患者优选的腋窝分期技术。

4. *临床ALN阴性(cN_0)/影像异常穿刺阳性ALN* SLN阳性免除ALND的相关临床试验，如ACOSOG Z0011、AMAROS、IBCSG 23-01等均未要求对cN_0患者常规进行腋窝影像学检查。符合ACOSOG Z0011试验入组条件的cN0/影像异常穿刺阳性ALN患者，SLNB显示约一半的患者只有1～2枚阳性；因此，该部分患者临床查体阴性即可满足相关临床试验入组条件，可使更多患者避免ALND及其并发症。2021版加拿大安大略与美国临床肿瘤学会(ASCO) SLNB指南不推荐对T_1和T_2期的cN0患者进行腋窝超声检查；无论超声引导的影像异常ALN穿刺活检是否异常，都推荐SLNB作为初始的腋窝分期技术。2022版NCCN将cN_0/影像异常ALN的数量限制为1～2枚。笔者认为此是比较稳妥、理性的选择。2021版“中国抗癌协会乳腺癌诊治指南与规范”中“乳腺癌前哨淋巴结活检临床指南”指出，cN_0/影像1～2枚ALN异常穿刺阳性患者可能可以尝试SLNB，但是国内专家团的投票认同率不高。希望国内同道能及早更新理念，使该部分患者能够进入SLNB流程，从腋窝手术降阶梯中获益。

二、前哨淋巴结活检规范操作

(一) 多学科协作

乳腺癌SLNB的流程包括适应证的选择、示踪剂的注射和术前淋巴显像、术中SLN的检出、SLN的术中和术后病理和分子生物学诊断等，因此需要外科、影像科、核医学科、病理科、细胞学和分子生物学科的多学科团队协作，必须通过资料收集和结果分析以确保整个团队熟练掌握SLNB技术，准确找到和精准诊断SLN。

随着SLNB研究的广泛开展，不仅SLN阴性患者，SLN 1～2枚阳性患者也可以有条件地避免ALND，需要根据可能的腋窝残留肿瘤负荷合理设计放疗靶区和辅助全身治疗方案。穿刺证实的cN_1经NAT后ALN临床阴性患者，也需要结合初始肿瘤负荷、分子分型、新辅助术后肿瘤负荷合理设计放疗靶区和(新)辅助全身治疗方案。因此，多学科团队需要肿瘤内科和放疗科专家的参与。

(二) 示踪剂的应用

1. *选择示踪剂* 示踪剂的合理选择是乳腺癌SLNB的重要技术环节之一。理想的示踪剂应该具备4个特点：①靶向性强。示踪剂经局部注射后，由外周淋巴管网进入淋巴系统，快速到达并大量积聚在SLN，不继续穿行进入次级淋巴结。②可视性好。确保SLN可被准确识别，肉眼可见或可经特殊设备探测发现。③可重复性，易于质控。④安全性好，操作简便，价格低廉。⑤具有充足的循证医学证据支持。目前阶段，蓝染料和核素是相对理想的示踪剂，可基本满足临床需求，推荐联合使用蓝染料和核素示踪剂，可以使SLNB的成功率提高1.3%、假阴性率降低2.5%。

2001年美国外科医生协会的调查结果显示，90%的医生使用联合法进行SLNB；选择何种示踪剂更多地反映医生接受的培训及经验，而不是各种示踪剂本身的成功率；每个研究者应该固定使用一种方法，并收集数据和分析结果；质量控制和合理培训的重要性已经越来越被关注。鉴于国内核素示踪剂的临床应用受限，只有不到20%的医院联合使用蓝染料和核素示踪剂，“中国抗癌协会乳腺癌诊治指南与规范”中“乳腺癌前哨淋巴结活检临床指南”特别指出，经过严格的学习曲线和熟练操作后，也可以单用蓝染料或核素示踪剂。

(1) 蓝染料：国外较多使用专利蓝和异硫蓝，国内较多使用亚甲蓝，示踪用米托蒽醌示踪剂的成功率、准确性和安全性获得Ⅲ期临床试验证实。上述蓝染料示踪剂具有相似的成功率和假阴性率，但亚甲蓝注射后弥散的范围较广、保乳手术患者注射部位术后可触及硬结是其缺点。对于保乳手术患者，应避免乳晕区注射亚甲蓝和示踪用米托蒽醌示踪剂，以防造成注射部位的坏死。

(2) 核素示踪剂：核医学技术可为SLNB提供高质量的淋巴显像及术中淋巴示踪。核素需与载体偶联后方可作为示踪剂进行SLNB，胶体的制备过程需要较严格的质量控制。常用的核素载体包括胶体和单克隆抗体。

欧洲常用的核素示踪剂为^{99m}Tc-白蛋白胶体，我国和美国常用^{99m}Tc-硫胶体。硫胶体作为单体，经过5～10 min的煮沸后形成多聚体，进而具备淋巴结靶向药物的特点。^{99m}Tc-硫胶体要求标记率>90%，标记核素强度(18.5～37.0 MBq)/(0.5～2.0)ml。是否采用220 nm滤网过滤标记的硫胶体并不影响SLNB的成功率和假阴性率。核素示踪剂的注射时间一般要求术前3～18 h，采用皮内注射可以缩短到术前30 min。

抗体型示踪剂，即靶向示踪剂，是近年来新出现的示踪剂剂型，常用的利妥昔单抗是一种针对淋巴结中B淋巴细胞膜上CD20分子的特异度人源化单克隆抗体，能够与淋巴结内$CD20^+$的分子特异度结合，并且结合后不易解离，另外其具备与其他小分子结合的结构域，能够与小分子物质进行偶联反应。北京大学肿瘤医院应用^{99m}Tc-利妥昔单抗作为核素靶向型示踪剂进行SLNB，该示踪剂具有结合紧密、分子量均一、次级淋巴结显像率低等优势，取得满意的成功率(97%)和较低的假阴性率(3%)，是另一种优秀的SLNB核素示踪剂。

核素示踪剂的放射安全性已得到认可。依据我国“放射卫生防护基本标准”，术者每年完成约1 000台SLNB手术在放射安全性方面是安全的，不需要特别防护。

(3) 荧光示踪剂：吲哚菁绿(indocyanine green, ICG，分子量7 750 000)注射于乳腺组织后，通过荧光脉管成像系统的近红外光源(波长760 nm)激发产生荧光(波长830 nm)，利用成像仪可观察到淋巴管引流途径和ALN。吲哚菁绿的优势在于：①直观性好，可体表探测；②学习曲线短；③价格低廉。不足在于：①颗粒小，次级淋巴结显像率高，SLN检出的数目偏多；②穿透距离小于1 cm，导致荧光成像仪无法全景地对腋窝深部引流状况进行观察，可能漏掉部分SLN；③SLN取出后可能存在术野的荧光污染，不利于其他SLN检出。中华医学会乳腺肿瘤学组于2017年发布了乳腺癌荧光示踪SLNB的操作指南，详细介绍了荧光法SLNB的操作技巧，以减少以上不足对操作的影响。2021版“中国抗癌协会乳腺癌诊治指南与规范”中“乳腺癌前哨淋巴结活检临床指南”推荐荧光示踪剂可作为可选的前哨示踪技术。

笔者单位将吲哚菁绿与抗体型示踪剂利妥昔单抗进行了偶联，研发出了新型荧光-抗体型示踪剂，改善了荧光示踪剂的靶向性。随后，将新研发的荧光示踪剂CY-754与利妥昔单抗再次进行偶联，研发出新型荧光-抗体型示踪剂，同时改善了荧光示踪剂的可见性和靶向性。目前，正在进行光声成像转换，以进一步突破荧光穿透力的瓶颈。

(4) 超顺磁性氧化铁(superparamagnetic iron oxide, SPIO)：常用的SPIO分为两种，即超小SPIO和普通型SPIO。超小SPIO(直径<50 nm)可由静脉或间质注射，随即被肝脏、脾脏、淋巴系统及骨髓中的单核巨噬细胞吞噬，因此可作为MRI T_2加权像的阴性造影剂。普通型SPIO(直径>50 nm)注射数分钟即可到达SLN。普通型SPIO作为示踪剂进行SLNB时，主要依赖于其引起的局部磁场变化，由可读数的手提磁力计进行术中实时检测。

SPIO的优点在于：①注射的时间窗较广，术前

20 min 至 1 周的时间内均可注射，有利于术前准备；②制备过程简单，较核素示踪剂更加容易质控；③摆脱了核素注射的放射性污染和载体准入等一系列问题；④根据欧洲的标准，使用 SPIO 的费用低于用核素。缺点为：①术区检测时需要用塑料牵开器替代金属器械；②皮肤色素沉着时间长(40%的患者 12 个月内可有铁剂代谢后的皮肤黄染)。SPIO 目前尚未在国内获准应用。

2. *示踪剂注射部位* 乳腺淋巴系统的解剖学研究及乳腺癌淋巴通道研究均证实乳腺癌腋窝 SLN 不仅是引流乳腺原发肿瘤的第 1 站淋巴结，而且是引流整个乳腺器官的第 1 站淋巴结。蓝染料和核素示踪剂注射于原发肿瘤周围的乳腺实质内、肿瘤表面的皮内或皮下、乳晕区皮内或皮下均有相似的成功率和假阴性率，但各有特点。皮内注射示踪剂弥散更迅速，可以缩短示踪剂注射至手术开始的时间。乳晕下注射可用于临床不可触及的肿瘤；当肿瘤位于乳房外上象限时，可使注射点远离腋窝，减少蓝染料弥散和核素散射的干扰；可应用于多中心或多灶性乳腺癌患者。肿瘤周围乳腺实质内注射可用于乳腺癌内乳区 SLN 的研究。临床实践中可以个体化设计 SLNB 示踪剂的注射部位。

与腋窝 SLN 接受整个乳腺器官的淋巴引领不同，IMLN 仅接受来自乳腺腺体的深部淋巴网的淋巴引流。核素与靶向荧光示踪剂注射于乳腺腺体的不同部位均可引流到同一 IMLN(内乳 SLN)。笔者单位通过“新型核素示踪剂注射技术”，在乳腺超声引导下将核素示踪剂注入乳晕周边区的乳腺腺体层内，同时增加注射点的注射体积以提高注射点局部张力。该新型注射技术较传统注射技术能够显著提高内乳 SLN 显像率(71.1% *vs* 15.5%，$P<0.001$)，而腋窝 SLN 显像率两组间无差异(98.9% *vs* 98.3%，$P=0.712$。新型核素示踪剂注射技术的可重复性及其指导的内乳 SLNB 的准确性已经临床多中心研究证实。在此基础上，我们提出并验证了乳腺癌内乳淋巴引流假说：内乳 SLN 不仅是引流肿瘤区域，也是引流整个乳腺腺体的 SLN。

3. *示踪剂注射时间* 核素示踪剂的注射时间一般要求术前 3～18 h，采用皮内注射可以缩短到术前 30 min。蓝染料示踪剂 SLNB 前 10～15 min 注射即可。

(三) 术前淋巴显像

国内外的研究结果推荐在 SLNB 的临床研究中进行术前淋巴显像，因其可预测术中成功确定 SLN，并有助于确定腋窝以外的 SLN。但乳腺癌 SLNB 术前淋巴显像并非必须，联合使用蓝染料和核素示踪剂时，回顾性研究显示术前淋巴阴性显像者 SLNB 仍有很高的成功率，而且 SLNB 的假阴性率并无差异；前瞻性随机对照研究证实术前淋巴阴性显像组与非显像组患者 SLNB 的成功率及假阴性率亦无统计学差异。考虑到术前淋巴显像所需的条件与耗费的时间和费用，联合术中 γ 探测仪和蓝染料同样可以准确进行 SLNB。2009 年召开的第三届影像发现的乳腺癌国际共识会也认为术前淋巴显像对于腋窝 SLN 的完全检出并非必需。上述研究结果和专家共识有助于 SLNB 在我国经济不发达地区和二级医院的推广和普及。

(四) 手术技巧

无论是乳房切除手术还是保乳手术，SLNB 一般应先于乳房手术，特别是单用蓝染料示踪剂时。由于 SLN 1～2 枚阳性患者可以有条件地避免 ALND，接受保乳手术患者使用核素示踪剂或核素联合蓝染料示踪剂时可以先行保乳手术，送术中切缘冷冻快速病理评估后再进行 SLNB，如果只找到 1～2 枚 SLN，可以不进行术中 SLN 诊断，直接闭合腋窝 SLNB 切口，大大缩短手术时间。

术中 SLN 的确定依示踪剂不同而异。染料示踪技术要求检出所有蓝染淋巴管进入的第 1 个蓝染淋巴结，仔细检出所有蓝染的淋巴管是避免遗漏 SLN、降低假阴性率的关键。核素示踪技术 SLN 的阈值是超过淋巴结最高计数 10%以上的所有淋巴结，术中 γ 探测仪探头要缓慢移动、有序检测、贴近计数。随着 SLNB 研究的深入，触诊法作为示踪剂检出 SLN 有效补充的价值已经得到肯定，应用蓝染料和/或核素示踪技术检出 SLN 后应对腋窝区进行触诊，触诊发现的肿大质硬淋巴结也应进行 SLNB 单独送检。其原理是 SLN 及其输入淋巴管完全为肿瘤占据时，示踪剂无法到达该 SLN，采用触诊法可避免该阳性 SLN 的遗漏，有效降低假阴性率。

(五) 学习曲线

完整的学习曲线对于提高 SLNB 成功率、降低 SLNB 假阴性率非常重要。美国乳腺外科医生协会共识指出，SLNB 替代 ALND 前，应完成 20 例以上 SLNB→ALND，成功率应达到 85%，假阴性率应该低于 5%。目前 SLNB 已经是美国外科住院医生的培训课程；对于住院医生阶段未接受培训的医生，该共识要求其接受正规培训，采用联合法完成 20 例以上的 SLNB→ALND，同时要保证足够的手术量。中国医生乳腺癌 SLNB 学习曲线的研究正在进行中，在此之前，中国抗癌协会乳腺癌专业委员会乳腺癌 SLNB 临床指南推荐我国乳腺癌 SLNB 替代 ALND 前，应完成 40 例以上 SLNB→ALND，使 SLNB 的成功率达到 90%、假阴性率低于 5%。

第三节　乳腺癌前哨淋巴结的诊断

一、前哨淋巴结的术中诊断

准确、快速的 SLN 术中诊断可以使大多数 SLN 阳性患者一次完成 ALND，避免二次手术费用负担和手术风险。推荐使用快速冷冻切片（frozen section，FS）检查和/或印片细胞学（touch imprint cytology，TIC）及一步核酸扩增（one-step nucleic acid amplification，OSNA）技术作为 SLN 术中诊断的检测方法。OSNA 技术术中检测 SLN 的准确性和特异性已经前瞻性多中心大样本临床试验证实，并可应用于 NAT 后 SLN 的诊断。术中 FS 病理学检查、TIC 检查及 OSNA 检测任一诊断阳性，均作为 SLN 阳性而进行腋窝处理的依据。

由于 1～2 枚 SLN 阳性患者可以有条件地避免 ALND，SLN 术中诊断的重要性和必要性较前降低，符合免除 ALND 条件的患者可以不行 SLN 的术中诊断，但进行术中评估也是合理的选择。

（一）术中印片细胞学

对于术中 TIC 诊断的灵敏度、特异性和准确性，各研究机构不尽相同。Forbes 等将 196 例患者的 SLN 术中 TIC 结果与最终病理结果比较，其灵敏度、特异性和准确性分别为 70%、96%和 88%；而 Zgajinar 等应用同样的方法得出的结果分别为 34%、98.6%和 72%，大体转移灶（32/43）的灵敏度显著高于微转移（3/59）（$P<0.001$）。TIC 诊断的假阴性与 SLN 转移灶的大小以及原发肿瘤浸润性小叶癌类型相关。TIC 诊断的假阳性与活跃的内皮细胞和上皮样细胞有关，其在形态上与典型的转移极为相似。杨耿侠等对 150 例患者的 400 例 SLN 进行术中 FS、TIC 及其联合检测，TIC 诊断的灵敏度、特异性、阳性预测值及阴性预测值分别为 71.9%、100%、100%和 91.3%。该研究 273 枚术中 FS 及常规病理学检查阴性 SLN 中，10 枚 SLN 术中 TIC 诊断为阳性，将这 10 枚 SLN 间隔 100 μm 行连续切片，HE 染色后发现 7 枚 SLN 转移。考虑到淋巴结在进行术中 FS 及术后病理切片时的组织损耗，作者认为应将这 10 枚 SLN 作为转移淋巴结；可以依据术中 TIC 结果确定 SLN 状况并据此进行腋窝处理。

目前认为，尽管 TIC 存在一定的假阴性率，但其具有不损耗标本、操作简单、廉价等优点，而且通过增加取样面积、多层面印片以及由专门培训过的细胞病理学家阅片，可以提高诊断的准确性，所以仍不失为一种快速、简单、有效的术中诊断方法。

（二）术中快速冷冻切片

目前 FS 快速病理学检查在 SLN 术中诊断应用非常广泛，其灵敏度的报道不尽相同，大致在 60%～91%。Schrenk 等报道的 FS 灵敏度为 64.5%，假阴性率为 15.6%，并认为高的假阴性率与 SLN 微转移、浸润性小叶癌组织学类型及新辅助化疗相关。Langer 等认为 FS 在淋巴结宏转移诊断方面有比较高的准确性，但对于微转移以及孤立肿瘤细胞（ITC）并不是一种准确的诊断方法。Khalifa 等的研究也指出，FS 与常规病理结果比较灵敏度为 86%，如果把微转移作为阴性结果，灵敏度可达 100%，这也说明 FS 对大的转移灶比对微转移有更高的灵敏度。目前报道的 FS 假阳性率极低，仅有 1 例报道。

总体来说，FS 有较高的准确性、灵敏度和极低的假阳性率，可以指导临床工作。但是 FS 病理检查层面受限，切片较厚、染色欠佳，与常规石蜡病理尚不能完全符合，而且损耗组织，这为其缺点。

（三）术中印片细胞学联合快速冷冻切片病理学检查

FS 和 TIC 这两种方法各有优缺点，就灵敏度、特异性、准确性等方面来说，没有很大的差异，而且两种方法均对较大的转移灶更敏感，假阴性均与微转移和小叶癌相关。杨耿侠等对 150 例患者的 400 例

SLN进行术中FS、TIC及其联合检测,TIC和FS术中诊断的灵敏度分别为71.9%(64/89)和83.1%(74/89)($P>0.05$);两者联合诊断的灵敏度为96.6%(86/89),显著高于FS和TIC单独诊断的灵敏度(均$P<0.001$)。其他研究结果亦显示TIC联合FS检测灵敏度较两者单独应用为高,有更低的假阴性率。

联合应用FS及TIC进行SLN术中诊断具有较高的灵敏度和特异度,能够满足临床需求,可以有效地避免二次手术。鉴于SLN的术中分子检测尚未在中国获准临床应用,在目前的临床实践中推荐术中应用FS与TIC联合的方法检测SLN的转移。

(四)术中分子诊断

尽管联合应用FS及TIC进行SLN术中诊断具有较高的灵敏度和特异性,基本能够满足临床需求,但其均存在灵敏度较低、主观性、非标准化、检测的组织量少(远<5%)等缺点,需要寻求更为准确的术中快速分子诊断技术。

OSNA检测基于逆转录-环介导等温扩增(reverse transcription-loop mediated isothermal amplification, RT-LAMP),检测目标为细胞角蛋白19(CK19),并具有不需mRNA纯化步骤,应用6个引物以提高特异性等优势。如果该项技术最终可以应用到临床工作中,将是SLN术中诊断的又一快速检测手段。OSNA使用CK19 mRNA拷贝数作为分析指标,可以评估整个淋巴结,并定量评估转移淋巴结的肿瘤负荷。校准和验证研究表明,CK19 mRNA拷贝数可以很好地预估宏转移、微转移和阴性。与常规组织学检查相比,OSNA技术可以检测到更多的SLN转移(尤其是微转移)病例,具有高度的灵敏度、特异性和可重复性。

前瞻性、多中心、大样本的中国上市临床研究纳入国内5家中心的558例患者,其中有效病例552例,评价OSNA在乳腺癌SLN术中诊断的价值。研究结果证实:①在SLN检测分析中,OSNA检测的准确性在统计学上与参比方法(较常规更细致的术后病理检查)的准确性相当,与日本多中心临床试验的比较结果也表明OSNA的性能稳定可靠。②OSNA检测的灵敏度优于术中病理检查的灵敏度,特别是OSNA检测与TIC检查相比具统计学差异。③OSNA2+作为参考信息预测有很大可能存在宏转移。④OSNA检测回复时间(turnaround time, TAT)均值<40 min,且5个研究中心无统计学差异。

NAT ALN的病理评估可以评价疗效、指导后续腋窝局部处理及辅助全身治疗方案的确定。NAT杀灭淋巴结转移病灶导致的淋巴结纤维化、部分杀灭转移灶导致转移灶缩小及肿瘤细胞变性,均显著增加了NAT后SLN术中乃至术后常规病理诊断的难度。OSNA能否应用于NAT后SLN的术中诊断备受关注。Peña等对111例$cT_{2\sim3}N_0$乳腺癌患者NAT后SLN的所有组织进行OSNA检测,56例(50.45%)患者阴性,55例SLN阳性患者中,ITC、微转移和宏转移分别9例、30例和16例。46例患者SLN是唯一阳性的淋巴结(83.63%),2例微转移和7例宏转移患者SLN和腋窝非前哨淋巴结(nSLN)阳性,ITC转移患者未出现nSLN转移,NAT后SLN总肿瘤负荷可以较为准确地预测腋窝nSLN转移的风险。

准确、快速的SLN术中诊断可以使SLN阳性患者通过一次手术完成ALND,避免二次手术的费用负担和手术风险;中国抗癌协会乳腺癌SLNB临床指南推荐使用FS快速病理和TIC作为SLN术中诊断的检测方法。术中FS和TIC两者或任一诊断阳性,均作为SLN阳性而进行ALND。联合应用FS及TIC进行SLN术中诊断具有较高的灵敏度和特异性,基本能够满足临床对SLN宏转移诊断的需求,可以有效地避免二次手术,是目前临床实践中的首选。以OSNA检测为代表的SLN术中分子诊断技术由于检测的SLN组织量更多,较FS和TIC有更高的准确性和灵敏度。术中分子诊断简单培训即可掌握,检测结果客观、标准化、重复性好,对SLN转移提供"是"或者"否"的结果,可以节省有经验病理医生的宝贵时间,已于2020年4月获得国家药监局批准临床应用,这有助于克服我国SLN术中及术后病理诊断的瓶颈,助力SLNB的进一步推广普及。

二、前哨淋巴结的术后诊断

SLN的准确诊断对于腋窝的准确分期、降低SLNB假阴性率、准确确定术后辅助治疗方案以及降低SLNB替代ALND的区域复发率等至关重要。

(一)前哨淋巴结转移灶类型判定标准

依据AJCC第8版乳腺癌TNM分期,转移灶的位置不影响微转移、ITC或宏转移的诊断。转移灶可以位于淋巴结内、突破被膜或完全淋巴结外侵犯脂肪;转移灶伴纤维间质反应时,转移灶大小为肿瘤细胞和相连纤维化的长径。

1. *宏转移*　淋巴结内存在 1 个以上直径＞2 mm 肿瘤病灶，其他阳性的转移淋巴结至少微转移；仅有 ITC 的淋巴结不作为 pN 分期阳性淋巴结，但应另外记录为 ITC。

仅依据 SLNB 分期或 SLN＋nSLN＜6 个，加标记“(sn)”，如 $pN_{1(sn)}$；SLN≥6，不再另加标记“(sn)”。

不推荐可能含有宏转移的淋巴结接受分子诊断等其他的试验或替代检测，除非其可能使常规病理诊断漏诊宏转移；如果使用，应予登记。

2. *微转移*　肿瘤病灶最大径＞0.2 mm，但≤2.0 mm 或单张组织切片不连续，抑或接近连续的细胞簇＞200 个细胞。

记录只发现微转移(无宏转移)的淋巴结数目，标记为 pN_{1mi} 或 $pN_{1mi(sn)}$；多个转移灶时，测量最大转移灶的最大径，不能累计。

3. ITC　单个细胞或最大径≤0.2 mm 的小细胞簇；单张组织切片不连续或接近连续的细胞簇≤200 个细胞，淋巴结不同纵/横切片或不同组织块不能累计计数；通常没有或很少组织学间质反应；可以通过常规组织学或 IHC 检出。

记录 ITC 受累淋巴结数目，标记为 $pN_{0(i+)}$ 或 $pN_{0(i+)(sn)}$；使用分子技术(RT-PCR)检出组织学阴性淋巴结的微小转移灶，标记为 $pN_{0(mol+)}$ 或 $pN_{0(mol+)(sn)}$。

(二) 前哨淋巴结术后常规病理学诊断

SLN 术后病理组织学诊断的金标准是逐层切片病理检测，推荐将 SLN 沿长轴切分成 2 mm 厚的组织块，对每个组织块进行逐层或连续切片 HE 染色病理检测，联合或不联合 IHC 染色，3 层切片间距为 200～500 μm。

山东省肿瘤医院 SLNB 研究组对 245 例术中冷冻快速病理 2 层面、术后常规病理 2 层面诊断均阴性的 559 枚 SLN 的残余部分进行间隔 100 μm 的连续切片，分别进行 HE 染色剂 IHC 染色，以探讨合理 SLN 病理诊断模式，即多层切片病理分析最佳间距、联合 IHC 提高隐匿性转移检出率的价值；探讨 SLN 隐匿性转移的预后意义。连续切片 HE 染色共发现 36 例(14.7%)患者 SLN 的隐匿性转移灶，分别为 ITC 8 例、微转移 22 例和宏转移 6 例；连续切片 HE 联合 IHC 染色共发现 49 例(20.0%)患者 SLN 的隐匿性转移灶，分别为 ITC 18 例、微转移 25 例和宏转移 6 例。连续切片 H-E 联合 IHC 染色较单纯 HE 染色显著提高了隐匿性转移灶的检出率($P=0.000$)，主要集中在 ITC 检出率的显著增加($P=0.002$)，而微转移和宏转移的检出率差异无统计学意义。分层分析 SLN 隐匿性转移检出率相关因素，只有组织学类型有统计学意义，即浸润性小叶癌隐匿性转移的检出率 57.1%(16/28)显著高于浸润性导管癌者 16.7%(24/144)($P=0.001$)，而与患者年龄、肿瘤大小及部位、组织学分级及雌激素受体(ER)、孕激素受体(PR)、人表皮生长因子受体 2(HER2)状况无显著性相关(均 $P>0.05$)。

考虑到中国 SLN 病理检测的现状，中国抗癌协会 SLNB 临床指南在推荐 SLN 术后病理组织学诊断的金标准是逐层切片病理检测的同时，对不具备开展连续切片病理检测条件的医疗单位仍可采用传统的 SLN 评估方法，至少将 SLN 沿长轴分为两个组织块，每个组织块切一个层面 HE 染色病理检测。不推荐常规应用 IHC 技术以提高 SLN 微小转移灶的检出。

第四节　乳腺癌前哨淋巴结活检术临床实践

乳腺癌外科治疗经历 100 多年发展，腋窝处理的理念已经发生很大的变化。1894 年 Halsted 等首次报道了乳腺癌根治术(手术范围包括乳腺，胸大、小肌和全部腋窝)，ALND 成为随后近 100 年乳腺癌 ALN 的标准处理模式。Halsted 时代 ALND 的目的是最大限度提高治疗效果和降低治疗失败的概率，但同时也伴随较多的淋巴水肿、感觉损失、活动受限和脉络综合征等并发症。自 1993 年 Krag 提出乳腺癌 SLN 的概念后，一系列大样本、前瞻性临床试验证实 SLNB 的安全性，即 SLNB 可以提供准确的 ALN 分期，SLN 阴性及低肿瘤负荷转移患者 SLNB 替代 ALND 腋窝复发率和并发症很低，为其提供了循证医学Ⅰ级证据。从此乳腺癌的 ALN 诊疗开始迈向微创时代，乳腺癌外科治疗的理念从最大的、可耐受的局部区域治疗转向最小的、有效的局部区域治疗。此外，目前的研究也证实 SLNB 应用中的放射性核素对患者和医务人员安全，SLNB 的适应证也在不断扩大。在系统治疗和放疗的有效支持和补充下,乳腺癌 ALN 处理模式正以“降阶梯”趋势发展,但应当建立在良好局部区域和全身控制的前提下。

一、前哨淋巴结活检提供准确的腋窝分期

(一) 大样本、前瞻性随机试验结果

英国 ALMANAC 试验、意大利米兰 SLNB185 试验、美国 NSABP B-32 试验均证实 SLNB 可以提供准确的 ALN 分期,SLNB 组与 ALND 组有相同的 ALN 阳性率(循证医学 Ⅰ 级的证据)。ALMANAC 多中心试验中 1 031 例临床 ALN 阴性患者随机进入 SLNB 组和标准腋窝治疗组(手术 72%或放疗 28%),两组患者腋窝阳性率分别为 24.8%和 23.8%,SLNB 成功率为 98%、假阴性率为 8.8%。米兰 SLNB185 试验中 516 例临床 T_1N_0 患者随机进入 SLNB 组和 ALND 组,两组患者腋窝阳性率分别为 35.5%和 35.4%,SLNB 成功率 96%、假阴性率为 8.8%,阴性预测值为 95.4%。NSABP B-32 多中心试验入组临床腋窝阴性患者,5 260 例可评价病例中,两组患者 SLN 阳性率均为 26%,SLNB 成功率 97%、假阴性率为 9.7%,阴性预测值为 96.1%, 61.4%的腋窝阳性患者仅有 SLN 转移。

(二) 前哨淋巴结活检术假阴性率循证医学分析

大样本、前瞻性随机试验和众多单中心验证性研究结果均证实 SLNB 有较低的假阴性率,但未依据循证医学原则对其进行 SLNB 准确性的似然比(likelihood ratios)分析。Barone 等对监督、流行病学和最终结果(SEER)数据库 213 292 例女性乳腺癌患者依肿瘤大小的 ALN 阳性率为基线,分别是 T_{1a} 为 7.8%,T_{1b} 为 13.3%,T_{1c} 为 28.5%,T_2 为 50.2%,T_3 为 70.1%。13 项临床试验的 6 444 例 SLNB 资料总的假阴性率为 8.5%,阴性似然比为 0.086。依据贝氏列线图,不同分期乳腺癌 SLNB 假阴性的概率:T_{1a} 为 0.7%,T_{1b} 为 1.5%,T_{1c} 为 3.0%,T_2 为 7%,T_3 为 18%。通过似然比可以准确评估不同分期乳腺癌 SLNB 假阴性率的风险,较单纯假阴性率本身更有助于外科医生制订治疗方案。

(三) 前哨淋巴结活检假阴性率相关临床病理因素

由于 SLNB 假阴性率较低,单一的研究难以提供足够的样本量进行 SLNB 假阴性率的相关临床病理因素分析。Martin 等在 3 870 例 $T_{1\sim2}$ N_0 乳腺癌 SLN 的验证性研究中,染料、核素联合法检测 SLN,1 243 例真阳性、2 521 例真阴性、106 例假阴性,经单因素和多因素分析,年龄、组织学类型、nSLN 数目、肿瘤是否可触及、乳腺活检类型、示踪剂注射部位与 SLN 假阴性率无关,肿瘤<2.5 cm、位于外上象限、只检出 1 枚 SLN、外科医生经验少、腋窝只有 1 枚阳性淋巴结、采用 IHC 评估 SLN 为假阴性率升高的独立相关因素。

(四) 前哨淋巴结活检术使腋窝分期更为准确

SLNB 技术可以为病理科医生提供中位数为 2 个的 SLN,可以对其进行逐层切片病理检测。SLN 沿长轴切分成 2 mm 厚的组织块,对每个组织块进行逐层或连续切片 HE 染色病理检测,联合或不联合 IHC 染色,3 层切片间距为 200~500 μm。对 SLN 的细致检测使相应期别原发肿瘤患者腋窝阳性率增加了 10%~52%,主要是增加了微转移和 ITC 的检出率。Tvedskov 等基于人群的丹麦研究纳入 SLNB 应用之前(1993—1996 年)的 10 231 例与 SLNB 应用之后(2005—2008 年)的 13 820 例患者,宏转移的检出率分别为 40.5%和 40.7%($P>0.05$),微转移的检出率分别为 5.1%和 9.0%,SLNB 技术显著增加了 ALN 微转移的检出率($OR=1.85$,95%CI 1.65~2.07;$P<0.000\,1$)。

二、前哨淋巴结阴性患者前哨淋巴结活检可以安全替代腋淋巴结清扫术

(一) 前瞻性非随机试验结果

最大的一组非随机试验结果仍然来自米兰欧洲肿瘤所,1996—2000 年 953 例患者 SLN 阴性仅行 SLNB,中位随访 38 个月,仅有 3 例发生明显的腋窝转移,接受 ALND 后均存活良好。5 年总生存率为 98%。SLN 阴性患者不行 ALND 腋窝明显复发率远远低于预期 12%~13%。Palesty 等报道 335 例 SLN 阴性 SLNB 替代 ALND 患者,中位随访 33 个月,15 例(4.5%)肿瘤复发,但仅有 2 例腋窝复发。

国内王永胜等报道 642 例 SLNB 患者中，244 例 SLN 阴性患者免行 ALND，中位随访 26 个月，仅 1 例患者腋窝复发，1 例锁骨上淋巴结复发；目前中位随访 40 个月，未再出现新的区域淋巴结复发病例。

荷兰肿瘤所对 SLN 阴性 SLNB 替代 ALND 患者腋窝外淋巴复发情况进行了研究，803 例患者中位随访 34 个月，4 例（0.5%）发生腋窝外复发，其中 1 例内乳区复发，3 例锁骨上复发；2 例同时伴有腋窝复发。作者认为腋窝外淋巴复发少见，是由于术中未探测到腋窝以外的 SLN 所致。确定所有淋巴引流区的 SLN 并对其进行治疗可降低腋窝外淋巴复发。

中国早期乳腺癌 SLNB 替代 ALND 多中心研究（CBCSG-001）：①2002 年 1 月于国内率先开展临床早期乳腺癌 SLNB 替代 ALND 的前瞻性、多中心协作研究，2007 年 6 月结束患者入组，有效入组患者 1 970 例。②采用亚甲蓝联合 ^{99m}Tc 标记硫胶体或美罗华进行 SLNB，成功率 100%。③SLNB 技术可以使 SLN 阴性乳腺癌患者免除 ALND（本研究占临床 ALN 阴性患者的 77.8%）。④DCIS 患者 SLN 的阳性率为 3.5%，如果患者选择乳房切除手术或Ⅰ期重建手术，建议进行 SLNB。⑤经中位 60.3 个月随访（8～113 个月），应随访 1 672 例，实际随访 1 595 例，随访率 95.4%；SLN 阴性患者 SLNB 替代 ALND 5 年总生存率 98.2%，无病生存率 94.2%。⑥SLNB 技术缩小了腋淋巴结切除的范围，可以降低术后并发症，改善患者的生活质量。

（二）前瞻性随机试验结果

第 1 项前瞻性随机临床试验，即意大利米兰 SLNB185 试验提供了 SLNB 与 ALND 比较的结果，证实 SLN 阴性患者 SLNB 可以安全替代 ALND，同样具有较低的复发率（循证医学Ⅱ级的证据）。1998 年 3 月至 1999 年 12 月，SLNB185 试验 516 例临床 T_1N_0 患者随机进入 SLNB 组和 ALND 组。SLNB 组 259 例患者中，SLN 阴性 167 例仅行 SLNB，SLN 阳性 92 例转 ALND。ALND 组 257 例患者中腋窝阳性 91 例、阴性 166 例。中位随访 46 个月，SLNB 替代 ALND 组未见腋窝复发，其生存率与 ALND 组腋窝阴性患者相同。最新的中位随访 64.6 个月结果显示，乳腺癌相关事件包括腋窝复发、锁骨上淋巴结复发、乳房复发、远处转移及死亡，SLNB 组与 ALND 组分别为 0、0、2、10、4 例和 0、2、2、11、6 例，均无统计学差异（$P>0.05$）。

随后，ALMANAC、NSABP B-32、ACOSOG Z0010 等前瞻性、多中心、大样本临床试验均证实 SLNB 成功率为 96%～98%、假阴性率 8.8%～9.7%，SLN 阴性患者 SLNB 替代 ALND 均有相同的总生存率、无病生存率和腋窝复发率。一项纳入 48 项研究 14 959 例患者的荟萃分析显示，尽管 SLNB 存在不足 10%的假阴性率，但 SLN 阴性患者仅行 SLNB 同侧腋窝复发风险极低（0.3%）。

（三）SLN 阴性患者的腋窝处理

目前，循证医学Ⅰ级证据支持 SLNB 的安全性，即 SLNB 可以提供准确的 ALN 分期、SLN 阴性患者 SLNB 替代 ALND 腋窝复发率和并发症很低。遵循循证医学证据，各项有关乳腺癌 SLNB 的指南或专家共识均支持 SLNB 应用于临床实践。2005 年 ASCO SLNB 指南及第二届国际乳腺癌共识会认为临床 ALN 阴性早期乳腺癌，SLNB 可以替代 ALND 准确判断 ALN 状况，支持 SLNB 用于大多数临床 ALN 阴性乳腺癌的腋窝分期；2007 年“NCCN 指南”推荐临床 ALN 阴性Ⅰ、Ⅱ期乳腺癌的腋窝处理首选 SLNB；2007 年“St. Gallen 专家共识”认为 SLNB 可靠、安全，可以避免 ALND 带来的并发症。此外，已有的研究也证实了 SLNB 的放射安全性，SLNB 的适应证也在不断扩大，可以使更多的乳腺癌患者免除 ALND 及其并发症。2011 年乳腺癌 SLNB 临床指南首次纳入“中国抗癌协会乳腺癌诊治指南与规范”，推荐 SLNB 作为临床 ALN 阴性患者的标准腋窝处理模式，SLN 阴性患者可以安全免除 ALND。

三、前哨淋巴结活检替代腋淋巴结清扫术生活质量提高

ALMANAC 前瞻性随机临床试验的主要研究目的为 SLNB 的并发症及生活质量，随访 12 个月和 18 个月的结果均显示 SLNB 组淋巴水肿、感觉缺失、引流、住院时间、术后恢复正常功能、生活质量、上肢功能指数均显著优于 ALND 组，而焦虑级别并未升高。作者认为与 ALND 比较，SLNB 上肢并发症降低、生活质量提高，应作为临床淋巴结阴性早期乳腺癌患者的首选措施。Cambridge 前瞻性随机试验入组 298 例患者，也证实淋巴结阴性患者 SLNB 替代 ALND 可以显著降低生理和心理并发症，提高生活质量。

前瞻性非随机试验的长期随访结果也获得了

类似的结果。吴炅 SLNB 研究组报告 SLNB 组与 ALND 组患者对比,SLNB 替代 ALND 可显著改善患者的上肢水肿、上肢功能、胸壁和上肢感觉异常以及患者的生活质量。

四、前哨淋巴结活检的放射安全性

SLNB 示踪剂包括蓝染料和放射性核素-硫胶体,尽管两者单用均具有很高的成功率和相似的假阴性率,但联合法仍是确定 SLN 的最佳技术,可以使检测成功率提高 1.3%,假阴性率降低 2.5%。与蓝染料相比,放射性核素-硫胶体可以缩短学习曲线、检出腋窝以外的 SLN,γ 探测器还可以帮助体外经皮定位 SLN,但也带来了人们对放射安全性的忧虑。

早在 1999 年 Cremonesi 等即对此进行了放射防护研究,SLNB 标记 5~10 mBq 的 ^{99m} Tc。通过测定吸收剂量和比释动能率,患者腹部的平均吸收剂量为 0.45 mGy,低于乳腺 X 线摄影的吸收剂量 1.5~8.0 mGy;外科医生 100 台 SLNB 手术手部的平均吸收剂量为 0.45 mGy、平均有效剂量为 0.09 mGy,远低于国际辐射防护委员会推荐的年剂量限制。热释光剂量计(thermoluminescent dosimeter, TLD)放置于术者手部和腹壁,测定其放射性吸收剂量。结果显示 SLNB 过程中术者最大吸收剂量低于目前设定的年剂量限制的 2 200 倍,妊娠女性术者进行 SLNB 应少于 100 台次。

杨耿侠等于国内首次证实了 SLNB 的放射安全性,为乳腺癌 SLNB 在我国的广泛开展进行了有益的探索。SLNB 过程中乳腺癌患者和手术相关医务人员接受的放射剂量很低,主刀医生、第一助手及器械护士身体各部位的核素吸收剂量很低,远远低于我国卫生行政部门的部颁放射卫生防护基本标准。依据我国《放射卫生防护基本标准》的规定,术者各部位的年均 SLNB 安全台次分别为手部 2 688 台、胸腺 2 994 台、性腺 2 958 台、眼晶体 1 000 台,按照最小的耐受部位眼晶体的 1 000 台次/年,术者 1 年内完成约 1 000 台 SLNB 手术在放射安全性方面是安全的,不需要进行防护。因而,在放射防护方面 SLNB 对患者和医生都是安全的。

由于染料法 SLNB 有可能导致患者的过敏反应,是妊娠期乳腺癌患者 SLNB 的禁忌证,因而妊娠患者核素法 SLNB 对胎儿的放射安全性受到重视。Gentilini 等的研究中,注射核素平均活度 12.1 MBq (9.0~16.6 MBq),每名患者体表选取 6 个点用 TLD 检测,注射点的剂量最高 9.7 mGy,腹部最高剂量为 250 μGy,检测进入血液循环的核素平均活度只是总活度的 1%。他们认为即使对妊娠患者也是安全的,不会增加放射性诱致效应(诸如产前死亡、畸形和精神损害)。Keleher 等也表示怀孕乳腺癌患者进行核素法 SLNB 对胎儿的危险性很少,这项技术可以用于妊娠乳腺癌患者。杨耿侠等检测患者腹部/盆腔的核素吸收剂量均值为 0.219 mSv,国际放射防护委员会 1990 年建议书推荐妊娠期妇女胎儿的放射线接受阈值为 2 mSv,表明妊娠期乳腺癌患者进行 SLNB 对患者和胎儿都是安全的。

五、前哨淋巴结微转移预后意义及腋窝处理

1. *回顾性研究* MSK 肿瘤中心研究纳入 SLNB 临床应用之前的 368 例接受乳腺癌改良根治术患者而 ALN 阴性患者,所有患者均未接受辅助全身治疗。对其所有 ALN 按照 ASCO 标准进行逐层切片病理检测。中位随访 20 年,pN_0 *vs* $pN_{0(i+)}$ *vs* pN_{mic} 患者的 DFS 有统计学差异($P<0.001$)。山东省肿瘤医院 SLNB 研究组对 245 例术中冷冻快速及术后常规病理诊断均阴性的 559 枚 SLN 的残余部分进行间隔 100 μm 的连续切片,分别进行 HE 染色剂 IHC 染色,以探讨 SLN 隐匿性转移的预后意义。所有患者均接受了辅助全身治疗(化疗和/或内分泌治疗),未行 ALND。中位随访 5 年,pN_0 *vs* $pN_{0(i+)}$ *vs* pN_{mic} 患者的 DFS 差异无统计学意义($P>0.05$)。MIRROR 试验纳入 2 628 例接受保乳手术或乳房切除术患者,中位随访 5 年。无辅助全身治疗时,前哨淋巴结 pN_0 患者的预后显著优于 $pN_{0(i+)}$ 及 pN_{mic} 者(分别 $P=0.003$ 和 $P=0.009$),$pN_{0(i+)}$ 与 pN_{mic} 的 5 年 DFS 异无统计学意义($P=0.77$);当患者接受辅助全身治疗时,$pN_{0(i+)}$ 与 pN_{mic} 患者的 5 年 DFS 均有显著改善(分别 $P=0.03$ 和 $P=0.0002$)。

2. *前瞻性随机临床试验* ACOSOG Z0010 试验纳入 3 904 例接受保乳手术及全乳放疗患者,绝大多数患者接受了辅助全身治疗,中位随访 76 个月,pN_{mic}(占患者总数 10.5%)与 pN_0 患者的总生存率分别为 95.1%和 95.8%,差异无统计学意义。NSABP B-32 试验入组 3 795 例患者,患者接受保乳手术及全乳放疗或乳腺切除术,绝大多数患者接受

了辅助全身治疗，中位随访 95 个月，pN_{mic}（占患者总数 15.9%）与 pN_0 患者的无病生存率（分别为 86.4%和 89.2%）、无远处转移生存率（分别为 89.7%和 92.5%）及总生存率（分别为 94.6%和 95.8%）差异均无统计学意义。IBCSG 23-01 试验对 934 例 SLN 微转移患者随机进入 SLNB 或 ALND 组，患者接受保乳手术及全乳放疗或乳腺切除术，绝大多数患者接受了辅助全身治疗，中位随访 9.8 年，ALND 组与 SLNB 组的主要研究终点无病生存率（分别为 85%%和 89%）、次要研究终点总生存率（分别为 97%和 98%）差异均无统计学意义，SLNB 组患者的腋窝复发率仅有 1.7%（保乳治疗为 0.8%）。

3. *SLN 微转移/ITC 预后意义及腋窝处理*　目前的循证医学证据证实 SLN 微转移是独立的预后指标，有效的全身治疗使 SLN 微转移患者 SLNB 与 ALND 5 年总生存率差异只有 1.2%，SLN 微转移为确定辅助化疗唯一指标少见（占所有病例的 2.1%），IHC 检测 HE 染色阴性 SLN 无显著临床获益（预期总生存率提高 0.3%，无远处转移生存率提高 1%），SLN 微转移患者接受保乳治疗时 ALND 不需用于区域控制。由于前瞻性随机临床试验纳入的乳房切除术患者比例较低、样本量较小，SLN 微转移患者接受乳房切除术时可否避免 ALND 或腋窝放疗仍应谨慎。IBCSG 23-01 试验 SLNB 组中，42 例接受乳房切除、12 例接受保乳手术无放疗、80 例接受保乳手术仅术中放疗，该部分未接受局部区域干预患者的 10 年同侧腋窝复发风险仍可达 4.48%(6/134)，提示 SLN 低肿瘤负荷患者仍需局部区域控制。13%～20%的 SLN 微转移患者腋窝非 SLN 阳性，且约 10%为宏转移，ALND 可导致 15%的患者分期提高，7%的患者辅助治疗改变。大多数中国专家的意见倾向于腋窝处理同宏转移患者。另外，基于 ACOSOG Z0011 试验结果部分放疗专家推荐 1～2 枚 SLN 阳性保乳患者仅行高位切线野全乳放疗，但该研究并未解答这部分患者最佳放疗策略的问题（MA39 研究/NCT03488693 将解答该问题），因此区域淋巴结照射仍然是目前合理选择之一。对于乳房切除手术患者，由于前瞻性随机试验纳入的数据有限，且均来自为保乳手术患者设计的临床试验，目前的循证医学证据不足以支持 SLN 低肿瘤负荷（包括微转移）患者接受乳房切除术时同时免除 ALND 和腋窝放疗。基于 AMAROS 试验腋窝低肿瘤负荷的乳腺癌患者，无论接受保乳手术还是乳房切除手术，腋窝放疗与 ALND 具有相近的腋窝控制率、更低的上肢淋巴水肿发生率，腋窝放疗是接受乳房切除术、SLN 微转移患者合理的腋窝控制策略。

SLN ITC 患者腋窝非 SLN 转移的概率＜8%（直径＞5 mm 的浸润性导管癌），ALND 可导致 4%的患者分期提高。目前认为 ITC 对患者预后有不良影响，与微转移患者一样可以通过辅助全身治疗获益，但有 ITC 患者不接受进一步的腋窝处理其腋窝复发率并无显著升高，故不推荐常规施行 ALND。

六、前哨淋巴结宏转移患者的腋窝处理

2011 版以前的“NCCN 指南”建议对 SLN 阳性乳腺癌患者施行 ALND，2012 版“NCCN 指南”推荐对淋巴结转移较少的特定乳腺癌患者可以避免 ALND，主要是为避免或减少患侧上肢淋巴水肿的发生率，后者在 ALND 术后发生率较高，严重影响患者的生活质量。

上述重大改变基于 ACOSOG Z0011 随机试验结果。将其作为Ⅰ级证据，2012 版“NCCN 指南”开始推荐对符合以下所有条件的乳腺癌患者可以免行 ALND：乳腺原发肿瘤 T_1 或 T_2 期（直径≤5 cm）、1～2 个 SLN 阳性、接受保乳手术、接受全乳放疗及未接受新辅助化疗。

改变临床实践的 ACOSOG Z0011 试验解答了一个重要问题：ALN 阳性乳腺癌患者是否需要进行 ALND？答案是有条件的否定。

所有 ACOSOG Z0011 试验入组患者均符合上述标准，约 96%的患者接受了辅助全身治疗（化疗和/或内分泌治疗），这非常重要，因为腋窝也可自辅助全身治疗和全乳放疗中获益。中位随访 6.3 年，ALND 组和单纯 SLNB 组患者的 5 年生存率分别为 91.8%和 92.5%、5 年无病生存率分别为 82.2%和 83.9%、局部区域复发率分别为 4.1%和 2.8%，均无统计学差异。最新的中位随访 9.3 年显示 ALND 组和单纯 SLNB 组患者间的生存和复发仍均无统计学差异：10 年生存率分别为 86.3%和 83.6%，10 年无病生存率分别为 80.2%和 78.2%；与 5 年随访结果相比，SLNB 组仅增加了 1 例区域复发。

早在 SLNB 临床应用之前，为避免 ALND 及其相关并发症，已有多项前瞻性随机临床试验探讨腋窝放疗替代 ALND 的可行性，研究结果证实与 ALND 相比，腋窝放疗具有满意的区域控制和更少

的并发症。

1971—1974 年,NSABP B-04 即对临床 ALN 阴性乳腺癌患者开展了前瞻性随机临床试验,1 079 例患者随机接受经典的乳腺癌根治术、全乳切除术+腋窝放疗(50 Gy/25 Fx)及全乳切除+腋窝复发后的 ALND,所有患者均未接受辅助全身治疗。中位随访 25 年,3 组患者间的无病生存率、无复发生存率、无远处转移生存率及总生存率均无显著性差异;但 3 组间局部区域复发率具有显著性差异(分别 9%、5%、13%, $P=0.002$),腋窝放疗可以显著降低局部区域复发风险。68.3%的乳腺癌相关事件发生在术后 5 年,6～10 年及 10 年以后乳腺癌相关事件的发生率分别为 17.1%和 14.6%。

1982—1987 年,法国居里研究所将 658 例保乳手术及全乳房照射的原发肿瘤直径<3 cm 的临床 ALN 阴性乳腺癌患者,随机分组进入 ALND 组(Ⅰ、Ⅱ水平)或腋窝放疗组(50 Gy/25 Fx),ALND 组 21%的患者 ALN 阳性,两组患者接受辅助化疗和/或内分泌治疗的比例不足 10%。中位随访 54 个月,ALND 组患者的 5 年生存率显著优于腋窝放疗组($RR=2.4$, 95%*CI* 1.3～4.2; $P=0.009$),ALND 组具有较低的内脏转移、锁骨上转移及腋窝复发率。中位随访 15 年,两组患者的生存率差异(73.8% *vs* 75.5%)不再具有统计学意义,同侧乳房、锁骨上淋巴结及远处转移率无显著差异,但 ALND 组腋窝复发率仍显著低于腋窝放疗组(1% *vs* 3%, $P=0.04$),提示与腋窝放疗相比,ALND 具有更好的腋窝控制效果。

尽管上述前瞻性随机临床试验证实与 ALND 相比,腋窝放疗具有满意的区域控制和更少的并发症,但腋窝放疗并未能够替代 ALND 成为临床 ALN 阴性乳腺癌患者的标准腋窝处理模式。首先,在 SLNB 应用于临床之前,ALND 目的不仅仅是治疗目的(强化区域控制和改善生存率),还包括 TNM 分期中 N 分期及据此确定辅助治疗及方案。此外,NSABP B-04 试验所有患者均未接受辅助全身治疗,法国居里研究所试验接受辅助化疗和/或内分泌治疗患者的比例也不足 10%,这与上述临床试验发表后的广泛接受全身辅助治疗的临床实践相差甚远。

随着对乳腺癌研究和认识的不断深入,分子分型时代肿瘤负荷(包括乳腺原发肿瘤大小和腋窝分期)对辅助治疗及其方案的重要性在不断降低。引领早期乳腺癌辅助治疗理念转变的 St. Gallen 专家共识会议于 2011 年首次提出临床早期乳腺癌全身辅助治疗首先考虑肿瘤对治疗的反应性,兼顾复发风险(肿瘤负荷)与患者意愿。该理念在随后的 2013、2015 和 2017 年 St. Gallen 专家共识不断得到强化。

乳腺癌局部区域复发相关因素包括肿瘤负荷、肿瘤生物学特性及治疗相关因素。分子分型时代,在继续重视肿瘤负荷及局部区域治疗(外科手术和放疗)对乳腺癌局部区域控制的重要性的同时,肿瘤生物学指导的全身(新)辅助治疗对乳腺癌局部区域控制的贡献率也在不断增加。2005 年 EBCTCG 荟萃分析显示,全身治疗在有效控制全身隐匿性转移病灶、有效提高总体生存率的同时,亦可显著降低局部区域复发风险。辅助化疗(CMF 方案及含蒽环类化疗)可降低 30%～40%的局部区域复发风险;对于激素受体(HR)阳性的乳腺癌患者,5 年的他莫昔芬治疗可以降低 53%的局部区域复发风险。随着疗效更高的药物逐渐应用于临床,第 3 代芳香化酶抑制剂、紫杉类化疗药及曲妥珠单抗抗 HER2 治疗可在此治疗的基础上进一步降低 20%～50%的局部区域复发风险,而且全身治疗对局部区域复发风险的降低与手术类型无关。1990—2011 年间,乳腺癌患者的复发率由 30%降低到 15%,这种降低与是否接受保乳手术、是否接受放疗以及患者的月经状况无关,只与全身治疗手段的不断优化相关。为此,Philip Poortmans 于 2014 年 3 月在 *Lancet* 撰文提出了乳腺癌局部区域控制新理念:分子分型时代乳腺癌局部区域控制应该综合考虑乳腺肿瘤远处转移风险、全身治疗的疗效与不良反应以及局部区域治疗(手术/放疗)的疗效与不良反应。

在新的全身辅助治疗理念和局部区域控制理念背景下,通过 SLNB 初步了解临床 ALN 阴性患者的腋窝分期后,结合乳腺原发肿瘤大小和分子分型指导全身辅助治疗,可否在腋窝肿瘤负荷较低的患者中通过腋窝放疗替代 ALND、获得同等的区域控制并避免其并发症再次进入乳腺专业医生的视野。此外,对于不符合 ACOSOG Z0011 试验入组条件的 1～2 个 SLN 阳性的乳腺癌患者,特别是接受乳房切除术的患者、ACOSOG Z0011 试验中区域复发率较高的亚组人群的腋窝处理亦备受临床关注。

AMAROS 前瞻性、多中心、随机试验采用非劣效性设计,入组人群与 ACOSOG Z0011 试验基本相同,但患者可以接受保乳手术或者乳房切除术。

SLN阳性患者随机进入ALND组或腋窝放疗组(全腋窝及内侧锁骨上区,50 Gy/25 Fx),主要研究目的为SLN阳性患者腋窝放疗的疗效不差于ALND(5年无腋窝复发率ALND组98%、腋窝放疗组>96%),次要研究目的包括疗效(两组患者的总生存率、无病生存率)和安全性(上肢淋巴水肿、肩关节功能及生活质量)。2001—2010年共入组意向治疗人群1 425例,其中ALND组744例、腋窝放疗组681例。SLN中位阳性数为2枚(Q1～Q3为1～3枚),SLN宏转移、微转移及ITC分别约为60%、29%和11%,ALND组32.8%的患者腋窝其他淋巴结阳性。尽管如此,中位随访6.1年,ALND组和腋窝放疗组患者的5年腋窝复发率分别为0.43%和1.19%,远低于研究预设的ALND组2%、腋窝放疗组4%的非劣效性腋窝复发率(由于腋窝复发事件率很低,独立数据监测委员会同意提前终止试验研究,导致主要研究目的的统计学效力不足);两组患者的5年总生存率(92.5% *vs* 93.3%)和无病生存率(82.7% *vs* 86.9%)无显著差异,但腋窝放疗组患者上肢淋巴水肿的发生率显著低于ALND组(13.6% *vs* 28.0%)。尽管腋窝放疗对上肢淋巴水肿、肩关节功能障碍及生活质量的影响还需要更长时间的随访,但AMAROS试验及其他随机临床试验证实,对于腋窝低肿瘤负荷的乳腺癌患者,无论接受保乳手术还是乳房切除手术,腋窝放疗与ALND具有相近的腋窝控制率、更低的上肢淋巴水肿发生率。随访10年结果仍显示ALND组和腋窝放疗组的腋窝复发率仅为0.93%和1.82%,两组的局部复发率、无病生存率和总生存率仍无显著差异。实际上,不仅是在1～2枚SLN阳性患者中,即使SLN阳性数≥3枚(AMAROS研究中25%的患者),腋窝放疗和ALND仍然是等效的,因此两种腋窝治疗策略都可作为该类患者的选择。

临床实践中,我们应注意到AMAROS试验的以下特点:①为提高SLNB的准确性,试验设计要求首选双示踪剂、次选单用核素示踪剂;②试验设计时认为ALN阳性数目决定腋窝复发的风险,未记录肿瘤生物学资料如HR状况、脉管侵犯及SLN结外侵犯等,因此无法进行进一步的分层分析;③SLN阳性患者的后续腋窝处理需要在SLNB之后12 d内开始,全身辅助治疗需要在相应腋窝处理后实施(与目前临床实践中完成辅助化疗后放疗不一致);④基于NSABP B-04试验68.3%的乳腺癌相关事件发生于术后5年,AMAROS试验5年和10年的非劣效性复发和生存结果值得信赖;⑤腋窝放疗对上肢淋巴水肿、肩关节功能障碍及生活质量的影响还需要更长时间的随访。

不同分子分型的乳腺癌具有不同的局部区域复发风险和特征。分子分型时代,大多数乳腺癌患者接受多种手段的治疗,一种治疗手段疗效的提高可明显降低其他手段的绝对获益。分子分型指导优效全身治疗对局部区域控制贡献率显著增加,乳腺癌的局部区域控制应该综合考虑远处转移风险、全身及局部区域治疗(手术/放疗)的疗效与不良反应。AMAROS试验结果已被2015版“NCCN指南”及2015年St. Gallen专家共识所认可。SLN 1～2枚转移时,约30%的患者腋窝非SLN阳性。综合ACOSOG Z0011及AMAROS临床试验,ALND是标准处理之一,特别是通过ALND进一步获得的预后资料将改变治疗决策。对于未接受过NAT的临床$T_{1\sim2}$期、临床ALN阴性、病理学检查1～2枚SLN宏转移且会接受后续进一步辅助放疗及全身系统性治疗的保乳手术患者,可免除ALND,依据腋窝非SLN转移风险选择高位切线野全乳放疗或者全乳放疗联合腋窝+锁骨上下±内乳区放疗。对于接受乳房切除术的1～2枚SLN宏转移患者,如果ALND获得的预后资料不改变治疗决策且患者同意不行ALND,腋窝放疗可以作为ALND的合理替代,可使更多患者在保证疗效的前提下获得更好的生活质量。SLN宏转移超过2枚时,无论接受保乳手术还是乳房切除手术,仍应进行ALND。

七、新辅助治疗患者前哨淋巴结活检

乳腺癌NAT主要是新辅助化疗及新辅助化疗联合抗HER2靶向治疗或免疫治疗,不仅可使乳腺原发肿瘤降期以增加保乳手术机会,也可使40%～70%的ALN阳性患者降期为阴性患者。随着SLNB在临床ALN阴性乳腺癌患者的腋窝分期中取得了巨大成功,可否将其应用于NAT后ALN降期患者越来越受到关注,如能避免对该部分患者施行ALND,可使乳腺癌患者自NAT的获益最大化。与初始手术SLNB相比,NAT后SLNB循证依据级别偏低,临床实践中仍存在许多问题需要解决:cN_0患者NAT与SLNB的时机、临床ALN阳性(cN^+)患者经NAT转为ycN_0后SLNB的假阴性阈值设定、准确性、肿瘤安全性及其改进措施。

(一) cN_0 患者新辅助治疗与前哨淋巴结活检术

1. cN_0 患者 NAT 后 SLNB 的准确性与安全性　多项荟萃分析结果均显示，cN_0 患者 NAT 后 SLNB 的成功率、假阴性率及肿瘤安全性与常规 SLNB 接近。2008 年美国 NCI 召集的乳腺癌新辅助化疗后局部区域处理专家共识会指出，cN_0 患者 NAT 前后均可进行 SLNB。2017 年“St. Gallen 早期乳腺癌专家共识”、“ASCO SLNB 临床实践指南”更新及“中国抗癌协会乳腺癌诊治指南与规范”亦广泛认可 cN_0 患者 NAT 后 SLNB 的准确性与安全性。cN_0 患者 NAT 后 SLNB 推荐联合核素与蓝染料示踪剂，亦可单用核素或蓝染料示踪剂。

2. cN_0 患者 NAT 与 SLNB 的时机　不同分子分型乳腺癌 NAT 后腋窝病理学完全缓解(pCR)的比率存在显著差异，HER2 阴性/HR 阳性、三阴性、HER2 阳性/HR 阳性及 HER2 阳性/HR 阴性亚型 NAT 后腋窝 pCR 的比率分别为 21%、47%、70%和 97%。由于 2021 年“St. Gallen 专家共识”之前的相关指南与专家共识要求 NAT 后腋窝 SLN 阳性患者均需行 ALND，而初始手术患者 SLN 1～2 枚阳性可以有条件地避免 ALND，与初始手术 SLNB 相比，三阴性、HER2 阳性/HR 阳性及 HER2 阳性/HR 阴性亚型患者 NAT 后 SLNB 可使 ALND 的风险降低 80%左右，而 HER2 阴性/HR 阳性患者 NAT 后 SLNB 反而使 ALND 的风险增加约 3 倍。因此，对于 cN_0 患者 NAT 与 SLNB 的时机曾一直存在争议。

2021 年“St. Gallen 专家共识”支持 cN_0 患者 NAT 后 SLN 1 枚 ITC、微转移甚至宏转移患者免除 ALND，之后的国内外 SLNB 指南与专家共识推荐首选 NAT 后 SLNB，需要明确初始腋窝分期指导 NAT 方案时，亦可选择 NAT 前 SLNB。由于 SLNB 后新的、稳定的淋巴引流途径难以在 4～6 个月的 NAT 期间建立，不推荐 NAT 前、后进行 2 次 SLNB。

3. 接受 NAT 的 cN_0 患者 SLNB 后的腋窝处理　初始 cN_0 患者 NAT 后 SLN 阴性患者可以避免 ALND 及区域放疗。SLN 阳性，包括宏转移、微转移及 ITC 患者，ALND 仍是标准治疗；但 NAT 后 1 枚 SLN 宏转移、微转移及 ITC 患者，可以考虑腋窝放疗替代 ALND。

对于 NAT 前行 SLNB，病理学检查证实 SLN 为阴性的患者，NAT 后如临床淋巴结仍阴性则不再手术评估腋窝状态。NAT 前行 SLNB 并且病理学检查确认为 1～2 枚阳性 SLN 的 $cT_{1\sim2}$ 期乳腺癌、NAT 有效且计划接受保乳术后全乳放疗或乳房切除术后腋窝放疗的患者，可以考虑免除 ALND；NAT 前 SLNB 检出 3 枚及以上阳性 SLN 的患者，ALND 是标准的腋窝处理。

(二) cN^+ 患者新辅助治疗后前哨淋巴结活检术

1. cN^+ 患者 NAT 降期后 SLNB 的准确性　ACOSOG Z1071、SENTINA、FN SNAC 等前瞻性、多中心临床试验入组 cN^+ 患者，NAT 后总体人群 SLNB 的假阴性率未达到试验设定的 10%的假阴性阈值，难以满足临床需求。采用双示踪剂、检出 3 枚及以上 SLN 可显著降低 NAT 后 SLNB 的假阴性率，NAT 前腋窝阳性淋巴结穿刺时放置标志夹并于术中检出[即靶向腋窝清扫(targeted axillary dissection，TAD)技术]、对 SLN 的化疗效果仔细进行病理组织学评估、对 SLN 进行 CK19 免疫组化染色也有助于降低 SLNB 的假阴性率。

2. cN^+ 患者 NAT 后 SLNB 的假阴性率阈值　上述临床试验 NAT 后 SLNB 10%的假阴性率阈值源于初始手术患者 SLNB 总体 8.8%～9.7%的假阴性率，但将其同样作为 NAT 后 SLNB 的假阴性率阈值值得商榷。由于 NAT 后残留肿瘤对化疗和靶向治疗耐药，可能也对辅助放疗不敏感，因而具有更高的复发风险。此外，作为体内药敏试验的有效平台，强化辅助全身治疗可以显著改善 NAT 后未达到 pCR 患者的预后，NAT 后的放疗适应证和区域淋巴结靶区设计也部分依赖对 NAT 疗效的准确评价。因此，cN^+ 患者 NAT 后 SLNB，我们可能需要远低于 10%的假阴性率阈值。

3. cN^+ 患者 NAT 后 SLNB 的人群优化　并非所有 cN^+ 的患者都适合 NAT 降期后的 SLNB，临床淋巴结分期为 cN_2 期及以上的患者 NAT 后 SLNB 的准确性和肿瘤安全性尚缺乏大样本量的研究。对于 NAT 前 cN_1 期的患者，更适合通过 NAT 降期保腋窝。

NAT 后更有可能达到腋窝 pCR(ypN_0)的患者，接受 SLNB 假阴性事件的发生概率将大大降低，是 SLNB 的合理人选。2018 年 Olga Kantor 等研究并发表了一个多变量预测模型，用于预测初始 cN^+ 患者 NAT 后 ypN_0 的概率。Olga Kantor 预测模型通过对入组的患者($n=19\,115$)进行建模($n=13\,396$)及验证($n=5\,719$)，得出年龄、肿瘤分子分型、肿瘤组织学级别、组织学类型以及初始 ALN 分期均为新辅助化疗后 ypN_0 的独立预测指标。建模组和验证组的受试者操作特征(receiver operator characteristic，ROC)曲线下面积(area under the curve，AUC)分别为 0.781 和 0.788。该模型可以较为准确地预测初始 cN^+ 患者在新辅助化疗后达到 ypN_0 的概率，得分高的患者更有可能在新辅助化疗后达到 ypN_0，更适合进行 SLNB 替代 ALND。由于该模型采用术后病理评估乳腺原发肿瘤反应无助于术前预测 ypN_0，郑卫真等采用术前影像评价替代术后病理学进行改良，改良模型的 AUC 为 0.782，改良模型分数≤3 分、4～7 分及≥8 分患者新辅助化疗后 ypN_0 概率分别为 2.5%、22.4%和 68.3%，进一步优化了 cN^+ 患者 NAT 后 SLNB 的人群选择。

4. *cN^+ 患者 NAT 后 SLNB 的技术优化*　国内外 SLNB 指南与专家共识均推荐采用双示踪剂淋巴显像、检出≥3 枚 SLN、NAT 前穿刺阳性淋巴结放置标志夹并于术中检出(即 TAD 技术)、考虑对 SLN 进行 CK19 免疫组化检测等优化措施以最大程度降低 cN^+ 患者 NAT 后腋窝转阴患者 SLNB 的假阴性率。联合 TAD 技术与 SLNB 大大提升了 cN^+ 患者 NAT 后 SLNB 的准确性，可以使 SLNB 的假阴性率降低到 2%～4%，从而对 SLN 检出数量的要求有所放松。2021 年 ASCO 指南推荐首选 TAD 技术联合 SLNB 时，对 SLN 的检出数量已不做要求；而在不具备 TAD 技术时，要求采用核素联合蓝染料双示踪剂并检出≥3 枚 SLN，以提高准确性，降低假阴性率。

5. *cN_1 患者 NAT 降期 SLNB 后的腋窝处理*　MSKCC 入组 610 例 $cT_{1\sim3}N_1M_0$ 患者，如 NST 后使用双示踪(核素＋染料)技术检出≥3 枚 SLN 且病理检测阴性(未要求使用标志夹)则免除 ALND。中位随访 40 个月，234 例免除 ALND 患者中仅 1 例(0.4%)拒绝放疗患者发生同侧 ALN 复发同时局部复发。米兰欧洲肿瘤所单中心回顾性分析 2000—2015 年连续收治的 688 例接受 NAT 的 $cT_{1\sim3}cN_{0/1/2}$ 乳腺癌患者，未采用 TAD 技术，也不要求找到 3 枚及以上 SLN。NAT 后 ycN_0 患者 SLN 阴性不行 ALND，腋窝放疗亦非必需。222 例 $cN_{1/2}$ 患者 NAT 后降期为 ycN_0，中位 SLN 数为 2 枚，74.3%的患者 SLN 少于 3 枚。123 例 SLN 阴性患者免行 ALND；中位随访 9.2 年仅有 2 例(1.6%)腋窝复发。尽管缺乏前瞻性多中心随机对照研究的高水平证据，目前的单中心研究结果支持 cN_1 患者 NAT 降期后 SLNB 阴性豁免 ALND 的肿瘤安全性。通过改进和优化 NAT 后 SLNB 技术和人群选择，在保证 SLNB 质量(TAD 技术)和/或数量(双示踪剂和≥3 枚 SLN)，术后对腋窝Ⅰ、Ⅱ水平范围予以辅助放疗的前提下，国内外的指南与专家共识支持初始 cN_1 患者 NST 降期后 SLNB 阴性免除 ALND。经穿刺证实 cN_1 患者 NAT 后 SLN 病理组织学检查证实转移(包括宏转移、微转移及 ITC)，应行 ALND。经穿刺证实的 cN_1、NAT 无效患者，ALND 仍是最佳的选择；是否可以尝试有条件地免除 ALND，我们期待 Alliance A11202 等前瞻性随机临床试验给予解答。

八、腋淋巴结清扫术

随着乳腺癌 SLNB 研究的深入，越来越多的乳腺癌 SLNB 的禁忌证已经或逐渐转化为 SLNB 的适应证或相对禁忌证。在 SLNB 时代，ALND 的光环逐渐褪去，但是目前至少仍有 9 个明确的 ALND 适应证。

(一) 腋淋巴结阳性

大多数 ALN 被证实有转移的患者需要接受 ALND。因为腋窝的临床检查存在假阴性和假阳性，临床淋巴结阳性不是 ALND 的绝对适应证。有 25%高度可疑阳性淋巴结的患者，SLNB 证实为腋窝阴性。术前超声引导或触诊下的 ALN 细针穿刺可以直接证实腋窝阳性淋巴结的存在，从而避免 SLNB，直接行 ALND。

(二) 先前不充分的腋淋巴结切除

ALND 是否充分受很多因素的影响。首先，不同定义下的手术技术，ALND 实际操作相差很多。其次，ALND 切除标本的病理检查也相差很大。另外，有一小部分患者，ALND 手术切除的解剖范围正确，病理检查充分，但还是只检出很少的 ALN。最近接受 ALND，属于以下情况时应该充分考虑行补充 ALND 或者腋窝的放疗：①手术切除的范围未被记载；②没有大体标本可用来重新做病理检查；③清除淋巴结数目很少；④大部分清除淋巴结为阳性。

(三) 阳性前哨淋巴结活检术

不符合 ACOSOG Z0011 及 AMAROS 临床试

验入组条件的、SLN阳性数目超过3枚的患者。

(四)前哨淋巴结活检术验证试验

SLNB是对ALN状态的诊断性手术,有很多标准的评价指标:灵敏度、特异性、阳性预测值和准确率。这些指标不需要随机临床试验得到,但是需要SLNB后的补充ALND。针对69项SLNB后补充ALND回顾性研究的结果,SLNB的成功率和假阴性率分别为96%和7%。ALMANAC试验要求参加的外科医生在第1个阶段对40例患者行SLNB后补充ALND,成功率和假阴性率分别达到95%和5%。然后才可以进入第2个随机阶段的试验。在该试验中发现,"学习曲线"比预想的要更短,假阴性的结果只发生在最初的阶段。NSABP B-32的结果支持了这一结论,该试验的假阴性率为9.7%,并且外科医生经验的积累并不能显著降低假阴性率。

(五)前哨淋巴结活检术失败

随着经验的积累,SLNB的成功率越来越高,但不能达到100%。在SLNB失败或者SLNB其他过程中有技术上的缺陷时,行ALND仍是合理的选择。

(六)炎性乳腺癌新辅助化疗后

已经证明T_2和T_3的乳腺癌可行SLNB。但是已有的21项小样本的研究显示新辅助化疗后(肿瘤较大、非炎性乳腺癌)SLNB成功率较低,而假阴性率较高(分别91%和12%)。在一项独立的研究中,56例细针穿刺证实ALN转移的乳腺癌患者接受新辅助化疗后行SLNB并补充行ALND;31%的患者达到pCR,在剩余的患者中,SLNB的假阴性率(25%)高到难以接受。新辅助化疗后SLNB可能对T_2和T_3的患者来说是合理的治疗,对T_{4d}(炎性)乳腺癌,ALND仍应该是标准的治疗。

(七)不能施行前哨淋巴结活检术

并不是所有医院都能施行SLNB,特别是在一些发展中国家。SLNB增加的后续工作以及增加的医疗费用可能对他们来说是难以接受的。由于SLNB在全球的影响力越来越大(很大一部分临床确诊的乳腺癌为ALN阴性),我们面临的挑战是在保持SLNB准确性的同时尽量降低费用。不能施行SLNB时,ALND仍是腋窝的标准处理方式。

(八)单独的局部区域复发

SLNB术后的腋窝局部复发少于1%,与ALND相当。SLNB术后的腋窝肿块大部分是良性,但当证明肿块为恶性时,需行ALND。当患者出现对侧腋窝的复发,而没有其他部位的病变时,也需要行ALND。

第五节　乳腺癌区域淋巴结处理的前沿研究

一、豁免腋窝手术分期

腋窝手术的目的主要是改善生存、增加局部控制和提供分期,在优效全身治疗和精准放疗的背景下,腋窝手术对于生存和局部控制的贡献日趋降低,目前制订全身治疗策略时对于ALN状态的依赖性也逐渐减少。SLNB虽然为准确的腋窝微创分期技术,但仍存在一定的创伤性及并发症。SLNB术后18个月内出现淋巴水肿及感觉异常的比例分别为7.0%和8.7%。迄今为止,乳腺癌的外科治疗已进入不断优化的降阶梯治疗、乃至免除手术的时代。除了DCIS、预防性乳房切除患者不需要任何腋窝处理以外,2019年"St. Gallen专家共识"提出年龄>70岁、cT_1N_0、管腔A型拟接受内分泌治疗、有伴发疾病患者,可考虑不做腋窝处理(豁免SLNB)。尽管免除SLNB对患者生存没有影响,同时可以显著降低手术相关并发症,但它与局部复发风险增加相关;因此,患者选择应该与他们的伴发疾病和死亡风险相平衡。

随着术前影像学诊断准确性及其对ALN评估阴性预测值的提升,筛选出部分早期临床ALN阴性患者在SLNB的基础上进一步降阶梯、豁免腋窝手术分期是否可以有相似的区域控制和总体生存,我们期待SOUND、BOOG 2013-08、INSEMA、NAUTILUS和SOAPET等前瞻性随机临床试验给予解答。正在进行的SOUND和INSEMA研究是探索早期乳腺癌ALN超声阴性避免SLNB的可行性，这两项研究结果的公布可能会改变目前的临床实践。SOUND(NCT 02167490)临床试验最早进行了这方面的探索，入组 cT_1N_0、接受保乳手术及全乳房放疗的患者，随机接受 SLNB 或临床观察，主要研究终点为总生存率。该研究显示经临床查体和超声评估腋窝阴性的患者，腋窝 SLNB 的阳性率在 15%左右，远低于 ACOSOG Z0011 和 AMAROS 试验的 30%左右的阳性率；由于患者均接受术后全乳放疗，因此区域淋巴结的控制并不令人担心。更令人欣喜的是，两组患者辅助全身治疗的方案并无差异，是否外科分期可能也不影响对患者远处转移的控制？目前 SOUND 研究已完成入组，期待着研究结果的公布。INSEMA(NCT02466737)临床试验入组 $cT_{1\sim2}N_0$ 接受保乳手术的患者，比较无 SLNB 组和 SLNB 组的无浸润性疾病生存(IDFS)。如果 SLNB 组中病理证实 pN_1，则再次随机分为 SLNB 或 ALND 组。2021 年圣·安东尼奥乳腺癌会议首次汇报生活质量的数据，无 SLNB 患者在上肢症状或功能方面受益，而其他生活质量量表检测未见相关差异。该研究的主要研究终点 IDFS 结果预计将在 2024 年底公布。复旦大学附属肿瘤医院邵志敏牵头的前瞻性 SOAPET 研究基于专用腋窝正电子发射体层成像(PET)评估 ALN，达到更好的检测效能，其采取类似 SOUND 研究的试验设计，期待这些研究为腋窝的降阶梯处理提供更多的循证医学证据。这种免除腋窝手术的探索主要是得益于乳腺癌全身辅助治疗理念转变，因为目前我们在制订辅助全身治疗方案的时候，已经不像 20 多年前那样，对 ALN 的状况有那么大的依赖性，生物学预测和预后指标已成为确定辅助全身治疗的主要决定因素。

而对于 NAT 后选择性豁免腋窝手术的问题已经有相关研究报告：MD Anderson 癌症中心对 527 例 $cT_{1\sim2}N_{0\sim1}M_0$ 的 HER2 阳性和三阴性乳腺癌患者行前瞻性队列研究，以期用乳房病理完全缓解(bpCR)预测 NAT 后 ypN_0 的患者，并开展免除腋窝手术的临床研究。结果发现，初始超声显示 cN_0 组 290 例，NAT 后 bpCR 和未达 bpCR 患者分别为 116 和 174 例，其 ypN_0 者分别为 116 和 164 例(100.0%和 94.2%，$P<0.01$)；初始活检证实 cN_1 组 237 例，NAT 后 bpCR 和未达 bpCR 患者分别为 77 和 160 例，其 ypN_0 者分别为 69 和 68 例(89.6%和 42.5%，$P<0.01$)。NAT 后未达 bpCR 的 cN_1 患者 ALN 转移的相对风险较 bpCR 患者高 5.30 倍(95%*CI* 2.7～10.3，$P<0.001$)。在上述研究的基础上，MD Anderson 癌症中心回顾性分析 30 821 例 $cT_{1\sim2}N_{0\sim1}M_0$ 的乳腺癌患者，结果显示，NAT 后 bpCR 的 HER2 阳性和三阴性乳腺癌的 cN_0 患者 ALN 残留转移的风险<2%，可考虑避免腋窝手术。2018 年欧洲乳腺癌会议的相关报告显示，对于行 NAT 的 cN_0 患者，HR 阴性/ HER2 阳性、三阴性乳腺癌、组织学 3 级及 NAT 后达到 bpCR 患者的 ALN 阳性比例分别为 0%、1%、2%、0%，这部分患者似乎也可以避免腋窝手术。石志强等的研究显示 cN_0、cN_1 降期为 ycN_0，且取得 bpCR 的 HER2 阳性和三阴性乳腺癌患者，其腋窝转移的风险较低(<3%)，可考虑选择性避免腋窝手术。综上所述，对于达到 bpCR 的 HER2 阳性和三阴性乳腺癌的低肿瘤负荷的 cN_0 患者，NAT 后可考虑选择性豁免腋窝手术，从而完全保留腋窝功能。ASICS 等临床试验正在进行 cN_0 患者新辅助化疗后选择性免除 SLNB 的前瞻性试验，结果值得期待。

二、临床早期乳腺癌区域处理和辅助全身治疗的双降阶梯

临床早期乳腺癌患者 ALN 状况是重要的预后因素之一，并且在辅助全身治疗和放疗决策制订中发挥重要作用。NSABP B-32 试验 10 年随访结果证实，SLN 阴性患者 SLNB 可以安全替代 ALND。ACOSOG Z0011、AMAROS 和 OTOASOR 等试验证实，在辅助全身治疗和放疗的协助下，临床早期乳腺癌 1～2 枚 SLN 阳性未行 ALND 患者 OS 和腋窝区域复发与 ALND 患者无差异，改变了 SLN 阳性患者需行 ALND 的传统腋窝处理模式。SLNB 时代，随着 SLNB 的广泛应用，1～2 枚 SLN 阳性的 cN_0 患者豁免 ALND 已成为腋窝标准处理模式，但也使我们无法对 ALN 转移状况进行全面完整的评估。

以 70 基因检测(MammaPrint)为代表的多基因检测可以准确预测 ALN 阴性早期乳腺癌患者的复发风险，同时 70 基因检测用于 1～3 枚 ALN 阳性乳腺癌患者避免化疗正在推广应用。RxPONDER 研究首次公布的结果也提示 1～3 枚 ALN 阳性患者中，风险评分≤25 分的绝经后患者可以安全避免化疗。但是 70 基因检测需要完全评估 ALN 转移状况，而 SLNB 时代，我们无法通过 ALND 方式获取 1～2 枚 SLN 阳性且豁免 ALND 患者完整的 ALN

转移状况,然而这部分患者也存在进行 70 基因检测从而豁免化疗的可能。而 RxPONDER 研究入组人群中有 37.4%的患者 1～2 枚 SLN 阳性但未接受 ALND,同时该研究结果也提示 21 基因检测(Oncotype DX)可以应用于 1～2 枚 SLN 阳性同时豁免 ALND 患者。多项研究报道了 1～2 枚 SLN 阳性患者接受 ALND 后总 ALN 转移>3 枚的比例为 5.7%～18.9%(表 37-2),这些研究显示在 1～2 枚 SLN 阳性患者中有超过 80%的患者总 ALN 转移个数≤3 枚。基于目前的研究,我们认为,在 1～2 枚 SLN 阳性同时豁免 ALND 的患者中,其中大部分患者也同样适用于多基因检测,这部分患者中基因低风险患者同样可以安全避免化疗。因此需要精准区分 1～2 枚 SLN 阳性患者中哪些患者可以满足多基因检测的要求,实现临床早期乳腺癌区域处理和辅助全身治疗的双降阶梯。

表 37-2 cN_0 乳腺癌 1～2 枚 SLN 阳性患者>3 ALN 阳性各研究比例

比较项目	NSABP B-32	AMAROS	ACOSOG Z0011	OTOASOR	Kim 等	Bi 等
乳房手术	BCS+M	BCS+M	BCS	BCS+M	BCS+M	BCS+M
腋窝处理	SLNB→ALND	SLNB+RT *vs* SLNB→ALND	SLNB *vs* SLNB→ALND	SLNB+RT *vs* SLNB→ALND	SLNB+RT *vs* SLNB→ALND	SLNB→ALND
ALND 病例数	405	300	420	244	1437	3196
总体>3 ALN 阳性	25.7%	13.0%	13.7%	22.0%	NA	25.0%
1～2 SLN 阳性组>3 ALN 阳性	18.9%	13.0%	13.7%	NA	5.7%	15.8%

注:BCS,保乳手术;M,单纯乳房切除术或全乳切除术;RT,放射治疗;NA,数据不可获取。

Bi 等回顾性分析了 2010 年 5 月至 2020 年 5 月在山东省肿瘤医院、复旦大学附属肿瘤医院和四川大学华西医院接受手术治疗的乳腺癌患者资料,共筛选出 18 600 例接受 SLNB 的乳腺癌患者。3 878 例 SLN 阳性乳腺癌患者中,351 例患者有 2 枚以上的阳性 SLN;1～2 枚 SLN 阳性的患者中 19.3%(682/3 527)患者未接受进一步的腋窝手术处理,其余 2 845 例患者 SLNB 后接受了 ALND。由于多基因检测主要适用 HR 阳性/HER2 阴性亚组患者(MINDACT 试验中 80.7%患者为 HR 阳性/HER2 阴性亚组患者),因此我们对 HR 阳性/HER2 阴性患者进行亚组分析。在 1 817 例 1～2 枚 SLN 阳性并接受 ALND 的 HR 阳性/HER2 阴性患者中,总 ALN 转移≤3 枚的比例为 84.2%(1530/1817)。单因素分析结果显示,pT 分期、cN_0/iN^+、阳性 SLN 数目、阴性 SLN 数目和淋巴管/血管侵犯(LVI)与总 ALN 转移≤3 枚相关。多因素分析结果表明,pT 分期($OR=0.730$, 95%CI 0.552～0.964; $P=0.027$)、cN_0/iN^+($OR=0.197$, 95%CI 0.082～0.472; $P<0.001$)、阳性 SLN 个数($OR=0.351$, 95%CI 0.266～0.464; $P<0.001$)、阴性 SLN 个数($OR=1.639$, 95%CI 1.465～1.833; $P<0.001$)和 LVI($OR=0.287$, 95%CI 0.222～0.398; $P<0.001$)是总 ALN 转移数目≤3 枚的独立预测因素。依据这 5 个影响因素构建预测列线图(图 37-1)。该列线图的 AUC 值为 0.794,基于内部重定为 1 000 次的自采样验证,校准曲线显示预测值与实际观察值之间令人满意的拟合度。该模型中各变量在预测总 ALN 转移数目≤3 枚的 AUC 值分别为 0.633(pT 分期)、0.626(cN_0/iN^+)、0.426(阳性 SLN 数目)、0.598(阴性 SLN 数目)和 0.574(LVI),表明多因素联合预测能提升单因素的预测能力。

同时,在 2 845 例 1～2 枚阳性 SLN 并接受 ALND 的患者,非 SLN 阳性率为 34.3%(975/2 845),多因素分析结果表明,pT 分期($P=0.026$)、cN_0/iN^+($P<0.001$)、阳性 SLN 个数($P<0.001$)、阴性 SLN 个数($P<0.001$)、分子分型($P=0.003$)、多灶/多中心肿瘤($P=0.002$)和 LVI($P<0.001$)是非 SLN 阳性的独立预测因素。同样,依据这 7 个影响因素,可以构建基于中国人群最佳术后放疗靶区设定的预测列线图,依据模型预测的风险进行放疗靶区的规划。

在 MINDACT 试验最初的研究设计中,所有患者均为 ALN 阴性;截至 2009 年 8 月,对方案进行了

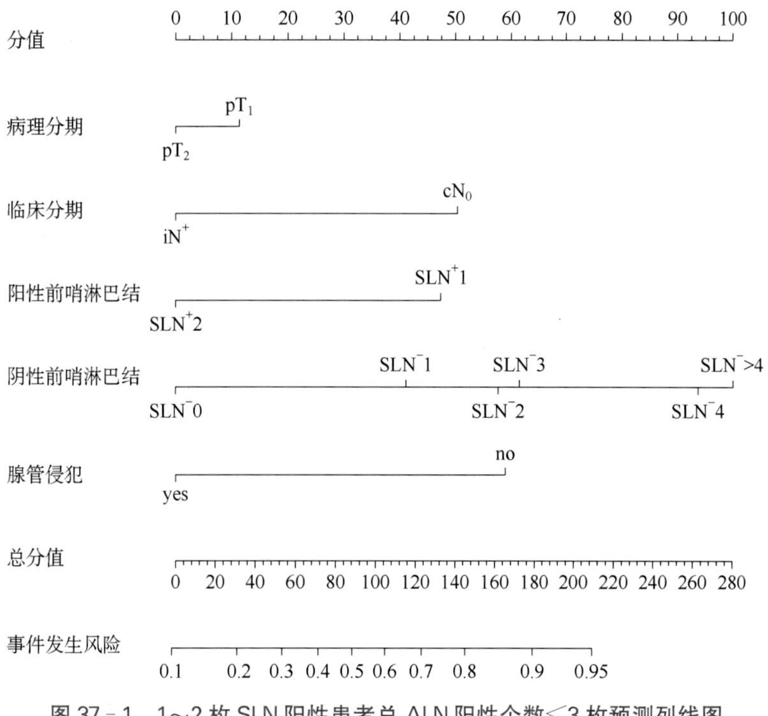

图 37-1　1～2 枚 SLN 阳性患者总 ALN 阳性个数≤3 枚预测列线图

修订，允许 1～3 枚 ALN 阳性的患者入组。淋巴结阴性患者仅通过 SLNB 获取淋巴结转移信息，而 1～3 枚 ALN 阳性患者通过 ALND 获取淋巴结转移信息。70 基因检测需要完全了解 ALN 转移状况，而 SLNB 时代，由于 1～2 枚 SLN 阳性患者可以安全避免 ALND 已被写入指南，我们无法通过 ALND 方式获取这部分患者 ALN 完整的转移状况，但是这部分患者也存在进行多基因检测从而豁免化疗的可能。RxPONDER 研究入组标准中 1～2 枚 SLN 阳性患者由主诊医生决定腋窝处理，可不行 ALND，同时 RxPONDER 研究也发现在绝经前与绝经后亚组中不同腋窝手术组间 5 年无浸润性肿瘤复发生存率差异均没有统计学意义（P 值分别为 0.69 和 0.26），提示 21 基因检测可以应用于 1～2 枚 SLN 阳性同时豁免 ALND 患者。在 RxPONDER 研究中，有 37.4%的患者 1～2 枚 SLN 阳性且未接受 ALND，依据既往的研究，1～2 枚 SLN 阳性患者中有接近 20%的患者总 ALN 转移个数>3 枚，所以整个研究的入组人群中，总 ALN 转移个数>3 枚的概率不超过 7%，这一比例过低，无法产生有效力的统计学差异。随着 RxPONDER 研究随访时间延长，不同腋窝手术处理组间的 IDFS 可能仍然没有差异，但是对于单个个体而言，这一随访数据并不代表 1～2 枚 SLN 阳性且总 ALN 转移>3 枚的患者不做辅助化疗复发风险不会增加。因此，在 SLNB 和精准医学时代，全身辅助治疗策略的制定需要应对 ALN 转移状况不完全了解的现状，需要包括外科、肿瘤内科、影像和多基因检测等多学科共同参与对全身治疗决策的制订，准确评估 ALN 肿瘤负荷对于优化选择多基因检测的适用人群有指导意义。多基因检测与 ACOSOG Z0011/AMAROS 标准的联合应用，不仅能使腋窝区域处理降阶梯，而且也能让全身辅助治疗降阶梯，从而使患者获得真正意义上个体化双降阶梯治疗。

总之，随着 ACOSOG Z0011/AMAROS 试验标准进入临床实践，现在许多外科医生对于符合 ACOSOG Z0011/AMAROS 标准的 1～2 枚阳性 SLN 患者推荐 SLNB 替代 ALND。依据多中心数据构建的预测列线图能够帮助精准筛选 1～2 枚 SLN 阳性且接受 ALND 的 HR 阳性/HER2 阴性患者中总 ALN 转移个数≤3 枚的患者。SLNB 与精准医学时代，多基因检测和 ACOSOG Z0011/AMAROS 标准的结合可以为患者提供更好的降阶梯治疗策略，不仅可以使腋窝区域处理降阶梯，还可以使全身治疗降阶梯，从而使患者获得真正的个体化的区域处理与辅助全身治疗的双降阶梯治疗。

三、内乳前哨淋巴结活检指导的个体化内乳区处理

乳腺癌IMLN作为仅次于ALN的重要转移途径,其转移状况是确定乳腺癌临床/病理分期、判断预后和制订辅助治疗方案的重要依据。"NCCN乳腺癌临床实践指南"将IMLN的病理状态作为乳腺癌分期和确定辅助治疗方案的依据之一。

目前,我们对乳腺癌原发肿瘤及ALN的处理已经接近个体化水平,但由于IMLN解剖位置相对较深且通常体积较小,临床上一直缺乏评估其转移状况的微创技术,导致分期不准确、治疗不足/过度。随着乳腺癌诊疗理念和模式的日趋完善,针对IMLN的处理也经历了激进处理-完全忽略-重新评估的演变过程:20世纪四五十年代,在传统乳腺癌根治术的基础上增加IMLN清扫术(在胸膜外将第2~4肋软骨,胸廓内动、静脉和IMLN切除)构成了乳腺癌扩大根治术,那时针对IMLN的局部处理理念为最大限度的外科干预。但是,由于IMLN清扫术大大延长了手术时间,除了要求手术医生具备更多手术经验和较高手术技巧外,术中和术后并发症也随之增多;并且在缺乏有效全身治疗支持的时代背景下,额外的IMLN处理并没有改善预后。因此,随着乳腺癌改良根治术和保乳手术的逐渐兴起,IMLN渐渐淡出了外科医生的手术野。近年来,新型化疗、内分泌治疗、靶向治疗及免疫治疗药物的出现,使乳腺癌患者的生存不断改善;随着精准放疗技术和微创外科技术的日趋优化,在优效全身治疗支持的背景下,针对IMLN的微创诊断和个体化处理再次成为乳腺癌领域研究的焦点问题。

(一)扩大根治术的摒弃与思考

1952年,Carey和Kirlin首次报道了乳腺癌扩大根治术,即在乳腺癌标准根治术的基础上再进行切除肋软骨的IMLN清扫术。该术式曾经是乳腺外科的标准处理模式,也是获取IMLN转移信息的主要来源。20世纪五六十年代国外的数据显示,乳腺癌扩大根治术在增加损伤的同时并未显著改善乳腺癌患者的总生存期,由此也导致IMLN逐渐淡出了乳腺外科医生的手术野。另一方面,国内沈镇宙等分析1952—1978年复旦大学附属肿瘤医院1091例接受乳腺癌扩大根治术的资料显示,IMLN转移率17.69%,其中Ⅰ期患者5、10、20年生存率分别为92.46%、88.15%、82.46%,Ⅱ期患者分别为80.58%、69.25%、63.32%,Ⅲ期患者分别为49.50%、41.31%、37.54%;与同期740例接受乳腺癌根治术的患者相比,Ⅰ期患者的生存率两种术式无显著差异,而Ⅱ、Ⅲ期患者的生存率在乳腺癌扩大根治术组显著提高($P<0.01$)。导致这种国内外差异的原因可能是由于国外乳腺癌扩大根治术开展较早,当时乳腺癌患者缺乏有效的全身治疗的支持,因而针对IMLN的局部区域处理未能转化成远期生存获益。随着蒽环及紫杉类化疗药物和曲妥珠单抗等分子靶向药物的出现,乳腺癌的治疗已经迈入了分子分型指导下的个体化治疗时代。对多数患者而言,优效的全身治疗能够降低远处转移导致的死亡风险,但更重要的是全身治疗之后合理的局部区域处理,将对患者的生存获益有更大的作用。因此,IMLN的局部区域处理能否转化成生存获益,需要我们重新考量。

近年来,胸腔镜技术在乳腺癌领域的应用为IMLN清扫术提供了新的途径。Qi等对314例接受经肋间IMLN活检和23例接受胸腔镜下内乳淋巴链切除患者的分析结果显示:63例(18.69%)患者IMLN转移,其中28例(44.44%)患者的淋巴分期改变,15例(23.81%)患者的术后治疗策略改变。相比于传统乳腺癌扩大根治术,胸腔镜IMLN清扫/切除术能够以更小的损伤评估乳腺癌IMLN状态,切除范围更广,可能有助于进一步优化肿瘤分期、预后评估和治疗方案的选择,但对所有临床早期乳腺癌患者进行双腔管麻醉、在乳腺癌手术的同时进行胸腔镜手术会限制其临床推广应用。

(二)内乳区放疗临床获益凸显

当前,分子分型指导的、优效的全身治疗能够降低乳腺癌远处转移及局部区域复发导致的死亡风险,但更重要的是在此基础上合理的局部区域治疗,将对患者的生存获益发挥更大的作用。乳腺癌术后辅助放疗不但能够降低患者的局部区域复发,而且能够降低远处转移风险,改善患者的生存。

1. EBCTCG荟萃分析　乳腺癌患者接受手术和全身治疗之后,区域淋巴结照射能够降低局部区域复发和乳腺癌远处转移的风险。EBCTCG的一项荟萃分析入组了22项临床试验的8135例患者,将全乳房切除+ALND后接受放疗(包括IMLN)与未放疗的患者进行比较,3786例(46.5%)接受了ALND和全身治疗的患者中,1314例(34.7%)患者

为1～3枚ALN阳性、1772例(46.8%)≥4 ALN阳性，结果显示放疗能够降低接受全身治疗乳腺癌的复发率和病死率(*P* 均<0.05)。该荟萃分析指出，过去的几十年间放疗技术有了很大的进步，目前放疗的相对获益可能会优于所有入组的临床试验，但由于乳腺癌早期检出和全身治疗策略的优化，使得乳腺癌复发和死亡的绝对风险降低、放疗的绝对获益可能会减小。

2. 前瞻性随机临床试验荟萃分析及队列研究

表37-3显示MA. 20研究入组了1832例ALN阳性/高危ALN阴性患者，均接受保乳手术和辅助全身治疗，随机接受全乳±区域淋巴结(包括IMLN)照射，中位随访9.5年，包括IMLN的区域淋巴结照射能够显著提高ALN阳性/高危ALN阴性患者的无病生存率和无远处转移生存率，但并未改善总生存率。

表37-3　内乳淋巴结放疗的生存获益各研究报道

研究指标	French	EORTC 22922/10925	MA. 20	DBCG-IMN
入组年份	1991—1997	1996—2004	2000—2007	2003—2007
入组例数	1334	4004	1832	3089
分组形式	IMLN照射 *vs* 无IMLN照射	IMLN+锁骨上区照射 *vs* 无区域淋巴结照射	全乳+区域淋巴结照射 *vs* 全乳照射	IMLN照射 *vs* 无IMLN照射
中位随访时间(年)	11.3	15.7	9.5	14.8
ALN转移比例(%)	75.2	55.5	90.3	100
接受全身治疗比例(%)	化疗60.9；内分泌治疗52.3	84.4	100	100
乳腺癌复发率(%)	43.1 *vs* 50.3	24.5 *vs* 27.1*	NA	NA
乳腺癌病死率(%)	NA	16.0 *vs* 19.8*	10.3 *vs* 12.3	31.7 *vs* 33.9*
无远处转移生存率(%)	NA	70.0 *vs* 68.2	86.3 *vs* 82.4*	64.4 *vs* 61.4*
无病生存率(%)	53.2 *vs* 49.9	60.8 *vs* 59.9	82.0 *vs* 77.0*	NA
总生存率(%)	62.6 *vs* 59.3	73.1 *vs* 70.9	82.8 *vs* 81.8	60.1 *vs* 55.4*

注：*，差异有统计学意义；NA，数据不可获取。

EORTC 22922/10925研究入组4004例ALN阳性/乳腺肿瘤中央区或内侧象限的ALN阴性患者，随机分为IMLN+锁骨上区照射组和无区域淋巴结照射组，中位随访15.7年，IMLN+锁骨上区照射显著降低乳腺癌相关病死率和复发率，但总生存率、无病生存率、无远处转移生存率改善无统计学意义。

French随机临床试验入组1334例ALN阳性/乳腺肿瘤中央区或内侧象限的ALN阴性患者，均行全乳房切除+ALND，随机分为IMLN照射组和无IMLN照射组，中位随访11.3年，IMLN照射提高了3.3%的总生存率，但差异无统计学意义，多因素分析显示IMLN转移的高危亚组接受IMLN照射也无总生存率获益。

上述3项研究均将总生存率作为主要研究终点，然而均未达到该研究终点，分析原因为MA. 20研究入组患者中，9.7%为ALN阴性，85%为ALN 1～3枚阳性，5.3%为ALN≥4枚阳性，ALN≥4枚阳性的患者入组比例较低，这将会潜在地降低区域淋巴结照射带来的总生存率获益；EORTC22922/10925研究入组患者中，44%为ALN阴性和中央象限肿瘤，43%为ALN 1～3枚阳性，这些IMLN转移的低危因素稀释了区域淋巴结照射(包括IMLN)对生存获益的作用；French研究中24.8%的患者为ALN阴性，44.1%为ALN 1～3枚阳性，31.1%为ALN≥4枚阳性，该研究存在的不足是试验设计时设定了25%的IMLN转移率及10%的绝对治疗获益，从而降低了该试验的统计学效力。为此，Budach等对EORTC 22922/10925、MA. 20和French三项临床研究进行了荟萃分析，研究结果显示IMLN和锁骨上区放疗可以显著提高患者总生存率(*HR* 0.88，95%*CI* 0.80～0.97；*P*=0.012)，无病生存率(*HR* 0.85，95%*CI* 0.77～0.94，*P*=0.002)和无远处转移生存率(*HR* 0.82，

95%*CI* 0.73～0.92，*P*＝0.001)，绝对获益分别为1.6%、1.6%、3.3%。

DBCG-IMN 前瞻性队列研究的结果进一步增强了 IMLNI 的循证医学证据，该研究共入组 3 089 例 ALN 阳性早期乳腺癌患者，其中 1 492 例(48.3%)右侧乳腺癌患者接受 IMLN 照射，1 597 例(51.7%)左侧乳腺癌患者为避免放疗造成的心脏损伤不行 IMLN 照射，均接受标准的全身治疗，中位随访 14.8 年，IMLN 照射显著改善 ALN 阳性早期乳腺癌患者的总生存率、无病生存率和乳腺癌相关死亡率。

3. *IMLN 照射指南与现状* 基于上述大型临床试验结果的陆续发布，2016 年起“NCCN 指南”在 IMLN 照射方面也进行了相应更新，无论接受乳房切除还是保乳手术，≥4 枚 ALN 阳性的患者均推荐 IMLN 照射(Ⅰ类证据)，1～3 枚 ALN 阳性者强烈考虑 IMLN 照射(ⅡA 类证据)。

尽管如此，国际上放射肿瘤学家对于 IMLN 照射的接受程度仍存在显著差异，一项针对美国放射肿瘤学会(ASTRO)和欧洲放射肿瘤学会(ESTRO)的调查问卷(435 份欧洲和 702 份北美的放射肿瘤学家回复)显示，受访者推荐 IMLN 照射的可能性与患者 ALN 转移情况相关，随着有效系统治疗的实施和 IMLN 转移风险的增高，患者更可能由 IMLN 放疗获益(表 37-3)；欧洲专家比北美专家更倾向于进行 IMLN 照射(*P*＜0.01)。该差异主要是由于不同地区的相关研究结论不同，医生在作出治疗决策时需要综合考虑疗效、不良反应、卫生经济学等。

(三) 精准诊断指导个体化内乳区处理

IMLN 总体转移率为 18%～33%，仅有 IMLN 转移而无腋淋巴结转移的发生率为 2%～11%，其转移状况受腋淋巴结转移状况、患者年龄、原发肿瘤的位置和特点等多因素影响。联合 ALN 和 IMLN 分期可以为患者提供更准确的分期、预后评估及辅助治疗，联合 ALN 和 IMLN 处理能够进一步降低复发、改善生存。由于解剖位置在胸肌、肋骨/肋间肌后方，且 IMLN 通常体积较小(长径 1～5 mm)，目前临床上应用的影像学检查(乳腺 X 线摄影、超声、CT、MRI 和 PET/CT 等)的灵敏度均不能满足临床要求，迫切期待一种准确的 IMLN 微创分期技术，以避免乳腺癌临床和病理分期的不准确以及治疗不足或过度。

1. *新型注射技术显著提升内乳前哨淋巴结显像率* 乳腺癌 SLNB 技术在乳腺外科领域具有里程碑式的意义，内乳前哨淋巴结活检(internal mammary sentinel lymph node biopsy，IM-SLNB)可能以最小的风险评估 IMLN 转移状况并进一步完善乳腺癌的淋巴分期，虽然自第 6 版 AJCC 指南开始就已经纳入 IM-SLNB 的概念，但对是否应常规开展 IM-SLNB 仍然存在很大争议。通过分析既往乳腺癌 IM-SLNB 相关研究数据可以发现，限制 IM-SLNB 广泛开展的瓶颈是常规核素示踪技术内乳前哨淋巴结(internal mammary sentinel lymph node，IMSLN)显像率极低(平均 13%，范围 0%～37%)，导致多数患者因不能定位 IMSLN 而无法实施 IM-SLNB。

为此，Qiu 等通过改良核素示踪剂的注射技术以提高 IMSLN 显像率，改良后的“新型示踪技术”(双象限/乳晕周边腺体内、大体积、超声引导)相比于传统的核素示踪剂注射技术，可以显著提高乳腺癌 IMSLN 显像率(70.9% *vs* 13.8%，*P*＜0.001)，同时并不影响 ALN 显像率。该技术主要包括以下要点：①乳晕周边注射核素示踪剂。将核素示踪剂注射至乳腺两个不同象限的腺体层内，注射部位通常选择在乳晕周边区时钟 6 点和 12 点位置，距乳头 2～3 cm(该区域的腺体组织丰富，且可以避免注射点放射性浓集掩盖腋窝和内乳前哨淋巴结“热点”)。②适当增加示踪剂注射体积，以达到一定的组织张力(研究发现每点注射体积≥0.5 ml 可以显著提高内乳显像率)。③超声引导，保证注射深度的准确性，以确保核素示踪剂准确注入腺体层。CBCSG026 前瞻性多中心研究验证了新型示踪技术的可重复性。

2. *IMSLN 引流假说及其验证* 依据腋窝 SLNB 的淋巴引流规律，我们提出并验证了 IMSLN 引流规律的假说，也就是 IMSLN 不仅接收原发肿瘤区域也接收整个乳腺腺体的淋巴引流。

Cong 等通过新型注射技术将核素示踪剂(^{99m}Tc-硫胶体)在乳腺超声引导下注射于患侧乳晕外周时钟 6 点和 12 点腺体层内。另外，在乳腺超声引导下将靶向荧光示踪剂注射于肿瘤周围腺体内。通过术前淋巴闪烁显像和术中 γ 探测仪定位 IMSLN，并进行 IMSLNB。荧光脉管显像仪明确检出的 IMSLN 的荧光显像情况。216 例患者的研究发现不同注射部位的荧光示踪剂和核素示踪剂均定位于同一 IMLN，即 IMSLN，两者的相关性和吻合度具有统计学意义(病例对列研究，$r_s=0.836$，$P<0.001$；$\kappa=0.823$，$P<0.001$)。随后，Cao 等对 30 例单侧原发性乳腺癌患者术前 16～18 h 于健侧乳腺注射^{99m}Tc-低分子右旋糖酐并行淋巴闪烁显像及 SPECT/CT 扫描，观察内乳淋巴引流规律。结果显示，小分子核素示踪剂快速自注射点引流至一 IMSLN，之后自该 IMLN 的输出淋巴管再引流至次级淋巴结。说明内乳区存在 SLN，并且 IMSLN 不仅接收原发肿瘤区域也接收整个乳腺腺体的淋巴引流，证明了 IMSLN 淋巴引流规律假说的准确性。

3. 乳腺癌个体化内乳区处理新理念　近年来随着乳腺癌内乳放疗获益的几项大型临床研究(EORTC 22922/10925、MA. 20、French 试验、DBCG-IMN)结果的公布，以及"NCCN 乳腺癌临床实践指南"在内乳放疗方面推荐的更新，内乳放疗的适应证受到越来越多的关注。目前临床实践和指南中仅依靠转移风险(腋淋巴结阳性和/或中央/内侧肿瘤)来确定内乳放疗的指征很可能会导致治疗过度/不足，因为高风险并不代表 IMLN 转移，而低风险也不能排除 IMLN 转移。考虑到内乳放疗的近期和远期心脏毒性，个体化的选择可能从辅助放疗中获益的患者是十分重要的，依靠 IMLN 的组织学诊断显然要优于单纯的选择高危患者。

随着 IM-SLNB 的发展，Cong 和 Qiu 等分析 379 例接受 IM-SLNB 的资料显示，IM-SLNB 微创诊断技术可以改变 20.0%(76/379)患者的淋巴分期和 1.6%(6/379)患者的系统辅助治疗策略，并为 52.2%(198/379)的患者提供重要的放疗参考信息。因此，项目组提出通过 IM-SLNB 微创诊断技术获得 IMLN 的组织学诊断，可以指导乳腺癌精准分期和个体化放疗的理念，摆脱目前仅仅依赖 IMLN 转移风险来确定内乳放疗指征所导致的治疗过度/不足。Bi 等通过分析 179 例 NAT 后的原发性乳腺癌患者资料，发现 NAT 后 IMSLN 显像率为 31.8%(57/179)，IM-SLNB 成功率为 98.2%(56/57)，IMSLN 转移率 7.1%(4/56)，且均伴有 ALN 转移；认为 IM-SLNB 可以进一步完善 NAT 后淋巴结 pCR 的定义。

4. IM-SLNB 多中心临床验证研究　作为乳腺癌 IMLN 的微创分期技术，IM-SLNB 的临床应用一直存在很大争议，关键问题在于显像率低和准确性不明确。为了解决这两项瓶颈问题，本项目组在 2018 年 5 月发起了中国多中心的 CBCSG026 试验(NCT03541278)和 CBCSG027 试验(NCT03024463)。

CBCSG026 试验主要目的是验证新型示踪技术的可重复性(高显像率)，591 例前瞻性多中心数据显示：新型示踪技术的可重复性良好，IMSLN 显像率为 66.0%，与体重指数($P=0.022$)和核素注射至显像时间($P<0.001$)显著相关，与患者年龄、肿瘤大小、肿瘤位置、病理类型、组织学分级、核素强度均无显著相关性(均 $P>0.05$)；IM-SLNB 的成功率为 97.2%，中位操作时间 7 min(3～25 min)，术中并发症包括内乳血管损伤(3.2%，12/379)和壁层胸膜损伤(6.9%，26/379)，仅 1 例(0.3%)患者出现术后少量气胸，且手术者在完成 40 例的学习曲线后可以熟练掌握该项技术操作。

CBCSG027 试验选择 IMLN 高转移风险(ALN 阳性)的乳腺癌患者在 IM-SLNB 后序贯进行第 1～3 肋间的 IMLN 清扫，通过评估其假阴性率验证"新型示踪技术"引导的 IM-SLNB 是否可以准确评估 IMLN 转移状况。该研究入组患者 185 例，包括 107 例 cN^+，和 78 例 cN_0 术中腋窝 SLN 阳性患者。IMLN 总体阳性率 37.8%(70/185)，cN^+ 和 cN_0 术中腋窝 SLN 阳性患者 IMLN 的阳性率分别为 40.2%(43/107)和 34.6%(27/78)。IMSLN 中位数为 2 枚(1～4 枚)，内乳非前哨淋巴结中位数为 3 枚(1～9 枚)。IM-SLNB 的假阴性率为 2.9%(2/70)、准确性为 98.9%(183/185)，51.4%(36/70)患者的 IMSLN 为唯一阳性的 IMLN。IM-SLNB 可使 37.2%(68/183)ALN 阳性患者的 pN 分期升高，其中同期别为 25.7%(47/183)，升高一级为 11.5%(21/183)。通过 IM-SLNB，72.73%的腋窝 pN_1、46.67%的腋窝 $pN_{2/3}$ 患者可以安全免除内乳区放疗及其可能的并发症。通过这两项多中心研究构建的 MISLN 转移预测模型(AUC=0.860)，可用于指导不具备开展 IM-SLNB 条件的单位或不适合进行 IM-SLNB 的乳腺癌患者的放疗决策。

上述乳腺癌 IM-SLNB 相关技术和理念的提出，为 IM-SLNB 的深入研究和临床应用奠定了基础，期待前瞻性多中心试验的结果，可以为 IM-SLNB 在临床的推广应用提供更高级别的循证医学证据，为乳腺癌患者提供 IMLN 的微创诊断技术，并且指导后续个体化治疗策略的制订。

(王永胜)

参考文献

[1] 中国抗癌协会乳腺癌专业委员会.中国抗癌协会乳腺癌诊治指南与规范(2021 年版)[J].中国癌症杂志,2021,31(10):954-1040.

[2] BARRIO A V, MONTAGNA G, MAMTANI A, et al. Nodal recurrence in patients with node-positive breast cancer treated with sentinel node biopsy alone after neoadjuvant chemotherapy-A rare event [J]. JAMA Oncol, 2021,7(12):1851-1855.

[3] BI Z, CHEN J J, LIU P C, et al. Candidates of genomic tests in HR+/HER2− breast cancer patients with 1-2 positive sentinel lymph node without axillary lymph node dissection: analysis from multicentric cohorts [J]. Front Oncol, 2021,11:722325.

[4] BI Z, CHEN P, LIU J, et al. Internal mammary sentinel lymph node biopsy after neoadjuvant chemotherapy in breast cancer [J]. J Breast Cancer, 2018,21(4):442-446.

[5] BURSTEIN H J, CURIGLIANO G, THÜRLIMANN B, et al. Customizing local and systemic therapies for women with early breast cancer: the St. Gallen International Consensus Guidelines for treatment of early breast cancer 2021 [J]. Ann Oncol, 2021,32(10):1216-1235.

[6] CAO X S, YANG G R, CONG B B, et al. The lymphatic drainage pattern of internal mammary sentinel lymph node identified by small particle radiotracer (^{99m}Tc-Dextran 40) in breast [J]. Cancer Res Treat, 2019,51(2):483-492.

[7] CAUDLE A S, YANG W T, KRISHNAMURTHY S, et al. Improved axillary evaluation following neoadjuvant therapy for patients patients with node-positive breast cancer using selective evaluation of clipped nodes: implementation of targeted axillary dissection [J]. J Clin Oncol, 2016,34(10):1072-8.

[8] GALIMBERTI V, COLE B F, VIALE G, et al. Axillary dissection versus no axillary dissection in patients with breast cancer and sentinel-node micrometastases (IBCSG 23-01): 10-year follow-up of a randomised, controlled phase 3 trial [J]. Lancet Oncol, 2018,19(10):1385-1393.

[9] GIULIANO A E, BALLMAN K V, MCCALL L, et al. Effect of axillary dissection vs no axillary dissection on 10-year overall survival among women with invasive breast cancer and sentinel node metastasis: The ACOSOG Z0011 (Alliance) randomized clinical trial [J]. JAMA, 2017,318(10):918-926.

[10] KAHLER-RIBEIRO-FONTANA S, PAGAN E, MAGNONI F, et al. Long-term standard sentinel node biopsy after neoadjuvant treatment in breast cancer: a single institution ten-year follow-up [J]. Eur J Surg Oncol, 2021,47(4):804-812.

[11] KALINSKY K, BARLOW W E, GRALOW J R, et al. 21-Gene assay to inform chemotherapy benefit in node-positive breast cancer [J]. N Engl J Med, 2021,385(25):2336-2347.

[12] MURIEL B, FULVIA G B, FRANCISCO E P, et al. Management of the axilla in early-stage breast cancer: Ontario Health (Cancer Care Ontario) and ASCO Guideline [J]. J Clin Oncol, 2021,39(27):3056-3082.

[13] PEÑA K B, KEPA A, COCHS A, et al. Total tumor load of mRNA cytokeratin 19 in the sentinel lymph node as a predictive value of axillary lymphadenectomy in patients with neoadjuvant breast cancer [J]. Genes (Basel), 2021,12(1):77.

[14] PICCART M, VAN'T VEER L J, PONCET C, et al. 70-gene signature as an aid for treatment decisions in early breast cancer: updated results of the phase 3 randomised MINDACT trial with an exploratory analysis by age [J]. Lancet Oncol, 2021,22(4):476-488.

[15] POODT I G M, VUGTS G, MAASKANT-BRAAT A J G, et al. Risk of regional recurrence after negative repeat sentinel lymph node biopsy in patients with ipsilateral breast tumor recurrence [J]. Ann Surg Oncol, 2018,25(5):1312-1321.

[16] POORTMANS P M, WELTENS C, FORTPIED C, et al. Internal mammary and medial supraclavicular lymph node chain irradiation in stage Ⅰ-Ⅲ breast cancer (EORTC 22922/10925): 15-year results of a randomised, phase 3 trial [J]. Lancet Oncol, 2020,21(12):1602-1610.

[17] QIU P F, WANG X E, WANG Y S. Indications for individual internal mammary node irradiation [J]. Lancet Oncol, 2021,22(2):e40.

[18] QIU P F, ZHAO R R, WANG W, et al. Internal mammary sentinel lymph node biopsy in clinically axillary lymph node-positive breast cancer: diagnosis and implications for patient management [J]. Ann Surg Oncol, 2020,27(2):375-383.

[19] SHI Z Q, WANG X, QIU P F, et al. Predictive factors of pathologically node-negative disease for HER2 positive and triple-negative breast cancer after neoadjuvant therapy [J]. Gland Surg, 2021,10(1):166-174.

[20] WANG X E, BI Z, LIANG Y, et al. Clinical application of multigene expression assays in the era of sentinel lymph node biopsy [J]. Future Oncol, 2021,17(4):359-361.

第三十八章

腔镜与机器人辅助技术在乳腺癌手术中的应用

第一节　乳腺腔镜手术的发展历史

乳腺腔镜手术最早起源于在乳房整形美容领域的应用。1992 年 Kompatscher 首先报道用腔镜技术将隆乳术后有包膜挛缩的假体取出，成为腔镜技术在乳腺外科领域应用的开端。此后腔镜技术被用于整形外科的隆乳手术。现今腔镜辅助下的假体植入隆乳术已成为整形美容外科的一个常规手术。随着腔镜技术的广泛应用，腔镜手术已被用于乳腺切除和乳房重建、男性乳房发育症腺体切除术等。

腔镜手术应用于乳腺癌外科治疗始于 1993 年法国 Suzanme 进行的腔镜下腋淋巴结清扫术。1995 年 Friedlander 提出腔镜技术可用于病变范围较大的导管原位癌和小叶原位癌的腺体全切术。1997 年 Yamagata 和 Iwai 等经过乳晕入路，在腔镜辅助下采用外部牵拉法建立操作空间，成功地进行了乳房腺体部分切除术。腔镜下乳腺切除手术入路包括经腋窝、经乳晕以及经乳房外侧等途径，空间建立的方法包括溶脂吸脂后充气法或经外部牵拉法。也有学者探索并成功开展了非溶脂状态下的腔镜下腋淋巴结清扫和腺体切除手术。非溶脂状态下腔镜手术由于保留了更多的乳房皮下以及腺体周围的脂肪组织，有利于改善腺体切除后假体植入乳房重建的美容效果，但手术难度和时间可能会相应增加。2000 年 Ogawa 等首次报道了 21 例乳腺癌患者的腔镜下内乳淋巴结清扫术，并认为这种手术方式创伤小，清扫彻底，是评价内乳淋巴结转移与否的有效方法。2002 年日本 Tajima 对各种乳腺腔镜手术进行回顾性分析，认为腔镜下部分乳房切除或乳房全切、腋淋巴结清扫、乳房重建等手术具有美容效果好、术后并发症少，术后恢复快等优点，有较好的应用前景。

前期的临床研究和实践表明，大多数乳腺良、恶性疾病均能够利用腔镜技术完成，且其肿瘤学安全性也得到了临床验证。但乳腺外科医生对乳腺腔镜手术的选择趋向于更加理性。乳腺腔镜手术的目的主要是为了乳房的美观需求，费时、费力且对乳房外观影响较小的腔镜术式如腺体部分切除、良性肿瘤切除逐渐被弃用。同时由于腋窝切口进行淋巴结活检或清扫方便简单且不影响外观，因此其价值有限，并且难度较大的腔镜下腋窝手术也未能被广泛接受。腔镜下保留乳头乳晕的腺体切除则成为临床上较为常用的手术方式。保留乳头乳晕的腔镜手术加一期假体植入乳房重建的美容效果明显优于开放手术，远期疗效也得到了临床实践的证实。

腔镜技术已成为乳腺外科的成熟技术，为乳腺疾病患者提供了能够改善美容效果的新选择。但乳腺腔镜手术不同于腹腔、胸腔及口咽等有腔器管手术，需人为创建操作空间，技术上有更高的要求。为此，中华医学会外科学分会内分泌外科学组早在 2008 年就已组织编写了“乳腺疾病腔镜手术技术操作指南”，并于 2016、2019 年两次结合乳腺腔镜手术的研究进展进行了修订补充，详述了常用乳腺腔镜下各种手术适应证、操作流程、注意事项以及围手术期处理原则，为乳腺外科医生开展乳腺腔镜手术提供了重要的参考建议。

机器人手术设备（图 38－1）是更高级形式的腔

镜手术系统,由3D影像监视系统、机械臂和操控台等3个主要部分组成。机器人手术器械特有的内关节器械、远程操控、过滤无效抖动、按比例缩小动作幅度、机器人扶镜等特点可以提高手术的精细程度,降低术者的劳动强度,从而为进一步改善腔镜手术的治疗效果提供了可能性。理论上适合腔镜下乳腺手术者也能用机器人手术系统完成。目前机器人辅助乳腺切除与重建、背阔肌切取以及难度较大的内乳淋巴链切除等均有成功应用的报道,充分体现了机器人手术的优势。但保留乳头乳晕和皮肤的腺体切除手术本身操作简单,采用机器人与传统腔镜手术相比是否有优势尚需进一步探索。目前在外科领域应用最成功的手术机器人是美国的达芬奇(Da Vinci)机器人系统,最新型号为Da Vinci ® Ⅺ以及SP(单孔)。国产手术机器人设备微创图迈 ® 系统也研制成功并进入临床注册审批阶段,并已开始与多家医疗单位合作进行临床试验,初步结果显示其性能已达到同类进口设备水平。国产机器人手术设备的发展将加快机器人手术设备在外科的应用,同时也为机器人辅助乳腺外科腔镜手术带来发展机遇。

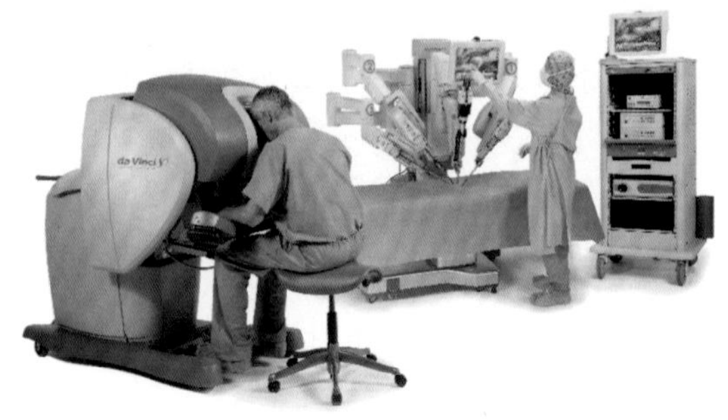

图38-1 达芬奇机器人手术设备

注:由左向右依次为操控台、机械臂和摄像系统。

第二节 腔镜下乳腺切除术加一期假体植入术

腔镜下乳腺切除术是乳腺外科最常用的腔镜手术方式,是利用腔镜技术完成乳房腺体切除,根据病灶部位和浸润范围的不同可以保留乳头乳晕和全部皮肤,也可以切除肿瘤表面的部分皮肤,保留乳头乳晕,又称为腔镜下保留乳头乳晕乳房切除术(endoscopic nipple-sparing mastectomy, ENSM)。开放手术切口常选择在乳房表面,而腔镜手术切口多选择在腋窝和乳房外侧等较隐蔽的部位,术后有更好的美学效果。如果乳晕复合体需切除,则通过此切口也可完成腺体切除;对于乳晕较大的患者可在直视下完成,而乳晕较小的患者仅通过此切口完成腺体切除较困难,需要横向延长切口或在腔镜辅助下或全腔镜下完成腺体切除。

一、手术适应证

(1) 乳房中等大小,体积小于500 ml,无明显下垂,有美观需求但不适合或患者不愿进行常规保乳手术的乳腺导管原位癌或较早期浸润性乳腺癌,肿瘤未侵及皮肤及胸大肌筋膜,乳头内无陷或偏斜。

(2) 有乳腺癌高危因素需进行预防性乳腺切除者,包括:较大范围的乳腺不典型增生,有乳腺癌高危因素或同时伴有乳腺癌家族史或*BRCA*基因突变等。

二、术前准备

(1) 一般术前检查与常规手术要求相同。

(2) 伴有可能影响手术的心肺功能障碍、高血压、糖尿病、严重贫血或凝血功能障碍等疾病者,应在伴随疾病得到控制或改善后实施手术。

(3) 通过体格检查和超声、X线等影像学检查,精确定位并标记病灶及腺体边界。

(4) 排除各种手术禁忌证。长期服用抗凝药物者需在术前1周及术后1周停用。

(5) 患者及家属签署手术知情同意书。

(6) 双侧乳房正、侧位照相并作为资料留存。

三、麻醉及体位选择

气管插管全麻。患侧上肢外展,肩关节及肘关节分别屈曲约90°,并固定在头架上;调整手术台使手术侧抬高15°~30°,也可根据术中情况适当调整手术台倾斜度以利操作。

四、建立操作空间

(一) 牵拉悬吊法

牵拉悬吊法适合于经腋窝单孔腔镜行乳房皮下腺体切除。先经腋窝切口完成腋窝前哨淋巴结活检或清扫，利于腋窝切口在直视下完成切口周围皮下间隙的分离和乳房后间隙的游离，建立初始操作空间。采用拉钩或特制器械将皮肤悬吊以扩大操作空间，在腔镜监视或腔镜辅助下完成腺体切除。牵拉悬吊法无需溶脂吸脂，可保留较多的皮下脂肪，以利于术后更好地保留乳房外观。借助于吸引器排除烟雾，有利于保持清晰的视野。但该法手术时间可能会长于溶脂吸脂法，切除远离切口部位的腺体时较困难。

(二) 溶脂吸脂充气法

溶脂吸脂是乳房腔镜手术重要的环节之一。充分的溶脂吸脂能够建立充分的操作空间，方便手术的顺利进行。手术开始前先标记乳房的边界以及套管针(trocar)入口位置(图 38 - 2)。在腋窝、平乳头水平的外侧边缘及乳房外下分别取 0.5 cm 的切口，各切口距乳房边缘约 1 cm，经此切口采用粗长且尖端钝圆的穿刺针在乳房皮下及乳房后间隙均匀注入溶脂液 500～800 ml。良性疾病者可适当按摩乳房，使溶脂液充分扩散，均匀分布。10 min 后用带侧孔的金属吸引管(也可直接用刮宫用吸头)经乳房边缘外侧切口插入，接中心负压(压力为 0.03～0.08 MPa)，在乳房皮下和乳房后间隙充分吸脂；皮下吸脂时要注意避免吸引头侧孔直接朝向皮肤，乳房后间隙吸脂时吸引头侧孔应朝向腺体方向。吸脂过程中主要是吸出水分。皮下间隙和乳房后间隙需保留适度的脂肪组织，一方面可保留皮下的血管网，防止术后乳头缺血坏死；另一方面适度的脂肪有利于改善重建乳房的外观。对于男性乳房发育保留适度的皮下脂肪组织和后间隙的脂肪有利于避免术后前胸壁原乳房部位皮肤塌陷致胸壁畸形。为了更好地保留胸大肌前方的筋膜，可免除乳房后间隙的溶脂。

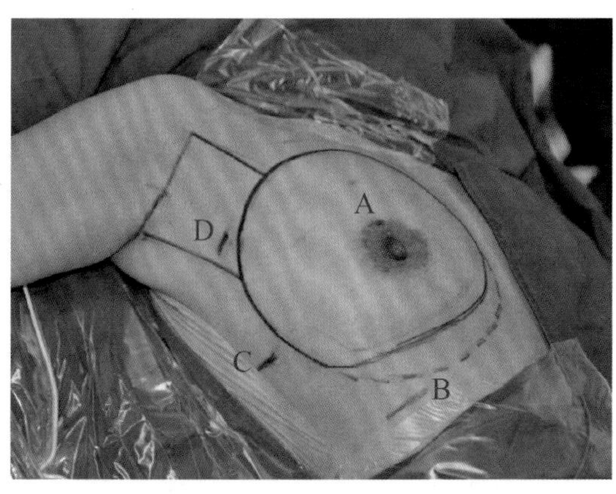

图 38 - 2　术前标记手术入路

注：用于腔镜下乳房切除的套管针入口包括：腋窝(D)、乳房外下缘(B)以及乳头水平下与腋中线交点(C)。

溶脂液配制：灭菌蒸馏水 250 ml＋注射用生理盐水 250 ml＋2％利多卡因 20 ml＋0.1％肾上腺素 1 ml。

五、手术方法

溶脂吸脂法有利于简化手术操作，比悬吊牵拉法应用更广。本节主要介绍溶脂吸脂法的手术程序。经前述切口分别置入 5 mm 或 10 mm 的套管针，充入二氧化碳(CO_2)，建立操作空间，维持充气压力在 8～10 mmHg 之间。为了手术操作方便，操作孔与观察孔可随时调换，观察孔置入直径为 10 mm 的 30°镜头可获得更好的手术视野。为协助显露，必要时可从腋窝另置一个 5 mm 套管针用于放置操作器械协助牵拉腺体，提高手术效率。

由于溶脂液中含有的肾上腺素可收缩皮下的血管减少出血，可在放置套管针之前先经皮肤切口放入细长的扁桃剪直接剪断乳房外侧象限皮下的乳房悬韧带，扩大操作空间，此范围少有较粗大血管。放置套管针后在腔镜监视下用电剪剪断或电凝钩以电切模式切断皮下间隙的乳房悬韧带(图 38 - 3)。为避免破坏乳晕皮下的血管网，保护乳头乳晕血供，游离皮瓣到乳头乳晕后方时注意保留适当的皮下脂肪。必要时可向上牵拉乳头，扩大手术空间，同时协助术者判断正确的切除层次。完成皮下间隙的分离切割后，从乳房的外上或外下沿胸大肌表面找到乳房后间隙，切断腺体在胸大肌筋膜表面附着的纤维组织，在保证肿瘤学安全的前提下尽量保留胸大肌筋膜及适量的脂肪组织。由外向内切除腺体。第二肋间乳房内缘往往有较粗大的内乳血管穿支，需要提前避开或凝闭，以免术中出血。如果不慎切断较粗大的穿支引起较大量的出血时，需用吸引器吸引或纱布压迫止血后找到血管断端，用腔镜下弯头钳钳夹后凝闭或直接用超声刀止血。对于腺体较多、乳房体积大的患者，可在切断乳房皮下乳房悬韧带后暂不处理乳头乳晕后方的大导管，在充气压力下乳头下导管可起到对腺体的悬吊作用，有利于寻找乳房后间隙和切断乳房边缘的纤维组织。

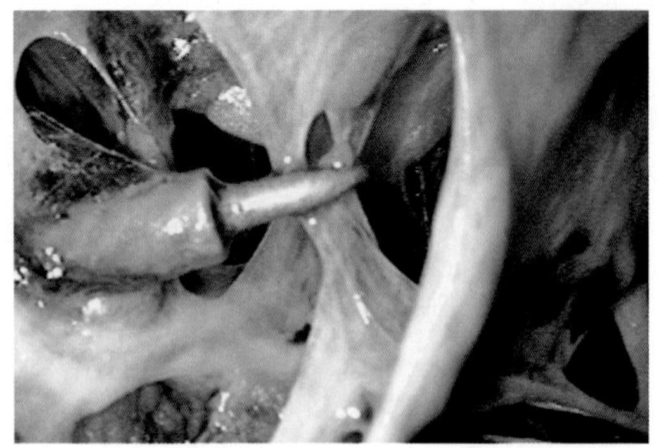

图 38－3　切断乳房悬韧带

注：在腔镜监视下切断腺体与皮肤相连的乳房悬韧带，扩大操作空间，逐步游离腺体。

进行腔镜手术的患者多数需要假体植入乳房重建。假体植入者可以在术中预防性应用抗生素。假体植入的切口可选在腋窝，也可选在乳房外侧缘。如选在乳房外侧缘，在取腺体时则可在乳房外侧缘取长约 5 cm 弧形切口。乳房外侧缘切口更利于进行胸大肌后间隙的游离。为充分游离胸大肌下方在肋骨上的附着点(图 38－4)，同时保持胸后间隙的相对完整，游离胸大肌后间隙需要在腔镜监视下进行，可以用电凝钩、电剪或超声刀。超声刀操作可起到更好的止血作用。胸大肌后间隙的游离范围需达到乳房下皱襞下方约 2 cm。在保证肿瘤学安全的前提下，保留胸大肌筋膜尤其是胸大肌外侧及乳房下皱襞附近的筋膜组织，有利于在切断胸大肌附着点后维持胸大肌后间隙的相对完整，从而无需使用补片也能在假体植入后完好封闭胸大肌后间隙的假体入口，提高手术安全性。假体的大小可按切除腺体的重量结合患者的需求适当加减。可吸收缝线缝合关闭胸大肌外缘假体入口。经乳房外下套管针入口置引流管至腋窝处并固定。术毕于乳房四周及腋窝适度加压包扎 3～5 d，以防止术后出血。假体上缘适度加压包扎以防止假体向上移位(图 38－5)。

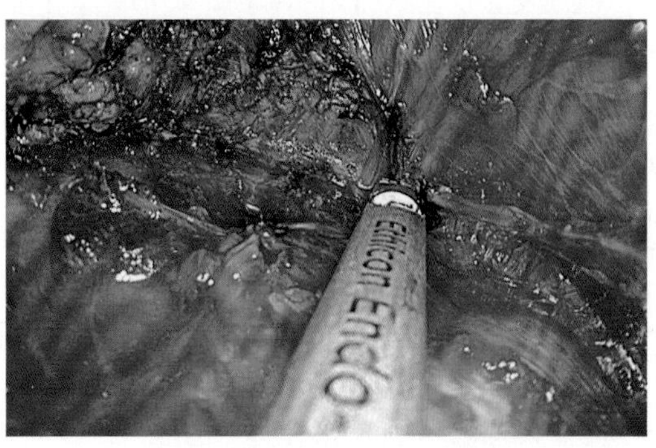

图 38－4　游离胸大肌后间隙

注：腔镜下用超声刀切断胸大肌下方在肋骨上的附着点，以扩大胸大肌后间隙。

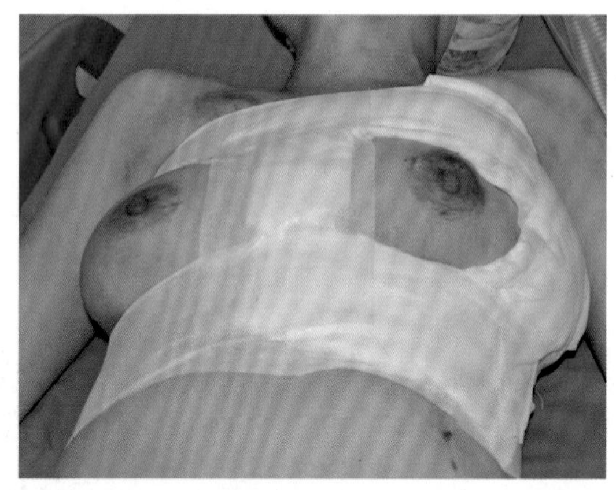

图 38－5　左乳房腔镜下改良根治术加假体植入术后

注：左乳房四周及腋窝加压包扎，以防止术后出血以及假体移位。

总结腔镜下乳房皮下腺体切除技术要点为：①在腋窝和腋中线后方较隐蔽处做切口为套管针入口，且要离开腺体边缘 1 cm 以上，以方便进行外侧腺体边缘的游离；②3 个切口之间的距离应均匀分布，两两之间距离大于 5 cm，以避免腔镜手术器械在术中相互干扰；③充分溶脂吸脂有利于建立良好的操作空间，简化手术，但过度的吸脂可能会影响乳头乳晕的血供，同时也影响重建乳房的外观以及手感，因此原则上应尽量多地保留皮下脂肪及胸大肌后间隙的脂肪组织；④处理乳晕下方的腺体时，应保留一定厚度的皮下脂肪以免破坏乳晕皮下的血管网，保护乳头乳晕血供；⑤为保障肿瘤学安全性，需要在术中取肿瘤表面的皮下组织及乳头下方组织送术中快速冷冻切片病理学检查，以确保无肿瘤残留。

六、术后观察和处理

(1) 术后 24 h 内密切观察患者生命指征。

（2）定期观察乳头、乳晕颜色变化及血供情况，及时发现缺血及坏死等情况并行相应处理。

（3）引流管持续负压吸引，保持引流管通畅，定期观察并记录引流物的性质和引流量，引流量每日＜15 ml、颜色变成淡红色或淡黄色方可拔除引流管。

（4）术后早期下床活动并逐渐恢复饮食。

（5）根据病情需要围手术期适当给予止血药及止吐药。

（6）根据乳腺癌治疗原则进行术后放疗、化疗、内分泌治疗等综合治疗。

（7）术后不同时期双侧乳房正、侧位照相并作为资料留存。

七、常见并发症及其处理

（一）皮下气肿

当采用 CO_2 充气方式建立操作空间时，气腔压力过大可能造成手术区以外的皮下气肿，严重时皮下气肿可发展到颈部甚至发生纵隔气肿压迫静脉。动物实验和临床手术实践表明，皮下 CO_2 充气压力保持在 8～10 mmHg 是安全的。手术时应随时注意充气压力以避免压力过高造成手术区以外的皮下气肿。

（二）高碳酸血症

乳腺腔镜手术分离范围和 CO_2 气腔较大、手术时间长，理论上在开放组织间长时间保持一定压力的 CO_2 充气可能导致经创面吸收 CO_2 增多。良好的正压通气可保证体内过多的 CO_2 排出而不至于发生高碳酸血症。但目前乳腺腔镜手术仍需选择无严重心肺疾病、心肺功能正常患者，同时术中应常规监测，保持动脉血氧分压及二氧化碳分压等血气指标在正常范围，避免出现高碳酸血症。

（三）出血性并发症

术后出血是任何外科手术较常见的并发症。但由于腔镜下皮下腺体切除术前应用了含肾上腺素的低渗盐水进行溶脂，术中主要采用电凝或超声刀能量器械操作，术中腔镜的放大作用也可及时发现并处理出血，避免遗漏活动性出血点。因此，腔镜手术中出血量一般均会少于常规手术，并很少出现术后出血的并发症。术中易引起出血的部位主要在乳房内侧缘的肋间穿支血管，因此在进行此部位操作时要注意对可疑血管进行确切凝闭止血。腔镜下乳腺手术中的血管处理非常重要，应注意在乳房内上边缘来自第 2、3 肋间的内乳动脉穿支，该穿支较粗，应妥善凝闭。手术结束后应再仔细检查整个手术区有无活动性出血，防止术后再出血。

手术完成后应再次仔细检查整个手术野，认真止血。必要时进行加压包扎，以防术后出血。术后注意观察引流情况，如术后引流管内持续有鲜红血液渗出，并影响患者的血压时，应果断手术止血，可在原切口打开，插入腔镜，反复冲洗清除积血，找到出血点妥善止血。术后少量的出血可通过引流管注射肾上腺素盐水、加压包扎以及止血等措施得到有效处理。

（四）皮瓣和乳头、乳晕坏死

皮瓣坏死可因用悬吊法建立操作空间时拉钩过度牵拉损伤或电凝烧灼损伤所致，手术时需特别注意游离皮瓣的厚度和电凝操作时间。术中要特别注意保护真皮下血管网。因此对于良性疾病的腔镜下皮下腺体切除时要尽量保留较厚的皮瓣，而对于乳腺癌手术，既要达到常规手术要求的皮瓣厚度，又要注意保护皮下血管网，避免皮瓣坏死。在处理乳头乳晕后方的大乳管时应避免破坏皮下血管网，以免引起乳头乳晕部位组织或血管网的损伤。

（五）皮下积液

单纯腔镜下乳房皮下腺体切除后皮下积液少见，其发生与乳房体积过大，腺体切除后皮肤冗余形成皱褶，引流管无负压、堵塞或过早拔除，以及术后出血有关。当乳房体积过大、术后有皮肤冗余形成皱褶时，应于包扎时适当调整并固定皮肤位置，并可于皮下放置双引流管。彻底止血，术后确保引流管负压及通畅，选择适当时机拔引流管均可预防术后皮下积液。

（六）乳头感觉异常和功能障碍

乳头感觉神经主要由第 4 肋间神经的外侧皮支支配，皮下腺体切除手术中需要切断该神经，导致术后乳头勃起功能障碍及感觉缺失。但多数情况下半年以后可部分恢复乳头乳晕区的感觉。

（七）假体取出

感染和较大范围的皮瓣坏死可能导致假体外

露并最终需要取出假体,因此要求整个术中严格无菌操作,术前或预防性应用抗生素。溶脂吸脂过程中防止吸除过多的皮下脂肪,保护皮下血管网,可以防止出现较大范围的皮瓣坏死。术中保持胸大肌后隙的完整性,这样假体前方有完整的自体组织覆盖,避免部分或全部假体脱出后隙至皮下;即使有皮瓣坏死,也可以有效地防止假体外露。

八、优势与不足

腔镜下乳房皮下腺体切除术最大的优势在于优秀的美容效果,手术切口位于腋窝或腋中线等隐蔽部位,患者上肢自然下垂时能完全遮盖切口瘢痕,避免在乳房残留明显瘢痕。多数学者认为腔镜下乳房皮下腺体切除手术适用范围较广,切口隐蔽、微小,能够有效地达到治疗和不破坏美容的效果。乳房皮下腺体切除术中出血少也是其优势之一,由于术前用含肾上腺素的溶脂液行皮下和乳房后间隙溶脂,溶脂过程中手术野内血管收缩,而腔镜下采用电凝钩和超声刀操作也可进一步减少术中出血的机会。腔镜的放大作用也可使术中易于辨认出血点和止血。

常规手术治疗男性乳房发育是经乳房表面直接切开,对于较小的乳房采用环乳晕切口,较大的乳房则采用较长的直切口或弧形切口;而常规保留皮肤的乳腺癌改良根治术也是取乳房表面切口进行。上述方法除了在乳房表面形成明显瘢痕外,还可能在一定程度上破坏乳房皮肤及皮下的血管网,导致乳头乳晕和皮瓣坏死等并发症的发生,尤其是环乳晕切口更易增加乳头乳晕坏死的机会。而腔镜下乳房皮下腺体切除时对乳晕周围皮肤和皮下血管网能够进行相对较好的保护,从而将手术对乳头乳晕的供血影响减少到最低限度,降低乳头乳晕坏死的机会。

目前乳腺腔镜手术仍不能完全替代常规开放手术。如乳房体积较大、皮肤较多、下垂明显的患者,行乳房皮下切除后,多余的皮肤尚需常规手术进行处理,巨大乳房如体积超过 500 ml 患者进行乳房切除时,也不适合进行腔镜手术。局部晚期乳腺癌患者的乳房皮下切除难以达到无瘤原则,其安全性会无法保证,应作为腔镜下皮下腺体切除的相对禁忌证。

第三节 腔镜下乳腺癌保乳手术

由于乳腺癌疗效的提高,医患双方对术后美学效果的关注也越来越多。随着综合治疗的进步以及早期病例的比例增加,保乳手术作为早期乳腺癌的标准治疗方式已被广泛应用,其疗效与根治手术相当,术后外观明显优于根治术或改良根治术。为了达到更好的美观效果,避免保乳术后乳房表面的明显瘢痕,腔镜技术首先被日本学者用于保乳手术。至今,腔镜下保乳手术(endoscope breast conserving surgery, EBCS)已经历了 10 多年的经验积累,其优势是切口隐蔽,瘢痕对外观影响小,肿瘤学安全性以及美容效果已经被一些研究机构证实。由于腔镜下保乳手术需要同时完成根治切除和美学重建,技术上要求较高,且不同象限的肿瘤采用的切口和手术方法可能差别较大,对于容量缺失的修复也可以选择周围组织转移以充填乳腺组织的缺失,但较大的容量缺失则需要转移组织瓣如背阔肌瓣来填充以获得更好的美容效果。

一、手术适应证

腔镜下保乳手术的适应证首先需满足开放条件下保乳手术的条件如肿瘤距乳晕边缘的距离大于 2 cm、分期在 T_2 以内。大多数腔镜下保乳手术的文献均把适应证限定在肿瘤直径≤2 cm。而把肿瘤侵犯到皮肤、胸肌或胸壁或多中心病灶作为手术禁忌证。由于保乳手术中切除量太大后腔镜下难于转移更多的组织进行有效填充,如无进行组织瓣转移的设计或预案则需将切除腺体范围限定在20%以下。因此切除组织较多可能影响保乳手术效果时需作为相对禁忌证。如术前曾经在乳房表面切口进行过切除活检,切口长度>3 cm,经此切口或稍做延长即可完成手术,则不必要进行腔镜手术。

二、术前影像学评估与手术范围标记

除了全身检查外，乳房和腋窝的超声检查或乳腺X线摄影检查是最常用的检查手段，此两项检查大多数情况下可提供足够的信息决定是否能够进行保乳手术或腔镜下保乳手术。增强MRI检查也常用于保乳手术前的乳房检查，但MRI检查时的体位为俯卧位，乳房自然下垂，而手术时的体位为仰卧位，乳房处于松弛平坦状态，因此MRI显示的位置与手术时病灶的实际位置可能会有差异。对于不能触及伴有钙化的病灶可在术前通过X线立体定位植入标记物或直接在超声引导下确定肿瘤位置。有学者还通过术前超声标记出手术部位重要或较粗大血管的位置，以方便术中避开或预先处理，减少术中出血。

由于腔镜手术中不能像开放手术通过超声定位或通过触摸的方法确定肿块的位置，除了术前需要通过影像学定位在体表标记出准确位置外，还需要术中能够在镜下准确辨认并确定好切除范围。为便于在术中辨认并准确地切除肿瘤，术前在超声引导下沿肿瘤周围1～2 cm处注射染料如亚甲蓝，术中在染料引导下可准确地切除肿瘤及其周围相应宽度的正常组织。

三、手术方法

1. *皮肤切口的设计*　关于皮肤切口的位置，腋窝、乳晕边缘、中间线和乳房的侧面均有报道，最常用的是腋窝联合乳晕边缘。腋窝切口可用于乳房后间隙的游离及标本取出，乳晕边缘切口可用于皮瓣的游离以及标本的取出。如果肿瘤位于外上或外下区域，单用腋中线切口、腋窝切口联合一个小的侧方切口或单一腋窝切口可完成单孔腔镜下部分腺体切除，同时切取小型背阔肌瓣进行缺损充填完成乳房重建。

2. *腺体后间隙的游离*　内镜下游离乳房后间隙的方法包括在腔镜下使用静脉切吸器、特殊牵开器和电剪等。也可以采用扩张球囊进行皮瓣游离和建立操作空间。

3. *皮瓣游离*　皮瓣游离可在腔镜下以电剪、超声刀或电凝钩进行切割游离操作。可先在皮下建立多条隧道作为操作空间，然后内镜引导下将隧道之间的分隔用双极剪、超声刀、电凝钩切断。也可在专用光源或腔镜引导下用电刀或电剪直接游离皮瓣。先在皮下注射肾上腺素盐水再用剪刀直接在皮下剪切以快速完成皮瓣游离和操作空间建立。

4. *腺体切除*　病灶所在的目标区域皮瓣游离以及乳房后间隙的游离完成后可在腔镜辅助下经乳晕切口直接切除腺体，也可以经单一腋窝切口完成单孔腔镜下腺体切除，或经腋窝或腋中线切口联合乳晕切口完成腔镜下目标区域的病灶及周围部分腺体切除。由于保乳手术后均需进行放疗，为了放疗时确定准确的位置，有人在切除病灶后的切缘位置放置标记夹，以便于放疗定位。

腔镜下进行腺体部分切除的难度大于整个腺体的切除，尤其对于腺体较厚或质地较韧的育龄期妇女，无论是用电凝钩、剪刀或超声刀均会费力、费时。笔者曾尝试通过微创旋切的方法在超声引导下首先沿预先设计的病灶周围切除线从乳房后间隙切向皮下间隙，完成病灶周围大部分腺体组织的游离，然后在腔镜下采用电凝钩切断病灶与周围有少量连接的腺体组织，从而完成腺体切除（图38－6）。此种方法可简化病灶切除过程，增加病灶切除的准确度，缩短切除腺体的时间，但是此法仅适用于直径＜1.5 cm的病灶。

5. *病灶切除后的乳房整形*　保乳手术中病灶切除后为了修补腺体组织切除后乳房体积的损失，可采用剩余组织进行容量置换，或采用背阔肌瓣进行容量填充替代或用其他充填物进行填充。容量置换的方法是游离并转移病灶切除后残腔周围剩余腺体组织填充并直接缝合。容量填充的方法是切取侧胸壁的组织瓣、背阔肌瓣进行异位的组织转移或采用可吸收的复合材料填充病灶切除后的乳房容积缺失。有研究显示，如果乳房容积缺失大于30%，均需要采用容量填充的方法修复乳房外观。

四、外科切缘与肿瘤学安全性

研究显示阳性外科切缘发生率在腔镜下保乳手术与常规开放保乳手术类似，距病灶边缘大于2 mm宽是降低浸润性癌和原位癌复发风险的足够距离。文献报道腔镜下保乳手术后的随访时间尚短，仅有12～18个月，目前报道的局部复发率、远处转移率以及总的生存率均与开放手术类似。由于乳腺癌综合治疗技术的进步，在保证切缘阴性的前提

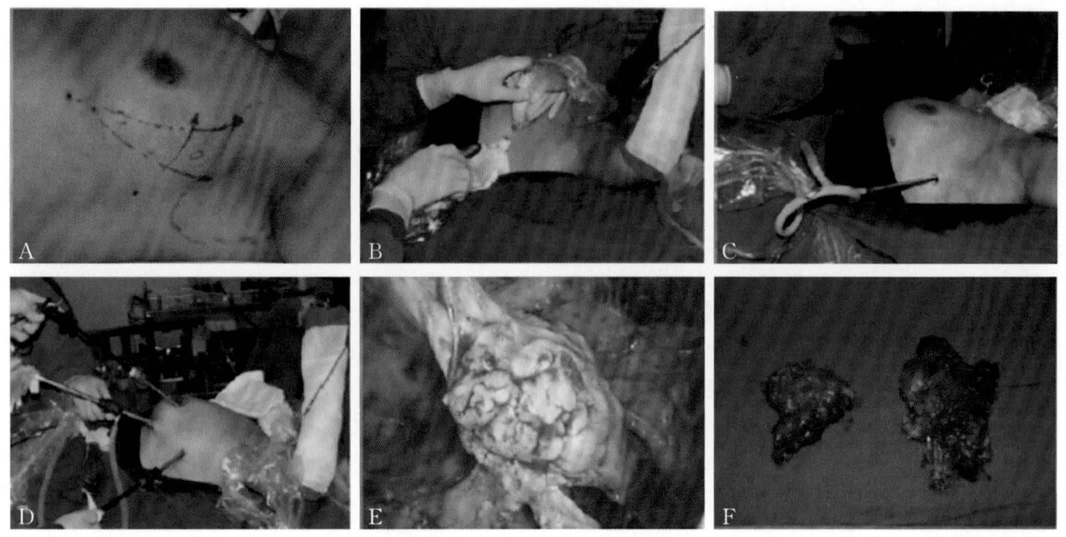

图 38-6 腔镜下保乳手术

注:A. 术前标记肿瘤切缘及手术入路;B. 超声引导下 Mammotome 沿肿瘤周围进行微创旋切;C. 用尖端钝圆带侧孔的吸引器在腋窝及手术区域皮下和乳房后间隙吸脂,创建操作空间;D. 置入腔镜器械进行肿瘤切除及腋窝手术;E. 镜下观察到肿瘤与周围腺体间大部分区域已离断,仅剩少量组织相连接;F. 通过腔镜手术切取的肿瘤及腋窝组织。

下腔镜下乳腺癌保乳手术的肿瘤学安全性可能更多地取决于肿瘤的分子分型及病理学分期。

五、美学效果和满意度

腔镜下保乳手术的目的是为了改善开放保乳手术的满意度。腔镜下能够通过病灶切除后周围组织移位或转移异位组织进行精准修复,尤其是可在腔镜下切取背阔肌瓣或腹腔内大网膜组织瓣进行乳房体积的容量填充。大多数研究显示腔镜下保乳术后的美学效果优于开放手术。但由于重建方法或技术差异,也有腔镜下保乳术后患者满意度较低的报道。对于腔镜下保乳术后美学效果的评价包括对术后乳房外形、乳头位置和外观色泽、皮肤条件、伤口瘢痕、乳房硬度等指标的综合评价。

六、腔镜下保乳手术的问题和前景

目前的研究结果显示腔镜下保乳手术是安全可行的,可以提高患者的满意度,但缺乏长期的随访证据。腔镜下保乳手术方法的文献报道各不相同,目前尚无标准的指导腔镜下保乳手术的操作指南或手术流程,术后也无公认的美学评价标准,因此需要建立腔镜下保乳手术的指南或规范化的方法和术后评估方法。

腔镜下保乳手术有可能改善保乳手术后的美学效果和患者的满意度而不增加肿瘤复发风险,然而能否成为标准的保乳手术方式之一尚不能确定,需要与开放手术进行较大病例数的随机对照研究、较长时间的随访以及安全性、美学效果和患者满意度的系统性评价等。

第四节 腔镜下乳腺癌前哨淋巴结活检术

患肢淋巴水肿是乳腺癌腋淋巴结清扫术后最常见的并发症,其发生率可达到 20%~50%。轻度的淋巴水肿可影响患肢的活动范围,严重者可致患肢残废,严重影响患者生活质量。前哨淋巴结是乳腺癌区域转移的第一站淋巴结,前哨淋巴结活检能够判断腋淋巴结的状态。有关乳腺癌前哨淋巴结的临床试验(Z0011 试验)结果表明,对于前哨淋巴结阴性或仅 1~2 枚淋巴结转移的患者可免除腋淋巴结清扫。通过腋淋巴结活检可将患者上肢水肿的发生率降至10%以下，已成为乳腺癌腋淋巴结分期的首要选择。腔镜下前哨淋巴结活检是腔镜技术在乳腺外科的成功应用之一，具有操作简单、准确率高、并发症发生率低等优点，已有较多的研究报道。

一、手术适应证

腔镜下前哨淋巴结活检的手术适应证大体上与开放条件下的前哨淋巴结活检相同。任何早期的可手术乳腺癌患者如术前检查或影像学评估未发现腋淋巴结有可疑转移者均可作为腔镜下腋窝手术的适应证。但如果腋窝进行过副乳切除手术、淋巴结切除活检或外上象限肿块切除活检者，可能会增加手术难度或降低前哨淋巴结活检的准确性，是腔镜下前哨淋巴结活检的相对禁忌证。如果计划进行乳房全切除的患者，因切口较长可能很方便地进行开放的前哨淋巴结活检，也无需行腔镜手术。因此腔镜下前哨淋巴结活检的适应证应限定在临床评估腋淋巴结无转移或可疑转移拟行保乳手术或保留乳头乳晕和皮肤的早期乳腺癌患者。

二、示踪剂的选择

核素法或核素与染料相结合的双示踪法、荧光示踪法或荧光与染料示踪相结合的方法是开放条件下前哨淋巴结活检的标准方法，尤其是双示踪法可降低前哨淋巴结活检的假阴性率，提高准确性。由于腔镜手术中常需要用溶脂吸脂的方法建立操作空间，溶脂液注射后在皮下的扩散可能会导致皮下间隙的核素或荧光染料大范围地扩散，提高本底的计数或荧光强度，从而影响核素探测仪或荧光探测仪对前哨淋巴结热点的探测，因此核素与荧光法均不适合单独用于腔镜手术，而需与染料法联合使用。由于腔镜操作过程中无法使用放射性核素前哨淋巴结探测仪或荧光探测仪，术前注射了核素或荧光示踪剂者，如采用溶脂法进行腔镜下前哨淋巴结活检术均需要在注射溶脂液之前确定前哨淋巴结热点。而事实上单用蓝色染料如亚甲蓝或纳米炭已能足够好地显影皮下淋巴管和前哨淋巴结，腔镜下可依据染色的淋巴管寻找或直接在直视下切取前哨淋巴结。纳米炭由于颗料较大，不能通过毛细血管壁吸收而仅能透过淋巴管吸收流向前哨及下一站淋巴结，并可被巨噬细胞吞噬长期存留在淋巴结或皮下组织中，其优点是染色的淋巴结不易褪色，可提高前哨淋巴结活检的准确性，缺点是皮下残留的黑色印记长期不能消退，保乳术后可能会影响患者的皮肤外观。因此不建议对保乳手术患者采用纳米炭进行前哨淋巴结活检。

三、手术方法

(一) 示踪剂注射

一般采用亚甲蓝皮内、皮下或腺体内注射的方法。皮内注射用量小，且需要稀释10倍，但直接在皮内注射有引起局部皮肤坏死的风险。皮下和腺体内注射相对更安全，可直接注射原液。一般在乳晕外上边缘或乳晕四周选4点在皮下注射亚甲蓝后10 min即可使前哨淋巴结充分蓝染，用量以1%的亚甲蓝1～2 ml为宜。亚甲蓝注射后与溶脂液注射的时间间隔需要5～10 min，间隔时间太短可能因溶脂液对皮下亚甲蓝的稀释影响染色效果，间隔时间太长可能导致蓝染的淋巴结褪色。

(二) 切口选择

腔镜下前哨淋巴结活检可选择在腋窝附近或远离腋窝的部位。如果肿瘤位于外上象限，保乳手术时可利用乳房手术的切口或联合腋中线和乳晕的小切口完成。如果进行腔镜下的腺体切除，前哨淋巴结活检的切口选择在乳晕、乳房外下缘以及乳房外缘的腋中线水平，这些入路可同时用于乳腺切除。

(三) 手术步骤

示踪剂注射10 min后，在腋窝和放置套管针的隧道区域注射溶脂液，腋窝溶脂吸脂的区域小于直接行腋淋巴结清扫者。吸脂后充入CO_2，建立操作空间，置入镜头和操作器械。首先切断镜头前方影响视野的乳房悬韧带以扩大操作空间并逐步向腋窝游离皮瓣，到达前哨淋巴结的解剖位置后(大多数情况下在胸大肌外缘与第2肋间的交界处；有变异的背阔肌束于腋静脉前方经过时，前哨淋巴结的位置可能会在该变异肌束的外侧，此时需扩大腋窝皮瓣的游离范围。镜下可直接沿染色的浅层淋巴管追踪到蓝染淋巴结。腋窝吸脂充气后腋窝大部分区域呈蜘蛛网样结构，蓝染淋巴结悬挂在网格样分布的纤维组织上，镜下稍加分离切断纤维组织即可找到并切除前哨淋巴结(图38-7)，而且根据前哨巴结

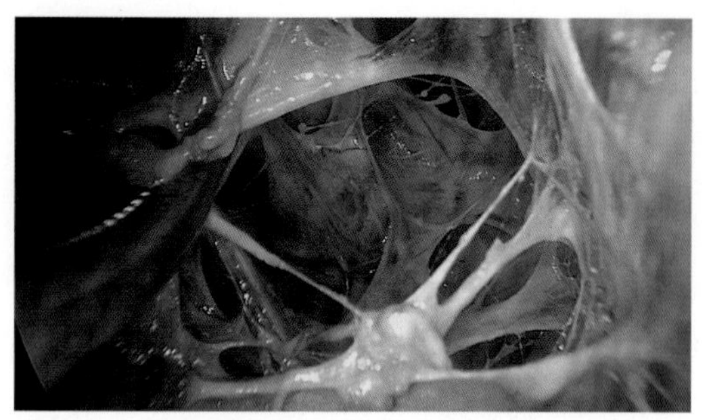

图 38-7 镜下在网格样分布的腋窝组织间隙直接观察到染色的淋巴管和前哨淋巴结

的活检原则,镜下可将探查寻找前哨淋巴结周围的肿大或可疑淋巴结一并切除,增加前哨淋巴结活检的准确性,降低开放条件下因肿瘤跳跃式转移引起的假阴性率。前哨淋巴结送术中快速冷冻切片病理学检查,结果为阴性者结束直接行相应的乳房切除或保乳手术;如为阳性则行开放下腋淋巴结清扫或腔镜下腋淋巴结清扫术。

四、优点及注意事项

腔镜下前哨淋巴结活检的优点是操作简单,准确率高,无明显的手术并发症,与开放手术同样可降低术后上肢淋巴水肿的发生率。对于保乳手术可避免腋窝切口,对于腔镜下乳腺癌手术其切口可以与腔镜下腺体切除共用。仅使用单一染料如亚甲蓝即可完成,无需使用开放下的双示踪法。需要注意的是,注射示踪剂与注射溶脂液的时间需间隔 5～10 min,一般在消毒后先注射示踪剂,再行常规的消毒铺巾及其他术前的准备措施,可节约等待时间。

第五节 腔镜下腋淋巴结清扫术

腋淋巴结是乳腺癌主要的淋巴引流区域,占乳腺癌全部淋巴引流的 75%。腋淋巴结清扫是乳腺癌腋淋巴结主要的分期方法之一,可提供完整腋淋巴结状态信息,是乳腺癌根治性切除的重要组成部分。在前哨淋巴结活检应用之前,无论腋淋巴结是否有转移,均需进行腋淋巴结清扫,当时乳腺癌的治疗模式仍是最大可耐受治疗模式,最大限度地切除可能被肿瘤累及的组织或区域淋巴结。随着乳腺癌综合治疗理念和技术的进步,保乳手术和乳腺癌前哨淋巴结活检被用于乳腺癌外科治疗,在选择合适的手术适应证的前提下,较小的手术范围与乳腺癌根治或改良根治相比未降低疗效,同时最大限度地保留了乳房外观,降低了手术并发症,尤其是上肢淋巴水肿发生率明显下降,从而提高了患者的生活质量。随着早期疾病的占比增加,接受腋淋巴结清扫术的患者也明显减少。

一、手术适应证

选择好适应证是发挥腔镜技术优势的前提。理论上腋窝有淋巴结转移者只要未侵及腋静脉及其他重要结构者均可在腔镜下完成腋淋巴结清扫,但对于无美观需求、乳房较大、皮肤松弛、拟行改良根治术、同时乳腺癌切除的切口足够方便完成腋淋巴结清扫的患者,则无必要进行腔镜手术。因此腔镜下腋淋巴结清扫的适应证应限定在腋淋巴结有转移或可疑转移的可手术乳腺癌患者,同时满足以下条件:①适合进行腔镜下乳腺癌切除和重建者同时选择乳房外侧缘作为假体植入切口者;②肿瘤位于乳房下侧象限,乳房体积较小,采用乳房切除切口进行腋窝手术困难者;③保乳手术需进行腋淋巴结清扫者;④腔镜下前哨淋巴结活检术中快速冷冻切片病理学检查提示有前哨淋巴结转移者。而适合进行前哨淋巴结活检的早期患者以及腋淋巴结转移较多且融合固定,或已侵及腋静脉等重要结构者,或过度肥胖患者,均应作为腔镜下腋淋巴结的禁忌证或相对禁忌证。

二、手术方法

(一) 空间建立方法

腋窝并无实际可利用的操作腔隙,而进行腔镜操作首先需建立操作空间。腔镜下腋淋巴结清扫的空间建立方法包括溶脂吸脂后充气法以及非溶脂状态下的充气法,前者的程序方法同腔镜下前哨淋巴结活检,但溶脂的范围和深度略大,需达到腋窝的解剖边界;后者则需要先在直视下或先采用钝性分离的方法建立初始操作空间,然后充气,置入镜头和操作器械逐步扩大操作空间，并向腋窝延伸，全程主要是用超声刀进行操作。

（二）腋淋巴结清扫与乳房切除的顺序

根据改良根治手术肿瘤整块切除的原则，需先行肿瘤和腺体的切除后进行腋淋巴结清扫。但肿瘤转移的途径之一是通过区域淋巴结向远处转移，先清扫腋淋巴结理论上能够先阻断淋巴转移途径，更符合肿瘤外科的无瘤原则。同时清扫腋窝时胸大、小肌外缘与皮肤间的纤维组织可起到有效的牵拉作用，方便腋窝第 2 组淋巴结的显露和清扫。同时腋淋巴结清扫后也有利于胸大肌外上缘腺体的游离。

（三）切口选择

如果只是进行腔镜辅助下的腋淋巴结清扫，则可利用乳房表面切口，大多数操作在直视下完成，较深位置借助于牵拉装置显露视野并在腔镜监视下完成。此种方法仍需较大切口，手术操作较困难，与开放手术在本质上无明显差别。

而完全腔镜下的腋淋巴结清扫手术主要包括 2 种：一种是以北京复兴医院为代表的六步法，其手术入路在腋窝另做 3 个小切口放置套管针直接进行腔镜下腋淋巴结清扫；另一种是以重庆西南医院的方法为代表，在腋窝以外的区域选择手术入路，常常同时在腔镜下完成腺体切除及假体植入乳房重建。

本节重点介绍第 2 种入路的手术方法。溶脂吸脂后在腋窝以外的区域如乳房外下切口为观察孔，乳晕外上缘切口和乳头水平的乳房外侧边缘切口为操作孔（图 38－8）。置入套管针后充入 CO_2，充气压力维持在 8～10 mmHg。在腔镜的监视下首先切断乳房外侧皮下间隙内的乳房悬韧带，扩大手术视野，并方便腔镜和操作器械进入腋窝。

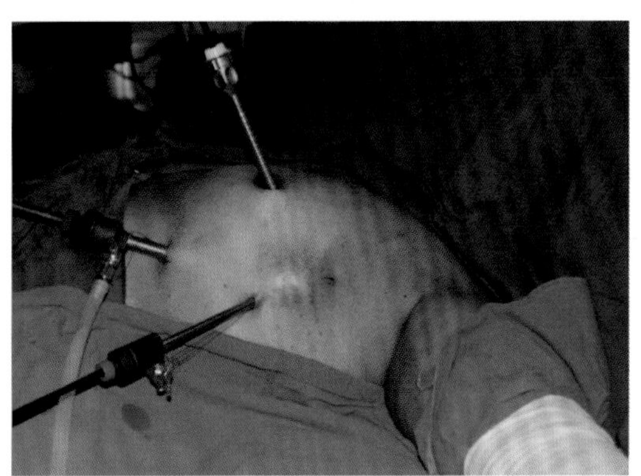

图 38－8　腔镜下腋淋巴结清扫术入路位置

注：以乳房外下切口为观察孔，乳晕上缘切口和乳头水平的乳房外侧边缘切口为操作孔，分别置入镜头和操作器械，进行腔镜下腋淋巴结清扫。

（四）主要步骤

（1）扩大腋窝腔隙：切断腋窝皮肤与胸大肌外缘或深层组织相连的纤维条索，扩大腋窝间隙，方便手术操作。

（2）显露腋静脉：沿胸大肌外缘游离腋窝内的结缔组织，沿胸小肌外缘切开喙锁筋膜；沿胸前外侧神经血管带游离其周围的脂肪、淋巴组织，直至腋静脉。

（3）显露胸背神经、血管：沿腋静脉下缘游离腋窝内的脂肪、淋巴组织，在距腋静脉 1 cm 以远处采用电凝或超声刀切断胸外侧动静脉。

（4）清扫腋窝外侧的淋巴、脂肪组织：从腋窝外侧壁开始，沿背阔肌前缘由外向内清扫胸背神经、血管外侧及其周围的淋巴、脂肪组织。

（5）显露胸长神经：沿侧胸壁与背阔肌内侧缘向深层纵向游离脂肪淋巴组织，沿前锯肌表面向深处游离并显露胸长神经。

（6）清扫胸小肌后方和内侧的淋巴、脂肪组织：腔镜斜面朝向内侧，沿腋静脉下缘向胸小肌后及内侧方向游离并切除Ⅱ水平和Ⅲ水平的淋巴、脂肪组织。

（7）清扫胸长和胸背神经之间的淋巴组织：自腋静脉下缘开始沿背阔肌前缘在胸长神经和胸背神经之间游离淋巴、脂肪组织直至乳房外上缘完整切除腋窝淋巴组织，从而完成腋淋巴结清扫（图 38－9）。

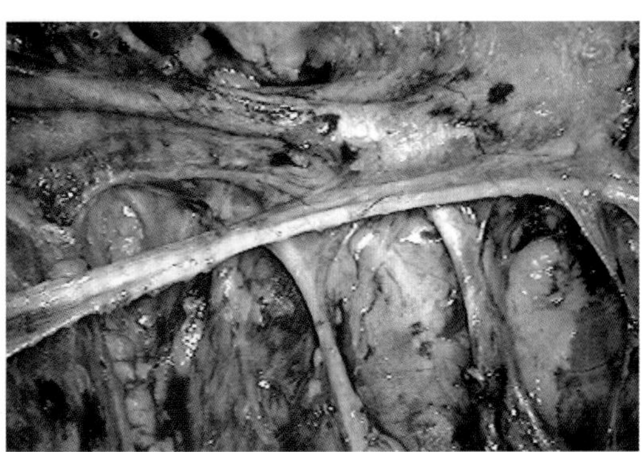

图 38－9　右乳腺癌腔镜下腋淋巴结清扫后

注：显示保留完好的腋静脉鞘、胸长神经、胸背神经以及肋间臂神经。

三、关键技术和注意事项

腋淋巴结清扫过程中最主要的操作步骤或限速步骤是显露腋静脉。溶脂、吸脂较为彻底时,在切断皮肤与深层相连的纤维条索后可直接观察到腋静脉。如果腋窝内脂肪残留较多时可再次吸脂,充分溶脂吸脂可简化手术操作。对于有明显副乳的患者可在腔镜下切除副乳后再行腋淋巴结清扫,有利于扩大操作空间。处理较粗血管时先游离足够的长度并远离腋静脉 1～2 cm 处用电凝或超声刀切断,以防断端出血回缩后增加处理难度。在术中未发现腋窝有明显肿大淋巴结或肿大淋巴结较少时,清扫到Ⅰ、Ⅱ组淋巴结已足够,只有术中发现肿大淋巴结较多且在Ⅱ组及其远端有肿大或可疑转移的淋巴结时才需要进行Ⅲ组淋巴结清扫。腋窝内肋间臂神经的保留有利于改善术后上臂内侧的感觉,但会因此延长手术时间。在腔镜下腋淋巴结清扫术与常规手术的步骤有类似之处,在腔镜下操作时辨认重要的解剖标志尤为重要,因为镜下操作无法用手的触觉感知协助判断,也缺乏常规开刀术野中的立体方位。镜下操作时还需要结合体表的标记,以防误伤皮肤或其他重要结构。

腔镜下腋淋巴结清扫技术无疑是一项有用的技术。需要说明的是,腋窝也是非常隐蔽的切口部位,大多数情况下开放手术优于腔镜手术效果;保乳手术时另从腋窝开口行淋巴结清扫也并不影响美观,因此掌握好每项技术的适应证同样重要。

四、手术并发症及其预防

腔镜术后的并发症与开放手术无异,包括出血、淋巴漏、皮肤损伤等,但由于腔镜手术比开放手术更精准,其发生率低于开放手术。远期并发症如术后上肢水肿是开放和腔镜下腋淋巴结清扫术后常见的并发症,但腔镜手术可使此并发症发生率降至 10%以下,接近前哨淋巴结活检后的发生率。防止上肢水肿发生的关键是术中保留腋静脉鞘及其周围横行的引流上肢的淋巴管网,除非紧贴腋静脉处有明显肿大淋巴结。大多数情况下在腋静脉下方操作时需离开腋静脉 1 cm 以远处理其静脉属支和淋巴、脂肪组织,腋静脉上方及其浅面的脂肪组织更是无需切除。此外腋窝无副乳的情况下可以保留腋窝皮下的全层脂肪,有利于保留皮下淋巴管网。

第六节　腔镜下内乳淋巴链切除术

内乳淋巴链是乳腺癌淋巴引流的重要组成部分,占乳腺癌所有区域淋巴引流的 25%。内乳淋巴结转移与腋淋巴结转移对患者预后同样有重要影响。腋淋巴结转移的患者中有 28%～52%可能会出现内乳淋巴结转移,而无腋淋巴结转移的患者出现内乳淋巴结转移的概率也有 5%～17%。既往对内乳淋巴结的处理方法是扩大根治手术。但由于扩大根治术需切除第 2～4 肋软骨,手术创伤较大,而且进行扩大根治术的患者并未能从手术范围的扩大中增加获益,因此目前扩大根治术已很少应用。对于内乳淋巴链的处理方法主要是对于该区域淋巴结转移风险较大的患者进行术后内乳区的放疗以降低术后内乳区复发的机会。这种方法可能会导致内乳区无转移的患者过度治疗。胸骨旁内乳区的放疗则可能会出现放射性肺炎以及放射性心脏损伤,尤其是左侧胸骨旁的放疗出现心脏放射性损伤的机会更多。在个体化以及精准医学时代,如何准确了解内乳淋巴结状态从而给予患者精准辅助治疗已成为一项重要课题。有学者采用经肋间活检的方法了解内乳区淋巴结状态,对于有阳性结果的患者显然有助于术后的准确分期和治疗,然而位于肋骨后的淋巴结可能会漏检,从而导致分期低估。

腔镜下内乳淋巴链切除术在不切除肋软骨,不影响胸廓结构的情况下,能够完整切除内乳淋巴链,切除内乳区转移淋巴结,准确了解内乳淋巴结的状态,为乳腺癌的综合治疗提供准确分期,有可能从根本上改变内乳区有转移的乳腺癌患者的预后。

一、手术适应证和禁忌证

(一) 手术适应证

腔镜下内乳淋巴结清扫术适合于怀疑或确诊内乳淋巴结有转移的乳腺癌患者,包括:

(1) 肿瘤位于内侧象限。

(2) 肿瘤最大径≥5 cm。

(3) 肿瘤侵及乳房皮肤或胸肌。

(4) 腋淋巴结体检有明显肿大或融合。

(5) 影像检查发现内乳淋巴结肿大或已明确有内乳淋巴结转移。

(6) 患者无明显的心肺功能障碍以及凝血功能障碍等开放手术的禁忌。

(二) 手术禁忌证

由于腔镜下内乳淋巴结清扫需进入胸腔,需要患者在单侧肺通气时能维持正常的血氧分压和氧饱和度方能进行手术。因此,年老体弱、肺功能不全、过去曾行肺叶切除以及因其他原因导致胸膜粘连严重者均为该手术的禁忌。此外,如患者已出现远处转移或局部无法切除的病灶应视为手术相对禁忌证。

二、术前准备

术前应重点了解患者的心、肺功能状况。肺功能检查是必须进行的检查项目,可对患者能否耐受单侧肺通气作出准确判断。包括详细询问过去史,了解患者既往有无肺部疾病和胸部外伤手术史,如是否有过肺结核、胸膜炎、肺炎、胸腔积液、肋骨骨折和血气胸等情况,以判断患者有无胸膜粘连。

胸部 CT 或 MRI 检查对于内乳淋巴结有肿大者可确定其位置,有条件者可进行 PET/CT 检查,以更准确地提前预判肿大内乳淋巴结的性质和位置。

三、麻醉方式

腔镜下内乳淋巴链切除术采用双腔气管插管全身麻醉。手术开始后通过夹闭健侧管腔实现单肺通气。如患侧肺萎陷不完全时需调整气管插管的深度和位置。手术结束后及时恢复双肺腔通气,并在腔镜监视下观察术侧肺通气恢复情况。

四、手术步骤和方法

(一) 患者体位

采取仰卧位,患侧垫高或摇床使患侧抬高 15°~30°;患侧上肢弯曲向前上举固定于头架上,以便增大肋间隙,方便手术操作。

(二) 手术入路

一般选在第 2~7 肋间,以腋中线和腋前线之间第 3、5、7 或 2、4、6 肋间为宜。如在改良根治或根治的基础上同时进行内乳区手术,只需以血管钳分离肋间隙后直接进入胸腔,置入套管针(图 38-10)。

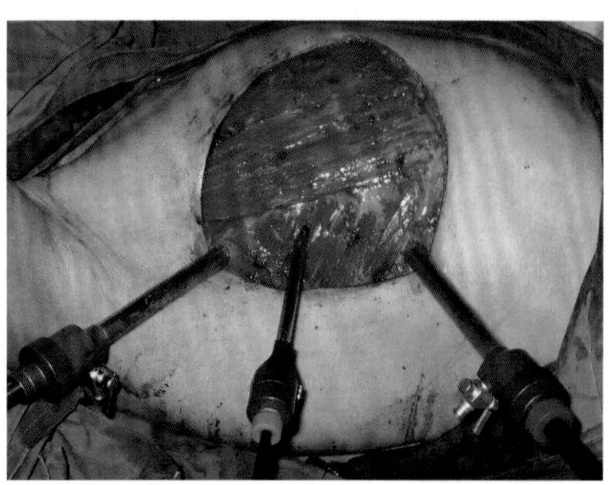

图 38-10 腔镜下内乳淋巴链切除术入路位置

注:经第 3~7 肋间向胸腔置入套管针,放入腔镜及操作器械(右侧)。

(三) 手术程序

先经中间第 5 肋间置入套管针,置入直径为 10 mm 的 30°斜面镜观察肺萎陷情况,未能完全萎陷者可与麻醉师沟通调整双腔气管插管位置直至满意为止;还可以在胸腔镜内以较低的压力(不超过 6 mmHg)充入 CO_2,以获得更好的手术空间。在观察镜指引下确定其他两个操作孔的位置并置入套管针。第 7 肋间套管针置入时需斜向镜头方向,以免刺入腹腔损伤腹腔脏器。左侧胸腔因有心脏的影响,尤其是肥胖或心脏肥大者可能会导致较小的操作空间,在放置套管针或器械是要避免损伤心包或心脏。右侧肋膈角略高,放置套管针时避免损伤膈肌,因此操作时更须特别注意。根据术者操作的习惯,以方便手术操作为原则,观察孔和操作孔可随时调换位置。

先探查胸腔及肺有无异常,观察胸膜和肺表面有无明显的转移灶或其他病灶。然后找到内乳血管,在靠其根部近无名静脉处以电凝钩切开内乳血管前方的胸膜,小心游离内乳动、静脉长度约 1 cm,在距内乳血管根部结扎后剪断或直接以超声刀低功率档凝闭切断。再于第 4 肋间远端肋间隙分离离断远心端内乳血管。沿内乳血管两侧各 0.5～1 cm 剪开胸膜,自胸壁自上而下或相反方向游离并切除内乳血管及其周围淋巴、脂肪组织,内乳血管肋间穿支应可靠止血。切除的内乳淋巴链标本可直接经 10 mm 或 12 mm 的套管针口取出。大量蒸馏水冲洗术野,仔细检查有无出血。吸净冲洗液后,经第 7 肋间套管针入口置引流管 1 根,经皮肤另戳口引出并接水封瓶行闭式引流;开放双腔气管插管,鼓肺后缝合肋间套管针入口。拔除气管插管前再次鼓肺促使肺完全膨胀。

五、术后处理要点

乳腺癌腔镜下内乳淋巴链切除术后处理与传统开胸手术类似,主要应注意预防肺部并发症的发生,要鼓励患者多做深呼吸,协助患者咳痰和排痰,防止出现肺部感染和肺不张。要经常观察胸腔闭式引流管的情况,了解引流管是否通畅,并准确记录引流量。引流液变为淡红色或淡黄色,每日引流量少于 30 ml 后拔管。

第七节　机器人手术在乳腺外科的应用

机器人手术是 21 世纪的外科重大进展之一,其改变了外科医生的工作模式,在提高手术精度的同时降低了外科医生的工作强度。本质上机器人手术是一种高级的腔镜控制系统,适合于腔镜操作的手术均可利用机器人设备完成。

传统腹腔镜优势学科如普通外科、泌尿外科和妇科均较早并广泛开展了机器人辅助手术,尤其是盆腔操作空间狭小的区域机器人手术的优势更加明显。在美国,前列腺癌根治术中 70%以上是机器人手术完成的。机器人手术设备由于特有的优势,其在乳腺外科的应用对乳腺腔镜外科的发展带来更好的机遇。理论上腔镜下能完成的乳腺手术机器人设备均可应用。机器人辅助乳腺腔镜手术与传统乳腺腔镜手术面临同样的问题,需要首先建立操作空间。机器人专用套管针潜行通道比传统腔镜手术更长,且需要术者和助手对乳腺腔镜手术有一定的操作经验并熟悉机器人手术设备和器械的使用。由于目前机器人手术设备尚未普及,开展机器人乳腺手术的单位尚少,机器人手术在乳腺外科的应用尚需进一步探索。机器人辅助的乳腺腔镜手术至今也只有少数文献报道,目前主要采用以下几种手术方式。

一、机器人乳房皮下腺体切除及重建

2015 年意大利米兰肿瘤中心的 Toesca 首先报道了机器人单孔乳腺切除加假体植入乳房重建。作者采用非溶脂的方法经腋窝取 3.5 cm 的小切口为 3 例 *BRCA* 基因突变患者行预防性乳腺切除加重建,手术时间 2.5～7 h,取得了较好的效果。作者认为机器人乳腺切除术具有操作精准、患者满意度高等优势。缺点也显而易见,手术时间长、患者花费高。2017 年该作者又介绍了 29 例早期乳腺癌机器人手术切除和假体植入乳房重建的经验,认为经过 3 例手术操作经验后就可越过陡峭的学习曲线而使手术时间降至可以接受的 2 h 左右,术后未出现明显的并发症。重庆西南医院乳腺外科自 2014 年开始将机器人手术技术用于乳腺切除和重建。先后开展了机器人男性乳房发育患者的乳腺切除以及乳腺癌保留乳头乳晕和皮肤的腺体切除加腋淋巴结清扫,采用溶脂吸脂后充入 CO_2 的方法建立操作空间,同样取得了令人满意的结果。我们的手术入路不同于文献报道,采用既往的腔镜手术入路(图 38 - 11),手术方法与本章第二节腔镜手术相同。结果显

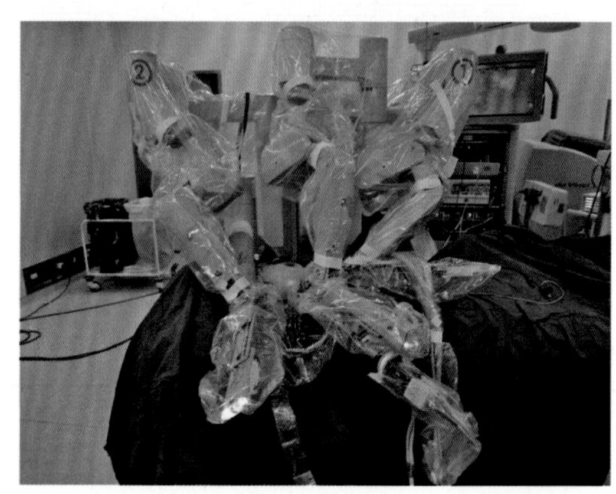

图 38 - 11　机器人乳腺切除的手术入路

注:采用乳房外侧三孔法入路。

示在以往较有成熟的传统乳腺腔镜手术经验的基础上进行机器人乳腺切除和腋窝手术可以明显缩短手术时间，并从机器人手术中获益。如操作更精细，术者体位舒适，长时间操作也不易疲劳。进行腺体切除时间和腔镜手术接近或短于腔镜手术，手术时间明显短于文献报道，同时未出现明显并发症，取得了较好的效果。我们的经验显示，机器人手术对于中等以下无明显下垂的乳房进行保留乳头乳晕的腺体切除加假体植入乳房重建相比开放和传统腔镜手术有一定优势，有利于提高手术精准度，更好地保留皮下脂肪、胸大肌后间隙的筋膜等关键结构，降低术后并发症发生率，提高患者术后美学效果和满意度。

二、机器人背阔肌切取乳房重建

背阔肌瓣是乳房重建应用最广的组织瓣，既可用于腺体全切后乳房重建，也可用于腺体部分切除后的乳房整形修复，常规方式包括开放手术和腔镜手术。腔镜辅助下或全腔镜下背阔肌切取技术已在临床上有较多的应用。开放手术需在背部留下较长的切口，对背部轮廓和外形均有明显影响。腔镜手术用于背阔肌切取可避免背部切口，改善术后背部外观，但长直的腔镜器械易受背部弧形轮廓的影响，分离和切断肌肉远端时多有不便。机器人手术器械特有内关节设计可以克服背部弧形轮廓对长直腔镜器械的限制，简化手术操作，提高手术效率。2012 年美国 MD Anderson 癌症中心学者 Selber 等首先报道了机器人辅助下的背阔肌切取技术用于乳腺癌术后乳房重建，此后在 2014 年又报道了 12 例机器人背阔肌切取手术的结果，认为机器人辅助的背阔肌切取用于放疗后二期假体植入乳房重建相比传统开放手术可明显降低手术后肌瓣供区及受区的并发症发生率。重庆西南医院乳腺外科于 2017 年利用机器人手术技术完成了背阔肌切取加假体植入乳房重建，取得了较好的手术效果。

手术过程如下：

术前结合肌肉的运动标记背阔肌的前缘斜向髂嵴，沿背阔肌腋窝起始部经肩岬下角下方至脊椎棘突旁标记背阔肌上缘，于棘突旁约 4 cm 处垂直向下标记其后缘，同时标记套管针放置的切口位置(图 38 - 12A)。腋窝切口(A)可选用沿腋横纹切口

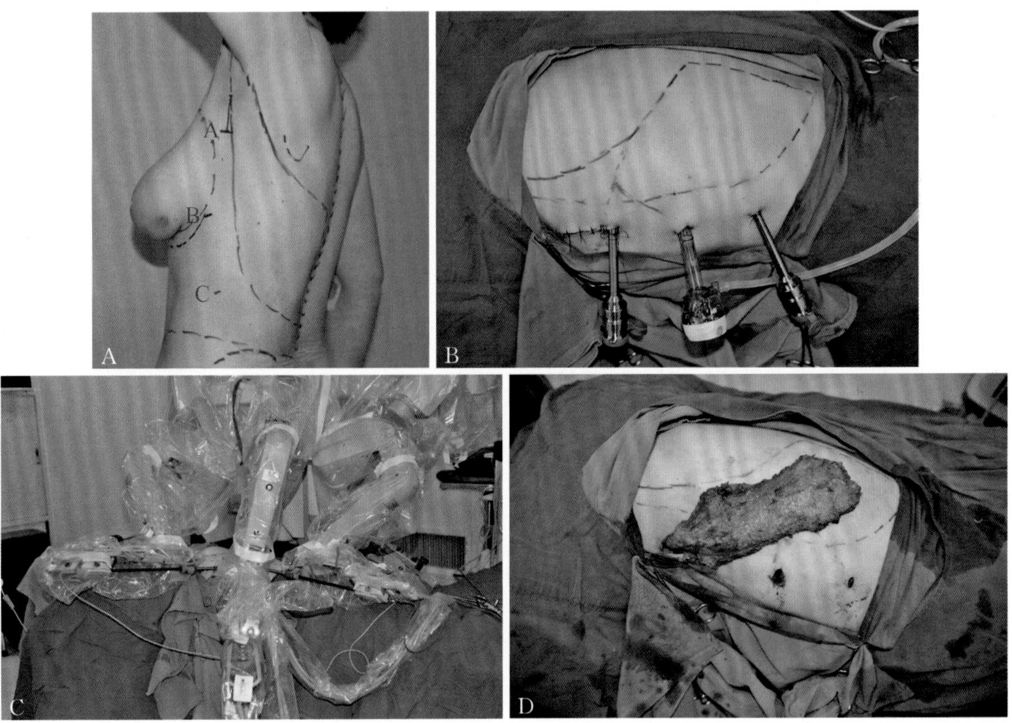

图 38 - 12　机器人背阔肌瓣获取手术

注：A. 术前手术入路及背阔肌轮廓标记；B. 放置套管针并固定；C. 机械臂与套管针相连接，进行背阔肌瓣切取；D. 机器人手术获取的背阔肌瓣。

或腋后线的纵行切口,在进行切取背阔肌前可用于腋窝前哨淋巴结活检或腋淋巴结清扫术;同时腋窝切口的长度和位置要有利于在直视下游离背阔肌前缘足够长度,一是为镜下操作找到重要解剖标志,二是为操作器械在镜头前方会师提供足够的空间。第 2 个切口(B)选在位于背阔肌前缘 3～5 cm 处,腋窝切口下方约 8 cm 处,大约在乳房下皱襞水平;第 3 个切口(C)位于第 2 个切口下方约 8 cm,背阔肌前缘 3～5 cm 处,大约在肚脐水平。机器人辅助手术与腔镜手术一样至少需要 3 个切口,放置 3 个套管针用作 1 个观察孔和 2 个操作孔。

气管插管全麻成功后。患者采用半俯卧位,患侧上肢放在托架上妥善固定。如果是一期腺体切除+背阔肌切取乳房重建,需先完成乳腺手术后将患者转换成半俯卧位。采用腋窝纵行切口切开皮肤和皮下组织,开放下完成背阔肌前缘的游离以及胸背神经、血管的辨认和保护。游离范围需尽量扩大至 B 切口周围。B 切口处切开皮肤、皮下约 2 cm,经 B 切口采用锐性或钝性分离的方法与 A 切口连通。C 切口长度约 1 cm, C 切口与 B 切口预定的器械会师点之间的遂道区域可先皮下注射 1∶20 万的肾上腺素生理盐水,以利于主操作器械与副操作器械在镜头前方会师。临时缝合关闭腋窝切口(A 切口),B 切口置入 12 mm 镜头套管针, A、C 切口分别置入 8 mm 的操作套管针(图 38 - 12B)。充入 CO_2,充气压力维持在 8～12 mmHg 以建立充分的操作空间。

套管针放置并固定于皮肤后,将机械臂系统(Patient Cart)从患者背侧面推入,将机械臂与套管针相连接(图 38 - 12C)。置入镜头、双极窗式抓钳和电凝钩或单极电剪。游离背阔肌可先从背阔肌浅面游离,至体表标记范围边缘后再切断附着点沿深层筋膜间隙游离;也可先游离背阔肌深面,到达标记范围切断肌肉附着点后再游离肌肉浅面。游离背阔肌深层过程中可能会遇到向肋间走行的穿支血管,较大的血管可先凝闭后切断。大部分区域仅需电剪或电凝钩直接切割游离。操作过程中需助手通过体表定位协助确定分离的边界。当背部的弧形轮廓影响视野和操作时可整体适当抬高镜头臂和操作臂以方便操作,如果是 30°镜斜面向下时受背部弧形轮廓的影响则不明显。游离上缘越过肩胛下角时需留意辨认并小心保护胸背血管主干以免受损伤。当背阔肌远端及四周边界完成游离后,即完成了肌瓣切取的整个操作。此时可拆除机器臂,拔出套管针,拆除腋窝切口的缝线,将游离好的带蒂背阔肌瓣经腋窝切口取出(图 38 - 12D)。如背阔肌根部的血管蒂周围游离不完全时可在直视下经腋窝切口进行充分游离,必要时可切断肱骨附着处的部分肌腱以保证肌瓣有充分的游离度。背阔肌瓣可暂时转移至腋窝备用。镜下检查背阔肌原腔隙无活动性出血后,冲洗术野并放置引流管经较低的套管针口引出并固定。

机器人辅助背阔肌瓣的切取可以采用充气法,也可用牵拉法。使用牵拉法需要经腋窝切口放置特制的长拉钩维持操作空间,术中不需临时关闭腋窝切口充气。术中采用连续负压吸引烟雾以维持镜头的清晰度。距腋窝切口以及套管针入口较近处采用直视或腔镜辅助下完成背阔肌前缘以及操作空间的游离,建立足够的操作空间后进入机器人操作程序。

引流口包扎后将患者转换为平卧位,手术区域重新消毒铺巾。假体植入相应位置后将背阔肌瓣转移至乳房皮下间隙,直接将背阔肌远端缝合固定在胸大肌前方乳房下皱襞水平。如果是扩张器置换,且已做过胸壁放疗,扩张器表面的胸大肌可能已经纤维化,此时可将胸大肌组织从皮肤上分离,再将背阔肌远端及外侧缝合至乳房下皱襞水平的胸大肌表面,假体植入缝合固定好的背阔肌后方或扩张器所在的原来腔隙。对于一期假体植入,背阔肌可足以覆盖假体,也可直接将假体植于胸大肌前方,而将背阔肌远端固定在乳房下缘以及外缘;以对侧乳房为参照,调整假体的位置,完成乳房重建。

该手术有一些不足之处:①机器人辅助背阔肌切取虽然可以重建完美的乳房外观,但背阔肌切取后会部分影响上肢功能,因此不适合体力劳动者或患侧上肢需经常上抬的患者;②机器人手术费用比开放以及腔镜手术明显增加;③术中变换体位增加麻醉时间,整个手术时间较长。

三、机器人乳腺癌内乳淋巴链切除术

内乳淋巴链是乳腺癌重要的淋巴引流区域,内乳淋巴结转移是乳腺癌预后不良的因素之一。传统腔镜手术可在不切除肋软骨的前提下切除乳腺癌内乳淋巴链以准确了解内乳区淋巴结状态,有利于乳腺癌的准确分期,为术后综合治疗提供精准治疗方案。但传统腔镜手术的技术难度大,受制约因素多。如肋间隙较窄、纵隔肥大、左侧手术等均可能增加手术难度或导致手术无法顺利完成。机器人内乳淋巴链切除也是机器人手术技术的成功应用之一(图 38-13)。其手术适应证、术前准备、手术入路及手术方法与胸腔镜内乳淋巴链切除类似。但机器人手术能克服纵隔或心包的影响,无论是左侧还是右侧均能方便地完成手术;此外,手术可及范围更大,手术操作更精准,术中出血更少,术后并发症发率更低。由于综合治疗手段的进步,目前对于内乳区淋巴结可疑转移的处理主要以放疗和综合治疗为主,机器人手术相比放疗是否能够改善患者的预后尚需进一步的临床研究。

四、机器人手术在乳腺外科的其他应用

机器人手术技术在乳腺外科的应用还包括大网膜切取保乳手术修复术、腹壁上动脉穿支皮瓣供区血管切取术等。这些技术的应用在一定程度上可缩小手术创伤,降低术后并发症的发生率,但由于报道的例数较少,确切的效果尚不明确。

机器人手术技术是外科领域的重大进展,机器人手术技术的应用可提高手术精度,降低外科医生的劳动强度,有利于提高外科治疗水平。机器人设备在腹部外科、心胸外科和泌尿外科等学科的应用已取得了巨大成功。但由于乳腺外科的腔镜手术有别于腹腔镜手术,多数情况下无潜在腔隙可以利用,手术部位及视野相对狭小,术前准备时间长,机器人总的手术时间长于开放手术,术中对台上助手的技术及主动配合要求较高。此外,机器人手术设备和耗材以及维护费用昂贵,国内仅有少数大型综合性医院有财力购买和使用,而且大多数国家和地区机器人手术的费用不属医保支付范围,机器人手术应用的经验不多,其在乳腺外科的应用前景尚无定论。随着国产机器人设备的推广应用,设备耗材费用降低,机器人手术在乳腺外科的应用可能会有一定的前景。

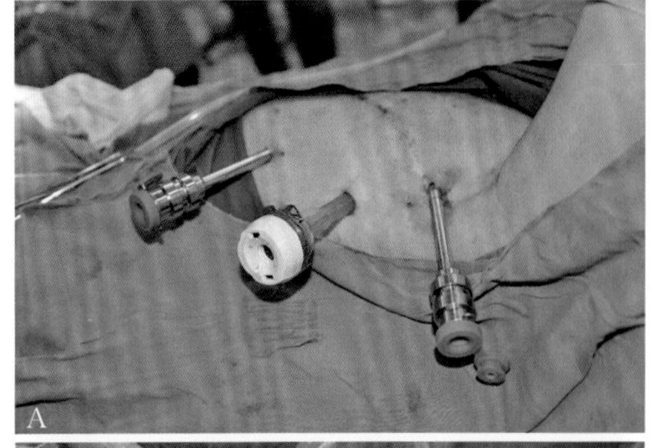

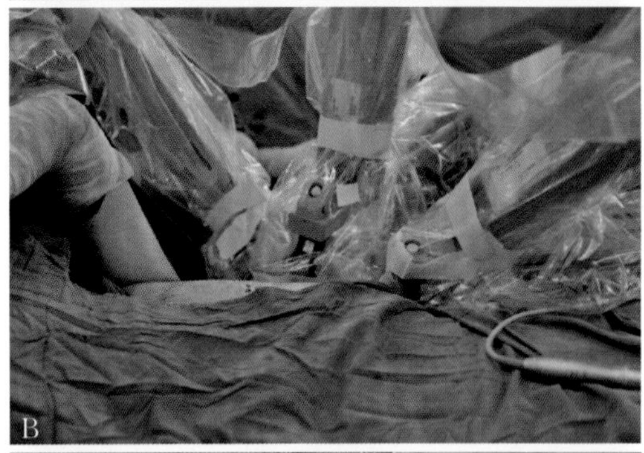

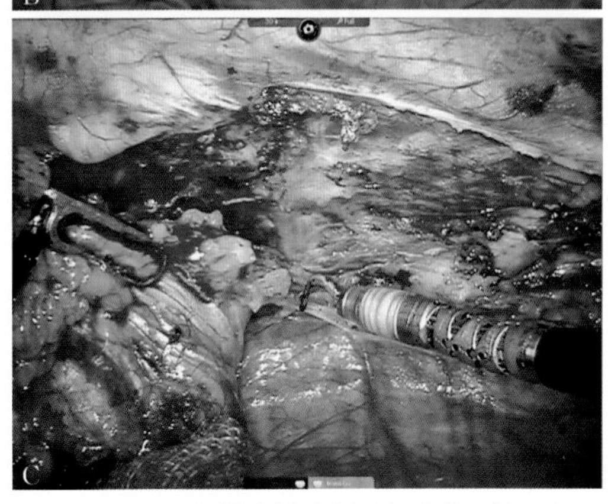

图 38-13 机器人辅助左侧内乳淋巴链手术

注:A. 套管针放置:在腋中线到后腋后线间的第 3～7 肋间选择切口并置入套管针,切口间距 8 cm 以上,呈三角形分布;B. 机械臂与套管针相连后开始在机器人辅助下进行内乳淋巴链切除;C. 机器人手术中采用带有内关节的双极抓钳和电凝钩进行内乳淋巴链的切除。

(姜 军 范林军)

参考文献

[1] 关山,王宇,张开通,等. 应用皮肤悬吊系统腔镜下保留乳头乳晕乳腺切除即刻乳房重建[J]. 中华外科杂志,2017,55(2):126-129.

[2] 中华医学会外科学分会内分泌外科学组. 乳腺疾病腔镜手术技术操作指南(2016 版)[J]. 中华乳腺病杂志:电子版,2016,10(4):193-199.

[3] 中华医学会外科学分会乳腺外科学组. 乳腺癌腔镜治疗专家共识与操作指导意见(2019 版)[J]. 中华外科杂志,2020,(4):257-260.

[4] CONG B B, CAO X S, CAO L, et al. Internal mammary lymph nodes radiotherapy of breast cancer in the era of individualized medicine [J]. Oncotarget, 2017,8(46):81583-81590.

[5] CRISS C N, GADEPALLI S K. Sponsoring surgeons, an investigation on the influence of the da Vinci robot [J]. Am J Surg, 2018,216(1):84-87.

[6] DU J Z, LIANG Q K, QI X W, et al. Endoscopic nipple sparing mastectomy with immediate implant-based reconstruction versus breast conserving surgery: a long-term study [J]. Sci Rep, 2017, 7:45636.

[7] DU J, MO H, FAN L, et al. Robot-assisted internal mammary lymph chainexcision for breast cancer: a case report [J]. Medicine, 2017,96(35):e7894.

[8] GUNDLAPALLI V S, OGUNLEYE A A, SCOTT K, et al. Robotic-assisted deep inferior epigastric artery perforator flap abdominal harvest for breast reconstruction: a case report [J]. Microsurgery, 2018,(6):702-705.

[9] HOUVENAEGHEL G, BARROU J, JAUFFRET C, et al. Robotic versus conventional nipple-sparing mastectomy with immediate breast reconstruction [J]. Front Oncol, 2021,11:637049.

[10] LAI H W, CHEN S H, CHEN D R, et al. Current trends in and indications for endoscopy-assisted breast surgery for breast cancer: results from a six-year study conducted by the Taiwan Endoscopic Breast Surgery Cooperative Group [J]. PLoS One, 2016,11(3):e0150310.

[11] LAI H W, CHEN S T, TAI C M, et al. Robotic-Versus endoscopic-assisted nipple-sparing mastectomy with immediate prosthesis breast reconstruction in the management of breast cancer: a case-control comparison study with analysis of clinical outcomes, learning curve, patient-reported aesthetic results, and medical cost [J]. Ann Surg Oncol, 2020, 27: 2255-2268.

[12] LEE H Y, CHANG Y W, YU D Y, et al. Comparison of single incision endoscopic nipple-sparing mastectomy and conventional nipple-sparing mastectomy for breast cancer based on initial experience [J]. J Breast Cancer, 2021,24(2):196-205.

[13] QI X W, DU J Z, TANG P, et al. Clinical significance of internal mammary lymph node metastasis for breast cancer: Analysis of 337 breast cancer patients [J]. Surg Oncol, 2018, 27: 185-191.

[14] SAKAMOTO N, FUKUMA E, TERAOKA K, et al. Local recurrence following treatment for breast cancer with an endoscopic nipple-sparing mastectomy [J]. Breast Cancer, 2016,23:552-560.

[15] SELBER J C. Robotic nipple-sparing mastectomy: the next step in the evolution of minimally invasive breast surgery [J]. Ann Surg Oncol, 2019,26:10-11.

[16] STRUK S, QASSEMYAR Q, LEYMARIE N, et al. The ongoing emergence of robotics in plastic and reconstructive surgery [J]. Ann Chir Plast Esthet, 2018,63(2):105-112.

[17] TOESCA A, PERADZE N, MANCONI A, et al. Robotic nipple-sparing mastectomy for the treatment of breast cancer: Feasibility and safety study [J]. Breast, 2017,31:51-56.

第三十九章

乳腺癌术后并发症的处理

乳腺癌术后并发症因手术方式不同而异，其中尤以改良根治术的术后并发症最为多见，下面按术式对常见并发症进行分别阐述。

第一节　乳腺切除术后并发症

一、切口感染

据报道，切口感染是乳腺切除术后最常见的并发症，据相关研究报道，其发生率约为6%。但事实上在临床实践中，随着技术的日益改进，感染发生率已经大大降低。

(一) 发生原因

(1) 患者自身体质、免疫状况、基础疾病与切口感染有密切联系。

(2) 术前放化疗可造成放射性细胞受损和免疫力下降，增加感染的发生率。

(3) 术中无菌操作不严谨，术后换药不及时，未注意无菌操作。

(4) 继发于术后伤口破裂。

(5) 术后出血、皮下积液。

(二) 治疗措施

(1) 促进淋巴、静脉回流和血液循环，加强患者自身免疫力。

(2) 必要时可给予抗生素治疗。

(三) 预防方法

(1) 术前加强营养支持，对症治疗等。

(2) 术中避免感染，严格无菌操作。

(3) 术前合理设计切口，避免皮瓣张力过大，导致伤口破裂。

(4) 手术切口充分引流，避免术后出血、皮下积液的发生。

(5) 荟萃分析提示术前抗生素的应用可降低38%的感染。但按目前的抗生素应用原则，I类切口非植入物手术一般不推荐术前预防性应用抗生素。

二、出血

出血是术后常见的并发症之一，也是乳腺癌术后较严重的并发症之一。

(一) 诊断标准

是否发生术后出血主要靠观察引流液的量、颜色等指标来鉴别。正常情况下，术后1～2 d均可见暗红色引流液，每日50～100 ml，以后逐日减少。若术后2 h观察引流管有血清析出，如果颜色变浅则为正常情况，如果引流液变混浊，颜色鲜红，每小时引流量大于100 ml，持续3 h以上，则为术后出血。若引流管有血凝块堵塞，会造成大量出血积存于皮瓣下，使得皮瓣漂浮隆起，同时皮肤肿胀，可有淤血表现。出血可以继发皮下积液和感染。

(二) 发生原因

(1) 术前应用化疗、激素、抗凝、免疫治疗等药物。

(2) 术中止血不彻底,遗留活动性出血点。

(3) 术中创面渗血未被完全控制。

(4) 术后由于应用持续负压引流、体位改变或剧烈咳嗽等原因,使电凝的凝血块脱落或结扎的丝线滑脱。

(5) 术后原痉挛的小动脉断端舒张,或结扎线脱落。

(6) 引流管放置位置不合理,戳破腋静脉或其他静脉。

(7) 患者有凝血机制障碍,导致术后创面大面积渗血。

(三) 治疗措施

(1) 术后出血量较少且引流通畅时,一般可以通过更换创口敷料、加压包扎或使用止血药而止血。

(2) 若已经形成血肿,则可反复穿刺抽出血液,并进行加压包扎;若血肿离切口较近,可通过拆除部分缝线,排除积血;若血肿较大并形成凝血块,则需切开引流,重置负压引流管。

(3) 若为大量的活动性出血,应迅速输液、输血,监测患者生命体征,并做好术前准备,再次手术止血。

(四) 预防方法

(1) 注意术中彻底止血,对切断的小动脉和小静脉均进行结扎。

(2) 若患者有凝血功能障碍,可以术前适当补充凝血因子或者其他血制品,以提高凝血功能;长期服用抗凝药物者可考虑提前1~2周停用抗凝药物,并根据具体情况判断是否需要抗凝的“桥接”处理。

(3) 术后负压引流的压力不宜过大,避免造成血凝块的脱落或者结扎线的滑脱。

(4) 咳嗽严重者可给予止咳化痰等药物,或者术后侧卧位避免坠积性肺炎的形成,减少咳嗽所造成的结扎线滑脱。

三、皮下积液

乳房切除后的皮下、腋窝,以及保乳术后的残余乳腺内常有死腔形成,这些死腔中异常积聚的浆液性液体形成皮下积液(seroma),这是乳腺癌术后最常见的早期并发症。

虽然皮下积液一般不引起严重后果,但却延长了康复时间以及住院天数,增加了患者的经济负担。关于皮下积液的发生率说法不一,大多波动于15%~81%。该并发症的出现不仅延迟了辅助治疗的开始时间,而且增加了伤口感染和上肢淋巴水肿的潜在风险,导致伤口愈合时间的延长。

影响皮下积液形成的因素很多,其中最重要的因素以及最佳的预防策略目前仍不清楚,很多方法和技术都在不断研究和尝试之中。

(一) 发生原因

皮下积液的形成与纤溶系统、腋淋巴结受累程度及术式有关,而与年龄、肿瘤大小、肥胖程度、新辅助化疗无明显关系。

与保乳手术相比,基于全乳切除的改良根治术及腋窝淋巴清扫更容易造成血管及淋巴管破坏,产生渗出液。同时渗出液使皮瓣与胸壁分离,导致伤口血肿,进而愈合迟缓,发生感染、皮瓣坏死、伤口裂开等,延长住院期限,最终推迟相应辅助治疗。

(1) 肿瘤大小及侵犯部位的不同会导致手术的范围有所差别,手术创面大则容易出现死腔和创面止血不彻底,促进皮下积液的产生。乳房切除术后的皮瓣张力过大则会影响皮瓣血运,使皮瓣不易与基底组织贴合,形成潜在腔隙;腋窝淋巴、脂肪组织广泛清除后,腋窝凹陷空虚,造成皮瓣与胸壁之间的潜在腔隙,容易造成渗液积存,这些都是皮下积液形成的重要因素。

(2) 手术操作也与皮下积液形成有关。用电刀解剖腋静脉时,发生积液的机会较使用手术刀为多,可能电刀对创面的愈合有一定的影响,且经电刀解剖后一些小的淋巴管暂时封闭,而在负压吸引后又有开放造成积液;淋巴漏常发生于腋窝和肋弓处,因此术中使用电刀清扫淋巴结并要切断小血管及淋巴管时,一定要注意结扎。如果术中小淋巴管结扎不彻底,术后多不易自行闭合而出现淋巴漏进而导致皮下积液。无论使用电刀还是传统的手术刀,充分的创面止血都是十分重要的。创面内渗血、出血,血液凝固形成凝血块未能充分引流,血凝块液化后也可以形成积液。

(3) 术毕前,合理放置引流管十分关键。引流不畅将使创面的渗出液不能被及时引出而发生积聚:引流管硬度不够或放置位置不合理、引流管阻塞或扭曲、引流管拔除过早等,均可以造成引流不畅,造成皮下积液。此外,创口包扎前未抽吸彻底、手术后包扎压迫不完全，或者继发感染等也可以造成皮下积液。

(二) 临床表现

积液范围较小时表现为积液部位的肿胀，触诊有波动感，血性积液者可表现为青紫色，伴有感染者可有红、肿、热、痛等炎症表现；积液范围较大时，可造成皮瓣的漂浮，甚至造成皮瓣血运障碍引起皮瓣缺血坏死；腋窝积液过多时，可影响患侧上肢的静脉回流，从而引起上肢水肿。

(三) 诊断标准

皮下积液表现为局限性隆起或波动性肿块，可以穿刺抽出不凝固性液体，通常是创面的渗液或者渗血。

少量积液：穿刺抽出液体≤50 ml。

大量积液：穿刺抽出液体>50 ml。

(四) 预防方法

目前预防皮下积液的方法有很多种，但尚没有一种得到公认或者证实绝对有效。

1. *手术方法*　很多手术方法致力于通过减少血管和淋巴管的渗漏或者消减死腔来减低皮下积液的发生率，但是其效果却多有矛盾之处。

(1) 组织剥离技术：乳腺癌手术中的组织剥离术被认为是影响皮下积液发生率和积液量的重要因素之一。20 世纪 70 年代，Kakos 和 James 首次建议在乳腺分离中使用电刀，电刀的使用减少了分离时间和出血量，但却可能与术区并发症的增多密切相关。Irshad 和 Campbell 的研究指出超声刀可以降低皮下积液的发生率，Lumachi 等人的研究得出相似的结论，而 Ridings 等的研究指出氩能电刀可以降低皮下积液的发生率。目前关于在乳腺组织剥离时应该使用超声刀、激光刀还是传统手术刀尚无定论。

(2) 消减死腔的创口闭合方法：死腔和积液的存在会干扰吞噬细胞和成纤维细胞的活力，阻碍毛细血管的形成，影响创口的愈合，因此消减死腔，防止渗出液和血肿，有利于静脉回流和皮瓣存活，减少积液的发生。手术消除死腔的方法主要是将皮瓣与胸壁肌肉固定缝合。

(3) 新术式：Yiping Gong 等介绍了一种新的手术方式，并进行了纳入 201 例患者的随机对照研究，证实新术式组患者的积液量、引流时间、积液发生率都明显下降。该手术改进的方法为：将所有与切除组织相连的静脉及淋巴管全部结扎，同时在组织切除后，将背阔肌前缘用电凝刀分离，当腋静脉显露后，对其进行锐性分离，并对周围的出血点用 1-0 丝线进行逐层结扎。找出胸背神经血管束(胸背静脉及伴行动脉、神经)，并将向腋窝走行的分支静脉夹闭。之后将背阔肌前缘用可吸收缝合线固定到胸壁上，并在腋窝放置引流管。最后用间断缝合将皮瓣固定在其下的肌肉上。

(4) 密封胶(sealant)和硬化剂(sclerotherapy)以及生物制品的使用：纤维胶的粘连特性使得它成为覆盖血管或者淋巴管缺口的黏附材料之一，通过减少漏液的形成而减少皮下积液。Binnema 等曾指出，腋窝组织清扫后之所以形成皮下积液，是因为没有足够的纤维蛋白原促成纤维蛋白凝块的形成。多项研究证实，纤维胶和其他密封胶在小鼠实验模型中可以减少乳腺切除术后皮下积液的形成。但纤维胶是否可以降低乳腺手术或者腋窝淋巴清扫术后的积液形成仍存在矛盾的研究结果(表 39－1)。

表 39－1　密封胶与皮下积液发生率

报道者	报道年份	病例数	引　流	皮下积液发生率(%)		P 值
				应用密封胶	未应用密封胶	
Rice 等	2000	62	应用	53	22	0.01
Ulusoy 等	2003	54	应用	18	11	无意义
Jain 等	2004	58	未应用	34	41	0.01
Johnson 等	2005	82	未应用	37	45	无意义

最早将硬化剂用于预防乳腺癌术后积液的是 Sitzmann 等人，他们的研究显示硬化剂可以有效地降低积液量，随后 Nichter 的研究得出相似的结论。但后来的一些研究表明硬化剂并不能降低乳腺癌术后积液量，相反还会增加术后的疼痛。目前硬化剂已经基本不再用于降低乳腺癌的术后积液。

除此之外,部分生物制剂也具有降低积液量的效果。中山大学孙逸仙纪念医院完成的一项纳入224名患者的前瞻性随机对照研究发现,相对于无处理对照组而言,术中使用沙培林(sapylin,灭活菌制剂)和阿维烯(avitene,成分为胶原蛋白,一种可吸收止血材料)均能有效地减少腋淋巴结清扫术后皮下积液,两者通过促进组织粘连发挥作用。

2. *加压敷料* 乳腺切除术后加压包扎胸壁和腋窝是传统的减少积液的方法,目前国内仍普遍应用。包扎压力应适度。术后应注意观察包扎情况,如发现包扎松动应及时重新包扎;一般术后1 d即可打开包扎换药检查。

3. *引流* 在所有旨在减少乳腺癌术后积液量的技术中,引流术可能是研究最多但同时却是最有争议的一个。1947年,Murphey最早将吸引引流法(suction drainage)用于乳腺切除或腋窝淋巴清扫术后,试图制造负压,消灭死腔。该技术可使得胸壁与皮瓣间形成负压,有可能促进创口愈合、减少创口感染。但随后出现了很多关于最佳抽吸压力、引流管数目和引流时限的争议。

(1) 是否需要引流。目前引流仍广泛应用于乳腺切除和腋窝淋巴清扫术后。引流可以减少早期的液体积聚,减少积液的抽吸次数。Talbot和Magarey的研究表明,长期引流、短期引流以及无引流在并发症发生率和积液量方面的差异没有统计学意义,但是无引流组的患者需要更为频繁的穿刺抽液。Zavotsky等的研究亦表明无引流组的患者需要更频繁的穿刺抽液($P<0.01$),但引流组的患者会出现更强的疼痛感($P<0.01$)。其他相关研究见表39-2。

表39-2 引流与非引流的皮下积液发生率(其他研究)

报道者	报道年份	研究类型	皮下积液发生率(%)	
			引流	非引流
Cameron等	1988	随机对照试验	10	15
Jain等	2004	随机对照试验	26	38
Jeffrey等	1995	前瞻性	—	42
Siegel等	1990	回顾性	—	4.2
Zavotsky等	1998	回顾性+随机对照试验	8.3	50

(2) 单管引流与多管引流。许多临床医生倾向于使用多管引流,至少双管,一管置于腋窝,另一管置于胸壁。关于单管或多管引流的研究文献较少。Terrell和Singer的研究显示双管相较于单管并无明显优势;Petrek等人的研究建议腋窝淋巴清扫后,腋窝留置单管即可。

(3) 抽吸(suction)与被动引流(passive drainage)。关于主动引流、被动引流哪个更能减低积液量的研究有很多,但结论多有争议。

(4) 高压引流与低压引流。对于最佳引流压力临床上尚无一致的结论,Bonnema、Chintamani、van Heurn、Britton、Wedderburn等的研究对此问题各有论断。但就目前情况而言,更倾向于被动引流和低压力引流以减少积液量和引流时间。中山大学孙逸仙纪念医院乳腺中心针对这个问题也设计了一项关于高真空负压与低真空负压引流系统对乳腺癌术后引流影响的前瞻性、随机对照临床研究。该研究共纳入了188名接受改良根治术(A组,$n=128$)或术后即刻假体重建的患者(B组,$n=60$)。每组患者术后随机接受高压引流(压力为-98 kPa)或低压引流(压力为-12 kPa)。结果显示,低压引流效果并不逊于高压引流,两者引流天数没有明显差异。

(5) 引流时限(早期拔管与晚期拔管):英国10年前所报道的乳腺癌术后住院时间多为5~7 d,但临床医生倾向于在24 h引流量低于20~50 ml后再拔管,而这大约需要10 d。Barwell的研究提出,74%的积液可以在前48 h内引流出;Kopelman的研究建议如果前3 d的引流量低于250 ml则可以拔管;Gupta的前瞻性随机对照试验研究表明第5天拔管相较第8天拔管而言会增加穿刺抽液频率和积液量;Dalberg等人在瑞典进行的多中心随机研究显示早期拔管虽然可以缩短住院天数,但会增加积液发生率。公开的研究结果多倾向于早期拔管。按笔者所在单位经验,引流管连续3 d每天低于20~30 ml量可以拔管。

4. *穿刺抽吸*　适用于拔除引流管后出现的小面积积液，在抽净液体后应予纱布垫加压包扎。可以反复用空针抽吸，每日1～2次即可。若积液量过大且多次抽吸仍不愈合者应该考虑重新置管引流。

5. *早期肩关节锻炼与晚期肩关节锻炼*　早期有许多研究探讨了早期或者晚期锻炼与积液形成、创口愈合、积液量、肩部功能的关系。部分支持早期锻炼，部分支持晚期锻炼，也有研究指出两者无明显差别。2005年，Shamley等的12项随机对照试验研究支持晚期上肢运动以减少积液形成($P<0.001$)，最佳延迟时间为1周。

四、皮瓣坏死

皮瓣坏死是乳腺癌根治术后常见的并发症之一，国内报道发生率为16%～70%，国外文献报道的发生率为10%～60%。

(一) 发生原因

皮瓣的血供部分来自周围血供，部分来自术后皮瓣与胸壁紧贴形成的新血运系统，而皮瓣血供破坏是乳腺癌术后皮瓣坏死的主要原因。

(1) 乳腺癌根治术常需分离较多皮瓣，皮瓣血供来自创面处形成的新毛细血管网和自身的真皮血管网。若皮瓣分离过薄，可能会破坏皮下血管网；若皮瓣分离过厚，可能会阻碍创面处新毛细血管网的形成；若皮瓣分离范围过大，可能会使皮瓣边缘张力较大，血运较差；若皮瓣分离过松，可能导致皮瓣游离悬空不利于创面处新毛细血管网的形成；如皮瓣分离过紧，可能导致血管扭曲缺血。

(2) 皮瓣设计不当，缝合时张力过大，造成血运障碍，会引起近切口处皮瓣的缺血坏死。

(3) 术中电刀和血管钳操作不当，分离皮瓣时造成局部皮肤烧伤或血管凝固性栓塞，也容易导致皮瓣坏死：高频电刀功率过大、使用时间过长、温度过高可能会导致术后脂肪液化坏死；电凝止血过于频繁密集、保留皮瓣过薄，可能造成皮瓣及皮瓣血管严重烧伤。因此，修整皮瓣时应尽量不使用电刀以保护皮瓣血供及血管。

(4) 游离皮瓣时将皮肤及其下方的动、静脉直接切断致使皮瓣血循环不良。

(5) 包扎不适当也可造成皮瓣坏死：包扎压力过小，可能引起皮瓣与基底部粘贴不紧密，造成渗液积存而使皮瓣坏死；包扎压力过大，可能引起局部皮瓣的血运障碍，造成皮瓣坏死。

(6) 切口发生积液或者感染，造成皮瓣坏死。感染可导致局部血管网栓塞，造成皮瓣血运障碍而发生坏死；积液可能继发感染，引起真皮层毛细血管网水肿、栓塞，造成皮瓣血运障碍而发生坏死。

(7) 引流不适当，造成大量积液，继发感染或者导致皮瓣浮起，引起皮瓣坏死。

(二) 诊断标准

皮瓣完全坏死：全层皮瓣颜色明显变黑，甚至切割时无新鲜血液流出，2周后坏死皮瓣局限成黑色痂皮。皮瓣坏死包括：Ⅰ度，坏死宽度小于2 cm；Ⅱ度，坏死宽度为2～5 cm；Ⅲ度，坏死宽度大于5 cm。

(三) 治疗措施

(1) 手术后皮瓣发紫，表明血供不足，可用75%酒精纱布湿敷，12～24 h更换一次，以促进表皮干燥；也可使用低分子右旋糖酐或丹参治疗，以扩张小血管改善微循环，能使部分皮瓣避免坏死。若表皮已完全坏死则不宜过早去除，应待其自行脱落。

(2) 小面积的皮肤全层坏死，如与切口皮缘距离不超过2 cm，或者岛状皮瓣坏死且与皮缘距离不超过2 cm者，可在界限清晰后，将坏死皮瓣剪除，继而创面换药、使用抗生素，以促进肉芽组织生长，使其自然愈合。

(3) 大面积的皮肤全层坏死，如与切口皮缘距离超过2 cm，或者岛状坏死皮瓣与切缘距离超过2 cm者，一般需要植皮治疗。常用植皮方法为中厚皮片植皮、“邮票”状植皮和转移皮瓣。

(四) 预防方法

术前合理设计皮瓣，以病变周围2～3 cm切口为宜；皮瓣边缘厚度以1～2 mm为宜，基底部厚度5～6 mm；术中应注意精细操作，游离皮瓣时注意保护皮下毛细血管网。手术时，电刀输出功率不应过大，避免毛细血管网发生热凝固而导致皮肤缺血；真皮层出血可使用压迫止血法，减少血管钳对于皮缘下真皮层毛细血管的损伤；切口边缘不用组织钳反复钳夹，可以每隔4 cm用丝线缝吊1针作为牵引或者使用巾钳钳夹牵引；术毕缝合时，如有张力就直接植皮或者使用减张缝合。伤口包扎压力应适中，既要减少皮下积液的形成，又要避免皮瓣血运障碍。

五、肩关节活动受限

Sugden等通过对141名乳腺癌术后患者的研究,发现有48%患者至少有一侧肩关节功能受限。腋窝淋巴组织清扫术后2周,86%出现肩关节活动受限,前哨淋巴结活检术后这一比例为45%。6周后这一比例明显下降,腋窝淋巴清扫术后6周的肩关节活动受限发生率为26.5%,前哨淋巴结活检术后其发生率为24.8%。一些研究表明,肩关节活动度恢复正常往往需要12个月。

肩关节功能在整个上肢中占重要地位,其功能丧失将导致上肢功能丧失近60%,因此预防肩关节活动受限对于提高乳腺癌术后生存质量具有重要意义。

(一)发生原因

肩关节活动受限主要发生原因为术后未及早、有计划、适当地进行相应的功能康复训练。

(二)临床表现

肩关节活动受限有时会伴有患侧肩关节疼痛,活动时常有皮肤牵拉过紧感,不能进行梳头等自我护理,手不能放到背部,影响日常生活。

(三)诊断标准

使用专用的量角器测量患侧肩关节活动度,如肩关节前屈<90°、后伸<30°、外展<90°则评定为肩关节活动受限。

(四)治疗措施

1. *心理支持*　由于患者担心患侧上肢功能无法恢复,影响日常生活,往往会有恐惧和焦虑心理,医护人员应给予适当的关心和安慰,鼓励患者克服疼痛、牵拉等不适,坚持渐进性的康复训练。早期主要由护士指导患者进行相关训练,而后期主要由患者家属督促患者的康复训练。

2. *关节按摩*　分别按摩肱二头肌、三角肌、冈下肌等处,待肌肉放松后再对关节处进行摆动、滚动、旋转、分离、牵拉等动作以松动关节。动作需缓慢、轻柔,并渐进式增加运动的幅度和强度。每天3次,每次15~30 min。

3. *肩关节功能训练*　待关节松动后,应采用适当的肩关节功能训练方法以恢复肩关节活动度。如肩关节内收、外展、屈曲、伸直、旋前、旋后等各方位运动训练,以能够耐受疼痛为运动极限,逐步增加训练时间。

4. *出院后的继续训练*　出院后,患者应继续上述肩关节的康复训练,同时医护人员可以通过加强电话访谈、跟踪随访等方式,提高患者运动康复锻炼的依从性,并及时了解患者患侧上肢运动康复训练进度和肩关节活动度的恢复情况,从而及时调整运动康复方案。

(五)预防方法

主要预防方法为术后的综合康复运动训练。通过康复训练可以促进患肢血液循环,使肌纤维增粗,关节滑液分泌增加,防止肌肉萎缩和关节僵硬,同时松懈瘢痕组织,预防瘢痕挛缩引起的患肢功能障碍,有利于患肢运动功能改善。Cho Ok-Hee等对28例乳腺癌术后患者实施包括有氧运动和全身伸展运动的综合康复训练,训练10周与干预前比较,干预组有27例(占96.43%)患者肩关节前屈、后伸、外展、内旋、外旋增加的角度显著大于对照组,该差异具有统计学意义。

患者日常生活中应尽量避免患侧上肢被蚊虫叮咬,避免使用患侧上肢提拉重物,避免在患侧上肢测血压或注射药物,勿接触各种洗涤剂,避免强烈日光照射。注意及时发现患肢肿胀,并坚持术侧上肢功能锻炼至少3~6个月。

六、疼痛

乳腺癌术后的疼痛主要分为两种,一种是由于肌肉或者韧带损伤所造成的疼痛;另一种是神经损伤或者神经系统部分功能丧失所引起的神经痛。对后者的研究更多。国际上常将将乳腺癌术后的神经痛细分为4个亚种:

(1) 疼痛错觉,即已切除乳腺的疼痛错觉。

(2) 肋间臂神经痛,即乳腺癌术后肋间臂神经所支配区域的疼痛和感觉异常。

(3) 继发于神经瘤的疼痛,这种疼痛包括通过叩击所引发的手术瘢痕、胸壁或者手臂处的放电样麻痛感或蚁走感,即Tinel征。

(4) 损伤其他神经所引起的疼痛,如胸内侧神经、胸外侧神经、胸背神经和胸长神经。

乳房切除术后疼痛综合征(post-mastectomy

pain syndrome，PMPS）：根据国际疼痛研究协会（International Association for Study of Pain，IASP）的定义，是指乳房切除术后发生于前胸壁、腋窝和/或上臂的持续3个月以上的慢性疼痛，是最常见的术后神经痛。来自欧美国家的数据显示，PMPS的发生率较高，为20%～50%，且严重影响患者的日常生活，因此其缓解和治疗尤为重要。

（一）风险因素

PMPS的风险因素主要有患者相关的因素以及手术相关的因素。

1. 患者相关因素

（1）年龄：患者越年轻，PMPS的发生率越高，这主要是因为年轻患者的预后更差、年轻人的神经灵敏度更高、绝经前妇女肿瘤的分子生物学特性、年轻人焦虑情绪的阈值较低、年轻人的腋窝淋巴组织清扫的概率更大。

（2）有研究认为体重指数（BMI）越大，PMPS发生率越高。

2. 手术相关因素

（1）术后疼痛的有无和严重程度：术后疼痛越严重或者使用的止痛药越多，疼痛错觉和神经痛的发生率越高。

（2）手术方式，之前一些研究者认为改良根治术的PMPS发生率更高，术中的肋间臂神经的损伤更被认为是引起PMPS的重要原因之一。腋窝手术方面，一项随机对照研究显示前哨淋巴结活检的PMPS发生率比腋淋巴结清扫术的PMPS发生率低，腋淋巴结清扫术大大提高了PMPS的发生率。

3. 辅助放疗　研究表明辅助放疗会增加PMPS的发生率。

（二）发生机制

PMPS的发生机制目前尚不清楚，主流观点认为PMPS是由多种因素共同引起的，其中最主要的因素是神经损伤。在胸壁上有所分布的神经更容易在手术中损伤，如胸背神经、胸内侧神经、胸外侧神经、胸长神经、肋间臂神经。肋间臂神经是胸壁肌肉的感觉神经，主要传导肩部、上肢前部的感觉。胸壁神经在腋窝处的分布非常接近淋巴结，正因为此，腋淋巴结清扫时较易损伤肋间臂神经，导致PMPS的发生。

（三）临床表现

疼痛多发生于术侧的前胸壁、腋窝或者上肢的中部；其性质多为烧灼痛、刺痛，或者突发的枪击样疼痛，有时可为不同程度的感觉迟钝。疼痛既可有间歇缓解，也可持续加重。

术后疼痛的临床表现随损伤神经的不同而有所不同。胸内侧神经和胸外侧神经损伤可引起胸大肌无力、前胸壁肌肉萎缩；胸长神经损伤可引起前锯肌无力、肩关节疼痛、翼状肩胛；胸背神经损伤可以引起背阔肌无力、肩关节的内收和内旋障碍；肋间臂神经损伤可引起异常疼痛、感觉异常（如麻木感）。

加剧术后疼痛的因素有：患侧上肢的过度运动；使用患侧上肢抬举重物；增加患侧上肢压力。缓解术后疼痛的方法有：休息；使用相关药物如阿米替林、文拉法辛、辣椒素等。

（四）治疗措施

正确评估患者疼痛的程度。疼痛的程度因手术方式、个人修养、年龄、精神状态及社会因素影响不同而有差异。疼痛严重时可持续使用止痛泵或间断肌内注射强痛定、吗啡等止痛药物，并注意保持环境安静，减少不必要的干扰。此外，超声引导肋间臂神经阻滞可能改善因肋间臂神经损伤引起的疼痛。

（五）预防措施

（1）通过麻醉技术减轻术后疼痛。

（2）术中尽量避免神经损伤：术中保留肋间臂神经能明显减少淋巴结清扫术后疼痛的发生。

（3）术后完善随访制度以跟踪观察PMPS的进展，从而制定PMPS的治疗方案，并开展病因防治研究。

七、手术侧上肢水肿

腋淋巴结清扫术和前哨淋巴结活检术的常见并发症为上肢水肿，据报道上肢淋巴水肿发生率为10%～30%。接受腋窝淋巴1、2、3站淋巴结全部清除者上肢淋巴水肿的发生率为37%，而接受1、2站淋巴结清除者发生率仅为7%。一般情况下，上肢水肿是由淋巴回流障碍或者（或合并）静脉回流障碍所引起。上肢的浅淋巴组可分为3组，即外侧组、内侧组和中间组，各组淋巴管的集中管分别伴随头静脉、贵要静脉、臂中静脉走行,汇入腋淋巴结。而主要易损伤的静脉则为腋静脉属支、头静脉等。

(一) 发生原因

(1) 腋窝清扫范围过大,破坏了淋巴管网,使淋巴引流不畅。传统上对腋静脉周围的淋巴、脂肪组织进行解剖时,常将腋鞘一并切除,影响了术后的淋巴回流。因此手术时如未见有明显肿大的淋巴结时,可不必将腋鞘剥除。

(2) 腋窝区伤口不愈合、长期积液或并发感染、造成局部充血、纤维化瘢痕形成都会使残留的淋巴管进一步遭到破坏并阻碍侧支循环的建立,从而造成淋巴回流受阻。

(3) 术后锁骨上、下区及腋区的放疗引起局部水肿,结缔组织增生,局部纤维化继而引起水肿。

(4) 包扎时腋窝内加压过紧,或者填充物过多,使腋静脉受压,导致静脉回流障碍。

(5) 若手术切口较长,头静脉可能会被结扎,此种情况所造成的上肢水肿较难恢复。

(6) 术后患侧上肢活动过晚,未能及早进行上肢功能锻炼。

(二) 诊断标准

(1) 国际淋巴学会将上肢水肿分为 3 级:Ⅰ级,上肢呈凹陷性水肿,肢体抬高则水肿消失;Ⅱ级,上肢组织有中度纤维化,肢体抬高水肿不消失;Ⅲ级,上肢象皮肿。

(2) 依据水肿程度不同可分为 3 种程度:Ⅰ度,上臂体积增加<10%,一般不明显,肉眼不易观察,多发生于上臂近端内后区域;Ⅱ度,上臂体积增加 10%~80%,肿胀明显,但一般不影响上肢活动;Ⅲ度,上臂体积增加>80%,肿胀明显,累及范围广,可影响整个上肢,上肢活动明显受限。

(三) 治疗与预防措施

一旦出现上肢水肿,仅能对症治疗以减轻肿胀程度,可酌情使用利尿剂以及采用康复治疗手段,但效果不佳。因此,对于上肢淋巴水肿,重在预防。

术前应充分评估手术切除的范围和腋淋巴结清扫的程度;对于腋窝临床阴性的早期乳腺癌患者可行前哨淋巴结活检,如前哨淋巴结无转移,则术中可以不清扫腋淋巴结,以减少上肢水肿的发生风险;术前或术后化疗及相关输液禁止在术侧上肢进行。

术后应及早、有计划、有步骤、适当地进行上肢康复功能锻炼,根据患者的年龄、接受能力及本人身体状况,制订功能锻炼计划。同时应避免上肢进行过重的体力劳动。其功能锻炼的基本原则是:康复训练应循序渐进、量力而行,以患者不感到疲劳、不产生明显疼痛为限,以免训练过度影响切口愈合。功能锻炼的目的在于松懈瘢痕组织,预防瘢痕挛缩引起的患肢功能障碍。

1. *早期体位与按摩* 手术当日用枕头适当抬高患肢,按功能位摆放,平卧时将上臂置于高于前胸壁水平,避免患肢长时间受压;若出现上肢水肿,应使用弹力绷带包扎。术后 6 小时开始由远端至近端按摩。由专业人员一手扶患肢手腕处,另一手的大、小鱼际紧贴患肢皮肤,然后由下向上、由外向内轻轻作环行按摩,以促进血液循环,每天 3 次,每次 15 min;同时可轻拍打患侧上肢,用拇指和示指沿患肢淋巴走向由下向上、由外向内轻轻对捏,以刺激近端淋巴管,促进淋巴液回流。

2. *后期上肢运动* 基本训练原则:分期分段,循序渐进,防止意外拉伤。训练的目的是松解、软化瘢痕组织,预防瘢痕挛缩引起的患侧上肢功能障碍。术后 24 h 内主要进行屈伸手指、握拳和转腕运动,每天 2 次,每次 1~2 min。常用方法:①患侧手尝试比画游戏手势"石头""剪子""布";②患侧手握弹力球;③患侧手指进行逐个交替屈指运动。术后第 2 天开始,上下活动其手腕,并配合手腕的内外旋转活动。术后第 3 天,可以上下屈伸前臂。根据患者情况,每次 10~15 min,每日 3 次。术后第 5 天开始进行患侧的肘部运动。运动时,以腰部做支撑,将手臂抬高,放置到对侧胸前,两臂交替。再使用健侧手握住患侧手肘,抬高到胸前。拔除皮瓣下的负压吸引管后,患者下床活动时需用吊带将患肢托起;他人扶持时不宜扶患侧,以免皮瓣滑动影响愈合;下床后的训练多为肩关节的相关运动。术后 7~9 d,训练用患侧手摸同侧耳直至摸到对侧肩部;鼓励并指导用患肢进食、洗脸、刷牙、穿衣等日常活动。术后 10~12 d,训练患侧上肢内收、外展、内旋、外旋、向前抬高伸展,逐步上举等运动。每日 3 次,每次 10~15 min。并进行上臂的全关节活动,方法如下:

(1) 爬墙运动:这是常用的康复运动之一。患者面向墙站立,双脚分开,脚趾尽量贴近墙壁,双肘弯曲,双手掌贴在墙壁上与肩同高,双手手指弯曲沿墙壁渐向上方移动,直到手臂完全伸展为止,然后沿墙壁再往下移至原来位置。

(2) 转绳运动:患者面向前方站立,将绳子一端固定于前方某高点处，另一端由患侧手握住，患侧手臂伸展与地面平行，分别沿顺时针和逆时针方向摇转绳子。

(3) 滑绳运动：患者直立于挂钩下方，将一长绳挂于挂钩上，两端自然下垂，双手握住长绳的两端。轮流拉动长绳两端，使患侧手臂抬高至疼痛为止。逐渐缩短绳子，直到患侧手臂能抬至额头高度。

(4) 举杠运动：患者两手伸直握住长杆，双手间距 60 cm，先将长杆高举过头，再弯曲肘部将长杆置于头后方，然后反方向将长杆高举过头，最后回到初始位置。

出院后半年内坚持上述康复训练，以巩固疗效；尽量避免使用患侧上肢提取重物，避免于患侧上肢测血压、抽血、静脉注射等；鼓励患者出院后生活自理，尽量使用患侧上肢进行穿衣、梳头、进食、洗漱等日常自理活动，可配合有氧运动进行训练。

第二节　保乳术的常见并发症

与基于全乳切除的乳腺癌根治术后并发症相比，保乳术的术后并发症发生率明显较低。与改良根治术相同，保乳术的并发症同样包括皮下积液、出血、切口感染等。其中，皮下积液是保乳术最常见的术后并发症，且皮下积液又可导致伤口破裂以及继发性感染，因此尤为重要。保乳术后皮下积液的治疗原则同改良根治术，放置引流以及反复穿刺抽液往往可获得不错的治疗效果。在预防方面，由于保乳术后残留的潜在腔隙是积液形成的重要原因，因此术中尽量保障腺体对合良好并紧密缝合，这是预防积液形成的有效方式。充分引流常用以预防积液形成，然而保乳术后是否需要常规留置引流尚有争议。一方面，有研究认为，保乳术留置引流并不能明显减少术后积液；另一方面，保乳术后的积液并非全无益处，当积液量适中，不足以导致局部压力升高影响伤口愈合时，其存在常常能维持保乳术后患侧乳房外形，同时促进局部机化，获得更好的美观效果。

此外，由于保乳术后需常规放疗，由此可能继发一系列放疗相关的并发症，较常见的包括局部皮肤纤维化(发生率为 10%～20%)、乳房萎缩(发生率为 7%左右)等。继发性血管肉瘤是一种较为罕见的放疗相关的保乳术后并发症，但其发生率有增长趋势。继发性血管肉瘤多发生于年轻女性，没有确定的危险因素，常发生于术后的 4～10 年，一旦发病则预后不良，5 年生存率约为 15%。据报道，超分割放疗可能是有效的治疗方法。此外，不同放疗方式同样影响并发症的发生。术中放疗相较于全乳房放疗的术区并发症，包括伤口裂开、血肿等发生率明显较高(17.9% *vs* 6.9%，$P=0.001$)。

蜂窝织炎是保乳术后较少见的并发症之一，由于细菌检查呈阴性，没有明确感染证据，故又称为“假蜂窝织炎”，其发生率低于 5%。临床表现包括急性炎性积液、局部乳腺炎、弥漫乳腺痛和乳腺肿胀。目前，保乳术后蜂窝织炎发病机制尚不明，可能与淋巴管阻塞影响乳内引流有关；早期术后并发症如血肿、积液、上肢水肿、大面积淋巴清扫等可能诱发蜂窝织炎。诊断方面，影像学检查可作为辅助诊断手段，确诊需通过活组织病理学检查明确。常规系统使用抗生素是治疗保乳术后蜂窝织炎的常用策略(虽然细菌感染很少见)，可通过定期活检评估疗效。但并非所有患者都能得到理想的治疗效果，有相当一部分患者治疗无效，因无法长期忍受疼痛与炎症而不得不进行乳房全切术。

第三节　心理康复

乳腺癌多发生于中老年女性患者，此阶段妇女情绪易激动，而乳腺癌手术对患者的形体破坏较大，特别是乳房全切术，很多患者会为失去部分的女性第二性征而产生焦虑、失眠，甚至严重抑郁症。因此在患者入院后，医护人员应热情主动地进行宣教，主动与患者沟通交流，了解其内心的想法，指导患者正确看待手术对形体的影响，并给予患者及家属心理支持。同时告诉患者可根据病情选择保乳手术或即时乳房再造术,从而部分弥补手术所产生的形体缺陷,使患者和家属减轻疑虑以良好的心态接受治疗,引导和帮助患者树立治疗的信心。

此外,专业心理干预可以减少乳腺癌诊断和治疗带来的痛苦,如认知行为疗法(cognitive-behavioral therapy, CBT)通过改变不良的认知模式和减少个人痛苦可改善情感状态和应对疾病。CBT通过多种策略(例如放松训练)有效降低患者的焦虑和抑郁程度、重构消极的自我认知模式以及增加乐观和积极的想法,有助于提高乳腺癌患者的生活质量。一项荟萃分析提示,认知行为疗法和心理教育疗法能提升乳腺癌女性幸福感,在焦虑、抑郁、情绪和生活质量方面的改善较为明显。

(苏逢锡)

参考文献

[1] CROWN A, GRUMLEY J W. Association of intraoperative radiotherapy in the treatment of early-stage breast cancer with minor surgical site complications in oncoplastic breast-conserving surgery [J]. JAMA Surg, 2017, 152(12): 1180 - 1182.

[2] GONG Y, XU J, SHAO J, et al. Prevention of seroma formation after mastectomy and axillary dissection by lymph vessel ligation and dead space closure: a randomized trial [J]. Am J Surg, 2010, 200(3):352 - 356.

[3] GUARINO A, POLINI C, FORTE G, et al. The effectiveness of psychological treatments in women with breast cancer: a systematic review and meta-analysis [J]. J Clin Med, 2020,9(1):209.

[4] JONES D J, BUNN F, BELL-SYER S V. Prophylactic antibiotics to prevent surgical site infection after breast cancer surgery [J]. Cochrane Database Syst Rev, 2014,(3):CD005360.

[5] WIJAYASINGHE N, DURIAUD H M, KEHLET H, et al. Ultrasound guided intercostobrachial nerve blockade in patients with persistent pain after breast cancer surgery: a pilot study [J]. Pain Physician, 2016,19(2):E309 - E318.

[6] XUE D Q, QIAN C, YANG L, et al. Risk factors for surgical site infections after breast surgery: a systematic review and meta-analysis [J]. Eur J Surg Oncol, 2012,38(5):375 - 381.

[7] ZHAO J, SU F, HU Y, et al. Prospective comparison of Sapylin and Avitene for reducing hydrops after axillary lymphadenectomy in breast cancer patients [J]. J Surg Res, 2017,210:8 - 14.

第四十章

乳腺癌全乳切除术后的辅助放疗

第一节 全乳切除术后放疗进展

对于局部晚期乳腺癌，或原发肿瘤最大径≥5 cm，或肿瘤累及乳腺皮肤、胸壁，或腋淋巴结（ALN）转移≥4 枚，乳房切除术后放疗（postmastectomy radiation therapy，PMRT）不仅能降低局部区域复发（locoregional recurrence，LRR）风险，还能降低乳腺癌患者的死亡风险。因此，通常认为该亚群患者全乳切除术后有明确的放疗指征。相比之下，PMRT 的争议人群主要包括：改良根治术后，$T_{1\sim2}$，ALN 1～3 枚阳性者；临床Ⅰ～Ⅱ期患者接受了新辅助全身治疗后行改良根治术；接受了乳房单纯切除术及前哨淋巴结活检（SLNB），并且病理学检查提示前哨淋巴结（SLN）1 枚阳性者。除此之外，由于年轻女性对全乳切除术后胸部外观的需求与日俱增，越来越多的女性选择乳房重建以重塑外观和增强信心，PMRT 以及乳房重建问题也受到越来越多的关注。在靶区范围方面，不断出现的关于内乳照射的证据也改变着放疗学者对内乳照射指征的认识。

一、全乳切除术后，$T_{1\sim2}$、腋淋巴结 1～3 枚阳性（腋淋巴结清扫后）

支持改良根治术后 $T_{1\sim2}$、ALN 1～3 枚阳性患者辅助放疗的主要循证医学证据包括英国 Columbia 研究，以及 Danish 82b、82c 研究。这些研究均包括了相当比例的 ALN 1～3 枚阳性者，并且一致证实，加用放疗能够降低 LRR 和改善总生存（OS）。其中，英国 Columbia 研究包括了超过 55% 的 ALN 1～3 枚阳性患者。研究发现，ALN 1～3 枚阳性者术后未放疗组和放疗组的 20 年总生存率分别为 50% 和 57%（$RR=0.76$）；Danish 82b、82c 研究则包括了超过 70% 的 ALN 1～3 枚阳性者。研究发现，对 ALN 1～3 枚阳性者，PMRT 可降低 LRR 率（从 27% 降为 4%），提高 15 年总生存率（从 48% 到 57%）。根据这 3 个随机研究的结果认为，对 $T_{1\sim2}$、ALN 1～3 枚阳性者在根治术后及辅助全身治疗后应进行辅助放疗。但是，以上研究内在的不足也导致了当前存在的关于 ALN 1～3 枚阳性者 PMRT 的争议。这些不足主要包括：腋清扫淋巴结中位数仅 7 枚，提示部分患者腋淋巴结清扫（ALND）可能不充分，因此可能低估了腋窝肿瘤负荷，从而低估了 LRR 风险；后续报道的研究也证实，在补充 ALND 后，多达 30% 的患者从 1～3 枚阳性组跃变为≥4 枚阳性组，即 ALN 分期因补充手术而改变；研究的对照组，即未做 PMRT 患者的 LRR 率高达 27%，然而，20 世纪 90 年代以后发表的其他文献，包括北美、欧洲及亚洲的多个研究中报道的 LRR 率明显较低，10 年 LRR 率甚至不到 10%，并且随着治疗年代的延迟推移，LRR 率有降低趋势；研究中的辅助全身治疗方案，包括 CMF 方案和他莫昔芬（TAM），仅代表了 20 世纪 60～80 年代的治疗水平，对局部控制的贡献可能较小。

鉴于对该亚组患者是否需要辅助放疗存在争议，放疗专家们一直在探讨争议的解决方案。首先，开展进一步的临床试验可能是最终解决之道。目前有一个大规模的随机临床研究即欧洲 SUPREMO 试验已经完成患者的入组，现处于随访阶段。

SUPREMO 研究旨在评价中危可手术乳腺癌全乳切除术后辅助胸壁放疗[无区域淋巴结照射(regional nodal irradiation, RNI)]的作用。

其次,通过探讨合并存在的其他增加或降低 LRR 风险的临床-病理学因素来筛选出因复发风险较高而需要 PMRT 的人群或因复发风险较低可以豁免 PMRT 的人群是当前比较现实的应对策略。Truong 等于 2005 年报道 542 例 $T_{1\sim2}N_1$ 期患者淋巴结转移比例(nodal ratio, NR)的预后意义。10 年 LRR 率在 NR≤25%组为 13.9%,>25%组为 36.7%($P<0.001$);总生存率在 NR≤25%组为 62.6%,>25%组为 43.4%($P<0.001$)。Chen 等对 1999 年 4 月至 2001 年 12 月的 1010 例患者进行多因素回归分析后认为,雌激素受体(ER)、淋巴管/血管侵犯(LVI)、年龄以及 ALN 转移个数是影响 LRR 的主要因素。ALN 阳性≥4 枚者为高危组,需给予 PMRT;ALN 阳性 1~3 枚者,如不合并其他预后不良因素,可不给予辅助放疗;ALN 阳性 1~3 枚者如果年轻、ER 阴性、LVI 阳性时也属于高危患者,需给予 PMRT。复旦大学附属肿瘤医院王小方等对 2006 年 1 月至 2012 年 12 月的 1474 例改良根治术后分期为 $T_{1\sim2}N_1$ 的乳腺癌患者进行多因素分析发现,年龄≤40 岁、组织学分级为 3 级、2~3 枚淋巴结转移及肿瘤直径 3~5 cm 与差的局部区域控制(locoregional control, LRC)相关,具备上述 0 个、1 个或 2~4 个高危因素的未放疗组/放疗组患者 7.7 年局部控制率分别为 97.7%/98.9%($P>0.05$)、95.3%/98.0%($P>0.05$)及 80.3%/94.8%($P<0.001$),提示具有 0~1 个高危因素的患者从 PMRT 中获益较小。Kyndi 等报道了 Danish 82b 及 82c 研究中乳腺癌 PMRT 疗效与 ER 及人表皮生长因子受体 2(HER2)状态的关系。未放疗者的 15 年 LRR 率在 ER 阳性、HER2 阴性组为 32%,ER 阳性、HER2 阳性组为 48%,ER 阴性、HER2 阴性、孕激素受体(PR)阴性组(三阴性组)为 32%,ER 阴性、HER2 阳性组为 33%;放疗组中 ER 阳性、HER2 阴性或阳性组为 3%,三阴性组为 15%,ER 阳性或阴性、HER2 阳性组为 21%,提示三阴性患者和 ER 阴性、HER2 阳性者从 PMRT 的获益较小。王淑莲等报道了 ER、PR 及 HER2 对改良根治术后 ALN 阳性乳腺癌放疗效果的影响。共 437 例患者分为 4 个亚组:ER 阴性、HER2 阴性组,ER 阴性、HER2 阳性组,ER 阳性、HER2 阳性组及 ER 阳性、HER2 阴性组。随访结果显示,上述亚组的 5 年 LRR 率放疗获益分别为 20.2%、11.9%、37.3%和 12.2%;除 ER 阳性、HER2 阴性亚组外,其他亚组的 5 年总生存率放疗获益分别为 48.7%、28.3%和 58.2%。这些研究提示,基于患者特征、病理学因素以及生物学因素定义的不同亚组,其放疗获益不尽相同,并且不同研究中纳入统计学分析的临床因素并不一致。因此,需要进一步研究明确不同临床-病理学因素在预测复发风险和放疗获益中的价值。

2014 年 EBCTCG 所进行的荟萃分析进一步探讨了 PMRT 在 $T_{1\sim2}$、ALN 1~3 枚阳性患者中的作用。该分析包括了 1967—1986 年开展的 22 个研究,8 135 例患者,中位随访 9.4 年。分析时对 ALND 进行了定义,即腋窝Ⅰ、Ⅱ群清扫,中位数 10 枚,或至少 10 枚淋巴结,从而排除了那些因腋窝清扫不充分而低估复发风险的患者。其中,ALN 1~3 枚阳性患者 1 314 例。分析结果显示,10 年 LRR 率从未放疗组的 20.3%降低至放疗组的 3.8%;10 年总复发率从未放疗组的 45.7%降低至放疗组的 34.2%;20 年乳腺癌死亡率从未放疗组的 50.2%降低至放疗组的 42.3%。进一步分析显示,ALN 1 枚与 2~3 枚阳性患者的获益并无差异;排除了未接受辅助全身治疗的患者后,在局部复发、总复发和乳腺癌死亡方面仍有获益,换句话说,即使给予了辅助全身治疗,PMRT 仍然能够降低 ALN 1~3 枚阳性者的复发和乳腺癌死亡风险。

然而,在过去的 30 年中,乳腺癌诊断技术进步,乳房 X 线摄影和 MRI 的应用发现了更多早期患者;腋清扫淋巴结数目增加(≥10 枚),提示腋清扫更加彻底;三维适形放疗(3D conformal radiation therapy, 3DCRT)和调强放疗(intensity modulated radiation therapy, IMRT)计划与实施技术的应用减少了 PMRT 的并发症;辅助全身化疗方案已经处于紫衫类和蒽环类药物时代,辅助全身内分泌治疗已进入后芳香化酶抑制剂(AI)时代,包括卵巢功能抑制+AI,甚至延长内分泌治疗得到越来越广泛的应用,同时,以抗 HER2 治疗为主的靶向治疗药物也呈现多元化,这些更有效的全身治疗的进展进一步降低了复发风险。相比之下,PMRT 带来的绝对获益可能有所减少。显然,2014 年 EBCTCG 荟萃分析并未从根本上解决 ALN 1~3 枚阳性 PMRT 的争议,未反映乳腺癌诊疗的进展,因此不能代表当前乳腺癌的治疗实践。由此可见,将该 EBCTCG 荟萃分析结果简单外推到当前接受了标准 ALND 和现代辅助全身治疗的腋淋巴结 1~3 枚阳性人群并不合理。

在 SUPREMO 等随机研究结果尚未报告之前，将 $T_{1\sim2}$、ALN 1～3 枚阳性患者提交多学科讨论是最为现实的应对策略。结合患者是否合并存在其他影响复发风险的因素（患者因素如年龄，病理学因素如肿瘤大小、组织学分级、ALN 转移比率、LVI 等，生物学因素如受体状态，以及预测全身治疗效果的因素），综合判断 LRR 的风险。在决策过程中，有必要考虑患者的看法，在患者充分理解复发风险大小以及放疗并发症大小的基础上决定是否给予 PMRT。

当前，对于 $T_{1\sim2}$、ALN 1～3 枚阳性患者 PMRT 的基本共识是，应针对所有患者都讨论 PMRT 的指征，当患者同时包含至少下列一项因素时可能复发风险更高，PMRT 也更有意义：年龄≤40 岁，组织学分级为 3 级，LVI 阳性，ALND 数目＜10 枚时转移比例＞20％，激素受体阴性，HER2 过表达等。

二、全乳切除术后 $T_{1\sim2}$、前哨淋巴结 1 枚阳性（未行腋淋巴结清扫）

对于术前评估临床分期为 $T_{1\sim2}$、ALN 阴性（cN_0）的患者，乳房单纯切除的同时通常会进行 SLNB，若结果提示 SLN 阴性，可考虑豁免 ALND；若 SLN 阳性，通常会考虑进一步 ALND。然而此时，尤其是当腋窝仅有有限的肿瘤负荷时，ALND 的必要性面临着越来越多的争议。

乳房单纯切除＋SLNB 术后 SLN 阳性，不再行 ALND 这样的实践，很大程度上是从早期乳腺癌保乳手术＋SLNB 术后区域管理的相关的随机临床研究包括 ACOSOG Z0011、IBCSG 23-01 及 AMAROS 等外推而来。实践的支持者认为，接受了全乳切除术的患者，只要其 SLNB 后发现与符合随机研究入组条件患者的结果相似，就可以豁免进一步的 ALND，尤其是进行了 PMRT 的患者。然而，这些研究中仅入组了少数接受全乳切除术的患者。比如，在 IBCSG 23-01 研究中，仅有 9％（$n=84$）的患者接受了全乳切除术，其中既未做 ALND，又未做 PMRT 的患者 42 例，在随访中未发现区域复发。再如 AMAROS 研究，接受全乳切除术的患者占入组患者的 18％，其中，ALND 组和腋窝放疗（axillary radiotheraph，AxRT）组分别有 127 例和 121 例接受了胸壁照射，但研究结果中并未单独报道这些患者是否出现区域复发。因此，对于接受了乳房单纯切除＋SLNB，术后病理学检查提示 $T_{1\sim2}$、SLN 1 枚阳性者，是否需要给予 PMRT 还缺乏充分的直接证据。

由于手术范围较小，未清扫的腋窝中很可能还有非 SLN 残留。与接受了 ALND 术后 1 枚淋巴结阳性的情况相比，单纯 SLNB 后淋巴结 1 枚阳性的临床意义可能并不相同。因此，那些支持全乳切除术加 ALND 术后 $T_{1\sim2}$、ALN 1～3 枚阳性 PMRT 的证据也并不完全适用于这些单纯 SLNB 后仅有有限腋窝肿瘤负荷的患者。

总之，在缺乏循证医学证据的情况下，将做了乳房单纯切除及 SLNB，并且 SLN 只有有限个数淋巴结阳性的患者提交多学科讨论是负责任且现实的做法。当选择豁免 ALND 时，若有足够的证据确认 PMRT 有价值，并且潜在的放疗并发症也在合理的可接受范围内，应给予 PMRT；反之，当缺乏给予 PMRT 的足够证据时，应选择进一步 ALND。

三、新辅助全身治疗前临床Ⅰ～Ⅱ期改良根治术后

对于局部晚期乳腺癌新辅助治疗后 PMRT 指征的认识较为一致：①无论是新辅助治疗前评估为局部晚期乳腺癌，还是新辅助治疗后评估为局部晚期，由于复发风险高，应常规考虑包含区域照射的 PMRT；②新辅助治疗前临床评估为局部晚期乳腺癌，新辅助治疗后即使达到病理学完全缓解（pCR），其复发风险仍然较高，辅助放疗仍不可或缺。换句话说，局部晚期乳腺癌的 PMRT 指征不受新辅助化疗影响。然而，可切除早期（临床Ⅰ～Ⅱ期）乳腺癌患者新辅助全身治疗后是否有 PMRT 的必要正日益成为一个重要的问题。遗憾的是，目前有关这部分患者 LRR 风险以及危险因素的研究很少。潜在的危险因素对接受了新辅助全身治疗后手术的患者和辅助全身治疗前手术的患者 LRR 的影响可能并不相同。

在 Mamounas 对 NSABP B-18 和 B-27 两个关于新辅助化疗的试验进行的联合分析中，包括临床分期为 $T_{1\sim3}N_{0\sim1}M_0$，新辅助化疗后接受了全乳切除术但未行辅助放疗的患者共 1 071 例，全乳切除术后 10 年 LRR 率为 12.3％（局部复发占 8.9％，区域复发占 3.4％）。多因素分析结果显示，全乳切除术后 LRR 的独立预测因素则包括新辅助化疗前乳房肿瘤直径大小（＞5 cm *vs* ≤5 cm），临床 ALN 状态（cN^+ *vs* cN^-），淋巴结状态及乳房肿瘤反应（ypN^-/乳房肿瘤未达 pCR *vs* ypN^-/乳房肿瘤达

pCR;ypN^+ *vs* ypN^-/乳房肿瘤达 pCR)。依据这些独立预测因素,可评估临床分期为 $T_{1\sim3}N_{0\sim1}M_0$ 的可手术乳腺癌患者新辅助化疗后全乳切除术后的 LRR 风险,并有助于 PMRT 的决策。新辅助化疗前临床评估 ALN 阳性(即 cN^+),新辅助化疗后腋窝未达到 ypN^- 者 10 年 LRR 风险高达 20%,应常规给予术后辅助放疗。相比之下,新辅助化疗前临床评估 ALN 阴性(即 cN^-),新辅助化疗后 ALN 仍然阴性(即 ypN^-)者 10 年 LRR 风险较低,全乳切除术后不给予辅助放疗可能是合理的选择。然而,新辅助化疗前临床评估 ALN 阳性(即 cN^+),但新辅助化疗后腋窝达到 ypN^- 者 10 年 LRR 风险中等,全乳切除术后是否考虑辅助放疗,目前存在争议。2013 年启动的 NSABP B51/RTOG 1304 研究试图评估 RNI 是否改善新辅助化疗后 ALN 达到 pN0 患者的无病生存。该研究的结果将有助于明确新辅助化疗前分期为 $cT_{1\sim3}N_1M_0$,化疗后达 pN0 患者的 LRR 风险和 PMRT 的价值。

四、全乳切除术后放疗与重建手术

原则上无论何种手术方式,乳房重建患者的 PMRT 指征都与同期别的全乳切除术后患者相同。无论是自体组织重建术还是假体重建术,都不是放疗的禁忌。全乳切除术联合即刻重建术后放疗中需要注意的关键问题在于重建乳房与放疗的相互影响。

总体而言,放疗对乳房重建会产生一定的负面影响。但是,并发症的发生率和对美容效果的影响与重建及放疗间隔时间、重建方法有关。①采用组织扩张器行即刻乳房重建且需要 PMRT 的,放疗可在重建过程的不同阶段进行。放疗可以在更换为永久性假体之前开始,组织扩张器的容量可以调节,方便放疗计划的实施,放疗结束半年后进行假体置换。更为常用的方法是在化疗期间快速扩张,在放疗开始前更换为永久假体;这种方法会稍稍延迟放疗的开始时间。美国纽约 Sloan-Kettering 纪念癌症中心(MSKCC)的一项回顾性研究发现,化疗结束至放疗开始间隔平均 8 周不会影响 5 年局部控制率和总生存率。②此前曾经接受胸壁放疗的患者(延期重建或保乳术后同侧乳房内复发行补救性全乳切除术)进行植入物重建时,并发症较多,美容效果较差。在一项回顾性研究中,补救性全乳切除术后 20%的患者放置扩张器重建有困难,导致最终重建乳房的突起不足。扩张的过程给患者带来更明显的疼痛,而且无法过度扩张;重建的乳房触感更硬,不规则感更明显,相比未放疗者需要对包囊挛缩实施多次的包囊切除术,患者对美观的满意度较低。最近一项回顾性分析显示,在植入物重建完成前接受过放疗的患者,相比未放疗者,出现更多的并发症,需要取出或更换植入物(18.5% *vs* 4.2%),总的并发症也更多(40.7% *vs* 16.7%)。③在需要放疗的情况下,自体组织重建较植入物重建可明显改善美容效果,减少并发症。自体组织重建可在曾接受过放疗的患者或在放疗开始之前进行。保乳术后实施补救性全乳切除术的患者,采用自体组织重建乳房后美容效果较满意,并发症少。已经接受过放疗的患者中,游离横向腹直肌肌皮瓣(TRAM)比带蒂 TRAM 皮瓣重建,脂肪坏死发生率低,美容效果更好。但是,放疗对自体组织重建的不良影响包括纤维化、形状改变和体积缩小。重建乳房的形状和体积改变有时会非常明显,造成双侧的不对称,还需另行组织转移修复畸形。预测哪个患者可能发生放疗后重建乳房并发症是很困难的。

无论是自体组织重建还是植入物重建,均可认为其电子密度与水等效,因此从射线与物质的作用原理上来讲,重建材料不影响放疗。然而重建的术式和技巧的确会影响放疗计划的设计和实施。Motwani 通过剂量学研究定量分析了即刻乳房重建对 PMRT 计划的影响。在 112 例重建术后 PMRT 计划中,有 52%的计划因重建乳房"受损",而同期别全乳切除术后未重建的对照组中只有 7%计划"受损"($P<0.001$);计划"受损"主要体现为胸壁及内乳区剂量覆盖差,肺的体积-剂量和心脏保护未达预期;"受损"的计划更多见于病变位于左侧的病例。此外,植入物的位置过于偏向内侧会影响实施计划时照射角度的选择,从而可能造成对侧乳腺剂量过高。

五、内乳区照射

尽管内乳区淋巴结复发的比例相对低,但是支持内乳照射的证据似乎在增加。支持全乳切除术后辅助放疗的 2014 年 EBCTCG 荟萃分析中共纳入了 22 个研究,其中有 20 个研究的照射野包括了内乳区。更为引人注目的是 EORTC 22922 等 5 个符合现代放疗规范的研究结果的发表(表 40-1)。其中,EORTC 22922、加拿大 NCIC MA20、法国 SFRO 以及韩国 KROG 08-06 均为随机研究。EORTC

22922和NCIC MA20主要评估了保乳手术后全乳房照射加或不加包含内乳区在内的区域淋巴照射(两个研究)，以及全乳切除术后是否给予胸壁加包含内乳区在内的区域淋巴照射(仅EORTC 22922研究)对生存的影响；SFRO研究则评估了胸壁，锁骨上、下区照射基础上加或不加内乳区照射对生存的影响；KROG 08-06研究评估了区域淋巴照射时加内乳区是否改善ALN阳性乳腺癌患者的无病生存期(DFS)。Danish研究是一个回顾性研究，入组患者的ALN均阳性，研究方法是将左侧乳腺癌患者作为对照，仅照射左侧胸壁和锁骨上、下区，不照射内乳区；右侧乳腺癌患者作为研究组，除胸壁和锁骨上、下区外，加照内乳区。这些研究结果均显示，由于内乳区或包括内乳区在内的区域淋巴照射，DFS、无远处转移生存(distant metastasis-free survival, DMFS)、乳腺癌专项死亡率和总生存率方面都有1%～5%的获益；其中，有些研究终点的组间差异具有统计学意义(比如EORTC 22922和Danish研究中的总生存率)，因而成为支持内乳区照射的重要循证医学证据。

表40-1　关于内乳照射的主要研究

研究项目	SFRO	EORTC 22922	NCIC MA20	Danish	KROG 08-06
入组时间	1991—1997	1996—2004	2000—2007	2003—2007	2008—2013
病例数	1332	4004	1832	3089	735
中位随访(年)	8.6	10.9	9.5	8.9	8.4
放疗部位	胸壁＋锁骨上下＋/－内乳区	乳房/胸壁＋/－锁骨上下及内乳区	乳房＋/－锁骨上下及内乳区	乳房/胸壁＋锁骨上下＋/－内乳区	乳房/胸壁＋锁骨上下＋/－内乳区
无病生存率(%)	50 *vs* 53	69 *vs* 72	77 *vs* 82	/	81.9 *vs* 85.3
无远处转移生存率(%)	/	75 *vs* 78	83 *vs* 87	70 *vs* 73	83.2 *vs* 85.8
乳腺癌专项死亡率(%)	/	14 *vs* 12	12 *vs* 10	23 *vs* 21	
总生存率(%)	59与63	81 *vs* 82	91 *vs* 92	72 *vs* 76	88.2 *vs* 89.4

然而，这些研究在设计和结果细节方面存在着较大的差异，对研究的解读也因此变得复杂。比如SFRO研究只包括接受全乳切除术的患者；NCIC MA20研究只包括接受保乳手术的患者；EORTC 22922研究人群以保乳手术后患者为主，但有24%的患者接受了全乳切除术；KROG 08-06研究中接受保乳手术与全乳切除术的患者各约占1/2。除KROG 08-06外的其他3个随机研究都入组了ALN阴性者，但每个研究中淋巴结阴性者所占比例不同，SFRO、NCIC MA20和EORTC 22922研究中淋巴结阴性患者分别占15%、10%和44%。任何淋巴结阴性患者，只要原发灶位于中央区或内侧，都符合SFRO和EORTC 22922研究的入组条件，可是，只有合并高危特征的淋巴结阴性患者才符合NCIC MA20研究的入组条件(直径≥5 cm，≥2 cm但ALN清扫数目≤10枚，ER阴性，Ⅲ级，或LVI阳性)。EORTC 22922研究中，接受了全乳切除术的患者随机决定是否接受区域淋巴结照射；胸壁是否照射则由治疗医生决定。此外，这些研究在照射野设计和技术方面存在明显的差异。比如，SFRO研究中的内乳照射野包括了第1～5肋间的内乳淋巴结，NCIC MA20研究和KROG 08-06研究则只包括了第1～3肋间，EORTC 22922研究一般包括第1～3肋间，原发灶位于内下象限者则包括第1～5肋间。SFRO研究和KROG 08-06研究中所有患者都接受锁骨上、下区照射，随机化决定是否照射内乳区。然而，NCIC MA20和EORTC 22922研究则是随机化决定是否做同时包含内乳区和锁骨上、下区的照射，因此，锁骨上、下区照射与内乳区照射的效应是无法分开评估的。

根据EBCTCG荟萃分析以及NCIC MA20和EORTC 22922研究，当考虑全乳切除术后辅助放疗时，似乎应该同时包括内乳区和锁骨上、下区照射。不过，某些患者广泛区域照射的获益可能有限，并且，照射范围越广泛，放疗引起的不良反应也会越多，尤其是心、肺损伤，即便是改进放疗的技术，不良反应仍不可能避免。因此，需要进一步研究明确哪些患者内乳照射，或内乳加锁骨上、下区照射的获益有限，从而避免不必要的区域淋巴结放疗。

第二节　照射靶区及其勾画

由于胸壁和锁骨上、下区是最常见的复发部位，占所有复发部位约 80%，所以该两区域是 PMRT 的主要靶区；但 T_3N_0 期患者也可以考虑单纯胸壁照射。

尽管内乳照射的证据在增加，从放疗获益和毒性两方面考虑，放疗实践中仍需谨慎选择内乳区照射指征。对于治疗前影像学诊断内乳淋巴结转移可能较大或经术中活检证实有内乳淋巴结转移的患者，需考虑内乳区照射。原发肿瘤位于内侧象限同时 ALN 有转移的患者或其他内乳淋巴结转移概率较高的患者，在三维治疗计划系统（treatment planning system，TPS）上评估心脏剂量的安全性后可谨慎考虑内乳区照射。原则上 HER2 过表达的患者为避免抗 HER2 治疗和内乳照射心脏毒性的叠加，决定内乳区照射时宜慎重。

清扫后的腋窝复发罕见，并且腋窝照射会增加并发症特别是上肢淋巴水肿的发生率，因此，ALND 后的患者通常不照射全腋窝。不过，有些情况下还是需要考虑腋窝照射的，如腋窝未清扫，包括仅做 SLNB，病理学检查证实有限个数的淋巴结转移，或做了 ALND，但 ALN 广泛受累或侵犯包膜外时。

当前 PMRT 的靶区除了传统上以照射野为基础的定义外，以靶体积为基础的定义正得到越来越广泛的接受和应用。根据血管、肌肉和骨骼标记可以在定位 CT 上勾画胸壁、锁骨上、锁骨下、内乳和腋窝各区域的临床靶区（CTV），勾画时可参考放射治疗肿瘤协作组（RTOG）或欧洲放射肿瘤学协会（European Society for Radiotherapy & Oncology，ESTRO）的靶区勾画共识，也可参考复旦大学附属肿瘤医院早期乳腺癌术后靶区勾画共识，具体范围见表 40－2。胸壁 CTV 应该完全包括胸壁瘢痕，但不强制包括手术引流口；后界不包括胸肌、肋骨和肋间肌，如果临床分期为 T_{4a} 或 T_{4c}，则包括局部受侵犯的胸肌，或肋骨和肋间肌。植入物乳房重建按植入物的位置分胸大肌后位和胸大肌前位，此时胸壁 CTV 的勾画可以参照 ESTRO 指南，具体范围见表 40－3。植入物位于胸大肌后时，胸壁 CTV 通常只包括胸大肌和植入物腹侧部分，如果存在不利因素（如 T_3，局部晚期乳腺癌新辅助治疗后未达 pCR，或肿瘤侵犯胸大肌/肋骨和肋间肌），和/或肿瘤位于乳房内靠近背筋膜的区域，并且未被胸大肌的初始位置覆盖，胸壁 CTV 部分包括植入物背侧部分；植入物位于胸大肌前时，如果存在不利因素，胸壁 CTV 完全包括植入物背侧部分（图 40－1）。锁骨上 CTV 通常包括锁骨上内侧淋巴结引流区（表 40－2），也可基于复发风险和放疗获益的判断包括锁骨上外侧淋巴引流区。内乳区淋巴结 CTV 外放 0.5～1 cm 为内乳区计划靶区（planning target vdume，PTV）。内乳血管深面一般外放 0.5 cm，从而在靶区覆盖和心、肺保护方面取得平衡；内乳血管内侧和外侧可外放 0.5～1 cm。

表 40－2　全乳房切除术后局部-区域淋巴引流区临床靶区解剖边界

结　构	头　侧	足　侧	前　界	后　界	外　侧	内　侧
全胸壁	锁骨头下缘或参考临床标记及对侧乳腺上缘	对侧乳腺下皱褶	皮肤	不包括胸肌、肋骨和肋间肌（除外 T_{4a} 和 T_{4c}）	参考临床标记及对侧乳房外侧界，一般不超过腋中线水平	不超过胸骨旁
锁骨上区	环状软骨下缘	颈内静脉与锁骨下静脉结合处	胸锁乳突肌/锁骨内侧	斜角肌前缘	头侧：胸锁乳突肌侧缘；足侧：第一肋骨-锁骨结合处	包括颈内静脉，除外甲状腺和颈总动脉
锁骨下区（腋窝Ⅲ水平）	锁骨下静脉上 5 mm	锁骨下静脉下 5 mm	胸大肌背面	肋骨和肋间肌前方	胸小肌内侧缘	锁骨下静脉与颈内静脉结合处
内乳区	与锁骨上区下界衔接	第四前肋上缘	内乳血管前缘	内乳血管后缘	内乳血管内侧 5 mm	内乳血管外侧 5 mm

续表

结　构	头　侧	足　侧	前　界	后　界	外　侧	内　侧
腋窝Ⅰ水平	腋静脉上缘上5 mm，或腋动脉出胸小肌外侧水平	第4侧肋水平	胸大肌和胸小肌的侧缘	上：肩胛下肌和三角肌前方胸背血管水平；下：平背阔肌或三角肌与肋间肌水平连线	胸大肌与背阔肌或三角肌连线	胸小肌外缘
腋窝Ⅱ水平	腋静脉上5 mm	胸小肌下缘	胸小肌背面	肋骨和肋间肌前缘	胸小肌外缘	胸小肌内缘
Rotter淋巴结	腋静脉上5 mm	胸小肌下缘	胸大肌背面	胸小肌腹面	胸小肌外缘	胸小肌内缘

表 40－3　植入物乳房重建时胸壁临床靶区的解剖边界

边界	胸壁CTV	
	植入物位于胸肌后	植入物位于胸肌前
头侧	胸锁关节下缘或参考临床标记及对侧乳腺上缘	胸锁关节下缘或参考临床标记及对侧乳腺上缘
足侧	参考临床标记，或对侧乳腺下皱褶	参考临床标记，或对侧乳腺下皱褶
腹侧	腹侧部分：皮肤 背侧部分：胸肌原始插入处尾侧：植入物的背侧	腹侧部分：皮肤 背侧部分：植入物的背侧
背侧	腹侧部分：胸大肌或植入物（无肌肉处） 背侧部分：胸肌原始插入处尾侧：肋骨和肋间肌 注：若胸肌很薄，或局部有侵犯时，考虑包括胸肌表面部分	腹侧部分：植入物的腹侧 背侧部分：胸肌或肋骨/肋间肌（无肌肉处）的腹侧 注：胸肌局部有侵犯时，考虑包括胸肌表面部分
外侧	参考临床标记及对侧乳腺外侧界，一般不超过腋中线水平。胸外侧动脉的腹侧。	参考临床标记及对侧乳腺外侧界，一般不超过腋中线水平。胸外侧动脉的腹侧。
内侧	参考临床标记或对侧乳腺；内侧穿支入乳腺血管的外侧	参考临床标记或对侧乳腺；内侧穿支入乳腺血管的外侧

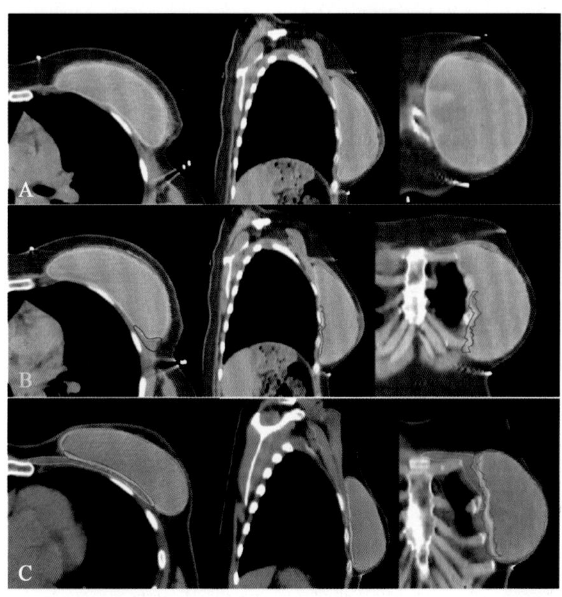

图 40－1　植入物乳房重建时胸壁 CTV 的勾画示意图

注：A. 植入物（绿色）位于胸大肌（黄色）后，仅应照射皮下淋巴丛时，胸壁CTV包括腹侧部分（红色）；B. 植入物位于胸大肌后，应照射皮下淋巴丛以及最初未被胸肌覆盖的胸壁部分时，胸壁CTV包括腹侧和背侧（蓝色）部分；C. 植入物位于胸大肌前，胸壁CTV包括腹侧和背侧部分。

第三节 体位与固定

PMRT 的体位要求与保乳术后基本相似，患者一般取仰卧位，患侧或双侧上臂外展 90°以上(图 40-2)。相比之下，当有锁骨上、下区照射指征时，采用乳房托架固定更为理想，一方面可以调节托架角度使胸骨保持水平，便于设野；另一方面，可以兼顾淋巴引流区的照射，通过调整头枕的位置，使患者体位舒适，并且重复性好。当仅有胸壁(+/-低位腋窝)照射指征时，也可以考虑采用臂托固定。

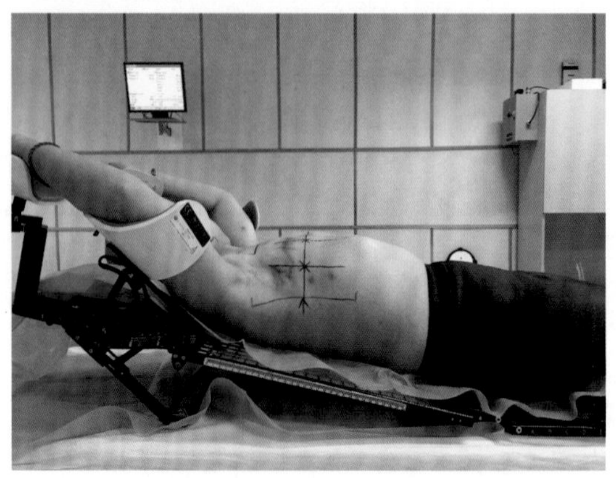

图 40-2 全乳切除术后放疗体位及托架固定

第四节 剂量分割方案和照射技术

当前，PMRT 的剂量分割方式以常规分割为主，所有靶区原则上给予 50 Gy/(25 Fx·5 周)的剂量，亦可采用与之等效的大分割方案，如光子线 42.56 Gy/(16 Fx·22 d)。当靶区不包含内乳区时，可参考中国医学科学院肿瘤医院的电子线大分割方案[43.5 Gy/(15 Fx·3 周)]。植入物乳房重建术后大分割放疗的安全性，特别是植入物并发症和失败率尚不十分明确，故当存在植入物时应慎用大分割方案；对于影像学(包括功能性影像)上高度怀疑有残留或明确有大体肿瘤的区域可局部加量至 60 Gy 或以上。技术上可采用以照射野为基础的二维常规照射技术，或以靶体积为基础的 3DCRT 或逆向 IMRT 技术。对于左侧乳腺癌患者，可考虑配合使用深吸气后屏气(deep inspiration breath-hold, DIBH)或其他呼吸控制技术以减低心脏和肺的受量。

一、常规照射技术

(一) 锁骨上、下野

上界为环甲膜水平，下界位于锁骨头下 0.5～1 cm 与胸壁野上界相接，内界为胸骨切迹中点沿胸锁乳突肌内缘向上，外界与肱骨头相接；照射野需包括完整的锁骨。可采用 X 线和电子线混合照射以减少肺尖的照射剂量。治疗时为头部偏向健侧以减少喉照射，机架角向健侧偏斜 10°～15°以保护气管、食管和脊髓。内上照射野必要时沿胸锁乳突肌走向做铅挡保护喉和脊髓。

(二) 胸壁切线野

上界与锁骨上野衔接，如单纯胸壁照射上界可达锁骨头下缘；下界为对侧乳腺皮肤皱褶下 1 cm；内界一般过体中线；外界为腋中线或腋后线，参照对侧腺体附着位置。同保乳术后的全乳照射，各边界也需要根据原发肿瘤的部位进行微调，保证原发肿瘤部位处于剂量充分的区域，同时需要包括手术瘢痕。

胸壁照射如果采用电子线照射，各设野边界可参照切线野。无论采用 X 线或电子线照射，都需要给予胸壁组织等效填充物以提高皮肤剂量至足量。

(三) 腋窝照射

锁骨上和腋窝联合野，照射范围包括锁骨上/下和腋窝，与胸壁野衔接。腋锁联合野的上界和内界都同锁骨上野，下界在第二肋间，外界包括肱骨颈，需保证照射野的外下角开放。采用 6 MV X 线，锁骨上/下区深度以皮下 3～4 cm 计算，达到锁骨上区肿瘤量 50 Gy(5 周，25 次)的剂量后，腋窝深度根据实际测量结果计算，欠缺的剂量采用腋后野补量至肿瘤量 50 Gy，同时锁骨上区缩野至常规锁骨上野范围，采用电子线追加剂量至 50 Gy。

腋后野，作为腋锁联合野的补充，采用 6 MV X 线，上界平锁骨下缘，内界位于肋缘内 1.5 cm，下界同腋-锁骨联合野的下界，外界与前野肱骨头铅挡相接，一般包括约 1 cm 肱骨头。光栏转动以使照射野各界符合条件。

（四）内乳野

常规定位的内乳野需要包括第 1～3 肋间，上界与锁骨上野衔接，内界过体中线 0.5～1 cm，宽度一般为 5 cm，原则上 2/3 及以上剂量需采用电子线以减少心脏的照射剂量。

二、3D 适形放疗与逆向调强放疗技术

与二维治疗相比，基于 CT 定位的三维治疗计划可以显著提高靶区剂量均匀性和减少正常组织不必要的照射，提高射野衔接处剂量的合理性，所以即使采用常规分野定位，也建议在三维 TPS 上进行剂量参考点的优化，楔形滤片角度的选择和正常组织体积剂量的评估等，以更好地达到靶区剂量的完整覆盖和放射损伤的降低(图 40－3)。由于重建的乳房后期美容效果在很大程度上取决于照射剂量，而重建后放疗的患者一般都有区域淋巴照射指征，所以尽可能提高靶区剂量均匀性，避免照射野衔接处的热点，是减少后期并发症的关键。在这个前提下，建议采用 3DCRT 技术，尽可能将淋巴引流区的照射整合到三维 TPS 中。

IMRT 计划在 PMRT 中的应用尚有一定争议，如全乳切除术后的胸壁通常很薄，导致切线方向的靶区厚度很小，剂量散射不充分，计划设计的剂量分布与实际实施的剂量分布之间的一致性难以保证。实践中以下情况可以考虑 IMRT 计划：①有内乳照射指征者，将内乳区与胸壁和其他淋巴引流区勾画成一个整体靶区，针对整体靶区设计 IMRT 计划，与常规照射技术相比，可以消除内乳野与胸壁内切野的重叠造成的高剂量区，显著改善靶区剂量均匀性，从而减少重叠区域的皮肤反应(图 40－4)；②锁骨上、下区已有淋巴结转移，IMRT 计划可以达到更好的剂量覆盖，并避免常规技术存在的锁骨上、下野与胸壁切线野接野造成的锁骨下剂量欠缺；③乳房单纯切除＋SLNB 后，病理学检查证实 SLN 有限个数的转移，未进一步 ALND 者，若有放疗指征，IMRT 计划可以更好地覆盖腋窝，并显著降低邻近危及器官的受量；④特殊胸壁结构，如胸廓畸形，胸廓过于膨隆，若常规技术的靶区剂量覆盖不佳或有明显缺损时，或心脏过于贴近胸壁，或胸壁瘢痕过长，常规技术往往会造成心、肺剂量过高；⑤即刻重建术后，如果采用 IMRT 计划，一定要严格控制照射野的角度，避免对侧乳腺和其他不必要的正常组织被照射。

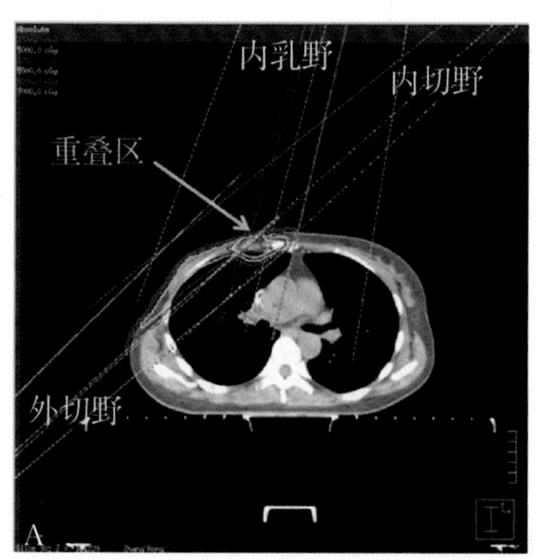

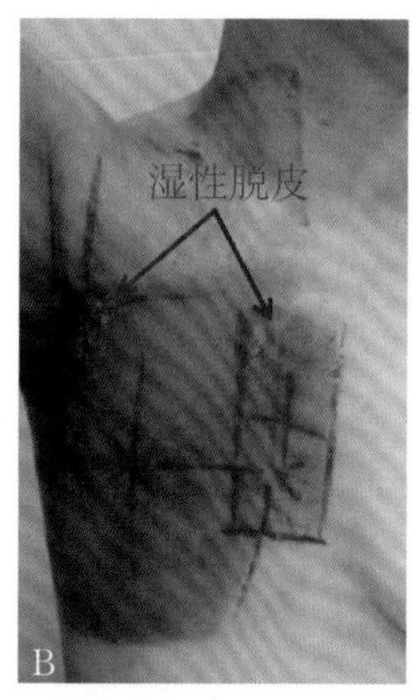

图 40－3　右侧胸壁及内乳分野正向调强放疗计划

注：A. 胸部横断面显示胸壁内切野与内乳野重叠区剂量热点；B. 胸壁、内乳及锁骨上下分野正向调强放疗后胸壁皮肤反应情况，及重叠区湿性脱皮。

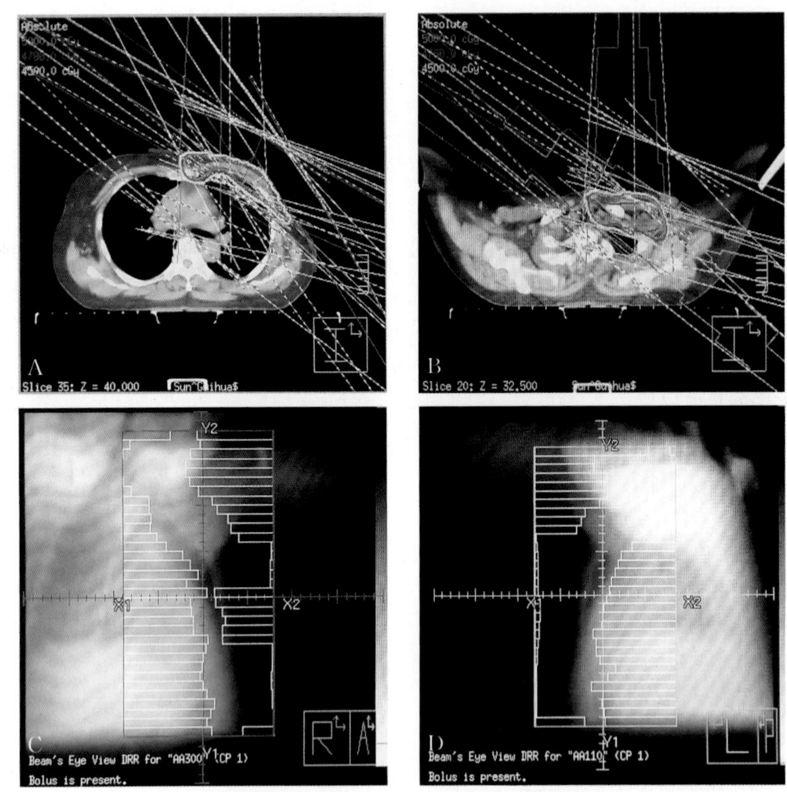

图 40 - 4　左侧胸壁、内乳及锁骨上下一体化逆向调强放疗计划

注：A. 胸部横断面显示一体化靶区及多野照射野分布；B. 锁骨上下区横断面显示一体化靶区及多野照射野分布；C. 内切野方向观数字重建影像；D. 外切野方向观数字重建影像。

第五节　全乳切除术后放疗并发症

乳腺癌放疗常见并发症包括放射性皮肤损伤、肺损伤、心脏损伤、上肢淋巴水肿、臂丛损伤以及肋骨骨折。

一、皮肤损伤

在乳腺癌放疗中，皮肤损伤的发生率最高，分急性和晚期两类。急性皮肤损伤主要表现为皮肤红斑和湿性脱皮，发生率 10%～60%不等。其影响因素包括手术方式和照射技术、体重指数等。接受 PMRT 者，胸壁皮肤作为靶区的一部分受到处方剂量的照射，为保证皮肤剂量充分，常常加填充物，因此皮肤红斑和湿性脱皮的发生率较高。湿性脱皮常常发生于腋窝皱褶处，常规技术放疗时胸壁切线野与锁骨上、下野交接处，或胸壁内切野与内乳野重叠处也常发生湿性脱皮。此外，体重指数也是影响急性皮肤损伤发生率的重要因素，高体重指数者更容易发生红斑和湿性脱皮。

晚期皮肤损伤主要表现为皮肤、皮下组织纤维化和毛细血管扩张，通常发生于放疗后 4～12 个月，其影响因素主要包括放疗技术与剂量、遗传因素、结缔组织疾病、同步全身治疗以及糖尿病等。全乳切除术后采用常规技术放疗者，以照射野衔接处或重叠处存在高剂量的区域更为明显；术后放疗同步应用他莫昔芬也可能增加皮下组织纤维化发生率。

二、肺损伤

早期肺损伤表现为症状性放射性肺炎

(radiation pneumonitis，RP)，发生率为 1%～6%。其影响因素包括照射体积、总剂量、分次剂量和化放疗时序安排。RP 的发生率在单纯切线野治疗患者中为 0.5%～1.5%，在同时接受锁骨上、下区或锁骨上、下区及内乳区放疗的患者中则为 3%～5%。据 EORTC 22922 研究报道，单纯胸壁或全乳房照射后 RP 发生率为 1.3%，加包括内乳区在内的区域照射后，RP 发生率为 4.3%，差异有统计学意义($P<0.001$)。接受序贯化放疗者 RP 发生率为 1.3%，接受同步放化疗者则为 8.8%。晚期肺损伤表现为肺纤维化，CT 上以照射野范围内的斑片状致密影为主要特征，发生率高达 50%～90%。

三、心脏损伤

乳腺癌放疗的心脏毒性反应包括冠状动脉、心肌、心包、瓣膜或传导系统受损伤的表现，具体表现取决于受照射的部位及剂量，因此与采用的放疗技术关系密切。以往用于照射胸壁、乳腺或内乳区的“老的”放疗技术往往使心脏受到高剂量的照射；而现代放疗技术使心脏受到的剂量明显减少，从而可能减少心脏损伤。然而，尚不清楚是否有不增加心脏损伤风险的安全剂量。最近的一个病例对照研究显示，即使受到较低剂量(约 2 Gy)照射后，心脏损伤的风险也会增加，在照射后相当长的随访时间(如从<5 年到≥20 年)内都可以观察到心脏损伤的具体表现，而且，已有的心脏危险因素如缺血性心脏病史、其他循环系统疾病、糖尿病等会显著增加基线风险以及放疗对发生风险的影响。据估计，心脏受到的平均剂量为 4.9 Gy，左侧乳腺癌高于右侧乳腺癌术后放疗(6.6 Gy *vs* 2.9 Gy)。随心脏平均剂量递增，冠状动脉事件的发生风险逐渐增加，平均剂量每增加 1 Gy，冠状动脉事件的风险增加 7.4%。因此，通过配合使用 DIBH 等技术降低心脏或其亚结构的剂量是预防放射性心脏损伤的关键。

四、上肢淋巴水肿

上肢淋巴水肿的发生率在不同临床报道中差异很大，与其诊断标准和手术范围有关。上肢淋巴水肿的发生主要与 ALND 或 AxRT 有关。在接受完整 ALND 后再行 AxRT 的患者中，上肢淋巴水肿比例可高达 79%，所以 ALND 后应该尽量避免 AxRT。然而随着腋窝 SLNB 的应用日益广泛，在 SLN 有限个数转移的情况下，外科医生可能选择放弃 ALND，那么 AxRT 的应用可能会相应增加。据 AMAROS 研究报道，SLN 有 1 枚转移时，若进一步做 ALND，上肢淋巴水肿发生率为 28%；若用 AxRT 代替 ALND，上肢淋巴水肿的发生率则为 14%。

五、臂丛损伤

臂丛的神经走向基本沿腋静脉上缘，与锁骨上与腋窝淋巴引流区紧邻，当锁骨上野和腋-锁骨上联合野及腋后野照射时，它均受到不同程度的剂量照射。臂丛损伤的发生率为 0.5%～5%。临床表现为同侧上臂和肩部的疼痛、麻木和麻刺感，以及上肢无力，可在放疗结束后数月至数年才出现。臂丛损伤发生率与锁骨上和腋淋巴结照射剂量有关，<50 Gy 和≥50 Gy 者发生比例分别为 1%和 5.6%；接受化疗者与单纯放疗者分别为 0.6%和 4.5%，剂量超过 50 Gy 并接受化疗者发生率达 7.9%。

(马金利)

参考文献

[1] 邵志敏，沈镇宙，徐兵河. 乳腺肿瘤学[M]. 上海：复旦大学出版社，2018.

[2] 邵志敏，余科达. 精准医学时代的乳腺肿瘤学[M]. 上海：复旦大学出版社，2016.

[3] 杨昭志，孟晋，马金利，等. 早期乳腺癌术后靶区勾画共识[J]. 中国癌症杂志，2019，29(9)：753 - 760.

[4] KAIDAR-PERSEN O，OFFERSEN B V，HOL S，et al. ESTRO consensus guideline for target volume delineation in the setting of postmastectomy radiation therapy after implant-based immediate reconstruction for early stage breast cancer [J]. Radiother Oncol，2019，137：159 - 166.

[5] KIM Y B，BYUN H K，KIM D Y，et al. Effect of elective internal mammary node irradiation on disease-free survival in women with node-positive breast cancer a randomized phase 3 clinical trial [J]. JAMA Oncol，2022，8(1)：96 - 105.

[6] RECHT A，COMEN E A，FINE R E，et al. Postmastectomy radiotherapy：an American Society of Clinical Oncology，American Society for Radiation

Oncology, and Society of Surgical Oncology Focused Guideline Update [J]. J Clin Oncol, 2016,34(36): 4431 - 4442.

[7] VERMA V, VICINI F, TENDULKAR R D, et al. Role of internal mammary node radiation as a part of modern breast cancer radiation therapy: a Systematic Review [J]. Int J Radiat Oncol Biol Phys, 2016,95(2):617 - 631.

[8] WANG S L, FANG H, SONG Y W, et al. Hypofractionated versus conventional fractionated postmastectomy radiotherapy for patients with high-risk breast cancer: a randomised, non-inferiority, open-label, phase 3 trial [J]. Lancet Oncol, 2019,20(3):352 - 360.

[9] WANG X, ZHANG L, ZHANG X, et al. Impact of clinical-pathological factors on locoregional recurrence in mastectomy patients with $T_{1\sim2}N_1$ breast cancer: who can omit adjuvant radiotherapy? [J]. Breast Cancer Res Treat, 2021,190(2):277 - 286.

第四十一章

乳腺癌术后辅助化疗

现代乳腺癌的治疗开始于100多年前的外科技术进步，强调完整切除肿瘤。但是，尽管肉眼的大体肿瘤被完整切除，很多似乎是局限性病变的患者发生了复发或转移，最终死于乳腺癌。提示乳腺癌是一个全身性疾病，需要全身药物治疗。

成立于1957年的美国国家乳腺和肠道外科辅助治疗项目(NSABP)于1958—1961年开始了第一项由23个学术机构参加的乳腺癌辅助化疗的临床试验——NSABP B-01。结果显示，围手术期采用塞替派单药治疗能显著提高绝经前女性的5年总生存率，10年随访后发现腋淋巴结阳性数≥4枚患者的生存率仍然存在差异。这是第一项证明全身辅助化疗是有效的临床试验，它能够改变部分乳腺癌患者的自然病程。Fisher等于1975年在《新英格兰医学杂志》上发表了NSABP B-05试验结果，用苯丙氨酸氮芥口服2年作为辅助化疗治疗淋巴结阳性乳腺癌，降低了治疗失败率，绝经前患者获益更显著。该试验是第1项大规模、随机化并设立对照组的乳腺癌术后辅助化疗临床试验，是辅助化疗发展史上的一个里程碑。随后，意大利Bonadonna等领衔的CMF方案辅助治疗试验和美国Fisher等领衔的后续NSABP试验进一步确立了乳腺癌术后辅助化疗的作用和地位，它可以推迟或预防疾病的复发。

随后，研究者分别花了约30年和约8年的时间确立了蒽环类和紫杉类药物在早期乳腺癌治疗中的地位，后者地位的加速确立主要归功于大规模、多中心Ⅲ期临床试验的开展和应用，并立足于患者个体资料的荟萃分析。紫杉类药物包括紫杉醇(1992年上市)、多西他赛(1996年上市)和纳米白蛋白结合型紫杉醇(2005年上市)。在紫杉类药物之后，尽管出现了多种对复发或转移性乳腺癌有效的化疗药物，如长春瑞滨和吉西他滨等，但是许多临床试验的证据并未证明它们在乳腺癌辅助治疗中的价值。

许多乳腺癌辅助治疗的结论来自早期乳腺癌试验人员协作组(EBCTCG)对前瞻性随机对照临床试验的荟萃分析。EBCTCG由一群世界知名的乳腺肿瘤学家和统计学家等组成，采用的统计方法是立足于患者个体资料的荟萃分析。EBCTCG的2005年荟萃分析显示，多药化疗可降低23%年复发率和17%年病死率。2012年该协作组在*Lancet*杂志上发表了一篇《比较不同多药化疗方案治疗早期乳腺癌》的文章，这项荟萃分析收集了123项随机临床试验约100 000例乳腺癌患者的数据，其中用于比较多药化疗与未化疗的有32 000例，蒽环类对比CMF方案的有25 000例，紫杉类联合蒽环类方案对比单用蒽环类方案的有44 000例(与试验组比较，对照组使用了相同疗程的蒽环类药物的有10 000例，较多疗程蒽环类药物的有34 000例)。该荟萃分析显示，如果在蒽环类方案化疗结束后加用紫杉类药物治疗能够降低乳腺癌病死率14%；在治疗组接受紫杉类药物治疗的同时，如果对照组继续用蒽环类药物治疗或者接受其他方案治疗，那么两组之间的病死率则差异无显著性。4个疗程AC方案和6个疗程CMF方案是等效的，蒽环类药物累积剂量超过标准4个疗程AC方案(如CAF和CEF方案)的疗效要优于CMF方案，病死率降低约22%。在44 000例比较紫杉类联合蒽环类方案对比单用蒽环类方案的临床试验中，紫杉类药物的疗效与患者的年龄、淋巴结状态、肿瘤大小和分化程度(中分化对比低分化，高分化的病例很少)、雌激素受体(ER)状态和他莫昔芬的使用等因素均无关。与不使用化疗相比较，紫杉类联合蒽环类的方案和超过标准4个疗程AC的蒽环类方案治疗早期乳腺癌，可降低乳腺癌病死率1/3，与患者年龄(直到至少70岁)和肿瘤临床病理特征无关。

乳腺癌的辅助化疗从 CMF 方案到蒽环类药物再到紫杉类药物,大约能够降低一半的复发风险,已经成为早期乳腺癌的标准治疗。目前在制定乳腺癌辅助化疗方案时,对临床实践影响最大的 3 个指南是"St. Gallen 国际乳腺癌治疗专家共识"美国国家综合癌症网络(NCCN)的"NCCN 指南"和中国抗癌协会乳腺癌专业委员会(CBCS)的"乳腺癌诊治指南与规范"(以下简称"CBCS 指南")。

第一节　辅助化疗理论的发展

一、辅助化疗理论基础

乳腺癌易发生血道转移,单纯局部根治性治疗(包括手术和放疗)失败的原因主要是肿瘤细胞的血道转移。早在 1869 年,Ashworth 就在血液中观察到肿瘤细胞,认为在手术中引起的肿瘤细胞播散是影响疾病治愈成败的主要因素,只有杀死血液循环中的肿瘤细胞,才能改善患者的预后。有 50%～60%的乳腺癌病例就诊时可能已有血道转移,淋巴结阳性患者术后有 70%～80%最终发生远处转移,而淋巴结阴性患者亦有 20%～30%因复发转移而导致治疗失败。

对于早期乳腺癌来说,衡量辅助治疗是否成功就是患者的疾病有无复发,主要由 3 个方面因素决定,即肿瘤的生物学行为、肿瘤的疾病分期和有效的辅助治疗。理论上可以用这样的等式来表示:治疗结果=(肿瘤的生物学行为×肿瘤的疾病分期)/辅助治疗的有效程度。

在行根治性治疗前,常规应对乳腺癌进行分期检查。那么这些初始未被发现远处转移的乳腺癌患者是如何发生疾病复发的呢?这可能由初始根治性治疗时未被发现的隐匿性微小转移灶(occult micrometastasis)的生长所致。辅助化疗可以杀灭局部区域淋巴结及远处脏器的亚临床隐匿性微小转移灶,从而降低或推迟局部复发及减少远处转移,以达到提高患者生存率、延长生存期的目的。

肿瘤细胞呈指数式生长,一定量化疗药物杀灭一定比例的肿瘤细胞,这就是一级动力学原则,因此化疗后肿瘤细胞数量呈指数式下降。在去除乳腺原发肿瘤后,患者身体里残留的肿瘤负荷较小,易被抗癌药物杀灭;同时因肿瘤负荷小,肿瘤倍增时间短,增殖细胞的比例大,对抗癌药物较为敏感,这就是蒽环类和/或紫杉类药物用于早期乳腺癌的辅助治疗可降低乳腺癌约 1/3 病死率的理论基础。尽管乳腺癌患者接受了辅助化疗,但仍有患者出现复发或转移,这可能与微小转移灶的相对或绝对耐药性有关。另外一个解释是,不同乳腺癌亚克隆之间的药物灵敏度存在差异,对药物不敏感亚克隆细胞的扩增导致了乳腺癌的耐药和疾病的复发。

二、乳腺癌的分子分型

乳腺癌是一种异质性肿瘤,不再被认为是单一疾病。目前乳腺癌药物治疗中的一个重要问题是,由于乳腺癌的异质性,依据传统的组织病理学分型、肿瘤分期,以及 ER、孕激素受体(PR)、人表皮生长因子受体 2(HER2)状态等指导下的治疗并不一定能在每个患者获得成功。一些患者接受了不必要的过度治疗,增加了不必要的不良反应;而另一些患者则治疗不足,影响了化疗的疗效,造成疾病的复发或转移。因此,对乳腺癌进一步分类和分型显得十分迫切。理想的分型不但能够预示患者的预后,而且能够指导临床医生选择治疗药物和治疗方案。

早在 2000 年,Perou 等在 *Nature* 杂志上首次发表了采用基因芯片技术将乳腺癌分成不同亚型的文章。按照固有的基因类型(主要是基因芯片的结果),至少可以分为 4 个类型:管腔 A 型、管腔 B 型、HER2 过表达型和基底样型。管腔型表达大量的腔上皮角蛋白和正常乳腺组织腔上皮的遗传性标记。HER2 过表达型显示 *HER2* 基因和其他几个基因的扩增和过度表达。基底样型不表达 ER、PR 和 ER 相关基因,而正常乳腺组织肌上皮细胞特异度标记如腔上皮角蛋白、平滑肌特异度标记和某些整合素的表达水平也不是很高。

乳腺癌的分子分型与乳腺癌的临床病理特征、疾病转归、患者预后和治疗反应密切相关。Sorlie 等根据基因表达的不同将患者分为不同亚型,结果发现管腔 A 型、管腔 B 型、正常乳腺样型、基底样型、HER2 过表达型在总生存期(OS)和无进展生存期(PFS)上存在显著差异。其中管腔A型的预后较好，而基底样型的预后较差。2007年，加利福尼亚癌症登记处的数据也发现了类似结果，在对分期进行配对后，三阴性乳腺癌患者(与基底样型乳腺癌有较多重合)的OS劣于非三阴性乳腺癌患者。同年发表的加拿大数据还证实，三阴性乳腺癌患者无论淋巴结状态如何，更易出现早期复发。Rebecca等研究还显示，尽管三阴性乳腺癌组有更多患者接受了化疗，在入组至随访阶段和随访的最初5年阶段，其远处转移、死亡、乳腺癌特异度死亡风险都显著高于非三阴性乳腺癌的患者，但在5年后这些差异就不明显了。韩国Keam等的研究显示，亚洲乳腺癌的结果和白种人的结果相似。

在实际的临床工作中，多数专家认为可以根据免疫组化检测的ER、PR、HER2和Ki-67结果，将乳腺癌同样划分为4个类型，以作为近似替代。这4种类型是管腔A型、管腔B型、HER2过表达型和三阴性乳腺癌。管腔A型Ki-67增殖指数低且HER2低表达；管腔B型又分为2种，一种Ki-67为任何水平，但是HER2阳性，另一种是Ki-67增殖指数增高亚型或PR低表达亚型。Dawood等在组织芯片上用免疫组化法检测ER、PR、HER2、CK5/6和表皮生长因子(EGF)以及组织学分级，对2021例无远处转移的侵袭性乳腺癌患者进行分子分型。结果显示，管腔A型患者的5年总生存率、无进展生存率，10年总生存率、无进展生存率分别为92%、92%、81%、85%，显著优于管腔B型、HER2过表达型和基底样型。Cuzick等应用免疫组化检测ER、PR、HER2和Ki-67，同时用21基因检测(Oncotype DX)分析ATAC试验中乳腺原发灶的基因表达状况，发现两个系统提供的预后信息是一致的。

ER、PR和HER2的检测均有相应指南或规定以及需要注意的事项。有关Ki-67增殖指数的检测还存在很多问题，国内相关检测指南正在制定之中。Ki-67抗体所识别的与细胞周期相关的蛋白，在G_0期以外各增殖周期的细胞中均有表达，在低分化腺癌组织中的表达较在中、高分化腺癌组织明显升高，表明Ki-67染色阳性程度与组织学分级相关。因此，在目前情况下，如果无可靠的Ki-67增殖指数检测方法，可以用相对客观的组织学分级替代。对于HER2阴性、激素受体(HR)阳性的乳腺癌，Ⅲ级患者可划分到管腔B型，Ⅰ级患者划分到管腔A型。“CBCS指南”同样推荐所有医院除了检测ER、PR和HER2外，也应将Ki-67的检测列为常规检测项目。随着对乳腺癌分子分型认识的深入，依据分子分型进行个体化治疗已逐渐成为可能。

第二节　辅助化疗热点问题

一、辅助化疗的给药方式

剂量强度(dose intensity)是指单位时间内每平方米体表面积接受的药物剂量，通常用“mg/(m^2·周)”表示。提高剂量强度有2个方法：加大每次化疗的给药剂量(即大剂量化疗)和增加给药的频率(即剂量密集化疗)。

乳腺癌辅助化疗的疗效与药物的剂量强度有关，降低给药剂量强度一定会影响疗效。

(一) 大剂量化疗

第1项证明大剂量化疗有效的临床试验是CALGB 8541，在腋淋巴结阳性患者中显示大剂量$CA_{60}F$方案较小剂量$CA_{30}F$或$CA_{40}F$方案能够提高疗效。该临床试验提示，多柔比星用于乳腺癌辅助治疗的剂量推荐为60 mg/m^2。比利时乳腺癌辅助治疗研究组(Belgian Adjuvant Study Group)对777例淋巴结阳性乳腺癌进行的临床试验中，将表柔比星的剂量从60 mg/m^2提高至100 mg/m^2，随访15年的结果提示无事件生存率(EFS)从39%提高至50%，发生充血性心力衰竭的病例数分别为5例和11例。法国乳腺癌辅助治疗研究组(French Adjuvant Study Group)开展的565例淋巴结阳性乳腺癌的FASG 05临床试验，将表柔比星的剂量从50 mg/m^2提高至100 mg/m^2，其中有82%患者腋淋巴结阳性数≥4枚，结果提示高剂量组的疗效较好。这几项临床试验提示，表柔比星用于乳腺癌辅助治疗的剂量推荐为90～100 mg/m^2，不得低于75 mg/m^2。一般认为，第1个周期的给药剂量强度不得低于标准剂量强度的85%，后序周期可根据药物不良事件调整给药剂量。

但也有证据显示，并不是提高剂量强度就一定能够带来患者的临床获益。NSABP B-22 和 NSABP B-25 试验将环磷酰胺的剂量从 600 mg/m^2 提高至 2 400 mg/m^2，不但没有提高疗效，反而在 NSABP B-25 试验中发现了 21 例骨髓异常增生综合征患者，提示大剂量化疗可能是有害的。CALGB 9344 临床试验在腋淋巴结阳性患者中将多柔比星的剂量从 60 mg/m^2 提高至 90 mg/m^2，并未发现疗效的进一步提高。针对晚期乳腺癌，CALGB 9342 临床试验显示，同样是每 3 周给药，将紫杉醇从常规剂量 175 mg/m^2 提高至 210 mg/m^2，甚至 250 mg/m^2，疗效没有显著提高，但是造血系统和神经毒性显著增加。

干细胞移植技术的应用为超高剂量化疗提供了条件，早期的一些临床试验出现了获益，但随后开展的多项临床试验如 SWOG 9623，采用了超高剂量化疗联合骨髓移植或干细胞移植均不能进一步提高化疗疗效，但显著增加了毒性，最主要的 3～4 级不良反应是血小板减少(49% *vs* 36%)、淋巴细胞减少(75% *vs* 0)、贫血(36% *vs* 1%)和感染(21% *vs* 0)，需要输注血小板的人数也显著增加。主要根据该试验，再加上乳腺癌内在分子分型的发现，以干细胞移植技术为基础的超高剂量化疗基本退出了历史的舞台。但这些临床试验并不完全是一个阴性结果，来自荷兰的入组了 885 例的 3 期多中心随机临床试验，在中位随访了 20.4 年后，显示腋淋巴结阳性≥10 个患者还是可以从中获益的。

(二) 剂量密集化疗

理论上来说，根据细胞杀伤假说，增加化疗药物的用量可以更多地杀死肿瘤细胞，但是研究发现在化疗间歇期肿瘤细胞的增殖也会加快，这样每次化疗结束后到下次化疗开始，肿瘤细胞的数量又会恢复到接近化疗前的水平，因此单纯靠增加剂量提高疗效并不理想。

肿瘤细胞并不完全呈指数式生长，肿瘤细胞的生长和肿瘤体积的增大更适合用 Gompertz 生物学增长曲线描述。Gompertz 是一位英国的保险精算师，于 1825 年创建了描述生物学增长曲线的一个方程，该曲线适合于自然界生物群落的发展，如一群动物、人类细胞和肿瘤细胞等。按照这个理论，肿瘤细胞的生长速率是可变的，肿瘤细胞的数量是随时间延长而增加的。但是，当肿瘤细胞生长到达平台期时，其增长的相对速率呈指数式下降。

根据 Skipper-Schabel 指数生长模型，结合 Gompertz 生物学增长曲线，Norton 和 Simon 提出了 Norton-Simon 假说，即肿瘤体积退缩的速率与肿瘤体积增大的速率成正比；化疗药物指数杀灭肿瘤细胞并不是一成不变的，而是与肿瘤的相对生长速率成正比。Norton-Simon 假说提示，在肿瘤负荷较小的情况下，比如说根治性治疗后的辅助化疗，使用化疗有一个动力学上的优势，能够杀灭较多的肿瘤细胞。但是，如果不是所有肿瘤细胞均被杀灭的话，这些残留的肿瘤细胞重新生长的速率也很快。因此，Norton 和 Simon 推断缩短化疗间歇时间，即剂量密集化疗，可阻止肿瘤细胞的重新生长，增加多疗程化疗以杀灭肿瘤细胞的累积数量，进而治愈肿瘤。而且，在实体肿瘤中很多细胞并不处于增殖期，而处于 G_0 期，这些细胞对大剂量化疗并不敏感，故提高化疗剂量并不能杀死这些细胞。在常规化疗间歇期，这些细胞重新回到细胞循环周期中，只能通过反复化疗和剂量密集化疗杀死这些细胞。

Norton-Simon 的剂量密集化疗理论得到了进一步验证。Citron 等的Ⅲ期前瞻性随机对照研究(CALGB C9741)入组 2 005 例淋巴结阳性早期乳腺癌患者，比较剂量密集疗法(2 周方案)和传统 3 周疗法、序贯疗法与联合化疗在淋巴结阳性早期乳腺癌辅助治疗中的疗效。2 005 例患者被随机分为 4 组，分别接受以下方案：序贯组(Ⅰ组)，多柔比星(A)×4→紫杉醇(T)×4→环磷酰胺(C)×4，每 3 周 1 次；序贯组(Ⅱ组)，A×4→T×4→C×4，每 2 周 1 次加用集落刺激因子；联合化疗组(Ⅲ组)，AC×4→T×4，每 3 周 1 次；联合化疗组(Ⅳ组)，AC×4→T×4，每 2 周 1 次加用集落刺激因子。该研究第 1 次证实以剂量密集方式(每 2 周 1 次)的辅助化疗较传统的 3 周方案能够提高患者的无病生存期(DFS)(RR＝0.74，P＝0.010)和 OS(RR＝0.69，P＝0.013)，4 年无病生存率和总生存率分别为 82% *vs* 75%和 92% *vs* 90%。

GEICAM 9906 临床试验入组 1 248 例淋巴结阳性患者，比较 4 个疗程 FE90C 序贯紫杉醇 100 mg/m^2、8 周与 6 个疗程 FE90C 的疗效。结果提示，5 年无病生存率分别为 78.5% *vs* 72.1%(P＝0.006)，5 年无远处转移生存率分别为 83.8% *vs* 78.1%(P＝0.005)。Mobus 等采用表柔比星→紫杉醇→环磷酰胺 2 周方案或表柔比星＋环磷酰胺→紫杉醇 3 周方案作为辅助化疗治疗 1 018 例腋淋巴结阳性数≥4 枚具有高复发风险的乳腺癌。2 周和

3 周方案的 3 年无病生存率分别为 80%和 70%(P =0.000 9),3 年总生存率分别为 90%和 87%(P= 0.03)。Seidman 等用紫杉醇每周方案或 3 周方案,加或不加用他莫昔芬治疗 735 例局部晚期转移或复发性乳腺癌。结果提示,每周方案疗效较好(ORR: 40% *vs* 28%, P=0.017),中位至疾病进展时间较长(9 个月 *vs* 5 个月,P=0.008),患者中位生存期较长(24 个月 *vs* 16 个月,P=0.17)。在毒性方面,每周方案血液学毒性较低,但神经毒性发生率较高,3~4 级感觉神经毒性分别为 23%和 12%,运动神经毒性分别为 8%和 4%。

Del Mastro 等进一步研究了 2 周方案对比 3 周方案的不同剂量密度以及 FEC 对比 EC 的不同化疗方案在淋巴结阳性早期乳腺癌患者中疗效的差异。在一项 2×2 设计的随机对照临床试验中,患者分为 4 组:2 周 FEC×4-P×4;2 周 EC×4-P×4;3 周 FEC×4-P×4;3 周 EC×4-P×4。2 091 例患者中,中位随访 7 年后,2 周 FEC-P、2 周 EC-P、3 周 FEC-P 及 3 周 EC-P 复发率分别为 23%、22%、29%及 26%。对于不同剂量密度的比较,5 年无病生存率 2 周方案为 81%,显著高于 3 周方案的 76%(HR=0.77, 95%CI 0.65~0.92)。5 年总生存率也明显提高(2 周组 94% *vs* 3 周组 89%, HR= 0.65, 95%CI 0.51~0.84)。对于化疗方案的比较,FEC 方案在 DFS 及 OS 上与 EC 方案相比差异无显著性。不良反应方面,2 周方案的 3~4 级贫血、转氨酶升高、肌痛的发生率升高,3~4 级中性粒细胞减少发生率降低;联合氟尿嘧啶引起 3~4 级中性粒细胞减少、发热、恶心、呕吐发生率升高。2 周辅助化疗可显著提高淋巴结阳性早期乳腺癌的疗效,而 FEC 方案较 EC 方案未明显提高疗效。

ECOG 1199 临床试验是一个 2×2 设计,同时比较紫杉醇与多西他赛 2 周方案及 3 周方案(剂量密集化疗对常规化疗),但是结果无获益,可能与该试验的样本量不够有关。共入组 5 052 例 $T_{1\sim3}N_{1\sim2}$ 或 $T_{2\sim3}N_0$ 乳腺癌患者,随机分成 4 组:P3 组,多柔比星联合环磷酰胺序贯紫杉醇 3 周方案;P1 组,多柔比星联合环磷酰胺序贯紫杉醇每周方案;T3 组,多柔比星联合环磷酰胺序贯多西他赛 3 周方案;T1 组,多柔比星联合环磷酰胺序贯多西他赛每周方案。中位随访 46.5 个月的结果提示,两种紫杉类药物以及两种给药方式的 DFS 和 OS 差异无统计学意义。就不良反应而言,多柔比星联合环磷酰胺序贯多西他赛方案的中性粒细胞减少及相关并发症的发生较多。该研究提示,与多柔比星联合环磷酰胺序贯多西他赛方案相比,序贯紫杉醇每周方案是一个较好治疗方案。

GONO-MIG 临床试验入组 1 214 例患者,比较 FE60C 3 周方案与 FE60C 2 周方案辅助治疗的疗效,中位随访 10.4 年。该研究结果仅提示在粒细胞集落刺激因子(G-CSF)支持下 FE60C 2 周方案的安全性,未提示两组 OS 及 DFS 的差异,同样得到了一个阴性结果。在晚期乳腺癌中,笔者的Ⅱ期临床研究发现,2 周多西他赛加米托蒽醌是一个安全性和疗效均较好的方案。因此,剂量密集方式的给药似乎不适合多西他赛和蒽环类药物。

PANTHER 临床试验在高危患者中比较剂量密集的 EC-T(多西他赛)方案与标准 3 周 FEC-T 方案的疗效。其中,入组的高危患者包括淋巴结转移阳性以及淋巴结转移阴性但肿瘤直径>2 cm、激素受体阴性、组织学分级 3 级或年龄≤35 岁的高危因素。患者按 1∶1 随机接受剂量密集 EC-T 方案或 FEC-T 3 周方案。其中,剂量密集 EC-T 方案是根据血液学不良反应制订剂量,而不固定在体表面积计算的特定剂量上。在初始剂量的基础上(表柔比星 90 mg/m^2,环磷酰胺 600 mg/m^2,每 2 周 1 次;多西他赛 75 mg/m^2,每 2 周 1 次),若患者血液学毒性可耐受则增加剂量,若不能耐受则减量。共入组 2 017 例患者,中位随访 5.3 年后,两组乳腺癌相关无复发生存率相似,剂量密集组和常规剂量组无复发生存率分别为 88.7%和 85.0%(HR=0.79, 95%CI 0.61~1.01),剂量密集组的 DFS 高于常规剂量组(HR=0.79, 95%CI 0.63~0.99),OS 两组无差异。3~4 级非血液学毒性发生率剂量密集组高于常规剂量组(52.6% *vs* 36.6%)。因此,在高危早期乳腺癌患者中,根据不良反应制订的剂量密集型辅助化疗并未显著提高乳腺癌患者无复发生存率,且剂量密集型方案的非血液学毒性发生率更高。

从以上数据来看,紫杉醇的剂量密集型方案对乳腺癌的治疗是成功的。近年来有证据显示,周疗法除了有直接抗肿瘤作用外,还有抗肿瘤血管生成作用。是否所有乳腺癌患者都适合这一疗法,抑或仅仅是特殊亚群的特殊方案,目前临床试验的证据还不充分。已有证据表明,并不是所有化疗药物和化疗方案均适合剂量密集方式给药,尤其是那些最主要的剂量限制性毒性是非造血系统毒性的方案。G-CSF 的预防性使用解决了粒细胞下降所引起的发热和感染问题,但对其他不良反应没有预防作用。

在G-CSF支持下的TAC(多西他赛、多柔比星和环磷酰胺)2周方案相对于传统的3周方案,在复发或转移性乳腺癌患者中未发现剂量密集化疗能够提高OS,但不良反应明显增加,如手足综合征。法国的AERO B03试验显示,在G-CSF支持下的TEC(多西他赛、表柔比星和环磷酰胺)2周方案会出现严重的指甲毒性、手足综合征和神经毒性。FE100C 2周方案被发现引起较多的肺炎。

但是,2017年圣安东尼奥乳腺癌大会上报道的EBCTCG荟萃分析,共分析来自15项随机临床研究的21 000多例患者,后发现2周方案显著降低患者的复发率($P=0.000\,04$),且10年乳腺癌相关死亡率较3周方案降低3%($P=0.003$),总死亡率也显著降低($P=0.003$)。同样,在序贯与联合辅助化疗的对比中,蒽环类序贯紫杉类药物较两药联合显著降低复发率($P=0.000\,1$),10年乳腺癌相关死亡率较3周方案降低2.3%($P=0.005$),总死亡率显著降低($P=0.000\,8$)。其中,剂量密集辅助化疗复发率的下降在不同激素受体状态的患者中存在显著差异,而且2周方案较3周方案没有明显增加不良反应引起的非乳腺癌相关死亡率,在G-CSF的支持下,剂量密集化疗并不明显增加毒性。

综上所述,适合剂量密集化疗的药物是紫杉醇周疗或2周疗法,同样适合于白蛋白结合型紫杉醇。但推荐其周疗时每次给药剂量不得>125 mg/m²,特别适合剂量密集化疗的分子亚型是三阴性乳腺癌。

(三) 序贯化疗

Norton-Simon假说支持序贯化疗。既然乳腺癌是一个异质性肿瘤,含有多个亚群细胞,连续使用同一个药物或方案有助于杀灭对该药物或方案敏感的亚群细胞,序贯至无交叉耐药的药物或方案后,则能够杀灭对前一个药物或方案不敏感而对后一个药物或方案敏感的亚群细胞。AC(或EC)序贯T方案是目前最常用的辅助化疗方案之一。

Bonadonna等于1995年在*JAMA*杂志上发表文章,在腋淋巴结阳性数≥4枚早期乳腺癌患者中比较4个疗程多柔比星序贯4个疗程CMF方案(即序贯治疗组)与1个疗程多柔比星序贯1个疗程CMF方案,共4次序贯(即交替治疗组)。结果提示,序贯治疗优于交替治疗。

(四) 交替化疗

在20世纪80年代,Goldie和Coldman提出交替化疗要优于序贯化疗,理由是交替化疗能够杀灭更多的肿瘤细胞,减少肿瘤细胞产生耐药性的机会。但是临床试验结果提示,因为交替化疗延长了同一个方案的间歇时间,对该方案敏感的亚群细胞有了更长的恢复时间,从而降低了疗效。

二、蒽环类和紫杉类化疗方案的选择

(一) 蒽环类方案相同的加或不加序贯紫杉类药物方案

CALG B9344和NSABP B28两个临床试验的设计基本相同,均是在4个疗程AC方案后比较序贯或不序贯紫杉醇,结果显示序贯用紫杉醇能够提高DFS和/或OS。由美国癌症和白血病协作研究组-B(Cancer and Leukemia Group-B, CALG-B)完成的CALG B9344试验是最早研究紫杉类药物应用于乳腺癌辅助化疗的随机临床研究。共入组3 121例腋淋巴结阳性早期乳腺癌患者(包括绝经前和绝经后),首先随机比较4个疗程不同剂量的AC方案(环磷酰胺600 mg/m²,多柔比星的剂量随机分为60、75、90 mg/m² 3个组,3周为1个疗程)化疗的疗效,随后再随机给予4个周期序贯紫杉醇(175 mg/m²,3周为1个疗程)化疗或观察。激素受体阳性者化疗后继续接受5年他莫昔芬治疗。结果显示,接受不同剂量多柔比星患者的生存差异无显著性;联合紫杉醇化疗者的5年DFS和OS均高于观察组(无病生存率:70% *vs* 65%;总生存率:80% *vs* 77%),且加用紫杉醇并未增加毒性。亚组分析显示,AC序贯紫杉醇对于激素受体阴性者更加有效。NSABP B-28也研究了AC序贯紫杉醇(225 mg/m²,AC→P)的疗效。中位随访64.5个月的分析结果显示,序贯使用4个疗程紫杉醇将5年无复发生存率由对照组(4个疗程AC方案)的72%提高至76%($RR=0.83$,$P=0.006$),但两者OS相似。亚组分析显示,无论激素受体状况如何,患者都能从紫杉醇治疗中获益。最近荟萃分析进一步证明了此种辅助化疗策略的有效性,可降低14%的乳腺癌病死率。

Cognetty等报道了针对早期淋巴结阳性乳腺癌的TAXIT216随机试验的研究结果。共998例患者随机分为A、B两组,分别接受E→CMF(表柔比星120 mg/m²,21 d×4→环磷酰胺600 mg/m²+甲氨蝶呤40 mg/m²+氟尿嘧啶600 mg/m²,第1、8天,28 d×4)和E→T→CMF(T:多西他赛100 mg/m²,21 d×4)方案化疗。中位随访62个月,

A、B 两组 5 年无病生存率分别为 68% 和 74%（P=0.13），5 年无复发生存率分别为 69% 和 76%（P=0.0394），5 年总生存率分别为 85% 和 90%（HR=0.67，P=0.0168）。

从以上试验结果可以看出，对淋巴结阳性的乳腺癌患者，在蒽环类为基础的化疗方案中序贯加入紫杉类药物可显著提高疗效。

（二）辅助化疗总时长相近的含或不含紫杉类方案

最近的 ECBCTCG 分析显示，在辅助化疗总时长相近的情况下，对照组使用了超过 4 个疗程的蒽环类方案（如 6 个疗程的 CAF 或 CEF 方案）或序贯不含紫杉类也不含蒽环类方案（如 CMF 方案），含或不含紫杉类方案在降低乳腺癌病死率方面无统计学差异。

但是，也有临床试验显示在辅助化疗总时间完全一样的情况下，含紫杉类方案的疗效要优于不含紫杉类方案。BCIRG 001 临床试验在淋巴结阳性患者中对比辅助化疗 TAC 方案和 FAC 方案 6 个疗程的疗效。TAC 方案（多西他赛 75 mg/m^2，多柔比星 50 mg/m^2，环磷酰胺 500 mg/m^2）和 FAC 方案（氟尿嘧啶 500 mg/m^2，多柔比星 50 mg/m^2，环磷酰胺 500 mg/m^2）均为 3 周方案，均用 6 个疗程。共入组 1491 例患者，经过 10 年的中位随访，TAC 方案组和 FAC 方案组的无病生存率分别为 62% 和 55%，总生存率分别为 76% 和 69%；TAC 方案显著降低复发风险 20%（HR=0.80，95%CI 0.68～0.93），降低死亡风险 26%（HR=0.74，P=0.002）。不论淋巴结、激素受体、HER2 状态，TAC 方案都显著改善患者的 DFS。安全性数据显示，TAC 方案组不良反应的发生率相对增高，其中 3～4 级充血性心力衰竭的比例 TAC 方案组为 3.5%，FAC 方案组为 2.3%；TAC 方案组更易发生 3～4 级外周感觉神经毒性（TAC 方案组为 4%，FAC 方案组为 1%）。由于心力衰竭而死亡的病例数分别为 2 例和 4 例，发生髓性白血病的病例数分别为 4 例和 2 例。GEICAM 9805 试验采用了与 BCIRG 001 试验相同的设计，在高危淋巴结阴性患者中证明了 TAC 方案优于 FAC 方案，降低复发风险 32%。

法国 PACS 01 试验入组 1999 例早期乳腺癌患者，中位随访 60 个月的结果显示，3 个疗程 FE100C 序贯 3 个疗程多西他赛方案优于 6 个疗程 FE100C 方案，可提高无病生存率（78.3% *vs* 73.2%，P=0.041）和总生存率（90.7% *vs* 86.7%，P=0.050）。

Jones 等的 USON 9735 临床试验提示，TC（多西他赛 75 mg/m^2，环磷酰胺 600 mg/m^2）方案优于 AC（多柔比星 60 mg/m^2，环磷酰胺 600 mg/m^2）方案。这是一项在Ⅰ～Ⅲ期乳腺癌患者中进行的前瞻性、随机辅助治疗临床试验。中位随访 7 年的结果显示，AC 方案组与 TC 方案组患者的无病生存率差异有统计学意义（75% *vs* 81%，P=0.033），总生存率差异有统计学意义（82% *vs* 87%，P=0.032）。TC 方案组 3～4 级发热性中性粒细胞减少的发生率更高（6% 对比 3%，P=0.03），而 AC 方案组 3～4 级恶心和呕吐的发生率更高（7% 对比 2% 和 5% 对比 <1%，P<0.01）。老年患者使用 TC 方案更容易发生发热性中性粒细胞减少，使用 AC 方案更容易发生贫血，但是总的不良反应可以预见，且易于临床处理。

综上所述，在辅助化疗总时长相近的情况下，含蒽环类和紫杉类的方案疗效稍优于单纯蒽环类方案。对于低危患者，4 个周期的 TC 方案要优于 AC 方案。

（三）不推荐 AT 方案

AT 方案中，A 是指蒽环类药物，包括多柔比星和表柔比星，T 是指紫杉类药物，包括紫杉醇和多西他赛。尽管对乳腺癌的新辅助化疗和晚期乳腺癌 AT 方案是一个有效的标准方案，但是在乳腺癌辅助化疗方案中不推荐使用 AT 方案。

有一项入组 3010 例至少具有阳性淋巴结 1 枚早期乳腺癌患者的Ⅲ期前瞻性、随机对照 PACS 04 临床研究，患者于术后接受 6 个周期每 3 周氟尿嘧啶 500 mg/m^2、表柔比星 100 mg/m^2 和环磷酰胺 500 mg/m^2（FE100C 方案）或 6 个周期每 3 周表柔比星 75 mg/m^2 和多西他赛 75 mg/m^2（AT 方案）辅助化疗。5 年无病生存率分别为 81.8% 与 79.6%，5 年总生存率分别为 90.3% 和 90.1%，因此 6 个周期 AT 方案与 6 个周期 FE100C 方案相比并没有明显优势。

NSABP B-30 试验是评价不同剂量及疗程的含多柔比星、多西他赛和环磷酰胺的联合辅助方案治疗可手术、淋巴结阳性乳腺癌的随机临床试验，共入组 5351 例淋巴结阳性乳腺癌患者，随机分为 3 个组：①4 个疗程 AC 方案（多柔比星 60 mg/m^2，环磷酰胺 600 mg/m^2）后序贯 4 个疗程 T（多西他赛 100 mg/m^2）；②4 个疗程 AT 方案（A、T：60、60 mg/m^2 或 50、75 mg/m^2)；③4 个疗程 TAC 方案(T、A、C:60、60、600 mg/m^2 或 75、50、500 mg/m^2)。意向性治疗(intention-to-treat，ITT)人群分析显示，AC→T 方案的病死率较 TAC 方案和 AT 方案分别下降 14%和 17%(*HR* 分别为 0.86 和 0.83，*P* 值分别=0.086 和 0.034)。AC→T 方案的 DFS 显著优于 AT 和 TAC 方案(*HR* 分别为 0.80 和 0.83，*P* 值分别=0.001 和 0.006)。AT 方案和 TAC 方案疗效相似(OS:*HR*=0.96，*P*=0.67；DFS:*HR*=0.96，*P*=0.58)。亚组分析显示，基线淋巴结、ER 或停经状态与最终治疗结果之间不存在相互影响。由此看来，对于淋巴结阳性乳腺癌患者，AC→T 方案辅助治疗似较 4 个疗程 AT 方案及 TAC 方案等联合化疗具有治疗优势。

有一项入组 2 885 例淋巴结阳性或高危淋巴结阴性早期乳腺癌患者的Ⅲ期前瞻性、随机对照 ECOG E2197 临床研究，患者于术后接受 6 个周期每 3 周多柔比星 60 mg/m^2 和环磷酰胺 600 mg/m^2(AC 方案)或 6 个周期每 3 周多柔比星 60 mg/m^2 和多西他赛 60 mg/m^2(AT 方案)辅助化疗。结果显示 6 个周期 AT 方案和 6 个周期 AC 方案的疗效无差异，两组的 4 年无病生存率(87% *vs* 87%)和总生存率(94% *vs* 93%，*P*=0.49)无差异。但 AT 方案的毒性明显高于 AC 方案，尤其是发热性粒细胞减少和心脏不良事件发生率较后者高。

BIG 2-98 临床试验入组的是乳腺癌术后淋巴结阳性、年龄 18～70 岁的患者。根据治疗中心、淋巴结数目(1～3 个 *vs* >3 个)和年龄(<50 岁 *vs* ≥50 岁)进行分层。治疗组:ⅠA 组 A 75 mg/m^2,3 周×4→CMF 方案×3。ⅠB 组 A、C 60、600 mg/m^2×4→CMF 方案×3。Ⅱ组 A 75 mg/m^2×3→T 100 mg/m^2×3→CMF 方案×3；Ⅲ组 A、T 50、75 mg/m^2×4→CMF 方案×3。患者随后接受激素治疗(受体阳性)和放疗(根据局部情况)。随机入组的比例按 1∶1∶2∶2。主要比较Ⅱ+Ⅲ组与Ⅰ组之间差异是否有显著性，次要比较Ⅱ组和ⅠA 组以及Ⅲ组和ⅠB 组之间差异是否有显著性。于 1998 年 6 月至 2001 年 6 月入组 2 887 例患者，结果提示 AT→CMF 方案的疗效要比 A→T→CMF 的疗效更差。

三、其他辅助化疗方案

乳腺癌常用的辅助化疗方案见本章“附录”。按照疗效和药物不良反应等可以将乳腺癌的辅助化疗方案分成不同的级别。第 1 级别方案包括 6 个疗程 CMF 方案、4 个疗程 AC 方案和 6 个疗程 $FE_{50}C$ 方案；第 2 级别方案是在 3 个标准方案基础上，提升蒽环类药物剂量或联合紫杉类药物等，常见的方案有 4 个疗程 TC 方案、6 个疗程 $FE_{100}C$ 方案、6 个疗程 FAC 方案、6 个疗程 TAC 方案和 AC 方案序贯 T 或 P 等；第 3 级别方案是化疗联合靶向药物的方案。

NSABP B15 临床试验在淋巴结阳性患者中比较了 4 个疗程 AC 方案化疗与 6 个疗程 CMF 方案化疗的疗效。结果证实，无论是无病生存率(62% *vs* 63%)还是总生存率(83% *vs* 82%)两者都没有差异，但 4 个疗程 AC 方案比 6 个疗程 CMF 方案给药方便，治疗时间较短，毒性也不大，易于被患者接受。多柔比星因此被美国食品和药品监督管理局(FDA)批准用于乳腺癌术后的一线用药，AC 方案也成为 20 世纪 90 年代美国乳腺癌辅助治疗的标准方案。

国际癌症合作组织(ICCG)1984—1992 年选择了 759 例绝经前腋淋巴结阳性患者参加一项大型多中心临床试验，旨在比较含蒽环类的 $FE_{50}C$ 方案与 CMF 方案的疗效。结果显示，$FE_{50}C$ 方案有等于或优于 CMF 方案的疗效。$FE_{50}C$ 方案随即成为欧洲乳腺癌术后的一线用药。

与 6 个疗程 CMF 方案、4 个疗程 AC 方案和 6 个疗程 $FE_{50}C$ 相比较，疗效较好的蒽环类为主的方案有 $FE_{100}C$、$CE_{120}F$ 和 E→CMF 方案等。CALGB C9344 研究将多柔比星的剂量从 60 mg/m^2 提高至 90 mg/m^2 未见疗效有所提高，且晚期复发或转移性乳腺癌的临床试验提示表柔比星的心脏毒性和骨髓毒性较多柔比星低，因此辅助化疗中蒽环类方案的优化主要集中于表柔比星的研究。

法国的 FASG 05 试验评估了 $FE_{100}C$ 方案，表柔比星的剂量 50 mg/m^2($FE_{50}C$ 方案)增至 100 mg/m^2($FE_{100}C$ 方案)。该试验选择了淋巴结阳性且预后较差(指腋淋巴结阳性数>3 枚或激素受体阴性，且核分级≥2 级)的患者。1990—1993 年，565 例女性入组并接受 6 个疗程的 $FE_{100}C$ 方案或 $FE_{50}C$ 方案治疗。中位随访 110 个月的结果为，提高表柔比星剂量化疗组的 10 年无病生存率和总生存率高于 $FE_{50}C$ 方案组(分别为 50.7% *vs* 45.3%，*P*=0.036；54.8% *vs* 50.0%，*P*=0.038)。更重要的是，10 年随访并没有观察到提高表柔比星剂量而增加心脏毒性。$FE_{100}C$ 方案和 $FE_{50}C$ 方案的延迟性心脏毒性的发生率无论是复发前（1.1% *vs* 1.5%）还是复发后（4.1% *vs* 4.3%）都没有显著增加。

2000 年 EBCTCG 得出的含蒽环类方案优于 CMF 方案的结论来自 15 项随机临床研究，但其中仅有 3 项符合要求，其他研究不是蒽环类药物剂量较低或疗程数较少，就是对照组不规范。这 3 项研究分别是：美国 INT 0102 研究、加拿大 NCIC MA05 研究和英国 NEAT/NCTBG 研究。美国 INT 0102 研究在淋巴结阴性高危患者中评估了 CAF 方案，口服环磷酰胺 100 mg/m^2（第 1～14 天），注射多柔比星 30 mg/m^2 和氟尿嘧啶 500 mg/m^2（第 1、8 天），28 d 为 1 个周期，共 6 个周期。该研究没有显示 CAF 方案较 CMF 方案提高 DFS；OS 有所增加，但无统计学意义。加拿大 NCIC MA05 试验评估了 $CE_{120}F$ 方案对淋巴结阳性乳腺癌患者的价值。在 1989—1993 年，710 例绝经前和围绝经期乳腺癌患者随机接受术后 6 个疗程 CMF 方案化疗或 6 个疗程表柔比星（60 mg/m^2，第 1、8 天）的 $CE_{120}F$ 方案。口服环磷酰胺 75 mg/m^2（第 1～14 天）和氟尿嘧啶 500 mg/m^2（第 1、8 天），28 d 为 1 个周期。2005 年公布的 10 年随访结果为，$CE_{120}F$ 方案治疗组的无病生存率优于 CMF 方案治疗组（52% *vs* 45%，$HR=0.78$，$P=0.007$），总生存率也高于 CMF 方案（62% *vs* 58%，$HR=0.82$，$P=0.085$）。英国国家表柔比星辅助治疗试验组（national epirubicin adjuvant trial，NEAT）和 BR9601 试验组评估了 E→CMF 方案。入组的 2 391 例患者是淋巴结阳性或高危淋巴结阴性乳腺癌患者，被随机分至 6 个疗程或 8 个疗程 CMF 方案治疗组或 4 个疗程表柔比星（100 mg/m^2，3 周方案）序贯 4 个疗程 CMF 方案化疗的 E→CMF 方案治疗组。中位 48 个月随访资料分析显示，无论淋巴结状况，E→CMF 方案都能提高 CMF 方案的 DFS（$RR=0.69$，$P<0.0001$）和 OS（$RR=0.67$，$P<0.0001$）。此方案不良反应发生率较高，但是不影响给药剂量强度和患者的生活质量。

四、辅助化疗的原则

（1）制订个体化辅助化疗方案应依据分子分型、复发风险和辅助化疗的有效性。乳腺癌患者的复发风险由肿瘤的生物学行为乘以肿瘤的疾病分期后除以辅助化疗的有效程度决定。肿瘤的生物学行为由多种因素决定，分子分型是重要因素之一，HER2 阳性和三阴性乳腺癌容易复发或转移。疾病分期越晚，复发或转移的风险越大。目前国内用得最多的复发风险评估系统是 2007 年“St. Gallen 国际乳腺癌治疗专家共识”中提供的评估系统。中危：HER2 阳性乳腺癌和三阴性乳腺癌，应该积极治疗；高危：ER 和/或 PR 强阳性、HER2 阴性乳腺癌，不需要积极化疗，而采用内分泌治疗±阿贝西利。

（2）结合患者的具体情况，如年龄、有无糖尿病、药物和/或食物过敏史、肝肾功能状态和治疗意愿，制订个体化的辅助化疗方案。辅助化疗的目的是预防乳腺癌的复发或转移，也就是说，患者不用辅助化疗也有可能疾病不会复发或转移。因此，如果化疗风险较大，应权衡化疗的疗效和化疗带来的不良反应；与患者和家属充分沟通，取得患者和家属的知情同意，谨慎给药。

（3）依据循证医学的证据，选择化疗方案。不像乳腺癌的新辅助化疗和晚期乳腺癌的治疗，辅助化疗期间无法根据疗效决定是否继续化疗，因此辅助化疗方案的选择务必遵循循证医学的证据。但同时也必须了解 EBCTCG 荟萃分析辅助化疗的原始数据大多数来自年轻、淋巴结阳性、没有使用靶向治疗的患者的数据，因此得出的辅助化疗相关的结论有其本身的局限性。目前可选方案包括剂量密集 AC-P 方案（需 G-CSF 支持）、TC 方案（多西他赛、环磷酰胺）、AC 方案（多柔比星、环磷酰胺）序贯 T（多西他赛）或 P（紫杉醇）、TAC 方案（需 G-CSF 支持）、FAC/CAF 方案（5-氟尿嘧啶、多柔比星、环磷酰胺）、CEF 方案（环磷酰胺、表柔比星、氟尿嘧啶）、剂量密集 A-P-C 方案[多柔比星-紫杉醇-环磷酰胺（需 G-CSF 支持）]和 FEC 方案（5-氟尿嘧啶、表柔比星、环磷酰胺）序贯多西他赛，不推荐使用 AT 方案。紫杉醇适合与其他药物分开序贯使用，多西他赛既可联合也可序贯使用。根据复旦大学附属肿瘤医院的大样本回顾性同期对照研究，可以用吡柔比星 40 mg/m^2 代替 CEF 方案中的表柔比星，组成 CPF 方案。233 例接受 CPF 方案，623 例接受 CEF 方案治疗，中位随访了 41 个月后，两组的治疗疗效（RFS 和 OS）和不良反应均相近。

（4）足够的药物剂量强度是辅助化疗疗效的前提。辅助化疗的疗效与剂量有一定的关系。各组临床研究表明，凡接受化疗剂量大于计划方案的 85% 者不论绝经状态如何均能受益，而化疗剂量小于原计划方案65%者不论绝经与否疗效均不显著。国外一项有关化疗药物剂量不足的原因调查显示，20世纪90年代初有2/3患者存在化疗剂量不足或提前停药，90年代末已经下降至1/3。主要原因有3个：①老年患者；②肥胖患者，尤其是体表面积＞2 m^2 的患者；③使用三药联合方案，如CMF和CAF。在具体的临床实践中，需要注意患者的具体情况，如年龄、一般状况、既往用药和目前身体指标等。与纳入临床研究的受试者不同，选择方案时要注意患者是否能耐受标准剂量，而且所有临床研究都有严格的方案调整和减量原则，所以临床实践中一定要密切观察每个患者的不良反应，并根据毒性及时合理地调整治疗，以确保安全有效的治疗。一般来说，4级造血系统和3级非造血系统毒性需要下调剂量，但经过医学处理患者能够很好地耐受化疗(如白细胞下降和恶心)或不可能危及生命的非造血系统毒性(如脱发)除外。一个方案一次剂量下调20%～25%。如果连续下调2个剂量水平患者还是不能耐受化疗，建议不再用此方案继续治疗。另外，“CBCS指南”推荐医生在处方化疗药物时一定给出患者的身高和体重，根据体表面积给药。

(5) 化疗的疗程数。一般低中危患者4～6个疗程，中高危患者6～8个疗程。Bonadonna等比较应用6个疗程与12个疗程CMF方案辅助化疗的结果，经5年随访两组疗效无差别。亦有学者报道应用24个疗程同样亦未见差别，相反并发症有增加。EBCTCG的荟萃分析显示，CMF方案最适宜的化疗持续时间是3～6个月，长于6个月的化疗并不改善生存。有一项大型Ⅲ期临床试验CALGB 40101，在低危乳腺癌患者中比较化疗方案4个疗程和6个疗程之间、AC方案和每周紫杉醇方案之间是否存在疗效差别。该试验自2002年启动，共入组3 173例术后腋淋巴结阳性数≤3枚的患者，随机分组至AC方案4个疗程或6个疗程，对比紫杉醇方案4个疗程或6个疗程。94%的入组患者淋巴结阴性，64% ER阳性，80% HER2阴性。在2010年SABCS会议上仅公布了化疗方案4个疗程和6个疗程治疗的数据，中位随访4.6年后，数据显示无论是RFS还是OS，化疗4个疗程和6个疗程相比较没有显著差别，但6个疗程化疗比4个疗程显著增加了不良反应。AC方案主要表现为3～4级中性粒细胞下降，单药紫杉醇主要表现为3～4级神经病变。辅助化疗常用的方法是每3周1次，为1个疗程。近年来也有应用剂量密集化疗以提高临床疗效，同时需应用集落刺激因子作为支持，以减少化疗所致的骨髓抑制、粒细胞减少性发热和感染等不良反应。

(6) 紫杉醇应与蒽环类药物序贯使用，多西他赛既可以联合(如TAC方案)也可以序贯(如AC序贯T方案)。BCIRG005是对淋巴结阳性早期乳腺癌比较紫杉类序贯应用与同时联合应用疗效的Ⅲ期临床试验。有3 298例HER2阴性、腋淋巴结阳性乳腺癌患者随机分组，分别接受4个疗程AC方案后序贯4个疗程T或6个疗程TAC方案。随访10年的结果显示，两组的10年总生存率(79.9% *vs* 78.9%，$P=0.506$)和无病生存率(66.5% *vs* 66.3%，$P=0.749$)均无差异。两组毒性反应表现不同，尽管使用G-CSF进行初级预防，TAC方案组粒细胞减少性发热的发生比例仍高于AC→T方案组；AC→T方案组肌痛、手足综合征、液体潴留以及感觉神经病变的发生率较TAC方案组高。

五、辅助化疗的时机

术后辅助化疗应在术后早期应用。一般认为术后化疗应在术后1个月内开始，间隔时间过长会影响疗效。Ludwig乳腺癌研究小组在术后36 h开始化疗，所用化疗方案是CMF加四氢叶酸，1周后重复1次，共1个疗程。与不用化疗比较，能够提高淋巴结阴性乳腺癌患者的4年无病生存率，从73%至77%。因此，短疗程的化疗应该及早应用。但是，EBCTCG的荟萃分析提示，6个疗程辅助化疗较1个疗程的围手术期化疗的疗效要好，DFS和OS均有所提高，因此现在均采用术后辅助化疗。Ludwig乳腺癌研究小组进行了一项辅助化疗时机的临床试验，一组是术后3～4周开始给予化疗，另外一组是围手术期加术后化疗，所用化疗方案是CMF加泼尼松，结果提示两者疗效无明显差异。一般化疗对伤口愈合的影响不大，但某些化疗药物(如多西他赛)术后早期应用时容易引起伤口积液。Lohrisch等回顾分析了2 594例早期乳腺癌患者，根据辅助化疗距手术的时间间隔将患者分为4组：≤4周、4～8周、8～12周和＞12周。结果表明辅助化疗时间间隔≤12周的患者其5年OS优于＞12周的患者($HR=1.5$，95%*CI* 1.07～2.10)；≤4周、4～8周、8～12周和＞12周相对应的5年总生存率分别是84%、85%、89%和78%($P=0.013$)，无病生存率依次为74%、79%、82%和69%($P=0.004$)。

Chavez-MacGregor 等的研究纳入 24 843 例Ⅰ～Ⅲ期乳腺癌患者，分析表明术后辅助化疗初始时间超过 90 d 的患者乳腺癌相关复发风险增加 27%（*HR*＝1.27，95%*CI* 1.05～1.53），死亡风险增加 34%（*HR*＝1.34，95%*CI* 1.15～1.57）。推荐术后辅助化疗应在术后 1 个月内进行，因为超过术后 12 周/90 d，其复发率和乳腺癌相关死亡率明显升高。

六、辅助化疗的适应证

一项美国的调查性研究显示，只要绝对增加 1%～2%的生存机会，乳腺癌患者也愿意接受治疗。对于乳腺癌辅助化疗的适应证，2011 版“CBCS 指南”中包括以下几个条件：肿瘤直径＞2 cm、淋巴结阳性、激素受体阴性、HER2 阳性，或组织学分级为 3 级。随着我国乳腺癌规范诊疗的普及，在 2017 版“CBCS 指南”中去除了肿瘤大小。2019 版“CBCS 指南”新增了多基因检测对于 ER 阳性、HER2 阴性患者辅助化疗的指导作用。2011 版“St. Gallen 国际化乳腺癌治疗专家共识”包括以下几个条件：高 Ki-67 指数、三阴性乳腺癌、激素受体阴性、HER2 阳性，或组织学分级为 3 级。两者适应证的差异主要源于中国的实际情况：肿瘤大小和淋巴结状态是最为重要的两个预后因素，且其判定比较客观，容易发现高复发风险的患者，而高 Ki-67 指数的诊断标准规范还没有统一，临床工作中执行起来容易发生偏差。

以前认为肯定不需要辅助化疗的条件包括：淋巴结阴性、ER 和/或 PR 阳性、HER2 阴性、肿瘤直径≤2 cm、组织学分级为 1 级、无脉管侵犯和年龄≥35 岁。对于 ER 阳性、HER2 阴性的乳腺癌，如果患者年龄＞50 岁，即使具有其他风险因素（如肿瘤直径＞2 cm 或淋巴结阳性 1～3 枚），若多基因检测提示低危，可考虑免去辅助化疗（表 41－1）。

表 41－1　术后推荐辅助化疗的人群

复发风险	HR 阳性 HER2 阴性	HER2 阳性	三阴性乳腺癌
低危	豁免化疗	不适用	不适用
中危且 pN_0^a	● T_3 及以上推荐化疗 ● $T_{1b\sim2}$ 接受 21 基因或 70 基因检测： ① 21 基因：年龄＞50 岁且复发评分（RS）＞25 推荐化疗； ② 21 基因：年龄≤50 岁且 RS≥16 推荐化疗； ③ 70 基因：临床高风险且 70 基因高风险推荐化疗； ④ 70 基因：临床高风险且年龄≤50 岁且 70 基因低风险考虑化疗 ● $T_{1b\sim2}$：未接受基因检测，具有如下特征之一的可考虑化疗：ER 低表达、组织学 3 级、脉管浸润阳性、年龄＜35 岁、Ki-67 增殖指数高 ● T_{1a}：原则上豁免化疗，除非同时伴有多个风险因素时个体化综合考虑	● T_{1b} 及以上推荐 ● T_{1a} 考虑 ● T_{1mi} 原则上不考虑，需个体化综合考虑	● T_{1b} 及以上推荐 ● T_{1a} 考虑 ● T_{1mi} 原则上不考虑
中危且 pN_1	● 均推荐化疗 ● 除非 $T_{1\sim2}$ 且接受 21 基因或 70 基因检测时，如下结果才谨慎考虑豁免化疗： ① 21 基因：RS≤11 的患者； ② 70 基因：临床高风险，70 基因低风险且年龄＞50 岁的患者	不适用	不适用
高危	任何	任何	任何

注：a，一般情况下，病理淋巴结 ITC 处理同 pN_0，pN_{1mic} 处理同 pN_1（ITC，孤立肿瘤细胞；pN_0，病理淋巴结阴性；pN_{1mic}，病理淋巴结微转移；pN_1，病理淋巴结转移 1-3 枚）。

年龄不是决定患者是否需要辅助化疗的主要因素。CALGB 49907 临床试验曾经尝试在年龄≥65 岁的老年乳腺癌患者中使用卡培他滨替代 AC 方案或 CMF 方案，入组 633 例女性乳腺癌患者，主要研究终点是 RFS。结果显示，卡培他滨组与常规化疗组相比，在 RFS 和 OS 方面均处于劣势，主要是在激素受体阴性患者中差异较大。该试验仅显示接受卡培他滨治疗的患者在治疗期间的生活质量较好。目前认为,患者年龄<75岁的乳腺癌患者只要身体情况允许,是可以接受辅助化疗的。≥75岁的乳腺癌患者一般不推荐辅助化疗,如临床准备给予辅助化疗,需综合考虑这个特殊人群的生理条件、预期寿命以及辅助化疗后非肿瘤原因死亡可能性相应升高等问题,充分衡量辅助化疗对≥75岁乳腺癌患者的受益/风险比。

七、其他晚期乳腺癌有效的化疗药物

尽管吉西他滨+紫杉醇方案治疗复发或转移性乳腺癌的疗效要优于紫杉醇单药方案,但是用于乳腺癌辅助治疗时的结果是阴性的。英国 tAnGo 试验比较 EC→GT 方案(表柔比星 90 mg/m^2,环磷酰胺 600 mg/m^2,第1天,每3周重复,共4个周期;续以紫杉醇 175 mg/m^2,在3h输注,第1天,联合吉西他滨 1250 mg/m^2,第1、8天,每3周重复,共4个周期)和 EC→T 方案(表柔比星 90 mg/m^2,环磷酰胺 600 mg/m^2,第1天,每3周重复,共4个周期;续以紫杉醇 175 mg/m^2,在3h输注,第1天,每3周重复,共4个周期)。2001年8月至2004年11月,来自英国和爱尔兰127个临床肿瘤治疗中心共3152例患者参加了该研究,EC→GT 方案组和 EC→T 方案组各1576例,两组基线特征均衡可比,其中淋巴结阳性患者占77%,年龄<50岁患者占55%,组织学分级3级占65%,肿块直径>2 cm 占61%,ER 阴性占41%,PR 阴性占37%,HER2 阳性占26%。中位随访10年,有914例患者死亡,发生了1087件 DFS 事件。两组的 DFS 差异无统计学上的显著性意义($P=0.64$),OS 差异亦无统计学上的显著性意义($P=0.81$)。因此,对于早期乳腺癌患者,在 EC→T 方案基础上加用吉西他滨并未显示治疗优势,但显著增加了3级粒细胞减少、肌痛、关节痛、乏力、感染、恶心、呕吐、感觉神经病变、发热、腹泻、便秘、贫血和血小板减少等不良反应。

Joensuu 等将卡培他滨放到辅助化疗方案中,在 FinXX 研究中入组约1500例淋巴结阳性或淋巴结阴性高危早期乳腺癌患者,早期得到了阴性结果。经过中位59个月随访后,两组间的 RFS 和 OS 差异没有统计学意义。但在2022年更新的中位随访15年的结果中,加用卡培他滨辅助治疗的患者(TX/CEX 方案:多西他赛加卡培他滨/环磷酰胺+表柔比星+卡培他滨)较对照组生存时间显著延长($HR=0.81$;95%CI 0.66~0.99;$P=0.037$),15年生存率分别为77.6%和73.3%。Joensuu 等在进行探索性研究时发现,在三阴性乳腺癌亚组中,采用含卡培他滨的方案获益更加显著。CREATE-X 研究共纳入910例经蒽环类和/或紫杉类新辅助化疗后乳房仍有残留浸润性病灶或腋淋巴结阳性的 HER2 阴性乳腺癌患者,手术治疗后随机接受6~8个周期卡培他滨或安慰剂治疗。结果显示,卡培他滨组与对照组相比,5年 DFS 及 OS 显著提高,特别是在三阴性乳腺癌亚组中。该项研究提示,新辅助化疗后仍有残留病灶的 HER2 阴性患者接受6~8个周期卡培他滨治疗可显著改善预后。中国乳腺癌协作组(CBCSG)在中国的35家医疗机构开展了一项随机对照Ⅲ期临床试验,招募了585例术后早期三阴性乳腺癌患者,按1∶1随机接受3个疗程 TX 方案(卡培他滨+多西他赛)+3个疗程 XEC 方案(环磷酰胺+表柔比星+卡培他滨)或3个疗程 T+3个疗程 FEC 方案(环磷酰胺+表柔比星+氟尿嘧啶)。中位随访67个月结果显示,卡培他滨组显著提高患者的5年无病生存率,卡培他滨组及对照组分别为86.3%及80.4%($HR=0.66$;95%CI 0.44~0.99;$P=0.044$),总死亡风险未见显著差异。最常见≥3级血液学毒性是中性粒细胞减少症(试验组45.8%;对照组41.0%)和粒细胞减少发热(试验组16.8%;对照组16.0%),安全性可耐受。SYSUCC-001 研究是在标准辅助治疗后增加1年的卡培他滨维持节拍化疗(650 mg/m^2,每日2次,持续1年)。研究入组了434例可手术且已接受标准辅助治疗的早期三阴性乳腺癌患者,分为卡培他滨组或观察组。结果显示,卡培他滨组较观察组明显提高5年无病生存率,分别为83%和73%($HR=0.63$,95%CI 0.42~0.96;$P=0.027$)。两组的5年 OS 差异无统计学意义。与卡培他滨相关的最常见不良反应是手足综合征(46%)、白细胞减少症(24%)、高胆红素血症(13%)、胃肠道疼痛(7%)和血清转氨酶升高(5%)。综合国人的2项辅助治疗临床试验提示,卡培他滨可在常规辅助化疗基础上进一步降低复发的风险,小剂量节拍化疗适合淋巴结阴性的三阴性乳腺癌,TX/CEX 方案适合淋巴结阳性的三阴性乳腺癌。

三阴性乳腺癌常表现出 DNA 修复异常、全基因组不稳定性等相关特征。既往研究已经证实了引起 DNA 损伤的铂类药物在新辅助和转移性三阴性乳腺癌中的疗效,但铂类在早期三阴性乳腺癌患者辅助化疗中的价值仍然存在争议。PATTERN试验比较了早期三阴性乳腺癌辅助治疗中紫杉醇+卡铂(PCb)方案与环磷酰胺+表阿霉素+氟尿嘧啶序贯多西他赛(CEF-T)方案的疗效。研究共入组647例可手术三阴性乳腺癌患者,随机接受CEF×3疗程-T×3疗程-和PCb×6疗程。与CEF-T方案相比,Pcb组显著提高患者的5年无病生存率(86.5% *vs* 80.3%, *HR*=0.65, 95%*CI* 0.44~0.96, *P*=0.03)、无远处转移生存率以及无复发生存率,但总生存未观察到显著差异。PATTERN研究提示紫杉醇+卡铂方案是可手术三阴性乳腺癌患者辅助化疗的有效可选方案之一,且对于同源重组修复相关基因突变的患者而言,紫杉醇+卡铂方案获益更为显著。

八、分子分型对辅助化疗的影响

一般认为,除辅助化疗外,激素受体阳性患者还应该接受内分泌治疗±阿贝西利,HER2阳性患者还应接受针对HER2的靶向治疗,*BRCA*胚系突变患者可选择是否接受奥拉帕利治疗,三阴性乳腺癌可选择是否接受帕博利珠单抗治疗。不同分子分型应采取不同的辅助治疗策略,但既往研究并不是根据分子分型设计的,因而难以根据分子分型进行个体化选择化疗方案,这仍有待摸索探究。专家共识是:管腔A型乳腺癌应采用积极辅助内分泌治疗,而不宜积极化疗;管腔B型中的HER2阴性、Ki-67指数高者选用辅助内分泌治疗±化疗,而HER2阳性(无论Ki-67指数如何)选用化疗+内分泌治疗+抗HER2治疗;HER2过表达型采用化疗+抗HER2治疗。

对三阴性乳腺癌患者可考虑剂量密集化疗,化疗方案中应包含蒽环类和紫杉类药物已成共识,环磷酰胺也被公认有效。但与非三阴性乳腺癌相比,蒽环类和紫杉类药物并没有显示对三阴性乳腺癌有特别的疗效。另外,三阴性乳腺癌本身也是一种异质性疾病,如*BRCA1*基因突变的乳腺癌对铂类药物特别敏感,而对紫杉类药物相对不敏感。因此,每周紫杉醇+卡铂方案被证实在可手术早期三阴性乳腺癌患者的辅助化疗中较包含蒽环及紫杉类药物的CEF-T方案显著延迟肿瘤复发,是三阴性亚型辅助治疗的有效可选方案。同时,三阴性乳腺癌中的部分类型存在大量淋巴细胞浸润以及高表达免疫抑制分子程序性死亡蛋白配体-1(PD-L1),且免疫检查点抑制剂帕博利珠单抗在晚期三阴性乳腺癌中显示出良好的抗肿瘤活性。因此,KEYNOTE-522研究在早期三阴性乳腺癌患者中对新辅助化疗联合程序性死亡蛋白-1(PD-1)单抗帕博利珠单抗同时术后续贯帕博利珠单抗辅助治疗的疗效进行了探索,研究入组了Ⅱ~Ⅲ期三阴性乳腺癌患者1174例,随机接受4周期的帕博利珠单抗+紫杉醇和卡铂,序贯4周期帕博利珠单抗+多柔比星和环磷酰胺新辅助治疗,对照组为安慰剂+化疗。根治性手术后,两组患者继续帕博利珠单抗或安慰剂辅助治疗,最多9个周期。结果显示帕博利珠单抗-化疗组可以显著提高患者的pCR率(64.8% *vs* 51.2%; *P*<0.001)以及无事件生存时间(84.5% *vs* 76.8%, *HR*=0.63; 95%*CI* 0.48~0.82; *P*=0.00031)。帕博利珠单抗用于早期三阴性乳腺癌的(新)辅助治疗,不仅可以改善患者的pCR,还能够改善患者的长期预后。

对于HER2阴性的新辅助化疗非pCR的高危患者,CREATE-X研究提示辅助治疗加用8个疗程的卡培他滨可减少患者复发风险。而对于三阴性乳腺癌患者,卡培他滨可强化延迟肿瘤复发,如CBCSG010研究中T-EC方案辅助化疗的同时联合使用卡培他滨,或SYSUCC001研究中在辅助静脉化疗后使用节拍剂量的卡培他滨1年进行治疗。对于存在*BRCA1/2*基因胚系突变的HER2阴性高危患者,OlympiA研究比较了完成标准辅助化疗之后奥拉帕利1年辅助治疗与对照组的疗效差异,显示奥拉帕利将患者疾病复发、出现新肿瘤或死亡的风险降低42%(*HR*=0.58; 99.5%*CI* 0.41~0.82; *P*<0.0001)。安全性数据与奥拉帕利的已知数据一致,严重不良事件发生率不高。因此,辅助使用奥拉帕利1年可以显著改善携带*gBRCA1/2*突变早期高危乳腺癌患者的长期预后,为早期乳腺癌的治疗增加了一种新的治疗选择。

对于激素受体阳性的患者,依靠患者临床病理特征结合多基因检测数据,判断是否需要接受辅助化疗。尽管最新的EBCTCG荟萃分析提示辅助化疗的疗效不依赖ER状态和肿瘤的分化程度,但是该分析中很少有肿瘤分化良好的乳腺癌病例,这些病例往往是管腔A型患者,因此不能用该荟萃分析去推翻管腔A型不宜积极化疗这个结论。

第三节 复发风险评估体系

一、St. Gallen 复发风险分组

2005 年"St. Gallen 国际乳腺癌治疗专家共识"将可手术乳腺癌分成低度风险组、中度风险组和高度风险组。于 2007 年进行了细化,主要的更新是将阳性淋巴结 1～3 枚的三阴性乳腺癌放到了高度风险组(表 41－2)。随着乳腺癌诊断和治疗的进展,尤其是曲妥珠单抗在乳腺癌新辅助治疗、辅助治疗和晚期乳腺癌中的广泛使用,2009 年的"St. Gallen 国际乳腺癌治疗专家共识"不再提及复发风险分组问题,而把重点放在具体每一例乳腺癌患者手术后到底需要何种药物治疗,如化疗、内分泌治疗和/或靶向治疗。尽管有文献提示 St. Gallen 复发风险分组有很多不完善的地方,尤其是中、高度复发风险组的可变性很大,低度复发风险组与中度复发风险组之间的 5 年 OS 差别不显著,但是"CBCS 指南"考虑到中国的实际情况,在 2011 年的"CBCS 指南"中还是保留了该复发风险评估系统。

表 41－2 乳腺癌术后复发风险的分组

危险度	判别要点	
	转移淋巴结	其他因素
低度	阴性	同时具备以下 6 条:①标本中病灶大小(pT)≤2 cm;②分级[a]1 级;③瘤周脉管未见肿瘤侵犯[b];④ER 和/或 PR 表达;⑤*HER2/neu* 基因没有过度表达或扩增[c];⑥年龄≥35 岁
中度	阴性	以下 6 条至少具备 1 条:①pT>2 cm;②分级 2～3 级;③有瘤周脉管肿瘤侵犯;④ER 和 PR 缺失;⑤*HER-2/neu* 基因过度表达或扩增;⑥年龄<35 岁
	1～3 枚阳性	未见 HER-2 过度表达和扩增,且 ER 和/或 PR 表达
高度	1～3 枚阳性	HER-2 过度表达或扩增,或 ER 和 PR 缺失
	≥4 枚阳性	无

注:a,组织学分级/核分级;b,瘤周脉管侵犯存在争议,它只影响腋淋巴结阴性患者的危险度分级,并不影响淋巴结阳性患者的分级;c,HER2 的测定必须是经由严格质量把关的免疫组化(IHC)或荧光原位杂交(FISH)法、显色原位杂交(CISH)法。

二、淋巴结阴性患者的复发风险评估

在很多参考文献和临床试验中,根据淋巴结阴性患者的复发风险分为低度风险组、中度风险组和高度风险组。低度风险组患者是指同时满足 3 个指标(肿瘤直径≤1 cm、受体阳性和细胞学分级 1 级);高度风险组是指只要满足以下 1 个指标(肿瘤直径>2 cm、受体阴性和细胞学分级 2～3 级);其余的淋巴结阴性患者均划归到中度风险组。

三、21 基因检测复发评分系统

21 基因检测(Oncotype DX)主要以定量反转录-聚合酶链反应(qRT-PCR)技术,在石蜡包埋标本中通过抽提 RNA、反转录为 cDNA 并扩增、定量检测等步骤,联合检测 21 个特定基因的表达量。这 21 个基因分别是:增殖相关的 *Ki-67*、*STK15*、*survivin*、*CCNB1*、*MYBL2* 基因,侵袭相关的 *MMP11*、*CTSL2* 基因,雌激素相关的 *ER*、*PR*、*BCL2*、*SCUBE2* 基因,*HER2* 相关的 *GRB7*、*HER2* 基因,以及 *GSTM-1*、*CD68*、*BAG1* 基因,5 个参考基因 *ACTB*、*GAPDH*、*RPLPO*、*GUS*、*TFRC*。上述 16 个肿瘤相关基因的表达水平与乳腺癌预后相关,另外 5 个参考基因主要用于质量控制,以及在统计学上平衡误差和偏倚。这 21 个基因是在 3 项独立临床研究中(共 447 个样本)比较 250 个候选基因表达情况与疾病复发的关系后筛选出来的。在测定 21 个特定基因的表达情况后,通过复杂的计算公式和每个基因的权重得出 RS 值及分组,RS≤17 为低危组,RS18～30 为中危组,RS≥31 值为高危组。

临床研究数据表明,RS 值与患者的远处转移、OS 有相关性。在著名的 NSABP B-14 临床试验中,有 668 例不同年龄的 ER 阳性、淋巴结转移阴性、仅接受过他莫昔芬治疗的乳腺癌患者接受了 21 基因

检测和 RS。结果显示，被分为 RS 低危组的有 341 例患者，其中 6.6%(23 例患者)在 10 年中复发；中危组共有 147 例患者，其中 14.3%(21 例患者)在 10 年中复发；高危组共有 180 例患者，其中有 30.6%(55 例患者)在 10 年中复发。经多变量 Cox 统计分析差异有显著性($P<0.001$)，且与年龄、肿瘤大小无关。研究还发现，RS 对 OS 也有显著的预测价值($P<0.001$)。因此，RS 值与远处复发的风险呈线性相关。

在淋巴结阳性乳腺癌患者中，Albain 等对参加 S8814 Ⅲ期临床试验的患者进行了 21 基因检测，发现 RS 同样具有预后评估价值。该临床试验评估单用他莫昔芬、CAF 方案＋他莫昔芬和 CAF 方案序贯他莫昔芬治疗绝经后淋巴结阳性、ER 阳性乳腺癌患者的价值。10 年随访提示，CAF 方案序贯他莫昔芬的疗效最好。尽管 RS 对 DFS 和 OS 的主要影响是在前 5 年，但是 10 年时还能够观察到其对 DFS 和 OS 的累积效应。因此，在接受他莫昔芬治疗的淋巴结阳性患者中，RS 有预后价值。Goldstein 等利用 21 基因检测 ECOG 2197 临床试验的 1 503 个乳腺原发肿瘤标本中的 465 个标本，进一步证实了 Albain 等的发现，RS 值越低，患者的复发可能性越小。

四、70 基因检测评估系统

70 基因检测(MammaPrint)是通过比较 5 年内发生远处转移和未发生远处转移的患者基因表达的差异，筛选出 70 个目标基因。这些基因主要与细胞增殖相关，还包括与侵袭、转移、血管新生等相关的基因。纳入的患者为<55 岁、T_1 或 T_2 期、淋巴结阴性、无远处转移的移乳腺癌患者。

van de Vijver 等研究了 295 例<53 岁Ⅰ期或Ⅱ期乳腺癌患者，通过 70 基因检测结果将她们归入高危组或低危组(180 例患者归入高危组，115 例归入低危组)，通过单变量和多变量分析，统计 70 基因检测预测预后的效力。结果显示，高危组和低危组患者的 10 年总生存率分别为 54.6%±4.4%和 94.5%±2.6%，10 年无远处转移生存率分别为 50.6%±4.5%和 85.2%±4.3%。Buyse 等通过临床试验数据证实，对于淋巴结阴性、未接受过治疗的患者，在发生远处转移时间和 OS 上，70 基因检测有很强的预后预测价值。Mook 等通过对绝经后、淋巴结阴性Ⅰ～Ⅱ期乳腺癌患者进行大样本回顾性分析，将肿瘤大小、组织学分型、ER 状态与 70 基因检测计算出的预后归类相联系，揭示了 70 基因检测能预测早期乳腺癌的相关死亡，5 年时的预测价值最大。

70 基因检测给出的结论为两种类型，也就是某个患者“预后好”或者“预后差”，因此似乎在预后的两个极端，即针对预后很好和很差的患者，对于指导个体化治疗的价值更大。与 21 基因检测相比较，70 基因检测针对的患者群体更为广泛，包括了年轻患者和 ER 阴性患者。

第四节　辅助化疗的疗效预测

根据辅助化疗的原则和适应证，推荐大多数早期乳腺癌患者接受辅助化疗，但是并不知道患者是否真能从中获益，因此发现预测因子或预测工具非常重要。过去笔者一直在试图发现预测化疗疗效的因子，但是多数结论来源于小样本探索性研究、回顾性分析或亚组分析的结果，如激素受体阴性患者从化疗中(包括从紫杉醇中)和从剂量密集化疗中获益更多，激素受体阳性患者从多西他赛中获益较多。但不同临床试验给出的亚组分析结果经常是矛盾的，使临床医生完全不知所措。

最近，EBCTCG 研究依据患者个体资料的荟萃分析，显示紫杉类药物的疗效与患者的年龄、淋巴结状态、肿瘤大小和分化程度(中分化对比差分化，很少肿瘤高分化的病例)、ER 状态和他莫昔芬的使用等均无相关性。

目前已经有一些成熟的预测工具，还有一些在研究之中。但对于具体的接受辅助化疗的乳腺癌患者来说，还无法知道辅助化疗是否有效，只有在发现复发或转移的时候，才知道辅助化疗是失败的。

一、疗效预测工具

(一) 21 基因检测

21 基因检测的 RS 值主要取决于 ER 相关基

因、增殖相关基因和 HER2 相关基因的表达程度，理论上它能够预测不同患者对内分泌治疗和/或化疗的反应。以下临床试验的结果也佐证了这一点。在 NSABP B-20 临床试验中，揭示了 21 基因检测能够预测不同组别患者对他莫昔芬治疗和/或辅助化疗的获益。RS 低危患者能从他莫昔芬治疗中受益，但不能从辅助化疗中受益；而 RS 高危患者能从 CMF 方案(环磷酰胺＋甲氨蝶呤＋5-氟尿嘧啶)或 MF 方案(甲氨蝶呤＋5-氟尿嘧啶)辅助化疗中受益。更为重要的是，患者从辅助化疗中受益的程度与 RS 值也呈连续的线性关系。对 Albain 等进行的 S8814 Ⅲ期临床试验结果与 21 基因检测的受试患者 RS 值进行统计学的相关性和整合分析，有 45％的入组患者提供了标本分析。其中 RNA 足够被用作 RT-PCR 者有 367 例(他莫昔芬 148 例，CAF 方案-他莫昔芬 219 例)。通过 10 年随访，他莫昔芬与 CAF 方案-他莫昔芬在 3 组的无病生存率分别为：低危，60％ *vs* 64％，$P=0.97$；中危，49％ *vs* 63％，$P=0.48$；高危，43％ *vs* 55％，$P=0.03$。结果显示，在他莫昔芬治疗的淋巴结阳性患者中，RS 有预后价值。在 RS 高危组患者中，加上 CAF 方案(环磷酰胺＋多柔比星＋氟尿嘧啶)的患者能够获益，但淋巴结阳性、RS 值低的患者并不能从蒽环类为基础的辅助治疗中获益。通过 RS，能更好地指导 ER 阳性、接受过他莫昔芬治疗的乳腺癌患者进行个体化治疗，防止治疗不足或过度治疗。

"NCCN 指南"推荐，对于 ER 阳性、HER2 阴性、腋淋巴结阴性患者，如原发肿瘤直径为 0.6～1.0 cm、中低分化或伴不良预后因素者，或肿瘤直径＞1 cm 者，应考虑采用 21 基因检测进一步分析 RS，对高危者予以术后辅助化疗(2B 类证据)，对低危患者不必要化疗。

在淋巴结阳性患者中，Albain 等对参加 S8814 Ⅲ期临床试验的患者进行了 21 基因检测。作为 CAF 方案化疗的获益预测，RS 与治疗的相互作用也仅在前 5 年 DFS 中显示有统计学意义($P=0.029$)，但以后并非如此($P=0.58$)，而淋巴结状态无论在哪个时间段都有重要预后意义。OS 分析结果和 DFS 相仿。RS 高危组患者接受 CAF 方案化疗的患者能够获益，但是 RS 低危组患者并不能从蒽环类为基础的辅助治疗中获益。

TAILORx 研究揭示 RS 中危组患者是否能从辅助化疗中受益。该研究入组 9 719 例 ER 阳性或 PR 阳性、淋巴结阴性乳腺癌患者。但该临床试验将 RS 的风险度分组作了调整，将低、中危和中、高危的界限分别调整为 RS 11 和 25。RS 为 11～25 的中危组患者约占所有乳腺癌的 44％，被随机分入单纯内分泌治疗组或内分泌治疗加化疗组。TAILORx 研究显示，对于 RS 为 11～25 的激素受体阳性/HER2 阴性乳腺癌，单纯内分泌治疗的疗效并不劣于化疗联合内分泌治疗。后续对 TAILORx 研究结果的二次分析提示，整合肿瘤大小、组织学分级的临床风险分类和 RS 可预测患者的化疗获益，研究同时分析了 RS 16～25，年龄 50 岁或以下的患者，接受化疗的绝对获益。结果显示，在 RS 中等患者中，临床风险水平(高风险 *vs* 低风险组的 $HR=2.42$；$P<0.001$)和 RS(RS 每增加 1，$HR=1.08$；$P<0.001$)均可以预测远处复发，同时也可以预测无浸润复发生存。RS 中等的患者，临床风险并不能预测化疗获益。同时，研究对年龄和化疗获益的相关性进行分析，在 6 469 例 50 岁以上，RS 中等的女性中，无论是否接受化疗，9 年的平均远处复发率相似。在 2 598 例年龄 50 岁或以下，RS 中等，如果患者属于临床低风险组，接受或不接受化疗的 9 年远处复发率相似(3.9％±1.0％ *vs* 4.7％±1.0％)；但在临床高风险组中，接受化疗患者的 9 年远处复发率更低(6.1％±1.8％ *vs* 12.3％±2.4％)。21 基因检测在预测远处复发和化疗获益上，提供了重要的预后信息，根据肿瘤大小和组织学分级对患者进行临床风险分层可以进一步补充患者的预后信息，但是不能预测化疗获益。而根据年龄分层对患者预后及化疗获益都具有一定预测作用。

TAILORx 研究已证实基于 21 基因检测对预测腋淋巴结阴性、激素受体阳性、HER2 阴性乳腺癌化疗效益的临床价值。RxPONDER 研究将腋淋巴结阳性 1～3 个、RS≤25、激素受体阳性/HER2 阴性乳腺癌患者随机分配至仅内分泌治疗组或化疗加内分泌治疗组。结果提示化疗获益因绝经状态而异，在绝经后患者中，两个治疗组在无远处复发生存时间以及化疗获益方面无显著差异；而在绝经前患者中，化疗加内分泌治疗组的无侵袭性疾病生存期获益均大于内分泌治疗组，且化疗的相对获益并没有随着 RS 值的增加而增加。以上结果提示，在有 1～3 个阳性淋巴结且 RS≤25 的绝经前女性中，21 基因检测对于预测患者预后及化疗获益有显著意义。

（二）70 基因检测

70 基因检测虽然为预测预后而开发，但通过对患者的预后归组，也有望用于指导个体化治疗。

Mook 等提示，对绝经后、淋巴结阴性的Ⅰ～Ⅱ期乳腺癌患者，70 基因检测有助于发现需要做辅助化疗的乳腺癌患者。MINDACT 利用前瞻性随机对照研究的方式评估临床高风险而基因评估低风险的患者若不接受化疗，其远期生存非劣于接受化疗的患者。MINDACT 研究入组了来自欧洲 112 个肿瘤中心的 6 693 例患者，分别应用 70 基因检测和 Adjuvant！Online（v8.0）评估患者的基因和临床复发风险。当基因评估和临床评估同时显示低风险时患者仅接受内分泌治疗；当基因评估和临床评估同时显示高风险时，患者则接受化疗；当基因评估和临床评估不一致时，随机分组按照基因或临床评估的结果决定化疗的应用。结果显示，这组患者中，48%淋巴结阳性，93%组织学分级 2～3 级，34%相对年轻（≤50 岁），这些均是传统意义上的高危因素。临床高风险而基因评估低风险的 1550 例（23.2%）患者中，未接受化疗的患者无远处转移生存率为 94.7%（95%*CI* 92.5%～96.2%），达到预设标准（5 年的无远处转移生存率界定为 92%）。按照基因风险决定化疗与否或按照临床风险决定化疗与否，最终的生存预后无明显差别，但基于基因风险的决策明显有更少的患者接受化疗。结论提示临床高风险的患者中大约有 46%可能无需化疗。在 ITT 人群中，临床高风险而基因评估低风险的患者，接受化疗者的无远处转移生存率与未接受化疗者的绝对差异为 1.5%。在 2021 年更新的中位随访 8.7 年的数据，结果整体与 2016 年的结论相似，未接受化疗的患者无远处转移生存率为 95.1%。随访 8.7 年时显示化疗与不化疗的 5 年无远处转移生存率绝对差达到了 2.6%。此外，探索性研究发现这部分患者中 50 岁以上的、绝经后女性，给予化疗和不给予化疗的差异并不大，仅为 0.2%，但对于 50 岁以下的、绝经前的腔面型乳腺癌患者，这一差异则显著高达 5%。综上所述，MINDACT 是一项积极的降阶研究，而 70 基因检测作为基因组工具可以帮助我们决定辅助化疗的获益。但对于那些临床高危基因低危的人群仍存在一定的差异，仍与更多研究证实多基因检测工具的预测有效性。

（三）HER2

对 HER2 阳性者蒽环类药物的疗效要优于 CMF 方案，对 HER2 阴性者 CMF 方案与含蒽环类药物方案辅助化疗的疗效相当。主要由于蒽环类药物的疗效与 *TOP2* 基因过度扩增相关，而 *TOP2* 基因和 *HER2* 基因位于 17 号染色体相邻位点，在 HER2 阳性乳腺癌患者中有 25%～35%患者伴随 *TOP2* 扩增。HER2 阳性也往往提示早期乳腺癌患者能够从紫杉类药物（紫杉醇和多西他赛）中获益。

最近发表的立足于个体资料的荟萃分析，选择比较蒽环类药物方案和 CMF 方案的辅助治疗临床试验，用 FISH 方法确认 *HER2* 状态（分为扩增和未扩增 2 组）和 *TOP2* 状态（分为扩增、缺失和阴性 3 组）。总共分析了 3 452 例患者的 *HER2* 和 3 102 例患者的 *TOP2A* 状态。在无事件生存方面，*HER2* 未扩增组 *HR*＝0.89（95%*CI* 0.79～1.01），*HER2* 扩增组 *HR*＝0.71（95%*CI* 0.58～0.86），交互影响 *P*＝0.0485。在总生存方面，*HER2* 未扩增组 *HR*＝0.91（95%*CI* 0.79～1.05），*HER2* 扩增组 *HR*＝0.73（95%*CI* 0.59～0.89），交互影响 *P*＝0.071。在无事件生存方面，*TOP2A* 正常组 *HR*＝0.88（95%*CI* 0.78～1.0），*TOP2A* 缺失组 *HR*＝0.63（95%*CI* 0.46～0.87），*TOP2A* 扩增组 *HR*＝0.62（95%*CI* 0.43～0.90），交互影响*P*＝0.051 3。在总生存率方面，*TOP2A* 正常组 *HR*＝0.89（95%*CI* 0.78～1.03），*TOP2A* 缺失组*HR*＝0.68（95%*CI* 0.49～0.95），*TOP2A* 扩增组 *HR*＝0.67（95%*CI* 0.46～0.98），交互影响 *P*＝0.160 8。提示尽管 *HER2* 扩增联合 *TOP2* 扩增或缺失可能会提示对蒽环类药物较为敏感，但是目前证据不支持仅仅在 *HER2* 扩增或 *TOP2* 异常的患者中使用蒽环类药物。

（四）Ki-67

USON 01062 临床试验的探索性研究提示，Ki-67 高表达（≥10%）的患者能从添加卡培他滨的辅助化疗中获益。Penault-Llorca 等发现，Ki-67 增殖指数高的 ER 阳性患者从多西他赛的辅助化疗中获益较多，ER 阳性/Ki-67 阳性与 ER 阳性/Ki-67 阴性乳腺癌患者的 5 年无病生存率分别为 84%和 81%。

二、预测药物或给药方案的疗效

剂量密集性方案是作为乳腺癌术后辅助的常规方案还是特殊亚群的特殊方案,目前临床试验证据还不充分。Estevez 等报道,多西他赛每周方案在乳腺癌新辅助治疗中的疗效与 ER、PR 及 HER2 状态无相关性,但该研究总的病例数仅 56 例。最新研究表明,剂量密集化疗可以减少 HER2 高表达对乳腺癌患者 DFS 和 OS 的负面影响。有文献报道,*p53* 状态是剂量密集化疗疗效的预测指标,*p53* 突变患者更适于选用剂量密集方案。CALGB C9741 试验结果提示,激素受体阴性患者可能从剂量密集化疗中获益更多。该试验为淋巴结阳性、高复发风险乳腺癌患者的辅助化疗提供了新的思路。但这是亚组分析的结果,剂量密集方案的疗效与乳腺癌的临床特征、受体状态及其他生物靶分子的关系可能仍需要大规模Ⅲ期临床研究提供依据。

Ki-67 用于预测单个化疗药物的疗效和耐药性。最近研究表明,富含半胱氨酸的酸性分泌蛋白(secreted protein acidic and rich in cysteine, SPARC)阳性肿瘤患者,使用白蛋白结合型紫杉醇疗效较好。这可能是由于 SPARC 对白蛋白具有亲和力,SPARC 能特异性地吸附紫杉醇白蛋白微粒,并把它聚集在肿瘤细胞上,最终进入肿瘤细胞,杀死肿瘤细胞。SPARC 是一种从多方面调节细胞功能的细胞外基质蛋白,与组织重建和肿瘤有关。SPARC 在多种人类肿瘤中高表达,血浆中也可检测到。但是,乳腺癌患者和正常人群的血浆 SPARC 水平差异无显著性。因此,将来的临床研究应该着重于生物标志物的研究,发现真正能够预测紫杉类药物疗效的标志物。

TOP2 基因异常(扩增或缺失)均可增加蒽环类药物的灵敏度。拓扑异构酶(topoisomerase, TOP)为催化 DNA 拓扑学异构体相互转变的酶的总称。切断 1 个链而改变拓扑结构的称为Ⅰ型拓扑异构酶(TOP1),通过切断 2 个链进行的称为Ⅱ型拓扑异构酶(TOP2)。Ⅱ型拓扑异构酶包括细菌中的 DNA 促旋酶、噬菌体 T4 的 TOP2 以及真核细胞中依赖 ATP 的 TOP2 等,参与 DNA 的复制和转录过程。Desmedt 等的近期研究显示,*TOP2* 扩增而不是蛋白质表达,可影响含表柔比星的新辅助化疗方案的 pCR。目前立足于个体资料的荟萃分析证据不支持仅仅在 *TOP2* 异常的患者中使用蒽环类药物。

第五节　化疗药物耐药性

乳腺癌对化疗的耐药可分为原发性耐药和继发性耐药。一般认为,辅助化疗后 1 年以内的复发和辅助化疗中的复发是由原发性耐药造成的。但是,在乳腺癌手术前必须进行认真和充分的分期评估,排除远处转移。继发性耐药,又称为获得性耐药,是辅助化疗结束后 1 年以上的复发。耐药性的产生可能与减少对药物的吸收与摄取、加快药物的降解代谢、加快药物从细胞内的排出以及特殊蛋白质的表达有关。已发现多种与抗药性有关的基因,抑制这些基因的表达可望达到提高或恢复肿瘤组织对药物的灵敏度。在乳腺癌中,*HER2* 表达与 CMF 方案的疗效差有关。许多肿瘤细胞对一系列相关或不相关的药物均具有抗药性,称为多药耐药性。20 世纪 80 年代开始了很多逆转多药耐药性的实验和临床研究,但是总体上来说是失败的。

乳腺癌是一个异质性疾病,逆转耐药性的研究也应该根据乳腺癌的分子分型来分类研究。HER2 阳性乳腺癌,应该集中在化疗联合抗 HER2 治疗;管腔型乳腺癌,应该集中发现化疗能够获益的患者;三阴性乳腺癌,应该集中在化疗联合抗多聚 ADP 核糖聚合酶 1(PARP1)抑制剂和抗血管生成药物的治疗。PARP1 主要在 DNA 碱基剪切修复和单链损伤修复中起关键作用,此酶的表达上调降低了 DNA 损伤类抗肿瘤药物的疗效,理论上可以通过药物抑制该酶活性促进细胞凋亡和增加对化疗的灵敏度。

第六节　辅助化疗的注意事项

一、实验室检查和辅助检查

首次化疗前应充分评估患者的脏器功能，检测方法包括血常规、肝肾功能、心电图等。以后每次化疗前应常规检测血常规和肝肾功能；使用心脏毒性药物前应常规做心电图和/或左心室射血分数(LVEF)测定；其他检查应根据患者的具体情况和所使用的化疗方案等决定。

二、化疗药物的给药顺序

化疗药物给药顺序主要取决于以下 3 个因素：①化疗药物局部刺激性的大小，刺激性大者先用。但是如果选用经外周静脉穿刺的中心静脉导管(peripherally inserted central venous catheter，PICC)或输液港给药，就可忽略这点。②化疗药物的相互作用，是否会增加疗效或毒性。先用紫杉醇后用多柔比星有可能增加后者的心脏毒性。紫杉醇和吉西他滨先后使用，有效率从高至低的顺序分别是紫杉醇序贯吉西他滨、紫杉醇与吉西他滨同时用、吉西他滨序贯紫杉醇。紫杉醇和顺铂合用可使紫杉醇的毒性增加，原因是先用顺铂后导致紫杉醇的肾脏排泄减慢。细胞株研究提示，先用紫杉醇后用顺铂有协同作用，反之则有拮抗作用。甲氨蝶呤给药后 4～6 h 再给氟尿嘧啶有增效作用，但如先给氟尿嘧啶再给甲氨蝶呤则会减效。③根据细胞动力学原则，细胞周期非特异性药物先用，细胞周期特异性药物后用。

三、骨髓毒性

化疗药物引起的骨髓功能抑制与外周血血细胞的寿命有关，白细胞的平均寿命为 6～8 h，血小板的平均寿命为 5～7 d，红细胞的平均寿命为 120 d。因此，化疗药物引起的骨髓功能抑制首先表现为中性粒细胞下降，然后是血小板减少，红细胞的减少一般发生在化疗 4～6 个疗程后。一般化疗引起的中性粒细胞下降呈“U”形，发生在化疗后 8～10 d，最低点在 10～14 d，在低水平维持 2～3 d 后缓慢回升，至第 21～28 天恢复至正常。但是，多西他赛和长春瑞滨引起的中性粒细胞下降可以发生在化疗后第 4～5 天；一些延迟性骨髓抑制药物，如丝裂霉素、亚硝脲类和替莫唑胺等可发生在化疗后 3 周。化疗引起的血小板下降呈“V”形，比中性粒细胞降低出现稍晚，一般也在 2 周左右下降至最低值，其下降迅速，在谷底停留较短时间后即迅速回升。

中性粒细胞减少性发热的定义：发热≥38.3℃或者持续 1 h≥38.0℃，粒细胞总数<1×10^{9}/L。如果化疗方案的发热性中性粒细胞减少的发生率>20%，那么就推荐预防性使用 G-CSF 和抗生素。目前乳腺癌患者化疗时需要预防性使用 G-CSF 的方案有：TAC 3 周方案和 AC→T(多柔比星+环磷酰胺序贯紫杉醇)2 周方案。最近有文献提示，化疗后发生白血病和骨髓异常增生综合征可能与患者使用 G-CSF 有关，因此应该按照适应证使用 G-CSF。

一般认为，对于中性粒细胞减少伴有发热的患者均预防性使用抗生素；对于 4 级骨髓功能抑制的患者，无论有无发热，均必须预防性使用抗生素。通常用广谱抗生素，特别是需要涵盖革兰阴性菌和厌氧菌，如第三代或第四代头孢菌素。如果患者有发热，应在发热消退至少 48 h 后停用抗生素；如果患者为 4 级中性粒细胞减少但无发热，待中性粒细胞恢复至正常后即可停用抗生素。

重组人促血小板生成素(thrombopoietin，TPO)为特异性巨核细胞生长因子，作用于血小板生成阶段的多个环节，能减少单采血小板的输入量和缩短血小板降低持续的时间。应在化疗结束后 6～24 h 才可开始，每天 300U/kg，皮下注射，7 d 为 1 个疗程。其不足之处是起效较慢，通常需要连续使用 5 d 以后才有效果，故建议有 4 级血小板减少史的患者预防性使用，其疗效可能更好。

四、心脏毒性

蒽环类药物导致的心脏毒性按出现的时间进

行分类,分为急性、慢性和迟发性心脏毒性。在前几年,给予蒽环类药物后有超过 50%的患者发生左心室结构和功能亚临床心脏超声变化,比如后负荷增加或收缩能力下降。说明大多数患者在使用蒽环类药物后很快发生了心功能损害,而且随着时间的延长其损害越明显。蒽环类药物的慢性及迟发性心脏毒性与其累积剂量呈正相关。当充血性心力衰竭(congestive heart failure, CHF)的发生率达到 5%时,多柔比星和表柔比星的累积剂量为 400 mg/m^2 和 920 mg/m^2。

临床试验报道的心脏毒性发生率较实际要低,因为心脏毒性研究不是临床试验的主要研究终点,往往是回顾性的,患者一旦复发或死亡就不再随访或无法进一步观察。加拿大 NCIC MA05 试验对 710 例绝经前和围绝经期乳腺癌患者评估了 $CE_{120}F$ 方案,10 年安全数据提示,较 CMF 方案心脏毒性稍有增加,CHF 发生率为 0.3%~1.1%,但是可以接受。在 2010 年 SABCS 会议上公布了 BCIRG 001 试验 10 年安全数据的更新,3~4 级 CHF 的比例 TAC 方案组为 3.5%,FAC 方案组为 2.3%。由于心力衰竭而死亡的病例数并未增加,分别为 2 例和 4 例。监督、流行病学和最终结果(SEER)项目的统计资料表明,在接受蒽环类药物化疗、不含蒽环类药物的化疗和未化疗的>65 岁乳腺癌患者中,随访至 10 年时 CHF 发生率分别为 38%、32%和 29%。也有研究显示,蒽环类药物对心脏的器质性损害从第 1 次应用时就有可能出现,呈进行性加重,且不可逆。以前推荐一个患者多柔比星的终身累积剂量为 550 mg/m^2,现在认为每个患者多柔比星和表柔比星的累积剂量不宜超过 360 mg/m^2 和 720 mg/m^2。

蒽环类药物有心脏毒性,加用紫杉类药物不会提高心脏毒性的发生率。但是临床前研究显示,多西他赛能使多柔比星引起的心肌细胞凋亡增加。中位随访 5 年的 PACS 01 研究提示,与 6 个疗程的 FEC 方案比较,3 个疗程的 FEC 方案序贯 3 个疗程的多西他赛的心脏事件发生率要低(0.4% *vs* 1.3%, $P=0.03$),这主要是因为蒽环类药物的累积剂量只有对照组的一半。该试验结果结合 BCIRG 001 试验的 10 年随访结果,提示在乳腺癌辅助化疗中,蒽环类药物序贯紫杉类药物比同时使用的心脏毒性要低。紫杉醇(150 mg/m^2)和多柔比星(50 mg/m^2)合用治疗晚期乳腺癌的有效率可达到 46%,但是心力衰竭的发生率也随之增加 20%。可能的原因是紫杉醇导致多柔比星的体内清除减少了 30%,特别是紫杉醇在多柔比星治疗前 3 h 给药毒性最大。因此,建议两药分开 2 d 使用或先用多柔比星。使用蒽环类药物时须至少每 3 个月 1 次评估 LVEF。

右丙亚胺是目前批准的唯一对多柔比星和表柔比星有效的心脏保护剂。对于癌症化疗患者心脏毒性的治疗,通常被临床肿瘤医生所忽视。发生心脏毒性后的治疗研究最多的是血管紧张素转换酶抑制剂(angiotensin converting enzyme inhibitor, ACEI),如卡托普利、依那普利、贝那普利及西拉普利等,但是有效率不高。有研究显示,在 ACEI 的基础上加用 β 受体阻滞剂可进一步提高疗效,但是需进一步临床试验的证实。"ACC/AHA 成人慢性心力衰竭诊断治疗指南"建议,大多数心力衰竭需常规应用 3 类药物,即 ACEI、血管紧张素受体阻滞剂(angiotensin receptor blocker, ARB)和 β 受体阻滞剂。

五、第二原发肿瘤

化疗药物的使用与乳腺癌患者发生继发性急性髓性白血病和骨髓异常增生综合征有关,支持这个结论的证据来自以下两个方面:特异性的染色体改变,如烷化剂和 TOP2 抑制剂与发生髓性白血病和骨髓异常增生综合征存在量效关系。有关环磷酰胺联合蒽环类药物方案的辅助临床试验的荟萃分析提示,化疗药物的剂量强度是主要原因,G-CSF 的使用也可能与之有关。SEER 数据显示,较未使用 G-CSF 的患者,使用 G-CSF 患者的继发性急性髓性白血病或骨髓异常增生综合征的发生率增加 2 倍。但是,CALGB C9741 临床试验的数据和捐献骨髓正常人群的随访数据并不支持这种观点。

与烷化剂相关的急性髓性白血病,通常在治疗 5 年后发生,M1 或 M2 型常见,常伴有 5 号和 7 号染色体异常,预后很差。与 TOP2 抑制剂相关的急性髓性白血病,通常在治疗后 5 年内发生,常伴有 11q23 细胞遗传学异常。

为了防止继发性急性髓性白血病或骨髓异常增生综合征的发生,建议应控制环磷酰胺和蒽环类药物的累积剂量,严格按照适应证使用。CMF 方案和紫杉类药物未发现增加风险。

六、生殖毒性

化疗引起的停经可以是暂时性的，也可以是永久性的。化疗引起停经的风险因素包括患者年龄、化疗类型和化疗周期数。6 个疗程 CAF 或 CEF 方案引起停经的概率要高于 4 个疗程 AC 方案。6 个疗程 CMF 方案的疗效与 4 个疗程 AC 方案的疗效相当，但引起停经的概率显著增高，在>40 岁但属绝经前的患者中，停经发生的概率分别是 76%～86%和 57%～63%。由于乳腺癌的发病率上升，曾经接受过辅助化疗的乳腺癌患者中希望能够怀孕的人也越来越多。有证据表明，怀孕对患者来说是安全的，也不影响患者的预后。主要的担心是以前接受的化疗是否会对怀孕过程和胎儿产生不利影响，因为有研究提示化疗会增加生产并发症、早产和低出生体重儿。一般认为，化疗对后期的哺乳没有不利影响。

有证据显示，促性腺激素释放激素（gonadotropin releasing hormone, GnRH）可能会保护患者的卵巢功能，但是没有Ⅲ期前瞻性临床试验结果。当前保留生育力的方法包括激素刺激法、卵泡体外成熟和组织移植技术，需要向患者讲明这些技术还未完全成熟。激素刺激法的具体做法是患者接受 1 个周期的激素刺激，后取出成熟卵母细胞或胚胎进行冷冻保存。一般需要将癌症治疗推迟近 1 个月，可能不适合某些患者，而且成熟卵母细胞的冷冻保存是实验性的，虽然有研究报道使用这项技术得到了 100 多名活产婴儿。后两者是不需要激素暴露的保留生育力技术，根据月经周期的日期，从卵巢中吸出卵母细胞并在体外成熟，然后冷冻保存供以后使用。单个卵泡或卵巢皮质组织条可被直接冷冻保存，供未来用于体外卵泡成熟或组织移植。后两种方法不额外增加激素刺激，因此很少影响患者的辅助治疗计划。

第七节　特殊情况的辅助化疗

一、神经内分泌癌

乳腺原发神经内分泌癌是一个罕见肿瘤，分为 3 个亚型，即小细胞、大细胞和类癌样癌。据推测，乳腺原发神经内分泌癌由癌症发生过程的上皮细胞分化而来。确立乳腺原发神经内分泌癌的诊断非常困难，主要是依据临床表现、影像学诊断和病理学检查作出一个排除性诊断。

除了罕见的小细胞亚型外，乳腺原发神经内分泌癌多为 ER 和 PR 阳性（阳性率分别为 90%和 87%）、HER2 阴性。对于非小细胞乳腺原发神经内分泌癌，预后似乎与肿瘤组织中黏液成分的含量正相关。相对于浸润性导管癌，易局部复发和远处转移，预后较差。由于发生率低，临床研究的样本量小，没有一项研究是根据亚型治疗的，所以无标准的治疗。目前推荐的治疗是，小细胞亚型神经内分泌癌治疗可参考小细胞肺癌，其他亚型同浸润性导管癌，即化疗序贯内分泌治疗。

二、年轻乳腺癌

关于年轻乳腺癌不同研究有不同的定义，有人指<35 岁，也有人指<40 岁。在发展中国家和发达国家分别约有 25%和 6%乳腺癌患者的年龄<40 岁。

<35 岁的乳腺癌通常恶性程度较高，往往肿块较大、分化差和伴有血管浸润。早期研究提示，激素受体阳性但未接受辅助内分泌治疗的患者较激素受体阴性患者的预后还要差。Aebi 等分析了使用 CMF 方案辅助化疗 3 700 例绝经前或围绝经期乳腺癌患者未使用内分泌治疗，其中有 314 例患者年龄<35 岁。分析发现<35 岁较≥35 岁的乳腺癌患者预后更差，尤其是 ER 阳性者。在<35 岁的乳腺癌患者中，ER 阳性者（124 例）较 ER 阴性者（127 例）的无病生存率要低；而在≥35 岁的乳腺癌患者中，ER 阳性者和 ER 阴性者的无病生存率差异无统计学意义。一个解释是单纯化疗引起的内分泌治疗效应对年轻 ER 阳性乳腺癌患者是不够的，应该加上他莫昔

芬或去势治疗。复旦大学附属肿瘤医院 402 例的回顾性对照研究显示,在 CMF 方案化疗的基础上加用他莫昔芬可以进一步提高绝经前乳腺癌患者的疗效,中位随访 41 个月后,在腋淋巴结阳性组加用他莫昔芬能够显著提高 DFS 和 OS。

复旦大学附属肿瘤医院另外一项回顾性对照研究纳入了 2593 例年龄<50 岁的可手术乳腺癌患者,其中≤40 岁的有 782 例。结果显示,即使接受相同的辅助治疗,这些年轻乳腺癌患者还是容易复发或转移和死亡($P<0.05$)。在多因素分析中,年龄是 RFS 的独立预后因素。相对于 40~50 岁的女性来说,年轻乳腺癌患者预后较差,需要开展临床试验进行独立的研究以改善她们的预后。目前有一些研究正在进行之中,如探索药物去势+他莫昔芬或第 3 代芳香化酶抑制剂治疗激素受体阳性的年轻乳腺癌患者,用剂量密集化疗治疗激素受体阴性的年轻乳腺癌等。

三、妊娠期乳腺癌

妊娠和哺乳期乳腺癌是指妊娠直到生产后 1 年内发生的乳腺癌。妊娠 25 周以上的妊娠期乳腺癌患者行乳腺肿瘤切除时需要有产科医生和新生儿科医生的配合,确保意外分娩时的救治。妊娠 30 周以内的患者,不建议行前哨淋巴结活检。

妊娠和哺乳期乳腺癌患者可考虑使用蒽环类药物,有证据提示蒽环类药物对胎儿的心脏无明显毒性。也可以选择紫杉类药物,但也有动物实验表明紫杉类药物对胎儿有毒性。地塞米松和恩丹西酮是对妊娠和哺乳期乳腺癌患者比较安全的化疗止吐药物。为预防化疗所致血液学毒性可能对分娩的影响,妊娠 35 周以上或计划在 3 周内分娩的患者不予化疗。

妊娠早期胎儿处于发育时期,不宜尝试化疗。妊娠中期和晚期患者可先接受 FAC 方案化疗,然后终止妊娠;接着根据情况制订辅助治疗方案,选择紫杉类、曲妥珠单抗和内分泌治疗。美国 MD Andeson 中心报道采用以上方法治疗乳腺癌,有 54 个健康婴儿出生。对于术后不需要辅助化疗的激素受体阳性乳腺癌患者,可以推迟抗雌激素治疗,直至妊娠结束。

四、男性乳腺癌

男性乳腺癌发病率低,因此关于男性乳腺癌的辅助化疗推荐主要是根据女性乳腺癌的循证医学证据和小样本的男性乳腺癌回顾性研究的资料。既往诸多资料提示,男性乳腺癌的预后较女性乳腺癌差。复旦大学附属肿瘤医院邵志敏等分析了 1960—1996 年诊治的 42 例男性乳腺癌患者的临床资料。经过 6 年 4 个月的中位随访期,5 年总生存率为 64.3%,无病生存率为 57.1%。在预后指标的单因素分析中,发现腋淋巴结转移是唯一的独立预后因子。天津肿瘤医院的 52 例男性乳腺癌资料显示,总生存率 5 年为 53.3%、10 年为 27.6%。但是男性乳房体积小,肿瘤很容易侵犯胸壁和皮肤,发生腋淋巴结转移。将淋巴结状况进行标化处理后,男女乳腺癌的预后相似。因此,男性乳腺癌辅助化疗的推荐,应该参照根据 TNM 分期和分子亚型女性乳腺癌的方案。

五、新辅助化疗后的辅助化疗

目前新辅助化疗强调在手术前完成既定的方案和周期数,然后根据新辅助化疗的结果指导术后辅助化疗。达到 pCR 的患者,不再推荐进一步辅助化疗,但合适患者应给予内分泌治疗和/或抗 HER2 治疗和/或帕博利珠单抗治疗。对于已经达到预定周期数但是术后病理显示有残留或肿块较新辅助化疗前增大的患者,推荐 6~8 个周期辅助卡培他滨治疗。CREATE-X 研究Ⅲ期临床试验探索了在全身治疗的基础上联合卡培他滨能否为新辅助化疗后残留病理浸润病灶的患者带来远期生存获益。该试验共纳入 910 例经蒽环类和/或紫杉类新辅助化疗后有残留浸润性病灶的 HER2 阴性乳腺癌患者,手术治疗后随机接受 6~8 个周期卡培他滨或安慰剂治疗。结果显示,卡培他滨组与对照组相比,5 年无病生存率以及 5 年总生存率显著提高,5 年无病生存率分别为 74.1%和 67.6%($HR=0.70$, 95%CI 0.53~0.92, $P=0.01$),5 年总生存率分别为 94.0%和 89.2%($HR=0.59$, 95%CI 0.39~0.90, $P=0.01$)。在三阴性乳腺癌亚组中,5 年无病生存率及 5 年总生存率也显著提高。该项研究提示,新辅助化疗后仍有残留浸润性病灶的 HER2 阴性患者接受 6~8 个周期卡培他滨治疗,可显著改善预后。

第八节　总　结

早期综合治疗是乳腺癌的治疗方向，在综合治疗中化疗发挥着无可替代的作用，已成为乳腺癌最重要的治疗手段之一。乳腺癌术后辅助化疗可提高生存率，降低复发率和病死率。无论是对于绝经前或绝经后的患者，术后辅助化疗均能降低复发率和病死率。目前，利用现有的循证医学依据进行术后的规范化和个体化治疗，强调剂量强度、剂量密度以及针对特异性受体或基因的靶向治疗和免疫治疗。对于不同的患者应进行综合分析，选择合适的辅助治疗。

对中国乳腺癌患者来说，制订辅助化疗方案既要关心乳腺癌的分子亚型，又要关心复发风险分组，还要结合患者的意愿和国人乳腺癌患者临床试验的数据等。低复发风险患者可以仅选择内分泌治疗或用 21 基因检测复发评分决定是否化疗；高复发风险患者、三阴性乳腺癌患者以及年轻乳腺癌患者，应该选择蒽环类＋紫杉类药物的化疗方案，甚至是剂量密集方案。对于从事乳腺癌的研究者来说，应该积极在一些特殊人群中开展临床试验，如淋巴结阴性患者、老年人群和准备使用标准靶向治疗和/或免疫治疗的早期乳腺癌患者等，探索辅助化疗的理论、化疗药物和化疗方案的适宜人群及价值。

附录　乳腺癌常用的辅助化疗方案

一、不含曲妥珠单抗的方案

1. TAC 方案

多西他赛 75 mg/m^2，静脉注射，第 1 天；

多柔比星 50 mg/m^2，静脉注射，第 1 天；

环磷酰胺 500 mg/m^2，静脉注射，第 1 天。

21 d 为 1 个周期，共 6 个周期(所有周期均用 G-CSF 支持)。

2. 剂量密集 AC→P 方案

多柔比星 60 mg/m^2，静脉注射，第 1 天；

环磷酰胺 600 mg/m^2，静脉注射，第 1 天。

14 d 为 1 个周期，共 4 个周期。

序贯紫杉醇 175 mg/m^2，静脉注射(3 h)，第 1 天。

14 d 为 1 个周期，共 4 个周期。

所有周期均用 G-CSF 支持。

3. AC→T 方案

多柔比星 60 mg/m^2，静脉注射，第 1 天；

环磷酰胺 600 mg/m^2，静脉注射，第 1 天；

21 d 为 1 个周期，共 4 个周期。

序贯紫杉醇 80 mg/m^2，静脉注射(1 h)，第 1 天，每周 1 次，共 12 周；

或紫杉醇 175 mg/m^2，静脉注射(1 h)，第 1 天，每 3 周 1 次，共 12 周；

或多西他赛 100 mg/m^2，静脉注射(1 h)，第 1 天。21 d 为 1 个周期，共 4 个周期。

4. TC 方案

多西他赛 75 mg/m^2，静脉注射，第 1 天；

环磷酰胺 600 mg/m^2，静脉注射，第 1 天。

21 d 为 1 个周期，共 4 个周期。

5. AC 方案

多柔比星 60 mg/m^2，静脉注射，第 1 天；

环磷酰胺 600 mg/m^2，静脉注射，第 1 天。

21 d 为 1 个周期，共 4 个周期。

6. FAC 方案

5-氟尿嘧啶 500 mg/m^2，静脉注射，第 1、8 天；

多柔比星 50 mg/m^2，静脉注射，第 1 天；

环磷酰胺 500 mg/m^2，静脉注射，第 1 天。

21 d 为 1 个周期，共 6 个周期。

7. CMF 方案

环磷酰胺 100 mg/m^2，口服，第 1～14 天；

甲氨蝶呤 40 mg/m^2，静脉注射，第 1、8 天；

5-氟尿嘧啶 600 mg/m^2，静脉注射，第 1、8 天。

28 d 为 1 个周期，共 6 个周期。

8. EC 方案

表柔比星 100 mg/m^2，静脉注射，第 1 天；

环磷酰胺 830 mg/m^2，静脉注射，第 1 天。

21 d为1个周期,共8个周期。

9. 剂量密集 A→T→C 方案

多柔比星 60 mg/m²,静脉注射,第1天。

14 d为1个周期,共4个周期。

序贯紫杉醇 175 mg/m²,静脉注射(3 h),第1天。

14 d为1个周期,共4个周期。

序贯环磷酰胺 600 mg/m²,静脉注射,第1天。

14 d为1个周期,共4个周期。

所有周期均用 G-CSF 支持。

10. FEC→T 方案

5-氟尿嘧啶 500 mg/m²,静脉注射,第1天;

表柔比星 100 mg/m²,静脉注射,第1天;

环磷酰胺 500 mg/m²,静脉注射,第1天。

21 d为1个周期,共3个周期。

序贯多西他赛 100 mg/m²,静脉注射,第1天。

21 d为1个周期,共3个周期。

11. FEC→P 方案

5-氟尿嘧啶 600 mg/m²,静脉注射,第1天;

表柔比星 90 mg/m²,静脉注射,第1天;

环磷酰胺 600 mg/m²,静脉注射,第1天。

21 d为1个周期,共4个周期。

序贯紫杉醇 100 mg/m²,静脉注射,第1天。

每周1次,共8周。

二、含曲妥珠单抗的方案

1. AC→PH 方案

多柔比星 60 mg/m²,静脉注射,第1天;

环磷酰胺 600 mg/m²,静脉注射,第1天。

21 d为1个周期,共4个周期。

序贯紫杉醇 80 mg/m²,静脉注射(1 h),第1天。每周1次,共12周。

同时曲妥珠单抗首次剂量 4 mg/kg,之后 2 mg/kg,每周1次,共1年。

也可在紫杉醇结束后曲妥珠单抗首次剂量 8 mg/kg,之后 6 mg/kg,每3周1次,共1年。

在基线及3、6、9个月时监测心功能。

2. 剂量密集 AC→PH 方案

多柔比星 60 mg/m²,静脉注射,第1天;

环磷酰胺 600 mg/m²,静脉注射,第1天。

14 d为1个周期,共4个周期。

序贯紫杉醇 175 mg/m²,静脉注射(3 h),第1天。

14天为1个周期,共4个周期。

所有周期均用 G-CSF 支持。

同时曲妥珠单抗首次剂量 4 mg/kg,之后 2 mg/kg,每周1次,共1年。

也可在紫杉醇结束后用曲妥珠单抗首次剂量 8 mg/kg,之后 6 mg/kg,每3周1次,共1年。

在基线及3、6、9个月时监测心功能。

3. TCH 方案

多西他赛 75 mg/m²,静脉注射,第1天;

卡铂 AUC 6,静脉注射,第1天。

21 d为1个周期,共6个周期。

同时曲妥珠单抗首次剂量 4 mg/kg,之后 2 mg/kg,每周1次,共17次。

化疗结束后曲妥珠单抗 6 mg/kg,每3周1次,共1年。

在基线及3、6、9个月时监测心功能。

4. DH→FEC 方案

多西他赛 100 mg/m²,静脉注射,第1天。

21 d为1个周期,共3个周期。

同时曲妥珠单抗首次剂量 4 mg/kg,之后 2 mg/kg,每周1次,共9次。

序贯氟尿嘧啶 600 mg/m²,静脉注射,第1天;

表柔比星 60 mg/m²,静脉注射,第1天;

环磷酰胺 600 mg/m²,静脉注射,第1天。

21 d为1个周期,共3个周期。

在基线、末次 FEC 方案、化疗后12和36个月监测心功能。

5. AC→TH 方案

多柔比星 60 mg/m²,静脉注射,第1天;

环磷酰胺 600 mg/m²,静脉注射,第1天。

21 d为1个周期,共4个周期。

序贯多西他赛 100 mg/m²,静脉注射,第1天。

21 d为1个周期,共4个周期。

同时曲妥珠单抗首次剂量 4 mg/kg,之后 2 mg/kg,每周1次,共11周。

化疗结束后用曲妥珠单抗 6 mg/kg,每3周1次,共1年。

在基线及3、6、9个月时监测心功能。

6. TH→FECH 新辅助方案

曲妥珠单抗首次剂量 4 mg/kg,之后 2 mg/kg,每周1次,共23次;

紫杉醇 225 mg/m²,静脉注射(24 h),第1天。

21 d为1个周期,共4个周期。

或紫杉醇 80 mg/m²,静脉注射(1 h),第1天。每周1次,共12周。

序贯 5-氟尿嘧啶 500 mg/m²,静脉注射,第1、

4 天；

表柔比星 75 mg/m^2，静脉注射，第 1 天；

环磷酰胺 500 mg/m^2，静脉注射，第 1 天。

21 d 为 1 个周期，共 4 个周期。

（赵燕南 胡夕春）

参考文献

[1] 中国抗癌协会乳腺癌专业委员会. 中国抗癌协会乳腺癌诊治指南与规范(2017 版)[J]. 中国癌症杂志，2017,27(9):695－698.

[2] CHAVEZ-MACGREGOR M, CLARKE C A, LICHTENSZTAJN D Y, et al. Delayed initiation of adjuvant chemotherapy among patients with breast cancer [J]. JAMA Oncol, 2016,2(3):322－329.

[3] EARL H M, HILLER L, HOWARD H C, et al. Addition of gemcitabine to paclitaxel, epirubicin, and cyclophosphamide adjuvant chemotherapy for women with early-stage breast cancer (tAnGo): final 10-year follow-up of an open-label, randomised, phase 3 trial [J]. Lancet Oncol, 2017,18(6):755－769.

[4] FOUKAKIS T, VON MINCKWITZ G, BENGTSSON N O, et al. Effect of tailored dose-dense chemotherapy vs standard 3-weekly adjuvant chemotherapy on recurrence-free survival among women with high-risk early breast cancer: a randomized clinical trial [J]. JAMA, 2016,316(18):1888－1896.

[5] GRAY R, BRADLEY R, BRAYBROOKE J, et al. Increasing the dose density of adjuvant chemotherapy by shortening intervals between courses or by sequential drug administration significantly reduces both disease recurrence and breast cancer mortality: an EBCTCG metaanalysis of 21, 000 women in 16 randomised trials [J]. Cancer Res, 2018, 78 (4_Supplement): GS1－01.

[6] HURVITZ S A. Dose intensification of chemotherapy for early breast cancer in the age of de-escalation [J]. Lancet, 2019,393(10179):1390－1392.

[7] JOENSUU H, KELLOKUMPU-LEHTINEN P L, HUOVINEN R, et al. Adjuvant capecitabine for early breast cancer: 15-year overall survival results from a randomized trial [J]. J Clin Oncol, 2022,40(10):1051－1058.

[8] KALINSKY K, BARLOW W E, GRALOW J R, et al. 21-gene assay to inform chemotherapy benefit in node-positive breast cancer [J]. N Engl J Med, 2021,385(25):2336－2347.

[9] LI J, YU K, PANG D, et al. Adjuvant capecitabine with docetaxel and cyclophosphamide plus epirubicin for triple-negative breast cancer (CBCSG010): an open-label, randomized, multicenter, phase Ⅲ trial [J]. J Clin Oncol, 2020,38(16):1774－1784.

[10] MACKEY J R, PIENKOWSKI T, CROWN J, et al. Long-term outcomes after adjuvant treatment of sequential versus combination docetaxel with doxorubicin and cyclophosphamide in node-positive breast cancer: BCIRG－005 randomized trial [J]. Ann Oncol, 2016,27(6):1041－1047.

[11] MASUDA N, LEE S J, OHTANI S, et al. Adjuvant capecitabine for breast cancer after preoperative chemotherapy [J]. N Engl J Med, 2017,376(22):2147－2159.

[12] SCHMID P, CORTES J, DENT R, et al. KEYNOTE－522 investigators. Event-free survival with pembrolizumab in early triple-negative breast cancer [J]. N Engl J Med, 2022,386(6):556－567.

[13] SHAO Z, LI J, PANG D, et al. Cbcsg10: adjuvant capecitabine in combination with docetaxel and cyclophosphamide plus epirubicin for triple negative breast cancer [J]. J Clin Oncol, 2016,34(15):28－31.

[14] SPARANO J A, GRAY R J, MAKOWER D F, et al. Adjuvant chemotherapy guided by a 21-gene expression assay in breast cancer. [J] N Engl J Med, 2018,379(2):111－121.

[15] SPARANO J A, GRAY R J, RAVDIN P M, et al. Clinical and genomic risk to guide the use of adjuvant therapy for breast cancer [J]. N Engl J Med, 2019, 380(25):2395－2405.

[16] STEENBRUGGEN T G, STEGGINK L C, SEYNAEVE C M, et al. High-dose chemotherapy with hematopoietic stem cell transplant in patients with high-risk breast cancer and 4 or more involved axillary lymph nodes: 20-year follow-up of a phase 3 randomized clinical trial [J]. JAMA Oncol, 2020,6(4):528－534.

[17] TUTT A N J, GARBER J E, KAUFMAN B, et al. Adjuvant Olaparib for patients with BRCA1- or BRCA2- mutated breast cancer [J]. N Engl J Med, 2021,384(25):2394－2405.

[18] WANG X, WANG S S, HUANG H, et al. Effect of capecitabine maintenance therapy using lower dosage and higher frequency vs observation on disease-free survival among patients with early-stage triple-negative breast cancer who had received standard treatment: the SYSUCC－001 randomized clinical trial [J]. JAMA, 2021,325(1):50－58.

第四十二章

乳腺癌术后辅助内分泌治疗

第一节　概　　述

乳腺癌的内分泌治疗已有100多年的历史，早就成为一种独立的治疗手段。1986年英国学者Beatson首次通过切除双侧卵巢治疗晚期乳腺癌，揭开了内分泌治疗的序幕。1966年英国学者首先人工合成他莫昔芬(TAM)，1967年Jensen等发现人类乳腺癌中具有雌激素受体(ER)，1971年他莫昔芬首次应用于绝经后晚期乳腺癌，1974年美国Bethesda国际会议综合了世界各国400多份各种方式的内分泌治疗报告，表明未经激素受体(HR)测定的乳腺癌病例，应用内分泌治疗的有效率只有30%，其中ER阳性患者内分泌治疗的有效率为50%～60%，而ER阴性患者只有5%～8%，此后内分泌治疗选择性地用于ER阳性患者，疗效获得显著提高。

体内雌激素水平病理性上升，是刺激乳腺癌细胞增生的主要因素。雌激素在绝经前主要由女性的卵巢分泌，绝经后由肾上腺和部分脂肪组织产生。乳腺细胞中存在ER和孕激素受体(PR)，这些受体使得乳腺组织随着激素水平升高而增生。约2/3的乳腺癌细胞有一定量的ER，这类乳腺癌被称为ER阳性乳腺癌；40%～50%的乳腺癌有PR，这类乳腺癌被称为PR阳性乳腺癌。ER阳性和/或PR阳性乳腺癌对内分泌治疗敏感，是内分泌治疗适合的人群。

第二节　内分泌治疗药物

乳腺癌内分泌治疗根据其作用机制分为：选择性ER调节剂(SERM)、芳香化酶抑制剂(AI)、卵巢去势、孕激素类等。

一、选择性雌激素受体调节剂

选择性ER调节剂的作用机制是：与雌激素竞争性结合ER，阻断雌激素相关基因的表达，从而减慢肿瘤细胞的分裂和增殖。代表药物为他莫昔芬，其他非甾体类ER拮抗剂有托瑞米芬、雷洛昔芬、屈洛昔芬，还有甾体类ER下调剂氟维司群。

(一) 他莫昔芬

他莫昔芬的主要作用机制是竞争性地与肿瘤细胞的ER结合，从而阻止雌激素对肿瘤细胞生长和增殖的促进作用。1971年他莫昔芬首次应用于乳腺癌治疗。1983年他莫昔芬辅助治疗组织(NATO)研究首次证实他莫昔芬用于辅助治疗的效果。该研究自1977年到1981年入组75岁以下，术后Ⅰ、Ⅱ期绝经前/后的乳腺癌患者共1 285例，随机分入他莫昔芬(10 mg口服，每日2次，共2年)组与观察组，中位随访21个月，治疗组与观察组相比复发率明显降低(14% *vs* 20.5%，$P=0.01$)。1988

年该研究跟踪随访结果显示：中位随访 66 个月，治疗组的事件风险和死亡风险分别降低了 36%和 29%，复发风险亦有下降，尤其是局部复发风险下降最为明显，且不增加乳腺癌以外的死亡。1988 年早期乳腺癌治疗协作组（EBCTCG）汇总了 61 个临床研究、共包含 28 896 例患者的荟萃分析，结果显示他莫昔芬组较无他莫昔芬组可显著降低病死率（$P<0.001$）。上述研究奠定了他莫昔芬在辅助治疗中的地位。

随后，一系列研究对他莫昔芬术后辅助内分泌治疗的持续时间和获益进行了探讨。1998 年 EBCTCG 对 55 个临床试验结果、37 000 例患者进行的荟萃分析显示，在近 8 000 例 ER 阴性患者中，他莫昔芬组与对照组相比获益很小。对于近 30 000 例（18 000 例为 ER 阳性，12 000 例未知 ER 状态）患者的 10 年随访资料进行分析，显示他莫昔芬治疗 1、2 和 5 年可减少复发比例 21%、29%和 47%，减少死亡比例 12%、17%和 26%，表明他莫昔芬治疗 5 年优于 1 年或 2 年。他莫昔芬治疗 5 年可使淋巴结阳性患者的 10 年总生存改善 10.9%，淋巴结阴性患者 10 年总生存改善 5.6%。因此该研究得出结论，对于 ER 阳性或 ER 未知者，给予他莫昔芬治疗 5 年，可减少复发、延长总生存时间，并减少对侧乳腺癌的发生风险，这种获益不受患者其他临床或病理学因素影响（如患者年龄、是否绝经、有无化疗、有无淋巴结转移等）。2005 年 EBCTCG 汇总 1985—2000 年间的 194 个临床研究进行的荟萃分析显示，对于 ER 阳性患者，5 年他莫昔芬辅助治疗可降低乳腺癌每年病死率 31%，辅助治疗 5 年优于 1～2 年。ER 阳性患者，5 年他莫昔芬的治疗使得早期术后乳腺癌的 0～4 年与 5～14 年的每年病死率接近，因此，15 年时可降低总病死率是 5 年时的 2 倍多。对于 ER 阳性、≤69 岁的患者，6 个月含蒽环类药物辅助化疗可使 15 年的病死率减半，即含蒽环类药物辅助化疗可使病死率降低 38%（<50 岁）和 20%（50～69 岁），而辅助化疗后继续他莫昔芬 5 年治疗可使病死率进一步降低 31%。这些辅助治疗导致的死亡风险很小。

国家外科乳腺癌和肠癌术后辅助治疗组织（NSABP）B-14 研究将患者随机分为他莫昔芬组和安慰剂对照组，4 年随访结果显示，他莫昔芬组未见总生存获益，但显著延长了无病生存率（83%和 77%，$P<0.001$），显著降低局部和远处复发率及对侧乳腺癌的发生率。该研究 15 年随访结果显示，他莫昔芬组降低复发率 42%，降低病死率 20%，总生存时间较对照组延长（$P<0.001$）。该研究进一步将他莫昔芬辅助治疗 5 年组的 1 152 例无复发生存的患者随机分为继续他莫昔芬治疗 5 年和安慰剂对照组，7 年随访结果显示，安慰剂组略有优势，与继续接受他莫昔芬治疗的患者相比，无病生存率分别为 82%和 78%（$P<0.05$），无复发生存期（RFS）和总生存期（OS）无差异。延长他莫昔芬治疗的总体事件发生率较安慰剂组显著增高。与上述结果不一致的是，另外一项长期对比短期他莫昔芬辅助治疗的研究（ATLAS）于 2010 年 11 月公布的结果显示，10 年他莫昔芬治疗较 5 年他莫昔芬治疗可降低复发 2.2%（$P=0.01$）。

综上所述，他莫昔芬用于早期激素受体阳性乳腺癌患者的辅助内分泌治疗，可延长 RFS 及 OS。

他莫昔芬治疗的额外获益包括低密度脂蛋白和总胆固醇的下降，冠状动脉疾病相关死亡的发生率可能降低，通过稳定绝经后骨去矿物质作用发生率防止骨质疏松。常见的不良反应有胃肠道反应、月经失调、子宫内膜增生、颜面潮红、皮疹、脱发等，其他罕见不良反应包括精神错乱、肺栓塞、血栓形成等。值得注意的是，有文献报道，他莫昔芬可使子宫内膜癌的风险增加 2～4 倍。EBCTCG 的资料分析显示，服用他莫昔芬 1～2 年和 5 年，10 年子宫内膜癌的发生率分别为 0.4%～0.5%和 1.1%。NSABP P-1 研究（$n-13\,388$）随访 7 年结果显示，5 年他莫昔芬治疗组与对照组的子宫内膜癌累计发病率分别为 1.56%和 0.47%，其中 50 岁以上妇女服用他莫昔芬发生子宫内膜癌的风险最大（$RR=1.42$）。此外，有研究显示，他莫昔芬可增加血栓风险 2～3 倍，其发生率为 2%～4%。

（二）托瑞米芬

托瑞米芬是他莫昔芬的衍生物，作用机制与他莫昔芬相似。但与他莫昔芬相比，托瑞米芬的疗效和不良反应均不如他莫昔芬研究全面。2004 年发表的对 4 项研究进行的荟萃分析（$n=1\,035$）显示，托瑞米芬和他莫昔芬两组间的总生存率和无病生存率相似，5 年无病生存率分别为 72%和 69%（$RR=0.95$），5 年总生存率分别为 85%和 81%（$RR=1.03$），两组间的不良反应亦相近，仅极少数（<1%）出现了严重血栓或子宫内膜癌，其中有 9 例发生了早期子宫内膜癌（托瑞米芬组 6 例，他莫昔芬组 3 例）。2011 年发表的荟萃分析汇总了 4 个随机临

床研究,比较托瑞米芬(n=1 890)和他莫昔芬(n=1 857)的疗效和不良反应,结果显示,两组间 OS 和无病生存期(DFS)均无显著差异,血栓事件(包括深静脉血栓、脑血管意外和肺栓塞)、子宫内膜增生和子宫内膜癌(托瑞米芬组 29/1 864,他莫昔芬组 28/1 845)的发生率亦相近。研究认为托瑞米芬与他莫昔芬的疗效和不良反应均相似。因此,在乳腺癌辅助内分泌治疗上托瑞米芬完全可以替代他莫昔芬。

(三) 雷洛昔芬、屈洛昔芬

雷洛昔芬最初用于治疗绝经后女性骨质疏松症,但人们发现其可降低女性乳腺癌的患病风险,且未发现引起子宫内膜增厚和子宫内膜癌,但临床用于治疗乳腺癌的资料较少。

屈洛昔芬对 ER 有高亲和力,具有抗雌激素和雌激素样作用,对乳腺癌和绝经后妇女的骨质疏松具有治疗作用,尚无辅助内分泌治疗的证据。Buzdar 等在一项Ⅲ期多中心临床研究中将 1 300 例晚期乳腺癌患者随机分为他莫昔芬组和屈洛昔芬组,结果显示屈洛昔芬疗效劣于他莫昔芬,疾病缓解率分别为 22.4%和 28.6%(P<0.05)。因此,屈洛昔芬未获得治疗乳腺癌的适应证。

(四) 氟维司群

氟维司群是一种新型的选择性 ER 调节剂,用于治疗绝经后乳腺癌患者。氟维司群的作用机制与他莫昔芬及芳香化酶抑制剂不同,氟维司群是 ER 下调剂,能降解 ER 蛋白,下调肿瘤细胞内 ER、PR 的水平。因此,氟维司群只有 ER 的拮抗作用而没有激动作用,能更有效地降低乳腺癌细胞的 ER 水平。在 0020(北美、双盲)和 0021(欧洲、开放)两项随机对照的Ⅲ期临床研究中,对于既往接受过抗雌激素药物或孕激素辅助治疗或转移后一线内分泌治疗失败的绝经后转移性乳腺癌患者,氟维司群(250 mg、每月 1 次)的疗效与阿那曲唑(每日 1 mg)相当。氟维司群的疗效具有剂量依赖性。Ⅲ期 CONFIRM 研究显示,氟维司群 500 mg 治疗既往内分泌治疗失败的绝经后激素受体阳性乳腺癌患者,较氟维司群 250 mg 显著延长了无进展生存期(PFS)(中位 PFS 6.5 个月 *vs* 5.5 个月,P<0.01),同时没有因剂量增加而导致不良反应增加或出现新的安全性事件。2016 年发表的Ⅲ期 FALCON 研究显示,对于激素受体阳性晚期乳腺癌的一线内分泌治疗,氟维司群 500 mg 对比阿那曲唑,患者的 PFS 延长了 2.8 个月(16.6 个月 *vs* 13.8 个月,HR=0.797,P<0.05)。目前,氟维司群已批准用于复发、局部晚期或晚期乳腺癌患者的治疗,但在辅助治疗方面尚缺乏证据。

氟维司群最常见的不良反应是注射部位反应、无力、恶心和肝酶(谷草转氨酶、谷丙转氨酶、碱性磷酸酶)升高,另外还可能出现骨痛、关节炎、头痛、背痛、疲劳、肢体末端疼痛、潮热、呕吐、食欲不振、肌肉骨骼痛、咳嗽、呼吸困难和便秘等。总体上,这些不良反应耐受性良好。

二、芳香化酶抑制剂

绝经后妇女的卵巢功能衰退,其雌激素主要来源于外周雄激素(主要来自肾上腺)的转化,芳香化酶可催化雄烯二酮和睾酮合成雌酮和雌二醇,是雄激素转化为雌激素过程的限速酶。AI 通过抑制或灭活肾上腺、肝、脂肪等组织器官中的芳香化酶,从而降低体内雌激素水平。AI 可分为甾体类和非甾体类,甾体类 AI 通过以共价键形式结合芳香化酶,不可逆性抑制该酶活性。非甾体类 AI 可逆性结合芳香化酶的活性位点,只要它们占据该酶的催化位点,就能阻断通过芳香化酶路径合成雌激素。AI 根据其与芳香化酶结合的亲和力和效力分为 3 代。第 1 代 AI 氨鲁米特,是非选择性的,明显抑制肾上腺及其他类固醇激素的合成,使用时需加用氢化可的松,不良反应较大(疲乏、烦躁、恶心、呕吐、皮疹等),目前临床上已极少应用。第 2 代 AI 包括甾体类的福美司坦和非甾体类的法倔唑,是选择性 AI。福美司坦不良反应相对较少,疗效并不优于他莫昔芬,而法倔唑有抑制醛固酮等副作用。因此,第 2 代 AI 的使用亦受到限制。第 3 代芳香化酶抑制剂包括非甾体类的阿那曲唑、来曲唑和甾体类的依西美坦,是高度选择性 AI,与第 1、2 代 AI 相比,没有抑制肾上腺皮质和醛固酮的作用,临床副作用少,近年来成为临床应用和研究的热点。

(一) 阿那曲唑

阿那曲唑是一种强效、选择性非甾体类 AI。可抑制绝经后乳腺癌患者肾上腺中生成的雄烯二酮转化为雌酮,从而明显降低血浆雌激素水平,对肾上腺皮质类固醇或醛固酮的产生没有明显影响。

ATAC研究确立了阿那曲唑在绝经后乳腺癌术后辅助内分泌治疗中的地位。该研究为1996—2000年入组来自21个国家381个研究中心共9366例绝经后早期乳腺癌患者。该随机研究有两个假设：阿那曲唑对比他莫昔芬的非劣效性研究和阿那曲唑联合他莫昔芬优于他莫昔芬单药。研究主要终点是DFS，次要终点是RFS和对侧乳腺癌发生率。研究随机分为3组对比：阿那曲唑组($n=3125$)、他莫昔芬组($n=3116$)和阿那曲唑联合他莫昔芬组($n=3125$)。2002年报道了初期研究结果，中位随访33.3月，对于HR阳性的乳腺癌患者，阿那曲唑组的3年DFS优于他莫昔芬组，而两药联合组较单药他莫昔芬组无明显差别，因此试验停止联合组，改为阿那曲唑和他莫昔芬两组的对比。同时试验显示，HR阴性患者不能从阿那曲唑的治疗中获益。2003年及2005年分别报道了随访4年及5年的研究结果，均显示阿那曲唑组较他莫昔芬组延长DFS、至复发时间(TTR)，减少对侧乳腺癌发生风险，但总生存未显示出差异。该研究10年随访结果显示，对于激素受体阳性患者，阿那曲唑较他莫昔芬可绝对降低5年复发率2.7%、10年复发率4.3%，绝对降低10年远处复发率2.6%。对全组患者分析显示，阿那曲唑较他莫昔芬可延长DFS($HR=0.91$，$P<0.05$)、至复发时间(time to recurrence，TTR)($HR=0.84$，$P=0.001$)和至远处复发时间(time to distant recurrence，TDR)($HR=0.87$，$P<0.05$)，这种优势在激素受体阳性患者中更为明显。总体来讲，阿那曲唑组较他莫昔芬组治疗相关副作用的发生率较少。因此，ATAC的10年分析结果证实了阿那曲唑作为绝经后早期乳腺癌患者的初始辅助内分泌治疗的有效性和较好的耐受性，术后阿那曲唑辅助治疗5年较他莫昔芬辅助治疗5年获益更多，总体副作用更小。

2005年Jakesz等联合分析了ABCSG8研究和ARNO95研究的结果，两研究为早期绝经后激素受体阳性的乳腺癌患者2年他莫昔芬治疗后随即分入阿那曲唑组($n=1618$)和继续他莫昔芬组($n=1606$)，主要研究终点是无事件生存(event-free survival，EFS)。随访28个月后，阿那曲唑组减少40%的事件风险($HR=0.60$，$P<0.001$)。此研究支持绝经后女性2年他莫昔芬治疗后可改为阿那曲唑治疗。2006年美国国家综合癌症网络(NCCN)乳腺癌治疗指南对绝经后激素受体阳性的早期乳腺癌患者，辅助内分泌治疗可用阿那曲唑5年或他莫昔芬2～3年后改用阿那曲唑3～2年。

阿那曲唑的常见不良反应有潮红、疲劳、关节疼痛/僵直、骨质疏松、转氨酶升高等。需要注意的是，由于阿那曲唑降低了循环中雌激素水平，故有可能导致骨密度下降，使部分患者骨折风险增加。ATAC试验中，阿那曲唑组的妇科疾病(子宫内膜癌、阴道出血)和血管事件(脑血管事件、静脉血栓事件)均少于他莫昔芬组，但是骨事件增加，部分患者甚至因为骨痛退出试验。总体来讲，阿那曲唑较他莫昔芬治疗相关不良反应较少，安全性良好。

(二) 来曲唑

来曲唑为人工合成的苄三唑类衍生物，通过抑制芳香化酶使雌激素水平下降，从而消除雌激素对肿瘤生长的刺激作用。体外研究显示，来曲唑能有效地抑制雄激素向雌激素的转化。来曲唑选择性较高，不影响糖皮质激素、盐皮质激素和甲状腺功能，大剂量使用对肾上腺皮质类固醇类物质分泌无抑制作用。对全身各系统及靶器官没有潜在毒性，具有耐受性好、药理作用强的特点。

BIG 1-98试验奠定了来曲唑在绝经后激素受体阳性早期乳腺癌患者初始辅助内分泌治疗及换药治疗的地位。该研究共入组8010例患者。1998—2000年研究入组1828例患者，随机分为两组：5年来曲唑和5年他莫昔芬。1999—2003年又入组6182例患者，随机分为4组：5年来曲唑、5年他莫昔芬、2年他莫昔芬后3年来曲唑和2年来曲唑后3年他莫昔芬。2005年分析结果，将初始入来曲唑的两组归为来曲唑组(共4003例)，初始入他莫昔芬的两组归为他莫昔芬组(共4007例)。中位随访25.8个月，阿那曲唑组能够显著延长DFS($HR=0.81$，$P<0.01$)并降低远处复发风险($HR=0.73$，$P=0.001$)，预估5年两组无病生存率分别为84.0%和81.4%。2011年发表的8.1年随访结果显示，8010例患者中，2463例为单药来曲唑，2459例为单药他莫昔芬，1548例2年他莫昔芬后3年来曲唑，1540例2年来曲唑后3年他莫昔芬。单药来曲唑显著优于单药他莫昔芬(DFS $HR=0.82$，OS $HR=0.79$)，而两个序贯组DFS相比差异无统计学意义。单药来曲唑、来曲唑序贯他莫昔芬和他莫昔芬序贯来曲唑组的无病生存率分别为87.5%、87.7%和85.9%。该研究得出结论：对于绝经后激素受体阳性的早期乳腺癌，单药来曲唑优于单药他

莫昔芬,而来曲唑与他莫昔芬序贯治疗并不优于单药来曲唑。

MA.17 研究为绝经后激素受体阳性或未知的早期乳腺癌患者中进行的随机、双盲、对照临床研究,患者 5 年他莫昔芬辅助治疗后无复发者随机分入来曲唑组($n=2\,593$)和安慰剂组($n=2\,594$),主要终点是 DFS,次要终点是无远处疾病生存(distant disease-free survival, DDFS)和 OS。2005 年中位随访 30 个月结果显示,来曲唑组 DFS 和 DDFS 均显著优于安慰剂组(DFS $HR=0.58$, $P<0.001$, DDFS $HR=0.60$, $P<0.01$),两组 OS 相似($HR=0.82$, $P>0.05$)。但是淋巴结阳性患者,来曲唑组 OS 有显著优势($HR=0.61$, $P<0.05$)。来曲唑组对侧乳腺癌发病率低于安慰剂组,但差异无统计学意义。2012 年中位随访 64 个月结果显示,来曲唑组 DFS、DDFS 和 OS 均显著优于安慰剂组(DFS $HR=0.52$, $P<0.001$, DDFS $HR=0.51$, $P<0.001$, OS $HR=0.61$, $P<0.001$)。研究显示,5 年他莫昔芬后再给予 5 年来曲唑治疗可使 DFS、DDFS 和 OS 均获益。由于来曲唑可明显获益,在揭盲后的安慰剂组中又随机分为 2 组:安慰剂-来曲唑组($n=1\,579$)和安慰剂-安慰剂组($n=804$),此时离过去停用他莫昔芬的中位时间为 2.8 年。随访 5.3 年后发现,与安慰剂组相比,来曲唑组 DFS 的 HR 为 0.37($P<0.001$);DDFS 的 HR 为 0.39($P<0.01$)。由此可见,即使他莫昔芬已停用 2~3 年的患者再服用来曲唑仍能显著获益。进一步亚组分析发现来曲唑对于 889 名绝经前妇女(开始他莫昔芬入组时未绝经,来曲唑治疗时已绝经)更能获益(绝经前 $HR=0.25$,绝经后 $HR=0.69$)。

来曲唑常见的不良反应包括热潮红、疲劳、关节痛、高胆固醇血症、抑郁等。BIG1-98 试验和 MA.17 试验中来曲唑组骨事件、心脏事件和高胆固醇血症较他莫昔芬组发生率高,而他莫昔芬组血栓事件、子宫内膜癌、阴道出血发生率高。

(三) 依西美坦

依西美坦是一种不可逆性甾体类芳香化酶灭活剂,为芳香化酶的伪底物,可通过不可逆地与酶的活性位点结合而使其失活,从而明显降低绝经后妇女血液循环中的雌激素水平,但对肾上腺皮质类固醇和醛固酮的生物合成无明显影响。

2001 年 NSABP B-33 研究将早期激素受体阳性者经他莫昔芬 5 年辅助治疗后的患者随机分为依西美坦组和安慰剂组。2003 年 10 月由于 MA.17 结果的发表迫使该研究提前终止。揭盲时共入组 1 589 例,72%已入依西美坦组的继续用该药,44%已入安慰剂组的选择转入依西美坦组。经过 30 个月的随访,两组 4 年无病生存率分别为 91%和 89%($HR=0.44$, $P>0.05$)。4 年无复发生存率分别为 96%和 94%($HR=0.44$, $P<0.01$)。尽管该研究提前结束而且大量患者交叉到治疗组,但是仍可看到治疗组存在获益,到揭盲时治疗组耐受性良好。

IES 031 是一项针对绝经后早期乳腺癌患者接受依西美坦对比他莫昔芬治疗的国际多中心随机双盲研究。在接受他莫昔芬辅助治疗 2~3 年后疾病无进展的患者,随机给予 3~2 年的依西美坦或他莫昔芬治疗,共完成 5 年的内分泌治疗。研究共入组 4 742 例患者,随机分为序贯依西美坦组($n=2\,362$)和继续他莫昔芬组($n=2\,380$)。2004 年 30.6 个月随访结果显示,依西美坦组事件发生率显著低于他莫昔芬组(183 例 *vs* 266 例,$HR=0.68$, $P<0.001$)。依西美坦使事件风险降低 32%,3 年无病生存率增加 4.7%。两组之间总生存无显著差异。2007 年中位随访 55.7 个月,依西美坦组 DFS 依然优于他莫昔芬组($HR=0.76$, $P=0.001$)。治疗结束后(随机后 2.5 年),依西美坦组可绝对获益 3.3%($HR=0.85$, $P>0.05$)。将 122 例激素受体阴性患者排除后差异仍有统计学意义。IES 031 研究显示他莫昔芬治疗 2~3 年后改为依西美坦 3~2 年可改善 DFS 及 OS。

TEAM 研究将绝经后受体阳性早期乳腺癌患者随机分为 5 年依西美坦组和 5 年他莫昔芬序贯依西美坦治疗(他莫昔芬治疗 2~3 年后改依西美坦至 5 年),共入组 9 776 例患者。中位随访 9.8 年后,两组 DFS($HR=0.96$, $P>0.05$)和 OS($HR=0.98$, $P>0.05$)均无区别。该研究显示,初始依西美坦 5 年和他莫昔芬序贯依西美坦共 5 年,两组间无明显差别。

依西美坦每天 25 mg 标准剂量的临床研究结果均显示依西美坦的总体耐受性良好,不良反应常为轻至中度。多数不良反应是由于雌激素生成被阻断后而产生的正常药理学反应(如潮热)。最常报告的不良反应为潮热(22%)、关节痛(18%)和疲劳(16%)。依西美坦的严重不良反应极少,相较而言,依西美坦的骨质疏松(甚至骨折)、关节痛、腹泻发生率较高,而妇科症状、阴道出血、血栓事件、肌肉痉挛的发生率低于他莫昔芬。

第3代AI之间的比较临床研究主要有MA.27和FACE研究。MA.27是第1个直接比较第3代AI用于辅助内分泌治疗的研究。研究将绝经后激素受体阳性的早期乳腺癌患者随机分入依西美坦组和阿那曲唑组，共入组7 576例患者，中位随访4.1年的结果显示，两组的EFS没有显著差异，$HR=1.02$，95%CI为$0.87\sim1.18$（$P>0.05$），4年EFS率分别为91%及91.2%。FACE研究则在绝经后受体阳性早期乳腺癌患者对比来曲唑和阿那曲唑辅助内分泌治疗的效果，共入组4 136例患者，主要终点DFS两组没有显著差异（$HR=0.93$，$P>0.05$），5年的无病生存率来曲唑组为84.9%，阿那曲唑组为82.9%。由此可见，第3代AI之间疗效没有显著差异。

三、卵巢去势

卵巢去势是乳腺癌内分泌治疗中开展最早的治疗方式。1896年Beaston首次报道1例绝经前的晚期转移性乳腺癌患者行双侧卵巢切除，术后获得长达4年的生存期，从此拉开了卵巢去势治疗的序幕。目前卵巢去势方式有手术去势、放疗去势和药物去势3种。

标准的手术去势方法是双侧卵巢切除，能肯定而快速地将患者体内的雌激素水平降至极低水平，同时还能预防卵巢癌的发生，对于卵巢癌高发人群尤其适合。但手术去势会造成不可逆的绝经，使患者提前进入绝经后状态，增加骨质增生及冠状动脉硬化等疾病的风险，并使患者永久性失去生育能力。总的来说，卵巢切除术是目前最经济的卵巢去势治疗方式，在发展中国家及经济欠发达地区仍有一定的应用价值。

放疗去势的优势在于可以使患者避免手术，但其疗效不如双侧卵巢切除术肯定，去势效果与放疗剂量及患者年龄有关。在患者情况相同的条件下，即使是相同标准放疗剂量及操作程序也不一定达到相应的去势效果。与手术相比，放疗去势后患者的雌激素水平下降缓慢。此外，盆腔放疗后会产生远期放射不良反应，这些都限制了放疗去势的应用。目前，除了在美国、加拿大和西欧等国家仍有开展外，我国等大多数国家都不再将放疗去势作为常规治疗方式。

用于卵巢去势的药物主要为促性腺激素释放激素（GnRH）类似物，通过负反馈作用于下丘脑，从而抑制下丘脑GnRH的生成，同时竞争性地与腺垂体细胞膜上的GnRH受体结合，抑制卵泡刺激素（FSH）和黄体生成素（LH）的产生，影响卵巢分泌雌激素，药物包括戈舍瑞林、亮丙瑞林、曲谱瑞林。由于戈舍瑞林去势作用肯定，操作简单方便，停药后可恢复月经，已成为卵巢药物去势治疗的常规治疗方式。药物去势的常见不良反应有潮红、多汗、性欲下降、皮疹等，无需终止治疗。其他不良反应还包括头痛、情绪变化（如抑郁）、阴道干燥及乳房大小变化等。

四、其他内分泌治疗药物

（一）雌激素

20世纪30年代，放疗医生为提高肿瘤对放疗的灵敏度而首先在放疗前将大剂量雌激素用于乳腺癌患者，发现其中一部分患者在开始放疗前肿块即已消退，而后雌激素作为一种治疗方法被广泛应用。后来，由于发现部分患者用药后有肿块增大，加之副作用较大，以及新药不断涌现，大剂量雌激素疗法逐渐被新药物疗法替代，目前已不用于辅助内分泌治疗。

（二）雄激素

丙酸睾丸酮，为人工合成的雄激素，可以抑制垂体分泌FSH，使卵巢分泌雌激素减少，对抗雌激素的作用，用于绝经后晚期乳腺癌患者，后因不良反应较大而被取代，目前已不用于辅助内分泌治疗。

（三）孕激素（甲孕酮、甲地孕酮）

孕激素的作用机制尚不明确，一般认为可以改变内分泌环境，通过负反馈作用抑制垂体产生LH和促肾上腺皮质激素（ACTH），还可以通过PR作用于癌细胞。主要用于复发转移乳腺癌及恶病质患者的治疗，短期应用可增加食欲、体重，减轻化疗药物不良反应。对软组织和骨转移者效果较好，对内脏转移者效果较差。目前已不用于辅助内分泌治疗。

第三节 早期乳腺癌术后辅助内分泌治疗策略

一、绝经前乳腺癌患者的辅助内分泌治疗

绝经前乳腺癌患者中,有近60%呈现出一定的激素反应性,目前针对这部分患者的内分泌治疗方式主要包括选择性ER调节剂如他莫昔芬、卵巢去势(包括手术去势、药物去势或放疗去势)、卵巢去势联合他莫昔芬等。此外,卵巢去势使得AI在绝经前乳腺癌患者中的应用成为了可能,但其临床应用价值仍有待进一步的探讨。

(一)药物选择

1. *他莫昔芬* 是辅助内分泌治疗中应用最广泛的药物。1983年NATO研究证实他莫昔芬辅助治疗乳腺癌可降低复发率36%、病死率29%。1998年EBCTCG发表的荟萃分析结果显示,他莫昔芬治疗5年效果优于治疗1年或2年者。口服他莫昔芬5年能显著提高患者的DFS和OS。NSABP B-14研究结果显示,他莫昔芬治疗5年较对照组可降低复发率及病死率,该研究将5年他莫昔芬治疗后患者进一步分入继续5年治疗组及对照组,7年随访结果未显示出继续治疗的优势,而10年随访结果显示继续治疗可降低复发率,差异有统计学意义。目前他莫昔芬标准治疗方案为10 mg口服,每日2次,应用5年;是否延长应用时间或者部分高危患者延长治疗时间有待进一步研究证实。

在他莫昔芬与化疗的顺序研究方面,2002年Albain代表西南肿瘤协作组(SWOG)报告了美国一组乳腺癌大规模Ⅲ期前瞻性随机临床研究(Intergroup Trial 0100)结果。该研究共入组1477例,随机分为3组:单用他莫昔芬($n=361$)、CAF方案和他莫昔芬同时给药($n=550$)及CAF方案化疗后他莫昔芬($n=566$)。结果显示,单药他莫昔芬、同时和序贯3组8年无病生存率分别为55%、62%和67%,总生存率分别为67%、71%和73%,说明化疗后序贯内分泌治疗优于同时给予化疗及内分泌治疗。

2. *卵巢功能抑制联合他莫西芬或AI* 在卵巢去势的作用研究方面,如前所述,EBCTCG的荟萃分析显示,年龄小于50岁的患者,尤其是未接受化疗的患者,卵巢去势可改善长期生存及无复发生存。ZEBRA研究结果显示,对于ER阳性患者戈舍瑞林显示出与化疗相当的效果。ABCSG 05研究显示,戈舍瑞林联合他莫昔芬辅助治疗优于CMF方案辅助化疗。INT-0101研究显示,CAF方案+戈舍瑞林+他莫昔芬组较CAF方案+戈舍瑞林组显著提高了DFS($P<0.01$)。Love等将709例绝经前早期乳腺癌患者随机分为辅助治疗组($n=356$,术后立即给予卵巢手术去势与他莫昔芬)与观察组($n=353$,复发后再给予卵巢手术去势与他莫昔芬),中位随访7年,结果显示:辅助治疗组DFS和OS均显著获益($P<0.001$)。治疗组和观察组的5年无病生存率分别为74%和61%,5年总生存率分别为78%和71%,10年无病生存率分别为62%和51%,10年总生存率分别为70%和52%,说明绝经前早期乳腺癌患者卵巢去势联合他莫昔芬可显著提高5年和10年无复发生存率和总生存率。

而对于给予他莫昔芬标准辅助内分泌治疗的患者,是否给予卵巢去势呢?由于GnRH类似物如戈舍瑞林与他莫昔芬在乳腺癌内分泌治疗中具有不同的机制,所以理论上两药的联合应用可能优于其中某一药物的单独应用。ZIPP研究将标准治疗(手术±化疗/放疗)后的绝经前早期乳腺癌患者随机分入他莫昔芬+戈舍瑞林、他莫昔芬组、戈舍瑞林组和空白对照组,治疗2年,共入组2706例,中位随访12年,结果显示,单独给予戈舍瑞林与对照组相比,可降低13.9%的事件发生率,8.5%的乳腺癌病死率。而戈舍瑞林+他莫昔芬较单独他莫昔芬组降低了2.8%的事件发生率,2.6%的乳腺癌病死率。单独他莫昔芬与单独戈舍瑞林组的事件发生率及乳腺癌病死率相似。该研究结果表明,戈舍瑞林与他莫昔芬辅助治疗可取得相似的疗效,无他莫昔芬治疗的患者可从戈舍瑞林中显著获益。而给予他莫昔芬治疗的患者,加上戈舍瑞林治疗可得到边缘获益。一项纳入了16项戈舍瑞林相关临床研究的荟萃分析提示,GnRH类似物与经典CMF方案化疗

具有相似的疗效，联合应用 GnRH 类似物与他莫昔芬的疗效较单独他莫昔芬或 GnRH 类似物有改善，降低 12.7%的复发率（$P<0.05$）和 15.1%的病死率（$P<0.05$）。因此临床上，对于激素受体强阳性的高危患者，他莫昔芬基础上联合药物去势治疗也许可以进一步减少复发风险。

由于 GnRH 类似物可实现卵巢功能抑制，确保绝经前乳腺癌患者维持绝经后激素水平，这使得 AI 在绝经前乳腺癌患者辅助内分泌治疗领域中的应用成为可能。关于绝经前激素受体阳性乳腺癌术后辅助内分泌治疗的选择，最大规模的研究为 SOFT 和 TEXT 研究。TEXT 研究将入组的 2 672 例患者（术后 12 周内）随机分为 2 组，即他莫西芬联合卵巢功能抑制组和依西美坦联合卵巢功能抑制组，内分泌治疗时间共为 5 年。而 SOFT 研究则是将入组的 3 066 例患者（无化疗计划的术后 12 周以内或者已经完成辅助化疗 8 个月以内）随机分为 3 组，即他莫昔芬联合卵巢功能抑制组、依西美坦联合卵巢功能抑制组或他莫昔芬单药治疗组，治疗时间也为 5 年。主要研究终点为患者的无病生存率。由于复发风险及相关事件远低于预期，研究组于 2011 年对试验方案进行了修订：对两项研究进行联合分析，比较依西美坦联合卵巢功能抑制与依西美坦、他莫昔芬联合卵巢功能抑制的无病生存率。对两项研究中位随访至 68 个月的数据进行联合分析显示，对于绝经前激素受体阳性的早期乳腺癌患者，在进行卵巢功能抑制的前提下，联合应用依西美坦较联合应用他莫昔芬，患者在无病生存率上的获益更大，两组的 5 年无病生存率分别为 91.1%和 87.3%（$HR=0.72$，$P<0.001$）。2017 年 SABCS 会议上公布了 SOFT、TEXT 新的随访结果，SOFT 随访 8 年的结果显示在他莫昔芬基础上加入 OFS 显著改善总人群的 DFS（$HR=0.76$，$P<0.01$）；SOFT 和 TEXT 联合分析中位随访 9 年的结果显示，在整体人群中，卵巢功能抑制联合依西美坦组 9 年无病生存率较卵巢功能抑制联合他莫昔芬组 9 年无病生存率显著改善 4%（$HR=0.77$，$P<0.001$）。

（二）治疗时程

5 年他莫昔芬治疗后的患者应如何处理？5 年治疗后仍未绝经的患者继续他莫昔芬治疗的证据不足，目前临床上对于仍未绝经的患者多为停止治疗并观察。而对于 5 年他莫昔芬治疗后绝经的患者，MA.17、ATLAS、aTTom 研究能回答这个问题。MA.17 研究将 5 年他莫昔芬辅助治疗后无复发的患者随机分入来曲唑组（$n=2\,593$）和安慰剂组（$n=2\,594$）。中位随访 30 月结果，来曲唑组 DFS 和 DDFS 均显著优于安慰剂组，两组 OS 相似。其中淋巴结阳性患者，来曲唑组 OS 有显著优势（$HR=0.61$，$P<0.05$）。中位随访 64 个月结果显示，来曲唑组 DFS、DDFS 和 OS 均显著优于安慰剂组（DFS $HR=0.52$，$P<0.001$，DDFS $HR=0.51$，$P<0.001$，OS $HR=0.61$，$P<0.001$）。因此，5 年他莫昔芬治疗后再给予 5 年来曲唑治疗可使患者进一步获益。ATLAS 研究入组了 36 个国家或地区的 12 894 例已完成 5 年他莫昔芬初始辅助内分泌治疗的早期乳腺癌患者，随机将其分为延长至 10 年他莫昔芬治疗组或停止用药组。随访至分组后 10 年时，对其中 6 846 名 ER 阳性乳腺癌患者进行了疗效分析，并对所有患者的不良反应事件进行了分析。结果显示 10 年组的复发风险显著降低（$RR=0.84$，$P<0.01$），乳腺癌特异度死亡（$P=0.01$）及总死亡（$P=0.01$）均较 5 年组有所减少。需要注意的是，延长治疗组在确诊 10 年以后的获益较确诊后 5～9 年更明显（复发 RR 分别为 0.75 和 0.90；乳腺癌相关死亡 RR 分别为 0.71 和 0.97）。aTTom 研究入组了 6 953 例（2 755 例 ER 阳性，4 198 例 ER 未测定）已完成 5 年他莫昔芬初始内分泌治疗的乳腺癌患者，随机将其分为继续 5 年他莫昔芬治疗组和停药组。随访至 15 年，在乳腺癌复发率方面得出的研究结果与 ATLAS 研究相似，他莫昔芬延长治疗显著降低患者乳腺癌复发风险（$RR=0.85$，$P<0.01$），在乳腺癌死亡率和非乳腺癌所致死亡率上两组之间无显著差异。而对于 5 年 AI 作为初始治疗或之前他莫昔芬治疗后转换成 AI 治疗者，延长 AI 治疗至 10 年能否使患者获益呢？MA.17R 回答了这个问题。2016 年发表的 MA.17R 研究入组 1 918 例已经完成 4.5～6 年 AI 辅助内分泌治疗（AI 或他莫昔芬序贯 AI）的 ER 阳性和/或 PR 阳性、绝经后早期乳腺癌患者，结果显示，与安慰剂相比，延长来曲唑治疗至 10 年可进一步显著改善无病生存率（95% *vs* 91%，$P=0.01$）。

NCCN 乳腺癌治疗指南中，激素受体阳性的绝经前早期乳腺癌患者，初始治疗可选择他莫昔芬治疗 5 年，或他莫昔芬联合卵巢去势治疗 5 年、AI 联合卵巢去势 5 年，他莫昔芬或联合卵巢去势治疗 5 年后仍为绝经前水平，可考虑继续他莫昔芬治疗 5 年，或是停止内分泌治疗；若为绝经后激素水平，可改为 AI 治疗至 10 年或继续他莫昔芬治疗 5 年。5 年他莫昔芬治疗后为绝经后的患者，根据 MA. 17 研究，可改为 AI 继续治疗 5 年。

欧洲乳腺癌治疗指南：肿瘤中存在任何可检测到的(≥1%)ER 和/或 PR 都被认为是内分泌反应性疾病，不能检测到 ER 和 PR 的肿瘤被认为是非内分泌反应性疾病。非内分泌反应性疾病可以从化疗中获益，不应该给予内分泌治疗。对于那些考虑内分泌高反应性或不确定反应性的肿瘤应该进行内分泌治疗。绝经前患者标准治疗是单独使用他莫昔芬(20 mg/d，5 年)或卵巢功能抑制联合他莫昔芬。可以通过双侧卵巢切除来达到卵巢功能抑制，这种方法的卵巢功能抑制是不可逆的。GnRH 类似物所致的是可逆性卵巢功能抑制，并且具有充分的治疗作用。虽然这类药物的最佳治疗周期尚不明确，但 GnRH 类似物治疗应该至少 2 年。SOFT 和 TEXT 研究中，GnRH 类似物应用的时间均为 5 年。他莫昔芬不应该与化疗同时使用，但 GnRH 类似物的最佳运用方法(与化疗同时还是序贯使用)目前不清楚。

我国 2017 版“抗癌协会乳腺癌诊治指南与规范”中内分泌治疗临床指南记载辅助内分泌治疗适用于激素受体(ER 和/或 PR)阳性的乳腺癌患者，一般在化疗后使用，但可以与放疗及曲妥珠单抗同时使用。对于绝经前乳腺癌患者的辅助内分泌治疗方案，有 3 种选择：他莫昔芬；卵巢功能抑制加他莫昔芬；卵巢功能抑制加第 3 代 AI。选择需要考虑两方面的因素：一是肿瘤复发风险高或需要使用辅助化疗；二是患者相对年轻(如小于 35 岁)、在完成辅助化疗后仍未绝经的病例。对于使用他莫昔芬的患者，治疗期间注意避孕，并每 6～12 个月行 1 次妇科检查，通过 B 超检查了解子宫内膜厚度。服用他莫昔芬 5 年后，患者仍处于绝经前状态，部分患者(如高危复发)可考虑延长服用至 10 年。目前尚无证据显示，服用他莫昔芬 5 年后的绝经前患者，后续应用卵巢抑制联合第 3 代 AI 会进一步使患者受益。托瑞米芬在绝经前乳腺癌中的价值尚待大型临床研究的确认，在我国日常临床实践中，常见托瑞米芬代替他莫昔芬。卵巢功能抑制推荐用于下列绝经前患者：①高风险患者，可与他莫昔芬或第 3 代 AI 联合应用(TEXT 与 SOFT 试验联合分析提示卵巢功能抑制联合第 3 代 AI 优于卵巢功能抑制联合他莫昔芬)；②接受辅助化疗的中度风险患者伴有高危因素时，如相对年轻(小于 35 岁)、组织学高级别(3 级)等；③对他莫昔芬有禁忌者。卵巢去势有手术切除卵巢、卵巢放疗及药物去势。若采用药物性卵巢去势，目前推荐的治疗时间是 2～5 年。根据 SOFT 和 TEXT 试验等循证医学数据，药物性卵巢去势对高危患者使用 5 年。对中危患者，应用卵巢功能抑制替代化疗时，使用时间是 2～3 年。

综上所述，他莫昔芬可单独或联合卵巢抑制用于激素反应性的绝经前早期乳腺癌患者的术后辅助内分泌治疗。卵巢去势治疗可有效地改善绝经前激素反应性患者的预后，联合应用 GnRH 类似物与他莫昔芬的疗效较单独应用他莫昔芬或 GnRH 类似物略有改善，GnRH 类似物联合 AI 作为绝经前早期乳腺癌患者术后辅助内分泌治疗较 GnRH 类似物联合他莫昔芬更能改善患者预后。

二、绝经后乳腺癌患者的辅助内分泌治疗

（一）绝经的定义

绝经的定义：①双侧卵巢切除术后；②年龄≥60 岁；③年龄<60 岁，且在没有化疗和服用他莫昔芬、托瑞米芬和卵巢功能抑制治疗的情况下停经 1 年以上，同时血 FSH 及雌二醇水平符合绝经后的范围；而正在服用他莫昔芬、托瑞米芬，年龄<60 岁的停经患者，必须连续监测血 FSH 及雌二醇水平符合绝经后范围。另外，还需要注意：①正在接受 GnRH 激动剂或拮抗剂治疗的妇女无法判定是否绝经；②辅助化疗前没有绝经的妇女，停经不能作为判断绝经的依据，因为患者再化疗后虽然会停止排卵或无月经，但卵巢功能仍可能正常或有恢复可能；③对于化疗引起停经的患者，如果考虑采用 AI 作为内分泌治疗，则需要考虑有效的卵巢抑制(双侧卵巢完整切除或药物抑制)，或者连续多次检测 FSH 和/或雌二醇水平以确认患者处于绝经后状态。

（二）绝经后辅助治疗药物的选择

他莫昔芬一直是乳腺癌术后辅助内分泌治疗的主要药物。近年来，新一代 AI 如阿那曲唑、来曲唑、依西美坦进入临床试验，试验结果对他莫昔芬的地位提出了挑战。这些临床试验使用 3 种不同的策略：以 AI 代替他莫昔芬、他莫昔芬治疗 2～3 年后序贯应用 AI 治疗 3～2 年以及在他莫昔芬治疗 5 年后再序贯用 AI 治疗 5 年。

1. *术后直接芳香化酶抑制剂*　ATAC 研究直接比较了阿那曲唑和他莫昔芬治疗 5 年的疗效。5 年治疗完全分析结果显示，阿那曲唑组显著延长 DFS 和 TTR，显著减少至远处复发时间和减少对侧乳腺癌发生，两组间总生存未显示出差异。激素受体阳性者，阿那曲唑组获益更明显，但总生存率差异无统计学意义。BIG 1-98 研究直接比较了 5 年来曲唑和 5 年他莫昔芬治疗的效果。中位随访 25.8 个月，阿那曲唑组显著延长 DFS，尤其是降低远处复发风险（$HR=0.73$，$P=0.001$）。2011 年发表 8.1 年随访结果，8 010 例患者中，2 463 例为单药来曲唑，2 459 例为单药他莫昔芬，单药来曲唑较单药他莫昔芬显著改善 DFS 和 OS。

2. *TAM 序贯 AI*　如前所述，意大利 ITA 研究、IES 研究、联合分析 ABCSG8 研究和 ARNO95 研究的结果和对 ABCSG8、ARNO95 和 ITA 研究的荟萃分析均支持他莫昔芬治疗 2～3 年后绝经的患者更换为 AI 治疗至 5 年。

3. *直接 AI 和序贯治疗的比较*　BIG 1-98 研究分为 4 组：5 年来曲唑、5 年他莫昔芬、2 年他莫昔芬后 3 年来曲唑和 2 年来曲唑后 3 年他莫昔芬。2011 年发表 8.1 年随访结果显示，两个序贯组相比差异无统计学意义。单药来曲唑、来曲唑序贯他莫昔芬和他莫昔芬序贯来曲唑组的无病生存率分别为 87.5%、87.7%和 85.9%。该研究显示单药来曲唑与序贯相比差异无统计学意义。TEAM 研究将绝经后受体阳性早期乳腺癌患者随机分为依西美坦组和他莫昔芬序贯依西美坦治疗（他莫昔芬治疗 2～3 年后改依西美坦至 5 年），结果显示初始依西美坦 5 年和他莫昔芬序贯依西美坦 5 年，两组间无显著差异。

4. *AI 之间的比较显示 3 种芳香化酶疗效没有显著差异*　MA.27 是第 1 个直接比较第 3 代 AI 用于辅助内分泌治疗的研究。研究将绝经后受体阳性的早期乳腺癌随机分入依西美坦组和阿那曲唑组，共入组 7 576 例患者，中位随访 4.1 年的结果显示，两组的 EFS 没有显著差异，$HR=1.02$，$P>0.05$，4 年 EFS 率分别为 91%及 91.2%。FACE 研究则在绝经后受体阳性早期乳腺癌患者对比来曲唑和阿那曲唑辅助内分泌治疗疗效，共入组 4 136 例患者，主要终点 DFS 两组之间没有显著差异，$HR=0.93$，$P>0.05$，5 年的无病生存率来曲唑组为 84.9%，阿那曲唑组为 82.9%。由此可见，第 3 代 AI 之间疗效没有显著差异。

5. *治疗时长*　如前所述，MA.17、ATLAS、aTTom 研究显示 5 年他莫昔芬后再给予 5 年的他莫昔芬或 5 年来曲唑治疗可使患者进一步获益。2016 年发表的 MA.17R 研究结果显示，相比安慰剂组，5 年 AI 作为初始治疗或之前他莫昔芬治疗后转换成 AI 治疗者，延长来曲唑治疗至 10 年可进一步显著改善无病生存率（95% *vs* 91%，$P=0.01$）。2016 SABCS 会议上公布了 DATA、IDEAL、NSABP B-42 3 个延长内分泌治疗研究的最新结果，DATA 研究比较他莫昔芬 2～3 年后，阿那曲唑 3 年对比阿那曲唑 6 年治疗绝经后激素受体阳性早期乳腺癌的疗效，结果显示，主要终点 DFS 两组没有显著差异，但是在 ER 阳性、PR 阳性、HER2 阴性、淋巴结转移既往化疗的亚组，6 年的阿那曲唑优于 3 年治疗者。IDEAL 研究为完成 5 年辅助内分泌治疗后接受 5 年来曲唑对比 2.5 年来曲唑后续强化治疗之间的比较，结果显示两组整体人群 DFS 差异无统计学意义，5 年组第 2 原发乳腺癌发生率较 2.5 年组减低（$HR=0.37$，$P=0.01$）。NSABP B-42 研究，早期乳腺癌患者在内分泌治疗 5 年后（他莫昔芬 5 年或他莫昔芬→AI 共 5 年），继续使用来曲唑治疗 5 年并未使患者的总生存率和无病生存率得到明显改善，但无乳腺癌时间间隔（$HR=0.71$，$P<0.01$）和远处复发累积发生率（$HR=0.72$，$P<0.05$）有所下降。综合以上延长研究的结果，对于高复发风险的人群可以在权衡疗效、不良反应和患者意愿的情况下延长治疗时间。

NCCN 乳腺癌治疗指南中，激素受体阳性的绝经后早期乳腺癌患者，内分泌治疗有 4 种方案：①AI 治疗 5 年，高危患者可考虑延长到 10 年；②他莫昔芬治疗 2～3 年后改为 AI 治疗 3～2 年，共 5 年内分泌治疗，或者 AI 应用更长的时间（2B 类证据）；③他莫昔芬治疗 4.5～6 年后，改为 AI 治疗 5 年；④若患者有 AI 禁忌证或拒绝接受 AI 或不能耐受 AI，可以服用他莫昔芬治疗 5 年。

欧洲乳腺癌治疗指南：绝经后患者初始使用 5 年 AI 较好。对于那些正在用他莫昔芬治疗的患者，推荐在 2～3 年后换成 AI。复发风险非常低的某一特定绝经后患者，单独使用 5 年他莫昔芬仍然是一个可靠的选择。对于那些已经完成 5 年他莫昔芬治疗的患者，可以考虑进一步加用 2～5 年的 AI，尤其是那些淋巴结阳性的患者。辅助内分泌治疗总的最佳治疗周期是 5～10 年。尽管尚不清楚 AI 是否可以与化疗同时开始或化疗后序贯使用，宁愿与化疗序贯使用而不要联合使用。

我国2017版"抗癌协会乳腺癌诊治指南及规范"中内分泌治疗临床指南提出了绝经后患者辅助内分泌治疗的方案及注意事项：

(1) 第3代AI可以向所有绝经后的ER和/或PR阳性患者推荐，尤其是具备以下因素的患者：①高度复发风险患者；②对他莫昔芬有禁忌证的患者，或使用他莫昔芬出现中重度不良反应的患者；③在用他莫昔芬20 mg/d共5年后的高度风险患者。

(2) AI可以从一开始就应用5年(来曲唑、阿那曲唑或依西美坦)，高危复发患者可考虑继续使用AI 3～5年或改用他莫昔芬3～5年；在他莫昔芬治疗2～3年后再转用AI 5年的高危患者，可继续用AI共5年或重新使用AI 5年；也可以在他莫昔芬用满5年之后再继续应用5年AI。不同种类的AI都可选择，药物耐受性和安全性是保障长期内分泌治疗效果的关键。

(3) 选用他莫昔芬20 mg/d共5年，是有效而经济的治疗方案。治疗期间应每6～12个月行1次妇科检查，通过B超检查了解子宫内膜厚度。

(4) 也可选用他莫昔芬以外的其他ER调节剂，如托瑞米芬。

(5) 绝经前患者内分泌治疗过程中，因月经状态改变可能引起治疗调整。

(6) AI和GnRH类似物可导致骨密度下降或骨质疏松，因此在使用这些药物前常规推荐骨密度检测。

综上所述，对于激素反应性的绝经后早期乳腺癌患者，可给予AI治疗5年，高危患者可考虑延长到10年。已给予他莫昔芬治疗2～3年的患者，可改为AI治疗至5年。已给予他莫昔芬治疗4～6年的患者，可改为AI继续治疗5年。对AI有禁忌证或不愿接受AI的患者，可给予他莫昔芬治疗5年。3种AI之间疗效无差别，任选其一即可，不推荐治疗期间换用其他AI。

第四节　双膦酸盐在乳腺癌辅助治疗中的作用

双膦酸盐是近年来研发的抗代谢性骨病的一类新药，可以抑制破骨细胞介导的骨质破坏。既往主要用于治疗骨质疏松症、恶性肿瘤引起的高钙血症、骨痛症等。

一、氯曲膦酸

最早的双膦酸盐类药物辅助治疗研究采用的是第1代双膦酸盐药物氯屈膦酸。Powles等将1069例Ⅰ～Ⅲ期可手术的乳腺癌患者随机分配接受氯屈膦酸和安慰剂辅助治疗2年，在5年研究期间发现氯屈膦酸能够降低骨转移风险($HR=0.69$, $P<0.05$)，氯屈膦酸组的死亡率低于对照组($HR=0.768$, $P<0.05$)。然而，Saarto等对299例淋巴结转移的术后乳腺癌患者进行随机分组，分别给予氯屈膦酸和安慰剂治疗3年，随访5年后发现，2组的骨转移发生率相似(21% *vs* 17%, $P>0.05$)，且氯屈膦酸治疗组的总生存率和无病生存率均显著低于安慰剂组(总生存率分别为70%和83%，$P<0.01$；无病生存率分别为56%和71%，$P<0.01$)。10年的随访结果与5年的随访结果相似，2组患者的骨转移发生率相似(分别为32%和29%，$P>0.05$)，氯屈膦酸组的内脏转移和局部复发率高于安慰剂组(分别为51%和36%，$P<0.01$)；10年的无病生存率也较安慰剂组低，尤其是ER阴性的患者中；2组的10年总生存率差异比较无统计学意义。可能受此结果的影响，有关第2代双膦酸盐辅助治疗的临床研究未见报道。

二、唑来膦酸

(一) 唑来膦酸的作用机制

唑来膦酸是新一代含氮杂环双膦酸盐，属于第3代双膦酸盐类药物；多用于治疗恶性肿瘤所致的高钙血症及多发性骨髓瘤和实体瘤的骨转移，其生物学活性已被临床前试验证实，是至今已开发的药物中抗骨吸收能力最强的药物。专家将唑来膦酸的作用归结为3个方面，即抗肿瘤作用、预防骨转移、对骨关节骨丢失病变的预防作用。众多临床前研究均表明，唑来膦酸具有直接的抗肿瘤作用，可阻止肿瘤细胞的黏附和浸润，同时诱导凋亡。随着研究的深入，唑来膦酸的抗肿瘤作用在各种临床试验中得以证明。

(二) 抗肿瘤作用

ABCSG-12 是一项比较他莫昔芬+戈舍瑞林±唑来膦酸和阿那曲唑+戈舍瑞林±唑来膦酸在绝经前内分泌反应性妇女中的随机、Ⅲ期临床研究。1801 例患者分 4 组共 3 年的治疗。研究的第 2 终点是了解骨矿物质密度(bone mineral density, BMD)在第 12 个月时的变化。在第 0、6、12、36 和 60 个月时要测定 BMD。404 例被分入骨亚组，含唑来膦酸的 205 例，不含唑来膦酸的 199 例。3 年治疗后不含唑来膦酸组的患者有明显的 BMD 丢失：腰椎为 −11.3%，平均偏差 0.119 g/cm^2($P<0.001$)；股骨大转子为 −7.3%，平均偏差 −0.053 g/cm^2($P<0.001$)；阿那曲唑比他莫昔芬组丢失更多，36 个月时腰椎为 −13.6% *vs* −9.0%，$P<0.001$。终止治疗 2 年后即随访 60 个月时，未接受唑来膦酸治疗的一组 BMD 仍然偏低：腰椎为 −6.3%，$P=0.001$；股骨大转子为 −4.1%，$P>0.05$。相反，含唑来膦酸组 36 个月时腰椎为 +4.1%，股骨大转子为 +0.8%；60 个月时腰椎为 +4.0%($P<0.05$)，股骨大转子为 +3.9%($P>0.05$)。因此，同步使用唑来膦酸和内分泌治疗可以在治疗期间预防骨质丢失，治疗后第 5 年随访时 BMD 有所增加。随访 60 个月时，含唑来膦酸的一组比不含唑来膦酸组明显减少无疾病生存事件风险 36%($HR=0.64$, $P=0.01$)；减少无复发生存事件风险 35%($HR=0.65$, $P<0.05$)；总生存率在含唑来膦酸组也有好的倾向($HR=0.60$, $P>0.05$)，说明唑来膦酸辅助治疗不仅能预防骨质丢失，还有抗肿瘤的作用。

Z-FAST 和 ZO-FAST 研究是在绝经后接受来曲唑辅助内分泌治疗的妇女中进行的两项设计相似的临床试验，共 1667 例患者。一组开始就用唑来膦酸，另一组等出现明显骨丢失或非病理性骨折时再用。在第 12 个月时两项研究的联合分析显示，前者腰椎 BMD 比后者高 5.2%，全髋骨 BMD 高出 3.5%。N-终末肽和骨特异性碱性磷酸酶前者分别减少 21.3%和 12.8%，而后者分别增加 21.7%和 24.9%($P<0.001$)。更值得注意的是，前者只有 7 例患者(0.84%)肿瘤复发，而后者有 17 例(1.9%)肿瘤复发($P<0.05$)，再次证明唑来膦酸有抗肿瘤作用。

早期乳腺癌研究协作组(EBRTCG)开展了一项辅助双膦酸盐的荟萃分析，纳入了 18776 名患者。其结果表明，辅助应用双膦酸盐可以显著降低绝经后乳腺癌患者的乳腺癌特异度死亡率($HR=0.82$；95%*CI* 0.73～0.93)。因此，在国际和国内的一些指南中已将唑来膦酸作为激素受体阳性乳腺癌患者内分泌辅助治疗中的标准治疗。

(三) 不良反应

唑来膦酸的不良反应主要为发热、肌痛和流感样症状，最严重的不良反应为下颌骨坏死。患有牙科疾病或有牙科手术史的患者容易引起下颌骨坏死。然而，目前对于引起下颌骨坏死的原因还不十分明确，如何有效地预防这一不良反应仍有待进一步的研究。不过，在 ZO-FAST 和 ABCSG12 等大规模临床研究中，并无确诊的下颌骨坏死病例，也未发现严重的肾脏毒性，因此，唑来膦酸仍具有一定的安全性和耐受性。

综上所述，临床上对于绝经后应用 AI 的患者，可应用唑来膦酸预防骨质疏松及骨事件的发生，而是否能延长 DFS 及 OS 仍有待进一步研究证实。根据 ABCSG12 研究，绝经前接受卵巢功能抑制的患者应接受唑来膦酸治疗，从而预防骨丢失。

总之，选择辅助内分泌治疗要根据激素受体状态，而关于判定激素受体阳性的标准，既往临床试验大多定义 ER 阳性细胞数≥10%为阳性，而 2009 年“St. Gallen 乳腺癌专家共识”更新定义 ER 阳性细胞数≥1%为阳性，美国“ASCO/CAP 激素受体免疫组化检测指南”随后也进行了调整。目前，他莫昔芬是绝经前乳腺癌辅助内分泌治疗的基本药物；而第 3 代 AI 已经成为绝经后乳腺癌辅助内分泌治疗的主要药物。卵巢功能抑制联合 AI 或他莫昔芬与单独应用他莫昔芬相比在整体人群中能够改善患者的 DFS。另外，即使是受体阳性的患者，也有相当一部分并不能从辅助内分泌治疗中获益，对一部分患者存在过度治疗。随着现代分子生物学的发展，希望将来能够从受体阳性患者中进一步区分激素反应性和激素无反应性肿瘤，从而真正实施个体化治疗。

第五节　内分泌治疗不良反应的管理

不同作用机制的内分泌药物治疗的不良反应有所不同。在选择性 ER 调节剂中，他莫昔芬和托瑞米芬常见的副作用有胃肠道反应、月经失调、子宫内膜增生、颜面潮红、皮疹、脱发等，而较少见但严重的不良反应包括血栓形成、子宫内膜癌等。氟维司群最常见的不良反应是注射部位反应、无力、恶心和肝酶升高。在 AI 中，阿那曲唑常见的不良反应有热潮红、疲劳、关节疼痛僵直、骨质疏松、转氨酶升高等。来曲唑常见的不良反应为热潮红、疲劳、关节痛、高胆固醇血症、抑郁等。依西美坦常见的不良反应为潮热、关节痛和疲劳。卵巢去势药物(GnRH 类似物)的常见不良反应包括潮红、多汗、性欲下降、皮疹等。以下就子宫内膜病变、骨质疏松、血脂异常、类更年期综合征等方面不良反应的管理进行阐述。

一、子宫内膜病变

他莫昔芬、托瑞米芬等选择性 ER 调节剂可导致子宫内膜病变，子宫内膜病变类型主要有子宫内膜息肉、子宫内膜增生、子宫肌瘤、腺肌瘤、子宫内膜恶性肿瘤等。在开始他莫昔芬、托瑞米芬等选择性 ER 调节剂治疗前，可通过超声进行子宫内膜评估，并在整个内分泌治疗过程中定期进行子宫内膜筛查。对于用药时间长、绝经后状态、出现阴道不规则出血者，用药期间出现子宫内膜病变的风险增加，尤其需要进行监测。

Jeon 等的研究中，绝经前、服用他莫昔芬导致的乳腺癌术后患者子宫内膜息肉患病率达 41.7%，是子宫内膜病变中最为常见的类型，其次是子宫内膜增生和子宫内膜癌。在未使用他莫昔芬的女性中，子宫内膜息肉的直径大小常在 0.5～3.0 cm 之间，而与他莫昔芬相关的子宫内膜息肉平均直径普遍较大，平均直径为 5 cm。在未使用他莫昔芬的女性中子宫息肉恶变率约为 0.48%，而他莫昔芬相关的子宫内膜息肉的恶变率为 3%～10.7%。他莫昔芬相关的子宫内膜息肉有较高的恶性转化率，因此建议进行手术切除。

接受他莫昔芬治疗的绝经后乳腺癌患者中子宫内膜增生比例为 1.3%～20%，而未接受他莫昔芬治疗的绝经后乳腺癌患者中子宫内膜增生比例为 0～10%。对于他莫昔芬治疗后子宫内膜增厚的乳腺癌患者，如果是绝经后的患者，子宫内膜厚度超过 8 mm 者建议进行活检，子宫内膜厚度在 5～8 mm 之间者需根据增厚程度及临床情况决定是否进行子宫内膜活检。应当注意的是，绝经前患者的子宫内膜厚度不作为活检指征。

二、骨质疏松

长期使用 AI 较常出现骨关节症状和骨质疏松。用药开始前应进行骨密度检测作为基线值，用药期间可每 6～12 个月检测 1 次骨密度。并根据 T 评分进行后续治疗方案的制订。若 T 评分＜－2.5，考虑为骨质疏松，需进行双膦酸盐治疗，每 3～6 个月可使用 1 次。若 T 评分在－1.5～－1.0 之间，考虑为骨量减少，可给予补钙治疗，并考虑使用双膦酸盐类药物；若 T 评分＞－1.0，考虑骨量正常，不需要治疗。

双膦酸盐可通过与转换活跃的骨表面结合，抑制破骨细胞的功能，从而抑制骨吸收。双膦酸盐治疗是减少乳腺癌术后 AI 所致骨质疏松症的有效方法。需要注意的是，双膦酸盐有一定的肾毒性，肾毒性风险通过肌酐清除率进行监测，若出现肾功能减退，需酌情减少剂量或者停用。此外应用双膦酸盐需监测患者的维生素 D 水平和钙水平，如果出现维生素 D 缺乏可导致持续低钙血症。另外，由于唑来膦酸可引起颌骨骨髓炎、下颌骨坏死等不良反应，因此治疗前建议进行口腔科检查，对原本存在严重口腔问题的患者进行牙科干预，避免双膦酸盐使用期间进行口腔科手术。

三、血脂异常

目前一般认为，他莫昔芬对血脂无明显不利影响，AI 常导致血脂异常。AI 对乳腺癌患者血脂的影响，可能与人种、年龄等因素有关。绝经后乳腺癌妇女由于受到卵巢功能减退和药物治疗的双重影响，相比于普通绝经后妇女，其雌激素水平更低，血脂异常发生率增加，因此心血管疾病发生率也增加。心血管疾病相关死亡是乳腺癌患者除乳腺癌死亡事件外的重要死亡原因。因此对于乳腺癌内分泌治疗的患者，临床上需要关注血脂水平，而低密度脂蛋白-胆固醇（LDL-C）是首要的干预指标。乳腺癌患者的血脂控制，需结合动脉硬化性心血管疾病的危险因素。对于动脉硬化性心血管疾病的危险因素分级为低中危、高危、极高危的患者，推荐的 LDL-C 的理想水平分别为＜3.4、＜2.6、＜1.8 mmol/L。

若乳腺癌患者有血脂异常，且合并动脉硬化性心血管疾病高风险，可考虑选用对血脂影响更小的内分泌治疗药物。如若经降脂治疗后仍无法耐受 AI 的乳腺癌患者，结合患者临床情况，可考虑应用他莫昔芬。另外，除了监测患者血脂情况，也需要定期通过 B 超检查患者肝脏情况，观察脂肪肝情况。

四、类更年期综合征

乳腺癌是激素替代治疗的禁忌证，为改善症状可选用非激素制剂来治疗类绝经症状。为缓解类更年期综合征如潮热等症状，最常用的非激素药物包括 5-羟色胺选择性重摄取抑制剂（serotonin-selective reuptake inhibitor, SSRI）、5-羟色胺-去甲肾上腺素重摄取抑制剂（serotonin-norepinephrine reuptake inhibitor, SNRI）、加巴喷丁、普瑞巴林等。另外，初步数据支持一种新的药物神经激肽 3 受体拮抗剂的开发。

内分泌治疗作为激素受体阳性乳腺癌患者术后常用的辅助治疗，并且需要长期用药，因此其依从性与预后紧密相关。而影响患者内分泌治疗依从性的主要因素是药物的不良反应，因此对药物不良反应进行合理的管理，有助于提升激素受体阳性乳腺癌患者治疗的总体预后。

（袁　芃　徐兵河　胡夕春）

参考文献

[1] 中国乳腺癌内分泌治疗多学科管理血脂异常管理共识专家组，徐兵河，李青. 绝经后早期乳腺癌患者血脂异常管理的中国专家共识[J]. 中华肿瘤杂志，2017,39(1):72-77.

[2] BLOK E J, KROEP J R, MEERSHOEK-KLEIN KRANENBARG E, et al. Optimal duration of extended adjuvant endocrine therapy for early breast cancer, results of the IDEAL trial (BOOG 2006-05) [J]. J Natl Cancer Inst, 2018,110(1):40-48.

[3] DERKS M G M, BLOK E J, SEYNAEVE C, et al. Adjuvant tamoxifen and exemestane in women with postmenopausal early breast cancer (TEAM): 10-year follow-up of a multicentre, open-label, randomised, phase 3 trial [J]. Lancet Oncol, 2017,18(9): 1211-1220.

[4] EKINCI E, NATHOO S, KORATTYIL T, et al. Interventions to improve endocrine therapy adherence in breast cancer survivors: what is the evidence? [J]. J Cancer Surviv, 2018,12(3):348-356.

[5] PRAGUE J K, ROBERTS R E, COMNINOS A N, et al. Neurokinin 3 receptor antagonism as a novel treatment for menopausal hot flushes: a phase 2, randomised, double-blind, placebo-controlled trial [J]. Lancet, 2017,389(10081):1809-1820.

[6] ROBERTSON J F R, BONDARENKO I M, TRISHKINA E, et al. Fulvestrant 500 mg versus anastrozole 1 mg for hormone receptor-positive advanced breast cancer (FALCON): an international, randomised, double-blind, phase 3 trial [J]. Lancet, 2016,388(10063):2997-3005.

[7] SMITH I, YARDLEY D, BURRIS H, et al. Comparative efficacy and safety of adjuvant letrozole versus anastrozole in postmenopausal patients with hormone receptor-positive, node-positive early breast cancer: final results of the randomized phase Ⅲ femara versus anastrozole clinical evaluation (FACE) trial [J]. J Clin Oncol, 2017,35(10):1041-1048.

[8] TANAKA M, ITOH S, TAKEUCHI Y. Effectiveness of bisphosphonate combined with activated vitamin D in patients with aromatase inhibitor-induced osteoporosis after breast cancer operation [J]. Osteoporos Sarcopenia, 2018,4(3):102-108.

[9] TEMPFER C. Extending adjuvant aromatase-inhibitor therapy to 10 years [J]. N Engl J Med, 2016, 375(16):1590-1591.

第四十三章

HER2 阳性乳腺癌患者的辅助治疗

由于健康知识的普及，健康筛查意识的不断增强以及检查手段和方法的进步，早期乳腺癌患者比例逐年增加。尽管很多乳腺癌早期即被诊断，仍有相当一部分患者出现复发或转移并导致死亡。这些转移病灶的出现，提示在早期乳腺癌患者体内存在临床难以诊断的微小转移灶，仅靠局部治疗如乳腺癌根治术并不能有效清除这些转移灶。辅助性全身治疗的目标是清除临床难以发现的微小转移灶，是早期可治愈性乳腺癌根治性治疗的一部分。辅助性全身治疗包括辅助内分泌治疗、辅助化疗以及辅助靶向治疗。辅助内分泌治疗，对于绝经后患者，优先考虑包括第 3 代芳香化酶抑制剂，低危患者可选他莫昔芬；对于绝经前患者来说，目前选择包括他莫昔芬、他莫昔芬加卵巢去势、第 3 代芳香化酶抑制剂加卵巢去势治疗。在过去的 30 年里，辅助化疗通过随机临床研究获得长足发展，从最初的单药化疗到 CMF 方案，以及以蒽环类为基础的方案，蒽环类和紫杉类药物联合或序贯化疗方案等，极大地提高了辅助化疗的效果，延长了患者的生存时间。随访 15 年的数据表面，辅助化疗可降低 50%的病死率。近年来，乳腺癌的全身性治疗发生了许多里程碑式的进展，尤其是抗 HER2 靶向药物的使用显著改善了 HER2 阳性乳腺癌患者的预后。HER2 阳性乳腺癌诊疗进展十分迅速的主要原因是在于明确了 HER2 过表达对于乳腺癌生物学行为的影响以及靶向 HER2 类药物在晚期以及早期乳腺癌治疗领域所取得的巨大成功。本章将主要探讨 HER2 阳性早期乳腺癌的抗 HER2 辅助治疗。

第一节　HER2 状态对于乳腺癌的临床意义

1981 年 Shih 等首次从大鼠的神经母细胞瘤 DNA 中克隆出一种新的癌基因 *neu*。后来 Slamon 等首次从人 cDNA 文库中分离出与表皮生长因子受体(EGFR)的基因高度同源的 *HER2*。随后的序列分析和染色体谱分析发现 *neu* 和 *HER2* 其实是一个基因，习惯上称为 *HER2*/*neu* 基因或 *c-erbB-2* 基因。原癌基因 *HER2* 位于染色体 17q21，编码分子量 185 000 的跨膜蛋白，因此又被称为 p185 HER2，是具有酪氨酸激酶活性的跨膜生长因子受体。HER2 是人类表皮生长因子受体家族的第 2 个成员，该家族共有 4 个受体：HER1、HER2、HER3 和 HER4。HER2 的结构包括胞外生长因子的结合区、亲脂的跨膜区和带有调节羧基末端片段的胞内区。HER2 介导的信号通路是一个复杂的网络系统，包括输入层、信息处理层和输出层。目前研究得较为清楚的 HER2 胞内信号途径主要有 4 条，分别为 Ras/MAPK(促分裂原活化的蛋白激酶)、PI3K/PKB(磷脂酰肌醇 3 激酶/蛋白激酶 B)、PLC-PKC(磷脂酶 C-蛋白激酶 C)及 STAT (信号转导及转录激活因子)途径。受各种因素影响，HER2 过度表达或扩增可促进肿瘤的发生、发展和恶性转化。HER2 胞内区有蛋白酪氨酸激酶(protein tyrosine kinase, PTK)活性，自身也具有若干酪氨酸残基(Tyr)磷酸化位点。当生长因子与 HER1、HER3 或 HER4 结合后，诱导蛋白膜外区构象改变，与 HER2 分子形成异二聚体，使细胞膜内侧的 PTK 活性显著增加，导致受体分子 Tyr 互相催化发生自身磷酸化，同时 p185 自身酪氨酸磷酸化，被下游一系列信号蛋白识别并特异结合，进而引发瀑布式的连锁反应，信号转导经细胞膜和细胞间质、细胞核激活基因，最终使核内早期反应基因如 *c-fos*、*c-jun* 等转录水平增加，促进有丝分裂等，引起细胞增殖、分化、迁移，从而诱发肿瘤。

1987 年，Dr. Slamon 等首先发现 *HER2* 基因扩增或蛋白过表达与乳腺癌的发生、发展和预后相关。Slamon 的研究表明，HER2 是有别于肿瘤大小、淋巴结及激素受体状况的乳腺癌重要预后因子，且为肿瘤复发和生存期长短的独立预后因子；乳腺癌患者中，HER2 阳性患者的平均生存期为 3 年，而 HER2 阴性患者的生存期为 6～7 年。Slamon 的这一发现开创了乳腺癌与 HER2 关系的研究先河，也使得靶向 HER2 的治疗成为近年来乳腺癌治疗研究最为活跃的领域。

进一步的研究发现，HER2 状态可能与患者对某些治疗药物的灵敏度或耐药性相关。HER2 状态不仅与乳腺癌患者的预后相关，还能作为预测药物疗效的预测因子。在内分泌治疗方面，HER2 的过度表达可导致激素受体的结构和功能出现某种缺陷，从而抑制乳腺癌细胞激素依赖生长的特性，因而不能对内分泌治疗产生良好反应。Wrightd 等的研究表明，HER2 过度表达使得激素受体阳性的乳腺癌患者对他莫昔芬的反应性从 48%下降到 20%，激素受体阴性者的反应性从 27%下降至 0，这提示 HER2 过度表达可能与他莫昔芬耐药有关。后来关于 HER2 状态与芳香化酶抑制剂的疗效分析同样显示，HER2 阳性的患者对芳香化酶抑制剂的疗效也低于 HER2 阴性的患者，这都提示 HER2 的过度表达可能与内分泌治疗耐药相关。此外在对化学治疗的研究中，Allred 等曾对 306 例乳腺癌患者进行以 CMF 方案作为术后辅助化疗方案的随机研究，结果显示存在 *HER2* 基因扩增或过度表达的患者对 CMF 化疗药物的反应性降低。多个回顾性分析提示可能与蒽环类的药物疗效相关联。因此，*HER2* 基因扩增或过度表达提示肿瘤对内分泌治疗和 CMF 方案化疗反应低，而对蒽环类药物化疗灵敏度高。至于 HER2 状态能否预测肿瘤对紫杉类药物的反应，目前尚无定论。在动物模型和临床试验中，紫杉醇联合可干扰 HER2 功能的其他制剂用于治疗 HER2 阳性肿瘤已得到肯定的结果。

总的来说，HER2 是乳腺癌的重要预后因子，*HER2* 基因扩增或过度表达患者预后差，有着较短的无进展生存期和总生存期。同时，HER2 又是能够预测某些治疗反应的生物学指标，*HER2* 基因扩增或过度表达提示肿瘤对内分泌治疗和 CMF 方案化疗反应低，而对蒽环类药物化疗灵敏度高。当然，HER2 状态对于抗 HER2 靶向治疗有着直接的指导意义，存在 *HER2* 基因扩增或过度表达才是抗 HER2 靶向治疗的适应人群。

HER2 是乳腺癌的预后因子，但随着临床上抗 HER2 治疗的广泛使用以及抗 HER2 靶向治疗的进一步进展，这一状况已经得到了很大的改观。已有研究显示，对于 HER2 阳性的乳腺癌患者，如能使用上抗 HER2 治疗药物，其预后并不差于 HER2 阴性患者。

第二节　曲妥珠单抗在 HER2 阳性早期乳腺癌辅助治疗中的应用

一、引言

HER2 是与乳腺癌的预后有密切关系的癌基因，在 20%～30%的乳腺癌中可以检测到该基因的扩增和过表达。近年来乳腺癌的治疗出现了许多里程碑式的进展，尤其是 HER2 靶向药物的使用显著改善了 HER2 阳性乳腺癌患者的预后。HER2 阳性乳腺癌诊疗进展十分迅速的主要原因，在于明确了 HER2 过表达对于乳腺癌生物学行为的影响以及靶向 HER2 类药物在晚期以及早期乳腺癌治疗领域所取得的巨大成功。

曲妥珠单抗是一种重组的人源化抗 HER2 单克隆抗体，对 HER2 阳性乳腺癌患者有效。它可与 HER2 的细胞外区域结合，具有高度亲和力和特异度，能阻断 HER2 的作用而产生抗肿瘤效应，又能与人体免疫细胞作用，产生抗体依赖性细胞毒效应。曲妥珠单抗是第 1 个用于临床的靶向治疗药物，该药与铂类、多西他赛、长春瑞滨有协同作用，与多柔比星（阿霉素）、紫杉醇、环磷酰胺有相加作用，而与 5-氟尿嘧啶有拮抗作用。Smith 于 2001 年报道临床试验 H0648g 的结果，曲妥珠单抗联合紫杉醇，中位生存期较单用紫杉醇延长 6.9 个月。2005 年 Marty 等报道多中心随机临床试验 M77001，比较每 3 周多西他赛加曲妥珠单抗与多西他赛单药的结果。显示联合用药的疗效优于单用多西他赛,有效率分别为 61%和 34%,中位生存期为 31.2 个月和 22.0 个月。另外,多西他赛加铂类药物及曲妥珠单抗有很好的疾病缓解率。曲妥珠单抗还可与长春瑞滨联合应用,有效率为 68%～72%;该方案的优点是在疗效与多西他赛近似的情况下所引起的不良反应轻微。与卡培他滨联合的有效率为 62%。

曲妥珠单抗最初被批准用于 HER2 阳性晚期乳腺癌患者的治疗,其后,又有多个临床研究证实了曲妥珠单抗对 HER2 阳性早期乳腺癌患者的价值,所以曲妥珠单抗也被批准用于 HER2 阳性早期乳腺癌患者的辅助治疗。近年来有多个临床试验研究曲妥珠单抗对 HER2 阳性乳腺癌的辅助治疗,已确定其治疗效果。北美 2 个临床试验均为 AC 方案(多柔比星和环磷酰胺)4 个疗程,序贯紫杉醇 4 个疗程,NSABP B31 比较合用或不用曲妥珠单抗,NCCTG N9831 比较联合、序贯或不用曲妥珠单抗。HERA 试验允许 HER2 阳性乳腺癌术后采用任何化疗方案,化疗结束后比较联合和不用曲妥珠单抗的结果。临床试验 BCIRG006 旨在验证不含蒽环类药物合用曲妥珠单抗的效果。通过这一系列的临床研究,目前曲妥珠单抗已被推荐为 HER2 阳性早期乳腺癌辅助治疗的标准组成部分。

二、曲妥珠单抗用于辅助治疗的相关临床研究

下面重点介绍曲妥珠单抗在乳腺癌的辅助化疗中的 6 项主要的临床试验(图 43-1)。

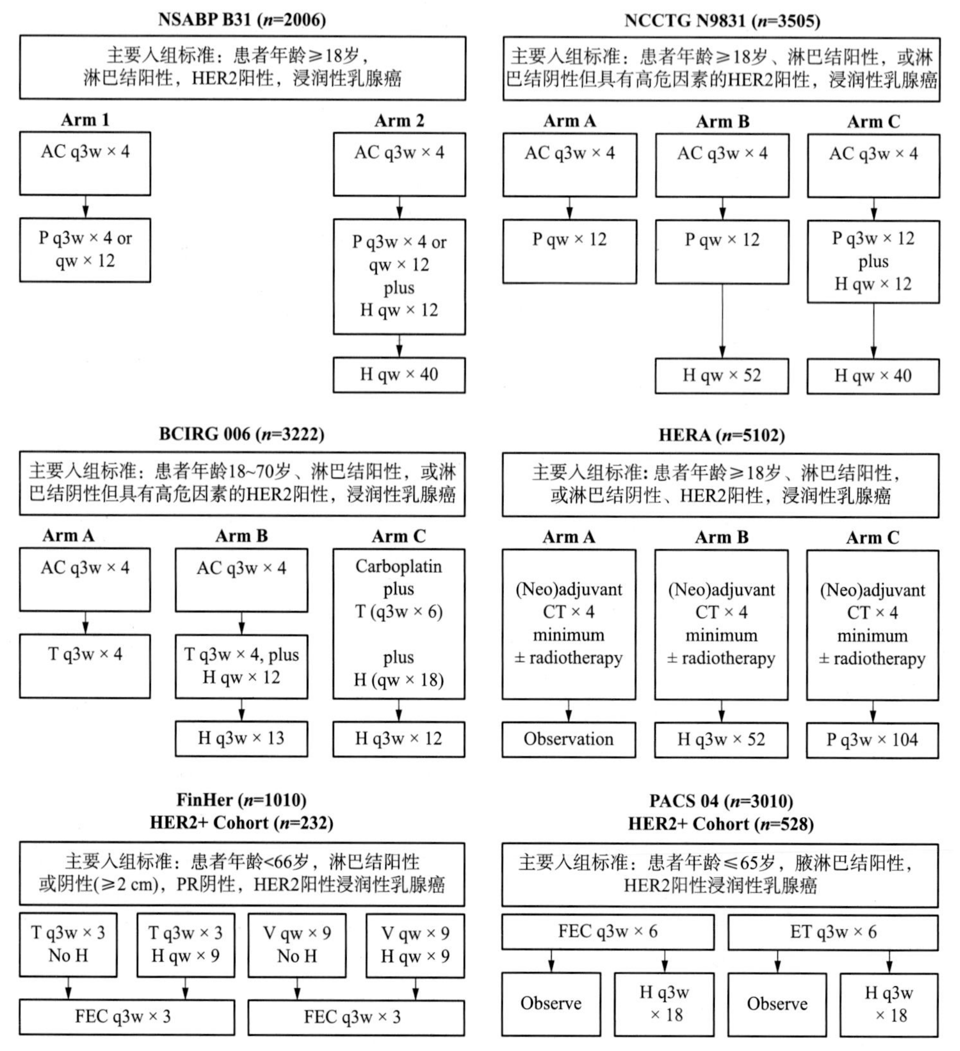

图 43-1 曲妥珠单抗用于乳腺癌辅助治疗的 6 项临床试验

（一）NSABP B31 和 NCCTG N9831 临床研究

NSABP B31 研究的启动时间是 2000 年 2 月，是第 1 个启动的曲妥珠单抗辅助治疗研究。NCCTG N9831 研究的启动时间是 2000 年 5 月，是由美国北部中部癌症治疗组组织的，基本相同于 NSABP B31 临床研究，不同的是紫杉醇不是每 3 周给药而是每周给药。在 NSABP B31 试验中，患者随机分成 2 组。第 1 组：行 AC（表柔比星 60 mg/m^2 ＋环磷酰胺 600 mg/m^2）化疗，每 21 d 位 1 个疗程，共 4 个疗程；随后行紫杉醇化疗，剂量 175 mg/m^2，每 3 周 1 次，共 4 个疗程。第 2 组：化疗方案和第 1 组相同，在首剂紫杉醇时同时给予负荷剂量的曲妥珠单抗（4 mg/kg），随后每周予 2 mg/kg 维持治疗 51 周。在 NCCTG N9831 试验中，患者随机分成 3 组，A 组：行 AC 方案（表柔比星＋环磷酰胺，疗程与剂量与 NSABP B31 试验相同）化疗后，再行 12 周紫杉醇化疗，剂量为 80 mg/m^2；B 组：化疗方案和 A 组一样，化疗后予 52 周的曲妥珠单抗治疗（剂量与疗程与 NSABP B31 试验相同）；C 组：化疗方案和 A 组一样，但在行紫杉醇化疗同时行 52 周的曲妥珠单抗治疗。

NSABP B31 和 NCCTG N9831 试验患者的入选标准：①经病理学检测确定为 HER2 过度表达［免疫组织化学（IHC）3＋］或 *HER2* 基因扩增［荧光原位杂交（FISH）阳性］的乳腺癌患者。②在试验开始阶段，两项试验均要求组织学检测证实为淋巴结阳性；2003 年 3 月 2 日以后，NCCTG N9831 试验允许淋巴结阴性的高危患者入组（单个肿瘤直径＞2 cm，雌激素受体（ER）或孕激素受体（PR）阳性；单个肿瘤直径＞1 cm，ER 和 PR 阴性）。③患者的肝、肾、骨髓功能及左心室射血分数（LVEF）良好。④有下列心血管疾病者排除：需要药物治疗的心绞痛、心律不齐患者，严重传导异常，有临床症状的严重心瓣膜病，胸片示心脏肥大，心脏超声示左心室肥厚（NSABP B31 试验），难以控制的高血压病，严重的心包积液（NCCTG N9831 试验），有心肌梗死、充血性心力衰竭或心肌病史的患者。

由于 NSABP B31 和 NCCTG N9831 均为比较术后化疗联合曲妥珠单抗治疗和术后单纯化疗的疗效，且两个试验设计类似，所以 2005 年首次在 *N Engl J Med* 发表的是对这两个研究的联合分析，以评价曲妥珠单抗联合化疗辅助治疗在早期 HER2 阳性乳腺癌患者中的疗效及安全性。2005 年发表的中期分析显示，至 2005 年 2 月 15 日，共有 2 043 例患者入选 NSABP B31 试验，其中 1 736 例患者至少一次随访评价。至 2004 年 11 月 1 日，有 1 636 例患者入选 NCCTG N9831 试验的 A 组和 C 组，截止 2005 年 3 月 15 日，共提交了 1 615 例患者的随访资料。各组患者的基线特征均相似。第 1 次中期分析比较了第 1 组、A 组（对照组）和第 2 组、C 组（曲妥珠单抗治疗组）的情况。因为 NCCTG N9831 试验中，B 组的曲妥珠单抗并非和紫杉醇同时使用，所以在第 1 次中期分析对 NSABP B31 和 NCCTG N9831 的联合分析中，NCCTG N9831 试验中的 B 组被排除。截至 2005 年 3 月 15 日，第 1 次计划的中期分析报道了 394 个事件（包括局部复发、远处转移、第 2 原发肿瘤或复发前的死亡），其中 133 件发生在曲妥珠单抗治疗组，261 件发生在对照组（*HR*：0.48；95%*CI* 0.39～0.59；$P<0.001$）。这个结果超过了早期停止的界限。曲妥珠单抗治疗组和对照组比较，3 年的无病生存率超过对照组 11.8%（分别为 87.1%和 75.4%）。曲妥珠单抗治疗组的 4 年无病生存率为 85.3%，而对照组为 67.1%。曲妥珠单抗治疗组死亡 62 例，对照组死亡 92 例（*HR*：0.67；95%*CI* 0.48～0.93；$P<0.05$）。曲妥珠单抗治疗组有 96 例发生远处转移，而对照组有 193 例发生远处转移。曲妥珠单抗治疗组与对照组相比，第 1 次远处复发的 *HR* 为 0.47（95%*CI* 0.37～0.61；$P<0.001$）。曲妥珠单抗治疗组的 3 年无远处转移率为 90.4%，而对照组为 81.5%，4 年无远处转移率在两组分别为 89.7%和 73.7%。

严重心脏事件和其他不良反应：在蒽环类辅助化疗以后应用曲妥珠单抗治疗的主要不良反应是心功能不全。在 NSABP B31 试验中，3 年内对照组中发生纽约心血管病协会Ⅲ或Ⅳ级充血性心力衰竭或者因心脏疾病导致死亡的发生率为 0.8%（4 例患者发生充血性心力衰竭，1 例因心脏疾病致死），曲妥珠单抗治疗组则为 4.1%（31 例患者发生充血性心力衰竭）；在 NCCTG N9831 试验中，对照组为 0，曲妥珠单抗治疗组则为 2.9%（20 例患者发生充血性心力衰竭，1 例因心脏疾病致死）。

对 NSABP B31 和 NCCTG N9831 联合分析的中期分析显示，在 AC 方案化疗后加入曲妥珠单抗较单用紫杉醇使 HER2 阳性乳腺癌的复发率降低一半，3 年远处转移风险降低 8.8%，4 年远处复发率降低 15.9%。曲妥珠单抗使病死率降低 1/3（$P<0.05$）。在 AC 方案化疗后使用曲妥珠单抗的

HER2 阳性患者相对病死率下降 39%(P=0.01)。曲妥珠单抗使非乳腺第 2 原发肿瘤的发生率明显下降,但在肿瘤的部位及类型上无显著差异。在使用过或同时应用蒽环类时使用曲妥珠单抗增加心功能障碍的风险。两项试验综合分析结果表明,加入曲妥珠单抗使充血性心力衰竭的发生率增加 3%,大部分事件发生在曲妥珠单抗使用过程中,有必要延长随访时间以观察曲妥珠单抗的心脏毒性。与化疗相比,曲妥珠单抗并未使总的不良事件发生率和严重的非心脏不良事件发生率增加。

NSABP B31/NCCTG N9831 试验综合分析的中期结论是:在 AC 方案后,使用曲妥珠单抗给 HER2 阳性早期乳腺癌患者带来明显的临床益处,显著降低患者的复发风险和死亡风险。同时,加用曲妥珠单抗是安全的。因此,对于已使用过化疗的 HER2 阳性乳腺癌患者应继续使用曲妥珠单抗治疗,以提高患者的生存率,减少术后肿瘤的复发。

2012 年 12 月 7 日在 San Antonio 乳腺癌会议上报道 NSABP B31/NCCTG N9831 试验综合分析的最终结果。数据截至 2012 年 9 月底,中位随访时间 8.4 年,入组患者 4 045 例。其中有 102 例(5%)被分配到曲妥珠单抗治疗组的患者由于有心血管系统的症状或者有 LVEF 的下降未能使用曲妥珠单抗,但在意向性治疗(ITT)分析中仍被纳入曲妥珠单抗治疗组分析;另外,有 413 例(20.4%)被分配到对照组的患者,由于 2005 年的中期分析结果曲妥珠单抗显示了较好的疗效,这 413 例患者接受了曲妥珠单抗的治疗,但在 ITT 分析中,这 413 例患者仍被纳入对照组分析。中位随访 8.4 年的数据显示,主要研究终点无病生存率的 HR 是 0.60(95% CI 0.53~0.68; P<0.001),曲妥珠单抗治疗组的 6、8、10 年的无病生存率分别是 81.4%、76.8%、73.7%,单纯化疗组的 6、8、10 年的无病生存率分别是 69.5%、64.9%、62.2%,10 年的无病生存率绝对差值达 11.5%;关于首次无病生存事件,在曲妥珠单抗治疗组中有 227 例(11.2%)患者出现了远处转移、84 例(4.1%)出现了局部或区域复发、46 例(2.3%)发生了对侧乳腺癌、67 例(3.3%)发生了第 2 原发肿瘤、38 例(1.9%)出现了没有乳腺癌复发的死亡,在单纯化疗组中有 391 例(19.4%)患者出现了远处转移、124 例(6.1%)出现了局部或区域复发、40 例(2.0%)发生了对侧乳腺癌、74 例(3.7%)发生了第 2 原发肿瘤、31 例(1.5%)出现了没有乳腺癌复发的死亡。中位随访 8.4 年的数据显示,总生存率的 HR 是 0.63(95% CI 0.54~0.73; P<0.001)。曲妥珠单抗治疗组的 6、8、10 年的总生存率分别是 89.8%、87.0%、84.0%,单纯化疗组的 6、8、10 年的总生存率分别是 84.3%、79.4%、75.2%,10 年的总生存率绝对差值达 8.8%;进一步进行亚组分析显示曲妥珠单抗治疗获益无论在哪个年龄组别、激素受体状况如何、淋巴结转移状况、肿瘤大小或组织学分级如何皆有获益。

NSABP B31/NCCTG N9831 试验综合分析的终期结论是:在 AC 方案后,使用曲妥珠单抗给 HER2 阳性早期乳腺癌患者带来明显的临床益处,显著降低患者的复发风险和死亡风险,可以降低 40% 的复发风险以及 37% 的死亡风险。因此,NSABP B31/NCCTG N9831 试验更长时间的随访结果提示对于 HER2 阳性的早期乳腺癌患者使用曲妥珠单抗治疗能明确提高患者的生存率。这两个大规模的Ⅲ期临床研究联合分析奠定了对于 HER2 阳性早期乳腺癌辅助化疗使用蒽环类药物序贯紫杉类药物联合曲妥珠单抗的辅助治疗模式。

(二) HERA 临床研究

HERA 研究启动于 2001 年 12 月,是一项国际性开放性的Ⅲ期随机试验。此项研究与 NSABP B31 和 NCCTG N9831 不同处为患者包括有淋巴结阳性和淋巴结阴性者,且化疗方案不完全相同,有含蒽环类药物和不含蒽环类药物者;还有不同于两试验的为曲妥珠单抗的使用都在化疗结束以后。

HERA 研究的入选患者为完成局部治疗(伴或不伴放疗的手术治疗)和至少 4 个疗程化疗的 HER2 阳性(过度表达或扩增)早期浸润性乳腺癌患者。其中,89%完成术后辅助化疗、5%完成术前新辅助化疗、6%的患者完成新辅助化疗和辅助化疗。患者随机分配至 3 组:观察组、曲妥珠单抗辅助治疗 1 年组(初始剂量为 8 mg/kg,维持剂量为 6 mg/kg,每 3 周为 1 个疗程)、曲妥珠单抗辅助治疗 2 年组(剂量与疗程与 1 年组相同)。研究的主要终点为无进展生存期,次要终点包括心脏安全性、总生存期、首次无病生存事件发生部位、远处转移时间等。

患者的入选标准:①必须经病理学检查确定为 HER2 过度表达或扩增;②淋巴结阳性(不考虑肿瘤大小),或淋巴结阴性(包括前哨淋巴结阴性)且肿瘤直径>1 cm;③患者在基线水平肝、肾、骨髓功能良好;④在完成所有的化疗和放疗后,患者 LVEF 正常(≥55%)。既往有充血性心力衰竭、伴 Q 波异常的心肌梗死性冠状动脉病变、不能很好控制的高血压、心律不齐、有临床症状的瓣膜异常的患者不能入选。曲妥珠单抗首剂为 8 mg/kg，注射时间超过 90 min，随后每 3 周给药 6 mg/kg 维持治疗。出现 3 或 4 级非血液学不良反应时，暂时停药直至恢复至 2 级或更低。中断治疗的标准为：①超过 5 周不良反应仍不能降至 2 级或以下；②出现症状性充血性心力衰竭；③LVEF＜45％或 LVEF＜50％但较基线时相比下降大于 10％。

HERA 研究最早于 2005 年在 *N Engl J Med* 发表了中位随访 1 年的结果。从 2001 年 12 月至 2005 年 3 月共有 5 081 例女性信息可分析患者参加了 HERA 研究。在中位随访 1 年的报告中，仅比较了曲妥珠单抗 1 年治疗组和观察组的分析结果。曲妥珠单抗 1 年治疗组 1 694 例，观察组 1 693 例。有 67％经中心实验室确认的 HER2 IHC 3＋患者未进行 FISH 检测。中位年龄为 49 岁，有 1/3 的患者淋巴结阴性，48％的患者激素受体阴性。94％的患者接受了以蒽环类药物为基础的化疗，26％的患者接受过紫杉类药物治疗，76％的接受过放疗，内分泌治疗的主要药物为他莫昔芬。从确诊乳腺癌至开始使用曲妥珠单抗的治疗时间为 8.4 个月（7.1～9.6 个月）。

2005 年在 *N Engl J Med* 发表的中位随访 1 年的结果显示，曲妥珠单抗 1 年治疗组的无病生存事件总数为 127 例（7.5％），观察组的无病生存事件总数为 220 例（13.0％），两者的 *HR* 为 0.54（95％*CI* 0.43～0.67；*P*＜0.001）。近 2/3 的首次报告的无病生存事件为远处转移，曲妥珠单抗 1 年治疗组的远处转移为 85 例（5.0％），观察组的远处转移为 154 例（9.1％），两者的 *HR* 为 0.49（95％*CI* 0.38～0.63；*P*＜0.001）。曲妥珠单抗 1 年治疗组的死亡例数为 29 例（1.7％），观察组的死亡例数为 37 例（2.2％），两者的 *HR* 相比无显著性差异。

心脏安全性方面，观察组有 1 例患者出现心源性死亡，曲妥珠单抗 1 年治疗组有 9 例（0.54％）患者出现严重充血性心力衰竭；症状性充血性心力衰竭（包括 9 例严重充血性心力衰竭）者在曲妥珠单抗 1 年治疗组的发生率为 1.7％，而在观察组的发生率为 0.06％。曲妥珠单抗 1 年治疗组有 7.1％的患者出现 LVEF 下降，而观察组 LVEF 下降的发生率为 2.2％。

HERA 研究中位随访 1 年的结果显示，在完成初始治疗（包括手术、放疗和新辅助化疗或和辅助化疗）后给予曲妥珠单抗辅助治疗能给 HER2 阳性早期乳腺癌患者带来明显的临床益处，能减少 46％的复发风险，特别是能减少 51％的远处转移风险。

正是由于 HERA 研究以及 NSABP B31/NCCTG N9831 研究的中期分析结果在 2005 年度的公布，欧洲药品管理局（EMA）以及美国食品和药品监督管理局（FDA）在 2006 年先后批准了曲妥珠单抗用于 HER2 阳性早期乳腺癌辅助治疗。也是从 2006 年起，美国国家综合癌症网络（NCCN）乳腺癌临床实践指南推荐 AC 方案序贯紫杉醇同期使用曲妥珠单抗作为 HER2 阳性早期乳腺癌的标准辅助治疗方案之一，NCCN 同时也推荐在所有辅助化疗结束后序贯使用曲妥珠单抗 1 年作为 HER2 阳性早期乳腺癌辅助治疗方案的选择之一。

HERA 研究其后还分别公布了中位随访 2、4、8 年以及 11 年的结果。中位随访 2 年时，曲妥珠单抗 1 年治疗组的无病生存事件数是 218 例，观察组的是 321 例，*HR* 0.64，*P*＜0.001；中位随访 4 年时，曲妥珠单抗 1 年治疗组的无病生存事件数是 369 例，观察组的是 458 例，*HR* 为 0.76，*P*＜0.001；中位随访 8 年时，曲妥珠单抗 1 年治疗组的无病生存事件数是 471 例，观察组的是 570 例，*HR* 为 0.76，*P*＜0.001；中位随访 11 年时，曲妥珠单抗 1 年治疗组的无病生存事件数是 505 例，观察组的是 608 例，*HR* 为 0.76，*P*＜0.001。中位随访 2 年时，曲妥珠单抗 1 年治疗组的总生存事件数是 59 例，观察组的是 90 例，*HR* 为 0.66，*P*＜0.05；中位随访 4 年时，曲妥珠单抗 1 年治疗组的总生存事件数是 182 例，观察组的是 213 例，*HR* 为 0.85，*P*＞0.05；中位随访 8 年时，曲妥珠单抗 1 年治疗组的总生存事件数是 278 例，观察组的是 350 例，*HR* 为 0.76，*P*＜0.001；中位随访 11 年时，曲妥珠单抗 1 年治疗组的总生存事件数是 320 例，观察组的是 405 例，*HR* 为 0.76，*P*＜0.001。

综合近年来 HERA 研究的随访结果，曲妥珠单抗 1 年治疗组与对照组的无病生存获益的 *HR* 在中位随访 1、2、4、8、11 年分别是 0.54、0.64、0.76、0.76、0.76，*P* 均＜0.001；曲妥珠单抗 1 年治疗组与对照组的总生存获益的 *HR* 在中位随访 1、2、4、8、11 年分别是 0.76、0.66、0.85、0.76、0.74；总结中位随访 11 年时曲妥珠单抗 1 年治疗组对比观察组的无病生存及总生存分析，尽管存在观察组交叉使用曲妥珠单抗，HERA 中位 11 年随访结果显示了ITT人群中曲妥珠单抗1年治疗组相比观察组持续统计学显著的无病生存和总生存获益,再次支持曲妥珠单抗1年辅助治疗是HER2阳性早期乳腺癌的标准治疗。

在2012年的欧洲肿瘤内科学会(ESMO)会议上还公布了曲妥珠单抗1年治疗组与2年治疗组的比较情况,结果显示化疗序贯2年曲妥珠单抗治疗相比1年曲妥珠单抗治疗疗效相当,2年曲妥珠单抗治疗组的继发心脏事件和其他不良事件有所增加,2年曲妥珠单抗治疗组中激素受体阴性亚组的无病生存率在短期内有提高。

(三) BCIRG 006 临床研究

BCIRG 006研究启动于2001年4月。这一研究与HERA以及NSABP B31/NCCTG N9831研究的最大不同是研究组中有一组的化疗方案不含蒽环类。鉴于临床前研究显示曲妥珠单抗与铂类以及多西他赛有协同作用,加之有研究显示对HER2阳性的转移性乳腺癌在紫杉醇联用曲妥珠单抗的基础上加用卡铂可进一步提高无进展生存(虽然BCIRG 007研究显示,对HER2阳性的转移性乳腺癌在多西他赛联用曲妥珠单抗的基础上加用卡铂未能有疗效的进一步提高,但研究组的多西他赛剂量比对照组低了约1/3),所以在BCIRG 006研究中,研究组之一采用的是TCH方案(多西他赛、卡铂、曲妥珠单抗)。

从2001年4月至2004年3月,共入组3 222例患者。入组为淋巴结阳性或淋巴结阴性具有高危因素的HER2阳性浸润性乳腺癌患者。所有患者的HER2状态都经FISH检测,证实存在*HER2*基因扩增。此项研究分3组进行:第1组AC-T组,AC方案4个周期后(多柔比星,60 mg/m^2,环磷酰胺600 mg/m^2,每3周1个周期,共4个周期),序贯多西他赛4个周期(多西他赛100 mg/m^2,每3周1个周期,共4个周期);第2组AC-TH组,化疗药物的剂量及给药方法同第1组,曲妥珠单抗首剂自多西他赛首剂开始时使用;第3组TCH组,多西他赛/卡铂6个周期(多西他赛75 mg/m^2,卡铂曲线下面积(AUC)=6,每3周为1周期,共6个周期),同时联用曲妥珠单抗。在第2组及第3组,初始曲妥珠单抗与化疗同期使用时,曲妥珠单抗负荷剂量4 mg/kg,其后2 mg/kg每周维持治疗,化疗结束后曲妥珠单抗改为6 mg/kg每3周维持治疗,曲妥珠单抗的使用时间共1年。本研究的主要研究终点为无病生存率,次要研究终点包括总生存率、安全性等。

2005年9月报告了BCIRG 006的首次中期分析结果,结果显示在主要研究终点无病生存率AC-TH组、TCH组皆明显优于对照组AC-T组,AC-TH组与TCH组在此主要研究终点上无显著性差异。

2011年10月在*N Engl J Med*全文发表了BCIRG 006的第3次分析结果。中位随访65个月,总共出现了656例无病生存事件,AC-T组257例、AC-TH组185例、TCH组214例。无论在主要研究终点无病生存率,还是在次要研究终点总生存率,AC-TH组以及TCH组皆显著优于AC-T组;5年无病生存率AC-T组75%,AC-TH组84%(*HR* 0.64,$P<0.001$),TCH组81%(*HR* 0.75,$P<0.05$)。中位随访65个月,共有348例患者死亡,5年总生存率AC-T组87%,AC-TH组92%(*HR* 0.63,$P<0.001$),TCH组91%(*HR* 0.77,$P<0.05$)。AC-TH组与TCH组在主要研究终点无病生存率以及次要研究终点总生存率上皆无显著性差异。进一步进行亚组分析,对于淋巴结阴性的患者,5年无病生存率AC-T组85%,AC-TH组93%(*HR* 0.47,$P<0.01$),TCH组90%(*HR* 0.64,$P>0.05$);对于淋巴结阳性的患者,5年无病生存率AC-T组71%,AC-TH组80%(*HR* 0.68,$P<0.001$),TCH组78%(*HR* 0.78,$P=0.01$);对于4个以上淋巴结阳性的患者,5年无病生存率AC-T组61%,AC-TH组73%(*HR* 0.66,$P<0.01$),TCH组72%(*HR* 0.66,$P<0.01$)。对于肿瘤直径≤1 cm的患者,5年无病生存率AC-T组72%,AC-TH组86%(*HR* 0.36,$P<0.05$),TCH组86%(*HR* 0.45,$P>0.05$);对于肿瘤直径>1 cm但不超过2 cm的患者,5年无病生存率AC-T组86%,AC-TH组87%(*HR* 0.88,$P>0.05$),TCH组86%(*HR* 1.11,$P>0.05$);对于肿瘤直径>2 cm的患者,5年无病生存率AC-T组71%,AC-TH组82%(*HR* 0.62,$P<0.001$),TCH组79%(*HR* 0.70,$P<0.001$)。另外,在这次分析中还对*TOP2A*与*HER2*共扩增的情况进行了分析。对于HER2阳性但无*TOP2A*共扩增的患者,其使用曲妥珠单抗的获益程度超过整体人群;对于HER2阳性同时存在*TOP2A*共扩增的患者,加上曲妥珠单抗并无显著的获益,也就是AC-TH组以及TCH组无病生存率并不显著优于AC-T组。

在毒性及不良反应方面，关节痛、肌肉痛、手足综合征、黏膜炎、呕吐、神经毒性、指甲变化、白细胞计数下降、中性粒细胞下降等，AC-TH 组比 TCH 组严重；TCH 组比 AC-TH 组有更多的贫血和血小板下降；AC-TH 组有 7 例患者发生了白血病，TCH 组有 1 例患者发生了白血病，且这例患者是在乳腺癌后患了淋巴瘤使用蒽环类药物治疗后发生的白血病。在心脏毒性方面，充血性心力衰竭的发生率 AC-T 组 0.7%，AC-TH 组 2.0%，TCH 组 0.4%；LVEF 下降超过 10%的比例 AC-T 组 11.2%，AC-TH 组 18.6%，TCH 组 9.4%。2015 年的圣安东尼奥乳腺癌研讨会(SABCS)报告了该研究 10 年随访结果，进一步证实了上述结果。对于心脏安全性要求更高的患者，可以选择 TCH 方案。AC-TH 和 TCH 组维持了相对于不含曲妥珠单抗的对照组 AC-T 的长期显著性获益。TCH 组相对于 AC-TH 组无病生存事件数仅多 10 例，AC-TH 组没有比 TCH 组更好的趋势。然而 AC-TH 组的充血性心力衰竭事件数约为 TCH 组的 5 倍(21 例对 4 例)，并且 AC-TH 组的白血病事件和持续性 LVEF 下降 >10%事件更多。

BCIRG 006 的研究结论是 1 年曲妥珠单抗的辅助治疗能够提高无病生存率和总生存率，AC-TH 和 TCH 方案疗效相似，TCH 组有着更低的急性毒性、心脏毒性，TCH 组白血病的发生也少于 AC-TH 组。2008 年 5 月美国 FDA 批准 AC-TH 以及 TCH 方案用于 HER2 阳性早期乳腺癌的辅助治疗；AC-TH 以及 TCH 方案也是美国“NCCN 指南”推荐的 HER2 阳性早期乳腺癌辅助治疗的可选方案。

(四) FinHer 研究

FinHer 研究的主要目的有两个，一是比较多西他赛和长春瑞滨辅助治疗早期乳腺癌的疗效；二是比较 HER2 阳性亚组的患者在化疗的同时随机给予或不给予曲妥珠单抗的疗效。FinHer 研究是一项Ⅲ期、随机开放的多中心临床试验，所有患者按照 HER2 状态随机分层后随机分组，接受 3 个周期多西他赛或 3 个周期的长春瑞滨治疗后，都接受 3 个周期的 FEC 方案化疗。HER2 阳性患者随机分组给予或不给予曲妥珠单抗治疗，在第 1 个多西他赛或长春瑞滨周期的第 1 天开始用药，首剂 4 mg/kg，静脉滴注时间大于 90 min；之后每周 1 次，2 mg/kg，静脉滴注时间大于 30 min，共 9 次。曲妥珠单抗均在多西他赛或长春瑞滨前使用，不与 FEC 方案同时应用。与 HERA 等研究方案不同，FinHer 研究中曲妥珠单抗用药时程为每周 1 次，联用 9 周，而非 1 年或 2 年。

从 2000 年 10 月至 2003 年 9 月，FinHer 研究共入组 1 010 例女性患者。各组间的基线情况基本相同，具有可比性；多西他赛组患者的肿瘤体积略大于长春瑞滨组患者，曲妥珠单抗治疗组腋淋巴结转移患者略多于对照组。2006 年 *N Engl J Med* 报道了 FinHer 研究的中期分析结果。报道该中期分析结果时，中位随访时间多西他赛组 36 个月、长春瑞滨组 35 个月、曲妥珠单抗组 37 个月、非曲妥珠单抗组 35 个月。疗效分析显示多西他赛序贯 FEC 方案组患者乳腺癌复发或复发前死亡发生率低于长春瑞滨序贯 FEC 方案组(42/502 *vs* 71/507, *HR* 0.58, 95%*CI* 0.40～0.85; *P*<0.01)；多西他赛组远处转移率同样较低(33/502 *vs* 58/507, *HR* 0.56, 59% *CI* 0.37～0.86; *P*<0.01)；两组间总生存率差异没有统计学意义(多西他赛组死亡 20 例，长春瑞滨组死亡 30 例，*HR* 0.66, 95%*CI* 0.38～1.17; *P*>0.05)。接受曲妥珠单抗治疗的 115 例患者中，12 例发生乳腺癌复发或死亡，对照组(未接受曲妥珠单抗治疗组)的 116 例患者中 27 例患者复发或死亡(*HR* 0.42, 95%*CI* 0.21～0.83; *P*=0.01)；此外，曲妥珠单抗治疗组远处复发率也低于对照组(8% *vs* 26%, *HR* 0.29, 95% *CI* 0.13～0.64; *P*<0.01)，总生存率有所改善(6 *vs* 14 例患者死亡，*HR* 0.41, 95%*CI* 0.16～1.08; *P*>0.05)。中位随访 5 年的结果显示，多西他赛组的优势依然存在。5 年无远处转移风险分别为 86.8% *vs* 81.6%, *HR*=0.66(95%*CI* 0.49～0.91, *P*=0.01)。并且在总生存时间两组生存曲线有拉开趋势，5 年总生存率分别为 92.6% *vs* 89.3%, *HR* 0.70(95%*CI* 0.46～1.05, *P*>0.05)。

在不良反应方面，多西他赛引起较多的中性粒细胞减少性发热、脱发、指甲异常、皮肤毒性反应、过敏反应、神经病变和水肿；而长春瑞滨组更常见的不良反应有外周静脉炎和血清谷草转氨酶升高。如果将多西他赛的剂量从 100 mg/m^2 减至 80 mg/m^2，中性粒细胞减少性发热将降低 14.9%(*P*<0.001)。曲妥珠单抗对上述不良反应没有影响，与对照组相比差异没有统计学意义。

在所有入组患者中，1 例患者出现心肌梗死，3 例患者发生心力衰竭，所有这 4 例患者均未接受曲妥珠单抗治疗。经曲妥珠单抗治疗患者的 LVEF

值优于对照组,治疗前后没有明显改变;ANCOVA模型分析显示,化疗结束后12个月曲妥珠单抗治疗组LVEF值较对照组高1.7%(95%*CI* 0.1%～3.5%,*P*>0.05),治疗结束后36个月差别可达3.0%(95%*CI* 0.7%～5.4%),*P*=0.01)。在这一模型中,长春瑞滨和多西他赛对2个时间点的LVEF值影响相似(*P*>0.05)。4例(3.5%)接受曲妥珠单抗治疗的患者和7例(6.0%)未接受曲妥珠单抗治疗的患者发生1次或多次LVEF降低超过15%的不良事件,其中3例患者(均未接受曲妥珠单抗治疗)LVEF值降低25%以上,即LVEF值低至50%以下。

FinHer研究中期分析结论是:早期乳腺癌辅助化疗中,多西他赛与长春瑞滨相比能改善患者无复发生存。多西他赛或长春瑞滨化疗同时给予曲妥珠单抗对*HER2/neu*基因扩增患者有效。

正是由于FinHer研究的中期分析结果显示9周曲妥珠单抗的疗程能有效治疗HER2/neu阳性乳腺癌患者,加之与12～24个月的长疗程相比9周曲妥珠单抗的疗程能减少患者就诊的次数,具有更好的成本-效益价值,同时能有效减少心脏不良事件,所以在全球多个专家共识以及美国"NCCN指南"曾推荐短期9周曲妥珠单抗方案用于术后辅助治疗。

虽然9周曲妥珠单抗的疗程一度被专家共识所认可,而其主要依据就是FinHer研究的中期分析结果。但考虑到FinHer研究样本量较小,只有1010例入组患者,并且在这项研究中HER2/neu阳性比例为23%,也就是只有232例患者参加了曲妥珠单抗随机分组研究,且中期分析时随访时间短,中位随访时间约3年,所以在具体的临床实践中9周曲妥珠单抗的疗程往往作为经济难以维持曲妥珠单抗1年治疗情况下的补充。9周曲妥珠单抗疗程的推荐随着FinHer研究更长时间随访结果的公布受到了挑战。在随访5年时,发现两组的总生存率分别是83.3%和73%,无病生存率分别是91.3%和82.3%,差异均无统计学意义。但是由于该研究入组患者例数较少,仅有200余例,因此短期曲妥珠单抗方案的价值仍无定论。这是第1个对比短程(9周)曲妥珠单抗治疗和不使用曲妥珠单抗治疗的研究。阳性结果曾一度被写入指南,但更长期的随访结果并未看到获益。此外长春瑞滨在辅助治疗阶段疗效不及多西他赛,长春瑞滨最终未能进入辅助治疗领域。

研究者们仍在继续这个方面的研究,例如意大利Short-HER研究和芬兰SOLD研究继续比较1年和9周曲妥珠单抗治疗的效果。Short-HER研究这是一个Ⅲ期、多中心临床试验。该研究中HER2阳性乳腺癌患者被随机分入A组和B组。A组(长程):AC/EC方案×4个周期序贯多西他赛联合曲妥珠单抗3周方案,此后曲妥珠单抗3周方案再治疗14个疗程;B组(短程):多西他赛3周方案联合曲妥珠单抗单周方案×3个周期序贯FEC方案×3个周期。化疗结束后给予放疗。激素受体阳性患者完成化疗后开始内分泌治疗。该研究为非劣效性试验。无病生存为主要终点,总生存为次要终点。根据短程组非劣效于长程组的*HR*<1.29计算样本量,需入组1250例患者。次要目标包括2年治疗失败率、心脏毒性、相关生物标志物分析。从2007年12月至2013年10月,共有82个中心的1254名患者进行随机分组。中位年龄为55岁(25～78岁),Ⅰ期患者有37.3%,ⅡA期有40%,ⅡB期有20.6%,Ⅲ期有2.1%。30%的患者有1～3枚淋巴结累及,16%的患者淋巴结累及数目≥4个。68%患者为ER阳性肿瘤。两组患者特征齐同可比。在2017年美国临床肿瘤学会(ASCO)会议上公布了该研究的结果,中位随访5.2年,共有189个事件数发生,其5年无病生存率分别为:长疗程组87.5%,短疗程组85.4%。但其结果未能证实9周相对于1年的非劣效性(*HR* 1.15,90%*CI* 0.91～1.46),1年抗HER2治疗仍是标准。短疗程组的心脏毒性显著降低(*HR* 0.32,95%*CI* 0.21～0.50;*P*<0.001)。对于复发低风险患者以及心脏毒性高风险患者,可能有一定的应用价值。

SOLD研究是一项芬兰发起的多中心、非劣效随机临床研究,基于之前的FinHer研究的亚组人群数据,后者提示9周的辅助曲妥珠单抗相对于空白对照组似乎有获益的趋势。其主要终点是无病生存,次要终点包括总生存等。最初研究设计为一个优效性研究,其设计按照预计的5年无病生存率差异4%,以及80%的统计功效,计算出需要516例无病生存事件和3000例样本量。然而由于在入组及随访中发现,在预期的时间内,无病生存事件数的发生比预期少。随后在2014年2月进行了方案的重大修改,将优效改为非劣效。非劣效的假设如下:预估1年组的5年无病生存率85.0%,按两组的5年无病生存率差异小于4%就达到非劣效的标准,非劣效的界值设定为1.3,计算出需要样本量2168

例。在 2017 年 SABCS 会议上报告的最终结果显示，主要终点 5 年无病生存率短疗程组 *vs* 长疗程组为 88.0% *vs* 90.5%，*HR* 1.39（90%*CI* 1.12～1.72），可以看到 95%*CI* 上限跨过了预设的非劣效界值 1.3，即非劣效的假设不成立。

法国 PHARE 研究是一项随机、多中心、开放、对照、非劣效性Ⅲ期试验，共有 156 个中心、350 名研究者参与。入组的早期 HER2 阳性乳腺癌患者在随机化之前接受至少 4 个周期的化疗、乳腺及腋窝手术，在 6 个月曲妥珠单抗辅助治疗后随机分为观察组（接受 6 个月曲妥珠单抗治疗组）和继续曲妥珠单抗治疗 6 个月组（接受 12 个月曲妥珠单抗治疗组），主要研究终点为无病生存，非劣效界值为 1.15，次要研究终点包括总生存和心脏毒性。2010 年 7 月，随着 FinHer 研究更长随访时间结果的公布，PHARE 研究的独立数据监察委员会（independent data monitoring committee，IDMC）建议停止进一步入组新的患者。在 2012 年 ESMO 会议上公布了其结果，从 2006 年 5 月至 2010 年 7 月，共 3382 例患者分别被随机分入接受 12 个月曲妥珠单抗治疗组和接受 6 个月曲妥珠单抗治疗组，两组患者的疾病及治疗特征等有着较好的平衡，中位随访 42.5 个月［四分位距（*IQR*）30.1～51.6 个月］，接受 12 个月曲妥珠单抗治疗组与接受 6 个月曲妥珠单抗治疗组 2 年无病生存率分别为 93.8%（95% *CI* 92.6～94.9）和 91.1%（95%*CI* 89.7～92.4）（*HR* 1.28，95%*CI* 1.05～1.56；*P*＞0.05），无病生存率 *HR* 的 95%*CI* 上界为 1.56 与预先设定的 1.15 的非劣效界值相交叉，故未证明 6 个月的曲妥珠单抗治疗时长非劣效于 12 个月的治疗时长。在安全性方面，本研究共观察到 128 例心脏毒性事件，其中 119 例（93%）发生在接受了曲妥珠单抗治疗的患者中，接受 12 个月曲妥珠单抗治疗组出现的心脏毒性事件显著高于接受 6 个月曲妥珠单抗治疗组（5.7% *vs* 1.9%，*P*＜0.001）。

其他相关研究的还包括希腊 Hellenic 研究组和英国 PERSEPHONE 研究比较 1 年和 6 个月曲妥珠单抗治疗的效果。

结合既往多项失败的非劣效临床研究和最新的荟萃分析，进一步对短疗程对比 1 年标准疗程的结果得以定论，即短疗程辅助曲妥珠单抗不能取代 1 年疗程，进一步肯定了 1 年疗程是曲妥珠单抗是辅助治疗的最佳疗程。

（五）PACS 04 研究

PACS 04 研究启动于 2001 年。主要目的有两个，其一是比较 $FE_{100}C$ 方案（5-FU 500 mg/m^2，表柔比星 100 mg/m^2，环磷酰胺 500 mg/m^2）和 ED_{75} 方案（表柔比星 75 mg/m^2，多西他赛 75 mg/m^2）辅助治疗早期乳腺癌的疗效；其二是比较 HER2 阳性亚组的患者在化疗后随机给予或不给予曲妥珠单抗 1 年的疗效。

PACS 04 研究共入组 3 010 例淋巴结阳性的可手术乳腺癌患者，这些患者先进行第 1 次随机分别分配到 $FE_{100}C$ 方案或 ED_{75} 方案组，然后对 528 例 HER2 阳性的患者再进行第 2 次随机分配到曲妥珠单抗 1 年治疗组或观察组。在第 2 次随机分组中，260 例被随机分到曲妥珠单抗 1 年治疗组，268 例到观察组，主要研究终点是无病生存。在 260 例随机到曲妥珠单抗 1 年治疗组的患者中有 26 例患者未接受曲妥珠单抗治疗。随访至 2007 年 10 月，共有 129 例无病生存事件发生，70 例在观察组，59 例在曲妥珠单抗 1 年治疗组，曲妥珠单抗 1 年治疗可减少 14%的疾病复发风险（*HR* 0.86，95%*CI* 0.61～1.22；*P*＞0.05）。曲妥珠单抗 1 年治疗组和观察组的 3 年无病生存率分别是 77.9%（95%*CI* 72.2%～82.5%）和 80.9%（95%*CI* 75.2%～85.3%）。

PACS 04 的研究结论是在完成辅助化疗 $FE_{100}C$ 或 ED_{75} 6 个周期后给予曲妥珠单抗 1 年治疗未能显著降低 HER2 阳性可手术乳腺癌的复发风险。考虑到 PACS 04 研究样本量较小，且在研究组的 260 例患者中有 26 例未接受曲妥珠单抗治疗，加之在具体数据上曲妥珠单抗治疗可降低 14%的复发风险，所以 PACS 04 的研究结果不能否定前述几个大型研究的结论。

根据上述几个临床研究的结果，目前，专家共识认为曲妥珠单抗联合化疗可以提高 HER2 过表达的早期乳腺癌患者的疗效，目前证据支持曲妥珠单抗辅助治疗的最佳时间为 1 年，开始使用曲妥珠单抗时以及在使用曲妥珠单抗治疗期间及曲妥珠单抗治疗结束后应对患者进行心脏功能评估。

三、曲妥珠单抗用于 HER2 阳性早期乳腺癌辅助治疗的几个临床问题

（一）曲妥珠单抗应该使用多长时间

由于 NSABP B31、NCCTG N9831、HERA、BCIRG 006 四大临床研究均证实了曲妥珠单抗辅助

治疗 1 年相对于观察组能够明显提高无病生存率及总生存率,所以目前在多种指南及专家共识中皆推荐曲妥珠单抗使用 1 年用于 HER2 阳性早期乳腺癌的辅助治疗。但对于 1 年时间是否是曲妥珠单抗辅助治疗的最佳时间,人们一直在进行相关的探索。对曲妥珠单抗最佳使用时限的探索主要集中在 9 周、6 个月、1 年或 2 年。

HERA 试验是唯一一项探究比 1 年更长时间的曲妥珠单抗的应用是否能够进一步提高疗效的研究。HERA 是一项国际、多中心、随机对照的Ⅲ期临床研究,纳入 5 102 例 HER2 阳性的早期乳腺癌患者。患者在完成其主要治疗(手术、化疗、指定的放疗)后被随机分为每 3 周使用曲妥珠单抗 1 年组或 2 年组或观察组。主要终点为无进展生存期,次要终点为总生存期和远处复发时间。在为期中位 8 年的随访中,更新了曲妥珠单抗组与观察组的疗效的对比结果,同时也报道了曲妥珠单抗给药 2 年与 1 年组比较的结果。2012 年 4 月 12 日,HERA 研究达到了为比较曲妥珠单抗给药 2 年或 1 年组而设定的 725 例无病生存事件数量。未校正时,2 年组 *vs* 1 年组的事件发生风险 *HR* 为 0.99(95%*CI* 0.85～1.14; *P*>0.05)。两组总生存类似(*HR*=1.05, 95%*CI* 0.86～1.28; *P*>0.05),远处复发时间结果类似,主要心脏终点也相似(2 年组 0.96% *vs* 1 年组 0.83%),但次要心脏终点在 2 年组更高(7.17% *vs* 4.10%)。这个中位随访 8 年时间的研究结果提示化疗序贯 2 年曲妥珠单抗治疗相比 1 年曲妥珠单抗治疗,疗效相当;2 年曲妥珠单抗治疗组的继发心脏事件和其他不良事件有所增加。亚组分析显示 2 年曲妥珠单抗治疗组中激素受体阴性亚组的无病生存率在短期内是有提高的,提示评价结果应当考虑受体状态。中位随访 11 年时,1 年组/2 年组曲妥珠单抗组与观察组比较,无病生存和总生存的持续受益保持稳定。这些结果肯定了 1 年的曲妥珠单抗辅助治疗仍然是 HER2 阳性早期乳腺癌患者的标准治疗方案。

HER2 阳性早期乳腺癌的治疗中,还有一项大家经常会提起的 FinHer 研究。该研究与上述几项研究的最大不同之处,就是曲妥珠单抗的用药时间为短疗程的 9 周治疗。FinHer 研究的主要目的有两个,一是比较多西他赛和长春瑞滨辅助治疗早期乳腺癌的疗效;二是比较 HER2 阳性亚组的患者在化疗的同时随机给予或不给予曲妥珠单抗的疗效。在 2006 年的 *N Engl J Med* 报道了 FinHer 研究的中期分析结果。报道该中期分析结果时,曲妥珠单抗组 37 个月、非曲妥珠单抗组 35 个月。接受曲妥珠单抗治疗的 115 例患者中,12 例发生乳腺癌复发或死亡,对照组(未接受曲妥珠单抗治疗组)的 116 例患者中 27 例患者复发或死亡(*HR* 0.42, 95%*CI* 0.21～0.83; *P*=0.01);此外,曲妥珠单抗治疗组远处复发率也低于对照组(8 例 *vs* 26 例, *HR* 0.29, 95%*CI* 0.13～0.64, *P*<0.01),总生存有所改善(6 *vs* 14 例患者死亡,*HR* 0.41, 95%*CI* 0.16～1.08, *P*>0.05)。正是由于 FinHer 研究的中期分析结果显示 9 周曲妥珠单抗的疗程能有效治疗 HER2/neu 阳性乳腺癌患者,加之与 12～24 个月的长疗程相比 9 周曲妥珠单抗的疗程能减少患者就诊的次数,具有更好的成本-效益价值,同时能有效地减少心脏不良事件,所以在全球多个专家共识以及美国 NCCN 曾推荐短期 9 周曲妥珠单抗方案用于术后辅助治疗。虽然 9 周曲妥珠单抗的疗程一度被专家共识所认可,而其主要依据就是 FinHer 研究的中期分析结果,但 9 周曲妥珠单抗疗程的推荐随着 FinHer 研究更长时间随访结果的公布受到了挑战。在随访 5 年时,发现两组的总生存率分别是 83.3%和 73%,无病生存率分别是 91.3%和 82.3%,差异均无统计学意义。但是由于该研究入组患者例数较少,仅有 200 余例,因此 9 周曲妥珠单抗方案的价值仍无定论。

在 2012 年的 ESMO 会议上报道了另外一项关于曲妥珠单抗辅助治疗使用时间的研究,就是法国的 PHARE 研究。PHARE 研究的背景是,自 2005 年以来,曲妥珠单抗治疗 1 年对 HER2 过度表达的早期乳腺癌患者已经显示出生存益处,然而,基于对曲妥珠单抗的心脏毒性的关注,以及 FinHer 研究早期随访的结果显示应用曲妥珠单抗 9 周与 1 年的治疗疗效相似的结果,曲妥珠单抗最适宜的应用持续时间一直存在争议。有鉴于此,法国国立癌症研究所于 2006 年 5 月发起了一项学术性、随机、非劣效试验,旨在对更短的 6 个月曲妥珠单抗治疗与标准的 12 个月治疗进行比较。入选患者使用最小化算法按 1∶1 随机分组,并基于曲妥珠单抗与化疗同时或序贯、ER 状态和所在医学中心进行分层,主要终点是比较无进展生存期,次要终点是观察总生存和心脏毒性,试验组中无病生存绝对丢失 2%被定义为非劣效界值(相对而言为 1.15)且需要样本量 3 400 名患者,同时 α=0.05 和统计效能 80%。2010 年 7 月,因为 FinHer 研究更长时间随访结果的公布,PHARE 研究的 IDMC 建议停止进一步入组新的患者，从 2006 年 5 月到 2010 年 7 月，已有 3 382 名患者随机分为 6 个月或 12 个月曲妥珠单抗组。两组的疾病与治疗特征有着很好的平衡。2012 年 ESMO 会议上报道的结果显示，6 个月或 12 个月曲妥珠单抗治疗无病生存率（*HR* 1.28，95%*CI* 1.05～1.56）和总生存率（*HR* 1.47）均无显著差异，6 个月组心脏毒性事件发生率显著降低（1.9% *vs* 5.7%）。由于 *HR* 的 95%*CI* 的下界与预先设定 1.15 的非劣效界值相交叉，故而 6 个月的曲妥珠单抗疗程相对于 12 个月的疗程并未显示出非劣效性。而在 2012 年 12 月的 SABCS 会议上对 PHARE 研究进一步的多变量分析显示，对激素受体阴性且曲妥珠单抗和化疗是序贯使用的亚组，曲妥珠单抗 1 年的效果优于 6 个月。所以从 PHARE 研究不能得出曲妥珠单抗 6 个月不差于 1 年的结论，1 年曲妥珠单抗辅助治疗依旧是 HER2 阳性早期乳腺癌患者的标准治疗方案。

目前研究者们仍在继续这个方面的研究，例如意大利 Short-HER 研究和芬兰 SOLD 研究将继续比较 1 年和 9 周曲妥珠单抗治疗的效果；希腊 Hellenic 研究组和英国 PERSEPHONE 研究比较 1 年和 6 个月曲妥珠单抗治疗的疗效。然而这些短疗程的研究最终并未能撼动 1 年的曲妥珠单抗是早期 HER2 阳性乳腺癌辅助治疗标准的地位。

综上所述，NSABP B31、NCCTG N9831、HERA、BCIRG 006 四大临床研究均证实了曲妥珠单抗辅助治疗 1 年相对于观察组能够明显提高无病生存及总生存；FinHer 研究更长时间的随访未能显示 9 周的曲妥珠单抗在主要研究终点上显著优于观察组；HERA 研究中位随访 8 年时间的结果显示曲妥珠单抗 2 年的治疗并不优于 1 年的治疗；PHARE 研究、Short-HER 研究、FinHer 的 5 年随访、SOLD 研究均不能得出短疗程的曲妥珠单抗不差于 1 年的结论。由此可见，目前曲妥珠单抗 1 年的辅助治疗方案是具有最多循证医学依据的方案，仍是标准的 HER2 阳性早期乳腺癌患者术后辅助用药的方式。

（二）辅助治疗中曲妥珠单抗与何种化疗方案联合疗效更佳

目前在“NCCN 指南”中，关于在 HER2 阳性乳腺癌辅助治疗中曲妥珠单抗与何种化疗方案联合有几种模式的推荐。根据 NSABP B31/NCCTG N9831 的设计推荐 AC 方案序贯紫杉醇加曲妥珠单抗；根据 BCIRG 006 研究推荐 AC 方案序贯多西他赛加曲妥珠单抗或直接使用多西他赛加卡铂加曲妥珠单抗；根据 HERA 研究推荐在辅助化疗全部结束后序贯曲妥珠单抗，至于辅助化疗方案可选择目前指南推荐的任一辅助化疗方案。所以，对于辅助治疗中曲妥珠单抗与何种化疗方案联合疗效更佳这一问题，目前并无足够的证据来加以回答，只是在 BCIRG 006 研究中比较了含有蒽环类药物的 AC-TH 方案与不含蒽环类药物的 TCH 方案。

BCIRG 006 研究与 HERA 以及 NSABP B31/NCCTG N9831 的最大不同是研究组中有一组的化疗方案不含蒽环类药物。从 2001 年 4 月至 2004 年 3 月，共入组 3 222 例患者，入组为淋巴结阳性或淋巴结阴性具有高危因素的 HER2 阳性浸润性乳腺癌患者。此项研究分 3 组进行，即 AC-T 组、AC-TH 组和 TCH 组，具体见前文。2005 年 9 月报告了 BCIRG 006 的首次中期分析结果，结果显示在主要研究终点无病生存率 AC-TH 组、TCH 组皆明显优于对照组 AC-T 组，AC-TH 组与 TCH 组在主要研究终点无病生存率上无显著性差异。2011 年 10 月在 *N Engl J Med* 全文发表了 BCIRG 006 的第 3 次分析结果详见前文所述。

BCIRG 006 的研究结论是 1 年曲妥珠单抗的辅助治疗能够提高无病生存率和总生存率，AC-TH 和 TCH 方案疗效相似，TCH 组有着更低的急性毒性、心脏毒性，TCH 组白血病的发生也少于 AC-TH 组。2008 年 5 月美国 FDA 批准 AC-TH 以及 TCH 方案用于 HER2 阳性早期乳腺癌的辅助治疗；AC-TH 以及 TCH 方案也是美国“NCCN 指南”推荐的 HER2 阳性早期乳腺癌辅助治疗的可选方案。从 BCIRG 006 的第 3 次中期分析结果看，TCH 方案和 AC-TH 方案有 3%的无病生存绝对差异，总生存的绝对值相差 1%；充血性心力衰竭的发生，AC-TH 有 21 例不良事件，而 TCH 方案仅有 7 例，并且 LVEF 下降两方案分别有 19%和 9%。因此，临床医生需要衡量两个方案的疗效和心脏毒性，结合患者的具体情况加以抉择。

（三）辅助治疗中曲妥珠单抗与化疗方案联合或序贯孰优孰劣

NCCTG N9831 试验将 3 133 例Ⅰ～Ⅲ期 HER2 阳性的可手术乳腺癌患者随机分为 3 组：对照组为多柔比星加环磷酰胺 4 个疗程序贯单周紫杉醇治疗 12 周（AC-P）；序贯组为多柔比星加环磷酰

胺 4 个疗程序贯单周紫杉醇治疗 12 周后再序贯单周曲妥珠单抗治疗 52 周(AC-P-H);联合组为多柔比星加环磷酰胺 4 个疗程序贯单周紫杉醇治疗 12 周,同时予单周曲妥珠单抗治疗共 52 周(AC-PH-H)。2009 年 San Antonio 乳腺癌大会上报道了中位随访 5 年的更新数据。结果显示与对照组相比,序贯使用曲妥珠单抗可延长乳腺癌患者的无病生存率(80.1% *vs* 71.9%, *HR* 0.68, $P<0.001$)。同时,与序贯组相比,联合组的无病生存率得到显著提高(84.2% *vs* 79.8%, *HR* 0.75, $P<0.05$)。因此,对于 HER2 阳性的乳腺癌患者,应尽早在辅助化疗中联合使用曲妥珠单抗,以最大限度地提高 HER2 阳性乳腺癌患者的辅助治疗效果。

(四) 辅助治疗中延迟使用曲妥珠单抗是否仍然有效

由于在 HERA 研究 1 年中期分析中无病生存已显示差异有统计学意义,曲妥珠单抗辅助治疗表现出了卓越的疗效,因此独立评审委员会根据伦理要求将 HERA 研究设计进行调整,根据药品临床试验管理规范(good clinical practice, GCP)的原则,HERA 研究中起初被分到观察组的患者被允许接收曲妥珠单抗治疗。2005 年 5 月 16 日,在观察组中有 344 例出现了无病生存事件或失访,在其余无病生存的患者中根据他们的意愿其中 885 例接受曲妥珠单抗的治疗,469 例继续留在观察组。观察组患者接受曲妥珠单抗首剂治疗时间,距初始随机分组平均时间间隔为 22.8 个月(1～52.7 个月)。由于 HERA 试验对照组 1 354 例无病生存的患者中有 885 例在 2005 年 5 月 16 日后接受了曲妥珠单抗交叉治疗,故以 2005 年 5 月 16 日作为临界点进行了临界点分析。结果显示:延迟曲妥珠单抗治疗对处于无病生存的患者仍有获益。目前认为尽早使用曲妥珠单抗治疗获益较大,而后续补用曲妥珠单抗治疗的患者仍可从治疗中获益。因此对于辅助化疗已结束但尚未复发、转移的患者,仍然可使用 1 年曲妥珠单抗辅助治疗方案。

(五) 辅助治疗中曲妥珠单抗对直径<1 cm 且淋巴结阴性的乳腺癌是否有效

曲妥珠单抗辅助治疗的几个大型临床试验评估并确立了曲妥珠单抗在肿瘤直径≥1 cm 和/或淋巴结阳性、HER2 阳性乳腺癌患者中的地位,但辅助治疗中曲妥珠单抗对直径<1 cm 且淋巴结阴性的乳腺癌是否有效?对这一问题目前并没有直接的足够的循证医学证据。随着乳腺癌筛查项目的展开,越来越多淋巴结阴性、HER2 阳性小肿瘤获得诊断,所以对这一问题的探讨有着非常重要的现实意义。通常认为淋巴结阴性小肿瘤预后好,但大量文献结果显示,由于分子亚型的预后不良,虽然是直径<1 cm 且淋巴结阴性但 HER2 阳性乳腺癌仍具有较高的复发危险。一项回顾性研究显示,HER2 阳性比 HER2 阴性小肿瘤患者的 5 年复发率高 16.6%,HER2 阳性比 HER2 阴性小肿瘤患者的 5 年远处复发率高 10.8%。还有回顾性研究显示,HER2 阳性 T_{1ab} 期患者 5 年无复发/疾病生存的风险是 HER2 阴性患者的 5 倍以上。总之,HER2 阳性是 T_{1ab} 期患者预后不佳的相关因素。一项回顾性研究纳入 2002—2008 年间治疗的侵袭性 pT_{1ab}、pN_0、HER2 阳性乳腺癌患者,入选标准:侵袭性肿瘤、肿瘤直径 1～10 mm(pT_{1ab})、前瞻性检测 HER2 过表达状态。排除标准:淋巴结侵袭、既往侵袭性乳腺癌史、肿瘤含 80%导管原位癌、微侵润灶和多病灶/多点病变。共收集 97 例合格病例,41 例(42%)接受曲妥珠单抗辅助治疗,通常为激素受体阴性、高 Elston-Ellis 分级、中/高度有丝分裂指数(mitotic index, MI)。结果接收曲妥珠单抗治疗组无一例复发;未使用曲妥珠单抗辅助治疗患者出现 5 例疾病复发,4 例远处复发,1 例复发后死亡。在 HERA 亚组分析显示,T_{1c} 期肿瘤从曲妥珠单抗治疗中的获益与总体人群一致,但目前没有前瞻性的关于曲妥珠单抗在 T_{1ab}、N_0、HER2 阳性早期乳腺癌辅助治疗中的应用研究,关于 T_{1ab} 的 HER2 阳性淋巴结阴性小肿瘤的曲妥珠单抗辅助治疗有待商榷。但综合 APT 及 TCH 研究中入组的人群,以及部分回顾性研究的结果提示,可考虑在 HER2 阳性高危 T_{1ab} 期患者中使用曲妥珠单抗辅助治疗。所以目前"NCCN 指南"已经将 HER2 阳性、淋巴结阴性、T_{1ab} 期肿瘤纳入曲妥珠单抗辅助治疗考虑范围,但需充分权衡风险获益比后方可使用。

(六) HER2 阳性乳腺癌的减法治疗问题

HER2 阳性乳腺癌抗 HER2 辅助治疗的大型临床研究主要针对Ⅱ期和Ⅲ期患者,入组患者基本不包含小肿瘤人群。但Ⅰ期患者仍然存在一定的术后复发风险,但这类患者从辅助治疗中得到的获益不及大肿瘤或淋巴结阳性的患者大,是否接受辅助化疗联合曲妥珠单抗主要取决于治疗方案的毒性情况。APT 研究是一项单臂、多中心、研究者发起的研究。考察了 406 名淋巴结阴性肿瘤最长直径不超过 3 cm 早期乳腺癌患者术后紫杉醇周疗联合曲妥珠单抗 12 周期，序贯曲妥珠单抗 40 周的疗效，主要研究终点是无病生存。该研究入组的人群为：HER2 阳性（IHC 3＋或 FISH 阳性），原发肿瘤直径≤3 cm，淋巴结阴性（后修改方案，允许只有 1 个淋巴结微转移，已行腋淋巴结清扫术患者入组）。2007 年 10 月至 2010 年 9 月一共入组 410 例患者，406 例患者接受了方案规定的治疗，49.5％肿瘤直径≤1 cm。结果显示，中位随访 4 年，3 年无浸润疾病生存率 98.7％（95％*CI* 97.6～99.8），探索性研究终点无复发生存达到 99.2％（95％*CI* 98.4～100），并根据肿瘤大小（直径≤1 cm、＞1 cm）和激素受体状态进行了亚组分析，复发风险均低于预期。7 年无病生存率也可以达到 93.3％。13 例患者出现 3 级神经病变（3.2％；95％*CI* 1.7～5.4）。2 例患者出现有症状充血性心力衰竭（0.5％；95％*CI* 0.1～1.8），这两例患者在停用曲妥珠单抗后 LVEF 恢复正常。13 例患者出现无症状 LVEF 下降（3.2％；95％*CI* 1.7～5.4），其中 11 例 LVEF 恢复后继续使用曲妥珠单抗。

关于Ⅰ期 HER2 阳性乳腺癌的治疗目前存在两个问题。第 1 个问题是多大的肿瘤需要辅助化疗联合曲妥珠单抗。NCCN 推荐化疗联合曲妥珠单抗可用于 $T_{1ab}N_0M_0$ 患者，但又同时承认，这类人群并被纳入前瞻性随机对照辅助治疗研究中。第 2 个问题是什么方案对于这类人群是最安全有效的。方案 AC-TH 和 TCH 会带来较大的毒性，通常用于具有较高复发风险的患者。在 APT 研究中，研究者对 AC-TH 方案进行了改造，考虑到至今尚无证据证实曲妥珠单抗单药的获益，删去了 AC，保留了紫杉醇与曲妥珠单抗联合，结果既降低了复发风险（与历史数据相比），又能保证相对较低的毒性。另外，激素受体状态也会影响预后，在一些回顾性研究发现，至少在前 5 年，激素受体阴性患者的复发率会高于激素受体阳性患者。在本研究中，激素受体阳性患者的比例高达 67％，而既往大型Ⅲ期辅助临床研究中该比例为 51％～54％，这可能是随访至今无复发生存率仍然较高的原因，因此需要继续随访，待取得了随访 10 年的数据后才能全面客观地评价该方案的疗效。

另一个关于低危 HER2 阳性小肿瘤的研究是 TCH 研究。既往结果表明与多柔比星联合环磷酰胺相比，多西他赛联合环磷酰胺（TC）方案对比多柔比星联合环磷酰胺（AC）能够改善早期乳腺癌患者的无病生存以及总生存。这个研究评估在非蒽环类药物治疗方案（多西他赛＋环磷酰胺）中增加 1 年曲妥珠单抗，用于治疗 *HER2* 扩增的早期乳腺癌患者的疗效，并评估是否该方案在 *TOP2A* 扩增和 *TOP2A* 非扩增疾病中是否等效。这是一个开放、单臂的Ⅱ期临床研究。主要终点：在 ITT 人群中分析 *TOP2A* 扩增和 *TOP2A* 非扩增患者中的 2 年无病生存率。该研究总共入组 493 例。主要入组标准为：诊断为 *HER2* 扩增的可手术、组织学确认的浸润性早期乳腺癌，年龄 18～75 岁，东部肿瘤协作组（ECOG）体能状况（performance status，PS）评分≤1 分，足够的组织学标本用于 FISH 检测是否存在 *TOP2A* 扩增，心、肝、肾功能正常。患者接受 TC 方案，剂量按照每 3 周方案的 TC：多西他赛 75 mg/m^2＋环磷酰胺 600 mg/m^2，共使用 4 个周期，联合化疗期间曲妥珠单抗每周 4 mg/kg（负荷量）后续每周 2 mg/kg 维持。当化疗结束后曲妥珠单抗改为每 3 周 6 mg/kg 维持直至使用满 1 年。该研究共招募 493 名受试者，入组时间从 2007 年 6 月至 2009 年 8 月。中位随访时间为 36.1 个月（IQR 35.5～36.7 个月）。2 年无病生存率为 97.8％（95％*CI* 94.2～99.2），2 年的总生存率为 99.5％（95％*CI* 96.2～99.9）。有 190 例受试者存在 *TOP2A* 扩增，2 年无病生存率为 97.9％（95％*CI* 94.9～99.1），2 年的总生存率为 98.8％（95％*CI* 96.2～99.6）；有 248 例受试者为 *TOP2A* 非扩增，55 例受试者的 *TOP2A* 状态无法评估。在 486 例至少接受过一次治疗的患者，最常见的不良事件包括：各级别的乏力（284 例，58.4％），中性粒细胞减少（250 例，51.4％）和恶心（217 例，44.7％）。最常见的 3～4 级不良反应为：中性粒细胞减少（229 例，47.1％），中性粒细胞减少性发热（30 例，6.2％），乏力（21 例，4.3％），腹泻（16 例，3.3％）。共有 29 例（6.0％）患者发生心功能异常，其中 12 例（2.5％）为 1 级，15 例（3.1％）为 2 级，2 例（0.4％）为 3 级。23 例受试者发生了至少一项研究相关的严重不良时间。16 例患者因为心功能异常停止使用曲妥珠单抗。4 个周期多西他赛和环磷酰胺联合曲妥珠单抗可作为 *HER2* 扩增低风险早期乳腺癌患者的辅助治疗方法，不论其检测的 *TOP2A* 状态如何。在这项研究中发现，选择一个短周期的化疗方案，仅 4 个周期

TC 方案联合 1 年的曲妥珠单抗,对部分乳腺癌患者仍是一个合适的选择。并且疗效与 *TOP2A* 是否扩增无关。3 年无病生存率达 96.9%,相比于其他研究是非常不错的一个数据。从 NSABP B15 研究证实含蒽环方案优于传统的 CMF 方案依赖,蒽环类药物在辅助治疗领域占有重要地位。而曲妥珠单抗在 HER2 阳性乳腺癌中地位也是经多个临床研究证实。然而蒽环类药物和曲妥珠单抗同时具有心脏毒性,当这两个药物同时使用将会增加心功能异常、骨髓抑制的风险。在其他研究中已证实非蒽环类药物方案再辅助治疗中与蒽环类药物方案有同样的疗效。

在该研究中,我们仅随访了一个比较短的时间,因为多数 *HER2* 扩增的乳腺癌复发转移高峰都在该时间段内。并且和蒽环类药物所不同的是,*TOP2A* 是否扩增与药物疗效并无相关性。同样,*c-MYC* 基因拷贝数与疗效也并无关系。

上述 APT 与 TCH 研究均提示,对于 HER2 阳性的低危小肿瘤可以考虑弱化化疗的模式,采用不含蒽环类药物,或短周期化疗但曲妥珠单抗仍保留 1 年的标准用药时间,仍就可获得不错的疗效。

第三节　帕妥珠单抗在 HER2 阳性早期乳腺癌辅助治疗中的应用

帕妥珠单抗是基于人免疫球蛋白 G1(IgG1)框架序列的人源化单克隆抗体,由 2 个重链(449 个氨基酸残基)和 2 个轻链(214 个氨基酸残基)组成。与曲妥珠单抗一样,帕妥珠单抗是在中国仓鼠卵巢(Chinese hamster ovary, CHO)细胞中产生的,直接靶向 HER2 胞外区。但其轻链(有 12 个氨基酸不同)和重链表位结合区域(有 29 个氨基酸不同)与曲妥珠单抗不同。因此,帕妥珠单抗与 HER2 二聚化表位结合,抑制了 HER2 与其他 HER 家族受体之间的二聚化作用。因此,曲妥珠单抗与帕妥珠单抗的作用方式是互补的。除了阻断信号转导,帕妥珠单抗和曲妥珠单抗均能诱导抗体依赖细胞介导的细胞毒作用(ADCC)。帕妥珠单抗在不同肿瘤源(如乳腺癌、肺癌和前列腺癌)异种移植模型中表现出活性。此外,在 HER2 阳性乳腺癌和肺癌异种移植模型中,帕妥珠单抗联合曲妥珠单抗用药表现有协同抗肿瘤作用。产生协同作用的原因可能是两个抗体的作用机制互补:曲妥珠单抗抑制 HER2 胞外区脱落(HER2 激活机制),帕妥珠单抗抑制 HER2 与配体激活的 HER 家族成员(如 HER1、HER3 和 HER4)之间的二聚化。

由于帕妥珠单抗与曲妥珠单抗一样是针对 HER2 靶点的,因此,其具有潜在的心脏毒性风险,尤其是在接受过既往蒽环类药物治疗的患者中。对于所有入选至帕妥珠单抗研究组的患者,需要进行常规心脏功能监测。到目前为止,所有数据均显示帕妥珠单抗(单药或与其他治疗,如曲妥珠单抗或细胞毒化疗合用)具有良好心脏安全性特征。其心脏毒性特征与曲妥珠单抗相似;到目前为止,在参加研究的患者中,2 种抗体合用并未增加心脏事件发生率。

现有各研究中帕妥珠单抗的剂量为 2.0~15.0 mg/kg(对于 70 kg 患者,相当于 140~1050 mg),其药代动力学特征相似,清除率无变化。二室模型充分解析了浓度-时间数据,得出典型患者系统清除率为 0.24 L/d,终末半衰期为 17.3 d。基于这些数据,支持在临床研究中选择 3 周一次给药间隔。Ⅱ期临床研究中,按负荷剂量 840 mg(继而 420 mg,3 周 1 次)给药时,将在第 2 周期达到稳态浓度谷和峰浓度。Ⅰa 期和Ⅱ期研究所得的群体药代动力学模型支持在女性患者中继续按固定剂量(不基于体重)给药。在目前为止完成的Ⅰb 和Ⅱ期研究中,未发现帕妥珠单抗影响合并用药吉西他滨、多西他赛、卡培他滨或厄洛替尼的药代动力学。

在前期,CLEOPATRA 研究证实了在 HER2 阳性转移性乳腺癌患者中,帕妥珠单抗联合曲妥珠单抗和多西他赛能够显著延长无进展生存期(PFS)和总生存期(OS),确立了曲妥珠单抗+帕妥珠单抗+多西他赛作为 HER2 阳性转移性乳腺癌患者一线标准治疗地位。NeoSphere 研究则证实了帕妥珠单抗联合曲妥珠单抗和多西他赛作为手术前治疗的一部分,能显著提高病理学完全缓解(pCR)率。

以上研究所得数据皆证实了帕妥珠单抗联合曲妥珠单抗和多西他赛具有更强的抗 HER2 阳性乳腺癌活性,所以一项旨在探索帕妥珠单抗在

HER2 阳性早期乳腺癌治疗中的价值的Ⅲ期临床研究也已展开。APHINITY 研究是一项前瞻性、随机、多中心、双盲安慰剂对照研究。本项研究的主要研究终点是比较随机化接受化疗加 1 年曲妥珠单抗加安慰剂或化疗加 1 年曲妥珠单抗加帕妥珠单抗的 HER2 阳性乳腺癌患者的无侵袭性疾病生存期(IDFS)。次要研究终点是比较两个治疗组的 IDFS,包括第 2 原发非乳腺癌、DFS、OS、无复发间期(recurrence-free interval, RFI)、远处无复发间期(distant RFI, DRFI)、心脏安全性、总体安全性和健康相关生活质量(health-related quality of life, HRQL)。

非转移性、充分手术切除、组织学确认的浸润性 HER2 阳性乳腺癌患者符合参加试验的标准。入选研究前,将在中心病理学实验室确诊原发性肿瘤的 HER2 阳性状态(HER2 3+或 HER2 2+且 FISH 阳性)。随后患者被随机分组接受帕妥珠单抗组或安慰剂与曲妥珠单抗和化疗联合治疗组。研究者为患者选择以下一种蒽环类药物或非蒽环类药物化疗方案:3 或 4 个周期(每 3 周 1 个周期)5-氟尿嘧啶+表柔比星或多柔比星+环磷酰胺,随后 3 或 4 个周期(每 3 周 1 个周期)多西他赛或 12 个周期(每周 1 个周期)紫杉醇;4 个周期(每 3 周或每 2 周 1 个周期)环磷酰胺+多柔比星或表柔比星,随后 4 个周期(每 3 周 1 个周期)多西他赛或 12 个周期(每周 1 个周期)紫杉醇;或 6 个周期(每 3 周 1 个周期)多西他赛+卡铂。

在含紫杉类药物给药周期的第 1 天,静脉输注帕妥珠单抗和曲妥珠单抗,帕妥珠单抗的起始剂量为 840 mg,此后每 3 周给药 1 次,给药剂量为 420 mg,共 52 周(最多 18 个疗程)或直到疾病进展、出现难以控制的毒性或撤回知情同意书。曲妥珠单抗采用 3 周疗程,起始剂量为按体重计 8 mg/kg,此后每 3 周 1 次,剂量为按体重计 6 mg/kg;给予标准剂量的 5-氟尿嘧啶、表柔比星、多柔比星、环磷酰胺、多西他赛、紫杉醇和卡铂。化疗完成后,患者按照当地临床标准接受放疗和/或内分泌治疗。

两治疗组间的人口学特征总体分布均衡。中位年龄为 51 岁(范围 18~86 岁),13%的患者年龄≥65 岁,99%以上的患者为女性,71%的患者为高加索人。63%的患者为淋巴结阳性,64%为激素受体阳性。所有患者的 ECOG 体能状况评分为 0 或 1 分。78%的患者接受含蒽环类药物方案。

2017 年 ASCO 会议上公布了 APHINITY 中位随访 45.4 个月随访数据,同时在《新英格兰医学杂志》上也进行发表,结果显示,在 ITT 人群中,双靶向+化疗组较单靶向+化疗组 4 年无浸袭性疾病生存(IDFS)绝对获益达到 1.7%:92.3% *vs* 90.6%(*HR* 0.81, 95%*CI* 0.66~1.00; $P<0.05$)。但引入辅助化疗时,CMF 方案对比安慰剂可以提高 9.9%的 5 年无复发生存期(RFS);在引入内分泌治疗时,5 年他莫昔芬较安慰剂对比可以提高 11.4%的 5 年 RFS;引入抗 HER2 治疗时,曲妥珠单抗的加入也可以改善 5.8%的 4 年 DFS。就帕妥珠单抗加入辅助治疗中,APHINITY 研究可以改善 1.7%的 IDFS,这样一个 4 年 IDFS 提高的比例有点偏低。进一步分析提示在淋巴结阳性亚组(改善 3.2%)和激素受体阴性亚组(改善 2.3%)中,患者的获益更加明显。由于早期乳腺癌患者的生存时间很长,往往随着随访时间的进一步延长,才可以看到两组的差别逐渐拉大。

APHINITY 研究中国亚组结果显示,中国 22 家研究中心共招募 372 例患者,其中 179 例患者随机分配至帕妥珠单抗+曲妥珠单抗+化疗组,193 例患者随机分配至安慰剂+曲妥珠单抗+化疗组。至临床数据截止日期,两组中位随访时间相似(帕妥珠单抗+曲妥珠单抗+化疗组 41.0 个月,安慰剂+曲妥珠单抗+化疗组 41.5 个月)。两治疗组的人口统计学、基线特征和分层因素基本均衡。中位年龄为 48.5 岁(全球 ITT 人群为 51.0 岁),所有的中国患者都是女性,其中多数患者为淋巴结阳性(82%),约半数患者为激素受体阳性(52%)。

在淋巴结阳性患者(预先设定的一个临床相关高风险亚组)中,与安慰剂+曲妥珠单抗+化疗相比,帕妥珠单抗+曲妥珠单抗+化疗治疗明显获益,3 年无侵袭性疾病生存率的估计为 92.3% *vs* 89.5%(*HR* 0.55, 95%*CI* 0.27~1.15)。中国患者中淋巴结阴性患者仅有 3 例 IDFS 事件。淋巴结阳性和淋巴结阴性亚组中治疗获益的趋势与全球人群中的趋势一致。

在激素受体阳性和激素受体阴性患者中观察到 IDFS 改善。在曲妥珠单抗联合化疗基础上加用帕妥珠单抗对激素受体阴性疾病患者(*HR* 0.49, 95%*CI* 0.20~1.21)和激素受体阳性疾病患者(*HR* 0.88, 95%*CI* 0.31~2.54)均显示临床获益,并与全球人群相似,甚至复发风险下降幅度更大;结合既往的流行病学分析,可能与中国患者合并更多的高危因素如更年轻、诊断分期更晚等相关。

2019 年 SABCS 公布了 APHINITY 研究中位随访 74.1 个月的结果。更新数据显示整体人群的复发风险下降达 24%,IDFS 绝对获益从 4 年 1.7% 增加到 6 年 2.8%。本次数据的更新,进一步证实了帕妥珠单抗联合曲妥珠单抗在辅助治疗中的疗效和安全性。亚组分析显示,在淋巴结阳性的人群中,相比曲妥珠单抗治疗组,帕妥珠单抗联合曲妥珠单抗治疗组 6 年 IDFS 绝对获益达到 4.5%,无浸润性复发生存率近 88%。和 2017 年公布的数据不一致的是,激素受体阳性的患者显示出获益,可能与不同激素受体状态患者具有不同的复发高峰期相关,激素受体阳性患者从复发时间上可能相比激素受体阴性复发更晚,需更长的随访时间观察到事件。APHINITY 6 年更新数据证实,帕妥珠单抗联合曲妥珠单抗的双靶疗效给激素受体阴性或阳性患者均带来显著获益,绝对获益达 2.5%和 3.0%,证明无论激素受体状态都能从强效的双靶治疗中获益,且本次随访进行了 OS 二次中期分析,ITT 人群死亡风险降低 15%,但是数据还未完全终结,需要更长时间的随访,目前特别关注的不良反应事件数还相对较少。

第四节　恩美曲妥珠单抗在 HER2 阳性早期乳腺癌辅助治疗中的应用

恩美曲妥珠单抗(T-DM1)是一种靶向 HER2 的抗体药物偶联物(ADC),含有人源化抗 HER2 IgG1 曲妥珠单抗,该抗体通过稳定的硫醚连接体 MCC(4-N-马来酰亚胺甲基环己烷-1-羧酸酯)与微管抑制药物 DM1(美坦辛衍生物)共价结合。其中曲妥珠单抗充当制导装置,将具有细胞毒性的 DM1 传递到 HER2 阳性的癌细胞上。DM1 与微管蛋白结合,干扰细胞内微管网络,导致细胞周期阻滞和细胞凋亡。此外,体外研究显示,与曲妥珠单抗类似,T-DM1 抑制 HER2 信号,发挥 ADCC,抑制过表达 HER2 人乳腺癌细胞 HER2 胞外结构域的脱落。

EMILIA 临床试验是一项随机Ⅲ期的国际研究,将 T-DM1 与卡倍他滨和拉帕替尼(标准治疗)的疗效进行对比。结果显示,T-DM1 组与拉帕替尼加卡培他滨联合治疗组的经独立回顾评估的中位无进展生存期(mPFS)分别为 9.6 个月和 6.4 个月(任何原因引起的进展或死亡 *HR* 0.65,95%*CI* 0.55~0.77;*P*<0.001),对终止边界交叉的治疗效果的二次中期分析中得到的中位总生存期(mOS)分别为 30.9 个月和 25.1 个月(任何原因引起的死亡 *HR* 0.68,95%*CI* 0.55~0.85;*P*<0.001)。研究人员由此得出结论,与拉帕替尼加卡培他滨联合治疗相比,T-DM1 治疗可显著性延长经曲妥珠单抗和紫杉烷类治疗过的 HER2 阳性晚期乳腺癌患者的 PFS 及 OS。为此,针对 T-DM1 在 HER2 阳性乳腺癌辅助治疗中的临床研究也已经展开。

KATHERINE 是一项随机、多中心、开放的临床试验,共纳入 1 486 例 HER2 阳性的早期乳腺癌患者(T-DM1 组 743 例和曲妥珠单抗组 743 例),这些患者在试验入组前接受了以紫杉烷类药物和曲妥珠单抗为基础的新辅助治疗。但在治疗后,乳腺和/或腋淋巴结仍有残存浸润性肿瘤。患者在接受研究治疗时,可遵照当地指南同时接受放疗和/或内分泌治疗。患者的乳腺肿瘤样本为 HER2 过表达,定义为由中心实验室测定的 IHC 3+或原位杂交(ISH)扩增比≥2.0。患者 1∶1 随机入组,接受 14 个周期 T-DM1 治疗或 14 个周期曲妥珠单抗治疗。并按照以下指标进行分层:就诊时的临床分期;根据当地实验室评估结果确定的激素受体状态;术前 HER2 靶向治疗(单独曲妥珠单抗治疗 *vs* 曲妥珠单抗+另外一种 HER2 靶向药物治疗);新辅助治疗后评估的淋巴结病理学状态。

入组患者接受每 3 周 1 次 3.6 mg/kg 剂量的 T-DM1 或者 6 mg/kg 剂量的曲妥珠单抗静脉给药治疗,共治疗 14 个周期。如果距离上一剂曲妥珠单抗给药已超过 6 周,则给予 8 mg/kg 负荷剂量的曲妥珠单抗。除非疾病复发、撤回知情同意或出现不能耐受的毒性反应。在主要分析时,T-DM1 的中位治疗时间为 10 个月(范围:1~12 个月),曲妥珠单抗的中位治疗时间为 10 个月(范围:1~13 个月)。由于毒性反应提前停用 T-DM1 的患者可以根据研究者的意见完成 14 个周期的曲妥珠单抗试验治疗。按照机构标准和试验方案给予放疗和内分泌治疗。

该研究的主要终点是 IDFS。定义为从随机分组至首次发生以下事件之一的时间:同侧浸润性乳腺肿瘤复发;同侧局部区域浸润性乳腺癌复发;对侧浸润性乳腺癌；远处疾病复发或任何原因死亡。其他终点包括IDFS（含第2原发性非乳腺癌）、DFS、OS和DRFI。

治疗组间的患者人口统计学和肿瘤基线特征平衡。患者中位年龄约为49岁（范围23～80岁），白人占72.8%，亚裔占8.7%，黑人或非裔美国人占2.7%。除5例患者外，所有患者均为女性。入组患者有22.5%来自北美，54.2%来自欧洲和23.3%来自世界其他地区。中国共入组101例患者。两治疗组间的肿瘤预后特征相似，包括激素受体状态（激素受体阳性72.3%，激素受体阴性27.7%）、患者临床分期（不可手术25.3%，可手术74.8%）和术前治疗后的病理淋巴结状态（淋巴结阳性46.4%，淋巴结阴性或未评价53.6%）。

与曲妥珠单抗治疗相比，T-DM1治疗对患者IDFS的改善具有临床意义和统计学意义（*HR* 0.50，95%*CI* 0.39～0.64，$P<0.001$），相当于IDFS事件风险降低50%。T-DM1和曲妥珠单抗组的3年IDFS率估计值分别为88.3% *vs* 77.0%。中国患者的有效性分析结果与全球人群趋势一致。在KATHERINE研究中，在所有预先设定的亚组分析中均可见T-DM1在IDFS方面一致的治疗获益，支持总体结果的稳健性。在激素受体阴性患者亚组（$n=412$，27.7%）中，IDFS的*HR*为0.50（95%*CI* 0.33～0.74）；在激素受体阳性患者亚组（$n=1074$，72.3%）中，IDFS的*HR*为0.48（95%*CI* 0.35～0.67）。新辅助治疗阶段接受曲妥珠单抗联合化疗的患者亚组（$n=1196$，80.5%），IDFS的*HR*为0.49（95%*CI* 0.37～0.65）；接受曲妥珠单抗加其他抗HER2靶向治疗联合化疗的患者亚组（$n=290$，19.5%），IDFS的*HR*为0.54（95%*CI* 0.27～1.06）；接受曲妥珠单抗加帕妥珠单抗联合化疗的患者（$n=272$，93.8%），IDFS的*HR*为0.50（95%*CI* 0.25～1.00）。术前治疗后淋巴结阳性患者（$n=689$，46.4%）的IDFS *HR*为0.52（95%*CI* 0.38～0.71）。术前治疗后淋巴结阴性或未评价患者（$n=797$，53.6%）的IDFS *HR*为0.44（95%*CI* 0.28～0.68）。

第五节　奈拉替尼在HER2阳性早期乳腺癌辅助治疗中的应用

奈拉替尼是一种可口服、不可逆的泛HER2的酪氨酸激酶抑制剂，可有效地抑制HER1、HER2、HER4。2017年FDA批准奈拉替尼用于早期HER2过表达/扩增乳腺癌成年患者在接受含曲妥珠单抗辅助治疗后的强化辅助治疗；2018年欧洲批准奈拉替尼用于早期HER2阳性和激素受体阳性成人乳腺癌患者的强化辅助治疗，且这些患者完成既往含曲妥珠单抗辅助治疗1年内接受强化辅助治疗；2020年中国批准其用于HER2阳性早期乳腺癌成年患者，在接受含曲妥珠单抗辅助治疗之后的强化辅助治疗；2020年FDA批准其联合卡培他滨用于既往已经接受2种或2种以上HER2靶向治疗失败的HER2阳性转移性乳腺癌患者。

自2005年，曲妥珠单抗为HER2阳性早期乳腺癌患者的标准治疗方案后，乳腺癌患者的生存得到极大的改善。但是NSABP B31和NCCTG N9831联合研究结果显示，辅助曲妥珠单抗治疗1年，随访10年仍有超过25%的患者复发。HERA研究结果显示，辅助2年曲妥珠单抗与辅助1年曲妥珠单抗治疗相比并没有显著提高患者疗效；该研究还发现，辅助曲妥珠单抗治疗1年后，随访10年仍有30%的患者复发。进一步探索辅助治疗对HER2阳性早期乳腺癌患者的影响，APHINTY研究结果显示，辅助帕妥珠单抗联合曲妥珠单抗，6年随访仍有近10%的HER2阳性患者复发，而淋巴结阳性亚组仍有约12%的患者复发。

奈拉替尼批准用于强化辅助治疗主要依赖于ExteNET研究。该研究探究了是否在HER2阳性早期乳腺癌标准方案基础上序贯1年奈拉替尼治疗可以进一步改善患者的生存结局。该研究在全球495个中心进行，是一项多中心、随机、双盲、安慰剂对照的Ⅲ期临床试验，共纳入2 840名Ⅰ～Ⅲc期（2010年2月改为Ⅱ～Ⅲc期）完成手术、辅助化疗+曲妥珠单抗治疗，没有复发及转移征象的HER2阳性乳腺癌患者，随机分为奈拉替尼组和安慰剂组。主要研究终点是ITT人群的DFS。入组患者根据激素受体状态、淋巴结转移情况、曲妥珠单抗应用情况（化疗联合/序贯曲妥珠单抗）进行分层。结果显示,ITT 人群中奈拉替尼组和安慰剂组的 2 年 IDFS 分别为 93.9%和 91.6%(*HR* 0.67,95%*CI* 0.50~0.91;*P*<0.01)。ITT 人群中奈拉替尼组和安慰剂组 5 年 IDFS 分别为 90.2%和 87.7%(*HR* 0.73,95%*CI* 0.57~0.92;*P*<0.01)。激素受体阳性亚组中奈拉替尼组和安慰剂组的 5 年 IDFS 率分别为 91.2%和 86.8%(*HR* 0.60,95%*CI* 0.43~0.83)。进一步对 ITT 患者激素受体阳性亚组进行分析,相比激素受体阳性/≤1 年(激素受体阳性且曲妥珠单抗治疗结束 1 年内序贯奈拉替尼治疗)的安慰剂组,激素受体阳性/≤1 年奈拉替尼组患者的 5 年 IDFS 绝对获益是 5.1%(*HR* 0.58,95%*CI* 0.41~0.82),5 年中枢神经系统 DFS 绝对获益 2.7%(*HR* 0.41,95%*CI* 0.18~0.85)。激素受体阳性/≤1 年非 pCR 的患者,奈拉替尼组的 5 年 IDFS 绝对获益为 7.4%(*HR* 0.60,95%*CI* 0.33~1.07),8 年 OS 绝对获益是 9.1%(*HR* 0.47,95%*CI* 0.23~0.92)。本次随访数据表明,1 年奈拉替尼延长辅助治疗进一步改善了 HER2 阳性早期乳腺癌患者的 DFS,激素受体阳性患者较阴性患者可能获益更加明显。与安慰剂组相比,未增加远期毒性的发生风险,不良反应总体可以耐受。

第六节 其他靶向治疗药物在 HER2 阳性乳腺癌辅助治疗中的探索

目前我国已获批的用于 HER2 阳性乳腺癌辅助治疗的药物与国际接轨,包括曲妥珠单抗、帕妥珠单抗、恩美曲妥珠单抗及奈拉替尼。此外拉帕替尼也曾在辅助治疗领域中有 ALLTO 研究的探索,很可惜最后是阴性结果,未使拉帕替尼获得辅助治疗适应证。此外还有如吡咯替尼、德喜曲妥珠单抗(T-DXd)等多个靶向 HER2 的药物处于临床前和临床研究阶段。由于辅助治疗临床研究需要长时间的随访,很多研究暂未有结果公布,所以本节重点介绍拉帕替尼在辅助治疗中的研究结果。

拉帕替尼是一种可逆的小分子酪氨酸激酶抑制剂(双激酶抑制剂),能有效地抑制 HER1 和 HER2 酪氨酸激酶活性,抑制细胞内的 EGFR 和 HER2 的 ATP 位点,阻止肿瘤细胞磷酸化和激活,对表皮生长因子(EGF)和 HER2 均有抑制作用。可有效地克服 EGFR 上调的补偿机制,而且对配体依赖性和非依赖性信号传导均有抑制作用。通过 EGFR 和 HER2 的同源和异源二聚体阻断下调信号,从而抑制肿瘤的生长。有研究表明,拉帕替尼联合卡培他滨能有效地提高对曲妥珠单抗耐药的 HER2 阳性转移性乳腺癌患者的疾病进展时间(TTP),并且对脑转移病灶治疗有效,拉帕替尼联合来曲唑可显著地提高绝经后激素受体阳性、HER2 阳性的转移性乳腺癌患者的 PFS。

Howard 报道单用拉帕替尼治疗曲妥珠单抗耐药的乳腺癌患者,有效率为 7.8%,稳定期达 4 个月及以上的患者有 41%,稳定期达 6 个月及以上者有 21%。Press 报道拉帕替尼联合紫杉醇治疗 HER2 阳性的初治晚期乳腺癌患者,与紫杉醇单药治疗比较,有效率分别是 60%和 36%,TTP 分别是 7.9 个月和 5.2 个月。EGF100151 是一项随机对照的多中心Ⅲ期临床研究。对 324 例 HER2 阳性的经蒽环类药物、紫杉类药物联合曲妥珠单抗治疗失败的晚期乳腺癌患者使用(治疗组):拉帕替尼 1 250 mg/d,卡培他滨 2 000 mg/m², 第 1~14 天,21 d 为 1 个周期;对照组使用的是卡培他滨单药 2 500 mg/m²,第 1~14 天,21 d 为 1 个周期。主要观察终点是至 TTP,2006 年 3 月 20 日进行了中期结果分析。TTP 的 *HR* 为 0.49(95%*CI* 0.34~0.71,*P*<0.001)。TTP 分别为 8.4 个月和 4.4 个月。mPFS 分别为 8.4 个月和 4.1 个月,*HR* 0.47(95%*CI* 0.33~0.67,*P*<0.001)。总缓解率(ORR)治疗组为 22%(95%*CI* 16%~29%),对照组 14%(95%*CI* 9%~21%),*P*>0.05。治疗组除腹泻和皮疹较对照组发生增多外,其他方面无明显差异(包括心脏毒性)。这一研究结论表明拉帕替尼联合卡培他滨治疗含有曲妥珠单抗联合治疗失败后的乳腺癌患者优于单用卡培他滨者,同时也再次表明对于在含有曲妥珠单抗联合方案治疗失败后,可考虑应用含酪氨酸激酶抑制剂联合化疗的新治疗方案。

2007 年美国 FDA 已批准拉帕替尼上市,用于治疗曲妥珠单抗耐药的 HER2 阳性的晚期乳腺癌,其主要的不良反应为腹泻、皮疹等。拉帕替尼在晚期乳腺癌的治疗取得了较好的疗效,已经获得 HER2 阳性晚期乳腺癌治疗的适应证。目前正在进行一系列关于拉帕替尼在乳腺癌新辅助及辅助治疗领域的临床研究。西班牙学者 Baselga 等在 2010 年 SABCS 上报道了Ⅲ期新辅助治疗临床研究(NeoALLTO 试验)的结果，该研究旨在比较拉帕替尼和/或曲妥珠单抗联合紫杉醇新辅助治疗 HER2 阳性乳腺癌的疗效。研究共入组 455 例 HER2 阳性初治患者，随机分为 3 组，分别为拉帕替尼＋紫杉醇(LP)、曲妥珠单抗＋紫杉醇(TP)和拉帕替尼＋曲妥珠单抗＋紫杉醇(LTP)。结果显示，3 组 pCR 率分别为 24.7%、29.5%和 51.3%。LTP 组 pCR 率显著高于 TP 组($P<0.001$)，提示在化疗基础上，联合使用靶向药物的疗效可能优于单一靶向药物。

ALLTO 试验正在比较患者在接受标准方案化疗后接受曲妥珠单抗、拉帕替尼、曲妥珠单抗序贯拉帕替尼、曲妥珠单抗联合拉帕替尼的疗效。ALTTO 研究是一项开放、全球多中心、Ⅲ期临床研究，从 2007 年 6 月至 2011 年 7 月，共入组了 8 381 例早期乳腺癌患者，随机分为 4 组：曲妥珠单抗单药(T)、拉帕替尼单药(L)、曲妥珠单抗联合拉帕替尼(T＋L)和曲妥珠单抗序贯拉帕替尼(T→L)，总抗 HER2 靶向治疗共 1 年，序贯期间有 6 周的洗脱期，以避免药物代谢间的影响。主要的分层因素包括化疗方案、激素受体状态、淋巴结状态。抗 HER2 治疗可以在所有化疗结束后开始，也可以在含蒽环药物化疗方案中序贯到紫杉类药物阶段与紫杉类药物联用。随着 BCIRG 006 结果的发表，多西他赛联合卡铂＋抗 HER2 治疗也被认可。按照患者病情的需要，在化疗结束后完成放疗及内分泌治疗。放疗和内分泌治疗可与抗 HER2 靶向治疗同时进行。

主要研究终点：DFS，即到第 1 次出现浸润性乳腺癌在任何位置的复发，或第 2 原发肿瘤(对侧浸润性乳腺癌或非乳腺恶性肿瘤)，或任意原因导致的死亡发生的时间。次要研究终点：OS、TTR、至远处复发时间(TDR)、脑转移的累计发生率、总体安全性、心脏安全性、是否存在 *c-myc* 基因扩增、PTEN 表达水平和是否存在 p95HER2。2011 年 8 月首次中期分析时，L 组由于疗效显著劣于 T 组而提前关闭，获得 DFS 的患者改为 T 继续辅助治疗。随着 L 组的关闭，统计方案也作了修订，由最开始的 Hochberg 法调整为更为保守的 Bonferroni 校正法，并设定在 ITT 人群 T＋L 优于 T 组的显著水平为 0.025，在符合方案(per-protocol，PP)人群验证 T→L 非劣于 T 的显著水平为 0.025。在中位随访 4.5 年后，L 组与 T 组的 4 年无病生存率为 82% *vs* 86%(*HR* 1.34，95%*CI* 1.15～1.56)。T＋L 组相比 T 组的无病生存率 *HR* 0.84，T＋L *vs* T：88% *vs* 86%；*HR* 0.84，97.5%*CI* 0.70～1.02；$P=0.048$；未达到预设的显著性水平 0.025。在 PP 人群中 T→L 组相对 T 组的无病生存率分别为 87% *vs* 86%；*HR* 0.96，97.5%*CI* 0.80～1.15；$P>0.05$，未达到预设的非劣效界值 1.11。同时 T＋L 没有显示降低脑转移发生率。含拉帕替尼治疗组的不良事件发生率高于曲妥珠单抗单药组，T＋L 组的至治疗中断事件发生率高于其他组，常见的导致拉帕替尼剂量调整或中断的不良事件包括腹泻、中性粒细胞减少和皮疹。然而 ALTTO 研究没有达到其主要终点(无病生存)，事件发生率低于预期：中位随访 4.5 年，L＋T 组对比 T 组共发生 555 例无病生存事件，未达到预期的 850 例。与 T 组比较，T＋L 组、T→L 组均没有达到终点。在辅助曲妥珠单抗基础上加入拉帕替尼没有改善无病生存，但增加了毒性。曲妥珠单抗序贯拉帕替尼也未被证明非劣于曲妥珠单抗单药。其实自研究发起的 2007 年开始，陆续有研究提示拉帕替尼并没有想象中的那样具有优势，晚期一线无进展生存没有曲妥珠单抗好，在新辅助治疗的结果也不一致。但我们仍要注意到研究中约有 92%的患者完成了超过 85%的曲妥珠单抗的剂量，仅有 66%和 76%的患者完成了 85%的拉帕替尼预设剂量。入组患者的复发风险更低(约有 85%患者肿瘤最大径≤5 cm，40%患者腋淋巴结阴性)，这些特征也许可以解释患者具有较低的复发率。研究主要观察指标为无病生存，预先设定的中位生存期达到 4.5 年或者无病生存事件数达到 850 个，而实际上只达到 550 个，所以事件数还未到预设的目标，还需要进一步随访。需要强调的是，患者在 ALTTO 研究中整体生存率数据不劣于 HERA 研究。当然后续的随访还将继续，以进一步探索拉帕替尼在 HER2 阳性早期乳腺癌辅助治疗中的价值及其在曲妥珠单抗治疗基础上能否进一步提高 HER2 阳性早期乳腺癌的辅助治疗效果。

但就目前 ALLTO 试验公布的数据而言，拉帕替尼并未获得 HER2 阳性乳腺癌辅助治疗的适应证，并且在各大指南的辅助治疗部分并未出现拉帕替尼的身影。

第七节　抗 HER2 靶向药物不良反应的管理

相比于化疗而言,抗 HER2 靶向治疗药物有其特有的毒性,常见的包括大分子单抗类药物的心脏毒性及小分子酪氨酸激酶抑制剂的消化道不良反应。

一、曲妥珠单抗不良反应管理

最初的 H0648g 临床研究提示曲妥珠单抗具有心脏毒性,因此在后续临床研究中对于抗 HER2 靶向药物的心脏毒性尤其关注。NSABP B31 和 NCCTG N9831 描述了在辅助治疗阶段使用曲妥珠单抗引起心脏毒性的范围和自然病史过程。将两个研究中不包含曲妥珠单抗的对照组和包括曲妥珠单抗并同期接受紫杉醇的治疗组合进行联合分析。3 年累积组约心脏协会Ⅲ/Ⅳ级心力衰竭的发生率在 NSABP B31 临床试验的曲妥珠治疗组中明显高于单纯化疗组(分别是 4.1%和 0.8%)。在 NCCTG N9831 临床试验中,曲妥珠单抗治疗组出现 1 例死亡,并且Ⅲ/Ⅳ级心力衰竭的发生率明显高于单纯化疗组(分别是 2.9%和 0)。对于全部患者,有 19%因心脏原因停止曲妥珠单抗治疗,14.2%因非症状性 LVEF 降低停止治疗,4.7%因症状性心脏毒性停止治疗。在 NSABP B31 临床试验的后期分析中,心脏毒性的发生率在结束 AC 方案后的心功能处于边界状态的患者显著升高。那些在 AC 方案治疗之后 LVEF 稍高于正常值低限(如低于 54%)的患者发生心力衰竭的概率高于 LVEF 值在 65%以上的患者。两个试验中患者的心脏事件并没有随着随访时间的延长而增加。在 NSABP B31 临床试验的分析中,5 年来导致死亡的累积心脏毒性事件或Ⅲ/Ⅳ级心力衰竭的发生率在曲妥珠单抗治疗组或者非曲妥珠治疗组分别是 3.8%和 0.9%,这些结果与最初的报道相似。AC 方案序贯紫杉醇加入曲妥珠单抗在 6 个月和 9 个月之后导致 LVEF 降低更多,但是在 18 个月的时候降低得最低。除了 AC 方案之后 LVEF 低于 54%之外,其他不良因素包括年龄>50 岁、接受过蒽环类药物治疗以及基线 LVEF 水平在 50%~54%,但是不包括左侧胸部肿瘤或放疗史。在 NCCTG N9831 临床试验的单独分析中,没有证据表明一开始就同时使用曲妥珠单抗和紫杉醇(而非序贯)会显著增加严重不良反应的发生率。3 年积累心脏事件的发生率在同时治疗组仅比序贯治疗组稍微增高。增加同时用药心脏毒性风险的各种因素,包括高龄、使用过蒽环类药物以及基线 LVEF 水平低(特别是指低于 55%但仍高于正常值低限)。HERA 临床试验中只有 3.4%的患者因为心脏毒性而停止治疗,比北美研究中观察到的发生率低,其主要原因可能是多数患者没有接受紫杉醇治疗。在北美试验中,与单纯化疗相比,联合用药组患者出现症状性和非症状性心脏毒性的概率均显著升高,而严重或症状性心力衰竭或 12 个月以上的心脏毒性发生率没有增加。在北美研究中,心脏功能异常在多数患者中是可逆的。出现 10 例严重心力衰竭的患者有 8 例是无症状的,6 例患者 LVEF 恢复到 55%以上。在出现其他心脏毒性的 61 例患者中,6 个月后 41 例患者(67%)的 LVEF 恢复到 55%以上。与心脏毒性相关的因素包括高剂量的蒽环类药物以及其他化疗药物、基线 LVEF 水平低以及体表指数较高(>25)。

BCIRG 006 试验的 3 个治疗组中有一组患者接受不包括蒽环类药物的辅助化疗方案联合曲妥珠单抗治疗。在 2006 年的 SABCS 和 2007 年的 ASCO 会议上,均报道了多西他赛联合卡铂和曲妥珠单抗相对曲妥珠单抗与包含蒽环类药物的方案以及 AC 方案序贯多西他赛较低的严重心脏毒性事件发生率。对所有已发表的辅助化疗的临床试验中的心脏毒性进行荟萃分析,在 10 955 例患者中,接受 1 年曲妥珠治疗后或者单纯化疗后出现症状性临床Ⅲ/Ⅳ级心力衰竭的比率是 1.9%和 0.3%,而非症状性 LVEF 降低的比率是 13.3%和 6.1%。从目前多项临床试验的长期随访结果看,在辅助治疗中使用曲妥珠单抗后,心脏事件的累积发生率较低;多在第 1 年即曲妥珠单抗治疗过程中其累积发生率有一个明显的上升,而当治疗结束后其累积发生率则基本维持在一个相对稳定的水平,未呈现增长趋势。同时,虽然 LVEF 在曲妥珠单抗辅助治疗阶段会较基线有所下降,但当治疗结束后多能逐步恢复或接近基线水平。换言之,曲妥珠单抗的心脏毒性与蒽环类药物不同，前者多仅引起细胞功能障碍，呈可逆性发展，通过对症治疗和暂时停药可初步恢复心脏功能；而后者则多引起细胞死亡，呈慢性发展，且不可逆。另外，BCIRG 006 试验第 3 次分析结果显示，虽然 AC-TH 组与 TCH 组均能显著延长患者生存期，但前者更易发生 3～4 级的左心功能下降（两组发生数分别为 21 例和 4 例，$P<0.001$）和 LVEF 下降（两组发生数分别为 19 例和 9 例，$P<0.001$），表明蒽环类药物与曲妥珠单抗联合使用会显著增加心脏毒性。

鉴于曲妥珠单抗与化疗药物合用可能增加心脏毒性，因此在治疗前后及治疗过程中监控患者的心脏功能就显得相当重要，且对有心脏疾病基础的患者尤应重视。值得注意的是，在目前所有曲妥珠单抗辅助治疗的临床试验中均无任何有关蒽环类药物同步联合曲妥珠单抗的辅助治疗资料，其长期的心脏毒性反应尚不能评价。因此在临床实践中暂不推荐采用曲妥珠单抗联合蒽环类药物的辅助化疗。

虽然曲妥珠单抗治疗相关的心功能不全通常易处理且绝大多数可逆。但在临床用药前也应仔细评估。排除心血管事件高危人群，避免有协同损害效应药物的联合应用。治疗前充分评估病史、体格检查、心电图、超声心动图或放射性核素血管扫描；治疗中每 3 个月复查 LVEF；治疗后 2 年内每 6 个月复测 LVEF。

对于无症状性心功能不全，可继续抗 HER2 治疗并频繁监测 LVEF（如 6～8 周），如 LVEF 绝对值下降≥16％或低于正常范围且下降≥10％，应暂停抗 HER2 治疗，并于 3～4 周内复查 LVEF 决定是否继续抗 HER2 治疗。一旦 LVEF 无改善/下降或发生有症状的充血性心力衰竭，按照指南推荐的标准流程及时治疗心力衰竭，并建议终止抗 HER2 治疗。

二、帕妥珠单抗相关不良反应的管理

在 APHINITY 研究中，最常见（＞5％的患者）的严重（3 级或以上）不良事件为腹泻、贫血和中性粒细胞减少。其中，腹泻在帕妥珠单抗治疗组发生率为 9.8％，安慰剂组为 3.7％。在化疗停止后的单独靶向治疗期间，帕妥珠单抗组 3 级或以上腹泻的发生率为 0.5％，安慰剂组为 0.2％，两组差异不大。在接受蒽环类药物的队列中（在接受蒽环类药物后开始抗 HER2 治疗），≥3 级的腹泻发生率低于接受非蒽环类药物的队列。我们发现治疗组之间差异最大的所有级别不良事件为腹泻（帕妥珠单抗组为 71.2％，安慰剂组为 45.2％）和皮疹（帕妥珠单抗组为 25.8％，安慰剂组为 20.3％）。基线功能生活质量评分在治疗组之间相似，并且该评分除了在紫杉烷类药物治疗结束时出现短暂有临床意义的下降之外，在治疗期间一直保持稳定。

此外，在本试验中，帕妥珠单抗组和安慰剂组分别有 17 例患者（0.7％）和 8 例患者（0.3％）发生主要心脏事件（治疗差异的 95％*CI* 0.0％～0.8％）；帕妥珠单抗组和安慰剂组分别有 15 例和 6 例患者出现纽约心脏协会分级为Ⅲ或Ⅴ级的心力衰竭和 LVEF 明显下降，每组各有 2 例患者由于心脏原因死亡。在帕妥珠单抗组中，接受蒽环类药物的队列中有 15 例患者（0.8％）发生主要心脏事件，接受非蒽环类药物的队列中有 2 例（0.4％）。在临床试验截止时，根据研究者评估和 LVEF 数据（详细数据未列出），帕妥珠单抗组和安慰剂组分别有 7 例次和 4 例次事件已缓解。帕妥珠单抗组和安慰剂组分别有 64 例患者（2.7％）和 67 例患者（2.8％）发生次要心脏事件（治疗差异的 95％*CI* −1.0％～0.9％）。

心脏毒性是抗 HER2 药物常见的毒性，通常表现为 LVEF 下降。在应用帕妥珠单抗之前，应对患者全面评估，行超声心动图检查，LVEF 较基线下降不低于 15％但仍在正常范围（LFEV＞50％）才可用药；整个治疗过程中应定期监测；全程给予心电监护，认真倾听患者主诉，加强巡视。出现下列情况时，应停止帕妥珠单抗治疗至少 4 周，并每 4 周检测 1 次 LVEF：①LVEF 较治疗前绝对数值下降≥16％；②LVEF 低于正常范围并且较治疗前绝对数值下降≥10％；③LVEF 持续下降（大于 8 周），或者 3 次以上因心肌病而停止帕妥珠单抗治疗，应永久停止使用；如 4～8 周内 LVEF 回升至正常范围或 LVEF 较治疗前绝对数值下降≤15％，可恢复使用帕妥珠单抗。

血液/骨髓抑制是帕妥珠单抗引起的较为常见的不良反应之一，主要类型包括中性粒细胞减少、红细胞减少、白细胞减少和血小板减少等；除了疾病进展外，最常见的导致停止治疗的不良反应是感染和发热性中性粒细胞减少症。多数情况下，应用集落刺激因子可以有效地控制血液/骨髓抑制不良反应。

胃肠道反应主要表现为恶心、呕吐、腹痛、腹泻、食欲下降等，其中以食欲下降和腹泻最为常见，症状相对较轻。对于轻度腹泻可采用复方地芬诺酯和洛哌丁胺等药物对症治疗,以及通过补充液体和电解质进行早期干预,如果发生3级腹泻或需要推迟下一个化疗周期的不能缓解的2级腹泻,紫杉醇用量必须降低1个剂量级。出现呕吐不良反应,可应用选择性5-HT_3受体拮抗剂(昂丹司琼、托烷司琼、帕洛诺司琼均可)或皮质类固醇激素(如地塞米松)或神经激肽-1(neurokinin-1, NK-1)受体拮抗剂(如阿瑞匹坦、福沙匹坦)等药物来预防急性或延迟性呕吐的发生。

三、T-DM1不良反应管理

在KATHERINE研究中,与曲妥珠单抗辅助治疗相比,T-DM1治疗的不良事件较多。在早期乳腺癌的治疗中,较高级别或持续的不良事件需要引起重视。KATHERINE研究中T-DM1组138例(18.6%)患者和曲妥珠单抗组50例(6.9%)患者报告了任意级别的周围感觉神经病,T-DM1组10例(1.4%)患者报告了3级周围感觉神经病。到试验截止时,T-DM1组138例患者中103例(74.6%)的周围感觉神经病已缓解。虽然T-DM1组中血小板减少患者的百分比较高,但两组中发生3级或更高级别出血的患者百分比相似(T-DM1组0.4%,曲妥珠单抗组0.3%)。然而,T-DM1组1例患者死于与跌倒和2级血小板减少相关的颅内出血。T-DM1组出现了2个肝脏结节性再生性增生病例。T-DM1组11例(1.5%)患者出现了放射性肺炎;这一发生率高于对照组(0.7%)。T-DM1组的心脏事件比曲妥珠单抗组少,总共仅发生5起(0.3%)事件。

T-DM1所致的周围神经病变的症状主要表现为感觉神经损伤,如各种感觉过敏、感觉倒错、感觉减退和烧灼性疼痛等各种神经痛的症状。当患者出现周围神经病变时,可给予B族维生素营养神经治疗;对于神经痛的症状,可选择普瑞巴林、文拉法辛、阿米替林或度洛西汀等对症治疗。必要时可邀请神经内科医生会诊。若治疗过程中发生3级以上的周围神经病变时,应暂缓T-DM1治疗;待症状改善后,患者能够生活自理时,可考虑重新开始治疗,并将剂量适当调低。若神经性病变较为严重,危及患者生命时,应立即终止T-DM1治疗。

血液学不良反应是T-DM1常见的不良反应,包括全血细胞减少、中性粒细胞减少症、血小板减少症等。应用T-DM1前需进行全血细胞计数检查,对于不符合治疗条件的患者应慎重用药,待血液学指标恢复正常后方可用药。在治疗期间密切监测血细胞计数,必要时可考虑使用药物对症处理,同时进行个体化调整剂量。

使用T-DM1前后应常规进行肝功能检查,并在发生肝功能异常时及时进行干预,如果发生3级以上肝损伤,需充分权衡停药引起疾病进展和继续用药导致肝损伤加重的风险,必要时可停用T-DM1。

T-DM1也属于抗HER2类药物,具有一定的心脏事件发生率。在应用T-DM1之前,应对患者全面评估,客观评价心脏功能及相关心脏毒性事件的发生风险,早期发现,及时诊治。

如LVEF绝对值<50%(下降≥16%),或在正常范围但治疗过程中LVEF下降幅度≥10%,应暂停T-DM1治疗,β受体阻滞剂(β-receptor blocker, BB)、血管紧张素转换酶抑制剂(ACEI)和血管紧张素受体阻滞剂(ARB)类药物可有效地治疗曲妥珠单抗相关心脏毒性。如LVEF降低不可恢复或严重降低时,或发生有症状的充血性心力衰竭时,应永久停药,必要时请心血管专科医生会诊。

四、奈拉替尼相关不良反应的处理

奈拉替尼作为一种酪氨酸激酶抑制剂类药物,也常见腹泻等不良反应。EGFR是氯离子分泌的负性调控因子,在胃肠道黏膜细胞中高表达,对EGFR的抑制会使细胞分泌的氯离子增加,产生分泌性腹泻。除此之外,对EGFR的抑制能够降低肠黏膜上皮细胞生长,影响肠上皮愈合,进而引起黏膜萎缩,影响肠黏膜功能。腹泻按照严重程度可分为5级:1级,大便次数比基线每天增加<4次;与基线相比,造瘘口排出物轻度增加。2级,大便次数比基线每天增加4~6次;静脉补液<24 h;与基线相比,造瘘口排出物中度增加;未影响日常生活。3级,大便次数比基线每天增加≥7次或大便失禁;需要24 h或更长时间的静脉输液或住院治疗;与基线相比,造瘘口排出物重度增加;影响个人日常生活活动。4级,危及患者生命(如血流动力学崩溃)。5级,致患者死亡。

在ExteNET研究中,95%的奈拉替尼治疗患者报告了腹泻,3级腹泻发生率40%,4级腹泻发生率

0.1%，研究未使用任何预防性止泻药。酪氨酸激酶抑制剂导致腹泻时，应及时给予膳食调整、洛哌丁胺或静脉补液等对症治疗。在预防性腹泻处理中，一项Ⅱ期的 CONTROL 研究，旨在探索强制使用腹泻预防药物和剂量递增策略对腹泻耐受性的改善。该研究分为 6 个队列，既长期规律使用洛哌丁胺(L)、布地奈德联合洛哌丁胺(BL)、考来替泊联合洛哌丁胺(CL)和考来替泊按需洛哌丁胺(C)进行预防；两种奈拉替尼剂量递增队列(DE)，一种为 1～7 d 奈拉替尼 120 mg/d，随后 8～14 d 160 mg/d，最后到 365 d 均采用 240 mg/d；另一剂量递增队列 1～14 d 奈拉替尼 160 mg/d，随后 15～28 d 200 mg/d，最后到 365 d 均采用 240 mg/d。这两个队列均按需使用洛哌丁胺。结果显示在所有队列中，3 级腹泻率均低于 ExteNET 研究，DE 发生率最低(L 31%，BL 28%，CL 21%，C32%，DE15%)，未发现 4 级腹泻。每次 3 级腹泻发作的平均持续时间是 1～2 d。大多数 3 级腹泻和腹泻相关的停药发生在第 1 个月，腹泻相关的停药在 DE 组最低(L20%，BL 8%，CL 4%，C 8%，DE 3%)。因此在奈拉替尼相关腹泻处理中，可采用剂量递增的给药模式以及洛哌丁胺的预处理给药来提高治疗的耐受性。

（夏　雯　王树森）

参考文献

[1] 中国抗癌协会肿瘤药物临床研究专业委员会，国家抗肿瘤药物临床应用监测专家委员会，国家肿瘤质控中心乳腺癌专家委员会，等. 抗体药物偶联物治疗恶性肿瘤临床应用专家共识(2020 版)[J]. 中国医学前沿杂志(电子版)，2021，13(1)：1 - 15.

[2] 中华医学会肿瘤学分会乳腺肿瘤学组，中国乳腺癌靶向治疗药物安全性管理共识专家组. 中国乳腺癌靶向治疗药物安全性管理专家共识[J]. 中国癌症杂志，2019，29(12)：993 - 1006.

[3] BARCENAS C H, HURVITZ S A, DI PALMA J A, et al. Improved tolerability of neratinib in patients with HER2-positive early-stage breast cancer: diarrheal toxicity in the CONTROL trial [J]. Ann Oncol, 2020,31(9):1223 - 1230.

[4] CAMERON D, PICCART-GEBHART M J, GELBER R D, et al. 11 years' follow-up of trastuzumab after adjuvant chemotherapy in HER2-positive early breast cancer: final analysis of the HERceptin Adjuvant (HERA) trial [J]. Lancet, 2017, 389 (10075):1195.

[5] CHAN A, MOY B, MANSI J, et al. Final efficacy results of neratinib in HER2-positive hormone receptor-positive early-stage breast cancer from the phase Ⅲ ExteNET trial [J]. Clin Breast Cancer, 2021,21(1):80 - 91.

[6] LAMBERTINI M, POGGIO F, BRUZZONE M, et al. Dose-dense adjuvant chemotherapy in HER2-positive early breast cancer patients before and after the introduction of trastuzumab: exploratory analysis of the GIM2 trial [J]. Int J Cancer, 2020,147(1): 160 - 169.

[7] MARTIN M, HOLMES F A, EJLERTSEN B, et al. Neratinib after trastuzumab-based adjuvant therapy in HER2-positive breast cancer (ExteNET): 5-year analysis of a randomized, double-blind, placebo-controlled, phase 3 trial [J]. Lancet Oncol, 2017,18(12):1688 - 1700.

[8] SUNG H, FERLAY J, SIEGEL R L, et al. Global cancer statistics 2020: GLOBOCAN estimates of incidence and mortality worldwide for 36 cancers in 185 countries [J]. CA Cancer J Clin, 2021,71(3): 209 - 249.

[9] VON MINCKWITZ G, HUANG C S, MANO M S, et al. Trastuzumab emtansine for residual invasive HER2-positive breast cancer [J]. N Engl J Med, 2019,380:617 - 628.

[10] VON MINCKWITZ G, PROCTER M, DE AZAMBUJA E, et al. Adjuvant pertuzumab and trastuzumab in early HER2-positive breast cancer [J]. N Engl J Med, 2017,377:122 - 131.

第四十四章

乳腺癌术后辅助治疗指南

乳腺癌术后辅助治疗是在手术完成后的治疗，目的是降低患者复发转移的概率，延长无复发生存期(RFS)和总生存期(OS)。由于术后辅助治疗是没有病灶的治疗，无法“摸着石头过河”，所以治疗更需要遵循指南和规范，应该基于循证医学证据制订术后治疗方案。在乳腺癌治疗领域，国际上最常用、最权威的指南包括“St. Gallen 共识”“美国国家综合癌症网络（NCCN）治疗指南”“美国临床肿瘤学会（ASCO）治疗指南”“欧洲肿瘤内科学会（ESMO）指南”等。这些指南和共识既有共同点，也存在一些差异。结合我国具体情况，我国专家携手制定了“中国抗癌协会乳腺癌诊治指南与规范”“中国临床肿瘤学会（CSCO）乳腺癌诊疗指南”等，并且定期更新。各种指南、共识均来自循证医学的证据，因此指南、共识可以指导我们的临床工作。乳腺癌治疗应该提倡遵循指南，规范治疗，针对不同阶段的乳腺癌，采取不同的治疗策略。早期乳腺癌术后患者，要把握机会，争取治愈，治疗更要标准规范。

第一节　乳腺癌术后辅助全身治疗指南

乳腺癌术后辅助治疗，完全基于临床分期作出治疗决策已经受到实践的挑战。随着对乳腺癌发生、发展分子机制认识的逐渐深入，乳腺癌术后治疗决策经历了在充分重视传统肿瘤负荷为基础的分期诊断的前提下，更多考虑患者预后相关的组织学分期，以及治疗获益相关的分子指标的过程。到了今天，治疗决策更加重视临床病理学分型，同时多基因检测工具[21 基因检测(Oncotype DX)、70 基因检测(MammaPrint)等]有助于指导辅助化疗的决策，这些转变使得乳腺癌诊治理念日臻完善，并充分体现更为精准的个体化治疗。当然，无论何时，准确判断肿瘤分期、利用分子指标预测预后是指导术后辅助治疗的关键所在。因此，对于常见组织学类型的早期乳腺癌患者，以分子分型为基础，结合传统危险度分析及多基因检测评分风险，制订全身辅助治疗方案是合理可行的。

一、乳腺癌术后复发风险评估及全身辅助治疗指南

中国抗癌协会 2011 年发布了乳腺癌诊治指南与规范，该指南与规范中对乳腺癌术后复发风险进行了分组，一直用于指导辅助治疗的临床实践。2021 年新颁布版本中的复发转移风险评估表在传统临床病理学因素基础上加入了多基因检测评分，见表 44-1。该表可供全面评估患者手术以后的复发风险高低，是制订全身辅助治疗方案的重要依据。

除上述的低、中、高危乳腺癌术后复发风险的分组策略外，自 2011 年度起《St. Gallen 国际乳腺癌专家共识》中对乳腺癌复发风险的评估，更多地依照临床病理学分型来进行术后辅助治疗方案的决策。乳腺癌亚型可以通过基因阵列或免疫组织化学(IHC)检测结果进行分类。由于获取基因表达微阵列信息并不总是可行的，Cheang 等专家提议运用一种接近

表 44-1　乳腺癌复发转移风险评估

危险度	判别要点	
	区域淋巴结转移	其他情况
低危	阴性	① 同时具备以下条件[a]：pT≤2 cm；组织学 1 级；LVI 阴性；HER2 阴性；年龄>35 岁；ER/PR 阴性[b]；Ki-67≤20％或实验室中位值 ② ER 阳性、HER2 阴性时，不满足上述其他条件但多基因检测低危
中危	不符合低/高危定义的其他情况	
高危	1～3 枚阳性	① ER/PR 阳性且 HER2 阴性时，满足以下条件之一[c]：组织学 3 级；pT>5 cm；多基因检测高危 ② ER 阴性且 PR 阴性；或 HER2 阳性
	≥4 枚阳性	任何情况

注：a. 此时可不做多基因检测(如 21 基因或 70 基因)。目前中国国内缺乏 Oncotype DX 等原研产品，多数实验室或病理科采用自制检测工具，不同单位之间的结果可能存在差异或分歧，因此，在需要参考多基因检测时，推荐使用原研产品，或具备相应资质实验室和病理科。b. 当 ER 阴性、PR 阳性，或 ER 1％～10％阳性时，分子本质可能更接近于非腔面型，在风险判断与作出豁免化疗决策时宜慎重。c. 虽然 Ki-67 增殖指数是乳腺癌复发的独立因素之一，但专家团对 pN_1 伴高 Ki-67 即可判定高危的提法存在争议。虽然 pN_1 伴高 Ki-67 是某些临床试验中激素受体阳性、HER2 阴性乳腺癌的高风险分类条件，但该分类法并不具有普适性。

基因表达微阵列分析的简单分类方法，这种方法已经被作为有用的标准方法。运用临床病理学标准确定亚型与本质上的亚型相似但并不完全等同，是一种方便而近似的判定方法。临床病理学分型运用 IHC 法定义雌激素受体(ER)与孕激素受体(PR)，检测人表皮生长因子受体 2(HER2)高表达和/或基因扩增，以及作为细胞增殖标志的 Ki-67 增殖指数，运用这些来确定肿瘤亚型。这种临床病理学分类需要对上述指标进行可靠的检测。ASCO/美国病理学家学会(CAP)有针对激素受体检测和HER2 检测的相关指南。Ki-67 增殖指数目前面临更重要的挑战，但在该分类中，Ki-67 在区分“管腔 A 型”与“管腔 B 型(HER2 阴性)”两种亚型时又非常重要，2021 年“乳腺癌 Ki-67 国际工作组评估指南”推荐采用标准化的“打字机”视觉评估法进行判读，并提出要有严格的质量评估保证和控制体系，确保分析的有效性。如果不能获取准确的 Ki-67 增殖指数，可采用一些替代的测量增殖的方法如组织学分级。“St. Gallen 2015 乳腺癌临床病理学分型”见表 44-2。

表 44-2　乳腺癌临床病理学分型定义

亚　型	临床、病理定义	说　明
管腔 A 型	“管腔 A 样”：ER/PR 阳性且 PR 高表达； HER2 阴性； Ki-67 增殖指数高	ER、PR 表达及 Ki-67 增殖指数的判定值建议采用报告阳性细胞的百分比。Ki-67 高低的判定值在不同病理实验中心可能不同，可统一采用 14％作为判断 Ki-67 高低的界值；同时，以 20％作为 PR 表达高低的判定界值*，可进一步区分管腔 A 样和管腔 B 样(HER2 阴性)
管腔 B 型	管腔 B 样(HER2 阴性)： ER/PR 阳性； HER2 阴性； 且 Ki-67 增殖指数高或 PR 低表达； 管腔 B 样(HER2 阳性)： ER/PR 阳性； HER2 阳性(蛋白过表达或基因扩增)； 任何状态的 Ki-67	上述不满足管腔 A 样条件的管腔样肿瘤均可作为管腔 B 样亚型

续表

亚　型	临床、病理定义	说　明
HER2 过表达	“HER2 阳性”: HER2 阳性(蛋白过表达或基因扩增); ER 和 PR 阴性	
基底细胞样癌	三阴性(非特殊型浸润性导管癌): ER 和 PR 阴性; HER2 阴性	三阴性乳腺癌和基底样型乳腺癌之间的吻合度约 80%;但是三阴性乳腺癌也包含一些特殊类型乳腺癌,如髓样癌(典型性)和腺样囊性癌。这类癌的复发转移风险较低

注:*,以 20%作为 PR 表达高低的判定界值,目前仅有一篇回顾性文献支持[参考文献,PRAT A, CHEANG M C U, MARTÍN M, et al. Prognostic significance of progesterone receptor-positive tumor cells within immunohistochemically defined luminal A breast cancer. J Clin Oncol, 2013, 31(2): 203-209.]。

基于临床病理学分型特点,St. Gallen 国际乳腺癌会议专家委员会也进行了基于此分型的治疗推荐,具体见表 44-3。临床病理学分类为“管腔 A 样”型乳腺癌(除外高风险患者)基本上推荐单用内分泌治疗,“管腔 B 样”型推荐化疗和内分泌治疗,“HER2 阳性”患者加用抗 HER2 治疗,绝大多数“三阴性乳腺癌”主要依赖化疗(如那些浸润性导管癌患者)。

我们在临床工作中参考的“NCCN 指南”,针对术后辅助治疗选择也指出首先根据对内分泌治疗和抗 HER2 治疗的反应(即激素受体状况和 HER2 状态)进行分类,然后再根据解剖和病理学特征(即肿瘤分级、肿瘤大小、腋淋巴结状态、淋巴管血管侵犯)提示的疾病复发风险作进一步分类。

前面所述的几个指南、共识给出的治疗推荐总体来讲是一致的,最终选择方案要综合考虑肿瘤的临床病理学特征、患者方面的因素和患者的意愿,以及治疗可能的获益和由之带来的毒性等。

二、激素受体状况和 HER2 检测的说明

乳腺癌术后辅助治疗方案制订需要临床病理学分类,而临床病理学分类需要对激素受体状况和 HER2 状态进行可靠的检测。

表 44-3　不同亚型系统治疗的推荐

亚　型	治疗类型	治疗上的附注
管腔 A 型	大多数患者仅需内分泌治疗	少数需要细胞毒化疗(如淋巴结转移数目多,或其他风险指征:见正文)
管腔 B 型 HER2 阴性	内分泌治疗±细胞毒治疗	是否加用化疗需要综合考虑激素受体表达高低、复发转移风险及患者状态等
管腔 B 型 HER2 阳性	化疗+抗 HER2+内分泌治疗	无证据显示这类患者可以避免化疗
HER2 阳性(非管腔型)	化疗+抗 HER2	非常低风险患者(如 pT_{1a} 且淋巴结阴性)可以观察而不使用全身辅助治疗
“三阴”(导管型)	细胞毒性药物化疗	
特殊组织类型*		
内分泌治疗反应性	内分泌治疗	
内分泌治疗无反应性	细胞毒性化疗	髓样癌与腺样囊性癌可能不需要任何辅助细胞毒性化疗(如果淋巴结阴性)

注:*,特殊组织类型:内分泌治疗反应性(筛状癌、管状癌以及黏液癌);内分泌无反应性(顶分泌癌、髓样癌、腺样囊性癌以及化生性癌)。

2010 年 ASCO 和 CAP 联合制订并公布了一部指南，旨在提高 IHC 检测乳腺癌 ER 和 PR 的准确性，对于有针对性地进行内分泌治疗，避免不必要的毒性反应具有重要意义，有助于解决目前世界范围内 ER/PR 检测 20% 不准确率的问题。指南推荐，对于每一例新诊断为乳腺癌的患者，应进行 ER 和 PR 的检测，这是新诊断乳腺癌的标准程序。激素受体检测判定标准变化是本次指南中最引人注目的，指南推荐 ER 和/或 PR 阳性标准是：≥1% 细胞的细胞核染色阳性即是激素受体阳性，而以往是以 10% 作为标准的。指南明确提出在病理学检查报告中应该包括如下 3 方面内容：①记录和报告肿瘤细胞激素受体阳性染色的百分比；②记录和报告染色强度，分别为弱染色、中等强度染色和强染色；③受体阳性结果解释，即是否有至少 1% 的肿瘤细胞染色阳性。受体检测结果应该是阳性、阴性、不确定。当然，如果由于样本问题不能得出激素受体检测结果时也应该明确标出。

此次指南推荐区分激素受体阳性和阴性的界值定为 1% 的肿瘤细胞细胞核染色。当然，染色细胞的百分比能够提供更多的预测及预后信息。多项研究中看到，乳癌患者预后指标，如 OS、无病生存期(DFS)、内分泌治疗反应率等与 ER 受体水平高低呈正相关，这就提示临床医生如果一个患者的激素受体水平较高，那么她可能从内分泌治疗中的获益要好于激素受体水平较低者。随着循证医学数据的积累，2020 版“ASCO/CAP 乳腺癌 ER/PR 检测指南”中 ER、PR 用 IHC 检测的阳性依然定义为阳性细胞核染色≥1%，但新增了 ER 弱阳性亚组，定义为 1%～10% 细胞核着色，按指南要求要加以备注。ER 弱阳性乳腺癌占 ER 阳性乳腺癌的 2%～3%。2021 年我国“CSCO 乳腺癌诊疗指南”“CBCSG 指南”均认为 ER 弱阳性乳腺癌的生物学行为与 ER 阴性乳腺癌更为类似，在术后辅助内分泌治疗中的获益较少，在作出治疗决策时也应当考虑到这一点。“CSCO 乳腺癌指南”指出对于 ER 弱阳性患者不应放弃辅助化疗，可在完成辅助化疗后酌情考虑内分泌治疗；而对于绝经前 ER 弱阳性患者则不建议使用卵巢功能抑制(ovarian function suppression，OFS)联合内分泌治疗方案。

HER2 状态是乳腺癌患者重要的预测及预后因子，因此正确检测和评定乳腺癌的 HER2 状态至关重要。目前一般采用 IHC 法检测 HER2 受体蛋白过度表达，应用荧光原位杂交(FISH)和显色原位杂交(CISH)法检测 *HER2* 基因扩增的水平。鉴于多种因素(如标本的固定及保存、抗体或探针的选择、结果的判读、操作者的经验等)均可导致检测结果的偏差，我国病理学家及临床专家一起，根据国内外学术界最新的研究数据讨论后达成共识，并制订“HER2 检测指南”。该指南强调检测中容易出现误差的环节、内部及外部质量控制和保证程序，旨在使 HER2 检测的操作程序和对结果的判读标准化，提高 HER2 检测的可重复性和准确性，更准确地筛选出适宜曲妥珠单抗等药物治疗的乳腺癌患者。为了更好地推广规范的 HER2 检测，准确评估患者预后，更大地发挥 HER2 靶向治疗药物的疗效，减少治疗盲目性，使更多患者获益，中国抗癌协会乳腺癌专业委员会专家组成员根据国内外现有研究结果讨论后达成以下共识：

(1) 标准 HER2 检测和结果判定：

1) HER2 是乳腺癌重要的预后指标，同时也是靶向 HER2 药物的预测指标。

2) 抗 HER2 靶向药物治疗的适应证是 HER2 阳性浸润性乳腺癌。

3) HER2 阳性的定义，可以是标准 IHC 3+，或 ISH 阳性。

4) 如果患者 IHC 检测显示 HER2 为 3+，可以直接判断为 HER2 阳性；如果 IHC 检测结果 HER2 为 2+，应该再进行 ISH 检测以明确 HER2 状态。如 IHC 检测结果 HER2 为 1+或 HER2 为 0，则判断为 HER2 阴性。

5) HER2 阳性判断也可以通过 FISH 检测或 CISH 检测。当 HER2/CEP17 比值≥2.0 且平均 *HER2* 拷贝数≥4.0 个/细胞时为 HER2 阳性；HER2/CEP17 比值<2.0 且平均 *HER2* 拷贝数<4.0 个/细胞时为 HER2 阴性；HER2/CEP17 比值<2.0 且平均 *HER2* 拷贝数≥6.0 个/细胞，建议对此种情况增加计数细胞，如果结果维持不变，则判为 FISH 阳性；HER2/CEP17 比值<2.0 且平均每个细胞 *HER2* 拷贝数<6.0 个，但≥4.0 个，此种情况建议重新计数至少 20 个细胞核中的信号，如果结果改变，则对两次结果进行综合判断分析。如仍为上述情况，需要在 FISH 报告中备注：此类患者 HER2 状态的判断需结合 IHC 结果，若 IHC 结果为 3+，HER2 状态判为阳性；若 IHC 结果为 0、1+或 2+，HER2 状态应判为阴性。HER2/CEP17 比值≥2.0，但平均 *HER2* 拷贝数<4.0 个/细胞，建议对此

种情况增加计数细胞,如果结果维持不变,则判为FISH阴性。建议在报告中备注:在现有的临床试验数据中,缺乏充分依据显示此部分患者能从抗HER2靶向治疗中获益。对此组特殊人群尚需积累更多循证医学依据。

(2) IHC检测1+或2+并且ISH检测阴性的HER2阴性患者,既往不能从常规的抗HER2靶向药物治疗中获益,但随着研究的深入,发现这部分患者同样可以从新型抗HER2靶向治疗中获益。以此为基础,临床中在原有HER2阴性定义的基础上,将HER2 IHC 1+或IHC 2+且ISH阴性的患者定义为HER2低表达。

第二节　辅助内分泌治疗

内分泌治疗是乳腺癌的重要治疗手段。ER或PR阳性的浸润性乳腺癌患者,不论其年龄、淋巴结状态或是否应用辅助化疗,都应考虑辅助内分泌治疗。对于内分泌治疗与其他辅助治疗的次序问题,有研究证实辅助内分泌治疗与化疗同时应用可能会降低疗效。因此一般在辅助化疗之后使用,但可以与放疗(他莫昔芬除外)及曲妥珠单抗治疗(±其他抗HER2治疗)同时进行。目前尚无明确证据显示促黄体素释放激素类似物(LHRHa)与化疗药物合用会降低疗效,因此OFS可与化疗同时应用或在化疗结束之后开始使用。

一、绝经后乳腺癌患者的术后辅助内分泌治疗

经典内分泌治疗药物他莫昔芬适用于绝经后乳腺癌患者的辅助内分泌治疗。20世纪90年代,国际知名的制药企业相继开发上市了第3代芳香化酶抑制剂(AI),如来曲唑、阿那曲唑、依西美坦的问世,对他莫昔芬在乳腺癌内分泌治疗各阶段的地位提出了挑战,在绝经后早期乳腺癌辅助内分泌治疗中的作用和地位也已明确。相关研究设计主要有4种策略,详见表44-4。

表44-4　第3代芳香化酶抑制剂相关研究策略

研究策略	研究名称(药物)	研究设计
AI起始治疗	ATAC(阿那曲唑) BIG 1-98(来曲唑) TEAM(依西美坦)	AI 5年 *vs* 他莫昔芬5年
他莫昔芬序贯AI	BIG 1-98(来曲唑)	他莫昔芬2年序贯AI 3年 *vs* AI 2年序贯他莫昔芬3年
他莫昔芬转换AI	IES 031(依西美坦) ITA(阿那曲唑) ABCSG-8/ARNO 95(阿那曲唑)	2~3年他莫昔芬后换AI 2~3年 *vs* 他莫昔芬5年
他莫昔芬后续AI强化	MA.17(来曲唑) ABCSG 6a(阿那曲唑) B33(依西美坦)	5年他莫昔芬后延长5年AI *vs* 5年他莫昔芬后延长安慰剂

初始治疗的初衷是使患者能够在辅助治疗开始即接受更为有效的治疗,从而最大限度地降低早期复发风险。ATAC研究入选9 366例患者,随访100个月的结果显示,对于激素受体阳性乳腺癌患者,5年阿那曲唑与5年他莫昔芬相比,能够明显延长无进展生存期(PFS),复发风险下降24%,至复发时间绝对值差别随访5年时是2.8%,而至随访9年时这个差别继续扩大至4.8%,显示阿那曲唑疗效具持续效应。研究至今仍未显示阿那曲唑在改善总OS上的优势。亚组分析显示,阿那曲唑对子宫内膜组织的影响比他莫昔芬小,阿那曲唑导致的骨密度降低更明显。

BIG 1-98 临床试验是一项大型双盲、双模拟的研究，入组患者随机分入 4 个治疗组，即来曲唑 5 年、他莫昔芬 5 年、来曲唑 2 年后序贯 3 年他莫昔芬和他莫昔芬 2 年后序贯 3 年来曲唑。总计 8 000 余例患者入选。来曲唑和他莫昔芬直接比较结果显示来曲唑较他莫昔芬能明显改善无病生存。一项分析比较他莫昔芬与来曲唑治疗组间心血管不良反应的研究显示，两组的心脏不良事件发生率相似，来曲唑组的 3～5 级心脏不良事件明显增高，而他莫昔芬组的总体不良事件发生率和 3～5 级血栓栓塞性事件发生率显著较高。此外来曲唑组患者的骨折发生率高于他莫昔芬组。

转换策略研究与序贯策略研究设计有所不同。转换策略研究中将 2～3 年他莫昔芬使用中出现复发转移的患者作为了截尾数据，转换至 AI 治疗的患者实际上是内分泌治疗效果相对较好的患者，选择了对内分泌治疗相对敏感的亚组。而序贯策略，研究开始时对患者未进行筛选，全部是研究一开始即随机分入序贯组。IES 031 研究，是一项他莫昔芬治疗 2～3 年后转换依西美坦治疗，或继续他莫昔芬治疗至 5 年的随机、双盲对照研究。ITA 随机研究比较 2～3 年他莫昔芬治疗后，随机分为阿那曲唑和他莫昔芬继续治疗两组，治疗 5 年的疗效。ABCSG-8 研究（入选患者 2 176 例）和 ARNO 95 研究（入选患者 947 例）的设计与 ITA 研究一样，病例数更多。几项研究得到相似的结果，即在完成 2～3 年他莫昔芬治疗后，换为 AI 治疗至 5 年与继续他莫昔芬治疗至 5 年相比，RFS 都有改善。

MA. 17 研究和 ABCSG 6a 研究证实了在 5 年他莫昔芬治疗后继续来曲唑或阿那曲唑治疗的积极作用。

最近的一些研究在探讨 5 年内分泌治疗之后继续延长 AI 的使用，是否能使患者得到进一步获益，相关研究有 NSABP B-42、MA17R、AERAS、DATA、ABCSG-16、IDEAL、SOLE、GIM4，详见表 44－5。

NSABP B-42 研究入组 3 996 例绝经后患者，初始接受 5 年 AI 或 AI＋他莫昔芬（≤3 年）治疗，后续随机、盲态接受 5 年来曲唑或安慰剂治疗，中位随访 6.9 年，5 年无病生存率来曲唑组为 84.7%、安慰剂组为 81.3%，$P=0.048$，未达预设的 0.041 8 水平；即未达到延长来曲唑优于安慰剂的显著性差异。

表 44－5　芳香化酶抑制剂延长相关研究策略

指　标	NSAPB B-42	MA. 17R	AERAS	DATA	ABCSG-16	IDEAL	SOLE	GIM4
患者数量	3 996	1 918	1 697	1 912	3 484	1 824	4 884	2 056
初始治疗	5 年 AI 或 TAM＋ AI	3～5 年 TAM →5 年 AI	5 年 AI 或 TAM＋ AI	2～3 年 TAM	5 年任何内分泌治疗	5 年任何内分泌治疗	5 年任何内分泌治疗	2～3 年 TAM
诞长治疗	5 年 LET	5 年 LET	5 年 ANA	6 年 ANA	5 年 ANA	5 年 LET	5 年 LET	5 年 LET
对照组	5 年安慰剂	5 年安慰剂	5 年安慰剂	3 年 LET	2 年 ANA	2.5 年 LET	间断 LET	2～3 年 LET
治疗总持续时间（年）	10	15	10	5～9	7～10	7.5～10	10	5～8
DFS	*HR*＝0.85 *P*＝0.048	*HR*＝0.8 *P*＝0.06	*HR*＝0.548 *P*＝0.000 4		*HR*＝0.99 *P*＝0.9	*HR*＝0.96 *P*＝0.7	*HR*＝1.03	*HR*＝0.78
BCFI	*HR*＝0.71 *P*＝0.003	*HR*＝0.66 *P*＝0.01		5 年 aDFS *HR*＝0.79 *P*＝0.0		第 2 原发乳腺癌发生率 0.9% *vs* 1.9		
DR	*HR*＝0.72 *P*＝0.03		*HR*＝0.514 *P*＝0.007 7			*HR*＝0.37 *P*＝0.008		
OS	*HR*＝1.15 *P*＝0.22	*HR*＝0.98 *P*＝0.83		aOS *HR*＝0.91 *P*＝0.6	*HR*＝1.02	92.6% *vs* 93.5%		*HR*＝0.77

注：TAM，他莫昔芬；LET，来曲唑；ANA，阿那曲唑；DR，远处复发。

来曲唑组的 5 年无乳腺癌间期(breast cancer-free interval, BCFI)显著降低(10.0% *vs* 6.7%, $P<0.01$),两组的总生存率无差异(91.8% *vs* 92.3%)。

MA.17R 研究是一项随机、双盲、多中心临床试验,共入组 1 918 例绝经后患者,接受 5 年 AI 治疗(初始应用 AI 或他莫昔芬序贯 AI)后未复发患者随机分为继续 5 年来曲唑或安慰剂。中位随访 6.3 年,有 165 例受试者出现乳腺癌复发或对侧乳腺癌,来曲唑组 67 例(7.0%)、安慰剂组 98 例(10.2%);来曲唑组 5 年 BCFI 显著高于安慰剂组(95% *vs* 91%, $P=0.01$),但 OS 未见显著性差异。延长来曲唑治疗主要增加了骨不良事件,但生活质量未观察到明显降低。MA.17R 的研究结果,首次肯定了绝经后患者使用 5 年以上 AI 治疗的临床获益及其安全性。

AERAS 研究是一项随机、开放、多中心、Ⅲ期临床试验,入组了 1 697 例患者,5 年阿那曲唑或他莫昔芬 2～3 年序贯阿那曲唑 3～2 年后无复发患者,随机接受 5 年阿那曲唑治疗或观察,中位随访 4.9 年,阿那曲唑组的 5 年无病生存率较观察组提高了 7.5%(91.9% *vs* 84.4%, $HR=0.548$, $P<0.001$),无远处疾病生存率提高 2.9%(97.2% *vs* 94.3%, $HR=0.514$, $P<0.01$),两组的总生存率无显著差异(99.6% *vs* 99.5%, $HR=1.389$, $P>0.05$)。

DATA 研究是随机、双盲、多中心、Ⅲ期临床试验,入组了 1912 例患者,2～3 年他莫昔芬治疗后未复发者随机接受 6 年或 3 年阿那曲唑治疗,中位随访 4.1 年,5 年 aDFS 为 83.1% *vs* 79.4%($P>0.05$),对于 ER 阳性和 PR 阳性、HER2 阴性、pN 阳性、化疗亚组,5 年无病生存率为 86% *vs* 75.9%($P=0.01$),提示对有高危复发风险的患者,延长阿那曲唑治疗可能获益,但也需进一步研究证实。两组总生存率无差异(90.8% *vs* 90.4%)。

ABCSG-16 研究是一项随机、多中心Ⅲ期临床试验,纳入 3 484 例绝经后患者,接受 5 年内分泌治疗(含 AI),后续随机分配接受 2 年或 5 年阿那曲唑治疗。中位随访 118 个月,两组的无病生存率无显著差异(73.6% *vs* 73.9%),总生存率、对侧乳腺癌和第二原发乳腺癌的发生率差异亦无统计学意义,2 年阿那曲唑组临床骨折的风险低于 5 年组(4.7% *vs* 6.3%, $HR=1.35$)。

IDEAL 研究是一项随机Ⅲ期临床试验,纳入 1 824 例绝经后患者,接受 5 年内分泌治疗(他莫昔芬、AI、他莫昔芬序贯 AI),后续随机分配接受 2.5 年或 5 年来曲唑治疗。中位随访 6.5 年,两组的无病生存率无显著差异(88.4% *vs* 87%),总生存率和无远处转移间期也无显著差异。但是,来曲唑 5 年组的第 2 原发乳腺癌累计发生率显著低于 2.5 年组(0.9% *vs* 1.9%, $P<0.01$)。

SOLE 研究是一项随机、多中心Ⅲ期临床试验,纳入 4 884 例绝经后患者,接受 4～6 年内分泌治疗(含他莫昔芬),后续随机分配接受连续来曲唑 5 年或间歇使用来曲唑治疗(第 1～4 年口服 9 个月停用 3 个月、第 5 年服用 12 个月)。中位随访 84 个月,两组的无病生存率无显著差异(81.4% *vs* 81.5%),不良事件相似。

GIM4 研究是一项随机、多中心Ⅲ期临床试验,纳入 2 056 例绝经后患者,接受 2～3 年他莫昔芬治疗,后续随机分配接受 2～3 年来曲唑或 5 年来曲唑。中位随访 11.7 年,5 年组的无病生存率优于 2～3 年组(67% *vs* 62%),总生存率亦有所延长(88% *vs* 84%)。

现有的有关延长 AI 辅助治疗超过 5 年的研究既有阳性结果,也有阴性结果,部分研究显示对于有高危复发风险因素的患者延长 AI 使用可以获益。但是如何定义患者的远期高危复发风险,还有待商榷。因此延长 AI 辅助治疗超过 5 年,还需要权衡患者的长期复发风险和长期用药的不良反应。

由于不同的 AI 临床试验在试验设计和入组人群方面存在差异,故不能对这些研究结果进行直接比较。因此 AI 最佳应用策略应该是初始辅助治疗、序贯治疗还是后续强化治疗,目前还不确定。但是上述研究已经证实,对于绝经后激素受体阳性的乳腺癌患者,应用第 3 代 AI,无论作为初始治疗、序贯治疗或是后续强化治疗,与单独应用他莫昔芬相比,都能进一步降低复发风险,包括同侧复发、对侧乳腺癌和远处转移的风险。因此绝经后激素受体阳性患者,术后辅助内分泌治疗可以选择 AI(来曲唑、阿那曲唑或依西美坦)可以从一开始就应用 5 年,或者在他莫昔芬治疗 2～3 年后再转用 2～3 年 AI(依西美坦或阿那曲唑),亦或在他莫昔芬用满 5 年之后的高度风险患者再继续应用 5 年 AI(来曲唑)。AI 用满 5 年之后的延长治疗目前尚无定论,“CSCO 乳腺癌指南”建议耐受性良好且符合以下条件者可考虑延长内分泌治疗:淋巴结阳性、组织学 3 级、其他需要行辅助化疗的危险因素(如 Ki-67>30%),但需要选择延长 AI 治疗的年限尚存争议，目前建议内分泌治疗总时长为 8～10 年。一旦使用 1 种第 3 代 AI，如果无特殊原因，不推荐换用其他第 3 代 AI。各种原因不能耐受 AI 治疗的患者，仍然可以用他莫昔芬 5 年。

2021 年 4 月颁布的"CSCO 乳腺癌诊疗指南"，对于绝经后乳腺癌辅助内分泌治疗策略建议如表 44－6。

表 44－6 CSCO 乳腺癌辅助内分泌治疗策略

分 层	Ⅰ级推荐	Ⅱ级推荐	Ⅲ级推荐
初始治疗	1. AI 5 年(1A) 2. 初始使用他莫昔芬的患者，治疗期内可换用 5 年 AI 治疗(1A)	他莫昔芬 2～3 年 序贯 AI 2～3 年(2A)	他莫昔芬 5 年(2B)
初始辅助 AI 治疗已满 5 年且耐受性良好，符合以下条件之一者，考虑延长内分泌治疗：①淋巴结阳性；组织学 3 级；其他需要行辅助化疗的危险因素	继续 AI(2A)	换用他莫昔芬 7 年(2B)	

目前还未发现有确切证据证实阿那曲唑、来曲唑和依西美坦在疗效和毒性方面有统计学意义的差异。

还应强调的是，AI 不能充分抑制卵巢仍有功能患者的卵巢雌激素合成。因此，在临床试验以外的情况下，不应对绝经前患者单独应用 AI。诊断时处于绝经前的患者以及化疗后停经的患者，即使没有月经，卵巢仍可以继续产生雌激素。如果这些患者考虑应用 AI，必须多次检测血循环中黄体生成素(LH)、卵泡刺激素(FSH)和雌二醇的水平，以确保处于绝经状态。

二、绝经前乳腺癌患者的术后辅助内分泌治疗

1998 年 *Lancet* 的一篇荟萃分析了包括有 37 000 例患者的 55 个临床试验结果，得出的明确结论是，激素反应型乳腺癌患者术后 5 年他莫昔芬治疗可以减少 47％的复发率和 26％的病死率，且疗效不依赖于年龄、月经状态、淋巴结是否有转移及既往是否曾接受化疗。同时，他莫昔芬作为 ER 的部分激动剂，能防止骨质丢失；当然，也可增加子宫内膜癌、血栓栓塞性疾病的风险。2011 年在 *Lancet* 杂志上再次发表了有关他莫昔芬治疗效果的更新结果，再次证实 5 年他莫昔芬的疗效，并且他莫昔芬的疗效具有延续效应，直到 10 年仍能显示其获益。5 年他莫昔芬治疗后未绝经患者仍然存在复发风险，延长他莫昔芬治疗能否进一步降低复发风险，因此进行了延长他莫昔芬治疗的相关研究。对于他莫昔芬的使用时间，有 3 项研究探讨了 10 年对比 5 年的疗效。NSABP B-14 研究显示对于激素受体阳性、淋巴结阴性的患者 10 年他莫昔芬治疗较 5 年治疗未显示出生存优势，反而增加了毒性反应。另外两项大型随机对照研究 ATLAS、aTTom(入组患者包括淋巴结阴性和阳性)共同证实了延长 5 年他莫昔芬治疗至 10 年能降低患者的乳腺癌复发率和病死率。ATLAS 试验入组患者 12 894 例，完成 5 年他莫昔芬治疗，没有复发转移者随机(非盲)分为停止治疗和继续 5 年他莫昔芬治疗组。6 846 例 ER 阳性患者纳入疗效分析，中位随访 7.6 年，10 年他莫昔芬治疗显著降低了乳腺癌的复发风险($RR=0.84$，$P<0.01$)、乳腺癌相关死亡风险($RR=0.83$，$P=0.01$)和总死亡风险($RR=0.87$，$P=0.01$)；值得注意的是，10 年他莫昔芬治疗组的获益在 10 年以后更为显著。aTTom 试验入组 6 953 例患者，2 755 例 ER 状态明确为阳性，5 年他莫昔芬治疗后随机分为继续 5 年治疗和停止治疗两组。中位随访 9 年，10 年他莫昔芬治疗显著降低了乳腺癌的复发风险($P<0.01$)和总病死率($P=0.05$)，并且这种风险的降低会随着随访时间的延长而越来越明显。但需要注意 10 年他莫昔芬治疗会增加子宫内膜癌的风险(102 例 *vs* 45 例，$RR=2.20$，$P<0.001$)和子宫内膜癌相关死亡风险(37 例 *vs* 20 例，$P<0.05$)。

我国妇女乳腺癌发病年龄比西方妇女轻，因而绝经前乳腺癌患者比例较高。这部分患者的辅助内分泌治疗如何选择非常重要。当然他莫昔芬 5 年治疗是标准治疗。1996 年 *Lancet* 发表 EBCTCG 关于卵巢功能抑制在辅助治疗中作用的研究报告，汇总 12 项试验 3 456 例患者随访 15 年的结果显示：①绝经前妇女卵巢功能抑制可明显提高 DFS 和 OS；②无论是否有淋巴结转移，临床都有获益。2000 年发表在 *Lancet* 上的研究显示，化疗后闭经对于 ER 阳性、年龄≥35 岁患者有增加疗效趋势，但差异无统计学上的显著性意义；而对于 ER 阳性、年龄<35 岁患者可显著降低复发风险。提示对于这些年轻患者，术后辅助内分泌治疗可以考虑卵巢功能抑制＋他莫昔芬治疗。

对于绝经前乳腺癌患者，ABCSG12 研究随访 62 个月的结果显示，卵巢功能抑制联合他莫昔芬组与卵巢功能抑制联合阿那曲唑组相比，RFS 和 OS 无差异(*HR* 分别为 1.08 和 1.75)。另两项大型临床研究 SOFT 研究(入组 3 000 例，设计是他莫昔芬 5 年 *vs* 卵巢抑制＋他莫昔芬 5 年 *vs* 卵巢抑制＋依西美坦 5 年)和 TEXT 研究(入组 1 845 例，卵巢抑制＋他莫昔芬 5 年与卵巢抑制＋依西美坦 5 年比较)的联合分析显示，卵巢抑制联合依西美坦较卵巢抑制联合他莫昔芬显著改善患者的无病生存率(91.1% *vs* 87.3%，$HR=0.72$，$P<0.001$)、无乳腺癌复发间期(92.8% *vs* 88.8%，$HR=0.66$，$P<0.001$)及远处转移间期(93.8% *vs* 92.0%，$HR=0.78$，$P<0.05$)，两组总生存率无差异(96.9% *vs* 95.9%，$HR=1.14$，$P>0.05$)。后续发布的 SOFT 8 年随访和 TEXT 9 年随访的联合分析再次证实了卵巢功能抑制联合依西美坦较联合他莫昔芬能改善无病生存率(86.8% *vs* 82.8%)，同时可减少远处复发(91.8% *vs* 89.7%)。SOFT 研究的 8 年随访结果显示卵巢功能抑制联合他莫昔芬较他莫昔芬单药显著提高无病生存率(83.2% *vs* 78.9%)，总生存率亦有获益(93.3% *vs* 91.5%)，卵巢功能抑制联合依西美坦无病生存率改善更显著(85.9%)，化疗亚组和未化疗亚组的无病生存率绝对获益分别为 5.3%和 3.2%，在小于 35 岁人群中绝对获益为 8.7%。

ASTRRA 研究入组了 1 483 例患者，(新)辅助化疗后 2 年内未达到永久绝经的 1293 例患者，随机决定是否在他莫昔芬基础上增加卵巢功能抑制，中位随访 63 个月，他莫昔芬＋卵巢功能抑制组较他莫昔芬单药组改善 5 年无病生存率(91.1% *vs* 87.5%，$HR=0.686$，$P<0.05$)，总生存率亦有获益(99.4% *vs* 97.8%，$HR=0.310$，$P<0.05$)。

基于上述研究结果，目前对于绝经前患者的辅助内分泌治疗共识是：①他莫昔芬仍是绝经前早期乳腺癌患者内分泌治疗的基石药物。②综合评估患者的危险因素，包括年龄、肿块大小、淋巴结状态、组织学分级、Ki-67 增殖指数等，亦可采用 STEPP 评分评估，中高危患者可考虑联用卵巢功能抑制，高危患者建议卵巢功能抑制联合 AI；多基因检测风险评估为高危者亦可考虑联合卵巢功能抑制。③初始治疗已满 5 年且耐受性良好的患者，符合以下条件之一者可考虑延长内分泌治疗：淋巴结阳性、组织学分级 3 级、诊断时年龄<35 岁、Ki-67 高、pT_2 及以上。④服用他莫昔芬能显著降低对侧乳腺癌的发生率，但只能预防那些 ER 阳性的乳腺癌发生。⑤长期服用他莫昔芬会增加子宫内膜癌的发生风险。

卵巢功能抑制可以采用手术切除卵巢，也可采用药物性卵巢去势。若采用药物性卵巢去势，目前推荐的治疗时间是 5 年。

2021 年 4 月颁布的“CSCO 乳腺癌诊疗指南”，对于绝经前乳腺癌辅助内分泌治疗策略建议如表 44 - 7。

表 44 - 7　绝经前乳腺癌患者辅助内分泌治疗

分　层	Ⅰ级推荐	Ⅱ级推荐	Ⅲ级推荐
初始治疗			
复发风险低的患者(全部满足以下条件)：①淋巴结阴性；②组织学 1 级；③肿瘤直径<2 cm；④低 Ki-67	他莫昔芬 5 年(1A)		
满足以下危险因素之一者：①组织学 2 或 3 级；②淋巴结阳性 1～3 个；③pT_2 及以上	卵巢功能抑制＋他莫昔芬 5 年(1A)	卵巢功能抑制＋AI 5 年(2A)	他莫昔芬(2B)

续表

分　　层	Ⅰ级推荐	Ⅱ级推荐	Ⅲ级推荐
淋巴结 4 个及以上阳性的患者	卵巢功能抑制＋AI 5 年(1A)	卵巢功能抑制＋他莫昔芬 5 年(2A)	他莫昔芬(2B)
后续强化			
完成初始他莫昔芬 5 年治疗，需要延长治疗的患者	1. 未绝经患者延长他莫昔芬治疗至满 10 年(1A) 2. 确定绝经者，可序贯使用 AI 5 年(1A)		
完成卵巢功能抑制＋他莫昔芬初始 5 年治疗，耐受性良好者	绝经者序贯 AI 治疗(2A)	未绝经者使用他莫昔芬治疗 5 年(2B)	
完成卵巢功能抑制＋AI 初始 5 年治疗，耐受性良好者	绝经者使用 AI 治疗(2A)	未绝经患者使用他莫昔芬 5 年(2B)或卵巢功能抑制＋AI 5 年(2B)	

三、辅助内分泌强化治疗

HR 阳性、HER2 阴性早期乳腺癌患者接受规范的辅助治疗后仍面临一定的复发风险，临床研究一直在探索更有效的辅助内分泌治疗模式。细胞周期蛋白依赖性激酶 4/6(CDK4/6)在癌细胞的细胞周期调控中起关键作用，CDK4/6 抑制剂联合内分泌治疗已显著改善了晚期乳腺癌患者的生存。monarchE 是一项随机、开放、多中心Ⅲ期临床研究，纳入 5 637 例 HR 阳性、HER2 阴性高危早期乳腺癌患者(淋巴结阳性≥4 枚；1～3 枚淋巴结阳性同时伴有肿瘤直径≥5 cm 或组织学分级 3 级或 Ki-67 增殖指数≥20%)，随机接受阿贝西利(150 mg，每日 2 次)联合标准辅助内分泌治疗，或单纯标准辅助内分泌治疗。中位随访 27.1 个月，结果显示阿贝西利联合标准辅助内分泌治疗较单独使用标准辅助内分泌治疗显著改善患者的无浸润性疾病生存率(88.8% *vs* 83.4%，*HR*=0.7，*P*<0.001)，亦改善了患者的无远处复发生存率(90.3% *vs* 86.1%，*HR*=0.69，*P*<0.001)。所有预设的亚组中，患者均显示出一致的治疗获益。安全性方面，monarchE 研究的数据与阿贝西利既往研究的安全性特征一致，并未观察到新的安全性信号。目前阿贝西利联合内分泌治疗(他莫昔芬或 AI)用于 HR 阳性、HER2 阴性、淋巴结阳性，高复发风险且 Ki-67 增殖指数≥20%早期乳腺癌患者的辅助治疗的适应证已经在美国食品和药品监督管理局(FDA)、我国国家药品监督管理局(NMPA)获批，因此我国专家共识建议符合上述条件的高危患者可考虑使用阿贝西利强化治疗。

第三节　术后辅助化疗

Bonadonna 随访 30 年的临床研究结果显示，乳腺癌术后 CMF 方案化疗可以改善 DFS 和 OS，确立了乳腺癌术后辅助化疗的地位。随着抗肿瘤药物的发展，蒽环类药物问世，临床研究证实含蒽环类药物的化疗方案优于经典的 CMF 方案。紫杉类药物问世后，一系列的临床研究显示在蒽环类药物基础上，序贯或同时加用紫杉类药物疗效更好。随后一系列研究探索了铂类药物和卡培他滨在三阴性乳腺癌辅助治疗中的价值，结果显示可考虑紫杉类药物联合铂类药物替代 FEC-T 方案，在蒽环类药物、紫杉类药物基础上卡培他滨的强化(联合或序贯)治疗可进一步改善三阴性乳腺癌患者的 DFS。

中国抗癌协会 2021 年发布的“乳腺癌诊治指南与规范”中，提出乳腺癌患者术后推荐辅助化疗的人群如表 41－1 所示。

乳腺癌辅助化疗研究进程中，首先 CMF 方案化疗与不化疗的对照研究显示，接受 CMF 方案化疗的患者具有 DFS 和 OS 的优势。对含蒽环类药物方案和CMF方案的比较,结果显示蒽环类药物方案使年复发风险比CMF方案进一步下降。多项随机研究显示,4周期多柔比星联合环磷酰胺方案的RFS和OS与CMF相仿,增加多柔比星或环磷酰胺剂量不提高疗效。在绝经前腋淋巴结阳性的乳腺癌被随机分组,接受标准剂量CMF方案和采用大剂量表柔比星CEF方案比较的研究中,10年无复发生存率(45% *vs* 52%, $P<0.01$)和总生存率(58% *vs* 62%, $P>0.05$)都显示CEF方案有优势。另外一项探索表柔比星剂量的研究也得到了预期结果,比较的是每3周1次CEF方案下2种表柔比星剂量水平(50 mg/m^2 *vs* 100 mg/m^2),5年无病生存率(55% *vs* 66%, $P<0.05$)和总生存率(65% *vs* 76%, $P<0.01$)均支持表柔比星100 mg/m^{2}方案更有优势。

CALGB9344研究、BCIRG001研究、PACS01研究等均证实对于腋淋巴结阳性或腋淋巴结阴性但高危的早期乳腺癌,在蒽环类药物的基础上联合紫杉类药物,可以进一步改善RFS和OS。

美国东部肿瘤协作组E1199研究,纳入4 950例早期乳腺癌患者,随机分别接受AC方案序贯紫杉醇或多西紫杉醇治疗,并分别采用每3周方案或每周方案。中位随访63.8个月结果显示,2种紫杉类药物和两种给药方案的无病生存率和总生存率差异无统计学意义。随后的分析显示,每周紫杉醇方案在无病生存率(*HR* 1.27; 95%*CI* 1.03~1.57; $P<0.01$)与总生存率(*HR* 1.32; 95%*CI* 1.02~1.72; $P=0.01$)方面均优于每3周方案;而同为每3周给药方案,多西紫杉醇在DFS方面(*HR* 1.23; 95%*CI* 1.00~1.52; $P<0.05$)优于紫杉醇,但两个方案在OS方面无差别。CALGB9741研究显示剂量密集AC方案序贯紫杉醇双周方案的生存获益优于AC方案序贯紫杉醇3周方案。因此,"NCCN指南"中已经将紫杉醇每3周方案去除。辅助治疗中紫杉醇推荐的使用方案是每周方案。

早期乳癌辅助化疗的目标应该是争取治愈,所以选择方案更要强调遵循指南,规范治疗行为:

(1) 标准化疗方案包括标准的药物、剂量、治疗间隙和治疗疗程。

(2) 蒽环类药物后序贯应用紫杉醇和多西紫杉醇的治疗效果差别并不大,但亚组分析显示多西紫杉醇三周方案(D3)和紫杉醇每周方案(T1)比紫杉醇三周方案疗效更好。所以蒽环类药物后序贯应用紫杉醇三周方案已不再是标准推荐方案。紫杉醇在辅助治疗中使用应采用每周方案治疗。

(3) 辅助治疗中蒽环类药物和紫杉类药物序贯应用,比同时用效果可能更好(A-T方案好于AT方案),所以AT方案并不是辅助治疗的推荐方案。

(4) BCIRG 005研究显示AC-T方案与TAC方案辅助化疗在DFS和OS方面均无明显差异,但序贯组的血液学毒性显著低于联合组,耐受性更好,因此对于高危患者可优先推荐AC-T方案。

(5) USON 9735研究7年随访结果显示,TC方案组在DFS和OS均明显优于AC方案治疗组,并且在年龄大于65岁组患者也显示了优势。对于年龄偏大、有心脏基础疾病的患者可以考虑选择TC方案的术后辅助化疗。

三阴性乳腺癌早期复发率高,内脏转移、脑转移率高,预后较差,治疗上以细胞毒药物治疗为主,目前蒽环类药物联合紫杉类药物是基础。研究者们一直致力于探索更有效的治疗方案以改善患者的预后,研究的热点主要聚焦于铂类药物和卡培他滨。

PATTERN研究是一项随机、开放、多中心、Ⅲ期临床试验,纳入647例三阴性乳腺癌术后患者,随机接受CEF×3-T×3或PCb×6辅助化疗,中位随访62个月,结果显示PCb(紫杉类药物联合卡铂)组5年无病生存率更优(86.5% *vs* 80.3%, $HR=0.65$, $P<0.05$),5年无远处疾病生存率和5年无复发生存率均显著优于CEF-T组(92.6% *vs* 87.9%, $HR=0.59$, $P=0.05$; 91.2% *vs* 84.4%, $HR=0.54$, $P=0.01$)。两组的总生存率差异无统计学意义(93.4% *vs* 89.8%, $HR=0.71$, $P>0.05$)。两组的耐受性良好,不良反应谱相似且可控。

CBCSG 010研究是一项随机、开放、多中心、Ⅲ期临床试验,纳入585例三阴性乳腺癌术后患者,随机接受T×3-FEC×3或XT×3-XEC×3辅助化疗,中位随访67个月,结果显示卡培他滨组5年无病生存率(86.3% *vs* 80.4%, $HR=0.66$, $P<0.05$)、5年无复发生存率(89.5% *vs* 83.1%, $HR=0.59$, $P<0.05$)和5年无远处疾病生存率(89.8% *vs* 84.2%, $HR=0.63$, $P<0.05$)均显著高于对照组,两组5年总生存率相似(93.3% *vs* 90.7%, $HR=0.67$, $P>0.05$)。

SYSUCC-001研究是一项随机、开放、多中心、Ⅲ期临床试验,纳入443例$T_{1b\sim3}N_{0\sim3c}M_0$、无锁骨上或内乳淋巴结受累的三阴性乳腺癌术后患者,随机接受卡培他滨(650 mg/m^2,每日2次,连续服用1

年)治疗或观察，中位随访 61 个月，结果显示卡培他滨组 5 年无病生存率(82.8% *vs* 73%，$HR=0.64$，$P<0.05$)、5 年无远处疾病生存率(85.8% *vs* 75.8%，$HR=0.60$，$P<0.05$)均显著高于观察组，两组 5 年总生存率差异无统计学意义(85.5% *vs* 81.3%，$HR=0.75$，$P>0.05$)。节拍化疗的安全性良好，83%的患者可以顺利完成全程治疗而没有严重不良反应。

术前新辅助治疗降期保乳以及指导术后辅助强化治疗的价值得到了国内外指南及专家共识的认可，目前建议三阴性和 HER2 阳性乳腺癌首选新辅助治疗，依据病理学检查结果指导后续辅助治疗。CREATE-X 研究是一项随机、多中心、Ⅲ期临床试验，纳入 910 例蒽环类药物和/或紫杉类药物新辅助化疗后未达病理学完全缓解(pCR)的 HER2 阴性乳腺癌患者，标准辅助治疗基础上随机接受卡培他滨(1 250 mg/m^2，每日 2 次，第 1～14 天，21d-周期)治疗 6～8 周期或观察，结果显示卡培他滨组 5 年无病生存率显著高于观察组(74.1% *vs* 67.6%，$HR=0.70$，$P=0.01$)，5 年总生存率亦显著改善(89.2% *vs* 83.6%，$HR=0.59$，$P=0.01$)。三阴性乳腺癌患者获益更显著，5 年无病生存率绝对值提升 13.7%(69.8% *vs* 56.1%，$HR=0.58$)，5 年总生存率绝对值提高 8.5%(78.8% *vs* 70.3%，$HR=0.52$)。卡培他滨强化治疗组安全性好，不良反应可耐受。

HER2 阳性乳腺癌确定一个优选方案，大多数专家还是倾向于包含蒽环类药物和紫杉类药物。对于三阴性乳腺癌(导管型)，目前的共识是支持化疗方案应包含蒽环类药物、紫杉类药物与烷化剂(典型的是环磷酰胺)，3 周方案或剂量密集型方案，同时可考虑卡培他滨强化治疗。目前没有证据支持在辅助治疗中使用抗血管生成药物。

对于激素受体阳性、HER2 阴性、$pN_{0\sim1}$ 的乳腺癌患者，如何选择术后辅助化疗，“NCCN 指南”中推荐采用 21 基因检测以选择需要进行化疗的患者。21 基因检测技术是根据 ER、肿瘤增殖基因、侵袭基因等 21 个基因分为 7 组，根据表达分别评分，将 RS＜18 者列为低危患者，18≤RS≤30 者为中危患者，RS≥31 为高危患者。对 NSABP B14 和 B20 研究回顾性分析显示，RS 评分系统可很好地预测 DFS，即低危患者其 DFS 明显长于高危患者，且高危患者能够从化疗中获益。前瞻性研究 TAILORx 入组 10 273 例 $T_{1b\sim2}N_0$ 激素受体阳性、HER2 阴性乳腺癌患者，1 619 例患者 RS≤10，这些患者仅接受辅助内分泌治疗，5 年无侵袭性疾病生存(IDFS)率为 93.8%(95%*CI* 92.4%～94.9%)，5 年无远处疾病生存率为 99.3%(95%*CI* 98.7%～99.6%)，9 年发生远处复发转移的概率＜4%。6 711 例患者 RS 为 11～25，随机接受辅助内分泌治疗±辅助化疗，中位随访 96 个月，单纯内分泌治疗的 9 年 IDFS 率不劣于内分泌治疗联合化疗(83.3% *vs* 84.3%，$HR=1.08$，$P>0.05$)，辅助化疗亦不能带来无远处疾病生存率和总生存率的获益(94.5% *vs* 95.0%，$HR=1.10$，$P>0.05$；93.9% *vs* 93.8%，$HR=0.99$，$P>0.05$)。探索性分析显示对于≤50 岁、RS≥16 的患者辅助化疗可能带来一定的无远处疾病生存获益(RS 16～20，5 年绝对差异为 0.8%、9 年绝对差异为 1.6%；RS 21～25，5 年绝对差异为 3.2%、9 年绝对差异为 6.5%)。

RxPONDER 研究入组的患者为 $pT_{1\sim3}N_1$、RS≤25 的 HR 阳性、HER2 阴性乳腺癌患者，随机分为辅助化疗序贯内分泌治疗(CET)和单纯内分泌治疗组(ET)，初步结果显示绝经后患者未能从辅助化疗中获益(5 年 IDFS 率，CET 91.6% *vs* ET 91.9%，$HR=0.97$，$P>0.05$)；而绝经前患者能从辅助化疗中获益，绝对获益为 5.2%(5 年 IDFS 率，CET 94.2% *vs* ET 89.0%，$HR=0.54$，$P<0.001$)。

因此“NCCN 指南”中指出，对于腋淋巴结阴性、肿瘤直径≥0.6 cm 的绝经前或腋淋巴结≤3 枚阳性的绝经后 HR 阳性、HER2 阴性患者，建议采用 21 基因检测对患者进行进一步分析筛选辅助化疗获益的患者。

此外，MINDACT 研究结果证实了 70 基因检测预测辅助化疗获益的价值。该研究入组 6 693 例早期乳腺癌患者，以 70 基因检测确定基因风险，以 Adjuvant! Online v8.0 临床病理系统来确定临床风险。若基因检测与 Adjuvant! Online 系统均提示低危，不予以辅助化疗；若两种检测都判断为高危的患者，推荐术后化疗；若对于远处转移风险判断不一致：基因高危(G-High)但临床低危(C-Low)或基因低危(G-Low)但临床高危(C-High)的患者，随机接受或不接受化疗。主要研究终点是 C-High/G-Low 患者中不化疗组的 5 年无远处疾病生存(DMFS)率。中位随访 8.7 年，该研究达到了其主要研究终点：C-High/G-Low 组不化疗的患者中，5 年 DMFS 率为 95.1%(95%*CI* 93.1%～96.6%)。在 C-High/G-Low 组中，化疗组较不化疗组的 8 年

DMFS 率获益增加约 2.6%(92.0% vs 89.4%),但差异无统计学意义。探索性研究显示,>50 岁者化疗基本没有带来获益(8 年 DMFS 率差异 0.2%,90.2% vs 90.0%),<50 岁者化疗获益可高达 5%(8 年 DMFS 率,93.6% vs 88.6%)。

综上所述,应用多基因检测技术可以在一定程度上对某些 HR 阳性、HER2 阴性乳腺癌患者避免过度治疗,但目前尚缺乏基于中国人群的检测数据及其预后预测价值的分析,因此临床实践中的应用价值尚不清楚。

2021 年 4 月颁布的"CSCO 乳腺癌诊疗指南"HER2 阴性乳腺癌辅助化疗策略建议见表 44 - 8。

表 44 - 8　HER2 阴性乳腺癌术后辅助化疗

分　层	Ⅰ级推荐	Ⅱ级推荐	Ⅲ级推荐
三阴性乳腺癌			
满足以下任一个件者:①淋巴结阳性;②肿瘤直径>2 cm	AC-T 方案(1A) ddAC-ddT 方案(1A)	TAC 方案(1B) FEC-T 方案(1B) 化疗后序贯卡培他滨(2A)	FAC 方案×6(2B)
复发风险较低的患者:肿瘤直径≤2 cm 且淋巴结阴性	AC 方案(1A) TC 方案(1A)	AC-T 方案(2A)	
激素受体阳性乳腺癌			
高复发风险的患者:①腋淋巴结≥4 个阳性;②淋巴结 1~3 个阳性并伴有其他复发风险	AC-T 方案(1A) ddAC-ddT 方案(2A)	TAC 方案(2A) FEC-T 方案(2B)	FAC 方案×6(2B)
复发风险较低的患者,符合以下危险因素之一:①淋巴结 1~3 个;②Ki-67 增殖指数高(≥30%);③肿瘤直径>2 cm;④年龄<35 岁	AC 方案(1A)	TC 方案(1A)	AC-T 方案(2A)

进行术后辅助化疗的注意事项:

(1) 化疗前应充分评估患者的脏器功能,检测方法包括血常规、肝肾功能、心电图等。以后每次化疗前应常规检测血常规和肝肾功能;使用心脏毒性药物前应常规做心电图和/或左心室射血分数(LVEF)测定;其他检查应根据患者的具体情况和所使用的化疗方案等决定。

(2) 进行术后辅助化疗,若无特殊情况,一般不建议减少化疗的剂量。一般推荐首次给药剂量不得低于推荐剂量的 85%;后续给药剂量应根据患者的具体情况和初始治疗后的不良反应,可以 1 次下调 20%~25%。每个辅助化疗方案仅允许剂量下调 2 次。

(3) 辅助化疗一般不与内分泌治疗或放疗同时进行,化疗结束后再开始内分泌治疗,放疗与内分泌治疗可先后或同时进行。

(4) 化疗时应注意化疗药物的给药顺序、输注时间和剂量强度,严格按照药品说明和配伍禁忌使用。

(5) 蒽环类药物有心脏毒性,使用时应注意心脏不良事件,并予以及时处理。也可以考虑右丙亚胺(右雷佐生)预防性使用,以减少蒽环类药物所致的心脏毒性发生。

第四节　术后辅助抗 HER2 靶向治疗

HER2 阳性乳腺癌是一特殊亚型,曲妥珠单抗是一种特异性针对 HER2 胞外区的单克隆抗体,是第一个获批用于乳腺癌的抗 HER2 治疗药物,已有 4 项大型的曲妥珠单抗辅助治疗效果的随机临床试验结果公布。NASBP-31 研究、NCCTG N9831 研究、BCIRG006 研究和 HERA 研究等大型国际多中心临床研究(研究设计见表 44－9)总计入组了超过 13 000 余例早期 HER2 阳性乳腺癌患者。2005 年后几项研究相继公布了研究结果，证实曲妥珠单抗术后辅助治疗 1 年，能使 HER2 阳性乳腺癌患者复发风险下降 39%～52%。基于此结果，对于 HER2 阳性乳腺癌，原发肿瘤直径＞0.5 cm 时，推荐使用曲妥珠单抗治疗 1 年。

表 44－9　曲妥珠单抗用于辅助治疗的主要临床研究

研　究	方　　案	目　的
NSABP B-31	AC 每 3 周×4 ↗ P 每 3 周×4 ↘ P 每 3 周×4＋T 每周×4→T 每周×40	总生存 心脏毒性
N9831	AC 每 3 周×4 ↗ P 每周×12 → P 每周×12→T 每周×52 ↘ P 每周×12＋T 每周×12→T 每周×40	无病生存 心脏毒性
BCIRG 006	HER2 阳性 ↗ AC×4→Doc×4 → AC×4→Doc×4＋T×52 周 ↘ Car/Cis＋Doc×6＋T×52 周	无病生存
HERA	HER2 ↗ T 每 3 周×12 月 → T 每 3 周×24 月 ↘ 观察组	无病生存

注：AC，多柔比星联合环磷酰胺方案；P，紫杉醇；T，紫杉醇；Doc，多西他塞；Car，卡铂；Cis，顺铂。

HERA 研究中期(2005 年)随访结果显示 1 年曲妥珠单抗治疗优于观察组，于是方案进行了修改，允许观察组患者选择接受曲妥珠单抗治疗。随后 4 年的随访结果显示对照组中选择接受曲妥珠单抗治疗的患者与未接受治疗者相比，DFS 和 OS 均有优势。由于观察组患者是根据个人意愿选择接受或不接受治疗，不是随机分组，所以不能进行严格统计学分析，但是接受治疗组的患者 DFS 和 OS 显示出明显优势。此结果有助于临床医生在面对那些术后没有立即选择曲妥珠单抗辅助治疗的患者时，如果其在一段时间后没有复发，仍可以推荐使用曲妥珠单抗治疗 1 年。N9831 研究在中位随访至 5.5 年时的结果显示，化疗和曲妥珠单克抗同时应用与序贯应用相比可降低 25%的复发风险。因此，基于 HER2 阳性乳腺癌患者的风险获益比，N9831 研究者推荐曲妥珠单抗辅助治疗时与化疗联合使用更好，可采用多柔比星联合环磷酰胺(AC 方案)→紫杉醇(T)＋H→H 模式。BCIRG006 研究显示 TCbH 或 AC 方案序贯多西紫杉醇联合曲妥珠单抗方案均较只用 AC 方案序贯多西紫杉醇有更长的 DFS，因此对于那些有心脏毒性风险因素的患者，TCbH 可以是优先方案。

对于 HER2 阳性中偏低危患者，可能短疗程化疗足矣。有两项小型研究探讨了短疗程化疗联合靶向治疗的效果。Jones 等的Ⅱ期研究显示对于临床分期低于ⅢA 的早期乳腺癌患者给予 4 周期多西他赛联合环磷酰胺辅助化疗和 1 年曲妥珠单抗靶向治疗患者 3 年的无病生存率和总生存率高达 96.9%和 98.7%。另外一项 APT 研究显示对于肿瘤直径＜3 cm、腋淋巴结阴性的患者给予 12 周紫杉醇辅助化疗和 1 年曲妥珠单抗靶向治疗患者 7 年的无病生存率高达 93.3%。因此，对于复发风险低或化疗耐受性差的患者，可选择这两种化疗方案联合曲妥珠单抗治疗。

对于 HER2 阳性小肿瘤，有一些回顾性分析，显示其较 HER2 阴性小肿瘤仍有更差的预后。一项针对 1 245 例分期是 $T_{1b}N_0$ 期的早期乳腺癌患者的回顾性研究显示，HER2 阳性、ER 阳性乳腺癌患者的 10 年乳腺癌特异的生存率与 10 年无复发生存率分别是 85%与 75%，而 HER2 阳性、ER 阴性患者分别是 70%与 61%。另外，另有 2 项回顾性分析显示，HER2 阳性和 HER2 阴性 $T_{1a,b}N_0M_0$ 期乳腺癌患者的 5 年无复发生存率分别是 77.1%和 93.7%($P<0.001$)。这样的分析提示我们对于小肿瘤，如果 HER2 阳性，也是预后不佳的因素。对于肿瘤直径为 0.6～1.0 cm 之间，HER2 阳性的患者，“NCCN 指南”中推荐使用抗 HER2 治疗，对于肿瘤直径＜0.5 cm 者作为 2B 类推荐使用。

HERA研究未能证实2年的曲妥珠单抗疗程较1年有更佳的预后获益，FinHER、SOLD、Short-HER、PHARE、Hellenic、PERSEPHONE等多项研究探索了曲妥珠单抗短疗程与1年的疗效对比，仅PERSEPHONE研究显示曲妥珠单抗6个月的短疗程不劣于1年的疗效，因此曲妥珠单抗的标准疗程为1年。在曲妥珠单抗1年治疗成为术后HER2阳性患者的标准后，进行了有关在曲妥珠单抗基础上再增加靶向抗HER2药物，以期进一步提高疗效的研究。ALTTO研究在曲妥珠单抗基础上加用小分子酪氨酸激酶抑制剂拉帕替尼，结果并未能提高患者的DFS。

APHINITY研究是一项多中心、随机、双盲、Ⅲ期临床试验，探索化疗＋曲妥珠单抗辅助治疗基础上加用帕妥珠单抗能否改善HER2阳性早期乳腺癌患者的预后，结果表明化疗＋曲妥珠单抗＋帕妥珠单抗治疗使意向性治疗(ITT)人群的6年IDFS风险下降24％(*HR*＝0.76，96％*CI* 0.64～0.91)，绝对获益为2.8％，淋巴结阳性高危人群的6年IDFS率近88％，绝对获益达到4.5％(*HR*＝0.72，95％*CI* 0.59～0.87)。并且不论激素受体状态如何都能从双靶治疗中获益，激素受体阴性患者的IDFS率绝对获益为2.5％(*HR*＝0.73，95％*CI* 0.59～0.92)，激素受体阳性患者的IDFS绝对获益为3.0％(*HR*＝0.83，95％*CI* 0.63～1.10)。此外，帕妥珠单抗联合曲妥珠单抗新辅助治疗/辅助治疗成本效用分析的研究结果显示，相较于单靶治疗，双靶治疗方案可以提高患者质量调整生命年，可使患者有效避免复发转移，延长OS，节约复发转移治疗成本。目前国内外指南均建议对于具有一定复发风险如淋巴结阳性的HER2阳性早期乳腺癌患者接受曲妥珠单抗联合帕妥珠单抗的双靶治疗，争取使更多患者走向临床治愈，淋巴结阴性患者如果伴有其他高危因素(如肿瘤直径＞5 cm、激素受体阴性)，也可以考虑双靶辅助治疗。

ExteNET研究是一项多中心、随机、双盲、Ⅲ期临床试验，纳入2 840例经新辅助/辅助曲妥珠单抗治疗的HER2阳性早期乳腺癌患者，随机接受奈拉替尼治疗1年或观察，中位随访5.2年，奈拉替尼组IDFS绝对获益为2.5％(90.2％ *vs* 87.7％，*HR*＝0.73，*P*＜0.01)，激素受体阳性亚组获益更为明显(绝对获益5.1％，*HR*＝0.58)；奈拉替尼未能显著改善ITT人群的总生存率(8年总生存率90.1％ *vs* 90.2％，*HR*＝0.95，*P*＞0.05)，但从数值上看，奈拉替尼改善了激素受体阳性患者的总生存率(91.6％ *vs* 90.1％，*HR*＝0.80，95％*CI* 0.58～1.12)。因此指南、共识建议具有中高复发风险的患者，特别是ER阳性者，可考虑在曲妥珠单抗治疗结束后给予1年的奈拉替尼强化治疗。应用时需注意防治其腹泻等不良反应。

随着越来越多HER2阳性乳腺癌接受术前新辅助治疗，这些患者已经不能根据术后辅助治疗的研究结果来决定后续治疗。KATHERINE研究首次探索了HER2阳性乳腺癌足疗程新辅助治疗后未达pCR者更换抗体药物偶联物恩美曲妥珠单抗(T-DM1)相较于继续曲妥珠单抗是否能改善预后，入组患者为$cT_{1\sim4}N_{0\sim3}M_0$、HER2阳性经足疗程新辅助治疗后存在乳腺或腋淋巴结残存浸润性肿瘤的患者，新辅助化疗要求至少6个周期(不少于9周的紫杉醇，允许使用蒽环类药物和烷化剂，化疗均在术前完成)，新辅助靶向治疗要求至少曲妥珠单抗9周(允许双靶治疗)，术后随机分配至T-DM1组或曲妥珠单抗组(14周期)，主要终点为IDFS。结果显示对于非pCR的患者，T-DM1辅助治疗的效果优于曲妥珠单抗，相较于曲妥珠单抗组，T-DM1组患者的3年iDFS率显著提高了11.3％(77.0％ *vs* 88.3％，*HR*＝0.50，95％*CI* 0.39～0.64)，乳腺癌侵袭性复发或死亡风险降低了50％。亚组分析显示，无论患者何种分期、激素受体表达状态、术前双靶治疗或单靶治疗、术后腋淋巴结状态均可从T-DM1辅助治疗中获益。此外，中国人群获益趋势亦和整体人群一致。基于该研究目前指南建议足疗程新辅助治疗(曲妥珠单抗单靶治疗或曲妥珠单抗联合帕妥珠单抗双靶治疗)后未达pCR者，优先选择T-DM1的辅助治疗。

需要注意的是，KATHERINE研究中术前接受双靶治疗联合化疗的比例并不高，不足20％。同时，目前缺乏对比T-DM1与曲妥珠单抗联合帕妥珠单抗双靶辅助治疗效果的研究数据。此外，T-DM1组常见的不良事件包括血小板计数下降、肝酶升高和周围神经病变等，其≥3级不良事件(25.7％)、导致治疗终止的不良事件(18.0％)发生率高于曲妥珠单抗组(分别为15.4％、2.1％)。

2021年颁布的“CSCO乳腺癌诊疗指南”中HER2阳性乳腺癌辅助治疗策略建议见表44-10、44-11。

表 44－10　HER2 阳性乳腺癌辅助治疗

分　　层	Ⅰ级推荐	Ⅱ级推荐	Ⅲ级推荐
腋淋巴结阳性	AC-THP(1A) TCbHP(1A)	AC-TH(2A) TCbH(2A)	H 后序贯奈拉替尼(2A)
腋淋巴结阴性但伴高危因素：①肿瘤直径＞2 cm；②其他危险因素(如 ER 阴性)	AC-TH(2A) TCbH(2A)	AC-THP(2A) TCbHP(2A)	H 后序贯来那替尼(2B)
腋淋巴结阴性且肿瘤直径≤2 cm	TC+H(2A)	wTH(2B)	化疗后再用 H(2B)
激素受体阳性且无需化疗或不能耐受化疗者		H+内分泌治疗(2A)	

注：A. 蒽环类药；T，紫杉类药；C，环磷酰胺；Cb，卡铂；H，曲妥珠单抗；P，帕妥珠单抗。

表 44－11　HER2 阳性乳腺癌新辅助治疗后的辅助治疗

分　　层	Ⅰ级推荐	Ⅱ级推荐
新辅助抗 HER2 治疗仅使用曲妥珠单抗		
病理学完全缓解(pCR)	曲妥珠单抗(1B)	曲妥珠单抗＋帕妥珠单抗(2A)
未达病理学完全缓解(non pCR)	1. T-DM1(1B) 2. 曲妥珠单抗＋帕妥珠单抗(2A)	曲妥珠单抗(2B)
新辅助抗 HER2 治疗使用曲妥珠单抗联合帕		
病理学完全缓解(pCR)	曲妥珠单抗＋帕妥珠单抗(1A)	曲妥珠单抗(2B)
未达病理学完全缓解(non pCR)	1. T-DM1(1B) 2. 曲妥珠单抗＋帕妥珠单抗(2A)	

进行抗 HER2 治疗首先应注意：

(1) 进行精确的 HER2 检测。建议将浸润性乳腺癌组织的石蜡包埋标本(蜡块或白片)送往国内有条件的病理科进行复查。

(2) 心功能检查(心脏超声或放射性核素扫描，以前者应用更为普遍)。

(3) 与蒽环类药物同期应用需要慎重，但可以前后阶段序贯应用。与非蒽环类药物化疗、内分泌治疗或放疗都可同期应用。

曲妥珠单抗±帕妥珠单抗治疗过程中要关注心脏毒性。曲妥珠单抗联合化疗药物可能增加心肌损害，严重者会发生心力衰竭。尽管 NSABPB-31、N9831 和 HERA 三项临床试验中药物所致心脏毒性事件数不高并且可以恢复，APHINITY 研究中在曲妥珠单抗基础上联合帕妥珠单抗并未显著增加心脏毒性，但临床研究入选的病例是化疗后经过心脏功能安全筛选的。临床实践中建议在对既往史、体格检查、心电图、超声心动图、LVEF 基线评估后再开始应用曲妥珠单抗，使用期间应该每 3 个月监测心功能。若患者有无症状性心功能不全，监测频率应更高(如每 6～8 周 1 次)，出现下列情况时，应停止曲妥珠单抗治疗至少 4 周，并每 4 周检测 1 次 LVEF：①LVEF 较治疗前绝对数值下降≥16%；②LVEF 低于该检测中心正常范围并且 LVEF 较治疗前绝对数值下降≥10%；③4～8 周内 LVEF 回升至正常范围或 LVEF 较治疗前绝对数值下降≤15%，可恢复使用曲妥珠单抗；④LVEF 持续下降(＞8 周)，或者 3 次以上因心肌病而停止曲妥珠单抗治疗，应永久停止使用曲妥珠单抗。

第五节　术后辅助放疗

乳腺癌是一种全身性疾病，全身治疗地位重要，局部治疗不容忽视。在乳腺癌局部治疗方面，放疗是重要内容之一。3 项随机临床试验显示，对于腋淋巴结阳性的乳腺癌患者，全乳切除术和腋淋巴结清扫后加用胸壁和区域淋巴结放疗可以提高无病生存率与总生存率。有 4 个或 4 个以上淋巴结受累的乳腺癌患者的局部复发风险会明显升高。在这种情况下，预防性胸壁放疗可以显著降低局部复发的风险。目前尚无单纯针对Ⅱ期患者的区域淋巴结放疗获益的Ⅲ期随机对照临床研究，但大部分术后辅助放疗的临床研究和荟萃分析结果均显示 N_1 患者可从区域淋巴结放疗中显著获益。因此，对于腋淋巴结 1～3 个阳性者强烈建议放疗，但非强制性的。但是对于有 1～3 个阳性腋淋巴结且肿瘤直径＞5 cm 或全乳切除术后病理学检查切缘阳性的乳腺癌患者，应当接受放疗。

全乳切除术后，具有下列预后因素之一，则符合高危复发，具有术后放疗指征，该放疗指征与全乳切除的具体手术方式无关：

(1) 原发肿瘤最大直径＞5 cm，或肿瘤侵及乳腺皮肤、胸壁。

(2) 腋淋巴结转移≥4 个。

(3) 淋巴结转移 1～3 个的 T_1/T_2 患者，目前的资料也支持术后放疗。其中包含至少下列一项因素的患者可能复发风险更高，术后放疗更有意义：①年龄≤40 岁；②腋淋巴结清扫数目＜10 枚时转移比例＞20%；③激素受体阴性；④HER2 过表达；⑤组织学分级高；⑥脉管瘤栓阳性等。

(4) 对于腋淋巴结阴性患者，局部复发的危险因素是肿瘤直径＞5 cm、切缘阳性或切缘与肿瘤间宽＜1 mm，这样的患者应考虑给予胸壁放疗。

目前区域淋巴结引流区的范围建议包含内乳区。MA20 和 EORTC22922/10925 等临床研究和荟萃分析结果均支持将内乳淋巴结引流区包括在区域淋巴结照射靶区范围内，但内乳淋巴结引流区的放疗可能显著增加心脏照射剂量，导致心脏损伤风险增加。依据 EBCTCG 荟萃分析结果在进行内乳淋巴结引流区预防性照射时，需确保左侧患者全心平均剂量最高不超过 8 Gy，且在可行的技术条件下越低越好。结合丹麦 DBCG-IMN 和我国的研究数据，对于证实存在内乳区淋巴结转移或具有高内乳区淋巴结转移概率的患者，给予内乳区淋巴结引流区放疗可能获益更大，包括：①腋淋巴结转移≥4 个；②原发肿块位于中央或内象限，同时伴有腋淋巴结转移；③年龄≤35 岁，存在腋淋巴结转移；④治疗前影像学诊断内乳区淋巴结转移可能性较大。

对于接受过新辅助治疗的乳腺癌患者，放疗选择应该以新辅助治疗前的乳腺癌分期作为术后选择放疗的指征，无论新辅助治疗效果如何。

放疗的具体方法：对于腋淋巴结转移阳性的患者，特别腋淋巴结转移≥4 个的患者，应进行同侧胸壁区和区域淋巴引流区的放疗；对于腋淋巴结转移在 1～3 个的患者，强烈建议给予同侧胸壁区和区域淋巴引流区的放疗。局部淋巴结和胸壁的放射剂量是 50 Gy，每次 1.8～2.0 Gy；有经验的单位可以采用大分割放疗：43.5 Gy/15 Fx。腋窝未作解剖或前哨淋巴结阳性而未做腋淋巴结清扫者，照射靶区需包括患侧乳房、腋窝和锁骨上/下区域。同侧内乳区淋巴结放疗参考上述指导意见。如果进行内乳区淋巴结区照射，应采用基于 CT 的放疗计划。

具有全乳切除术后放疗指征的患者一般都具有辅助化疗适应证，所以术后放疗应在完成末次化疗后 2～4 周内开始。个别有辅助化疗禁忌证的患者可以在术后切口愈合、上肢功能恢复后开始术后放疗。内分泌治疗与放疗的时序配合目前没有一致意见，可以同期或在放疗后开展。曲妥珠单抗治疗患者只要开始放疗前心功能正常可以与放疗同时进行，但这些患者不宜照射内乳区淋巴结引流区，左侧乳腺癌患者应尽可能采用三维适形放疗技术，降低心脏照射体积，评估心脏照射平均剂量最高不超过 8 Gy。

保乳患者在行全乳放疗 50 Gy 后，高危患者推荐进行瘤床加量放疗。高危患者定义为：年龄＜50 岁，高组织学分级，切缘阳性，增加剂量控制在 10～16 Gy，每次 2 Gy。鉴于全乳大分割放疗与常规放疗在疗效、美容效果和放疗不良反应方面相当，而大分割方案可以节约医疗资源和患者就医成本，因此推荐全乳放疗 ± 瘤床加量的大分割方案：40～42.5 Gy/15～16 Fx，瘤床加量 8.7～10 Gy/3～4 Fx。FAST-FORWARD 研究结果显示超大分割方案(1 周 26 Gy/5 Fx)的 5 年同侧乳腺内复发风险和放疗不良反应不劣于传统大分割方案(3 周 40 Gy/15 Fx)，因此对于 $pT_{1-3}N_{0-1}M_0$ 期患者可考虑使用超大分割方案，但需谨慎评估靶区剂量并严格限制危及器官剂量。符合美国放射肿瘤学会(ASTRO)推荐的低危患者(年龄≥50 岁、Ⅰ期、ER 阳性、不伴广泛原位癌、无 *BRCA* 突变、切缘阴性)可考虑行加速部分乳腺照射(accelerated partial-breast irradiation, APBI)：38.5 Gy/10 Fx，每日 2 次；或 30 Gy/5 Fx，隔日1次；或40 Gy/15 Fx，每日1次。另外，年龄≥70岁、$T_1N_0M_0$期、激素受体阳性、HER2阴性、可以接受辅助内分泌治疗的患者可以考虑减免放疗。

研究证实，导管原位癌保乳术后接受全乳放疗，可使局部复发率下降大约50%。目前所有数据均显示局部治疗并不改善患者总生存。"NCCN指南"对导管原位癌治疗提出3条可供选择的方案：①保乳术联合全乳放疗，不行腋淋巴结清扫；②乳房根治术考虑乳房重建，可行前哨淋巴结活检；③仅行保乳术，不行腋淋巴结清扫和保乳放疗。临床实践中应该提倡争取保乳术联合全乳放疗，行前哨淋巴结活检。不适合保乳者可考虑切除后的乳房重建。

不论手术方式如何，乳房重建患者的术后放疗指征都需遵循同期别乳房切除术后患者的治疗原则。无论是自体组织或假体重建术，都不是放疗的禁忌证。采用自体皮瓣重建患者放疗后的重建失败率小于3%，因此术后放疗可安全地应用于自体皮瓣重建术后的患者，由于放疗后可能会导致自体植入物组织萎缩，可以在手术时将重建乳房体积设计略大于对侧乳腺。当采用假体重建时，由于放疗以后组织的血供和顺应性下降，总的放疗后假体植入取出率约为10%。采用扩张器-永久性假体二步法重建的患者，扩张器替换成永久性假体可以在术后放疗之前或之后，该时序目前没有绝对定论，取决于整个团队对技术的熟悉程度和经验。在永久假体植入之前放疗，直接照射组织扩张器，对后续的假体包膜挛缩影响小，但重建失败率增高；在永久假体植入之后放疗，重建失败率低，但包膜挛缩并发症增加。乳房重建以后放疗的技术可以参照保乳术后的全乳放疗，由于重建的乳房后期美容效果在很大程度上取决于照射剂量，而重建后放疗的患者一般都有淋巴引流区的照射指征，所以尽可能提高靶区剂量均匀性，避免照射野衔接处的热点，是减少后期并发症的关键。在这个前提下，推荐采用三维适形放疗技术，尽可能将淋巴引流区的照射整合到三维适形放疗计划之中。重建术后的放疗剂量推荐为常规放疗剂量：50 Gy/25 Fx。

第六节　特殊类型乳腺癌的术后辅助治疗

浸润性乳腺癌类型中，有些是组织学特征较好的，如小管癌和黏液癌，治疗仍应首先根据激素受体进行分类。大多数小管癌是ER阳性和HER2阴性的。因此，如果发现小管癌ER阴性和/或HER2阳性，或者发现ER和PR阴性的肿瘤其分级为1级，应对病理学诊断和ER和/或HER2检测的准确性提出质疑。对于ER和/或PR阴性的小管癌或黏液癌，如果腋淋巴结阳性，可以考虑化疗，然后序贯内分泌治疗。如果腋淋巴结阴性，肿瘤直径<3 cm，可以考虑内分泌治疗；如果肿瘤直径≥3 cm，则进行内分泌治疗。如果患者的组织学分型确为小管癌或黏液癌，并被确认为ER阴性，其治疗应该依照乳腺癌常见组织学类型的ER阴性乳腺癌的常规推荐进行。

髓样癌是浸润性导管癌中一种不常见的变异类型，其特征为细胞核分级高，伴有淋巴细胞浸润，肿瘤边界呈膨胀性生长、合体生长方式。过去认为髓样癌较少发生转移，预后好于典型的浸润性导管癌。但是最新证据显示，即使符合典型髓样癌的所有病理学标准，其转移的风险也与其他高度恶性的浸润癌相当。因此，目前认为把髓样癌与其他预后非常好、通常不需要全身治疗的特殊类型乳腺癌归为一类是不合适的。髓样癌的患者也应根据肿瘤大小、分级和淋巴结状态接受与其他浸润性导管癌一样的治疗。

第七节　老年乳腺癌的术后辅助治疗

近1/3的乳腺癌发生于年龄超过65岁的老年女性，在多数发达国家这个比例可以超过40%。近年来老年人(≥70 岁)的乳腺癌患病率逐步上升,由于老年患者就诊时往往临床分期晚、器官功能异常、合并多种基础疾病,其病死率比年轻患者高。多数老年乳腺癌恶性程度较低,表现为肿瘤细胞增殖率低、组织学分级低、HER2 表达低、ER 和/或 PR 受体多为阳性和预后较好等特征。但老年乳腺癌中也有 20%～30%的患者恶性程度较高。对于老年乳癌患者,应采用与年轻患者相同的预后因子,包括肿瘤大小、腋淋巴结转移情况、组织学分级、激素受体和 HER2 表达状态等来评价患者复发风险,综合考虑患者的生理年龄、预期寿命、治疗可能风险及获益、治疗耐受性及治疗意愿,进而采取合适的治疗方法。

现代医学进入循证医学时代,临床实践多由大型临床研究中获得的数据结论指导。但是多数乳腺癌临床研究中很少将超过 65 岁的老年女性纳入其中,超过 70 岁的几乎没有。因此目前的指南也许并不能完全适用于老年乳腺癌患者的诊治。2007 年国际老年肿瘤学会(International Society of Geriatric Oncology, SIOG)根据已经发表的临床研究文献,发布了老年乳腺癌诊治的推荐,2012 年进行了 1 次更新,2021 年与欧洲乳腺癌专家学会(European Society of Breast Cancer Specialists, EUSOMA)合作更新了老年乳腺癌诊治的推荐,指出需评估≥70 岁老年患者的虚弱程度。虚弱主要指的是容易受压力和不良事件影响的生理和功能储备的减少,分为健康、敏感、虚弱 3 个等级,健康者可能能够耐受标准治疗,敏感者可能需要调整治疗和特殊干预,虚弱者则在重点关注支持性护理的基础上制定个体化的治疗策略。推荐明确指出现有的有关老年乳腺癌诊治的循证医学依据较少。结合该推荐,我们对于老年性乳腺癌术后辅助治疗提出以下建议:手术是绝大多数老年早期乳腺癌患者的标准治疗。老年患者如果没有严重的合并疾病,能够耐受保乳手术或乳腺根治术。手术相关的死亡率非常低,为 0%～3%;随着麻醉技术的进步,目前对于健康状况较好的老年女性,乳腺癌手术的死亡率几乎为 0。因此年龄不是进行乳腺癌手术的障碍,主要影响手术的是患者存在的其他合并疾病。两项荟萃分析显示,在预期寿命≥5 年的患者中,手术治疗比初始内分泌治疗有更好的局部控制率和生存期。另一项大型队列研究结果显示在激素受体强阳性(Allred 评分≥6 分)的患者中,手术治疗和初始内分泌治疗的乳腺癌特异性生存期无差异。初始 AI 内分泌治疗的中位进展时间为 5 年,对于预期寿命<5 年的老年患者,则初始内分泌治疗相较于手术治疗的获益更为明显。

一、老年性乳腺癌患者术后放疗

Whyckoff 等比较了 65～78 岁年龄组和年轻患者对放疗的耐受性,发现年龄超过 65 岁者放疗不良反应并未明显增加。因此,老年患者是能够耐受放疗的。早期乳腺癌研究协作组回顾性分析了 42 000 例乳腺癌患者的治疗效果及安全性,50 岁以下年龄段,保乳手术的 5 年局部复发率高于 70 岁以上(33% *vs* 13%),保乳放疗后 50 岁以下患者局部复发的控制效果好于老年患者(风险下降分别是 22% 和 11%)。老年患者风险下降虽然小,但仍明显好于不放疗者。但是,年龄超过 70 岁的低危患者,放疗所带来的局部复发风险的下降非常轻微。这样的低危患者是否接受放疗应进行综合考量,综合评价放疗的绝对获益、并发症、预期寿命和患者的选择。一项回顾性分析 11 594 例 70 岁以上患者的治疗情况,显示高危患者接受根治术后放疗,生存获得明显改善($P<0.05$),但是中、低危患者未显示有改善。因此原则上如果腋窝有超过 4 个淋巴结转移或肿块直径>5 cm,应进行胸壁放疗;腋窝转移淋巴结 1～3 个者需综合考虑患者的年龄、预期寿命、基础疾病、肿瘤负荷和肿瘤生物学类型决定是否行放疗。接受保乳手术的老年患者,接受放疗能够降低局部复发率,但对总生存无影响。2017 版“NCCN 指南”指出,年龄≥70 岁、N_0 期、激素受体阳性可以接受辅助内分泌治疗的患者,可以考虑减免放疗。2018 版“NICE 指南”指出,年龄≥65 岁、T_1N_0 期、ER 阳性、HER2 阴性、组织学分级 1～2 级、保乳术后切缘阴性、可以接受≥5 年辅助内分泌治疗者,可予减免放疗。EORTC 研究结果显示,对于≥60 岁的患者来说,保乳术后瘤床加量放疗降低局部复发风险的意义并不显著。因此,对于≥60 岁患者只有复发风险较高者才建议进行瘤床加量放疗。

二、老年性乳腺癌的术后内分泌治疗

在西方白人妇女,至少 70%的老年乳腺癌是激素反应型的,内分泌治疗是最合适的治疗。包括有 37 000 例患者的 55 项临床试验的荟萃分析得出了明确结论,激素反应型乳腺癌患者,术后 5 年他莫昔芬治疗可以减少 47%的复发率和 26%的病死率，且疗效不依赖于年龄、月经状态、淋巴结是否有转移及既往是否曾接受化疗。近年来，第 3 代 AI 来曲唑、阿那曲唑、依西美坦相继问世。多项大型临床研究如 ATAC、BIG 1-98、IES031、MA. 17 等证实，对于绝经后早期乳腺癌术后 5 年 AI(阿那曲唑或来曲唑或依西美坦)疗效优于 5 年他莫昔芬；已经用他莫昔芬 2～3 年的患者，换用依西美坦或阿那曲唑用满 5 年疗效优于单纯他莫昔芬治疗 5 年；已经用他莫昔芬 5 年的患者，后续强化使用来曲唑 5 年疗效优于不用者。5 年辅助内分泌治疗后，复发风险高、身体健康、治疗耐受性良好的老年患者可考虑延长内分泌治疗。

对于老年患者，选择他莫昔芬还是 AI，既要考虑疗效，也要考虑安全性。他莫昔芬和 AI 长期应用后的不良反应不同。他莫昔芬长期应用会增加子宫内膜癌、血栓栓塞性疾病、脂肪肝的患病风险。AI 的耐受性较好，主要的不良反应在于骨骼与肌肉异常、心血管风险、糖尿病、高胆固醇血症和认知障碍，特别需要重视的是骨质疏松问题。老年妇女由于卵巢功能丧失，增加了骨质疏松发生的风险。乳腺癌患者应用 AI 后，会进一步增加此风险。对于接受 AI 辅助治疗的乳腺癌患者，应常规进行骨密度监测。

三、老年乳腺癌的术后化疗

总体而言，随着年龄的增长，术后辅助化疗获益逐渐下降，但是由于有关化疗的研究基本上不涵盖 70 岁以上的患者，所以循证医学证据很少。2 项使用监督、流行病学和最终结果(SEER)数据库的独立研究显示，对于激素受体阴性的乳腺癌患者，辅助化疗能够改善 70 岁以上患者的总生存率，绝对获益程度依赖于患者的健康状况以及肿瘤大小与分级、淋巴结状态、HER2 表达等，准确地讲应该是其中的一些亚组患者能够获益。一项回顾性研究(存在选择偏倚)显示，≥70 岁、淋巴结阳性、ER 阳性、HER2 阴性伴有基础疾病的乳腺癌患者，能从辅助化疗中取得生存获益。对于腔面型乳腺癌患者，多基因检测可帮助筛选辅助化疗受益人群，但是大多数基因检测相关研究排除了老年患者，并且没有考虑化疗导致其他原因死亡的风险。21 基因检测的预后预测价值不受年龄的影响，但其复发风险评分高并不能预测老年患者的辅助化疗获益。

目前尚无证据支持何种辅助化疗方案对于老年患者更优，但老年患者发生化疗相关不良反应甚至死亡的概率更高。CALGB 49907 研究显示，卡培他滨治疗组的生存差于标准方案(AC×4 或 CMF×6)。ELDA 研究显示多西他赛辅助化疗患者的生活质量较 CMF 方案组差，而且没有生存获益。蒽环类药物序贯紫杉类药物辅助化疗的临床研究中老年患者被排除或高度选择，因此该序贯方案只考虑用于肿瘤大、腋淋巴结阳性、免疫组化检测三阴性、身体健康的老年患者。不推荐老年患者使用剂量密集方案，因其不良反应风险增加且疗效数据不充分。多西紫杉醇联合环磷酰胺辅助化疗方案对多数老年患者可能是合适的，该方案的疗效优于多柔比星联合环磷酰胺，而且耐受性更好，可避免蒽环类药物的心脏毒性。2006 年 ASCO 会议上报告的一项研究显示 66～70 岁健康乳腺癌患者接受含蒽环类药物治疗后，充血性心力衰竭发生率与未接受蒽环类药物治疗者相比明显增加。对于不适合进行联合化疗的患者、周疗紫杉醇是可选方案。老年患者发生辅助化疗相关不良反应甚至死亡的风险更高，包括血液学毒性、蒽环类药物相关的心脏毒性、紫杉类药物相关的神经毒性、跌倒、生活质量下降、肌肉与骨骼事件、急性髓系白血病或骨髓增生异常综合征、认知能力下降和功能受损等，因此化疗的持续时间应限制在 3 个月内。

HER2 阳性的乳腺癌，已经证明曲妥珠单抗治疗 1 年能够明显改善无病生存率，并且其获益不受年龄影响，但是这些研究中纳入的≥65 岁老年患者很少，且心脏功能不好的全部排除在研究之外。因此，对于老年患者接受曲妥珠单抗治疗应谨慎，用药过程中应密切监测心脏功能。SIOG 建议肿瘤直径>0.5 cm、心功能正常的老年 HER2 阳性乳腺癌患者，辅助化疗联合曲妥珠单抗一年为标准方案，高危患者可考虑联合帕妥珠单抗，但需注意其引起的腹泻。首选的辅助化疗方案为 4 个周期的多西紫杉醇联合环磷酰胺或周疗的紫杉醇。对于体弱的老年患者，可考虑曲妥珠单抗±内分泌治疗；对于肿瘤较小、淋巴结阴性或合并心脏问题的老年患者，可以考虑进行短疗程(6 个月)的辅助抗 HER2 治疗。

目前我国暂无针对老年乳腺癌患者的治疗指南，临床实践中应根据中国老年患者的实际情况综合考虑，参照有关指南、推荐，给予患者合适的治疗。

(周金妹　王　涛　江泽飞)

参考文献

[1] 李健斌,江泽飞. 2021 年中国临床肿瘤学会乳腺癌诊疗指南更新要点解读[J]. 中华医学杂志,2021,101(24):1835-1838.

[2] 中国抗癌协会乳腺癌专业委员会. 中国抗癌协会乳腺癌诊治指南与规范(2021 版)[J]. 中国癌症杂志,2021,31(10):954-1040.

[3] ALLISON K H, HAMMOND M E H, DOWSETT M, et al. Estrogen and progesterone receptor testing in breast cancer: ASCO/CAP Guideline Update [J]. J Clin Oncol, 2020,38(12):1346-1366.

[4] BIGANZOLI L, BATTISTI N M, WILDIERS H, et al. Updated recommendations regarding the management of older patients with breast cancer: a joint paper from the European Society of Breast Cancer Specialists (EUSOMA) and the International Society of Geriatric Oncology (SIOG) [J]. Lancet Oncol, 2021,22(7):e327-e340.

[5] BURSTEIN H J, CURIGLIANO G, THÜRLIMANN B, et al. Customizing local and systemic therapies for women with early breast cancer: the St. Gallen International Consensus Guidelines for treatment of early breast cancer 2021 [J]. Ann Oncol, 2021,32(10):1216-1235.

[6] CARDOSO F, LAURA J, BOGAERTS J, et al. 70-gene signature as an aid to treatment decisions in early-stage breast cancer [J]. N Engl J Med, 2016,375(8):717-729.

[7] JOSEPH A, ROBERT J, DELLA F, et al. Adjuvant chemotherapy guided by a 21-gene expression assay in breast cancer [J]. N Engl J Med, 2018,379(2):111-121.

[8] MARTIN M, HOLMES F A, EJLERTSEN B, et al. Neratinib after trastuzumab-based adjuvant therapy in HER2-positive breast cancer (ExteNET): 5-year analysis of a randomised, double-blind, placebo-controlled, phase 3 trial [J]. Lancet Oncol, 2017,18(12):1688-1700.

[9] MASUDA N, LEE S J, OHTANI S, et al. Adjuvant capecitabine for breast cancer after preoperative chemotherapy [J]. N Engl J Med, 2017,376(22):2147-2159.

[10] MINCKWITZ G, PROCTER M, AZAMBUJA E, et al. Adjuvant pertuzumab and trastuzumab in early HER2-positive breast cancer [J]. N Engl J Med, 2017,377(2):122-131.

[11] REGAN M M, FRANCIS P A, PAGANI O, et al. Absolute benefit of adjuvant endocrine therapies for premenopausal women with hormone receptor-positive, human epidermal growth factor receptor 2-negative early breast cancer: TEXT and SOFT Trials [J]. J Clin Oncol, 2016,34(19):2221-2231.

[12] WANG X, WANG S S, HUANG H, et al. Effect of capecitabine maintenance therapy using lower dosage and higher frequency vs observation on disease-free survival among patients with early-stage triple-negative breast cancer who had received standard treatment: the SYSUCC-001 randomized clinical trial [J]. JAMA, 2021,325(1):50-58.

第四十五章

乳腺癌术后乳房重建

目前，手术治疗仍然是乳腺癌综合治疗的主要手段之一。但是，在系统性治疗迅速发展的前提下，乳腺癌的手术范围对预后的影响已经较为有限，盲目地追求过于广泛、根治性的切除，不但不能改善患者的预后，反而可能给病患带来更大的身心创伤。过去的30～40年间，随着早期诊断和综合性治疗水平的提高，乳腺癌的外科治疗经历了一些里程碑式的变化，从腋淋巴结清扫到前哨淋巴结活检，从全乳切除术到保乳手术，体现了乳腺外科领域从强调根治性治疗到基于循证医学证据的治疗这一方向性的改变。在早期乳腺癌患者中，尽管保乳治疗非常安全、有效，但是仍有较大部分患者选择全乳切除手术，其中原因主要有：患者害怕残余乳腺组织的复发；不愿接受长达5～6周的术后放疗或无法耐受放疗。疾病本身也限制着保乳手术的开展，包括出现在乳腺不同象限的多中心病灶，或保乳手术无法达到切缘阴性，以至于必须选择全乳切除术。对于需要全乳切除的病例，选择一种患者心理、美容上均能接受的治疗手段已成为目前的发展趋势。对于这些必须行全乳切除或自行选择全乳切除手术的患者中，乳房重建可以提供很好的美容效果，帮助患者恢复其形体完整，修复心理创伤，有助于更好地重新扮演其正常的社会和家庭角色。

目前，中国年乳腺癌手术量大于200台的医院全乳切除术后重建比例已由2012年的4.5%提升到目前的10.7%，获得较为显著的进步。尽管如此，我国的全乳切除术后乳房重建水平仍较低，主要集中在较大的医学中心，并且与国外的重建水平有较大差距，2010年北美地区平均乳房重建比例即已达45%。由此可见，我国的乳房重建推广工作依然任重道远。

本章将纵览乳腺癌术后乳房重建的发展历程，讲述乳房重建手术的时机与技术方法，分析乳腺癌辅助治疗和乳房重建手术间的关系，并介绍乳房重建术后的美学评价方法。

第一节　乳腺癌术后乳房重建的发展历程和现状

即刻乳房重建(immediate breast reconstruction，IBR)的概念最早在法国提出，1906年由Obredanne描述使用胸大肌肌瓣进行乳房重建。在美国，由于受到William Halsted根治性手术等传统观念的影响，20世纪的大部分时间内全乳切除术后乳房重建未得到广泛开展。然而，在过去的20～30年间，随着对肿瘤生物学特性认识的深入，对原有乳腺癌手术原则过于陈旧的认知，以及整形外科技术的进步，全乳切除术后乳房重建得到了广泛推广应用。

现代即刻乳房重建是从20世纪70年代发展起来的，最早只用于良性疾病全乳切除术后的乳房重建，此后即刻乳房重建用于乳房恶性肿瘤患者的报道也见之于文献。Georgiade等在1982年报道了62个病例的临床研究，与延期重建进行比较，即刻乳房重建显示了多方面优势，且对恶性肿瘤患者的预后未造成不良影响。

进入20世纪80年代，即刻乳房重建技术得以更为广泛的应用。起初，植入物乳房重建所占比例并不高，而近10年来，该术式已经取代自体组织皮瓣重建，成为乳房重建最为主要的方式。大多数手术都采用了组织扩张器和乳房假体的二步法重建方式。标准的植入物乳房重建需要经历组织扩张+置换永久假体两个步骤,乳房皮肤需要4~6周时间的扩张,即全乳切除术中将扩张器放置于胸大肌和前锯肌下方,通过皮下注射泵注入生理盐水逐渐扩张,再经手术将其替换为永久假体。为了避免组织扩张后再次手术植入永久假体,有报道使用可调式的盐水囊乳房假体,或配合使用补片,即刻植入永久假体。目前,硅凝胶假体乳房重建获得了较好效果,并且已成为目前最为常用的乳房重建方法,尤其是近10年来,在北美和欧洲,植入物已经成为乳房重建的首选方法,几乎占所有乳房重建手术的80%。其主要原因是,植入物乳房重建手术方便、易于放置,术后恢复快,无供区手术瘢痕,易于被患者接受。同时,预防性乳房切除日益广泛,美国癌症中心数据显示,自1998—2014年,选择对侧预防性切除的乳腺癌患者占比从3.7%飞速上升至38.7%,而植入物重建也是双侧重建患者的首选重建方式。随着保留乳头乳晕乳房切除术(nipple sparing mastectomy, NSM)以及脱细胞真皮基质(acellular dermal matrix, ADM)的广泛应用,植入物重建已在我国绝大多数年手术量较大的医院中开展。一项国内的横断面调查研究显示,植入物重建在中国的起步并不晚,40.9%的医院植入物重建已开展超过5年,已成为全乳切除术后重建的主要方式,占所有重建的60%以上,与其他国家的报道类似。

自体组织乳房重建有其独特的优势,能够塑造轮廓自然、质地柔软的乳房,尤其在延期重建,包括既往接受过放疗、胸壁皮瓣较薄的患者,自体组织是最为适合的。背阔肌肌皮瓣是较早用于乳房重建的自体组织,意大利的 Iginio Tansini 在1906年首次报道了这一皮瓣的应用,当时用于全乳切除术后的皮肤修复。在20世纪70年代,背阔肌肌皮瓣一度是乳房重建的主要方式。进入80年代后,背阔肌肌皮瓣逐渐被带蒂横向腹直肌肌皮瓣(TRAM)取代,许多术者将背阔肌肌皮瓣作为其他再造失败或并发症出现后的补救性选择。1982年 Hartrampf 等首先报道了带蒂 TRAM,腹部皮瓣自此成为自体乳房重建的主要供区,但是随着对腹壁解剖的深入了解和手术经验的不断积累,还是发现了一些不足。该皮瓣作为腹部组织的唯一皮瓣应用了多年,直至显微外科和游离皮瓣技术用于乳房重建。20世纪90年代,游离皮瓣的显微外科移植成为乳房重建手术中最先进的技术,手术中将皮肤、脂肪和肌肉这样一群组织从身体的某一部位向另一部位依据一定的血管系统进行游离转运,将皮瓣的动、静脉从供区分离出来,并与受区的血管依靠显微外科技术实现吻合。在乳房重建手术中,这类皮瓣主要取自腹壁,包括保留肌肉的游离 TRAM(muscle-sparing free transverse rectus abdominis myocutaneous, MSFTRAM)、腹壁下动脉穿支皮瓣(DIEP)和腹壁下浅动脉(superficial inferior epigastric artery, SIEA)皮瓣;游离皮瓣还可取自臀部或腿部,包括臀上动脉穿支(superior gluteal artery perforator, SGAP)皮瓣、大腿前外侧皮瓣和股薄肌肌皮瓣。游离组织皮瓣技术不仅可改善皮瓣的血供,降低供区的并发症,也使重建乳房的塑型更为方便,重建乳房的美观度获得改进。当然,自体组织皮瓣技术不可避免地会造成供区的手术损伤,同时此类技术对于外科医生来说需要较长的学习曲线。

近年来,游离脂肪移植技术越来越广泛应用于乳房重建。该技术得益于脂肪获取方法的改进,结合体外负压装置,甚至可以单纯依靠脂肪移植重建乳房。尽管该技术仍然需要多次手术,负压装置也给患者带来一定不适,移植脂肪的肿瘤学安全性尚受到一定质疑,但是,这一技术无疑给乳房重建带来很大的进步,随着越来越多的临床实践和随访评估,其应用前景将得到进一步发展。

第二节 乳腺癌术后乳房重建的手术时机

乳房重建可以在全乳切除或部分乳房切除术的同时进行,也可以延迟到全乳切除术后一段时间或完成辅助治疗之后进行,前者称为即刻乳房重建,后者称为延期乳房重建。临床上根据患者的疾病情况、自身的需求来确定重建的时机。总体而言,大多数患者均适合接受即刻重建。2017年对全国110家医院开展重建手术情况的横断面调研显示,在全乳切除术后,重建比例达到10.7%,其中即刻乳房重建比例占67.6%,延期乳房重建占32.4%。

一、即刻乳房重建

即刻乳房重建的优点包括：①在全乳切除术的同时进行重建，在一定程度上减少了患者的手术次数与住院次数；②切除乳房时，可以保留乳头乳晕复合体和乳房囊袋，得到更好的美观效果；③总费用低；④没有乳房缺失所造成的心理影响，有助于减少焦虑感，改善自我形体认知。但是，即刻重建也有一些缺点：①全乳切除术后，乳房皮瓣的并发症可能较多，尤其是经验不足的乳腺外科医生分离皮瓣，可能导致皮瓣局部坏死；②少量患者因为即刻重建手术的并发症，可能延迟后续的辅助治疗；③术后辅助放疗会提高重建的并发症，影响美容结局。

本节主要介绍即刻乳房重建的主要优势如下：

1. *提高美容效果*　与延期乳房重建相比，即刻乳房重建能够获得更为理想的美容效果，主要有两个原因：①全乳切除后，原先的乳房皮肤、皮下组织形成的包囊组织较为自然，没有瘢痕挛缩和纤维化的影响；②采用保留皮肤或保留乳头乳晕复合体的皮下腺体切除后，乳房各个边界，尤其是下皱襞等重要解剖标记不会被破坏，能够保留每个女性乳房的独特形态；大部分的乳房皮肤包囊得以保留，只需将乳房容积恢复，就能够得到乳房自然的外形和对称性，重建的乳房就更为接近于患者自身的乳房形态。当采用自体组织进行容积充填时，往往会获得更为理想的重建美观效果。

在即刻乳房重建手术中，保留皮肤乳房切除术（SSM）或 NSM 是实现重建乳房美观度的前提。SSM 需要切除乳头、乳晕以及既往开放活检时留下的瘢痕，而 NSM 则可以保留乳头；设计切口时，尽量将穿刺针道包含在切口之内。如果患者的乳房较大、皮肤较多，或伴有乳房下垂的情况，可以通过缩乳成型切口，或乳房提升固定的切口行皮下腺体切除，从而减少皮肤量以获得最佳的乳房美观效果；此时，可同时行健侧乳房的对称性手术。

重建乳房的美观效果很大程度上取决于切口的设计和全乳切除时乳房皮瓣的分离技术。乳腺外科医生掌握 SSM 或 NSM 技术需要一定的学习曲线，相比传统的全乳切除术，这种手术方式切口较小，较为复杂且费时，易出现乳房皮瓣缺血坏死。笔者建议，在有条件的医学中心，乳腺外科应与整形外科紧密合作，以期获得更好的美观效果。

2. *减少手术并发症*　大多数乳腺癌患者都希望尽快完成治疗，同时减少各种治疗带来的并发症以及对于正常生活的影响。即刻乳房重建将切除手术和重建手术合二为一，对患者而言有明显的优势。手术次数减少意味着仅需要一次全麻，降低了麻醉相关的风险。即刻乳房重建术后，患者往往可以在化疗前就能够获得一定程度的康复，以较为完整的形体接受后续的治疗，这种积极的心态可能会减轻辅助治疗并发症所引发的心理不适。另外，由于即刻乳房重建的乳房外形一般比较满意，二次手术需要做的乳房改型和对侧乳房修整一般较少，在植入物重建过程中，后续的假体置换手术也比较简单，从而可以减少患者的总体并发症发生率。

3. *降低费用*　即刻乳房重建减少了总的手术时间和住院时间，各种材料、药物的消耗有所降低，而且患者及家属为住院治疗所投入的时间、精力也会相应减少，因此能显著节约花费。当采用某些自体组织皮瓣，如 TRAM 进行乳房即刻重建时，乳房切除和取瓣可同时由两个手术组完成，可以进一步缩短手术时间。笔者所在中心在实施游离皮瓣乳房重建时，乳房切除和腹部取瓣同时进行，乳房标本离体时，往往已经完成腹部取瓣和穿支血管的评估、解剖。另外，即刻乳房重建可以使患者获得较好的美观效果，重建乳房的改型手术较少，范围较小，也能够降低额外手术所需要的资源和时间消耗。

4. *改善心理健康*　心理健康上的获益可能是患者选择即刻乳房重建的主要原因。基于以往的认识，乳腺癌患者在接受延期乳房重建之前，会经历一段乳房缺失的阶段，她们会格外珍惜重建之后的乳房形态，对于乳房重建手术所带来的创伤、并发症和术后身体外观有更为充分的准备。目前，这种看法已经有很大的改变。从患者自身的角度而言，乳腺癌根治术后其心理的负面影响是非常严重的；接受即刻乳房重建的患者在麻醉苏醒后，比较容易接受重建的乳房，并将其视作身体的一部分，从而减轻心理创伤；术后，这些患者很少回忆起手术过程的痛苦不适，她们站在镜子前，对于自己的裸体外形更为满意，和未接受乳房重建的患者相比，她们穿衣服时显得更为舒适和自信。

临床研究很难评价各种重建技术对心理影响的差异，但是有理由相信重建的乳房在外观及质感上越自然、越接近于自身的乳房，患者对于重建手术的评价将越高。有研究表明，与保乳手术比较，全乳切除术后即刻乳房重建能得到类似的社会心理效果;两种手术都强调患者对于疾病康复预期的重要性,对于即刻乳房重建手术而言,能够在最大程度上提升患者的满意度、身体外形和生活质量;在整体社会心理适应性疾病发生和性生活满意度方面,不同的手术方式没有明显的差别;但在性生活中,患者对维持乳房爱抚的乐趣和频率方面,保乳手术相比于乳房重建有着明显优势。另外,与延期乳房重建手术相比,即刻乳房重建瘢痕更为隐蔽,从而给患者提供了更好的心理安慰;这种心理优势与保乳手术相似。

二、延期乳房重建

延期乳房重建的优点在于:①患者经历了乳房缺失的心理打击,对于重建手术有更为充分的准备,对于重建术后的并发症、乳房形态接受度更为乐观;②很少发生乳房皮瓣的坏死;③一般而言,经过一定时间的随访,胸壁区域复发的风险较低。但是,延期重建的缺点也显而易见的:①乳房塑形难度更大,重建乳房的外形、轮廓、手术瘢痕不尽如人意;②在一些接受过放疗的患者中,受区血管的解剖难度较大,胸壁组织纤维化明显,很难使用植入物重建,而且需要更多的供区正常皮肤替换。

(一) 延期乳房重建的技术方法

延期乳房重建提供了患者足够的时间去选择行乳房重建的时机和方式。目前国内大多数延期乳房重建由整形科医生完成,相较即刻乳房重建有更多的技术方法选择。其次,这种乳房重建方式使整形医生有机会在置入自体组织皮瓣,或放置假体前,对乳房皮肤,包括乳房下皱褶,做任何的塑形。延期乳房重建的技术方法选择主要考虑的因素有患者对侧乳房形态、既往接受的治疗方式、外科医生的技术水平以及经济效益等方面。目前采用比较多的有自体皮瓣(游离或带蒂)、植入物以及游离脂肪移植联合体外真空负压装置。为了达到两侧的对称性,还有必要分期对健侧乳房采用乳房上提、隆乳和乳房缩小等手术。放疗后的患者进行延期乳房重建,一般需等到放疗导致的损伤减退后,即在放疗结束 6~12 个月后实施。

自体皮瓣(游离或带蒂)可用于大多数延期乳房重建的患者,对体重较大的患者,腹部皮瓣能提供更多的组织量,方便乳房的塑形。文献报道,对于既往接受过放疗的乳腺癌患者(往往更多选择自体皮瓣重建),在重建手术前采用更多的方法对受区血管进行评估能有效提高游离皮瓣手术的成功率。

单纯植入物重建较少运用于延期乳房重建,以往多采用背阔肌联合或两步法放置组织扩张器和永久性假体。近年来,脱细胞真皮基质材料广泛应用于乳房重建手术,其主要优点有重塑的乳房下皱襞更加美观,降低假体包囊挛缩的发生率,减少假体的上移等。

游离脂肪移植是指将身体其他部位的脂肪细胞抽取、移植到缺损部位,达到充填、修复缺损和美容的目的,传统主要用于保乳手术后乳房变形的修补和再塑形。近年来,随着体外真空负压装置的发展和脂肪移植技术的进步,单纯使用自体游离脂肪进行乳房重建也成为一种新的选择。这种手术方式步骤较多,需要长时间对胸壁进行外力抽吸,多次脂肪移植,后续尚需重建乳房下皱褶。

(二) 延期乳房重建的应用情况

复旦大学附属肿瘤医院至 2019 年 12 月共 2 879 例重建手术中,130 例(4.5%)为延期乳房重建(数据未发表)。20 世纪初一篇基于美国监督、流行病学和最终结果(SEER)数据库的报道显示,11.3%的乳房重建手术为延期乳房重建,但近年来随着即刻乳房重建技术的发展和美容效果改善及患者心理上的优势变化,延期乳房重建的应用比例也越来越低。但其作为乳房重建的选择之一,尤其对于那些行乳腺癌外科治疗时未考虑乳房重建的患者来说有很大意义。

三、延期-即刻乳房重建

延期-即刻乳房重建可用于一些淋巴结状态未知,可能需要术后放疗的患者。全乳切除术后,暂时性置入组织扩张器,维持胸壁皮肤、软组织的扩张,待术后病理报告明确,没有必要进行术后辅助放疗的患者,14~21 d 后取出扩张器,完成自体组织皮瓣或在完成扩张后置换假体的乳房重建;如果需要放疗,则在化疗期间继续完成组织扩张,待放疗完成后,间隔一定时间择期行假体置换或自体皮瓣重建。

该术式的优点在于,避免放疗对于即刻乳房重建造成不可挽回的并发症和美容学的损害;患者可保留乳房皮肤和/或乳头乳晕复合体,降低全乳切除术后的心理创伤。当然也有缺点,包括增加手术次数，因此在临床上延期-即刻乳房重建手术并未得到广泛推广。另外，通过术前的精确评估，以及前哨淋巴结活检的应用，能够比较明确判别哪些患者需要放疗；其次，在一些有经验的团队中，即刻自体组织皮瓣重建术后，皮瓣对于放疗的耐受性较好，不会造成明显的并发症。

第三节　乳腺癌术后乳房重建的技术方法

一、植入物乳房重建

植入物重建是即刻乳房重建中最为常用的术式。2017 年的全国调研显示，国内 86%的医院已开展植入物乳房重建手术，植入物乳房重建占所有乳房重建手术的 66%。植入物乳房重建手术时间较短，术后恢复快，没有供区瘢痕，且对于外科医生的技术要求低于自体组织重建。其主要缺点是重建后乳房的轮廓、质地不够自然，对称性不理想，对放疗的耐受性较差等。

植入物乳房重建分为一步法重建和扩张器-假体置换两步法重建。一步法重建适合皮肤缺损较小、皮下组织厚度足够的患者；两步法乳房重建适应证较广，应用率远高于一步法。随着医学材料的发展，脱细胞真皮基质、钛网等补片也在植入物重建中得到广泛使用。一步法与两步法相比孰优孰劣仍需要临床验证。Dikmans 等开展了一项前瞻性随机对照研究，探究一步法脱细胞真皮基质联合植入物重建和两步法重建的安全性，结果显示一步法有更高的手术并发症、再次手术及植入物取出风险。本中心正在组织开展一项比较钛网补片联合植入物一步法和两步法乳房重建效果的多中心前瞻性随机对照研究（NCT03589924），主要研究终点是手术总体并发症，次要终点包括非计划再次手术、乳房美观度测评、患者满意度等。

对于二步法重建，在置入永久假体之前，有必要进行一定阶段的组织扩张。在全乳切除术后，组织扩张器放置于胸大肌和前锯肌的下方，并部分扩张；完成扩张通常需要 6～8 周的时间，并在 4～6 个月或结束辅助化疗后取出扩张器，置入乳房假体。这种技术的优点在于全乳手术切除手术的同时只需要创伤很小的附加手术，与单纯全乳切除术所需要的手术恢复时间相同，不会产生供区的瘢痕。该技术的缺点在于完成整个重建手术所需要的时间较长，通常在半年至 1 年，至少需要 2 次手术；有些患者重建后的美观效果难以预测。同时，患者麻醉苏醒后，无法看到一个完整的乳房，而且有必要提醒患者，在组织扩张过程中乳房的大小和形态是不正常的。多数植入物乳房重建的最终形态可能较为满意，但由于假体的位置比较表浅，重建乳房的轮廓往往不够自然，特别是盐水假体植入物。另外，乳房植入物可能会发生一些远期并发症，如包膜挛缩、感染、局部凸起。该重建方式适合于身材纤细、乳房较小、下垂不明显，并希望减少额外瘢痕和缩短恢复时间的患者。这类重建方式尤为适用于行双乳切除的患者，因为使用假体乳房重建时，可以最大程度上保证双侧重建乳房的对称性。当然，需要告知患者，永久假体并非一劳永逸，因为多种原因，有可能在未来某个时间需要再次手术替换假体。

当患者的乳房较小且下垂不明显，同时患者较为年轻、无吸烟史、胸壁肌肉结构完整，尤其是接受保留乳头乳晕复合体皮下腺体切除和/或预防性乳房切除的情况下，可以在全乳切除术后，联合使用脱细胞真皮基质或合成补片即刻植入永久性假体行乳房重建。该术式的主要操作如下：将胸大肌的肋弓和下方胸骨缘止点切断，将补片与胸大肌下缘和乳房下皱褶处缝合；假体的上半部分由胸大肌覆盖，下半部分由补片覆盖。这一术式的优势在于，植入物重建手术一次即可完成，减少患者的手术次数；肌肉和补片后方的间隙较为疏松，能够容纳一定容积的假体；同时，离断胸大肌下缘，有助于重塑有一定下垂感的乳房，美容效果较为理想。部分文献报道，使用脱细胞真皮基质可能增加术后血清肿、感染的风险；另外，尸源性脱细胞真皮基质材料来源有限，费用较昂贵，可能限制此项技术的开展。

传统的植入物重建是将假体置于胸大肌后方，近年来，胸肌前植入物重建也迅速普及。将假体用脱细胞真皮基质或 Tiloop 等合成补片包裹后直接置于胸大肌前方，能够完整保留胸大肌，减少术后疼痛和肌肉异常收缩，降低包囊挛缩率，但目前仍缺乏大样本长期安全数据。Abbate 等的荟萃分析研究显示,与胸肌后组相比,胸肌前组皮瓣坏死和包膜挛缩的发生率在统计学上显著降低,而两组间感染、血清肿和血肿的发生率相等。另一项荟萃分析也显示,对于接受组织扩张器置入的患者,胸肌前重建可能与较少的乳头或皮瓣坏死有关,而对于接受假体植入的患者,胸肌前重建可能与较少的包膜挛缩率有关。胸肌前植入物重建可能与较好的乳腺美观度评分和较少的术后疼痛相关,且不会增加局部复发和转移性疾病的风险。总的来说,胸肌前植入物重建法是一种安全易行、个体化乳房重建技术,术前审慎选择患者,并充分告知植入物和各类补片的优缺点,术中准确判断皮瓣质量、选择匹配的假体和材料等都是胸肌前植入物重建成功的重要因素。

在并发症方面,大量前瞻性及回顾性研究均显示,植入物重建严重并发症发生率在10%~30%之间。而北美乳房切除术后重建联盟(Mastectomy Reconstruction Outcomes Consortium, MROC)的前瞻性研究中,利用植入物重建再次手术率为15.5%~18.8%,重建失败率为7.1%,切口感染率为10.4%~15.2%。我院的单中心回顾性研究,也显示保留皮肤的一期乳房重建具有较高的并发症发生率;在使用假体的患者中,假体包囊挛缩发生率为17.5%。因此,对于进行植入物重建的患者,应与其充分沟通,告知其可能需要面对的手术并发症,以及备选方案。

二、自体组织乳房重建

自体组织皮瓣的即刻乳房重建手术难度较大,对外科医生而言,需要更长时间的学习曲线,但是此法重建的乳房形态自然,美容效果持久。比较而言,自体组织皮瓣所达到的乳房外形轮廓自然、放疗并发症少、患者对重建乳房的远期满意度高等,均是植入物重建无法企及的。另外,自体组织皮瓣重建与植入物重建相比,由于重建乳房由自身组织填充而非植入物耗材,且后续的手术次数少,因而总体费用并不高。这一技术适合那些期望重建乳房自然、美观、柔软,不介意术后供区瘢痕和康复时间延长的患者;同时有术后辅助放疗指征的患者是自体组织重建的适宜人群。以下是几种乳房重建中常用的自体组织皮瓣:

1. *背阔肌肌皮瓣* 在诸多乳房重建方式中,相对于需要显微外科技术辅助的游离腹部皮瓣、背阔肌肌皮瓣因其恒定的血管蒂、充足的血供和简便的操作,同时乳腺外科医生对于肩胛下血管、胸背血管的解剖较为熟悉,故易于推广应用,是国内众多乳腺外科医生最常用的自体皮瓣。背阔肌肌皮瓣自体重建适用于体积小至中等、拒绝应用植入物进行重建,或预期术后需接受辅助放疗的乳腺癌患者。背阔肌所提供的自体皮瓣相较植入物重建对放疗耐受性更好,同时其脂肪含量较腹部皮瓣更低,对放疗引起的脂肪液化坏死等美容相关并发症发生率也较低。

2. TRAM 在欧美国家,TRAM是最为常用的皮瓣,该皮瓣提供的组织量更大,而且脂肪组织在血供良好的情况下,不会发生萎缩;为了加强皮瓣的静脉引流,可以在胸部寻找适合的静脉进行吻合,形成超级引流的TRAM进行乳房重建;或者行双蒂的TRAM重建。TRAM可以通过带蒂皮瓣或者游离皮瓣的方式移植。

3. DIEP DIEP因其供区损伤小、放疗并发症少、组织容量充足、重建乳房远期满意度高等优势,近年来在具备显微外科手术条件的单位中备受推崇,已成为最为常用的自体皮瓣。但由于其手术难度大,掌握该手术技术的学习曲线较长,同时围手术期突发状况多,术后需要医护团队的紧密配合等诸多因素,使得这一技术尚未在国内广泛开展。

使用显微外科技术的DIEP还具有诸多优势:首先,游离皮瓣血供比带蒂皮瓣更好且可靠,可以减少皮瓣部分坏死和脂肪坏死的发生率;其次,在即刻乳房重建中,不论是腋窝的肩胛下血管、胸背血管、胸外侧血管,还是内乳血管,就血管口径而言,均与腹壁下血管非常匹配,解剖难度也不高;再次,在取瓣过程中,采取保留肌束和保留鞘膜的技术,可以极大地减少腹部供区的损伤,从而降低腹部的术后并发症,腹壁功能得到更好的恢复。

4. *其他皮瓣* 自体组织乳房重建除了腹部皮瓣外,还可考虑其他部位的组织皮瓣,例如臀上动脉穿支皮瓣、臀下动脉穿支皮瓣、横型股薄肌肌皮瓣、股前外侧穿支皮瓣等,利用显微外科技术与胸壁或腋窝的受区血管吻合。这些供区皮瓣可以用于进行中等体积量的乳房重建。

三、植入物联合自体组织乳房重建

背阔肌肌瓣或肌皮瓣联合假体是这一重建方法中最常用的组合,当然,也可以根据患者的选择和皮瓣的可获取性选择其他皮瓣。使用自体组织皮瓣最大的优势在于可以覆盖缺失的皮肤和软组织；如果患者已有足够的乳房皮肤，那仅需移植自体肌肉组织用于覆盖假体。乳房假体的大小可以经过评估，以达到和对侧乳房对称的目的；对于双侧乳房重建的患者而言，还可以根据患者的意愿调整乳房的大小。该技术的优点在于用健康的组织覆盖假体，无需额外的时间进行组织扩张；同时保留了乳房皮肤以达到自然的乳房外形。和单纯植入物重建相比，该技术的缺点在于造成了额外的瘢痕，康复时间延长。当前有报道使用腔镜(或腔镜辅助)技术，减少获取肌瓣或肌皮瓣过程中的手术瘢痕。对很多患者而言，这种联合方式是介于单纯植入物重建和单纯自体组织皮瓣重建之间的一种选择，具备两种重建方式的优缺点；这一技术也相当于许多乳腺外科医生进行乳房重建手术的敲门砖。对于保乳治疗后复发或者局部晚期患者而言，背阔肌肌皮瓣联合植入物是一种有效的重建方式，可以提供较为充足的皮肤/软组织覆盖，以完成较困难的乳房重建手术。背阔肌肌皮瓣获取后的并发症和功能减退对于大部分患者而言并不明显。

四、部分乳房重建——保乳整形技术

前瞻性临床研究的长期随访结果表明，早期乳腺癌的保乳治疗与全乳切除手术可以达到相同的总生存率。保乳手术过程中，通常采用肿块扩大切除，或更大范围的区段甚至象限切除术。足够安全的切缘距离意味着切除较大范围的正常乳腺组织，有可能导致乳房局部腺体、皮肤缺失，引起术后、特别是放疗后乳房变形和乳头乳晕复合体(NAC)的移位等乳房美学缺陷。文献报道，保乳手术后25%～30%的乳房外形美观度欠佳。造成保乳治疗后外形美观度欠佳的原因各异，切除的乳腺组织量和肿瘤部位是影响乳房美观的主要因素，其临床表现也各具特点：①乳房局部凹陷代表容积减小，需要对该区域进行充填。Cochrane 等研究发现，影响美观度的组织量上限是乳房总体积的 10%。肿瘤位于乳房内侧，容积占比须≤5%；如乳房外侧的腺体较丰富，这一上限可扩展至 15%。②乳头乳晕复合体的回缩是因为瘢痕和皮肤纤维化，需要切除瘢痕，而非移植皮肤和软组织。③乳房总体形状无改变，但是体积呈均匀性缩小，可以进行对侧乳房的缩乳成形。

自 20 世纪 90 年代起，乳腺癌的外科治疗正在不断向专科化发展，普外科对于乳房的解剖和系统治疗把握不足，催生了乳腺外科。在借鉴了全乳切除术后整形外科的一些技术后，肿瘤整形外科(onco plastic surgery, OPS)这一新名词诞生了。在不影响肿瘤局部治疗效果的前提下，术前由肿瘤外科医生和/或整形外科医生对乳房的缺损进行评估，并做好相应准备，术中采用肿瘤整形外科手术技术，利用乳房腺体瓣的移位或缺损部位的局部充填，进而改善保乳术后的乳房外形。其特点在于肿瘤广泛切除时确保达到足够的切缘距离，而又不影响术后乳房的外形；同时，该整形手术和肿瘤切除是在同期完成的。最为常用的方式包括容积移位和容积替代技术。容积移位包括乳房腺体瓣的松解旋转、乳房上提固定术、缩乳成形术；容积替代则是利用邻近筋膜瓣转移修复或远位皮瓣的转移修复术。通过这些肿瘤整形外科手术技术的介入，保留乳房术后的美观度可以得到极大的改善，外观欠佳的比例<7%。

进行肿瘤整形外科手术的过程中，需要对标本切缘做好充分的评估。术者应根据影像学的肿瘤表现、范围设计合理的手术方案，如果存在广泛的钙化灶等恶性影像特征，术中有必要对标本进行及时的影像学评估；对于切缘，尤其是可疑肿瘤邻近的切缘需行术中快速冷冻切片评估。一旦在保乳手术中对切缘有疑问，应该延迟乳房重建，等到最终的病理诊断后再另行决定后续措施。肿瘤整形外科手术的切口较为特殊，往往不能准确反映瘤床位置。笔者建议在原肿瘤周围腺体放置钛铗标记，以指导术后辅助放疗的瘤床加量。

肿瘤整形外科技术不仅需要面对保乳手术的即刻修复，还需要解决一些保乳治疗后乳房缺损的修复问题，此时临床可表现为患侧乳房体积纤维化缩小、患侧乳房区段缺损、保乳手术残腔窦道，患侧乳房经过放疗，对此一般不能采用乳房本身的邻近组织进行修复。可根据以下情况，给予针对性的措施：①如果放疗一侧乳房外形正常，只是存在体积缩小的问题，将对侧乳房进行缩乳成型是最佳选择。②轮廓畸形、皮肤或乳头回缩的患者，可尝试游离脂肪移植。③如果保乳治疗部位畸形明显，并伴有窦道形成，经久不愈，最好应用自体组织充填，而且应该选择放疗野外的组织，包括 LDMF、胸背动脉穿支皮瓣，范围较大者可采用带蒂 TRAM、SIEA 皮瓣、游离 TRAM 或 DIEP。上述决策应顾及多种因素，并分析缺损的成因和患者的意愿。

五、游离脂肪移植

游离脂肪移植是指提取身体其他部位的脂肪细胞，再注射、移植到缺损部位，达到充填、修复缺损和美容的目的；在医学美容外科领域，隆乳也脂肪移植的适应证之一。对于乳腺癌患者，游离脂肪移植主要用于以下几种情况：

(1) 纠正保乳治疗后的局部乳房凹陷、变形，以及对乳头的牵拉。

(2) 全乳切除术后需要进行植入物重建的患者，可以在胸壁皮瓣下方先行移植脂肪，适用于胸壁皮瓣较薄的患者。这一情况在国内尤为多见，分离乳房皮瓣时极少或仅保留很少的皮下脂肪，当这些患者接受扩张器-植入物的乳房重建手术时，假体周围的乳房轮廓往往极不自然；也可用于部分接受过胸壁放疗的患者，移植脂肪中的细胞因子有助于缓解胸壁组织的纤维化，有助于进行后续的组织扩张。

(3) 也有一些患者接受自体组织或植入物乳房重建后，局部组织量较少，或乳房塑形时考虑不周，局部有明显的轮廓凹陷、组织量不足，这些情况均可以通过游离自体脂肪移植加以纠正。

(4) 当患者无法使用植入物或自体组织皮瓣进行乳房重建，或不愿意接受上述方法时，单纯使用自体脂肪移植进行乳房重建也是一种选择，并已见诸报道。在全乳切除术后扁平的胸壁完全依靠脂肪移植重建乳房，所需的步骤繁多，较为复杂。通常需要联合外戴式胸壁负压装置，多次进行自体脂肪注射移植，并重建乳房下皱褶，一些患者对于使用胸壁负压装置感到不适；脂肪移植后，在胸壁所形成的扁平隆起基础上，进行固定术及锥体塑形；然后行乳头重建；最后对重建乳房的内侧做脂肪移植，塑造乳沟；并对腋尾部进行塑形。运用该类乳房重建方法时，必须选择那些全乳切除术后，胸壁皮肤较为松弛，而且弹性较好的病例。这种方法主要的困难在于每侧重建均需要大量的脂肪移植，报道中总量在 400～450 ml；移植脂肪细胞坏死、吸收的可能较大，手术的顺利与否非常依赖于整形外科医生的经验和技术能力。其总体较为昂贵的费用也是该技术推广受限的因素之一。

对于乳腺癌患者而言，安全性应该是不可回避的问题。当前自体脂肪移植组织再生功能的生物学机制尚未完全阐明，尤其是自体脂肪细胞注入到保乳术后的瘤床部位，是否可能因为这些具备干细胞特征的细胞释放细胞因子，促进新生血管生成等因素，导致局部肿瘤复发机会增加，已经引发了一些争议。尽管如此，过去的 10 余年间，自体脂肪移植已经广泛应用于乳房重建的临床实践，多个回顾性研究显示，移植脂肪对于乳房外形的重塑及放疗组织损伤的修复有极大的帮助，可在一定程度上替代创伤更大的肌皮瓣乳房重建手术，术后的不良反应较少，局部脂肪坏死、感染率约为 3.6%，移植脂肪至乳房 X 线摄影显示细微变化的发生率为 5.9%；局部或区域的复发、总生存与未行脂肪移植的研究报道类似，显示该技术并未如一些体外研究所言增加瘤床或局部的复发风险。

六、对侧乳房的处理

乳房重建的一个主要目标是与对侧乳房达到一定程度的对称性。在一些对侧乳房外形较好，或轻度下垂的患者中，这一目标比较容易实现，不需要改变对侧正常乳房；然而，大多数患者中，需要行对侧乳房的缩乳、提升或隆乳，以改善对称度或对侧乳房的形态。需要注意的是，当一侧乳房以植入物进行重建时，对侧的手术处理也很难达到理想的对称性。在多数情况下，手术目标应该设定为患者穿衣服、穿戴胸罩或浴袍时，获得一定程度的对称；在大多数患者中这个目标是可以实现的，而且能够获得较高的满意度。进行自体组织乳房重建的患者，乳房的对称性更为理想，主要包括以下原因：重建组织位于乳房皮下，有更为自然的组织质地和外形；当患者年龄改变，自体组织可以随体重变化而发生相应的改变，不会出现包囊挛缩。

在有症状的巨乳症患者中，缩乳成形术可以获得患者满意度的提升，以及生活质量的改进。同样，在乳腺癌患者接受全乳切除、乳房重建时，缩乳成型术也有助于实现对称性。这些手术操作特别有助于植入物重建的患者，因为乳房假体大小和形态有局限性，而且假体一般位于胸肌下方，因此往往使重建乳房在胸壁上的位置较高；在自体组织重建的患者中，缩乳手术对于基线时有症状的巨乳症患者(即颈部或上背部疼痛，肩部下垂，乳房下皱褶皮肤瘙痒)也是有获益的。

缩乳手术有许多种技术，最为常用也最为可靠的是下蒂技术。在该术式中，乳头乳晕复合体通过下方的乳房腺体瓣分离后，移位至更为理想的美容位置(即位于或刚好高于乳房下皱褶水平,并处于乳房的中央)。还有一些不同的乳房蒂术式(上方蒂、双蒂或内上蒂),也能够使乳头移位,达到很好的美容效果。

Wise缩乳成型术是最为常用的皮肤切口,可以达到缩乳和提升的目的,最初用于胸罩的设计。在这一术式中,将乳房水平方向和垂直方向的部分皮肤切除,以提升乳房,并将乳头移位至乳房的中央部位;结果形成船锚样的切口。尽管有些学者批评这一缩乳和提升术式的美容效果(较长的切口,矮胖的乳房外观)以及持久性(后期下垂,下半部突出),但它仍然是最常被采用的术式,其主要原因在于,如果手术得当,Wise缩乳成型术可以得到非常理想的美容结果,主要的手术切口在下皱褶,较为隐蔽。为了应对该术式的一些不足,也有一些其他术式,例如垂直型术式,在乳房下方采用一个垂直方向切口,从而避免乳房下皱褶水平方向较长的切口,适合有些轻度下垂、缩乳体积较小的患者。

乳房固定术,也称为乳房提升术,是一种将乳房多余的皮肤去除,将乳房移位至胸壁更为中央的位置。Wise型术式简便易行,结果可靠,临床上较为常用。但是,根据多余皮肤的量,乳房大小和外形,以及皮肤弹性,可以采用其他术式,如双环法、垂直切口。仅去除皮肤的乳房固定术是指主要依靠收紧皮肤,使乳房成型的乳房提升手术。然而,这些术式的效果无法保持长久,因为皮肤的延展,乳房又会恢复下垂。因此产生了一些与乳房实质有关的术式,使乳房改型,并去除皮肤,以达到提升乳房的目的。这些术式同样适合保乳整形手术的患者。

隆乳成形术也是乳房重建术后对称性手术的常用方法。这些术式通常用于乳房较小,接受了假体乳房重建的女性,在隆乳同时可附带/不附带进行乳房提升术。在这些患者中实施乳房固定术,目的是使乳头乳晕复合体位于乳房中央,或者与对侧乳房的位置保持对称(或两者兼顾)。如果自体组织重建一侧的乳房较大,未进行重建的乳房也可以通过隆乳达到对称的效果。在一些患者中,隆乳可以在自体重建的乳房进行,适用于自体组织量不足,达到与对侧乳房对称的效果,或者进行双侧乳房重建时,期望增加乳房的体积和凸度。

隆乳假体一般放置在胸肌下方,但是并非完全由胸肌覆盖。与美容手术相似,在癌症患者正常一侧乳房的假体隆乳术中,假体的上半部分由肌肉覆盖;胸肌的下方附着点离断,因此假体的下半部分处于腺体后方。这样可以使假体位于乳房的中央,不会朝上偏移。假体放置在胸肌后可以减少包囊挛缩的发生率,防止看到假体的皱褶,而且可以继续应用乳房摄片进行乳房的随访。

缩乳或乳房固定术最为常见的手术并发症是轻微的伤口愈合不良;最多见于垂直与水平切口交汇的"T点"。这类并发症一般都很轻微,保守治疗后能够自行愈合;在我国患者中,瘢痕增生或瘢痕疙瘩比较常见,而且难以处理;除了强调标准缝合技术外,有时可以通过注射甾体激素、激光或者再次手术切除加以干预。瘢痕再次切除手术后,短期内针对瘢痕部位给予低剂量放疗会起到很好的效果,但是需要和放疗科医生相互配合。

在缩乳或乳房固定术后,据估计有3%～5%的女性乳头感觉缺失;极少的情况下(1%),患者会在乳房固定术、缩乳或隆乳术后抱怨长期的疼痛,其原因不明,可能与神经损伤或瘢痕有关;远期感染(术后3个月以上)的发生很少见,可表现为皮肤红斑、疼痛和发热,通常与皮瓣或腺体/脂肪缺血导致的液化,继发感染有关,建议通过引流、抗感染处理,必要时行手术清除坏死组织。

另一个罕见的情况是诊断出偶发的乳腺癌或高级别增生性病变。有报道显示,在非乳腺癌的一组缩乳成型患者中,1%的患者标本中发现乳腺癌。有趣的是,在乳腺癌患者中,对侧乳房缩乳成型标本偶发性乳腺癌的发生率更低,可能和这部分患者接受更为密切的乳房影像随访有关。发现偶发性乳腺癌的主要问题在于阳性切缘。尽管有时候可以返回手术室进行补充切除,令切缘阴性,但是由于乳腺组织的重排,第2次手术时很难定位需要补充切除的切缘,这就导致了两难的处境,有时候不得不进行全乳切除。

七、乳头与乳晕重建

乳头重建是乳房重建的重要组成部分,有助于恢复乳房的正常外观,遮蔽原有的全乳切除手术瘢痕,改善对称性和患者的满意度。在国内的一项调研中显示,目前全国已有约50%的大型中心开展过乳头重建手术。乳房重建术后的乳头再造对于许多患者而言是安全的。乳头重建的相对禁忌证包括:曾经接受放疗、乳房皮瓣很薄以及此前的乳头重建失败。这些患者乳头重建手术的并发症较多,但是如果患者能对手术风险充分理解,仍然可以接受该手术。中国抗癌协会乳腺癌专业委员会(CBCS)发表的"乳腺肿瘤整形与乳房重建专家共识"指出,乳头重建技术方法各有利弊,关键在于对患者进行个体化评估。患者行保乳手术、放疗或全乳切除联合即刻乳房重建后,通常在3个月后乳房才能定型,局部修整手术应分步实施。乳头重建作为改型手术的组成部分,应待乳房位置、形态稳定后再实施。

乳头与乳晕重建有许多手术技术。迄今,大多数乳头重建运用乳房局部的皮瓣(例如C-V皮瓣、滑板样皮瓣、双向推进皮瓣等)。乳头移植技术不太常用,适用于健侧乳头较大的患者,该术式将健侧乳头切取一部分,以全厚皮瓣的形式移植到重建的乳房部位。目前,乳头重建最大的问题是术后乳头凸度的丢失。尽管重建的乳头在尺寸上都会稍大些,但是仍然会出现这一结果。偶尔会发生伤口裂开,但都较为轻微,通过伤口换药及局部抗生素使用,均可愈合。

乳晕重建一般采用纹身或全厚皮片移植。纹身较为简单,患者不需要停止工作,很少出现感染和其他并发症。但是,纹身也可能看上去立体感不强,并且纹身可能发生褪色;另外,很难做到和对侧的乳头颜色一致,特别是选择的颜色很淡时。相反,虽然植皮有更多的损伤和供区的瘢痕,但是因为移植皮肤的颜色和质地,使这种乳晕重建的效果更为自然。如果选择体表色素较深的部分作为植皮供区,如腹股沟皱褶内侧,乳晕的颜色就更匹配,而且供区的瘢痕也非常隐蔽。移植皮片的完全坏死很少发生,但是部分坏死会导致重建乳晕的扭曲。另外,供区可出现并发症,但是往往比较轻微,保守处理后很快愈合。

第四节　乳房重建术后的美学评价

一、乳房重建术后患者满意度的影响因素

乳房重建术后患者的满意度可分为患者对术后美观结局的满意度及患者对医疗服务的满意度,两种满意度往往会相互影响。

影响患者重建术后满意度的因素有很多,其中术后并发症发生率不同往往是患者满意度出现差异的根本原因之一。一项德国的研究显示,患者的某些临床特征与重建术后满意度可能有一定相关性,年龄较大的患者、肥胖患者(BMI>30 kg/m^2)及吸烟患者对重建术后的满意度相对较低,可能与这些患者术后并发症的发生率相对较高有关。重建方式也可能影响患者满意度,哈佛医学院的一项研究显示,自体重建患者的术后总体满意度($P=0.017$)及美观满意度($P<0.001$)均显著高于假体重建患者,且选择腹部皮瓣重建的患者术后总体满意度($P=0.011$)及美观满意度($P=0.016$)显著高于选择背部皮瓣重建的患者。另外,需要接受放疗的乳房重建患者并发症发生率相对较高,因而其重建满意度有所下降。多项研究显示,相比于选择假体重建,此类患者选择自体重建的术后并发症发生率较低,且术后满意度较高。

已有多项研究表明,重建乳房是否有乳头乳晕复合体对患者术后满意度的影响较大。一项意大利的研究显示,接受NSM的患者在乳房外观满意度($P<0.0001$)、身体形象满意度($P=0.001$)及乳头感觉($P=0.001$)等方面均显著优于接受SSM后行乳头重建的患者。对于已行根治性全乳切除术的患者,美国的一项研究比较了接受乳头重建与否对患者外观满意度的影响。结果显示,接受乳头重建的患者术后总体满意度及外观满意度均明显增高($P<0.0001$)。因此,是否保留或重建乳头乳晕复合体是影响患者术后满意度的关键因素之一。

另外,患者对医疗服务的满意度可能在一定程度上影响其总体满意度,进而影响其对术后乳房外观结局的满意度。其中,外科医生的专业程度、患者对医生的信任及满意程度、患者在决策制订中的参与程度等都可能影响患者乳房重建术后的满意度。

二、乳房重建术后患者满意度评估方法及比较

乳房重建术后患者满意度评估方法可被分为3类:①信度与效度经过科学检验且针对乳房重建术后满意度的评估方法;②信度与效度经过科学检验的其他患者报告结局评估方法;③信度与效度未经

科学检验的其他评估方法。毋庸置疑，第 1 类评估方法获得的结果最为可靠，但在实际操作中，第 2 类及第 3 类评估方法也并非完全不可取。

对于第 1 类评估方法，其适用人群即为接受乳房重建手术的患者，针对性较强，且经过合理验证，可信度较高，但其翻译版本的可获得性及民族区域特异性等因素，均对其应用的普遍程度产生一定影响。因此，此类评估方法常见于翻译版本信度与效度的验证及某些大型临床研究。第 2 类评估方法较为常见的是截取其他患者报告结局中与乳房重建相关的部分直接应用，其适用人群往往根据疾病分类，并未根据外科治疗进行细分。因此，这类评估方法对于特定外科治疗方式满意度的评估并不敏感，评估结果的可信度也相对降低，但由于操作简单方便，易于获得等原因，此类评估方法的应用并不少见，也逐渐成为目前较为认可的评估方法之一。此类评估量表常截取自乳腺癌生存质量综合量表，如欧洲癌症研究和治疗组织（European Organization for Research and Treatment of Cancer，EORTC）的"乳腺癌生存质量问卷"（Quality of Life Questionnaire-Breast Cancer Module，QLQ-BR23）与"乳腺癌治疗功能评估问卷"（Functional Assessment of Cancer Therapy-Breast Cancer，FACT-B）。第 3 类评估方法具体形式不固定，如电话随访、乳房重建术后患侧乳房局部形态比较等，其应用较为灵活，方式多样，虽然信度与效度未经验证，但仍因其评估结果直观、实用性较强等优势，被不少学者及临床工作者接受。

部分量表信度及效度较差的原因，笔者认为可总结为以下几点：①研究纳入标准模糊不清，选择纳入人群时存在较大的偏倚；②对满意度分级及各级定义不同；③自答量表主观性偏倚及对量表问题的理解偏倚；④乳房重建手术与满意度评估的时间间隔不同等。另外，需要强调的是，量表有很强的民族区域特异性，在应用翻译量表前，应先在一定地区的适用人群中进行信度及效度的检验，只有在量表一致性及准确性均较高的前提下，得到的患者满意度评估结果才是可靠的。国内缺乏乳房重建术后患者满意度调查的高水平研究报道，与量表的可信度及其应用有关。

目前，经过科学检验的重建术后满意度评估量表有：密歇根乳房重建结果研究满意度问卷（Michigan Breast Reconstruction Outcomes Study Satisfaction Questionnaire，MBROS-S 问卷）、密歇根乳房重建结果研究身体形象问卷（Michigan Breast Reconstruction Outcomes Study Body Image Questionnaire，MBROS-BI 问卷）、乳腺癌治疗结局测评（Breast Cancer Treatment Outcome Scale，BCTOS）和 BREAST-Q 量表。上述评估量表均为患者报告结局测量（patient-reported outcome measure，PROM），即评估过程无需医生解释，评估结果直接来源于患者对自身健康状况的反映。MBROS-S 问卷主要用于评估乳房重建患者的总体及外观满意度，MBROS-BI 问卷是单纯针对乳房重建术后患者身体形态的评估，BCTOS 量表是对乳房外观及功能的评估，BREAST-Q 量表是对乳房重建术后患者满意度及生存质量的评估。由于上述量表间异质性较大，可比性较差，目前尚无研究对其中任意两种量表的评估结果进行比较。笔者对上述 4 种评估方法进行了简单的类比，见表 45-1。

表 45-1　常用的乳房重建术后患者满意度评估方法

评估方法	信　度	效度	适用人群	评估项目	评估标准
MBROS-S	+	+	乳房重建术后患者	总体及外观满意度	5 级量表
MBROS-BI	Cronbach α=0.89	+	乳房重建术后患者	身体形态	—
BCTOS	Cronbach α=0.81～0.91	+	乳房重建术后患者（双侧乳房重建除外）	乳房功能、外观及乳房特异性疼痛	4 级量表
BREAST-Q	组内相关系数=0.85～0.98	+	隆乳、缩乳、保乳、乳房重建术前及术后患者	躯体健康、心理健康、性健康、对乳房的满意度、对手术结局的满意度及对医疗服务的满意度	6 个维度

其中，BREAST-Q 量表是目前应用广泛、评估也比较全面的量表之一，其报告结果不仅可以反映患者满意度及生存质量，还可以直接反映患者对治疗、护理及决策辅助等方面的需求。BREAST-Q 主

体包含6个模块:隆乳模块、缩乳模块、乳房切除模块、乳房重建模块以及保乳模块,其中后4个模块主要针对乳腺癌外科治疗的患者。除这6个模块外,BREAST-Q还包含背阔肌模块、期望模块。各模块问卷题目主要可归为6个维度:躯体健康、心理健康、性健康、对乳房的满意度、对手术结局的满意度及对医疗服务的满意度,各模块的结果以Q-score系统计算出的0~100之间的独立分数表示。2017年,BREAST-Q量表研发团队在原问卷基础上对部分问题的表述及选项进行了增删修改,更新了BREAST-Q量表的2.0版本。另外,BREAST-Q量表亦推行了可线上发布的电子版本,其可信度已通过验证,可与纸质版本共同用于研究。国内目前已对BREAST-Q量表进行汉化及信度与效度验证,目前可通过微信进入CACA-CBCS小程序使用BREAST-Q量表。

另外,有不少研究应用其他方法对乳房重建术后患者满意度进行评估,包括其他患者报告结局量表、自行设计未检验信度及效度的量表、电话随访等。1979年Harris提出的美观评价标准评价重建乳房的美容效果:①优,重建乳房与健侧乳房相比大小基本相等,位置对称,患者非常满意;②良,重建乳房与健侧乳房相比大小、位置相差不多,着装后双乳无明显差别,患者较为满意;③一般,双侧乳房明显不对称,着装后双乳区别较明显,患者不满意;④差,重建乳房严重变形。比较常用的还有Ueda所报道的标准予以美学评价(表45-2)。"优秀"(≥9分)、"好"(7~8分)、"尚可"(5~6分)和"差"(≤4分)。

表45-2 Ueda整形效果的评分标准

评分项目	分数		
	2	1	0
乳房			
体积对称性	对称	略不对称	不对称
外形对称性	对称	略不对称	不对称
瘢痕可见性	不明显	略明显	明显
乳头乳晕复合体			
大小对称性		对称	不对称
位置对称性		距离<2 cm	距离≥2 cm
颜色相等性		基本相等	不同
乳房下皱线			
位置对称性		距离<2 cm	距离≥2 cm

(吴　炅)

参考文献

[1] 郭瑢,曹阿勇,邵志敏,等.中国乳腺癌术后植入物乳房重建现况调查[J].中华外科杂志,2019,57(008):616-621.

[2] 郭瑢,修秉虬,苏永辉,等.中国乳腺癌术后植入物乳房重建现况调查[J].中华外科杂志,2019,57(8):616-621.

[3] 马雨薇,修秉虬,邵鼎轶,等.中文版Breast-Q信效度验证及其对于乳房满意度评估研究[J].中国实用外科杂志,2021,41(6):681-686.

[4] 吴炅,修秉虬,张琪.乳腺癌保乳手术与重建策[J].中国实用外科杂志,2021,41(11):1213-1216.

[5] 吴可,修秉虬,郭瑢,等.中国乳腺癌乳房重建改型手术的横断面调查[J].外科理论与实践,2020,25(5):426-431.

[6] 修秉虬,郭瑢,杨犇龙,等.中国乳腺癌术后乳房重建手术横断面调查研究[J].中华肿瘤杂志,2019,41(7):546-551.

[7] 中国抗癌协会乳腺癌专业委员会,中国医师协会外科医师分会乳腺外科医师专委会,吴炅,等.乳腺肿瘤整形与乳房重建专家共识(2018年版)[J].中国癌症杂志,2018,224(06):44-85.

[8] ABBATE O, ROSADO N, SOBTI N, et al. Meta-analysis of prepectoral implant-based breast reconstruction: guide to patient selection and current outcomes [J]. Breast Cancer Res Treat, 2020,182(3):543-554.

[9] ATIYEH B, CHAHINE F M. Two-stage implant-based breast reconstruction: an evolution of the conceptual and technical approach over a two-decade period [J]. Plast Reconstr Surg, 2017,140(1):e227-e228.

[10] AYOUB Z, STROM E A, OVALLE V, et al. A 10-year experience with mastectomy and tissue expander placement to facilitate subsequent radiation and reconstruction [J]. Ann Surg Oncol, 2017,24(10):2965-2971.

[11] BAUDER A R, GROSS C P, KILLELEA B K, et al. The relationship between geographic access to plastic surgeons and breast reconstruction rates among women undergoing mastectomy for cancer [J]. Ann Plast Surg, 2017,78(3):324-329.

[12] BELLINI E, PESCE M, SANTI P, et al. Two-stage tissue-expander breast reconstruction: a focus on the surgical technique [J]. Biomed Res Int, 2017,

2017:1791546.

[13] BOHAC M, VARGA I, POLAK S, et al. Delayed post mastectomy breast reconstructions with allogeneic acellular dermal matrix prepared by a new decellularizationmethod [J]. Cell Tissue Bank, 2018,19(1):61 - 68.

[14] CHEN H, ZHANG P, ZHANG M, et al. Growing trends of contralateral prophylactic mastectomy and reconstruction in young breast cancer [J]. J Surg Res, 2019,239:224 - 232.

[15] COHEN W A, MUNDY L R, BALLARD T N, et al. The BREAST-Q in surgical research: a review of the literature 2009 - 2015 [J]. J Plast Reconstr Aesthet Surg, 2016,69(2):149 - 162.

[16] CORBAN J, SHASH H, SAFRAN T, et al. A systematic review of complications associated with direct implants vs. tissue expanders following Wise pattern skin-sparing mastectomy [J]. J Plast Reconstr Aesthet Surg, 2017,70(9):1191 - 1199.

[17] DELAY E, MERUTA A C, GUERID S. Indications and controversies in total breast reconstruction with lipomodeling [J]. Clin Plast Surg, 2018, 45(1): 111 - 117.

[18] DIETERICH M, DRAGU A, STACHS A, et al. Clinical approaches to breast reconstruction: what is the appropriate reconstructive procedure for my patient? [J]. Breast Care (Basel), 2017, 12(6): 368 - 373.

[19] DIKMANS R E, NEGENBORN V L, BOUMAN M B, et al. Two-stage implant-based breast reconstruction compared with immediate one-stage implant-based breast reconstruction augmented with an acellular dermal matrix: an open-label, phase 4, multicentre, randomised, controlled trial [J]. Lancet Oncol, 2017,18(2):251 - 258.

[20] FILIP C I, JECAN C R, RADUCU L, et al. Immediate versus delayed breast reconstruction for postmastectomy patients. Controversies and solutions [J]. Chirurgia (Bucur). 2017,112(4):378 - 386.

[21] FITZGERALD O'CONNOR E, ROZEN W M, CHOWDHRY M, et al. Preoperative computed tomography angiography for planning DIEP flap breast reconstruction reduces operative time and overall complications [J]. Gland surgery, 2016, 5 (2):93 - 98.

[22] GABRIEL A, SIGALOVE S, SIGALOVE N M, et al. Prepectoral revision breast reconstruction for treatment of implant-associated animation deformity: a review of 102 reconstructions [J]. Aesthet Surg J, 2018,5:519 - 526.

[23] GOUGOUTAS A J, SAID H K, UM G, et al. Nipple-areola complex reconstruction [J]. Plast Reconstr Surg, 2018,141(3):e404 - e416.

[24] JALINI L, LUND J, KURUP V. Nipple reconstruction using the C - V flap technique: long-term outcomes and patient satisfaction [J]. World J Plast Surg, 2017,6(1):68 - 73.

[25] JEONG W, LEE S, KIM J. Meta-analysis of flap perfusion and donor site complications for breast reconstruction using pedicled versus free TRAM and DIEP flaps [J]. Breast, 2018,38:45 - 51.

[26] LANCELLOTTA V, IACCO M, PERRUCCI E, et al. Comparing four radiotherapy techniques for treating the chest wall plus levels Ⅲ - Ⅳ draining nodes after breast reconstruction [J]. Br J Radiol, 2018:20160874.

[27] LI L, SU Y, XIU B, et al. Comparison of prepectoral and subpectoral breast reconstruction after mastectomies: a systematic review and meta analysis [J]. Eur J Surg Oncol, 2019,45(9):1542 - 1550.

[28] MYLVAGANAM S, CONROY E, WILLIAMSON P R, et al. Variation in the provision and practice of implant-based breast reconstruction in the UK: results from the iBRA national practice questionnaire [J]. Breast. 2017,35:182 - 190.

[29] NEWMAN M K. Reconstruction of the ptotic breast using wise pattern skin deepithelialization [J]. Plast Reconstr Surg Glob Open, 2016,4(11):e1077.

[30] OGUNLEYE A A, LEROUX O, MORRISON N, et al. Complications after reduction mammaplasty: a comparison of wise pattern/inferior pedicle and vertical scar/superomedial pedicle [J]. Ann Plast Surg, 2017,79(1):13 - 16.

[31] SIMONACCI F, GRIECO M P, BERTOZZI N, et al. Autologous fat transplantation for secondary breast reconstruction: our experience [J]. G Chir, 2017,38(3):117 - 123.

[32] SUE G R, LEE G K. Mastectomy skin necrosis after breast reconstruction: a comparative analysis between autologous reconstruction and implant-based reconstruction [J]. Ann Plast Surg, 2018,5: S285 - S287.

[33] THAMM O C, ANDREE C. Immediate versus delayed breast reconstruction: evolving concepts and evidence base [J]. Clin Plast Surg, 2018,45(1): 119 - 127.

[34] WADE R G, WATFORD J, WORMALD J C R, et al. Perforator mapping reduces the operative time of DIEP flap breast reconstruction: a systematic review and meta-analysis of preoperative ultrasound, computed tomography and magnetic resonance angiogra-

phy [J]. J Plast Reconstr Aesthet Surg, 2018,71(4):468-477.

[35] WAMALWA A O, STASCH T, NANGOLE F W, et al. Surgical anatomy of reduction mammaplasty: a historical perspective and current concepts [J]. S Afr J Surg, 2017,55(1):22-28.

[36] WILKINS E G, HAMILL J B, KIM H M, et al. Complications in postmastectomy breast reconstruction: one-year outcomes of the Mastectomy Reconstruction Outcomes Consortium (MROC) study [J]. Ann Surg, 2018,267(1):164-170.

第四十六章

乳房重建术后的放疗

乳房切除术是治疗乳腺癌的主要方法，但是乳房切除会给女性患者带来负面的心理体验，甚至影响患者的社会、个人和两性关系，尤其是年轻患者。乳房重建能显著提高乳腺癌患者的生活质量，它不仅能够重塑器官，提高患者对乳房外形的满意度，而且能够减轻患者的心理负担。乳房重建手术在临床中的应用越来越普遍。据统计，2000—2011 年期间美国乳腺癌患者的乳房重建率由 15%增长至 32%，其中绝大部分是基于植入物的乳房重建。中国乳腺癌患者的乳房重建率相对较低，但也呈逐年增加的趋势。

根据乳房重建手术与乳房切除术的相对时间，乳房重建分为即刻重建、延迟重建和延迟-即刻重建。根据重建组织来源的不同又可分为自体组织重建、植入物重建和自体组织＋植入物重建。自体组织重建的皮瓣可来源于背阔肌皮瓣、腹部皮瓣、臀上动脉穿支皮瓣等。植入物重建可进一步分为直接放置永久性植入物单阶段重建和先放置组织扩张器后换成永久性植入物的两阶段重建。自体组织重建和植入物重建各有优缺点。自体组织重建的优点包括：可以调整乳房的外形使之与对侧乳房对称；年龄增长和体重增减对乳房对称性的影响较小；对于大部分患者而言一次手术即可完成。缺点包括：手术、住院和恢复的时间均较长；存在皮瓣坏死的风险；供体部位留下瘢痕并且可能会影响身体健康等。植入物重建的优点包括：手术、住院和恢复时间均较短；无供体部位的瘢痕。缺点是：有发生长期并发症的风险，如假体破裂和包膜挛缩；通常需要两次手术和多次组织扩张等。

放疗在乳腺癌的多学科综合治疗中占据重要地位，早期乳腺癌试验人员协作组(EBCTCG)的荟萃分析证实对于淋巴结阳性的高危乳腺癌患者，乳房切除术后辅助放疗不仅能提高肿瘤的局部控制率，且局部获益可转化为长期生存的获益。“美国国家综合癌症网络(NCCN)指南”推荐乳腺癌患者乳房切除术后辅助放疗的指征是：肿块 T_3 期及以上，或腋窝转移淋巴结≥4 枚，或术后切缘阳性。除此之外，由于放疗技术的发展和区域淋巴结照射地位的提高，乳房切除术后辅助放疗在临床中的应用也越来越多。

然而，当乳房重建的患者需要进行辅助放疗时，临床医生常常会面临两难的境地：乳房重建可能会增加放疗实施的难度，增加心脏和肺等正常组织的受照剂量，而放疗也可能会增加乳房重建的并发症，影响重建乳房的美容效果。因此，乳房切除术后辅助放疗与乳房重建手术的最佳结合模式受到临床医生越来越多的关注，如何最大程度地减少并发症，同时还不降低重建乳房的肿瘤控制和美容效果是肿瘤科医生和患者的共同目标。

第一节　不同重建材料和方式与放疗间的影响

即刻乳房重建能成为患者和医生的一个重要选择是因为这种方法有很多治疗上的优势。研究显示在接受放疗的乳腺癌患者中，2004—2013 年期间即刻乳房重建的比率从 13%增加至 33%。即刻乳房重建能让患者在乳房切除术后立刻恢复乳房轮廓，从而减轻患者的心理负担并提高患者的生活质量。对于选择组织扩张器-永久性植入物重建的患者，即刻重建能够保留足够的乳房皮肤，为后续的重建手术做准备。对于自体组织重建或单阶段的植入物重建，即刻重建只需要进行一次手术，而更少的手术意味着更少的危险和更少的费用。但是，对于有放疗指征的高危乳腺癌患者，即刻自体组织或植入物重建后辅助放疗可能会增加重建相关的并发症，影响乳房重建的美容效果。

一、放疗对自体皮瓣的影响及美容疗效

自体组织重建是采用患者身体其他部位的脂肪和皮肤组织来替代切除的乳房。由于自体组织的柔软特性，方便医生根据患者的情况进行个体化的塑形，从而使重建的乳房更加自然和对称。与植入物重建相比，自体组织重建可以获得更好的美容效果。一项研究采用 BREAST-Q 量表评估横向腹直肌肌皮瓣(TRAM)重建和植入物重建患者的长期满意度，结果显示在重建术后的一段时间里，植入物重建组患者的满意度不断降低，而 TRAM 重建组患者的满意度一直保持相对稳定。

自体组织重建联合放疗可能引起一系列并发症，包括血肿、血清肿、感染、栓塞、纤维化、脂肪坏死、总体或部分皮瓣体积丢失、供体部位的问题等，从而降低患者的满意度和乳房重建的美容效果。研究报道的自体组织即刻重建术后放疗的皮瓣总丢失率为 0～7%，美容效果评估为“好”的比率为 70%～90%。对于接受自体组织重建的患者，与无放疗相比，放疗是否会显著增加重建相关的并发症尚存在争议，放疗对自体组织重建并发症率的影响也报道不一。Momoh 等发现在接受即刻自体组织重建的患者中，放疗组的总体并发症率显著高于无放疗组(40% *vs* 20.2%；$P<0.01$)，但两组皮瓣相关的并发症率没有显著差异，包括部分皮瓣丢失、总体皮瓣丢失、因血管并发症而进行再次手术的比率和脂肪坏死率。而另一项研究发现在接受自体组织重建的患者中，放疗组的总体并发症率与无放疗组相比并没有显著差异(28.4% *vs* 32.5%，$P>0.05$)，严重并发症率也没有显著差异(17.9% *vs* 20.5%，$P>0.05$)，总体并发症包括血肿、伤口开裂、感染、乳房切除术皮瓣坏死、自体皮瓣坏死、皮瓣外漏、包膜挛缩等，严重并发症定义为需要再次手术治疗的并发症。近年来，更新的研究证据更倾向于认为放疗对即刻自体组织重建的影响比以往经验中认为的要小，其中最有说服力的证据是 2017 年乳房切除术后重建联盟(MROC)的一项前瞻性多中心研究，这项研究在 2012—2015 年期间共纳入了 2 247 例接受乳房重建的乳腺癌患者，其中 643 例患者接受了即刻自体组织重建(236 例接受了放疗，407 例未接受放疗)，结果显示放疗不会增加自体组织重建术后并发症的风险($OR=1.12$，95% *CI* 0.66～1.92，$P=0.67$)。

二、放疗对异体植入物的影响及美容疗效

近几十年来，异体植入物重建在临床上的运用越来越普遍。2006 年上市的硅胶假体的重建效果可与自体组织重建相媲美，而且植入物重建的手术时间、住院时间和恢复时间均较短，急性并发症也相对较少。异体植入物重建包括单阶段的植入物重建和两阶段的组织扩张器-永久性植入物重建，后者在临床上更常见。

放疗联合异体植入物重建的并发症包括感染、血清肿、包膜挛缩，以及植入物移位、破裂或外漏，植入物取出等。其中包膜挛缩是植入物重建最严重的并发症之一。包膜挛缩的严重程度通常用 Baker 分级来表示，Baker 分级包括Ⅰ～Ⅳ级：ⅠA 级，重建的乳房非常自然，如同自身乳房一般；ⅠB 级，重建的乳房柔软，但是医生视诊或触诊可感知是植入物而不是自身乳房；Ⅱ级，重建的乳房质地略硬，医生视诊和触诊可发现是植入物而不是自身乳房；Ⅲ级，重建的乳房中等硬度，医生可轻易地发现是植入物，但重建效果是可接受的；Ⅳ级，重建的乳房非常僵硬，美容效果是不可接受的，或患者出现严重的症状需要手术干预。

放疗对植入物重建的影响相比对自体组织重建的影响更大。文献报道的放疗结合组织扩张器-永久性植入物重建的重建失败率为 0～40%。Lam 等的一项系统综述纳入了 2000—2012 年间 12 项分析放疗对组织扩张器-植入物重建影响的研究，共计 1 853 例患者，其中 1 项为前瞻性研究，11 项为回顾性研究，结果显示与无放疗组相比，放疗显著增加植入物重建患者的重建失败率(18% *vs* 3.1%，$P<0.001$)。2017 年 MROC 的一项前瞻性多中心研究包括了 1 604 例接受植入物重建的乳腺癌患者，其中 386 例

接受放疗，1218 例未接受放疗，结果显示对于接受植入物重建的患者，放疗组并发症的风险是无放疗组的 2.12 倍(95%*CI* 1.48～3.03, *P*<0.001)，放疗组严重并发症的发生率也显著提高(95%*CI* 1.73～3.91, *P*<0.001)，严重并发症定义为需要再次住院或再次手术治疗的并发症。在患者满意度方面，无放疗组患者对乳房、重建结果、心理状态和生理状态 4 个方面的满意度评分均高于放疗组。

在讨论放疗对异体植入物重建的影响时，还应该考虑不同重建类型对结果的影响。对于两阶段的组织扩张器-植入物重建，照射组织扩张器和永久性植入物的结局可能并不相同，这部分内容我们将在第 3 节进行详细阐述。另外，尽管两阶段的组织扩张器-植入物重建在临床上更常见，但直接比较放疗对单阶段和两阶段重建影响的研究较少。2017 年美国放射肿瘤学会(ASTRO)会议上 Salama 等汇报了一项比较单阶段植入物重建和两阶段植入物重建的研究，结果显示在接受放疗的患者中单阶段重建的重建失败率显著较低(16.4% *vs* 33.8%, *P*<0.001)。总体而言，目前放疗对植入物重建术后并发症和美容效果的影响多为回顾性分析，前瞻性研究较少，需要更多的设计良好的前瞻性随机对照临床试验来进一步验证。

三、有放疗指征的高危乳腺癌患者重建类型的选择

在接受放疗的高危乳腺癌患者中，自体组织重建比植入物重建更常见。目前直接比较照射自体组织与照射植入物的研究较少。Barry 等的一项荟萃分析包括了 4 项这样的研究，共 380 例乳腺癌患者(164 例患者照射自体组织，216 例患者照射植入物)，结果显示照射自体组织的并发症率显著低于照射植入物。2017 年 MROC 的一项前瞻性多中心的研究结果与这项荟萃分析一致。MROC 研究在 2012—2015 年期间共纳入了 2247 例接受乳房重建的乳腺癌患者，其中 622 例患者接受放疗，1625 例未接受放疗，结果显示在接受放疗的患者中自体组织重建组的并发症率显著低于植入物重建组(25.6% *vs* 38.9%, *P*<0.01)，而且自体组织重建组的重建失败率也显著低于植入物重建组(1.0% *vs* 18.7%, *P*<0.01)。同时这项研究采用了 BREAST-Q 量表来评估患者对重建效果的满意度，BREAST-Q 量表包括乳房、重建结果、心理状态和生理状态 4 个方面，结果显示在接受放疗的患者中自体组织重建组这 4 个方面的满意度评分均高于植入物重建组。

另外，讨论选择自体皮瓣重建还是假体重建时还需要考虑一个实践性的问题，即初次手术采用假体可以为之后选择其他重建类型保留机会，包括自体组织重建的机会，尽管皮瓣重建失败需要移除坏死皮瓣的情况并不常见。

四、即刻乳房重建术后靶区勾画

(一) 即刻植入物重建术后的靶区勾画

对于接受辅助放疗的患者，即刻植入物重建的术后并发症风险显著高于即刻自体组织重建(约 2.64 倍)，重建失败率也远高于自体组织重建(18.7% *vs* 1%)。因此植入物重建术后放疗的最佳实施技术与临床靶区(CTV)勾画备受关注。由于缺乏专门的指南，以往即刻植入物重建术后 CTV 勾画通常参考放射治疗肿瘤协作组(RTOG)乳腺癌 CTV 勾画指南中的胸壁勾画边界(表 46－1)，CTV 包括所有的植入物或者重建的乳房。

2019 年欧洲放射肿瘤学协会(ESTRO)在《放射治疗与肿瘤学》(*Radiotherapy and Oncology*)杂志上刊登了针对即刻植入物重建的 CTV 勾画指南，可作为早期乳腺癌即刻植入物重建术后 CTV 勾画的参考。该指南提出植入物重建术后放疗靶区的确定应综合考虑以下几个方面：①疾病分期和病理学类型；②乳房手术方式；③重建手术方式；④植入物位置(胸大肌前或胸大肌后)等。建议在放疗定位前应行 CT 检查明确是否存在体格检查中不明显的残余腺体组织。CT 模拟定位时，需标记残留皮肤的边界、手术瘢痕、可触摸/可见的乳腺和脂肪组织等。该指南根据植入物与胸大肌的位置关系，分别定义了植入物位于胸大肌之后和之前的勾画边界(表 46－1)。对于无不良预后因素的患者，放疗靶区主要包括植入物和胸肌前方的组织，而不包括植入物，进而降低植入物相关的并发症和重建失败风险。目前，验证此项 ESTRO 勾画指南的前瞻性临床研究正在进行之中。

表 46－1　RTOG 胸壁临床靶区勾画指南与 ESTRO 即刻植入物重建临床靶区勾画指南

边　界	RTOG 指南(胸壁)	ESTRO 指南	
		植入物位于胸大肌后方	植入物位于胸大肌前方
上界	锁骨头的下缘	参考可见或可触及的标记,计划 CT 检查;参考对侧乳腺;上界最高至胸锁关节的下缘	同"植入物位于胸大肌后方"
下界	临床参考＋定位 CT 上对侧乳腺可见腺体消失	参考可见或可触及的标记;参考对侧乳腺	同"植入物位于胸大肌后方"
前界	皮肤	1. 腹侧部分:皮下 3～5 mm 2. 背侧部分*:胸肌初始插入的尾侧,植入物的背面	1. 腹侧部分:皮下 3～5 mm 2. 背侧部分**:植入物的背面
后界	肋骨-胸膜交接面(包括胸肌、胸壁肌、肋骨)	1. 腹侧部分:胸大肌或植入物(无胸大肌处) 2. 背侧部分*:胸肌初始插入的背面,肋骨肋间肌 (对这部分较薄或者局部有侵犯的患者,考虑包括胸大肌的表面部分)	1. 腹侧部分:植入物的腹侧 2. 背侧部分**:胸肌腹面或肋骨肋间肌的腹面(无胸肌覆盖的位置) (局部有侵犯的患者,考虑包括胸大肌的表面部分)
外侧界	临床参考/腋中线,不包括背阔肌	参考可见或可触及的标记;参考对侧乳腺。上界最高至胸锁关节的下缘;腹侧通常至腋中线水平;腹侧至胸外侧动脉	同"植入物位于胸大肌后方"
内侧界	胸骨-肋骨关节	参考可见或可触及的标记;参考对侧乳腺。内乳血管的外侧。	同"植入物位于胸大肌后方"

注:*,存在以下情况时可部分包括在内:存在不良预后因素和/或肿瘤位置临近背筋膜且未被胸大肌覆盖(常见于肿瘤位于乳腺尾部且临近肋骨肋间肌)。

**,仅在存在不良预后因素的情况下包括在内,不良预后因素包括:①原发病灶较大(pT_3);②局部晚期乳腺癌接受新辅助化疗后未达到 pCR;③侵犯胸大肌和/或胸壁。

(二) 即刻自体组织重建术后的靶区勾画

自体组织重建术后重建失败率较低,但一旦发生重建失败,要再次进行挽救性重建手术比较困难。另外,放疗可能增加皮瓣坏死、皮瓣纤维化等风险,进而影响美容效果。因此,自体组织重建术后放疗技术与靶区的优化也非常重要。目前,我们没有专门针对即刻自体组织重建的靶区勾画指南,其靶区勾画通常也是参考 RTOG 乳腺癌靶区勾画指南的胸壁边界。但是,放疗科医生需要更好地理解和区分哪些位置是高危复发区和低危复发区,这对指导个体化靶区勾画至关重要。自体组织重建术后残留乳腺组织通常位于重建乳房/胸壁皮肤与皮瓣缝合处(如切口瘢痕区),这是大部分局部复发容易出现的位置。另外,对于接受保留皮肤乳房切除术(SSM)和保留乳头乳晕乳房切除术(NSM)的患者,自然的乳房皮肤、包含淋巴管丛的皮下组织和自然胸壁的边界也是复发的高危区。而来自供体部位的自体皮瓣组织属于低危复发区,因为它来自供体部位,不可能包含残留腺体组织或肿瘤细胞。我们也需要前瞻性临床研究来验证这些理论基础,从而实现自体组织重建术后靶区勾画的个体化。总体来说,放疗科医生在制定放疗靶区时,需要综合了解手术类型(比如有些患者即刻自体重建时做的 NSM 和 SSM)、疾病的组织病理范围、乳腺癌分期,以及其他可能影响放疗靶区的因素等。

五、放疗技术对乳房重建结果的影响

早期关于放疗对乳房重建的影响的研究多采用的是二维放疗技术,而近些年来随着放疗技术的发展与革新,越来越多的研究探讨了更新的放疗技术应用于乳房重建术后放疗,以提高靶区内剂量分布的均匀性,同时最大程度地降低肺和心脏的高剂量区受照体积,这些新技术包括逆向调强放疗(IMRT)、容积弧形调强放疗(volumetric modulated arc therapy, VMAT)和质子放疗等。Dumane 等评估了 VMAT 联合深吸气屏气(DIBH)技术用于扩张器/假体重建术后的辅助放疗,结果显示 VMAT 联合 DIBH 技术可以显著降低心脏、肺和对侧乳腺的低剂量受照区域,同时也显著降低心脏和左前降支的平均和最大受照剂量。Smith 等分析了梅奥医学中心接受即刻植入物乳房重建和调强质子放疗的 51 例患者，其中 37 例患者接受常规分割方案(50 Gy/25 Fx)，14 例接受大分割方案(40.05 Gy/15 Fx)。结果显示质子放疗可以更好地保护正常组织且急性并发症发生率低，同时重建并发症和重建失败率与既往报道的光子放疗相似。

另外，是否采用填充物和加量等也是影响乳房重建患者美容效果和局部控制结果的重要因素。Naoum 等探讨了乳房重建术后胸壁切口瘢痕处是否增加照射量对重建并发症和局部控制结果的影响，该研究纳入 746 例患者，其中 379 例患者接受胸壁切口瘢痕照射量，367 例未接受切口瘢痕照射量，中位随访时间是 5.2 年，结果显示省略切口瘢痕照射量可以降低重建相关并发症，同时并不影响肿瘤局部控制结果，提示乳房重建术后省略切口瘢痕照射量可能是一个可行的方案。另外，一项加拿大研究评估了胸壁填充物对接受乳房切除术和辅助放疗患者肿瘤局部控制的影响。该研究共入组了 1 887 例患者，其中 550 例患者接受了乳房重建。结果显示，对于接受即刻乳房重建的患者，使用胸壁填充物增加放疗相关不良反应，且不能降低局部复发风险，提示在现代全身治疗背景下，胸壁填充物不应该常规应用于所有接受全乳切除术的患者。近期，ESTRO 颁布了关于全乳切除术后辅助放疗是否需要使用填充物的国际共识。该共识将专家组意见分为 5 个等级：强烈反对、中等反对、未决定的、中等同意、强烈同意。其中，专家组强烈同意填充物会增加皮肤毒性，同时强烈反对目前已有足够的证据支持填充物提高所有接受全乳切除术后辅助放疗的患者的局部控制(所有类型的全乳切除术，无论是否即刻乳房重建)，专家组也强烈反对填充物应用于所有全乳切除术后辅助放疗的患者(不考虑患者和肿瘤特征和是否乳房重建)，同时强烈同意填充物用于皮肤受累、炎性乳腺癌、皮肤高危复发、不可切除的或蕈伞样的肿块等。

在放疗剂量分割方面，乳房重建术后放疗通常采用的是常规分割模式，即单次照射剂量为 1.8～2.0 Gy。近年来，越来越多的证据表明乳房切除术后大分割放疗非劣效于常规分割放疗，使得乳房切除术后大分割放疗受到越来越多的关注，包括乳房重建术后的大分割放疗。Khan 等设计了一项前瞻性Ⅱ期临床试验探讨了大分割放疗用于乳房重建患者的疗效，这项研究在 2010—2014 年期间共纳入了 69 例ⅡA～ⅢC 期且接受乳房切除术的乳腺癌患者，其中 41 例患者接受了乳房重建，绝大部分患者为扩张器-假体的即刻延迟重建的模式。放疗方案是：胸壁＋区域淋巴结 36.63 Gy/11 Fx(共 15 周期)＋/－切口瘢痕处加量 3.33 Gy×4 Fx。中位随访时间为 32 个月。结果显示没有患者出现 3 级及以上的毒性反应，3 年的无局部复生存率为 89.2%，3 年无病生存率为 90.3%。重建失败率为 24%，重建相关并发症的发生率为 32%。基于这项研究，Haffty 又发起了一项Ⅲ期的随机对照临床试验(ALLIANCE A221505 研究)，这项研究纳入的全部都是乳房重建的患者，目的是进一步探讨在乳房重建的患者中采用大分割放疗的疗效和安全性。在 2021 年 St. Gallen 专家共识中，超过 60%专家投票支持在即刻乳房重建的患者中采用温和的大分割方案(每次 2.65～2.67 Gy，共 15～16 次)。

第二节　放疗和重建的时序

一、放疗联合自体组织重建的治疗方案和决策

(一) 自体组织重建时放疗介入的时机

以往的观念认为对于选择接受自体组织重建且有术后放疗指征的乳腺癌患者，应该先放疗再进行延迟重建手术。相关证据可以追溯到 2001 年美国 MD 安德森癌症中心(MD Anderson Cancer Center，MDACC)发表的一项研究，这项研究在 1988—1998 年间共纳入 102 例接受游离 TRAM 重建和放疗的乳腺癌患者，其中 32 例患者接受即刻重建＋放疗，70 例患者接受放疗＋延迟重建。即刻重建组和延迟重建组的中位随访时间分别为 3 年和 5 年。结果显示两组患者的早期并发症没有显著差异，但是即刻重建组的晚期并发症发生率显著高于延迟重建组(87.5% *vs* 8.6%，$P<0.001$)，晚期并发症包括脂肪坏死、皮瓣体积减小、皮瓣挛缩等。为

了降低并发症风险,大多数整形外科医生常常会为需要自体组织重建且有放疗指征的患者推荐延迟重建。

然而近些年来,越来越多新的研究提供了更有说服力的证据,认为在放疗之前进行即刻自体组织重建也是一种可行的选择。2014 年 Kelley 等发表了一篇关于自体组织重建与放疗相对顺序的系统综述,纳入 1994—2012 年间共 20 项前瞻性或回顾性的相关研究,结果显示即刻重建+放疗组的重建相关并发症发生率和重建成功率与放疗+延迟重建组相似,并发症包括脂肪坏死、总的皮瓣丢失率、部分皮瓣坏死率、血管栓塞率等。另外两项系统综述的结果与 Kelley 等的结果相似,也发现在自体组织重建中放疗介入的相对时序对总体并发症的发生率没有显著影响。其中,Schaverien 等的系统综述显示即刻重建组的矫正手术率显著高于延迟重建组。但是这些系统综述纳入的研究绝大部分都是回顾性分析,其结论的可靠性也因此受到质疑。

目前,关于这一问题最有说服力的证据是来自于 MROC 涉及 11 个北美癌症中心、57 个整形外科医生的一项前瞻性多队列研究,这项研究评估了 175 例接受即刻或延迟重建自体组织重建和放疗的乳腺癌患者的术后并发症,其中 108 例患者接受即刻重建+放疗,67 例患者接受放疗+延迟重建,结果显示两组患者 1 年的总体并发症发生率相似(即刻重建组 25.9% *vs* 延迟重建组 26.9%,$P>0.05$)。延迟重建组的重建前 BREAST-Q 量表评分(包括对乳房、心理健康、性健康的满意度)显著低于即刻重建组,但在重建术后 1 年和 2 年评估的 BREAST-Q 量表评分中,两组患者在这些方面的满意度均相似。总体来说,这些证据说明即刻自体组织重建对放疗的耐受性比以往经验中的耐受要好,且并发症的发生率较低。

(二) 在接受放疗的患者中进行延迟自体组织重建的最佳时间

Baumann 等发现在放疗结束 12 个月之后再进行延迟自体组织重建的并发症发生率显著低于在 12 个月之内进行延迟重建的患者,包括总体皮瓣丢失、微血管内血栓形成等,而且间隔 12 个月之上的患者再次手术率也显著较低。而 Monoh 等发现放疗与重建的间隔时间≤6 个月与>6 个月相比,两组并发症的发生率无显著差异。虽然这些研究并没有规定放疗之后间隔多长时间再进行延迟重建手术是安全的,但通常认为放疗与乳房重建手术的间隔时间越长,放疗之后皮肤损伤修复就越充分,乳房重建术后发生损伤修复相关并发症的风险就越小。

二、放疗联合异体植入物重建的治疗方案和决策

基于植入物的重建可以分为单阶段的植入物重建和两阶段的组织扩张器-永久性植入物重建。单阶段重建是指在乳房切除手术中即刻放置永久性植入物。然而,只有一小部分患者适合单阶段的植入物重建,因为这种重建的首要条件是乳房切除术后的皮肤要有足够的质量且能够耐受直接的植入物手术。对选择植入物重建且有放疗指征的高危乳腺癌患者,两阶段的组织扩张器-永久性植入物重建是最常用的方法。这种重建模式是在乳房切除术时将组织扩张器放置于皮肤和胸壁肌肉之下,术后通过金属扣向扩张器内定期注入生理盐水以充分扩展皮肤,最后将组织扩张器取出并更换为永久性植入物。

(一) 组织扩张器-植入物重建时放疗介入的最佳时机

组织扩张器-植入物重建时,重建与放疗的最佳结合时序是一个备受争议的话题。放疗介入的时机有两种:一种是在换永久性植入物之前进行放疗,顺序是放置组织扩张器-放疗-扩张器取出换成永久性植入物,这种模式中放疗照射的是组织扩张器;另一种是在换永久性植入物之后进行放疗,顺序是放置组织扩张器-扩张器取出换成永久性植入物-放疗,这种模式中放疗照射的是永久性植入物。文献报道的组织扩张器-植入物重建的重建失败率变化范围较大(0~40%),这取决于放疗照射的是组织扩张器还是永久性植入物。比较照射组织扩张器与照射永久性植入物的研究较多,但是大部分研究都是回顾性分析,前瞻性研究非常少,研究结论也尚不统一。2011 年 Nava 等的一项前瞻性研究入组了 257 例接受组织扩张器-植入物重建和放疗的乳腺癌患者,发现照射组织扩张器组的重建失败率显著高于照射植入物组(40% *vs* 6.4%,$P<0.001$),且照射扩张器组的乳房外形和对称性较差,Baker Ⅳ级包膜挛缩的发生率也最高(照射组织扩张器组 13.3% *vs* 照射植入物组 10.1% *vs* 无放疗组 0,$P<0.001$)。Cordeiro 等研究与 Nava 结果相似,也发现照射组织

扩张器的重建失败率显著高于照射植入物，但是照射植入物组的中-重度包膜挛缩的发生率显著较高。由此提出一个问题，虽然照射植入物的重建失败率比照射组织扩张器低，但会导致更高的包膜挛缩率，这样的代价是否值得？

2016 年 MROC 的一项前瞻性研究也分析了在组织扩张器-植入物重建中不同放疗时序对重建并发症的影响，这项研究纳入了 150 例接受组织扩张器-植入物重建及放疗的乳腺癌患者，104 例患者照射组织扩张器组，46 例患者照射永久性植入物组，所有患者在重建术后至少随访 2 年。结果显示照射组织扩张器组和照射植入物组相比，两组的主要并发症发生率和重建失败率均没有显著差异，提示在这种两阶段重建模式中放疗介入的时序可能并不是影响并发症发生的主要预测因素。2017 年 Lee 等一项荟萃分析纳入了 8 项比较照射组织扩张器与照射永久性植入物的研究，共计 899 例患者，其中 489 例照射组织扩张器，410 例患者照射永久性植入物。结果显示照射组织扩张器的重建失败率和重建并发症发生率与照射永久性植入物组相比均没有显著差异。但是需要注意的是，照射永久性植入物的严重包膜挛缩率显著高于照射组织扩张器组，这与 Cordeiro 等的研究结果一致。虽然不同研究报道的包膜挛缩发生率差异较大，但是包膜挛缩是植入物重建最严重的风险，会导致患者美容效果较差、疼痛、不适感。在缺乏有力的证据表明某一个放疗时序优于另一个的情况下，患者和医生在权衡放疗与扩张器-假体重建的最佳时序的利弊时，降低包膜挛缩是一个重要的考量因素。

到目前为止，关于乳房重建和放疗最佳时序的高质量证据还比较有限，大部分都是单中心回顾性研究，随机对照临床试验非常少。研究结果可能受到多种其他因素的影响，如研究终点定义不同、测量方法不标准、缺乏与手术并发症相关的危险因素信息、不同分组之间患者的异质性等，我们在解读研究结果时需要充分考虑这些因素。

（二）在组织扩张器-植入物重建时，放疗结束后组织扩张器更换植入物的最佳时间

在照射扩张器的患者中，放疗结束后何时进行扩张器换假体手术也是一个需要解答的问题。Peled 等研究显示放疗结束 6 个月之内进行置换手术患者的重建失败率显著高于超过 6 个月的患者。在临床实践中，大部分整形外科医生会等到放疗结束 6 个月以上再进行更换手术以减少并发症发生，尤其是降低重建失败率。通常认为，进行置换手术的确切时间可能应该取决于放疗后皮肤损伤的恢复情况。

第三节　重建技术对放疗计划及实施的影响

理想的放疗计划包括放疗靶区或者病灶的剂量覆盖及正常组织保护，如在乳腺癌的放疗计划中，要求处方剂量能够充分地覆盖靶区（包括重建的乳房、胸壁、区域淋巴结），同时尽可能降低周围正常组织如心脏和肺的受照剂量。传统的观点认为，乳房重建会增加放疗计划实施的难度，膨胀的组织扩张器会在乳房轮廓的内侧和顶部形成一个陡峭的斜坡，从而导致接野处的胸壁形成低剂量区；同时胸壁厚度也会因此变得厚薄不均，导致电子线治疗时靶区内的剂量分布不均匀。MDACC 的一项研究显示即刻重建术后放疗会导致 52%的患者放疗计划有妥协，而未重建组仅有 7%的患者计划有妥协。

而许多更新的研究对既往的这个观念提出了挑战，认为放疗科医生可以通过标准的照射野实现放疗计划。大部分放疗科医生认为最具挑战性的放疗计划是那些需要包括内乳淋巴结区域的计划，因为内乳淋巴结更靠近心脏。事实上，一项纪念斯隆-凯特琳癌症中心（MSKCC）的大型研究也比较了接受乳房重建和未接受重建患者的放疗计划，结果发现显著增加心脏和肺受照剂量的因素并不是乳房重建，而是靶区包括了内乳淋巴结。梅奥医学中心的一项研究也发现即刻乳房重建不会延长放疗开始的时间，不会降低靶区的覆盖剂量，也不会增加正常组织的受照剂量。重要的是，这些研究都是通过剂量体积直方图（dose-volume histogram，DVH）来评价乳房重建患者放疗计划的质量，而既往的研究多是在深吸气相呼吸控制技术发明之前开展的，数据分析存在很多局限。同时，单独电子线前野照射内乳淋巴结的技术现在也应用得很少了。由于放疗

技术的发展,对于乳房重建的患者我们更常用的放疗技术是 IMRT 或 VMAT,这两项技术可以提高靶区内剂量分布的均匀性,同时降低肺和心脏的受照剂量。同时,深吸气相呼吸控制技术的应用可以进一步降低心脏的受照剂量,即便靶区包括了内乳淋巴结,也更能满足剂量学参数的要求。另外,胸壁填充物和加量的应用也比以前减少。

近年来,随着预防性乳房切除术和重建技术的提高,双侧乳房重建手术的数量在不断增加。随着双侧乳房重建的增加,放疗科医生经常被问到这样一个问题:双侧乳房假体重建是否会影响放疗计划的实施?一项 MSKCC 的研究比较了双侧和单侧乳房重建患者的放疗计划。这项研究纳入了 197 例接受乳房切除术和即刻组织扩张器重建的乳腺癌患者,患者在放疗前接受或不接受扩张器换假体手术,其中 100 例患者接受了单侧乳房重建手术,97 例患者接受了双侧乳房重建手术,放疗采用的是 2 个切线野+锁骨上野,结果显示双侧乳房假体重建不会降低放疗计划的质量,增加肺和心脏剂量的显著预测因素是靶区包括了内乳淋巴结,而不是单侧或双侧重建。对于接受双侧乳房重建的患者,精确地设计切线野的位置是至关重要的,在制定放疗计划时,医生可以将对侧乳房组织扩张器内的生理盐水部分或全部抽出,以缩小它的体积,使其远离照射野。

另外,在组织扩张器-假体重建时,由于组织扩张器的体积比假体大,采用常规的切线野照射组织扩张器的技术可行性通常受到质疑。放疗科医生对于是否必须在放疗前抽出组织扩张器内的生理盐水尚未达成共识,通常依据每例患者的具体情况而定。虽然从组织扩张器里抽出生理盐水只是一种简单的操作,但是这种方法带来的剂量学优势很有限。我们还需要更多更成熟的研究证据来解答这个问题。

第四节　保留乳头乳晕复合体切除术中放疗的地位和作用

在乳腺癌切除术式不断演进的百年间,可以清楚地感触到乳腺癌治疗从注重肿瘤切除到关心患者心理及后期人文生活质量的转变。对于肿瘤相对局限的早期患者,从前期外科先驱者们追求以肿瘤完全切除为目的的扩大根治术,到 20 世纪 70 年代开始的局部肿瘤切除后全乳及原瘤床的辅助放疗,经过几十年的探索,保留乳腺的治疗方案已被证实疗效和安全性等同于改良根治术,但是在 30%~40%的肿瘤复发风险相对高或有家族遗传性乳腺癌倾向如 *BRCA1/2* 基因突变的患者群体中,改良根治手术仍然是标准手术治疗术式。虽然改良根治术保留了胸肌,使患者的长期生活质量如肺功能等较传统根治手术有所改善,但美容外观上的缺失可能殃及患者长期的心理健康。1991 年 Toth 和 Lappert 率先报道了改良的根治术即 SSM,为后期的乳房重建储备足够的皮肤组织,从而使后期的重建成为可能。而对于 SSM 的肿瘤安全性,多个研究已显示 SSM 的后续局部复发概率与改良根治手术相似。NSM 是对于 SSM 的进一步改良。基于 SSM 术后约 80%的患者报告了重建的乳头乳晕复合体(NAC)的各种不被接受的并发症,NSM 后患者的评价和满意度均有积极报道。目前在 NSM 治疗中,有几个关键问题尚未达成共识,如患者适应证的选择,NSM 术中或术后是否加用或联合局部放疗,NSM 本身术式是否有进一步改进空间等,而这些问题最终指向的是保留 NAC 后的肿瘤复发的安全性,即术后局部复发率问题。本节就放疗在 NSM 中的可能地位予以阐述和探讨。

一、放疗在 NSM 中的研究实践

NSM 术式的肿瘤安全性基础为 NAC 无隐匿性的肿瘤累及,然而既往文献中所报道的 NAC 肿瘤累及率为 0~58%。肿瘤累及率的差异与原发肿瘤大小、部位、腋淋巴结是否阳性等相关。对于 NSM 病例选择的不肯定和对患者 NAC 是否肿瘤累及的不确定,使一些研究探讨 NSM 联合术中和术后放疗的可能。

(一) 外照射研究

外照射放疗(EBRT)在 NSM 后的应用并不常见,文献报道的结合外照射的患者例数少,其中瑞典 Karolinska 研究所的 Benediktsson 等于 1988—1994 年前瞻性地入组了 216 例患者行 NSM 治疗,

73.6%患者多发病灶，64.8%患者 T_1 病灶，33.8%患者 T_2 病灶，40%患者淋巴结阳性。经过中位随访时间 13 年后，研究显示 10 年的总生存率达 80.5%，中位局部复发时间为 2.9 年，其中局部复发时间小于 3 年的早期复发患者的总生存期明显低于复发时间大于 3 年的晚期复发患者。该研究中有 47 例患者接受了术后辅助放疗，研究最终显示接受放疗的患者中局部复发率为 8.5%，而未接受放疗的患者局部复发率高达 28.4%。该研究结果显示局部放疗能降低局部复发率。瑞典研究中对于美容结果的讨论有限，所有患者均接受假体重建；作者指出在年龄相对大的患者中双侧乳房的对称性比年轻患者好。

(二) 电子线术中放疗

在 NSM 与放疗的结合中，除了传统的外照射，意大利欧洲肿瘤研究所（European Institute of Oncology，IEO）报道了针对 NSM 的特殊术中放疗技术。这个研究也是迄今为止报道病例数最多的 NSM。该研究自 2002 年起入组病例，接受 NSM 的指征为：无乳头回缩及溢血，术中快速冷冻切片病理学检查提示 NAC 下无肿瘤累及，肿瘤距离乳头 3 cm 以上，腋淋巴结阴性。采用的手术技术为皮下腺体切除的乳腺切除手术，保留 3～5 mm 皮肤厚度及皮下血管，同时单独取乳头后方组织进行术中快速冷冻切片病理学检查。如术中快速冷冻切片病理学检查阳性，则切除 NAC；如术中快速冷冻切片病理学检查阴性，则开始电子线术中放疗（electron intraoperative radiotherapy，ELIOT）的步骤。具体放疗的靶区为 NAC 及外扩 1 cm 范围为计划放疗靶区，放疗剂量为单次电子线 16 Gy。基于 Yarnold 等的 START-pilot 研究，乳腺癌复发的放射生物学参数 α/β 值为 4，因此，单次 16 Gy 的剂量相当于常规放疗每次 2 Gy 的总剂量 40～45 Gy，该剂量也是乳腺癌术后辅助放疗的标准剂量。在肿瘤控制效果方面，2012 年研究者报道了中位随访期 50 个月的局部控制率等疗效，在 772 例浸润性肿瘤患者中，乳腺内复发率为 3.6%，NAC 复发率为 0.8%；在 162 例原位肿瘤患者中，乳腺其他部位复发率为 4.9%，NAC 复发率为 2.9%。总共 934 例患者中有 861 例接受放疗，其中只有 1.3%的患者出现 NAC 部位的复发。根据对复发高危因素的分析，研究认为在浸润性肿瘤患者中的高危因素是肿瘤分级及人表皮生长因子受体 2（HER2）状态，但 NAC 复发高危因素则是广泛导管内癌成分（EIC）及雌激素受体（ER）状态等。另外，在美容效果和并发症方面，75%～85%的患者对术后的美容效果评价为“好”或“满意”。该研究中感染和坏死的发生率为 2%～10%。IEO 分析了另外 1 001 例接受 NSM 及术中放疗患者的 NAC 坏死率，NAC 全部坏死率为 3.5%（35 例），部分坏死率为 5.5%（55 例），最终 NAC 因并发症而切除的患者为 50 例（5.5%）。

二、对于 NSM 联合放疗临床研究的再思考

以上两项临床研究是在 NSM 中为数不多的前瞻性探索研究，尤其是 IEO 的研究设计可圈可点，并且两项研究结果均表明不管是术后放疗（瑞典研究）还是术中放疗（意大利研究），联合 NSM 都能降低局部复发率。但值得关注的是，瑞典研究中术后患者入组放疗的指征并不很明确，因此评价该研究中放疗是否能降低局部复发率仍需谨慎，反而在对整组患者的局部复发部位的分析中，显示 77%的患者的复发部位为同侧象限。此结果也证实了加强原病灶瘤床区局部治疗的必要性。

对于 IEO 系列研究的解读就更需谨慎。Petit 等在随访 26 个月时对部分 NAC 术后石蜡包埋切片病理学检查阳性或切缘较近的患者进行了分析，统计发现有 79 例患者 NAC 术中快速冷冻切片病理学检查阴性，而后期石蜡包埋切片病理学检查阳性；另外有 81 例患者术中切缘近，需二次手术切除才达到阴性。总共 160 例患者在接受手术及放疗随访 26 个月后，无一例出现局部复发。虽然此结果支持术中放疗可能会杀灭手术中残留的亚临床病灶，但整个 NSM 联合术中放疗的系列研究中的患者是高度选择性的，以临床复发低危患者为主。在 IEO 同一研究中心针对保乳手术后患者瘤床区术中电子线加量的前瞻性临床研究中，术中放疗组局部复发率并不理想。自 2001 年起 IEO 进行保乳手术后同期术中电子线放疗的研究，共入组 1 305 例患者，肿瘤直径均小于 2.5 cm，保乳手术后随机分为术中电子线单次 21 Gy 放疗及术后全乳放疗及后期瘤床加量至 60 Gy，其中 T_1 患者占 84%，ALN 阴性患者占 73%，90%患者 ER 阳性。中位随访期 5.8 年后，在原瘤床区域发生的“真复发（true recurrence）”术中放疗组（2.4%）显著大于术后全乳＋瘤床放疗组（0.4%）。对比此研究和 NSM 术中放疗的研究，不难发现：①患者入组标准是有差异的；②术中放疗

技术在目前是非主流。另外一项来自欧洲的术中放疗研究 Targit,由于其入组流程的复杂和合理性,其最终疗效仍为大家争议和讨论。总之,即使在保乳治疗中,ELIOT 的复发率也比常规放疗高,而用 ELIOT 取代整个胸壁的照射及区域淋巴结的照射,也是值得商榷的。

三、NSM 联合放疗与不放疗的效果对比

放疗能否降低 NSM 局部复发率还需对比其他未联合放疗的 NSM 研究,表 46 - 2 归纳了不同 NSM 研究的患者入组标准及局部复发情况。对比不同的研究可以发现,多数研究对入组肿瘤的直径大小要求在 3 cm 以下,肿瘤距乳头距离至少 1 cm(Monhoz 等的研究要求肿瘤距乳头至少 5 cm),另外需要排除其他可能的 NAC 侵犯及皮肤侵犯的高危因素,如无溢血/乳头回缩、非炎性乳腺癌等。标准类似的患者入组标准都是为了确保 NSM 后局部复发的安全性,同时涉及放疗的研究对比于未放疗的研究,局部复发率相似。在这样的背景下,局部放疗在 NSM 中还有多大存在的价值?

表 46 - 2　不同 NSM 研究的患者入组标准及局部复发情况

作者与发表年份	患者数(例)	放疗	放疗方式	随访时间(中位)	肿瘤大小,淋巴结或者分期	局部复发率(%)
Petit, 2012	934	900	ELIOT(875 例) EBRT±ELIOT(25 例)	50 月	pT_{is}～T_3 N(+):422 例	5.1
Benediktsson, 2008	216	47	EBRT	13 年	pT_{is}～T_3 N(+):87 例	未放弃/放疗:20.8/8.5
Gerber, 2009	60	16	EBRT	101 月	0～ⅢB 期 N(+):32 例	11.7
Sacchini, 2006	68	No	/	24.6 月	pT_{is}～T_1 N(+):7 例	3
Boneti, 2011	293	22	EBRT	25.3～38.2 月	/	局部区域复发率:4.7
Crowe, 2008	58	N/A	/	41 月	N(+):10 例	1.7
Wijayanayagam, 2008	35	N/A	/	—	T_{is} 或 Ⅰ～Ⅱ期	—
Monhoz, 2013	106/158	N/A		65.6 月		3.7
Poruk, 2015	130	36	EBRT	25.8 月	0～Ⅳ期	0.8

四、未来放疗与 NSM 整合的可能方式

从整个 NSM 的治疗原则出发,患者的选择和手术质控是整个治疗的关键。从本质上分析 NSM 这种术式,其实是为了后期重建而改良的乳房全切除术,探讨放疗在 NSM 中的地位还需回归到乳腺癌切除术后辅助放疗的目的层面。

丹麦研究和加拿大温哥华研究在 20 世纪末已确立了在复发高危的乳腺癌患者中给予局部胸壁及区域淋巴结放疗后不仅能降低近 2/3 的局部复发率,还能提高约 10%总生存率。因此在复发高危患者如淋巴结转移数目较多及原发肿瘤病灶较大的患者中,根治术后推荐局部胸壁及区域淋巴结放疗。在这个前提下,结合表 46 - 2 中放疗和不放疗的研究结果对比,如果 NSM 挑选的患者肿瘤足够小,距离乳头距离足够远,术中快速冷冻切片病理学检查乳头下方组织无肿瘤累及,术中腋窝前哨淋巴结阴性,换言之,复发低危的患者可能不需要术中放疗及术后放疗的参与;如果是复发高危的患者接受了 NSM,如腋淋巴结阳性数目≥4 枚,肿块直径>5 cm,则需要在相应的术后行局部胸壁、NAC 及区域淋巴结的辅助放疗;在复发风险中危的患者中是否要联合放疗,以何种放疗方式介入,放疗的剂量确定等,有待后期更多的临床实践和探讨。

五、小结

NSM 手术是改良根治术后的一种改进,基于既往的临床研究,高危复发患者如淋巴结转移≥4 枚,

或者肿块>5 cm 的患者需要接受术后辅助放疗。中危复发的患者(淋巴结 1~3 枚转移)是否接受放疗,需要考虑复发风险以及放疗对美容效果等的影响。

NAC 的 ELIOT 常规应用于 NSM 的患者存在争议,特别是患者肿瘤足够小、距离乳头距离足够远,术中快速冷冻切片病理学检查乳头下方组织无肿瘤累及,术中腋窝前哨淋巴结阴性的患者。但是对于 NAC 后方切缘假阴性或者近切缘的患者应该考虑给予局部放疗。单纯应用 ELIOT 技术在 NSM 后淋巴结有转移的患者中的价值,还需要更长时间的随访或者前瞻性研究验证。

(张　丽　俞晓立　郭小毛)

参考文献

[1] BILLIG J, JAGSI R, QI J, et al. Should immediate autologous breast reconstruction be considered in women who require postmastectomy radiation therapy? A prospective analysis of outcomes [J]. Plast Reconstr Surg, 2017,139:1279-1288.

[2] JAGSI R, MOMOH A O, QI J, et al. Impact of radiotherapy on complications and patient-reported outcomes after breast reconstruction [J]. JNCI, 2018,2:157-165.

[3] JETHWA K R, KAHILA M M, WHITAKER T J, et al. Immediate tissue expander or implant-based breast reconstruction does not compromise the oncologic delivery of post-mastectomy radiotherapy (PMRT) [J]. Breast Cancer Res Treat, 2017,164:237-244.

[4] KAIDAR-PERSON O, DAHN H M, NICHOL A M, et al. A delphi study and international consensus recommendations: the use of bolus in the setting of postmastectomy radiation therapy for early breast cancer [J]. Radiother Oncol, 2021,164:115-121.

[5] KAIDAR-PERSON O, VROU OFFERSEN B, HOL S, et al. ESTRO ACROP consensus guideline for target volume delineation in the setting of postmastectomy radiation therapy after implant-based immediate reconstruction for early stage breast cancer [J]. Radiother Oncol, 2019,137:159-166.

[6] KHAN A J, POPPE M M, GOYAL S, et al. Hypofractionated postmastectomy radiation therapy is safe and effective: first results from a prospective phase Ⅱ trial [J]. J Clin Oncol, 2017,35:2037-2043.

[7] LEE K T, MUN G H. Optimal sequencing of postmastectomy radiotherapy and two stages of prosthetic reconstruction: a meta-analysis [J]. Ann Surg Oncol, 2017,24:1262-1268.

[8] NAOUM G E, SALAMA L, HO A, et al. The impact of chest wall boost on reconstruction complications and local control in patients treated for breast cancer [J]. Int J Radiat Oncol Biol Phys, 2019,105(1):155-164.

[9] NICHOL A, NARINESINGH D, RAMAN S, et al. The effect of bolus on local control for patients treated with mastectomy and radiation therapy [J]. Int J Radiat Oncol Biol Phys, 2021,1,110(5):1360-1369.

[10] PORUK K E, YING J, CHIDESTER J R, et al. Breast cancer recurrence after nipple-sparing mastectomy: one institution's experience [J]. Am J Surg, 2015,209:212-7.

[11] SANTOSA K B, CHEN X, QI J, et al. Postmastectomy radiation therapy and two-stage implant-based breast reconstruction: is there a better time to irradiate? [J]. Plast Reconstr Surg, 2016,138:761-769.

[12] SMITH N L, JETHWA K R, VIEHMAN J K, et al. Post-mastectomy intensity modulated proton therapy after immediate breast reconstruction: Initial report of reconstruction outcomes and predictors of complications [J]. Radiother Oncol, 2019,140:76-83.

第七篇

乳腺癌的术前治疗

第四十七章

可手术乳腺癌的术前处理

顾名思义，“可手术乳腺癌”是指无需任何系统治疗或局部干预就可直接实施根治性手术的乳腺癌。随着肿瘤整形外科的发展及生物材料的进步，理论上“不可手术乳腺癌”的范畴越来越窄；这里所指的“可手术乳腺癌”是指除了局部晚期或初诊Ⅳ期乳腺癌之外的所有乳腺癌。对于可手术乳腺癌的术前治疗应该遵循从实际的临床需求出发、以治疗目的为导向的原则：可手术、早期、预后好的尽快手术；可手术、伴有高危因素的应该优选以提高生存率为目标的治疗方案；有保乳意愿但仅仅因肿瘤与乳房比例而无法行保乳手术的可以行新辅助治疗降期后再行保乳手术。

第一节　常规术前处理与准备

女性乳腺是人类哺育后代的主要器官，是女性美的重要标志。乳腺癌手术不可避免地会给患者造成一定程度的心理和生理负担。因此，针对可手术乳腺癌不同的治疗方式进行充分的术前处理和围手术期的准备，使患者尽可能接近健康的生理状态，增强手术的耐受性，减少手术的风险就显得非常重要。

一、全身情况的评价

术前除完成乳腺专科的相关检查外，必须详细询问病史，全面进行体检，掌握患者的全身状态、病情的早晚、营养状况、有无并发疾病等情况；应全面检查心、肺、肝、肾、骨等重要脏器的功能，对有功能障碍者应予及时纠正，使其达到可以耐受手术的程度。患者大体分为耐受力良好(包括第 1、2 级)和耐受力不良(包括第 3、4 级)两类。

第 1 级：良好。全身健康情况良好，外科病变局限，不影响或对全身只有极小影响，其他重要生命器官并无足以影响功能的器质性疾病。

第 2 级：较好。全身健康情况较好，外科疾病对全身已有一定影响，但容易纠正或重要生命器官有早期病变，但功能处于代偿状态。

第 3 级：较差，全身健康状况较差或属于老年或少年，或外科疾病对全身已经产生明显影响，或重要生命器官有器质性病变，功能濒于失代偿或者处于早期失代偿期。

第 4 级：很差，全身健康状况很差，外科疾病对全身已有严重影响或重要生命器官有明显器质性病变，失去代偿功能，经常需要内科支持疗法。

二、一般性术前准备

乳腺位于浅筋膜内，非胸、腹腔重要脏器，因此乳腺癌手术的术前准备相对简单，遵循一般外科手术术前准备原则即可。

(一) 皮肤的准备

乳腺外科术前皮肤准备关系到组织的愈合、切口感染和手术本身的效果，是乳腺手术前的必要步骤。术前患者应洗澡、洗头、修剪指(趾)甲、更换衣服。腋毛及手术区汗毛亦应仔细剃去。如术中需要植皮，供皮区亦按手术区准备。常见乳腺疾病备皮范围包括同侧的上臂，上至颌下，下至平脐，同侧背部1/4,对侧至腋中线。

(二) 胃肠道准备

术前12 h开始禁食,术前4 h开始禁水,以防止手术时呕吐引起吸入性肺炎或窒息。

(三) 镇静剂的应用

手术期临近,要注意安慰和鼓励患者,使其情绪稳定,身心都得到休息。对于思想负担较重的患者,可适当给予镇静药物。

(四) 其他方面的准备

如患者发热或月经来潮,因此时全身抵抗力降低或有盆腔充血,手术应推迟为妥;术前应排空大小便,如全麻患者术前应放置导尿管;如考虑术中、术后需要输血,术前应备血;术前应锻炼床上大小便、深呼吸及戒烟等;应将患者的活动义齿取下,以免麻醉或手术过程中脱落或咽下。

三、耐受力不良的纠正及特殊处理

对于有其他合并症的耐受力不良患者,应在充分评估患者全身状态和重要脏器功能的前提下,尽量予以纠正,以期达到能够耐受手术的目的。对于经特殊对症处理后仍严重失代偿、无法耐受手术的患者,则不应强行手术。现将常见的耐受力不良情况及处理列举如下。

(一) 营养不良

营养不良的患者耐受失血、休克的能力降低,组织的愈合能力降低,易发生感染。对于营养不良的患者手术前应给予高热量、高蛋白质饮食,以保证患者的正氮平衡。对于体质衰弱的患者,术前特别需要补充水溶性维生素B及维生素C。维生素B族对碳水化合物的中间代谢很重要,维生素C则能促进手术后切口的愈合。贫血严重者或血浆蛋白过低的患者,其对手术及麻醉的耐受力均较差,术中、术后容易发生各种并发症,术前必须纠正。纠正贫血需通过输全血或红细胞混悬液使血红蛋白提高到90～100 g/L;纠正低蛋白血症,可用血浆或白蛋白液体制剂,使血浆总蛋白提高到60 g/L,至少不低于50 g/L,以提高对手术的耐受力。

(二) 高血压

高血压很常见,对尚无心、脑、肾等脏器病变的早期高血压病在合理治疗、控制血压的条件下,手术危险性并不比正常人大;长期未控制的高血压会促进动脉粥样硬化,损害心、脑、肾等靶器官,围手术期会诱发心肌梗死、脑卒中、肾衰竭甚至主动脉破裂;因此,围手术期血压控制理想的、无代谢紊乱或心脑血管异常的,可如期行手术治疗。对于手术当天大多建议在清晨服用抗高血压药物,以防止麻醉前或麻醉中出现明显的血压波动,有利于术中麻醉的管理。

(三) 心血管疾病

心血管疾病患者对手术的耐受力较一般患者低,与健康人相比其手术死亡率高2.8倍;心脏病的类型与手术的耐受力有关。具体的禁忌证包括近期有心肌梗死、失代偿性心力衰竭、严重的心律失常及重度主动脉狭窄或二尖瓣狭窄等。对于伴有心脏疾病的乳腺癌患者围手术期的心血管风险予以量化的方法较少,美国心脏病学会(American College of Cardiology, ACC)和美国心脏协会(American Heart Association, AHA)(ACC/AHA)把临床危险因素从高风险到低风险进行分类,为临床提供围手术期心血管风险的预测;合并高危因素的,围手术期发生心肌梗死、心力衰竭、完全性房室传导阻滞的风险极高,对于这样患者就应该限期手术,应首先转入心脏科进行治疗后再实施乳腺癌手术。美国ACC/AHA规定的心血管风险因素如下:

1. *高危因素*

(1) 不稳定型冠状动脉综合征:急性或1个月内的心肌梗死,临床症状或无创检查提示有心肌缺血表现;不稳定型或有严重心绞痛。

(2) 恶化或新出现的心力衰竭、心功能Ⅳ级。

(3) 严重的心律失常,如高度的房室传导阻滞、有症状的心律失常、心室率难以控制的室上性心律失常、有症状的心动过缓或室性心动过速。

(4) 重度主动脉瓣狭窄或二尖瓣狭窄。

2. *中危因素*

(1) 心肌梗死发生已超过4周、心力衰竭已代偿。

(2) 药物控制下的稳定型心绞痛。

(3) 代偿或早期的心力衰竭。

(4) 糖尿病(尤其是胰岛素依赖型)。

(5) 肾功能不全。

3. *低危因素*

(1) 老年(大于 75 岁)。

(2) 异常心电图(左心室肥大、左束支传导阻滞、ST-T 异常)。

(3) 非窦性心律(心房颤动、起搏心律)。

(4) 心功能差(轻度负重不能爬一层楼梯)。

(5) 脑卒中病史。

(6) 没有控制的高血压。

4. *呼吸功能障碍*　凡有呼吸功能不全的患者，都应做血气分析和肺功能检查。肺部有急性炎症、上呼吸道感染以及急性扁桃腺炎的患者，择期手术应待感染控制后 1～2 周施行；患有慢性支气管炎、支气管扩张、肺气肿等慢性肺部疾病的患者，应在术前治疗观察。支气管扩张剂对阻塞性肺功能不全的患者有较好的作用，可增加肺活量；对咳脓痰者术前应使用抗生素，择期手术应在症状好转后施行；经常发作哮喘的患者术前应用肾上腺皮质激素以减轻支气管黏膜水肿，常用泼尼松 10 mg 或地塞米松 0.75 mg，均为每日 3 次口服；吸烟患者必须于术前 2 周停止吸烟，术前可行增加肺通气量的锻炼，并戒除吸烟的习惯；肺结核的患者择期手术应在结核病灶静止后施行，同时进行抗结核治疗。

5. *肝脏疾病*　常见的是肝炎和肝硬化。凡有肝病者术前都应做各项肝功能检查。

(1) 给予高碳水化合物、高蛋白质饮食以改善全身情况，增加肝糖原储备量；术前每天应摄取碳水化合物 300～500 g。无肝性脑病(肝昏迷)前期症状者，蛋白质每日摄入应在 100 g 以上，必要时可每日应用葡萄糖、胰岛素和钾盐混合液，还可输入 25%浓缩白蛋白液 20 ml，以提高血浆白蛋白浓度。

(2) 给予大量维生素 B 族、维生素 C 和维生素 K。

(3) 小量多次输给新鲜血液，以纠正贫血，增加凝血因子。

(4) 如有水肿或胸腔积液、腹腔积液时，应在限制钠盐的基础上应用利尿剂或抗醛固酮药，输入血浆及白蛋白。

6. *肾脏疾病*　凡有肾疾病者都应进行肾功能检查。而对于肾功能不全患者也应测定血肌酐、尿肌酐、24 h 肌酐清除率等。肾功能损害越重，手术耐受力越差，术后并发症的发生率及死亡率越高。有重度肾功能损害，手术后并发症发生率达 60%，所以乳腺疾病合并肾功能不全术前准备的要点是最大限度地改善肾功能。对于轻、中度肾功能损害的患者，经过适当的内科治疗一般都能良好地耐受手术。即使处于重度损害的患者，在有效的透析疗法处理下仍能安全地耐受手术。为了保护肾功能，避免其进一步受损，术前还应补足血容量，维持肾血流量，纠正水、电解质平衡紊乱及酸碱平衡失调，避免应用对肾脏有损害的药物及治疗泌尿系感染等疾患。

7. *激素的应用*　正在应用激素治疗或在 6～12 个月内曾经用激素治疗超过 1～2 周者，肾上腺皮质功能就可能受到不同程度的抑制，可在手术前 2 d 开始，应用氢化可的松，每日 100 mg；第 3 天即手术当天，应用 300 mg。在手术室备氢化可的松，出现低血压者，可以静脉注射 100 mg。手术后每天给予 100～200 mg，手术性应激过去后才可停用。

8. *糖尿病*　糖尿病患者对手术的耐受力差，易出现术后并发症，手术前应使患者的血糖稳定于轻度升高状态(5.6～11.2 mmol/L)。这样不仅对人体没有害处，而且不致因胰岛素过多而发生低血糖，也不致因胰岛素过少而发生酸中毒。如果患者应用降血糖药物或长效胰岛素，均应改用短效胰岛素皮下注射，使血糖、尿糖控制于上述水平。手术应在当日尽早实施，以缩短手术前禁食时间，避免酮生成。

值得提出的是，在为乳腺癌患者进行特殊的术前准备时，针对其各个脏器的疾病，应当请有关的各个专科医生会诊，认真倾听专科医生的意见，必要时可以组织多学科团队(MDT)会诊，从而使术前准备更加完善，提高手术的安全性。

四、术前宣教

术前宣教一般由专科护士进行，是患者由普通住院状态向手术状态转变的重要过程。良好的术前宣教，能够稳定患者情绪，使患者知晓手术相关信息，帮助患者顺利度过手术并尽快恢复。术前宣教一般包括：

(1) 在手术方案确定以后，应向患者及家属讲解病情进展程度及手术治疗情况，使患者及家属心中有数，减少顾虑。

(2) 讲解术前准备的意义和术后的注意事项，使患者能主动配合治疗和护理。

(3) 介绍术后患侧上肢状态及功能锻炼的重要性，并从术前开始施行肢体运动训练。就运动的目的、方法及注意事项向患者进行指导，并给患者示范具体方法。

(4) 为有效预防术后呼吸系统并发症,术前应教会患者深呼吸、咯痰、变换体位以及在病床上完成大小便的具体方法。

五、心理准备

对于患者来说,施行乳腺癌手术是一件大事,手术前必然会有各式各样的想法,且乳腺癌患者多为女性,对手术存在双重的恐惧感。一方面因为患恶性肿瘤,对手术是否能够达到预期效果担忧;另一方面,如果手术中切除乳房,意味着失去了女性的第二性征和丧失了女性部分机能。加之,术后的形体变化、肢体功能恢复情况、家庭经济状况、是否影响生活质量、是否会复发等问题都会给患者带来不安和困惑,使之在术前背上了较大的思想包袱。医护人员应对患者做深入细致的思想工作,根据患者的年龄、职业、文化程度、心理素质、患者的意愿,对患者及其家属就施行手术的必要性、手术的危险性、可能取得的效果、可能出现的并发症、采取何种预防措施以及术后恢复过程等都要交待清楚,以取得患者及其家属的信任,消除患者的思想顾虑及恐惧心理,树立与疾病做斗争的正确态度,勇于接受手术的痛苦和做出必要的牺牲,使之与医护人员积极配合,充满信心地接受各种治疗以达到最佳治疗目的。

国外研究表明,临床医生是乳腺癌患者获取有关治疗信息的最主要的来源,良好、信任的医患关系,能够帮助患者认识手术的重要性,能主动接受治疗,并树立战胜疾病的信心。对于有外观要求的患者,医生应根据具体情况,提供保乳、整形及重建的方案,并充分说明利弊,供患者选择。

第二节　保乳手术的术前处理

早期的 NSABP B-06、Milan 研究表明,保乳联合放疗与全乳切除的疗效相当。近年来研究显示保乳手术不仅能改善美学结局,还与生存获益有关。荷兰入组 37 207 例早期乳腺癌患者,中位随访 11.3 年,发现保乳联合放疗 10 年生存率优于全乳切除术。瑞典国家癌症中心收集 48 986 例早期乳腺癌患者,中位随访 6.28 年,排除社会经济、伴随疾病等因素,发现保乳手术联合放疗较乳房切除术有更高的生存获益。我国保乳手术的比例远低于欧美国家,仅有 14.6%～21.9%,原因是多方面的,如早期乳腺癌偏少、乳房较小、医患双方的观念及保乳的外形不佳等。近年来,伴随着肿瘤整形外科(OPS)技术在保乳手术中的广泛应用,不仅保乳手术比例有所增加,且术后乳房外形的满意度也在提高。因此,对于可手术乳腺癌保乳手术的全程管理尤为重要,术前依靠 MDT 对乳房外形及对称性、乳腺的致密度、肿瘤位置及数目、切除范围及 OPS 技术进行详细的评估,有利于保证手术的疗效及术后美观性。

一、开展保乳治疗的必要条件

开展保乳治疗的医疗单位应该具备相关技术和设备条件,以及外科、病理科、影像科、放疗科和内科的密切合作关系,并有健全的随访机制。保乳手术不是由外科医生团队独立完成的,而是一个多学科协作的过程。术前影像科要对病灶位置、数目及肿瘤距离乳头距离等进行完整评估,有利于外科团队制订包括切口设计、切除范围、缺损修补方法以及乳头位置调整与否等个体化手术方案。术中要对切缘进行精准取材。国内大多数乳腺中心采用术中快速冷冻切片病理学检查切缘状态,如垂直离断取材或残腔多点取材方法;这种取材方式要注意和病理医生沟通,标识好切缘的近瘤端及远瘤端,避免术中病理学切缘阴性术后病理学检查出现阳性的结果,造成不必要的二次手术。目前公认的保乳切缘标准为墨染切缘无肿瘤(no ink on tumor),采用的是术后病理取材。众所周知,保乳手术后必须进行放疗才能保证疗效,降低局部复发率;因此,只有具备相关设备及资质的医院才能开展保乳手术。术前外科团队也要和放疗医生沟通瘤床照射部位标记夹的放置,以便为术后放疗提供精准的指引。保乳术后放疗的时机需要根据患者的病情及辅助治疗情况确定,通常不超过术后 6 个月。

二、术前评估

保乳手术成功的关键是准确的术前评估，其中包括患者保乳的意愿、是否符合保乳手术的指证、有无保乳禁忌证、有无保乳手术复发风险的高危因素、乳房的外形及对称性、乳房下垂程度及致密度、手术切口的设计与切除的范围，以及 OPS 的方法等。患者有保乳意愿是开展保乳手术的前提，按照保乳手术指征选择合适的患者才能保证安全性。保乳手术指征也在不断变化，最初指征非常严格，只适合早期单一病灶的乳腺癌患者，对有淋巴结转移的乳腺癌持谨慎态度；随着系统治疗的进步以及对乳腺癌本质的认识，保乳手术指征也在拓宽，局部晚期、乳头血性溢液及多病灶不再是保乳禁忌证。指征扩大对于术前影像评估的要求也更高。由于中国女性乳腺癌发病的中位年龄比欧美国家提前 10～15 岁，致密型腺体比例较高，保乳术前建议行乳腺磁共振成像（MRI）检查，尤其对于拟行新辅助降期保乳的患者。

除了安全性，美观的外形是保乳手术成功的重要标志。因此，在保乳手术的指征中着重强调肿瘤大小与乳房体积比例适当才能保留良好的乳房外形；但国人的乳房偏小，早期乳腺癌的占比不高，常规保乳手术中近 40％患者术后乳房外形欠佳，甚至存在术后畸形。当乳房切除组织量＜20％时，可使用临近腺体瓣修复；当乳房组织切除体积为 20％～50％时，需借助 OPS 修复，容积移位和容积替代是 OPS 中最常使用的方法。应用容积移位法一定要评估乳房腺体的密度，致密型乳房可使用腺体瓣进行修补；脂肪型乳房要用皮肤瓣进行修补。国内研究发现，OPS 在所有乳腺癌手术中占 9.8％，在保乳手术中占 43.4％，相较于容积替代技术，容积移位技术（60.1％）的使用更为广泛。OPS 技术可提升保乳手术的美观度，同时容积替代与容积移位技术的应用可提供更大的切除范围，既能保证肿瘤的安全性，也能增加保乳成功的机会。

三、术前谈话

保乳的前提是患者意愿，但是国内患者的想法往往受家属及周围人影响。因此，术前谈话要包含患者及相关家属，全面、坦诚的术前谈话能够增强患者保乳的信心。谈话内容包括患者的需求、手术方案、二次手术的可能性、术后乳房的外形、保乳治疗的安全性以及术后放疗等。解说经大样本临床试验证实，早期乳腺癌患者保乳和全乳切除生存率及远处转移的发生率相似；保乳治疗包括保乳手术和术后放疗，其中保乳手术包括肿瘤的局部切除及区域淋巴结处理［前哨淋巴结活检（SLNB）或腋淋巴结清扫（ALND）］；术后全身辅助治疗基本上与乳房切除术相同，但因需配合辅助放疗，可能需要增加相关治疗的费用和时间；同样病期的乳腺癌，保乳治疗和乳房切除术后均有一定的局部复发率，前者 5 年局部复发率为 2％～3％（含第 2 原发乳腺癌），后者约为 1％，不同亚型和年龄的患者有不同的复发和再发乳腺癌的风险。保乳治疗患者一旦出现患侧乳房复发仍可接受补救性全乳切除术±乳房重建，并且仍可获得较好的疗效；保乳治疗可能会影响原乳房的外形，影响程度因肿块的大小和位置而异；肿瘤整复技术可能改善保乳手术后的乳房外形和对称性；虽然术前已选择保乳手术，但医生手术时有可能根据具体情况更改为全乳切除术（如术中或术后病理学检查报告切缘阳性，当再次扩大切除已经达不到预期美观效果的要求，或再次切除切缘仍为阳性时），应告知患者即刻或延期乳房再造的相关信息。术后石蜡包埋组织切片病理学检查切缘为阳性则可能需要 2 次手术；有乳腺癌家族史或乳腺癌遗传易感基因突变（如 *BRCA1/2* 或其他基因突变）者，有相对高的同侧乳腺癌复发或对侧乳腺癌再发风险。

第三节　重建手术的术前处理

随着系统治疗的进步、新药的不断研发及精准治疗模式的开展，乳腺癌的死亡率自 1989 年来下降了 41％。乳腺癌的生存获益不再过多地依赖于外科手术切除的范围，越来越多的患者在获得良好生存的前提下对生存质量的要求越来越高；尤其是年轻女性对保留乳房美观外形的诉求更高。因为国情、人种、发病年龄、医疗资源及早诊率等因素，国内的保乳比率仅有20%～30%，远远低于欧美国家；因此，乳房重建成为保留乳房的重要术式。对拟行乳房重建的患者进行术前评估是治疗中最重要的环节，将患者的期望与医生的能力相结合，才能保证预期结果的实现，提高患者对治疗过程手术医生和最终美学效果的整体满意度。

一、术前咨询

第1次就诊对乳房重建治疗的成功至关重要。这个过程需要较长的时间与患者沟通，包括对患者病史采集、体格及影像学检查，也要对患者诉求及心理状态进行了解，全面评估后选择患者满意的乳房重建方式。通过了解患者受教育程度、社会地位及经济状况，有助于预测患者的依从性及完成治疗的能力。促使患者考虑乳房重建的外因及动机也很重要。如果患者选择乳房重建是因为医生建议或被人逼迫，那么需要对她进行更多相关知识的告知，权衡利弊才能作出正确的决定。乳房重建方式及时机的选择取决于肿瘤的生物学特性、分期，是否需要化疗或放疗以及对这些治疗的反应。乳腺导管原位癌与乳腺小叶原位癌对侧乳房发病风险存在差异；某些“良性”肿瘤，如叶状肿瘤局部复发率高，最好行延迟乳房重建。肿瘤较大或者病情偏晚、伴有淋巴结转移，术后需要接受放疗的患者，建议选择延迟乳房重建。例如自体组织乳房重建通常延迟到放疗后3年，度过复发转移风险高的时期再实施；而是否行扩张器或暂时的乳房重建，取决于外科医生的倾向、患者的期望以及患者乳房的大小及形状。如果患者已经接受过放疗，将直接影响重建术式的选择，因为此时行假体乳房重建并发症发生率高，不宜选择此种重建方式。对于伴有*BRCA1/2*基因突变的患者一定要告知其发病风险，尤其已经选择了一侧重建的情况下最好能接受双侧乳房切除及双侧重建。总之，在推荐重建治疗方案前必须要考虑患者肿瘤的生物学特性、分期及治疗情况，伴发疾病等，有利于降低手术风险及并发症。

吸烟史是术前评估的重要因素，尤其是自体组织皮瓣重建中。虽然吸烟不是乳房重建的禁忌证，但在吸烟的患者中，乳房切除术后皮瓣坏死发生率明显增加；有长期吸烟史的，最好采用延迟乳房重建。术前戒烟非常重要，至少要求戒烟1个月以上。有明显家族史或个人血栓性疾病、深静脉血栓及自发性流产病史的患者，必须进行凝血功能检查。肥胖也会增加手术并发症，包括切口愈合延迟、感染、皮瓣坏死和假体植入失败以及再次手术。高龄、吸烟、肥胖及体重指数（BMI）都是导致自体组织乳房重建切口愈合不佳的因素。在即刻乳房重建治疗确定后，手术前很难减到理想体重，此时必须与患者讨论并发症的风险；如果风险较高、患者不能接受，必须延迟重建，直到体重控制成功。

二、体格检查

检查患者的乳房大小、形状及身体状态是乳房重建术前评估的重要环节之一。在检查过程中，要检查并记录患者乳房的大小、形状、乳房/腋窝肿块的大小和位置、乳房下垂的程度、是否有乳头畸形、活检瘢痕的位置、胸壁畸形、乳房皮肤的厚度及改变以及任何对称情况。测量胸骨到乳头的距离、乳头到乳房下皱襞的距离以及乳房基底的直径，这些数值是选择假体型号的依据。在单侧乳房重建中，主诊医生必须明确作为重建乳房参考标准的对侧乳房情况，以及患者选择的用于重建的自体组织种类。患者目前乳房大小及所期望的重建乳房大小都很重要，应记录在案。对于乳房下垂明显、体积过大或过小的患者，如果不同时进行健侧乳房调整，将很难达到术后的双侧乳房对称；因此，针对这样的患者，术前必须与患者讨论健侧乳房手术方案，健侧乳房情况对于最佳重建术式的选择具有决定性影响；对于拒绝对健侧乳房进行调整的患者，重建乳房要与健侧乳房尽最大可能匹配，让患者预期满意度得以实现。在巨乳症患者中，乳房重建必须建立在明显缩小双侧乳房体积的基础上；对于有缩小乳房体积意愿和肿瘤较小者，可以考虑行肿瘤整形治疗。

行自体组织乳房重建的患者，必须检查供区是否有足够的组织。大多数自体组织乳房重建都会用到腹壁组织，任何的腹壁手术史及瘢痕位置都要记录下来，因为这些瘢痕有可能损伤腹壁血运或导致腹壁疝。剖宫产及子宫切除术后的普芬南施蒂尔（Pfannenstiel）切口（又称耻骨联合上横行切口）是最常见的，但这不是乳房重建的绝对禁忌证；对于肋弓下有瘢痕的，可能会出现腹壁切口愈合相关并发症风险轻度增加。对于上述患者术前要进行影像学检查，以便减小供区及皮瓣并发症发生率。

三、术前影像学检查

对于健侧乳房相关的任何疾病，都必须在术前完善影像学检查或穿刺活检进行全面评估，以避免遗漏任何病变。术前的影像学检查如乳腺X线摄影检查、超声检查及MRI检查有利于明确乳腺肿瘤的大小、数目及位置。另外，还可以进一步通过CT及MRI的血管造影来明确穿支血管的位置及走行，以保证手术的顺利实施。对有广泛的腹壁手术史的患者，可以通过术前影像学检查明确腹壁皮瓣穿支血管是否可靠并做好标记，这样有利于缩短手术时间；同时也可以提高腹壁下动脉穿支皮瓣（DIEP）获取的成功率，降低皮瓣局部坏死的发生率。因此，合理地应用术前影像学检查会提高乳房重建的成功率。

乳房重建手术的术前评估是一个复杂过程，涉及多种因素（表47-1）。必须在全面细致地评估患者的病史、体格及影像学检查、需求目标、经济条件、依从性及可行方法的基础上，评估考量各种因素的相关性，以利于制定出适合患者的最佳乳房重建方案。

表47-1　术前评估因素列表

类　别	相关因素
病情诊断	肿瘤分期、大小、类型，ER/PR/HER2 手术方案或病史（肿瘤切除术 *vs* 乳房切除术，即刻重建手术 *vs* 延期重建手术） 化疗或放疗计划或病史 目前乳房体积，预期的乳房体积 家族史（乳房疾病和凝血功能异常） 对侧乳房的影像学/病理学检查结果 供区的手术史 吸烟史 患者的期望值/目标和依从性 伴随疾病情况（高血压、糖尿病、心血管疾病、肥胖、高凝状态）
检格检查	BMI 肿瘤或乳房切除术后缺损的大小和位置 皮肤质量（放射性损伤、瘢痕） 乳头、乳晕位置（乳房下垂程度） 对侧乳房（大小、形状、突度、下垂度） 供区（腹壁、背部、大腿、臀部）
影像学检查	乳腺X线摄影 超声 乳房MRI PET/CT 血管造影

第四节　新辅助治疗的术前处理

新辅助治疗已成为乳腺癌综合治疗的重要方式。以不同的临床需求为导向，面向两类人群，一类为不可手术的局部晚期乳腺癌患者，以期达到根治性手术目的；另一类为可手术的早期乳腺癌患者，通过新辅助治疗达到降期保乳或保腋窝，优化手术的目的，对于三阴性和人表皮生长因子受体2（HER2）阳性高侵袭性亚型，通过新辅助治疗达到优化系统治疗提高生存率的目的。

一、新辅助治疗术前疗效评估

对于所有接受新辅助治疗的患者，都必须进行系统、全面的疗效评估。规范的影像学和病理学评估是新辅助治疗的基础及实施的保障。在新辅助治疗开始前，所有患者均需获取原发灶空芯针活检和免疫组织化学分型的结果。对于区域淋巴结临床可疑阳性者，推荐在超声引导下行细针抽吸细胞学检查或空芯针活检以明确淋巴结性质。参考实体瘤疗效评价标准（response evaluation criteria in solid tumors，RECIST）进行疗效评估。在新辅助治疗前后进行超声、乳腺X线摄影及乳腺MRI检查，尤其对于有降期保乳需求的患者，应常规推荐乳腺MRI检查。通常每1个疗程进行超声评估原发灶和区域淋巴结，每2个疗程进行乳腺MRI评估。

RECIST是在WHO标准中的4项评价标准的基础上，明确限定了肿瘤病灶分为可测量及不可测量病灶。可测量病灶是指常规检查方法病灶最长径≥20 mm或螺旋CT测量≥20 mm。除可测量病灶外的其他病灶均为不可测量病灶。具有代表性的一些可测量病灶被称为目标病灶。目标病灶应包含所有受累器官，且单一器官上的病灶数量不能超过5个，总数不能超过10个。RECIST对肿瘤疗效的评估标准包括完全缓解（complete response，CR），即全部肿瘤病灶消失，并维持4周；部分缓解（partial response, PR),目标病灶最长径综合减少≥30%,维持4周;疾病稳定(stable disease, SD),变化介于PR和PD之间;疾病进展(progressive disease, PD),目标病灶最长径综合增加20%。RECIST也具有其自身的局限性,如对淋巴结的评估缺少统一的标准。

二、新辅助治疗前乳房病灶标记

新辅助治疗会产生肿瘤病灶退缩甚至消失,故新辅助治疗前进行原发灶和阳性淋巴结标记,对于手术定位以及术后病理评估的准确性尤为重要。目前临床上标识原发灶的常见方法有3种:坐标标记法、体表纹身法以及金属标志物法。

1. *坐标标记法* 是以乳头为原点建立平面直角坐标系,在体表用笔大致画出肿物位置及大小。测量肿物中点到 x 轴和 y 轴的垂直距离,并测量原点与肿物的最近距离,建立以乳头为原点,包含 x、y、r 3个参数的直角坐标系(图47-1)。对于边界不清的肿物在超声引导下确定肿物边界,同样建立直角坐标系。并在每个化疗周期前对肿物大小进行复查并记录。该方法简单易行,但存在无法完整标记病灶边缘的缺点,对于“蟹足状”边缘标记效果欠佳。

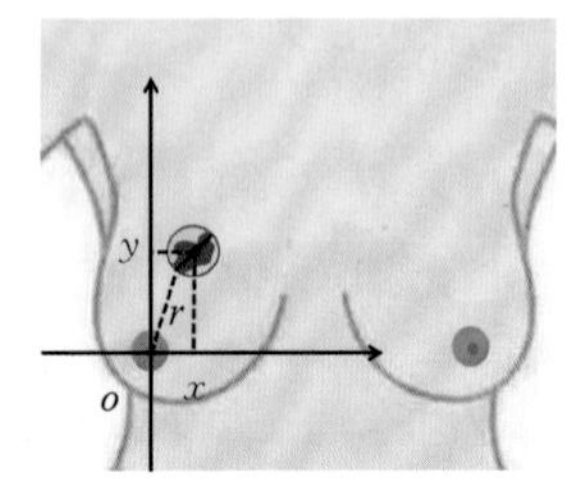

图47-1 乳房病灶坐标标记法

2. *体表纹身法* 是一种较为准确的方法,在彩超定位下用记号笔标记原发灶边缘,通过纹身机将有色染料注入皮肤表皮层,沿标记线等距纹刺数个点。该法具有标记可靠的优势,尤其适用于隆起型肿块。但该法需要专业纹身机,影响临床推广;病灶较大时,原发灶所需标记路线过长;且随着新辅助治疗时间的延长,染料淡化,可能需要再次纹身。

3. *金属标记法* 是一种较纹身法更准确的方法。应用超声检查、乳房X线摄影、MRI等方法进行定位(目前认为超声检查较X线检查具有较高的准确性),在影像学手段引导下穿刺针至病灶处,将引导针放置到目标部位近侧,通过引导针激发置入标记夹(图47-2),最后再次利用影像学手段确认标记夹位于病灶内。对于较小病灶,标记夹置于肿瘤病灶的中心位置即可;对于较大的病灶,可以在肿物的四周进行标记。美国MD Anderson癌症中心随访5年的回顾性数据显示,新辅助化疗前原发灶放置标记夹的患者有更好的5年局部控制率(98.6% *vs* 91.7%)。金属标记法的最主要问题是乳腺标记夹的移位,标记夹应放置在预设位置10 mm以内。但由于各种原因,如“手风琴效应”,即乳房在穿刺过程中被压缩,组织回位后标记夹随组织扩张移位,或由于肿瘤退缩引起周围组织牵拉造成移位,都会影响术中对肿物位置的判断。有5%~20%的病例在术中找不到标记夹。为防止该情况发生,也可于术前在标记夹旁置入导丝或局部注射染料,提高术中检出率。该方法为有创操作,有疼痛、感染或皮下血肿的可能性。

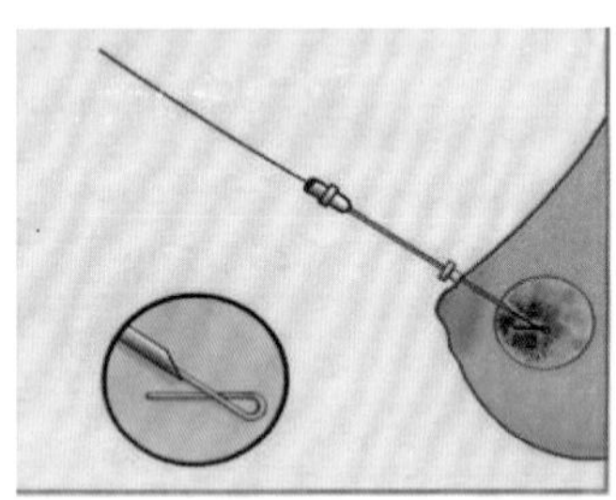

图47-2 乳房病灶金属标记法

三、新辅助治疗前阳性淋巴结标记

新辅助治疗前,应在病理学检查证实转移的淋巴结中放置标记夹,不仅有利于新辅助治疗后行SLNB手术,也可用于动态观察新辅助化疗期间转移淋巴结的变化。在手术时同时切除前哨淋巴结和标记淋巴结,可进一步降低新辅助治疗后SLNB的假阴性率。ACOSOGZ 1071研究中,腋淋巴结降期患者SLNB的总体假阴性率达12.6%,而在放置标记夹的亚组患者中假阴性率可降至6.8%。在活检和病理证实淋巴结转移后即可置入标记夹,应用超声引导准确性更高,优先推荐。为减少标记夹术中丢失的问题,可术前在乳腺超声或乳腺X线引导下,在标记夹旁置入导丝、注射染料(亚甲蓝、吲哚菁绿)或放射性核素示踪剂双定位,提高术中检出率。

(张 强)

参考文献

[1]《乳腺癌新辅助治疗的病理诊断专家共识(2020 版)》编写组. 乳腺癌新辅助治疗的病理诊断专家共识(2020版)[J]. 中华病理学杂志,2020,(4):296-304.

[2]《中国乳腺癌新辅助治疗专家共识(2022 年版)》专家组. 中国乳腺癌新辅助治疗专家共识(2022 年版)[J]. 中国癌症杂志,2022,32(1):80-89.

[3] 黄文祯,巫艳艳,刘志勇. 纹身技术在乳腺癌新辅助化疗患者中的应用[J]. 中国医学创新,2018,15(31):35-38.

[4] 贾海霞,苏逢锡,郭巨江,等. 乳腺癌新辅助化疗的坐标法定位[J]. 中华普通外科杂志,2006,21(3):225.

[5] 林庆中,雷雯,黎世雄,等. 贴膜定位法在乳腺癌新辅助治疗中的应用研究[J]. 微创医学,2020,15(03):279-282.

[6] 辛灵,刘文清,徐玲,等. 磁共振功能参数对乳腺癌新辅助化疗疗效早期预测价值研究[J]. 中国实用外科杂志,2016,36(07):793-796.

[7] 中华医学会外科学分会乳腺外科学组. 可视化经皮穿刺乳腺组织定位标记夹临床应用专家共识与技术操作意见(2020)[J]. 中华外科杂志,2020,(3):165-169.

[8] AGARWAL S, PAPPAS L, NEUMAYER L, et al. Effect of breast conservation therapy vs. mastectomy on disease-specific survival for early-stage breast cancer [J]. JAMA Surg, 2014,149(3):267-274.

[9] BOUGHEY J C, BALLMAN K V, LE-PETROSS H T, et al. Identification and resection of clipped node decreases the false-negative rate of sentinel lymph node surgery in patients presenting with node-positive breast cancer (T_0 - T_4, N_1 - N_2) who receive neoadjuvant chemotherapy: results from ACOSOG Z1071 (Alliance) [J]. Ann Surg, 2016, 263(4):802-807.

[10] China Breast Cancer Neoadjuvant Therapy Expert Group. Expert consensus on. neoadjuvant therapy for breast cancer in China (2022 edition) [J]. China Oncol, 2022,32(1):80-89.

[11] COON D, TUFFAHA S, CHRISTENSEN J, et al. Plastic surgery and smoking: a prospective analysis of incidence, compliance and complications [J]. Plast Reconstr Surg, 2013,131:385-391.

[12] DE BONIFACE J, SZULKIN R, JOHANSSON A L V. Survival after breast conservation vs mastectomy adjusted for comorbidity and socioeconomic status: a Swedish national 6-year follow-up of 48 986 women [J]. JAMA Surg, 2021,156(7):628-637.

[13] DUGGAL C S, METCALFE D, SACKEYFIO R, et al. P patient motivations for choosing postmanstectomy breast reconstruction [J]. Ann Plast Surg, 2013,70:574-580.

[14] FISCHER J P, NELSON J A, KOVACH S J, et al. Imapct of obesity on outcomes in breast reconstruction, analysis of 15937 patients from ACS-NSQIP datasets [J]. J AM Coll Surg, 2013,217:656-664.

[15] FLEISHER L A, FLEISCHMANN K E, AUERBACH A D, et al. 2014ACC/AQHA guideline on perioperative cardiovascular evaluation and management of patients undergoing noncardiac surgery: executive summary: a report of the American college of cardiology/American heart association task force on practice guidelines [J]. Circulation, 2014,130(24):2215-2245.

[16] HAMDI M, LARSEN M, CRAGGS B, et al. Harvesting free abdominal perforator flaps in the presence of previous upper abdominal scars [J]. J Plast Reconstr Aesthet Surg, 2014,67:219-225.

[17] HARTMANN-JOHNSEN O J, KÅRESEN R, SCHLICHTING E, et al. Survival is better after breast conserving therapy than mastectomy for early stage breast cancer: a registry-based follow-up study of Norwegian women primary operated between 1998 and 2008 [J]. Ann Surg Oncol, 2015,22(12):3836-3845.

[18] KORDE L A, SOMERFIELD M R, CAREY L A, et al. Neoadjuvant chemotherapy, endocrine therapy, and targeted therapy for breast cancer: ASCO guideline [J]. J Clin Oncol, 2021, 39(13):1485-1505.

[19] KRONOWITZ S J, ROBB G L. Radiation therapy and breast reconstruction: a critical review of the literature [J]. Plast Reconstr Surg, 2009,124:395-408.

[20] LOSKEN A, CARLSON G W, JONES G E, et al. Importance of right subcostal incisions in patients underghoing TRAM flap breast reconstruction [J]. Ann Plast Surg, 2009,49:115-119.

[21] MAHAJAN A L, ZELTZER A, CLAES K E, et al. Are Pfannenstiel scars a boon or a curse for DIEP flap breast reconstruction? [J]. Plast Reconstr Surg, 2012,129:797-805.

[22] OH J L, NGUYEN G, WHITMAN G J, et al. Placement of radiopaque clips for tumor localization in patients undergoing neoadjuvant chemotherapy and breast conservation therapy [J]. Cancer, 2007,110(11):2420-2427.

[23] PHILLIPS S W, GABRIEL H, COMSTOCK C E,

et al. Sonographically guided metallic clip placement after core needle biopsy of the breast [J]. AJR Am J Roentgenol, 2000,175(5):1353 - 1355.

[24] SCHAVERIEN M V, LUDMAN C N, NEIL-DWYER J, et al. Contrast-enhanced magnetic resonance angiography for preoperative imaging in DIEP flap breast reconstruction [J]. Plast Reconstr Surg, 2011,128:56 - 62.

[25] SHAH A D, MEHTA A K, TALATI N, et al. Breast tissue markers: Why? What's out there? How do I choose? [J]. Clin Imaging, 2018,52:123 - 136.

[26] SIEGEL R L, MILLER K D, FUCHS H E, et al. Cancer statistics, 2021 [J]. CA Cancer J Clin, 2021,71(1):7 - 33.

[27] THOMASSIN-NAGGARA I, LALONDE L, DAVID J, et al. A plea for the biopsy marker: how, why and why not clipping after breast biopsy? [J]. Breast Cancer Res Treat, 2012,132(3):881 - 893.

[28] VAN MAAREN M C, DE MUNCK L, DE BOCK G H, et al. 10 year survival after breast-conserving surgery plus radiotherapy compared with mastectomy in early breast cancer in the Netherlands: a population-based study [J]. Lancet Oncol, 2016,17(8):1158 - 1170.

第四十八章

乳腺癌患者新辅助内分泌治疗

局部进展期乳腺癌(LABC)因其病变侵及局部-区域范围广,手术切除困难或为不可切除乳腺癌。自20世纪70年代始采用化疗作为此类患者第一步治疗(即新辅助化疗),可使肿瘤缩小,使手术易于切除之。迄今,新辅助化疗已成为乳腺癌综合治疗中的一种重要治疗方法。早年,某些年迈、体弱或同时伴有重要器官疾病难以耐受化疗不良反应的LABC,一度为临床工作中颇感困扰的难题。鉴于雌激素受体(ER)阳性乳腺癌对内分泌治疗反应好,患者易于耐受,遂逐渐将内分泌治疗引入绝经后ER阳性LABC患者新辅助治疗模式(新辅助内分泌治疗)。新辅助内分泌治疗的历史虽短,前瞻性研究资料也有限,但随着乳腺癌相关学科基础和临床转化研究的深入,近年来也成为新辅助治疗中比较活跃的领域,诸如疗效评价,联合新辅助化疗的应用,绝经前管腔A型患者新辅助内分泌治疗,以及联合细胞周期蛋白依赖性激酶4/6(CDK4/6)抑制剂在新辅助内分泌治疗中的探索、研究等,将在相关章节逐一介绍。

第一节 新辅助内分泌治疗的历史和现状

新辅助内分泌治疗,最初为非选择性(指并非选择ER阳性乳腺癌)应用他莫昔芬。第3代芳香化酶抑制剂(3rd AI)问世后,相继出现3rd AI与他莫昔芬对照研究的新辅助内分泌治疗临床试验,以及新辅助内分泌治疗与新辅助化疗效果比较的研究。

一、他莫昔芬

最初报道他莫昔芬用于新辅助内分泌治疗是Tan等一项前瞻性Ⅲ期随机临床试验。108例LABC分两组:试验组单用他莫昔芬;对照组采用新辅助化疗-乳腺癌改良根治术-术后辅助放疗及辅助他莫昔芬内分泌治疗。治疗后中位随访时间52个月,两组患者总生存率和无病生存率差异无统计学意义,但试验组首次局部-区域复发的时间较对照组明显缩短。在其他一些单用他莫昔芬治疗与手术后辅助他莫昔芬的对照研究中,随访34~72个月,其结果与上述相似。实际上,这些试验不能称之为新辅助内分泌治疗。新辅助内分泌治疗如同新辅助化疗一样,是术前先用全身治疗欲使肿瘤缩小,为其后的外科治疗创造条件。

Mauriac等回顾性研究了199例50~70岁ER阳性乳腺癌用他莫昔芬进行新辅助内分泌治疗,治疗后保乳手术率为54%,LABC可手术切除率为44%,初步显示新辅助内分泌治疗实用、可行。

二、3rd AI与他莫昔芬新辅助内分泌治疗的对照研究

3rd AI与他莫昔芬新辅助内分泌治疗的对照研究资料最早来自英国爱丁堡。136例绝经后ER阳性的LABC或肿瘤较大的乳腺癌患者,研究分3rd AI组和他莫昔芬组。3个月后评价疗效,在3rd AI中,来曲唑、阿那曲唑和依西美坦组的临床有效率分别为87%、78%和83%,而他莫昔芬组为46%。此后,Miller等报道对原发性肿瘤较大、ER阳性绝经后乳腺癌采用3rd AI(来曲唑和阿那曲唑)与他莫昔芬对照,治疗3月后,来曲唑和阿那曲唑组的有效率

分别为 88%和 70%,同样明显高于他莫昔芬组(46%)($P<0.001$)。

3rd AI 与他莫昔芬乳腺癌新辅助内分泌治疗对照研究的较大样本首次是由 16 个国家的 55 个中心进行的一项双盲随机试验,即 P024 试验。共 337 例绝经后 ER 阳性和/或孕激素受体(PR)阳性原发性乳腺癌患者随机进入两组:来曲唑组 2.5 mg/d;他莫昔芬组 20 mg/d,新辅助治疗 4 个月。337 例中,治疗前无 1 例适合保乳治疗,且 14%为不可手术的患者。新辅助治疗后,来曲唑和他莫昔芬组临床疗效评价总缓解率(ORR),即 CR+PR,分别为 55%和 36%($P<0.001$);超声检查评价两组的 ORR 分别为 35%和 25%($P<0.05$);乳房 X 线检查评价两组 ORR 分别是 34%和 16%($P<0.001$);两组手术保乳率分别为 45%和 35%($P<0.05$),两组患者对药物的耐受性均良好。结果显示,来曲唑对原发乳腺癌疗效明显优于他莫昔芬。

新辅助内分泌治疗 4 个月后,有效病例再延长用药时间是否能进一步提高疗效?为此,Paepke 等进行了一项开放性临床试验。33 例患者术前分两组,分别服用来曲唑 2.5 mg/d 4 个月和 8 个月,结果,后者的有效率(90%)明显高于前者(57%)($P<0.05$),故认为对新辅助内分泌治疗有效者,适当延长用药时间(8~12 个月)可能是提高效率的实用方法。Renshaw 等同样用来曲唑 2.5 mg/d 对 142 例绝经后乳腺癌患者进行新辅助内分泌治疗,3 个月后评估有效者继续用药,有长达 12 个月,结果也显示,对来曲唑有效者,3 个月后继续用药可使肿瘤进一步缩小。

3rd AI 另一个较大样本新辅助内分泌治疗的多中心、双盲随机试验是 IMPACT 试验。330 例绝经后 ER 阳性和/或 PR 阳性乳腺癌患者分 3 组:阿那曲唑组,1 mg/d;他莫昔芬组,20 mg/d;阿那曲唑+他莫昔芬组。3 个月后评价疗效,3 组的有效率无差异,但阿那曲唑组手术的保乳率(46%)高于他莫昔芬组(22%)($P<0.05$)。

阿那曲唑与他莫昔芬对照研究的另一新辅助内分泌治疗是 PROACT 试验。451 例绝经后 ER 阳性原发乳腺癌患者术前随机进入阿那曲唑组和他莫昔芬组,用药 12 周后手术。疗效评估用超声检查测量肿瘤的最大径缩小>30%者为有效,阿那曲唑和他莫昔芬组有效率分别为 39.5%和 35.4%,两组无明显差异。

辽宁省肿瘤医院对 32 例绝经后 ER 阳性Ⅱ、Ⅲ期乳腺癌患者,采用来曲唑 2.5 mg/d,平均用药 4 个月。临床触诊评价疗效 ORR 70%,超声评价疗效 ORR 56%,保乳手术率 29%。结果与目前文献报道的相似。

三、新辅助内分泌治疗与新辅助化疗的对照研究

新辅助内分泌治疗的对象与新辅助化疗不同,前者多数为绝经后激素受体(HR)阳性的老年患者,而后者则主要为绝经前乳腺癌患者,有关两者的对照研究资料很少。Semiglazov 等于 2007 年报道 239 例绝经后 ER 阳性和/或 PR 阳性乳腺癌,临床分期为 $T_2N_{1\sim2}$、$T_3N_{0\sim1}$、$T_4N_0M_0$,随机分两组:新辅助化疗组用多柔比星联合紫杉醇 4 周期;新辅助内分泌治疗组用阿那曲唑或依西美坦 3 个月。临床有效率分别为 63.6%和 64.5%,病理学完全缓解(pCR)内分泌组、化疗组分别为 3%和 6%,疾病进展的(两组均为 9%)两组无差异;保乳手术率内分泌组高于化疗组,分别为 33%和 24%($P>0.05$)。在激素受体水平高表达(ER, Allred 评分≥6 分)病例中,内分泌治疗组的客观有效率和保乳手术率高于化疗组,分别为 43%和 24%($P>0.05$)。化疗组的治疗不良反应率高,而内分泌组对治疗的耐受性好。这一结果提示,绝经后 ER 阳性乳腺癌,只要选择病例适当,新辅助内分泌治疗可取得与新辅助化疗相似的效果。对激素依赖性的局部晚期或肿瘤较大的乳腺癌,尤其是年迈、体弱者是新辅助内分泌治疗很好的适应证。

另一Ⅱ期新辅助内分泌治疗与化疗前瞻性随机研究(GEICAM/2006-03),95 例(包括绝经前和绝经后患者)ER 阳性、Allred 评分≥3 分、HER2 阴性可手术乳腺癌。化疗组用 TAC 方案(多柔比星+环磷酰胺 4 周期,续贯多西他赛 4 周期);内分泌治疗组用依西美坦 24 周,绝经前病例用戈舍瑞林抑制卵巢功能加依西美坦。临床疗效评价,化疗组完全缓解率和总有效率均高于内分泌组(分别为 13%和 6%;66%和 48%,$P>0.05$),在绝经前病例中尤为明显(有效率分别为 75%和 44%,$P<0.05$)。亚组分析,在 Ki-67 增殖指数>10%病例中,化疗组保乳手术率高于内分泌治疗组,分别为 56%和 47%($P>0.05$)。在 ER Allred 评分≥7 分亚组中,化疗组有效率(68%)也高于内分泌治疗组(41%)($P<0.05$)。研究结果表明,在激素受体高表达情况下,Ki-67 增

殖指数是预测治疗反应的重要生物学指标。

四、美国 ACOSOG Z1031 新辅助内分泌治疗试验

美国 ACOSOG Z1031 新辅助内分泌治疗试验是 3 个 3rd AI 对照的Ⅱ期临床研究，旨在通过临床疗效评价筛选适用于进一步研究的药物。研究的主要终点是新辅助内分泌治疗后临床有效率；次要终点包括：新辅助内分泌治疗后保乳手术率，Ki-67 增殖指数，以及术前内分泌治疗预后指数(preoperative endocrine prognostic index, PEPI)和 50 个基因微阵列预测分析(PAM50)。研究的初步结果发表于 2011 年。全组 381 例Ⅱ、Ⅲ期绝经后 ER 阳性乳腺癌患者。ER 水平为 Allred 评分 6～8 分，随机分依西美坦、来曲唑或阿那曲唑组。新辅助内分泌治疗时间 16～18 周。3 组的临床有效率均高，分别为 62.9%(95% *CI* 53.8%～71.4%)、74.8%(95%*CI* 66.3%～82.1%)和 69.1%(95% *CI* 60.1%～77.1%)，但 3 组间差异无统计学意义。治疗前只适合行乳房切除，但新辅助内分泌治疗后肿瘤缩小，最终有 51%的患者适合并实施了保乳手术。

ACOSOG Z1031 试验初步结果证实，3rd AI 是目前绝经后 ER 阳性乳腺癌新辅助内分泌治疗首选的有效药物，ER 水平高表达的预期有效率高。新辅助内分泌治疗有效者，治疗时间不应少于 16 周。

新辅助内分泌治疗的主要对象为绝经后 ER 阳性、HER2 阴性乳腺癌患者，虽然随机试验资料有限，且样本不够大(病例数充其量在 300 例左右)，但病例选择好效果满意，临床非常实用。绝经前 ER 阳性乳腺癌新辅助内分泌治疗仍存争议，对高危患者有报道新辅助化疗联合内分泌治疗优于单用新辅助化疗，是一实用的治疗选择。

近年来，有 CDK4/6 抑制剂联合内分泌治疗用于绝经后 ER 阳性、HER2 阴性乳腺癌的新辅助治疗研究报道，在后面的相关章节将详细介绍。

第二节　绝经后 ER 阳性、HER2 阴性乳腺癌新辅助内分泌治疗

一、适应证

绝经后 ER 阳性、HER2 阴性的局部晚期或肿瘤较大的乳腺癌，或各种原因拟行保乳手术(或部分乳房切除术)，但因肿瘤较大等原因难以实施创伤较小手术者，均是新辅助内分泌治疗的适应证，其中乳腺癌分子分类为管腔 A 型者是最佳适应证。

内分泌治疗效果与 ER 表达水平明显相关。在内分泌治疗研究文献中，对 ER 表达的定义和理解不尽相同。有按 Allred 评分为 0～2 分的乳腺癌定义为 ER 阴性，评分为 3～8 分的肿瘤为 ER 阳性；不少研究使用内分泌治疗最大反应的 ER 表达阈值定为 50%。而 St. Gallen 国际乳腺癌专家共识投票，有近半数专家认为，ER 表达≥1%的乳腺癌患者均应进行辅助内分泌治疗。毋容置疑，对 LABC 患者实施新辅助内分泌治疗，欲获得疗效，理应选择 ER 高或较高表达(合并 PR 高表达最佳)者。Orsolya Rusz 等曾报道，在“乳腺癌新辅助内分泌治疗 1 年”研究中显示，ER 的表达每增加 1%，肿瘤的消退就增加 7%($OR=1.070$, 95%*CI* 1.007～1.138; $P<0.05$)。在绝大多数内分泌治疗临床试验中，患者的 ER 表达均≥10%。

二、治疗前准备和诊断

(一) 治疗前常规系统检查

治疗前常规系统检查包括肺、腹部、盆腔 CT 检查。对局部晚期乳腺癌患者应进行骨扫描检查，对可疑部位行 X 线或 CT 或 MRI 检查。应警惕无症状远处转移灶存在的可能，此类情况在 LABC 患者中可高达 30%。

治疗前原发肿瘤大小、范围和区域淋巴结转移与否及转移情况的准确测定，是乳腺癌 TNM 分期的依据和新辅助内分泌治疗后与治疗前对照行疗效判定的基线。常规影像学检查包括乳腺 X 线摄影(最好用全数字化钼、铑双靶)和彩超。乳腺 MRI 检查已成为新辅助治疗的必检项目，因其不仅可提供有无多病灶及对侧乳腺有无病变的信息，且对疗效评价较其他影像学检查更为准确。

(二) 治疗前必须获得确切的病理学诊断

病理学诊断包括乳腺癌组织学类型,组织分级,ER、PR、HER2 表达状况和 Ki-67 增殖指数。病理学诊断常规在超声引导下行空芯针穿刺活检,肿瘤内多处取材,要确认为浸润性癌。临床疑腋下或锁骨上淋巴结有转移者,应做穿刺活检证实。

三、新辅助内分泌治疗药物的选择和治疗时间

绝经后患者乳腺癌新辅助内分泌治疗药物选择,首选 3rd AI。文献报道新辅助内分泌治疗临床试验时间多为 4 个月。治疗有效病例再延长用药时间多可进一步提高疗效。Paepke 等进行了一项开放性临床试验,33 例新辅助内分泌治疗患者分两组,服用来曲唑 2.5 mg/d 分别为 4 个月和 8 个月。后者的有效率(90%)明显高于前者(57%)($P<0.05$)。故认为,对新辅助内分泌治疗有效者,适当延长用药时间(到 8 个月)可能是提高疗效的实用方法。Renshaw 等同样用来曲唑 2.5 mg/d 对 142 例绝经后乳腺癌患者进行新辅助内分泌治疗,3 个月后评估有效者继续用药,有长达 12 个月,结果也显示,对来曲唑有效者,3 个月后继续用药可使肿瘤进一步缩小。关于新辅助内分泌治疗的时间,从临床实践考虑,多数学者主张,治疗有效者不应少于 4 个月,通常为 4~6 个月。如延长治疗时间也不宜超过 1 年。在延长治疗期间,要密切观察肿瘤大小变化,在肿瘤缩小已具备手术(包括保乳手术)条件下适时手术,不要指望仅靠内分泌治疗达到长期控制的效果,以防长期用药产生耐药导致疾病复燃,使此后的治疗非常困难。

四、新辅助内分泌治疗期间的监测

(一) 临床监测

新辅助内分泌治疗期间要定期(每月)监测肿瘤大小变化。临床观察可通过患者自述肿瘤变软、缩小和体检测量肿瘤大小与治疗前比较作初步评估。常规影像学检查能客观准确地了解肿瘤大小变化。彩超具有对患者无损伤、可重复检查的优点,故为新辅助内分泌治疗期间常规应用的监测方法。但应考虑到在同一病变部位由于使用不同仪器或不同检查者操作,所测出的肿瘤大小会有出入。因此以彩超仪器和检查者相对固定为好。

肿瘤对内分泌治疗的反应不像化疗那么快。治疗 1~2 个月有效者仅表现为肿瘤质地变软,肿瘤略有缩小,可继续治疗、观察。如经 1~2 个月治疗肿瘤没有变化或有增长趋势,应果断改用其他疗法。

(二) 生物学指标监测

有诸多报道,在新辅助内分泌治疗早期(治疗后 2 周)肿瘤内 Ki-67 增殖指数的变化与患者预后明显相关。一些新辅助治疗随机试验中,通过早期肿瘤内 Ki-67 增殖指数变化,作为对内分泌治疗有无反应的指标而调整治疗方案,是探索精准治疗研究中简便、有效的策略。利用这一平台可进行动态观察(通过穿刺活检)与肿瘤增殖、耐药等相关生物学指标的变化。液体活检生物学指标监测尤其适应于病期较晚患者。

五、新辅助内分泌治疗后疗效评价和预后预测

(一) 临床疗效评价

可初步用触诊测量的大小与治疗前比较进行疗效评价,但因检查者主观因素而易低估或高估。影像学检查评价较能客观地反映疗效。超声、高质量的乳房 X 线检查和 MRI 检查等能提供新辅助化疗后残余病灶范围、区域淋巴结情况等更多信息。彩超联合 MRI 对拟行保乳手术病例适应证选择更为实用。对临床触不到肿块,而 X 线检查显示有微钙化者,乳腺 X 线摄影可明确病变累及的范围,对于判断是否适合保乳或保乳手术的切除范围具有重要的指导价值。

(二) 病理学疗效评价

新辅助内分泌治疗后疗效评价与新辅助化疗效果评价有所不同。新辅助化疗后病理学疗效评价主要依肿瘤细胞数变化(减少)计。目前多用 Miller&Payne 的 5 级分法的组织学分级系统。单用紫杉类和蒽环类药物联合新辅助化疗后 pCR 率在 20%%左右。文献报道,新辅助内分泌治疗 4 个月后乳腺癌原发肿瘤 pCR 率仅介于 1%~8%,多数为 0.65%~2.7%,其原因与药物的抗肿瘤作用机制不同有关。化疗药物属肿瘤细胞毒性药物,杀伤、杀灭肿瘤细胞致瘤细胞数减少,而内分泌治疗机制是抗肿瘤细胞增殖、诱导肿瘤细胞周期停滞、致肿瘤细胞凋亡,这一过程较化疗缓慢。显然,Miller&Payne 的

5级系统不是新辅助内分泌治疗理想的病理学疗效评价方法。目前，能为临床新辅助内分泌治疗后疗效评价和预后评估提供较有价值的有 Ki-67 增殖指数变化和 PEPI，也有用新辅助内分泌治疗前、后 21 基因检测复发评分（RS）变化作为预测患者预后的指标。

1. Ki-67 变化　Ki-67 增殖指数反映整个细胞周期中除 G_0 期以外的细胞增殖状况。内分泌治疗机制是诱导肿瘤细胞周期停滞，故 Ki-67 增殖指数水平的变化可反映内分泌治疗的效果。新辅助内分泌治疗早期 Ki-67 增殖指数明显下降被认为是预测无复发生存期（RFS）的一个有价值的指标。IMPACT 试验中，新辅助内分泌治疗前及开始治疗后 2 周，分别行原发肿瘤空芯针活检，检测肿瘤 Ki-67 增殖指数变化发现，治疗 2 周后 Ki-67 增殖指数水平与患者的 RFS（中位随访时间 37 个月）明显相关。经多因素分析，治疗 2 周后，Ki-67 增殖指数仍处于高水平患者的 RFS 明显低于 Ki-67 增殖指数低水平者（$P<0.01$）。也有研究认为，倘能导致肿瘤细胞周期停滞，可反映内分泌治疗获得最好反应，并把细胞周期完全反应（cell-cycle complete response，CCCR）定义为：浸润性癌的 Ki-67 免疫染色细胞<1%。从 P024 试验随访结果看到，新辅助内分泌治疗效果达到 CCCR 患者的 RFS 和乳腺癌特异性生存期（BCSS）明显较长。近年来，有用完全细胞周期阻滞（complete cell-cycle arrest，CCCA）定义为：Ki-67 增殖指数<2.7%。

2. PEPI 评分　Ellis 等对新辅助内分泌治疗随机试验 P024 患者中位随访 61 个月的资料进行了系统分析，发现新辅助内分泌治疗后，肿瘤的大小、淋巴结情况、Ki-67 增殖指数及 ER 状况 4 个因素均与患者的 RFS 和 BCSS 明显相关。多因素分析显示，这 4 个因素均为影响患者预后的独立因素。将 4 项指标按复发风险分别打分，并整合 4 项指标分组，建立 PEPI 模型。4 项指标的风险记分方法是：按肿瘤的大小，T_1/T_2 记为 0，T_3/T_4 记为 3；淋巴结情况，N(－)记为 0，N(＋)为 3。治疗后，如果 ER 水平明显下降、转阴，肿瘤不再保持内分泌治疗反应需要的通路，预示预后差，故 ER 情况，Allred 评分 0～2 分的记为 3，3～8 分的记为 0。治疗后，肿瘤增殖信号的丢失（Ki-67 增殖指数明显下降，<2.7%），预示预后好。Ki-67 增殖指数的计分是：<2.7%记为 0，2.7%～19.7%为 1，>19.7%～53.1%为 2，>53.1%为 3。最后将 4 项指标记分相加之和分为 3 组：0 为一组，1～3 为二组，≥4 为三组，形成 PEPI 风险模型。一组患者的复发风险低，三组的复发风险明显高。3 组间患者的 RFS 和 BCSS 均有显著差异（P 值均<0.001）。作者用 PEPI 同一标准，在另一新辅助内分泌随机试验（IMPACT 试验，即阿那曲唑和他莫昔芬对照研究，中位随访 60.3 个月）作了验证，结果证明，PEPI 确能区别患者的复发风险，PEPI 三组间的 $P<0.01$。PEPI 的价值在于能将复发低危（一组）患者区分出来，在后续的治疗上，单用内分泌治疗即可，避免不必要的化疗。ACOSOG Z1031 新辅助内分泌试验也证实新辅助内分泌治疗后 PEPI 为 0 分的患者复发率明显低于 PEPI>0 的患者（随访 5.5 年复发率分别为 3.7%和 14.4%，$P<0.05$）。对 PEPI>0 患者需要进一步辅助治疗。PEPI 为 0 者继续辅助内分泌治疗即可；从这一点上看，PEPI 为 0 类似于新辅助化疗后的 pCR。PEPI 不足之处是腋淋巴结情况只设定受累与否（只定性，无定量），只要有转移，无论转移数多少，PEPI 都是 3，通常均需化疗。但乳腺癌治疗指南、规范中，腋淋巴结转移多寡辅助治疗方案选择各异。

PEPI 简便、实用，能为临床实施个体化治疗提供重要依据。当然还需有更大的样本，经更长期随访的结果验证。

Vera Jean Suman 等报道在 ALTERNATE 新辅助内分泌临床试验中，采用改良的 PEPI（mPEPI），缘由是该新辅助内分泌治疗药物选用氟维司群。氟维司群的作用是下调 ER 表达，由此氟维司群治疗后肿瘤内 ER 的表达状况可能并不反映患者的预后，因此 PEPI 中的 ER Allred 评分不包括在 mPEPI 中。经新辅助内分泌治疗 4 周后，Ki-67 增殖指数≤10%，mPEPI＝0（即 $pT_{0\sim2}$，pN_0，残留癌 Ki-67 增殖指数≤2.7%），则将归类为低复发风险。mPEPI 评分为 0 的患者的 5 年 RFS 作为该试验辅助治疗主要研究终点。

（三）新辅助内分泌治疗前后复发评分预测预后

JFMC34-0601 是一项多中心的将 21 基因检测（Oncotype DX）RS 用于乳腺癌新辅助内分泌治疗预测患者预后的Ⅱ期临床试验。2006—2997 年间，共纳入 116 例绝经后 ER 阳性，临床Ⅱ、Ⅲ期乳腺癌患者。肿瘤的 ER≥10%。治疗用依西美坦 25 mg/d，持续 24 周。治疗前和治疗后手术标本均行 21 基因检测 RS，分析其变化对患者预后的意义。患者中位随访时间 67 个月。新辅助治疗前测定的 RS 分为低、中和高，其 5 年无病生存率分别为 90.0%、75.0%和 50.0%($P<0.01$)。手术后标本测定的 RS 为低、中和高的 5 年无病生存率分别为 88.9%、87.0%和 45.5%($P<0.01$)。治疗后 RS 与患者的总生存率明显相关($P<0.001$)，而治疗前 RS 与患者的总生存率无明显相关($P>0.05$)。治疗前、后的 RS 联合分析与患者的预后密切相关。

联合定义中，低风险为治疗前和治疗后 RS 均为低；高风险为治疗前或治疗后其中有一为高风险；中风险为所有其他情况。分析结果显示，联合 RS 系统与患者的无病生存率有很好的相关性($P<0.01$)。早期复发多发生在高风险组。中、晚期复发主要发生在中风险组。该研究低风险组未观察到复发。联合 RS 系统与患者的总生存率明显相关($P<0.01$)。

该研究同时比较了 RS 与 PEPI 的预后预测价值，具体做法是把 3 种类型的 RS(治疗前、后和两者的联合)分别与 PEPI 进行 Cox 风险模型比较，其中联合 RS 显示出具有独立的预测预后能力($P<0.01$)，治疗后 RS 仅有边缘意义($P<0.05$)，而治疗前 RS 差异无统计学意义($P>0.05$)。在本研究的 3 种模型分析中，PEPI 都不是患者无病生存预后的独立因素。

在有条件的情况下，检测新辅助内分泌治疗前、后 21 基因，联合 RS 分析可能会有效地预测患者预后，并能区分高风险患者的早期复发和中风险组患者的中、晚期复发，以及时调整采用有效的治疗策略。

六、新辅助内分泌治疗后的手术治疗

只要无手术禁忌证，接受新辅助内分泌治疗的患者应适时手术治疗。手术术式选择要综合考虑治疗前原发肿瘤、区域淋巴结情况和对新辅助内分泌治疗反应而定。如初始局部病变并不太晚，治疗后肿瘤明显呈向心性缩小、具备保乳条件者可选择保乳手术的综合治疗。临床腋淋巴结阴性者实施前哨淋巴结活检术。新辅助内分泌治疗有效，但残留肿瘤直径>2 cm、多病灶、腋淋巴结转移广泛及有淋巴管/血管侵犯者，保乳手术后局部复发率高，均应视为保乳手术的禁忌证。

七、术后辅助治疗

对新辅助内分泌治疗反应好，肿瘤复发、转移低危病例(PEPI 为 0)，术后可继续单用同一药辅助内分泌治疗 5 年。对高危病例(PEPI≥4)，如年龄<70 岁，体力情况良好者，手术后宜辅助化疗。辅助内分泌治疗，应根据对新辅助内分泌治疗的反应选择药物，有效者，化疗后序贯用同一药物，时间不少于 5 年；对新辅助内分泌治疗反应差的，应分析系原发还是获得性耐药，并基于测得的相关生物学指标更换内分泌治疗药物。

第三节　绝经前 ER 阳性、HER2 阴性乳腺癌新辅助内分泌治疗

绝经前 ER 阳性单用新辅助内分泌治疗的文献资料非常有限。由于 3rd AI 用于绝经后 ER 阳性乳腺癌的疗效优于他莫昔芬，故目前报道的绝经前 ER 阳性单用新辅助内分泌治疗方法主要以卵巢功能抑制(多采用药物去势如戈舍瑞林等)加芳香化酶抑制剂。早在 2007 年 Torrisi 等就报道 35 例绝经前 ER 和 PR 阳性局部晚期乳腺癌采用药物卵巢功能抑制联合芳香化酶抑制剂(来曲唑)。治疗中位时间：卵巢功能抑制 5.2 个月，来曲唑 4 个月。临床疗效：有效率(PR)50%。pCR(包括原发肿瘤和腋淋巴结)率 3%。47%患者施行保乳手术。肿瘤对内分泌治疗反应与患者年龄和治疗时间长短相关。患者年轻(<40 岁)和治疗时间长(>4 个月)疗效好。中位随访 36 个月，无病生存率为 76%。临床评价治疗有效和无反应的无病生存率分别为 83%和 70%。Masuda 等在 2012 年报道一项Ⅲ期多中心前瞻性随机对照试验(STAGE 试验)，以 204 例绝经前 ER 阳性、HER2 阴性患者为对象，临床病期较早，即肿瘤直径 2～5 cm、N_0M_0 乳腺癌患者随机分组：戈舍瑞林＋阿那曲唑或戈舍瑞林＋他莫昔芬组，新辅助内分泌治疗 24 周。临床疗效评价，戈舍瑞林＋阿那曲唑总有效(CR＋PR)率明显高于戈舍瑞林＋他莫昔芬组(分别为 70.4%、50.5%，$P<0.01$)，影像学(超声和 MRI)评价结果亦然，病理学

疗效评价前者同样好于后者，两组保乳手术率分别为 86％和 68％。因此认为，采用卵巢功能抑制联合芳香化酶抑制剂是绝经前早期乳腺癌患者的一种新辅助治疗选择。

有关绝经前 ER 阳性乳腺癌患者新辅助内分泌治疗的适应证及如何实施，目前尚无专家共识意见。但对于原发肿瘤较大，绝经前管腔 A 型乳腺癌，且 ER、PR 均为强阳性者，新辅助内分泌治疗不失为一有效治疗选择。治疗方法采用卵巢功能抑制（如戈舍瑞林），1 个月后患者体内激素达到绝经水平时加芳香化酶抑制剂。每月监测肿瘤对治疗的反应，反应好者，治疗时间不少于 4 个月。

第四节　新辅助化疗联合内分泌治疗

长期以来，普遍认为化疗与内分泌治疗不宜同时实施。但一些 HER2 阴性管腔 B 型乳腺癌需要新辅助治疗者，考虑到单用内分泌治疗预期疗效有限，ER 阳性乳腺癌对化疗的灵敏度不强，为此能否对此类新辅助治疗患者试用化疗同时联合内分泌治疗成为新近探索的热点课题。

2008 年，欧洲肿瘤研究所 Torrisi 等进行了对激素受体阳性可手术乳腺癌患者术前同步化疗和内分泌治疗的研究，病例选择 ER 表达≥10％的可手术乳腺癌（$cT_{2\sim3}N_{0\sim2}M_0$）实施了两个连续性的研究。研究 1，化疗 FLN 方案（5-氟尿嘧啶、亚叶酸钙、长春瑞滨或 ViFuP 方案（长春瑞滨、顺铂，并持续输注 5-氟尿嘧啶）6 个周期。研究 2，化疗 CAVINO 方案（卡培他滨和口服长春瑞滨）。两研究的内分泌治疗：绝经后患者用来曲唑，绝经前患者用卵巢功能抑制＋来曲唑。研究 1、2 可评估的病例分别为 58 和 55 例。研究 1 中，客观有效率 74％，其中 3 例（5％）pCR。客观有效和 pCR 病例肿瘤的 ER 表达均≥50％，治疗总有效率为 62％。该研究初步显示，绝经前 ER 阴性乳腺癌患者，术前全身治疗采用内分泌联合化疗是有效和可行的。

国内，余科达等于 2019 年报道了新辅助化疗＋内分泌与新辅助化疗多中心随机对照试验的结果。249 例 ER 阳性、HER2 阴性ⅡB～ⅢC 期乳腺癌患者被纳入研究。临床腋淋巴结阴性患者需要具备下述条件，即原发肿瘤≥cT_2 和肿瘤组织分级为 G_3 或 Ki-67 增殖指数＞20％。按患者年龄、肿瘤大小、淋巴结状况分层随机分两组：新辅助化疗＋内分泌（NCET）组；新辅助化疗（NCT）组。内分泌治疗，绝经后患者用来曲唑，绝经前患者采用药物卵巢功能抑制（亮丙瑞林）＋来曲唑。新辅助化疗方案：年龄≤60 岁，采用 EC 方案 4 个周期序贯多西他赛 4 个周期，每 2 周为一周期。年龄＞60 岁，FEC 方案 3 个周期序贯多西他赛 3 个周期，每 3 周一周期。主要研究终点是临床客观有效率（ORR＝CR＋PR）。其结果，NCET 组原发肿瘤 ORR（84.8％）高于 NCT 组（72.6％）（$P<0.05$）。在 Ki-67 增殖指数＞20％病例中，NCET 组 ORR 明显高于 NCT 组，分别为 91.2％和 68.7％（$P=0.001$）。NCET 和 NCT 组 pCR 率无差异（分别是 7.2％和 4％）。在 Ki-67 增殖指数基线值较高（＞20％）的患者中，新辅助化疗联合内分泌治疗可使较多患者获益。NCET 和 NCT 组 2 年无进展生存率分别为为 91.5％和 76.5％（$P>0.05$）。两组患者治疗的不良事件无显著差异。研究结果说明，ER 阳性、HER2 阴性，尤其是增殖指数较高乳腺癌患者，新辅助化疗同时联合内分泌治疗是可行的，可提高新辅助治疗临床有效率，也可能有更多患者获得无疾病进展生存。

第五节　激素受体阳性乳腺癌异质性与治疗选择

由于激素受体阳性乳腺癌具有生物学异质性，如何选择最佳治疗常使临床医生感到困惑。Whitworth 等报道（2017 年）一项相关的前瞻性研究结果，患者为美国乳腺癌患者新辅助注册 Symphony 试验（NBRST）临床管腔型（IHC/FISH HR 阳性/HER2 阴性）乳腺癌。通过 MammaPrint/BluePrint 多基因检测进行亚型分类，并与临床 IHC/FISH 法分型比较对预测新辅助内分泌治疗（NET）或新辅助化疗

(NCT)的灵敏度。474 例患者分为 4 个分子亚组:管腔 A 型、管腔 B 型、HER2 型和基底样型。其结果,临床管腔型患者新辅助化疗的总 pCR 率为 11%。但在 474 例患者中有 87 例被 BluePrint 重新分类为基底样型,其 pCR 率高达 32%。MammaPrint 指数高与 pCR 有高度相关性($P<0.001$)。53 例 BluePrint 管腔型,用芳香化酶抑制剂治疗,临床有效 36 例(68%)。由此可见,临床管腔型(IHC/FISH 法)乳腺癌中,某些肿瘤尽管 ER 阳性,但其分子分类显示基底型构成(该研究中,用 BluePrint 法显示有 18%患者分为基底样型),用新辅助化疗的效果与三阴性乳腺癌极为相似。临床常规法(IHC/FISH)管腔型(HER2 阴性)患者,采用 80 基因 BluePrint 和 70 基因 MammaPrint 检测进行功能分子分型可提高乳腺癌的生物学判断,进一步细分亚型,有助于为患者选择有效的精准治疗。

第六节　新辅助内分泌治疗相关的临床试验研究

一、CDK4/6 抑制剂联合内分泌治疗

激素受体阳性、HER2 阴性原发性乳腺癌辅助内分泌治疗,有 20%左右患者由于与分子通路相关的原发或继发性耐药而致治疗失败,包括 CDK4/6 的激活。激活的 CDK4 和 CDK6 促进肿瘤细胞从细胞周期 G_1 进展到 S 时相,对细胞增殖调控起到至关重要的作用。用小分子 CDK4/6 抑制剂可以通过阻止肿瘤细胞从 G_1 进展到 S 时相,从而阻止肿瘤生长。对内分泌治疗失败的晚期乳腺癌患者,在采用 CDK4//6 抑制剂联合内分泌治疗获得疗效的启发下,相继出现了 CDK4//6 抑制剂联合内分泌治疗用于乳腺癌新辅助治疗的研究报道。

最初,在一项单臂Ⅱ期新辅助试验(NeoPalAna)中显示,对临床Ⅱ、Ⅲ期 ER 阳性(Allred 评分 6~8 分)、HER2 阴性乳腺癌患者,服用阿那曲唑 4 周后,加入 CDK4/6 抑制剂哌柏西利的第 15 天再活检,评估肿瘤 CCCA(定义为 Ki-67 增殖指数<2.7%)的变化程度。结果 Ki-67 增殖指数的降低程度,由加入前的 26%增加到 87%($P<0.001$),显示 CDK4/6 抑制剂显著增强了内分泌治疗对激素受体阳性肿瘤细胞周期的控制能力,也是对内分泌治疗耐药的早期乳腺癌有效的抗肿瘤增殖药。

监测新辅助治疗早期肿瘤 Ki-67 增殖指数变化对预测患者预后具有重要意义。Stephen Johnston 等于 2019 年报道芳香化酶抑制剂联合 CDK4/6 抑制剂对早期乳腺癌新辅助治疗随机Ⅱ期研究(PALLET 试验)。370 例绝经后 ER 阳性原发肿瘤直径≥2.0 cm 乳腺癌患者,随机分组(3∶2∶2∶2):A 组(来曲唑组),用药 14 周;B 组,来曲唑 2 周后加用哌柏西利(CDK4/6 抑制剂)到 14 周;C 组,用哌柏西利 2 周后加用来曲唑到 14 周;D 组,哌柏西利加来曲唑到 14 周。哌柏西利 125 mg/d 口服,用 3 周,休息 1 周。治疗前、治疗后 2 周空芯针穿刺及 14 周后取材。研究主要终点是比较单用来曲唑与来曲唑+哌柏西利(A 与 B+C+D 比)在治疗后 2 周及 14 周与基线 Ki-67 增殖指数的变化。治疗后肿瘤 CCCA 定义为 Ki-67 增殖指数≤2.7%。其结果,哌柏西利联合来曲唑组与单用来曲唑组的 ORR 分别为 54.3%和 49.5%,无显著差异($P>0.05$)。Ki-67 增殖指数的中位对数倍数变化,哌柏西利联合来曲唑组明显大于单用来曲唑组(−4.1 *vs* −2.2,$P<0.001$)。哌柏西利+来曲唑(B+C+D)组治疗后达到 CCCA(113/125, 90.4%)显著高于单用来曲唑(A)组(38/65, 58.5%)($P<0.001$)。治疗 2 周后,哌柏西利+来曲唑组 Ki-67 增殖指数下降明显高于单用来曲唑组,哌柏西利+来曲唑组达到 CCCA(89%)也高于单用来曲唑组(72%)($P<0.05$)。该试验证实哌柏西利联合来曲唑可显著增强对肿瘤细胞增殖的抑制。治疗 14 周并未提高 ORR,这可能与肿瘤 CCCA 而导致细胞凋亡减少有关。与单用内分泌治疗相比,CDK4/6 抑制剂联合芳香化酶抑制剂对肿瘤细胞产生更大的抑制而不是增加细胞凋亡。CDK4/6 抑制剂联合芳香化酶抑制剂的作用主要反映在抑制肿瘤细胞的生物学效应,肿瘤的退缩需要治疗较长时间(通常在半年以上)出现。哌柏西利联合来曲唑 3 级以上毒性反应率高于单用来曲唑组(49.8%和 17.0%,$P<0.001$),主要为无症状的中性粒细胞减少。

neoMONARCH 试验旨在评价 CDK4/6 抑制剂阿贝西利联合阿那曲唑在新辅助治疗中的生物

学效应。224 例绝经后 ER 阳性、HER2 阴性临床Ⅰ～ⅢB 期乳腺癌患者，1∶1∶1 随机分 3 组：阿贝西利组、阿那曲唑组、阿贝西利＋阿那曲唑组。均在治疗 2 周后第 2 次空芯针穿刺活检，此后均用阿贝西利＋阿那曲唑 14 周。治疗结束后（16 周）第 3 次活检。研究的主要目标是评估肿瘤 Ki-67 增殖指数从基线到治疗 2 周的变化。次要目标：临床、影像学和病理学上肿瘤对治疗的反应，患者的安全性以及与肿瘤细胞增殖及免疫反应相关的基因表达变化。

结果：在 224 例意向性治疗（ITT）患者中，有 208 例（93％）患者肿瘤 Ki-67 增殖指数低（基线），其中 195 例（87％）Ki-67 增殖指数≥5％。治疗 2 周后，Ki-67 增殖指数下降以几何平均变化计，阿贝西利单药为－91％，阿贝西利＋阿那曲唑联合－93％，阿那曲唑单药是－63％。阿贝西利＋阿那曲唑与阿那曲唑单药几何平均比值为 0.2（$P<0.001$），阿贝西利单药与阿那曲唑单药几何平均比值为 0.3（$P<0.001$）。47％的肿瘤达到 CCCA，其中阿贝西利＋阿那曲唑组与阿贝西利单药组各有 68％和 58％达到 CCCA，而阿那曲唑组仅有 14％达到 CCCA。含阿贝西利组和阿那曲唑单药组之间的优势比差异具有统计学意义。联合治疗组与阿那曲唑单药组比值比 13（$P<0.001$）。阿贝西利单药组与阿那曲唑单药组比值为 8（$P<0.001$）。在治疗结束时，46％的 ITT 患者达到了影像学评价有效，有 4％的病例达到 pCR。研究同时发现，阿贝西利与阿那曲唑联合治疗还增强了细胞因子信号和适应性免疫反应，激活 T 细胞表型。治疗最常见的不良事件是消化道症状如腹泻（62％）、便秘（44％）和恶心（42％）。

neoMONARCH 试验显示，CDK4/6 抑制剂联合内分泌治疗激素受体阳性、HER2 阴性早期乳腺癌患者，在权衡获益-风险关系上得出了肯定的结果，包括对高组织分级（G_3、G_2）和肿瘤高增殖等在内的多种亚型的乳腺癌。

二、新辅助内分泌＋CDK4/6 抑制剂与新辅助化疗对照研究

Cottu 等报道（2018 年）一项旨在验证 ER 阳性乳腺癌术前 CDK4//6 抑制剂联合内分泌治疗可以产生类似于新辅助化疗结果假设的 NeoPAL 试验。106 例 ER 阳性、HER2 阴性、N^+、管腔 A 型或管腔 B 型临床Ⅱ、Ⅲ期均不适合保乳手术的乳腺癌患者，随机分为两组：CDK4/6 抑制剂联合内分泌治疗（NET），即来曲唑＋哌柏西利（CDK4/6 抑制剂）组，治疗 19 周；新辅助化疗组（NCT）（FEC 方案 3 个周期，序贯多西他赛 3 个周期）。其结果，病理学疗效 NCT 组 pCR 率高于来曲唑联合 CDK4/6 抑制剂组（分别是 5.9％和 3.8％），但 NET＋哌柏西利组的 PEPI 为 0 者高于 NCT 组（分别是 17.6％和 8.0％）。两组保乳手术率均为 69％。NET＋CDK4/6 抑制剂组患者治疗的不良事件少于 NCT 组。这一早期的试验显示出对 ER 阳性、HER2 阴性、管腔型高危患者，术前采用 CDK4/6 抑制剂联合内分泌治疗可以产生与化疗相似的生物学反应和临床效果，故可作为 ER 阳性、高风险乳腺癌患者治疗有效且较安全的治疗选择。

CORALLEEN 是首次整合病理、生物学和预后数据的标准化联合生物标志物，探索 CDK4/6 抑制剂和内分泌治疗诱导分子降期潜力的Ⅱ期随机试验。106 例绝经后Ⅰ～ⅢA 期、HER2 阴性管腔 B 型（PAM50 判定）可手术乳腺癌患者，原发肿瘤＞2 cm。按肿瘤大小和淋巴结情况随机分两组：内分泌治疗（来曲唑）＋CDK4/6 抑制剂（瑞博西利，连用 3 周，休息 1 周，28 d 为一周期）组；化疗组（AC 方案 4 周期，序贯每周紫杉醇共 12 周）。新辅助治疗时间 24 周。治疗前（基线）、新辅助治疗第 15 天和手术后均收集标本。研究的主要终点是评估新辅助治疗后按 PAM50 多基因检测两组低复发风险（ROR）患者的比例。PAM50 ROR 分类整合了基因表达数据、肿瘤大小和淋巴结状态判定预后。106 例中，基线检测，内分泌治疗＋CDK4/6 抑制剂组和化疗组高 ROR 分别为 87％和 89％，中 ROR 分别是 15％和 11％。新辅助治疗后两组的低 ROR 分别为 46.9％和 46.1％。内分泌治疗＋CDK4/6 抑制剂和化疗组各有 43％和 60％患者出现 3～4 级中性粒细胞减少。结果显示，部分高危、早期、HER2 阴性管腔 B 型乳腺癌患者，CDK4/6 抑制剂联合内分泌治疗可达到与化疗效果相当的肿瘤分子生物学降级，为进一步深入研究哪些患者可以采用 CDK4/6 抑制剂联合内分泌治疗替代化疗提供了依据。

从目前的研究看出，新辅助内分泌治疗联合 CDK4/6 抑制剂短程治疗即可导致肿瘤细胞周期停止（Ki-67 增殖指数显著下降），可达到与新辅助化疗相似的肿瘤分子生物学降级效果，故对局部晚期乳腺癌，或原发肿瘤较大、淋巴结有转移以及存在其他高危因素拟行新辅助内分泌治疗时，联合 CDK4/6 抑制剂应该是合理可行的。存在的问题

是，迄今尚缺乏预测抗肿瘤增殖反应相关生物学指标，以确定哪些患者能从联合 CDK4/6 抑制剂中获得最大益处。

三、窗口试验

窗口试验(window trials)为术前短期试验，也称为机会之窗试验(window of opportunity trials)，是非治疗性研究，即患者在空芯针穿刺病理学检查后，乳腺癌手术前立即接受 2～3 周的治疗。主要用于预测一些生物学指标，为未来科研设计和避免无效治疗等提供可靠的信息。

由于术前短期试验没有治疗目的，关于患者的安全性和可行性等相关问题，Marous 等回顾分析了 1993—2015 年间所有乳腺肿瘤类型的 56 个窗口试验 4 690 例的资料。在术前治疗的 4 208 例患者中，2 例(0.05%)死亡与治疗不良反应有关。

Ki-67 增殖指数是乳腺癌临床常用的有效生物学指标，广泛用于窗口试验。基于以往研究结果，治疗的时间通常为 2 周左右。在绝经后患者新辅助内分泌试验(IMPACT 试验)中，设计了新辅助内分泌治疗前及开始治疗后 2 周，分别行原发肿瘤空芯针活检，检测肿瘤 Ki-67 增殖指数变化，发现治疗 2 周后 Ki-67 增殖指数与患者的 RFS(中位随访时间 37 个月)明显相关。经多因素分析，治疗 2 周后，Ki-67 增殖指数仍处于高水平患者的 RFS 明显低于 Ki-67 增殖指数低的($P<0.01$)。

窗口试验也可用于测试侯选预测生物学指标的性能，如磷脂酰肌醇 3 激酶(PI3K)抑制剂在 *PIK3CA* 突变与 *PIK3CA* 野生型肿瘤中的应用等。在已证明了药物安全性，并推荐进行Ⅱ期试验的剂量，可首先通过短期“窗口”试验评估，如新药或联合用药对肿瘤的疗效，可以通过瘤内 Ki-67 增殖指数抑制程度或药物靶点调节来评估。

生物学指标阳性的肿瘤提示药物治疗的活性，换言之，新辅助试验应仅限于窗口试验中对生物学指标阳性的肿瘤。对于首次使用的生物学指标，应纳入安慰剂对照组，以排除此类生物标志物的药物依赖性变化。

Barbara Adamo 等报道(2019 年)一项单药节拍口服长春瑞滨(mVNB)或联合内分泌治疗对激素受体阳性、HER2 阴性乳腺癌患者生物学效应的窗口试验。绝经后未经治疗的Ⅲ期激素受体、HER2 阴性、管腔 A 或 B 型(PAM50 多基因检测)乳腺癌患者随机(1∶1∶1)分组：来曲唑组(2.5 mg/d；口服 mVNB 组 50 mg/d)；两药联合治疗组。研究主要终点是联合用药抗肿瘤增殖作用是否优于单一用药。抗肿瘤增殖作用定义为：乳腺癌(PAM50)11 基因增殖评分的平均相对下降值。共 54 对配对样本，患者中位年龄 67 岁，肿瘤中位直径 1.7 cm，Ki-67 增殖指数平均 14.3%，临床Ⅰ期病例(55.7%)，组织学分级 $G_{1\sim2}$(90%)，管腔 A 型(74.1%)、B 型(22.2%)。治疗 3 周后，联合用药组抗肿瘤增殖作用(−73.2%)明显高于单药组和两个单药组之和(−49.9%，$P=0.001$)(mVNB 组−19.1%，$P<0.001$)。来曲唑＋mVNB 组的抗增殖作用(73.2%)高于来曲唑组(65.7%)，但差异无统计学意义($P>0.05$)。来曲唑＋mVNB 组诱导免疫相关基因和基因标记呈高表达(包括 $CD8^+$ T 细胞标记和 *PD-L1* 基因)，ER 调控基因(如孕酮受体)和细胞周期相关基因及 DNA 修复基因低表达。治疗前，间质肿瘤浸润淋巴细胞(sTIL)≤10%的肿瘤中，配对分析，来曲唑组和来曲唑＋mVNB 组的 sTIL 明显增加($P<0.05$)。3 级不良事件病例为 3.4%。与单药治疗相比，短期 mVNB 联合来曲唑具有较高的抗肿瘤增殖活性，且患者有良好的耐受性，但其抗增殖活性并未明显高于单用来曲唑。窗口试验获得的生物学数据，包括联合用药后 sTIL 增加等免疫学相关信息，为将来的节拍治疗、药物组合以及联合免疫治疗的研究提供了依据。

CDK4//6 抑制剂用于经内分泌治疗后失败(耐药)，而联合内分泌治疗有效，但迄今尚无预测的生物学指标。Arnedos 等报道(2018 年)了一项预测 CDK4//6 抑制剂效能窗口试验的结果，选择早期乳腺癌患者随机分组(3∶1)：口服 CDK4/6 抑制剂哌柏西利，14 d(手术前 1 d)组和不服药组。研究主要目标：抗肿瘤增殖反应。有反应定义为：治疗第 15 天 Ki-67 增殖指数百分比的自然对数<1。次要终点为亚组分析和安全性。探索性分析预测的生物学指标。基线(空芯针穿刺组织)和手术标本进行免疫染色(包括：Ki-67 增殖指数、RB、pRB、p16、pAKT、pER、pCDK2、Cyclin D1)，采用 FISH 法(CCND1)和基因表达(GE)阵列。哌柏西利组 74 例，对照组 26 例。93%患者激素受体阳性，有 8%的患者 HER2 阳性。与对照组相比，哌柏西利组出现明显的抗肿瘤增殖反应(58% *vs* 12%，$P<0.001$)。在激素受体阳性、HER2 阴性亚组中，哌柏西利组的抗增殖作用较对照组尤为突出(70% *vs*

9%，$P<0.001$）。与对照组相比，哌柏西利组的磷酸化-Rb(phospho-Rb)显著降低（$P<0.001$）。哌柏西利组，Ki-67 增殖指数的变化与磷酸化-Rb 的变化相关（Spearman 等级相关系数 $r=0.41$，$P<0.001$）。基因表达分析证实了影响肿瘤增殖和细胞周期基因的主要因素，服用哌柏西利的患者中，抗增殖反应者的 CCNE2 表达明显低于无反应者（$P<0.01$），早期乳腺癌患者，术前短期哌柏西利可降低 Ki-67 增殖指数，用药早期磷酸化-Rb 水平降低与药物的抗细胞增殖效应相关，并有识别肿瘤原发性耐药的潜能。

窗口试验和新辅助治疗试验整合具有广阔的临床应用和转化研究的前景。一项具有代表性的研究是 Guarneri 等发表(2019 年)的Ⅱ期多中心研究——PerELISA 试验。绝经后 HR 阳性、HER2 阳性可手术乳腺癌患者，接受 2 周来曲唑治疗后空芯针活检 Ki-67 增殖指数测定，与基线测定值相比，Ki-67 增殖指数相对下降>20%定义为有反应，继续用来曲唑并开始加用双抗(曲妥珠单抗-帕妥珠单抗)治疗 5 个周期。Ki-67 增殖指数相对下降不足 20%为无反应患者，开始紫杉醇周疗联合双抗治疗 13 周。研究的主要目标是 pCR(原发肿瘤和腋淋巴结)。PAM50 多基因检测固有亚型的 Ki-67 增殖指数反应情况与 pCR 显著相关。在有反应病例中，HER2 富集亚型的 pCR 率明显高于其他亚型（45.5% *vs* 13.8%，$P<0.05$）。三阳性乳腺癌患者，通过短程(2 周)用来曲唑可筛选出对内分泌治疗敏感者(Ki-67 增殖指数显著下降)，继之联合双靶治疗不加化疗，在 HER2 富集亚型病例可获得相当高的 pCR 率，这使利用 PAM50 多基因检测确定固有亚型患者，采用靶向药物联合内分泌治疗，从而避免化疗成为可能。

窗口试验时间是否可以更短，有学者进行过试验。其中，POWERPIINC 试验具有代表性。该试验对临床Ⅰ、Ⅱ期，ER 阳性乳腺癌患者，术前服他莫昔芬 7 d，检测他莫昔芬治疗前和治疗后 7 d 乳腺癌肿瘤增殖情况(Ki-67 增殖指数)的变化。患者中位年龄 58.5 岁，原发肿瘤中位直径 1.2 cm，多为绝经后(占 73%)，大多数肿瘤 PR 阳性(88%)、HER2 阴性(92%)。服他莫昔芬 7 d 后，Ki-67 增殖指数下降的几何平均值为 40%，肿瘤增殖减少 73%(配对 t 检验，$P<0.001$)，说明服他莫昔芬 7 d 使 Ki-67 增殖指数下降水平可以达到类似于较长时间窗口试验的效果。

（徐兵河　张　斌）

参考文献

[1] ADAMO B, BELLET M, PARÉ L, et al. Oral metronomic vinorelbine combined with endocrine therapy in hormone receptor-positive HER2-negative breast cancer: SOLTI-1501 VENTANA window of opportunity trial [J]. Breast Cancer Res, 2019,18, 21(1):108.

[2] ADAMO B, BELLET M, PARÉ L, et al. Oral metronomic vinorelbine combined with endocrine therapy in hormone receptor-positive HER2-negative breast cancer: SOLTI-1501 VENTANA window of opportunity trial [J]. Breast Cancer Res, 2019,21 (1):108.

[3] ARNEDOS M, BAYAR M A, CHEAIB B, et al. Modulation of Rb phosphorylation and antiproliferative response to palbociclib: the preoperative-palbociclib (POP) randomized clinical trial [J]. Ann Oncol, 2018,29:1755-1762.

[4] COHEN A L, FACTOR R E, MOONEY K, et al. POWERPIINC (preoperative window of endocrine the rapy provides information to increase compliance) trial: changes in tumor proliferation index and quality of life with 7 days of preoperative tamoxifen [J]. Breast, 2017,31:219-223.

[5] COTTU P, HONDT V D, DUREAU S, et al. Letrozole and palbociclib versus chemotherapy as neoadjuvant therapy of high-risk luminal breast cancer [J]. Ann Oncol, 2018,29:2334-2340,

[6] CURIGLIANO G, GÓMEZ P, MERIC-BERNSTAM F, et al. Ribociclib plus letrozole in early breast cancer: a presurgical, window-of-opportunity study [J]. Breast, 2016,28:191-198.

[7] DAVEY M G, RYAN E J, BOLAND M R, et al. Clinical utility of the 21-gene assay in predicting response to neoadjuvant endocrine therapy in breast cancer: a systematic review and meta-analysis [J]. Breast, 2021,58:113-120.

[8] ELLIS M J, SUMAN V J, HOOG J, et al. Ki67 proliferation index as a tool for chemotherapy decisions during and after neoadjuvant aromatase inhibitor treatment of breast cancer: results from the American College of Surgeons Oncology Group Z1031 Trial (Alliance) [J]. J Clin Oncol, 2017,35

(10):1061 - 1069.
[9] GUARNERI V, DIECI M V, BISAGNI G, et al. De-escalated therapy for HR +/HER2 + breast cancer patients with Ki67 response after 2-week letrozole: results of the PerELISA neoadjuvant study [J]. Ann Oncol, 2019,30(6):921 - 926.
[10] HURVITZ S A, MARTIN M, MICHAEL F P, et al. Potent cell-cycle inhibition and upregulation of immune response with abemaciclib and anastrozole in neoMONARCH, Phase Ⅱ neoadjuvant study in HR +/HER2 − breast cancer [J]. Clin Cancer Res, 2020,26(3):566 - 580.
[11] JOHNSTON S, PUHALLA S, WHEATLEY D, et al. Randomized phase Ⅱ study evaluating palbociclib in addition to letrozole as neoadjuvant therapy in estrogen receptor-positive early breast cancer: pallet trial [J]. J Clin Oncol, 2019,37(3):178 - 189.
[12] PRAT A, SAURA C, PASCUAL T, et al. Ribociclib plus letrozole versus chemotherapy for postmenopausal women with hormone receptor-positive, HER2-negative, luminal B breast cancer (CORALLEEN): an open-label, multicentre, randomised, phase 2 trial [J]. Lancet Oncol, 2020, 21(1):33 - 43.
[13] SPRING L M, WANDER S A, ANDRE F, et al. Cyclin-dependent kinase 4 and 6 inhibitors for hormone receptor-positive breast cancer: past, present, and future [J]. Lancet, 2020,395(10226): 817 - 827.
[14] WHITWORTH P, BEITSCH P, MISLOWSKY A, et al. Chemosensitivity and endocrine sensitivity in clinical luminal breast cancer patients in the prospective neoadjuvant breast registry symphony trial (NBRST) predicted by molecular subtyping [J]. Ann Surg Oncol, 2017,24:669 - 675.
[15] YU K D, WU S Y, LIU G Y, et al. Concurrent neoadjuvant chemotherapy and estrogen deprivation in patients with estrogen receptor-positive, human epidermal growth factor receptor 2-negative breast cancer (CBCSG - 036): a randomized, controlled, multicenter trial [J]. Cancer, 2019, 125(13): 2185 - 2193.

第四十九章

乳腺癌新辅助化疗

第一节　概　　述

一、乳腺癌新辅助化疗概念及理论依据

（一）新辅助化疗的概念

乳腺癌的新辅助化疗（NACT）为新辅助全身治疗（neoadjuvant systemic treatment，NST）的一部分。NST 还包括新辅助内分泌治疗、新辅助化疗联合生物靶向治疗、新辅助内分泌治疗联合生物靶向治疗等。NST 是指乳腺癌在局部治疗前先进行全身治疗，故又称为初始全身治疗（primary systemic treatment）。新辅助化疗的同义词包括术前化疗（preoperative chemotherapy）、初始化疗（primary chemotherapy）及诱导化疗（induction chemotherapy）。在初期的文献中，对局部进展期乳腺癌（LABC）及炎性乳腺癌（IBC）的新辅助化疗常称为诱导化疗，在局部治疗后的继续辅助化疗称巩固化疗（consolidation chemotherapy），目前统称为新辅助化疗。

（二）新辅助化疗的理论依据

（1）乳腺癌动物模型研究结果显示，将原发肿瘤切除后，转移灶肿瘤迅速增长。Fisher 等在小鼠乳腺癌动物模型中，曾观察了切除原发肿瘤和不同时间化疗对转移灶肿瘤生长的影响。将小鼠分为切除原发肿瘤并给予化疗和不给予化疗两组，化疗组又分为术后化疗（术后当天、第 3 天和第 5 天化疗）和术前化疗。术前化疗后，第 5 或第 7 天切除原发肿瘤。所用化疗药物为环磷酰胺。观察指标为残留肿瘤细胞标记指数（labeling index，LI）、转移灶肿瘤的增长状况及实验动物的存活情况。结果：①切除原发肿瘤后，残留灶 LI 明显增高，术后第 1 天平均增加 32%，第 3 天增加 55%；同时远处转移肿瘤迅速增长（$P<0.05$）。②肿瘤切除当天给予较大剂量化疗，比术后第 3 天给药（此时转移灶 LI 正处高峰时）更有效，而且在以后的任何时间内，残留肿瘤细胞 LI 未再增高；与此同时，转移灶肿瘤生长也受到抑制。随着化疗给药时间的推迟，对 LI 和转移肿瘤的作用也延缓、减弱。与不给予化疗组相比，化疗均能不同程度地阻滞残留肿瘤的增长，而对肿瘤增长产生最大抑制效果的是术前化疗后 5d 再切除原发肿瘤，这时测定残留肿瘤细胞 LI 处于最低值。③原发肿瘤切除前或切除当日给予化疗的动物死亡率低；术后化疗动物的生存率，随化疗时间距原发肿瘤切除时间的延长而下降。术后 7 d 才给予化疗者生存期与不给化疗的一样。术前化疗的动物存活期比术后当日化疗的长（分别为 34 和 28 d）。研究结果显示，原发肿瘤切除后，随之发生转移肿瘤快速增长的动态变化，并非由于肿瘤细胞周期或 DNA 合成时间的缩短，而是当切除原发肿瘤后，刺激残留肿瘤非周期细胞由 $G_0 \sim G_1$ 期进入 S 期增殖。先给予化疗直至 LI 降到最低后，再切除原发肿瘤，能预防由于切除原发肿瘤导致的 LI 增加，远比术后任何时候给予化疗能更有效地抑制残留肿瘤负荷和延长生存时间。提示当乳腺癌存在有微小转移时，尽早化疗会更为有效，这为临床上采用乳腺癌术前化

疗提供了依据。

(2) 乳腺癌具有易于发生血行播散的生物学特性。在乳腺癌的"早期"阶段,常可发生周身的亚临床微小转移,故将乳腺癌称为"全身性疾病"。近 40 年来,大量的临床试验结果证实,早期乳腺癌辅助化疗后患者无病生存率和总生存率有显著提高。早期乳腺癌试验人员协作组(EBCTCG)分别于 1988、1992 和 1998 年公布了乳腺癌辅助化疗的荟萃分析结果。1998 年的报告,纳入 47 个单位 17723 例乳腺癌患者,随访 15 年;结果显示,联合化疗组的年复发率下降 24%±2%,年病死率下降 15%±2%,主要归功于化疗根除了周身的微小转移。从理论上讲,在有亚临床转移的情况下,首先使全身微转移得以控制,再采用局部治疗,才有可能获得更多治愈的机会。临床尚未出现转移征象前,尽早给予全身治疗。

术前化疗可在转移灶细胞未产生自发性耐药前将其杀灭,对防止肿瘤产生耐药具有一定意义。

(3) 临床上 LABC 手术切除常有困难,尤其对不可手术的 LABC。乳腺癌对化疗药物比较敏感,尤其是三阴性乳腺癌(TNBC)。人表皮生长因子受体 2(HER2)型乳腺癌采用靶向治疗药物联合化疗后肿瘤明显缩小,病理学完全缓解(pCR)率高,不仅手术易于切除,也为保乳手术治疗创造了条件。

从 20 世纪 70 年代始,已有大量的术前化疗与术后辅助化疗对照的随机临床试验,经长期随访后证实,术前化疗并未因延迟手术而影响患者的预后(无病生存和总生存率)。

二、乳腺癌新辅助化疗发展历史

20 世纪 70 年代(新辅助化疗初期)开始,新辅助(诱导)化疗首先用于 LABC,尤其是不可手术的 LABC 和 IBC。新辅助化疗的初衷是为了解决此类患者的手术切除。化疗后肿瘤缩小,手术易于切除之,或再加放疗,可达到满意的肿瘤局部控制效果。Perez 等于 1979 年首次报道了东南癌症研究组(Southeastern Cancer Study Group)一小型研究,共 14 例乳腺癌(其中包括 IBC 5 例和乳房切除后复发 5 例),先用 FAC 方案化疗 2 个周期后局部治疗,或放疗同时用 CF(环磷酰胺和氟尿嘧啶)方案化疗,所有患者继之再接受 8 个周期 FAC 方案化疗。放疗后,除 3 例外,其余的全部缓解。局部治疗前 FAC 方案化疗 2 个周期后,65%患者的肿瘤缩小 50%~75%(部分缓解)。这一领航研究的结果显示,新辅助化疗对 LABC 是有效和可行的。

此后,相继有许多 LABC 新辅助化疗临床试验的报道,有代表性的是意大利米兰国立癌症研究所和美国 MD Anderson 癌症中心的资料。De Lena 和 Valagussa 等相继报道了米兰国立癌症研究所两项前瞻性随机试验的结果:①De Lena 等在 1981 年报道,65 例采用 AV(多柔比星和长春新碱)方案 3 个周期诱导化疗后,局部治疗随机分为根治性手术和放疗两组。局部治疗后,所有患者再用 AV 方案化疗 7 个周期。两组诱导化疗的有效率均为 75%,局部复发率和患者总生存率无区别;②1983 年,Valagussa 等报道,95 例 AV 方案化疗 3~4 个周期后分 3 组:手术→AV 化疗组;放疗→AV 化疗组和单一放疗组。与 De Lena 报道不同的是,放疗组(包括放疗后给予 AV 化疗组)的局部-区域复发率相当高。研究认为,LABC 中有相当部分病例属不可手术的,诱导化疗后肿瘤缩小,适时手术是必要的。放疗可提高对肿瘤的局部控制效果,但不能替代手术治疗,这也是迄今为止的普遍共识。乳腺癌新辅助化疗后,即使临床疗效已达到完全缓解(CR),也应适时手术治疗。

几乎与此同时,美国 MD Anderson 癌症中心报道了联合应用化疗、手术和放疗对 LABC 的效果(1983 年),治疗程序为 FAC 方案化疗 3 个周期→局部治疗→辅助化疗 2 年。52 例中,完成 2 年治疗的仅 12 例。未完成 2 年治疗的患者中位无进展生存期为 11 个月。将 52 例的治疗结果与既往采用单纯局部治疗(乳房切除加放疗)进行对照分析,两组患者肿瘤局部复发率相似,但接受 FAC 方案化疗组,尤其是锁骨上淋巴结有转移者的中位生存期明显延长。同是来自 MD Anderson 癌症中心的另一报道(Kantarjian 等,1984 年),93 例 LABC,用上述同样方案治疗,新辅助化疗的有效率(CR+PR)为 86%,局部治疗后 89 例无病生存,预计患者的中位生存期可达 66 个月。

在 20 世纪 80 年代前的这段时期,新辅助化疗的目的主要在于为 LABC 患者的手术治疗创造条件。一般在 3 个周期化疗后,肿瘤缩小到可行手术时即手术治疗,局部治疗后再辅以化疗。这种治疗模式亦称为"三明治"疗法(化疗→局部治疗→化疗)。

20 世纪 80 年代初,联合蒽环类药物的新辅助化疗用于 LABC,在提高新辅助化疗有效率的同时,患者的生存率也有改善。Maloisel 等报道了一组临床无远处转移的 IBC，采用 FAC 方案化疗 3 个周期-局部治疗（手术加放疗）-FAC 方案化疗 9 个周期的"三明治"疗法，原不可手术变为可手术，患者 5 年生存率达 40%，而既往单以局部治疗的患者 5 年生存率不到 10%。

到 20 世纪 80 年代中期，新辅助化疗已成为 LABC 和 IBC 的标准疗法。

20 世纪 80 年代后期，新辅助化疗的适应证范围逐渐扩大到肿瘤较大可手术乳腺癌，其目的是使肿瘤缩小、降低分期，可成功地实施保乳治疗。由于东西方国家的文化背景不同，人们对待生活质量的要求和标准各异。西方发达国家乳腺癌患者要求保乳者居多，但肿瘤较大（直径>3 cm）的乳腺癌，传统的外科治疗是乳房切除，所以，在国外的文献中，新辅助化疗后保乳手术的比例较高。

意大利米兰国立癌症研究所从 1988 年 1 月至 1995 年 6 月间，对肿瘤较大可手术乳腺癌进行了新辅助化疗后保乳治疗的前瞻性研究。1990 年 Bonadonna 等首次报道了研究的初期结果，165 例原发肿瘤直径≥3 cm（3～10 cm，中位 4.5 cm）可手术乳腺癌，活检确诊后，用 CMF、FAC 或 FEC 方案治疗 3～4 个周期，新辅助化疗有效率 78%，81%病例的肿瘤直径缩小到 3 cm 以下而行保乳手术。保乳术式采用经典的 1/4 乳房切除（即象限切除，quadrantectomy）并腋淋巴结清除术，术后放疗。如切除标本残留肿瘤直径≥3 cm 的行改良根治术。新辅助化疗后保乳手术的 75 例中，近期随访（12 个月）仅 1 例肿瘤局部复发。最初研究的结果显示，对肿瘤较大的可手术乳腺癌，短期的新辅助化疗使肿瘤缩小、降级，增加了保乳手术的机会。作者在文中评述，化疗在乳腺癌初始治疗中的作用和贡献已超越以往对它的评价，乳腺癌的第一步治疗不再局限于手术室内的外科疗法，新辅助全身治疗将成为乳腺癌综合治疗中不可缺少的部分。

1998 年，Bonadonna 等全面总结并发表了米兰癌症研究所进行的可手术乳腺癌新辅助化疗前瞻性、非随机试验随访 8 年的结果。研究分两个连续的阶段，继前述报道的工作之后，第 2 阶段的研究设计与前期基本相同。不同的是，入组病例的肿瘤最大径定义为≥2.5 cm，肿瘤直径范围 2.5～7.0 cm（中位 4.0 cm）。全组 536 例，新辅助化疗临床总有效率为 76%，pCR 率为 3%，85%的病例行保乳手术。原发肿瘤直径>5 cm 的，新辅助化疗后有 62%病例采用保乳治疗。中位随访时间 65 个月，局部复发率为 6.8%。患者 8 年无病生存率和总生存率分别为 54%和 69%。本试验虽然为非随机性，但与同一时期同在米兰癌症研究所，对肿瘤直径>2.5 cm 乳腺癌采用传统辅助化疗 1 000 余例的效果比较，前者患者的无病生存率和总生存率高于后者（后者 8 年无病生存率和总生存率分别为 45%和 59%）。米兰的经验说明，对肿块大的可手术乳腺癌，新辅助化疗后，肿瘤降级实施保乳手术，经较长时间随访证实安全、有效。

Calais 等报道的可手术乳腺癌新辅助化疗后保乳研究，在化疗方案、疗效评价与保乳治疗方法上与 Bonadonna 报道的做法有所不同。158 例 $T_{2\sim3}N_{0\sim1}$ 可手术乳腺癌患者，原发肿瘤直径均>3 cm，平均为 5.6 cm。诊断方法为手术切取活检。新辅助化疗方案为 MVCF（米托蒽醌、长春地辛、环磷酰胺、氟尿嘧啶）或 EVCF（E 为表柔比星）3 个周期。疗效评价采用影像学检查（乳腺 X 线摄影检查）。总有效率为 60.8%（CR 率 20.2%；PR 率 40.6%）。48.7%的患者化疗后肿瘤直径<3 cm，采用保乳治疗。保乳术式采用切缘距肿瘤边缘 1 cm 的肿瘤切除术（tumorectomy）。疗效达 cCR 的 32 例行单纯放疗。化疗后肿瘤直径>3 cm 的行乳房切除。腋淋巴结清除只限于 N_1 病例，N_0 者不做腋淋巴结清扫。保乳病例的放疗野包括全乳房及区域淋巴结（锁骨上、内乳和腋淋巴结）。治疗后，全组局部复发 11 例（6.9%），保乳组 6 例（6/77，7.8%），乳房切除组 5 例（5/81，6.2%）。保乳组复发 6 例中，采用单纯放疗的 2 例，肿瘤切除加放疗的 4 例。5 年无病生存率 73.2%。新辅助化疗有效（疗效为 cCR 或 cPR）的无病生存率明显高（89.7% *vs* 57.3%）。本组采用含蒽环类药物联合化疗方案，客观评价疗效（影象学）的有效率达 60.8%；新辅助化疗有效者采用肿瘤切除加放疗，对肿瘤局部控制和患者的生存率均获得了满意的效果，表明含蒽环类药物联合化疗的疗效优于传统的 CMF 方案化疗。

20 世纪 90 年代，新辅助化疗的适应证进一步扩大到原发肿瘤直径>1 cm 的可手术乳腺癌，并相继开展了采用同一化疗方案进行新辅助化疗与术后辅助化疗对照研究，其中大型随机临床试验包括 NSABP B-18、EORTC 10902、ECTO 和 S6 等，化疗方案以含蒽环类药物为主（AC、FAC 或 FEC 方案）。规模最大的是 NSABP B-18，纳入 1 523 例Ⅰ、Ⅱ期（$T_{1\sim3}N_{0\sim1}M_0$）乳腺癌患者，经细针抽吸细胞学检查或空芯针穿刺活检诊断,随机分为术前 AC 方案化疗 4 个周期组和术后 AC 方案化疗 4 个周期组。年龄≥50 岁病例服用他莫昔芬 5 年。术前化疗组原发肿瘤对新辅助化疗反应的临床有效率为 80%(cCR 率 36%,cPR 率 44%),对化疗无反应病例中疾病稳定(SD)和疾病进展(PD)分别为 17%和 3%。原发肿瘤的 pCR 率为 13%(其中 4%残留病变仅为原位癌成分)。术前化疗组淋巴结阴性率高于术后化疗组,保乳手术率亦然(分别为 67%和 60%)。肿瘤直径≥5.1 cm 病例中,术前化疗组保乳手术率高(分别为 22% *vs* 8%)。随访 5 年,两组患者的无病生存期(DFS)、无远处疾病生存(DDFS)和总生存期(OS)无显著差异(术前化疗和术后辅助化疗组的无病生存率分别是 66.7%和 67.3%,无远处疾病生存率分别是 73.3%和 73.2%,总生存率分别为 79.6 和 80.0%)。保乳手术病例,乳房内肿瘤复发率也无显著差异(7.9% *vs* 5.8%)。肿瘤对术前化疗反应与患者的 DFS 和 OS 明显相关。疗效为 pCR、pINV(临床 CR,但病理学检查仍可见浸润性癌)、cPR 和 cNR 的 5 年无复发生存率分别为 85.7%、76.9%、68.1%和 63.9%($P<0.001$)。综合这一时期的文献资料,可手术乳腺癌,采用含蒽环类药物的方案(AC、FEC、FAC)新辅助化疗 4 个周期的 pCR 率介于 6%~19%。随着新辅助化疗后 pCR 率的增加,保乳治疗的成功率和同侧腋淋巴结阴性率也增加,患者的 DFS 和 OS 也有改善,因而 pCR 既是预测远期疗效良好的一个可靠的预后指标,也是评价新辅助化疗的一个主要研究终点。

从 20 世纪末到 21 世纪初,乳腺癌的新辅助化疗进入了一新时期。紫杉类药物用于新辅助化疗,无论单药或联合它药,均显著提高了新辅助化疗的有效率和 pCR 率。用新辅助化疗作为体内化疗药敏试验以指导个体化治疗,以及利用新辅助化疗这一研究平台,获得药物疗效与某些生物学指标关系的信息均有迅速进展。对新辅助化疗的适应证,有学者认为,凡需要术后辅助全身治疗(包括化疗,化疗联合靶向治疗、内分泌治疗等)的,都应是术前全身治疗的适应证。

近 10 年来,乳腺癌的新辅助治疗进入一个全新时代。根据乳腺癌分子分类,按不同亚型实施新辅助治疗,如 HER2 阳性乳腺癌采用化疗联合抗 HER2 的靶向治疗;管腔 A 型、B 型乳腺癌,联合 CDK4/6 抑制剂的新辅助内分泌治疗;TNBC 各种组合方案的新辅助化疗等。HER2 阳性乳腺癌和 TNBC 新辅助治疗的 pCR 率显著提高。pCR 可作为 DDFS、无事件生存(EFS)及 DFS 等的替代指标。新辅助治疗反应为辅助治疗提供重要信息,不仅增加了提高疗效的机会,而且作为一个研究平台,为探索耐药机制、开发避免过度治疗新方法等开辟了简捷有效的途径。

由于术前全身治疗涉及乳腺癌从基础到临床、从诊断到治疗的多学科知识和技能,就临床医生在术前全身治疗病例的选择而言,我们推荐以本节中介绍的适应证为宜。

三、乳腺癌新辅助化疗的目的与意义

新辅助化疗对 LABC 和 IBC,其主要目的是使不可手术的变为可手术切除,再通过综合应用其他疗法,能提高肿瘤局部控制率,改善患者预后,因而是 LABC 和 IBC 的一规范疗法。而可手术乳腺癌新辅助化疗的目的和意义则有更深的内涵,概括如下。

(一) 改善乳腺癌患者手术术式选择

早年的文献资料,经 4 个周期新辅助化疗后,有 50%~70%的乳腺癌缩小 50%以上。许多随机试验结果均显示,与术后辅助化疗相比,新辅助化疗后,乳房切除率减少,保乳率增加。Bonadonna 等报道,在乳腺癌肿块直径>5 cm 的患者中,新辅助化疗后,有 73%的病例采用了保乳手术治疗。对诊断时肿块较大不适合保乳,而患者希望保乳者,有效的新辅助化疗后,肿瘤分期降级,原本不适合保乳者可能采用保乳手术,原有腋淋巴结阳性转阴后也可避免腋淋巴结清除。随着抗 HER2 药物的发展,双靶药物治疗用于 HER2 阳性乳腺癌可使 pCR(原发肿瘤和腋淋巴结)率显著升高,使乳腺癌外科治疗微创手术(保乳、保腋窝)得以广泛开展。

(二) 术前新辅助治疗若干优点

包括新辅助治疗期间能够了解对所用药物的治疗反应,这将为术后正确选择辅助治疗提供可靠依据,并推动新辅助治疗中药物反应与相应的影像学、生物学标志物关系研究的发展,为探索耐药机制、开发创新治疗策略开辟新途径。新药治疗应依据乳腺癌亚型实施。术后辅助化疗最大的不足是治疗前难以预测具体病例对所给药物及方案是否有效,能否从化疗中获益,有些患者可能会接受了只有不良反应的无效治疗。从这一角度讲，辅助化疗存在一定的盲目性。

新辅助化疗突出的优点在于通过新辅助化疗前、后肿瘤的变化（包括临床触诊、影像学检查和病理学疗效评价以及某些生物学指标变化），可了解肿瘤对化疗的反应，尤其是在化疗早期（化疗1～2个周期后）及时评估（触诊、影像学及生物学指标监测）化疗反应，可避免那些对化疗无反应的患者长期接受无效而有毒性的化疗，及时更换有效的药物或采用其他疗法。通过新辅助化疗这一平台，在较短期间内（2～3个月），还可对新药、新疗法、不同方案、不同用法的疗效、不良反应及安全性进行对照判断，分析不同药物、剂量、用法、药物组合、给药顺序、化疗周期数及周期间隔时间等与疗效的关系。而辅助治疗随机试验的结果则要经过数年甚至更长时间（10年左右）才可获得。

Green等在一项Ⅲ期临床试验中，将紫杉醇分每周1次、低剂量组与每3周一周期的标准治疗组进行对比，前者剂量为淋巴结阴性者80 mg/m²，淋巴结阳性者150 mg/m²，共12周；标准治疗组剂量为225 mg/m²，每3周一周期，共4个周期。两组均再序贯FAC方案化疗4个周期。其结果，每周1次组原发肿瘤＋腋淋巴结的pCR率，无论是淋巴结阳性还是阴性（pCR率分别为28.8%和29.4%）均高于标准治疗组（淋巴结阳性和阴性的pCR率分别为13.7%和13.4%，$P<0.01$），表明紫杉醇每周1次、低剂量密集化疗优于常规用法，这已被后来的辅助治疗及晚期病例解救治疗随机试验的结果所证实。在多西他赛单药新辅助化疗试验中，每周1次、低剂量（40 mg/m²）可获得与标准疗法（100 mg/m²，每3周1次）同样疗效（临床有效率和pCR），而造血系统毒性及不良反应轻，全身情况较差的患者容易耐受。尽管新辅助化疗的初期结果也需经较长时间随访验证，但无可质疑的是，新辅助化疗为诸多临床和基础研究提供了一捷径。

新辅助治疗其实是一种难得、可靠的体内药敏试验，其结果对实施个体化治疗（tailored therapy，量体裁衣治疗）具有指导意义。德国乳腺组以药敏试验为目的的GEPARTRIO试验表明新辅助化疗能提供多种信息。该试验共纳入2 106例肿瘤直径≥2 cm可手术乳腺癌或LABC患者（T_4或N_3M_0）。先接受TAC方案新辅助化疗（多西他赛75 mg/m²、多柔比星50 mg/m²、环磷酰胺500 mg/m²）2个周期后，有效（临床疗效为CR和PR）者（HCS组）继续用TAC方案化疗，再分4个周期和6个周期组。其余患者（LCS组）随机分为继用TAC方案化疗4个周期组（共6个周期）或改用非交叉耐药的NX方案（长春瑞滨25 mg/m² 第1、8天＋卡培他滨2 000 mg/m² 第1～14天）4个周期组（TAC/NX组）。HCS和LCS组的cCR率分别为46.6%和14.1%，pCR率分别为25.2%和5.6%。（$P<0.001$）。HCS组中，TAC方案6个周期和TAC方案8个周期两亚组的pCR率无明显差异（21%和23.5%），但经中位随访62个月显示，TAC方案8个周期组的DFS好于TAC方案6个周期组（$P<0.05$）；LCS组中两亚组的pCR率情况相似（TAC方案6个周期和TAC/NX组分别为5.3%和6.0%），但TAC/NX组药物的不良反应较TAC方案6个周期组低。进一步分析肿瘤内激素受体与pCR率的关系发现，ER阳性和/或PR阳性病例中，HCS组，接受8个周期TAC方案化疗的pCR率高于6个周期的（pCR率分别是18.3%和11.7%，$P<0.05$）；LCS组中TAC方案6个周期的pCR率高于TAC/NX组（分别是9.5%和2.5%，$P=0.01$）。经中位随访62个月的结果显示，根据新辅助化疗早期反应指导的治疗组患者的无病生存率明显高于常规治疗组（$P<0.001$）。本试验提供了下述信息：①TAC方案新辅助化疗的早期反应（2个周期）能即时得出药敏结果，有预测疗效的价值；②早期化疗反应好，预示疗效达pCR的概率高；③早期反应差的，更换用非交叉耐药的NX方案，虽未能提高pCR率，但降低了药物的不良反应；④对激素受体阳性者，TAC方案的pCR率高于TAC/NX方案；⑤对TAC方案有效时，增加TAC方案化疗周期有可能进一步提高pCR率及改善患者的预后；⑥按早期化疗反应指导其后的化疗有改善患者长期生存率趋向。

NSABP B-27是测定乳腺癌在4个周期AC方案后，再序贯多西他赛4个周期新辅助化疗的反应，以及对患者DFS、OS影响的随机试验。结果表明4个周期AC方案化疗后序贯4个周期多西他赛组中，AC方案化疗后，临床疗效为PR的序贯多西他赛后患者的无复发生存率明显提高；而临床疗效已达cCR和无缓解的患者未能从序贯多西他赛化疗中受益，提示先用AC方案化疗，临床疗效达cCR时无需再序贯多西他赛，而临床有效但肿瘤尚未消失时是序贯多西他赛化疗最好的适应证。是否可用上述分析的结果来指导临床，尚需更多的资料证实，但至少对未来个体化治疗的安排和临床试验的设计具有参考价值。

新辅助化疗作为药敏试验，至少可用以指导临床，即对所给的药物、方案敏感者继续用；不敏感者，及时更换他药(方案)；对多种化疗药物均不敏感(耐药)的，就应改用其他疗法，避免长期盲目应用无效而有毒性的化疗。从这一点讲，新辅助化疗显然要优于术后辅助化疗。

通过新辅助化疗前、中、后对有关基因和分子的检测，可获得疗效与生物学标志物关系的信息。随着基因芯片技术的成熟，可根据测得肿瘤的生物学特征，筛选出有效(高效)的药物、方案以及用法和预测疗效指标。新辅助化疗可为实施个体化治疗提供有效途径，也为临床探索、研究提供了很好的平台。

(三) 改善患者的远期疗效

新辅助化疗根本的目标在于通过根除乳腺癌亚临床微小转移达到提高患者长期生存的效果。尽管从目前的资料未能定论新辅助化疗患者总生存率优于术后辅助化疗，但从 NSABP B-18 试验随访 9 年的结果看，年龄小的(小于 50 岁)术前化疗患者的生存率较术后辅助化疗有好的趋势，这种趋势一直持续到随访 16 年。分析可能与年龄较小、ER 阴性乳腺癌病例较多有关，因为 ER 阴性乳腺癌对化疗敏感。所有的随机试验资料均显示，对新辅助化疗反应好(疗效为 CR 及 PR)，尤其是 pCR 患者的 OS 和 DFS 明显长于未达到 pCR 的患者。NSABP B-18 试验随访 9 年的结果显示，两组患者总生存率无差异，但术前化疗组疗效达 pCR 患者的总生存率和无病生存率均明显高于未达到 pCR 的患者(总生存率分别为 85%和 73%，无病生存率分别是 75%和 58%)。从其他资料同样看出，对新辅助化疗反应好，尤其是原发肿瘤和腋淋巴结均为 pCR，患者 OS 和 DFS 均有延长，说明全身治疗倘能使局部-区域肿瘤细胞消失，确有寓意远处微小转移得以根除的可能。因此，提高新辅助化疗效果(尤其是提高原发肿瘤和腋淋巴结的 pCR)，有望改善患者的远期疗效。

在样本较小但具有代表性的 Aberdeen 试验中，对含蒽环类药物方案(CVAP 方案)新辅助化疗早期反应好的再序贯多西他赛后，明显增加了临床有效率(94%，对照组 66%)和 pCR 率(34%，对照组 18%)，5 年的总生存率也有提高(97%，对照组 78%)。在规模较大的 NSABP B-27 试验中，与上述试验类似的给药策略，即 AC 方案 4 个周期后再序贯多西他赛 4 个周期组的 pCR 率是单用 AC 组的 2 倍(分别为 26.1%和 13.7%)，中位随访 77.9 个月，患者的无复发生存率有显著提高，而总生存率无明显改善。尽管从多数资料看，目前新辅助化疗的成绩还不足以改善乳腺癌患者总体的远期生存率，但达到 pCR 患者的生存率确有明显提高的事实，以及新辅助化疗本身所具有的许多潜在优点，始终在鼓舞人们在这一领域里不断深入探索。随着新辅助治疗的深入开展，HER2 阳性及 TNBC 新辅助治疗的效果显著提高，前者的 pCR 率高达 50%，并经长期随访患者的 DFS 和 OS 均有改善，故此类患者的 pCR 率已成为 DFS 和 OS 的替代指标。

目前，TNBC 有效的全身治疗仍是化疗。随着 TNBC 分子分型的成熟，已有化疗联合某些靶向药物治疗研究的报道。在有条件的情况下，适合术前化疗的 TNBC 患者，能积极参与 TNBC 术前全身治疗的化疗联合各类生物靶向治疗的随机试验，无疑会有助于提高 TNBC 患者的治疗效果。

四、乳腺癌新辅助化疗适应证

(1) 新辅助化疗是 LABC 和 IBC 患者的一规范疗法。

(2) 以根除肿瘤细胞为目标，尽早给予全身治疗更为合理，故任何需要辅助化疗的可手术乳腺癌，都可视为新辅助化疗的适应证。由于对乳腺癌新辅助化疗的理解、经验、体会和目的各异，临床实践中对掌握新辅助化疗适应证范围跨度差异颇大。一般而言，临床Ⅱ、Ⅲ期乳腺癌都是新辅助化疗的适应证，尤其对三阴性和 HER2 阳性乳腺癌的第一步治疗优选新辅助化疗。对临床有足够证据诊断为隐匿性乳腺癌的患者，施行新辅助化疗是合理的。需特别强调的是，对那些不能确定是否需要辅助化疗的患者，要避免贸然施行新辅助化疗而导致过度治疗。

(3) 原发肿瘤大(直径>3 cm)的可手术浸润性乳腺癌，患者希望保乳，可通过新辅助化疗使肿瘤缩小、分期降级，常可成功实施保乳手术，这也是新辅助化疗的主要目标之一，但要严格掌握新辅助化疗后保乳手术的适应证。

五、新辅助化疗前的准备

（一）常规全身系统检查

了解有无远处转移（包括肺和肝，对LABC应常规进行骨扫描检查）。应评估患者的体力情况（performance status），进行血常规及肝、肾功能检查，了解主要器官（如心、肺等）功能状态，对有心脏病者必要时检测左心室射血分数（LVEF）。HER2阳性乳腺癌新辅助化疗联合靶向治疗者，LVEF为必检项目。要综合分析患者对化疗的耐受能力及有无化疗的禁忌证。

（二）诊断

治疗前必须获得确切的病理学（组织学）诊断为浸润性乳腺癌以及与乳腺癌相关的一些必要的生物学指标，如乳腺癌的组织学分级，ER、PR、HER2表达和Ki-67增殖指数等。其他指标，如P53等可用于临床或研究。活检的方法，常规在超声引导下进行空芯针活检（CNB）。穿刺点的选择，应考虑到在未来的根治性手术（包括保乳手术）时连同整个穿刺针道要包括在手术切除的范围内。活检所获得的组织量要足够确定病变性质，区分浸润性抑或非浸润性癌以及进行多项必要的生物学指标检测用。在原发肿瘤上，至少3个不同部位取材。对新辅助化疗后疗效达pCR的患者，最初空芯针穿刺获得的组织是乳腺癌肿瘤组织的唯一来源，医生对此要有足够的认识。

（三）影像学检查

原发肿瘤大小，除触诊方法测量外，要并用影像学（乳腺X线摄影检查、超声检查和MRI检查）。触诊检查对腋淋巴结受累情况的估计比较困难，影像学检查可能有所帮助；对腋淋巴结有转移者，应争取获得细针穿刺的阳性结果。

（四）对原发肿瘤所在部位进行定位标记

随着新辅助化疗后疗效为CR病例的增多，原发肿瘤所在部位的定位标记，对新辅助化疗后手术切口的设计非常重要。原发肿瘤部位的标记方法可有多种选择，可采用在影像学（如X线检查）导向下将金属钩丝插入并留置在病灶中央，或在肿瘤所在体表处纹身标记，也可采用肿瘤所在部位的体表记录标记。可让患者仰卧，采取与日后手术时相同的体位，超声检查显示出肿瘤在乳房的具体位置，记录肿瘤所在的顺时针方位，并标记、测出肿瘤距乳头根部的距离（cm）。最好同时在乳房皮肤上描绘出肿瘤所在乳房体表投影，拍照，供手术时设计皮肤切口用。

临床上常遇到的另一个问题是，手术前皮肤切口划线时找不到治疗前空芯针穿刺点的痕迹。因为皮肤穿刺点和穿刺针道均应在根治性手术切除的范围内，故空芯针穿刺点的标记同样重要。

（五）前哨淋巴结活检

据文献报道，早期乳腺癌前哨淋巴结活检（SLNB）阴性者豁免腋淋巴结清除是可行的。对新辅助化疗患者，SLNB对评估腋淋巴结转移情况的准确性、可靠性、价值及意义在初期的文献中有不同的说法。有人认为，由于接受新辅助化疗的患者多为LABC或原发肿瘤较大的，而这些病例诊断时腋淋巴结转移的概率高，故对这部分患者SLNB的价值不大；也有人认为，对腋淋巴结无转移患者，尤其是随着新辅助化疗越来越多地用于较早期乳腺癌，SLNB阴性者避免不必要的腋淋巴结清扫是有意义的。综合近年来文献，接受新辅助化疗患者的SLNB成功率介于80％～100％，前哨淋巴结假阴性率0％～33％。从NSABP B-27的资料看，新辅助化疗后SLNB的结果与早期乳腺癌患者SLNB的情况相仿，确认SLNB成功率84.8％，假阴性率10.7％（早期乳腺癌SLNB假阴性率0％～10％）。

对新辅助化疗患者，SLNB的时间选择（化疗前抑或化疗后）曾有不同主张。主张化疗前SLNB的优点是可明确腋淋巴结情况，易于进行TNM分期，并指导下一步治疗。不足之处：①前哨淋巴结阳性者，未来手术时，要常规行腋淋巴结清除，但新辅助化疗可使25％～30％患者腋淋巴结降级（由阳性转为阴性），而淋巴结转阴的患者仍未能避免腋淋巴结清扫。②患者要经历2次手术（SLNB和新辅助化疗后的手术治疗）。目前，倾向于新辅助化疗后进行SLNB。应强调的是，对临床疑有腋淋巴结转移患者需经穿刺病理学检查证实，并在转移淋巴结内植入金属钩夹标记，新辅助化疗后将其取出进行病理学检查以评定对化疗的反应。

第二节　新辅助化疗药物与方案

一、化疗药物

乳腺癌辅助化疗所用的药物、方案均适用于新辅助化疗。但随着新药不断开发,抗肿瘤作用的增强,化疗效果会逐渐提高,一些辅助治疗尚未应用的新药也会进入新辅助治疗的研究。Bonadonna 报道的 20 世纪 70 年代用 CMF 方案 3～4 个周期新辅助化疗后 pCR 率为 3%。80 年代,含蒽环类药物的联合化疗广泛用于乳腺癌辅助与新辅助化疗,4 个周期新辅助化疗后,临床有效率可达 60%～80%,pCR 率介于 10%～15%。既往所用的新辅助化疗方案中几乎均含有蒽环类药物。90 年代,紫杉类药物的问世,无论单药或联合应用均显示有更强的抗癌功效,尤其是联合蒽环类药物新辅助化疗的效果显著,pCR 率达 15%～20%。在长春碱类药物中,抗细胞有丝分裂特异性较强、直接作用于微管蛋白/微管动态平衡的长春瑞滨用于乳腺癌的新辅助化疗也有较好疗效,与蒽环类药物联合化疗 6 个周期的 pCR 率可达 14%。

二、化疗方案、用法

(一) 以蒽环类药物为主的联合化疗

蒽环类药物中,常用的药物有多柔比星阿霉素(A)和表柔比星(E)。在相同剂量时两者的疗效相同,但后者对心脏的毒性和不良反应轻。在辅助化疗试验中,提高表柔比星剂量(从常规 50 mg/m^2 提高到 100 mg/m^2)可明显改善患者 5～10 年生存率,而且并不增加心脏的毒性反应,这为新辅助化疗中采用较大剂量表柔比星(从常规 50～60 mg/m^2 增加到 100 mg/m^2),以提高新辅助化疗效果提供了可靠依据。实际应用时,如不适宜应用较大剂量时,可适当下调表柔比星剂量,下调幅度不应低于预计剂量的 85%,否则会直接影响疗效。

含蒽环类药物联合化疗常用的方案有 FAC 方案(500、50、500 mg/m^2,每 3 周一个周期)、FEC 方案(500、100、500 mg/m^2,每 3 周一个周期),国内临床上以后者多用。

(二) 蒽环类与紫杉类药物联合化疗

两药联合应用已成为乳腺癌辅助化疗的基本架构。鉴于两者并用有增加不良反应(如对心脏毒性等)之弊,近年来在给药策略上进行了诸多对照临床试验,如同时联合与序贯给药、密集化疗与常规化疗等。目前已有一些研究结果可供临床参考,其中包括紫杉类与蒽环类药物同时应用的 ECTO 试验、两药序贯应用的 NSABP B-27 和 Aberdeen 试验以及密集化疗与序贯化疗对照研究的 GEPARDUO 试验。

ECTO 试验是紫杉类药物用于早期乳腺癌新辅助化疗与术后辅助化疗的对照研究。1 350 例患者随机分为 3 组:A 组,手术-术后多柔比星化疗 4 个周期,继续 CMF 方案化疗 4 个周期;B 组,手术-术后多柔比星+紫杉醇 4 个周期;C 组,术前化疗多柔比星+紫杉醇 4 个周期,继续 CMF 方案 4 个周期后手术。所有 ER 阳性和/或 PR 阳性患者服他莫昔芬 5 年。C 组新辅助化疗总有效率 81%,临床 cCR 率 52%,pCR 率 22%。术前化疗组和术后化疗组保乳手术率分别为 68%和 34%。C 组术前化疗共 8 个周期。既往国内临床医生会感到术前化疗的时间太长,也很少有采用 DP 方案 4 个周期→CMF 方案 4 个周期的方案新辅助化疗,但本试验结果说明蒽环类药物联合紫杉醇可提高新辅助化疗的有效率、pCR 率和保乳手术率。

NSABP B-27 试验,入组 2 411 例 $T_{1c\sim3}N_{0\sim1}M_0$ 乳腺癌患者,分 3 组进行新辅助化疗:AC 方案 4 个周期组;AC 方案 4 个周期后序贯多西他赛 4 个周期组;AC 方案 4 个周期,术后多西他赛 4 个周期组。初步结果显示,AC-T 组与 AC 组新辅助化疗临床总有效率分别是 90.7%和 85.8%($P<0.001$),cCR 率分别为 63.6%和 40.1%($P<0.001$),pCR 率分别为 26.1%和 13.7%($P<0.001$),说明 AC 方案化疗序贯多西他赛新辅助化疗可显著地提高临床有效率和 pCR 率。

Aberdeen 临床试验,选择 LABC 或原发肿瘤直径>4 cm 的 167 例原发性乳腺癌患者为研究对象,先给 4 个周期 CVAP 方案联合化疗,达到 CR 或 PR 的再随机进入:CVAP 方案或多西他赛组,各用 4 个周期。其他病例给 4 个周期多西他赛。结果显示，多西他赛组的临床有效率 94%(对照组 66%)，pCR 率 34%(对照组 18%)。患者 3 年总生存率多西他赛组 97%，对照组 84%；3 年无病生存率多西他赛组 90%，对照组 77%，说明在 CVAP 方案化疗有效的基础上，再加多西他赛，可显著地提高肿瘤对化疗的反应(尤其是 pCR)，有望改善患者的 DFS 和 OS。

GEPARDUO 试验是紫杉类联合蒽环类药物两种不同给药方法的对照研究。913 例可手术乳腺癌患者随机进入密集化疗(ADOC 方案)组或序贯化疗(AC-DOC 方案)组。ADOC 组：多柔比星 50 mg/m^2＋多西他赛 75 mg/m^2，每 14 d 一周期，共 4 个周期；AC-DOC 方案组：多柔比星 60 mg/m^2＋环磷酰胺 600 mg/m^2，每 3 周一周期，4 个周期后序贯多西他赛 100 mg/m^2，每 3 周为一周期，共 4 个周期。结果显示，乳腺癌对蒽环类药物序贯紫杉类(多西他赛)药物的反应好于两者同时联合的密集化疗(pCR 率分别为 14.3%和 7%，$P<0.01$)。该研究的 pCR 定义为：原发肿瘤和腋淋巴结无浸润性癌和非浸润性癌。该研究采用 AC 方案 4 个周期序贯多西他赛 4 个周期，这是一个国外常用的蒽环类药物联合紫杉类药物化疗方案，其疗效与 TAC 方案 6 个周期化疗相似，但具有不良反应较轻、耐受性好的优点，唯化疗的时间较长。考虑到化疗的效果与药物的不良反应，我们习惯选用表柔比星而不用多柔比星。与紫杉类药物联合化疗常用方案为 TEC 方案 6 个周期或多西他赛 4 个周期后序贯 EC 方案 4 个周期(但多数是 EC 方案 4 个周期→多西他赛 4 个周期)。

(三) 密集化疗

在化疗药物的剂量与疗效关系的研究中，发现两者并不呈线性关系。换言之，大剂量的化疗药并非总能产生很好的杀伤肿瘤细胞的效果，反而会增加药物的不良反应。按照常规周期的化疗，肿瘤细胞将有更多的机会在每次化疗的间期恢复生长而耐药。如果采用一个有效的低剂量药物，而缩短给药时间，即密集化疗则可能杀伤、清除更多敏感的肿瘤细胞并克服耐药。Link 等报道的密集化疗与上述 GEPARDUO 试验的密集化疗方法不同，200 例组织学分级为高(G_3)、中(G_2)的可手术乳腺癌患者采用 A(E)C 方案后序贯多西他赛密集化疗(常规剂量，每 2 周为一周期)，同时辅以生长因子支持疗法。结果显示达 pCR 的有 57 例(29%)，这 57 例患者的平均年龄 45 岁，组织学高、中分级的分别占 81%和 19%，有 51 例临床腋淋巴结阳性(49%经穿刺活检证实)，有 27 例(47%)为“三阴性”病例(即 ER、PR 和 HER2 均阴性)，中位随访 32 个月，98%(55/57)的患者无病生存。

基于目前对 TNBC 生物学特性的了解，对此类患者的全身治疗，化疗是唯一可用的全身疗法。研究表明，TNBC 对蒽环类药物序贯紫杉类药物的密集化疗反应比较敏感，但能否改善患者的 DFS 和 OS，尚待进一步研究。

辽宁省肿瘤医院乳腺科于 1986 年 12 月至 1990 年 12 月对 503 例可手术的Ⅱ、Ⅲ期乳腺癌患者分两组即术前化疗与术后辅助化疗组行前瞻性对照研究。术前化疗组采用 CMF 方案行短程密集化疗，用法为：环磷酰胺 500 mg/m^2，静脉注射；甲氨蝶呤 40 mg/m^2，静脉注射；氟尿嘧啶 500 mg/m^2，静脉滴注；每周 1 次，连用 4 周，术前休 2 周行手术。两组患者手术后 2 周内开始化疗，均用 CMF 方案，第 1、8 天用药剂量同前，28 d 为一周期，全程化疗定为 6 个周期。术前化疗组每 2 次计为一周期。结果显示，术前化疗组总有效率为 68.9%，无病变进展者。随访 5 年，术前化疗组Ⅲ期患者的总生存率和无病生存率分别为 59.2%和 54.9%，均高于术后辅助化疗组(28.3%和 20.8%，$P<0.05$)；随访 10 年，术前化疗组Ⅱ、Ⅲ患者总生存率和无病生存率均高于术后辅助化疗组($P<0.05$)。这一好的结果可能与前述的密集化疗可杀伤更多敏感的肿瘤细胞并克服耐药有关。

对因身体情况或药物不良反应而不适宜 3 周一次化疗的患者，改为低剂量、每周 1 次的化疗同样有效。Estevez 等对 56 例Ⅱ、Ⅲ期乳腺癌患者用多西他赛单药每周 1 次，剂量为 40 mg/m^2，连用 6 周。第 8 周始用第 2 周期。结果显示，总有效率为 68%，cCR 率 29%，PR 率 39%，pCR 率 16%。有效率与每 3 周 1 次的化疗相当，血液系统的不良反应轻而少，患者的耐受性好。

蒽环类药物与紫杉类药如何序贯为好，有不同说法。Ramaswamy 等通过临床研究认为，先给紫杉类药物后给蒽环类药物更有效，患者耐受性好；而且，临床前研究显示，两类药先后给药顺序不同，彼此导致的交叉耐药程度差异悬殊。先给紫杉类药物，乳腺癌细胞对此后给予的蒽环类药物耐药显著低于先蒽环类后紫杉类药物的耐药。究竟如何序贯更好,有待更多的研究资料证实。

(四) 长春碱类与蒽环类药物联合化疗

Van Praagh 等对 89 例Ⅱ、Ⅲ期乳腺癌患者采用长春瑞滨联合 EM 方案新辅助化疗,方案为长春瑞滨 25 mg/m^2、表柔比星 35 mg/m^2 和甲氨蝶呤 20 mg/m^2,第 1 和第 8 天用药,28 d 为一周期,共 6 个周期。结果显示临床总有效率 90%(CR 率 28%,PR 率 62%),pCR 率 14%,保乳手术率 87%。中位随访 86 个月(39~100 个月),复发 13 例,死于转移 5 例,中位无进展生存期 100 个月(8.4 年)。目前,常用 NE 方案(长春瑞滨 25~30 mg/m^2,静脉注射,第 1、8 天+表柔比星 75 mg/m^2,静脉注射,第 1 天,3 周为一周期)。

(五) 蒽环类药物联合

顺铂和卡培他滨新辅助化疗对 LABC 也有较好的疗效。Willman 等报道一项采用三药联合的Ⅱ期临床试验,48 例 LABC 患者,其中 IBC 8 例(17%)。化疗方案为 EXC(表柔比星 60 mg/m^2,第 1 天;卡培他滨 1 000 mg/m^2,每日 2 次,第 1~14 天;顺铂 60 mg/m^2,第 1 天),每 3 周一周期,共 4 个周期。术后再用 2 个周期。结果显示临床总有效率 74%(cCR 率 13%),41 例手术后 pCR 率 22%。本疗法消化道不良反应发生率高,需积极预防和处理;血液系统的毒性反应容易控制。

(六) 强化化疗

强化化疗主要用于 LABC 和 IBC 患者。Cance 等报道,用剂量和时间强化新辅助化疗综合疗法治疗 LABC 62 例中,13 例为 IBC,3 例有锁骨上淋巴结转移。新辅助化疗用多柔比星 90 mg/m^2,48 h,每 2.5 周一次,4 个周期后手术,手术后 2~3 周开始剂量和时间强化的 CMF 方案化疗,剂量逐步升到环磷酰胺 1 200 mg/m^2,甲氨蝶呤 900 mg/m^2,氟尿嘧啶 1 200 mg/m^2。所有患者同时辅以粒细胞集落刺激因子(G-CSF)支持治疗。化疗结束后放疗。上述全部治疗在 32~35 周完成。ER 阳性和/或 PR 阳性者,服用他莫昔芬 5 年。结果:①乳房 X 线检查评价为 CR 率、PR 率和 MR 率的分别为 22%、62%和 14%,45%患者的乳腺癌分期降级,无肿瘤进展者。②在 49 例非 IBC 中,有 22 例(45%)施行保乳手术。③术后原发肿瘤 pCR 率 15%,腋淋巴结阴性者 34%。④中位随访 70 个月,局部复发率 14%。全组 5 年总生存率 76%。在保乳治疗病例中,5 年生存率高达 96%。

从文献资料看,对于 LABC 尤其是 IBC 患者,如病例选择得当,辅以 G-CSF 支持的强化新辅助化疗的综合疗法,有可能取得满意的效果。此类强化化疗用药过程中,需要密切监护患者。通常情况下,不推荐强化化疗和密集化疗。

三、新辅助化疗的时间和监控

乳腺癌新辅助化疗有效的患者,应常规完成预定全程化疗。在早期的临床试验中,多数应用 CMF 方案 3~4 个周期,临床有效率在 60%左右,pCR 率为 3%~4%。在 20 世纪 90 年代以来国外报道的文献中,含蒽环类药物或联合(序贯)紫杉类药物新辅助化疗,多完成全程化疗即 6~8 个周期,8 个周期指采用 AC 方案 4 个周期序贯多西他赛 4 个周期方案,有效率可达 90%,pCR 率介于 15%~25%之间。

既往国内的情况与国外有所不同。国内新辅助化疗有效者,通常在化疗 3~4 个周期后积极主张尽早手术。从临床实用角度看,新辅助化疗用几个周期为宜,取决于新辅助化疗的目的。对于 LABC 患者,新辅助化疗有效者,应该完成全程化疗。化疗有效者,3~4 个周期后肿瘤会有明显缩小,但继续完成预计的化疗周期,可增加疗效达 pCR 的机会。Steger 等报道了可手术乳腺癌采用蒽环类药物联合紫杉类药物的 ED(表柔比星/多西他赛)方案新辅助化疗,随机分组比较 3 个和 6 个周期化疗的 ABCSG-14 试验的结果,入组病例 292 例,可评估有效性和安全性的有 288 例。表柔比星剂量为 75 mg/m^2,多西他赛 75 mg/m^2,每 3 周一周期。6 个周期组的患者加用 G-CSF。6 个周期组的 pCR 率明显高于 3 周期组(18.6% *vs* 7.7%,$P<0.01$),前者淋巴结阴性率也高(56.6% *vs* 42.8%,$P<0.05$)。

每周期化疗后应评估一次疗效。如经 2 个周期化疗,肿瘤大小无变化或有进展,应及时更换方案或改用其他疗法。在换用第 2 个化疗方案期间,要密切监测肿瘤的反应,以免因肿瘤明显进展成不可手术。迄今,蒽环类药物和紫杉类药物仍是新辅助化疗方案的主药,如肿瘤对化疗反应不好或手术后病理学检查仍有癌残留(包括腋淋巴结有转移)者,可考虑更换非交叉耐药的方案,如 NX(长春瑞滨+卡培他滨)方案。

第三节　HER2 阳性乳腺癌新辅助化疗联合靶向药物治疗

HER-2 高表达在浸润性乳腺癌中约占 20%。HER-2 高表达乳腺癌生物学恶性程度高、预后差。自从针对 HER-2 高表达乳腺癌特异性靶向治疗药物问世以来，联合化疗用于临床戏剧性地改变了 HER2 阳性乳腺癌患者的疗效和预后局面。由于在新辅助化疗中，化疗联合靶向治疗能明显提高 HER2 阳性乳腺癌的 pCR 率，"美国国家综合癌症网络(NCCN)指南"2017 年修改版中，对 HER2 阳性乳腺癌新辅助化疗推荐联合曲妥珠单抗至少 9 周。目前，用于 HER2 阳性乳腺癌治疗的靶向药物还有酪氨酸激酶抑制剂拉帕替尼、帕妥珠单抗及曲妥珠单抗与微管蛋白抑制剂美坦辛(emtansine)结合而成的抗体药物偶联物恩美曲妥珠单抗(T-DM1)等，且均有用于新辅助治疗的研究报道。

一、化疗＋单靶向药物治疗

针对 HER2 高表达乳腺癌特异性治疗药——曲妥珠单抗是第 1 个成功地用于乳腺癌的靶向治疗药物。随机临床试验显示，对 HER2 高表达转移性乳腺癌，曲妥珠单抗联合蒽环类药物及紫杉类药物，总有效率、有效的持续时间和患者生存期均明显高于单用同一化疗方案。近年来，利用新辅助全身治疗这一研究平台，获得了曲妥珠单抗治疗原发性乳腺癌更多的信息。目前 HER2 阳性乳腺癌新辅助化疗联合曲妥珠单抗的资料甚多，最常用的联合化疗药物有蒽环类药物、紫杉类药物、长春瑞滨或铂类药物等，新辅助化疗联合曲妥珠单抗治疗的 pCR 率介于 18%～65%之间。最初由 Buzdar 等报道的 M. D. Anderson 癌症中心的一项随机试验中，选择Ⅱ、ⅢA 期乳腺癌患者 42 例，HER2 阳性(测定方法为 FISH 阳性或 IHC 3＋)，随机分为两组：单纯化疗组，即紫杉醇 4 个周期(每 3 周一周期)，序贯以 FEC 方案 4 个周期(每 3 周一周期)；化疗＋曲妥珠单抗组，化疗方案、用法同化疗组，曲妥珠单抗每周 1 次，共 24 次。结果显示，化疗＋曲妥珠单抗组的 pCR($ypT_{0/is}ypN_0$)率显著高于单纯化疗组(分别为 65.2%和 26.3%，$P<0.05$)，且 ER 阳性与阴性肿瘤的 pCR 率相似(61.5%和 70%)。

NOAH 试验，HER2 阳性局部晚期乳腺癌随机分为化疗联合曲妥珠单抗组和单纯化疗组。新辅助化疗方案为 3 个周期 AT 方案→4 个周期多西他赛→3 个周期 CMF 方案。联合曲妥珠单抗组每次化疗联合用曲妥珠单抗，手术后继续 3 周 1 次曲妥珠单抗，共 52 周。结果显示，化疗联合与不联合用曲妥珠单抗的 pCR($ypT_{0/is}ypN_0$)率分别为 38%和 19%。中位随访 5.4 年，单纯化疗组和联合靶向治疗组的无病生存率分别是 43%和 58%。

德国的 GeparQuattro 研究组对 445 例 HER2 阳性的可手术和局部晚期乳腺癌患者采用 EC 化疗 4 个周期，继之多西他赛 4 个周期，加或不加卡培他滨(EC-T [X])，化疗期间联合用曲妥珠单抗，每 3 周 1 次。该研究以 1 050 例 HER2 阴性乳腺癌为参照组，给予相同化疗方案。结果显示，HER2 阳性乳腺癌化疗联合曲妥珠单抗组和 HER2 阴性化疗组的 pCR(ypT_0ypN_0)率分别为为 31.7%和 15.7%。总的来看，HER2 阳性乳腺癌新辅助化疗联合曲妥珠单抗后的 pCR 率几乎成倍增加。但蒽环类、紫杉类药联合化疗再加靶向治疗，心脏的毒性反应及患者的耐受性是颇受关注的问题。临床前研究显示，曲妥珠单抗与紫杉类和铂类药物联合用药有协同作用，故有用铂类药物替代蒽环类药物以减少对心脏的毒性反应的新辅助化疗联合靶向治疗的研究报道。Coudert 等报道 70 例Ⅱ、Ⅲ期 HER2 阳性可手术乳腺癌患者，新辅助化疗采用多西他赛和卡铂联合曲妥珠单抗(TCH 方案)6 个周期，肿瘤对治疗反应好，pCR 率为 43%，患者的耐受性好，重度(3、4 级)及发热性中性粒细胞减少症少见。在第 29 届 SABCS 会议上报告了两项联合靶向药物新辅助全身治疗 LABC 和 IBC 研究的初期结果，一项是卡培他滨联合多西他赛±曲妥珠单抗治疗 LABC 的Ⅱ期多中心临床试验，关注近期治疗有效率和安全性，研究对象是不可手术的 LABC(cT_4 和/或 $cN_{2\sim3}$)患者，治疗方案为卡培他滨 900 mg/m^2，每日 2 次，第 1～14 天口服；多西他赛 36 mg/m^2，静脉注射，第 1、8 天；每 3 周一周期，共 6 个周期。HER2 阳性(IHC 3＋或 FISH 阳性)者，同时接受曲妥珠单抗(第 1 周期 8 mg/kg，第 1 天；第 2 周期始 6 mg/kg，第 1 天)。

多数患者术后接受含蒽环类药物的化疗(FEC_{100} 方案)4～6个周期。结果:①药物的不良反应为3级的有腹泻(22%)、手足综合征(16%)、食欲下降(14%)、呕吐(10%)、胃炎(8%)、恶心(6%)、乏力(4%)、中性粒细胞减少性发热(8%)。②临床有效率94%(cCR率12%，cPR率82%),pCR率在卡培他滨联合多西他赛组为6%(2/34),在卡培他滨联合多西他赛+曲妥珠单抗组为54%(7/13)(pCR定义为原发灶和腋淋巴结均无浸润性癌残留)。由此认为对不可手术的LABC，卡培他滨联合多西他赛疗效差,而HER2阳性患者加用靶向治疗效果令人鼓舞。本疗法的另一优点是术后用蒽环类药物辅助化疗,可避免药物对心脏累加毒性反应的风险,但治疗中所有患者要经受一定程度的药物不良反应。另一项是拉帕替尼(酪氨酸激酶抑制剂)+紫杉醇治疗IBC新辅助全身治疗研究(EGF102580),35例IBC患者,治疗前活检。ErbB2阳性(A组)30例,ErbB1阳性/ErbB2阴性5例。先用拉帕替尼(1 500 mg/d)连用14 d,再活检后用拉帕替尼(同前)+紫杉醇(80 mg/m^2,每周1次),12周。14周后手术,术后继续其他辅助治疗。结果:拉帕替尼单药(头14 d)临床有效率30%,拉帕替尼+紫杉醇总有效率77%,pCR率17%(均为A组,pCR定义为原发灶和腋淋巴结均无浸润性癌残留)。拉帕替尼+紫杉醇药物不良反应,最常见的≥3级的是消化道症状(腹泻)、疲劳和乏力。

目前,化疗联合单靶向治疗多用A(E)C方案4个周期序贯TH方案4个周期,新辅助化疗结束后手术,术后继续靶向治疗(共1年)。如有心功能损害之虞,新辅助化疗联合靶向治疗也可选用TCH方案。

二、化疗+双靶向药物治疗

对HER2阳性乳腺癌采用抗HER2药双重阻断(双靶)联合化疗已被诸多临床试验证实,可以显著地提高乳腺癌原发肿瘤和腋淋巴结的pCR率,而pCR率与改善患者的无病生存率和总生存率密切相关。现就HER2阳性乳腺癌采用双靶联合新辅助化疗并有随访结果的一些有影响的随机临床试验资料介绍如下。

(一) NeoSphere试验

NeoSphere试验是一多中心的开放Ⅱ期随机临床试验,旨在比较单靶或双靶联合化疗以及双靶不加化疗的差异。HER2阳性早期、局部晚期或炎性乳腺癌患者,随机分为4组(1∶1∶1∶1):多西他赛+曲妥珠单抗组(A组);多西他赛+帕妥珠单抗+曲妥珠单抗组(B组);帕妥珠单抗+曲妥珠单抗组(C组);多西他赛+帕妥珠单抗组(D组)。术后除C组外其他组接受FEC方案3个周期辅助化疗,均用曲妥珠单抗1年,主要研究终点是pCR率,次要终点是5年无进展生存率和无病生存率。结果显示,B组的pCR率(49/107, 45.8%)明显高于A组(31/107, 29.0%), $P<0.05$。D组的pCR率为24.0%(23/96)。C组pCR率为16.8%(18/107)。最多见的不良反应是3级中性粒细胞减少。A、B和D组重度不良事件相似(有10%～17%的患者中,每组发生严重不良事件15～20起),但C组较低(有4%的患者中出现严重不良事件4起)。从研究的主要终点看,与单靶(曲妥珠单抗)+多西他赛组比,双靶(曲妥珠单抗+帕妥珠单抗)+多西他赛组明显提高了pCR率,而患者对治疗的耐受性无明显差异。无化疗的双靶组pCR率达到16.8%,并显示了良好的安全性,也看出有部分患者不用化疗即有根除肿瘤的可能,这为进一步深入探索研究提供了依据。患者随访5年的结果,A、B、C和D组的无进展生存率分别是81%、86%、73%和73%。无病生存率情况与此类似,4组分别为81%、84%、80%和75%。达到pCR的5年无进展生存率(85%)好于非pCR者(76%),危险比(*HR*)0.54(95% *CI* 0.29～1.00)。5年随访结果提示,HER2阳性乳腺癌患者采用双靶联合多西他赛新辅助治疗,不但pCR率明显提高,患者的生存率也得到显著改善。对HER2阳性早期乳腺癌患者,新辅助治疗的pCR可能是早期预测患者预后的指标。

(二) GeparSepto(GBG 69)

GBG 69是来自德国的一项大样本Ⅲ期随机临床试验,旨在评估HER2阳性乳腺癌,双靶新辅助治疗中采用白蛋白紫杉醇是否能比溶剂型紫杉醇增加新辅助治疗的pCR率。1 206例HER2阳性乳腺癌1∶1比例随机分组:白蛋白紫杉醇(150 mg/m^2,修正后,125 mg/m^2)组,周疗,共12次;溶剂型紫杉醇(80 mg/m^2)组。两组表柔比星90 mg/m^2+环磷酰胺600 mg/m^2,每3周一周期,共4个周期。两组均联合抗HER2双靶药(曲妥珠单抗+帕妥珠单抗)。术后局部及全身治疗方案遵照德国的指南。靶向治疗持续到1年。结果显示，白蛋白紫杉醇组pCR率(38%)明显高于紫杉醇组(29%)($P<0.001$)。不良事件，前者3～4级贫血发生率(2%)高于后者(1%)($P<0.05$)。同样，3～4级周围感觉神经病变分别为10%和3%($P=0.001$)。白蛋白紫杉醇替代溶剂型紫杉醇可显著增加含蒽环类药物新辅助化疗患者的pCR率。中位随访49.6个月，白蛋白紫杉醇组患者的无侵袭性疾病生存率高于紫杉醇组(84.0%与76.3%；*HR* 0.66，95%*CI* 0.51～0.86；$P<0.01$)。两组患者的总生存率没有差异(89.7%和87.2%)。经长期随访，与治疗相关的周围感觉神经病变，白蛋白紫杉醇125 mg/m^{2}比150 mg/m^{2}的中位缓解期显著缩短。

GBG 69试验结果表明，与溶剂性紫杉醇相比，白蛋白紫杉醇可提高新辅助治疗的pCR率，并可转化为显著改善早期乳腺癌患者的无侵袭性疾病生存(IDFS)。

(三) KRISTINE研究

KRISTINE研究是HER2阳性乳腺癌利用新辅助治疗模式，对T-DM1加帕妥珠单抗(T-DM1＋P)方案与多西他赛、卡铂、曲妥珠单抗加帕妥珠单抗(TCH＋P)方案进行对照研究的Ⅲ期随机临床试验。HER2阳性Ⅱ、Ⅲ期乳腺癌患者444例随机分组：T-DM1＋P组(T-DM1剂量是3.6 mg/kg，帕妥珠单抗负荷剂量840 mg，维持剂量420 mg)和TCH＋P组。每3周为一周期，新辅助治疗6个周期。术后辅助靶向治疗T-DM1＋P组同新辅助治疗，TCH＋P组用HP方案12个周期，共18个周期(包括新辅助6个周期)。研究主要终点pCR($ypT_{0/is}$，ypN_0)率，次要终点为EFS、OS、IDFS。结果显示，T-DM1＋P组pCR率(44.4%)低于TCH＋P组(55.7%)($P<0.05$)。新辅助治疗期间，TDM-1＋P组发生局部病变进展事件多(6.7%)，而TCH＋P组无局部病变进展者。中位随访时间37个月，两组患者IDFS事件的风险相似，*HR* 1.11(95%*CI* 0.52～2.40)。TCH＋P组≥3级的不良事件发生率少于TDM-1＋P组，分别是31.8%和67.7%。同样，辅助治疗期间两组不良事件发生率TCH＋P组低，分别是9.9%和24.5%。TDM-1＋P组由于较多不良事件发生而导致治疗终止明显多于TCH＋P组，分别是18.4%和3.8%。

KRISTINE 3年随访结果显示，虽然新辅助和辅助T-DM1＋P组患者的IDFS与新辅助TCH＋P后辅助H＋P组相似，但前者的不良事件风险高，甚而有较多患者因不良事件导致治疗中断。相比之下，TCH＋P新辅助治疗后，辅助H＋P组治疗的不良事件及重度不良事件较少，患者容易耐受。该研究的意义在于进一步验证了TCH＋P方案在HER2阳性乳腺癌新辅助治疗中的价值。T-DM1适合在HER2阳性乳腺癌新辅助治疗后有癌残留者辅助治疗中应用。

(四) NeoAltto

NeoAltto是抗HER2单克隆抗体曲妥珠单抗和酪氨酸激酶抑制剂拉帕替尼用于HER2阳性乳腺癌新辅助治疗的多中心、开放Ⅲ期随机临床试验。2008—2010年间，455例原发肿瘤直径＞2 cm，HER2阳性乳腺癌患者，随机分为3组(2∶2∶2)，即：口服拉帕替尼组，1 500 mg/d；静脉注射曲妥珠单抗组，每周1次(初始4 mg/kg，继之2 mg/kg)和双靶组(上述剂量两者联合应用)。抗HER2治疗6周后再给紫杉醇80 mg/m^2，每周1次，共12周。新辅助治疗后4周手术。所有患者术后6周内给予FEC方案(剂量分别为500、100、500 mg/m^2)辅助化疗，每3周1次，共3次。化疗结束后，所有患者按术前的剂量和用法再给抗HER2药物治疗34周。其他辅助治疗按常规应用。辅助内分泌治疗时间最少5年。研究的主要终点是pCR率，次要终点有DFS、OS、治疗的安全和患者的耐受性。结果显示，双靶组pCR率为51.3%，曲妥珠单抗组pCR率为29.5%($P<0.001$)，拉帕替尼组的pCR率为24.7%。两个单靶组的pCR率差异无统计学意义。治疗的不良反应中，拉帕替尼组和双靶组3度腹泻发生率明显高于曲妥珠单抗组(分别为23.4%、21.1%和2%)；同样，肝功能异常分别为17.5%、9.9%和7.4%。三组均未出现明显心功能障碍。中位随访3.84年，三组间OS无明显差异。但达到pCR的无事件生存率(86%)明显高于未达到pCR者(72%)($P<0.001$)；总生存率情况亦然，分别为94%和87%($P<0.01$)。随访6年的结果，同样是达到pCR者的6年无事件生存率和总生存率均明显高于非pCR者(无事件生存率分别是77%和65%，总生存率分别为89%和77%)。

NeoAltto试验凸显了HER2阳性乳腺癌新辅助治疗中实现pCR的重要性，pCR可转化为患者EFS和OS更好的长期效果。

HER2阳性乳腺癌新辅助化疗中，无论激素受体情况如何(阴性或阳性)均是双靶联合化疗的适应证。

三、HER2阳性乳腺癌无蒽环类药物新辅助化疗

在抗HER2靶向药物问世前,紫杉类药物联合蒽环类药物化疗方案一直是HER2阳性乳腺癌全身治疗的主要手段。在一系列抗HER2药物相继用于临床并获得显著疗效的背景下,探索靶向药物联合最佳化疗方案遂成为研究热点。

基于对心脏毒性的顾虑,在辅助治疗中,已有曲妥珠单抗联合无蒽环类药物化疗的探索研究。BCIRG-006是一项大样本随机临床试验,3 222例HER2阳性伴淋巴结阳性或有其他高危因素患者随机分3组,旨在比较常规蒽环类药物序贯紫杉类药物方案(AC方案4个周期→多西他赛4个周期,AC-T方案)与曲妥珠单抗联合常规化疗方案(AC方案4个周期→TH方案4个周期, AC-TH方案)以及与多西他赛、卡铂和曲妥珠单抗(TCH方案)的无蒽环类药物治疗效果的差异,中位随访65个月,靶向治疗的两组患者DFS和OS均明显好于不用靶向治疗组,而在曲妥珠单抗治疗的两组(AC-TH方案与TCH方案)间无显著差异。但AC-TH方案组患者发生心力衰竭和心功能不全者明显高于TCH方案组($P<0.001$)。研究结果表明,对HER2阳性乳腺癌患者,靶向药物联合不含蒽环类药物化疗方案(TCH方案)与含蒽环类药物治疗一样有效,且患者对治疗的耐受性良好。

(一) TCH方案

TCH方案用于HER2阳性乳腺癌新辅助治疗的初期报道,pCR率介于43.3%~76%之间,但随访时间均短。有一份来自德国随访时间较长的研究数据,2009—2014年间,78例可手术的HER2阳性乳腺癌患者,采用每3周1次多西他赛(75 mg/m^2)和卡铂(AUC 6),每周1次曲妥珠单抗(4 mg/kg负荷剂量,然后是2 mg/kg)的新辅助治疗方案。患者中位年龄55.5岁,激素受体阳性占65.4%,淋巴结阳性者占51.3%。6个周期后手术,曲妥珠单抗用到1年。结果显示,新辅助治疗后pCR率为43.6%,在40例淋巴结阳性患者中有27例(67.5%)在新辅助治疗后转阴。未发生3~4级毒性反应,未发生有充血性心力衰竭病例。中位随访48.5个月,无病生存率为84.6%,无远处疾病生存率为87.2%,总生存率为91%。研究认为HER2阳性乳腺癌新辅助治疗,采用不含蒽环类药物的TCH方案治疗有效且安全,其无病生存率、无远处疾病生存率和总生存率的结局与辅助试验结果相当。这些数据支持TCH方案作为HER2阳性乳腺癌患者的新辅助治疗方案,并推广到双靶(曲妥珠单抗和帕妥珠单抗)的新辅助治疗中。

(二) TRYPHAENA

TRYPHAENA是一项多中心、开放、Ⅱ期随机临床试验,目的是评估HER2阳性乳腺癌采用双靶联含蒽环类药物或不含蒽环类药物化疗新辅助治疗的长期疗效和心脏安全性。2009—2011年间,225例可手术的局部晚期或炎性乳腺癌患者1∶1∶1随机分为:A组,FEC方案+曲妥珠单抗+帕妥珠单抗,3个周期→多西他赛+曲妥珠单抗+帕妥珠单抗,3个周期;B组,FEC方案,3个周期→多西他赛+曲妥珠单抗+帕妥珠单抗,3个周期;C组,TCH方案+帕妥珠单抗,6个周期。新辅助治疗后手术,辅助曲妥珠单抗治疗到1年。结果显示,A、B、C三组患者的pCR率分别为61.6%、57.3%和66.2%。随访3年,A、B、C三组患者的无病生存率分别为87%、88%和90%。无进展生存率分别为89%、89%和87%。新辅助治疗达到总病理学完全缓解(tpCR)与非tpCR的DFS *HR* 为0.27(0.11~0.64)。治疗后随访期间,B组有2例(2.7%)出现症状性左心室收缩功能不全。三组共有11例左心室射血分数从基线值下降≥10%~<50%,其中A组4例(5.6%)、B组4例(5.3%)、C组3例(3.9%)。

TRYPHAENA试验的结果表明,HER2阳性乳腺癌双靶联合不含蒽环类药物与含蒽环类药物化疗的pCR率和随访后患者的生存率无明显差异。

(三) TRAIN-2

TRAIN-2是来自荷兰的一项多中心、开放、对照随机临床试验,目标是探索早期HER2阳性乳腺癌采用双靶新辅助治疗联合最佳化疗方案,即含蒽环类药物是否会改善pCR,并与卡铂-紫杉类药物方案相比较。2013—2016年间,438例Ⅱ~Ⅲ期HER2阳性乳腺癌患者,按肿瘤分期、淋巴结情况、ER状态和年龄分层,随机(1∶1)分为含蒽环类药物(FEC方案3个周期→紫杉醇3个周期)组和非蒽

环类药物(卡铂-紫杉)组。两组患者均在所有化疗周期中同时接受曲妥珠单抗(6 mg/kg,负荷剂量 8 mg/kg)和帕妥珠单抗(420 mg,负荷剂量 840 mg)。研究主要终点是原发肿瘤和腋淋巴结 pCR($ypT_{0/is}ypN_0$)。结果显示,含蒽环类药物和非蒽环类药物组的 pCR 率分别是 67%和 68%($P>0.05$)。中位随访 19 个月,含蒽环类药物和非蒽环类药物组治疗的不良事件发生率分别是 28%和 22%。不良事件中,患者有≥3 级中性粒细胞减少症,蒽环类药物组和非蒽环类药物组分别有 59.5%(131/220)和 54.1%(118/218)。蒽环类药物组,发热性中性粒细胞减少症较非蒽环类药物组常见(分别为 10%和 1%,$P<0.001$)。蒽环类药物组患者左心室射血分数从基线下降≥10%~<50%的(17/220, 7.7%)较非蒽环类药物组(7/218, 3.2%)常见($P<0.05$)。蒽环类药物组有两位患者患上了急性白血病。

TRAIN-2 研究的随访分析显示,Ⅱ、Ⅲ期 HER2 阳性乳腺癌患者,采用双靶新辅助治疗时,无论是否联合含蒽环类药物化疗方案,患者的 3 年 EFS 和 OS 相似,但含蒽环类药物的化疗方案有增加发热性中性粒细胞减少症、心脏毒性以及继发性恶性肿瘤的风险。

四、双靶免化疗试验

HER2 阳性靶向药物的开发取得重大进展,明显改善了 HER2 阳性早期乳腺癌患者的预后。无化疗的双靶(曲妥珠单抗和帕妥珠单抗)新辅助治疗的 pCR 率可达 20.5%~36.3%。pCR 是经过长期循证医学研究、充分验证具有改善患者长期生存的替代终点。这些探索性研究为某些 HER2 阳性早期乳腺癌患者采用靶向药物治疗、免用化疗提供了理论依据

Nitz 等(2017 年)就单用双靶治疗早期治疗反应好的患者,是否可能达到与双靶联合化疗相当的 pCR 进行了研究。2014—2015 年间,160 例 HER2 阳性、激素受体阴性早期乳腺癌患者,按 5∶2 随机分组,12 周多西他赛+帕妥珠单抗±每周 1 次紫杉醇 80 mg/m^2。早期治疗反应定义为:治疗 3 周再空芯针穿刺活检,肿瘤 Ki-67 增殖指数下降≥30%(与基线值比),或<500 个浸润性细胞数。多西他赛+帕妥珠单抗组 92 例,多西他赛+帕妥珠单抗+紫杉醇组 42 例。两组患者基线特征平衡(包括患者中位年龄、原发肿瘤大小、淋巴结情况和完成预期治疗比例)。术后辅助治疗按常规用表柔比星+环磷酰胺 4 个周期。多西他赛+帕妥珠单抗组,再序贯紫杉醇周疗 12 次。曲妥珠单抗 40 周。结果显示,新辅助治疗后,多西他赛+帕妥珠单抗+紫杉醇组与多西他赛+帕妥珠单抗组的 pCR 率分别为 90.5%和 36.3%。在多西他赛+帕妥珠单抗组中,对早期治疗无反应的 pCR 率仅为 8.3%(24/92),而早期反应者的 pCR 率为 44.7%(38/92)。

HER2 阳性、激素受体阴性早期乳腺癌患者,与单用双靶向药物治疗比较,单一紫杉类药物化疗加入双靶治疗的 12 周新辅助治疗即可显著地提高 pCR 率。双靶治疗早期无反应强烈预示非 pCR 的比例高,应及早调整治疗方案。而单用双靶治疗早期反应者将近半数病例可达到 pCR,这为深入探索选择适合人群实施降级治疗策略(单用靶向药物,免用化疗)提供了依据。

在一些评估新辅助治疗可能预测 pCR 的影响因素和医学成像技术的研究中认为,PET 扫描(^{18}F-FDG-PET)具有强大的潜能。利用^{18}F-FDG-PET 进行早期代谢评估,可提高识别 HER2 阳性乳腺癌对于抗 HER2 靶向治疗药物的灵敏度,增加预测 pCR 的可能性。

PHERGain 试验是一项多国、多中心的随机、开放、非比较性Ⅱ期临床试验,目的是在 HER2 阳性乳腺癌新辅助治疗中,利用^{18}F-FDG-PET 早期代谢评估治疗反应来预测 pCR,探索靶向治疗化疗降级的治疗策略。2017—2019 年间,HER2 阳性,Ⅰ~ⅢA 期可手术的乳腺癌(肿瘤直径≥1.5 cm)患者 1∶4 随机分组,71 例患者进入 A 组,285 例进入 B 组。治疗方案:A 组,即 TCHP 方案组(多西他赛 75 mg/m^2 静脉注射;卡铂;曲妥珠单抗皮下剂量 600 mg;帕妥珠单抗静脉注射 840 mg 负荷剂量,420 mg 维持剂量);B 组,双靶(曲妥珠单抗和帕妥珠单抗)组。ER 阳性患者分入 B 组。内分泌治疗,绝经后患者用来曲唑,绝经前患者用他莫昔芬。B 组患者,在治疗 2 个周期后用^{18}F-FDG-PET 评估治疗早期反应,有反应者继续该治疗共 6 个周期,无反应者换为 TCHP 方案治疗 6 个周期。新辅助治疗后 2~6 周手术。辅助治疗根据新辅助治疗选择。结果显示,中位随访时间 5.7 个月,B 组 285 例患者中用^{18}F-FDG-PET 检查有反应者 227 例(79.6%),其中 86 例(37.9%)达到 pCR,与历史资料相比 $P<0.0001$。不良反应最常见的是 3~4 级造血系统不

良事件,包括贫血,A 组(6/68,8.8%)高于 B 组(4/283,1.4%);中性粒细胞减少症,A 组、B 组分别是 23.5%(16/68)和 3.5%(10/283)。同样,发热性中性粒细胞减少症分别是 21%和 4%。A、B 组患者严重不良事件发生率分别是 29%和 5%。新辅助治疗期间无死亡病例。A、B 两组患者总体健康状况下降在 10%以上者分别为 65.0%和 35.5%。

该试验结果表明,应用^{18}F-FDG-PET 易识别出对靶向治疗敏感的 HER2 阳性早期乳腺癌患者,如经随访获得好的 DFS,单用双靶(曲妥珠单抗和帕妥珠单抗)无需化疗则可能是此类患者的有效治疗方法,并能减少治疗对患者总体健康状况的影响。

第四节　三阳性乳腺癌的新辅助治疗

三阳性(HER2、ER、PR 均阳性)乳腺癌,由于信号转导通路之间复杂的串扰,新辅助治疗的 pCR 率较 HER2 阳性/激素受体阴性乳腺癌低。因此,如何针对 HER2 和激素受体靶点选择有效治疗,可否避免化疗,是值得探索的课题。理论上应采用抗 HER2 靶向治疗加内分泌治疗。是否应联合化疗,以及如何合理地安排治疗程序尚未达成共识。现介绍一些临床试验的结果以供参考。

Rimawi 等报道了三阳性乳腺癌采用抗 HER2 靶向药联合内分泌治疗(不用化疗药)的新辅助治疗Ⅱ期临床试验(TBCRC 006),66 例Ⅱ、Ⅲ期乳腺癌患者,双靶向治疗药(曲妥珠单抗每周 1 次,初始 4 mg/kg,后 2 mg/kg;拉帕替尼 1000 mg 每天 1 次)共 12 周。ER 阳性者内分泌治疗用来曲唑(绝经前患者采用药物卵巢功能抑制+来曲唑)。结果显示 pCR 率为 27%(ER 阳性者 21%;ER 阴性者 36%),少量残留癌($ypT_{1a\sim b}$)占 22%(ER 阳性者 33%;ER 阴性者 4%),不良反应各占 63%和 46%。肝功能异常占 18%。本研究结果提示,选择性采用抗 HER2 双靶联合内分泌治疗,对三阳性乳腺癌是一种有效的治疗策略。

Harbeck 等于 2017 年报道了另一项具有代表性的三阳性乳腺癌新辅助治疗Ⅱ期随机临床试验(ADAPT HER2 阳性/HR 阳性试验)。375 例 HER2 阳性和激素受体阳性乳腺癌患者随机分为 T-DM1 组、T-DM1+内分泌治疗组和曲妥珠单抗+内分泌治疗组,治疗时间 12 周,主要研究终点是 pCR($ypT_{0/is}$ ypN_0),次要研究终点包括治疗安全性和早期治疗反应预测 pCR 的意义。术后辅助治疗按常规进行,90%以上患者完成了预定治疗计划。三组 pCR 率分别是 41%、41.5%和 15.1%($P<0.001$)。新辅助治疗后 3 周再行空芯针活检,Ki-67 增殖指数比治疗前下降≥30%判定为早期治疗有反应。67%患者治疗早期有反应,其中有 35.7%达到 pCR,而早期无反应病例 19.8%达到 pCR。T-DM1 治疗 1~2 度不良反应明显,主要是血小板减少、恶心和肝功能异常,总的不良反应发生率较低;T-DM1 组和曲妥珠单抗加内分泌治疗组重度不良反应分别是 5.3%和 3.1%。该试验结果表明,三阳性乳腺癌采用 T-DM1(包括或不包括内分泌治疗)仅 12 周即可使近半数患者达到 pCR,且避免了化疗药物的不良反应。

激素受体阳性乳腺癌新辅助内分泌治疗研究表明,短程新辅助内分泌治疗后,Ki-67 增殖指数下降预示对内分泌治疗有反应。PerELISA Ⅱ期多中心临床试验评估了一种降级、无化疗的新辅助治疗方案,以绝经后激素受体阳性/HER2 阳性、临床Ⅱ~ⅢA 期可手术乳腺癌患者为对象。HER2 阳性定义为 IHC 3+或 FISH 法阳性;ER 和/或 PR 阳性定义为≥10%。来曲唑治疗 2 周后再空芯针活检,Ki-67 增殖指数与基线值相比相对减少>20%定义为内分泌治疗有反应,继续用来曲唑并开始加用双靶(曲妥珠单抗-帕妥珠单抗,每 3 周为一周期)治疗,治疗 5 个周期。Ki-67 增殖指数相对减少不足 20%为无反应患者,停用来曲唑,改用紫杉醇周疗,13 周,联合双靶治疗(同前)。新辅助治疗结束 3 周内手术,术后辅助治疗按规范实施。曲妥珠单抗用到 1 年。有残留癌者多数采用辅助化疗加曲妥珠单抗治疗 1 年。内分泌治疗至少 5 年。研究的主要目标是 pCR(原发肿瘤和腋淋巴结)。结果显示,61 例患者用来曲唑治疗 2 周后,对治疗有反应者 44 例(72%),无反应者 17 例(28%)。治疗反应与 ER、PR 水平明显呈正相关。根据 PAM50 多基因检测分析,来曲唑 2 周后 Ki-67 增殖指数降低程度与 PAM50 亚型显著相关,管腔 A 型和 B 型患者有反应率(92%)明显高于 HER2 富集和基底样型者(44%)($P<0.001$)。在有反应病例中，HER2 富集亚型的 pCR 率明显高于其他亚型(45.5%与 13.8%，$P<0.05$)。在无反应病例中，HER2 富集的 pCR 率也高于其他亚型(83.3%和 66.7%，$P>0.05$)。

PerELISA 研究的价值在于，对三阳性乳腺癌患者中的 PAM50 固有亚型，通过短程(2 周)来曲唑治疗可筛选出对内分泌治疗敏感者(Ki-67 增殖指数显著下降)，继之联合抗 HER2 双靶治疗不加化疗，在 HER2 富集亚型病例可获得相当高的 pCR 率，这使 PAM50 固有亚型患者采用靶向药物联合内分泌治疗而免用化疗成为可能。而对短程内分泌治疗无反应者，及时更换为抗 HER2 双靶治疗联合化疗也能获益。这些研究结果，期待通过更大系列研究予以证实并广泛用于临床。

第五节　三阴性乳腺癌的新辅助化疗

新辅助化疗已是早期 TNBC 的主要治疗方法之一，多用于原发肿瘤直径>2 cm 或腋淋巴结有转移及存在其他高危因素者。尽管分子分型使人们对 TNBC 的异质性有了更深入的了解，但由于多基因检测的复杂性，使其临床应用受到限制。以蒽环类药物和紫杉类药物为主的方案一直被视为 TNBC 标准的新辅助化疗方案，而个体化的最佳化疗方案存在争议。综合文献资料，常规的蒽环类药物、紫杉类药物和环磷酰胺三联或序贯给药新辅助化疗的 pCR 率介于 30%～40%之间。有临床随机试验对 TNBC 在常规化疗方案基础上加入卡铂，可获得额外疗效(pCR 率绝对增加 17%～20%)，所付出代价是药物的不良事件明显增加，导致相当多的患者中断治疗，显然无法在临床上推广应用。但以铂类药为基础的新辅助化疗能显著增加 TNBC 的 pCR 率，变成为 TNBC 新辅助化疗的研究热点。

一、紫杉类药物在 TNBC 新辅助化疗中的地位

(1) 紫杉类药物是乳腺癌辅助及新辅助化疗方案必不可少的组成部分，尤其对 TNBC 患者。Priyanka Sharma 等于 2017 年报道了卡铂联合多西他赛，无蒽环类药物新辅助治疗 TNBC 的疗效。190 例Ⅰ～Ⅲ期 TNBC 患者，在两个独立的前瞻性队列中接受统一治疗。TNBC 定义：ER 和 PR 核染色<10%，HER2 免疫组化 0～1+或 FISH 法阴性。所有患者新辅助化疗方案均为卡铂(AUC 6)+多西他赛(75 mg/m^2)，21 d 一周期，共 6 个周期。主要研究终点是 pCR(原发肿瘤和腋淋巴结均无浸润性癌)和残余癌负荷(residual cancer burden，RCB)。结果显示，190 例患者中肿瘤中位直径 3.5 cm，腋淋巴结阳性者 52%，*BRCA1/2* 突变率为 16%，疗效为 pCR 率和 RCB-0+1 的分别为 55%和 68%，*BRCA* 突变型和野生型患者的 pCR 率分别为 59%和 56%($P>0.05$)。多因素分析，临床Ⅲ期乳腺癌是低 pCR 率的唯一影响因素。28%的患者经历了 3～4 级不良事件。

在 *BRCA* 突变和野生型 TNBC 中，卡铂-多西他赛方案耐受性良好，pCR 率高，可与常规蒽环类-紫杉类药物化疗中加入卡铂的方案相媲美。这一研究结果补充了铂类药物在 TNBC 中的疗效数据，支持在未来的随机试验中进一步探索卡铂-多西他赛方案。

(2) 白蛋白紫杉醇与溶剂型紫杉醇相比，用药前无需预处理，在短时间输入，使用方便，有研究显示其在新辅助治疗中能显著提高 pCR 率。ADAPT TN Ⅱ期试验 ADAPT 伞型试验的一部分。TN 子试验对比评价 TNBC 给予短程(每周 1 次)12 周白蛋白紫杉醇联合卡铂或吉西他滨的疗效，旨在建立一种短程、无蒽环类药物、以紫杉醇为基础、疗效可靠、不良反应较小、患者易耐受的的新辅助化疗方案，以避免过度治疗或治疗不足。336 例患者来自 48 个研究中心，随机分组。A 组：白蛋白紫杉醇(125 mg/m^2，第 1、8 天给药，每 3 周为一周期)+吉西他滨(1 000 mg/m^2，第 1、8 天给药，每 3 周为一周期)，共 4 个周期；B 组：白蛋白紫杉醇(剂量、用法同 A 组)+卡铂(AUC 2，第 1、8 天给药，3 周为一周期)，共 4 个周期。试验的主要目标是比较两组 pCR 率和早期治疗反应(早期治疗反应定义：通过治疗 3 周连续活检，Ki-67 增殖指数下降>30%或<500 个浸润癌细胞)。结果，336 例中 A 组 182 例，B 组 154

例，中位年龄 50 岁，A、B 组临床肿瘤为 $cT_{2\sim4c}$ 的分别为 62.6%和 62.9%，两组完成预定治疗的分别为 86.8%和 90.9%。B 组 pCR 率(45.9%)明显高于 A 组(28.7%)，$P<0.01$；B 组治疗早期无反应者(19.5%)显著低于 A 组(44.4%)，$P<0.001$。白蛋白紫杉醇＋吉西他滨组与治疗相关不良反应高于白蛋白紫杉醇＋卡铂组(20.6%和 11.9%，$P<0.05$)。这一大型随机试验的结果表明，白蛋白紫杉醇＋卡铂方案在 TNBC 新辅助化疗中疗效好，患者易耐受。鉴于短程、无蒽环类药物新辅助治疗 TNBC 早期反应好，pCR 率高，因而进一步探索化疗降级策略是很有前景的研究领域。

二、*BRCA* 基因突变与铂类药物疗效关系

既往研究显示，铂类药物对 *BRCA* 基因突变携带者乳腺癌具有很好疗效。在一项评估 *BRCA1* 突变的乳腺癌患者用顺铂新辅助化疗后 pCR 的研究中，107 例中 65 例(61%)达到 pCR。相比之下，同一组的回顾性分析结果，在采用 AC 方案或 FAC 方案治疗的 51 例中达到 pCR 的有 11 例(22%)。尽管已有资料证实铂类药对 *BRCA* 突变乳腺癌治疗有效，如前述 Priyanka Sharma 等报道的 *BRCA* 突变者，卡铂＋多西他赛的 pCR 率高达 56%～59%，但也有与此相反的随机试验数据。

INFORM 试验是一项前瞻性、多中心新辅助治疗随机试验。对临床Ⅰ～Ⅲ期 HER2 阴性、*BRCA* 突变携带者 TNBC 患者，采用顺铂单药与 AC 方案新辅助治疗进行对照研究。研究主终点是 pCR ($ypT_{0/is}N_0$)；次要终点是 RCB 0～1 和治疗的毒性反应。117 例患者，中位年龄 42 岁，*BRCA* 突变型、野生型和混合型分别为 69%、30%和 1%，临床Ⅰ、Ⅱ和Ⅲ期分别为 19%、63%和 18%，淋巴结阳性的有 45%。70%为 TNBC。结果显示，顺铂和 AC 方案组的 pCR 率分别为 18%和 26%，顺铂组和 AC 方案组的 RCB 0～1 分别为 33%和 46%。两组患者对治疗的耐受性良好，均无意外毒性反应。研究并未证实顺铂对 *BRCA* 突变携带的乳腺癌患者新辅助治疗的 pCR 率和 RCB 0～1 高于 AC 方案治疗者。

关于该研究中铂类药对 *BRCA* 突变携带者没有获得较好疗效的缘由，笔者认为一种潜在因素是 *BRCA* 突变携带者乳腺癌对 DNA 损伤药更敏感(无论顺铂，还是蒽环类药物加烷化剂)。蒽环类药物联合烷化剂的优势降低了铂类药物化疗益处。而 *BRCA* 缺陷的作用可能是预测肿瘤细胞对化疗药(至少是对 DNA 损伤剂)的灵敏度，而非专门预测铂类药物。INFORM 试验中，AC 方案联合化疗组比顺铂单药组 pCR 率高可能与此有关。INFORM 试验病例数有限(117 例)，如欲使 pCR 率保持在观察到的水平(即 AC 方案组为 26%，顺铂组为 18%)，则研究的每组至少需要 331 例患者。研究也并未完全排除顺铂的优势，但需要更大的样本量确认研究结果的准确性。

三、多腺苷二磷酸核糖聚合酶(PARP)抑制剂用于 TNBC 新辅助治疗先导试验

BRCA1、*BRCA2* 是肿瘤抑制基因，通过同源重组途径修复 DNA 双链断裂。PARP 是修复 DNA 单链断裂的关键分子。实验研究结果显示，*BRCA1* 或 *BRCA2* 功能缺失的细胞对 PARP 抑制剂非常敏感。

Jennifer K. Litton 等报道(2020 年)了一项对 *BRCA* 突变阳性可手术乳腺癌采用 PARP 抑制剂他那唑帕利单药新辅助治疗的研究结果。患者乳腺癌原发肿瘤直径＞1 cm，HER2 阴性。他那唑帕利每天 1 mg，口服 6 个月后手术。主要研究终点是 RCB。结果显示，20 例患者，中位年龄 38 岁；*BRCA1* 突变阳性 16 例，*BRCA2* 突变阳性 4 例；TNBC 15 例，激素受体阳性 5 例；临床Ⅰ、Ⅱ、Ⅲ期分别是 5 例、12 例和 3 例。pCR 率(RCB-0)53%，RCB-0＋1 为 63%。8 例患者(40%)贫血 3 级需要输血，3 例患者中性粒细胞减少 3 级，1 例患者血小板减少 4 级。常见的 1 级或 2 级不良事件为恶心、疲劳、中性粒细胞减少、脱发、头晕和呼吸困难，毒性反应通过药物减量和输血可以控制，其中有 9 例患者需要药物减量。这一先导试验证明 *BRCA* 突变阳性乳腺癌采用靶向药物 PARP 抑制剂单药可以达到很高的 pCR 率。但需要进一步证实的是，靶向单药 PARP 抑制剂达到的 pCR 是否具有与化疗达到 pCR 同样良好的预后效果。

BrighTNess 试验是一项Ⅲ期随机、双盲、安慰剂对照临床试验，研究对象是临床Ⅱ～Ⅲ期 TNBC 患者，随机分组(2∶1∶1)。研究分 2 个阶段，第 1 阶段分 3 组：紫杉醇＋卡铂＋PARP 抑制剂维利帕利组(紫杉醇 80 mg/m^2 静脉滴注，每周 1 次，共 12

次；卡铂，每3周1周期，共4个周期；维利帕利50 mg口服，每日2次）；紫杉醇＋卡铂＋维利帕利安慰剂组；紫杉醇＋卡铂安慰剂＋维利帕利安慰剂组。3组患者均在第2阶段接受多柔比星和环磷酰胺治疗（每2～3周一次为一周期），共4个周期。随机分组按*BRCA*突变状态、淋巴结情况、多柔比星和环磷酰胺给药方法分层。主要研究终点是新辅助治疗后pCR（原发肿瘤＋腋淋巴结）率。结果显示，在2014—2016年间共634例患者，紫杉醇＋卡铂＋维利帕利316例，紫杉醇＋卡铂160例，紫杉醇单药158例。紫杉醇＋卡铂＋维利帕利组pCR率（53％）高于紫杉醇单药组（31％）（$P<0.001$），但与紫杉醇＋卡铂组（58％）无显著差异（$P>0.05$）。卡铂组患者3～4级的不良事件较多，而维利帕利并未明显增加毒性反应。该研究结果表明，虽然在紫杉醇、多柔比星和环磷酰胺的基础上加入维利帕利和卡铂提高了TNBC患者的pCR率，但在卡铂和紫杉醇的基础上加入维利帕利并未提高pCR率。

第六节　与乳腺癌新辅助化疗效果相关的病理学及分子生物学因素

化疗效果与乳腺癌某些相关的病理学及分子生物学因素关系的研究对预测疗效、选择有效化疗药物、制定个体化方案具有重要意义。有关这方面的文献报道不少，但多数研究样本的数量有限，研究的方法（如病例选择、化疗方案、检测的指标和方法等）各异，得出的结果不尽相同。现就目前文献中，与化疗效果关系较密切的因素予以概述，可供参考。

一、ER状况

ER状况是乳腺癌是否选择内分泌治疗的依据，对预测患者的DFS及OS具有重要意义。乳腺癌新辅助化疗效果与ER状况的关系，总体而言，ER阴性乳腺癌较ER阳性者对化疗敏感。欧洲可手术乳腺癌协作试验（ECTO试验）于2002年首次报道，乳腺癌AC方案序贯CMF方案新辅助化疗的反应与ER状况有关。单因素分析，在ER阴性患者中，疗效达pCR的为45％，而ER阳性患者的为10％（$P=0.001$）。同样，PR阴性和阳性患者疗效达pCR分别是36％和13％（$P=0.001$）。多因素分析，进一步显示仅ER与淋巴结情况是影响pCR的因素。Ring等报道，435例可手术乳腺癌采用AC方案或CMF方案每3周一周期新辅助化疗，全部病例术前完成6个周期化疗。全组pCR率为12％，ER阴性和阳性病例的pCR率分别是21.6％和8.1％（$P<0.001$）。在分层分析中看到，ER阴性病例达pCR的5年DFS和OS明显好于未达到pCR者（无病生存率分别为73％和37％，$P=0.001$；总生存率分别为90％和52％，$P<0.01$），但在ER阳性病例中达到pCR与未达到pCR对患者生存率的影响无明显差异。事实上，ER阳性乳腺癌，尤其是ER和PR均呈强阳性、分子分型为管腔A型患者的预后较好，与肿瘤本身的生物学行为直接相关，而与新辅助化疗是否达到pCR关系不大。NSABP B-27试验的结果与此相似，ER阴性和阳性病例的pCR率分别为16.7％和8.3％（$P<0.001$）。但值得注意的是，GEPARTRIO和NSABP B-27试验均呈现出另一种情况，即在新辅助化疗中，加入多西他赛后，pCR率有明显提高，而pCR率的提高与ER状态无关。换言之，多西他赛的疗效与ER状态无明显关系，ER阳性乳腺癌需要化疗者，似乎以选用含紫杉类药物的方案为宜。

二、组织学分级

肿瘤组织学分级高及细胞增殖旺盛的乳腺癌，对化疗药物敏感。Ring等采用AC方案或CMF方案新辅助化疗6个周期后，癌组织学分级为1、2和3级患者的pCR率分别是3.2％、2.4％和15.6％（$P<0.001$）。

三、Ki-67增殖指数

乳腺癌的化疗效果与癌细胞的增殖情况明显相关，增殖快的化疗反应好。在乳腺癌新辅助化疗中，采用反映肿瘤增殖情况的Ki-67增殖指数作为监测和预测化疗反应是一个非常实用的指标。新辅助化疗主要研究终点pCR与Ki-67增殖指数关系的研究，多数显示Ki-67增殖指数高是预测pCR率高的一个指标。Fasching 等进行了一项乳腺癌新辅助化疗 Ki-67 增殖指数与化疗反应及患者预后关系的研究。552 例可手术乳腺癌患者接受含蒽环类药物或联合紫杉类药物等方案的新辅助化疗,达 pCR (pCR 定义为 ypT_0ypN_0)的为 21.7%。单因素分析,以 Ki-67 增殖指数>13%为肿瘤细胞高增殖,余为低增殖。高增殖与低增殖组的 pCR 率分别为 29.0%(113/390)和 4.3%(7/162)($P<0.001$)。进行多因素分析,Ki-67 增殖指数仍显示为一预测 pCR 的独立因素($P=0.01$)。从乳腺癌的分子分型看,管腔 A 型的 pCR 率低。316 例中 pCR 率仅为 5.7%,但在管腔 A 型中,Ki-67 增殖指数相对高的 pCR 率仍高于 Ki-67 增殖指数低组,pCR 率分别为 8%和 2.9%($P<0.05$)。在激素受体和 HER2 阳性(即管腔 B 型)病例中,无论加或不加抗 HER2 的靶向治疗(曲妥珠单抗),Ki-67 增殖指数高低间的 pCR 率差异(分别为 44.3%和 14.3%,$P<0.05$)同样十分明显。

文献中,通常将 Ki-67 免疫染色阳性癌细胞 14%作为在激素受体阳性、HER2 阴性的管腔 A 型、B 型鉴别的截点(cut-off)。Ki-67 增殖指数 14%这一百分比还不足以表示肿瘤细胞增殖率的高低,因而也不是预测化疗反应最好的截点。Fasching 等在乳腺癌新辅助化疗分析中发现,不同分子分型乳腺癌对新辅助化疗反应的 Ki-67 增殖指数截点不同。激素受体阳性乳腺癌的 Ki-67 增殖指数截点为 36%~40%,TNBC 的截点为 30%~40%,而 HER2 阳性乳腺癌介于 17%~20%。TNBC 的 Ki-67 增殖指数普遍较高,这与 TNBC 新辅助化疗达到 pCR 率较高有关。Ki-67 增殖指数作为预测治疗反应的生物学指标,在对拟行新辅助化疗病例的选择上具有一定的参考价值,如 ER 阳性和 HER2 阴性乳腺癌,在 Ki-67 增殖指数低的情况下,会预示难以从化疗中获益或受益有限。

临床工作中,可以 Ki-67 免疫染色阳性癌细胞 20%作为判定其高低的参考值。

四、HER2

普遍认为 HER2 阳性乳腺癌对含蒽环类药物的方案较 HER2 阴性者敏感。Penault-Llorea 等对 115 例乳腺癌患者行含蒽环类药物的新辅助化疗。治疗前后活检,检测肿瘤组织学分级、ER、PR、HER2、P53 表达及 Ki-67 增殖指数。结果显示,HER2 阳性患者的 pCR 率是 HER2 阴性患者的 4.54 倍($P<0.01$),认为 HER2 高表达是预测蒽环类药物化疗效果的独立因素。Learn 等对 121 例可手术乳腺癌患者采用 AC 方案或加多西他赛新辅助化疗,结果显示 HER2 阳性患者单用 AC 方案组有效率高于 HER2 阴性(75% *vs* 51%, $P>0.05$),而在加入多西他赛后(AC-D 组),两者的有效率相仿(78% *vs* 81%, $P>0.05$),认为这可能是由于多西他赛"复苏"了 HER2 阴性乳腺癌对 AC 方案化疗反应。但也有 HER2 情况与化疗反应无明显关系的报道。Zhang 等报道,M. D. Anderson 癌症中心 97 例Ⅰ~Ⅲ期乳腺癌患者采用 FAC 方案新辅助化疗 4~6 个周期。结果显示,临床总缓解率为 78%,影像总缓解率 64%, pCR 率 15%。在影像学评估中,HER2 阳性和阴性的总缓解率分别为 80%和 57% ($P>0.05$),两者之间的差异无统计学意义。

乳腺癌中 DNA 拓扑异构酶 α2(*TOP2A*)基因改变(扩增或缺失)与含蒽环类药物方案化疗灵敏度的关系的研究也引起了人们的兴趣。O'Malley 等报道采用 MA.5 随机试验的样本进一步研究发现:*TOP2A* 基因改变(扩增或缺失)乳腺癌对含蒽环类药物方案化疗的灵敏度与 HER2 阳性乳腺癌的情况相似,即对含蒽环类药物方案化疗的反应好于不含蒽环类药物方案,故认为 HER2 阳性,同时 *TOP2A* 基因扩增或缺失的乳腺癌患者,对含蒽环类药物方案化疗会更敏感。

五、乳腺癌的分子分型

乳腺癌的分子分型与化疗反应明显相关。管腔 A 型对化疗反应差,此类患者的预后主要取决于肿瘤本身的生物学行为,而与新辅助化疗的反应无明显关系。在新辅助化疗的临床研究中观察到,管腔 A 型达到 pCR 患者的预后与未达到 pCR 者无显著差异。

虽然总的来看,TNBC 患者的预后差,但在新辅助化疗中,TNBC 对化疗反应较好,达到 pCR 的患者的预后与非 TNBC 相似,而仍有癌残留者的预后比非 TNBC 差。Liedtke 等报道 M. D. Adenson 癌症中心一项乳腺癌新辅助化疗长期随访的资料,1 118 例乳腺癌患者行新辅助化疗,其中 255 例为 TNBC,863 例为非 TNBC。TNBC 达到 pCR 的明显高于非 TNBC(22%和 11%,$P<0.05$)。中位随访时间 3 年,达到 pCR 的 TNBC 患者的生存率与非

TNBC相似($P>0.05$)，而未达到pCR患者的生存率明显低于非TNBC($P<0.001$)。为提高TNBC化疗效果，新近有在通常采用蒽环类药物和/或紫杉类药物的基础上加抗代谢药物，或联合铂类及新型的微管稳定剂等进行的临床研究。NSABP B-40研究，试图回答在蒽环类药物联合紫杉类药物基础上再加抗代谢药物(卡培他滨或吉西他滨)是否能提高TNBC新辅助化疗的pCR。但结果，加与不加抗代谢药物组间的pCR率无明显差异(TX方案→AC方案组23.3%；TG方案→AC方案组27.3%；T→AC方案组为26%，$P>0.05$)，前者反而增加了药物毒性反应。HER2阳性乳腺癌，化疗联合靶向(尤其双靶)新辅助化疗的pCR率明显较高。

六、*P53*

综合目前的资料，*P53*突变情况对蒽环类药物化疗效果也具有一定的预测价值。Bottini报道143例可手术乳腺癌新辅助化疗，分CMF方案化疗和表柔比星单药化疗两组，2～6个周期(平均3个周期)。检测的指标有P53、Bcl-2、cerbB-2、ER、PR、Pg-170。结果：表柔比星组，P53阳性和阴性者CR率分别为9.4%和25.5%($P<0.05$)。多因素分析，*P53*为预测蒽环类药物疗效的一项独立指标。Anelli等报道的结果与此相似，73例LABC患者采用PA(紫杉醇175 mg/m^2＋多柔比星60 mg/m^2)方案新辅助化疗3个周期。化疗前切取活检*P53*和DNA测定。结果显示*OR*为83.5%，pCR率为15.1%。临床CR 25例中，P53阳性者2例($P<0.01$)。pCR 11例中，P53阳性仅1例($P>0.05$)。提示P53阴性的乳腺癌，采用PA方案化疗获效的概率高。

Aas等进行的一项多柔比星单药新辅助化疗临床试验，旨在观察肿瘤细胞增殖情况对预测疗效的价值，结果显示，乳腺癌对多柔比星耐药与肿瘤内P53表达有关。94例LABC患者采用多柔比星14 mg/m^{2}每周1次新辅助化疗16周，治疗前切取活检，临床疗效为PR 38%、SD 52%、PD 10%。单因素分析，对多柔比星耐药与肿瘤细胞增殖率高明显相关，进一步分析表明这一相关性仅限于肿瘤为野生型*P53*表达的亚组。多因素分析，*P53*突变状态是预测多柔比星耐药的唯一影响因素。

七、化疗效果与细胞凋亡的关系

Davis等对30例乳腺癌患者进行新辅助化疗，在治疗前及治疗后24、48 h分别行空芯针活检，动态观察细胞凋亡变化。化疗方案用AT(多西他赛＋多柔比星)方案或紫杉醇，新辅助化疗结束后评估疗效。结果显示，化疗后肿瘤的病理学反应与化疗诱导肿瘤细胞凋亡程度直接相关，化疗反应好的患者化疗后48 h细胞凋亡呈高水平。这一研究既表明诱导细胞凋亡可增强肿瘤对化疗的反应，也预示根据化疗诱导出现凋亡高峰来调整化疗间期，有可能进一步提高化疗效果。

八、乳腺癌组织学类型

浸润性小叶癌(ILC)对化疗的灵敏度与浸润性导管癌(IDC)有显著不同，有诸多关于新辅助化疗中两者对照研究的报道。总的来看，采用含蒽环类药物新辅助化疗中，ILC的pCR率(约3%左右)明显低于IDC。美国M. D. Anderson癌症中心进行了一项较大样本临床研究，1 034例Ⅱ、Ⅲ期乳腺癌患者中，ILC 122例(12%)，其他为IDC占88%。所有病例均接受含蒽环类药物新辅助化疗，另有32%患者加入了紫杉醇。疗效评价pCR标准为原发肿瘤和腋淋巴结均无浸润性癌。结果显示ILC的pCR率显著低于IDC(3% *vs* 15%，$P<0.001$)。

第七节　新辅助化疗反应的监测、疗效评价及预后预测

一、新辅助化疗反应的监测

(一) 监测原发肿瘤大小和区域淋巴结情况

原发肿瘤大小(T)和区域淋巴结(N)情况是乳腺癌患者重要的预后因素，也是新辅助化疗近期主攻的目标。治疗前准确测量T和了解N情况，影像学(乳腺X线、超声、MRI等)检查非常重要。对怀疑腋淋巴结有转移者，应争取获得细针抽吸细胞学检查的阳性结果。每一周期化疗后，临床评估疗效

一次。新辅助化疗结束后、手术前同时进行影像学疗效评估。如采用序贯化疗(如蒽环类药物和紫杉类药物序贯),在更换药物前重新评估一次疗效,以便分别评价两类不同药物(方案)的各自疗效。

新辅助化疗的早期疗效评估非常重要。虽然乳腺癌对化疗的反应好,但即使是最有效的化疗药物,其有效率也仅为70%左右,换言之,仍有约30%的乳腺癌对化疗反应差或无反应,因此在化疗早期评估乳腺癌对化疗的反应,可及时发现那些对所给的化疗药物(方案)不敏感的患者尽早更换化疗药物(方案)或改用其他有效治疗,以避免患者接受无效而有毒性的全程化疗。早期的疗效评估多在第2个化疗周期结束到第3周期开始前进行。评估的方法有患者主观感觉肿瘤大小和肿瘤质地硬度的变化,医生触诊检查肿瘤范围、大小的变化。一定要通过影像学检查客观地评估新辅助化疗前、后的变化。

(二)影像学

早期疗效评估最常用的影像学检查方法是彩色超声检查,可了解病灶范围、大小和肿瘤内血供情况的改变。早期疗效评估,对化疗反应好(指肿瘤大小缩小在30%以上)的患者,可继续完成预定的化疗。但是传统的影像学检查即使化疗效果很好,肿瘤大小的明显改变也均需经过几个周期化疗后才能观测得,而化疗有效者在化疗早期就可有肿瘤内血供、细胞弥散、组织代谢等变化。近年来,在新辅助化疗早期(1或2个周期后),采用磁共振弥散加权成像(DWI)、动态增强MRI等技术监测,已成为乳腺癌新辅助化疗早期监测肿瘤对化疗反应的研究热点。

(三)早期动态监测生物学指标变化

在治疗早期肿瘤的生物学特征即可发生明显变化,而肿瘤形态学的显著改变则在治疗的后期方能出现,故新辅助化疗早期监测肿瘤生物学指标的变化,对于治疗无反应(或反应差)者及时调整治疗方案以免延续无效治疗具有临床指导价值。WSG ADAPT是一创新的研究设计,以治疗早期Ki-67增殖指数变化作为对化疗反应评价的生物学指标,并综合考虑其他风险指标调整下一步的治疗。新辅助化疗早期(1～2周期后),再空芯针穿刺原发肿瘤,如Ki-67增殖指数下降,尤其是有明显下降,应视为化疗有效。

(四)乳腺癌新辅助化疗循环肿瘤细胞监测

Pierga等于2017年报道152例非转移性IBC新辅助化疗采用FEC方案4个周期→多西他赛4个周期方案,HER2阳性者多西他赛联合曲妥珠单抗,其中137例监测循环肿瘤细胞(CTC)和循环内皮细胞(circulating endothelial cell, CEC)。基线测定39%为阳性,4个周期化疗后再测CTC显著下降到9%。有40%病例达到pCR,但发现CTC、CEC与pCR无相关性。基线CTC与患者的DFS、OS明显相关。

Bidard等在2018年报道国际荟萃分析,收集2003—2015年早期乳腺癌新辅助化疗前采用CellSearch法监测1 574例患者的CTC。主要研究终点是患者OS,次要终点包括DDFS、局部无复发间隙(local recurrence-free interval, LRFI)和pCR。结果显示,有25.2%患者CTC细胞数≥1。CTC细胞数与原发肿瘤大小明显相关。新辅助化疗前监测患者CTC阳性数与患者的预后(DDFS、LRFI和OS)明显呈负相关,但与化疗病理学评价的pCR无关。

二、新辅助化疗效果评价

新辅助化疗的疗效评价包括临床和病理学评价两个方面。

(一)临床评价

仅依触诊测量的大小计算,存在检查者主观因素而易低估或高估,如同时进行用影像学检查的话则可较客观地反映疗效。超声检查和MRI检查能提供新辅助化疗后残余病灶范围、区域淋巴结情况等更多信息。对拟行保乳手术病例,必要时应联合多种影像学检查。对临床触不到肿块,但X线检查显示有微钙化时,可明确病灶累及的范围,对是否适合保乳或保乳手术的切除范围具有重要的指导价值。有研究报道,以病理学评价为金标准,临床评价疗效的高估率为25%,低估率为56%。化疗后,癌细胞变性、坏死,肉芽形成,或瘤床区纤维组织增生、胶原化,由瘢痕组织取代,因此临床可触及的肿块影像学检查也显示有病灶,临床评估为PR而病理学评价则为pCR的并不少见。临床与病理学评价疗效的不一致性给临床工作带来一定困难,成为新辅助化疗研究中亟待解决的问题。为改善影像学评估技术，目前多集中研究 MRI 和 PET 对疗效评估的价值。Schmitz 等报道一项前瞻性研究，188 例Ⅱ、Ⅲ期乳腺癌患者按肿瘤分子分型进行新辅助化疗。影像学检查采取单用 MRI、单用^{18}F-FDG-PET/CT 或两者联合来监测原发肿瘤对化疗的反应。化疗的 pCR 定义为 pCR_{mic}（可存在有少数散在浸润性癌细胞）。结果显示，HER2 阳性患者 pCR_{mic} 为 76.1%，TNBC 患者为 56.4%，而 ER 阳性者为 12.6%。对 HER2 阳性患者，MRI 预测疗效准确率明显优于 PET/CT。对 TNBC 患者单用 MRI、PET/CT 或两者联合的效果相似，而对 ER 阳性者联合应用较单用为好。

（二）病理学疗效评价

1. 评价标准　病理学疗效评价的标准中，pCR 和病理学无变化易于判定，但病理学部分缓解（pPR）评定标准存在难度。Apple 等推荐采用 NSABP 2002 年制定的新辅助化疗后病理学评价标准，易于掌握，但不够确切。目前文献中应用较多的是 5 级组织学分级系统（Miller-Payne 系统），即 1 级为肿瘤内个别细胞可发生某些变化，但细胞总数无明显变化；2 级，浸润性癌细胞数量有所减少，癌细胞数减少＜30%；3 级，肿瘤细胞数量减少介于 30%～90%之间；4 级，浸润性癌细胞数减少＞90%，仅可见非常散在的成簇癌细胞；5 级，从原发肿瘤多处切片，证实无浸润癌细胞（pCR）。

2. pCR 的定义　文献报告中对乳腺癌新辅助化疗后 pCR 定义的标准各异，pCR 对患者预后的意义也有所不同。美国 M. D. Anderson 癌症中心、奥地利的乳腺癌和结直肠癌研究组和新国际乳腺组织均定义为 $ypT_{0/is}N_0$，即乳腺癌原发肿瘤和腋淋巴结无浸润癌残留，允许有非浸润癌残留。Mazouni 等回顾分析在 M. D. Anderson 癌症中心，共 2 302 例接受新辅助化疗乳腺癌患者中，达到 pCR 的有 78 例（3.4%），pCR＋DCIS 的有 199 例（8.6%），残留有浸润癌的有 2 025 例（88.0%）。长期随访结果显示，原发灶及腋淋巴结残留 DCIS 并不影响患者的预后。pCR 和 pCR＋DCIS 组患者 5 年、10 年的无病生存率和总生存率相似（5 年无病生存率均为 87.1%，10 年的无病生存率分别为 81.3%和 81.7%；5 年的总生存率为 91.9%和 92.5%，10 年总生存率为 91.8%和 92.5%），明显好于残留浸润癌组（$P<0.001$）。pCR 和 pCR＋DCIS 组 5 年局部区域无复发生存率同样无差异（分别为 92.8%和 90.9%，$P>0.05$）。

NSABP B-18 和 B-27 临床试验中，乳腺癌术前化疗的 pCR 定义则与上述不同，即术前化疗后手术切除的标本，仅限于原发肿瘤无浸润性癌者，不考虑腋淋巴结情况。pCR 为 $ypT_{0/is}ypN_{0/+}$（允许淋巴结内浸润癌残留）。B-18 试验随访 5、8 和 16 年的资料始终显示，术前化疗达到 pCR 患者的 DFS 和 OS 均明显好于未达到 pCR 者（$P<0.001$）。B-27 试验随访 8 年的结果同样显示，术前化疗达到 pCR 的患者 DFS 和 OS 均明显好于未达到 pCR 者（$P<0.001$）。

德国乳腺组将 pCR 严格定义为 ypT_0ypN_0（乳腺原发肿瘤和淋巴结无浸润和非浸润癌残留）。von Minckwitz 等对 7 个随机试验进行荟萃分析，共 6 377 例乳腺癌患者接受新辅助化疗后按不同的 pCR 定义分组，并比较对患者预后（中位随访时间 46.3 个月）的影响，结果显示 pCR 为 ypT_0ypN_0 组患者（955 例）的 DFS 明显好于 $ypT_{is}ypN_0$ 组（309 例），$ypT_{0/is}ypN^+$ 组（186 例），$ypT_{1mic}ypN_{0/+}$ 组（478 例）和 $ypT_{1mic}ypN_{0/+}$ 组（4 449 例），P 值均＜0.001。作者在讨论中分析到，Mazouni 等报道的 pCR 和 pCR＋DCIS 组患者的 DFS 和 OS 无差异乃因病例数较少，且术前化疗所用药物仅 42%患者采用蒽环类药物联合紫杉类药物，导致达到 pCR 和 pCR＋DCIS 的仅为 3.4%和 8.6%，认为统计学处理的数据说服力不够强。pCR 中含有 DCIS 对患者预后影响的说法不一，可能归咎于某些 DCIS 诊断的准确性和可靠性不高，如病理学检查不够充分（如未能做连续切片等），以致有浸润部分遗漏。目前文献中 pCR 的定义采用 $ypT_{0/is}ypN_0$ 居多。比较一致的意见为无论是 ypT_0 还是 $ypT_{0/is}$，ypN 情况对患者预后的影响尤为重要。$ypT_{0/is}ypN^+$ 患者的预后与原发灶和淋巴结同时有浸润癌残留者相似。文献中，还有将 pCR 的标准记述为 $ypT_{1mic}ypN_{0/+}$ 者。

3. 乳腺癌分子分类与新辅助化疗反应的关系　一些恶性程度低的乳腺癌，如增殖指数低的小叶癌，组织分级为 1 级，ER、PR 阳性及分子分型为管腔 A 型的乳腺癌对化疗的反应差，新辅助化疗后的 pCR 率低。此类患者的预后（DFS、OS）较好主要归因于肿瘤本身的生物学恶性程度低，而与是否达到 pCR 无关，故新辅助化疗后 pCR 与否并无预测这类患者预后的意义。相反，在恶性程度较高的 TNBC 和 HER2 阳性（非管腔 B 型）乳腺癌对化疗（尤其是蒽环类药物联合紫杉类药物）反应好，全程新辅助化

疗后的 pCR 率可达 20%(不包括 HER2 阳性者联合生物靶向治疗病例)。达到 pCR 患者的预后明显好于未达到 pCR 者。这些类型乳腺癌患者新辅助化疗后的 pCR 是一项重要的预后指标。von Minckwitz 等对接受新辅助化疗患者按乳腺癌的分子分型进行分析,认为在管腔 B 型中,HER2 状况与新辅助化疗的 pCR 不尽相同。对管腔 B/HER2 阴性乳腺癌,pCR 具有预后意义,但管腔 B/HER2 阳性乳腺癌,尽管联合应用抗 HER2 靶向治疗,但 pCR 率低,且 pCR 并未显示与预后相关。

4. *残留癌对患者预后评价指标*

(1) Ki-67 增殖指数:德国的乳腺癌新辅助化疗临床试验 GeparTrio 中,对新辅助化疗后病理学疗效评价未达 pCR 者,通过检测残留癌内 Ki-67 增殖指数,分析其预后预测价值。按 Ki-67 免疫染色阳性细胞百分比,分为 Ki-67 增殖指数低(0%～15%)、中(15.1%～35%)和高(35.1%～100%)3 组。结果显示新辅助化疗后,Ki-67 增殖指数高组患者肿瘤复发风险(主要在术后前 3 年内)明显高于 Ki-67 增殖指数低、中组(HR 分别为 4, 53、1.12 和 1.86, $P<0.001$)。患者的死亡风险亦然(HR 分别为 5.86、1.06 和 1.56, $P<0.001$)。Ki-67 增殖指数低组患者的 DFS 和 OS 与新辅助化疗效果达 pCR(该研究 pCR 定义为乳腺组织内无浸润性癌残留,无论淋巴结是否受累,即 $ypT_{0/is}ypN_{0/+}$)者无明显差异(DFS, $P>0.05$; OS, $P>0.05$),后者仅见于 ER 阳性患者。在 ER 阴性患者中,Ki-67 增殖指数中、低水平的复发风险虽然低于 Ki-67 增殖指数高的患者,但仍高于 pCR 患者(低 Ki-67 增殖指数的 HR 1.84, $P=0.01$;中 Ki-67 增殖指数的 HR 2.71, $P<0.01$)。研究结果表明,对新辅助化疗后疗效未达到 pCR 的患者,检测残留肿瘤内 Ki-67 增殖指数能提供可靠的预后信息。如此,对接受新辅助化疗的患者,判断新辅助化疗后病理学疗效是否达到 pCR,或有效但仍有残留者,检测 Ki-67 增殖指数都有助于预测患者的预后。

(2) RCB 指标:文献报道,采用含 T/FAC 方案新辅助化疗后未达到 pCR,对残留癌组织采用 RCB 指标可预测新辅助治疗后无远处复发生存情况。RCB 计算公式如下:

$$RCB = 1.4(f_{inv}d_{prim})^{0.17} + [4(1-0.75^{LN})d_{met}]^{0.17}$$

其中,$d_{prim}=\sqrt{d1d2}$(为切除标本瘤床的两个直径);f_{inv}:原发肿瘤床浸润癌部分的比例;LN:腋淋巴结转移数;d_{met}:转移的腋淋巴结最大径。

RCB 分 4 类(0、1、2、3)。残留癌很少(RCB-1)的患者 5 年预后与新辅助化疗后 pCR(RCB-0)相同。RCB-3 患者的预后差。激素受体阳性乳腺癌新辅助化疗后,RCB 指标同样有预测预后价值。

(3) 肿瘤浸润淋巴细胞(TIL):Asano 等报道,177 例乳腺癌患者新辅助化疗后按肿瘤间质浸润淋巴细胞(iTIL)程度计分。围绕浸润性癌细胞巢淋巴细胞浸润间质区>50%、>10%～50%、≤10%和无淋巴细胞,分别计为 3、2、1 和 0 分。计分≥2 分为阳性,1 分和 0 分为阴性。在 TNBC 和 HER2 阳性乳腺癌中,TIL 高与 pCR 呈明显正相关。患者中位随访时间 3.4 年,TIL 高组患者 DFS 和 OS 均明显好于 TIL 低组,故认为 TIL 可作为 TNBC 和 HER2 阳性乳腺癌新辅助化疗后预测患者预后的生物学指标。

有人认为可将 RCB 和 TIL 两者联合(RCB-TIL)用于所有分子亚型乳腺癌新辅助化疗后有残留癌患者的预后判定。

(4) 乳腺癌新辅助治疗反应指数:评价新辅助化疗及联合靶向治疗的近期疗效主要标志是 pCR 或非 pCR。Rodenhuis 等报道(2010 年)荷兰癌症研究所采用定量方法衡量新辅助治疗后疗效,即新辅助治疗反应指数(neoadjuvant response index, NRI)。NRI 方法简单,比单用 pCR 和非 pCR 更能反映新辅助治疗不同程度的疗效。NRI 计算是根据乳腺癌原发肿瘤对新辅助治疗后反应程度记分(5 分制),同样腋淋巴结对治疗的反应程度记分(3 分制),将两者的和除以所获得的分数即是 NRI,具体计算方法如下。临床 T 分期:cT_4、cT_3、cT_2、cT_1 或 cT_x(以 MRI 增强为准,如无 MRI 可用超声检查),计肿瘤最大径,多中心病灶取其中最大的计。术后残余肿瘤直径以病理学检查测得的计,以 pT 表示。原发肿瘤 pCR 为无浸润性癌细胞(可以有原位癌)。近 pCR 定义为只有少量分散的癌细胞残留,或残留肿瘤灶直径<5 mm。T 期的变化依治疗后反应评分,每降一期得 1 分,达到 pCR 得 2 分。近 pCR 得 1 分。腋淋巴结疗效反应评分:腋窝和/或锁骨上、下可触及淋巴结并病理学检查证实含有癌细胞(超声引导下细针抽吸细胞学检查),腋淋巴结分期为 cA_3;临床未触及淋巴结,但病理学检查证实有转移为 cA_2;新辅助治疗前,SLNB 阳性(≥0.2 mm)为 cA_1,前哨淋巴结阴性为 cA_0。化疗后,手术前腋窝体检仍可触及有阳性淋巴结,即为 pA_3。

如临床未触及腋淋巴结，但术后病理学检查报告淋巴结有转移，且直径>2 mm，为 pA_2。淋巴结微转移(直径<2 mm)为 pA_1。术后病理学检查腋淋巴结阴性为 pA_0。治疗后腋淋巴结分期每降一级得1分。

按 NRI 定义，乳腺癌原发肿瘤与腋淋巴结对新辅助治疗反应评分的总和，除以可达到的点数之和。例如，原发肿瘤反应评分为 3 分，可达到 4 分，腋淋巴结反应评分为 2 分，可达到 3 分。NRI＝(3＋2)/(4＋3)＝5/7。NRI 介于 0～1。NRI 为 1 表示 pCR(原发肿瘤＋腋淋巴结)，而 0 表示治疗后没有任何降级(包括治疗后有轻微疗效)。

有两点说明：①如果由于疾病进展而停止新辅助化疗，或治疗后疾病进展者，其 NRI 为 0。②在 SLNB 阴性且化疗后也很难发现微小转移的情况下，腋反应评分被定义为 0(假定为无变化的)。腋淋巴结治疗反应可达到的点数，微转移者计为 1，宏转移为 2。在乳腺癌不同亚型的 NRI 值中，TNBC 和 HER2 阳性靶向治疗患者的 pCR 较 ER 阳性 HER2 阴性患者更常见。NRI 较高的平均值可反映乳腺癌对新辅助治疗的灵敏度。

本法最为适宜 TNBC 和 HER2 阳性乳腺癌(采用靶向治疗)新辅助治疗后的疗效评估。

(5) CXCL8-CXCR1/2 预测 TNBC 新辅助化疗后预后：CXCL8(IL-8)是一种 CXC 族趋化因子，其生物学效应由 2 种 G 蛋白偶联受体 CXCR1 和 CXCR2 所介导。已知 CXCL8 在癌症中发挥多种作用，如促进增殖、血管生成、侵袭和转移。在乳腺癌中，最近的证据表明 CXCL8 是癌干细胞样细胞活性的关键调节因子。王若曦等探索了 CXCL8-CXCR1/2 轴在 TNBC 患者新辅助化疗中的预后预测价值。2009—2015 年间，303 例临床Ⅱ、Ⅲ期 TNBC 患者，中位年龄 50 岁。新辅助化疗采用紫杉醇加卡铂(紫杉醇 80 mg/m^2，卡铂 AUC 2)第 1、8、15 天给药，28 d 为一周期，共 6 个周期。病理学疗效 pCR(包括原发肿瘤＋腋淋巴结)。新辅助化疗前和手术时测定血清 CXCL8 水平。结果显示，pCR 率为 34.0%(103/303)。新辅助化疗后，CXCL8 水平在 CXCR1/2 阳性患者中显著升高，而在 CXCR1/2 阴性患者中则下降。新辅助化疗后 CXCL8 低水平患者中 pCR 率高($P<0.01$)。中位随访时间 45 个月。此外，在多因素生存模型分析中，C 族趋化因子受体 1/2(XCR1/2)表达水平也是一独立的生存预后因素，XCR1/2 高表达预示患者预后不良。

三、新辅助治疗中的影像学

(一) 乳腺 X 线摄影

一些研究表明，乳腺 X 线摄影(MAM)对乳腺肿瘤大小的判断与病理学检查所见的肿瘤大小及 pCR 的相关性较差。在一项 130 例新辅助化疗患者的研究中，对 MRI、MAM 判断的肿瘤大小与病理学检查所见的肿瘤大小进行了对比，结果显示 MRI 优于 MAM，相关系数(r)分别是 0.55 和 0.12。研究发现患者肿瘤的 ER 情况明显影响测量结果的相关性。在 ER 阴性病例(67 例)中，MRI 与 MAM 的结果相似(MRI，$r=0.39$，MAM，$r=0.36$，$P>0.05$)。而在 ER 阳性患者中，只有 MRI 增强高度相关(MRI，$r=0.55$，MAM，$r=0.19$，$P<0.05$)，其原因是 ER 阳性病变中多见含微钙化 DCIS 成分，新辅助化疗后残留微钙化并非恶性组织。

(1) 数字乳腺体层合成(DBT)是一种较新的乳房 X 线照相术，从多个投影角度收集图像数据，得到的重建图像是一个压缩的三维乳房体积。它增强了病变边界，保留了肿块的形态信息，从而提高了对致密组织的可视化和良、恶性病变的区分。与 2D X 线摄影相比，DBT 对肿瘤大小的估计更为准确，尤其是在致密的乳房内肿瘤直径<2 cm 时。在一项 51 例新辅助化疗患者的研究中，比较了二维 MAM、DBT、超声和 MRI 预测肿瘤大小及 pCR。与病理学检查所见的肿瘤大小相比，MRI 测值的相关性最高：组内相关系数(intraclass correlation coefficient，ICC)，MRI 为 0.83，MAM 为 0.56，DBT 为 0.63，超声为 0.55。MRI 和 DBT 预测 pCR，比 MAM 和超声更准确。

(2) 对比增强能谱乳腺摄影(contrast enhanced spectral mammography，CESM)在治疗监测方面显示出相当大的前景。新近用 CESM 监测乳腺癌治疗反应的研究表明，在治疗前和治疗期间，CESM 测量的肿瘤大小与 MRI 高度相关，预测治疗反应具有相当高的灵敏度和特异性。

(二) 超声检查

(1) 与 MAM 相比，超声测量乳腺肿瘤大小与病理病理学检查所见的肿瘤大小具有较高的相关性(超声的 $r=0.68$，MAM 的 $r=0.44$)。在一项 196 例的回顾性研究中，超声比 MAM 能更准确地评估治疗后残余肿瘤大小(超声为59.6%,MAM是31.7%, $P<0.001$),但在预测pCR方面两者无显著差异。

在HER2阳性乳腺癌中,超声预测疗效为pCR的影像学特征是肿瘤后方声影和针状征的缺失。

超声对腋淋巴结结构变化判断的准确性很高。有研究显示,超声检测腋淋巴结的灵敏度、特异性和阳性预测值(PPV)与乳腺癌的分子亚型无关。

来自美国外科医生学会肿瘤组织的Z1071试验,是一项前瞻性多机构临床试验,专门用超声图像识别乳腺癌新辅助化疗后腋淋巴结特征,并与新辅助治疗前活检证实为阳性的淋巴结进行对照分析,可为临床提供可靠而实用的依据。

接受新辅助化疗并经病理学检查证实腋淋巴结阳性的乳腺癌患者,新辅助化疗后行SLNB及腋淋巴结清扫。完成新辅助化疗并经细针或空芯针穿刺证实为新辅助治疗前有病变的腋淋巴结者纳入试验,符合上述条件的756例患者中,完成腋淋巴结手术的有687例,其中611例新辅助化疗后有腋窝超声图像可用于分析。依淋巴结形态学变化分为6型:Ⅰ型,未显示皮质,皮质区呈高回声;Ⅱ型,薄的(厚度≤3 mm)低回声皮层;Ⅲ型,低回声皮质厚度>3 mm;Ⅳ型,皮层呈广泛分叶状低回声;Ⅴ型,局灶性分叶状低回声皮质;Ⅵ型,整个淋巴结呈低回声,看不到淋巴门。将淋巴结特征与最终手术后病理学检查结果进行比较,发现Ⅰ型患者术后淋巴结无残留癌的概率最高。Ⅱ型和Ⅰ型淋巴结无残留癌的比例有差异,但无统计学意义。Ⅲ型以上淋巴结有残留癌的比例依次递增,分别是Ⅲ型59.2%、Ⅳ型79.6%、Ⅴ型67.6%和Ⅵ型80.0%($P<0.01$)。淋巴结脂肪门的存在与淋巴结阴性显著相关($P<0.01$)。淋巴结皮质增厚和淋巴结脂肪门缺失,以及淋巴结较长的短轴径和较长的长轴径,均是淋巴结有残留癌的征象。

Z1071研究结果为淋巴结有转移者,新辅助化疗后腋窝超声检查评估淋巴结对化疗的反应提供了一种非常可靠的实用方法。

(2) 对比增强超声(contrast enhanced ultrasound, CEUS)对病变内血管成像技术和应用也在不断发展。据一项荟萃分析称其敏感度为87%、特异度为84%,与MRI动态对比增强(dynamic contrast enhanced, DCE)和使用^{18}F-FDG的PET相当,但确切的准确性有待更多的资料证实。

(三) MRI检查

目前普遍认为MRI是评估乳腺癌治疗反应的准确方法。增强MRI是最常用的评估乳腺组织功能的MRI技术,它涉及到给药前后的时间点系列图像采集。增强MRI获得的肿瘤体积、肿瘤大小和药代动力学参数,包括体积转移常数(K^{trans})、交换速率常数(k_{ep})、血管外细胞外间隙体积(V_e)和早期对比剂摄取等越来越多地用于评估新辅助治疗的反应。

在新辅助治疗早期,应用增强MRI测量治疗前后的功能性肿瘤体积(functional tumor volume, FTV)比值(接收机工作特征曲线下面积AUC=0.70)比测量最长径(AUC=0.64)更能及早预测新辅助治疗的pCR率。

四、新辅助治疗后预后预测

乳腺癌患者新辅助治疗后达到pCR具有明显改善患者生存率的意义,但没有达到pCR者尚缺乏有效而实用的评估预后的方法。为此,美国M. D. Anderson癌症中心回顾了1997—2003年间可手术乳腺癌新辅助化疗患者的前瞻性数据,符合入选标准的932例患者有完整的临床、病理学、治疗经过和中位随访时间5年的资料。用Cox比例风险模型创建了包括临床分期(CS)、病理学分期(PS)参数和肿瘤生物学标志物[ER状态(E)、细胞核分级(G)]的预后评分系统,即CPS和EG评分系统。临床分期(新辅助治疗前):Ⅰ和ⅡA期计分0分;ⅡB和ⅢA期计分1分;ⅢB和ⅢC期计分2分。病理学分期(新辅助治疗后):0和Ⅰ期计为0分;ⅡA~ⅢB期计分1分;ⅢC期计分2分。肿瘤指标:ER阴性计分1分;核分级NG3计分1分。利用CPS和EG评分系统所得计分高低预测患者预后。CPS系统中,确定了0~4分5组患者,5年的无远处转移生存(DMFS)和疾病特异生存(disease-specific survival, DSS)逐级下降。在CPS系统中加入EG(核分级和ER状况),评分级从5增加到7,提供了额外的预后价值,预测患者5年的DMFS和DSS更为精确。Ⅰ期、ⅡA期乳腺癌,如无不良生物学指标,患者预期5年的DMFS率为98%,DSS率为100%。而一位ⅢC期患者,虽然新辅助治疗后疗效达到了pCR,但原发病变ER阴性、核分级3,预计5年DMFS率为63%,5年DSS率为72%,表明乳腺癌病变范围和肿瘤的生物学特性，以及原发肿瘤和转移灶之间的生物学差异对新辅助化疗后患者的预后有重要影响，也能清楚地解释为什么新辅助治疗后所有疗效达到 pCR 患者的预期结果并不一样。

CPS 和 EG 评分系统，需要有规范的新辅助治疗的数据，容易获得，便于临床实践中实施。

CPS＋EG 分期系统创建于 HER2 阳性乳腺癌患者常规给予靶向治疗药物（曲妥珠单抗）之前。为适应乳腺癌分子分型和靶向治疗时代的需求，CPS＋EG 分期系统创建者更新了分期系统，即 Neo-Bioscore，该系统在 CPS＋EG 分期系统基础上纳入了 HER2 状态，HER2 阴性计分为 1 分。该系统将 HER2 状态纳入了之前的 CPS＋EG，并对 ER 阳性定义（采用两个不同的临界值即 1%和≥10%）进行两次计算。使用赤池信息量准则（Akaike information criterion，AIC）对 ER 阳性不同定义两组进行 Cox 比例风险模型分析，了解其与患者预后的拟合情况。共 2 377 例患者，中位随访时间 4.2 年（0.5～11.7 年），5 年的 DSS 为 89%（95% *CI* 87%～90%），而用 CPS＋EG 分期系统，5 年 DSS 预计在 52%～98%间，证实 CPS＋EG 评分能更精确地划分预后亚组。ER 阳性临界值≥10%时模型拟合基本一致。加入 HER2 状况后，模型的拟合显著改善，5 年 DSS 预计介于 48%～99%（$P<0.001$）。Neo-Bioscore 提供了与患者预后相关的分层分析数据。

以 CPS＋EG 分期系统作为主干，随着新的分子标志物不断被识别，很容易被纳入分期系统，使其日臻完善。

五、新辅助化疗后的 TNM 分期

2003 年 AJCC 乳腺癌 TNM 分期系统中，在 TNM 前加以“y”表示新辅助化疗后残留癌的分期，即 yTNM 为乳腺癌新辅助化疗后的临床病理学分期，其中 T、N 的分类标准与非新辅助化疗乳腺癌的 TNM 分类中的相同。

第八节　新辅助化疗后的外科治疗

乳腺癌新辅助化疗已有近 50 年的历史。初期化疗方案以含蒽环类药物的 FAC（FEC）方案为主，新辅助化疗后肿瘤退缩的程度有限，病理学疗效 pCR 率不到 10%。紫杉类药物问世后，加入紫杉类药物后 pCR 率有所提高，但充其量在 20%左右。新辅助化疗在一定程度上改善了乳腺癌保乳条件。自从依据乳腺癌分子分型实施新辅助治疗后，加上治疗药物的进展，新辅助治疗效果发生了显著变化，如 HER2 阳性乳腺癌，采用化疗联合靶向（尤其是双靶）新辅助治疗的 pCR（原发肿瘤＋腋淋巴结）率保持在 50%左右，为乳腺癌保乳、保腋窝的微创治疗提供了良好条件，保乳手术和 SLNB 术状况大为改观。

一、新辅助治疗后手术时间

新辅助治疗结束后，通常休息 4 周左右实施手术治疗。手术拖延时常会影响患者的预后。Sutton 等报道 2011—2017 年间接受新辅助治疗Ⅰ、Ⅱ、Ⅲ期乳腺癌患者 463 例，中位年龄 53 岁，新辅助化疗后至手术时间（time to surgery，TTS）中位数 29 d（11～153 d），中位随访时间 57 个月。结果显示，5 年无局部复发生存率、局部区域无复发生存率、总生存率、DSS 率分别是 86%、96%、89%、91%。TTS 以 4～6 周为界，随着 TTS 时间的延长，无复发生存率呈下降趋势。多因素分析，TTS＞6 周是无复发生存率（*HR* 3.45；$P<0.001$）和 DSS 率（*HR* 2.82；$P<0.05$）不良的独立因素。这一独立因素与 RCB 评分为 0.59 的正向效应大小相关（$P<0.001$）。分析发现，TTS＞6 周与较高的 RCB 评分相关（拖延手术，尤其是新辅助治疗后有残留病灶者，存在潜在耐药肿瘤细胞群的再生，从而增加了 RCB 计分）。即使在调整了原始肿瘤分期和其他已知的新辅助化疗反应相关的预后因素（如激素受体和 HER2 状态）后，结果也一样。

在 HER2 阳性和病理学疗效达 pCR 患者中，TTS＞6 周，唯一影响预后的是无复发生存率（RFS）。作者分析其原因，由于获得疗效为 pCR 者本身预后好，而 HER2 阳性患者采用化疗联合靶向治疗持续到手术，对肿瘤起到持续抑制作用，这可能

就扩大了新辅助化疗后的手术窗口,即使手术有所延迟也未明显影响患者预后。但新辅助化疗后,手术时间的延迟会使所有辅助治疗推延,而 TTS 是乳腺癌新辅助化疗后一个可改变的不良预后风险因素。为获得乳腺癌最佳疗效,新辅助化疗后如无手术禁忌证,应在 6 周内实施手术。

二、新辅助治疗后手术方式

重点介绍保乳手术和腋淋巴结处理的方式、方法。

(一) 保乳手术

1. *适应证* 新辅助治疗前适合保乳者,新辅助治疗后肿瘤缩小,保乳手术切除较少乳腺组织,既可确保切缘阴性,也易于保持手术后良好的乳房外形。一般而言,临床 TNM 分期中Ⅱ期乳腺癌患者较适宜采用新辅助治疗后保乳手术,尤其是初治时肿瘤大小介于适合与不适合保乳手术交界的是最好的适应证,此类患者如新辅助治疗有效,肿瘤缩小多可达到保乳手术条件,可不必切除过多组织。对原不适合保乳手术患者,新辅助治疗后是否适合保乳手术需要根据新辅助治疗后的疗效评价判定。原则上,临床疗效应达到完全缓解(CR)或部分缓解(PR)。客观疗效用影像学(彩超,最好是 MRI)评价。新辅助治疗后,在肿瘤缩小、分期降级的情况下,保乳手术的条件和适应证原则上与早期乳腺癌保乳手术治疗相同。

需要提及的是,如果治疗前乳腺 X 线摄影检查显示有广泛或散在的微钙化,或存在有多病灶(不在同一象限内),即使新辅助治疗后,临床疗效为 CR 者也不适宜保乳手术。

2. *保乳手术的切缘* 新辅助治疗有效,尤其疗效明显时,实施保乳手术,对残留病灶瘤床的识别和肿瘤边缘的判定至关重要。近年来,由于靶向治疗药物的快速发展,HER2 阳性乳腺癌新辅助治疗的 pCR 率几近 50%,这些患者存在无肿瘤切缘。对无肿瘤的切缘如何定义,都是尚未明确的问题。而治疗有效,非 pCR 情况下,肿瘤在影像学上并非均呈同心性退缩,残留病变可能呈弥散性碎裂,使得估计残留病灶范围常常比较困难,残留病灶定位的最佳方法也有待确立。

乳腺癌新辅助治疗后,保乳手术并全乳房放疗患者的手术切缘宽度对预后的影响缺乏前瞻性研究,早年有些回顾性报道。Rouzier 等分析了 1985—1994 年间新辅助化疗后保乳手术的 257 例患者,发现切缘宽度≤2 mm 与同侧乳腺肿瘤复发(IBTR)增加有关(HR 2.48, $P<0.05$),依次与年龄<40 岁、肿瘤直径>2 cm、S 期比例>4%相关。同时发现,局部复发是远处转移有力的预测因子。与此相反,美国 M. D. Anderson 癌症中心报道 1987—2000 年间,新辅助化疗后保乳治疗的 347 例患者队列研究中,切缘宽度>2 mm 均为阴性的与切缘宽度≤2 mm 但为阳性或邻近阳性边缘患者的 5 年无局部复发生存率无显著差异(92% *vs* 89%, $P>0.05$),但临床 N_2、N_3,残留肿瘤直径>2 cm,多灶和淋巴管血管侵犯与 IBTR 及局部复发相关。

Jungeun Choi 等系统报道乳腺癌新辅助化疗后,保乳术后局部复发和生存情况。2002—2014 年间接受新辅助化疗后保乳手术,术后全乳房放疗的Ⅰ~Ⅲ期乳腺癌患者,采用多因素 Cox 回归分析切缘宽度与无局部复发生存期(local recurrence-free survival, LRFS)、DFS 和 OS 的关系。382 例患者,中位年龄 51 岁(22~79 岁)。肿瘤直径中位 3.0 cm(0.6~11.0 cm)。TNBC 144 例(37.7%),HER2 阳性 47 例(12.3%),激素受体阳性 118(30.9%),三阳性 70 例(18.3%)。病理学疗效总的 pCR 率是 24.6%(原发肿瘤+腋淋巴结),单原发肿瘤 pCR 率是 27.5%。HER2 阳性、三阴性、三阳性和激素受体阳性、HER2 阴性乳腺癌 pCR 率分别是 40.4%、33.8%、18.6%和 11.9%。切缘阳性(包括浸润癌和 DCIS)需再次手术重切者 26.4%。切缘以墨汁标记,最终切缘阳性者 8 例(2.1%)。切缘宽度≤1 mm 的 65 例(17.0%),1.1~2 mm 的 30 例(7.8%),>2 mm 的 174 例(45.5%)。中位随访时间 57 个月。5 年的无局部复发生存率是 96.3%(95%CI 94.0~98.6),无病生存率是 85.5%(95% CI 81.8~90.7),总生存率是 90.8%(95% CI 87.4~94.2)。切缘宽度≤2 mm 和>2 mm 的无局部复发生存率、无病生存率和总生存率无显著差异。切缘宽度≤1 mm 和>1 mm 的无病生存率和总生存率均无显著差异。在激素受体阳性($P<0.05$)和疗效达到 pCR 的患者有良好的 DFS($P<0.001$),淋巴结阴性者的 DFS 和 OS 更好。在这一回顾性队列研究中,切缘宽度与 LRFS、DFS 或 OS 之间没有相关性,故认为如果病例选择适当,即使切缘宽度≤2 mm,只要墨染切缘无瘤就是安全的。

由于新辅助治疗后乳腺间质水肿减少,残余癌常以小灶分布于瘤床，导致乳腺影像学检查病变边界不清，尤其在仍有 DCIS 的病例中，与未行新辅助化疗的保乳手术相比，新辅助化疗后肿瘤切缘阳性率更高(23%，前者为 10%)。显然，此类患者由于肿瘤安全边缘的不确定性，导致高的再切除率，外科医生对此应保持警惕。

3. *切除乳腺组织量*　新辅助化疗的目标之一就是使肿瘤缩小或消失，减少切除乳房组织量，在保证切缘阴性的同时改善保留乳房的美容效果。新辅助治疗有效患者，保乳手术不必按原有肿瘤体积切除，否则乳腺癌新辅助治疗后的分期降级就失去了意义。M. D. Aderson 癌症中心曾回顾分析了一项在前瞻性随机临床试验中接受术前化疗的 $T_{1\sim3}N_{0\sim2}$ 乳腺癌患者的记录资料。原发肿瘤直径＞2 cm 的接受术前化疗组的保乳手术切除乳腺组织体积明显小于未接受术前化疗组(分别是 113 cm^3 和 213 cm^3，$P<0.01$)，两组乳腺手术的再次切除率和总手术次数没有差异。

有研究证实，乳腺癌原发肿瘤为 T_2 者，新辅助化疗后可以切除较少乳腺组织而获得切缘阴性效果。Karanlik 等报道一项对照研究结果，回顾性分析连续治疗的 T_2 乳腺癌患者 251 例，110 例新辅助化疗后保乳手术，141 例保乳手术后辅助化疗。两组 5 年无局部复发生存率无差异。原发肿瘤直径＞2 cm 是选择新辅助治疗后保乳手术的最佳适应证。

新辅助治疗后，如果肿瘤的退缩呈同心圆型，手术易于做到切除较少乳腺组织而获得切缘阴性。但残留病灶表现为散在破碎型，则是乳腺癌外科医生面临的最大挑战，即对新辅助疗效好但未达到 CR(尤其是临床摸不到肿块)的残留病变，必须考虑如何定位以实现切缘阴性，同时又要切除最少的乳腺健康组织。

(二) 新辅助治疗后腋淋巴结的处理

1. SLNB

(1) 既往局部晚期乳腺癌新辅助化疗后，乳腺癌根治性手术均常规行腋淋巴结清除。对于早期乳腺癌，SLNB 已成为一常规术式。随着可手术乳腺癌采用新辅助全身治疗的增加，HER2 阳性乳腺癌化疗联合靶向治疗，以及早期 TNBC 新辅助治疗后，pCR 率显著增加，原发肿瘤降级和腋淋巴结转阴，新辅助治疗效果好的患者，SLNB 是可行的。虽然目前尚缺乏新辅助化疗后 SLNB 更多的随机试验资料，但已有大量的临床研究和荟萃分析乳腺癌(包括局部晚期乳腺癌)新辅助化疗后 SLNB 的准确性和可行性。Xing 等分析 21 家研究单位、1 273 例新辅助化疗后患者 SLNB 的成功率介于 72%～100%(平均 90%)，SLNB 假阴性率 12%。Deurzen 等分析 55 个单位、2 148 例新辅助化疗后患者 SLNB 成功率 90.9%，假阴性率 10.5%。从两个荟萃分析新辅助化疗后 SLNB 的假阴性率来看，与 NSABP B-32 临床试验中腋淋巴结阴性乳腺癌患者先外科手术治疗的 SLNB 的假阴性率 9.8% 几近一致。M. D. Aderson 癌症中心对初始外科手术和接受新辅助化疗患者的 SLNB 进行过系统研究。1994—2007 年间 3 746 例 $T_{1\sim3}N_0$ 乳腺癌患者，其中 3 171 例(85%)为初始手术治疗行 SLNB，575 例(15%)为新辅助化疗后行 SLNB，所有病例在 SLNB 后均行腋淋巴结清除。两组病例 SLNB 成功率分别为 98.7%和 97.4%，虽然差异具有统计学意义($P<0.05$)，但这种程度的差异在临床上并无实际意义。两组前哨淋巴结假阴性率分别为 4.1%和 5.9%($P>0.05$)，两组前哨淋巴结阳性率分别是 23%和 21%($P>0.05$)。大量临床研究结果表明，乳腺癌新辅助化疗后，临床腋淋巴结阴性者行 SLNB 同样是适宜和可行的。

新辅助化疗有效的乳腺癌，对腋淋巴结有转移(尤其是隐匿性转移)的，化疗同样可能达到根除效果。换言之，新辅助化疗有可能使原本腋淋巴结阳性者转阴，从而可使此类患者避免不必要的常规腋淋巴结清除，这对减少和预防根治术后上肢水肿、功能障碍，提高患者生活质量有重要意义。

(2) 腋淋巴结阳性乳腺癌新辅助治疗后的 SLNB：临床腋淋巴结阳性乳腺癌患者接受新辅助系统治疗(neoadjuvant systemic therapy，NAST)，可能使淋巴结转阴，行 SLNB 证实后避免腋淋巴结廓清。为探索新辅助治疗后实施 SLNB 的可行性，瑞典国家多中心对 2010 年 10 月至 2015 年 12 月间来自 10 家医院的 195 名 $T_1\sim T_{4d}$ 期乳腺癌患者进行前瞻性研究，所有患者均经活检证实腋淋巴结阳性，接受 NAST，184 例(94.4%)行新辅助化疗(含蒽环类药物＋紫杉类药物方案)。62 例 HER2 阳性乳腺癌患者中，58 例(93.5%)联合靶向药物治疗，其中 33.9%患者联合双靶(曲妥珠单抗＋帕妥珠单抗)治疗，有 1 例接受新辅助内分泌治疗，所有患者均行 SLNB，并腋淋巴结清除(水平Ⅰ和Ⅱ)。结果显示，双示踪剂使前哨淋巴结识别率由采用单一示踪剂的 77.9%提高到 80.7%。前哨淋巴结的中位数为 2 枚(1～5 枚)。SLNB 阳性者 52.0%(79/152),79 例 SLNB 阳性患者中 52 例(65.8%)同时有非前哨淋巴结阳性。在 195 例中,124 例(63.6%)在前哨淋巴结和/或非前哨淋巴结有残留癌。在所有确认的 SLNB 患者中,原发肿瘤达到 pCR($ypT_{0/is}$)占 32.9%,腋淋巴结为 ypN_0 的有 36.2%,ypCR 率为 27.6%,淋巴结转阴率 33.3%。总假阴性率(false negative rate, FNR)为 14.1%(13/92),但前哨淋巴结数≥2 枚时,FNR 降至 4%(2/50)。研究表明,经病理学检查证实腋淋巴结阳性的乳腺癌患者,采用 NAST 后 SLNB 是可行的,但总的 FNR 较高。在应用于临床实践时,强调 SLNB 检出数至少要≥2 枚且最好采用双示踪剂法。

(3) 超声检查用于新辅助化疗后腋淋巴结情况的判断:有效的新辅助化疗,不仅可使乳腺癌原发肿瘤缩小、降级,同时也可能使腋淋巴结阳性者转阴。文献报道,新辅助化疗后采用腋窝超声检查能有效地判定腋淋巴结对化疗的反应情况,对新辅助化疗后患者选择性行 SLNB 具有重要的参考价值。美国肿瘤外科医生学会 Z1071 试验,对新辅助化疗后采用腋窝超声检查腋淋巴结情况并与术后病理学检查的结果进行对照分析,结果显示淋巴结有转移者新辅助化疗后腋窝超声检查是评估淋巴结对化疗反应的实用方法。淋巴结较长的短轴径和较长的长轴径、淋巴结皮质增厚及淋巴结脂肪门缺失均提示淋巴结有残留癌。

2. 辅助治疗前阳性腋淋巴结标记及靶向腋淋巴清扫　在病理学检查证实腋淋巴结阳性乳腺癌患者,新辅助治疗前可使用不同的方法,如碳纹身、放射性碘、金属夹等标记转移性淋巴结(metastatic lymph node, MLN),这样在新辅助治疗后手术时就易于切除标记的淋巴结。MLN 活检(MLNB)比单用 SLNB 能更准确地反映新辅助治疗后腋淋巴结情况。如果新辅助治疗后,MLN 不能被识别或仍为阳性时,应常规进行腋淋巴结清除。

靶向腋窝清扫(targeted axillary dissection, TAD)是一种新的腋淋巴结分期技术,包括手术切除新辅助治疗前经活检证实并标记的阳性腋淋巴结,以及 SLNB。采用靶向腋清扫对淋巴结阳性乳腺癌患者,新辅助治疗后腋淋巴结分期是准确的。对新辅助治疗反应好的乳腺癌患者,是替代传统的广泛腋廓清术的有效选择。

Swarnkar 等对 3 000 多例乳腺癌新辅助治疗患者进行了荟萃分析,单独采用 SLNB 的假阴性率为 13%。对 9 项研究的 366 例进行合并分析,标记的阳性腋淋巴结活检假阴性率是 6.28%。在 13 项 521 例患者的研究中,将 SLNB+标记的淋巴结活检(即 TAD)的假阴性率为 5.18%,单独分析取出标记淋巴结的成功率达 90%。

对可疑有转移的腋淋巴结活检时,最好同时采用金属夹标记,以避免再次手术标记。新辅助治疗后,手术前需再次定位夹子标记的淋巴结。但治疗后淋巴结退缩,组织发生明显变化,而使标记夹移位到淋巴结周围的纤维、脂肪组织内,在这种情况下超声定位会有一定难度。

(三) 新辅助治疗后保乳治疗局部复发的高危因素

新辅助化疗后,保乳手术是否增加日后同侧乳腺肿瘤复发(IBTR)是被普遍关注的问题。Rouzier 等报道,新辅助化疗后保乳治疗 5、10 年 IBTR 率分别为 16%和 21.5%。NSABP B-18 试验的资料也显示经术前化疗、肿瘤降级后保乳,5 年 IBTR 率高于初诊时适合保乳者(分别为 14.5%和 6.9%)。如此高的 IBTR 率确实会让人对新辅助化疗后保乳手术的安全性产生疑虑。但在同一时期的文献报道中,如意大利米兰欧洲肿瘤研究所报道新辅助化疗后保乳患者的 5 年 IBTR 率仅为 6.8%。相差如此之大,原因何在？仔细分析 Rouzier 等文献后,不难看出下述的综合因素导致 IBTR 率如此之高:①新辅助化疗方案中的抗肿瘤药物作用不够强(50%的病例用 CMF 方案;CE 方案组的表柔比星剂量仅为 25 mg/m^2,第 1 和第 8 天,28 d 为一周期),疗效不够高;②评价疗效仅依触诊侧得的结果计算,易高估,可靠性差;③保乳治疗的适应证宽,其中有化疗反应差(肿瘤缩小≤50%)乃至无反应的病例也采用保乳手术,使这类患者 IBTR 率高达 43%。;④手术切缘阳性率和切缘临近肿瘤(切缘宽度≤2 mm)比率高(分别为 10.9%和 17.5%),尽管术后给予全乳或加瘤床放疗,但 5 年 IBTR 率仍为 20%。这一具有代表性的资料,反映了在新辅助化疗初期阶段,所用的化疗药物抗肿瘤效力有限,对疗效评价的方法粗略、不够准确,有关新辅助化疗后保乳治疗技术不够成熟。随着新辅助化疗方法的不断完善,保乳手术的技术日臻成熟,只要认真、严格掌握保乳治疗适应证,新辅助化疗后保乳不会增加局部复发。

2004 年,Chen 等报道了美国 MD Anderson 癌

症中心乳腺癌新辅助化疗后保乳治疗的经验，分析了 IBTR 及局部区域复发(LRR)与临床病理学相关因素的关系。所有病例采用的新辅助化疗药物作用强(含蒽环类药物或联合紫杉类药物)；疗效评价同时采用触诊测量和影像学(X 线和超声)检查，评价的结果比较可靠、准确；保乳手术的切缘处理比较严谨(在病理学检查报告切缘阳性或切缘情况不明时，常规再切直至阴性，否则改行乳房切除)；有系统的术后辅助治疗(包括放疗、辅助化疗及辅助内分泌治疗)。中位随访 5 年，无 IBTR 率和无 LRR 生存率为 95%和 91%，疗效满意，并总结出新辅助化疗后保乳与 IBTR 和 LRR 明显相关的 4 个临床病理学因素，包括 N_2 或 N_3、化疗后残留肿瘤直径 >2 cm、残留病变呈多灶型和瘤周淋巴管血管侵犯。在其后的研究中，进一步将 4 个指标量化、计分而发展、衍变为一预后指数。具体打分方法：每一指标计分为 0 分(较好)或 1 分(差)。4 个指标中计为 0 分的分别是：初始临床淋巴结情况为 $N_{0\sim1}$；手术后标本原发肿瘤浸润性癌直径≤2 cm；肿瘤的病理学形态为孤立病灶和肿瘤标本无淋巴管血管侵犯的。而 $N_{2\sim3}$、原发肿瘤直径 >2 cm、残留癌为多灶和有淋巴管血管侵犯的均计为 1 分。将 4 项得分之和称为 MD Anderson 预后指数(MD Anderson prognostic index，MDAPI)，此指数分 0、1、2、3 和 4。MDAPI 计分为 0 组患者 5 年无 IBTR 率和无 LRR 率分别为 99%和 97%。MDAPI 计分为 1 组患者无 IBTR 率和无 LRR 率分别为 94%和 91%。0 和 1 两组的无 IBTR 率和无 LRR 率相近。而 MDAPI 计分为 2 组患者的无 IBTR 率和无 LRR 率分别为 88%和 83%。计分为 3 组患者的无 IBTR 率和无 LRR 率分别为 82%和 58%。将 MADPI 整合为 3 组，即计分为 0 或 1 的为低危组，计分为 2 的为中危组，计分为 3 或 4 的为高危组。3 组患者 5 年无 IBTR 生存率差异显著，分别为 97%、88% 和 82%(P < 0.001)。在低、中危组间差异明显(P = 0.05)，而中、高危组间无明显差异(P > 0.05)。5 年的无 LRR 生存率三组间差异显著，分别为 94%、83%和 58%(P < 0.001)。低、中危组间和中、高危组间的差异同样明显(P = 0.001，P < 0.01)。低、中和高危三组的相对 IBTR *HR* 分别为 0.7、2.0 和 7.0，三组相对 LRR *HR* 分别为 0.7、2.2 和 8.2。显然，新辅助化疗后，按 MDAPI 为低危组的患者，选用保乳治疗的局部复发风险低。

MDAPI 的目的是为接受新辅助化疗后行保乳治疗的患者，根据 IBTR 和 LRR 风险建立具有统计学意义的不同亚组，对拟行保乳治疗病例局部、区域肿瘤复发分层，为临床医生治疗选择和患者预后判断提供非常实用的指标，对患者在治疗的选择上也提供有参考价值的信息。

需要提及的是，建立 MDAPI 的病例是在完成新辅助化疗后，接受了规范的保乳手术和必要的辅助治疗，包括术中切缘阴性，术后全乳房及瘤床放疗和术后辅助其他全身治疗(内分泌治疗等)，所以该 MDAPI 仅适用于非炎性乳腺癌新辅助化疗进行规范保乳手术综合治疗的患者。

MDAPI 不仅适用于新辅助化疗后保乳治疗病例，同样适用于某些行乳房切除根治术的患者，如 N_2、N_3 为保乳手术 LRR 高危因素，同样也是乳房切除根治术患者的 LRR 高危因素。MDAPI 中影响肿瘤 LRR 的因素，也是与远处转移相关的因素。对 MDAPI 高危患者，选择局部治疗方法时要考虑到远处转移的风险。此类高危患者的局部、区域和全身肿瘤的控制最终将有赖于有效的全身治疗(包括新的和有效的生物靶向治疗)。

MD Anderson 癌症中心的经验，为新辅助化疗后是否适合保乳治疗及如何防止、减少局部复发提供了很有参考价值的依据。当然，除此之外，要真正做好新辅助化疗后保乳治疗，还应当具备有关新辅助化疗以及保乳的综合治疗的其他相关知识与技能。

2018 年发表了国际乳腺癌协作组对新辅助化疗后保乳手术局部和 LRR 危险因素进行的文献荟萃分析。收集 9 个研究组、4 125 例患者随访 10 年资料，总结出与局部复发(LR)和 LRR 相关因素，并分别计分而分为 LR 和 LRR 低、中、高风险 3 组，这非常有助于判断新辅助化疗后患者是否适合选择保乳手术。影响 LR 的 4 个因素为 ER 阴性(2 分)、新辅助化疗前腋淋巴结阳性(cN_1，1 分)、新辅助化疗后腋淋巴结仍为阳性(1 分)和术后阳性淋巴结数 >3 枚(1 分)。上述总分≤1 分为低危、2～4 分为中危、5 分为高危。3 组 10 年 LR 率分别为 4%、7.9%和 20.4%(P < 0.001)。与 LRR 相关的 6 个高危因素为 ER 阴性(2 分)、诊断时原发肿瘤为 T_3、T_4(2 分)、新辅助化疗前腋淋巴结阳性(cN_1，记 1 分)、新辅助化疗后原发肿瘤非 pCR(1 分)、新辅助化疗后腋淋巴结仍为阳性(2 分)和术后阳性淋巴结数 >3 枚(2 分)。这 6 个因素总分 0～2 分为低危、3～6 分为中危、7～10 分为高危组。3 组 10 年 LRR 率分别为 3.2%、10.1%和 24.1%(P < 0.001)。

非新辅助化疗早期乳腺癌保乳手术局部复发的高危因素包括乳腺癌组织学类型中浸润性小叶癌常有多灶，组织学分级高(3 级)，肿瘤分化程度差，恶性程度高。意大利米兰欧洲肿瘤研究所随访20 年的结果和荟萃分析 NSABP 随机试验的资料均显示，年轻患者(年龄<45 岁或<49 岁)保乳手术后局部复发率高，其原因是年龄本身还是由于年轻患者肿瘤的生物学行为恶性程度高所致仍有待探讨。临床实践中应更关注后者，不应把年龄作为治疗选择的独立因素。

第九节　新辅助化疗患者手术后的辅助化疗、辅助放疗

一、术后辅助化疗

如新辅助化疗尚未完成预定的全程化疗者，术后应继续完成。炎性乳腺癌的情况比较特殊，术前应加强化疗，以使肿瘤获得最大程度的化疗反应，常规应完成全程化疗。对可手术的乳腺癌，如新辅助化疗完成预定全程化疗，术后原发肿瘤和腋淋巴结均达 pCR 者，不再化疗；对未达到 pCR 即有残留癌的患者，应按分子分型选择辅助化疗。

(一) HER2 阳性乳腺癌新辅助治疗后有残留癌的辅助治疗

新辅助治疗后，有残留癌患者预后较达到 pCR 者差。在两项Ⅲ期临床试验中，T-DM1 对此前曾接受过 HER2 靶向治疗(包括曲妥珠单抗和化疗)晚期乳腺癌患者，具有显著疗效。为此，KATHERINE 试验对 HER2 阳性乳腺癌在新辅助化疗联合靶向治疗后仍有残留癌者，比较了辅助 T-DM1 与辅助曲妥珠单抗的疗效。

1 486 例患者随机分两组：T-DM1 组，743 例；曲妥珠单抗组，743 例。两组均辅助治疗 14 个周期。研究主要终点为 IDFS(IDFS 定义：无 IBTR，无同侧 LRR，无对侧浸润性乳腺癌，无远处转移和任何原因死亡)，中位随访时间为 41.4 个月。T-DM1 组发生侵袭性疾病和死亡者 91 例(12.2%)，曲妥珠单抗组为 165 例(22.2%)。3 年预计无侵袭性疾病生存率，T-DM1 与曲妥珠单抗组分别是 88.3% 和 77.0%，前者显著高于后者(侵袭性疾病和死亡的 *HR* 为 0.50；95%*CI* 0.39～0.64；$P<0.001$)。在所有的亚组中，都能得到相似的效果。T-DM1 对包括小肿瘤和高危病例在内的各个亚组患者均有临床获益，但 T-DM1 组 3 年的 IDFS 也有所不同，其中激素受体阳性、淋巴结阳性患者和激素受体阴性并淋巴结阴性患者，3 年 IDFS 率超过 90%。T-DM1 组患者的安全性数据与已知的一致，患者的不良事件多于曲妥珠单抗组。

KATHERINE 试验结果表明，HER2 阳性乳腺癌新辅助治疗后有残留癌者，适合辅助 T-DM1 治疗。

(二) 三阴性乳腺癌新辅助治疗后有残留癌的辅助治疗

卡培他滨通常作为晚期乳腺癌的化疗药物，单药或联合用药均可。在一项芬兰的随机试验(FinXX)中，将卡培他滨用于高危乳腺癌术后辅助治疗，显示对 TNBC 有很好的疗效。1 500 例腋淋巴结阳性，或淋巴结阴性但有其他高危因素的乳腺癌患者接受辅助化疗，随机分为含卡培他滨(TX 方案 3 个周期→CEX 方案 3 个周期)化疗组和不含卡培他滨(多西他赛 3 个周期→CEF 方案 3 个周期)组，中位随访时间为 59 个月。含卡培他滨与不含卡培他滨组患者 5 年无复发生存率无显著差异，分别为 86.6%和 84.1%。分析表明，含卡培他滨(TX/CEX 方案)的化疗可改善诊断时腋淋巴结转移数≥3 枚的 TNBC 患者的特异度生存(*HR* 0.64，95%*CI* 0.44～0.95；$P<0.05$)和 RFS。

TNBC 患者新辅助化疗效果达到 pCR 的预后好，但有残留癌的患者预后明显差，对这部分患者术后辅助治疗成为研究的热点。Masuda 等于 2017 年报道将卡培他滨用于新辅助化疗后有残留癌患者的术后辅助治疗，910 例 HER2 阴性乳腺癌新辅助化疗(含蒽环类药物、紫杉类药物或两者联合)后有残留癌的患者随机分为辅助卡培他滨组和不加卡培他滨组(对照组)，术后所有其他辅助治疗按常规执行，研究的主要终点是 DFS，次要终点包括 OS。中期分析的结果已达到研究的主要终点，试验提前终止。最终分析显示，卡培他滨组的 DFS 比对照组

长(两组 5 年的生存、无复发及第二原发癌分别是 74.1%和 67.6%;复发、第二原发癌和死亡的 *HR* 是 0.70;95%*CI* 0.53~0.92，*P*=0.01)。在 TNBC 患者中,卡培他滨组的无病生存率为 69.8%,高于对照组(56.1%)(复发、第二原发癌和死亡 *HR* 为 0.58,95%*CI* 0.39~0.87)。两组总生存率分别为 78.8%和 70.3%(死亡 *HR* 为 0.52，95% *CI* 0.30~0.90)。在卡培他滨组中,73.4%的患者出现了手足综合征,这是卡培他滨最常见的不良反应。

研究结果显示,HER2 阴性乳腺癌,在含蒽环类药物、紫杉类药物或两者联合新辅助化疗后有残留癌者,术后辅助卡培他滨治疗可明显延长患者的 DFS 和 OS,有效且安全。目前,国际乳腺癌专家组的共识意见是,TNBC 新辅助化疗后有残留癌者,适宜选用卡培他滨辅助治疗。

二、新辅助治疗后辅助放疗

乳腺癌新辅助治疗后的辅助放疗,主要应考虑阳性淋巴结新辅助治疗后转阴可否免除放疗,以及新辅助治疗后,某些前哨淋巴结阳性者,单纯腋窝放疗效果是否等同于手术腋淋巴结清除,目前正在进行的 NRG 9353(NSABP B51/RTOG1304)和肿瘤临床试验联盟 A011202 试验的结果也许可以回答上述问题。

现介绍 ACOSOG Z1071 研究资料,以便对新辅助治疗后,淋巴结转阴的患者可否免除区域淋巴结及乳房切除后放疗问题有初步了解。ACOSOG Z1071 试验中 701 例可评估患者,其中 420 例(59.9%)行乳房切除术,277 例(39.5%)行保乳手术。新辅助治疗后达到 pCR 者 195 例(27.8%),有残留癌者 506 例(72.2%)。术后辅助放疗的有 591 例(占 85.3%)。乳房切除术后的放疗,包括胸壁和局部淋巴区(腋淋巴结清除者除外)。病理学疗效为 pCR(原发肿瘤和腋淋巴结)者免于放疗。保乳手术病例,如果新辅助治疗病理学评价有效(未达 pCR),则多数只进行乳房放疗。中位随访时间为 5.9 年,局部复发率 6.1%,出现远处转移 145 例(20.7%)。疗效达到 pCR 与未达到 pCR 患者的 5 年无局部区域复发生存率分别为 96.8%(92.4%~98.7%)和 91.7%(88.5%~94.0%),总生存率分别为 93.8%(89.2%~96.5%)和 80.5%(76.6%~83.8%)。与有残留癌的患者相比,达到 pCR 者的下述各项生存指标均好:局部区域无复发生存 *HR* =0.32(0.12~0.81，*P*<0.05),无远处转移生存 *HR*=0.31(0.19~0.52，*P*<0.001),乳腺癌特异生存 *HR*=0.34(0.19~0.59，*P*<0.001),总生存 *HR*=0.39(0.24~0.63，*P*=0.001)。

在乳腺切除术和保乳手术患者队列中,尽管乳房切除后放疗和区域淋巴结放疗的患者均属于高危病例,但接受放疗患者的肿瘤局部复发率明显低于未放疗者,多因素分析差异显著(*HR*=2.35，*P* <0.05)。然而,单因素和多因素分析,整个队列中放疗对患者 OS、DFS 和 BCSS 的影响均无统计学意义。新辅助治疗后原发肿瘤和腋淋巴结均达到 pCR 的患者,无论是否辅助放疗,其结果无显著差异。

研究显示,乳腺癌生物学特性与局部区域的预后明显相关。HER2 阳性和 TNBC 患者的局部复发率高于 ER 阳性/HER2 阴性患者。TNBC 患者的危险比明显高,为 3.46(1.68~7.13),虽然在 TNBC 患者的亚群分析中,由于病例数较少,差异并无统计学意义,但乳房切除后放疗组和不放疗组的无局部区域复发率存在差异,分别为 91.0%(79.6%~96.2%)和 77.9%(35.4%~94.2%)，*P* >0.05)。

(张　斌)

参考文献

[1] ABDEL-RAZEQ H, SAADEH S S, ABU-NASSER M, et al. Four cycles of adriamycin and cyclophosphamide followed by four cycles of docetaxel (NSABP - B27) with concomitant trastuzumab as neoadjuvant therapy for high-risk, early-stage, HER2-positive breast cancer patients [J]. Onco Targets Ther, 2018,11:2091 - 2096.

[2] ASANO Y, KASHIWAGI S, GOTO W, et al. Prediction of treatment response to neoadjuvant chemotherapy in breast cancer by subtype using tumor-infiltrating lymphocytes [J]. Anticancer Res, 2018,38(4):2311 - 2321.

[3] GALVEZ M, CASTANEDA C A, SANCHEZ J, et al. Clinicopathological predictors of long-term benefit in breast cancer treated with neoadjuvant chemotherapy [J]. World J Clin Oncol, 2018,9(2):33 - 41.

[4] GIANNI L, PIENKOWSKI T, IM Y H, et al. 5-year analysis of neoadjuvantpertuzumab and trastuzumab in patients with locally advanced, inflam-matory, or early-stage HER2-positive breast cancer (NeoSphere): a multicentre, open-label, phase 2 randomised trial [J]. Lancet Oncol, 2016, 17: 791-800.

[5] HARBECK N, GLUZ O, CHRISTGEN M, et al. De-escalation strategies in human epidermal growth factor receptor 2 (HER2)-positive early breast cancer (BC): final analysis of the West German Study Group adjuvant dynamic marker-adjusted personalized therapy trial optimizing risk assessment and therapy response prediction in Early BC HER2— and hormone receptor-positive phase Ⅱ randomized trial-efficacy, safety, and predictive markers for 12 weeks of neoadjuvant trastuzumab emtansine with or without endocrine therapy (ET) versus trastuzumab plus ET [J]. J Clin Oncol, 2017, 35(26): 3046-3054.

[6] HUOBER J, HOLMES E, BASELGA J, et al. Survival outcomes of the NeoALTTO study (BIG 1-06): updated results of a randomised multicenter phase Ⅲ neoadjuvant clinical trial in patients with HER2-positive primary breast cancer [J]. Eur J Cancer, 2019,118:169-177.

[7] HURVITZ S A, MARTIN M, SYMMANS W F, et al. Neoadjuvant trastuzumab, pertuzumab, and chemotherapy versus trastuzumab emtansine plus pertuzumab in patients with HER2-positive breast cancer (KRISTINE): a randomized, open-label, multicentre, phase 3 trial [J]. Lancet Oncol, 2018, 19(1):115-126.

[8] KOLBERG H C, AKPOLAT-BASCI L, STEPHANOU M, et al. Neoadjuvant chemotherapy with docetaxel, carboplatin and weekly trastuzumab is active in her2-positive early breast cancer: results after a median follow-up of over 4 years [J]. Breast Care (Basel), 2016,11(5):323-327.

[9] NITZ U A, GLUZ O, CHRISTGEN M, et al. De-escalation strategies in HER2-positive early breast cancer (EBC): final analysis of the WSG-ADAPT HER2+/HR— phase Ⅱ trial: efficacy, safety, and predictive markers for 12 weeks of neoadjuvant dual blockade with trastuzumab and pertuzumab ± weekly paclitaxel [J]. Ann Oncol, 2017,28:2768-2772.

[10] PÉREZ-GARCÍA J M, GEBHART G, BORREGO M R, et al. Chemotherapy de-escalation using an ^{18}F-FDG-PET-based pathological response-adapted strategy in patients with HER2-positive early breast cancer (PHERGain): a multicentre, randomised, open-label, non-comparative, phase 2 trial [J]. Lancet Oncol, 2021,22(6):858-871.

[11] RAMSHORST M S, VOORT A V, WERKHOVEN E D, et al. Neoadjuvant chemotherapy with or without anthracyclines in the presence of dual HER2 blockade for HER2-positive breast cancer (TRAIN-2): a multicentre, open-label, randomised, phase 3 trial [J]. Lancet Oncol, 2018,19(12):1630-1640.

[12] SCHNEEWEISS A, CHIA S, HICKISH T, et al. Long-term efficacy analysis of the randomised, phase Ⅱ TRYPHAENA cardiac safety study: Evaluating pertuzumab and trastuzumab plus standard neoadjuvant anthracycline-containing and anthracycline-free chemotherapy regimens in patients with HER2-positive early breast cancer [J]. Eur J Cancer, 2018,89: 27-35.

[13] UNTCH M, JACKISCH C, SCHNEEWEISS A, et al. NAB-paclitaxel improvesdisease-free survival in early breast cancer: GBG 69-GeparSepto [J]. J Clin Oncol, 2019,37:2226-2234.

[14] VOORT A V, RAMSHORST M S, WERKHOVEN E D, et al. Three-Year Follow-up of Neoadjuvant chemotherapy with or without anthracyclines in the presence of dual ERBB2 blockade in patients with ERBB2-positive breast cancer a secondary analysis of the TRAIN-2 randomized, phase 3 trial [J]. JAMA Oncol, 2021,7(7):978-984.

第五十章

局部进展期乳腺癌的治疗

一、定义

局部进展期乳腺癌(LABC)指乳腺癌在乳房内病变浸润范围广,或同时有较严重的区域淋巴结受累,但临床未发现有远处转移。在早年的文献中,对LABC已有明确的定义。凡具有下列情况之一即为LABC:原发肿瘤直径>5 cm;不论肿瘤大小,病变已侵及皮肤或胸壁(皮肤受侵表现为:乳房皮肤水肿或橘皮样变、破溃或卫星结节;胸壁受侵,指病变侵及肋骨、肋间肌或前锯肌);腋淋巴结融合或侵及周围组织;内乳淋巴结或锁骨上淋巴结有转移,临床尚未证实有远处转移者。

随着乳腺癌TNM分期系统的修改,对LABC概念的理解和定义曾发生过一些变化,如在最初的乳腺癌TNM分期中,同侧锁骨上淋巴结转移为N_3,但在1988年美国癌症联合委员会(AJCC)和国际抗癌联盟(UICC)修定的TNM分期中将其归为M_1(Ⅳ期),换言之,同侧锁骨上淋巴结转移为远处转移,不再属于LABC。然而,许多研究证明,同侧锁骨上淋巴结转移,而未发现有其他部位远处转移患者的预后明显好于其他部位的远处转移者,此类患者的远期生存率与ⅢB期相仿。Olivotto等研究分析了英国哥伦比亚癌症机构(British Columbia Cancer Agency, BCCA)1976—1985年间诊断时为ⅢB期326例、M_1(非锁骨上淋巴结,而是其他远处部位转移)233例和nodal-M_1(仅有锁骨上淋巴结而无其他远处转移)的51例患者。对LABC(含nodal-M_1)病例按常规疗法,包括含蒽环类药物的新辅助化疗、手术、放疗和ER阳性者内分泌治疗等综合性治疗。随访长达20年,nodal-M_1、ⅢB期和M_1组患者的总生存率分别是13.2%、9.4%和1.3%($P<0.001$),nodal-M_1和ⅢB期患者的总生存率相似($P>0.05$);同样,20年nodal-M_1、ⅢB期和M_1组患者的乳腺癌特异生存率分别为24.1%、30.2%和3.9%($P<0.001$,但前两者近似)。研究表明,诊断时转移仅限于锁骨上淋巴结而无其他部位远处转移的乳腺癌,采用恰当的综合治疗,患者的生存情况与ⅢB期病例相似,与其他远处转移的患者截然不同。为此,在2002年AJCC和UICC更新的TNM分期中,将同侧锁骨上淋巴结转移重新划归为N_3。

对肿瘤直径>5 cm,但无腋淋巴结转移者(T_3N_0,ⅡB期)是否属于LABC,存在不同的看法。有人认为此类患者的预后较好,5年生存率达70%~80%,不应列为LABC。但多数学者认为,乳腺癌肿块直径>5 cm时,手术切除有一定难度;而如此大的乳腺癌,区域淋巴结转移的概率高;治疗前,临床对无明显肿大的淋巴结常难以明确有无转移。故这类病例,从治疗角度考虑,仍按LABC处理为宜。

综上所述,LABC是包含了TNM分期中T_3、T_4、N_2和N_3的病例,即从ⅡB期到ⅢC期(包括未发现有远处转移的炎性乳腺癌)的一大类乳腺癌。根据我国目前状况,虽然存在地区差异,但总的来看,在收治的原发性乳腺癌患者中,这一部分仍占有相当大的比例。

从乳腺癌的肿瘤生物学特性角度看,LABC患者之间的差异颇大,有肿瘤发展缓慢、病程长达数年、仍为可手术切除的[称之为惰性(indolent)型];也有肿瘤恶性程度高、进展较快,为不可手术切除的。诊断为LABC的许多患者在较短时期内即可出现转移,故治疗前一定要全面系统地进行检查。即使临床尚未发现有远处转移,也应想到患者可能已存在有全身微小亚临床转移,这对综合治疗安排具有重要意义。

从外科手术角度看,LABC分为可手术和不可手术两类。凡 T_4(肿瘤直接侵犯皮肤或胸壁,包括炎性乳腺癌),或锁骨上淋巴结、内乳淋巴结转移(N_3),或出现同侧上肢水肿者,因病变累及的区域已超出根治性手术可切除的范围,称之为不可手术(inoperable)乳腺癌。某些患者腋淋巴结转移比较严重,呈融合状或侵及周围组织(N_2),手术切除困难,也应视为不可手术的 LABC。

二、治疗历史的演变

乳腺癌已有百年之久的治疗历史,根治性手术一直被为乳腺癌(包括 LABC)的标准治疗术式。Haagensen 和 Stout 在早年记载,LABC 采用单纯根治性手术治疗 5 年复发率 46%,5 年存活率 6%,其他报道的资料与此相似。总结治疗失败的病例发现,有相当多的患者(如存在乳房皮肤广泛水肿或有卫星结节、肋间或胸骨旁结节、同侧上肢水肿、锁骨上淋巴结转移或炎性乳腺癌等)并不适合手术。对这些不可手术的 LABC 虽可改用放疗,但效果也不理想。不可手术(非炎性乳腺癌)的 LABC,单纯放疗后局部复发率介于 36%~72%之间。为提高肿瘤局部控制效果,采用大剂量照射可降低肿瘤的局部复发,但大剂量放疗的并发症也随之增加。Arriagada 等回顾分析法国 Gustave-Roussy 研究所和 Margaret 公主医院应用大剂量放疗 LABC 的教训是,虽能成倍降低局部-区域复发(LRR)的风险,但一些放疗的并发症随放射剂量的加大而增加,如胸壁纤维化、皮肤溃疡形成、肋骨坏死、骨折、臂丛的神经病变及上肢淋巴水肿等,严重降低了患者的生存质量。

放疗联合手术治疗,从对肿瘤局部控制的效果看,要优于任何单一疗法,其优点是:可延缓肿瘤局部-区域复发时间;术前放疗可使不可手术的 LABC 变为可手术切除;两者联合可取得高剂量照射或单一手术治疗不可企及的最大程度的局部-区域肿瘤控制效果,且可防止或减少高剂量放疗的并发症。但无论怎样加强或变换局部治疗方法,终未能改善患者的预后。Hortobagyi 介绍了 9 055 例患者Ⅲ期临床试验的结果,经手术加放疗后,患者的 5 年存活率为 33%,10 年存活率为 22%。综合 1960—1985 年间文献,可手术的 LABC 在局部治疗后,患者的 5 年和 10 年生存率分别为 38%和 22%;而不可手术的 LABC 在局部治疗后,患者的 5 年和 10 年生存率仅为 21%和 10%。

20 世纪 70 年代始,新辅助化疗(术前化疗)首先用于 LABC,取得显著成效,也由此产生了 LABC 治疗策略的巨大变革,即先全身后局部的治疗模式。

在不了解腋淋巴结有无转移的情况下化疗,化疗后腋淋巴结情况发生变化,这是否影响淋巴结分期对评价预后的价值?术前化疗是否会增加手术后并发症?延迟手术时间对患者总生存期有无影响等,这是新辅助化疗用于临床之初令人困惑的问题,但随着临床研究结果的相继发表,这些疑虑逐渐得以澄清。

Broadwater 等对 200 例 LABC,对照观察了术前化疗患者术后并发症与术后辅助化疗患者有何不同。结果发现,术前化疗患者,术后很少有皮下积液及手术切口愈合不良等并发症。Danforth 等也报道,术前化疗既未增加手术后并发症,也未因化疗而延迟手术及术后的其他辅助治疗。

LABC 患者新辅助化疗对腋淋巴结分期预后价值的影响如何,是长期以来未能得到圆满解答的问题。McCready 等曾对 136 例 LABC 患者在新辅助化疗后行改良根治术,经长期随访发现,化疗后手术切除标本腋淋巴结无转移者 5 年生存率近 80%,而淋巴结有转移者的生存率随转移淋巴结数增加而下降,阳性淋巴结≥10 枚的患者 5 年生存率不到 10%。其他的报道与此相仿。由此看来,与术后辅助化疗患者一样,LABC 患者新辅助化疗后,腋淋巴结情况是影响患者预后的重要因素。如何解决治疗前淋巴结分期问题,最简单的方法是当临床检查腋窝肿大的淋巴结疑有转移时,采用淋巴结穿刺活检,争取明确病理学诊断。

新辅助化疗不仅给不可手术的 LABC 患者带来新的生存希望,也使可手术的 LABC 更易于手术切除,甚至可以保乳,从而提高患者的生存质量。临床试验的结果表明,新辅助化疗延迟手术时间并未影响患者的预后,因此可以确信乳腺癌的新辅助化疗是安全而可靠的。

三、诊断和治疗安排

病理学诊断:应常规在超声引导下空芯针穿刺活检,在肿瘤内多处取材,以确认为浸润性癌。如空芯针活检失败或不能明确诊断,必要时可行切取活检。检测的内容至少应包括乳腺癌的病理组织学类型,组织分级,雌激素受体(ER)、孕激素受体(PR)、人表皮生长因子受体 2(HER2)表达,以及 Ki-67 增殖指数。

腋淋巴结或锁骨上淋巴结有转移者，应行细针抽吸细胞学检查证实，以便于疾病分期。

对 LABC 患者，不论患者的年龄大小，常规行双侧乳腺 X 线摄影检查。对 X 线检查显示在乳房不同象限有弥散多灶或多处微钙化的患者，即使新辅助化疗反应很好也不宜采用保乳手术（为保乳手术禁忌证）。

超声是 LABC 患者最常用的影像学检查方法。对乳房、腋窝及锁骨上下区淋巴结应仔细检查，以了解病变范围，为临床分期和判断预后提供重要信息。但超声难以检出直径＜5 mm 转移淋巴结，因而超声检查有一定的假阴性率（20％左右）。

对 LABC 患者，系统检查有无远处转移，包括肺、腹部、盆腔 CT，骨扫描尤为重要。有新发生固定部位的骨痛，对可疑部位行 CT 或 MRI 检查，也应警惕无症状远处转移灶存在的可能；此类情况在临床早期乳腺癌病例中只占 2％～3％，而在 LABC 患者这种可能性高达 30％。

当证实有远处转移时，治疗的原则应以全身治疗为主。虽然也有人认为，即使发生远处转移，行根治性乳房切除对患者的生存可能有益，但这些研究结果来自回顾性分析，因其无法控制固有选择性偏倚，其价值有限。当然，在某些情况下，如仅发现有预后相对较好的骨转移或其他部位孤立病灶，经全身治疗后，在较长时间内病变稳定、无进展，选择性地施行对原发病灶的乳房切除根治术，可使患者的生存期和生存质量有所改善。

术前化疗 2 个周期后，要仔细评估治疗的反应（主要是影像学，常用超声检查，与治疗前基线检查测得的病变大小、范围对照）。如肿瘤对化疗无反应或有进展，应及时更换非交叉耐药化疗药。更换化疗方案后，要密切监测肿瘤对化疗的反应，以免肿瘤多药耐药而致疾病进展难以处理。如确属多药耐药者，则应停用化疗，改用其他疗法。可手术者争取手术切除后辅助放疗。

新辅助化疗结束后，疗效评价包括临床触诊测量、影像学评估和术后病理学评价（参看“乳腺癌新辅助化疗”相关章节内容）。

四、治疗

LABC 由于局部区域（淋巴结）病变广泛，多已存在有亚临床的微小转移，故全身治疗作为综合治疗的首治方法（即术前的新辅助治疗）。新辅助治疗后的局部治疗，除手术外多需要辅助放疗。

（一）新辅助全身治疗

新辅助全身治疗包括化疗、联合靶向治疗、内分泌治疗等。方法选择按乳腺癌分子分型决定。

1. *新辅助化疗*　主要用于三阴性和管腔 B 型乳腺癌。HER2 阳性乳腺癌采用化疗联合靶向（双靶）治疗。

目前，LABC 患者的新辅助化疗方案中几乎都有蒽环类、紫杉类类药物，两者联合的有效率在 70％～80％，但仍有 20％左右的患者对目前的化疗药物不敏感。临床工作中，多数 LABC 易于处理，但部分病例颇为棘手，现结合相关文献资料就这部分病例的治疗策略、方法作一概括介绍，供参考。

不可手术的 LABC 经新辅助化疗后多能变为可手术切除，但有部分病例仍为不可手术。对这部分病例的处理，可参考下述方法。

（1）围手术期的综合治疗：Ardavanis 等报道，对不可手术 LABC（包括炎性乳腺癌）采用围手术期化疗、手术、放疗的综合疗法可取得比较满意的远期疗效。术前 FEV 方案（氟尿嘧啶 600 mg/m^2，第 1 天；表柔比星 75 mg/m^2，第 1 天；长春瑞滨 25 mg/m^2，第 1、8 天，均静脉给药，21 d 为 1 周期）化疗 4 个周期→手术（根治术或保乳术）→FEV 方案（同上）化疗 4 个周期→局部-区域放疗→ER 阳性者内分泌治疗。结果显示，48 例患者中炎性乳腺癌 12 例（25％），中位年龄 52 岁（34～75 岁）。除 3 例外，新辅助化疗后均变为可手术治疗，有 31.3％的患者行保乳术。临床总有效率 77.7％［临床完全缓解（cCR）率 22.2％］，病理学完全缓解（pCR）（原发肿瘤＋腋淋巴结）率 20％，病理总有效率 73.3％［根据美国国家乳腺癌和肠道外科辅助治疗项目（NSABP）2002 年制定的新辅助化疗后病理学评价标准］。中位随访 72 个月，患者 3 年、5 年的无病生存率分别为 62.5％和 16.7％，3 年、5 年总生存率分别为 83％和 58.3％。对不可手术的 LABC，上述围手术期的综合治疗较为实用。

（2）新辅助化疗后仍为不可手术病例的处理：通常应用放疗使肿瘤变为可手术切除。一般不主张同时应用放、化疗，但也有放疗联合二线化疗的报道。Gaui 等对含蒽环类药物作为一线新辅助化疗不敏感的不可手术 LABC 28 例患者，采用放疗同时用卡培他滨 850 mg/m^2，每日 2 次，第 1～14 天，每3周一周期的二线治疗。其结果,82%(23/28)病例经二线新辅助治疗后变为可手术切除,5例疾病进展。

(3)动脉化疗:动脉化疗是将导管置入乳房肿瘤供血动脉内(可经内乳动脉、锁骨下动脉或胸廓外动脉)注入化疗药,因药物被直接注入病变局部区域,短时间内达到高浓度,可增强化疗药对局部肿瘤的杀伤力,在较短时间内产生疗效。Fiorentini等报道用动脉化疗作为LABC一线治疗,表柔比星30 mg/m^2+米托蒽醌10 mg/m^2,在短时间内注入,3周一次。36例为肿瘤直径>13 cm或皮肤溃疡形成,或癌浸润整个乳房。动脉化疗后4周可见到明显肿瘤反应,肿瘤缩小75%以上。动脉化疗具有局部肿瘤对化疗反应见效快、全身不良反应轻的优点,但对患者有一定创伤,而且设备、技术条件要求高。动脉化疗可选择性地用于某些难治的不可手术LABC或不能耐受全身化疗而ER阴性的老年LABC患者。

Pacetti等报道10例年龄>75岁的LABC患者,采用动脉化疗,目的是观察治疗方法的可行性、药物的毒性反应及治疗的有效率。股动脉经路导管置入内乳动脉,化疗药物用5-氟尿嘧啶750 mg/m^2+表柔比星30 mg/m^2+丝裂霉素7 mg/m^2,1次注入。每例平均2次。治疗中,患者的顺应性好,无明显全身毒性反应(包括骨髓抑制、心脏毒性和脱发等),不影响患者的正常生活。治疗的有效率为80%,中位生存期33.5个月,无局部复发,提示对高龄ER阴性LABC患者,低剂量动脉化疗可以起到有效的姑息性治疗效果。

国内,王启堂等报道357例LABC患者,术前采用一次性经腹壁上动脉置管高选择性区域联合化疗。所用药物为环磷酰胺500 mg/m^2,表阿霉素80 mg/m^2,5-氟尿嘧啶500 mg/m^2,顺铂80 mg/m^{2}和丝裂霉素12 mg/m^2。手术后给予CEF方案化疗6个周期。动脉灌注化疗有效率为89.08%。动脉灌注化疗的毒性反应:69.7%患者化疗后2~3 d出现灌注区域皮肤水肿或皮肤水泡,严重者皮肤破溃、坏死,2周后破溃区结痂愈合;80%患者有灌注区疼痛感;胃肠道反应、骨髓抑制及心脏等毒性反应较轻。中位随访时间8年,无病生存率为74.8%,总生存率82.1%,局部复发率5.04%。

2. *HER2阳性LABC新辅助化疗联合靶向治疗* 参看“乳腺癌新辅助化疗”章中,HER2阳性乳腺癌新辅助化疗联合靶向药物治疗部分。

3. *新辅助内分泌治疗* LABC的新辅助内分泌治疗适用于乳腺癌分子分型中管腔A型患者。绝经后患者采用第三代芳香化酶抑制剂。早期疗效评估,有效者治疗时间最好在6个月以上,以达到肿瘤最大程度退缩,便于手术。对管腔B型(非HER2阳性)患者,新辅助内分泌治疗的效果不如管腔A型患者。近年来,有在新辅助内分泌治疗中,添加CDK4/6抑制剂的临床Ⅱ期随机试验报道,均为绝经后患者,目前的资料均显示较单用内分泌治疗可显著降低肿瘤细胞的增殖,但临床疗效各异。NeoPAL试验的结果,与新辅助化疗相比,CDK4/6抑制剂哌柏西利联合来曲唑组的临床疗效评价和保乳手术率与新辅助化疗组几乎相同。CORALLEEN试验是CDK4/6抑制剂瑞博西利加来曲唑与新辅助化疗的对照研究,治疗6个月,CDK4/6抑制剂瑞博西利加来曲唑组达到术前内分泌治疗预后指数(PEPI)为0的是22.4%,而化疗组为17.3%。前者尤其适用于管腔B型患者。而PALLET试验,CDK4/6抑制剂哌柏西利加来曲唑的新辅助治疗,与单用来曲唑相比,Ki-67增殖指数明显下降,但经14周治疗,临床缓解率并没有显著改善。内分泌治疗联合CDK4/6抑制剂能否改善患者的生存情况有待长期随访后得出结论。

(二)新辅助治疗后外科治疗

乳腺癌患者根治性(包括保乳手术)术后,患侧上肢淋巴性水肿与腋淋巴结清除程度和术后辅助放疗直接相关。对腋淋巴结阴性,或腋淋巴结阳性新辅助治疗后转阴者不做腋淋巴结清除。但LABC患者多有腋淋巴结转移,即使新辅助治疗有效,手术时难免仍需要行腋淋巴结处理。如何避免对所有患者行全腋窝(包括水平Ⅲ)淋巴结清除,必要时只选择性清除水平Ⅲ腋淋巴结,以最大限度地降低手术后上肢水肿并发症,是提高治疗效果、改善患者生存质量的重要环节。

LABC患者在第三世界国家的人群中较多见。印度的一项LABC新辅助化疗后水平Ⅲ腋淋巴结清扫的回顾性研究,于2016—2018年间,对年龄40～60岁LABC(临床T_3N_1、$T_4N_{0\sim1}$和任何$TN_{2\sim3}$)患者行新辅助化疗(化疗方案为蒽环类药物+紫杉类药物或仅用紫衫类药物)。60%为激素受体阳性,44%为HER2阳性。HER2阳性患者中,96%接受了9周的新辅助曲妥珠单抗治疗。新辅助化疗后手术,包括清除水平Ⅲ腋淋巴结。腋淋巴结阳性患者中，有72%达到cCR，其中有57%pCR，淋巴结pCR率为41.5%，水平Ⅲ淋巴结阳性率为15.5%。在腋淋巴结cCR的患者中，水平Ⅲ阳性为11%。水平Ⅲ腋淋巴结阳性与原发肿瘤病理学检查所见的大小显著相关（$P<0.05$）。pT_2 或小于 pT_2 者水平Ⅲ淋巴结阳性率为14.2%（26/183），而 $pT_3 \sim pT_4$ 患者水平Ⅲ淋巴结阳性率为29.4%（5/17）。水平Ⅲ淋巴结阳性与患者年龄、绝经状态，临床T、N，激素受体状态、HER2受体状态、组织分级及新辅助化疗的临床疗效评价结果无相关性。这一研究结果显示，LABC新辅助化疗后，腋窝水平Ⅲ淋巴结阳性率较高（15.5%），而水平Ⅲ淋巴结阳性与肿瘤pT大小显著相关。LABC患者新辅助化疗后要注重腋窝水平Ⅲ淋巴结的处理。

北京大学肿瘤医院研究所Fan等对腋淋巴结阳性乳腺癌新辅助化疗后，腋淋巴结水平Ⅲ受累的发生率、相关因素及预后进行回顾性研究，结果显示，521例临床 $T_{0\sim2}$、腋淋巴结阳性乳腺癌患者，在超声引导下穿刺活检或前哨淋巴结活检证实淋巴结转移，新辅助化疗4～8个周期。手术均行水平Ⅲ腋淋巴结清扫，腋淋巴结pCR率为31.1%（90/289），水平Ⅲ淋巴结有残留癌的为9.0%（47/521）。多因素分析显示，超声引导下淋巴结活检阳性（*OR* 2.212，95%*CI* 1.022～4.787；$P<0.05$），新辅助化疗前原发肿瘤直径>2 cm（*OR* 2.672，95%*CI* 1.170～6.098；$P<0.05$）和原发肿瘤对新辅助化疗无反应（*OR* 1.718，95%*CI* 1.232～2.396；$P=0.001$）是预测水平Ⅲ淋巴结阳性的独立因素。中位随访30个月时，水平Ⅲ淋巴结阳性组的远处无病生存率明显低于水平Ⅲ淋巴结阴性组（$P<0.05$）。研究结果表明，原发肿瘤为 $T_{0\sim2}$、腋淋巴结有转移的乳腺癌，新辅助化疗后仍有9%患者水平Ⅲ腋淋巴结残留癌。新辅助化疗前超声引导下活检（非前哨淋巴结活检）证实的淋巴结阳性、肿瘤较大、原发肿瘤对新辅助化疗无反应是预测水平Ⅲ腋淋巴结阳性的独立因素。

（三）辅助放疗

对临床 T_4、N_2、N_3 患者，即使新辅助全身治疗效果好，术后辅助放疗对改善患者无局部区域复发生存乃至总生存仍然有益。McGuire等报道一组新辅助化疗后pCR的220例LABC患者，其中有106例为非炎性乳腺癌行乳房切除术。106中临床诊断为Ⅰ、Ⅱ、ⅢA、ⅢB和ⅢC期的分别占2%、31%、30%、25%和11%。这些患者中92%采用含蒽环类药物的方案化疗，38%同时接受紫杉类药物化疗，72例术后辅助放疗，34例未行放疗。全组患者中位生存时间为62个月。Ⅰ、Ⅱ期患者放疗与否对10年局部区域复发无影响，但Ⅲ期患者接受放疗的10年局部区域复发率显著低于未行放疗者（7.3%±3.5%与33.3%±15.7%，$P<0.05$）。

Klein等报道，加拿大多伦多大学医学院2009—2014年间收治103例LABC（肿瘤直径>5 cm或皮肤、胸壁受侵，或腋淋巴结转移），除4例接受TC方案外，其他患者予新辅助化疗包括紫杉类药物和蒽环类药物。新辅助化疗后行乳房切除或保乳手术，均行腋淋巴结清除，术后3～6周开始放疗。辅助放疗分25次照射胸壁（或全乳房，如果适用）、腋窝和锁骨上淋巴结区，选择性放疗内乳淋巴区。其他辅助治疗按指南进行，ER阳性患者辅助内分泌治疗，HER2阳性者给予曲妥珠单抗治疗。

结果显示，103例患者中位随访45.6个月，中位年龄为46.7岁。1年的肿瘤局部区域控制率、无复发生存率和总生存率分别为99%、98%和100%。5年的局部区域控制率、无复发生存率和总生存率分别为89%、69%和77%。对新辅助化疗的反应与局部区域控制率无相关性（$P>0.05$），但与局部区域控制率和总生存率相关（$P<0.05$）。使用双变量Cox建模，新辅助化疗前肿瘤大小（$P<0.01$）、新辅助化疗后肿瘤大小（$P<0.001$）、肿瘤分期（$P=0.05$）和病理学疗效反应（$P=0.05$）均与患者的无复发生存率相关。

研究显示，对LABC患者采用新辅助化疗-手术-放疗后的局部复发率低，患者的主要风险是远处转移。患者生存率的提高与新辅助化疗后pCR直接相关。

（张　斌）

参考文献

[1] FOWLER A M, MANKOFF D A, JOE B N. Imaging neoadjuvant therapy response in breast cancer [J]. Radiology, 2017,285(2):358-375.

[2] GLUZ O, NITZ U, LIEDTKE C, et al. Comparison

of neoadjuvant nab-paclitaxel + carboplatin vs nab-paclitaxel + gemcitabine in triple-negative breast cancer: randomized WSG-ADAPT-TN trial results [J]. J Natl Cancer Inst, 2018,110(6):628 - 637.

[3] GUARNERI V, DIECI M V, BISAGNI G, et al. De-escalated therapy for HR +/HER2 + breast cancer patients with Ki67 response after 2-week letrozole: results of the PerELISA neoadjuvant study [J]. Ann Oncol, 2019,30(6):921 - 926.

[4] LE-PETROSS H T, MCCALL L M, HUNT K K, et al. Axillary ultrasound identifies residual nodal disease after chemotherapy: results from the American college of surgeons oncology group Z1071 trial (Alliance) [J]. AJR Am J Roentgenol, 2018, 210(3):669 - 676.

[5] LITTON J K, SCOGGINS M E, HESS K R, et al. Neoadjuvant talazoparib for patients with operable breast cancer with a germline BRCA pathogenic variant [J]. J Clin Oncol, 2020,38(5):388 - 394.

[6] LOIBL S, SHAUGHNESSY J, UNTCH M, et al. Addition of the PARP inhibitor veliparib plus carboplatin or carboplatin alone to standard neoadjuvant chemotherapy in triple-negative breast cancer (BrighTNess): a randomised, phase 3 trial [J]. Lancet Oncol, 2018,19(4):497 - 509.

[7] MARTELLI G, MICELI R, FOLLI S, et al. Sentinel node biopsy after primary chemotherapy in cT_2 $N_{0/1}$ breast cancerpatients: Long-term results of a retrospective study [J]. Eur J Surg Oncol, 2017, 43(11):2012 - 2020.

[8] MASUDA N, LEE S J, OHTANI S, et al. Adjuvant capecitabine for breast cancer after preoperative chemotherapy [J]. N Engl J Med, 2017,376(22):2147 - 2159.

[9] NEGRÃO E M, SOUZA J A, MARQUES E F, et al. Breast cancer phenotype influences MRI response evaluation after neoadjuvant chemotherapy [J]. Eur J Radiol, 2019,120:108701.

[10] OMARINI C, GUAITOLI G, PIPITONE S, et al. Neoadjuvant treatments in triple-negative breast cancer patients: where we are now and where we are going [J]. Cancer Manag Res, 2018,10:91 - 103.

[11] TUNG N, ARUN B, HACKER M R, et al. TBCRC 031: randomized phase Ⅱ study of neoadjuvant cisplatin versus doxorubicin-cyclophosphamide in germline BRCA carriers with HER2-negative breast cancer (the INFORM trial) [J]. J Clin Oncol, 2020, 38:1539 - 1548.

[12] VALACHIS A, MAMOUNAS E P, MITTENDORF E A, et al. Risk factors for locoregional disease recurrence after breast-conserving therapy in patients with breast cancer treated with neoadjuvant chemotherapy: an international collaboration and individual patient meta-analysis [J]. Cancer, 2018, 15,124(14):2923 - 293.

[13] VOLDERS J H, NEGENBORN V L, SPRONK P E, et al. Breast-conserving surgery following neoadjuvant therapy-a systematic review on surgical outcomes [J]. Breast Cancer Res Treat, 2018,168 (1):1 - 12.

[14] WANG R X, JI P, GONG Y, et al. Value of CXCL8 - CXCR1/2 axis in neoadjuvant chemotherapy for triplenegative breast cancer patients: a retrospective pilot study [J]. Breast Cancer Res Tr, 2020, 181: 561 - 570.

第五十一章

炎性乳腺癌的诊断及处理

炎性乳腺癌(IBC)是一种罕见的、侵袭性的局部进展期乳腺癌(LABC)亚型,其特点为起病快、病程进展迅速、预后差。20 世纪 70 年代以前,对于炎性乳腺癌的治疗主要以局部治疗(手术或放疗)为主,极少有长期生存的报道。近年来,随着有效的全身治疗方案的出现,采用多种方法进行联合治疗,明显改善了炎性乳腺癌患者的预后。现代分子生物学和肿瘤免疫学领域的突破性研究进展为这类疾病的治疗带来了新的希望。

一、流行病学

1924 年炎性乳腺癌一词被 Lee 和 Tannenbaum 引入临床,当时报道炎性乳腺癌占全部乳腺癌的 1.3%,此后 90 年间炎性乳腺癌在乳腺癌中的构成比没有明显变化。Jaiyesimi 在 1992 年和 Dawood 在 2007 年报道炎性乳腺占全部乳腺癌 1%~6%;Li 等在近年报道炎性乳腺癌占全部乳腺癌的 2%~5%;美国最新统计数据显示,炎性乳腺癌占美国乳腺癌病例的 2%~4%。尽管炎性乳腺癌发病率低,但仍占乳腺癌致死的 7%。文献中炎性乳腺癌的最小发病年龄为 12 岁,平均发病年龄为 52 岁,与非炎性乳腺癌的平均发病年龄一致。炎性乳腺癌的危险因素尚不明确,目前认为妊娠或哺乳并不是炎性乳腺癌的易患因素。

二、诊断与鉴别诊断

(一) 临床特征

美国癌症联合会(AJCC)指南将炎性乳腺癌定义为一个单独的临床病理实体,乳腺红斑和水肿需至少占乳房的 1/3,范围可扩展到整个乳房并跨越对侧乳房,累及纵隔、上肢和颈部区域。在临床诊断炎性乳腺癌时,除 TNM 分期中被认定为 T_{4d} 外,必须满足以下标准才能诊断:①快速进展的乳房红斑、水肿、橘黄色以及略高皮温的乳房,可不伴有潜在的可触及肿块;②病史持续时间不超过 6 个月;③红斑至少占乳房的 1/3;④浸润性癌经病理学检查证实。

(二) 辅助检查

除了常规的实验室检查外,患者还应该接受双侧乳腺 X 线摄影检查、双乳及相应引流区域(双腋下及颈部淋巴结)的淋巴结超声检查、胸/腹/盆腔 CT 检查、全身骨骼 ECT 检查,必要时行乳腺 MRI 及 PET/CT 检查等。炎性乳腺癌的乳腺 X 线摄影检查主要表现为皮肤弥漫性增厚、弥漫性密度增高,皮下组织及乳腺实质梁状、网状增粗,乳头回缩、腋淋巴结肿大等,有时可见钙化和局灶肿物。需要注意的是,没有潜在肿块的乳腺炎也可能与炎性乳腺癌呈现相似的 X 线影像学改变,如果短期抗生素治疗后(通常为少于 1 周)没有明显改善,则应进行活检以除外潜在的恶性可能。B 超声像图可见皮肤明显增厚,悬韧带增厚,皮下组织水肿,有时可检出乳腺 X 线摄影不能检出的局灶肿物。MRI 检查,T_2WI 可见患侧乳房体积增大,皮肤增厚,信号增高,乳腺组织呈弥漫性高信号;动态增强减影后的最大密度投影(maximum intensity projection, MIP)显示患侧乳腺弥漫性明显强化,周边散在强化结节,血管影增多、增粗;时间-信号强度(SI-Time)曲线为Ⅲ型。乳腺 MRI 检查可能有助于指导皮肤穿刺活检,还可用于检测化疗反应。MRI 是炎性乳腺癌患者原发性乳腺实质病变最准确的成像技术。PET/CT 可用于在炎性乳腺癌的初始评估中提供有关淋巴结或远处转移的额外信息,用于分期以及区分癌症的可治愈和不可治愈状态,并评估对治疗的反应。

但目前影像学辅助检查对炎性乳腺癌的鉴别诊断意义不大，其诊断方法仍需结合临床表现和病史。

（三）病理学诊断

细针抽吸细胞学检查或空芯针活检可以明确诊断，包括皮肤、皮下淋巴管组织以及肿瘤实质的切取活检也可作为确诊手段。活检组织除常规病理学检查外，还应该检测其激素受体以及人表皮生长因子受体 2（HER2）表达情况。炎性乳腺癌的组织学类型无特殊性，各种组织学类型的乳腺癌均可见炎性乳腺癌。炎性乳腺癌的临床表现实为肿瘤栓子堵塞了真皮淋巴管而造成。虽然需要活检以评估乳腺中肿瘤的存在情况及真皮淋巴管内病变，但是炎性乳腺癌的诊断主要基于其临床表现，真皮淋巴管内病变并非诊断之必需，也不足以诊断该疾病。但需要注意的是，尽管可能由于采样的不准确性，在原发炎性乳腺癌患者中并不一定能发现真皮淋巴管浸润；反之在某些情况下，如急性乳腺炎、浸润性淋巴瘤、白血病以及晚期乳腺癌中，存在真皮淋巴管浸润的乳腺癌并不能因此被诊断为炎性乳腺癌。

对于诊断为炎性乳腺癌的患者，病理学检查是否能够看到皮肤淋巴管癌栓，对于患者预后有很大的影响。Ellis 通过对临床诊断为炎性乳腺癌的病例进行回顾性研究，发现根治术后存活 5 年以上的患者，无一例在乳房皮肤淋巴管内发现癌栓。也就是说在患者行根治术后病理学检查发现存在淋巴管癌栓的患者，无一例存活 5 年以上。作者认为只有发现真皮淋巴管癌浸润才能确立炎性乳腺癌的诊断，并将具备该病理学特征的乳腺癌命名为“乳腺真皮淋巴癌病”（dermal lymphatic carcinomatosis）。但是目前大多数学者仍坚持认为仅有临床特征或组织学特征均可建立炎性乳腺癌的诊断，只不过有组织学特征的炎性乳腺癌的预后更差。

（四）鉴别诊断

1. *急性化脓性乳腺炎*　通常发生于哺乳期妇女，有急性炎症的全身和局部表现，有中性粒细胞增多；穿刺时可见脓液和坏死组织，涂片可见炎症细胞。

2. *乳房蜂窝织炎*　初起时为境界不明显的弥漫浸润性斑块，以后炎症迅速扩展和加重，局部红、肿、热、痛症状明显，有显著的指压性水肿，有压痛，溃破后排出脓液及坏死组织。急性患者都有高热、寒战、头痛、全身不适等。有的患者常伴有淋巴结炎、淋巴管炎、坏疽、转移性脓肿或严重的败血症，伴有中性粒细胞、淋巴细胞增多。抗生素治疗有效。

3. *恶性淋巴瘤或白血病的乳腺浸润*　细胞学或组织学检查可明确诊断，临床鉴别困难。

三、分类与分期

（一）分类

临床上炎性乳腺癌应包括原发性炎性乳腺癌和继发性炎性乳腺癌。原发性炎性乳腺癌定义为在先前正常的乳房中发生的癌症；继发性炎性乳腺癌定义为浸润性乳腺癌或非炎性乳腺癌手术后发生的炎症性皮肤变化；隐性炎性乳腺癌则是病理学概念中的炎性乳腺癌。广义上讲，炎性乳腺癌可分为 3 类：①临床有炎症样体征，组织学有真皮淋巴管浸润；②临床有炎症样体征，组织学无真皮淋巴管浸润；③临床无炎症样体征，组织学有真皮淋巴管浸润。

目前大多数学者认为继发性炎性乳腺癌与原发性炎性乳腺癌应该采取相同的治疗原则和策略，因为两者治疗后有相似的 5 年和 10 年生存率。也有部分学者认为不该将继发性炎性乳腺癌归入炎性乳腺癌，他们认为继发性炎性乳腺癌的概念忽略了 LABC 与炎性乳腺癌在临床和预后上的区别。

（二）分期

1. *TNM 分期*　临床诊断炎性乳腺癌即为 T_{4d}，N 和 M 不限。故分期有：$T_{4d}N_{0\sim2}M_0$（Ⅲb 期），$T_{4d}N_3M_0$（Ⅲc 期），$T_{4d}N_{0\sim3}M_1$（Ⅳ期）。

2. *哥伦比亚分期*　为 D 期。

3. *IGR 分期*　PEV2：乳腺红、肿、热的范围＜1/2 乳房；PEV3：乳腺红、肿、热的范围＞1/2 乳房。

四、分子生物学基础

癌细胞弥漫性阻塞皮肤淋巴管导致引流受阻是炎性乳腺癌炎症样临床表现的基础，而不是真正的炎症反应。病理学上皮肤淋巴管内癌栓是炎性乳腺癌的特征性表现，但只在不到 70％的炎性乳腺癌中见到，因此不是确诊炎性乳腺癌必须具备的病理学依据。临床、流行病学及生物学研究资料提示炎性乳腺癌是生物学上有别于 LABC 的一种类型。病理学上炎性乳腺癌不具有特定的组织学类型，但通常显示为高组织学分级和核分级，以及较非炎性乳腺癌更显著的淋巴管/血管侵犯。与 LABC 相比，炎性乳腺癌多表现为雌激素受体（ER）和孕激素受体（PR）阴性，以及 HER2 和表皮生长因子受体（EGFR）蛋白过表达或基因扩增。

炎性乳腺癌极易侵犯血管、淋巴管，但其分子学基础尚不明确。有研究表明，炎性乳腺癌可能是黏附分子、血管生长因子及瘤细胞释放蛋白因子等多种因素协同作用的结果。上皮钙黏素是钙依赖转膜糖蛋白，对维持上皮细胞的黏附至关重要。Colpaert 等报道 35 例炎性乳腺癌患者，其中 33 例呈强上皮钙黏素表达，而且上皮钙黏素在淋巴管内的癌栓中也高表达，表明上皮钙黏素对增加肿瘤细胞间黏附以及形成和稳固癌栓是必需的。体外研究发现抗上皮钙黏素抗体使瘤细胞团内细胞间黏附降低；此抗体使炎性乳腺癌移植模型（MARY-X）肺淋巴管/血管内的癌栓松散、消失，而 MARY-X 转染了显性负突变的上皮钙黏素则可减弱肿瘤生长，减少淋巴管/血管内癌栓形成。黏液蛋白-1（muc-1）可能是炎性乳腺癌血管淋巴管内转移的另一个关键因素。muc-1 是细胞表面的糖蛋白，也是血管内皮细胞表面的一个黏附受体（E-选择蛋白）的配体，muc-1 上一个由 sialyl-LewisX/A 组成的结构是 E-选择蛋白的结合位点。Alpaugh 等的研究显示，MARY-X 细胞表达的 muc-1 有 sialyl-LewisX/A 缺陷，肿瘤细胞因此不能黏附到血管内皮细胞，从而促使癌栓游离于循环之中，为肿瘤细胞弥散创造了条件。表达上皮钙黏素和有缺陷 muc-1 的联合作用可能是炎性乳腺癌凶险生物学行为的分子基础之一。

另外，在血管及淋巴管生成的研究中，Colpaert 等发现炎性乳腺癌内血管密度及内皮细胞增殖率均增高，其中薄壁的未成熟血管达 90%，致使肿瘤细胞更易穿越。Bieche 等用反转录-聚合酶链反应（RT-PCR）方法检测到炎性乳腺癌中血管生成因子和细胞因子表达上调，这些因子包括血管内皮生长因子（VEGF）、血栓素 A2、前列腺素过氧化物酶 2/环氧合酶 2（PTGS2/COX2）、凝血酶调节蛋白（THBD）、血管生成素 2（ANGPT2）、白细胞介素-6（IL-6）、CC 族趋化因子配体 3/巨噬细胞炎症蛋白-1α（CCL3/MIP-1α）和 CC 族趋化因子配体 5/由细胞活化调节、在正常 T 细胞表达和分泌的蛋白（CCL5/RANTES）。Van der Auwera 等用 RT-PCR 证实炎性乳腺癌中淋巴管生成因子 VEGF-C、VEGF-D、FMS 相关酪氨酸激酶 4（FLT4）、Prospero 同源框 1（PROX1）和淋巴管内皮特异性透明质酸受体 1（LYVE1）的表达显著高于非炎性乳腺癌。动物模型显示过表达 VEGF-C 和 VEGF-D 的肿瘤细胞可诱导肿瘤内部和肿瘤周边的淋巴管生成，有利于其扩散转移，而抗 VEGF 受体的抗体可以阻止淋巴管生成和淋巴结转移。

RhoC-GTPase 是一种在乳腺癌中表达的癌基因，参与细胞骨架重建，促进细胞迁移、浸润，诱导肌动蛋白和局部黏附成分形成，在炎性乳腺癌中的表达远高于 LABC（90% *vs* 38%）。Kleer 等发现 *RhoC-GTPase* 高表达与高组织学分级、淋巴结阳性、激素受体阴性及 HER2 阳性相关，是预后不佳的指标，也是对蒽环类药物化疗不敏感的因子。与此相反，*WISP3* 基因在大多数炎性乳腺癌（80%）不表达。体外研究显示当炎性乳腺癌细胞系（SUM149）中 *WISP3* 表达增高时，其迁移、浸润和增殖能力下降；而靶向敲除 *WISP3* 可增加 *RhoC* 的表达，从而促进浸润转移。这些结果表明 *WISP3* 有抑制肿瘤生长转移的能力，*RhoC* 和 *WISP3* 表达互为平衡调节着炎性乳腺癌细胞浸润及转移，这两个基因有可能成为炎性乳腺癌预后判断指标和治疗靶点。

最近将高通量基因表达和组织芯片应用于炎性乳腺癌基因表达研究。Van Laere 等采用 cDNA 芯片分析 19 例炎性乳腺癌和 40 例非炎性乳腺癌的基因表达谱，发现 115 个基因在炎性乳腺癌中高表达，其中 20 个高表达基因中有 3 个与 IGF 信号相关。核因子-κB（NF-κB）为细胞增殖、凋亡和迁移的重要调节子。Van Laere 等采用 cDNA 芯片发现炎性乳腺癌中的 NF-κB 表达较非炎性乳腺癌增高。这一发现随后被 RT-PCR 证实，提示 NF-κB 通路在炎性乳腺癌进展中发挥重要作用，靶向抑制 NF-κB 可能有治疗前景。

五、治疗

虽然炎性乳腺癌患者并不是不可手术的，但事实证明对于炎性乳腺癌大部分的单纯外科治疗都失败了，因为绝大多数患者虽然表面上切除干净，但仍有局部或区域复发或远处转移。炎性乳腺癌患者手术治疗的失败率之高非常惊人，许多研究都报道 90%以上的炎性乳腺癌在术后 1 年内就出现了远处转移，因此认为手术并不是炎性乳腺癌的首选治疗方式,而单纯放疗或者手术+放疗的治疗模式,与单纯手术治疗的效果相似。这些事实说明炎性乳腺癌在诊断时就是一种全身性疾病,单纯采用局部治疗效果很差。

炎性乳腺癌的治疗应采取多模式的综合治疗。美国国家综合癌症网络(NCCN)和国际炎性乳腺癌专家指南均建议对原发性炎性乳腺癌患者进行强化治疗,通过全身治疗、手术和放疗的三联疗法以获得最佳局部控制和生存结果。跨专业团队的方法对于炎性乳腺癌患者的护理至关重要。

(一) 初诊Ⅲ期炎性乳腺癌

1. *新辅助化疗*　20 世纪 70 年代初期,美国 MD Anderson 癌症中心和意大利米兰欧洲肿瘤研究所提出了先行化疗的治疗策略,形成这种治疗观念的原因是由于认识到以往多数患者治疗失败和死亡的原因都是远处转移。术前化疗后大多数患者(50%～90%)的原发肿瘤和肿大的淋巴结都明显缩小,皮肤的炎性改变面积也会有所缩小,从而可以提高局部治疗的效果。

随着新辅助化疗概念的引入,化疗已成为炎性乳腺癌的第一线治疗,同时确立了炎性乳腺癌综合治疗的观点,使炎性乳腺癌患者的临床疗效有了明显的提高。Ⅲ期炎性乳腺癌全身治疗的成功可通过对治疗的病理学反应来衡量,与未达到病理学完全缓解(pCR)的患者相比,新辅助化疗后获得 pCR 的患者预后显着改善。

对 HER2 阴性患者术前建议使用多柔比星和环磷酰胺,然后采用含有或不含铂类药物的以紫杉醇为主的化疗方案进行序贯治疗,但该建议主要基于对非炎性乳腺癌患者的前瞻性试验结果的推断,进一步的证据有待于专门针对炎性乳腺癌的临床试验。目前有研究表明,炎性乳腺癌患者接受蒽环类药物治疗,然后进行局部区域治疗,10 年总生存率为 33%,因此建议采用以蒽环类药物为主的新辅助化疗。为了提高 pCR 率,一些研究者对炎性乳腺癌患者进行高剂量化疗(high-dose chemotherapy, HDCT),试图延长患者的生存期并提高化疗反应率,并建议采用紫杉醇、多柔比星和环磷酰胺的联合方案,以达到提高 pCR 率的目的,但随之而来的不良反应也必须权衡。HDCT 是否可用于常规治疗炎性乳腺癌仍需大样本量前瞻性临床试验证实。

对 HER2 阳性患者术前建议使用帕妥珠单抗和曲妥珠单抗的双靶向治疗。NOAH 试验是一项证明了曲妥珠单抗在新辅助治疗中获益的关键性试验,其中有 20%患者为炎性乳腺癌。该试验的炎性乳腺癌亚组分析显示,加入曲妥珠单抗的新辅助化疗使 pCR 率增加至 48%,5 年无病生存率从 24%提高至 64%,5 年总生存率从 44%提高至 74%。Overmoyer 等人也有数据支持紫杉醇、帕妥珠单抗和曲妥珠单抗作为 HER2 阳性癌症患者的术前全身治疗。在 NeoSphere 试验中研究了 HER2 阳性乳腺癌双靶向药物,其中 7%的患者为炎性乳腺癌,帕妥珠单抗和曲妥珠单抗联合化疗将患者 pCR 率提高至 45.8%。为了实现更高的 pCR 率,目前建议将双靶向疗法(帕妥珠单抗和曲妥珠单抗)与化疗联合使用。因此,对于 HER2 阳性炎性乳腺癌,为了尽量减少心脏毒性,多建议首先给予蒽环类药物,之后序贯紫杉类药物和曲妥珠单抗及帕妥珠单抗。

近年来,有研究表明可用基因表达来预测炎性乳腺癌患者对新辅助化疗的反应,ER 阴性和 *P53* 突变与蒽环类药物新辅助化疗后 pCR 率增高相关,HER2 过表达与紫杉类药物新辅助化疗后 pCR 率增高相关。Mina 等检查新辅助化疗后达到 pCR 的炎性乳腺癌及相关基因后发现,血管生成相关基因 *VEGF-C* 和 *ID1*,以及浸润相关基因 *LRP1*、*cMet*、*PLAUR* 和 *MMP2*,这些基因表达增高与 pCR 率降低相关;增殖相关基因 *STK15*、*TPX2*、*BIRC5*、*PTPD1*、*CDC20* 及 *MMP9* 表达增高与 pCR 率增高相关。

2. *局部治疗*　炎性乳腺癌患者新辅助化疗后,局部缓解(PR)或完全缓解(CR),患者一般身体状况允许的前提下,可以进行手术治疗(1B 级证据)。手术方式以根治性乳房切除术及腋淋巴结清扫术为主,对于没有胸大肌浸润的患者没有必要行切除胸大、小肌的传统根治术。炎性乳腺癌患者由于其广泛的皮肤浸润和肿瘤的高侵袭性,目前大多数学者不推荐行保乳手术。

前哨淋巴结活检(SLNB)通常用于临床上腋淋巴结阴性的非炎性乳腺癌患者,尤其是未接受新辅助化疗的患者。但大多数炎性乳腺癌患者(55%～85%)腋淋巴结阳性。炎性乳腺癌患者的癌细胞可能阻塞淋巴管从而阻止了 SLNB 示踪剂进入淋巴结,影响评估前哨淋巴结的准确性。此外,新辅助化疗可能改变淋巴系统的结构和功能,导致 SLNB 假阴性率达 11%～18%。目前大多数学者认为对于炎性乳腺癌采用传统的淋巴结清扫更加适合,能够有效地避免由于 SLNB 的假阴性造成的转移性淋巴结残留,降低局部复发率。

对于有重建意愿的患者,由于炎性乳腺癌预后不良,早期复发风险高,且出于对炎性乳腺癌皮肤淋巴管侵犯以及需要术后放疗的考虑,应尽量避免根治手术后的即刻重建,而建议在治疗全部结束后行二期乳房重建手术。

对于炎性乳腺癌患者目前认为放疗是必要的,无论患者术后是否达到 pCR 都应该接受胸壁、锁骨上下区域、内乳区域的放疗,同时广泛覆盖皮肤病变区域。对于放疗时机的选择,目前多数学者认为完成全部化疗后再进行放疗是安全的,不会影响局部控制率。

3. *术后辅助化疗与内分泌治疗* 对于炎性乳腺癌的术后辅助化疗,其治疗原则可以参考非炎性乳腺癌的辅助化疗原则。对于新辅助化疗有效的患者,术后多采用相同的化疗方案进行辅助化疗,使术前和术后的化疗疗程达到相应辅助化疗方案所要求的计划疗程。而对于新辅助化疗无效的患者,术后辅助化疗建议采用与新辅助化疗药物无交叉耐药的新方案,疗程也应达到新方案所要求的疗程。

HER2 阳性炎性乳腺癌的辅助化疗方案,目前建议使用 1 年曲妥珠单抗和帕妥珠单抗联合方案。该建议基于 APHINITY 试验结果。数据显示在含紫杉类药物/曲妥珠单抗的方案中加入帕妥珠单抗,疾病复发事件可从 8.7%减少至 7.1%。在疾病复发风险较高的患者中,如淋巴结受累或激素受体阴性,这种方案获益更为显著。尽管该试验并非特别在炎性乳腺癌患者群体中进行,但考虑到炎性乳腺癌的高复发率,以及该方案在高风险乳腺癌群体中的明显获益,大多数学者倾向于辅助化疗使用双靶向治疗 1 年。

内分泌治疗原则与非炎性乳腺癌一致。对于激素受体阳性的炎性乳腺癌患者,应该接受辅助内分泌治疗。对于 ER 阳性炎性乳腺癌,绝经前女性建议使用卵巢功能抑制联合他莫昔芬 10 年(2B 级证据),绝经后女性建议使用芳香化酶抑制剂 5 年(2A 级证据)。根据 SOFT 试验,对于激素受体阳性炎性乳腺癌的绝经前女性,对比单纯他莫西芬治疗,加用卵巢功能抑制可以显著提高患者无病生存率。

4. *免疫治疗* 一项探索程序性死亡蛋白配体-1(PD-L1)状态的开创性研究,分析了炎性乳腺癌与非炎性乳腺癌及正常乳腺组织中的 PD-L1 mRNA 表达,结果显示,与正常乳腺组织相比,38%的炎性乳腺癌 PD-L1 高表达,而非炎性乳腺癌中这一比例仅为 28%。这一结果在随后的同类多项研究中均得到证实。此外,进一步研究发现 PD-L1 表达主要定位于肿瘤浸润淋巴细胞(TIL)中,与非炎性乳腺癌相比,炎性乳腺癌中 TIL 阳性率增加,且与分子亚型无关。

鉴于免疫疗法在炎性乳腺癌治疗中的前景以及在其他癌症中的成功,研究者正在积极开展临床试验,以确定免疫治疗是否会为炎性乳腺癌患者带来益处。尽管目前针对炎性乳腺癌的治疗仍主要依赖于化疗、放疗、内分泌治疗和靶向疗法,但随着研究的推进,免疫治疗可能会为常规治疗无法达到满意疾病控制效果的炎性乳腺癌患者提供新的治疗方案选择。

(二) 初诊Ⅳ期炎性乳腺癌

大约 1/3 的炎性乳腺癌初次就诊时被诊断为Ⅳ期疾病,转移性疾病的治疗应以达到最佳反应的全身治疗为主,具体治疗方案与Ⅲ期炎性乳腺癌新辅助治疗相同。而对于全身治疗后有显著临床疗效的患者,应努力进行尽可能彻底的局部治疗,治疗手段包括手术及放疗,但目前关于手术和放疗对该人群总生存率的影响仍存在争议。

全身治疗转移性炎症性乳腺癌的目标是尽量延长患者生存期、局部症状改善,以及生活质量的改善,但长期治疗相关的毒性反应及耐受性是治疗过程中需重点关注的问题。

六、预后因素

在采取综合治疗措施之前,接受单纯手术和/或放疗的炎性乳腺癌患者的 5 年生存率低于 5%,尽管现在实施了多模式综合治疗,但炎性乳腺癌患者的预后仍然很差。根据多份回顾性分析报告,炎性乳腺癌患者 2 年总生存率约为 71%,5 年总生存率为 30%～70%。

炎性乳腺癌患者的自身特点及肿瘤特性与复发及死亡有关,其中一些因素与早期乳腺癌相似。在没有进行全身治疗的患者,病变范围大、区域淋巴结转移多、组织分化差或核分级高以及增殖指数高都提示预后差。另外,患者一般身体状况差,不能耐受治疗,也是预后的不良因素。生物学标志物对预后也有提示价值,激素受体阴性是提示预后的不良因素,HER2 过表达或基因扩增提示预后不良,但这部分患者能够接受靶向治疗,从而延长无病生存期(DFS)和总生存期(OS)。*TP53* 突变提示预后不良,但目前仍没有足够的证据。也有人提出肿瘤坏死、凋亡指数高、*Bcl-2*、*P-gp* 和 *MDR-1* 表达都是提示预后不良的指标,但尚存在争议。*P-gp* 表达者一般对含蒽环类药物方案疗效差。但没有任何一个指标或将这些指标联合能准确、灵敏地预测单个病例对治疗的有效性。由于多数病例化疗无效或部分有效,所以找到灵敏、可靠的指标预测化疗和内分泌治疗有效与否,有重要的临床意义。

新辅助化疗的临床疗效与治疗的远期效果有关,无论肿瘤原来的临床分期如何,达到 pCR 者远期效果更明显。所有临床试验都已证实,pCR 与远期 DFS 和 OS 有关,可作为可靠的预后指标。区域淋巴结受累情况也与新辅助化疗效果及远期生存有关。即使在新辅助化疗后,根据阳性淋巴结数目进行的传统分组仍可以有效地预测预后。从随机临床试验和患者自身对照的前瞻性试验中得知,化疗可以使约 20%患者的活检阳性淋巴结转为阴性,残余的受累淋巴结不仅反映肿瘤本身有侵袭和转移的能力,也表明肿瘤细胞在细胞毒作用后仍然存活,因此具有抗药性,提示预后不良。

七、并发症

炎性乳腺癌最常见的并发症源自局部和远处转移。常见症状为剧烈疼痛,包括骨痛和神经痛。骨转移还会导致高钙血症、肾结石、神经系统并发症,如意识模糊、昏迷、记忆问题和心律失常。大约一半的转移性炎性乳腺癌患者有肝脏病变,从而导致严重的腹部不适、恶心、呕吐和黄疸。随着病情的发展,患者还会出现食欲不振和体重减轻的情况。脑转移可能会影响视力、行为和记忆,并可能因此导致头痛进行性恶化。

炎性乳腺癌治疗期间,化疗相关的并发症包括口腔溃疡、恶心和腹泻;手术相关并发症包括手术风险、麻醉风险、感染、伤口愈合不良和影响美观;腋淋巴结清扫术可能会造成术后上肢淋巴水肿,而放疗可能导致严重的疼痛、瘢痕以及放射性肺损伤等。

因此,炎性乳腺癌通常会给患者及其家人的在经济上和生活上造成巨大压力。

八、研究方向

目前含铂类药物化疗方案对于炎性乳腺癌的应用仍存在很大争议。由于蒽环类药物和曲妥珠单抗联合应用会增加心脏毒性,所以不推荐化疗和靶向治疗同时进行。含铂类药物化疗方案没有心脏毒性,能够较好地解决这个问题。虽然有数据支持新辅助化疗卡铂可以增加三阴性乳腺癌的 pCR 率,但仍然没有足够的证据支持其长期临床疗效。

对于激素受体阳性患者,新辅助化疗和新辅助内分泌治疗的联合应用也是一个研究的方向,目前进行这类研究的报道较少,其疗效和安全性还有待于进一步观察。另一研究方向是全身化疗的给药密度,即在骨髓支持下缩短化疗间隔;已有研究表明这种方式能够提高 pCR 率。

最后要强调的是,必须充分认识到早期诊断和系统普查的重要性。对于继发性炎性乳腺癌,如果能在肿瘤侵犯皮肤之前就实施治疗,无疑将延长这部分患者的 DFS 和 OS,降低病死率。

(张　瑾)

参考文献

[1] ABEYWARDHANA D Y, NASCIMENTO V C, DISSANAYAKE D, et al. Review of ultrasound appearance in inflammatory breast cancer: a pictorial essay [J]. J Med Imaging Radiat Oncol, 2016, 60: 83 - 87.

[2] BERCKELAER V C, RYPENS C, DAM V, et al. Infiltrating stromal immune cells in inflammatory breast cancer are associated with an improved outcome and increased PD - L1 expression [J]. Breast Cancer Res, 2019, 21(1): 28.

[3] BERTUCCI F, FINETTI P, COLPAERT C, et al. PDL1 expression in inflammatory breast cancer is frequent and predicts for the pathological response to chemotherapy [J]. Oncotarget, 2015, 6: 13506 - 13519.

[4] BIECHE I, LEREBOURS F, TOZLU S, et al. Molecular profiling of inflammatory breast cancer: identification of apoor-prognosis gene expression

signature [J]. Clin Cancer Res, 2004, 10: 6789 - 6795.

[5] BONEV V, EVANGELISTA M, CHEN J H, et al. Long-term follow-up of breast-conserving therapy in patients with inflammatory breast cancer treated with neoadjuvant chemotherapy [J]. Am Surg, 2014,80:940 - 943.

[6] BOUGHEY J C, SUMAN V J, MITTENDORF E A, et al. Sentinel lymph node surgery after neoadjuvant chemotherapy in patients with node-positive breast cancer: the ACOSOG Z1071 (Alliance) clinical trial [J]. JAMA, 2013,310:1455 - 1461.

[7] BRZEZINSKA M, WILLIAMS L J, THOMAS J, et al. Outcomes of patients with inflammatory breast cancer treated by breast-conserving surgery [J]. Breast Cancer Res Treat, 2016,160:387 - 391.

[8] CARKACI S, SHERMAN C T, OZKAN E, et al. (18) F-FDG PET/CT predicts survival in patients with inflammatory breast cancer undergoing neoadjuvant chemotherapy [J]. Eur J Nucl Med Mol Imaging, 2013,40:1809 - 1816.

[9] CHANG E I, SOTO-MIRANDA M A, ZHANG H, et al. Comprehensive evaluation of risk factors and management of impending flap loss in 2138 breast free flaps [J]. Ann Plast Surg, 2016,77:67 - 71.

[10] CHEN H, WU K, WANG M, et al. A standard mastectomy should not be the only recommended breast surgical treatment for non-metastatic inflammatory breast cancer: a large population-based study in the surveillance, epidemiology, and end results database 18 [J]. Breast, 2017,35:48 - 54.

[11] DAWOOD S, LEI X, DENT R, et al. Survival of women with inflammatory breast cancer: a large population-based study [J]. Ann Oncol, 2014,25: 1143 - 1151.

[12] DAWOOD S, MERAJVER S D, VIENS P, et al. International expert panel on inflammatory breast cancer: consensus statement for standardized diagnosis and treatment [J]. Ann Oncol, 2011,22(3): 515 - 523.

[13] DESNYDER S M, MITTENDORF E A, LE-PETROSS C, et al. Prospective feasibility trial of sentinel lymph node biopsy in the setting of inflammatory breast cancer [J]. Clin Breast Cancer, 2018,(1):e73 - e77.

[14] DOBBS J, KRISHNAMURTHY S, KYRISH M, et al. Confocal fluorescence microscopy for rapid evaluation of invasive tumor cellularity of inflammatory breast carcinoma core needle biopsies [J]. Breast Cancer Res Treat, 2015,149:303 - 310.

[15] FRANCIS P A, REGAN M M, FLEMING G F, et al. Adjuvant ovarian suppression in premenopausal breast cancer [J]. N Engl J Med, 2015,372:436 - 446.

[16] GIANNI L, EIERMANN W, SEMIGLAZOV V, et al. Neoadjuvant and adjuvant trastuzumab in patients with HER2-positive locally advanced breast cancer (NOAH): follow-up of a randomised controlled superiority trial with a parallel HER2-negative cohort [J]. Lancet Oncol, 2014,15:640 - 647.

[17] GROHEUX D, GIACCHETTI S, DELORD M, et al. ^{18}F-FDG PET/CT in staging patients with locally advanced or inflammatory breast cancer: comparison to conventional staging [J]. J Nucl Med, 2013,54: 5 - 11.

[18] JAIYESIMI I A, BUZDAR A U, HORTOBAGYI G. Inflammatory breast cancer: a review [J]. J Clin Oncol, 1992,10:1014 - 1024.

[19] KOCH R M, PRINCIPE D R, CATANEO J L, et al. Progress for immunotherapy in inflammatory breast cancer and emerging barriers to therapeutic efficacy [J]. Cancers (Basel), 2021,13(11):2543.

[20] MASUDA N, LEE S J, OHTANI S, et al. Adjuvant capecitabine for breast cancer after preoperative chemotherapy [J]. N Engl J Med, 2017,376(22):2147 - 2159.

[21] NGUYEN A T, CHANG E I, SUAMI H, et al. An algorithmic approach to simultaneous vascularized lymph node transfer with microvascular breast reconstruction [J]. Ann Surg Oncol, 2015, 22: 2919 - 2924.

[22] NIIKURA N, ODISIO B C, TOKUDA Y, et al. Ueno NT. Latest biopsy approach for suspected metastases in patients with breast cancer [J]. Nat Rev Clin Oncol, 2013,10:711 - 719.

[23] RAGHAV K, FRENCH J T, UENO N T, et al. Inflammatory breast cancer: a distinct clinicopathological entity transcending histological distinction [J]. PLoS One, 2016,11: e0145534.

[24] REA D, FRANCIS A, HANBY A M, et al. Inflammatory breast cancer: time to standardise diagnosis assessment and management, and for the joining of forces to facilitate effective research [J]. Br J Cancer, 2015,112:1613 - 1615.

[25] ROSSO K J, TADROS A B, WEISS A, et al. Improved locoregional control in a contemporary cohort of nonmetastatic inflammatory breast cancer patients undergoing surgery [J]. Ann Surg Oncol, 2017,(10):2981 - 2988.

[26] SIKOV W M, BERRY D A, PEROU C M, et al. Impact of the addition of carboplatin and/or bevacizumab to neoadjuvant once-per-week paclitaxel followed by dose-dense doxorubicin and cyclophospha-

mide on pathologic complete response rates in stage Ⅱ to Ⅲ triple-negative breast cancer: CALGB 40603 (Alliance) [J]. J Clin Oncol, 2015,33:13 - 21.

[27] VON MINCKWITZ G, PROCTER M, DE AZAMBUJA E, et al. Adjuvant pertuzumab and trastuzumab in early HER2-positive breast cancer [J]. N Engl J Med, 2017,(2):122 - 131.

[28] VON MINCKWITZ G, SCHNEEWEISS A, LOIBL S, et al. Neoadjuvant carboplatin in patients with triple-negative and HER2-positive early breast cancer (GeparSixto, GBG 66): a randomised phase 2 trial [J]. Lancet Oncol, 2014,15:747 - 756.

[29] WOODWARD W A. Postmastectomy radiation therapy for inflammatory breast cancer: is more better? [J]. Int J Radiat Oncol Biol Phys, 2014,89:1004 - 1005.

第八篇

特殊人群早期乳腺癌的处理

第五十二章

男性乳腺癌

男性乳腺癌(MBC)是一种少见的恶性肿瘤,临床上易漏诊,发现时病期较晚,常导致预后不佳。但由于病例少见,难以进行前瞻性的临床随机对照试验,也鲜有深入的基础研究。有关 MBC 的相关信息多来自单中心小规模的回顾性病例分析,总结病例较多的报道也仅为几百例,且病例收集时间跨度较大,分析结果有一定困难。因此 MBC 治疗策略的制订多参考女性乳腺癌的治疗规范,但其临床和病理学特征与女性乳腺癌却不尽相同。

近些年 MBC 发病率有逐年上升趋势。随着新发病例的不断增加,有关 MBC 的发病及规范化治疗等方面的研究越来越受到重视。本章将从流行病学、病因与高危因素、临床病理学特征、诊疗及预后等方面详细阐述。

第一节 流行病学

MBC 发病罕见,在所有乳腺癌患者中不足 1%,引起男性肿瘤相关死亡少于 0.1%。根据 2017 年全球疾病负担数据库的数据,全球新发的 MBC 病例数量从 1990 年的 8 500 例增加到 2017 年的 23 100 例。到 2021 年,美国预计有 2 650 名男性被诊断出患有乳腺癌,估计有 530 人死于这种疾病。来自监督、流行病学和最终结果(SEER)数据库的数据表明,MBC 发病率已从 1975 年普通人口中每 10 万男子 0.85 例增加到 2011 年每 10 万男子 1.43 例的高水平,男性患乳腺癌的终生风险大约为 1∶1 000,而女性为 1∶8。可于任何年龄发病,下至 5 岁半的儿童,上达 93 岁的老人都有病例报道;平均发病年龄国外报道为 65～67 岁,国内为 50～60 岁,比女性乳腺癌患者晚 5～10 年。随着年龄的增长,MBC 的发病率呈上升趋势,且呈单峰发病,高峰出现在 71 岁;而女性患者的年龄分布呈双峰分布,峰值出现在 52 岁和 71 岁。2011 年纳入过去 40 年,涵盖世界多国 459 846 例女性、2 665 例男性乳腺癌患者的研究显示,世界平均女性、男性乳腺癌发病率分别为 66.70/10 万、0.40/10 万,平均发病年龄分别为 61.7 岁、69.6 岁。

MBC 的发病呈逐年上升趋势,美国癌症协会数据显示 1997 年美国新发 MBC 患者仅 1 400 人,而 2007 年新发病例达 2 030 例,占所有乳腺癌的 1.12%,10 年间增长 45%。有研究报道显示非洲和印度的 MBC 发病上升,而患者年龄下降,进展期患者比例增加。在我国 MBC 发病同样呈上升趋势,调查显示 2000—2016 年广东省中山市男、女性乳腺癌世界标化发病率分别为 0.17/10 万和 24.94/10 万。在此期间,中山市男性乳腺癌发病世界标化发病率从 2000 年的 0.77/10 万略微下降至 2016 年的 0.09/10 万($P>0.05$)。

从地域上看,世界范围内不同地理位置和种族间 MBC 发病有一定差异。非洲 MBC 发病率最高,部分地区 MBC 可占全部乳腺癌的 6.4%～27.2%,乌干达 5%和赞比亚 15%;欧洲和北美洲发病率次之,美国黑人 MBC 占乳腺癌发病总数的 1.4%,高于白人的 1%;而亚洲发病率较低,我国 MBC 的发病率约为 0.5/10 万人,占乳腺癌的 0.82%～1.2%。

MBC 的死亡率较女性乳腺癌高,可能与 MBC

发现较晚、病情较重有关。美国和欧盟国家20世纪90年代MBC死亡率约为0.2/10万。在我国29省市1973—1975年3年肿瘤死亡回顾调查中，MBC的死亡率为0.06/10万。Konduri等人对美国国家癌症数据库(2004—2014年)中19795名MBC患者的研究结果显示，在此11年期间，MBC的发病率从7.2%上升到10.3%，而死亡率从11%下降到3.8%。

收集天津医科大学附属肿瘤医院1980—2012年收治的资料完整的MBC共150例，平均发病年龄59岁，最小26岁，最大83岁；5、10年总生存率分别为72.9%、53.9%。而同期笔者医院收治的女性乳腺癌的5、10年总生存率为83.2、68.5%，差异均有统计学上的显著性意义。

第二节　病因学及危险因素

MBC发病原因复杂，机制尚未明确，目前认为可能与以下因素有关，包括年龄和种族、体内雌激素与雄激素水平失衡、既往乳腺疾病、乳腺癌家族史、某些基因的异常、职业和环境因素以及饮食等生活方式的影响。

一、年龄和种族

与许多癌症一样，MBC发病率随着年龄的增长而增加，在70岁时达到最高。最近Cardoso等的MBC大型回顾性研究显示，≤50岁诊断MBC患者仅占10%，诊断年龄中位数为68岁。同样，在Masci研究中，MBC诊断年龄中位数为65岁，而女性诊断乳腺癌的平均年龄为61岁。然而，男女年龄差距在亚洲和中东部分地区并没有这么明显。

在美国，黑人相较于白人男女乳腺癌的患病比率更高。此外，黑人男性往往肿瘤更大，分级更高，有更多的淋巴结转移，较少激素受体(HR)阳性。Chavez-Macgregor等研究了加利福尼亚州2005—2009年诊断MBC的606例患者，发现非西班牙裔黑人男性更易患三阴性乳腺癌(TNBC)并且预后更差。O'Malley等研究发现早期乳腺癌患者中白人的5年总生存率为66%，黑人为57%，而其他种族/民族的人为75%，并证实了之前黑人男性患病更严重的发现。但目前还不清楚这种种族差异在多大程度上是由于生物学差异、诊断延迟还是治疗不足造成的。

二、体内雌、雄激素水平失衡

(一) 雄激素水平低或缺失

既往有睾丸疾病者如睾丸未降、畸形、损伤、睾丸炎、先天性睾丸发育不全伴染色体异常(Klinefelter综合征，即XXY综合征)，以及睾丸切除术等，由于雄激素水平下降使得雌激素水平相对较高而增加MBC的患病风险。Klinefelter综合征(先天性曲细精管发育不全)是一种性染色体异常疾病，患者的性染色体中多了一个X染色体，核型为47XXY，临床表现为睾丸发育不全、不育或生精障碍、男性乳房发育、身材过高和骨骼比例失常(类无睾症体型)、血浆睾酮浓度下降、高促性腺激素释放激素(GnRH)血症等症状，在新男婴中的发病率为0.1%，通常到青春期才被确诊。患有Klinefelter综合征的男性患者体内卵泡刺激素(FSH)和GnRH增加，伴随雄激素减少，导致雌激素/雄激素比例升高。与*BRCA2*基因突变携带者类似，Klinefelter综合征患者乳腺癌诊断年龄更早，平均为58岁。目前提出雄激素/雌激素失衡可能导致乳腺导管癌细胞的增殖扩散，成为浸润性乳腺癌，其乳腺癌的发病率可达正常男性的20～50倍，与女性乳腺癌的发病率和死亡率相近。在一组150例英国MBC病例中，5例(3.3%)被证实为先天性睾丸发育不全(Klinefelter综合征)染色质阳性；在另一组93名瑞典MBC患者中，klinefelter综合征的患病率为7.5%。与正常XY男性相比，klinefelter综合征患者患MBC的风险增加了50倍。但有趣的是，两组患者确诊时的中位年龄都是72岁，这表明klinefelter综合征并不加速MBC的发展。

(二) 雌激素水平绝对或相对增高

雌激素水平升高被认为是男性患乳腺癌的易感因素，MBC联合项目进行的一项研究显示，循环中的雌二醇水平与乳腺癌风险有关。与雌二醇水平最低的1/4男性相比，雌二醇水平最高的男性患乳腺癌的风险比为 2.47(95%*CI* 1.10～5.58)。

增加外源性雌激素可能会诱发乳腺癌，有使用雌激素治疗前列腺癌、变性人服用雌激素后继发乳腺癌的报道。小规模的研究发现，MBC 患者血清或尿液中的雌激素水平高于正常人，另有研究报道头胎男孩发生乳腺癌的风险是其弟弟们的 1.71 倍，原因是他们暴露于较高的子宫内雌激素中。

肝脏疾病导致对体内雌激素灭活减少，使其水平相对升高也可诱发乳腺癌。肝功能损害和肝血吸虫病患者血清雌激素水平高于正常人，如埃及血吸虫病流行区 MBC 占全部乳腺癌的 5%～6%，慢性酒精性肝硬化人群中 MBC 的发病率明显增加。在丹麦进行的回顾性队列研究结果也支持患肝硬化和其他高雌激素水平疾病的男性具有很高的乳腺癌发病风险。

动物实验发现催乳素可作为癌变的启动因子和促进因子，而许多乳腺癌患者尤其是绝经期妇女，其血清催乳素水平显著升高，有人推断催乳素可能与雌激素协同作用，增加乳腺组织对致癌因素的灵敏度。虽然有研究表明 MBC 患者与正常男性的外周血催乳素水平没有明显区别，但催乳素可能会诱发雌激素水平相对较高的男性发生乳腺癌。

另外糖尿病可以使男性发生乳腺癌的风险翻倍，糖尿病增加外周血雄激素的芳香化反应，是引起男性血清雌激素升高的常见原因之一。肥胖同样与 MBC 发病有关，已被美国退休人员饮食与健康小组确定为 MBC 发生的危险因素；BMI≥30 kg/m^2 MBC 发生风险较 BMI＜25 kg/m^2 男性增加 80%。Keinan-boker 等研究了青少年 BMI 对随后的 MBC 发病风险的影响，共纳入 1 382 093 名 16～19 岁的以色列男性，结果有 100 人被诊断为 MBC。此结果显示，与 BMI 在 18.5～24.9 kg/m^2 之间的人相比，青少年 BMI 在 25.0～30.0 kg/m^2 之间的人的 MBC 发生风险翻倍(*HR*＝2.01)，BMI≥30.0 kg/m^2 的肥胖个体的风险几乎增加 5 倍(*HR*＝4.97)。

三、乳腺疾病史

与 MBC 相关性最强、研究最多的是男性乳腺发育(gynaecomastia，GM)。有文献报道 MBC 患者中有 30%～50%合并男性乳腺发育，在其发育的乳腺组织中可见小管上皮细胞异常高度增生，并与癌灶间有明显的细胞移行。但由于总人群中大约 30%的男子有乳腺发育，因此 MBC 患者中乳腺发育的比例并不一定高于一般人群。有人认为 1%的男性乳腺发育症患者可能演变成乳腺癌，但男性乳腺发育是否使男子易患乳腺癌尚无定论。

四、乳腺癌家族史

与女性乳腺癌相似，男女亲属的乳腺癌家族史是 MBC 的患病危险因素之一。数据显示大约 20%的 MBC 患者有一级女性亲属患乳腺癌。一般认为，一级男女亲属患乳腺癌会增高 MBC 发病风险 2～3 倍。受影响的亲属越多，发生乳腺癌的概率越大，一级亲属患乳腺癌时年龄不足 45 岁的男性发生乳腺癌的风险比那些一级亲属发病年龄较大的男性要高。另外，家族中患有其他恶性肿瘤者并不少见，兄弟或父子之间同患乳腺癌也曾有报道。天津市肿瘤医院 125 例 MBC 患者中有 21 例(16.8%)有恶性肿瘤家族史，3 例(2.4%)有乳腺癌家族史，其中 2 例有多名亲属患恶性肿瘤。

五、遗传学因素

(一) 乳腺癌易感基因

BRCA1、*BRCA2* 是遗传性女性乳腺癌的易感基因，该基因突变的女性其一生中患乳腺癌的风险为 40%～70%。据估计，大约有 10%的 MBC 患者有遗传倾向。在 MBC 中，同样可检测到这两个基因的突变，男性 *BRCA2* 突变携带者一生中患乳腺癌的风险大约是正常人群的 80～100 倍，而 *BRCA1* 突变携带者风险增加 58 倍。多项研究结果显示，*BRCA2* 的突变发生率为 4%～40%，高于 *BRCA1* 的突变率，与 MBC 的发生关系似更密切。对于 *BRCA2* 突变携带者，到 70 岁其累计 MBC 发生率为 6%。*BRCA2* 突变的 MBC 患者常较年轻，组织学级别较高，预后较差。“美国国家综合癌症网络(NCCN)指南”建议，*BRCA* 突变的男性从 35 岁开始接受乳房自我检查培训和教育，并每年接受临床乳房检查。

(二) 其他基因变化

Cowden 综合征是一种 *PTEN* 基因突变的多发错构瘤综合征，发病率约 1/250 000，主要表现为皮肤、黏膜、胃肠道、骨骼、中枢神经系统和泌尿生殖道多发错构瘤，Cowden 综合征已被证实可增加女性乳腺癌、甲状腺癌、肾癌、子宫癌发生风险。

20%～25%的女性患者终生伴随乳腺癌的患病风险,文献报道2例Cowden综合征家族史的MBC患者有*PTEN*基因的突变,分别为41岁和43岁,表明Cowden综合征可能参与发病年龄较早的MBC发生。另外,雄激素受体(AR)的DNA结合区发生基因突变可能会增加MBC患病风险,遗传性非息肉性结直肠癌也可能与MBC相关,其他与MBC有关的突变基因有*CHEK2*、*p53*、*ESR*、*CYP17*,但它们与MBC的确切关系仍需进一步研究证实。*CHEK2*(一种细胞周期检查点激酶)的基因突变,特别是*CHEK2* 1100delC突变,占MBC病例的9%,使男性乳腺癌的风险增加到普通人群的10倍。关于其他胚系突变,如*PALB2*、*AR*和*CYP17*在MBC病因中的相关性,数据相互矛盾。由胚系*P53*突变引起的Li-Fraumeni综合征家系中还没有病例报道。

六、职业和环境因素

暴露于热和电磁辐射的工作环境可能与MBC发病相关。长期在高温环境如高炉、钢厂中工作的男性患乳腺癌的风险明显增加,这可能是由于长期暴露于高温环境引起的睾丸衰竭症。职业暴露于汽油和尾气也可增加患癌风险,目前公认的致癌物多环芳炔(PAH)存在于烟草烟雾和汽车尾气中。有研究发现在富含汽油和尾气环境下工作大于3个月的男性,发生乳腺癌的危险性增加2.5倍。另外,高辐射环境使男性患乳腺癌的风险明显增加,最令人信服的证据来自对1958—1998年45 880名日本男性原子弹爆炸幸存者的研究,研究显示在此期间MBC发病率上升。动物实验表明,电磁波辐射可抑制松果体功能,降低褪黑素水平,从而增加乳腺肿瘤的发生率。通过研究电磁辐射作为男性乳腺癌发生的病因,发现经过3次或3次以上诊断或治疗性放射学检查的男性患乳腺癌的风险增加。研究表明X线透视检查后的相对危险度(*RR*)为2.4,放疗后的*RR*为7.2。在最初接触放射线检查或X射线治疗后的20～35年间,风险增加,在最后一次接触后的30～40年间,风险下降,这表明接触电磁辐射后患MBC的风险增加是在有限的时间内。

七、生活方式

饮酒与女性乳腺癌的发生有关,对女性来说,每日每增加10 g乙醇摄入,乳腺癌的患病风险会增加7%。吸烟和饮酒也使MBC的发生风险略有增加,但并没有发现量效关系,可能与研究样本较少有关。但丹麦一项对于11 642例男性肝硬化患者的研究表明,因酗酒导致患乳腺癌风险较对照组增高4倍。欧洲一项对乙醇摄入与MBC发病关系的对照研究表明,每日每增加10 g乙醇摄入,乳腺癌的患病风险会增加16%。大量饮酒者(饮酒量>90 g/d)比小量饮酒者(饮酒量<15 g/d)患MBC的风险高6倍。

第三节　病理学

一、组织病理学特点

MBC的病理学类型与女性乳腺癌基本相同,大多数女性乳腺癌的组织学亚型在MBC中都有报道,但临床病理学特征不同,约90%为浸润性癌,其中80%为浸润性导管癌,其他如浸润性乳头状癌、髓样癌、管状癌、黏液性癌和鳞癌等都有报道,但比例很低。导管原位癌占5%～10%,主要为乳头状和筛状亚型。

尽管小叶癌约占女性浸润性乳腺癌的12%,但这一亚型在男性中的发病率要低得多,仅占病例的1%～2%。男性乳腺由于缺乏雌、孕激素的作用,始终停留于胎儿晚期的发育状态,只有乳腺导管及其周围纤维组织和脂肪组织,一般不形成乳腺小叶及腺泡,所以以前人们认为只有女性才会发生小叶癌,但是Nance报道1例80岁男性患者,病理学检查为小叶原位癌及小叶浸润癌。Goss分析了229例MBC,发现小叶癌占2.6%,其发生原因尚不清楚。根据SEER数据库显示,93.7%的MBC是导管癌或未分类癌,只有1.5%为小叶癌,而女性乳腺癌为12%～15%。在组织学分级上,12%～20%属于1级,54%～58%属于2级,17%～33%属于3级。

在天津市肿瘤医院收治的资料完整的125例

MBC中，浸润性导管癌有95例(占76.0%)、黏液癌8例(6.4%)、囊内乳头状癌6例(4.8%)、浸润性乳头状癌5例(4.0%)、髓样癌4例(3.2%)，其他少见类型还有腺样囊性癌、导管内乳头状癌、导管癌伴早期浸润、分泌型癌、富脂质性癌、鳞状细胞癌、乳房佩吉特病。49例进行了组织学分级，1级10例(20.4%)，2级、3级共39例(79.6%)。

二、分子病理学特点

1. *雌激素受体(ER)、孕激素受体(PR)*　与女性乳腺癌一样，多数MBC也表达ER与PR。研究显示，MBC的ER阳性率约为90%，高于女性乳腺癌的60%～70%；PR阳性率为92%～96%。在匹配肿瘤期别、级别和患者年龄后，MBC的激素受体阳性率依然高于女性。Giordano等研究显示，与女性相似，激素受体阳性率随着患者年龄的增加而增加。

2. *人表皮生长因子受体2(HER2)*　在女性乳腺癌中，HER2的阳性率为20%～30%，常预示患者预后较差。在MBC中，其阳性表达较低。一项研究对58例侵袭性MBC患者和202例女性乳腺癌患者进行HER2检测，结果表明仅有1例男性患者免疫组化(IHC)提示HER2过表达，但荧光原位杂交(FISH)没有检测到基因扩增。最近的一系列研究发现MBC HER2阳性的比例为2%～15%，而在女性，HER2的过表达率为26%，基因扩增率为27%。由于HER2在MBC中的数据很少见，因此很难对HER2状态对预后的影响作出任何结论，但目前多数研究结果显示HER2过表达与MBC预后差相关。

在国际MBC项目中，Cardoso等对1483名MBC患者的肿瘤样本进行了病理学审查，其中只有9%的肿瘤HER2阳性。这项研究还评估了乳腺癌亚型：42%的肿瘤是管腔A型，49%的肿瘤是管腔B型，9%的肿瘤是HER2阳性型，不到1%的肿瘤是三阴性型。其他关于MBC基因组图谱的研究也表明，大多数病例要么是管腔A型，要么是管腔B型。这与女性乳腺癌的分子分型差异较大，大宗报道数据显示女性乳腺癌中，管腔A型占51%～69%，基底样型占12%～21%，HER2阳性/ER阴性型占7%～12%。

天津医科大学肿瘤医院共检测了66例MBC患者的激素受体情况，ER阳性55例(83.3%)，PR阳性49例(74.2%)。55例进行了HER2的免疫组化检测，以2+～3+诊断为阳性，共5例(9.09%)。本院近年来对女性乳腺癌免疫组化的检测结果显示ER阳性率为61.4%，PR阳性率为53.0%，HER2阳性率为36.6%。

最近Johansson等的一项研究发现了两种不同于女性乳腺癌固有亚型的男性乳腺癌基因组亚型，并被归类为管腔M1和M2型。管腔M1型肿瘤更具侵袭性，预后较差，而管腔M2型肿瘤显示免疫反应增强和ER信号激活，并与预后良好相关。

3. *p53、Ki-67*　*p53*作为一个抑癌基因，其突变在癌症中常见，在女性乳腺癌中，约30%患者有*p53*突变，常预示预后不良。而在MBC中，其突变率约为25%，低于女性乳腺癌。对于它是否可作为MBC的预后指标目前仍存争议。

Ki-67增殖指数作为肿瘤细胞增殖指标，其对预后及临床指导价值越来越受到关注。文献报道20%～40%的MBC Ki-67增殖指数升高，且与淋巴结转移、肿瘤分级与分期及无进展生存期无相关性。当然对于*p53*表达、Ki-67增殖指数等在MBC中的作用及预后价值还需进行更大规模的研究来证实。

4. *遗传分子病理学*　对于MBC发生、发展的分子学事件目前研究不多。杂合性丢失(LOH)和比较基因组杂交(comparative genomic hydridization，CGH)研究及细胞遗传学分析表明，散发的MBC患者中发生的体细胞遗传改变在质和量上均与女性患者一致。细胞遗传学研究显示，MBC可发生克隆性染色体异常，常见的有Y染色体缺失、X染色体增加和5号染色体增加。

第四节　临床表现

MBC可见于任何年龄，多数发病年龄较晚，国外报道平均发病年龄为63.4岁，国内平均为57.6岁，高于女性乳腺癌平均年龄5～10岁。女性乳腺癌发病年龄双高峰的特点在MBC中并未看到。男性乳腺组织少，出现肿块时虽容易被发现，但因早期无明显不适症状，患者甚至少数医生对MBC认识不足而导致延误诊断,所以大部分患者就诊晚、病程长。此外,国内外缺乏针对男性的乳腺筛查项目,也造成男性乳腺微小病灶不易被查出。Agrawal 等报道诊前病程在西方国家平均 1~8 个月,而亚非地区为 12~15 个月。病期在 1 年以上患者占 1/3,而女性不足 1/5,就诊时大部分患者为Ⅱ~Ⅲ期,部分已明确发生远处转移。

MBC 的首发症状多为乳晕下无痛性肿块,绝大部分为单侧,左乳较右乳多见;双侧罕见,发生率仅为 1%。由于男性乳腺组织不发达,腺管主要集中在乳晕区,MBC 患者的肿块多数发生在乳晕下及其周围。肿块多为圆形或半圆形,无疼痛、质地硬、边界不清,多逐渐增大,也可静止多年而后迅速增大,多与皮肤粘连或较固定也可伴有皮肤溃疡,并在约 75%的情况下存在乳头回缩或溢液,5%的患者肿块伴有疼痛。

部分患者以乳头改变为初始症状。由于男性乳房小,皮下脂肪少,腺管与乳头之间的距离短,易早期侵及大乳管,而导致乳头变形、回缩凹陷、糜烂。重者可因病程长,肿瘤露于体表受外伤而致乳头破溃、缺如。少部分 MBC 患者表现乳头溢液,70%为血性或血清样,有资料表明 MBC 乳头糜烂或血性乳头溢液者较女性乳腺癌多见。还有个案报道以淋巴结为首发症状的隐性乳腺癌、皮肤潮红为主的炎性乳腺癌等。

男性乳房皮下脂肪少,与胸壁紧贴,因而肿瘤易侵犯皮肤和胸肌,形成凹陷或溃疡并易与胸肌发生粘连,晚期皮肤可出现卫星结节。由于男性乳头乳晕下有丰富的淋巴管网,即使肿瘤较小也很容易较早发生腋下及锁骨上下的淋巴结转移,约半数在就诊时已有淋巴结转移,内乳区淋巴结、锁骨上下淋巴结均可较早受累。有报道肿瘤直径≥3 cm 时淋巴结阳性达 100%,累及乳头者 80%淋巴结阳性。MBC 远处转移与女性乳腺癌相似,主要为骨(22%)、肺(13%)和远处淋巴结(7%),有时可在原发灶不大时即发生远处转移,应予以重视。

根据近期具有较大病例数的研究报道,依据 TNM 分期各分期比例为:Ⅰ期,14.3%;Ⅱ期,38.3%;Ⅲ期,34.1%;Ⅳ期,13.3%。笔者收集的天津市肿瘤医院收治的 125 例 MBC 患者年龄为 11~84 岁,平均 59.1 岁,其中Ⅰ期 20 例(16.0%)、Ⅱ期 64 例(51.2%)、Ⅲ期 30 例(24.0%)、Ⅳ期 11 例(8.8%);伴有乳头血性溢液者 11 例(8.8%),乳头受累者 38 例(30.4%),皮肤受累者 20 例(16.0%);腋淋巴结已有转移者 54 例(43.2%)。

第五节　诊断与鉴别诊断

一、诊断

临床医生诊断 MBC 应遵循简单有效的步骤,依据患者的症状及体征,选择乳腺 X 线和/或 B 超检查,并根据病理学检查进行确诊,类似女性乳腺癌的诊断程序。MRI 在 MBC 的诊断中似乎并未显示出明显优势。

1. *乳腺 X 线摄影检查*　是诊断 MBC 的有效方法之一,特征性的 X 线征象为肿块较小、界限清晰、多位于乳头偏心侧等三联征。Ouimet-Oliva 报告了 20 例 MBC,X 线片上平均直径仅 2.1 cm,25%直径≤1 cm。多数 MBC 表现为一境界锐利的孤立结节,个别可因癌周围的间质增生或继发性感染而显示肿块边缘有毛刺样突起或模糊。60%以上 MBC 的肿块为偏心位,而男乳的良性病变仅 3.4%为偏心位。除上述的三联 X 线征象外,尚可有一些与女性乳腺癌共有的其他恶性征象,如皮肤的粘连与增厚、皮肤溃疡、血运增加。X 线诊断 MBC 的灵敏度为 92%~100%,特异度可达到 90%。

X 线片上 MBC 区别于女性乳腺癌有如下几点:①MBC 常出现局部进展,累及乳头或皮肤,易有胸壁的侵犯而导致乳后脂肪线闭塞;②MBC 肿物常位于乳晕区,而女性乳腺癌的肿物大部分位于外上象限;③MBC 恶性钙化较少见,部分呈现散在点状钙化,而在女性常与良性乳腺疾病伴发;④男性乳腺中单纯的囊性病变较少见,乳头状瘤有时会表现为囊实性病变,所以男性乳腺中的囊性改变可能也需要活检;⑤临床触诊肿块大小和 X 线片上测量的肿块大小差异在女性乳腺癌的诊断中颇为重要,但在男性乳腺癌诊断中价值不大。

2. *超声检查*　MBC 特征性表现为位于乳头

偏心侧的实性病变或复杂的囊性病变，边界不清楚；肿物后方声影增强，结构扭曲，正常脂肪实质界面消失，部分患者伴有腋淋巴结肿大。形态可为圆形、卵圆形或针刺状，多数为不规则形。钙化的发生率较女性乳腺癌要低，且较散在分布，较粗大。MBC较女性乳腺癌更易侵犯胸壁而导致乳腺后间隙闭塞或胸大肌受累。可见粗大血流信号，流速加快，血流频谱一般表现为高阻动脉频谱。

3. *病理学检查*　对可疑MBC者需行空芯针活检或细针抽吸细胞学检查以明确诊断，必要时进行术中快速冷冻切片病理学检查。术前可获得病理学诊断的还应检测激素受体和HER2表达情况，这些可能会影响治疗策略。另外根据患者个体情况，需恰当选择胸片、ECT、腹部盆腔超声或CT甚至PET/CT等检查，以便确定肿瘤临床分期，制订恰当的治疗策略。

二、鉴别诊断

男性乳腺组织少，出现新生肿物容易被发现，故MBC诊断应该并不困难，但由于MBC发病率很低、患者早期无明显不适症状、部分男性羞于检查乳腺等因素，加之患者和部分医生对MBC认识不足，缺乏必要的警惕性，导致MBC较女性乳腺癌更易被误诊，应与以下疾病进行鉴别诊断。

(一) 男性乳腺良性疾病

1. *男性乳腺发育*　正常男性人群30%以上有男性乳腺发育，这是由于导管和间质成分的增生造成的。生理性原因包括新生儿、青少年和老年人生理激素的改变，病理性原因包括肝硬化、内分泌紊乱、肿瘤(如生殖细胞肿瘤、间质细胞肿瘤、垂体肿瘤、肝癌)、甲状腺功能亢进、慢性肾脏疾病和透析等。此外，一些药物，包括西咪替丁、螺内酯、洋地黄、三环类抗抑郁药和大麻，都可能导致男性乳腺发育，所以大多数男性乳房肿块并不一定就是乳腺癌。男性乳腺发育常见于青春发育期、生理激素改变的老年人或肝病、酗酒患者，多为单侧或双侧对称性乳房增大，可自行消失或治疗后消失。查体时多为乳晕下区域盘状肿物，质地软，边界清，活动度好，一般无乳头及皮肤的改变，无胸肌粘连，少数可伴有疼痛。

男性乳腺发育在X线片上可呈现树枝型与非树枝型改变，后者也称结节型或三角型。树枝型增生多见于组织学上以导管增生为主的病例，而非树枝型增生多见于腺泡或小叶增生的病例。超声表现为患侧腺体较对侧明显增厚，回声与女性乳腺图像相似，一般无导管扩张。于乳腺中央区位于乳头和乳晕深面可见盘状或扇形低回声区，边界清楚，形态不规则，无明显血流信号。细针抽吸细胞学检查或切除活检为重要鉴别手段。

2. *脂肪坏死*　脂肪坏死通常继发于创伤引起的变化，如外伤、活检或手术。创伤导致游离脂质的释放，引起局部炎症和随后的纤维化、脂肪坏死可表现为可触及的柔软肿块。在乳腺X线摄影术中，脂肪坏死可表现为营养不良钙化、边缘钙化或含脂肪肿块。在超声检查中，囊肿可表现为无回声、低回声或高回声肿块，也可表现为内部的脂液水平。脂肪坏死可能表现出不同的放射学表现，有时可能被误认为是乳腺癌。

3. *表皮样囊肿*　表皮样囊肿由皮肤中鳞状细胞增生而来，形成一个由鳞状上皮细胞排列的空洞。在乳腺X线摄影术中，表皮样囊肿表现为局限的浅表肿块。在超声检查中，这些囊肿呈圆形、有边界的肿块，回声均匀或不均匀，也可表现为后方声学增强和内部回声灶。

男性乳腺良性肿瘤很少见，还包括脂肪瘤、腺纤维瘤、导管内良性肿瘤、导管扩张、硬化性腺病等。鉴别主要根据临床表现，如男性乳头状瘤常伴有乳头血性溢液。

(二) 男性乳腺转移性恶性肿瘤

MBC需要与继发性恶性肿瘤(转移性疾病)相鉴别。在所有乳腺恶性肿瘤中，无论男女，只有0.5%～3%是从非乳腺原发性恶性肿瘤转移到乳腺，在这些患者中，只有5%是男性。最常见的原发性恶性肿瘤是黑色素瘤，其次是非霍奇金淋巴瘤、肺癌、肉瘤、胃癌、肾癌、前列腺癌。原发性非乳腺癌的诊断与发现乳腺转移之间的平均间隔是2年。在乳腺X线和超声检查中，这些转移灶表现为多个单侧或双侧圆形、有边界且无钙化的肿块，或形状不规则且钙化的针状肿块，同时伴有腋淋巴结转移。

第六节 治　疗

MBC的治疗原则与女性乳腺癌基本相同,即包括手术、化疗、放疗、内分泌治疗及靶向治疗在内的综合治疗模式。

一、手术治疗

与女性乳腺癌一样,手术是治疗MBC的重要手段。早期研究认为较小的手术范围可能会影响患者预后,因此传统的乳腺癌根治术曾经是20世纪70年代以前MBC的主要治疗方式。后来,随着人们对乳腺癌研究的不断深入,加之诊断和治疗技术的不断提高,外科手术方式发生了很大变革,由根治术向损伤范围较小的改良根治术演变。此外,保乳手术在外观、患侧肌群功能的保留和心理方面具有一定优势,一些回顾性研究也显示男性乳腺癌患者接受保乳手术治疗的生存与乳腺全切除的患者相比并无明显差异。然而,男性乳腺组织较少且MBC的原发灶多位于乳晕下区域,常累及乳头,因此通过保乳手术很难获得有效切缘,这可能限制了保乳治疗的益处。

对于腋淋巴结的处理也随着人们对乳腺癌生物学行为认识的不断深入而发生变化。曾经认为腋淋巴结清扫术(ALND)很重要,可以改善患者预后,并且为预测预后提供准确信息。例如在Cutuli观察的397例患者中,未行ALND的患者中有13%术后局部淋巴结复发,而行ALND的患者中只有1.2%发生局部淋巴结的复发。但是ALND也有很多缺陷,如造成上肢水肿、疼痛、感觉及功能障碍等乳腺癌术后并发症,影响患者术后生活质量。近些年开展的前哨淋巴结活检(SLNB)为乳腺癌患者带来了福音,是乳腺癌外科领域又一里程碑式的重要进展。1999年,Hill报道了第1例MBC患者行SLNB。随后欧美进行了多项单中心小样本的研究。目前美国临床肿瘤学会(ASCO)指南推荐SLNB适合MBC,肿瘤不固定于胸大肌时推荐行乳腺癌改良根治术和ALND或SLNB,而对于累及胸壁和Rotter淋巴结的患者推荐行乳腺癌根治术。部分老年患者,若有严重伴随疾病,可考虑行乳腺癌保乳术,但较少应用。未来的研究应该集中在MBC局部治疗如何更好地达到标准化和改善患者预后。

天津市肿瘤医院125例MBC患者中接受手术治疗117例(93.6%),根治性手术比例达85.6%,其中行传统根治术75例(60.0%),改良根治术31例(24.8%),扩大根治术1例(0.8%),其他行乳腺癌局部切除6例(4.8%)、全乳切除4例(3.2%)。

二、辅助化疗

乳腺癌是一种全身性疾病,规范的辅助化疗对于降低女性乳腺癌复发转移风险、延长无病生存期(DFS)和总生存期(OS)有着重要意义,是女性乳腺癌重要的全身治疗手段。由于MBC少见,因此关于MBC辅助化疗的文献报道不多,也缺乏关于MBC辅助化疗价值的大规模随机对照临床研究的数据。关于化疗对MBC的意义,回顾性研究已证实,辅助化疗能够降低MBC复发和死亡风险;而前瞻性随机临床试验较少,研究结果显示辅助化疗可以降低MBC患者的复发转移风险,使患者临床获益。如Bagley等人于1987年发表了一项24例Ⅱ期MBC患者术后应用CMF方案化疗的研究结果,5年生存率超过了80%,高于相似历史对照的生存率。Yildirim和Berberoglu对121例用不同方案化疗的MBC进行了预后分析,同样得出辅助化疗可以增加5年生存率的结论。此外,转移性MBC的预后和治疗率同女性相似。因此,考虑早期MBC患者能够从辅助治疗中获益。目前还没有足够的信息来预测不良的预后因素。通常,女性使用的预后因素适用于男性,如淋巴结阳性、肿瘤直径>1 cm,激素受体阴性。三阴性MBC侵袭性强,提示高风险,建议行化疗。HER2和p53的表达是预后不良的指标,此类患者需要更积极的全身治疗。对于淋巴结阴性患者,首选蒽环类药物,对于淋巴结阳性患者首选蒽环类联合紫杉类药物。临床医生应考虑MBC患者年龄较大且预期寿命较短的因素,权衡治疗带来的获益和风险再予化疗,并定期进行疗效评估。

由于MBC的发病率低,大样本的MBC辅助化疗随机对照研究难以实现，目前认为其治疗原则可借鉴女性乳腺癌的治疗指南。

三、辅助放疗

辅助放疗可改善患者预后，减少患者病死率，治疗方案可参考女性乳腺癌患者。由于 MBC 患者常在就诊时已处于进展期，易发生乳头和局部皮肤受累、淋巴结转移等情况，因此 MBC 术后放疗比例较女性乳腺癌高。

MBC 的放疗同化疗一样，缺乏有效治疗方案设计的数据。对于辅助放疗是否可以延长患者的 DFS 和 OS 尚未明确，一些回顾性的单中心研究发现放疗有较高的局部控制率。Stranzl 等人分析了 31 例术后放疗的患者，局部控制率达 96.8%。Zabel、Ober 等回顾分析也得到了类似结果。还有两个研究也证实放疗的临床价值，一项是 Cutuli 分析了法国 20 个研究中心跨越 30 年间的 690 例 MBC，可评估病例 496 例，接受放疗和未接受放疗的患者局部复发率分别为 7.3%和 13%，具有显著性差异。另一研究为 Abrams 等回顾性分析了 SEER 数据库中 1998—2013 年间的 1 933 例 MBC 患者，接受术后放疗与 1～3 个阳性淋巴结（79% *vs* 72%，$P=0.05$）和 4 个以上阳性淋巴结（73% *vs* 53%，$P=0.001$）的 OS 改善相关，因此对于伴有淋巴结阳性的男性乳腺癌，接受术后放疗可能有生存益处。不过需要注意的是，以上研究由于时间跨度较大，期间手术和放疗技术水平都得到了很大提高，放疗联合的术式也不尽相同，其他全身辅助治疗的影响也应考虑在内。目前认为 MBC 的放疗原则，包括剂量、放射源和治疗时间均可参考女性乳腺癌的治疗指南。总体来说，当腋淋巴结阳性、肿瘤直径>5 cm、切缘阳性时，推荐行放疗。

在笔者收集的接受手术治疗的 117 例 MBC 患者中，49 例（41.9%）进行了术后辅助放疗，包括胸壁原发灶部位和区域淋巴引流区，7 例于术后出现局部复发，其中 2 例只接受了肿瘤局部切除术，3 例患者腋淋巴结转移状况不明，只有 1 例为腋淋巴结阴性；在术后未行放疗的 68 例（58.1%）中仅 2 例出现局部复发，均为腋淋巴结阴性患者初步分析可能与接受放疗的患者病情较重有关，同时由于病例收集时间跨度长达 50 年，诊断和治疗水平的差异也是影响因素之一。

四、内分泌治疗

内分泌治疗是女性乳腺癌全身治疗的重要方法之一，具有使用方便、不良反应小、疾病缓解时间长等优点，对大部分激素受体阳性患者的治疗效果不逊于化疗。MBC 的 ER 阳性率较女性乳腺癌高，因此在 MBC 治疗中内分泌治疗显得尤为重要。基于早期女性乳腺癌患者的阳性临床研究结果，MBC 患者推荐使用单独内分泌治疗或联合化疗。

MBC 应用内分泌治疗的历史已超过半个世纪。在 20 世纪 60 年代之前，主要以手术内分泌治疗为主，如双侧睾丸切除术、双侧肾上腺切除术及脑垂体切除术等。随着内分泌治疗药物研发和相关临床研究的不断开展，已经证明药物性内分泌治疗不仅疗效好，而且不良反应小，较手术疗法可大大提高患者的生活质量，因此逐步代替了手术内分泌治疗。然而，关于 MBC 患者内分泌治疗的效果仅有少数回顾性研究，并没有随机临床试验，这些研究显示出了复发率和病死率的降低。

1. 他莫昔芬　是 MBC 治疗中研究最多、疗效最确切的一种非甾体类抗雌激素药物。由 19 世纪 80 年代开始用于乳腺癌的内分泌治疗，作为一线治疗药物的地位一直延续至今。他莫昔芬与 ER 竞争结合，形成不易解离的药物受体复合物，阻止雌激素促进肿瘤细胞的生长，同时还能上调转化生长因子-β（TGF-β），特异性地抑制蛋白激酶 C，这些均对肿瘤细胞有抑制作用。1978 年，Morgan 等首先应用他莫昔芬治疗晚期 MBC，有效率达 48%。1985 年 Ribeiro 对可手术的Ⅰ、Ⅱ期 MBC 患者在手术和放疗后加用他莫昔芬 1 年治疗，5 年生存率为 55%。一项纳入 448 名 MBC 患者的前瞻性队列研究报道，未服用他莫西芬组和服用他莫西芬组患者的不良事件发生率分别为 18.2%和 11.2%。调整预后因素后，发现他莫昔芬可降低 68%的复发率。对局部进展期和晚期 MBC 有效率可达 25%～80%，对老年体弱晚期的 MBC 患者，应用他莫昔芬疾病缓解率可达 66%。同时他莫昔芬不良反应轻，患者耐受性好，适用于任何年龄的患者，所以目前对局部复发或远处转移的 MBC 患者，他莫昔芬已作为首选的内分泌治疗用药，代替了传统的手术内分泌疗法。

女性乳腺癌辅助内分泌治疗的标准疗程是 5 年。Goss 等研究发现对于 MBC 患者，即使内分泌治疗不足 2 年，也可以显著延长患者的 DFS 和 OS。

另一项回顾性研究也得到了相似结论,治疗组为应用他莫昔芬1年或2年的39例Ⅱ/Ⅲ期MBC患者,其5年生存率达61%,而对照组仅为44%。这些研究中,内分泌治疗的疗程均少于2年。2020年美国临床肿瘤学会MBC临床实践指南建议首程内分泌治疗的时间为5年,如合并复发风险因素(如淋巴结转移、肿瘤大小和肿瘤病理学分级等)的高危患者,建议再行5年他莫昔芬治疗。MBC患者服药后的常见不良反应包括性欲减退(29%)、体重增加(25%)、潮热(21%)、情绪改变(21%)、抑郁(17%)、失眠(12%)和血栓形成(4%),这些不良反应足以导致21%的患者治疗中断。因此目前推荐应用他莫昔芬作为MBC的辅助内分泌治疗。

2. *芳香化酶抑制剂(AI)* 有他莫昔芬禁忌证的患者,推荐至少5年的AI联合GnRH激动剂(GnRH agonist, GnRHa)治疗。芳香化酶是存在于周围脂肪组织和乳腺细胞中的一种酶,可使雄激素前体转化为雌酮和雌二醇。AI通过抑制肾上腺、脂肪、肌肉及肝脏组织,特别是乳腺组织中的芳香化酶,阻止其利用雄烯二酮及睾丸酮转化为雌激素,从而降低血中雌激素水平,是绝经后激素受体阳性女性乳腺癌患者主要的内分泌治疗药物。研究发现非甾体类AI可以显著降低健康男性的血清雌激素水平,但应用AI治疗MBC的研究有限。1984年Patel首次对1例睾丸切除失效后患者应用第一代AI氨鲁米特(AG)治疗,病情缓解维持7个月。Harris对22例睾丸切除无效的病例进行的研究也获得了相同疗效。男性体内雌激素80%来源于睾丸、肾上腺等产生的雄激素的芳香化反应,其余20%为睾丸直接产生。同时由于反馈机制的存在,AI的应用可能会导致黄体生成素(LH)、卵泡刺激素(FSH)的增加,继而增加芳香化作用。单一用AI抑制激素的产生可能是不够的,应用戈舍瑞林药物去势或睾丸切除术联合第3代AI来治疗MBC可能会获得更好的效果。目前AI在MBC中的应用仍需要更多的循证医学证据。

对于进展期或转移性HR阳性且HER2阴性MBC患者,内分泌治疗应作为一线治疗方案,治疗策略类似于女性患者,按他莫昔芬、AI联合GnRHa、氟维司群的顺序依次选择。美国食品和药品监督管理局(FDA)批准细胞周期蛋白依赖性激酶(CDK)4/6抑制剂同样适用于男性转移性乳腺癌,其适应证与女性患者相同。

五、针对HER2的靶向治疗

MBC患者中HER2阳性表达者少见(2%~15%)。目前曲妥珠单抗在MBC中的应用较少,还没有关于MBC辅助应用曲妥珠单抗获益的数据。鉴于对HER2阳性女性乳腺癌的治疗效果和没有可预见的生物原因导致曲妥珠单抗对男、女乳腺癌治疗效果不同,对于HER2阳性MBC患者,考虑同女性乳腺癌患者一致的抗HER2治疗原则。根据女性乳腺癌治疗经验,对于淋巴结阳性或淋巴结阴性但高风险患者,如果HER2阳性必须给予曲妥珠单抗治疗。文献中报道一例78岁初治Ⅳ期肺转移MBC患者,激素受体阴性,HER2过表达,联合应用曲妥珠单抗和紫杉醇取得了较好的效果。随着帕妥珠单抗在国内上市,化疗联合双靶治疗有望为高危HER2阳性MBC患者提供更优选的治疗方案。

第七节　预后及影响因素

文献报道,MBC的5、10年总生存率分别为63%和41%。早发现、早诊断、早治疗是提高生存率、降低复发转移率的关键。近年来,随着人们对MBC的认识和诊断水平的不断提高,早期癌的确诊比例在增加。过去认为其预后较女性乳腺癌差的原因主是晚期病例比例偏高及患者年龄较大,目前包括来自SEER数据库及其他多项研究数据显示,MBC预后和女性乳腺癌相似,将两性的年龄、期别相匹配后进行比较研究发现,两者的DFS和OS无显著差别。一项入组超过335例的MBC大型研究发现,如果用淋巴结状态来分层比较MBC和女性乳腺癌,两组预后相似。最近的研究表明,MBC患者比女性乳腺癌的OS和DFS更差。然而,在非管腔型亚组中,MBC和女性乳腺癌患者的10年OS和DFS相似($P<0.001$),但在管腔A型和管腔B型亚组中,MBC患者的OS和DFS更差。肿瘤大小、根治性乳房切除术和内分泌治疗是MBC患者的独立预后危险因素。患有乳腺癌的黑人男性比患

有乳腺癌的白人男性的预后更差。确诊时年龄大、进展性疾病、三阴性 MBC 患者的存活率低。

肿瘤大小和腋淋巴结转移状况是决定预后的主要因素。Borgen 在其报道的 104 例 MBC 中，0、Ⅰ、Ⅱ、Ⅲ期的 5 年生存率分别为 100%、83%、70%、74%。研究显示，肿瘤直径<1 cm 患者的 5 年生存率为 94%，1～4 cm 者为 80%，>4 cm 者为 40%，表明肿瘤大小仍是一种独立的生存预测因子。由于 MBC 多位于中央区，易发生淋巴结转移，影响预后。腋窝阳性淋巴结的数目是影响预后的重要因素，生存率随阳性淋巴结数目的增加而呈下降趋势。Guinee 报道 335 例 MBC，腋淋巴结阴性、1～3 枚阳性及阳性≥4 枚患者的 5 年生存率分别为 84%、44%、14%，多变量分析显示阳性淋巴结≥4 枚患者的死亡风险明显增加。同时病理学类型、肿瘤组织学分级、激素受体状况等肿瘤生物学特征也是决定预后的重要因素。ER 阳性肿瘤预后较好，但孕激素无此关联。HER2 阳性是预后不良的特征。据报道，与其他组相比，基底样型和 HER2 阳性型/ER 阳性型患者生存期较短，预后较差。

另外，与女性乳腺癌一样，MBC 患者患第 2 原发癌的风险比一般人群明显增加。男性患第 2 次乳腺癌的绝对风险略低于 2%。MBC 患者患黑色素瘤和小肠癌、直肠癌、胰腺癌、前列腺癌和淋巴造血系统恶性肿瘤的风险也增加。目前还不清楚这些风险增加是由于 *BRCA2* 基因的潜在突变，还是由于检测率的增加。来自美国和瑞典相关资料库的数据显示，MBC 患者发生对侧乳腺癌的风险较普通人群高 30 倍以上，而女性乳腺癌患者发生对侧乳腺癌的风险仅为 2～4 倍，所以 MBC 患者应定期常规复查对侧乳腺，警惕对侧乳腺癌的发生。当出现远处（骨、肺、肝、脑等）转移时，中位生存期为 26.5 个月。

（张思月　宋艺璇　刘　红）

参考文献

[1] 刘红，荀培，陈可欣，等. 天津市近 20 年女性乳腺癌患者临床病理特点及预后变化趋势分析[J]. 中华医学杂志，2007，87(34)：2405 - 2407.

[2] 魏矿荣，梁智恒，李柱明. 2000—2016 年广东省中山市乳腺癌发病趋势分析[J]. 中国肿瘤，2021，30(08)：608 - 613.

[3] 吴雅媛，王彤，刘红. 男性乳腺癌 125 例患者的临床病理特征与生存分析[J]. 肿瘤，2012，32(10)：805 - 810.

[4] ABDELWAHAB YOUSEF A J. Male Breast cancer: epidemiology and risk factors [J]. Semin Oncol, 2017, 44(4): 267 - 272.

[5] ABRAMS M, KOFFER P, WAZER D, et al. Postmastectomy radiation therapy is associated with improved survival in node-positive male breast cancer: a population analysis [J]. Int J Radiat Oncol Biol Phys, 2017, 98(2): 384 - 391.

[6] AGRAWAL A, AYANTUNDE A A, RAMPAUL R, et al. Male breast cancer: a review of clinical management [J]. Breast Cancer Res Tr, 2007, 103(1): 11 - 21.

[7] BATENI S, DAVIDSON A, ARORA M, et al. Is breast-conserving therapy appropriate for male breast cancer patients? A national cancer database analysis [J]. Ann Surg Oncol, 2019, 26(7): 2144 - 2153.

[8] BRINTON L A, KEY T J, KOLONEL L N, et al. Prediagnostic sex steroid hormones in relation to male breast cancer risk [J]. J Clini Oncol, 2015, 33(18): 2041 - 2050.

[9] CARDOSO F, BARTLETT J M S, SLAETS L, et al. Characterization of male breast cancer: results of the EORTC 10085/TBCRC/BIG/NABCG international male breast cancer program [J]. Ann Oncol, 2018, 29(2): 405 - 417.

[10] CARDOSO F, BARTLETT J, SLAETS L, et al. Characterization of male breast cancer: results of the EORTC 10085/TBCRC/BIG/NABCG international male breast cancer program [J]. Ann Oncol, 2018, 29(2): 405 - 417.

[11] CHEN Z, XU L, SHI W, et al. Trends of female and male breast cancer incidence at the global, regional, and national levels, 1990 - 2017 [J]. Breast Cancer Rese Tr, 2020, 180(2): 481 - 490.

[12] CUTULI B, LACROZE M, DILHUYDY J M, et al. Male breast cancer: results of the treatments and prognostic factors in 397 cases [J]. Eur J Cancer, 1995, 31a(12): 1960 - 1964.

[13] DALY M B, PILARSKI R, BERRY M, et al. NCCN guidelines insights: genetic/familial high-risk assessment: breast and ovarian, version 2. 2017 [J]. J Nati Compr Cancer Net, 2017, 15(1): 9 - 20.

[14] DEB S, LAKHANI S R, OTTINI L, et al. The cancer genetics and pathology of male breast cancer [J]. Histopathology, 2016, 68(1): 110 - 118.

[15] DI LAURO L, BARBA M, PIZZUTI L, et al. Androgen receptor and antiandrogen therapy in male breast cancer [J]. Cancer Lett, 2015,368(1):20-25.

[16] EGGEMANN H, BRUCKER C, SCHRAUDER M, et al. Survival benefit of tamoxifen in male breast cancer: prospective cohort analysis [J]. Br J Cancer, 2020,123(1):33-37.

[17] FENTIMAN I S, FOURQUET A, HORTOBAGYI G N. Male breast cancer [J]. Lancet, 2006, 367 (9510):595-604.

[18] FENTIMAN I S. The endocrinology of male breast cancer [J]. Endocr-Relat Cancer, 2018,25(6):R365-R373.

[19] FERZOCO R M, RUDDY K J. The Epidemiology of male breast cancer [J]. Curr Oncol Rep, 2016, 18 (1):1.

[20] GIORDANO S H. Breast Cancer in Men [J]. N Engl J Med, 2018,378(24):2311-2320.

[21] GUÉNEL P, CYR D, SABROE S, et al. Alcohol drinking may increase risk of breast cancer in men: a European population-based case-control study [J]. Cancer causes control, 2004,15(6):571-580.

[22] HAYASHI H, KIMURA M, YOSHIMOTO N, et al. A case of HER2-positive male breast cancer with lung metastases showing a good response to trastuzumab and paclitaxel treatment [J]. Breast Cancer, 2009,16(2):136-140.

[23] HOTKO Y S. Male breast cancer: clinical presentation, diagnosis, treatment [J]. Exp Oncol, 2013,35 (4):303-310.

[24] KEINAN-BOKER L, LEVINE H, LEIBA A, et al. Adolescent obesity and adult male breast cancer in a cohort of 1,382,093 men [J]. Int J Cancer, 2018, 142(5):910-918.

[25] KONDURI S, SINGH M, BOBUSTUC G, et al. Epidemiology of male breast cancer [J]. Breast, 2020,54:8-14.

[26] LEONE J, LEONE J, ZWENGER A, et al. Locoregional treatment and overall survival of men with T_{1a}, b, cN_0M_0 breast cancer: a population-based study [J]. Eur J Cancer, 2017,71:7-14.

[27] RON E, IKEDA T, PRESTON D L, et al. Male breast cancer incidence among atomic bomb survivors [J]. J Nat Cancer Inst, 2005,97(8):603-605.

[28] RUDDY K J, WINER E P. Male breast cancer: risk factors, biology, diagnosis, treatment, and survivorship [J]. Anna Oncol, 2013,24(6):1434-1443.

[29] SIEGEL R L, MILLER K D, FUCHS H E, et al. Cancer Statistics, 2021 [J]. CA: Cancer J Clin, 2021,71(1):7-33.

[30] SOUSA B, MOSER E, CARDOSO F. An update on male breast cancer and future directions for research and treatment [J]. Eur J Pharmacol, 2013,717(1-3):71-83.

[31] SøRENSEN H T, OLSEN M L, MELLEMKJAER L, et al. The intrauterine origin of male breast cancer: a birth order study in Denmark [J]. Eur J Cancer Preve, 2005,14(2):185-186.

[32] THULER L, BERGMANN A. Male breast cancer: clinical-epidemiological characteristics of 1189 Brazilian patients [J]. Aging Male, 2015,18(2):118-123.

[33] YANG X R, SHERMAN M E, RIMM D L, et al. Differences in risk factors for breast cancer molecular subtypes in a population-based study [J]. Cancer Epidem Biomar, 2007,16(3):439-443.

[34] YILDIRIM E, BERBEROĞLU U. Male breast cancer: a 22-year experience [J]. Eur J Surg Oncol, 1998,24(6):548-552.

[35] ZABOLOTNY B P, ZALAI C V, METERISSIAN S H. Successful use of letrozole in male breast cancer: a case report and review of hormonal therapy for male breast cancer [J]. J Surg Oncol, 2005,90(1):26-30.

[36] ZAENGER D, RABATIC B, DASHER B, et al. Is Breast conserving therapy a safe modality for early-stage male breast cancer? [J]. Clin Breast Cancer, 2016,16(2):101-104.

[37] ZHAO J, WANG B, ZHAO J, et al. Male breast cancer: a closer look at patient and tumor characteristics and factors associated with survival [J]. Thorac Cancer, 2020,11(11):3107-3116.

第五十三章

乳房佩吉特病

乳房佩吉特病(MPD)是一种少见的发生于乳头乳晕复合体(NAC)的恶性病变,其典型的临床表现为乳头上皮的脱屑、糜烂、渗液、瘙痒、结痂等湿疹样改变,故又称为湿疹样癌。2019 版 WHO 乳腺肿瘤学分类中关于乳房佩吉特病的定义是,一种以乳头鳞状上皮内出现恶性腺上皮细胞(佩吉特细胞)为特征的乳腺癌,可能累及乳晕和邻近的皮肤,通常和乳房深部的癌相关。乳房深部的癌大多是组织学高分级的非特殊型浸润性导管癌(IDC)(53%~60%)或导管原位癌(DCIS)(24%~43%),可能位于乳腺的中央区、外周或呈多中心性。

乳房佩吉特病被认为是一种特殊的临床疾病已有 100 多年的历史。Velpeau 等在 1856 年首次描述了乳房佩吉特病的乳头湿疹样改变,随后佩吉特于 1874 年报道了 15 例乳头乳晕部位出现湿疹样改变的患者。由于这些患者均伴有同侧乳腺癌,故推测其与乳房深部的乳腺癌灶存在联系,并以其姓氏命名。然而,这种发生于乳头乳晕的改变在之后的 54 年间被认为是一种良性病变。直到 1928 年,Pautrier 发表了佩吉特细胞是恶性肿瘤细胞的理论后,才最终确定了乳头乳晕的这种异常改变本身就是一种恶性病变。

第一节 流行病学特征

在乳腺恶性肿瘤中,所有佩吉特病的发生率为 1.4%~13%,在绝经后的患者中较为常见,不伴有乳腺深部癌灶的单纯乳房佩吉特病是罕见的。来自美国癌症的监督、流行病学及最终结果(SEER)数据库的结果显示,1973—1987 年期间佩吉特病的发病率呈增高趋势,1985 年达到峰值时发病率为 1.31/10 万。随后逐渐下降,1988—2002 年期间发病率为 0.64/10 万,佩吉特病患者在 2002 年只占全部女性乳腺癌患者的 0.5%;与伴有乳腺深部病灶的佩吉特病的发病率逐渐下降相比,在这 15 年期间单纯乳房佩吉特病的发病情况基本保持稳定(单纯乳房佩吉特病占全部佩吉特病的比例 1988 年为 12%,2002 年为 15%)。

佩吉特病伴有乳腺深部病变,基本上总是与乳腺导管癌相关,伴有其他类型的肿瘤(如菜花样乳头状瘤或者浸润性小叶癌)是极其罕见的。

男性佩吉特病尤其少见。来自北京大学基于 23 个省份约 4.3 亿人群医保数据的一项调查显示,2016 年度共报告 79 例男性佩吉特病,平均发病年龄 69 岁,患病率随着年龄增加而增长,80 岁以后才开始下降,这可能与男性对乳腺疾病的意识不够导致诊治延误有关。

女性佩吉特病患者发病高峰集中在 60~70 岁,平均年龄为 62.6 岁,比其他类型乳腺癌的发病高峰年龄推迟 5~10 年。其中伴有乳腺 IDC 的患者平均发病年龄为 60.8 岁,伴有 DCIS 的患者平均发病年龄是 63.8 岁,单纯乳房佩吉特病的平均发病年龄是 66.2 岁。目前还没有直接证据解释为什么单纯乳房佩吉特病患者的发病年龄略晚于伴有乳腺深部恶性病变的患者,推测可能与临床乳腺 X 线摄影检查的广泛开展有关,因为伴有乳腺深部恶性病变者更容易被该检查早期发现。

第二节　临床表现

乳房佩吉特病的典型表现是乳头乳晕区反复出现脱屑、糜烂、渗液及结痂等湿疹样改变，但是在疾病的不同时期亦有不同的表现。乳房佩吉特病主要发生于女性一侧乳房的乳头乳晕区域，罕有副乳、男性及双侧乳房同时发生佩吉特病的报道。

多达 20%的患者在就诊前 1 年以上即出现佩吉特病的症状和/或体征。起初患者可能会有乳头乳晕部的感觉异常，常见的症状是乳头上皮增厚、变红，往往有灼痛或者瘙痒，有时会出现小的结痂。随着病情的进展，乳头表面变得十分粗糙，逐渐出现糜烂。有时有浆液性或血性渗出，有时渗出减少，结有干痂或脱屑，貌似愈合，但干痂脱落后仍可见糜烂面，如此反复，最终会导致乳头的缩小、消失。当整个乳头受累后，可以逐渐侵犯乳晕，最终将导致整个 NAC 湿疹样改变。通常湿疹样反应的边缘呈轻度隆起和不规则状，但明显不同于周围的正常皮肤。病变通常首发于乳头，随后累及乳晕，很少波及到周围皮肤。乳头内的小囊泡反复发作和自愈也是早期的表现之一，此时常伴有乳头的肿胀。疾病早期像结痂和皮肤发红、糜烂这些改变，容易被误诊为湿疹或者其他良性皮肤病变，局部应用糖皮质激素后瘙痒等不适症状暂时会有所缓解，但乳房深部病变仍继续进展，导致诊断和治疗的延误。

乳房佩吉特病持续发展，上皮缺损会导致乳头乳晕区的溃疡形成和破坏，甚至乳头消失。严重的上皮缺损也可从最初的乳头乳晕区发展到周围的皮肤。随着病变进展，上皮缺损呈现出圆形、卵圆形或者形状不规则的湿疹样改变的斑片，色泽为粉红色或者红色，与周围正常的皮肤边界仍很清楚。皮损区域可有浆液性或血性的渗出。由于乳房深部肿瘤的牵拉，可引起乳头变扁或回缩，这一临床表现有异于炎性乳腺癌，后者常表现为弥漫性红斑伴有皮肤水肿，随后出现继发的皮肤和乳头的改变，可与之相鉴别。

乳房佩吉特病根据有无乳房深部恶性病变，可分为 3 种类型：①乳头乳晕区湿疹样改变合并乳腺浸润性癌成分，此时 TNM 分期应根据乳房肿块大小或者浸润性癌的大小进行 T 分期，并注明存在佩吉特病；②乳头乳晕区的湿疹样改变合并导管内癌；③不伴有任何乳腺深部病灶的单纯乳头乳晕区湿疹样改变。根据美国 SEER 数据库资料，在 1973—2014 年期间确诊的 5 398 例乳房佩吉特病患者中，3 047 例(56.4%)伴有乳房深部的浸润性癌，1 725 例(32.0%)伴有导管内癌，而不伴有乳头以外恶性病变的单纯乳房佩吉特病患者仅为 626 例(11.6%)。Kaplan-Meier 生存分析显示，伴有 IDC 的佩吉特病患者 15 年乳腺癌特异生存率为 61%，伴有 DCIS 的佩吉特病患者 15 年乳腺癌特异生存率为 94%，而单纯乳房佩吉特病患者 15 年乳腺癌特异生存率为 88%。

值得注意的是，并非所有伴有乳房深部病变的佩吉特病患者在临床体检中都可触及肿块。在一篇早期的文献报道中，约 92%的佩吉特病患者伴有乳腺深部病灶，但只有近 50%的患者可于同侧乳腺发现临床可触及的肿块。临床可触及肿块的患者中有 90%～94%被证实伴有浸润性癌，且其中 1/2～2/3 的患者存在腋淋巴结转移。而临床未触及肿块的患者常伴有非浸润性癌，其中 66%～86%的患者被证实是 DCIS。

与佩吉特病相关的同侧乳腺深部病灶可以在乳房中央的乳头附近出现，也可以在远离乳头的位置出现，且部分为多灶性。Chaudary 等在一项研究中报道，伴有可触及肿块的佩吉特病患者中，有 45%的患者肿块位于外上象限。在另一项研究中，伴有乳房深部病灶的佩吉特病患者中多灶性癌的比例高达 42%～63%，推测佩吉特细胞在输乳管内的播散可能是不连续的。

乳房佩吉特病也可发生于男性，在临床表现上与女性患者并无差别。Crichlow 等在一项研究中报道，男性乳房佩吉特病最常见的临床表现为湿疹样改变和溃疡(71%)，其次为腋窝可触及肿大淋巴结(54%)、乳房可触及肿块(43%)、乳头回缩或出血(40%)，其中瘙痒(14%)、疼痛(14%)、硬结(11%)等表现较为少见。由于其在男性患者中并不常见，同时男性对其自身乳腺疾病的重视不足，更容易导致诊治的延误。

近年来报道乳腺癌保乳手术后局部复发的患

者也会偶然以佩吉特病表现为首发症状。对 2 181 例在 Pennsylvania 大学附属医院接受保乳手术治疗的早期女性乳腺癌患者的一项回顾性分析研究发现，183 例患者出现局部复发，其中 4 例（2.2%）患者被诊断为佩吉特病。

在乳腺癌患者中，部分 DCIS 细胞可能自发性消失，被纤维结缔组织所替代，这种现象被 Muir 等称为“自愈”。据报道乳房佩吉特病的“自愈”率约为 17%；此时虽然乳头的湿疹样病变消失，但乳房深部的癌灶仍会继续生长，导致诊断和治疗的延误。

第三节　病理学特征与诊断

由于乳房佩吉特病临床表现的多样性，可能存在乳房深部病灶，因此美国“NCCN 乳腺癌临床实践指南”（2021 版）推荐，乳房佩吉特病的诊断应包括 NAC 皮肤全层活检，至少包含部分临床受累的 NAC 和乳房深部病灶的空芯针活检。如果 NAC 活检诊断为佩吉特病，推荐使用乳房 MRI 检查以确定肿瘤的范围并发现其他病灶。

一、组织学起源

乳房佩吉特病的发病机制存在争议，目前有两种相对被广泛接受的假说。一种称之为嗜表皮迁移理论，或称之为移行学说（migration theory），其认为佩吉特细胞起源于乳房深部的导管癌，通过输乳管迁移至乳头上皮，形成所谓的“佩吉特样迁移”。电镜观察发现，佩吉特细胞的胞质内带有微绒毛空腔，证实为腺细胞；结合免疫组织化学结果，提示佩吉特细胞可能来源于导管腺上皮。有大量的数据支持佩吉特病的嗜表皮迁移理论。2000 年，Schelfhout 及其同事为佩吉特细胞的这种迁移运动找到了原动力。该研究发现，由正常的表皮角质细胞产生并释放的调蛋白-α（heregulin-α），不仅是一种细胞运动因子，还是人表皮生长因子受体 2（HER2）和 HER3 的配体。体外实验发现，在乳腺癌 SK-BR-3 细胞系中，调蛋白-α 与 HER3/HER2 或 HER4/HER2 异二聚体的结合可以促进肿瘤细胞的趋化性和迁移性。同时 80%以上佩吉特细胞中 *HER2* 基因过表达，而 *HER2* 基因的过表达通常与 *HER3* 及 *HER4* 基因的表达直接相关。作为进一步支持嗜表皮迁移理论的证据，有研究发现佩吉特细胞与其乳房深部病灶的乳腺癌细胞在雌激素受体（ER）和细胞角蛋白（CK）表达上存在高度相似性，也提示它们可能有相同的起源。

另一种理论是表皮内转化理论（transformation theory），即佩吉特细胞是经过恶性转化的角质形成细胞，无论其伴发的乳腺癌是什么，这种疾病都是原位癌。支持该理论的主要证据是有少数佩吉特病患者仅为单纯乳房佩吉特病，不伴有乳房深部病灶。Mai 及其同事用三维立体结构研究了 19 例伴有 DCIS 的佩吉特病，发现肿瘤细胞可以通过表皮从一支输乳管蔓延至另一支输乳管，其中 5 例 DCIS 成分的边缘是从乳头部指向乳房深部组织，提示病变是从乳头向乳房深部延伸，而不是向乳头方向延伸；佩吉特病所伴发的乳房深部病灶的解剖学分布与不伴有佩吉特病的 DCIS 不一致。根据美国 SEER 的资料，498 例伴有乳房深部 DCIS 的佩吉特病患者中，386 例（77.5%）深部病灶位于乳房中央区，而不伴有佩吉特病的 DCIS 患者仅有 10%病灶位于中央区。最后，超微结构显示，佩吉特细胞与邻近角质形成细胞之间存在桥粒连接，也支持原位转化理论。

有研究者试图将上述两种理论结合起来而形成第 3 种理论，认为佩吉特细胞可以由上述 2 种方式产生，具体取决于个体微环境。

此外，表皮内转化理论另一个有力的证据是乳头表皮内 Toker 细胞的发现。虽然到目前为止尚没有确切的证据，但研究发现 Toker 细胞可能是乳头表皮内佩吉特细胞的祖细胞。这一描述首次出现在 1970 年。Toker 细胞为良性的表皮细胞，具有圆形的细胞核和淡染的细胞质，体积比典型的佩吉特细胞小。Toker 细胞与佩吉特细胞具有相同的黏蛋白表型和免疫分子化学谱，它们之间的区别主要在于细胞学特征不同。对于 Toker 细胞的来源一直以来有 2 种理论：第 1 种认为它可能是由胚胎期或者出生后发育不全的乳腺分化而来；第 2 种认为是由乳腺管末端导管细胞迁移而来，是佩吉特病的前驱病变。Marucci 等检测到 Toker 细胞与佩吉特细胞之间具有相似的超微树突状特征，赞成迁移学说，认为 Toker 细胞是佩吉特细胞的前体。近年来，对于

Toker 细胞的研究又有了新的进展。Fernandez-Flores 发现 Toker 细胞主要见于皮脂腺上方的表皮中，且与皮脂腺共同表达癌胚抗原(CEA)、CK7、S-100，提示 Toker 细胞可能与皮脂腺有关，而与输乳管无关。Saeed 和 Shousha 发现 Toker 细胞总是聚集在鳞状上皮内到皮脂腺表面，与输乳管无关，这与 Fernandez-Flores 的研究结果相同。如果最终证实了 Toker 细胞与皮脂腺细胞的相关性，那么以上 2 种理论将被推翻，它仍可能与佩吉特病有关，但与佩吉特病伴发的乳腺癌无关。

目前，对佩吉特细胞的起源仍存在争议，通过进一步的深入研究来揭示佩吉特病的真正起源是十分有必要的，因为佩吉特病的治疗在很大程度上取决于佩吉特细胞的起源。按照嗜表皮迁移理论，全乳切除术应被认为是局部治疗的标准；但如果佩吉特细胞来源于乳头表皮，那么全乳切除术的必要性就值得商榷。同时对未触及肿块且乳腺 X 线摄影表现阴性的佩吉特病患者，单纯局部治疗(单纯 NAC 切除或放疗)后，对剩余乳腺组织是否还需要进一步治疗也存在很大争议。

二、组织病理学特征

佩吉特病的组织病理学特征为乳头表皮层有佩吉特细胞浸润。佩吉特细胞镜下体积较大，常呈圆形或卵圆形；核大，核仁明显；胞质丰富，淡染或嗜双性(嗜酸/碱)，胞质内含有黏蛋白，由于吞噬作用，可含有黑素颗粒。以表皮中下层多见，呈单个散在、簇状、腺样结构分布。由于收缩假象，这些细胞有时似乎位于表皮的间隙中，而且细胞数目大不相同，有时仅有单个分散的细胞，有时则完全替换了部分表皮细胞。在毛囊或汗腺排泄管的外皮层中偶尔也可以发现佩吉特细胞。表皮下的真皮层表现出反应性变化，包括毛细血管扩张和慢性炎症，从而形成特征性的临床表现。在病变的后期可以见到溃疡合并存在。在>90%的佩吉特病患者中可以见到乳房内伴有 IDC 或单纯 DCIS，或者两者同时出现。

电镜下佩吉特细胞核呈圆形或椭圆形，核膜略成波纹状，胞质较少，有较丰富的高尔基体、内质网、线粒体，胞质内有大小不等的泡状结构，张力细丝明显减少。相邻的佩吉特细胞间隙增宽，有微绒毛形成，并向细胞间隙作细枝状突起，有时可见细胞呈腺状排列。佩吉特细胞和周围角质形成细胞之间的桥粒甚少，发育不全，附着板小，汇聚丝色淡且少而短。

由于佩吉特病容易合并感染，所以乳头可疑病变的刮片细胞学检查背景中常见到较多的炎症细胞，如中性粒细胞、淋巴细胞、组织细胞等，并可伴有较多鳞状上皮细胞、成纤维细胞以及坏死细胞残屑。而诊断佩吉特病的主要依据是在镜下能找到数目不一的佩吉特细胞。该细胞可单个存在或成团、成巢存在；胞体较大，外形多呈多边、多角、多瘤状突出或呈花边状结构，部分外缘残碎不全；核中等大小，呈圆形、卵圆形或不规则形，一个或多个核，居中或偏位，有时被挤压至细胞边缘部，呈半月形；核染色质浓集、深染呈块状，常有核内空泡；核仁明显，常单个存在，偶见多个核仁；胞质丰富，淡染或空亮，嗜酸性或多色性，部分边缘不规则而模糊，常含有大小不一的空泡，呈泡沫状；少数细胞的胞质残缺或脱失；核分裂象可见。除此之外，有时还可以看到腺癌细胞团，癌细胞体积大或中等大，多呈圆形，核形不规则，明显深染，可见多核瘤巨细胞。

免疫组化分析不仅有助于佩吉特病的诊断，还可用于鉴别其他病变，阐明佩吉特病的细胞起源。佩吉特细胞表达 CK7 和上皮膜抗原(EMA)，常过表达 HER2 蛋白，不同程度表达 ER/孕激素受体(PR)、巨囊性病液体蛋白-15(GCDFP-15)、S-100，且黏液染色阳性。Liegl 等对 60 例佩吉特病进行免疫组化分析，发现所有佩吉特病例中 CK7 和黏液蛋白-1(muc-1)均呈阳性。但少数情况下，佩吉特细胞中 CK7 阴性。出现 CK7 阴性经典佩吉特细胞的情况下，GATA 结合蛋白 3(GATA3)阳性可帮助诊断佩吉特病。Rupp 等报道了 1 例佩吉特病伴乳腺实性乳头状癌，其 CK7/HER2 阴性，提示乳腺实性乳头状癌可能与 CK7 阴性的佩吉特病有关，两者的关系还需要更多的样本和研究证实。

佩吉特细胞也表达其他腺上皮抗原，如 EMA、CEA、GCDFP-15 等，但不表达黑色素细胞抗原。在许多病例中，这种染色模式和细胞内黏蛋白的存在也在一定程度上支持佩吉特细胞的腺上皮起源假说。

佩吉特病伴发的乳房深部病灶的诊断依赖于对可触及肿块及影像学异常表现部位的空芯针活检结果。Chen 等发现伴发导管内癌的佩吉特病、伴发浸润性癌的佩吉特病与无佩吉特病的乳腺癌相比，具有更强的侵袭性和更差的生存率。此外，与人们普遍认为的相反，激素受体状态、HER2 状态及联合分子亚型对伴乳腺癌的佩吉特病预后影响不大。但在另一项基于 SEER 数据的分析中，研究者发现与单纯 IDC 患者相比，伴发佩吉特病的 IDC 患者的预后和生存率明显更好，HER2 阳性患者与 HER2 阴性患者有相似的总体生存率。美国 1988—2002 年 SEER 资料表明，与不伴有乳房佩吉特病的乳腺 IDC 相比，伴有乳房佩吉特病的乳腺 IDC 恶性程度更高（两者的直接比较见表 53－1），表现为肿瘤较大、淋巴结阳性率较高、组织学分级较高及 ER、PR 阴性率更高。由于伴发浸润性癌的佩吉特病患者发生远处转移的风险很高，故美国"NCCN 乳腺癌临床实践指南"（2021 版）推荐，对伴发浸润性癌的佩吉特病患者应根据浸润性癌的分期和生物学指标（如 ER、PR、HER2 表达及 Ki-67 增殖指数等）接受相应的全身辅助治疗。

表 53－1　伴有乳房佩吉特病与不伴有乳头佩吉特病浸润性导管癌的特征比较

特　征	伴有乳房佩吉特病的乳腺浸润性导管癌（n=859）		不伴有乳房佩吉特病的乳腺浸润性导管癌（n=155965）	
组织学分级				
低	222	37%	73383	58%
高	379	63%	54202	42%
肿瘤大小				
＜2 cm	407	54%	94642	65%
2～5 cm	244	33%	43198	29%
＞5 cm	99	13%	8071	6%
淋巴结				
阴性	404	56%	84991	66%
阳性	315	44%	43999	34%
雌激素受体				
阳性	271	48%	87236	75%
阴性	291	52%	28339	25%
孕激素受体				
阳性	231	41%	74944	66%
阴性	330	59%	38234	34%
原发肿瘤位置				
中央区	232	36%	10588	8%
周围区	406	64%	121569	92%

三、诊断

临床上出现 NAC 皮肤的湿疹样改变时，应仔细地检查乳头与乳晕，观察乳头、乳晕皮肤是否粗糙、脱屑、糜烂、溃疡、出血，有无乳头凹陷、溢液、缺失等；体检还应包括乳头乳晕后方、乳腺实质内有无伴发肿块，发现肿块后，应注意肿块的大小、硬度、表面是否光滑、边界是否清楚、活动度以及有无皮肤的粘连等，双侧腋淋巴结及锁骨上淋巴结有无肿大、数目及活动度等。对于具有乳头湿疹样可疑症状和体征者，应给予乳头可疑病变处刮片细胞学检查或受累的 NAC 皮肤全层活检，以明确诊断。此外，还应通过乳腺 X 线摄影、超声以及乳腺 MRI 等影像学检查协助判断是否伴有深部的乳腺癌病灶。对于体检和/或影像学检查发现的乳房深部病灶，应尽早行组织学活检以明确病灶性质。

乳房佩吉特病由于其典型的乳头乳晕皮肤改变而容易引起临床医生重视。值得注意的是，临床上一小部分患者入院时体格检查仅发现乳房肿块，未发现佩吉特病典型的乳头乳晕区皮肤湿疹样改变，仅仅是组织病理学镜下检查乳房切除标本的乳头乳晕区时发现了佩吉特细胞，并据此给出佩吉特病的诊断。这可能是一类比较特殊的佩吉特病类型。Kollmorgen 等报道了 12 例这种无乳头乳晕皮肤症状的佩吉特病，占全部乳房佩吉特病的 15%，但未就此现象进行深入研究。

（一）乳头可疑病变刮片细胞学检查

刮片细胞学检查是一种快速、简便、非侵入性的诊断方法。对于乳头可疑病变及时行刮片细胞学检查，镜下找到佩吉特细胞是有效的早期确诊方法。但刮片细胞学检查发现具有特征性的佩吉特细胞的机会较少，在 Lucarotti 等的研究中，32 例佩吉特病患者中仅有 6 例细胞学检查发现佩吉特细胞。此外，刮片细胞学检查对细胞病理学医生经验丰富程度的依赖性比较高。当病灶的表面出现溃烂时，可能需要通过免疫组化检查来协助诊断佩吉特细胞。Cohen 等的一项早期研究表明，CEA、黏液蛋白、HER2 等的免疫组化检查有助于提高细胞学检查的准确性。阴性的乳头可疑病变刮片细胞学检查结果并不能排除佩吉特病的诊断，组织病理学检查是诊断乳房佩吉特病的标准方法。

(二) 乳头空芯针活检

这是一项新的诊断乳房佩吉特病的操作,使用一个半自动活检装置(配备有一根 14 G、15 cm 长的穿刺针)。皮下注射局麻药物后,打开 14 G 针,露出穿刺针头端的切割凹槽,将活检针凹槽朝下放置在乳头可疑病变处,适当加压;然后激发弹簧装置关闭切割槽,通过变换穿刺针位置获取 2～4 条空芯针组织标本。Nori 等通过这项操作对 26 例临床上有 NAC 改变、疑为佩吉特病的女性进行诊断,结果显示,13 例病变诊断为乳房佩吉特病,另外 13 例病变诊断为乳头良性病变,同时没有观察到严重的活检后并发症。通过与开放性手术切除标本进行组织病理学检查对比分析,13 例乳头空芯针活检诊断为佩吉特病的患者均得到了证实;13 例诊断为乳头良性病变的患者选择随访观察,随访期间未发现恶性病变。

(三) 受累乳头乳晕复合体皮肤楔形切取活检和钳取活检

受累 NAC 皮肤楔形切取活检和钳取活检是常用的手术活检方法。楔形切取活检因能完全切取全层表皮,且获取的组织中包含部分输乳管,所获取的组织更有代表性,因而是首选的手术活检方法。尽管钳取活检也可能会包含深层的间质及部分导管,但通常只是采集了少量的表皮组织,致使诊断的准确性下降。需要注意的是,没有任何一种方法能完全准确地确诊佩吉特病,有时需要进行多次活检,甚至切除整个乳头。

为了尽可能明确乳房佩吉特病与乳房深部病灶的关系,有研究指出对楔形切除的 NAC 标本应仔细地标明标本的方位;对乳晕区采用放射状切片并包埋,乳头部分采用间隔 2 mm 的横向切片。

(四) 影像学检查

1. *乳腺 X 线摄影*　疑为乳房佩吉特病的患者应接受乳腺 X 线摄影检查,以发现乳房内可能存在的乳腺癌病灶。乳腺 X 线摄影可以发现乳头、乳晕或乳晕后方的异常影像,包括皮肤增厚、乳头回缩、恶性钙化或 NAC 区域的肿块影。

多项研究表明,尽管乳腺 X 线摄影有助于发现乳房深部的病变,但存在较高的漏诊率。在高达 2/3 的乳房内无可触及肿块的佩吉特病患者中,诊断时乳腺 X 线摄影无异常发现。相反,在乳房内有可触及肿块的佩吉特病患者中,＞90％的患者乳腺 X 线摄影有异常发现,通常表现为边缘不规则、形态各异的肿块影,伴有或不伴有砂砾样、短棒状、分支状钙化或仅表现为结构紊乱;以上表现既可单独存在,亦可同时出现。Ikeda 的研究显示,乳腺 X 线摄影阴性时 5.5％的患者乳房内存在浸润性癌,乳腺 X 线摄影显示有微钙化时 60％的患者乳房内存在浸润性癌,乳腺 X 线摄影显示有肿块影时 82％的患者乳房内存在浸润性癌。Zakaria 等报道了 40 例佩吉特病患者的资料,这些患者乳房内无可触及的肿块,乳腺 X 线摄影无异常发现,手术后发现 5％合并浸润性癌,68％合并有延伸至乳头以外的 DCIS。Morrogh 等研究显示,在 34 例体格检查乳房内无肿块的佩吉特病患者中,23 例乳腺 X 线摄影无异常发现;手术后病理学检查,12 例患者乳房内发现 DCIS,4 例发现 DCIS 伴微浸润,5 例发现浸润性癌,2 例为单纯乳房佩吉特病。

尽管乳腺 X 线摄影可能会低估佩吉特病患者的乳房深部病灶,但其在评估对侧乳房情况以及排除多中心病灶等方面仍具有较高的应用价值。同时,乳腺 X 线摄影也可用于选择保乳治疗的佩吉特病患者的随访监测。

2. *彩色多普勒超声检查*　诊断时推荐将超声检查作为乳腺 X 线摄影的辅助手段。超声检查能够显示高达 67％的乳腺原发肿瘤病灶,识别出多灶性病变,包括乳腺 X 线摄影阴性的患者。

多数乳房佩吉特病患者的超声检查结果不具有特异性,通常表现为实质内不均匀低回声区、皮肤增厚或导管扩张等。Günhan-Bilgen 等研究发现,在 35 例乳房佩吉特病患者中,超声检查共发现了 43 处乳房深部的肿块,所有这些肿块边缘均呈分叶状或不规则波浪状,且多数(95％)肿块无后方声影。需要注意的是,并不是所有乳房深部的癌灶都能通过超声检查和乳腺 X 线摄影而发现。在 Günhan-Bilgen 的研究中,52 例乳房深部有癌灶的乳房佩吉特病患者中,13％的患者在乳腺 X 线摄影和超声检查时均未发现明确异常。

3. MRI　对乳腺癌的检查,MRI 是灵敏度比较高的一种手段。MRI 应用于乳腺癌诊断的研究始于 20 世纪 70 年代后期。随着乳腺专用线圈及增强扫描技术的应用,乳腺 MRI 检出浸润性癌的灵敏度高达 98％～100％。Amano 等研究显示,MRI 可以检测出散在分布的 DCIS 病灶(灵敏度达 100％,特异度高达 95％),这些病灶在 MRI 增强扫描时通常表现为散在的节段性强化信号。

推荐将乳腺 MRI 用于所有乳房佩吉特病患者的术前评估，特别是当乳腺 X 线摄影和超声检查结果为阴性时。MRI 可以显示乳头的异常强化信号、NAC 增厚、强化的浸润性癌病灶。许多研究报道了 MRI 在佩吉特病患者术前评估(发现乳房深部病灶及判断是否存在多中心性病灶等)中的重要价值，结果显示，在制定精确的手术计划方面 MRI 具有其他影像学检查无法替代的优势。Morrogh 等研究显示，在 34 例佩吉特病患者中，有 32 例(95%)伴有乳房深部病灶，术前影像学评估(所有患者均接受乳腺 X 线片检查，13 例患者还接受 MRI 检查)显示，乳腺 X 线片发现 11 个乳房深部病灶且准确地判断了其中 9 个的病变范围，MRI 发现 7 个乳房深部病灶且准确地判断了其中 6 个的范围；在 23 例乳腺 X 线片阴性的患者中，有 8 例进一步接受 MRI 检查后发现，4 例伴有乳房深部病灶且准确地判断了范围。因此，在乳腺 X 线摄影和超声检查阴性的患者中加用 MRI 能提高术前评估的准确性。

四、鉴别诊断

需要与佩吉特细胞进行临床鉴别诊断的病变包括炎性改变，如乳头异位性或接触性皮炎、慢性湿疹、银屑病、伴有慢性乳头溢液的乳腺导管扩张、梅毒硬下疳，以及其他肿瘤细胞，如导管内乳头状瘤、Bowen 病、基底细胞癌、表面蔓延的恶性黑色素瘤(尤其是着色的病灶)，乳头腺病瘤以及 Toker 细胞。由于乳头皮肤的病变很相似，诊断常常延迟，部分病例有时会被误诊。

佩吉特细胞常在表皮的基底层表面簇状分布。区别佩吉特病与黑色素瘤比较困难，尤其是当恶性上皮细胞内含有黑色素颗粒时。黑色素瘤细胞常沿皮肤表皮与真皮交界处形成明显的巢状排列，而佩吉特细胞通常分布比较散在。累及皮肤表皮真皮连接以及肿瘤细胞直接蔓延至乳头真皮是恶性黑色瘤的典型表现。黑色素瘤不会有腺泡形成，细胞不产生表皮黏蛋白。在鉴别诊断有困难时，免疫组化标记可用来区分这两种疾病。黏蛋白染色阳性可排除黑色素瘤。不幸的是，有 30%～60%的佩吉特病缺乏黏蛋白，需要另外的免疫组化染色。黑色素瘤 S-100 蛋白染色阳性，细胞核和细胞质均显示阳性，佩吉特细胞通常显示阴性或仅细胞质显示阳性。HMB45(一种黑色素细胞标志物)阳性可诊断为黑色素瘤，而排除佩吉特病。大多数佩吉特病 EMA 染色为阳性，但黑色素瘤为阴性。

佩吉特病皮肤长期损伤通常会出现明显的表皮过度角化和角化不全，表皮突延长以及角化细胞的反应性不典型增生。在这些情况下，佩吉特病易被误诊为 Bowen 病。细胞内黏液蛋白、图章细胞、腺状结构、腺泡形成支持佩吉特病的诊断。腺体分化缺乏时免疫组化染色有助于区分这两种疾病。细胞角蛋白亦有助于鉴别佩吉特病与 Bowen 病，佩吉特病 CK7 免疫组化染色阳性，Bowen 病则 CK20 免疫组化染色阳性。

第四节　治疗与预后

佩吉特病的治疗包括以外科手术为主的局部治疗，对伴有乳腺浸润性癌的患者，还需要依据浸润性癌的分期和生物学特征进行系统辅助治疗。对远离乳头部位可能存在多中心或多灶性病变及隐匿性恶性病变的担心，使得乳房切除加/不加腋窝手术成为佩吉特病患者传统的手术方式。近年来，随着影像学技术的发展，保乳手术和前哨淋巴结活检(SLNB)也逐渐在佩吉特病患者中开展。除此之外，佩吉特病的局部治疗方式还包括单纯肿块切除、单纯放疗等。由于乳房佩吉特病患者为数较少，且绝大部分文献是回顾性的，缺少大规模随机对照研究，因此在局部治疗的部分领域尚存在争议，尤其是病变仅局限于乳头的患者。

一、局部治疗

(一) 单纯局部切除术

按照表皮内转化理论，对单纯乳房佩吉特病患者行 NAC 的单纯切除是合理选择之一，但在不同研究中采用该术式的患者局部复发率差别很大。在一项小型临床研究中，Lagios 等对未触及肿块且乳腺 X 线摄影检查阴性、渴望保留乳房的 5 个佩吉特病患者行单纯局部切除术。其中 4 例患者行乳头乳晕全部切除术(3 例还接受了乳腺 X 线摄影引导下活检或乳头深部4个象限的盲切活检),1例行部分乳头乳晕切除术。结果发现2例患者病变仅累及乳头皮肤,3例累及输乳管。经12个月的随访,1例患者(最初行部分乳头乳晕切除术)出现残存乳晕区复发,随后接受复发病灶重新切除而不是乳房切除术,该患者在之后43个月的随访过程中未出现乳房深部病变及乳腺X线摄影异常表现。其余4例患者在中位50个月(30～69个月)随访中未出现局部复发。Dixon等报道10例乳房内未触及肿块、乳腺X线摄影检查表现仅限于乳头部位改变的佩吉特病患者,接受NAC切除加乳头深部锥形切除术,尽管所有患者获得显微镜下阴性切缘,4例患者在术后8～19个月出现局部复发,其中3例为浸润性癌,2例出现远处转移,1例死亡。Anelli等报道118例佩吉特病患者,其中14例没有浸润性癌证据的佩吉特病患者施行包括NAC的中央区乳腺切除术,且显微镜下切缘阴性,其中9例术后接受放疗,5例未接受放疗,中位随访56个月(12～150个月),术后接受放疗的9例患者,仅1例出现复发,而未接受放疗的5例患者中有3例患者出现局部复发。由于术前体检及影像学检查对乳房深部病变常存在较高的低估率(约40%),虽然对单纯乳房佩吉特病患者施行局部切除术可获得较高的局部控制率,但对于存在乳房深部病变的佩吉特病患者单纯采用该术式而不加放疗可能并非最佳选择。

(二)单纯放疗

乳房佩吉特病单纯放疗文献报道不多,结果各异。以往研究表明,对DCIS患者行肿块局部切除加放疗即可获得较高的局部控制效果,10年局部区域控制率为91%。因此,对于乳房佩吉特病局限于乳头、临床和影像学检查阴性的患者是否可单用放疗替代根治性手术,尚需大型临床研究证实。一些证据支持对乳房佩吉特病仅局限于乳头乳晕的患者采用单纯放疗:①由于需要治疗的肿瘤范围较小,局部可达到较高治疗剂量(60～65 Gy)而不至于对周围正常组织造成严重损伤,从而保证较高的局部控制率;②单纯放疗后局部复发能被临床体检和乳腺X线摄影检查早期发现,及时采取补救性外科手术,因而不会对患者的预后造成不利影响;③放疗后病变得到控制,避免手术创伤,对患者具有较大的心理优势。

Fourquet等对20例病变局限于乳头的佩吉特病患者中的17例采用乳腺和区域淋巴结(腋窝和内乳淋巴结)的单纯放疗,3例采用局部切除加放疗,平均放射剂量为57 Gy,90%患者接受局部加量照射,平均加量部位的总剂量达72 Gy。中位随访7.5年,没有患者死于乳腺癌,仅有3例患者出现局部复发。因此,单纯放疗对部分病变局限于乳头的佩吉特病患者可作为常规根治性手术的替代治疗。

Stockdale等报道28例采用根治性放疗的佩吉特病患者,其中19例患者放疗前乳房内未触及肿块且乳腺X线摄影检查阴性。5年随访后,16例保持无病生存,3例出现局部复发,接受了乳房切除术。7例乳房内有肿块的患者,放疗后均出现局部复发,并有4例出现远处转移。

Bullens等报道13例病变局限于乳头乳晕、活检证实无乳房深部病灶的佩吉特病患者,全乳接受30～65 Gy照射,并给予瘤床加量到总剂量60～70 Gy。中位随访52个月,无一例患者出现复发及转移。

尽管缺少随机临床研究,单纯放疗无法直接与全乳切除术相比,但这些回顾性研究表明对部分乳房佩吉特病患者单纯放疗有一定价值。然而,放疗经常作为联合治疗中的一部分,常在手术切除病灶后进行。

(三)保乳手术

大量研究表明,对其他部位乳腺癌而言保乳手术与乳房切除术在患者总生存方面无显著差异,但对佩吉特病患者保乳治疗的资料仍很有限,缺少前瞻性随机临床试验直接比较保乳手术和乳房切除术的优劣,NSABP B-06研究也将佩吉特病患者排除在外。2015年Helme等的荟萃分析表明,佩吉特病患者在切缘阴性且接受术后放疗的前提下施行保乳手术与乳房切除术是等效的,但术前应细致评估是否存在乳房深部病灶及病灶的范围。

尽管如此,外科医生在对佩吉特病患者行保乳手术时仍存在许多顾虑。即使乳房内未触及肿块,仍有相当多的佩吉特病患者可能伴有DCIS或浸润性癌;有20%～40%的佩吉特病患者的乳房深部病灶常是弥散、多中心的,在相当多的患者中乳房深部病灶可能在NAC后方,距离乳头较远的部位也可能存在病灶;活检仅能发现乳头临近部位的病灶,但不能发现其他部位的多灶性病变。此外,由于佩吉特病患者行保乳手术时需要切除包括NAC在内的中央区乳腺组织,如何保证术后较好的美容效果也是一个值得考虑的问题。

2011 年，Onoe 等对 59 例接受全乳切除的佩吉特病患者的乳房切除标本研究发现，55 例患者存在乳房深部病灶，锥形切除以乳头为中心的 3 cm 和 4 cm 范围内的乳腺组织，分别能够保证完全切除 74%和 85%的乳房深部病灶。因此对部分佩吉特患者，保乳手术是可行的。

2001 年欧洲癌症研究和治疗组织（EORTC）发表了一项佩吉特病保乳治疗的前瞻性研究，1987—1998 年 61 例临床未触及肿块且组织学证实无乳房深部浸润性癌的佩吉特病患者接受保乳治疗，其中绝大多数（93%）伴有 DCIS，仅 7%患者为单纯乳房佩吉特病。保乳手术包括 NAC 的完全切除和乳晕后乳腺组织的锥形切除，要求切缘组织病理学检查阴性。如切缘阳性，只要在宽度和深度上≤5 cm 者允许再次切除。术后接受总量 50 Gy 的放疗。中位随访 6.4 年，4 例患者出现局部复发，其中 3 例为浸润性癌，1 例为 DCIS。5 年局部复发率为 5.2%（95%*CI* 1.8%～14.1%）。另一项大型临床研究是由美国密西根医学院的 Marshall 报道，共包括 38 例未触及肿块且乳腺 X 线摄影检查阴性的佩吉特病患者，94%的患者接受完全或部分 NAC 切除，所有患者接受平均 50 Gy 的全乳放疗，97%的患者接受剩余乳头或瘤床的加量放疗，平均总剂量 61.5 Gy。中位随访 113 个月，结果 4 例患者出现同侧乳房肿瘤复发，2 例患者同时伴有远处转移。5、10 和 15 年的局部控制率分别为 91%、83%和 76%，5、10 和 15 年的总生存率分别为 93%、90%和 90%。因此对临床未触及肿块且乳腺 X 线摄影检查阴性的佩吉特病患者施行保乳手术是安全的，这类患者术后同侧乳房肿瘤复发率与浸润性癌或 DCIS 保乳治疗后的同侧乳房肿瘤复发率相似。

佩吉特病患者行包括 NAC 在内的中央区乳腺组织切除后如何保证术后美容效果也是一个值得重视的问题。1993 年，Grisotti 首次将肿瘤整形技术引入到中央区小乳腺癌患者的手术治疗中，提出采用 Grisotti 腺体瓣来弥补切除 NAC 在内的中央区乳腺组织后的组织缺损，从而保证较好的美容效果。随后又有意大利学者对经典 Grisotti 腺体瓣进行改良，以降低切口张力、利于切口愈合。2014 年日本学者提出对没有下垂且乳腺内病灶局限于中央区的佩吉特病患者，可采用钥匙孔形皮肤腺体瓣实现部分乳房切除后的即刻乳房重建。相信随着此类研究的深入开展，外科医生和佩吉特病患者对保乳术后美容问题的担忧会得到有效缓解。

佩吉特病患者施行保乳手术另一个需要注意的问题是，由于大约 1/3 的患者伴有 DCIS，而 DCIS 乳腺 X 线片常表现为微钙化，对这类患者施行保乳手术需要通过术中乳腺 X 线片或术后乳腺 X 线片对比以保证局部病灶的完全切除。早期研究表明，如残留可疑钙化灶＞5 枚，则乳房内残留癌灶的可能性高达 44%。

在减少了对乳房深部病灶的担忧并解决了术后美容学问题后，近年来佩吉特病患者的保乳手术率呈上升趋势。根据美国 SEER 数据库资料的报道，1988—2002 年接受手术治疗的 1 642 例乳房佩吉特病患者中，仅有 293 例（18%）接受了保乳手术。但 2000—2011 年 2 631 例乳房佩吉特病患者中有 559 例（21.2%）接受了保乳手术，其中上升最多的是伴有乳房深部浸润性癌的佩吉特病患者（1 493 例），其保乳率从 2000 年的 8.5%上升到 2011 年的 15.6%。

（四）前哨淋巴结活检

SLNB 是临床腋淋巴结阴性的早期浸润性乳腺癌患者的标准腋窝分期手段。循证医学Ⅰ级证据证实，对于腋淋巴结阴性的患者，可安全有效地替代腋淋巴结清扫术（ALND），从而显著降低手术的并发症，改善患者的生活质量。然而，在佩吉特病患者的乳房内可能并不存在浸润性癌，在这些患者中 SLNB 是否有价值呢？2006 年，Sukumvanich 等发表的回顾性研究中包括了 39 例接受 SLNB 的佩吉特病患者，平均切除淋巴结数为 3 枚。其中 19 例患者临床及影像学检查提示乳房内无其他病灶（单纯乳房佩吉特病），20 例为临床或影像学检查发现乳房深部病灶（乳房佩吉特病伴乳房深部病灶）。结果表明，在所有佩吉特病患者中 SLNB 的成功率为 98%，SLNB 的阳性率为 28.2%（11/39）。术后组织病理学检查发现，在临床及影像学检查提示为“单纯乳房佩吉特病”的患者中，27%的患者乳房内发现浸润性癌，SLNB 阳性率为 11%；临床或影像学检查提示为“乳房佩吉特病伴乳房深部病灶”的患者中，55%的患者乳房内发现浸润性癌，SLNB 阳性率为 45%。因此，对于临床及影像学检查提示为“单纯乳房佩吉特病”的患者，也应行 SLNB 来评估腋淋巴结的病理学状态。另一项研究中包含 54 例佩吉特病患者，其中 36 例患者接受 SLNB，18 例患者未行 SLNB（9 例患者接受常规 ALND，另外 9 例患者未行腋淋巴结外科分期）。其中单纯乳房佩吉特病患者占 33%,伴有 DCIS 的占 41%,伴有浸润性癌的占 26%。结果显示,SLNB 成功率为 97%,SLNB 阳性的患者均为伴有浸润性癌的佩吉特病患者。因此,对计划行乳房切除术或伴有浸润性癌的佩吉特病患者均应行 SLNB。

二、全身辅助治疗

对于乳房深部无伴发肿瘤且接受保乳治疗的佩吉特病患者或伴发 DCIS 的佩吉特病患者应考虑他莫昔芬治疗以降低风险。伴有浸润性乳腺癌的佩吉特病患者应根据浸润性癌的分期和生物学指标(如 ER、PR、HER2 表达及 Ki-67 增殖指数等)接受相应的全身辅助治疗和分子靶向治疗。

三、预后

佩吉特病患者的预后与乳房内是否有可触及的肿块、是否伴有浸润性癌、腋淋巴结是否转移等因素密切相关。不伴有乳房深部肿瘤的单纯乳房佩吉特病的预后数据相对较少。伴有浸润性癌的佩吉特病患者,更有可能是组织学高分级,淋巴结阳性和激素受体阴性的比例亦较高。多变量分析显示,浸润性癌灶大小和淋巴结状态是独立的预后因素。根据前面提及的美国 SEER 数据报告,伴有浸润性癌的佩吉特病患者 15 年乳腺癌特异生存率是 61%,伴有 DCIS 的佩吉特病患者 15 年乳腺癌特异生存率是 94%,而单纯乳房佩吉特病患者 15 年乳腺癌特异生存率是 88%。

此外,有研究表明乳房内未触及肿块的佩吉特病患者的预后明显优于可触及肿块的患者,两者的 5 年无病生存率分别为 85%与 80%,10 年无病生存率分别为 32%与 31%,原因可能是乳房内可触及肿块的佩吉特病患者往往伴有浸润性癌。可触及肿块的患者中有 50%~65%存在腋淋巴结转移,而未触及肿块的患者腋淋巴结转移的概率仅为 0%~15%,腋淋巴结阳性的佩吉特病患者 10 年无病生存率明显差于淋巴结阴性的患者(分别为 28%和 79%)。在另一项研究中,腋淋巴结阳性和阴性的佩吉特病患者 10 年乳腺癌特异生存率分别为 47%和 93%。

2019 年,一个基于 SEER 数据的研究分别比较了伴有乳房深部病灶的佩吉特病患者与普通浸润性癌和 DCIS 患者的预后。结果表明伴有浸润性癌的佩吉特病患者的预后差于普通浸润性癌患者,其 5 年和 10 年总生存率分别为 76.2% *vs* 86.6%和 61.5% *vs* 73.4%,5 年和 10 年乳腺癌特异生存率分别为 84.9% *vs* 92.4%和 78.5% *vs* 86.9%;而伴有 DCIS 佩吉特病患者的预后则类似于普通 DCIS 患者。

(崔树德)

参考文献

[1] ADAMS S J, KANTHAN R. Paget's disease of the male breast in the 21st century: a systematic review [J]. Breast, 2016,29:14-23.

[2] AMANO G, YAJIMA M, MOROBOSHI Y, et al. MRI accurately depicts underlying DCIS in a patient with Paget's disease of the breast without palpable mass and mammography findings [J]. Jpn J Clin Oncol, 2005,35(3):149.

[3] BIJKER N, RUTGERS E J, DUCHATEAU L, et al. Breast conserving therapy for Paget's disease of the nipple: a prospective European organization for research and treatment of cancer study of 61 patients [J]. Cancer, 2001,91:472-477.

[4] CHEN C Y, SUN L M, ANDERSON B O, et al. Paget disease of the breast: changing patterns of incidence, clinical presentation, and treatment in the U. S [J]. Cancer, 2006,107:1448-1458.

[5] CHEN S, CHEN H, YI Y, et al. Comparative study of breast cancer with or without concomitant Paget disease: An analysis of the SEER database [J]. Cancer Med, 2019,8(8):4043-4054.

[6] ELINA S, KATJA H, PÄIVI H, et al. Surgical treatment in Paget's disease of the breast [J]. Am J Surg, 2010,200:241-246.

[7] FILHO L, LOPES I, LOPES L, et al. Mammary and extramammary Paget's disease [J]. An Bras Dermatol, 2015,90(2):225-231.

[8] GÜNHAN-BILGEN I, OKTAY A. Paget's disease of the breast: Clinical, mammographic, sonographic and pathologic findings in 52 cases [J]. Eur J Radiol, 2006,60:256-263.

[9] HELME S, HARVEY K, AGRAWAL A. Breast-conserving surgery in patients with Paget's disease [J]. Br J Surg, 2015,102(10):1167-1174.

[10] HYEON S K, JEE H S, EUN S C, et al. Significance of nipple enhancement of Paget's disease in contrast enhanced breast MRI [J]. Arch Gynecol Obstet, 2010,282:157 - 162.
[11] IKEDA D M, HELVIE M A, FRANK T S, et al. Paget disease of the nipple: radiologic-pathologic correlation [J]. Radiology, 1993,189(1):89 - 94.
[12] JIMENEZ R E, HIEKEN T J, PETERS M S, et al. Paget disease of the breast [J]. Breast, 2018,5:169 - 176.
[13] KAWASE K, DIMAIO D J, TUCKER S L, et al. Paget's disease of the breast: there is a role for breast-conserving therapy [J]. Ann Surg Oncol, 2005,12:1 - 7.
[14] LAKHANI S R, ELLIS I O, SCHNITT S J, et al. WHO classification of tumours of the breast. 2012. In: World Health Organization classification of tumors [M]. 4th ed. Lyon: IARC Press, 2012.
[15] LARONGA C, HASSON D, HOOVER S, et al. Paget's disease in the era of sentinel lymph node biopsy [J]. Am J Surg, 2006,192:481 - 483.
[16] LIM H S, JEONG S J, LEE J S, et al. Paget disease of the breast: mammographic, US, and MR imaging findings with pathologic correlation [J]. Radiographics, 2011,31(7):1973 - 1987.
[17] LUNDQUIST K, KOHLER S, ROUSE R V. Intraepidermal cytokeratin 7 expression is not restricted to Paget cells but is also seen in Toker cells and Merkel cells [J]. Am J Surg Pathol, 1999,23(2):212.
[18] MAI K, YAZDI H D. Mammary Paget's disease: evidence of diverse origin of the disease with a subgroup of Paget's disease developing from the superficial portion of lactiferous duct and a discontinuous pattern of tumor spread [J]. Pathol Intern, 1999,49(11):956 - 961.
[19] MARSHALL J K, GRIFFITH K A, HAFFTY B G, et al. Conservative management of Paget disease of the breast with radiotherapy: 10 - 15year results [J]. Cancer, 2003,97:2142 - 2149.
[20] MORROGH M, MORRIS E A, LIBERMAN L, et al. MRI identifies otherwise occult disease in select patients with Paget disease of the nipple [J]. J Am Coll Surg, 2008,206(2):316 - 321.
[21] MORROGH M, MORRIS E A, LIBERMAN L, et al. The predictive value of ductography and magnetic resonance imaging in the management of nipple discharge [J]. Ann Surg Oncol, 2007, 14: 3369 - 3377.
[22] NORI J, BICCHIERAI G, AMATO F, et al. A new technique for the histological diagnosis of Paget's disease of the breast using a semiautomated core needle biopsy with a 14-gauge needle [J]. Radiol Med, 2021,126(7):936 - 945.
[23] ONOE S, KINOSHITA T, TAMURA N, et al. Feasibility of breast conserving surgery for Paget's disease [J]. Breast, 2011,20(6):515 - 518.
[24] OZERDEM U, MCNIFF J M, TAVASSOLI F A. Cytokeratin 7-negative mammary Paget's disease: a diagnostic pitfall [J]. Pathol Res Pract, 2016,212(4):279 - 281.
[25] PLASTARAS J P, HARRIS E E, SOLIN L J. Paget's disease of the nipple as local recurrence after breast-conservation treatment for early-stage breast cancer [J]. Clin Breast Cancer, 2005,6(4):349 - 353.
[26] RAIVOHERIVONY Z I, FERON J, KLIJANIENKO J. The utility of nipple scraping in the diagnosis of Paget disease of the breast [J]. Diagn Cytopathol, 2019,47(3):249 - 250.
[27] RUPP N J, RODEWALD A K, CHIESA F, et al. Solid papillary carcinoma of the breast with an associated Cytokeratin 7-negative Paget's disease of the nipple. Report of a first case [J]. Breast J, 2018,24(4):637 - 641.
[28] SAEED D, SHOUSHA S. Toker cells of the nipple are commonly associated with underlying sebaceous glands but not with lactiferous ducts [J]. J Clin Pathol, 2014,67(11):1010 - 1012.
[29] SANO Y, INOUE T, ASO M, et al. Paget's disease of the male breast [J]. Am Surg, 1996,123(4):1068 - 1072.
[30] SCHELFHOUT V R J, COENE E D, DELAEY B, et al. Pathogenesis of Paget's disease: epidermal heregulin-α, motility factor, and the HER receptor family [J]. J Nat Cancer Inst, 2000,92(8):622.
[31] SEK P, ZAWROCKI A, BIERNAT W, et al. HER2 molecular subtype is a dominant subtype of mammary Paget's cells. An immunohistochemical study [J]. Histopathology, 2010,57:564 - 571.
[32] SHAHEEN Z, GOURI P, KARTHIK G, et al. Paget's disease of the breast: accuracy of preoperative assessment [J]. Breast Cancer Res Treat, 2007,102:137 - 142.
[33] SUKUMVANICH P, BENTREM D J, CODY H S, et al. The role of sentinel lymph node biopsy in Paget's disease of the breast [J]. Ann Surg Oncol, 2006,14:1020 - 1023.
[34] TOKER C. Further observations on Paget's disease of the nipple [J]. Cancer, 1961,14(4):653.
[35] WU Q, DING X, LI J, et al. Surgical treatment in Paget's disease with invasive ductal carcinoma: an

observational study based on SEER [J]. Sci Rep, 2017,7:45510.

[36] YANG M, LONG H, HE J, et al. Paget's disease of the breast: Clinical analysis of 45 patients [J]. Chin J Clin Oncol, 2004,1(4):236 - 240.

[37] ZAKARIA S, PANTVAIDYA G, GHOSH K, et al. Paget's disease of the breast: accuracy of preoperative assessment [J]. Breast Cancer Res Treat, 2007,102(2):137 - 142.

[38] ZHOU S, ZHONG W, MAI R, et al. Mammary and extramammary Paget's disease presented different expression pattern of steroid hormone receptors [J]. Biomed Res Int, 2017, 2017: 3768247.

第五十四章

妊娠哺乳期乳腺癌

妊娠哺乳期乳腺癌（breast carcinoma in pregnancy and lactation）通常指怀孕期间及分娩后（或哺乳期）确诊的原发性乳腺癌。随着女性生育时间的延后，妊娠哺乳期乳腺癌发病率也逐渐增加。最近的研究表明，妊娠哺乳期乳腺癌并不会因为终止妊娠而提高患者疗效。因此，越来越多的妊娠哺乳期乳腺癌患者在明确诊断后选择接受综合治疗。但妊娠哺乳期乳腺癌往往伴随着更差的临床分期，而且在治疗过程中需要同时考虑患者的预后和胎儿的健康情况。本章将详细介绍妊娠哺乳期乳腺癌的相关基础知识及研究进展，包括其定义、流行病学、病理生理学、临床诊断、肿瘤治疗、妊娠选择、患者教育等，让更多的医生在接诊妊娠哺乳期乳腺癌患者时，既能保障患者的预后，又能兼顾胎儿的生长发育（图 54－1）。

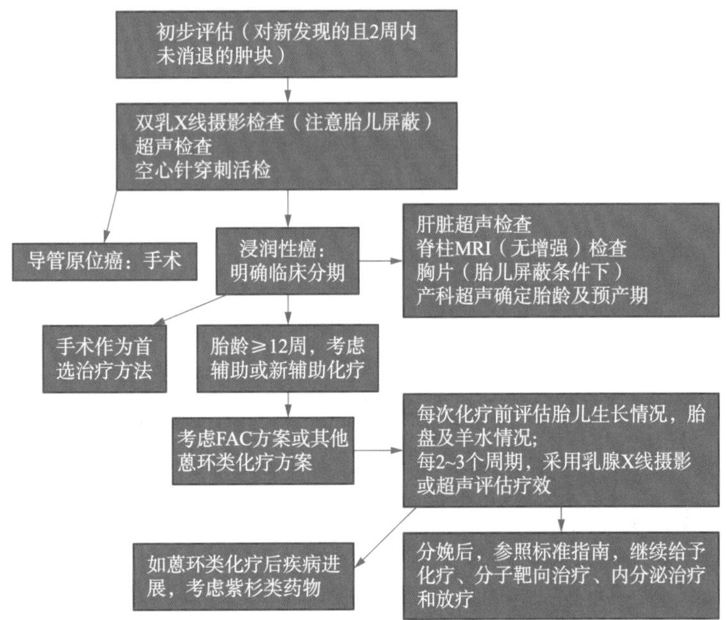

图 54－1　妊娠哺乳期乳腺肿块诊治流程图

图片来源：LITTON J K，THERIAULT R L. Breast cancer and pregnancy: current concepts in diagnosis and treatment[J]. Oncologist，2010，15(12)：1238－1247.

妊娠哺乳期乳腺癌是指怀孕期间及分娩后（或哺乳期）确诊的原发性乳腺癌。目前，学者发现分娩对于乳腺的影响可能超过 1 年，一些学者认为应该将妊娠哺乳期乳腺癌的分娩后时间定义为 2～6 年不等，有时候甚至更长。鉴于越来越多的研究表明女性在怀孕期间或分娩之后被诊断出患有乳腺癌，建议未来的研究将这两类人分成不同组，即在怀孕期间诊断的乳腺癌患者和分娩后诊断的乳腺癌患者。其中，分娩后诊断的乳腺癌可能表现出更强的肿瘤生物学侵袭性，其预后也相对较差。

第一节　流行病学

妊娠期乳腺癌(gestational breast cancer; pregnancy-associated breast cancer，PABC)是妊娠阶段最常见的恶性肿瘤，在30岁以下的乳腺癌患者中，有多达20%的患者与妊娠相关。国外报道的总体发病率从15/10万到35/10万不等，相较于PABC，分娩后诊断为乳腺癌的发病率更高。而随着社会的发展，越来越多的女性推迟生育，在怀孕期间或怀孕后的几年内被诊断为乳腺癌的人数将继续增加。据估计，每3000名乳腺癌患者中就有1人为PABC；在45岁以下妇女中，PABC发病率从2.6%到6.9%不等；高龄产妇更容易发生PABC；高达80%的病例发生在妊娠中期和晚期。如瑞典国家健康中心的数据显示，PABC的发病率已由1963年16/10万增加到2002年的37.4/10万。

妊娠哺乳期乳腺癌的遗传及环境危险因素与一般乳腺癌类似。一项针对韩国人的回顾性分析显示，月经初潮早(≤13岁)、初次妊娠时间晚(≥30岁)和超重(BMI≥23.0 kg/m^2)是PABC发病的独立危险因素。怀孕对母亲发展为乳腺癌的影响有两个不同时期：在怀孕后的几年里，患病风险短暂增加；随后是长期的保护作用，其患病风险降低。与非PABC相比，分娩后2年的患者更有可能携带*BRCA1/2*突变(25.0% *vs* 11.5%)。有限的证据表明，遗传因素似乎在妊娠哺乳期乳腺癌的发病中占据更为明显的地位。*BRCA2*突变可能会使多产对预防乳腺癌的作用丧失。虽然妊娠在长期上会使女性罹患乳腺癌的风险下降，但妊娠本身却能一过性地使女性罹患乳腺癌的风险增加。

第二节　病理生理学

乳腺上皮为双层结构。乳腺上皮细胞由排列在导管上的管腔细胞组成，被与基膜接触的可收缩的肌上皮细胞所包围。妊娠过程中，乳腺腺体经历增殖、分化、分泌和程序性细胞死亡的连续性变化过程，导致腺体组织结构的重塑。泌乳结束后，扩大的上皮腔通过细胞凋亡和细胞外基质重塑发生退化，回归到非妊娠成年乳腺状态。另外，足月妊娠乳房与非妊娠乳房的基因组特征不同，这可能与妊娠降低乳腺癌发生有关。目前PABC的确切机制尚不完全清楚，主要提出了以下一些相关的假设：①内分泌因素。妊娠期间独特的激素环境[尤其以雌激素、孕激素和胰岛素样生长因子-1(IGF-1)升高为主要特征]可诱导乳腺细胞增殖，从而引发肿瘤的发生或刺激已经发生恶性转化的细胞生长。②免疫因素。PABC患者的免疫功能变化主要包括细胞免疫抑制、免疫耐受以及与乳腺退化相关的炎症反应增强。由于胎儿滋养细胞与肿瘤细胞的免疫逃逸机制相似，在怀孕期间肿瘤细胞不易被免疫系统识别，导致其增殖、存活机会增加。③乳房退化因素。怀孕后人体中乳房环境相关的炎症和免疫基因表达上调，以及炎症微环境内先天组织重塑程序启动。

第三节　诊断与分期

出于患者乳腺的生理性变化及对胎儿健康的考虑，妊娠哺乳期乳腺癌患者的诊断和分期都更为困难。

一、体格检查

与非妊娠哺乳期乳腺癌一样，妊娠哺乳期乳腺癌的主要体征为乳房肿块或局部增厚，少数情况下，由于哺乳期婴儿拒绝吮吸患侧乳房，可使疾病得到早期发现。由于妊娠哺乳期乳腺的腺体增多，体积增大，乳腺组织密度增高，妊娠哺乳期乳腺肿瘤很容易被漏诊。上述情况常导致诊断延迟，继而对患者预后产生不利影响，因为诊断每延迟 1 个月，淋巴结转移的风险就增高 1%～2%。

虽然妊娠期发现的乳腺肿块 80%为良性，但如果孕妇乳房内发现新生的可触及的肿块且在 2 周内未消退，就需要进一步检查以明确诊断，如进行超声检查、乳腺 X 线摄影（MAM）检查及细针抽吸细胞学检查等辅助检查。

二、影像学检查

1. *超声检查*　由于对胎儿的安全性，及对鉴别囊实性结节较高的特异度及灵敏度，乳腺超声检查应作为评价妊娠期不明乳腺肿块及结节的首选影像学检查方法。

2. MAM *检查*　使用腹部屏蔽后，MAM 检查检查对胎儿的辐射为 2～4 mGy，远低于造成胎儿畸形的阈值（50 mGy）。因此可对妊娠哺乳期患者进行 MAM 检查。虽然孕期乳腺较致密，会降低 MAM 检查的灵敏度，但证据表明其灵敏度可足以诊断妊娠哺乳期乳腺癌。当超声、穿刺活检等明确乳腺癌诊断后，需要行双乳 MAM 检查排除双侧或多灶性乳腺癌。

3. *乳腺* MRI *检查*　目前对于乳腺 MRI 在妊娠哺乳期肿块方面的诊断尚没有系统性研究的证据，虽然未见不良反应的报道，但妊娠早期应尽量避免应用 MRI，因为 MRI 在胎儿器官形成期的安全性证据有限。虽然增强 MRI 在诊断乳腺癌的灵敏度上强于 MAM 检查，但由于乳腺增强 MRI 通常需要使用钆剂作为造影剂，而研究显示钆（Gd）离子可以通过胎盘屏障导致胎儿畸形，因此，在选择乳腺 MRI 检查时需特别谨慎。如确实需要，建议在产后行钆增强 MRI 扫描。

三、活检及病理学改变

妊娠及哺乳期性激素水平的改变导致乳腺生理性的增生，这些生理改变大大提高了细针抽吸细胞学检查的假阳性或假阴性率。因此，明确肿块性质必须依赖于组织病理学诊断。局麻下行空芯针活检为首选方法，该检查的灵敏度高达 90%，能有效地获取肿瘤组织标本供病理学诊断。有部分患者穿刺后会有乳汁瘘管形成，且出血和感染的风险较非妊娠哺乳期乳腺癌患者高，因此活检时可预防性地使用抗生素并注意止血。

需要强调的是，病理科医生在诊断时必须明确活检标本是来自妊娠哺乳期乳腺，而雌激素受体、孕激素受体（PR）及人表皮生长因子受体 2（HER2）等同样需要行免疫组化检测。

与非妊娠哺乳期乳腺癌相同，妊娠哺乳期乳腺癌多为浸润性导管癌。在相同的发病年龄下，相较于非妊娠哺乳期乳腺癌，妊娠哺乳期乳腺癌有着更高的肿瘤分级，更容易发生淋巴结转移。ER 及 PR 的表达在妊娠哺乳期乳腺癌中更为少见（约 25% *vs* 55%～60%），目前没有明确的证据显示 HER2 在两者之间的表达差异性，均约 40%。

四、全身评估

在确诊妊娠哺乳期乳腺癌后，如为淋巴结阴性且原发灶为 T_1～T_2，由于远处转移的可能性小，不需要对其进行全身的影像学评估，仅需进行胸部屏蔽 X 线、肝肾功能检查及血常规检查。若原发灶为 T_3 或发现临床淋巴结转移，则需要进行全面的全身评估，除上述项目外，还要进行包括腹部超声、脊柱胸腰段 MRI 等检查。

在行影像学评估的同时，需尽量减少胎儿辐射。因为，胎儿辐射一旦超过阈值 0.1～0.2 Gy 时，就可能导致严重的不良反应，如死胎、胎儿畸形或胎儿发育不良。胎儿期辐射还可能导致以后肿瘤及白血病的发生。有研究显示，与对照组相比，胎儿暴露剂量每增加 0.01 Gy，其终生罹患恶性肿瘤的风险增加 0.06%。因此，相较于非妊娠哺乳期乳腺癌患者，妊娠哺乳期乳腺癌患者的全身影像学评估有诸多调整，以下分系统详述。

1. *胸部评估*　应在屏蔽胎儿的情况下进行胸部 X 线检查评估是否存在肺转移。胸部 CT 应避免应用于妊娠期，进一步行胸部评估优选胸部 MRI 平扫。

2. *肝评估*　腹部超声检查的安全性高，灵敏度比 CT 及 MRI 差。由于辐射剂量大，CT 禁用于妊娠期患者。如需进一步详细评估，则首选非增强

MRI。如前文所述,妊娠早期应尽量避免应用MRI,同时由于钆元素的致畸作用,应尽量避免在妊娠期患者身上使用增强MRI。

3. *脑评估* MRI平扫是脑转移评估敏感而又安全的手段。

4. *骨评估* 在未出现可疑骨转移症状的患者中,不推荐行骨扫描进行评估,但也有人认为骨扫描是妊娠期安全的检查,低剂量骨扫描(0.8 mGy)可用于评估患者骨转移以减少对胎儿的辐射。骨扫描后,放射性物质在母体的膀胱中浓聚,可能对胎儿产生放射性损伤,为此患者可以通过充分水化以减轻相应损伤。MRI平扫可作为骨扫描的替代手段,由于骨转移多侵袭红骨髓,80%的转移灶集中在中轴骨(如胸骨、肋骨、脊椎及骨盆)。如果没有明显的脊柱外症状,可以仅进行脊柱胸腰段的评估。由于妊娠期间碱性磷酸酶会升高,碱性磷酸酶(包括骨特异性碱性磷酸酶)不能作为评价患者骨转移的可靠指标。

5. *心功能评估* 在计划使用蒽环类药物化疗之前,需对患者行超声心动图检查以评估心脏功能。

6. *胎儿评估* PABC患者需严密进行胎儿评估,评价胎龄及预产期,这对患者诊疗方案的制订至关重要。在提前终止妊娠之前,需要进行羊膜穿刺以确定胎儿的胎肺成熟程度。

第四节 综合治疗

妊娠哺乳期乳腺癌的综合治疗策略需要根据肿瘤的生物学特性、肿瘤分期、孕周及患者和家人的意愿共同决定。同时,需要产科、肿瘤科、儿科和遗传学专家共同制订治疗方案,也需要伦理学、心理学等专业人员参与。一般应参考普通乳腺癌的治疗原则制订治疗方法(图54-1)。具体的治疗流程因孕周的不同有所差异,具体的治疗方案需要根据具体情况决定;有时为了给予胎儿成熟的时间,可以适当推迟治疗。但有研究表明,分娩后再接受治疗孕妇无明显获益。因此,应尽量避免为了诊治而提前分娩或为了降低对胎儿的影响待分娩后再开始诊治这些情况的发生。

一、手术治疗

妊娠任何阶段都可选择手术治疗,较为理想的是将手术推迟至妊娠早期后,因为妊娠早期手术患者流产的风险较高。大多数麻醉药对胎儿无明显不良影响。手术前需要乳腺外科医生、麻醉师及产科医生共同参与讨论,尽量避免低氧、低血压、贫血、发热、疼痛、感染或血栓等的发生,因为这些都可能对胎儿造成严重影响。围手术期对母亲的良好护理是确保胎儿健康的重要因素。术中应采用胎心监护对胎儿进行监测。疼痛可能造成分娩提前,因此需要给予充足的麻醉镇痛。由于妊娠及恶性肿瘤都能增加血栓形成的风险,因此可选择使用低分子量肝素,以降低血栓发生风险。

改良根治术与保乳术对非妊娠女性乳腺癌治疗的等效性已被证实。Gentilini等学者在一组21例的患者中,比较了保乳手术和根治性改良手术的区别,经过24个月的随访,均未发现局部或者区域复发的迹象。对于PABC患者,改良根治术为患者局部控制的首选治疗方法,因其避免了保乳术后的放疗。但不能因保乳手术后需行放疗而放弃保乳,因为通常等手术、化疗结束后该行放疗时,胎儿已成熟可分娩。如果患者要求进行整形手术,可以考虑假体植入,而自体组织再造通常要等到分娩后再进行。

腋淋巴结的清扫和分期十分重要,不仅能改善疾病的局部控制情况,并且能对患者的预后及辅助治疗提供指导。前哨淋巴结活检(SLNB)不仅能够避免不必要的淋巴结清扫所带来的不良反应,而且能缩短手术时间,减少麻醉剂对胎儿的损伤。但目前对妊娠期乳腺癌SLNB的安全性及灵敏度尚未有充足的研究评估。对该项技术的疑虑主要有如下两个方面:①检测技术的安全性。目前常用于SLNB的示踪剂包括蓝色染料和放射性胶体。标准的蓝染料为异硫蓝,其可使2%的患者产生过敏性休克,因此,妊娠期应避免使用;临床上使用的放射性胶体常为锝标记,目前的大部分研究均显示使用临床剂量的锝-99 m(^{99m}Tc)标记的放射性示踪剂所造成的胎儿辐射暴露量远低于胎儿的安全辐射的阈值(50 mSv)。②SLNB在妊娠期女性中的诊断价值。妊娠的生理变化对乳房淋巴引流的作用尚不明确。

虽然没有前瞻性研究证据，但近年来的病例报告显示，妊娠期 SLNB 的诊断价值与非妊娠女性相仿。综上所述，由于没有大型的前瞻性研究显示其安全性和有效性，众多指南并未推荐该技术，但鉴于有限的资料显示了 SLNB 的安全性和有效性，一些指南也并未将其列入禁忌。是否进行前哨淋巴结活检应根据患者情况进行个体化选择。

二、化学治疗

对于年轻乳腺癌患者，化疗是重要的治疗方法。妊娠哺乳期乳腺癌患者的化疗方案选择应参照普通乳腺癌治疗指南，同时需考虑妊娠周数及综合治疗方案（如手术时机、是否需要放疗等）。

1. 化疗的时机　妊娠不同阶段施行化疗对胎儿的影响有明显差异。受精及着床期（受孕后 10 d 内）是关键时期，存活的胚胎干细胞数目决定了是否能成长为正常的胚胎或发生流产。器官形成期（受孕后 10 d 至 8 周）的损害可能导致胎儿畸形，该阶段给予化疗，胎儿畸形率在 14%～19%不等。妊娠的中期和晚期主要是胎儿的生长和成熟期，因此，在这一阶段给予化疗，虽然可能导致生长受限、早产、子宫内和新生儿死亡，但胎儿畸形率大大降低，约为 1.3%。目前尚缺乏妊娠期化疗对胎儿长期影响的研究结果。一般选择妊娠中、晚期对患者进行化疗，不必将化疗强制推迟到分娩以后，不必要地推迟化疗时间可能导致患者的生存更差。同时应避免在妊娠的前 3～4 周或妊娠 35 周后进行化疗，以防止新生儿一过性骨髓抑制和脓毒血症的发生。

2. 化疗方案　大多数化疗药物具有致畸性，且有些化疗药物可以通过胎盘屏障，让临床医生、患者及其家属对妊娠期乳腺癌患者接受化疗的安全性表示质疑。但许多研究显示，有些化疗药物在胎儿体内的血药浓度大大低于同时期孕妇体内的血药浓度，如胎儿体内的多柔比星、表柔比星和紫杉醇浓度分别为孕妇体内浓度的 7.5%、4.0%和 1.4%。以下细胞毒性药物被认为是安全的：蒽环类药物（多柔比星、表柔比星），氟尿嘧啶和环磷酰胺，紫杉烷类药物（紫杉醇）和长春瑞滨等。

（1）基于蒽环类药物的化疗方案：在妊娠期应用最常见的方案为多柔比星联合环磷酰胺（AC 方案）或 5-氟尿嘧啶、多柔比星加环磷酰胺（FAC 方案）。虽然前瞻性研究有限，但一些研究显示了 AC 方案与 FAC 方案在妊娠中晚期应用对患者的安全性，而且有研究表明，密集方案（2 周为 1 个周期）对比常用的 3 周方案似乎并没有更多的不良事件发生。多柔比星与环磷酰胺能通过乳汁排泄，因此在使用上述药物期间禁止哺乳。

（2）紫杉烷类药物的应用：有关紫杉烷类药物的安全性资料有限，但在不断增多。一篇 2010 年的综述分析了 40 例妊娠期应用紫衫烷类药物的病例，其中 21 例应用紫杉醇，16 例应用多西他赛，3 例同时应用了上述两种药物；有 38 例是妊娠中晚期应用，其中 27 例为治疗妊娠期乳腺癌。总体而言，在妊娠中晚期应用紫杉烷类药物对于妊娠期乳腺癌患者似乎是可行的。如需应用，美国国家综合癌症网络（NCCN）推荐应用紫杉醇进行单周化疗。

此外，化疗期间禁止母乳喂养，末次化疗结束 4 周后可以继续进行母乳喂养。药物用量：患者的体表面积剂量是根据实际体重计算的，而不是根据患者怀孕前的体重。对于 PABC，在进行化疗等治疗时，除非确实需要，一般不给予辅助用药，可酌情给予止吐剂，如甲氧氯普胺（胃复安）和糖皮质激素等。临床对接受化疗的 PABC 患者使用生长因子刺激白细胞及红细胞生成，未发现明显的不良反应。在临床确实需要的情况下，目前的指南都未明确禁止某些辅助药物的使用。

三、内分泌治疗

选择性 ER 调节剂如他莫昔芬等不推荐在妊娠期使用，因为其能导致阴道出血、流产、先天畸形及死胎；同时，在大鼠实验中，他莫昔芬的长期应用会增加子代的乳腺癌患病风险。此外，他莫昔芬会抑制哺乳期女性的泌乳且其可进入乳汁，因此哺乳女性不宜应用他莫昔芬。

芳香化酶抑制剂（AI）与促性腺激素释放激素激动剂（GnRHa），这两种药物均禁忌用于妊娠期，而且芳香化酶抑制剂一般不用于绝经前乳腺癌患者的治疗，但两者可联合用于妊娠后患者的内分泌治疗，同时使用药物期间不应对新生儿进行哺乳。

四、分子靶向药物治疗

HER2 在胚胎心脏发育及肾脏功能形成中起着关键作用。有研究表明，曲妥珠单抗穿过胎盘的水平从妊娠中期开始升高。据报道，妊娠期使用曲妥珠单抗能导致羊水过少，胎儿肺发育不全、骨骼异常和新生儿死亡，因此曲妥珠单抗被禁止应用于妊娠期。既往的小样本研究报告中，乳腺癌患者应用曲妥珠单抗治疗期间意外怀孕，尽管大多数患者在怀孕的前 3 个月暴露于这种单克隆抗体，但没有发现心脏事件或异常(很少有病例报告对新生儿进行了长期随访)。同时，哺乳期女性亦不宜应用曲妥珠单抗。

其他抗 HER2 靶向药物如拉帕替尼、帕妥珠单抗和恩美曲妥珠单抗(T-DM1)，到目前为止，因缺乏相关数据，不建议用于 PABC 患者。

此外，抗血管生成药物如贝伐珠单抗可增加患者高血压和蛋白尿的发生风险，尤其是高血压；它会进一步增加患者发生子痫的风险，危及患者和胎儿。

五、放射治疗

妊娠期妇女接受放疗，胎儿暴露于放射野的风险很高，对胎儿可能造成严重的不良影响，因此应避免妊娠期进行放疗，如有可能(手术后或化疗后)，可将放疗推至分娩后进行。既往的研究显示若靶病灶非骨盆或腹部，经过充分调整放射剂量后(0.01 mGy 照射量低于阈值剂量)，放疗是安全的，可在妊娠初期和妊娠中期采取适当的腹部遮挡之后进行。随着胎儿的生长和子宫到达放疗区域(或至妊娠晚期)，放疗变得极为危险。暴露于放疗靶区的胎儿，其在子宫内生长受限、智力发育迟缓和患癌风险增加。分娩后，若患者接受放疗，尽管由于辐射后乳腺炎的风险增加，接受放疗的 PABC 患者可考虑继续健侧乳房的母乳喂养。

妊娠哺乳期乳腺癌患者的放疗方案与普通乳腺癌患者无明显区别。待分娩后，根据患者的肿瘤分期及肿瘤生物学特点，参照指南给予放疗。

六、心理治疗与妊娠选择

对 PABC 现有研究和文献的分析表明，PABC 患者的心理问题以及心理状态常被忽视。除了担心生存预后的问题外，她们还担心治疗对胎儿的影响及继续妊娠的风险。情绪状态作为这些患者心理状态的一个组成部分同样重要。除了乳腺癌患者常有的愤怒、悲伤、焦虑等情绪，PABC 患者的心理问题还包括对胎儿质量、妊娠结局、卵巢早衰、后续妊娠的担忧等。认知行为治疗是常用的治疗方式。心理治疗师或心理咨询师的支持对治疗的成功至关重要，并且家人和朋友的作用同样不应被忽视。

PABC 患者是否已怀孕、是否想继续此次妊娠、治疗方案是否会影响其生育能力，都影响患者治疗方法的选择。患者及其家属在决定继续此次妊娠还是终止妊娠前，临床医生应充分告知患者及其家属各种治疗方案及其优缺点，并告知他们终止妊娠并不能提高治疗效果。有研究发现，终止妊娠组较继续妊娠组存活率更低，但由于该研究并未根据肿瘤分期进行配对研究，结论有待商榷。截至目前没有具体的医学证据表明在改善患者预后方面终止妊娠优于继续妊娠，因此无相关指南指导，妊娠与否取决于患者的个人判断。

如果患者继续此次妊娠，一个主要的目标是保证胎儿的发育，特别是前 3 个月。在此期间，畸形发生的风险约为 17%。在妊娠期间，可以使用所有的治疗方式，如手术治疗、化疗和放疗。但是，治疗方案的选择必须充分地考虑胎儿生长及发育。部分研究推荐的方案如下：①妊娠早期，即在怀孕的前 3 个月诊断为乳腺癌，其方案的选择有限。在患者希望保留妊娠的情况下，如果分期较早，可考虑手术治疗。但在大多数情况下，有必要将治疗推迟到妊娠中期。②妊娠中期，当胎儿器官发育成熟，自妊娠第 12 周起化疗相对安全。分期较晚时，可考虑采用新辅助化疗。需要注意，接受治疗的妊娠中期胎儿有相对较高的畸形率和死亡率。③妊娠晚期，可以采取手术治疗、新辅助化疗，也可考虑诱导胎儿肺成熟、早产，或者考虑将治疗推迟到出生后。

如果患者终止此次妊娠，可以选择自患者提出要求至妊娠前 3 个月终止妊娠，或者在充分的抗肿瘤治疗基础上，于妊娠 24 周后终止妊娠。

第五节　预后及患者教育

由于妊娠期乳腺增大、致密等特点，其乳腺癌为晚期的概率较非 PABC 显著增高。因此，PABC

可能因为发现较晚、延迟治疗等原因而预后欠佳。一项来自美国纽约纪念斯隆-凯特琳癌症中心(MSKCC)的回顾性分析显示，将 1981—2007 年此中心收治的 99 例 PABC 患者与非妊娠哺乳期乳腺癌患者相比较，PABC 患者的 ER 与 PR 阴性率、原发灶与淋巴结的分期以及肿瘤分级较对照组明显增高。经过多因素分析，淋巴结分期与 ER 的表达分别为 PABC 患者预后的独立危险因素，而单独的 PABC 诊断并非患者预后的独立危险因素。一项来自法国的研究将 49 例 PABC 患者与 104 例非 PABC 患者进行倾向得分匹配及相应分析，结果显示将已知预后因子匹配后，两组间的无乳腺癌生存期与乳腺癌特异性生存期并没有明显差异。一项来自巴西的研究发现 PABC 与患者预后相关，该研究纳入 87 名 PABC 患者和 252 名对照组患者，结果显示，PABC 患者 5 年和 10 年的累积总生存率分别为 29.7%和 19.2%，而对照组非 PABC 患者分别为 47.3%和 34.8%($P<0.01$)。

虽然 PABC 患者相对少见，截止目前，其预后有相当大的争议，为此大量研究涉及 PABC 与患者预后的相关性。2012 年的一篇荟萃分析共计纳入 30 项研究，其中 PABC 患者 3 628 例，对照组患者 37 100 例。与非 PABC 患者相比，PABC 患者的死亡风险显著增高(*pHR* 1.44，95%*CI* 1.27～1.63)。在分娩后乳腺癌患者中，预后较差的趋势更为明显(*pHR* 1.84，95%*CI* 1.28～2.65)；而对于妊娠期诊断的患者，其预后趋势不明显(*pHR* 1.29，95%*CI* 0.74～2.24)。同时，结果显示，PABC 患者有更差的无疾病生存时间(*pHR* 1.60，95%*CI* 1.19～2.16)。2016 年的一项荟萃分析显示，与非 PABC 患者相比，PABC 患者的死亡风险增加(*pHR* 1.57，95%*CI* 1.35～1.82)。2020 年，一项新的荟萃分析重新探讨了 PABC 与患者预后的相关性，共计纳入 54 项研究，其中 PABC 患者 6 602 例，对照组患者 157 657 例。与对照组相比，PABC 患者的总生存时间更短(*pHR* 1.45，95% *CI* 1.30～1.63)；PABC 患者的无疾病生存时间更短(*pHR* 1.39，95%*CI* 1.25～1.54)；PABC 患者的乳腺癌特异性生存时间更短(*pHR* 1.40，95% *CI* 1.17～1.68)。因此，PABC 患者似乎有更差的预后，尤其对于分娩后诊断 PABC 的患者而言。

越来越多的女性在怀孕期间或分娩之后被诊断为乳腺癌，临床实践中需要结合实际对怀孕期间诊断的乳腺癌和分娩后诊断的乳腺癌进行个体化治疗。对于怀孕期间诊断的乳腺癌，因诊疗过程中可能涉及胎儿因素，治疗过程需慎重对待，需综合考虑妇产科、外科、放疗科等多学科专家的治疗意见。针对患者对妊娠哺乳期乳腺癌治疗的选择，给予患者充分的心理疏导及妊娠期指导，进一步提高患者对于 PABC 的认识与了解，加强临床管理和治疗咨询。

(郑方超 袁 芃)

参考文献

[1] BALAYA V, BONSANG-KITZIS H, NGO C, et al. What about sentinel lymph node biopsy for early breast cancer during pregnancy? [J]. Journal of Gynecology Obstetrics and Human Reproduction, 2018,47(5):205 - 207.

[2] BOUDY A S, NAOURA I, SELLERET L, et al. Propensity score to evaluate prognosis in pregnancy-associated breast cancer: analysis from a French cancer network [J]. Breast (Edinburgh, Scotland), 2018,40: 10 - 15.

[3] HAN S N, AMANT F, CARDONICK E H, et al. Axillary staging for breast cancer during pregnancy: feasibility and safety of sentinel lymph node biopsy [J]. Breast Cancer Research and Treatment, 2018, 168(2):551 - 557.

[4] HARTMAN E K, ESLICK G D. The prognosis of women diagnosed with breast cancer before, during and after pregnancy: a meta-analysis [J]. Breast Cancer Res Treat, 2016,160(2):347 - 360.

[5] HAYES S C, HOFMANN S G. The third wave of cognitive behavioral therapy and the rise of process-based care [J]. World Psychiatry, 2017, 16(3): 245 - 246.

[6] IQBAL J, AMIR E, ROCHON P A, et al. Association of the timing of pregnancy with survival in women with breast cancer [J]. JAMA Oncology, 2017,3(5):659 - 665.

[7] ISHIZUKA S, SATOU S Z. A case of delivery of healthy infant in breast cancer patient incidentally treated with goserelin acetate and tamoxifen during pregnancy [J]. Breast Cancer, 2016,23(1):164 - 166.

[8] JOHANSSON A L V, ANDERSSON T M, HSIEH C C, et al. Tumor characteristics and prognosis in women with pregnancy-associated breast cancer [J]. International Journal of Cancer, 2018,142(7):1343-1354.

[9] KIM Y G, JEON Y W, KO B K, et al. Clinicopathologic characteristics of pregnancy-associated breast cancer: results of analysis of a nationwide breast cancer registry database [J]. Journal of Breast Cancer, 2017,20(3):264-269.

[10] LEE G E, MAYER E L, PARTRIDGE A. Prognosis of pregnancy-associated breast cancer [J]. Breast Cancer Research and Treatment, 2017,163(3):417-421.

[11] RUIZ R, HERRERO C, STRASSER-WEIPPL K, et al. Epidemiology and pathophysiology of pregnancy-associated breast cancer: a review [J]. Breast (Edinburgh, Scotland), 2017,35: 136-141.

[12] YU H H, CHEUNG P S, LEUNG R C, et al. Current management of pregnancy-associated breast cancer [J]. Xianggang Yi Xue Za Zhi, 2017,23(4): 387-394.

[13] ZUBOR P, KUBATKA P, KAPUSTOVA I, et al. Current approaches in the clinical management of pregnancy-associated breast cancer—pros and cons [J]. EPMA Journal, 2018,9(3):257-270.

第五十五章

隐匿性乳腺癌

隐匿性乳腺癌（occult breast cancer, OBC）是指临床上以腋淋巴结转移性腺癌为首发临床表现，而临床体检和现有影像学手段（包括 MAM、超声、MRI 检查等）未能发现乳腺原发灶，并排除了其他部位可能来源的一种特殊的临床情况。它之所以被冠以“乳腺癌”来命名，是因为文献报道在经过充分随访和最终病理学检查证实，60%～70%的转移灶可确认来源于同侧的乳腺。美国癌症联合委员会(AJCC)分期中的 $cT_0N_{1\sim2}$ 指的就是OBC。OBC 的概念不同于临床体检无肿块性乳腺癌（nonpalpable breast cancer），后者是可依赖于各种影像学检查而发现的一类乳腺癌，不应引起混淆。此外，我们在临床工作中偶尔也会发现一些首发于腋淋巴结之外（例如锁骨上淋巴结、骨、肝脏等）的转移病灶疑似来源于乳腺的可能，但乳房和同侧腋窝内并未发现异常的个案，这也不属于传统意义上的 OBC，不属于本章所要讨论的范畴。

关于 OBC 的发生原因，目前尚无定论。Tereda 等认为这类 OBC 可能是起源于腋淋巴结的异位乳腺组织，原因有四：①有大约 1/3 患者的乳房切除标本中不能找到病灶，并且在随访过程中也无乳腺可疑原发病灶的出现；②以往已有文献报道了腋淋巴结中异位乳腺组织发生增殖改变；③OBC 的免疫组化提示激素受体表达往往呈阴性，但大多数伴随腋淋巴结转移的原发性乳腺癌激素受体表达呈阳性；④OBC 患者的预后比 N_1/N_2 的非 OBC 患者的预后更好。然而 Lv 等人对此提出了质疑，主要是考虑到异位乳腺组织发生在腋淋巴结的概率据报道仅为 0.07%或<0.2%，远低于 OBC 的发病率。由于术前找不到乳腺的原发肿瘤病灶，OBC 的处理对医生和患者都有一定的特殊性，因此一直被当作一类特殊的乳腺癌进行讨论。

第一节　发病情况

Halsted 在 1907 年首先报告了 3 例仅表现为腋淋巴结肿大的 OBC，1909 年 Cameron 又报告了 3 例类似病例，此后这一类型的乳腺癌逐渐引起人们的注意。总体来说，OBC 的发病率是低的，占新发乳腺癌病例的 0.09%～1%。2010 年 Walk 等基于美国国家癌症中心监督、流行病学和最终结果(SEER)数据库对 1983—2006 年的 77 万 $T_0N^+M_0$ 的乳腺癌人群进行回顾性分析，其中仅有 750 例(占比为 0.10%)被确诊为 OBC。而 Hessler 等总结了美国癌症数据库 2004—2013 年共 203 万乳腺癌患者，其中有 1 853 例患者(占比为 0.09%)被诊断为 OBC。自 20 世纪 50 年代至今，我国各家中心报告的病例数累计有 500 例以上，天津肿瘤医院、复旦大学附属肿瘤医院和上海交通大学附属瑞金医院是报告此类病例数较多的机构。天津肿瘤医院报告了 1954 年 1 月至 2007 年 1 月期间 207 例 OBC 患者病例资料，患者均为女性，占同期乳腺癌住院病例的 0.86%(207/24 118)。但根据复旦大学附属肿瘤医院的一项纳入 1998—2010 年收治的 95 例 OBC 患者的回顾性研究，OBC 占其间收治手术的乳腺癌的 0.87%。上海交通大学附属瑞金医院乳腺疾病诊治中心 2009—2017 年间收治的 7 100 例乳腺癌患者中有 17 例诊断为 OBC，占同期乳腺癌住院病例的 0.24%。近年来，随着 MAM 和超声检查质量的不断提高以及 MRI 的使用降低了 OBC 的发生率。

OBC 几乎都发生于女性,男性患者罕见,发病年龄在 45～55 岁,与一般乳腺癌相当。目前并无证据显示 OBC 在各分子亚型的分布方面有别于常规乳腺癌。2010 年 Walk 等基于 SEER 数据库的回顾性分析显示,54.1%OBC 患者表现为 ER 阳性,同时 PR 阳性的患者占比为 41.6%。但根据复旦大学附属肿瘤医院的一项纳入 1998—2010 年收治的 95 例 OBC 患者的回顾性研究,ER 阳性患者仅占 34.4%,PR 阳性占比为 36.0%,ER 阴性型的表型明显高于国外报道。

第二节 临床表现

一、腋淋巴结肿大

绝大多数的 OBC 患者以腋淋巴结肿大为首发症状。腋窝肿大淋巴结多由患者在淋浴或更衣时发现,偶尔在健康查体时由医生检出,肿块呈单发或多发,或互相粘连、固定,质地硬。大部分患者的肿大淋巴结是无疼痛的,在累及腋部神经时可有疼痛,若压迫腋静脉,患肢可有水肿。有时可同时伴有同侧锁骨上淋巴结肿大。

二、乳腺原发灶未发现异常

患侧和对侧乳房查体通常均没有可疑肿物可触及。而通过乳腺常用影像学检查(MAM、乳腺超声、MRI)来查找乳腺原发灶也未果。但随着随访时间的延长,乳腺原发灶可能逐渐浮出水面,可以在数年甚至十年以上。文献报道了 1 例 OBC 在腋淋巴结切除活检术后长达 20 余年才出现乳腺原发癌的临床表现。

三、其他症状

文献报道极少数 OBC 患者可以伴有神经系统副肿瘤综合征(paraneoplastic neurological syndrome, PNS),表现为首发周围神经病变症状,病情进行性发展。可出现四肢远端不适、刺痛、灼痛、麻木感,向近端发展,伴有肌无力。感觉障碍呈套型,或仅有主观感觉异常。

第三节 诊断与鉴别诊断

一、诊断

针对乳腺的临床和影像检查是重点,包括临床体检、MAM、超声、MRI。除此之外,还应特别注意可能会合并腋淋巴结转移的既往病史、临床症状和体征,例如有无其他恶性肿瘤手术史、黑痣手术史、消化道症状、咳嗽、咯血、胃纳差、低热、全身浅表淋巴结肿大等。在无明显原发病灶的相关症状而行全身广泛检查(包括胸片、消化道 X 线造影、静脉肾盂造影、内镜、肝胆胰及盆腔脏器 B 超检查等)或者采用全身 F^{18}-FDG-PET/CT 检查的必要性尚存争议,但大部分学者认为排除诊断的检查还是必要的。

对肿大淋巴结进行组织病理学检查是 OBC 诊断的关键步骤。获取组织的方法可选择细针细胞学诊断、肿大的淋巴结切除以及空心针活检。首选空心针活检进行组织病理学检查,据此可以初步提示一部分转移灶的病理类型和来源,如转移病灶呈低分化者可能来自恶性黑色素瘤,呈浆液性或黏液性乳头状腺癌则可能来自卵巢原发癌,而高柱状细胞分泌黏液的腺癌则多来自胃和大肠肿瘤。除了病理形态学外,还可以进一步通过免疫组化方法揭示一部分原发病灶的来源(见后文 OBC 的鉴别诊断)。

一旦腋淋巴结的病理证实为转移性腺癌,而临床和影像学检查均未发现乳腺癌征象,也没有其他原发灶的迹象，则 OBC 的初步诊断即可以成立。

二、鉴别诊断

一般情况下 OBC 需要与以下恶性病变进行鉴别。

1．*乳腺腋尾部癌及副乳腺癌*　乳腺腋尾部癌和副乳腺癌周围若有正常乳腺实质则比较容易与 OBC 鉴别，而且腋窝副乳腺癌位置通常比较表浅，相对腋淋巴结而言更靠近腋窝皮肤。但在大乳房及无明显副乳腺的妇女，两者仅凭临床检查不易鉴别，因此还需依赖组织学病理，尤其是完整手术切除活检的病理诊断。腋尾部癌和副乳腺癌的病理检查可以伴有正常乳腺结构及原位癌成分，但没有淋巴结的结构。

2．*腋窝皮肤汗腺癌*　病灶往往比副乳腺癌更靠近皮肤，甚至突出表皮。但在病理上与乳腺癌汗腺化生不易鉴别。皮肤汗腺癌也容易发生腋淋巴结转移，因此需要找到皮肤原发灶才能有效地与 OBC 区别开来。

3．*恶性淋巴瘤*　大多为全身性疾病，除腋淋巴结肿大外，其他部位的浅表淋巴结以及胸、腹腔的淋巴结也可肿大，通过淋巴结活检及免疫组化检查可予以区分。

4．*其他部位恶性肿瘤伴腋淋巴结转移*

(1) 肺癌：肺癌累及胸膜壁层或胸壁时亦有同侧腋淋巴结转移，或通过其他途径转移至腋窝。有显性症状的肺癌腋淋巴结转移率约为 5.3%，无肺癌显性症状者较少见。在 Feuerman 报告的 11 例乳腺外原发癌中，肺癌占 5 例。组织学诊断结合免疫组化可以帮助鉴别。

(2) 卵巢癌和子宫内膜癌：一些卵巢癌患者可有腋淋巴结转移，病理为浆液性或黏液性乳头状癌。文献中有子宫内膜癌转移至腋淋巴结的个案报道。

(3) 胃癌：多见于男性，据国内 1 686 例胃癌统计资料，腋淋巴结转移发生率为 2%。病理研究表明，胃癌有“跳跃式”淋巴结转移，胃癌的主要误诊原因之一是以转移灶为首发症状。腋窝转移灶病理类型呈高柱状分泌黏液的腺癌应考虑来自胃或大肠肿瘤，胃癌相关的一些免疫组化标志也有助于鉴别。

(4) 皮肤癌及上肢躯干的恶性黑色素瘤、软组织肉瘤等：均可转移至腋淋巴结，特殊染色和电镜检查有助于诊断恶性黑色素瘤和各种肉瘤。

虽然腋淋巴结组织学活检是 OBC 诊断的重要依据，但常规的病理组织学检查仍不可避免有误诊现象。Jachson 曾报告 1 例病理诊断考虑为右腋大汗腺癌，3 年 4 个月后右乳出现了原发癌，Patce 报告 29 例 OBC，其中 2 例病理曾分别诊断为腋淋巴结转移为鳞癌及霍奇金病，随后出现了乳腺癌原发灶。Iglehart 对 5 例光镜诊断为非腺癌（低分化鳞癌、淋巴瘤、恶性黑色素瘤各 1 例，未分化癌 2 例）经电镜检查发现了腺管、分泌上皮等腺癌的特征性结构，施行了同侧乳腺癌改良根治术后均查到了乳腺原发灶。另有相反事例：有学者曾报道 1 例腋淋巴结转移腺癌而按乳腺癌给予根治性放疗，尸检证实为霍奇金病；笔者也曾见过 1 例病理首次诊断为右侧腋淋巴结转移性低分化腺癌，保乳术后一年出现同侧乳腺内肿物，病理检查为恶性淋巴瘤，重新复核第一次腋淋巴结的免疫组化结果是恶性淋巴瘤。因此，在进行腋淋巴结活检时，临床医生应与病理科医生密切配合，除行一般病理形态学检查外，必要时还可行对以下指标进行免疫组化染色来辅助鉴别诊断。

1) 巨囊性病液体蛋白-15（GCDFP-15）：GCDFP-15 系胞质染色，乳腺癌中可见核旁增强区。原发的乳腺癌与其转移的免疫反应具有一致性。GCDFP-15 有助于确定腋淋巴结转移病灶来源于乳腺，然而约 5% 的非乳腺癌中也可检测出 GCDFP-15。

2) 乳腺珠蛋白：是具有明确乳腺组织特异性的蛋白，与促进乳腺上皮生长有关。腋淋巴结转移癌细胞的胞质内有乳腺珠蛋白着色常提示肿瘤来源于乳腺。

3) GATA 结合蛋白 3（GATA3）：是一种锌指蛋白类转录因子，在许多组织中参与激发、引导细胞增殖、成长、分化。GATA3 定位于细胞核。然而在腋淋巴结转移病灶中 GATA3 阳性，也可能来源于其他肿瘤：49%（81/164）唾液腺肿瘤，95%（20/21）嗜铬细胞瘤，89%（31/35）副神经节瘤，96%（24/25）卵巢良性纤维上皮瘤，100% 甲状旁腺肿瘤，23% 肺鳞癌。因此应用 GATA3 阳性结果来判断为癌转移来源于乳腺需排除上述的情况。

4) 其他：90% 的乳腺癌表现为细胞角蛋白 7（CK7）阳性，而细胞角蛋白 20（CK20）主要表达于胃肠道肿瘤、胰腺癌等，乳腺癌一般不会有阳性表达。因此 CK7 和 CK20 联合检测对于判定转移癌的来源有一定价值。近年来，抗人乳腺癌特异糖蛋白单克隆抗体（M4G3）的检测对原发灶的鉴别意义受到重视，牛昀等报道 M4G3 对 OBC 的检出率高达 93.5%（58/62）。

第五节 治　　疗

一、局部治疗

临床上对于 OBC 的最佳局部治疗方法尚有争议。由于此类型乳腺癌较少见，目前尚无大规模的具有确切治疗结果的病例来制订标准的治疗方案。小规模的回顾性研究缺少合适的患者筛选标准和治疗途径的选择，影响了这些研究结果的指导作用。因此，在缺乏强有力循证医学指导的情况下，OBC 患者的手术方式选择无论对于医生还是患者来说都是一件十分慎重的事，需要非常个体化的处理。

（一）乳房的处理

一般而言，临床上对于 OBC 患者乳房的处理可以有以下 3 种不同的处理建议。

1. 全乳房切除术　这是目前针对临床Ⅱ/Ⅲ期乳腺癌最传统的局部治疗方案。这种手术被大多数临床研究证明是安全的。即使在没有发现乳腺原发肿瘤，又无明显乳腺外原发灶征象时，OBC 也可参照相同分期的乳腺癌而施行各类常规的乳腺癌手术和放疗，也无须为寻找乳腺及乳腺以外的原发灶而无休止地开展广泛检查。虽然近年来一系列研究提示，乳房全切术对比保乳手术并未改善 OBC 患者的总生存，但乳房全切术仍占据了较大比例。一项针对美国乳腺外科医生协会成员的调查提示，对于 OBC 的局部治疗，首选乳房切除术的医生最多，排在第一位。

2. 全乳放疗　近年来，手术日趋保守，且越来越多的传统影像学阴性的乳腺病灶可以被 MRI 等更先进的技术发现，使仅处理腋窝而把乳房的局部处理主要留给后续放疗成为另一种治疗的选择。Rueth 等于 2014 年发表的一项回顾性研究纳入了单中心的 36 例 OBC 患者，其中 27 例患者（75.0%）接受了保乳治疗且仅有 9 例患者（25.0%）接受了乳房切除术，接受保乳手术与乳房切除术的患者之间没有显著的生存差异。临床上针对 OBC 的保留乳房操作有两种：一种是完整保留乳房，对其不做任何处理；一种是乳房象限切除，切除邻近腋窝病灶的外上象限的部分乳腺组织，保留大部分乳房。Tzu 等报道了乳腺影像学阴性的 214 例及乳腺影像学阳性的 2168 例早期乳腺癌患者均接受了保乳治疗，在 10 年内总生存率、疾病相关生存率、远处转移率均无明显差异，乳腺影像学阴性组乳腺局部复发率为 15%，乳腺影像学阳性组复发率为 8%，多变量分析显示两组复发率差异无统计学意义（$P=0.929$）。Huang 等报道了一项基于 SEER 数据库分析 2004—2015 年间 OBC 患者的临床结局，结论是对于 OBC 患者而言，无须行乳房切除，腋淋巴结清除术后放疗（包括乳房及区域淋巴引流区）与乳腺切除效果相似。前文中列举的一项针对美国乳腺外科医生协会成员的调查显示，选择全乳放疗的医生占比 37%，仅次于选择全乳切除术的医生比例（43%）而位列第二。对于 OBC 目前推荐的全乳照射的剂量是 50～55 Gy。

3. 等待和观察　目前还是有部分医生或患者在对 OBC 进行腋窝手术后，对乳房仅采取等待和观察的方法。对此法的疗效，文献回顾分析的总例数并不多，只能通过描述性研究的方式给予综述。Farshad 等报道了 20 例 OBC 患者，12 例给予放疗、6 例观察、2 例行乳腺切除。平均随访 73 个月，放疗组 3 例局部复发（25%），观察组 5 例复发（83.3%），乳腺切除组无 1 例复发。Blanchard 等报道了 35 例隐匿性乳腺癌患者，中位随访期 15 个月内，在接受全乳腺切除的 18 例中 6 例出现肿瘤复发，4 例死亡；未接受全乳腺切除的 17 例患者中 12 例出现复发，11 例死亡。Xin 等回顾性分析了 51 例 OBC 患者，其中 38 例采取全乳切除术，13 例没有局部治疗，平均随访 73 个月内，两组局部复发率分别为 26%和 77%，无病生存期分别为 76 个月和 23 个月，死亡率分别为 7/38（18.4%）和 8/13（61.5%）。根据复旦大学附属肿瘤医院的一项纳入 1998—2010 年收治的 95 例 OBC 患者的回顾性研究，64 例接受了全乳切除加腋淋巴结清扫术，13 例接受了腋淋巴结清扫术联合同侧乳房放疗，18 例仅接受腋淋巴结清扫。其中未处理乳房组的 3 年无复发生存率仅为 52.08%，而前面两组分别为 81.55%和 71.93（无统计学差异）。

综合上述的各家报道可以看到观察组的预后最差，更多患者可能失去治愈的机会。因此根据有限的临床证据，国内外指南和共识更支持对 OBC 患者的乳房采取比较积极的局部治疗措施，包括全乳切除手术或者全乳放疗。

（二）腋窝和区域淋巴结的处理

对于 OBC 患者腋窝的处理意见相对比较一致，推荐标准的腋淋巴结清扫术。法国居里研究所（Institut Gurie）推荐对有 3 个以上腋淋巴结转移的患者术后给予腋上群和锁骨上淋巴结照射，而对于个别没有接受腋淋巴结清扫的 OBC 患者应推荐全腋淋巴结照射。此外，Cohen 等报道了一组接受新辅助化疗的 OBC 患者的回顾性队列，发现在经过新辅助化疗降期后采用前哨淋巴结活检联合放疗与腋淋巴结清扫术联合放疗对患者的总生存没有显著影响。

二、隐匿性乳腺癌的全身辅助治疗

一般认为，对 OBC 术后的辅助治疗应与原存在的其他乳腺癌一致，并无特殊性，术后根据病理类型及激素受体阳性与否、人表皮生长因子受体 2（HER2）有无过表达或扩增，采用化疗、内分泌治疗以及靶向治疗。依据 2019 版《中国抗癌协会乳腺癌诊治指南与规范》建议对腋淋巴结较大、融合或不可手术的 OBC 行新辅助治疗也是可行的。Cohen 等报道了接受新辅助化疗的 OBC 患者的回顾性队列，该研究纳入了 2004—2014 年的 684 例 OBC 患者，其中有 214 例(31.3%)接受了新辅助化疗。

第六节 预后和随访

一般认为，OBC 较相同临床病理分期的非 OBC 预后为好，多数报道的 5 年生存率在 70%左右。影响预后的因素包括：①原发癌的病理类型及分子分型；②腋淋巴结转移的数目，OBC 的生存率曲线随阳性淋巴结的数目增加而下降；③与发现腋窝肿块至就诊的间隔时间有关，而与转移的腋淋巴结的大小、是否发现乳腺原发癌及原发灶的大小无关。

加强术后随访：通过术后随访及尸检的经验证实，在切除的乳腺中没有发现病灶不能排除其原发瘤在乳腺的可能，但在对这类病例的治疗后随诊中，应加以注意，以及时发现乳腺原发灶。

（柳光宇 李亚芬 吴怀亮）

参考文献

[1] 李树玲. 乳腺肿瘤学[M]. 北京：科学技术文献出版社，2000.

[2] 牛昀，傅西林，牛瑞芳，等. 抗人乳腺癌单抗 M_4G_3 在隐性乳腺癌诊断中的应用[J]. 中华实验外科杂志，2003，20(7)：654 - 656，T004.

[3] 沈镇宙，邵志敏. 乳腺肿瘤学[M]. 上海：上海科学技术出版社，2005.

[4] 中国抗癌协会乳腺癌专业委员会. 中国抗癌协会乳腺癌诊治指南与规范(2019 年版) [J]. 中国癌症杂志，2019，29(8)：609 - 680.

[5] BARON P L, MOORE M P, KINNE D W, et al. Occult breast cancer presenting with axillary metastases. Updated management [J]. Archives of Surgery (Chicago, Ill: 1960), 1990, 125(2): 210 - 214.

[6] CHU P G, WU E, WEISS L M. Cytokeratin 7 and cytokeratin 20 expression in epithelial neoplasms: a survey of 435 cases [J]. Modern Pathology, 2000, 13 (9): 962 - 972.

[7] COHEN B L, COLLIER A L, KELLY K N, et al. Surgical management of the axilla in patients with occult breast cancer (cT0 N＋) after neoadjuvant chemotherapy [J]. Annals of Surgical Oncology, 2020, 27(6): 1830 - 1841.

[8] D KAY BLANCHARD M D P D, . Retrospective study of women presenting with axillary metastases from occult breast carcinoma [J]. World Journal of Surgery, 2004, 28(6): 535 - 539.

[9] FOURQUET A, YOULIA M. KIROVA. Occult

primary cancer with axillary metastases [M]// Diseases of the breast (Fifth edition). Philadelphia: Lippincott-Raven, 2015.

[10] HAN J H, KANG Y, SHIN H C, et al. Mammaglobin expression in lymph nodes is an important marker of metastatic breast carcinoma [J]. Archives of Pathology & Laboratory Medicine, 2003, 127 (10):1330 - 1334.

[11] HAUPT H M, ROSEN P P, KINNE D W. Breast carcinoma presenting with axillary lymph node metastases. An analysis of specific histopathologic features [J]. The American Journal of Surgical Pathology, 1985,9(3):165 - 175.

[12] HE M, TANG L C, YU K D, et al. Treatment outcomes and unfavorable prognostic factors in patients with occult breast cancer [J]. European Journal of Surgical Oncology, 2012, 38 (11): 1022 - 1028.

[13] HESSLER L K, MOLITORIS J K, ROSENBLATT P Y, et al. Factors influencing management and outcome in patients with occult breast cancer with axillary lymph node involvement: analysis of the national cancer database [J]. Annals of Surgical Oncology, 2017,24(10):2907 - 2914.

[14] HUANG K Y, ZHANG J, FU W F, et al. Different clinicopathological characteristics and prognostic factors for occult and non-occult breast cancer: analysis of the SEER database [J]. Frontiers in Oncology, 2020,10: 1420.

[15] KHANDELWAL A K, GARGUILO G A. Therapeutic options for occult breast cancer: a survey of the American Society of Breast Surgeons and review of the literature [J]. American Journal of Surgery, 2005,190(4):609 - 613.

[16] MEDINA-FRANCO H, ABARCA-PÉREZ L, ULLOA-GÓMEZ J L, et al. Radioguided localization of clinically occult breast lesions (ROLL): a pilot study [J]. The Breast Journal, 2007,13(4):401 - 405.

[17] MERSON M, ANDREOLA S, GALIMBERTI V, et al. Breast carcinoma presenting as axillary metastases without evidence of a primary tumor [J]. Cancer, 1992,70(2):504 - 508.

[18] NEAL L, SOOKHAN N, REYNOLDS C. Occult breast carcinoma presenting as gastrointestinal metastases [J]. Case Reports in Medicine, 2009, 2009: 564756.

[19] OWEN H W, DOCKERTY M B, GRAY H K. Occult carcinoma of the breast [J]. Surgery, Gynecology & Obstetrics, 1954,98(3):302 - 308.

[20] RAMPAUL R S, BAGNALL M, BURRELL H, et al. Randomized clinical trial comparing radioisotope occult lesion localization and wire-guided excision for biopsy of occult breast lesions [J]. British Journal of Surgery, 2004,91(12):1575 - 1577.

[21] RUETH N M, BLACK D M, LIMMER A R, et al. Breast conservation in the setting of contemporary multimodality treatment provides excellent outcomes for patients with occult primary breast cancer [J]. Annals of Surgical Oncology, 2015,22(1):90 - 95.

[22] SMITH L F, HENRY-TILLMAN R, MANCINO A T, et al. Magnetic resonance imaging-guided core needle biopsy and needle localized excision of occult breast lesions [J]. The American Journal of Surgery, 2001,182(4):414 - 418.

[23] TERADA M, ADACHI Y, SAWAKI M, et al. Occult breast cancer may originate from ectopic breast tissue present in axillary lymph nodes [J]. Breast Cancer Research and Treatment, 2018, 172 (1):1 - 7.

[24] VELEZ A, WALSH D, KARAKOUSIS C P. Treatment of unknown primary melanoma [J]. Cancer, 1991,68(12):2579 - 2581.

[25] WALKER G V, SMITH G L, PERKINS G H, et al. Population-based analysis of occult primary breast cancer with axillary lymph node metastasis [J]. Cancer, 2010,116(17):4000 - 4006.

[26] WANG J, TALMON G, HANKINS J H, et al. Occult breast cancer presenting as metastatic adenocarcinoma of unknown primary: clinical presentation, immunohistochemistry, and molecular analysis [J]. Case Reports in Oncology, 2012,5(1):9 - 16.

[27] WANG X, ZHAO Y, CAO X C. Clinical benefits of mastectomy on treatment of occult breast carcinoma presenting axillary metastases [J]. The Breast Journal, 2010,16(1):32 - 37.

[28] YANG J Q, LV Q. Theoretical possibility of primary breast cancer originates from ectopic breast tissue in axillary lymph nodes [J]. Breast Cancer Research and Treatment, 2018,172(3):741 - 742.

[29] YANG T I J, YANG Q F, HAFFTY B G, et al. Prognosis for mammographically occult, early-stage breast cancer patients treated with breast-conservation therapy [J]. International Journal of Radiation Oncology, Biology, Physics, 2010,76(1): 79 - 84.

第五十六章

双侧原发性乳腺癌

乳腺是人体成对存在的器官，当一侧乳腺发生癌变后，对侧乳腺发生癌变的风险大幅增加。随着乳腺癌发病率的不断提高、患者预后的改善及人类预期寿命的延长，双侧乳腺发生癌变的概率也随之上升，逐渐引起人们的关注。双侧乳腺癌包括双侧转移性乳腺癌（bilateral metastatic breast cancer，BMBC）和双侧原发性乳腺癌（bilateral primary breast cancer，BPBC）。双侧转移性乳腺癌是指一侧乳腺先发生癌变后再转移到对侧乳腺，多具有相似的病理学类型。而双侧原发性乳腺癌，即通常意义上的双侧乳腺癌，是指在双侧乳腺独立发生的原发癌，根据发生时间的不同，又可分为同时性双侧原发性乳腺癌（synchronous bilateral breast cancer，sBBC）和异时性双侧原发性乳腺癌（metachronous bilateral breast cancer，mBBC）。1921 年，Kilgore 首次将两侧乳腺同时发生原发病灶定义为同时性双侧原发性乳腺癌；1971 年，Haagensen 引进了双侧原发性病灶出现的时间间隔的概念。目前，国内外专家对异时性双侧原发性乳腺癌的发病时间间隔尚有争议，不同专家对这一时间间隔的长短意见不一，短至 1 个月，长至 1 年。大部分研究以 6 个月为界，将 6 个月以内发生的双侧原发性乳腺癌定义为同时性双侧原发性乳腺癌，将超出 6 个月而发生的双侧原发性乳腺癌称为异时性双侧原发性乳腺癌。由于肿瘤的异质性，时间上的划分没有绝对的界定依据和标准，因此同时性和异时性双侧原发性乳腺癌的界定只是相对概念。

第一节　流行病学特征

双侧原发性乳腺癌的发病率较低，据国外文献报道，其约占同期乳腺癌的 1.4%～15%，其中同时性双侧原发性乳腺癌的发病率为 0.7%～3.2%；国内双侧原发性乳腺癌发病率为 0.2%～6%，同时性双侧原发性乳腺癌的发病率为 0.7%～1.6%。随着乳腺癌发病率的不断提高及患者生存期的不断延长，该类型乳腺癌的发病率将进一步提高。

第二节　发病危险因素

大多学者认为，患一侧乳腺癌的患者，对侧再发乳腺癌的概率会升高。但目前尚无循证医学证据证实双侧原发性乳腺癌的独立发病危险因素。因此，目前认为与单侧乳腺癌发病相关的危险因素同样也是双侧原发性乳腺癌的危险因素。同时，随着分子基因诊断技术的不断提高，很多研究也发现某些分子或基因的功能改变参与双侧原发性乳腺癌的发生。

一、临床病理学因素

1. *单侧乳腺癌患者* 作为人类成对器官,双侧乳腺处于相同激素水平、致癌因素、外界环境及遗传因素影响之下。因此,一侧乳腺癌患者对侧发生乳腺患癌的概率也会增高。据报道,单侧乳腺癌患者对侧罹患乳腺癌的危险度是普通群体的2～6倍。其中首发癌为小叶原位癌及浸润性小叶癌的患者相对于其他组织学类型原发癌,对侧发病率明显升高,且单侧多中心性癌、浸润性导管癌、硬化性腺病等亦与双侧乳腺癌的发生相关。此外亦有观点认为首发侧乳腺癌的激素受体水平及人表皮生长因子受体2(HER2)表达情况对于对侧肿瘤的发生具有一定的影响,对于对侧肿瘤的病理学特征有一定的预示意义。

2. *家族史* 家族史是发生双侧乳腺癌的重要危险因素。研究表明,家族性乳腺癌患者发生对侧乳腺癌的概率是非家族性乳腺癌患者的2倍,是普通人群的5倍。有报道发现双侧乳腺癌患者中家族史阳性的概率可高达39%,单侧乳腺癌患者中家族史阳性者仅占约5%。Narod等基于瑞典78 775名乳腺癌患者的研究显示:母亲无乳腺癌病史的乳腺癌患者,发展为双侧乳腺癌的15年累加风险为8.4%;母亲曾患单侧乳腺癌者,其风险为12%;若患者母亲曾患双侧乳腺癌,则单侧乳腺癌患者发展为双侧乳腺癌的风险升高为13%。

3. *年龄* 许多研究已经证实双侧原发性乳腺癌患者具有较小的首发乳腺癌年龄,可能与年轻乳腺癌患者生存期延长引起的危险因素暴露时间延长以及有乳腺癌家族史的患者易年轻发病等因素有关。Hartman等对6 550例双侧原发性乳腺癌患者进行了回顾性分析,结果表明:<45岁患者和≥45岁患者首发乳腺癌后2～5年,每年对侧乳腺癌发病率分别为800/10万和(400～600)/10万。

二、遗传因素

癌症相关基因携带者的*BRCA*基因突变是乳腺癌患者中最常见的基因异常,乳腺癌患者中约5%～10%的患者为遗传性乳腺癌,遗传性乳腺癌患者中约90%的患者携带有*BRCA1/2*基因突变。近年来研究发现包括*BRCA1/2*在内的某些癌症相关基因与双侧乳腺癌的发生有相关性,在*BRCA1/2*基因突变者中,有乳腺癌家族史及首发乳腺癌年龄<50岁者更容易发生对侧乳腺癌。Fang等的研究显示双侧乳腺癌患者中*BRCA1/2*的突变率可达25%。Lakeman等提出采用多基因风险评分(PRS_{313})评估*BRCA*基因突变乳腺癌患者发生对侧乳腺癌的风险。此外,亦有研究表明*PTEN*、*PALB2*、*CHEK2*、*ATM*、*RAD51C*等基因与双侧乳腺癌的发生具有相关性。Fanale等提出对双侧原发性乳腺癌患者进行以二代测序为基础的多基因面板检测,可以避免低估患者中受遗传性肿瘤综合征影响的人数,从而可以为治疗和预后预测提供参考。

三、治疗因素

1. *内分泌治疗* 对于双侧原发性乳腺癌,特别是异时性双侧原发性乳腺癌,针对首发侧乳腺癌的治疗措施可能会影响对侧乳腺癌的发生风险。研究发现,应用包括他莫昔芬及芳香化酶抑制剂在内的内分泌治疗可能会显著降低对侧乳腺癌的发生风险。Mezencev等的研究表明,首发癌为雌激素受体(ER)阴性的乳腺癌患者的对侧第二原发癌中有约48.8%为ER阳性,因此部分首发癌为ER阴性的患者也可能受益于内分泌治疗。Singletary等研究发现,未接受内分泌治疗的乳腺癌患者,相对于接受内分泌治疗的乳腺癌患者,对侧乳腺癌的发生风险增高1倍。Gronwal等研究发现对携带*BRCA1/2*基因突变的乳腺癌患者应用内分泌治疗,可使其对侧乳腺癌发生风险降低约50%。因此,对于双侧乳腺癌高危患者,是否应该预防性应用内分泌治疗药物仍有待探讨。

2. *放射治疗* 对于既往因淋巴瘤或保乳手术等接受过胸部放疗的患者,其发生双侧乳腺癌的风险较普通人群显著增高。有研究提示辐射史与乳腺癌发病风险增高之间的相关性受患者年龄、辐射剂量等多重因素的影响。

3. *化疗* 化疗药物是治疗癌症的双刃剑,临床应用的多种化疗药物在抑制癌症的同时也可能伴有轻微的致癌作用。然而目前的研究结果提示,对于原发单侧乳腺癌应用化疗药物治疗可能会降低对侧乳腺癌的发生风险。Li等的研究结果显示,化疗可以显著降低原发性乳腺癌患者发生第二原发乳腺癌的风险(SHR 0.891;P<0.001)。关于此方面的研究资料较少,需要更多的临床数据进行分析探究。

第三节　临床与病理学特征

一、临床特征

双侧原发性乳腺癌总体发病年龄较低，其中双侧异时性乳腺癌的首发癌年龄多小于 45 岁，要早于双侧同时性乳腺癌。关于双侧异时性乳腺癌和双侧同时性乳腺癌患者肿瘤分期、易复发转移风险及预后等是否存在明显差异的问题，尚存一定争议，有待进一步的探讨与研究。

单侧乳腺发生乳腺癌之后，对侧乳腺癌发生的累积危险度逐年增加，应建立完善的随访制度。在双侧原发性乳腺癌中，第一原发癌灶多由于触及乳房肿块被发现；因首发癌后定期随访复诊，第二原发病灶则多在乳腺超声或乳腺 X 线摄影等辅助检查时被发现。因此，相对于首发癌灶，双侧原发性乳腺癌患者的第二原发癌灶往往不可触及，肿块大小普遍小于第一原发癌灶。Vuoto 等的研究发现，在双侧异时性乳腺癌患者中，第一原发肿瘤的平均大小为 2.2 cm，第二原发肿瘤的平均大小为 1.7 cm，差异有统计学意义（$P<0.001$）。首发乳腺癌患者定期随访、行双乳超声检查和 X 线检查，可有效地提高对侧乳腺新发癌症的检出效率，是早期诊断及改善预后的有力举措。此外，Santiago 等的研究证明 MRI 可以检出临床体格检查及 MAM 检查遗漏的对侧乳腺癌病灶，MRI 检查对侧乳腺的敏感度及特异度均可达 90%左右，可在双侧乳腺癌高危患者中选择性增加该项检查。

二、组织病理学特征

国内外多项研究结果显示，首发癌为小叶原位癌的患者具有较高的发生对侧乳腺癌的倾向性。澳大利亚的一项包括 2336 例单侧乳腺癌和 87 例双侧乳腺癌患者的大样本调查发现，病理学类型为小叶癌的单侧乳腺癌患者罹患双侧乳腺癌的危险性增高。Chen 等对 117 名同时性双侧乳腺癌患者的病理学资料进行分析后发现，乳腺小叶癌患者和乳腺硬化性腺病患者具有较高的发生对侧乳腺癌的倾向性。

近期某些研究提出，双侧乳腺癌的病理学类型与单侧乳腺癌病理学类型分布无明显差异。Vuoto 等回顾性研究 1970—2007 年阿根廷 4085 例乳腺癌患者临床特征，结果显示，浸润性导管癌为单侧乳腺癌（72%）、同时性双侧乳腺癌（76.3%）、异时性双侧乳腺癌（71%）这三组中常见的组织学亚型，而小叶癌（包括浸润癌、原位癌）则各组发病率均等，分别为 12.3%、13.8%和 12.3%。一项国内多中心研究结果显示，双侧原发性乳腺癌中最常见的病理学类型为非特殊性浸润性导管癌（约占 64%），其次为导管原位癌（约占 18%），小叶癌包括浸润性小叶癌和小叶原位癌患者共占 2%左右，与单侧原发性乳腺癌病理学类型分布无显著差异。Kheirelseid 等的研究亦显示肿瘤组织学类型及分级在单侧与双侧乳腺癌之间的差异无统计学意义，70%的单侧乳腺癌患者与双侧乳腺癌患者的组织学类型分布相似。以上两项研究提示组织学亚型与罹患双侧乳腺癌的风险性无明显相关性，组织学亚型作为双侧乳腺癌发生的危险性指标并不成立。因此，关于组织学亚型与双侧乳腺癌发生、发展的相关性，目前尚未达成共识。

由于双侧原发性乳腺癌首发癌发病之后增强了随访，对侧乳腺癌发现及时，通常第二原发癌在发病早期即可得到诊断和治疗。国内外多项研究已证实，无论同时性还是异时性双侧原发性乳腺癌，第二原发癌在原发灶大小、淋巴结阳性情况以及肿瘤 TNM 分期方面均要好于第一原发癌。

三、分子生物学特征

关于 ER、孕激素受体（PR）及 HER2 在双侧原发性乳腺癌组织间表达状态的一致性问题也有许多相关研究发表。总体来说，目前大部分研究支持首发癌与对侧乳腺癌激素受体表达趋向于一致。Padmanabhan 等研究发现，在双侧原发性乳腺癌患者中，双侧乳腺癌 ER、PR 和 HER2 表达状态的一致率分别为 83%、80%和 90%，约 70%的患者双侧乳腺癌的病理学类型相同，双侧病理学类型相同的患者中乳腺癌分期的一致率高达 69%。Renz 等关于双侧乳腺癌的研究显示双侧乳腺癌 ER、PR 表达状态的一致率分别为 86%和 79%,病理学类型的一致率为 54%。Baker 等的研究表明双侧乳腺癌在组织学类型、ER、PR 和 HER2 表达状态上的一致率分别为 53%、73%、64%和 88%。

同时,研究结果显示,同时性双侧乳腺癌 ER、PR 和 HER2 表达状态的一致性和分子亚型的符合率均高于异时性双侧乳腺癌。研究表明,同时性双侧乳腺癌组分子亚型符合率为 76.2%,而异时性双侧乳腺癌组分子亚型符合率为 45.2%。这种符合率的差异可能有以下两个原因:一是同时性肿瘤发生过程中存在相近的激素影响和肿瘤微环境;二是异时性肿瘤受首发癌全身治疗的影响,使得第二原发癌与首发癌之间分子亚型的一致性降低。

此外,Wadasadawala 等回顾性研究了 193 例双侧乳腺癌患者的临床资料,发现在异时性双侧乳腺癌中 ER 表达阴性患者所占的比例明显高于同时性双侧乳腺癌。Mezencev 等的研究发现,在异时性双侧乳腺癌患者中,首发癌为 ER 阳性的患者,其对侧乳腺癌也为 ER 阳性的比率高达 81.6%;而首发癌为 ER 阴性的患者,其对侧乳腺癌为 ER 阳性的比率也可达 48.8%。以上研究结果提示,首发癌为 ER 阴性的高危双侧乳腺癌患者也可能受益于内分泌治疗,内分泌治疗可在一定程度上预防和抑制对侧乳腺癌的发生。

第四节　诊断与鉴别诊断

一、临床病理学诊断

诊断双侧原发性乳腺癌最重要的就是区分对侧乳腺癌是原发灶还是转移灶,这一问题对于肿瘤分期及治疗都很重要。目前无论临床特征还是组织病理学方面均没有明确的区分标准,多数人认可的是 1984 年 Chaudary 等制定的诊断标准:①两侧都有原位性病变;②两侧具有完全不同的组织学类型;③两侧具有不同的肿瘤分期;④没有任何局部或远处转移的证据。之后,又有学者对上述标准进行补充:①发生部位。乳房外上象限是原发性乳腺癌的好发部位,如果发生对侧转移,则是通过内乳淋巴结或血液转移,故转移癌多位于乳房内侧半或近胸骨中线位置。②生长方式。原发性乳腺癌多为单发,浸润性生长,边缘呈毛刺状;而转移癌常为多发,膨胀性生长,病灶边缘较清晰。③时间间隔。首发侧乳腺癌术后 5 年以上未见局部复发及远处转移的应属于双侧原发性乳腺癌。

二、基因诊断的探索

随着基因诊断技术的不断开展,近年来很多研究致力于从基因层面对双侧乳腺癌的来源进行鉴定分析,但还处于探索阶段。Begg 等对美国纽约纪念斯隆-凯特琳癌症中心(MSKCC)的 49 例双侧乳腺癌患者进行了大规模平行测序,结果发现,3 例患者对侧乳腺癌与原发癌存在相同的罕见体细胞突变,且临床特点及基因拷贝数异常也提示这 3 例患者的对侧乳腺癌为转移癌,还有另外 3 例患者对侧乳腺癌与原发癌有相同位点的 *PIK3CA* 单发突变。Imyanitov 等研究发现,部分异时性双侧乳腺癌可以表现出高度的微卫星不稳定性(MSI-H),提示 MSI-H 分析可以作为双侧乳腺癌的分子检测。另有研究评估了线粒体 DNA(mitochondrial DNA,mtDNA)测序在鉴别对侧原发性乳腺癌或转移性乳腺癌中的准确性。以上研究均提示基因水平分析可以为转移性乳腺癌和原发癌的鉴别诊断提供依据,但鉴于乳腺癌组织中的肿瘤异质性,基因水平诊断尚缺乏标准,今后仍需大样本的研究进行验证。

第五节　当前保乳治疗的趋势

双侧原发性乳腺癌的治疗应遵循一般乳腺癌的治疗原则,根据肿瘤分期决定手术治疗方式,根据术后病理学诊断决定辅助治疗方案，即手术、放疗、化疗、内分泌治疗及分子靶向治疗相结合的综合治疗原则。

一、局部治疗

双侧原发性乳腺癌的手术方式的选择与单侧原发性乳腺癌一致。对于适合保留乳房的患者，可以选择进行保乳手术；对于不符合保乳条件的患者，可以选择进行乳房全切手术或者Ⅰ期或Ⅱ期乳房重建术。目前国内双侧原发性乳腺癌患者的手术治疗仍以乳房全切为主。近年来随着我国乳腺癌诊疗技术的不断进步，患者对生活质量的要求也越来越高，接受双侧保乳手术和乳房重建手术的患者比例逐渐上升。保乳整形技术的应用增加了双侧乳腺癌患者术后乳房的对称性和美观度，为患者保乳手术治疗提供了新思路。双侧乳房重建手术使病变广泛患者或有家族史的高危患者获得了保留乳房外形的机会，目前临床常用的是双侧乳房皮下腺体切除后假体植入重建手术，也有使用双蒂下腹部横向腹直肌肌皮瓣（TRAM）、双侧腹壁下动脉穿支皮瓣（DIEP）等自体组织进行双侧乳房重建手术的报道（如图 56－1 为一例同时性双侧原发性乳腺癌双侧乳房重建）。相信随着患者对生活质量要求的提高，国内双侧乳腺癌患者的保乳手术比例和重建手术比例也会进一步提高。

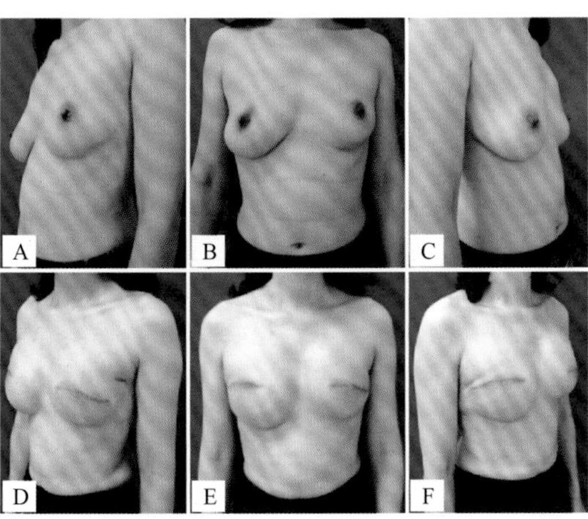

图 56－1　双侧乳腺癌患者双侧乳腺癌乳房重建术前后

注：A～C 为双侧乳房重建前；D～F 为患者术后 8 个月。

对于双侧原发性乳腺癌患者的前哨淋巴结活检，目前尚缺乏循证医学证据。大多专家认为，根据现有理论与实践，以前哨淋巴结活检为指导的腋淋巴结清扫是可行的。

双侧原发性乳腺癌患者的放疗指征与方案的选择也缺乏相关研究证据的支持，目前，其放疗指征的把握需平衡获益与毒性，选择合适的放疗方案与技术，尤其要考虑到双侧放疗可能引起的并发症。部分研究探讨了近距离放疗和低分割双侧乳腺放疗在治疗早期同时性双侧原发性乳腺癌患者中的可行性，但仍需进一步研究结果验证。

二、全身治疗

双侧原发性乳腺癌的全身治疗包括新辅助治疗、辅助化疗、内分泌治疗和分子靶向治疗，其治疗原则与单侧原发性乳腺癌相似，但应综合考虑双侧乳腺癌的病理学类型差别、发病时间间隔及首发侧乳腺癌的治疗选择，尤其是首发侧乳腺癌化疗方案的选择。对于同时性双侧原发性乳腺癌的治疗，更应参考分期较晚的一侧；对于一侧激素受体阳性或HER2 阳性的患者，需行内分泌治疗或靶向治疗。对于异时性双侧原发性乳腺癌，首先需排除转移性乳腺癌的可能，迟发侧乳腺癌的治疗应参考该侧的病理学类型及分期，但是在药物选择上应考虑首发侧乳腺癌所用的药物，避免选择毒性累积已达极限的药物，如蒽环类药物；也应考虑内分泌治疗药物的有效性，综合考虑是否需更换其他内分泌治疗药物，治疗原则可参考复发及转移性乳腺癌的一线解救治疗原则。

三、预防性对侧乳房切除

关于单侧乳腺癌的患者是否应进行对侧预防性乳房切除术（contralateral prophylactic mastectomy, CPM）还存在争议。近年来在美国选择行 CPM 的患者逐步增加。Ramin 等通过 SEER 数据库调查了 419 818 例乳腺癌患者的资料，结果显示自 1998 年至 2015 年，接受 CPM 的乳腺癌患者的比例从 2.9％增至 11.8％。Pesce 等的数据显示，在<45 岁的年轻乳腺癌患者中，CPM 的手术比例从 2003 年的 9.3％增加到 2010 年的 26.4％。Kurian 等对加利福尼亚州 1998—2015 年登记的 245 418 例单侧早

期乳腺癌进行分析，结果显示CPM能够显著降低对侧乳腺癌的发生率，但与保乳手术加放疗相比，CPM并不能降低乳腺癌死亡风险(*HR* 1.03，95% *CI* 0.96～1.11)。并且此手术方式对术后并发症发生率、术后恢复时间等方面的负面影响较大。一些患者发生远处转移的危险超过发生对侧原发性乳腺癌，即使行CPM也不会提高其生存率，只有发生对侧乳腺癌风险很高的患者才能受益于CPM。Yi等统计了542例行CPM的单侧乳腺癌患者资料，多因素分析结果显示对侧乳腺癌的3个独立的危险因素为浸润性小叶癌(*OR* 3.4，$P=0.01$)、多中心癌灶(*OR* 3.1，$P<0.01$)、5年盖尔风险(Gail model)≥1.67%(*OR* 3.5，$P<0.01$)，因此其建议具有上述危险因素的患者应行CPM。

1993年肿瘤外科学会发表了CPM专家共识，并于2007年更新细化，其适应证主要包括：①对侧乳腺癌高危患者(如*BRCA1*、*BRCA2*突变者，有乳腺癌、卵巢癌家族史者)；②X线摄片乳腺组织致密或存在弥漫的不确定钙化而导致随访监测困难的患者；③有改善对称性或乳房重建愿望的患者。2017年最新版专家共识综合了近年的研究数据，认为CPM手术没有单一的适应证门槛，医生在与患者进行术前谈话前应该接受相关的培训。谈话的内容应该包含乳腺癌风险评估和所有可提供的治疗手段，以帮助患者作出决策。2019年美国国家综合癌症网络(NCCN)指南中建议当女性被检出携带有乳腺癌相关高致病性基因突变，或有明确的乳腺癌、卵巢癌家族史，或于30岁前接受过胸部放疗时，可考虑行CPM。NCCN并不推荐患有单侧乳腺癌的非高危患者进行对侧乳腺的预防性切除，并且强烈不推荐一侧行保乳手术治疗的患者行对侧乳腺的预防性切除。

第六节 预　　后

目前，双侧原发性乳腺癌患者的预后是否较单侧乳腺癌更差尚有争议，因为不同文献报道的双侧原发性乳腺癌的诊断标准、随访时间缺乏统一标准，但大多数研究提示双侧原发性乳腺癌患者的预后差于单侧乳腺癌。Holm等对9项研究的3631例患者进行荟萃分析，结果发现同时性双侧原发性乳腺癌患者的预后较临床分期相同的单侧乳腺癌差；Jobsen等也得出了类似的结论。而Nichol等则在一项病例对照研究中发现，同时性双侧原发性乳腺癌患者的乳腺癌特异性生存期(BCSS)与高度匹配的单侧乳腺癌相比并无显著差别。Mejdahl等认为，同时性双侧原发性乳腺癌患者的预后比单侧原发性乳腺癌患者差，其原因不是双侧乳腺癌患者的肿瘤更具有侵袭性，而是同时发生两种癌症的综合效应。

关于同时性双侧原发性乳腺癌与异时性双侧原发性乳腺癌患者的预后研究结果尚有争议。一项国内研究数据显示，与异时性双侧乳腺癌相比，同时性双侧乳腺癌患者的无进展生存期更短($P=0.001$)，预后更差。Huber等认为异时性双侧乳腺癌的局部复发率高于同时性双侧乳腺癌，但两者的总生存无显著差异。出现预后争议性结果的主要原因之一是同时性与异时性界定时间的不同。Pan等对2912例患者进行研究显示，当用6个月的时间节点来界定同时性与异时性时，两者预后相同；当时间点界定为3个月时，同时性优于异时性；当时间点界定为12个月时，同时性差于异时性。

目前，关于影响双侧原发性乳腺癌患者预后的因素研究较少。Holm等发现双侧乳腺癌本身就是预后不良的影响因素(*HR* 1.37，95%*CI* 1.24～1.50，$P<0.001$)。Baretta等对SEER数据库进行分析，结果发现在双侧原发性乳腺癌中，双侧肿瘤ER状态不一致者较一致者预后更差(*HR* 1.96，95%*CI* 1.60～2.40)，但双侧肿瘤均为ER阴性的患者预后最差(*HR* 2.49，95%*CI* 2.03～3.07)；双侧肿瘤的肿瘤异质性也会影响患者的预后，但还需进一步研究进行验证。

总之，双侧原发性乳腺癌的防治原则也是早期发现、早期诊断、早期治疗，并要与首发癌进行鉴别。

第七节　案例分析

以下是双侧原发性乳腺癌及同时性双侧原发性乳腺癌的案例(图 56－2～56－4)。青岛大学附属医院于 2008—2020 年共收治 146 例双侧原发性乳腺癌患者，将 6 个月以内发生双侧原发性乳腺癌定义为同时性双侧原发乳腺癌，其中 44 例为双侧同时性乳腺癌患者，102 例为双侧异时性乳腺癌患者。

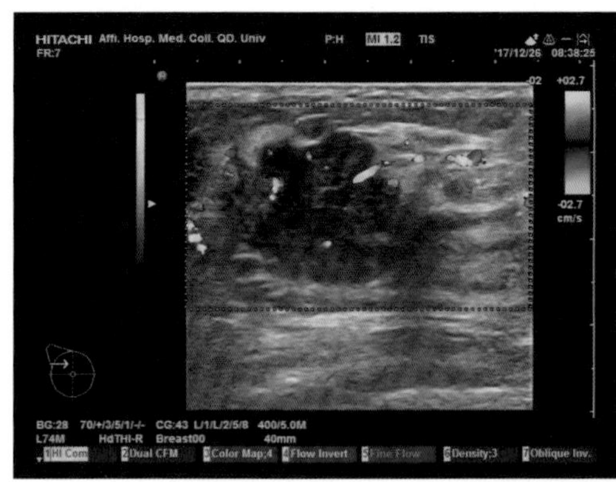

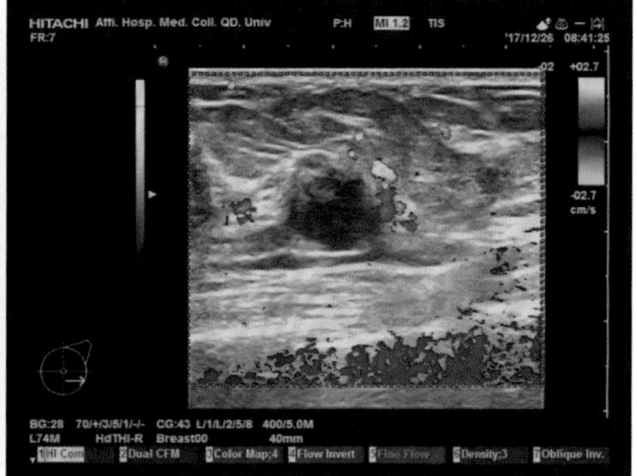

图 56－2　双侧同时性乳腺癌患者的超声表现

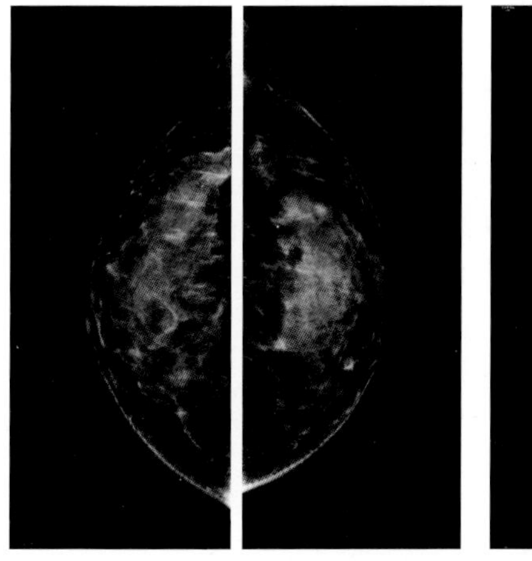

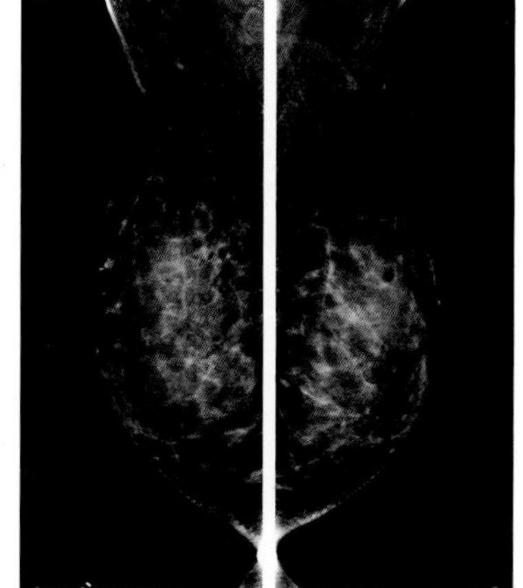

图 56－3　双侧同时性乳腺癌患者的 X 线表现

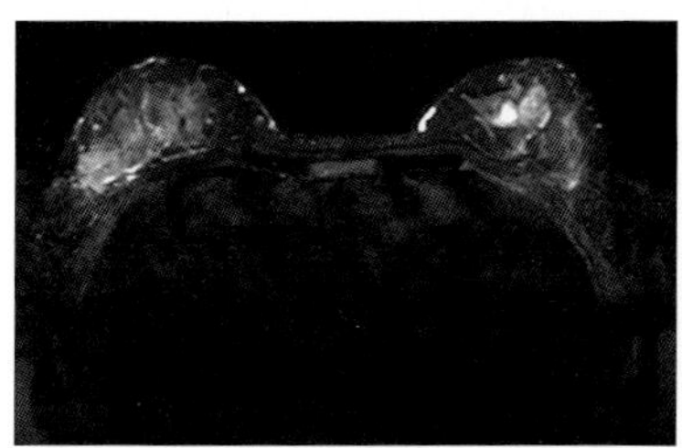

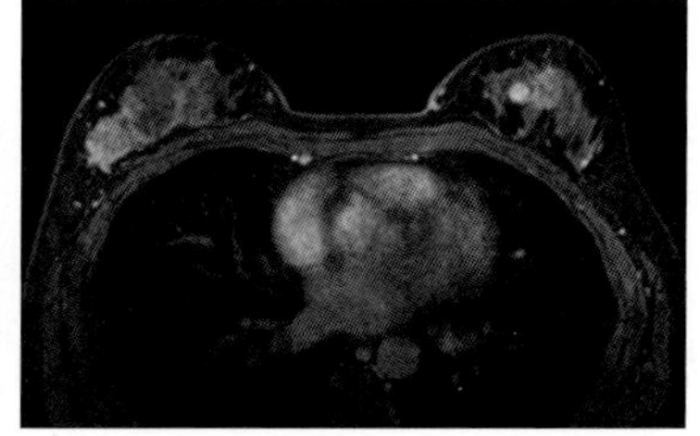

图 56－4　双侧同时性乳腺癌患者的 MRI 表现

双侧同时性乳腺癌发病年龄为 31—73 岁,中位年龄为 49 岁;5 例(11.4%)患者有家族史;35 例(79.5%)患者行双侧乳房全切手术,3 例(6.8%)患者双侧均行保乳手术,6 例(13.6%)患者行双侧乳房Ⅰ期重建术;27 例(61.4%)患者术后病理学检查双侧均为浸润性导管癌。中位随访 68 个月,6 例(13.6%)患者死亡。

双侧异时性乳腺癌的中位发生间隔时间为 49 个月;患者的发病年龄按第一原发癌灶发生时算为 26～70 岁,中位年龄为 44 岁;8 例(7.8%)患者有家族史;82 例(80.4%)患者双侧均行乳房全切手术,5 例(4.9%)患者行双侧保乳术,4 例(3.9%)患者行双侧乳房Ⅰ期重建术,7 例(6.9%)患者一侧行保乳术、一侧行乳房全切手术,4 例(3.9%)患者一侧行乳房Ⅰ期重建术、一侧行乳房全切手术;53 例(52.0%)术后病理学检查双侧均为浸润性导管癌。中位随访 96 个月,10 例(9.8%)患者死亡。

(王海波)

参考文献

[1] BEGG C B, OSTROVNAYA I, GEYER F C, et al. Contralateral breast cancers: independent cancers or metastases? [J]. International Journal of Cancer, 2018,142(2):347 - 356.

[2] CHAUDARY M A, MILLIS R R, HOSKINS E O L, et al. Bilateral primary breast cancer: a prospective study of disease incidence[J]. British Journal of Surgery, 2005,71(9):711 - 714.

[3] CHEN J J, HUANG N S, XUE J Y, et al. Surgical management for early-stage bilateral breast cancer patients in China[J]. PLoS One, 2015, 10(4): e0122692.

[4] DING S N, SUN X, LU S S, et al. Association of molecular subtype concordance and survival outcome in synchronous and metachronous bilateral breast cancer[J]. Breast, 2021,57:71 - 79.

[5] FANALE D, INCORVAIA L, FILORIZZO C, et al. Detection of germline mutations in a cohort of 139 patients with bilateral breast cancer by multi-gene panel testing: impact of pathogenic variants in other genes beyond BRCA1/2[J]. Cancers, 2020,12(9):2415.

[6] FANG M, ZHU L, LI H Y, et al. Characterization of mutations in BRCA1/2 and the relationship with clinic-pathological features of breast cancer in a hereditarily high-risk sample of Chinese population [J]. Oncology Letters, 2018,15(3):3068 - 3074.

[7] GIROLIMETTI G, MARCHIO L, DE LEO A, et al. Mitochondrial DNA analysis efficiently contributes to the identification of metastatic contralateral breast cancers[J]. Journal of Cancer Research and Clinical Oncology, 2021,147(2):507 - 516.

[8] HAN H H, CHOI J M, EOM J S. Objective photographic assessments and comparisons of immediate bilateral breast reconstruction using deep inferior epigastric perforator flaps and implants[J]. Archives of Plastic Surgery, 2021,48(5):473 - 482.

[9] HARTMAN M, CZENE K, REILLY M, et al. Incidence and prognosis of synchronous and metachronous bilateral breast cancer[J]. Journal of Clinical Oncology, 2007,25(27):4210 - 4216.

[10] HOLM M, TJØNNELAND A, BALSLEV E, et al. Prognosis of synchronous bilateral breast cancer: a review and meta-analysis of observational studies[J]. Breast Cancer Research and Treatment, 2014, 146(3):461 - 475.

[11] HUANG L, LIU Q, LANG G T, et al. Concordance of hormone receptor status and BRCA1/2 mutation among women with synchronous bilateral breast cancer[J]. Frontiers in Oncology, 2020,10:27.

[12] HUBER A, SEIDLER S J, HUBER D E. Clinicopathological characteristics, treatment and outcome of 123 patients with synchronous or metachronous bilateral breast cancer in a Swiss institutional retrospective series [J]. European Journal of Breast Health, 2020,16(2):129 - 136.

[13] IMYANITOV E N, KULIGINA E S. Systemic investigations into the molecular features of bilateral breast cancer for diagnostic purposes[J]. Expert Review of Molecular Diagnostics, 2020,20(1):41 - 47.

[14] JIANG H F, ZHANG R Y, LIU X R, et al. Bilateral breast cancer in China: a 10-year single-center retrospective study (2006 - 2016)[J]. Cancer Medicine, 2021,10(17):6089 - 6098.

[15] JOBSEN J J, VAN DER PALEN J, ONG F, et al. Bilateral breast cancer, synchronous and metachronous; differences and outcome[J]. Breast Cancer Research and Treatment, 2015,153(2):277 - 283.

[16] KHEIRELSEID E A H, JUMUSTAFA H, MILLER N, et al. Bilateral breast cancer: analysis of incidence, outcome, survival and disease characteristics

[J]. Breast Cancer Research and Treatment, 2011, 126(1):131-140.

[17] KURIAN A W, CANCHOLA A J, MA C S, et al. Magnitude of reduction in risk of second contralateral breast cancer with bilateral mastectomy in patients with breast cancer: data from California, 1998 through 2015[J]. Cancer, 2020,126(5):958-970.

[18] LAKEMAN I M M, VAN DEN BROEK A J, VOS J A M, et al. The predictive ability of the 313 variant — based polygenic risk score for contralateral breast cancer risk prediction in women of European ancestry with a heterozygous BRCA1 or BRCA2 pathogenic variant[J]. Genetics in Medicine, 2021, 23(9):1726-1737.

[19] LI D, WENG S S, ZHONG C H, et al. Risk of second primary cancers among long-term survivors of breast cancer[J]. Frontiers in Oncology, 2020, 9:1426.

[20] LI X L, WANG Y T, PAN B, et al. Clinical characteristics and clinicopathological correlations of bilateral breast cancer in China: a multicenter study from Chinese Society of Breast Surgery (CSBrS-006) [J]. Chinese Journal of Cancer Research, 2021, 33 (1):27-32.

[21] MEJDAHL M K, WOHLFAHRT J, HOLM M, et al. Breast cancer mortality in synchronous bilateral breast cancer patients[J]. British Journal of Cancer, 2019,120(7):761-767.

[22] MEZENCEV R, ŠVAJDLER M JR. Hormone receptor status of contralateral breast cancers: analysis of data from the US SEER population-based registries [J]. Breast Cancer, 2017,24(3):400-410.

[23] NARASIMHULU B C, VALIYAVEETTIL D, JOSEPH D, et al. Synchronous bilateral breast cancer patients treated with hypofractionated bilateral breast irradiation: a dosimetric and clinical study [J]. Journal of Cancer Research and Therapeutics, 2020,16(6):1309-1313.

[24] NAROD S A, KHARAZMI E, FALLAH M, et al. The risk of contralateral breast cancer in daughters of women with and without breast cancer [J]. Clinical Genetics, 2016,89(3):332-335.

[25] NICHOL A M, YERUSHALMI R, TYLDESLEY S, et al. A case-match study comparing unilateral with synchronous bilateral breast cancer outcomes [J]. Journal of Clinical Oncology, 2011, 29(36): 4763-4768.

[26] PAN B, XU Y, ZHOU Y D, et al. The prognostic comparison among unilateral, bilateral, synchronous bilateral, and metachronous bilateral breast cancer: a meta-analysis of studies from recent decade (2008-2018) [J]. Cancer Medicine, 2019, 8(6): 2908-2918.

[27] PESCE C E, LIEDERBACH E, CZECHURA T, et al. Changing surgical trends in young patients with early stage breast cancer, 2003 to 2010: a report from the National Cancer Data Base[J]. Journal of the American College of Surgeons, 2014, 219(1): 19-28.

[28] RAMIN C, WITHROW D R, DAVIS LYNN B C, et al. Risk of contralateral breast cancer according to first breast cancer characteristics among women in the USA, 1992-2016[J]. Breast Cancer Research: BCR, 2021,23(1):24.

[29] SANTIAGO L, WHITMAN G, WANG C, et al. Clinical and pathologic features of clinically occult synchronous bilateral breast cancers [J]. Current Problems in Diagnostic Radiology, 2018, 47(5): 305-310.

[30] VAN BOMMEL R M G, VOOGD A C, NEDEREND J, et al. Incidence and tumour characteristics of bilateral and unilateral interval breast cancers at screening mammography [J]. Breast, 2018,38:101-106.

[31] VUOTO H D, GARCÍA A M, CANDÁS G B, et al. Bilateral breast carcinoma: clinical characteristics and its impact on survival[J]. The Breast Journal, 2010,16(6):625-632.

[32] WADASADAWALA T, LEWIS S, PARMAR V, et al. Bilateral breast cancer after multimodality treatment: a report of clinical outcomes in an Asian population[J]. Clinical Breast Cancer, 2018,18(4): e727-e737.

第五十七章

副乳腺癌

第一节　副乳腺

副乳腺也称副乳房、多乳腺症、多乳、多乳房、多余乳房，简称副乳。人在胚胎时期，从腋窝到腹股沟的两条线上有 6～8 对乳腺的始基，出生后除乳腺嵴(mammary line)上头侧第四对(位于胸部)的乳腺原基(图 57 - 1)发育外，其余的不退缩而呈不同程度发育形成副乳腺。副乳腺可以发生在乳线上的任何部位，最常见的部位是腋窝，亦可见于前腹壁及腹股沟处。副乳腺在男性和女性均可发生，女性多见，发生率为 1%～3%。

副乳的形态可分为两类：具有乳头、乳晕及乳腺组织的完整副乳和仅有乳头或乳晕、乳腺组织的不完整副乳。副乳腺组织构成与正常乳腺相同，可随妊娠、月经期等发生变化，出现胀痛、压痛甚至泌乳等症状，也可发生肿瘤。副乳腺还可同时出现多乳头畸形。多数不需治疗，若出现病变或影响体形则需手术切除。

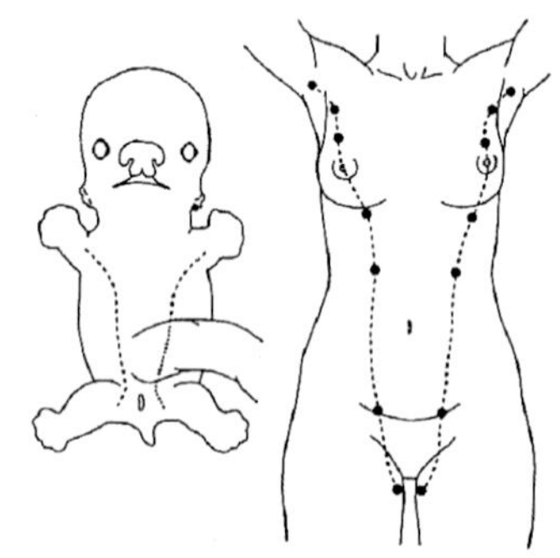

图 57 - 1　胎儿期乳腺嵴及乳腺原基示意

第二节　副乳腺癌

副乳腺癌为副乳腺发生的癌，多见于腋窝，常以腋下肿块为首发症状，>40 岁的女性好发。副乳腺癌的发生率占全部乳腺癌的 0.2%～0.6%。多为腋窝下或腋窝前无痛性肿块，生长较快，其他部位如腹股沟等也有报道。副乳腺癌大多为副乳腺单发，与正常位置乳腺癌并发病例较少见。

国内已发表的文献中，大部分为个案报道，样本量较大的为李英等报道的 38 例，患者均经手术后病理组织学检查确诊。其中女性 35 例，男性 3 例，年龄 35～83 岁，中位年龄 52 岁；绝经前患者 18 例，占 35 例女性患者的 51.4%。主要临床表现为腋窝下或腋窝前方肿物，质实，无痛，表面欠规则，活动性较差。12 例患者伴同侧乳腺肿物，3 例就诊时已发生同侧锁骨上淋巴结肿大。腋下肿物直径 1.0～10.0 cm，中位直径 4.0 cm。23 例行乳腺癌改良根治术，6 例经新辅助化疗后行乳腺癌改良根治术，9 例行保乳加腋淋巴结清扫术。病理学类型：浸润性导管癌18例(47.4%);单纯癌6例,导管内癌6例,腺癌伴灶性鳞癌分化3例,髓样癌3例,黏液腺癌2例。随访至2011年,随访时间1~23年,中位随访时间为6年7个月,2例局部复发,12例发生远处转移(肺转移2例、肝转移3例、骨转移4例、多发性转移3例);死亡12例,均死于远处转移,5年总生存率为35.3%,3年总生存率为77.8%;5年无瘤生存率为28.6%,3年无瘤生存率为63.6%。关于副乳腺癌与常规乳腺癌的比较,宋天豹等的研究显示,相对于正常乳腺组织来源的乳腺癌,副乳腺癌具有以下特点:两者发病人群在性别构成、年龄、绝经情况、病理学类型、临床分期上的差异无统计学意义;在接受新辅助化疗、术后化疗、内分泌治疗方面的差异无统计学意义;副乳腺癌术后接受放疗的人群占比更高;副乳腺癌较正常位置乳腺癌而言,HER2阳性表达程度更高,术后出现淋巴结转移、复发率更高,累积生存函数显著低于正常位置乳腺癌;副乳腺癌更容易在男性中发生。

第三节　诊断与鉴别诊断

一、诊断标准

副乳腺癌的诊断标准有如下几条:

(1) 与正常乳腺组织无关联,即不是正常组织的延续,而是一个独立的结构。

(2) 肿瘤位于副乳腺内且与正常乳腺无关。

(3) 肿块组织学检查为癌时,必须于癌组织周围见到腺小叶结构或导管内癌成分,以排除腋下转移癌的可能。

(4) 肿块组织学检查为癌时,癌旁组织中见到大导管,以除外乳腺腋尾部癌。

(5) 正常乳腺无癌或有组织学类型不同的癌。

(6) 组织学检查排除来源于皮肤附件等其他组织的恶性肿瘤。

二、鉴别诊断

发生于腋窝的副乳腺癌应注意与乳腺尾叶发生的癌、隐匿性乳腺癌、淋巴瘤、腋窝部发生的大汗腺癌及其他器官恶性肿瘤的腋淋巴结转移等相鉴别。鉴别要点如下。

(1) 乳腺腋尾部是正常乳腺向腋窝的延伸,超声检查可见腋窝部乳腺组织与正常乳腺的外上象限相延续,而副乳腺则独立存在,与正常乳腺无延续。若伴有副乳腺的典型体征,如副乳头、乳晕,则有助于鉴别诊断。

(2) 临床手术中注意观察肿瘤组织是否与乳腺尾叶相连,连续取材病理学检查证实,以排除乳腺尾叶原发性癌,肿块组织学检查为癌时,癌旁乳腺组织中见到大导管可排除乳腺尾叶部癌,因为乳腺尾叶部不具有此结构。癌组织周围见到正常乳腺组织、导管内癌或者小叶癌成分是与淋巴结内转移癌鉴别的重要依据。

(3) 发病前有副乳腺病史,对诊断有参考价值。

三、治疗及预后

副乳腺癌病理学类型以浸润性癌居多,治疗方式与正常位置乳腺癌一样。副乳腺癌以腋窝和腹股沟处多见,这些部分均为淋巴结丰富的区域,因此发生淋巴结转移较早。副乳腺癌因部位异常,易被忽视或者误诊,发现时常常病期偏晚。一旦发现应尽早治疗,根据病理组织学分期及分子分型等决定术后化疗、放疗、内分泌治疗及靶向治疗等,根治手术应包括肿瘤扩大切除术和同侧腋淋巴结清扫。

副乳腺癌与正常位置乳腺癌同样遵循手术、化疗、放疗等综合治疗原则。术前若能明确诊断,通过新辅助化疗有望提高治疗效果。Madej等认为,借鉴正常位置乳腺癌保乳手术的成功经验,副乳腺癌的手术范围同样可以缩小。除非副乳腺癌非常靠近乳腺或与乳腺相连,否则切除同侧乳腺并无必要。副乳腺区扩大切除加同侧腋淋巴结清扫的手术方式已是大多数专家的共识。

对有副乳的患者,如副乳较小且无症状者,一般不需要处理,常规乳房检查应包括副乳区域。文献报道副乳肿瘤恶变概率为24%~63%,故一旦发现副乳良性肿瘤,应积极手术处理,可行副乳切除术,以防癌变。

副乳腺癌属原发癌,其预后好于隐匿性乳腺癌及其他器官恶性肿瘤的腋淋巴结转移。

(郝晓鹏　王　涛　刘嘉伟)

参考文献

[1] 長村義之,秋山太. 乳腺生検診断一進め方・考え方[M]. 東京:文光堂出版社,1977.

[2] 付丽,傅西林. 乳腺肿瘤病理学[M]. 北京:人民卫生出版社,2008.

[3] 付丽. 乳腺疾病彩色图谱[M]. 北京:人民卫生出版社,2000.

[4] 李英,郑磊. 副乳腺癌 38 例临床分析[J]. 青海医药杂志,2011,41(3):15-17.

[5] 马毅,孟刚. 副乳腺肿瘤的诊断和治疗[J]. 中国癌症杂志,2000,10(6):540.

[6] 宋天豹,王建军,孙小虎,等. 副乳腺癌与常规乳腺癌临床特点和 HER2 表达分析[J]. 中国现代普通外科进展,2020,23(1):57-60.

[7] 赵东兵,邵永孚,周志祥. 腋下副乳腺癌 12 例报告[J]. 中国实用外科杂志,2000,20(5):295.

[8] BASU S, BAG T, SAHA K S, et al. Accessory breast in the perineum [J]. Tropical Doctor, 2003, 33(4):245.

[9] CAMISA C. Accessory breast on the posterior thigh of a man [J]. Journal of the American Academy of Dermatology, 1980,3(5):467-469.

[10] GUTERMUTH J, AUDRING H, VOIT C, et al. Primary carcinoma of ectopic axillary breast tissue [J]. Journal of the European Academy of Dermatology and Venereology: JEADV, 2006,20(2):217-221.

[11] HAO J Y, YANG C C, LIU F F, et al. Accessory breast cancer occurring concurrently with bilateral primary invasive breast carcinomas: a report of two cases and literature review [J]. Cancer Biology & Medicine, 2012,9(3):197-201.

[12] INTRA M, MAGGIONI A, SONZOGNI A, et al. A rare association of synchronous intraductal carcinoma of the breast and invasive carcinoma of ectopic breast tissue of the vulva: case report and literature review [J]. International Journal of Gynecological Cancer, 2006, 16(Suppl 1):428-433.

[13] KITAMURA K, KUWANO H, KIYOMATSU K, et al. Mastopathy of the accessory breast in the bilateral axillary regions occurring concurrently with advanced breast cancer [J]. Breast Cancer Research and Treatment, 1995,35(2):221-224.

[14] MATSUOKA H, UEO H, KUWANO H, et al. A case of carcinoma originating from accessory breast tissue of the axilla [J]. Gan No Rinsho Japan Journal of Cancer Clinics, 1984,30(4):387-391.

[15] OGSTON K N, MILLER I D, PAYNE S, et al. A new histological grading system to assess response of breast cancers to primary chemotherapy: prognostic significance and survival [J]. The Breast, 2003,12(5):320-327.

[16] OSHIDA K, MIYAUCHI M, YAMAMOTO N, et al. Phyllodes tumor arising in ectopic breast tissue of the axilla [J]. Breast Cancer, 2003,10(1):82-84.

[17] PATHAK S, PRESTON J. A rare case of multiple accessory breast tissue in the axillae, lower abdomen and vulval areas [J]. Journal of Obstetrics and Gynaecology, 2007,27(5):531-533.

[18] PATNAIK P. Axillary and vulval breasts associated with pregnancy [J]. British Journal of Obstetrics and Gynaecology, 1978,85(2):156-157.

[19] ROUTIOT T, MARCHAL C, VERHAEGHE J L, et al. Breast carcinoma located in ectopic breast tissue: a case report and review of the literature [J]. Oncology Reports, 1998,5(2):413-417.

[20] SCANLAN K A, PROPECK P A. Accessory breast tissue in an unusual location [J]. AJR American Journal of Roentgenology, 1996,166(2):339-340.

[21] TAVASSOLI F, DEVILEE P. Pathology and genetics of tumours of the breast and female genital organs [M]. Lyon:IARC Press, 2003.

第五十八章　年轻乳腺癌

美国癌症协会统计 2021 年美国乳腺癌新发病例约 28 万，占所有新发肿瘤的 14.8%，死亡约 4.3 万，占所有类别肿瘤的 7.2%。预估 2021 年乳腺癌的发病人数居所有癌症的第一位及女性癌症死亡的第一位。美国女性一生中患乳腺癌的概率从 20 世纪 70 年代的 1/11 上升到今天的 1/8。根据美国 SEER 数据库资料，2009—2018 年间女性的新发乳腺癌发生率（年龄调整后）平均每年上升 0.3%，但同期的死亡率（经年龄调整）平均每年下降 1.3%。说明随着治疗的进步，乳腺癌的预后得到了很大的改善。

乳腺癌是 15～39 岁的青少年和年轻人（adolescents and young adults，AYAs）中最常见的癌症类型，占 AYA 女性癌症的 30%。目前国际上对年轻乳腺癌的定义不同，不同文献报道对年轻的定义从 30 岁到 50 岁为界不等。第五届年轻女性乳腺癌国际共识会议（5th International Consensus Guidelines for Breast Cancer in Young Women，BCY5）及欧洲乳腺癌专科学会（EUSOMA）的年轻乳腺癌指南将年轻乳腺癌定义为 40 岁前确诊的乳腺癌患者（包括初治Ⅳ期）。年轻乳腺癌是一种相对少见疾病，美国每年大约有 1 万名小于 40 岁的妇女诊断为乳腺癌，约占所有乳腺癌的 5%，30 岁前发生乳腺癌的概率为 1/2 000，40 岁前发生乳腺癌的几率为 1/200。年轻乳腺癌是一种复杂的疾病，其生物学特征及预后与年长患者有很大差异，既往针对年轻乳腺癌的处理主要是基于整体女性的临床数据。并且年轻乳腺癌的诊断和治疗策略，如影像检查、手术、化疗、内分泌治疗等有其特殊之处。年轻女性处于生育年龄、家庭生活和事业的高峰期，要承受治疗和特定生存问题（生育和工作等）的长期影响。年轻乳腺癌的相关问题如遗传性乳腺癌、生育保留、怀孕、避孕等都值得特别关注。

第一节　流行病学

尽管乳腺癌发病率在近几十年不断增加，但死亡率呈现下降趋势。根据美国 SEER 数据库的统计：2014—2018 年美国乳腺癌调整发病率为 129.1/10 万，发病的中位年龄为 63 岁（其中：20～34 岁占 1.9%，35～44 岁占 8.2%，45～54 岁占 19.2%，55～64 岁占 25.6%，65～74 岁占 26%，75～84 岁占 13.7%，84 岁以上占 5.4%）；调整死亡率为 19.9/10 万，死亡的中位年龄为 69 岁（其中：20～34 岁占 1.0%，35～44 岁占 4.4%，45～54 岁占 11.6%，55～64 岁占 21.3%，65～74 岁占 24.1%，75～84 岁占 20.2%，85 岁以上占 17.3%）；与 2011—2015 年的数据比较，发病率上升百万分之 3.1。而死亡率却下降了百万分之 1.0。从 SEER 数据库 1975—2018 年资料的总体趋势来看，近年来乳腺癌发病率较 20 世纪 70 年代明显增加，从 100/10 万增加到 130/10 万左右，但死亡率却明显下降，从 70 年代的 30/10 万下降到目前的 20/10 万左右；5 年生存率更是从 70 年代的 75% 提高到目前的 90%左右。应该说，这与诊断技术的改进和治疗手段的提高有密切的关系。

年轻乳腺癌在欧美国家虽然十分罕见，但患病人数不断上升。美国 40 岁以下女性罹患乳腺癌的人数从 20 世纪 90 年代的 6000 余例增长至 2015 年的 10000 余例。德国也有类似情况,以德国 1996—2004 年间的资料为例,年轻乳腺癌的发病率上升约 7%,5 年死亡率下降约 13%,10 年死亡率下降约 33%。不同种族也有差别,在美国 40 岁以下女性中黑人的发病率明显高于白人(16.8/10 万 *vs* 15.1/10 万),而 40 岁以上女性中白人乳腺癌的发病率较黑人高。近年来,黑人和白人乳腺癌死亡率均下降,白人妇女下降趋势更明显。美国 1970—2008 年资料显示,年轻妇女中白人妇女年死亡率下降 2.02%,高于黑人妇女的 0.68%。

亚洲人群的乳腺癌总发病率低于欧美人群的发病率。2020 年中国女性乳腺癌发病率为 59.0/10 万,居全国女性恶性肿瘤发病谱首位。中国妇女的乳腺癌的年龄标化发病率和死亡率水平均为发达国家的 1/3,标化发病率略低于发展中国家平均水平,标化死亡率为发展中国家的 1/2。但近几十年来中国女性乳腺癌发病率和死亡率明显上升,特别是上海、北京、天津、香港等经济较发达地区的发病率上升明显,存在一定的地域差异性。从总体发病率来说,东部>中部>西部,城市>农村。2015 年中国东部地区女性新发乳腺癌 14.6 万例,发病率为 57.4/10 万;中部地区新发病例 9.5 万例,发病率为 42.4/10 万;西部地区新发病例 6.3 万例,发病率为 32.7/10 万。女性乳腺癌发病率分别位列东部、中部和西部地区女性恶性肿瘤发病的第 1 位、第 1 位和第 2 位。在城市和农村则分别位列女性恶性肿瘤发病率的第 1 位和第 2 位。虽然我国各地区乳腺癌发病率居各类肿瘤前列,但其死亡率普遍低于肺癌、胃癌、肝癌、结直肠癌等常见恶性肿瘤的死亡率。死亡率总体为东部>中部>西部,城市>农村。我国东部地区乳腺癌负担较重,这与东部地区城镇化进程较快有关。城市居民生活方式的不断西化、肥胖率的普遍升高、生育率的相对降低都是导致城市地区乳腺癌发病率不断增高的危险因素。以上海为例,自 1973 年以来,乳腺癌标化发病率以每年 2.9%的速度持续增长,高于同期美国白人(1.1%)和亚裔人群(1.5%);中国香港已成为亚洲第二位乳腺癌高发地区,仅次于新加坡。另外,中国年轻乳腺癌患者的比例明显高于西方。亚洲年轻乳腺癌患者占所有乳腺癌患者的 9.5%~12%,欧美则为 5%左右。2017—2020 年间中国香港地区患者年龄<40 岁的乳腺癌约占总发病人群的 15%。上海市疾病控制中心的统计数据表明,1990—2007 年间上海市患者年龄<40 岁的乳腺癌患者比例占上海市乳腺癌发病总数的 10%~20%。历时两年的“中国乳腺癌流行病学调研项目”对华北、东北、华中、华南、华东、西北和西南等七大地区的 7 家医院的住院病例进行调研,结果显示中国女性乳腺癌患者的发病中位年龄为 48 岁,发病年龄跨度从 20 岁到 70 余岁,其中 40~49 岁年龄段是发病高峰期,有近四成的患者在这个年龄段确诊,这与欧美国家三分之二以上患者发病时已是绝经后形成鲜明对比,足足比西方提早了十年。因此,与欧美国家相比,中国乳腺癌患者发病呈现出日益年轻化的趋势。邵志敏报道复旦大学附属肿瘤医院 1990—2004 年间乳腺癌手术患者 5445 例,40 岁以下的乳腺癌患者数占所有患者的 16.4%;孟洁报道天津肿瘤医院≤35 岁的乳腺癌患者所占比例为 6.6%(191/2890);刘健报道福建省肿瘤医院 2002—2011 年的 4852 例乳腺癌中<40 岁的占 15.6%,<35 岁的占 7.3%。

乳腺癌的发病与年龄有关,青春期及育龄期女性少见,但到了 45 岁左右发病率随着年龄的增长迅速增高。世界各地乳腺癌发病年龄分布模式也有显著差异,大致可以分为 3 种类型:①以北美为代表的持续增长型,发病最高峰出现在 65 岁以后的老年人群,西欧、北欧、南欧、南美、中美、西亚和南非地区均表现出此类特征;②以东欧为代表的平台维持型,发病最高峰往往出现在 55~64 岁,65 岁以后发病率开始降低,其特征是上升和下降的幅度均不大,大洋洲、中南亚、东非和中非地区表现出此类特征;③以东亚为代表的逐渐下降型,发病最高峰提前到 45~54 岁,55 岁以后发病率逐渐降低,下降幅度较大,但在 60~69 岁有小幅上升,呈“双峰”形态,绝经期前峰值明显高于绝经期后。因此乳腺癌发病的年龄阶段存在中西方的差异,年轻乳腺癌的占比显著不同。欧美国家的乳腺癌中年轻乳腺癌的占比仅为 5%左右,而年龄≤40 岁的人群在中国乳腺癌患者中占 20%左右。因此,我国年轻乳腺癌患者比例较欧美显著更高。复旦大学附属肿瘤医院在 2007—2020 年间登记的 6 万余例乳腺癌患者的数据显示,我国<40 岁乳腺癌患者占所有乳腺癌的 14.9%,<35 岁者占 6.5%。近年来,由于各年龄组发病曲线整体趋向于平台维持型,典型的“双峰”形态已不太明显。但总体来说,中国妇女乳腺癌平均发病年龄仍明显低于西方国家,这也是中国年轻乳腺癌患病人数较西方多的原因之一。

第二节　临床病理学特征及分子生物学特征

一、临床病理及生物学特征

年轻乳腺癌最常见症状是乳腺肿块。年轻乳腺癌患者的诊断常偏晚，其原因包括：年轻女性对乳腺癌症状的忽视；乳腺致密导致 MAM 诊断乳腺癌的灵敏度很低；目前的筛查指南主要针对 40 岁以上女性，年轻女性未进行定期体检；自身重视不够，自检困难以及受恐惧、害羞等心理影响；乳腺癌症状常被怀孕或哺乳掩盖；年轻乳腺癌本身的发展较快；等等。因此，许多年轻乳腺癌患者就诊时已非早期，常在自己发现可触及的乳腺肿块时就诊。

《中国女性乳腺癌筛查与早诊早治指南(2021，北京)》指出，乳腺癌相关危险因素包括：部分良性乳腺疾病患者、子宫内膜异位症、高内源性雌激素水平、特定的月经生育因素、乳腺癌家族史、乳腺癌易感基因 *BRCA1/2* 突变、肥胖、大量饮酒、吸烟、暴露于治疗性电离辐射。而母乳喂养和适宜的体育锻炼可以降低乳腺癌的发病风险。增加年轻乳腺癌风险的激素因素包括月经初潮早期、口服避孕药、无排卵性不孕症和 30 岁后妊娠。尽管肥胖增加了绝经后妇女的乳腺癌风险，但一些大型流行病学研究显示，年轻乳腺癌与较低的体重指数(BMI)相关；其他研究表明，更高的腰臀比(waist-to-hip ratio)比 BMI 更能预测年轻乳腺癌的发生风险。与绝经后妇女相比，酒精摄入与年轻乳腺癌风险之间的关系同样尚不明确。小样本研究显示运动和素食对年轻乳腺癌具有保护作用。

年轻乳腺癌与年长乳腺癌患者比较具有以下特点：分期更晚，复发转移风险更高、总体生存更差。即使在早期乳腺癌患者中，年轻乳腺癌的死亡风险也比非年轻乳腺癌高 39%；数据显示，年轻乳腺癌具有组织学分级更高、Ki-67 增殖指数更高、基底样型或三阴性乳腺癌比例更高等高复发风险的特征。在<30 岁乳腺癌患者中大约 1/3 为基底样型乳腺癌(而基底样型乳腺癌总体比例仅约 15%)，此型更易局部复发、更易远处转移、更易出现骨髓微转移。其中有家族史的年轻乳腺癌较没有家族史的患者分级高，HER2 阳性比例也更高。徐兵河研究发现，大多数年轻乳腺癌患者具有乳腺癌或卵巢癌家族史(8.8%)，初次诊断时即为Ⅲ或Ⅳ期(30.8%)，分子分型多为三阴性乳腺癌(24.7%)或 HER2 阳性乳腺癌(28.7%)。

Azim 等用基因芯片分析了 3 500 余例乳腺癌后发现，<40 岁的年轻乳腺癌中基底样型占 34%，41～52 岁的占 28%、53～64 岁的占 21%，65 岁以上的占 18%；HER2 阳性型的比例在年轻乳腺癌中占 22%，高于 41～52 岁的 17%、53～64 岁的 15% 和 65 岁以上的 10%；而管腔 A 型在<40 岁的年轻乳腺癌中比例为 17%，低于其他 3 个年龄组的 31%、35%和 35%。通过免疫组化(IHC)分型的研究还发现，年轻乳腺癌中三阴性和 HER2 阳性型比例较高。此外，年轻乳腺癌更容易出现治疗不良反应和相关的社会心理问题，接受口服内分泌药物和促性腺激素释放激素激动剂(GnRHa)治疗时停药率较高。

总之，年轻乳腺癌是独特的疾病，具有高淋巴结转移率、高组织学级别、高临床分期、高三阴性比例、大肿块的“四高一大”的特点。相比年长乳腺癌更具有侵袭性，无进展生存期(PFS)和总生存时间(OS)均比年长乳腺癌短。除了上述的预后不良因素以外，年轻乳腺癌还有复杂的分子生物学改变。

21 基因检测(Oncotype DX)分析发现，年轻乳腺癌复发评分(RS)评分更高，Ki-67 水平更高，*TP53* 基因突变，*HER2* 扩增，表达更多与增殖相关的基因。Anders 等通过基因微阵列预测分析发现了年轻乳腺癌区别于年长乳腺癌的 367 个基因，包括与免疫功能相关的哺乳动物雷帕霉素靶蛋白(mTOR)、低氧、*BRCA1*、干细胞、细胞凋亡、组蛋白脱乙酰酶和信号转导通路，如 Myc、E2F、Ras、β-catenin、Akt、p53、PTEN 和 MAPK 通路等。另外，年轻组与非年轻组比较，雌激素受体 α(ERα)、ERβ 及 PR 的 mRNA 表达下降，而 HER2 及表皮生长因子受体(EGFR)的 mRNA 增高。多因素分析显示年轻患者中 ERβ mRNA 低水平和 EGFR mRNA 高表达与预后不良相关。

Azim 等通过基因芯片发现了年轻乳腺癌组织中与未成熟乳腺细胞相关的基因(如 *NF-κb*、*c-kit*、

BRCA1 突变)和生长因子相关的信号通路(如MAPK、PI3K 通路)增强或上调,凋亡相关基因(*FAS*)低表达。早期研究表明 *c-kit*、*BRCA1* 突变会促进管腔祖细胞增殖,而后者被认为与基底样型乳腺癌有关。另外,年轻乳腺癌还高表达 RANK-ligand(RANKL)。RANKL 可刺激破骨细胞活化,与乳腺癌骨转移有关,抑制 RANKL 可以减少骨质疏松和骨不良事件发生。RANKL 还参与调控 PgR 信号通路,孕期或哺乳期时孕激素水平增高可上调 RANKL 从而促进乳腺干/祖细胞增殖而诱导乳腺癌发生。

年轻乳腺癌通常是家族性的,<30 岁的年轻乳腺癌患者中约 50%存在 *BRCA1*、*BRCA2* 或 *TP53* 的胚系突变。由我国多家医院牵头的亚太地区最大规模的多中心乳腺癌高风险人群多基因筛查对包括 *BRCA1* 和 *BRCA2* 在内的 40 个乳腺癌易感基因种系突变情况进行了大数据分析,结果发现 937 例样本中,159 例 *BRCA* 突变阳性,61 例在 15 个非 *BRCA* 基因上突变,*BRCA* 突变阳性率为 17.3%,非 *BCAR* 基因突变阳性率为 6.8%,非 *BRCA1/2* 基因突变中,*TP53*(1.9%)和 *PALB2*(1.2%)突变频率较高。

近年来已有许多采用二代测序(NGS)检测乳腺癌细胞突变谱的研究,发现 25%的患者出现 *TP53* 和 *PIK3CA* 点突变。另一项针对妊娠乳腺癌和非妊娠乳腺癌患者进行基因热点突变检测的研究检测到 *PIK3CA* 存在 29 种突变,*ERBB2* 存在 7 种突变,*TP53* 存在 6 种突变。基因拷贝数变异研究显示,4 个基因(*Rb1*、*CHEK2*、*c-Myc*、*CCND1*)拷贝数变异在年轻乳腺癌中更常见,特别是在管腔 B 型、*HER2* 过表达型和三阴性亚型中更明显,其中 *Rb1*、*CHEK2* 和 *CCND1* 拷贝数变异与预后不良相关。*Nature* 研究发现 *ADAMTSL1* 胚系突变与年轻乳腺癌不良预后相关。

我国一项年轻乳腺癌遗传特征的研究显示,突变的基因涉及不同的信号通路,包括乳腺癌常见易感基因,如 *BRCA1/2*、*PALB2*、*ATM*、*TP53*、*RAD51B*、*RAD51D* 和 *SLX4* 等以及一些新的易感基因如 *APC*、*SLX4*、*TSC2*、*TGFBR2*、*RET*、*SBDS* 和 *FANCE* 等。年轻乳腺癌患者胚系突变频率达 24.0%,极年轻(≤25 岁)乳腺癌患者突变频率高达 50.0%,显著高于中国非选择性乳腺癌患者胚系突变频率(9.2%)和癌症基因组图谱(TCGA)数据库中乳腺癌患者的胚系突变频率(11.6%)。*BRCA1* 突变患者更多为三阴性乳腺癌,而 *BRCA2* 突变患者更多为管腔 B 型,其更容易出现分期晚、淋巴结转移和复发转移,*BRCA2* 突变携带者的中位无病生存时间明显短于非 *BRCA2* 突变携带者。

PAM(PI3K/Akt/mTOR)信号通路是乳腺癌治疗中的重要靶点,是乳腺癌治疗成功与否的关键因素之一。邵志敏团队在 *Nature Communications* 杂志发表文章,通过对复旦队列的乳腺癌中 PI3K/AKT 信号通路基因(*PIK3CA*、*PIK3R1*、*AKT1*、*AKT2*、*AKT3*、*PTEN*、*PDK1* 等)的突变进行靶向外显子组测序,获得了基于中国乳腺癌人群的该通路基因的突变谱系,并提供了针对每一个突变进行大规模功能性注释的方案,实现了乳腺癌中 *PI3K* 功能性突变的精准解读。首次绘制出 PI3K/Akt 通路在中国乳腺癌人群的突变谱,并展示了乳腺肿瘤中驱动该通路活化的功能性突变。

二、预后

人口学研究已经证实年龄是乳腺癌的独立预后指标。<35 岁的年轻乳腺癌较绝经前非年轻乳腺癌的年死亡风险增加 5%,10 年总生存率(包含所有原因的死亡)显著低于 35 岁以上的患者。不论分子分型,年轻乳腺癌都较年长乳腺癌预后差。

年轻乳腺癌患者中 ER 阴性比例较非年轻乳腺癌高,有研究发现 ER 阳性的年轻乳腺癌患者预后更差,但大型前瞻性 POSH 研究随访 8 年结果并未发现 ER 阳性与 ER 阴性年轻乳腺癌患者的总生存有差异。而 *HER2* 过表达比率高也是导致年轻乳腺癌侵袭性强、预后差的因素之一,与 *HER2* 相关的酪氨酸激酶、EGFR mRNA 高表达预示年轻乳腺癌预后差。

另外,研究还发现肥胖对年轻乳腺癌预后存在影响:正常(BMI<25 kg/m^2)、超重(25≤BMI<30)、肥胖(BMI≥30)这三组中,超重和肥胖组中 T 分期更晚,淋巴结阳性比例更高,组织学Ⅲ级比例更高。肥胖组与正常组比较,三阴性乳腺癌比例更高,OS 和无远处转移间隙(distant disease-free interval,DDFI)缩短。黑人种族也是年轻乳腺癌无远处复发生存的独立危险因素。

目前有许多基因检测模型能够预测乳腺癌预后、指导辅助治疗,这其中包括 21 基因检测、70 基因检测(MammaPrint)、EndoPredict、50 个基因微阵列预测分析(PAM50)、乳腺癌指数(BCI)等,但这些模型不足之处在于大部分数据来自非年轻乳腺癌。有研究对于年轻乳腺癌采用 21 基因检测和 70 基因检测芯片发现，<40 岁的年轻乳腺癌中评为高危的人群比例高于年老组。乳腺癌预后评估工具（Adjuvant!）(https://www.adjuvantonline.com)是一个在线软件，可以帮助评估早期乳腺癌（Ⅰ～Ⅲ期）患者手术及术后辅助治疗后的预后情况。Nottingham 预后指数（nottingham prognostic index，NPI）通过 3 个临床病理指标（肿块大小、淋巴结转移数目、肿瘤分级）来预测乳腺癌术后的预后，有研究发现对于年轻乳腺癌，NPI 的预后预测与“Adjuvant!”没有差别。

第三节　筛查和诊断

乳腺癌高发于 45～55 岁，大多数早期乳腺癌没有特殊症状，因此通过影像学检查对无症状的妇女进行筛查是目前主要的方法。MAM 是唯一可以降低乳腺癌死亡率的筛查方法，国内外的指南都推荐 MAM 用于 40 岁以上妇女的筛查。美国癌症协会(ACS)2015 年的乳腺癌筛查指南建议：40～44 岁女性，可以开始考虑每年 1 次 MAM 检查；45～54 岁女性（即高发年龄段），建议每年定期 1 次 MAM 检查；55 岁以上女性，推荐每 2 年 1 次 MAM 检查，也可根据情况继续每年定期 1 次 MAM 检查。与 2013 版的指南比较，将开始 MAM 筛查的时间从 40 岁推迟到 45 岁，与美国预防服务工作组（U.S. Preventive Services Task Force，USPSTF）的指南接近，USPSTF 认为 50 岁以上女性每年筛查与两年筛查相比，收益甚微，甚至每年筛查有更多的危害。因此 USPSTF 建议从 50 岁开始每 2 年 1 次 MAM 检查。

高风险人群和低风险人群的筛查推荐不同。2021 年发布的《中国女性乳腺癌筛查与早诊早治指南》认为，符合下列(1)、(2)和(3)任意条件的女性为乳腺癌高风险人群。

(1) 有遗传家族史，即具备以下任意一项者：①一级亲属有乳腺癌或卵巢癌史；②二级亲属 2 人及以上 50 岁前，患乳腺癌；③二级亲属 2 人及以上 50 岁前，患卵巢癌；④至少 1 位一级亲属携带已知 *BRCA1/2* 基因致病性遗传突变；或自身携带 *BRCA1/2* 基因致病性遗传突变。

(2) 具备以下任意一项者：①月经初潮年龄≤12 岁；②绝经年龄≥55 岁；③有乳腺活检史或乳腺良性疾病手术史，或病理证实的乳腺（小叶或导管）不典型增生病史；④使用“雌孕激素联合”的激素替代治疗不少于半年；⑤45 岁后乳腺 X 线检查提示乳腺实质（或乳房密度）类型为不均匀致密型或致密型。

(3) 具备以下任意两项者：①无哺乳史或哺乳时间<4 个月；②无活产史（含从未生育、流产、死胎）或初次活产年龄≥30 岁；③仅使用“雌激素”的激素替代治疗不少于半年；④流产（含自然流产和人工流产）≥2 次。

对于一般风险人群，推荐从 45 岁开始进行乳腺癌筛查，每 1～2 年应进行一次乳腺超声检查；如不具备乳腺超声检查条件，宜使用 MAM 检查。而对于高风险人群，则推荐从 40 岁开始进行乳腺癌筛查，每年应进行一次乳腺超声联合 MAM 检查，不推荐单独使用 MAM 检查进行筛查。因为一项纳入 6 个前瞻性筛查试验的荟萃分析显示，在具有乳腺癌家族史的高危人群中，MAM 虽然特异度为 94%，但灵敏度仅为 55%；对于不具备 MAM 检查条件的地区，宜选择乳腺超声进行检查；对于检测为 *BRCA1/2* 突变携带者，宜使用乳腺超声联合 MAM 进行检查后，加用乳腺 MRI 检查。

而对于高风险女性，比如携带 *BRCA1/2* 基因突变或有胸部放疗史的妇女，筛查的建议有所不同。*BRCA* 基因突变与乳腺癌的发生密切相关，<40 岁女性 *BRCA* 基因突变携带者患乳腺癌的概率大大增加。证据证实 *BRCA1/2* 携带者或有明显乳腺癌家族史者早期影像学检查可以减少死亡风险。因此，对于 *BRCA1/2* 携带者或有明显乳腺癌家族史者，建议 25～30 岁以后或在家族最年轻乳腺癌患者发病年龄提前 5～10 年开始联合影像学筛查，方法采用 MAM 和 MRI，有时加上超声。青少年时期接受胸部放射治疗者也是乳腺癌高风险人群，尤其是接受斗篷照射者，其成年以后乳腺癌发生率增加 13%～20%。有资料显示在 10～30 岁间接受大于 4Gy 胸部照射的年轻女性乳腺癌患病风险是同龄女性的 4～75 倍。儿童患霍奇金病接受胸部照射后，后 10 年就可能发生乳腺癌，在 40 岁时约 35%的患

者发展成乳腺癌。因此对青少年时期接受胸部放疗者,建议25岁以后或放疗8年以后常规进行每年1次MAM和MRI检查。

乳腺彩超是年轻女性常用的检查方法。由于中国女性乳腺癌发病年龄较欧美早约10年,呈“双峰”分布,乳腺组织相对较致密,MAM检出率低,而彩超对年轻乳腺癌的诊断相对敏感,因此40岁以下女性建议彩超检查,但不建议单纯使用彩超筛查,MAM联合超声可以提高检出率。另外,高风险妇女由于种种原因无法进行MRI检查者也可行彩超检查。《中国女性乳腺癌筛查与早诊早治指南(2021,北京)》中对于一般风险人群推荐单独使用乳腺超声进行筛查,而对于高风险人群,不推荐单独使用乳腺超声进行筛查。研究发现乳腺超声特异度约为99%,灵敏度约为70%。对于致密型乳腺的一般风险人群和高风险人群,推荐使用MAM检查联合乳腺超声进行筛查。在致密型乳腺人群中使用MAM检查联合乳腺超声进行筛查,灵敏度为96.20%,特异度为92.60%,在高风险人群中的灵敏度为93.20%,特异度为92.80%,显示超声联合MAM检查无论在致密型乳腺人群还是高危人群中均有较好的诊断准确性。综合考虑卫生经济学和筛查实际情况,推荐高风险人群和致密型乳腺人群使用MAM检查联合乳腺超声进行乳腺癌筛查。

MRI检查主要用于高风险妇女的筛查,灵敏度比MAM高,MRI联合MAM检查对高风险妇女乳腺癌的检出率最高,在月经周期的第7~10天进行MRI检查最佳。对于一般风险妇女不推荐使用乳腺MRI筛查为常规筛查。对于*BRCA1/2*基因突变携带者,灵敏度为78.30%,特异度为93.80%,可考虑使用。对于高风险妇女,MRI联合MAM的灵敏度达92.7%,明显高于超声联合MAM的52%,因此对于MAM诊断不明确的高风险妇女,建议进一步行MRI检查。但对于中、低风险妇女,MRI的假阳性会导致许多不必要的穿刺活检,且费用较高,应用指征尚不明确。而且应注意的是,MRI检查并不能降低乳腺癌局部复发和远处转移,不能改善乳腺癌预后。虽然MRI在所有单独筛查措施中灵敏度和特异度较高,但综合考虑MRI检查费用、检查时长和设备普及率等原因,并不将乳腺作为乳腺癌人群筛查的首要推荐,对于*BRCA1/2*基因突变携带者可结合经济能力考虑使用乳腺MRI进行筛查。

美国放射线学会(ACR)乳腺癌影像检查指南根据患病风险建议如下。

(1) 一般风险妇女(终身患乳腺癌风险<15%、非致密型乳房),40岁以后可以开始考虑每年1次MAM检查。

(2) 高风险妇女(终身患乳腺癌风险≥20%或一级亲属患有绝经前乳腺癌、本身*BRCA*或一级亲属为*BRCA*携带者、既往10~30岁间接受过胸部放疗、患其他会增高乳腺癌风险的遗传综合征):①*BRCA*携带者或一级亲属(如母女、姐妹)被证实*BRCA*携带者的妇女,建议在25~30岁开始进行筛查,30岁以后每年MAM和MRI检查1次,不早于25岁;②终身患乳腺癌风险≥20%或一级亲属患有绝经前乳腺癌,25~30岁每年MAM和MRI检查1次,不早于25岁,或在最年轻乳腺癌亲属患病年龄提前10年开始每年MAM和MRI检查1次;③10~30岁间接受过胸部放射治疗,治疗结束后8年开始每年MAM和MRI检查1次,25岁以前不推荐MAM;④活检证实小叶原位癌、小叶不典型增生、导管不典型增生、导管内癌、浸润性乳腺癌患者,从诊断即刻起每年MAM检查1次(不限年龄),MRI或超声检查也可以考虑;⑤患其他增高乳腺癌风险的遗传综合征(如利-弗劳梅尼综合征,Li-Fraumeni syndrome, LFS)。

(3) 对于中度风险女性(终身患乳腺癌风险15%~20%,患者有小叶增生、非典型增生),建议每年MAM检查,部分患者可考虑增强MRI筛查。

第四节　治疗

年轻和年长的乳腺癌在局部治疗原则上相同。年轻患者更多选择保乳手术,无法保乳者应考虑乳房重建,年轻患者也更关心治疗不良反应、对性生活以及对体态的影响。局部肌皮组织不能满足美容要求时,可以行皮肤移植或保留乳头乳晕复合体的一期重建,在局部复发、远处转移和长期生存上均与改良根治术没有差别。T_3或T_4者优选二期重建,以避免放疗引起植入物相关并发症。术前行前哨淋巴结活检有助于综合治疗方案的确定。本节重点介绍年轻乳腺癌治疗中比较特别的几个问题，如保乳、局部放疗和辅助内分泌治疗的特点。

一、保乳治疗

对于年轻乳腺癌患者而言，外科治疗更需做好肿瘤疗效、术后美观和远期并发症之间的平衡。由于年轻乳腺癌患者具有更高侵袭性以及更高的切缘阳性发生率等特点，年轻患者接受保乳手术治疗后的局部复发率要高于年长患者。既往研究显示，早期年轻乳腺癌保乳治疗与改良根治术比较，保乳治疗的局部复发率高，<35 岁的局部复发率是>60 岁的 9 倍。但由于保乳术后局部放疗的引入，降低了大约 2/3 的局部复发率。在<40 岁的早期年轻乳腺癌中，保乳手术虽然局部复发率较高，但保乳＋放疗的远处转移率和长期生存与改良根治术相似。目前已有充分证据说明早期年轻乳腺癌保乳＋全乳放疗与改良根治术相比，远处转移率或总生存都没有显著差异，而且年轻乳腺癌患者同样能进行前哨淋巴结活检。目前尚无专门针对年轻乳腺癌患者前哨淋巴结活检的随机对照临床研究，既往 NSABP B-32 研究（≤49 岁的人群占 26%）比较了临床腋阴性的乳腺癌患者行前哨淋巴结活检或直接腋清扫的总生存、无病生存、局部复发和手术并发症等情况，两组患者的 8 年无病生存率和局部复发率无明显差异。结合现有的临床研究结果和临床实践，推荐符合前哨淋巴结活检指征的年轻患者首选前哨淋巴结活检作为腋窝分期方式。不能行保乳治疗的年轻乳腺癌患者也可以选择乳房重建，重建时机可以根据患者体型、后续治疗方案选择一期重建或二期重建；重建方式可以选择假体重建或自体组织重建。

对于高危患者（<50 岁和高级别），全乳放疗后建议行瘤床局部加量，通常为 2 Gy/Fx，共 10～16 Gy。也有报道可以采用在保乳术后全乳放疗 46～50 Gy 的基础上加用单次高剂量 7 Gy，10 年局部复发率 4.3%，5 年总生存率 92.1%，10 年总生存率 87.3%。因此年轻并不是保乳手术的禁忌证。NCCN 指南、St. Gallen 专家共识和《中国抗癌协会乳腺癌诊治指南与规范》中均对乳腺癌外科治疗给出了相关建议：具备保乳条件和意愿的患者可以选择保乳治疗，保乳治疗的生存率和远处转移发生率与乳房切除的患者相似；前哨淋巴结活检是临床腋淋巴结阴性患者的首选腋窝分期方式。

目前缺乏针对年轻乳腺癌患者分子分型和保乳术后局部复发风险的前瞻性数据。回顾性荟萃分析发现管腔型乳腺癌患者的局部复发率低于 *HER2* 过表达型和三阴性乳腺癌；无论在保乳术后还是乳房切除术后，三阴性乳腺癌患者的局部复发率均较高。对 *HER2* 过表达型和三阴性乳腺癌保乳术后需加强随访，但目前年轻乳腺癌是否需要根据分子分型结果来选择是否保乳尚无定论。

BRCA 突变乳腺癌的保乳治疗存在一定争议。数据显示携带 *BRCA* 突变乳腺癌患者的 5～10 年同侧乳腺癌局部复发率并未显著高于非突变患者，而主要体现在对侧乳腺癌风险的增加。北京大学肿瘤医院研究发现，携带 *BRCA1*、*BRCA2* 胚系致病突变的患者和非携带者保乳术后复发率分别为 1.4%、7.5%、3.9%，在进行了年龄、家族史等多因素校正后，保乳手术在无远处转移生存和总体生存方面均与全切除手术无差异。因此，*BRCA1/2* 胚系致病突变并非乳腺癌患者保乳手术的绝对禁忌证。

在行肿块切除的早期乳腺癌患者中，年龄是预测乳腺局部复发的独立的危险因素，除了年龄对局部复发有影响之外，还有其他因素影响年轻乳腺癌患者保乳术后局部复发率和远期生存率，包括切缘情况、局部放疗加量、辅助全身治疗等。一项研究显示，切缘阳性、不确定、阴性的患者的局部复发率分别为 11.9%、6.9%和 3.1%，切缘阳性者的 10 年生存率为 75%，切缘阴性者的 10 年生存率为 92%。多因素分析表明年龄和切缘状态是影响预后的独立危险因素，说明了谨慎处理年轻患者手术切缘的重要性。对年轻乳腺癌患者术后放疗局部加量也能降低局部复发率。另外，他莫昔芬（TAM）可使原位导管癌患者的局部复发风险降低（50 岁以下患者下降更明显）。

关于对侧乳房预防性切除问题：由于年轻乳腺癌具有高危特征，包括 ER/PR 阴性或 HER2 富集亚型、组织学 3 级和脉管侵犯，携带有害的基因突变的比例较高，携带 *TP53* 突变的年轻乳腺癌患者发生放射诱导的继发恶性肿瘤的风险较高；年轻乳腺癌患同侧或对侧新原发性乳腺癌的终生风险显著增加，保乳治疗后发生局部复发的风险与 60 岁以上的女性相比要高出 9 倍，携带 *BRCA1/2* 基因突变的乳腺癌患者对侧乳腺癌的年发生率可以达到 3%，而乳腺癌整体人群这一概率只有 0.6%。北京大学肿瘤医院研究也显示，*BRCA1* 和 *BRCA2* 突变非携带者对侧乳腺癌的 10 年累积发病风险为 3.2%，而携带者乳腺癌患者对侧乳腺癌的 10 年累积发病风险分别为 15.5%和 17.5%，是非携带者的 4.5 和 5.5 倍。因此年轻乳腺癌比老年女性更有理由选择双侧乳房预防性切除。但对侧预防性乳房切除术(CPM)对预后影响的生存数仍存在争议。既往 SEER 数据库回顾性研究曾表明 CPM 能减少Ⅰ/Ⅱ期、ER 阴性的 18～49 岁患者乳腺癌相关死亡率，5 年生存率略有提高，但更多的研究发现早期年轻乳腺癌患者行 CPM 并无生存获益，即使对于有家族史或 *BRCA* 基因突变危险因素者，CPM 也不会增加生存。大型三期 POSH 研究发现，携带 *BRCA1* 或 *BRCA2* 基因突变的年轻乳腺癌患者与散发性乳腺癌患者相比较，总生存没有差别，对于携带 *BRCA1* 或 *BRCA2* 基因突变的三阴性乳腺癌，早期 CPM 并不能带来生存获益。

实际临床工作中，应与患者就手术方式进行沟通，告知可选择的手术方式及其利弊，包括保乳手术＋放疗、同侧乳房切除±乳房重建和双侧乳房切除±乳房重建。告知保乳后同侧复发风险增高和对侧乳腺癌风险、同侧或对侧全乳切除并不能降低乳腺癌死亡率等。对于携带 *BRCA1/2* 致病胚系突变的乳腺癌患者，尤其是有乳腺癌家族史、患侧乳腺癌预期 5～10 年治愈率高的患者，可以在与患者充分沟通患侧复发和对侧新发乳腺癌的风险，充分考虑患者年龄、家族史及个人意愿等条件基础上，考虑行 CPM。

二、放射治疗

保乳术后放疗可以降低年轻乳腺癌局部复发，对于腋淋巴结阳性、脉管浸润、年轻、高分级的患者行保乳手术后，建议行瘤床加量。EORTC 研究证实，保乳手术后的全乳照射加瘤床加量可以进一步降低局部复发，年轻乳腺癌患者瘤床局部加量 16Gy 能使局部复发率从 19.4%降到 11.4%。对年轻乳腺癌不主张做加速部分乳腺照射(APBI)。全乳切除术后的照射指征为 T_3 或 T_4、腋淋巴结阳性、R_1 切除。

三、全身治疗

全身治疗包括化疗、内分泌治疗、靶向治疗。辅助化疗方案的选择上，年轻乳腺癌与年长乳腺癌在抗 *HER2* 靶向治疗、晚期化疗方面原则一致，在辅助化疗和辅助内分泌治疗方面有所不同。<50 岁患者接受蒽环类联合化疗可以减少 38%的死亡风险，指南推荐淋巴结阳性和高危淋巴结阴性患者适用紫杉类方案，化疗性闭经(CIA)6 个月以上能改善生存。与老年女性相比，年轻乳腺癌具有高危特征，包括 ER2 阴性/PR 阴性或 HER2 富集亚型、3 级组织学和血管/淋巴管浸润，而且即使与组织学亚型和激素受体表达亚组匹配后年轻乳腺癌患者的生存预后更差，在早期乳腺癌治疗后发生远处复发的风险较高。

(一) 内分泌治疗

关于术前新辅助内分泌治疗，研究显示卵巢去势联合芳香化酶抑制剂(AI)(GnRHa＋来曲唑或阿那曲唑)对激素受体(HR)阳性/HER2 阴性的年轻乳腺癌患者的 ORR 可达 50%～70%，高于 GnRHa＋TAM，但关于新辅助内分泌治疗和新辅助化疗比较的研究不多。一项Ⅱ期临床研究发现，绝经后妇女 AI 新辅助内分泌治疗与化疗在临床获益率、pCR 率方面类似，而在“GEICAM/2006-03”研究中有部分绝经前乳腺癌患者接受了 GnRHa＋依西美坦(EXE)新辅助内分泌治疗，与 EC-T 方案新辅助化疗比较，新辅助内分泌组的预后更差。因此，新辅助内分泌治疗一般用于绝经后、HR 阳性、组织学分级较低的老年患者，年轻乳腺癌因 HR 阳性率低、Ki-67 增殖指数较高、进展较快等原因，目前各项指南均不建议年轻乳腺癌患者进行除临床研究以外的常规新辅助内分泌治疗。

关于术后辅助内分泌治疗，EBCTCG 的荟萃分析纳入 37 000 名患者，随访 15 年后发现 5 年的 TAM 能够降低复发风险 47%，降低死亡风险 26%，并且 5 年的效果优于 1 年或 2 年 TAM；即使到了第 15 年，与安慰剂比较，5 年的 TAM 依然能够使复发风险和死亡风险明显下降。因此 5 年 TAM 成为绝经前激素受体阳性早期乳腺癌患者的标准治疗。TAM 同样适用于低复发风险的年轻患者。尽管 TAM 可能反馈刺激雌二醇升高，但尚无证据表明 TAM 引起的雌二醇升高与患者预后有相关性。TAM 的活性代谢产物吲哚昔芬在 CYP2D6 弱或中等代谢型人群中有所减少，从而影响 TAM 的疗效。另一种选择性雌激素受体调节剂(SERM)类药物托瑞米芬不经过 CYP2D6 酶代谢，中国医学科学院肿瘤医院研究显示，中国人群 *CYP2D6* ＊10T/T 基因型（突变纯合子型）亚型患者使用托瑞米芬较 TAM 的获益更加显著（5 年无病生存率 90.9% *vs* 67.9%，$P=0.031$）。但是托瑞米芬目前在中国仅获批用于晚期乳腺癌患者，因此对年轻乳腺癌在辅助治疗中应谨慎使用托瑞米芬。

研究发现激素受体阳性乳腺癌患者可能存在术后2～3年和7年两大复发高峰。根据aTTom和ATLAS两项大型研究结果，内分泌时间延长治疗有助于降低患者的复发风险，10年TAM较5年TAM更能降低乳腺癌的复发风险和死亡风险（5～9年获益不明显，10年后获益明显，相对复发风险下降25%～28%，相对死亡风险下降22%～29%）。因此，目前绝经前乳腺癌辅助化疗结束后内分泌治疗为TAM 20 mg/d 5～10年。

除了延长内分泌治疗时间，研究者还在增加内分泌治疗强度方面进行了尝试。由于年轻患者化疗很难引起绝经，对于高危复发风险的绝经前患者，人们考虑在TAM基础上加用卵巢去势包括卵巢切除、放疗和GnRHa是否能进一步提高疗效。既往有研究表明40岁以下的年轻患者化疗后单独使用GnRHa或联合TAM有益。著名的SOFT研究入组后随机分为3组——TAM 5年、TAM＋卵巢功能抑制（ovarian function suppression，OFS）5年、EXE＋OFS 5年。TEXT研究随机分为2组——TAM＋OFS 5年、EXE＋OFS 5年。SOFT研究主要目的是评估TAM＋OFS是否优于单用TAM，次要目的是比较EXE＋OFS、TAM＋OFS和TAM 3组间的优劣，主要评估哪些患者需要联合卵巢抑制；而TEXT研究主要目的是比较EXE＋OFS和TAM＋OFS之间的优劣，由于TEXT研究的人群与SOFT研究的部分人群重叠，通过TEXT和SOFT联合研究评估EXE＋OFS否优于TAM＋OFS，也就是OFS治疗中EXE的地位问题。

2017年SOFT及TEXT研究公布了随访8年数据：在整体人群中，OFS＋TAM较TAM显著延长无病生存率（DFS）（83.2% *vs* 78.9%，*HR* 0.76；95%*CI* 0.62～0.93，$P=0.009$）及总生存率（*OS*）（93.3% *vs* 91.5%，*HR* 0.67；95% *CI* 0.48～0.92）。OFS＋AI较TAM在整体人群中显著延长DFS(85.9% *vs* 78.9%，*HR* 0.65；95%*CI* 0.53～0.81)，但在OS方面未显示出优势（92.1% *vs* 91.5%，*HR* 0.85；95%*CI* 0.62～1.15）。对预先分层的低危/中高危亚组分析发现，未化疗亚组（低危）和化疗亚组（中高危）患者的DFS获益趋势一致。化疗亚组OFS＋TAM *vs* TAM随访8年的DFS分别为76.7% *vs* 71.4%；未化疗亚组8年的DFS分别为90.6% *vs* 87.4%。而事后亚组分析还发现，在＜35岁的人群中，OFS＋TAM *vs* TAM随访8年的DFS分别为73% *vs* 64.3%。同时，TEXT/SOFT联合分析研究结果（2017年）显示，OFS＋AI较OFS＋TAM显著改善8年DFS（86.8% *vs* 82.8%，*HR* 0.77，95% *CI* 0.67～0.90，$P<0.001$）、无浸润性乳腺癌间期（BCFI）（*HR* 0.74，95%*CI* 0.63～0.87）以及无远处复发间期（*HR* 0.80；95%*CI* 0.65～0.96）。不良反应方面：加用OFS后，增加了更年期综合征、抑郁、高血压、糖尿病、骨质疏松的风险，但在可接受范围内。

总体来说，从8年随访的结果来看，SOFT研究证实了在绝经前女性乳腺癌患者中TAM/AI＋OFS可以减少复发和提高总生存，这颠覆了既往SOFT 5年随访研究的结果，也从侧面印证了ER阳性乳腺癌在复发模式上的特殊性以及ATLAS和aTTom的研究结果，即内分泌治疗获益在5年甚至10年后更加明显。另外，2017年ESMO大会上一项来自葡萄牙的"真实世界研究"发现，辅助OFS＋AI/TAM能改善绝经前激素受体阳性早期乳腺癌的OS，OFS＋AI/TAM与没有接受OFS的患者相比，显著降低患者死亡风险达50%，绝对获益达2.1%。在"真实世界"中再次肯定了辅助OFS＋AI/TAM对绝经前HR阳性乳腺癌治疗的疗效。

由于SOFT/TEXT事后亚组分析中发现＜35岁的患者获益特别明显，因此一项TEXT/SOFT亚组研究针对＜35岁年轻女性乳腺癌辅助内分泌治疗的疗效、依从性及生活质量进行了深入的评估报告，结果发现，对于＜35岁、HER2阴性、接受化疗的患者，OFS＋TAM/EXE在BCFI、DRFI方面均优于TAM。对BCFI来说，在SOFT研究中，EXE＋OFS组为83.2%（95%*CI* 72.7%～90.0%），TAM＋OFS组为75.9%（95% *CI* 64.0%～84.4%），TAM单药组为67.1%（95%*CI* 54.6%～76.9%）；在TEXT研究中：EXE＋OFS组为81.6%（95%*CI* 69.8%～89.2%），TAM＋OFS组为79.2%（95% *CI* 66.2%～87.7%）；对DRFI来说，在SOFT研究中，EXE＋OFS组为84.4%（95% *CI* 74.0%～90.9%），TAM＋OFS组为77.3%（95% *CI* 65.5%～85.5%），TAM单药组为74.6%（95%*CI* 62.7%～83.2%）；TEXT研究中：EXE＋OFS组为

81.0%(95%*CI* 68.8%~88.8%),TAM+OFS组为80.9%(95%*CI* 68.1%~89.0%)。不良反应及生活质量方面,对于<35岁并接受OFS的患者,最明显的症状是血管舒缩症状,在6个月时症状最严重,之后逐渐好转,而在TAM单药组这种症状逐渐加重;与≥35岁者相比,<35岁者有更严重的不良反应如盗汗等,这可能是基线差异引起。从治疗依从性上来说,<35岁患者对口服内分泌治疗的不依从性和使用OFS的不依从性都明显多于≥35岁者。应注意的是,不依从性与总生存下降相关。

因此,对于年龄<35岁的HR阳性乳腺癌患者,OFS联合TAM或EXE辅助内分泌治疗,相比单药TAM可以提高BCFI及DRFI的获益;虽然年龄<35岁患者使用含OFS的辅助内分泌治疗的围绝经期症状明显,但并不比≥35岁的绝经前患者更严重。GnRHa的最佳疗程目前尚无定论。既往2~3年疗程的临床研究证实了其良好的安全性和耐受性,SOFT/TEXT研究中GnRHa使用5年,因此,GnRHa辅助内分泌治疗的疗程建议为2~5年。若GnRHa联合AI,基于SOFT/TEXT数据应选择5年。GnRHa每月剂型与3个月剂型的临床结局相似,因此3个月剂型也是一种合理选择。两种剂型的GnRHa均有一定的卵巢逃逸率,3个月剂型GnRHa的卵巢逃逸率为4.8%~9.38%,1个月剂型的卵巢逃逸率为3.6%~12.20%;尚无证据表明两种剂型的卵巢逃逸率具有统计学差异。卵巢逃逸的发生与患者年龄显著相关,年轻患者发生卵巢逃逸的可能性更大,接受过化疗的患者卵巢逃逸率较低;卵巢逃逸率随GnRHa治疗时间的延长而下降。但目前尚未明确卵巢逃逸与生存的相关性,因此在GnRHa应用期间并不强制监测激素水平。

对使用GnRHa5年以上的情况尚无明确数据。关于GnRHa开始使用的时间,既往SOFT研究中在末次化疗后8个月内确认为绝经前状态后,再接受卵巢功能抑制,这将导致观察时间过长,造成GnRHa使用空档期。已有研究显示GnRHa同步化疗不影响患者的生存获益,因此,GnRHa可以在化疗结束后直接序贯使用,已接受化疗的患者不推荐确认卵巢功能状态后再使用GnRHa。同步使用GnRHa和AI治疗,或在开始GnRHa治疗2~3周后或确认卵巢功能抑制后再开始AI治疗,均是可以接受的。

如果卵巢功能抑制耐受性良好,未来不再考虑生育,部分女性可能会选择输卵管卵巢切除术而不是GnRHa抑制卵巢功能。特别是携带胚系易感基因突变(如*BRCA1/2*、*BRIP1*、*RAD51C/D*或Lynch综合征)的女性,由于其罹患卵巢癌的风险增加,更可能从预防性的双侧输卵管卵巢切除术中获益。

基于上述证据,对于绝经前乳腺癌,特别是年轻高危复发风险乳腺癌的患者,2021版NCCN及CSCO指南推荐术后辅助内分泌治疗采用卵巢去势5年+AI。

(二)化疗

尽管年轻乳腺癌患者的预后较差,但很少有完全针对该人群的数据。临床试验的荟萃分析表明,<50岁和>50岁患者从辅助化疗中能够获得类似的受益,但仍较缺乏<40岁的年轻乳腺癌的数据。因此年轻乳腺腺癌化疗方案的选择应参考现行临床诊疗指南推荐。尽管年轻乳腺癌患者复发转移风险较高、总体生存较差,但目前大部分专家并不推荐高强度化疗方案,仅凭年龄因素进行化疗决策可能存在过度治疗的风险,而应与年长的患者一样考量疾病分期、分子分型等综合因素。

辅助化疗能有效降低年轻乳腺癌患者的复发风险,其部分原因是年轻乳腺癌侵袭性高、ER阴性者的比例较高。蒽环和紫杉烷类是(新)辅助中的主要药物。EBCTCG荟萃分析结果显示,早期乳腺癌接受含紫杉烷或蒽环方案治疗的死亡风险未受年龄影响,虽然剂量密集方案可提高疗效,但毒性较大。新辅助化疗是早期三阴性乳腺癌的首选,获得pCR患者的预后明显优于non-pCR患者,而且针对non-pCR患者的术后卡培他滨强化治疗也能改善这部分预后较差患者的预后。年轻是新辅助化疗获得pCR的关键因素,不论HR阳性/HER2阴性亚型还是三阴性亚型,<40岁患者更容易获得pCR。年轻患者接受术前化疗可以降低疾病分期,使其更适于接受保乳手术,而免于接受影响美观的根治术,达到pCR者还可能转化为生存获益。

(1) HR阳性/HER2阴性乳腺癌:年轻的晚期乳腺癌治疗原则与年长晚期乳腺癌基本一致。由于近年来基因芯片复发评分CRS作为评估是否化疗的参考被引入辅助化疗领域,是否基因低危的年轻乳腺癌患者能够免除化疗呢?TAILORx前瞻性对照研究入组腋淋巴结阴性、HER2阴性、ER和/或PR阳性、肿瘤>1 cm(或0.6~1.0 cm且组织学分级为中高级)的患者进行21基因检测,低危患者

(RS 0～10 分)仅需内分泌治疗,9 年远处复发率仅 2%～3%,高危患者(RS 26～100 分)行内分泌+化疗,而对中危患者(RS 11～25 分)进行随机分组。总体结果显示:中危(RS 11～25 分)患者单纯内分泌组非劣效于内分泌+化疗组,单纯内分泌组 9 年无病生存率为 83.3%,而内分泌+化疗组为 84.3%,两组之间无论无侵袭性疾病生存(iDFS)、无远处复发生存期(DRFS)、无复发生存期(RFS)、OS 都没有差异。但是对于年轻乳腺癌,亚组分析显示年龄≤50 岁的亚组从化疗中获益较大。其中 RS 16～20 分患者加用化疗的 5 年 DRFR 提高 0.8%,9 年 DFR 提高 1.6%;RS 21～25 分的患者加用化疗获益更大,5 年 DRFR 获益 3.2%,OS 提高 4.4%,9 年 DRFR 提高 6.5%,OS 提高 8.7%。总体来说,年龄≤50 岁的患者中约有 60%的患者 RS 为 16～25 分,这部分人群从辅助化疗中获益较大。然而,该获益是否归功于化疗或是化疗所致的绝经尚未可知。

首先因为 SOFT/TEXT 的 STEPP 联合分析显示,绝经状态(OFS+AI)对于临床中风险患者的绝对无进展生存期比单独 TAM 增加 4%～5%,临床高风险患者增加 10%～15%,这表明在 RS 中危的年轻乳腺癌内分泌治疗基础上加用化疗的受益至少有部分是源于化疗导致的“绝经状态”而非完全化疗的获益。

其次,TAILORx 入组的患者相对低危(约 70%为 T_1,约 90%为 G_1～G_2,74%为临床低危),这可能也是非劣效结果的原因之一。对于<40 岁的年轻乳腺癌患者,虽然该研究中显示低危组仅用内分泌治疗的 5 年 DRFI 就能达到 99%,但其中仅仅 4%的患者<40 岁,因此年轻乳腺癌即使是 RS 低危,豁免化疗也依然证据不足。

21 基因检测在指导 HR 阳性/HER2 阴性且腋淋巴结阴性的低风险乳腺癌患者群体中的临床价值已被认可。对于 1～3 枚淋巴结阳性的患者,根据 21 基因检测判断豁免化疗是否可行? 2020 年圣安东尼奥乳腺癌研讨会(SABCS)报道了 RxPONDER 研究的中期分析结果。研究纳入 RS≤25 的乳腺癌患者,随机分为化疗序贯内分泌治疗(CET)和单纯内分泌治疗(ET)组,结果显示,总体人群中,RS≤25 分的患者加用化疗并无获益,两组的 5 年 iDFS 无显著差异(P=0.30)。但绝经前患者可从化疗中显著获益,5 年 iDFS 绝对获益 5.2%(94.2% *vs* 89.0%, P=0.000 4),而绝经后患者未能从加用化疗中获益(P=0.82)。

另一个探讨淋巴结阳性(≤3 枚)患者是否能够豁免化疗的研究是 MINDACT,该研究通过传统的临床病理特征和 70 基因检测来评估患者的复发风险。两者均低风险(cL/gL)的患者不进行化疗;两者均高风险(cH/gH)的患者进行化疗;而其中一种高风险(如 cH/gL 或 cL/gH)的患者则随机化,采用在内分泌治疗基础上±化疗的方式,以进一步寻找可以避免化疗的患者。2016 年报道中位随访 5 年结果,cH/gL 组中,化疗组较不化疗组的 5 年 DMFS 获益增加约 1.5%(95.9% *vs* 94.4%, P=0.27),对于 cL/gH 组,化疗带来的 DMFS 获益更小(95.8% *vs* 95.0%, P=0.66)。表明在总体人群(不考虑年龄因素时)中,在临床低风险时,即便基因高风险,化疗也不能带来获益;而对临床高风险患者,倘若提示基因低风险,化疗带来的获益也非常有限。2020 年美国临床肿瘤学会(ASCO)大会报道了 MINDACT 试验随访 8.7 年的二次分析结果,cH/gL 患者不接受化疗者 5 年 DMFS 率达 95.1%,95%可信区间(CI)为 93.1%～96.6%,区间下界仍然大于阈值 92%。5 年 DMFS 率绝对差达到了 2.6%,虽然较随访 5 年的结果 1.5%有所提高,但是差异依然没有统计学意义。因此从更新结果来看,不论是 cH/gL 或 cL/gH,似乎都不能从加用化疗中获益。但这个结果对于年轻乳腺癌则需谨慎对待。探索性亚组分析中虽然 cH/gL 患者中 50 岁以上的、绝经后女性加用化疗的 5 年 DMFS 获益仅为 0.2%,但对于 50 岁以下、绝经前患者,加用化疗 5 年 DMFS 获益高达 5%。该结果类似 TAILORx 研究。特别要注意的是,随机入组患者中仅 6.2%的患者<40 岁,因此目前还难以判断年轻乳腺癌是否能根据基因复发风险评估结果来决定是否化疗。此外,对于 cL/gH 小肿瘤亚组($T_{1a\sim b}$)分析显示化疗组 5 年 DMFS 优于未化疗组(92.3% *vs* 84.5%),虽然样本数不大,但也给我们提示:小肿瘤患者中存在一部分高侵袭性亚群,70 基因风险评估可以帮助我们从小肿瘤患者中将此部分亚群患者甄别出来并进行有效的规范化治疗。

因此,目前根据 TAILORx、RxPONDER 或 MINDACT 研究结果,通过 21 基因检测或 70 基因检测对 RS 11～25 分或高风险患者进行化疗豁免的时候需要慎重考虑,特别是在目前我国基因检测标准化问题尚未解决以及缺少中国人群数据的情况下,我们应充分结合临床风险因素(特别是年龄、是否绝经、肿块大小、组织学分级等)来考虑是否可以豁免化疗。

(2) HR 阴性/HER2 阴性乳腺癌:TNT 研究显示,卡铂在 *BRCA1/2* 突变晚期三阴性乳腺癌患者中的疗效优于紫杉醇,因此铂类在晚期乳腺癌阶段可以作为 *BRCA1/2* 突变患者的优选化疗药物。但 *BRCA1/2* 突变患者辅助治疗阶段的最佳化疗方案尚无定论。我国的 PATTERN 研究显示,紫杉烷联合卡铂辅助化疗与传统蒽环-紫杉烷联合方案相比能够改善三阴性乳腺癌患者的无病生存(5 年无病生存率 86.5% *vs* 80.3%,*HR* = 0.65),并且在 *BRCA* 突变亚组中观察到一致的生存获益。因此针对携带致病 *BRCA* 突变的年轻乳腺癌患者的辅助化疗可以考虑含铂方案。对于三阴性乳腺癌新辅助治疗,GeparSixto 研究、CALGB40603 研究和 BRIGHTNESS 研究均提示在蒽环和/或紫杉烷基础上联合铂类可显著提高新辅助治疗 pCR 率,甚至有进一步延长长期生存的潜力。NeoCART 研究结果显示,DCb 方案组的 pCR 率较组 EC-D 方案显著提高,但两组生存获益无统计学差异。由于缺乏大型Ⅲ期随机对照试验,目前临床不常规推荐含铂方案用于三阴性乳腺癌新辅助治疗。而蒽环类在 HER2 阴性乳腺癌辅助治疗中是否能舍弃尚无定论。因为多项荟萃分析已证实蒽环类在早期乳腺癌辅助化疗中的地位。虽然 US Oncology 9735 研究提示,4 个周期 TC 方案优于 4 个周期 AC 方案,但该研究缺陷在于没有考虑分子分型以及研究终点事件的影响,且对于淋巴结阳性的高危患者,4 个周期方案显然是不足的。此外,ABC 研究和 PlanB 研究结果的不一致也提示对于中高危(特别是淋巴结阳性)的 HER2 阴性乳腺癌,蒽环类治疗仍然占据重要地位。

年轻乳腺癌中有 6%～12%存在 *BRCA1/2* 突变。在 *BRCA* 存在缺陷的细胞中,由于 *BRCA1/2* 介导的同源重组修复通路障碍,其他 DNA 修复路径变得更为重要,而多腺苷二磷酸核糖聚合酶(PARP)是 DNA 单链断裂修复的关键酶,因此具有 *BRCA1/2* 突变的乳腺癌对 PARP 抑制剂(如奥拉帕利、维利帕尼)更为敏感。研究还发现 *BRCA* 突变的乳腺癌对铂类药物敏感,两者联合有协同作用。I-SPY 2 研究发现,接受维利帕尼和卡铂联合新辅助治疗的三阴性乳腺癌患者,其病理 pCR 率要高于仅接受标准治疗的对照组。2016 年Ⅱ期 BROCADE 研究中,将携带 *BRCA1/2* 突变的晚期乳腺癌分为紫杉醇＋卡铂联合或不联合维利帕尼两组,发现维利帕尼组提高了客观缓解(ORR)率。国际多中心随机、开放性临床Ⅲ期 OlympiAD 研究的目的是评价口服 PARP 抑制剂奥拉帕利与医生选择的标准化疗方案在具有 *BRCA*1/2 突变的 HER2 阴性转移性乳腺癌患者中的疗效和耐受性。纳入 302 例胚系 *BRCA1/2* 突变的 HER2 阴性晚期乳腺癌患者,患者既往接受≤2 线的化疗,既往化疗必须包括蒽环和紫杉烷类,如患者在辅助/新辅助化疗期间曾接受铂类药物,则化疗开始与入组随机间期必须>12 个月,如患者曾接受针对晚期疾病的铂类药物化疗,则不能有铂类药物化疗期间进展的事件。302 例患者接受了受试药物治疗,以 2 ∶ 1 随机分组,奥拉帕利 300 mg bid 组 205 例,化疗组 97 例。主要终点为盲态独立中心审查(BICR)的 PFS (RECIST v1.1 标准)。关键次要终点为 OS、二次无进展生存期(PFS2)、ORR、安全性以及健康相关生活质量(HRQoL)。主要研究终点 BICR 评估的 PFS 显示,与化疗相比,Olaparib 组将 PFS 从 4.2 个月延长至 7.0 个月,显著降低了 42%疾病进展风险,*HR* 为 0.58,研究者评估的 PFS 以及 PFS2 的结果均进一步支持主要研究终点的结果。总生存数据目前尚未成熟。至首次后续治疗时间(TFST)和至二次后续治疗或死亡时间(TSST)结果与 PFS 的获益一致。奥拉帕利组患者 ORR 达 60%,显著高于化疗组(29%)。奥拉帕利组患者生活质量评分改善显著高于化疗组,3 级以上不良反应则明显低于化疗组(36.6% *vs* 50.5%),因不良反应导致治疗中断者,奥拉帕利组为 5%,化疗组为 8%。奥拉帕利组不良反应与之前卵巢癌相关研究中报道的一致,恶心、呕吐、贫血是最为常见的不良反应。该研究是第一项 PARP 抑制剂用于 *BRCA* 突变乳腺癌治疗的Ⅲ期临床研究,显示了奥拉帕利在 *BRCA* 突变晚期乳腺癌患者中具有显著疗效。2021 年 ASCO 报道的 OlympiA 研究是大型全球多中心、Ⅲ期随机对照试验,研究发现,对于复发高危、携带 *gBRCA1/2* 突变的 HER2 阴性乳腺癌患者,在标准治疗后加上奥拉帕利辅助强化治疗,可显著提升 3 年 iDFS 和 DDFS, OS 具有获益趋势,3 年 OS 率为 92.0% *vs* 88.3%,绝对获益率 3.7%(*HR* 0.68, *P*=0.02),且耐受性和安全性良好,患者生活质量没有明显降低。此外患者中枢神经系统复发转移风险降低(2.4% *vs* 3.9%)。对于存在 *gBRCA1/2* 突变的患者,第二原发肿瘤的发生率增加。在本研究中，尽管相当比例的（20%～40%）患者进行了双侧乳房、双侧卵巢/输卵管切除术，但安慰剂组中仍有 32 例（3.5%）患者发生第二原发肿瘤，而奥拉帕利组仅 19 例（2.1%）。相较于另一个常用的三阴型乳腺癌术后强化药物卡培他滨，奥拉帕利的优势在于可用于既往新辅助治疗中应用过铂类的患者。

（3）HER2 阳性乳腺癌：抗 HER2 辅助治疗（曲妥珠单抗和帕妥珠单抗）显著改善了 HER2 阳性乳腺癌的预后和生存，但与蒽环类药物联用存在加重心脏毒性的风险，因此 HER2 阳性乳腺癌“去蒽环”的呼声越来越大。

BCIRG-006 研究共入组 3 222 例 HER2 阳性早期乳腺癌患者。A 组接受 AC 序贯多西他赛，B 组接受 AC 序贯多西他赛＋曲妥珠单抗，C 组接受多西他赛＋卡铂＋曲妥珠单抗。结果显示，与 A 组相比，B 组和 C 组的 5 年 DFS 率和 OS 率均显著延长，而 B 组和 C 组的 5 年 DFS 率和 OS 率差异没有统计学意义。此外，TRAIN-2 研究和 TRYPHAENA 研究均提示在 HER2 阳性乳腺癌患者中，紫杉烷类＋卡铂联合曲妥珠单抗/帕妥珠单抗较含蒽环类方案更具优势。针对 HER2 阳性小肿瘤的 APT 研究 406 例患者中有 33%的患者年龄在 50 岁以下，7 年 DFS 率 93%（95%*CI* 90.4%～96.2%），7 年 OS 率 95%（95%*CI* 92.4%～97.7%），仅 1%患者发生远处转移。此外，在接受 wPH 方案（12 周的辅助紫杉醇联合一年的曲妥珠单抗）治疗的绝经前妇女（中位年龄为 44 岁）中，只有 28%出现了长期闭经，这表明与含有烷基化剂的方案相比，wPH 的促性腺毒性更小。因此对于浸润灶直径＜2 cm 的 HER2 阳性年轻乳腺癌，也可采用 wPH 方案。根据 ATEMPT 临床试验，T-DM1 的 3 年 iDFS 为 97.8%（95%*CI* 96.3～99.3），不劣于 wPH 方案，因此 T-DM1 也是 HER2 阳性小肿瘤乳腺癌女性的另一种辅助治疗选择。值得注意的是，T-DM1 的闭经率至少与 wPH 方案相似，且 T-DM1 引起的脱发和神经病变比 wPH 更少。对于肿块较大或淋巴结阳性、HER2 阳性的年轻乳腺癌患者的新辅助治疗，新辅助化疗联和抗 HER2 双靶向治疗（曲妥珠单抗和帕妥珠单抗）是首选，根据 KATHERINE 研究数据，non-pCR 的年轻乳腺癌采用 T-DM1 优于辅助 TH 治疗的 3 年疾病生存率（86.5% *vs* 74.9%）。

综合考虑，由于去蒽环的数据主要来自于欧美国家的临床试验，而且 HER2 阳性肿瘤的异质性较高（HR 阳性/HER2 阳性和 HR 阴性/HER2 阳性），大部分专家对去蒽环策略持谨慎态度。

第五节　年轻乳腺癌的特殊问题

年轻乳腺癌是一群特殊的人群，其年龄的特殊性使得病人在生育保留、怀孕、遗传咨询问题、避孕等方面与普通人群存在不同，特别是随着乳腺癌疗效的提高，患者的生存期延长，这些问题也越来越重要。与老年女性乳腺癌患者相比，年轻乳腺癌患者生活质量受损更常见。接受内分泌治疗或化疗的年轻乳腺癌常出现与雌激素水平下降的症状，包括阴道干燥、性欲下降和疲劳。年轻乳腺癌患者可能数十年都面临着与蒽环类药物相关的心脏毒性风险和卵巢抑制或芳香化酶抑制剂导致的骨折风险。卵巢功能抑制和卵巢切除术可能会导致认知障碍和痴呆的风险，年轻乳腺癌患者发生严重社会心理问题的风险也更高，包括抑郁、焦虑、孤立感、身体形象不良、关系中断、职业困难等，也正是因为上述原因，年轻乳腺癌对内分泌治疗的依从性更差。

卵巢早衰（premature ovarian failure，POF）是指卵巢功能衰竭所导致的 40 岁之前即闭经的现象，并伴有卵泡刺激素（FSH）增高（大于 40 IU/L）。特点是原发或继发闭经伴随血促性腺激素水平升高和雌激素水平降低，并伴有不同程度的一系列低雌激素症状，如潮热多汗、面部潮红、性欲低下等。化疗对卵巢早衰和生育能力的影响取决于年龄大小、所用的化疗药物以及用药总量。一般来说，年龄越大、用药量越高，对卵巢功能的损害就越严重。其中环磷酰胺是辅助治疗常用的化疗药物，同时也是导致卵巢功能衰竭的高风险化疗药物。复旦大学附属肿瘤医院在 ER 阳性乳腺癌患者中开展的一项 3 期随机对照试验显示，无环磷酰胺辅助化疗方案（EP-wP）在不影响生存（iDFS 和 OS）的情况下，1 年月经恢复率和 4 年成功妊娠率更高。虽然化疗后经常导致闭经，但大部分＜35 岁的患者完成辅助化疗后 2 年内会恢复月经。研究发现，＜45 岁的乳腺癌患者辅助化疗后 90%以上发生化疗相关性闭经(chemotherapy-related amenorrhea, CRA),其中有 1/3 的患者后期会恢复月经。约 50%发生化疗相关性停经(chemotherapy-related menopause, CRM)。研究发现卵巢早衰的发生与卵巢血流下降有关,<35 岁的年轻乳腺癌患者较 35 岁以上的患者更容易恢复卵巢血流,FSH 水平更快恢复到绝经前状态,因此 35 岁以上患者的卵巢早衰的危险性高于 35 岁以下者。有研究发现抗米勒管激素(anti-Müllerian hormone, AMH)>0.7 μg/L 和 FSH≤10 IU/L 与卵巢功能短时间内恢复相关,同时吸烟也会影响卵巢功能恢复。

经治乳腺癌患者妊娠率仅为 3%,比一般人群妊娠率低 40%。多种化疗药物会对生殖系统产生影响,常见的中度风险药物为蒽环类、铂类、长春碱类,高度风险药物为环磷酰胺、丝裂霉素。每位接受化疗的女性都有提前绝经的危险,有些甚至在化疗结束后直接进入绝经期,而另一些则发生在数年之后。使用环磷酰胺和蒽环类的<40 岁年轻乳腺癌患者 13%会发生卵巢早衰,≥40 岁乳腺癌患者的风险增加到 57%~63%。化疗可能影响卵巢功能达 10 年之久,加上 5 年时间的内分泌治疗后卵巢功能自然衰退,都可导致患者无法再次怀孕。因此 NCCN 指南建议,所有绝经前患者都应该被告知化疗可能对生殖能力产生影响,对年轻乳腺癌患者实施化疗之前应该讨论生育保留问题以及保留生育的方法、时间和费用。

但即使在发达国家,近十年来生育保留和性生活知识咨询不足的情况并没有改善。研究显示目前仍只有约 50%和 40%的患者对提供的生育和性生活知识的咨询满意。在德国大约只有一半的乳腺癌患者在诊断时接受了生育咨询,特别是年龄较大或者非初产妇更少接受生育咨询,主要原因包括认识不足、对乳腺癌本病的担忧、经济压力、对化疗毒性的担心等。我们应该为患者提供更为完善的生育咨询,因为许多年轻乳腺癌患者对生育能力的担忧甚至会影响到其对治疗方案的选择。我国在生育力保护方面的工作开展较晚,目前仍处于初级阶段,尚缺乏针对恶性肿瘤尤其是年轻乳腺癌患者的指导性意见。

一、生育保留

(一) GnRHa 保护卵巢功能

前瞻性研究已证实,对于 ER 阴性的绝经前乳腺癌患者辅助化疗期间使用 GnRHa 抑制卵巢可以保留卵巢功能并减少化疗所致停经的发生率。POEMS 研究证实,在 ER 阴性早期绝经前乳腺癌中,戈舍瑞林与含环磷酰胺辅助化疗同时使用(戈舍瑞林化疗前 1 周使用,每月 1 次皮下注射至化疗结束)显示出更好的保护卵巢功能、预防卵巢功能早衰作用,可以改善生育力,成功怀孕的事件数更多,且与化疗联用不影响化疗的疗效。将戈舍瑞林添加到标准化疗方案中,对早期激素受体阴性的乳腺癌女性是一种保留生育能力的有效方法。既往对 ER 阳性患者化疗同时使用 GnRHa 尚有争议,但 2017 年 SABCS 上发布了卵巢保护 5 个随机试验的汇总分析,发现化疗期间使用 GnRHa 可以有效保护卵巢功能并且不影响后续生存。该研究共纳入 5 项随机临床实验 873 例患者数据进行分析,对早期乳腺癌患者在化疗期间使用 GnRHa 进行卵巢功能抑制的有效性(卵巢功能和生育保护)和安全性(生存结果)进行了探讨。结果显示:GnRHa 显著降低早发性卵巢功能不全(premature ovarian insufficiency, POI)的发生率,GnRHa 组显著低于对照组($P<0.001$),其结果在各亚组中保持一致。GnRHa 显著降低化疗后 2 年的闭经率($P=0.009$)。化疗期间使用 GnRHa 进行短暂卵巢功能抑制可以显著提高治疗后续的怀孕率[10.3% *vs* 5.5%, 发病率比(IRR) 1.83, 95%*CI* 1.06~3.15, $P=0.03$],实现怀孕者全部集中在≤40 岁的年龄组。无论是 ER 阳性还是 ER 阴性乳腺癌,化疗期间使用 GnRHa 进行卵巢功能抑制并不会影响 DFS($P=0.999$)和 OS($P=0.083$)。另外,ABCSG12 研究、TEXT 和 SOFT 研究还证实联合使用 OFS 可能会降低部分高危乳腺癌(如年龄<35 岁、阳性淋巴结≥4 枚、化疗后未绝经)的疾病复发风险。一项系统回顾和荟萃分析报道,在接受乳腺癌化疗的绝经前女性中,未接受 GnRHa 治疗的女性卵巢功能早衰的发生率为 30.9%,而接受 GnRH 治疗的卵巢功能早衰的发生率仅为 14.1%,GnRHa 在年轻乳腺癌(<40 岁)中较非年轻(≥40 岁)乳腺癌中更有效(卵巢功能早衰发生率 8.3% *vs* 24.7%)。在接受 GnRHa 治疗的绝经前妇女中,有 10.3%在接受乳腺癌治疗后怀孕,而在未接受 GnRHa 治疗的妇女中,这一比例为 5.5%。最新的一项队列研究也证实了生育力保护技术的安全性和有效性。在乳腺癌诊断后接受生育力保存技术的患者,其 5 年和 10 年累积死亡风险低于未接受生育力保存技术的患者,5 年和 10 年累积

分娩率则大幅度增加。因此，早期乳腺癌患者无论其ER状态，在化疗期间使用GnRHa进行卵巢功能抑制能够有效地保护卵巢功能，并且不会影响DFS和OS，对部分高危患者，还能改善DFS。对于绝经前的女性，无论其有无生育需求，临床医生可以根据需要选择GnRHa类药物进行卵巢功能保护。

（二）保留生育能力的其他方法

由于担心全身辅助治疗会影响卵巢功能或胚胎的质量，现在有很多研究开始尝试在全身辅助治疗前进行胚胎冷冻、卵子冷冻或卵巢组织冻存等研究，使之不受化疗等治疗手段的影响，等乳腺癌治疗后再重新将胚胎移植回宫腔或者植回卵巢组织以获取妊娠。这些保留生育能力的技术，即辅助生殖技术（ART）。美国肿瘤协会也建议，在化疗前尽早向患者指明化疗可能带来的生育风险，选择性地推荐患者采取保存生育能力的方式。目前常用的生育能力保存方式有体外受精-冻融胚胎移植（in vitro fertilization-frozen embryo trasfer，IVF-FET）、卵子冷冻保存、部分卵巢组织乃至整个卵巢冷冻保存以及异种卵巢移植等。胚胎和卵母细胞低温保存是保存生育能力的有效策略。

对于已婚且婚姻关系稳定家庭，IVF-FET是最成熟的生育力保护方案，常规用于体外受精后多余胚胎的保存。胚胎冷冻已开展30年，是生育力保存的最常见技术，被证实是一种成功保留生育能力的有效途径。通过B超引导获取卵子，在体外与伴侣或供体的精子结合受精形成胚胎，直接或冻融后移植体内进行妊娠。每个冷冻胚胎植入子宫成功怀孕的机会是10%～25%。优点：相对有效地实现怀孕，临床可行。缺点：为了获取成熟的卵母细胞，需要用激素刺激卵巢，可能对激素敏感或激素不敏感的患者都有不利的影响，而且可能延误化疗时间2～6周；另外，还存在需要男伴、基因携带者把癌症风险传给后代等缺点。

冷冻卵子的受孕率低于冷冻胚胎，适用于未结婚或其他原因无法选择胚胎冷冻而且需要进行有损卵巢功能的放疗和化疗或行卵巢切除术的女性恶性肿瘤患者。玻璃化冷冻技术可明显提高卵母细胞冷冻的成功率。优点：不需男伴。缺点：怀孕成功率低，很可能增加雌激素水平，可能延误化疗时间，基因携带者把癌症风险传给后代。

卵巢组织冻存和异种卵巢移植适合于在化疗开始前没有时间刺激卵巢的女性。卵巢组织冷冻保存是一项进展迅速的低温冷冻技术，是唯一适用于青春期前女性的技术。医生取出一侧或双侧卵巢，切成薄片组织，其内含有生成激素的细胞和卵子，将这些卵巢组织冷冻，以后再移植回女性体内。移植成功者可以再次产生激素并生产成熟卵子。优点：不需男伴，不增加雌激素水平，不延误化疗时间。缺点：怀孕成功率极低，卵巢移植引起微转移，基因携带者把癌症风险传给后代，一般需要2次腹腔镜操作。

未成熟卵母细胞体外成熟培养（in vitro maturation，IVM）技术在肿瘤保留生育功能中主要用于无法延迟肿瘤治疗的患者。未成熟卵母细胞可在月经周期的任何时间取卵，减少患者进行超促排卵方案的经济与时间花费，避免卵巢过度刺激综合征的发生。但经体外培养后成熟的卵母细胞与成熟卵母细胞相比着床率更低，可将IVM与卵巢组织冻存联合应用。

另外，IVF-FET和卵子冷冻保存前均需进行超促排卵，这有可能会促进肿瘤细胞快速增殖。可应用TAM或芳香化酶抑制剂。TAM低剂量应用时，其较弱的雌激素活性可以促进腺垂体分泌促性腺激素，刺激和诱发排卵，同时其较强的抗雌激素作用，可以对激素受体阳性的患者发挥抗肿瘤效应，降低了超促排卵带来的预后风险。芳香化酶抑制剂可分别抑制雄烯二酮和睾酮向雌激素转变，也可增加卵泡对促性腺激素的灵敏度，增加成熟卵泡数量，降低对促性腺激素的需求量。研究发现采用含来曲唑和卵泡刺激素的刺激方案可获得满意的卵母细胞同时保持血清中低雌激素。目前，应用较广的是以芳香化酶抑制剂为基础的刺激方案，可减少上述情况的发生率。研究显示添加芳香化酶抑制剂的卵巢刺激方案和后续妊娠未增加肿瘤复发风险。

二、妊娠、哺乳与乳腺癌

既往认为怀孕会增加近期乳腺癌发生风险，但可降低远期乳腺癌发生。近年来多项研究探讨了怀孕和乳腺癌之间的关系，发现怀孕会降低ER阳性乳腺癌风险、增高三阴性乳腺癌风险，而哺乳能降低三阴性乳腺癌风险，哺乳1年和2年分别降低乳腺癌风险32%和49%，而且在*BRCA1*携带者患者身上也是如此。

但是一旦妊娠后发生乳腺癌则预后不良。多项研究及荟萃分析均表明妊娠期乳腺癌，特别是妊娠后短期发生的乳腺癌的预后很差,这可能与妊娠造成体内激素水平剧变、改变乳腺细胞微环境有关。Schedin 等研究发现妊娠后乳腺局部胶原蛋白和环氧合酶-2(COX-2)上调,COX-2 抑制剂能够使肿块缩小,5-羟色胺受体通路与 G 蛋白偶联受体通路活化,以及程序性死亡蛋白/配体-1(PD-1/PD-L1)、Src、胰岛素样生长因子、Wnt/β-catenin 等信号通路的变化有关。但由于妊娠乳腺癌患者较少且入组困难,目前还难以证实哪些分子通路与妊娠期乳腺癌明确相关。

术后妊娠成为年轻乳腺癌患者的特有问题,对患者本人和家庭均有十分重要的意义。乳腺癌诊断后的怀孕率明显低于年龄匹配的对照组。研究发现 10%的年轻乳腺癌在诊断后 10 年内有活产,而 ER 阴性的年轻乳腺癌患者早产的风险增加。据统计,在美国约有 10%乳腺癌患者术后有生育需求。由于妊娠会导致女性体内性激素水平发生明显改变,可能对术后肿瘤复发及患者预后存在一定的影响,使得多数患者和临床医生对乳腺癌术后妊娠存在顾虑。但大量的流行病学研究已证实乳腺癌治疗后妊娠并不增加乳腺癌复发率或乳腺癌相关死亡率,患者的后代畸形率或其他严重儿科疾病的发生率也没有增高。但是乳腺癌化疗药物(特别是细胞毒药物)会影响生育功能,因此,对于有生育愿望的年轻乳腺癌患者,化疗前应充分告之生育保留的问题。

目前没有证据显示生育会降低乳腺癌患者的预后。一项多中心回顾性研究纳入 333 名乳腺癌治疗后妊娠患者,发现与非妊娠患者相比,DFS 无差别(无论 ER 阳性还是阴性),甚至在 OS 上还略优于非妊娠患者。Ives 对 123 例术后妊娠及 2 416 例术后未妊娠患者的预后进行比较,结果显示术后妊娠的患者 OS 显著长于对照患者,治疗结束 2 年后怀孕比 6 个月有生存优势。Mueller 比较了术后生育患者与术后无生育患者的预后,发现对于<35 岁的年轻乳腺癌患者,无论肿瘤状态或治疗方式如何,术后生育的乳腺癌患者的死亡风险均显著低于未生育患者。丹麦的一项全国性回顾性分析研究发现,与 9 865 例术后无妊娠患者相比,199 例乳腺癌术后足月产患者死亡的相对危险度显著降低,术后自然流产患者的死亡风险也有显著下降。

在乳腺癌诊断后 6 个月内怀孕的妇女 5 年生存率略高于其他人,术后妊娠对年轻乳腺癌患者预后影响的确切机制目前尚不很清楚。目前认为妊娠后雌激素和孕激素水平的升高对乳腺的导管结构起到促进增殖和分化的双重作用,妊娠的促进分化作用有利于促使乳腺干细胞向正常的细胞分化,同时降低它们对致癌原的灵敏度,带来长期的保护作用。小样本研究发现妊娠会促进凋亡和细胞周期相关基因表达,阻止乳腺癌发生。Asztalos 等对比妊娠前后人乳腺细胞基因表达谱的差异,3 组分别为未产、2 年内曾妊娠、5~10 年内曾妊娠,发现既往曾妊娠组 ERα、PgR 和 HER2 下调,而 ERβ、炎症相关基因上调。另一项研究发现妊娠下调了 Wnt/Notch 信号转导通路,并且抑制乳腺干/祖细胞增殖,这说明妊娠能降低乳腺癌发生风险。年轻乳腺癌患者怀孕不影响预后的现象也可能用"健康母亲效应"来解释,即怀孕的妇女本身可能有较低的癌症风险和更少的基础疾病,因为该群体自我选择怀孕是基于其本来就有良好的预后。

年轻乳腺癌患者术后妊娠的另一个焦点问题是术后多长时间后可以进行妊娠,并且不会影响患者预后。研究发现乳腺癌诊断 10 个月后生育的患者预后与未生育患者类似,而术后 2 到 5 年内生育的患者死亡风险与未妊娠患者相比逐年下降。Ives 也发现手术后 2 年妊娠的患者预后较好。有研究显示乳腺癌患者术后 1 年内妊娠生育的婴儿发生早产和低体重儿的风险升高。Largillier 等则根据 COX 回归模型的妊娠预后指数,把妊娠风险分成低、中、高危组,把总分≤6 定为低危,7~9 分定为中危,≥10 分定为高危。低危患者完成治疗后 2 年可以妊娠,而高危患者完成治疗后 5 年再妊娠较为稳妥。鉴于卵巢功能随着年龄增大会逐渐下降,亦不宜过分延迟受孕时间。因此,一般建议乳腺癌患者术后 2 年以后可以考虑怀孕。由于年轻乳腺癌内分泌治疗时间可能长达 10 年,使用 GnRHa 期间不可能受孕。TAM 可以刺激排卵,并引起子宫内胎儿颅面和生殖道畸形,因此服用 TAM 期间也应采取避孕措施,如果计划怀孕,则应提前 2~3 个月停服 TAM。为了探索内分泌治疗期间是否可以中断从而满足患者的生育需求,POSITIVE 正在研究探索年轻乳腺癌中断内分泌治疗 2 年以允许怀孕是否与较高的乳腺癌复发风险相关,结果令人期待。

目前化疗后有几条途径可以生育:①自然和辅助怀孕。许多女性在治疗后可以自然怀孕,如果化疗没有直接进入绝经期,自然怀孕为最佳选择。如果不能自然怀孕,还可能通过接受不孕症的治疗实现怀孕。②冷冻胚胎、卵子和卵巢组织。对于化疗后没有直接造成不孕或进入绝经期的女性，也可能希望以后怀孕，但由于不知何时会提前闭经，部分女性选择在乳腺癌治疗后冷冻胚胎、卵子和卵巢组织以备以后之需。③卵子和胚胎供体。应用年轻、健康女性的卵子增加成功的机会，化疗后不孕或提前绝经的女性可以接受供体卵或供体胚胎而怀孕。供体卵可与伴侣的精子结合形成胚胎，然后植入不孕女性的子宫。④代孕。将不孕女性的胚胎植入其他女性的子宫称为代孕。⑤领养。适于不能或不愿意成为具有生物遗传联系母亲的女性。

乳腺癌患者是可以进行哺乳的，资料证明哺乳并不影响乳腺癌患者的预后。保乳术后进行哺乳也是可行的，虽然保乳治疗以及随后的乳腺照射会影响大多数患者的乳腺泌乳功能，但对侧乳腺的泌乳功能不受影响，还可能有一定的代偿。但应注意这类患者乳汁的质量可能较差，脂肪含量下降、盐分增高、缺乏某些营养元素。另外，由于化疗药物能通过乳汁进入新生儿体内，因此不建议在化疗或内分泌治疗期间进行哺乳。由于 TAM 会抑制乳汁的分泌，哺乳期间也不宜服用 TAM。在妊娠哺乳期间还可能增加患侧乳房罹患乳腺炎的风险。目前，保乳治疗后的哺乳问题缺乏高级别循证医学证据，可在充分告知的前提下，选择母乳喂养或其他替代方式。

三、避孕问题

一项基于亚洲人群的研究显示人工流产是乳腺癌的独立危险因素。因此，建议所有年轻乳腺癌患者采取适当的避孕措施。放疗、化疗、内分泌治疗和抗 HER2 靶向治疗期间应当避孕。外源性激素的使用是乳腺导管原位癌患者术后复发的高危因素，在诊断乳腺癌后继续使用孕激素节育环将增加乳腺癌的复发风险。研究显示黄体酮宫内节育器(intrauterine device，IUD)可能会增加 ER 阳性乳腺癌的风险。芬兰 17 000 余例左炔诺孕酮宫内缓释系统(LNG-IUS)的使用者显示其没有增加乳腺癌的风险。研究亚组分析显示，使用 LNG-IUS 的人群中患乳腺癌者诊断后继续使用 LNG-IUS 则预后差，因此建议患乳腺癌后应及时取出 LNG-IUS，此外口服避孕药可能会增加女性乳腺癌的发病风险。因此不论患者激素受体状态如何，均不建议采用口服含激素(包括雌激素和孕激素)的避孕药物。建议采用不含激素的宫内节育器、“屏障避孕法”(避孕套、子宫帽)、输卵管结扎或输精管结扎。

四、小结

有关年轻乳腺癌生育问题归纳如下：①虽然在化疗及其后一段时间患者会出现停经现象，但是大多数 35 岁以下患者会在停止化疗后 2 年内重新出现月经。②是否重新出现月经与能否生育无必然联系，特别是对仍然进行 TAM 治疗的患者。反之亦然，重新出现月经也不一定具有生育能力。有关化疗后能否生育的资料有限。③一般来说，患者在进行化疗、放疗和内分泌治疗时不应该怀孕。④无论患者的肿瘤是何种激素受体情况，均不推荐使用含有激素类的避孕药物作为避孕措施。⑤可选择的避孕方式有宫内避孕器或其他阻止卵子、精子结合的方法。另外对于没有生育需求的患者，可以采用输卵管结扎术或对性伙伴进行输精管结扎术。⑥目前还没有确切的方法能够完全保证化疗后患者的生育能力。⑦有生育预期的患者在化疗前可咨询生育专家。⑧保乳手术不是哺乳的禁忌证。但是，患侧乳腺的乳汁数量和质量可能不足，或是缺少某些必须的营养成分。化疗和内分泌治疗期间不应该哺乳。

第六节　遗传性乳腺癌和遗传咨询

乳腺癌很大程度上和遗传有关，全基因组关联研究已经确定了超过 90 个乳腺癌易感位点。其中最著名的当属 *BRCA1*/*BRCA2*，80%的遗传性乳腺癌与胚系基因 *BRCA1*/*2* 突变有关。遗传性乳腺癌是指与明确的基因突变有关、具有明确遗传因子的乳腺癌，占所有乳腺癌患者 5%～10%。美国一般人群中 *BRCA* 基因突变携带率为 1/(400～600)，而在某些特定族群如德系犹太人中，*BRCA* 突变携带率高达 1/(40～50)。*BRCA1*/*2* 基因突变导致的疾病属于常染色体显性遗传，单个细胞中一条染色体的正常拷贝的基因缺失或功能异常即可能发生癌症。所幸的是，并非所有携带者都会必然发展成为癌症，只是癌症的易感性高而已，即所谓“可变的外显率”。

在年龄分布上，*BRCA* 突变在年轻乳腺癌中更为多见。研究发现<35 岁的乳腺癌患者中 5.9%～12.4%存在 *BRCA1* 或 *BRCA2* 基因突变，而总体乳腺癌患者中 *BRCA1* 或 *BRCA2* 的基因突变率在 1.2%～6.1%，在特定人群如德系犹太人、冰岛人和法裔加拿大人中，年轻乳腺癌 *BRCA* 基因突变率可达 29.3%～44.4%。亚裔人群中，年轻乳腺癌患者 *BRCA* 基因突变率约 8%。北京大学肿瘤医院数据显示，未经选择的乳腺癌患者中 *BRCA1/2* 突变率为 5.3%，其中年轻乳腺癌 *BRCA1/2* 突变率为 8.7%，乳腺癌或卵巢癌家族史的患者中突变率上升至 18.1%，而在年轻且有家族史的患者中 *BRCA1/2* 突变率高达 28.4%。

BRCA1 突变患者的无病生存和乳腺癌特异生存更差，但在校正了年龄、肿瘤大小、淋巴结、组织学分级、分子分型和治疗特征后，*BRCA1* 突变对患者生存没有显著影响，*BRCA1* 突变和 *BRCA2* 突变乳腺癌在临床病理及分子分型特点上存在差异：三阴性乳腺癌的 *BRCA1* 突变率最高，HR 阳性/HER2 阴性其次，而 HER2 阳性乳腺癌的 *BRCA1* 突变率较低（0.6%），大部分 *BRCA1* 突变乳腺癌亦为基底样型。*BRCA1* 突变乳腺癌多表达细胞周期蛋白（周期蛋白 A、B_1、E 和 S 期激酶关联蛋白 2（S-phase kinase-associated protein 2, SKP2）]。*BRCA2* 基因突变与男性乳腺癌关系更密切，携带 *BRCA2* 突变的男性一生中发生乳腺癌的概率为 7%～8%，携带 *BRCA1* 突变男性为 1.2%，而 *BRCA* 基因无突变男性仅 0.1%。男性乳腺癌中有 4%～16%携带 *BRCA2* 突变，而对于有家族史的男性乳腺癌人群，*BRCA2* 突变率可达 40%。*BRCA2* 突变乳腺癌多为 ER、PR 阳性，表达 cyclin D1 和 p27。*BRCA1* 和 *BRCA2* 突变乳腺癌的 HER2 表达水平都不高。

BRCA1 和 *BRCA2* 突变具有很高的外显率，*BRCA1* 突变妇女至 70 岁发生乳腺癌概率为 57%～60%，终身患乳腺癌的概率为 85%，发生卵巢癌概率为 40%～59%。*BRCA2* 基因突变携带者终身患乳腺癌的风险与 *BRCA1* 相似但发病年龄稍迟，*BRCA2* 突变妇女至 70 岁发生乳腺癌概率为 49%～55%，发生卵巢癌概率为 16.5%～18%。*BRCA1* 突变的乳腺癌患者至 70 岁发生对侧乳腺癌的概率为 83%，*BRCA1* 突变者为 62%。以德国为例，35 岁以下 *BRCA* 突变携带者患乳腺癌的风险约为 12%（8%是 *BRCA1*，4%是 *BRCA2*）。因此，携带 *BRCA1/2* 突变者发生乳腺癌和卵巢癌的概率明显增高，对这部分人群应加强筛查，强化预防措施。

子女的遗传物质一半来自于父亲，一半来自于母亲，如果父母任何一方在遗传物质上存在着缺陷，都有可能传给子女。*BRCA1/2* 突变携带者将有 50%的概率把突变基因传给后代。对于已携带易感基因的个体，若再次发生体细胞突变则容易转化为肿瘤细胞。大部分遗传性乳腺癌在分布上都具有家族聚集性，属于家族性乳腺癌，但有一小部分遗传性乳腺癌在分布上表现为散发性而没有家族史。这可能是因为与乳腺癌相关的突变基因由男性家族成员携带而无法形成乳腺癌表型有关。

CHEK2 * 1100delC 等位基因异常是另一种年轻乳腺癌中较常见的遗传性改变，CHEK2 是一种丝/苏氨酸激酶，经活化后（如电离辐射）可引起 DNA 双链断裂，导致细胞周期停滞或细胞凋亡。乳腺癌中大约 1.8%存在 *CHEK2* * 1100delC 杂合性，这部分患者更年轻，在 ER 阳性的乳腺癌女性患者中，*CHEK2* * 1100delC 杂合性可增加乳腺癌复发风险，与乳腺癌患者的早期死亡、乳腺癌特异性死亡相关。因此，带有家族遗传性乳腺癌综合征的患者更容易发生年轻乳腺癌，对于这部分高危年轻患者应加强筛查，以期早期诊断、早期治疗从而改善预后。

遗传性乳腺癌综合征及其易感基因有以下几种。

(1) 李法美尼综合征（Li-Fraumeni syndrome, LFS）：是一种少见的遗传性乳腺癌综合征，只占遗传性乳腺癌的 1%。LFS 与 *TP53* 基因突变有关，一半以上的 LFS 患者家族携带有 *TP53* 基因突变。此类患者经常发生软组织肉瘤、骨肉瘤、乳腺癌、脑肿瘤、白血病和肾上腺皮质肿瘤，少数有肺癌、前列腺癌及恶性黑色素瘤。近年来还有研究发现 *TP53* 基因突变的乳腺癌中 67%～83%为 HER2 过表达型。

(2) Cowden 综合征：也称 PTEN 错构瘤综合征（PTEN hamartoma tumor syndrome），普通人群中发生率很低，大约 1/20 万，是一种由 *PTEN* 基因胚系突变引起的一种常染色体显性病变。*PTEN* 突变的外显率较高，可达 80%。临床表现为包括与乳腺癌伴发的多发性错构瘤、口腔乳头瘤病、肢端角化症、甲状腺腺瘤和胃肠道息肉。近来还有研究发现 *KILLIN* 甲基化也可能与 Cowden's 综合征有关。患有 Cowden 综合征的妇女一生中患乳腺癌的概率 25%～50%，平均发病年龄 38～50 岁。

(3) 其他与乳腺癌相关的基因突变：包括 *CDH1*、*STK11*、*CHEK2*、*PALB2* 和 *ATM* 的突变。*CDH1* 基因胚系突变与遗传性弥漫型胃癌和乳腺浸润性小叶癌相关，携带 *CDH1* 突变的妇女终生累积乳腺癌发病风险为 39%～52%。NCCN 指南建议携带 *CDH1* 突变的妇女应行乳腺 MRI 检查，可考虑行预防性乳房切除术。*STK11* 突变与波伊茨-耶格(Peutz-Jeghers)综合征有关，并与乳腺癌风险增高相关。患 Peutz-Jeghers 综合征的妇女 40 岁时患乳腺癌概率为 8%，50 岁为 13%，60 岁为 31%，70 岁为 45%。另一个与乳腺癌相关的基因突变为 *CHEK2*，研究发现有乳腺癌或卵巢癌家族史但 *BRCA1/2* 没有突变的美国妇女中 5% 存在 *CHEK2* 突变。有乳腺癌家族史并携带 *CHEK2* 基因突变的妇女一生中患乳腺癌风险为 28%～37%。*PALB2* 基因突变会明显增加女性患乳腺癌的风险。*PALB2* 基因突变的女性至 70 岁时患乳腺癌的风险为 35%。在有乳腺癌家族史女性中 *PALB2* 基因突变率为 3.4%，*BRCA2* 突变阴性的男性乳腺癌中 *PALB2* 基因突变率 1%～2%，PARP 抑制剂可以有效地治疗携带 *PALB2* 和 *BRCA2* 基因突变的癌症患者。*ATM* 突变同样也会增加乳腺癌风险，一项针对 2 570 名妇女的研究显示，携带 *ATM* 基因突变的妇女至 80 岁患乳腺癌风险为 60%。因此，NCCN 指南建议携带 *CDH1*、*STK11*、*CHEK2*、*PALB2* 和 *ATM* 基因突变的妇女定期行乳腺 MRI 检查。

另外，还有一些基因比如 *BARD1*、*BRIP1*、*RAD51C* 和 *RAD51D* 的突变也与乳腺癌风险增高有关，但这些基因外显率较低，NCCN 指南并不推荐对这些基因进行筛查。

2018 年邵志敏团队在 *Cancer Research* 发表的大规模全基因组乳腺癌关联研究文章揭示了两个全新的编码变体：C21orf58(rs13047478，Pmeta＝4.52×10^{-8})和 ZFN526(rs3810151，Pmeta＝7.60×10^{-9})，以及一个新的位于 7q21.11 的非编码变体，它们在控制乳腺癌细胞生长中具有功能性作用。该研究揭示了乳腺癌遗传易感性的新基因和位点，有助于更详细地了解乳腺癌风险的遗传学机制，更好地进行乳腺癌风险评估，同时在临床上，扩大了肿瘤基因筛查，尤其是针对汉族女性乳腺癌基因筛查的潜在基因选择范围。

BRCA 基因突变携带者所采用的监测手段包括 25 岁后临床体检、MAM、超声和 MRI。对高危遗传性乳腺癌的患者推荐进行遗传咨询，目的是通过一个患者的患病发现家族其他成员的患病风险，协助患者确定其所患乳腺癌是否是家族性乳腺癌、是否具有遗传性。如果不是突变基因携带家族，则该家族的其他女性则可以减少精神负担，而如果不幸是突变基因的携带家族，则需要确定在该家族中哪个女性成员是致病基因的携带者并进行相应的处理。对筛选出遗传高风险的家族成员，建立健康随访档案，为其制订个体化预防方案，训练自我检查，通过个体化的体检方案，尽可能早诊、早治使咨询者受益。引导建立良好的生活、饮食习惯，适当药物和心理干预，预防肿瘤的发生，通过完善的乳腺癌三级预防体系。尽可能降低乳腺癌对个人和家庭的不良影响。还可以提供乳腺癌相关的婚姻、生育、哺乳、避孕等合理建议，比如捐卵、产前诊断、胚胎植入前遗传学诊断(preimplantation genetic diagnosis，PGD)等。第三版《SO-ESMO 年轻女性乳腺癌国际共识指南》(BCY3)指南建议对所有年轻乳腺癌患者都进行遗传咨询，国外遗传咨询需要有专门的人员进行，在遗传咨询前还要对患者进行心理状态评估。

NCCN 指南指出，对于乳腺癌患者，如果有以下 1 条以上情况者，建议行 *BRCA1*/*BRCA2* 检测：①诊断时年龄≤45 岁；②年龄≤50 岁，诊断时有 2 个以上原发灶(如双侧乳腺癌或 2 个以上肿块)，不论同时或异时出现；③诊断时≤50 岁，1 名以上的近亲患乳腺癌或胰腺癌或前列腺癌(Gleason 评分≥7)；④年龄≤60 岁的三阴性乳腺癌；⑤有≥1 名的近亲≤50 岁时诊断乳腺癌；⑥有≥2 名的近亲患有乳腺癌；⑦有≥1 名近亲患浸润性卵巢癌(包括输卵管癌和原发性腹膜癌)；⑧有≥2 名近亲患胰腺癌和/或前列腺癌(Gleason 评分≥7)；⑨有 1 名近亲患男性乳腺癌。另外，对于浸润性上皮性卵巢癌或男性乳腺癌，也建议行 *BRCA1*/*BRCA2* 检测。

BRCA 突变携带者的预防措施：*BRCA* 突变携带者属于乳腺癌高风险妇女，一生中患乳腺癌的概率高达 85%。WECARE 研究发现，一级亲属为乳腺癌或一级亲属发病年龄＜40 岁的患者对侧乳腺癌 10 年累积绝对风险为 8.1%(95%*CI* 6.7%～9.8%)和 14.1%(95%*CI* 9.5%～20.7%)。而携

带 *BRCA1/2* 突变者对侧乳腺癌 10 年累积绝对风险为 18.4%(95%*CI* 16.0%～21.3%)。一项中位随访 14 年的回顾性研究发现双侧风险降低性乳房切除术(bilateral risk-reducing mastectomy, BRRM)能够减少 *BRCA* 突变携带者乳腺癌发生率 90%以上,纳入 2 600 余例的前瞻性研究荟萃分析也支持了这个观点(*HR* 0.07; 95%*CI* 0.01～0.44; *P*=0.004)。因此,对于高风险女性者(如 *BRCA1/2*、*TP53*、*PTEN*、*CDH1*、*STK11* 突变者)曾建议行 BRRM(可加重建),如果影像学怀疑可能已有乳腺癌,可同时行前哨淋巴结活检。但 2018 年最新的 POSH 研究发现,携带 *BRCA1* 或 *BRCA2* 基因突变的年轻乳腺癌患者与散发性乳腺癌患者相比较,总生存没有差别,对于携带 *BRCA1* 或 *BRCA2* 基因突变的三阴性乳腺癌,早期 BRRM 并不能带来生存获益,因此要慎重选择。

BRCA1/2 突变携带者卵巢癌的发生率也增高,虽然发生率比乳腺癌低,但卵巢癌难以早期诊断而且预后差,因此推荐对携带 *BRCA1/2* 突变妇女在完成生育后行双侧输卵管卵巢切除术(bilateral risk-reducing salpingo-oophorectomy, RRSO)。大量数据已证实 RRSO 能够降低 *BRCA1/2* 突变携带者卵巢癌发生率 80%。另外,RRSO 还能降低 *BRCA1/2* 突变携带者 50%的乳腺癌发生率,在<40 岁的 *BRCA1* 突变妇女中下降更明显(*OR* 0.36, 95%*CI* 0.20～0.64),这可能与 RRSO 后激素水平下降有关。对于 *BRCA* 突变乳腺癌患者,RRSO 可以减少卵巢癌的发生,并可以延长其生存期,因此预后好的 *BRCA* 相关乳腺癌推荐 RRSO。同样,最新的 POSH 研究提示,由于携带 *BRCA1* 或 *BRCA2* 基因突变的年轻乳腺癌患者生存与散发性无异,对于年轻患者行 RRSO 之前要充分考虑带来的不良反应,并慎重选择。

口服 TAM 可以预防 *BRCA* 突变患者对侧乳腺癌的发生。TAM 能降低 35 岁以上人群乳腺癌发生,而对于 *BRCA* 突变携带者使用 TAM 能否降低乳腺癌发生尚无高级别证据。

第七节 妊娠相关乳腺癌

妊娠相关乳腺癌(即妊娠哺乳期乳腺癌)是指在妊娠期或产后 1 年内确诊的乳腺癌。在妊娠期间或婴儿分娩后不久被诊断为乳腺癌较为常见,25%～29%确诊的乳腺癌中有 20%在过去 12 个月内完成了怀孕。其发病率占所有乳腺癌的 0.2%～3.8%。发达国家生育年龄推迟,妊娠相关乳腺癌发病率将越来越高。回顾性队列研究显示妊娠相关乳腺癌预后并不差。虽然妊娠相关乳腺癌分期偏晚的比例较高,但在调整分期和治疗因素后,妊娠相关乳腺癌的生存率与未怀孕的妇女相似。妊娠相关乳腺癌治疗既要考虑母亲的治疗,又要避免对胎儿的损害,终止妊娠尚未被证明可以提高生存率。

一、诊断

妊娠相关乳腺癌的诊断常因增大的乳腺组织增加了检查的难度而延误,平均延误 2.5 个月,延误 1 个月增加腋淋巴结转移风险 0.9%。70%妊娠相关乳腺癌发生在 30 岁以下患者。妊娠期乳腺癌多为浸润性导管癌,常为大肿块、腋淋巴结阳性。组织学上常为低分化、ER/PR 阴性,HER2 阳性率约 30%。妊娠哺乳期妇女Ⅰ期病变很少见,Ⅳ期乳腺癌的风险比一般妇女高 2.5 倍。妊娠相关乳腺癌淋巴结转移为 56%～83%,而非妊娠乳腺癌仅 38%～54%。

任何检查都应注意避免胎儿受到射线影响。常用的方法为彩超以及彩超引导下穿刺活检,腹部遮挡下的 MAM 检查是安全的(约 0.5 Gy,低于每周 2 mGy 的本底剂量),准确率可达 80%以上。由于体位原因不推荐 MRI 检查,而且造影剂中的钆原子在动物试验中可通过胎盘致畸。活检后乳漏的报道罕见。

二、治疗

妊娠相关乳腺癌的治疗与非妊娠乳腺癌相同,孕早期终止妊娠并不能提高生存率。研究发现相同的年龄及临床分期条件下,妊娠哺乳期乳腺癌患者与非妊娠期患者有相似的无复发生存率及总生存率。

（一）外科治疗

乳腺癌手术在整个怀孕期间被认为是安全的，并且在可行的情况下应遵循与非孕妇相同的建议。妊娠早中晚期均可以手术，允许保乳，但放疗应在分娩后进行。大多数麻醉剂可以在怀孕期间安全使用。乳房切除术后可以立即使用组织扩张器进行乳房重建。前哨淋巴结活检不能用于孕30周前，锝-99的使用仅见于少数个案报道。不推荐用异硫蓝和亚甲蓝示踪，因其可能引起过敏或致畸。亚甲蓝在妊娠前3个月是禁忌的。一项包括145名妊娠期乳腺癌妇女的国际队列研究报道显示前哨淋巴结活检具有高检出率和低腋窝复发率，因此在临床淋巴结阴性妊娠患者中使用放射性胶体被认为是安全的。

（二）放疗

放疗必须推迟到妊娠结束，因为射线致畸、降低智力、精神发育迟滞（阈值＜0.12 Gy）和致胎儿癌症。

（三）全身治疗

在开始任何肿瘤治疗之前，应进行胎儿超声检查以排除预先存在的异常。妊娠期乳腺癌全身化疗的原则和非妊娠期乳腺癌一样，但应注意不能在妊娠的前12周进行化疗，因为该阶段接触化疗药物会干扰胎儿的器官发生，会导致大约14%的胎儿流产和先天性畸形。孕12周后化疗是安全的，胎儿致畸率为1.3%左右，与不化疗的胎儿畸形率相似。因此在密切监测母亲和胎儿情况下，妊娠中期和晚期可以进行化疗。但妊娠期间的化疗应该在孕35周后或预产期前3周停止，避免化疗所致血小板偏低、出血等影响分娩。

对于是否须继续妊娠、是否需要化疗以及何时化疗均应与患者充分沟通，权衡利弊后再作决定。不同的化疗药物穿过胎膜屏障的能力不同，目前认为蒽环类、环磷酰胺和紫杉烷类对胎儿较安全，死胎率和畸形率大约在5%左右，产科并发症为10%～30%。铂类药物报道与早产有关。剂量密集方案在妊娠期乳腺癌患者中使用数据很少。与非孕妇一样，化疗剂量应基于当前的体表面积。昂丹司琼、劳拉西泮、地塞米松也是安全的。

内分泌治疗是妊娠期乳腺癌治疗的禁忌证。在动物模型中TAM会产生致畸作用并增加后代患乳腺癌的风险。TAM暴露后的严重畸形率为17.6%，而一般非暴露人群为3%左右。一项系统评价总结了248例妊娠期间暴露于TAM的乳腺癌患者的研究显示，在68名足月妊娠中，12名婴儿（18%）出生时患有严重畸形，2名婴儿（3%）有轻微畸形。对于希望怀孕的患者，建议在停用TAM后进行3个月的洗脱期。尽管在动物模型中已确定芳香化酶抑制剂具有致畸潜力，但临床数据缺乏。

不推荐使用曲妥珠单抗，妊娠期应用曲妥珠单抗可导致羊水过少，使胎儿肺发育不全及关节挛缩，其原因可能为曲妥珠单抗介导的对胎儿肾脏EGFR表达的抑制。荟萃分析显示使用妊娠期曲妥珠单抗后最常见的不良反应是发生羊水过少/羊水不足，其发生率随暴露时间而显着变化，在妊娠中期/晚期暴露的胎儿中发生率73.3%，而在妊娠早期暴露的胎儿则没有。值得注意的是，中位随访9个月后，所有仅在前3个月暴露于曲妥珠单抗的儿童没有先天畸形。这些结果与化疗获得的结果不一致，据报道，在妊娠前3个月使用化疗时有20%的先天性畸形风险，其可能原因为曲妥珠单抗是一种大分子，需要通过特定机制进行主动跨胎盘屏障转运，而在妊娠早期这种机制并不活跃。此外，研究发现在曲妥珠单抗导致羊水减少是可逆的，中断使用后羊水的产生可以恢复，并且上述研究中没有报告胎儿心脏毒性。因此，尽管怀孕期间使用曲妥珠单抗仍然是禁忌，但在前3个月短暂的意外暴露不应要求终止妊娠。应与患者讨论这些不确定性，并应考虑在继续妊娠的情况下进行密切监测。美国食品和药品监督管理局建议至少在曲妥珠单抗治疗结束半年以上再考怀孕。

其他的抗HER2靶向药物如拉帕替尼、来那替尼、帕妥珠单抗、T-DM1在妊娠期应用的数据很少，目前也缺乏妊娠期间使用CDK4/6抑制剂的安全性数据。由于在妊娠期间母亲对胎儿产生的免疫耐受涉及PD-1/PD-L1通路，在妊娠动物模型中使用抗PD-1/PD-L1与妊娠晚期流产、早产和出生死亡率的增加相关，妊娠期间禁止使用免疫治疗。

（刘　健　吴　凡）

参考文献

[1] BAKKACH J, MANSOURI M, DERKAOUI T, et al. Clinicopathologic and prognostic features of breast cancer in young women: a series from North of Morocco [J]. BMC Women's Health, 2017,17(1):106.

[2] BANERJEE R, TSIAPALI E. Occurrence and recall rates of fertility discussions with young breast cancer patients [J]. Supportive Care in Cancer, 2016, 24(1):163-171.

[3] BUCHBERGER W, GEIGER-GRITSCH S, KNAPP R, et al. Combined screening with mammography and ultrasound in a population-based screening program [J]. European Journal of Radiology, 2018, 101: 24-29.

[4] BUONOMO B, BRUNELLO A, NOLI S, et al. Tamoxifen exposure during pregnancy: a systematic review and three more cases [J]. Breast Care (Basel, Switzerland), 2020,15(2):148-156.

[5] BURNS E, KOCA E, XU J Q, et al. Measuring ovarian escape in premenopausal estrogen receptor-positive breast cancer patients on ovarian suppression therapy [J]. The Oncologist, 2021,26(6):e936-e942.

[6] BURSTEIN H J, LACCHETTI C, ANDERSON H, et al. Adjuvant endocrine therapy for women with hormone receptor-positive breast cancer: American society of clinical oncology clinical practice guideline update on ovarian suppression [J]. Journal of Clinical Oncology, 2016,34(14):1689-1701.

[7] CHEN G C, CHEN S J, ZHANG R, et al. Central obesity and risks of pre- and postmenopausal breast cancer: a dose-response meta-analysis of prospective studies [J]. Obesity Reviews, 2016,17(11):1167-1177.

[8] CHEN L, YANG L, YAO L, et al. Characterization of PIK3CA and PIK3R1 somatic mutations in Chinese breast cancer patients [J]. Nature Communications, 2018,9: 1357.

[9] CHEN W Q, ZHENG R S, BAADE P D, et al. Cancer statistics in China, 2015 [J]. CA: a Cancer Journal for Clinicians, 2016,66(2):115-132.

[10] COPSON E R, MAISHMAN T C, TAPPER W J, et al. Germline BRCA mutation and outcome in young-onset breast cancer (POSH): a prospective cohort study [J]. The Lancet Oncology, 2018, 19(2):169-180.

[11] DE HAAN J, VERHEECKE M, VAN CALSTEREN K, et al. Oncological management and obstetric and neonatal outcomes for women diagnosed with cancer during pregnancy: a 20-year international cohort study of 1170 patients [J]. The Lancet Oncology, 2018,19(3):337-346.

[12] DELALOGE S, PICCART M, RUTGERS E, et al. Standard anthracycline based versus docetaxel-capecitabine in early high clinical and/or genomic risk breast cancer in the EORTC 10041/BIG 3-04 MINDACT phase III trial [J]. Journal of Clinical Oncology, 2020,38(11):1186-1197.

[13] DING W, LI Z A, WANG C Y, et al. Anthracycline versus nonanthracycline adjuvant therapy for early breast cancer: a systematic review and meta-analysis [J]. Medicine, 2018,97(42):e12908.

[14] FREDHOLM H, MAGNUSSON K, LINDSTRÖM L S, et al. Breast cancer in young women and prognosis: how important are proliferation markers? [J]. European Journal of Cancer, 2017,84: 278-289.

[15] GERSTL B, SULLIVAN E, IVES A, et al. Pregnancy outcomes after a breast cancer diagnosis: a systematic review and meta-analysis [J]. Clinical Breast Cancer, 2018,18(1):e79-e88.

[16] GÜTH U, HUANG D J, BITZER J, et al. Contraception counseling for young breast cancer patients: a practical needs assessment and a survey among medical oncologists [J]. Breast, 2016, 30: 217-221.

[17] HARRIS H R, WILLETT W C, VAIDYA R L, et al. Adolescent dietary patterns and premenopausal breast cancer incidence [J]. Carcinogenesis, 2016,37(4):376-384.

[18] HEPNER A, NEGRINI D, HASE E A, et al. Cancer during pregnancy: the oncologist overview [J]. World Journal of Oncology, 2019,10(1):28-34.

[19] IQBAL J, AMIR E, ROCHON P A, et al. Association of the timing of pregnancy with survival in women with breast cancer [J]. JAMA Oncology, 2017,3(5):659-665.

[20] KUREBAYASHI J, TOYAMA T, SUMINO S, et al. Efficacy and safety of leuprorelin acetate 6-month depot, TAP-144-SR (6M), in combination with tamoxifen in postoperative, premenopausal patients with hormone receptor-positive breast cancer: a phase III, randomized, open-label, parallel-group comparative study [J]. Breast Cancer, 2017,24(1): 161-170.

[21] LAMBERTINI M, MOORE H C F, LEONARD R C F, et al. Gonadotropin-releasing hormone agonists

during chemotherapy for preservation of ovarian function and fertility in premenopausal patients with early breast cancer: a systematic review and meta-analysis of individual patient-level data [J]. Journal of Clinical Oncology, 2018,36(19):1981 - 1990.

[22] LAMBERTINI M, PECCATORI F A, DEMEESTERE I, et al. Fertility preservation and post-treatment pregnancies in post-pubertal cancer patients: ESMO Clinical Practice Guidelines [J]. Annals of Oncology, 2020,31(12):1664 - 1678.

[23] LARSON K E, GROBMYER S R, VALENTE S A. Evaluation of recurrence patterns and survival in modern series of young women with breast cancer [J]. The Breast Journal, 2018,24(5):749 - 754.

[24] LI J Y, JING R L, WEI H Y, et al. Germline mutations in 40 cancer susceptibility genes among Chinese patients with high hereditary risk breast cancer [J]. International Journal of Cancer, 2019, 144(2):281 - 289.

[25] LI L X, YI Z B, LI C X, et al. Integrative clinical genomics of early-onset breast cancer [J]. Journal of Clinical Oncology, 2018,36(15_suppl): 1541.

[26] MAISHMAN T, CUTRESS R I, HERNANDEZ A, et al. Local recurrence and breast oncological surgery in young women with breast cancer: the POSH observational cohort study [J]. Annals of Surgery, 2017,266(1):165 - 172.

[27] MARKLUND A, LUNDBERG F E, ELORANTA S, et al. Reproductive outcomes after breast cancer in women with vs without fertility preservation [J]. JAMA Oncology, 2021,7(1):86 - 91.

[28] MELE A, MEHTA P, SLANETZ P J, et al. Breast-conserving surgery alone for ductal carcinoma in situ: factors associated with increased risk of local recurrence [J]. Annals of Surgical Oncology, 2017, 24(5):1221 - 1226.

[29] MOLINELLI C, PARISI F, RAZETI M G, et al. Trastuzumab emtansine (T - DM1) as adjuvant treatment of HER2 - positive early breast cancer: safety and efficacy [J]. Expert Review of Anticancer Therapy, 2021,21(3):241 - 250.

[30] MURPHY B L, DAY C N, HOSKIN T L, et al. Adolescents and young adults with breast cancer have more aggressive disease and treatment than patients in their forties [J]. Annals of Surgical Oncology, 2019,26(12):3920 - 3930.

[31] MØRCH L S, SKOVLUND C W, HANNAFORD P C, et al. Contemporary hormonal contraception and the risk of breast cancer [J]. The New England Journal of Medicine, 2017,377(23):2228 - 2239.

[32] OKTAY K, HARVEY B E, PARTRIDGE A H, et al. Fertility preservation in patients with cancer: ASCO clinical practice guideline update [J]. Journal of Clinical Oncology, 2018,36(19):1994 - 2001.

[33] PAGANI O, FRANCIS P A, FLEMING G F, et al. Absolute improvements in freedom from distant recurrence to tailor adjuvant endocrine therapies for premenopausal women: results from TEXT and SOFT [J]. Journal of Clinical Oncology, 2020, 38 (12):1293 - 1303.

[34] PHI X A, HOUSSAMI N, HOONING M J, et al. Accuracy of screening women at familial risk of breast cancer without a known gene mutation: individual patient data meta-analysis [J]. European Journal of Cancer, 2017,85: 31 - 38.

[35] QUAN M L, PASZAT L F, FERNANDES K A, et al. The effect of surgery type on survival and recurrence in very young women with breast cancer [J]. Journal of Surgical Oncology, 2017, 115(2): 122 - 130.

[36] RECIO-SAUCEDO A, GERTY S, FOSTER C, et al. Information requirements of young women with breast cancer treated with mastectomy or breast conserving surgery: a systematic review [J]. Breast, 2016,25: 1 - 13.

[37] REINER A S, SISTI J, JOHN E M, et al. Breast cancer family history and contralateral breast cancer risk in young women: an update from the women's environmental cancer and radiation epidemiology study [J]. Journal of Clinical Oncology, 2018, 36 (15):1513 - 1520.

[38] ROSENBERG S M, RUDDY K J, TAMIMI R M, et al. BRCA1 and BRCA2 mutation testing in young women with breast cancer [J]. JAMA Oncology, 2016,2(6):730 - 736.

[39] SAHA P, REGAN M M, PAGANI O, et al. Treatment efficacy, adherence, and quality of life among women younger than 35 years in the international breast cancer study group TEXT and SOFT adjuvant endocrine therapy trials [J]. Journal of Clinical Oncology, 2017, 35(27):3113 - 3122.

[40] SPARANO J A, GRAY R J, MAKOWER D F, et al. Adjuvant chemotherapy guided by a 21 - gene expression assay in breast cancer [J]. The New England Journal of Medicine, 2018,379(2):111 - 121.

[41] SPARANO J A, GRAY R J, RAVDIN P M, et al. Clinical and genomic risk to guide the use of adjuvant therapy for breast cancer [J]. The New England Journal of Medicine, 2019,380(25):2395 - 2405.

[42] SRIKANTHAN A, AMIR E, WARNER E. Does a dedicated program for young breast cancer patients affect the likelihood of fertility preservation

discussion and referral? [J]. Breast, 2016,27: 22 - 26.

[43] SUN J, MENG H, YAO L, et al. Germline mutations in cancer susceptibility genes in a large series of unselected breast cancer patients [J]. Clinical Cancer Research, 2017,23(20):6113 - 6119.

[44] TAKIZAWA Y, KAWAI M, KAKUGAWA Y, et al. Alcohol consumption and breast cancer risk according to hormone receptor status in Japanese women: a case-control study [J]. The Tohoku Journal of Experimental Medicine, 2018, 244 (1): 63 - 73.

[45] TOLANEY S M, GUO H, PERNAS S, et al. Seven-year follow-up analysis of adjuvant paclitaxel and trastuzumab trial for node-negative, human epidermal growth factor receptor 2 - positive breast cancer [J]. Journal of Clinical Oncology, 2019, 37 (22):1868 - 1875.

[46] TUNG N, LIN N U, KIDD J, et al. Frequency of germline mutations in 25 cancer susceptibility genes in a sequential series of patients with breast cancer [J]. Journal of Clinical Oncology, 2016, 34 (13): 1460 - 1468.

[47] TUTT A N J, GARBER J E, KAUFMAN B, et al. Adjuvant olaparib for patients with BRCA1 — or BRCA2 — mutated breast cancer [J]. The New England Journal of Medicine, 2021, 384 (25): 2394 - 2405.

[48] TUTT A, TOVEY H, CHEANG M C U, et al. Carboplatin in BRCA1/2 - mutated and triple-negative breast cancer BRCAness subgroups: the TNT Trial [J]. Nature Medicine, 2018,24(5):628 - 637.

[49] VILLARREAL-GARZA C, BARGALLO-ROCHA J E, SOTO-PEREZ-DE-CELIS E, et al. Real-world outcomes in young women with breast cancer treated with neoadjuvant chemotherapy [J]. Breast Cancer Research and Treatment, 2016,157(2):385 - 394.

[50] VON MINCKWITZ G, HUANG C S, MANO M S, et al. Trastuzumab emtansine for residual invasive HER2 - positive breast cancer [J]. The New England Journal of Medicine, 2019,380(7):617 - 628.

[51] WAN Q T, SU L M, OUYANG T, et al. Comparison of survival after breast-conserving therapy vs mastectomy among patients with or without the BRCA1/2 variant in a large series of unselected Chinese patients with breast cancer [J]. JAMA Network Open, 2021,4(4):e216259.

[52] WANG F, DAI J C, LI M J, et al. Risk assessment model for invasive breast cancer in Hong Kong women [J]. Medicine, 2016,95(32):e4515.

[53] WANG F, LIU L Y, CUI S D, et al. Distinct effects of body mass index and waist/hip ratio on risk of breast cancer by joint estrogen and progestogen receptor status: results from a case-control study in northern and Eastern China and implications for chemoprevention [J]. The Oncologist, 2017, 22 (12):1431 - 1443.

[54] WANG Y A, JIAN J W, HUNG C F, et al. Germline breast cancer susceptibility gene mutations and breast cancer outcomes [J]. BMC Cancer, 2018, 18(1):315.

[55] WENNERS A, GRAMBACH J, KOSS J, et al. Reduced ovarian reserve in young early breast cancer patients: preliminary data from a prospective cohort trial [J]. BMC Cancer, 2017,17(1):632.

[56] XIONG Z C, YANG L, DENG G Z, et al. Patterns of occurrence and outcomes of contralateral breast cancer: analysis of SEER data [J]. Journal of Clinical Medicine, 2018,7(6):133.

[57] YASMIN E, BALACHANDREN N, DAVIES M C, et al. Fertility preservation for medical reasons in girls and women: British fertility society policy and practice guideline [J]. Human Fertility, 2018, 21 (1):3 - 26.

[58] YU K D, GE J Y, LIU X Y, et al. Cyclophosphamide-free adjuvant chemotherapy for ovarian protection in young women with breast cancer: a randomized phase 3 trial [J]. JNCI: Journal of the National Cancer Institute, 2021,113(10):1352 - 1359.

[59] YU K D, YE F G, HE M, et al. Effect of adjuvant paclitaxel and carboplatin on survival in women with triple-negative breast cancer: a phase 3 randomized clinical trial [J]. JAMA Oncology, 2020,6(9):1390 - 1396.

[60] ZHANG B, CHEN M Y, SHEN Y J, et al. A large-scale, exome-wide association study of Han Chinese women identifies three novel loci predisposing to breast cancer [J]. Cancer Research, 2018,78(11): 3087 - 3097.

第五十九章

老年乳腺癌

据2020年第七次全国人口普查结果显示，我国60岁及以上人口为26 402万人，占18.70%(其中65岁以上人口为19 064万人，占13.50%)，比2010年上升了5.44%。显然，我国已经完全属于人口老龄化国家，并且是全球老龄人口最多的大国。由于老年人群越来越大，且年龄是乳腺癌最常见、最重要的危险因素，老年乳腺癌患者势必越来越多。然而，目前对老年乳腺癌大型的、多中心的临床研究甚少，进一步研究老年乳腺癌的诊断与治疗尤为重要。

第一节　老年人的年龄定义

目前对老年人的年龄定义尚无统一界定。早在1889年，德国俾斯麦(Bismarck)将70岁定为老年人并享受养老金，后于1916年将年龄降为65岁。目前，美国和欧洲发达国家也将65岁定为老年人并享受退休养老金。1982年7月，联合国在奥地利维也纳召开了关于老龄问题首次世界大会，将60岁定义为老年人，并且通过了《老龄问题维也纳行动计划》。世界卫生组织于2001年将60～74岁的人群称为初老年人，75岁以上才称老年人，又将90岁以上者称长寿老人。我国于1996年8月颁布、2018年12月第三次修订的《中华人民共和国老年人权益保障法》指出，本法所称老年人是指60周岁以上的公民。显然，世界上老年人的年龄标准不尽相同。但从广义上来说，年龄60岁就被认为进入老年期。中国老年肿瘤学会乳腺分委会专家组于2018年发布《中国老年乳腺癌治疗专家共识》，依据2012版国际老年肿瘤学会与欧洲乳腺癌专家学会对老年乳腺癌的定义，并结合中国实际情况，将老年乳腺癌的年龄界定为≥70岁。在临床实践研究中，除了考虑新发病例，还应考虑存量病例。随着乳腺癌治疗进步，生存期延长，随访期间超过70岁的病例也将越来越多。

第二节　老年乳腺癌的流行病学

老年乳腺癌绝大多数为女性，男性仅占1%左右。老年乳腺癌的发病率因地区和国家的发达程度而异。总体说来，欧美等发达国家的发病率最高，发展中国家和欠发达地区的发病率较低。老年乳腺癌的特点是发病率明显高于整体女性人群，并随年龄的增加而升高。美国国立癌症研究所SEER癌症登记库2014—2018年的数据统计显示，美国女性乳腺癌中位发病年龄为63岁。Siegel等的统计资料显示2015—2017年美国50～59岁的女性浸润性乳腺癌发病率为2.4%，60～69岁组上升为3.5%，≥70岁者高达7%。

我国属乳腺癌低发地区，但由于人口基数大，乳腺癌发病人数在全球占比也较高，依据世界卫生组织GLOBALCAN 2020的总结数据，估计我国2020

年乳腺癌发病人数约为 42 万人，约占 2020 年全球乳腺癌发病人数的 18%。刘威等分析了我国女性乳腺癌 1990—2017 年的发病及死亡趋势，发现与 1990 年相比，2017 年我国 45 岁以上年龄组女性的乳腺癌发病率明显增加，在 65～69 岁年龄组增幅最大；60 岁之前各年龄组的死亡率均有所下降，但 60 岁以后各年龄组死亡率增加明显，可能与我国人口期望寿命增加且乳腺癌患者的生存期延长有关。在我国接受了手术治疗的乳腺癌病例中，中山大学肿瘤防治中心报道患者年龄≥60 岁者占 13.0%，中国医学科学院肿瘤医院报道患者年龄≥65 岁者占 16.4%。值得注意的是，鉴于我国有些老年患者拒绝手术或因身体状况等原因而未实施手术，如果将这些未手术病例加入统计，毫无疑问，老年乳腺癌患者的比例会增加。可见我国老年乳腺癌患者随着发病高峰后移，占比将越来越高，且治疗方面也面临巨大挑战。

第三节　老年乳腺癌临床病理学特征

一、临床特征

老年乳腺癌在临床上 90%以上表现为乳腺肿块。肿块早期因无疼痛等不适、增长速度较慢而常被忽视，或因经济、社会等因素而导致就诊时常较为晚期。Ali 等报道的 14 048 例资料显示，在年龄≥75 岁患者中，11%的肿瘤在诊断时直径>5 cm。Bastiaannet 等报道在 127 805 例乳腺癌的资料中，肿瘤属Ⅳ期者在年龄 80～84 岁组中占 8.5%，高于 15～64 岁组的 3.7%。中山大学肿瘤防治中心的资料显示，60～69 岁组中 T_4 患者占 5.6%，高于≤35 岁组的 1.9%。

少数病例在临床上以乳头糜烂就诊。另外，临床上也偶见因呼吸困难(胸膜或肺转移并胸腔积液)或骨疼痛(骨转移)就诊而最后确诊为乳腺癌者。值得注意的是，在乳腺癌远处转移的病例中，老年乳腺癌患者骨转移更为常见，并且年龄越大骨转移的概率越高。有资料显示，在 75 岁以上有远处转移的患者中，其中有骨转移者占 65%，而 75 岁以下者占 57%。

老年乳腺癌的进展多数较慢、病程较长。就可手术老年乳腺癌而言，首次就诊时大约 70%的患者病程超过 6 个月，临床发现腋淋巴结肿大者约 30%。然而，年龄<60 岁的乳腺癌在首次就诊时病程超过 6 个月者仅约 40%，而发现腋淋巴结肿大者也占约 40%。经病理学检查证实，尽管老年乳腺癌在接受治疗时原发病灶较大的比例较高，但其腋淋巴结转移率与非老年组相仿。

二、病理学特征

1. *病理学类型*　老年乳腺癌大约 90%为浸润性癌，其中 70%以上为浸润性导管癌。在浸润癌中，小叶浸润癌尤其是黏液癌的比例随着年龄增加而有所升高。Diab 等利用 San Antonio 和美国 SEER 数据库分析了 55 岁以上 35 154 例，在年龄 55～64 岁组、65～74 岁组、75～84 岁组和≥85 岁组中，小叶浸润癌的比例分别为 8%、9%、9%和 10%，黏液癌的比例分别为 1%、2%、4%和 6%。复旦大学附属肿瘤医院报道≥75 岁组中小叶浸润癌和黏液癌的比例也高于 60～74 岁组(分别为 3.7% *vs* 3.4%和 9.9% *vs* 3.8%)，差异具有统计学意义($P<0.001$)。

2. *肿瘤级别*　老年乳腺癌的组织学特点与年轻乳腺癌相比，常以低增殖、高分化者居多。中山大学肿瘤防治中心的资料显示，老年(≥60 且<70 岁)浸润性乳腺癌组织学分级属 1 级者的比例(23.3%)高于年龄<35 岁者(17.7%)，3 级者则低于年龄<35 岁者(23.9% *vs* 28.7%)。Waker 等报道 50～67 岁浸润性乳腺癌组织学分级属 1 级者(15%)明显高于年龄 25～34 岁者(0.0%)，3 级者的比例(37%)则明显低于年龄 25～29 岁(76%)和 30～34 岁者(70%)。Gennari 等的资料显示，老年与中年乳腺癌的肿瘤级别比例虽然无大的差别，但肿瘤周围淋巴管/血管侵犯(LVI)随年龄增加而减少，在 65～74 岁组有周围 LVI 的比例(15.5%)明显低于 50～64 岁组(30.6%)，差异具有统计学意义($P<0.05$)。

三、生物学特点

1. *激素受体(ER/PR)*　老年乳腺癌激素受体的阳性率较高且有随年龄增长而升高的趋势。Colleoni 等报告,在非常年轻组(<35 岁)ER 和 PR 的阳性率(ER 和/或 PR≥10%为阳性)较低(分别为 61%和 51%),而青壮年组(35～50 岁)则明显升高(分别为 78%和 65%)。Gennari 等报告,50～64 岁组 ER 阳性率(ER≥10%)的比例为 78.6%,而在年龄>75 岁组的比例却高达 81%。Sami 等报告的 3.5 万多例的资料显示,55～64 岁组 ER 阳性率 83%,而≥85 岁竟高达 91%。中山大学肿瘤防治中心的资料显示,老年(≥60 且<70 岁)浸润性乳腺癌激素受体阳性率(62%)也明显高于年龄<35 岁者(56%)。

2. *人表皮生长因子受体 2(HER2)表达*　总体说来,老年乳腺癌的 HER2 阳性率相对较低,并随年龄增大而降低。Munck 等分析了 14 934 例非转移性乳腺癌,年龄<40 岁组 HER2 阳性率 22%,而≥70 岁组的阳性率却低至 10%。复旦大学附属肿瘤医院的资料显示年龄 60～69 岁组 HER2 阳性($HER2^{3+}$)者为 13.0%～13.6%,而 70 以上组为 5.6%～4.3%。Sami 等分析了超过 3 万例患者的资料,在 55～64 岁、65～74 岁、75～84 岁和≥85 岁组中,HER2 阳性率分别为 21%、15%、14%和 10%。

3. *Ki-67 增殖指数*　老年乳腺癌 Ki-67 增殖指数相对较低并随年龄增加而下降。Colleoni 等报告,年龄<35 岁组 Ki-67≥20%的比例为 28%,而 35～60 岁组的比例下降为 22%,差异具有统计学意义($P<0.001$)。复旦大学附属肿瘤医院的资料显示,60～64 岁组 Ki-67 高增殖指数(31%～100%)的比例为 20.5%,65～69 岁组为 12.8%,70～74 岁组为 8.7%,而≥75 岁组低至 4.9%,各组间差异均有统计学意义($P<0.05$)。不过,Gennari 等报道,在绝经后各年龄段(50～64 岁, 65～75 岁,及≥75 岁)患者中,Ki-67 增殖指数≥20%的比例虽然呈减少趋势,但差异无统计学意义。

第四节　老年乳腺癌的治疗

老年乳腺癌的治疗较为复杂,Ⅰ类证据非常有限,大多数为回顾性资料,临床医生评价治疗的受益有时相当困难。Satariano 等报告了 900 多例乳腺癌,在 7 种基础疾病(心肌梗死及其他类型心脏病、糖尿病、其他肿瘤、呼吸系统疾病、胆结石、肝脏疾病)中合并有≥3 种者,真正死于乳腺癌的概率仅为其他死因的 1/20。显然,对老年乳腺癌治疗前的评估并非易事。国际老年肿瘤学会(SIOG)和欧洲乳腺癌专家协会(EUSOMA)于 2012 年再次修订了治疗前的评估推荐,总体要求考虑每个患者的生理年龄、预测寿命期、风险与绝对得益、治疗的耐受性、患者的意愿以及可能会影响治疗的各种因素,诸如实际年龄≥75 岁、文化和社会经济状况、精神状况等。在临床实践中,上述推荐只能参考,难于量化。因为"老年人"的年龄段太长,每个 5 岁年龄段都会有所不同,例如 65～69 岁与 70～74 岁或 75～79 岁年龄段相比会有许多差异,与 85～89 岁年龄段就更难于比较了。另外,每个患者的病期不同,处理方法的选择会有所不同。因此,临床工作中对老年乳腺癌都推荐进行个体化治疗。顾名思义,所谓个体化治疗,并不是针对患者群体的治疗,而是依据每个患者的生理年龄、一般状况、肿瘤分期、肿瘤生物学特点及患者意愿等多方面综合评估后进行的"量体裁衣"式的治疗。显然,个体化并非随意化,更需要熟悉和掌握更多的知识和丰富的临床经验,才能制订出较为合理的个体化治疗方案。

一、外科治疗

目前,外科治疗仍然是老年乳腺癌治疗最为重要的手段。鉴于麻醉药物、麻醉技术的不断发展进步以及外科术式的改进,老年乳腺癌手术死亡率仅 0～0.3%。因此,在临床实践中,只要患者条件许可,可手术老年乳腺癌就要优先考虑手术治疗。SIOG/EUSOMA(2012 年)也明确推荐年龄≥70 岁者应该接受与年轻乳腺癌患者一样的标准外科治疗。

诚然,老年乳腺癌在手术前要特别慎重。因为老年人经常合并有心血管系统疾病、糖尿病及慢性支气管炎、肺功能不全等疾病。中国医学科学院肿瘤医院报道在老年乳腺癌年龄>70 岁的患者中,

58.9%合并有冠心病、高血压、脑血栓和糖尿病等疾病,6.4%患者曾患过其他恶性肿瘤。因此,在手术前必须认真检查和进行相应治疗,必要时应请相关科室专家会诊。值得一提的是,对急需手术而身体状况欠佳者,还应提前邀请麻醉科医生会诊,因为个别病例可考虑在局部麻醉下(必要时加静脉麻醉)进行手术。

老年乳腺癌的手术效果毋庸置疑。Fennessy 等报告了455例年龄≥70岁的可手术乳腺癌,将其随机分为手术+他莫昔芬组和单纯他莫昔芬组。中位随诊12.7年的结果是前者的总生存率(37.7%)优于后者(28.8%),局部复发率更是优于后者(16.0% *vs* 50.0%)。Ali 等分析了14 048例乳腺癌(1999—2007年),其中年龄70~74岁、75~79岁、和≥80岁的病例分别为1 561、1 487和2 486例,各年龄组手术与不手术的例数比分别为1 328 *vs* 233、1 093 *vs* 394和1 051 *vs* 1 435。中位随诊4.7年,以上各年龄组相对5年生存率分别为81%、76%和70%,用多因素COX模型分析,手术是老年乳腺癌降低死亡率的主要因素(*REM* 0.36, 95% *CI* 0.30~0.44)。目前,临床上最常采用的有如下几种手术方式。

(一) 全乳腺切除+外科腋淋巴结分期

无论理论研究还是临床实践都发现,全乳切除后比保乳手术的局部复发率要低一些。另外,保乳术后尚需放射治疗,治疗时间较长且要接触较多射线而可能发生相关的放疗并发症。对可手术乳腺癌,只要患者身体状况可以耐受并且完全知情同意,就可考虑行全乳腺切除+外科腋淋巴结分期。临床上主要适应证:①瘤体较大,区段切除难以达到切缘阴性或切除后美容效果很差者;②肿瘤多中心起源且不能用一个切口切除者;③手术后不愿意或不适宜放疗者;④保乳术后局部复发者;⑤预期寿命可能较长者。

所谓外科腋淋巴结分期,包括对前哨淋巴结活检和腋淋巴结清扫的病理学检查结果进行分期。对于临床未触及腋淋巴结肿大的老年乳腺癌患者,NCCN老年肿瘤指南认为如患者肿瘤类型预后好,不影响术后辅助治疗方案的选择,或者有严重并存疾病者,可免除腋窝分期。

(二) 保乳手术

保乳手术又称乳腺区段切除+外科腋淋巴结分期。保乳手术最大的优点是手术创伤小、恢复快和保留乳房。患者手术后生活质量好,满足了女性对美的特有追求。尽管其手术后复发概率会比全乳切除者稍高一些,但只要严格按规程操作,复发概率可以降低。况且,发现复发后如果能尽快行全乳切除,其总生存率与全乳切除相比无大的差异。近年来,接受保乳治疗的老年乳腺癌患者比例也有所上升。有资料记载,2003年以后美国68岁以上乳腺癌患者接受保乳治疗的比例高达81.8%

目前老年乳腺癌保乳手术指征无明确规定。一般要求:可手术乳腺癌;能行一个切口将肿瘤切除干净(无癌残留);手术后美容效果满意;患者知情且有保乳意愿。

保乳手术应争取尽量做到切缘阴性。对切缘有癌浸润者应作切缘扩大切除(必要时全乳腺切除)。如果切缘局灶阳性或见少量原位癌,原则上做再次切缘扩大切除。当然,对年纪太大、身体状况差、预期生存时间较短者,应该进行多学科讨论,决定是否实行切缘扩大切除或采用其他方法综合治疗。

保乳手术时腋淋巴结的处理一般与前文"全乳腺切除+外科腋淋巴结分期"节基本相同。

(三) 姑息性手术

姑息性手术的适应证:年龄太大、肿瘤可能破溃且不能耐受根治手术者;肿瘤已经破溃但不能达到根治切除目的者;有远处转移,经多学科会诊需做姑息切除者。

姑息性手术常用方式为乳腺区段切除和全乳腺切除。区段切除常用于年龄较大、体质较差、肿瘤较小和预测生命期较短的患者。全乳腺切除常用于肿瘤较大或合并破溃出血的急诊患者。对有远处转移需配合全身治疗而要求手术者也常需做全乳腺切除。

二、化学治疗

(一) 辅助化疗

1. 辅助化疗指征　老年乳腺癌是否应给予术后辅助化疗尚无高级别的循证医学证据和共识。目前有较多的资料表明,老年乳腺癌激素受体阳性者中大部分术后辅助化疗获益不大,激素受体阴性、淋巴结阳性者术后辅助化疗能够获益,激素受体阴性、淋巴结阴性但有多种高危因素者也能从辅助化疗中受益。

Elkin 等分析了 SEER 数据库中年龄≥65 岁、激素受体阴性的老年乳腺癌患者 5 081 例，其中 1 711 例接受辅助化疗。不管用那种分析方法计算，结果是化疗对高危患者（调整后）的死亡风险大约降低 15%（$P<0.001$）。但亚组分析仅显示淋巴结阳性组接受化疗可明显降低死亡风险（*HR* 0.68，$P<0.001$），而淋巴结阴性组的死亡风险却无明显下降（*HR* 0.94，$P>0.05$）。不过，淋巴结阴性而有多种高危因素（例如肿瘤较大，侵犯皮肤、胸肌、胸壁，肿瘤分化较差等）的亚组接受化疗也能降低死亡风险（*HR* 0.71，$P<0.05$）。资料同时还显示年龄≥70 岁、淋巴结阳性者接受化疗的受益与年龄无关。Giordano 等进行了 41 390 例老年乳腺癌（年龄≥65 岁）接受化疗的研究，结果显示，激素受体阳性者不管其淋巴结阳性还是阴性，接受化疗都不能改善生存期（*HR* 1.05，95%*CI* 0.85～1.31）；激素受体阴性、淋巴结阳性者接受化疗可明显减低乳腺癌死亡率（*HR* 0.72，95%*CI* 0.54～0.96），其中年龄≥70 岁者接受化疗同样明显受益（*HR* 0.74，95%*CI* 0.56～0.97）。

在临床实践中，决策是否给予辅助化疗应综合考虑患者的年龄、身体状况、预期寿命、肿瘤分期、激素受体状况和肿瘤生物学特征等因素。一般而言，身体状况较好的老年患者可耐受标准治疗方案，但与年轻患者相比有较高的治疗相关并发症发生风险，在决定是否给予化疗时可使用 PREDICT 等量化工具辅助判断化疗的潜在获益，但需注意此类工具存在高估获益的可能，特别是有多种并存疾病的老年人。对于化疗毒性的预估，目前有一些发展中的量化模型如“癌症和老年化研究组”的乳腺癌评分系统（CARG-BC SCORE）以及高龄患者化疗风险评估量表（CRASH）可提供参考。此外，对于激素受体阳性、HER2 阴性的老年患者，多基因检测工具（如可同时检测 21 个基因的 Oncotype DX 等）也可用于检出高危复发者，为是否化疗提供决策依据。

2. 辅助化疗方案的选择 老年人一般都有心贮备功能降低、骨髓贮备功能降低、肾功能下降和神经功能衰弱等特点，老年人还常伴有较多基础疾病，因此，对老年乳腺癌进行辅助化疗要特别慎重。

6 个疗程 CMF（环磷酰胺＋甲氨蝶呤＋氟尿嘧啶）是最早用于早期乳腺癌辅助治疗的经典化疗方案。其后，随着蒽环类药的问世，多项研究结果显示 4 程 AC/EC 方案的效果与 6 个疗程 CMF 方案的效果相似。2005 年，早期乳腺癌试验者协作组（EBCTCG）对含 6 个疗程蒽环类药的 FAC/FEC 方案的 194 项辅助化疗随机临床试验（1985—2000 年）的 10 年和 15 年的结果进行分析，发现 6 个疗程 FAC/FEC 对年龄＜50 岁者能降低年死亡风险 38%，年龄 50～59 岁者降低年死亡风险 20%（研究组中极少年龄≥70 岁者）。结果还显示，6 个疗程 FAC/FEC 不论对降低复发率还是减少乳腺癌死亡率均优于 6 个疗程 CMF。NSABP B-36 试验 8 年随访结果则表明 4 个疗程 AC 方案治疗效果与 6 程 FEC/FAC 相当，但后者不良反应较大，因此目前不推荐 6 程 FEC/FAC 方案作为辅助治疗选择。

值得注意的是，蒽环类药物对心脏的毒性是累积和不可逆的，必须慎重权衡利弊。Aapro 等回顾分析了 SEER 资料（1992—2002 年）中年龄 66～80 岁患者超过 40 000 例，患者以前都没有心脏病史，结果显示在 66～70 岁组中接受蒽环类药物辅助治疗者发生充血性心力衰竭的风险比接受非蒽环类药物辅助治疗者高（*HR* 1.26，95%*CI* 1.12～1.42）。进一步研究发现，接受蒽环类药物辅助治疗者 10 年内发生充血性心力衰竭的概率为 38%，非蒽环类药物辅助治疗者为 33%，而未接受任何化疗者为 29%。很显然，老年人的心脏功能较差，本身发生充血性心衰的概率较高，接受蒽环类药物辅助治疗的潜力比较有限。因此，应用蒽环类药物必须全面评估心脏功能，灌注药物的速度不能过快，用药期间应严格监护并适当加用心脏保护药物。另外，蒽环类药物的剂量可依据心脏功能适当减少，但不能低于其有效剂量。

关于含紫杉烷类药物（紫杉醇、多西他赛）的化疗方案，EBCTCG 对 123 个随机试验 100 000 例乳腺癌辅助治疗的分析发现，在标准的蒽环类药物联合方案（如 AC/EC 方案）中再加用 4 程的紫杉类药物延长治疗比蒽环类药物为基础的联合治疗能降低死亡率［*RR* 0.86；*SE* 0.04，双侧检验（$2P$）＜0.001］。Jones 等的 9735 试验显示，TC（多西他赛＋环磷酰胺）方案对比 AC（多柔比星＋环磷酰胺）方案和 CMF 方案能明显延长无进展生存期和提高总生存率，但其研究中年龄＞65 岁者仅占 16%。Elda 试验中，65～79 岁的患者术后辅助每周多西他赛与 CMF 方案对比无病生存率无优势，多西他塞与严重的非血液系统毒性和较差的生活质量相关。另外，紫杉烷类药物对心脏也有一定的毒性，主要影响心肌传导系统。据 812 例应用多西他赛的研究资料，极少数（3%）可出现心动过缓。故有心脏病史者在用药期间最好进行心电监护。

在卡培他滨单药与标准方案(AC和CMF)对年龄≥65岁的老年乳腺癌辅助化疗相比较的随机临床试验中,单药卡培他滨安全性不优于标准治疗方案,且3年及10年无复发生存率和总生存率均显著差于标准治疗方案。

在实践中,对有辅助化疗指征者的方案选择一般原则是:心脏等功能尚好者选用4个疗程TC或AC或EC方案;心脏功能欠佳者考虑用TC或CMF;年龄<70岁、有多个高危因素且身体状况较好者考虑用4个疗程AC/EC后加紫杉烷类药物方案;TAC方案对<70岁者慎重采用,年龄≥70岁者一般不考虑采用。另外,对于无法耐受同时性多药联合化疗的患者,单药序贯给药也是合理的,比如CALGB 9741试验中采用的多柔比星(A)序贯紫杉醇(T)再序贯环磷酰胺(C)方案,毒性较低但无复发生存及总生存不劣于AC-T方案。

(二)挽救性化疗

挽救性化疗的目的是延长生命、减轻痛苦。因此,对老年晚期患者的治疗首先要考虑能否耐受,然后才考虑药物和方案。

目前研究资料显示,联合化疗比单药序贯化疗更能提高近期有效率,但多数资料显示没有延长生存期,反而增加了毒性及不良反应。东部肿瘤协作组(ECOG)1193研究将739例MBC随机分为3组:第1组为单独用多柔比星;第2组为单独用紫杉醇;第3组为多柔比星与紫杉醇联合应用。结果第3组的治疗有效率(response rates, RR)和治疗失败时间(time to treatment failure, TTF)明显优于第1和第2组,差异具有有统计学意义,但OS并无改善。O'Shaughnessy等报道了511例先前用过蒽环类药物者,随机安排用多西他赛单药(3周1次)或多西他赛与卡培他滨联合治疗。结果联合组的*RR*和TTP优于单药组,OS也延长3个月且差异有统计学意义($P<0.05$)。但是,联合组的毒性明显高于单药组(3～4级反应率分别为71%和49%)。GEICAM 9903试验中,将252例先前接受过蒽环类和紫杉烷类药物者随机分为两组。一组用长春瑞滨+吉西他滨(联合组),另一组仅用长春瑞滨(单药组)。结果联合组的中位无进展生存期优于单药组(6.0个月 *vs* 4.0个月,$P<0.05$),RR也有所改善(36% *vs* 26%),但差异无统计学意义($P>0.05$),两组的OS差异也无统计学意义。

临床上对初诊的晚期患者进行化疗时,一般都会首先考虑蒽环类或紫杉烷类药物,然而越来越多的复发、转移患者以前已经用过蒽环类和紫杉类药物,对这类患者尚无标准的单药或联合化疗方案。Oostendorp等收集和分析了22个研究组的资料后认为,对曾经用过蒽环类和紫杉烷类药物患者,肿瘤控制率最好的是卡培他滨和长春瑞滨,患者OS都超过12个月。吉西他滨和脂质体阿霉素的资料虽然比较少,却显示其患者OS比卡培他滨和长春瑞滨差。

在临床实践中,除了病情较急且患者身体状况尚可的情况下考虑联合化疗外,一般都选用估计有效的单药进行序贯治疗,如紫杉烷类药物、蒽环类药物(以前曾应用且接近临界量者不能重复应用)、卡培他滨、长春瑞滨、吉西他滨等。

三、靶向治疗

(一)曲妥珠单抗

曲妥珠单抗是目前临床上对乳腺癌HER2阳性者用得最多、最为成熟的直接对抗HER2蛋白的生物治疗制剂,曲妥珠单抗对HER2阳性晚期乳腺癌的疗效在早年已有很多报道。近年来又有较大样本量的针对老年乳腺癌HER2阳性者应用曲妥珠单抗的报道。Griffiths等利用SEER资料(2000—2006年),分析了610例转移性老年乳腺癌(中位年龄74岁)的结果。多因素分析显示,曲妥珠单抗+紫杉醇联合用药组的调整肿瘤死亡率明显低于单独应用曲妥珠单抗组($P<0.01$)。目前,临床上曲妥珠单抗最常与紫杉烷类药物联合应用。

曲妥珠单抗对HER2阳性早期乳腺癌的辅助治疗效果已经在HERA试验和NSABP B31/N9831试验等多个大型、多中心的研究中得到证实,试验数据还显示年龄>60岁的患者与年轻患者一样都能从术后辅助化疗加曲妥珠单抗治疗中获益。目前,对肿瘤>1 cm的浸润性乳腺癌、HER2阳性者应用曲妥珠单抗是标准治疗,而瘤体>0.5 cm者都可以考虑用曲妥珠单抗。

近年来,陆续有用曲妥珠单抗对HER2阳性局部晚期乳腺癌患者进行新辅助治疗的报道并且都得到较好的效果。Minckwitz等报道,对HER2阳性局部晚期乳腺癌仅用化疗的pCR率为17%,而用化疗+曲妥珠单抗的pCR率可达40%。

目前,曲妥珠单抗应用越来越广泛。值得注意的是,曲妥珠单抗与蒽环类药联合应用虽然有较好的疗效，但其发生心衰的危险可高达5倍甚至更高。Pinder等指出，曲妥珠单抗是老年乳腺癌患者发展为慢性心功能不全的危险因素。我们认为，对老年乳腺癌应用曲妥珠单抗时不与蒽环类药物联用为妥。另外，老年患者应用曲妥珠单抗要特别加强心功能的监测，建议每2～3个月进行一次心功能方面的检查。

（二）拉帕替尼及奈拉替尼

两者均是针对HER2阳性乳腺癌的小分子靶向治疗药。但目前资料显示，拉帕替尼的效果不优于曲妥珠单抗。Untch等报道一组新辅助治疗的临床研究，全组共620例HER2阳性、局部晚期乳腺癌患者，在接受化疗（EC方案）4个疗程后随机安排应用拉帕替尼或曲妥珠单抗。结果前者的pCR（22.7%）明显低于后者（30.3%）（$P<0.05$）。O'Shaughnessy等报道了一组先前用过蒽环类药物、紫杉烷类药物及曲妥珠单抗而病情进展的乳腺癌，随机安排应用单药拉帕替尼和拉帕替尼联合曲妥珠单抗治疗。结果联合组的DFS和临床获益率（CBR）明显优于单药拉帕替尼组（P均<0.05），联合组的OS也高于后者，但无统计学意义（$P>0.05$）。Blackwell等报道了一组在设计方面与上述试验类似的研究，全组296例。结果拉帕替尼联合曲妥珠单抗治疗组PFS和CBR均优于单药拉帕替尼治疗组（P值分别为0.008和0.01）。分析显示两组的不良反应都很小，故拉帕替尼联合曲妥珠单抗被认为是对HER2阳性、不含化疗的可接受的方案。近年来有研究显示奈拉替尼用于术后完成曲妥珠单抗辅助治疗后的加强治疗可提高疗效，但常引起腹泻，对老年患者极为不利。

（三）帕妥珠单抗及恩美曲妥珠单抗（T-DM1）等

帕妥珠单抗也是抗HER2的生物学制剂。Baselga等研究报道，808例HER2阳性的转移性乳腺癌随机分为2组，分别用安慰剂＋曲妥珠单抗＋多西他赛（对照组）和帕妥珠单抗＋曲妥珠单抗＋多西他赛（帕妥珠单抗组）作为一线治疗。结果是帕妥珠单抗组PFS（18.5个月）优于对照组（12.4个月），差异具有统计学意义（$P<0.001$）。两组总体安全性类似，帕妥珠单抗组发生中性粒细胞减少性发热和3度腹泻稍多，而心脏毒性并无增加。但对于早期患者的辅助治疗，目前数据显示加用帕妥珠单抗对提高无病生存率作用不大，相关临床试验中65岁以上老年患者比例也较少，且引起腹泻的不良反应较大限制了其在老年人群中的应用。目前帕妥珠单抗常用于新辅助治疗及转移复发患者，而抗体-药物偶联物T-DM1用于新辅助治疗后有残留的患者可进一步提高疗效，德喜曲妥珠单抗（T-DXd，DS-8201）及小分子药物图卡替尼等用于转移复发患者均疗效显著，但这类药物均缺乏用于老年患者的数据，其获益与风险有待进一步评估。

（四）贝伐珠单抗

贝伐单抗（bevacizumab）是一种抑制血管生成的药物，其作用机制是通过抑制血管内皮生长因子、阻断对肿瘤的血液供应，从而抑制肿瘤生长和在体内扩散。美国FDA于2008年批准贝伐珠单抗用于治疗复发、转移性乳腺癌，但要求对后期研究效果进行确认。可惜的是，后期研究结果发现贝伐珠单抗不能延长患者的寿命，而且不良反应非常明显。于是美国FDA于2011年撤销了贝伐珠单抗对复发、转移性乳腺癌治疗适应证的批文。目前，尽管NCCN仍然有紫杉醇＋贝伐珠单抗治疗复发、转移性乳腺癌的推荐，但对老年患者来说缺乏相关证据，必须相当慎重。

（五）周期蛋白依赖性激酶4/6（CDK4/6）抑制剂

PALOMA-3及MONALEESA-2等多个临床试验显示，哌柏西利和瑞博西利等CDK4/6抑制剂与内分泌治疗联用与单用内分泌治疗相比，能够明显提高激素受体阳性转移性乳腺癌的治疗效果，可作为激素受体阳性转移性乳腺癌的一线治疗，大多数入组患者都为绝经后患者，故这类药物应可作为老年转移性乳腺癌患者的选择。

（六）靶向PI3K-Akt-mTOR信号转导通路的药物

代表药物为阿培利司、依维莫司和替西罗莫司等。对于证实肿瘤有*PIK3CA*突变的晚期激素受体阳性患者，对比单用氟维司群，阿培利司联用氟维司群可显著改善PFS；而对于非甾体类芳香化酶抑制剂治疗后进展的患者，依维莫司加用依西美坦也可显著改善PFS，且老年患者中治疗相关不良反应发生率与相对年轻者相比并无明显差异。

四、内分泌治疗

(一) 辅助内分泌治疗

辅助内分泌治疗是激素受体阳性可手术乳腺癌综合治疗的重要手段之一。大量证据显示，只要激素受体阳性而不论患者年龄大小，内分泌治疗均可显著降低其复发风险，延长患者生存期。在临床上常用的药物有他莫昔芬和芳香化酶抑制剂。

1. *他莫昔芬* 20多年来，他莫昔芬(他莫昔芬)一直是乳腺癌激素受体阳性者辅助治疗的标准用药。激素受体阳性、淋巴结阴性者服用他莫昔芬5年后能提高10年生存率5.6%($P<0.001$)，而淋巴结阳性者则可提高10.9%($P<0.001$)。他莫昔芬常见的不良反应主要为面部潮红、多汗、失眠和阴道分泌物增多等，而更为值得注意的是可增加子宫内膜癌的风险(与对照组比为1.6% *vs* 0.5%)。另外，血栓形成的风险增加2～3倍。应用他莫昔芬标准剂量为每日20 mg，连用5年。用药期间要每年进行一次妇科检查。

2. *芳香化酶抑制剂* 近年来，几项芳香化酶抑制剂大型临床研究(ATAC、BIG-198、IES031、MA-17、TEAM试验等)结果显示，应用第三代芳香化酶抑制剂在降低局部复发率和远处转移率方面优于单用他莫昔芬，而且减少了血栓形成和发生子宫内膜癌的风险。不过，应用芳香化酶抑制剂与他莫昔芬相比，两组总生存率并没有明显差异。目前，芳香化酶抑制剂(阿那曲唑、来曲唑和依西美坦)已成为绝经后、激素受体阳性乳腺癌的标准辅助内分泌治疗，并为优先考虑的一线药物。

芳香化酶抑制剂的主要不良反应是骨质丢失，表现为骨质疏松甚至骨折。另外，芳香化酶抑制剂也增加心血管疾病的风险。Amir等报道30,023例患者较长期应用芳香化酶抑制剂，发现心血管疾病增加(*OR* 1.26，$P<0.001$)、骨折增加(*OR* 1.47，$P<0.001$)，但静脉血栓减少(*OR* 0.55，$P<0.001$)、子宫内膜癌减少(*OR* 0.34，$P<0.01$)。5年的芳香化酶抑制剂与5年他莫昔芬(包括2～3年他莫昔芬再加3～2年芳香化酶抑制剂)相比，前者仅见肿瘤复发率有所降低而总生存率并无差异(*OR* 1.11，$P>0.05$)。鉴于骨质疏松和心血管疾病往往是老年人的基础病，应用芳香化酶抑制剂前要做心血管和骨质密度等相关检查。有明显心血管疾病者可考虑用他莫昔芬，骨密度评分$T<-2$标准差时应开始用双膦酸盐治疗，并补充维生素D及钙剂。

在临床上经常要权衡老年乳腺癌应用芳香化酶抑制剂和他莫昔芬的利弊。如果年纪太大、基础病较多、肿瘤复发风险较低，可考虑用他莫昔芬。Amir等认为芳香化酶抑制剂仅延长DFS而不改善OS，先用他莫昔芬后换用芳香化酶抑制剂可从获益与减毒方面得到很好的平衡。

(二) 挽救性内分泌治疗

内分泌治疗也是激素受体阳性晚期乳腺癌治疗的重要手段之一。只要患者无广泛的内脏转移及无影响生命的重要器官的转移病灶，往往考虑内分泌治疗为首选。因为内分泌治疗不但有较好的效果，又具有不良反应较小并可长期应用的优点。

1. *他莫昔芬和芳香化酶抑制剂* 两者均可作为激素受体阳性晚期乳腺癌的一线用药。当他莫昔芬治疗无效或失效时可改用芳香化酶抑制剂，反之亦然。不过，如果患者在辅助治疗时常规应用了两者中的一种，挽救治疗时不再重复应用，而直接用第二种。

2. *氟维司群* 氟维司群是一种新型的选择性雌激素受体调节剂(SERM)，它有ER的拮抗作用而没有类雌激素的激动作用。目前氟维司群用于绝经后、激素受体阳性、以往内分泌治疗失败的晚期乳腺癌的二线治疗。最近有用氟维司群与阿那曲唑对晚期乳腺癌(绝经后、激素受体阳性)一线治疗的研究，显示氟维司群组的临床有效率(72.5%)高于阿那曲唑组(67%)，但无统计学意义。另外，也有用氟维司群500 mg与250 mg的比较研究(CONFIRM试验)，患者均为以往内分泌治疗失败者，显示氟维司群500 mg对比250 mg能改善PFS(中位PFS：6.5个月 *vs* 5.5个月，*HR* 0.8，$P<0.01$)，两组不良反应相似。此外尚有氟维司群联合阿那曲唑及氟维司群联合依西美坦的研究，但结果及适用人群仍有争议。

3. *孕激素* 临床上常用的有甲孕酮和甲地孕酮，有效率30%左右。因其有水钠潴留、血压升高、阴道出血和血栓形成等不良反应，一般用作三线内分泌治疗用药。

(三) 新辅助内分泌治疗的研究

鉴于他莫昔芬对不能耐受手术的老年乳腺癌初始内分泌治疗的临床有效率超过30%，研究者们进行了新辅助内分泌治疗的多项研究。至今，比较有代表性的至少有letrozole P024、IMPACT和

PROACT 等 3 项试验。P024 试验结果显示用来曲唑进行新辅助内分泌治疗 4 个月的临床有效率（55%）高于他莫昔芬（36%）（$P<0.001$），而且明显提高保乳率（45% *vs* 35%；$P<0.05$）。IMPACT 试验结果显示用阿那曲唑进行新辅助内分泌治疗 3 个月的临床有效率在单药阿那曲唑组、单药他莫昔芬组和阿那曲唑＋他莫昔芬组相似（分别为 37%、39%和 36%），但单药阿那曲唑组的保乳率高于其他二组（分别为 44%、31%和 24%）。PROACT 试验用单药阿那曲唑与单药他莫昔芬随机安排进行新辅助内分泌治疗，观察 3 个月后阿那曲唑组的临床有效率（39.5%）与他莫昔芬组（35.4%）无大差异，而阿那曲唑组的保乳率（43.0%）比他莫昔芬组（30.8%）高。此外，Semiglazov 等报道了依西美坦与他莫昔芬新辅助内分泌治疗 3 个月的随机研究，结果是依西美坦组的临床有效率（76.3%）优于他莫昔芬组（49.0%）（$P=0.05$），依西美坦组的保乳率（36.8%）也优于比他莫昔芬组（20.0%）（$P=0.05$）。就目前的研究资料来看，芳香化酶抑制剂中不管来曲唑、阿那曲唑还是依西美坦用作老年乳腺癌的新辅助内分泌治疗都比他莫昔芬有更多优势，但三药中究竟有何差异尚无证据。美国肿瘤外科学院现正进行一项包括 3 种芳香化酶抑制剂的Ⅲ期临床试验，结果显示三者用于辅助治疗在临床上未见有明显差异。

五、放射治疗

老年乳腺癌一方面具有肿瘤发展相对缓慢、病程较长和局部/区域复发风险显著低于年轻乳腺癌患者的临床生物学共性，而另一方面老年乳腺癌患者往往身体状况相对较差且常合并有基础病而影响放疗的耐受性，因此，对老年乳腺癌放射治疗应根据患者的特殊性予以个体化处理。

1. *保乳手术后*　保乳手术后作全乳放疗能减少局部复发几乎被所有试验所证实，但能提高生存率的证据甚少。EBCTCG 2005 年系统分析 42 000 例的资料显示，手术后不进行放疗者中，年龄＞70 岁组局部复发风险为 13%，而＜50 岁组为 33%。手术后放疗对年龄＞70 岁者降低 5 年复发风险的受益较小（11%），而＜50 岁者降低 5 年复发风险的受益较大（22%）。不过，尽管术后放疗对＞70 岁者受益较小，但降低 5 年复发风险仍有统计学意义。然而，经亚组进一步分析后发现，术后放疗对 70 岁以上且为复发低危者（例如肿瘤≤2 cm，切缘阴性、腋淋巴结阴性、激素受体阳性并计划内分泌治疗）减少局部复发的作用甚微，其死因通常与乳腺癌无关。EBCTCG 于 2011 年再次分析了 17 个随机研究组 10 801 例的 10 年复发和 15 年死亡的资料，结果显示，保乳术后放疗能将 10 年的复发风险（包括局部复发和远处转移）从 35.0%降至 19.3%（$2P<0.001$），15 年死亡风险从 25.2%降至 21.4%（$2P<0.001$）；淋巴结阳性者，术后放疗能将 10 年复发风险从 63.7%降至 42.5%（$2P<0.001$），15 年死亡风险从 51.3%降至 42.8%（$2P=0.01$）；淋巴结阴性者，术后放疗能将复发风险从 31.0%降至 15.6%（$2P<0.001$），死亡风险从 20.5%降至 17.2%（$2P<0.01$）。资料还显示，虽然年青组放疗受益较大，但 60～69 岁组放疗能降低绝对复发转移风险 14.1%（从 28.3%降至 14.2%），＞70 岁组降低 8.9%（从 17.7%降至 8.8%）（$2P<0.001$）。因此，在临床上对年龄≤70 岁且身体状况尚可者，常规进行术后放疗。

老年乳腺癌行保乳手术经全乳放疗后，瘤床是否都需追加放疗尚值得进一步研究。Romestaing 等的多项前瞻性研究均证实，瘤床追量放疗可降低 0.9%～6.9%的局部复发率。EORTC22881-10882 的资料也显示，瘤床追加放疗 16 Gy 组的 10 年局部复发累积发生率（6.2%）明显低于不追加者（10.2%）（$P<0.001$）。不过，尽管追加放疗后局部复发率明显降低，但两组的 10 年总生存率并无明显差异。Bartelink 等将Ⅰ期、Ⅱ期，病理学检查切缘阴性者在全乳放疗后随机分为瘤床追量组（2 661 例）和不追量组（2 657 例）。经中位随访 5.1 年的结果显示，瘤床追量组与不追量组相比，追量组的累积复发率仅在年龄≤40 岁和 41～50 岁组比不追量组低且差异有统计学意义（两组累积复发率分别为 10.2% *vs* 19.5%，$P<0.01$；5.8% *vs* 9.5%，$P<0.05$）；在年龄 51～60 岁和＞60 岁组，瘤床追量组的累积复发率虽稍有偏低但无统计学意义（累积复发率分别为 3.4% *vs* 4.2%，$P>0.05$；2.5% *vs* 4.0%，$P>0.05$）。资料表明年龄≤50 岁的患者从瘤床加量放疗中的获益最大，年龄＞50 岁者因本身复发的概率很低而从瘤床追量放疗中受益甚少。如何使老年患者既能减少局部复发又能减少放疗剂量，在临床上必须做个体化处理。NCCN 指南推荐对年龄≥50 岁且切缘阴性、腋淋巴结阴性、无脉管癌栓等高危因素者可考虑在全乳照射后不做瘤床加量照射。毫无疑问,年龄≥60岁的老年乳腺癌且低危患者也在推荐的"可考虑不做瘤床加量放射治疗"之列。

近年来,有些单位进行部分乳腺照射(PBI)的前瞻性研究。PBI的主要理论依据是保乳术后复发的部位80%以上在原瘤床区域。另外,PBI能明显缩小放疗范围和缩短放疗时间,从而进一步减少邻近器官的放射性损伤并改善美容结果。目前报道随访最长的为Antonucci等的研究,前瞻性配对入组行组织间插植PBI和全乳照射各199例,10年的局部控制率分别是5%和4%($P>0.05$)。Khan等分析了1449例放疗患者,其中年龄>70岁者537例,结果显示年龄>70岁组放疗后的美容满意率为92%,5年局部复发率与≤70岁者的相似(2.79% *vs* 2.92%)。PBI除了行组织间插植外,术中放疗、单管球囊腔内近距离放疗和适形调强外放疗都被许多单位采用研究,目前中位随访时间在48~75个月间,初步报道结果均与上述研究相似。PBI有明显缩短放疗时间的优点,又能免除全乳放疗的不良反应,但其远期效果尚需更多研究和进一步随诊。在美国,采用PBI的患者越来越多,从2000年的0.4%增至2007年的6.6%。不过,ASTRO-G和NCCN制定的指南中仅推荐年龄≥50岁、原发灶单发、Ⅰ期、ER阳性且非*BRCA1*/*BRCA2*基因有害突变携带等极低危者作为临床的选择标准,其他患者则仅限于在有条件的单位进入相关研究。

对老年乳腺癌属低危的患者能否免除放疗也有相关的研究和报道。GALGB 9343于2004年报道636例年龄≥70岁、Ⅰ期且ER阳性的乳腺癌随机研究,317例做乳腺区段切除后放疗加他莫昔芬治疗,319例术后仅单独用他莫昔芬治疗,随诊5年,前者的局部复发率(1%)低于后者(4%)($P<0.001$),但两组无论远处转移率还是总生存率(87% *vs* 86%)的差异均无统计学意义。继续随诊至10.5年,仅发现单独用他莫昔芬组的同侧乳腺癌复发高于放疗组(6%),而两组死于乳腺癌的比例(2% *vs* 4%)和总生存率(63% *vs* 61%)相似。研究的结果进一步提示年龄≥70岁、早期和ER阳性者仅用他莫昔芬而不做放疗也是一种合理的选择。

2. *全乳腺切除后* 老年乳腺癌在全乳切除后做术后放疗效果的Ⅰ类证据非常有限。美国SEER(1992—1999年)的11594例资料显示,年龄≥70岁的浸润性乳腺癌做术后放疗的生存率(中位随诊6.2年)明显优于不放疗者(*HR* 0.85, $P<0.05$)。不过,放疗受益者均为高危者,而中低危者未见受益。据CBCCA的回顾性资料(1989—1997年),术后放疗(中位随诊5.5年)的复发风险明显低于不放疗者(16% *vs* 28%, $P<0.05$)。多因素分析发现,病理学高级别和不做术后放疗的局部复发的概率增加,转移淋巴结的个数会增加远处转移率和降低生存率,提示应选择有高危复发和身体状况较好者做术后放疗。目前,大多数学者都主张只对全乳切除后有高危因素者做术后放疗,例如肿瘤为T_3/T_4或≥N_2者。对N_1的老年乳腺癌患者做术后放疗尚无足够证据推荐。

六、免疫治疗

免疫检查点抑制剂及过继性免疫细胞治疗在血液肿瘤、黑色素瘤及肺癌等多种实体瘤治疗中取得突破性进展,近年来一些免疫检查点抑制剂如派姆单抗等在乳腺癌特别是三阴乳腺癌的新辅助治疗及晚期患者治疗的临床试验中也发现临床获益,一些临床试验的亚组分析和回顾性研究也显示老年患者与年轻患者同样获益,但其毒性及不良反应发生率可能较高。在老年乳腺癌患者如有必要应用此类治疗时,要注意毒性及不良反应的处理,尤其在应用激素方面更要谨慎,大剂量的激素治疗可能使基础疾病恶化或导致认知功能障碍。

第五节　预防与预后

老年乳腺癌尚无有效的Ⅰ级预防措施,NCCN指南推荐用他莫昔芬或雷洛昔芬对高危者进行药物干预甚至预防性乳腺切除,然而确定是否为高危人群需做*BRCA1*/*2*检测和其他许多因素分析,目前在临床上应用甚少。行之有效的应是Ⅱ级预防,即早期发现、早期诊断和早期治疗。目前,欧美国家主要强调通过MAM检查进行早期诊断,因为老年人的乳腺腺体相对萎缩,乳腺肿瘤在X线摄影中更能清楚地显示并有利于做出诊断。不过,根据我国的临床经验,超声检查的检出率和符合率并不逊于

X 线摄影。当然，如能超声检查与 X 线摄影联合应用，将会进一步提高检出率和符合率。至于是否对老年妇女都进行乳腺癌筛查仍然有争议，SIOG/EUSOMA 也认为对 70 岁以上者都进行 MAM 筛查能否获益尚缺乏证据，故推荐依据个体情况（乳腺癌发病风险、预期寿命和个人意愿等）进行个体化处理。如果能在Ⅱ级预防中发现早期乳腺癌并及时治疗，其效果明显优于中、晚期者。Bastiaannet 等的研究资料显示，65～69 岁组Ⅰ期的 10 年相对生存率高达 93.9%，而Ⅱ期者降至 77.1%。

老年乳腺癌的预后总体说来比非老年乳腺癌的预后差。Ali 等分析东英格兰 1 万多例的资料显示，年龄为 50～69 岁、70～74 岁、75～70 岁和≥80 岁的患者相对 5 年生存率分别为 89%、81%、76% 和 70%。Rosso 等分析欧洲 11 个国家的 8 份资料显示，年龄≥70 岁组的 5 年相对生存率比 60～69 岁组低 9%。不过，有资料显示美国老年乳腺癌的预后与非老年乳腺癌的预后基本类似。

从肿瘤的分化级别和生物学标志物来看，老年乳腺癌对提高生存率应该有多个有利因素，理应有较好的生存期，但与事实数据不符。较多学者认为老年乳腺癌生存率不优于非老年乳腺癌的主要原因是相当部分老年乳腺癌未能得到合理的综合治疗，因而不能象非老年乳腺癌患者那样从规范的综合治疗中获益。肿瘤一旦出现复发、转移，老年乳腺癌患者往往难以承受非老年患者一样的多学科综合治疗，从而得不到更长的生存期。

值得一提的是，尽管认识到长期以来相关临床试验纳入老年患者比例不足，但过去数年仍无明显改观，特别是专为老年患者设立的临床试验仍比较少。目前的数据显示身心状况较好的老年乳腺癌患者可耐受大多数规范的治疗方案，但对于极高龄患者及一般情况较差的患者仍缺乏相关研究数据。

（*杨名添　谢泽明*）

参考文献

[1] 刘威，王黎君，齐金蕾，等. 1990—2017 年中国女性乳腺癌疾病负担分析 [J]. 中华流行病学杂志，2021,42(7):1225-1230.

[2] 杨名添，戎铁华，黄植蕃，等. 可手术乳腺癌 6263 例临床分析 [J]. 癌症，2005,24(3):327-331.

[3] 中国老年乳腺癌治疗共识专家组. 中国老年乳腺癌治疗专家共识(2018) [J]. 协和医学杂志，2018,9(4):307-312.

[4] AAPRO M, BERNARD-MARTY C, BRAIN E G C, et al. Anthracycline cardiotoxicity in the elderly cancer patient: a SIOG expert position paper [J]. Annals of Oncology, 2011,22(2):257-267.

[5] ALI A M G, GREENBERG D, WISHART G C, et al. Patient and tumour characteristics, management, and age-specific survival in women with breast cancer in the East of England [J]. British Journal of Cancer, 2011,104(4):564-570.

[6] AMIR E, SERUGA B, NIRAULA S, et al. Toxicity of adjuvant endocrine therapy in postmenopausal breast cancer patients: a systematic review and meta-analysis [J]. JNCI: Journal of the National Cancer Institute, 2011,103(17):1299-1309.

[7] BARTELINK H, HORIOT J C, POORTMANS P, et al. Recurrence rates after treatment of breast cancer with standard radiotherapy with or without additional radiation [J]. The New England Journal of Medicine, 2001,345(19):1378-1387.

[8] BASELGA J, CORTÉS J, KIM S B, et al. Pertuzumab plus trastuzumab plus docetaxel for metastatic breast cancer [J]. The New England Journal of Medicine, 2012,366(2):109-119.

[9] BASTIAANNET E, LIEFERS G J, DE CRAEN A J M, et al. Breast cancer in elderly compared to younger patients in the Netherlands: stage at diagnosis, treatment and survival in 127, 805 unselected patients [J]. Breast Cancer Research and Treatment, 2010,124(3):801-807.

[10] BERGH J, JÖNSSON P E, LIDBRINK E K, et al. FACT: an open-label randomized phase III study of fulvestrant and anastrozole in combination compared with anastrozole alone as first-line therapy for patients with receptor-positive postmenopausal breast cancer [J]. Journal of Clinical Oncology, 2012,30(16):1919-1925.

[11] BIGANZOLI L, WILDIERS H, OAKMAN C, et al. Management of elderly patients with breast cancer: updated recommendations of the International Society of Geriatric Oncology (SIOG) and European Society of Breast Cancer Specialists (EUSOMA) [J]. The Lancet Oncology, 2012, 13(4): e148-e160.

[12] CAO W, CHEN H D, YU Y W, et al. Changing profiles of cancer burden worldwide and in China: a secondary analysis of the global cancer statistics 2020

[J]. Chinese Medical Journal, 2021,134(7):783 - 791.

[13] DE GLAS N A, BASTIAANNET E, ENGELS C C, et al. Validity of the online PREDICT tool in older patients with breast cancer: a population-based study [J]. British Journal of Cancer, 2016,114(4):395 - 400.

[14] DE MUNCK L, SCHAAPVELD M, SIESLING S, et al. Implementation of trastuzumab in conjunction with adjuvant chemotherapy in the treatment of non-metastatic breast cancer in the Netherlands [J]. Breast Cancer Research and Treatment, 2011,129(1):229 - 233.

[15] EARLY BREAST CANCER TRIALISTS' COLLABORATIVE GROUP (EBCTCG), DARBY S, MCGALE P, et al. Effect of radiotherapy after breast-conserving surgery on 10 - year recurrence and 15 - year breast cancer death: meta-analysis of individual patient data for 10,801 women in 17 randomised trials [J]. Lancet (London, England), 2011, 378(9804):1707 - 1716.

[16] EARLY BREAST CANCER TRIALISTS' COLLABORATIVE GROUP (EBCTCG), PETO R, DAVIES C, et al. Comparisons between different polychemotherapy regimens for early breast cancer: meta-analyses of long-term outcome among 100,000 women in 123 randomised trials [J]. Lancet (London, England), 2012,379(9814):432 - 444.

[17] ELKIN E B, HURRIA A, MITRA N, et al. Adjuvant chemotherapy and survival in older women with hormone receptor-negative breast cancer: assessing outcome in a population-based, observational cohort [J]. Journal of Clinical Oncology, 2006,24(18):2757 - 2764.

[18] EXTERMANN M, BOLER I, REICH R R, et al. Predicting the risk of chemotherapy toxicity in older patients: the Chemotherapy Risk Assessment Scale for High-Age Patients (CRASH) score [J]. Cancer, 2012,118(13):3377 - 3386.

[19] GIORDANO S H, DUAN Z G, KUO Y F, et al. Use and outcomes of adjuvant chemotherapy in older women with breast cancer [J]. Journal of Clinical Oncology, 2006,24(18):2750 - 2756.

[20] HATTANGADI J A, TABACK N, NEVILLE B A, et al. Accelerated partial breast irradiation using brachytherapy for breast cancer: patterns in utilization and guideline concordance [J]. JNCI: Journal of the National Cancer Institute, 2012,104(1):29 - 41.

[21] HUGHES K S, SCHNAPER L A, BELLON J R, et al. Lumpectomy plus tamoxifen with or without irradiation in women age 70 years or older with early breast cancer: long-term follow-up of CALGB 9343 [J]. Journal of Clinical Oncology, 2013,31(19):2382 - 2387.

[22] KHAN A J, VICINI F A, BEITSCH P, et al. Local control, toxicity, and cosmesis in women >70 years enrolled in the American society of breast surgeons accelerated partial breast irradiation registry trial [J]. International Journal of Radiation Oncology, Biology, Physics, 2012,84(2):323 - 330.

[23] MA C D, ZHOU Q, NIE X Q, et al. Breast cancer in Chinese elderly women: pathological and clinical characteristics and factors influencing treatment patterns [J]. Critical Reviews in Oncology/Hematology, 2009,71(3):258 - 265.

[24] MAGNUSON A,SEDRAK M S,GROSS C P,et al. Development and validation of a risk tool for predicting severe toxicityin older adults receiving chemotherapy for early-stage breast cancer [J]. Journal of Clinical Oncology, 2021,39:608.

[25] MARTÍN M, RUIZ A, MUÑOZ M, et al. Gemcitabine plus vinorelbine versus vinorelbine monotherapy in patients with metastatic breast cancer previously treated with anthracyclines and taxanes: final results of the phase III Spanish Breast Cancer Research Group (GEICAM) trial [J]. The Lancet Oncology, 2007,8(3):219 - 225.

[26] MUSS H B, BERRY D A, CIRRINCIONE C T, et al. Adjuvant chemotherapy in older women with early-stage breast cancer [J]. The New England Journal of Medicine, 2009,360(20):2055 - 2065.

[27] MUSS H B, POLLEY M C, BER D A, et al. Randomized trial of standard adjuvant chemotherapy regimens versus capecitabine in older women with early breast cancer: 10 - year update of the calgb 49907 trial [J]. Journal of Clinical Oncology, 2019, 37:2388.

[28] OOSTENDORP L J M, STALMEIER P F M, DONDERS A R T, et al. Efficacy and safety of palliative chemotherapy for patients with advanced breast cancer pretreated with anthracyclines and taxanes: a systematic review [J]. The Lancet Oncology, 2011,12(11):1053 - 1061.

[29] PERRONE F, NUZZO F, DI RELLA F, et al. Weekly docetaxel versus CMF as adjuvant chemotherapy for older women with early breast cancer: final results of the randomized phase III ELDA trial [J]. Annals of Oncology, 2015,26(4):675 - 682.

[30] PRITCHARD K I, BURRIS H A 3rd, ITO Y, et al. Safety and efficacy of everolimus with exemestane vs. exemestane alone in elderly patients with HER2 - negative, hormone receptor-positive breast cancer in

BOLERO-2 [J]. Clinical Breast Cancer, 2013,13(6):421-432. e8.

[31] SIEGEL R L, MILLER K D, FUCHS H E, et al. Cancer statistics, 2021 [J]. CA: A Cancer Journal for Clinicians, 2021,71(1):7-33.

[32] SWAIN S M, NUNES R, YOSHIZAWA C, et al. Quantitative gene expression by recurrence score in ER-positive breast cancer, by age [J]. Advances in Therapy, 2015,32(12):1222-1236.

[33] TANG J, WU C C, XIE Z M, et al. Comparison of clinical features and treatment outcome of breast cancers in young and elderly Chinese patients [J]. Breast Care, 2011,6(6):435-440.

[34] TURNER N C, RO J, ANDRÉ F, et al. Palbociclib in hormone-receptor-positive advanced breast cancer [J]. New England Journal of Medicine, 2015,373(3):209-219.

[35] UNTCH M, LOIBL S, BISCHOFF J, et al. Lapatinib versus trastuzumab in combination with neoadjuvant anthracycline-taxane-based chemotherapy (GeparQuinto, GBG 44): a randomised phase 3 trial [J]. The Lancet Oncology, 2012,13(2):135-144.

[36] VON MINCKWITZ G, LOIBL S, UNTCH M. What is the current standard of care for anti-HER2 neoadjuvant therapy in breast cancer? [J]. Oncology, 2012,26(1):20-26.

第六十章

三阴性乳腺癌

第一节　概述及再分型探索

三阴性乳腺癌（TNBC）指缺乏雌激素受体（ER）、孕激素受体（PR）及人表皮生长因子受体-2（HER2）表达的乳腺癌，占整体乳腺癌的15%左右，具有特殊的分子表达特征、生物学行为及临床病理学特征，表现为发病相对年轻、存在种族差异（美籍非洲裔、西班牙裔白人占比高）、生物学行为侵袭性强、早期复发风险高、远处转移率高、内脏转移和脑转移概率较高、进展快、既往治疗方法有限、化疗为最主要的系统性治疗措施。确诊晚期TNBC后的生存期通常不超过18个月，5年生存率不足15%。可喜的是近年来TNBC治疗领域迎来突破性进展，多腺苷二磷酸核糖聚合酶（PARP）抑制剂、免疫检查点抑制剂和抗体药物偶联物（APC）相继被批准用于TNBC治疗，部分TNBC患者的预后得到改善。

TNBC是一组异质性很大的疾病，依靠现有的临床和病理学指标难以进行个体化治疗和预后分析。将TNBC进一步区分亚型，分析各亚型的特征及潜在治疗靶点，有望达到精准施策、改善患者预后的目的。

一、Lehmann六分型

美国范德比尔特－英格拉姆（Vanderbitt-Ingram）癌症中心的Lehmann等2011年提出“六分型”，针对587例TNBC的21组基因表达谱进行聚类分析将TNBC进一步分为6个亚型：基底样1型（BL1）、基底样2型（BL2）、免疫调节型（IM）、间充质样型（M）、间充质干细胞型（MSL）和管腔雄激素受体型（LAR）。BL1、IM和MSL预后较好，中位总生存期（OS）20个月左右，前两者占比20%左右，后者占比6%；而BL2、M和LAR预后较差，中位OS仅6～8个月。BL1和BL2常常高表达细胞周期和DNA损伤反应基因，Ki-67增殖指数高，往往对铂类药物敏感；IM高表达免疫因子、细胞因子等信号途径基因，大量与侵袭有关的免疫细胞浸润，可能对免疫治疗有效；M和MSL富含上皮－间充质转化（EMT）和生长因子途径基因，可能对哺乳动物雷帕霉素靶蛋白（mTOR）和Abl/Src抑制剂敏感；而LAR往往高表达雄激素受体（AR），可能对抗雄激素治疗药物如比卡鲁胺等敏感。2016年该研究团队在*PLoS One*发表研究论文，使用组织病理学定量和激光捕获显微切割技术，确定在先前描述的IM和MSL亚型的转录物分别来自浸润淋巴细胞和肿瘤相关基质细胞，故更新其数据，将先前的“六分型”改为“四分型”，分别为BL1、BL2、M和LAR，并描述了患者乳腺癌诊断时年龄、病理学分级、局部和远处疾病复发转移和病理组织学方面4型的差异，并使用5个公开的、新辅助化疗的乳腺癌基因表达数据集，回顾性地评估了300个TNBC患者亚型对新辅助化疗病理学完全缓解（pCR）率，BL1患者中pCR率高达41%，而BL2和LAR分别为18%和29%，有显著性差异。

二、Burstein四分型

Burstein等2015年在*Clinical Cancer Research*

上发表通过198例TNBC的RNA和DNA谱基因组分析，将TNBC分为4型：管腔雄激素受体型(LAR)、间充质型(MES)、基底样免疫抑制型(BLIS)和基底样免疫激活型(BLIA)。其中，无进展生存期(DFS)BLIS预后最差，而BLIA预后最好。分析DNA拷贝数两个主要的组(LAR和Mes/BLIS/BLIA)，提示基因扩增在某些情况下如*FGFR2*(BLIS)驱动基因表达。另外，确定了各亚型特异性靶点：①LAR→AR和细胞表面黏液蛋白-1(muc-1)；②Mes→血小板衍生生长因子(PDGF)受体A和c-kit；③BLIS→免疫抑制分子[含V-set域T细胞激活抑制因子(V-set domain containing T-cell activation inhibitor-1, VTCN1)]；④BLIA→信号转导及转录激活因子(STAT)和细胞因子。

三、FUSCC四分型

复旦大学附属肿瘤医院(Fudan University Shanghai Cancer Center, FUSCC)经过多年攻关绘制出全球最大的TNBC队列多组学图谱，通过465例TNBC组织样本不同组学层面、不同分型数目的尝试，最终确定表达谱四分型是最优的分型策略，与之前该中心的结论一致，在国际上首次提出最优化的"复旦四分型"，并初步提出以四分型为指导的TNBC潜在的精准治疗策略。利用基因表达谱差异将所有TNBC分为4种不同亚型：①管腔雄激素受体型(LAR)，占23%，存在高频*TP53*突变(61%)、PI3K-Akt通路基因突变(70%)、*HER2*突变(9%)、染色体不稳定低，存在*CDKN2A*/*B*缺失而*RB1*正常，可能对抗雄激素内分泌治疗、靶向抗HER2或CDK4/6抑制剂有效。LAR患者预后中等。②免疫调节型(IM)，占24%，*TP53*突变频率(81%)在4种亚型中最高，同时也富含同源重组修复缺陷，染色体不稳定性相对较高，免疫治疗可能有效。IM患者预后最好。③基底样及免疫抑制型(BLIS)，占39%，该亚型*TP53*突变频率(77%)较高，高频*BRCA1*/*2*胚系突变，富含同源重组修复缺陷，染色体不稳定性高，对铂类药物或PARP抑制剂可能敏感。BLIS患者预后差。④间充质型(Mes)，占15%，肿瘤细胞呈肿瘤干细胞特性，并且伴有JAK/STAT信号转导通路激活，基因突变频率以及拷贝数变异均介于LAR亚型和其他两组之间，可能对抗肿瘤干细胞治疗、抗STAT3靶向治疗或抗血管生成药物敏感，该型患者预后差。

与此同时，为了便于四分型的推广及临床实践中更具可操作性，该中心通过360例TNBC和美国癌症基因组图谱(TCGA)数据库158例TNBC核糖核酸(RNA)测序数据分析，确定可以识别的特定分子亚型标记。随后对其中210例TNBC组织切片进行免疫组化染色，基于免疫组化建立分类方法，并且进行内部及外部验证。基于4个免疫组化指标，即AR、FOXC1(叉头框蛋白C1)、CD8(分化簇抗原8)和DCLK1(双皮质素样激酶1)，将TNBC分为4种亚型：①AR阳性→管腔雄激素受体型(LAR)；②AR阴性、CD8阳性→免疫调节型(IM)；③AR阴性、CD8阴性、FOXC1阳性→基底样免疫抑制型(BLIS)；④AR阴性、CD8阴性、FOXC1阴性、DCLK1阳性→间充质型(Mes)。多因素生存分析表明，免疫组化分类是无复发生存的独立预后因素，对应前期多组学研究中潜在的精准靶向治疗是可行的。

多组学分析也揭示了TNBC独有的肿瘤微环境特征，该中心对连续386例TNBC患者的原始多组学数据集进行免疫原性广泛分析，发现TNBC微环境表现特征可分为3个不同类型：①免疫沙漠型。微环境细胞浸润率较低，无法吸引免疫细胞，而且与*MYC*基因扩增相关。②免疫失活型。先天免疫细胞静息、无免疫基质细胞浸润。存在趋化作用，但是先天免疫失活和肿瘤抗原量较少可能有助于免疫逃逸，并且可能与PI3K→Akt通路基因突变相关。③免疫炎症型。后天和先天免疫细胞浸润丰富，免疫检查点分子高表达。该结果通过病理切片进行了内部验证、通过美国TCGA和国际乳腺癌分子分类联盟(Molecular Taxonomy of Breast Cancer International Consortium, METABRIC)患者队列进行了外部验证，证实微环境分型的预后效果显著。该结果分析了TNBC的潜在免疫逃逸机制，有助于TNBC患者的个体化免疫治疗。对于免疫炎症型TNBC，免疫检查点抑制剂可能有效；对于免疫沙漠型和免疫失活型TNBC，应该考虑将"免疫冷淡型肿瘤"转变为"免疫热情型肿瘤"。

另外，考虑到肿瘤细胞的代谢特征与正常细胞明显不同，需要确保足够的营养和能量来维持肿瘤细胞的快速增殖。研究团队在先前绘制的TNBC基因图谱的基础上，从代谢通路的角度切入，通过大量数据的比对分析，发现三阴性乳腺癌的代谢特征在不同样本中的确存在着较大差异。多种生物信息学算法计算的结果显示，TNBC内部存在3种不同代谢通路富集的亚型，分别为脂质合成型、糖酵解型和混合型。相较于其他亚型，脂质合成型 TNBC 对于脂肪酸合成酶抑制剂相对敏感，而糖酵解型 TNBC 则对于糖酵解通路抑制剂相对敏感。此外还发现，抑制糖酵解型 TNBC 的乳酸脱氢酶活性之后，这一类 TNBC 对免疫治疗产生一定的灵敏度。与前期发表的“复旦分型”相对比，脂质合成型 TNBC 绝大多数由 LAR 组成，而糖酵解型 TNBC 较多由 BLIS 组成。上述研究丰富了 TNBC 多组学数据库的组学维度，同时也验证了 TNBC 代谢通路分型的准确性，提出针对 TNBC 代谢特征的可能治疗策略，进而优化针对 TNBC 的精准治疗策略。该项重要研究成果已在代谢领域顶尖期刊《细胞代谢》(*Cell Metabolism*)上发表。

四、Metzger-Filho 六分型

2012 年《临床肿瘤学杂志》将 TNBC 细分成 6 类亚型：①基底样亚型(BLBC)为 TNBC 的主要组成部分，占 70%～80%，指具有基底细胞基因表型并不同程度地表达细胞角蛋白(CK)和肌上皮标志物窖蛋白(caveolin, Cav)的乳腺癌。多数学者认为 CK5/6 和/或 CK14 和/或 CK17 和/或 EGFR 阳性同时 ER、PR 和 HER2 阴性被界定为 BLBC。但由于诊断 BLBC 的“金标准”是基因芯片，该方法操作复杂，目前还没有得到广泛推广。②*BRCA* 相关性亚型，见本章第二节。③CK 和 EGFR 高表达亚型，TNBC 存在 EGFR 的高表达，表皮生长因子(EGF)作用后可看到 TNBC 细胞系中 EGFR 的磷酸化。EGFR 的磷酸化可导致包括 MEK/ERK 和 PI3K/AKT 通路在内的下游信号转导通路的激活，导致肿瘤细胞的生长、增殖、转移及血管的生成，促进肿瘤的发展。此型大多侵袭性强，预后凶险。针对 EGFR 的单克隆抗体西妥昔单抗在 TNBC 的细胞实验中被观察到有一定的作用，但Ⅱ期临床试验的结果令人失望。④Claudin-low 亚型，以间叶细胞表型为特征，$CD44^{+}/CD24^{-/low}$ 作为标记特征。STAT3 在 Claudin-low 亚型乳腺癌的干细胞中首先被激活，导致肿瘤的发展。针对 STAT3 的靶向药物可能给 Claudin-low 亚型患者带来治疗机会，大多数 Claudin-low 亚型表现为 TNBC，预后较差，占 7%～14%。来自 MDACC 中心的数据显示，蒽环类药物/紫杉烷类药物新辅助化疗后 pCR 率比较，Claudin-low 亚型的 pCR 率较 BLBC 低(38.9% *vs* 73.3%；$P>0.05$)。⑤其他病理学亚型，髓样癌、化生性癌、肌上皮癌、腺样囊性癌、黏液表皮样癌、低级别腺鳞癌、鳞状细胞癌以及伴有间叶成分化生的癌免疫组化多为三阴性，但其预后往往比常见浸润性导管癌三阴性者要好。⑥免疫亚型，TNBC 中免疫应答高与较好的预后相关。肿瘤浸润淋巴细胞(TIL)是 TNBC 独立的预后因素，TIL 多者预后较好，TIL 每增加 10%，局部复发风险降低 14%($P<0.05$)，远处转移风险降低 18%($P<0.05$)，死亡风险降低 19%($P=0.01$)。

综上所述，目前 TNBC 是否需要再分型及如何再分型，国内外专家还没有达成共识，期待后续这方面的研究有所突破。

第二节　*BRCA* 突变与三阴性乳腺癌

一、*BRCA* 突变与三阴性乳腺癌

遗传性乳腺癌占所有乳腺癌的 5%～7%。1990 年，研究者发现了一种直接与遗传性乳腺癌相关的基因，命名为人类乳腺癌易感基因 1 号(*BRCA1*)。1994 年，又发现另外一种与乳腺癌有关的基因，称为 *BRCA2*。*BRCA1/2* 本身是抑癌基因，在调节人体细胞的复制、遗传物质 DNA 损伤修复、维持 DNA 功能正常方面有重要作用，然而，*BRCA1/2* 基因致病性突变可大幅度增加女性罹患乳腺癌、卵巢癌或对侧乳腺癌或其他癌症的风险。剑桥大学研究团队在《美国医学会杂志》(*JAMA*)上发表了一项迄今为止最大样本量的前瞻性研究结果，该研究于 1997—2011 年纳入致病性 *BRCA1/2* 突变携带女性 9 856 例，其中 *BRCA1* 突变者 6 036 例、*BRCA2* 突变者 3 820 例，入组时未患癌者 5 046 例，已发乳腺癌和/或卵巢癌者 4 810 例。中位随访 5 年，至 80 岁时，*BRCA1* 和 *BRCA2* 突变携带者的乳腺癌累积风险分别为 72%和 69%，罹患卵巢癌的

风险分别为44%和17%。以每10年为一个年龄段，*BRCA*突变携带者的乳腺癌发病率自21～30岁开始迅速增加，其中，*BRCA1*携带者在31～40岁达到峰值，*BRCA2*携带者在41～50岁达到峰值，随后均保持相对稳定的增速直到80岁[(20～30)/1 000人·年]。*BRCA1/2*突变携带者的卵巢癌发病风险在61～70岁有所增加，*BRCA1*突变携带者的卵巢癌风险高于*BRCA2*突变携带者(*HR* 3.6，$P<0.001$)。首次确诊乳腺癌后，*BRCA1*和*BRCA2*突变携带者20年后发生对侧乳腺癌的累积风险分别为40%和26%。对于*BRCA1*突变携带者，相比于首诊年龄<40岁的女性，首诊时40～50岁或>50岁的女性再发生对侧乳腺癌的风险更低。拥有*BRCA*基因致病突变的家族倾向于具有高的乳腺癌和卵巢癌发生率。

*BRCA1/2*基因致病突变与TNBC关系密切。其相关特征表现为：①*BRCA1*突变携带者发生乳腺癌绝大多数(60%～80%)为TNBC；②*BRCA1*基因在乳腺癌突变的比例为4%～11%，而TNBC为10%～34%；③BRCA1基因突变在遗传性乳腺癌和种族为犹太人两组乳腺癌患者中更明显；④生物学及临床表现TNBC与*BRCA1*相关性乳腺癌有许多相同之处，如ER阴性、CK5/6阳性、Ki-67增殖指数高、EGFR阳性、*p53*基因突变，多为浸润性导管癌，高组织学分级，对化疗敏感，但预后差，易出现转移及局部复发等；⑤由*BRCA1*介导的通路在TNBC发病过程中发挥重要的作用。*BRCA1*基因与DNA双链的断裂同源重组修复有关，当*BRCA1*基因突变后*BRCA1*通路失活，肿瘤缺乏*BRCA1*介导的双链DNA修复功能，理论上对破坏DNA化学结构的细胞毒性化疗药(如烷化剂、铂类药物、丝裂霉素)及放射治疗可能高度敏感，为探索针对TNBC分子分型为基础的化疗方案及靶向治疗的选择提供了理论基础，也提示TNBC对某些细胞毒性化疗药敏感可能与*BRCA1*突变有关。

美国洛杉矶南部加利福尼亚大学进行一项基于人口的研究(population-based study)，对1 469例乳腺癌者中标本资料完整的1 196例进行*BRCA1*和*BRCA2*测序，分析前剔除了29例*BRCA2*突变者。最后分析符合条件(美国出生、会说英语、白人(包括西班牙裔)或非洲裔美国人、当地诊断乳腺癌(既往无乳腺癌病史)、年龄20～49岁)的所有1 167例乳腺癌患者(156例TNBC和1 011例非TNBC)，显示4%(46/1 167)的患者存在exon 2的185delAG及exon 20的5382insC等位点*BRCA1*突变(剔除了29例*BRCA2*突变者)。但携带*BRCA1*突变者约一半(48%，22/46)为TNBC，而不携带*BRCA1*突变者发生TNBC的概率只有12%(134/1 121)。46例*BRCA1*突变种族分布为犹太人13例、西班牙人7例、非洲裔美国人2例、其他24例。犹太人同时又携带*BRCA1*突变TNBC发生的概率(9/13，69%)比非犹太人高5倍(*OR* 6.38，$P<0.05$)，而其他种族之间对比无显著差异。携带*BRCA1*的TNBC患者发病中位年龄更轻(38岁 *vs* 44岁)、组织学Ⅲ级所占比例更高(95% *vs* 65%)。美国纪念斯隆-凯特琳癌症中心(MSKCC)测序分析了451例犹太人乳腺癌DNA样本BRCA突变(*BRCA1* 185delAG、*BRCA1* 5382insC及*BRCA2* 6174delT)，48例(10.6%)*BRCA1*突变(27例，6.0%)及*BRCA2*突变(21例，4.7%)。64例(64/451，14.2%)TNBC中25例*BRCA1*或*BRCA2*突变(39.1%，19例*BRCA1*，6例*BRCA2*)；携带*BRCA1*突变发生TNBC(70.4%，19/27)比*BRCA2*突变TNBC(28.6%，6/21)更加常见，而非*BRCA*突变者中仅有9.7%(39/403)是TNBC($P<0.001$)。犹太妇女*BRCA1*和*BRCA2*突变与TNBC关系密切。TNBC且有家族性乳腺癌史，6/15(40%)伴有*BRCA*突变。另一项检测了99例患者*BRCA*的突变情况，结果10例携带*BRCA1*突变者8例为TNBC($P<0.001$)，7例携带*BRCA2*突变者只有1例为TNBC($P>0.05$)。

一项希腊的研究进一步描述了TNBC与*BRCA1*突变之间的相关性。403例TNBC者*BRCA1*突变测序(外显子5、11、12、16、20、21、22、23、24位点)，结果16%(65/403)TNBC患者携带*BRCA1*基因突变，携带者诊断TNBC的中位年龄为39岁。106例患者诊断TNBC时年龄<40岁，其中38例(36%)携带*BRCA1*突变。诊断TNBC时年龄<50岁患者中27%(56/208)携带*BRCA1*突变。家族中有乳腺癌或卵巢癌病史TNBC 48%(50/105)携带*BRCA1*突变，但值得注意的是23%(15/65)携带突变者无家族史。携带者除一例外病理组织学分级均为Ⅲ级(98%)。作者认为对于年轻TNBC者即使没有乳腺癌或卵巢癌家族史，也需要进行*BRCA1*基因突变的检测。

二、*BRCA*相关性乳腺癌预后

携带*BRCA1*突变者发生乳腺癌绝大多数为

TNBC,那么携带/不携带 *BRCA1/2* 突变的 TNBC 无复发生存期(RFS)及总生存期有无差异呢?一项研究对比了 1997—2010 年间 227 例 TNBC 患者的预后,单因素及多因素分析临床预后,50%(n = 114)携带 *BRCA1/2* 突变,年龄、种族、原发灶特征在携带/不携带突变者之间无差异。中位随访 3.4 年,5 年无复发生存率不携带/携带突变者分别为 74%和 81%(P>0.05),5 年总生存率分别为 85%和 93%(P>0.05)。经调整年龄及分期后,单因素及多因素分析显示,在诊断乳腺癌的前 5 年内携带与不携带 *BRCA* 突变的 TNBC 者其 RFS(*HR* 0.67, P>0.05)和 OS(*HR* 0.51, P>0.05)均无明显差异。

三、*BRCA* 检测结果判读

BRCA 与乳腺癌、卵巢癌明确相关,且近年来针对 *BRCA* 突变的乳腺癌或卵巢癌患者,美国 FDA 批准了多个靶向药物用于治疗,故越来越多的患者进行 *BRCA* 突变检测。需要强调的是,*BRCA* 突变检测与解读需要在有资质的实验室进行。检测及判断过程涉及突变频率过滤、突变类型过滤、文献阅读及归纳和临床表型复核等过程,其结果判读有 5 个等级:5 级为已知致病性突变(pathogenic),致病可能性>0.99,可显著增加肿瘤发病风险;4 级为疑似致病突变(likely pathogenic),致病可能性 0.95~0.99,可能增加肿瘤风险;3 级为意义未明(unknown)突变,致病可能性 0.05~0.949,尚无证据证明是否增加肿瘤发病风险,待进一步研究分类;2 级为疑似良性(likely non-pathogenic),致病可能性 0.01~0.049,尚无证据证明是否增加肿瘤发病风险,可能不是致病突变;1 级为良性多态性(polymorphism),致病可能性<0.01,非致病性突变,可认为是“无突变”。

第三节　临床特征及预后

一、临床表现侵袭性强

典型的 TNBC 临床特征性表现为:①恶性程度高,发病年龄往往较低,诊断时原发肿瘤较大,组织分级高,腋淋巴结阳性者较多,分期较晚;②侵袭性强,诊断 TNBC 的前 3 年内早期复发风险高,远处转移常见,肺脑转移率高,病情进展快;③治疗有限,临床预后差。

一项比较 TNBC 和非 TNBC 临床特征、自然史和预后的资料显示,1 601 例早期乳腺癌术后中 TNBC 180 例,占 11.2%,非 TNBC 1421 例占 88.8%。中位随访 8.1 年,TNBC 和非 TNBC 的中位发病年龄、组织学Ⅲ级、肿瘤<2.0 cm、淋巴结受累分别为 53 岁和 57.7 岁(P<0.001)、66%和 28%(P<0.001)、36.5%和 62.7%(P<0.001)、54.6%和 45.6%(P<0.05)。TNBC 中淋巴结受累与肿瘤大小之间关系不大(肿瘤<1.0 cm 中 56%淋巴结阳性 *vs* 肿瘤≥2.5 cm 中 50% 淋巴结阳性),非 TNBC 淋巴结受累与肿瘤大小相关(肿瘤<1.0 cm 中 19%淋巴结阳性 *vs* 肿瘤≥2.5 cm 中 60%淋巴结阳性)。两组局部复发率相似,但远处转移率 TNBC 是非 TNBC 的 2.6 倍,P<0.001),TNBC 复发高峰在诊断乳腺癌的前 3 年内,而后迅速下降,其远处转移率 34%;非 TNBC 远处转移率 24%,其复发风险曲线呈一相对恒定水平。TNBC 的死亡风险是非 TNBC 的 3.2 倍(P<0.001),死亡率分别为 42%和 28%(P<0.001),中位复发到死亡时间分别 9 个月和 20 个月(P<0.05)。这些结果提示,TNBC 相对于非 TNBC 临床上更具侵袭性。另一项研究中 482 例早期乳腺癌保乳术后放疗及系统治疗后中位随访 7.9 年,53 例出现乳腺局部复发,10 例淋巴结复发,77 例出现远处转移,69 例死亡。117 例 TNBC(24.3%)的 5 年无远处转移生存率较非 TNBC 低。TNBC 为远处转移(67% *vs* 82%, *HR* 2.14, P<0.01)及乳腺癌特异性死亡(72% *vs* 85%, *HR* 1.79, P<0.05)的独立预测因素,而局部复发在 TNBC 及非 TNBC 无差异(83% *vs* 83%)。

关于早期 T_1N_0 病变乳腺癌分型不同预后有无差异,华盛顿州的瑞典医学中心一项研究显示同样为早期 T_1N_0 病变,分型为 TNBC 患者即使给予积极的辅助化疗但复发率仍然比分型 HR 阳性/HER2 阴性者明显高。对比 1998—2005 年 T_1N_0

TNBC(110 例)及 ER 阳性/PR 阳性/HER2 阴性乳腺癌(HR 阳性/HER2 阴性,919 例)的资料,TNBC 中有 6% T_{1a}(>0.1 cm,≤0.5 cm),21% T_{1b}(>0.5 cm,≤1 cm)、73% T_{1c}(>1 cm,≤2 cm);HR 阳性/HER2 阴性患者中有 9% T_{1a}、34% T_{1b}、57% T_{1c}。TNBC 67% T_{1b} 和 73% T_{1c} 接受了蒽环类药物/CTX/紫杉醇的辅助化疗,而 HR 阳性/HER2 阴性患者中只有 7% T_{1b} 和 32% T_{1c} 接受辅助化疗。中位随访 4.2 年,TNBC 与 HR 阳性/HER2 阴性患者的复发率分别为:T_{1b},8.7%(2/23) *vs* 0%(0/315);T_{1c},8.8%(7/80) *vs* 2.1%(11/523)。T_1N_0 5 年无复发生存率 TNBC 与 HR 阳性/HER2 阴性分别为 89% 和 98%($P<0.001$)。TNBC 复发风险比 *HR* 为 6.57(95% *CI* 2.34～18.49),提示即使是早期病变 TNBC,侵袭性仍然较高。

二、复发转移特点

1. *诊断后 1～3 年高复发转移率*　TNBC 复发转移时间点及转移部位有其特点。TNBC 远处转移出现更早,其高峰在诊断乳腺癌的前 1～3 年内,而后迅速下降,至 5～10 年期间其复发风险曲线与非 TNBC 无显著差异,8～10 年间甚至比非 TNBC 转移风险还要低。换句话说,8 年后几乎不会出现复发转移;而非 TNBC 在诊断乳腺癌 10 年间其远处转移风险曲线呈一相对恒定水平。

2. *内脏转移风险高*　TNBC 出现肺、脑及肝等内脏转移的概率比非 TNBC 高,而预后相对较好的骨转移的概率低,患者预后差,出现复发转移后生存期短。

TNBC 与非 TNBC 在复发转移的时间、部位及复发转移后的生存三方面均有明显差异。M. D. Anderson 癌症中心分析了 1 118 例Ⅰ～Ⅲ期可手术乳腺癌新辅助化疗及手术后的预后,其中 225 例为 TNBC,863 例为非 TNBC。TNBC 及非 TNBC 中位随访时间分别为 2.9 年和 3.8 年,284 例复发转移患者中有 171 例死亡、133 例生存。首先,在复发转移时间上,TNBC 在术后前 3 年内出现明显的复发转移高峰,尤其在第 1 年内,其后复发转移趋势迅速下降;而非 TNBC 复发转移曲线呈现缓慢持续特点,以至于 3～5 年时显示比 TNBC 更高的概率。其次,复发转移部位按内脏、骨和软组织三者划分,TNBC 出现更多内脏(74% *vs* 63%)及软组织转移(13% *vs* 10%),而骨转移概率较低(13% *vs* 27%),均有显著性差异($P<0.05$)。再次,复发转移后中位生存期 TNBC 与非 TNBC 分别为 1.0 年和 2.3 年,有明显差异(*HR* 2.5,$P<0.001$),内脏转移者 TNBC 与非 TNBC 中位生存期分别为 0.9 年和 1.7 年(*HR* 2.1,$P<0.001$);骨转移为 0.8 年和 2.6 年(*HR* 3.7,$P<0.01$);而软组织转移在 TNBC 与非 TNBC 无差别(1.7 年 *vs* 2.6 年,$P>0.05$)。

TNBC 远处转移中以肺转移最常见占 40%,其次为脑转移(30%),肝转移(20%);骨转移仅为 10%,而非 TNBC 骨转移占 40%。

3. *脑转移概率高预后差*　美国哈佛大学医学院 Dana-Farber 癌症研究所进行的一项关于转移性乳腺癌预后的研究表明,发生远处转移的 TNBC 患者中,近一半(46%,56/116 例)存在中枢神经系统的转移,14%的患者以中枢神经系统转移为首发部位,脑转移后的中位 OS 只有 4.9 个月,而首发转移部位不是中枢神经系统的 TNBC 患者中位 OS 为 13.1 个月,有显著差异($P<0.001$)。与非中枢神经系统转移为首发部位的患者相比,以中枢神经系统为首发转移部位的患者转移后的 1 年、2 年和 3 年总生存率均显著较低,分别为 18.8%和 61.6%($P<0.001$)、0 和 21.8%($P<0.001$)、0 和 14.4%($P<0.001$)。作者认为降低 TNBC 远处转移,特别是降低中枢神经系统的转移是延长 TNBC 患者生存重要因素。

复旦大学附属肿瘤医院一项单中心研究分析了连续 7 年晚期 TNBC 脑转移的发生率、复发模式和预后。结果 433 例组织学确诊晚期 TNBC 经过中位随访 48.1 个月,整组中位 OS 为 21.6 个月。29%(127/433)晚期 TNBC 患者发生脑转移,其中 25%(32/127)的脑转移发生在诊断转移性乳腺癌时即存在。确诊颅外转移至诊断脑转移的中位时间是 10 个月。脑转移确诊后的中位 OS 为 7.3 个月。首先复发于脑转移与随后复发于脑转移的患者相比,中位 OS 显著较长(17.3 个月 *vs* 6.3 个月,$P<0.01$)。不过,首先复发于脑转移与无脑转移的患者相比,中位 OS 显著较短(17.3 个月 *vs* 22.1 个月,$P<0.01$)。脑转移所致死亡风险增加的独立因素包括 5 个:①脑转移灶超过 3 个;②未针对脑转移灶治疗;③随后复发于脑转移;④有症状的脑转移;⑤未控制的颅外转移。因此,晚期 TNBC 患者的早期脑转移发生率高、生存转归差。该研究支持对于晚期 TNBC 患者应该考虑进行脑影像学筛查。

近年来 TNBC 和脑转移的报道有所增加。一项研究中 3193 例早期乳腺癌患者随访脑转移 80 例(占 2.5%),其中 TNBC 338 例(占 10.6%),后者中脑转移 19 例(占脑转移者 23.8%)。多因素分析显示 TNBC 发生脑转移的风险明显高于非 TNBC(*OR* 4.16,*P*<0.001)。TNBC 的 PFS、OS 与非 TNBC 相比分别为 23 个月、31.5 个月(*OR* 3.2,*P*<0.001)与 49.5 个月、72 个月(*OR* 3.3,*P*<0.001),发生脑转移的中位时间 TNBC 为 22 个月而非 TNBC 为 51 个月(*P*<0.001)。发生脑转移后 TNBC 的中位 OS 为 4 个月,非 TNBC 为 8 个月(差异无统计学意义)。多因素分析显示年龄≤50 岁(*P*<0.05)、分期Ⅲ/Ⅳ期(*P*<0.05)和淋巴结阳性(*P*<0.05)为预测脑转移的独立因素。与其他类型相比 TNBC 和 HER2 阳性乳腺癌的脑转移发生率高而且早,脑转移发生后生存期短,各型之间差别不大。其他报道可预测脑转移的因素包括淋巴结阳性、组织学 3 级、ER 阴性、年轻、CK5/6 阳性、EGFR 阳性、BRCA1 阳性、HER2 阳性、肺转移等。

不同分子分型乳腺癌脑转移的发生概率及预后不同。2017 年 *JAMA* 报道了一项迄今最大样本量的以人群为基础的 238 726 例浸润性乳腺癌患者研究结果,旨在评估确诊乳腺癌后脑转移的发生率及中位生存期,排除通过尸检确诊和随访情况未知的患者之外,最终该样本队列数量为 231 684 例,结果确认了 968 例乳腺癌脑转移患者,占整个队列的 0.41%,7.56%为其他部位的转移性疾病。HR 阴性/HER2 阳性和 TNBC 患者脑转移的发生率最高。HR 阴性/HER2 阳性乳腺癌在整个队列中占 1.1%,在任意远处转移性疾病的患者中占 11.5%;TNBC 在整个队列中占 0.7%,在任意远处转移性疾病的患者中占 11.4%。中位生存期方面,整体队列中脑转移患者中位生存期为 10.0 个月;HR 阳性/HER2 阳性乳腺癌患者脑转移(n=136 例)后显示出最长中位生存期(21.0 个月);HR 阳性/HER2 阴性(n=361)次之,为 14.0 个月,HR 阴性/HER2 阳性(n=106)为 10.0 个月,TNBC 脑转移患者(n=173)中位生存期最短(6.0 个月)。

三、预后及其相关因素

传统的乳腺癌预后因素也适用于 TNBC,包括年龄、临床分期、原发灶大小、淋巴结状态等,但 TNBC 的预后往往更差。

前文提及的超大样本量、数据完整的来自美国加利福尼亚州癌症登记处的随访生存资料显示,TNBC(6 370 例)在诊断后的总体预后较差,5 年生存率为 77%,差于非 TNBC(44 704 例)的 93%。分期对于 TNBC 仍然适用,Ⅰ期 TNBC 的 5 年生存率达 90%,与Ⅰ期非 TNBC 相似。但分期较晚的Ⅲ/Ⅳ期,尤其是非西班牙裔黑人的 TNBC 预后最差,5 年生存率仅为 14%,同样分期的非西班牙裔黑人非 TNBC 5 年生存率为 49%,非西班牙裔白人 TNBC 为 36%,西班牙裔者为 TNBC 37%,同样分期情况下种族不同导致预后的差异与 TNBC 的异质性有关。其他研究得出相似的结果,早期可手术乳腺癌综合治疗后 TNBC 与非 TNBC 相比其 5 年生存率(72% *vs* 85%,*P*<0.05)及无远处转移率(68% *vs* 83%,*P*<0.01)均较差。接受新辅助化疗后随访资料同样显示 TNBC 3 年无病生存率较非 TNBC 差(63% *vs* 76%,*P*<0.001),另外年龄轻(*P*<0.05)、导管癌(*vs* 非导管癌)(*P*<0.01)、高核分级(*P*<0.01)、分期晚(*P*<0.01)、非洲裔(*vs* 非西班牙裔白人)(*P*<0.05)预后差。

种族与 TNBC 患者预后相关,以非洲裔美国妇女 TNBC 预后最差。分期较晚Ⅲ/Ⅳ期黑人 TNBC 患者预后最差,5 年生存率仅为 14%。另有报道分析 282 例非洲裔美国妇女乳腺癌的预后,TNBC 占 29%(82/282),且分期Ⅲ/Ⅳ比例与非 TNBC 相比为高(32% *vs* 20%,*P*<0.01)。中位随访 5.5 年。Ⅰ期 TNBC 和非 TNBC 的 DFS 分别为 4.7 年和 8.7 年(*P*<0.05),Ⅱ、Ⅲ期则没有差别,Ⅱ期 TNBC 和非 TNBC 的 OS 分别为 2.8 年和 7 年(*P*=0.01),作者认为,在非洲裔美国妇女中 TNBC 的比例较一般的 10%~20%要高,分期晚者多,即使早期Ⅰ/Ⅱ期患者 TNBC 仍然具有高复发风险和低生存率的特点,这些特征犹如火上浇油,使非洲裔美国妇女 TNBC 患者的预后最差。

淋巴结状态与 TNBC 预后相关。MD Anderson 癌症中心回顾了 1 711 例 TNBC 的预后与淋巴结状态的关系,结果显示这组患者中位发病年龄 48 岁(21~87 岁),中位随访 53 个月,747 例患者出现复发转移,614 例已经死亡。5 年无复发生存率 N_0、N_1(1~3 阳性)、N_2(4~9 阳性)和 N_3(≥10 阳性)分别为 67%、52%、36%和 33%(*P*<0.001);5 年总生存率 N_0、N_1、N_2 和 N_3 分别为 80%、65%、48%和 44%(*P*<0.001)。进一步配对分析显示淋巴结阴性与阳性无复发生存及总生存期有显著差异(*P*

＜0.001)，而淋巴结阳性数目间无复发生存及总生存期(N_1 *vs* N_2+N_3)无显著差异。作者由此得出结论，TNBC 患者一旦出现腋淋巴结阳性，其预后与淋巴结转移的具体数目无关。

伴基底样型乳腺癌标记的 TNBC 预后更差。来自英国诺丁汉的资料分析了影响 TNBC 的预后因素，1 944 例乳腺癌中 TNBC 282 例(14.5%)，中位随访 56 个月，TNBC 者中位无进展生存期和总生存期分别为 49 个月和 54 个月，均较非 TNBC 差。该研究还同时进行了多项免疫组化结果与临床病理学特征及预后的分析，肿瘤分级差与雄激素受体、上皮钙黏素表达阴性及胎盘钙黏素、*P53* 表达阳性相关。多因素生存分析提示肿瘤大小及淋巴结状态为独立的预后因素，分子免疫标记与预后无明显的相关性。将伴有≥10%肿瘤细胞 CK5/6 和/或 CK14 阳性定义为基底样型乳腺癌，TNBC 中有 157 例者符合此定义(占 56%)，基底样型乳腺癌患者的无进展生存期及总生存期均较不伴有标记阳性的 TNBC 明显差。

总之，TNBC 总体预后较非 TNBC 差。虽然传统的年龄、临床分期、原发灶大小、组织学分级、腋淋巴结状态与 TNBC 也相关，但同等情况下 TNBC 表现为侵袭性更强，且预后具有种族差异。基底样型 TNBC 预后差。Ki-67 增殖指数及其他因素对于 TNBC 的预后预测价值有待于进一步评估。

第四节　三阴性乳腺癌的治疗策略

一、治疗现状

随着对疾病认识的加深以及药物的不断研发，近年来 TNBC 治疗领域迎来了可喜的突破性进展，PARP 抑制剂、免疫检查点抑制剂和抗体药物偶联物获批晚期和/或早期 TNBC 的适应证，部分改善了 TNBC 患者的预后。

2018 年 FDA 相继批准了 PARP 抑制剂奥拉帕利和他拉唑帕利用于 HER2 阴性且胚系 *BRCA* 突变(gBRCA 阳性)晚期乳腺癌治疗的适应证，可作为 gBRCA 突变晚期 TNBC 可选策略之一。

基于 IMpassion130 和 KEYNOTE-355 临床试验结果，FDA 分别在 2019 年和 2020 年批准罗氏公司的程序性死亡蛋白配体-1(PD-L1)抑制剂阿替利珠单抗和默沙东公司的程序性死亡蛋白-1(PD-1)抑制剂派姆单抗用于各自临床试验中定义的 PD-L1 阳性晚期 TNBC 一线治疗。但由于 2020 年公布 IMpassion131 阴性结果，化疗联合免疫没有达到研究终点，罗氏公司于 2021 年主动撤回了阿替利珠单抗一线治疗的适应证。

全球首个特异性靶向人滋养细胞表面抗原-2(Trop-2)的抗体药物偶联物戈沙妥珠单抗基于一项单臂、Ⅱ期研究的 ORR 和缓解持续时间(duration of response，DoR)数据，在 2020 年 FDA 快速通道获批用于既往已经接受 2 种及以上治疗的转移性 TNBC。随机Ⅲ期 ASCENT 临床试验证实了前期的结果。

早期 TNBC 领域中，基于 KEYNOTE-522 研究结果，FDA 在 2021 年批准了 PD-1 抑制剂派姆单抗联合化疗用于早期 TNBC 新辅助治疗。对于 gBRCA 突变、HER2 阴性早期高危乳腺癌，尤其是 TNBC(该研究入组人群中 82%为 TNBC)者，OlympiA 研究结果显示，在现有的辅助治疗结束后，奥拉帕利(Olaparib)单药一年的辅助治疗与安慰剂相比，无浸润癌生存率和无远处转移生存率均显著提高。

二、新辅助治疗

1. *免疫检查点抑制剂联合化疗新辅助治疗*　新辅助化疗是高危早期 TNBC 患者的首选治疗方案，以紫杉烷类药物和蒽环类药物为基础的新辅助治疗方案的 pCR 率约为 40%，加用铂类药物后为 50%～55%，更高的 pCR 能为患者带来更好的生存获益。随着免疫检查点抑制剂在晚期 TNBC 带来生存获益并获得应用批准，尤其在晚期 TNBC 阶段探索到单药免疫检查点抑制剂治疗效果有限，但联合化疗能达到协同作用增强免疫检查点抑制剂的疗效，随后多项临床试验开展前推至早期 TNBC，目前已经公布的新辅助治疗临床试验结果汇总见表 60－1。

表 60-1 早期三阴性乳腺癌联合免疫治疗临床研究汇总

比较项	KEYNOTE-522	IMpassion 031	NeoTRIP	GeparNUEVO
研究类型	Ⅲ期	Ⅲ期	Ⅱ/Ⅲ期	Ⅱ期
入组例数	1 174	333	280	174
免疫检查点抑制剂(ICI)	PD-1	PD-L1	PD-L1	PD-L1
基线分期	Ⅱ/Ⅲ期	Ⅱ/Ⅲ期	包括 N_3	35% Ⅰ期
$T_{3\sim4}$ 比例	25%	30%	45%	Ⅱ以上 65%
cN 阳性比较	50%	35%	87%	31%
PD-L1 阳性判定	CPS ≥1%(22C3)	IC ≥1%(SP142)	IC ≥1%(SP142)	TIL ≥1%(SP263)
PD-L1 阳性比例	83%	45%	55%	80%
化疗方案	PCb-EC	Nab-P-ddEC	Nab-P+Cb	Nab-P-ddEC
蒽环类药物(新辅助治疗)	应用	应用	无	应用
卡铂(新辅助治疗)	应用	无	应用	无
预设新辅助治疗时长(周)	24	20	24	2→20
试验组 ICI 覆盖	辅助治疗	辅助治疗	仅新辅助治疗	仅新辅助治疗
pCR 率	51.2%→64.8% Δ14.2%	41.1%→57.6% Δ16.5%	40.8%→43.5% Δ2.7%	44.2%→53.4% Δ9.2%
PD-L1 阳性 pCR 率	54.9%→68.9% Δ14%	49.3%→68.8% Δ19.5%	48.0%→51.9% Δ3.9%	—
PD-L1 阴性 pCR 率	30.3%→45.3% Δ15%	34.4%→47.7% Δ13.3%	32.3%→32.2% Δ−0.1%	—
3 年无事件生存率	76.8%→84.5% *HR* 0.63 (0.48～0.82)	NR	NR	77.2%→85.6% *HR* 0.48 (0.24～0.97)
pCR 3 年无事件生存率	92.5%→94.4%	NR	NR	86.1%→95.5%
非 pCR 3 年无事件生存率	56.8%→67.4%	NR	NR	69.7%→76.3%

注:表中带"→"数据顺序为化疗→化疗联合免疫治疗;CPS 为联合阳性评分(combined positive score),IC 为免疫细胞(immune cell)。

KEYNOTE-522(NCT3036488)是首个评估 PD-1 抑制剂派姆单抗联合治疗用于早期 TNBC 新辅助治疗的随机、多中心、双盲安慰剂对照Ⅲ期临床试验。入组 1 174 例新确诊临床分期为 $T_{1c}N_{1\sim2}$ 或 $T_{2\sim4}N_{0\sim2}$ 的早期 TNBC,2∶1 随机分配到试验组和对照组,试验组普通紫杉醇+卡铂序贯多柔比星/表柔比星+环磷酰胺,同时全程联合派姆单抗新辅助治疗,术后派姆单抗辅助治疗;对照组接受普通紫杉醇+卡铂序贯多柔比星/表柔比星+环磷酰胺,术后仅选择安慰剂进行辅助治疗。主要研究终点是 pCR 和无事件生存(EFS)。pCR 定义为意向性治疗(ITT)人群 ypT_0/T_{is} ypN_0。次要研究终点包括 OS, PD-L1 阳性人群的 pCR、EFS、OS 及安全性。结果显示,与单独使用相同的新辅助化疗相比,派姆单抗联合化疗组的 pCR 率达到 64.8%,而对照组仅为 51.2%,绝对差异达 13.6%, $P<0.001$。不同 PD-L1 表达状态的亚组均能够提高 pCR 率,其中 PD-L1 阳性组 pCR 率提高 14%(68.9% *vs* 54.9%),PD-L1 阴性组 pCR 率提高 15%(45.3% *vs* 30.3%)。亚组分析显示,根据淋巴结状态、肿瘤大小、卡铂用药方案、年龄等进行分层分析,均提示派姆单抗+化疗组的 pCR 率更优。更长时间随访的生存分析数据显示,术前使用派姆单抗联合化疗并在术后继续单抗治疗可显著延长 3 年无事件生存,将疾病进展风险降低了 37%(*HR* 0.63,95%*CI* 0.48～0.82, $P<0.001$)。基于本项 KEYNOTE-522 研究新辅助研究 pCR 率和无事件生存达到预设研究终点的数据,2021 年 7 月 26 日

美国 FDA 批准了派姆单抗联合化疗用于 TNBC 的新辅助治疗，术后继续使用派姆单抗单药作为辅助治疗。这也是在早期 TNBC 领域批准的第一个适应证，具有里程碑意义。

IMpassion031 是一项多中心、随机、双盲的Ⅲ期临床研究，旨在评估 PD-L1 抑制剂阿替利珠单抗联合化疗在早期 TNBC 新辅助治疗中的疗效和安全性。共入组 333 例新诊断的、原发灶大于 2 cm、病理学检查证实为浸润性Ⅱ～Ⅲ期未经治疗的 TNBC 患者，以 1∶1 随机分配至试验组和对照组进行新辅助治疗，试验组接受 12 周阿替利珠单抗(840 mg，q2w)联合白蛋白结合型紫杉醇(Nab-P)(125 mg/m^2，qw)，序贯 8 周阿替利珠单抗(840 mg，q2w)联合多柔比星(60 mg/m^2，q2w)环磷酰胺(600 mg/m^2，q2w)；对照组接受 12 周安慰剂联合 Nab-P(125 mg/m^2，qw)，序贯 8 周安慰剂联合多柔比星(60 mg/m^2，q2w)环磷酰胺(600 mg/m^2，q2w)。主要研究终点是 ITT 人群和 PD-L1 阳性人群中评估 pCR，次要终点是 EFS、DFS 和 OS。结果显示，阿替利珠单抗联合化疗组 pCR 率达 57.6%(95%*CI* 49.7～65.2)，对照组为 41.1%(95%*CI* 33.6～48.9)。新辅助治疗 TNBC，在化疗基础上联合阿替利珠单抗可提高 pCR 率 16.5%($P<0.01$)。PD-L1 阳性[免疫细胞(IC)≥1%]亚组和 PD-L1 阴性亚组均可从阿替利珠单抗联合化疗的新辅助治疗方案中获益，PD-L1 阳性亚组($n=152$)的 pCR 率提高更显著，绝对差异达 19.5%(68.8% *vs* 49.3%；$P<0.05$)。PD-L1 阴性亚组($n=181$)中，pCR 率也提高了 13.3%(47.7% *vs* 34.4%)。生存数据还未成熟。

NeoTRIP 研究(NCT02620280)入组早期高风险($T_{1c}N_1$、T_2N_1、T_3N_0)或局部晚期 TNBC 乳腺癌患者，随机接受化疗(Nab-P＋卡铂)±阿替利珠单抗治疗。结果总体人群及 PD-L1 阳性或阴性人群中，疗效并无显著提高，pCR 率无差别。分析该阴性结果的原因可能是入组人群临床特征较为高危、病期较晚(淋巴结阳性占比高达 87%)以及试验设计选用的化疗方案没有起到将“冷肿瘤”转变为“热肿瘤”的免疫诱导作用。后续 NeoTRIPaPDL1 分层在 PD-L1 表达≥5%患者中，阿替利珠单抗联合化疗方案的 pCR 率为 86.9%，单纯化疗组为 72.0%；而 PD-L1≥1%且<5%者中，阿替利珠单抗联合化疗与单纯化疗相比，pCR 率分别为 56.2% 与 44.0%；PD-L1 表达低于 1%者未见明显获益，研究者认为 PD-L1 的表达与患者临床改善情况显著相关，完全缓解率随免疫细胞上更高的 PD-L1 的表达而增加。

GeparNuevo 试验评估了在早期 TNBC 患者的新辅助化疗中加入另一款 PD-L1 单抗度伐利尤单抗的疗效。确诊为 $cT_{1b\sim c}T_{4a\sim d}$ 的 TNBC 患者被随机分配至度伐利尤单抗 1.5 g 静脉注射组或安慰剂组，每 4 周一次。前 2 周(窗口期)给予度伐利尤单抗/安慰剂单药治疗(静脉注射 0.75 g)，随后给予度伐利尤单抗/安慰剂＋Nab-P(125 mg/m^2，每周 1 次)，共 12 周；度伐利尤单抗/安慰剂＋表柔比星/环磷酰胺(EC 方案)2 周 1 次，共 4 个周期，按间质肿瘤浸润淋巴细胞(sTIL)分层低(≤10%)、中等(11%～59%)、高(≥60%)随机分组。主要研究终点是 pCR(ypT_0～ypN_0)。次要终点包括无侵袭性疾病生存(iDFS)、无远处疾病生存(DDFS)和 OS。结果 174 例入组，度伐利尤单抗组 pCR 率为 53.4%，安慰剂组为 44.2%(*OR* 1.45，95%*CI* 0.80～2.63，$P>0.05$)。度伐利尤单抗效应仅在窗口队列中出现(pCR 61.0% *vs* 41.4%，*OR* 2.22，95%*CI* 1.06～4.64，$P<0.05$；交互作用 $P<0.05$)。度伐利尤单抗组 3 年 iDFS 为 85.6%，安慰剂组为 77.2%(*HR* 0.54，95%*CI* 0.27～1.09，$P>0.05$)；3 年 DDFS 91.4% *vs* 79.5%($P<0.05$)；3 年生存率 95.1% *vs* 83.1%(*HR* 0.26，95%*CI* 0.09～0.79，$P<0.01$)。有窗口期组和无窗口期组的 iDFS、DDFS 和 OS 无差异。尽管 pCR 率仅有小幅度增加，术后无持续性，但 TNBC 的新辅助化疗中加入度伐利尤单抗仍可显著改善患者长期预后。

2. *PARP 抑制剂与 TNBC 新辅助治疗*　基于随机Ⅲ期临床试验 OlympiAD 研究和 EMBRACA 研究的结果，两款 PARP 抑制剂奥拉帕利和他拉唑帕利在 2018 年被 FDA 批准晚期胚系 *BRCA1/2* 突变 HER2 阴性乳腺癌的适应证。PARP 抑制剂能否前推至早期乳腺癌的治疗领域，几项临床研究进行了探索，但目前尚未取得充分的循证医学证据。

随机Ⅲ期 BrighTNess 临床试验，紫杉醇＋卡铂的基础上维利帕尼的加入并没有提高 TNBC 新辅助治疗的 pCR 率(58% *vs* 53%；$P>0.05$)。紫杉醇联合卡铂疗效显著，加维利帕尼无进一步获益。且不论 *BRCA* 的突变情况还是淋巴结状态，在紫杉醇和卡铂的基础上加入维利帕尼都没有明显的获益，而三药联合的 3～4 级毒性明显增加，主要为中性粒细胞缺乏、贫血及血栓形成。

Ⅱ期 GeparOLA 研究纳入了 HER2 阴性早期乳腺癌患者，随机分为两组，分别接受奥拉帕利+紫杉醇(PwO 组，$n=65$)或紫杉醇+卡铂(PwCb 组，$n=37$)，再序贯表柔比星/环磷酰胺(EC 方案)治疗。研究结果显示，PwO 组和 PwCb 组的 pCR 率分别为 55.1%(90% *CI* 44.5%～65.3%)和 48.6%(90%*CI* 34.3%～63.2%)。进一步分层分析显示，PwO 组、<40 岁和激素受体阳性乳腺癌患者的 pCR 率显著提高。

M. D. Anderson 癌症中心的一项研究(NCT03499353)针对已知胚系 *BRCA1/2* 突变的可手术 HER2 阴性乳腺癌评估他拉唑帕利单药治疗 6 个月的病理学缓解率新辅助治疗效果。入组条件包括直径 1 cm 或更大的侵袭性肿瘤且 gBRCA 阳性、HER2 阴性患者。该研究共入组 20 例患者，中位年龄 38 岁(23～58 岁)。15 例为 TNBC(ER/PR <10%)，5 例为激素受体阳性乳腺癌。基线特征临床Ⅰ期 5 例、Ⅱ期 12 例、Ⅲ期 3 例，其中炎性乳腺癌 1 例、化生性软骨肉瘤 1 例。1 例患者选择术前化疗，未纳入残余癌负荷(RCB)分析。20 例患者接受了治疗前的活检，口服他拉唑帕利(1 mg，每日 1 次)6 个月，随后接受手术。主要终点为 RCB。结果 RCB 0(pCR)率为 53%；RCB 0/1 率为 63%。常见的 1/2 级不良反应为恶心、乏力、中性粒细胞减少、脱发、头晕和呼吸困难，9 例患者需要减量。他拉唑帕利单药治疗携带胚系 *BRCA1/2* 突变的可手术乳腺癌有病理学缓解。但他拉唑帕利的血液学毒性相对较高。

3. *蒽环类药物/紫杉烷类药物新辅助化疗* 传统的包括蒽环类药物及紫杉类药物新辅助化疗方案同样适合 TNBC，而且多项回顾性资料显示，TNBC 患者对新辅助化疗较非 TNBC 患者更敏感，达到 pCR 的 TNBC 预后较非 TNBC 患者无差别，但未达到 pCR 者预后明显差。pCR 对于 TNBC 的预后有预测作用，获得 pCR 的 TNBC 患者较 non-pCR 患者无病生存率明显提高，换言之，新辅助化疗提前挑选出了对化疗高度敏感(达到 pCR)的 TNBC 患者。但这些研究都是回顾性分层分析的结果，迄今未见随机对照的大样本前瞻性专门针对 TNBC 新辅助蒽环类药物联合紫杉烷类药物化疗的报道。

来自 M. D. Anderson 癌症中心的回顾 1985—2004 年间该中心 1118 例Ⅰ～Ⅲ期乳腺癌用含蒽环类药物或蒽环类药物联合紫杉烷类药物的新辅助化疗手术后长期随访的生存情况，其中 255 例(23%)为 TNBC，863 例(77%)非 TNBC。与非 TNBC 相比，TNBC 3 年生存率显著降低(74% *vs* 89%，*HR* 2.53，$P<0.001$)。新辅助化疗后 163 例(15%)获得 pCR，进一步分析显示 TNBC 对新辅助化疗可能更敏感(pCR 22% *vs* 11%，$P<0.05$)；获得 pCR 的情况下，TNBC 与非 TNBC 患者之间 3 年生存率无差异(98% *vs* 94%，$P>0.05$)，而对于新辅助化疗未取得 pCR 的 TNBC 者往往预后很差(3 年生存率仅 68%，而非 TNBC 为 88%，$P<0.001$)。Rouzier 等研究表明，基底样型乳腺癌及 HER2 高表达型乳腺癌患者相对于管腔型及正常样型乳腺癌对含紫杉烷类药物及蒽环类药物的新辅助化疗效果更好。基底样型乳腺癌及 HER2 高表达型乳腺癌接受含紫杉烷类药物及蒽环类药物的新辅助化疗后获得最高的 pCR 率均为 45%，而管腔型乳腺癌仅获得 6%的 pCR 率，正常样型乳腺癌则无一获得 pCR。

TNBC 总体无远处转移生存率及 OS 较非 TNBC 者明显差，早期复发转移风险高，预后差，很大程度上与化疗后肿瘤残留、术后辅助治疗策略有限及此类型本身的生物学行为恶性程度高等多种因素有关。

4. *铂类药物与 TNBC 新辅助* TNBC 常伴有 BRCA 通路的失活，而 *BRCA* 基因与 DNA 双链的断裂修复有关，铂类药物可与 DNA 双链交联，导致 DNA 双链断裂，阻碍 DNA 复制、转录并最终导致细胞死亡，所以理论上铂类药物治疗 TNBC 可能更有效。一项回顾性研究比较不同新辅助化疗方案对 *gBRCA* 突变乳腺癌的疗效差异，在 102 例 *gBRCA* 突变的乳腺癌患者中，所有方案(CMF、AC、FAC、AT 和顺铂)的中位 pCR 率为 24%，并不高，但顺铂单药治疗 pCR 率达 83%(10/12)，远远高于其他不含铂的方案。

前瞻性顺铂单药(75 mg/m^2，3 周 1 次)新辅助治疗 28 例Ⅱ～Ⅲ期 TNBC 的Ⅱ期临床试验结果显示，22%(6/28)获得了 pCR；其中 2 例携带 *BRCA1* 突变的 TNBC 者均获得 pCR 的疗效，18 例(64%)获得临床性的完全或部分缓解，14 例患者(50%)显示出了良好的病理学缓解(Miller-Payne 评分为 3、4 或 5)，10 例患者显示出轻微缓解(Miller-Payne 评分为 1 或 2)。虽然该研究缺乏对照组，但仅顺铂单药就能获得如此高的缓解率令人惊喜。同时进行的疗效预测因子的研究显示，年轻＜50 岁（$P=0.001$）、治疗前肿瘤标本中的 *BRCA* mRNA 低表达（$P<0.05$）、*BRCA1* 启动子甲基化（$P<0.05$）、*p53* 无义密码子或移码突变（$P=0.01$）以及 E2F3 表达活化可作为 TNBC 对顺铂治疗敏感特异性分子标志物。

多中心Ⅱ期临床研究（GEICAM 2006-03-A），94 例基底细胞样型（ER 阴性、PR 阴性、HER2 阴性、CK5/6 阳性和/或 EGFR 阳性）随机接受 EC→T（46 例，EC 4 周期后序贯多西他赛 100 mg/m^2，4 个周期）或 EC→TCb（48 例，EC 4 周期后序贯多西他赛 75 mg/m^2＋卡铂 AUC＝6，4 周期）新辅助化疗，结果 pCR 率分别为 35％和 30％（$P>0.05$），似乎在蒽环类药物/紫杉烷类药物新辅助化疗基础上加上卡铂并不能增加基底样型乳腺癌的 pCR 率。毒性方面 EC-T 组较多 3/4 度中性粒细胞缺乏及粒细胞缺乏性发热；而 EC-TCb 组出现较多 3/4 度贫血及血小板下降。

两项ⅡB 期临床试验 GeparSixto 和 CALGB40603，TNBC 新辅助化疗中加入卡铂可以显著提高 pCR 率。GeparSixto 试验分层分析显示卡铂的加入使得 TNBC 的 pCR 率显著提高，对照组和试验组分别为 36.9％和 59.2％（$P<0.01$），3 年 DFS 分别为 76.1％及 85.8％（$P<0.05$），这一阳性结果仅在 TNBC 患者中有所体现，同时该研究提示 *BRCA* 基因的突变与否能够有效预测卡铂的疗效。CALGB40603 评估Ⅱ/Ⅲ期 TNBC 在蒽环类药物/紫杉烷类药物新辅助治疗中±卡铂及±贝伐单抗的疗效，结果表明无论是否加卡铂（60％ *vs* 46％，$P=0.001$）或贝伐珠单抗（59％ *vs* 48％；$P<0.01$）均可提高乳腺肿瘤 pCR 率；对于乳腺肿瘤和腋淋巴结，仅卡铂（54％ *vs* 41％，$P<0.01$）可提高 pCR 率，加贝伐珠单抗似可提高乳腺和腋窝 pCR 率，但差异无统计学意义（44％ *vs* 52％，$P>0.05$）；同时加卡铂和贝伐珠单抗乳腺肿瘤 pCR 率达 67％。

随机Ⅲ期 WSG-ADAPT TN 研究，探讨了不含蒽环类药物的新辅助化疗方案，Nab-P 联合卡铂对比 Nab-P 联合吉西他滨在 TNBC 中的疗效。Nab-P 联合卡铂组带来的 pCR 率高达 45.9％，患者耐受性也较好。

国内一项前瞻性、多中心、随机对照Ⅱ期 NeoCART 研究（NCT03154749）评估多西他赛联合卡铂（DCb）6 个周期对比标准 EC（表柔比星＋环磷酰胺）4 周期序贯多西他赛 4 个周期共 8 个周期（EC-D）在 TNBC 新辅助化疗中的效果。共入组 88 例患者，结果显示，试验组 6 个周期 DCb（多西他赛＋卡铂）方案 pCR 率为 61.4％（95％*CI* 47.0％～75.8％），相较于对照组 EC-D 方案的 38.6％（95％*CI* 24.3％～53.0％）提高了 22.8％（*OR* 2.52，95％*CI* 2.4～43.1，$P<0.05$）。腋淋巴结阳性亚组，DCb 组和 EC-D 组 pCR 率分别为 45.8％（11/24）和 30.8％（8/26）；腋淋巴结阴性亚组，两组 pCR 率分别为 80％（16/20）和 50％（9/18）。卡铂组有更多的血小板减少，但集中在 1～2 度；EC-D 组有更多的中性粒细胞减少发生。

BrighTNess 临床试验旨在评估卡铂或 PARP 抑制剂维利帕尼用于 TNBC 标准新辅助化疗的效果。该研究是全球性多中心（15 个国家的 145 家中心）、随机、双盲、安慰剂对照的Ⅲ期临床试验，研究入组均为Ⅱ～Ⅲ期潜在可手术治愈的 TNBC 患者。治疗分为 3 个阶段：随机化分组主要设置在第一阶段，第二阶段为多柔比星和环磷酰胺化疗，第三阶段为手术。第一阶段将 634 例患者按 2∶1∶1 随机分入 3 组，分别为紫杉醇＋卡铂＋维利帕尼组、紫杉醇＋卡铂组和紫杉醇单药组。结果紫杉醇＋卡铂＋维利帕尼组的 pCR 率高于仅接受紫杉醇组（53％ *vs* 31％，$P<0.001$），然而，维利帕尼的加入并没有提高 pCR 率，低于紫杉醇＋卡铂组（53％ *vs* 58％，$P>0.05$）。BrighTNess 试验的结果支持将卡铂添加到 TNBC 患者的新辅助化疗方案中，分层不论 *BRCA* 的突变情况还是淋巴结状态，与单药相比，加入卡铂或卡铂＋维利帕尼均有基本相近的获益。常见的严重不良反应主要是中性粒细胞减少性发热及贫血，由于卡铂的加入有更多的患者需要减量或者延迟治疗，但大部分（≥88％）患者都能接受至少 11 次每周紫杉醇治疗。

荟萃分析显示早期 TNBC 新辅助治疗中加入铂类药物能提高 pCR 率（*OR* 2.04，95％*CI* 1.39～3.0），但没有可靠的数据表明铂类药物的加入能带来生存获益。另外，在紫杉烷类药物和铂类药物的基础上，是否蒽环类药物对于早期 TNBC 的新辅助化疗是必需的问题，目前也存在争议。2021 年 NCCN 治疗指南中，多西他赛联合卡铂被列为早期 TNBC 新辅助化疗可选方案。该推荐基于两项研究的联合分析，对于Ⅰ～Ⅲ期早期 TNBC 给予多西他赛 75 mg/m^2 联合卡铂 AUC＝6，3 周 1 次共 6 个周期，入组的 190 例患者中，中位原发灶直径 3.5 cm，52％基线淋巴结阳性，16％存在 *gBRCA* 突变，结果

pCR 和 RCB 0+1 的比例分别为 55%和 68%,分层分析显示上述结果与 *gBRCA* 状态无关(*gBRCA* 突变者 pCR 率 59%,野生型者 pCR 率 56%, $P>0.05$)。

5. 其他　TNBC 的新辅助化疗引入贝伐珠单抗或其他靶向药物的疗效还需要更多样本和更长时间的随访评估。GeparQuinto 研究组后续的亚组分析显示,在蒽环类药物和紫杉烷类药物基础上加贝伐单抗可增加 pCR 率,这一结果仅限于 TNBC 者。CALGB40603 评估Ⅱ/Ⅲ期 TNBC 在蒽环类药物/紫杉烷类药物新辅助治疗中±贝伐单抗的疗效,结果加贝伐珠单抗可提高乳腺肿瘤 pCR 率(59% *vs* 48%, $P<0.01$);乳腺和腋窝 pCR 率,加贝伐单抗后差异无统计学意义(44% *vs* 52%, $P>0.05$)。

三、辅助治疗

由于 TNBC 一旦复发转移,治疗方法有限,患者预后极差,所以探讨更有效的 TNBC 术后辅助治疗至关重要,让更多的早期 TNBC 患者接受有效的、有针对性的辅助内科治疗,能够进一步降低复发转移概率,尤其是降低 TNBC 远处转移,从而改善 TNBC 患者的生存。

1. 含蒽环类药物及紫杉烷类药物辅助化疗　基于两项随机蒽环类药物辅助化疗的回顾性分析,与不进行辅助化疗比较,含蒽环类药物辅助化疗对于分层为 ER 阴性/HER2 阴性/基底样 TNBC 患者 RFS 获益 *HR*=0.54(0.27~1.08),而 ER 阴性/HER2 阴性/非基底样 TNBC 患者 RFS 获益[*HR* 0.35(0.18~0.68)]。荟萃分析也显示,与 CMF 方案相比,蒽环类药物辅助化疗能够降低 TNBC 事件发生风险 13%(*HR* 0.87, 95%*CI* 0.77~0.99)。BCIRG001 回顾性分层分析中,TNBC 亚组 TAC 方案 3 年无病生存率 73.5%,而 FAC 方案 3 年无病生存率 60%(*HR* 0.05, $P>0.05$)。CALGB 9344 回顾分层中,ER 阴性/HER2 阴性者 AC-P 组对比 AC 组能明显改善 DFS($P<0.01$)。

传统的包括蒽环类药物及紫杉烷类药物辅助化疗方案对 TNBC 有一定的疗效,但这些研究无论是蒽环类药物与不化疗、蒽环类药物对比 CMF 还是蒽环类药物联合紫杉烷类药物,对比蒽环类药物,前瞻性的、大样本的针对 TNBC 辅助化疗的随机对照Ⅲ期研究评估蒽环类药物/紫杉烷类药物的疗效,以及潜在的可能在 TNBC 更有效的药物如铂类药物、PARP 抑制剂等辅助治疗结果都值得期待。

2. PARP 抑制剂辅助治疗 gBRCA 突变 TNBC　约 5% 乳腺癌患者携带胚系 *BRCA1/2* 突变(gBRCAm),55%~65%携带 *BRCA1* 基因突变、45%携带 *BRCA2* 突变的女性在 70 岁之前会患上乳腺癌。至今 FDA 已经批准两款 PARP 抑制剂用于 BRCA1/2 突变的晚期 HER2 阴性乳腺癌。早期手术治疗后 PARP 抑制剂能否降低该类患者复发转移的风险这一问题很重要。

2021 年 6 月美国临床肿瘤学会(ASCO)年会和《新英格兰医学杂志》(*The New England Journal of Medicine*)同步发布奥拉帕利作为早期乳腺癌辅助治疗的Ⅲ期临床研究——OlympiA,奥拉帕利成为早期乳腺癌首个针对基因突变的精准治疗药物。OlympiA 是一项随机、双盲、全球多中心Ⅲ期临床试验,评估奥拉帕利对比安慰剂在携带 *gBRCA* 突变的高风险 HER2 阴性早期乳腺癌患者辅助治疗中的有效性和安全性。需要符合以下高危特征:接受新辅助治疗后未达到病理学完全缓解以及辅助治疗者原发灶较大($\geq pT_1$)或有淋巴结转移($\geq pN_1$)的 TNBC;新辅助治疗后未达到病理学完全缓解且 CPS+EG 评分≥3 分,以及辅助治疗者$\geq pN_2$的 HR 阳性患者,入组前完成了局部治疗和新辅助化疗或辅助化疗。1 836 例患者按 1∶1 随机接受奥拉帕利或安慰剂 1 年治疗,主要终点为无浸润性疾病生存期(iDFS)。入组基线特征:奥拉帕利组 921 例(TNBC 占 81.5%),对照组 915 例(TNBC 占 82.8%),中位年龄 42 岁(36~50 岁);*BRCA1* 突变 72%, *BRCA2* 突变 27%, 7 例患者 *BRCA1* 和 *BRCA2* 均突变;61%为绝经前患者,有 26%患者在新辅助治疗/辅助治疗阶段用过铂类药物。中位随访 2.5 年,奥拉帕利组和安慰剂组 3 年 iDFS 率分别为 85.9%和 77.1%(绝对差异 8.8%; *HR* 0.58, 99.5%*CI* 0.41~0.82; $P<0.001$),3 年 DDFS 率分别为 87.5%和 80.4%(绝对差异 7.1%; *HR* 0.57, 99.5%*CI* 0.39~0.83; $P<0.001$)。奥拉帕利组死亡人数更少(59 例),安慰剂组为 86 例(*HR* 0.68, 99%*CI* 0.44~1.05, $P<0.05$)。安全性数据与奥拉帕利已知的不良反应一致,常见的不良事件为恶心(57%)、疲劳(40%)、贫血(23%)和呕吐(23%)。3 级或更严重的不良事件包括贫血(9%)、中性粒细胞减少(5%)、白细胞减少(3%)、疲劳(2%)和恶心(1%),奥拉帕利组约 10%患者因不良

事件而早期停药。本研究结果显示，与安慰剂比较，在完成局部治疗和新辅助或辅助化疗后奥拉帕利 1 年辅助治疗对于 *gBRCA* 突变的高风险 HER2 阴性早期乳腺癌患者能降低 42%浸润性乳腺癌复发、继发肿瘤或死亡风险。该适应证目前还在等待 FDA 的批准。

3. *卡培他滨辅助治疗 non-pCR 的 TNBC 获指南推荐*　蒽环类药物或蒽环类药物联合紫杉类药物的新辅助化疗后，TNBC 获得 pCR 者 DFS 与非 TNBC 相似，但那些未获得 pCR 的 TNBC 患者预后明显较非 TNBC 差。

由日本和韩国学者联合的Ⅲ期研究（CREATE-X/JBCRG-04）的最终结果已正式刊登于《新英格兰医学杂志》。该研究入组 910 例经过蒽环类药物和/或紫杉烷类药物新辅助化疗后 non-pCR/N 阳性且 HER2 阴性患者被随机分成两组，试验组给予术后强化辅助卡培他滨（1 250 mg/m^2，每日 2 次，口服 2 周停 1 周）持续 6～8 个周期，对照组不用。结果显示，加或不加卡培他滨的患者 3 年 DFS 为 82.8% *vs* 74.0%；估算 5 年 DFS 分别 74.1% *vs* 67.7%（$P=0.01$），5 年 OS 率分别为 89.2% *vs* 83.9%（$P=0.01$）。加用卡培他滨辅助化疗后可显著改善 HER2 阴性、经新辅助化疗后病理学检查有残留浸润性病灶（non-pCR/N 阳性）患者的 DFS 和 OS。分层 TNBC 亚组，卡培他滨组与空白对照组 DFS 分别为 69.8% 和 56.1%（*HR* 0.58，95%*CI* 0.39～0.87），*OS* 率分别为 78.8%和 70.3%（*HR* 0.52，95%*CI* 0.30～0.90），TNBC 亚组从卡培他滨强化辅助化疗中受益明显，降低 5 年复发转移风险 42%，死亡风险 48%。

基于此临床试验的结果，无论是 St. Gallen 乳腺癌会议全球专家投票抑或是 NCCN 指南、中国抗癌协会（CACA）指南等，均推荐卡培他滨 6～8 个周期为经蒽环类药物、紫杉烷类药物和烷化剂新辅助化疗后 non-pCR（残留浸润性病灶超过 1 cm 和/或淋巴结阳性）的 TNBC 术后辅助优选方案。

2021 年 ASCO 公布的Ⅲ期随机临床试验 ECOG-ACRIN EA1131 研究，旨在评估新辅助化疗后有残留的 TNBC 术后头对头铂类药物化疗对比卡培他滨的疗效。该研究方案原为非劣效设计，2017 年根据 CREATE-X 研究结果改为优效设计，假设卡培他滨 4 年无浸润疾病生存率为 67%，预设铂类药物的 4 年无浸润疾病生存率临界值为 63%。研究入组新辅助后残留灶直径至少为 1 cm 的 TNBC 1∶1 随机接受铂类药物（卡铂或顺铂每 3 周 1 次，共 4 个周期）或卡培他滨（每 3 周 14/7 d，共 6 个周期）。通过 50 基因微阵列预测分析（PAM50）多基因检测在手术标本中分析了 TNBC 亚型（基底型与非基底型）。结果显示，401 例患者中，有 310 名（77%）为 TNBC 基底型（主要分析人群），中位发病年龄为 52 岁，白人为 71%、黑人为 19%。诊断时大多数肿瘤为Ⅲ级（78%），T_2（59%），N_0 47%和 N_1 40%。残留肿瘤 37% ypT_1、44% ypT_2 和 47% ypN_0。中位随访 18 个月，113 例 iDFS 事件（占全部的 58%）。铂类药物与卡培他滨相比，3 年 iDFS 率为 42% *vs* 49%（*HR* 1.06，95%*CI* 0.62～1.81），3 年无复发生存率为 46% *vs* 49%（*HR* 0.99，95% *CI* 0.67～1.45），3 年 OS 率为 58% *vs* 66%（*HR* 1.33，95%*CI* 0.71～1.79）。由于继续随访已经不太可能显示铂类药物非劣效或优效，故数据和安全性监测委员会建议停止该研究。任何毒性的总发生率相似（铂类药物占 83%，卡培他滨占 80%），但铂类药物更为常见 3 级和 4 级毒性（无 5 级）（26% *vs* 15%）。本研究提示，无论采用何种治疗方法，新辅助化疗后有残留的 TNBC 3 年 iDFS 均低于预期。现有数据表明该研究不太可能确定铂类药物对卡培他滨的非劣效性，辅助铂类药物不能改善预后，且铂类药物的严重毒性更常见。

4. *卡培他滨辅助治疗三阴性乳腺癌*　FinXX 和 NO17629（USO）两项研究分层均提示紫杉烷类药物/蒽环类药物基础上加卡培他滨辅助治疗 TNBC 能进一步降低 TNBC 复发转移的风险，但分层研究结果需要前瞻性随机临床试验确认。

复旦大学附属肿瘤医院牵头的国内多中心随机、开放Ⅲ期 CBCSG 010 临床试验结果于 2020 年全文发表在 *Journal of Clinical Oncology* 上。该研究纳入 585 例术后早期 TNBC 患者，随机分为两组，一组接受 3 疗程环磷酰胺＋表柔比星＋卡培他滨序贯 3 疗程卡培他滨＋多西他赛的辅助治疗，另一组接受 3 疗程环磷酰胺＋表柔比星＋氟尿嘧啶序贯 3 疗程多西他赛。中位随访 67 个月，结果显示对于早期 TNBC，辅助治疗在蒽环类药物和紫杉烷类药物基础上联合卡培他滨能够显著改善患者预后，5 年 DFS 获益从 80%增加到 86%，复发风险降低 34%，次要研究终点无复发生存、无远处转移生存也都得到显著改善，5 年 OS 率由对照组的 90%增加到研究组的 93%。这项研究非常关注联合卡培他滨是否会影响治疗的整体安全性。研究中卡培他滨起始剂量是 1000 mg/m²,同时设计了降阶梯治疗策略,如果出现卡培他滨不能耐受的毒性及不良反应时,剂量可以下调至 900 mg/m²、825 mg/m²,甚至 750 mg/m²,结果只有 39%患者卡培他滨减剂量,这些减量患者对 900 mg/m²、825 mg/m² 剂量耐受良好,仅有 7 例患者的剂量<750 mg/m²。

2020 年发表于 *JAMA* 的来自中山大学肿瘤防治中心的一项随机、对照、多中心Ⅲ期 SYSUCC-001 试验(NCT01112826)结果显示,低剂量节拍式卡培他滨辅助治疗可提高 TNBC 的无病生存率。按 1∶1 随机分为 2 组,一组接受卡培他滨,剂量为 650 mg/m²,每天口服 2 次,连续 1 年不间断;另一组在完成标准辅助化疗后进行观察。共有 443 例完成标准辅助化疗的早期 TNBC 入组该试验,其中 222 例随机分配到卡培他滨组,221 例随机分配到观察组。98%完成了计划用药,中位随访 61 个月,共报告 94 例事件,其中卡培他滨组 38 例(复发 37 例,死亡 32 例),观察组 56 例(复发 56 例,死亡 40 例)。卡培他滨组和观察组的 5 年 DFS 分别为 82.8%和 73.0%(*HR* 0.64, 95% *CI* 0.42～0.95, *P*<0.05),5 年 DDFS 率分别为 85.8%和 75.8%(*HR* 0.60, 95%*CI* 0.38～0.92, *P*<0.05),预计 5 年 OS 率分别为 85.5%和 81.3%(*HR* 0.75, 95%*CI* 0.47～1.19, *P*>0.05)。安全性方面,最常见的卡培他滨相关不良事件是手足综合征,有 100 例患者(45.2%)发生,其中 17 例(7.7%)为 3 级事件。卡培他滨组其他常见不良事件包括白细胞减少(23.5%)、胆红素升高(12.7%)、腹痛/腹泻(6.8%)和谷丙转氨酶/谷草转氨酶水平升高(5.0%),所有这些均为 1/2 级。

Ⅲ期 GEICAM/CIBOMA(NCT001305337)早期 TNBC 完成手术和标准化疗后,与观察组相比,使用卡培他滨进行辅助治疗并未显著改善 DFS 或 OS。876 例接受手术和化疗的早期 TNBC 者按 1∶1 随机分组,分别接受 8 个周期口服卡培他滨(448 例,1000 mg/m², bid,持续 14 d,每 3 周重复)或观察(428 例)。中位随访 7.3 年,卡培他滨组和观察组的 5 年 DFS 率分别为 79.6%和 76.8%(*P*>0.05),5 年 OS 率分别为 86.2%和 85.9%(*P*>0.05)。亚组分析显示,基底样乳腺癌患者中,卡培他滨组 5 年 DFS 率为 78.5%,观察组为 78.2%(*HR* 0.94, *P*>0.05),5 年 OS 率为 84.9%,观察组为 88.0%(*P*>0.05)。非基底样乳腺癌患者,卡培他滨组 5 年 DFS 率为 82.6%,观察组为 72.9%(*HR* 0.53, *P*<0.05),5 年 OS 率为 89.5%,观察组为 79.6%(*P*<0.01)。安全性方面,卡培他滨的耐受性如预期,中位剂量强度为 86.3%, 75.2%的患者完成了 8 个周期的治疗计划。对于早期 TNBC,在标准治疗中添加卡培他滨辅助治疗并未显著改善 DFS 或 OS。但亚组分析显示,卡培他滨治疗非基底样 TNBC 患者疾病进展风险降低 49%,死亡风险降低 52%。但样本量和对照组复发事件数量均低于预期,在临床实践中应针对具体患者讨论是否应用卡培他滨辅助治疗。

5. *剂量密集辅助化疗*　WSG AM 01 随机试验的回顾性分析试图明确高剂量化疗的效果。对≥9 个淋巴结阳性的高危早期乳腺癌患者进行术后辅助治疗,2 个周期密集的 EC 方案序贯 2 个周期高剂量化疗方案(表柔比星 90 mg/m²+环磷酰胺 3 g/m²+塞替哌 400 mg/m²)与 4 个周期剂量密集型 EC 方案序贯 3 个周期的 CMF 方案化疗比较,高剂量化疗组 5 年无事件生存率(62% *vs* 41%; *HR* 0.60; 95%*CI* 0.43～0.85; *P*<0.01)及 5 年生存率(76% *vs* 61%; *HR* 0.58; 95%*CI* 0.39～0.87; *P*<0.01)均有明显改善,其中年轻的 TNBC 患者可以从高剂量化疗中获得最大益处。

EBCTCG 剂量密集化疗方案荟萃分析的最新数据,涉及含蒽环类药物/紫杉烷类药物化疗的相同剂量 2 周密集化疗对比标准三周化疗方案的 7 项临床试验的 10004 例患者。剂量 2 周密集化疗方案能够显著降低患者的任意复发率(24% *vs* 28.3%),10 年获益率为 4.3%;并降低患者乳腺癌死亡率(16.8 *vs* 19.6%),10 年获益率为 2.8%。强烈支持含蒽环类药物/紫杉烷类药物 2 周密集化疗方案的临床获益,尤其 TNBC,包含蒽环类药物/紫杉类药物的密集化疗方案作为优选方案。

6. *其他药物辅助治疗 TNBC*　前瞻性随机Ⅲ期 BEATRICE 临床试验结果显示,早期 TNBC 目前标准辅助化疗基础上加用 1 年贝伐珠单抗并不能改善 TNBC 的预后,加或不加贝伐珠单抗 DFS 无差异。

多个前瞻性临床试验结果显示,对于 TNBC 新辅助化疗蒽环类药物/紫杉烷类药物基础上加用卡铂可明显提高 pCR 率,但对于直接接受手术治疗的早期 TNBC 术后辅助化疗中铂类药物的地位目前不明确。在 2017 年 St. Gallen 乳腺癌会议上,对于是否所有 TNBC 术后辅助化疗中加用铂类药物,86.3%的专家投了反对票;对于是否在 *gBRCA* 突变的 TNBC 辅助化疗中加用铂类药物，赞成和反对的专家人数约 1∶1。

2020 年发表于 *JAMA Oncology* 杂志，由复旦大学附属肿瘤医院牵头的国内多中心Ⅲ期 PATTERN 临床试验，旨在比较 TNBC 辅助化疗紫杉醇+卡铂(PCb)6 个周期与当时指南推荐的环磷酰胺+表柔比星+氟尿嘧啶 3 个周期序贯多西他赛 3 周期(CEF-T)的疗效。入组 647 例早期 TNBC 术后患者，中位年龄 51 岁。随访 62 个月，与 CEF-T 对比，PCb 组 5 年 DFS 提高 6.2%(86.5% *vs* 80.3%，*HR* 0.65，95% *CI* 0.44～0.96，$P<0.05$)。探索性亚组分析中，*gBRCA1/2* 突变组的多因素分析风险比 *HR* 为 0.44(95% *CI* 0.15～1.31，$P>0.05$)，同源重组修复(homologous recombination repair，HRR)相关基因变异组的 *HR* 为 0.39(95% *CI* 0.15～0.99，$P<0.05$)。本研究结果显示，TNBC 辅助化疗中紫杉烷类药物联合铂类药物的疗效并不差于含蒽环类药物和紫杉烷类药物方案，为 TNBC 辅助化疗的可选方案。

对于早期 TNBC 术后 PD-1 或 PD-L1 抑制剂的免疫治疗地位，目前全球多中心辅助 TNBC 的临床试验(如 IMpassion030)招募入组接近尾声，这些临床研究的结果令人期待。

四、复发及转移性 TNBC 的姑息治疗

1. *复发及转移性 TNBC 内科治疗原则*　化疗仍然是 TNBC 全身治疗的主要方法。但复发及转移性三阴乳腺癌(mTNBC)目前没有标准化疗方案，适用于其他类型乳腺癌的一般治疗原则同样适用于 mTNBC。mTNBC 不可治愈，治疗目的在于缓解症状，同时延长生存期。mTNBC 患者预后差，中位 OS 仅 16～18 个月，5 年 OS 率仅 12%左右。

近年来，随着对 TNBC 认识的逐步深入以及新药的不断研发，晚期 TNBC 逐渐迎来了免疫检查点抑制剂、抗体药物偶联物以及 PARP 抑制剂适应证的批准，部分晚期 TNBC 患者的预后得到了改善。

化疗是晚期 TNBC 的基础用药，遵循一般晚期乳腺癌化疗的原则，对于病变进展快、累及范围广、肿瘤负荷大、有明显症状需要药物快速控制病情、患者一般状态较好的患者首选联合化疗；反之，可以首选单药化疗。由于联合化疗，即使含铂类药物的一线联合化疗，对于晚期 TNBC 并没有得出能够提高 OS 的数据，目前 Nab-P 或普通紫杉醇是随机Ⅲ期研究公认的对照组。NCCN 推荐单药化疗包括蒽环类药物(多柔比星、表柔比星、脂质体多柔比星)、紫杉烷类药物(紫杉醇、多西他赛、Nab-P)、抗代谢类药物(卡培他滨、吉西他滨)以及其他微管抑制剂和/或稳定剂(长春瑞滨、艾立布林、优替德隆)。用过蒽环类药物的患者联合化疗方案，包括紫杉醇联合吉西他滨、多西他赛联合卡培他滨。

随着对 TNBC 病理学及分子生物学特点更多的认识，其有助于为晚期 TNBC 寻求更多更有效的治疗措施，改善预后。

2. *PD-1/PD-L1 免疫检查点抑制剂*

(1) 免疫联合化疗：PD-1 作为一种细胞膜蛋白受体，是调节免疫细胞功能的一个关键哨所，而 PD-L1 是一种能与 PD-1 结合的配体。它们的特殊功能，多年来一直令医学界迷惑不解。近年来发现 PD-L1 一旦出现在肿瘤细胞膜上，机体的免疫效应淋巴细胞失效，癌细胞无限增殖。针对 PD-1/PD-L1 的免疫治疗是当前备受瞩目的新抗癌策略，旨在利用人体自身的免疫系统抵御癌症，通过阻断 PD-1/PD-L1 信号转导通路，解除免疫抑制而使癌细胞死亡，具有治疗多种类型肿瘤的潜力，有望改善患者预后。免疫治疗在恶性黑色素瘤、非小细胞肺癌、尿路上皮癌等多种实体瘤中取得了重大进展，原发性乳腺癌细胞表面有 PD-L1 表达，TNBC 是乳腺癌中 PD-L1 表达量最高的，近年来免疫治疗终于在 TNBC 领域有所突破，目前已经公布的随机Ⅲ期临床试验共有 4 项(表 60-2)，其中 3 项为晚期 TNBC 一线治疗方案。

表 60-2　晚期三阴性乳腺癌一线化疗联合免疫治疗临床研究(随机Ⅲ期)

比较项	IMpassion 130	IMpassion 131	KEYNOTE 355
入组例数	902	943	847
PD-L1$^+$亚组定义	IC ≥1%(SP142)	IC ≥1%(SP142)	CPS ≥10(22C3)
PD-L1$^+$亚组病例数(%)	369(41%)	292(45%)	332(38%)
随机化配比	1∶1	2∶1	2∶1

续表

比较项	IMpassion 130	IMpassion 131	KEYNOTE 355
免疫检查点抑制剂	PD-L1 阿替利珠单抗	PD-L1 阿替利珠单抗	PD-1 派姆单抗
化疗配伍	白蛋白结合型紫杉醇 100 mg/m^2	普通紫杉醇 90 mg/m^2	白蛋白结合型紫杉醇或 普通紫杉醇或 吉西他滨+卡铂
初治Ⅳ期占比	37%	28%~30%	30%
新辅助治疗/辅助治疗紫杉烷类药物	51%	51%~53%	45%
整组 PFS(个月)	5.5→7.2	5.6→5.7	5.6→7.5
PD-L1$^+$ PFS(个月)	5.3→7.5 *HR* 0.62 *P*<0.0001	5.7→6.0 *HR* 0.82 *P*=0.2	5.6→9.7 *HR* 0.65 *P*=0.0012
PD-L1$^-$ PFS(个月)	5.6→5.6	NR	5.6→5.8
整组 ORR	45.9%→56.0%	47.5%→53.6%	37.0%→40.8%
PD-L1$^+$ ORR	42.6%→58.9%	55.4%→63.4%	40.8%→52.7%
PD-L1$^-$ ORR	NR	NR	38.9%→44.9%
整组 OS(个月)	18.7→21.0	22.8→19.2	15.5→17.2
PD-L1$^+$ OS(个月)	18.0→25.0 *HR* 0.71(0.54~0.93)	28.3→22.1 *HR* 1.12(0.76~1.65)	16.1→23.0 *HR* 0.73(0.55~0.95) *P*=0.0093*
PD-L1$^-$ OS(个月)	19.6→19.7	NR	15.2→14.7

注:表中带"→"数据顺序为化疗→化疗联合免疫;* 达到预设的临界值 0.0113。

KEYNOTE-119 是首个公布的免疫检查点抑制剂在晚期 TNBC 开放标签的Ⅲ期临床试验,针对经治(接受过一线或二线系统治疗)晚期 TNBC,即 2/3 线晚期 TNBC 随机 PD-1 抑制剂派姆单抗单药对比医生选择治疗(treatment of physician's choice, TPC)的化疗单药。入组患者 1∶1 随机接受派姆单抗 200 mg q3w×35 个周期,或研究者选择的单药化疗,包括卡培他滨、艾立布林、吉西他滨或长春瑞滨。根据肿瘤 PD-L1 表达(CPS ≥1 *vs* 阴性 CPS<1)分层。主要终点为 PD-L1 CPS ≥10、≥1 和所有患者的 OS;次要终点为所有患者和 PD-L1 CPS ≥1、≥10 者无进展生存期(PFS),ORR 和 DoR。结果 622 例随机对比,派姆单抗组和化疗组分别是 312 例和 310 例。PD-L1 CPS ≥10 的患者中,中位 OS 分别是 12.7 个月 *vs* 11.6 个月(*HR* 0.78, *P*>0.05)。PD-L1 CPS ≥1 的患者中,中位 *OS* 分别是 10.7 个月 *vs* 10.2 个月(*HR* 0.86, *P*>0.05)。总意向治疗人群(ITT)中,中位 OS 分别是 9.9 个月 *vs* 10.8 个月(*HR* 0.97),探索性分析显示,PD-L1 CPS ≥20 者中,中位 OS 分别是 14.9 个月 *vs* 12.5 个月(*HR* 0.58)。ITT 人群中,两组的中位 PFS 类似,派姆单抗组的 PFS 与 PD-L1 CPS 相关。两组 ITT 人群的 ORR 类似。PD-L1 CPS ≥1 的患者 ORR 为 12% *vs* 9%, PD-L1 CPS ≥10 的患者 ORR 为 18% *vs* 9%, PD-L1 CPS ≥20 的患者 ORR 为 26% *vs* 12%。ITT 人群的中位 DoR 类似,派姆单抗组的 DoR 与 PD-L1 CPS 相关。派姆单抗组和化疗组中位治疗时间分别是 62 d 和 73 d。不良事件导致减量、中断或停药率分别是 21%和 45%。两组 3~4 级治疗相关不良事件发生率分别是 14%和 36%,最常见的 3~4 级治疗相关不良事件是贫血(1% *vs* 3%),白细胞减少(<1% *vs* 10%),嗜中性粒细胞减少(0% *vs* 13%)。两组严重不良事件发生率为 20% *vs* 20%。免疫介导不良反应发生率为 15% *vs* 3%,最常见的是甲状腺功能减退。两组分别有 1 例(循环衰竭)和 2 例(1 例全血细胞减少和败血症,1 例血胸)因治疗相关不良事件而导致死亡。本研究结果显示,与化疗相比,派姆单抗在二线或三线治疗

晚期 TNBC 未能显著改善 OS，包括 PD-L1 CPS ≥1 和≥10 者。但是派姆单抗治疗组中，更高的 PD-L1 表达与更长的中位 OS 相关，最大获益者为 CPS ≥20 的患者，与此同时，派姆单抗也没有显著改善 PFS 和 ORR，但是随着 PD-L1 表达增加，其疗效增强。派姆单抗的 DoR 也随着 PD-L1 表达增加而增加，而化疗疗效不依赖于 PD-L1 表达，表明 PD-L1 CPS 可能和派姆单抗临床获益相关。派姆单抗单药对比化疗治疗经治的 mTNBC 患者没有显著改善 OS，包括 PD-L1 CPS ≥10 的患者，但是更高的 PD-L1 表达和更长的中位 OS 相关。派姆单抗最高获益在于 PD-L1 表达强阳性肿瘤（CPS ≥20），这部分患者占总人群的 18%。将进一步研究派姆单抗对于选择亚组患者的作用，特别是 PD-L1 富集肿瘤，并探索联合方案如联合化疗晚期 TNBC 的疗效。

KEYNOTE-355 应运而生，探讨派姆单抗联合化疗一线治疗晚期 TNBC 的疗效。该临床试验是一项随机、双盲、安慰剂对照试验，在欧洲、北美、亚洲、澳大利亚、新西兰以及拉丁美洲等 29 个国家的 209 个研究中心进行。受试者纳入标准：年龄＞18 岁、中心实验室对标本免疫组化确定 TNBC 和 PD-L1 状态、至少有 1 个可测量病灶、ECOG 功能状况评分（PS 评分）为 0～1 分且无疾病间期≥6 个月和器官功能良好。1 372 例患者中筛选出符合要求的受试者 847 名，按 2∶1 随机分为两组，566 名受试者接受每 3 周 1 次 200 mg 派姆单抗联合化疗，化疗方案为纳米 Nab-P 100 mg/m^2，第 1、8 和 15 天给药，每 28 d 1 次、普通紫杉醇 90 mg/m^2，第 1、8 和 15 天给药，每 28 d 1 次、或吉西他滨 1 000 mg/m^2 ＋卡铂 AUC 2，第 1 天和第 8 天，每 21 d 1 次，281 名患者接受安慰剂联合上述化疗。最多 35 次派姆单抗/安慰剂给药或直至疾病进展/毒性不可耐受。基线按化疗类型（紫杉烷或吉西他滨＋卡铂）、PD-L1 状态（CPS ≥1 或＜1）和既往同类化疗的新辅助/辅助治疗（是或否）分层。在 PD-L1 阳性肿瘤（CPS ≥10 和≥1）和 ITT 人群中双重主要终点为 OS 和 PFS（RECIST v1.1，盲态独立中心审查）。结果显示，CPS ≥10（共 323 例，占 38%）亚组，派姆单抗组中位 PFS 为 9.7 个月，安慰剂组为 5.6 个月（*HR* 0.65，95%*CI* 0.49～0.86；单侧 P＜0.01），派姆单抗联合化疗组显著提高中位 PFS。两组不同化疗药物分层：Nab-P（共 99 例）PFS 分别为 9.9 个月 *vs* 5.5 个月、普通紫杉醇（共 44 例）分别为 9.6 个月 *vs* 3.6 个月，吉西他滨＋卡铂（共 180 例）分别为 8.0 个月 *vs* 7.2 个月。CPS ≥1 亚组中，派姆单抗组 PFS 为 7.6 个月，安慰剂组为 5.6 个月，无显著性差异（P＝0.001 4，没有达到预设的 0.001 11）；ITT 人群中，派姆单抗组中位 PFS 为 7.5 个月，安慰剂组为 5.6 个月，因为对 PFS 采用了分层检验策略，所以并未检验显著性。PD-L1 CPS＜1 中派姆单抗组中位 PFS 为 6.3 个月，安慰剂组为 6.2 个月。派姆单抗效果随着 PD-L1 表达水平的升高而增强。主要结果 OS 方面，与单纯化疗相比，派姆单抗＋化疗显著改善了 CPS ≥10 组 OS（23.0 个月 *vs* 16.1 个月；*HR* 0.73，95%*CI* 0.55～0.95），两组联合不同化疗药进行分层，Nab-P 的 OS 分别为 29.8 个月 *vs* 18.4 个月，普通紫杉醇分别为 28.6 个月 *vs* 8.5 个月，吉西他滨＋卡铂分别为 19.1 个月 *vs* 16.2 个月。CPS ≥1 者中接受派姆单抗＋化疗 OS 获益无统计学意义；同时派姆单抗＋化疗还进一步改善了 CPS≥10 者的 ORR；对于所有终点，派姆单抗治疗效果随着 PD-L1 的富集而增加，然而 CPS 10～19 和 CPS ≥20 亚组结果显示，加用派姆单抗的治疗获益相似，PFS 和 OS 结果基本一致。关于不良反应，在 562 例派姆单抗联合化疗组中，96%发生了与治疗相关的不良反应，3 级或以上的不良事件占 68%；安慰剂的 281 例中则有 95%发生了不良反应，3 级或以上的不良事件占 67%。最常见的不良反应包括贫血（49% *vs* 46%）、中性粒细胞减少（41% *vs* 38%）和恶心（39% *vs* 41%）。不良事件导致派姆单抗组两名患者死亡（1 例急性肾损伤，1 例肺炎），安慰剂组没有死亡事件发生。派姆单抗组 26%的患者和安慰剂组 6%的患者发生了与免疫有关的不良反应，派姆单抗组至少有 10 名患者发生了 3 级或者更严重的免疫介导的不良事件，而安慰剂组没有发生类似的严重不良事件。所有的免疫介导的不良反应均未导致患者死亡。根据此项临床试验的结果，在肿瘤表达 PD-L1（CPS ≥10）晚期 TNBC 者，派姆单抗联合组与化疗相比，中位 PFS 和总生存期的改善具有统计学上的显著性意义和临床意义，为此 FDA 批准了派姆单抗联合上述化疗在 CPS ≥10 晚期 TNBC 一线治疗方案的适应证。

IMpassion130、IMpassion131 分别探讨了 PD-L1 单抗阿替利珠单抗联合 Nab-P、普通紫杉醇对晚期 TNBC 一线治疗的疗效。IMpassion130（NCT02425891）是一项随机、双盲、安慰剂对照、国际多中心Ⅲ期临床试验，纳入 902 例组织学确诊为转移性或者不可切除的 TNBC，晚期阶段未接受药物治疗，有组织标本可进行 PD-L1 表达检测(SP142 检测)，允许在辅助/新辅阶段接受过紫杉烷类药物，但距离末次用药≥1 年，分层因素包括是否接受紫杉烷类新辅助或辅助治疗、入组时合并是否肝转移、肿瘤浸润免疫细胞 PD-L1 表达阳性/阴性(PD-L1≥1% *vs* <1%)。入组患者按 1∶1 随机分配接受阿替利珠单抗 840 mg 第 1、15 天联合 Nab-P 100 mg/m^2 第 1、8、15 天或安慰剂联合 Nab-P，28 d 为 1 个周期。主要终点为研究者评估的 PFS(ITT 人群和 PD-L1 阳性亚组)和 OS(ITT 人群；若结果显著则对 PD-L1 阳性亚组进行检验)。次要终点包括 ORR、DoR 和安全性。入组 902 例未经治疗的转移性 TNBC 患者，Nab-P+阿替利珠单抗(试验组，n=451 例)或安慰剂(对照组，n=451 例)，直至疾病进展或毒性无法耐受。结果：ITT 人群中试验组和对照组的 PFS 分别为 7.2 个月和 5.5 个月(*HR* 0.8)；而在 PD-L1 阳性群体(共 369 例，占 40.9%)中，PFS 的差异更明显(7.5 个月 *vs* 5.0 个月，*HR* 0.62)。ITT 人群中试验组和对照组的 OS 期分别为 21.3 个月和 17.6 个月，PD-L1 阳性治疗组的 OS 仍然保持了超过两年的中位 25 个月，较对照组的 18 个月，有 7 个月的改善(*HR* 0.71；95% *CI* 0.54～0.93)。PD-L1 阳性晚期 TNBC 患者，阿替利珠单抗+Nab-P 作为一线疗法相比安慰剂+Nab-P 可使 *OS* 延长 7 个月，死亡风险降低 29%，不良事件相似可控。基于此研究，2019 年 FDA 批准一线阿替利珠单抗联合 Nab-P 用于治疗不能切除的局部晚期或转移性 PD-L1 阳性 TNBC。这在当时是第一个在乳腺癌治疗方面获得 FDA 批准的免疫治疗方案。

继 IMpassion130 研究后，又开展了 Nab-P 换成了普通紫杉醇联合阿替利珠单抗晚期 TNBC 一线治疗 IMpassion131 临床试验。该研究同样是一项全球性、多中心、随机、双盲、安慰剂对照的Ⅲ期临床研究，入组条件基本同 IMpassion130，按 2∶1 的比例随机分两组，分别阿替利珠单抗联合普通紫杉醇治疗，对照组安慰剂联合普通紫杉醇治疗。PD-L1 表达依旧采用 SP142 进行检测(IC ≥1%)。研究结果显示，在 PD-L1 阳性人群中，与普通紫杉醇+安慰剂组相比，阿替利珠单抗联合普通紫杉醇并没有显著降低进展和死亡的风险。此外，无论是在 PD-L1 阳性人群还是在总人群中，中期 OS 结果都更支持普通紫杉醇+安慰剂的组合，而非普通紫杉醇联合阿替利珠单抗组。

鉴于 IMpassion131 研究未能获得预期结果，FDA 没有批准阿替利珠单抗联合普通紫杉醇在乳腺癌患者中的使用。2020 年 FDA 向卫生保健专业人员、肿瘤学临床研究者和患者发出警示，认为阿替利珠单抗联合普通紫杉醇不适用于治疗 TNBC。2021 年公司也主动撤回了先前 FDA 批准的阿替利珠单抗联合 Nab-P 一线治疗 PD-L1 阳性晚期 TNBC。后续 IMpassion132 研究探讨阿替利珠单抗联合标准后线推荐化疗方案(单药卡培他滨，或吉西他滨+卡铂)，是否能为既往接受过蒽环类药物和紫杉烷类药物化疗(辅助/新辅助)、末次治疗后 12 个月内进展的晚期 TNBC 者带来获益，研究主要终点为 OS，结果有待公布。

综上所述，免疫药物可为晚期 TNBC 带来生存获益，主要获益的优势人群为临床试验中定义的 PD-L1 阳性患者。但仍然存在 3 个方面的疑问有待回答：①PD-L1 阳性定义何种检测是标准？不同的检测有何关联？测肿瘤细胞(TC)还是免疫细胞(IC)更准确？检测中 cut-off 值多少合适？②免疫检查点抑制剂最佳的化疗药物配伍是什么？③PD-1 抑制剂和 PD-L1 抑制剂疗效有无区别？

(2) 免疫联合抗血管：基础研究证实，抗血管靶向药物可调节肿瘤免疫微环境，免疫药物+抗血管靶向药物联用具有协同效应。免疫联合血管生成靶向药物组合已经在多种实体瘤获得适应证批准。

国内单臂探索性Ⅱ期 NCT03394287 研究，1～3 线晚期 TNBC 采用卡瑞利珠单抗(200 mg，q2w)联合阿帕替尼(250 mg，第 1～14 天)治疗的 30 例患者中，疗效 ORR 为 43.3%，DcR 为 63.3%，mPFS 为 3.7 月，为晚期 TNBC 患者提供了一种可能去化疗(chemo-free)的可选方案，由于样本量较小，还需要更多循证数据。

(3) 三药联合(免疫+化疗+抗血管)：机制上化疗或抗血管生成药物均能通过不同途径协同免疫制剂的潜在效应，那么这三药联合是否会效果更好？来自复旦大学附属肿瘤医院乳腺外科一项探索性单臂Ⅱ期 FUTURE-C-PLUS 研究，主要入组条件需同时满足以下 4 条：①晚期 TNBC 一线治疗(既往曾经辅助化疗者需要距离末次辅助紫杉烷类药半年以上复发转移)；②符合中心病理免疫组化(试剂 SP57，Ventana)定义的免疫调节型 CD8 ≥10%；③按照 RECIST 1.1 至少有一个可测量的靶病灶；④ECOG 评分为 0 或 1。具体用药方案：法米替尼 20 mg 口服每天 1 次持续，Nab-P 100 mg/m^2

静脉注射，第 1、8、15 天，卡瑞利珠单抗固定剂量 200 mg 第 1 和 15 天，4 周（28 d 为 1 个周期），直至病情进展或不可耐受的毒性，非毒性无进展情况下 Nab-P 至少 6 个周期。主要研究终点为 RECIST 1.1 确认的 ORR。样本量计算参考 PD-L1 阳性免疫治疗联合化疗的 ORR 为 58.9%，本研究假设为 ORR 在 60%的基础上增加 15%，加上 10%的脱落率，所需样本为 46 例。最后共纳入 48 例受试者。入组时基线特征：中位年龄 50 岁，23 例（47.9%）器官累及数≥3 个，24 例（50%）肺转移，10 例（20.8%）肝转移，15 例（31.3%）末次紫杉烷类药物辅助治疗结束 6～12 个月复发转移。主要研究终点：39 例获得确认完全缓解（CR）或部分缓解（PR），ORR 为 81.3%（95%*CI* 70.2%～92.3%）。疾病控制率（DCR）达 95.8%，中位 PFS 13.6 个月（95%*CI* 8.4～18.8），中位 OS 未达到。三药联合显示可观的疗效。该研究初步结果入选 2021 年的 ASCO 口头报告。

（4）免疫治疗联合 PARP 抑制剂：单独使用 PRAP 抑制剂或 PD-1 抗体治疗晚期 TNBC 的疗效有限，联合使用是否可以达到强强协同作用？TOPACIO/KEYNOTE-162 研究尝试免疫治疗联合 PARP 抑制剂治疗晚期 TNBC 及复发性卵巢癌，已有报道乳腺癌部分共纳入 55 例 TNBC 患者，使用 PRAP 抑制剂尼拉帕利和派姆单抗治疗，中位随访 12.4 个月，在 47 例可评估疗效患者中，5 例 CR，5 例 PR，13 例疾病稳定（SD），24 例疾病进展（PD），ORR 为 21%，DcR 为 49%。在 15 例 *gBRCA* 突变患者中，ORR 为 47%（7 例），DcR 为 80%（12 例），中位 PFS 为 8.3 个月；在 27 名 *BRCA* 野生型患者中，ORR 为 11%（3 例）；DcR 为 33%（9 例），中位 PFS 为 2.1 个月。在 28 例 PD-L1 阳性者中，ORR 为 32%，DcR 50%；在 13 例 PD-L1 阴性者中，ORR 为 8%，DcR 50%；6 例 PD-L1 不明者中，ORR 为 0，DcR 50%。最常见的 3 级及以上不良反应为贫血（18%）、血小板减少（15%）和疲劳（4%）。有 15%（8 例）患者出现免疫相关的不良反应，其中 4%（2 例）为 3 级不良反应。初步结果为携带 *gBRCA* 突变、PD-L1 表达阳性者可从该联合方案治疗中获益。

MEDIOLA 研究是一项多中心、开放标签、Ⅰ/Ⅱ期的“篮式”研究，分为 4 个队列，其中针对胚系 *BRCA* 突变阳性的转移性乳腺癌为第一个队列，奥拉帕利联合度伐利尤单抗（阿斯利康 PD-L1 抑制剂）新组合治疗胚系 *BRCA* 突变转移性乳腺癌患者。*BRCA* 突变 HER2 阴性晚期乳腺癌患者 34 例，其中 TNBC 18 例（53%），既往化疗失败不超过 2 个方案。每天 2 次口服 300 mg 奥拉帕利连续 4 周，随后每天 2 次口服奥拉帕利 300 mg＋每 4 周静脉注射度伐利尤单抗 1.5 g，直至疾病进展。主要终点为安全性、耐受性、12 周疾病控制（CR＋PR＋SD）比例。根据截止数据分析，共有 30 例患者可评估疗效。结果主要疗效终点：12 周的 DcR 为 80%，12 周的 ORR 达到 63.3%，28 周的 DcR 为 50%，中位 DoR 为 9.2 个月，中位 PFS 为 8.2 个月，OS 为 21.5 个月。其中，初治患者中位 OS 为 20.5 个月，既往接受过一线治疗的患者中位 OS 为 22.7 个月，接受过二线治疗患者的中位 OS 为 16.9 个月。安全性：11 例（32%）患者发生≥3 级不良事件。发生比例最高的不良事件：贫血 4 例（12%）；中性粒细胞减少 3 例（9%）；胰腺炎 2 例（6%）。3 例（9%）患者由于不良事件中断治疗，4 例（12%）患者发生 6 次严重不良事件，未见治疗所致死亡。研究结果表明，奥拉帕利和度伐利尤单抗联合用药具有可观的治疗效果，并且安全性可耐受，疗效持续时间长。这种免疫＋靶向的联合治疗不受激素受体状态及 PD-L1 表达的影响，为晚期 TNBC 患者带来了新的治疗希望。

3. *抗体药物偶联物*　抗体药物偶联物（ADC）是通过一个化学链接将具有生物活性的小分子药物连接到单抗上，单抗作为载体将小分子药物靶向运输到目标细胞中，形象地说，抗体“弹头”携带化疗药直击肿瘤细胞。

（1）Trop-2 抗体药物偶联物药物：戈沙妥珠单抗（IMMU-132）是一种靶向 Trop-2 抗体偶联药物，通过蛋白链接技术将“单克隆抗体 RS7”和“依立替康的活性代谢产物 SN-38”连接在一起。RS7 靶向 Trop-2，该抗原在超过 80%的 TNBC 中大量表达。RS7 携带 SN-38，选择性结合乳腺癌细胞的 Trop-2，进入细胞后释放 SN-38，发挥细胞毒作用。戈沙妥珠单抗的这种作用机制理论上能够增加肿瘤内的药物浓度，同时减少对正常组织的毒性。抗 Trop-2 抗体 RS7 有一定间接抗肿瘤活性，可以激活免疫反应杀伤肿瘤细胞。因此戈沙妥珠单抗在提供细胞毒效应的同时，还具有潜在免疫抗肿瘤效应。2017 年圣安东尼奥乳腺癌研讨会（SABCS）公布了戈沙妥珠单抗治疗晚期 TNBC 的单臂、开放标签Ⅱ期临床试验结果，108 例晚期二线及以上（晚期 2 个化疗方案及以上,或距末次辅助化疗1年内复发转移,复发转移后又经过一次化疗)且紫杉烷类药物治疗过的晚期TNBC患者,给予戈沙妥珠单抗10 mg/kg,第1、8天、21天为1个周期,每8周复查评估直至病情进展或不可耐受的毒性。结果显示:有效率33.3%,临床受益率45%,中位PFS为5.5个月,DoR为7.7个月,中位OS达12.7个月,耐受性较好。基于此项单臂结果FDA在2020年加速批准戈沙妥珠单抗用于先前至少接受二线治疗后的晚期TNBC。

ASCENT(NCT02574455)研究是评估戈沙妥珠单抗对比化疗单药的多中心随机对照Ⅲ期临床试验,入组既往接受≥2线化疗后进展的晚期TNBC患者,按1∶1比例随机分配接受戈沙妥珠单抗(10 mg/kg静脉注射,第1天和第8天,每21天1个周期)或TPC单药(卡培他滨、艾日布林、长春瑞滨或吉西他滨)治疗,直至疾病进展或出现不可接受的毒性。主要终点为脑转移阴性人群(BMneg)PFS,关键次要终点包括OS、ORR和安全性。结果显示:入组529例受试者中,468例为BMneg(中位年龄为54岁,中位既往治疗线数为4)。与TPC($n=233$)相比,戈沙妥珠单抗($n=235$)显著改善了中位PFS,两组的中位PFS分别为5.6个月和1.7个月(HR 0.41,$P<0.001$);OS也显著改善,中位OS分别为12.1个月和6.7个月(HR 0.48,$P<0.001$);戈沙妥珠单抗ORR为35%,TPC为5%($P<0.001$);临床获益率(CBR)分别为45%和9%($P<0.001$),中位DoR分别为6.3个月和3.6个月。戈沙妥珠单抗较研究者选择的化疗具有显著的疗效优势,且各亚组获益一致,治疗安全性也整体良好,治疗相关≥3级不良事件为中性粒细胞减少(51% *vs* 33%)、腹泻(10.5% *vs* <1%)、贫血(8% *vs* 5%)和发热性中性粒细胞减少(6% *vs* 2%)。因不良事件停药的比例较低(4.7%),戈沙妥珠单抗组未见>3级神经病变或间质性肺病,也未见治疗相关死亡事件。探索性分析无论Trop-2表达如何,与化疗相比,戈沙妥珠单抗均有显著获益,并在Trop-2表达评分为中或高水平者中,戈沙妥珠单抗有更大获益。中位PFS数据为:Trop-2高水平亚组(6.9个月 *vs* 2.5个月)、中等水平亚组(5.6个月 *vs* 2.2个月)、低水平亚组(2.7个月 *vs* 1.6个月)。中位OS为:Trop-2高水平亚组14.2个月 *vs* 6.9个月、中等水平亚组14.9个月 *vs* 6.9个月、低水平亚组9.3个月 *vs* 7.6个月。2021年FDA完整批准了戈沙妥珠单抗作为经治晚期TNBC患者的新治疗选择。

目前戈沙妥珠单抗已经启动了多项临床研究,如HR阳性/HER2阴性转移性晚期乳腺癌后线治疗的临床Ⅲ期TROPiCS-02研究,用于标准新辅助化疗后仍有高复发风险HER2阴性乳腺癌的临床Ⅲ期SASCIA研究,单药或联合派姆单抗用于局部TNBC患者的Ⅱ期NeoSTAR研究,联合PARP抑制剂卢卡帕尼治疗TNBC等实体瘤的Ⅰ/Ⅱ期SEASTAR研究等。

另外,Trop-2 ADC新药德达博妥单抗(Dato-DXd; DS-1062)也公布首批数据,TROPION-PanTumor01 Ⅰ期临床试验TNBC队列:在接受标准疗法后疾病进展的晚期TNBC患者中,德达博妥单抗显示出非常有前景的初步治疗反应(ORR为43%)和疾病控制(DcR为95%)。

(2) HER2 ADC:研究显示原发灶TNBC中近36.6%为HER2低表达者(免疫组化HER2为+或++但荧光原位杂交为阴性),转移灶中HER2低表达可能有更高一点的比例。

2020年首次公布的非随机、开放标签、多剂量Ⅰ期研究(NCT02564900)主要评估德喜曲妥珠单抗(T-DXd)在HER2低表达晚期乳腺癌患者中的安全性和活性。该研究54例多程治疗(之前已接受的抗癌方案的中位数为7.5)的HER2低表达乳腺癌患者接受了至少1次德喜曲妥珠单抗(剂量为5.4或6.4 mg/kg)治疗。结果ORR为37%,中位PFS为11.1个月;其中ER阴性($n=7$)ORR为14%。常见的3级不良反应为白细胞计数减少(16.7%)、中性粒细胞计数减少(14.8%)、贫血(14.8%)、低钾血症(11.1%)、腹泻(5.6%)、谷草转氨酶升高(5.6%)、食欲下降(5.6%)、血小板计数减少(3.7%);4级不良反应为中性粒细胞减少(5.6%)、血小板计数减少(5.6%);5级不良反应为间质性肺炎(1.9%)。

该研究表明德喜曲妥珠单抗对HER2低表达乳腺癌患者具有一定的抗肿瘤活性。目前针对HER2低表达晚期乳腺癌的随机Ⅲ期DS-8201对比研究者选择的化疗DESTINY-Breast 04和06的研究正在进行中,数据尚待公布。

(3) LIV-1 ADC:另一种值得关注的ADC药物,是靶向锌转运体ZIP家族中LIV-1蛋白的纬拉妥珠单抗(SGN-LIV1A)。LIV-1蛋白同样是TNBC中高表达的一类跨膜蛋白,纬拉妥珠单抗的作用机制与其他 ADC 类药物相似。

2021 年 ESMO 年会公布的临床Ⅰ/Ⅱ期研究数据显示，纬拉妥珠单抗每周 1 次给药治疗安全性可控，且有初步抗肿瘤活性，二线治疗 29 例转移性 TNBC 患者 ORR 为 28%；另一项临床Ⅰb/Ⅱ期研究中，纬拉妥珠单抗联合派姆单抗的 ORR 为 35%，且对初诊时即为Ⅳ期或此前接受过辅助治疗/新辅助治疗的患者均能诱导缓解。

(4) HER3 ADC：研究显示 HER3 在乳腺癌、非小细胞肺癌、恶性黑色素瘤、膀胱癌和前列腺癌等多种实体瘤中高表达。一项针对 HER3 ADC 新药德帕曲妥尤单抗(deruxtecan, U3-1402)的Ⅰ期研究数据显示，德帕曲妥尤单抗 6.4 mg/kg 静脉给药，每 3 周 1 次治疗既往 1～2 次化疗的 HER3 高表达的晚期 TNBC，31 例中确认 ORR 为 16.1%，DcR 达 83.8%；中位随访 7.4 个月，中位 PFS 还没有达到。德帕曲妥尤单抗显示了初步抗肿瘤活性。

4. *PARP 抑制剂*　当 DNA 损伤时，PARP 可识别结合到 DNA 断裂处并被激活而参与 DNA 的修复，是细胞增殖和 DNA 修复的关键酶。PARP 在肿瘤细胞 DNA 修复过程中起着重要作用。PARP 的缺失导致 DNA 单链大量聚集，必须通过双链同源重组途径进行修复，包括重要的抑癌蛋白 *BRCA1* 和 *BRCA2*。胚系 *BRCA1*/*BRCA2* 致病性突变(*gBRCAm*)与乳腺癌、卵巢癌的发生密切相关。TNBC 拥有 *BRCA1* 相关乳腺癌的临床和病理学特征。与非 TNBC 相比，TNBC 对 PARP 抑制剂更敏感。PARP 抑制剂与吉西他滨和顺铂联合治疗 TNBC 有协同增效作用，但管腔型乳腺癌则不然。PARP 抑制剂可能是今后 TNBC 或 *gBRCA* 突变乳腺癌治疗的新策略。近年来一系列 PARP 抑制剂，诸如奥拉帕利、他拉唑帕利、iniparib、维利帕尼、尼拉帕利和卢卡帕利等均在 TNBC 治疗中取得了不同程度的进展。

(1) 奥拉帕尼(AZD2281)：口服 PARP 抑制剂，多中心Ⅱ期临床显示奥拉帕尼治疗晚期难治性 *gBRCA1*/*2* 突变的乳腺癌疗效和耐受性较好。入组 54 例中位经过 3 个化疗方案的患者，在接受该药物高剂量(400 mg，每天 2 次口服)治疗的 27 例患者(18 例 *gBRCA1* 突变，9 例 *gBRCA2* 突变)中，客观有效率为 41%(11/27 例)，低剂量组(100 mg，每天 2 次口服)的有效率亦达到 22%(6/27 例)。毒性反应主要为轻度(1～2 级)，高剂量组≥3 级毒性反应包括疲乏(5 例)，恶心(2 例)和贫血(1 例)。而低剂量组仅有 1 例 3 级以上疲乏。奥拉帕尼对 *gBRCA* 突变多线治疗晚期乳腺癌显示高度的活性，尤其是高剂量组。

OlympiAD 奥拉帕尼单药对比化疗在 HER2 阴性且 *gBRCA* 突变晚期乳腺癌的全球多中心随机Ⅲ期临床试验，302 例患者 2∶1 随机分别接受奥拉帕尼组(片剂，300 mg, bid)和化疗组(TPC，卡培他滨或艾日布林或长春瑞滨单药)，治疗两组基线特征均衡，主要终点为 PFS。全组 56%为 *gBRCA1* 突变，44%为 *gBRCA2* 突变，一半患者为 *HR* 阳性/HER2 阴性乳腺癌，一半为 TNBC，一、二、三线各占约 1/3，约 1/3 入组前曾经接受过铂类药物化疗。结果显示，奥拉帕尼单药口服的中位 PFS 显著优于标准化疗(7.0 个月 *vs* 4.2 个月，$P<0.001$)。客观有效率：奥拉帕尼组为 60%，化疗组为 29%，OS 两组差异无统计学意义。奥拉帕尼总体耐受性好，因不良反应中断治疗的患者比例<5%，≥3 度的不良反应发生率比化疗组低。OlympiAD 是第一个在晚期 HER2 阴性乳腺癌中证实 PARP 抑制剂优于阳性对照的Ⅲ期临床试验。需要强调的是，OlympiAD 研究入组条件证实携带 *gBRCA* 致病性突变 HER2 阴性转移性乳腺癌患者，这一精准选择使得研究取得成功。

2018 年美国 FDA 基于 OlympiAD 临床试验的结果批准了 PARP 抑制剂奥拉帕尼用于 $HER2^-$ 且胚系 *BRCA* 突变晚期乳腺癌治疗的适应证，可作为 *gBRCA* 突变晚期 TNBC 可选策略之一。PARP 抑制剂联合治疗有很多研究正在探索，如与免疫治疗或化疗的联合等。

(2) 他拉唑帕尼(BMN 673)：口服 PARP 抑制剂。临床前研究表明，他拉唑帕尼是高度有效的具有双重作用机制，可以通过阻断 PARP 酶活性并将 PARP 捕获在 DNA 损伤部位上来诱导肿瘤细胞死亡。Ⅰ期临床推荐剂量 1 mg 每日持续给药，单药对于乳腺癌、前列腺癌、卵巢癌和小细胞肺癌等实体瘤均有活性，14 例晚期乳腺癌中他拉唑帕尼单药有效率达 50%，中位 PFS 7.5 个月，临床受益率 86%。Ⅱ期 ABRAZO 临床显示他拉唑帕尼治疗 48 例既往接受过铂类晚期乳腺癌有效率 21%，中位 PFS 4.0 个月，35 例 *gBRCA1*/*2* 突变既往未用过铂类但晚期化疗线数≥3 线的患者中有效率达 37%，中位 PFS 5.6 个月，临床受益率达 66%，疗效显著且耐受性好。

EMBRACA 临床试验为一项全球Ⅲ期、开放标签、随机、平行双臂研究，总体临床设计与OlympiAD相似。共招募了431例*gBRCA1/2*突变且HER2阴性的局部晚期或转移性乳腺癌患者，入组患者中40%TNBC,60% HR阳性/HER2阴性乳腺癌，入组前最多接受过三线化疗，包括铂类药物化疗，按2∶1比例随机分配接受他拉唑帕尼治疗或医生选择的单药治疗(TPC;单药为卡培他滨、艾日布林、吉西他滨或长春瑞滨)直至病情进展或不可耐受的毒性。结果显示，接受他拉唑帕尼治疗的患者的中位PFS为8.6个月(95%*CI* 7.2～9.3)，而TPC组为5.6个月(95% *CI* 4.2～6.7)，talazoparib组的改善具有统计学上的显著性意义(*HR* 0.54，*P*<0.001)，疾病进展风险降低46%，他拉唑帕尼组的ORR为62.6%，而TPC组仅27.2%(*HR*=4.99；*P*<0.001)。安全性方面，他拉唑帕尼组的不良事件发生率最常见(≥15%)的包括任意级别不良事件包括贫血(52.8%)、疲劳(50.3%)、恶心(48.6%)、嗜中性粒细胞减少(34.6%)、头痛(32.5%)、血小板减少(26.9%)、脱发(25.2%)、呕吐(24.8%)、腹泻(22%)、便秘(22%)、食欲减退(21.3%)、背痛(21%)和呼吸困难(17.5%)，他拉唑帕尼治疗组严重不良事件的发生率为31.8%，化疗组为29.4%。他拉唑帕尼治疗组因严重不良事件而中止治疗的患者比例为7.7%，化疗组为9.5%。由M. D. Anderson癌症中心牵头的这项多中心Ⅲ期临床试验表明，PARP抑制剂他拉唑帕尼对比化疗能显著延长*gBRCA*突变HER2阴性局部晚期或转移性乳腺癌患者的无进展生存期，2018年FDA批准其应用。

(3) 尼拉帕利：口服PARP抑制剂。该药在卵巢癌中已经被批准应用。BRAVO(NCT01905592)是一项评估尼拉帕利对比研究者选择的化疗药治疗*gBRCA1*或*gBRCA2*突变HER2阴性晚期乳腺癌的随机、开放标签Ⅲ期临床试验，入组*gBRCA*突变、HER2阴性、既往治疗≤2次或辅助化疗后12个月复发的晚期乳腺癌患者，按2∶1随机分至尼拉帕利组($n=141$)或化疗组(TPC;艾日布林、卡培他滨、长春瑞滨或吉西他滨单药治疗，$n=74$)。入组的激素受体阳性患者需接受过≥1线内分泌治疗，并在转移性治疗期间进展或在(新)辅助治疗后12个月内复发。主要终点是中心评估的PFS。次要终点包括OS、地方评估的PFS、ORR和安全性。在预定的中期分析之后，因无效而停止招募。TPC组的地方和中心评估的PFS之间存在高度不一致，导致需进行信息审查。在最终分析中(中位随访了19.9个月)，尼拉帕利组和TPC组中心评估的中位PFS分别为4.1个月 *vs* 3.1个月(*HR* 0.96，95% *CI* 0.65～1.44，*P*>0.05)；地方评估的中位PFS分别为5.0个月 *vs* 3.1个月(*HR* 0.65，95%*CI* 0.46～0.93)。尼拉帕利组和TPC组的中位OS分别是14.5个月 *vs* 15.2个月(*HR* 0.95，95%*CI* 0.63～1.42，*P*>0.05)。两组的ORR为35%和31%。

(4) 维利帕尼(ABT-888)：口服PARP抑制剂。一项Ⅱ期临床试验对41例晚期TNBC患者(其中8例存在*BRCA*突变)给予维利帕尼联合替莫唑胺。整组人群中，总有效率和临床获益率分别为7%和17%，有效的似乎都集中在*gBRCA*突变患者，其总有效率和临床获益率分别是37.5%和62.5%。维利帕尼联合卡铂治疗晚期*BRCA*相关乳腺癌的Ⅰ期耐受性试验已经完成，有待于进一步临床试验观察维利帕尼联合化疗的效果。前已述及BrighTNess评估维利帕尼新辅助TNBC的随机Ⅲ期临床试验的结果，维利帕尼在晚期TNBC中的Ⅲ期临床试验令人期待。

(5) PARP抑制剂治疗非*gBRCA*突变探索：单臂Ⅱ期TBCRC 048研究，纳入胚系或体细胞存在*PALB2*、体细胞*BRCA1/2*突变(*sBRCA1/2*)、*ATM*、*CHEK2*等DNA损伤修复(DDR)通路基因突变的患者给予奥拉帕利单药治疗，分为队列1(胚系突变)和队列2(体细胞突变，*gBRCA*阴性则可纳入*sBRCA1/2*)，入组标准为晚期乳腺癌、两种以上的化疗方案治疗未出现疾病进展、至少有一个可测量病灶、既往未使用过PARP抑制剂治疗。排除铂类耐药者，其结果为队列1纳入27例，队列2纳入26例，其中奥拉帕利治疗11例生殖系*PALB2*突变患者ORR高达82%(9/11)，18周CBR为100%；16例*sBRCA1/2*突变组ORR为50%(8/16)，18周CBR为67%。奥拉帕利的获益人群有望进一步扩大，但上述数据还需要更大样本随机对照研究去验证疗效。

5. 再分型精准治疗探索　本章第一节提及复旦大学附属肿瘤医院乳腺癌乳腺外科邵志敏团队经过十年攻关，建立了全球最大的单中心TNBC多组学队列，并绘制了人种特异性TNBC基因组变异图谱，根据TNBC不同基因特征，在国际上首次提出“复旦四分型”标准，将TNBC分为LAR、IM、BLIS、Mes。上述分型分别对应不同的预后及各型潜在的治疗靶点。并通过免疫组化实现临床实用的分型方法，利用 AR、CD8、FOXC1 和 DCLK1 4 个免疫组化指标进行 TNBC 分型。提出了“基于分子分型的精准治疗策略”，开展了命名“FUTURE”(FUSCC-TNBC-umbrella)的“伞形”系列临床试验，目的在于走出过去“一群人一个方案”的治疗困境，实现有效的“一人一策”精准治疗。

FUTURE 研究、FUTURE-C-PLUS 研究、FUTURE-Super 研究，从后线到一线阐述了晚期 TNBC 分类而治的策略。基于 FUSCC 四分型的 FUTURE 研究，将多线耐药六大类化疗药(蒽环类药物、紫杉烷类药物、铂类药物、卡培他滨、吉西他滨和长春瑞滨)治疗过病情进展的晚期 TNBC 患者分为 A～E 7 个治疗臂(图 60－1)。中期 69 例难治型(既往 1～8 个治疗方案失败，中位 3 个)晚期 TNBC：A 臂 2 例(管腔雄激素受体亚型 HER2 突变)卡培他滨＋吡咯替尼；B 臂 14 例(管腔雄激素受体亚型 HER2 未突变)AR 抑制剂瑞维鲁胺(SHR3680)＋CDK4/6 抑制剂达尔西利(SHR6390)；C 臂 19 例(免疫调节亚型)PD-1 抑制剂卡瑞利珠单抗＋Nab-P；D 臂 4 例(基底样免疫抑制亚型 *BRCA* 突变)PARP 抑制剂氟唑帕利；E 臂 23 例(基底样免疫抑制亚型 *BRCA* 未突变)血管内皮生因子受体(VEGFR)抑制剂阿帕替尼；F 臂 5 例(间充质亚型 PI3K→Akt 信号转导通路未激活)VEGFR 抑制剂阿帕替尼；G 臂 2 例(间充质亚型 PI3K→Akt 信号通路激活)mTOR 抑制剂依维莫司＋Nab-P。总体疗效评估显示，ITT 人群的 ORR 达到 29.0%，高于传统常规化疗的 5%～10%。C 臂和 E 臂治疗人数较多，疗效较好。ITT 人群中，C 臂 ORR 达到 52.6%，且大部分疗效持续时间较长。A、F 和 G 臂入组人数较少，但已显示出不错的疗效，提示分子分型下精准治疗策略具有有效性，且待继续入组评估疗效。B 臂(LAR 亚型 AR 抑制剂＋CDK4/6 抑制剂)和 D 臂(BLIS 亚型 PARP 抑制剂)疗效不佳，几乎所有患者均在首次评估时进展。鉴于 C 臂中后线治疗的显著效果，创新性地将免疫联合疗法应用到一线，设计了针对 IM 型 TNBC 的 FUTURE-C-PLUS 研究，探索了抗血管生成＋化疗＋免疫治疗三药联合方案一线治疗晚期 TNBC 的疗效和安全性[见本节“三药联合(免疫＋化疗＋抗血管)”部分]。开展将 FUSCC 四分型应用至一线的 FUTURE-Super 伞形研究，该研究为随机对照Ⅱ期临床试验，目的是将在后续探索有效的靶向药物推进至一线设置精准队列，精准队列分 5 个治疗组，在化疗的基础上联合不同的靶向治疗药物，而对照组为目前的标准一线化疗药物。目前该研究入组已经接近尾声，期待结果早日出炉。

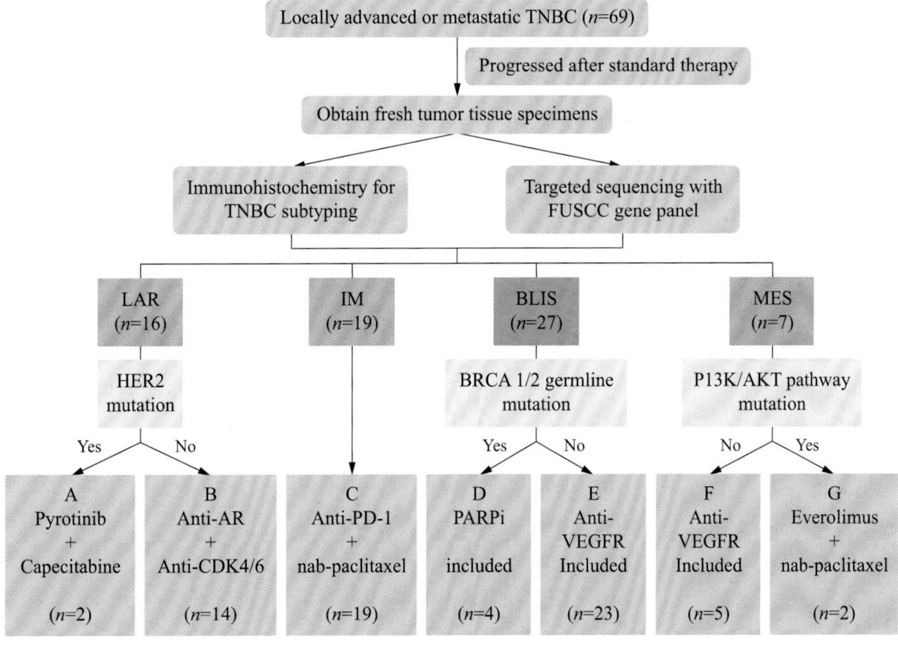

图 60－1　FUTURE 临床试验简图

6. 化疗药物

(1) 铂类药物为主的化疗:TNBC 中约有 30% 伴 *BRCA1* 突变,而伴 *BRCA1* 突变的乳腺癌中 TNBC 占 60%~80%。*BRCA1* 为抑癌基因,正常的 *BRCA1* 编码的蛋白质可通过激活 S 期和 G_2/M 期 DNA 损伤检测点及后续的 DNA 损伤修复机制导致肿瘤细胞对损伤 DNA 的化疗药物(如烷化剂、铂类药物、丝裂霉素)耐药,而 *BRCA1* 基因突变后,该基因所编码的蛋白质表现为功能降低或丧失,DNA 损伤修复障碍。TNBC 常伴有 *BRCA1* 通路的失活,药物进入肿瘤细胞后与 DNA 形成链内交联或链间交联(以链内交联为主),导致 DNA 双链断裂,阻止 DNA 复制、转录并最终导致细胞死亡。理论上铂类药物治疗 TNBC 可能更有效。

1) 铂类单药:少数研究顺铂或卡铂单药治疗转移性 TNBC 显示了一定的活性,但疗效不尽如人意。一项多中心、单组研究中Ⅱ期临床研究(TBCRC009)中,顺铂 75 mg/m² 或卡铂 AUC=6 3 周 1 次一线或二线治疗转移性 TNBC。2007 年 6 月至 2010 年 10 月入组 86 例(80%白人、8%黑人),其中 86%曾予辅助化疗,70%曾用蒽环类药物,73%曾用紫杉烷类药物;41%肺转移,24%肝转移。结果显示,总有效率 30.2%(95%*CI* 22.1%~39.4%),4 例 CR(4.7%),22 例 PR(25.6%),CBR 34%。分层缓解率结果:顺铂 37%,卡铂 23%;一线 31.7%,二线 20%。中位 PFS 为 89 d(2.9 个月),中位化疗为 4 个周期(范围 1~19 个周期),10 例患者化疗≥10 周期数。有关同样为对照组的铂类单药的疗效,后面 TBCRC001 研究中将详细介绍。

评估铂类单药对比紫杉烷类药物(多西他赛)一线治疗晚期 TNBC 最大样本量的随机、多中心、头对头临床试验结果来自 TNT 临床试验(NCT00532727),该研究入组了 376 例复发性局部晚期或者转移性 TNBC 患者,随机分两组,卡铂(AUC=6)或多西他赛(100 mg/m²)3 周 1 次的单药化疗,整组卡铂对比多西他赛有效率、PFS、OS 分别为 31% *vs* 36%、3.1 个月 *vs* 4.5 个月、12.4 个月 *vs* 12.3 个月,均无显著差异。分层分析显示,对于整组中 11.4%的携带 *gBRCA1/2* 突变的晚期 TNBC 患者,卡铂(*n*=25 例)单药对比多西他赛(*n*=18 例)单药有效率、PFS 均有所增加(68% *vs* 33%、6.8 个月 *vs* 4.8 个月),故 *gBRCA* 突变的晚期 TNBC 患者卡铂单药 ORR 和 PFS 均优于多西他赛单药;在未经选择的散发性晚期 TNBC 者,卡铂与多西他赛疗效相似。TNT 研究支持晚期 TNBC 患者进行 *BRCA1/2* 基因检测以指导铂类单药治疗选择。

2) 铂类药物联合应用:含铂类药物与非铂类药物方案对比治疗转移性 TNBC 是否能提高疗效改善其预后一直被关注。至今只有一项前瞻性随机Ⅱ期临床研究显示,含铂类药物方案可以改善 TNBC 患者的疗效及预后。该研究入组 126 例 TNBC 患者,随机接受节拍式 CM 化疗(环磷酰胺片 50 mg/d;氨甲蝶呤片 2.5 mg 每天 2 次,每周第 1、2 天,*n*=66)或节拍式 CM+顺铂(CM 同前+顺铂 20 mg/m² 每周第 1 天,*n*=60)。联合顺铂组总有效率分别为 62%(*vs* CM 组 30%)、至疾病进展时间(TTP)13 个月(*vs* CM 组 7 个月)和 OS 16 个月(*vs* CM 组 12 个月)均有提高。含铂类药物联合化疗似乎比铂类单药治疗晚期 TNBC 更有效。

复旦大学附属肿瘤医院的一项前瞻性单中心Ⅱ期临床研究(NCT00601159)中,64 例晚期 TNBC 患者接受吉西他滨联合顺铂的一线化疗,中位 PFS 为 7.2 个月,中位 OS 19.1 个月,总有效率 62.5%。随机Ⅲ期 CBCSG006 临床试验的结果表明,吉西他滨联合顺铂的疗效显著优于吉西他滨联合紫杉烷类药物,中位生存时间分别为 7.7 个月和 6.5 个月。这一结果奠定了含铂类药物联合化疗在晚期 TNBC 一线治疗中的地位。中国医学科学院肿瘤医院Ⅱ期临床试验中,晚期 TNBC 一线化疗中含铂类药物(TP 方案:多西他赛联合顺铂;*n*=27)比非含铂类药物(TX 方案:多西他赛联合卡培他滨;*n*=26)方案可显著提高疗效、改善预后,TP 组对比 TX 组,有效率分别为 59.3% *vs* 15.4%($P=0.001$)、中位 PFS 分别为 10.9 个月 *vs* 4.8 个月($P<0.001$)、OS 分别 32.8 个月 *vs* 21.5 个月($P<0.05$)。

Ⅱ期及Ⅲ期临床试验评估 PARP 抑制剂 iniparib(BSI-201)的临床试验中,对照组吉西他滨联合卡铂治疗晚期 TNBC(一线或以上)有效率 30%左右,中位 PFS 3.6~4 个月,中位 OS 7.7~11.1 个月。吉西他滨联合卡铂列为 NCCN 指南可选晚期 TNBC 化疗方案,但并没有改善晚期 TNBC 的总体预后,OS 1 年左右。

随机Ⅱ期 tnAcity 临床试验旨在评估晚期 TNBC 一线最优的化疗组合。共入组 191 例患者,按 1∶1∶1 比例随机分配进 Nab-P+卡铂组、Nab-P+吉西他滨组或吉西他滨+卡铂组,剂量为 Nab-P 125 mg/m²、卡铂 AUC=2、吉西他滨 1000 mg/m²,

主要终点为研究者评估的 PFS，次要终点包括 ORR、OS 和安全性。结果显示，Nab-P＋卡铂 PFS 较其他两组有明显延长（7.4 个月 *vs* 5.4 个月 *vs* 6.0 个月），Nab-P＋卡铂组患者 ORR 达到 72%，包括 7 例 CR 和 39 例 PR，远高于其他两组（38%和 44%），1 年 PFS 率分别为 27% *vs* 13% *vs* 11%。Ⅱ期 tnAcity 研究显示，Nab-P 联合卡铂一线治疗晚期 TNBC 的 PFS 优于其他两种化疗组合。该研究始于 2013 年，原本准备 550 例Ⅲ期临床试验中对比 Nab-P 的双药化疗和吉西他滨联合卡铂方案，然而研究启动后，免疫治疗成为晚期恶性肿瘤治疗的大热门，促使研究者思考化疗和 PD-1/PD-L1 抑制剂的联合策略。

国内多中心Ⅲ期 GAP 临床试验比较了晚期 TNBC 一线 Nab-P 联合顺铂（AP 方案）与吉西他滨联合顺铂（GP 方案）的疗效，结果 254 例患者入组，AP 组的中位 PFS 为 9.9 个月，GP 组为 7.5 个月，差异有统计学意义（$P<0.01$）；ORR 两组分别为 81.1%和 56.3%；但 OS 差异无统计学意义（26.3 个月 *vs* 22.9 个月；$P>0.05$）。

（2）其他化疗药物

1）伊沙匹隆：伊沙匹隆与紫杉类药物有不同的微管结合位点，因此对紫杉类耐药者仍有活性。Ⅲ期临床研究（BMS 046/048 试验）分层分析显示，对蒽环类药物及紫杉类药物耐药的晚期 TNBC，伊沙匹隆联合卡培他滨的疗效优于卡培他滨单药，有效率分别为 27%和 9%，无进展生存分别为 4.1 个月和 2.1 个月。

2）Nab-P：Ⅲ期临床研究显示，Nab-P 较普通紫杉醇疗效高、不良反应小，其作用机制部分通过特异性地与 gp60 及微囊蛋白-1（caveoline-1）结合，调节血管内皮细胞的转胞作用，因为 TNBC 微囊蛋白-1 常高表达，理论上 Nab-P 治疗 TNBC 这一亚群更有效，有待于临床研究的数据。早先一项研究中（$n=13$），PD-L1 抑制剂阿替利珠单抗和 Nab-P 联合治疗转移性 TNBC，客观缓解率达到 46%。Nab-P 不需要预先给予激素，可能会增加免疫治疗的获益。

3）卡培他滨：一项回顾性研究分析了 363 例应用卡培他滨治疗的局部晚期或转移性乳腺癌的疗效。其中 89 例（24.5%）为 TNBC。47 例（53%）卡培他滨作为一线治疗，42 例（47%）卡培他滨二线或三线治疗。总有效率为 21%，临床受益率 33%，中位至疾病进展时间为 11 周，中位总生存期为 39 周。该研究还显示应用卡培他滨作为一线、二线及三线治疗的有效率无显著性差异。

7. 其他药物

（1）AR 拮抗剂：AR 是类固醇激素受体家族中的一员，主要存在于靶细胞的核内。

1）AR 与 TNBC 的关系：TNBC 中 AR 的阳性率约为 6.6%～75%，低于非 TNBC 中 AR 的表达。2011 年，Lehmann 等首次报道了与 AR 表达密切相关的一种 TNBC 亚型——LAR。该亚型约占 TNBC 患者总数的 11%，该类肿瘤中含有大量涉及激素信号、甾体类合成、雄激素/雌激素代谢、AR 下游靶点信号等基因表达，这些特征有望为研究 AR 在 TNBC 中的作用提供新的思路。

2）AR 在 TNBC 中的可能作用机制：雄激素及 AR 信号通路在乳腺癌中发挥一定的作用，AR 与 ERα、HER2、MAPK 等信号通路联合作用。研究发现，TNBC 中 AR 通过活化 EGFR 和 AR 信号通路，激活 MAPK 信号通路，导致肿瘤细胞的增殖，但是 AR 和 EGFR 两条通路的超活化反而会抑制 MAPK 信号通路，在 ER 阴性/AR 阳性乳腺癌细胞系中研究发现，AR 与 ERK 信号通路间存在一个正反馈环路，能互相调节对方的磷酸化，促进肿瘤细胞增殖。临床前研究显示，AR 阳性的 TNBC 对于抗雄激素药物有高反应性。

3）AR 阳性 TNBC 患者的预后：许多研究都证明在 ER 阳性乳腺癌中 AR 高水平表达提示较好的预后，但 AR 在判断 TNBC 的预后转归中的作用有较大争议。回顾性研究发现，AR 阴性比 AR 阳性患者有更高的淋巴结转移概率，但 AR 阳性患者的死亡率高于 AR 阴性患者。也有学者认为，TNBC 中 AR 是否能作为判断患者预后的独立因素还不能确定。各研究报道的不一致可能与 TNBC 样本数量少、检测 AR 技术条件不同、随访时间不同等因素有关。

4）AR 抑制剂治疗 TNBC：目前已有两项Ⅱ期临床试验评估 AR 拮抗剂治疗转移性 TNBC 的结果。

TBCRC011（NCT00468715）评估 AR 抑制剂比卡鲁胺在 AR 阳性晚期 TNBC 中的疗效。研究共筛选了 424 例转移性 TNBC 患者，AR 阳性阳性定义为免疫组化≥10%细胞阳性，结果 12%（51 例）AR 阳性病例，报道时 26 例进入有效性分析，5 例 PR，24 周 CBR 为 19%，中位 PFS 为 3 个月。

MDV3100～11 是评估另一项 AR 抑制剂恩扎卢胺在 AR 阳性晚期 TNBC 中疗效的Ⅱ期临床试

验。恩扎卢胺是更强效的口服 AR 拮抗剂,前列腺癌中两项关键性结果显示恩扎卢胺相比比卡鲁胺 PFS 延长 3～4 倍,2012 年 FDA 批准其前列腺癌适应证。MDV3100～11 入组 115 例患者口服恩扎卢胺 160 mg/d,结果显示 16 周 CBR 为 35%;24 周 CBR 为 29%,PFS 为 3.7 个月。不良反应较小,3 级以上不良事件(疲劳)占 5%。研究者根据二代 RNA 测序结果进一步划分为"PREDICT AR 阳性"(56 例)和"PREDICT AR 阴性"(62 例)患者,PREDICT AR 阳性(AR 阳性)和 AR 阴性(AR 阴性)患者 PFS 分别为 3.7 个月 *vs* 1.8 个月,AR 阳性肿瘤对恩杂鲁胺治疗反应更好;AR 测序预测恩杂鲁胺的疗效比免疫组化更优,PREDICT AR 阳性和 PREDICT AR 阴性患者的 OS 分别为 18 个月和 8 个月,其预测价值优于 AR (IHC: ≥10% *vs* < 10%)。预测疗效的另一个因素为既往治疗次数,62 例 1～2 线 PREDICT AR 阳性和 PREDICT AR 阴性患者 PFS 分别为 9.3 个月和 2.0 个月。显然该Ⅱ期研究结果还需要Ⅲ期临床研究进一步证实。目前 AR 抑制剂在乳腺癌中没有被批准适应证。

(2) PI3K/Akt/mTOR 抑制剂:PI3K/Akt/mTOR(PAM)是调节细胞增殖、存活、代谢和运动的代表性通路,在各亚型的乳腺癌中都具有较高活性。TNBC 中 PI3K/Akt/mTOR 因上游调节因子(如 EGFR)过表达而被激活,从而激活 PI3K 催化亚基 α(*PIK3CA*)的突变,使 *PTEN* 和 *PIPP* 失活或表达减少。然而,PAM 同源通路 MAPK 和 RAS 在 TNBC 中突变相对较少。

ipatasertib 是口服 Akt 抑制剂,Ⅱ期 LOTUS 临床试验入组 124 例晚期未经治疗 TNBC(一线)随机分为紫杉醇(80 mg/m^2,第 1、8、15 天)联合帕他色替(400 mg 每天口服)组或联合安慰剂组(第 1～21 天),28 d 为一周期,结果与对照组相比,帕他色替组的中位 PFS 显著延长(6.2 个月 *vs* 4.9 个月,$P<0.05$)。进行二代测序后分析显示,PIK3CA/Akt1/PTEN 变异亚组 PFS 的获益更明显(*HR* 0.44, $P<0.05$)。帕他色替联合紫杉醇组中位 OS 为 25.8 个月,安慰剂联合紫杉醇组的中位 OS 为 16.9 个月。主要 3/4 级不良事件有腹泻(23%)、中性粒细胞减少(10%)和口腔炎(2%)。联合帕他色替组 3 级以上不良事件仅轻微增加(54% *vs* 42%)。但随后的随机Ⅲ期 IPATunity130 Cohort A 临床试验并没有得出Ⅱ期的阳性结果,入组 PIK3CA/Akt1/PTEN 变异的晚期 TNBC 一线患者共 255 例,方案剂量同Ⅱ期,主要研究终点 PFS 联合帕他色替组为 7.4 个月,对照组为 6.1 个月($P>0.05$)。

另一项口服 Akt 抑制剂卡匹色替(capivasertib),Ⅱ期 Akt 临床试验针对晚期 TNBC 一线治疗患者,随机紫杉醇联合卡匹色替组和单药紫杉醇组,140 例入组患者中仅 28 例 PI3K/Akt/PTEN 变异亚组(联合组 17 例,单药组 11 例)有差异(9.3 个月 *vs* 3.7 个月,$P=0.01$)。还需要进一步大样本验证。

mTOR 抑制剂依维莫司(RAD001)在 HR 阳性/HER2 阴性晚期乳腺癌获得适应证,目前依维莫司联合卡铂治疗晚期乳腺癌(NCT00930475)、顺铂联合紫杉醇±依维莫司新辅助治疗Ⅱ/Ⅲ期 TNBC 乳腺癌(NCT00930930)以及泛 PI3K 抑制剂布帕尼西(buparlisib, BKM120)治疗转移性 TNBC (NCT01629615)临床试验正在进行,其结果令人期待。

(3) EGFR 信号通路:表皮生长因子受体(EGFR)的活化可激活下游信号转导途径,在肿瘤细胞的增殖、损伤修复、侵袭及新生血管形成等方面起重要作用。有 45%～70%的 TNBC 存在 EGFR 的基因扩增或高表达,因此 TNBC 患者最有可能从抗 EGFR 治疗中受益。EGFR 的单克隆抗体西妥昔单抗在头颈部肿瘤放射增敏及结直肠癌临床应用中显示出良好疗效,在 TNBC 的细胞水平实验研究中也观察到西妥昔单抗具有一定的效果。

1) 西妥昔单抗:乳腺癌转化治疗研究联盟(TBCRC)001 多中心临床研究显示,102 例一至三线(一线占 46%)晚期 TNBC 西妥昔单抗联合卡铂治疗组获得 17%(12/71)的有效率(而西妥昔单抗单药有效率极低,仅 6%),中位 PFS 仅 2 个月,提示预后凶险。BALI-1 试验共入组 173 例复发及转移性接受≤1 个化疗方案的晚期 TNBC 者,2∶1 比例随机分成两组,试验组(115 例)给予西妥昔单抗联合顺铂治疗,对照组(58 例)给予顺铂单药治疗,进展后允许序贯至西妥昔单抗单药治疗。结果联合组客观有效率及无进展生存期分别为 20%(23/115)和 3.7 个月;单药顺铂组分别为 10.3%(6/58)和 1.5 个月($P<0.05$)。在美国肿瘤组(US Oncology Group)的一项Ⅱ期临床研究中,转移性乳腺癌患者被随机分为依立替康+卡铂治疗组或依立替康+卡铂+西妥昔单抗治疗组。在 TNBC 亚组分析中,两组的客观有效率分别为 30%和 49%。

虽然Ⅱ期临床试验中西妥昔单抗联合顺铂治

疗 TNBC 具有一定的效果，但其疗效还是令人失望的，是否有其他生物标志物尚待进一步Ⅲ期临床研究的验证。在 TNBC 中并未看到西妥昔单抗单药的良好表现。

2) 厄洛替尼和吉非替尼：为 EGFR 酪氨酸激酶抑制剂，联合化疗药物在 TNBC 新辅助治疗中有一定活性。厄洛替尼联合多西他赛和卡铂新辅助治疗 30 例 TNBC 患者，pCR 为 40%。一项随机双盲研究评估 EC 方案新辅助化疗基础上±吉非替尼（NCT 00239343）的疗效，初步分层分析显示 82 例 TNBC pCR 率 15%（12/82；吉非替尼 7/41；安慰剂 5/41）。小分子 EGFR 酪氨酸激酶抑制剂在晚期 TNBC 治疗中的作用还有待评估。

(4) 抗血管生成：血管生成在乳腺癌发生、发展过程中具有十分重要的作用，基底样乳腺癌的生物标志物 CK 5/6 与 VEGF 的表达显著相关，并且 TNBC 及基底样乳腺癌存在一个特征性的表现即肾小球样微血管增生。另有研究显示 TNBC 较非 TNBC 患者高表达 VEGF-2，且 VEGF-2 的高表达与 TNBC 患者 5 年生存率降低有直接关系。因此，抗血管生成可作为 TNBC 的一个治疗靶点，为 TNBC 患者抗血管生成药物应用治疗提供理论依据，抗 VEGF 治疗可能对 TNBC 有效。

贝伐珠单抗是重组的人源性单克隆抗体，可与 VEGF 结合，阻止 VEGF 与血管内皮细胞上的 VEGFR 受体结合，从而抑制 VEGF 调控信号通路，进而抑制血管生成，达到抗肿瘤的作用。实验室研究和临床证据都支持血管生成在乳腺癌进展中有重要作用。多项随机对照Ⅲ期临床试验已经证明在化疗基础上加用贝伐珠单抗可明显改善无进展生存率，但是总生存期未获益。考虑到毒性和费用的增加，尚不清楚加贝伐珠单抗是否具有临床意义。经美国 FDA 批准，贝伐珠单抗在转移性乳腺癌的适应证在 2010 年 12 月被撤消。

TNBC 患者进行亚组分析得出令人惊喜的结果。E2100 试验（763 例）的 232 例 TNBC 患者，紫杉醇联合贝伐珠单抗组较紫杉醇组 PFS 显著延长（10.6 个月 *vs* 5.3 个月）。AVADO 试验的 167 例（22%）TNBC 患者，化疗联合贝伐珠单抗可使 PFS 由 6.0 个月延长至 8.2 个月。另一项 RIBBON-1 试验中，贝伐珠单抗无论联合卡培他滨还是紫杉醇/表柔比星，患者 PFS 均显著延长。荟萃分析综合以上 3 项临床研究结果，对于 TNBC 患者（$n=621$）一线治疗，化疗基础上加用贝伐珠单抗可显著延长患者 PFS（*HR* 0.65，95%*CI* 0.54～0.78），改善无进展生存期绝对值达 2.7 个月。然而令人遗憾的是，在 OS 方面，贝伐珠单抗对 TNBC 仍未显示出优势。RIBBON-2 试验 TNBC 亚组分析结果显示，684 例入组患者中 159 例（23%）为 TNBC，其中化疗联合贝伐珠单抗组中位 PFS 较化疗组显著延长（6.0 个月 *vs* 2.7 个月，*HR* 0.494，$P<0.001$），中位 OS 有延长的趋势（17.9 个月 *vs* 12.6 个月，*HR* 0.624，$P>0.05$）。

(5) 多靶点小分子酪氨酸激酶抑制剂：由于 TNBC 具有高增殖性的特征，抑制增殖信号通路可能会对此类乳腺癌有效。增殖信号如细胞因子、激素或生长因子等可通过激活相应受体启动信号转导途径，蛋白激酶通过磷酸化作用可引起一系列酶促链式反应，最终引起基因表达的改变。蛋白激酶在增殖信号通路中起重要作用，但是在许多癌细胞中往往都发生突变或呈高表达，可能成为治疗靶点。

1) 舒尼替尼：为口服的多靶点小分子酪氨酸激酶抑制剂，对 VEGFR、血小板衍生生长因子受体（PDGFR）和 c-Kit 都有抑制作用。Ⅱ期临床研究显示，舒尼替尼单药对于多种化疗药失败的晚期 TNBC 患者仍可取得 15%的有效率。但随机Ⅱ期临床结果显示，217 例二线以上的晚期 TNBC 患者，与传统化疗药物（卡培他滨、吉西他滨、长春瑞滨以及紫杉烷类药物）相比，舒尼替尼 37.5 mg 每天 1 次，无论是有效率还是中位 PFS 及 OS 均未显示优势。

2) 阿帕替尼：为可口服的主要作用于 VEGFR2 的小分子酪氨酸激酶抑制剂。国内Ⅱ期临床研究结果显示，对于 56 例多程治疗后的难治性转移性 TNBC，阿帕替尼单药有效率为 10%，中位 PFS 和 OS 分别为 3.3 个月和 10.6 个月，常见非血液学毒性包括引起高血压、蛋白尿、手足综合征以及谷丙转氨酶增高。

3) 达沙替尼：乳腺癌也常伴有与肿瘤侵袭相关的酪氨酸激酶 C-Src 的激活和表达，体外研究显示，Src 抑制剂对于 TNBC 较其他亚型可能更有效。达沙替尼是一种有效且可口服的 Src 家族激酶抑制剂，初步Ⅱ期临床试验结果显示，达沙替尼具有对晚期 TNBC 治疗的单药活性，临床有效率为 9.3%。目前正在对这种药物联合化学药物治疗晚期 TNBC 的效果进行进一步研究。

(6) 其他的潜在靶点：

1) 肿瘤坏死因子（TNF）相关凋亡诱导配体

(TRAIL):与TNF家族成员序列具有同源性。当TRAIL与受体DR4和DR5结合后,可启动信号转导,选择性地诱导肿瘤细胞凋亡,而对正常细胞毒性小或无损伤。但正常细胞如何逃逸TRAIL杀伤作用的机制还未完全明确。有研究表明,大多数人乳腺癌细胞系对TRAIL介导的凋亡不敏感,但TNBC细胞系对TRAIL介导的凋亡敏感。一项体外研究采用顺铂联合TRAIL显著增强了TNBC细胞系致死率,并抑制了TNBC中EGFR、p63、存活蛋白、Bcl-2和Bcl-xL的表达。顺铂联合TRAIL有可能成为TNBC的有效治疗方法。

2) 组蛋白脱乙酰化酶(HDAC)抑制剂:组蛋白的乙酰化修饰是重要的表观遗传学调控方式之一。HDAC抑制剂能够调节组蛋白的乙酰化水平,引起系列信号转导发生变化,最终诱导肿瘤细胞分化、抑制肿瘤细胞生长并引发凋亡,尤其可能在ER阴性乳腺癌ER-α的缺失中起重要作用,为TNBC治疗的潜在靶点。

3) MEK-ERK抑制剂:有研究显示TNBC过表达αβ晶体蛋白,该蛋白是一种热激蛋白,且这一表型可作为独立的乳腺癌预后指标,提示患者预后较差。其主要功能是作为一种肽链分子装配的陪伴蛋白抑制变性蛋白质的聚集。αβ晶体蛋白过表达通过调节胞外信号调节激酶1/2(extracellular signal-regulated kinase 1/2, ERK1/2)稳定性导致MEK-ERK通路保持活性,使不依赖于EGF的细胞迁移而增加其侵袭性。进一步研究发现,促分裂原活化的胞外信号调节激酶(MEK)抑制剂能够抑制αβ晶体蛋白过表达的腺泡细胞增殖并且恢复其极性。TNBC中的一部分高表达αβ晶体蛋白的患者可能从MEK-ERK抑制剂治疗中受益,而非通过抑制EGFR。虽然尚无针对性的临床研究,但抑制增殖信号通路的药物也许会对TNBC有效。

4) JAK/STAT通路,检查点激酶1(checkpoint kinase 1, CHK1)抑制剂、FGFR抑制剂、转移生长因子β(TGF-β)拮抗剂等都有可能用于TNBC治疗,诸多基础及临床研究都在进行中,希望能找到针对TNBC患者的靶向药物。

第五节 总 结

TNBC在临床、病理及分子生物学等方面有独特的一些特征和高度异质性。近几年在治疗方面虽然有所突破,免疫检查点PD-1/PD-L1抑制剂、抗体-药物偶联物和PARP抑制剂等免疫治疗及靶向治疗药物已经获得适应证批准,但总体而言,TNBC目前仍然是预后最差的类型。如何达到免疫检查点抑制剂最佳的治疗配伍、如何挑选出最佳的获益人群、目前不同检测方法的可行性和可靠性如何、如何进一步优化和提高疗效等问题有待解决。TNBC是否需要进一步再分型、如何分型等问题也是未来的研究方向。发掘新的治疗靶点和开发新的药物以改善TNBC患者的疗效和预后是今后的努力方向。

(王中华)

参考文献

[1] BARDIA A, HURVITZ S A, TOLANEY S M, et al. Sacituzumab govitecan in metastatic triple-negative breast cancer [J]. New England Journal of Medicine, 2021,384(16):1529-1541.

[2] BARDIA A, MAYER I A, VAHDAT L T, et al. Sacituzumab govitecan-hziy in refractory metastatic triple-negative breast cancer [J]. The New England Journal of Medicine, 2019,380(8):741-751.

[3] BARDIA A, TOLANEY S M, PUNIE K, et al. Biomarker analyses in the phase III ASCENT study of sacituzumab govitecan versus chemotherapy in patients with metastatic triple-negative breast cancer [J]. Annals of Oncology, 2021,32(9):1148-1156.

[4] BIANCHINI G, BALKO J M, MAYER I A, et al. Triple-negative breast cancer: challenges and opportunities of a heterogeneous disease [J]. Nature Reviews Clinical Oncology, 2016,13(11):674-690.

[5] BREWSTER A M, CHAVEZ-MACGREGOR M, BROWN P. Epidemiology, biology, and treatment of triple-negative breast cancer in women of African

ancestry [J]. The Lancet Oncology, 2014,15(13): e625 - e634.

[6] BURSTEIN M D, TSIMELZON A, POAGE G M, et al. Comprehensive genomic analysis identifies novel subtypes and targets of triple-negative breast cancer [J]. Clinical Cancer Research, 2015,21(7): 1688 - 1698.

[7] CORTES J, CESCON D W, RUGO H S, et al. Pembrolizumab plus chemotherapy versus placebo plus chemotherapy for previously untreated locally recurrent inoperable or metastatic triple-negative breast cancer (KEYNOTE - 355): a randomised, placebo-controlled, double-blind, phase 3 clinical trial [J]. Lancet (London, England), 2020, 396 (10265):1817 - 1828.

[8] DOMCHEK S M, POSTEL-VINAY S, IM S A, et al. Olaparib and durvalumab in patients with germline BRCA - mutated metastatic breast cancer (MEDIOLA): an open-label, multicentre, phase 1/2, basket study [J]. The Lancet Oncology, 2020,21 (9):1155 - 1164.

[9] EMENS L A, ADAMS S, BARRIOS C H, et al. First-line atezolizumab plus nab-paclitaxel for unresectable, locally advanced, or metastatic triple-negative breast cancer: IMpassion130 final overall survival analysis [J]. Annals of Oncology, 2021,32 (8):983 - 993.

[10] GLUZ O, NITZ U, LIEDTKE C, et al. Comparison of neoadjuvant nab-Paclitaxel + Carboplatin vs nab-Paclitaxel + Gemcitabine in triple-negative breast cancer: randomized WSG - ADAPT - TN trial results [J]. JNCI: Journal of the National Cancer Institute, 2018,110(6):628 - 637.

[11] GONG Y, JI P, YANG Y S, et al. Metabolic-pathway-based subtyping of triple-negative breast cancer reveals potential therapeutic targets [J]. Cell Metabolism, 2021,33(1):51 - 64. e9.

[12] JIANG Y Z, LIU Y, XIAO Y, et al. Molecular subtyping and genomic profiling expand precision medicine in refractory metastatic triple-negative breast cancer: the FUTURE trial [J]. Cell Research, 2021,31(2):178 - 186.

[13] JIANG Y Z, MA D, SUO C, et al. Genomic and transcriptomic landscape of triple-negative breast cancers: subtypes and treatment strategies [J]. Cancer Cell, 2019,35(3):428 - 440. e5.

[14] KARN T, MEISSNER T, WEBER K E, et al. A small hypoxia signature predicted pCR response to bevacizumab in the neoadjuvant GeparQuinto breast cancer trial [J]. Clinical Cancer Research, 2020,26 (8):1896 - 1904.

[15] KIM S B, DENT R, IM S A, et al. Ipatasertib plus paclitaxel versus placebo plus paclitaxel as first-line therapy for metastatic triple-negative breast cancer (LOTUS): a multicentre, randomised, double-blind, placebo-controlled, phase 2 trial [J]. The Lancet Oncology, 2017,18(10):1360 - 1372.

[16] LEHMANN B D, BAUER J A, CHEN X, et al. Identification of human triple-negative breast cancer subtypes and preclinical models for selection of targeted therapies [J]. The Journal of Clinical Investigation, 2011,121(7):2750 - 2767.

[17] LEHMANN B D, JOVANOVIĆ B, CHEN X, et al. Refinement of triple-negative breast cancer molecular subtypes: implications for neoadjuvant chemotherapy selection [J]. PLoS One, 2016, 11 (6):e0157368.

[18] LI J J, YU K D, PANG D, et al. Adjuvant capecitabine with docetaxel and cyclophosphamide plus epirubicin for triple-negative breast cancer (CBCSG010): an open-label, randomized, multicenter, phase III trial [J]. Journal of Clinical Oncology, 2020,38(16):1774 - 1784.

[19] LITTON J K, HURVITZ S A, MINA L A, et al. Talazoparib versus chemotherapy in patients with germline BRCA1/2 - mutated HER2 - negative advanced breast cancer: final overall survival results from the EMBRACA trial [J]. Annals of Oncology, 2020,31(11):1526 - 1535.

[20] LITTON J K, RUGO H S, ETTL J, et al. Talazoparib in patients with advanced breast cancer and a germline BRCA mutation [J]. The New England Journal of Medicine, 2018,379(8):753 - 763.

[21] LITTON J K, SCOGGINS M E, HESS K R, et al. Neoadjuvant talazoparib for patients with operable breast cancer with a germline BRCA pathogenic variant [J]. Journal of Clinical Oncology, 2020, 38 (5):388 - 394.

[22] LIU J Q, LIU Q, LI Y, et al. Efficacy and safety of camrelizumab combined with apatinib in advanced triple-negative breast cancer: an open-label phase II trial [J]. Journal for Immunotherapy of Cancer, 2020,8(1):e000696.

[23] LIU Y R, JIANG Y Z, XU X E, et al. Comprehensive transcriptome analysis identifies novel molecular subtypes and subtype-specific RNAs of triple-negative breast cancer [J]. Breast Cancer Research, 2016,18(1):33.

[24] LLUCH A, BARRIOS C H, TORRECILLAS L, et al. Phase III trial of adjuvant capecitabine after standard neo-/ adjuvant chemotherapy in patients with early triple-negative breast cancer (GEICAM/

2003 - 11 _ CIBOMA/2004 - 01) [J]. Journal of Clinical Oncology, 2020,38(3):203 - 213.

[25] LOIBL S, O'SHAUGHNESSY J, UNTCH M, et al. Addition of the PARP inhibitor veliparib plus carboplatin or carboplatin alone to standard neoadjuvant chemotherapy in triple-negative breast cancer (BrighTNess): a randomised, phase 3 trial [J]. The Lancet Oncology, 2018,19(4):497 - 509.

[26] LOIBL S, UNTCH M, BURCHARDI N, et al. A randomised phase II study investigating durvalumab in addition to an anthracycline taxane-based neoadjuvant therapy in early triple-negative breast cancer: clinical results and biomarker analysis of GeparNuevo study [J]. Annals of Oncology, 2019, 30(8):1279 - 1288.

[27] MASUDA N, LEE S J, OHTANI S, et al. Adjuvant capecitabine for breast cancer after preoperative chemotherapy [J]. The New England Journal of Medicine, 2017,376(22):2147 - 2159.

[28] MAYER I A, ZHAO F M, ARTEAGA C L, et al. Randomized phase III postoperative trial of platinum-based chemotherapy versus capecitabine in patients with residual triple-negative breast cancer following neoadjuvant chemotherapy: ECOG - ACRIN EA1131 [J]. Journal of Clinical Oncology, 2021,39 (23):2539 - 2551.

[29] METZGER-FILHO O, TUTT A, DE AZAMBUJA E, et al. Dissecting the heterogeneity of triple-negative breast cancer [J]. Journal of Clinical Oncology, 2012,30(15):1879 - 1887.

[30] MILES D W, GLIGOROV J, ANDRÉ F, et al. LBA15 Primary results from IMpassion131, a double-blind placebo-controlled randomised phase III trial of first-line paclitaxel (PAC) ± atezolizumab (atezo) for unresectable locally advanced/metastatic triple-negative breast cancer (mTNBC) [J]. Annals of Oncology, 2020,31: S1147 - S1148.

[31] MITTENDORF E A, ZHANG H, BARRIOS C H, et al. Neoadjuvant atezolizumab in combination with sequential nab-paclitaxel and anthracycline-based chemotherapy versus placebo and chemotherapy in patients with early-stage triple-negative breast cancer (IMpassion031): a randomised, double-blind, phase 3 trial [J]. The Lancet, 2020, 396(10257): 1090 - 1100.

[32] MODI S N, PARK H, MURTHY R K, et al. Antitumor activity and safety of trastuzumab deruxtecan in patients with HER2 - low-expressing advanced breast cancer: results from a phase ib study [J]. Journal of Clinical Oncology, 2020, 38(17): 1887 - 1896.

[33] ROBSON M, IM S A, SENKUS E, et al. Olaparib for metastatic breast cancer in patients with a germline BRCA mutation [J]. The New England Journal of Medicine, 2017,377(6):523 - 533.

[34] SCHMID P, ABRAHAM J, CHAN S, et al. Capivasertib plus paclitaxel versus placebo plus paclitaxel as first-line therapy for metastatic triple-negative breast cancer: the PAKT trial [J]. Journal of Clinical Oncology, 2020,38(5):423 - 433.

[35] SCHMID P, ADAMS S, RUGO H S, et al. Atezolizumab and nab-paclitaxel in advanced triple-negative breast cancer [J]. The New England Journal of Medicine, 2018,379(22):2108 - 2121.

[36] SCHMID P, CORTES J, PUSZTAI L, et al. Pembrolizumab for early triple-negative breast cancer [J]. The New England Journal of Medicine, 2020, 382(9):810 - 821.

[37] SCHMID P, RUGO H S, ADAMS S, et al. Atezolizumab plus nab-paclitaxel as first-line treatment for unresectable, locally advanced or metastatic triple-negative breast cancer (IMpassion130): updated efficacy results from a randomised, double-blind, placebo-controlled, phase 3 trial [J]. The Lancet Oncology, 2020,21(1):44 - 59.

[38] TUNG N M, ROBSON M E, VENTZ S, et al. TBCRC 048: phase II study of olaparib for metastatic breast cancer and mutations in homologous recombination-related genes [J]. Journal of Clinical Oncology, 2020,38(36):4274 - 4282.

[39] TUNG N M, ZAKALIK D, SOMERFIELD M R, et al. Adjuvant PARP inhibitors in patients with high-risk early-stage HER2 - negative breast cancer and germline BRCA mutations: ASCO hereditary breast cancer guideline rapid recommendation update [J]. Journal of Clinical Oncology, 2021, 39 (26): 2959 - 2961.

[40] TURNER N, DENT R A, O'SHAUGHNESSY J, et al. Ipatasertib plus paclitaxel for PIK3CA/AKT1/PTEN - altered hormone receptor-positive HER2 - negative advanced breast cancer: primary results from cohort B of the IPATunity130 randomized phase 3 trial [J]. Breast Cancer Research and Treatment, 2022,191(3):565 - 576.

[41] TUTT A N J, GARBER J E, KAUFMAN B, et al. Adjuvant olaparib for patients with BRCA1-or BRCA2-mutated breast cancer [J]. The New England Journal of Medicine, 2021,384(25):2394 - 2405.

[42] VINAYAK S, TOLANEY S M, SCHWARTZBERG L, et al. Open-label clinical trial of niraparib combined with pembrolizumab for treatment of advanced or metastatic triple-negative breast cancer

[J]. JAMA Oncology, 2019,5(8):1132 - 1140.

[43] WANG X, WANG S S, HUANG H, et al. Effect of capecitabine maintenance therapy using lower dosage and higher frequency vs observation on disease-free survival among patients with early-stage triple-negative breast cancer who had received standard treatment: the SYSUCC - 001 randomized clinical trial [J]. JAMA, 2021,325(1):50 - 58.

[44] WINER E P, LIPATOV O, IM S A, et al. Pembrolizumab versus investigator-choice chemotherapy for metastatic triple-negative breast cancer (KEYNOTE - 119):a randomised, open-label, phase 3 trial [J]. The Lancet Oncology, 2021,22(4):499 - 511.

[45] YU K D, YE F G, HE M, et al. Effect of adjuvant paclitaxel and carboplatin on survival in women with triple-negative breast cancer: a phase 3 randomized clinical trial [J]. JAMA Oncology, 2020,6(9):1390 - 1396.

[46] ZHANG L L, WU Z Y, LI J, et al. Neoadjuvant docetaxel plus carboplatin versus epirubicin plus cyclophosphamide followed by docetaxel in triple-negative, early-stage breast cancer (NeoCART): results from a multicenter, randomized controlled, open-label phase II trial [J]. International Journal of Cancer, 2021,150(4):654 - 662.

[47] ZHAO S, MA D, XIAO Y, et al. Molecular subtyping of triple-negative breast cancers by immunohistochemistry: molecular basis and clinical relevance [J]. The Oncologist, 2020,25(10):e1481 - e1491.

第九篇

复发及转移性乳腺癌的处理

第六十一章

乳腺癌保乳术后局部复发的处理

保乳治疗(BCT)的目的在于：①获得与乳腺癌根治术相同的生存率；②术后复发率与乳房切除手术的相似；③保留的乳房具有一定的美容效果；④提高患者生存质量。保乳治疗的基本策略是通过手术将主要癌灶整体切除，再运用放射治疗杀灭残存的癌细胞和亚临床病灶。大量的临床实践和循证医学证据证明，与传统的根治术相比，行局部切除的保乳手术具有以下优点：①使乳腺癌的治疗更趋合理且不降低疗效，远期无病生存率、总生存率、对侧乳腺原发癌及乳腺第二原发癌的发生率均相似；②缩小手术范围，减少了术后并发症；减轻机体肿瘤负荷，改善了患者免疫功能；③对原发肿瘤的局部处理方式基本上不影响生存率；④研究表明区域淋巴结并非防御屏障，扩大手术无助于消除远处转移；⑤保乳手术满足了现代女性日益提高的对乳房外形的要求。

目前全世界共有6项有价值的前瞻性对照研究，包括美国国家乳腺与肠道外科辅助治疗项目(NSABP)系列试验、欧洲癌症研究与治疗组织(EORTC)试验、意大利的米兰国家癌症研究所(National Cancer Institute of Milan)Ⅰ～Ⅲ试验、法国的古斯塔夫-鲁西研究所(Institute Gustave-Roussy, IGR)及丹麦乳腺癌合作组织(Danish Breast Cancer Group, DBCG)和美国国家癌症研究所(NCI)等机构的前瞻性、多中心随机临床试验对保乳手术联合全乳放疗与根治性手术进行了比较，发现保乳手术联合全乳放疗组的8～10年局部复发率为4%～20%，根治术组为2%～9%，但保乳手术联合全乳放疗后的局部复发率可降低至与根治术相同或略低水平，其中Milan试验和NSABPB-06试验的随访已超过30年，所有前瞻性研究的两组生存率差异无统计学意义，提示只要严格掌握指征，规范治疗计划，保乳手术联合全乳放疗与根治手术可达到相同的无病生存率和总生存率。

乳腺癌外科在经历了肿瘤的扩大根治阶段、肿瘤的单纯切除阶段、肿瘤合理切除的保器官功能阶段三大革命性的技术飞跃后，已步入了微创手术时代。在欧美国家，50%～80%的乳腺癌患者首选的治疗方式是保乳手术。这一起步于20世纪80年代的手术方式，代表着现代乳腺癌外科的发展趋势和未来。经过30余年的探索，从20世纪90年代开始，保乳治疗逐渐形成规模，并已日臻成熟和完善。随着手术方式的改变，保乳术后的长期随访显示乳腺癌局部复发率也呈逐年上升的趋势，近年来欧美保乳率出现小幅度下滑，其可能原因包括一期乳房重建手术的推广、乳腺MRI的应用、易感基因检测技术的普及以及医患双方对后续局部复发风险及再治疗的顾虑等。因此，如何降低保乳术后的局部复发率，复发后又如何科学、合理地安排治疗，依然是乳腺癌外科研究的热点问题之一。

第一节　保乳术后局部复发的危险因素

乳腺癌保乳手术后的局部复发具有两种形式：一种是癌前病变或亚临床病灶的癌细胞未被手术或放射治疗清除导致的真性复发；另一种复发是出现了组织学类型或肿瘤部位不同于第一原发癌的新原发癌灶，即第二原发癌。两种局部复发均会增加乳腺癌患者远处转移发生率和死亡率。目前资料表明,两种形式的局部复发与家族史、年龄、肿瘤状况、切缘状况、腋淋巴结状况、放疗与否等因素有关。

一、家族史

家族史中,遗传易感性被认为是导致保乳治疗失败的因素之一。研究发现,乳腺癌遗传易感性与 *BRCA1*、*BRCA2* 的基因突变有关。那么,乳腺癌患者易感基因突变是否增加保乳治疗后局部复发的机会呢?研究表明,家族史阳性患者保乳术后真性多发风险相对较低,而 NP 风险明显增高。新近多项研究发现,家族史阳性乳腺癌患者在保乳手术加放射治疗后,其真性复发率、远处转移率、无病生存率及对侧乳腺癌发生率与家族史阴性患者相比并无显著性差异。家族史强阳性的患者,在保乳术后更趋于发展成一种新的原发性乳腺癌。

家族史阳性患者中,*BRCA1* 基因突变携带者多为乳腺浸润性癌,分化相对差,组织学分级相对高。两项欧洲的研究报道显示,*BRCA1* 相关性乳腺癌与散发性乳腺癌预后相似,甚至更差;对侧患乳腺癌的危险性显著增高。这是因为其完全不同的病理组织学特点所致。*BRCA1* 基因突变相关性乳腺癌具有髓样癌比例高、肿瘤细胞低分化比例高、三阴性乳腺癌比例高等特点。*BRCA2* 相关肿瘤的表型更具多样性,目前对其特征的了解较 *BRCA1* 少。有明显家族史的遗传性乳腺癌并不比散发性乳腺癌保乳治疗后有更高的局部、区域或远处转移等治疗失败率,但遗传基因的表达异常可以提示某些乳腺癌患者在保乳术后是否更容易复发。在 2011 年第 34 届美国圣安东尼奥乳腺癌研讨会(SABCS)上,Minetta C. Liu 博士报告了一项基因差异预测乳腺癌复发时间的研究,发现激素受体(HR)阳性乳腺癌存在基因表达的差异,这些差异可区分出不同复发时间的亚型,并决定是否会早期复发、晚期复发或根本不会复发。临床上将有助于治疗方案的调整和改善患者转归。荷兰一项 5 065 例 *BRCA1/2* 基因突变携带者发生对侧乳腺癌风险的报告显示,中位随访 9.2 年,*BRCA1* 基因突变携带者累计对侧乳腺癌发生率为 20.3%($P<0.01$);*BRCA2* 基因突变携带者为 11.1%($P<0.05$),普通人群为 6%。再将 *BRCA* 基因突变携带者按年龄分成两组,40 岁以下组对侧乳腺癌发生率为 26.0%,40 岁以上组为 11.6%($P<0.05$),提示小于 40 岁 *BRCA1* 基因突变携带者对侧患乳腺癌的风险显著增高。

乳腺癌发病年龄越小往往提示存在携带乳腺癌易感基因突变的可能性越大。*BRCA1* 基因突变携带者 40 岁以前罹患乳腺癌的风险是 20%,70 岁前的风险是 80%。对于存在 *BRCA1* 或 *BRCA2* 基因突变的年轻乳腺癌患者,因考虑到以后残余乳腺和对侧乳腺癌复发或新发的风险,可行患侧乳腺癌改良根治手术、对侧预防性全乳切除联合乳房再造。JCRT 研究了 201 例年龄<36 岁的乳腺癌患者,发现有家族史的年轻乳腺癌者 *BRCA1* 或 *BRCA2* 突变率高,保乳术后 5 年局部复发率 3%,对侧乳腺癌发生率 14%;而无家族史的局部复发率 14%,对侧乳腺癌发生率 3%。多因素分析表明,有家族史的患者局部复发的相对危险度(*RR*)为 0.2,发生对侧乳腺癌的 *RR* 为 5.7,因而,年轻并有家族史的乳腺癌患者具有乳腺癌遗传易感性,接受保乳治疗后,对侧乳腺癌发生率较高,保乳质量评估时应予充分考虑。最近有研究显示 *BRCA1*/*BRCA2* 基因与放疗修复基因相邻,基因突变可能提示放射治疗敏感,同时易感基因突变的患者一般均为广泛性导管内癌成分(EIC)阴性,提示有家族史乳腺癌患者可以比无家族史患者有着更低的局部复发率,更高的对侧乳腺癌发生率。最新研究已发现 *BRCA* 通路机制关系网,有望针对特异性通路设计靶向药物从而降低因 *BRCA* 基因突变导致的乳腺癌保乳术后的复发率。

二、年龄

年龄是乳腺癌保乳治疗后局部复发的相关因素,年轻是其主要危险因素。部分学者提出年轻的定义为年龄≤35 岁,而在欧美国家≤40 岁的患者也多定义为年轻,中国女性因乳腺癌发病年龄较西方国家平均提前 10 年左右,故定义为≤35 岁更为恰当。有研究提示,年轻女性乳腺癌患者保乳治疗后每增加 1 年生存时间,乳腺癌局部复发的风险累计增加 1%。因此,术后生存时间越长,局部复发的风险可能就越大。年轻患者保乳术后局部复发率增高与其肿瘤生物学行为和病理组织学特征有关,如更晚的 TNM 分期、更低的 ER/PR 阳性率、更高的组织学分级、更高的 *BRCA1/2* 基因突变率等。2009 年第 11 届 St. Gallen 国际乳腺癌会议达成共识:35 岁或 40 岁以下年轻乳腺癌患者保乳治疗后同侧乳腺复发(IBR)较其他年龄段患者显著增加。单因素分析显示，年轻患者伴随更多的不良因素，如肿瘤较大、淋巴管/血管侵犯、广泛性导管内癌成分、高核分级、切缘阳性或再次切除等。多因素分析显示，年龄和瘤床加量照射是年轻患者 IBR 的独立预后指标。目前认为年轻是乳腺癌的不良预后指标，年龄越小或预后越好的患者，其 IBR 累积风险越大，越倾向于接受全乳切除手术。但是，也有其他研究未发现年龄是保乳手术后局部复发的危险因素。

欧美国家对保乳手术≤35 岁组和>35 岁组的局部复发率进行了比较研究：美国宾夕法尼亚大学(UPenn)研究两组局部复发率分别为 24%和 14%～15%，EORTC 和 DBCG 报告的两组局部复发率分别为 35%和 9%，荷兰 Leiden 大学的数据显示两组局部复发率分别为 28%和 9%。在第 11 届 St. Gallen 国际乳腺癌大会上，荷兰癌症研究所的 Rut gers 报告了保乳治疗 15 年的随访结果，<41 岁的乳腺癌患者同侧乳腺癌复发率为 23%，内分泌治疗和/或化疗后可降低复发率(影响因子 0.52)，瘤床补量 16 Gy 放疗也同样有效。然而，保乳手术后经过规范化的综合治疗，10 年的局部复发率仍可达 15%左右，这一数据是 50 岁以上保乳患者的 2 倍。

NSABP B-13、B-14、B-19、B-20、B-23 等 5 项前瞻性研究中，3 799 例患者随访至 2006 年 3 月时，342 例(9.0%)发生了同侧乳房复发。结果表明，乳腺癌行保乳治疗后，年龄<50 岁的年轻患者同侧乳腺事件(ipsilateral breast event, IBE)发生率明显高于年龄>50 岁的患者。

EORTC 10854 试验纳入 2 795 例乳腺癌患者，将其随机分为单纯保乳手术组和保乳手术联合术后 36 h 内 CAF(环磷酰胺＋多柔比星＋5-氟尿嘧啶)化疗 1 个周期组。结果发现，年龄<43 岁是局部复发的独立危险因素，但联合化疗后局部复发风险则明显降低。对于受体阳性的年轻女性乳腺癌，辅助内分泌治疗可降低全身转移或局部复发的风险。EORTC 22881/10882 试验对 5 569 例Ⅰ期和Ⅱ期乳腺癌患者保乳术后局部复发情况进行了研究，中位随访 5.1 年的结果显示，与 40 岁以上患者相比，40 岁以下乳腺癌患者局部复发率明显增加。运用三维适形及调强放疗技术对瘤床进行加量照射后，40 岁以下患者的局部复发率从 20%降到了 10%，说明年轻和治疗方式是影响保乳术后局部复发率的重要因素。

循证医学证据显示，年轻是乳腺癌行保乳治疗后局部复发的危险因素，真性复发是其主要复发风险和复发方式。其中，IBR 患者的 5 年无远处转移生存率和总生存率分别为 66.9%和 76.6%，显示其远处转移发生率和死亡风险显著增高。因此，美国国家综合癌症网络(NCCN)2011 年版的乳腺癌临床实践指南将≤35 岁浸润性乳腺癌仍列为保乳手术的相对禁忌证(2A 类共识)。临床上对≤35 岁的年轻乳腺癌行保乳治疗应审慎施行。

亚洲人群的乳腺癌发病率显著低于欧美等西方国家，但年轻乳腺癌患者的比例明显高于西方，占亚洲所有乳腺癌患者的 9.5%～12%。在我国，36～50 岁的女性为乳腺癌的高发年龄，平均发病年龄较欧美国家提早 10 年。上海市疾病预防控制中心的统计数据显示，绝经前乳腺癌占 56%，而绝经后乳腺癌占 44%。临床上对于年轻患者特别是≤35 岁的乳腺癌患者选择保乳治疗时，应根据患者病情的具体状况，如肿瘤大小、ER/PR 情况、病理组织学分化等级、腋淋巴结是否受累以及遗传易感基因 *BRCA1/2* 的检测等相关肿瘤生物学指标，评估乳腺癌复发风险，慎重决定是否进行保乳治疗。对保乳手术复发风险较大的年轻患者，可行保留皮肤的乳房切除术(SSM)或者保留乳头乳晕复合体的乳房切除术(NSM)，加Ⅰ期乳房成形重建，以保证疗效并提高患者生活质量。

三、肿瘤状况

1. *肿瘤部位* 乳腺癌保乳治疗后的局部复发与肿瘤的不同部位及残留有关。许多学者根据复发病灶与原发肿瘤的位置关系，对复发进行分类。真性复发主要集中在原发病灶及其周围乳腺组织内，乳腺其他部位的复发则较少，即使未行放疗也是如此，放疗后复发往往位于乳腺瘤床加量照射区域内；近邻加量照射区域的复发称为边缘遗漏(marginal miss)，两者占局部复发的 75%；而病理学类型不同或远离原发肿瘤部位的新原发灶包括对侧乳腺的复发称为第二原发癌。其他未进行分类的复发，包括位于皮肤的复发、乳腺内弥漫性的慢性复发。

GAGE 等报道了 1 628 例乳腺癌保乳手术＋放疗(包括对原发部位至少 60 Gy 的照射剂量)的术后随访资料，中位随访期 116 个月，真性复发包括边缘遗漏复发发生率在手术后 2～7 年间为 1.3%～1.8%，10 年后降至 0.4%。与此相反，乳腺内其他部位的复发在保乳治疗后 8 年内每年上升并保持较高水平。患侧乳房皮肤的复发较少见，若出现则提示预后不佳。Kurtz 等同样发现,保乳治疗 5 年后 32%的复发位于远离原发灶的位置,对侧乳腺癌发生的危险性相似,这说明全乳放疗虽然能杀死许多中心性乳腺癌,但不能防止第二原发癌的发生。因此,保乳手术患者放射治疗后需要对对侧乳房进行密切监测,注意筛查第二原发癌。

加拿大不列颠哥伦比亚(British Columbia)癌症中心的 Truong 等对 6 020 例新诊断的 $pT_{1\sim2}N_{0\sim1}M_0$ 浸润性乳腺癌患者行保乳治疗后进行了回顾性分析,发现有 289 例患者出现经病理学检查证实的同侧乳腺肿瘤复发(IBTR),真性复发和新发病灶两组患者诊断时的年龄分布、复发年龄、原发肿瘤病理类型、肿瘤大小、病理分级、淋巴结状况、脉管瘤栓以及 ER 状况差异无统计学意义($P>0.05$)。比较两种复发方式的预后,结果显示保乳治疗后新发病灶患者中位复发时间(6.3 年)明显长于真性复发患者(4.7 年)($P=0.001$),两组患者无远处转移生存率和总生存率差异均无统计学意义。

2. *肿瘤大小* 目前的研究结果均显示,随着肿瘤体积增大,乳腺癌保乳治疗的局部复发率呈上升趋势。同时,原发肿瘤体积占乳房容积比例(即肿瘤/乳房比值)过大时,外科技术难以保证满意的乳房外观。由宋尔卫牵头编写的《早期乳腺癌保乳手术中国专家共识(2019 版)》推荐临床Ⅰ～Ⅱ期,肿瘤最大径≤3 cm,且术后能够保留适宜的乳房体积和良好外形的患者可选择保乳手术;临床Ⅲ期(炎性乳腺癌除外)经新辅助化疗降期达到保留乳房标准的患者也可以慎重考虑。通常乳房较小的病例,肿瘤易较早发现。乳房较大且肿瘤位置较深时,临床触诊难以发现,应结合影像学检查早期诊断。有时尽管肿瘤较大,但当肿瘤/乳房比值较小时仍可保证进行足够的肿瘤周围组织切除。NSABP 5 项临床试验的荟萃分析显示,肿瘤大小(≤2 cm,>2.1 cm)与同侧乳房复发相关,与其他部位局部复发无关。Tartter 分析了 674 例保乳手术的标本,发现肿瘤大小是影响切缘状况、影响局部复发的独立预后因素。

3. *新辅助化疗后保乳与局部复发的关系* 新辅助化疗(NACT)可使乳腺癌原发肿瘤缩小,这是否会降低保乳手术后的局部复发率呢?NSABP B-18 试验将 1 523 例患者随机分为先手术、再化疗组和新辅助化疗后再接受手术组,新辅助化疗使得 27%的患者改行了保乳手术,提示新辅助化疗可对乳腺癌进行降级、降期而增加保乳的机会。该试验随访 9 年的结果提示,两组患者的局部复发率分别为 7.6%和 10.7%,两者差异无统计学意义($P>0.05$)。Chen 等研究认为新辅助化疗后行保乳治疗的患者 5 年同侧乳腺肿瘤无复发与局部无复发生存率分别提高了 4%和 7%。Rouzier 等对 594 例 T_2、T_3 期的乳腺癌患者新辅助化疗后保乳,加术后放疗,并与改良根治术组对比,中位随访 67 个月,发现两者局部复发率差异无统计学意义($P>0.05$)。研究提示新辅助化疗后保乳治疗并不能降低局部复发率,这是因为新辅助化疗可以改变肿瘤的大小,却不能改变肿瘤的生物学行为。实际上,在规范化治疗的前提下,保乳术后的局部复发更多是与乳腺癌本身的生物学特性相关。

四、切缘状况

保乳手术的切缘是指切除原发肿瘤时切缘距瘤缘之间的距离。切缘状况(margin status)表明的是病理学检查镜下切缘有无癌细胞浸润,与保乳术后局部复发密切相关。切缘阴性是保乳手术的前提,是降低局部复发率的首要条件,是保乳治疗能否成功的关键。

在切除病灶的同时最大限度地保持乳房美观,是实施保乳手术的基本要求。理论上,切除组织量越多,局部复发机会越小,但对乳房外观的影响也越大,而且对局部控制率并无更高获益。最佳的切除范围仍有很大争议。在北美,倾向于一种有限的切除,即肿块局部扩大切除或区段切除;而在欧洲倾向于实施更广泛的切除,即象限(1/4)切除。象限切除是依据乳腺癌区段侵犯的性质设计的,但是手术中所谓区段的界限并不分明,切除范围仍依切缘状况为准。在 MilanⅡ试验中,705 名肿瘤直径≤2.5 cm 的患者随机接受象限切除、腋淋巴结清扫+术后全乳放疗(TART 组)或肿瘤切除、腋淋巴结清扫及放疗+铱-192(^{192}Ir)瘤床植入放疗(QUART 组),TART 组患者手术切缘阳性率 16%,QUART 组为 5%;中位随访 113 个月,TART 组局部复发率 19%,高于 QUART 组的 7%,但是两组远处转移率、病死率无差别。因此,增加乳腺组织切除范围,虽可降低局部复发率,但术后乳房美观度下降且疗效获益并无提高。最小有效治疗的保证在于切缘状况。研究表明肿瘤边缘细胞的生物学行为和异质性对局部复发的影响非常关键,切缘镜检癌细胞阴性的局部复发率仅为 2%～8%,而切缘阳性者术后局部复发率可高达50%以上。因此，临床上不仅要求手术完整切除病灶，还要求镜下切缘无肿瘤细胞浸润。

切缘阳性的危险因素包括肿瘤较大、淋巴结转移、淋巴管/血管侵犯、广泛性导管内癌成分、小叶原位癌、导管原位癌等。一些临床试验报道保乳手术阳性切缘率在20%～40%，显示切缘状态与局部复发有关。EORTC 10853试验中距切缘≤1 mm或切缘阳性的保乳病例局部复发率高达24%，切缘状况不确定的局部复发率达28%，且切缘阳性的患者施行术后放疗也不能改善和降低保乳术后的局部复发率。美国放射治疗联合中心（Joint Center for Radiation Therapy，JCRT）的资料显示，外周切缘阴性，切缘局灶阳性以及切缘阳性的患者8年局部复发率分别为7%、14%、27%。Veronesi等的研究表明，保乳手术切缘阳性患者的局部复发风险是阴性患者的2倍（17.4% *vs* 8.6%）。一项荷兰研究发现，40岁以下乳腺癌患者接受保乳手术后，切缘阳性者10年局部复发率高达58%，而切缘阴性者10年局部复发率为15%，表明切缘阳性者局部复发风险明显增加。大多数研究表明，切缘阳性增加复发危险，而且切缘阳性者随访时间越长，局部复发风险越大。有研究将2 mm作为区分病理学检查镜下切缘阴性和阳性的标志，发现切缘阴性病例在36～120个月的随访期中，局部复发无差异（$r=-0.31$，$P>0.05$）切缘阳性组局部复发率随着随访时间延长而增加（$r=0.75$，$P<0.01$）。JCRT研究中，局部切缘阳性患者接受全身性辅助治疗，8年的局部复发率为8%（95%*CI* 1%～18%）；切缘阳性超出2 mm范围时，IBR明显升高，且术后放疗无明显获益，术中应当扩大切除范围。合适、安全的手术切缘宽度，目前尚无定论，1.0～3.0 cm的手术切缘、1.0～10 mm的镜下切缘均有报道。

一些研究认为手术近切缘（0<切缘距离肿瘤边缘<2 mm）明显增加了局部复发率，因为残留的癌细胞几乎都聚集于手术切缘附近。Zavagno等报道保乳手术阳性切缘和近切缘的术后局部复发率分别为51.8%和34.1%（$P=0.001$）。但手术近切缘究竟多少距离才会增加局部复发率，目前尚无定论。NSABP和JCRT研究结果均显示，保乳手术切缘距瘤缘镜检阴性者，5年局部复发率为3%，切缘距瘤缘1 mm者，5年复发率为2%，两者之间的差异无统计学意义。Singletary复习34项有关手术切缘的临床研究，依据切缘距离为1 mm、2 mm、3 mm和5 mm将上述研究归类，发现在阴性切缘距离>1 mm和>2 mm的两组中，切缘阳性组的局部复发率明显高于切缘阴性组。而部分资料显示，切缘接近瘤缘的病例10年的局部复发率较高。NSABP B-06要求局部广泛切除并达到切缘阴性。由于无论何种范围的局部切除（在切缘阴性前提下）都不影响远处转移率与总生存率，因此现在更流行更小范围的局部切除术加术后45～50 Gy的全乳放射治疗，但边缘切除多少正常组织是合理的尚无定论，若保证镜下阴性切缘达2 mm以上，5年的局部复发率就可以控制在3%以下。

目前共识为手术切缘距瘤缘1.0～2.0 cm，镜下切缘>5 mm，即可达到保乳手术的安全宽度，同时基本保证镜检切缘阴性。2009年第11届St. Gallen国际乳腺癌会议也认为切缘阴性应明确定义，统一标准，以降低保乳术后的局部复发率，避免盲目扩大切除。对浸润性乳腺癌，染料标记的切缘阴性即可，尚无循证医学证据支持增加切缘距离可减少IBR。对导管内原位癌，切缘宽度要求为2 mm，同时要注意肿瘤生物学异质性对病理学检查的影响。对于乳腺触诊阴性的恶性钙化患者，术中标本应予全数字化乳腺X线摄影（full field digital mammography，FFDM）复检摄片，确认钙化病灶已完全、完整切除并达到镜检切缘阴性才能有效降低局部复发率。100%的专家支持切缘有浸润性癌或导管内原位癌必须行再次扩大切除，而切缘存在小叶原位癌时则不需要。2010年ASCO会议上，法国Geffrelot等报道了4 832例保乳治疗加术后放疗乳腺癌患者的调查结果，以明确保乳术后可获得局部控制的最小切缘。研究显示，原发病灶完全切除的条件是阴性切缘达1 mm宽，而切缘是浸润性癌还是原位癌对局部复发无影响，这为安全切缘和乳房美观度提供了理论支持。NCCN（2017年版）《乳腺癌临床实践指南》对保乳术中切缘阳性者要求进一步手术治疗，以求达到切缘阴性；若多次切缘阳性，则建议接受全乳切除手术。

保证病理学检查镜下切缘阴性，首先要求外科医生在手术中对肿瘤切缘精确判断，同时结合术中快速冷冻切片病理学检查、印片细胞学检查、手术切缘的影像学检查等手段，确定保乳手术的切除范围，才能取得满意的阴性切缘。《中国抗癌协会乳腺癌诊治指南与规范》（2019年版）中，对于保乳手术切缘的要求是包括肿瘤周围1～2 cm宽的乳腺组织以及肿瘤深部的胸大肌筋膜，对切缘阳性者应予再次补切，若反复扩大切除后仍不能达到阴性切缘则建议改行改良根治术。保乳标本切缘取材的方法主要有两种：垂直切缘放射状取材和切缘离断取材，对手术标本的上、下、内、外、表面及基底等六侧切缘进行标记，送术中快速冷冻切片病理学检查或印片细胞学检查，以明确切缘状况。冷冻切片分析(FSA)是一种相对安全、有效、价廉的病理学检查方法，能显著地减少再次手术切除率。在判断手术切缘方面，与石蜡包埋切片比较，FSA 的精确度为86%，灵敏度为83%，特异度为86%。但 FSA 在评估直径<1.0 cm 的癌灶、EIC、低级别的 DCIS 等方面存在着一定的缺陷，不推荐常规运用。回顾性研究发现，根据术中 FSA 结果，24%～27%的保乳治疗患者需要对切缘进行补切或扩大切除，最终病理学检查切缘的结果后，5%～9%的保乳治疗患者需要再次手术治疗。术中印片细胞学(intraoperative touch preparation cytology，IOTPC)检查是根据肿瘤细胞黏附性的特点进行的常规印片后 HE 染色病理学检查，具有速度快、癌细胞不易丢失等优点，缺点是对近切缘的诊断因印片不能深入肿瘤内部而无法进行。Weinberg 等的研究指出，使用 IOTPC 对术中切缘评估能显著地降低局部复发率。在手术切缘的影像学检查方面，术前乳腺 MRI 检查、术中导丝引导定位(wire-guided localization，WGL)、术中超声(intraoperative ultrasound，IOUS)引导手术切除、冷冻探针辅助定位(cryoprobe-assisted localization，CAL)等技术的逐步普及应用对明确切缘状况提供了良好的帮助，使保乳手术阳性切缘率明显下降。对临床不能触及肿块的乳腺癌患者行保乳手术时，术前可采用 FFDM 立体定位或 MRI 确定肿瘤、恶性钙化等病灶的位置，术中根据 WGL 进行精确三维定位切除。但其缺陷是无法确定手术切缘；此时，IOUS 可作为一种辅助手段帮助确定切缘，在可触及肿块的乳腺癌患者实施保乳手术时同样可以运用。几项研究显示 IOUS 可使 82%～97%的病例达到手术切缘阴性。IOUS 对 DCIS 的切缘判断仍然不够准确，对临床不能触及肿块仅 MAM 片上表现为恶性簇状钙化的 DCIS，应将切除标本术中 FFDM 片复检后决定是否扩大手术范围，以保证钙化病灶的完整切除。CAL 为肿瘤<1 cm 或触诊阴性的乳腺癌提供了新颖的定位方法，这项技术是使用超声引导将冷冻探针置入乳腺肿瘤病灶内，将肿瘤病灶冷冻形成一个较小的、可触摸到的球状物，可以精确定位，便于手术切除。近年来研究表明，^{18}F-氟代脱氧葡萄糖(^{18}F-FDG)作为肿瘤示踪剂的正电子发射体层成像(PET)在乳腺癌保乳手术切缘评估等方面具有较好的应用价值。^{18}F-FDG 在保乳术中作为 PET 探针可以检测到癌灶区高能量的射线，定位癌灶和手术切缘，通过病理学检查明确切缘状况，具有较高的灵敏度和特异度。放射性核素引导隐匿性病灶定位(radioguided occult lesion localization，ROLL)是在超声等引导下，将非特异性放射性核素注入到病灶处，术中使用 γ 探针对肿瘤病灶进行精确定位。ROLL 的大样本、前瞻性、多中心试验已开展，其结果将变革保乳切缘的手术模式。可以预计，这些临床技术正在为保乳手术的切除范围提供更为精确的评估方法，以确保手术切缘阴性，同时又不影响乳房外观满意度，使保乳治疗的局部控制率和美容效果达到完美的统一。

乳腺癌保乳治疗中，DCIS 的处理具有特殊性，其肿瘤异质性及多中心性的特征，使病变往往表现独特，有时尽管只累及一个导管，但肿瘤可沿导管蔓延播散，超出切缘阴性所确定的范围。手术切除距离太小则保乳术后局部复发率高，而切除距离更大并不能进一步降低局部复发率，同时影响乳房美观度。如何定义其组织学上的切缘阴性，仍是目前临床所面临的问题。研究表明，病理学检查切缘阴性比阳性的 DCIS 患者同侧乳腺的肿瘤复发风险减少64%(*OR* 0.36，95%*CI* 0.27～0.47)。另外，同切缘情况未知相比，病理学检查切缘阴性患者同侧乳腺的肿瘤复发风险减少 44%(*OR* 0.56，95%*CI* 0.36～0.87)。有关 DCIS 的保乳治疗切缘标准大多沿用浸润性癌的标准，即 1 mm 或 2 mm 宽。当切缘阴性时，DCIS 和浸润性癌的平均局部复发率为5.3%和 4.6%($P>0.05$)；切缘阳性组，DCIS 和浸润性癌的平均局部复发率为 20.2%和 14.1%($P>0.05$)。Silverstein 报道的一组 DCIS 切缘阴性组(>1 mm 宽)病例局部复发率为 15%，切缘距离 2 mm 宽与切缘距离 5 mm 宽的 IBR 风险相同，当切缘宽度≥10 mm 时，局部复发率为 3%。研究显示，当切缘宽度>2 mm 时同侧乳腺的肿瘤复发风险显著减少(*OR* 0.53，95%*CI* 0.26～0.96)。因此，2 mm 的镜下切缘阴性是 DCIS 患者保乳手术阴性切缘的合理宽度。

越来越多的证据支持对于浸润性癌采用墨汁染色评估切缘并规定切缘无肿瘤即可确认为切缘阴性。近期一项丹麦的研究对 11 900 例单侧乳腺癌接受保乳手术的患者进行了中位 4.9 年的随访，发现5年和9年的累计同侧乳腺复发率分别为2.4%和5.9%。只要保证切缘阴性即可，扩大切缘（>1 mm、>3 mm、>5 mm 等）均不会进一步降低同侧乳腺复发率。对于DCIS，Morrow 阐述了美国肿瘤外科协会、美国放射肿瘤协会和美国临床肿瘤协会对DCIS安全切缘的推荐。首先确认无论切缘宽度，单纯肿瘤切除不联合局部放射治疗则术后局部复发风险较高；对于联合放射治疗的患者，如果切缘阳性则存在较高的局部复发风险，切缘宽度超过2 mm后，进一步扩大切缘则不再进一步降低局部复发风险。因此，不推荐超过2 mm作为DCIS保乳手术的安全切缘宽度限定。对于DCIS保乳手术后计划全乳放射治疗的患者安全切缘的界定，61.5%的专家认为最小可接受切缘为2 mm宽的无瘤切缘，还有34.6%的专家认为墨汁染色无DCIS即可定为切缘阴性，并且对于"切缘范围是否依赖肿瘤生物学特性进行抉择"这一问题的表决，93.5%的专家支持"不需要"。当然，保乳手术的完美实施还依赖于完整切除后乳房外形的保证，特别是面对多中心、多病灶的患者，外科医生常常会偏于保守，虽然根据NCCN乳腺癌诊疗指南，多病灶、多中心并不是保乳的绝对禁忌证，但在专家共识投票中，只要达到阴性切缘并保证术后放射治疗，97.1%的专家认同分布于同一"象限"2个以上肿瘤灶（多病灶性）患者可选择保乳手术，当病灶分布于1个以上"象限"（多中心性）时，仍有60.6%专家认可保乳治疗。

值得注意的是，临床上病理学检查即使切缘阴性，但患者的本身体质状况和肿瘤的生物学行为同样会影响到局部复发。目前还没有前瞻性随机研究资料证明扩大无瘤切除范围能降低局部复发风险。2008年德国国际乳腺癌局部治疗会议上，对于浸润性乳腺癌，要求切缘阴性，扩大切除无瘤范围并未获得推荐。对于少数情况，如切缘距肿瘤太近；靠近切缘的肿瘤较大；肿瘤的组织学分级较高；患者年轻等情况下可考虑扩大切缘范围。

五、腋淋巴结状况

腋淋巴结的转移状况是影响乳腺癌患者预后最客观、最具指导意义的因素，是独立的预后指标。随着腋淋巴结转移数目的增加、转移水平的升级、淋巴结外浸润程度的上升，乳腺癌患者的预后呈线性下降。尽管腋淋巴结转移状态并不是保乳手术的限制因素，但是有研究表明，腋淋巴结转移是保乳手术后局部复发的重要预测指标之一。

Courdi 和 Mitov 等研究认为保乳手术无须考虑腋淋巴结状态。一项临床试验的荟萃分析显示，对于腋淋巴结阴性的保乳治疗患者，术后12年同侧乳房复发率为12.3%，如果接受全身辅助化疗和内分泌治疗，则12年同侧乳房复发率可降低为6.6%。但如果区域淋巴结出现复发，则患者5年无远处转移生存率可降为27.8%，总生存率可降低至34.9%。2011年SABCS会议报告了EBCTCG研究的更新数据，无论腋淋巴结是否阳性，保乳术后联合放疗可降低约50%的局部复发风险，减少约1/6的乳腺癌特异性死亡风险。MA.20研究则显示，局部淋巴结照射可减少早期乳腺癌区域复发风险。有关前哨淋巴结活检（SLNB）的研究显示，对于SLNB阴性者，即使不放疗其局部复发风险也非常低（0.6%）；而SLNB阳性者，放疗和化疗可使其5年腋窝复发率降至3%以下。对 N_0 期患者，SLNB是标准诊疗方案。

六、放疗与否

保乳手术加术后放疗的合理性在于局部手术切除整体病灶，适当的放疗消灭全乳残存的亚临床病灶，以上两种方法的联合应用使局部肿瘤得到高效控制，并保持乳房的美观，其生存率与全乳切除术相同。随机临床试验显示，术后放疗可以将单纯保乳手术的局部复发率降低2/3，可以减少DCIS和浸润癌的局部复发率达50%。所以，保乳治疗的完整概念是保乳手术＋术后放疗。NSABP的一项报告显示，局部切除后不放疗的局部复发率为28.9%，而联合放疗后为7%。Fisher于2002年公布了NSABPB-06试验20年的随访结果，在腋窝有转移的病例同时接受放疗和化疗，20年局部复发率为14.3%，而12年时局部复发率仅为5%。欧美国家大样本、多中心前瞻性研究的荟萃分析显示，保乳术后放疗较不放疗患者的局部复发率降低70%（$2P<0.001$），死亡率下降11.4%（$2P=0.01$）。正是这些临床试验证实了保乳手术的可行性、安全性，同时肯定了术后放疗的必要性。

保乳术后放疗是控制局部复发的关键步骤。多项随机研究证实，作为大多数Ⅰ期和Ⅱ期乳腺癌患者的初始治疗，全乳切除术加腋淋巴结清扫相对于采用肿块切除、腋淋巴结清扫加全乳放疗的保乳治疗效果相同。因此,原则上所有保乳手术后的患者都应行放射治疗。保乳术后的全乳放疗可以将早期乳腺癌保乳手术后的10年局部复发率从万分之29.2/万降低至10/万。目前保乳术后的放疗主要采用三维适形及调强技术,从而使对靶区的照射更均匀、对周围组织的影响更小,同时可最大限度地消灭残存的亚临床病灶,显著降低局部复发。现有的随机试验结果没能显示放疗可提高生存率,但也不能完全排除放疗使生存率有微弱提高的可能。目前尚无法从保乳手术病例中筛选出低危复发的患者,因此放疗是保乳治疗必不可少的部分。保乳手术后单纯给予全身性辅助治疗并不能降低局部复发率。

NSABP B-06 试验显示,行单纯乳腺肿块切除术后局部复发率为35%,而肿块切除+术后放疗的局部复发率仅为12%,且腋淋巴结复发率也明显低于单纯手术组。该试验20年的随访结果表明,在腋窝有转移的病例同时接受放疗和化疗,20年局部复发率为14.3%,而12年时局部复发率仅为5%。NSABP的另一项报告显示,局部切除后不放疗的局部复发率为28.9%,而联合放疗后为7%。

2011年第12届St. Gallen国际乳腺癌会议上,TARGIT-A研究表明,术中放疗组和外照射组4年局部复发率分别为0.95%、1.20%。EORTC 228812/10882试验对5 569例乳腺癌保乳术后患者的局部复发情况进行了研究,10年随访结果发现,保乳手术后,在全乳照射基础上瘤床加量照射(16 Gy)并不改变患者的生存率,但可使局部复发率下降3%~10%,提示瘤床加量可以在保乳术后全乳放疗获益的基础上再降低50%的局部复发率。

在MA.20研究中,1 832例已接受保乳手术和辅助治疗的高危乳腺癌患者,淋巴结阴性或1~3枚淋巴结阳性者被随机分为全乳房照射(WBI)+区域淋巴结照射(RNI)组或单纯WBI组。中位随访62个月的结果显示,与单纯全乳放疗相比,接受全乳+区域淋巴结放疗可显著地降低保乳术后局部复发危险(HR 0.59, $P<0.05$),明显改善5年无病生存率(89.7% *vs* 84.0%, HR 0.68, $P<0.01$),但总生存率的改善无统计学意义。

美国东部肿瘤协作组(ECOG)和北部肿瘤治疗中心小组(NCCTG)的一项多中心、前瞻性临床试验结果显示,术后放射治疗可显著地降低保乳患者的局部复发率。回顾分析研究结果表明,对于病灶较小,尤其是组织学分级为中低级的DCIS患者而言,无论接受或不接受放射治疗,患者的局部复发率差异均无统计学意义。

NSABP B-17试验研究了术后放疗对乳腺导管内原位癌的治疗价值,818例患者经病灶切除术后病理学检查证实为DCIS,且切缘未受累及,将其随机分为两组,其中一组术后接受50 Gy的乳房照射,另一组患者不接受放疗。随访5年的结果显示,无论患者的肿瘤发现方法、MAM检查所见及病理学特征如何,术后放疗均能显著地降低术后同侧乳腺肿瘤复发率,包括非浸润性复发($P<0.01$)和浸润性复发($P<0.001$),之后8年随访结果更加印证了以上结论($P<0.01$, $P<0.001$)。研究认为术后放疗有益于降低DCIS病灶切除术后的同侧乳腺肿瘤复发率。瘤床加量放疗对导管内原位癌的价值尚缺乏Ⅲ期临床研究的证实。理论上原位癌相比浸润癌的放射灵敏度更差,所以可能需要更高的剂量才能杀灭亚临床病灶。根据NSABP B-17和B-24综合随访的结果,导管内原位癌的内分泌治疗可以在全乳照射基础上再降低约30%的复发率。

2009年第11届St. Gallen国际乳腺癌会议上,81%的专家认为导管内癌保乳术后放疗是标准治疗,61%认为老年乳腺癌可免于放疗,59%认为低级别导管内癌可免于放疗。加速全乳照射,83%认为是可接受的治疗选择;保乳术中放疗,84%认为可以进行试验研究;乳房切除术后放疗,93%认为对≥4枚淋巴结阳性者是标准治疗,70%认为对于所有1~3枚淋巴结阳性者不是标准治疗,但对于预后差或年轻患者应予以推荐;保乳术后放疗,73%认为对保乳术后绝经后ER阳性T_1N_0患者不能免于放疗,超过半数认为接受内分泌治疗的T_1N_0老年患者可免于放疗。

保乳术后行全乳放疗可以明显减少术后的局部复发和同侧乳腺第二原发癌。其中70岁以上、Ⅰ期、激素受体阳性的患者术后绝对复发率低,且全乳放疗后易发生乳房水肿、疼痛等不适反应,可选择单纯内分泌治疗。北美癌症与白血病研究组织(CALGB)的一项前瞻性随机临床试验,研究老年乳腺癌患者保乳手术及他莫昔芬(TAM)辅助治疗以外放疗的价值,另外NSABP B-21将肿瘤直径<1 cm、切缘阴性的乳腺癌保乳患者随机分为放疗、TAM或放疗+TAM 3个治疗组。结果显示,对于部分低危或≥70岁的高龄乳腺癌患者,保乳术后可考虑免于放疗,辅助内分泌治疗后,其结果并不会导致局部复发率的升高。在2010年ASCO会议上,

美国学者 Hughes 报告的一项临床研究显示，≥70 岁的乳腺癌患者保乳术后可不行放疗。早在 2004 年，Hughes 等发表了一项关于雌激素受体阳性乳腺癌的Ⅰ期临床研究，诊断时年龄≥70 岁的患者被随机分组接受肿块切除＋全乳放疗或单纯肿块切除术，两组患者均接受 TAM 治疗 5 年。肿块切除＋全乳放疗＋TAM 组的局部复发率为 1%，肿块切除＋TAM 组的局部复发率为 4%。两组在 OS、DFS 或因局部复发需要全乳切除方面没有显著性差异。2006 年在 SABCS 会议上公布了随访 8.2 年的结果，得到相似的结论。在 2010 年 ASCO 年会上，该研究随访 10.5 年的结果显示，肿块切除＋全乳放疗＋TAM 组的局部复发率为 2%，肿块切除＋TAM 组的局部复发率为 9%。行全乳放疗的患者，同侧乳腺复发风险下降 6%，但两组在 OS、DFS 或因局部复发需要全乳切除方面仍没有显著性差异。随访至 10 年时，43%的患者已死亡，但仅 7%是乳腺癌相关死亡。鉴于乳腺癌相关死亡发生率低，且两组无显著差异，推荐对于腋淋巴结阴性、ER 阳性、诊断时年龄≥70 岁的乳腺癌患者，保乳术后可不考虑行全乳放疗。

研究表明，接受全乳放疗的保乳患者 TR 降低，与未接受全乳放疗的患者相比，其他部位复发率及新发肿瘤差异无统计学意义，表明全乳放疗可以杀灭多中心性乳腺癌，但不能预防对侧乳腺第二原发癌的发生。上述证据支持部分乳房照射可以在部分乳腺癌患者中替代全乳房照射。加速部分乳腺照射（APBI）的初步研究显示，对于某些早期乳腺癌患者，保乳术后 APBI 可获得与标准全乳放疗相当的局部控制率和局部复发率，同时可减少疗程和正常组织的体积-剂量照射，其前瞻性研究尚在进行中。需要提醒的是，在 APBI 中获益的患者多属于低复发风险的乳腺癌亚群，美国放射肿瘤学会（ASTRO）认为低复发风险的亚群必须符合以下条件：年龄≥60 岁，T_1N_0 的单发病灶，未接受新辅助治疗降期，切缘阴性，无淋巴管/血管侵犯，无广泛性导管内癌成分，激素受体阳性或其他预后良好的浸润性癌。因临床上对 APBI 指征掌握的差异，目前将 APBI 作为常规治疗推荐的时机尚不成熟。操作上，APBI 的临床靶区（CTV）应包括原癌床及周围一定范围的正常乳腺。对于无高危复发因素的腋淋巴结或前哨淋巴结阴性者，或腋淋巴结转移 1～3 枚，照射靶区只需患侧乳腺。对于腋淋巴结转移≥4 枚，或腋淋巴结转移 1～3 枚但含有其他高危复发因素者，照射靶区需包括患侧乳腺及锁骨上、下淋巴引流区。对于腋窝未予解剖或前哨淋巴结宏转移而未行腋淋巴结清扫者，可在全乳照射基础上行腋窝和锁骨上、下区域的照射。

七、肿瘤病理学类型和组织学特点

（一）浸润性小叶癌（ILC）和小叶原位癌（LCIS）

小叶原位癌的定义是癌细胞局限于乳腺小叶末梢导管及腺泡基底膜内的非浸润性乳腺癌。病变分布广，具有双侧增殖活性，约 30%的小叶原位癌累及双侧乳腺。细胞动力学显示小叶原位癌整体细胞增殖率低，常为 ER 阳性，很少表达 HER2。进展为浸润性癌的相对危险度与 DCIS 相似，约为 8～10 倍。浸润性小叶癌具有显著多中心性特点，约占 50%～60%。ILC 与浸润性导管癌（IDC）相比具有以下特点：①ILC 的病理学检查结果常比临床诊断的范围广；②ILC 原发肿瘤常大于 IDC；③ILC 淋巴结转移较 IDC 少；④ILC 切缘假阴性率高于 IDC；⑤ILC 最终手术方式由保乳改为全切的比例高于 IDC 2 倍多。所以，LCIS 和 ILC 两者行保乳术后均容易引起局部复发。Jolly 等研究发现，保乳术后 LCIS 患者 10 年局部复发率为 14%，不含有 LCIS 成分的 IDC 患者仅为 7%，两者差异有统计学意义，表明 LCIS 患者在保乳术后局部复发率增高。Sasson 等经过长时间的随访注意到这两类患者在保乳术后，新的乳腺癌病灶的发生概率显著增加，内分泌辅助治疗后，复发率降低。NSABP 试验的数据显示，LCIS 的患者服用他莫昔芬 5 年，进展为浸润性癌的风险降低大约 56%。目前认为 LCIS 患者预后良好，可以长期随访，临床上应该避免过度治疗，因为 LCIS 患者出现浸润性癌的风险很低，15 年内仅有约 21%的发生率。在特殊情况下，如 *BRCA1/2* 基因突变者或有明确乳腺癌家族史的妇女，可考虑双侧全乳切除联合或不联合乳房重建术。

（二）导管原位癌（DCIS）

DCIS 多发生于中小导管，恶性增生可充满管腔，基底膜完整，无间质浸润，属于癌前期病变范畴，其病理学形态学可分为粉刺型、微小乳头型、筛状型、块状型和乳头型等 5 型。预后明显好于浸润性癌，多数适合保乳治疗，但其生物学行为上明显的异质性和病理组织学上的多中心性，直接影响保乳手术的效果并增加局部复发的风险。DCIS 既可能侵犯局部的导管,也可以同时累及各级分支的导管,范围从几个毫米到 4～5 cm 不等,其组织学核分级的差别、粉刺坏死的形成、肿瘤大小、切缘状态、病理学类型和年龄等是影响保乳术后局部复发的主要因素。同时,ER、PR 多在高分化及中分化的 DCIS 表达,在低分化 DCIS 中往往缺失;HER2、p53 在低分化 DCIS 中则过度表达,这些都增加了保乳术后局部复发的风险。多数随访结果显示,DCIS 在保乳术后会出现较高的局部复发率,而复发率很大程度上依赖于手术切缘的情况。病理组织学特点决定了 DCIS 比浸润性癌更易出现阳性切缘。对于乳腺 DCIS,临床试验定义的安全切缘是指切缘没有肿瘤组织浸润(染色的切缘无癌细胞),而 DCIS 的不连续生长以及在病理学组织切片上显示的导管内多节段分布,均提示邻近切缘的导管内有肿瘤组织充填,实际情况要比看到的肿瘤负荷更大。一项关于 DCIS 切除和放疗的荟萃分析显示,镜下切缘宽度 2 mm 比<2 mm 更能降低同侧乳腺癌复发率,但进一步增加切缘宽度并不能得到更多获益。如果染色切缘为阳性,多数学者支持进一步扩大手术切除范围。目前尚缺乏支持常规扩大无瘤切除范围的科学依据,保乳手术切缘是否安全,同时可参考患者的年龄和影响肿瘤局部控制的其他参数进行辅助评估。现有的共识是:镜下切缘距肿瘤>10 mm 是足够的,而<1 mm 则不充分,但对这两个值之间的切缘状态没有统一的共识。一项关于 445 例只接受了肿块切除的单纯 DCIS 患者的回顾性分析显示,切缘宽度是局部复发最重要的独立预测因子,切缘宽度越宽,局部复发风险越低。保乳手术加放疗是 DCIS 的标准治疗,ER 阳性的 DCIS 与浸润性癌一样,应用内分泌辅助治疗可以降低局部复发率。DCIS 保乳术后局部复发的风险目前多采用 Van Nuys 预后指数(VNPI)来评估,VNPI 根据病理学形态、年龄、肿瘤大小、切缘宽度等预后因素进行综合分析,预测局部复发的危险。每个风险因子分为 3 级,总体预后评分为 4～12 分不等。建议 4～6 分低危者行单纯肿块切除,7～9 分中危者行肿块切除+放疗,10～12 分高危者行乳房切除。Altintas 等将基因分级指数(genomic grade index, GGI)整合入 VNPI,不仅可以使 DCIS 预后评估更精准,同时可以判断早期复发的风险。

ECOG 和 NCCTG 研究了病灶≤2.5 cm、组织学分级为中低级的 DCIS 患者(中低危组)或肿瘤≤1 cm、组织学分级为高级的 DCIS 患者(高危组);镜下切缘宽≥3 mm;术后 MAM 无残余钙化的保乳手术患者。入组患者均仅行局部切除而不加放射治疗。该试验主要通过对比中低危组和高危组患者的 5 年、10 年同侧乳腺事件(IBE)发生率和生存率,对 DCIS 患者仅行局部切除而不加放射治疗的效果进行观察,研究的主要终点为 IBE 发生率。结果显示,中低级别 DCIS 患者可以采用局部切除不加术后放疗,IBE 发生率增加无统计学意义;而高级别患者的 IBE 发生率明显提高,提示单纯局部切除不能达到满意的局部控制率。

第 29 届 SABCS 大会的一项回顾性研究报告了对 711 例原发灶<1 cm 的患者采用单纯肿块切除术而未行全乳放射治疗的 DCIS 患者的预后情况。结果显示,低、中级别的 DCIS 同侧乳腺癌的复发率为 6.1%,对侧乳腺癌的发生率为 3.7%;高级别的 DCIS 单纯切除后的同侧乳腺癌的复发率达到 14.8%,而对侧乳腺癌的发生率为 4.2%。

根据 NSABPB-17 和 B-24 综合随访的结果,明确 DCIS 的内分泌治疗可以在全乳照射基础上再降低约 30%的复发率。NSABP B-35 试验则比较了阿那曲唑和他莫昔芬对 DCIS 保乳术后局部复发的疗效,其结果显示阿那曲唑组在 10 年 PFS 和 OS 方面优于他莫昔芬组。

总之,对于 DCIS,1 类建议是保乳手术+术后放疗;2A 类建议是全乳切除术±乳房重建。对于激素受体阳性的 DCIS,应予辅助内分泌治疗,可以减少对侧乳腺癌、第二原发乳腺癌发生的风险,同时降低保乳术后同侧局部复发的风险。前瞻性随机试验的结果显示,对手术切缘阴性的单纯 DCIS 患者加用全乳放疗可以降低局部复发率,对患者的总生存率、无远处转移生存率没有影响。在保乳手术后接受放射治疗可以使局部复发的相对风险降低大约一半。推荐对肿瘤床进行推量照射(采用光子、近距离放疗或电子束),特别是对年龄≤50 岁的患者,以达到最大的局部控制率。对于初始治疗仅为肿块切除的 DCIS 患者,复发的治疗方法基本同初始治疗。对于初次治疗为保乳手术加放疗的 DCIS 患者,如出现复发常需要行全乳切除术。全乳切除术后的局部复发 DCIS 患者则需行广泛的局部切除并考虑胸壁放疗。总之,术后全乳放疗可以在 DCIS 患者中降低 56%～60%的局部复发率,这对原位癌和浸润性癌患者同样有效。目前尚不能定义明确的“安全”亚组可以免除术后放疗。全乳照射后的瘤床加量,在 DCIS 也许如同在浸润性乳腺癌那样，可以进一步降低复发率，尤其在年轻患者。

（三）广泛性导管内癌成分（EIC）

在浸润性乳腺癌中，超过 25%的肿瘤成分为 DCIS，且 DCIS 延伸至正常乳腺组织即为 EIC。EIC 被认为是导致术后真性复发的重要因素，EIC 往往从原发灶延伸至周围看似正常的乳腺实质，从而威胁到整个切缘。Holland 认为，EIC 是乳房内存在弥散微小癌变的标志，是取得阴性切缘的不利因素，可降低术后放疗的成功率。研究表明 EIC 可使保乳术后 5 年局部复发率高达 20%～25%，而无 EIC 者 5 年乳腺癌复发率仅为 7%。Garami 等研究显示，含有 EIC 的 T_1 期肿瘤的局部复发率将由 6.1% 上升至 31.0%，T_2 期肿瘤的局部复发率将由 15.7%上升至 33.0%，故 EIC 不仅是保乳术中反复切缘阳性的原因，也是保乳术后预测复发风险的主要指标。但也有研究显示，对于 EIC 阳性病例，如切缘为局灶阳性，局部复发率高达 50%；如果能做到切缘阴性，则局部复发率无明显提高。

目前认为只要切缘阴性，EIC 仍可施行保乳手术，不影响治疗的安全性和生存率。2017 版的 NCCN 指南要求，对此部分患者应追加更高剂量的瘤床加量照射。

（四）乳腺癌分子分型与保乳术后局部复发的关系

局部复发的方式包括新发肿瘤和真性复发，目前已知导致保乳手术后局部复发率升高的原因包括患者年龄、肿瘤大小、EIC、核分级高、切缘状态、HER2 状态、是否放疗等多种因素。第 32 届 SABCS 会议上，Truong 等对 6 020 例患者进行回顾性分析发现，保乳治疗后新发肿瘤患者中位复发时间（6.3 年）明显长于真性复发患者（4.7 年）（$P=0.001$），两组患者无远处转移生存率和总生存率差异均无统计学意义。两种复发方式对预后的影响无差异，但均会增加乳腺癌患者远处转移的发生率和死亡风险。保乳术后的局部复发方式和复发原因与肿瘤生物学特性以及乳腺癌的分子分型有着密切关系。目前，ER、PR 及 HER2 状态等乳腺癌细胞增殖动力学与保乳术后局部复发的关系成为了研究热点。研究认为，HER2 阳性、ER 及 PR 阴性患者局部复发率高于 HER2 阳性、ER 及 PR 阳性患者。而且，ER 状态与同侧乳房复发相关，ER 阳性患者的复发呈现一个较早的高峰，而 ER 阴性患者则呈现缓慢持续的复发时间分布，说明激素受体状态不同，则乳腺癌细胞增殖动力学过程也不相同。HER2 过表达与肿瘤细胞低分化、激素受体表达阴性密切相关，提示 HER2 阳性肿瘤细胞具有更强的侵袭性。

随着分子分型研究的不断进步，人们对乳腺癌异质性的认识也逐渐深入。目前普遍认为，根据不同的分子特征（ER、PR、HER2 状态等），可将乳腺癌分成不同亚型，并表现出截然不同的临床预后。对肿瘤异质性的研究显示，不同的分子亚型对保乳术后局部复发的影响也不同。Nguyen 等进行的一项研究将 793 例保乳手术患者依据受体状态分为 4 组：管腔 A 组（ER 阳性、PR 阳性、HER2 阴性），管腔 B 组（ER 阳性、PR 阳性、HER2 阳性），阳性组（ER 阴性、PR 阴性、HER2 阳性）以及 Basal 组（ER 阴性、PR 阴性、HER2 阴性），中位随访 70 个月，总的局部复发率 1.8%。其中，管腔 A 组 0.8%，管腔 B 组 1.5%，HER2 阳性组 8.4%，基底样组 7.1%。在以管腔 A 组作为基线的多因素分析中 HER2 阳性组、Basal 组与局部复发高风险相关（$P<0.05$，$P<0.01$）。管腔 B 组、基底样组与远处转移高风险相关（$P<0.01$，$P<0.05$）。Voduc 等对 2 985 例不同分子分型患者的局部复发风险进行综合分析后认为，管腔 A 型肿瘤患者局部复发的危险性低，而 HER2 阳性型及基底样型相对较高。

（五）乳腺癌保乳术后局部复发风险等级

1. *低度危险*　淋巴结阴性，并同时具备以下所有特点：①年龄≥35 岁；②病理学上肿瘤（pT）浸润直径≤2 cm；③组织学分级或核分级Ⅰ级；④无肿瘤周围淋巴管/血管侵犯；⑤HER2 无过度表达或其基因扩增；⑥ER、PR 阳性。

2. *中度危险*　淋巴结阴性，且具备以下至少 1 项特点：①年龄<35 岁；②病理学上肿瘤浸润直径（pT）≥2 cm；③组织学分级或核分级 2～3 级；④肿瘤周围脉管受侵；⑤HER2 过表达或其基因扩增；⑥1～3 枚淋巴结阳性但无 HER2 过表达或其基因扩增且 ER、PR 阳性。

3. *高度危险*　具备以下任意一项特点：①阳性淋巴结 1～3 枚且 HER2 过度表达或其基因扩增；②阳性淋巴结 1～3 枚且 ER、PR 阴性；③阳性淋巴结≥4 个。

第二节　保乳术后局部复发的处理

保乳术后局部复发的两种类型中，真性复发较为常见，约占75%。这种复发的特点是复发病灶往往就发生在原发病灶附近，复发病灶手术后的病理学类型、影像学改变也基本与原发病灶相同。新发肿瘤是在保留的乳房内又出现了新生的病灶，这种新发的病灶极少数仍可以发生在原来的瘤床区域，但更多的是发生在原瘤床以外的其他象限或对侧乳腺内。新发肿瘤在病理学类型和影像学特征上可以与第一次的原发病灶相同，也可能完全不同。研究显示，保乳术后5年内出现的复发大多是真性复发，其发生率随治疗后时间的延长逐年降低，8年后原发瘤床附近很少再出现复发灶。而新发肿瘤的发生率随着保乳治疗后时间的延长逐年增加，并且对侧乳腺癌的发生风险在5～10年后也同步增加。也有研究显示，真性复发主要发生在手术以后的5年内，新发肿瘤发生概率则会长期保持在一种很稳定的低水平状态。

一、局部复发的诊断

保乳术后局部复发的诊断，应该在确诊复发病灶的同时明确远处有无转移。局部病灶诊断方面，约三分之一单纯由MAM检查发现，三分之一单纯由体检发现，另外三分之一由体检和影像学检查联合发现。在规范的保乳术后复查中，MAM检查不可替代，保乳术后患者定期的双侧MAM复查对局部复发的诊断率较高。由于手术和放疗的影响，保乳术后复发病灶在体检和影像学上的表现可能比初诊患者更复杂，如保乳术后局部组织的纤维化、瘤床的纤维瘢痕样改变等，在影像学检查上可以与乳腺癌不规则毛刺样肿块影等表现相类似，所以临床上要注意仔细鉴别。也有些局部复发没有明显异常的临床表现，如浸润性小叶癌的局部复发，因此保乳术后随访复查时应结合体检、实验室检查和影像学检查结果，仔细分析，做出正确诊断。

(一) 临床体检

乳腺癌保乳术后局部复发在临床体检时，常常是首先发现乳房疼痛、乳房肿块，肿块多位于原切口附近，质地偏硬，表面欠光滑，与周围组织分界不很清楚等，有时可累及皮肤，引起乳头凹陷、皮肤水肿和橘皮样改变等，但要注意与放疗后的纤维化及手术瘢痕相鉴别。手术和放疗都可以带来局部组织的纤维化，从而使局部组织有一种厚韧的触诊感觉，这种"正常"的局部改变有时候很难与复发相鉴别，注意患者局部组织的增厚性改变和皮肤的有无内陷等间接性改变很重要。临床上出现以下征象时，应警惕局部复发的可能：①由癌性淋巴管炎引起的皮肤水肿和红斑，与放疗中急性皮肤反应不同；②表皮渗透结节；③治疗后乳房出现的近期变形，原瘤床部位出现肿块，这些必须与放疗后纤维收缩和瘢痕硬化相区别。

(二) 影像学检查

1. *乳房X线摄片*　FFDM是诊断乳腺癌及保乳术后局部复发的主要并广泛采用的影像学检查方法，FFDM以良好的清晰度、对比度和高空间分辨率成为首选检查方法。文献报道其灵敏度和特异度达到83%和97%。局部复发的X线征象分为直接征象和间接征象。直接征象是发现复发肿块，可呈边缘毛刺、小尖角征、彗星征等，是诊断乳腺癌的重要征象。间接征象包括密集成簇、密度不一、浓淡不均、大小不等的恶性钙化；放射状影和局灶性收缩特殊的结构扭曲征象等。

2. *磁共振成像(MRI)的影像学评估*　MRI具有高度灵敏度，能够检查出多中心病灶、多发病灶、隐匿性病灶，并准确地确定肿瘤病灶的范围。MRI检查乳腺癌的灵敏度为94%～100%，特异度为53%～97%，是公认最敏感的发现小叶癌的影像学方法，对多中心、多灶性病变的检出率高于其他方法。三维旋转MRI可准确显示复发病灶的位置、范围，而且与病理学检查呈很好的相关性。动态增强MRI检查能够准确地鉴别恶性肿瘤组织与术后形成的纤维化组织，并能对放疗和保乳术后的局部复发病灶进行评估，尤其是对浸润性较强的乳腺癌范围的评估最接近组织病理学检查结果，这方面要优于临床乳腺触诊和X线检查，可为治疗方案的制订提供有效帮助。MRI 的成像特点使其对 DCIS 特别是高核分级 DCIS 早期检出具有优势，对仅表现为钙化的 DCIS 或伴 EIC 的浸润性癌，可准确评估病变范围。乳腺多灶性或多中心性癌发生率为 14%～47%，明确诊断对保乳术后局部复发采取何种补救性手术方式具有重要参考价值，文献报道在拟行二次保乳手术前行动态增强 MRI 检查的病例中，11%～19.3%的病例因发现了多灶性或多中心性病变而改变了原来的治疗方案。Turnbull 等进行的多中心研究结果表明，术前行 MRI 检查的 816 例患者中 50 例因 MRI 发现了其他病灶而改变了临床处理方式，其中 35 例病理学检查证实 MRI 诊断正确，即 70%的患者受益于术前乳腺 MRI 检查。动态增强 MRI、X 线和超声三种影像学检查方法对于多灶、多中心性乳腺癌诊断的准确性分别为 85%～100%、13%～66%和 38%～79%，因此，对保乳术后局部复发的的患者再次手术前行 MRI 检查具有较高的临床价值。

乳腺癌保乳术后局部复发在动态增强 MRI 上表现为明显的强化，但是由于新鲜瘢痕组织也有一定的强化效应，所以术后 6 个月进行 MRI 检查可以减少假阳性的结果。而 6 个月以后的陈旧性瘢痕则无强化或只有极弱的强化，因此可与乳腺复发癌相区别。影像学、功能影像学诊断，需要覆盖完整的胸壁和区域淋巴结。如果复发患者既往曾接受术后放疗，则诊断复发时的影像学检查还需要增加对有无放射性肺损伤的评估。如接受过术后放疗的患者出现臂丛受损症状或上肢水肿，且临床无明显淋巴结肿大，推荐行增强 MRI 或 PET/CT 扫描，有助于鉴别复发和放射性纤维化。

3. *超声检查*　超声检查具有无创特点，是乳腺癌保乳术后局部复发常用检查方法之一。高频超声独到之处是能检出致密腺体的早期乳腺癌。乳腺癌或保乳术后复发癌灶典型超声表现为肿瘤形态不规则，边缘呈“毛刺状”或“蟹足样”改变，内部多呈不均质、实性低回声，中心有液化坏死时可见液性无回声区；肿块后方回声衰减，部分可见微小钙化灶；肿瘤纵横径比值>1，内部血流信号丰富，肿瘤内部的动脉血流的阻力指数（resistance index，RI）值>0.70。如有皮肤筋膜浸润，则局部皮肤连续性回声中断。其局限性是对于复发癌灶和导管内癌超声检查仍难于显示 X 线上的毛刺样结构和微小钙化灶。超声检查对乳腺导管内疾病的诊断准确率仅在 60%左右。

4. CT　CT 对乳腺局部解剖结构显示清晰，尤其经对比增强后扫描使致密型乳腺女性乳腺癌复发病灶的检出率明显高于 MAM。CT 也能较好地评价腋下、胸骨周围的淋巴结情况，有助于对腋淋巴结转移的术前分析。多层螺旋 CT 检出乳腺癌是否存在的准确率可达 90%。保乳术后局部复发在 CT 检查时可表现为圆形或卵圆形软组织肿块影，多数为实质性，不均匀高密度，周边为粗糙不齐的毛刺样改变；局部皮肤增厚，皮下脂肪层消失。乳腺癌血供丰富，增强 CT 扫描显示肿瘤多有明显强化，且表现为“快进快出”型曲线，CT 值常增加 50 HU。增强检查对较小癌灶有较高价值。

5. *其他检查*　PET/CT 能从分子水平反映肿瘤的代谢信息，应用^{18}F-FDG 显像可显示肿瘤组织的生物代谢状态，直接反映肿瘤细胞对葡萄糖的摄入，准确检出隐藏于体内的病灶。临床研究提示 FDG-PET 具有较高的灵敏度、更高的特异度，对乳腺癌保乳治疗后是否复发的病情跟踪优于 CT。^{18}F-FDG PET/CT 对于复发患者评估复发的完整范围、有无远处转移，以及术后改变与放射性损伤之间的鉴别都有优于传统影像学检查。

PCR 技术、端粒酶活性的测定是分子生物学技术在保乳治疗中的应用。Hara 在切除标本表面刮片，经 PCR 技术测定端粒酶活性，发现浸润性癌周围 10 mm 处、原位癌周围 30 mm 处端粒酶活性很高。这些新技术为精确测定复发肿瘤提供了新的途径，为准确选择保乳治疗术后复发的病例，避免不必要的治疗提供了依据。

临床上，在保乳手术之前应进行充分的乳腺影像学检查，以评估肿瘤大小，除外多中心病灶，设计手术切除腺体范围，确定切缘状况。完善的影像学评估可以对手术决策起到很好的辅助作用。

（三）病理学诊断

1. *细针抽吸细胞学检查*　细针穿刺虽然操作方便、简单，可以提供复发的依据，但属于病理细胞学诊断。

2. *空芯针活检*　取得组织较多，可行病理组织学检查。可获得复发灶的组织学诊断，并确定复发病变的生物学标志物（ER、PR 和 HER2）状态。

3. *手术活检*　对保乳术后局部复发性肿块，手术活检、FSA 或 IOTPC 可明确诊断，为手术方式的选择提供依据。

二、局部复发后的治疗策略(原则)

保乳术后局部复发的治疗原则是获得满意的局部控制率;尽可能地减少或延迟再次复发或远处转移的发生,取得生存获益。具体的原则应在局部区域治疗后,根据分子分型制订辅助治疗方案。单纯局部复发的患者,在外科治疗后应考虑全身治疗,包括化疗和内分泌治疗。在治疗策略上,应注意保乳术后的局部复发与全乳切除后的局部区域复发的区别,不同的复发方式导致治疗的策略不同。前者更倾向于属于局部的问题,可能更多地与手术方式有关,如切缘问题和多中心性病灶;后者主要与肿瘤的生物学行为有关。也就是说保乳手术的高局部复发风险多为手术方式本身带来的结果,但早期复发更可能是乳腺癌本身明显不同的生物学特性所致。虽然放疗可显著降低局部复发,使得局部复发率由单纯肿块切除的20%以上降至放疗后的4%~11%,但两种复发是两种不同的危险因素或肿瘤生物学行为所致,临床实践中需要制订和实施不同的治疗方案。同时应该认识到,对于那些可获得长期生存的患者,局部复发可能是远处转移的先兆。如果出现远处转移,局部复发率的增加会降低远期生存。

在2011年3月召开的第12届St. Gallen国际乳腺癌会议上,Vincini阐述了乳腺癌局部区域复发后的治疗策略。他将保乳术后的复发归为3类:①约60%的患者为无远处转移的孤立性复发;②10%的患者为复发同时伴转移;③复发后转移可能性显著增加,可达30%。其中,40%的患者可从积极的全身治疗中获益,60%的患者只需局部挽救治疗。

早期乳腺癌保乳治疗后10年同侧乳房复发率在10%左右,其中75%左右的复发部位在原发肿瘤床附近。因此,保乳术后局部复发如果具备和符合外科手术适应证,首先应考虑局部区域治疗。补救性乳腺切除术是保乳术后局部复发和同侧乳腺复发的标准治疗方法,在施行补救性全乳切除+腋淋巴结分期手术后仍可获得较好的局部控制率,辅以放疗、化疗及内分泌治疗等规范化综合治疗后,预后良好,不影响远期生存。新近文献报道,保乳术后局部复发实行补救性乳房切除术,可获得50%左右的长期无复发生存率,Fowble报道其5年生存率达84%。补救性乳房切除的治疗原理是肿瘤生物学证据证明乳房有继续生成肿瘤的潜在可能,再次手术可获得与初始乳腺癌相同的疗效,并且保乳术后放疗对乳房所形成的损害可以避免。补救性乳房切除术可以是全乳切除,如果乳房皮肤和乳头乳晕没有受侵,推荐施行SSM或NSM加一期乳房重建成形,以期获得满意的乳房外形,保证疗效并提高生活质量。

2021年版NCCN指南要求对初始治疗为肿块切除+放疗的局部复发者,施行全乳切除+腋淋巴结分期(如果先前未进行Ⅰ/Ⅱ级腋淋巴结清扫)。然后应根据其分子分型及复发风险等级制订全身治疗方案,管腔A型与部分管腔B型(HER2阴性)通常只需要内分泌治疗,如内分泌治疗耐药则行化疗;大部分管腔B、HER2阳性型与三阴性型乳腺癌则需化疗;HER2阳性型还需加用抗HER2治疗。

对于保乳术后局部复发,再次补救性手术后的生存率和远处复发率很少有文献报道,究其原因,一是与病例数较少有关,二是与这类患者都作为复发转移病例来统计,其生存率不能真实反映治疗方式的疗效。但初次治疗至复发的无病间期是一项重要的预后因素。因此,保乳术后的复发首先应强调的是尽可能地减少人为因素,确保切缘阴性和准确的术前评估。初始治疗必须做到:保乳术后加用放射治疗,切缘阳性应再切至阴性或行全乳切除术,腋淋巴结有转移者要行放化疗,受体阳性者应给予内分泌治疗等。可通过规范化的辅助治疗及密切随访以进一步改善乳腺癌保乳手术治疗的预后。

对于保乳术后局部复发是否可行二次保乳治疗尚存争议。Kurtz等使用局部肿块广泛切除作为唯一的局部治疗手段,50例患者5年来实际复发率为37%,但在无病间期5年以上者复发率仅为10%。再次放疗没有改善局部控制率。由于复发对长期生存率有确切的不利影响,所以选择局部手术治疗乳房保留的同侧乳腺复发必须慎重,并有密切随访的保证。目前也有学者认为复发后的二次保乳手术并不影响生存率。乳腺局部复发者仍可行二次保乳手术联合术后放疗或改全乳切除以提高局部控制率。影像学技术的进步也使复发的早期诊断成为可能,加上更为有效的系统辅助治疗和创新的放射治疗方法,为再次保乳提供了可能。临床实践发现,无论是乳腺癌传统手术治疗还是保乳手术治疗,乳腺癌治疗失败的最终原因是远处转移,而不是局部复发。

CALOR这项Ⅲ期随机临床试验主要探讨了辅

助化疗在局部复发乳腺癌治疗中的意义，结果显示辅助化疗可以减少远处转移和再次局部复发的失败率，也可以延长总生存期，ER 阴性肿瘤患者获益最明显。目前对于保乳术后局部复发患者的全身辅助治疗尚存争议，化疗价值仍不明确。

三、局部区域治疗

（一）乳房的处理

目前针对保乳术后同侧乳房复发患者的处理方式仍未有统一的标准。临床处理方法的考量在于：一是有效控制局部复发，尽量改善患者生活质量，延长患者生存时间；二是局部复发的处理方式需合理选择，不同于原发病灶的根治性手术，治疗前需充分评估是否能完整切除或姑息治疗，避免过度治疗。

保乳术后局部复发的首选治疗方式是补救性切除加一期乳房重建，但肿块的切除方式尚有争论。是二次保乳、全乳切除，还是 SSM 或 NSM 加一期乳房重建？目前的共识为全乳切除，理由有两方面：其一是患者受二次保乳的恐惧等心理因素的影响，通常不愿再次保乳；其二是首次保乳术及放疗等措施对乳房结构造成了破坏，增加了再次保乳术手术范围评估的难度。在此推荐的是符合条件并具备手术适应证者施行 SSM 或 NSM 加一期乳房重建，相应的适应证包括患者心理上能接受、局部复发病灶未侵犯胸壁和皮肤，否则应全乳切除。

对于保乳术后同侧乳腺单灶或可手术的复发患者，补救性乳房切除是最主要的局部治疗手段，可以获得 60%～70%的 5 年局部控制率和约 85%的总生存率。如果首次手术时未行腋淋巴结清扫，乳房切除术的同时可行Ⅰ～Ⅱ组腋淋巴结清扫。若既往曾经行腋淋巴结清扫，经临床或影像学检查发现淋巴结侵犯证据时可行腋窝手术探查或补充清扫。

再次保乳手术可作为乳房切除术的替代方法。既往接受放疗者，再次保乳术后可考虑加或不加部分乳房照射，需视既往心肺等正常组织照射剂量、放疗与复发间隔以及乳腺纤维化、心肺损伤等综合评判而定；未接受放疗者，可考虑保乳术＋放疗；临床或影像学腋窝无淋巴结可扪及，且既往未接受腋窝清扫者，可考虑前哨淋巴结活检。若复发范围广泛或累及皮肤，甚至呈现炎性乳腺癌表现，则需先行全身治疗后再考虑局部手术和/或放疗。补救性乳房切除术后一般不考虑胸壁放疗，但如腋淋巴结有转移而既往未行区域淋巴结照射的患者，需补充锁骨上/下淋巴结的照射。一项随机Ⅲ期研究将 931 例临床淋巴结阴性并接受前哨淋巴结活组织病理学检查提示微转移的患者随机分为补充腋淋巴结清扫手术组和观察组，通过 5 年随访发现 2 组乳腺癌相关事件数的发生率、局部复发发生率以及生存差异均无统计学意义，但补充腋淋巴结清扫组患者手术并发症更多，提示对于前哨淋巴结微转移的患者无须进一步手术治疗。2015 年的 St. Gallen 共识会议明确，前哨淋巴结微转移的患者无须补充腋淋巴结清扫术（ALND）。

保留皮肤的乳房切除术（SSM）运用于保乳术后局部复发的患者，其优势在于方便应用假体植入或自体肌皮瓣行即刻乳房再造，且术后能获得较好的美容外观。2009 年，韩国学者报告了一项比较 577 例 SSM 和 3 882 例传统乳房切除术（classical mastectomy，CM）疗效的研究，结果显示，SSM 组和 CM 组 5 年无病生存率、总生存率和局部复发率均无显著差异。研究者认为，对选择性患者予以 SSM 治疗安全可行。

保留乳头乳晕复合体的乳房切除术（NSM）是指同时结合了 SSM 和保留乳头乳晕复合体（NAC）的手术，在术中行乳头后组织快速冷冻切片病理学检查，并行即刻乳房再造。该手术最引人关注的问题是保留的 NAC 区域的肿瘤复发情况。

2011 年的 St. Gallen 国际乳腺癌会议报道了一项回顾性研究，纳入 2000—2006 年 172 例接受 NSM 手术的患者（其中 142 例为浸润性乳腺癌，30 例为导管原位癌）。中位随访 37.3 个月的结果显示，有 5 例患者（2.9%）局部复发，其中 2 例患者的肿瘤复发在保留的 NAC 区域。该研究表明，原位癌或浸润性乳腺癌患者接受 NSM 的局部肿瘤复发风险较低。患者是否有保留 NAC 的机会与肿瘤至乳头的距离并不相关，术中对乳晕切缘状况的控制是决定性的关键环节。

2011 年的 SABCS 会议上，日本的一项中位随访 104 个月的研究也证实，与标准乳房切除术（MT）相比，NSM 治疗的术后局部复发率并未显著增加。该研究对 806 例 NSM 和同期 200 例 MT 者进行对比分析，结果显示，NSM 组和 MT 组的局部复发率、无病生存率和总生存率均无显著差异，表明 NSM 手术可为患者提供更优的术后外观，且同 MT 治疗一样安全可行。因此，NSM 手术有望成为 MT

手术的一个可行的替代方案。

(二) 区域淋巴结的处理

如果首次手术时未行腋淋巴结清扫,或初始保乳仅行 SLNB,在补救性乳房切除术的同时可行Ⅰ/Ⅱ组 ALND。ALND 不仅可以提供患者的预后资料,判断腋淋巴结状况和分期,指导术后治疗,而且可以起到良好的局部控制作用。如果保乳术后局部复发腋窝的处理方式是 SLNB,则 SLN 阴性患者是无须进行 ALND 的。2011 年 St. Gallen 会议上,对于前哨淋巴结仅有孤立肿瘤细胞(ITC)的患者,无论是接受乳房切除还是保乳手术,专家组都不同意常规行 ALND;前哨淋巴结微转移患者接受保乳手术时,无论微转移灶相对大小如何,多数专家认为可不对其行 ALND。再次前哨淋巴结活检(rSLNB)已被越来越多地应用于 IBTR,并且发现 rSLNB 阴性时同侧区域淋巴结复发概率很低,提示 rSLNB 作为 IBTR 时重要的腋窝分期方法是安全可行的。

四、术后放疗

放疗方法与保乳术后局部复发的关系多来自于回顾性分析。其中,是否需要瘤床加量存在争议。2011 年 St. Gallen 共识认为,局部区域治疗策略应走向精细化,对于保乳术后局部复发的患者,目前更主张对适合的患者进行更加精确的放疗,包括部分乳腺加速照射、大分割全乳照射、瘤床剂量追加等。NSABP B-06 试验中未使用加量,其复发率与那些使用加量照射的临床试验结果相近,因而研究认为手术切缘阴性的患者不需要加量。法国里昂的一项临床试验中,1024 名肿瘤<3 cm 的乳腺癌患者接受保乳手术、50 Gy 全乳放疗,然后随机分组,一组予 10 Gy 瘤床加量,另一组随访。随访 3.3 年时的初步报告显示,加量组患者 5 年局部复发率 3.6%,未行加量组为 4.5%。另一项 EORTC 试验中,根据保乳手术切缘状况分为二组:①镜下切缘阴性者予全乳照射 50 Gy,再随机分为两个亚组,即不作加量或 15 Gy 组织间放疗或 16 Gy 外放疗;②镜下切缘阳性患者中,全乳照射 50 Gy 后随机分为低剂量加量 10 Gy 或高剂量 25 Gy 组织间放疗或 26 Gy 外照射。目前试验正在进行中,其结果可能会对解决上述疑问有所帮助。

在全乳切除术后局部复发的治疗中,放疗远较手术治疗常用。一般文献报道,单独运用放疗的完全缓解率是 60%~70%,患者的 5 年生存率是 20%~40%。保乳术后局部复发的二次放疗是可行的,放疗范围应包括全胸壁及区域淋巴结。有研究显示,在既往放疗的患者中,若采用电子线和局部加热联合治疗局部复发,41%的患者可获得完全缓解。但 2011 年 SABCS 大会上报告的一项研究显示,保乳术后接受近距离放疗的局部复发风险是接受全乳放疗的 2 倍,美国 M. D. Anderson 癌症中心放射肿瘤学 Smith 博士等对 2000—2007 年 130 535 例施行保乳治疗的乳腺癌患者进行评估,在保乳术后进行部分乳腺加速近距离放疗或全乳放疗,结果显示,近距离放疗的患者后续需行全乳切除的风险为 4%,而全乳放疗者仅为 2.2%。

ASCO 2011 年会上有研究表明,局部淋巴结照射可减少早期乳腺癌复发。对于具有 1~3 枚淋巴结转移的乳腺癌患者,术后除辅助化疗和内分泌治疗外是否还应进行区域淋巴结放疗一直是很有争议的问题。MA. 20 试验目前提供的数据显示,与单纯全乳放疗相比,接受全乳+区域淋巴结放疗能够降低复发概率、改善无病生存率,但总生存率的改善无统计学意义。同时,研究也提示增加区域淋巴结放疗后,放射性肺炎和淋巴水肿的发生有所增加,对患者的生活质量有一定影响。因此,对有 1~3 枚淋巴结转移患者进行区域淋巴结放疗还是应慎重,不能将其作为常规治疗方式进行推广。

加拿大的一项研究显示,对保乳手术后外科切缘阴性、腋淋巴结阴性的乳腺癌患者,低分割放疗(42.5 Gy/16 Fx, 22 d)不劣于标准放疗(50.0 Gy/25 Fx, 35 d),两组 10 年局部复发率分别为 6.2%和 6.7%。但是,标准放疗组 10 年后乳腺外观较佳者的比例高于低分割放疗组。目前,通过增加单次照射剂量来减少总照射次数的低分割放疗越来越受到临床医生的重视。

五、全身辅助治疗

保乳术后局部复发在局部区域治疗后,可考虑序贯全身治疗,其治疗策略为:激素受体阳性患者的内分泌治疗具有可持续治疗和降低再次复发率的价值;复发灶广泛乃至放射治疗难以覆盖完整的靶区;同期放化疗可以提高局部控制率;HER2 阳性患者可以联合靶向治疗。与其他复发转移患者的治疗原则一样,推荐局部-区域复发患者参加前瞻性临床研究。

NSABP 研究中，包括了 NSABP B-13、B-14、B-19、B-20、B-23 共 5 项试验，随访至 2006 年 3 月，3 799 例患者中 342 例(9.0%)发生同侧乳腺复发，结果显示，辅助治疗影响同侧乳腺复发而非其他部位复发，没有接受辅助全身治疗患者的 12 年局部复发率为 12.3%，按受过一种以上辅助全身治疗患者的 12 年局部复发率为 6.4%～6.8%。

有学者认为保乳术后局部复发极少是一种孤立的单发事件，往往是远处转移的前兆，研究显示，平均 14.6 个月后便会出现远处转移。因此，在进行局部治疗的同时，应当予以全身治疗。但目前唯一的一项前瞻性随机临床试验的结果显示，他莫昔芬可以显著地提高患者 5 年无瘤生存率，但在试验 8～9 年以后，这种差异完全消失。回顾性研究的结果也表明，全身治疗对大多数局部复发的患者无益。故有关是否应联合运用全身治疗的争论还有待更多的研究予以澄清。

(一) 化疗

目前已明确保乳术后局部复发的乳腺癌患者，其远处转移、肿瘤扩散的可能性增加，但哪些患者应再次化疗尚待前瞻性研究结果。

NSABP B-13 试验中，腋淋巴结阴性、ER 阴性的患者随机接受化疗或随访，在 235 名保乳治疗患者中，未化疗组 8 年同侧乳腺复发率为 13.4%，化疗组为 2.6%。他莫昔芬也有相似的效果，NSABP B-14 试验中，未用他莫昔芬患者 10 年同侧乳腺复发率 14.7%，用他莫昔芬患者为 4.3%。Stockholm 乳腺癌研究组取得了相似的结果，432 名保乳治疗患者，未用他莫昔芬患者 10 年同侧乳腺复发率为 12%，用他莫昔芬患者为 3%。

化疗药物选用原则：保乳术后局部复发的乳腺癌可参照初始乳腺癌的辅助化疗原则进行方案选择，其中辅助治疗仅用内分泌治疗而未用化疗的患者可以选择 CMF(CTX/MTX/5-FU)或 CAF(CTX/ADM)/AC(ADM/CTX)方案，不过临床上不常用；辅助治疗未用过蒽环类药物和紫杉烷类药物化疗的患者首选 AT 方案(蒽环类药物联合紫杉烷类药物)，如 CMF 方案辅助治疗失败的患者；部分辅助治疗用过蒽环类药物和/或紫杉类药物化疗，但临床未判定耐药和治疗失败的患者也可使用 AT 方案；蒽环类药物辅助治疗失败的患者，推荐的联合化疗方案为 XT(卡培他滨联合多西他赛)和 GT(吉西他滨联合紫杉醇)方案；紫杉烷类药物治疗失败的患者，目前尚无标准方案推荐，可以考虑的药物有卡培他滨、长春瑞滨、吉西他滨和铂类，采取单药或联合化疗。

(二) 靶向治疗

乳腺癌细胞的代谢主要为无氧代谢，因此癌细胞代谢途径中的各处关键点都可能成为新治疗靶点。HER2 分子的表达不仅是一个重要的预后指标，同时也是一个重要的治疗靶点。抗 HER2 治疗可分为 4 类：抗 HER-2 分子胞外区的抗体(曲妥珠单抗和帕妥珠单抗)、小分子酪氨酸激酶抑制剂(拉帕替尼、吡咯替尼)、抗体药物偶联物恩美曲妥珠单抗[如(T-DM1)]以及侣伴蛋白拮抗剂(格尔德霉素)。2021 年 ESMO 年会上，DESTINY-Breast 03 结果公布新的抗体药物偶联药物德喜曲妥珠单抗(DS-8201)在 HER2 阳性晚期乳腺癌挽救治疗中获得了前所未有的良好结果。研究表明，曲妥珠单克隆抗体单药的有效率仅为 12%～34%，与化疗联合后的有效率为 30%～60%，标准治疗时间 1 年。NASBP-31、NCCTG N9831、BCIRG006 和 HERA 等大型国际多中心临床研究总计入组了 13 000 余例早期 HER2 阳性乳腺癌患者，结果证实曲妥珠单抗术后辅助治疗 1 年，能使 HER2 阳性乳腺癌患者复发风险下降 39%～52%。目前认为，靶向治疗用于保乳术后局部复发患者依然有效。化疗联合曲妥珠单抗与单独化疗相比，前者能使保乳治疗失败的风险下降 50%。两药联合靶向治疗在 2011 年 SABCS 会议上也被认为可以显著延长乳腺癌患者的生存期。研究提示有效的靶向治疗是改善局部控制的手段之一，也是减少保乳术后局部复发的有效方法。

(三) 内分泌治疗

乳腺癌 ER 和/或 PR 阳性的保乳术后局部复发患者应考虑内分泌治疗。考虑到乳腺癌的异质性，相同的 HR 阳性乳腺癌可能存在着不同的生物学差异，导致复发时间不同的亚型。对于接受过抗雌激素治疗以及距抗雌激素治疗 1 年以内的绝经后患者，芳香化酶抑制剂是针对乳腺癌保乳术后局部复发的首选一线治疗药物。对没有接受过抗雌激素治疗或距既往抗雌激素治疗 1 年以上的绝经后妇女，他莫昔芬和芳香化酶抑制剂都是合适的选择。3 种芳香化酶抑制剂包括阿那曲唑、依西美坦和来曲唑疗效均优于他莫昔芬。芳香化酶抑制剂运用有4种方式:起始方案(upfront)、后续强化方案(extend)、转换方案(switch)和序贯方案(sequence)。对于绝经后的距既往抗雌激素治疗1年以内的抗雌激素经治患者,首选二线治疗方案是通过外科或放疗切除/抑制卵巢,或应用促黄体素释放激素(LHRH)拮抗剂和内分泌治疗联用。对未接受抗雌激素治疗的绝经前患者,初始治疗为抗雌激素单药治疗,或卵巢去势或切除后进行与绝经后患者一样的内分泌治疗。随机临床试验显示,ER阴性且接受化疗的患者5年局部复发率为6%~8%,ER阳性且接受内分泌治疗的患者5年局部复发率为1.5%或更低。依据中国女性绝经前乳腺癌患者占多数的现状,转换方案可能应用更多。在2011年第34届SABCS大会上,SWOG S0226Ⅲ期临床试验报告,联合内分泌治疗可以明显提高绝经后HR阳性乳腺癌患者的无进展生存期。BOLERO-2试验Ⅲ期的结果显示,依维莫司+依西美坦联合治疗可使乳腺癌患者的中位无进展生存期和临床获益率提高1倍,提示乳腺癌二次治疗使用二联用药疗效优于单药内分泌治疗。最新公布的IES031研究随访91个月的结果显示,与他莫昔芬组相比,换用依西美坦不仅可显著改善无病生存率,降低局部和远处复发风险,而且显著增加ER阳性或不明患者的总生存率(HR 0.83, 95% CI 0.69~0.99, $P<0.05$)。到目前为止,IES研究是唯一证实芳香化酶抑制剂治疗有总生存率获益的大型国际多中心临床研究,对保乳术后局部复发患者的内分泌治疗具有指导意义。

内分泌治疗药物选用原则:尽量不重复使用辅助治疗或一线治疗用过的药物;他莫昔芬辅助治疗失败的绝经后患者首选芳香化酶抑制剂;芳香化酶抑制剂治疗失败可选孕激素(醋酸甲地孕酮/甲羟孕酮)或氟维司群;非甾体类芳香化酶抑制剂(阿那曲唑或来曲唑)治疗失败可选甾体类芳香化酶抑制剂(依西美坦)、孕激素(醋酸甲地孕酮/甲羟孕酮)或氟维司群;既往未用抗雌激素治疗者,仍可试用他莫昔芬或托瑞米芬;ER阳性的绝经前患者可采取卵巢手术切除或其他有效的卵巢功能抑制治疗,随后绝经后妇女给予芳香化酶抑制剂内分泌治疗。

(唐金海 张 建 王丹丹)

参考文献

[1] 邵志敏,李俊杰. St. Gallen国际乳腺癌大会外科新进展和解读[J]. 中华乳腺病杂志(电子版),2017,11(4):198-202.

[2] ALTINTAS S, TOUSSAINT J, DURBECQ V, et al. Fine tuning of the Van Nuys prognostic index (VNPI) 2003 by integrating the genomic grade index (GGI): new tools for ductal carcinoma in situ (DCIS) [J]. The Breast Journal, 2011,17(4):343-351.

[3] ANDERSON S J, WAPNIR I, DIGNAM J J, et al. Prognosis after ipsilateral breast tumor recurrence and locoregional recurrences in patients treated by breast-conserving therapy in five National Surgical Adjuvant Breast and Bowel Project protocols of node-negative breast cancer [J]. Journal of Clinical Oncology, 2009,27(15):2466-2473.

[4] ATASEVEN B, LEDERER B, BLOHMER J U, et al. Impact of multifocal or multicentric disease on surgery and locoregional, distant and overall survival of 6,134 breast cancer patients treated with neoadjuvant chemotherapy [J]. Annals of Surgical Oncology, 2015,22(4):1118-1127.

[5] BERNARDI S, BERTOZZI S, LONDERO A P, et al. Incidence and risk factors of the intraoperative localization failure of nonpalpable breast lesions by radio-guided occult lesion localization: a retrospective analysis of 579 cases [J]. World Journal of Surgery, 2012,36(8):1915-1921.

[6] BIGLIA N, PONZONE R, BOUNOUS V E, et al. Role of re-excision for positive and close resection margins in patients treated with breast-conserving surgery [J]. Breast (Edinburgh, Scotland), 2014, 23(6):870-875.

[7] BLICHERT-TOFT M, NIELSEN M, DÜRING M, et al. Long-term results of breast conserving surgery vs. mastectomy for early stage invasive breast cancer: 20-year follow-up of the Danish randomized DBCG-82TM protocol [J]. Acta Oncologica, 2008, 47(4):672-681.

[8] BODILSEN A, BJERRE K, OFFERSEN B V, et al. Importance of margin width in breast-conserving treatment of early breast cancer [J]. Journal of Surgical Oncology, 2016,113(6):609-615.

[9] COURDI A, LARGILLIER R, FERRERO J M, et

al. Early versus late local recurrences after conservative treatment of breast carcinoma: differences in primary tumor characteristics and patient outcome [J]. Oncology, 2006,71(5/6):361－368.

[10] DUNNE C, BURKE J P, MORROW M, et al. Effect of margin status on local recurrence after breast conservation and radiation therapy for ductal carcinoma in situ [J]. Journal of Clinical Oncology, 2009,27(10):1615－1620.

[11] FINDLAY-SHIRRAS L J, OUTBIH O, MUZYKA C N, et al. Predictors of residual disease after breast conservation surgery [J]. Annals of Surgical Oncology, 2018,25(7):1936－1942.

[12] FISHER B, ANDERSON S, BRYANT J, et al. Twenty-year follow-up of a randomized trial comparing total mastectomy, lumpectomy, and lumpectomy plus irradiation for the treatment of invasive breast cancer [J]. The New England Journal of Medicine, 2002,347(16):1233－1241.

[13] FISHER B, ANDERSON S, REDMOND C K, et al. Reanalysis and results after 12 years of follow-up in a randomized clinical trial comparing total mastectomy with lumpectomy with or without irradiation in the treatment of breast cancer [J]. The New England Journal of Medicine, 1995,333(22):1456－1461.

[14] FISHER B, REDMOND C, FISHER E R, et al. Ten-year results of a randomized clinical trial comparing radical mastectomy and total mastectomy with or without radiation [J]. The New England Journal of Medicine, 1985,312(11):674－681.

[15] FITZGERALD S, ROMANOFF A, COHEN A, et al. Close and positive lumpectomy margins are associated with similar rates of residual disease with additional surgery [J]. Annals of Surgical Oncology, 2016,23(13):4270－4276.

[16] FREEDMAN R A, HE Y L, WINER E P, et al. Trends in racial and age disparities in definitive local therapy of early-stage breast cancer [J]. Journal of Clinical Oncology, 2009,27(5):713－719.

[17] GARAMI Z, SZLUHA K, FÜLÖP B, et al. Significance of the intraductal component in local recurrence after breast-conserving surgery [J]. Magyar Sebeszet, 2008,61(1):12－17.

[18] GOLSHAN M, MIRON A, NIXON A J, et al. The prevalence of germline BRCA1 and BRCA2 mutations in young women with breast cancer undergoing breast-conservation therapy [J]. American Journal of Surgery, 2006,192(1):58－62.

[19] HIEKEN T J, BOUGHEY J C. Axillary dissection versus no axillary dissection in patients with sentinel-node micrometastases: commentary on the IBCSG 23－01 Trial [J]. Gland Surgery, 2013,2(3):128－132.

[20] HUGHES L L, WANG M L, PAGE D L, et al. Local excision alone without irradiation for ductal carcinoma in situ of the breast: a trial of the Eastern Cooperative Oncology Group [J]. Journal of Clinical Oncology, 2009,27(32):5319－5324.

[21] JOLLY S, KESTIN L L, GOLDSTEIN N S, et al. The impact of lobular carcinoma in situ in association with invasive breast cancer on the rate of local recurrence in patients with early-stage breast cancer treated with breast-conserving therapy [J]. International Journal of Radiation Oncology, Biology, Physics, 2006,66(2):365－371.

[22] KOMOIKE Y, AKIYAMA F, IINO Y, et al. Ipsilateral breast tumor recurrence (IBTR) after breast-conserving treatment for early breast cancer: risk factors and impact on distant metastases [J]. Cancer, 2006,106(1):35－41.

[23] KUNKLER I H, WILLIAMS L J, JACK W J L, et al. Breast-conserving surgery with or without irradiation in women aged 65 years or older with early breast cancer (PRIME II): a randomised controlled trial [J]. The Lancet Oncology, 2015,16(3):266－273.

[24] LITIÈRE S, WERUTSKY G, FENTIMAN I S, et al. Breast conserving therapy versus mastectomy for stage I－II breast cancer: 20 year follow-up of the EORTC 10801 phase 3 randomised trial [J]. The Lancet Oncology, 2012,13(4):412－419.

[25] MIRZA N Q, VLASTOS G, MERIC F, et al. Predictors of locoregional recurrence among patients with early-stage breast cancer treated with breast-conserving therapy [J]. Annals of Surgical Oncology, 2002,9(3):256－265.

[26] MITOV F S, MOLOV V V. Breast-conserving surgery in early-stage breast cancer (indications, local recurrences, survival, cosmetic results) [J]. Folia Medica, 2006,48(1):23－30.

[27] MORROW M, HARRIS J R, SCHNITT S J. Surgical margins in lumpectomy for breast cancer: bigger is not better [J]. The New England Journal of Medicine, 2012,367(1):79－82.

[28] MORROW M, VAN ZEE K J, SOLIN L J, et al. Society of surgical oncology — American society for radiation oncology — American society of clinical oncology consensus guideline on margins for breast-conserving surgery with whole-breast irradiation in ductal carcinoma in situ [J]. Annals of Surgical Oncology, 2016,23(12):3801－3810.

[29] POODT I G M, WALSTRA C J E F, VUGTS G, et al. Low risk of development of a regional recurrence after an unsuccessful repeat sentinel lymph node biopsy in patients with ipsilateral breast tumor recurrence [J]. Annals of Surgical Oncology, 2019, 26(8):2417 - 2427.

[30] RIEDL O, FITZAL F, MADER N, et al. Intraoperative frozen section analysis for breast-conserving therapy in 1016 patients with breast cancer [J]. European Journal of Surgical Oncology, 2009, 35(3): 264 - 270.

[31] TUNG N M, GARBER J E. BRCA1/2 testing: therapeutic implications for breast cancer management [J]. British Journal of Cancer, 2018, 119(2): 141 - 152.

[32] TURNBULL L, BROWN S, HARVEY I, et al. Comparative effectiveness of MRI in breast cancer (COMICE) trial: a randomised controlled trial [J]. The Lancet, 2010, 375(9714):563 - 571.

[33] VERONESI U, BANFI A, SALVADORI B, et al. Breast conservation is the treatment of choice in small breast cancer: long-term results of a randomized trial [J]. European Journal of Cancer, 1990, 26(6):668 - 670.

[34] VERONESI U, SACCOZZI R, DEL VECCHIO M, et al. Comparing radical mastectomy with quadrantectomy, axillary dissection, and radiotherapy in patients with small cancers of the breast [J]. The New England Journal of Medicine, 1981, 305(1):6 - 11.

[35] VOOGD A C, NIELSEN M, PETERSE J L, et al. Differences in risk factors for local and distant recurrence after breast-conserving therapy or mastectomy for stage I and II breast cancer: pooled results of two large European randomized trials [J]. Journal of Clinical Oncology, 2001, 19(6): 1688 - 1697.

[36] WANG L Z, LI J F, WANG T F, et al. Impact of clinical and pathological factors on local recurrence after breast-conserving treatment: CT - based localization for a tumor bed boost yielded better local control when compared with a surgical scar [J]. Journal of Cancer, 2019, 10(3):708 - 715.

[37] WANG Y A, JIAN J W, HUNG C F, et al. Germline breast cancer susceptibility gene mutations and breast cancer outcomes [J]. BMC Cancer, 2018, 18(1):315.

[38] WAPNIR I L, DIGNAM J J, FISHER B, et al. Long-term outcomes of invasive ipsilateral breast tumor recurrences after lumpectomy in NSABP B - 17 and B - 24 randomized clinical trials for DCIS [J]. JNCI: Journal of the National Cancer Institute, 2011, 103(6):478 - 488.

[39] WEINBERG E, COX C, DUPONT E, et al. Local recurrence in lumpectomy patients after imprint cytology margin evaluation [J]. American Journal of Surgery, 2004, 188(4):349 - 354.

第六十二章

复发及转移性乳腺癌的化疗

复发及转移性乳腺癌(metastatic breast cancer, MBC)是一种可治疗但仍无法完全治愈的疾病,近年由于新型治疗药物的研发及治疗模式的改进,患者的生存得到大幅改善,中位生存时间已经超过了过去的2～3年。治疗的主要目的是缓解症状、提高生活质量和延长患者生存期。然而,有数据显示,部分低肿瘤负荷复发及转移性乳腺癌患者可维持长期无复发生存,意味着复发及转移性乳腺癌部分可能被治愈。复发及转移性乳腺癌患者,应尽可能在决定治疗方案前对复发或转移部位进行活检,尤其是孤立性病灶,以明确诊断和重新评估肿瘤的ER、PR和HER2状态。除了少数患者有机会接受局部手术或者放疗外,多数患者需要全身药物治疗,主要包括化疗、内分泌和靶向药物治疗。在晚期乳腺癌患者中合理使用这些药物,可以有效控制肿瘤的发展,改善患者症状,延长患者的生存时间。因此,药物治疗在晚期乳腺癌具有极其重要的地位。

化疗是应用细胞毒性药物杀伤肿瘤细胞的治疗方法,其乳腺癌临床使用已经40余年,对复发及转移性乳腺癌在缓解症状和延长生存方面起到重要作用。由于化疗药物的细胞毒作用,这类药物也会给正常组织造成一些损伤,引起诸如恶心、呕吐、骨髓功能抑制、脱发、器官功能损害等不良反应。因此,在确定化疗和制订化疗方案前,先要对患者身体状况、器官功能、肿瘤的生物学特征和肿瘤负荷进行详细评估,权衡利弊,以便制订合适的化疗方案。

第一节　乳腺癌化疗发展简史

一、化疗药物发展简史

乳腺癌的化疗始于20世纪60年代末。在20世纪70年代以前,可供选择的化疗药物较少,常用的有环磷酰胺(CTX)、氨甲蝶呤(MTX)、氟尿嘧啶(5-FU)等细胞毒药物,其有效率和疾病控制时间与现在方案有着很大差距。70年代初开始前瞻性对照临床研究,证实了联合化疗CMF(环磷酰胺、氨甲蝶呤、氟尿嘧啶)方案较之单药方案,其客观疗效和疾病控制时间都有明显提高,生存也有改善。因此,联合方案成为主流,CMF方案至今仍然是可以选用的化疗方案。蒽环类药物在20世纪70年代早期进入临床应用,常用的种类包括多柔比星(ADR)、表柔比星(EPI)、吡柔比星(THP)和多柔比星脂质体(liposome doxorubicin)。治疗复发及转移性乳腺癌患者,单药蒽环类以及与传统化疗药物联合使用疗效优于CMF、CMFVP方案,至今在乳腺癌化疗中仍然具有重要地位。紫杉烷类药物在20世纪70年代末研发出来,到90年代才在乳腺癌治疗中进行广泛研究并取得重要进展。紫杉烷类与蒽环类药物为主方案比较,显示了良好的疗效和安全性,是乳腺癌化疗方案的骨干药物,也是靶向治疗的主要联合药物。在蒽环类和紫杉烷类越来越多进入辅助治疗以来,复发及转移性乳腺癌的治疗需要新的药物,如长春瑞滨、卡培他滨、吉西他滨和铂类等药物显示良好的抗肿瘤疗效和安全性。这些新老化疗药物的临床应用,使晚期乳腺癌患者有了更多的治疗机会,改善了晚期乳腺癌的治疗效果,并延长了患者生存期。

近几年,新型化疗药物的研发和上市,为临床提供了新的选择,如伊沙匹隆(ixabiplone)、艾立布林、优替德隆等。遗憾的是,在总体疗效和毒性方面没有明显的突破。因此,晚期乳腺癌治疗效果的提升,有待于新型抗肿瘤药物,特别是靶向抗肿瘤药物的进一步研发。但不可否认,目前化疗药物仍然是治疗晚期乳腺癌的重要手段。一些老药的新剂型也在晚期乳腺癌领域开展相应的临床研究,如紫杉醇口服溶液、多西他赛胶束、脂质体米托蒽醌和脂质体伊利替康等。

二、联合化疗与单药化疗的对照

ECOG 1193 研究结果十分清楚地显示,与单药序贯化疗对比,在生存时间上联合化疗并没有显著的改善,单药序贯组耐受性更好,应该更适合于姑息性治疗的患者。但是,联合化疗可提高有效率和PFS,仍然适合部分病情需要快速控制的患者。由于联合化疗能够获得更高的客观疗效,对于肿瘤负荷大、肿瘤进展快、需要缩小肿瘤和减轻症状的患者,仍然值得考虑使用。但是联合化疗的不良反应常常更为多见,也更为严重,在选择联合化疗时应该注意权衡利弊,避免过度追求疗效而给患者带来严重的不良反应。

2007 年,欧洲首次对转移性乳腺癌化疗方案的制订给出了推荐意见:针对晚期乳腺癌联合化疗和单药序贯化疗选择的问题,认为多数患者适合单药序贯化疗。鉴于联合化疗的毒性和晚期乳腺癌的不可治愈性,临床医生选择联合化疗还是单药化疗,通常应根据肿瘤情况、患者体能和意愿选择方案。

推荐的首选化疗方案包括单药序贯化疗或联合化疗。与单药化疗相比,联合化疗通常有更好的客观缓解率和疾病进展时间,但联合化疗的毒性较大,且生存获益有限。此外,序贯使用单药能降低患者需要减小剂量的可能性。需要使肿瘤迅速缩小或症状迅速缓解的患者可选择联合化疗,优先考虑耐受性和生活质量的患者可选择单药序贯化疗。

第二节　常用化疗药物

一、蒽环类药物

蒽环类药物是从波赛链霉菌变种中分离出来的一种抗生素类药物,具有广谱抗肿瘤作用。在 20 世纪 60 年代末研发成功,大量的临床研究证实了其在许多恶性肿瘤中的疗效。对于乳腺癌,蒽环类药物已经成为临床上最广谱的抗肿瘤药物之一,也是单药疗效最好的细胞毒药物之一。临床最常用的是多柔比星、表柔比星、吡柔比星和多柔比星脂质体。

(一) 蒽环类药物的疗效

1. *多柔比星*　在 20 世纪 70 年代中期进入临床应用,对于化疗后进展的乳腺癌,单药多柔比星和表柔比星是当时有效率最高的化疗药物,疗效与CMF 和 CMFVP 这两个联合方案相当。1987 年CALGB 临床试验显示,与 CMF 方案比较,2 个含有蒽环类 CAF 方案和 CAFVP 方案的有效率更高,生存时间也都优于 CMF 组,但 CAFVP 组的毒性更大。CAF 方案因此而成为继 CMF 方案之后疗效最好的联合化疗方案。

2. *表柔比星*　是多柔比星的同分异构体,心脏毒性比多柔比星更低。

3. *吡柔比星*　显示了很强的抗肿瘤活性和广泛的抗癌谱,能迅速进入癌细胞,通过直接抑制核酸合成,在细胞分裂的 G2 期阻断细胞周期,从而杀灭癌细胞。在鼠类白血病 L5178y 细胞中的吸收速度比表柔比星快 170 倍。

4. *多柔比星脂质体*　既能加强药物的抗癌作用,又能减少其毒性作用和不良反应,心脏毒性及脱发发生率低,但手足综合征较明显。

(二) 蒽环类药物的不良反应

蒽环类药物除骨髓抑制、呕吐、脱发等不良反应外,最显著的不良反应为心脏毒性,包括各种心律失常和充血性心力衰竭。充血性心力衰竭常常难以救治,因而具有重要的临床意义。推荐最大累积剂量多柔比星为 550 mg/m^2(放疗或合并用药,<400 mg/m^2)。表柔比星为 900～1 000 mg/m^2(用过

多柔比星，<800 mg/m^2）。在使用蒽环类药时，应注意监测和预防心脏毒性，定期检测心电图、肌钙蛋白和超声心动图等。左心室射血分数（LVEF）至少每 3 个月检测 1 次。如果患者使用蒽环类药物期间发生有临床症状的心脏毒性，或虽无症状但 LVEF<45%或较基线下降>15%，需先停药，充分评估患者的心脏功能，后续治疗应该慎重。注意计算蒽环类药的累积剂量，选择心脏毒性轻的联合化疗方案，对已有潜在心脏功能损害的患者要审慎使用。可以对症处理，如应用血管紧张素转化酶抑制剂、血管紧张素受体拮抗剂、β 受体阻滞剂及心脏保护剂（如右雷佐生）等。尽管早期有临床试验提示，同时使用右雷佐生和蒽环类药物可能会降低化疗的客观有效率，但是荟萃分析显示右雷佐生会引起明显的粒细胞减少，并未降低化疗的疗效，且可降低约 70%的心力衰竭发生率。对于 HER2 阳性乳腺癌，不建议同步使用蒽环类药物和靶向药物，以免增加心脏毒性。

二、紫杉烷类药物

紫杉烷类药物是从植物紫杉中提取得到抗肿瘤活性成分，通过对其进行结构修饰，合成的衍生物，是目前应用最普遍的化疗药物。自 20 世纪 70 年代研发和进入临床研究，90 年代紫杉烷类的乳腺癌临床研究开始快速发展，大量临床研究证实了紫杉烷类单药和联合方案对难治性和一线转移性乳腺癌的作用。紫杉烷类已经在临床应用多年，是转移性乳腺癌单药最有效的药物之一和主要联合化疗方案的组成药物。临床最常用的是紫杉醇、多西他赛和白蛋白结合型紫杉醇。

1. *紫杉醇*　于 1971 年分离提纯，是一种独特的二萜类植物产品，从太平洋紫杉的树枝和树皮中提取。20 世纪 80 年代开始人体临床试验。紫杉醇体外抗肿瘤机制是促进微管聚合，抑制微管解聚，从而抑制肿瘤细胞的分裂，导致肿瘤细胞死亡。对 G_2 和 M 期细胞敏感。紫杉醇不溶于水，需要羟乙基蓖麻油助溶，而羟乙基蓖麻油可能导致严重的过敏反应，因此使用紫杉醇之前 30 min 常规预防过敏反应，常用的抗过敏药有地塞米松（20 mg 口服，紫杉醇使用前 12、6 h）、苯海拉明（50 mg 静脉推注，紫杉醇使用前 30 min）和西咪替丁（300 mg 静脉推注，紫杉醇使用前 30 min）。主要不良反应包括过敏反应、骨髓抑制、神经毒性等。

2. *多西他赛*　是欧洲紫杉树树枝提取物的半合成药物，化学结构和抗肿瘤作用机制与紫杉醇相似，也是微管抑制剂，可阻止细胞的有丝分裂。但是多西他赛在细胞内浓度更高，停留时间更长，体外抗瘤活性更强。多西他赛单药（100 mg/m^2，3 周方案）治疗乳腺癌有效率为 55.3%～67.7%，中位有效时间 8.3 个月，中位生存时间 16.4 个月。与当时的标准治疗多柔比星和 MF 等方案疗效相当。多西他赛的不良反应与紫杉醇常见的过敏反应和神经毒性不同，常表现出独有的液体潴留和疲乏，液体潴留通过 3～5 d 地塞米松处理可以减少。多西他赛单药或者联合方案的骨髓抑制发生率较高，骨髓抑制是剂量限制性毒性。

3. *白蛋白结合型紫杉醇*　是 130 nm 紫杉醇微粒由白蛋白包被的新型紫杉醇剂型，可以避免羟乙基蓖麻油所引起的不良反应。白蛋白与细胞表面的白蛋白受体（albondin）结合，可能作为载体进行药物转运。Ⅰ期临床试验发现，3 周方案的最大耐受剂量为 300 mg/m^2，每周方案（连续 3 周，4 周重复）的最大耐受剂量为 100～150 mg/m^2。不需要预防性抗过敏，输注时间缩短至 30 min。主要毒性是外周性感觉神经异常、口腔溃疡、视物模糊和浅表性角膜炎。各大指南推荐白蛋白结合型紫杉醇用于晚期乳腺癌一线或后线的解救治疗。近年研究表明，白蛋白结合型紫杉醇联合 PD-1/PD-L1 单抗治疗有着更广阔的应用前景。

因紫杉烷类药物在乳腺癌辅助治疗期已广泛使用，针对复发及转移性乳腺癌应用需要考虑再使用的问题。以下情况可考虑紫杉烷类药物再使用：①紫杉烷类药物新辅助治疗有效；②紫杉烷类药物辅助治疗结束 1 年以后复发；③紫杉烷类药物解救治疗有效后停药。

三、其他化疗药物

（一）卡培他滨

卡培他滨是口服氟尿嘧啶类药物，在体内经过三重酶活化，生成氟尿嘧啶而起抗肿瘤作用。其中胸苷磷酸化酶在肿瘤组织的浓度高于正常组织，能使肿瘤组织中氟尿嘧啶浓度高于正常组织，使卡培他滨具有更好的疗效和更低的毒性。卡培他滨是一个广谱抗肿瘤药物，在临床上已经证实其对乳腺癌、胃肠道肿瘤、头颈肿瘤均有明显的疗效，在 1998 年被批准用于蒽环类和紫杉烷类治疗失败的晚期乳腺癌。不良反应主要有手足综合征、腹泻和口腔溃疡,严重的手足综合征可以导致药物应用中断。有两项Ⅱ期研究显示,卡培他滨对蒽环类和紫杉烷类治疗后进展的转移性乳腺癌仍然有效,而且耐受性较好。

(二) 吉西他滨

吉西他滨属于核苷类似物,是细胞周期性药物,主要作用于细胞的DNA合成期,阻止细胞从G_1期进入S期。是广谱抗肿瘤药物,对多种肿瘤有效,已经批准的适应证包括非小细胞肺癌、胰腺癌、胃癌、膀胱癌等。多项Ⅱ期临床研究显示,吉西他滨单药对于复发及转移性乳腺癌(包括一线以及多线治疗)有不同程度的疗效,客观缓解率为25%~46%。此外,多项Ⅲ期临床研究显示,含有吉西他滨的联合化疗方案也具有明显优势。主要不良反应为骨髓抑制、脱发和较轻的消化道反应。

(三) 长春瑞滨

长春瑞滨属于抗微管类药物,通过抑制细胞内微管聚合,干扰细胞中期的有丝分裂而起抗肿瘤作用。长春瑞滨是广谱抗肿瘤药物,适应证包括非小细胞肺癌、乳腺癌等。对乳腺癌一线单药的疗效为40%~50%,中位治疗失败时间和有效时间与蒽环类、紫杉烷类近似。主要剂量限制性毒性为骨髓抑制、周围神经毒性、肌痛。值得注意的是,没有静脉输液装置时,静脉炎的发生率高达66%。口服长春瑞滨研发于1987年,对于复发及转移性乳腺癌需要反复进行化疗的患者,口服药能够减少注射药物带来的静脉炎,最大耐受剂量为每周100 mg/m^2。与静脉给药不同,主要剂量限制性毒性为中性粒细胞减少、便秘及明显的消化道反应。

(四) 铂类药物

铂类药物属于细胞周期非特异性药物,主要通过与肿瘤细胞内DNA结合,破坏DNA双链发挥抗肿瘤作用。铂类药物是广谱抗肿瘤药物,适应证包括肺癌、卵巢癌和乳腺癌等。复发及转移性乳腺癌常用顺铂和卡铂。主要的限制性毒性为肾毒性、胃肠道反应、骨髓抑制、神经毒性和耳毒性。以顺铂为代表,最为严重的毒性为肾毒性,充分水化可有效防治肾毒性的发生。含铂方案可作为三阴性乳腺癌患者解救化疗的重要选择,特别是有*BRCA1/2*突变的患者。

四、新型细胞毒药物

(一) 伊沙匹隆

伊沙匹隆是一种半合成的埃博霉素-B(epothilones-B)类似物,具有与紫杉烷类相似的抗微管作用,但属于非紫杉烷类药物。临床前研究证实,其对耐紫杉烷类的细胞株仍有抑制作用。2007年12月,FDA批准伊沙匹隆用于治疗蒽环类、紫杉烷类和卡培他滨治疗后进展的局部晚期和转移性乳腺癌。神经毒性是伊沙匹隆的主要毒性作用,停止用药后毒性可逆,转为1级或消失。

(二) 艾立布林

艾立布林是软海绵素的结构衍生物,属于新型微管类细胞毒药物。与其他抗微管类细胞毒药物作用点不同,通过影响微管聚合并干扰细胞微管功能,在多种实体瘤中显示一定疗效,对紫杉烷类耐药后患者依然有效。2010年11月,美国FDA批准艾立布林适应证为在蒽环类和紫杉烷类治疗失败并且2个化疗方案进展后的晚期乳腺癌。常见的3级治疗相关不良反应有粒细胞缺乏伴发热、疲劳、脱发、恶心和神经毒性。目前,艾立布林联合卡培他滨、PD-1单抗和曲妥珠单抗等已开展了多项临床研究,其疗效和耐受性均显示出值得期待的结果。艾立布林对晚期乳腺癌改善生存的结果十分令人鼓舞,是唯一在多线治疗乳腺癌患者中获得生存改善的细胞毒药物。

(三) 优替德隆

优替德隆是我国自主研发的Ⅰ类抗肿瘤新药,为经基因工程改造的埃博霉素类似物,通过促进微管蛋白的聚合,诱导细胞凋亡,是一类新型的非紫杉烷类抗微管聚合的抗肿瘤药物。在Ⅰ期和Ⅱ期临床研究中显示了对乳腺癌的治疗潜力,Ⅲ期临床研究结果显示,优替德隆+卡培他滨组的中位PFS、OS、客观缓解率和临床获益率均显著优于单药卡培他滨组。安全性方面,除了优替德隆+卡培他滨组的周围神经毒性之外,其余差异无显著性。优替德隆最大的特点就是没有明显的骨髓抑制毒性。对既往经多线治疗后进展的乳腺癌患者,优替德隆联合卡培他滨方案有改善OS的明显趋势,为晚期乳腺癌患者提供了新的有效治疗方案。

综上所述,蒽环类和紫杉烷类是单药最有效的化疗药物，长春瑞滨、卡培他滨、吉西他滨、铂类等是蒽环类/紫杉类治疗失败后的常用药物。除了优替德隆、艾立布林等新药外，异环磷酰胺、依托泊苷（VP-16）、多柔比星脂质体、持续静脉滴注氟尿嘧啶和CMF方案等也具有一定治疗价值。节拍化疗（如小剂量卡培他滨、长春瑞滨和环磷酰胺）具有有效、低毒的特性，适合复发及转移性乳腺癌患者的长期维持治疗。

第三节　晚期乳腺癌化疗

一、晚期乳腺癌化疗适应证与注意事项

1. *化疗适应证*　具备以下1个条件即可考虑首选化疗：①激素受体阴性；②有症状的内脏转移；③激素受体阳性但对内分泌治疗耐药者。

2. *化疗方案的选择和注意事项*

（1）常用单药：蒽环类，如多柔比星、表柔比星、吡柔比星、多柔比星脂质体；紫杉烷类，如紫杉醇、多西他赛、白蛋白结合型紫杉醇；抗代谢药，如卡培他滨和吉西他滨；非紫杉烷类微管形成抑制剂，如长春瑞滨、艾立布林。

（2）常用的联合化疗方案：环磷酰胺、多柔比星和氟尿嘧啶（FAC/CAF）；氟尿嘧啶、表柔比星和环磷酰胺（FEC）；环磷酰胺、吡柔比星和氟尿嘧啶（CTF）；多柔比星、环磷酰胺（AC）；表柔比星、环磷酰胺（EC）；多柔比星联合多西他赛或紫杉醇（AT）；环磷酰胺、氨甲蝶呤和氟尿嘧啶（CMF）；多西他赛联合卡培他滨（TX）；长春瑞滨联合铂类（NP）；长春瑞滨联合卡培他滨（NX）；吉西他滨联合多西他赛或紫杉醇（GT）；优替德隆联合卡培他滨等。对于三阴性乳腺癌，可选择吉西他滨或白蛋白结合型紫杉醇联合顺铂/卡铂（表62－1）。

（3）其他有效的单药：环磷酰胺、顺铂、卡铂、口服依托泊苷、长春碱、米托蒽醌和氟尿嘧啶持续静脉给药方案。

（4）用药时长：药物治疗应该应用一个治疗方案直至疾病进展再考虑换药。由于缺乏OS方面的差异，是采用长期化疗还是短期化疗后停药或维持治疗，需权衡疗效、药物不良反应和患者生活质量。

（5）其他：治疗前应进行治疗前谈话，告知化疗的目的是改善生活质量，延长PFS及OS；告知化疗的不良反应等。首次化疗前应检测血常规、肝功能、肾功能、心电图；以后每次化疗前后应常规检测血常规，使用蒽环类药物者还需检查心电图或LVEF。育龄妇女应妊娠试验阴性并嘱避孕。签署化疗知情同意书。

二、维持治疗和姑息治疗

复发及转移性乳腺癌的治愈很难，需采取“细水长流，延年益寿”的策略，选择最佳的一线治疗，有效化疗应持续6～8个周期。对于达到疾病缓解和稳定的患者，化疗停止后可考虑维持治疗。联合化疗有效的患者，如果因为不良反应不能继续耐受联合化疗，可以考虑原先方案中的其中一个单药进行维持治疗，以尽量延长疾病控制时间。维持化疗的理想选择，应该是单药治疗有效、相对低毒、便于长期使用，如口服的化疗药物卡培他滨、长春瑞滨等。激素受体阳性患者的后续治疗还可以选择内分泌治疗作为维持手段。HER2阳性乳腺癌，化疗停止后，建议抗HER2维持治疗。

复发及转移性乳腺癌的治疗，如果连续3种化疗方案无缓解，或患者ECOG体力状态评分≥3，则不再建议化疗，可以考虑温和的内分泌治疗和分子靶向药物进行姑息治疗，或者仅给予最佳支持治疗，或者参加新药临床研究。因为这种情况下再不断更换化疗方案，对于患者没有意义。这里的化疗方案无缓解，是指未从以往的化疗方案中获益，甚至从未获得过缓解，而不包括化疗后获得缓解再出现病情进展者。

虽然一些临床试验和荟萃分析显示，对复发及转移性乳腺癌一线化疗疾病得到控制的患者，维持化疗可以改善PFS，OS也有一定延长，但是仍然需要更多的临床试验进一步阐释维持化疗的最佳药物、方案和适宜人群。鉴于当前研究证据有限，加之转移性乳腺癌不能治愈，对这些患者进行维持化疗前，应该充分评估治疗获益与生活质量之间的平衡，患者的选择意愿也是考量因素之一。

表 62-1 复发转移性乳腺癌常用的化疗方案

分　类	化疗方案
联合化疗	
CAF 方案	环磷酰胺 100 mg/m²,口服,第 1～14 天; 多柔比星 30 mg/m²,静脉滴注,第 1、8 天; 氟尿嘧啶 500 mg/m²,静脉滴注,第 1、8 天,28 天为 1 个周期
FAC 方案	氟尿嘧啶 500 mg/m²,静脉滴注,第 1、8 天; 多柔比星 50 mg/m²,静脉滴注,第 1 天; 环磷酰胺 500 mg/m²,静脉滴注,第 1 天,21 天为 1 个周期
FEC 方案	环磷酰胺 400 mg/m²,静脉滴注,第 1、8 天; 表柔比星 50 mg/m²,静脉滴注,第 1、8 天; 氟尿嘧啶 500 mg/m²,静脉滴注,第 1、8 天,28 天为 1 个周期
AC 方案	多柔比星 60 mg/m²,静脉滴注,第 1 天; 环磷酰胺 600 mg/m²,静脉滴注,第 1 天,21 天为 1 个周期
EC 方案	表柔比星 75 mg/m²,静脉滴注,第 1 天; 环磷酰胺 600 mg/m²,静脉滴注,第 1 天,21 天为 1 个周期
AT 方案(Ⅰ)	多柔比星 60 mg/m²,静脉滴注,第 1 天; 紫杉醇 125～200 mg/m²,静脉滴注,第 1 天,21 天为 1 个周期
AT 方案(Ⅱ)	多柔比星 50 mg/m²,静脉滴注,第 1 天; 多西他赛 75 mg/m²,静脉滴注,第 1 天,21 天为 1 个周期
CMF 方案	环磷酰胺 100 mg/m²,口服,第 1～14 天; 氨甲蝶呤 40 mg/m²,静脉滴注,第 1、8 天; 氟尿嘧啶 600 mg/m²,静脉滴注,第 1、8 天,28 天为 1 个周期
XT 方案	多西他赛 75 mg/m²,静脉滴注,第 1 天; 卡培他滨 1 000 mg/m²,口服,每天 2 次,第 1～14 天,21 天为 1 个周期
GT 方案	紫杉醇 175 mg/m²,静脉滴注,第 1 天或多西他赛 75 mg/m²,静脉滴注,第 1 天; 吉西他滨 1 250 mg/m²,静脉滴注,第 1、8 天,21 天为 1 个周期
GC 方案	吉西他滨 1 000 mg/m²,静脉滴注,第 1、8 天; 卡铂 AUC=2,静脉滴注,第 1、8 天,21 天为 1 个周期
GP 方案	吉西他滨 1 000 mg/m²静脉滴注,第 1、8 天; 顺铂 75 mg/m²静脉滴注,分第 1～3 天
NP 方案	长春瑞滨 25 mg/m²,静脉滴注,第 1、8 天; 顺铂 75 mg/m²,静脉滴注,分第 1～3 天;或卡铂 AUC2 静脉滴注,第 1、8 天 21 天为 1 个周期
NX 方案	长春瑞滨 25 mg/m²,静脉滴注,第 1、8 天; 卡培他滨 1 000 mg/m²,口服,每天 2 次,第 1～14 天 21 天为 1 个周期
优替德隆联合卡培他滨	优替德隆 30 mg/m²,静脉滴注,第 1～5 天; 卡培他滨 1 000 mg/m²,口服,每天 2 次,第 1～14 天 21 天为 1 个周期
单药化疗	
蒽环类	多柔比星 60～75 mg/m²,静脉滴注,第 1 天,21 天为 1 个周期;或多柔比星 20 mg/m²,静脉滴注,每周 1 次; 表柔比星 60～90 mg/m²,静脉滴注,第 1 天,21 天为 1 个周期; 多柔比星脂质体 50 mg/m²,静脉滴注,第 1 天,28 天为 1 个周期
紫杉烷类	紫杉醇 175 mg/m²,静脉滴注,第 1 天,21 天为 1 个周期;或紫杉醇 80 mg/m²,静脉滴注,每周 1 次; 多西他赛 60～100 mg/m²,静脉滴注,第 1 天,21 天为 1 个周期; 白蛋白结合型紫杉醇 100～150 mg/m²,静脉滴注,第 1、8、15 天,28 天为 1 个周期;或白蛋白结合型紫杉醇 260 mg/m²,静脉滴注,第 1 天,21 天为 1 个周期; 紫杉醇脂质体 175 mg/m²,静脉滴注,第 1 天,21 天为 1 个周期

续表

分　类	化疗方案
抗代谢类	卡培他滨 1000～1250 mg/m^2，口服，每天 2 次，第 1～14 天，21 天为 1 个周期； 吉西他滨 800～1200 mg/m^2，静脉滴注，第 1、8、15 天，28 天为 1 个周期
其他微管类抑制剂	长春瑞滨 25 mg/m^2，静脉滴注，每周 1 次；或长春瑞滨软胶囊前 3 周 60 mg/m^2，口服（耐受性好，后续 80 mg/m^2），第 1、8、15 天，28 天为 1 个周期； 艾立布林 1.4 mg/m^2，静脉滴注，第 1、8 天，21 天为 1 个周期
HER2 阳性患者化疗	
曲妥珠单抗和帕妥珠单抗	曲妥珠单抗首次剂量 4 mg/kg，之后为 2 mg/kg，每周 1 次；或曲妥珠单抗首次剂量 8 mg/kg，之后为 6 mg/kg，每 3 周 1 次； 帕妥珠单抗初始 840 mg，后续 420 mg，每 3 周 1 次
一线与曲妥珠单抗和帕妥珠单抗联合化疗方案	(1)联合化疗方案及 THP3 周方案：多西他赛 75 mg/m^2，静脉滴注，第 1 天、21 天为 1 个周期； (2)THP 每周方案：紫杉醇 80 mg/m^2，静脉滴注，第 1 天；或白蛋白紫杉醇 100～150 mg/m^2，静脉滴注，第 1 天
一线与曲妥珠单抗联合的化疗方案	TXH： 多西他赛 75 mg/m^2，静脉滴注，第 1 天 卡培他滨 1000 mg/m^2，口服，每天 2 次，第 1～14 天

第四节　总　　结

化疗是激素受体阴性或者内分泌治疗耐药的复发及转移性乳腺癌的主要手段，抗 HER2 治疗或抗 PD-1/PD-L1 治疗也通常与化疗药物联合使用。根据文献报道，晚期乳腺癌一线化疗的有效率为 25%～65%。化疗开始时通常有效，多次进展后化疗有效率会逐步下降。所以，晚期乳腺癌的治疗是肿瘤内科医生经常面对的最大挑战。蒽环类和紫杉烷类单药有效率最高，近些年来多用于辅助化疗阶段及复发转移以后，长春瑞滨、卡培他滨、吉西他滨和铂类常用于治疗这类患者，优替德隆、艾立布林等新药也进一步提供了新的治疗机会，对于紫杉烷类药物没有耐药或禁忌证的患者，可以考虑紫杉烷类药物的再使用。制订化疗方案时应该全面评估患者疗效和耐受性，尊重患者的主观意愿，在控制肿瘤的同时，避免给患者造成治疗伤害。对于激素受体阳性和/或 HER2 阳性患者，化疗与内分泌药物和抗 HER2 药物应该合理安排使用，达到疗效最大、损伤最轻的目的。

提高复发及转移性乳腺癌的治疗效果，需要更多新的抗肿瘤药物。相信随着乳腺癌基础及转化研究的进展，更多的乳腺癌发病机制被阐释，一定会研发出更多的有效药物，这些药物可能会极大地改变晚期乳腺癌的治疗结局，让更多的晚期乳腺癌患者能够长期生存。

（张清媛）

参考文献

[1] AHMANN D L, SCHAID D J, BISEL H F, et al. The effect on survival of initial chemotherapy in advanced breast cancer: polychemotherapy versus single drug [J]. Journal of Clinical Oncology, 1987, 5(12):1928-1932.

[2] AISNER J, WEINBERG V, PERLOFF M, et al. Chemotherapy versus chemoimmunotherapy (CAF v CAFVP v CMF each +/− MER) for metastatic carcinoma of the breast: a CALGB study. cancer and leukemia group B [J]. Journal of Clinical Oncology, 1987,5(10):1523-1533.

[3] ALBA E, RUIZ-BORREGO M, MARTÍN M, et al. Prolongation of TTP by maintenance therapy with PLD in a multicenter phase III randomized trial

following standard chemotherapy for MBC: GEICAM 2001 - 01 study [J]. Journal of Clinical Oncology, 2007,25(18_suppl): 1007.

[4] ALBAIN K S, NAG S M, CALDERILLO-RUIZ G, et al. Gemcitabine plus Paclitaxel versus Paclitaxel monotherapy in patients with metastatic breast cancer and prior anthracycline treatment [J]. Journal of Clinical Oncology, 2008,26(24):3950 - 3957.

[5] BAJETTA E, PROCOPIO G, CELIO L, et al. Safety and efficacy of two different doses of capecitabine in the treatment of advanced breast cancer in older women [J]. Journal of Clinical Oncology, 2005,23(10):2155 - 2161.

[6] BALDINI E, PROCHILO T, SALVADORI B, et al. Multicenter randomized phase III trial of Epirubicin plus Paclitaxel vs Epirubicin followed by Paclitaxel in metastatic breast cancer patients: focus on cardiac safety [J]. British Journal of Cancer, 2004,91(1):45 - 49.

[7] BLUM J L, DEES E C, CHACKO A, et al. Phase II trial of capecitabine and weekly paclitaxel as first-line therapy for metastatic breast cancer [J]. Journal of Clinical Oncology, 2006,24(27):4384 - 4390.

[8] BLUM J L, DIERAS V, LO RUSSO P M, et al. Multicenter, Phase II study of capecitabine in taxane-pretreated metastatic breast carcinoma patients [J]. Cancer, 2001,92(7):1759 - 1768.

[9] CARDOSO F, BEDARD P L, WINER E P, et al. International guidelines for management of metastatic breast cancer: combination vs sequential single-agent chemotherapy [J]. JNCI: Journal of the National Cancer Institute, 2009, 101 (17): 1174 - 1181.

[10] CARDOSO F, SPENCE D, MERTZ S, et al. Global analysis of advanced/metastatic breast cancer: decade report (2005 - 2015) [J]. Breast (Edinburgh, Scotland), 2018,39: 131 - 138.

[11] CAZZANIGA M E, CORTESI L, FERZI A, et al. Metronomic chemotherapy with oral vinorelbine (mVNR) and capecitabine (mCAPE) in advanced HER2 - negative breast cancer patients: is it a way to optimize disease control? Final results of the VICTOR - 2 study [J]. Breast Cancer Research and Treatment, 2016,160(3):501 - 509.

[12] CHAN S, FRIEDRICHS K, NOEL D, et al. Prospective randomized trial of docetaxel versus doxorubicin in patients with metastatic breast cancer [J]. Journal of Clinical Oncology, 1999,17(8):2341 - 2354.

[13] CORTES J, O'SHAUGHNESSY J, LOESCH D, et al. Eribulin monotherapy versus treatment of physician's choice in patients with metastatic breast cancer (EMBRACE): a phase 3 open-label randomised study [J]. Lancet, 2011,377(9769):914 - 923.

[14] DE IULIIS F, SALERNO G, TAGLIERI L, et al. On and off metronomic oral vinorelbine in elderly women with advanced breast cancer [J]. Tumori, 2015,101(1):30 - 35.

[15] French Epirubicin Study Group. A prospective randomized phase III trial comparing combination chemotherapy with cyclophosphamide, fluorouracil, and either doxorubicin or epirubicin. French Epirubicin Study Group [J]. Journal of Clinical Oncology, 1988,6(4):679 - 688.

[16] GAMPENRIEDER S P, BARTSCH R, MATZNELLER P, et al. Capecitabine and vinorelbine as an all-oral chemotherapy in HER2 - negative locally advanced and metastatic breast cancer [J]. Breast Care, 2010,5(3):158 - 162.

[17] GEHL J, BOESGAARD M, PAASKE T, et al. Combined doxorubicin and paclitaxel in advanced breast cancer: effective and cardiotoxic [J]. Annals of Oncology, 1996,7(7):687 - 693.

[18] GENNARI A, AMADORI D, DE LENA M, et al. Lack of benefit of maintenance paclitaxel in first-line chemotherapy in metastatic breast cancer [J]. Journal of Clinical Oncology, 2006,24(24):3912 - 3918.

[19] GENNARI A, STOCKLER M, PUNTONI M, et al. Duration of chemotherapy for metastatic breast cancer: a systematic review and meta-analysis of randomized clinical trials [J]. Journal of Clinical Oncology, 2011,29(16):2144 - 2149.

[20] GRADISHAR W J, KRASNOJON D, CHEPOROV S, et al. Significantly longer progression-free survival with nab-paclitaxel compared with docetaxel as first-line therapy for metastatic breast cancer [J]. Journal of Clinical Oncology, 2009,27(22):3611 - 3619.

[21] GRADISHAR W J, MEZA L A, AMIN B, et al. Capecitabine plus paclitaxel as front-line combination therapy for metastatic breast cancer: a multicenter phase II study [J]. Journal of Clinical Oncology, 2004,22(12):2321 - 2327.

[22] GRADISHAR W J, TJULANDIN S, DAVIDSON N, et al. Phase III trial of nanoparticle albumin-bound paclitaxel compared with polyethylated castor oil-based paclitaxel in women with breast cancer [J]. Journal of Clinical Oncology, 2005,23(31):7794 - 7803.

[23] GÜTH U, ELFGEN C, MONTAGNA G, et al. Long-term survival and cure in distant metastatic

breast cancer [J]. Oncology, 2019,97(2):82 - 93.

[24] HARVEY V, MOURIDSEN H, SEMIGLAZOV V, et al. Phase III trial comparing three doses of docetaxel for second-line treatment of advanced breast cancer [J]. Journal of Clinical Oncology, 2006,24(31):4963 - 4970.

[25] HU X C, ZHANG J, XU B H, et al. Cisplatin plus gemcitabine versus paclitaxel plus gemcitabine as first-line therapy for metastatic triple-negative breast cancer (CBCSG006): a randomised, open-label, multicentre, phase 3 trial [J]. The Lancet Oncology, 2015,16(4):436 - 446.

[26] JONES S E, ERBAN J, OVERMOYER B, et al. Randomized phase Ⅲ study of docetaxel compared with paclitaxel in metastatic breast cancer [J]. Journal of Clinical Oncology, 2005,23:5542 - 5551.

[27] KRAJNAK S, BATTISTA M J, HASENBURG A, et al. Metronomic chemotherapy for metastatic breast cancer [J]. Oncology Research and Treatment, 2022,45(1/2):12 - 17.

[28] LEONARD R C F, TWELVES C, BREDDY J, et al. Capecitabine named-patient programme for patients with advanced breast cancer [J]. European Journal of Cancer, 2002,38(15):2020 - 2024.

[29] MILES D W, GLIGOROV J, ANDRÉ F, et al. LBA15 Primary results from IMpassion131, a double-blind placebo-controlled randomised phase III trial of first-line paclitaxel (PAC) ± atezolizumab (atezo) for unresectable locally advanced/metastatic triple-negative breast cancer (mTNBC) [J]. Annals of Oncology, 2020,31: S1147 - S1148.

[30] NABHOLTZ J M, FALKSON C, CAMPOS D, et al. Docetaxel and doxorubicin compared with doxorubicin and cyclophosphamide as first-line chemotherapy for metastatic breast cancer: results of a randomized, multicenter, phase III trial [J]. Journal of Clinical Oncology, 2003,21(6):968 - 975.

[31] O'SHAUGHNESSY J, MILES D, VUKELJA S, et al. Superior survival with capecitabine plus docetaxel combination therapy in anthracycline-pretreated patients with advanced breast cancer: phase III trial results [J]. Journal of Clinical Oncology, 2002, 20 (12):2812 - 2823.

[32] PARK Y H, IM S A, KIM S B, et al. Phase II, multicentre, randomised trial of eribulin plus gemcitabine versus paclitaxel plus gemcitabine as first-line chemotherapy in patients with HER2 - negative metastatic breast cancer [J]. European Journal of Cancer, 2017,86: 385 - 393.

[33] PEREZ E A, LERZO G, PIVOT X, et al. Efficacy and safety of ixabepilone (BMS - 247550) in a phase II study of patients with advanced breast cancer resistant to an anthracycline, a taxane, and capecitabine [J]. Journal of Clinical Oncology, 2007,25(23):3407 - 3414.

[34] PICCART-GEBHART M J, BURZYKOWSKI T, BUYSE M, et al. Taxanes alone or in combination with anthracyclines as first-line therapy of patients with metastatic breast cancer [J]. Journal of Clinical Oncology, 2008,26(12):1980 - 1986.

[35] REICHARDT P, VON MINCKWITZ G, THUSS-PATIENCE P C, et al. Multicenter phase II study of oral capecitabine (Xeloda") in patients with metastatic breast cancer relapsing after treatment with a taxane-containing therapy [J]. Annals of Oncology, 2003,14(8):1227 - 1233.

[36] SAKAGUCHI K, NAKATSUKASA K, KOYAMA H, et al. Phase II clinical trial of first-line eribulin plus trastuzumab for advanced or recurrent HER2 - positive breast cancer [J]. Anticancer Research, 2018,38(7):4073 - 4081.

[37] SCHMID P, ADAMS S, RUGO H S, et al. Atezolizumab and nab-paclitaxel in advanced triple-negative breast cancer [J]. The New England Journal of Medicine, 2018,379(22):2108 - 2121.

[38] SEIDMAN A D, BERRY D, CIRRINCIONE C, et al. Randomized phase III trial of weekly compared with every - 3 - weeks paclitaxel for metastatic breast cancer, with trastuzumab for all HER - 2 overexpressors and random assignment to trastuzumab or not in HER - 2 nonoverexpressors: final results of cancer and leukemia group B protocol 9840 [J]. Journal of Clinical Oncology, 2008, 26(10): 1642 - 1649.

[39] SEIDMAN A D, HUDIS C A, ALBANELL J, et al. Dose-dense therapy with weekly 1 - hour paclitaxel infusions in the treatment of metastatic breast cancer [J]. Journal of Clinical Oncology, 1998, 16(10): 3353 - 3361.

[40] SLEDGE G W, NEUBERG D, BERNARDO P, et al. Phase III trial of doxorubicin, paclitaxel, and the combination of doxorubicin and paclitaxel as front-line chemotherapy for metastatic breast cancer: an intergroup trial (E1193) [J]. Journal of Clinical Oncology, 2003,21(4):588 - 592.

[41] SPARANO J A, VRDOLJAK E, RIXE O, et al. Randomized phase III trial of ixabepilone plus capecitabine versus capecitabine in patients with metastatic breast cancer previously treated with an anthracycline and a taxane [J]. Journal of Clinical Oncology, 2010,28(20):3256 - 3263.

[42] STOCKLER M R, HARVEY V J, FRANCIS P A,

et al. Capecitabine versus classical cyclophosphamide, methotrexate, and fluorouracil as first-line chemotherapy for advanced breast cancer [J]. Journal of Clinical Oncology, 2011,29(34):4498 - 4504.

[43] THOMAS E S. Ixabepilone plus capecitabine for metastatic breast cancer progressing after anthracycline and taxane treatment [J]. Journal of Clinical Oncology, 2008,26(13):2223.

[44] THOMAS E, TABERNERO J, FORNIER M, et al. Phase II clinical trial of ixabepilone (BMS - 247550), an epothilone B analog, in patients with taxane-resistant metastatic breast cancer [J]. Journal of Clinical Oncology, 2007,25(23):3399 - 3406.

[45] TUBIANA-MATHIEU N, BOUGNOUX P, BECQUART D, et al. All-oral combination of oral vinorelbine and capecitabine as first-line chemotherapy in HER2 - negative metastatic breast cancer: an International Phase II Trial [J]. British Journal of Cancer, 2009,101(2):232 - 237.

[46] TWELVES C, ANTHONEY A, SAVULSKY C I, et al. A phase 1b/2,open-label, dose-escalation, and dose-confirmation study of eribulin mesilate in combination with capecitabine [J]. British Journal of Cancer, 2019,120(6):579 - 586.

[47] WILKS S, PUHALLA S, O'SHAUGHNESSY J, et al. Phase 2,multicenter, single-arm study of eribulin mesylate with trastuzumab as first-line therapy for locally recurrent or metastatic HER2 - positive breast cancer [J]. Clinical Breast Cancer, 2014,14(6):405 - 412.

[48] XU B H, SHEN Z Z, JIANG Z F, et al. A phase II study of gemcitabine plus paclitaxel in patients with metastatic breast cancer and prior anthracycline treatment [J]. Asia-Pacific Journal of Clinical Oncology, 2010,6(4):320 - 329.

[49] XU B H, ZHANG X Q, CHI H D, et al. Consistent efficacy and safety of gemcitabine-paclitaxel in patients with metastatic breast cancer: a retrospective comparison of East Asian and global studies [J]. Asia-Pacific Journal of Clinical Oncology, 2014, 10 (4):330 - 339.

[50] YUAN P, HU X C, SUN T, et al. Eribulin mesilate versus vinorelbine in women with locally recurrent or metastatic breast cancer: a randomised clinical trial [J]. European Journal of Cancer, 2019, 112: 57 - 65.

[51] ZIELINSKI C, BESLIJA S, MRSIC-KRMPOTIC Z, et al. Gemcitabine, epirubicin, and paclitaxel versus fluorouracil, epirubicin, and cyclophosphamide as first-line chemotherapy in metastatic breast cancer: a Central European Cooperative Oncology Group International, multicenter, prospective, randomized phase III trial [J]. Journal of Clinical Oncology, 2005,23(7):1401 - 1408.

第六十三章

复发及转移性乳腺癌的内分泌治疗

内分泌治疗是复发及转移性乳腺癌的重要治疗手段之一。乳腺癌内分泌治疗的历史可以追溯到1896年，Beatson为3例晚期乳腺癌患者施行了卵巢切除术，发现其中2例患者的肿瘤缩小；但直到20世纪60年代，雌激素受体(ER)的发现才真正阐明了内分泌治疗的作用机制。大量研究证明雌激素是诱发乳腺癌的重要因素，可以通过减少雌激素水平抑制雌激素依赖性乳腺癌细胞的生长，从而使肿瘤消退。

ER与孕激素受体(PR)在乳腺癌组织中的表达可以预测肿瘤对内分泌治疗的灵敏度，对于ER和PR均阳性的复发及转移性乳腺癌，内分泌治疗的有效率可高达50%～75%，而两者均阴性患者的有效率则不足10%。对内分泌治疗敏感的患者通常具有以下特征：较长的无进展生存期(≥2年)；无或局限的脏器转移；慢性病程和转移部位少；相关症状轻微；既往内分泌治疗有效等。

标准化检测ER/PR是内分泌治疗的基石，需要强调的是，约有38%的乳腺癌患者的转移灶和原发灶的受体状况不一致，约14%的患者因转移灶受体状况的改变而调整了治疗方案，转移灶中PR转阴的患者对内分泌治疗的反应低于PR持续阳性者(12个月无疾病进展率分别为27%和47%，$P>0.05$)，极少数患者的转移灶中HER2状态与原发灶不同，因此，对新出现的转移以及内分泌治疗过程中出现病情进展的患者，建议重新进行活检以明确ER/PR以及HER2状态是否改变。

晚期乳腺癌的治疗目的主要包括以下3点，即保持生活质量、预防和减轻转移所造成的相关症状、延长患者的生存期。国内外指南和共识均一致推荐，对于激素受体阳性的晚期乳腺癌患者，除非患者存在肿瘤内脏危象，或疾病快速进展急需迅速控制肿瘤，或内分泌治疗耐药，否则内分泌治疗应作为激素受体阳性晚期乳腺癌的优先选择方案。

第一节 常用的内分泌治疗药物

临床常用的内分泌治疗药物包括选择性ER调变剂(SERM)，如他莫昔芬(TAM)和托瑞米芬；ER下调剂(氟维司群)；芳香化酶抑制剂(AI)(阿那曲唑、来曲唑和依西美坦)；黄体生成素释放激素类似物(LHRHa)(亮丙瑞林和戈舍瑞林)和孕酮类药物(甲羟孕酮和甲地孕酮)。由于绝经前后人体内产生雌激素的主要来源不同，绝经前后内分泌治疗的药物也有区别，详见表63-1。绝经前患者在卵巢功能抑制基础上，可以使用绝经后内分泌治疗药物。

表63-1 不同月经状况的乳腺癌患者适用的内分泌治疗药物

月经状况	治疗药物
各种年龄段	SERM、孕酮类药物、雄激素及低剂量雌激素
绝经前	LHRHa
绝经后	AI、ER下调剂

(一) SERM

TAM是目前最常用的SERM，常用剂量为每天 20 mg,口服,对绝经前和绝经后的患者均有效,其他的 SERM 如托瑞米芬的化学结构与 TAM 相似,但类雌激素样作用较 TAM 弱,与 TAM 之间存在交叉耐药。除了激素受体对 TAM 的疗效有预测作用,药物代谢酶细胞色素 P450 家族的 *CYP2D6* 基因多态性在患者对 TAM 的灵敏度及不良反应方面也有影响,最近几项研究发现,*CYP2D6* 的多态性通过影响 TAM 的代谢进而导致 TAM 对不同患者治疗效果的差异。

(二) 芳香化酶抑制剂

芳香化酶抑制剂(AI)参与类固醇合成雄激素并将其转化为雌激素的一系列过程的最后一步。80%ER 阳性的绝经后乳腺癌患者的肿瘤组织内可检测到芳香化酶活性。

第 3 代 AI,因其具有高度选择性和能够强效抑制芳香化酶,故毒性更小,疗效更好。第 3 代 AI 可分为 2 类,即非甾体类可逆性 AI(阿那曲唑和来曲唑)和甾体类芳香化酶灭活剂(依西美坦)。依西美坦对非甾体类 AI 治疗失败的患者依然有效,这显示甾体类和非甾体类 AI 之间没有完全的交叉耐药。既往没有用过抗雌激素药物的受体阳性绝经后乳腺癌患者,AI 的疗效略优于 TAM, AI 在二线内分泌治疗中疗效优于醋酸甲地孕酮。Riemsma 进行荟萃分析比较了 3 种第三代 AI 之间的疗效,结果依西美坦和来曲唑的有效率略高于阿那曲唑,但依西美坦、来曲唑和阿那曲唑三种药物在无进展生存期(PFS)和总生存期(OS)方面的差异没有统计学意义。

ESR1 是编码 ER 的基因,*ESR1* 基因错义突变导致 ER 活性增高,且表现为非配体依赖,可解释有此类突变的患者对 AI 的耐药现象。目前认为 *ESR1* 基因突变相关的耐药主要为获得性耐药,常规剂量的 TAM 或氟维司群仅能部分抑制突变型 ER 的活性,但进一步上调剂量后,仍可达到与野生型相同的抑制水平。*ESR1* 的自然突变率明显低于内分泌治疗后再经过至少一线内分泌治疗的转移性乳腺癌患者,而在接受过多线治疗的患者中观察到更高的突变频率。

(三) ER 下调剂

氟维司群可以下调和降解 ER,没有类雌激素作用,对 ER 的亲和力远高于 TAM(氟维司群和 TAM 与 ER 的亲和力分别为 89%和 2.5%),该药对 ER 的作用是拮抗而不是竞争性抑制。FALCON 研究显示,尤其是对于无内脏转移、既往未用过其他内分泌治疗药物的患者,氟维司群 500 mg 一线治疗的中位 PFS 可达 22.3 个月,而阿那曲唑的中位 PFS 为 13.8 个月。氟维司群与 TAM 或 AI 之间没有交叉耐药,对 TAM 或 AI 耐药的乳腺癌患者仍有效。氟维司群被批准用于一线和二线治疗转移性 ER 阳性乳腺癌。

第二节　常用的内分泌联合靶向治疗药物

(一) 细胞周期蛋白依赖性激酶 4/6 (CDK4/6)抑制剂

在乳腺癌中,细胞周期相关基因和蛋白常常失调控,并且在乳腺癌进展的所有阶段中持续存在。CDK4/6 抑制剂可以抑制乳腺癌细胞中的 CDK4/6 活性,阻断 Rb 蛋白磷酸化,阻滞细胞周期从 G_1 期进入到 S 期,从而抑制肿瘤细胞增殖。同时,CDK4/6 抑制剂还可以抑制上游 ER 信号通路,与内分泌治疗存在协同增效作用,并可以延缓和逆转内分泌耐药。CDK4/6 抑制剂包括哌柏西利、瑞博西利和阿贝西利,其中阿贝西利对 CDK6 的抑制性更强,哌柏西利和瑞博西利对 CDK4/6 的抑制性相似。多项Ⅲ期临床研究证实在激素受体阳性、HER2 阴性局部晚期和转移性乳腺癌中,CDK4/6 抑制剂联合 AI 或氟维司群一线或二线及以上治疗均可以大幅度降低疾病进展或死亡风险。DAWNA-1 研究的结果显示,我国自主研发的 CDK4/6 抑制剂达尔西利联合氟维司群可以显著延长既往内分泌治疗复发或进展的激素受体阳性、HER2 阴性晚期乳腺癌患者的 PFS(15.7 个月 *vs* 7.2 个月,*HR* 0.42)。

(二) 选择性 PI3Kα 抑制剂

磷脂酰肌醇 3 激酶(PI3K)途径是人类癌症中常被激活的信号转导通路之一,几乎介导了 50%的恶性肿瘤的发生。*PIK3CA* 是肿瘤中最常见的突变，*PIK3CA* 突变后在异常激活 PI3Kα 的同时，还能抑制抑癌基因 *PTEN* 的表达，选择性 PI3Kα 抑制剂阿培利司能够特异性针对 *PIK3CA* 突变，相比泛 PI3K 抑制剂，选择性 PI3Kα 抑制剂可以减少毒性反应。SOLAR-1 研究的结果表明，在激素受体阳性、HER2 阴性局部晚期或转移性乳腺癌患者中，阿培利司联合氟维司群较氟维司群可以显著延长 *PIK3CA* 突变患者的 PFS（中位 PFS 分别为 11.0 个月和 5.7 个月，$P<0.001$）。

（三）哺乳动物雷帕霉素靶蛋白（mTOR）抑制剂

PI3K-Akt 通路与 ERα 具有相互作用，在乳腺癌中 PI3K 经常出现异常上调，PI3K 活化后可以激活 Akt，活化的 Akt 部分通过 mTOR 来调节细胞周期相关基因（包括 *c-Myc* 和 *cyclin D1*）以加速细胞增殖，雷帕霉素类似物（依维莫司）能抑制 mTOR，从而抑制乳腺癌细胞的生长。

BOLERO-2 是一项大型的国际多中心Ⅲ期临床研究，在非甾体类 AI 治疗失败的 ER 阳性的局部晚期或转移性乳腺癌患者中，依西美坦联合依维莫司对比依西美坦单药，两组的中位 PFS 分别为 7.4 个月和 3.2 个月（$P<0.001$）。同样，在治疗 AI 耐药的乳腺癌中，依维莫司联合氟维司群或他莫昔芬与单独内分泌治疗相比也可以显著延长患者的 PFS。BOLERO-4 研究虽然是Ⅱ期临床研究，但其结果仍显示来曲唑联合依维莫司一线治疗的中位 PFS 优于来曲唑单药。

（四）组蛋白脱乙酰化酶（HDAC）抑制剂

西达本胺是通过抑制 HDAC 的活性，产生针对多条信号转导通路基因表达的改变，进而抑制肿瘤细胞周期、诱导肿瘤细胞凋亡，同时对机体细胞免疫具有整体调节活性，诱导和增强自然杀伤细胞和抗原特异性细胞毒性 T 淋巴细胞介导的肿瘤杀伤作用，与抗雌激素治疗药物具有抑制肿瘤生长的协同作用。ACE 研究的结果显示，对于绝经后、激素受体阳性、HER2 阴性、经既往内分泌治疗复发/转移的晚期乳腺癌患者，西达本胺联合依西美坦可显著延长患者的 PFS。

第三节　复发及转移性乳腺癌患者内分泌治疗的药物选择推荐

在为复发及转移性激素受体阳性、HER2 阴性乳腺癌患者选择内分泌治疗药物之前，需要明确患者为内分泌敏感还是内分泌耐药。一般将内分泌敏感定义为：初治Ⅳ期或未经内分泌治疗的复发及转移患者，如果患者曾经接受辅助内分泌治疗，则需在辅助内分泌治疗结束 1 年以上出现复发及转移。内分泌耐药又分为原发耐药和继发耐药。通常原发性内分泌耐药定义为术后辅助内分泌治疗 2 年内出现复发及转移，或转移性乳腺癌内分泌治疗 6 个月内出现疾病进展；而继发性内分泌耐药定义为术后辅助内分泌治疗 2 年后出现复发及转移，或在完成辅助内分泌治疗 1 年内出现复发及转移，或针对转移的一线内分泌治疗≥6 个月后出现疾病进展。

对于内分泌敏感的患者，内分泌治疗首选 CDK4/6 抑制剂联合内分泌治疗，CDK4/6 抑制剂联合 AI 的临床研究（PALOMA-2、MONALESSA-2、MONARCH-3 和 MONALESSA-7）均入组激素受体阳性、HER2 阴性的晚期乳腺癌一线治疗患者，尽管每个研究的 PFS 略有差异，但与 AI 单药相比，均可以降低 40%～50%的疾病进展风险，*HR* 为 0.54～0.58，OS 的数据尚不成熟，仅 MONALESSA-7 研究的 OS 有了初步的结果，CDK4/6 抑制剂的加入大约降低了约 30%的死亡风险。CDK4/6 抑制剂联合氟维司群的临床研究中，只有 MONARCH-2 和 MONALESSA-3 研究的半数入组患者为一线治疗患者，其结果与 CDK4/6 抑制剂联合 AI 的研究结果类似，疾病进展风险下降 40%～50%，*HR* 为 0.50～0.59，死亡风险下降 20%～30%，*HR* 为 0.72～0.79。

对于继发内分泌耐药的复发或转移受体激素阳性、HER2 阴性的晚期乳腺癌患者，首选 CDK4/6 抑制剂联合氟维司群治疗。

对于原发内分泌耐药者后续治疗首选化疗，或可尝试更换内分泌治疗联合靶向治疗。

患者也可选择 AI、氟维司群。对于经济条件受限的地区和患者,TAM 或托瑞米芬也可以作为一线内分泌治疗的可选药物。

对于既往内分泌治疗有效的患者(肿瘤进展时间或无进展生存时间≥6 个月),后续内分泌治疗仍然有可能控制肿瘤,疾病进展后,未使用过 CDK4/6 抑制剂的患者首选 CDK4/6 抑制剂联合内分泌治疗,也可以选择依维莫司联合内分泌治疗,或者西达本胺联合内分泌治疗,对于存在 *PIK3CA* 突变的患者,可以选择阿培利司联合内分泌治疗,也可以换用不同作用机制的其他内分泌药物治疗,甚至在特定情况下孕激素、低剂量雌激素或雄激素均可考虑,目前还不清楚最佳的用药顺序。连续三线内分泌治疗无效通常提示内分泌治疗耐药,应该换用化疗药物治疗。需要强调的是,在给予患者选择内分泌治疗时,对于不同的患者要充分考虑不同药物的毒性及不良反应,包括给药路径等。

内分泌治疗起效缓慢,常常要服药 2～3 个月后才能见到肿瘤缩小,并且会受肿瘤转移部位(例如软组织和骨转移比内脏转移治疗所收到的效果好)和激素受体状况等因素影响,因此,如果肿瘤无明显进展,有必要至少服药 16 周后再评价疗效。

内分泌治疗是激素受体阳性复发及转移性乳腺癌的重要治疗手段,虽然 CDK4/6 抑制剂等靶向药物的出现显著增强了内分泌治疗的效果,但是,开发新的作用机制的药物、预测内分泌治疗的效果、克服耐药仍是需要我们不断深入探索和努力解决的问题。

(罗　杨　徐兵河)

参考文献

[1] 中国抗癌协会乳腺癌专业委员会. 中国抗癌协会乳腺癌诊治指南与规范(2019 年版)[J]. 中国癌症杂志, 2019,29(8):609-680.

[2] ANDRÉ F, CIRUELOS E, RUBOVSZKY G, et al. Alpelisib for PIK3CA-mutated, hormone receptor-positive advanced breast cancer [J]. New England Journal of Medicine, 2019,380(20):1929-1940.

[3] CRISTOFANILLI M, TURNER N C, BONDARENKO I, et al. Fulvestrant plus palbociclib versus fulvestrant plus placebo for treatment of hormone-receptor-positive, HER2-negative metastatic breast cancer that progressed on previous endocrine therapy (PALOMA-3): final analysis of the multicentre, double-blind, phase 3 randomised controlled trial [J]. The Lancet Oncology, 2016,17(4):425-439.

[4] GU G W, FUQUA S A W. ESR1 mutations in breast cancer: proof-of-concept challenges clinical action [J]. Clinical Cancer Research, 2016,22(5): 1034-1036.

[5] HORTOBAGYI G, STEMMER S, BURRIS H, et al. Ribociclib as first-line therapy for HR-positive, advanced breast cancer [J]. New England Journal of Medicine, 2016,375(18):1738-1748.

[6] JIANG Z F, LI W, HU X C, et al. Tucidinostat plus exemestane for postmenopausal patients with advanced, hormone receptor-positive breast cancer (ACE): a randomised, double-blind, placebo-controlled, phase 3 trial [J]. The Lancet Oncology, 2019,20(6):806-815.

[7] JOHNSTON S, MARTIN M, DI LEO A, et al. MONARCH 3 final PFS: a randomized study of abemaciclib as initial therapy for advanced breast cancer [J]. Npj Breast Cancer, 2019,5: 5.

[8] PICCART M, HORTOBAGYI G N, CAMPONE M, et al. Everolimus plus exemestane for hormone-receptor-positive, human epidermal growth factor receptor-2-negative advanced breast cancer: overall survival results from BOLERO-2 [J]. Annals of Oncology, 2014,25(12):2357-2362.

[9] ROBERTSON J F R, BONDARENKO I M, TRISHKINA E, et al. Fulvestrant 500 Mg versus anastrozole 1 Mg for hormone receptor-positive advanced breast cancer (FALCON): an international, randomised, double-blind, phase 3 trial [J]. Lancet (London, England), 2016, 388 (10063): 2997-3005.

[10] SLAMON D J, NEVEN P, CHIA S, et al. Overall survival with ribociclib plus fulvestrant in advanced breast cancer [J]. The New England Journal of Medicine, 2020,382(6):514-524.

[11] SLEDGE G W, TOI M, NEVEN P, et al. The effect of abemaciclib plus fulvestrant on overall survival in hormone receptor-positive, ERBB2-negative breast cancer that progressed on endocrine therapy—monarch 2 [J]. JAMA Oncology, 2020,6 (1):116.

[12] TRIPATHY D, IM S A, COLLEONI M, et al. Ribociclib plus endocrine therapy for premenopausal women with hormone-receptor-positive, advanced

breast cancer (MONALEESA - 7): a randomised phase 3 trial [J]. The Lancet Oncology, 2018, 19 (7):904 - 915.

[13] XU B H, ZHANG Q Y, ZHANG P, et al. Dalpiciclib or placebo plus fulvestrant in hormone receptor-positive and HER2 - negative advanced breast cancer: a randomized, phase 3 trial [J]. Nature Medicine, 2021, 27(11):1904 - 1909.

第六十四章

HER2 过表达的转移性乳腺癌的处理

乳腺癌不再是单一疾病，按照固有的基因类型，可以分为 4 个类型：管腔 A 型、管腔 B 型、*HER2* 过表达型和基底样型。*HER2* 过表达型乳腺癌分属于 2 个分子亚型，即激素受体阳性（属于管腔 B 型）和激素受体阴性的 *HER2* 过表达型。

HER2/neu 基因也称为 *ERBB-2* 基因，位于染色体 *17q21*，是指人表皮生长因子受体-2，是近年来发现的乳腺癌最重要的分子标志之一。HER2 是跨膜的酪氨酸激酶受体 ERBB 家族成员之一，编码具有酪氨酸激酶活性的细胞跨膜蛋白，参与受体信号的处理，增强细胞有丝分裂，促进肿瘤细胞增殖。它无天然的配体，然而含 HER2 的异源和同源二聚体通过增加配体结合使其潜在的催化活性得以放大。因此，抗 HER2 是靶向治疗的关键点。

为什么 HER2 阳性乳腺癌的靶向治疗取得了如此大的成功？主要是因为 HER2 不仅是一个预测因子，而且是一个预后因子。HER2 的蛋白表达和/或基因扩增，与其他生物标志一样，能够预测药物治疗的疗效。只有 HER2 阳性患者才可以使用针对 HER2 的药物，如曲妥珠单抗、拉帕替尼、吡咯替尼和 T-DM1。HER2 阳性往往也预示对蒽环类和紫杉类药物的疗效较好，CMF 方案的疗效较差。更重要的是 HER2 也是一个预后因子。HER2 阳性的患者如果不接受曲妥珠单抗治疗，其预后较差；接受曲妥珠单抗治疗，预后明显改善，与 HER2 阴性患者的预后一样。提示针对 HER2 的曲妥珠单抗治疗已经改变了 HER2 阳性乳腺癌的自然病程。

晚期复发或转移性乳腺癌仍然是一个不可治愈的疾病，HER2 阳性患者复发或转移性乳腺癌也是如此。乳腺癌患者与糖尿病、高血压病患者一样，长期给药，长期生存，患者在治疗期间能尽可能保持正常生活工作状态，最终将乳腺癌变成为一种慢性病。除曲妥珠单抗、帕妥珠单抗、吡咯替尼外，其他针对 HER2 的分子靶向治疗药物，如图卡替尼和 DS8201 等也在逐步上市。乳腺癌治疗正在向这个目标前进。

第一节　*HER2* 基因和曲妥珠单抗

一、*HER2* 基因的发现

HER2 基因，最初被称为 *neu* 基因。Shih 等于 1981 年首次报道来自大鼠神经胶质母细胞瘤的 DNA 能够转化 NIH3T3 细胞。Schechter 等于 1984 年在 *Nature* 杂志上发表文章，报告了一系列大鼠神经胶质母细胞瘤均包含诱导合成一个分子量为 185 000（p185）的转化基因，命名为 *neu* 基因。该基因和 *HER2* 基因及肿瘤抗原 p185 同源，在血清学上与表皮生长因子（EGF）相关。最初的研究证实了它在人类肿瘤细胞系和肿瘤组织中是扩增的，显示了 *neu* 基因的重要性。Aaronson 等第一次发现了 HER2 在人乳腺癌中的扩增并证明了其恶性转化性质，为以后针对 HER2 蛋白产物进行靶向治疗研究铺平了道路。HER2 在很多类型上皮中有低水平表达，包括正常乳腺导管上皮，在约 20％乳腺癌中过度表达。*HER2* 基因扩增的结果是这些肿瘤细胞表面 HER2 蛋白表达增加，导致 HER2 活化。

二、标准 HER2 检测与结果判定

HER2 基因过表达是指免疫组化法(IHC)检测达 3+,或经荧光原位杂交(FISH)、显色原位杂交(CISH)或银增强原位杂交(SISH)证实的基因扩增。如果患者 IHC 显示 HER2(3+),可以直接判断为 HER2 阳性;经 IHC 显示 HER2(2+)的患者需要进一步行 FISH 或 CISH 以明确是否有基因扩增。IHC(3+)与 FISH 的一致性约 90%,而 IHC(2+)与 FISH 的一致性仅 25%。如果标准实验室 IHC 检测结果 HER2(1+)或 HER2 无表达,则判断为 HER2 阴性。

HER2 阳性判断也可以通过 FISH 检测。在合格实验室进行的 FISH 检测,*HER2* 基因与 17 号染色体着丝粒的比值(HER2/CEP17)>2.0,则可判断为 HER2 阳性;<1.8,则为 HER2 阴性;如果所得结果为 1.8~2.0,则应该根据 IHC 结果判断或重新做 CISH 检测。在《乳腺癌 HER2 检测指南(2019 版)》中,判读标准有了如下的更新:①HER2/CEP17 比值≥2.0,且平均 HER2 拷贝数/细胞≥4.0,则 HER2 FISH 阳性;② HER2/CEP17 比值≥2.0,且平均 HER2 拷贝数/细胞<4.0,此种情况应计数更多的细胞,如仍维持以上结果,则 HER2 FISH 阴性。③HER2/CEP17 比值<2.0,但平均 HER2 拷贝数/细胞≥6.0,此种情况应计数更多的细胞,如仍维持以上结果,则 HER2 FISH 阳性。

临床医生和病理科医生均应明白多种因素会影响结果的判定,如标本的制备、固定及保存,抗体或探针,操作者的经验等均可能导致结果的偏差。不正确的操作,包括使用未达最佳固定标准的组织、没有应用特定试剂、背离特定技术指南和没有包括合适的实验对照,可能会导致不可靠的结果。相对于蛋白质抗原来说,DNA 受影响的可能性较小,很多临床试验提示中心实验室和当地实验室的 FISH 结果一致率较高,因此更倾向于用 FISH 检测判断 HER2 的状态。

如果患者病情发展不符合 HER2 阴性特点,临床认为有可能是 HER2 阳性,或者复发及转移患者治疗过程中为了争取治疗机会,建议进行 HER2 的重新检测,可以用原发肿瘤标本,更提倡用复发病灶标本,可以采用 IHC 或 FISH。

最近有文献提示,*HER2* 过度表达也可以通过组织或血浆样品的酶联免疫吸附试验(ELISA)检测 HER2 的胞外片段来确认。

三、*HER2* 基因的预后价值

有研究显示,*HER2* 作为与细胞增殖有关的癌基因,其蛋白表达与肿瘤恶性程度高、激素受体表达水平低、预后差有关。Slamon 等于 1987 年在 *Science* 杂志发表文章,收集了 189 例乳腺癌患者的原发灶标本、临床随访资料,发现 HER2 扩增的患者至复发事件时间和总生存期(OS)均显著缩短,首次提出 *HER2* 表达与乳腺癌疾病进展及患者预后的关联。

HER2 阳性乳腺癌易复发和转移,预后差。有一项回顾性早期乳腺癌研究($n=9\,524$)观察了 10 年脑转移的累积发生率,HER-2 阳性者的发生率为 7%,HER2 阴性者的发生率为 3.5%。在 2006 年 ASCO 会议上,Abdulkarim 报道了乳腺癌脑转移和 *HER2* 高表达相关性的结果,显示 8%HER2 高表达的患者被证实有脑转移,而 HER2 阴性患者中脑转移发生率仅为 1.7%,两组差异有显著统计学意义($P=0.000\,1$)。故认为,*HER2* 高表达的乳腺癌患者发生脑转移的危险性明显增高。

四、曲妥珠单抗时代 *HER-2* 基因的预后价值

在没有接受曲妥珠单抗治疗的乳腺癌患者中,HER2 阳性意味着患者有较短的无进展生存期(PFS)和 OS。Dawood 等报道在 2 091 例乳腺癌患者中,有 118 例(5.6%)HER2 阳性患者没有接受曲妥珠单抗治疗;191 例(9.1%)HER2 阳性患者接受曲妥珠单抗治疗;1 782 例(85.2%)是 HER2 阴性患者。在中位随访 16.9 个月后,1 年生存率分别为 70.2%、86.6%和 75.1%。HER2 阳性接受了曲妥珠单抗治疗的患者与 HER2 阴性患者相比,*HR* 为 0.56,降低了 44%的死亡风险($P<0.000\,1$);*HR* 的改善在前 24 个月有统计学意义,24 个月以后就不再有意义了。HER2 阳性转移性乳腺癌患者的预后明显改善,该研究显示其预后比 HER2 阴性患者的预后还要好,提示针对 HER2 的曲妥珠单抗治疗已经改变了 HER2 阳性乳腺癌的自然病程。

最近几项非随机回顾性研究显示,在曲妥珠单抗治疗的转移性乳腺癌患者中,脑转移的发生率高达 30%~50%,但是具体机制不清楚。可能的原因

包括 HER2 阳性乳腺癌本身就容易发生脑转移;曲妥珠单抗治疗疗效好,患者存活时间长,发现脑转移的机会多;作为一个大分子的单抗,曲妥珠单抗通过血-脑屏障较少,脑脊液药物浓度低。Park 等回顾性分析了 251 例 HER2 阳性乳腺癌患者,分为接受曲妥珠单抗治疗组和未接受曲妥珠单抗治疗组,发生脑转移的概率分别为 37.8%和 25.0%,中位发生脑转移的时间分别为 15 个月和 10 个月,中位从脑转移至死亡时间分别为 14.9 个月和 4.0 个月。这是一项回顾性研究,其结论还有待大规模样本临床研究或前瞻性研究的证实。

五、*HER2* 基因的预测价值

HER2 阳性预示抗 HER2 分子靶向治疗药物有效。H0648g 和 H0649g 临床试验证明,HER2(3+)患者接受曲妥珠单抗的疗效较 HER2(2+)患者好。EGF30008 临床试验显示,952 例 HER2 阴性患者接受拉帕替尼和来曲唑的疗效与单用来曲唑相比,疗效差异无统计学意义。帕妥珠单抗的疗效与 HER2 状态有关。Neo Sphere 的新辅助临床试验提示,帕妥珠单抗的疗效与 HER2 的免疫组化 H 评分呈正相关。

HER2 阳性能够预测化疗药物和内分泌药物治疗的疗效。HER2 阳性者采用含蒽环类药物方案的疗效要优于 CMF 方案,HER2 阴性者采用 CMF 方案与含蒽环类药物方案辅助化疗的疗效相当。主要是由于蒽环类药物的疗效与 *TOP2* 基因过度扩增相关,而 *TOP2* 基因和 *HER2* 基因位于 17 号染色体相邻位点,HER2 阳性乳腺癌患者中有 25%~35%伴随 TOP2 扩增。HER2 阳性也往往提示早期乳腺癌患者能够从紫杉烷类药物(紫杉醇和多西他赛)中获益。

但是这些往往是回顾性研究,而且结果往往相互矛盾,无法指导临床用药。最近发表的立足于个体资料的荟萃分析,选择比较蒽环类药物方案和 CMF 方案的辅助治疗临床试验,用 FISH 方法确认 HER2 状态(分为扩增和未扩增 2 组)和 TOP2 状态(分为扩增、缺失和阴性 3 组)。提示尽管 HER2 扩增联合 TOP2 扩增或缺失可能会提示对蒽环类药物较为敏感,但是目前证据不支持仅仅在 HER2 扩增或 TOP2 异常的患者中使用蒽环类药物。

六、曲妥珠单抗临床前研究

Drebin 等于 1985 年在 *Cell* 杂志上发表论文,第一次用抗 p185 抗体处理 *neu* 基因转化的 NIH3T3 细胞,显示抗 HER2 单抗将变异细胞恢复为非变异表型。

曲妥珠单抗是一种重组 DNA 衍生的人源化单抗,其可选择性地作用于 HER2 胞外部位。此抗体属 IgG1 型,为 95%来自人和 5%来自鼠的 IgG 抗体,前者降低其免疫原性,后者保留其与 HER2 抗原结合的鼠抗 p185 HER2 抗体的互补决定区,因而保留了鼠单抗的高亲和性。

人源化的抗 HER2 抗体是由悬养于无菌培养基中的哺乳动物细胞(中国仓鼠卵巢细胞)产生的,用亲和色谱法和离子交换法纯化,包括特殊的病毒灭活去除程序。曲妥珠单抗在体外及动物实验中均显示可抑制 *HER2* 过度表达肿瘤细胞的增殖。

曲妥珠单抗能够选择性作用于 HER2 胞外部位,通过阻断 HER2 介导的信号转导通路下调细胞膜 HER2 水平,加速 HER2 蛋白降解,参与抗血管生成作用,导致细胞生长受抑制和诱导细胞凋亡,以及通过抗体依赖细胞介导的细胞毒作用(ADCC)诱导机体杀死肿瘤细胞。在体外研究中,曲妥珠单抗介导的 ADCC 被证明在 *HER2* 过度表达的癌细胞中比在 *HER2* 非过度表达的癌细胞中更优先产生。目前大量临床前研究证明,该药不仅本身具有抗肿瘤作用,还能显著增强常规化疗药物的抗肿瘤作用。

第二节　药代动力学

一、曲妥珠单抗

对转移性乳腺癌的研究表明,短时间静脉输入 10、50、100、250、500 mg 曲妥珠单抗每周 1 次的药代动力学呈剂量依赖性。随着剂量增加,平均半衰期延长,清除率下降。10 mg 和 500 mg 剂量的平均半衰期分别为 1.7 d 和 12 d。曲妥珠单抗分布容积近似等于血清容积(44 ml/kg),研究中每周最高剂量 500 mg 的平均血清峰浓度为 377 mg/L。

在临床试验中,使用曲妥珠单抗的首次负荷量 4 mg/kg 和每周维持量 2 mg/kg 的平均半衰期为 5.8 d(1～32 d),16～32 周曲妥珠单抗的血浆浓度达到稳定状态,平均谷值浓度约 75 mg/L。Leyland-Jones 等研究了曲妥珠单抗的单周方案和 3 周方案,并与紫杉醇联合。采用 3 周方案,首次负荷量 8 mg/kg 和维持量 6 mg/kg。对于 HER-2 阳性转移性乳腺癌患者,3 周给药未发现剂量相关的非线性药代动力学特性,3 周给药的平均半衰期为 16～27 d。将曲妥珠单抗和紫杉醇的给药间隔延长为 3 周并增加曲妥珠单抗的每次给药剂量后,与以往每周给药方案比较,不会增加药物不良反应,也不会改变两种药物的药代动力学参数。

评价患者特性(如年龄、血浆肌酐浓度)对曲妥珠单抗药代动力学的影响,显示曲妥珠单抗的体内分布在不同亚群患者中均无显著差异。

在一项比较曲妥珠单抗联合紫杉醇与曲妥珠单抗联合蒽环类药物和环磷酰胺的临床试验中,曲妥珠单抗联合紫杉醇组的曲妥珠单抗平均血清谷值浓度约是另一组的 1.5 倍。而在另外一项对 HER2 阳性转移性乳腺癌患者进行的临床试验中,曲妥珠单抗与紫杉醇、多西他赛,或紫杉醇＋多柔比星联用时,似乎没有观察到这些化疗药物或所分析的代谢产物的血浆浓度有显著差异。

在一些 *HER2* 过度表达的肿瘤患者血清中可检测到循环 HER2 胞外区域的存在。对基线血清样本的检测发现,有 64%(286/447 例)的患者可检测到胞外区域,最高水平达 1 880 μg/L(平均值为 11 μg/L)。基线血清胞外区域水平较高的患者,其血清曲妥珠单抗的谷值浓度相对较低。

二、拉帕替尼

口服拉帕替尼的吸收是不完全和可变的。在口服给药中位约 0.25 h(0～1.5 h)后血清中可以检测出药物,约 4 h 后达到血浆峰浓度(C_{max}),连续每天给药 6～7 d 后血浆浓度达到稳态,半衰期约 24 h。与食物同服会增加拉帕替尼的全身暴露量,低脂饮食(5%脂肪)和高脂饮食(50%脂肪)时拉帕替尼的 AUC 分别是空腹服用拉帕替尼 AUC 的 3 倍和 4 倍,C_{max} 分别是 2.5 倍和 3 倍。

拉帕替尼在体内经肝脏 CYP3A4 酶进行代谢,而同时给予 CYP3A4 酶的强抑制剂(酮康唑)或诱导剂(卡马西平)会显著改变拉帕替尼浓度。在健康受试者中接受酮康唑 200 mg,每天 2 次,共 7 d,拉帕替尼的 AUC 是对照组的 3.6 倍,半衰期是对照组的 1.7 倍。同时,接受卡马西平的健康受试者较对照组的拉帕替尼 AUC 减低约 72%。对必须同时接受 CYP3A4 酶强抑制剂或强诱导剂的患者,应考虑调整拉帕替尼的剂量。

一项研究显示,癌症患者同时接受拉帕替尼和 CYP2C8 酶的底物紫杉醇治疗时,紫杉醇的 AUC 增加 23%。

三、帕妥珠单抗

帕妥珠单抗以静脉输注方式给药。初始剂量为 840 mg,随后在第三周维持剂量为 420 mg,在第一次维持剂量后,帕妥珠单抗达到稳态浓度。尚未直接研究帕妥珠单抗的代谢。抗体主要通过分解代谢来清除。

在多项临床试验中及各种适应证下,剂量为 2～25 mg/kg 的帕妥珠单抗的清除率均无变化。根据一项纳入 481 例患者的群体药代动力学分析,帕妥珠单抗的中位半衰期为 18 d。群体药代动力学分析表明,不同年龄、性别和种族的患者中未见药代动力学差异。基线白蛋白和瘦体重指数是影响清除率的最显著协变量。基线白蛋白浓度较高患者的清除率下降,瘦体重指数增加则清除率提高。然而以帕妥珠单抗的推荐剂量和时间表进行的灵敏度分析显示,在这两个协变量的极值下,其对达到在非临床肿瘤异种移植模型中确定的目标稳态浓度的能力没有显著影响。因此,对于这些协变量,无须调整帕妥珠单抗的剂量。

帕妥珠单抗在 NEOSPHERE 和 APHINITY 研究中的药代动力学结果与既往群体药代动力学模型的预测结果一致。与转移性乳腺癌患者相比,早期乳腺癌患者中未观察到帕妥珠单抗的药代动力学差异。

四、T-DM1

T-DM1 通过静脉输注给药。当每 3 周 1 次静脉给药时,本品在 2.4～4.8 mg/kg 的剂量范围内表现出线性药代动力学;接受剂量≤1.2 mg/kg 的患者可更快清除药物。在 KATHERINE 研究中接受

3.6 mg/kg 本品每 3 周 1 次静脉注射给药的患者中,第一个周期时 T-DM1 的平均血清浓度达峰浓度(C_{max})为 72.6(±24.3)mg/L。

T-DM1 通过细胞溶酶体中的蛋白水解进行分解代谢,在人血浆中检测到低水平的代谢产物,包括 Lys-MCC-DM1、MCC-DM1 和 DM1。人肝微粒体体外代谢研究表明,DM1(T-DM1 的小分子成分)主要经 CYP3A4 代谢,少量经 CYP3A5 代谢。应避免强效 CYP3A4 抑制剂(如酮康唑、伊曲康唑、克拉霉素、阿扎那韦、茚地那韦、奈法唑酮、奈非那韦、利托那韦、沙奎那韦、泰利霉素及伏立康唑)与本品的伴随使用,因为 DM1 暴露量和毒性可能会增加。

基于群体药代动力学分析,T-DM1 静脉输注给药后,消除半衰期约为 4 d。体重、白蛋白、根据 RECIST 确定的靶病灶长径之和、HER2 胞外区域浓度、基线曲妥珠单抗浓度和谷草转氨酶被确定为具有统计学意义的清除协变量。但是,对 T-DM1 暴露量的影响程度表明,除体重外,上述协变量不太可能对 T-DM1 暴露量产生具有临床意义的影响。因此,认为基于体重的剂量 3.6 mg/kg、每 3 周 1 次且不校正其他协变量较为合适。T-DM1 的群体药代动力学分析结果表明,疾病状态(辅助治疗对比转移性疾病)对本品暴露量无影响。

关于 T-DM1 中国患者的药代动力学参数,笔者所在团队在中国患者中进行了一项检测 T-DM1 的 PK 和安全性的Ⅰ期临床研究。T-DM1 在接受 3.6 mg/kg 本品的患者中,最大血清浓度为 77.6±17.4 mg/ml,清除率为(11.0±2.6) ml/(d・kg),半衰期为 3.8±1.0 d,与之前在西方和日本患者中报道的相似。关于 T-DM1 的耐受性,3~4 级不良事件发生率为 63.6%,严重不良事件发生率为 36.4%。血小板计数下降是最常见的不良事件(90.9%),但不增加出血风险。中国患者中的 T-DM1 PK 与全球和亚洲人群中的基本一致。

五、奈拉替尼

奈拉替尼及其主要活性代谢产物 M3、M6 和 M7 在口服给药后 2~8 h 范围内达到峰浓度。食物对奈拉替尼的吸收存在影响,高脂肪饮食后可导致奈拉替尼 C_{max} 和 AUCinf 分增加 1.7 倍(90%*CI* 1.1 倍~2.7 倍)和 2.2 倍(90%*CI* 1.4 倍~3.5 倍)。标准早餐后 C_{max} 和 AUCinf 分别增加 1.2 倍(90%*CI* 0.97 倍~1.42 倍)和 1.1 倍(90%*CI* 1.02 倍~1.24 倍)。

在健康受试者每天口服 240 mg 奈拉替尼连续 7 d 后,奈拉替尼、M3、M6 和 M7 的平均(% CV)血浆半衰期分别为 14.6 h(38%)、21.6 h(77%)、13.8 h(50%)和 10.4 h(33%) h。患者单次口服后,奈拉替尼的平均消除半衰期范围是 7~17 h。

奈拉替尼主要在肝脏由 CYP3A4 代谢,小部分由含黄素单加氧酶代谢。口服奈拉替尼后,奈拉替尼主要存在于血浆中。在一项健康受试者研究中($n=25$),受试者每天口服 240 mg 的奈拉替尼,达到稳态时其活性代谢产物 M3、M6、M7 和 M11 的全身暴露量(AUC)分别为奈拉替尼全身暴露量(AUC)的 15%、33%、22%和 4%。年龄、性别、人种和肾功能对奈拉替尼的药代动力学没有具有临床意义的影响。奈拉替尼主要经肝脏代谢。在患有慢性肝脏损害的非癌症患者(在 Child-Pugh 改良分级 A、B 和 C 级中各 6 名)和具有正常肝功能的健康受试者($n=9$)中评价了 120 mg 奈拉替尼单次给药的情况。Child-Pugh A 级(轻度损害)和 Child-Pugh B 级(中度损害)患者中奈拉替尼的暴露量与正常健康志愿者相似。与正常肝功能对照相比,伴有重度肝脏损害(Child-Pugh C 级)的患者奈拉替尼的 C_{max} 和 AUC 分别增加至 273%和 281%。

六、吡咯替尼

乳腺癌患者连续每天 1 次口服吡咯替尼,第 8 天吡咯替尼血药浓度达稳态。在每天 160~400 mg 剂量范围内,稳态时吡咯替尼的 AUC 0~24 h 和血药峰浓度(Cmax)基本随着给药剂量的增加而增大。

乳腺癌患者口服吡咯替尼(每天 160~400 mg)联合卡培他滨,稳态时吡咯替尼中位血药浓度达峰时间为 4.0~5.0 h。每天 400 mg 吡咯替尼平均 C_{max} 约为 170 μg/L。食物对吡咯替尼的吸收存在影响,高脂餐后较空腹状态口服吡咯替尼 AUC 升高约 43%,C_{max} 升高约 79%。吡咯替尼可进入血细胞,体外细胞试验提示吡咯替尼具有低渗透性的特征,且具有显著外排作用。体外人血浆蛋白结合率为 86.9%~99.7%,无浓度依赖性。

吡咯替尼主要被肝脏中 CYP3A4 酶催化代谢,主要代谢途径为 O-去甲基吡啶(M1-2, SHR150980)、O-去甲基吡啶并羰基化(M2, SHR151468)、羰基化(M7-3, SHR151136)、双氧化并脱氢(M9-1、M9-2、M9-3 和 M9-9)和双氧化(M10-1)。乳腺癌患者联合卡培他滨给药治疗时，每天 400 mg 吡咯替尼稳态下平均消除半衰期为 18.2 h。

第三节　相关临床试验的发展

最初的临床试验入组病例均选择 HER2 IHC 表达阳性者，但随后的回顾性研究选择 FISH 分析显示阳性者。FISH 的基因扩增能更好地预测疗效，FISH 阳性者对曲妥珠单抗的有效率为 19%～34%，而阴性者仅为 0%～7%。1996 年，Baselga 等报道曲妥珠单抗单药治疗既往多个化疗方案治疗失败的晚期乳腺癌，客观有效率为 11.6%。H0649g 试验表明，单药二、三线治疗 222 例转移性乳腺癌，有效率为 15%，中位缓解期 9.1 个月，中位生存期 13 个月。由独立的评价委员会评估，ORR 为 14%，其中完全缓解率为 2%，部分缓解率为 12%。完全缓解仅见于肿瘤转移限于皮肤和淋巴结的患者。IHC 检测 HER2(3＋)的患者整体缓解率为 18%，HER2(2＋)的患者缓解率为 6%。

Vogel 等报道一项曲妥珠单抗单药一线治疗转移性乳腺癌的 H0650g 临床研究，114 例 HER2 阳性转移性乳腺癌随机接受低剂量(4 mg/kg，第 1 天，随后每周 2 mg/kg)或高剂量(8 mg/kg，第 1 天，随后每 3 周 4 mg/kg)曲妥珠单抗单药治疗。结果总体有效率为 26%，111 例进行 HER2 IHC 检测，其中 HER2(3＋)和 HER2(2＋)者的有效率分别为 35%和 0，临床获益率分别为 48%和 7%。108 例进行 FISH 检测，阳性和阴性者的有效率分别为 34%和 7%，有效者和临床获益者的 1 年无进展生存率分别为 57%和 51%。主要治疗相关不良事件包括寒战(25%)、呼吸困难(23%)、发热(22%)、疼痛(18%)、恶心(14%)等。疗效及不良事件与曲妥珠单抗的剂量高低无显著相关关系。

这些临床试验结果均显示 IHC(3＋)比 IHC(2＋)的疗效要好，FISH 阳性比阴性的疗效要好；另外，相关性研究显示 IHC(3＋)者和 FISH 阳性的符合率高。因此，随后临床试验入组的病例多选择 IHC(3＋)者或 FISH 阳性者。

一、曲妥珠单抗

(一) 曲妥珠单抗联合其他药物的一线临床试验

1. 紫杉醇　曲妥珠单抗与化疗联合应用的Ⅲ期关键性 H0648g 临床试验发现，化疗(多柔比星/表柔比星＋环磷酰胺方案或紫杉醇方案)加用曲妥珠单抗后，患者的肿瘤缓解率、无进展时间和总生存时间都得到了显著提高。该研究入组了 469 例患者，平均年龄 52 岁(25～77 岁)。89%为白人，5%为黑人，1%为亚洲人，5%为其他人种/民族。由中心实验室 IHC 评估肿瘤组织 IHC(2＋)或 IHC(3＋)过度表达 HER2(一共分为 0～3＋)的患者可以入组。所有患者曲妥珠单抗的初始剂量为 4 mg/kg，之后为 2 mg/kg，每周 1 次，直到疾病进展。对于在辅助治疗中曾接受蒽环类药物治疗的患者，化疗采用紫杉醇(175 mg/m^2，静脉输注至少 3 h，21 d 为 1 个疗程，共 6 个疗程)；其他患者化疗采用蒽环类药物加环磷酰胺(AC 或 EC 方案：多柔比星 60 mg/m^2 或表柔比星 75 mg/m^2 ＋环磷酰胺 600 mg/m^2，21 天为 1 个疗程，共 6 个疗程)，后续是否继续用化疗由研究者决定。在此研究中，作为独立扩展研究的一部分，65%随机分组接受单纯化疗的患者在疾病进展后接受了曲妥珠单抗治疗。曲妥珠单抗治疗时间超过 6 个月或 12 个月的患者比例分别为 58%和 9%。

为了提高紫杉醇联合曲妥珠单抗方案的疗效，又做了如下尝试。

第一种，将紫杉醇每 3 周方案改为每周方案。意大利的一项随机Ⅱ期临床试验对紫杉醇每周给药联合曲妥珠单抗方案进行了研究。IHC(2＋)或 IHC(3＋)的患者可以入组。124 例患者随机接受紫杉醇单药(每周 80 mg/m^2)加或不加曲妥珠单抗方案，有效率分别为 75%和 56.9%(P＝0.037)，HER2(3＋)者的有效率分别为 84.5%和 47.5%(P＝0.0005)，中位至疾病进展时间(TTP)分别为 369 d 和 272 d(P＝0.030)。内脏转移者接受联合治疗也能获益，联合组和单药组的中位 TTP 分别为 301 d 和 183 d(P＝0.0080)。研究认为，紫杉醇每周方案联合曲妥珠单抗能提高 HER2(3＋)者的疗效。

第二种，在两药(PT 方案)基础上加用铂类药物(PCT 方案)。一项研究将 196 例患者随机接受 PT 方案(紫杉醇 175 mg/m^2，第 1 天，每 3 周 1 次；

曲妥珠单抗 4 mg/kg,第 1 天,随后每周 2 mg/kg)或 PCT 方案(紫杉醇 175 mg/m^2;卡铂 AUC=6,第 1 天,每 3 周 1 次;曲妥珠单抗 4 mg/kg,第 1 天,随后每周 2 mg/kg)治疗。结果 PCT 和 PT 方案的有效率分别为 52%和 36%(P=0.04),中位 PFS 分别为 10.7 个月和 7.1 个月(P=0.03)。HER2(3+)者更能获益,PCT 和 PT 方案的有效率分别为 57%和 36%(P=0.03),中位 PFS 分别为 13.8 个月和 7.8 个月(P=0.005)。PCT 组的 4 级粒细胞减少显著高于 PT 组,其他 3~4 级不良事件两组无显著差异。研究显示,在 PT 方案基础上联合卡铂能进一步提高有效率和延长 PFS,且毒性可耐受。为了降低进一步 PCT 方案的毒性,提高该方案的安全性,Perez 等进行了一项Ⅱ期临床试验,评估周方案的疗效和安全性。wPCT 方案:紫杉醇 80 mg/m^2;卡铂 AUC=2,第 1、8、15 天,每 4 周 1 次;曲妥珠单 4 mg/kg,第 1 天,随后每周 2 mg/kg。入组 48 例患者,用该方案作为一线治疗。结果提示该方案较同期进行的 3 周方案同样有效,但是对中性粒细胞、白细胞和血小板的毒性显著降低。Burris 等的试验进一步证明了 wPCT 方案的价值。

第三种是用白蛋白结合型紫杉醇(ABX)代替传统的紫杉醇。Mirtsching 等用白蛋白结合型紫杉醇周方案加曲妥珠单抗治疗 22 例 HER2 阳性晚期乳腺癌,ABX 125 mg/m^2,第 1、8、15 天,每 4 周 1 次;曲妥珠单抗用周方案。结果有效率为 52%,安全性良好。

2. *多西他赛* 多西他赛联合曲妥珠单抗的试验也显示了较好疗效,一线治疗晚期乳腺癌的有效率为 63%~70%。一项比较多西他赛单药或联合曲妥珠单抗一线治疗晚期乳腺癌的 M77001 随机Ⅱ期临床试验研究中,有 186 例患者随机接受多西他赛单药(100 mg/m^2,每 3 周 1 次)或联合曲妥珠单抗方案治疗。联合组和单药化疗组的有效率分别为 61%和 34%(P=0.000 2),中位 TTP 分别为 11.7 个月和 6.1 个月(P=0.000 1),中位缓解期分别为 11.7 个月和 5.7 个月(P=0.009),中位生存期分别为 31.2 个月和 22.7 个月(P=0.032 5)。联合组的 3~4 级粒细胞减少及发热性粒细胞减少高于单药化疗组,其他 3~4 级不良事件两组无显著差异。M77001 试验结果证实,曲妥珠单抗联合多西他赛一线治疗 HER-2 阳性转移性乳腺癌的疗效优于多西他赛单药治疗。

为了提高多西他赛联合曲妥珠单抗方案的疗效,在两药基础上尝试加用铂类、卡培他滨等。在 BCIRG 007 研究中,263 例 FISH 检测 HER2 阳性的转移性乳腺癌患者随机接受 TH 方案(多西他赛 100 mg/m^2,每 3 周 1 次;曲妥珠单抗 4 mg/kg,第 1 天,随后每周 2 mg/kg)或 TCH 方案(多西他赛 75 mg/m^2;卡铂 AUC=6,每 3 周 1 次;曲妥珠单抗 4 mg/kg,第 1 天,随后每周 2 mg/kg)治疗。结果显示,两组在有效率和生存期方面无显著差别,TH 方案和 TCH 方案的有效率均为 73%,临床获益率均为 67%,中位 TTP 分别为 11.1 个月和 10.4 个月(P=0.57),中位缓解期分别为 10.7 个月和 9.4 个月。3~4 级不良反应中,TH 组和 TCH 组的粒细胞减少分别为 34%和 25%,血小板减少分别为 2%和 15%,贫血分别为 5%和 11%,腹泻分别为 2%和 10%。该研究未发现和前面试验一致的结果,加用铂类药物未能提高 HER2 阳性乳腺癌的疗效。

M016419 CHAT 研究评估了加用卡培他滨的疗效和安全性。该试验入组 222 例 HER2 阳性转移性乳腺癌患者,随机分为两组。试验组以曲妥珠单抗 8 mg/kg,第 1 天,第 4 周起每 3 周 1 次 6 mg/kg;联合多西他赛 75 mg/m^2,第 1 天+卡培他滨 950 mg/m^2 每天 2 次,第 1~14 天,每 3 周 1 次。对照组曲妥珠单抗用法一样,联合多西他赛 100 mg/m^2,第 1 天,每 3 周 1 次。主要研究终点是 ORR。结果显示,两组 ORR 相仿,试验组与对照组分别为 70.5%和 72.7%,完全缓解率为 23.2%和 16.4%;中位 PFS,试验组较对照组延长(17.9 个月 *vs* 12.8 个月,P=0.045);中位 TTP,试验组与对照组分别为 18.2 个月和 13.8 个月(P=0.04)。因此,对于 HER2 阳性转移性或局部晚期乳腺癌患者,在标准曲妥珠单抗联合多西他赛的基础上,加卡培他滨的联合治疗能显著延长 TTP。以上试验结果表明,曲妥珠单抗联合多西他赛是治疗 HER2 阳性转移性乳腺癌的有效方案,加用卡铂治疗并不能使患者从中受益,加用卡培他滨有助于控制疾病。

3. *其他化疗药物* Ⅱ期临床研究显示,长春瑞滨联合曲妥珠单抗一线治疗晚期乳腺癌的有效率为 52%~84%。TRAVIOTA 研究中,原计划入组 250 例患者,因为入组非常慢,所以仅入组了 81 例就提前关闭了。81 例患者随机接受长春瑞滨(NVB 组)或紫杉烷类联合曲妥珠单抗方案治疗。NVB 组和紫杉烷类组的有效率分别为 51%和 40%(P=0.37),中位 TTP 分别为 8.5 个月和 6.0 个月(P=0.09),两组的耐受性均较好,神经毒性及胃肠道毒性相仿，NVB组的贫血和粒细胞减少发生率高于紫杉烷类组，而后者的皮肤毒性、肌肉疼痛及液体潴留等较明显。

HERNATA研究是一项旨在探究长春瑞滨与曲妥珠单抗联合在HER2阳性转移性乳腺癌患者一线应用的有效性与安全性的Ⅲ期临床试验，其对照组是当时已作为标准治疗方案的多西他赛联合曲妥珠单抗。在研究中，284例患者随机接受曲妥珠单抗联合多西他赛或长春瑞滨。结果提示，主要观察终点TTP两组差异无统计学意义，多西他赛组TTP为12.4个月，而长春瑞滨组为15.3个月。总生存时间也并无明显差异，多西他赛组和长春瑞滨组分别为35.7个月和38.8个月。有效率两组一致，均为59.3%。而长春瑞滨组患者显示出更佳的耐受性，因3～4度不良反应而停药的患者的比例明显低于多西他赛组（分别为6.5% *vs* 20.1%，$P<0.001$）。该研究证实了长春瑞滨联合曲妥珠单抗与多西他赛联合组的等效性，且患者更易耐受。该试验为临床医生提供了一个可供选择的新方案。

4. 联合内分泌治疗　激素受体阳性同时HER2阳性的乳腺癌可依赖两条信号转导通路的任何一条获得存活的机会。又由于ER与HER2通路间存在交互影响（crosstalk），进一步提示阻断其中一条通路是不妥的。对晚期患者，除了靶向治疗联合化疗外，也可采用靶向药物联合内分泌的方案。Ⅲ期随机临床研究（TAnDEM试验）表明，曲妥珠单抗联合阿那曲唑治疗HER2阳性转移性乳腺癌的疗效优于阿那曲唑单药。103例患者随机分到曲妥珠单抗与阿那曲唑联合组，104例患者分到阿那曲唑单药组。中位PFS从2.4个月延长到4.8个月。若排除从阿那曲唑单药组转到曲妥珠单抗与阿那曲唑联合组治疗者，则联合组的OS显著延长（28.5个月 *vs* 17.2个月，$P=0.048$）。

EGF 30008试验显示，在激素受体阳性、HER-2过表达的219例复发或转移性乳腺癌患者中，一线应用拉帕替尼联合来曲唑，与单用内分泌治疗相比，能显著延长患者的无进展生存期（PFS），两组分别为8.2个月和3.0个月，临床获益率分别为48%和29%。而在HER2阴性的952例患者中，两组无明显差异。在差异有统计学意义的3～4级不良反应中，联合组和单药组的腹泻发生率分别为10%和1%，皮疹分别为1%和0。

对于激素受体阳性、HER2过表达患者的一线抗HER2治疗应该选择联合内分泌药物还是化疗，SYSUCC-002研究在激素受体阳性HER2阳性转移性乳腺癌患者中直接比较了曲妥珠单抗＋内分泌药物与曲妥珠单抗＋化疗药物在疗效和安全性的差异。研究共纳入392例患者，内分泌联合组的中位PFS为19.2个月，联合化疗组的中位PFS为14.8个月（*HR* 0.88，95%*CI* 0.71～1.09，非劣效$P<0.0001$），两组间ORR差异无统计学意义。内分泌联合组的中位OS为33.9个月，联合化疗组的中位OS为32.5个月（*HR* 0.82，95%*CI* 0.65～1.04，优效$P=0.094$）。安全性方面，与内分泌联合组相比，化疗联合组的毒性发生率明显更高。以上结果提示，对于HR阳性、HER2阳性晚期乳腺癌患者，曲妥珠单抗联合内分泌治疗疗效非劣效于曲妥珠单抗联合化疗，而且毒性反应更少。因此，HR阳性、HER2阳性乳腺癌患者可能有更多的方案选择，抗HER2靶向联合内分泌治疗具有较好的安全性和与化疗相似的疗效，可用于耐受性不佳的患者。而更强的抗HER2靶向药（如帕妥珠单抗联合曲妥珠单抗）联合更强的内分泌治疗（如CDK4/6抑制剂等）值得我们进一步的探索。

综合曲妥珠单抗联合化疗或内分泌治疗的疗效和安全性数据，考虑到双靶向治疗联合化疗的有效率较高、疾病控制时间比较长和药物经济学因素，推荐首选曲妥珠单抗＋帕妥珠单抗联合化疗。对于病程发展慢的患者、手术后无病间歇时间长的患者、无内脏危象的患者或年龄较大的患者，可以考虑单纯内分泌治疗或内分泌联合靶向治疗。

5. 曲妥珠单抗辅助治疗失败的患者　如果患者完成了1年曲妥珠单抗治疗，后续随访中发现复发或转移，可再次使用曲妥珠单抗加化疗，尤其是对疾病复发出现在停用曲妥珠单抗1年之后的患者。

（二）曲妥珠单抗联合其他药物的后线临床试验

对传统化疗，一旦出现疾病进展，意味着需要更换治疗方案。曲妥珠单抗不但有直接的抗肿瘤作用，而且可以通过ADCC杀灭肿瘤细胞，后者像其他免疫机制一样，不易产生耐药性。另外，HER2阳性肿瘤的驱动性基因异常是HER2扩增，且大多数情况下没有随着疾病进展而发生本质的变化。在原发性乳腺肿瘤HER2阳性患者中，约90%的复发或转移病灶仍为阳性。因此，一线治疗中出现疾病进展的患者并不一定需要停药。临床前研究显示，在疾病进展后持续应用曲妥珠单抗抑制HER2表达有助于控制乳腺癌细胞生长,而若停止曲妥珠单抗,则肿瘤生长加快。在对曲妥珠单抗耐药的KPL-4细胞株建立的荷瘤裸鼠模型中,一组用紫杉醇(60 mg/kg)治疗,另外一组用紫杉醇(60 mg/kg)加曲妥珠单抗(40 mg/kg)治疗,结果残留的肿瘤体积分别为169 mm^3 和 44 mm^3,证明持续应用曲妥珠单抗能够抑制HER2表达和控制乳腺癌细胞生长。Hermine的队列研究共观察623例患者,全部观察时间至少2年。一线使用曲妥珠单抗疾病进展后,继续使用曲妥珠单抗比停用曲妥珠单抗的疗效更好,中位TTP分别为10.2个月和7.1个月。

多项临床研究证实抗HER2药物可用于二线及之后的疗效,因此在含曲妥珠单抗方案治疗后发生疾病进展的HER2阳性转移乳腺癌患者中,后续治疗应继续阻滞HER2通路。对于已经接受过蒽环类药物和紫杉烷类药物治疗、曲妥珠单抗耐药的HER2阳性乳腺癌,一项Ⅱ期临床试验选择卡培他滨联合曲妥珠单抗治疗18例晚期乳腺癌,有效率为47%,中位缓解期为10.4个月,表明治疗方案的耐受性好。Bartsch等报道,卡培他滨联合曲妥珠单抗二线或二线以上治疗35例晚期乳腺癌,有效率为22.9%,6个月稳定率为48.6%,中位TTP为8个月,中位OS为24个月。治疗相关3～4级不良反应发生率仅包括腹泻(5%)和手足综合征(15%)等。

von Minckwitz等报道了一项卡培他滨对比卡培他滨+曲妥珠单抗Ⅲ期GBG-26临床试验的更新结果,有效率分别为25%和49%,中位PFS分别为5.6个月和8.5个月($P<0.05$),中位OS分别为19.9个月和20.3个月,加用曲妥珠单抗可显著延长患者PFS近3个月。EGF100151试验在曲妥珠单抗治疗疾病进展的患者中,证实了抗HER2药物拉帕替尼的疗效。

Christodoulou等报道吉西他滨联合曲妥珠单抗治疗25例转移性乳腺癌的有效率为35.7%,中位TTP 7.8个月,中位OS 18.7个月。另一项Ⅱ期试验采用吉西他滨联合曲妥珠单抗治疗61例转移性乳腺癌,有效率38%,中位TTP 5.8个月,中位OS 14.7个月。一项吉西他滨/紫杉醇联合曲妥珠单抗治疗晚期乳腺癌的研究共入组30例患者,有效率为56%,中位TTP为14.6个月,15个月生存率为86.7%;在13例一线治疗的患者中,有效率高达92%。

Campiglio等报道,对于一线治疗没有显示疗效的患者,包括疾病稳定或疾病进展的患者,后续治疗中停用(44例)对比继续使用含曲妥珠单抗方案(75例)OS的*HR*为3.53;一线治疗取得完全缓解或部分缓解的患者,后续治疗中停用(74例)对比继续使用含曲妥珠单抗方案(79例)OS的*HR*为2.23;两个*HR*之间的差异无统计学意义。提示一线治疗的疗效并不影响患者从二线含曲妥珠单抗方案中取得OS的获益,推测疗效可能与曲妥珠单抗具有多重抗肿瘤机制有关。但这是一项回顾性分析,有待进一步证实。

(三)曲妥珠单抗生物类似物

生物靶向药物为患者的治疗提供了更多的机遇,但这些药物在一些国家和地区无法获得。鉴于药物可及性的限制,一系列生物类似物应运而生。生物类似物是指与已上市生物药物高度相似的药物,两者在临床应用中安全性、纯度和有效性方面都无明显差异。曲妥珠单抗也有相应的生物类似物已完成Ⅲ期临床试验。该研究入组500例HER2阳性转移性乳腺癌患者,试验组和对照组分别行生物类似物或曲妥珠单抗联合紫杉类药物治疗。结果显示,生物类似物组患者ORR为69.6%,曲妥珠单抗组为64.0%,ORR比值为1.09(90%*CI* 0.974～1.211),ORR差值为5.53%(95%*CI* 3.08%～14.04%),两者ORR相似。在治疗48周后,两组的TTP、PFS和OS无明显差异。生物类似物组和曲妥珠单抗组的不良事件发生率分别为98.6%和94.7%。最常见的不良反应在试验组和对照组分别为中性粒细胞减少(57.5% *vs* 53.3%)、周围神经毒性(23.1% *vs* 24.8%)、腹泻(20.6% *vs* 20.7%)。接下来还需进一步研究探索其安全性及其对患者生存的影响。

二、拉帕替尼

拉帕替尼是一种能同时抑制HER1(EGFR)和HER2的小分子酪氨酸激酶抑制剂。其作用机制为可逆性地结合细胞内HER1和HER2的酪氨酸激酶区域ATP位点,阻断肿瘤细胞磷酸化和下游信号转导;同时阻断HER1和HER2异源二聚体的形成,抑制一系列ERBB家族调控的细胞内信号转导途径。体外实验和动物实验提示,其对多种肿瘤细胞株的生长和增殖有显著抑制作用。在动物实验中还发现,其与他莫昔芬联合能够抑制抗拒他莫昔芬的HER2过度表达乳腺癌的生长。HER1和HER2

过表达与乳腺癌预后差相关，但尚无临床研究证实拉帕替尼在乳腺癌患者中对 HER1 靶点的作用。

Ⅰ/Ⅱ期临床试验确立拉帕替尼的剂量范围为口服 500～1 600 mg/d，不良反应可耐受，主要表现为腹泻(42%)、皮疹(31%)，没有观察到 4 级不良反应，3 级不良反应发生率仅 6%，主要为腹泻和皮疹。并且证实其对乳腺癌、头颈部癌、膀胱癌、子宫内膜癌等多种实体肿瘤有效，尤其是对曲妥珠单抗抗拒的局部晚期和转移性乳腺癌有较好疗效。

两项Ⅱ期临床试验对拉帕替尼单药治疗难治性转移性乳腺癌进行了研究。在 Blackwell 等进行的 EGF 20002 研究中，有 78 例 HER2 阳性既往含他莫昔芬方案治疗失败的转移性乳腺癌患者接受拉帕替尼(1250 mg/d 或 1500 mg/d)治疗，有效率为 7.7%，临床获益率为 14%，中位 TTP 为 15.3 周。EGF 20008 研究分为 2 组，HER2 阳性 140 例，对蒽环类、紫杉烷类、卡培他滨耐药；HER2 阴性 89 例，对前面所述化疗药物均耐药。HER2 阳性和阴性组的客观有效率为 1.4%和 0，CBR 分别为 5.7%和 0。

卡培他滨联合拉帕替尼也是含曲妥珠单抗方案治疗后疾病进展 HER2 阳性患者的治疗选择之一。爱丁堡总院的 EGF 10051 试验在曲妥珠单抗耐药、之前在转移癌治疗或辅助治疗时使用过蒽环类和紫杉烷类的晚期或转移性乳腺癌患者中比较卡培他滨联合拉帕替尼与单用卡培他滨的疗效，结果显示联合治疗组较单用卡培他滨组的 TTP 增加(8.4 个月 *vs* 4.4 个月，*HR* 0.49，95%*CI* 0.34～0.71，$P<0.001$)，有效率分别为 22.5%和 14.3%。这个方案是第一个 HER2 阳性晚期乳腺癌二线治疗的标准治疗。该研究还发现，联合治疗组有 4 例脑转移，而单药组有 11 例患者发生脑转移，提示拉帕替尼对治疗 HER2 高表达且发生脑转移的乳腺癌患者具有相当大的潜力。2006 年 SABCS 会议上还报道了一些生物学标志表达水平与 PFS 关系的结果。在卡培他滨单药组，HER2 胞外区域(ECD)基线高水平与 PFS 短相关。无论基线 HER2 胞外区域水平的高低，卡培他滨联合拉帕替尼方案都能延长 PFS，而基线 HER1 的胞外区域水平与 PFS 无关。

另外，在一项关于已经过多重复治疗且先前接受过曲妥珠单抗治疗后发生疾病进展的转移性乳腺癌的随机 EGF 104900 Ⅲ期临床试验中，共入组 296 例患者。结果显示，拉帕替尼联合曲妥珠单抗相对单药拉帕替尼将中位 TTP 从 8.1 周延长至 12 周($P=0.008$)，ORR 分别为 6.9%和 10.3%，两组之间的差异无统计学意义。尽管有 52%的患者在使用拉帕替尼进展后序贯到联合组，但后期随访还显示中位 OS 的获益分别为 9.5 个月和 14.1 个月($P=0.026$)。

拉帕替尼联合化疗可用于 HER2 阳性转移性乳腺癌的一线治疗。Leo 等将 580 例患者随机接受紫杉醇单药(175 mg/m^2，第 1 天，每 3 周 1 次)或联合拉帕替尼(紫杉醇 175 mg/m^2，第 1 天；拉帕替尼每天 1 250 mg，每 3 天 1 次)治疗。结果提示，与紫杉醇单药比较，紫杉醇联合拉帕替尼一线治疗可显著提高 HER2 阳性转移性乳腺癌患者的 ORR(60% *vs* 36%，$P=0.027$)、中位 TTP(8.1 个月 *vs* 5.8 个月，$P=0.011$)和无事件生存期(EFS)(8.1 个月 *vs* 5.0 个月，$P=0.004$)。联合治疗组腹泻和皮疹的发生率明显增加，联合组的严重不良事件(SAE)相关死亡率高于单药组，分别为 2.7%和 0.6%。

HER2 阳性乳腺癌容易发生脑转移。Abdulkarim 报道了乳腺癌脑转移和 HER2 高表达相关性的研究，其结果显示 HER2 高表达的患者中有脑转移者达 8%，而 HER2 阴性患者中脑转移发生率仅为 1.7%，两组差异有显著统计学意义($P=0.000 1$)。Burstein 等研究证实，以曲妥珠单抗治疗 HER2 高表达的转移性乳腺癌，即使外周肿瘤病变控制良好，却依然无法延缓中枢神经系统的病情进展。作为一种小分子药物，拉帕替尼可以进入细胞内直接阻断 EGFR 的酪氨酸激酶活性。同时该药可以通过血-脑屏障，从而有可能治疗乳腺癌的脑转移。在 2006 年 ASCO 会议上，Lin 等报告了以拉帕替尼治疗 39 例 HER2 高表达且发生脑转移的乳腺癌的研究结果，所有患者都经过曲妥珠单抗治疗，其中 38 例接受全颅放疗后出现脑转移病情进展。结果显示，有 2 例脑转移灶取得部分缓解，中位至治疗失败时间为 3.2 个月，中位 OS 为 6.57 个月。大规模多中心Ⅱ期临床试验表明，拉帕替尼对已经接受过蒽环类、紫杉烷类、曲妥珠单抗药物治疗和颅脑放疗的脑转移患者的客观有效率仍有 6%。LANDSCAPE 研究探索拉帕替尼联合卡培他滨在脑转移患者中的疗效及安全性。这项Ⅱ期单臂的临床研究招募了 45 例未经放疗的 HER2 阳性脑转移患者接受拉帕替尼联合卡培他滨联合方案治疗。其中 44 例(98%)患者可评估疗效，29 例(65.9%)患者获得客观的中枢神经系统有效反应(≥50%的体积缩小)。此研究初步证明了拉帕替尼和卡培他滨联合应用在HER2阳性乳腺癌脑转移患者的有效性。CEREBEL研究比较经卡培他滨联合拉帕替尼或曲妥珠单抗治疗后HER2阳性转移性乳腺癌患者脑转移的发生率，试图寻找哪种靶向药物对脑转移病灶的抑制作用更加显著。基线无脑转移的共540例HER2阳性转移性乳腺癌患者入组，随机分配(1∶1)接受拉帕替尼联合卡培他滨或曲妥珠单抗联合卡培他滨的治疗。结果显示拉帕替尼＋卡培他滨组中枢神经系统转移的发生率为3.2%(8/251)，曲妥珠单抗＋卡培他滨组为4.8%(12/250)，两组无显著差异($P=0.360$)。曲妥珠单抗＋卡培他滨组较拉帕替尼＋卡培他滨组PFS和OS延长(PFS：*HR* 1.30，95%*CI* 1.04～1.64；OS：*HR* 1.34，95%*CI* 0.95～1.64)。虽然脑转移的发生率在两组中相似，且整体预后倾向于曲妥珠单抗的治疗，但拉帕替尼的疗效可能受到既往曲妥珠单抗治疗的影响，我们并不能从CEREBEL研究中得出确切的结论。这些研究结果提示，拉帕替尼能透过血-脑屏障，对HER2高表达且发生脑转移的乳腺癌患者有效。

三、帕妥珠单抗

HER2阳性肿瘤的HER2主要存在形式为HER2/HER2同源二聚体和HER2/HER3异源二聚体。曲妥珠单抗与HER2胞外区域Ⅳ区结合，与功能密切相关的二聚体形成不涉及Ⅳ区，因此曲妥珠单抗只对HER2阳性乳腺癌患者有效。帕妥珠单抗是一种针对HER2的重组单抗，对HER2阳性肿瘤也有效。另外，它与HER2胞外区域Ⅱ区结合，抑制二聚体，尤其是HER2/HER3异源二聚体的形成，抑制受体介导的信号转导通路，因此对HER2低表达肿瘤也有一定的作用，这能部分解释帕妥珠单抗抑制HER2低表达肿瘤生长的原因。在HER2阳性乳腺癌的动物模型中，联合使用曲妥珠单抗和帕妥珠单抗，因结合HER2胞外区域的不同区，发挥作用机制互补，从而能够更广泛抑制HER信号转导通路，具有更强的抗肿瘤活性。

Baselga等进行了一项随机、双盲、Ⅲ期国际研究CLEOPATRA试验，808例患者随机分为曲妥珠单抗＋多西他赛联合帕妥珠单抗或安慰剂组。结果显示，对于HER2阳性转移性乳腺癌，曲妥珠单抗＋多西他赛＋帕妥珠单抗较对照组一线治疗可使患者中位PFS延长6.1个月，从12.4个月延长至18.7个月($P<0.001$)。帕妥珠单抗＋曲妥珠单抗＋多西他赛与对照组曲妥珠单抗＋多西他赛相比降低了31%死亡风险(*HR* 0.69，95%*CI* 0.58～0.82)。中位OS在对照组为40.8个月，帕妥珠单抗组为57.1个月。加用帕妥珠单抗后，心脏毒性未见显著增加，但发热性粒细胞下降和腹泻的发生率有所提高。但是，这种3药组合方案并没有显著提高完全缓解率。在术前新辅助治疗中使用相同的方案，加用帕妥珠单抗使病理学完全缓解率从29%提升至45.8%。Miles等对CLEOPATRA进行了转化性研究，探索HER2阳性转移性乳腺癌患者接受曲妥珠单抗＋多西他赛＋帕妥珠单抗或安慰剂方案时多西他赛治疗持续时间对该方案疗效的影响。入选的804例患者按照接受多西他赛治疗的周期数分为＞6、＝6、＜6个周期组。结果显示，相较于接受6个周期多西他赛治疗者，＞6个周期多西他赛治疗并未延长PFS或OS，而＜6个周期多西他赛治疗则与较差的PFS和OS相关。但无论多西他赛治疗持续时间长短，3组患者加用帕妥珠单抗后PFS和OS均获益。这个方案是HER2阳性晚期乳腺癌中替代紫杉类＋曲妥珠单抗方案的一线新标准治疗。

对于帕妥珠单抗的二线使用，一项Ⅱ期临床研究显示，帕妥珠单抗联合曲妥珠单抗治疗对曲妥珠单抗用药期间病情进展的HER2阳性转移性乳腺癌患者的有效率达18%，CBR 39%。Cortés等进行了一项Ⅱ期临床试验，入组的患者同前。一组17例患者，接受帕妥珠单抗联合曲妥珠单抗治疗，为联合组；另一组29例患者，接受帕妥珠单抗单药治疗，若疾病进展再序贯到联合组。帕妥珠单抗的用法，首次剂量840 mg，以后每3周420 mg。联合组的ORR、CBR和中位PFS分别是17.6%、41.2%和17.4周，而单药组分别为3.4%、10.3%和7.1周。PHEREXA研究探索了帕妥珠单抗在晚期HER2阳性患者二线治疗的应用，研究入组了共计452例曲妥珠单抗使用中或使用后进展的HER2阳性转移性乳腺癌患者，随机接受曲妥珠单抗＋卡培他滨＋帕妥珠单抗或曲妥珠单抗＋卡培他滨＋安慰剂治疗。帕妥珠单抗并未显著改善PFS，而中位OS从28.1个月显著延长至36.1个月(*HR* 0.68，95%*CI* 0.51～0.90)。

Araki等进行了一项单中心、单臂、非盲的Ⅱ期临床试验，入组既往接受过紫杉烷类化疗药物和曲妥珠单抗治疗的HER2阳性复发及转移性乳腺癌患者 30 例，接受艾立布林联合曲妥珠单抗及帕妥珠单抗治疗。结果显示，该方案的 ORR 为 34.8%，中位 PFS 为 42.6 周，CBR 为 60.9%。该方案最为常见的 3～4 级不良反应为中性粒细胞减少，见于 66.7%的患者。接受过多线治疗的患者普遍能够耐受这一方案。这为应用曲妥珠单抗和帕妥珠单抗治疗 HER2 阳性复发及转移性乳腺癌患者提供了一种新的联合化疗选择。

四、吡咯替尼

吡咯替尼也是目前正在研究的口服酪氨酸激酶抑制剂，它是一种不可逆的泛 ERBB 抑制剂。目前在未接受过 HER2 酪氨酸激酶抑制剂治疗的 HER2 阳性转移性乳腺癌患者中已完成Ⅰ期临床试验，剂量爬坡从 80、160、240、320、400 mg 增至 480 mg，每天 1 次。该研究共入组 38 例患者。研究发现吡咯替尼的剂量限制性毒性主要是 3 级腹泻，发生在 2 例接受 480 mg 吡咯替尼的患者，因此患者的最大耐受剂量为 400 mg。吡咯替尼最常见的不良反应包括腹泻、恶心、口腔溃疡、乏力和白细胞减少。其中≥3 级不良反应仅有腹泻。在可评估疗效的 36 例患者中，吡咯替尼的 ORR 为 50.0%，临床获益率为 61.1%，中位 PFS 为 35.4 周。在未接受过曲妥珠单抗治疗的患者中 ORR 为 83.3%，而接受过的患者中 ORR 为 33.3%。

PHENIX 研究是一项双盲、多中心、随机 3 期试验在经治的 HER2 阳性转移性乳腺癌患者中对比吡咯替尼＋卡培他滨相比卡培他滨单药的疗效及安全性。在入组的 279 例患者中，吡咯替尼组与安慰剂组的中位 PFS 分别为 11.1 个月与 4.1 个月（*HR* 0.18，95%*CI* 0.13～0.26，单侧 *P*＜0.001）。两组患者客观缓解率分别为 68.6%和 16%。吡咯替尼组中位缓解持续时间（DoR）为 12.2 个月（*vs* 4.2 个月），疾病控制率（DcR）为 91.9%（*vs* 64.9%）。值得一提的是，安慰剂组中的 71 名患者也在随后接受了吡咯替尼治疗，结果显示，ORR 达到 38.0%，中位 PFS 为 5.5 个月，DcR 为 80.3%。PHENIX 研究中纳入的患者中 31 例在基线存在脑转移，接受吡咯替尼联合卡培他滨或安慰剂联合卡培他滨治疗，吡咯替尼组较对照组中位 PFS 延长了 2.7 个月（6.9 个月 *vs* 4.2 个月，*HR* 0.32，95%*CI* 0.13～0.77，*P*＝0.011）。

PHOEBE 研究是一项对吡咯替尼＋卡培他滨与拉帕替尼＋卡培他滨治疗在 HER2 阳性转移性乳腺癌曲妥珠单抗耐药患者的有效性与安全性的Ⅲ期临床研究。研究共入组了 267 例患者，结果提示吡咯替尼组和拉帕替尼组的中位中位 PFS 分别为 12.5 个月和 6.8 个月（*HR* 0.39，单侧 *P*＜0.000 1）。亚组分析显示出与总人群一致的 PFS 获益。吡咯替尼组和拉帕替尼组的 ORR 分别为 67%和 52%。以上结果提示，对于曲妥珠单抗加卡培他滨治疗后 HER2 阳性的复发或转移性乳腺癌患者而言，吡咯替尼联合卡培他滨治疗具有可观的临床益处和可控的安全性，可考虑作为曲妥珠单抗和化疗进展后 HER2 阳性晚期乳腺癌患者的治疗选择。根据该试验的结果，吡咯替尼＋卡培他滨成为 HER2 阳性晚期乳腺癌中替代拉帕替尼＋卡培他滨的国人二线新标准治疗。

五、双靶向阻滞

目前临床上比较成功的双靶向阻滞是：HER2 胞外区域Ⅳ区和Ⅱ区的联合阻断，分别用曲妥珠单抗和帕妥珠单抗；HER2 胞外区域Ⅳ区和胞内酪氨酸激酶区域的联合阻断，分别用曲妥珠单抗和拉帕替尼。

NeoSphere 的新辅助临床试验提示，帕妥珠单抗联合曲妥珠单抗的双抗体治疗，不用化疗，pCR 率达到 17%。CLEOPATRA 研究证实，在多西他赛和曲妥珠单抗的基础上加用帕妥珠单抗能够进一步提高疗效。对于晚期复发或转移性乳腺癌患者，尽管患者已经接受了很多治疗，包括蒽环类、紫杉烷类和曲妥珠单抗的治疗，EGF 104900 Ⅲ期临床试验证实，相对于单药拉帕替尼，曲妥珠单抗联合拉帕替尼的疗效比较好，而且可延长患者 OS。

KN026 是一种新型双特异性抗体，由曲妥珠单抗和帕妥珠单抗的重链构成，同时具有一个共同的轻链。它同时与曲妥珠单抗（胞外区域Ⅳ区）和帕妥珠单抗（胞外区域Ⅱ区）靶向的两个 HER2 表位结合，导致 HER2 信号阻断，其优于曲妥珠单抗或者帕妥珠单抗单用，可达到曲妥珠单抗和帕妥珠单抗联用的效果。临床前数据表明，与曲妥珠单抗联合帕妥珠单抗相比，KN026 保留了抗体依赖细胞介导的细胞毒性效应，在体外和体内对 HER2 过表达癌细胞的增殖抑制程度相似或更强，并且可以杀死已经对曲妥珠单抗和帕妥珠单抗组合产生耐药性的肿瘤细胞。一项Ⅰ期临床研究探索了 KN026 单药在63例既往接受抗HER2治疗后进展的HER2阳性乳腺癌患者的安全性、耐受性、药代动力学、初步疗效和潜在的预测生物标志物活性。KN026单药的剂量为5 mg/kg qw、10 mg/kg qw、20 mg/kg q2w或30 mg/kg q3w。结果显示，最常见的治疗相关的不良事件包括发热(23.8%)、腹泻(22.2%)、谷草转氨酶升高(22.2%)、谷丙转氨酶升高(22.2%)，仅4位患者观察到3级的治疗相关不良事件。暴露反应分析结果提示以20 mg/kg q2w或30 mg/kg q3w作为推荐的2期剂量，以该剂量治疗时，57位患者的ORR达到了28.1%，中位PFS为6.8个月(95%*CI* 4.2～8.3)。对20位存在HER2扩增的患者基因特征进行分析后发现，HER2与CDK12同时扩增是预测患者对KN026治疗反应较好的潜在生物标志物(有 *vs* 无同时扩增：ORR 50% *vs* 0%，*P*=0.05；中位PFS 8.2 *vs* 2.7个月，*P*=0.04)。以上结果提示，KN026具有良好的耐受性和较强的抗肿瘤活性，期待后续的Ⅱ期及Ⅲ期研究结果，为HER2阳性的转移性乳腺癌患者提供更多治疗选择。

六、T-DM1

T-DM1将抗体和药物通过抗体药物偶联物(ADC)形成T-DM1轭合物。DM1是一种半合成药物，通过抑制微管功能杀死肿瘤细胞。DM1附着于曲妥珠单抗后，以HER2阳性乳腺癌细胞为靶点，通过受体介导的内化作用进入肿瘤细胞，释放DM1，特异性地杀灭HER2阳性肿瘤细胞，而对HER2阴性正常细胞无毒性。细胞株研究提示，对曲妥珠单抗和拉帕替尼均耐药的细胞株，T-DM1可能通过有丝分裂灾难(mitotic catastrophe)机制抑制肿瘤细胞生长。

美国研究者报道，在一项多中心、开放的单中心Ⅱ期临床试验中，通过T-DM1治疗晚期HER2阳性乳腺癌患者(包括曾经接受化疗或曲妥珠单抗靶向治疗的患者)，单药有效，耐受性良好，并且对先前接受过拉帕替尼的患者也有相似的抗肿瘤效应。T-DM1(3.6 mg/kg，每3周给药)的药代动力学不受外周血中游离HER2胞外区域水平的影响，血浆终末半衰期为4～5 d。

从理论上来说，T-DM1和帕妥珠单抗的联合相当于多西他赛、曲妥珠单抗和帕妥珠单抗3种药物的联合，应该会发生协同作用。但是因为化疗药物通过曲妥珠单抗的靶向引导作用直接进入肿瘤细胞，减少了对正常组织的毒性，故而治疗指数更高。靶向HER2的抗体嵌合药物T-DM1，在HER2阳性难治性乳腺癌治疗中显示出较好的疗效及安全性。帕妥珠单抗是第一种用于治疗HER2阳性乳腺癌的二聚体抑制剂，结合HER2的不同胞外区域。帕妥珠单抗与T-DM1联合应用，在HER2阳性移植瘤模型中显示出协同抗肿瘤效应。

Miller等报道了一项国际多中心无对照临床研究，表明足量T-DM1联合帕妥珠单抗治疗HER2阳性ⅠB/Ⅱ期局部晚期或转移性乳腺癌具有较好的安全性和确切的有效性。研究至2009年10月1日，共入组37例HER2阳性局部晚期或转移性乳腺癌患者，接受帕妥珠单抗(首剂为840 mg，之后每3周420 mg)联合T-DM1(第1组剂量为3.0 mg/kg，如未出现剂量限制性毒性，则进入第2组剂量3.6 mg/kg)，随后按试验得出的剂量扩展为60例患者的Ⅱ期试验。患者曾接受过中位治疗时间为8个周期的曲妥珠单抗治疗，主要研究终点包括药物的安全性和初步疗效。在23例可评价药物安全性的患者中(9例为ⅠB期，14例为Ⅱ期)，给予≥1个周期T-DM1联合帕妥珠单抗治疗(中位为2个周期)。3.0 mg/kg T-DM1剂量组的3例患者未出现剂量限制性毒性；进入3.6 mg/kg剂量组的3例患者中，有1例出现剂量限制性毒性、4级血小板减少。因此，T-DM1的最大耐受剂量定为3.6 mg/kg。与单药T-DM1相比，该方案的药物毒性并没有显著增加，且未出现新的安全性问题，肝不良事件及严重血小板减少事件少见。Burris等用T-DM1治疗了112例化疗和曲妥珠单抗治疗后进展的HER2阳性乳腺癌，ORR为25.9%，中位PFS为4.6个月。最常见的≥3级不良反应是低钾血症、血小板减少和乏力，分别为8.9%、8.0%和4.5%。

Hurvitz等进行了一项Ⅱ期非劣效性临床试验，比较T-DM1与多西他赛加曲妥珠单抗一线治疗HER2阳性局部晚期或转移性乳腺癌的疗效和安全性。共入组137例HER-2阳性乳腺癌，67例接受T-DM1治疗(3.6 mg/kg，每3周重复)，70例接受两药治疗(多西他赛75 mg/m^2或100 mg/m^2，曲妥珠单抗6 mg/kg，首剂8 mg/kg，均每3周重复)。结果ORR分别为58%和64%，差异无统计学意义。中位PFS分别为14个月和9个月，*HR* 0.59，*P*=0.0353。提示T-DM1相对于标准的两药方案降低了41%的疾病进展事件。≥3级不良反应发生率分别为32%和59%；所有级别的中性粒细胞减少分别为17.4%和63.6%，血小板减少分别为30%和6%，脱发分别为4%和67%，腹泻发生率分别为16%和46%，周围性水肿分别为10%和44%。提示T-DM1较多西他赛加曲妥珠单抗可延长5个月的中位PFS；在安全性方面，除血小板毒性外，其余毒性显著减少。

在2012年ASCO会议上，EMILIA试验公布了中期分析结果。这是一项同时有3个主要研究终点，即PFS、OS和安全性的Ⅲ期临床试验，比较T-DM1与卡培他滨加拉帕替尼。入组接受1～3线治疗的患者，以前接受曲妥珠单抗治疗和一种紫杉烷类药物治疗。PFS的*HR*预先设定是0.75，结果是0.65，中位PFS分别为9.6个月和6.4个月；OS的*HR*预先设定是0.8，结果是0.62，中位OS分别是未达到和23.3个月。2017年*Lancet Oncology*杂志发表了EMILIA研究的最终OS结果。2012年该研究方案曾修订，准许对照组患者交叉至T-DM1组。入组的991例患者中，接受T-DM1的患者相较于对照组患者中位OS更长，分别为29.9个月和25.9个月(*HR* 0.75，95%*CI* 0.64～0.88)；并且T-DM1组较对照组≥3级不良事件发生率低，分别为48%和60%。对照组最常见的≥3级不良反应为腹泻、手足综合征和呕吐，而在T-DM1组则为血小板减少、谷草转氨酶升高和贫血。根据该试验的结果，这个方案成为HER2阳性晚期乳腺癌中替代卡培他滨＋拉帕替尼的二线标准治疗。

T-DM1一线治疗的Marianne临床试验也有了报道。该研究入组1 095例HER2阳性未经治疗的复发及转移性乳腺癌患者，分别接受曲妥珠单抗＋紫杉烷类药物(对照组)、T-DM1＋安慰剂或T-DM1＋帕妥珠单抗治疗。结果显示，T-DM1组和T-DM1＋帕妥珠单抗组的PFS和OS既不劣于也不优于曲妥珠单抗＋紫杉烷类药物组(中位PFS分别为：曲妥珠单抗＋紫杉烷类药物组13.7个月，T-DM1＋安慰剂组14.1个月，T-DM1＋帕妥珠单抗组15.2个月；中位OS分别为：曲妥珠单抗＋紫杉类药物组50.9个月，T-DM1＋安慰剂组53.7个月，T-DM1＋帕妥珠单抗组51.8个月)。2019年更新了Marianne研究的最新数据，与初期结果一致。对照组发生≥3级不良反应者较多(55.8%)，而T-DM1＋安慰剂组和T-DM1＋帕妥珠单抗组不良反应发生率分别为47.1%和48.6%，并且T-DM1＋安慰剂组因不良反应停止治疗的患者较少，该组患者的生活质量也较佳。

至于T-DM1在三线和三线以后的治疗价值，Krop等进行了一项多中心、随机、非盲Ⅲ期临床试验(TH3RESA)，对比T-DM1和医生选择方案在既往接受过曲妥珠单抗、拉帕替尼和紫杉烷类药物，转移后经过二线以上HER2靶向治疗的HER2阳性转移性乳腺癌患者中的疗效。该研究在2017年报道了最终OS结果。在2012年，研究方案曾修改，准许医生选择方案治疗后进展的患者接受T-DM1治疗。该研究共入组602例患者。结果显示，T-DM1组患者OS显著优于医生选择方案组，中位生存时间分别为22.7个月和15.8个月(*HR* 0.68，95%*CI* 0.54～0.85，$P=0.000\,7$)；T-DM1组患者≥3级不良反应的发生率为40%，对照组为47%。对照组更多出现腹泻、中性粒细胞减少和发热性中性粒细胞减少；T-DM1组则更多见血小板减少和出血。该研究进一步明确了T-DM1在HER2阳性转移性乳腺癌治疗中的地位，即使在多线治疗后该药物仍然能延长患者OS。

第四节　新的靶向药物

一、德喜曲妥珠单抗

类似于T-DM1，DS-8201(T-DXd)也是一种单抗与药物的轭合物，由抗HER2人源化单克隆抗体(MAAL-9001)与依沙替康衍生物MAAA-1181a(DXd)组成，抗体部分氨基酸序列与曲妥珠单抗相同，DXd是一种DNA拓扑异构酶Ⅰ抑制剂，与伊立替康的活性代谢物SN-38相比，其抑制效力高出10倍。与HER2结合后，T-DXd会破坏HER2信号并介导抗体依赖细胞的毒性反应。该药物在乳腺癌和胃或食管肿瘤患者中进行Ⅰ期临床研究，剂量爬坡从0.8 mg/kg至8.0 mg/kg，21 d为1个周期。研究共入组24例患者。截至试验结束，未出现剂量限制性毒性。最常见的3级不良反应为淋巴细胞减少和中性粒细胞减少,4级不良反应仅在1例患者中发生,表现为贫血。有3例患者出现严重不良反应,分别为发热性粒细胞减少、肠穿孔和胆管炎。在可评估疗效的23例患者中,有10例(43%)达到客观缓解,21例(91%)达到疾病控制。在接受过T-DM1治疗的12例患者中,有7例患者达到客观缓解,所有患者达到疾病控制。

DESTINY-Breast 01研究在整体人群中展现了T-DXd在接受T-DM1治疗后进展的HER2阳性转移性乳腺癌患者中的有效性与安全性。在既往接受过中位6线治疗的184例HER2阳性晚期乳腺癌患者中,应用T-DXd治疗的ORR高达60.9%(95%*CI* 53.4%~68.0%)。DcR为97.3%,中位缓解时间为14.8个月(95%*CI* 13.8个月~16.9个月),中位PFS为16.4个月(95%*CI* 12.7个月~未达到)。2020年ASCO年会更新的亚组分析结果显示,各亚组ORR(46.4%~74.5%)和中位PFS(12.3~18.1个月)与既往总体结果相似。

DESTINY-Breast03研究对比T-DXd和T-DM1治疗HER2阳性晚期乳腺癌疗效与安全性的一项Ⅲ期临床研究,纳入了先前在转移后接受过曲妥珠单抗和紫杉类治疗进展的HER2阳性乳腺癌患者。在入组的524例患者中,研究者评估的T-DXd组的中位PFS未达到(95%*CI*,18.5个月~无法评估),T-DM1组为6.8个月(95%*CI* 5.6~8.2个月),12个月无进展生存率分别为75.8%和34.1%。T-DXd较T-DM1降低了72%的疾病进展或死亡风险(*HR* 0.28, 95%*CI* 0.22~0.37, $P<0.001$)。研究组或对照组均未达到中位OS,但T-DXd组较T-DM1组相对死亡风险下降45%(*HR* 0.55, 95%*CI* 0.36~0.86, $P=0.007$)。同时,DESTINY-Breast 04研究的初步结果也提示T-DXd与化疗相比显著延长HER2低表达的转移性乳腺癌患者的PFS和OS。伴随DESTINY-Breast系列研究结果的相继出炉,T-DXd将在HER2阳性转移性乳腺癌的抗HER2治疗格局中作出重要贡献。根据该试验的结果,T-DXd有望成为HER2阳性晚期乳腺癌中替代T-DM1的二线新标准治疗。

二、奈拉替尼

奈拉替尼(HKI-272)系小分子酪氨酸激酶抑制剂,是一种处在研究阶段的口服不可逆HER2和HER1激酶抑制剂。在晚期实体肿瘤进行的Ⅰ期临床试验中,奈拉替尼的剂量爬坡从40、80、120、180、240、320、400 mg至500 mg,每天1次。Wong等发现,奈拉替尼的最大耐受剂量是320 mg,每天1次。在25例可评价疗效的乳腺癌患者中,有8例达到部分缓解,ORR为32%。对HER2(2+)或HER2(3+)的乳腺癌或曾经接受过蒽环类、紫杉烷类药物和曲妥珠单抗治疗的乳腺癌患者有一定的疗效。

一项Ⅱ期研究旨在评估奈拉替尼治疗HER2阳性乳腺癌的疗效和安全性。口服240 mg/d,入组以前接受过曲妥珠单抗治疗者66例和以前未接受过曲妥珠单抗治疗者70例,主要研究终点是16个周期时的PFS。接受和未接受曲妥珠单抗治疗患者的中位PFS是22.3周和39.6周,ORR分别为24%和56%。腹泻是最常见的3~4级不良反应,两组患者的发生率分别为30%和13%,分别引起29%和4%的患者剂量下调,但是仅1例患者因不良反应而终止研究。

NALA研究比较了奈拉替尼+卡培他滨与拉帕替尼+卡培他滨在HER2阳性转移性乳腺癌患者中的疗效。研究共纳入了621例既往接受过≥2种靶向治疗的转移性HER2阳性乳腺癌患者,结果显示总人群奈拉替尼组疾病进展或死亡的风险较拉帕替尼组降低了24%,PFS取得了2.2个月的绝对获益(*HR* 0.76, $P=0.0059$),OS未达到统计学意义的差异。此外,ORR(33% *vs* 27%),CBR(45% *vs* 36%),DoR(8.5 *vs* 5.6个月)均有改善。在控制脑转移灶方面,奈那替尼组相较拉帕替尼组能延迟出现有症状的中枢神经系统转移的时间(总体发生率分别为22.8% *vs* 29.2%)。奈那替尼联合组与拉帕替尼联合组发生的治疗相关不良事件相似,发生率最高的不良反应依次为腹泻(83%)、恶心(53.1%)、手足综合征(45.9%)、呕吐(45.5%)、食欲下降(35.3%)、便秘(31%)、体重减轻(20%)等。而奈那替尼组导致的停药事件低于拉帕替尼组(10.9% *vs* 14.5%)。但值得引起注意的是,奈那替尼组3级以上腹泻发生率明显较高(24.4% *vs* 12.5%)。奈那替尼用于既往接受过两种或以上针对HER2靶向治疗的转移性晚期HER2阳性乳腺癌患者,为患者及临床医生提供了一种潜力可观的治疗新选择。

对于奈拉替尼与紫杉烷类药物的联合,NEfERT-T研究通过对比奈拉替尼+紫杉醇治疗曲妥珠单抗＋紫杉醇治疗在一线 HER2 阳性转移性乳腺癌患者中的疗效进行了探讨。结果发现，整体人群中奈拉替尼＋紫杉醇较曲妥珠单抗＋紫杉醇未观察到 PFS 时间的改善（*HR* 1.02，95%*CI* 0.81～1.27，*P*＝0.89）。但在奈拉替尼＋紫杉醇组中，中枢神经系统转移率更低（*HR* 0.48，95%*CI* 0.29～0.79，*P*＝0.002），且至中枢神经系统转移时间延长（*HR* 0.45，95%*CI* 0.26～0.78，*P*＝0.004）。在 HER2 阳性转移性乳腺癌的一线治疗中，奈拉替尼＋紫杉醇治疗在 PFS 方面不优于曲妥珠单抗＋紫杉醇治疗，但是奈拉替尼＋紫杉醇可以延迟中枢神经系统转移的时间，并降低其发生频率，该研究结果还需大型研究进一步验证。

三、图卡替尼

图卡替尼是一种具有口服活性的、可逆的、ATP 竞争性的 ErbB2（HER2）小分子酪氨酸激酶抑制剂。图卡替尼可通过抑制 HER2 和 HER3 磷酸化，从而抑制下游 MAPK 和 Akt 信号转导和细胞增殖，在表达 HER2 的肿瘤细胞中显示出抗肿瘤活性。

HER2CLIMB 研究是一项对比图卡替尼与安慰剂联合曲妥珠单抗和卡培他滨治疗在 HER2 阳性转移性乳腺癌患者疗效与安全性的随机、对照临床研究。纳入的 612 例患者均为既往接受曲妥珠单抗、帕妥珠单抗、T-DM1 治疗后的 HER2 阳性转移性乳腺癌患者，无论是否存在脑转移均可入组。患者以 2：1 比例随机接受图卡替尼＋曲妥珠单抗＋卡培他滨或安慰剂＋曲妥珠单抗＋卡培他滨治疗。结果显示，图卡替尼组中位 PFS 为 7.8 个月，安慰剂组为 5.6 个月。图卡替尼组 PFS 超过 1 年乳腺癌患者的比率为 33.1%，安慰剂组为 12.3%（*HR* 0.54，95%*CI* 0.42～0.71，*P*＜0.001）。图卡替尼组的中位 OS 期为 21.9 个月，安慰剂组为 17.4 个月。图卡替尼组 OS 超过 2 年乳腺癌患者的比率为 44.9%，安慰剂组为 26.6%（*HR*0.66，95%*CI* 0.50～0.88，*P*＝0.005）。安全性方面，作为小分子口服酪氨酸激酶抑制剂，图卡替尼不同于拉帕替尼、奈拉替尼、吡咯替尼作用于 HER2、EGFR 等多靶点，它仅阻断 HER2 而不阻断 EGFR，因此，其导致胃肠道反应、皮疹等不良反应更少，耐受性更好。在图卡替尼治疗组中，最常见的不良反应是腹泻、手足综合征、恶心、乏力及呕吐，患者的治疗耐受性良好。

同时，研究对脑转移的患者进行了亚组分析，有 291 例患者（48%）基线时存在脑转移。其中，108 例在基线时进展为活动性转移，有 66 例未经治疗的活动性转移，有 117 例治疗的脑转移稳定且无进展迹象。经图卡替尼治疗和对照治疗分别有 198 例（48%）和 93 例（46%）。亚组分析显示图卡替尼降低了中枢神经系统 68%的进展风险（*HR* 0.32，95%*CI* 0.22～0.48，*P*＜0.000 1），图卡替尼组和安慰剂组的中位中枢神经系统 PFS 分别 9.9 个月和 4.2 个月，中位 OS 分别为 18.1 个月和 12.0 个月（*HR* 0.58，95%*CI* 0.40～0.85，*P*＝0.005）。随后，研究对活动性脑转移患者进行了亚组分析，两组的中位中枢神经系统 PFS 分别为 9.5 个月和 4.1 个月，图卡替尼使这类患者的中枢神经系统 PFS 进展风险降低了 64%（*HR* 0.36，95%*CI* 0.22～0.57，*P*＜0.000 1）。同时，在活动性脑转移并且基线伴可测量颅内病灶患者中，图卡替尼组的颅内 ORR 为 47%，显著高于对照组（20.0%）。而在稳定脑转移患者中，两组中枢神经系统中位 PFS 分别为 13.9 个月和 5.6 个月，图卡替尼使中枢神经系统 PFS 进展风险降低了 69%。在仅脑转移进展且接受局部治疗后继续研究药物治疗的患者（*n*＝30）中，图卡替尼组降低了 71%的第二次进展或死亡的风险，中位 PFS 分别为 15.9 个月和 9.7 个月。2022 年公布的最新随访数据显示，延长随访 15.6 个月后（总随访时长 29.6 个月），图卡替尼组总人群 OS 相较对照组显著延长了 5.5 个月。各亚组数据保持了一致的生存获益趋势。

HER2 CLIMB 研究分析结果证明，图卡替尼联合曲妥珠单抗和卡培他滨可以提高一倍颅内病灶反应率，降低 2/3 的中枢神经系统进展或死亡风险，降低近一半的死亡风险。针对患有脑转移的 HER2 阳性患者，图卡替尼联合用药将成为新的用药标准。本研究是迄今为止针对特定脑转移终点进行的最大的随机临床试验，为 HER2 阳性脑转移患者提供了最高水平的循证医学证据。该研究的阳性结果充分表明对于既往接受过曲妥珠单抗、帕妥珠单抗和 T-DM1 的脑转移 HER2 阳性乳腺癌患者，图卡替尼联合曲妥珠单抗和卡培他滨是不错的后线治疗选择。

四、马吉妥昔单抗

马吉妥昔单抗（MGAH22）是一种新型 Fc 结构

域优化免疫增强单克隆抗体。该药具有与曲妥珠单抗相似的与 HER2 结合和抗增殖的作用,同时其优化的 Fc 结构域能够增强免疫系统的参与。

SOPHIA 研究评估了马吉妥昔单抗对比曲妥珠单抗治疗 HER2 阳性转移性乳腺癌的疗效与安全性。这项Ⅲ期随机临床试验共纳入 536 例接受过 2 种及以上抗 HER2 治疗或 1～3 种针对转移性疾病的治疗后进展的 HER2 阳性转移性乳腺癌患者,随机接受马吉妥昔单抗＋化疗或曲妥珠单抗＋化疗(n=270),其中联合化疗方案包括卡培他滨、艾立布林、吉西他滨及长春瑞滨。第二次期中分析结果显示与曲妥珠单抗组相比,马吉妥昔单抗组显著降低患者疾病进展或死亡风险。马吉妥昔单抗组及曲妥珠单抗组的中位 PFS 分别为 5.7 个月和 4.4 个月(*HR* 0.71, 95%*CI* 0.58～0.86, $P<0.001$)。对于次要终点 ORR,在 524 例可评估疗效的患者中,马吉妥昔单抗组与曲妥珠单抗组分别为 25%和 14%($P<0.001$)。马吉妥昔单抗组及曲妥珠单抗组的中位 OS 时间无显著差异(马吉妥昔单抗组对比曲妥珠单抗组:21.6 个月 *vs* 19.8 个月;*HR* 0.89, 95%*CI* 0.69～1.13, $P=0.33$)。马吉妥昔单抗组常见的不良事件包括疲劳(40%)、恶心(32.6%)、中性粒细胞减少(28.4%)、腹泻(25%)、呕吐(20.5%)等,常见的≥3 级不良反应包括中性粒细胞减少(19.7%)、疲劳(4.9%)、贫血(4.9%)等。以上结果提示,与曲妥珠单抗＋化疗相比,嵌合抗体马吉妥昔单抗联合化疗可延长经治 HER2 阳性晚期乳腺癌患者的 PFS。安全性方面,除了马吉妥昔单抗组的输注相关反应发生率(主要在第 1 个治疗周期)较高外,两组其他方面的安全性相当。因此,马吉妥昔单抗＋化疗可作为多线抗 HER2 治疗进展后患者的可选方案。

第五节　治疗原则

HER-2 过表达的转移性乳腺癌的治疗原则包括以下几点。

(1) 靶向 HER2 药物治疗适应证是 HER2 过表达乳腺癌。有条件尽量行转移灶的再次活检,以证实转移灶的 HER2 状态是否有转变,并可将组织标本(蜡块或白片)送往国内有条件的病理科进行复查。

(2) 考虑到化疗联合曲妥珠单抗的疗效更好,目前推荐对 HER2 和激素受体同时阳性的转移性乳腺癌,首选化疗联合曲妥珠单抗＋帕妥珠单抗,内分泌治疗联合曲妥珠单抗仅适用于那些不适合化疗和肿瘤疾病进展较慢的患者。

(3) 需要签署治疗知情同意书。

(4) 一线治疗可选择紫杉烷类药物＋曲妥珠单抗＋帕妥珠单抗治疗。对含曲妥珠单抗方案治疗后发生疾病进展的 HER2 阳性转移性乳腺癌患者,后续治疗应继续阻滞 HER2 通路。可选择 ADC 药物 T-DXd 或 T-DM1 单抗或卡培他滨＋吡咯替尼。而对于多线抗 HER2 治疗进展的患者,国内患者可选择吡咯替尼联合卡培他滨治疗或奈拉替尼联合卡培他滨治疗,或马吉妥昔单抗联合化疗;或保留曲妥珠单抗,而更换其他化疗药物,如卡培他滨;也可换用拉帕替尼与其他化疗药物如卡培他滨的联合;也可停用细胞毒药物,而使用两种靶向治疗药物的联合,如拉帕替尼联合曲妥珠单抗。对于脑转移的患者,可及早选择图卡替尼＋曲妥珠单抗＋卡培他滨治疗。

(5) 关注患者的生活质量(QOL)。一项多中心随机双盲对照Ⅲ期临床研究比较了拉帕替尼联合紫杉醇对比紫杉醇单药一线治疗的疗效。此前在 HER2 阳性患者中进行的亚组分析显示,拉帕替尼联合紫杉醇治疗可显著延长 TPP。研究者采用 FACT-B、TOI 以及乳腺癌亚指标(BCS)评价患者生活质量。所有 579 例患者中,有 86 例为 HER2 阳性,其中 85 例至少完成了一次 FACT-B 评价(联合组 48 例,紫杉醇组 37 例)。经过 1 年,联合组 FACT-B 评分与基线相比保持稳定($P=0.99$),而紫杉醇组则显著降低($P=0.01$)。无论采用 FACT-B ($P=0.05$)、TOI($P=0.03$)还是 BCS($P=0.01$)评价,两组间均存在显著差异。

(6) 曲妥珠单抗两种用法均可以采用,6 mg/kg(负荷剂量 8 mg/kg),每 3 周方案;或 2 mg/kg(负荷剂量 4 mg/kg),每周方案。但每 3 周方案的药物半衰期明显要长。首次治疗后观察 4～8 h。如果在用药过程中计划给药被忘记或推迟超过 1 周以上,建议下一次给药应给予负荷剂量。曲妥珠单抗使用的相对禁忌证为治疗前左心室射血分数(LVEF)<50%和同期正在进行多柔比星药物化疗。人对曲妥珠单抗产生抗抗体是罕见的，但是不推荐曲妥珠单抗用于曾经对曲妥珠单抗严重过敏或对中国仓鼠卵巢细胞蛋白过敏的患者。在曲妥珠单抗使用过程中或停药后 6 个月内应该避孕。因为有证据显示，怀孕期间的曲妥珠单抗暴露可以引起羊水过少、胎儿肺发育不全、胎儿骨骼畸形和新生儿死亡。

第六节　药物常见不良反应与处理

一、心脏毒性

曲妥珠单抗常见的不良反应为输液相关症状，其所致的心脏毒性越来越受到重视。不同临床试验有关心脏毒性的定义不完全一样。鉴于曲妥珠单抗的心脏毒性，在美国 FDA 领导下成立的心脏评估委员会(Cardiac Review and Evaluation Committee, CREC)专门给心功能不全(insufficiency)下了一个定义：①心肌病，特征是 LVEF 下降；②充血性心力衰竭(CHF)的症状或体征；③LVEF 至少下降 5%，使 LVEF<55%，同时伴有 CHF 的症状或体征；或 LVEF 至少下降 10%，使 LVEF<55%，不伴有 CHF 的症状或体征。心功能不全的发作根据美国心脏病联合会的心功能分级进行描述。下面以关键性临床试验为例，曲妥珠单抗联合环磷酰胺和多柔比星的心功能不全发生率为 27.3%，3 级或 4 级心功能不全发生率为 16.1%；联合紫杉醇时心功能不全发生率为 13.2%，3 级或 4 级心功能不全发生率只有 2.2%。

心脏事件的定义为 3 级或 4 级心功能不全，或可能由于心脏毒性引起的死亡。2007 年 ASCO 会议报道了 NASBP B-31 临床试验心脏毒性的 5 年随访结果。在 AC 方案治疗后 LVEF 正常患者中，对照组 1.3%的患者出现心脏事件，其中 9 例 CHF，1 例心源性死亡。而曲妥珠单抗治疗组心脏事件的发生率为 3.9%，其中 35 例 CHF，无心源性死亡。CHF 的危险因子包括年龄>50 岁(5.3%)、需药物控制的高血压(7.7%)和 AC 方案治疗后 LVEF 50%～54%。

由不同乳腺癌辅助治疗临床试验得出的心脏毒性的具体发生率不完全可比，因为基线的 LVEF 不一样，从>50%到>55%；开始使用曲妥珠单抗的时间点也不同，如初始使用(如 BCIRG 006 试验)、4 个疗程 AC 方案化疗结束后且经过心脏功能安全筛选(如 NSABP B 31 和 NCCTG N9831 试验)、所有化疗全部结束后且经过心脏功能安全筛选(如 HERA 试验)。BCIRG 006 Ⅲ期临床研究总共入组了 3 222 例 HER-2 阳性、淋巴结阳性或阴性但高危的乳腺癌患者，随机分组，分别接受 AC 序贯多西他赛(AC→T)、AC 序贯多西他赛联合曲妥珠单抗(AC→TH)治疗 1 年或采用多西他赛/卡铂联合曲妥珠单抗(TCH)治疗 1 年。TCH 组较 AC→TH 组的心脏毒性明显要低，LVEF 下降>10%者分别为 8.6%和 18%($P<0.0001$)，TCH 组和 AC→T 组的心脏毒性无明显差异。

米兰大学的 Moja 等进行了一项 Cochrane 最新系统综述，搜索了大约 3 900 项临床研究，应用排除标准后，缩减到涵盖 8 项随机对照临床试验的 35 篇文献，总共有 11 991 例女性患者。其中 7 000 余例患者被分配到含曲妥珠单抗方案治疗组，4 971 例患者被分配到不含曲妥珠单抗方案治疗组。研究人群的中位年龄为 49 岁，包括绝经前和绝经后女性患者，但排除有转移性疾病或既往有心脏疾患的患者。结果显示，对于 HER2 阳性早期和局部晚期女性乳腺癌患者，含曲妥珠单抗的方案可显著增加 CHF 和 LVEF 降低的风险，*HR* 分别为 5.11 和 1.83($P<0.00001$，$P=0.0008$)。同时也显示含曲妥珠单抗的方案可显著提高 OS 和 DFS，*HR* 分别为 0.66 和 0.60($P<0.00001$)。序贯和同时使用曲妥珠单抗在有效率和安全性方面相似。如果换一种计算方法，该研究结果为，1 000 例 HER2 阳性的可手术乳腺癌患者，如果使用不含曲妥珠单抗治疗的标准辅助治疗，有 900 例存活，5 例发生严重心脏毒性；接受含曲妥珠单抗的辅助治疗，有 933 例存活，26 例发生严重心脏毒性。每用曲妥珠单抗方案治疗 1 000 例女性乳腺癌患者，额外存活的患者增加 33 例，发生严重心脏毒性的患者增加 21 例。因此，心脏危险因素较少的高危女性患者将获益于曲妥珠单抗治疗，复发风险较低但心脏毒性风险较高的患

者必须谨慎选用。

曲妥珠单抗引起心脏毒性的机制与蒽环类引起的心脏毒性机制不同,可能源于心肌细胞也有HER2表达。其心脏毒性是可逆的,程度较轻,无终生累积剂量的报道。

曲妥珠单抗所致的心功能不全大多数是轻微的、非特异性的,3～4级心功能不全者较少。临床症状与蒽环类引起的心肌损害相似,主要是心功能减退的症状和体征,如体重增加、呼吸困难、咳嗽增加、夜间阵发性呼吸困难、周围性水肿、第三心音奔马律或LVEF减低,严重者可引起致命性心力衰竭、死亡、脑栓塞。

拉帕替尼的心脏毒性与曲妥珠单抗相比较轻。Perez等对3 689例使用拉帕替尼患者的心功能进行分析,结果提示1.6%的患者LVEF下降,但仅0.19%的患者出现CHF症状。随访发现,经常规心功能不全治疗能逆转。但是这些患者中,超过90%既往曾使用过蒽环类药物、曲妥珠单抗和/或接受过放疗。因此,拉帕替尼的心脏毒性有待进一步评估。

曲妥珠单抗使用过程中的注意事项:①曲妥珠单抗使用前应当常规行心电图检查和心脏超声检查,LVEF正常时才可使用。②与蒽环类化疗同期应用须慎重,但可以前后阶段序贯应用;可同时使用脂质体多柔比星或其他心脏毒性小的蒽环类药物。与非蒽环类化疗、内分泌治疗或放疗可以同期应用。③第一次使用曲妥珠单抗建议全程心电监护,之后每3个月监测1次LVEF。治疗中若出现LVEF<50%,应暂停治疗,并跟踪监测LVEF结果,直至恢复50%以上方可继续用药。若不恢复或继续恶化或出现心力衰竭症状,则应当终止曲妥珠单抗治疗。一般曲妥珠单抗治疗结束后至少2年内每6个月进行1次LVEF测量;而使用曲妥珠单抗导致严重左心室功能不全的患者,在停药后应该每4周进行1次LVEF测量。

在治疗前就有心功能不全的患者需特别小心。早期发现心功能不全的有效方法:仔细询问病史、体检、定期测量体重和LVEF。一旦患者出现曲妥珠单抗相关的心脏毒性反应,可根据美国心脏病联合会的心功能分级指导原则及时处理:①对于轻度舒张性心功能不全,可用血管紧张素转换酶抑制剂、利尿剂和β受体阻滞剂治疗,对中、重度心力衰竭可用地高辛治疗;②对于收缩性心功能不全,利尿剂和硝酸酯类是有症状患者的首选药物,也可选用钙通道阻滞剂、β受体阻滞剂、血管紧张素转换酶抑制剂治疗。大多数患者可通过标准治疗或停止使用而症状减轻和LVEF恢复正常,多数患者可以继续使用曲妥珠单抗。

二、腹泻

Leo等的研究表明,拉帕替尼可增加3～4级腹泻和皮疹的发生率。拉帕替尼引起的消化道反应常见的为腹泻,与卡培他滨联合治疗时3～4级腹泻发生率为13%,与来曲唑联合治疗时为10%,与紫杉醇联合治疗时为16%。组约纪念斯隆-凯特琳癌症中心(MSKCC)的Dang等对HER2阳性乳腺癌患者使用AC→PTL方案的安全性进行了研究。该方案首先包括4个周期的剂量密集AC方案(多柔比星和环磷酰胺分别为60 mg/m^2、600 mg/m^2,每2周1次),序贯P(紫杉醇80 mg/m^2,每周1次×12次)+T(曲妥珠单抗,初始剂量4 mg/kg,后续剂量2 mg/kg,每周1次;在紫杉醇化疗结束后6 mg/kg,每3周1次,共1年)+L(拉帕替尼1 000 mg/d×1年)。共有92例可评估患者,41例(45%)因为P、T、L的毒性而退出研究,29%的患者出现3级腹泻,43%的患者拉帕替尼须减量。该试验第一个报道拉帕替尼联合标准每周紫杉醇和曲妥珠单抗方案,因出现过多的3级腹泻而导致该临床试验提前终止。原因可能是P、T、L联合使用明显增加了拉帕替尼的胃肠道不良反应。

一旦患者出现腹泻,应首先排除感染(实验室检查:大便常规、隐血和外周血白细胞计数),1～2级腹泻可用复方地芬诺酯和洛哌丁胺治疗,3～4级腹泻须住院治疗和静脉补液,如伴腹泻持续超过24 h、发热,或3～4级中性粒细胞减少,可以应用抗生素;若不能在24 h内控制症状,可加用奥曲肽。如果1～2级腹泻伴有以下情况:重度痉挛、重度恶心或呕吐、体力状态降低、发热、败血症、3～4级中性粒细胞减少、大量出血或脱水等,处理同3～4级腹泻。

来那替尼也可引起腹泻。Abbas等为了降低腹泻的发生率,尝试将奈拉替尼每天1次240 mg(qd组),改为120 mg每天2次(bid组)。这项随机双盲临床研究入组了50例患者,未发现3级腹泻,1～2级腹泻发生率在两组之间无明显差异。qd组的第1天峰浓度和稳态浓度均较高。

三、输注反应

第一次输注曲妥珠单抗时，约 40%的患者出现一些输注反应，最常见的是寒战和发热，第二次和后续输注时分别有 21%和 35%发生输注反应，严重反应者分别有 1.4%和 9%。大多数情况下，症状发生在曲妥珠单抗输注过程中或 24 h 内。其他输注反应症状包括恶心、呕吐、疼痛(一些发生在肿瘤部位)、严重寒战、头痛、眩晕等。可使用对乙酰氨基酚、苯海拉明和哌替啶等对症处理，也可减慢或不减慢曲妥珠单抗的输注速度。对于发生严重过敏、血管性水肿、间质性肺炎、急性呼吸窘迫综合征或显著呼吸困难或低血压患者，应当立即停止输注曲妥珠单抗，给予支持对症处理(如肾上腺素、皮质类固醇激素、苯海拉明、支气管扩张剂和氧气)，并对患者进行监控，直至症状完全消失。

四、免疫原性

曲妥珠单抗是大分子蛋白质，长期使用存在产生抗抗体的可能。在研究免疫原性的两项主要试验中，除 2 例患者，其他病例均接受了抗体检测。在 903 例接受曲妥珠单抗治疗的转移性乳腺癌女性患者中，有 1 例患者通过 ELISA 法检测出曲妥珠单抗的人抗体，但该患者未发生过敏症状。

五、肝毒性

在拉帕替尼的临床试验和上市后的调查中，有<1%的患者发生肝毒性，表现为肝谷丙转氨酶和谷草转氨酶上升到正常上限的 3 倍以上，胆红素上升到正常上限的 1.5 倍以上。有些患者肝毒性很严重，可能危及生命，已经有肝受损引起死亡的报道。因此，建议服用拉帕替尼的患者每 4～6 周监测 1 次肝功能。Teo 等在临床上观察到拉帕替尼的肝毒性可能与 CYP3A4 诱导剂、地塞米松有关。在实验中，他们证实地塞米松会加速拉帕替尼在肝的代谢，形成一个具有肝毒性的反应性拉帕替尼代谢产物。对严重肝受损患者或肝功能为 Child-Pugh 分级 C 级的患者，应考虑将药物曲线下面积(AUC)调整至正常范围。拉帕替尼的剂量，可从每天 1 250 mg 减至 1 000 mg 或 750 mg，有些患者必须永久停药。

T-DM1 也有肝毒性，主要表现为谷丙转氨酶和谷草转氨酶升高，3～4 级的发生率分别为 2.9%和 4.3%，可能与其在代谢中释放 DM1 有关。

六、弥慢性实质性肺疾病

弥慢性实质性肺疾病又称间质性肺病，是一组累及肺间质、肺泡或细支气管的肺部弥漫性疾病，以活动性呼吸困难、限制性通气障碍、肺弥漫功能降低和低氧血症为临床表现，不同种类疾病构成的临床-病理实体的总称。抗 HER2 的 ADC 类药物可引起本病，如乳腺癌患者接受 T-DM1 治疗时，13.6%的患者发生了间质性肺炎，其中 1～2 级患者为 10.9%，3～4 级为 0.5%，中位发生时间为 193 d，4 例(2.2%)患者因靶向药物所致间质性肺病死亡。对于 T-DXd，其 DESTINY-Breast 01 乳腺癌临床研究中间质性肺病发生率为 10%，其中大多数患者为 1～2 级(9/12)，2 例患者为 3 级，1 例患者为 4 级。

对于间质性肺病的发生，应积极做好患者教育。告知患者在肿瘤靶向药的治疗过程中若出现咳嗽、咳痰、发热、胸痛、活动气促或呼吸困难等任何不适时应及时回医院就诊。在治疗过程中出现的任何可疑肺部毒性事件时应进行间质性肺病的相关检查评估，评估的辅助检查推荐胸部 CT、血常规、C 反应蛋白(CRP)检测、降钙素原(PCT)、结核感染 T 细胞斑点试验(T-Spot)检测、G 试验、血培养等。医生根据胸部 CT 影像结合各检查指标，排除病原体感染性肺炎。需要排除的病原体包括细菌(如结核杆菌)、真菌、支原体、衣原体、病毒等，需重点排除结核杆菌与真菌感染，因为这两种疾病不宜采取大剂量激素治疗。如考虑肺部疾病与感染相关，可予抗生素治疗；如考虑与肿瘤进展有关，可换用治疗方案积极进行抗肿瘤治疗。

对于 T-DXd 引起的间质性肺病的治疗，患者一旦出现咳嗽、呼吸困难、发热和/或任何新的、恶化的呼吸道症状时，需及时进行氧饱和度检测、胸部 CT 等检查。如果出现 2 级间质性肺病，需立即开始≥1 mg/kg 泼尼龙或同等剂量效价的其他肾上腺皮质激素类似物治疗，并至少维持 4 周，且患者后续必须完全终止用药。然而，复旦大学附属肿瘤医院在进行了多个 ADC 类药物的临床试验后发现，2 级和部分 3 级间质性肺病发生后可通过及时诊断、干预和后续减量实现 ADC 类药物的持续安全使用，避免了停用药物，增加了患者获益。按照此模式管理的患者无一例死亡，且肺炎得到长期控制。当然也不排除与T-DXd引起的间质性肺病的病情较重和预后较差有关。

第七节 耐药机制

曲妥珠单抗单药或者与化疗药物联合应用治疗晚期乳腺癌能够延长患者的OS。然而，对多种方案治疗后的晚期乳腺癌患者，曲妥珠单抗单药治疗的有效率仅为15%～20%，而且大部分初始治疗有效的患者往往在1年内出现耐药。

曲妥珠单抗的耐药问题是乳腺癌靶向治疗过程中面临的最大挑战，其可能机制主要包括受体后信号转导增加、受体水平的变化及受体前抑制。PTEN、p95HER2、PI3K/Akt信号转导通路、胰岛素样生长因子-1受体(IGF-1R)、EGFR家族其他成员等均可能与抗HER2药物的耐药相关。

一、*PTEN* 下调或缺失

PTEN 基因定位于人类染色体10q23.3，是迄今为止发现的第一个具有磷酸化酯酶活性的抑癌基因，可能通过去磷酸化参与细胞调控。*PTEN* 的C端也是肿瘤易突变区；*PTEN* 在细胞质和细胞核内，通过一个C2结构域连接到膦酸脂质膜上。不同于其他几种信号蛋白的C2区域，*PTEN* 不需要 Ca^{2+} 的协同而能直接连接到细胞膜上。

PTEN 能特异性地使磷脂酰肌醇-3,4,5-磷酸去磷酸化，拮抗PI3K信号通路，具有调节细胞生长、增殖、迁移、分化等多种功能。*PTEN* 基因的缺失、突变或表达异常与多种肿瘤有关。Nagata等对47例HER2过表达原发性乳腺癌患者发展成转移性乳腺癌后给予曲妥珠单抗和多西他赛治疗，37例无HER2过表达患者给予多西他赛单药治疗，并分析 *PTEN* 表达。研究发现，*PTEN* 下调患者对曲妥珠单抗和多西他赛治疗的有效率明显低于 *PTEN* 表达正常患者，分别为11.1%和65.8%；而 *PTEN* 下调患者对多西他赛单药的有效率与 *PTEN* 表达正常患者相同。该研究结果表明，*PTEN* 活性有助于曲妥珠单抗的抗肿瘤活性，*PTEN* 低表达往往预示着曲妥珠单抗耐药。乳腺癌新辅助治疗和晚期复发及转移性乳腺癌的临床试验均显示，拉帕替尼对 *PTEN* 低表达的HER2阳性乳腺癌也有肯定的疗效。

二、p95HER-2

p95HER2是全长HER2的C端部分。p95HER2阳性肿瘤细胞的HER2蛋白没有胞外区域，曲妥珠单抗无法和肿瘤细胞结合，故而不能发挥其抗肿瘤作用。HER2阳性乳腺癌患者中约25%表达p95HER2，其缺少HER2胞外区域，但保留了激酶活性，与临床不良预后及曲妥珠单抗耐药相关。但NeoSphere新辅助临床试验提示，曲妥珠单抗和帕妥珠单抗的疗效与p95HER2的表达状态无关。德国的GeparQuattro新辅助治疗研究得出了完全相反的结果，p95HER2阳性患者和阴性患者的pCR率分别为59%和24%($P=0.001$)。而Arribas等综述相关文献显示p95HER2可引起抗HER2抗体药物的耐药。目前针对p95HER2的特异性抗体已经研发出来，希望能够早期开展临床试验，验证其是否能够逆转对曲妥珠单抗的耐药。

临床前研究显示，HER1和HER2酪氨酸激酶双重抑制剂拉帕替尼在p95HER2阳性肿瘤中表现出活性。西班牙研究者对两项临床研究[单药拉帕替尼(EGF20009)或拉帕替尼联合卡培他滨(EGF100151)治疗HER2阳性乳腺癌]中患者的治疗前标本用免疫荧光检测p95HER2的表达，用Logistic回归和COX比例风险模型分析p95HER2的表达与临床受益率和PFS的相关性。结果显示，在EGF20009研究中，p95HER2阳性率为20.5%，EGF100151研究中p95HER2阳性率为28.5%；临床获益率和PFS在两组研究中的p95HER2阳性与阴性组间没有显著差异。证明拉帕替尼单药或拉帕替尼联合卡培他滨的疗效不依赖p95HER2的表达状态。

三、PI3K信号转导通路

PI3K是催化磷脂酰肌醇的肌醇环上3位羟基

发生磷酸化反应，生成磷脂酰肌醇-3-磷酸的关键酶，主要调节细胞存活信号通路、基因表达调控、细胞代谢和细胞骨架重建等生理功能。PI3K 信号转导通路失调与多种恶性肿瘤发生有关。近来的研究表明，PI3K/Akt 信号转导通路活性上调可能与抗 HER2 药物的耐药性有关，可能涉及丝氨酸/苏氨酸蛋白激酶 Akt 磷酸化、p27(kip1)水平及其下游信号调控等。

PI3K 通路的激活与曲妥珠单抗的耐药有关。复旦大学附属肿瘤医院的Ⅱ期临床试验入组了 67 例 HER2 阳性转移性乳腺癌患者，其中有 57 例得到足够的标本用于分析 PI3K 通路状态。用 *PTEN* 的低表达或无表达或 *PIK3CA* 突变提示 PI3K 通路激活。结果发现接受曲妥珠单抗治疗时，PI3K 通路激活组和未激活组的中位 PFS 分别为 4.5 个月和 9.0 个月($P=0.013$)。接受拉帕替尼加卡培他滨治疗时，有效率分别为 9.1%和 31.4%($P=0.05$)，临床获益率分别为 36.4%和 68.6%($P=0.017$)。提示 PI3K 通路激活也可能导致拉帕替尼耐药。NeoSphere 新辅助临床试验提示，曲妥珠单抗和帕妥珠单抗的耐药与 *PIK3CA* 的第 9 外显子突变相关。García-García 等建立了细胞株和 3 个动物模型，其中 2 个是对曲妥珠单抗和拉帕替尼均耐药的细胞株建立的模型，另外 1 个是用接受曲妥珠单抗治疗后复发的乳腺癌患者标本建立的模型，发现联合 mTORC1/2 抑制剂和拉帕替尼有协同作用，诱导凋亡和引起肿瘤退缩。

四、IGF-1R

IGF-1R 信号系统在乳腺癌发生、发展中起着十分重要的作用。近来临床前研究显示，其与曲妥珠单抗耐药相关。Lu 等在研究中发现，当 IGF-1R 信号降到最小时，在过表达 HER2 和 IGF-1R 的 MCF-7/HER2-18 细胞株中曲妥珠单抗可引起细胞生长抑制，如在 1%的胎牛血清中曲妥珠单抗可明显抑制细胞增殖，而在 10%的胎牛血清或者 IGF-1R 培养液中曲妥珠单抗对细胞增殖无影响。在 HER2 过表达而 IGF-1R 极少表达的 SKBR3 细胞株中，曲妥珠单抗可明显抑制肿瘤细胞增殖，且此作用与培养液中 IGF-1 浓度无关。当使 SKBR3 细胞株表达 IGF-1R 后，然后置入含 IGF-1 培养液中，曲妥珠单抗对其生长无影响，而当给予 IGF 连接蛋白 3 处理后，即减少 IGF-1R 信号，曲妥珠单抗又重新抑制 SKBR3 细胞株的增殖。

Nahta 等研究发现，曲妥珠单抗耐药与 IGF-1R/HER2 异源二聚体形成相关。IGF-1R 激活导致耐药株中 ERBB2 磷酸化增加，应用 IGF-1R 抑制剂 I-Ome-AG538 可引起耐药株中 HER2 的磷酸化降低。用抗 IGF-1R 抗体 α-1R3 干扰 HER2/IGF-1R 异源二聚体形成后，可明显恢复耐药株对曲妥珠单抗的灵敏度，而在曲妥珠单抗敏感细胞株中并没有观察到此种现象发生。Camirand 等研究发现，同时靶向 HER2 和 IGF-1R 对抑制肿瘤细胞生长有协同作用；该研究进一步证明 IGF-1R 信号活性与曲妥珠单抗的耐药相关。

虽然近来的临床前研究显示 IGF-1R 信号系统的激活与曲妥珠单抗耐药存在相关性，但是并没有相关临床证据。Kostler 等对 72 例接受曲妥珠单抗治疗的 HER2 过表达转移性乳腺癌患者，用 IHC 分析患者的 IGF-1R 表达与肿瘤临床特征、生物学特性和曲妥珠单抗疗效的相关性。结果显示，IGF-1R 染色强度和模式与乳腺癌临床和生物学特征无关。单因素分析和多因素分析显示，治疗有效率、临床获益率、PFS、OS 不依赖 IGF-1R 的表达。由此可见，虽然 IGF-1R 信号在曲妥珠单抗耐药中可能有一定的作用，但阐明两者之间的复杂关系仍需进一步的基础和临床研究。

五、抗体连接位点改变

Nagy 等研究发现，曲妥珠单抗耐药株 JIMT-1 中膜黏蛋白 4(MUC4)表达明显增加，封闭了细胞表面 HER2 与曲妥珠单抗的连接位点，阻断曲妥珠单抗与 HER2 的连接，抑制 MUC4 后发现结合明显增加。Price-Schiavi 等研究发现，MUC4/SMC(唾液酸黏附蛋白)复合物能抑制曲妥珠单抗连接到乳腺癌细胞表面的 HER2。

尽管曲妥珠单抗的耐药机制多种多样，但是目前能够在临床上让乳腺癌患者从中获益的药物只有拉帕替尼和帕妥珠单抗，而且无论在 HER2 阳性乳腺癌的一线治疗还是曲妥珠单抗耐药患者的治疗，或是新辅助治疗，两者均需要与曲妥珠单抗联合使用，即双靶向治疗。期待 T-DM1 和针对 p95HER2 的单抗等能够尽快进入临床常规应用。

第八节 总　结

随着抗 HER2 靶向治疗的广泛应用,HER2 阳性晚期乳腺癌的预后已经得到了显著的改善。目前一线的标准治疗是紫杉类+曲妥珠单抗+帕妥珠单抗。曲妥珠单抗是一种生物靶向药物,经数十年的临床应用证实其毒性作用和不良反应少,总体安全性良好,但其中较严重的毒性作用(尤其与蒽环类药物联合应用时)可能会影响心脏射血功能和增加 CHF 的机会。其他抗 HER2 靶向治疗药物的心脏毒性相对较低,与曲妥珠单抗联合的双靶向治疗也未显著增加心脏毒性。T-DM1 相对于化疗加单靶向治疗,不良反应较少,是国外的二线标准治疗用药;但在国内,吡咯替尼+卡培他滨是二线的标准治疗药物。T-DXd 有望成为二线新标准用药,脑转移的患者应及早考虑使用图卡替尼联合曲妥珠单抗和卡培他滨方案。

在没有曲妥珠单抗的时代,HER2 既是一个预后因子,也是一个预测因子。但是,由于抗 HER2 药物不断涌现,HER2 阳性已经不再是不良预后的指标。目前该领域的主要热点是双靶向治疗、新药物,尤其是 ADC 类药物的开发和安全用药。

(赵燕南　冯　喆　胡夕春)

参考文献

[1] 乳腺癌 HER 检测指南版编写组,杨文涛,步宏. 乳腺癌 HER2 检测指南(2019 版)[J]. 中华病理学杂志,2019,48(3):169-175.

[2] 张剑,沈维娜,季冬梅,等. 实体瘤中靶向药所致间质性肺病管理的复旦大学附属肿瘤医院标准[J]. 中国癌症杂志,2021,31(4):241-249.

[3] ARAKI K, FUKADA I, YANAGI H, et al. First report of eribulin in combination with pertuzumab and trastuzumab for advanced HER2-positive breast cancer [J]. Breast (Edinburgh, Scotland), 2017, 35: 78-84.

[4] AWADA A, COLOMER R, INOUE K, et al. Neratinib plus paclitaxel vs trastuzumab plus paclitaxel in previously untreated metastatic ERBB2-positive breast cancer: the NEfERT-T randomized clinical trial [J]. JAMA Oncology, 2016, 2(12): 1557-1564.

[5] CORTÉS J, KIM S B, CHUNG W P, et al. LBA1 Trastuzumab deruxtecan (T-DXd) vs trastuzumab emtansine (T-DM1) in patients (Pts) with HER2+ metastatic breast cancer (mBC): results of the randomized phase III DESTINY-Breast03 study [J]. Annals of Oncology, 2021,32: S1287-S1288.

[6] CORTÉS J, KIM S B, CHUNG W P, et al. Trastuzumab deruxtecan versus trastuzumab emtansine for breast cancer [J]. The New England Journal of Medicine, 2022,386(12):1143-1154.

[7] CURIGLIANO G, MUELLER V, BORGES V, et al. Tucatinib versus placebo added to trastuzumab and capecitabine for patients with pretreated HER2+ metastatic breast cancer with and without brain metastases (HER2CLIMB): final overall survival analysis [J]. Annals of Oncology, 2022, 33(3): 321-329.

[8] DIÉRAS V, MILES D, VERMA S, et al. Trastuzumab emtansine versus capecitabine plus lapatinib in patients with previously treated HER2-positive advanced breast cancer (EMILIA): a descriptive analysis of final overall survival results from a randomised, open-label, phase 3 trial [J]. The Lancet Oncology, 2017,18(6):732-742.

[9] DOI T, SHITARA K, NAITO Y, et al. Safety, pharmacokinetics, and antitumour activity of trastuzumab deruxtecan (DS-8201), a HER2-targeting antibody-drug conjugate, in patients with advanced breast and gastric or gastro-oesophageal tumours: a phase 1 dose-escalation study [J]. The Lancet Oncology, 2017,18(11):1512-1522.

[10] HUA X, BI X W, ZHAO J L, et al. Trastuzumab plus endocrine therapy or chemotherapy as first-line treatment for patients with hormone receptor-positive and HER2-positive metastatic breast cancer (SYSUCC-002) [J]. Clinical Cancer Research, 2022,28(4):637-645.

[11] INDINI A, RIJAVEC E, GROSSI F. Trastuzumab deruxtecan: changing the destiny of HER2 expressing solid tumors [J]. International Journal of Molecular Sciences, 2021,22(9):4774.

[12] JI D M, SHEN W N, ZHANG J, et al. A phase I study of pharmacokinetics of trastuzumab emtansine in Chinese patients with locally advanced inoperable or metastatic human epidermal growth factor receptor 2 - positive breast cancer who have received prior trastuzumab-based therapy [J]. Medicine, 2020,99(44):e22886.

[13] KROP I E, KIM S B, MARTIN A G, et al. Trastuzumab emtansine versus treatment of physician's choice in patients with previously treated HER2 - positive metastatic breast cancer (TH3RESA): final overall survival results from a randomised open-label phase 3 trial [J]. The Lancet Oncology, 2017, 18(6):743 - 754.

[14] LI Q, GUAN X W, CHEN S S, et al. Safety, efficacy, and biomarker analysis of pyrotinib in combination with capecitabine in HER2 - positive metastatic breast cancer patients: a phase I clinical trial [J]. Clinical Cancer Research, 2019, 25(17):5212 - 5220.

[15] MA F, LI Q, CHEN S S, et al. Phase I study and biomarker analysis of pyrotinib, a novel irreversible pan-ErbB receptor tyrosine kinase inhibitor, in patients with human epidermal growth factor receptor 2 - positive metastatic breast cancer [J]. Journal of Clinical Oncology, 2017, 35(27):3105 - 3112.

[16] MILES D, IM Y H, FUNG A, et al. Effect of docetaxel duration on clinical outcomes: exploratory analysis of CLEOPATRA, a phase III randomized controlled trial [J]. Annals of Oncology, 2017, 28(11):2761 - 2767.

[17] MODI S N, SAURA C, YAMASHITA T, et al. Abstract PD3 - 06: updated results from DESTINY - breast01, a phase 2 trial of trastuzumab deruxtecan (T - DXd) in HER2 positive metastatic breast cancer [J]. Cancer Research, 2021, 81(4_Supplement): PD3 - 6.

[18] MODI S N, SAURA C, YAMASHITA T, et al. Trastuzumab deruxtecan in previously treated HER2 - positive breast cancer [J]. The New England Journal of Medicine, 2020,382(7):610 - 621.

[19] MURTHY R K, LOI S, OKINES A, et al. Tucatinib, trastuzumab, and capecitabine for HER2 - positive metastatic breast cancer [J]. The New England Journal of Medicine, 2020,382(7):597 - 609.

[20] PEREZ E A, BARRIOS C H, EIERMANN W, et al. Phase III, randomized study of first-line trastuzumab emtansine (T - DM1) ± pertuzumab (P) vs. trastuzumab + taxane (HT) treatment of HER2 - positive MBC: final overall survival (OS) and safety from MARIANNE [J]. Journal of Clinical Oncology, 2017,35(15_suppl): 1003.

[21] PEREZ E A, BARRIOS C, EIERMANN W, et al. Trastuzumab emtansine with or without pertuzumab versus trastuzumab with taxane for human epidermal growth factor receptor 2 - positive advanced breast cancer: final results from MARIANNE [J]. Cancer, 2019,125(22):3974 - 3984.

[22] RUGO H S, BARVE A, WALLER C F, et al. Effect of a proposed trastuzumab biosimilar compared with trastuzumab on overall response rate in patients with ERBB2 (HER2)- positive metastatic breast cancer: a randomized clinical trial [J]. JAMA, 2017,317(1):37 - 47.

[23] RUGO H S, IM S A, CARDOSO F, et al. Efficacy of margetuximab vs trastuzumab in patients with pretreated ERBB2 - positive advanced breast cancer: a phase 3 randomized clinical trial [J]. JAMA Oncology, 2021,7(4):573 - 584.

[24] SAURA C, OLIVEIRA M, FENG Y H, et al. Neratinib plus capecitabine versus lapatinib plus capecitabine in HER2 - positive metastatic breast cancer previously treated with ≥ 2 HER2 - directed regimens: phase Ⅲ NALA trial [J]. Journal of Clinical Oncology, 2020,38(27):3138 - 3149.

[25] URRUTICOECHEA A, RIZWANULLAH M, IM S A, et al. Randomized phase III trial of trastuzumab plus capecitabine with or without pertuzumab in patients with human epidermal growth factor receptor 2 - positive metastatic breast cancer who experienced disease progression during or after trastuzumab-based therapy [J]. Journal of Clinical Oncology, 2017,35(26):3030 - 3038.

[26] XU B H, YAN M, MA F, et al. Pyrotinib plus capecitabine versus lapatinib plus capecitabine for the treatment of HER2 - positive metastatic breast cancer (PHOEBE): a multicentre, open-label, randomised, controlled, phase 3 trial [J]. The Lancet Oncology, 2021,22(3):351 - 360.

[27] YAN M, BIAN L, HU X C, et al. Pyrotinib plus capecitabine for human epidermal growth factor receptor 2 - positive metastatic breast cancer after trastuzumab and taxanes (PHENIX): a randomized, double-blind, placebo-controlled phase 3 study [J]. Translational Breast Cancer Research, 2020,1: 13.

第六十五章

乳腺癌术后孤立性复发的放疗

早期乳腺癌试验协作组(EBCTCG)针对大型随机研究的荟萃分析显示,尽管早期乳腺癌患者在保乳术后或乳房切除术后接受了辅助放疗,仍然有5%～15%的患者出现局部-区域复发(LRR)。根据初次治疗手术方法的不同,LRR患者可以归纳为两大类:保乳治疗后的LRR,乳房切除术后的LRR。所谓局部复发(LR),是指在患侧的乳房和胸壁,包括覆盖术后胸壁表面的皮肤再次出现肿瘤;区域复发(RR)是指患侧的淋巴引流区,包括腋窝、锁骨上及内乳区淋巴结出现肿瘤。LRR是否伴有远处转移(DM),其预后截然不同。通过常规检查确认不伴有远处转移的LRR患者预后较好,经过补救性治疗有可能获得长期的局部控制和生存。这种不伴有远处转移的LRR通常称为孤立性局部区域复发(isolated locoregional recurrences, ILRR)。据统计,ILRR约占全部复发的70%。

第一节　保乳治疗后同侧乳腺肿瘤复发的放疗

一、保乳治疗后同侧乳腺肿瘤复发的特征及患者预后

保乳手术配合放疗,即保乳治疗后孤立性复发最常见的部位是同侧乳房,占全部孤立性复发的60%～90%。超过1/3保乳手术后的乳房局部复发并不是体检发现异常,而是通过随访的影像学诊断,尤其是MAM检查发现的。复旦大学附属肿瘤医院Qu飞麟等分析了2006—2016年保乳手术+/一放疗后120例首次复发为LRR的时空特征,其中,61.8%为同侧乳腺肿瘤复发(IBTR),83.6%发生在术后5年内,复发高峰在术后2.5年;与其他亚型相比,人表皮生长因子受体2(HER2)阳性者LRR率更高,更可能发生乳房内复发,复发高峰在术后2年。

IBTR是一组异质性的群体,大体上可分为真复发和新原发两类。据英国研究分析1400例患者的随访数据,15年真复发率和新原发率分别为11.8%和3.5%。两者可根据复发部位、组织学类型及分级加以鉴别。真复发与原发肿瘤位于同一象限,组织学类型相同,分级相同或升高;新原发与原发肿瘤位于不同象限,组织学分级或免疫表型不同;与新原发相比,真复发的发生较早,转移较多、较早,预后较差。

大多数局部复发患者可以接受挽救性乳房切除,所以总体预后好于乳房切除术后胸壁复发患者。另外有5%～10%的患者发现复发时范围已广泛,失去了手术机会,其预后类似于乳房切除术后胸壁弥散复发或炎性乳腺癌患者。可手术的孤立性复发患者通过挽救性乳房切除术可以获得60%～90%的5年局部控制率和约85%的总生存率。与胸壁复发患者高达75%的后续远处转移率不同,孤立性乳腺复发后续的远处转移率在40%左右。影响复发患者生存率的主要预后因素包括初治时的临床-病理学特征(原发肿瘤组织学类型、分期)、复发距术后放疗的无病间期、复发时年龄、复发肿瘤组织学类型(浸润性癌、导管原位癌)、受体状态及腋淋巴结转移数目以及有无挽救性乳房切除的指征等。虽然,总体预后比乳房切除术后复发的预后好,但是来自

NSABP 的 B-13、B-14、B-19、B-20、B-23 中 3 799 例 N_0 的保乳术后患者与未复发患者相比，即使单纯的同侧乳腺复发也会带来远处转移概率显著增高和死亡风险明显增大。同侧乳腺复发患者的 5 年无远处转移生存率和总生存率分别为 66.9%和 76.6%；区域淋巴结复发者的 5 年无远处转移生存率和总生存率更低，分别为 27.8%和 34.9%。单纯同侧乳腺复发患者死亡风险在激素受体阳性和阴性患者中分别是未复发患者的 3.32 倍和 4.49 倍；而区域淋巴结复发患者死亡风险更高，在激素受体阳性和阴性患者中分别是未复发患者的 6.43 倍和 19.84 倍，这说明即使预后相对好的同侧乳腺内复发，局部复发也在一定程度上提示存在全身疾病进展的先兆。

二、保乳治疗后局部复发的放疗

虽然挽救性乳房切除（可联合即刻乳房重建）是保乳治疗后局部复发的主要治疗措施，其他局部治疗手段也在不断探索中，包括再次肿块扩大切除、肿块扩大切除配合全乳再次放疗，以及肿块扩大切除配合部分乳腺短程放疗等。再次保乳治疗的主要理论依据是复发患者的后续乳腺局部复发比例为 19%～50%，因此不是所有复发患者都必须接受全乳切除。当然，这些探索都是相对小样本、高选择性的病例。当实施再次保乳术时需要考虑的因素包括术后二次复发风险大小、初次手术至复发的间隔、患者保乳意愿以及联合再程放疗的可行性等。德国放疗协会基于回顾性分析的数据拟定了再次保乳手术的病例选择标准，首先，应具有预后良好的临床特征，主要包括：年龄≥50 岁，孤立性同侧乳腺内复发，复发灶最大径<3 cm，乳腺影像学检查如 B 超检查、MAM 检查、MRI 检查提示乳腺内单灶病变，初程治疗与复发间隔时间长（≥2 年）；其次，患者有再次保乳房的意愿，倾向于补救性保乳术，并联合再程放疗；再次，补救性保乳手术技术上可行，预期乳房美容效果可接受。临床实践中，关于再次保乳手术的病例选择标准仍有待进一步明确，除此之外，实施再次保乳治疗前的多学科讨论尤其重要。

再次保乳术后的放疗技术是很重要的考量因素。当前，文献中关于同侧乳腺内复发再程部分乳腺短程放疗的技术以组织间近距离治疗为主，亦有少数研究探讨了三维适形外照射和术中放疗技术实施的部分乳腺再程放疗。GEC-ESTRO 回顾分析了 217 例患者，所有患者都接受了再次保乳术和再程近距离放疗，5 年局部控制率达 94.4%，总生存率达 88.7%，3 级并发症发生率为 10%，4 级并发症发生率（皮肤溃疡）为 1%，美容效果好～优占 85%，这一研究为再程放疗提供了可靠证据。NRG Oncology/RTOG 1014 试验是一项Ⅱ期单臂前瞻性临床研究，探讨了既往全乳放疗后 1 年以上同侧乳腺内单灶复发，并且病灶直径<3 cm 的患者接受再次保乳术后三维适形外照射技术实施的部分乳腺再程放疗（45 Gy/30 Fx，bid）的有效性和不良反应，结果显示，5 年累积二次复发率仅 5%，5 年累积无远处转移生存率和总生存率均达 95%，仅 4 例（7%）发生最高 3 级晚期治疗相关不良事件。德国 F. Thangarajah 等汇总分析了 41 例接受保乳手术和千伏 X 射线术中放疗的乳腺癌患者，包括 39 例既往保乳术后外照射放疗后同侧乳腺内复发和 2 例既往因霍奇金病接受包括乳腺的胸部放疗，治疗后 9 周内无 3/4 级急性不良反应，5 年无局部复发生存率为 89.9%，总生存率为 82.7%。临床实践中建议采用与首次治疗不同的技术，使得两次照射的靶区外正常组织高剂量区域不完全叠加，减少后期放射损伤。

第二节　全乳切除术后局部区域复发的放疗

一、全乳切除术后局部区域复发的总体预后

根据不同的病期，有 10%～30%的乳腺癌患者在接受根治术或改良根治术后会出现胸壁和区域淋巴结的复发，其中约 2/3 的患者为 ILRR。胸壁复发是全乳切除术后最常见的复发部位，其次为锁骨上淋巴结，内乳淋巴结和腋淋巴结再次之。在胸壁复发患者中，约 30%同时合并区域淋巴结复发。绝大部分的复发发生在首次治疗后的 5 年以内。LRR 患者病程发展的另一特点是其他部位的再次 LRR。

与初次复发的规律相似，胸壁和锁骨上区也是再次复发最常累及的区域，其中以胸壁后续复发最常见，提示对淋巴引流区复发患者进行胸壁预防性照射的必要性。Zhao 等分析 157 例孤立性胸壁复发的治疗结局，与单纯胸壁放疗相比，胸壁加区域淋巴引流区放疗显著改善了无病生存和总生存，提示孤立性胸壁复发患者区域淋巴结预防性放疗的价值。

全乳切除术后 LRR 患者的总体预后远不如保乳治疗后单纯的 IBTR。与初治的可手术乳腺癌不同，LRR 患者的治疗策略对临床医生而言仍然是一项挑战。一方面，初始病期和复发的各项特征对复发患者的总生存预后有很大的影响，虽然复发后的 5 年总生存率为 10%～50%，然而在预后好的亚组可以达到 61%～85%；另一方面，即使经过积极的综合治疗，复发后的 5 年局部控制率仍徘徊在 27%～85%，其中大部分文献报道为 40%～60%。

与保乳术后局部复发相比，影响全乳切除术后胸壁和区域淋巴结复发的预后因素更复杂，主要原因是前者初次治疗的病期相对较早，手术和术后放疗规范较一致，而后者的初始病期和辅助治疗差异更多。影响复发后生存率的主要因素可归纳为三大类：①初始病期、组织学特征；②辅助治疗；③复发灶临床特征和针对复发的治疗及近期疗效。原发肿瘤 T 分期越晚、腋淋巴结转移数目越多，复发患者的预后越差。其他因素如组织学级别、激素受体状态也有重要意义。Schmoor 等发现首次治疗时腋淋巴结是否累及、肿瘤组织学级别、原发灶的激素受体状况和无病间期长短是独立的预后因素。Willner 等的回顾性分析发现，除以上因素外，原发灶 T 分期和坏死也是独立的预后因素。大部分文献没有发现首次治疗手段对预后的影响。Nielsen 等分析丹麦乳腺癌协作组 82b/c 的资料，发现随机分入术后放疗组或随访组的患者复发后的预后没有差异。

复发灶特征影响预后的主要因素包括年龄，复发灶的部位、大小和数目，无病间期和激素受体状态，其中复发灶的部位和数目提示复发时的肿瘤负荷，无病间期反映肿瘤细胞增殖的活跃程度。复发灶的部位中预后最好的是胸壁或腋下的单灶复发，多个单独结节次之，弥散复发或同时累及胸壁和区域淋巴结的最差。Chen 等报道 255 例改良根治术或根治术后 LRR 患者无病间期 1 年以内、1～2 年和 2 年以上的 5 年生存率分别为 18.2%、58.5%和 74.3%($P<0.001$)。在淋巴结复发的患者中，有锁骨上淋巴结累及者生存率下降。激素受体状态对乳腺癌患者预后的影响已有广泛共识，但对其在复发患者中的意义探讨较少，可能因为很多早期资料缺乏受体测定。在 Wilner 等的报道中，145 例患者只有 57 例有激素受体资料，阴性和阳性者的 2 年生存率分别为 25%和 79%，5 年生存率分别为 8%和 33%。Wang 等分析了免疫组化分子分型对 269 例全乳切除术后 ILRR 者治疗结局的影响，多因素分析结果显示，分子分型是复发治疗后所有结局最重要的预后因素，与受体阳性/HER2 阴性者相比，三阴性亚型患者的 5 年局部-区域控制率(84.2% *vs* 58.3%，$P<0.001$)、无远处转移生存率(63.0% *vs* 15.8%，$P<0.001$)、无病生存率(59.7% *vs* 13.6%，$P<0.001$)和总生存率(77.8% *vs* 22.3%，$P<0.001$)均较低，说明在复发的患者如同初治患者，激素受体状态乃至分子分型是十分重要的预后指标。

传统的观念认为复发患者一般是不可治愈的，局部复发可能是远处转移的先兆。然而，近 20 年来的大量研究发现，LRR 患者的预后存在很大的异质性，其中部分患者可以在相当长的时间内没有远处转移的发生，有治愈的可能。Willner 发现，>50 岁、孤立胸壁或腋窝复发、无病间期>1 年、原发灶为 $T_{1\sim2}N_0$ 及复发灶局部控制良好的患者，2 年和 5 年生存率分别达 100%和 69%。His 等发现，无病间期>2 年、单一的胸壁复发灶直径<3 cm 或手术切除者 10 年生存率达 72%。

二、全乳切除术后局部区域复发的治疗

(一) 基本治疗原则

全乳切除术后 LRR 的治疗目的是有效控制局部病变，尽可能减少或延迟后续远处转移的发生。总体治疗原则为包括手术切除(如果有手术可能)、放疗和全身治疗在内的多学科综合治疗。然而，多学科综合治疗的具体内容和次序受既往已接受治疗的限制，特别是局部治疗受既往放疗的限制。

(二) 全乳切除术后 LRR，既往未接受放疗

丹麦 82b/c 研究不仅奠定了全乳切除术后辅助放疗的地位，也明确了孤立性复发以后手术与放疗的价值。随访中共发现 535 例孤立性复发，其中 440 例接受了挽救性局部治疗，包括单纯放疗 108

例，单纯手术149例，手术联合放疗183例。从长久的局部控制来看，单纯放疗优于单纯手术（49% *vs* 32%），联合治疗优于单纯放疗（58% *vs* 49%）。因此，手术和放疗联合是孤立性复发的最佳局部治疗。然而文献报道，约1/3的患者会出现再次的LRR。如何在照射剂量、照射范围等方面优化放疗技术，以及更好地同其他综合治疗手段配合以提高LRR患者的局部控制率和生存率，是临床医生十分关注的问题。

对于胸壁复发，局部小野照射因为野外复发率高，实践中已经摒弃，被预防性全胸壁照射取代。同样，内乳区或锁骨上、下淋巴结复发时，不是只针对转移淋巴结局部照射，而是针对整个内乳区或锁骨上、下区照射。这种针对复发病灶所在局部或区域整体的照射称为累及野照射。来自中国台湾的一项回顾性研究分析了115例ILRR患者，其中69例接受了累及野放疗，46例接受了累及野加选择性野放疗；除放疗外，其中98例还接受了手术治疗。随访结果显示，加选择性野照射不仅改善无病生存（52% *vs* 39%，$P<0.05$），而且改善总生存（63% *vs* 50%，$P<0.05$）。多因素分析显示，初诊时腋淋巴结阳性，组织学Ⅲ级，激素受体阴性；无病间期<2年，复发灶未手术，或仅累及野放疗，与无病生存短或总生存短显著相关。显然，对于全乳切除术后ILRR患者，仅累及野照射是不够的。实践中，当仅有胸壁局部复发时，选择性照射野以锁骨上、下区为主，其次是内乳区；当仅有内乳区或腋窝复发时，选择性照射野以全胸壁和锁骨上、下区为主；当仅有锁骨上、下区复发时，选择性照射野以全胸壁为主，其次是内乳区。需要特别指出的是，当区域复发部位不包含腋窝时，选择性野通常不包括腋窝；当胸壁局部和各区域均有复发时，只有累及野，无选择性野。

放疗的合理剂量也是复发患者治疗中另一个重要的临床问题。基于乳腺癌细胞的放射灵敏度，亚临床病灶需要给予50 Gy/25～28 Fx的照射才能达到90%以上的肿瘤控制。当存在较大病灶时，需要复发灶剂量追加至60 Gy及以上。进一步增加剂量是否可改善局部控制？MDACC的剂量递增研究提示，胸壁和区域（锁骨上、下区及内乳区）的剂量从50 Gy递增到54 Gy，复发部位加量剂量从10 Gy递增到12 Gy，总剂量从60 Gy增加到66 Gy，并没有带来局部控制和生存的获益。因此，当前的标准放疗剂量仍然是累及野+选择性野50～50.4 Gy/25～28 Fx，局部加量10 Gy/5 Fx。

（三）全乳切除术后LRR，既往已接受放疗

对于放疗后的复发，治疗上的选择有限。实践中，通常先给予全身治疗；若有可能完全切除，应给予手术；但应尽力避免手术造成显著的组织缺损或伤口延迟愈合；传统上，对于再程放疗的应用比较谨慎，主要担忧是增加正常组织并发症。

多项回顾性研究表明，对于高度选择的放疗后复发患者，再程放疗是可行的治疗选择。杜克大学、MDACC等8家医院汇总分析了81例接受再程放疗的患者，其中，76%接受了全胸壁照射，22%接受了部分胸壁照射。再程放疗时，54%的患者接受了同步加热或同步化疗。首程和再程放疗的中位剂量分别是60 Gy和48 Gy；总剂量106 Gy（74.4～137.5 Gy）。随访结果显示，总体完全缓解率57%；3级皮肤感染、淋巴水肿及肺炎各1例。因而，从局部控制和不良反应来看，放疗后胸壁复发再程放疗是可行的，但与未放疗后复发补救放疗达到90%的完全缓解率相比，结果显然不够理想。

加热配合局部放疗可以在一定程度上改善局部控制率。杜克大学的随机研究共入选108例表浅肿瘤患者，其中乳腺癌70例，随机分成单纯放疗（$n=52$），放疗联合热疗（$n=56$）两组。结果显示，热疗组的完全缓解率显著高于单纯放疗组（66% *vs* 42%，$P<0.05$），其中，既往接受过放疗者获益更大（68% *vs* 23%），然而热疗并未改善总生存；毒性方面，多数能够耐受，仅一例3级热灼伤。一项荟萃分析也发现热疗合并放疗可以将单纯放疗的局部控制率从49%提高到59%。

为了避免出现严重不良反应，应该事先根据无放疗间隔、已发生的晚期不良反应程度以及LRR风险大小，谨慎决定再程放疗。若复发时无放疗间隔>2年，胸壁已存在的晚期不良反应程度较轻，预计胸壁复发灶局部手术后复发风险仍较高，或不可切除时，可考虑再程放疗45～50 Gy，但累积剂量应<110 Gy。

（四）LRR患者全身治疗的意义

从综合治疗角度，LRR患者治疗的主要目的是通过有效控制局部疾病进展而达到控制远处转移，所以全身治疗的地位不可忽略。来自中国台湾的回顾性资料分析了115例ILRR患者，发现联合全身治疗的局部区域放疗较单纯放疗生存率显著提高

(62% *vs* 37%, $P<0.05$)。

全身化疗对于LRR乳腺癌的意义逐渐明确。CALOR随机研究结果显示,孤立性复发灶切除后辅助化疗可改善无病生存和总生存,其中ER阴性患者有显著的获益,无病生存率和总生存率均有显著提高。因此,推荐所有孤立性复发患者术后辅助化疗,尤其是ER阴性者。近期小样本研究提示同期放化疗可能提高局部控制率,尚无资料明确证实同期化疗可以改善这些患者的生存率。在目前发表的唯一的前瞻性Ⅲ期研究中,Borner等对激素受体阳性或未知、无病间期>1年的患者比较在手术和放疗的基础上加入他莫昔芬或随访的生存率差别,发现虽然5年总生存率没有区别(76% *vs* 74%),但他莫昔芬的运用将5年无病生存率从36%提高至59%。回顾性资料也证实内分泌治疗可以显著降低其他部位的后续复发。

临床实践中,下列情况需要考虑全身治疗:局部-区域病变较大或不可切除,但经全身治疗后病变缓解有可能变得可以切除者;ILRR在得到有效的局部治疗后,巩固化疗有可能改善无病生存和总生存,应考虑化疗,尤其是复发病灶对内分泌治疗不敏感或无效者;激素受体阳性患者内分泌治疗,具有可持续治疗和降低再次复发率的价值;复发灶广泛乃至放射治疗难以覆盖完整的靶区;同期放化疗可以提高局部控制率;HER2阳性患者可以联合靶向治疗。与其他复发转移患者的治疗原则一致,应密切跟踪治疗方案的疗效,并适时调整治疗方案。推荐LRR患者参加前瞻性临床研究。

总之,全乳切除术后胸壁和同侧淋巴引流区复发的患者预后差异很大,预后良好的患者是存在的,对这部分患者应采取积极的局部治疗措施,争取治愈。放疗技术的合理应用对于改善复发灶的局部控制、降低后续复发十分重要,全身治疗的价值对于LRR仍然有很大可拓展的空间。

(马金利)

参考文献

[ ] 邵志敏. 乳腺肿瘤学(第2版)[M]. 上海:复旦大学出版社,2018.

[1] AEBI S, GELBER S, ANDERSON S J, et al. Chemotherapy for isolated locoregional recurrence of breast cancer (CALOR): a randomised trial [J]. The Lancet Oncology, 2014,15(2):156-163.

[2] ARTHUR D W, WINTER K A, KUERER H M, et al. Effectiveness of breast-conserving surgery and 3-dimensional conformal partial breast reirradiation for recurrence of breast cancer in the ipsilateral breast: the NRG oncology/RTOG 1014 phase 2 clinical trial [J]. JAMA Oncology, 2020, 6(1): 75-82.

[3] BUDACH W, MATUSCHEK C, BÖLKE E, et al. DEGRO practical guidelines for radiotherapy of breast cancer V [J]. Strahlentherapie Und Onkologie, 2015,191(8):623-633.

[4] EARLY BREAST CANCER TRIALISTS' COLLABORATIVE GROUP (EBCTCG), DARBY S, MCGALE P, et al. Effect of radiotherapy after breast-conserving surgery on 10-year recurrence and 15-year breast cancer death: meta-analysis of individual patient data for 10,801 women in 17 randomised trials [J]. Lancet (London, England), 2011, 378(9804):1707-1716.

[5] GENTILINI O, BOTTERI E, VERONESI P, et al. Repeating conservative surgery after ipsilateral breast tumor reappearance: criteria for selecting the best candidates [J]. Annals of Surgical Oncology, 2012, 19(12):3771-3776.

[6] MCGALE P, TAYLOR C, CORREA C, et al. Effect of radiotherapy after mastectomy and axillary surgery on 10-year recurrence and 20-year breast cancer mortality: meta-analysis of individual patient data for 8135 women in 22 randomised trials [J]. The Lancet, 2014,383(9935):2127-2135.

[7] HANNOUN-LEVI J M, RESCH A, GAL J, et al. Accelerated partial breast irradiation with interstitial brachytherapy as second conservative treatment for ipsilateral breast tumour recurrence: multicentric study of the GEC-ESTRO Breast Cancer Working Group [J]. Radiotherapy and Oncology, 2013, 108(2):226-231.

[8] JONES E L, OLESON J R, PROSNITZ L R, et al. Randomized trial of hyperthermia and radiation for superficial tumors [J]. Journal of Clinical Oncology, 2005,23(13):3079-3085.

[9] KUO S H, HUANG C S, KUO W H, et al. Comprehensive locoregional treatment and systemic therapy for postmastectomy isolated locoregional recurrence [J]. International Journal of Radiation Oncology, Biology, Physics, 2008, 72(5): 1456-1464.

[10] NIELSEN H M, OVERGAARD M, GRAU C, et

al. Loco-regional recurrence after mastectomy in high-risk breast cancer: risk and prognosis. An analysis of patients from the DBCG 82 b&c randomization trials [J]. Radiotherapy and Oncology, 2006,79(2):147-155.

[11] QU F L, MAO R, LIU Z B, et al. Spatiotemporal patterns of loco-regional recurrence after breast-conserving surgery [J]. Frontiers in Oncology, 2021,11: 690658.

[12] SKINNER H D, STROM E A, MOTWANI S B, et al. Radiation dose escalation for loco-regional recurrence of breast cancer after mastectomy [J]. Radiation Oncology, 2013,8: 13.

[13] SMITH T E, LEE D, TURNER B C, et al. True recurrence vs. new primary ipsilateral breast tumor relapse: an analysis of clinical and pathologic differences and their implications in natural history, prognoses, and therapeutic management [J]. International Journal of Radiation Oncology, Biology, Physics, 2000,48(5):1281-1289.

[14] THANGARAJAH F, HEILMANN J, MALTER W, et al. Breast conserving surgery in combination with intraoperative radiotherapy after previous external beam therapy: an option to avoid mastectomy [J]. Breast Cancer Research and Treatment, 2018, 168(3):739-744.

[15] WAHL A O, RADEMAKER A, KIEL K D, et al. Multi-institutional review of repeat irradiation of chest wall and breast for recurrent breast cancer [J]. International Journal of Radiation Oncology, Biology, Physics, 2008,70(2):477-484.

[16] WANG X F, MA J L, MEI X, et al. Outcomes following salvage radiation and systemic therapy for isolated locoregional recurrence of breast cancer after mastectomy: impact of constructed biologic subtype [J]. Journal of Oncology, 2018,2018: 4736263.

[17] ZHAO X R, XUAN L, YIN J, et al. Prognosis and prophylactic regional nodal irradiation in breast cancer patients with the first isolated chest wall recurrence after mastectomy [J]. Frontiers in Oncology, 2020,10: 600525.

第六十六章

有远处转移乳腺癌的局部处理

从导致远处部位转移能力而论，乳腺癌是最富侵犯性和多变的肿瘤之一。播散在早期即可发生，临床上有的Ⅰ期乳腺癌在尚未见到淋巴结转移之前，就可能出现血行转移。以其发生时间来看，应当把乳腺癌认为是系统性疾病。据美国的一项研究报道，初诊即有转移的乳腺癌患者占初诊乳腺癌患者的比例在6%～10%之间，而发展中国家的发病率明显要高于这个比例。根据美国癌症协会（ACS）统计其5年生存率为16%～20%，中位生存期18～24个月；不同转移部位的生存率也存在很大差异，软组织转移的5年生存率为41%，骨转移为23%，内脏转移为13%。以往指南将转移性乳腺癌即Ⅳ期乳腺癌列为手术禁忌，但随着时间推移和技术进步，有一些患者虽然有远处转移，但仍属于早期能手术处理的浸润性癌。

第一节　问题的提出与研究现状

一、适合局部治疗患者的特点

转移性乳腺癌即Ⅳ期乳腺癌，是出现远处部位转移的晚期乳腺癌。以往认为，此类乳腺癌是不能治愈的，因此以全身治疗为主，不主张借助局部治疗手段。之所以有这样的观点，是因为以往转移性乳腺癌患者确诊时，体内已有多个病灶、常累及多个器官、肿瘤体积较大、全身损害重，除了可检测的病灶外，还有一些亚临床病灶，并且此类患者年龄较大，有些还有严重的并发症，预期患者的生存时间不长。只有在出现脊髓压迫、心包填塞、严重胸腔积液、病理性骨折等情况时，才考虑应用局部治疗措施。

国外学者对比初诊即有远处转移的乳腺癌患者和复发远处转移的乳腺癌患者，发现初诊即有远处转移组患者的中位生存时间比复发转移组要长。特别是近年，由于医学影像学发展，CT、MRI分辨率的提高和普及，以及PET/CT的应用，让我们在临床中可以发现一些早期的转移性乳腺癌患者，有些患者仅有1～3处转移，仅累及单个器官，而且转移肿瘤体积小、全身损害较轻，并对全身治疗灵敏度好。据以上分析，在初诊即有转移的乳腺癌患者中，应有一些为早期能手术的浸润性乳腺癌，这类患者是不是也可以采取类似根治性手术的局部治疗措施，从而达到延长生存期、提高生活质量的目的。

哪些初诊即转移的患者适合局部治疗，目前并不十分清楚。目前研究倾向于雌激素敏感的肿瘤、骨转移、疾病负担低或是那些对治疗反应好的患者是最有可能从原发肿瘤的治疗中获益的。Rapiti等发现，手术对乳腺癌骨转移和其他部位转移患者的死亡率没有显著影响。根据转移部位对研究人群分层后发现，手术对仅骨转移患者的生存获益特别明显（HR 0.2，95%CI 0.1～0.4，P<0.001），而其他转移部位则无统计学意义。Babiera等研究发现了相类似的有益效果，即手术仅对骨转移患者的亚组有效。Shien等发现手术只对<50岁且无内脏转移的患者提高生存率有益处。相反，Blanchard等发现即使在骨转移患者中也没有发现手术的益处。Le Scodan等发现初诊有广泛转移的乳腺癌患者也

会从局部治疗中获益，即使在初诊时患者有一些不好的症状（如内脏或多处转移等）。根据他们的经验，局部治疗与仅有骨转移的乳腺癌患者的生存率提高没有明显相关性。也有一些文献显示，与有内脏转移的患者相比，仅有骨转移的乳腺癌患者初诊时其激素受体多为阳性，其对全身治疗反应较好，生存期更长。上述两个研究表明，在相对缓慢的临床治疗过程并没有受到对原发肿瘤治疗的影响。需要注意的是，这些矛盾的结果必须非常谨慎地看待，因为它们是回顾性研究中亚组分析的结果。关于对第一线化疗反应，没有足够的临床证据表明是否患者对化疗有良好反应的患者才应手术。或者反过来说，手术是否只有当全身治疗未能控制疾病时才应施行。Hazard 等认为，如果手术的益处来自局部症状的控制，那么就不能确定对于转移和原发灶对全身治疗有反应的患者是否会从手术切除原发灶中获益。在他们的研究中发现，无论是否进行手术切除原发肿瘤，胸壁症状控制后患者的生存率得到改善（HR 0.415，$P<0.0002$）。Le Scodan 等最近的一项分析报告认为，根据初诊有转移的乳腺癌患者对一线全身治疗的反应情况，其中全身治疗无法控制的患者最有可能从局部治疗中获益。

二、指南对这个问题的看法

ESMO 的《晚期乳腺癌国际共识指南（第 5 版）》（ABC5）认为，转移性乳腺癌需要一个多学科团队共同治疗，包括内科、放疗科、外科、影像科专家，姑息治疗专家及心理治疗师等。转移性乳腺癌的绝大多数都是姑息治疗，因此主要的治疗目标是改善生活质量，并有可能提高生存率。

姑息性放射治疗的最常见的适应证包括：①骨转移，当患者出现疼痛、进行性病理性骨折、神经系统并发症时；②脑转移瘤，立体定向放射治疗可应用于单一或少数转移灶的患者，可以拥有同样良好的局部控制率和低于全脑放疗的不良反应率。此外，对于全身情况良好，转移性有限的转移性乳腺癌患者可以进行根治性放疗。

在美国综合癌症网（NCCN）指南中，指出以下临床局限性病灶适用手术、放疗±热疗（就热疗达成 3 类共识）或局部化疗（如鞘内注射氨甲喋呤）。首选局部治疗的有 10 种情况：①脑转移灶；②软脑膜转移灶；③脉络膜转移灶；④胸腔积液；⑤心包积液；⑥胆道梗阻；⑦尿路梗阻；⑧即将发生的病理性骨折；⑨病理性骨折；⑩脊髓压迫。局限性、有疼痛的骨转移或软组织转移灶和胸壁病灶也可考虑局部治疗。

此外，NCCN 最新指南中对于远处转移的手术治疗观点归纳如下：① 转移性乳腺癌与原发肿瘤未经治疗患者，首选全身治疗；②有以下症状者可以考虑在全身治疗后行相应手术，如皮肤溃疡、出血、真菌感染和疼痛并发症的患者；③通常手术只在局部肿瘤可以完整切除且其他部位的病变短期内不会威胁生命的情况下进行；④放疗可作为手术的替代方案。指南指出了治疗的主要原则，但并没有给我们对手术治疗的具体问题给出明确答案，原因是没有高级别的临床研究证据。

三、支持手术的观点

正如指南所说，相对其他实体肿瘤而言，乳腺癌化疗、内分泌治疗以及靶向治疗等效果较好，Ⅳ期乳腺癌的中位生存期相对较长，在此过程中，如果不对病灶进行处理，随着肿瘤的生长，经常会出现皮肤溃疡、出血、感染、疼痛等严重的局部并发症，给患者的生理和心理带来严重的打击。因此对这类患者病灶的手术治疗不仅能起到控制局部症状的作用，还对改善患者生活质量具有重要意义。

切除原发肿瘤有利于其他转移性恶性肿瘤患者生存率的提高。两项Ⅲ期随机对照试验比较单独药物治疗与药物治疗加肾切除治疗转移性肾细胞癌，结果表明其原发肿瘤切除后，患者有明显的生存获益。目前已知原发肿瘤切除可提高患者生存率的肿瘤有胃癌、黑色素瘤、结肠癌和卵巢癌。但是，每种转移性肿瘤的生物学特性、对全身治疗的反应和生长动力学都有很大差异，因此即使在相同的情况下一种肿瘤的治疗方案也不适合完全应用于乳腺癌患者，但可以提供参考。

（1）对于原发病灶、孤立转移灶及区域淋巴结转移，化疗、内分泌治疗、生物治疗或者放疗都不如手术切除更有效地消除肿瘤负荷。切除或照射原发肿瘤可以降低总的肿瘤负荷，提高化疗的效果，可以阻止原发肿瘤继续通过血液播散，而这些循环肿瘤细胞正是转移灶形成的重要来源。有一部分学者认为，原发肿瘤是唯一、持续的转移灶的来源，而转移灶再行全身播散的可能性比较小。总肿瘤负荷，比如机体中存在的肿瘤细胞的总数，对影响患者生存发挥着重要作用，因为转移部位和转移灶的多寡与患者生存密切相关。手术切除肿瘤可以减少从原发肿瘤中产生的促进转移灶生长的炎性因子、促血管生长因子等。有研究表明,循环肿瘤细胞和肿瘤干细胞均可能来自原发肿瘤,因此可以减少上述两种细胞的数量,并且可以减少有化疗抗性细胞的产生,提高化疗、内分泌治疗以及靶向治疗等全身治疗的疗效。此外,有报道称,转移性上皮癌患者中转移灶分离的循环肿瘤细胞的染色体异常情况与其原发肿瘤一致,表明循环肿瘤细胞来自原发肿瘤。

(2) 切除原发肿瘤会使得转移灶对化疗更敏感,其原理是通过诱导血管生成激增(增加肿瘤的血管化和药物的渗透),去除了坏死组织和非血管化肿瘤细胞(这些细胞对化疗和放疗治疗不敏感),通过从原发肿瘤中消除乳腺癌干细胞,限制了化疗抵抗细胞株的出现。

(3) 去除原发肿瘤有助于恢复免疫力和改善营养状况。事实上,某些肿瘤,包括乳腺癌,可能是由于肿瘤细胞分泌的细胞因子,可诱导免疫抑制状态,影响的转移性疾病病程的进展。Danna 等在小鼠模型中发现原发肿瘤免疫抑制因子的释放可影响转移性肿瘤的病程进展,去除原发肿瘤,即使存在转移灶的情况,也可以促进免疫应答的恢复。

(4) 手术或完全性放疗治疗可有效防止不受控制的胸壁症状出现。术后放射治疗的前瞻性随机试验表明,胸壁和淋巴结放射治疗可以延长接受他莫昔芬或化疗且淋巴结阳性患者的生存期。这表明转移性乳腺癌的局部治疗可以改善患者的生存并对患者的全身治疗有影响。如不控制局部的肿瘤,那该肿瘤就可能是全身转移性肿瘤播散的来源,削减全身治疗的有效性。一项研究的结论支持上述观点,即在肿瘤切除后未放疗,增加了局部的复发率,而且患者 15 年生存期较接受放疗组短。此外,一项随机对照试验表明,局部复发是远处播散的预测因素之一。前面提到的 Hazard 等的研究显示,手术对胸壁症状的控制起到较好的作用,这表明局部治疗对患者生存的影响可能是通过较好的局部症状控制来实现的。因此,至少存在这两种机制:一是去除原发肿瘤减少肿瘤负荷,二是减少肿瘤细胞的播散和较好的局部控制。事实上,这些机制也是相关联的,因为不受控制的局部病变也可成为全身肿瘤的来源。

四、反对手术的观点

相反的观点也存在,有学者认为,手术切除原发肿瘤会影响微转移灶的生长动力学,加速转移的形成。其原因是手术损伤可能加速去除了血管生成的抑制和/或释放生长因子和免疫抑制因子,特别是手术创面可能会释放生长因子;此外手术切除原发肿瘤会使体内循环肿瘤细胞数量持续增加,加速其复发和转移灶的形成或扩大。Retsky 等研究发现,手术切除原发灶加速了淋巴结阳性患者的术后复发,该结果可用上述理论解释。手术和麻醉也会引起免疫抑制等不利因素,即改变了肿瘤免疫系统。也有一些实验和临床发现提出一个新观点,认为手术切除肿瘤会扰乱肿瘤转移或代谢稳态,加速转移过程。但目前没有研究确定是哪些生物学和临床特征可以让患者可能从手术中获益,以及如何更好地整合手术和化疗的关系。然而,目前的回顾性研究并不支持这个观点。

五、主要的回顾性研究

切除转移性乳腺癌的原发肿瘤的研究很多,多数样本数不大,其中有几项代表性的回顾性研究认为对Ⅳ期乳腺癌的原发病灶的局部处理可以带来生存率获益。Khan 等对 1990—1993 年美国国家癌症数据库(NCDB)中 16 023 例Ⅳ期乳腺癌患者进行分析表明,57.2%的患者接受了乳腺癌原发病灶切除(保乳或全切),肿瘤完整切除且切缘阴性患者的总体生存率比未手术者提高了 39%;如果不考虑切缘情况,保乳患者的总体生存率提高了 12%,全切患者提高了 26%。

Gnerlich 等对 1988—2003 年 SEER 数据库中 9 734 例Ⅳ期乳腺癌患者进行分析的结果表明,其中 47%的患者接受了手术治疗,接受手术治疗患者的中位生存期明显比未手术的患者长,在随访结束时仍生存患者的中位生存期分别为 36 个月和 21 个月($P<0.001$),手术可以使Ⅳ期患者的死亡风险降低 37%。此外,即使患者在随访过程中死亡,手术的患者比非手术的患者其生存时间也要长(分别是 18 个月和 7 个月)。作者认为手术切除原发灶对比仅行化疗治疗者有更好的生存获益,特别是手术切缘阴性的患者。

Ruiterkamp 等对荷兰南部地区 1993—2004 年的 15 769 名患者进行了回顾性研究,其中包括 728 名初诊即远处转移的患者(占到总人数的 5%)。在初诊即转移的患者中,40%患者对原发灶进行了手术治疗,并随访至 2006 年 1 月。结果表明,接受原发灶手术切除治疗患者的平均生存时间明显长于未手术组(分别为 31 个月和 14 个月)，5 年生存率为 24.5%和 13.1%($P<0.0001$)。多变量 COX 回归分析，包括年龄、确诊时间、TNM 分期、转移灶数目、放疗、化疗等，手术是影响患者生存率的独立影响因素(HR 0.62，95% CI 0.51～0.76)。因此 Ruiterkamp 等认为，初诊即有远处转移的乳腺癌患者，手术切除原发灶可降低死亡率约 40%。

Blanchard 等回顾性研究，16 401 例乳腺癌中 807 例初诊有远处转移，其中 395 例生存期>90 d 入选研究。手术组(242 例)和非手术组(153 例)比较了其临床和肿瘤的特征、手术、生存率等。作者发现，手术组患者年龄较大，大多数为白种人，多数患者激素受体为阳性，原发灶较小，转移部位少，内脏很少累及。手术组中位生存时间为 27.1 个月，非手术组为 16.8 个月($P<0.0001$)。多因素分析，如手术、年龄、种族、激素受体状态、转移灶的数目、有无内脏转移等，发现手术是延长患者生存期的独立影响因素($P=0.006$)。

也有回顾性分析持相反观点，Golshan 等对 NCCN 1997—2007 年 1 048 例患者进行回顾性分析，其中 609 例远处转移的乳腺癌患者入选研究。入选患者分为两组，一是手术＋化疗组，二是仅化疗组。两组患者其 ER、HER2 状态，转移部位数目等无显著差异。研究发现手术组并没有明显提高生存时间(分别为 3.5 年和 3.4 年)。

此外其他研究机构也进行了较小规模的研究，人数在 147～728 例之间，如贝勒医学院、华盛顿大学和 M. D. Anderson 医院，其研究结果较一致认为Ⅳ期乳腺癌患者手术切除原发肿瘤可以使患者受益。在 M. D. Anderson 医院的研究中，手术切除原发肿瘤并没有显着改善患者生存率，与没有接受手术的患者相比，其 HR 为 0.5(95% CI 0.4～0.8)。在贝勒医学院的研究中，接受手术组相关的死亡 HR 为 0.7($P=0.0059$)。Morrow 等最近报道，在纪念斯隆-凯特琳癌症中心，乳房切除术后患者症状控制率从 41%下降到 25%，同时乳房切除术施行的比例从 34%上升至 66%。Leung 等人的研究报告称，接受手术的患者的中位生存期为 25 个月，未接受手术患者为 13 个月($P=0.004$)。然而，当在多因素分析中考虑到化疗影响时，外科手术不再对患者的生存率形成显著影响。Cady 等认为病例选择性偏倚可能是手术使患者受益的主要原因之一。

2018 年 ASCO 大会公布了国内中山大学 SYSBTC-001 研究，该研究回顾性分析了 2001 年 9 月到 2017 年 9 月 353 例初诊Ⅳ乳腺癌患者的多中心、真实世界的研究。结果发现，局部手术对患者的生存获益没有影响，但发现 Ki-67 增殖指数较高者，似乎更能从局部手术中获益。

尽管评估手术对转移性乳腺癌患者生存期的文献日益增多，而且结果较为一致，但手术是否能延长生存期的问题依然存在。原因是许多数据都局限于单一研究机构的系列研究，患者基线特征不一致，结果有明显的偏倚。入选病例多是年轻、孤立转移、肿瘤较小或者仅有骨或软组织转移(而不是内脏转移)，此类一般情况好的患者更容易被选择进行乳腺癌原发病灶的切除。此外，虽然难以衡量，但从文献中可以看出患者大多数是年轻已婚、来自欧洲、有较好的医疗保障。解决上述问题的最好方法就是要在前瞻性试验中，建立良好的随机。2022 年一项随机性临床研究指出：对于转移性乳腺癌患者的原发病灶进行局部治疗，虽然能改善局部控制，但生存质量总体上没有影响。

六、放疗与其他局部处理方法

(一) 术后辅助放疗

放疗与外科相辅相成，是乳腺癌局部治疗的一项重要手段。放疗可以有效地缓解转移灶引起的症状，如骨转移患者的止痛和病理性骨折、脊髓压迫的预防；脑转移患者降低颅内高压，减轻或长期缓解转移灶引起的神经定位症状，改善患者带病期内的生存质量，并延长部分患者的生存时间。因此在初诊即有转移的乳腺癌的治疗中，放疗作为一种重要的姑息治疗手段，发挥着积极的作用。

但目前在多因素分析中还不清楚放疗是否是影响患者预后的因素。关于转移性乳腺癌患者放疗的研究不多，而且疗效不完全一致。国外学者在对美国国家癌症数据库数据分析时并没有将原发灶局部治疗与远处转移灶的放疗分开。Khan 的研究纳入了 16 023 名患者，其中 5 806 名患者接受了放疗，但没有说明放射部位是乳房还是胸壁、骨或转移灶等。日内瓦的研究报道接受手术的患者，特别是保乳术的患者，更有可能接受局部放疗。266 名患者接受了放疗，其生存有显著提高，但作者没有说明放疗是仅辅助治疗还是对转移灶的治疗。在日内瓦的研究以及 SEER 的研究中，其手术加放疗比单独手术的人数要多。SEER 的研究还表明同等剂量的放疗,在乳房切除手术组和保乳手术组,其中位生存时间分别是 24 个月和 31 个月。该研究提示手术和放疗都是提高患者生存率的重要手段。Gnerlinch 的研究发现手术组中有 41%的患者接受放疗比非手术组中有 34%患者接受放疗治疗的死亡风险有降低(*HR* 0.83)。Ruiterkamp 等研究认为局部区域放疗(LRR)与患者的生存率提高无关。由 Le Scodan 等人在研究中发现,单纯手术治疗的 30 例患者,中位生存期为 26 个月,3 年生存率为 46%(95%*CI* 29.60%～63.60%);单独 LRR 的 249 例患者,中位生存期为 31 个月,3 年生存率为 41.5%(95%*CI* 35.50%～47.90%);手术后放疗组的 41 例患者,中位生存期为 39 个月,3 年生存率为的 52.6%(95%*CI* 37.60%～67.20%)(*P*=0.07)。然而,进行上述类似研究必须谨慎进行,特别要注意选择偏倚。术后放疗的益处还不十分清楚。几个随机试验支持全乳房放疗,作为辅助治疗已显示出良好的结果。原发肿瘤手术后进行局部放疗也让越来越多的医生感兴趣,放疗也成为一个积极局部治疗方法。

(二) 完全性局部放疗

完全性局部放疗是转移性乳腺癌局部治疗的一种可选择的方式,同时对保留乳房有优势。Le Scodan 的回顾性研究了局部治疗对初诊即有转移的乳腺癌患者的生存率的影响,其中包括了完全性局部放疗的评价。在 581 名纳入的患者中,261 名未接受局部治疗,320 名接受了局部治疗,其中 249 名(78%)患者接受了完全性局部放疗,41 名患者(13%)接受手术+局部和放疗,30 名(9%)患者仅接受手术治疗。接受局部治疗与不接受局部治疗 3 年生存率分别是 43.4%和 26.7%。可见局部治疗是独立的影响预后的因素,在局部治疗中局部放疗发挥了重要作用,也提示我们完全性局部放疗对原发肿瘤的治疗是有效的治疗手段。

(三) 转移灶的放疗

乳腺癌骨转移较为常见,而且其自然病程较长。在患者的生存期内,如何提高患者的生存质量,减轻其痛苦有着重要的现实意义。在骨转移的治疗中,虽然药物治疗有一定的疗效,但从控制疼痛的角度来讲,放疗是效率高、见效快的手段。在骨破坏严重患者放疗常可防止病理性骨折的发生,同时还可以有效治疗因椎骨转移等原因造成的脊髓压迫症。当然放疗的这些价值都以靶病灶比较局限为前提,对于非常广泛的转移应用放疗是不合适的。放疗方法包括体外照射与放射性核素治疗两类。体外照射是骨转移姑息治疗的常用有效方法。体外照射的主要适应证:①有症状的骨转移灶,用于缓解疼痛及恢复功能;②选择性用于负重部位骨转移的预防性放疗,如脊柱或股骨。放射性核素治疗缓解全身广泛性骨转移疼痛有一定疗效,但是有些核素治疗后骨髓抑制发生率较高,而且恢复较缓慢,约需 12 周,可能会影响化疗的实施。因此,放射性核素治疗的临床使用应充分考虑选择合适的病例和恰当的时机。放疗缓解骨痛的有效率为 70%～90%,其中 50%～60%患者的骨痛可以完全缓解。其机制可能与肿瘤退缩后骨膜张力减低有关。值得注意的是放疗缓解骨痛的显效需要一定的时间,因此对于在放射治疗明显显效前的患者,及放疗不能完全控制疼痛的患者,仍然需要根据患者的疼痛程度使用止痛药以及必要的双膦酸盐治疗,如此可以使用负荷剂量。

对于肺部有多个转移灶、一般情况较好的患者除全身化疗外,还可以放疗。由于肺部对射线耐受性差,放疗以姑息性治疗为主,且治疗中应尽量保护正常的肺组织,放射野尽量小,照射剂量不宜过高。中等剂量照射不仅能控制病灶发展,必要时还留有再次治疗的机会。

放疗可以治疗肿瘤、解除压迫、消退黄疸、减轻疼痛,是除手术以外的另一种有效的局部治疗手段。肝脏对射线耐受较差,大剂量易引起放射性肝炎,近年来三维适形放疗的治疗效果较佳。

有 10%～16%的乳腺癌远处转移患者有脑转移,只有不到 5%的患者是仅累及脑部。脑转移的致命性很强、预后较差,应及时治疗。伴有临床脑转移症状的患者一经确诊即应予以皮质激素对症治疗,然后行全脑照射。国外学者报道,全脑照射对脑转移的有效率为 60%,中位生存时间只有 4～6 周。对于孤立性脑转移患者,或者其他部位转移已经得到控制的单发脑转移患者可以考虑手术治疗,再进行放疗。研究证实,与单独应用放疗相比,手术切除病灶后再进行全脑放疗可以更有效地推迟复发,并可能获得更好的生存机会,但多发脑转移仍然以放疗为标准治疗。术后放疗可以显著减少局部复发(从 85%减至 21%),延长患者的生存时间(从 11.5 个月延长至 21 个月)。在脑转移患者,不论是单独放疗还是手术都属于姑息性治疗范畴，好在经过这样的治疗后，患者生存时间的首要决定因素一般不是脑转移的复发，而是脑外转移灶的进展及治疗情况。X线刀、γ刀等立体定向放射治疗技术的价值还没有完全被肯定。立体定向放射外科的优势在于可以避免全脑放射对中枢神经系统的毒副作用，虽然疗效不及预想的好，但对于不能耐受手术的患者而言，这仍不失为一种选择。接受立体定向放疗的患者，其中位生存时间是9个月，较接受手术加放疗者短，但比不治疗和采用单独放疗者长。对于＜3 cm的病灶，这些放疗方法有可能替代手术治疗，但目前仍不能替代全脑照射。

肿瘤播散引起脊髓压迫是肿瘤的急症之一，通常表现为疼痛、感觉异常、运动障碍和括约肌功能失常，一般予以放疗即可。但出现下列情况，则应先行椎板切开减压，然后再行放疗，如脊髓压迫是由于椎体不稳引起，在放疗期间，由于病情进展而引起脊髓压迫等。

（四）其他治疗

几项前瞻性随机试验比较了放疗与放疗＋热疗用于局部晚期/复发肿瘤和原发性乳腺癌胸壁复发患者的疗效，尽管研究结果存在异质性。近期一项经严格质量控制的系列分析仍证实，放疗＋热疗在局部肿瘤缓解和局部肿瘤控制持续时间方面均优于单用放疗，但总生存率没有差异。给予局部热疗对技术的要求较高，需要专业的人员和设备（如监控温度和处理可能的组织灼伤）。因此，专家组建议热疗的应用应仅限在接受过适当培训、有专业人员和设备的治疗中心开展。增加热疗在专家组中引起了热烈的讨论和相当的争议，因而被定为3类推荐。

此外，微波治疗、高强度超声、激光、射频消融、冷冻、动脉插管化疗加栓塞治疗等均具有杀伤肿瘤的作用，这些治疗方法应用于合适的早期转移瘤患者也可达到缓解症状的目的，结合其他治疗手段，可以有效地缓解疼痛，恢复患者活动能力，并能用于部分放疗效果不佳的患者。但目前还不能肯定这些措施确实可以延长患者的生存时间。

第二节　手术的相关问题

一、原发灶手术时机

最佳手术时机还是一个有争议的问题，虽然大部分医生认为，尽早手术会使患者受益更多。这样的观点缘于原发肿瘤与转移灶的生物学特征。首先，原发肿瘤可能会产生新的转移灶；其次，手术切除原发肿块会使远处转移灶血管生成增加，从而会增加其对化疗的灵敏度；第三，去除原发肿瘤减轻了肿瘤的负荷，全身治疗会更加有效，因为去除了坏死和非血管化的肿瘤区域也是去除了对药物反应不佳的区域，减少了对化疗药有抵抗的细胞系的产生。然而临床研究并不能完全支持上述理论。

Bafford等的研究认为，手术只会使得那些诊断转移前已采取手术的患者受益。诊断转移后手术的患者，其生存率与非手术组患者相似。Hazard等研究显示，64例非手术患者中，10例延期进行了姑息性手术。结果表明这10例患者和其他54例患者总体生存率没有显着性差异，表明延迟手术可能不会使患者受益。Cady等观察到，在化疗前后或者同时手术，都会使患者生存获益。同时发现化疗在手术前，或手术在化疗前，两组患者的生存率没有显著差异。

国内学者认为，如果将目标病灶先行手术切除或行局部放疗，然后再做全身药物治疗，很可能让全身的亚临床病灶在一个痛苦的、昂贵的、实际上是无效的全身治疗中不断蔓延进展。所以，为了让解救治疗能够更好地“跟着自己的疗效走”，对于新辅助治疗显效后，如果能手术切除，应该尽快进行外科手术，理由有两个：①肿瘤在新辅助治疗过程中可能出现继发性耐药，导致肿瘤再次生长，从而丧失手术切除的机会；②已经有研究表明，对于这部分患者仅进行化疗和放疗等非手术治疗，其局部复发的风险要明显高于手术，影响患者的生活质量。

Rao等对M. D. Anderson医院的相关数据进行重新分析，以确定手术的最佳时机。根据患者的诊断和第一次手术间隔，将患者分为3组。结论是在诊断后3～8.9个月或稍后的时间接受手术的患者可得到较好的无进展生存期。此结论受到许多学者的质疑。原因之一为早期手术组的患者没有立即确定为转移性疾病,这可能会延迟全身治疗。

综上所述,手术时机问题的相关研究结论还不明确,是化疗显效后马上手术还是再过一段时间,还是先手术再化疗,需要今后的研究关注。

二、手术方式与切缘

Khan 等直接研究了不同手术方式的疗效差异,结果表明生存率的差异完全由手术切缘的病理状态决定,而与手术方式(如部分乳房切除或全乳房切除)无关。切缘阳性患者中,行部分乳房切除和全乳房切除的 3 年生存率相似(分别为 26.4%和 26.1%);在切缘阴性的患者中,行部分乳房切除和全乳房切除的 3 年生存率相似(分别为 34.7%和 35.7%)。其中全乳房切除组的切缘阴性率比部分乳房切除术组高。同样,在 Ruiterkamp 的一项针对初诊即有远处转移的乳腺癌病例进行系统评价,发现手术切除原发灶,特别是切缘阴性,是提高患者生存率的最重要的独立影响因素。这项研究还发现年龄小、原发灶体积较小、只有一处转移灶的患者生存率较高。由于所纳入的研究多是非随机对照研究以及研究项目的限制,并未对化疗对手术的影响进行亚组分析。

手术切缘阴性是局部治疗有效的关键因素,不仅对于未转移乳腺癌,对转移性肿瘤也是如此。在美国国家癌症数据库的数据分析也发现切缘阴性患者比切缘阳性患者生存期长;而且在切缘阴性的患者中行全乳切除的比部分切除的多,这也说明此数据库分析结果中全乳切除患者的生存率和疗效较好的原因。手术阳性切缘与未手术组患者生存率统计则无明显差异。全乳切除与更大范围的手术生存率相当。日内瓦的研究发现,初诊有远处转移的乳腺癌患者,原发灶行根治性切除、切缘阴性,与未行手术者相比,其死亡风险降低 40%,且全乳切除患者较部分乳房切除患者的生存期长。然而,荷兰的一项研究表明,保乳手术与乳房切除术患者的整体生存期没有显著差异。

三、腋淋巴结清扫

在初诊即远处转移的患者中,接受腋淋巴结清扫的比例在 24%~77%。目前腋淋巴结清扫对患者预后的影响研究不多,术后腋淋巴结区放疗治疗益处的研究也不多。以往腋淋巴结清扫只是将其病理结果作为分期依据,但一项纳入近 3 000 人、包括 6 项随机对照试验的非转移性乳腺癌的荟萃分析表明,腋淋巴结清扫可以提高患者 5%的平均生存率。NCDB 的研究显示,淋巴结受累程度与生存时间无显著相关性,但接受全乳切除的妇女(多数会行淋巴结清扫)生存期长,由此可推断,淋巴结清扫也有可能对生存优势有贡献。有几项研究认为,未进行淋巴结清扫也可能是肿瘤复发的原因,未清扫的淋巴结中存有肿瘤细胞,很可能是肿瘤复发的来源。Kahn 的研究认为,乳房切除的同时行腋淋巴结清扫有助于提高患者生存率。这个结论也被其他研究证实。在日内瓦的研究中,24%的患者行腋淋巴结清扫,结果表明手术切缘阴性和腋淋巴结清扫的患者有更大的生存获益(*HR* 为 0.2)。荷兰的一项研究分析也认为腋淋巴结清扫会使患者获益,但该研究仅随访到治疗后 1 年,远期效果和生存率尚不可知。从逻辑上讲,如果原发灶局部切除是有益、有效的,那么腋淋巴结也应该进行清扫。但现有的研究仍未能对这个问题给出明确回答。

四、不同转移部位的区别

乳腺癌患者因转移部位、转移灶的大小、多寡等的不同,其治疗方法和预后也有明显不同。对 NCDB 的研究显示,仅有一个远处转移的患者比有多个转移灶的患者接受乳房切除术的概率更大。手术治疗与转移灶的部位有关,如骨及软组织转移患者手术的概率(61.7%)与内脏转移(52.7%)明显不同。同样,波士顿的一项研究显示,肝和中枢神经系统转移也是不良的预测因子(*HR* 为 1.59 和 2.05;$P=0.015$)。一般来讲,中枢神经系统的转移预后很差,肝脏转移的预后也较差,肺转移预后稍好,一般骨、淋巴结、软组织转移预后相对较好。

一项研究采用多变量分析,确定了 4 个独立的协变量与患者的预后相关。

(1) 手术切除原发灶(阴性切缘 *HR* 0.61, 95%*CI* 0.58~0.65)

(2) 全身治疗(化疗 *HR* 0.72, 95%*CI* 0.68~0.76;激素治疗 *HR* 0.73;95%*CI* 0.69~0.78)

(3) 转移部位(2 处 *HR* 1.25, 95%*CI* 1.18~1.32)

(4) 转移性疾病的类型(软组织 *HR* 0.75, 95%*CI* 0.71~0.78)。

华盛顿大学的一项研究也支持类似的结论。多变量分析表明，只有骨转移患者死亡风险较低（*HR* 0.76，95%*CI* 0.58～0.98），而内脏转移患者风险较高（*HR* 4.57，95%*CI* 2.20～9.49）。

针对乳腺癌转移灶治疗的研究不多。一些研究是对原发肿瘤进行手术，对转移灶采取放疗等局部处理方法。然而，在转移性胃癌、卵巢癌、肾癌和结肠癌中，切除原发肿瘤及转移灶的效果是肯定的，而且部分已写入指南，值得我们借鉴。

五、转移灶的处理时机和方法

在目前的研究中，对于初诊即转移的乳腺癌患者手术效果评价的临床研究，多是对原发灶切除后对患者的生存时间影响的研究。对转移灶手术方法等研究较少，临床上也因初诊转移患者多是晚期，标准的治疗只采用全身治疗，而忽视了对转移灶的研究。国外现有的指南也是不分原发灶，仅针对转移瘤作治疗推荐。因为结直肠癌肝转移研究比较多，效果确切，本文借鉴其经验，以肝脏为例，对乳腺癌转移灶的处理进行探讨。各部位转移灶的治疗见后续章节。

约有15%的初诊即乳腺癌远处转移的患者，转移是仅累及肝脏的，这其中又有1/3患者肝脏仅有1处转移。目前所见报道的乳腺癌肝转移手术治疗的报道不多，并且研究的样本数比较少，5年生存率较低且报道不一。单纯采用化疗、内分泌治疗等全身治疗方法的效果并不理想，有报道称全身治疗有效者最长中位生存时间仅15个月，5年生存率为3%。因此对仅有肝转移的患者进行手术切除转移灶有可能控制病情、切断肿瘤级联转移的途径，并有可能阻断其他脏器发生转移。

（一）手术指征与影响因素

传统观点认为，如果左右半肝均有转移灶、癌肿数目超过3个、癌肿大小超过5 cm或10 cm或者伴有肝外转移者不适于行肝切除术。目前由于肝脏外科技术的进步，手术已成为比较安全的治疗方法，而且转移性肝癌多不伴肝硬化，肝脏储备功能好，即使肝脏手术切除范围偏大，术后出现肝功能衰竭的可能性也不大。《2008版中国结直肠癌肝转移诊断和综合治疗指南》对手术的适应证及禁忌证概括如下。

（1）适应证：①结直肠癌原发灶完全切除（R0）；②根据肝脏解剖学基础和病灶范围，肝转移灶可完全切除，且要求保留足够的肝脏功能，肝脏残留容积≥30%（异时性肝转移）或50%（同时性肝转移行肝转移灶和结直肠原发灶同步切除）；③患者心肺功能等一般情况允许，没有不可切除的肝脏外病变。

（2）手术切除禁忌证：①术后残余肝脏容量不够；②结直肠癌原发灶不能取得R0切除；③患者心肺功能等身体状况不能耐受手术；④出现广泛的肝外转移。

国内的专家共识也指出随着技术的进步，肝转移灶的大小、数目、部位以及分布等已不再是影响判断结直肠癌肝转移患者是否适宜手术的决定因素。上述指南认为，能否达到根治性切除以及手术的安全性才是应该被考虑的两个最重要的因素。并认为在肝功能正常情况下，手术如果能达到R0切除（切除后切缘镜下无癌细胞残留），且剩余肝脏体积在25%～30%，那么手术是可行的。为了不遗留病灶，部分研究者在切除过程中采用术中超声检查的方法。有学者认为切缘距肿块1 cm以上会提高生存率，但也有研究认为，在保证切缘阴性的情况下，较小的切缘与较宽的切缘相比，预后无明显差异，并不能因术前估计切缘不到1 cm而视为手术禁忌证。但肝脏切缘达到多宽才能实施R0切除，仍需进一步探讨。

肝转移合并肝外转移是传统上的手术禁忌。在结肠癌的治疗中，Elias等报道111例结直肠来源的转移性肝癌同时伴肝外转移行同期手术，其中R0切除的有77例（占69%），5年生存率为29%，提示肝外转移并不降低5年生存率。在乳腺癌肝转移合并肝外转移的研究中，肝转移灶切除前存在骨、肝周淋巴结或腹腔转移灶者，手术治疗后5年的生存率为16%，低于肝手术前肝外转移灶被切除或全身治疗后完全消退者5年的生存率（25%），更低于无肝外转移灶者5年的生存率（43%）。尽管如此，选择手术治疗的生存率仍高于仅采用姑息或全身治疗者。在选择合适病例的基础上，手术预期能达到R0切除且肝外转移灶对化疗敏感，术后能得到有效治疗的肝转移癌以及伴有肝外转移的病例也适合行手术切除。

在国外的研究中，也认为R0切除、切缘阴性是最重要的因素，其他的相关因素有激素受体状态、对化疗的灵敏度、癌肿血运情况、转移灶的数目等。

肝转移灶数目多少，往往提示肿瘤扩散的程度。目前认为，转移灶数目的增加并不增加手术病死率及并发症发生率。因此转移灶数目大于 3 个或 4 个并非手术的绝对禁忌证。而 Imamura 等对 131 例结直肠癌肝转移手术病例回顾性分析后指出，肝转移灶 1～3 个、4～9 个和≥10 个的患者 5 年生存率分别为 51%、46%和 25%。因此该研究也提示，只要肝转移灶小于 10 个，手术治疗会对患者生存率有积极影响。

肝转移灶对化疗的灵敏度也是影响手术效果的因素之一。多数转移性乳腺癌患者在术前接受了全身化疗。一项 65 例患者的研究中，55 例化疗后肝转移灶部分缓解(PR)者接受手术后中位生存期为 40 个月，5 年生存率为 42%；10 例稳定(SD)和进展患者的中位生存期分别为 10 个月和 6 个月，5 年生存率分别为 21%和 18%。因此作者认为化疗后患者为稳定或进展的转移性乳腺癌患者不主张手术。术前的化疗也为手术能否有效提供了参考和时间。

(二) 肝转移灶手术时机与手术方式

许多临床医生对手术时机也存在一些顾虑，如果同期进行肝切除，那么是否同期手术病死率和并发症的发生率会高，且微小肝转移灶可能会被漏掉。如果延期行肝转移灶切除，那么肝转移灶在诊断到术前这段时间有可能发生二次转移，延期肝切除有可能失去切除机会。

国外一项研究表明，有 3 个因素与乳腺癌肝转移患者预后差密切相关：①术前对化疗的反应性不良；②肝切除时发现肝外转移；③R2 切除。研究表明同期手术与分期手术安全性相当，且预后亦相似，因此手术时机的选择取决于患者的具体情况，如手术耐受力，原发肿瘤与转移性肝癌的部位、大小，切口的位置是否有利于肝切除的术野暴露等因素。

手术方式是选择肝段切除还是非解剖性肝段切除，Sarpel 等回顾性分析了 183 例(1987—2007 年)接受手术切除的结直肠癌肝转移患者的临床资料，其中 89 例接受了非解剖性肝段切除，94 例接受解剖性肝段切除，两组中位生存时间分别为 91.2 个月和 66.5 个月，$P=0.357$；围手术期死亡率分别为 0 和 3%，$P=0.890$。因此，作者认为只要能完整切除转移灶，不必追求解剖性肝段切除。

(三) 不可切除的转移性肝癌的外科治疗

通常将不可切除的转移性肝癌定义为：70%以上的肝脏或 6 个肝段以上受累，以及癌肿侵犯门静脉分支及肝静脉。现在的观点认为，可先行新辅助化疗，待癌肿缩小后再行手术切除。Bismuth 等的一组系列研究表明，通过术前化疗有益于降低肝转移灶的肿瘤分期，能使更多的原先被评估为不可切除的转移性肝癌重新获得外科根治的可能。

第三节　前瞻性研究进展与展望

一、回顾性研究的不足

有远处转移的乳腺癌的局部处理是临床中遇到的重要问题，特别是手术对初诊即有转移的乳腺癌患者的疗效，对今后制定临床治疗指南至关重要。国内外学者都意识到该问题的重要性，也进行了大量的临床研究，其中回顾生分析样本总数已达 25 000 例以上，且 *HR* 在 0.6 以上。但研究存在明显的不足，主要是研究多为单中心研究，不是随机对照研究，且入选病例个体间差异大，入选病例在手术时间、手术方式不一致，因选择性的偏移，使分析结果的可信度降低。

目前这些观察性研究的结果存在两种可能性：①在诊断之初就预计到对原发灶的局部治疗会对患者有潜在的生存获益；②有一个明显和一致的选择性偏倚驱动研究者应用局部治疗，因此所选择患者有着导致高生存率的其他因素。目前所有的回顾性研究，都或多或少存在选择偏移。目前临床决策似乎能够较确切地确定哪些患者会有较好的预后，因为在多数文献中都可发现手术或完全放射治疗和已知改善预后的因素之间存在关联。事实上，在研究的样本中大多数患者年轻，50%患者肿块处于 T_1、T_2 期，转移灶多局限于单个部位，为淋巴结、骨或软组织转移，而不是内脏转移。当进行由其他预后因素作为协变量的多变量分析时，上述偏差可减小。然而，即使是这种方法也不会考虑那些未记录的预后因素或医生主观的预后评估，例如患者对第一线化疗的耐受情况等。Cady 等建议这种情况下，对手术和非手术组进行病例匹配，可减少或消除明显的生存优势。同样，Leung 等发现在考虑到化疗因素时，手术相关的生存获益不再明显。Le Scodan 等在去除生存期小于 6 个月的患者之后，观察到手术患者的生存获益。同样，局部治疗有利于接受化疗的患者(带或不带内分泌治疗)，其日常体能状态与局部治疗相关。此外，局部治疗后晚期死亡(≥诊断后 1 年)的风险较低，这提示局部治疗可以改善患者的生存率，这种影响不仅来自治疗分配的偏倚。最后，手术是比较积极治疗方式的代表，在手术的同时往往也进行了积极的全身治疗，从而转化为更好的生存获益。这种可能性的事实是，在几个研究中患者更可能在手术切除原发肿瘤的同时接受放疗或化疗。尽管如此，在 Le Scodan 等的研究报告中，记录了紫杉烷类和芳香酶抑制剂的使用，但并没根据其分组。

此外，还有许多问题未解决，比如在初诊取远处转移的患者中，是否可以再细化，其中哪类患者适宜手术。Scodan 在其综述中也提到这个问题。已发表的文献可能会给我们一些提示，但目前尚不清楚 ER 阳性、仅骨转移、全身损害轻或是化疗药反应较好的患者是否可更好地从手术切除原发与转移灶的治疗中获益。Rapiti 的研究表明手术对骨转移与其他部位转移的乳腺癌患者的死亡率没有影响。然而，根据转移部位进行分层研究后发现初诊即有骨转移的乳腺癌患者较治疗后复发骨转移患者的生存率高，但在其他转移部位没有发现相同现象。Shien 等发现手术仅对 50 岁以下、没有内脏转移的患者有益。相反，Blanchard 在仅骨转移的患者群中未发现手术的益处。Le Scodan 报道，初诊即有广泛转移的乳腺癌患者也可以从局部治疗中获益。一些研究显示，仅有骨转移的患者与有内脏转移的患者相比，激素受体多是阳性、化疗药反应性较好的患者，他们的生存率更长。对于第一线化疗方案，没有可靠的临床证据表明，患者对化疗较好的反应性应是手术治疗的推荐指征，也没有研究认为化疗反应不佳后应该手术治疗。

二、已有前瞻性临床试验的启示

土耳其 NCT00557986(MF07-01)试验研究手术对初诊有转移的乳腺癌患者生存率的影响，是一项Ⅲ期、多中心、随机对照临床试验。入选标准：初诊有转移的乳腺癌患者；原发肿瘤可以被完整切除；患者身体状况可以行相应方案内的治疗；可以进行前哨淋巴结活检。排除标准为：在初诊时即有肿块部位的出血、坏死等情况；患者全身情况差；双侧乳房都有乳腺癌；之前有其他肿瘤或转移瘤的病史；对侧腋窝可扪及淋巴结；不愿意参与试验者。治疗方案为所有患者接受全身治疗。此外，手术组完整切除原发肿瘤(根治或保乳手术)如果淋巴结活检检到有转移，需行腋淋巴结清扫，对于保乳治疗的患者还需进行 30 d 的全乳放疗，术后可行辅助治疗；非手术组仅当患者出现局部症状时采取手术治疗。观察指标：主要指标是总生存率，次要指标是无进展生存期和生存质量等。随访：每 6 个月随访 1 次，直至病情出现新进展或患者死亡，随访检查指标为肿瘤标志物(CA 15-3 和 CEA 等)以及影像学方法对远处转移灶进行评估。此外，该试验还采用 SF36-问卷来评估患者的生存质量。

2007 年至 2012 年 12 月，该试验一共入组了符合条件的 274 名患者：手术组 138 名，非手术组 136 名。手术组的死亡风险比非手术组低(*HR* 0.66，95%*CI* 0.49～0.88，*P*=0.005)。计划外的亚组分析显示，在 ER/PR 阳性(*HR* 0.64，95%*CI* 0.46～0.91，*P*=0.01)、HER2 阴性(*HR* 0.64，95%*CI* 0.45～0.91，*P*=0.01)、<55 岁(*HR* 0.57，95%*CI* 0.38～0.86，*P*=0.007)、单纯骨转移(*HR* 0.47，95%*CI* 0.23～0.98，*P*=0.04)的患者，手术组的死亡风险低于非手术组。

在该试验中，对于Ⅳ期乳腺癌患者的前期手术没有观察到 36 个月生存率的改善。然而，更长的随访研究(中位数 40 个月)显示中位生存率有统计学显着改善。该试验也提示，当手术作为初诊转移乳腺癌患者的一种治疗选择时，医疗工作者必须考虑其年龄、身体状态、合并症、肿瘤类型和转移性疾病负担，例如 HR 阳性、HER2 阴性、单发骨转移和年龄<55 岁的患者可以从初始手术治疗中获益。另外，多发转移的患者初始接受手术治疗预后更差。

美国 Dana Farber 癌症中心的 TBCRC 013 临床试验是一项多中心前瞻性研究，主要评价Ⅳ期乳腺癌患者原发灶手术治疗对生存期的影响。共纳入了 112 例Ⅳ期乳腺癌患者，接受系统治疗(包括化疗和内分泌治疗)后，临床医生评定疗效，其中 85%属于临床有效，15%患者系统治疗无效。然后将 94 例患者分为两个队列，其中 39 例(43%)患者进行局部手术治疗，另外 51 例(57%)患者继续全身系统治疗。研究发现，无论属于乳腺癌哪种分子分型，手术一般在确诊乳腺癌后6~7个月内施行；对化疗有反应者接受手术治疗与不接受手术相比，其生存期均无明显改变；全身系统治疗无反应的患者预后明显较临床显效组差，但是手术并未改善全身系统治疗显效患者的预后。

MF07-01和TBCRC013实验，两个相似却又似乎矛盾的研究，MF07-01实验外科局部治疗在前综合治疗在后，旨在外科减瘤后再行综合治疗，结果提示，外科降低肿瘤负荷可能会对后续综合治疗产生积极作用；而TBCRC013实验中综合治疗在前，有效后再选择外科局部处理，旨在全身治疗有效的情况下进行乳腺癌原发病灶的切除，结果提示，乳腺癌多发转移病灶同时存在，因此，乳腺癌病灶局部手术治疗在全身治疗获益的情况下可能并不能提高晚期乳腺癌患者的预后。

ABCSG-28 POSYTIVE是一项前瞻性、随机多中心、Ⅲ期临床试验，通过比较手术加全身治疗和仅全身治疗对初诊Ⅳ期转移性乳腺癌患者中位生存期的影响。针对的人群是组织学证实单侧或双侧乳腺癌，初诊转移的患者。纳入标准：年龄>18岁，东部肿瘤合作组织(ECOG)评分0~2级，任何大小的可手术乳腺癌、转移部位可通过放射学评估确定，不强制对肿瘤部位活检。排除标准：患有炎性癌症，脑转移瘤以及不适合全身麻醉和手术的患者，没有原发性转移性乳腺癌放射学证据的患者，继发或以往患过恶性肿瘤的患者。治疗方案：A组为手术组，包括标准保乳手术或全切加腋窝分期和系统治疗；B组为非手术系统治疗组。患者根据分期、激素受体情况、HER2情况、转移部位和计划的一线治疗方案进行分层分析。总生存期(OS)被定义为主要研究终点，次要终点为远处转移和局部进展时间。随访：在分组后2年内每3个月进行一次OS的评估，之后每6个月进行一次随访，随访包括临床、放射学、实验室检查等。使用欧洲癌症研究和治疗组织(EORTC)生活质量问卷(QLQ) C30 (Version 3.0)和EORTC QLQ-BC23进行调查。生活质量问卷一次在随机分组前，另外在之后随访期间每6个月进行。

2011—2015年间，该试验共纳入90名以前未接受治疗的Ⅳ期乳腺癌患者被随机分配到原发肿瘤手术切除，随后全身治疗(A组)和主要全身治疗(B组)。中位随访时间为37.5个月。手术组中的患者cT_3乳腺癌较多(22.2% *vs* 6.7%)，cN2分期多(15.6% *vs* 4.4%)。A组中位生存期为34.6个月，而非手术组为54.8个月(*HR* 0.691，95%*CI* 0.358~1.333，*P*=0.267)；远期进展的时间手术组为13.9个月，非手术组为29.0个月(*HR* 0.598，95%*CI* 0.343~1.043，*P*=0.0668)。

前瞻性Ⅲ期临床试验ABCSG-28(POSYTIVE)得出的结论是不能证明手术切除使原发Ⅳ期乳腺癌患者获益。

印度NCT00193778(TATA)试验是一个开放标签、随机对照临床试验，主要目的是评估局部治疗对初诊转移性乳腺癌生存率影响。入选标准：初诊转移性乳腺癌患者且预期生存1年以上，既往未接受过肿瘤治疗，年龄在65岁以下，心脏和肝脏功能正常可耐受蒽环类药物化疗。排除标准：不能接受蒽环类药物为基础的化疗；超过2处内脏转移；多处肝转移且肝功能异常(谷草转氨酶/谷丙转氨酶超出正常4倍)；局部静止或进行性疾病或系统性进行性疾病；化疗完成后的溃疡/蕈样/出血，需要手术；化疗完成后预期生存期不到6个月；由于转移性疾病而不适合麻醉的患者。治疗方案：随机分为手术组(改良根治术或保乳术±放疗)和非手术组(内分泌、系统化疗)，病情进展后按标准治疗。分层因素包括远处转移位置、转移灶数量(2~3 *vs* >3)、激素受体情况。观察指标：主要指标是总生存率和无进展生存期，次要指标是血管内皮细胞生长因子受体(VEGFR)、血管抑素、内皮素等指标和生存质量。随访：每3个月随访一次，临床体检及放射学检查，评估生存及局部或远处转移情况。

2005年2月至2013年1月，该试验共随机入组350人：173例手术组(局部治疗)和177例非手术组(非局部治疗)。数据截止2013年11月，中位随访23个月(IQR 12.2~38.7)，235例死亡(局部治疗组n=118，无局部治疗组n=117)。总体生存期中位数手术组为19.2个月(95%*CI* 15.98~22.46)，非手术组为20.5个月(95%*CI* 16.96~23.98)(*HR* 1.04，95%*CI* 0.81~1.134；*P*=0.79)。手术组相应的2年总生存率为41.9%(95%*CI* 33.9%~49.7%)，非手术组为43.0%(35.2%~50.8%)。该试验提示，对一线化疗有反应的初诊转移乳腺癌患者，局部手术治疗不会影响患者的总生存期，不提倡手术作为此类患者常规治疗的一部分。

埃及的一项前瞻性随机对照研究，入组57例患者，随机分为原发灶手术组27例，非手术组30例。

在多因素分析中，发现体力评分是一个重要的因素，转移部位和骨转移的数量都非常显著。结果提示外科手术可以增加转移性乳腺癌患者的总体生存率，并且具有较好的 ECOG 评分和单骨转移的患者更可能从手术中获益。

2017 年 ASCO 大会还公布了日本学者的一项正在进行中的随机对照临床试验（JCOG1017 PRIM-BC）。该研究设计与 TBCRC 013 研究类似，首先筛选出对系统治疗敏感的Ⅳ期乳腺癌患者，再随机分为原发灶切除＋系统治疗和单纯系统治疗，主要研究终点为 OS，已完成 307 例患者入组，但最终研究结果未公布。

EA2018 研究是一项随机对照研究，在接受 4～8 个月系统性治疗后疾病没有进展，随机分为局部治疗和继续系统性治疗。主要研究终点是 OS，局部控制率和生活质量是次要研究终点。共纳入 390 名患者，256 名患者随机入组，131 名患者继续系统性治疗，125 名患者局部治疗。3 年总生存率分别为 67.9％和 68.4％（*HR* 1.11，90％*CI* 0.82～1.52，*P*＝0.57），中位 OS 分别为 53.1 月和 54.9 个月。局部治疗中局部进展更少，3 年局部进展率为 16.3％和 39.8％。生活质量两组相近。

针对已发表的前瞻性临床研究的荟萃分析提示，在共计 857 例的患者分析中，结果发现在 OS 上没有统计学差异（*HR* 0.84，95％*CI* 0.61～1.15）。

综上所述，对于Ⅳ期的乳腺癌患者，局部治疗是否能使患者获益仍然存在争议。肿瘤的生物学特性和全身系统治疗对患者预后的影响较手术更大。初治Ⅳ期乳腺癌原发病灶的手术干预主要目的在于缓解症状，综合治疗方案的选择才是其治疗的关键。原发病灶的手术干预主要目的在于缓解症状，原发病灶是否手术干预目前尚需具体问题具体分析，对于部分预后较好的Ⅳ期乳腺癌患者，不排斥“R0”局部手术干预，尤其是对肿瘤负荷小、预后好的患者，局部手术干预可以改善患者生活质量，并在一定程度上提高患者生存率。

三、展望

一些新的肿瘤标志物是否也可以作为确定转移性乳腺癌能否手术的指标，也值得今后探讨。比如循环肿瘤细胞（CTC）。也有一些研究发现循环肿瘤细胞数的升高与转移性乳腺癌的预后有较强相关性，即在治疗前循环肿瘤细胞数是转移性乳腺癌患者的独立预警因素。同样，治疗后如果循环肿瘤细胞数下降说明治疗显效，也说明减轻了患者体内的肿瘤负荷。

外科手术在乳腺癌的治疗中是否有明确的疗效，近几年相关的研究报道较多，也使得传统的观点越来越受到质疑，但能达到Ⅰ、Ⅱ类证据的临床试验没有。目前认为总肿瘤负荷对患者的生存起着至关重要的作用。原发肿瘤也可被认为是另一个转移灶，因为肿瘤本身有肿瘤干细胞的存在，有自我播散的特性，即意味着肿瘤可以持续地在局布扩散，而不是仅仅扩散到其他脏器。这也可解释一种临床现象，转移性肿块其原发灶的增长速度比转移灶要快。基于上述考虑，手术切除应是正确的选择。至少在可以预见的未来，尚无有效的化疗、内分泌治疗、生物治疗或者放疗能够比手术切除更有效地消除乳腺癌的原发病灶及区域淋巴结转移。因此，目前乳腺癌治疗策略仍然是以外科手术为主的综合治疗；无论从提高生存率还是改善生活质量方面来看，外科手术在乳腺癌的多学科治疗中仍占有重要地位。

（吴凯男　盛　湲）

参考文献

［1］沈镇宙，邵志敏. 乳腺肿瘤学［M］. 上海：上海科学技术出版社，2005.

［2］许剑民，钟芸诗，秦新裕. 2008 版中国结直肠癌肝转移诊断和综合治疗指南（草案）解读［J］. 中华胃肠外科杂志，2009，12(4)：333－336.

［3］ABO-TOUK N A. The benefit of locoregional surgical intervention in metastatic breast cancer at initial presentation［J］. Cancer Research Journal，2016，4(2)：32.

［4］ALI D，LE SCODAN R. Treatment of the primary tumor in breast cancer patients with synchronous metastases［J］. Annals of Oncology，2011，22(1)：9－16.

［5］BADWE R，HAWALDAR R，NAIR N，et al. Locoregional treatment versus no treatment of the primary tumour in metastatic breast cancer：an open-label randomised controlled trial［J］. The Lancet Oncology，2015，16(13)：1380－1388.

[6] GENNARI R, AUDISIO R A. Surgical removal of the breast primary for patients presenting with metastases — where to go? [J]. Cancer Treatment Reviews, 2009,35(5):391-396.
[7] KHAN S A, ZHAO F, GOLDSTEIN L J, et al. Early local therapy for the primary site in de novo stage IV breast cancer: results of a randomized clinical trial (EA2108) [J]. Journal of Clinical Oncology, 2022,40(9):978-987.
[8] PAGANI O, SENKUS E, WOOD W, et al. International guidelines for management of metastatic breast cancer: can metastatic breast cancer be cured? [J]. Journal of the National Cancer Institute, 2010,102(7):456-463.
[9] POCKAJ B A, WASIF N, DUECK A C, et al. Metastasectomy and surgical resection of the primary tumor in patients with stage IV breast cancer [J]. Annals of Surgical Oncology, 2010, 17(9): 2419-2426.
[10] SORAN A, OZMEN V, OZBAS S, et al. Randomized trial comparing resection of primary tumor with No surgery in stage IV breast cancer at presentation: protocol MF07-01 [J]. Annals of Surgical Oncology, 2018,25(11):3141-3149.

第六十七章

复发及转移性乳腺癌的综合治疗原则

第一节　复发及转移性乳腺癌的科学认识

一、复发及转移乳腺癌的发病及治疗现状

根据 *CA：A Cancer Journal for Clinicians* 杂志发表的 2020 年全球癌症统计结果，乳腺癌发病率首次超过肺癌成为最常见肿瘤，全世界每年乳腺癌新发病例为 226.1 万例，年死亡病例为 68.5 万例。其中新确诊的乳腺癌患者中 4%～6%为转移性病变，而早期患者即便综合应用手术、化疗、放疗、内分泌治疗、分子靶向治疗等手段，仍有一部分患者会发生复发及转移。对于转移性乳腺癌来说，HR 阳性/HER2 阴性型患者的中位生存期为 4～5 年，HER2 阳性型患者的中位生存期为 5 年，三阴性乳腺癌患者的中位生存期为 10～13 个月。

复发及转移性乳腺癌的治疗与早期乳腺癌不同，因为早期术后乳腺癌患者病情、病期较为接近，可以开展大量的临床试验研究，该群组患者的治疗策略可以建立在大量循证医学Ⅰ级证据的基础之上。简单地讲，“早期乳腺癌的治疗可以遵循循证医学的研究结果执行”，而晚期转移性乳腺癌患者的治疗策略，由于患者的病情严重程度差异较大、转移部位可多可少、脏器受累可轻可重、伴随症状各有不同、基础疾病干扰较多、治疗周期一般较长，因此治疗的个体化需求较高。即便国内外学术机构推荐了一些晚期复发及转移性乳腺癌治疗指南和共识，也很难被临床医生广泛接受，因此国际乳腺癌专家组曾撰文感慨道“复发及转移性乳腺癌的治疗是一门艺术”。

二、复发及转移乳腺癌的治疗目的

对于复发及转移性乳腺癌的治疗，必须时刻认识到两个重要问题：其一，转移性乳腺癌已经是一种全身播散性疾病，几乎不可治愈；其二，延长生存期、改善生活质量是转移性乳腺癌最切实的治疗目的。只有明确了这两个重要问题，我们才能科学、人文地处理好晚期乳腺癌患者的病情。下文将依据 NCCN 指南、国际专家组共识，结合晚期乳腺癌的临床经验和总结，就复发及转移性乳腺癌诊治流程的诸多方面内容分别进行阐述。

第二节　复发及转移性乳腺癌的病情评估

一、完整的病历资料采集

尽快明确患者是否出现乳腺癌的复发及转移，如果出现复发与转移，那么复发与转移的部位、严重程度等情况，应是制订治疗策略、实施解救治疗的最重要起始。

完整的患者病情资料采集通常包括如下内容：

(1) 月经状态和合并疾病。

(2) 原发肿瘤的完整病史,肿瘤生物学特点,既往诊治经过,末次随诊情况。

(3) 复发及转移肿瘤的诊治经过,包括复发及转移的持续时间及部位、既往治疗方案及疗效。

(4) 详尽的体格检查。

(5) 完整的血液及生化检查,肿瘤标志物的检测通常是需要的。

(6) 胸部X线摄片或CT检查,腹部超声或者CT、MRI检查结果,以尽快明确有无内脏转移。

(7) 中枢神经系统的CT/MRI检查结果,通常在伴有症状时推荐。

(8) PET/CT对常规检查无法确诊的转移病灶有着重要的参考价值。该项技术对于乳腺癌复发及转移诊断的灵敏度、特异度都高于90%,特别是对于孤立性局部复发或远处转移病灶的界定,因为这些患者有从更为积极的多学科综合治疗中获得长期生存的可能。

(9) 尽可能明确转移性肿瘤病灶的ER、PR、HER2表达状态及Ki-67增殖指数,特别是在既往原发灶无法提供这方面信息的情况下。

(10) 对于HER2阳性、预计将接受蒽环类药物、抗HER2靶向药物治疗的患者,要进行心脏功能评估。

(11) 循环肿瘤细胞(CTC)检测已经显示出对判断患者预后、疗效评估等方面的价值,但目前还处在临床试验阶段。

二、转移病灶的穿刺活检

在通过充分的影像学检查明确肿瘤的转移范围后,对可疑部位的穿刺活检通常是必需的。这考虑到以下多个因素:①鉴别重复癌;②具备转移事件的最权威证据;③无论是内分泌治疗还是分子靶向治疗,都需要明确ER/PR状态和HER2状态。已有的研究证明目前所有检测技术都存在一定的假阴性,并且从上次检测后,肿瘤细胞在接受了辅助治疗干预,或者经历一定时间的生长过程,可能会出现受体表达状态的改变,而这种细胞受体表型的改变将直接导致治疗策略的改变(表67-1)。有研究近期比较分析了432例乳腺癌患者原发灶与转移灶的受体状态,结果发现ER、PR、HER2受体免疫组织化学(IHC)检测的转化率分别为30%、38.7%、8.1%(表67-2、67-3),因此对于复发及转移部位的穿刺活检非常必要。

表67-1 乳腺癌原发灶与转移灶细胞受体状态免疫组织化学检测的转化率

报道者	受体转化率(%)			治疗改变率(%)
	ER	PR	HER2	
Amir E.	16.0%	40.0%	10.0%	14.0%
Curigliano G.	14.5%	48.6%	13.9%	12.1%
Amir E.	12.6%	31.2%	5.5%	14.2%

表67-2 432例乳腺癌原发灶与转移灶细胞受体状态免疫组织化学检测的结果

原发灶	ER		PR		HER2	
	阴性	阳性	阴性	阳性	阴性	阳性
阴性	135(31.3%)	46(10.6%)	152(35.2%)	40(9.3%)	259(83.5%)	13(4.2%)
阳性	84(19.4%)	167(38.7%)	127(29.4%)	113(26.2%)	12(3.9%)	26(8.4%)

表67-3 432例乳腺癌原发灶与转移灶的细胞受体状态转化率

转 化	ER	PR	HER2
阴性→阳性	10.6%	9.3%	4.2%
阳性→阴性	19.4%	29.4%	3.9%
总不一致率	30%	38.7%	8.1%

关于穿刺的针道种植转移问题，常常为医生和患者所关注。分析认为对于没有发生转移的患者进行穿刺活检，穿刺导致转移本不存在；对于真正转移部位的穿刺，的确有针道转移的风险，但对患者已经转移的现实影响不大，并且明确诊断后的治疗可进一步降低这种风险，而且穿刺活检提供的诸多肿瘤信息对患者的后续治疗往往是决定性的。但对于以下情况穿刺活检也是可以避免的：①穿刺活检风险太高；②复发及转移距离原发肿瘤手术时间较短，小于 2 年；③活检结果不可能改变患者的治疗选择，患者拒绝应用化疗或者抗 HER2 治疗。

转移性乳腺癌生物学标志物的改变对治疗方案选择的影响，已经有较多的研究，初步结果显示，转移灶的穿刺活检将改变 20%～30%患者的临床治疗抉择。本单位 432 例的相关资料结果显示，在激素受体转化方面，受体由阴性转换为阳性患者的临床预后，显著优于持续受体阴性患者，而受体由阳性转化为阴性患者，总生存期(OS)则会显著缩短(表 67－2)。

第三节　复发及转移性乳腺癌的综合治疗方案

一、多学科综合治疗

复发及转移性乳腺癌由于往往病情复杂多变，患者面临着生命危险，更需要多学科的综合治疗。国际专家组的多次学术研讨会中都强调了多学科协作的重要性，目前认为多学科协作应包括肿瘤内科、肿瘤外科、肿瘤放疗科、影像诊断科、姑息治疗科、心理社会支持治疗等的参与。在长期大量的临床工作中，经常会看到忽视多学科协作的情况存在，过分强调单学科的治疗地位，从而贻误患者病情，给患者造成伤害。例如不进行术前充分病情评估，冒然实施乳腺癌改良根治术，术后影像学检查报告患者已经广泛骨转移、肺转移、肝转移；不进行多学科协作会诊，设计综合治疗方案，对于多发性肺转移、肝转移、脑转移患者，仅进行少病灶的外科切除或局部精确放疗；不注意新治疗药物、手段的知识更新，给予患者首选 20 世纪七八十年代的陈旧治疗方案治疗，从而贻误病情，导致患者转移复发；在没有明确患者绝经状态的前提下，给予患者芳香化酶抑制剂治疗，导致患者接受了无效治疗，不但耽误病情，还酿成患者妊娠的后果。

二、明确治疗目的

在完成了转移性乳腺癌患者的转移范围评估和转移肿瘤的生物学信息采集以后，应尽快明确该患者的治疗预期目标，这通常需要邀请患者及其家属的参加。临床医疗专家会根据患者的病情严重程度提出比较现实的治疗目标，包括对于局部复发、少病灶转移的积极治疗选择，也包括较为严重转移、短生存的姑息支持治疗选择。其中患者及其家属参与决定非常重要，临床医生一定要积极采纳患者及家属的建议，确立现实的综合治疗目标，以免让患者错失可能长期生存的机会，也避免患者曾接受过的治疗。

三、治疗方案的设计和实施

在明确了转移性乳腺癌患者的治疗目标后，治疗方案的设计通常需要经验丰富的临床专家团队协作完成。方案制订的过程中要参考前期病史采集资料、影像学资料、肿瘤生物学指标以及前期医患确定的治疗目标。具体参考指标包括以下内容：①内分泌治疗反应性；②HER2 状态；③月经状况；④无进展生存期；⑤既往治疗的手段及疗效；⑥肿瘤转移的部位和数目，以了解肿瘤负荷大小；⑦患者的生物学年龄；⑧患者合并的基础疾病，包括主要脏器功能；⑨体质状况评分；⑩是否需要快速的肿瘤或相关症状控制；⑪患者的社会、家庭经济状况；⑫患者的性格、心理类型；⑬患者个人的治疗选择意向；⑭患者所在地区可提供的医疗条件。

全身性解救治疗手段包括化疗、内分泌治疗、分子靶向治疗等。“解救治疗跟着自己的疗效走”是我们一直坚持的晚期乳腺癌临床实践思路，因为客观存在的肿瘤病灶给我们提供了可以准确评价每个治疗方案疗效的条件。在进行全身性治疗方案的设计时，遵循“优选既往未用过方案或者既往有效而非肿瘤进展因素中止的方案，次选既往用过但疗效未评价的方案，排除既往治疗无效的方案”。在解救治疗药物的选择中，一、二、三线药物的概念是相对的，如对于既往蒽环类药物辅助治疗后复发及转移的患者，紫杉烷类药物、长春瑞滨(诺维本)乃至吉西他滨(健择)、卡培他滨(希罗达)、第三代芳香化酶抑制剂、针对 HER2 的曲妥珠单抗都可以用作第一选择，都可以用作所谓的一线治疗，其中一种或多种药物用作第一次解救治疗，其他自然就沦为二、三、四、五线治疗。因为一种药物解救治疗仅能达到 20%～50%的临床缓解率，对于每个患者都有可能出现有效、稳定、进展 3 种结果。开始选择哪一种药物并不重要，在解救治疗的漫长过程中，患者几乎都要用遍这些药物。重要的是如果选择了某种药物，一定要用好它，量要用足，治疗时间要充分，疗效和不良反应评价要科学、及时、准确。这里要强调对于“SD”的理解，不少资料已经显示乳腺癌的 SD≥6 个月，等同于完全缓解(CR)、部分缓解(PR)对患者的生存贡献。但临床实践过程中，常常面临患者对“SD”的不满意，此时除了予以详尽的解释，临床医生本身还要端正对“SD”的认知。接着上面的临床思路，“效不更方，无效必改”应是我们制订和更改治疗方案的指导原则，我们认为只有以下 3 种情况可以考虑更改治疗方案：一是肿瘤进展；二是药物毒性无法耐受，包括含蒽环类药物化疗方案已达到最大耐受剂量者；三是经济无法维系。否则，任何的更改治疗方案都是值得商榷的。

2012 版 NCCN 指南已经就晚期复发及转移乳腺癌的治疗给出了基本的治疗思路。具体表述如下：①全身性化疗目前多用于 ER/PR 阴性、进展期内脏转移、内分泌治疗耐受的复发转移乳腺癌患者。②内分泌治疗多用于 ER/PR 阳性、不伴有症状的内脏转移、骨或软组织或淋巴结复发及转移乳腺癌患者，即便是 ER/PR 阴性或者内分泌治疗耐受的患者，也可考虑参加内分泌治疗试验研究。③分子靶向药物曲妥珠单抗、拉帕替尼主要用于 HER2 阳性的患者。显然上面的 NCCN 指南推荐还是线条型的，仅是一个基本轮廓，实际的临床实践更为复杂，如解救化疗方案是联合还是序贯单药？内分泌治疗和化疗如何合理切换？分子靶向药物如何与化疗以及内分泌药物的联合应用？

对于伴有症状的进展期内脏转移的复发及转移乳腺癌患者，如果患者年龄较轻或体质状况较好，两药联合化疗一般作为首选方案，因为两药联合方案紫杉烷类药物＋铂类药物、长春瑞滨＋铂类药物、吉西他滨＋铂类药物、紫杉烷类药物＋吉西他滨、紫杉烷类药物＋卡培他滨、长春瑞滨＋卡培他滨等均有 50%左右的临床有效率、30%左右的疾病稳定率，因此通常可获得多数患者的症状和肿瘤控制。但这些方案都存在难以长期维系治疗的问题，一般完成 4～6 个周期治疗后患者多不能坚持。我们的治疗策略是把上述联合药物再拆解为单药应用，拆解后的单药紫杉烷类药物、长春瑞滨、吉西他滨、卡培他滨等在多数情况下仍然有效，从而最大可能地延续治疗。对于激素受体阴性的骨转移患者，我们也多选择卡培他滨、吉西他滨、紫杉烷类单药治疗策略，便于长期用药和维持。

对于 ER/PR 阳性、不伴有症状的内脏转移、骨或软组织或淋巴结复发转移乳腺癌患者，内分泌治疗多为一线选择。由于该组患者多已用过他莫昔芬，第三代芳香化酶抑制剂阿那曲唑、来曲唑、依西美坦多为主要选择。对于绝经前患者，卵巢功能的去除或者抑制也是医患双方常常探讨的问题，我们认为如果不是经济上特别宽裕，双侧卵巢的切除去势应该作为该组患者的基本治疗选择，因为患者可能将要经历的 3～5 种内分泌治疗方案，都需要卵巢功能的去除。并且从 1893 年 Beaton 博士最早应用这一手段治疗晚期乳腺癌，双侧卵巢切除去势一直就是激素受体阳性晚期乳腺癌患者的重要治疗手段。此外，氟维司群、孕激素、雌激素、丙酸睾丸酮等也是内分泌治疗的可选方案。

分子靶向药物在晚期乳腺癌治疗中的地位日益凸显，曲妥珠单抗联合化疗与单用化疗相比有近一倍的病理学完全缓解(pCR)率的提高，显示分子靶向药物解救治疗乳腺癌的时代已经到来。贝伐珠单抗联合紫杉烷类药物显著优于单药化疗的研究结果，也显示 Avastin 在晚期乳腺癌治疗中的重要地位。联合应用曲妥珠单抗、拉帕替尼、贝伐珠单抗和化疗，目前在临床上也获得了明确的治疗效果。关于化疗、内分泌治疗、分子靶向药物治疗手段之间的切换，经验是在长期化疗导致患者骨髓储备下降、体质状况降低而肿瘤基本稳定或控制的情况下，切换成毒性反应轻、“润物细无声”的内分泌治疗，可以在继续有效控制肿瘤的同时，给患者休养生息的机会，为可能再次面临的全身化疗提供必要的身心储备。我们常常把化疗与内分泌治疗的相互切换，比喻成提着重物的左右手，左手累了换右手，右手累了换左手，相互轮替，守护患者长期生存。目前化疗与分子靶向药物的协同或序贯应用，也逐渐在临床上进行实践，但分子靶向药物多作为一个基础用药，化疗与分子靶向药物的协同应用应为标准治疗选择。

第四节　复发及转移性乳腺癌的治疗手段

一、HR 阳性/HER2 阴性晚期乳腺癌的治疗

1. HR 阳性/HER2 阴性晚期乳腺癌治疗的基本原则

(1) ER 和/或 PR 阳性的复发或转移性乳腺癌都可以考虑内分泌治疗。即便是存在内脏转移，内分泌治疗依然是优选治疗方案，除非是存在内脏危象(内脏危象的定义：由症状、体征、实验室检查及疾病快速进展确认的数个脏器功能异常。内脏危象并非单纯指存在内脏转移，而指危重的内脏情况需快速、有效地治疗以控制疾病进展，尤其指进展后就失去化疗机会的情况)。多线内分泌治疗进展后可考虑化疗策略。

(2) 绝经前患者在使用卵巢功能抑制剂后，可按照绝经后模式处理。

(3) 一线内分泌治疗失败后，非内脏危象的患者仍然可以选择二线内分泌治疗±靶向治疗。不推荐重复使用辅助治疗或一线治疗已被证明耐药的内分泌治疗药物。

(4) 绝经前和绝经后患者均可考虑在内分泌治疗的基础上联合靶向治疗(CDK4/6 抑制剂、mTOR 抑制剂、组蛋白脱乙酰化酶(HDAC)抑制剂等，PI3Kα 抑制剂尚未在国内上市)。

2. 晚期乳腺癌内分泌治疗的相关概念

(1) 原发性内分泌治疗耐药：指早期乳腺癌术后辅助内分泌治疗 2 年内出现疾病复发及转移，或转移性乳腺癌内分泌治疗 6 个月内出现疾病进展。

(2) 继发性内分泌治疗耐药：指早期乳腺癌术后辅助内分泌治疗 2 年后至治疗结束后 1 年内出现疾病复发及转移，或转移性乳腺癌内分泌治疗 6 个月或以上出现疾病进展。

(3) 内分泌治疗敏感：指初治Ⅳ期未经内分泌治疗，或早期乳腺癌术后辅助内分泌(至少 2 年)治疗结束后 1 年以上出现疾病复发及转移。

(4) 内分泌一线治疗和二线治疗：通常分别对应复发转移后接受的第一个和第二个内分泌治疗方案；但考虑到定义要为后续治疗决策服务，推荐将内分泌一线治疗定义为内分泌敏感的复发及转移患者后续进行的第一个内分泌治疗方案，而将已判断为原发性或继发性内分泌治疗耐药的复发及转移患者后续接受的内分泌解救方案定义为二线治疗。

3. 晚期乳腺癌内分泌一线治疗的选择

(1) 芳香化酶抑制剂联合 CDK4/6 抑制剂(哌柏西利、阿贝西利和瑞博西利)是 HR 阳性/HER2 阴性绝经后(自然绝经或手术去势)或绝经前但经药物去势后乳腺癌患者一线内分泌治疗的优先选择，多项研究已证实联合 CDK4/6 抑制剂可显著改善患者的 PFS，甚至部分研究显示可改善 OS。

(2) 氟维司群(±OFS)联合 CDK4/6 抑制剂并非优选，在 PARSIFAL 研究中未能证实比芳香化酶抑制剂(±OFS)联合 CDK4/6 抑制剂的效果更优。他莫昔芬＋OFS 联合 CDK4/6 抑制剂在 MONALEESA-7 研究中也证实了 PFS 和 OS 的获益，特定情况下亦可选用。

(3) 当 CDK4/6 抑制剂不可及时，单药内分泌治疗也是可行的；绝经后(自然绝经或手术去势)患者可使用氟维司群、AI、ER 调变剂(他莫昔芬和托瑞米芬)；绝经前患者可使用 OFS 联合氟维司群、OFS 联合 AI、OFS 联合 ER 调变剂、单纯 ER 调变剂。

4. 晚期乳腺癌二线内分泌治疗的选择

(1) 对于尚未使用过 CDK4/6 抑制剂的患者：①氟维司群联合 CDK4/6 抑制剂(哌柏西利、阿贝西利和瑞博西利)是 HR 阳性/HER2 阴性绝经后(自然绝经或手术去势)或绝经前但经药物去势后乳腺癌患者二线内分泌治疗的优先选择，多项研究已证实联合 CDK4/6 抑制剂可显著改善患者的 PFS 和 OS。2021 年美国临床肿瘤学会报道的 DAWNA-1 研究提示达尔西利联合氟维司群相较氟维司群单药同样显著改善了中国人群的 PFS，达尔西利尚在申报注册阶段。对于原发性内分泌耐药的患者，氟维司群联合特定的 CDK4/6 抑制剂阿贝西利获益证

据相对充分。②甾体/非甾体芳香化酶抑制剂(±OFS)或他莫昔芬(±OFS)联合 CDK4/6 抑制剂在特定情况下亦可选用。

对于已经使用过 CDK4/6 抑制剂的患者,目前并无充分证据支持 CDK4/6 抑制剂的跨线治疗。

(2) mTOR 抑制剂依维莫司、HDAC 抑制剂西达本胺(chidamide)可考虑在二线治疗中联合内分泌治疗使用。PI3Kα 抑制剂阿培利司在 *PI3Kα* 突变(经肿瘤组织或外周血 ctDNA 检测)的患者中联合内分泌治疗有一定的证据,已在美国和欧盟取得适应证,国内尚未获批。

(3) 当以上联合的小分子靶向药物不可及时,单药内分泌治疗也是可行的;绝经后(自然绝经或手术去势)患者可使用氟维司群、AI、ER 调变剂(他莫昔芬和托瑞米芬);绝经前患者可使用 OFS 联合氟维司群、OFS 联合 AI、OFS 联合 ER 调变剂、单纯 ER 调变剂。

5. 晚期乳腺癌常用的内分泌治疗药物

1896 年 Beatson 博士在 *Lancet* 杂志上首先报道应用手术切除乳腺癌患者双侧卵巢可有效地治疗晚期乳腺癌,这无疑是人类历史上内分泌治疗乳腺癌的里程碑,此后 ER 受体的发现、他莫昔芬及第三代芳香化酶抑制剂的相继成功开发,标志着乳腺癌内分泌治疗的历史性进步。内分泌治疗作为乳腺癌患者特殊的治疗手段,在晚期复发及转移性乳腺癌的全身性药物治疗中发挥着极为重要的作用。下面将对目前临床常用的内分泌治疗药物类别、应用适应证、注意事项分别予以介绍。

(1) 切除卵巢治疗晚期乳腺癌仍是目前绝经前乳腺癌治疗的重要选择。该治疗手段除了去除双侧卵巢功能治疗晚期乳腺癌,还起到等同于药物去势的作用。1980 年 Henderson 综合分析了 1 674 例切除卵巢治疗晚期乳腺癌的临床资料,结果显示临床缓解率为 33%(21%～41%)。而随后开展的双侧肾上腺切除、脑垂体摘除术虽然其疗效与双侧卵巢切除术近似,但不良反应较多,目前已被人们弃用。

(2) 他莫昔芬是一种非甾体类抗雌激素药物,通过与体内的雌激素竞争性结合乳腺癌细胞的雌激素受体(ER)而达到抑制肿瘤细胞生长的目的。几项涉及 1 269 例晚期乳腺癌的临床试验结果显示其临床缓解率为 32%(16%～52%),这初步奠定了他莫昔芬解救治疗晚期乳腺癌的地位。随后进行的他莫昔芬与雌激素、雄激素、高剂量孕激素、氨基导眠能的随机对照研究,均显示他莫昔芬具有不逊于上述对照药物的疗效优势,因此他莫昔芬在相当长时间内作为晚期乳腺癌的一线内分泌治疗药物选择。在第三代芳香化酶抑制剂广泛应用的今天,一定不应忽视他莫昔芬的临床重要地位。对于激素受体阳性的绝经前患者、伴有芳香化酶抑制剂禁忌证患者、术后复发风险较低的患者,他莫昔芬仍有其重要的治疗地位。

(3) 托瑞米芬是他莫昔芬的含氯衍生物,作用机制与他莫昔芬相似,对雌激素受体有亲和力,能显著降低乳腺癌细胞内 ER 的数量。适用于绝经前、后乳腺癌患者,对肺转移的效果好。托瑞米芬对子宫和肝脏的影响较少,引发子宫内膜癌的危险性仅为他莫昔芬的 1/3～1/2。因此,托瑞米芬已被世界卫生组织列为非致癌、无基因毒性的药物,是目前唯一可以替代他莫昔芬用于绝经前、后及晚期乳腺癌治疗的药物。推荐剂量为 60 mg/d,一次口服。

(4) 孕激素类药物包括甲孕酮、甲地孕酮、炔诺酮等,主要用于晚期乳腺癌的解救治疗。Henderson 综合了该领域的临床资料,结果显示甲孕酮治疗 1 802 例晚期乳腺癌,临床缓解率为 33%(10%～67%);甲地孕酮治疗 1 488 例晚期乳腺癌,临床缓解率为 28%(14%～56%)。此外,孕激素剂量大小与疗效存在一定相关性。研究显示甲孕酮剂量少于 500 mg/d,315 例患者的临床缓解率为 18%;而甲孕酮剂量大于 500 mg/d,860 例患者的临床缓解率为 36%。因此目前甲孕酮的临床推荐剂量是每天不少于 500 mg。甲地孕酮每日推荐剂量为 160 mg。此类药物常伴有食欲亢进、体重增加、血糖增高、阴道出血等不良反应。

(5) 芳香化酶抑制剂的研发经历了第一代药物氨基导眠能、第二代药物法倔唑和福美司坦、第三代药物非甾体类的阿那曲唑、来曲唑及甾体类的依西美坦 3 个阶段。已有的研究显示阿那曲唑、来曲唑、依西美坦一线治疗晚期转移性乳腺癌,可获得等于或优于他莫昔芬的临床疗效。第三代芳香化酶抑制剂用于辅助治疗也显示出优于他莫昔芬的无病生存疗效。正因为如此,上述三种药物均已通过了全世界各国注册,用于激素受体阳性乳腺癌患者的解救治疗和辅助治疗。

(6) 促黄体素释放激素(LH-RH)类似物通过竞争结合垂体 LH-RH 的大部分受体,反馈性抑制黄体生成素(LH)和卵泡刺激素(FSH)的分泌,从而抑制卵巢雌激素的生成,达到药物性卵巢切除的治疗作用。该类药物包括戈舍瑞林、亮丙瑞林。其中戈舍瑞林从20世纪90年代开始用于绝经前及围绝经期晚期乳腺癌的治疗。综合资料显示戈舍瑞林的临床有效率为33%～36.4%，与传统的卵巢去势术疗效相似。目前该药可用于乳腺癌患者的药物去势，替代双侧卵巢切除去势术。

(7) 氟维司群是一种新型的甾体类雌激素受体拮抗剂，可选择性下调雌激素受体水平，而无他莫昔芬的弱雌激素样作用。氟维司群具有与天然型雌激素相似的化学结构，与ER有高度的亲和力，其亲和力较他莫昔芬强100倍。早期的Ⅰ期临床试验发现，氟维司群所致ER水平下降的作用呈剂量依赖性，与其他内分泌治疗药物没有交叉耐药性。研究显示氟维司群治疗他莫昔芬耐药的ER阳性绝经后患者，仍可获得较高的有效率。该药二、三线解救治疗乳腺癌，仍有35%～46%的患者临床获益。

(8) CDK4/6抑制剂在近些年逐渐成为了HR阳性/HER2阴性晚期乳腺癌治疗的重要基石，目前被美国FDA批准的CDK4/6抑制剂有帕柏西利、阿贝西利和瑞博西利。CDK4/6与细胞周期蛋白D结合，可以催化Rb蛋白磷酸化，使得Rb蛋白结合的转录因子E2F解离，从而启动下游转录。管腔型乳腺癌细胞的增殖更依赖CDK4/6激酶的活性，而CDK4/6抑制剂可以阻断CDK4/6激酶的活性，导致细胞周期停滞，因此可以显著改善HR阳性/HER2阴性晚期乳腺癌患者的无进展生存期。美国FDA的一项荟萃分析纳入了7项大型Ⅲ期随机对照试验（包括MONARCH2、MONARCH3、PALOMA2、PALOMA3、MONALEESA2、MONALEESA3），共4 200名患者，研究结果提示，相对于传统的内分泌单药治疗，加用CDK4/6抑制剂可以延长患者8.8个月的PFS（*HR* 0.59，95% *CI* 0.54～0.64）。此外，MONARCH2、MONALEESA7、MONALEESA3试验更提示PFS的获益可以转化为OS的获益。

(9) mTOR抑制剂依维莫司是CDK4/6抑制剂治疗失败后的优选方案。BOLERO-2研究提示对于HR阳性/HER2阴性的晚期乳腺癌绝经后女性，非甾体类芳香化酶抑制剂治疗进展后，二线使用mTOR抑制剂依维莫司仍然有效，可有效改善PFS（7.8个月 *vs* 3.2个月；*HR* 0.45，95%*CI* 0.38～0.54）。MIRACLE（CBCSG016）研究继而证实依维莫司对于HR阳性/HER2阴性的晚期绝经前乳腺癌患者同样有效（19.4个月 *vs* 12.9个月；*HR* 0.64，95%*CI* 0.46～0.89）。

(10) 其他的治疗药物如HDAC抑制剂西达本胺，也可考虑在二线治疗中联合内分泌治疗使用。PI3Kα抑制剂阿培利司在*PI3Kα*突变（经肿瘤组织或外周血ctDNA检测）的患者中联合内分泌治疗有一定的效果，已在美国和欧盟取得适应证，国内尚未获批。

二、HER2阳性晚期乳腺癌的治疗

1. HER2阳性晚期乳腺癌治疗的基本原则

(1) 对于未使用过曲妥珠单抗或符合曲妥珠单抗再使用条件（曲妥珠单抗辅助治疗结束后超过1年复发及转移的）的患者，应首选以曲妥珠单抗±帕妥珠单抗为基础的一线治疗，优选联合紫杉类药物。紫杉烷类药物联合曲妥珠单抗、帕妥珠单抗双靶一线治疗较紫杉烷类药物联合曲妥珠单抗可延长PFS和OS。伊尼妥单抗联合长春瑞滨等化疗也可作为曲妥珠单抗非耐药患者的抗HER2治疗选择之一。

(2) 对于曲妥珠单抗±帕妥珠单抗治疗失败患者，单药恩美曲妥珠单抗（T-DM1）可延长PFS和OS；吡咯替尼（或奈拉替尼）联合卡培他滨较拉帕替尼联合卡培他滨单药可延长PFS。单纯两种靶向药物的联合（如拉帕替尼联合曲妥珠单抗）也有证据表明可改善OS。马吉妥昔单抗、图卡替尼和德喜曲妥珠单抗（T-DXd，DS-8201）在多线治疗后的临床研究中显示有一定价值，但国内尚未上市，需谨慎选择。

(3) 曲妥珠单抗允许进行跨线治疗。

(4) 对于HR阳性/HER2阳性的患者，不能耐受/拒绝化疗或化疗后维持治疗时，可以选用内分泌治疗＋抗HER2（单靶或双靶）治疗，但无明确证据能改善OS。SYSUCC002研究提示内分泌＋曲妥珠单抗在PFS上非劣于单药化疗＋曲妥珠单抗，且毒性更低，探索性分析提示无病间期（disease-free interval，DFI）＞24个月的患者使用内分泌治疗＋曲妥珠单抗更具优势，反之则使用化疗＋曲妥珠单抗更有优势。

(5) 生物类似药是指在质量、安全性和有效性方面与已获准注册的参照药具有相似性的治疗用生物制品。曲妥珠单抗生物类似药国内已获批使用，可适当外推用于HER-2阳性乳腺癌相关的适应证。

(6) 对于脑转移的患者，TKI类药物和ADC药物可优先选择。

(7) 多线抗HER2治疗失败，无法获得进一步治疗的,建议参加临床研究。

2. 晚期乳腺癌抗HER2治疗的相关概念

(1) HER2阳性是指免疫组织化学检测为3+,或FISH或CISH显示*HER2*基因扩增。原发灶和转移灶之间、多次转移灶之间如HER2检测结果不一致的,以最近一次的转移灶检测为准,同时考虑到HER2状态空间和时间上的异质性问题,不完全排斥即使在最近一次转移灶检测HER2转阴的情况下,继续谨慎选择抗HER2治疗并持续监测疗效。HER2的规范化检测和阳性的判定应参照美国临床肿瘤学会(ASCO)/美国病理学家学会(CAP)指南或我国相关的指南。

(2) 曲妥珠单抗不敏感人群:转移性乳腺癌经曲妥珠单抗治疗3个月内出现疾病进展;或早期乳腺癌(新)辅助曲妥珠单抗治疗过程中出现复发及转移或曲妥珠单抗结束后12个月内出现复发及转移的患者。

(3) 曲妥珠单抗敏感人群:未使用过曲妥珠单抗治疗的患者;或早期乳腺癌(新)辅助曲妥珠单抗结束后12个月以上出现复发及转移的患者。

(4) 抗HER2一线治疗的适用人群:未经治疗的初治Ⅳ期乳腺癌患者;或新辅助/辅助治疗未使用曲妥珠单抗的进展期乳腺癌患者;或辅助治疗停用曲妥珠单抗至复发间隔时间>12个月的乳腺癌患者。

(5) 抗HER2二线治疗的适用人群:一线抗HER2治疗进展的乳腺癌患者;或辅助治疗停用曲妥珠单抗至复发间隔≤12个月的乳腺癌患者。

3. 晚期乳腺癌常用的抗HER2药物

(1) 曲妥珠单抗:曲妥珠单抗的出现是乳腺癌治疗史上重要的里程碑。H0648g(紫杉醇+曲妥珠单抗 *vs* 紫杉醇;中位PFS:7.4个月 *vs* 4.6个月;*P*<0.001)和M77001(多西他赛+曲妥珠单抗 *vs* 多西他赛;中位PFS:10.6个月 *vs* 5.7个月;*P*<0.001)研究已证实在紫杉类药物基础上联合曲妥珠单抗治疗能够显著延长PFS和OS,确立了曲妥珠单抗在HER2阳性晚期乳腺癌治疗中的地位。Harris等针对抗HER2治疗全球研究资料进行的荟萃分析,也显示抗HER2治疗可以提高患者OS 22%、提高PFS及疾病进展时间(TTP)分别为37%及44%,证实了抗HER2治疗对于转移性乳腺癌的重要性。之后,CHAT研究进一步证实,对于能够耐受双药化疗的患者,曲妥珠单抗联合多西他赛加卡培他滨,比曲妥珠单抗联合多西他赛效果更好,尤其适用于考虑维持治疗的患者(多西他赛+卡培他滨+曲妥珠单抗 *vs* 多西他赛+曲妥珠单抗;中位PFS:17.9个月 *vs* 12.8个月;*P*<0.05)。US Oncology研究则证实在紫杉烷类药物联合曲妥珠单抗的基础上加用铂类药物有一定的获益(紫杉醇+卡铂+曲妥珠单抗 *vs* 紫杉醇+曲妥珠单抗;中位PFS:10.7个月 *vs* 7.1个月;*P*<0.01)。自曲妥珠单抗后,新的抗HER2药物层出不穷,我们应该清醒地认识到乳腺癌的治疗已经进入分子生物学指导下的分类治疗时代,对于HER2阳性的转移性乳腺癌患者,针对HER2的分子靶向治疗已经成为标准治疗。

(2) 帕妥珠单抗:帕妥珠单抗是继曲妥珠单抗之后的另一重要抗HER2治疗药物。通过结合HER2,阻滞了HER2与其他HER之间的异源二聚体的形成,从而减缓了肿瘤的生长。CLEOPATRA研究提示相较于曲妥珠单抗+多西他赛而言,帕妥珠单抗+曲妥珠单抗+多西他赛延长了PFS(18.5个月 *vs* 12.4个月,*P*<0.001)与OS(56.5个月 *vs* 40.8个月,*P*<0.001),确立了曲妥珠单抗+帕妥珠单抗+紫杉烷类药物作为晚期乳腺癌一线治疗的地位。PERUSE研究则评估了不同紫杉烷类药物与曲妥珠单抗及帕妥珠单抗联用的安全性及有效性,研究发现不同紫杉烷类药物(多西他赛、紫杉醇和白蛋白结合型紫杉醇)与曲妥珠单抗及帕妥珠单抗联用具有相似的PFS及OS(中位PFS分别为19.6个月、23.0个月及18.1个月),临床医生可根据患者的状况,灵活地选择不同的紫杉烷类药物进行配伍。另一项Ⅲ期临床研究PERTAIN提示,曲妥珠单抗+帕妥珠单抗+芳香化酶抑制剂方案获得的中位无进展生存(mPFS:8.89个月)令人满意,甚至可以媲美CLEOPATRA研究的抗HER2双靶+化疗的联合,因此对于某些激素受体高表达的患者,曲妥珠单抗+帕妥珠单抗+芳香化酶抑制剂方案也值得尝试。

(3) T-DM1:T-DM1是由曲妥珠单抗、细胞毒药物DM1(美坦辛衍生物)通过非还原性硫醚连接子偶联而成的抗体药物偶联物,不仅保留了曲妥珠单抗的抗体依赖细胞介导的细胞毒作用(ADCC),还可以通过肿瘤细胞内吞,将DM1精准带入到肿瘤细胞内,高效杀伤肿瘤细胞。EMILIA研究提示,与拉帕替尼+卡培他滨相比,T-DM1显著改善了患者二线治疗的中位无进展生存期(mPFS 9.6个月 *vs* 6.4个月,*HR* 0.650,*P*<0.001)、中位总生存

期(mOS 30.9 个月 *vs* 25.1 个月，*HR* 0.682，*P*<0.001)、客观缓解率(ORR 43.6% *vs* 30.8%，*P*<0.001)，这一研究奠定了目前 T-DM1 标准二线治疗的地位。然而 MARIANNE 研究提示，在一线治疗中，T-DM1 相比于紫杉烷类药物联合曲妥珠单抗，仅能证实非劣效，而未能证实优效。因此 T-DM1 仅作为一线治疗的备选方案用药。

(4) 拉帕替尼：拉帕替尼是一种口服新型小分子 TKI，可同时作用于 EGFR 和 HER2 两个靶点，因此也是乳腺癌抗 HER2 治疗中的重要一员。拉帕替尼的分子量较小，较易透过血-脑屏障，其联合化疗对于乳腺癌脑转移的患者疗效较佳。大型Ⅲ期临床研究 EGF100151 研究纳入了 324 例经曲妥珠单抗治疗后出现进展的患者，随机分组接受拉帕替尼联合卡培他滨治疗或单药卡培他滨治疗，结果提示拉帕替尼联合卡培他滨要显著优于单药卡培他滨(mPFS 8.4 个月 *vs* 4.4 个月，*P*<0.001)，这使得拉帕替尼在一段时间内成为各大指南二线治疗的优选推荐。然而，在此之后的研究得到了不同的结果，先是 EMILIA 研究提示 T-DM1 在二线治疗优于拉帕替尼联合卡培他滨，再有 PHOEBE 研究证实吡咯替尼联合卡培他滨优于拉帕替尼联合卡培他滨，NALA 研究证实奈拉替尼联合卡培他滨优于拉帕替尼联合卡培他滨。因此拉帕替尼联合卡培他滨目前只作为二线抗 HER2 治疗之后的考虑用药。

(5) 吡咯替尼：吡咯替尼是一种原研的小分子、不可逆、泛 ErbB 受体 TKI。大型Ⅲ期临床研究 PHOEBE，纳入 134 例 HER2 阳性晚期乳腺癌患者接受吡咯替尼＋卡培他滨治疗，132 例患者接受拉帕替尼＋卡培他滨治疗，结果显示吡咯替尼联合卡培他滨可以显著延长 PFS(mPFS：12.5 个月 *vs* 6.8 个月；*P*<0.001)，从而奠定了吡咯替尼联合卡培他滨作为标准二线抗 HER2 治疗的地位。吡咯替尼的常见不良反应为腹泻，但经过停药或剂量下调后，多数腹泻是可控的。此外，由于吡咯替尼是小分子的 TKI，较易透过血脑屏障。一项大型回顾性研究纳入了 168 名 HER2 阳性的脑转移乳腺癌患者，结果显示脑转移灶手术/放疗联合吡咯替尼的 mPFS 为 9.97 个月，mOS 为 20.67 个月。

(6) T-DXd 是一种抗体药物偶联物，由抗 HER2 抗体、可切割的四肽基接头和细胞毒性 DNA 拓扑异构酶Ⅰ抑制剂德卢替康(deruxtecan)组成。2019 年 SABCS 中，T-DXd 的 DESTINY-Breast01 研究以突破性数据惊艳亮相：184 名接受过中位数 6 次先前治疗的患者接受了推荐剂量的 T-DXd，中位无进展生存持续时间为 16.4 个月(95%*CI* 12.7 个月～未达到)。而后在 DESTINY-Breast03 研究中，T-DXd 和另一种抗体药物偶联物类药物 T-DM1 进行了头对头对比，并获得了压倒性的优势：T-DM1 的 mPFS 为 6.8 个月，而 T-DXd 的 mPFS 尚未达到(*HR* 0.284，*P*<0.001)。此外，更令人惊喜的是，T-DXd 对于 HER2 低表达且多线抗 HER2 治疗耐药的患者仍有较好的疗效。一项Ⅰb 期临床研究纳入 54 例 HER2 低表达的晚期乳腺癌患者，这些患者既往接受过 7.5 线(中位数)的治疗，中位 PFS 仍然达到了 10.4 个月。

(7) 其他：抗 HER2 治疗的大家族里还包括曲妥珠单抗生物类似药、伊尼妥单抗、马吉妥昔单抗、奈拉替尼、图卡替尼等，临床医生应明确长期持续抗 HER2 治疗的重要性，并合理用药。

三、晚期三阴性乳腺癌的治疗

1. 晚期三阴性乳腺癌治疗的基本原则

(1) 推荐的首选化疗方案包括单药序贯化疗或联合化疗，其中序贯使用单药为优选，可保障治疗耐受性和生活质量。与单药化疗相比，联合化疗通常有更好的缓解率和无疾病进展时间，然而联合化疗的毒性较大且未能证实总生存获益。需要使肿瘤迅速缩小或症状迅速缓解的患者可选择联合化疗。

(2) 蒽环类药物/紫杉烷类药物治疗失败的常用定义为使用蒽环类药物/紫杉烷类药物解救化疗过程中发生疾病进展，或辅助治疗结束后 12 个月内发生复发及转移。对于既往蒽环类药物治疗失败的患者，通常首选以紫杉烷类药物(如紫杉醇、多西他赛及白蛋白结合型紫杉醇)为基础的单药或联合方案；对于既往蒽环类药物和紫杉烷类药物治疗均失败的患者，目前尚无标准化疗方案，可考虑其他单药或联合方案。

(3) 常用单药包括：①蒽环类药物，如多柔比星、表柔比星、吡柔比星及聚乙二醇化脂质体多柔比星；②紫杉烷类药物，如紫杉醇、多西他赛及白蛋白结合型紫杉醇；③抗代谢类药物，如卡培他滨和吉西他滨；④非紫杉烷类微管类抑制剂，如长春瑞滨、艾立布林、优替德隆(UTD1)；⑤铂类药物，如顺铂和卡铂；⑥DNA 拓扑异构酶Ⅱ抑制剂依托泊苷等。

(4) 联合化疗方案：联合化疗方案多种多样，主要基于既往循证医学的证据、联合药物之间的相互作用、联合药物的毒性谱、患者的个体状态来综合制订，不推荐联合 3 种或 3 种以上的化疗药物。对于三阴性乳腺癌，可选择 GP 方案(吉西他滨联合顺铂，尤其是携带 BRCA1/2 等同源重组修复基因缺陷的患者)、GC 方案(吉西他滨联合卡铂)、AP 方案(白蛋白结合型紫杉醇联合顺铂/卡铂)、PC 方案(其他紫杉烷类药物联合卡铂/顺铂)

(5) 单药或联合化疗均可在循证医学证据支持下联合靶向治疗。如依据 IMpassion 130 和 Keynote 355 研究，可尝试白蛋白结合型紫杉醇+阿替利珠单抗(免疫细胞阳性时)、白蛋白结合型紫杉醇/紫杉醇/GC+帕博利珠单抗(联合阳性评分≥10 时)，但因 PD-1/PD-L1 抗体治疗尚未获得相应适应证，临床实践中应慎重选择患者。化疗联合抗血管生成药物贝伐珠单抗可在疾病缓解及 PFS 方面得到获益，但 OS 未见延长，不推荐常规使用，只可在急需肿瘤控制或症状缓解的患者中谨慎选择。

(6) 联合化疗时，是采用持续方式还是 4～8 个疗程后停药或维持治疗需权衡疗效、药物不良反应和患者生活质量。联合化疗有效但不能耐受或无意愿继续联合化疗者可考虑维持治疗，可选择原先联合方案中的一个单药化疗维持(如口服卡培他滨、长春瑞滨)，激素受体阳性者还可考虑内分泌治疗±靶向治疗维持。

(7) *BRCA1/2* 胚系致病性或疑似致病性突变的患者，可以选择多腺苷二磷酸核糖聚合酶(PARP)抑制剂(奥拉帕利/他拉唑帕利，其中奥拉帕利已在国内上市，但尚未获批相应适应证)进行治疗，或考虑参加相应临床研究。

(8) 对于三阴性乳腺癌，戈沙妥珠单抗是一种重要的靶向治疗选择，已获得美国 FDA 批准，但仍在中国开展临床研究。

2. 晚期三阴性乳腺癌的治疗药物介绍

(1) 戈沙妥珠单抗：人滋养细胞表面抗原-2(Trop-2)在人体正常组织中表达很低或几乎不表达，而在多种肿瘤细胞中表达明显增高。戈沙妥珠单抗通过靶向肿瘤细胞表面的 Trop-2 受体，经受体介导的细胞内吞作用进入肿瘤细胞，被胞内溶酶体吞噬。溶酶体水解释放 SN-38，抑制 DNA 拓扑异构酶Ⅰ的活性，进而引发 DNA 损伤和细胞凋亡，发挥有效的抗肿瘤作用。IMMU-132-01 研究的晚期三阴性乳腺癌亚组观察结果显示，戈沙妥珠单抗的 ORR 达到 33.3%，PFS 为 5.5 个月。而后 ASCENT Ⅲ期临床研究进一步进行验证，结果表明戈沙妥珠单抗较单药(长春瑞滨/吉西他滨/卡培他滨/艾立布林)化疗可显著延长 mPFS(5.6 个月 *vs* 1.7 个月)，显著延长 mOS(12.1 个月 *vs* 6.7 个月)，为晚期三阴性乳腺癌的治疗开辟了新的方向。

(2) PARP 抑制剂奥拉帕利/他拉唑帕利：PARP 是 DNA 单链断裂修复的关键酶，因此对于存在 *BRCA1/2* 胚系突变的患者，PARP 抑制剂会导致基因组的不稳定和肿瘤细胞的死亡。OlympiAD 随机Ⅲ期临床试验试图探究对于有 *BRCA1/2* 突变的晚期乳腺癌患者，PARP 抑制剂奥拉帕利是否优于医生选择的单药化疗方案，结果显示，奥拉帕利的 mPFS 为 7.0 个月，而医生选择的单药(艾力布林/长春瑞滨/卡培他滨)化疗的 mPFS 为 4.2 个月(HR 0.58，95% CI 0.43～0.80，$P<0.001$)。EMBRACA 研究同样证实，对于 *BRCA* 胚系突变的患者，PARP 抑制剂他拉唑帕利优于医生选择的化疗(mPFS 8.6 个月 *vs* 5.6 个月，HR 0.54，95% CI 0.41～0.71，$P<0.001$)。

(3) 免疫检查点抑制剂(帕博利珠单抗/阿替利珠单抗)：详见第七十九章“免疫检查点抑制剂”。

(4) 常用的化疗药物：蒽环类药物，如多柔比星、表柔比星、吡柔比星及聚乙二醇化脂质体多柔比星；紫杉烷类药物，如紫杉醇、多西他赛及白蛋白结合型紫杉醇；抗代谢类药物，如卡培他滨和吉西他滨；非紫杉烷类微管类抑制剂，如长春瑞滨、艾立布林、优替德隆(UTD1)；铂类药物，如顺铂和卡铂；DNA 拓扑异构酶Ⅱ抑制剂依托泊苷等。

第五节　复发及转移性乳腺癌的维持治疗

近年关于晚期转移性乳腺癌的“维持治疗”引起了学术界广泛关注，不少专家撰文对此进行评述。有些专家认为“静脉化疗药物不适合维持治疗，口服药物适合维持治疗”“内分泌治疗药物、分子靶向治疗药物适合维持治疗”，乍听起来似乎有一定的道理。但关于转移性乳腺癌的维持治疗，目前学术界的确存在认知误区和表述混乱问题，很有必要明确概念、理清思路。具体而言应明确以下问题：①何为转移性乳腺癌的维持治疗？②转移性乳腺癌的维持治疗的具体手段是什么？③如何实施转移性乳腺癌的维持治疗？

何为转移性乳腺癌的维持治疗？其具体定义可表述为转移性乳腺癌患者接受某种抗肿瘤治疗后，获得了肿瘤的临床控制(CR、PR 或 SD)，此后选择某种有效的治疗手段，继续维持前面获得的临床疗效，从而达到延长患者生存期、维持患者较好生活质量的目的。要达到维持已获得的临床疗效同时维持较好的生活质量的目的，我们认为维持治疗必须同时满足两个条件：①必须是对转移性肿瘤有效的治疗手段；②同时患者可耐受该治疗手段，便于较长时间应用，维持前期获得的疗效。目前临床实践中有两种所谓的维持治疗选择：一是原来治疗方案的继续应用；二是用一种新治疗方案替代原来有效的方案，如应该用卡培他滨替代原来的化疗方案、应用内分泌治疗替代化疗等。笔者认为第一种维持治疗策略应该首先被推荐；而第二种维持治疗策略值得商榷。原因在于第一种维持治疗方案是一个经过临床实践证明有效的治疗方案，继续应用患者治疗失败的风险较低；而第二个全新的治疗方案，化疗单药、内分泌治疗、分子靶向治疗等手段，其最高临床获益率很难超过 50%。放弃一个几乎 100%获益的方案而去选择一个疗效不确切的方案，显然是不明智的选择。如果一个联合化疗方案获得了肯定的临床肿瘤控制效果，原则上不会更改治疗方案，而是“效不更方”继续应用；如果患者出现了无法耐受的毒性，可以考虑变联合为单药进行维持治疗，同时严密监测、评价疗效。如果其中一个药物无效，则切换到原来联合方案的另一个单药，以达到最长的 PFS。如果患者真正无法耐受原来有效的治疗方案，需要更改治疗方案，那么对于新治疗方案，应视为新解救治疗的开始，而不是维持治疗，需要重新进行新治疗方案的疗效评价。根据以上分析，那种应用某种化疗方案获得临床肿瘤控制，然后停用原来的有效方案，应用单药卡培他滨、内分泌治疗药物、分子靶向药物来进行所谓“维持治疗”，显然是概念不清。试想一想如果单药卡培他滨、内分泌治疗药物、分子靶向药物根本就没有临床疗效，那么何谓维持治疗？何况这些治疗手段无效的可能性高达 50%以上。新近一项荟萃分析结果支持我们的临床观点，该荟萃分析纳入 11 项既往进行的针对转移性乳腺癌的随机试验，主要目的是观察转移性乳腺癌患者化疗周期长短对生存期的影响。试验设计分为 3 组：对照组(任何化疗方案)；试验组 1，与对照组相同种类的化疗方案，但治疗持续时间延长(连续性维持)；试验组 2，与对照组相同种类和时程的化疗方案，而后序贯不同类型的化疗药物(转换性维持)。结果显示，延长化疗时间可以改善患者 OS 及 PFS(OS：*HR* 0.92，$P<0.05$；PFS：*HR* 0.66，$P<0.001$)。

转移性乳腺癌的维持治疗的具体手段，应该包括可以获得全身肿瘤控制的有效药物治疗。目前治疗乳腺癌的常用药物化疗、内分泌治疗、分子靶向治疗等均可作为维持治疗的选择。

化疗常用作复发及转移性乳腺癌的一线解救治疗，并可获得大约 50%～80%的临床肿瘤控制，作为维持治疗常被首先论及。作者认为只要满足前述维持治疗的标准“治疗有效且可继续耐受应用”，就应推荐该化疗方案用于维持治疗。在临床上践行的“效不更方”原则，其实就是维持治疗的另一种表述。新近来自 Gennari 等的荟萃分析结果与我们的观点不谋而合，该研究认为延长有效化疗的周期数，可显著延长患者的 DFS、OS。多年来我们积累了一些联合化疗多西他赛＋卡培他滨、长春瑞滨＋卡培他滨、长春瑞滨＋顺铂等用作维持治疗的例子，更多地积累了单一化疗药物希罗达、TXT、NVB、健择、VP16 等维持治疗半年以上、1 年以上、长达多年的临床病例。只要牢记“治疗有效且可继续耐受应用”的原则，而不是刻板机械地认为只有口服药才可用来维持治疗，就可为患者选择好的维持治疗方案，令更多患者受益。在化疗维持治疗方面，目前有一种非常值得注意的“不良习惯”。一些临床医生在患者接受 6 个周期解救化疗，已经获得显著的临床肿瘤控制的时候，断然停止目前有效的治疗，选择其他治疗手段维持治疗，还自圆其说地认为“解救化疗 6 个周期就足够了，不能再继续应用”。这种错误治疗理念导致患者放弃了有效治疗方案，转而接受疗效不清的治疗，从而损害患者的利益。

内分泌治疗由于患者耐受性好，也是目前激素受体阳性转移性乳腺癌主要的维持治疗选择。该类药物可以是原来解救内分泌治疗有效方案的延续，也可以在解救化疗方案无法耐受时切换应用。需要注意的是，对于后者，也可谓内分泌解救治疗的开始，在应用内分泌治疗的开始阶段一定要密切进行疗效评估，因为从一个疗效肯定的治疗切换到一个临床缓解率只有20%～30%的治疗，无效的可能远大于原来的治疗方案。可是临床上常有临床医生在更换为内分泌治疗方案后，就马放南山，长达几个月、半年也不进行新方案的疗效评估，从而贻误患者病情。在内分泌治疗药物维持治疗过程中要注意一些细节：①芳香化酶抑制剂的绝经问题、骨密度检测问题；②孕激素类药物的体重增加、心脏负荷增加、血栓问题、视力异常等；③不要忽视托瑞米芬的临床疗效(笔者团队已有一些使用托瑞米芬长期获益的经验积累)。

当然，针对HER2阳性乳腺癌的曲妥珠单抗、拉帕替尼也可用作转移性乳腺癌的维持治疗，由于这两种药物联合化疗均可获得显著高于化疗的临床有效率，并延长患者的DFS和OS，一般多与化疗联合应用。在曲妥珠单抗长期应用过程中，一定要注意心脏毒性的监测，而长期应用拉帕替尼时，也要注意皮肤、黏膜、肝脏毒性的监测。

综上所述，我们认为所谓的“维持治疗”就是“追求临床最长PFS”的另一种表述方式。循此思路只要能够达到延长患者肿瘤控制，同时又兼顾到患者的生活质量，就是最好的维持治疗选择，而不管它是何种治疗药物。

第六节　复发及转移性乳腺癌的再治愈

转移性乳腺癌患者中，有1%～10%为少数目转移灶患者。近年关于这组人群的治疗策略引起了学术界的广泛关注，为此国际乳腺癌专家组已多次开会讨论，并撰文“少转移数目乳腺癌患者还能治愈吗?”进行评述，专家组认为全身性药物治疗和局部手段相结合的综合治疗是该群组患者的主要治疗策略。

来自美国M. D. Anderson癌症中心的长期随诊资料，报道了转移性乳腺癌患者接受全身性药物治疗的长期生存结果。该研究中心连续随诊了1 581例1973—1982年间接受蒽环类、烷化剂类药物治疗的转移性乳腺癌患者，结果显示263例(16.6%)患者获得完全缓解，其中49例(3.1%)无病生存超过5年。中位随诊191个月后，26例仍然无病生存，4例在184～234个月间死亡，但乳腺癌仍处于完全缓解状态。该研究显示转移数目较少的患者更容易获得长期完全缓解，在激素受体阳性组完全缓解率为14%，激素受体阴性组完全缓解率为11%，但前者可获得更好的总生存和无病生存。由此可见，尽管是20世纪七八十年代的药物治疗水平，在转移性乳腺癌患者人群中，的确有一些患者是完全可以从全身性药物治疗中获得长期肿瘤控制的。此外，两项较大样本的综合资料比较了20世纪九十年代初期与末期，芳香化酶抑制剂、紫杉烷类、抗HER2治疗等药物的广泛应用对转移性乳腺癌患者生存的影响。共2 150例转移性乳腺癌患者资料进入分析，结果显示患者生存时间从438 d提高到667 d。由此可以预见新型抗肿瘤治疗药物的加入，对于少转移数目的乳腺癌患者，长期无病生存患者的比例有可能进一步提高。关于复发转移乳腺癌局部手术或者放疗后的“辅助性全身治疗”，目前也是学术界关注的方面。美国M. D. Anderson癌症中心报道了285例患者(多为局部复发患者)的临床治疗资料。结果显示接受了以蒽环类药物为主的化疗，患者的20年DFS、OS达到26%，53例出现远处转移患者的长期肿瘤控制率为23%，26例接受了多西紫杉醇为主治疗患者的5年DFS、OS分别为34%、59%，而该组内未接受化疗患者的15年DFS只有3%。高剂量化疗联合自体造血干细胞移植解救治疗转移性乳腺癌，在20世纪90年代经过近20年的大量临床研究，结果显示，该项技术无法显著延长转移性乳腺癌患者的OS，除非开展临床研究，目前不再推荐应用。综合上述资料可见，对于少病灶转移性乳腺癌患者，全身性药物治疗是患者长期生存的关键治疗手段，那种忽视全身性药物治疗而只重视局部治疗的选择，是不应该被纵容的。

手术、放疗等局部治疗手段在转移性乳腺癌患者，特别是少病灶转移患者中的应用，近年也进行了广泛探讨。初诊时即伴有远处转移的Ⅳ期乳腺癌患者占新确诊乳腺癌的3.5%～7%，通常这组患者会选择以全身治疗为主、有限局部治疗的姑息治疗为主的治疗策略。但新近研究认为原发肿瘤的切除可进一步减少肿瘤播散机会，并且可降低原发肿瘤灶介导的抗肿瘤免疫抑制，卵巢癌、胃肠道肿瘤的减瘤治疗均证明可提高肿瘤的整体治疗效果。因此，不少学者探讨了乳腺癌原发病灶切除对患者总生存的影响。综合目前资料显示，不接受乳腺癌切除术患者的中位生存期为 12 个月～19.3 个月，接受乳腺切除术患者的中位生存期为 26 个月～31.9 个月，但对于手术切缘阳性的患者而言，手术的获益很小。对于乳腺癌肺转移、肝转移的外科切除治疗也有相关研究报告。国际肺转移癌登记处的资料显示，乳腺癌肺转移患者约有 84％患者可以完全切除病灶，患者的中位生存期为 37 个月，其中 5 年生存率为 38％，10 年总生存期为 22％。对于乳腺癌肝转移的手术切除，综合资料显示患者的中位生存期为 27～63 个月，5 年总生存期为 21～65 个月。近年来射频消融术也较多地应用于＜3 cm 肝脏转移灶，初步显示出较好的疗效，值得进一步关注。对于局部治疗手段在乳腺癌转移患者中的研究结果，我们必须清醒地意识到回顾性资料的局限性，前瞻性的临床研究很值得被鼓励，以科学评价其在综合治疗中的地位。

以上各方面研究结果显示，少数目转移性乳腺癌患者的确可以获得长期的无病生存，至于如何筛选出该患者亚群、如何能更早地发现少病灶转移患者、如何预见性选择高效的治疗手段，理应是临床医生努力的方向。具体涉及到乳腺癌术后随诊复查的花费和效益平衡、乳腺癌相关生物学标志物的开发，以及治疗手段疗效预测指标的评价等重要问题，显然治愈转移性乳腺癌仍是任重而道远。

第七节　局部区域复发乳腺癌的治疗

一、局部区域复发乳腺癌的局部处理

对于胸壁、腋淋巴结局部复发的乳腺癌患者如何处理？美国《NCCN 乳腺癌临床实践指南》《ESMO 局部复发乳腺癌处理专家共识》均认为局部区域复发的孤立性病灶应当视同于新发可治愈的原发灶处理，可推荐进行完全手术切除或者放疗。特别是 ESMO 的专家共识认为，对于既往接受了保乳术的患者，再次复发后的全乳腺切除应该推荐，对于既往未接受全乳腺放疗的患者，还应给予患侧胸壁及受累淋巴结区放疗，而对于既往接受过放疗的患者，肿瘤受累区域的再次放疗还是被推荐的，但要仔细评估既往放疗周期、放疗剂量强度、局部复发风险高低等因素。对于不可手术的局部复发患者，应该考虑首先给予全身性药物解救治疗，以缩小肿瘤负荷，为手术或局部治疗争取机会。我们对于上述美国《NCCN 乳腺癌临床实践指南》《ESMO 局部复发乳腺癌处理专家共识》并不完全认同。我们认为对于局部复发的乳腺癌患者，首先选择局部的肿瘤切除或者放疗并不合理。我们一定要考虑到乳腺癌潜在的全身播散转移的特点，应该以此肿瘤病灶作为解救治疗效果的评价指标，借此肿瘤指标选择有效的全身解救治疗方案，尽最大可能杀灭那些潜在的已经全身播散的肿瘤细胞，降低其他脏器的转移风险，在全身解救治疗充分，也就是局部复发转移病灶完全控制或获得全身肿瘤最大控制效果的时候，再选择手术或者放疗对局部残留病灶予以清除。如果首先把局部肿瘤经手术切除或者放疗清除了，就失去了选择有效全身解救治疗方案的机会，随后的巩固治疗又成为没有评价病灶的所谓“盲目”治疗。

二、局部区域复发乳腺癌的全身治疗

如果按照美国《NCCN 乳腺癌临床实践指南》《ESMO 局部复发乳腺癌处理专家共识》推荐，对局部复发肿瘤进行手术切除或者放疗，随后的全身性药物治疗自然成为重要选择。对此目前学术界还没有关于再次辅助治疗或者巩固治疗的指南推荐，但如果患者要接受再次辅助化疗，通常应该参考肿瘤侵袭程度、既往全身辅助性治疗方案、患者机体的合并疾病、个人意愿等诸多因素。对于激素受体阳性的患者内分泌治疗应该是标准推荐，而 HER2 阳性患者，如果既往未接受曲妥珠单抗治疗，并且没有心脏疾病禁忌证，曲妥珠单抗治疗应该被推荐应用。我们认为如果在进行局部治疗前给予了解救性全身治疗，以上推荐也就没有实际意义，这就如同新辅助治疗与辅助治疗的学术争执。我们一直认为全身肿瘤控制下的局部治疗才应是符合乳腺癌生物学行为的最佳治疗选择策略。

第八节　复发及转移性乳腺癌的姑息治疗

即便综合应用目前最好的治疗手段如化疗、放疗、外科治疗、内分泌治疗、分子靶向治疗等,转移性乳腺癌几乎还是不可治愈的。多数患者终究要进入生命的终末期,在这一阶段80%～90%的患者都会伴有不同程度的疼痛问题。2009年12月28日晚8点,北京癌症姑息康复专业委员会组织了北京地区癌痛控制现状调研,也称“冬至行动”。当天北京地区的26所医院共有2238例住院肿瘤患者,531例(24%)伴有癌痛,中位疼痛天数为42 d,38%癌痛未控制。笔者团队的科室也同样调查到了相似的结果,即临床医生对晚期患者的癌痛控制和管理存在不足。目前临床上,镇痛药物具有从强阿片类药物(吗啡、羟考酮、芬太尼)到弱阿片类药物[布桂嗪(强痛定)、曲马多、可待因],再到非甾体镇痛药物的多种药物选择。在镇痛临床指导方案方面,世界卫生组织1986年颁布了疼痛控制三阶梯原则,美国NCCN《成人癌痛临床实践指南》也已经在医学界广为流传,癌痛控制成为肿瘤科医生需要进行的必要培训。术后几乎所有患者对镇痛都怀有最大的渴求。带着癌痛患者对生命尊严的渴求以及癌痛控制不力的严峻现实,分析疼痛控制不力原因所在,以及我们如何改变这一现状。

一、传统镇痛理念难辞其咎

疼痛控制不好的原因不外乎患者和医生两个方面。来自患者本身原因的调研结果显示,担心药物成瘾占15.08%,不按时用药占10.55%,怕找医生麻烦占6.53%。尽管患者原因占有一定比例,但患者始终是被动的因素,医护人员应该有责任和能力说服患者接受正确的镇痛方法,而目前基于日益富足的国民和几乎覆盖全民的医保,也不至于出现买不起药物的情况。因此,患者因素不应是疼痛控制不好的主要因素。

既然患者因素并非主要问题,那么问题最可能出在医生身上。对癌痛控制不力的医生原因调查结果显示,医生重视不够占5.53%,医生用药不规范占12.56%,药物毒性及不良反应处理不当占5.53%,药物供应不畅占1.51%。透过这些数据,我们发现医生因素似乎也不占主导地位,仅占疼痛控制不力原因的23.62%。其实不然,癌痛控制不力的深层次原因,如果不在医生自身,那只能出在癌痛控制的传统理念上,可能是传统的医疗模式“包庇和纵容”了医生的临床行为。长期以来我们医生的临床医疗模式约定俗成地遵循“患者主诉-医生处理-反馈治疗效果”的模式。如在肿瘤内科,确诊肿瘤-制定化疗方案-3周1次回诊;在外科,确诊疾病-手术治疗-1个月后回诊;在放疗科,确诊肿瘤-制定放疗计划-执行放疗计划-3个月后回诊。简单地讲就是当患者有临床主诉时,医生的医疗行为多为一次性,不需要短期反复多次的随诊、更改或调整治疗方案,由此形成了“患者有主诉,医生处理了,等一段时间评效”的常规。但是癌痛的控制有其特殊性,对于中重度疼痛,未应用镇痛药物前根本不知道该个体的合理药物剂量,因此对于这些患者需要在1～2 d内进行几次乃至几十次剂量滴定调整,评价频度最长也仅1 h,最短只间隔15 min,此外还要处理发生率高达50%的恶心、呕吐、眩晕、便秘等不良反应,直到癌痛控制到数字分级评分(numerical rating scale, NRS)4分以下,并且还不能伴有不可耐受的药物不良反应。这是何等高强度、高密度、高随诊率的烦琐而劳累的工作,没有极强的责任心和奉献精神,几乎肯定是很难很好完成的。

二、癌痛全程控管亟待践行

基于癌痛控制的如此迫切和极大付出,我们认为临床医生在处理癌痛问题时,除了要有极强的爱伤观念和奉献精神外,还要改变的是“癌痛控制理念”,中重度癌痛是等同于心力衰竭、支气管哮喘的急症,需要快速、有效的控制,需要高强度、高密度、高随诊率的医疗投入。只有医生把癌痛控制上升到临床急症的级别,才可能使癌痛在短期内得到控制,达到美国NCCN指南要求的重度疼痛24 h内控制、中度疼痛48 h内得到控制。而目前我国临床医生常采取的“药物初始剂量一天2次,2～3 d评价一次的医疗行为”,与国际标准推荐显然差距甚大,这就是癌痛控制不力的根本原因。

由于每一个癌痛患者的镇痛过程都是一件烦琐、细致的工作，需要很大的医疗投入，而对于应付日常医疗已经超负荷的多数医生而言，面对癌痛患者如此强烈的需求，的确有些力不从心。因此，建议成立病房“癌痛全程控管小组”，小组成员包括一名医生、一名护士、患者及其家属，四方面力量共同参与癌痛的全程管理。

医护人员除了要更新癌痛控管理念，还要注意癌痛控制的以下几个方面：①提高癌痛的评估水平。癌痛的评估是癌痛治疗的前提，决定癌痛治疗的成败。②短效阿片药物滴定。对于初次使用阿片类药物，其止痛过程应包括短效阿片药物滴定阶段和控缓释阿片药物维持治疗两个阶段。③规范癌性暴发痛的治疗。④难治性癌痛的治疗需要规范。⑤患者和家属教育。2009 年 NCCN 成人镇痛指南新加入该条款，突出了专家组对患者及其家属教育的重要性。经过一定镇痛知识培训的患者和家属，在癌痛控制过程中常常会成为癌痛控制的好帮手，会使癌痛控制达到事半功倍的效果。

癌痛的控制的确是一件烦琐而细致的系统工作，每位癌痛患者的疼痛控制都可谓一场悲喜剧。我们希望这场医生主导下的一幕幕悲喜剧都应有皆大欢喜的剧终，这就需要我们医疗界一定要怀有“癌痛全程控管理念”，严格而细致地按照《NCCN 成人癌痛临床实践指南》来规范自己的医疗行为，处理好“癌痛全程控管”的每一个细节。

第九节　乳腺癌骨转移诊治需注意的问题

骨转移是乳腺癌疾病进展的晚期阶段，其发生率高达 15%～70%，其中骨转移患者 1 年内病理性骨折发生率为 22%～52%。肿瘤骨转移是一个复杂的多步骤过程。肿瘤细胞随血流到达骨髓后，通过与成骨细胞、破骨细胞及骨基质细胞的相互作用，破坏骨组织，释放出骨组织中贮存的多种生长因子，使肿瘤细胞不断增殖形成转移灶。骨转移可分为溶骨性、成骨性、混合性 3 种类型。一般来说，乳腺癌骨转移以溶骨性转移为主。目前，国内外学术界在乳腺癌骨转移的诊断、疗效评估方面，存在骨转移不可评效、应用发射型计算机体层成像(emission computed tomography，ECT)/MRI 进行评效等误区，下面将就该领域的诸多方面进行评述。

一、骨转移的诊断方法

目前骨转移瘤的临床诊断主要包括以下几种手段：ECT 骨显像、X 线摄片、CT 和 MRI 等。

ECT 骨显像是通过 ^{99m}Tc 标记的磷酸盐化合物与晶体表面及有机质(骨胶质)结合而沉积在骨骼内，再通过 ECT 机检测 ^{99m}Tc 发射的 γ 射线强度，来显示骨转移病灶的异常。该技术是一种功能、代谢显像，特别是对于成骨细胞活跃病变敏感度高，可以在出现解剖或形态学改变之前早期探查骨转移病灶。此外，ECT 骨显像一次检查可以了解全身的骨骼情况，可以发现 X 线、CT、MRI 等检查范围以外或不易观察到的一些病变。检查安全、简便、无创伤性、无痛苦，无绝对禁忌证，目前广泛用于骨转移的早期筛选，但 ECT 骨显像也存在特异度不高的问题，因此必须结合 X 线、CT、MRI 等影像学检查才能明确诊断。ECT 骨显像不可以用作骨转移瘤病灶的疗效评价。临床实践中需要特别注意 ECT 的骨假性进展问题。我们利用复旦大学附属肿瘤医院于 2015 年 9 月 1 日至 2020 年 9 月 30 日临床研究和真实世界中规则随访，具有完备骨扫描、CT/MRI 定期报告的 48 例激素受体阳性、HER2 阴性晚期乳腺癌一线内分泌治疗患者进行回顾分析。经过中位随访 25.4 个月，骨扫描新病灶患者(经 CT/MRI 证实)与未发现骨新病灶患者相比，中位无进展生存期相近，为 26.57 个月 *vs* 29.57 个月(95% *CI* 15.46～37.68、19.24～39.90，*HR* 1.098，95%*CI* 0.482～2.503，$P>0.05$)。该分析结果提示，骨“假性进展”这一现象真实存在，需要关注和良好定义。临床医生应该提高对骨假性进展的关注，从而避免过早停止治疗，将内分泌治疗获益机会最大化。

MRI 也是一种骨转移早期诊断手段，可以在骨骼整体结构未出现变形的情况下，就显示出骨骼内部的结构异常。但临床实践发现 MRI 的特异度并不高，不宜用于药物的疗效评价。正电子发射计算机体层成像(PET)是近年新兴的核素显像技术，通过肿瘤细胞对葡萄糖高摄入的特点显示肿瘤位置。该项技术具有与骨扫描相似的灵敏度，其特异度更高，对骨转移治疗后病情的跟踪优于骨扫描，但由于价格昂贵，目前还很难推广应用。

X线摄片、CT是骨转移的影像学确诊检查方法。对于骨ECT、MRI、PET检查发现骨异常的患者，应该针对可疑骨转移灶部位进行X线摄片、CT检查，以确诊骨转移诊断，并了解骨破坏的严重程度。X线摄片、CT检查是目前可评价骨转移临床疗效的主要检查手段。

二、骨转移的治疗

乳腺癌骨转移可采取化疗、内分泌治疗、分子靶向治疗等方法。常用化疗药物包括紫杉类药物、蒽环类药物、长春瑞滨、吉西他滨、卡培他滨、铂类药物等。由于乳腺癌骨、软组织转移患者，肿瘤进展较慢，一般选择单药化疗，这样患者耐受性更好，但需要强调的是应足量用药。乳腺癌的内分泌治疗对于激素受体阳性的骨转移患者是一种重要的治疗选择，可使用抗雌激素药物他莫昔芬、孕激素类药物、第三代芳香化酶抑制剂、雌激素受体调节剂氟维司群等。内分泌治疗由于毒性较轻、疗效不逊于化疗，特别适用于激素受体阳性的年老体弱、不能耐受化疗的患者。乳腺癌的分子靶向药物治疗也是乳腺癌骨转移的重要选择。对于HER2过度表达的患者，可以选择针对HER2的单抗药物曲妥珠单抗、帕拉替尼等。

骨折是骨转移的严重伴发事件。骨转移临床试验资料显示，空白对照组1年内病理性骨折发生率，乳腺癌为52%，其中脊椎、股骨等负重部分骨转移并发病理性骨折的危险性约为30%。骨转移患者一旦出现病理性骨折，将严重影响患者生活质量及活动能力，因此对于脊椎、股骨、肱骨等负重部分骨转移患者，放疗通常作为重要的治疗选择，可快速缓解骨疼痛，减少病理性骨折的危险。放疗的主要适应证为有症状的骨转移灶、负重部位的骨转移灶。骨转移的体外照射方案包括40 Gy/20 Fx、30 Gy/10 Fx、20 Gy/5 Fx、8 Gy/单次，这几种照射方案缓解骨疼痛的疗效及耐受性无明显差异。

此外，骨外科技术的进步，也给骨转移患者提供了更多的治疗选择。外科手术包括骨损伤部位固定术、病变骨置换术和受压神经松解术。固定术治疗可考虑选择性用于病理性骨折或脊髓压迫，预期生存时间>4周的乳腺癌骨转移患者。预防性固定术治疗可考虑选择性用于股骨转移灶直径>2.5 cm，或股骨颈骨转移，或骨皮质破坏>50%、预期生存时间>4周的乳腺癌骨转移患者。

三、乳腺癌骨改良药物的使用

高钙血症、骨痛、骨相关事件(skeletal-related events, SRE)是骨转移患者常见的并发症，这些并发症将严重影响患者的生活质量，加重患者的心理压力，缩短患者的生存时间。骨改良药物(bone-modifying agent, BMA)双膦酸盐是骨转移患者的重要选择药物。该类药物通过抑制破骨细胞的分化与成熟，干扰破骨细胞介导的骨重吸收作用，阻止破骨细胞在骨质吸收部位的聚集，抑制肿瘤细胞扩散、浸润和黏附于骨基质，从而降低骨相关并发症、骨折等事件的发生，日益成为骨转移瘤患者的基础治疗手段。

双膦酸盐类药物共有三代，第一代药物以氯屈膦酸盐为代表；第二代是含氮的双膦酸盐，包括帕米膦酸二钠，其抑制骨吸收的作用强于第一代药物；第三代为具有杂环结构的含氮双膦酸盐唑来膦酸，以及无环状结构含氮的伊班膦酸，其在作用强度和疗效方面比第二代有了进一步提高。目前已有的临床研究显示双膦酸盐药物对于降低骨转移患者骨相关事件发生率均具有显著疗效，唑来膦酸可降低危险度41%，帕米膦酸二钠为23%，依班膦酸为18%，氯屈膦酸盐为8%~31%。唑来膦酸对于多数肿瘤患者均可显著降低骨相关事件发生危险度，其中乳腺癌为41%，前列腺癌为36%、肺癌为32%，肾癌为58%，其他实体瘤为31%。新近完成的第三代双膦酸盐药物唑来膦酸与二代药物帕米膦酸二钠的比较研究显示，在降低骨相关事件发生危险度方面，唑来膦酸、帕米膦酸二钠分别为37%、22%，前者优于后者。在控制骨转移疼痛方面，唑来膦酸也优于帕米膦酸二钠。此外，在双膦酸盐应用过程中，要注意该类药物的毒性及不良反应，特别是颌面部下颌骨骨髓炎问题。新近的一项综合分析资料显示，应用双膦酸盐可使颌面部下颌骨骨髓炎发生率提高3倍。在长期应用双膦酸盐患者中，下颌骨骨髓炎发生率高达5.48%。

地舒单抗是另一种骨改良药物，其类似于天然的护骨因子(osteoprotegerin, OPG)，可以特异性地结合核因子κB受体激活蛋白配体(RANKL)，阻断RANKL与核因子κB受体激活蛋白(RANK)的结合，从而抑制破骨细胞前体分化，促进破骨细胞功能受损和凋亡。NCT00321464 随机Ⅲ期临床研究旨在对比地舒单抗和唑来膦酸的有效性和安全性，首要终点是至首次发生骨相关事件的时间(非劣效性)，HR 为 0.82(95%CI 0.71～0.95)，非劣效性 $P<0.001$。此外，关于肾脏损伤、急性期反应、疼痛等相关不良反应，地舒单抗的发生率也要显著低于唑来膦酸。因此对于乳腺癌骨转移，也可以尝试用地舒单抗作为骨改良药物。

四、骨标志物的临床价值评价

近年应用骨标志物进行骨转移的临床疗效和预后评价引起广泛关注。其中来自尿液的标志物包括钙(Ca/Cr)、羟脯氨酸、氨基末端肽(uNTX/Cr)、羧基末端肽(Ctx/Cr)、吡啶啉(PYD/Cr)、脱氧吡啶啉(DPD/Cr)；来自血清代表骨重吸收的标志物为氨基末端肽(S-NTX)、羧基末端肽(S-Ctx)、RANKL/OPG，代表骨形成的血清标志物为骨碱性磷酸酶(BALP)、骨钙素、C-端 1 型前胶原(PICP)、N-端 1 型前胶原(PINP)。已有的研究发现，发生骨转移患者的尿 NTX 浓度、骨 BALP 显著升高，高水平 NTX、BALP 患者，骨相关事件发生风险明显增加，并且 NTX 升高水平与患者的生存期缩短相关。还有研究显示对于高水平 NTX、BALP 患者，唑来膦酸的应用可快速降低上述标志物水平，并可延长患者的生存时间。但综合资料来看，这些骨转移相关生物标志物还无法取代影像学诊断，作为乳腺癌骨转移诊治、预后判断方面的重要依据。

第十节　乳腺癌脑转移治疗和脑水肿的处理

随着乳腺癌综合治疗水平的提高，早期乳腺癌的 10 年生存率已经超过 90%。即便如此，早期患者中仍有 40%左右发生复发及转移，而一旦进展到晚期，几乎不可避免地演变成全身弥漫性播散疾病，其中脑转移多为患者的主要死亡原因。已有资料显示晚期乳腺癌患者脑转移发生率达 60%以上，一般患者死于不可控制的脑转移。因此，脑转移越来越成为乳腺癌临床的棘手问题，尽管已有一些诊疗指南推荐，但都存在许多缺陷。本文将结合已有指南以及临床实践就该领域的若干问题进行探讨。

一、乳腺癌脑转移危险因素分析

鉴于乳腺癌脑转移较差的预后，深入探讨分析乳腺癌伴发脑转移的危险因素，以便尽早进行防治，自然成为主要的研究方向之一。已有相关研究，从不同方面、运用不同方法探讨了乳腺癌脑转移的相关危险因素。有研究显示肺转移和激素受体阴性是伴发脑转移的主要危险因素，也有研究显示患者年龄和激素受体阴性是其危险因素。但这些研究均来自复发及转移后乳腺癌人群的资料分析，该人群本身就是经过复发事件筛选出的预后较差人群，得出的结论只能代表复发转移人群中易发脑转移的危险因素，而不能准确代表早期乳腺癌人群。也有学者依据早期乳腺癌患者人群，探讨了早期乳腺癌患者脑转移发生的危险因素，但研究样本较小，研究结果说服力有限。

基于该领域的研究现状，作者团队开展了乳腺癌脑转移的预测因素分析，研究严格按照入排标准纳入患者，筛选出 2005 年 1 月至 2009 年 6 月期间收治的部分早期乳腺癌患者共 885 例。中位随诊时间为 68 个月(8～106 个月)，其中 61 例患者失访予以剔除，最后共有 824 例患者纳入数据统计，入组患者均在本单位接受了规范化诊断和治疗。纳入统计的患者中 199 例患者确诊为脑转移，其中 28 例为首发脑转移，171 例为后程脑转移，从首发颅外转移到后程脑转移的中位时间为 19.7 个月(1～83 个月)。在没有发生脑转移的 625 例患者中，302 例出现颅外复发转移，323 例仍无病生存。统计学单因素分析显示，肿瘤组织分级Ⅲ级、绝经前期、HER2 阳性、ER 阴性、发病年龄≤35 岁、伴有腋淋巴结转移、临床分期Ⅲ期、无辅助化疗、无辅助内分泌治疗是脑转移发生的相关因素。多因素分析显示发病年龄≤35 岁、绝经前期、肿瘤组织分级 3 级、临床分期Ⅲ期、HER2 阳性和 ER 阴性是脑转移发生的主要危险因素。根据上述研究结果建立数学预测模型，绘制受试者操作特征曲线(ROC 曲线)，其 AUC 值为

0.743±0.018,灵敏度和特异度分别为 0.779、0.640;模型显示出中等程度的预测能力。在另一组150例Ⅰ～Ⅲ期乳腺癌患者的验证研究中,根据预测模型计算每位患者发生脑转移的概率,并绘制ROC曲线,其AUC值为0.721±0.067,灵敏度和特异度分别为0.8和0.677,验证了已建模型具有中等度的脑转移预测能力。进一步对199例脑转移患者中首发脑转移、后程脑转移患者进行对比分析,结果显示三阴性乳腺癌更易首发脑转移($P<0.05$),HER2阳性、绝经前期患者更易发生后程脑转移($P<0.05$)。此研究显示发病年龄≤35岁、绝经前期、肿瘤组织分级3级、临床分期Ⅲ期、HER2阳性和ER阴性是脑转移发生的主要危险因素,据此建立的预测模型对脑转移发生具有中等程度的预测能力。此研究结果为确立乳腺癌脑转移的防治策略提供了一定依据。

二、乳腺癌脑转移的治疗选择和预后因素

已有研究显示乳腺癌脑转移患者的预后与年龄、分子分型、是否颅外转移、BM病灶数目、最大病灶面积、karnofsky功能状态(karnofsky performance status, KPS)评分等因素相关。研究者通过以上影响因素建立了不同的预后评估模型,试图更有效地区分不同预后脑转移患者以帮助临床策略的选择。表67-3中列出了几种常用的脑转移瘤预后评估模型,这些模型大多是基于各种转移瘤(肺癌、乳腺癌、消化道肿瘤等)建立的评估系统,并没有综合乳腺癌特有的预后或治疗因素,其在乳腺癌领域的应用值得进一步探讨,因此Sperduto等在分析400例乳腺癌脑转移患者的临床特征后建立了乳腺-GPA模型,该模型将ER、PR、HER2等乳腺癌常用的分子指标纳入评估体系,研究者依据乳腺-GPA评分将患者分为4组(0～1、1.5～2.0、2.5～3、3.5～4),得到不同组别患者中位OS分别为3.4($n=23$)、7.7($n=104$)、15.1($n=140$)和25.3($n=133$)个月($P<0.001$),可以看出该模型能够将不同预后的患者区别开来,为个体化治疗提供了必要的条件。虽然这些模型对患者预后有一定的区分能力,但人们也发现其存在不足。Marko等用261例乳腺癌脑转移患者对RPA、GPA、乳腺-GPA模型进行了验证,采用一致性指数(一致性指数为1.0表示预测值和实际值完全吻合,0.0表示吻合度为0,0.5表示吻合率为50%)评估模型的准确性,结果显示3个模型的一致性指数分别为0.51、0.58、0.61,可以看出预测效果并不理想。其原因可能与各个研究中心病例的选择偏倚、预后参数的选择以及模型建立所用的方法不同有关,但同时也说明不同种族、不同地域的患者预后影响因素可能存在差异,不能盲目将模型适用范围扩大,有必要对乳腺癌脑转移预后因子进行更深入的研究,从而完善或建立新的预后评估模型。

表 67-3 脑转移预后评估模型

模型	参数	分级
RPA	年龄<65岁,KPS评分≥70,原发病灶控制,无颅外转移	Ⅰ
	居于Ⅰ到Ⅲ之间	Ⅱ
	KPS评分<70	Ⅲ
GPA	年龄≥60/50～59/<50岁	0/0.5/1.0
	KPS<70/70～80/90～100	0/0.5/1.0
	脑转移数目>3/2～3/1	0/0.5/1.0
	有/无颅外转移	0/1.0
Breast-GPA	KPS评分≤50/60/70～80/90～100	0/0.5/1.0/1.5
	分子分型 Basal/管腔A/HER2/管腔B	0/1.0/1.5/2.0
	年龄≥60/<60	0/0.5

注:RPA, recursive partitioning analysis 递归分割分析法;GPA, Graded Prognostic Assessment 分级预后评估法。

一项回顾性研究分析了2000年1月至2013年8月军事医学科学院附属医院收治的342例乳腺癌脑转移患者的临床病理学资料、治疗措施等因素对乳腺癌脑转移患者预后的影响,通过比例风险模型(COX模型)进行多因素分析。全组患者脑转移的中位年龄47.8岁(25.3～79.9岁),从确诊乳腺癌到发生脑转移的中位时间为40.5个月(0～264.3个月),脑转移后中位生存时间为14.3个月,1、2、3年生存率分别为56.5%、31.0%、16.5%。全脑放疗(whole brain radiation therapy, WBRT)+立体定向放射外科治疗(stereotactic radiosurgery, SRS) *vs* 单用WBRT存在生存差异(18.9个月 *vs* 11.6个月,$P=0.001$);SRS+WBRT *vs* 单用SRS在生存时间上没有明显区别(18.9个月 *vs* 18.7月,$P>0.05$);放化综合治疗将显著延长患者生存时间(17.7个月 *vs* 12.7个月 *vs* 10.1个月,$P<0.01$)。

COX 多因素分析结果为无病生存时间、是否伴内脏转移、KPS 评分、是否伴脑膜转移、脑转移病灶数目与乳腺癌脑转移患者生存时间显著相关（$P<0.01$、$P<0.001$、$P<0.001$、$P<0.05$、$P=0.001$）。研究显示乳腺癌脑转移患者生存时间较以往延长；无病生存时间、是否伴内脏转移、KPS 评分、是否伴脑膜转移、脑转移病灶数目是乳腺癌脑转移患者预后的独立影响因素；WBRT＋SRS 较单用 WBRT 能更好地改善患者预后；患者进行放化综合治疗能够延长生存时间。本研究还对 36 例再程放疗乳腺癌脑转移患者的临床病理学特点、放疗方式、剂量、放疗不良反应、生存时间等资料信息进行回顾性分析。结果显示全组患者中位年龄 51.2 岁，再程放疗后中位生存时间为 9.1 个月（1.3 个月～56.8 个月），6 个月、12 个月的总生存率分别为 71.1％和 33.9％，局部控制率分别为 72.3％和 13.0％。再程放疗的中位等效生物剂量 $BED_{\alpha/\beta=10}$ 为 41.6 Gy（23.7～72.0 Gy），中位累积 $BED_{\alpha/\beta=10}$ 是 89.6 Gy（62.7～109.5 Gy）。多因素分析显示累积 $BED_{\alpha/\beta=10}$ 高（HR 0.271，$P<0.05$）患者局部控制时间长；而放疗间隔时间长（HR 0.247，$P<0.01$）和累积 $BED_{\alpha/\beta=10}$ 高（HR 0.288，$P<0.05$）的患者生存时间长。再程放疗后神经功能状态（neurologic function score，NFS）评估结果为稳定 16 例（47.1％），好转 16 例（47.1％），加重 2 例（5.9％），无法评估 2 例。放射治疗肿瘤协作组（RTOG）急性放射不良反应分级显示，33 例（94.3％）患者为 0～2 级，2 例（5.7％）为 3 级，无 4 级不良反应，1 例无法评估。结果显示放疗间隔时间、放疗剂量是乳腺癌脑转移再程放疗患者的独立预后因素；再程放疗可以减轻患者症状且不良反应能耐受。

对于 HER2 阳性的脑转移患者，曲妥珠单抗＋TKI＋化疗的大小分子联用法值得尝试。一项单中心的Ⅱ期临床研究 PERMEATE16 在 2021 ASCO 上公布了相关数据，对于未经过全脑放疗/立体定向治疗的脑转移患者，吡咯替尼联合卡培他滨的 ORR 为 74.6％（95％CI 61.6％～85.0％），但对于已经过脑局部治疗的患者疗效较为有限，ORR 为 42.1％（95％CI 20.3％～66.5％）。HER2CLIMB 研究显示，对于存在脑转移灶的患者，在曲妥珠单抗及卡培他滨的基础上加用图卡替尼，可以使 1 年无进展生存率从 0％提高到 24.9％（HR 0.48；95％CI 0.34～0.69；$P<0.001$）。此外，抗体药物偶联物也为 HER2 阳性乳腺癌提供了新的治疗手段。2021 年 ASCO 大会公布了 DSETINY-Breast 01 试验 BM 亚组分析结果，ORR 为 58.3％（95％CI 36.6％～77.9％），mPFS 为 18.1 个月（95％CI 6.7 个月～18.1 个月）。在 17 名检测了基线脑部病灶数据的患者中，有 7 名（41.2％）患者观察到脑病灶的缩小，提示了抗体药物偶联物对于乳腺癌脑转移患者的应用前景。

三、乳腺癌脑转移脑水肿处理

脑转移伴发的瘤周脑水肿（peritumoral brain edema，PTBE）可导致头晕、头痛、嗜睡、昏迷等各种临床表现，降低患者生活质量，影响放疗方案的实施。糖皮质激素和甘露醇等脱水剂是 PTBE 的主要治疗手段，但长期应用上述方案有低钠血症、血压下降和肾损害现象，效果欠佳。已有研究显示脑转移瘤导致的脑水肿与肿瘤血管分泌的血管内皮生长因子（VEGF）与实体瘤 VEGF 受体结合后可刺激肿瘤细胞增殖，同时可特异性地作用于血管内皮细胞，促进新生血管的生成，破坏血-脑屏障的正常功能，增加水、电解质等物质的渗出，形成水肿。并且近年研究发现抗 VEGF 药物可通过肿瘤血管正常化降低血管通透性，从而减轻肿瘤水肿，伴随着肿瘤血管的正常化和血-脑屏障的重建。并且抗 VEGF 药物贝伐珠单抗对于放射性脑坏死伴发的严重脑水肿也具有显著疗效。

一项试验对脑转移瘤 PTBE 程度与乳腺癌脑转移患者临床病理学特征及患者预后的关系进行了回顾性研究，分析 PTBE 的临床特征、影响因素，并探讨 PTBE 是否与脑转移患者的预后相关。研究共入选 62 例乳腺癌 1～3 个脑转移瘤患者，共 66 个病灶，中位年龄 44 岁（26～61 岁），中位水肿指数 3.50。结果显示乳腺癌脑转移瘤 PTBE 中位水肿指数 3.5，平均水肿指数 5.65；三阴性乳腺癌、激素受体阴性、年龄偏大、病灶不规则的乳腺癌脑转移水肿指数较大；病灶直径与水肿指数并非直线相关，当病灶至一定大小后水肿指数随着直径增大而缩小；HER2 情况、病灶位置、发病至脑转移时间、脑转移后生存时间、病灶是否均匀强化与水肿指数未见明确相关。多因素分析提示脑转移后生存时间可能与 PR、分子分型、内脏转移情况、靶向治疗与否、局部治疗方式等 5 个因素相关，与水肿指数未见明确相关。我们进一步探讨了贝伐珠单抗治疗难治性 PTBE 的效果，研究共纳入 121 例患者，接受 212 次贝伐单抗治疗。结果显示贝伐珠单抗对于难治性PTBE有效率为84.74%;目前考虑减轻水肿的有效剂量为5 mg/kg,存在进一步调降空间;不良反应主要为高血压,偶有颅内出血(1.8%),需严格掌握其适应证。

第十一节　复发及转移性乳腺癌治疗应注意的细节

一、提高专科医生的专业素养

复发及转移性乳腺癌患者一般由肿瘤内科医生负责其主要治疗,也多会接受化疗、内分泌治疗、分子靶向治疗等药物治疗。因此,作为主治医生一定要熟练掌握上述药物的药理学知识,应该熟悉药物的抗瘤谱,主要毒性反应特点、预防和处理措施,并且这些应在治疗前告知患者及家属。在治疗前以及治疗过程中,要对患者可能出现的各种情况进行积极预防干预,最大可能降低治疗不良反应对患者的伤害,提高患者的生活质量。如多西他赛是目前治疗乳腺癌疗效较好的药物之一,已经得到广泛应用。但该药在用药后1周可出现严重的骨髓毒性,常常导致患者出现感染发热、休克等反应,如果再联合其他药物上述毒性可造成更大伤害,临床医生一定要关注此事。孕激素类药物停药1周后患者通常会出现阴道出血,如果医生未提前告知患者,就会引起患者及家属恐慌,甚至可能导致急诊手术切除子宫的不必要伤害。

二、掌握抗肿瘤治疗利弊的科学平衡

化疗等药物治疗通常对骨髓、肝、肾功能有着严格的适应标准,在临床实践中医护人员应该严格遵守。但在临床实践中,主诊医生也应科学分析,灵活掌握。如对于乳腺癌多发肝转移的患者,由于肝功能异常是由于肿瘤侵犯肝脏引起,如果不进行抗肿瘤治疗,去除导致肝功能升高的肿瘤因素,患者肝功能永远也不可能恢复到正常,也就失去了有效化疗的机会。我们对于这些患者,经过充分与患者及家属沟通并获得知情同意,尽快给予有效治疗,部分患者得到肿瘤控制,肝功能恢复正常,显著延长了患者生存期。

三、基础疾病对抗肿瘤治疗的影响

基础疾病也是常常干扰晚期乳腺癌患者治疗方案设计实施的常见因素,常见的有糖尿病、心脏病、肾功能衰竭、药物过敏史等。专科医生首先应评估基础疾病和肿瘤对患者的生存何为主要影响因素?在此过程中一定要与相关会诊科室充分沟通,听取会诊意见,一起权衡利弊,进行抉择。我们曾遇到转诊多家肿瘤专科医院,因为心脏基础疾病而被拒治的患者,后经权威心血管专科医生会诊,认为抗肿瘤治疗可安全实施,后来的治疗经过证实了专科医生的建议。此外,肾功能衰竭患者定期透析治疗对抗肿瘤药物的应用也有很大的干扰,可通过合理安排透析时间、选择生物半衰期较短的药物,也可达到较为理想的抗肿瘤效果,对此我们也积累了一定的经验。

四、抗肿瘤药物不良反应的科学认识和支持

抗肿瘤药物存在着不同的不良反应,但只要临床医生足够清楚和重视,通常都可得到有效的预防和处理。如紫杉烷类药物的过敏反应,只要关注患者的药物过敏史,合理给予抗过敏医学预处理,应该是安全的;曲妥珠单抗的心脏毒性,通过及时进行心脏超声检查,也会早期发现而予有效处理;芳香化酶抑制剂的骨质疏松问题,通过定期骨密度的检测,也可有效防治。需要特别强调化疗药物的骨髓抑制预防和处理问题。几乎所有的化疗药物均伴有不同程度的骨髓抑制,主要表现为粒细胞的减少、血小板的下降,但临床医生在处理骨髓抑制毒性反应方面存在严重的过度医疗问题。合理的粒细胞集落刺激因子(G-CSF)应用时机,应该从白细胞降低至(1~2)×10^9/L以下开始,至白细胞从最低点升至2×10^9/L以上停用。不少医生还采用从化疗后48 h开始应

用，连续应用 1～2 周，这无疑增加了患者的医疗负担，同时药物的盗汗、低热、肌肉酸痛、类感冒症状也影响了患者的生活质量。

五、中医药在晚期患者中的科学应用

中医药是中华民族的珍贵遗产，其在肿瘤综合治疗中的地位还需要科学评价。比较肯定的是中医药在减轻化放疗导致的恶心、呕吐、便秘、体质衰弱、改善食欲等方面，具有积极的作用。中医药的抗肿瘤效果目前还未得到学术界的广泛认可，目前国内批准上市的一些抗肿瘤中成药，多为 20 世纪 60～90 年代批准上市，由于当时国家中医药抗肿瘤疗效评价体系不健全，这些药物在肿瘤治疗中的科学地位还需要进一步评价。

六、老年患者治疗方案的科学设计

年龄超过 65 岁的肿瘤患者占肿瘤人群的 70% 左右，我国乳腺癌患者中老年患者也超过了 50%。老年乳腺癌患者由于体质较差、合并疾病较多，临床医生在设计治疗方案时更要谨慎，目前中国老年肿瘤学会正在建立我国老年肿瘤患者的体质综合评估体系，希望对老年肿瘤患者的治疗起到积极支持作用。对于老年乳腺癌患者，宜更多采用内分泌治疗、单药序贯化疗，更要强调积极支持治疗，保持抗肿瘤治疗与基础疾病控制的综合平衡。我们在临床实践中也注意到，同样的治疗方案应用于 60 岁以上老年乳腺癌患者时，肺部感染、肛周脓肿等发生率明显升高。

七、肿瘤标志物的科学认识和应用

就肝癌、绒毛膜癌、前列腺癌而言，甲胎蛋白(AFP)、人绒毛膜促性腺激素(HCG)、PSA 等特异性肿瘤标志物的出现的确给这些肿瘤的诊治带来了方便。但随后出现的癌胚抗原(CEA)、癌抗原125(CA125)、CA15-3、CA19-9 等生物标志物在其他肿瘤中却并未起到同样的作用。在乳腺癌人群中有 60%～70%的患者伴有 CA15-3 不同程度的升高，但综合目前的大量资料认为 CA15-3 对乳腺癌患者诊断和疗效评估价值，还无法与病理学诊断和影像学证据相比拟，因此该指标不推荐用于乳腺癌的诊断和疗效评估，不应作为改变乳腺癌治疗方案的指标。但该指标对于不可测量病灶的疗效评价，仍有一定的辅助作用。

（张　剑　林明曦）

参考文献

[1] 宋三泰，江泽飞. 乳腺癌内科治疗的基本思路[J]. 中国实用外科杂志，2003，23(10)：580－582.

[2] 吴世凯，宋三泰. 对乳腺癌雌孕激素受体检测的认识[J]. 中华乳腺病杂志(电子版)，2012，6(3)：304－308.

[3] 吴世凯，宋三泰. 转移性乳腺癌治疗的临床实践和思考[J]. 肿瘤研究与临床，2011，23(2)：73－76.

[4] 赵新，世凯，孟祥颖，等. 三阴乳腺癌受体表型转化情况对乳腺癌患者临床预后的影响[J]. 解放军医学杂志，2012，37(4)：322－326.

[5] BERRADA N, DELALOGE S, ANDRÉ F. Treatment of triple-negative metastatic breast cancer: toward individualized targeted treatments or chemosensitization? [J]. Annals of Oncology, 2010, 21(Suppl 7): vii30－vii35.

[6] CARDOSO F, BEDARD P L, WINER E P, et al. International guidelines for management of metastatic breast cancer: combination vs sequential single-agent chemotherapy [J]. JNCI: Journal of the National Cancer Institute, 2009, 101(17): 1174－1181.

[7] CARDOSO F, FALLOWFIELD L, COSTA A, et al. Locally recurrent or metastatic breast cancer: ESMO Clinical Practice Guidelines for diagnosis, treatment and follow-up [J]. Annals of Oncology, 2011, 22(Suppl 4): vi25－vi30.

[8] GENNARI A, STOCKLER M, PUNTONI M, et al. Duration of chemotherapy for metastatic breast cancer: a systematic review and meta-analysis of randomized clinical trials [J]. Journal of Clinical Oncology, 2011, 29(16): 2144－2149.

[9] HAMMOND M E H, HAYES D F, DOWSETT M, et al. American Society of Clinical Oncology/College of American Pathologists guideline recommendations for immunohistochemical testing of estrogen and progesterone receptors in breast cancer [J]. Archives of Pathology & Laboratory Medicine, 2010, 134(6): 907－922.

[10] LIEDTKE C, MAZOUNI C, HESS K R, et al. Response to neoadjuvant therapy and long-term survival

in patients with triple-negative breast cancer [J]. Journal of Clinical Oncology, 2008,26(8):1275 - 1281.

[11] PAGANI O, ON BEHALF OF THE ESO-MBC TASK FORCE, SENKUS E, et al. International guidelines for management of metastatic breast cancer: can metastatic breast cancer be cured? [J]. JNCI: Journal of the National Cancer Institute, 2010,102(7):456 - 463.

[12] VAN POZNAK C H, TEMIN S, YEE G C, et al. American Society of Clinical Oncology executive summary of the clinical practice guideline update on the role of bone-modifying agents in metastatic breast cancer [J]. Journal of Clinical Oncology, 2011, 29 (9):1221 - 1227.

[13] VERMA S, MCLEOD D, BATIST G, et al. In the end what matters most? A review of clinical endpoints in advanced breast cancer [J]. The Oncologist, 2011,16(1):25 - 35.

第十篇

乳腺癌特殊部位复发转移的处理

第六十八章

乳腺癌脑、脑膜、脊膜转移的处理

第一节 脑转移

一、概述

脑转移瘤较颅内原发肿瘤更为常见，常为多发性，亦可为单发。好发部位为大脑中动脉供血区的灰白质交界区，亦可见于小脑及鞍区。其中10%～15%的原发癌为乳腺癌，成为继肺癌之后的第二大易发生中枢神经系统受累的疾病。乳腺癌脑转移常规表现为脑实质转移和脑膜转移，其中脑实质转移多见，幕上转移多于幕下转移。50%～75%为多发性颅内转移灶，并且常伴有颅外转移，如淋巴结、肺、肝转移等。脑转移多出现在疾病的后期阶段，一旦出现脑转移，病情往往迅速恶化，预后大多不良。

（一）流行病学

近年随着肿瘤患者生存期的延长和影像诊断技术的发展，乳腺癌脑转移的发生率逐年上升，约有5%～21%的病例出现脑转移，而尸检结果进一步证实，发生脑转移的比例达26%～36%。乳腺癌患者初诊时的临床分期与乳腺癌脑转移的发生密切相关，早期局限性乳腺癌脑转移的发生率不到3%；局部晚期或高危乳腺癌脑转移的发生率为7%～8%；而晚期乳腺癌发生脑转移的比例达10%～16%。乳腺癌发生脑转移病死率高，存活率低，一旦出现将严重影响患者的生存率和生活质量。

（二）风险因素

乳腺癌脑转移的风险因素包括年龄较轻（＜50岁）、肿瘤负荷大（初诊转移病灶＞2个）、ER阴性、HER2阳性以及组织学分级较高。底特律癌症检测系统统计结果显示，在20～39岁初诊为乳腺癌的患者中，有10%发生了脑转移，而70岁以上患者脑转移发生率仅为3%。不同亚型乳腺癌，脑转移率不尽相同，以HER2阳性乳腺癌发生率最高，可达30%～55%，其次为三阴性乳腺癌，占25%～46%。

（三）转移途径及部位

脑实质转移瘤被认为是肿瘤细胞血行转移所致。转移灶的分布与人脑整体血运分布的一致性则验证了这一观点。幕上是最常见的受累部位(80%)，其次是小脑(15%)、脑干(5%)。此外，灰质白质交界处为常见的转移区域，这与此处血管直径及血流变化有关。

早期试验表明，约有半数患者脑转移为单发病灶。然而随着磁共振成像这一技术的引进，目前的一系列试验表明只有1/4～1/3的患者进入为单发转移灶。长期孤立的脑转移灶则常见于单纯脑转移而非全身转移的患者中。

二、临床表现

由于脑的影像学检查没有纳入无症状的乳腺癌患者的常规检查中，脑转移多根据新发生的神经系统症状来诊断。患者可出现头痛、颅内压增高症状、局灶性神经功能障碍、认知功能障碍和癫痫发作等。

1. *头痛* 大部分患者的首发症状为头痛,接着不久出现局灶性症状,这些症状可与颅内压增高的症状共同发展,日趋严重。

2. *颅内压增高的症状* 颅内转移瘤即使结节很小,也能引起广泛的脑实质性反应和脑膜血管壁的渗透性损害,导致严重的脑水肿和脑脊液吸收障碍而造成明显的颅内压增高。由于颅内压增高出现早而急剧,且发展较快,他的临床表现与颅内原发性肿瘤比较有一定差异。有些症状如头痛、智力改变、脑膜刺激征和嗅觉减退等表现较为明显,发生率也高,而另一些症状如视神经盘水肿、恶心、呕吐的表现则较不明显,发生率也低。这一特点被称为颅内压增高症状的两级分化现象。

3. *精神症状* 颅内转移瘤患者的精神症状比原发肿瘤者多见且明显,这构成了诊断的重要依据之一。其表现可分为 3 型:①梦魇性谵妄症;②健忘症;③淡漠寡情与意志薄弱性表现。开始时患者出现带戏谑性的躁狂情绪,逐渐对自己及周围情况的判断能力开始衰退,随之记忆完全缺失,然后患者显得虚弱、淡漠寡情、意识错乱和定向不能,至晚期则进入昏睡状态。部分患者可有严重痴呆与谵妄的发作。

4. *局灶神经功能障碍* 单发转移的患者部分首先出现颅内压增高症状,少数患者则以局灶性症状发病,特别是位于额叶及顶叶的转移瘤患者。多发转移的患者其一般情况更为严重,早期出现恶病质,颅内压增高症状也更为显著,且常为暴发性的,发展迅速,使患者很快进入垂危阶段。不同部位的肿瘤可以产生不同的定位症状和体征。其局灶性症状可表现为偏瘫、失语及进行性意识改变等。转移灶在幕上和幕下都有分布者,则于产生大脑局灶症状的同时,还有极严重的阻塞性脑积水表现和小脑损害体征。

5. *癫痫* 有 10%～20%的乳腺癌脑转移患者主要症状为癫痫发作,且多出现在幕上转移的患者中,而在后颅窝受累的患者中较为罕见。

三、诊断

典型的脑转移瘤患者在乳腺癌发现后数周至数月出现脑部症状,对这种病例诊断不难。但有些病例,颅内转移症状可发生于乳腺癌根治以后多年,或转移症状不明显。这些病例诊断常有一定困难。各种辅助检查对确定颅内转移性肿瘤的诊断有一定意义。

(一) 辅助检查

1. *CT 检查* CT 平扫时脑内转移瘤可呈现低密度、高密度或等密度。这与肿瘤的细胞成分、血供情况、坏死或囊变程度、是否出血或钙化有关。典型的乳腺癌脑转移瘤多为低密度或等密度,也可为两者混杂密度,水肿明显。

CT 强化能显示更多的病灶。绝大多数的转移瘤的血供均较丰富,经静脉注射的造影剂通过肿瘤血管渗入肿瘤内,故转移瘤经常显示不同程度的增强。在平扫时密度较高的转移瘤增强扫描时强化相对较弱,反之平扫密度较低者强化反而明显。实质性肿瘤往往显示均匀性增强,发生坏死、囊性变者则显示为不均匀增强,即肿瘤的实质部分增强,而坏死、囊性变区不增强。典型者不增强的坏死区、囊性变区为偏心性,轮廓不规则,即使坏死、囊变区较大,增强的四壁也厚薄不均,可见有结节状突出。但也有部分病例呈现为薄壁环状增强。

2. *MRI 检查* 脑转移瘤 MRI 表现为病灶多发,大脑半球或小脑内均可发生,病灶位于皮髓质交界区或皮质内,呈膨胀性生长,多呈圆形及类圆形(图 68-1),其外缘较光滑、清晰,直径一般为 2.0～3.0 cm,瘤内呈不均匀略长、长或等 T_1 及长、略长或等 T_2 信号,均有占位效应及水肿,常有坏死、囊变或出血。当早期转移病灶为单发时,肿瘤体积较小,增强后病灶呈不均匀性明显或中等度强化。

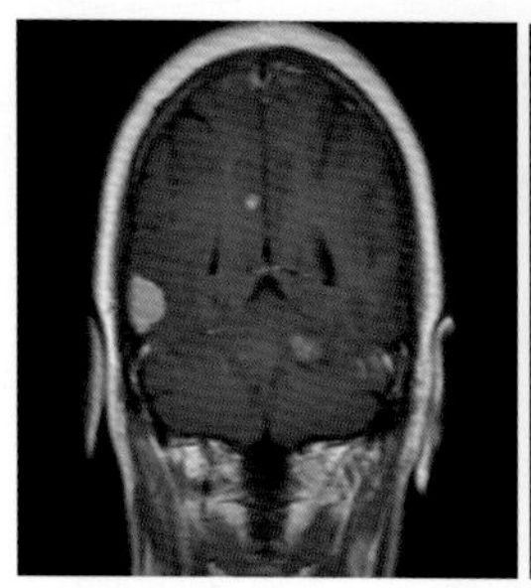
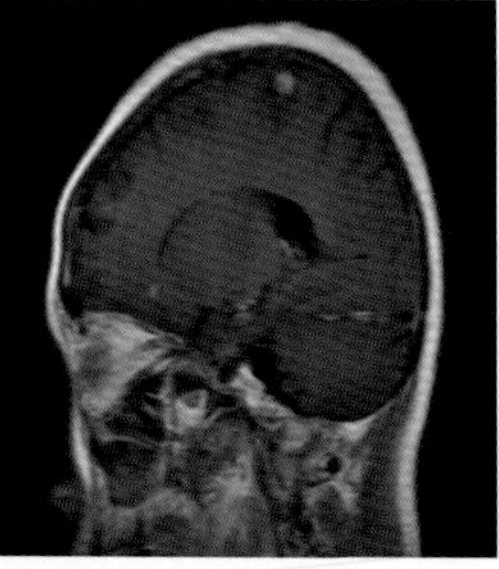

图 68-1 乳腺癌脑转移 MRI 表现

MRI 增强扫描是目前公认的最佳检查方法,可以发现常规 MRI 平扫不能发现的较小转移灶。有学者认为,应用双倍或三倍剂量对比剂可以发现更多、更早的转移瘤,从而提高病灶的检出率,对无周围水肿的小病灶来说意义更大。由于血供丰富,脑转移瘤多有明显强化，在伴有囊变坏死时可呈环形强化；无囊变坏死时为均匀结节状强化。

3. *X线*　颅骨X线平片检查可发现部分脑转移瘤同时伴有颅骨转移。靠近颅骨的转移瘤，当侵及颅骨时X线平片可见颅骨骨质破坏甚至瘤结节，头颅X线上可有颅高压迹象。

4. *放射性核素脑扫描*　放射性核素脑扫描可在转移灶处见到同位素的积聚，特别是对于多发性转移，常能据此作出鉴别。

5. *脑电图检查*　如转移灶位于大脑半球，则脑电图上的病灶变化可很明显（δ波和θ波），且范围大于病灶所处的位置。一般性变化也很明显和广泛。大脑的多发性转移时，在脑电图上有时可看到1个以上的病灶性表现。

6. *周围血液检查*　红细胞沉降率的增高可见于约90%的患者。单发性颅内转移的红细胞沉降率平均为10～20 mm/h，多发性脑内转移的红细胞沉降率平均为20～35 mm/h；脑膜弥漫性转移的红细胞沉降率平均为30～60 mm/h。

7. *脑脊液检查*　颅内转移瘤患者的脑脊液变化有蛋白质含量的增高，糖含量常显著降低，而细胞数一般不增加。有些病例中可查到肿瘤细胞，以脑膜弥漫性转移时阳性率最高。但颅内高压患者进行脑脊液检查时，需警惕脑疝发生。

8. *其他检查*　PET/CT能够评价肿瘤及正常组织的代谢差异，有助于肿瘤定性诊断，但是对小的脑转移灶不敏感。CT引导下穿刺活检是有创性检查，在CT引导下可准确地对肿瘤部位进行穿刺，获得病理学证据，排除原发颅内肿瘤，避免误诊、误治。如原发肿瘤已治愈多年，颅内孤立性病灶难以排除转移癌，或颅内占位性病灶诊断不明者，也可在经选择的条件下行手术探查确诊；脑血管造影曾是神经外科最常见的检查方法，但由于造影引起痛苦较大，操作复杂，且有一定的危险性，患者常难以接受。

（二）鉴别诊断

颅内单发转移瘤需与胶质瘤、脑膜瘤等鉴别，但较为困难，容易造成误诊。多发性转移瘤需要与颅内多发性脑脓肿、多发性脑膜瘤、脑出血、脑梗死、血管母细胞瘤、多发性硬化脑白质病等鉴别。

1. *胶质瘤*　特别是胶质母细胞瘤在病史和影像上均与转移瘤有相似之处，但胶质瘤很少多发，无原发肿瘤病史，瘤周水肿多呈片状，而转移瘤多呈指套状。

2. *脑膜瘤*　主要是幕下脑膜瘤与单发结节型脑转移瘤相鉴别：转移瘤可找到脑外原发瘤，与小脑幕无关系；而脑膜瘤无脑外原发瘤，与小脑幕关系密切，且重度强化，其程度远大于轻中度强化的结节型脑转移瘤。

3. *脑脓肿*　脑脓肿和囊性转移瘤在影像上很难区分，一般靠病史鉴别，如多有感染病史、心脏病病史、中耳炎病史等，而转移瘤可有肿瘤病史。

4. *脑出血*　当转移瘤卒中出血时，呈急性发病，需与脑出血相鉴别。一般强化CT和MRI检查在转移瘤的病人可见肿瘤结节。另外，还可根据出血的部位、形态、有无高血压病史来判断。

5. *血管母细胞瘤*　病灶多位于幕下小脑半球，呈囊实性改变，表现“大囊小结节”；增强扫描，小结节增强明显，瘤周可见流空血管影。

八、治疗

乳腺癌患者出现脑转移多提示预后不良，但是脑转移患者的死亡不仅是神经系统症状导致的，还包括了全身疾病的进展，所以局部治疗联合全身治疗既可提高颅内肿瘤的控制率，又能改善全身症状。目前手术、立体定向放射外科学（SRS）、全脑放射治疗（WBRT）为脑转移的一线治疗方法（表68-1），但随着综合治疗的发展，化疗、内分泌治疗也取得了一些进展。

表68-1　乳腺癌脑转移治疗推荐

分　层	Ⅰ级推荐	Ⅱ级推荐
脑转移灶数目1～3个	1）颅外疾病控制良好，KPS评分≥60分者：①手术切除，术后残腔部位进行SRS；②手术或SRS治疗后不常规推荐WBRT（缺乏生存获益数据，且有神经认知障碍风险） 2）颅外疾病控制不佳，KPS评分低者：考虑WBRT或支持治疗	1）直径≤3～3.5 cm的病灶，考虑SRS 2）不能手术病灶，考虑SRS
脑转移灶数目>3个	WBRT或SRS治疗	
脑膜转移	放射治疗	鞘内注射

(一) 对症治疗

对病情危重不能耐受手术或急性恶化垂危的患者首先给予药物对症治疗，如激素、脱水药等，一般都能迅速缓解高颅内压的症状，待病情平稳后再采取其他治疗方法。激素是脑转移瘤的基础治疗用药，对 70％的患者有效。但单用激素治疗的平均生存只有 2 个月，故通常与其他治疗方法联合应用。控制颅内高压症状时还应使用脱水及利尿剂，控制癫痫采用苯妥英钠、地西泮等药物。

20 世纪 60 年代，皮质激素被首次应用以降低转移瘤周围异常血管的通透性、减少肿瘤水肿或与放疗有关的水肿；对于 80％的患者，皮质激素常可在 24 h 内逆转神经系统症状。地塞米松由于其盐皮质激素活性低而被最常应用。常在放疗期间给予激素，使用能控制神经系统症状的最低剂量。20％的患者长期服用激素以逆转或稳定神经系统症状。

(二) 全脑放疗(WBRT)

在过去的五十年中，WBRT 在脑转移的治疗中起到核心作用。可改善 49％～93％的患者的神经系统症状。神经系统恢复的程度与放疗前症状的严重程度成反比。对多发脑转移瘤或单发的手术难以接近的病灶可给予全脑外照射。WBRT 的目的是根除显微镜下可见的肿瘤病灶。对于接受 WBRT 的乳腺癌脑转移患者，预期中位生存期为 4～6.5 个月，而在仅接受支持治疗的患者，其预期中位生存则为 1～2 个月。并且，WBRT 可以有效缓解神经症状，70％～90％的患者其神经症状可以得到持久改善或者保持稳定。同时也有研究显示 WBRT 可以降低颅内病灶的复发，消除微转移病灶和降低因神经系统症状引起死亡的可能性。

1. *适应证*　WBRT 适用于颅内多发肿瘤、瘤体直径＜3 cm、肿瘤位于不适合手术或立体定向放射治疗以及一般状况尚可的患者。

2. *不良反应*　尽管 WBRT 治疗乳腺癌脑转移能有效缓解患者症状，提高生活质量，延长患者生存期，但其并发症较多，包括急性和迟发性不良反应。急性不良反应发生于放疗后 90 d 内，包括恶心、呕吐、脱发、失聪、急性或亚急性皮肤反应、嗜睡，大多数急性不良反应都可在治疗结束后消失。迟发性不良反应在放疗 90 d 以后才出现，包括坏死、性格及记忆改变、认知缺陷等。

(三) 立体定向放射外科学(SRS)

乳腺癌脑转移患者的局部治疗，除 WBRT 外，还可选择 SRS 治疗。SRS 是指利用 γ 射线、X 射线或荷电粒子束和立体定向系统的精确定位，将高能量放射线聚焦照射在某一局部靶区内，摧毁该区域内的所有组织，或引起所需要的生物学效应。SRS 因其高精确度、微创性等特点，目前已广泛应用于脑转移瘤的治疗。SRS 适用于颅内 1～3 个转移灶、瘤体直径＜3 cm、全身疾病被控制及 KPS 评分较高者。有报道称 SRS 的局部控制率可达 85％，最佳剂量为不少于 18 Gy。RTOG 90-05 研究已确定，肿瘤最大径为 31～40 mm、21～30 mm 和≤20 mm 的最大耐受剂量分别为 15 Gy、18 Gy、24 Gy。而最近的回顾性分析表明，对于直径≤20 mm 的肿瘤，剂量＞20 Gy 不增加局部控制率而徒增不良反应。还有研究结果显示，单独应用 SRS 治疗脑转移瘤患者的中位生存期为 10.5 个月。Firlik 等报道 30 例经 SRS 治疗的乳腺癌脑转移患者的中位生存期为 13 个月。但另有研究表明，单独进行 SRS 会增加脑转移患者的颅内复发风险，而 SRS 联合 WBRT 可提高局部控制率，降低局部复发风险，但在提高生存率方面无显著差异，同时增加了放疗的并发症。其联合应用仍在进一步研究中。

(四) 手术

手术治疗适用于浅表的转移病灶、病灶多为 1～3 个、KPS 评分较高、无脑外转移灶及一般状况好的脑转移患者。手术治疗单发的乳腺癌脑转移患者的中位生存期可达 12 个月，这也与手术患者的一般状态较好有关。遗憾的是，临床上仅有 20％～30％的脑转移患者适合手术治疗。术后辅助放疗，可降低局部复发率，但并没有研究证实可以提高生存率。

两项回顾性随机试验对乳腺癌脑转移患者手术治疗效果进行了评估。一项是由 Patchell 等报道的，将 48 例存在单个脑转移的患者(6％原发部位为乳腺)随机分为手术联合 WBRT 组和单纯 WBRT 组。发现联合组总生存时间较长(两组分别为 40 周和 15 周，$P<0.01$)。Noordijk 等的一项对 63 例脑转移患者(19％原发部位为乳腺)进行分析的临床试验也得到相似的结果，接受手术联合全脑放疗的患者较单纯放疗组生存期得到延长，两组中位生存期分别为 10 个月和 6 个月($P=0.04$)。

多发性脑转移瘤患者，是否接受手术治疗仍存在争议，且目前得到的数据仅为回顾性研究结果。多数研究认为手术不能缓解颅内压增高的症状，但为延长患者生命和改善生活质量，也可手术切除占位大的“责任肿瘤”，位于“哑区”的转移瘤可行脑叶切除，待高颅内压症状缓解后，再行放、化疗。手术定位要准确，力争全切肿瘤，如开颅后高颅内压脑组织肿胀，可采取各种方法降低颅内压，这样手术后效果佳、死亡率低。一项对 56 例多发脑转移患者手术治疗后进行分析的研究显示，相对于脑部仍留有未切除转移灶的患者而言，那些切除全部脑转移瘤的患者其生存期可得到改善。Wronski 等报道了一项回顾性研究结果，70 例乳腺癌脑转移患者中，单发脑转移与多发脑转移在接受手术治疗后，其生存并没有统计学差异。

（五）化疗

对放射线不甚敏感，或无法接受手术和/或放疗的患者，化疗是重要的姑息治疗手段。有效的化疗可以消除全身各处的微小转移灶及脱落的癌细胞，防止转移。放疗加化疗的中位生存期高于单纯放疗，是延长患者生存期的重要因素。有人认为化疗药物很难通过血-脑屏障，而另有学者认为脑转移瘤在形成转移灶的过程中，自始至终就没有形成完整的血脑屏障，脑转移瘤对血-脑屏障有一定破坏，化疗对脑转移瘤有一定效果。到目前为止，尚没有化疗药物获得美国 FDA 批准用于治疗乳腺癌脑转移。一些病例报道及研究分析结果显示，环磷酰胺、氨甲蝶呤、卡培他滨、拓扑替康、替莫唑胺等药物在治疗乳腺癌脑转移方面可能起到一定的积极作用。但由于耐药问题，后期疗效较差，一般不作为首选治疗手段，可以作为手术或放疗的辅助治疗。

（六）靶向治疗

目前，越来越多的靶向治疗药物进入乳腺癌治疗的临床研发当中，包括那些抑制 HER2、Ras/Raf、磷脂酰肌醇 3 激酶（PI3K）和血管生成的途径的药物。然而，除了少部分研究，起初的临床试验都将活跃的脑转移纳入排除标准。已有的研究结果显示，曲妥珠单抗、拉帕替尼、贝伐珠单抗等靶向治疗药物显示了良好的治疗潜力。有研究证实，在放疗前给予患者小分子的酪氨酸激酶抑制剂拉帕替尼联合卡培他滨药物治疗，可缩小脑内病灶，推迟 WBRT 时间。贝伐珠单抗可考虑用于有症状的放射性脑水肿患者。

五、预后

影响患者预后的因素包括全身器官及神经系统功能状况、年龄、原发瘤情况（病变部位及范围、病理类型、是否已控制）、脑转移瘤的数量及部位、手术切除情况、有无颅外转移灶、有无复发、原发灶到转移灶出现的时间间距等。Shu 等认为，病灶体积小、无颅外转移灶、较高的 KPS 评分（≥70）、年龄小于 70 岁等对于延长生存期是积极因素。Rutiglian 认为放射外科治疗脑转移瘤无论在一般状况、生存率、安全性及死亡率等结果上均优于外科手术加全脑的普通外照射治疗。

第二节　乳腺癌脑膜、脊膜转移

一、概述

脑膜转移癌又称脑膜癌病（meningeal carcinomatosis，MC）或癌性脑膜炎，以脑和脊髓的软脑（脊）膜内转移性肿瘤细胞弥漫性或多灶性、局限性浸润为特点，可有/无脑和脊髓实质内转移性肿瘤结节的中枢神经系统转移瘤。由 Eberth 于 1870 年在肺癌患者的尸解中偶然发现并描述。

（一）流行病学

脑膜癌病约占颅内肿瘤的 3%，有报道称，乳腺癌脑膜转移的发病率可达 8%。近年，随着肿瘤诊断与治疗技术的不断改进，癌症患者的生存期有所延长，加上影像诊断技术的不断发展，脑膜癌病确诊病例越来越多，已引起临床医生重视。脑膜转移常见于淋巴血液系统的恶性肿瘤，实体瘤中最常见的病理类型是腺癌，常见的原发疾病包括乳腺癌、肺癌、消化系统肿瘤和恶性黑色素瘤等。对于乳腺癌患者来说，易患脑膜转移的风险因素有年龄较轻，绝经前状态，ER、PR 阴性，表皮生长因子受体（EGFR）过表达等。

（二）转移途径

脑膜癌病一般是由中枢神经系统以外的原发肿瘤经血液或淋巴转移种植、播散而引起，主要通过血行扩散或通过局部直接侵犯达软脑（脊）膜，发生弥漫性蛛网膜下腔浸润。肿瘤细胞到达脑脊膜有多条途径：①血源转移到颅内，而后浸润软脑膜达蛛网膜下腔；②血源转移到脉络膜丛血管后而达蛛网膜下腔；③转移到 Batson 静脉丛而达静脉窦，侵犯脑膜；④沿周围神经或神经周围淋巴管浸润逆行进入椎管并达蛛网膜下腔；⑤先转移到颅骨再侵犯脑膜。

二、临床表现

乳腺癌脑（脊）膜转移好发于中老年人，临床表现复杂，缺乏特异性。

（一）颅内压升高症状

癌细胞在脑膜、脊膜表面种植，影响了脑脊液的回流形成脑积水，引起颅内压升高而导致全脑症状，包括头痛、呕吐、意识障碍、抽搐、精神障碍等，头痛常是最早且最突出的临床表现。

（二）脑膜刺激征

由于后颅凹脑膜和高颈段脊神经根的癌细胞浸润作用，可导致脑膜刺激征、颈项强直、后枕部痛，甚至慢性枕骨大孔疝，Kernig 征阳性。

（三）周围神经受损表现

蛛网膜下腔癌细胞的浸润以脑底或脊髓脊膜多见，可导致周围神经受损，以Ⅱ、Ⅵ脑神经受累最常见。

（四）脊神经根受累表现

脑脊液中癌细胞因重力作用，易侵犯下位脊神经根，症状表现为腰背痛、肢体麻木无力、腱反射减低或消失等。

三、诊断与鉴别诊断

（一）辅助检查

脑脊液检查镜下找到癌细胞是诊断脑膜癌病的金标准，虽然脑膜转移患者初次检测阳性率只有 50%，但连续 3 次以上的脑脊液检查可使灵敏度上升至 90%。一些新技术已被应用于检测脑脊液恶性细胞，如单克隆抗体免疫组化分析、流式细胞术、荧光原位杂交（FISH）和聚合酶链反应（PCR）等。脑脊液常规化学分析及白细胞计数异常也是该病突出的表现，其中以蛋白质浓度升高最为常见，但一般不超过 1 000 mg/L。高达半数的脑膜癌病患者，其脑脊液白细胞增多，通常为单核细胞。还有约 1/3 的患者葡萄糖浓度降低。此外，β-葡萄糖醛酸酶、总乳酸脱氢酶（LDH）或 LDH-5 同工酶百分比以及 β_2-微球蛋白升高为脑膜癌病的间接指标。

CT、MRI 平扫所显示的脑膜癌病阳性征象主要为特异度不高的交通性脑积水、间质性脑水肿等间接征象，因此 CT、MRI 平扫对诊断本病帮助不大。MRI 增强扫描对脑膜转移的诊断及鉴别诊断仍具有重要临床价值（图 68－2、68－3），其不仅可区分脑膜受侵的类型，还能检出脑实质内有无病灶。脑膜转移的 MRI 表现可以分为 4 种类型：①脑积水，伴或不伴有脑膜或室管膜的强化；②硬脑膜-蛛网膜强化型，表现为颅骨内板大脑凸面连续的、粗的弧线形强化，不延伸至脑沟内；③软脑膜-蛛网膜型，表现为脑表面连续的、可延伸至脑沟内的细线状或结节状强化；④室管膜下强化，最常见的是软脑膜-蛛网膜强化，而硬脑膜-蛛网膜强化和室管膜下

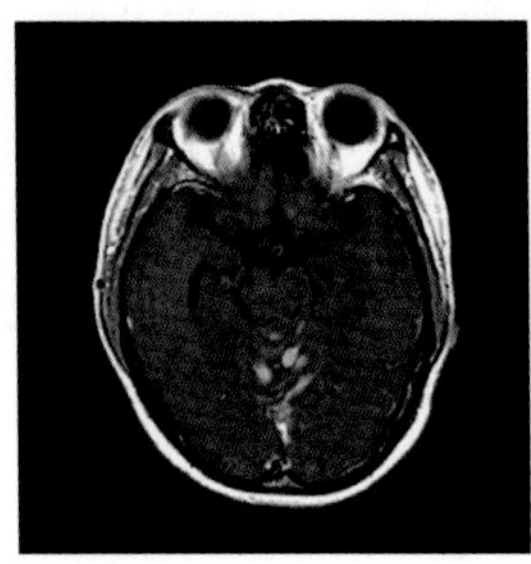
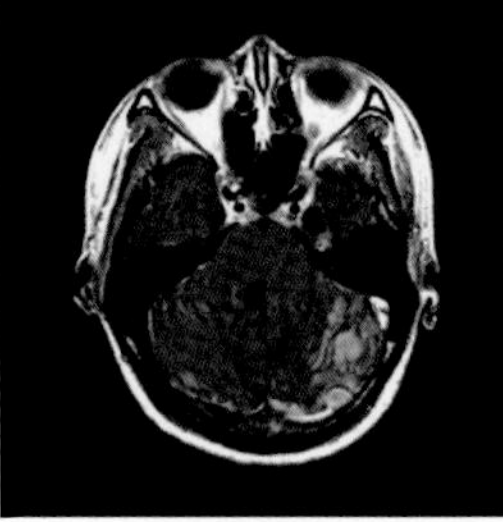
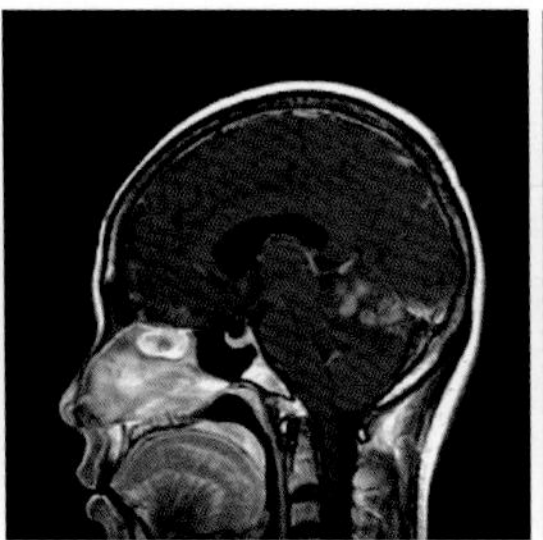
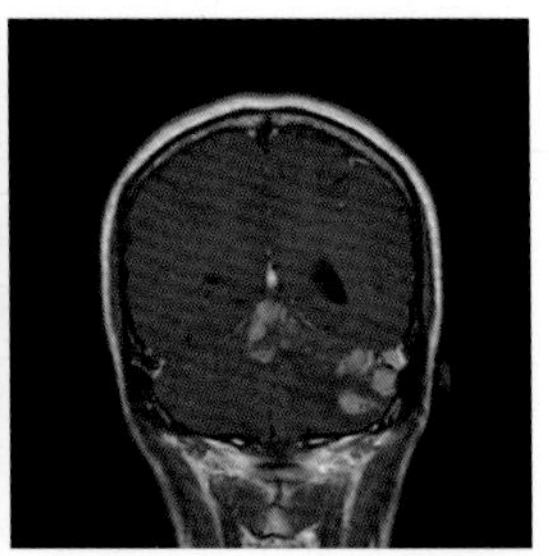

图 68－2　乳腺癌脑膜转移

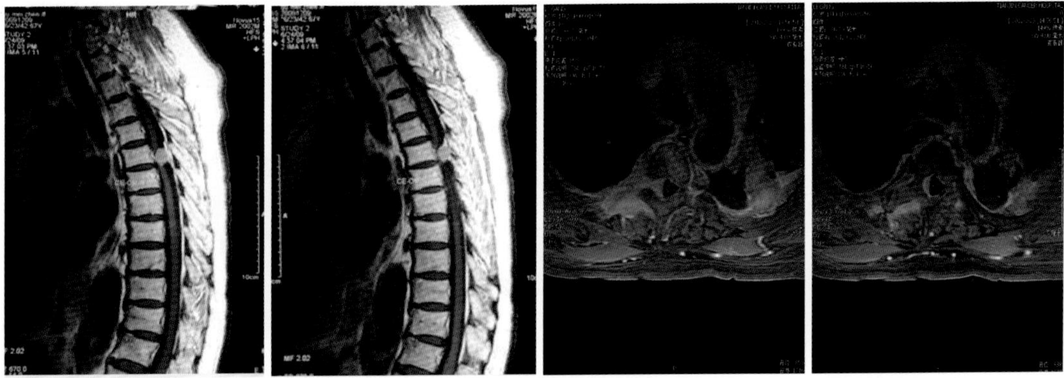
图 68-3　乳腺癌脊膜转移

强化相对少见。

(二) 鉴别诊断

脑脊液检查糖降低伴有或不伴有氯化物降低，存在炎性改变而无其他特异性结果时，需与感染性脑膜炎特别是结核性脑膜炎鉴别。如仅在 MRI 增强扫描表现为脑膜强化而无脑脊液炎性改变时，需与非感染性脑膜炎如结节病、韦格纳肉芽肿、脑缺血病变以及手术后改变等 MRI 脑膜强化的情况相鉴别。

1. *结核性脑膜炎*　两者临床表现较相似，但结核性脑膜炎有发热、盗汗症状，且病前常有肺结核等脑外结核病史，头痛及脑膜刺激征多较轻，脑脊液细胞学检查呈混合细胞反应，糖和氯化物均降低，早期不出现脑恶性肿瘤特征性蛋白细胞分离现象。

2. *病毒性脑炎*　病前多有上呼吸道感染、发热病史，有明显的精神症状，不同程度的意识障碍，脑膜刺激征不明显，头颅 MRI 检查常见脑实质内多灶性异常信号，无脑膜斑片状强化增厚，脑脊液检查细胞、蛋白质可增高，而糖和氯化物均正常。

四、治疗

对脑膜癌病进行积极治疗可以改善神经症状，预防疾病恶化。然而，很少有患者能一直保持病情稳定，多数患者疾病呈进展状态。目前对脑膜转移瘤的治疗多是姑息性的。治疗手段包括对症治疗、全身化疗、鞘内化疗、局部放疗及脑室-腹腔分流手术等。

(一) 对症治疗

如针对出现癫痫患者的抗惊厥治疗，针对有癌痛患者的止痛治疗等。

(二) 放疗

一般不建议脑膜癌病患者，特别是正在接受全身化疗的患者行全脑全脊髓放疗，因为其不但难以控制病情，还会引起相关急性并发症，如食管炎和严重的骨髓抑制。WBRT 可加重化疗的神经毒性，因此应仅在患者出现脑或脑神经症状，或者脑脊液流动受阻时应用。对引起症状的局部病灶进行放疗常能有效改善症状，但疾病往往累及整个神经轴，因此治疗应覆盖整个蛛网膜下腔，这时就需要进行化疗。

(三) 鞘内化疗

由于大多数静脉化疗药物不易透过血-脑屏障，很难在脑脊液中达到足够的剂量来杀死肿瘤细胞。因此鞘内直接注射化疗药物成为治疗的重要手段。给药途径有经脑室给药或经反复腰穿给药。可选药物很少，主要是氨甲蝶呤、阿糖胞苷和噻替派 3 种。氨甲蝶呤初始剂量一般为每次 12～15 mg，每周 2 次鞘内注射，之后逐渐减少注射频率。塞替派为每次 10 mg，每周 2 次鞘内注射，1～3 个月后减少注射频率。在一项 Grossman 等进行的鞘内注射氨甲蝶呤与塞替派的随机对照临床试验中，52 名参与者均为实体瘤脑膜转移的患者，其中 25 名为乳腺癌患者。试验结果表明，氨甲蝶呤在延长生存方面显示出较轻微的优势。而塞替派的半衰期较短，限制了其药效发挥。目前没有证据显示化疗药联合应用比单药更有效，而副作用却可能增多。脂质体阿糖胞苷注射剂是一种缓释的阿糖胞苷制剂，其细胞毒性作用可在脑脊液中维持 10 d 甚至更长。其使用剂量一般为每次 50 mg,每月 2 次,之后减为每月 1 次。不良反应主要有蛛网膜炎和头痛。所有患者在用药前 2 天均需要使用地塞米松(4 mg,一天 2 次),且用药后继续使用至少 2 d。

然而鞘内化疗也有其弊端,如较易引起脑脊液流动异常,药物在脑脊液中分布不均而导致疗效降低以及毒性增加。特别是在颅底,脑脊液流动梗阻可导致药物灌输至脑室,并逐渐渗透到脑室周围组织,从而导致白质脑病。

(四)全身化疗

目前对脑膜癌病的全身化疗越来越受到重视,亲脂类的药物可透过血-脑屏障而进入蛛网膜下腔,或者大剂量应用化疗药以到达脑膜,从而起到治疗作用。全身化疗的优势在于可以覆盖整个脑脊液,而不论其脑脊液流体动力学是否正常。其缺点在于可引起全身不良反应。Lassman 等的一项研究结果显示,32 名患者中接受大剂量氨甲蝶呤(3.2 g/m^2)静脉化疗的中位总生存期为 19.9 周,其中一位患者存活超过 135 周,其结果优于鞘内注射组。

(五)手术治疗

手术治疗为脑膜癌病放、化疗的辅助性治疗措施。脑膜癌病出现颅内压增高症状或脑室有扩大时,应行侧脑室-腹腔分流手术,以降低颅内压,保证放、化疗顺利进行。

五、预后

乳腺癌一旦发生脑膜转移,其恶性程度极高,为恶性肿瘤晚期,预后较差,如不进行治疗,其中位生存期仅为 6 周至 2 个月,治疗干预后中位生存期为 3～6 个月,其中有 15%的患者生存期可超过 1 年。患者常死于进行性的神经功能破坏。预后与年龄、大肿块、有无其他部位转移、KPS 评分等相关。

(张　丽　佟仲生)

参考文献

[1] ALTUNDAG K, BONDY M L, MIRZA N Q, et al. Clinicopathologic characteristics and prognostic factors in 420 metastatic breast cancer patients with central nervous system metastasis [J]. Cancer, 2007,110(12):2640-2647.

[2] BINDAL R K, SAWAYA R, LEAVENS M E, et al. Surgical treatment of multiple brain metastases [J]. Journal of Neurosurgery, 1993,79(2):210-216.

[3] BOSSE R, DOONAN B, ALI A, et al. A retrospective review of complication rates of Ommaya Reservoir placement for intrathecal medication administration [J]. Journal of Clinical Oncology, 2018,36(15_suppl): e18532.

[4] CROSS N E, GLANTZ M J. Neurologic complications of radiation therapy [J]. Neurologic Clinics, 2003,21(1):249-277.

[5] FROMM S, BARTSCH R, RUDAS M, et al. Factors influencing the time to development of brain metastases in breast cancer [J]. The Breast, 2008, 17(5):512-516.

[6] GROSSMAN S A, FINKELSTEIN D M, RUCKDESCHEL J C, et al. Randomized prospective comparison of intraventricular methotrexate and thiotepa in patients with previously untreated neoplastic meningitis. Eastern Cooperative Oncology Group [J]. Journal of Clinical Oncology, 1993,11(3):561-569.

[7] HARRIS J R. Diseases of the breast [M]. 4th ed. Philadelphia: Lippincott Williams & Wilkins, 2010

[8] HEDDE J P, NEUHAUS T, SCHÜLLER H, et al. A phase I/II trial of topotecan and radiation therapy for brain metastases in patients with solid tumors [J]. International Journal of Radiation Oncology, Biology, Physics, 2007,68(3):839-844.

[9] HURVITZ S, KIM S B, CHUNG W P, et al. Trastuzumab deruxtecan (T-DXd; DS-8201a) vs. trastuzumab emtansine (T-DM1) in patients (pts) with HER2+ metastatic breast cancer (mBC): subgroup analyses from the randomized phase 3 study DESTINY-Breast03[C]. San Antonio: 2021 San Antonio Breast Cancer Symposium, 2021.

[10] LASSMAN A B, ABREY L E, SHAH G G, et al. Systemic high-dose intravenous methotrexate for central nervous system metastases [J]. Journal of Neuro-Oncology, 2006,78(3):255-260.

[11] LIN N U, BORGES V, ANDERS C, et al. Intracranial efficacy and survival with tucatinib plus trastuzumab and capecitabine for previously treated HER2-positive breast cancer with brain metastases in the HER2CLIMB trial [J]. Journal of Clinical

Oncology, 2020,38(23):2610 - 2619.

[12] LUCK A A, EVANS A J, GREEN A R, et al. The influence of basal phenotype on the metastatic pattern of breast cancer [J]. Clinical Oncology (Royal College of Radiologists), 2008, 20(1): 40 - 45.

[13] MATSUNAGA S, SHUTO T, KAWAHARA N, et al. Gamma Knife surgery for metastatic brain tumors from primary breast cancer: treatment indication based on number of tumors and breast cancer phenotype [J]. Journal of Neurosurgery, 2010,113 Suppl: 65 - 72.

[14] NIWIŃSKA A, MURAWSKA M, POGODA K. Breast cancer subtypes and response to systemic treatment after whole-brain radiotherapy in patients with brain metastases [J]. Cancer, 2010,116(18): 4238 - 4247.

[15] NOORDIJK E M, VECHT C J, HAAXMA-REICHE H, et al. The choice of treatment of single brain metastasis should be based on extracranial tumor activity and age [J]. International Journal of Radiation Oncology, Biology, Physics, 1994,29(4): 711 - 717.

[16] PALMIERI D, BRONDER J L, HERRING J M, et al. Her - 2 overexpression increases the metastatic outgrowth of breast cancer cells in the brain [J]. Cancer Research, 2007,67(9):4190 - 4198.

[17] PATCHELL R A, TIBBS P A, WALSH J W, et al. A randomized trial of surgery in the treatment of single metastases to the brain [J]. New England Journal of Medicine, 1990,322(8):494 - 500.

[18] SANNA G, FRANCESCHELLI L, ROTMENSZ N, et al. Brain metastases in patients with advanced breast cancer [J]. Anticancer Research, 2007, 27 (4C): 2865 - 2869.

[19] SUH J H, VIDETIC G M M, AREF A M, et al. ACR appropriateness criteria ®: single brain metastasis [J]. Current Problems in Cancer, 2010,34(3): 162 - 174.

[20] TOSONI A, FRANCESCHI E, BRANDES A A. Chemotherapy in breast cancer patients with brain metastases: have new chemotherapic agents changed the clinical outcome? [J]. Critical Reviews in Oncology/Hematology, 2008,68(3):212 - 221.

[21] WROŃSKI M, ARBIT E, MCCORMICK B. Surgical treatment of 70 patients with brain metastases from breast carcinoma [J]. Cancer, 1997, 80(9): 1746 - 1754.

[22] YAN M, OUYANG Q, SUN T, et al. Pyrotinib plus capecitabine for patients with human epidermal growth factor receptor 2 - positive breast cancer and brain metastases (PERMEATE): a multicentre, single-arm, two-cohort, phase 2 trial [J]. The Lancet Oncology, 2022,23(3):353 - 361.

第六十九章

乳腺癌肺、胸膜转移的处理

第一节　乳腺癌肺转移

约 20%的乳腺癌患者可发生肺转移，肺是仅次于骨的第二常见的乳腺癌转移部位。肺转移通常发生在乳腺癌诊断 5 年内，但部分患者转移可发生在乳腺癌诊断 20 年后。转移性乳腺癌可为单纯肺转移，也可为肺伴其他部位的转移。肺转移灶常多发，位于双肺，也有部分肺转移局限于单侧肺一个区域或表现为孤立性肺结节。孤立性肺结节的定义为：肺周孤立直径≤3 cm 的肿块，且不伴肺不张、阻塞性肺炎等并发症。在一项回顾性分析中，1 581 例乳腺癌中约有 23%患者存在肺转移，5.6%患者以孤立性肺转移结节作为首个复发表现。

乳腺癌是一种全身性疾病，以往认为乳腺癌肺转移是不可治愈的。由于随诊意识的提高，越来越多的乳腺癌早期肺转移被发现。亦有研究显示，乳腺癌孤立性肺转移经全身及局部治疗后可长期存活。本章重点围绕乳腺癌单纯肺转移患者，包括孤立性肺转移或转移灶局限于单侧肺一个区域，讨论其局部治疗的生存获益、并发症以及适应人群的选择。关于乳腺癌肺多发转移或双侧肺转移、乳腺癌肺转移伴其他部位转移的治疗，参见复发及转移性乳腺癌的治疗，本章不再赘述。

一、诊断

（一）临床表现

大多数乳腺癌肺转移患者是无症状的，通常为随诊时偶然发现。有症状肺转移只发生在 15%～20%的乳腺癌患者，多由于肿块接近中央气道而引起咳嗽、咯血或呼吸困难等症状。

（二）辅助检查

乳腺癌肺转移的检查包括原发乳腺病灶检查和肺部病灶检查。原发乳腺病灶的检查详见有关章节，这里主要介绍乳腺癌肺转移患者肺部病灶的检查。

1. *影像学检查*

（1）胸部 X 线检查：包括胸部正、侧位 X 线检查，只作为筛查工具。凡胸部 X 线发现可疑的恶性病灶或临床怀疑肺转移而 X 线检查阴性者，应进一步行 CT 检查。

（2）胸部 CT 检查：胸部 CT 检测肺部转移病灶比胸部 X 线更灵敏。胸部 CT 可以检测 2～3 mm 的肺周结节，在胸部 X 线示孤立性肺结节的患者，CT 往往能检测额外的结节病灶。CT 检查已成为肺结节或肿块诊断、鉴别诊断、治疗后随诊的主要方法，对外科局部治疗方案的制订具有决策性意义。

（3）胸部 MRI 检查：也用于评估肺结节。由于 MRI 的空间分辨率低、钙化难以显示、图像受运动（心脏、呼吸运动等）的影响和肺实质的相对低信号，MRI 诊断肺转移灶的价值有限。

（4）PET/CT 检查：是 20 世纪 90 年代发展起来的一项新的检查技术，其机制是利用正常细胞和恶性肿瘤细胞对荧光脱氧葡萄糖（FDG）的代谢不同而有不同的显像，既能定位又能定性。但是，阳性 PET/CT 发现仍需病理学的证实，且由于 PET/CT 价格不菲，目前不作为常规检查项目。

2. *痰液细胞学检查*　细胞学痰液样本应该是连续 3 d 清晨的痰液。痰液应该合理收集，以免混入口腔污染。痰液细胞学检查对大的中央型肿瘤的检出率可达 80%，对肺周围性病变有效率降低至 25%。

3. *纤维支气管镜检查*　支气管镜可以通过气道冲洗、细胞刷或支气管肺泡灌洗采集细胞标本送病理学诊断。经支气管镜腔内超声检查是用超声支气管镜（endobronchial ultrasound，EBUS）或将超声小探头通过支气管镜进入气管、支气管管腔，通过实时超声扫描，获得气管、支气管管壁各层次以及周围相邻脏器的超声图像，从而进一步提高肺部及纵隔疾病的诊断水平。

4. *经皮穿刺肺活检*　经皮穿刺肺活检是在 CT 引导下经皮穿刺获取肺结节或肿块组织学样本，检出率达 80%～90%。这项检查为创伤性操作，有引起气胸、出血、感染的可能。

5. *手术活检*　胸腔镜手术或开胸手术均属创伤性检查，对于以诊断为目的的手术，一般都是在其他非创伤性检查后仍然未能确诊的病例中考虑应用。

6. *病理学检查*　乳腺癌转移性病灶的生物学特征跟原发肿瘤相比可能会发生改变，例如 ER、PR、HER2 表达状态，从而引起乳腺癌肺转移后续治疗策略的改变。所以，对于乳腺癌肺转移患者需要重新确认其肺转移灶的病理类型和分子分型，以明确转移灶的生物学特征，为后续的个体化全身治疗提供证据。

二、鉴别诊断

（一）原发性肺癌

乳腺癌并发肺癌，即乳腺、肺双侧原发癌。乳腺癌患者发生第二原发肿瘤的风险较健康人群高 30%。第二原发癌常发生于肺，有 4%～9%的乳腺癌患者可并发肺癌。乳腺癌诊断 5 年后患肺癌危险性明显增加。据报道，吸烟和放疗是导致第二原发肺癌的主要危险因素。

同时，肺是乳腺癌转移的主要部位，乳腺癌患者的尸检报道中有 57%～77%病例发生肺转移。乳腺癌肺转移模式包括胸膜转移、淋巴结转移、多发肺转移、孤立性肺转移、支气管内转移、肺癌栓等。在这些转移模式中，孤立性肺转移结节与原发性肺癌较难区分。研究显示，伴有孤立性肺结节的乳腺癌，52%的患者为原发性肺癌，43%的患者为乳腺癌肺转移，而 5%的患者为良性病变（如错构瘤和肉芽肿）。

乳腺癌肺转移和原发性肺癌的鉴别主要是通过病理组织学区分，但有时形态学的区别很难。例如，乳腺高级别的转移性导管癌与低分化肺腺癌在显微镜下很难区分，需借助免疫组化判断肺结节起源。分析显示，83%的乳腺癌 ER/乳腺球蛋白和/或 GATA-3/乳腺球蛋白表达阳性，84%的肺腺癌 TTF1 和/或新天冬氨酸蛋白酶 A（NapsinA）表达阳性。因此，ER/乳腺球蛋白或 GATA-3/乳腺球蛋白作为乳腺癌标志，而 TTF1/napsinA 作为肺癌标志。

（二）肺良性病变

肺部的良性病变包括肉芽肿、错构瘤、炎性假瘤等。孤立性肺结节常见的良性病变是肉芽肿，肉芽肿可由吸入一些特殊物质或各种感染性病原体引起。恶性病变的表现主要为边界不清的结节或球形病变，边缘多呈分叶状、不规则、有毛刺等。

三、治疗

晚期乳腺癌常存在多发转移灶，首要的治疗方法为化疗、靶向治疗、内分泌治疗等全身治疗，此时局部治疗对控制疾病及延长生存期无明显作用。然而，随着随诊意识的提高，越来越多的乳腺癌早期肺转移被发现。对于乳腺癌孤立性肺转移结节，在全身治疗的同时，局部治疗转移灶亦可改善患者的生存及预后。《晚期乳腺癌国际共识指南（第 5 版）》（ABC5）指出：乳腺癌寡转移可通过局部治疗达到完全缓解。这里主要讨论乳腺癌肺转移患者肺转移瘤局部治疗的生存获益、并发症以及适应人群的选择。

（一）外科治疗

乳腺癌术后出现肺转移的患者生存期较短，在最终死亡的乳腺癌患者中，有 60%～70%存在肺转移。对于乳腺癌术后单纯肺转移的患者，原发肿瘤已切除，只存在肺部病灶，是否对肺转移灶进行手术仍存在争议，但已有多项临床研究证实乳腺癌肺转移患者能从手术中获益。对于这部分存在寡转移灶的晚期乳腺癌患者，如果局部治疗有望获得完全缓解，可考虑施行微创外科技术、高适形消融治疗等安全有效的手段治疗转移性病灶。

1. *肺转移瘤切除术* 肺转移瘤的切除可行开放手术或电视胸腔镜手术(video-assisted thoracic surgery, VATS)。开胸手术时较大的切口允许整个单侧肺组织的触诊,可检测到影像学上难以发现的病变。VATS 更适合单个周围性肺转移灶的切除。根据肺的解剖边界,手术范围可分为肺段、肺叶或全肺等解剖切除。若肺转移瘤较小,激光剜除术或楔形切除术等非解剖切除也是可行的。相比之下,解剖切除可获得更好的肿瘤根治效果,但也导致更多的正常肺组织的损失。

肺转移灶的手术治疗可分为姑息性手术切除和治愈性手术切除。姑息性手术可用于控制或缓解呼吸困难、咯血等症状,并保证足够的肺功能。实施治愈性手术时需同时满足以下要求:①乳腺肿瘤完全切除;②已排除同时的肺外转移;③术后具备足够的肺功能;④所有肺转移灶可完全切除。

在肺转移瘤切除术中,纵隔淋巴结切除也经常被考虑。关于乳腺癌肺转移瘤手术的回顾性分析中,只有一小部分患者行淋巴结清扫术,其中 7.8%~44.0%的患者有纵隔淋巴结转移,但研究没有评估淋巴结转移对患者预后的意义。因此,淋巴结清扫术对乳腺癌肺转移患者长期生存的影响仍不确定。

2. *术后并发症* 病例研究显示,5.8%~23.8%的患者出现术后并发症,最常见的并发症为肺不张、气胸、血胸、肺炎、心律失常等。肺转移瘤手术的术后死亡率为 0%~3%,是一种安全的治疗方式。

3. *肺转移瘤术后生存* 中位随访时间为 20.6~102.0 个月时,肺转移瘤切除术后中位生存期为 32~96.6 个月,5 年生存率为 30.8%~54.4%,10 年生存率为 18%~51%。2015 年的一项荟萃分析定量分析了乳腺癌患者肺转移瘤手术后的生存率,收集了 16 项病例研究中 1 937 例患者的数据,计算的 5 年生存率为 46%(95%*CI* 43%~49%),但灵敏度分析发现存在显著异质性。

然而,肺转移瘤完全切除后仍有可能发生肺内复发。如果复发肺转移灶满足手术指征,且患者有再次进行转移灶手术的意愿,可再次行肺转移瘤的手术切除。在 Friedel 等的研究中,行肺转移瘤再次手术患者的 5 年生存率达 40%,明显优于研究整体人群的 35%。Meimarakis 等的研究表明,乳腺癌患者肺转移瘤再次手术治疗后的生存期为 47 个月。

4. *肺转移瘤手术的生存预后因素* 所有肺转移瘤的完全切除是最重要的一项预后因素,R0 切除患者具有显著的生存优势。Welter 等的研究显示,完全切除(R0 和 R1)的患者(中位生存期约 30 个月)与不完全切除的患者(中位生存期约 16 个月)相比,生存期有延长趋势,但差异无统计学意义。一项纳入 467 例乳腺癌肺转移患者的回顾性分析显示,接受转移灶完全切除的患者相较未完全切除患者的中位生存期(37 个月 *vs* 25 个月)和 5 年生存率(38% *vs* 18%)均有显著改善($P=0.000\,9$)。

无进展生存期(DFS),定义为自原发肿瘤切除至确诊转移之间的时间间隔。针对肺转移瘤手术对 DFS 的预后影响各项研究结果存在差异:6 项研究发现此参数对肺转移瘤切除术后的生存期有显著影响,4 项研究则得出阴性结果。多变量分析模型显示,DFS 超过 36 个月的患者均有显著的生存优势,Fan 等在荟萃分析中计算 DFS<36 个月患者的 *HR* 为 1.7。但更短的 DFS 似乎也与良好的长期生存有关。DFS<36 个月的乳腺癌患者肺转移瘤术后的中位生存期为 28.8~34.4 个月,5 年生存率为 21%~33.3%。

在 Welter 等的研究中,肺转移瘤 HR 阳性与显著的生存优势相关,而 Kycler 等的研究则为阴性结果。Meimarakis 等将 ER 和 PR 进行联合分析,发现 HR 阳性肺转移瘤患者的生存有显著获益,这与 Fan 的研究结果一致,他计算的 HR 阴性肺转移瘤患者的 *HR* 为 2.3。另外,较小转移灶和较少转移灶数目也具有显著的生存优势。而患者年龄、肺转移灶分布、手术切除范围(解剖或非解剖切除术)或手术方式(开胸与 VATS)均不影响患者的预后。

5. *乳腺癌原发肿瘤术后单纯肺转移患者的手术推荐治疗策略*

(1) 对每个乳腺癌术后孤立性肺转移的患者应进行多学科讨论。

(2) 孤立性肺转移、DFS 1 年以上的患者可接受乳腺癌肺转移瘤切除术。

(3) 应在保证肺功能的同时切除所有肺转移灶。

(4) 肺转移瘤手术最重要的预后因素是肺转移灶的完全切除(R0 切除)。

(5) DFS<12 个月者,双侧肺转移不是肺转移瘤手术的绝对禁忌证,这些患者尤其需要仔细的跨学科治疗决策。

(二) 全身治疗

乳腺癌肺转移患者的全身治疗包括化疗、靶向治疗和内分泌治疗等，详见复发及转移性乳腺癌的治疗。对于乳腺癌多发性或双侧性肺广泛转移，治疗的目的是延长生存期，减轻症状，提高生活质量。

（三）放疗

对于肺部寡转移灶、一般情况较好的乳腺癌肺转移患者，除做全身治疗外，肺部可予以放疗。随着放疗技术的不断改进和提高，立体定向体部放疗(stereotactic body radiation therapy，SBRT)技术越来越广泛地被用于寡转移患者。与传统放疗技术相比，SBRT具备靶区小、单次分割剂量大、分割次数少、剂量分布集中、靶区周边剂量跌落快、周围正常组织受量小等特点。

既往有多项研究证实乳腺癌肺部寡转移灶患者经全身治疗联合SBRT后可取得良好的局部控制率。Milano等研究发现，SBRT前经系统治疗后稳定或缓解的患者2年OS优于系统治疗后进展的患者，亦有研究报道了OS的有利因素：DFS>12个月的患者局部治疗的OS获益优于DFS<12个月的患者。另一项回顾性分析也发现HR阳性与更好的OS相关。提示肿瘤负荷小、肿瘤呈现较为“惰性”的状态、转移灶经全身治疗后稳定或缓解及HR阳性的寡转移患者是从SBRT局部治疗中获益的潜在人群。

第二节　乳腺癌胸膜转移

乳腺癌胸膜转移可引起恶性胸腔积液。恶性胸腔积液是肿瘤患者的常见并发症，多属于疾病进展或复发的结果，也可作为肿瘤患者的首发临床表现。恶性胸腔积液常提示预后不良。

恶性胸腔积液的原因以肺癌(约占35%)、乳腺癌(约占20%)、淋巴瘤和白血病(约占20%)常见，乳腺癌是女性患者恶性胸腔积液的常见原因。一项纳入811例恶性胸腔积液患者的研究分析显示，23%的胸腔积液由乳腺癌产生，35%由肺癌产生。另一项研究显示，女性恶性胸腔积液患者中有37%由乳腺癌引起，20%来自生殖恶性肿瘤(大部分是卵巢癌)，15%来自肺癌。

胸腔积液可以发生在原发乳腺癌的同侧或对侧，这可能跟胸腔积液的产生机制有关。对侧胸腔积液可能是由于肿瘤血源性播散引起，而同侧胸腔积液可能是由于肿瘤血源性播散或通过胸壁直接浸润。在一项系列研究中，83%的胸腔积液发生在同侧，9%在对侧，6%在双侧。另一项研究显示，48%的胸腔积液发生在同侧，42%在对侧，10%在双侧。

乳腺癌胸膜转移很少作为乳腺癌的首发就诊原因，多出现于原发乳腺癌诊断之后疾病复发或转移的某个阶段。首次诊断乳腺癌至发生胸膜转移的时间为20～42个月，20%的患者胸膜转移是唯一首发部位。乳腺癌胸膜转移患者的中位生存期与其他部位转移的患者大致相同，为1～2年。乳腺癌胸膜转移的症状主要为气短、咳嗽和疼痛。

一、诊断

（一）影像学检查

1. *胸部X线检查*　胸腔积液量0.3～0.5 L时，X线仅见肋膈角变钝。随着胸腔积液增多，肋膈角消失，显示一凹面向上、外侧高内侧低的弧形积液影。大量胸腔积液时，整个患侧胸部呈致密影，纵隔和气管被推向健侧。局限包裹性积液可发生于胸腔任何部位。肺底积液时，显示一侧膈肌明显升高或胃底气泡影与肺下缘之间明显加宽。

2. *胸部CT检查*　根据胸腔积液的密度不同，提示判断为渗出液、血液或脓液，尚可显示纵隔、气管旁淋巴结、肺内肿块以及胸膜间皮瘤和胸内转移性肿瘤。CT检查胸膜病变有较高的灵敏度与密度分辨率，较易检出X线平片上难以显示的少量积液。

3. *B超检查*　可探查胸腔积液掩盖的肿块，协助胸腔穿刺的定位。

（二）胸腔穿刺术

诊断性胸腔穿刺易于操作，且安全、并发症少，对急性压迫症状还可起治疗作用，最常用于胸腔积液定性诊断。恶性胸腔积液常表现为渗出液，常规和生化检查pH值<7.30，比重>1.016，糖含量降低(<600 mg/L)，胸腔积液蛋白质含量与血清蛋白质含量比值>0.5，胸腔积液乳酸脱氢酶(LDH)与血清 LDH 比值>0.6。胸腔积液肿瘤标志如 CEA、CA153 升高。细胞学诊断更为重要，胸腔积液可经离心后进行细胞学评估及分子诊断，恶性细胞的阳性率为 40%～90%，特异度>97%。

(三) 胸膜活检

多次胸腔积液细胞学阴性病例可考虑行胸膜活检以提高诊断率。研究显示，有 81%的乳腺癌胸膜转移患者进行细胞学检验可发现恶性细胞，胸膜活检又增加了 6%的检出率，即总诊断率为 87%。

二、治疗

乳腺癌胸膜转移的治疗较为棘手，全身治疗包括化疗、内分泌治疗或靶向治疗。新诊断的乳腺癌胸膜转移患者对全身治疗的反应率大约是 70%；既往接受过治疗的胸膜转移患者治疗反应率为 10%～40%。局部治疗可在全身治疗的基础上进一步控制胸膜病灶及胸腔积液。应根据患者的症状、胸腔积液的增加速度、乳腺肿瘤的分子分型及对全身治疗的灵敏度决定治疗方案。

(一) 乳腺癌胸膜转移的局部治疗

乳腺癌胸膜转移的局部治疗主要是对胸腔积液的治疗，包括胸腔穿刺引流术、胸腔内化疗、胸膜固定术、胸廓切开术加硬化剂治疗，也包括一些其他局部胸膜治疗方法，如胸腔内热疗或基因治疗等。

1. *胸腔穿刺引流术*　胸腔穿刺引流可减轻压迫症状，也是胸腔内灌注化疗及硬化剂治疗的基础。单纯胸腔引流仅少数患者可长期控制症状，因此应尽可能排除胸腔内液体，使肺得到充分膨胀，并同时行胸腔内化疗或注入硬化剂，使胸腔积液得到长期控制。

2. *胸腔内化疗*　抗癌药物已广泛用于恶性胸腔积液的胸膜腔内化疗，其优点是在脏壁两层胸膜间产生化学性炎症，导致胸膜粘连、胸膜腔闭塞，达到控制胸腔积液以及抗癌作用。研究提示，胸腔内给药，药物局部浓度高，能较好发挥抗癌效果。但药物一般只能渗透到肿瘤的 1～3 mm 深度，对腔内肿块的效果并不理想。

常用化疗药物如顺铂、氟尿嘧啶等已广泛用于胸腔内化疗，在部分患者中取得了良好的控制率。有研究提示在顺铂基础上联合重组人血管内皮抑制素(恩度)胸腔内灌注化疗可进一步提高胸腔积液的局部控制率。此外，在胸腔化疗灌注方式上，一项纳入 23 项研究中 1 624 例患者的荟萃分析显示，胸腔热灌注化疗在治疗效果、消化道不良反应、骨髓抑制等方面优于胸腔灌注化疗。

3. *胸膜固定术*　胸膜固定术是指将硬化剂注入胸腔，使脏层胸膜和壁层胸膜融合，大部分药物是通过化学刺激胸膜使其融合。ABC5 指出对于乳腺癌恶性胸腔积液可通过胸腔内导管或胸腔内注射滑石粉或药物(例如博来霉素、生物反应调节剂等)治疗。致硬化物质包括滑石粉、四环素或类似的抗生素、氮芥、博来霉素、聚维酮碘及硝酸银等。若患者预计生存期很短(<1 个月)或体能状态很差，不应该进行胸膜固定术。

文献报道不同硬化剂的反应率不同，滑石粉应用广泛，是成功率最高的硬化剂，一项纳入 3 428 例患者的荟萃分析评估不同药物胸膜固定术的有效性，提示胸腔滑石粉固定术更为有效。胸腔镜在胸腔积液的完全引流、胸膜粘连松解，甚至喷洒时滑石粉的分布方面具有优势。博来霉素也是广泛应用的硬化剂。在一项比较博来霉素和四环素的随机试验中，硬化剂治疗 90 d 后出现胸腔积液复发的患者中，博来霉素组为 30%，四环素族为 53%，提示博来霉素比四环素硬化治疗的患者有更长的控制期。

4. *其他治疗*　一项关于基因治疗的研究报道了腺病毒介导的 β 干扰素(IFN-β)治疗恶性胸腔积液的疗效及安全性。一项关于抗血管内皮生长因子(VEGF)控制胸膜肿瘤生长的研究显示，腺病毒介导的贝伐珠单抗治疗具有控制恶性胸腔积液的效果。近年来中医药治疗也显示对于恶性胸腔积液有一定治疗作用，一项小样本前瞻性随机对照研究证实，在胸腔内灌注顺铂的基础上联合中药芒硝、大黄外敷可进一步提高恶性胸腔积液的局部控制率。

(二) 乳腺癌胸膜转移的全身治疗

乳腺癌胸膜转移的全身治疗包括化疗、内分泌治疗和靶向治疗等，详见复发及转移性乳腺癌的治疗。

(殷咏梅)

参考文献

[1] BUIATTI E, CROCETTI E, ACCIAI S, et al. Incidence of second primary cancers in three Italian population-based cancer registries [J]. European Journal of Cancer, 1997,33(11):1829 - 1834.

[2] CARDOSO F, PALUCH-SHIMON S, SENKUS E, et al. 5th ESO-ESMO international consensus guidelines for advanced breast cancer (ABC 5) [J]. Annals of Oncology, 2020,31(12):1623 - 1649.

[3] CHEN F, FUJINAGA T, SATO K, et al. Clinical features of surgical resection for pulmonary metastasis from breast cancer [J]. European Journal of Surgical Oncology, 2009,35(4):393 - 397.

[4] DAN Z L, CAO H Q, HE X Y, et al. A pH - responsive host-guest nanosystem loading succinobucol suppresses lung metastasis of breast cancer [J]. Theranostics, 2016,6(3):435 - 445.

[5] DE VIN T, ENGELS B, GEVAERT T, et al. Stereotactic radiotherapy for oligometastatic cancer: a prognostic model for survival [J]. Annals of Oncology, 2014,25(2):467 - 471.

[6] DIPPER A, JONES H E, BHATNAGAR R, et al. Interventions for the management of malignant pleural effusions: an updated network meta-analysis [J]. European Respiratory Review, 2021, 30 (160):210025.

[7] DRESLER C M, OLAK J, HERNDON J E 2nd, et al. Phase III intergroup study of talc poudrage vs talc slurry sclerosis for malignant pleural effusion [J]. Chest, 2005,127(3):909 - 915.

[8] FAN J, CHEN D L, DU H, et al. Prognostic factors for resection of isolated pulmonary metastases in breast cancer patients: a systematic review and meta-analysis [J]. Journal of Thoracic Disease, 2015,7(8):1441 - 1451.

[9] FRIEDEL G, PASTORINO U, GINSBERG R J, et al. Results of lung metastasectomy from breast cancer: prognostic criteria on the basis of 467 cases of the international registry of lung metastases [J]. European Journal of Cardio-Thoracic Surgery, 2002, 22(3):335 - 344.

[10] HASSAN M, MERCER R M, MASKELL N A, et al. Survival in patients with malignant pleural effusion undergoing talc pleurodesis [J]. Lung Cancer, 2019,137: 14 - 18.

[11] KYCLER W, LASKI P. Surgical approach to pulmonary metastases from breast cancer [J]. The Breast Journal, 2012,18(1):52 - 57.

[12] MACHEREY S, DOERR F, HELDWEIN M, et al. Is manual palpation of the lung necessary in patients undergoing pulmonary metastasectomy? [J]. Interactive CardioVascular and Thoracic Surgery, 2016,22(3):351 - 359.

[13] MACHEREY S, MALLMANN P, MALTER W, et al. Lung metastasectomy for pulmonary metastatic breast carcinoma [J]. Geburtshilfe Und Frauenheilkunde, 2017,77(6):645 - 650.

[14] MANES N, RODRIGUEZ P F, BRAVO J L, et al. Talc pleurodesis: prospective and randomized study. Clinical follow up [J]. Chest, 2000,118(4 Suppl): 131S.

[15] MEIMARAKIS G, RÜTTINGER D, STEMMLER J, et al. Prolonged overall survival after pulmonary metastasectomy in patients with breast cancer [J]. The Annals of Thoracic Surgery, 2013,95(4):1170 - 1180.

[16] MOHSEN T A, ZEID A A A, MESHREF M, et al. Local iodine pleurodesis versus thoracoscopic talc insufflation in recurrent malignant pleural effusion: a prospective randomized control trial [J]. European Journal of Cardio-Thoracic Surgery, 2011,40(2):282 - 286.

[17] NETO J D A, DE OLIVEIRA S F Q, VIANNA S P, et al. Efficacy and safety of iodopovidone pleurodesis in malignant pleural effusions [J]. Respirology, 2010,15(1):115 - 118.

[18] PROCHAZKA M, GRANATH F, EKBOM A, et al. Lung cancer risks in women with previous breast cancer [J]. European Journal of Cancer, 2002, 38 (11):1520 - 1525.

[19] RASHID O M, TAKABE K. The evolution of the role of surgery in the management of breast cancer lung metastasis [J]. Journal of Thoracic Disease, 2012,4(4):420 - 424.

[20] SCORSETTI M, FRANCESCHINI D, DE ROSE F, et al. Stereotactic body radiation therapy: a promising chance for oligometastatic breast cancer [J]. Breast, 2016,26: 11 - 17.

[21] SMID M, WANG Y X, ZHANG Y, et al. Subtypes of breast cancer show preferential site of relapse [J]. Cancer Research, 2008,68(9):3108 - 3114.

[22] STERMAN D H, RECIO A, HAAS A R, et al. A phase I trial of repeated intrapleural adenoviral-mediated interferon-beta gene transfer for mesothelioma and metastatic pleural effusions [J]. Molecular Therapy, 2010,18(4):852 - 860.

[23] TAN C, SEDRAKYAN A, BROWNE J, et al. The

evidence on the effectiveness of management for malignant pleural effusion: a systematic review [J]. European Journal of Cardio-Thoracic Surgery, 2006, 29(5):829 - 838.

[24] TANAKA H, TSUKUMA H, KOYAMA H, et al. Second primary cancers following breast cancer in the Japanese female population [J]. Japanese Journal of Cancer Research GANN, 2001,92(1):1 - 8.

[25] TERRA R M, KIM S Y, PEGO-FERNANDES P M, et al. Is silver nitrate pleurodesis for patients with malignant pleural effusion feasible and safe when performed in an outpatient setting? [J]. Annals of Surgical Oncology, 2011, 18(4): 1145 - 1150.

[26] WALKER S, MERCER R, MASKELL N, et al. Malignant pleural effusion management: keeping the flood gates shut [J]. The Lancet Respiratory Medicine, 2020,8(6):609 - 618.

[27] WATANABE M, BOYER J L, CRYSTAL R G. AAVrh. 10 - mediated genetic delivery of bevacizumab to the pleura to provide local anti-VEGF to suppress growth of metastatic lung tumors [J]. Gene Therapy, 2010,17(8):1042 - 1051.

[28] YOSHIMOTO M, TADA K, NISHIMURA S, et al. Favourable long-term results after surgical removal of lung metastases of breast cancer [J]. Breast Cancer Research and Treatment, 2008, 110(3):485 - 491.

[29] ZHANG H C, JIANG M Y, GAO L R, et al. The clinical efficacy of external application of mirabilite and rhubarb combined with intrathoracic chemotherapy in treating malignant pleural effusion: a prospective, randomized, controlled clinical trial [J]. Medicine, 2021,100(7):e24758.

第七十章

乳腺癌肝转移的处理

肝转移是乳腺癌较常见的远处转移部位，是晚期乳腺癌的主要致死原因之一。一旦患者发生肝转移常提示预后差，生存时间短，因此，如何改善肝转移的治疗效果、控制疾病进展、改善患者预后，已经成为临床医生面临的重大难题。

第一节 概 述

肝脏是人体最大的实质性器官，在血液循环方面，肝脏接受门静脉和肝动脉的双重血液供应。它的双重血供特点使其成为许多恶性肿瘤的常见转移部位；肝脏血供非常丰富的特点又为肝脏转移癌的快速生长提供了很好的条件。Pickren 等报道在 9 700 例尸体解剖中发现恶性肿瘤 10 912 个，其中有肝脏转移者 4 444 例，占 41.4%，肝脏是除淋巴以外转移部位最多的器官。癌症死亡者尸体解剖发现，有肝转移者占 30%～50%，为体内仅次于淋巴结转移癌的好发部位。一项对乳腺癌死亡者的尸体解剖研究显示，骨、肺、肝、脑是乳腺癌最常见的远处转移部位，骨转移的发生率为 70%、肺转移的发生率为 66%、肝转移的发生率为 61%、脑转移的发生率为 30%，因此对乳腺癌来说，肝是仅次于骨和肺的远处转移部位。肿瘤转移至肝脏的途径主要包括经门静脉、肝动脉、淋巴道和直接浸润。门静脉转移途径主要是血流汇入门静脉系统的器官如胃、结直肠恶性肿瘤的转移途径；位于肝脏邻近部位的肿瘤如胃癌、横结肠癌、胰腺癌等可直接浸润至肝脏。乳腺癌主要是通过肝动脉转移到肝脏，另外乳腺癌也可经纵隔淋巴管转移至肝脏。乳腺癌一旦发生肝转移，其绝大多数往往都伴有肝外部位的转移。有研究显示在转移性乳腺癌的整个病程中，40%～50%的患者会出现肝转移，但肝脏作为唯一转移部位的患者比例非常低，仅约有 5%的患者只有肝转移。转移性乳腺癌预后比较差，就目前的整体治疗水平，转移性乳腺癌还是一种难以治愈的疾病，仅少部分患者经积极有效的治疗后可以较长期存活。在转移性乳腺癌中，相对于软组织以及骨、肺转移等，有肝转移者相对预后更差。一项针对 1 038 例转移性乳腺癌患者的队列研究显示，对于患者中位生存期，皮肤和淋巴结转移为 43 个月，骨转移为 33 个月，肺转移为 22 个月，肝转移只有 12 个月，脑转移为 3 个月。虽然乳腺癌肝转移预后不良，但近年来随着对乳腺癌肝转移生物学行为认识的深入，加之不断有新的系统性治疗药物的开发（如细胞毒药物艾立布林、优替德隆，靶向治疗药物曲妥珠单抗、帕妥珠单抗等，T-DM1、T-DXd 及吡咯替尼、CDK4/6 抑制剂），以及治疗理念的更新（如特别强调包括手术在内的局部治疗的合理应用等），使得近年来对乳腺癌肝转移的诊断及治疗水平在不断提高。

第二节 分子基础和生物学特征

肿瘤的转移是一种复杂而有序的过程,它包括肿瘤细胞从原发部位脱落、进入细胞外基质(ECM)与脉管内,直至在远端适宜组织中克隆生长。肿瘤转移的发生不仅取决于肿瘤细胞的生物学特性,而且取决于肿瘤细胞与细胞外基质和宿主细胞的相互作用,同时宿主免疫因素也对癌细胞转移有重要影响。现代分子生物学研究表明,乳腺癌的转移不仅受到一些基因的调控,而且受到信号调节通路、微环境及免疫因素的影响,是多步骤、多基因及多个信号通路共同作用的结果。

一、基因调控下的肿瘤转移

肿瘤转移与肿瘤发生一样,也涉及多个癌基因与抑癌基因的调控。目前已有多种抑癌基因被报道与乳腺癌转移有关。*nm23* 基因是从黑色素瘤细胞株中分离克隆成功的,它在低转移细胞株中的表达强度是高转移细胞株的 10 倍,进一步研究发现,在人基因组中存在两个 *nm23* 基因,即 *nm23-H1* 和 *nm23-H2*。在人乳腺癌组织中雌激素及其受体可通过 *nm23-H1* 基因启动子区的正性雌激素反应元件激活 *nm23-H1* 表达,从而抑制乳腺癌转移。*KAI1/CD82* 是在前列腺癌上发现的肿瘤转移抑制基因,*KAI* 基因表达水平下降与肿瘤细胞间、细胞与基质间黏附减弱,体内外侵袭能力增强密切相关。对乳腺癌的研究表明,*KAI1* 的表达无论在 mRNA 还是蛋白质水平,均与乳腺癌细胞的转移潜能成负相关。目前研究发现其他的与乳腺癌转移相关的转移抑制基因还包括 Maspin 基因、*MSK4*、*BRMS1*、*KISS1*、*TIMPs* 等。

促进肿瘤转移的相关基因被报道的有多种。*CD44V6* 是与肿瘤浸润转移关系最为密切的基因。目前认为,*CD44V6* 主要参与癌细胞与宿主基质的黏附,这种异质性黏附在癌细胞侵袭和转移过程中起促进作用。对乳腺癌的研究发现,有淋巴结转移的乳腺癌患者 *CD44V6* 表达显著高于无淋巴结转移患者,高表达 *CD44V6* 的乳腺癌患者更可能发生肝转移,CD44V6 蛋白表达可作为预测乳腺癌预后的指标。*MTA-1*(metastasis-associated gene 1,转移相关基因)是从乳腺癌细胞株分离克隆的,在 ER 阳性乳腺癌组织中,*MTA-1* 表达抑制 ER 转录,降低激素治疗反应。在有 *MTA-1* 基因表达的细胞株中,*MTA-1* 的表达水平与其在裸鼠体内的转移潜能相关。研究发现的其他可能与乳腺癌转移相关的转移促进基因还包括 *NF-Kb*、*RhoC*、*OPN*、*Tiam-1*、*MMP-9*、*Cath-D*、*c-Src*、*lyn* 等。

二、信号转导通路与乳腺癌肝转移

PI3K-Akt-mTOR 信号转导通路的异常激活在多种肿瘤的发生、发展中发挥着重要作用。70%的乳腺癌涉及到 PI3K-Akt-mTOR 信号转导通路的分子改变,包括 PI3K 催化亚基(PI3KCA)获得性功能突变、*PI3KCA* 扩增、*PTEN* 缺失和 *Akt* 突变和扩增。Wnt 信号转导通路调控着细胞的生长、发育和分化,能促进肿瘤细胞的迁移和侵袭,同时在上皮-间充质转化(EMT)、血管生成和淋巴管生成等各方面均发挥重要的作用。研究发现 Wnt/β-catenin 信号转导通路与乳腺癌肝转移患者不良预后密切相关。Wnt-5a 是 Wnt 蛋白家族成员,乳腺癌中 Wnt-5a 表达下调,且 Wnt-5a 蛋白表达缺失与转移风险增加和生存率降低相关;Foxy-5 为 Wnt-5a 的衍生肽,Foxy-5 能通过增加乳腺癌细胞的黏附性进而抑制其转移,能减少肝转移和肺转移的发生率。

三、肝脏微环境与乳腺癌肝转移

乳腺癌肝转移的发生不仅取决于肿瘤的生物学特征,还与肿瘤转移前微环境密切相关,即所谓的"种子"和"土壤"学说。细胞外基质沉积是转移前微环境形成的重要基础。乳腺癌细胞通过激活 TGF-β/Smad2 途径,使 FN、TNC、POSTN、VCAN、COL-1 等细胞外基质蛋白高表达,并在癌细胞巢周围形成纤维结构。活化的肝星状细胞介导的肝纤维化促进乳腺癌肝转移的发生。肝组织中具有抗纤维化作用的松弛素(relaxin, RLN),优先靶向转移灶内的乳腺癌细胞和活化的肝星状细胞,通过增加 RLN 表达抑制乳腺癌肝转移的发生。乳腺癌肝转移的发生也涉及许多炎症因子和炎症细胞的参与。乳腺癌细胞分泌的大量炎症因子，包括 TNF-α、IL-6，形成炎性微环境，促进癌细胞对肝细胞的黏附和侵袭。中性粒细胞胞外诱捕器（neutrophil extracellular trap，NET）是由中性粒细胞释放以诱捕微生物，在乳腺癌和结肠癌患者的肝脏转移中含有大量的 NET，研究显示：跨膜蛋白 CCDC25 是肿瘤细胞上的一个 NET-DNA 受体，它能结合细胞外的 DNA，随后激活 ILK-β-parvin 信号转导途径以增强细胞运动能力，从而促进转移发生。血清中的 NET 可以预测早期乳腺癌患者肝脏转移的发生。外泌体是细胞间相互沟通的重要载体，研究显示，在乳腺癌发生肝转移前，乳腺癌细胞分泌的外泌体在肝组织中聚集，与肝细胞膜融合，使微环境发生趋向性改变，适于乳腺癌细胞定植。外泌体中整合素 αvβ 5 与肝转移有关。另有研究还显示，转移性乳腺癌细胞分泌的外泌体不仅含有促进迁移、增殖、侵入和血管生成的蛋白质，还含有一组不同的膜成分，如铜蓝蛋白等，这可能也有助于将原发癌细胞靶向特定的转移部位。

乳腺癌细胞是通过特定的黏附分子黏附于肝窦内皮细胞，如钙黏合素-2（cadherin-2），肝脏微环境可以诱导乳腺癌细胞重新表达上皮钙黏素并引起间质到上皮的转变，导致转移灶的定植和生长。密封蛋白-2（claudin-2）在肝转移中表达显著上调，并且可以通过增强与 ECM（如纤维连接蛋白 fibronectin 和Ⅳ型胶原蛋白）的黏附来促进乳腺癌向肝脏转移的潜能。最新的研究发现，在肝脏转移的乳腺癌细胞中，含 PDZ 结构域的蛋白（包括 Afadin、Arhgap21、Pdlim2、Pdlim7、Rims2、Scrib 和 ZO-1）与 claudin-2 的 PDZ 结合相互作用，Claudin-2/Afadin 复合物下游的信号传递促进乳腺癌肝转移的形成。在乳腺癌细胞中 CXCR4、CCL2、CCL5、CCL18、CCL9 等趋化因子受体高表达，通过与肝细胞表面的配体结合或肿瘤相关巨噬细胞的介导而促进转移。低氧诱导因子（HIF）调节基因是另一类与肝趋向性相关的因子，它可激活靶基因的转录，如 *LOX*、*OPN*、*VEGF* 和 *TWIST*，这些靶基因的表达参与 ECM 重塑、代谢重构、血管生成和细胞附着，刺激细胞存活，在肝脏形成转移灶。

四、免疫因素

研究发现免疫浸润中性粒细胞在肺和肝转移中明显聚集，而在骨转移病变中明显较少，浸润及围绕在肝转移灶周围的 Ly-6G 阳性中性粒细胞与肝内微环境的相互作用，可促进乳腺癌细胞肝脏转移灶的生长。PD-L1 的表达率在三阴性乳腺癌不同转移部位中存在显著的异质性，在肝转移瘤中 PD-L1 阳性率明显较低，仅为 1%。这种 PD-L1 表达的异质性是否与肝转移的发生有关？肝转移 PD-L1 表达的缺失是否影响免疫检查点抑制剂在乳腺癌肝转移患者的疗效尚有待进一步对相关机制的研究。

乳腺癌的肝转移是多步骤、多因素参与的复杂过程，包括在肝组织中形成转移前微环境、癌细胞的定植、再形成转移灶，每个过程有其独特的机制，但亦互相影响。目前已经对乳腺癌转移相关基因及肿瘤转移微环境的相关因子进行了广泛深入的研究，动物肝转移的体内、体外模型的建立为肿瘤侵袭与转移的研究奠定了基础；同时，在分子水平、基因水平的研究使人们对于肿瘤转移机制有了新的认识。然而对于肝转移机制的研究仍缺乏突破性成果，乳腺癌特定的分子亚型与肝转移的关系、转移异质性的机制、组织学生长模式、肿瘤细胞侵袭能力的具体机制以及免疫相关因素在乳腺癌肝转移中的作用均仍需进一步探究。在未来，随着分子生物学技术的不断进步，如蛋白质组学、基因芯片及生物靶向等，以及对乳腺癌转移机制不断深入的研究，相信能够找到乳腺癌肝转移的关键调控靶点，探索出干预肝转移的有效途径。

第三节　病理学特征

乳腺癌的肝转移仅次于骨和肺，约占乳腺癌所有转移器官 10.50%，其中 HR 阴性/HER2 阳性患者肝转移率更高。肝转移结节常缺乏肝硬化背景，以多发、散在、界限清楚、大小不一为特点，一部分为单发，偶有形成巨块。转移癌的组织学特征与乳腺癌原发病灶相似，少数分化差肿瘤难以根据形态特点确定其来源，需要一些免疫组化来辅助鉴别。肝细胞分化标志物 Hep Par1 和精氨酸酶-1（arginase-

1，ARG-1)；毛细胆管标志物多克隆CEA和CD10以及CD34弥漫性血管化等对于原发肝细胞性肝癌有提示意义。肝内胆管癌和乳腺癌免疫组化均表现为CK7阳性和CK20阴性，联合运用一些乳腺源性标志物(如ER、PR、cerbB-2、GATA3、GCDFP-15、mammaglobin、Sox10、TRPS1、FOXC1等)可以区分。值得注意的是，ER、PR、HER2以及PD-1、PD-L1的免疫组化状态在乳腺原发肿瘤和转移灶之间经常存在异质性，因此，肝脏病灶的病理活检及相关免疫组化检测对鉴别诊断及治疗方案的选择尤为重要。

第四节 临床表现

乳腺癌肝转移的患者往往合并有其他部位的复发或转移，如合并有骨转移可能会出现骨转移的相关症状如骨痛等，合并有肺转移则会出现肺转移的相关症状如胸闷、咳嗽等。乳腺癌肝转移早期常无特异性的症状，一般随着病情进展会出现乏力、消瘦、低热、纳差以及肝区隐痛不适，继而出现肝脏肿大、腹部肿块、腹水、腹胀及疼痛等，还有些患者可能出现黄疸。肝区疼痛是由于肿瘤增大使肝包膜张力增加，或癌结节破裂出血所致，表现为持续性疼痛、呼吸时肝区痛加重以及急腹症表现。纳差常因肝功能损害、肿瘤压迫胃肠道等所致。腹胀是因肿瘤巨大、腹水以及肝功能障碍引起。消瘦、乏力可由恶性肿瘤的代谢消耗与进食少、营养不良等引起。腹块可表现为左肝的剑突下肿块和右肝的肋下肿块或由于转移性肝脏肿瘤的占位导致的肝脏肿大。发热是因肿瘤组织坏死、合并感染以及肿瘤代谢产物引起。黄疸多为晚期表现，但也可为胆道癌栓形成所致，晚期患者除肿瘤压迫肝胆管外，亦可合并肝细胞性黄疸。肝功能减退可以导致水肿、肾功能衰竭、肝性脑病等。

第五节 影像学检查

目前肝脏转移癌各种检查方法的目的在于早期发现、早期诊断，包括肝脏超声、CT、MRI及PET/CT等。

一、超声检查

超声检查是乳腺癌肝转移的初筛手段，有便捷、廉价、无创等优势。典型的乳腺癌肝转移超声图像表现为多发结节型，病灶边界清晰，呈类圆形，彩色多普勒成像常无血流信号检出。直径2 cm以下病灶多表现为“牛眼征”——周边呈低回声，中心部呈高回声；当瘤体较大时，中心部易发生缺血坏死，可形成“同心圆征”——从中心至边缘形成特有的无回声-高回声-低回声结构。典型病灶易与原发性肝癌和血管瘤进行鉴别：原发性肝癌75%以上为单发，且肝脏多伴有不同程度的肝硬化超声表现，病灶周边低回声晕环较转移癌略宽，且瘤内及瘤周可探及高速高阻动脉血流信号；肝血管瘤表现较多样，多发性低回声血管瘤与乳腺癌肝转移需鉴别，前者常表现为内部为筛网状低回声，且外周伴高回声包膜，这与转移瘤“牛眼征”外周低中心高的回声特征相反。

乳腺癌患者化疗后会导致肝脏脂肪浸润，此时一些高回声、等回声病灶及小病灶不易显影，鉴别诊断也更加困难。并且超声诊断还受患者体型、胃肠道气体、病灶大小(直径<1 cm病灶的检出率小于20%)、病灶位置、操作者主观经验等因素影响，常规经腹超声检查检出肝转移瘤的敏感度波动较大(40%～80%)。许多研究证实经静脉超声造影可以明显提高超声检测肝转移癌的灵敏度(达80%～90%)，并且超声造影可使<1 cm的转移瘤灵敏度提高50%以上。国内外学者对乳腺癌肝转移病灶分别运用不同超声造影剂注射用六氟化硫微泡(SonoVue)和注射用包全氟丁烷微球(Sonazoid)进行造影检查也得到相似结果。对伴有肝脏脂肪沉积的转移瘤患者，超声造影可以提高常规灰阶超声检出率，并达到与MRI相似的检出率。超声造影图像

的不同表现也为乳腺癌肝转移鉴别诊断提供了更多依据：肝转移癌主要表现为动脉期“快进”，门静脉期“快退”（<1 min）的特征性表现，较为特征性的是其消退时非常彻底，表现为“黑洞样”无增强；原发性肝癌在延迟相（>1 min）消退，并表现为低增强；肝血管瘤表现为“慢退”，即持续至延迟相仍为等增强或高增强。此外，超声造影在转移肿瘤的消融治疗中也具有重要作用，术前造影可以更加准确地反映瘤体的真实大小，帮助医生制定消融范围，术后即刻超声造影可以用于评估消融效果，对消融范围不足者可予及时补充。

尽管关于超声造影鉴别肝转移癌和其他肝脏病灶的报道已有很多，但实际工作中鉴别是困难的，而通过回声特点或超声造影特点来判断原发肿瘤的病理类型则更为困难。此时，对高度怀疑乳腺癌肝转移或不明原发灶的病例进行超声引导下穿刺活检为简易可行的确诊方法，且在乳腺癌肝转移病灶中不易发生播散。

二、CT 检查

CT 具有分辨率高、成像快、易获取，可利用三维重建技术观察病灶位置、周围结构、血管分布等图像特征。肝转移瘤在 CT 平扫中一般呈多发、大小不等、圆形或类圆形肿块，以弥漫散在分布为特征，少数也可单发；绝大部分病灶密度低于同一扫描层面的肝实质密度，边缘模糊，少数病灶内可见钙化或出血，较大的转移灶内可见更低密度的坏死区。因血供程度不一，肝转移瘤的 CT 强化方式复杂多样，有以下多种方式。①动脉期病灶不规则边缘强化，大部分仍低于正常肝实质。②门静脉期整个病灶均匀或不均匀强化，通常低于正常肝组织，而且两者密度差异增长，识别瘤灶更清晰。③平衡期病灶强化程度减低。④囊性改变：大的病灶中心囊性坏死无强化，中心密度低于边缘部分；有时肿瘤很小也发生囊性变，表现为壁厚薄不均的囊状病灶。⑤牛眼征：少数病灶中央可无强化，呈低密度区，边缘强化呈高密度，外周有一稍低于肝密度的水肿带，即所谓的“牛眼征”。⑥晕圈征：病灶边缘强化，形似包膜。值得注意的是，在脂肪肝背景下、强化程度较低或包膜下的肝转移灶很容易漏诊。

目前临床上增强 CT 检查仍然是肝转移瘤的常规检查方式，输注造影剂后行多层螺旋 CT 动态扫描，对于直径 1 cm 以上病灶的检出率可达 80%；但是，CT 对病灶的检出率随着病灶直径的减小而下降，小<1 cm 的病灶，检出率约 16%。近年来，双能 CT 的应用，对肝转移瘤的大小测量、诊断准确性以及鉴别方面均具有优势，目前双能 CT 对于直径 1 cm 以下转移瘤的检出率也在提高。然而，较高的造影剂浓度及较高射线辐射剂量仍是限制其应用的重要因素。

三、MRI 检查

MRI 具有无辐射、多参数成像、软组织分辨率高等优点，可对正常肝组织和转移灶进行形态学及功能学评估。MRI 影像上肝转移瘤一般表现为多发或单发边缘清楚的瘤灶，T_1WI 常为稍低信号，T_2WI 呈稍高信号；少数病灶中心 T_2WI 呈高信号，T_1WI 呈低信号，称为“环靶征”。有时瘤周 T_2WI 呈高信号环，称为“亮环征”，可能与肿瘤周边水肿有关。增强后富血供瘤灶动脉期呈高信号；而乏血供瘤灶门静脉期呈低信号，边缘强化，延迟期向中心强化。MRI 较 CT 检查更能早期发现肝转移病灶。Walker 等采用短时反转恢复序列（STIR）MRI 对 17 例乳腺癌患者进行随访观察，结果有 5 例发现有明显肝转移，而在全身 CT 检查中仅发现 3 例。MRI 在鉴别良性、恶性病变具有较大的优势。Noone 等对 MRI 在诊断明确乳腺癌患者肝内小结节是否为转移性质的作用进行了研究，结果发现真阳性为 20/21，真阴性为 13/13，假阳性为 0/13，假阴性为 1/21，灵敏度为 95%，特异度为 100%。Kim 等报道，与 CT 相比，弥散加权成像（DWI）在检测肝小转移灶（直径<1 cm）具有更高的灵敏度（79% *vs* 50%），该技术成像较快且无须使用对比剂。Vilgraine 等通过荟萃分析得出结论：DWI-MRI 在检测肝转移方面的灵敏度低于肝细胞特异性造影剂（Gd-EOB-DTPA）MRI（87.1% *vs* 90.6%），而这两种技术联合对病灶的灵敏度达 95%，尤指对于直径 1 cm 以下病灶的检测，该技术显著提高了肝转移的诊断效率和准确性。顺磁性肝细胞特异性对比剂在延迟期使正常肝组织信号在 T_1WI 上升高，而转移灶（以及其他病变）因不能代谢对比剂呈低信号。Choi 等的荟萃分析得出 MRI 灵敏度为 93.1%，显著高于 CT 灵敏度 82.1%。值得一提的是，这里大多数都是应用 Gd-EOB-DTPA MRI。尽管多项研究表明，MRI 在检出肝内小转移灶和中度至重度肝

脂肪变性病例中显示出更高的灵敏度,然而,对于多数乳腺癌肝转移,CT 检查仍然是常规首选影像学手段。

四、PET/CT 检查

PET/CT 是一种代谢显像与解剖显像相结合的技术,^{18}F-FDG PET/CT 作为一种肿瘤分子影像学方法,其分子生物学基础是大部分肿瘤细胞具有糖代谢增高的生物学特征。^{18}F-FDG PET/CT 对乳腺癌术后复发及转移灶的诊断具有较好的诊断效能,其中包括对肝转移的评估。一项关于^{18}F-FDG PET/CT 评估乳腺癌复发与转移与其他传统显像方式对比的荟萃分析,结果显示^{18}F-FDG PET/CT 具有较高的诊断效能。^{18}F-FDG PET/CT 延迟显像也可为乳腺癌肝转移进一步提供诊断信息。Annovazzi 等用延迟^{18}F-FDG PET/CT 对已知或怀疑肝转移的 57 例乳腺癌患者做了回顾性研究,肝转移病灶延迟显像的最大标准化摄取值(SUV_{max})显著高于早期显像,较早期显像相比,延迟显像可以检出更多的肝脏转移病灶。Hildebrandt 等关于延迟 PET/CT 与增强 CT 对于疑似乳腺癌肝转移的诊断效能对比研究发现,延时^{18}F-FDG PET/CT 对于转移的诊断效能高于增强 CT 扫描。NCCN 指南建议在传统影像诊断不明确或疑似的情况,建议应用^{18}F-FDG PET/CT 检查以进一步明确诊断。

第六节　实验室检查

一、肝功能检查

乳腺癌肝转移在转移初期肝功能往往正常,碱性磷酸酶(ALP)和乳酸脱氢酶(LDH)常有升高。随着肿瘤的发展,肝功能受到不同程度的损害,表现为胆红素、γ-谷氨酰转肽酶(γ-GT)等升高,但由于转移性肝癌多数不伴有肝炎、肝硬化等合并症,所以肝脏的代偿功能较强。在原发性肝癌中常出现的白/球蛋白倒置、凝血酶原时间延长等异常,在转移性肝癌中极少出现。血清 5'-核苷核酸酶在肝转移癌中有较高的灵敏度和一定的特异度。乳酸脱氢酶同工酶检测,转移性肝癌为 LDH5＜LDH4,而原发性肝癌则为 LDH5＞LDH4。

二、肿瘤标志物的检测

血清标志物 CA153、CEA 和 CA125 等在部分乳腺癌肝转移患者会升高,而且随着肿瘤的增大及肿瘤负荷的增加,这些标志物会渐进性增高,所以这些标志物的检测有助于监测疾病的进展。另外这些标志物的动态检测有助于治疗效果的评价。AFP 的检测有助于肝转移和原发性肝癌的鉴别。

第七节　诊断和鉴别诊断

临床上诊断乳腺癌肝转移的主要依据:①有原发乳腺癌病史或依据;②有肝部肿瘤的临床表现如腹胀、纳差等;③实验室肝脏酶学改变,可有 CA153 等升高而 AFP 不高;④影像学检查发现肝内占位性病变,多为散在多发的占位性病变,超声显像时可见“牛眼征”,且多无肝硬化声像。⑤肝脏穿刺活组织检查证实。

乳腺癌肝转移需与原发性肝癌鉴别。原发性肝癌常有慢性肝炎病史,病毒血清标志物常呈阳性,并且大部分伴有肝硬化。原发性肝癌症状较明显,表现为乏力、消瘦、纳差、低热、右上腹痛、腹水和黄疸等。病情多较重,发展快,黄疸和腹水出现早。影像学多表现为单发结节,晚期出现肝内播散也可为多发,临床常合并门静脉癌栓。血清 AFP 检测往往升高。乳腺癌肝转移有原发性乳腺癌的病史或依据,肝脏症状不明显,影像学常表现为多发结节,肝功能检测一般正常,血清 AFP 检查很少阳性。

其他需与乳腺癌肝转移鉴别的疾病有以下几种。①肝血管肿瘤，其病程长，发展缓慢，临床表现轻，实验室酶学检查阴性，B超为高回声均质病灶，CT增强后有填充，肝血池扫描阳性。②肝囊肿，其病史长，发展慢，患者一般情况好，B超示肝内液性暗区等。③肝脓肿，常有肝外感染病史，突发性寒战、高热、肝区痛，外周血白细胞升高，中性粒细胞增多，超声可见液平，穿刺有脓液，细菌培养阳性。④肝脏肉瘤，此病少见，无肝脏外原发癌病史，病灶多呈大片、局限性，发展险恶。

第八节　治　　疗

乳腺癌肝转移预后不良，绝大多数患者不可治愈。但近年来随着对乳腺癌肝转移生物学行为认识的深入；加之不断有新的系统性治疗药物的开发如细胞毒药物、靶向治疗药物及CDK4/6抑制剂等；以及治疗理念的更新（如特别强调包括手术在内的局部治疗的合理应用等），使得近年来对转移性乳腺癌的治疗水平在不断提高。来自美国M. D. Anderson癌症中心的一项对1974—2000年间在该院治疗的834例转移性乳腺癌的回顾性研究显示，1974—2000年，转移性乳腺癌的中位生存期从15个月提高到58个月，5年生存率从10%提高到44%。Dafni等进行的荟萃分析显示，1991—2006年，转移性乳腺癌的中位生存期从15个月提高到31个月，3年生存率从1%提高到42%。

乳腺癌肝转移较常见，有多个研究显示乳腺癌肝转移的预后要差于乳腺癌骨转移和肺转移。由于患者生存期较短，系统治疗在乳腺癌肝转移的治疗中始终居主导地位。近年来，由于多学科诊疗模式的普及，越来越多的研究显示：在有效的系统治疗基础上合理地应用手术、射频消融等局部治疗手段可显著改善部分乳腺癌肝转移患者的治疗效果，乳腺癌肝转移的治疗更加强调以分子亚型为基础的综合治疗模式。

一、手术治疗

乳腺癌肝转移一直以来被认为是全身性疾病，对肝转移灶的手术治疗充满争议。但近年来，大量回顾性研究发现，对于高选择的乳腺癌肝转移患者，在系统治疗有效的前提下，对肝转移的手术治疗也能给患者带来生存获益。2012年Abbott等回顾分析了84例乳腺癌患者进行肝转移灶手术治疗的结局。中位随访62个月，中位DFS和中位OS分别为14个月和57个月。多因素分析显示，ER阳性和/或术前化疗后评效为缓解（部分缓解和/或完全缓解）预后较好。2016年Sadot等对2150例乳腺癌肝转移患者进行病例对照研究，其中167例（8%）具有孤立的肝转移灶，中位随访73个月，接受孤立的肝转移灶切除的患者中位无复发间隔为28.5个月。多因素分析显示，原发肿瘤无淋巴结转移、使用曲妥珠单抗及单发的肝转移者手术治疗有良好的预后。2018年Ruiz等对662例乳腺癌肝转移患者进行1∶1配对病例对照研究，其中98例配对成功，中位随访80个月，单纯全身治疗组中位生存期仅为31个月，而肝转移灶切除联合全身治疗组达到82个月，死亡风险降低72%。2020年Chun等对136例接受肝转移灶切除的乳腺癌患者进行的多因素分析显示，除转移灶的数量及大小外，分子分型也是肝转移术后独立的预后因素，HER2阳性患者预后最好，而三阴性乳腺癌患者最差。

严格选择手术适应证，术前全身影像检查及术中探头检测，可以使临床尚未发现的肝脏受累和肝外病变得以检出，有利于肝脏转移癌切除术疗效的提高。多项回顾性研究的多因素分析结果，术前肝转移灶数量<3个、最大直径<3 cm及实现肝转移灶R0切除的患者术后预后更好。Raab等的报道显示，乳腺癌肝转移病灶根治性切除术后中位生存期41.5个月，而非根治性切除术仅5个月。肝切除术采用何种术式目前尚无定论，解剖性切除（标准肝叶、肝段切除）或非解剖性切除（楔型切除、挖除等）都有相关报道，但缺乏大规模随机对照临床研究明确最佳手术术式。

综合文献报道，乳腺癌肝转移手术适应证的筛选不仅需要考虑肝脏局部的肿瘤负荷，而且需要综合评估肿瘤生物学行为、分子分型、患者的DFS及全身治疗的反应，有效的全身治疗始终是肝转移局部治疗获得成功的基础。目前的研究证据显示，对有手术指征的乳腺癌肝转移患者，实施根治性切除术能够较大程度地延长患者生存期,取得比常规治疗更好的效果。然而,现今有关乳腺癌肝转移手术的研究多数是回顾性的,缺少前瞻性临床研究数据,多数研究存在一定的选择偏移,对于手术人群的筛选、手术时机的把握及手术适应证的选择尚存在一些差异,临床实践中对于此类患者手术的选择,必须在多学科团队(MDT)模式下,在全身治疗有效的前提下,综合患者的分子分型、肿瘤负荷及手术根治切除的可行性谨慎考虑,局部治疗只能是"锦上添花",而延长生存和改善生活质量才是肝转移治疗的最终目的。

二、射频消融治疗

射频消融术(radiofrequency ablation, RFA)治疗的途径有 3 种:超声/CT 引导下经皮射频消融、腹腔镜下射频消融及术中射频消融。标准的射频消融治疗技术可使局部组织温度超过 100℃,使肿瘤组织及周围的肝实质发生凝固性坏死,同时肿瘤周围的血管组织凝固形成一个反应带,使之不能继续向肿瘤供血和防止肿瘤转移。该技术对手术无法切除的肝脏原发或转移瘤具有很好的疗效,术后并发症发生率低,尤其适用于直径<3 cm 的肿瘤病灶,可一次毁损成功。一些小规模的对乳腺癌肝转移病灶在 1～3 个的患者进行的前瞻性研究显示,射频消融对 75%～92%的患者有效,1 年生存率在 64%～95%之间。Meloni 等对 52 例乳腺癌患者进行超声引导下的肝转移病灶射频消融治疗,中位随访 19.1 个月,中位生存期 29.9 个月,5 年生存率 27%。

目前已经确立了射频消融在乳腺癌肝转移治疗方面的作用,但是没有数据表明这些方法中有可以取代手术切除作为金标准的局部治疗方法。射频消融治疗的应用仍受到肿瘤大小和位置的限制,接近主要血管结构的病灶不能被完全消融。射频消融的潜在优势是更适合于经皮应用。

三、其他局部疗法

经皮激光热疗、瘤体内无水乙醇注射、冷冻治疗、高强度聚焦超声刀及放疗等对乳腺癌肝转移的治疗亦有部分报道。Onal 等对 22 例乳腺癌患者进行肝转移病灶立体定向体部放疗(SBRT),放疗剂量为 54 Gy/3 Fx,中位随访 16 个月,2 年生存率 57%。这些疗法对乳腺癌肝转移的疗效及合适的应用范围还有待进一步的研究。

四、全身化疗

乳腺癌肝转移作为一种全身性疾病,化疗是使用最为广泛的治疗手段。自从 20 世纪 50 年代氨甲蝶呤被美国 FDA 批准用于转移性乳腺癌治疗以来,目前已有 20 余种细胞毒药物被批准用于转移性乳腺癌的治疗。目前临床上可用于乳腺癌肝转移的治疗药物包括蒽环类(多柔比星、表柔比星、脂质体多柔比星)、紫杉烷类(紫杉醇、多西他赛、白蛋白结合型紫杉醇)、吉西他滨、卡培他滨、长春瑞滨、伊沙匹隆、艾立布林、优替德隆、铂类、依托泊苷、氟尿嘧啶等。在临床上,应根据患者的具体情况如肿瘤负荷、疾病发展的快慢、患者症状、合并症以及患者的体能状态合理地应用单药或联合化疗方案。

随着蒽环类药物在乳腺癌辅助治疗中普遍应用以及蒽环类药物的心脏毒性,乳腺癌复发及转移后使用蒽环类药物的机会已经显著下降。多西他赛和卡培他滨的组合、紫杉醇和吉西他滨的组合方案均具有生存获益证据被指南推荐作为转移性乳腺癌的一线化疗首选方案。紫杉烷类、蒽环类药治疗失败的晚期乳腺癌,吉西他滨、长春瑞滨及卡培他滨成为常用药物,艾立布林在紫杉烷类、蒽环类药治疗失败的三线及以后治疗中具有生存优势,优替德隆在多线化疗失败后仍能改善患者的无进展生存和总生存,成为紫杉烷类、蒽环类药治疗耐药后的新选择。对于三阴性乳腺癌,KEYNOTE-355 研究显示:帕博利珠单抗联合紫杉烷类或吉西他滨联合卡铂化疗较安慰剂联合紫杉烷类或吉西他滨联合卡铂化疗显著改善 CPS≥10 分的晚期三阴性乳腺癌的无进展生存,使用 PD-L1 单抗联合化疗成为 PD-L1 阳性晚期三阴性乳腺癌的一线治疗标准。OlympiAD 研究显示,*BRCA1/2* 突变晚期乳腺癌在紫杉蒽环失败后三线以后应用多腺苷二磷酸核糖聚合酶(PARP)抑制剂奥拉帕利较单药化疗显著延长患者的无进展生存;新型以 trop2 为靶点的抗体药物偶联物(ADC 类药)戈沙妥珠单抗,在三阴性乳腺癌多线治疗后仍能改善患者无进展生存和总生存,提示更多的低毒靶向药物在转移性三阴性乳腺癌的应用前景。

在乳腺癌肝转移的化疗过程中,要特别注意对肝脏功能的监测。因为乳腺癌肝转移本身可导致肝功能的异常，而大多数细胞毒药物可引起肝损害。对于多线化疗失败的患者，当肝转移进展合并内脏危像时，应权衡化疗获益和风险，在患者及家属充分知情情况下谨慎选择单药化疗或减量的联合化疗；对于有症状的肝转移，如果肿瘤负荷较大且有潜在内脏危象风险的患者，建议选择联合化疗；而对于肿瘤负荷小，疾病进展慢的肝转移患者，单药化疗常常是合理的选择。在化疗过程中应该对药物的毒性进行安全性管理，在患者可耐受的前提下，积极处理不良反应，确保患者的治疗依从性和生活质量。

五、内分泌治疗

内分泌治疗是激素受体阳性晚期乳腺癌的优选治疗手段。由于乳腺癌肝转移常同时合并其他部位内脏转移，病情进展快，易发生内脏危象，在使用 CDK4/6 抑制剂时代，多数临床医生倾向首选化疗，随着多种靶向药物的不断问世，激素受体阳性晚期乳腺癌肝转移的治疗理念也发生了变迁，对于内分泌治疗敏感复发的肝转移，只要没有内脏危象，更多的医生会选择内分泌联合靶向治疗。对于一线选择化疗的患者，在化疗 6 个周期取得疗效后可转为内分泌维持治疗。

CDK4/6 抑制剂在乳腺癌治疗的获批上市，改变了激素受体阳性晚期乳腺癌的治疗格局。多个大型Ⅲ期临床研究显示：CDK4/6 抑制剂联合芳香化酶抑制剂对比安慰剂联合芳香化酶抑制剂一线治疗绝经后激素受体阳性晚期乳腺癌，使无进展生存超过 2 年。在此类临床研究中，包括 60%左右内脏转移患者。在 MONARCH 3 研究中，阿贝西利联合非甾体类芳香化酶抑制剂对比安慰剂联合非甾体类芳香化酶抑制剂一线治疗使肝转移亚组无进展生存期显著获益（PFS：15 个月 *vs* 7.2 个月；*HR* 0.449；*P*=0.01）。由于 CDK4/6 抑制剂在晚期乳腺癌内脏转移的卓越表现，CDK4/6 抑制剂联合芳香化酶抑制剂已经成为激素受体阳性晚期乳腺癌肝转移的一线首选方案。激素受体阳性晚期乳腺癌如果既往内分泌治疗没有用过 CDK4/6 抑制剂，在二线以后 CDK4/6 抑制剂联合氟维司群仍能显著改善患者的无进展生存和总生存。我国自主研发的 CDK4/6 抑制剂达尔西利联合氟维司群在二线治疗可显著改善患者无进展生存期（PFS 15.7 个月 *vs* 7.2 个月，*HR* 0.42，*P*<0.000 1），成为二线治疗的优选方案之一。因此，激素受体阳性内分泌治疗敏感复发的晚期乳腺癌肝转移，无论一线还是二线以后治疗都应该首选 CDK4/6 抑制剂联合内分泌治疗。

对于内分泌治疗失败的患者，除了 CDK4/6 抑制剂，不同靶点和不同作用机制的靶向药物纷纷上市，解决了内分泌治疗耐药的难题。对于存在 *PI3KCA* 突变的 HR 阳性/HER2 阴性绝经后晚期乳腺癌患者，SOLAR-1 研究显示：氟维司群联合阿培利司对比氟维司群单药显著延长患者无进展生存期（PFS 11.0 个月 *vs* 5.7 个月，*HR* 0.65，*P*=0.000 65），BYLieve 研究也发现：对于既往 CDK4/6 抑制剂治疗失败且 *PI3KCA* 突变的患者，应用 PI3KCA 抑制剂联合氟维司群延长了患者无进展生存。PI3KCA 下游的 mTOR 抑制剂依维莫司是最早被发现能逆转内分泌治疗耐药的靶向药物，而中国学者牵头的 MIRACLE 研究也再次证实了依维莫司对 SERM 耐药的绝经前 HR+/HER2-乳腺癌患者有效（PFS 依维莫司组 19.4 个月 *vs* 安慰剂组 12.9 个月，*HR* 0.64，*P*=0.008），成为内分泌耐药后治疗的选择之一。组蛋白脱乙酰化酶（HDAC）通过多种机制参与内分泌耐药。对于既往内分泌治疗失败的晚期乳腺癌，中国学者牵头的 ACE 研究显示：HDAC 抑制剂西达本胺联合依西美坦可显著延长患者无进展生存期（PFS 西达本胺组 9.2 个月 *vs* 安慰剂组 3.8 个月，*HR* 0.71，*P*=0.024），中国学者牵头的 GS1-06 研究结果显示：HDAC 抑制剂恩替诺特（EOC103）联合依西美坦可显著改善 HR 阳性晚期乳腺癌患者的无进展生存期且患者安全性和耐受性良好。

因此，随着靶向药物在激素受体阳性晚期乳腺癌的广泛应用，更多激素受体阳性晚期乳腺癌肝转移推迟化疗，在内分泌联合靶向治疗的模式中长久获益。但值得注意的是，并不是所有激素受体阳性晚期乳腺癌经内分泌治疗均有效，目前除了 ER 表达，尚没有预测内分泌治疗疗效的分子标志物。临床医生初始治疗前需综合评估患者肿瘤的激素受体表达、肿瘤负荷、进展速度、无病生存时间及既往内分泌治疗疗效，筛选出内分泌治疗敏感人群给予内分泌联合靶向药物的治疗策略。对于原发内分泌耐药的患者应该尽早开始化疗以免延误化疗时机；对于内分泌治疗进展的患者也应该综合患者既往内分泌治疗疗效及进展时的症状和肿瘤负荷，在适当时机及时转换为化疗，切忌一味多线序贯的内分泌治疗而贻误患者的化疗时机。由于内分泌领域靶向药物不断翻新，不良反应各不相同，临床医生应该对患者进行药物安全性管理，以确保患者治疗的依从性和有效性。随着对内分泌耐药机制的研究深入，新型靶向药物不断问世，内分泌治疗将给患者带来更长久的生存获益。但如何选择每一种靶向药物的获益人群、如何对多种靶向药物排兵布阵、如何平衡化疗和内分泌治疗的关系仍然是当今面临的新的临床问题。

六、靶向治疗

曲妥珠单抗的使用改变了 HER2 阳性晚期乳腺癌的自然病程。HER2 阳性晚期乳腺癌肝转移，因为靶向药物不断问世，患者的预后已经大为改观。目前除了大分子单克隆抗体给 HER2 阳性晚期乳腺癌带来明显生存获益之外，抗体偶联药物(ADC)和酪氨酸激酶抑制剂(TKI)类药物也为 HER2 阳性转移性乳腺癌带来了更多的治疗选择。

曲妥珠单抗是第一个被批准用于 HER2 阳性晚期乳腺癌靶向治疗药物。早期两项Ⅲ期随机对照研究证实：曲妥珠单抗联合紫杉烷类药化疗显著改善患者的总生存，奠定了以曲妥珠单抗为基础的靶向治疗在 HER2 阳性转移性乳腺癌中的基石地位。CLEOPATRA 研究显示：曲妥珠单抗联合帕妥珠单抗加多西他赛较曲妥珠单抗联合多西他赛进一步提高疗效(ORR：80.2% *vs* 69.3%，$P=0.0001$；OS：56.5 个月 *vs* 40.8 个月，*HR* 0.68，$P<0.001$)。尤其值得注意的是：该研究中 78%的入组人群存在内脏转移，亚组数据提示，内脏转移亚组双靶向治疗更加获益。由于双靶向联合化疗卓越的近期和远期疗效，曲妥珠单抗和帕妥珠单抗双靶联合化疗已经成为 HER2 阳性乳腺癌肝转移的一线首选方案。

HER2 阳性转移性乳腺癌曲妥珠单抗治疗失败后治疗充满挑战，目前证据较多的药物为 ADC 药物及 TKI 药物。EMILIA 临床试验显示：T-DM1 较拉帕替尼联合卡倍他滨显著延长无进展生存期(PFS 9.6 个月 *vs* 6.4 个月，*HR* 0.65，$P<0.001$)。2021 年 ESMO 报告的 DESTINY-Breast 03 研究显示：曲妥珠单抗治疗失败后，新一代 ADC 药物 T-DXd 二线治疗的疗效显著优于 T-DM1(PFS：NR *vs* 6.8 个月，*HR* 0.28，$P=7.8\times10^{22}$)。该研究入组患者中 73%存在内脏转移，T-DXd 组近乎 79.7%的 ORR 明显高于 T-DM1 组的 34.2%。T-DXd 组的完全缓解率高达 16.1%。T-DXd 在二线治疗的卓越数据，使其成为曲妥珠单抗治疗耐药的肝转移患者的优选方案。除了 ADC 类药物，中国学者领衔主导的 PHOEBE 研究显示：对于曲妥珠单抗治疗失败 HER2 阳性晚期乳腺癌，中国的原研药吡咯替尼联合卡培他滨优于拉帕替尼联合卡培他滨(PFS 12.5 个月 *vs* 6.8 个月，*HR* 0.39，$P<0.0001$)，奠定了吡咯替尼在中国 HER2 阳性晚期乳腺癌治疗中的二线地位，成为 HER2 阳性晚期乳腺癌二线治疗的合理选择。

激素受体阳性 HER2 阳性乳腺癌属于管腔型乳腺癌的一种，表现为疾病进展相对缓慢，对抗 HER2 靶向治疗联合化疗反应不如激素受体阴性 HER2 阳性乳腺癌敏感。随机Ⅱ期 PERTAIN 研究显示：帕妥珠单抗联合曲妥珠单抗加芳香化酶抑制剂/化疗对比曲妥珠单抗联合芳香化酶抑制剂/化疗的一线治疗显著延长无进展生存期(PFS 18.89 个月 *vs* 15.80 个月，*HR* 0.65，$P=0.007$)。随机Ⅲ期 ALTERNATIVE 研究显示：拉帕替尼联合曲妥珠单抗加芳香化酶抑制剂二线治疗激素受体阳性 HER2 阳性转移性乳腺癌较曲妥珠单抗加芳香化酶抑制剂可显著延长无进展生存期(PFS 11.0 个月 *vs* 5.6 个月，*HR* 0.62，$P=0.0063$)，双靶向联合芳香化酶抑制剂疗效更好。因此，对于少数肿瘤负荷小，无症状，进展缓慢，不能耐受化疗的激素受体阳性 HER2 阳性转移性乳腺癌肝转移患者，可以一线选择双靶向联合内分泌治疗，而对于一线选择抗 HER2 靶向联合化疗的患者可以在化疗结束后选择内分泌联合抗 HER2 靶向治疗维持。

目前，乳腺癌肝转移患者的系统治疗与其他部位转移的晚期乳腺癌患者无差异。多数研究仅有内脏转移分层，未设定肝转移亚组。在 C006 初步研究显示：在 HER2 阳性晚期乳腺癌肝转移亚组(81 例)中，维迪西妥单抗对比拉帕替尼联合卡培他滨，显示出更高的有效率(ORR：63.2% *vs* 39.5%)和更优的无进展生存期(PFS：12.5 个月 *vs* 5.6 个月)(数据尚未发表)，相应的针对 HER2 阳性晚期乳腺癌肝转移的Ⅲ期研究正在进行，期待有更好的研究结果公布。

第九节　预后因素

影响乳腺癌肝转移患者预后的因素有：转移灶的大小与数目、合并肝外转移与否、原发灶的性质与切除类型等。Pocard 等发现乳腺癌治疗后至肝转移间距时间 3 年与 4 年的生存率有显著性差异（82% *vs* 45%），而 Selzner 同样认为原发乳腺癌切除后 1 年以上发生肝转移者的预后较早期转移为好。国内徐兵河等对 146 例乳腺癌肝转移的预后因素进行了分析，单因素分析显示：原发肿瘤的大小、激素受体状态、是否为三阴性乳腺癌、无进展生存期长短、有无其他脏器转移、肝转移灶数目、肝转移时转氨酶水平、转移后首次治疗方式以及一线治疗疗效与预后有关。多因素分析显示是否三阴性乳腺癌及无进展生存期长短是影响乳腺癌肝转移后生存的独立预后因素（$P=0.006$，$P=0.008$）。

（滕月娥　孙　卓　张清富　李　响　崔丽贺　李雪娜　赵　雷　李傲迪　石　晶）

参考文献

[1] AI D, YAO J, YANG F, et al. TRPS1: a highly sensitive and specific marker for breast carcinoma, especially for triple-negative breast cancer [J]. Modern Pathology, 2021,34(4):710 - 719.

[2] ANDRÉ F, CIRUELOS E, RUBOVSZKY G, et al. Alpelisib for PIK3CA - mutated, hormone receptor-positive advanced breast cancer [J]. New England Journal of Medicine, 2019,380(20):1929 - 1940.

[3] ANNOVAZZI A, REA S, VICI P, et al. Dual-time 18F - FDG PET/CT for the detection of liver metastases in breast cancer [J]. Nuclear Medicine Communications, 2018,39(12):1183 - 1189.

[4] BALE R, RICHTER M, DÜNSER M, et al. Stereotactic radiofrequency ablation for breast cancer liver metastases [J]. Journal of Vascular and Interventional Radiology, 2018,29(2):262 - 267.

[5] BARDIA A, HURVITZ S A, TOLANEY S M, et al. Sacituzumab govitecan in metastatic triple-negative breast cancer [J]. The New England Journal of Medicine, 2021,384(16):1529 - 1541.

[6] BARTOLOTTA T V, TAIBBI A, PICONE D, et al. Detection of liver metastases in cancer patients with geographic fatty infiltration of the liver: the added value of contrast-enhanced sonography [J]. Ultrasonography, 2017,36(2):160 - 169.

[7] BLECKMANN A, CONRADI L C, MENCK K, et al. β - catenin-independent WNT signaling and Ki67 in contrast to the estrogen receptor status are prognostic and associated with poor prognosis in breast cancer liver metastases [J]. Clinical & Experimental Metastasis, 2016,33(4):309 - 323.

[8] CHEN I, LORENTZEN T, LINNEMANN D, et al. Seeding after ultrasound-guided percutaneous biopsy of liver metastases in patients with colorectal or breast cancer [J]. Acta Oncologica, 2016,55(5): 638 - 643.

[9] CHUN Y S, MIZUNO T, CLOYD J M, et al. Hepatic resection for breast cancer liver metastases: impact of intrinsic subtypes [J]. European Journal of Surgical Oncology, 2020,46(9):1588 - 1595.

[10] CORTES J, CESCON D W, RUGO H S, et al. Pembrolizumab plus chemotherapy versus placebo plus chemotherapy for previously untreated locally recurrent inoperable or metastatic triple-negative breast cancer (KEYNOTE - 355): a randomised, placebo-controlled, double-blind, phase 3 clinical trial [J]. Lancet (London, England), 2020, 396 (10265):1817 - 1828.

[11] CORTÉS J, KIM S B, CHUNG W P, et al. LBA1 Trastuzumab deruxtecan (T - DXd) vs trastuzumab emtansine (T - DM1) in patients (Pts) with HER2 + metastatic breast cancer (mBC): results of the randomized phase III DESTINY - Breast 03 study [J]. Annals of Oncology, 2021,32: S1287 - S1288.

[12] CRISTOFANILLI M, RUGO H S, IM S A, et al. Overall survival (OS) with palbociclib (PAL) + fulvestrant (FUL) in women with hormone receptor-positive (HR+), human epidermal growth factor receptor 2 - negative (HER2 -) advanced breast cancer (ABC): updated analyses from PALOMA - 3 [J]. Journal of Clinical Oncology, 2021, 39 (15_ suppl): 1000.

[13] ERDENETSOGT Y T, UNDEFINED D, KUSANO H, et al. Application of immunohistochemistry in the pathological diagnosis of liver tumors [M]// prime archives in molecular sciences. Hyderabad: Vide Leaf, 2021 .

[14] FAN Y, SUN T, SHAO Z M, et al. Effectiveness of adding everolimus to the first-line treatment of advanced breast cancer in premenopausal women who experienced disease progression while receiving selective estrogen receptor modulators [J]. JAMA Oncology, 2021,7(10):e213428.

[15] FREITAS P S, JANICAS C, VEIGA J, et al. Imaging evaluation of the liver in oncology patients: a comparison of techniques [J]. World Journal of Hepatology, 2021,13(12):1936 - 1955.

[16] GOETZ M P, TOI M, CAMPONE M, et al. MONARCH 3: abemaciclib As initial therapy for advanced breast cancer [J]. Journal of Clinical Oncology, 2017,35(32):3638 - 3646.

[17] GUO Y, ARCIERO C A, JIANG R J, et al. Different breast cancer subtypes show different metastatic patterns: a study from A large public database [J]. Asian Pacific Journal of Cancer Prevention, 2020,21(12):3587 - 3593.

[18] HILDEBRANDT M G, GERKE O, BAUN C, et al. ^{18}F fluorodeoxyglucose (FDG) - positron emission tomography (PET)/computed tomography (CT) in suspected recurrent breast cancer: a prospective comparative study of dual-time-point FDG - PET/CT, contrast-enhanced CT, and bone scintigraphy [J]. Journal of Clinical Oncology, 2016, 34(16): 1889 - 1897.

[19] HU M Y, WANG Y, XU L G, et al. Relaxin gene delivery mitigates liver metastasis and synergizes with check point therapy [J]. Nature Communications, 2019,10: 2993.

[20] JIANG Z F, LI W, HU X C, et al. Tucidinostat plus exemestane for postmenopausal patients with advanced, hormone receptor-positive breast cancer (ACE): a randomised, double-blind, placebo-controlled, phase 3 trial [J]. The Lancet Oncology, 2019,20(6):806 - 815.

[21] JOHNSTON S R D, HEGG R, IM S A, et al. Phase III, randomized study of dual human epidermal growth factor receptor 2 (HER2) blockade with lapatinib plus trastuzumab in combination with an aromatase inhibitor in postmenopausal women with HER2 - positive, hormone receptor-positive metastatic breast cancer: updated results of ALTERNATIVE [J]. Journal of Clinical Oncology, 2021, 39(1):79 - 89.

[22] LIANG Y R, ZHANG H W, SONG X J, et al. Metastatic heterogeneity of breast cancer: molecular mechanism and potential therapeutic targets [J]. Seminars in Cancer Biology, 2020,60: 14 - 27.

[23] MA R, FENG Y L, LIN S, et al. Mechanisms involved in breast cancer liver metastasis [J]. Journal of Translational Medicine, 2015,13: 64.

[24] MANSON Q F, SCHRIJVER W A M E, TER HOEVE N D, et al. Frequent discordance in PD - 1 and PD - L1 expression between primary breast tumors and their matched distant metastases [J]. Clinical & Experimental Metastasis, 2019, 36(1): 29 - 37.

[25] MISHIMA M, TOH U, IWAKUMA N, et al. Evaluation of contrast Sonazoid-enhanced ultrasonography for the detection of hepatic metastases in breast cancer [J]. Breast Cancer, 2016,23(2):231 - 241.

[26] ONAL C, GULER O C, YILDIRIM B A. Treatment outcomes of breast cancer liver metastasis treated with stereotactic body radiotherapy [J]. Breast, 2018,42: 150 - 156.

[27] PAYDARY K, SERAJ S M, ZADEH M Z, et al. The evolving role of FDG - PET/CT in the diagnosis, staging, and treatment of breast cancer [J]. Molecular Imaging and Biology, 2019,21(1):1 - 10.

[28] PIEROBON M, RAMOS C, WONG S, et al. Enrichment of PI3K - AKT - mTOR pathway activation in hepatic metastases from breast cancer [J]. Clinical Cancer Research, 2017,23(16):4919 - 4928.

[29] RAHNEMAI-AZAR A A, SELBY L V, LUSTBERG M B, et al. Surgical management of breast cancer liver metastasis [J]. Surgical Oncology Clinics of North America, 2021,30(1):27 - 37.

[30] RENZULLI M, CLEMENTE A, IERARDI A M, et al. Imaging of colorectal liver metastases: new developments and pending issues [J]. Cancers, 2020,12(1):151.

[31] RIMAWI M, FERRERO J M, DE LA HABA-RODRIGUEZ J, et al. First-line trastuzumab plus an aromatase inhibitor, with or without pertuzumab, in human epidermal growth factor receptor 2 - positive and hormone receptor-positive metastatic or locally advanced breast cancer (PERTAIN): a randomized, open-label phase II trial [J]. Journal of Clinical Oncology, 2018,36(28):2826 - 2835.

[32] ROBSON M, IM S A, SENKUS E, et al. Olaparib for metastatic breast cancer in patients with a germline BRCA mutation [J]. The New England Journal of Medicine, 2017,377(6):523 - 533.

[33] ROZENBLIT M, HUANG R, DANZIGER N, et al. Comparison of PD - L1 protein expression between primary tumors and metastatic lesions in triple negative breast cancers [J]. Journal for Immunotherapy of Cancer, 2020,8(2):e001558.

[34] RUGO H S, LEREBOURS F, CIRUELOS E, et al. Alpelisib plus fulvestrant in PIK3CA - mutated, hormone receptor-positive advanced breast cancer after a CDK4/6 inhibitor (BYLieve): one cohort of a phase 2, multicentre, open-label, non-comparative study [J]. The Lancet Oncology, 2021,22(4):489 - 498.

[35] RUIZ A, VAN HILLEGERSBERG R, SIESLING S, et al. Surgical resection versus systemic therapy for breast cancer liver metastases: results of a European case matched comparison [J]. European Journal of Cancer, 2018,95: 1 - 10.

[36] SADOT E, LEE S Y, SOFOCLEOUS C T, et al. Hepatic resection or ablation for isolated breast cancer liver metastasis: a case-control study with comparison to medically treated patients [J]. Annals of Surgery, 2016,264(1):147 - 154.

[37] SLAMON D, NEVEN P, CHIA S, et al. Updated overall survival (OS) results from the phase III MONALEESA - 3 trial of postmenopausal patients (pts) with HR+/HER2− advanced breast cancer (ABC) treated with fulvestrant (FUL) ± ribociclib (RIB) [J]. Journal of Clinical Oncology, 2021,39 (15_suppl): 1001.

[38] SUNG H, FERLAY J, SIEGEL R L, et al. Global cancer statistics 2020: GLOBOCAN estimates of incidence and mortality worldwide for 36 cancers in 185 countries [J]. CA: a Cancer Journal for Clinicians, 2021,71(3):209 - 249.

[39] TABARIÈS S, MCNULTY A, OUELLET V, et al. Afadin cooperates with Claudin - 2 to promote breast cancer metastasis [J]. Genes & Development, 2019,33(3/4):180 - 193.

[40] TABARIÈS S, OUELLET V, HSU B E, et al. Granulocytic immune infiltrates are essential for the efficient formation of breast cancer liver metastases [J]. Breast Cancer Research, 2015,17(1):45.

[41] TERATA K, IMAI K, WAKITA A, et al. Surgical therapy for breast cancer liver metastases [J]. Translational Cancer Research, 2020,9(8):5053 - 5062.

[42] ULANER G A. PET/CT for patients with breast cancer: where is the clinical impact? [J]. American Journal of Roentgenology, 2019,213(2):254 - 265.

[43] VREUGDENBURG T D, MA N, DUNCAN J K, et al. Comparative diagnostic accuracy of hepatocyte-specific gadoxetic acid (Gd - EOB - DTPA) enhanced MR imaging and contrast enhanced CT for the detection of liver metastases: a systematic review and meta-analysis [J]. International Journal of Colorectal Disease, 2016,31(11):1739 - 1749.

[44] WALTER V, FISCHER C, DEUTSCH T M, et al. Estrogen, progesterone, and human epidermal growth factor receptor 2 discordance between primary and metastatic breast cancer [J]. Breast Cancer Research and Treatment, 2020,183(1):137 - 144.

[45] WILSON S R, BURNS P N, KONO Y. Contrast-enhanced ultrasound of focal liver masses: a success story [J]. Ultrasound in Medicine & Biology, 2020, 46(5):1059 - 1070.

[46] XU B H, YAN M, MA F, et al. Pyrotinib plus capecitabine versus lapatinib plus capecitabine for the treatment of HER2 - positive metastatic breast cancer (PHOEBE): a multicentre, open-label, randomised, controlled, phase 3 trial [J]. The Lancet Oncology, 2021,22(3):351 - 360.

[47] XU B H, ZHANG Q Y, HU X C, et al. Abstract GS1 - 06: a randomized control phase III trial of entinostat, a once weekly, class I selective histone deacetylase inhibitor, in combination with exemestane in patients with hormone receptor positive advanced breast cancer [J]. Cancer Research, 2022,82 (4_Supplement): GS1 - 6.

[48] XU B H, ZHANG Q Y, ZHANG P, et al. Dalpiciclib or placebo plus fulvestrant in hormone receptor-positive and HER2 - negative advanced breast cancer: a randomized, phase 3 trial [J]. Nature Medicine, 2021,27(11):1904 - 1909.

[49] YANG L B, LIU Q, ZHANG X Q, et al. DNA of neutrophil extracellular traps promotes cancer metastasis via CCDC25 [J]. Nature, 2020,583(7814):133 - 138.

[50] ZHANG P, SUN T, ZHANG Q Y, et al. Utidelone plus capecitabine versus capecitabine alone for heavily pretreated metastatic breast cancer refractory to anthracyclines and taxanes: a multicentre, open-label, superiority, phase 3, randomised controlled trial [J]. The Lancet Oncology, 2017,18(3):371 - 383.

第七十一章

乳腺癌区域淋巴结复发及转移的处理

第一节　区域淋巴结复发及转移的概念与发生率

一、区域淋巴结复发及转移的概念

早期乳腺癌患者术后患侧的淋巴引流区，包括腋窝、锁骨上/下及内乳淋巴结区域出现肿瘤，或同时伴有患侧两处及两处以上的淋巴引流区转移称为区域淋巴结复发（regional lymph node recurrence，RLNR）。孤立性复发是指在发现局部区域复发（LRR）时，通过常规检查未发现合并其他部位的转移。

关于对侧淋巴结的转移（contralateral lymph node metastasis，CLNM）是否也归为区域淋巴结转移、而非远位转移的问题也有争议，Moossdorff 等在一项包括 24 篇论文的荟萃分析指出，尽管样本量并不算大，但是可以看出对侧区域淋巴结转移患者的生存率明显好于远位转移患者，认为对侧区域淋巴结转移倾向于归为区域淋巴结复发及转移范畴。

二、区域淋巴结复发及转移的发生率及患者预后

（一）区域淋巴结复发及转移的发生率

早期乳腺癌患者行保乳术或乳房切除术后区域淋巴结复发及转移的发生率均较低，且常常与乳房或胸壁的局部复发同时存在。有研究显示，行腋淋巴结清扫术（ALND）后同侧腋淋巴结复发的发生率仅有 0.9%，Ⅰ、Ⅱ期乳腺癌保乳术后区域淋巴结转移的发生率为 1.2%～5%（表 71 - 1）。

表 71 - 1　Ⅰ、Ⅱ期乳腺癌保乳手术加放疗后区域淋巴结转移的发生率

作者	病例数	随访时间	区域淋巴结转移率(%)
Veronesi 等	352	8 年(中位)	2.3
Pierquin 等	3 353	>5 年(中位)	3
Sarrazin 等	592	78 个月(中位)	2
Leung 等	493	10 年(平均)	1.2
Mate 等	180	5 年	5
Van Limbergen 等	235	80 个月(中位)	3
Fisher 等	625	38.9 个月(平均)	2.2
Delouche 等	410	11 年(中位)	1.2
Calle 等	324	≥5 年	2.1
Fowble 等	990	5 年	3

据文献报道，最常见的复发区域淋巴结为腋淋巴结，其次是锁骨上淋巴结。Veronesi 等研究显示，经腋淋巴结清扫术后的患者随访中未发现腋淋巴结转移，但却有锁骨上淋巴结转移的病例出现，因此进行腋淋巴结清扫术后的患者，锁骨上淋巴结成为区域淋巴结转移较常见的部位；锁骨下和内乳淋巴结转移率均低于 2%，且常伴随腋淋巴结的转移。关于内乳淋巴结转移状况的分析，Fisher 等指出，临床查体显示腋淋巴结阴性的乳腺癌患者，若肿瘤位于外象限，内乳淋巴结受侵率为 3%～8%；肿瘤位于内象限或中央区，内乳淋巴结受侵率为 6%～14%。腋淋巴结阳性患者，肿瘤位于外象限，内乳淋巴结受侵率为 19%～42%；肿瘤位于内象限或中央

区，内乳淋巴结受侵率高达 33%～65%。尽管内乳淋巴结受侵率较高，但治疗后临床上再出现内乳淋巴结转移的病例很少见。Fisher 和 Langlands 的研究均显示，不论临床上发现或未发现腋淋巴结转移，单纯外科手术后内乳淋巴结转移的发生率为 0～2%。大量研究证实，辅助放疗可降低内乳淋巴结转移的发生率，使其发生率≤1%，同时也可有意义地降低相应区域的淋巴结转移率。最近，一项入组了 143 例乳腺癌患者的临床研究显示，保乳术＋前哨淋巴结活检术（SLNB）和乳腺癌改良根治术，两种手术方式对局部复发率（保乳组 5.26%，改良组 2.98%）和远处转移率（保乳组 6.57%，改良组 5.97%）无明显影响。对于新辅助化疗后的患者，Piltin 的研究中，602 名患者中一半以上进行了新辅助化疗后的前哨淋巴结活检术具有与腋淋巴结清扫术相似的复发事件（腋淋巴结清扫组 16/443，前哨淋巴结活检组 1/159）。除此之外，三阴性乳腺癌和 HER2 阳性型乳腺癌患者的区域淋巴结复发转移率较高。

（二）区域淋巴结复发及转移与患者预后

区域淋巴结复发及转移与局部复发相比常预示着不良的预后。一项来自 NSABP B-13、B-14、B-19、B-20 和 B-23 临床试验中 3 799 例接受保乳手术＋Ⅰ/Ⅱ水平腋淋巴结清扫患者的预后分析表明，同侧乳房复发患者的 5 年无远处转移生存率和总生存率分别为 66.9%和 76.6%，区域淋巴结复发转移者的 5 年无远处转移生存率和总生存率更低，分别为 27.8%和 34.9%，确认了区域淋巴结复发转移患者的死亡风险更高。临床研究的回顾性分析还显示，无病间期的时间可以影响预后，对于孤立可手术的腋淋巴结复发转移、无病间期＞1 年、达到局部控制的患者仍可获得较好的预后，10 年生存率大约为 69%；而 2 年以内发生区域淋巴结复发及转移患者的 5 年无远处转移生存率和总生存率分别仅为 12.5%和 19.5%。进一步的分析显示，激素受体阳性和阴性患者中，区域淋巴结复发及转移患者的死亡风险分别是未复发患者的 6.43 倍和 19.84 倍，显示激素受体阴性患者预后较差。

第二节　区域淋巴结复发转移的局部治疗

乳腺癌患者区域淋巴结复发转移的局部治疗可参考《中国抗癌协会乳腺癌诊治指南与规范（2021 年版）》及 NCCN 乳腺癌指南（2021 年版）。

按照解剖部位和淋巴结引流区域，乳腺癌术后区域淋巴结复发转移分为同侧腋淋巴结、锁骨上淋巴结、锁骨下淋巴结、内乳淋巴结复发和对侧区域淋巴结转移，其治疗方法略有差异，通过完整全面的检查以明确复发时有无合并远处转移非常重要。

空芯针穿刺可以明确复发灶的病理组织学诊断，并确定复发病灶的生物学状态（ER、PR、HER2 表达及 Ki-67 增殖指数），甚至雄激素受体（AR）状况等。胸部 CT 检查需要覆盖完整的胸壁和区域淋巴结；如果患者既往接受过术后放疗，则诊断复发时的影像学检查需要明确复发病灶在放射野内还是放射野外，以及距离放射野边缘的距离。此外，还需要增加对有无放射性肺损伤的评估；如接受过术后放疗的患者出现臂丛损伤的症状或上肢水肿，且临床无明显淋巴结肿大，推荐行增强 MRI 或 PET/CT 扫描，有助于鉴别区域淋巴结的复发和放射性纤维化，以鉴别治疗后改变与复发。

一、腋淋巴结复发

早期乳腺癌患者若初始手术未行腋淋巴结清扫术，术后仅发现同侧孤立的腋淋巴结转移，或即便融合且尚未固定，可行腋淋巴结清扫。若腋窝转移淋巴结已固定，应首先考虑全身治疗，若全身治疗有效，达到可切除条件时可再行手术切除。若初始治疗已行腋淋巴结清扫，腋窝转移淋巴结活动，在未发现其他部位及远处转移的情况下，可手术切除复发灶。对于未进行过放疗的患者，追加腋淋巴结清扫术（ALND）后需对患侧胸壁、内乳和锁骨上/下淋巴引流区进行预防性放疗至肿瘤剂量 50 Gy/25 Fx，5 周，若手术未能完整地切除转移淋巴结，放疗范围还应包括腋窝。若曾接受过腋窝或锁骨上区放疗，不建议行再次照射。

腋淋巴结清扫术后的患者切除腋窝转移淋巴结时手术操作要精细，因正常的解剖关系已改变，解剖层次要清楚，避免损伤腋静脉。若初始手术为 SLNB，术后出现同侧腋淋巴结转移，再次进行

SLNB技术上是可行的,但再次SLNB的准确性尚未经研究证实,并且在乳腺癌切除术后再次进行SLNB的预后价值目前尚不明确,因此不建议再次进行SLNB。近期关于再次SLNB的研究重点在于定位再次手术的前哨淋巴结,应用^{99m}Tc植酸盐注射液显像观察到,在既往接受过ALND和或全乳放疗(WBI)的患者中,淋巴引流模式有明显的改变,同侧腋窝引流明显减少,异常引流模式(内乳淋巴链,锁骨上、乳房内、对侧腋窝和对侧内乳淋巴链引流区)比例增加。所以,术前淋巴显像对于在这种再手术环境下探索腋外淋巴的引流很重要。

二、锁骨上淋巴结转移

锁骨上淋巴结位于锁骨上窝,属于颈深淋巴结最下群,沿锁骨下动脉和臂丛排列,引流腋尖和胸骨旁淋巴结的大部分淋巴回流,其输出淋巴管与颈深下淋巴结输出管合成颈干,汇入胸导管和右淋巴导管,或直接注入静脉角。乳腺癌转移至锁骨上淋巴结有4条途径:①经腋淋巴结转移至锁骨下淋巴结,再转移至锁骨上淋巴结;②经腋淋巴结转移至胸肌间淋巴结,再转移至锁骨下淋巴结,然后至锁骨上淋巴结;③经腋窝直接转移到锁骨上淋巴结;④经胸骨旁淋巴结转移至锁骨上淋巴结。

大约50%乳腺癌术后同侧锁骨上淋巴结转移(ipsilateral supraclavicular lymph node metastasis, ISLM)患者同时伴有腋淋巴结转移或胸壁复发;锁骨上淋巴结转移患者中绝大多数会出现远处转移,预后差,应积极考虑全身治疗。若初始治疗未进行过放疗,通常情况是在全身治疗获得缓解的情况下,考虑行胸壁、内乳和锁骨上/下淋巴引流区放疗至肿瘤剂量50 Gy/25 Fx(5周完成)后,对复发病灶加量至60 Gy或以上。如既往有乳房和胸壁照射史,可单独给予锁骨上/下淋巴引流区的放疗,照射野需与原照射野衔接;并需要考虑既往照射导致脊髓和臂丛等正常组织的受量情况,避免因两次照射的剂量重叠而出现重要组织的过度损伤。对既往有锁骨上区域放疗史的患者,可考虑行锁骨上淋巴结清扫术。

放疗可使乳腺癌同侧锁骨上淋巴结转移患者在局部治疗中生存获益,研究者对此观点比较一致;然而在局部控制方面是否需要手术治疗一直存在很大的争议。2020年,两个来自国内的研究对比接受锁骨上淋巴结清扫术(supraclavicular lymph node dissection, SLND)加放疗(RT)和单独放疗患者预后的差异,结果显示增加手术并没有带来总的无进展生存期和总生存期获益,但是在分层分析中,对于非管腔A型且4~9个腋淋巴结阳性的患者,SLND+RT具有DFS和OS的优势。2021年更新的NCCN乳腺癌指南指出,建议根据同侧锁骨上淋巴结转移患者的分型,在进行辅助内分泌治疗、化疗等全身治疗的基础上,同时对局部进行放疗,但对是否行局部手术以控制病灶没有明确建议。

三、锁骨下淋巴结转移

锁骨下淋巴结转移即意味着腋淋巴结第Ⅲ水平淋巴结受累。由于这部分淋巴结靠近腋静脉进入胸腔的入口,往往是低位腋淋巴结和锁骨上淋巴结转移中间的桥梁,预后要比单纯低位腋淋巴结转移差,需要更积极地考虑全身治疗。局部治疗方面,由于外科手术的创伤大,可以考虑以放疗为主。此放疗设野原则同锁骨上淋巴结,即在没有接受过术后放疗的患者需要对锁骨上和胸壁进行扩大照射,复发淋巴结区域加量至60 Gy或以上,需要注意对臂丛的剂量限制。

四、内乳区淋巴结转移

由于淋巴结位于胸廓内,内乳淋巴结转移(internal mammary lymph node metastasis, IMLNM)不易被诊断。Fowble等回顾性分析4 126例内乳淋巴结转移乳腺癌患者,发现内乳淋巴结转移患者的区域复发率仅为0%~7%。一旦胸骨旁发现肿块,往往病灶范围已较广泛,可能侵及胸骨、肋骨等邻近部位或向胸廓内延伸,应首先考虑全身治疗。如初始阶段未进行过放疗,条件允许的话可遵照与锁骨上淋巴结转移相同的处理原则;如既往无胸壁照射史,可考虑行胸壁+锁骨上/下淋巴引流区放疗。随着外科技术的发展,在胸腔镜下行内乳淋巴结切除,在技术上逐渐成熟,但其预后价值仍有待考证。一项入组了337例接受经肋间隙或内镜下内乳淋巴链切除术的患者,63例患者最终经病理学检查证实为内乳淋巴结转移,其中接近半数的患者修改了术后病理学分期,15名患者因此增加了术后辅助放疗方案。研究证明内乳淋巴结活检是安全有效的手术方式,有利于患者术后精准分期、制订适宜的辅助治疗方案,从而改善患者的预后。

第三节　区域淋巴结复发及转移的全身治疗

全身治疗包括化疗、内分泌治疗和分子靶向治疗。CALOR 试验显示局部复发患者可从化疗中获益，尤其是激素受体阴性的患者，而既往数据并未证实全身治疗可改善区域复发后患者的预后，目前认为区域淋巴结复发可能预示远处转移的发生，因此全身治疗仍是主要的治疗手段。

乳腺癌术后出现区域淋巴结转移，需要多学科评估和治疗，以最大程度优化治疗原则，目的在于一方面有效地控制局部疾病，另一方面尽可能地减少或延迟再次复发转移。在疾病进展过程中，肿瘤的分子表型可能发生改变，因此在确认区域淋巴结转移的同时需再次检测转移灶的受体状况，及时确定或调整患者的个体化治疗方案。这是因为：①肿瘤是一种异质性疾病，不同时期、不同部位肿瘤的生物学特性有可能存在差异；②肿瘤基因组是不稳定的，随着疾病的进展，就可能出现基因水平的改变；③治疗可能是导致受体状态转变的主要原因。

需要说明的是，可手术的区域淋巴结复发转移患者的治疗应以根治性治疗为主而非姑息性治疗。初始治疗后仅出现区域淋巴结转移，各项检查没有发现远处转移，患者可以从局部手术或放疗中获益，且患者的身体状况可以承受局部治疗，NCCN 乳腺癌临床实践指南推荐对于孤立的区域淋巴结转移患者，可以选择先进行局部治疗再进行全身治疗；若患者出现区域淋巴结转移的同时不能除外其他脏器转移，或已发现区域淋巴结转移发展较快，很可能已有远处转移，估计预后差，应首先考虑全身治疗，在初步的全身治疗获得缓解的情况下再考虑局部手术或放疗。

《NCCN 临床实践指南：乳腺癌（2021 版）》和《中国抗癌协会乳腺癌诊治指南与规范（2021 版）》在乳腺癌局部和区域淋巴结复发诊治中提出了全身治疗策略，在下列情况下需要考虑全身治疗：①局部区域病变较大或不可切除，但经全身治疗后病变缓解有可能变得可以切除者；②孤立的局部区域复发在得到有效的局部治疗后，巩固化疗有可能改善患者的无进展生存和总生存，尤其是复发病灶对内分泌治疗不敏感或无效者；③激素受体阳性患者内分泌治疗，具有可持续治疗和降低再次复发率的价值；④复发灶广泛以致放疗难以覆盖完整的靶区；⑤同期放化疗可以提高局部控制率；⑥HER2 阳性患者可以联合靶向治疗。

在全身治疗的选择方面，需考虑以下因素：①初始系统治疗方案；②复发及转移的范围；③无病间歇；④原发灶及转移灶的分子分型；⑤患者年龄及体能状态评分。与其他复发及转移患者的治疗原则一致，应密切跟踪治疗方案的疗效，并适时调整治疗方案。推荐局部区域复发患者参加前瞻性临床研究。

有关全身治疗的详细内容可参阅第六十七章“复发及转移性乳腺癌的综合治疗原则”。

第四节　预防区域淋巴结复发及转移的措施

区域淋巴结复发转移的危险因素包括低龄（发病年龄<35 岁）、淋巴结阳性、分子分型（三阴性或 HER2 阳性乳腺癌）、大肿瘤、淋巴管浸润和多中心性，术中淋巴结清扫数量不足也是乳腺癌术后复发的危险因素。对于腋窝临床阴性而未进行腋淋巴结清扫和局部放疗的乳腺癌患者，腋淋巴结转移的临床发生率为 37%，丹麦的研究显示为 19%，NSABP B-04 试验为 19%。乳腺癌手术若腋淋巴结清扫彻底，术后腋淋巴结转移发生率低于 5%，手术后无须进行腋窝部位放疗，腋窝放疗只会增加上肢淋巴水肿的发生率。Hayward 和 Langlands 的研究组分别报道，进行不适当的放疗后腋淋巴结转移的发生率为 13%～19%。全身治疗可提高乳腺癌术后的局部控制率。一项荟萃分析显示，5 年的他莫昔芬治疗可使激素受体阳性乳腺癌患者局部复发率降低约 1/2，化疗可使乳腺癌术后局部复发率下降约 1/3。可见规范化的综合治疗方案和标准的手术、放疗技术是避免和减少乳腺癌复发及转移的重要

因素。

乳腺癌术后放疗可以降低腋淋巴结转移≥4 个患者的锁骨上淋巴结转移率,并延迟锁骨上淋巴结转移的出现时间。一项随机对照临床试验显示,对于 1～3 枚淋巴结转移的患者可从乳腺癌术后放疗中获益,不仅可降低局部区域复发率,同时可改善远期生存。如果内乳淋巴结为临床阳性或病理学阳性,需对内乳淋巴结进行放疗。

区域淋巴结复发及转移的发生率与是否接受引流区放疗及初始治疗时淋巴结去除数量相关。一项研究显示,82%的区域淋巴结转移发生在此前未经放疗的淋巴结引流区。因此,对于淋巴结清扫数目不足(<10 枚)的患者应追加术后淋巴引流区放疗。值得思考的是,随着前哨淋巴结探测术的广泛应用,腋淋巴结去除数量减少,区域淋巴结复发率是否呈上升趋势仍有待进一步研究。

第五节　对侧区域淋巴结转移的处理原则

对侧区域淋巴结转移通常被认为是远处转移的一种,目前以全身治疗为主。然而,随着再次前哨淋巴结探测技术的应用,淋巴显像技术显示,既往接受过乳腺或腋窝手术或放疗的乳腺癌患者,其淋巴引流方向和区域可能发生改变,其中部分患者前哨淋巴结将出现于对侧淋巴引流区。Moossdorff 等通过一项回顾性研究,分别对比同侧区域淋巴结转移及远处转移与对侧淋巴结转移患者的 DFS 和 OS,发现对侧淋巴结转移患者的预后与同侧区域淋巴结转移患者预后相近,远优于远处转移的患者。

由于仅对侧淋巴结转移伴或不伴局部复发的发生率较低,目前对于该部分患者的研究数据不足,但对侧区域淋巴结转移并不罕见,此类患者是否属于远处转移的范畴及其治疗原则需进一步研究证实。

(张　熙　程　萌　耿翠芝)

参考文献

[1] 中国抗癌协会乳腺癌专业委员会. 中国抗癌协会乳腺癌诊治指南与规范(2019 年版)[J]. 中国癌症杂志, 2019,29(8):609-680.

[2] AI X, WANG M H, LI J Y, et al. Supraclavicular lymph node dissection with radiotherapy versus radiotherapy alone for operable breast cancer with synchronous ipsilateral supraclavicular lymph node metastases: a real-world cohort study [J]. Gland Surgery, 2020,9(2):329-341.

[3] BADER J, LIPPMAN M, SWAIN S, et al. Preliminary report of the NCI early breast cancer (BC) study: a prospective randomized comparison of lumpectomy (L) and radiation (XRT) to mastectomy (M) for stage I and II BC [J]. International Journal of Radiation Oncology, Biology, Physics, 1987,13: 160.

[4] BUCHANAN C L, DORN P L, FEY J, et al. Locoregional recurrence after mastectomy: incidence and outcomes [J]. Journal of the American College of Surgeons, 2006,203(4):469-474.

[5] FISHER B, BAUER M, MARGOLESE R, et al. Five-year results of a randomized clinical trial comparing total mastectomy and segmental mastectomy with or without radiation in the treatment of breast cancer [J]. The New England Journal of Medicine, 1985,312(11):665-673.

[6] FOWBLE B, SOLIN L J, SCHULTZ D J, et al. Frequency, sites of relapse, and outcome of regional node failures following conservative surgery and radiation for early breast cancer [J]. International Journal of Radiation Oncology, Biology, Physics, 1989,17(4):703-710.

[7] FREEDMAN G M, FOWBLE B L, NICOLAOU N, et al. Should internal mammary lymph nodes in breast cancer be a target for the radiation oncologist? [J]. International Journal of Radiation Oncology, Biology, Physics, 2000,46(4):805-814.

[8] GRADISHAR W J, ANDERSON B O, BALASSANIAN R, et al. NCCN guidelines insights: breast cancer, version 1. 2017 [J]. Journal of the National Comprehensive Cancer Network, 2017,15(4):433-451.

[9] HARRIS E E R, HWANG W T, SEYEDNEJAD F, et al. Prognosis after regional lymph node recurrence

in patients with stage I－II breast carcinoma treated with breast conservation therapy [J]. Cancer, 2003, 98(10):2144－2151.

[10] KATZ A, STROM E A, BUCHHOLZ T A, et al. Locoregional recurrence patterns after mastectomy and doxorubicin-based chemotherapy: implications for postoperative irradiation [J]. Journal of Clinical Oncology, 2000,18(15):2817－2827.

[11] LYTHGOE J P, PALMER M K. Manchester regional breast study—5 and 10 year results [J]. British Journal of Surgery, 2005,69(12):693－696.

[12] MOOSSDORFF M, VUGTS G, MAASKANT-BRAAT A J G, et al. Contralateral lymph node recurrence in breast cancer: regional event rather than distant metastatic disease. A systematic review of the literature [J]. European Journal of Surgical Oncology, 2015,41(9):1128－1136.

[13] PILTIN M A, HOSKIN T L, DAY C N, et al. Oncologic outcomes of sentinel lymph node surgery after neoadjuvant chemotherapy for node-positive breast cancer [J]. Annals of Surgical Oncology, 2020,27(12):4795－4801.

[14] QI X W, DU J Z, TANG P, et al. Clinical significance of internal mammary lymph node metastasis for breast cancer: analysis of 337 breast cancer patients [J]. Surgical Oncology, 2018, 27(2):185－191.

[15] RANGAN A M, AHERN V, YIP D, et al. Local recurrence after mastectomy and adjuvant CMF: implications for adjuvant radiation therapy [J]. The Australian and New Zealand Journal of Surgery, 2000,70(9):649－655.

[16] SATO A, SAKAI T, IWASE T, et al. Altered lymphatic drainage patterns in re-operative sentinel lymph node biopsy for ipsilateral breast tumor recurrence [J]. Radiation Oncology, 2019,14(1):159.

[17] SUN X F, WANG Y J, HUANG T, et al. Comparison between surgery plus radiotherapy and radiotherapy alone in treating breast cancer patients with ipsilateral supraclavicular lymph node metastasis [J]. Gland Surgery, 2020,9(5):1513－1520.

[18] UMBERTO VERONESI M D, ROBERTO ZUCALI M D, DEL VECCHIO PH D M. Conservative treatment of breast cancer with the QU. A. RT. technique [J]. World Journal of Surgery, 1985, 9(5):676－681.

[19] VODUC K D, CHEANG M C U, TYLDESLEY S, et al. Breast cancer subtypes and the risk of local and regional relapse [J]. Journal of Clinical Oncology, 2010,28(10):1684－1691.

[20] WALSH N, KILUK J V, SUN W H, et al. Ipsilateral nodal recurrence after axillary dissection for breast cancer [J]. The Journal of Surgical Research, 2012,177(1):81－86.

[21] XIANG J, HUANG S, TUO Y, et al. Effect of breast-conserving surgery combined with sentinel lymph node biopsy and axillary preservation on the recurrence, metastasis, complications and cosmetic results of early breast cancer patients [J]. Gland Surgery, 2020,9(4):1019－1025.

第七十二章

乳腺癌骨转移的处理

第一节 概　　述

在晚期乳腺癌患者中，骨转移的发生率为65%～75%，以骨转移为首发转移部位者占27%～50%。骨转移的发生与乳腺癌发病时的病理学分期和激素受体状态有关，肿块直径≥2 cm、淋巴结转移≥4个、临床分期Ⅱ～Ⅲ期、激素受体阳性的患者出现骨转移的比例较高，诊断骨转移的患者雌激素受体(ER)和/或孕激素受体(PR)的阳性率可高达76.6%。

乳腺癌骨转移的发生是复杂精细的多步骤过程，包括：乳腺癌原发灶的生长和增殖并获得转移特征；突破基底膜侵入细胞外基质；血管内渗与转运；黏附滞留；迁徙至血管外，形成微转移；最后定植于骨并在其中克隆生长，引起骨质改变。乳腺癌骨转移最常见的部位是富含红髓的骨骼干骺端，其原因可能与骨骼内结构复杂、血流缓慢、干骺端红骨髓血供丰富有关；骨髓产生特异的黏附分子能够捕获乳腺癌的循环肿瘤细胞。1889年，佩吉特提出了“种子-土壤学说”，该学说突出了肿瘤细胞与转移靶器官微环境之间的相互作用，很好地解释了肿瘤骨转移的器官选择性。

随着分子生物学理论及技术的进步，研究发现，正常情况下人体骨代谢平衡依赖于成骨细胞和破骨细胞活性的动态平衡，其中核因子κB受体激活蛋白/核因子κB受体激活蛋白配体/护骨因子(RANK/RANKL/OPG)系统在破骨细胞的成熟和活化过程中起关键作用。当肿瘤发生骨转移时，肿瘤细胞释放的细胞因子促进RANK与RANKL的结合，激活破骨细胞，加速骨破坏进程。而骨破坏可以促进这些细胞因子的释放和活化，破骨过程被不断地放大，形成“恶性循环”。

骨转移引起的常见并发症如骨痛、高钙血症、骨折、脊髓压迫等严重影响患者的生活质量，甚至危及患者生命。骨相关事件(SRE)在乳腺癌骨转移临床研究中，通常用作评价骨改良药物(BMA)疗效的观察指标。2018年12月，美国食品和药品监督管理局(FDA)发布的《肿瘤药物和生物制品临床试验终点行业指南》中将SRE定义为病理性骨折、骨放疗、骨手术和脊髓压迫4种类型。这些都是影响患者自主活动能力和生活质量的主要因素。

乳腺癌单纯骨转移的预后明显好于内脏转移。如果通过全身抗肿瘤治疗，推迟骨转移患者出现内脏转移的时间，患者的总生存期(OS)将有明显改观。而骨转移常见的疼痛、骨折等SRE严重影响患者的生活质量，需要在全身抗肿瘤治疗的基础上选择合理的放疗、手术等局部治疗，加强镇痛治疗，以改善生活质量、延长生存时间。因此，对乳腺癌骨转移应采取“全身治疗为主，局部治疗为辅”的原则。乳腺癌骨转移的诊疗过程涉及乳腺内科、乳腺外科、影像科、病理科、放疗科及骨科等多个学科的医生，因此，多学科团队(MDT)协作讨论意见，对确定患者最优的诊疗方案有非常重要的意义。

第二节　乳腺癌骨转移的诊断、临床表现和疗效评价

一、诊断与鉴别诊断

对于高危复发风险的早期乳腺癌以及复发转移乳腺癌，初诊时推荐进行骨转移的常规筛查。乳腺癌患者一旦出现骨痛、病理性骨折、碱性磷酸酶升高、脊髓或脊神经根压迫症状，或者高钙血症等临床表现，应进一步检查明确有无骨转移病变。

发射型计算机体层成像（ECT）骨扫描是骨转移初筛诊断方法，具有灵敏度高、早期发现异常骨代谢灶、全身成像等优点，但也存在特异度较低、不能提示病变为成骨性或溶骨性病变、不能显示骨破坏程度的缺点。CT 骨窗、X 线检查和 MRI 是骨转移的影像学确诊检查方法。对于 ECT 扫描异常的患者，应该针对可疑骨转移部位进行 CT 骨窗、X 线、MRI 检查，以确认骨转移情况，并了解骨破坏的严重程度以及负重骨的稳定性。

X 线平片可以看到转移病灶的骨结构改变，可分辨成骨及溶骨。因其图像重叠使观察困难，已逐渐被 CT 取代。然而，X 线在评估肱骨、股骨等长骨转移的整体情况以及骨稳定性方面仍有优势。

CT 骨窗扫描是诊断骨转移最重要的影像学方法，灵敏度和特异度均较高，表现为骨质结构的破坏。乳腺癌骨转移大部分表现为溶骨性转移，典型表现为类圆形虫噬样骨质破坏，仅有少部分表现为成骨性转移。常规的 CT 检查并不能显示骨结构的变化，以胸部 CT 为例，常规肺窗和纵隔窗检查很难发现骨转移，特别是在肋骨轻度破坏、无软组织肿块时更易漏诊。CT 检查的窗技术包括窗宽、窗位的设定，它是调节图像显示的最重要功能。在临床实践中必须依据不同的观察组织，设定不同的窗宽和窗位，才能得到合适的 CT 值和灰度。对于骨组织，CT 检查需要设定骨窗，才能清晰地显示骨结构。

MRI 检查的原理是体内氢原子的成像，对脂肪和水为主的软组织具有很高的分辨率。MRI 检查灵敏度高，可以在骨皮质破坏之前发现髓质转移，但可能存在假阳性，而且不能分辨成骨转移还是溶骨转移，因此单纯 MRI 异常诊断骨转移需要谨慎。MRI 检查可以清晰地辨认骨与软组织、脊髓的关系，对于了解脊髓是否受压及评估脊柱稳定性很有优势，可以帮助评估骨转移的手术和放疗的适应证。

PET/CT 具有与骨扫描相似的灵敏度和更高的特异度，对乳腺癌骨转移治疗后病情的跟踪优于骨扫描，但是对骨转移诊断的价值有待进一步研究，且其价格昂贵，临床并不作为常规推荐，但检查发现异常则提示可能存在骨转移。

骨活检发现转移癌细胞是诊断乳腺癌骨转移的金标准。针对临床可疑骨转移灶，尤其是单发骨病变，或者临床病情判断不确定的骨病变，应争取进行穿刺活检以明确病理学诊断。

结合乳腺癌病史、ECT 以及 X 线、CT 骨窗检查，大多数骨转移不难诊断，但需要注意与放射性骨损伤、外伤引起的骨病变鉴别。放射性骨损伤影像亦可表现为骨皮质密度减低、变薄、表面不光滑、骨质有不规则破坏，典型的可能有虫噬样改变，甚至出现骨折，通过 CT 骨窗或 X 线较难与骨转移区分。采集病史对于鉴别诊断非常重要。放射性骨损伤的范围与既往放疗的范围高度一致，多数无骨痛、活动受限等症状；通过观察随访，如骨破坏范围无变化可以帮助诊断。对于骨扫描发现的单发骨浓聚，如有明确的外伤史，且外伤部位与病变部位一致，需要考虑到是否存在既往外伤引起的骨病变。对于可疑的病灶，仍需要密切随访观察，必要时行骨活检，以免延误骨转移的诊治。

二、临床表现

乳腺癌骨转移灶的分布有一定的规律性，以脊柱、骨盆和长骨干骺端最为常见，其次为胸骨、肋骨、颅骨等。乳腺癌骨转移的 X 线和 CT 骨窗检查表现以溶骨性破坏为多，易发生部分或完全的病理性骨折。还有极少数患者的骨转移以成骨性破坏为主，破坏区显现不规则的致密阴影、边界不清，骨小梁紊乱、增厚、粗糙。诊断成骨性或混合性骨转移时需排除既往抗肿瘤治疗以及双膦酸盐治疗的影响。即只有在从未治疗，初次摄片时即有骨质硬化表现的病灶，才可明确诊断为成骨性或混合性骨转移。

骨痛是骨转移的常见症状，脊椎、股骨等负重部分骨转移并发病理性骨折的危险约为 30%，是影响

患者生活质量及活动能力的主要原因。骨皮质溶骨性破坏侵犯周围软组织可能表现为局部软组织肿块,以胸骨、骨盆、肋骨较为常见,若治疗有效,可观察到软组织肿块缩小。骨转移病灶压迫神经会出现神经病理性疼痛以及相应的神经系统症状,如椎体骨转移压迫脊髓,可能出现相应平面以下的感觉和运动障碍。骨转移本身一般不直接威胁患者生命,有效的治疗手段较多,不合并内脏转移的患者生存期相对较长。但是对于出现病理性骨折、肿瘤压迫神经等情况的骨转移患者,长时间生活质量的下降会明显缩短患者的生存时间。

三、疗效评价

在乳腺癌骨转移病程中,因为破骨细胞和成骨细胞的活性交替变化,致使骨的代谢平衡倾向于骨吸收或骨形成,因此,评价骨转移的疗效,既需要评价肿瘤负荷,又需要评价骨结构改变。

骨扫描可以初筛有无新增部位骨转移,如果转移部位增多,结合临床症状加重,可评估骨转移进展。骨扫描和MRI检查无法显示骨质结构,对比治疗前后影像片亦无法显示原骨转移部位骨结构的变化。CT骨窗扫描可以清晰显示骨结构的变化,是骨转移疗效评价的主要手段。PET/CT将PET功能显像和CT解剖显像有机地结合起来,既可以调整窗宽、窗位显示CT骨窗,亦可以显示出骨转移部位治疗前后代谢活性的变化,在骨转移的疗效评价中有一定优势。

目前的实体瘤疗效评价标准(RECIST 1.1)将骨转移作为非目标病灶,疗效评价仅有疾病稳定[SD,即非完全缓解(CR)/非疾病进展(PD)]或者疾病进展。临床实践中观察到,溶骨性骨转移治疗好转的CT骨窗表现为原有溶骨病灶缩小、出现钙化,成骨、溶骨的混合,或者完全表现为成骨。另外,成骨性转移的好转,并不是骨质密度减低,而同样是钙化增加。临床初诊为成骨转移的病例数较少,因此,成骨性转移的疗效评价尚需要进一步积累数据。

大多数新药临床试验会排除单纯骨转移的乳腺癌患者,因此,骨转移的影像学评价缺乏权威的证据,在临床判断过程中常常出现偏差。现在越来越多的内分泌临床研究可以纳入单纯骨转移患者,但评价疗效需要综合分析,仔细研判。对于溶骨性转移治疗后出现钙化修复,表现为成骨,甚至成骨范围大于原有溶骨范围的影像表现,影像科医生常常误判为肿瘤进展,而临床医生一定要结合影像和患者的临床表现,如果患者症状减轻,再结合CT骨窗出现的成骨改变,就可以判断病情好转。骨转移的影像进展表现为:溶骨性转移出现新增部位的溶骨性改变,或者原有溶骨性病灶范围扩大;原有成骨性转移灶密度降低,逐步转化为溶骨性病灶。

然而,临床实践中骨转移影像变化相对滞后,尤其是多线治疗后,CT骨窗多表现为高、低密度混杂影,更是增加了疗效评价的难度。因此,在乳腺癌单纯骨转移病情进展的判断方面,学术界亦有不同的观点。基于大量的临床实践认识到,在骨转移影像无明显变化的情况下,骨转移的疗效评价需要结合症状和肿瘤生物标志物,并且针对临床常见的几种情况,提出疗效评价和处理措施的建议,并初步达成了共识:①如果患者骨转移症状进行性加重、肿瘤生物标志物进行性升高,即使CT骨窗影像无明显变化,亦需要考虑骨转移进展,并警惕新发其他部位转移,必要时借助PET/CT全面检查;②对于仅有骨转移症状加重的患者,需结合症状、查体和影像明确疼痛或活动受限的具体部位,建议在不改变全身抗肿瘤治疗的情况下进行局部放疗,或者改用骨改良药物,如给予负荷剂量伊班膦酸、地舒单抗等,进一步提高对骨转移症状的控制,并继续密切随访复查;③如果骨转移症状和影像稳定,单纯的肿瘤生物标志物升高不能判定骨转移进展,更不能作为更换全身抗肿瘤治疗的依据,但是密切随访复查是非常必要的。

第三节　乳腺癌骨转移的治疗

一、治疗目标

乳腺癌骨转移治疗的主要目标:①预防和治疗SRE;②缓解疼痛;③恢复功能,改善生活质量;④控制肿瘤进展,延长生存期。

二、治疗原则

乳腺癌骨转移作为复发及转移性疾病，治疗应以全身抗肿瘤治疗为主，应按照行业指南分类治疗，分层治疗原则选择化疗、内分泌治疗、分子靶向治疗、免疫治疗。骨改良药物可以预防或推迟 SRE 的发生。合理的局部治疗，如手术和放疗可以更好地预防和治疗严重 SRE。积极的镇痛以及支持治疗可以短时间缓解骨痛、改善患者生活质量。

骨转移的全身抗肿瘤治疗方案，要考虑患者激素受体(ER/PR)、HER2 状况、年龄、月经状态以及疾病进展速度。原则上疾病进展缓慢的激素受体阳性乳腺癌患者可以首选内分泌治疗，激素受体阴性患者可首选单药化疗，疾病进展迅速的复发转移患者尤其是伴有内脏转移危象者应首选化疗(根据肿瘤负荷决定单药或联合方案)，而 HER2 过表达的患者应考虑联合抗 HER2 药物的治疗方案。

对于存在剧烈疼痛、骨折或脊髓压迫风险的患者，需要肿瘤内科、骨科、放疗科和影像科等多学科会诊，充分评估影响生活质量或风险较大的病变部位，结合身体情况、肿瘤发展速度，合理制订全身治疗和局部治疗相结合的个体化综合治疗方案。

三、手术治疗

外科治疗可以最大限度地解决癌症骨转移患者病理性骨折、肿瘤压迫神经的问题，并可减轻疼痛、恢复肢体功能，从而改善患者生活质量。应对骨转移患者密切随访观察，特别是肿瘤进展期间，对于疼痛明确的部位，尤其是潜在病理性骨折发生率高且后果较严重的股骨、椎体、髋关节等承重部位，需肿瘤内科、放疗科和骨科进行多学科会诊，对于是否需要进行手术以及手术的时机作出恰当的判断，争取降低截瘫、骨折的发生率，切实提高患者的生活质量。

手术治疗骨转移的适应证有：①单发或多发骨转移，骨质破坏严重，伴或不伴有病理性骨折，特别是承重骨及四肢长骨；②骨转移瘤局限，软组织未侵及；③短时间内发生的肿瘤压迫脊髓，需要立即手术减压；④预计原发肿瘤治疗后有较长的存活期；⑤全身状况良好，能够耐受手术治疗。禁忌及相对禁忌证有：①预计生存期较短；②全身一般情况较差，有手术禁忌证，不能耐受手术治疗。

外科手术治疗乳腺癌骨转移的方法包括：单纯内固定术、病灶清除加内固定术、病灶切除加人工关节置换术、脊髓受压后的减压及脊柱稳定性的重建术。固定术治疗可考虑选择性用于治疗病理性骨折或因脊髓受压而减压后，预期生存时间＞3 个月的乳腺癌骨转移患者。如四肢长骨病理性骨折可行切开复位、肿瘤刮除内固定术，骨缺损处可用骨水泥充填以增加稳定性，便于患者活动。对骨转移压迫脊髓致不同程度的瘫痪患者，应尽早行椎板减压，多数患者可得到恢复。预防性固定术治疗可考虑选择性用于股骨转移灶直径＞2.5 cm，或股骨颈骨转移，或骨皮质破坏＞50%，预期生存时间＞3 个月的乳腺癌骨转移患者。

手术后待身体状态好转，一般情况允许时，可尽快给予全身性抗肿瘤治疗以控制肿瘤。

四、放射治疗

放疗是乳腺癌骨转移姑息性治疗的有效方法，主要作用是缓解骨疼痛和降低病理性骨折的危险，包括外照射与放射性核素治疗。

外照射是骨转移姑息性放疗的首选方法，有效的外照射可以使 50%～80% 患者的骨痛症状迅速缓解，接近 1/3 的患者症状完全消失，具有骨痛缓解率高、疗效持久等优势。外照射的作用原理主要是射线可以直接杀灭肿瘤细胞，控制肿瘤生长，减轻骨膜和骨髓腔的压力，缓解疼痛。主要适应证为：①有症状的骨转移灶，用于缓解疼痛及恢复功能；②选择性用于负重部位骨转移的预防性放疗，如脊柱或股骨转移。

对于承重部位的单纯溶骨性转移，如果溶骨性改变影响了骨的稳定性，有塌陷或者骨折的风险，建议先行手术增加稳定性，再行放疗以进一步消灭局部的肿瘤细胞。

骨转移放疗的外照射常用局部单野、两野对穿、三野照射及调强放疗(IMRT)技术。预期生存期较长的可用常规分割照射，反之或行动不便者可选择短疗程大分割照射，单次照射尤其适用于活动及搬运困难的晚期患者，以尽快获得止痛效果。立体定向体部放疗(SBRT)采用更精确的放疗技术，优势在于更好地保护邻近转移灶的关键器官，可给患者带来更好的生活质量。

美国放射肿瘤学会(ASTRO)2017 年 2 月更新发布了《骨转移姑息性放疗指南》，指南更新是基于

2009年12月至2015年1月发表的临床研究数据，并由来自放疗专业和转移性疾病的专家进行评估，就骨转移放疗的关键问题提出了建议(表72-1)，内容如下：

1. *放疗剂量*　指南维持了原先推荐的4种针对既往未曾放疗的骨病灶的外照射方案，即单次大剂量8 Gy/Fx、20 Gy/5 Fx、24 Gy/6 Fx和30 Gy/10 Fx。这4种分割方案可达到相似的疼痛缓解率，放疗相关不良反应的发生率也相似。与分次放疗相比，单次大剂量放疗患者需要再次治疗的概率更高，然而由于其便捷性，单次大剂量放疗方案是预期生存期较短患者的最佳选择。研究数据并未提示单次放疗会产生不可接受的长期不良反应。与多次分割相比，单次大分割之后出现骨折的风险是否更高，尚无明确结论。

2. *骨转移的再放疗*　对四肢骨转移或椎体骨转移进行外照射放疗1个月后，再次出现或持续疼痛时可考虑再放疗，但应该根据已有的文献报道对正常组织放疗剂量进行合理限制。2014年的一项系统综述和荟萃分析显示其疼痛总缓解率达58%，证实了再放疗的有效性。

3. *先进放疗技术在骨转移治疗中的应用*　目前已有足够数据支持常规使用先进放疗技术治疗骨转移，可以将先进的放疗技术如SBRT作为疼痛性脊柱转移病变或脊髓压迫的初始治疗。先进放疗技术如SBRT再次治疗脊椎骨转移复发性疼痛有可能是可行、有效和安全的，指南共识都推荐使用。

4. *姑息性放疗在骨痛患者中的地位*　对于合并骨痛的骨转移患者，指南强调手术、放射性核素、双膦酸盐，或椎体后凸成形术/椎体成形术的应用不能免除姑息性骨转移放疗。

放射性核素治疗俗称“内放射”，指通过静脉注射高度亲骨的同位素药物，使骨转移部位出现高度选择性的放射性核素浓聚，利用同位素药物的衰变而产生生物吸收剂量的射线对转移灶进行照射，发挥抗肿瘤治疗作用。治疗肿瘤骨转移的放射性核素主要有锶-89(^{89}Sr)和钐-153(^{153}Sm)，曾于20世纪80—90年代和21世纪初应用于骨转移的治疗，主要适用于骨转移病灶分布广泛，无法实现对所有病灶进行外照射的患者，对缓解疼痛有一定疗效。然而放射性核素治疗对骨髓均具有抑制作用，引起血小板和中性粒细胞计数的减少，常常会影响全身抗肿瘤治疗的实施，因此限制了其临床应用。随着全身抗肿瘤治疗的进步，以及骨改良药物的广泛应用，临床较少使用针对骨转移的放射性核素治疗。

表72-1　2017年骨转移姑息性放疗ASTRO指南建议和证据力度

指南建议	支持率	建议强度	证据力度
问题1:哪一种放疗分割方案对于缓解疼痛和降低骨痛的发生率更有效 指南维持了原先推荐的4种针对既往未曾放疗的骨转移病灶的外照射方案，即:单次大分割8 Gy/Fx、20 Gy/5 Fx、24 Gy/6 Fx和30 Gy/10 Fx。上述4种分割方案可达到相似的疼痛缓解率。必须要认识到单次大分割放疗与多次分割相比，疼痛部位的再次治疗率可能增加	100%	强烈建议	高
问题2:对于脊椎或者关键部位骨转移需要缓解骨痛或者预防疼痛发生的患者，何时实施单次大分割更为合适 单次大分割8 Gy/Fx在缓解疼痛方面的疗效不劣于多次分割，由于其便捷性，是预期生存期较短患者的最佳选择	100%	强烈建议	高
问题3:是否存在长期的不良反应因而限制了单次大分割方案的应用 目前没有高质量的临床研究表明单次大分割方案会产生不能接受的长期不良反应而限制骨转移疼痛患者的应用;与多次分割相比，单次大分割之后出现骨折的风险是否更高，尚无明确结论	100%	强烈建议	高
问题4:四肢骨转移的患者何时可以接受再放疗 四肢骨转移患者外照射后1个月如疼痛症状仍然持续，或者疼痛缓解后再发，可以进行再放疗，但应该根据已有的文献报道对正常组织放疗剂量进行合理限制	100%	强烈建议	高
问题5:脊椎骨转移病变疼痛再发的患者何时可以接受再放疗 脊椎骨转移患者初始放疗结束后1个月如出现疼痛再发，可以进行再次外照射放疗，但应该根据已有的文献报道对正常组织放疗剂量进行合理限制	100%	强烈建议	高

续表

指南建议	支持率	建议强度	证据力度
问题6：高度适形放疗在骨转移疼痛的初始治疗方面有着什么样的应用前景 在临床研究中，可将先进的放疗技术如SBRT应用于脊椎骨转移疼痛或者脊髓压迫的初始治疗，但目前尚缺乏足够的数据支持其常规使用	100%	强烈建议	中等
问题7：脊椎骨转移病变疼痛再发的患者何时考虑应用高度适形放疗 对于脊椎骨转移疼痛再发的患者，应用先进放疗技术如SBRT进行再放疗可能是可行、有效且安全的，专家组建议其应用仅限于临床研究，尚缺乏足够的数据支持其常规使用	100%	强烈建议	中等
问题8：对于骨转移疼痛的患者，手术、放射性核素、双膦酸盐和椎体后凸成形术、椎体成形术等的合理应用，是否可以免除姑息性放疗 近期2个大型研究结果显示，在前列腺癌骨转移的患者中，注射伊班膦酸与单次分割外照射放疗相比，疼痛的缓解效果是相似的，尽管疼痛缓解不太快。但是专家组仍然重申，对于疼痛骨转移的患者，手术、放射性核素、双膦酸盐和椎体后凸成形术、椎体成形术等的合理应用，不能免除姑息性放疗	100%	强烈建议	中等

第四节　骨改良药物的应用

美国临床肿瘤学会（ASCO）在2000年制订并公布了第1部双膦酸盐应用于乳腺癌患者的临床实践指南，分别于2003、2011年进行了更新。2017年，基于三项唑来膦酸给药间隔的Ⅲ期非劣效研究、一项减少骨改良药物给药频次的系统回顾和荟萃分析，以及两项骨改良药物控制继发性疼痛的随机对照研究，ASCO对乳腺癌骨转移应用骨改良药物指南进行了第3次更新，此次的更新点主要针对骨改良药物的给药间隔，以及对于控制骨痛的作用（表72-2）。

指南推荐乳腺癌骨转移患者常规应用骨改良药物。推荐的骨改良药物包括地舒单抗，每4周皮下注射120 mg；帕米膦酸钠，90 mg静脉注射，每3～4周用药1次；或唑来膦酸，4 mg静脉注射，每3～4周或每12周用药1次。骨改良药物的镇痛作用比较轻微，不推荐单独应用于治疗骨痛。ASCO指南更新委员会建议应用现有的支持治疗和疼痛管理标准方案（镇痛、辅助治疗、放疗、手术、全身抗肿瘤

表72-2　ASCO骨改良药物应用指南（2017年）摘要

推荐目录	推荐内容
适应证和用药前检测	（1）推荐有骨转移证据的乳腺癌患者常规应用骨改良药物。现有证据不足以支持任何一种骨改良药物优于另一种骨改良药物。当长期应用骨改良药物时，需要考虑作用机制、可能的获益和风险 （2）肌酐清除率＞60 mL/min的患者，双膦酸盐的给药剂量、输注时间和治疗间期无需调整。每次输注双膦酸盐前检测血清肌酐水平 （3）肌酐清除率＜30 mL/min或者透析的患者，在应用地舒单抗时，应密切监测血钙水平 （4）所有患者应用骨改良药物前均需进行常规口腔科检查以及预防性口腔护理咨询 （5）不推荐将监测骨改良药物的生物标志物应用于临床
骨改良药物给药的最佳间隔时间	（1）帕米膦酸，90 mg静脉滴注，输注时间不短于120 min，每3～4周1次 （2）唑来膦酸，4 mg静脉输注，输注时间不短于15 min，每12周1次或每3～4周1次（证据等级：高；推荐等级：强；2017年指南主要更新点） （3）地舒单抗，120 mg皮下注射，每4周1次
骨改良药物在骨转移所致疼痛中的作用	骨改良药物治疗的镇痛作用非常轻微，因此不推荐单独应用于骨转移疼痛的患者。建议应用现有的支持治疗和疼痛管理标准方案（镇痛、辅助治疗、放疗、手术、全身抗肿瘤治疗，或者转至姑息宁养和疼痛管理）

治疗,或者转至姑息宁养和疼痛管理)。现有证据不足以支持任何一种骨改良药物优于其他骨改良药物。

一、双膦酸盐类药物

(一) 作用原理

双膦酸盐是焦膦酸盐分子的稳定类似物。破骨细胞聚集于矿化骨基质后,通过酶水解作用导致骨破坏,而双膦酸盐可以抑制破骨细胞介导的骨破坏作用,还可以抑制破骨细胞成熟,抑制成熟破骨细胞的功能,抑制破骨细胞在骨破坏部位的聚集,抑制肿瘤细胞扩散、浸润和黏附于骨基质。

(二) 适应证

包括:① 高钙血症;② 骨痛;③ 治疗和预防 SRE。

骨转移相关临床症状如骨痛、高钙血症、骨折、脊髓压迫等严重影响患者生活质量。目前,在乳腺癌骨转移中使用骨改良药物的主要目的是治疗和预防以上所致 SRE 的发生,减少抗肿瘤治疗引起骨丢失,提高骨密度。临床研究证实双膦酸盐可以有效治疗乳腺癌骨转移,并预防乳腺癌骨转移患者发生 SRE。

(三) 临床用药变迁及使用方法

双膦酸盐化学结构中与中心碳原子连接的侧链不同,双膦酸盐类药物的临床活性和功效亦有所不同。

第 1 代双膦酸盐以氯膦酸二钠为代表,这些药物在 30 年前进入临床使用。用量和用法:氯膦酸二钠有静脉、口服 2 种制剂可供选择,双膦酸盐口服制剂方便在家用药,也方便和口服化疗药物及内分泌药物联合使用。临床上也可以先采用静脉滴注氯膦酸二钠 400 mg/d,连用 3 d,之后口服氯膦酸二钠 1 600 mg/d,共 3～4 周作为 1 个周期的用法。氯膦酸二钠主要经肾脏清除,因此,在氯膦酸二钠治疗过程中一定要维持足够的水分摄入。氯膦酸二钠胶囊应整粒吞服。任何情况下不能将氯膦酸盐与含有钙或其他二价阳离子的牛奶、食物或药物同服,因为它们会减少氯膦酸盐的吸收。

第 2 代是含氮的双膦酸盐,包括帕米膦酸二钠、阿仑膦酸钠,这些药物抑制骨吸收的体外活性作用要强于第 1 代药物。用量和用法:帕米膦酸盐静脉滴注,每次 60～90 mg,输注时间不短于 120 min,每 3～4 周用药 1 次。

第 3 代为具有杂环结构的含氮双膦酸盐唑来膦酸和不含环状结构含氮的伊班膦酸,作用强度和疗效比第 2 代进一步提高。

唑来膦酸治疗骨转移的剂量是每次 4 mg,静脉滴注＞15 min,每 3～4 周或每 12 周注射 1 次,主要的不良反应是发热和骨关节疼痛。Van den Wyngaert 等研究表明,2 年以上唑来膦酸治疗的安全性可靠,并且可降低 SRE 的发生率,因此,临床实践中推荐用药时间可达 2 年或更长时间。2017 版乳腺癌骨转移应用骨改良药物 ASCO 指南主要更新点之一是唑来膦酸的用药间隔时间,在原来每 3～4 周注射 1 次的基础上,新增了每 12 周注射 1 次的用法。三项针对唑来膦酸用药间隔时间的随机对照试验研究 ZOOM、OPTIMIZE 2 和 CALGB (Alliance),通过对比每 4 周或每 12 周给药 1 次唑来膦酸,结果显示两组的 SRE 发生率和骨相关事件年发生率基本相似。因此,对于骨转移广泛、既往出现过 SRE 的高危患者,唑来膦酸推荐每 4 周给药 1 次。当唑来膦酸临床应用超过 2 年,或者骨转移局限、病情稳定的低危 SRE 患者,可适当延长给药间隔至每 12 周 1 次。

伊班膦酸治疗骨转移常规剂量为 6 mg,每 3～4 周静脉注射 1 次,每次注射时间不短于 120 min。伊班膦酸负荷剂量可快速缓解伴有严重疼痛的转移性骨痛患者,使用方法:6 mg/d,连续 3 d 静脉注射,以后每 3～4 周常规使用,每次 6 mg。临床研究显示,一线应用帕米膦酸、唑来膦酸等治疗后骨痛加重的患者,二线应用负荷剂量伊班膦酸治疗可以减轻骨痛,减少镇痛药物的剂量,明显改善患者的生活质量,且不良反应轻。伊班膦酸可能在胃肠道不良反应方面略更明显于唑来膦酸或安慰剂,在关节痛方面更明显于安慰剂。在用药过程中应监测血清钙、镁、磷及血清肌酐的水平。

二、地舒单抗

(一) 作用原理

地舒单抗是人源化的 IgG2 单克隆抗体,通过靶向地结合 RANKL,抑制破骨细胞活化,减少骨吸收,增加骨密度和骨强度。临床研究证实,地舒单抗能有效地预防乳腺癌患者 SRE 的发生。

（二）适应证

包括：①预防骨转移患者的 SRE；②高钙血症；③骨转移引起的骨痛。

（三）临床研究数据及使用方法

地舒单抗应用于乳腺癌骨转移的Ⅲ期临床研究，旨在比较地舒单抗与唑来膦酸在延迟或预防 SREs 方面的疗效。患者随机接受皮下注射地舒单抗 120 mg 加静脉注射安慰剂（$n=1\,026$）或静脉注射唑来膦酸（4 mg，根据肌酐清除率调整剂量）加皮下注射安慰剂（$n=1\,020$）治疗。每 4 周重复治疗，所有患者服用钙片与维生素 D 补充剂。主要研究终点是到首次出现 SRE 的时间。结果显示，与唑来膦酸组相比，地舒单抗组延长了至首次 SRE 发生的时间 8.21 个月，降低了首次和多次 SRE 的风险，差异有统计学意义。两组的总生存、疾病进展以及不良事件和严重不良事件发生率相似。唑来膦酸组肾脏不良事件和急性反应较多，地舒单抗组则发生更多的低钙血症；两组的下颌骨坏死发生率均较低（地舒单抗组 2.0%，唑来膦酸组 1.4%，$P>0.05$）。提示在延迟或预防 SRE 方面，地舒单抗治疗乳腺癌骨转移患者的疗效优于唑来膦酸且耐受性良好。

地舒单抗的推荐用法是 120 mg 每 4 周皮下注射 1 次，总体耐受性良好，关节痛、乏力、急性反应的发生率较低，低钙血症的发生率略高。说明书没有根据肾脏安全性进行剂量调整的规定。对于血清肌酐清除率<30 mL/min 或正在接受透析治疗的患者，出现低钙血症的风险高于肾功能正常的患者。ASCO 指南提出对于血清肌酐清除率<30 mL/min 或正在接受透析治疗的患者，如果接受地舒单抗治疗，推荐密切监测是否出现低钙血症。地舒单抗最早于 2010 年 11 月获美国 FDA 批准上市，2019 年 5 月在国内获批上市，《乳腺癌骨转移和骨相关疾病临床诊疗专家共识（2020 版）》推荐地舒单抗应用于乳腺癌骨转移的治疗。

作为一种新型的骨改良药物，地舒单抗在预防或延缓 SRE 发生方面均优于唑来膦酸，用于转移性乳腺癌已有用药 3 年以上的安全性数据，耐受性良好，皮下注射给药，方便快捷，可以作为乳腺癌骨转移患者的首选治疗用药。一项回顾性研究显示，原本使用双膦酸盐的患者换用地舒单抗后，可推迟 SRE 的再次发生，因此，地舒单抗亦可以作为双膦酸盐疗效不佳患者的治疗选择。

三、骨改良药物应用的相关注意事项

（1）在使用骨改良药物前，应该检测患者血清电解质水平，重点关注血肌酐、血清钙、磷酸盐、镁等指标。

（2）临床研究表明第 1 代氯膦酸盐、第 2 代帕米膦酸盐和第 3 代唑来膦酸和伊班膦酸盐都有治疗乳腺癌骨转移的作用，都可以用于治疗高钙血症、骨痛，预防 SRE 发生。第 3 代双膦酸盐唑来膦酸和伊班膦酸有疗效更好、毒性更低和使用更方便的优点。地舒单抗通过皮下注射给药，门诊治疗更为方便。

（3）每种骨改良药物均不可与其他种类骨改良药物联合使用。骨改良药物可以与放疗、化疗、内分泌治疗、止痛药联合使用。

（4）在使用地舒单抗治疗时建议每日补充钙 500 mg 和维生素 D 400 IU。长期使用双膦酸盐联合治疗时应每日补充钙和维生素 D，剂量为钙 1 200～1 500 mg/d 及维生素 D 400～800 IU。

（5）轻、中度肾功能不全（肌酐清除率>30 mL/min）的患者无需调整剂量，但严重肾功能不全（肌酐清除率≤30 mL/min）的患者，应根据不同产品的说明书进行剂量调整或延长输注时间。肌酐清除率<30 mL/min 或透析患者，在接受地舒单抗治疗时应密切监测，以防低钙血症发生。

（6）鉴于有文献报道少数患者在长期使用双膦酸盐后有发生下颌骨坏死的风险，患者在接受骨改良药物治疗之前，应先做口腔科检查并预防性地进行口腔护理。用药期间注意每日口腔清洁，尽量避免包括拔牙等口腔手术。如用药期间无诱因或口腔操作后出现颌面部骨暴露、不能愈合，应尽早联系专科医生处理。

四、骨改良药物在早期乳腺癌辅助治疗中的应用

抗肿瘤治疗引起的骨丢失是应该引起临床重视的问题，它可以发生在不同年龄的患者，在化疗、激素治疗尤其是卵巢功能抑制和芳香化酶抑制剂治疗后。ASCO 乳腺癌妇女骨健康指南推荐乳腺癌妇女均应接受骨质疏松风险评估。高危患者包括：年龄>65 岁，60～64 岁但具有以下危险因素之一：骨质疏松家族史、体重<70 kg、曾发生过非创伤性

骨折或其他骨质疏松导致病理性骨折的危险因素,正在接受芳香化酶抑制剂治疗的绝经后妇女,正在接受可能导致早期绝经的治疗(化疗、卵巢去势)的绝经前妇女。乳腺癌辅助治疗期间,骨密度评分(T值)<-2.5时应开始使用双膦酸盐治疗;当T值在-2.5~-1时考虑使用双膦酸盐;当T值>-1.0时不建议使用双膦酸盐。双膦酸盐治疗骨质疏松的用法和治疗骨转移的用法不一样,可以每3~6个月使用1次,并且要根据治疗后骨密度评分的改变调整用药。

三项大型临床研究Z.FAST、ZO-FAST和E-ZO-FAST观察唑来膦酸预防乳腺癌内分泌治疗引起的骨丢失的作用。结果显示,与延迟治疗比较,唑来膦酸早期应用于接受来曲唑辅助治疗的患者可显著增加腰椎和髋部骨密度,提示乳腺癌患者接受芳香化酶抑制剂治疗同时,每6个月注射唑来膦酸4 mg可有效地预防抗肿瘤治疗引起的骨丢失。ABCSG-12研究在绝经期前乳腺癌妇女,药物性卵巢去势联合他莫昔芬或阿那曲唑治疗,采用唑来膦酸(4 mg/6个月)治疗,5年随访的结果显示,唑来膦酸能够有效地预防治疗相关的骨丢失。《乳腺癌骨转移和骨相关疾病临床诊疗专家共识(2020版)》推荐唑来膦酸应用于预防乳腺癌内分泌治疗引起的骨丢失。

每6个月皮下注射地舒单抗60 mg可有效预防抗肿瘤治疗引起的骨丢失。ABCSG-18研究证实,对于绝经后的接受芳香化酶抑制剂辅助治疗的乳腺癌患者,地舒单抗能有效地减少骨折的发生,增加骨密度。

体外研究显示,双膦酸盐具有抗肿瘤作用,并且已有ZO-FAST和ABCSG-12研究提示,使用唑来膦酸可能明显降低骨转移发生风险。2017年6月ASCO和加拿大安大略癌症中心(Cancer Care Ontario, CCO)联合发表了《早期乳腺癌辅助应用骨改良药物的临床实践指南》,推荐绝经后乳腺癌患者在辅助治疗中考虑增加双膦酸盐,最终是否应用双膦酸盐治疗需要临床医生和患者共同决定,决定过程中应考虑到患者和疾病的特征、复发风险,对潜在的获益和风险(不良反应)进行权衡。国内乳腺癌骨转移的权威指南——《乳腺癌骨转移和骨相关疾病临床诊疗专家共识(2020版)》不推荐常规使用双膦酸盐预防骨转移。

第五节　镇痛以及辅助用药

止痛药是缓解乳腺癌骨转移疼痛的主要方法,其应用遵循WHO癌症三阶梯止痛指导原则:首选口服及无创给药途径;按阶梯给药;按时给药;个体化给药;注意具体细节。

止痛药物包括非甾体类抗炎止痛药、阿片类镇痛药、辅助用药。常用非甾体类抗炎止痛药包括乙酰氨基酚、布洛芬、双氯芬酸钠、吲哚美辛、萘普生、塞来昔布、氯诺昔康等。常用阿片类止痛药包括吗啡缓释片、芬太尼透皮贴剂、羟考酮控释片、吗啡即释片、可待因、美沙酮等。哌替啶(度冷丁)不宜用于癌痛治疗。

其他辅助用药包括三环类抗抑郁药、抗惊厥类药、神经弛缓剂、糖皮质激素类等。非甾体类抗炎止痛药是骨转移止痛治疗的基础用药,当止痛效果不佳或出现中、重度疼痛时,推荐联用阿片类镇痛药。应用阿片类镇痛药时,应按时用药,同时需要积极防治药物相关的头晕、恶心、呕吐和便秘等常见不良反应,以期获得更好的生活质量。对频繁发作的暴发性疼痛患者,可以通过增加阿片类镇痛药的用药剂量来缓解。控制爆发性疼痛的主要方法是备用速效或短效镇痛药,单次用药剂量一般为日用剂量的5%~10%。对于难治的爆发性疼痛患者,可考虑使用自控药泵法(镇痛泵)给药。如表现为电击样、痛觉过敏或者撕裂样灼烧痛等神经病理性疼痛时,可以联合普瑞巴林或加巴喷丁等辅助镇痛。难治性疼痛可以联合应用阿米替林、度洛西汀等抗抑郁药物,协助减轻躯体疼痛不适,并舒缓患者情绪。

乳腺癌骨转移以全身治疗为主,按照分类治疗原则选择全身抗肿瘤治疗。骨改良药物可以预防或延迟SRE的发生。合理的局部治疗可以更好地控制骨转移症状,手术是处理病理性骨折、脊髓压迫问题的积极手段,放疗是缓解骨痛、降低骨折风险的局部治疗手段。镇痛和支持治疗是缓解乳腺癌骨转移疼痛、改善生活质量的重要方法。总之,乳腺癌骨转移需采用综合治疗的方法,将全身治疗与局部治疗合理、规范应用，并结合患者实际情况，实施规范化、个体化治疗。

（袁　洋　张少华　江泽飞）

参考文献

[1] 孟祥颖，宋三泰．乳腺癌骨转移药物治疗的疗效评价及分类处理[J]．中华肿瘤杂志，2017，39(3)：161－165.

[2] 王如良，田吉征，张少华，等．负荷剂量伊班膦酸钠二线治疗乳腺癌转移性骨痛的研究[J]．中国骨与关节杂志，2015(4)：302－305.

[3] 王涛，宋三泰，江泽飞，等．钐乙二胺四亚甲基膦酸盐治疗恶性肿瘤骨转移疼痛的不良反应观察[J]．中国新药杂志，2005，14(10)：1206－1209.

[4] 吴炅，邵志敏，沈坤炜，等．乳腺癌骨转移相关的临床病理因素的研究[J]．中国癌症杂志，2003，13(4)：316－318.

[5] 闫敏，宋三泰，江泽飞，等．乳腺癌骨转移的临床病程[J]．中国骨与关节杂志，2003，2(4)：221－224.

[6] 中国抗癌协会乳腺癌诊治指南与规范（2021 年版）[J]．中国癌症杂志，2021，31(10)：87.

[7] AMADORI D, AGLIETTA M, ALESSI B, et al. Efficacy and safety of 12-weekly versus 4-weekly zoledronic acid for prolonged treatment of patients with bone metastases from breast cancer (ZOOM): A phase 3, open-label, randomised, non-inferiority trial[J]. Lancet Oncol, 2013,14:663－670.

[8] BRUFSKY A, HARKER W G, BECK J T, et al. Final 5-year results of Z-FAST trial: adjuvant zole dronic acid maintains bone mass in postmenopausal breast cancer patients receiving letrozole[J]. Cancer, 2012,118(5):1192－1201.

[9] BUNDRED N J, CAMPBELL I D, DAVIDSON N, et al. Effective inhibition of aromatase inhibitor-associated bone loss by zoledronic acid in postmenopausal women with early breast cancer receiving adjuvant letrozole: ZO-FAST study results[J]. Cancer, 2008,112(5):1001－1010.

[10] DHESY-THIND S G G, FLETCHER P S BLANCHETTE, et al. Use of Adjuvant Bisphosphonates and Other Bone-Modifying Agents in Breast Cancer: A Cancer Care Ontario and American Society of Clinical Oncology Clinical Practice Guideline[J]. J Clin Oncol, 2017,35(18):2062－2081

[11] GNANT M, MLINERITSCH B, SCHIPPINGER W, et al. Endocrine therapy plus zoledronic acid in premenopausal breast cancer[J]. N Engl J Med, 2009,360(7):679－691.

[12] GNANT M, PFEILER G, DUBSKY P C, et al. Adjuvant denosumab in breast cancer (ABCSG-18): a multicentre, randomised, double-blind, placebo-controlled trial[J]. Lancet, 2015,386(9992):433－443.

[13] HIMELSTEIN A L, FOSTER J C, KHATCHER-ESSIAN J L, et al. Effect of longer-interval vs standard dosing of zoledronic acid on skeletal events in patients with bone metastases: A randomized clinical trial[J]. JAMA, 2017,317:48－58,

[14] HORTOBAGYI G N, VAN POZNAK C, HARKER W G, et al. Continued treatment effect of zoledronic acid dosing every 12 vs 4 weeks in women with breast cancer metastatic to bone: The OPTIMIZE-2 randomized clinical trial[J]. JAMA Oncol, 2017,3:906－912.

[15] JIANG Z, WANG H, WANG S, et al. Chinese expert consensus statement on the clinical diagnosis and treatment of breast cancer bone metastasis and bone related disease[J]. Transl Breast Cancer Res, 2021,2:2.

[16] LLOMBART A, FRASSOLDATI A, PAIJA O, et al. Immediate Administration of Zoledronic Acid Reduces Aromatase Inhibitor-Associated Bone Loss in Postmenopausal Women With Early Breast Cancer: 12-month analysis of the E-ZO-FAST trial [J]. Clin Breast Cancer, 2012,12(1):40－48.

[17] LUTZ, BALBONI T, JONES J, et al. Palliative radiation therapy for bone metastases: Update of an ASTRO Evidence-based Guideline [J]. Practical Radiation Oncology, 2017,7:4－12.

[18] MJELSTAD A M, ZAKARIASSON G, VALACHIS A. Optimizing antiresorptive treatment in patients with bone metastases: time to initiation, switching strategies, and treatment duration [J]. Supportive Care Cancer, 2019,27(10):3859－3867.

[19] NIE H, YUAN Y, JIANG Z, et al. Occurrence and distribution of bone metastases in 984 metastatic breast cancer patients[J]. Transl Breast Cancer Res, 2021,2:4.

[20] NIU X, XU H. Bone metabolism and the development of denosumab: a narrative review[J]. Transl Breast Cancer Res, 2021,2:7.

[21] PAGET S. The distribution of secondary growths in cancer of the breast 1889[J]. Cancer Metastasis Rev, 1989,8(2):98－101.

[22] POZNAK C V, SOMERFIELD M R, BARLOW W

E, et al. Role of Bone-Modifying Agents in Metastatic Breast Cancer: An American Society of Clinical Oncology-Cancer Care Ontario Focused Guideline Update[J]. J Clin Oncol, 2017, 35(35): 3978-3986.

[23] STOPECK A T, LIPTON A, BODY J J, et al. Denosumab compared with zoledronic acid for the treatment of bone metastases in patients with advanced breast cancer: a randomized, double-blind study[J]. J Clin Oncol, 2010, 28(35): 5132-5139.

[24] WYNGAERT T V D, DELFORGE M, DOYEN C, et al. Prospective observational study of treatment pattern, effectiveness and safety of zoledronic acid therapy beyond 24 months in patients with multiple myeloma or bone metastases from solid tumors[J]. Support Care Cancer, 2013, 21(12): 3483-3490.

第七十三章

乳腺癌其他少见部位转移的处理

乳腺癌可以通过血道和淋巴道转移至常见的部位，如局部皮肤转移、腋窝和胸骨旁淋巴结转移及肺、肝脏和骨等远处器官的转移。但也有部分乳腺癌患者发生少见部位的转移。特殊转移部位的定义为：除淋巴结、胸壁、乳腺、骨、肝、肺、脑、腹膜和胸膜转移以外的少见转移部位。本章主要介绍在临床中该如何处理这些乳腺癌少见部位的转移。

对于乳腺癌的罕见部位转移瘤，明确诊断十分重要。首先，需要结合乳腺癌的病史；其次，需要结合转移瘤的病理学特征。病理学上常用如下标志物对是否为乳腺来源的肿瘤进行鉴别：①巨囊病液体蛋白 15（gross cystic disease fluid protein-15，GCDFP-15），该蛋白对乳腺癌的灵敏度仅为中等（50%～75%），但特异度较高，阳性预测值约为95%。GCDFP-15 阴性并不能排除乳腺来源，但结合其他标志物一起分析有助于判断肿瘤的来源。②乳球蛋白，包括乳球蛋白 A 和乳球蛋白 B，其中乳球蛋白 A 对于乳腺特异度更高。乳球蛋白阳性染色定位于细胞质。40%～80%的乳腺癌呈乳球蛋白阳性，但其阳性还可见于子宫内膜癌、卵巢癌、恶性黑色素瘤、胃肠道恶性肿瘤等。③雌激素受体（ER）/孕激素受体（PR），约 70%的乳腺癌呈 ER/PR 阳性。因此，当 ER/PR 阳性时，对支持乳腺来源有较大帮助，但需要注意的是，女性生殖系统肿瘤、肺癌及其他脏器都有可能出现 ER/PR 阳性。此外，ER/PR 阴性也不能排除乳腺癌。迄今为止，没有一个已知的标志物具有 100%的灵敏度和特异度。因此，在诊断和鉴别诊断中建议联合应用一组抗体。

第一节　肾上腺转移

乳腺癌肾上腺转移的发病率比较低。研究显示，在中国乳腺癌患者中，乳腺癌肾上腺转移的发生率为 0.25%(34/13 595)。尽管乳腺癌肾上腺转移发生率低，但肾上腺为乳腺癌少见转移部位中最常见的受累部位。北京大学肿瘤医院张如艳等人对 68 例乳腺癌特殊部位转移的患者进行分析，少见部位转移乳腺癌患者中肾上腺转移率为 44.1%(30/68)。这与 Bradley 等所报道的一致。

大部分的乳腺癌肾上腺转移是无症状的，如果出现大面积肾上腺受累或出现双侧肾上腺受累，可出现肾上腺皮质功能不全的症状，有时也会出现腹痛。肾上腺转移大多通过血行转移，少数可能通过淋巴转移，多无临床症状。诊断方法首选影像学检查，如 CT、MRI 或 PET/CT 等，部分诊断困难的患者可考虑进行穿刺活检。

同其他晚期乳腺癌患者一样，乳腺癌肾上腺转移患者的首选治疗是全身治疗。一些研究曾探究过肾上腺切除术在肾上腺单发转移的晚期患者中的治疗作用，但这些针对的往往是结直肠癌、胃癌、肺癌。Yoshitomi 等人曾报道过 1 例乳腺癌肾上腺转移患者的病例。这个患者在接受肾上腺转移切除术后，接受了托瑞米芬的治疗，获得了 28 个月的无进展生存期(PFS)。最近，有些研究者主张对孤立性肾上腺转移的患者行腹腔镜肾上腺切除术，但该手术受肿瘤大小的限制。在同时满足以下条件时可建议手术切除：转移性病变是孤立的、可以切除、被控制良好的;无其他器官的转移;患者一般情况良好,能承受手术。经过肾上腺手术切除的肾上腺转移患者,1/3 可以达到 5 年以上的生存期。

第二节 女性生殖系统转移

与原发性女性生殖系统肿瘤相比,生殖系统外肿瘤发生女性生殖系统转移的概率明显减少,其中,乳腺癌和胃肠道肿瘤是常见的原发肿瘤,大多通过血行转移或直接转移。Mazur 等报道,生殖系统外肿瘤发生女性生殖系统转移的 325 例患者中,常见的原发肿瘤分别为结直肠癌(37.6%)、乳腺癌(34.9%)、胃癌(5.4%)、阑尾癌(2.7%)、原发肿瘤部位不确定(9.4%)及其他类型肿瘤(10%)。超过 80%的乳腺癌生殖系统转移为浸润性小叶癌,这可能与浸润性小叶癌细胞间黏附分子上皮钙黏素缺失有关。

生殖系统外肿瘤发生女性生殖道转移,最常转移至卵巢,宫颈较少受侵犯。其中,卵巢受累占 86.5%,子宫内膜占 3.8%,阴道占 5.8%,外阴占 2%,宫颈占 3.4%。年龄和受体情况是两个影响转移的危险因素,年轻乳腺癌患者更容易出现肝脏和生殖系统转移,激素敏感的浸润性小叶癌更常转移到子宫。

乳腺癌卵巢转移位列常见特殊部位转移第 2 位;乳腺癌卵巢转移占所有卵巢恶性肿瘤的 5%~30%,大多为双侧转移。有文献报道,2%~11%在常规行手术去势治疗时发现镜下卵巢转移,提示乳腺癌卵巢转移的发病率较高,可能被忽视。卵巢转移患者能从卵巢切除术中获益,且乳腺肿瘤来源的卵巢转移癌患者较胃肠肿瘤来源的患者行卵巢切除后获益更多,尤其是仅发生卵巢转移的乳腺癌患者。

宫颈是个血供有限的小器官,且仅有一条淋巴输入系统,所以宫颈较少受累。67%~89%的病例发现宫颈转移时多伴有其他部位的转移,大多数发生生殖道转移的乳腺癌患者正在接受或接受过他莫昔芬治疗。乳腺癌宫颈转移症状与原发宫颈癌类似,如果子宫被侵犯,最常见的症状为阴道出血,其他症状还包括下腹痛和阴道分泌物增多。妇科检查发现,所有患者均有不同程度的子宫或宫颈增大。

原发性乳腺癌患者在随访中需定期进行妇科体检和盆腔 B 超检查。当以上检查发现生殖道肿块时,需进一步行病理学检查包括免疫组化检查以明确是否为乳腺癌发生生殖道转移。免疫组化是鉴别原发妇科肿瘤和继发妇科肿瘤的关键,但是宫颈癌可与乳腺癌有相似的免疫组化染色表现,如两者均可表达 ER、PR、细胞角蛋白 7(CK7),但子宫内膜癌有时可表现为 CK20 阳性,乳腺癌常表现为 CK20 阴性。

当确诊乳腺癌宫颈转移后,如无其他器官转移灶,则推荐采取积极的局部治疗,但这些患者所占的比例很小,为 1%~3%。局部治疗手段包括放疗及手术。相对放疗而言,手术治疗无阴道瘘、放射性肠炎、肾脏与膀胱等腹腔脏器损害的并发症。对于不可手术的患者,应采用全身治疗,含紫杉烷类药物的化疗方案可提高存活率和患者生活质量。尽管这部分患者的预后一般较差,一些获得完全缓解的患者仍可获得长时间的无病生存,有些患者甚至可超过 20 年。

第三节 乳腺癌胃肠道转移

乳腺癌的消化道转移比较少见,乳腺癌消化道转移瘤占所有消化道转移瘤的 0.26%~0.34%。在消化道中,胃是乳腺癌最常见的转移部位,据尸检结果统计显示,乳腺癌胃转移发病率为 2%~18%。某些病例中,胃转移瘤是乳腺癌的首发临床表现。更常见的是乳腺癌初次治疗数年后发生胃部转移。乳腺浸润性小叶癌较浸润性导管癌更易发生胃肠道转移,Taal 等人报道发生胃转移的乳腺癌病例中,83%为浸润性小叶癌。

胃肠道转移的症状多种多样,大多数患者通常出现非特异性胃肠道症状，如厌食、上腹痛、消化不良、恶心、发热和体重减轻。有些患者甚至会出现因胃穿孔引起的急性腹痛症状。

乳腺癌胃肠道转移的影像学和内镜检查结果也与原发胃肠道肿瘤相似。对于既往有乳腺癌病史的患者，当发现胃部肿瘤，首先还是考虑原发胃癌的可能，但也必须排除乳腺癌胃转移的可能性。两者的鉴别诊断很重要，不仅可判断预后，也有助于选择合适的治疗并避免不必要的手术治疗。

乳腺癌胃转移的最常见部位包括胃底和胃体，但胃底和胃体不太可能同时发生转移。一般表现为胃壁弥漫性累及，可表现为皮革胃，主要局限于黏膜下层及肌层，很少表现为分散的突起结节和外部压迫。由于病变多局限于黏膜下层和浆肌层，约50%病例内镜检查结果正常或可见分散的黏膜异常，难以与其他肿瘤或良性病变区分。CT 或钡餐 X 线检查可表现为整个胃的皮革样僵硬改变，或散在的胃壁异常表现。需要进行胃壁深层活检，且需要与乳腺癌原发肿瘤进行病理学对比，才能确诊胃部肿瘤是转移自乳腺癌。有时，乳腺浸润性小叶癌镜下呈现印戒样改变，容易与原发胃癌混淆。当胃转移瘤表现为大量印戒细胞合并有胃黏膜播散，很难与原发胃癌所致的皮革胃相鉴别。但乳腺印戒细胞癌与胃和结肠印戒细胞癌有些形态学的区分，如单个分界清晰的胞质内空泡，中央包含嗜酸性物，而其他印戒细胞癌胞质内可见广泛的球样酸性黏蛋白将细胞核推向细胞膜。免疫组化检查是可靠的鉴别转移癌和原发胃癌的方法。乳腺癌胃转移通常为 CK7、GCDFP-15、癌胚抗原(CEA)、ER 和 PR 阳性，而 CK20 阴性。在胃癌、结直肠癌、胰腺癌和转化细胞癌中 CK20 呈特异性阳性表达，但在任何乳腺癌中都为阴性。90%乳腺癌 CK7 呈阳性表达，而在原发胃腺癌中，仅 50%～64%为阳性。虽然胃活检标本中 ER 和 PR 阳性提示乳腺癌胃转移的可能，但需要注意，胃癌患者中 ER 和 PR 弱到中度表达的概率分别为 32% 和 12%。Van Velthuysen 等报道，原发性胃癌不表达 ERα，因此该标志物可以用于鉴别原发性胃癌和乳腺癌胃转移。且乳腺癌转移通常呈现上皮钙黏素染色缺失。

从乳腺癌诊断到胃转移的中位时间为 5～7 年，但乳腺癌诊断与胃转移也可同时发生。乳腺癌在发生胃转移的同时，也通常伴随有其他远处器官的转移。Taal 的研究结果显示，94%的患者同时伴有其他器官转移，主要为骨(60%)、肝脏(20%)和肺(18%)。因此，在明确乳腺癌发生胃部转移的同时，需要进行全身性检查，以确认是否同时合并有其他远处器官的转移。

同其他的晚期乳腺癌患者一样，乳腺癌胃转移的首选治疗为全身治疗，如化疗、靶向治疗、内分泌治疗等。由于大多数病例中，局部侵犯使转移病灶无法彻底切除，McLemore 等人报道手术治疗不能显著延长生存时间(28 个月 *vs* 26 个月)，因此对于乳腺癌胃转移通常不采取手术切除，除非出现梗阻或出血症状时才采取姑息性手术治疗。但也有报道，对于转移瘤局限于胃肠道的患者，采用姑息性切除手术可以有效延长中位生存期(44 个月 *vs* 9 个月)。化疗的有效率报道为 30%～50%不等，乳腺癌胃转移患者的总生存期(OS)为 11～58 个月，由于胃转移患者也容易转移到其他部位，一般中位总生存期为 2 年。

第四节　腹股沟淋巴结转移

乳腺癌通常经淋巴道转移至腋淋巴结、锁骨上淋巴结、锁骨下淋巴结及内乳淋巴结，并随着疾病进展可能转移至上纵隔淋巴结。除此以外，有报道乳腺癌患者发生单一的腹股沟淋巴结转移。患者通常表现为下肢水肿，体检可发现腹股沟淋巴结肿大，并随着疾病进展出现髂窝及腹主动脉旁淋巴结肿大。乳腺癌转移至腹股沟淋巴结的转移途径可能为乳腺的淋巴经皮肤的深筋膜淋巴管，或经腹直肌前鞘的筋膜和肝镰状韧带的淋巴管通向膈下淋巴结，部分引起肝脏和腹腔内转移，部分注入腹股沟淋巴结而引起远隔转移。此种情况多因肿瘤发生在乳腺的最下方，也可能因癌栓阻塞淋巴液产生逆流所致。

因此，在乳腺癌患者随访过程中，应重视患者的主诉，定期行全面的体格检查，特别要注意广泛的淋巴结检查。当乳腺癌患者在随访过程中出现下肢水肿、疼痛或腹股沟区肿块等时，可通过 B 超、CT 或 MRI 等影像学检查发现肿大淋巴结，并通过细针抽吸细胞学检查及淋巴结切除活检确诊乳腺癌淋巴结转移。

中国医学科学院北京协和医学院的李倩、徐兵河总结了该院收治的17例确诊腹股沟淋巴结转移的原发性乳腺癌患者的临床资料，结果显示，17例有腹股沟淋巴结转移者占同期乳腺癌的0.11%，其中合并其他部位转移的有15例，单纯腹股沟淋巴结转移的仅2例，说明乳腺癌腹股沟淋巴结转移常合并其他部位的转移。在乳腺癌患者随访过程中，如发现腹股沟肿大淋巴结，除了细针抽吸细胞学检查或切除活检确诊该区域淋巴结转移外，还需进行全面的检查，以确定其他部位是否同时合并转移。以上17例患者中有14例接受了手术治疗，术中发现淋巴结转移≥4枚的患者有9例；17例患者均接受放化疗。对17例患者的随访结果显示，5年的总生存率为44.3%，激素受体状态及淋巴结转移数目与预后显著相关。

对临床确诊的乳腺癌患者，体格检查或影像学检查发现腹股沟淋巴结肿大的患者，如果患者身体条件允许，尽量选择区域淋巴结切除活检，明确肿瘤性质及分子标志物如ER、PR和人表皮生长因子受体2(HER2)表达情况，并根据以上结果针对性地进行化疗、内分泌治疗和分子靶向治疗等，可结合局部放疗。

第五节　胆囊转移

有文献报道，经尸检诊断的乳腺癌胆囊转移发生率为4%～7%。临床上，胆囊转移的病例非常罕见。2020年，Missori等人对现有的乳腺癌胆囊转移进行了文献回顾，仅发现了24例已报道的患者，其中11例来自浸润性小叶癌，7例来源于浸润性导管癌，3例兼具浸润性导管癌和浸润性小叶癌成分，3例患者的组织学类型不明确。在这些患者中，12例患者是因为急性胆囊炎接受了胆囊切除手术，8例患者合并有胆囊结石，9例患者因反复腹痛和/或呕吐进行了择期胆囊切除术，仅2例患者主要症状为梗阻性黄疸或胆囊坏死引起的胆汁性腹膜炎。这些患者的诊断几乎均依赖于术后标本的病理学检查，其中如上文所述最常见的组织学亚型为浸润性小叶癌。诊断胆囊转移的时间差异较大，其中6例患者的胆囊转移是与乳腺癌同时诊断，3例患者是在乳腺癌诊断后1年确诊，7例患者是在乳腺癌诊断后1～6年内确诊，而6例患者是在乳腺癌手术10年后确诊的。在这些患者中，其中6例患者出现了死亡，均在胆囊手术后的5年内，其中4例患者在胆囊手术后2年内即死亡。

第六节　胰腺转移

恶性肿瘤发生胰腺转移的概率很低，仅占胰腺恶性肿瘤5%以下。胰腺可以由于邻近器官肿瘤如胃癌、结肠癌和肾透明细胞癌直接侵犯，但更多的是通过淋巴道和血道播散转移而来，其中最常见的是来源于肾脏和肺的肿瘤，其次为来自结肠、甲状腺、乳腺、皮肤、食管、胃、空肠、胆囊、膀胱、子宫内膜和卵巢的肿瘤。

乳腺癌极少发生胰腺转移。在约1 000例尸体解剖中，乳腺癌胰腺转移的发生率在所有恶性肿瘤中占6%～11%，作为乳腺癌单个转移部位的胰腺肿瘤仅占胰腺肿块的3%。2019年，Apodaca-Rueda等人对乳腺癌胰腺转移的病例进行了汇总，通过广泛的文献查询，共有27项研究(包括作者自己的病例、18篇病例汇报和6个病例系列)被报道，其中共包括29例乳腺癌胰腺转移的患者，其中胰头转移较胰尾转移更为常见。最常见的组织学类型为浸润性小叶癌(18/29)，其次为浸润性导管癌(7/29)。最常见的转移形式为胰腺孤立性转移(23/29)。

Bonapasta等人在2010年汇总了11例患者，从乳腺癌诊断至胰腺转移的中位时间为43.3个月(16～84个月)。胰腺转移瘤的症状可与胰腺原发性肿瘤相似，主要为腹痛及黄疸。可以采用B超、CT、MRI和PET/CT诊断胰腺病变，但以上影像学方法都难以区别胰腺原发肿瘤和转移病灶。目前最有效的方法还是胰腺活检，但有时该方法也难以区分。而且，转移病灶有时与原发胃肠道肿瘤类似，特异性的血清标志物如 CA15-3 升高，这有助于明确诊断，但该标志物有时也并未显著升高。

此前的研究结果显示，肿瘤胰腺转移较胰腺原发癌预后好，根据 2019 年 Apodaca-Rueda 等人的综述显示，中位生存时间为 16 个月（1～54 个月）。对于胰腺转移病灶的治疗方法仍存在争论。乳腺癌一旦发生转移几乎不能被治愈，治疗的主要目标是延长生命、缓解症状、减少痛苦，提高患者的生活质量，治疗方法采取全身治疗为主。激素受体阳性、HER2 阴性的乳腺癌患者，无内脏危象等急需实现肿瘤缓解的情况下，首选内分泌治疗。在转移灶仅局限于胰腺且手术可以将病灶切除的情况下建议手术治疗，但该治疗也具有较高的致死率和相关并发症的发生率。

总之，当乳腺癌患者在随访过程中发现胰腺病灶时，医生应该考虑到胰腺单一转移的可能。应该细致地分析病史，根据原发肿瘤组织类型、无病间隔期、患者的整体状况、转移灶完整切除的可能性等合理选择手术、化疗等治疗方法。

第七节　眼及眼眶转移

多种实体肿瘤都可以发生眼及眼眶转移，来源于乳腺癌的转移瘤占所有眼及眼眶转移瘤的首位。乳腺癌少见部位转移中，眼及眼眶转移的发生率占 28.5%～58.8%。乳腺癌的眼及眼眶转移的发病率各研究报道不一，但由于有些眼及眼眶转移是无症状的且容易被忽视，其发病率可能被低估，尸检数据也证明了这一点。

在眼部及眼眶转移中，以单侧受累为主，但多达 25%的转移瘤可同时累及双侧葡萄膜。与原发性眼眶肿瘤不同，眼眶转移瘤引起的症状出现相对较晚。大多数的眼眶转移瘤的诊断出现在原发乳腺癌的诊断之后，但有研究报道，多达 25%的眼眶转移瘤的诊断出现在原发乳腺癌的诊断之前。眼眶转移可发生在眶外间隙（50%），其余的转移发生在眶内间隙（30%）或两者同时发生（20%）。各种类型的乳腺癌都可能发生眼部转移，且眼部转移灶的病理学类型可能异于原发肿瘤。浸润性小叶癌比浸润性导管癌更容易出现眼眶转移。为了明确诊断，需要进行组织活检。然而，在已知的转移性癌症患者中，新的眼眶转移不需要病理学检查证实。需要活检的情况如下：既往无已知癌症的患者；眼眶单独转移且无其他转移性疾病。此外，与其他部位相比，眼眶活检的风险可能更低；眼眶转移瘤活检也可以指导肿瘤的分期或治疗。MRI 由于其对软组织的良好分辨率，是评估眼部肿瘤的合适检查方法。

乳腺癌眼及眼眶转移的相关症状包括复视、疼痛、视力下降、眼球突出、眼球运动改变、肿块、上睑下垂、眼球移位、结膜水肿、眼球内陷、视神经盘水肿、视网膜皱襞、感觉异常和眼球搏动感。

乳腺癌眼部转移的治疗目的是提高患者生活质量，重建或维持患者视力。通常眼部转移的治疗为姑息性治疗，全身治疗包括化疗、内分泌治疗和手术，以及局部治疗。放疗是眼部转移灶的主要治疗方法，剂量通常在 20～50 Gy 之间，其有效率可达 63%～83%。80%患者可以通过放疗改善症状，在有些病例中甚至可恢复视力。但外放射治疗可能导致白内障形成和视网膜病，因此选择该治疗方法时需权衡疗效和不良反应。化疗及内分泌治疗也是眼部转移的主要治疗手段，如果同时确诊有骨转移需联合应用双磷酸盐治疗。此外，分子靶向治疗也是眼部转移的可选治疗方法，有报道 HER2 阳性乳腺癌单侧脉络膜转移的患者，在接受曲妥珠单抗和长春瑞滨治疗后，转移灶明显缓解；联合抗血管生成药物如贝伐珠单抗治疗也有不错的疗效。

总之，对眼部转移灶不推荐使用广泛的手术切除，因为该方法不能达到治愈效果且会造成较多的并发症。眼球摘除或更激进的手术方式并不能达到延缓疾病进展和提高存活率的目的，仅在缓解严重的眼部疼痛或局部肿块迅速增长时为减瘤才考虑手术。乳腺癌眼部转移灶的唯一适用手术方式是局部活检以便于明确诊断。发生眼眶转移的患者预后较差，不同的研究显示，乳腺癌眼眶转移确诊后的平均存活时间为 22～31 个月，有报道的最长存活时间为 116 个月。

第八节 腮腺转移

腮腺恶性肿瘤较少见,仅占头颈部恶性肿瘤的5%;腮腺转移瘤通常占腮腺恶性肿瘤的 9%～14%。约 2/3 的腮腺转移瘤来源于面部且邻近淋巴道的恶性肿瘤,锁骨下区域的恶性肿瘤也可经下颌下腺转移至腮腺,乳腺、胃肠道、肾脏及肺的恶性肿瘤可经胸导管或椎旁静脉丛转移至腮腺。有病例报道显示,乳腺癌甚至可发生双侧腮腺转移。发生腮腺转移的乳腺癌类型大多为乳腺浸润性导管癌。

腮腺转移瘤的首发症状通常为腮腺内明显肿大的可移动的肿块。仅 30%～40%患者会出现局部的疼痛、周围面神经麻痹或张口活动异常。

乳腺癌腮腺转移通常发生在乳腺癌初次诊治后的数年。可完善 CT 及 MRI 协助诊断及明确肿块与周围组织的情况,但影像学检查通常不能鉴别肿瘤为腮腺原发肿瘤或转移瘤,此时需要进一步行病理学诊断。文献报道,细针抽吸细胞学检查诊断腮腺病变良恶性的准确率在 85%左右。

一旦病理学检查确诊为乳腺癌腮腺转移,建议行腮腺全切术,并局部加用放疗。根据患者基本情况、是否合并其他转移及局部转移灶控制情况,可考虑选择全身性治疗方法如化疗、内分泌治疗、靶向治疗等。

除发生以上超常规远处器官转移外,还有病例报道了乳腺癌发生脾、鼻旁窦、颌下腺、心包、胸腺、膀胱、脑垂体等远处器官的转移,甚至有报道孕期乳腺癌患者发生胎盘部位转移的罕见病例。

(高崧淋　袁　芃)

参考文献

[1] 何龙波,金梅. 乳腺癌肾上腺转移 1 例[J]. 广东医学,2015,36(16):2466.

[2] 张如艳,黄思宇,李惠平,等. 乳腺癌特殊部位转移 68 例临床特征及预后分析[J]. 肿瘤,2017,37(2):157－162.

[3] 张芷旋,王兴元,邢镨元,等. 乳腺癌卵巢转移 22 例临床分析[J]. 四川医学,2010,31(4):445－447.

[4] 郑丽,张丽娜,顾林. 乳腺癌卵巢转移:18 例患者的临床特征及预后[J]. 肿瘤,2015,35(9):1021－1025.

[5] AHMAD S M, ESMAELI B. Metastatic tumors of the orbit and ocular adnexa[J]. Curr Opin Ophthalmol, 2007,18(5):405－413.

[6] ALATH P, KAPILA K, HUSSEIN S, et al. Parotid gland metastasis of breast cancer diagnosed on fine needle aspiration cytology: case report and review of literature[J]. Cytopathology, 2014, 25(5):346－348.

[7] ALLEN R C. Orbital Metastases: When to Suspect? When to biopsy[J]. Middle East Afr J Ophthalmol, 2018,25(2):60－64.

[8] ALMUBARAK M M, LAÉ M, CACHEUX W, et al. Gastric metastasis of breast cancer: a single centre retrospective study[J]. Dig Liver Dis, 2011, 43(10):823－827.

[9] APODACA-RUEDA M, CHAIM F, GARCIA M, et al. Solitary pancreatic metastasis from breast cancer: case report and review of literature[J]. Sao Paulo Med J, 2019,137(2):201－205.

[10] BOGLIOLO S, MOROTTI M, VALENZANO M M, et al. Breast cancer with synchronous massive metastasis in the uterine cervix: a case report and review of the literature[J]. Arch Gynecol Obstet, 2010,281(4):769－773.

[11] BONAPASTA S A, GREGORI M, LANZA R, et al. Metastasis to the Pancreas from Breast Cancer: Difficulties in Diagnosis and Controversies in Treatment[J]. Breast Care (Basel), 2010, 5(3): 170－173.

[12] BRADLEY C T, STRONG V E. Surgical management of adrenal metastases[J]. J Surg Oncol, 2014, 109(1):31－35.

[13] CRITCHLEY A C, HARVEY J, CARR M, et al. Synchronous gastric and colonic metastases of invasive lobular breast carcinoma: case report and review of the literature[J]. Ann R Coll Surg Engl. 2011. 93(5): e49－e50.

[14] CUMMINGS M C, SIMPSON P T, REID L E, et al. Metastatic progression of breast cancer: insights from 50 years of autopsies[J]. J Pathol, 2014, 232(1):23－31.

[15] DANGORE-KHASBAGE S B, DEGWEKAR S S, BHOWATE R R, et al. Metastatic involvement of parotid from carcinoma of the breast--a case report [J]. Oral Maxillofac Surg, 2009,13(1):49 - 53.
[16] DO Y R, SONG H S, KIM I H. Adrenalectomy for metastatic disease to the adrenal gland from gastric cancer: report of a case[J]. Korean J Intern Med, 2007,22(1):18 - 20.
[17] ECKARDT A M, RANA M, ESSIG H, et al. Orbital metastases as first sign of metastatic spread in breast cancer: case report and review of the literature[J]. Head Neck Oncol, 2011,3:37.
[18] EIDE N, WALAAS L. Fine-needle aspiration biopsy and other biopsies in suspected intraocular malignant disease: a review[J]. Acta Ophthalmol, 2009, 87 (6):588 - 601.
[19] FENTON S, KEMP E G, HARNETT A N. Screening for ophthalmic involvement in asymptomatic patients with metastatic breast carcinoma [J]. Eye (Lond), 2004,18(1):38 - 40.
[20] GEORGALAS I, PARASKEVOPOULOS T, KOUTSANDREA C, et al. Ophthalmic Metastasis of Breast Cancer and Ocular Side Effects from Breast Cancer Treatment and Management: Mini Review [J]. Biomed Res Int, 2015,2015:574086.
[21] GOYAL S, PURI T, JULKA P K. Breast cancer with inguinal node recurrence[J]. J Egypt Natl Canc Inst, 2015,27(1):41 - 43.
[22] GÜLER S A, ŞIMşEK T, PÖSTEKI G, et al. A Very Rare Reason for Gastric Perforation, Caused by Gastric Metastasis of Breast Cancer: Case Presentation[J]. Eur J Breast Health, 2019,15(1):59 - 62.
[23] HONG J, KIM Y, CHO J, et al. Clinical features and prognosis of breast cancer with gastric metastasis [J]. Oncol Lett, 2019,17(2):1833 - 1841.
[24] HUO Z, GAO Y, ZUO W, et al. Metastases of basal-like breast invasive ductal carcinoma to the endometrium: A case report and review of the literature [J]. Thorac Cancer, 2015,6(4):548 - 52.
[25] JEBBIN N J, ADOTEY J M. Metastatic carcinoma of the breast with inguinal lymph node involvement: a report of two cases[J]. Niger J Clin Pract, 2008, 11(4):383 - 385.
[26] KANJO T, ALBERTINI M, WEBER S. Long-term disease-free survival after adrenalectomy for isolated colorectal metastases[J]. Asian J Surg, 2006, 29 (4):291 - 293.
[27] KILÇIKSIZ S, GÖKÇE T, KINAY M. Isolated inguinal lymph node metastasis from breast carcinoma--case report and review of the literature[J]. J BUON, 2006,11(2):229 - 232.
[28] KIM D H, SON S M, CHOI Y J. Gastric metastasis from invasive lobular breast cancer, mimicking primary gastric cancer: A case report[J]. Medicine (Baltimore), 2018,97(13): e258.
[29] KOIKE K, KITAHARA K, HIGAKI M, et al. Clinicopathological features of gastric metastasis from breast cancer in three cases[J]. Breast Cancer, 2014,21(5):629 - 634.
[30] LI Q, XU B H, LI Q, et al. Clinical analysis of 34 patients with adrenal metastasis from breast cancer [J]. Zhonghua Zhong Liu Za Zhi, 2013, 35(11): 855 - 857.
[31] LI Q, XU B H, ZHANG P, et al. Clinicopathological features and prognostic factors of breast cancer patients with inguinal lymph node metastases: a report of 17 cases[J]. Zhonghua Zhong Liu Za Zhi, 2013,35(3):207 - 211.
[32] LIU X J, SHEN P, WANG X F, et al. Solitary adrenal metastasis from invasive ductal breast cancer: an uncommon finding[J]. World J Surg Oncol, 2010,8:7.
[33] LOKADASAN R, RATHEESAN K, SUKUMARAN R, et al. Metastatic lobular carcinoma of breast mimics primary cervix carcinoma: two case reports and a review of the literature[J]. Ecancermedicalscience, 2015,9:571.
[34] MCLEMORE E C, POCKAJ B A, REYNOLDS C, et al. Breast cancer: presentation and intervention in women with gastrointestinal metastasis and carcinomatosis[J]. Ann Surg Oncol, 2005, 12(11): 886 - 894.
[35] MISSORI G, SERRA F, PRESTIGIACOMO G, et al. Case Report: Metastatic breast cancer to the gallbladder[J]. F1000Res, 2020,9:343.
[36] MOLINO C, MOCERINO C, BRAUCCI A, et al. Pancreatic solitary and synchronous metastasis from breast cancer: a case report and systematic review of controversies in diagnosis and treatment[J]. World J Surg Oncol, 2014,12:2.
[37] NAMIKAWA T, MUNEKAGE E, OGAWA M, et al. Clinical presentation and treatment of gastric metastasis from other malignancies of solid organs [J]. Biomed Rep, 2017,7(2):159 - 162.
[38] NUYENS M, SCHÜPBACH J, STAUFFER E, et al. Metastatic disease to the parotid gland [J]. Otolaryngol Head Neck Surg, 2006, 135(6): 844 - 848.
[39] O'SHAUGHNESSY J. Extending survival with chemotherapy in metastatic breast cancer [J]. Oncologist, 2005,10 (Suppl 3):20 - 29.
[40] PAGANI O, SENKUS E, WOOD W, et al. Inter-

national guidelines for management of metastatic breast cancer: can metastatic breast cancer be cured [J]. J Natl Cancer Inst, 2010,102(7):456 - 463.

[41] PIMENTEL C, BECQUET M, LAVOUE V, et al Ovarian Metastases from Breast Cancer: A Series of 28 Cases[J]. Anticancer Res, 2016,36(8):4195 - 4200.

[42] PÉREZ O A, SÁEZ H F, CAJIGAS F C, et al. Pancreatic metastases from ductal and lobular carcinomas of the breast[J]. Clin Transl Oncol, 2007,9(9):603 - 605.

[43] REDDY S, WOLFGANG C L. The role of surgery in the management of isolated metastases to the pancreas[J]. Lancet Oncol, 2009,10(3):287 - 293.

[44] SELLINGER M, NEUBAUER K, WILLIAM M, et al. Contralateral metastasis of parotid gland in advanced breast cancer with peripheral facial paralysis[J]. Arch Gynecol Obstet, 2011,284(6): 1557 - 1560.

[45] SINGLETARY S E, WALSH G, VAUTHEY J N, et al. A role for curative surgery in the treatment of selected patients with metastatic breast cancer[J]. Oncologist, 2003,8(3):241 - 251.

[46] TANG T, ZHANG L, LI C, ZHOU T. Gastric and adrenal metastasis from breast cancer: Case report and review of literature[J]. Medicine (Baltimore), 2020,99(3): e18812.

[47] TANVETYANON T, ROBINSON L A, SCHELL M J, et al. Outcomes of adrenalectomy for isolated synchronous versus metachronous adrenal metastases in non-small-cell lung cancer: a systematic review and pooled analysis[J]. J Clin Oncol, 2008,26(7): 1142 - 1147.

[48] VANG R, GOWN A M, BARRY T S, et al. Cytokeratins 7 and 20 in primary and secondary mucinous tumors of the ovary: analysis of coordinate immunohistochemical expression profiles and staining distribution in 179 cases. Am J Surg Pathol, 2006, 30(9):1130 - 1139.

[49] VILLA GUZMÁN J C, ESPINOSA J, CERVERA R, et al. Gastric and colon metastasis from breast cancer: case report, review of the literature, and possible underlying mechanisms[J]. Breast Cancer (Dove Med Press), 2017,9:1 - 7.

[50] YOSHITOMI S, TSUJI H. A case of recurrent breast cancer with solitary adrenal metastasis treated with surgery and endocrine therapy[J]. Gan To Kagaku Ryoho, 2012,39(12):2074 - 2076.

第十一篇

乳腺癌药物治疗的进展

第七十四章

内分泌治疗耐药机制及药物治疗的进展

在乳腺癌中，雌激素受体（ER）表达阳性的管腔型乳腺癌是最常见的一种乳腺癌亚型，占所有乳腺癌的70%～80%。这类患者大多数对内分泌治疗敏感，目前临床上常用的内分泌治疗药物包括ER拮抗剂如他莫昔芬和托瑞米芬，ER下调剂氟维司群；甾体类及非甾体类芳香化酶抑制剂（AI）如依西美坦、来曲唑、阿那曲唑等。早期乳腺癌试验协作组（EBCTCG）的荟萃分析显示，5年的他莫昔芬内分泌治疗可显著降低ER阳性乳腺癌患者10年复发率（*RR* 0.68）。但即使如此，接受内分泌治疗的ER阳性乳腺癌患者中，仍有高达30%～40%的患者因耐药而出现复发。ER阳性乳腺癌对内分泌治疗耐药的机制研究及应对措施成为此类乳腺癌患者治疗的重要研究内容。本章将对乳腺癌内分泌治疗耐药机制及药物治疗进展进行阐述。

第一节　内分泌治疗耐药机制

一、雌激素受体作用机制

在乳腺细胞中，雌激素E2在进入细胞后与ER相结合并激活ER，导致其构象改变，从而激活ER下游相关基因。经典的ER包括两种亚型，ER-α及ER-β，两者结构相近，含有多个不同功能结构域：①非配体依赖的转录激活区1（ligand independent activation function 1，AF-1），其激活依赖于磷酸化与去磷酸化作用，而与配体是否结合无关。②配体依赖的转录激活区2（ligand dependent activation function，AF-2），AF-2对于另一结构——配体结合域（ligand-binding domain，LBD）的功能具有关键作用，且其激活依赖于E2与LBD的结合；AF-2与雌激素结合，将导致ER复合体发生不同的构象改变，因此，AF-2对于ER功能具有重要的调节作用；LBD在ER的激活中起重要作用，其功能包括可与雌激素结合、介导核定位及受体二聚化、与核受体辅助激活因子（nuclear receptor coactivator，NCOA）及核受体辅助抑制因子（nuclear-receptor corepressor，NCOR）结合等。③DNA结合域（DBD），结合DNA，并可影响受体蛋白DNA结合位点的结构。

在非激活状态，ER与NCOR复合体相结合，NCOR可募集组蛋白脱乙酰化酶（HDAC），并使得组蛋白脱乙酰化，染色体局部结构凝聚，抑制相应区域的基因转录活动。当雌二醇E2与LBD相结合后，导致AF-2产生构象改变，使ER复合体更易与NCOA相结合，募集组蛋白乙酰转移酶（histone acetyltransferase，HAT），介导组蛋白乙酰化增多，染色体局部结构松弛，使得转录相关因子可结合在相应的区域，介导基因的转录（图74-1）。了解ER的作用机制过程有利于探索及理解乳腺癌内分泌治疗后耐药的机制。

二、内分泌治疗作用机制

目前的内分泌治疗药物主要包括选择性雌激素调节剂（SERM）、选择性雌激素受体下调剂（selective estrogen receptor degrader，SERD）以及

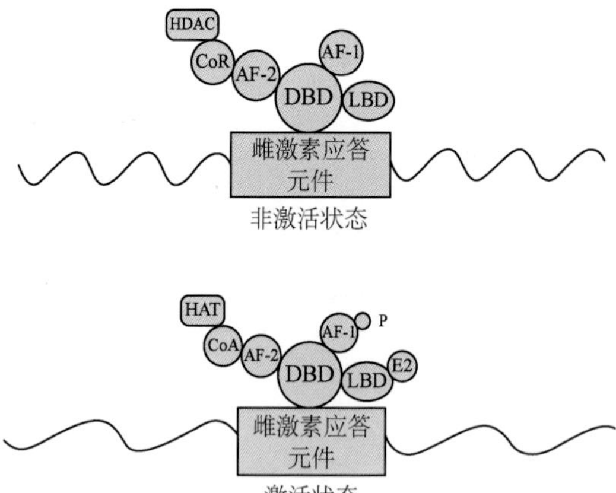

图 74-1 ER 的非激活状态与激活状态图示

注:非激活状态 AF-2 与 CoR 相结合,并可募集 HDAC,使得局部染色体结构浓聚;激活态 LBD 区域与 E2 相结合,使得 AF-1 磷酸化激活 AF-1,同时 AF-2 与 CoA 相结合,招募 HAT,使得局部染色体结构疏松,利于转录活动进行。

AI;同时,还包括绝经前患者使用的卵巢功能抑制剂(ovarian function inhibitor)等。

他莫昔芬是一种选择性雌激素受体拮抗剂,其可通过结合 ER 选择性抑制雌激素调节的 AF-2 功能,调节 ER 与 CoR 或 CoA 的结合,呈现出拮抗雌激素效应。但由于他莫昔芬仅抑制 AF-2 的功能,并不能抑制 AF-1 的功能,故其仍然保留了部分 ER 效应。由于在乳腺组织中,AF-2 起主要作用,而在其余器官如子宫中,AF-1 的作用占更大的比例,故他莫昔芬的抑制 ER 作用主要发生在乳腺上皮与乳腺癌细胞,而对子宫的作用较小。与他莫昔芬不同,氟维司群是一种 SERD,氟维司群与 ER 结合能力很强,结合 ER 后,导致 ER 出现构象变化并可出现二聚化,可同时抑制 AF-1 及 AF-2 的转录。与此同时,氟维司群可诱导受体降解,导致 ER 下游信号转导通路的完全阻隔,因此从药物作用机制上,氟维司群可能拥有比他莫昔芬更强的 ER 抑制效应。AI 主要通过抑制芳香化酶以抑制雄激素向雌激素的转化过程,抑制雌激素的生成,从而降低血液中雌激素的浓度。

三、内分泌治疗耐药机制进展

对于 ER 阳性的乳腺癌患者,内分泌治疗是目前的标准治疗方法。目前的内分泌治疗药物他莫昔芬、AI 等在临床上取得了良好的疗效,但接受内分泌治疗的一部分患者最终会由于耐药而发生复发与转移。以往认为,治疗过程中乳腺癌细胞发生 ER 的丢失或失活可能是耐药的机制之一,但最近的研究发现,在接受内分泌治疗尤其是用 AI 治疗后复发的一部分进展期乳腺癌患者中出现了体细胞中 *ESR1* 的突变,而这种突变在初诊的 ER 阳性患者中很少出现。在癌症基因组图谱(TCGA)数据库中,390 例 ER 阳性且未接受过内分泌治疗的乳腺癌患者,并未发现 *ESR1* 的突变。

ESR1 为编码 ER 的基因,在 BOLERO-2 临床试验的人群中,91 名接受 AI 治疗后出现进展的 ER 阳性乳腺癌患者中,有 22%(20/91)患者可检测出 *ESR1* 的突变,且在接受 AI 治疗前并未检测到这些患者中有 *ESR1* 的突变。Toy 等的研究显示,在 AI 治疗中发生肿瘤进展的患者中检测出 *ESR1* 在 *LBD* 基因区域的突变,并导致 LBD 的功能激活突变。Toy 还发现突变的 ER 会导致下游靶基因的表达,并表现出突变的特定的分子结构,这种突变结构更易与激活因子相结合,可通过提高丝氨酸 537 与甘氨酸 538、天冬氨酸 351 之间的氢键联合,提高与 CoA 相结合区域的活性。而以往的研究发现,LBD 区域的突变增强了其与 CoA 因子乳腺癌扩增 1(amplified in breast cancer 1, AIB1)的相互作用,并可提高丝氨酸 118(Ser118)的磷酸化,而 Ser118 的作用与 ER-α 中的配体依赖及非配体依赖作用都有密切的联系。综合以上研究,可认为 *ESR1* 的突变发生在编码 LBD 区域,并导致 LBD 的改变,可增强 LBD 区域与激活因子的非配体依赖的结合,导致 ER 的持续激活(图 74-2),并可导致对 AI 治疗的耐药。

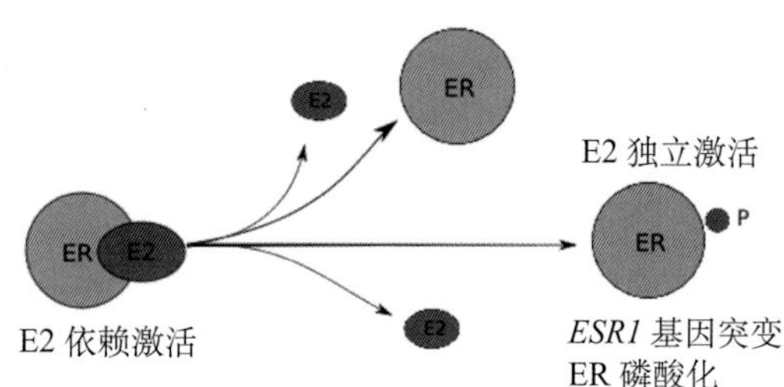

图 74-2 ER 中 *ESR1* 突变导致耐药产生机制

有趣的是,*ESR1* 的突变很少在接受选择性 ER 拮抗剂如他莫昔芬的患者中出现,而是更多的出现在接受 AI 治疗的患者中。在 Toy 及 Robinson 的研究中也发现,AI 耐药后出现 *ESR1* 突变的患者仍然可对他莫昔芬的治疗出现反应，但需要更高的浓度才能达到临床上的抑制效果。但由于此两项研究样本量小，研究数据较为局限，需要进行更多的研究以获得充分的研究证据。此外，*ESR1* 的突变是否可以用于临床治疗的指导也是一个非常关键的问题，是否可通过检测 *ESR1* 来预测患者对内分泌治疗的耐药，或在耐药早期检测出耐药趋势从而及早换药，是否可针对此突变使用相应的靶向药物，是否可通过检测循环肿瘤 DNA 检测其突变水平等，对于将相关研究转化到临床应用中有重要价值。

此外，随着乳腺癌研究的深入，发现内分泌治疗耐药是复杂的多因素共同作用导致的结果。对内分泌耐药的患者研究发现，耐药患者中一些 ER 相关或非相关的信号转导通路出现异常激活，如 EGFR/HER-2 通路、FGFR/IGFR 通路、PIK3CA/Akt/mTOR 通路及 cyclin D1 介导的细胞周期的异常激活等。此外，肿瘤微环境的一些特征，包括低氧、癌相关成纤维细胞、细胞外基质（ECM）、外泌体、炎症和免疫细胞的变化都与内分泌抵抗有关。

第二节 内分泌药物治疗进展

一、内分泌治疗单独使用

在所有 ER 阳性而人表皮生长因子受体 2（HER2）阴性的管腔型早期乳腺癌患者中，5～10 年的辅助内分泌治疗是目前公认的标准治疗（图 74 - 3）。目前各大指南认为，ER 或孕激素受体（PR）检测含量≥1%即可视为阳性，而内分泌治疗的有效性与 ER 的表达量呈正相关。在这一类患者中，ER 阳性的绝经前患者推荐用药方案为 20 mg 每日 1 次他莫昔芬，连续使用 5 年；绝经前患者也可使用卵巢功能抑制药物进行去势治疗或采用手术切除卵巢的方式抑制雌激素生成。目前认为，对于绝经前的低复发风险 ER 阳性乳腺癌患者，推荐使用他莫昔芬，而绝经前的中、高复发风险患者可使用卵巢功能抑制剂联合 AI 类药物或他莫西芬；对于 ER 阳性的绝经后患者，他莫昔芬及 AI 均为可选的治疗药物，AI 效果相对更好。

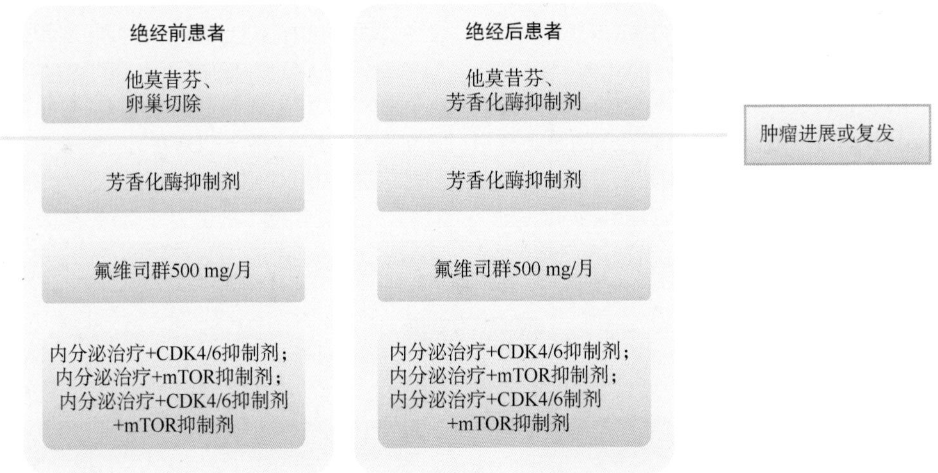

图 74 - 3 绝经前及绝经后 ER 阳性、HER2 阴性的管腔型乳腺癌患者传统治疗方案

《柳叶刀》上刊登的一项纳入了 31 920 例患者的大规模荟萃分析结果比较了在辅助内分泌治疗中单用他莫昔芬、单用 AI 或他莫昔芬及 AI 序贯使用，显示单用 AI 方案的患者，在使用期间，患者的复发率显著低于使用他莫昔芬方案组，2～4 年复发率比率（rate ratio, *RR*）为 0.56,（95%*CI* 0.46～0.67），但在方案期满停药后的复发率无显著差异；而因乳腺癌导致的死亡率则前者显著低于后者，无

论是在治疗期间(*RR* 为 0.79，95%*CI* 0.46～0.67)还是在治疗结束后远期评估(*RR* 为 0.89，95%*CI* 0.81～0.99)。这些临床研究结论为临床上 ER 阳性绝经后乳腺癌患者制订辅助内分泌治疗方案提供了依据。但 AI 是否应该推荐在所有此类患者中使用仍然存在一定争议，如何准确地将能从 AI 方案中获益最多的患者群体挑选出来成为关键问题。目前，AI 治疗已被证实在相对高风险(Ⅱ～Ⅲ期)、高级别、ER 阳性同时 HER2 阳性或 Ki-67 增殖指数高的肿瘤患者中可产生更强的疗效。

对于已发生复发与转移的绝经后 ER 阳性乳腺癌患者，其内分泌治疗方案的选择近年来有较多新的进展出现。在接受他莫昔芬治疗的患者中，一部分患者会在治疗中复发。在这些耐药的患者中，我们可以选择将药物换为 AI(来曲唑、阿那曲唑或依西美坦)。近年来，一种新的靶向 ER 的药物氟维司群的出现给内分泌耐药患者带来了新选择，氟维司群在理论上比他莫昔芬具有更强的 ER 抑制效应。

临床上在刚开始使用氟维司群时，推荐剂量为每 4 周 250 mg。为了评估氟维司群与现有药物他莫昔芬及 AI 的有效性差异，多个临床试验将氟维司群与他莫昔芬及 AI 对比，并评估了氟维司群联合使用 CDK4/6 抑制剂、mTOR 抑制剂等的疗效。结果显示，在绝经后接受内分泌治疗后出现肿瘤复发、转移的乳腺癌患者中，每 4 周使用 250 mg 氟维司群与使用 AI 有相似的疗效，其中位疾病进展时间(TTP)为 5.5 个月 *vs* 5.1 个月(*HR* 0.98，95%*CI* 0.8～1.21；*P*=0.84)。在未接受过内分泌治疗的进展期乳腺癌患者接受他莫昔芬治疗及氟维司群治疗的对比中，两种方案在 TTP 中也未显示出明显的差异(8.3 月 *vs* 6.8 月)。随后关于氟维司群的最佳用药剂量近年来又进行了多项研究。一项纳入了 736 名已接受内分泌治疗后进展的绝经后乳腺癌患者的 CONFIRM Ⅲ期临床研究比较了 250 mg 与 500 mg 氟维司群的疗效，其主要研究终点为无进展生存期(PFS)，第二研究终点为远期总生存期(OS)。结果显示 500 mg 组表现出了在 PFS 上的明显优势(*HR* 0.80，95%*CI* 0.68～0.94，*P*=0.006)，且 OS 也明显高于 250 mg 组(26.4 个月 *vs* 22.3 个月，*HR* 0.81；95%*CI* 0.69～0.96；*P*=0.02)，两组患者均显示出良好耐受，未出现明显不良反应。多项研究结果汇总证实，低剂量氟维司群与他莫昔芬及 AI 有相似的疗效，而高剂量(500 mg)的氟维司群相比于低剂量(250 mg)在不增加毒性的情况下能获得更长的 PFS 及 OS。此外，氟维司群与多种药物的联合用药也经过了广泛的探讨，将在联合用药中讨论。

在最新的晚期乳腺癌(ABC)指南中，Cardoso 等认为，对于 ER 阳性的 ABC 患者，内分泌联合靶向治疗十分重要，在最新的 ABC 指南第 5 版(ABC5)中重点强调了 CDK4/6 抑制剂及 HDAC 抑制剂西达本胺在中国患者中的作用。在 ABC5 指南中，对于从未接受过内分泌治疗的进展期 ER 阳性乳腺癌患者，CDK4/6 抑制剂联合 AI 治疗是首选推荐方案；而对于既往接受过他莫昔芬治疗后进展的患者，AI 或氟维司群联合 CDK4/6 抑制剂和甾体类 AI 联合 HDAC 抑制剂西达本胺是Ⅰ类推荐方案；对于既往接受非甾体类 AI 后进展的绝经后进展期患者，氟维司群或联合 CDK4/6 抑制剂和非甾体类 AI 联合 CDK4/6 抑制剂或西达本胺均为推荐方案；对于甾体类 AI 耐药后进展的患者，则推荐氟维司群或非甾体类 AI 联合 CDK4/6 抑制剂(图 74-4)。ABC5 指南表明 CDK4/6 抑制剂及西达本胺在进展期 ER 阳性乳腺癌中的重要作用，其具体研究进展将在以下联合用药部分进行讨论。

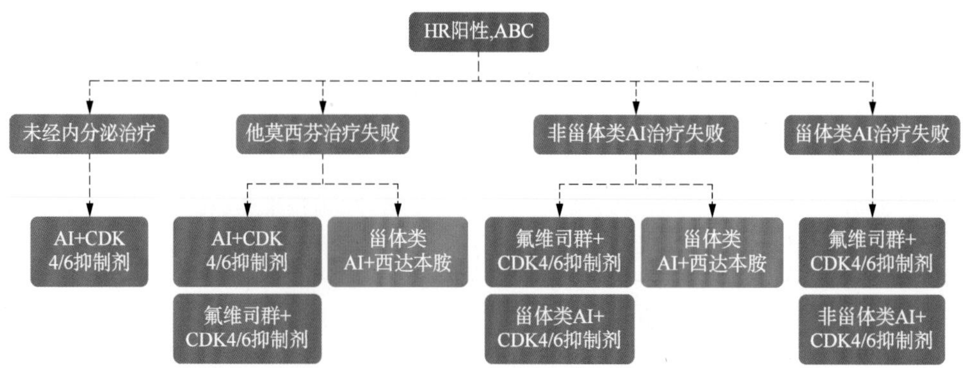

图 74-4　ABC 指南 5 中绝经后进展期乳腺癌患者治疗方案

二、内分泌治疗的联合用药

（一）CDK4/6 抑制剂

1. *机制进展*　在癌症的发生、发展过程中，细胞周期调控的失调导致肿瘤细胞的异常增殖，是肿瘤的基本特征之一。其重要的的机制通路中涉及的蛋白质包括细胞周期蛋白 cyclin D1、CDK4、CDK6、RB 蛋白等。这些细胞周期相关蛋白在细胞周期中都起着至关重要的作用。许多 ER 阳性的管腔型乳腺癌中 cyclin D1 都有显著的基因扩增和/或蛋白质表达上调，并增加下游 CDK4/6 的活性，促使乳腺癌细胞跨过 G_1 期细胞周期的检查点，从而导致乳腺癌细胞的快速增殖，诱导产生肿瘤的耐药及复发进展。体外细胞试验证实，抑制 CDK4/6 通路，将导致几乎所有 ER 阳性的乳腺癌细胞系发生生长抑制。

CDK4/6 抑制剂在乳腺癌中展现出显著的生长抑制效应，且在对内分泌耐药的乳腺癌细胞中的实验显示，CDK4/6 抑制剂仍表现出明显的生长抑制效应。此外，多项临床研究显示 CDK4/6 抑制剂的应用能显著延长进展期乳腺癌患者 PFS。因此，CDK4/6 抑制剂作为内分泌治疗后耐药的乳腺癌患者的联合用药，给耐药的患者带来了新希望，并成为当前新的临床应用标准。CDK4/6 抑制剂已被 ABC5、ASCO、NCCN、CSCO 指南联合推荐为进展期 ER 阳性乳腺癌的最高级别推荐方案。目前的已被批准上市的 CDK4/6 抑制剂药物包括哌柏西利、瑞博西利、阿贝西利和达尔西利等。

2. *临床研究进展*　在 PALOMA-1 Ⅱ期临床试验中，比较了 165 名对内分泌药物敏感的乳腺癌患者使用来曲唑或来曲唑联合帕博西利的疗效，结果显示帕博西利将 PFS 从来曲唑单药组的 10 个月延长到了联合组的 20 个月（*HR* 0.49，95%*CI* 0.32～0.75；*P*＝0.000 4）。此结果在 PALOMA-2 Ⅲ期临床试验中得到了验证。PALOMA-2 纳入了 668 名内分泌治疗敏感的患者，PFS 为 14 个月（单用来曲唑）*vs* 24 个月（来曲唑联合 CDK4/6 抑制剂），*HR* 0.58，95%*CI* 0.46～0.72；*P*＜0.000 001。在另外一项纳入了 521 名对内分泌治疗已耐药的乳腺癌患者的 PALOMA-3 Ⅲ期临床试验中，比较了单用氟维司群及氟维司群联合使用帕博西利的疗效，PFS 前者为 3.8 个月，后者为 9.2 个月（*HR* 0.42，95%*CI* 0.32～0.56；*P*＜0.001）。以上临床试验证实了在对内分泌治疗敏感或者已耐药的绝经后管腔型乳腺癌患者中，CDK4/6 抑制剂联合内分泌治疗可以显著延长 PFS。而对于绝经前 ER 阳性、HER2 阴性乳腺癌，MONALEESA-7 Ⅲ期临床研究纳入了绝经前的转移性 ER 阳性乳腺癌患者，比较了瑞博西利联合他莫昔芬或 AI 及戈舍瑞林的疗效，结果显示添加瑞博西利显著改善 PFS（23.8 个月 *vs* 13.0 个月，*HR* 0.55，*P*＜0.001），证实 CDK4/6 抑制剂在绝经前或绝经后 ER 阳性乳腺癌患者中和内分泌治疗联合应用均能显著延长患者 PFS。此阳性结果在 2020 年的 MONARCH 增加试验中得到了证实，并在中国人群中提供了更多的证据。为临床上进展期 ER 阳性乳腺癌患者提供了 CDK4/6 抑制剂联合内分泌治疗的有效的治疗选择。

在早期 ER 阳性乳腺癌患者中，CDK4/6 抑制剂却没有取得跟进展期乳腺癌一样令人惊喜的疗效。临床研究 PALLAS、PENELOPE-B 及 monarchE 在早期 ER 阳性乳腺癌患者中比较了联合应用 CDK4/6 抑制剂及内分泌治疗的疗效差异，但这些临床研究的结果不一致，仅 monarchE 结果显示联合应用阿贝西利对高危患者无侵袭性疾病生存（IDFS）有提升。因此 CDK4/6 抑制剂在早期 ER 阳性乳腺癌中的应用时间点、剂量、可获益的患者人群可能仍需进一步筛选。同时在新辅助内分泌联合靶向治疗方面，PALLET 研究显示治疗方案中加入 CDK4/6 抑制剂能进一步降低肿瘤 Ki-67 表达，但其在临床上的获益仍不明确，提示 CDK4/6 抑制剂在新辅助治疗方面应用仍有待探索。

3. *药物副作用及应用展望*　CDK4/6 抑制剂的主要副作用为无症状性白细胞减少。在 PALOMA-3 试验中，有 62%的患者在接受治疗后出现了Ⅲ～Ⅳ级的白细胞减少。研究认为，此种副作用主要是由于药物抑制了细胞周期进展，导致白细胞生长的停滞，白细胞的功能并不受影响。其他副作用还包括疲倦、腹泻等。

总体来说，CDK4/6 抑制剂在进展期 ER 阳性乳腺癌中已成为标准治疗方案用药，在一线治疗中能将患者 PFS 延长一倍多，并取得 OS 获益，但其在早期 ER 阳性乳腺癌及新辅助内分泌治疗中的作用仍有待探索。值得注意的是，尽管其疗效显著，耐药仍不可避免。目前 CDK4/6 抑制剂耐药后的机制如何，如何筛选患者，如何调整治疗方案等问题都亟待解决。对 CDK4/6 抑制剂耐药机制的研究及针对性治疗方案的探索成为未来研究的重要方向。同时目前也有多项针对 CDK4/6 抑制剂在晚期 ER 阳性乳腺癌药物治疗顺序、早期辅助治疗、新辅助治疗等的临床研究正在进行中，期待这些研究的结果为 ER 阳性乳腺癌的治疗提供更多证据及指示。

(二) 组蛋白脱乙酰化酶抑制剂

1. *机制进展* 表观遗传的调控包括了 DNA 甲基化、组蛋白乙酰化、核小体的重塑及非核小体蛋白的修饰等。表观遗传进程的失调控将导致细胞内基因发生变化，在肿瘤的发生、发展过程中起到重要作用。其中，组蛋白的乙酰化是由 HAT 及 HDAC 所调控的，组蛋白在乙酰化后，促使核小体形成较为疏松的结构，各种转录因子及酶可结合到相应的 DNA 区域，促进基因的转录发生，而组蛋白在去乙酰化后，结构相对紧密，不利于基因转录过程。而在肿瘤发生过程中，HDAC 异常结合至正常基因及抑癌基因的转录活性区，导致正常基因无法转录，癌基因发生异常转录，可能在肿瘤的发生、发展过程中具有一定的作用。此外，HDAC 不仅仅作用于组蛋白，也作用于许多其他的非组蛋白，介导它们的去乙酰化，包括了一些转录因子、转录调节因子、信号传递因子、伴侣蛋白、结构蛋白、炎性调节因子等，提示 HDAC 可能通过多种不同途径参与肿瘤的发生、发展，与此同时，HDAC 抑制剂也可能通过多种机制对肿瘤细胞产生作用。

目前的研究表明，在肿瘤细胞中 HDAC 抑制剂的主要作用包括：①可通过多种机制诱导肿瘤细胞死亡。诱导细胞固有通路及外在通路导致肿瘤细胞的凋亡、加强活性氧(ROS)的产生，增加 ROS 介导的细胞死亡、抑制 DNA 的损伤修复及通过增强免疫细胞功能杀伤癌细胞等。②可通过上调 p21 的表达及下调细胞周期蛋白的表达诱导细胞周期停滞在 G_1/S 期。③下调血管内皮生长因子(VEGF)的表达及抑制低氧诱导因子-1α(HIF-1α)的表达抑制肿瘤血管生成。④通过调控肿瘤微环境杀伤肿瘤细胞等。

人体内已发现的 HDAC 有 18 种，可分为 4 类。其中Ⅰ类包括 HDAC1、2、3、8；Ⅱ类又可分为Ⅱa 类，包括 HDAC4、5、7、9；Ⅱb 类，有 HDAC6、10；Ⅲ类包括 HDAC11；Ⅳ类包括 SIRT1、2、3、4、5、6、7。Ⅰ、Ⅱ、Ⅳ类为 Zn^{2+} 离子依赖型，而Ⅲ类为 NAD 依赖型。在乳腺癌中的 HDAC 亚型主要为 HDAC 1、2、3、8，其中 HDAC1 的高表达被认为可抑制 *ER-α* 基因的表达，从而抑制 ER-α 蛋白的生成。

目前的 HDAC 抑制剂主要分为以下几类：苯甲酰胺类(benzamide)、异羟肟酸类(hydroxamic acid)和环四肽类(cyclic tetrapeptides)及脂肪酸类(aliphatic acids)。苯甲酰胺类 HDAC 抑制剂靶向Ⅰ类 HDAC，而异羟肟酸类 HDAC 抑制剂同时靶向Ⅰ类(HDAC1、2 和 3)和Ⅱ类(HDAC6)，而脂肪酸类 HDAC 抑制剂主要靶向Ⅰ类及Ⅱa 类。

目前临床上使用的 HDAC 抑制剂类药物包括伏林司他(vorinostat)(异羟肟酸类)、西达本胺、MS-275(苯甲酰胺类)、罗米地辛(环四肽类)及丙戊酸(脂肪酸类)等。

2. *临床研究进展* 在一项Ⅱ期临床试验中，比较了进展期乳腺癌患者使用单用依西美坦与联用 HDAC 抑制剂 MS-275 的疗效，结果显示患者 PFS 从 2.3 个月提高到 4.3 个月(HR 0.73，95% CI 0.5～1.07，P<0.1)。但 E2112 Ⅲ期临床研究结果却显示，MS-275 加入依西美坦治疗方案并未使进展期 ER 阳性乳腺癌患者获益。近年，一项大型Ⅲ期 ACE 临床研究探索了一种选择性 HDAC 抑制剂西达本胺在 ER 阳性晚期乳腺癌中的作用。ACE 研究比较了绝经后 ER 阳性进展期乳腺癌患者单用依西美坦及联合应用西达本胺和依西美坦的效果，结果显示在治疗方案中加入西达本胺后 PFS 由 3.8 个月延长到 7.4 个月(HR 0.75，P=0.033)。基于这项研究，西达本胺在 2019 年被获批可应用于 ER 阳性进展期乳腺癌中与依西美坦联合使用；同时在 2020 年，ABC 指南将西达本胺联合内分泌治疗作为晚期乳腺癌Ⅰa 类推荐治疗方案。这些临床研究提示 HDAC 抑制剂在 ER 阳性晚期乳腺癌中有巨大应用潜力，但不同类型的 HDAC 抑制剂带来的疗效差异大，探寻其作用机制，从转化研究中寻找其疗效差异原因，并由此探索更有效的 HDAC 抑制剂或为患者带来更多治疗方案选择和希望。

3. *药物副作用及应用展望* HDAC 抑制剂主要应用于血液恶性肿瘤中如淋巴瘤等。在对血液肿瘤的研究中，伏林司他及罗米地辛表现出严重的心脏毒性，患者出现 T 波低平、ST 段压低及 Q-T 间期延长等，其他不良反应还包括疲劳、胃肠道反应、血小板减少等。目前在 ER 阳性晚期乳腺癌中西达本胺最常见的副作用为血液系统毒性，包括中性粒细胞减少、白细胞减少、血小板减少和贫血等；最常见的非血液学不良事件是低钾血症、高血糖、低钙血症和高甘油三酯血症，同时，胃肠道不良反应及尿路感染也在用药患者中常见。西达本胺在 ER 阳性晚期乳腺癌中的可观疗效提示 HDAC 抑制剂可在 ER 阳性乳腺癌中发挥较好的疗效，西达本胺是否可应用于早期 ER 阳性乳腺癌及其余乳腺癌亚型中仍需进一步的临床及基础研究证实，同时是否其余类型 HDAC 抑制剂也能在晚期 ER 阳性乳腺癌中达到类似或更佳疗效也需更多的探索，但 ACE 研究的结果无疑为晚期 ER 阳性乳腺癌的治疗提供了一种新的治疗希望及可用方案。

（三）PI3K 抑制剂

1. *机制进展* PI3K/Akt1/mTOR 信号转导通路可调控细胞生长过程中的新陈代谢、迁移、存活及血管生成等过程。PI3K 为一个异二聚体，由 *PIK3CA*、*PIK3CB*、*PIK3CD* 及 *PIK3CG* 中的一种基因编码其中一个蛋白，*PIK3R1*、*PIK3R2*、*PIK3R3* 编码另一个蛋白。PI3K 可使细胞膜上的磷酸肌醇发生磷酸化，并激活 mTOR 通路，从而激活一系列下游通路及分子，介导相应的功能。而 PI3K/mTOR 通路的负调控因素主要包括磷酸酶及一些抑制肿瘤生长的因子。在乳腺癌中，高达 30% 的进展期 ER 阳性乳腺癌有 *PIK3CA* 的阳性突变，但其在 ER 阴性及三阴性乳腺癌中较少发生突变。*PIK3CA* 的突变将导致下游 Akt1 及 mTOR 通路的持续性激活，可通过调控 ER 的转录和表达来调控肿瘤的活动及进展。在乳腺癌治疗中联合使用 PI3K 抑制剂可能会获得更好的疗效。

目前的 PI3K 通路抑制剂包括泛 PI3K 抑制剂、广谱 PI3K 抑制剂及选择性 PI3K 抑制剂，其中，广谱 PI3K 抑制剂由于在临床试验中显示出来的过高的毒性反应未能进入临床应用。

2. *临床研究进展* 在 BELLE2 的Ⅲ期临床试验中探究了使用氟维司群及安慰剂与联用氟维司群及泛 PI3K 抑制剂布帕尼西（BKM120）的疗效差异，研究纳入了 1 147 例绝经后使用 AI 的进展期乳腺癌患者。结果显示联用两种药物将 PFS 从 5.0 个月延长到 6.9 个月（*HR* 0.78，95%*CI* 0.67～0.89；*P*<0.001）。然而，远期实验结果却不支持布帕尼西的疗效，结果显示在远期布帕尼西仅仅产生较小获益，并带来较严重的毒性反应如抑郁。其他几项对泛 PI3K 抑制剂的临床研究均未发现阳性疗效结果。一项Ⅱ期临床研究显示匹替利司（GDC-0941）不能使 AI 耐药的进展期乳腺癌患者在 PFS 中得到明显获益。

选择性 PI3K 抑制剂可选择性抑制 PI3K 的其中一种亚型，这种类型的 PI3K 抑制剂能更加精确地靶向治疗，并减低其带来的毒性作用。在一项比较单用氟维司群及联用氟维司群与他塞利司（GDC-0032）的Ⅰ期临床研究中，50%（6/12）的患者呈现出明显的反应效果。进一步的Ⅲ期临床试验 SANDPIPER 结果也显示联合应用 PI3K 抑制剂及氟维司群并未获得显著临床获益，且会带来更显著的副作用。另一项比较在 *PIK3CA* 突变的转移性乳腺癌患者中氟维司群单用与联用阿培利司（BYL-719）的试验结果显示，联用阿培利司带来了 24%的明显的反应率。

2019，一项 SOLAR-1 Ⅲ期临床研究发现对于 *PI3KA* 突变、ER 阳性、HER2 阴性且曾接受内分泌治疗的晚期乳腺癌患者，PI3K 抑制剂阿培利司及氟维司群联合应用可将 PFS 从 5.7 个月延长到 11 个月（*HR* 0.65，*P*<0.001）。基于这项研究，阿培利司成为首个获批可应用于晚期 ER 阳性乳腺癌的 PI3K 抑制剂。

3. *药物副作用及应用展望* 在使用 PI3K 抑制剂的患者中，常见的不良反应有：血糖升高、转氨酶升高、皮疹、疲劳、口腔炎及胃肠道反应等，同时由于 PI3K 抑制剂可通过血-脑屏障，也有部分患者可出现如焦虑、易怒或抑郁等精神症状。目前在临床研究中，应用选择性 PI3K 抑制剂展现出了较好的疗效，且在 ER 阳性的乳腺癌中，*PIK3CA* 的突变是最常见的异常激活的突变之一，因此，从理论上及临床实践上来讲，PI3K 抑制剂拥有很好的应用前景。此外，*PIK3CA* 的突变可部分预测 PI3K 抑制剂的疗效反应，且 *PIK3CA* 的突变可在循环肿瘤 DNA 中被检测到，基于这个发现，将来可能得以在临床上挑选出能在 PI3K 抑制剂中获益最大的患者，并充分发挥 PI3K 的疗效。

（四）mTOR 抑制剂

1. *机制进展* mTOR 是一种丝、苏氨酸激酶，如上所述，其可在 PI3K/Akt1/mTOR 信号转导通路中发挥作用，并参与细胞的新陈代谢、迁移等生理过程，其突变及异常激活在肿瘤发生过程中起到一定的作用。同时，其也参与肝激酶 B1、AMP 激活蛋白酶及结节硬化病基因 *TSC1*、*TSC2* 所介导的机制通路中。在体外细胞实验中发现，在内分泌治疗耐药的癌细胞中 mTOR 活动增强。此外，检测在内分泌治疗耐药患者中的真核起始因子 4E 结合蛋白 1（eukaryotic initation factor 4E-binding protein

1, 4EBP1)水平显示,mTOR 的激活水平在耐药过程中有显著上升;同时,有研究显示在尚未接受过内分泌治疗的患者中,Akt1 的激活可介导患者对内分泌治疗的原发耐药。

2. *临床研究进展* 目前临床上主要有两种类型的 mTOR 抑制剂,一种是纳巴霉素类似物雷帕霉素如西罗莫司及依维莫司,可抑制 mTOR 中 TORC1;另一种是 ATP 竞争性抑制剂,可同时抑制 mTOR 中的 TORC1 及 TORC2,且可抑制 TORC2 介导的反馈环路,从理论上讲比雷帕霉素具有更强的效应。

有多项临床研究探讨了西罗莫司及依维莫司的疗效。一项Ⅱ期临床试验比较了不同剂量西罗莫司在联合来曲唑使用时与来曲唑单独使用时的疗效差异,结果显示在疾病的 1 年控制率上,使用来曲唑及每日 10 mg 西罗莫司的患者 1 年控制率在 69%,而使用来曲唑联用间断性 30 mg 西罗莫司控制率在 62%,单用来曲唑时控制率在 48%。一项Ⅲ期临床试验比较了每 2 周使用 30 mg/d 西罗莫司,连用 5 d,联合来曲唑治疗的疗效,结果显示联用组与单用来曲唑组的 PFS 没有显著差异。但有人认为,此结果有可能与西罗莫司的剂量及使用方法有关,需要进行进一步的剂量及用法研究,以确定其疗效。

临床上对依维莫司的研究也有较多进展。在一项Ⅱ期临床试验 TAMRAD 中,比较了在对 AI 治疗耐药的进展期乳腺癌患者中使用他莫昔芬及联用依维莫司的疗效,结果显示联用后可将疾病的无进展时间由 4.5 个月延长到 8.6 个月(*HR* 0.54, 95% *CI* 0.36～0.81)。另一项Ⅲ期临床试验 BOLERO-2 评估了依维莫司与依西美坦联合应用于绝经后的对 AI 耐药的进展期乳腺癌患者的疗效,结果显示,联用可将中位 PFS 由 4.1 个月延长到 11 个月,显示出了很好的疗效。同时,一项 MIRACLE Ⅱ期临床研究发现,在绝经前接受过 SERM 药物治疗后进展的 ER 阳性乳腺癌中,联合使用依维莫司及来曲唑的患者 PFS 出现显著延长(19.4 个月 *vs* 12.9 个月, *HR* 0.64, 95% *CI* 0.46～0.89; *P*=0.008)。这些临床研究都提示无论在绝经前或绝经后进展期 ER 阳性乳腺癌中,将 mTOR 抑制剂及内分泌治疗联合应用都能在患者中观察到 PFS 的获益,进一步验证了 mTOR 抑制剂在进展期 ER 阳性乳腺癌中的有效性。

3. *药物副作用及应用展望* 临床上目前观察到的副作用主要包括黏膜炎、腹泻、皮疹、疲倦、厌食、血脂异常、骨髓抑制、非感染性肺炎等。由于 mTOR 抑制剂有较多副作用产生,因此,精准地挑选出能从中最大获益的患者在应用过程中占有非常重要的比重。多项研究显示,*MTOR* 突变、*TSC1/2* 突变、*AKT1* 突变可能与依维莫司的疗效有关,但需要更进一步的研究验证。

综上所述,内分泌耐药是 ER 阳性乳腺癌治疗的难点和研究热点,目前已有不少药物能够用于逆转或延缓内分泌耐药。可以预见,在不久的将来,会有更多的药物针对不同内分泌耐药的机制进行更精准的治疗,有些药物如 CDK4/6 抑制剂帕博西尼目前也在早期乳腺癌进行尝试,以尽量早期逆转耐药,减少乳腺癌的复发与转移。

(朱梦迪 刘 强)

参考文献

[1] ANDRE F, CIRUELOS E, RUBOVSZKY G, et al. Alpelisib for PIK3CA-Mutated, Hormone Receptor-Positive Advanced Breast Cancer[J]. N Engl J Med, 2019,380(20):1929-1940.

[2] BACHELOT T, BOURGIER C, CROPET C, et al. Randomized phase II trial of everolimus in combination with tamoxifen in patients with hormone receptor-positive, human epidermal growth factor receptor 2-negative metastatic breast cancer with prior exposure to aromatase inhibitors: a GINECO study[J]. J Clin Oncol, 2012,30(22):2718-2724.

[3] BASELGA J C M, PICCART M, BURRIS HA 3RD, et al. Everolimus in postmenopausal hormone-receptor-positive advanced breast cancer[J]. N Engl J Med, 2012,366(6):520-529.

[4] BASELGA J, IM S A, IWATA H, et al. Buparlisib plus fulvestrant versus placebo plus fulvestrant in postmenopausal, hormone receptor-positive, HER2-negative, advanced breast cancer (BELLE-2): a randomised, double-blind, placebo-controlled, phase 3 trial[J]. The Lancet Oncology, 2017,18(7):904-916.

[5] CARDOSO F, PALUCH-SHIMON S, SENKUS E, et al. 5th ESO-ESMO international consensus guidelines for advanced breast cancer (ABC 5) [C]. Ann Oncol, 2020,31(12):1623-1649.

[6] CHANDARLAPATY S, CHEN D, HE W, et al. Prevalence of ESR1 Mutations in Cell-Free DNA and Outcomes in Metastatic Breast Cancer: A Secondary Analysis of the BOLERO-2 Clinical Trial[J]. JAMA Oncol, 2016,2(10):1310-1315.

[7] CONNOLLY R M Z F, MILLER K D, LEE M J, et al. E2112: Randomized Phase III Trial of Endocrine Therapy Plus Entinostat or Placebo in Hormone Receptor-Positive Advanced Breast Cancer[J]. J Clin Oncol, 2021,39(28):3171-3181.

[8] DENT S, CORTES J, IM Y H, et al. Phase Ⅲ randomized study of taselisib or placebo with fulvestrant in estrogen receptor-positive, PIK3CA-mutant, HER2-negative, advanced breast cancer: the SANDPIPER trial[J]. Ann Oncol, 2021,32(2):197-207.

[9] DI LEO A, JERUSALEM G, PETRUZELKA L, et al. Final overall survival: fulvestrant 500 mg vs 250 mg in the randomized CONFIRM trial[J]. J Natl Cancer Inst, 2014,106(1):djt337.

[10] EBCTCG, DAVIES C, GODWIN J, et al. Relevance of breast cancer hormone receptors and other factors to the efficacy of adjuvant tamoxifen: patient-level meta-analysis of randomised trials[J]. The Lancet, 2011,378(11):771-784.

[11] EBCTCG. Aromatase inhibitors versus tamoxifen in early breast cancer: patient-level meta-analysis of the randomised trials[J]. The Lancet, 2015,386(10001):1341-1352.

[12] FAN Y, SUN T, SHAO Z, et al. Effectiveness of Adding Everolimus to the First-line Treatment of Advanced Breast Cancer in Premenopausal Women Who Experienced Disease Progression While Receiving Selective Estrogen Receptor Modulators: A Phase 2 Randomized Clinical Trial[J]. JAMA Oncol, 2021,7(10):e213428.

[13] FINN R S, MARTIN M, RUGO H S, et al. Palbociclib and Letrozole in Advanced Breast Cancer[J]. N Engl J Med, 2016,375(20):1925-1936.

[14] JIANG Z, LI W, HU X, et al. Tucidinostat plus exemestane for postmenopausal patients with advanced, hormone receptor-positive breast cancer (ACE): a randomised, double-blind, placebo-controlled, phase 3 trial[J]. The Lancet Oncology, 2019,20(6):806-815.

[15] JOHNSTON S R D, HARBECK N, HEGG R, et al. Abemaciclib Combined With Endocrine Therapy for the Adjuvant Treatment of HR+, HER2-, Node-Positive, High-Risk, Early Breast Cancer (monarchE) [J]. J Clin Oncol, 2020,38(34):3987-3998.

[16] JOHNSTON S, PUHALLA S, WHEATLEY D, et al. Randomized Phase II Study Evaluating Palbociclib in Addition to Letrozole as Neoadjuvant Therapy in Estrogen Receptor-Positive Early Breast Cancer PALLET Trial[J]. J Clin Oncol, 2018,37(3):178-189.

[17] LOIBL S, MARME F, MARTIN M, et al. Palbociclib for Residual High-Risk Invasive HR-Positive and HER2-Negative Early Breast Cancer-The Penelope-B Trial[J]. J Clin Oncol, 2021,39(14):1518-1530.

[18] LOIBL S, POORTMANS P, MORROW M, et al. Breast cancer[J]. The Lancet, 2021,397(10286):1750-1769.

[19] MAYER E L, DUECK A C, MARTIN M, et al. Palbociclib with adjuvant endocrine therapy in early breast cancer (PALLAS): interim analysis of a multicentre, open-label, randomised, phase 3 study [J]. The Lancet Oncology, 2021,22(2):212-222.

[20] RANI A, STEBBING J, GIAMAS G, et al. Endocrine Resistance in Hormone Receptor Positive Breast Cancer-From Mechanism to Therapy [J]. Front Endocrinol (Lausanne), 2019,10:245.

[21] ROBINSON D R, WU Y M, VATS P, et al. Activating ESR1 mutations in hormone-resistant metastatic breast cancer[J]. Nat Genet, 2013,45(12):1446-1451.

[22] SHAKESPEAR M R, HALILI M A, IRVINE K M, et al. Histone deacetylases as regulators of inflammation and immunity[J]. Trends Immunol, 2011,32(7):335-343.

[23] SIEGEL R L, MILLER K D, FUCHS H E, et al. Cancer statistics, 2022[J]. CA Cancer J Clin, 2022,72(1):7-33.

[24] TAMURA K, KODAIRA M, SHIMIZU C, et al. Phase I study of taselisib in Japanese patients with advanced solid tumors or hormone receptor-positive advanced breast cancer[J]. Cancer Sci, 2018,109(5):1592-1601.

[25] TOY W, SHEN Y, WON H, et al. ESR1 ligand-binding domain mutations in hormone-resistant breast cancer[J]. Nat Genet, 2013,45(12):1439-1445.

[26] TRIPATHY D, IM S A, COLLEONI M, et al. Ribociclib plus endocrine therapy for premenopausal women with hormone-receptor-positive, advanced breast cancer (MONALEESA-7): a randomised phase 3 trial[J]. The Lancet Oncology, 2018,19(7):904-915.

[27] TURNER N C, SLAMON D J, RO J, et al. Overall Survival with Palbociclib and Fulvestrant in

Advanced Breast Cancer[J]. N Engl J Med, 2018, 379:1926 - 1936.

[28] VUYLSTEKE P H M, PETRAKOVA K, ROYLANCE R, et al. Pictilisib plus paclitaxel for the treatment of hormone receptor-positive, HER2negative, locally recurrent, or metastatic breast cancer: interim analysis of the multicentre, placebo-controlled, phase II randomised PEGGY study[J]. Ann Oncol, 2016, 27 (11):2059 - 2066.

[29] WAKS A G, WINER E P. Breast Cancer Treatment: A Review[J]. JAMA, 2019,321(3):288 - 300.

[30] WOLFF A C, LAZAR A A, BONDARENKO I, et al. Randomized phase III placebo-controlled trial of letrozole plus oral temsirolimus as first-line endocrine therapy in postmenopausal women with locally advanced or metastatic breast cancer[J]. J Clin Oncol, 2013,31(2):195 - 202.

[31] YARDLEY D A, ISMAIL-KHAN R R, MELICHAR B, et al. Randomized phase II, double-blind, placebo-controlled study of exemestane with or without entinostat in postmenopausal women with locally recurrent or metastatic estrogen receptor-positive breast cancer progressing on treatment with a nonsteroidal aromatase inhibitor[J]. J Clin Oncol, 2013,31(17):2128 - 2135.

[32] ZHANG Q Y, SUN T, YIN Y M, et al. MONARCH plus: abemaciclib plus endocrine therapy in women with HR+/HER2- advanced breast cancer: the multinational randomized phase III study[J]. Ther Adv Med Oncol, 2020,12:1758835920963925.

第七十五章

血管生成抑制剂

近年来，乳腺癌综合治疗手段不断增多，可提供更多的治疗机会，使得患者的生存率显著提高，即使是晚期乳腺癌患者，其 5 年生存率也在 25% 以上。然而，乳腺癌作为一种全身性疾病，在初诊时就会出现血行及淋巴道转移，因此，即使是早期乳腺癌患者，仍有 20%～30%的患者死于局部复发和远处转移。肿瘤在持续生长和侵袭转移过程中离不开肿瘤新生血管的营养供给，研究显示血管新生不仅与实体瘤的生长、浸润及转移密切相关，还与患者预后明显相关。因此，抑制肿瘤新生血管生成被认为是一种理想的肿瘤靶向治疗策略。肿瘤血管生成抑制剂（tumor angiogenesis inhibitor，TAI）通过作用于肿瘤血管内皮细胞，抑制新的血管形成，从而阻断肿瘤的营养供给，遏制肿瘤的快速生长与转移。与传统的细胞毒化疗药物相比，这类药物具有靶向性和非细胞毒性等特点，没有明显的剂量限制性毒性，不易引起耐药性问题和严重的不良反应，为肿瘤治疗带来了新的发展空间。当今，抗血管生成已成为肿瘤生物靶向治疗研究的重要方向，也为乳腺癌治疗提供了新的方法，将成为提高乳腺癌治愈率的重要途径之一。

第一节　肿瘤血管生成的基础研究

一、肿瘤血管生成学说

肿瘤血管生成（tumor angiogenesis，neovascularization）是指肿瘤细胞诱导的微血管生长及肿瘤微环境中血液循环建立的过程，对肿瘤的生长、浸润和转移都有重要作用。1971 年，Folkman 首次系统性地提出肿瘤生长、转移依赖于肿瘤血管生成的学说，奠定了控制肿瘤生长的理论基础。1996 年 Hanahan 和 Folkman 提出血管生成切换的概念，进一步阐明了原发实体肿瘤的增殖和转移过程都依赖于新生血管的生成，并受促血管生成因子和血管生成抑制因子的双重调节。实体瘤的生长分为血管前期和血管期两个阶段。在血管前期，实体肿瘤的生长直径不超过 1～2 mm，通过弥散作用与周围组织进行气体和物质交换。随着肿瘤不断长大，将出现缺乏氧气和营养物质的情况（尤其肿瘤组织中心部位），此时肿瘤细胞不断生长、不断死亡，组织即处于休眠状态或发生退化，几乎无转移能力。从血管前期到血管期的转换称为“血管生成开关”。一旦经过“开关”转化过程，肿瘤就进入血管期，肿瘤直径超过 2～3 mm，细胞数达到 1×10^7 左右时，其继续生长需要依赖肿瘤血管供氧、获取营养物质并排除废物。当肿瘤内血管形成活跃时，促血管生成因子占优势，抑制因子减少，此时肿瘤局部出现大量新生毛细血管，肿瘤细胞呈不可控制性生长并浸润至周围组织。新生血管经过重塑和扩展形成成熟的血管网，为肿瘤转移提供了有利条件，大量肿瘤细胞由此进入血液循环，并在周围组织器官停留，形成肿瘤转移灶。Folkman 等进而提出了通过抑制血管生成阻止肿瘤生长的治疗理念。此后，抗血管生成治疗肿瘤的理论被确立，并逐渐应用于临床实践。

二、肿瘤血管生成步骤

肿瘤血管生成是一个复杂动态连续的过程，有多种促进血管生长因子及其受体、细胞外基质、多种蛋白水解酶和细胞黏附分子等参与，主要包括以下5个步骤：①维持血管正常代谢的刺激因子之间的平衡被破坏，促血管生成因子的活性上调，使得血管内皮细胞分化和增殖加快。②内皮细胞和肿瘤细胞释放的多种蛋白水解酶及纤维蛋白外渗，降解基底膜与细胞外基质，引起细胞外基质重塑。③内皮细胞膜上的黏附分子表达水平上调，如整合素αvβ3通过激发钙信号调节途径，导致血管内皮细胞向周围组织的基质膜增殖和迁移。④促血管内皮生长因子受体(VEGFR)如VEGFR-1、VEGFR-2、Tie-1和Tie-2等表达量相应增高，这些受体与血管内皮生长因子(VEGF)结合，促使内皮细胞形成血管网。⑤新生的血管内皮细胞排列成管状，内部相互贯通，形成成熟的血管网，血流进入肿瘤。上述步骤还受到复杂的机制调控。

三、肿瘤新生血管的形态结构和功能特点

与正常的血管生成相比，肿瘤血管生成有如下特点：①生长失控。受到肿瘤组织分泌的过量促血管生长因子刺激而过度生长，肿瘤组织内血管生成的调节机制失控，肿瘤血管内皮细胞中10%～20%始终处于DNA合成状态；也导致了肿瘤组织特别是中心部位因缺血、缺氧而坏死。②结构不完整。肿瘤血管管腔不规则，呈窦状扩张，基底膜薄，无外膜细胞或平滑肌细胞包围，因而神经内分泌系统无法对其舒缩状态进行调节。③高通透性。因血管基底膜的不完整性，血管内皮细胞之间连接常常开放并出现裂隙，呈现了高通透性的特点，还与肿瘤侵犯胸、腹腔导致胸腔积液、腹水产生的机制有关。

四、肿瘤血管生成调控因子

正常生理状态下，血管生成因子与血管抑制因子处于动态平衡状态，调控着机体血管生成。与正常组织一样，肿瘤新生血管的形成也受促血管生成因子与血管生成抑制因子的共同调节，这些调节因子主要由肿瘤细胞和血管内皮细胞分泌。上述调节因子大致分为两类：①促血管生长因子，如VEGF、血小板衍生生长因子(PDGF)、转化生长因子-α(TGF-α)、碱性成纤维细胞生长因子(bFGF)、肝细胞生长因子(hepatocyte growth factor，HGF)、血管生成蛋白(angiogenin)、胰岛素样生长因子-1(IGF-1)、环氧合酶-2(COX-2)等。②抑制血管生成因子，如血管抑素(angiostatin)、内皮抑制蛋白(endostatin，ES)、组织金属蛋白酶抑制物(tissue inhibitor of metalloproteinase，TIMP)、血小板应答蛋白(thrombospondin，TSP)、纤溶酶原激活物抑制物(PAI)、白介素-12(IL-12)、α干扰素(IFN-α)等。其中VEGF是已知活性最强的促血管生成因子。

同样，在乳腺癌生长、转移的整个过程中，肿瘤血管生成是其中重要的环节。正常生理状态下，促血管生成因子与血管生成抑制因子处于动态平衡中，共同调控着机体的血管生成。肿瘤发生时，该动态平衡被破坏，导致血管的异常增生。肿瘤血管生成是一个多因素、多步骤的复杂过程，其作为恶性肿瘤的一个标志，也是肿瘤转移的早期关键事件之一。在肿瘤发展过程中，不同的血管生成因子在不同阶段优先表达，而VEGF作为促肿瘤血管生成活性最强的关键因子，其在肿瘤发展的全过程中都表达。

第二节　血管生成抑制剂在乳腺癌中的临床应用

TAI是指一类能破坏或抑制血管生成，从而有效地阻止肿瘤生长和转移的药物。TAI通过切断肿瘤赖以生长和转移的营养来源和迁移通道发挥作用，具有许多优势：①TAI抑制血管生成治疗肿瘤，具有很好的特异度和靶向性；②药物能通过血流与暴露的血管内皮细胞直接接触而发挥作用，具有剂量小、疗效高、不良反应小等优点；③血管内皮细胞基因表达相对稳定，与肿瘤细胞相比不易产生耐药性。因此，TAI不会造成胃肠道反应、骨髓抑制、脱发等传统化疗药物的毒性及不良反应。由于TAI引起新生血管退化和溶瘤是个缓慢的进程，因此治疗方案往往是连续性、不间断给药。临床研究

表明，将 TAI 与传统疗法相结合，能很好地发挥其作用。一方面，TAI 能提高传统化疗、放疗的疗效；另一方面，传统治疗后处于肿瘤消退期的患者，应用 TAI 有可能使肿瘤微小转移灶处于静息状态，从而控制肿瘤的转移和复发。自 1988 年人类开始使用 TAI 治疗肿瘤以来，已有 30 余种 TAI 进入临床试验。国内外大量实验研究都证实肿瘤血管生成因子与乳腺癌的发生、发展及转移密切相关。2005 年美国临床肿瘤学会（ASCO）会议上报告了一项转移性乳腺癌Ⅲ期临床研究（E2100）的结果，标志着 TAI 治疗已成为乳腺癌治疗的新热点，美国食品和药品监督管理局（FDA）于 2008 年 3 月批准贝伐珠单抗用于乳腺癌治疗，但在 2011 年 11 月撤销了该适应证。

一、抑制血管生成因子

VEGF 是一种高度特异性的内源性促血管内皮细胞生长的因子，主要通过与血管内皮细胞表面受体 VEGFR1（Flt-1）特异性结合，激活受体酪氨酸激酶，引起一系列的信号转导，可促进内皮细胞的有丝分裂，最终引起新生血管生成，并增加基质降解过程中所需酶的表达，提高血管通透性，使肿瘤细胞获得充分的营养物质而迅速增殖，也容易通过血管内皮细胞进入血流而发生远处转移。多数研究显示，在转移性乳腺导管癌中，VEGF 的水平明显升高，还与部分早期乳腺癌患者的不良临床预后有关。因此，VEGF 可能是乳腺癌患者无病生存期（DFS）和总生存期（OS）独立的预后因素之一。VEGF 既抑制血管内皮细胞凋亡，也抑制乳腺癌细胞的凋亡，可导致肿瘤对化疗及内分泌治疗产生耐药。因此，在乳腺癌的治疗中，抗 VEGF 治疗将会有良好的应用前景。目前临床应用的该类药物主要有两类：一类是直接以 VEGF 为靶点；另一类则靶向于 VEGF 通路中其他信号传递分子。

（一）VEGF 单克隆抗体

贝伐珠单抗是抗 VEGF 的重组人源化单克隆抗体，通过中和 VEGF 达到阻止 VEGF 的生物学效应，抑制新生血管的形成，减少肿瘤区域氧供、血供和其他营养物质的供应，进而抑制肿瘤的生长，其在人体内的半衰期为 17～21 d。临床前研究表明，贝伐珠单抗和化疗药物联用能降低肿瘤微血管密度且具有协同作用。在转移性乳腺癌（MBC）的治疗中，贝伐珠单抗已经显示出其明显的抗肿瘤作用。临床研究中，最具代表意义的是 Miller 已报道的一项国际多中心开放性随机Ⅲ期临床试验（ECOG 2100，E2100）结果，美国 FDA 也于 2008 年 3 月批准贝伐珠单抗联合紫杉烷类药物应用于转移性乳腺癌的一线治疗。

1. *复发及转移性乳腺癌一线治疗* E2100 作为第 1 个比较单用紫杉醇每周给药方案与紫杉醇联合贝伐珠单抗一线治疗复发或转移性乳腺癌疗效与安全性的Ⅲ期临床研究，共入组 722 例晚期乳腺癌患者。试验随机分为紫杉醇单药（90 mg/m^2，第 1、8、15 天）和紫杉醇联合贝伐珠单抗（10 mg/kg，第 1、15、28 天）治疗，每 4 周重复。研究结果显示联合用药组与单药组相比可显著延长无进展生存期（PFS）：11.8 个月 *vs* 5.9 个月（*HR* 0.60；$P<0.001$），同时提高客观缓解率（ORR），为 36.9％ *vs* 21.2％（$P<0.001$）。AVADO 试验是另一个双盲、随机、多中心的Ⅲ期临床试验，旨在评价多西他赛联合贝伐珠单抗一线治疗晚期复发性乳腺癌的疗效和安全性。该研究入组 736 例晚期乳腺癌患者，主要的入选标准为人表皮生长因子受体 2（HER2）阴性。该试验随机分为 3 组：对照组（多西他赛 100 mg/m^2＋安慰剂）、两个治疗组（多西他赛 100 mg/m^2＋贝伐珠单抗 7.5 mg/kg 或 15 mg/kg），21 d 为 1 个周期。结果显示，多西他赛与贝伐珠单抗联合组较单用多西他赛显著提高 ORR（分别为 46.4％、55.2％、64.1％）和中位 PFS（分别为 8.1 个月、9.0 个月和 10.0 个月），不良反应可以耐受。综合 E2100 和 AVADO 研究结果，两项临床试验共同证实了紫杉烷类药物联合贝伐珠单抗的疗效与安全性，其显著改善 PFS、ORR 的结论一致且可重复。紫杉烷类药物化疗联合贝伐珠单抗的安全性可控，3 级以上出血、动脉栓塞等不良反应的发生率均不超过 3.6％，严重血液学不良反应也未较单纯化疗组有明显增加。

RIBBON-1 研究旨在观察常规多个一线化疗药物或方案联合贝伐珠单抗治疗转移性乳腺癌的疗效与安全性，该多中心、随机Ⅲ期临床试验入组标准为未经化疗的局部复发或转移性乳腺癌，纳入 HER2 阴性以及无中枢神经系统转移的患者。其中“化疗＋贝伐珠单抗”联合组与单用化疗组的患者数为 2∶1，常规一线化疗方案为卡培他滨（2 000 mg/m^2，第 1～14 天）、紫杉烷类为基础（白蛋白结合型紫杉醇 260 mg/m^2，多西他赛 75 mg/m^2 或 100 mg/m^2）和以蒽环类药物为主化疗方案（多柔比星/环磷酰胺、表柔比星/环磷酰胺、氟尿嘧啶/表柔比星/环磷酰胺、氟尿嘧啶/多柔比星/环磷酰胺),均为3周重复。贝伐珠单抗或安慰剂剂量为15 mg/kg,每3周输注1次。研究共入组了1 237例患者(卡培他滨组615例;紫杉烷类为基础组307例;蒽环类为主组315例),由于统计效度的问题,紫杉烷类药物和蒽环类药物为基础的化疗组作联合分析,卡培他滨组单独分析。结果显示,与单独化疗方案相比,联用贝伐珠单抗治疗组中位PFS均更长,卡培他滨组PFS从5.7个月延长到8.6个月($P<0.001$),紫杉烷类/蒽环类药物组从8.0个月延长至9.2个月($P<0.001$)。

三项临床研究(E2100、AVADO、RIBBON-1试验)结果基本一致,即贝伐珠单抗无论与何种化疗药物联合,其一线治疗复发及转移性乳腺癌能够超越传统方案的疗效,PFS明显延长,但这些临床研究总生存率都没有得到改善。因此,2011年11月美国FDA出于其安全性和有效性的原因撤销了贝伐珠单抗用于乳腺癌治疗的适应证。

2. *复发及转移性乳腺癌二线治疗* RIBBON-2研究是贝伐珠单抗联合不同化疗方案二线治疗HER2阴性复发及转移性乳腺癌的一项随机、双盲、安慰剂对照Ⅲ期临床试验,共纳入684例经治转移性乳腺癌患者,随机以化疗联合安慰剂或贝伐珠单抗进行治疗直至疾病进展。试验设计及入组标准与RIBBON-1研究相似,化疗药物剂量为卡培他滨(2 000 mg/m^2,第1~14天,每3周1个周期)、多西他赛(75~100 mg/m^2,每3周1次)、白蛋白结合型紫杉醇(260 mg/m^2,每3周1次)或紫杉醇(90 mg/m^2,第1、8、15天,停1周;或175 mg/m^2,每3周1次)、吉西他滨(1 250 mg/m^2,第1、8天,每3周1个周期)以及长春瑞滨(30 mg/m^2,每3周1次)。贝伐珠单抗或安慰剂剂量为10 mg/kg(每2周1次)或15 mg/kg(每3周1次)。与单纯化疗组相比,化疗加上贝伐珠单抗治疗组明显延长中位PFS(5.1个月 *vs* 7.2个月,$P<0.01$),ORR也有提高趋势(29.6% *vs* 39.5%,$P<0.05$),但中位OS差异仍无统计学意义(16.4个月 *vs* 18.0个月,$P>0.05$)。最常见的3/4级毒性(不良事件)是贝伐珠单抗引起的高血压(9.0%)和蛋白尿(3.1%),并导致更多的治疗中断(7.2% *vs* 13.3%)。本研究同样发现贝伐珠单抗组3级及以上不良事件更多见,回顾既往的临床研究,贝伐珠单抗特有的不良反应主要是高血压、蛋白尿、伤口并发症和消化道穿孔等,此外还可能有精神错乱、癫痫发作、脑水肿、器官损伤与衰竭、卒中等。但这些不良反应并非乳腺癌所特有,在非小细胞肺癌和胃肠道肿瘤患者可能存在更高的风险,而且随着肿瘤科医生对药物特性的进一步认识和安全性意识加强,贝伐珠单抗相关的不良反应会逐步做到可控。

3. *新辅助化疗* NSABP B-40(B-40)和Gepar-Quinto(GBG44)试验结果显示,早期HER2阴性乳腺癌患者在新辅助化疗的基础上加用贝伐珠单抗可显著提高病理学完全缓解率(pCR)。B-40研究发现加用贝伐珠单抗的效果在激素受体阳性和激素受体阴性乳腺癌中均明显提高,pCR分别从15.1%提高至23.2%和从47.1%提高至51.5%。GBG44试验中,仅三阴性乳腺癌患者加用贝伐珠单抗pCR提高(分别为39.3%和27.9%),而激素受体阳性乳腺癌患者中pCR相近(分别为7.7%和7.8%)。既往三项大型随机临床试验(ECOG 5103、BEATRICE、BETH)显示,在辅助化疗中加入贝伐珠单抗对患者DFS或OS没有益处。在GBG44研究中,贝伐珠单抗仅在新辅助治疗期间与化疗联合使用,贝伐珠单抗的加入不改善DFS或OS。而B-40研究,在新辅助化疗和辅助化疗阶段均联合使用贝伐珠单抗,贝伐珠单抗的加入显著提高了OS(HR 0.65,95%CI 0.49~0.88;$P<0.01$),但没有显着改善DFS(HR 0.80,95%CI 0.63~1.01;$P>0.05$)。另外,ARTemis试验发现新辅助治疗加入4个周期贝伐珠单抗显著提高HER2阴性早期乳腺癌的pCR,然而DFS和OS的结果还需要通过长时间的随访后得出。

4. *贝伐珠单抗联合其他抗肿瘤药物* 既往研究显示VEGF和HER2信号转导通路存在串话现象,HER2阳性的乳腺癌细胞可以部分通过增加VEGF表达来增加新生血管生成。体外实验提示VEGF及HER2的表达有显著的相关性。Ⅰ/Ⅱ期临床研究显示贝伐珠单抗与曲妥珠单抗两种人源化单克隆抗体联合应用不会相互改变药代动力学过程且毒性可以耐受。多项旨在评价贝伐珠单抗联合曲妥珠单抗和多西他赛、卡培他滨作为HER2阳性局部复发性或转移性乳腺癌一线治疗的疗效和安全性的Ⅱ期研究显示,临床ORR为64%~73%。然而评估贝伐珠单抗联合多西他赛和曲妥珠单抗作为HER2阳性局部复发/转移性乳腺癌一线治疗的随机Ⅲ期试验AVEREL表明,贝伐珠单抗与多西他赛、曲妥珠单抗联合使用并未显着改善研究者评估的PFS。

临床前数据表明 EGFR 信号转导通路在调节血管生成中起作用，抗 EGFR 治疗抑制共同的下游信号转导通路，从而增强抗肿瘤活性。贝伐珠单抗联合厄洛替尼(EGFR-酪氨酸激酶抑制剂)治疗转移性乳腺癌患者的Ⅱ期试验结果并没有支持协同作用的假说，试验结果提示厄洛替尼和贝伐珠单抗的组合在未经选择的既往经治转移性乳腺癌患者中疗效有限，中位疾病进展时间(TTP)仅 11 周，目前仍需要进一步深入研究相关机制，明确生物学标志选择优势人群，来确定这一治疗模式在乳腺癌临床应用中的价值。

5. 争议　尽管贝伐珠单抗可有效治疗多种癌症，普遍易于耐受，非特异毒性比化疗药少，不良反应程度轻微，联用后贝伐珠单抗并不增加化疗方案的不良反应。但长期应用仍可能发生严重不良反应，如有报道指出，在接受过贝伐珠单抗与化疗药联用的 875 例患者中，最常见的不良反应为贫血、疼痛、腹泻、恶心、呕吐等，严重程度可达 3/4 级，并有人发生程度为 1/2 级的高血压以及出现血栓，个别患者发生可逆性的后部脑病综合征(PRES)、鼻中隔穿孔、肾血栓性微血管病或蛋白尿等。美国 FDA 专家委员会认为，尽管贝伐珠单抗可以延缓肿瘤的生长，但没有证据表明其能帮助患者延长生存期和提高生活质量，相反还证明有严重和危及生命的风险，因此于 2011 年 11 月 18 日宣布撤销贝伐珠单抗联合紫杉醇化疗一线治疗 HER2 阴性转移性乳腺癌的适应证，但仍然批准用于治疗结肠、肺、肾脏及脑部等肿瘤。

(二) 可溶性 VEGFR 类药物

阿柏西普是一种重组融合蛋白，是由 VEGFR-1 的第 2 个 Ig 结构域与 VEGFR-2 的第 3 个 Ig 结构域融合人 IgG1 的恒定区(Fc)而得到，具有与 VEGFR 细胞外结构域相似的结构，其按 1∶1 的比例与 VEGF 的各亚型结合，形成稳定复合物，可以抑制 VEGF 诱导的 VEGFR 磷酸化及内皮细胞的增生。由于该复合物能在 2 周内保持稳定，故可在较长时间内阻断 VEGF 信号通路。此蛋白与 VEGF 结合的亲和力较贝伐珠单抗强 100 多倍。阿柏西普单药治疗既往紫杉烷类、蒽环类药物经治的转移性乳腺癌的Ⅱ期临床试验未达到预期效果，提示单药阿柏西普似乎缺乏足够的活性用于转移性乳腺癌治疗，后续也许可以考虑与化疗联合的治疗方案。RPI. 4610(angiozyme)是人工合成的核酶，可降解 VEGFR-1 mRNA。Ⅰ期临床试验显示 RPI. 4610 无明显的不良反应，具有良好的耐受性。Ⅱ期多中心、单臂临床试验以 45 个Ⅳ期转移性乳腺癌患者为对象，大部分患者接受了至少两线的化疗。结果发现血液中可溶性 VEGFR-1 减少了，但中位随访 2.76 个月，其应答率无临床意义。

(三) VEGFR-酪氨酸激酶抑制剂

VEGF 的生物学效应是通过存在于内皮细胞表面的特异性 VEGFR 介导来实现的，VEGFR-酪氨酸激酶由一组酶蛋白组成，催化某些蛋白质磷酸化，当生长因子与其相应的高亲和力受体结合后，这些激酶就被激活，启动了细胞内活化信号的转导。选择性 VEGFR-酪氨酸激酶抑制剂(TKI)可通过干扰对血管内皮细胞增殖和迁移的 VEGFR 信号应答，阻断 VEGF 的血管生成作用。

索拉非尼(BAY43-9006)是一种多靶点口服酪氨酸激酶抑制剂，用于治疗转移性肾透明细胞癌和肝癌。Luca Gianni 报道了一项Ⅱ期临床研究表明，与安慰剂联合多西他赛或来曲唑相比，索拉非尼联合多西他赛或来曲唑不能延长转移性乳腺癌的 PFS，中位值分别为 9.2 个月和 10.2 个月，两组的 ORR 均达 43%。索拉非尼组 3 级毒性发生率更高但可控。索拉非尼和安慰剂组因不良事件停药的比例分别为 22%和 11%，但加用索拉非尼并未出现新的预料之外的副作用。Ⅱ期 SOLTI-0701 研究评估了索拉非尼联合卡培他滨对既往蒽环类药物和/或紫杉烷类药物经治的 HER2 阴性晚期乳腺癌的疗效，共有 229 患者入组，随机分为卡培他滨(2 000 mg/m^2，第 1～14 天，每 3 周 1 个周期)联合索拉非尼或安慰剂(400 mg，每日 2 次治疗)。结果表明，索拉非尼显著改善患者 PFS(6.4 个月 *vs* 4.1 个月，P=0.001)，同时也增加皮疹、腹泻、黏膜炎、中性粒细胞减少症、手足综合征等毒性反应。双盲、随机、安慰剂对照的Ⅱb 期 AC01B07 试验评估索拉非尼联合吉西他滨或卡培他滨用于贝伐珠单抗治疗进展后晚期 HER2 阴性乳腺癌患者的疗效，结果同样显示索拉非尼可显著改善患者 PFS(3.4 个月 *vs* 2.7 个月，HR=0.65，95%CI 0.45～0.95)；OS 略有延长，但差异无统计学意义。Spigel 等报道多柔比星加环磷酰胺(AC 方案)方案序贯紫杉烷类药物方案联合索拉非尼(TS)用于辅助治疗淋巴结阳性或具有高危因素的 45 例乳腺癌患者，多柔比星 60 mg/m^2，第 1 天，每 3 周 1 次)和环磷酰胺

(600 mg/m^2,第1天,每3周1次),用药4个周期后序贯多西他赛(175 mg/m^2,第1天,每3周1次,4个周期)或多西他赛(80 mg/m^2,第1天,每周1次,12个周期)联合索拉菲尼(400 mg,每日2次,12个月)。所有患者都完成了AC方案治疗,由于种种原因,只有31%患者完成了序贯治疗并继续维持服用索拉菲尼15周。索拉非尼治疗期间的严重不良反应是可耐受的,包括中性粒细胞减少症、关节痛、厌食、腹泻和呼吸困难等,中位随访21.0个月后,所有患者均无复发存活。

舒尼替尼(SU11248)是一种新型多靶点口服酪氨酸激酶抑制剂,作用靶分子包括VEGFR、PDGFR、Flt-3和RET的酪氨酸激酶,通过特异性地阻断这些信号转导途径达到抗血管形成和抗肿瘤效应,具有靶向抑制肿瘤细胞增殖和肿瘤血管生成的双重作用。舒尼替尼于2006年1月获美国FDA批准上市,用于治疗肾透明细胞癌和胃肠道间质瘤。舒尼替尼联合治疗晚期乳腺癌的两项Ⅲ期研究均显示,患者均未显著延长PFS。

凡德他尼(ZD6474)亦是一种新型多靶点口服酪氨酸激酶抑制剂,46例既往接受紫杉醇联合蒽环类药物化疗失败的转移性乳腺癌患者,接受凡德他尼(100 mg或300 mg),可评价的44例患者中未见客观疗效,且两组患者各有1例病情稳定(SD)≥24周。研究认为单药凡德他尼治疗复发耐药的乳腺癌疗效有限,但耐受性良好。

阿帕替尼是我国自主研发的新型小分子VEGFR-酪氨酸激酶抑制剂,通过选择性结合VEGFR-2,抑制VEGFR-2自磷酸化,由此减少VEGF介导的内皮细胞迁移、增殖,使肿瘤微血管密度降低。在之前的Ⅱ期临床试验中,阿帕替尼单药治疗证实对经治的晚期乳腺癌具有客观疗效和可接受的毒性反应。阿帕替尼联合化疗药物治疗二线以上的晚期乳腺癌患者优于单独化疗组(5.5个月 *vs* 3.5个月,*HR* 0.2583;*P*=0.001)。当前,阿帕替尼联合卡瑞利珠单抗、白蛋白结合型紫杉醇治疗晚期三阴性乳腺癌的Ⅲ期临床研究正在入组。

法米替尼是国内继阿帕替尼之后开发的又一款口服小分子酪氨酸激酶抑制剂,靶向VEGFR-2、PDGFR、c-kit等,具有抗增殖和抑制血管生成的双重抗肿瘤作用。近年来,法米替尼联合卡瑞利珠单抗在多个适应证开展临床研究。2021年ASCO年会上,法米替尼联合卡瑞利珠单抗、白蛋白结合型紫杉醇一线治疗免疫调节型晚期三阴性乳腺癌的Ⅱ期研究(FUTURE-C-plus)结果公布,48例意向性治疗(ITT)人群中,ORR高达81.3%(95% *CI* 70.2%~92.3%),9个月无进展生存率为60.2%(95%*CI* 43.2%~77.3%)。这一新型组合疗法安全性良好,6.3%的患者出现了导致停药的不良反应,但没有与治疗相关的死亡报告。在白蛋白结合型紫杉醇基础上添加法米替尼展示出较好的抗肿瘤活性。

多靶点酪氨酸激酶抑制剂安罗替尼已在多种肿瘤中显示出良好的有效性和安全性,获批非小细胞肺癌、小细胞肺癌、软组织肉瘤三大适应证,但尚缺乏晚期乳腺癌治疗相关的数据。2019年圣安东尼奥乳腺癌研讨会(SABCS)上,安罗替尼单药治疗二线及以上HER2阴性转移性乳腺癌的研究结果表明,安罗替尼单药在HER2阴性晚期乳腺癌中具有一定的有效性和良好的安全性,中位PFS为4.43个月,疾病控制率(DCR)为88.9%,中位OS尚未达到。研究最常见的治疗相关3~4级不良反应为高血压,未观察到其他3~4级不良事件。安罗替尼联合靶向程序性死亡蛋白配体-1(PD-L1)的单抗TQB2450治疗晚期三阴性乳腺癌的临床研究正在开展。

帕唑帕尼和拉帕替尼均为口服的小分子酪氨酸激酶抑制剂,前者针对VEGFR和血小板衍生生长因子受体(PDGFR),后者针对c-Kit或表皮生长因子受体(EGFR)和HER2等。VEG2007试验是第1项评价一线方案联合两种口服小分子靶向药物治疗HER2阳性转移性乳腺癌的Ⅱ期临床研究。联合组为拉帕替尼1000 mg加帕唑帕尼400 mg(均为每天口服1次),单药组为拉帕替尼1500 mg(每天1次)。联合组缓解率为36.2%(90% *CI* 26.7%~45.8%),而单药组的缓解率为22.2%(90%*CI* 14.2%~30.3%)。两组均有患者出现左心室射血分数(LVEF)降低,且低于正常下限。联合组和单药组相比,最常见的不良事件为(所有级别)腹泻(67% *vs* 58%)、皮疹(28% *vs* 29%)、谷草转氨酶升高(32% *vs* 16%)、谷丙转氨酶升高(30% *vs* 16%)、恶心(29% *vs* 16%)和高血压(26% *vs* 4%)。单药组有一例肝功能衰竭死亡,联合组有一例因呼吸困难死亡。这两种靶向治疗的联合应用将给HER2阳性乳腺癌患者的治疗带来新的希望。

此外,多个VEGFR-酪氨酸激酶抑制剂处于临床研究阶段。伐他拉尼(PTK-787, ZK-222584)、西地尼布(AZD2171)、莫替沙尼(AMG706)、CP-

547632 通过基础研究数据证实了其活性，已进入不同阶段的临床试验。尽管目前没有针对 VEGFR 的分子靶向药物上市，但抗血管生成治疗肿瘤仍具有研究和应用价值。

二、抑制血管内皮细胞增殖及促进血管内皮细胞凋亡

以血管内皮细胞为靶点抗肿瘤血管生成将是令人满意的肿瘤治疗主要手段之一。抑制血管内皮细胞增殖的药物可以直接抑制激活的内皮细胞的增殖和/或促进血管内皮细胞凋亡，这类药物直接作用于遗传稳定的内皮细胞，选择性好；此外，内皮细胞直接暴露于血液，药物穿透性好。目前这类药物开发进展缓慢，可能与未阐明这类化合物的作用机制有关。

内皮抑制蛋白作为一种内源性肿瘤血管生成抑制剂，是从小鼠血管内皮细胞瘤的培养上清中提取的内源性糖蛋白，为胶原蛋白 X Ⅷ的羧基端片段，分子量为 20 000，可以明显降低内皮细胞内凋亡抑制蛋白 Bcl-2 和 Bcl2xL 的水平，同时可以阻碍 VEGF 诱导的新生内皮细胞管状结构形成，并且还可抑制内皮细胞迁移。内皮抑制蛋白可采用皮下注射和静脉连续给药。内皮抑制蛋白可减少肿瘤血管并且抑制转移灶的发生，对正常细胞无毒性且不产生耐药性，其抑制活性随剂量的增大而增强，可能与肿瘤内皮细胞接触内皮抑制蛋白的总剂量和时间有关。

经动物实验初步证实，内皮抑制蛋白对肿瘤血管内皮细胞生长具有强烈的抑制作用，同时它通过抑制血管的内皮细胞迁移而抑制肿瘤新生血管的生成，发挥抗肿瘤作用，Ⅰ期临床试验已用于乳腺癌治疗研究。鉴于内皮抑制蛋白易失活，我国科研人员研发了重组人血管内皮抑制蛋白 YH-16 (endostar，恩度)，它在内皮抑制蛋白母体上添加了 9 个氨基酸，不仅使内皮抑制蛋白稳定性提高，半衰期延长，而且生物活性增加，通用名为重组人血管内皮抑制素注射液，临床上将其联合 NP 方案用于治疗晚期非小细胞肺癌（NSCLC）并取得了良好的效果，证实“恩度联合 NP”方案能明显提高晚期非小细胞肺癌患者的客观疗效并延长生存时间。2006 年恩度与化疗联合已被推荐为 NCCN 非小细胞肺癌临床实践指南中国版的复发和转移 NSCLC 的一线治疗方案，并已获得国家食品药品监督管理总局（State Food and Drug Administration，SFDA）批准为生物制品一类新药上市，现已开始进行包括乳腺癌在内的其他实体瘤的Ⅱ期临床试验。研究结果显示，本药单独使用或与其他疗法联用，尽管有低毒性、低免疫原性以及低耐药性等优点，但其有效性仍需经过临床试验证实。2020 年发布的《重组人血管内皮抑制素超说明书用药专家共识》推荐重组人血管内皮抑制素联合多西他赛和表柔比星化疗用于乳腺癌患者的新辅助治疗。联合多西他赛和表柔比星作为乳腺癌患者的新辅助治疗（证据级别：1B，推荐等级Ⅱ级），已分别有一项Ⅱ期和一项Ⅲ期研究证实了重组人血管内皮抑制素联合多西他赛和表柔比星用于乳腺癌患者的新辅助治疗的疗效与安全性。但鉴于乳腺癌新辅助治疗中的众多标准方案，建议重组人血管内皮抑制素的选择应在其他标准治疗不可及的情况下选用。一项Ⅱ期临床试验探索重组人血管内皮抑制素联合化疗作为乳腺癌患者新辅助化疗方案的有效性和安全性，纳入了 68 例乳腺癌患者，对照组给予 3 周期新辅助化疗（DE 方案：多西他赛 75 mg/m^2，第 1 天；表柔比星 75 mg/m^2，第 1 天；均每 3 周 1 次），联合组给予 3 个周期 DE 方案联合重组人血管内皮抑制素（7.5 mg/m^2，第 1～14 天，每 3 周 1 次）。ORR 分别为 90.9%和 67.7%（$P<0.05$），表明联合组较对照组有效率显著提高。生活质量（QOL）评分和不良反应方面无显著差异（$P>0.05$）。后续开展的Ⅲ期临床研究进一步证实了重组人血管内皮抑制素在新辅助治疗中的疗效和安全性，研究一共入组 803 例患者，结果重组人血管内皮抑制素联合 DE 方案相比 DE 方案可显著提高 ORR（91.0% *vs* 77.9%，$P<0.001$），同时两组在 QOL 和不良事件上没有明显区别。此外，2020 年 ASCO 年会上公布了一项重组人血管内皮抑制素联合化疗针对复发或转移性乳腺癌的疗效与安全性的Ⅱ期临床研究，在 30 例可测疾病患者中，ORR 为 40%，DCR 为 83%。研究中最常见的 3/4 级不良事件是化疗相关的骨髓抑制。抑制基底膜降解。

TIMP 是一组多功能的基质金属蛋白酶（MMP）抑制剂，能抑制基底膜上糖蛋白的分解，从而抑制血管生成和转移。

新伐司他（neovastat）是 MMP 抑制剂中研究较多的一种，其作用机制主要是：①抑制 MMP2、MMP9 及 MMP12 活性；②抑制 VEGF 与内皮细胞的结合、VEGF 依赖的酪氨酸磷酸化过程以及

VEGF 诱导的血管通透性的改变。在乳腺癌骨转移模型中有抑制骨转移的作用。Ⅲ期临床试验用于乳腺癌、肺癌及前列腺癌疗效较好，最长使用时间达 18 个月，且无明显不良反应。

马立马司他(marimastat，BB2516)是可以口服的新一代人工合成的 MMP 抑制剂，研究显示其抗肿瘤作用明显优于其他 TIMP。在乳腺癌骨转移模型中有抑制骨转移的作用，在Ⅰ/Ⅱ期临床试验中，无论是单一用药或是与传统化疗联合用药，它都是治疗乳腺癌和前列腺癌有效的药物。研究表明该药有很好的抗肿瘤作用，且不良反应小，有较好的耐受性。主要不良反应是剂量时间依赖性骨骼肌疼痛及乏力，停药一段时间后可恢复正常。E2196 研究观察了马立马司他单药对经一线化疗后转移性乳腺癌患者的疗效，初步结果显示，与对照组相比，中位 PFS 和 OS 无显著差异，试验组更易发生神经肌肉毒性(63% *vs* 22%)。马立司马他在乳腺癌、卵巢癌、小细胞肺癌和非小细胞肺癌中的Ⅲ期临床试验都已被迫停止。

三、抑制内皮细胞特异性整合素

此类药物能阻断内皮细胞表面的某些整合素与细胞外基质结合，抑制细胞与细胞、细胞与基质间的黏附，从而阻断内皮细胞的迁移和肿瘤血管生成。如整合素 αvβ3 单克隆抗体 LM609(vitaxin)和 αvβ3 拮抗剂西仑吉肽(EMD121974)，它们通过抑制整合素的活性诱导增殖新生血管内皮细胞的凋亡而阻断血管的生成，从而抑制肿瘤的扩增。动物研究显示整合素 αvβ3 在乳腺癌中高表达与骨髓微转移有显著相关关系，用抗整合素 αvβ3 制剂可抑制乳腺癌的骨髓微转移，有望成为新的抗肿瘤药物。

四、非特异性药物

沙利度胺(thalidomide)具有抗血管生成和免疫调节作用已经明确，主要通过减少 VEGF、bFGF 等促血管生成因子的分泌，从而抑制血管内皮细胞的增殖，同时能减少整合素亚基的合成。最新研究还表明，沙利度胺可能是通过 COX-2 途径，而非抑制血管生成的途径来降低肿瘤内微血管的密度，抑制肿瘤增生。一项Ⅱ期临床试验入组了 24 例经治的转移性乳腺癌患者，发现沙利度胺联合卡培他滨并没有延长患者 PFS 和 OS，但患者 3～4 级毒性反应发生率却显著增加。

赛来昔布(celecoxib)是第 1 个用于临床的特异性 COX-2 抑制剂。COX-2 是炎症过程中一个重要的诱导酶，能诱导前列腺素的合成。COX-2 参与炎症反应及肿瘤的发生、发展过程，在结肠癌、乳腺癌、前列腺癌、胰腺癌等均呈高表达。COX-2 抑制剂通过抑制肿瘤细胞的 COX-2 活性和促血管生成因子发挥抗肿瘤血管形成作用。Harris 等首先报道在动物实验中赛来昔布能抑制 7,12-二甲基苯并蒽诱发的乳腺癌的发生，与对照组相比，乳腺癌的肿瘤数目及体积明显减小。另外，在乳腺癌细胞中，COX-2 表达与 HER2 及芳香化酶水平有着密切的联系，因此，将昔布类药物与曲妥珠单抗或芳香化酶抑制剂联合的治疗策略值得探索。

第三节　血管生成抑制剂在乳腺癌治疗中应用的局限性及发展趋势

在乳腺癌治疗中，以贝伐珠单抗为代表的抗血管生成药物已经显示出其显著的抗肿瘤作用，其独特的作用机制决定了贝伐珠单抗等抗血管生成药物在今后乳腺癌治疗中具有深远的意义。传统的化疗药物主要通过抑制细胞增殖周期或细胞毒作用而发挥疗效，除抑制肿瘤细胞外也能抑制和杀伤宿主中一些处于增殖周期中的正常细胞，临床表现出严重的毒性及不良反应。血管生成抑制剂的优势体现在可直接特异性地靶向于被激活的内皮细胞，作用的靶点较单一，不良反应较少，因此无化疗药物常见的骨髓抑制等；理论上，抗血管生成药物的抗瘤谱广，应该对多种实体肿瘤有疗效，而且对患者生活质量影响小。

但是，临床实践的结果却并不令人十分满意，尽管肿瘤血管生成抑制剂使几种常见肿瘤(结肠癌、肺癌、肾癌及脑部肿瘤等)的治愈率有了一定程度的提高，患者的生存状况有了一定的改善，但其对一些肿瘤的治疗作用还有待进一步证实，如乳腺癌治疗中疗效增加的幅度或获益没有转化为总生存的改善，相反还有严重和危及生命的风险，而被认为与当今的价值医学不符。因此，2010 年 7 月美国 FDA 撤销贝伐珠单抗治疗乳腺癌的适应证批准，此后有关适应证是否保留的争议进入白热化状态，其焦点是在缺乏总生存率收益的情况下，替代终点（如 PFS）的显著改善是否可预测早期乳腺癌患者的治疗收益，而 FDA 以 DFS 或 PFS 这类替代终点为依据批准新药上市并非没有先例。

撤销贝伐珠单抗治疗乳腺癌的适应证批准，除了其重要的 4 个临床研究结果的有效率和 PFS 改善最终均没有转换成改善患者的 OS 外，贝伐珠单抗的安全性也一直是争论的焦点，主要是 3 级及以上严重不良事件，如高血压、蛋白尿、伤口并发症和消化道穿孔等；乳腺癌患者治疗药物众多，生存时间相对较长，因此，上述严重毒性及不良反应往往给后续治疗带来困惑。

肿瘤血管生成过程是一个多因素参与、多条信号通路的极其复杂的过程，在肿瘤生长的早期和晚期血管生成的机制也不尽相同，单独使用某种血管生成抑制剂或是阻断与血管生成相关的某条信号转导通路，并不能完全阻断肿瘤血管的生成。事实上，试验结果也显示在人体试验中的抑瘤效果并不如动物试验所显示的结果理想。临床前研究或临床试验虽证实了抗血管生成的疗效，但受益多数是一过性的，肿瘤进展或复发仍不可避免。因此，抗血管生成药物治疗时或治疗数月后仍然会出现耐药的现象，其耐药性的产生与多种机制密切相关，如肿瘤血管内皮细胞发生遗传特质的改变、*VEGF* 基因多态性、靶向性不强、促血管生成因子上调、缺氧、药物转运方式和临床使用剂量等。另外，由于血管生成抑制剂为细胞“稳定性”药物，不像细胞毒药物那样可以迅速使肿瘤消退，很难在较短的试验周期内客观评价其疗效，临床试验中评价疗效方法相对滞后，不能全面正确地了解肿瘤血管生成情况及肿瘤组织的血流量变化，因为血供的变化往往先于或优于体积的变化。目前，可利用肿瘤组织的微血管密度（MVD）检测、多普勒超声检查、超声血管造影、动态对比增强 MRI、PET 等方法间接检测抗血管生成治疗尚处于研究阶段。乳腺癌患者血清 VEGF 水平与其治疗效果及预后密切相关，可作为乳腺癌患者治疗效果和预后判断监测的重要指标之一。但是机体内的各种细胞如肿瘤细胞、血小板、肌细胞、间质细胞都能分泌 VEGF，所以血液中或肿瘤组织中 VEGF 水平的升高不能准确地预测靶向 VEGF/VEGFR 通路的药物疗效。再者，尽管肿瘤血管生成抑制剂相对于传统化疗药的不良反应发生率略低，但仍不可忽视。

随着血管生成抑制剂的广泛应用，短期或长期给药潜在的不良反应也日益显现。尽管临床试验证实多数并发症轻微且可控，但仍然应该加强监测，防止危及生命的并发症发生，如胃肠道穿孔、颅内出血、高血压脑病或高血压危象等。一旦出现这些危急情况必须及时停止使用贝伐珠单抗。

肿瘤新生血管生成机制的深入研究及抗血管生成药物的开发为治疗肿瘤开辟了一个新的领域。已经有 30 多种血管生成抑制剂进入临床试验，大部分血管生成抑制剂目前还处于Ⅰ期或Ⅱ期临床试验，部分已进入Ⅲ期临床试验。血管生成抑制剂的治疗可能对各期乳腺癌都有效，血管生成抑制剂联合化疗、放疗、手术、内分泌治疗等方案可望达到最大的协同增效作用，但其最佳用法包括给药途径、持续时间和给药方式等尚未确定，血管生成抑制剂疗效的评价也需设计严谨的前瞻性临床随机试验加以证实。

（王晓稼）

参考文献

[1] 刘淑英，王晓稼. 贝伐单抗在肿瘤治疗中相关毒副反应[J]. 肿瘤学杂志，2009，15(12)：1133－1135.

[2] 王晓稼，钱学珂. HER2 阴性转移性乳腺癌病人二线治疗的有效性和安全性评估：RIBBON-2[J]. 循证医学，2012，12(3)：153－156

[3] BRUFSKY A M, HURVITZ S, PERE E, et al. RIBBON-2: a randomized, double-blind, placebo-controlled, phase III trial evaluating the efficacy and safety of bevacizumab in combination with chemotherapy for second-line treatment of human epidermal growth factor receptor 2-negative metastatic breast cancer[J]. J Clin Oncol, 2011, 29(32):4286－4293.

[4] CHEN J, YAO Q, HUANG M, et al. A randomized Phase III trial of neoadjuvant recombinant human endostatin, docetaxel and epirubicin as first-line therapy for patients with breast cancer (CBCRT01) [J]. Int J Cancer. 2018, 142(10):2130－2138.

[5] EARL H M, HILLER L, DUNN J A, et al.

Efficacy of neoadjuvant bevacizumab added to docetaxel followed by fluorouracil, epirubicin, and cyclophosphamide, for women with HER2-negative early breast cancer (ARTemis): an open-label, randomised, phase 3 trial[J]. Lancet Oncol, 2015, 16(6):656 - 66.

[6] FOLKMAN J. Tumor angiogenesis is therapeutic implications [J]. N Engl J Med, 1971, 285: 1182 - 1186.

[7] GIOVANNINI M, ALDRIGHETTI D, ZUCCHINELLI P, et al. Antiangiogenic strategies in breast cancer management[J]. Crit Rev Oncol Hematol, 2010,76(1):13 - 35.

[8] HANAHAN D, FOLKMAN J. Patterns and emerging mechanisms of the angiogenic switch during tumorigenesis[J]. Cell, 1996,86(3):353 - 364.

[9] HENG D Y, KOLLMANNSBERGER C. Sunitinib [J]. Recent Results Cancer Res, 2010,184:71 - 82.

[10] KISELYOV A, BALAKIN K V, TKACHENKO S E, et al. VEGF/VEGFR signallingas a target for inhibiting angiogenesis [J]. Expert Opin Investig Drugs, 2007,16(1):83 - 107.

[11] MARTIN M, MAKHSON A, GLIGOROV J, et al. Phase II study of bevacizumab in combination with trastuzumab and capecitabine as first-line treatment for HER-2-positive locally recurrent or metastatic breast cancer[J]. Oncologist, 2012, 17(4): 469 - 475.

[12] MICHALIS V K, STERGIOS M. The use of endostar in the treatment of solid tumors[J]. Expert Opin Biol Ther, 2009,9(5):641 - 648.

[13] MILES D, CHAN A, ROMIEU G, et al. Randomized, doubled-blind, placebo-controlled, phase III study of bevacizumab with docetaxel or docetaxel with placebo as first-line therapy for patients with locally recurrent or metastatic breast cancer(mBC): AVADO[J]. J Clin Oncol, 2008,26 (15 Suppl):aLB1011.

[14] MILLER K, WANG M, GRALOW J, et al. Paclitaxel plus bevacizumab versus paclitaxel alone for metastatic breast cancer[J]. New Eng J Med, 2007,357:2666 - 2676.

[15] ROBERT N J, DIERAS V, GLASPY J, et al. RIBBON-1: randomized, double-blind, placebo-controlled, phase III trial of chemotherapy with or without bevacizumab for first-line treatment of human epidermal growth factor receptor 2-negative, locally recurrent or metastatic breast cancer[J]. J Clin Oncol, 2011,29(10):1252 - 1260.

[16] RUDGE J S, HOLASH J, HYLTON D, et al. VEGF Trap complex formation measure production rates of VEGF, providing a biomarker for predicting efficacious angiogenic blockade[J]. Proc Natl Acad Sci USA, 2007,104(47):18363 - 18370.

[17] SHOJAEI F. Anti-angiogenesis therapy in cancer: current challenges and future perspectives [J]. Cancer Lett, 2012,320(2):130 - 137.

第七十六章

酪氨酸激酶抑制剂

乳腺癌是多因素疾病，由获得性遗传和表观遗传变化所导致的细胞信号转导通路异常调节而驱动，一系列生长因子及其受体参与其中。酪氨酸激酶在肿瘤的发生、发展及转移过程中发挥非常重要的作用，其中包括位于细胞膜的受体酪氨酸激酶(receptor tyrosine kinase, RTK)和细胞质中的非受体酪氨酸激酶(non-receptor tyrosine kinase)。作为单向跨膜蛋白，RTK 可表达于各种细胞类型如肿瘤细胞、微环境中的细胞，并通过启动信号级联反应对内外环境变化作出应答。已知 RTK 激活的重要途径包括促分裂原活化的蛋白激酶(MAPK)、Janus 激酶(JAK)/信号转导子及转录激活子(STAT)以及磷脂酰肌醇 3 激酶(PI3K)/Akt。乳腺癌中，RTK 水平升高与肿瘤的侵袭性增加以及无病生存率、总生存率下降具有相关性。

乳腺癌中备受关注的表皮生长因子受体(EGFR)、血管内皮生长因子受体(VEGFR)、成纤维细胞生长因子受体(FGFR)、胰岛素样生长因子受体(IGFR)和血小板衍生生长因子受体(PDGFR)均为 RTK。由于 RTK 在乳腺癌发生和发展的不同方面发挥着重要作用，靶向 RTK 已成为乳腺癌治疗中重要的组成部分。其中以酪氨酸激酶为靶点的酪氨酸激酶抑制剂(TKI)已经成为国际上抗肿瘤分子靶向治疗药物研发的热点和乳腺癌治疗成功的范例。TKI 通过抑制酪氨酸激酶生物活性，从而抑制肿瘤细胞的损伤修复，使细胞分裂阻滞在 G_1 期，诱导细胞凋亡，抗新生血管形成，从多途径实现抗肿瘤效果。目前应用于乳腺癌的 TKI 从作用靶点来分可以分为 3 类：作用于 EGFR 的 TKI、作用于 VEGFR 的 TKI 和非受体酪氨酸激酶抑制剂。在乳腺癌治疗中，循证医学证据最充分，也是国内外诊治指南和共识推荐的主要是作用于 EGFR 的 TKI，除此之外，作用于 VEGFR 的 TKI 也在难治性乳腺癌的联合治疗中崭露头角。本章将针对不同机制的 TKI 药物的机制及现有循证医学证据进行相应的介绍。

第一节　作用于 EGFR 的酪氨酸激酶抑制剂

到目前为止已有 58 种不同的 RTK 已在人类中被鉴定出来，并根据结构特征被分为 20 个不同的亚科，包括 EGFR、VEGFR、FGFR、PDGFR、InsR、PTK7/CCK4、Axl、Trk、MuSK、Met、Ret、EphA/B、Ryk、DDR1/2、Ros、LMR 及 ALK 等。RTK 的细胞内结构域具有酪氨酸激酶活性(酪氨酸激酶结构域，TKD)，该激酶结构域可以磷酸化顺式(在同一分子内)或反式(位于不同分子上)的酪氨酸残基。RTK 的这种一致性设计在进化过程中被发现是保守的，RTK 突变所导致的结构异常已被发现可致多种疾病，乳腺癌中有诸多 RTK 与乳腺癌的发生、发展相关(图 76－1)。

EGFR 酪氨酸激酶抑制剂(EGFR-TKI)是作用于 EGFR 酪氨酸激酶的小分子化合物。EGFR 属于Ⅰ型酪氨酸激酶受体家族，表达于中胚层和外胚层的各种组织(造血细胞除外)，在细胞的生长、增殖和分化等活动中起关键作用。EGFR 在乳腺癌组织中过度表达，与更高的侵袭性和较差生存相关。EGFR 由胞外区、跨膜区和胞内区 3 个结构域组成，包括 EGFR-1(也称 EGFR 或 HER1 或 ErbB1)、

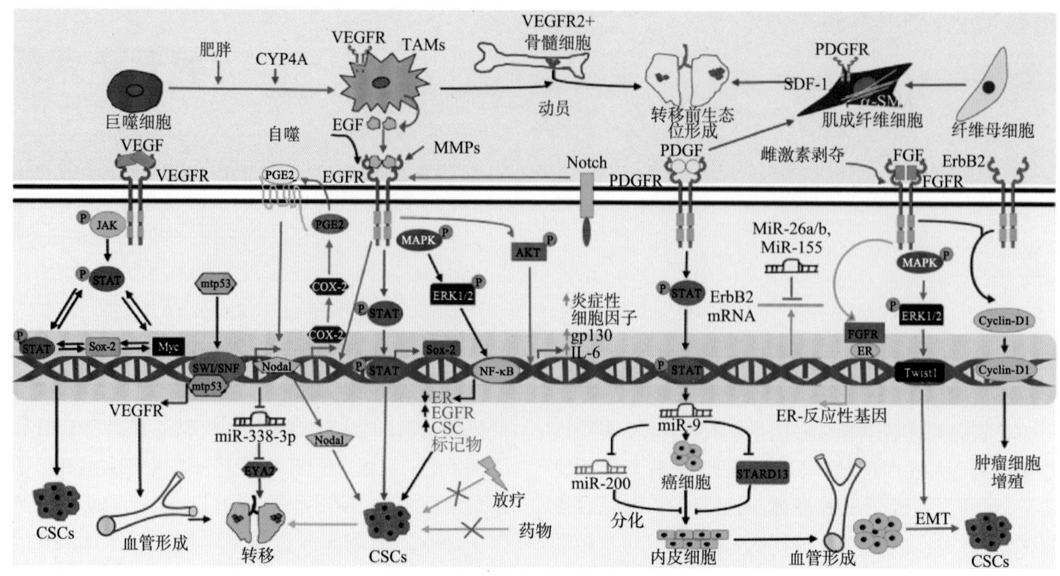

图 76-1 乳腺癌进展过程中的 RTK 信号调控通路

引自:Butti R, Das S, Gunasekaran V P, et al. Receptor tyrosine kinases (RTKs) in breast cancer: signaling, therapeutic implications and challenges [J]. Mol Cancer, 2018,17(1):34.

EGFR-2(也称 ErbB2 或 HER2 或 Neu)、EGFR-3(也称 HER3 或 ErbB3)和 EGFR-4(也称 HER4 或 ErbB4)4 个成员。Witton 等人用免疫组织化学方法检测了 220 例乳腺癌患者中 EGFR-1、HER2、EGFR-3 和 EGFR-4 的表达,发现在乳腺癌组织中 EGFR-1 的过度表达率为 16.4%,HER2 的过度表达率为 22.8%,EGFR-3 的过度表达率为 17.5%,EGFR-4 的过度表达率为 11.9%。配体与 EGFR 胞外区结合,引发两个相同或不同 EGFR 形成同源或异源二聚体,刺激 EGFR 胞内区酪氨酸激酶活性,触发酪氨酸残端的磷酸化,激活其下游的 3 条主要信号转导通路:PI3K 和 Akt 通路,Ras-Raf-MAPK 通路,JAK 和 STAT 通路,最终导致细胞的增殖、迁移,血管生成和抑制凋亡等。因此,针对 EGFR 靶点研发药物,可阻断 EGFR 及其下游通路,从而抑制肿瘤生长,达到治疗肿瘤的目的。

目前,针对 EGFR 通路治疗肿瘤的靶向性药物主要包括三大类:①EGFR 单克隆抗体,以靶向 HER2 的曲妥珠单抗为代表,它干扰配体结合受体 ErbB2,抑制受体二聚体形成。曲妥珠单抗在乳腺癌治疗中取得重大突破,已成为目前 HER2 阳性乳腺癌的标准治疗药物。②EGFR-TKI,这类小分子化合物可进入细胞内,竞争性抑制 EGFR 的酪氨酸激酶部分结合 ATP,抑制 EGFR 的自身磷酸化,从而抑制 EGFR 介导的下游信号转导,因此具有抗肿瘤效果。目前研究用于乳腺癌治疗的 EGFR-TKI 药物主要包括拉帕替尼、吡咯替尼、奈拉替尼、图卡替尼、阿法替尼、吉非替尼、厄洛替尼等。本节将重点介绍该部分内容。③EGFR 的抗体药物偶联物(ADC),以恩美曲妥珠单抗(T-DM1)和德喜曲妥珠单抗(T-DXd)为代表,这类新型药物是将单克隆抗体和强效小分子细胞毒性药物通过生物活性连接子偶联而成,是定点靶向癌细胞的强效抗癌药物,逐渐成为乳腺癌治疗的重要手段。

一、拉帕替尼

拉帕替尼(GW-572016)是一种口服的双靶点小分子 TKI,靶点为 EGFR-1 和 ErbB2。拉帕替尼通过氢键与 EGFR-1 和 ErbB2 的胞内区 ATP 位点结合,形成轻微可逆的无活性结构,抑制两种受体同型二聚体或异二聚体的酪氨酸激酶磷酸化,阻断 EGFR 信号转导,进而影响基因转录、细胞增殖和凋亡。此外,拉帕替尼还能抑制 PI3K 信号转导途径,下调细胞凋亡抑制蛋白存活蛋白,促进抑癌因子 FOXO3A 表达,引起肿瘤细胞凋亡。一系列研究逐步证实了拉帕替尼在 HER2 阳性乳腺癌治疗中的有效性,并在国内外指南和共识中将拉帕替尼作为

HER2 阳性乳腺癌的治疗药物予以推荐。

(一) 体外实验

细胞实验表明，拉帕替尼能降低 HER2 过表达的乳腺癌细胞系(BT474)中 EGFR-1 和 ErbB2 磷酸化，以时间和剂量依赖的方式阻断下游胞外信号调节激酶(ERK)和 Akt 通路的激活。对曲妥珠单抗耐药的细胞系，拉帕替尼能通过降低磷酸化和激活 IGF-1、s6 激酶两个通路，显示出抑制肿瘤细胞的活性。在 HER2 过表达的细胞系中同时联合曲妥珠单抗和拉帕替尼，抗肿瘤活性具有叠加和协同作用，这一点在之后的临床研究中也得到验证。此外拉帕替尼具有放疗增敏作用，可以提高 EGFR 过度表达细胞系(SUM149)的放射灵敏度，使肿瘤细胞集落形成减少 10%。

动物实验中，将人乳腺癌细胞移植到无胸腺小鼠体内，与对照组相比，应用拉帕替尼组肿瘤体积明显缩小。Chu 等研究发现用雌激素受体(ER)阳性/他莫昔芬抵抗的乳腺癌细胞接种小鼠，联合拉帕替尼和他莫昔芬治疗可明显抑制肿瘤细胞增殖、减缓肿瘤增速，提示拉帕替尼可能逆转耐药乳腺癌细胞对内分泌治疗药物的灵敏度。

(二) 临床试验

鉴于体外实验的良好结果，人们进行了大量的临床试验证实拉帕替尼用于 HER2 阳性乳腺癌的疗效肯定、耐受性良好，已成为 HER2 阳性乳腺癌的标准治疗药物之一。

1. *拉帕替尼的Ⅰ期临床研究*　Ⅰ期临床研究显示，拉帕替尼服药 3 h 后可达血浆峰浓度，6～7 d 可达稳态血药浓度。拉帕替尼经肝脏通过细胞色素氧化酶 CYP3A4 代谢，肝功能不良时需要降低剂量；使用 CYP3A4 诱导剂/抑制剂(如抗生素和抗癫痫药物)时也需调整拉帕替尼的剂量。拉帕替尼使用中常见的不良反应包括头痛、腹泻、皮疹、感冒样症状、胃肠道症状及肝功能异常，无严重不良反应发生。随后，在 67 例 ErbB2 和/或 EGFR-1 过表达且接受过多程治疗的转移性癌症患者中，进行了拉帕替尼剂量爬坡实验，最高剂量达 1 600 mg/d，耐受良好；拉帕替尼显示临床活性的剂量范围为 650～1 600 mg/d，以 900～1 200 mg/d 最常用。在使用上述剂量时，最常见的毒性反应为 1 级和 2 级腹泻(42%)、皮疹(31%)，无 4 级毒性反应发生，无心脏毒性发生。在剂量超过 500～1 600 mg/d 时，腹泻与剂量呈线性相关，而与血药浓度无关，提示拉帕替尼对肠道上皮有直接毒性从而导致腹泻。皮疹是靶向 EGFR-1 药物最常见的不良反应。同时该研究还首次显示出拉帕替尼的临床治疗活性：对 HER2 阳性、曲妥珠单抗治疗无效的转移性乳腺癌患者，在使用拉帕替尼 1 200 mg/d 的剂量下，4 例患者疾病部分缓解(PR)，中位持续时间为 5.5 个月；另外 10 例患者病情稳定(SD)，持续时间超过 6 个月。

2. *拉帕替尼在晚期乳腺癌中的临床研究*

(1) 拉帕替尼单药研究：一项开放的Ⅱ期临床试验纳入经过多程治疗的转移性乳腺癌患者，其中 HER2 阳性 140 例、HER2 阴性 89 例，给予口服拉帕替尼 1 500 mg/d。结果显示 HER2 阳性组有效率为 1.4%，临床获益率(CBR)为 5.7%；HER2 阴性组有效率为 0。两组至疾病进展时间(TTP)分别为 9.1 周和 7.6 周，中位总生存期(OS)分别为 29.4 周和 18.6 周。常见的不良反应为腹泻(59%)、呕吐(37%)和皮疹(32%)。随后另一项Ⅱ期研究入组 78 例 HER2 阳性转移性乳腺癌，既往至少接受 2 种含曲妥珠单抗的治疗方案，给予拉帕替尼单药 1 250 mg/d 或 1 500 mg/d，有效率为 5.1%，CBR 为 9.0%，中位 TTP 为 15.3 周，中位 OS 为 79 周。毒性反应可以耐受，与之前研究相似。

从上述研究可见，拉帕替尼单药治疗乳腺癌的安全性良好，但疗效有限，临床较少使用单药治疗。随后，大量的关于拉帕替尼与其他药物联合治疗的临床研究不断涌现。

(2) 拉帕替尼与化疗联合：

1) 拉帕替尼联合卡培他滨：在前期研究的基础上，一项随机对照的多中心Ⅲ期临床研究(EGF100151)纳入了 321 例 HER2 阳性、经蒽环类、紫杉烷类药物联合曲妥珠单抗治疗失败的转移性乳腺癌患者，对比拉帕替尼联合卡培他滨与卡培他滨单药的疗效。研究排除了既往使用过卡培他滨的患者，但不排除既往使用过氟尿嘧啶的患者，并要求患者左心室射血分数(LVEF)正常。有中枢神经系统转移的患者，如果在停用肾上腺皮质激素和抗癫痫药物后稳定 3 个月以上，可以接受入组。按 1∶1 随机后，161 例患者每天接受单药卡培他滨 2 500 mg/m^2，分 2 次服用，第 1～14 天口服，每 21 d 为 1 个周期。160 例患者接受拉帕替尼联合卡培他滨的方案，拉帕替尼推荐剂量为 1 250 mg/d，持续口服；卡培他滨每天 2 000 mg/m^2，分 2 次服用，第 1～14 天口服，每 21 d 为 1 个周期。研究结果显示，拉帕替尼联合卡培他滨相比于单药卡培他滨，能显著延长患者中位无进展生存期(PFS)(8.4 个月 *vs* 4.4 个月)，降低疾病进展风险 51%($P<0.001$)，客观缓解率(ORR)显著提高(22% *vs* 14%)，*HR* 1.9(95%*CI* 1.1～3.4；$P<0.05$)，CBR 也显著提高(29.3% *vs* 7.4%)，*HR* 2.0(95%*CI* 1.2～3.3；$P<0.01$)。但平均 OS 无显著差异(15.6 个月 *vs* 15.3 个月，*HR* 0.78(0.55～1.12，$P>0.05$)。安全性方面，两组基本相似，最常见的不良反应是腹泻(65% *vs* 40%)、手足综合征、呕吐、乏力、皮疹。在心血管事件方面，联合组出现了 5 例治疗相关的心血管事件，对照组为 2 例，两组的平均 LEVF 无显著差异。总之，HER2 阳性的难治性转移性乳腺癌患者使用拉帕替尼联合卡培他滨治疗能提高 TTP，且耐受性良好。美国食品和药品监督管理局(FDA)根据该项研究结果，于 2007 年 3 月批准拉帕替尼联合卡培他滨应用于曲妥珠单抗治疗失败的转移性乳腺癌患者。该研究另一项重要的发现是，拉帕替尼联合卡培他滨组仅 4 例出现有症状的中枢神经系统转移，而单药卡培他滨组为 13 例($P<0.05$)，提示拉帕替尼能明显减少晚期乳腺癌患者脑转移的发生，这一点在后续研究中也得到证实。

2) 拉帕替尼联合紫杉醇：Ⅲ期临床研究(EGF104535)共入组 444 例 HER2 阳性转移性乳腺癌患者，既往辅助或新辅助治疗中均接受过曲妥珠单抗和/或紫杉醇治疗，但末次治疗距离入组时间超过 12 个月。患者随机分组至拉帕替尼(1 500 mg/d)＋紫杉醇(80 mg/m^2，第 1、8、15 天，每 3 周 1 次)治疗组，或安慰剂＋紫杉醇(80 mg/m^2，第 1、8、15 天，每 3 周 1 次)治疗组。研究结果显示拉帕替尼联合紫杉醇治疗组，ORR 更高(69% *vs* 50%，$P<0.01$)，CBR 更高(75% *vs* 56%，$P<0.01$)，PFS 更长(9.7 个月 *vs* 6.5 个月，$P<0.01$)，OS 也得以延长(27.8 个月 *vs* 20.5 个月，$P<0.01$)。由此也证实拉帕替尼联合紫杉醇治疗也是 HER2 阳性晚期乳腺癌一线治疗可选择方案。

3) 拉帕替尼联合长春瑞滨：对紫杉醇和卡培他滨治疗无效的转移性乳腺癌患者，长春瑞滨是一个合理的选择。一项小样本临床研究观察拉帕替尼联合长春瑞滨治疗紫杉醇和/或蒽环类药物治疗失败的转移性乳腺癌患者，拉帕替尼剂量为 1 250 mg/d，长春瑞滨为 25 mg/m^2，使用 6 例患者后，因为发生了严重的中性粒细胞减少，长春瑞滨剂量降低至 20 mg/m^2。共 19 例患者，5 例达到 PR，8 例达到 SD，PFS 为 20 个周。初步研究结果显示出拉帕替尼联合长春瑞滨在转移性乳腺癌中的治疗效果。

4) 拉帕替尼联合吉西他滨/顺铂：小规模的Ⅰ期临床研究中，既往接受过多程治疗的 HER2 阳性转移性乳腺癌患者 19 例，给予吉西他滨 1 000 mg/m^2 第 1、8 天＋顺铂 25 mg/m^2 第 1、8 天＋拉帕替尼 1 000 mg/d 治疗。中位 PFS 为 4 个月，ORR 为 44%，提示这是一个有效的方案。联合治疗的 3～4 级毒性反应包括血液学毒性、腹泻、肝毒性和黏膜炎。基于以上研究，拉帕替尼联合与单药吉西他滨的联合也是一种可行的选择。

晚期乳腺癌治疗中，拉帕替尼可联合不同的化疗药物，但化疗药物选择应基于排除既往已经明确耐药的药物原则，及患者选择合适的联合化疗药物。

(3) 拉帕替尼联合内分泌治疗：激素受体(HR)阳性乳腺癌患者在治疗过程中可能出现内分泌治疗继发耐药，可能原因之一在于内分泌治疗上调了其他促癌增殖的信号通路，如 EGFR-1、ErbB2、MAPK 和 PI3K/Akt 等。因此，人们设想在标准的内分泌治疗的基础上，增加新的信号转导通路抑制剂，可以更好地突破内分泌耐药。近来，有研究提示 HER2 和雌激素受体(ER)之间存在交互作用，可能导致内分泌治疗耐药，并提示联合拉帕替尼和内分泌治疗可能成为有效的治疗手段；此外这两种药物都是口服制剂，使用便捷，毒性重叠很少。

一项Ⅰ期研究纳入了 39 例激素受体阳性的转移性乳腺癌患者，接受来曲唑和拉帕替尼的联合治疗，结果显示常规剂量拉帕替尼和来曲唑合用，耐受性良好。随即开展的Ⅲ期临床研究(EGF30008)，共纳入 1 286 名绝经后激素受体阳性的转移性乳腺癌患者，受试者针对转移性病变未接受过治疗。其中 219 例(17%)患者为 HER2 受体阳性，952 名(74%)患者 HER2 阴性，115 名(9%)患者 HER2 受体状态不明确。其中一半的 HER2 阳性患者既往接受过内分泌治疗。研究按照 1∶1 随机，分别接受拉帕替尼(1 500 mg/d)联合来曲唑(2.5 mg/d)或单药来曲唑治疗。结果显示，HER2 阳性患者(219 例)联合组中位 PFS 显著延长(8.2 个月 *vs* 3.0 个月，*HR* 0.71)，CBR 显著提高(48% *vs* 29%)。而在 HER2 阴性的患者中，PFS 无显著改善。联合组 3～4 级腹泻和皮疹更常见。因此，2010 年拉帕替尼被批准与来曲唑联合用于 HER2 阳性、激素受体阳性的转移性乳腺癌患者。

(4) 拉帕替尼与其他靶向治疗联合：

1）拉帕替尼联合曲妥珠单抗：几项临床前研究提示拉帕替尼和曲妥珠单抗联合的双重 HER2 抑制具有协同抗肿瘤作用。Ⅰ期研究共纳入 54 例患者，结果显示拉帕替尼＋曲妥珠单抗联合治疗耐受性良好。Ⅲ期临床研究（EGF104900）中，纳入既往曲妥珠单抗治疗失败的 HER2 阳性的转移性乳腺癌患者共 296 例，随机分为曲妥珠单抗联合拉帕替尼组和拉帕替尼单药组。结果显示联合组显著改善 CBR（24％ *vs* 12.4％）和 PFS（11.1 周 *vs* 8.1 周，*HR* 0.74，$P<0.05$），并有延长 OS 的趋势。联合组患者生活质量（QOL）比拉帕替尼组有明显改善。常见的不良反应为腹泻，而心脏毒性在联合组无加重。这一结果提示更彻底阻断 HER2 可能改善临床疗效，并提供了一个有效的豁免化疗方案。

2）拉帕替尼联合抗血管生成药物：临床前数据表明抗 HER2 和抗 VEGF 的靶向治疗联合使用具有协同抗肿瘤活性。因此，人们进行了拉帕替尼联合贝伐珠单抗治疗 HER2 阳性的转移性乳腺癌的Ⅱ期单臂临床研究，入组 52 例患者，给予拉帕替尼 1 500 mg/d，联合贝伐珠单抗 10 mg/kg，每 2 周 1 次，观察到中位 PFS 为 24.7 周，显示出一定的治疗作用，不良反应可以接受。另一项拉帕替尼联合曲妥珠单抗及贝伐珠单抗的研究中，患者接受拉帕替尼每日 1 250 mg，联合曲妥珠单抗 6 mg/m^2 和贝伐珠单抗 15 mg/kg，每 3 周为 1 个疗程。共入组 94 例患者，最常见的不良反应为腹泻和高血压。其中完全缓解（CR）1 例（1％）；PR 8 例（9％）；14 例（15％）SD≥6 个月（6 个月总 SD≥25％）。难治性的晚期乳腺癌患者中，拉帕替尼联合抗血管生成药物，耐受性可，并有一定的抗肿瘤活性。

（5）拉帕替尼用于治疗早期乳腺癌（EBC）的临床研究：

1）拉帕替尼用于新辅助治疗：拉帕替尼在晚期乳腺癌中的优异表现鼓舞研究者在早期乳腺癌中进一步评估其疗效。NeoALTTO 研究是一项拉帕替尼联合曲妥珠单抗双靶治疗与曲妥珠单抗单靶治疗比较的新辅助临床研究，是一项随机、开放、多中心的Ⅲ期临床试验。从 2008 年 1 月 5 日至 2010 年 5 月 27 日，共入组 HER2 阳性的早期乳腺癌患者 455 例，按 1∶1 随机分为拉帕替尼组（154 例）、曲妥珠单抗组（149 例）和拉帕替尼＋曲妥珠单抗组（152 例）。拉帕替尼组剂量为 1 500 mg/d，曲妥珠单抗组首次剂量为 4 mg/kg，再每周 2 mg/kg，联合组中拉帕替尼 1 000 mg/d，曲妥珠单抗剂量与前相同。最初 6 周仅接受抗 HER2 靶向治疗，随后 12 周中靶向治疗联合每周紫杉醇（80 mg/m^2）化疗，之后再行手术。术后均接受 3 周期 FEC 方案辅助化疗，化疗后再行与手术前相同的靶向治疗，直至满 52 周。病理学完全缓解（pCR）率在双靶联合组明显升高（51.3％，$P<0.001$），曲妥珠单抗组为 29.5％，拉帕替尼组为 24.7％，后两组比较无显著差异。双靶联合组，3 级腹泻、3 级肝功能异常的发生率更高，但无明显心脏毒性增加。后续随访显示，3 年无事件生存（EFS）率和 3 年总生存率在 pCR 患者中明显优于非 pCR（nonpCR）患者，而 3 年总生存率在双靶联合组和单靶治疗组之间没有差异。NeoALTTO 研究证实了增加拉帕替尼的双靶联合治疗在新辅助治疗上的优势。另有一项比较拉帕替尼或曲妥珠单抗联合化疗，用于早期乳腺癌新辅助治疗的开放Ⅲ期临床试验（GeparQuinto），研究共入组 615 例 HER2 阳性乳腺癌患者，术前接受 EC 方案序贯多西他赛联合曲妥珠单抗（307 例）或拉帕替尼（308 例）治疗。术后曲妥珠单抗组继续接受 6 个月的曲妥珠单抗治疗，而拉帕替尼组继续接受 12 个月治疗。曲妥珠单抗组对比拉帕替尼组，达到 pCR 率为 30.3％ *vs* 22.7％（$P<0.05$）。中位随访 55 个月的数据显示，3 年的无病生存率、无远处疾病生存率和总生存率在两组间无差异。曲妥珠单抗治疗组，获得 pCR 患者与 nonpCR 患者相比，有 OS 获益（*HR* 0.15；$P=0.01$），但是在拉帕替尼治疗组未看到这种差异。在不良反应方面，拉帕替尼组因不良事件需要调整剂量或停用的比例更高，这可能导致拉帕替尼的暴露下降，影响疗效。其中腹泻是拉帕替尼联合化疗主要的剂量限制性毒性。

2）拉帕替尼用于术后辅助治疗：拉帕替尼同时进行了在辅助治疗中的研究，如 ALTTO 研究，这是一项Ⅲ期多中心临床试验，目的是评估在曲妥珠单抗辅助治疗基础上增加拉帕替尼能否进一步改善患者的 DFS 和 OS。患者随即接受 4 组不同的治疗，分别为单药拉帕替尼辅助治疗 1 年组、单药曲妥珠单抗辅助治疗 1 年组、拉帕替尼序贯曲妥珠单抗辅助治疗 1 年组和拉帕替尼联合曲妥珠单抗辅助治疗 1 年组。研究从 2007 年 6 月至 2011 年 7 月，总入组 8 381 例 HER2 阳性乳腺癌患者，中位随访 4.5 年，拉帕替尼联合曲妥珠单抗组较单药曲妥珠单抗组，复发风险下降 16％（$HR=0.84$，97.5％ *CI* 0.70～1.02；$P<0.05$），拉帕替尼序贯曲妥珠单抗组较单药曲妥珠单抗组，复发风险下降 4％（*HR*

0.96，95%*CI* 0.80～1.15；*P*＞0.05)。接受拉帕替尼治疗的患者有更高比例的腹泻、皮疹和肝功能异常的不良反应发生率。研究最终结论提示含拉帕替尼的治疗组与单药曲妥珠单抗组相比，无明显DFS获益。因此目前拉帕替尼在HER2阳性早期乳腺癌的辅助治疗中没有确立其优势。

(6) 拉帕替尼在乳腺癌脑转移中的应用：乳腺癌患者出现脑转移的总体概率为10%～16%，但根据不同分子分型存在差异，HER2阳性乳腺癌发生脑转移的概率显著升高(约34%)，其中约50%的患者死于严重的中枢神经系统病变。HER2阳性患者脑转移发生率较高的可能原因包括：①抗HER2治疗有效地延长了患者总体生存期，赋予患者发生脑转移的时间；②多数药物不能通过血-脑屏障；③HER2过表达改变了疾病的进程，增加了脑转移的概率。拉帕替尼作为小分子物质，理论上能够通过血-脑屏障，虽然临床前研究并未发现拉帕替尼能透过完整的血-脑屏障并在脑脊液中达到有效的血药浓度，但在脑转移患者中血-脑屏障通透性可能增高，使拉帕替尼可能在脑脊液中达到有效的血药浓度，以治疗乳腺癌脑转移，因此有学者就此进行了初步研究。

一项Ⅱ期临床研究，入组了39例HER2阳性、曲妥珠单抗治疗失败的乳腺癌脑转移患者，给予拉帕替尼单药治疗，1例达到PR，7例(18%)在治疗16周时评价全身病灶稳定。另一项Ⅱ期临床研究(EGF105084)，242例在脑部放疗后出现中枢神经系统病灶进展的乳腺癌患者，给予拉帕替尼单药或拉帕替尼＋卡培他滨治疗，结果显示拉帕替尼组ORR为6%，拉帕替尼＋卡培他滨组为20%，肯定了拉帕替尼对乳腺癌脑转移的疗效。此外，最有力的证据显示拉帕替尼对脑转移治疗效果的是一项Ⅱ期临床研究(LANDSCAPE)，HER2阳性脑转移患者在接受全脑放疗前口服拉帕替尼(1250 mg/d)联合卡培他滨(2000 mg/m^2，分2次口服，第1～14天)治疗，中枢神经系统的ORR为65.9%，中位反应时间为1.8个月，中位TTP为5.5个月，将全脑放疗推迟了8.3个月，中位OS达17个月。这些研究证实了拉帕替尼为代表的TKI对脑转移的疗效。

二、奈拉替尼

奈拉替尼(HKI272)为一种口服的强效、不可逆泛人表皮生长因子受体TKI，通过不可逆地与细胞膜内的酪氨酸激酶结构域共价结合而抑制HER1、HER2和HER4，从而抑制下游的MAPK和Akt信号转导通路，以抑制肿瘤细胞生长和增殖，发挥抗肿瘤活性。Ⅰ期和Ⅱ期临床研究证实了奈拉替尼对HER2阳性乳腺癌的临床疗效和可控制的不良反应，而且对于曲妥珠单抗治疗失败后的乳腺癌患者也同样具有疗效。

(一) 奈拉替尼在转移性乳腺癌中的应用

Ⅱ期临床试验中评估了奈拉替尼治疗HER2阳性乳腺癌的疗效及安全性。患者根据之前是否使用过曲妥珠单抗治疗分为2组：A组，既往曲妥珠单抗治疗失败出现疾病进展的患者63例；B组，既往未接受过曲妥珠单抗的患者63例。所有患者均口服奈拉替尼240 mg/d治疗。A组和B组比较，16周时无进展生存率分别为59%和78%，中位PFS分别为22.3周和39.6周，ORR分别为24%和56%。最常见的不良反应为腹泻(91%)、恶心(51%)、厌食(40%)、呕吐(38%)和乏力(27%)。A组和B组发生3、4级腹泻的比率分别为30%和13%，由此导致的奈拉替尼减量比例分别为24%和9%，但仅有1例患者中止治疗，未发现奈拉替尼相关性3～4级心脏毒性。该研究结果提示口服奈拉替尼治疗HER2阳性乳腺癌是一个有效的方案，并且耐受性良好。

另有一项Ⅱ期临床研究，比较单药奈拉替尼与拉帕替尼联合卡培他滨治疗HER2阳性晚期乳腺癌的疗效。单药奈拉替尼采用240 mg/d剂量，拉帕替尼使用1250 mg/d剂量，卡培他病是2000 mg/m^2，第1～14天，21 d为1个周期)。奈拉替尼组入组117例患者，拉帕替尼联合卡培他滨组入组116例患者，研究设计是非劣效性检验，但是研究结果显示，中位PFS奈拉替尼组是4.5个月，拉帕替尼联合卡培他滨组是6.8个月，中位OS分别是19.7个月和23.6个月。拉那替尼组有效率为29%，拉帕替尼联合卡培他滨组是41%，CBR分别是44%和64%。按照非劣效性检验假设，奈拉替尼未达到不劣于拉帕替尼联合卡培他滨治疗的效果。尽管是阴性结果，但是也再次验证了奈拉替尼单药的疗效。

BCRC022研究是一项非随机开放的Ⅱ期研究，探讨了奈拉替尼联合化疗对HER2阳性乳腺癌脑转移的有效性和安全性。该研究共入组49例具有可测量的脑转移病灶的HER2阳性乳腺癌患者(中枢神经系统手术和/或放疗后占92%)。37例未接受过拉帕替尼治疗(3A 组)、12 例接受过拉帕替尼治疗(3B 组),接受奈拉替尼(240 mg/d,每日口服)联合卡培他滨(每日 750 mg/m^2,分 2 次口服,服用 14 d 停药 7 d)。主要终点为中枢系统 ORR(中枢神经系统目标病灶大小减少≥50%、非目标病灶无进展、无新病灶、类固醇用药量不增加、无进行性神经系统体征或症状、非中枢神经系统疾病无进展)。结果显示 3A 组、3B 组的中枢神经系统综合 ORR 分别为 49%和 33%(95%*CI* 32%～66%和 10%～65%),中位 PFS 分别为 5.5 个月和 3.1 个月,中位 OS 分别为 13.3 个月和 15.1 个月。发生率最高的 3 级毒性反应为腹泻(29%)。该研究证实了奈拉替尼联合卡培他滨对于 HER2 阳性乳腺癌脑转移的有效性和安全性。其他相关的临床研究也正在进行中。

(二) 奈拉替尼在早期乳腺癌中的应用

奈拉替尼在早期乳腺癌中的最为引人注目的研究是用于 HER2 阳性早期乳腺癌辅助延长治疗的 ExteNET 研究。基于该研究结果,FDA 于 2017 年批准了奈拉替尼在早期乳腺癌的适应证。ExteNET 研究的目的是观察 HER2 阳性早期乳腺癌患者完成标准 1 年曲妥珠单抗治疗后,继续延长抗 HER2 治疗是否具有进一步获益。该研究是随机双盲多中心的临床研究,完成 1 年曲妥珠单抗治疗后未出现复发转移的患者,将随机分组为服用 1 年奈拉替尼(240 mg,每日 1 次口服)治疗或安慰剂治疗。自 2009 年 7 月至 2011 年 10 月,研究共入组 2 840 名患者,中位随访 5.2 年,奈拉替尼治疗组无浸润疾病发生率显著低于对照组(事件数:116 例 *vs* 163 例;*HR* 0.73, 95%*CI* 0.57～0.92; *P*<0.01), 5 年无浸润性疾病率两组分别是 90.2%和 87.7%。未见长期毒性风险,主要不良反应是腹泻,未经腹泻预防处理,拉那替尼组 3～4 度腹泻发生率为 40%,而对照组为 23%。转化研究显示 *PIK3CA* 突变患者更能从奈拉替尼的延长治疗中获益,*PIK3CA* 突变型 *HR* 为 0.41,*PIK3CA* 野生型 *HR* 为 0.72。基于以上数据,2017 年 7 月,美国 FDA 批准奈拉替尼用于完成标准曲妥珠单抗治疗后的 HER2 阳性早期乳腺癌延长抗 HER2 治疗。

三、吡咯替尼

吡咯替尼(SHR-1258)是一种口服、不可逆的 TKI,通过与 HER1、HER2 和 HER4 的胞内激酶区 ATP 结合位点共价结合,阻止 HER 家族同/异源二聚体形成,抑制自身磷酸化,阻断下游信号转导通路的激活,从而抑制肿瘤细胞生长。

在 HER2 过表达细胞系、EGFR 过表达细胞系以及 HER2 和 EGFR 低表达细胞系中评价了吡咯替尼对癌细胞的生长抑制作用,结果表明吡咯替尼可显著抑制 HER2 过表达细胞系的增殖,其对 EGFR 过表达细胞系也有显著的增殖抑制作用,对 HER2 和 EGFR 低表达细胞无显著增殖抑制作用。

(一) 吡咯替尼在转移性乳腺癌中的应用

吡咯替尼的单中心Ⅰ期临床研究显示,针对 HER2 阳性转移性乳腺癌患者 80～400 mg 剂量范围的治疗中,对 36 例可评价疗效患者,有效率为 50%,CBR 为 61%。中位 PFS 为 35.4 周。一项Ⅱ期研究中比较了吡咯替尼联合卡培他滨对比拉帕替尼联合卡培他滨的疗效,两组的 PFS 分别为:18.1 个月 *vs* 7.0 个月(*HR* 0.36, *P*<0.000 1, ORR 为 78.5% *vs* 57.1%。

基于Ⅰ期、Ⅱ期研究的显著疗效,随后开展了一系列吡咯替尼的Ⅲ期临床研究。一项随机、双盲、安慰剂对照的Ⅲ期研究,旨在评估吡咯替尼或安慰剂联合卡培他滨治疗既往经曲妥珠单抗和紫杉烷类治疗的 HER2 阳性转移性乳腺癌的疗效及安全性(PHENIX 研究)。研究共入组 279 例患者,按 2∶1 随机分为吡咯替尼+卡培他滨组(n=185)和安慰剂+卡培他滨组(n=94)。主要研究终点为独立审查委员会(independent review committee, IRC)评估的 PFS。吡咯替尼组较安慰剂组中位 PFS 延长 7 个月(11.1 个月 *vs* 4.1 个月,*P*<0.001);两组患者 ORR 分别为 69%和 16%;中位缓解持续时间(DoR)为 12.2 个月和 4.2 个月,DCR 为 91.9%和 64.9%,疾病进展或死亡风险下降 82%(*HR* 0.18, 95%*CI* 0.13～0.26; *P*<0.001)。值得一提的是,安慰剂组中 71 名患者随后接受了吡咯替尼单药治疗,其 ORR 可达 38.0%,中位 PFS 为 5.5 个月,DCR 为 80.3%。此外吡咯替尼联合卡培他滨能有效抑制新发脑转移的出现(1.2% *vs* 3.6%),至新发脑转移的时间更长,且出现脑转移患者的中位 PFS 延长近 2.7 个月(6.9 个月 *vs* 4.2 个月)。PHENIX 研究证实吡咯替尼+卡培他滨能为曲妥珠单抗经治的 HER2 阳性晚期患者带来了显著获益。

后续进行的 PHOEB 研究是一项对比吡咯替尼

或拉帕替尼联合卡培他滨用于 HER2 阳性转移性乳腺癌的随机Ⅲ期临床研究。2017 年 7 月 31 日至 2018 年 10 月 30 日,研究共入组 267 例 HER2 阳性转移性乳腺癌患者,入组患者既往接受过曲妥珠单抗、紫杉烷类和/或蒽环类药治疗且转移后≤2 线化疗,按 1∶1 随机分配至吡咯替尼+卡培他滨组($n=134$)或拉帕替尼+卡培他滨组($n=133$)。研究分层因素包括激素受体状态和转移阶段接受化疗的线数(≤1 *vs* 2)。主要研究终点为 IRC 评估的 PFS,次要研究终点为 OS、ORR、DoR、CBR、TTP 及安全性。与拉帕替尼+卡培他滨相比,吡咯替尼+卡培他滨可显著改善 HER2 阳性转移性乳腺癌患者的中位 PFS(12.5 个月 *vs* 6.8 个月,*HR* 0.39,单侧 $P<0.0001$)。吡咯替尼组和拉帕替尼组的 ORR 分别为 67%和 52%。中期分析时,两组分别有 70%和 49%患者仍在缓解。2021 年圣安东尼奥乳腺癌研讨会(SABCS)上更新了 PHOEBE 研究的最终生存数据,截至 OS 分析时,吡咯替尼组及拉帕替尼组中位随访时间分别为 33.2 个月和 31.8 个月,OS 分别为未达到和 26.9 个月,总死亡风险下降 31%(*HR* 0.69,95%*CI* 0.48～0.98;$P<0.05$)。PFS 分别为 12.5 个月 *vs* 5.6 个月。基于吡咯替尼针对 HER2 阳性转移性乳腺癌的结果,目前吡咯替尼已被国内各指南推荐为晚期二线的标准治疗方案用药。

关于吡咯替尼联合内分泌治疗,特别是与 CDK4/6 抑制剂的联合也有初步的研究数据。Ⅰ期临床研究 LORDSHIPS 研究探索了来曲唑+吡咯替尼+CDK4/6 抑制剂三药方案在激素受体阳性/HER 阳性转移性乳腺癌一、二线中的剂量和安全性。研究共纳入 15 例激素受体阳性/HER2 阳性转移性乳腺癌患者,入组 3 个剂量组分别为 2.5/400/125 mg/d、2.5/400/100 mg/d 和 2.5/320/125 mg/d。数据截止时,中位随访时间为 11.4 个月,15 例患者的 ORR 达到 66.7%,中位 PFS 为 11.3 个月,其中一、二线亚组的 ORR 分别为 85.7%和 50.0%,PFS 分别为未达到和 10.9 个月。LORDSHIPS 研究提示三联疗法在一线治疗的 ORR 获益与 CLEOPATRA 研究(80.2%)和 PUFFIN 研究(81.7%)类似。由此表明该方案在一线治疗值得进一步研究。研究中最常见的 3～4 级不良事件为中性粒细胞减少(46.7%)、白细胞减少(40.0%)、口腔黏膜炎(26.7%)和腹泻(20.0%),与预期的毒性谱相一致。更大规模的Ⅱ期研究 PLEASURABLE 研究正在进行中。

(二) 吡咯替尼在乳腺癌脑转移中的研究

吡咯替尼在脑转移中也进行了相应的探索。PERMEATE 研究是一项单臂双队列Ⅱ期临床研究,探索了吡咯替尼联合卡培他滨治疗 HER2 阳性乳腺癌脑转移的疗效及安全性。研究共入组 78 例有颅内可测量病灶的 HER2 阳性乳腺癌脑转移患者,69 例既往接受过曲妥珠单抗的治疗。基于患者中枢神经系统病灶既往局部治疗的情况,分为队列 A:未经局部放疗的脑转移患者($n=59$);队列 B:局部放疗后再次进展的脑转移患者($n=19$)。两个队列均接受吡咯替尼联合卡培他滨治疗。主要研究终点为中枢神经系统病灶的客观缓解率(CNS ORR)。结果显示,队列 A 的 CNS ORR 为 74.6%,其中有 7 例(11.9%)患者达到 CR;队列 B 的 CNS ORR 为 42.1%。次要研究终点结果显示,31 例同时伴有颅外可测量病灶的患者中,颅外病灶的 ORR 分别为 70.4%和 50%。中位随访 15.7 个月,队列 A 和队列 B 的中位 PFS 分别为 11.3 个月和 5.6 个月。与既往研究相似,腹泻和手足皮肤反应是最常见的不良事件,患者总体可耐受。

(三) 吡咯替尼在早期乳腺癌中的探索

吡咯替尼相关的早期临床研究目前也在开展中。PHEDRA 研究是一项新辅助治疗的随机、双盲、多中心的Ⅲ期临床研究,目的是评估吡咯替尼+曲妥珠单抗+多西他赛对比安慰剂+曲妥珠单抗+多西他赛在新辅助治疗 HER2 阳性早期或局部晚期乳腺癌的疗效及安全性。自 2018 年 7 月 23 日至 2021 年 1 月 8 日期间,共纳入 355 例患者。该研究的初步数据显示,在 IRC 评估中,三药联合组的总体病理学完全缓解(tpCR)率为 41%,对照组仅为 22%,在优效性检验中达到了统计学意义上的差异。在研究者评估中,三药联合组的乳腺病理学完全缓解(bpCR)率为 43.8%,同样显著高于对照组的 23.7%。在 ORR 方面,吡咯替尼的加入达到 91.6%,而对照组为 81.9%。总体而言,PHEDRA 研究证实了“吡咯替尼+曲妥珠单抗”这一大小分子的抗 HER2 靶向药物组合方案能够为 HER2 阳性早期乳腺癌患者带来获益。进一步的随访仍在进行中。

此外,一项正在进行的多中心随机双盲Ⅲ期临床将评估吡咯替尼用于高危人群完成标准的靶向

(单靶或双靶)治疗后,给予吡咯替尼是否能够进一步改善患者的 DFS 及 OS。更多的研究将为吡咯替尼能否成为早期乳腺癌的标准治疗用药提供佐证。

四、图卡替尼

图卡替尼是一种口服 HER2 的 TKI,对 HER2 具有高度选择性,能抑制 HER2 和 HER3 的磷酸化,从而抑制下游 MAPK 和 Akt 信号传导以及细胞增殖。在动物试验中,图卡替尼联合曲妥珠单抗能抑制 HER2 过表达细胞移植瘤的生长,比单独使用任意一种药物具有更强的抗肿瘤活性。图卡替尼单药、联合化疗或联合其他抗 HER2 靶向药物均显示出治疗活性。在Ⅰb 期剂量递增试验中,图卡替尼联合曲妥珠单抗和卡培他滨对 HER2 阳性转移性乳腺癌患者(包括脑转移患者)显示抗肿瘤活性。主要不良反应为腹泻、恶心、掌跖痛性红斑、疲劳和呕吐,但 3 级以上治疗相关毒性反应不超过 10%。

后续进行的 HER2CLIMB 研究是一项随机双盲、安慰剂对照Ⅲ期临床试验。该研究评估了图卡替尼联合曲妥珠单抗和卡培他滨治疗 HER2 阳性不可切除局部晚期或转移性乳腺癌的疗效。研究共入组了 612 名患者,既往曾接受过曲妥珠单抗、帕妥珠单抗和 T-DM1 中的一种或多种药物的治疗,其中 48%的患者基线存在脑转移。所有患者均接受曲妥珠单抗和卡培他滨治疗,并按 2∶1 随机分为图卡替尼组和安慰剂组。主要终点是前 480 名接受随机分组患者的 PFS,并在总的 612 名患者中评估次要终点,包括 OS、脑转移患者的 PFS、确认的 ORR 和安全性。图卡替尼组 1 年无进展生存率为 33.1%,安慰剂组为 12.3%(*HR* 0.54;*P*<0.001),中位 PFS 分别为 7.8 个月和 5.6 个月,2 年总生存率分别为 44.9%和 26.6%(*HR* 0.66;*P*=0.005),中位 OS 分别为 21.9 个月和 17.4 个月。在脑转移患者中,图卡替尼组 1 年无进展生存率为 24.9%,安慰剂组为 0%(*HR* 0.48;*P*<0.001),中位 PFS 分别为 7.6 个月和 5.4 个月。与对照组相比,图卡替尼治疗组有更多的 3 级或以上的不良事件,包括腹泻(12.9% *vs* 8.6%)、谷草转氨酶升高(4.5% *vs* 0.5%)、谷丙转氨酶升高(5.4% *vs* 0.5%)和胆红素升高(0.7% *vs* 2.5%)。导致停药的不良事件在图卡替尼组和对照组均不常见,分别为 5.7%和 3.0%。

FDA 于 2020 年 4 月批准图卡替尼联合曲妥珠单抗及卡培他滨用于治疗晚期不可切除性或转移性 HER2 阳性乳腺癌,包括脑转移患者。2021 年 SABCS 上公布了研究最新的生存数据:经过 29.6 个月的中位随访,图卡替尼联合曲妥珠单抗及卡培他滨组的中位 OS 为 21.6 个月(95%*CI* 18.1～28.5),对照组的 OS 为 12.5 个月(95%*CI* 11.2～16.9)。

五、其他作用于 EGFR 的酪氨酸激酶抑制剂

前文重点讲述了 4 个作用于 EGFR 的 TKI:拉帕替尼、奈拉替尼和吡咯替尼、图卡替尼。拉帕替尼、吡咯替尼、图卡替尼均已被国内外批准用于 HER2 阳性晚期乳腺癌治疗,而奈拉替尼也已经美国 FDA 批准用于早期 HER2 阳性乳腺癌的辅助治疗。除了上述几个比较成熟的药物外,还有一些在其他实体瘤如肺癌、肾癌等批准用于治疗的药物,在乳腺癌中也进行了一些临床研究;由于临床研究数据不够充分,还未批准用于乳腺癌的治疗中,但依然值得探索,以下简要介绍。

(一) 阿法替尼

阿法替尼(BIBW 2992)是靶向 EGFR-1 和 ErbB2 的双靶点 TKI,能够不可逆地抑制 HER1、HER2 和 HER4 受体;此外,阿法替尼能对抗继发于点突变 T790M 的 EGFR-1 过表达,而该突变常常导致对第 1 代 EGFR-1 抑制剂包括吉非替尼和厄洛替尼的耐药。在Ⅰ期和Ⅱ期临床试验中,阿法替尼显示出明显的抗实体肿瘤的效果,而且耐受性良好。阿法替尼已被美国 FDA 快速通道审批用于治疗晚期非小细胞肺癌。在乳腺癌方面,Ⅱ期临床研究初步显示了阿法替尼在 HER2 阳性乳腺癌中的临床活性,在既往对曲妥珠单抗治疗失败的 HER2 过表达的转移性乳腺癌患者中具有临床疗效。但是阿法替尼在乳腺癌进行了一项Ⅲ期临床研究 LUX-Breast 1 研究,未取得预想结果。研究自 2010 年 8 月至 2013 年 4 月共入组 508 例既往曲妥珠单抗治疗失败的 HER2 阳性晚期乳腺癌患者,按 2∶1 随机分配至阿法替尼联合长春瑞滨治疗组(*n*=339 例)和曲妥珠单抗联合长春瑞滨治疗组(*n*=169 例)。研究评审不利于阿法替尼组,于 2013 年 4 月终止入组,原阿法替尼联合长春瑞滨治疗组可选择转至曲妥珠单抗联合长春瑞滨组、单药阿法替尼治疗组或

单药长春瑞滨治疗组。中位随访 9.3 个月，阿法替尼联合长春瑞滨治疗组的中位 PFS 为 5.5 个月，曲妥珠单抗联合长春瑞滨治疗组是 5.6 个月：ORR 两组分别为 46%和 47%，阿法替尼未显示出优势。

刚刚发表的 LUX-Breast 2 研究则探讨了阿法替尼单药或联合化疗作为晚期一线治疗的有效性和安全性。这项Ⅱ期、单臂、两阶段研究入组了辅助抗 HER2 靶向治疗失败的 HER2 阳性转移性乳腺癌患者，接受阿法替尼单药(A 部分)或与长春瑞滨或紫杉醇联合(B 部分)治疗，主要研究终点是 ORR。在 A、B 部分中，分别有 13 名(18%)和 12 名(31%)患者获得客观疗效；阿法替尼单药治疗最常见的不良事件为(任何级/≥3 级)腹泻(68%/8%)和皮疹(49%/4%)；联合治疗通常耐受性良好，并未观察到任何附加毒性反应。

针对经过抗 HER2 治疗后的 HER2 阳性脑转移患者，LUX-Breast 3 研究中分别给予阿法替尼单药、阿法替尼联合长春瑞滨和研究者选择的化疗方案(TPC 方案)，含阿法替尼的方案并未优于 TPC 方案，且增加了不良反应。该研究显示阿法替尼用于 HER2 阳性晚期乳腺癌脑转移无明显优势。

目前正在进行的研究包括，阿法替尼在与其他抗体药物偶联物药联合治疗 HER2 阳性乳腺癌，或与其他药物联合用于 HER2 阴性乳腺癌的治疗，其疗效仍有待进一步探索。

(二) 吉非替尼

吉非替尼是第 1 个被美国 FDA 批准应用于临床治疗的 EGFR-TKI，其作用靶点为 EGFR-1，主要用于非小细胞肺癌的二线治疗。EGFR 信号转导通路与乳腺癌的内分泌治疗抵抗可能存在相关性。临床前研究结果显示，吉非替尼能抑制他莫昔芬耐药的 ER 阳性乳腺癌细胞的生长。也有研究显示吉非替尼可降低三阴性乳腺癌细胞的迁移能力，这与 EGFR/PI3K/Akt 信号转导通路的磷酸化的抑制有关，提示吉非替尼对三阴性乳腺癌可能有效。吉非替尼在小样本量的临床研究显示了一定的疗效，但仍需要大样本量研究提供更多循证证据。单药吉非替尼有效性的研究大多得到了阴性的结果，但联合治疗显示出一定的潜力。一项随机对照Ⅱ期临床研究评估了吉非替尼联合 EC 方案在 ER 阴性的早期乳腺癌患者新辅助治疗中的作用。要求肿瘤直径≥2 cm，共入组 181 例患者，随机接受 4 个周期新辅助 EC 方案+12 周吉非替尼(250 mg/d)或 EC 方案+安慰剂治疗。联合组和单独化疗组的 pCR 率分别为 17%和 12%($P>0.05$)，ORR 无显著差异($P>0.05$)。联合组造血系统毒性更高。亚组分析显示，三阴性乳腺癌和非三阴性乳腺癌对比，pCR 率有显著差异($P<0.05$)。

一项随机对照的Ⅱ期临床研究，对比了他莫昔芬+安慰剂与他莫昔芬+吉非替尼治疗激素受体阳性转移性乳腺癌的安全性和疗效。患者分为 2 组：第 1 组为初治Ⅳ期或辅助他莫昔芬治疗后复发的患者；第 2 组为芳香化酶抑制剂辅助或一线治疗期间或之后复发的患者。第 1 组患者 206 例中，吉非替尼联合组和他莫昔芬组的 PFS 分别为 10.9 个月 *vs* 8.8 个月(*HR* 0.84)，CBR 分别为 50.5%和 45.5%。该组人群值得进一步研究。第 2 组患者 84 例中，吉非替尼联合组和他莫昔芬组的 CBR 分别为 29.2% *vs* 31.4%，提示无需再行进一步研究。第 1 组患者的分子标志物分析显示，ER 阴性或低表达人群更有可能从吉非替尼中获益。

另外一项Ⅱ期、小样本的随机对照的临床试验，比较阿那曲唑+吉非替尼对比阿那曲唑+安慰剂在绝经后激素受体阳性转移性乳腺癌患者中的疗效。43 例未接受过内分泌治疗或他莫昔芬治疗失败的患者随机分为阿那曲唑+吉非替尼组和阿那曲唑+安慰剂组。结果显示，联合组 PFS 更长(14.7 个月 *vs* 8.4 个月，*HR* 0.55)，CBR 及 ORR 均显著提高(49% *vs* 34%，12% *vs* 2%)，且两组患者均耐受性良好。

此后的Ⅱ期随机研究评估了吉非替尼联合阿那曲唑或氟维司群治疗绝经后激素受体阳性乳腺癌的疗效和毒性。141 名激素受体阳性转移性乳腺癌患者 1∶1 随机接受吉非替尼联合阿那曲唑 1 mg/d 或氟维司群每月 250 mg，主要终点是 CBR(CR+PR+SD≥6 个月的比例)。阿那曲唑联合吉非替尼的 CBR 为 44%(95%*CI* 33%～57%)，氟维司群联合吉非替尼的 CBR 为 41%(95%*CI* 29%～53%)，两组的 PFS 分别为 5.3 个月和 5.2 个月，中位 OS 分别为 30.3 个月和 23.9 个月。吉非替尼联合阿那曲唑或氟维司群在治疗激素受体阳性转移性乳腺癌方面具有相似的临床获益，且联合治疗的应答率并不优于吉非替尼单药或内分泌治疗单药。如果要进行 EGFR-TKI 联合内分泌治疗的进一步研究，有必要在识别预测疗效的生物标志物基础上开展相应的探索。

（三）厄洛替尼

厄洛替尼与吉非替尼的作用机制类似，也是口服的、选择性作用于 EGFR-1 的小分子 TKI，目前也主要用于非小细胞肺癌的二线治疗，但厄洛替尼在乳腺癌中的研究结果不尽如人意。一项Ⅰb 期临床研究中评估了厄洛替尼联合 mTOR 抑制剂依维莫司治疗转移性乳腺癌的疗效及安全性，14 例患者联合用药的耐受性良好，但未达到预期的临床疗效，未进入到下一阶段的研究。另一项Ⅱ期临床研究中，厄洛替尼联合贝伐珠单抗治疗 38 例转移性乳腺癌，只有 1 例达到 PR，4 例达到 SD，也未推荐进行进一步研究。厄洛替尼在转移性三阴性乳腺癌联合治疗中也进行了相关探索。一项Ⅰ期研究探索了厄洛替尼和二甲双胍联合应用的价值，8 例转移性三阴性乳腺癌患者纳入研究，既往针对转移性疾病治疗的中位线数为 2.5 线，大多数不良事件为 1/2 级，另外出现 1 例 3 级腹泻和 1 例 3 级皮疹，未报告 4 级不良事件。观察到的最佳反应是 2 名患者（25%）病情稳定，中位 PFS 为 60 d（范围 36～61 d）。厄洛替尼和二甲双胍的联合在多线治疗后的转移性三阴性乳腺癌中耐受性良好，但未显示有效性。该药物在乳腺癌中的应用仍需更多的数据，或筛选有效的预测标志物。

第二节　作用于 VEGFR 的酪氨酸激酶抑制剂

VEGFR 酪氨酸激酶抑制剂（VEGFR-TKI）是作用于是 VEGFR 酪氨酸激酶的小分子化合物。肿瘤细胞通过分泌生长因子诱导新生血管形成，以供给肿瘤细胞生长和增殖。目前发现的最关键的生长因子为血管内皮生长因子（VEGF）。由于血管生成是肿瘤生长、侵袭和转移中必不可少的环节，因此抑制肿瘤血管生成是一个崭新的、充满希望的治疗肿瘤的方法。抗血管生成药物主要抑制 VEGF 通路，包括 VEGF 单克隆抗体如贝伐单抗和 VEGFR-TKI。目前 VEGFR-TKI 已有不少药物在临床中应用，如舒尼替尼、索拉非尼、凡德他尼、尼达尼布、瑞戈非尼等。这些药物分别在不同的适应证中获得了美国、欧盟以及中国等不同国家的上市许可，如肺癌、肠癌、肾癌、肝癌、胃肠道间质瘤等。但这些药物目前尚未被批准用于乳腺癌的治疗，主要原因在于缺乏随机多中心的Ⅲ期临床研究结果，或研究结果相较目前的标准治疗未显示出优势。本书之前的章节对抗血管生成药物进行了系统介绍，下文中将简要介绍作用于 VEGFR-TKI 在乳腺癌的临床研究结果。

一、法米替尼

法米替尼（SHR 1020）为多靶点 TKI，对于 c-Kit、VEGFR-2、VEGFR-3、PDGFR、FGFR、Flt1、Flt3、Ret、c-Src 等激酶均有明显的抑制作用。动物试验显示，法米替尼明显抑制 VEGF 刺激的人脐静脉内皮细胞（human umbilical vein endothelial cell，HUVEC）增殖，其抑制作用明显强于阳性对照化合物舒尼替尼；法米替尼同样抑制 HUVEC 的迁移、管腔形成、大鼠动脉环血管生成以及裸小鼠移植瘤组织血管生成，其抑制活性相当于或优于舒尼替尼；结果说明法米替尼具有抗新生血管生成的作用。法米替尼在多瘤种的小鼠移植瘤中均体现了明显的抗肿瘤作用，引起部分肿瘤缩小；是广谱的抗肿瘤药物。法米替尼在Ⅰ期临床研究中观察到的药物不良反应主要包括：①血液学毒性，包括白细胞及中性粒细胞计数降低、血小板计数降低和贫血；②非血液学毒性包括高血压、掌跖红肿综合征、尿蛋白检出、乏力、食欲下降、皮疹、谷草转氨酶升高、谷丙转氨酶升高等。法米替尼目前在多种实体瘤中均开展了相应的临床研究。

复旦大学附属肿瘤医院开展的一项开放、单臂Ⅱ期临床研究（FUTURE-C-PLUS）旨在评估法米替尼联合卡瑞利珠单抗联合白蛋白结合型紫杉醇（Nab-P）三药用于一线治疗免疫调节型转移性三阴性乳腺癌的疗效及安全性。该研究患者入组年龄为 18～70 岁，均为转移性三阴性乳腺癌一线治疗且免疫组化定义的免疫调节型（CD8≥10%），及至少有一个可测量的靶病灶。患者接受该三联疗法：在第 1～28 天接受 20 mg 口服法米替尼，在第 1、15 天接受 200 mg 静脉注射卡瑞利珠单抗，在第 1、8、15 天接受 Nab-P 100 mg/m^2，4 周为 1 个周期，非毒性无进展情况下 Nab-P 至少使用 6 个周期。主要终点是研究者评估的确认的 ORR。关键次要终点包括

PFS、OS、DoR、安全性和探索性生物标志物。该研究从 2019 年 10 月至 2020 年 10 月共入组 48 例患者,中位随访时间为 17.0 个月(范围 8.7～24.3 个月)。确认的 ORR 为 81.3%(95%*CI* 70.2%～92.3%)。中位 PFS 为 13.6 个月(95%*CI* 8.4 个月～18.8 个月),中位 DoR 为 14.9 个月。18 个月的总生存率为 54.4%(95%*CI* 36.2%～72.6%)。最常见的治疗相关的 3～4 级不良反应包括中性粒细胞减少(33.3%)、贫血(10.4%)、发热性中性粒细胞减少(10.4%)和血小板减少(8.3%),无治疗相关死亡报告。相关的标志物研究显示,30 名免疫组化检测的免疫调节亚型患者中有 13 名(43.3%)为 PD-L1 阴性,并且 PD-L1 与反应良好相关。研究还发现,*PKD1* 和 *KAT6A* 体细胞突变与治疗反应相关。该研究显示,三联疗法在既往未经治疗的免疫调节型转移性三阴性乳腺癌中安全有效,随机对照的 FUTURE-SUPER 试验正在进行中。

二、索拉非尼

索拉非尼(BAY43-9006)是多靶点的小分子 TKI,其靶点包括 VEGFR-2、VEGFR-3、PDGFR、RAF/MEK/ERK MAP 激酶通路、c-Kit 等。索拉非尼能抑制肿瘤血管生成并直接抑制肿瘤生长。索拉非尼目前获批的适应证是晚期肝癌和肾癌,但在乳腺癌治疗领域,也有一些关于索拉非尼的研究。

(一) 索拉非尼单药

一项Ⅱ期、小样本的临床试验探讨了单药索拉非尼治疗蒽环类药物和/或紫杉烷类药物治疗失败的转移性乳腺癌的疗效和安全性。共入组 23 例患者,96%之前使用过蒽环类药物,70%之前使用过紫杉烷类药物。给予口服索拉非尼 400 mg,每日 2 次,第 1～28 天,每 4 周为 1 个周期。中位使用索拉非尼的时间为 2 个周期(1～15 个),中位随访时间 2.4 年。20 例可评价疗效,但无患者达到 CR 或 PR,仅 2 例患者达到 SD 超过 6 个月,因此研究在第一期结束时就停止了。可见索拉非尼单药尽管耐受性良好,但以肿瘤缩小为标准,对复治的乳腺癌未能显示出疗效,于是索拉非尼开展了联合化疗的临床研究。

(二) 联合化疗

1. 联合卡培他滨　Baselga 等报告的ⅡB 期、双盲、安慰剂对照的临床研究(SOLTI-0701),入组了 229 例 HER2 阴性、无法切除的局部晚期或转移性乳腺癌患者,随机接受一线或二线卡培他滨 1 000 mg/m^2,每日 2 次,第 1～14 天,21 d 为 1 个周期,联合索拉非尼 400 mg,每日 2 次或安慰剂治疗。结果显示:索拉非尼联合卡培他滨组的中位 PFS 为 6.4 个月,显著优于卡培他滨单药组的 4.1 个月(P=0.001),总反应率(38% *vs* 31%),而 OS 无显著差异(22.2 个月 *vs* 20.9 个月,P>0.05)。毒性反应方面,联合组对比单药卡培他滨组,皮疹 22% *vs* 8%,腹泻 58% *vs* 30%,黏膜炎 33% *vs* 21%,粒细胞减少 13% *vs* 4%,高血压 18% *vs* 12%,手足综合征 90% *vs* 66%;严重毒性反应中,除手足综合征(44% *vs* 14%)外,其他两组相当。20%的联合组患者,9%的单药卡培他滨组患者因毒性反应而停止治疗。索拉非尼联合卡培他滨在Ⅱ期研究中取得了较好的结果,于是开展了Ⅲ期临床研究。但是很可惜,Ⅲ期研究失败了,并未看到联合治疗组较单药有更好的疗效。Ⅲ期研究是双盲随机对照研究,入组了 537 例晚期乳腺癌患者,比较索拉非尼(600 mg/d)联合卡培他滨(2 000 mg/d,第 1～14 天,21 d 为 1 个周期)与安慰剂联合卡培他滨(2 000 mg/,第 1～14 天,21d 为 1 个周期)治疗的效果。联合治疗组未延长 PFS(5.5 个月 *vs* 5.4 个月,*HR* 0.97, 95%*CI* 0.78～1.2; P>0.05),OS 也未延长(18.9 个月 *vs* 20.3 个月,*HR* 1.20, 95%*CI* 0.94～1.51; P>0.05),有效率未提高(3.5% *vs* 15.5%; P>0.05)。研究显示索拉非尼联合卡培他滨治疗与单药卡培他滨比较,无疗效优势,而 3 级毒性反应发生率更高。基于这些结果,目前索拉非尼未获得乳腺癌的适应证。

2. 联合紫杉醇　一项双盲、随机、安慰剂对照、多中心的Ⅱb 期临床研究(NU07B1 研究),评估索拉非尼联合紫杉醇一线治疗 HER2 阴性的转移性乳腺癌。共入组 237 例患者,随机接受紫杉醇每周 90 mg/m^2,连用 3 周休息 1 周,联合索拉非尼 400 mg,每日 2 次,或安慰剂治疗。紫杉醇联合索拉非尼组对比紫杉醇联合安慰剂组,中位 PFS 无显著改善(6.9 个月 *vs* 5.6 个月,*HR* 0.79, P>0.05),但显著改善了至 TTP(8.1 个月 *vs* 5.6 个月,*HR* 0.67, P<0.05)和总反应率(67% *vs* 54%, P<0.05),OS 差异无统计学意义(16.8 个月 *vs* 17.4 个月,P>0.05)。3～4 级毒性反应主要为手足综合征(31% *vs* 3%),中性粒细胞减少(13% *vs* 7%)和贫血(11% *vs* 6%)。索拉非尼组因疟疾和肝功能不良发生死亡病例 2 例。提示紫杉醇联合索拉非尼虽然提高了疾病控制率,但没有显著延长 PFS,不支持开展Ⅲ期临床研究。

三、舒尼替尼

舒尼替尼(SU11248)与索拉非尼的作用机制相似,也是一种口服的多靶点 TKI,抑制靶点包括 VEGFR、PDGFR 和 c-Kit。舒尼替尼在乳腺癌治疗中的作用也不太乐观。

(一) 舒尼替尼单药

2008 年 Burstein 等发表了一项Ⅱ期、开放、多中心的临床研究结果,64 例接受过蒽环类药物和紫杉醇治疗后复发的晚期转移性乳腺癌患者,给予单药舒尼替尼治疗,50 mg/d,4 周服药,2 周休息,观察疗效显示,11%的患者达 PR,5%的患者达 SD,中位 TTP 和 OS 分别为 10 周和 38 周。

另一项舒尼替尼对比卡培他滨治疗蒽环类药物和紫杉烷类药物治疗失败的 HER2 阴性的晚期乳腺癌的Ⅲ期临床研究中,入组 700 例患者,中期分析显示舒尼替尼对比卡培他滨无疗效优势,且不良反应加重,因此研究提前终止。该研究指出,舒尼替尼不适宜单药用于治疗转移性乳腺癌。

(二) 联合化疗

一项前瞻性、随机对照、Ⅲ期临床研究,评估了舒尼替尼联合多西他赛对比单药多西他赛一线治疗 HER2 阴性的转移性乳腺癌。舒尼替尼 37.5 mg/d,第 2～15 天,联合多西他赛 75 mg/m^2,21d 为 1 个周期,或单药多西他赛 100 mg/m^2,21d 为 1 个周期。296 例患者随机分到联合组,297 例患者分到单药多西他赛治疗组。联合组对比单药组,ORR 显著改善(55% *vs* 42%),而中位 PFS 和中位 OS 无显著改善(8.6 个月 *vs* 8.3 个月,24.8 个月 *vs* 25.5 个月)。研究表明舒尼替尼联合多西他赛虽然提高了 ORR,但没有显著延长 PFS 或 OS,且毒性反应明显,不推荐用于治疗进展期乳腺癌。

四、阿帕替尼

阿帕替尼是我国自行研发的拥有自主知识产权的小分子 VEGFR-TKI,可选择性作用于 VEGFR-2 酪氨酸激酶胞内 ATP 结合位点,阻断 VEGF-VEGFR 下游信号转导,导致肿瘤血管生成抑制。对 VEGFR-2 和 VEGFR-1 的半抑制浓度(IC_{50})分别为 2 nmol/L 和 70 nmol/L,较高浓度还能抑制 PDGFRβ、c-Kit 及 c-Src 等激酶。临床前研究证明阿帕替尼在多种人肿瘤细胞的裸小鼠移植瘤模型具有很好的疗效,肿瘤抑制率高;目前已经批注上市,用于治疗晚期胃癌。

阿帕替尼的Ⅰ期临床研究中纳入了 7 例晚期乳腺癌患者,4 例受试者疗效确认为疾病稳定(SD)。Ⅱ期临床研究入组了至少经历过 3 种化疗方案治疗失败的三阴性乳腺癌患者,第一阶段结果显示在可评价的 22 例受试者(剂量为 750 mg/d)中,中位 PFS 为 4.6 个月,中位 OS 为 8.3 个月,DCR 为 59.1%,ORR 为 16.7%。该研究的二阶段结果显示,在可评价的 56 例受试者(剂量为 500 mg/d)中,中位 PFS 为 3.3 个月,中位 OS 为 10.6 个月,DCR 为 25.0%,ORR 为 10.7%。不良反应多为 1/2 级,且 500 mg/d 的剂量患者耐受性更好。肿瘤组织 pVEGFR-2 表达水平可作为阿帕替尼治疗三阴性乳腺癌的疗效预测指标,高表达组 PFS(6.44 个月 *vs* 1.97 个月,$P<0.05$)和 DCR(81.8% *vs* 38.5%,$P<0.05$)显著高于低表达组。

随后进行的阿帕替尼治疗 1～4 种化疗方案失败的晚期乳腺癌(包括 HER2 阳性、抗 HER2 治疗失败的患者)的Ⅱ期研究结果显示,中位 PFS 为 4.0 个月,中位 OS 为 10.3 个月,DCR 为 66.7%,ORR 为 16.7%,安全可控,认为阿帕替尼在治疗晚期乳腺癌方面可开展进一步临床研究。

第三节　非受体酪氨酸激酶抑制剂

非受体酪氨酸激酶家族中目前关注较多的是 Src 激酶家族,它们可与多种受体蛋白相结合,调节细胞的增殖、分化、黏附、运动及血管生成。阻断或调控 Src 酪氨酸激酶与这些过表达的受体结合,可以控制肿瘤细胞的增殖及侵袭。目前较新的酪氨酸激酶抑制剂达沙替尼、波舒替尼、沙拉替尼等,都是通过竞争 Src 酪氨酸激酶的 ATP 位点来发挥作用的。大量相关临床研究正在进行中,我们期待这些研究能为乳腺癌靶向治疗带来更美好的前景。

一、达沙替尼

达沙替尼(BMS-354825)是一种多靶点的 TKI,其作用靶点包括 Src 激酶家族(Src、LCK、YES、FYN)、Bcr-Abl、c-kit、EPHA2 和 PDGFR-B 等多种激酶。2006 年 6 月,FDA 批准了达沙替尼用于治疗对伊马替尼等一线药物化疗不敏感的各期慢性粒细胞白血病,以及对其他疗法无效或不能耐受的费城染色体阳性的急性淋巴细胞白血病。其主要不良反应包括骨髓抑制(血小板减少、中性粒细胞减少和贫血)、出血、体液潴留和 Q-T 间期延长等。

一项Ⅱ期临床试验,研究了达沙替尼治疗进展期的 HER2 阳性和/或激素受体阳性乳腺癌的安全性及疗效。入组标准为:化疗后进展,并且之前接受过抗 HER2 和雌激素的药物辅助或者解救治疗的转移性乳腺癌,转移病灶不超过 2 个,且为可测量的病灶。给予每天 2 次的达沙替尼口服治疗。共计 70 名患者(中位年龄为 55 岁)入组,83%的 HER2 阳性患者之前接受过抗 HER2 治疗,61%的激素受体阳性患者之前接受过内分泌治疗。达沙替尼的起始剂量为 70 mg 或 100 mg,每日 2 次。两个剂量组的中位治疗时间均为 1.8 个月。在 69 例可以评价的患者中,3 例达 PR,6 例达 SD(并至少维持了 16 周),DCR 为 13.0%。这 9 例患者均为激素受体阳性(其中有 2 例 HER2 也为阳性)。最常见的药物相关毒性反应为胃肠道不适、头痛、乏力和胸腔积液。有 37%的患者发生 3~4 级的毒性及不良反应,更多见于 100 mg 组,认为达沙替尼在进展期激素受体阳性的乳腺癌患者中的治疗效果有限。

二、波舒替尼

与达沙替尼相似,波舒替尼(SKI-606)也是一种强效的 Src/Abl 激酶的双重抑制剂。体外实验显示,波舒替尼能显著抑制人乳腺癌细胞 MDA-MB-231 的增殖、浸润和迁徙。动物实验也显示,与溶媒对照组相比,接受波舒替尼治疗实验组的肿瘤体积明显减少(45%~54%),提示波舒替尼可能是一个新的阻断乳腺癌生长和转移的抗肿瘤药物。

一项Ⅱ期临床试验观察波舒替尼在已接受过化疗的局部进展或转移性乳腺癌中的作用,总共有 73 名患者入组,从诊断为转移性乳腺癌到使用波舒替尼的中位时间为 24.5 个月。给予每天 400 mg 的波舒替尼口服。16 周的 PFS 率为 39.6%,并且所有有反应的 4 例患者均为激素受体阳性者,CBR 为 27.4%,2 年总生存率为 26.4%。主要的毒性及不良反应为腹泻(66%)、恶心(55%)以及呕吐(47%),3~4 级的转氨酶升高发生率为 19%,骨髓抑制罕见。该研究结果表明,波舒替尼对于已接受过化疗的转移性乳腺癌有一定疗效。

三、沙拉替尼

沙拉替尼(AZD0530)是一种抑制 Src 的 TKI。一项Ⅱ期临床研究,评价塞卡替尼单药治疗激素受体阴性的转移性乳腺癌的安全性及疗效。入组标准:既往仅接受不超过 1 个化疗的激素受体阴性的转移性乳腺癌患者。给予塞卡替尼单药治疗,175 mg/d。主要研究终点为 DCR,即 CR+PR+SD 大于 6 个月,次要终点包括毒性反应和 PFS。总共 9 名患者纳入本研究。在接受中位 2 个周期(1~3 个周期)治疗后,没有患者达到疾病控制,中位治疗时间为 82 d(12~109 d)。最常见的毒性及不良反应为乏力、进行性的肝酶增高、恶心、低钠血症、呼吸困难、咳嗽以及肾上腺功能减退。在该研究中,塞卡替尼单药并没有显示出在激素受体阴性转移性乳腺癌患者中的治疗效果。

尽管 TKI 的研发及临床应用已取得了长足进步,但依然面临诸多挑战:体细胞基因突变所造成的激酶抑制剂耐药问题越来越严重;如何在多靶点抑制和提高激酶高选择性的问题上寻找平衡点;如何临床前对化合物毒性、药物动力学等有更加精准的预测,以提高新药开发的速率和避免重复浪费都是亟待解决的问题。因此,全面有效地开发抗肿瘤药物需要化学、分子生物学、蛋白晶体学等各领域的学者通力协作。可以预见,设计合成酪氨酸激酶小分子抑制剂治疗肿瘤性疾病必将进入一个新的时代。

(范 蕾 王 涛 于世英)

参考文献

[1] 王涛、江泽飞. 乳腺癌分子靶向治疗进展、困境和出路[J]. 中华乳腺病杂志,2011,5(5):517-524.

[2] BACHELOT T, ROMIEU G, CAMPONE M, et al. Lapatinib plus capecitabine in patients with previously untreated brain metastases from HER2-positive metastatic breast cancer (LANDSCAPE): a single-group phase 2 study[J]. Lancet Oncol, 2013, 14(1):64-71.

[3] BARRIOS C H, LIU M C, LEE S C, et al. Phase Ⅲ randomized trial of sunitinib versus capecitabine in patients with previously treated HER2-negative advanced breast cancer[J]. Breast Cancer Res Treat, 2010(1):121-131.

[4] BASELGA J, BRADBURY I, EIDTMANN H, et al. Lapatinib with trastuzumab for HER2-positive early breast cancer (NeoALTTO): a randomised, open-label, multicentre, phase 3 trial[J]. Lancet, 2012,379(9816):633-640.

[5] BASELGA J, ROCHÉ H, COSTA F, et al. SOLTI-0701: a multinational double-blind, randomized phase 2b study evaluating the efficacy and safety of sorafinib compared to placebo when administered in combination with capecitabine in patients with locally advanced or metastatic breast cancer (BC) [J]. Cancer Res, 2009,69(Suppl): 45

[6] BASELGA J, SEGALLA J G, ROCHÉ H, et al. Sorafenib in combination with capecitabine: an oral regimen for patients with HER2-negative locally advanced or metastatic breast cancer[J]. J Clin Oncol, 2012,30(13):1484-1491.

[7] BASELGA J, ZAMAGNI C, GÓMEZ P, et al. RESILIENCE: Phase Ⅲ randomized, double-blind trial comparing sorafenib with capecitabine versus placebo with capecitabine in locally advanced or metastatic HER2-negative breast cancer[J]. Clin Breast Cancer, 2017,17(8):585-594

[8] BERGH J, BONDARENKO I M, LICHINITSER M R, et al. First-line treatment of advanced breast cancer with sunitinib in combination with docetaxel versus docetaxel alone: results of a prospective, randomized phase Ⅲ study[J]. J Clin Oncol, 2012, 30(9):921-929.

[9] BERNSDORF M, INGVAR C, EJLERTSEN B, et al. Effect of adding gefitinib to neoadjuvant chemotherapy in estrogen receptor negative early breast cancer in a randomized phase Ⅱ trial[J]. Breast Cancer Res Treat, 2011,126(2):463-470.

[10] BURRIS H A III, HURWITZ H I, DEES E C, et al. Phase I safety, pharmacokinetics, and clinical activity study of lapatinib (GW572016), a reversible dual inhibitor of epidermal growth factor receptor tyrosine kinases, in heavily pretreated patients with metastatic carcinomas[J]. J Clin Oncol, 2005, 23 (23):5305-5313.

[11] BURSTEIN H J, STORNIOLO A M, FRANCO S, et al. A phase Ⅱ study of lapatinib monotherapy in chemotherapy-refractory HER2-positive and HER2-negative advanced or metastatic breast cancer[J]. Ann Oncol, 2008,19(6):1068-1074.

[12] BURSTEIN H J, SUN Y, DIRIX L Y, et al. Neratinib, an irreversible ErbB receptor tyrosine kinase inhibitor, in patients with advanced ErbB2-positive breast cancer[J]. J Clin Oncol, 2010, 28 (8):1301-1307

[13] CAMPONE M, BONDARENKO I, BRINCAT S, et al. Phase Ⅱ study of single-agent bosutinib, a Src/Abl tyrosine kinase inhibitor, in patients with locally advanced or metastatic breast cancer pretreated with chemotherapy[J]. Ann Oncol, 2012,23(3):610-617.

[14] CARLSON R W, O'NEILL A, SLEDGE G W, et al. A randomized trial of combination anastrozole plus gefitinib and of combination fulvestrant plus gefitinib in the treatment of postmenopausal women with hormone receptor positive metastatic breast cancer[J]. Breast Cancer Res Treat, 2012,133(3): 1049-1056.

[15] CHEN L, JIANG Y, SHAO Z, et al. Famitinib with camrelizumab and nab-paclitaxel for advanced immunomodulatory triple-negative breast cancer (FUTURE-C-Plus): an open-label, single-arm, phase Ⅱ trial[J]. Clin Cancer Res, 2022,28(13): 2807-2817.

[16] CHIA S K L, MARTIN M, CHAN A, et al. PIK3CA alterations and benefit with neratinib: analysis from the randomized, double-blind, placebo-controlled, phase Ⅲ ExteNET trial[J]. Breast Cancer Res, 2019,21(1):39.

[17] CORTÉS J, DIERAS V, JOENSUU H, et al. Afatinib alone or afatinib plus vinorelbine versus investigator's choice of treatment for HER2-positive breast cancer with progressive brain metastases after trastuzumab, lapatinib, or both (LUX-Breast 3): a randomised, open-label, multicentre, phase 2 trial [J]. Lancet Oncol, 2015,16(16):1700-10.

[18] FENN K, MAURER M, KALINSKY K, et al.

Phase 1 study of erlotinib and metformin in metastatic triple-negative breast cancer [J]. Clin Breast Cancer, 2020,20(1):80 - 86.

[19] FINN R S, BENGALA C, IBRAHIM N, et al. Dasatinib as a single agent in triple-negative breast cancer: results of an open-label phase 2 study[J]. Clin Cancer Res, 2011,17(21):6905 - 6013.

[20] GEYER C E, SCHWARTZ G, LINDQUIST D, et al. Lapatinib plus capecitabine for HER-2-positive advanced breast cancer[J]. N Engl J Med, 2006,355(26):2733 - 2743.

[21] GRADISHAR W J, KAKLAMANI V, PRASAD T S, et al. A double-blind, randomized, placebo-controlled, phase 2b study evaluating the efficacy and safety of sorafenib (SOR) in combination with paclitaxel (PAC) as a first-line therapy in patients with locally recurrent or metastatic breast cancer[J]. Cancer Res, 2009,69(Suppl): 44.

[22] GUAN Z, XU B, DESILVIO M L, et al. Randomized trial of lapatinib versus placebo added to paclitaxel in the treatment of human epidermal growth factor receptor 2-overexpressing metastatic breast cancer[J]. J Clin Oncol, 2013,31(16):1947 - 1953.

[23] GUCALP A, SPARANO J A, CARAVELLI J, et al. Phase II trial of saracatinib (AZD0530), an oral SRC-inhibitor for the treatment of patients with hormone receptor-negative metastatic breast cancer [J]. Clin Breast Cancer, 2011,11(5):306 - 311.

[24] HARBECK N, HUANG C S, HURVITZ S, et al. Afatinib plus vinorelbine versus trastuzumab plus vinorelbine in patients with HER2-overexpressing metastatic breast cancer who had progressed on one previous trastuzumab treatment (LUX-Breast 1): an open-label, randomised, phase 3 trial [J]. Lancet Oncol, 2016,17(3):357 - 366

[25] HARBECK N, HUANG C S, PICCART-GEBHART M, et al. Afatinib plus vinorelbine versus trastuzumab plus vinorelbine in patients with HER2-overexpressing metastatic breast cancer who had progressed on one previous trastuzumab treatment (LUX-Breast 1): an open-label, randomised, phase 3 trial[J]. Lancet Oncol, 2016, 17(3):357 - 366.

[26] HICKISH T, MEHTA A, TSENG L M, et al. Afatinib alone and in combination with vinorelbine or paclitaxel, in patients with HER2-positive breast cancer who failed or progressed on prior trastuzumab and/or lapatinib (LUX-Breast 2): an open-label, multicenter, phase Ⅱ trial[J]. Breast Cancer Res Treat, 2022,192(3):593 - 602.

[27] HU X, CAO J, HU W, et al. Multicenter phase II study of apatinib in non-triple negative metastatic breast cancer[J]. BMC Cancer, 2014,14:820.

[28] HU X, ZHANG J, XU B, et al. Multicenter phase II study of apatinib, a novel VEGFR inhibitor in heavily pretreated patients with metastatic triple-negative breast cancer[J]. Int J Cancer, 2014,135(8):1961 - 1969.

[29] JOHNSTON S, PIPPEN J JR, PIVOT X, et al. Lapatinib combined with letrozole versus letrozole and placebo as first-line therapy for postmenopausal hormone receptor-positive metastatic breast cancer [J]. J Clin Oncol, 2009,27(33):5538 - 5546.

[30] LIN N U, WINER E P, WHEATLEY D, et al. A phase II study of afatinib (BIBW 2992), an irreversible ErbB family blocker, in patients with HER2-positive metastatic breast cancer progressing after trastuzumab [J]. Breast Cancer Res Treat, 2012,133(3):1057 - 1065.

[31] MA F, LI Q, CHEN S, et al. Phase I Study and Biomarker Analysis of Pyrotinib, a Novel Irreversible Pan-ErbB Receptor Tyrosine Kinase Inhibitor, in Patients With Human Epidermal Growth Factor Receptor 2-Positive Metastatic Breast Cancer[J]. J Clin Oncol, 2017,35(27):3105 - 3112.

[32] MA F, OUYANG Q, XU B, et al. Pyrotinib or lapatinib combined with Capecitabine in HER2-Positive Metastatic Breast Cancer With Prior Taxanes, Anthracyclines, and/or Trastuzumab: A Randomized, phase Ⅱ Study [J]. J Clin Oncol, 2019,37(29):2610 - 2619.

[33] MARTIN M, BONNETERRE J, GEYER CE J R, et al. A phase two randomised trial of neratinib monotherapy versus lapatinib plus capecitabine combination therapy in patients with HER2 + advanced breast cancer[J]. Eur J Cancer, 2013,49(18):3763 - 3772.

[34] MARTIN M, HOLMES F A, CHAN A, et al. Neratinib after trastuzumab-based adjuvant therapy in HER2-positive breast cancer (ExteNET): 5-year analysis of a randomised, double-blind, placebo-controlled, phase 3 trial[J]. Lancet Oncol, 2017, 18:1688 - 1700.

[35] MAYER E L, BAURAIN J F, SPARANO J, et al. A phase 2 trial of dasatinib in patients with advanced HER2-positive and/or hormone receptor-positive breast cancer[J]. Clin Cancer Res, 2011, 17(21): 6897 - 6904.

[36] MURTHY R K, LOI S, WINER E P, et al. Tucatinib, trastuzumab, and capecitabine for HER2-positive metastatic breast cancer[J]. N Engl J Med,

2020,382(7):597 - 609.

[37] MURTHY R, BORGES V F, HAMILTON E, et al. Tucatinib with capecitabine and trastuzumab in advanced HER2-positive metastatic breast cancer with and without brain metastases: a non-randomised, open-label, phase 1b study[J]. Lancet Oncol, 2018,19(7):880 - 888.

[38] OSBORNE C K, NEVEN P, DIRIX L Y, et al. Gefitinib or placebo in combination with tamoxifen in patients with hormone receptor-positive metastatic breast cancer: a randomized phase II study[J]. Clin Cancer Res, 2011,17(5):1147 - 1159.

[39] O'SHAUGHNESSY J, BLACKWELL K L, BURSEIN H, et al. A randomized study of lapatinib alone or in combination with trastuzumab in heavily pretreated HER-2 + metastatic breast cancer progressing on trastuzumab therapy[J]. Proc Am Soc Clin Oncol, 2008,26 (suppl 15):1015.

[40] PICCART-GEBHART M, HOLMES E, BASELGA J, et al. Adjuvant lapatinib and trastuzumab for early human epidermal growth factor receptor 2-positive breast cancer: results from the randomized phase Ⅲ adjuvant lapatinib and/or trastuzumab treatment optimization trial[J]. J Clin Oncol, 2016, 34(10):1034 - 1042.

[41] SCHULER M, AWADA A, HARTER P, et al. A phase Ⅱ trial to assess efficacy and safety of afatinib in extensively pretreated patients with HER2-negative metastatic breast cancer[J]. Breast Cancer Res Treat, 2012,134(3):1149 - 1159.

[42] SOMLO G, MARTEL C L, LAU S K, et al. A phase Ⅰ/Ⅱ prospective, single arm trial of gefitinib, trastuzumab, and docetaxel in patients with stage IV HER-2 positive metastatic breast cancer[J]. Breast Cancer Res Treat, 2012,131(3): 899 - 906.

[43] UNTCH M, VON MINCKWITZ G, GERBER B, et al. Survival analysis after neoadjuvant chemotherapy with trastuzumab or lapatinib in patients with human epidermal growth factor receptor 2-positive breast cancer in the geparQuinto (G5) study (GBG 44)[C]. J Clin Oncol, 2018,36(13):1308 - 1316.

[44] VALERO M, RUIZ-BORREGO M, SALVADOR D, et al. Cisplatin, gemcitabine, and lapatinib in patients with HER2-positive metastatic breast cancer: An experience in routine clinical practice[C]. ASCO Annual Meeting J Clin Oncol, 2011, 29: e11005.

[45] WU S, XU Y, SHAO Z, et al. Combined angiogenesis and PD-1 inhibition for immunomodulatory TNBC: concept exploration and biomarker analysis in the FUTURE-C-Plus trial[J]. Mol Cancer, 2022,21(1):84.

[46] XU B, YAN M, MA F, et al. Pyrotinib plus capecitabine versus lapatinib plus capecitabine for the treatment of HER2-positive metastatic breast cancer (PHOEBE): a multicentre, open-label, randomised, controlled, phase 3 trial[J]. Lancet Oncol, 2021,22(3):351 - 360.

[47] YAN M, OUYANG Q, ZHANG G, et al. Pyrotinib plus capecitabine for patients with human epidermal growth factor receptor 2-positive breast cancer and brain metastases (PERMEATE): a multicentre, single-arm, two-cohort, phase 2 trial[J]. Lancet Oncol, 2022,23(3):353 - 361.

[48] ZHANG J, MENG Y, HU X, et al. Dalpiciclib Combined With Pyrotinib and Letrozole in Women With HER2-Positive, Hormone Receptor-Positive Metastatic Breast Cancer (LORDSHIPS): A Phase Ib Study[J]. Front Oncol, 2022,12:775081.

第七十七章

乳腺癌靶向治疗药物研究进展

第一节　靶向治疗的概况与机制

肿瘤治疗学经历了从单一治疗发展到综合治疗的过程，而综合治疗就要求有计划、合理地应用现有的治疗手段，最大幅度地提高肿瘤治愈率。手术治疗、放射治疗和内科治疗是目前最主要的三大肿瘤治疗手段，它们各自的发展以及综合治疗原则的确立，奠定了现代肿瘤治疗学迅猛发展的基础。其中内科治疗学是近半个世纪颇为活跃的研究领域之一，涌现出一大批疗效显著的化疗药物和联合化疗方案。然而这些化疗药物主要为细胞毒药物，它们除了对肿瘤细胞具有杀伤作用外，对于许多同样分裂旺盛的正常组织细胞也有毒性，这种肿瘤细胞杀伤的非特异性正是目前急切有待于解决的问题。美国国家癌症研究所（NCI）所长 Eschenbach 曾预言，21 世纪肿瘤治疗的策略已经由“寻找与破坏”（seek and destroy）转变为的“靶向与控制”（target and control）。

既往研究已经证实，许多肿瘤细胞存在着不同于正常组织细胞的遗传学表型，它们影响着肿瘤细胞的生长、存活和转移等恶性行为，其中部分表型可能就是肿瘤治疗的理想分子靶点。对这些靶点进行干预的靶向治疗，从理论上就实现了对肿瘤抑制的特异性，而对正常组织却没有损伤。近 20 年来随着分子生物学的发展，肿瘤靶向治疗的理念已经逐步由实验室走向临床。一大批靶向治疗药物已经或者即将完成临床研究，并且在肿瘤治疗中显示出不可限量的作用，可以说靶向治疗开创了一个肿瘤治疗的全新时代。

乳腺癌是目前肿瘤靶向治疗领域最成功的典范，一些乳腺癌靶向治疗药物已经成功地应用于临床多年，为众多乳腺癌患者带来生存获益；还有很多靶向治疗药物，目前正在积极尝试应用于乳腺癌治疗，相信不久的将来会应用于临床，给患者带来更多生存获益。实际上，乳腺癌靶向治疗的研究，代表着整个肿瘤靶向治疗的发展方向，对乳腺癌靶向治疗的熟悉，也加深了我们对肿瘤靶向治疗的深入了解。

肿瘤靶向治疗的发展是基于人类对肿瘤发病机制从细胞到分子水平的进一步认识。恶性细胞与正常细胞之间存在着许多遗传学的差异，而这些特殊的遗传改变恰恰就是肿瘤预防和治疗的理想靶位。众所周知，DNA 和 RNA 作为主要的遗传物质，它们传递遗传信息，指导功能蛋白质的合成，调控生命活动。在此过程中发生的一些分子事件就会促使细胞遗传物质向恶性表型转变，导致细胞的恶性增殖或无控性生长。目前认识到导致肿瘤恶性变的遗传改变主要包括癌基因的突变或过表达，以及抑癌基因的丢失或功能丧失。

正常细胞的增殖主要受两方面调控，正信号调控使得细胞进入增殖周期，阻止细胞分化，负信号则抑制细胞进入增殖周期，促进其分化。肿瘤细胞处于增殖和分化调控异常的状态，与之相关的主要分子事件就是癌基因和抑癌基因的异常。癌基因作为一类细胞增殖正信号相关基因，它的突变与过表达导致了细胞增殖正常调控机制的丧失，刺激细胞进入增殖周期，抑制细胞的分化成熟，从而使得肿瘤细胞发生无控性增殖；同样，与细胞增殖负信号相关的抑癌基因，它的失活导致了正常增殖抑制的丧失，最终也导致了细胞的无控性增殖。因此,对于癌基因或抑癌基因异常的干预,理论上可以选择性地遏制肿瘤细胞恶性增殖的生物学行为,达到治疗肿瘤的目的。导致肿瘤细胞恶性表型的遗传改变还包括DNA损伤修复基因的突变、信号转导的异常、凋亡抑制等,对它们的干预同样可能遏制肿瘤的恶性行为。

第二节　靶向治疗的典型靶点

既然肿瘤细胞同正常组织细胞之间存在着众多的差异,理论上它们均可能成为靶向治疗的作用靶点。然而具有临床应用价值的分子靶点的确立与药物开发,实际上并不简单。除了要求在肿瘤与正常组织之间存在差异外,还要求该位点的存在与否能够影响肿瘤的生长、存活与转移等恶性生物学行为。目前研究最多的是一些信号转导通路中的信号分子,它们多数由癌基因编码,存在癌基因的突变或者过表达。但是也有一些信号分子,虽然在肿瘤恶性行为相关的信号通路中也表达或过表达,但是对肿瘤的生物学表型没有产生重大的影响,针对这样靶点的干预就难以对肿瘤的增殖或转移产生作用,所以也不能成为理想的肿瘤治疗靶点。

目前靶向治疗的研究领域主要集中于以下几方面:①抑制或改变控制肿瘤细胞生长与存活的信号转导途径;②增强抑癌基因的功能;③阻断过表达的癌基因;④直接作用于肿瘤细胞抗原或者激活针对肿瘤抗原的机体免疫;⑤抑制肿瘤新生血管的生成。其中抑制肿瘤新生血管生成的靶点并非针对肿瘤细胞本身,而是作用于肿瘤赖以生存的微环境,也将之归为靶向治疗肿瘤的作用领域。靶向治疗涉及到的许多分子靶点已经研究得较为透彻,下文仅对目前针对乳腺癌的典型靶点/通路作简单介绍,不排除今后将有其他机制的位点被应用于靶向治疗研究。

一、人表皮生长因子受体2

HER2由原癌基因*ErbB2*编码的分子量185 000跨膜糖蛋白受体,属于表皮生长因子受体(EGFR)家族中重要的一员,具有酪氨酸激酶活性。HER2在多种肿瘤细胞中过表达,其中20%~30%的乳腺癌存在*HER2*基因的过度表达。HER2阳性乳腺癌患者无病生存率和总生存率下降,同时也预示对某些化疗或内分泌治疗药物耐药。HER2受体由3个功能域组成:一个细胞外受体结合位点、一个亲脂性跨膜区、一个具有酪氨酸激酶活性的胞内区。但是至今还没有发现HER2受体的确切配体,HER1(EGFR)、HER3、HER4等其他EGFR家族成员与配体结合后,可以与HER2形成异二聚体,激活其胞内酪氨酸激酶发生磷酸化,进一步激活下游信号分子和多条信号转导通路。目前认为HER2下游最主要的信号转导通路为Ras-Raf-MEK-MAPK通路和PI3K-Akt通路,最终产生的生物学效应包括细胞增殖加快、细胞周期加速、恶性表型增强,以及抗凋亡与对化疗药的耐药等。

二、雌激素受体

ER是核受体超家族成员,介导雌激素的多向效应,在各种发育和生理过程中有着广泛的作用,尤其乳腺组织的发育。当乳腺细胞恶变时,ER可以保留或消失。如受体保留的,则肿瘤为激素依赖性;如果受体不保留,则肿瘤为非激素依赖性。实际上大多数乳腺癌细胞内含有数量不等的ER,针对ER的内分泌治疗从本质上说也是一种分子靶向治疗,甚至是最早、最成熟的靶向治疗。

三、PAM通路

哺乳动物雷帕霉素靶蛋白(*mTOR*)基因位于人常染色体1p36.2,编码全长2 549个氨基酸残基的蛋白,属于磷脂酰肌醇激酶相关蛋白激酶(PIKK)家族,具有丝/苏氨酸蛋白酶活性。mTOR通过调节细胞周期、蛋白质合成、细胞能量代谢等多种途径发挥重要的生理功能,在细胞增殖、生长、分化过程中起着中心调控点的作用。mTOR调控异常,与包括乳腺癌在内多种肿瘤的发生、恶性转化及耐药均有密切关系,也与很多生长因子通路的异常相偶联,它是PI3K/Akt途经中的关键靶点。肿瘤细胞中mTOR的活化,可以促进细胞的增殖、血管生成,加快肿瘤细胞代谢。理论上，mTOR 的调控可以从多种机制上发挥抑制肿瘤的作用。

四、细胞周期通路

细胞由一次分裂结束到下一次分裂结束，都要经历相同的变化阶段(即 $G_1 \to S \to G_2 \to M$)周而复始地进行活动，细胞的这种生长、分裂循环即称为细胞周期。一个细胞周期包括有丝分裂期(M)和分裂间期(G_1、S、G_2)。细胞在细胞周期变化中，机体需要监测进程，以确保在进行周期下一步之前每个必要的事件都已完成，并检查是否有条件进行下一步。细胞周期调控中决定是否启动下一个阶段的关键节点被称为细胞周期检查点(cell cycle check point)，包括 G_1/S 检查点、S 期检查点、G_2/M 期检查点以及中后期检查点(纺锤体组装检查点)。细胞周期是一组有序的事件，最终导致细胞生长和分裂。细胞周期调节蛋白能与细胞分化周期编码蛋白结合并激活相应的蛋白激酶，从而促进细胞分裂，至今发现了 11 种不同的细胞周期蛋白(cyclin)，cyclin 与细胞周期蛋白依耐性激酶(CDK)结合。调控有丝分裂过程。其中，cyclin D1 与 CDK4/6 结合形成 cyclin D1/CDK4/6 复合物，促使 CDK4/6 活化，细胞越过 G_1/S 检查点进入细胞分裂周期，与恶性肿瘤的发生、发展密切相关。细胞周期是个相对偏下游的通路，受到其他各种通路的影响。

五、抗新生血管通路

血管内皮生长因子(VEGF)及其受体(VEGFR)是一类血管内皮细胞特异性的刺激因子和受体。其中 VEGF 又称血管通透因子(vascular permeability factor，VPF)，是一种结合型糖蛋白，分子量 34 000～42 000，可特异性地作用于血管内皮细胞，促进内皮细胞的增殖和内皮细胞基底膜的降解，促进血管生成，增加血管通透性。VEGFR 存在于血管内皮细胞，主要包括 VEGFR-1(flt-1)和 VEGFR-2(flk-1)，两种受体具有不同的信号转导途径，但其胞内区片断均具有受体酪氨酸激酶活性。由于 VEGF 和 VEGFR 在肿瘤新生血管形成中发挥重要作用，使得它们成为肿瘤抗血管生成靶向治疗的作用靶点。

第三节　靶向治疗的主要策略

乳腺癌是目前肿瘤靶向治疗最为成功的范例，其发展基本反映了整个肿瘤靶向治疗发展的进程。其中内分泌治疗是历史最为悠久的靶向治疗策略，它的作用靶点就是内分泌激素相应的受体。该治疗策略将在内分泌治疗章节中专门阐述。其他的治疗策略主要包括抗体类药物和小分子激酶抑制剂，也是目前临床应用最广泛的两种治疗策略。而基因治疗、肽疫苗、核酸疫苗等治疗策略目前临床应用尚不成熟，在此不作详细介绍。

一、单抗类药物

单抗类药物应用于临床治疗已经有 20 余年历史，目前已成为肿瘤靶向治疗的主要药物。许多单抗类药物已经上市，例如曲妥珠单抗和贝伐珠单抗等。单抗类药物可以通过多种机制抑制肿瘤细胞的生长，直接的作用机制包括：①通过抗体依赖细胞介导的细胞毒作用(ADCC)，激活免疫系统中的效应细胞，如 NK 细胞或巨噬细胞，发挥杀伤肿瘤的作用；②通过与补体的结合，激活补体依赖的细胞毒性(complement dependent cytotoxicity，CDC)作用，导致肿瘤细胞溶解死亡；③单抗药物直接与肿瘤细胞表面的生长因子受体或其他信号分子结合，干扰细胞的生长与分化，诱导细胞凋亡；④通过单抗的免疫活性，消除机体免疫耐受，激活抗原特异性免疫反应，杀伤肿瘤。另外，单抗类药物还可以通过间接的作用机制发挥抗肿瘤作用，主要包括：①作为肿瘤组织靶向定位载体，将与之偶联的活性物质(如细胞毒药物、核素或毒素)带到肿瘤部位，通过活性物质杀伤肿瘤；②通过单抗偶联或者双特异性抗体，使淋巴因子激活的杀伤细胞(LAK 细胞)等效应细胞靶向到达肿瘤；③激活生物反应剂，如白细胞介素-2(IL-2)或干扰素(IFN)，调节免疫反应。这些抗肿瘤的作用机制既可并存，也能以其中某方面机制为主发挥作用。

按照机制的不同，单抗类药物主要分为两大类：

单克隆抗体(非结合单抗)和抗体药物偶联物。单克隆抗体包括抗肿瘤整单抗药物及其片断,通过与肿瘤细胞表面的非内化抗原结合发挥作用,其中最突出的药物为曲妥珠单抗和贝伐珠单抗。抗体药物偶联物(ADC)以单抗作为靶向定位的载体,偶联以药物"弹头",单抗与肿瘤细胞表面内化的抗原结合,导致偶联物内化杀伤肿瘤细胞;偶联物包括细胞毒药物、放射性核素、毒素、前药活化酶等,构成化学免疫偶联物、放射免疫偶联物、免疫毒素(immunotoxin)和活化酶免疫偶联物。这一类药物应用于乳腺癌治疗的主要代表为曲妥珠单抗化疗药物偶联物,其中比较突出的是恩美曲妥珠单抗(T-DM1)和德喜曲妥珠单抗(T-DXd),它们均以曲妥珠单抗为载体,偶联微管蛋白抑制剂美坦新(emtansine)或Ⅰ型DNA拓扑异构酶抑制剂德卢替康(deruxtecan)。

单抗类药物的使用有其独特的生物学特征。单抗类药物在体内呈特异性分布,与靶细胞表面抗原特异性结合、内化,从而实现对靶细胞的特异性杀伤;抗体药物偶联物对肿瘤细胞杀伤活性比单用抗体或药物的活性强,药物与单抗偶联后活性比游离药物强;单抗类药物之间可能存在相互协同作用,也可能与化疗药物之间存在协同作用。但是单抗类药物作为异体蛋白,部分会被网状内皮系统摄取,加之由于分子量较大,通过毛细血管内皮层以及肿瘤细胞外间隙均受到限制,造成真正到达肿瘤部位的药物数量有限。单抗类药物发挥作用还受到机体免疫功能的影响和肿瘤细胞抗原调变的影响,抗抗体反应也会改变单抗类药物在体内的生物学分布。因此,单抗类药物虽然是肿瘤靶向治疗的主要策略,也存在众多有待改进的地方。

二、小分子抑制剂

乳腺癌内存在与细胞分化增殖相关信号转导途径的关键酶活性的异常,例如蛋白酪氨酸激酶和丝/苏氨酸蛋白激酶,以之为靶点的小分子激酶抑制剂已经成为当前乳腺癌靶向治疗药物的主要开发方向;许多药物已经进入临床研究,部分甚至已经上市,显示了其高效、低毒的特点,其中就包括拉帕替尼、吡咯替尼、CDK4/6抑制剂、依维莫司等。

小分子激酶抑制剂不同于单抗类药物,它们分子量小,能够穿透细胞膜进入胞内,直接作用于胞内具有激酶活性的分子,其作用一般不受细胞表面受体胞外区表达强度的影响,也不受细胞表面抗原调变的影响;这一类药物为化合物,制备成本相对低,多数不受胃肠道消化酶的降解,可以口服给药,患者依从性好;也不存在单抗类药物的免疫原性,耐受性比较好。这类药物可以同时作用于多个具有激酶活性的分子,其靶向性可能不如单抗类药物特异,但是肿瘤细胞内往往存在多个途径激酶活性的异常,这类药物靶向的非特异性恰恰可能从多方面阻断异常信号转导途径,其疗效往往更显著。

第四节　不同分子分型靶向治疗的代表药物

一、抗HER2靶向药物

(一) 曲妥珠单抗

20%～30%的乳腺癌中存在*HER2*基因扩增或过表达,它是肿瘤发生过程中的早期事件,并且在肿瘤发展过程中HER2状态保持稳定,而在正常组织中HER2表达往往呈阴性,因此HER2成为了乳腺癌治疗的理想靶点。1998年9月美国食品和药品监督管理局(FDA)首先批准了第1个以HER2为靶点的靶向治疗药物——曲妥珠单抗,商品名赫赛汀,用于治疗HER2阳性的转移性乳腺癌患者。曲妥珠单抗是由鼠单抗4D5衍生的重组人抗HER2单克隆抗体,是一个95%来源于人、5%来源于鼠的人源化单抗。

临床前研究显示,曲妥珠单抗与肿瘤细胞表面HER2的胞外区结合,能有效地抑制肿瘤细胞的增殖;在HER2过表达的乳腺癌移植瘤模型,曲妥珠单抗治疗后会出现强烈的剂量依赖性生长抑制和肿瘤消退。目前曲妥珠单抗抗肿瘤作用的机理还未完全阐明,可能的机制包括:与HER2结合,阻断受体介导的生长信号的传递;促进HER2受体蛋白的内化与降解;通过ADCC杀伤肿瘤细胞;下调血管内皮生长因子(VEGF),抑制肿瘤血管生成等。

目前曲妥珠单抗已经广泛应用于乳腺癌的晚

期姑息治疗、辅助治疗、新辅助治疗。其疗效与HER2的表达水平明显相关,免疫组织化学(IHC)法检测HER2 3+者曲妥珠单抗治疗有效率和生存期均高于IHC 2+的患者;IHC 2+中对治疗敏感者往往荧光原位杂交(FISH)检测可见*HER2*基因扩增。因此,目前临床应用倾向于选择IHC 3+的患者接受曲妥珠单抗治疗;而对于IHC 2+者,可通过FISH检测筛选出*HER2*基因扩增患者,再给予曲妥珠单抗治疗。

根据以往研究的结果和药代动力学特征,目前一般选择以体重来确定曲妥珠单抗的剂量,即初始剂量4 mg/kg,以后每周2 mg/kg。也可以初始剂量8 mg/kg,随后每3周6 mg/kg。两种给药方式下曲妥珠单抗的半衰期均比较长,达25 d以上。

曲妥珠单抗最常见的不良反应为发热和寒战,发生率大约40%,多数在首次输注过程中出现,对症处理后可以缓解,多数再次给药时不再发生。曲妥珠单抗不会导致严重的胃肠反应和骨髓抑制,但是与化疗药联用时,骨髓抑制、腹泻等发生率有所上升。另外,曲妥珠单抗还有0.3%输液反应的发生率,以呼吸道症状和过敏样反应为主,通过对症治疗能够控制。曲妥珠单抗最严重的不良反应为心功能障碍,主要表现为心衰和左心室射血分数(LVEF)的下降,发生率为2%~5%;先前曾使用或者目前合并使用蒽环类药物使得心脏毒性的发生率增加,而高龄以及存在心脏危险因素等情况也明显增加心脏毒性的发生率。一般心脏毒性没有症状,停药后多数能自行缓解,有症状患者采用常规抗心衰治疗基本可以缓解。

(二) 帕妥珠单抗

帕妥珠单抗也是一种单克隆抗体,是第1个被称作"HER二聚化抑制剂"的单克隆抗体。它不同于曲妥珠单抗,前者是结合在HER2的Ⅳ区,抑制HER2/HER2同源二聚体形成,而帕妥珠单抗是通过结合HER2的Ⅱ区,阻滞了HER2与其他HER家族成员形成异源二聚体,从而减缓肿瘤的生长。帕妥珠单抗与曲妥珠单抗联合使用时,既阻断同源二聚体的形成,也阻断异源二聚体的形成,可实现抗HER2胞外区全阻断。

在晚期首次复发转移一线治疗的HER2阳性患者,CLEOPATRA研究证实与既往的紫杉烷类药物联合曲妥珠单抗单靶治疗相比,使用紫杉烷类药物联合曲妥珠单抗及帕妥珠单抗的双靶治疗能显著延长无进展生存期(PFS),总生存期(OS)更是延长到57个月,目前已经是一线金标准治疗。而在新辅助治疗阶段开展的一系列双靶对比单靶的研究如NEOSPHERE、TRYPHAENA、TRAIN-,都证实双靶治疗优于单靶治疗,能显著提高患者的病理学完全缓解(pCR)率,也是目前HER2阳性乳腺癌新辅助治疗的标准方案。同时术后辅助治疗方面开展的APHYNITY研究,在高危HER2阳性(腋淋巴结转移)患者,术后1年曲妥珠单抗联合帕妥珠单抗也较单用曲妥珠单抗可显著提高无病生存率,推荐使用。

帕妥珠单抗首次给药为840 mg,然后每3周1次,每次420 mg,通常与化疗联合使用。帕妥珠单抗常见的不良反应(≥30%)为腹泻、脱发、恶心、疲劳、中性粒细胞减少和呕吐,也可能导致亚临床及临床的心衰,表现为LVEF降低及充血性心衰。在每次用药前及用药期间需监测心功能,若出现有临床症状的左心室功能降低应停止用药。输液反应和超敏反应极少见。

(三) 恩美曲妥珠单抗(T-DM1)

T-DM1是一种抗体药物偶联物,结合了抗HER2药物曲妥珠单抗和化疗药物DM1,通过特殊偶联技术形成靶向HER2的新一类单抗药物。这是乳腺癌领域目前研究较深入、前景乐观的首个抗体药物偶联物,由Genentech和ImmunoGen公司合作研制,罗氏公司进行全球开发。

在作用机制上,T-DM1既保留了曲妥珠单抗对HER2阳性乳腺癌的靶向性,又携带高效的细胞毒药物DM1进入肿瘤细胞,抑制微管蛋白聚合和微管动力学,发挥抗肿瘤作用。理论上,T-DM1可以克服曲妥珠单抗的耐药性,发挥曲妥珠单抗联合化疗的作用。已经有多个国际多中心大型Ⅲ期研究证实,T-DM1在晚期2线及2线以上与传统方案相比,能显著延长PFS和OS,是HER2阳性乳腺癌患者2线及2线以上治疗的标准方案。在HER2阳性早期乳腺癌中,如果患者经新辅助治疗后未能达到pCR,术后辅助治疗1年用T-DM1能够进一步降低患者的复发,提高总生存率。主要不良反应包括乏力、恶心、血小板减少、白细胞减少、腹泻、水肿和脱发等,但多数轻微。临床上使用的主要问题是血小板下降,文献报道3级以上血小板下降比例为12%~16%不等。

(四) 拉帕替尼

部分乳腺癌存在 HER2 和 EGFR 的共同过表达,理论上同时抑制 HER2 和 EGFR 比单一抑制 HER2 或 EGFR 更有优势,因为单一抑制剂可能不会有效地抑制 HER2 和 EGFR 的异二聚体。拉帕替尼就是这样一类可逆的双受体抑制剂,属于新型小分子 4-苯胺基喹唑啉类受体酪氨酸激酶抑制剂,能有效地抑制 HER2 和 EGFR 的酪氨酸激酶活性。

2007 年 3 月美国 FDA 批准拉帕替尼上市,联合卡培他滨用于治疗晚期或转移性 HER2 阳性乳腺癌,商品名为 Tykerb。拉帕替尼为口服给药,推荐剂量为 1 250 mg,每日 1 次,口服约 4 h 后达到最大血药浓度,6～7 d 达到稳态,连续给药后半衰期达到 24 h。分开服用较每日 1 次给药的血浆浓度时间曲线下面积(AUC)增加 1 倍,与食物同服,AUC 增加 3～4 倍。因此目前推荐每日 1 次服用,饭前 1 h 或饭后 2 h 服用。体内拉帕替尼主要在肝脏中被 CYP3A4 和 CYP3A5 代谢,小部分由 CYP2C19 和 CYP2C8 代谢。肾脏排泄极微,粪便中回收率约为口服剂量的 27%。

体外研究显示,拉帕替尼对曲妥珠单抗耐药的乳腺癌细胞依然有抑制活性。而在多项临床研究中也显示,曲妥珠单抗治疗后进展的患者,化疗的基础上增加拉帕替尼,依然可以显著提高疗效。但是目前尚无拉帕替尼用于辅助治疗的有效证据。

临床试验中观察到的大于 10%的不良反应主要为胃肠道反应,包括恶心、腹泻、口腔炎和消化不良等,还包括皮肤干燥、皮疹、背痛、呼吸困难及失眠等。多数为轻中度,不影响继续服药。但是也有极少见但严重的毒性及不良反应报道,包括左心室射血分数(LVEF)下降和间质性肺炎。

(五) 吡咯替尼

吡咯替尼也是针对 HER1/HER2/HER4 的小分子酪氨酸激酶抑制剂,作用机制与拉帕替尼类似,不同之处在于它是不可逆的酪氨酸激酶抑制剂,因此对 EGFR 家族的抑制作用更强。

吡咯替尼作为中国原研的小分子、不可逆、泛 ErbB 受体酪氨酸激酶抑制剂,Ⅰ期研究中的单药有效率达到 50%,Ⅱ期临床研究推荐剂量是 400 mg,每日 1 次,联合卡培他滨的有效率达 78.5%。凭借Ⅱ期临床研究的结果,于 2018 年 8 月在中国给予有条件批准上市。Ⅱ期临床研究比较了吡咯替尼＋卡培他滨与拉帕替尼＋卡培他滨的疗效和安全性,也是对拉帕替尼与＋卡培他滨标准二线治疗的直接挑战。结果显示,吡咯替尼＋卡培他滨组相比拉帕替尼＋卡培他滨组客观缓解率(ORR)显著提高(78.5% *vs* 57.1%),PFS 显著延长(18.1 个月 *vs* 7.0 个月),疾病死亡风险降低 63.7%。2020 年美国临床肿瘤学会(ASCO)公布的 PHOEBE 研究结果也显示,与拉帕替尼＋卡培他滨相比,吡咯替尼＋卡培他滨也可显著延长 PFS(12.5 个月 *vs* 6.8 个月)。

目前批准其与卡培他滨联用于治疗 HER2 阳性、既往未使用或使用过曲妥珠单抗、既往接受过蒽环类药物或紫杉烷类药物化疗的复发或转移性乳腺癌。

与其他靶向药一样,吡咯替尼也有不良反应。最常见的不良反应是腹泻,绝大多数患者为 1～2 级腹泻(较轻),3 级腹泻的发生率仅为 15.4%。腹泻主要出现在用药初期,随着治疗周期的增加,总体腹泻的发生率有下降趋势,3 级腹泻的发生无增长趋势。且绝大多数腹泻经治疗是可逆的。另外,皮疹和胆红素升高也是吡咯替尼常见的不良反应。

(六) 奈拉替尼

奈拉替尼也是一种口服的不可逆性酪氨酸激酶抑制剂,通过阻止 HER1、HER2 和 HER4 信号转导通路,达到抗肿瘤目的。

ExteNET 研究将奈拉替尼用于已完成标准曲妥珠单抗辅助治疗,疾病未进展但存在高危因素的乳腺癌患者,与安慰剂相比,5 年总体无侵袭性疾病生存率分别为 90.2%和 87.7%,平均无侵袭性疾病生存期(IDFS)分别为 56.5 个月和 55.2 个月,呈现可延长生存 1.3 个月的优势,FDA 已批准其上市,用于已完成标准曲妥珠单抗辅助治疗,疾病未进展但存在复发高危因素的乳腺癌患者,以进一步降低癌症复发的风险。至此,奈拉替尼成为首个经 FDA 批准的强化辅助治疗用药。

(七) 德喜曲妥珠单抗(T-DXd)

T-DXd(DS-8201)是新一代靶向 HER2 的抗体药物偶联物类药物,其药物抗体比达到 8∶1,较 T-DM1 有很好的提升。2019 年圣·安东尼奥乳腺癌研讨会(SABCS)中,DESTINY-Breast 01 研究以突破性疗效数据惊艳亮相,随后日本第一-三共制药(Daiichi-Sankyo)的 Enhertu(fam-trastuzumab deruxtecan-nxki, DS-8201a)获得美国 FDA 加速批准用于治疗 HER2 阳性不可切除或转移性乳腺癌成人患者，这些患者在出现转移的情况下已接受过 2 种或 2 种以上抗 HER2 疗法。

T-DXd 通过 GGFG 四肽连接子将人源化单克隆抗体曲妥珠单抗与高活性 DNA 拓扑异构酶Ⅰ抑制剂(DXd)连接在一起，进入肿瘤细胞后即可被溶酶体蛋白酶裂解，确保特异性释放载药杀伤肿瘤细胞。拓扑异构酶Ⅰ抑制剂在乳腺癌抗肿瘤药物中应用较少，因此，在乳腺癌的后线解救中可以克服既往反复使用微管抑制剂产生的交叉耐药问题。此外，T-DXd 对 HER2 低表达的患者也有效果，这可能与其"旁观者效应"有关——由于 DXd 的高膜通透性，T-DXd 不仅对 HER2 阳性的细胞具有细胞毒性，对周围的肿瘤细胞也具有细胞毒性。

在 DS8201-A-J101 研究中，对于 HER2 低表达乳腺癌，在平均 7.5 线的患者中，T-DXd 也显示出很好的疗效，确认的 ORR 为 44.4%，中位缓解持续时间(DoR)为 11.0 个月，中位 PFS 为 8.0 个月，总体安全性数据可控。DESTINY-Breast01 二期单臂临床研究，纳入了 184 例 HER2 阳性不可切除或转移性乳腺癌女性患者，均系中位 6 线治疗后的患者，总客观有效率达到 61.4%，中位 PFS 时间达到 19.4 个月。2021 年欧洲肿瘤内科学会(ESMO)大会报道的 DESTINY-Breast03 的研究数据进一步显示，在既往接受过曲妥珠单抗和紫杉烷类药物治疗的 HER2 阳性转移性乳腺癌患者中，T-DXd 与既往标准二线治疗 T-DM1 相比可显著降低疾病复发或死亡风险(12 个月无进展生存率 75.8% *vs* 34.1%，*HR* 0.28，*P*<0.001)，成为 HER2 阳性晚期乳腺癌新的二线标准治疗。

此外，针对 HER2 低表达、激素受体阳性晚期患者一线治疗、伴或不伴脑转移经治患者的 DESTINY-Breast 系列研究正在积极开展。

T-DXd 常见的不良反应为恶心、乏力、呕吐、脱发、便秘、食欲减退、贫血、中性粒细胞计数下降等。值得注意的是，在 T-DXd 临床试验中，间质性肺病(interstitial lung disease，ILD)的发生概率是 9%，其中 2.6%是致命性的，中位发生时间为 4.1 个月(范围 1.2～8.3 个月)。因此，当患者出现任何新的或恶化的呼吸系统症状时，应及时报告，使用 CT 评估疑似 ILD。对于 1 级 ILD，使用≥0.5 mg/kg 泼尼松或等效糖皮质激素，暂停 T-DXd 直至恢复。对于 2 级以上 ILD，使用≥1 mg/kg 泼尼松或等效糖皮质激素，永久停止使用 T-DXd。

二、激素受体阳性、HER2 阴性乳腺癌靶向药物

(一) CDK4/6 抑制剂

在乳腺癌患者中，约 70%为激素受体阳性、HER2 阴性，CDK4/6 抑制剂的出现为激素受体阳性 HER2 阴性晚期乳腺癌的治疗带来了突破性的进展。一方面，CDK4/6 抑制剂可以通过抑制细胞周期蛋白的功能阻滞细胞周期进程，针对性地抑制肿瘤细胞的增殖。另一方面，CDK4/6 抑制剂可抑制上游雌激素受体(ER)信号转导通路的表达，与内分泌治疗之间存在协同作用，从而达到延缓甚至逆转内分泌治疗耐药的效果。

全球已有 4 种 CDK4/6 抑制剂获批上市，在中国，哌柏西利和阿贝西利被批准联合内分泌治疗用于激素受体阳性 HER2 阴性绝经后晚期乳腺癌患者。目前国内市场已有 10 余种 CDK4/6 抑制剂迈入临床研究阶段，其中有些已到晚期开发阶段。由徐兵河牵头的 DAWNA-1 研究中，在既往内分泌治疗进展的二线患者，达尔西利(SHR6390)联合氟维司群与氟维司群单药相比，主要终点即研究者评估的中位 PFS 达 15.7 个月，较对照组延长 8.5 个月(*HR* 0.42，单侧 *P*<0.001)。

多项大型Ⅲ期临床试验结果显示，CDK4/6 抑制剂联合非甾体芳香化酶抑制剂用于绝经后激素受体阳性 HER2 阴性晚期乳腺癌患者较单用非甾体芳香化酶抑制剂可显著延长 PFS，降低疾病进展风险(*HR* 0.54～0.58)。MONALEESA-7 研究的中期分析发现，在绝经前或围绝经期女性中，CDK4/6 抑制剂(瑞博西利)联合内分泌治疗的 OS 明显长于单纯内分泌治疗(*HR* 0.71，95% *CI* 0.54～0.95；*P*<0.01)。此外，多项临床研究结果表明，对于既往内分泌治疗(包括芳香化酶抑制剂或他莫昔芬)进展的患者，CDK4/6 抑制剂联合氟维司群，较单独使用氟维司群可显著改善 PFS。

目前，CDK4/6 抑制剂已广泛应用于激素受体阳性 HER2 阴性局部晚期和/或转移性乳腺癌患者。但在早期激素受体阳性 HER2 阴性乳腺癌的辅助治疗中却没有看到如同晚期患者那样的效果。哌柏西利、瑞博西利和阿贝西利在早期患者均开展了一系列探索，但在 PALLAS 临床研究中，激素受体阳性 HER2 阴性有一定高危因素的早期患者术后辅助接受哌柏西利联合内分泌治疗与内分泌治

疗单药相比，并未看到 IDFS 的改善；而同期进行的 MonarchE 研究中，中期分析结果内分泌治疗联合阿贝西利可降低 25%的复发风险，IDFS 有所提高(92.2% *vs* 88.7%)。入组人群的不同，两种药物对 CDK4/6 抑制作用的差异以及不良反应导致的暴露量高低都可能是结果不一的原因，CDK4/6 抑制剂能否用于早期阶段乳腺癌的治疗还有待于更多的研究和随访数据。

哌柏西利的推荐剂量为 125 mg，每日 1 次，连续服用 21 d 后停药 7 d，28 d 为 1 个周期。当与来曲唑连用时，来曲唑的推荐剂量为 2.5 mg，每日 1 次口服，在整个治疗周期中连续服药。阿贝西利与内分泌治疗联合使用时的推荐剂量为 150 mg，每日 2 次，持续服用。研究数据显示，CDK4/6 抑制剂常见的不良反应为中性粒细胞减少、腹泻、乏力、贫血、肝损害等。CDK4/6 抑制剂通过阻滞细胞周期导致中性粒细胞减少，而不引起细胞凋亡，停药后可以恢复增殖，一般不影响生活质量。轻度或中度肝损害患者(Child-Pugh A 级和 B 级)无需调整剂量，重度肝损害(Child-Pugh C 级)患者需减量甚至停药。另外，阿贝西利治疗有 5%患者出现静脉栓塞，瑞博西利治疗的患者中 3%～7%出现心电图 Q-T 间期延长。

(二) mTOR 抑制剂

依维莫司属于雷帕霉素衍生物，可特异性抑制 mTOR 蛋白活性。该药 2003 年首次在瑞典上市，当时临床主要应用于预防肾移植和心脏移植手术后的排斥反应。之后大量的临床研究显示，依维莫司对多种肿瘤具有抗肿瘤活性。一方面，依维莫司作为 PI3K/Akt/mTOR 通路抑制剂，可直接作用于肿瘤细胞，抑制肿瘤细胞的生长和增殖；另一方面，依维莫司还可以通过抑制肿瘤细胞的低氧诱导因子-1(HIF-1)和 VEGF 产生及 VEGF 诱导内皮细胞增殖的间接作用，抑制肿瘤血管生成，发挥抗肿瘤作用。

中国医学科学院肿瘤医院曾在中国乳腺癌患者中开展依维莫司的Ⅰ期临床研究，评价每日 1 次单药口服 5 mg 和 10 mg 依维莫司在中国患者中耐受性与药代动力学特征。结果发现，依维莫司口服可迅速吸收，给药 2～3 h 后达到最高血药浓度；从 5 mg/d 至 10 mg/d 剂量，AUC 等药代学参数呈现剂量依赖性增加的特征。最常见的不良事件为谷草转氨酶的升高、血脂升高、贫血、厌食和皮疹等，通常为 1 或 2 级。文献报道的不良事件还包括非感染性肺炎和感染，一旦发现需要停药处理。

依维莫司在乳腺癌的关键性研究是 BOLERO-2 研究。BOLERO-2 是一项全球多中心、Ⅲ期、随机双盲的临床研究，比较依维莫司(10 mg/d)联合依西美坦(25 mg/d)与安慰剂联合依西美坦在治疗绝经后激素受体阳性、非甾体类芳香化酶抑制剂治疗后发生复发或进展的乳腺癌患者中的疗效。研究的最终结果显示，中位 PFS 在依维莫司联合依西美坦组仍然比安慰剂联合依西美坦组显著延长(研究者评估：7.8 个月 *vs* 3.2 个月，*HR* 0.45；中心评估：11.0 个月 *vs* 4.1 个月，*HR* 0.38)。

在绝经前乳腺癌中，由中国医学科学院肿瘤医院徐兵河牵头的国内多中心临床研究证实在他莫昔芬或托瑞米芬治疗进展的晚期一线激素受体阳性 HER2 阴性乳腺癌患者中，在药物性卵巢去势加来曲唑基础上，加上依维莫司能进一步延长患者的 PFS(19.4 个月 *vs* 12.9 个月，*HR* 0.64，$P<0.01$)，这是首个证实依维莫司可以用于绝经前乳腺癌的一线治疗的研究。

(三) PI3K 抑制剂

PI3K(磷脂酰肌醇 3 激酶)是 PI3K-Akt-mTOR 信号转导通路的起始节点，作为 HER2 下游主要的信号转导通路，它在细胞增殖、迁移、侵袭、血管生成等过程中起着重要作用。

PI3K 抑制剂可抑制Ⅰ类 PI3K 的 4 种亚型，即 PI3Kα、PI3Kβ、PI3Kγ、PI3Kδ。PI3Kα 是 PI3K 4 个亚基之一，在 PI3K 通路中起到重要作用，该亚型通常因 *PIK3CA* 突变而激活。因此，在 SOLAR-1 研究中：在 *PIK3CA* 突变的激素受体阳性 HER2 阴性晚期乳腺癌患者队列中，阿培利司-氟维司群组较安慰剂-氟维司群组 PFS 显著延长(11.0 个月 *vs* 5.7 个月，*HR* 0.65，$P<0.001$)，中位 OS 延长了 7.9 个月(39.3 个月 *vs* 31.4 个月)。2019 年 5 月美国 FDA 批准阿培利司用于联合氟维司群治疗激素受体阳性 HER2 阴性、携带 *PIK3CA* 突变的晚期转移性乳腺癌。

PI3K 抑制剂的耐受性仍然是一个不容忽视的问题，不良事件包括高血糖、腹泻、免疫相关毒性和感染等。提高对 PI3K 异构体的选择性将是进一步开发这类抑制剂的关键。

三、三阴性乳腺癌靶向治疗

三阴性乳腺癌占所有乳腺癌的15%～20%，有分化差、侵袭性强、容易出现早期复发和转移等特点，是预后最差的乳腺癌亚型。以往我们将化疗作为三阴性乳腺癌患者主要的全身治疗手段，面临ORR低、PFS短等诸多问题。戈沙妥珠单抗（sacituzumab govitecan，SG）的问世或将改善这一局面，SG也是一种抗体药物偶联物，与T-DM1和T-DXd不同的是，SG由靶向人滋养细胞表面抗原-2（Trop-2）的IgG_1抗体和DNA拓扑异构酶Ⅰ抑制剂SN-38组成。Ⅰ/Ⅱ期临床试验中，SG治疗108例转移性三阴乳腺癌患者获得了33%的ORR、5.5个月的中位PFS和13.0个月的中位OS。随后的Ⅲ期试验（ASCENT）对比了SG与化疗相比的有效性和安全性，468名无脑转移的患者被1∶1随机分配接受SG或化疗。SG的中位PFS较化疗显著延长（5.6个月 *vs* 1.7个月，*HR* 0.41）；SG的中位OS较化疗亦有显著延长（12.1个月 *vs* 6.7个月，*HR* 0.48）；两者的ORR分别为35%和5%。目前，SG用于早期三阴乳腺癌新辅助治疗、辅助治疗、免疫治疗或与多腺苷二磷酸核糖聚合酶（PARP）抑制剂联用的试验也在进行之中，期待SG再次带来令人惊喜的表现。

在临床研究中，3级以上的关键治疗相关不良事件的发生率为中性粒细胞减少（SG组51% *vs* 化疗组33%）、疲劳和白细胞减少（10% *vs* 5%）、腹泻（10% *vs* <1%）、贫血（8% *vs* 5%）和发热性中性粒细胞减少（6% *vs* 2%）。

四、其他靶向药物

（一）PARP抑制剂

PARP抑制剂是一种靶向PARP的癌症疗法，是第1种成功利用合成致死（synthetic lethality）概念获批在临床使用的抗癌药物。其作用原理不难理解：携带*BRCA1*或*BRCA2*胚系基因突变的癌症患者体内的肿瘤存在特定的DNA修复缺陷，PARP抑制剂通过与DNA修复基因突变的合成杀伤力发挥作用。由于这一特性，PARP抑制剂也可望用于其他携带着同样DNA修复缺陷肿瘤的治疗中。

已经上市的PARP抑制剂有奥拉帕利、尼拉帕尼、他拉唑帕利、芦卡帕利、帕米帕利等。在卵巢癌等肿瘤治疗中都取得了不错的阳性结果，在乳腺癌中研究比较早的是奥拉帕利和他拉唑帕利。以奥拉帕利为例，Ⅲ期临床研究OlympiAD比较了奥拉帕利单药治疗与标准治疗在胚系*BRCA*突变的HER2阴性转移性乳腺癌患者中的有效性，结果表明，奥拉帕利组的中位PFS明显长于标准治疗组（7.0个月 *vs* 4.2个月，*HR* 0.58，*P*<0.001）。

在高危、HER2阴性、*BRCA1*或*BRCA2*突变的早期乳腺癌患者中，完成化疗和局部治疗后辅助口服1年奥拉帕利较安慰剂的3年无侵袭性疾病生存率（85% *vs* 77.1%，*HR* 0.58，*P*<0.001）和无远处疾病生存率（87.5% *vs* 80.4%，*HR* 0.57，*P*<0.001）均有显著提高。该试验结果的发布促使ASCO发布了一份临时更新的指南建议——具有高复发风险的早期HER2阴性、*BRCA*突变的乳腺癌患者，在完成化疗和局部治疗（包括放疗）后给予奥拉帕利治疗。

奥拉帕利的推荐剂量为300 mg，每日2次，常见的不良反应为恶心、呕吐、腹泻、贫血等，当出现严重不良反应时可考虑中断治疗或减量。

（二）贝伐珠单抗

血管生成参与乳腺癌的发生、发展、转移等关键过程，VEGF及其受体在调控肿瘤血管生成过程中发挥重要作用，抑制VEGF-VEGFR可抑制肿瘤血管生成，最终达到抑制肿瘤的目的。贝伐珠单抗是世界上第1个批准上市的VEGF抑制剂，属于重组人源化的单克隆IgG_1抗体，通过抑制VEGF而发挥抗血管生成的作用。2004年2月由美国FDA批准上市，最初用于治疗晚期大肠癌，之后尝试用于肺癌、乳腺癌等多种肿瘤。2006年美国国家综合癌症网络（NCCN）指南已推荐贝伐珠单抗联合紫杉醇用于治疗晚期乳腺癌。但是由于其缺乏有效的疗效预测指标，加之成本昂贵、不良反应稍明显、总生存获益不显著等原因，目前我国和美国FDA均未批准贝伐珠单抗治疗乳腺癌的适应证，但是相关的临床研究仍然在继续进行。

贝伐珠单抗最常见的不良反应为乏力、高血压、头痛、发热、恶心、呼吸困难、蛋白尿等，而最严重的不良反应就是胃肠穿孔、出血、高血压危象、肾病综合症、充血性心衰等，但是发生率很低，并且多数可以临床控制。

第五节　展　　望

乳腺癌的靶向治疗一直以来都是研发非常活跃的领域，新的药物不断涌现，给乳腺癌患者带来了极大的获益。以抗 HER2 治疗为例，曲妥珠单抗的问世已经彻底改变了 HER2 阳性乳腺癌的不良预后，而越来越多新的抗 HER2 治疗药物，通过在晚期和早期阶段的使用，还在进一步改善 HER2 阳性乳腺癌患者的预后。激素受体阳性 HER2 阴性乳腺癌、三阴性乳腺癌这些既往缺乏靶向治疗的类型也在这几年出现了巨大变化，以 CDK4/6 抑制剂为首的靶向药物彻底改变了激素受体阳性 HER2 阴性晚期乳腺癌治疗模式，进入了全新的内分泌治疗＋靶向治疗时代，而三阴性乳腺癌也实现了靶向药物治疗零的突破，随着抗体药物偶联物、PARP 抑制剂的出现，给部分三阴性乳腺癌患者带了靶向治疗的新希望。未来乳腺癌靶向治疗领域，除了需要继续研发新的靶向药物来满足需求，给患者更多更优的选择以外，如何更精准地选择靶向药物，这些药物如何使用，靶向药物如何与其他治疗方式如免疫治疗联合等都值得进一步探索。

（樊　英　徐兵河）

参考文献

[1] ALLEY S C, OKELEY N M, SENTER P D. Antibody-drug conjugates: targeted drug delivery for cancer[J]. Curr Opin Chem Biol, 2010,14(4):529－537.

[2] ANDRÉ F, CIRUELOS E, RUBOVSZKY G, et al. Alpelisib for PIK3CA-mutated, hormone receptor-positive advanced breast cancer[J]. N Engl J Med, 2019 May 16,380(20):1929－1940.

[3] BARDIA A, HURVITZ S A, TOLANEY S M, et al. Sacituzumab govitecan in metastatic triple-negative breast cancer[J]. N Engl J Med, 2021,384(16):1529－1541.

[4] BARDIA A, MAYER I A, VAHDAT L T, et al. Sacituzumab govitecan-hziy in refractory metastatic triple-negative breast cancer[J]. N Engl J Med, 2019,380(8):741－751.

[5] BARTLETT J M. Biomarkers and patient selection for PI3K/Akt/mTOR targeted therapies: current status and future directions[J]. Clin Breast Cancer, 2010,10 (Suppl 3):S86-S95.

[6] BASELGA J, CAMPONE M, PICCART M, et al. Everolimus in postmenopausal hormone-receptor-positive advanced breast cancer[J]. N Engl J Med, 2012,366(6):520－529.

[7] CHAN A, DELALOGE S, EXTENET STUDY GROUP, et al. Neratinib after trastuzumab-based adjuvant therapy in patients with HER2-positive breast cancer (ExteNET): a multicentre, randomised, double-blind, placebo-controlled, phase 3 trial. Neratinib after trastuzumab-based adjuvant therapy in patients with HER2-positive breast cancer (ExteNET): a multicentre, randomised, double-blind, placebo-controlled, phase 3 trial[J]. Lancet Oncol, 2016,17(3):367－377.

[8] COSTA R B, KURRA G, GREENBERG L, et al. Efficacy and cardiac safety of adjuvant trastuzumab-based chemotherapy regimens for HER2-positive early breast cancer[J]. Ann Oncol, 2010,21(11):2153－2160.

[9] CRISTOFANILLI M, TURNER N C, BONDARENKO I, et al. Fulvestrant plus palbociclib versus fulvestrant plus placebo for treatment of hormone-receptor-positive, HER2-negative metastatic breast cancer that progressed on previous endocrine therapy (PALOMA-3): final analysis of the multicentre, double-blind, phase 3 randomised controlled trial[J]. Lancet Oncol, 2016,17(4):425－439.

[10] DERLETH C, MAYER I A. Antiangiogenic therapies in early-stage breast cancer[J]. Clin Breast Cancer, 2010,10 (Suppl 1):E23-E31.

[11] FAN Y, SUN T, SHAO Z, et al. Effectiveness of adding everolimus to the first-line treatment of advanced breast cancer in premenopausal women who experienced disease progression while receiving selective estrogen receptor modulators: a phase 2 randomized clinical trial[J]. JAMA Oncology, 2021, 7(10):e213428.

[12] FINN R S, MARTIN M, RUGO H S, et al.

Palbociclib and Letrozole in Advanced Breast Cancer [J]. N Engl J Med, 2016,375(20):1925 - 1936.

[13] GIAMPAGLIA M, CHIURI V E, TINELLI A, et al. Lapatinib in breast cancer: clinical experiences and future perspectives [J]. Cancer Treat Rev, 2010,36 (Suppl 3):S72-S79.

[14] GIANNI L, DAFNI U, GELBER R D, et al. Herceptin Adjuvant (HERA) Trial Study Team. Treatment with trastuzumab for 1 year after adjuvant chemotherapy in patients with HER2-positive early breast cancer: a 4-year follow-up of a randomised controlled trial[J]. Lancet Oncol, 2011, 12(3):236 - 244.

[15] GOETZ M P, TOI M, CAMPONE M, SOHN J, et al. MONARCH 3: abemaciclib as Initial therapy for advanced breast cancer[J]. J Clin Oncol, 2017, 35 (32):3638 - 3646.

[16] JOHNSTON S R D, HARBECK N, HEGG R, et al. Abemaciclib combined with endocrine therapy for the adjuvant treatment of HR+, HER2-, node-positive, high-risk, early breast cancer (monarchE) [J]. J Clin Oncol, 2020,38(34):3987 - 3998.

[17] JONES K L, BUZDAR A U. Evolving novel anti-HER2 strategies[J]. Lancet Oncol, 2009,10(12): 1179 - 1187.

[18] KLEIN M E, KOVATCHEVA M, DAVIS L E, et al. CDK4/6 inhibitors: the mechanism of action may not be as simple as once thought[J]. Cancer Cell, 2018,34(1):9 - 20.

[19] LORUSSO P M, WEISS D, GUARDINO E, et al. Trastuzumab emtansine: a unique antibody-drug conjugate in development for human epidermal growth factor receptor 2-positive cancer [J]. Clin Cancer Res, 2011,17(20):6437 - 6447.

[20] MAYER E L, DUECK A C, MARTIN M, et al. Palbociclib with adjuvant endocrine therapy in early breast cancer (PALLAS): interim analysis of a multicentre, open-label, randomised, phase 3 study [J]. Lancet Oncol, 2021,22(2):212 - 222.

[21] MODI S, SAURA C, YAMASHITA T, et al. DESTINY-Breast 01 Investigators. Trastuzumab Deruxtecan in Previously Treated HER2-Positive Breast Cancer[J]. N Engl J Med, 2020,382(7):610 - 621.

[22] ROBSON M, IM S A, SENKUS E, et al. Olaparib for metastatic breast cancer in patients with a germline BRCA mutation[J]. N Engl J Med, 2017, 377(6):523 - 533.

[23] ROSS J S, SLODKOWSKA E A, SYMMANS W F, et al. The HER-2 receptor and breast cancer: ten years of targeted anti-HER-2 therapy and personalized medicine[J]. Oncologist, 2009, 14(4): 320 - 368.

[24] SLEDGE G W J R, TOI M, NEVEN P, et al. MONARCH 2: Abemaciclib in Combination With Fulvestrant in Women With HR+/HER2- Advanced Breast Cancer Who Had Progressed While Receiving Endocrine Therapy[J]. J Clin Oncol, 2017,35(25): 2875 - 2884.

[25] SWAIN S M, MILES D, KIM S B, et al. CLEOPATRA study group. Pertuzumab, trastuzumab, and docetaxel for HER2-positive metastatic breast cancer (CLEOPATRA): end-of-study results from a double-blind, randomised, placebo-controlled, phase 3 study[J]. Lancet Oncol, 2020,21(4):519 - 530.

[26] TAMURA K, TSURUTANI J, TAKAHASHI S, et al. Trastuzumab deruxtecan (DS-8201a) in patients with advanced HER2-positive breast cancer previously treated with trastuzumab emtansine: a dose-expansion, phase 1 study [J]. Lancet Oncol, 2019,20(6):816 - 826.

[27] TUTT A N J, GARBER J E, KAUFMAN B, et al. Adjuvant olaparib for patients with BRCA1- or BRCA2-mutated breast cancer[J]. N Engl J Med, 2021,384(25):2394 - 2405.

[28] XU B, YAN M, MA F, et al. PHOEBE Investigators. Pyrotinib plus capecitabine versus lapatinib plus capecitabine for the treatment of HER2-positive metastatic breast cancer (PHOEBE): a multicentre, open-label, randomised, controlled, phase 3 trial [J]. Lancet Oncol, 2021,22(3):351 - 360.

第七十八章

卵巢功能抑制剂的应用

绝经前女性下丘脑分泌促性腺激素释放激素(GnRH)与垂体细胞膜上的相应受体结合,使垂体释放黄体生成素(LH)和卵泡刺激素(FSH),从而作用于卵巢并释放雌激素,雌激素能促进乳腺肿瘤的生长。卵巢功能抑制(OFS)是指通过手术或者药物抑制卵巢产生雌激素,其中卵巢功能抑制药物(卵巢功能抑制剂)根据对受体作用的方式可分为GnRH激动剂(GnRHa,也称LHRHa)和GnRH拮抗剂。GnRHa通过对垂体持续刺激,抑制垂体的LH和FSH分泌,卵巢的雌激素分泌量随之减少,从而达到下调雌激素水平的目的。GnRH激动剂常用的有戈舍瑞林、曲普瑞林和亮丙瑞林。GnRH拮抗剂主要通过与内源性GnRH竞争性结合GnRH受体,阻断二聚体复合物形成,进而控制促性腺激素(LH和FSH)的分泌,常用药物为加尼瑞克、西曲瑞克等,目前主要用于辅助生殖医学控制性促排卵治疗中。

本章谈及的用于乳腺癌的卵巢功能抑制剂为GnRH激动剂,涉及的主要使用目的有:①绝经前雌激素受体(ER)阳性早期乳腺癌的强化内分泌治疗,用以改善疗效,并降低复发风险;②绝经前早期乳腺癌化疗期间的卵巢保护;③绝经前复发及转移性乳腺癌的内分泌治疗。绝经一般是指月经永久性终止,提示卵巢合成的雌激素持续性减少。卵巢功能抑制剂用于绝经前患者,故绝经状态的确定对于卵巢功能抑制剂的使用和其他内分泌治疗的选择至关重要。年龄、治疗导致的闭经时间,雌二醇水平、FSH水平等是判断绝经状态的关键指标。双侧卵巢切除术后的患者均为绝经后患者;正在接受GnRH拮抗剂/激动剂的患者月经状况无法判断;化疗前未绝经者,化疗所致的闭经也不能判断其为绝经后状态。化疗或内分泌治疗后闭经的患者需反复测定FSH和雌二醇水平,不能确认其为绝经后状态的按照绝经前来处理。

第一节 在早期乳腺癌内分泌治疗中的应用

内分泌治疗通过改变ER阳性肿瘤生长所需的内分泌环境,使乳腺癌细胞增殖停止于G_0/G_1期,从而达到肿瘤的缓解,减少肿瘤的复发。乳腺癌的内分泌药物治疗已经有100多年的历史,比化疗药物的应用更为悠久。早在1896年,Beatson首先在《柳叶刀》杂志上报道切除卵巢可使乳腺癌退缩,之后GnRHa/LHRHa、ER调节剂他莫昔芬(TAM)、芳香化酶抑制剂(AI)、ER拮抗剂氟维司群等一系列新药被研发和应用,对激素受体(HR)阳性乳腺癌的治疗产生了深刻的影响(图78-1)。近年来,一系列靶向药物如细胞周期蛋白依赖性激酶4/6(CDK 4/6)抑制剂、PIK3CA抑制剂、组蛋白脱乙酰化酶(HDAC)抑制剂等也在乳腺癌激素受体阳性患者的治疗领域取得了新的突破。这些药物在复发转移阶段均能使用,但在早期乳腺癌新辅助治疗和辅助治疗阶段要依据临床研究结果进行选择。

一、新辅助治疗领域

新辅助治疗在局部晚期乳腺癌的治疗中具有重要地位,其主要目的在于使肿瘤缩小和降期。对于具有强烈保乳(或保腋窝)意愿但未达相应手术条

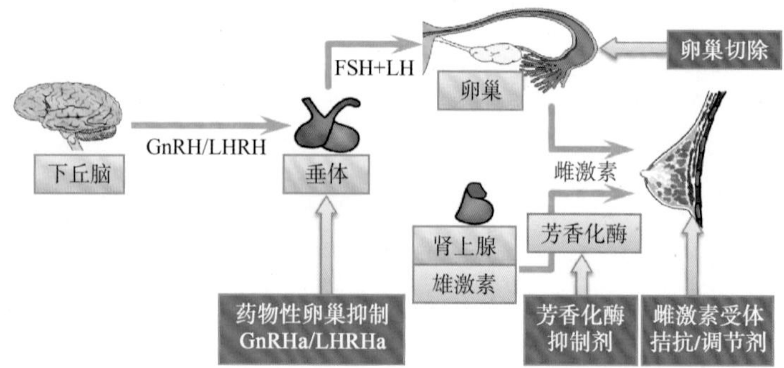

图 78-1　乳腺癌的内分泌治疗

件的患者,也可行新辅助治疗进行降期。新辅助治疗包括新辅助化疗、内分泌治疗、靶向治疗及其联合应用。对于管腔型患者,新辅助内分泌治疗目前不是常规选择,在部分人群中可考虑应用(如需要新辅助治疗但不适合化疗的管腔型患者)。新辅助内分泌治疗中的病理学完全缓解(pCR)预后提示作用尚不明确。对于绝经前患者,OFS 联合芳香化酶抑制剂是新辅助内分泌治疗的可选方案,部分局部晚期患者也可考虑在此基础上联合 CDK4/6 抑制剂。Torrisi 等分析了 OFS+来曲唑的疗效,来曲唑治疗中位时间 5.2 个月,32 例患者临床获益,其中 1 例(3%)患者达到 pCR, 15 例(47%)患者达到部分缓解(PR)。Masuda 等开展的 STAGE 试验入组 204 例 ER 阳性、人表皮生长因子受体 2(HER2)阴性绝经前女性乳腺癌患者,随机分成戈舍瑞林+他莫昔芬组和戈舍瑞林+阿那曲唑组,治疗时长 6 个月,发现阿那曲唑组相对于他莫昔芬组总缓解率(ORR)更高(70.4% *vs* 50.5%, $P<0.01$)。需要指出的是,对于绝经前患者,由于目前缺少新辅助内分泌治疗对比新辅助化疗在这部分人群中的研究数据,原则上不推荐应用新辅助内分泌治疗替代新辅助化疗。

韩国 Yoon 等在 2015 年圣·安东尼奥乳腺癌研讨会(SABCS)上报告了<40 岁乳腺癌新辅助治疗的回顾性研究,旨在了解 OFS(用于内分泌治疗和/或卵巢保护)同步化疗是否比单纯化疗提高 pCR 率,分别入组 116 和 216 例患者。结果显示,新辅助 OFS 同步化疗组有更高的 pCR 率(*OR* 2.98, 95%*CI* 1.37~6.34),也更能降低 Ki-67 增殖指数。令人惊讶的是,激素受体阴性患者获益更明显,原因需要进一步探究,但激素受体阳性亚组至少疗效不会降低,这提示 OFS 联合新辅助化疗不是绝对禁止的,至少不影响甚至可增加激素受体阳性患者的短期获益,但对于是否有长期获益尚待进一步随访。

二、辅助治疗领域

绝经前女性乳腺癌患者辅助内分泌治疗的主要手段包括:选择性雌激素受体调节剂(SERM)(如他莫昔芬和托瑞米芬)、OFS(包括手术、放疗或药物去势)、OFS 联合他莫昔芬或芳香化酶抑制剂(±CDK4/6 抑制剂)等。研究显示 20%~30%的患者经放疗后不能成功达到卵巢去势的效果,且整体诱导雌激素下降的水平显著差于卵巢切除术,因而卵巢放疗去势的临床使用受到了限制。而 GnRHa/LHRHa 去势药物能够抑制血清中雌激素水平,其抑制程度与手术去势相似。2016 年美国临床肿瘤学会(ASCO)关于 OFS 的指南更新也推荐药物去势为 OFS 疗法的首选。2020 年,基于 Cochrane 图书馆数据库的一篇关于激素受体阳性早期乳腺癌辅助治疗中的卵巢功能抑制的系统综述共纳入 15 项研究,对 11 538 例患者进行了分析,结果显示使用药物 OFS 相较于不进行 OFS,可显著改善患者无进展生存期(DFS)(*HR* 0.81, 95%*CI* 0.75~0.88)和总生存期(OS)(*HR* 0.80, 95%*CI* 0.71~0.89),而手术去势或放疗去势相较于不进行 OFS, DFS 和 OS 未见显著改善。这进一步证实了药物 OFS 可带来生存获益。

ABCSG-12 试验是第 1 项比较药物性 OFS(戈舍瑞林)联合他莫昔芬或芳香化酶抑制剂阿那曲唑治疗 ER 阳性绝经前早期乳腺癌的研究,中位随访 62 个月的结果显示:戈舍瑞林+他莫昔芬治疗 3 年组与戈舍瑞林+阿那曲唑治疗 3 年组 DFS 无显著性差异($P>0.05$),甚至戈舍瑞林+他莫昔芬组 OS 数值上更占优。但是由于 ABCSG-12 的患者只接受了3年的戈舍瑞林联合阿那曲唑治疗，且患者大都为未接受化疗的相对低危患者，可能影响了患者的长期获益。

随后2014年公布了SOFT研究的结果，5年随访结果显示OFS联合他莫昔芬对比他莫昔芬在总体人群没有显著获益。但在接受化疗的亚组中，与他莫昔芬单药组相比，OFS联合芳香化酶抑制剂组和OFS联合他莫昔芬组的5年无乳腺癌生存绝对获益分别为7.7%和4.5%，复发风险分别降低了35%（*HR* 0.78，95%*CI* 0.60～1.02）和22%（*HR* 0.65，95%*CI* 0.49～0.87）；在年龄<35岁的年轻患者中，与他莫昔芬单药组相比，OFS联合芳香化酶抑制剂组和OFS联合他莫昔芬组的5年无乳腺癌生存绝对获益分别为15.7%和11.2%；在未化疗的亚组中，3个治疗组的无乳腺癌生存率都在95%以上。通过亚群疗效模式图（subpopulation treatment effect pattern plot，STEPP）方法综合定量评价患者的复发风险，进一步分析TEXT联合SOFT试验中亚组人群的治疗绝对获益，结果发现中度复发风险患者，辅助OFS联合芳香化酶抑制剂对比他莫昔芬单药，5年无乳腺癌生存绝对获益超过5%；在高度复发风险患者，辅助OFS联合芳香化酶抑制剂对比他莫昔芬单药，5年无乳腺癌生存绝对获益达到10%～15%；OFS联合他莫昔芬对比他莫昔芬单药的获益在高度复发风险的患者较为显著。2016年ASCO更新的OFS治疗指南指出，较高危患者应当接受含OFS的内分泌治疗，低危患者则不需要使用OFS；临床分期为Ⅱ或Ⅲ期患者应接受辅助化疗的患者，推荐接受含OFS的内分泌治疗；临床分期为Ⅰ或Ⅱ期考虑使用化疗的较高危患者，可考虑含OFS的内分泌治疗。

2018年公布的SOFT试验8年随访结果则进一步显示了整体人群获益，OFS联合他莫昔芬较他莫昔芬单药可显著提高无疾病生存率（83.2% *vs* 78.9%，*HR* 0.76，95%*CI* 0.62～0.93，*P*<0.01）及总生存率（93.3% *vs* 91.5%，*HR* 0.67；95%*CI* 0.48～0.92）。OFS联合芳香化酶抑制剂相较于他莫昔芬单药在整体人群中可显著提高无疾病生存率（85.9% *vs* 78.9%，*HR* 0.65，95%*CI* 0.53～0.81）。未化疗亚组和化疗亚组患者的无疾病生存率获益趋势未见异质性。化疗亚组OFS联合他莫昔芬相较于他莫昔芬单药随访8年的无病生存率分别为76.7%和71.4%，绝对获益为5.3%；未化疗亚组，8年的无病生存率分别为90.6%和87.4%，绝对获益为3.2%。在小于35岁的人群中，OFS联合他莫昔芬相较于他莫昔芬单药随访8年的无病生存率分别为73%和64.3%，绝对获益为8.7%。

2019年韩国乳腺癌研究小组公布的ASTRRA研究结果显示，ER阳性、年龄<45岁、既往接受过（新）辅助化疗且未绝经或后续恢复卵巢功能的早期乳腺癌患者，在5年他莫昔芬治疗的基础上联合2年的OFS，相较于他莫昔芬单药治疗，可显著改善DFS（5年无病生存率91.1% *vs* 87.5%，*HR* 0.69，95%*CI* 0.48～0.97；*P*<0.05）以及OS（5年总生存率99.4% *vs* 97.8%，*HR* 0.31，95%*CI* 0.10～0.94；*P*<0.05）。

2019年欧洲肿瘤内科学会（ESMO）早期乳腺癌指南推荐，对于需要接受化疗且化疗后月经恢复的患者（特别是在第1年，但在前2年内可以接受），应强烈考虑在内分泌治疗中加入OFS。2020年BCY4指南（ESMO第4版年轻女性乳腺癌国际共识指南）推荐对于有较高复发风险的患者应该在他莫昔芬或芳香化酶抑制剂基础上联合GnRHa；临床分期为Ⅰ期或Ⅱ期乳腺癌的年轻女性患者如果不能服用他莫昔芬（由于禁忌证或严重不良反应），可以单独接受GnRHa、卵巢切除术或芳香化酶抑制剂+GnRHa。复发风险较高、化疗结束后2年内使用他莫昔芬恢复卵巢功能的女性患者，应考虑联合GnRHa。2021年St. Gallen共识中，考虑推荐OFS的因素包括：高复发风险接受化疗后仍处于绝经前状态（94%）；临床Ⅱ期乳腺癌且年龄≤40岁（94%）；临床Ⅱ期乳腺癌（71%）。

而对于绝经前激素受体阳性乳腺癌OFS联合方案的选择，2014年发表的SOFT和TEXT联合分析显示，OFS+芳香化酶抑制剂治疗组相对于OFS+他莫昔芬治疗组，5年无病生存率分别为91.1%和87.3%，绝对获益率为3.8%（*HR* 0.72，*P*<0.001）；5年无乳腺癌生存率分别为92.8%和88.8%，绝对获益率为4%（*HR* 0.66，*P*<0.001）。2018年更新的9年随访结果再次证实了OFS+芳香化酶抑制剂相比OFS+他莫昔芬具有更高的无病生存率和更低的远处转移复发率。在2018年的ESMO大会上，HOBOE-2研究结果显示，5年OFS联合芳香化酶抑制剂相较于5年OFS联合他莫昔芬的无病生存率绝对获益为7.8%（*HR* 0.72，95%*CI* 0.48～1.07；*P*>0.05）；在此基础上联合唑来膦酸相较于5年OFS联合他莫昔芬可显著改善无病生存率，减少48%疾病复发风险，绝对获益为 7.9%（*HR* 0.52，95%*CI* 0.34～0.80；*P*＜0.01）。2019 年 ESMO 早期乳腺癌指南推荐高危患者在进行 OFS 的前提下，可以使用芳香化酶抑制剂代替他莫昔芬。《中国临床肿瘤学会乳腺癌诊疗指南》(2021 年版）推荐 G2 或 G3、淋巴结阳性 1～3 个、肿瘤直径＞2 cm 的患者使用 OFS＋他莫昔芬 5 年，淋巴结 4 个及以上阳性的患者使用 OFS＋芳香化酶抑制剂 5 年。目前市售 OFS 剂型包括 1 个月和 3 个月两种。3 个月剂型的证据尚不充分，尤其是相对年轻的患者，使用 1 个月剂型可能更有利于抑制卵巢功能。TABLE 研究为早年开展的多中心、随机、双盲Ⅲ期临床研究，共入组来自欧洲的 71 个中心的 599 例绝经前患者，入组标准为Ⅱ～Ⅲa 期术后乳腺癌、淋巴结 1-9 阳性、ER 阳性。患者随机接受亮丙瑞林 3 个月剂型 11.25 mg/3 个月，共 2 年（*n*＝294）；或 CMF 方案，共 6 个疗程(4 周 1 个疗程)（*n*＝295）。意向性治疗（ITT）分析显示亮丙瑞林 3 月剂型组 5 年无复发生存率与 CMF 方案组相似（63.9% *vs* 63.4%，*HR* 1.03；*P*＞0.05），但可显著提高 5 年总生存率(81.0% *vs* 71.9%，*HR* 1.50，*P*＜0.01）。该研究提示亮丙瑞林 3 个月剂型可作为 ER 阳性、淋巴结阳性的绝经前乳腺癌有效的辅助治疗手段，但现行辅助标准治疗往往是单用内分泌治疗或化疗后序贯内分泌治疗，本研究的设计不太一样，后续如能直接比较 1 个月和 3 个月剂型的疗效将更有说服力。一项入组 222 例 ER 阳性绝经前早期乳腺癌的多中心、随机、开放性研究对比了亮丙瑞林 3 个月剂型辅助使用 2 年和使用≥3 年（同时使用他莫昔芬 5 年）的疗效和安全性，结果显示雌二醇水平可降低至绝经后水平[＜110 pmol/L(30 pg/ml)]，且一直维持低水平至研究结束，疗效上辅助使用 2 年和使用≥3 年亮丙瑞林的无病生存率差异无统计学意义（3 年无病生存率 94.1% *vs* 91.8%；5 年无病生存率 90.8% *vs* 90.4%）。

辅助治疗时化疗和 OFS 是否可以同步目前还存在一定争议。PROMISE 研究入组的绝经前患者接受化疗同步 GnRHa/LHRHa 治疗对比化疗，其中 80% 患者为激素受体阳性，长期随访结果显示，激素受体阳性患者两组间 10 年无病生存率没有显著差异（72.4% *vs* 71.2%，*HR* 1.16，95%*CI* 0.76～1.77)，表明 GnRHa 同步化疗不影响患者的生存获益。在 SOFT 和 ASTRRA 研究中，患者均于化疗结束确认绝经前状态后再使用 GnRHa，这避免了一部分因化疗导致卵巢永久性损伤的患者再使用 GnRHa。然而过长的观察时间可能会造成部分患者丧失接受 OFS 和芳香化酶抑制剂治疗的机会。根据《中国早期乳腺癌卵巢功能抑制临床应用专家共识》(2018 年版）的推荐意见，对于接受化疗的激素受体阳性患者，可根据患者化疗前的卵巢功能状态决定辅助内分泌治疗的方案，GnRHa 可同步化疗使用或在化疗结束后直接序贯使用，而不推荐确认卵巢功能后再使用 GnRHa。

关于 GnRHa/LHRHa 在绝经前乳腺癌治疗中的最佳疗程，目前尚无明确定论。既往关于 GnRHa/LHRHa 用于绝经前乳腺癌辅助治疗的重要临床研究采用了 2 年、3 年或者 5 年的 OFS 疗程，如 ZIPP 研究中 GnRHa/LHRHa 的疗程为 2 年，ABCSG-05 研究中 GnRHa/LHRHa 的疗程为 3 年，SOFT 和 TEXT 研究中 GnRHa/LHRHa 疗程则为 5 年。上述疗程均证实了 GnRHa/LHRHa 良好的安全性和耐受性。目前 GnRHa/LHRHa 不同疗程的直接对比研究甚少，但基于内分泌治疗延长治疗的理念及 SOFT/TEXT 试验的长期随访结果，建议辅助 GnRHa 的标准疗程为 5 年。而对于完成 5 年 OFS 标准治疗的患者，后续延长治疗的研究证据缺乏。2021 年 St. Gallen 大会针对这一议题进行投票，结果显示已完成 5 年 OFS＋他莫昔芬治疗的患者，如果仍处于绝经前状态，41%的专家组成员推荐继续 OFS＋芳香化酶抑制剂，45%的专家组成员推荐继续他莫昔芬治疗 5 年。《中国临床肿瘤学会乳腺癌诊疗指南》(2021 年版）对于完成 OFS＋芳香化酶抑制剂初始 5 年治疗未绝经、耐受性良好的患者，推荐使用他莫昔芬 5 年或 OFS＋芳香化酶抑制剂 5 年。

第二节 在早期乳腺癌卵巢保护中的应用

化疗所致的卵巢早衰是较严重的不良反应，除了造成闭经，临床还可表现出更年期症状、骨质疏松和不育。中国乳腺癌患者中，处于年轻、生育年龄的患者比例相对较高，化疗可以导致卵母细胞和卵巢储备功能短暂的或长久的损害，进而影响生育功能；此损害程度取决于化疗的方案和累积剂量、先前的卵巢储备功能和患者年龄。当残余的卵泡数量达到 1 000 个或以下时，会出现绝经。因此，对于年轻、有生育要求的乳腺癌患者，治疗过程中的卵巢功能保护显得尤为重要。目前，比较成熟的卵巢保护方法包括卵泡冷冻技术、胚胎冷冻技术以及 GnRHa 药物保护。这些方法各有利弊，其中 GnRHa 药物保护卵巢作为当前最简便易行的方法，已被越来越多的临床研究证实其保护卵巢的有效性和安全性。

从一些早期研究中，我们可以观察到 GnRHa/LHRHa 对卵巢的影响比化疗为小。如在辅助治疗的 ZEBRA 研究中，接受 2 年的戈舍瑞林辅助治疗后，77%患者在 3 年内恢复卵巢功能，而接受 CMF 方案化疗的 3 年内仅有 23%患者恢复卵巢功能，这提示 GnRHa/LHRHa 是绝经前乳腺癌患者有保护卵巢功能需求时替代辅助化疗的一种理想方法。然而，如今的治疗模式中多为辅助化疗联合/序贯 GnRHa/LHRHa，并非仅使用其中一种手段。PROMISE 研究总计纳入了 281 例绝经前乳腺癌患者，其中 80%为激素受体阳性，在辅助或新辅助化疗基础上联合 GnRHa/LHRHa 或仅单用化疗。2011 年 *JAMA* 公布的结果显示，化疗联合 GnRHa/LHRHa 组和单用化疗组的早期绝经率分别为 8.9%和 25.9%（$P<0.001$），5 年月经恢复率分别为 72.6%和 64.0%（$P<0.01$），怀孕率相似。2021 年 ASCO 公布了 PROMISE 中位随访 12.4 年的最终分析结果，显示 10 年无病生存率（GnRHa 组和单独化疗组分别为 72.4%和 71.2%，*HR* 1.16，95%*CI* 0.76～1.77）和 10 年总生存率（GnRHa 组和单独化疗组分别为 82.0%和 85.9%，*HR* 1.17，95%*CI* 0.67～2.03）未见显著差异。PROMISE 研究证实在化疗期间使用 GnRHa 作为激素受体阳性的绝经前乳腺癌患者保存卵巢功能的策略是安全的。POEMS 研究则纳入了 257 例绝经前激素受体阴性乳腺癌患者，在辅助化疗基础上联合 GnRHa/LHRHa 或仅单用化疗，2015 年 *NEJM* 公布其中位随访 4.1 年的结果显示，化疗联合 GnRHa/LHRHa 能显著降低 2 年卵巢功能衰竭的发生率（8% *vs* 22%，$P<0.05$），并有更多的女性实现了怀孕（21% *vs* 11%，$P<0.05$）。2018 年 *JNCI* 公布其中位随访 5.1 年最终分析结果显示，戈舍瑞林组和单独化疗组在 DFS（*HR* 0.55，95%*CI* 0.27～1.10；$P>0.05$）和 OS（*HR* 0.45；95%*CI* 0.19～1.04，$P>0.05$）未见显著差异。研究证实化疗中使用戈舍瑞林可以防止卵巢衰竭，降低早期绝经的风险，改善生育前景，对疾病相关结果无不良影响。2018 年 *JCO* 公布的一项系统回顾和基于患者个体数据的荟萃分析研究，纳入 5 项研究总共 873 名患者，其中 ER 阳性的患者约占 40%，ER 阴性的患者约占 60%。结果显示 GnRHa 组和对照组的早发性卵巢功能不全（POI）分别为 14.1%和 30.9%（校正 *OR* 0.38，95%*CI* 0.26～0.57，$P<0.001$）。治疗后妊娠率分别为 10.3%和 5.5%（*IRR* 1.83，95% *CI* 1.06～3.15，$P<0.05$）。整体人群的 DFS（校正 *OR* 1.01，95%*CI* 0.72～1.42，$P>0.05$）和 OS（校正 *OR* 0.67，95%*CI* 0.42～1.06，$P>0.05$）无显著差异；根据 ER 状态进行亚组分析，无显著交互作用。该研究证实暂时性卵巢功能抑制有效且安全，GnRHa 作为一种可行的选择，可以减少化疗诱导的 POI 的发生风险，改善绝经前早期乳腺癌患者的未来生育能力。

ESMO BCY4 指南推荐，在（新）辅助化疗期间应同时使用 GnRHa 以降低 POI 的发生风险，保护卵巢功能，减少对生育能力的损害。GnRHa 不能替代已确定的生育能力保存方法，且应提供给所有年轻患者。2019 年 ESMO 早期乳腺癌指南指出，在化疗期间进行 OFS 对卵巢功能有一定的保护作用，且对患者预后无不良影响，因此应该向患者推荐。然而在想要怀孕的情况下，OFS 不应该是唯一保留生育能力的方法。2021 年《中国抗癌协会乳腺癌诊治指南与规范》推荐绝经前患者（包括激素受体阳性或阴性者），在辅助化疗期间可考虑使用 OFS 药物保护患者的卵巢功能。2021 年《中国抗癌协会乳腺癌诊治指南与规范》和 2019 年《年轻乳腺癌诊疗与生育管理专家共识》都推荐化疗前 1～2 周给药，化疗结束后 2 周给予最后 1 剂药物。有妊娠需求的患者，推荐至辅助生殖科咨询。

目前，基于患者妊娠计划可有条件中断包括 GnRHa/LHRHa 在内的内分泌治疗，分娩后继续完成 5 年辅助内分泌治疗。2019 年 St. Gallen 共识专家组认为，可以在至少 18 个月的内分泌治疗后中断治疗尝试怀孕。我们非常期待 POSITIVE 研究的结果，该研究进行了基于患者医院中断内分泌治疗进行怀孕的研究，计划入组 500 例患者，主要终点是无乳腺癌间期（BCFI），同时还包括其他观察指标如怀孕情况、出生婴儿情况、母乳喂养情况等。

第三节　在晚期乳腺癌内分泌治疗中的应用

2001 年的一项纳入 506 例绝经前晚期乳腺癌患者的荟萃分析显示，GnRHa/LHRHa 联合他莫昔芬对比单用 GnRHa/LHRHa，ORR 显著为高(*OR* 0.67，*P*<0.05)，PFS 有显著获益(*HR* 0.70，P<0.01)，中位随访 6.8 年后 OS 延长(*HR* 0.78，*P*<0.05)，提示 GnRHa/LHRHa 联合他莫昔芬可成为绝经前晚期乳腺癌内分泌治疗的较优选择。

Milla-Santos 等纳入 119 例绝经前晚期乳腺癌一线内分泌治疗的研究显示，在 GnRHa/LHRHa 使用基础上，阿那曲唑较他莫昔芬显著提高了 ORR(53% *vs* 80%，*P*<0.01)，显著延长了 OS(18.9 个月 *vs* 14.3 个月，*P*<0.001)。另一项研究也证实 GnRHa/LHRHa 联合阿那曲唑的临床获益率可高达 71.9%。这些研究提示 GnRHa/LHRHa 联合芳香化酶抑制剂可成为绝经前晚期乳腺癌内分泌治疗的更优选择。之后，一项纳入 26 例绝经前转移性乳腺癌的研究显示，戈舍瑞林联合氟维司群 250 mg 作为 1～4 线治疗的临床获益率高达 58%，中位疾病进展时间(TTP)为 6 个月，OS 为 32 个月，提示在 GnRHa/LHRHa 基础上氟维司群可产生一定的疗效，同时值得使用 500 mg 进行进一步的探索。基于以上及其他证据，美国国家综合癌症网络(NCCN) 2017 乳腺癌指南指出，对于内分泌敏感晚期乳腺癌患者的一线治疗，绝经前可使用 SERM 类(如他莫昔芬、托瑞米芬)，而在 OFS 使用后，可以将绝经后内分泌治疗药物(如芳香化酶抑制剂、氟维司群)用在绝经前。

随着靶向治疗时代的到来，绝经前激素受体阳性晚期乳腺癌在 GnRHa/LHRHa 联合芳香化酶抑制剂或氟维司群的基础上联合 CDK4/6 抑制剂已成为目前的一线标准治疗方案。多中心 PALOMA-3 研究随机入组 521 例 ER 阳性、HER2 阴性转移性乳腺癌患者(其中未绝经患者占 21%，均使用了 GnRHa/LHRHa)，这些患者在内分泌治疗进展后以 2∶1 比例随机给予氟维司群＋安慰剂(对照组)或氟维司群＋palbociclib(治疗组)。2016 年公布的结果显示，与氟维司群加安慰剂相比，氟维司群＋哌柏西利解救内分泌治疗的 PFS 得到显著延长，分别为 9.2 个月(95%*CI* 7.5 个月～NE)和 3.8 个月(95%*CI* 3.5 个月～5.5 个月)，达到了主要终点。根据 2021 年 ASCO 公布的最新随访结果，氟维司群＋哌柏西利的 OS 获益得到进一步证实。氟维司群＋哌柏西利与氟维司群＋安慰剂的中位 OS 分别为 34.8 个月和 28 个月(*HR* 0.806，95% *CI* 0.654～0.994)，5 年总生存率分别为 23.3%(95% *CI* 18.7%～28.2%)和 16.8%(95%*CI* 11.2%～23.3%)。在 2017 年 SABCS 会议上公布了 MONALEESA-7 研究的结果，这是全球首个将 CDK4/6 抑制剂应用于绝经前 ER 阳性、HER2 阴性晚期乳腺癌患者的一线治疗大型Ⅲ期临床试验，所有患者均接受戈舍瑞林＋他莫昔芬(占 1/4)或戈舍瑞林＋非甾体类芳香化酶抑制剂(占 3/4)，试验组在此基础上联合了 CDK4/6 抑制剂瑞博西利，结果中位 PFS 为 23.8 个月，高于对照安慰剂组的 13.0 个月(*HR* 0.553，95%*CI* 0.441～0.694；*P*<0.001)。2020 年的 SABCS 会议再次更新了 MONALEESA-7 研究中位随访 53.5 个月的结果，瑞博西利联合治疗组和安慰剂组的中位 OS 分别达到了 58.7 个月和 48.0 个月(*HR* 0.76，95%*CI* 0.61～0.96)，提示绝经前激素受体阳性乳腺癌在 GnRHa/LHRHa＋内分泌治疗的基础上加入瑞博西利治疗可进一步降低疾病进展风险，成为目前不考虑经济因素情况下的内分泌治疗最优选择。

第四节　卵巢功能抑制剂应用的安全性

卵巢功能抑制剂的应用会带来体内雌激素水平的下降，必然会引起一系列的不良反应和安全性问题，但总体可耐受、可控。即使在卵巢功能抑制剂长期应用的 SOFT/TEXT 研究中，在中位随访 68

个月时，仅 13.7%的患者早期停止了治疗，其中 OFS 联合芳香化酶抑制剂组的停药率为 16.1%，而 OFS 联合他莫昔芬组的停药率为 11.2%。中位随访 9 年时，15%的患者早期停止所有研究方案规定的治疗，OFS 联合芳香化酶抑制剂组早期停止规定的口服内分泌治疗的患者更多(1 年：14% *vs* 6%；4 年：25% *vs* 19%)；曲普瑞林停药率无差异(4 年：18% *vs* 19%)。GnRHa/LHRHa 联合芳香化酶抑制剂或 GnRHa/LHRHa 联合他莫昔芬的主要不良事件与芳香化酶抑制剂及他莫昔芬在绝经后乳腺癌患者相似。两种含 GnRHa/LHRHa 的辅助内分泌治疗方案的 3～4 级不良事件发生率相当，但相比他莫昔芬单药明显增加。芳香化酶抑制剂联合 OFS 组多见骨质疏松、骨折、阴道干燥等；他莫昔芬联合 OFS 组多见血栓症状、潮热和盗汗。总体来说，这两种方案不会严重影响大部分患者的生活质量，但是部分患者确实因不良事件影响治疗的依从性，从而影响患者的生存获益。因此，加强卵巢功能抑制剂应用的安全性管理，给予针对性的干预措施(表 78-1)，能够有效地缓解不良症状，改善患者生活质量，提高治疗依从性，进而降低乳腺癌患者的复发风险。

表 78-1　含 GnRHa/LHRHa 辅助内分泌治疗安全管理治疗推荐

相关不良事件	药物治疗	非药物治疗
血管舒缩症状：潮热，盗汗	SSRI：帕罗西汀(不与他莫昔芬合用) SNRI：文拉法辛 加巴喷丁 可乐定	针灸 合适的衣物
阴道症状：阴道干燥，阴道萎缩	阴道雌激素：雌三醇乳膏	非激素润滑剂 阴道保湿霜
性功能障碍：性欲减退	非激素润滑剂，阴道保湿霜 阴道雌激素：雌三醇乳膏	充分的医患沟通 放松心情
骨骼肌症状：骨质疏松、骨折	双磷酸盐、维生素 D 和钙	负重练习 戒烟、限酒
关节痛	NSAID 和 COX-2 抑制剂 维生素 D	减肥 全身抗阻力练习 物理治疗

注：SSRI，5-羟色胺选择性重摄取抑制剂；SNRI，5-羟色胺去甲肾上腺素重摄取抑制剂；NSAID，非甾体抗炎药；COX-2，环氧合酶-2。

(张　剑　金奕滋)

参考文献

[1] 中国抗癌协会乳腺癌专业委员会 中国抗癌协会乳腺癌诊治指南与规范(2021 年版)[J]. 中国癌症杂志，2021，31(10)，954-1040.

[2] 中国抗癌协会乳腺癌专业委员会 中国早期乳腺癌卵巢功能抑制临床应用专家共识(2018 年版)[J]. 中国癌症杂志，2018，28(11)：871-880.

[3] 中国年轻乳腺癌诊疗与生育管理专家共识专家委员会 年轻乳腺癌诊疗与生育管理专家共识[J]. 中华肿瘤杂志，2019，41(7)：486-495.

[4] ARNEDOS M, GLIGOROV J, ST Gallen. International Consensus Guidelines in early breast cancer: experts to prevent patients& # x2019; overtreatment and breaking the bank? [J]. Annals of Oncology, 2019，30(10)：1533-1535.

[5] BUI K T, WILLSON M L, GOEL S et al. Ovarian suppression for adjuvant treatment of hormone receptor-positive early breast cancer[J]. Cochrane Database Syst Rev, 2020，3(3): Cd013538.

[6] CARDOSO F, KYRIAKIDES S, OHNO S, et al. Early breast cancer: ESMO Clinical Practice Guidelines for diagnosis, treatment and follow-up [J]. Ann Oncol, 2019，30(10)：1674.

[7] CRISTOFANILLI M, RUGO H S, IM S A, et al. Overall survival (OS) with palbociclib (PAL) +

fulvestrant (FUL) in women with hormone receptor — positive (HR +), human epidermal growth factor receptor 2-negative (HER2-) advanced breast cancer (ABC): Updated analyses from PALOMA-3[J]. Journal of Clinical Oncology, 2021, 39(suppl 15):1000.

[8] CRISTOFANILLI M, TURNER N C, BONDARENKO I, et al. Fulvestrant plus palbociclib versus fulvestrant plus placebo for treatment of hormone-receptor-positive, HER2-negative metastatic breast cancer that progressed on previous endocrine therapy (PALOMA-3): final analysis of the multicentre, double-blind, phase 3 randomised controlled trial[J]. Lancet Oncol, 2016,17(4):425 - 439.

[9] DEL MASTRO L, BONI L, MICHELOTTI A, et al. Effect of the gonadotropin-releasing hormone analogue triptorelin on the occurrence of chemotherapy-induced early menopause in premenopausal women with breast cancer: a randomized trial[J]. Jama, 2011,306(3):269 - 276.

[10] FRANCIS P A, PAGANI O, FLEMING G F, et al. Tailoring adjuvant endocrine therapy for premenopausal breast cancer[J]. N Engl J Med, 2018,379(2):122 - 137.

[11] GNANT M, MLINERITSCH B, STOEGER H, et al. Adjuvant endocrine therapy plus zoledronic acid in premenopausal women with early-stage breast cancer: 62-month follow-up from the ABCSG-12 randomised trial[J]. Lancet Oncol, 2011,12(7):631 - 641.

[12] LAMBERTINI M, BONI L, MICHELOTTI A, et al. Final analysis of the PROMISE-GIM6 phase III trial assessing GnRH agonist use during chemotherapy as a strategy to preserve ovarian function in premenopausal patients with early breast cancer[J]. Journal of Clinical Oncology, 2021,39(suppl 15):516.

[13] LAMBERTINI M, BONI L, MICHELOTTI A, et al. Ovarian suppression with triptorelin during adjuvant breast cancer chemotherapy and long-term ovarian function, pregnancies, and disease-free survival: a randomized clinical trial[J]. Jama, 2015, 314(24):2632 - 2640.

[14] LAMBERTINI M, MOORE H C F, LEONARD R C F, et al. Gonadotropin-releasing hormone agonists during chemotherapy for preservation of ovarian function and fertility in premenopausal patients with early breast cancer: a systematic review and meta-analysis of individual patient-level data[J]. J Clin Oncol, 2018,36(19):1981 - 1990.

[15] MOORE H C F, UNGER J M, PHILLIPS K M, et al. Final analysis of the prevention of early menopause study (POEMS)/SWOG intergroup S0230[J]. J Natl Cancer Inst, 2019,111(2):210 - 213.

[16] MOORE H C, UNGER J M, PHILLIPS K A, et al. Goserelin for ovarian protection during breast-cancer adjuvant chemotherapy[J]. N Engl J Med, 2015,372(10):923 - 932.

[17] NOH W C, LEE J W, NAM S J, et al. Role of adding ovarian function suppression to tamoxifen in young women with hormone-sensitive breast cancer who remain premenopausal or resume menstruation after chemotherapy: The ASTRRA study[J]. Journal of Clinical Oncology, 2018, 36(suppl 15): 502.

[18] PALUCH-SHIMON S, CARDOSO F, PARTRIDGE A H, et al. ESO-ESMO 4th international consensus guidelines for breast cancer in young Women (BCY4) [C]. Ann Oncol, 2020,31(6):674 - 696.

[19] PERRONE F, LAURENTIIS M D, PLACIDO S, et al. The HOBOE-2 multicenter randomized phase III trial in premenopausal patients with hormone-receptor positive early breast cancer comparing triptorelin plus either tamoxifen or letrozole or letrozole + zoledronic acid[J]. Annals of Oncology, 2018,29: viii704.

[20] REGAN M M, FRANCIS P A, PAGANI O, et al. Absolute benefit of adjuvant endocrine therapies for premenopausal women with hormone receptor-positive, human epidermal growth factor receptor 2-negative early breast cancer: TEXT and SOFT trials[J]. J Clin Oncol, 2016,34(19):2221 - 2231.

[21] SCHMID P, UNTCH M, KOSSÉ V, et al. Leuprorelin acetate every-3-months depot versus cyclophosphamide, methotrexate, and fluorouracil as adjuvant treatment in premenopausal patients with node-positive breast cancer: the TABLE study[J]. J Clin Oncol, 2007,25(18):2509 - 2515.

[22] SHIBA E, YAMASHITA H, KUREBAYASHI J, et al. A randomized controlled study evaluating safety and efficacy of leuprorelin acetate every-3-months depot for 2 versus 3 or more years with tamoxifen for 5 years as adjuvant treatment in premenopausal patients with endocrine-responsive breast cancer[J]. Breast Cancer, 2016,23(3):499 - 509.

[23] THOMSSEN C, BALIC M, HARBECK N, et al. St. Gallen/Vienna 2021: a brief summary of the consensus discussion on customizing therapies for women with early breast cancer[J]. Breast Care (Basel), 2021,16(2):135 - 143.

[24] TRIPATHY D, IM S A, COLLEONI M, et al. Abstract PD2 - 04: Updated overall survival (OS) results from the phase III MONALEESA-7 trial of pre- or perimenopausal patients with hormone receptor positive/human epidermal growth factor receptor 2 negative (HR+/HER2-) advanced breast cancer (ABC) treated with endocrine therapy (ET) ± ribociclib[J]. Cancer Research, 2021, 81(Suppl 4): PD2 - PD4.

[25] TRIPATHY D, SOHN J, IM S A, et al. Abstract GS2 - 05: First-line ribociclib vs placebo with goserelin and tamoxifen or a non-steroidal aromatase inhibitor in premenopausal women with hormone receptor-positive, HER2-negative advanced breast cancer: Results from the randomized phase III MONALEESA-7 trial[J]. Cancer Research, 2018, 78(Suppl 4): GS2 - GS5.

第七十九章

免疫检查点抑制剂

人类机体存在着正向免疫调节系统和负向免疫调节系统。正向免疫调节系统可以清除病原微生物和坏死细胞,负向调节机制则避免自身免疫系统疾病。在正向免疫调节系统中,T 细胞的活化需双信号刺激。第 1 信号由 T 细胞受体(TCR)与主要组织相容性复合体(MHC)及其提呈的抗原肽结合引发,第 2 信号由共刺激分子如 CD28 与其配体结合引发。负向免疫调节系统主要是指免疫检查点,特别是程序性死亡蛋白(PD)-1 及其配体(PD-L)1。PD-1 主要在活化 T 细胞膜的表面上表达,而其配体 PD-L1 在肿瘤细胞和免疫细胞上表达。在肿瘤微环境中,肿瘤细胞和抗原提呈细胞(APC)的 PD-L1 与肿瘤浸润淋巴细胞(TIL)表面的 PD-1 分子结合,产生级联效应,包括:①抑制淋巴细胞的功能和细胞因子的释放;②诱导淋巴细胞凋亡;③促进白细胞介素-10(IL-10)的表达;④抑制肿瘤抗原特异性 $CD8^+$ T 细胞的活化和增殖;⑤导致肿瘤免疫逃逸。这些免疫检查点分子在免疫微环境中的过表达促进了肿瘤细胞的免疫逃逸,免疫检查点抑制剂(immune checkpoint inhibitor, ICI)通过阻断免疫检查点,降低免疫抑制信号的传递,提高肿瘤微环境中 TIL 的细胞毒性及增殖能力,从而达到杀灭肿瘤细胞的作用。目前已经发现的免疫检查点有细胞毒性 T 细胞相关抗原(CTLA)-4、PD-1 及 PD-L1。对应的 ICI 分别有 PD-1 单克隆抗体、PD-L1 单克隆抗体以及 CTLA-4 单克隆抗体。一些 PD-1/PD-L1 单克隆抗体如帕博利珠单抗、阿替利珠单抗的疗效令人鼓舞。

第一节　免疫检查点抑制剂在乳腺癌治疗中的应用进展

近些年,免疫检查点抑制剂已经成为多种恶性肿瘤的新型治疗方案,为患者带来了生存获益。但是,与恶性黑色素瘤、非小细胞肺癌等肿瘤相比,乳腺癌瘤体中的 T 细胞数量或者肿瘤突变负荷(TMB)均较低,既往被认为是"冷肿瘤"。因此与其他实体瘤相比,乳腺癌的免疫检查点抑制剂的研究相对较晚,进展相对更加缓慢。但是随着研究的深入,一些回顾性研究发现乳腺癌中的淋巴细胞浸润程度与预后相关,且肿瘤微环境中 PD-1/PD-L1 的表达可以预测免疫治疗的效果。2019 年美国食品和药品监督管理局(FDA)基于 IMpassion130 临床研究结果加速审批了阿替利珠单抗联合白蛋白结合型紫杉醇治疗 PD-L1 阳性的转移性三阴性乳腺癌(TNBC),2020 年美国 FDA 基于 KEYNOTE-355 临床研究加速审批了帕博利珠单抗联合化学药物治疗联合阳性评分(CPS)≥10 的转移性三阴性乳腺癌(mTNBC)。除此之外,免疫检查点抑制剂治疗其他非三阴性亚型乳腺癌的临床研究也正在进行中,部分研究已经有了初步结果,甚至在早期新辅助治疗/辅助治疗阶段也取得了部分预期好的结果。

一、PD-1/PD-L1 单克隆抗体的单药治疗

(一) 新辅助治疗/辅助治疗中的应用

在新辅助治疗阶段,PD-1/PD-L1 作为单药治疗乳腺癌的临床研究较少,数据均来自新辅助治疗前单用 PD-1/PD-L1 进行窗口期诱导治疗的相关临

床研究。I-SPY2临床研究探索了帕博利珠单抗单药4个疗程序贯每周紫杉醇12次联合帕博利珠单抗4个疗程在新辅助治疗时的效果，一共入组73例人表皮生长因子受体2(HER2)阴性患者，3例患者在接受帕博利珠单抗单药治疗过程中出现了疾病进展，因此该研究被终止，预测的病理学完全缓解(pCR)率为15%～27%，提示单药免疫检查点抑制剂在新辅助治疗中的价值有限。KEYNOTE-173临床研究探索了帕博利珠单抗联合化疗作为新辅助治疗方案治疗高危、早期TNBC的疗效，在新辅助化疗开始前，需接受1个疗程帕博利珠单抗单药治疗。该临床研究pCR率为60%(95%*CI* 30%～85%)，12个月无事件生存(EFS)率为100%。GeparNuevo研究是一项多中心、前瞻性、随机、双盲的Ⅱ期临床研究，入组经中心实验室确认的TNBC患者，在新辅助化疗前，有117例患者先接受2周度伐利尤单抗或安慰剂静脉注射(窗口期)，随后给予标准化疗联合度伐利尤单抗或安慰剂静脉注射，主要研究终点是pCR。结果显示，与安慰剂组相比，接受度伐利尤单抗治疗的窗口期队列患者pCR率在数值上有明显提高(61.0% *vs* 41.4%，*OR* 2.22，95%*CI* 1.06～4.64～2.84；$P<0.05$)。GeparNuevo临床研究的窗口期亚组结果提示免疫治疗和化疗之间的顺序值得探索。

在辅助治疗阶段，PD-1/PD-L1作为单药治疗乳腺癌的临床研究数据均来自新辅助治疗临床研究，例如KEYNOTE-522研究和IMpassion031研究，这两项研究均是探索免疫检查点抑制剂联合新辅助化疗在乳腺癌中的疗效，当患者接受根治性手术后，患者需要继续接受帕博利珠单抗或阿替利珠单抗治疗。在KEYNOTE-522研究中，无病生存期(DFS)的获益是否来自新辅助治疗阶段、辅助治疗阶段，或者两个阶段接受的帕博利珠单抗尚不清楚。其他辅助治疗阶段的临床研究如SWOG1418，探索帕博利珠单抗单药在辅助治疗阶段治疗经新辅助治疗未达到pCR或者淋巴结阳性TNBC患者的疗效，目前该临床研究仍在入组中，暂未见结果的公布。

(二) 晚期乳腺癌治疗中的应用

既往研究结果提示，PD-1/PD-L1在未经选择的局部晚期或转移性乳腺癌患者中单药有效率低，据文献报道仅为5%～23%。KEYNOTE-012研究是一项多中心、非随机、Ⅰb期临床试验，用于探索帕博利珠单抗单药在各类恶性肿瘤中的疗效和安全性，其中入组111例转移性乳腺癌，其客观缓解率(ORR)为18.5%，中位无进展生存期(PFS)为1.9个月，中位总生存期(OS)为10.2个月，1年的总生存率为41.1%。KEYNOTE-028是一项Ⅰb期、开放、多中心临床研究，探索帕博利珠单抗在PD-L1阳性晚期实体瘤中的安全性与疗效，其中纳入了25例雌激素受体(ER)阳性、HER2阴性晚期乳腺癌，该研究结果显示帕博利珠单抗治疗ER阳性、HER2阴性晚期乳腺癌的ORR为12%。阿维单抗治疗转移性乳腺癌的JAVELIN研究中，共纳入168例转移性乳腺癌患者，其中包含有58例TNBC和72例管腔亚型乳腺癌，研究结果显示TNBC亚组的ORR为5.2%，中位PFS为5.9个月(95%*CI* 5.7个月～6.9个月)，中位OS为9.2个月，而管腔亚型组ORR仅有2.8%。另一项Ⅰ期多中心临床研究中使用阿替利珠单抗治疗116例mTNBC患者，该临床研究对患者既往治疗线数以及PD-L1状态无特殊限制，结果显示未经选择的mTNBC患者接受阿替利珠单抗单药治疗的ORR仅为10%，接受一线治疗的患者ORR为24%，接受二线及后线治疗的患者ORR仅为6%；根据实体瘤疗效评价标准(RECIST)评估，所有人群的中位PFS为1.4个月，根据免疫相关反应标准(immume-related response criteria，irRC)评估，所有人群的中位PFS为1.9个月，中位OS为8.9个月。亚组分析结果提示PD-L1阴性患者未见应答。KEYNOTE-086是一项Ⅱ期临床研究，探索帕博利珠单抗单药在mTNBC中的疗效，研究表明未经选择的ORR仅为5.3%，PD-L1阳性人群的ORR也仅为5.7%。其中同群B组纳入84例PD-L1表达阳性(CPS≥1)患者一线接受帕博利珠单抗单药治疗，ORR为21.4%，临床获益率(CBR)为23.8%，缓解持续时间(DoR)为10.4个月，中位PFS为2.1个月，中位OS为18个月，提示PD-1单克隆抗体单药在一线治疗mTNBC具有一定的抗肿瘤作用。大样本随机对照Ⅲ期临床研究探索帕博利珠单抗在mTNBC中的疗效和安全性的KEYNOTE-119研究近期公布研究结果，与医生选择的化疗方案相比，帕博利珠单抗治疗并没有进一步延长患者的生存期。该研究一共入组622例既往1～2线治疗失败的mTNBC患者，随机进入帕博利珠单抗单药治疗或者医生选择的化疗方案(卡培他滨、艾立布林、吉西他滨或长春瑞滨)，主要研究终点为所有人群的中位OS、PD-L1 CPS≥10以及CPS

≥1 人群的中位 OS。无论是所有人群、PD-L1 CPS≥10 人群或 CPS≥1 人群，帕博利珠单抗组患者的中位 OS 与对照组的中位 OS 差异均无统计学意义(所有人群：9.9 个月 *vs* 10.8 个月，*HR* 0.97，95%*CI* 0.82～1.15；CPS≥10 人群：12.7 个月 *vs* 11.6 个月，*HR* 0.78，95%*CI* 0.57～1.06；$P>0.05$；CPS≥1 人群：10.7 个月 *vs* 10.2 个月，*HR* 0.86，95%*CI* 0.69～1.06；$P>0.05$)。甚至在 CPS≥20 的人群中，中位 OS 也仅延长为 2.4 个月(*HR* 0.58，95%*CI* 0.38～0.88)。以上结果提示，乳腺癌属于"免疫治疗冷肿瘤(cold immume tumor)"，单药使用 PD-1/PD-L1 单克隆抗体的有效率低，需要探索其他治疗模式。近期的 TONIC 研究探索了化疗药物如表柔比星、环磷酰胺、顺铂以及放疗诱导治疗后是否可以增强纳武单抗在 mTNBC 患者中的疗效。该研究结果显示患者的中位 PFS 为 1.9 个月，ORR 为 20%，其中顺铂和表柔比星诱导治疗后纳武单抗的疗效最佳，但其中的机制仍然需要进一步的研究探索。

在国际指南中，如美国国家综合癌症网络(NCCN)指南等，帕博利珠单抗单药可用于治疗高肿瘤突变负荷(TMB-H)、错配修复缺陷(dMMR)或者高度微卫星不稳定性(MSI-H)的恶性肿瘤，其中包括了乳腺癌。帕博利珠单抗单药可用于 dMMR 或微卫星不稳定(MSI)的恶性肿瘤的证据来自 5 个单臂、多中心、多队列的临床研究(KEYNOTE-016、KEYNOTE-164、KEYNOTE-012、KEYNOTE-028、KEYNOTE-158)，共纳入 149 例来自 15 种不同的瘤种的患者，其中包含了 5 例乳腺癌患者。但是据文献报道，TNBC 患者 MSI-H 的比率仅为 1%，所有乳腺癌患者 MSI-H 的比率不到 2%。帕博利珠单抗单药可用于 TMB-H 恶性肿瘤的证据为 KEYNOTE-158 临床研究，该研究结果显示在 TMB-H(≥10 mutation/megabase)的恶性肿瘤中，单药帕博利珠单抗的有效率为 29%，但是事实上 KEYNOTE-158 研究中并未纳入乳腺癌的患者。TAPUR 研究是一个Ⅱ期的篮子试验，主要研究目的是根据不同瘤种的基因突变为患者选择治疗方案，其中入组了 28 例转移性乳腺癌患者具有 TMB-H(9～37 mutations/megabase)，入组患者在后线接受 2 mg/kg 或 200 mg 帕博利珠单抗单药治疗的 ORR 为 21%，中位 PFS 为 10.6 周，中位 OS 为 30.6 周。该研究结果提示 TMB-H 也许可以成为筛选 PD-1/PD-L1 优势人群的生物标志物。

二、含 PD-1/PD-L1 单克隆抗体的联合治疗

既往多项研究结果显示免疫检查点抑制剂与化疗具有协同作用。化疗不仅破坏髓系来源抑制细胞(MDSC)和调节性 T 细胞(Tr 细胞)等免疫抑制细胞的活性，还可以通过诱导肿瘤细胞凋亡、增强肿瘤抗原交叉提呈能力、加速 $CD8^+$ T 细胞浸润和树突状细胞(DC)成熟等途径促进免疫反应。目前，多项临床研究正在探索免疫治疗联合化学药物治疗晚期 TNBC 的前景。除此之外，免疫检查点抑制剂还可以与其他靶向治疗相联合。

(一) 新辅助治疗/辅助治疗中的应用

GeparNuevo 研究是一项多中心、前瞻性、随机、双盲的Ⅱ期临床研究，经中心实验室确认的 TNBC 患者(cT_2～$cT_{4a\text{-}d}$、任何 cN、M_0)被随机分为两组，在新辅助化疗前，两组患者先接受 2 周度伐利尤单抗或安慰剂静脉注射(窗口期)，随后给予白蛋白结合型紫杉醇序贯表柔比星/环磷酰胺共 8 个周期，化疗期间每 4 周给予度伐利尤单抗或安慰剂，主要研究终点是 pCR(ypT_0、ypN_0)。该研究结果显示，度伐利尤单抗组与安慰剂组的 pCR 率差异并无统计学意义(53.4% *vs* 44.2%，*OR* 1.53，95%*CI* 0.82～2.84；$P>0.05$)。从亚组分析来看，与安慰剂组相比，接受度伐利尤单抗治疗的窗口期队列患者 pCR 率在数值上有显著提高(61.0% *vs* 41.4%，*OR* 2.22，95%*CI* 1.06～4.64～2.84；$P<0.05$)。度伐利尤单抗组 3 年无侵袭性疾病生存(iDFS)率较安慰剂组显著提高(85.6% *vs* 77.2%，*HR* 0.48，95%*CI* 0.24～0.97；$P<0.05$)，同样，在 3 年无远处疾病生存(DDFS)率和 3 年总生存率方面两组间差异具有统计学意义(3 年 DDFS 率，91.7% *vs* 78.4%，*HR* 0.37，95%*CI* 0.13～0.74；$P<0.01$；3 年总生存率，95.2% *vs* 83.5%，*HR* 0.24，95%*CI* 0.08～0.72；$P<0.05$)。度伐利尤单抗组中达到 pCR 的患者 3 年 iDFS 率、DDFS 率和总生存率分别为 95.5%、100%和 100%，未达 pCR 的患者分别为 76.3%、84.3%和 92.0%；安慰剂组达到 pCR 的患者 3 年 iDFS 率、DDFS 率和总生存率分别为 86.1%、86.1%和 88.9%，未达 pCR 的患者分别为 69.7%、71.9%和 78.8%，提示免疫治疗具有长期应答效应。

NEOTRIPaPDL1 是一项在 TNBC 患者中开展的Ⅱ期临床研究，探索白蛋白结合型紫杉醇联合卡铂的新辅助化疗基础上加入阿替利珠单抗的疗效，共入组 280 例患者，在意向性治疗（ITT）人群中，免疫治疗组与新辅助化疗组间的 pCR 率仅相差 2.7%（43.5% *vs* 40.8%，*OR* 1.11%，95%*CI* 0.69%～1.79%；$P>0.05$）。2020 年欧洲肿瘤内科学会（ESMO）会议上公布了亚组分析结果，显示根据 PD-L1 表达以及淋巴细胞浸润状态挑选出的免疫富集型人群（immune-rich populations）中的 pCR 率更高（87% *vs* 72%）。

IMpassion031 临床研究的目的是探索在新辅助化疗的基础上加入阿替利珠单抗是否可以进一步提高 pCR 率并改善患者预后，共入组 333 例患者，主要研究终点是 ITT 人群以及 PD-L1 阳性人群的 pCR 率，次要研究终点是 OS、EFS、DFS 和生活质量。结果显示 pCR 率在两组间的差异具有统计学意义（58% *vs* 41%，单侧 $P<0.01$），免疫治疗组的 pCR 率在 PD-L1 阳性人群高于对照组（69% *vs* 49%，95%*CI* 4～35；单侧 $P<0.05$）。安全性方面两组间 3～4 级的不良事件相似（免疫治疗组 *vs* 对照组：56.7% *vs* 53.3%）。

帕博利珠单抗也在乳腺癌新辅助治疗领域进行了探索。KEYNOTE-173 试验是一个Ⅰb 期临床研究，目的是探索帕博利珠单抗联合 6 种不同的新辅助化疗在早期、高危的 TNBC 患者的安全性以及初步抗肿瘤效果，确认二期推荐剂量。结果显示帕博利珠单抗联合新辅助化疗的 pCR 率为 60%（95%*CI* 30%～85%），12 个月的 EFS 率为 80%，12 个月的总生存率为 100%。新辅助治疗前的 CPS、sTIL 与 pCR 呈正相关。

KEYNOTE-522 是一项评价Ⅱ～Ⅲ期 TNBC 接受新辅助化疗联合帕博利珠单抗序贯帕博利珠单抗术后辅助治疗对比标准新辅助化疗的Ⅲ期、随机临床研究，主要研究终点是 pCR 和 ITT 人群的 EFS[16]。IA1 分析结果显示，帕博利珠单抗联合新辅助化疗组的 pCR 率为 64.8%，对照组仅为 51.2%，绝对差异值为 13.6%（$P<0.001$）。随后的 IA2 和 IA3 分析公布了两组间 pCR 和 EFS 的更新数据。IA2 分析结果显示，帕博利珠单抗联合新辅助化疗组的 pCR 率为 64.0%，对照组仅为 54.7%，绝对差异值为 9.2%（$P<0.01$），两组间 18 个月的 EFS 率分别为 91.3%和 85.3%（$P<0.01$）。IA3 分析结果显示，帕博利珠单抗联合新辅助化疗组的 pCR 率为 63.0%，对照组仅为 55.6%，绝对差异值为 7.5%，两组间 27 个月的 EFS 率分别为 86.6%和 76.4%（$P<0.01$）。亚组分析结果显示，淋巴结状态、肿块大小、卡铂用药方案、年龄等亚组均提示帕博利珠单抗联合新辅助化疗 pCR 率更高。鉴于 KEYNOTE-522 试验在高危早期 TNBC 患者中达到了研究的双终点，2021 年 7 月美国 FDA 批准帕博利珠单抗联合化疗作为新辅助治疗用于高危早期 TNBC 患者，术后继续作为单药辅助治疗。

I-SPY2 试验是为了探索基于影像学和分子分型预测治疗效果的一项系列性研究，有两个亚组是关于新辅助免疫治疗的。其中一个亚组探索高危早期乳腺癌在接受紫杉醇序贯 AC 方案的基础上加入度伐利尤单抗和奥拉帕利是否可以进一步提高患者的 pCR。该研究一共入组 372 例Ⅱ～Ⅲ期 HER2 阴性乳腺癌患者，共 73 例（包含 21 例 TNBC、52 例激素受体阳性/HER2 阴性乳腺癌）患者最终接受了度伐利尤单抗、奥拉帕利和紫杉醇序贯 AC 方案，其中试验组的 pCR 率是对照组近 2 倍（37% *vs* 20%），在 TNBC 亚组，两组间的绝对差异进一步加大（47% *vs* 27%）。该研究进一步证实了多腺苷二磷酸核糖聚合酶（PARP）抑制剂与 PD-1/PD-L1 单克隆抗体免疫治疗间联合治疗的协同抗肿瘤作用。此外，I-SPY2 研究的另一个子队列结果显示在标准新辅助化疗基础上加入帕博利珠单抗可以提高Ⅱ～Ⅲ期高危 TNBC 以及激素受体阳性、HER2 阴性乳腺癌患者的 pCR 率。患者在根治性手术前接受新辅助化疗，联合或不联合帕博利珠单抗。该子队列一共入组 250 例Ⅱ～Ⅲ期 HER2 阴性乳腺癌患者，主要研究终点是 pCR，次要研究终点残余癌负荷（RCB）、3 年 EFS 和 DFS。在 HER2 阴性亚组、激素受体阳性/HER2 阴性、TNBC 3 个亚型在帕博利珠单抗组和对照组的 pCR 率分别为 44% *vs* 17%、30% *vs* 13%和 60% *vs* 22%。帕博利珠单抗组患者 RCB 数值提示更低的肿瘤负荷。经帕博利珠单抗治疗达到 pCR 的患者 3 年 EFS 率高达 93%。

PD-1/PD-L1 单克隆抗体在新辅助治疗中可以进一步提高患者的 pCR 率乃至 EFS 率，但是免疫治疗在乳腺癌术后辅助治疗中的地位目前暂无数据，正在开展的诸多临床研究将在未来给我们提供更多的证据。如 IMpassion030 研究是一项多中心、随机Ⅲ期临床研究，用于评估在蒽环类药物/紫杉烷类药物辅助化疗基础上加入阿替利珠单抗治疗可手术的 TNBC 患者。A-BRAVE 研究则是探索阿维单抗在高危早期 TNBC 患者辅助治疗中的价值。SWOG1418 研究是探索帕博利珠单抗在辅助治疗阶段治疗经新辅助治疗未达到 pCR 或者淋巴结阳性 TNBC 患者的疗效。MIRINAE 研究计划入组 284 例 TNBC 新辅助治疗后非 pCR 的患者,探索在卡培他滨标准术后辅助强化治疗的基础上加入阿替利珠单抗治疗是否可以进一步改善患者的预后,主要研究终点是 5 年的 DFS。目前以上研究均在入组中,期待更多的数据和结果可以为乳腺癌术后辅助治疗使用 PD-1/PD-L1 单克隆抗体提供更多的证据。

(二) 晚期治疗中的应用

1. *免疫治疗与化疗联合* IMpassion130 试验是首个公布结果的免疫治疗联合化疗一线治疗 mTNBC 的Ⅲ期临床研究,评估阿替利珠单抗联合白蛋白结合型紫杉醇的疗效和安全性。结果显示,在纳入的 451 例患者中,阿替利珠单抗组 ORR 为 56.0%,安慰剂组 ORR 为 45.9%(95% *CI* 51.3%~60.6%, 41.2%~50.6%)。在 ITT 人群中,中位 PFS 分别为 7.2 个月和 5.5 个月(*HR* 0.80, 95%*CI* 0.69~0.92; *P*<0.01),PD-L1 阳性人群中两组间的 PFS 差异更大(7.5 个月 *vs* 5.0 个月, *HR* 0.62; *P*<0.001)。在 ITT 人群中,中位 OS 分别为 21.3 个月及 17.6 个月(*HR* 0.84, 95% *CI* 0.69~1.02),但差异并无统计学意义。虽然后续进一步分析 PD-L1 阳性人群,中位 OS 进一步延长(25 个月 *vs* 18 个月,*HR* 0.71, 95%*CI* 0.54~0.93),但是根据研究设计,在 ITT 人群中位 OS 差异无统计学意义时应终止对 PD-L1 阳性人群中位 OS 的分析。基于该研究的结果,2019 年 3 月美国 FDA 快速批准白蛋白结合型紫杉醇联合阿替利珠单抗用于既往未经治疗的 PD-L1 阳性 mTNBC。在 2020 年 ESMO 会议上更新了最新的 OS 数据,PD-L1 阳性亚组的中位 OS 为 25.4 个月,较对照组延长了 7 个月(25.4 *vs* 17.9 个月,*HR* 0.67, 95%*CI* 0.53~0.86)。

IMpassion131 临床研究探索局部晚期或 mTNBC 中使用阿替利珠单抗联合紫杉醇与安慰剂联合紫杉醇的疗效,651 受试者 2∶1 比例随机分配至阿替利珠单抗组或安慰剂组。结果显示在 ITT 人群中,紫杉醇联合阿替利珠单抗与对照组间的中位 PFS 相似(5.7 个月 *vs* 5.6 个月),PD-L1 阳性亚组间的中位 PFS 差异也无统计学意义(*HR* 0.82, 95%*CI* 0.60~1.12; *P*>0.05;中位 PFS 6.0 个月 *vs* 5.7 个月)。在 ITT 人群及 PD-L1 阳性人群中两组间的中位 OS 差异均无统计学意义。该研究为阴性结果,失败的原因是否与使用紫杉醇同时使用地塞米松从而影响阿替利珠单抗疗效存在争议。除此之外,IMpassion132 研究探索阿替利珠单抗联合 GC 方案或卡培他滨治疗术后辅助化疗结束后 1 年以内的早期复发及转移性 TNBC 的疗效和安全性,目前该研究正在入组中,期待结果的公布。美国 FDA 曾表示,继续批准阿替利珠单抗治疗乳腺癌将基于 IMpassion131 研究的结果。由于 IMpassion131 临床研究为阴性结果,2020 年 8 月罗氏公司主动撤销了阿替利珠单抗联合白蛋白结合型紫杉醇一线治疗 TNBC 在美国的适应证,但保留了其在欧洲等国家的适应证。

KEYNOTE-355 是一项Ⅲ期临床研究,探索帕博利珠单抗与医生选择的治疗方案(白蛋白结合型紫杉醇、紫杉醇或吉西他滨/卡铂)联合对比安慰剂联合化疗在既往未经治疗的局部复发不能手术或 mTNBC 患者中的疗效,要求复发转移距离辅助化疗结束后至少 6 个月。主要终点是 OS 和 PFS,次要终点包括 ORR、DoR、疾病控制率(DCR)和安全性。在第 2 次中期分析中,与安慰剂联合化疗组相比,帕博利珠单抗联合化疗组显著延长 PD-L1 阳性人群(CPS≥10)的 PFS(9.7 个月 *vs* 5.6 个月;*HR* 0.65, 95%*CI* 0.49~0.86; *P*<0.01)。而在 CPS ≥1 亚组中,虽然帕博利珠单抗联合化疗组延长了 PFS(7.6 个月 *vs* 5.6 个月),并将疾病进展或死亡的风险降低了 26%(*HR* 0.74, 95% *CI* 0.61~0.90),但是差异无统计学意义。虽然该临床试验并没有验证不同方案的疗效差异,但是探索性的亚组分析结果显示白蛋白结合型紫杉醇($n=99$)、紫杉醇($n=44$)以及吉西他滨和卡铂($n=180$)在 CPS ≥ 10 人群中的 *HR* 分别为 0.57(95% *CI* 0.34~0.95)、0.33(95%*CI* 0.14~0.76)和 0.77(95%*CI* 0.53~1.11)。2021 年 ESMO 会议上,KEYNOTE-355 研究更新了 OS 数据,中位随访时间为 44.1 个月,一线帕博利珠单抗联合化疗与安慰剂联合化疗治疗 PD-L1 阳性(CPD≥10) TNBC 相比,中位 OS 更长(23.0 个月 *vs* 16.1 个月,*HR* 0.73; 95%*CI* 0.5~0.95; *P*<0.01),但是当 CPS ≥1 时,中位 OS 差异无统计学意义。基于以上数据,美国 FDA 于 2020 年 11 月加速批准帕博利珠单抗联合化疗用于

治疗不可切除的局部复发或转移性 TNBC 患者且要求肿瘤表达 PD-L1(CPS ≥10);2021 年 7 月美国 FDA 将加速审批修改为完全(常规)批准。

除此之外,还有一些Ⅰ期或Ⅱ期临床研究探索 PD-1/PD-L1 单克隆抗体与其他化疗药物联合使用时的疗效,如艾立布林联合帕博利珠单抗的 ENHANCE 1 研究。该研究是一个单臂Ⅰb/Ⅱ期临床研究,入组既往至多接受过 2 线治疗的 mTNBC 患者,接受艾立布林联合帕博利珠单抗治疗,在一线治疗中的 ORR 为 25.8%(95% *CI* 15.8~38.0),二/三线治疗的 ORR 为 21.8%(95% *CI* 14.2~31.1)。其中 PD-L1 阳性(CPS≥1)患者的 ORR 在数值上更高(一线 34.5% *vs* 16.1%,二/三线 24.4% *vs* 18.2%)。

PD-1/PD-L1 单克隆抗体作为局部晚期或转移性乳腺癌的维持治疗方案具有一定疗效。SAFIR02-BREAST IMMUNO 研究入组经 6 个程化疗后未进展的 HER2 阴性转移性乳腺癌患者,并随机分配至度伐利尤单抗组或化疗组进行维持治疗,结果显示两组间的中位 PFS 和中位 OS 差异无统计学意义。但亚组分析提示 PD-L1 阳性组或 TNBC 组更能够从度伐利尤单抗维持治疗中获益,mTNBC 组的中位 OS 为 21 个月,而化疗组仅为 14 个月(*HR* 0.54, $P<0.05$);PD-L1 阳性组的中位 OS 为 26 个月,而化疗组仅为 12 个月(*HR* 0.42, $P>0.05$)。DORA 研究和 KEYLYNK-009 研究均探索了 PARP 抑制剂奥拉帕利联合 PD-1/PD-L1 单克隆抗体作为维持治疗方案的疗效和安全性,目前两项研究均在入组中,其研究结果可以为免疫检查点抑制剂维持治疗增加更多证据。

2. 免疫检查点抑制剂与靶向治疗联合 一项Ⅱ期单臂开放的 TOPACIO 试验旨在研究 PARP 抑制剂尼拉帕利与帕博利珠单抗联合治疗 55 例 mTNBC 患者的疗效和安全性,在 27 例 *BRCA* 野生型 mTNBC 患者中,ORR 仅为 11%(3/27),中位 PFS 为 2.1 个月;在 15 例 *BRCA* 突变的患者中,ORR 有所提高,为 47%(7/15),中位 PFS 是 8.3 个月,但与 OlympiAD 和 EMBRACA 这两项研究的 ORR(分别为 55%和 62%)相比,仍然略低。因此在后续的 MEDIOLA 研究中进一步探索携带胚系 *BRCA1/2* 突变的 HER2 阴性乳腺癌患者使用 PARP 抑制剂奥拉帕利和度伐利尤单抗的疗效,结果显示其 12 周的 DCR 为 80%,24 周的 DCR 为 50%,总人群的 ORR 为 63.3%;所有人群的中位 PFS 为 8.2 个月,中位 OS 为 21.5 个月,其中 TNBC 患者的中位 PFS 为 4.9 个月,中位 OS 为 20.5 个月。

PD-1/PD-L1 单克隆抗体与抗血管生成药物的联合使用得到了具有临床意义的疗效。一项Ⅱ期单臂研究探索卡瑞利珠单抗联合血管内皮生长因子受体(VEGFR)抑制剂阿帕替尼在局部晚期或转移性 TNBC 患者中的疗效。该研究一共入组 40 例患者,其中 30 例患者为卡瑞利珠单抗联合阿帕替尼连续给药组,该组患者的 ORR 为 43.3%,中位 PFS 为 3.7 个月,其中达到部分缓解(PR)的患者中位 PFS 明显优于仅为疾病稳定(SD)/疾病进展(PD)/无法评估的患者(8.3 个月 *vs* 2.0 个月)。

在 HER2 阳性乳腺癌中,免疫检查点抑制剂与抗 HER2 治疗相联合的临床研究目前正在进行之中。KATE-2 试验是一项Ⅱ期临床研究,探索阿替利珠单抗联合恩美曲妥珠单抗(T-DM1)对比 T-DM1 治疗 HER2 阳性转移性乳腺癌的疗效,但该研究显示两组间的 PFS 和 ORR 差异无统计学意义;在 TIL≥5%或 PD-L1 阳性(CPS≥1)人群中联合治疗组的 PFS 和 ORR 有数值上的优势;在 PD-L1 阳性人群中,1 年 OS 率在联合治疗组略高(94.3% *vs* 87.9%, *HR* 0.55, 95% *CI* 0.22~1.38)。PANACEA 试验是一项Ⅰb/Ⅱ期临床研究,探索在曲妥珠单抗耐药的 HER2 阳性转移性乳腺癌患者中使用帕博利珠单抗联合帕妥珠单抗的安全性和疗效。在Ⅱ期阶段共入组 52 例患者,在 46 例(88%)PD-L1 阳性(CPS≥1%)的患者中,7 例(15%)患者达到了 PR,4 例(9%)患者疾病维持稳定超过 6 个月,提示免疫检查点抑制剂与抗 HER2 治疗的单克隆抗体联合具有一定疗效。

目前还有众多探索免疫检查点抑制剂与其他靶向药物联合的临床研究正在进行中。如 COLET 研究探索促分裂原活化的胞外信号调节激酶 1/2(MEK1/2)抑制剂与阿替利珠单抗联合紫杉醇/白蛋白结合型紫杉醇一线治疗 mTNBC 的疗效和安全性,帕博利珠单抗联合雄激素受体(AR)调节剂依诺波沙(GTx-024)的疗效和安全性,均显示出一定的临床疗效且不良事件安全可控,值得进一步探索。

三、其他免疫检查点抑制剂

(一) CTLA-4

CTLA-4 在保证细胞免疫稳态方面具有重要作

用。研究证实,T 细胞被激活后,细胞膜上的 CTLA-4 表达上升,表达上调的 CTLA-4 通过与 T 细胞共刺激蛋白 CD28 竞争性结合抗原提呈细胞上的 B7 家族,即 B7-1 和 B7-2,从而抑制抗原提呈细胞对 T 细胞的激活,达到下调 T 细胞功能的目的。虽然抗 PD-1/PD-L1 单克隆抗体与抗 CTLA-4 单克隆抗体均可以诱导 $CD8^+$ T 细胞的增殖,但是两者的机制并不相同。抗 PD-1/PD-L1 单克隆抗体主要是通过线粒体氧化磷酸化途径诱导 $CD8^+$ T 细胞的增殖,而抗 CTLA-4 单克隆抗体主要是通过调控细胞周期的细胞内信号转导通路诱导 $CD8^+$ T 细胞的增殖。除此之外,CTLA-4 与 T 细胞活化的初始阶段有关,而 PD-1/PD-L1 则主要在后期活化的 T 细胞上表达。

近期多项研究探索抗 CTLA-4 单克隆抗体单药或与其他免疫治疗联合治疗实体瘤的疗效和安全性,其中也包含了乳腺癌。目前,CTLA-4 的抗体主要包括 CTLA-4 单抗伊匹单抗和曲美木单抗,前者在 2011 年已获得美国 FDA 批准用于治疗转移性黑色素瘤。有一项单臂临床研究分析了度伐利尤单抗联合曲美木单抗在 18 例转移性乳腺癌患者中的疗效,其中 11 例为 ER 阳性转移性乳腺癌,7 例为 mTNBC,两者的 ORR 分别为 0%和 43%。由于该研究的 ORR 值未达到预设标准而被提前终止。另外一项Ⅱ期临床研究探索曲美木单抗单药在实体瘤中的疗效,其中包含部分 TNBC 患者,目前该研究的结果暂未公布。因此,抗 CTLA-4 单克隆抗体在乳腺癌中的数据仍不够充分,迫切需要更多临床研究的探索。

(二) 淋巴细胞激活基因 3

淋巴细胞激活基因 3(LAG3)逐渐成为免疫检查点治疗领域的新靶点。它是一种 1 型跨膜蛋白,由细胞外区、跨膜区和细胞质区组成。LAG3 主要表达在活化的人 NK 细胞、T 细胞、B 细胞和树突状细胞上,通过传递免疫负调节信号,维持 T 细胞的稳态。有研究显示,在肿瘤微环境中,LAG3 配体的表达上调,$CD8^+$ T 细胞的免疫活性受到抑制。目前多项关于 LAG3 融合蛋白、LAG3 单抗或 LAG-3 单抗联合 PD-1/PD-L1 单克隆抗体的临床研究正在进行中。

第二节　免疫检查点抑制剂的适应人群探索

自 IMpassion130 研究后,免疫检查点抑制剂在乳腺癌治疗中的应用拉开了帷幕,多项临床研究在乳腺癌的不同亚型、不同阶段均取得了一定的结果,但是由于乳腺癌存在着明显的异质性,各大临床研究结果不尽相同,如何筛选出免疫检查点抑制剂的优势人群一直是临床医生关注的问题。目前研究较多且有一定研究结果的生物标志物包括 PD-L1 表达、TMB、TIL 和 MSI/dMMR。

一、PD-L1 的表达

PD-L1 的表达可以预测多种肿瘤使用 PD-1/PD-L1 单克隆抗体的疗效,如晚期非小细胞肺癌、尿路上皮癌、胃癌、食管癌、宫颈癌和头颈部鳞癌等,但迄今为止对于 PD-L1 的检测标准仍然没有统一。目前存在两大检测平台,分别是 Ventana BenchMark 医学检测平台和 Dako Link 48 医学检测平台,使用的抗体包括 22C3、28-8、SP263、SP142 以及 73-10 等。因此目前对于 PD-L1 的检测存在着不同药物对应不同的抗体和检测平台,不同的瘤种判读标准不一致,阳性表达的界值各不相同的问题。

在乳腺癌中,因 IMpassion130 研究在 2018 年首次公布 PFS 数据后,美国 FDA 在 2019 年 3 月 8 日快速审批通过了阿替利珠单抗联合白蛋白结合型紫杉醇作为一线治疗方案治疗 PD-L1 阳性 mTNBC;2019 年 3 月 11 日批准了基于 Ventana 医学平台使用 SP142 抗体检测免疫细胞 PD-L1 表达作为使用阿替利珠单抗联合白蛋白结合型紫杉醇的伴随诊断。PD-L1 阳性被定义为任何 PD-L1 染色强度的肿瘤浸润免疫细胞所占的肿瘤区域≥1%。肿瘤浸润免疫细胞是指淋巴细胞、巨噬细胞、浆细胞、树突状细胞和粒细胞,肿瘤区域是指肿瘤细胞及相关瘤内和瘤周间质所占的区域。

基于 KEYNOT-355 临床研究,2020 年 11 月 15

日美国 FDA 已加速审批帕博利珠单抗联合化学药物治疗肿瘤表达 PD-L1(CPS≥10)的局部复发不可手术切除或 mTNBC，而 22C3 抗体检测的 CPS 作为使用帕博利珠单抗联合化疗的伴随诊断。CPS 是指 PD-L1 阳性细胞(包括肿瘤细胞、淋巴细胞、巨噬细胞)占所有肿瘤细胞的百分比。不同研究中的 CPS 的界值略有不同，如在 mTNBC 二线、三线使用帕博利珠单抗单药对比医生选择的化疗方案时，即使是 CPS≥10 的患者也并不能够从帕博利珠单抗中获益。而在新辅助治疗中，基于 KEYNOTE-522 研究，2021 年 7 月 26 日美国 FDA 批准帕博利珠单抗联合化学药物治疗早期高危 TNBC，并未对 PD-L1 表达有要求。KEYNOTE-522 研究探索了新辅助治疗帕博利珠单抗联合化疗在 TNBC 患者的疗效并得到了阳性结果。该研究结果显示，不论患者 PD-L1 的 CPS 数值是多少，患者均可以从该方案中获益，即该治疗方案不仅可以提高患者的 pCR 率(63% *vs* 56%)，甚至可以提高患者的 EFS 率($P<0.001$)，且与 PD-L1 的 CPS 无关。

由于不同研究中使用的检测平台和抗体不一，因此存在由使用药物决定了伴随诊断的现象。有研究探索了不同 PD-L1 抗体在预测 IMpassion130 研究中阿替利珠单抗联合白蛋白结合型紫杉醇疗效的研究。该研究使用了 22C3(CPS≥1)、SP263[免疫细胞阳性比例(IC)≥1%]和 SP142(IC≥1%) 3 种抗体检测出 PD-L1 阳性率分别为 80.9%、74.9%和 46.4%。3 种抗体中，SP142(IC≥1%)检测出的 PD-L1 阳性患者人群中使用阿替利珠单抗联合白蛋白结合型紫杉醇的 *HR* 最低，提示 SP142(IC≥1%)具有更好的预测患者从阿替利珠单抗联合白蛋白结合型紫杉醇中获益的能力。即便如此，我们仍可看到部分 PD-L1 阴性的患者能够从 PD-1/PD-L1 单克隆抗体治疗中获益，而部分 PD-L1 阳性的患者对 PD-1/PD-L1 单克隆抗体耐药，提示鉴于目前的检测标准，PD-L1 阳性仅能筛选出那些更能够从免疫治疗中获益的人群，而不能排除 PD-L1 阴性人群采用免疫治疗。因此，除了 PD-L1 的检测外，我们仍然需要更多的生物标志物用于筛选优势人群。

二、肿瘤突变负荷

TMB 代表了肿瘤基因突变的数量，高肿瘤突变负荷的肿瘤具有更多的抗原，因此更容易被自身免疫系统识别，从而激活自身的免疫系统。有研究探索在 TMB-H 的恶性肿瘤中使用 PD-1/PD-L1 单克隆抗体的有效性，如恶性黑色素瘤、肺癌以及胃肠道肿瘤等。KEYNOTE-158 研究结果显示在 TMB-H (≥10 mutation/megabase)的恶性肿瘤中，单药帕博利珠单抗的有效率为 29%。2020 年 6 月美国 FDA 加速批准了帕博利珠单抗在 TMB-H 的实体瘤中的适应证，TMB-H 的检测是基于 FoundationOne CDx (F1CDx)试剂盒。TMB 在乳腺癌中的预测价值仍然值得商榷，虽然根据 KEYNOTE-158 结果，帕博利珠单抗治疗 TMB-H 的乳腺癌被写进了 NCCN 乳腺癌指南，但是事实上 KEYNOTE-158 研究中并未纳入乳腺癌的患者。有研究结果显示 TMB-H (≥10 nonsynonysmous mut/mb)的 TNBC 患者使用 PD-1/PD-L1 抑制剂有更长的 PFS(12.5 个月 *vs* 37 个月，$P<0.05$)，提示 TMB 也许可以作为免疫治疗的生物标志物，但乳腺癌中 TMB-H 的比例低至 5%。TAPUR 研究是一个Ⅱ期的篮子试验，主要研究目的是根据不同瘤种的基因突变为患者选择治疗方案，其中入组了 28 例转移性乳腺癌患者具有 TMB-H(9～37 mutations/megabase)，入组患者在后线接受 2 mg/kg 或 200 mg 帕博利珠单抗单药治疗的 ORR 为 21%，中位 PFS 为 10.6 周，中位 OS 为 30.6 周。该研究结果提示 TMB-H 也许可以成为筛选 PD-1/PD-L1 优势人群的生物标志物。但也有相反的研究结果。根据癌症基因组图谱(TCGA)数据库纳入 1 万多例实体瘤的研究分析并未证实 TMB-H 可以作为 PD-1/PD-L1 抑制剂的预测指标。该研究中的 TNBC 亚组结果显示，在 TMB-H 亚组有效率为 0(0/10)，而 TMB-L 亚组的有效率为 20.5%(8/39)。因此，基于目前的研究结果，单独使用 TMB 来预测乳腺癌患者使用 PD-1/PD-L1 抑制剂的疗效仍然需要进一步探索，后续的研究方向应该集中在联合 TMB 与其他免疫治疗的生物标志物，从而更好地预测疗效。

三、肿瘤浸润淋巴细胞

TIL 是预测免疫治疗效果的一个重要的生物标志物，它是指肿瘤边界以内所有的单核细胞，包括淋巴细胞和浆细胞，不包括多形核白细胞(粒细胞等)和巨噬细胞等。TIL 可以分为两大类，即肿瘤内部 TIL(intratumoral TIL，iTIL)和肿瘤间质 TIL (stromal TIL，sTIL)。前者是指癌巢内部浸润性的单核细胞,与肿瘤细胞直接接触;后者是指肿瘤间质浸润的单核细胞,与肿瘤细胞不直接接触。在乳腺癌的不同分子亚型中,TNBC 具有更高水平的 TIL。既往研究结果显示,TIL 在乳腺癌中具有预测疗效及患者预后的价值。BIG 02-98 回顾性研究发现,在淋巴结阳性的 TNBC 中,TIL 数目增多与良好的预后相关。TIL 还与 TNBC 新辅助治疗的 pCR 相关。在免疫治疗中,部分研究结果显示 TIL 可以预测免疫治疗的效果。KEYNOTE-086 和 KEYNOTE-119 研究结果显示,TIL 数目增多的 TNBC 具有更高的 ORR 或具有更好的临床获益。但是单独使用 TIL 筛选 PD-1/PD-L1 的优势人群并不可行。IMpassion130 研究中 TIL 阳性的患者需要同时 PD-L1 阳性才能够从阿替利珠单抗联合白蛋白结合型紫杉醇治疗中获益,提示 TIL 在免疫治疗中的预测价值仍需要进一步进行探索。

四、微卫星不稳定/错配修复缺失

DNA 的错配修复(MMR)系统对于维持基因组稳定性具有重要的作用,它可以分为两大类,即 dMMR 和错配修复正常(proficiency of MMR, pMMR)。MMR 相关基因的缺失,如 *MLH1*、*MSH2*、*MSH6* 和 *PMS2* 等,会导致 MMR 系统异常,引起 DNA 复制过程中错配的累积,导致 MSI 的发生。既往研究显示,具有 dMMR 和 MSI 的肿瘤更能够从免疫检查点抑制剂治疗中获益。因此在 2017 年 5 月美国 FDA 加速批准了帕博利珠单抗治疗伴有 MSI-H 的无法手术或转移性实体瘤。目前帕博利珠单抗单药治疗具有 MSI-H/dMMR 的复发及转移性乳腺癌已被写入指南,但是在乳腺癌中 MSI-H/dMMR 的发生率低,仅有小于 2%的患者伴有 MSI-H/dMMR,甚至临床研究中纳入乳腺癌的例数非常有限。2021 年 6 月美国临床肿瘤学会(ASCO)大会公布了 GARNET 研究,该研究是一项Ⅰ期临床研究,其中 1 例乳腺癌患者接受多塔利单抗治疗后获得完全缓解。目前检测 MSI 状态的方法包括二代测序(NGS)、聚合酶链反应(PCR)及免疫组织化学(IHC),但是乳腺癌中 MSI-H 的仅有少部分患者出现 *MMR* 基因缺失,因此在乳腺癌中是否可以将 MSI-H/dMMR 作为免疫检查点抑制剂的生物标志物仍然不明确。

五、三阴性乳腺癌的复旦分型

复旦大学附属肿瘤医院对 465 例 TNBC 进行了多组学分析,将 TMBC 分为 4 个亚型,分别是基底样免疫抑制型(BLIS)、免疫调节型(IM)、管腔雄激素受体型(LAR)和间充质型(Mes)。在 4 种不同的分子分型中,IM 亚型预后最好,并且对免疫治疗有效。随后,复旦大学附属肿瘤医院使用 IHC 指标,如 AR、CD8、FOXC1 和 DCLK1,对 210 例 TNBC 进行分子分型的检测,配对 RNA 测序和 IHC 分析,并进行了验证,结果显示基于 IHC 的分子分型与基于基因检测的分子分型一致率为 76.7%。其中,AR 阴性和 CD8 阳性则被定义为 IM 亚型。FUTURE 是进一步探索基于 IHC 和基因检测的 TNBC 分子分型的篮子试验,其中 IM 亚型 TMBC 患者接受白蛋白结合型紫杉醇联合免疫检查点抑制剂的 ORR 高达 52.6%,并且中位 CD8 评分高的患者更能够从该方案中获益,提示 CD8 可能是预测免疫治疗效果的潜在指标。

第三节　免疫检查点抑制剂的疗效评估

随着免疫检查点抑制剂逐渐进入到各类恶性肿瘤的治疗中并逐渐成为标准治疗用药,其抗肿瘤作用机制也逐渐被了解。与传统的抗肿瘤治疗直接攻击肿瘤细胞本身不同,免疫检查点抑制剂的抗肿瘤作用机制在于克服肿瘤细胞导致的免疫抑制,激活机体本身的免疫系统去攻击或杀伤肿瘤细胞。正是由于这样的作用机制,免疫检查点抑制剂导致的肿瘤退缩模式与传统的抗肿瘤治疗退缩模式不同,如假性进展、超进展、长期治疗有效,甚至停药后肿瘤持续退缩等。既往研究结果显示,免疫治疗的效果显现具有延迟性,甚至需要在免疫检查点抑制剂开始治疗 3 个月后才能看到肿瘤的退缩。因此,既往对于实体瘤的疗效评估系统,如 RECIST1.1 标准就不再适用于这些非典型的疗效反应。RECIST 工作组为了满足临床免疫治疗效果评估的需要,在 2017 年颁布了适用于免疫治疗疗效评估的标准,即

iRECIST 标准。

一、免疫检查点抑制剂治疗后的假性进展

假性进展的定义目前在国际上并没有统一的标准，一般是指肿瘤在经过免疫治疗后在影像学评估上表现出体积增大或新病灶出现或两者并存的现象，但患者的临床症状并未出现恶化，在继续治疗后该增大的病灶或新病灶出现退缩甚至消失，其本质上并非是肿瘤细胞增多所致，经穿刺活检可被证实多为淋巴细胞等炎症细胞浸润或坏死灶。假性进展可以发生在疗效评估的早期，比如在免疫检查点抑制剂治疗的前 12 周，也可以发生在疗效评估的晚期，即在免疫检查点抑制剂治疗的 12 周之后，但以前者更为常见。假性进展的发生率在不同瘤种中的报道略有不同，一般均小于 10%。假性进展的发生率在恶性黑色素瘤中为 4.6%～9.3%，非小细胞肺癌为 1.6%～6.9%，肾恶性肿瘤为 4.9%～7.1%；在尿路上皮癌和头颈部鳞癌中的发生率略低，分别为 1.6%和 1.3%。与经典的肿瘤退缩模式相比，假性进展患者的预后更差，但仍然好于真正进展的患者。回顾性分析 542 例非小细胞肺癌患者接受纳武单抗治疗中的假性进展、真正进展以及有效患者的预后发现，假性进展和有效患者的中位 PFS 时间均为 7.3 个月，假性进展和真正进展患者的中位 OS 为 6.4 个月，未见明显差异。

如何鉴别假性进展和真正的进展一直困扰着临床医生，因为判断进展的本质是确立下一步治疗策略的关键。一些回顾性研究探索了 PET/CT 作为鉴别假性进展和真正进展的手段，如真正的进展病灶对示踪剂的摄取更高。除此之外，还有针对免疫细胞受体的示踪剂(如针对 CTLA-4、PD-1、PD-L1 或者 CD3)的影像学技术鉴别出对免疫检查点抑制有反应的患者。液态活检也可为鉴别诊断提供一定线索，假性进展的患者会出现 ctDNA 水平的下降。但是以上研究均为小样本回顾性研究或基础探索研究，这些技术成为标准进入临床应用仍然需要更多的研究证实。

由于免疫检查点抑制剂治疗存在假性进展的可能性，因此 RECIST 工作组对疗效评估标准进行了修订，在 2017 年公布了免疫治疗的 RECIST 标准(iRECIST)。该标准仍旧维持了 RECIST1.1 标准对于靶病灶、非靶病灶、可测量病灶、不可测量病灶、完全缓解、部分缓解、疾病稳定的定义，同时对于淋巴结的测量、计算最长径之和、对于完全缓解和部分缓解的后续确认的方法维持不变。新增或者修订的内容主要集中在对于疾病进展或者出现新病灶后处理、对于疾病进展的确认、记录对疾病进展未确认的原因以及患者的临床状态。根据 iRECIST 标准，首次出现疾病进展应被定义为未经免疫学确认的疾病进展(immune unconfirmed progressive disease, iUPD)，此时可以根据患者的临床状态继续进行免疫检查点抑制剂治疗。在 4～8 周后再次进行影像学评估时被确认为疾病进展应被记录为经免疫学确认的疾病进展(immune confirmed progressive disease, iCPD)。该疗效评估标准更贴近免疫治疗的疗效特征，可避免过早终止治疗，以使更多患者可以从免疫治疗中获益。但是由于假性进展的发生率低，对于根据 RECIST1.1 标准首次判断为疾病进展的患者，应充分评估患者对免疫检查点抑制剂的耐受性以及临床状态，与患者充分沟通后再决定是否继续接受免疫检查点抑制剂治疗。

二、免疫检查点抑制剂治疗后的超进展

与假性进展类似，迄今为止，免疫检查点抑制剂的超进展(hyperprogression, HP)定义仍未统一，它的本质是患者使用免疫检查点抑制剂后肿瘤出现了加速进展。在不同的临床研究中，超进展的定义不同，一般是基于基线时肿瘤的增长速度与免疫治疗后肿瘤的增长速度比值计算。常用的超进展术语有肿瘤生长动力学(tumour growth kinetics, TGK)、肿瘤生长率(tumor growth rate, TGR)和治疗失败时间(TTF)。TGK 被定义为根据 RECIST 1.1 标准每月靶病灶最长直径之和(sum of the longest diameter, SLD)的变化。TGR 被定义为根据 RECIST 1.1 标准每月靶病灶体积总和的经校正后对数变化。若 TGK 或 TGR≥2，或一些临床研究中定义为≥1.5，则被认为出现了超进展。有些研究沿用了根据 TTF 定义的超进展，即 TTF<2 个月则被认为出现了超进展。

由于超进展的定义不同，因此超进展的发生率在各个临床研究中报道不一，不同的恶性肿瘤间的异质性也导致其发生率有所不同。一些研究提示超进展的发生率<10%，但仍有一些研究报道超进展的发生率甚至超过 25%。在一项回顾性分析中提

示，非小细胞肺癌患者使用 PD-1/PD-L1 抑制剂的超进展发生率高于使用化疗的患者(14% *vs* 5%)，且发生超进展的患者预后最差。使用免疫检查点抑制剂治疗前利用生物标志物预测超进展的可能性目前正在探索中，暂未进入临床实践。有研究显示高龄(年龄＞65 岁)、性别(女性)、转移部位(＞2 个部位转移灶)、*EGFR* 突变等基因异常的患者更容易发生超进展。对于头颈部鳞状细胞癌，有研究显示既往放疗的局部复发部位超进展的发生率高达 39%。

目前对于超进展的发生机制尚不明确。有基础研究结果提示在非小细胞肺癌中，免疫检查点抑制剂可以触发具有特定免疫表型的成簇上皮样巨噬细胞，并发生信号级联反应，促进肿瘤细胞功能重编辑，使其更具有侵袭性，从而导致超进展发生。在胃肠道肿瘤中，活跃增殖的 PD-1 阳性 Tr 细胞可以预测超进展的发生。另外，免疫逃逸可能也参与超进展的过程。在乳腺癌中，免疫检查点抑制剂联合其他作用机制的抗肿瘤治疗，如化学治疗，也许可以部分降低超进展的发生率。

第四节　免疫检查点抑制剂的不良反应管理

虽然免疫治疗具有广阔的发展前景，但其引起的免疫失调可导致机体出现类似于自身免疫性疾病的不良反应，称免疫相关不良事件(immune-related adverse event, irAE)。这种不良事件与以往化疗相关的不良事件不同，可累及全身各个系统，包括皮肤、胃肠和内分泌等系统。irAE 的发生率与使用的免疫药物、使用药物的时长及剂量、患者基线是否伴有高危因素均有关。irAE 可以发生在免疫检查点抑制剂治疗的任何时间。PD-1/PD-L1 抑制剂的 irAE 发生率低于 CTLA-4 抑制剂，多种免疫治疗联合方案的 irAE 发生率最高，并且发生的时间更早，持续时间更长。irAE 一般根据不良事件通用术语标准(common terminology criteria for adverse events, CTCAE)进行分级，1～2 级通常较轻，而 3～4 级可能需要住院治疗。irAE 通常可被有效控制，并不影响免疫检查点抑制剂的继续使用。严重或致死性的 irAE 发生率低，文献报道为 0.3%～1.3%。CTLA-4 抑制剂最常见的致死性 irAE 多为结肠炎，PD-1/PD-L1 抑制剂多为肺炎、肝炎或神经系统毒性，CTLA-4 和 PD-1/PD-L1 联合时最常见的致死性 irAE 多为结肠炎或心肌炎。它们一般发生在使用免疫检查点抑制剂的早期并且进展迅速。irAE 的发生机制尚不清楚，可能与活化的 T 细胞攻击正常组织、自身抗体水平升高、炎症细胞因子增加和 CTLA-4 异位表达引起抗体依赖性细胞介导的细胞毒作用有关。

目前指导 irAE 诊治的指南包括国际指南如 NCCN 指南、ESMO 指南、ASCO 指南和癌症免疫治疗学会(Society for Immunotherapy of Cancer, SITC)指南，国内指南如中国临床肿瘤学会(CSCO)指南等，对于临床诊治非常重要。各指南间的诊治原则类似，部分存在细微差别。建议 1～2 级 irAE 暂停用药，观察或对症处理；3～4 级 irAE 需要开始使用皮质类固醇激素治疗，推荐在观察到起始剂量(每日 1～2 mg/kg)激素起效后(48～72 h)，继续维持原剂量使用至 7～14 d，随后开始逐步减量，控制整体疗程在 6～8 周。一般不超过 12 周。足量激素治疗时间建议最长不超过 3 周。大多数 irAE 可以通过暂停给药±皮质类固醇激素治疗得以控制并逆转。对于严重的 irAE、激素抵抗或者激素治疗无效的 irAE，应该尽早进行多学科综合治疗，并对 irAE 涉及的器官进行穿刺活检，明确浸润的免疫细胞类型以便能够选择针对关键炎症介质的新型免疫抑制剂。如穿刺活检标本中存在大量的 T 细胞，则可以选择 IL-6 单克隆抗体，如托珠单抗；若以单核细胞或中性粒细胞为主，则可以选择 TNF-α 抑制剂，如英夫利昔单抗；若以 B 细胞和/或浆细胞为主，则可以选择针对 B 细胞的治疗，如利妥昔单抗。

既往对发生 irAE 是否可以再次使用免疫检查点抑制剂一直存在争议，总体上应根据既往发生 irAE 的严重程度及患者获益综合判断。若既往发生严重的 irAE(3～4 级)，甚至危及生命，则不考虑再次使用。若既往发生的 irAE 仅为轻度且可逆(1～2 级)，则在 irAE 恢复至 1 级或基线水平后可考虑再次使用。若既往使用免疫检查点抑制剂患者的最佳疗效已经达到了 PR 或者 CR，一般不建议再次使用，以免再次发生 irAE。不同脏器系统发生

irAE后的再次使用原则略有不同，医生需要根据当地的相关指南进行诊治，如发生任意级别的免疫治疗相关的吉兰-巴雷综合征或横断性脊髓炎或2～4级的心肌炎或神经性脑炎均需要永久性停用免疫治疗。而内分泌系统的irAE，如甲状腺功能亢进或减退，一般在使用激素替代治疗或症状消失后，即可再次使用。再次使用前，需要充分评估患者的临床状态，并与患者充分沟通可能存在的风险与获益。若再次开始使用免疫检查点抑制剂，需要密切监测不良事件。再次使用免疫检查点抑制剂后如果又发生irAE，一般建议永久性停用该类免疫检查点抑制剂。

第五节　乳腺癌免疫治疗的展望

免疫检查点抑制剂可以通过调节肿瘤微环境以及激活免疫系统而达到治疗肿瘤、改善患者预后的目的。免疫检查点抑制剂在乳腺癌特别是TNBC治疗中崭露头角，目前在乳腺癌的新辅助治疗、晚期治疗中均有PD-1/PD-L1抑制剂获批。但是这一新兴的抗肿瘤治疗方法仍然面临着诸多问题，包括如何筛选出PD-1/PD-L1抑制剂的优势人群，PD-1/PD-L1抑制剂联合的最佳化疗搭档是什么，PD-1/PD-L1抑制剂的疗效评估，PD-1/PD-L1抑制剂在其他亚型乳腺中的价值等。除免疫检查点抑制剂外，其他针对乳腺癌的免疫治疗还包括个体化多肽疫苗(personalized peptide vaccine，PPV)、癌-睾丸抗原(CTA)、新抗原疫苗、RNA疫苗和嵌合抗原受体T细胞(CAR-T)等。部分免疫治疗方法已经在乳腺癌治疗中初现疗效，如PPV在79例复发及转移性乳腺癌患者中观察到1例CR和1例PR，中位PFS为7.5个月，中位OS为11.1个月。针对HER2的多肽疫苗AE37 5年无病生存率明显优于对照组(77.7% *vs* 49.0%；$P>0.05$)[58]。部分免疫治疗试验仍处于临床研究阶段，暂未公布结果，如探索新抗原疫苗联合紫杉醇、度伐利尤单抗在mTNBC中的疗效和安全性，主要研究终点为PFS，次要研究终点为安全性、ORR和OS。部分免疫治疗方法已经在其他瘤种中获批适应证，如靶向CD19的CAR-T治疗B细胞急性淋巴细胞白血病的儿童和年轻成人患者。因此，未来随着临床试验结果的不断公布，免疫治疗的适应证以及联合用药将会进一步扩大，乳腺癌患者的治疗选择会更加多样。

(李　婷　张　剑)

参考文献

[1] ADAMS S, LOI S, TOPPMEYER D, et al. Pembrolizumab monotherapy for previously untreated, PD-L1-positive, metastatic triple-negative breast cancer: cohort B of the phase II KEYNOTE-086 study[J]. Ann Oncol, 2019,30(3):405-411.

[2] ALVA A S, MANGAT P K, GARRETT-MAYER E, et al. Pembrolizumab in patients with metastatic breast cancer with high tumor mutational burden: results from the targeted agent and profiling utilization registry (TAPUR) study[J]. J Clin Oncol, 2021,39(22):2443-2451.

[3] BACHELOT T, FILLERON T, BIECHE I, et al. Durvalumab compared to maintenance chemotherapy in metastatic breast cancer: the randomized phase II SAFIR02-BREAST IMMUNO trial[J]. Nat Med, 2021,27(11):250-255.

[4] BARROSO-SOUSA R, JAIN E, COHEN O, et al. Prevalence and mutational determinants of high tumor mutation burden in breast cancer[J]. Ann Oncol, 2020,31(3):387-394.

[5] BARROSO-SOUSA R, KEENAN T E, PERNAS S, et al. Tumor mutational burden and PTEN alterations as molecular correlates of response to PD-1/L1 blockade in metastatic triple-negative breast cancer[J]. Clin Cancer Res, 2020,26(11):2565-2572.

[6] BENSCH F, LAMBERTS L E, SMEENK M M, et al. (89)Zr-lumretuzumab PET imaging before and during HER3 antibody lumretuzumab treatment in patients with solid tumors. Clin Cancer Res, 2017, 23(20):6128-6137.

[7] BRUFSKY A, KIM S B, ZVIRBULE Ž, et al. A phase Ⅱ randomized trial of cobimetinib plus chemotherapy, with or without atezolizumab, as

first-line treatment for patients with locally advanced or metastatic triple-negative breast cancer (COLET): primary analysis[J]. Ann Oncol, 2021,32(8):652-660.

[8] CHAMPIAT S, DERCLE L, AMMARI S, MASSARD C, HOLLEBECQUE A, POSTEL-VINAY S, et al. Hyperprogressive disease is a new pattern of progression in cancer patients treated by Anti-PD-1/PD-L1[J]. Clin Cancer Res, 2017, 23 (8):1920-1928.

[9] CORTES J, CESCON D W, RUGO H S, et al. Pembrolizumab plus chemotherapy versus placebo plus chemotherapy for previously untreated locally recurrent inoperable or metastatic triple-negative breast cancer (KEYNOTE-355): a randomised, placebo-controlled, double-blind, phase 3 clinical trial[J]. Lancet (London, England), 2020, 396 (10265):1817-1828.

[10] DENKERT C, VON MINCKWITZ G, BRASE J C, et al. Tumor-infiltrating lymphocytes and response to neoadjuvant chemotherapy with or without carboplatin in human epidermal growth factor receptor 2-positive and triple-negative primary breast cancers[J]. J Clin Oncol, 2015,33(7):983-991.

[11] DIRIX L Y, TAKACS I, JERUSALEM G, et al. Avelumab, an anti-PD-L1 antibody, in patients with locally advanced or metastatic breast cancer: a phase 1b JAVELIN Solid Tumor study[J]. Breast Cancer Res Treat, 2018,167(3):671-686.

[12] DOMCHEK S M, POSTEL-VINAY S, IM S A, et al. Olaparib and durvalumab in patients with germline BRCA-mutated metastatic breast cancer (MEDIOLA): an open-label, multicentre, phase 1/2, basket study[J]. Lancet Oncol, 2020, 21(9): 1155-1164.

[13] EMENS L A, CRUZ C, EDER J P, et al. Long-term clinical outcomes and biomarker analyses of atezolizumab therapy for patients with metastatic triple-negative breast cancer: a phase i study[J]. JAMA Oncol, 2019,5(1):74-82.

[14] FERRARA R, MEZQUITA L, TEXIER M, et al. Hyperprogressive disease in patients with advanced non-small cell lung cancer treated with PD-1/PD-L1 inhibitors or with single-agent chemotherapy[J]. JAMA Oncol, 2018,4(11):1543-1552.

[15] FUJIMOTO D, YOSHIOKA H, KATAOKA Y, et al. Pseudoprogression in previously treated patients with non-small cell lung cancer who received nivolumab monotherapy. J Thorac Oncol, 2019, 14 (3):468-474.

[16] HODI F S, HWU W J, KEFFORD R, et al. Evaluation of immune-related response criteria and RECIST v1. 1 in patients with advanced melanoma treated with pembrolizumab[J]. J Clin Oncol, 2016, 34(13):1510-1517.

[17] JIANG Y, LIU Y, XIAO Y, et al. Molecular subtyping and genomic profiling expand precision medicine in refractory metastatic triple-negative breast cancer: the FUTURE trial[J]. Cell Res, 2021,31(2):178-186.

[18] KAMADA T, TOGASHI Y, TAY C, et al. PD-1 (+) regulatory T cells amplified by PD-1 blockade promote hyperprogression of cancer[J]. PNAS, 2019,116(20):9999-10008.

[19] KANJANAPAN Y, DAY D, WANG L, et al. Hyperprogressive disease in early-phase immunotherapy trials: clinical predictors and association with immune-related toxicities[J]. Cancer, 2019,125(8): 1341-1349.

[20] LE D T, DURHAM J N, SMITH K N, et al. Mismatch repair deficiency predicts response of solid tumors to PD-1 blockade[J]. Science, 2017, 357 (6349):409-413.

[21] LE D T, KIM T W, VAN C E, et al. Phase Ⅱ open-label study of pembrolizumab in treatment-refractory, microsatellite instability-high/mismatch repair-deficient metastatic colorectal cancer: KEYNOTE-164[J]. J Clin Oncol, 2020, 38(1): 11-19.

[22] LE D T, URAM J N, WANG H, et al. PD-1 blockade in tumors with mismatch-repair Deficiency[J]. N Engl J Med, 2015,372(20):2509-2520.

[23] LEE J H, LONG G V, BOYD S, et al. Circulating tumour DNA predicts response to anti-PD1 antibodies in metastatic melanoma[J]. Ann Oncol, 2017,28 (5):1130-1136.

[24] LO RUSSO G, MORO M, SOMMARIVA M, et al. Antibody-Fc/FcR interaction on macrophages as a mechanism for hyperprogressive disease in non-small cell lung cancer subsequent to PD-1/PD-L1 blockade [J]. Clin Cancer Res, 2019,25(3):989-999.

[25] LOI S, GIOBBIE-HURDER A, GOMBOS A, et al. Pembrolizumab plus trastuzumab in trastuzumab-resistant, advanced, HER2-positive breast cancer (PANACEA): a single-arm, multicentre, phase 1b-2 trial[J]. Lancet Oncol, 2019,20(3):371-382.

[26] LOI S, SIRTAINE N, PIETTE F, et al. Prognostic and predictive value of tumor-infiltrating lymphocytes in a phase III randomized adjuvant breast cancer trial in node-positive breast cancer comparing the addition of docetaxel to doxorubicin with doxorubicin-based chemotherapy: BIG 02-98. Journal of clinical

oncology, 2013,31:860 - 867.

[27] LOIBL S, UNTCH M, BURCHARDI N, et al. A randomised phase II study investigating durvalumab in addition to an anthracycline taxane-based neoadjuvant therapy in early triple-negative breast cancer: clinical results and biomarker analysis of GeparNuevo study[J]. Ann Oncol, 2019, 30(8): 1279 - 1288.

[28] MARABELLE A, FAKIH M, LOPEZ J, et al. Association of tumour mutational burden with outcomes in patients with advanced solid tumours treated with pembrolizumab: prospective biomarker analysis of the multicohort, open-label, phase 2 KEYNOTE-158 study[J]. Lancet Oncol. 2020, 21(10):1353 - 1365.

[29] MARABELLE A, LE D T, ASCIERTO P A, et al. Efficacy of pembrolizumab in patients with noncolorectal high microsatellite instability/mismatch repair-deficient cancer: results from the phase II KEYNOTE-158 study[J]. J Clin Oncol, 2020,38(1):1 - 10.

[30] MCGRAIL D J, PILIÉ P G, RASHID N U, et al. High tumor mutation burden fails to predict immune checkpoint blockade response across all cancer types [J]. Ann Oncol, 2021,32(5):661 - 672.

[31] MILES D, GLIGOROV J, ANDRÉ F, et al. Primary results from IMpassion131, a double-blind, placebo-controlled, randomised phase III trial of first-line paclitaxel with or without atezolizumab for unresectable locally advanced/metastatic triple-negative breast cancer[J]. Ann Oncol, 2021,32(8): 994 - 1004.

[32] MITTENDORF E A, ARDAVANIS A, SYMANOWSKI J, et al. Primary analysis of a prospective, randomized, single-blinded phase II trial evaluating the HER2 peptide AE37 vaccine in breast cancer patients to prevent recurrence. Ann Oncol, 2016, 27(7):1241 - 1248.

[33] MITTENDORF E A, ZHANG H, BARRIOS C H, et al. Neoadjuvant atezolizumab in combination with sequential nab-paclitaxel and anthracycline-based chemotherapy versus placebo and chemotherapy in patients with early-stage triple-negative breast cancer (IMpassion031): a randomised, double-blind, phase 3 trial[J]. Lancet (London, England), 2020, 396(10257):1090 - 1100.

[34] NANDA R, CHOW L Q, DEES E C, et al. Pembrolizumab in patients with advanced triple-negative breast cancer: phase Ib KEYNOTE-012 study[J]. J Clin Oncol, 2016,34(21):2460 - 2467.

[35] NANDA R, LIU M C, YAU C, et al. Effect of pembrolizumab plus neoadjuvant chemotherapy on pathologic complete response in women with early-stage breast cancer: an analysis of the ongoing phase 2 adaptively randomized I-SPY2 trial[J]. JAMA Oncol, 2020,6(5):676 - 684.

[36] POSTOW M A, SIDLOW R, HELLMANN M D. Immune-related adverse events associated with immune checkpoint blockade[J]. N Engl J Med., 2018,378(2):158 - 168.

[37] QUEIROLO P, SPAGNOLO F. Atypical responses in patients with advanced melanoma, lung cancer, renal-cell carcinoma and other solid tumors treated with anti-PD-1 drugs: A systematic review[J]. Cancer Treat Rev, 2017,59:71 - 78.

[38] RUGO H S, DELORD J P, IM S A, et al. Safety and antitumor activity of pembrolizumab in patients with estrogen receptor-positive/human epidermal growth factor receptor 2-negative advanced breast cancer[J]. Clin Cancer Res, 2018,24(12):2804 - 2811.

[39] RUGO H S, LOI S, ADAMS S, et al. PD-L1 Immunohistochemistry assay comparison in atezolizumab plus nab-paclitaxel-treated advanced triple-negative breast cancer[J]. Breast Cancer. J Natl Cancer Inst, 2021,113(12):1733 - 1743.

[40] SANTINI F C, RIZVI H, PLODKOWSKI A J, et al. Safety and efficacy of re-treating with immunotherapy after immune-related adverse events in patients with NSCLC[J]. Cancer Immunol Res, 2018, 6(9):1093 - 1099.

[41] SAÂDA-BOUZID E, DEFAUCHEUX C, KARABAJAKIAN A, et al. Hyperprogression during anti-PD-1/PD-L1 therapy in patients with recurrent and/or metastatic head and neck squamous cell carcinoma [J]. Ann Oncol, 2017,28(1):1605 - 1611.

[42] SCHMID P, ADAMS S, RUGO H S, et al. Atezolizumab and nab-paclitaxel in advanced triple-negative breast cancer[J]. N Engl J Med, 2018,379(22):2108 - 2121.

[43] SCHMID P, CORTES J, PUSZTAI L, et al. Pembrolizumab for early triple-negative breast cancer [J]. N Engl J Med, 2020,382(9):810 - 821.

[44] SCHMID P, RUGO H S, ADAMS S, et al. Atezolizumab plus nab-paclitaxel as first-line treatment for unresectable, locally advanced or metastatic triple-negative breast cancer (IMpassion130): updated efficacy results from a randomised, double-blind, placebo-controlled, phase 3 trial[J]. Lancet Oncol, 2020, 21(1):44 - 59.

[45] SCHMID P, SALGADO R, PARK Y H, et al. Pembrolizumab plus chemotherapy as neoadjuvant treatment of high-risk, early-stage triple-negative

breast cancer: results from the phase 1b open-label, multicohort KEYNOTE-173 study[J]. Ann Oncol, 2020,31(5):569 - 581.

[46] SEYMOUR L, BOGAERTS J, PERRONE A, et al. iRECIST: guidelines for response criteria for use in trials testing immunotherapeutics [J]. Lancet Oncol, 2017,18(3): e143 - e152.

[47] STANTON S E, ADAMS S, DISIS M L. Variation in the incidence and magnitude of tumor-infiltrating lymphocytes in breast cancer subtypes: a systematic review[J]. JAMA Oncol, 2016,2(10):1354 - 1360.

[48] TAKAHASHI R, TOH U, IWAKUMA N, et al. Feasibility study of personalized peptide vaccination for metastatic recurrent triple-negative breast cancer patients[J]. Breast Cancer Res, 2014,16(4):R70.

[49] TOLANEY S M, KALINSKY K, KAKLAMANI V G, et al. Eribulin plus pembrolizumab in patients with metastatic triple-Negative breast cancer (ENHANCE 1): a phase Ib/II study [J]. Clin Cancer Res, 2021,27(11):3061 - 3068.

[50] VINAYAK S, TOLANEY S M, SCHWARTZBERG L, et al. Open-label clinical trial of niraparib combined with pembrolizumab for treatment of advanced or metastatic triple-negative breast cancer [J]. JAMA Oncol., 2019,5(1):1132 - 1140.

[51] WANG D Y, SALEM J E, COHEN J V, et al. Fatal toxic effects associated with immune checkpoint inhibitors: a systematic review and meta-analysis [J]. JAMA Oncol, 2018,4(12):1721 - 1728.

[52] WEISS G J, BECK J, BRAUN D P, et al. Tumor cell-free DNA copy number instability predicts therapeutic response to immunotherapy [J]. Clin Cancer Res, 2017,23(17):5074 - 5081.

[53] WINER E P, LIPATOV O, IM S A, et al. Pembrolizumab versus investigator-choice chemotherapy for metastatic triple-negative breast cancer (KEYNOTE-119): a randomised, open-label, phase 3 trial [J]. Lancet Oncol, 2021,22(4):499 - 511.

[54] YUAN Y, LEE J S, YOST S E, et al. A Phase Ⅱ Clinical trial of pembrolizumab and enobosarm in patients with androgen receptor-positive metastatic triple-negative breast cancer[J]. Oncologist, 2021, 26(2):e99 - e217.

[55] ZHAO S, MA D, XIAO Y, et al. Molecular subtyping of triple-negative breast cancers by immunohistochemistry: molecular basis and clinical relevance[J]. Oncologist, 2020, 25 (10): e1481 - e1491.

第十二篇

患者的全程管理

第八十章

乳腺肿瘤的全程管理

在不断探索最佳医疗服务模式、深化医疗体制改革的今天，健康管理已经成为了一个民生话题。近年来提出的“互联网＋”计划为健康管理带来了新的思路。众多大型诊疗中心纷纷借助移动通讯工具，对医院层面的诊疗流程进行梳理，采取网上预约挂号、候诊与支付等措施，以缩短患者的候诊时间，优化各诊疗节点的中间环节。然而，真正可以触动医疗服务核心、体现医生服务价值、实现医患需求匹配的不会是这些流程上的便民措施，而是以医院为主导、以患者为中心的全方位全程、全周期、全人管理模式(简称全程管理模式)上的改革。

慢病、外伤、畸形、肿瘤、炎症等，不同的病种需要不同的管理模式。乳腺癌，作为女性最常见的恶性肿瘤，与其他诸多恶性肿瘤相比，存在着较大的差异。首先，早期乳腺癌的预后非常好，患者多可以长期生存，随之而来对于生活质量的要求也越来越高；其次，乳腺癌对多种治疗方式都有较好的反应性，包括手术、化疗、放疗、内分泌治疗以及靶向治疗等，因此临床路径的设计也尤为重要，需要各治疗模块间的高效衔接以及对于患者的充分教育；最后，乳房作为女性的第二性征，对于乳房肿瘤的处理，尤其是手术方式的选择，就需要考虑到患者的心理因素、家庭及社会因素。除此之外，医疗机构对于患者治疗后康复状态的长期随访也有强烈的需求，完善随访资料的单病种数据库是临床研究的基础，一旦患者出现复发转移事件，复发转移灶样本的获取也是转移机制及防治研究所必需的。因此，对于患者整个病程的管理就显得非常重要。

深化肿瘤单病种临床路径实施的同时，建立乳腺肿瘤全程管理模式，是目前诸多乳腺诊疗中心正在努力实现的目标。广义上讲，乳腺肿瘤的全程管理是指以健康人群与患者为中心，在健康宣教、筛查导诊、多学科综合治疗、康复随访等与乳腺肿瘤诊疗相关的全部环节中，匹配相应医疗资源、提供相应医疗服务，并针对患者的生理、心理及社会功能康复进行支持与干预的单病种管理模式。由于健康宣教、肿瘤筛查等诊前环节需要更多的社会资源协作，因此在本章中，我们仅以乳腺癌诊疗为主，讨论诊中与诊后环节的患者管理。

第一节　诊中环节的患者管理

一、合理的临床标准化操作流程

在临床上会有较多复杂但重复性较高的流程，建立符合医院、科室、治疗组实际情况的临床标准操作规程(standard operating procedure, SOP)，有助于缩短治疗组新进成员熟悉治疗组临床常规的学习曲线，规范操作流程，增加医疗安全性。

例如复旦大学附属肿瘤医院某临床治疗组的SOP，从患者入院时，到围手术期管理，到患者出院后等待病理学检查报告期间的管理都梳理成文(图80-1)，在依据患者个性化特征与需求制订治疗方案前明确标准化的临床操作细节，缩短患者入院后的待术时间，也增加了医疗安全性。

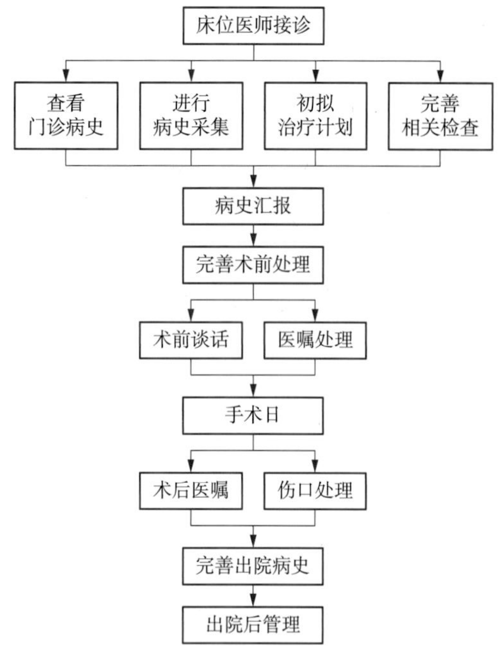

图 80-1 复旦大学附属肿瘤医院乳腺外科某治疗组标准操作规程框架

二、以人为核心的个体化综合治疗

乳腺癌全程管理，其本质还是在于将以技术为核心的治疗理念，转变为以患者为核心的管理理念，在乳腺癌诊疗临床路径的每一个节点(图 80-2)，明确患者的疾病治疗需求以及其他个体化的需求，提供相应的医疗服务。

对于一个患者，根据其临床表现，手术或新辅助治疗哪个更为合适？是否需要在术前进行充分的病理学检查，甚至等待免疫组化结果？患者是否有保乳或重建需求？后续可能需要接受怎样的辅助治疗？一期重建还是二期重建，自体或是植入物重建？患者是否有生育需求？患者的依从性如何，是否会影响到我们对于手术方式、辅助治疗以及随访的决策？当前有无合适的临床研究？是否需要留取科研样本，是否还需要进行多基因检测，其结果对于后续治疗与随访有无影响？患者是否加入科室患友会，是否有成为患者志愿者的意愿？经济条件是否会影响患者接受推荐治疗？适当的经济补助是否会改变患者对于治疗方案的选择？身心状态是否会影响到治疗的依从性？……这些问题，都是我们在对患者进行诊疗方案决策之前、在对患者进行诊疗的过程中，以及决定患者后续综合治疗与随访策略的时，需要考虑到的问题(图 80-3)。

除此之外，为了优化临床服务流程，节省医疗成本，目前已有一些基于信息科技的辅助工具应用于临床实践。这些辅助工具主要有两类：一类是基于医疗大数据，依据数据特征进行治疗决策制定的辅助决策工具，代表作有美国纽约纪念斯隆-凯特琳癌症中心(MSKCC)与 IBM 联合开发的辅助决策工具 Watson for Oncology；另一类是优化医疗服务流程，改善患者就诊体验的医疗服务工具，代表作有复旦大学附属肿瘤医院基于微信公众平台建立的线上医疗服务工具“妍康 e 随访”。旨在为医生提供决策的辅助工具理论上可以节省大量的医疗成本，但其实际的临床应用价值并未得到证实。例如 Watson for Oncology，尽管有报道其提供的决策方案与医生的决策有较高的一致性，但因自带的 MSKCC 标签

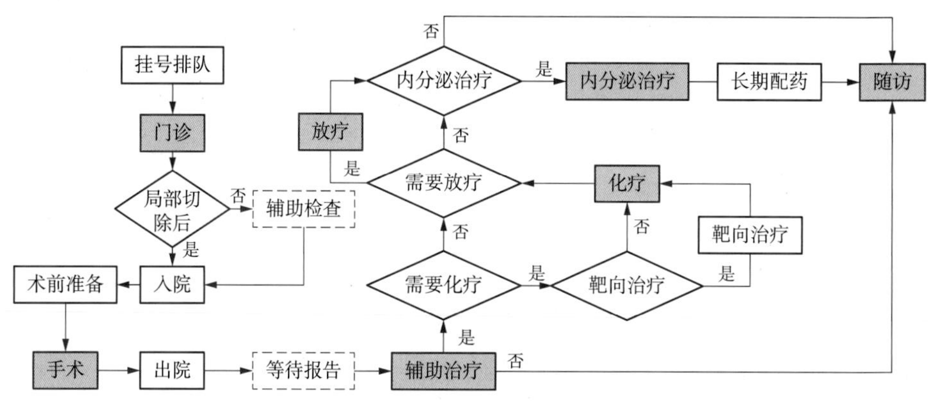

图 80-2 乳腺癌诊疗临床路径

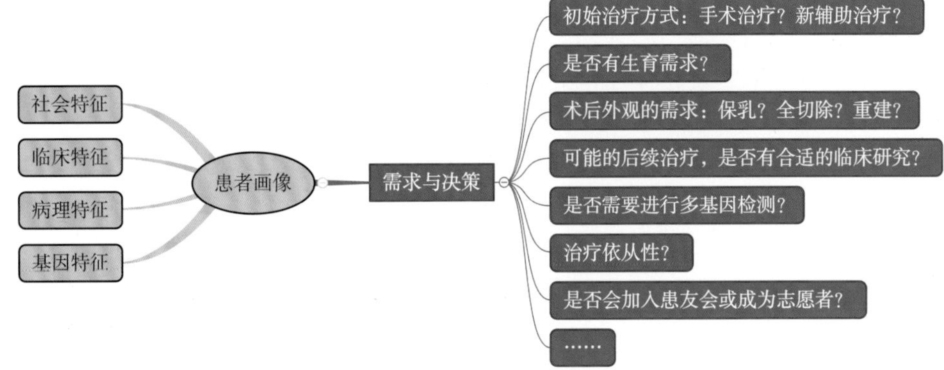

图 80-3　以患者需求为核心的诊中环节管理

使得其难以兼容与本土化，在大型乳腺癌诊疗中心的应用价值也相当有限。能够符合国内诊疗常规并且真正基于人工智能技术的辅助决策工具，还需要等待医疗大环境的孵育以及技术的进一步成熟。现阶段一些旨在优化医疗服务流程，改善患者就诊体验的医疗服务工具则成为刚需，例如复旦大学附属肿瘤医院乳腺外科所开通的微信公众平台“妍康e随访”与复旦大学附属肿瘤医院官方微信平台对接，基于此工具全面实现了预约就诊，一定程度上的按需分诊，同时延伸线上医疗服务，提高了患者的主动随访率（图 80-4）。尽管如此，此类工具的建立也受到一些因素的限制，例如科室成员的架构、科室患者的容量等，同时此类平台的建立也需要科室医生的高度参与及建议。

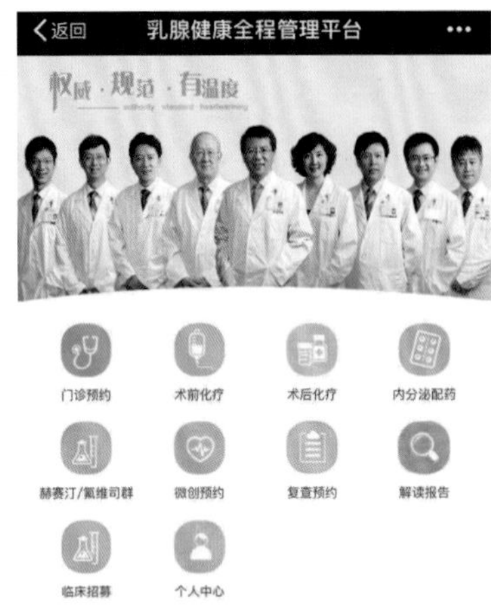

图 80-4　复旦大学附属肿瘤医院乳腺健康全程管理平台

第二节　诊后环节的患者管理

一、康复随访团队的建设

（一）康复随访团队建设的重要意义

乳腺肿瘤的密集治疗期仅仅是为期几个月的短暂阶段，而治疗后的康复随访可以长达数年甚至数十年，因此，康复随访期才是乳腺肿瘤诊疗过程中需要更长期专业关注的阶段。从另一个角度来说，乳腺癌多样化的综合治疗手段日新月异，乳腺癌康复随访的概念渗透在综合治疗的时时刻刻、方方面面，患者的生活质量也将由此得到保障；另一方面，如同大多数恶性肿瘤一样，对于乳腺癌患者来说，集中治疗期的结束并不意味着疾病的完全治愈，在后续的康复随访过程中可能出现疾病的复发和转移，规范化的康复随访可以最大程度地确保疾病变化的及时发现和及时诊疗；此外，乳腺癌患者的康复随访又有其单病种的特殊性，需要内分泌治疗患者的服药跨度可以长达十余年，这段康复期内的患者需要集中治疗期同样的医疗关注才能保证患者内分泌治疗的依从性和对不良反应的及时、正确的处理。因此,时至乳腺癌逐渐成为慢性疾病的今日,只有通过全方位、全周期的康复随访,使患者的健康状况得到良好的复查跟踪,才能确保乳腺癌患者真正意义上的全面康复。

所以建设好乳腺癌的康复随访专业团队,做好乳腺癌患者的康复随访工作,全程管理、全面关爱乳腺癌患者的意义重大。帮助患者发现处理康复随访期的问题,指导患者落实自我慢病管理的健康意识、自我慢病管理的知识手段,从而协助乳腺癌患者过好他们的“第二人生”。

(二)康复随访团队建设的组织架构

康复随访团队的建设应当是多学科、跨领域的共同合作网络。如前所述,乳腺癌的综合治疗手段是多元化的,手术、化疗、放疗、内分泌治疗、靶向治疗……而患者面临的身心考验可谓来势凶猛,每一项治疗手段的康复和后期的随访都需要全程的管理和关爱。因此,乳腺癌综合治疗团队、身心康复团队及预防随访团队的密切配合起着举足轻重的作用。

乳腺癌综合治疗团队的建设涉及乳腺癌密集综合治疗时期的化疗、放疗、内分泌治疗、靶向治疗等人员架构;身心康复团队的建设需要融合综合治疗团队尤其是手术治疗医护团队的力量和康复团队的力量共同实现,尤其是在功能康复及心理康复阶段的康复理疗师或技师及心理咨询师的介入;预防随访团队的建设需要整合大数据体系、统计、随访等公共卫生领域的专业技术和人才。上述各领域的大融合、大贯通才能真正实现乳腺癌康复随访团队的高效运作和目标达成。

(三)康复随访团队建设的目标、任务及工作内容

乳腺癌康复随访的重要性不言而喻,在乳腺癌慢病管理的过程中意义重大,旨在帮助乳腺癌患者尽快、顺利地从乳腺癌治疗的的毒性及不良反应中摆脱出来,建立起健康的身心状态,恢复到正常的生活、学习及社会角色中来,这也是全周期全人管理的重中之重。

乳腺癌康复领域的工作内容涵盖手术、放疗、化疗、靶向治疗、内分泌治疗等各个领域的康复指导,纵向来说,涉及到术前与术后、综合治疗前后、康复随访期内的各个时间段的康复。需要通过专业领域的指导,帮助患者尽快摆脱所接受治疗的毒性及不良反应,尽早回复到正常生活状态。

从生理层面来说,手术后的康复、全身治疗及放疗的毒性及不良反应均属康复的范畴;从心理层面来说,围术期的心理状态、全身治疗及放疗过程中的情绪影响、康复随访期的内心状态也都涵盖在康复的领域内。除此之外,非手术、放疗及药物治疗领域的乳腺癌相关问题,包括乳腺癌患者生育功能的保留、遗传咨询,运动、营养、膳食等非药物治疗,均在乳腺癌康复工作的范畴之内。

乳腺癌随访期的工作重点是不言而喻的——及时发现治疗的不良反应和疾病的复发与转移,并对乳腺癌的慢病周期进行管理。对于治疗毒性及不良反应或者合并症的及时发现和处理,有利于乳腺癌患者生活质量的最大程度改善;而长期生存期的随访复查有助于早期发现、早期诊断、早期治疗乳腺癌的复发与转移,并改善转移性乳腺癌患者的生存预后。

二、多元化的跨领域康复管理网络的搭建

乳腺癌之所以越来越多地被称为“慢性病”,是源于其综合治疗手段的日益成熟导致的生存期的不断延长。于是,乳腺癌患者治疗期及长期生存期间的生活质量受到了越来越广泛的重视。乳腺癌的伴随疾病成为早期乳腺癌患者慢病管理过程中的重大问题,有些伴随疾病甚至危及到患者的长期生存。乳腺癌伴随疾病是指非直接因乳腺癌所导致的,是由于乳腺癌患者年龄及内在微环境改变、生活方式改变及药物不良反应等多因素导致的疾病,该疾病与乳腺癌伴随或继发出现率大于30%,并且严重影响乳腺癌患者生活质量甚至威胁生命。乳腺癌康复随访期间对乳腺癌伴随疾病的评估和管理显得尤为重要。

乳腺癌约一半的患者是绝经后的中老年人群,在长期内分泌治疗期间,心血管事件的发生率显著高于非乳腺癌人群,因此降低康复随访期心血管疾病风险尤为重要。除此之外,早期乳腺癌患者在长期慢病管理中,还可能面临骨代谢异常、心理健康(焦虑、抑郁)等伴随疾病,这些伴随疾病同样亟待关注和管理。因此,建立多元化、跨领域的康复管理网络势在必行。可以通过“互联网+”平台的搭建,构建医院及科室间的病案交流平台及转诊绿色通道,最大程度地满足乳腺癌患者康复随访期的慢病管理需求,在乳腺癌全方位全程、全

周期全人管理理念的推动下，实现乳腺癌患者真正意义上的“全面康复”。

三、诊后环节的数据收集与事件监管

患者治疗后长期随访过程中的各种数据具有非常重要的临床与科研意义。如何有效地提高患者的随访率，也是诸多诊疗中心所关心的问题。例如在复旦大学附属肿瘤医院，对于乳腺外科治疗后的患者，会在患者全程管理手册中提示有规范的随访间期，并在康复旅程中登记随访期间的症状及量表填写，同时患者也可通过互联网医院平台预约具体的随访时间，预约后的患者可在预约当天完成几乎所有的随访检查项目，降低患者常规随访的经济和时间成本。对于异地不便来院进行随访检查的患者，可以通过该互联网医院及精准预约通道上传当地医院的随访检查结果，由乳腺外科主治医生以上级别的医生提供报告解读服务，延伸了线上医疗服务。这些举措，对患者而言增加了医疗服务温度，体现了科室对患者的人文关怀；对医生而言，则显著提高了患者随访率，有利于临床与基础研究的开展。

延伸医患关系，提高患者的主动随访，也有利于及时发现术后出现复发与转移的患者。对于这些首次出现复发与转移的患者，可以提供各种绿色通道，参加多学科病例讨论，给予患者最适合的治疗康复方案，或参加更合适的临床研究，实现对于患者更为完善的全程管理。

除此之外，也有研究者探索智能硬件在患者诊后环节中数据收集与事件监管的实用价值。复旦大学附属肿瘤医院肿瘤预防部的郑莹团队与专业技术团队合作，尝试建立基于智能手环和电子秤等智能健康管理工具的现代康复管理模式，通过实时采集乳腺癌患者体重、脂肪、基础代谢和睡眠质量、心率等指标，与平台系统中乳腺癌患者术后康复有关体征指标的监测模型进行智能匹配，根据需要协调医生及时干预指导。同时患者也可定期上传随访检查结果、药品服用不良反应等信息，对异常情况，智能硬件将提示所绑定的医生通过各种方式予以咨询解答，必要时根据情况需要安排就诊绿色通道，实现对于患者的数据收集与事件监管。

第三节　全程管理的意义

一、促进单病种多学科临床路径融合

目前的患者管理多是以技术模块形式拼接而成的，例如宣教环节，社交平台中的各种宣教信息虚实参半，而正规的大型诊疗中心也并未采取有效的规范化宣教措施；又如临床科研，往往各科室之间少有临床路径或学术上的沟通，较难实现跨学科跨专业、多学科综合协作的高质量临床研究；此外，患者在术后辅助治疗期间，也可能无法完全了解或理解对于自己整体的诊疗与随访的策略，往往手足无措。乳腺肿瘤全程管理模式为上述问题提供了很好的解决方案，例如科室的微信公众平台提供了权威的健康宣教与科普知识；门诊“按需预约”挂号功能也提供了最有效的“分诊”机制，始终为真正病情需要的患者保留专家号源，并且根据患者的病情匹配相应学科相应资质的医生提供专业服务；患者全程管理手册帮助患者了解多学科综合治疗与随访策略，并可通过科室微信平台轻松获得相应治疗阶段的医疗资源；对于发现的复发与转移患者，也可以第一时间进入多学科综合治疗协作组的讨论流程，促进了单病种多学科临床路径的融合，有利于单病种学科发展。

二、实现科室内部分级诊疗，优化资源配置

乳腺肿瘤全程管理模式的应用将患者“按就诊需求”进行分诊，利于科室内部医疗资源配置的优化。由住院医生承担科室患者筛查、随访、诊断等环节的任务，由主治医生承担诊断、治疗等环节的任务，而主诊医生则承担治疗、决策等环节的任务，实现各级医生价值与科室患者容受量的最大化。此外，科室内部分级诊疗机制的形成，也有利于跨区域分级诊疗模式的形成，为推动双向转诊等医改措施的实施奠定基础。

三、为精准医疗理念下的临床与基础研究加成

精准医疗是以个体化医疗为基础,随着基因组测序技术的快速进步以及生物信息与大数据科学的交叉应用而发展起来的一种新型医学概念与医疗模式,它的本质是通过医学前沿技术,对大样本人群与特定疾病进行生物标志物分析与鉴定、验证与应用,最终实现对疾病和特定患者进行个体化精准治疗。但这一理念得以实现的前提,是有足够高的临床随访率,以及足够多的可用于进行基础与转化型研究的临床样本,尤其是首次复发、转移患者的肿瘤样本。乳腺健康全程管理模式的实施显著提高了患者的随访率,利于单病种大数据的采集与结构化,同时也可以第一时间发现复发、转移病例,在为患者提供合理治疗的同时,也获得肿瘤样本,为精准医疗理念下的临床与基础研究加成。

(陈嘉健　汤立晨)

参考文献

[1] 陈嘉健,余科达,邵志敏,等. 基于病种的全流程信息引导医疗服务探索[J]. 中华医院管理杂志,2016,32(6):463-464.

[2] 孔令泉,吴凯南,果磊.《乳腺癌伴随疾病学》[M]. 北京:科学出版社,2019.

[3] MCDONALD E S, CLARK A S, TCHOU J, et al. Clinical diagnosis and management of breast cancer[J]. J Nucl Med, 2016,57(Suppl 1):9S-16S.

第十三篇

乳腺癌术后的护理、康复与随访

第八十一章

乳腺癌术后护理、生命质量及心理疏导

近年来得益于肿瘤生物学研究的深入和临床试验的广泛开展，多学科/跨学科的综合治疗模式已成趋势，乳腺癌诊疗水平不断提高。不言而喻，患者在延续生命的同时渴望着生命质量的提高。事实上乳腺癌患者大部分的辅助治疗是在出院后进行的，在此期间可能会面对许多康复相关问题，如术后并发症的预防和处理、术后的肢体功能康复、淋巴水肿的预防和治疗、饮食指导、放化疗和内分泌治疗以及靶向治疗中不良反应的应对和依从性的提高、担心疾病转移或复发、患病后的性生活和生育问题等。由于循证医学、精准医学的进步，治疗理念开始向人性化、个体化转变，关注乳腺癌患者身心社灵等各方面的困扰显得尤为重要。

随着社会及科学技术的突飞猛进，护理也进入了一个加速专业化发展的新阶段，许多发达国家如美国、英国、澳大利亚、日本等兴起了高级护理实践活动，使得护理专业的职能在广度和深度上都有了很大的拓展。随着乳腺癌全程管理模式/个案管理模式等的不断推广，乳腺癌专科护士（breast cancer nurse）也应运而生。乳腺癌的术后护理工作贯穿于整个治疗康复全过程，从患者被诊断为乳腺癌开始，乳腺癌专科护士即帮助患者制订综合康复计划，提供乳腺专科护理技术，解答患者在治疗、康复过程中遇到的各种问题，适时进行心理疏导，陪伴患者度过抗癌康复的全过程，以提高乳腺癌患者的治疗依从性和生命质量。

第一节　乳腺癌术后护理

乳腺癌的外科治疗方式主要有乳腺癌改良根治手术、根治术、扩大根治术、保乳手术、前哨淋巴结活检术、乳房重建术等。除外科治疗外，患者还会接受化疗、放疗、靶向治疗、内分泌治疗等综合治疗方式。科学的术后及综合治疗期间的护理对减少患者术后并发症、综合治疗期间的不良反应，提高乳腺癌患者生命质量起着至关重要的作用。

一、手术后护理

（一）常规手术术后护理

1. *病情观察*

（1）全麻术后予心电监护、吸氧，密切观察患者的体温、脉搏、呼吸、血压、血氧饱和度，至生命体征平稳。行乳腺癌扩大根治术的患者有损伤胸膜引起气胸的可能，术后应注意观察患者有无胸闷、呼吸困难等症状；一旦发现异常情况，及时报告医生协同处理。

（2）手术后 6～8 h 若不能自解小便，应予以导尿，避免患者过度用力，造成出血。腹直肌皮瓣转移、乳房重建术的患者适当延长保留导尿期，以减轻腹壁张力，促进伤口愈合。

2. *体位护理*

（1）全身麻醉患者术后，应予平卧位 6 h，头偏向一侧，以防患者因麻醉反应发生呕吐而引起误吸，将患肢平放在前胸，以减轻皮瓣张力，有效地防止皮下积液形成死腔。

（2）术后第 1 天即可鼓励患者下床活动，并告知患者卧床时采取半卧位，以利于术后伤口积血、积液引流，并使膈肌位置下降，便于患者有效咳嗽，以预防肺不张和肺部感染的发生。手术后应鼓励患者进行早期活动,预防下肢深静脉血栓的形成。

3. *伤口护理* 观察伤口有无渗血、渗液,注意保持敷料清洁干燥。乳腺癌手术后使用胸带加压包扎,加压包扎有利于创造良好的愈合环境,促进组织再生,避免皮下积血、积液、感染和皮瓣坏死的发生,对皮瓣的愈合至关重要。胸带包扎的松紧度要适中,以感觉不紧为宜。若胸带过松,不能有效地加压包扎,使渗液积于皮瓣下,皮瓣不能与胸壁牢固固定,可导致皮瓣下积血、积液和坏死的发生;若胸带过紧,不仅会压迫皮瓣,影响皮瓣的血液循环,导致缺血,还限制了呼吸,增加肺部并发症的发生率。要告知患者及家属手术后不可随意解开胸带,避免皮瓣移动。同时应注意观察患侧肢体远端的血液供应情况,若皮肤呈发绀色,伴皮温低,脉搏扪不清,提示腋部血管受压,应及时调整绷带松紧度,让患侧上肢血运恢复正常。若绷带或胸带松脱滑动应重新加压包扎,减少创腔积液,使皮瓣与胸壁紧贴,以利愈合。

4. *引流管护理*

(1) 乳腺癌根治术后因腋淋巴结清扫致大量淋巴管断离,淋巴液积聚于皮下,皮瓣剥离时的渗血亦可同时积聚在皮下,因此必须予以及时引流,即持续性的低负压吸引,压力为－40～－80 mmHg,压力过大易引起出血,压力过小则不能及时吸出积液,导致皮瓣飘浮、坏死,影响伤口愈合。应经常挤压引流管,保持引流管通畅。

(2) 24 h 内应每小时观察并记录一次引流液的色、质、量,同时观察引流管内有无血带形成,以便及早发现出血现象。通常手术后 24 h 内引流量为 300～400 mL,如果每小时血性引流液大于 100 mL 或呈鲜红色、质地黏稠伴有血带且大于 50 mL,则提示有活动性出血,应立即通知医生,并做好手术止血的准备工作。

(3) 目前临床上在手术后直接应用一次性负压吸引器或负压球连接引流管,方便了患者下床活动。应注意观察负压吸引器或负压球是否处于负压状态,若引流量大,应及时倾倒出引流液,以保证有效的引流。告知患者负压吸引器不能高于伤口,防止引流液倒流。

(4) 密切观察引流液情况,每日倾倒并正确记录。更换引流瓶时,需用血管钳夹闭引流管或反折导管,防止空气进入及引流液反流。引流管妥善固定,预留出一定的长度,利于患者翻身,避免引流管受压、扭曲、折叠和脱落。将负压引流瓶固定在病床下缘,不能高于伤口,防止引流液逆流。告知患者如果引流管脱出,不必慌张,应立即反折导管,按住胸部伤口,并及时通知护士。保持引流装置的有效负压,如若出现引流瓶漏气,及时通知医护人员。若术后出现引流装置漏气,必要时遵医嘱给予墙壁式负压吸引。

5. *疼痛护理* 术后疼痛影响患者的舒适度和睡眠质量。疼痛强度以轻至中度为主,疼痛部位以伤口、术侧上肢、腋下和腰背部为主,疼痛性质主要表现为酸胀痛。另外手术时如将臂丛表面的鞘膜或神经分支损伤,则可引起上肢相应部位的麻木。针对术后疼痛,护理要点有:

(1) 建立评估乳腺癌术后疼痛状况的常规机制,包括:①主观测定法,运用疼痛评估尺;②行为测定法,即通过对患者的行为举止如面部表情、身体姿势、肌紧张的观察评估疼痛的强度;③生理指标测定法。通过以上方法的综合运用,可及时、准确、动态地评估疼痛状况。

(2) 加强疼痛相关的教育,向患者说明何时及如何表达疼痛反应,包括疼痛强度、性质、持续时间和部位、促进/缓解因素等,并说明这些主诉将成为疼痛治疗的依据。

(3) 避免激发和加剧疼痛,创造安静的休养环境,调节光线,减少噪音,保持适宜的温湿度;向家属予以解释,减少术后亲朋好友的探视,提供患者安静的休养环境。

(4) 总结疼痛特点并采取针对性护理,动态观察患者疼痛情况,必要时遵医嘱给予止痛剂。

6. *患肢护理* 手术后即让患者抬高患侧上肢,并保持内收状态。接受腋淋巴结清扫的患者患侧肩下垫以小软枕,使患肢抬高 30°～40°角,手高于肘,肘高于心脏,以利于血液循环和淋巴回流,防止或减轻患肢水肿。应循序渐进地进行患肢功能锻炼,术后 24 h 即可开始活动腕关节;卧床期间练习伸指、握拳、屈腕、屈肘运动,之后逐步进行肢体功能锻炼。

7. *预防下肢深静脉血栓护理* 深静脉血栓形成是一种静脉内血凝块阻塞性疾病,是外科患者术后常见并发症之一,多发生于下肢。发生下肢静脉血栓可引起严重的并发症,包括肺动脉栓塞、脑梗死、心肌梗死。因此,要鼓励患者术后早期活动下肢。在床上时双下肢需做踝泵运动:患者取平卧位或半卧位,踝关节主动、用力、缓慢地将脚尖绷至最大限度,并保持 10 s;同样再反向将脚尖勾至最大限度,并保持 10 s,如此反复练习。术后 6 h 即可进行踝泵运动锻炼，同时可抬高床尾 20°～30°，以利静脉回流，减轻下肢肿胀。之后每天练习 4 次，分早、中、晚、睡前，每次 3～5 min。也可随时做踝泵运动。并鼓励患者尽早下床活动，活动量循序渐进（床边→病房内→病区走廊），活动以不感觉疲劳为度。

建议使用医用弹力袜预防下肢深静脉血栓形成。医用弹力袜借助专业的压力梯度设计，由脚踝处逐渐向上递减，通过收缩小腿肌肉，对血管腔加压，促使静脉血液回流心脏，防止下肢静脉淤血，确保下肢静脉血液的良好循环。穿着时注意袜跟对准脚跟，袜子平整，袜圈无卷起，不能拉的过紧，避免折皱。护士做好医用弹力袜的护理指导，三班观察双下肢皮肤情况及医用弹力袜穿着情况。告知患者如出现腿部肿胀、疼痛等不适，应及时告知护士，警惕发生下肢深静脉血栓。必要时遵医嘱化验 D-二聚体及行下肢动静脉 B 超检查，如发现血栓，可使用那屈肝素钙注射液进行皮下注射。如无好转，可就诊血管外科。

（二）前哨淋巴结活检术的护理

1. *心理护理*　向患者详细介绍前哨淋巴结是肿瘤淋巴引流的第 1 站淋巴结，前哨淋巴结是否转移对肿瘤的分期及治疗方法的选择和预后的估计都有重要作用，使患者明白前哨淋巴结活检的重要性和必要性。同时亦告知前哨淋巴结活检存在二次手术的可能，应做好相应准备。

2. *健康教育*

（1）向患者介绍核素的一般知识，说明活检注入的核素量少，实际上患者所接受的放射量仅为拍 X 线胸片的 1/400 左右。

（2）告知患者及家属由于术中注射的亚甲蓝（美蓝）经肾脏排泄为主，故术后尿液会呈蓝绿色，不必紧张。嘱患者多饮水以加速体内残留的核素通过肾脏排出体外，尿液及时用大量水冲净。

（3）宣教核素自我防护知识：告知患者及家属避免过于亲密的、较长时间的接触；注射核素后至手术后 1 d 尽量避免其他人探访，尤其是不准婴幼儿及孕妇进入病室。

（4）术中使用亚甲蓝作为示踪剂，亚甲蓝注射后部分患者可能会在乳晕旁下方局部形成硬结，1 周之后可恢复，不会对身体健康造成负面影响。

（三）乳房重建手术的护理

近年来，随着乳腺癌治疗水平的提高以及患者对生命质量要求的提高，要求重建乳房的患者日渐增多。乳房重建手术可以恢复女性完整的形体，缓解乳房缺失带来的心理压力，给患者以形体和心理的双重治疗。

乳房重建术后患者的生命体征观察、引流管护理及疼痛护理等与一般乳腺癌术后护理要求相差无几，对于自体组织乳房重建术的患者，需要特别注意的是术后的体位和皮瓣的观察。

1. *自体组织乳房重建手术的护理*

（1）体位护理：采用背阔肌肌皮瓣（LDMF）的患者应采取平卧位或健侧卧位，以避免皮瓣受压，第 2 天可取半卧位。采取横向腹直肌肌皮瓣（TRAM）和腹壁下动脉穿支皮瓣（DIEP）的患者应采取中凹位（床头及床尾各抬高 45°），以减轻腹部张力，有利于静脉回流，减轻局部肿胀。鼓励患者术后第 2 天下床活动，下床要求不能直立行走，以免腹部伤口过度牵拉，影响愈合。采取 TRAM 和 DIEP 的患者需长时间卧床，尾骶部可垫气圈或水枕以减轻局部受压，并密切观察尾骶部皮肤状况，防止发生压力性损伤。卧床期间进行下肢的被动运动和主动运动，必要时穿弹力袜，避免下肢深静脉血栓形成。

（2）移植皮瓣的观察：

1）LDMF：患者应尽量保持健侧卧位，同时需避免包扎过紧，以免压迫胸背血管引发的组织瓣缺血坏死。如发现乳房弹性差，压凹平复慢，无肌肉收缩，引流液呈陈旧性血性液时，需及时报告医生处理。

2）TRAM：TRAM 的血管蒂在剑突旁，应密切观察该处皮下有无血肿形成，需保持该处宽松，防止受压。密切观察皮瓣颜色，如皮瓣呈花斑样紫色或苍白，说明皮瓣有血运障碍。循环血容量不足是影响皮瓣血运的因素之一，术后 48 h 内应严密观察血压、脉搏及引流量的变化。一旦发生血压下降、脉搏加快或引流量突然增多，则提示可能有活动性出血，应及时通知医生处理。

3）DIEP：术后 24～72 h 是皮瓣出现循环危象的高峰期，应重点观察。术后 72 h 内每小时观察一次，术后第 4～5 天每 3 h 观察一次，术后第 6 天根据医嘱进行观察，如有异常及时报告医生处理。观察指标包括：

A. 皮瓣颜色：分为苍白、淡红、红润、暗红、紫红、紫 6 个等级。颜色偏紫为静脉回流不畅，偏白为动脉供血不足。

B. 皮瓣张力：分为低（皮瓣瘪陷、皮肤皱纹加深)、略低、正常、略高、高(皮纹变浅或消失)。皮瓣张力低为动脉供血不足,皮瓣张力高为静脉回流不畅。

C. 毛细血管充盈时间:以手指或玻璃棒轻压移植物皮肤,使之苍白,然后迅速移开手指或玻璃棒,正常者皮肤颜色 1～2 s 转为红润。如果充盈时间缩短提示静脉回流不畅;如果反应迟缓,时间超过 5 s,提示动脉栓塞的可能。

D. 皮瓣温度:用半导体体温计测量移植皮瓣的皮肤温度,并与近旁的健康皮肤的温度相对照。移植皮瓣 24～48 h 内温度略高于正常 1～1.5℃,48 h 后皮温正常或略低。如皮温低于正常皮肤 2～3℃,则提示可能存在血液循环障碍,皮瓣存活率低。

E. 血管搏动情况:采用触诊方法检查动脉搏动状况,也可用多普勒超声血流探测仪测定动脉血流情况。正常情况下用多普勒超声血流探测仪可听到动脉搏动有力,声音清晰且规则,静脉搏动声音较动脉低沉。

(3) 供区的护理:采用 LDMF 的患者由于术后早期胸背动、静脉是皮瓣唯一的血供来源,应注意避免压迫胸背动、静脉,可以将患侧臀部和肩背部垫高,使供区悬空。采用 TRAM 和 DIEP 的患者应注意腹部的加压包扎,使用时折迭腹带上缘,避免压迫到乳房下缘。保持屈膝屈髋的中凹位,减少腹部张力;避免剧烈咳嗽、用力排便增加腹压的动作,防止腹壁疝的形成。鼓励患者胸式深呼吸,有效咳嗽、咳痰,咳嗽时应用手按住腹部,必要时给予雾化吸入;告知患者多饮水,多吃蔬菜、水果等纤维素含量高的食物,避免便秘,必要时服用缓泻剂。腹部伤口加压包扎 3 个月。

(4) 重建乳房的护理:术后 1 周根据重建乳房切口的愈合情况,可指导患者进行乳房按摩,以乳头为中心,用指腹从近端向远端轻轻按摩重建乳房,促进血液循环,但要特别注意按摩的力度和方向。因皮瓣末梢循环差,擦洗时应注意水温,防止烫伤或冻伤。告知患者出院后要继续戴乳罩,避免皮瓣因重力作用下垂和固定缝线松脱;有意识地做两侧乳房运动,将双侧乳房向上托起,切不可上下反复揉搓,以免引起乳房下垂。

(5) 其他:行一期乳房重建的患者可适当延缓患肢功能锻炼的进度,术后 6 周内勿抬起 4.54 kg (10 lb)以上的重物。应用 TRAM 和 DIEP 的患者应在术后 3～6 个月内避免仰卧起坐等增加腹部张力的运动。

2. 植入物乳房重建手术的护理

(1) 扩张器患者护理:

1) 术前指导患者注意个人卫生,保持皮肤清洁干净,防止皮肤感染。术前 1 天指导患者洗澡、剪指甲,按手术范围做好皮肤准备工作。同时仔细地检查皮肤有无疖肿、毛囊炎等。提前告知患者在皮肤扩张期随着每次注水量的增加,扩张部位隆起,注水后还会有轻微皮肤胀痛,让患者有心理准备。

2) 术后应尽早注水扩张,拆线后 1 周即可开始。每次注水量应适当,不可使皮肤表面苍白,一旦发生,回抽 1～2 mL 即可缓解。每次注水约为扩张器容量的 10%。扩张时间需要 1～3 个月。扩张完毕后需稳定 1～2 周再行修复手术。治疗间隔可每周 1 次或 2 周 1 次。

3) 乳房皮肤扩张后,可能出现充血等反应,此为正常反应,一般在取出扩张器后能恢复正常。疼痛是扩张过程中常见的症状,一般在注射后 20～30 min 消失。每次注水后观察皮瓣皮肤表面循环半小时方可离开。

4) 随着皮肤软组织逐渐扩张,局部皮肤软组织的抵抗力和耐受力逐渐降低,指导患者注意保持局部皮肤清洁,不得抓挠扩张器表面的皮肤,勿穿着过小、过紧的衣物,紧贴扩张皮瓣表面的衣物应宽松柔软。同时注意避免局部持续受压、摩擦、碰撞及利器刺穿扩张器,避免到拥挤的公共场合活动,以防止外伤的发生。在整个扩张期间,指导患者睡觉时向健侧卧位,不要烫伤、晒伤皮瓣,防止蚊虫叮咬,不宜进行剧烈运动。患者需坚持患侧肢体锻炼,保持生活规律,避免发胖。

5) 经充分扩张后,乳房区皮肤已足够松弛时,可将扩张器置换为乳房假体。这种方法可避免因肌皮瓣转移后肌肉萎缩造成再造乳房体积缩水的情况,因而其再造效果应优于直接放置乳房假体手术。

(2) 假体患者护理:

1) 术后乳房可选用弹力绷带或弹力胸衣包扎,以确保假体有效地固定;不要随意松开敷料以防假体移位。

2) 假体置入手术后胸部通常会有疼痛及瘀肿的情形,其程度因手术方法、性质及个人体质的不同而异。疼痛一般会维持 2～3 d,可依医生的指示按时服药控制。瘀肿会在 1～2 周内消退。假体手术休息 2～3 d 后,日常活动普遍可恢复。手术后的第 5～7 天后便可如常上班工作。

3) 术后 1 周,在医护人员指导下可开始进行自我按摩乳房，要循序渐进，从轻到重，力度适宜、均匀，以乳头为中心，自外上向内下按摩，每日 2～3 次，每次 10～15 min，坚持 3 个月以上。

4）术后 2 周内应避免进行蒸气浴及游泳。1 个月内患侧上肢避免剧烈的的上举、提重物及扩胸等剧烈运动，以减轻胸大肌对假体向上的压力。

5）选择佩戴舒适的胸罩，承托乳房，防止其过度下垂。

3. *脂肪注射术后的护理*

（1）脂肪注射后观察要点：

1）渗液：脂肪注射术后当日易出现吸脂部位渗液，一般为淡红色，多为手术时注射进去的局麻药液。48 h 后渗出就不明显。术后第 1 天上午查看手术区的大致情况，将吸脂和脂肪注射部位更换新纱布，嘱患者穿着塑身弹力衣裤，便可出院。

2）瘀斑：脂肪注射术后吸脂部位和脂肪注射的乳房皮肤可能会出现大片瘀斑，但只要非进行性加重，都属正常现象，通常需要 3～4 周才能逐渐消退。

3）疼痛：手术后吸脂部位和脂肪注射的乳房会出现轻度疼痛，一般不需要止痛药。如患者疼痛严重，需通知医生进行处理。

（2）吸脂部位护理：

1）穿着弹力衣裤：脂肪抽吸术后在手术室便可由医护人员为患者在吸脂部位穿着弹力衣裤。注意保持衣裤平整，避免皮肤皱褶。穿着目的是要对吸脂部位进行均匀、有效的压迫，防止渗液。

2）根据吸脂部位的不同，衣裤的穿着要求不尽相同。对于大腿内侧吸脂而言，弹力裤的边缘要穿到大腿根部，否则易在大腿内侧出现勒痕，导致皮肤不平整。此外，对于任何部位的吸脂来说，一定要经常检查弹力衣裤是否随着活动而出现移位、皱缩，如发现异常应及时调整。护士需告知患者由于术后肿胀和弹力裤较紧的原因，大腿部位的吸脂有可能会出现术侧小腿和足背的水肿，可抬高下肢，2 周后可逐渐缓解。

（四）术后健康教育

手术是大多数患者的首次治疗，患者对乳腺癌的知识缺乏，所以患者教育在乳腺癌患者诊疗和康复过程中尤显重要。乳腺癌患者术后健康教育主要包括饮食指导、患肢保护及患肢功能锻炼等。

1. *饮食指导*　术后鼓励患者进食高蛋白、富含维生素及微量元素的食物，以加速伤口愈合。告知患者忌食含致癌物质的食品；忌食含有雌激素、生长激素的食物，例如蜂王浆、哈士蟆等；忌食高脂肪饮食，因高脂饮食后脂肪酸经芳香化可转化成雌激素。建议患者戒烟、禁酒，多食新鲜的蔬菜、水果，及含蛋白质丰富的食物，如鱼类、禽类、低脂奶类、全谷物类、植物油类，尽可能减少摄入红肉类、加工肉类及氢化油类。

目前尚无证据表明某一食品的饮食与乳腺癌的复发或转移相关。中医治疗药物中有十余味药为海产品如海藻、昆布、海带等，都有很好的软坚散结作用，其中海参有扶正（补元气、滋阴）、祛邪（软坚散结）的作用。

另外，大豆及豆制品含有的植物激素有对抗雌激素作用，大蒜、菌菇类食物有抗癌作用，乳腺癌患者可多选用。

2. *患肢的保护*　患肢保护主要适用于乳腺癌手术伴有腋淋巴结清扫的患者，其目的是预防围手术期患肢肿胀及告知患者从术后开始需终身预防患肢发生淋巴水肿。

行腋淋巴结清扫的患者，由于手术清扫了腋淋巴结，淋巴管被切断，使淋巴回流受阻，术后患肢易出现水肿，若处理不当，易引起淋巴管炎，使上肢肿胀加剧，不仅影响患肢功能，也容易使患者情绪紧张、低落，严重影响其生活质量。目前医护人员更关注于围手术期的治疗和护理以及术后的疗效，容易忽视淋巴水肿对患者身心损害的影响。再者，多数的淋巴水肿出现在术后 3 个月至 3 年内，患者已经出院，致使医护人员不容易评估淋巴水肿情况。而当患者因患肢肿胀明显而就医时，水肿状况可能已经比较严重，治疗通常比较棘手，故淋巴水肿重在预防。医护人员要从手术后就对淋巴水肿予以高度重视，对患者进行相应的宣教工作，这样多数患者的水肿是能够得到有效预防的。因此对于进行了腋淋巴结清扫的患者，应指导其进行患肢的保护，预防水肿的发生。

（1）告知患者术后早期发生（术后数周内）的水肿往往可以自行消退，但数月及数年后发生的水肿则往往为持续性或进行性发展，因此应在术后早期就重视患肢的保护。患肢的手腕可佩戴红绳以作为警示标识，在患者床头插患肢保护标识牌，告知患者从术后开始不断提醒自己患肢需终身保护，同时就诊时提醒医护人员尽量避免在患肢上进行医疗护理操作。

（2）预防感染：保持患侧皮肤清洁；不宜在患肢手臂进行有创性的操作，例如抽血、输液等；洗涤时戴宽松手套,避免长时间接触有刺激性的洗涤液;避免任何形式的皮肤损伤,如蚊虫叮咬、刀割伤、晒伤、烫伤、运动损伤等;衣着、佩戴首饰或手表时一定要宽松。告诫患者一旦患肢受伤,应立即消毒,必要时及时就诊,预防伤口感染。此外,夏天应预防蚊虫叮咬,避免抓破患肢皮肤。

(3) 避免高温环境:避免烫伤;患侧手臂不要热敷,沐浴时水温不要过高;避免强光照射和高温环境。

(4) 避免负重:避免提、拉、推过重的物品;避免从事重体力劳动或较剧烈的体育活动。避免给予患肢过紧的压力,如避免穿紧身衣,避免在患肢佩戴过紧的手饰,避免背较重的包,避免提重物及在患肢测量血压等。

(5) 其他:避免患肢长时间下垂及静止不动,应给予适当支持及抬高,以增加淋巴液的回流。如长时间走路或旅途时,可以将患侧手放入衣服口袋内,起到支撑作用。睡觉时尽量避免患肢受压。尽快恢复手臂功能;不要忽视轻微的手指、手背、上肢的肿胀;乘坐飞机或长途旅行时戴弹力袖套;在医生指导下进行适当的体育锻炼,避免过度疲劳。

(6) 告知患者术后开始做好淋巴水肿的自我管理:出现淋巴水肿的早期症状如患肢沉重、肿胀、麻木及紧绷感等异常感觉时,或已出现患侧臂围增粗,均应及时就诊淋巴水肿专科门诊。0 期淋巴水肿可通过抬高患肢、向心性按摩、徒手淋巴手法引流进行治疗,1 期淋巴水肿可通过佩戴压力手臂套,2 期及 3 期淋巴水肿需采用淋巴水肿综合消肿治疗法。如患肢淋巴水肿合并淋巴管炎、丹毒等应积极进行抗感染治疗。

3. *患肢功能锻炼* 作为人体内最灵活的肩关节的功能在整个上肢中占有重要地位,其功能丧失将导致大部分上肢功能的丧失。患肢功能锻炼对于恢复患者肩关节功能和消除水肿至关重要。护理人员应指导患者循序渐进地进行患肢的功能锻炼,并强调虽然患肢宜尽早开始锻炼,但必须严格遵守循序渐进的顺序,不可随意提前,以免影响伤口的愈合。皮下积液较多及进行重建术的患者应适当推迟锻炼时间。而且功能锻炼必须持之以恒,建议持续时间在数年以上。

(1) 患肢功能锻炼有如下注意事项:

1) 功能锻炼以自主锻炼为主,坚持锻炼的时间应不少于半年。

2) 功能锻炼要循序渐进,适可而止,特别是术后早期锻炼要适度,避免患肢过度劳累和下垂过久,以免引起肢体肿胀,肩部活动以不产生明显疼痛为限。

3) 要掌握病情,在病情稳定、无并发症的情况下进行锻炼。皮下积液较多及进行重建术的患者应适当推迟锻炼时间。

4) 根据季节和环境调整运动,在过热和严寒的气候下要适当降低运动强度;饭后和空腹不做剧烈运动;注意保护皮肤,运动时穿宽松、舒适、透气的衣裤,运动后避免立即洗水浴。

5) 锻炼可以与按摩相结合。按摩对皮肤的刺激可使毛细血管扩张,促进血液循环,帮助消除肢体肿胀,促进淤血的吸收,同时按摩对神经系统有镇静或刺激作用,有利于皮肤愈合,减少瘢痕增生,有利于肌肉、神经功能恢复。

(2) 复旦大学附属肿瘤医院应用的乳腺癌术后渐进式康复操:

1) 早期康复操(术后 2 周内):

第一节(术后 24 h),握拳运动:握、松拳。

第二节(术后 48 h),手腕运动:上下活动手腕,配合内外旋转运动。

第三节(术后第 3 天),前臂运动:上下屈伸前臂。

第四节(术后第 5 天),肘部运动:肘部以腰为支撑,手臂抬高放置于对侧胸前;两侧交替进行。

第五节(术后第 7 天),抱肘运动:健侧手握患侧手肘部,抬高至胸前。

第六节(术后第 9 天),松肩运动:往前、往后旋转肩部。

第七节(术后第 10 天),上臂运动:上臂抬高,尽量与地面平行。

第八节(术后第 11 天),颈部运动:两手叉腰,头颈往前、后、左、右及双向旋。

第九节(术后第 12 天),体转运动:左右旋转上体,手臂前后摆动。

第十节(术后第 14 天),抬肩运动:健侧握患侧手腕至腹前,抬高至胸前平屈,尽力前伸。

2) 中期康复操(术后 3 个月内):

第一节,收展运动:双手向两侧展开 45°左右两手向斜下于腹前交叉,重复展开。

第二节,侧推拉运动:健侧握患侧手腕至胸前平屈,向患侧推、健侧拉。

第三节,甩手运动:双前臂向前平举,双臂由前向下后方摆动，双前臂向前上摆至头后侧。

第四节，扩胸运动：两手抬至胸前平屈，向两侧用力展开，恢复至平屈。

第五节，侧举运动：两手侧平举，屈肘与肩同宽，恢复至侧平举。

第六节，上举运动：健侧握患侧手腕至腹前，拉至胸前平屈，上举过头。

第七节，环绕运动：健侧手握患侧手腕，从胸前由患侧向上环绕上举，再向健侧向下环绕交替。

第八节，腹背运动：双手放至肩部，向上侧举于头两侧，弓步，弯腰，双手伸直下垂。

第九节，体转运动：一手上举，一手叉腰，同时向后旋转，目光随另一手移动。

第十节，整理运动：原地踏步，双手前后摆动。

3）后期康复操（术后 3 个月开始，并配合游泳、打乒乓球等体育运动）：

第一节，热身运动：脚与肩同宽，双手臂配合吸气、呼气上下做环绕动作。

第二节，甩头运动：左右甩头。

第三节，抬头运动：低头，双手抬至胸前；抬头，双手相握举至头顶，配合前后踮脚动作。

第四节，伸臂运动：左右移重心，手臂依次上升，配合抬头动作。

第五节，侧腰运动：侧腰下蹲，低头含胸，缓慢起立后，双肩向后环绕。

第六节，转腰运动：左右移重心转腰，手臂弯曲。

第七节，环绕运动：双手臂大绕环，左右移重心。

4. 重建手术后相关健康教育

（1）淋浴：假体植入术后或自体组织重建术后的沐浴时间依据患者伤口恢复情况而定。但无论是自体组织重建后的乳房还是假体植入后的乳房，其皮肤末梢循环均较差。因此，要告知患者洗澡时注意水温，防止烫伤或冻伤。脂肪移植术后第 3 天起便可以开始淋浴，但避免揉搓吸脂部位和脂肪注射的乳房。

（2）体位：假体植入术后避免俯卧位，以免压迫假体导致破裂。行 TRAM 和 DIEP 重建术后 1 个月内睡觉时应保持中凹卧位，居家时可在床尾垫棉被或软枕，以抬高双下肢，减轻腹壁张力。或睡觉时选择屈膝的侧卧位。而在站立或行走时，应弯腰走路，也是为减轻腹壁张力。保持此体位至少至术后 1 个月余。腹部吸脂术后 2 周内尽可能减少坐位，因坐位会引起腹部皮肤松弛而出现皱褶。如果皮肤在此状态下愈合，恢复好的皮肤也会变得不平整。

（3）运动：假体植入术后 1 个月内患肢避免做剧烈的功能锻炼及上举运动，如练瑜伽、举哑铃等；不建议跑步，以免引起假体位置移动，可在伤口恢复正常后逐渐增加运动量。TRAM 和 DIEP 重建术后不建议做仰卧起坐等容易增加腹部压力的运动。LDMF 重建术后 3 个月内适合那些不容易牵拉到伤口的运动，练瑜伽、游泳需根据患者恢复情况，可于 3 个月以后适当采用。脂肪移植术后也需避免做剧烈的运动，因剧烈运动有可能增加重建乳房后的脂肪吸收，导致重建乳房变形。腹部吸脂术后 1 个月左右可以恢复慢跑等日常运动。

（4）重建乳房皮肤观察：重建区避免加压包扎，避免皮瓣坏死、假体破裂。脂肪移植患者的乳房皮肤的淤血会在 3～4 周内逐渐消退。如果 1～2 个月内摸到乳房内有局限性硬结，请及时就医。

（5）重建乳房运动：指导患者可以有意识地做两侧乳房运动，即将双侧乳房向上托起，不可上下反复揉搓，以免引起乳房下垂。告知患者 1 个半月内尽量不要挤压重建后的乳房，如趴着睡觉、穿聚拢型胸衣等。重建后的乳房也应避免加压包扎，以免引起皮瓣坏死或假体破裂。

（6）扩张器相关指导：

1）扩张器注水：术后应尽早实施扩张器注水，可在全乳切除后 2 周开始，注水频率可每周 1 次或 2 周 1 次。每次注水量为扩张器容量的 10%。一般扩张时间需要 1～3 个月。如有辅助放疗，可在放疗结束后 3～6 个月再行置换假体手术。

2）注水后观察：重建乳房皮肤扩张后，可能出现充血，此为正常现象，一般在取出扩张器后能恢复正常。疼痛是扩张过程中常见的症状，一般注射后 20～30 min 消失。每次注水后观察 10～15 min，如无不适可嘱患者离开。

3）扩张器注水后居家护理：随着皮肤逐渐被扩张，皮肤变薄，皮肤软组织的抵抗力和耐受力会随之逐渐降低。因此，需注意保持局部皮肤清洁，不得抓挠扩张器表面的皮肤，如发现局部皮肤红、肿、热、痛提示有感染可能，应及时到院就诊防止伤口裂开。勿穿着过小、过紧的衣物，紧贴扩张器皮瓣表面的衣物应宽松柔软。同时注意避免局部持续受压、摩擦、碰撞，避免去拥挤的公共场合及避免尖锐物刺穿扩张器，以防止意外伤发生。在整个扩张期间，睡觉时取健侧卧位，不要烫伤、晒伤重建乳房表面皮肤，防止蚊虫叮咬，不宜进行剧烈运动。患者需坚持患侧肢体功能锻炼（同常规手术），保持生活规律，避免发胖。

4）假体置换时机：经充分扩张后，乳房区皮肤已经足够松弛时，可将扩张器置换为乳房假体。这种方法可避免因皮瓣转移后肌肉萎缩造成的再造乳房体积缩水的情况。

（7）佩戴塑形胸衣：塑形胸衣可以避免重建乳房因重力作用下垂，导致固定缝线松脱。LDMF、TRAM、DIEP重建术后患者根据医生要求更换塑形胸衣，3个月后可换成无钢圈的运动型胸衣。而DIEP和TRAM重建术后3个月内腹部需用薄款胸腹带加压包扎，使用时折叠腹带上缘，避免压迫到乳房下缘。扩张器植入患者建议在术后第1次注水后佩戴塑形胸衣，注水后1周需24 h佩戴，1周后可间歇佩戴。塑形胸衣建议佩戴至最后一次注水完成后1个月。扩张器置换为假体后的1个月内建议24 h佩戴塑形胸衣，1～3个月期间可间歇佩戴，3个月后可更换为大小合适的无钢圈运动型内衣。脂肪移植患者出院时可佩戴稍宽松、对乳房没有较大压力的胸罩（如全棉运动型内衣，也可以不穿），避免穿戴聚拢型有压力的胸罩和有钢圈的胸罩，且胸罩的下边缘和外侧边缘应避免压到重建乳房，以免引起脂肪坏死。在3个月后则可以正常穿胸罩。

（8）穿弹力衣裤：脂肪移植术后2个月内的吸脂部位尽可能24 h穿弹力衣/裤，2个月以后根据恢复情况和个人对弹力衣裤穿着的耐受程度调整或减少穿戴时间。

5. 生活方式指南

（1）体重管理：乳腺癌患者在治疗结束后，应尽量使体重恢复到正常范围，即体重指数（BMI）在18.5～23.9 kg/m^2的范围内。对于已经超重或肥胖的乳腺癌患者，推荐降低膳食的能量摄入，接受个体化的运动减肥指导。对于积极抗癌治疗之后处于营养不良或体重过轻状态的患者，必须由专科医生和营养师进行评估，制定和实施营养改善计划；也推荐这些患者进行一定的体力活动，帮助改善身体机能和增加体重，但应避免高强度剧烈运动。

（2）营养管理：按照"中国居民平衡膳食宝塔"选择食物，安排一日三餐的食物量。推荐富含水果、蔬菜、全谷类食物、禽肉和鱼的膳食结构，减少精制谷物、红肉和加工肉、甜点、高脂奶类制品和油炸薯片类食物摄入。

（3）运动管理：建议乳腺癌患者在诊断后应避免静坐生活方式，尽快恢复诊断以前的日常体力活动。

1）年龄在18～64岁：每周坚持至少150 min的中等强度运动（大致是每周5次，每次30 min），或者75 min的高强度的有氧运动力量性的训练（大肌群抗阻运动，每周至少2次）。建议每次锻炼以10 min为一个间隔，最好每天都锻炼。

2）年龄≥65周岁：老年人如果患有使行动受限的慢性疾病，则根据医生指导适当调整运动时间与运动强度，但应避免长时间处于不运动状态。

（4）其他生活方式：

1）建议乳腺癌患者不吸烟，避免被动吸烟；不饮酒，避免含有酒精的饮料。

2）对于保健食品和膳食补充剂，建议如下：

① 应尽量从饮食中获取必需的营养素。

② 在临床（骨密度低）或生化指标（血浆维生素D浓度低、维生素B_{12}缺乏）提示营养素缺乏时，才需要考虑在营养师的指导下服用相应的营养素补充剂。

③ 经营养师评估，当患者无法从食物中摄取足够的营养素，摄入持续下降到只有推荐量的2/3时，可以考虑服用营养素补充剂。

二、化疗的护理

乳腺癌作为全身性疾病，化疗有着非常重要的作用。规范的护理在确保化疗的效果、减轻不良反应等方面起着非常重要的作用。

与其他肿瘤的化疗相比，乳腺癌化疗的特殊性在于患者静脉选择的有限性。乳腺癌患者多为女性，静脉血管细，而中老年患者静脉状态差；术后行腋淋巴结清扫的患侧上肢不建议行静脉穿刺的护理常规亦减少了可供选择的静脉途径。因此，在进行首次化疗时，就应对患者的静脉条件、化疗方案及其预后进行充分评估，作出正确的选择。乳腺癌的化疗方案中大多数化疗药物为发疱性药物，化学性静脉炎的发生率较高，静脉的保护较为重要。特别是高危复发的患者，应考虑在首次治疗时予以中心静脉置管，既保证有效的静脉通路，避免反复穿刺的痛苦，减少化学性静脉炎的发生和化疗药外渗所带来的危害，又保护外周静脉，为再次治疗提供了静脉选择。

（1）对新辅助化疗（手术前化疗）的患者，应选择患乳腺癌一侧的手臂静脉进行化疗，保留健侧静脉，为后期的辅助化疗提供便利。

（2）对于单侧乳腺癌的患者，为避免化疗药物外渗、多次穿刺给患者带来的痛苦，保证化疗的效果，通常对首次化疗的患者推荐考虑中心静脉置管，如经外周静脉穿刺的中心静脉导管(PICC)或输液港(PORT)，为其保留长期的静脉通路。

(3) 对于双侧乳腺癌的患者，通常建议患者经过输液港化疗。在条件不允许的情况下，其化疗方案应尽可能地减少输液量，选择手术范围小的一侧上臂静脉，作为主要静脉途径，同时做好相应的保护：严格无菌操作以保护穿刺点；严格控制滴速并预防外渗。

三、放疗的护理

放疗是乳腺癌的治疗手段之一，在各期乳腺癌治疗中发挥着不同的作用。随着放疗技术的提高，乳腺癌的放疗不良反应亦有所下降。护理人员应根据乳腺癌患者的特点，做好放疗前准备，进行保护放射野皮肤的宣教，以及出现放疗皮肤反应的护理和放疗期间的康复指导。

(一) 放疗前准备

(1) 简明扼要地向患者及家属介绍放疗的知识、治疗中可能出现的不良反应以及需要配合的事项，并提供通俗易懂的放疗宣传手册。

(2) 除了做常规检查以了解患者身体状况外，应妥善处理好照射野内的切口，以免影响放疗的进行。

(3) 乳腺癌放疗时的体位需要上肢外展和上举，应告诉患者坚持进行患肢功能锻炼是必需的。

(二) 保护放射野皮肤的宣教

乳腺癌放疗所产生的皮肤反应重在预防，护理要点为清洁、干燥、避免损害。

(三) 放疗皮肤反应的护理

乳腺癌放疗皮肤反应的程度与射线的种类、剂量以及手术范围有关，还与患者自身的灵敏度有关。放疗与化疗同期进行会增加皮肤反应，增加湿性脱皮的发生率。

(四) 放疗后的指导

(1) 乳腺癌放疗后最常见的后期反应是放疗的皮肤反应，如纤维化、毛细血管扩张等，还可能出现心肌损害、肺部损害、上肢水肿等。因此需进行定期随访以观察治疗效果，了解放疗的后期反应。

(2) 仍要保护好照射野皮肤，持续时间视皮肤的情况而定。

(3) 患肢经过放疗更易出现水肿，故仍应继续进行患肢的功能锻炼和保护，必要时进行向心性按摩。

四、靶向治疗的护理

乳腺癌靶向治疗具有特异性强、疗效显著、毒性及不良反应小等特点。伴随着药理学和分子生物学研究的深入，靶向药物的研究和应用也取得突破性的进展，目前乳腺癌靶向治疗针对的靶点或通路主要包括人表皮生长因子受体2(HER2)、血管内皮生长因子(VEGF)、表皮生长因子受体(EGFR)、多腺多腺苷二磷酸核糖聚合酶(PARP)、PI3K/Akt/mTOR信号转导通路、周期蛋白依赖性激酶4/6(CDK4/6)等。本段落重点介绍临床中常见HER2阳性的患者靶向药物曲妥珠单抗、帕妥珠单抗、恩美曲妥珠单抗治疗过程中的护理。

(一) 乳腺癌常用靶向药物

1. *曲妥珠单抗*　每瓶曲妥珠单抗应该用同时配送的20 mL灭菌注射用水稀释，配制好的溶液可多次使用。所需的溶液量从小瓶中吸出后加入250 mL 0.9%氯化钠输液袋中，不可使用5%的葡萄糖液(因其可使蛋白凝固)。一旦输注液配好后应马上使用。本品用稀释液配制好后可在2～8℃的冰箱中稳定保存28 d。28 d后剩余的溶液应弃去。

2. *帕妥珠单抗*　贮藏时避光，贮存在2～8℃冰箱。冲配时抽出帕妥珠单抗浓缩液，注入250 mL 0.9%氯化钠输液袋中稀释。轻轻倒置输液袋混匀溶液，请勿振摇，避免起泡。一旦输注液配好后应马上使用。

3. *恩美曲妥珠单抗*(T-DM1)　适用于接受了(紫杉烷类药物联合曲妥珠单抗为基础的)新辅助治疗后仍残存侵袭性病灶的HER2阳性早期乳腺癌患者的辅助治疗。每瓶T-DM1应该用灭菌注射用水稀释，按推荐剂量抽取所需量加入250 mL 0.9%氯化钠输液袋，不可使用5%的葡萄糖溶液，以免引起蛋白质凝聚，不可与其他药物混合或稀释。输液器需使用0.2或0.22 μm的管内聚醚砜(polyethersulfone, PES)滤膜(PES过滤器)过滤，不可静推或静脉快速注射。本品用原配稀释液配制好后可在2～8℃的冰箱中稳定保存 24 h,24 h 后剩余的溶液应弃去。最常见的不良反应(>25%)为输液相关反应,也会出现疲劳、恶心、肌肉与骨骼疼痛、出血、血小板减少、头痛、转氨酶升高、便秘和鼻出血。

(二) 不良反应的观察

1. 常见不良反应

(1) 输液相关反应:首次输注时可能会发生输液相关反应,表现为寒战、发热、潮红、呼吸困难、低血压、支气管痉挛、心动过速等。这些症状大部分在输液停止后数小时内消失。在首次输注时,输液速度宜慢,然后酌情加快至正常速度。

(2) 急性过敏反应:表现为面部潮红、发热、寒战、头痛、皮疹、低血压、心动过速、心律失常等。应立即停止用药,实施心电监护,密切观察患者生命体征及病情的变化。加强巡视,密切观察用药反应,保证患者安全。对于低热和中等程度发热患者,可通过改变环境、温度、衣着、被褥厚薄以降低体温,促进舒适;对高热患者,注意口腔清洁卫生,可采用酒精擦浴或冰袋冷敷等方法降温,必要时可采用药物降温;并注意多休息,可以减少能量的耗损,有利于机体的恢复;增加高蛋白饮食及水分的补充,并做好口腔护理。

(3) 血液学毒性:表现为白细胞或中性粒细胞减少,红细胞、血小板减少,通常在与化疗药同时应用时出现。患者血常规检查异常,表现为乏力、发热、食欲减退等。护理指导:告知患者靶向治疗可能导致骨髓抑制,需要密切监测血常规,每周 1 次。治疗过程中观察患者有无贫血貌及感染的表现,全身皮肤有无出血点、瘀点、瘀斑等出血表现,观察患者有无咯血、黑便、便血、鼻出血等,一旦发现,需及时处理,并告知医生,必要时遵医嘱应用药物治疗。保持病房清洁卫生,告知患者养成好的卫生习惯,少去人群聚集处,预防感染的发生。

(4) 胃肠道反应:恶心、呕吐、腹痛、腹泻。其中最常见的症状是腹泻,表现为大便变稀和次数增多。护理措施:按医嘱给予口服止泻药物,嘱患者多吃清淡流质或半流质食物,避免食用生冷、油腻食物和牛乳制品等不易消化的食物。帮助患者保持衣服、床单和肛门清洁干燥。当出现严重腹泻时可以补盐糖水,监测电解质变化。注意观察大便的性质、量、次数、形状、颜色等,保持肛门清洁、干燥,便后用温水清洗。

(5) 关节、肌肉疼痛:关节部位僵硬及疼痛。护士应做好运动指导,告知活动时的注意事项,必要时遵医嘱服用止痛药。

(6) 皮疹:较为少见。研究显示帕妥珠单抗的皮疹发生率以及双靶治疗的皮疹发生率更为常见。大多数事件的严重程度为 1 级或 2 级,发生在前 2 个周期较多见。

2. 特殊不良反应

(1) 输液部位渗漏:输注恩美曲妥珠单抗期间,如出现输液部位渗漏,患者局部会出现肿胀、发红,主诉疼痛或肿胀感觉。护士在输注过程中应严密观察局部表现,随时倾听主诉,一旦出现外渗应立即停止输液,拔除输液装置;根据外渗程度选择热敷、涂抹多磺酸黏多糖乳膏(喜疗妥)等措施进行处理。

(2) 血小板减少:是恩美曲妥珠单抗最为常见的不良反应。建议在每次给药前监测血小板计数。密切观察患者皮肤、黏膜有无出血点、瘀斑、血肿;观察鼻腔、牙龈是否有出血;询问患者是否有血便、血尿;观察呕吐物及排泄物的性质;月经来潮的患者要关注月经量变化;观察患者有无颅内出血征兆,如出现昏迷,心跳、血压、呼吸不稳或恶心、呕吐、腹泻等。

(3) 心脏毒性:曲妥珠单抗可引起左心室功能不全、心律失常、高血压、有症状的心力衰竭,也可引起有症状的左心室射血分数降低,使患者发生充血性心力衰竭或无症状心功能不全的风险增加,可见于接受曲妥珠单抗单药或含蒽环类药物化疗序贯曲妥珠单抗联合紫杉烷类药物治疗的患者。护理措施:用药前评估患者心脏功能,了解其用药史和过敏史,做好准备工作。用药期间给予心电监护至输液完成后 1 h,发生轻微反应如心悸、心动过速等时,遵医嘱给予普萘洛尔;出现严重症状如左心室功能不全时,立即停药并采取抢救措施,床旁应常规配备吸氧等急救设备和药物。大多数患者经治疗后症状好转,治疗药物通常包括利尿药、强心苷类药。治疗前 1~2 d 开始遵医嘱给予营养心肌的药物,每次治疗前或间隔一次进行心肌酶谱、心电图、超声心动图、心功能等检查,重点监测左心室射血分数的变化。

五、内分泌治疗的护理

乳腺不同于其他器官,在人的整个生育期乳腺始终会受到性激素的影响,一些乳腺癌的发生、发展也依赖于性激素的调控。乳腺癌患者内分泌治疗是通过改变患者体内性激素分泌状况来实现抑制肿瘤病灶的一种方法。雌激素受体(ER)及孕激素受体(PR)是衡量乳腺癌患者能否进行内分泌治疗的重要指标。

(一) 内分泌治疗常见不良反应观察与处理

1. *内分泌系统症状*　类更年期症状(如潮热、心悸、盗汗、情绪不稳定),大多轻微且逐渐减轻,适当运动及调整生活方式可改善。如果症状严重,可在医生指导下服用药物改善症状。

2. *运动系统症状*

(1) 骨质疏松:接受芳香化酶抑制剂治疗的乳腺癌患者应该常规摄入钙剂和维生素 D,同时增加体育锻炼,减少烟草、咖啡因的摄入,并且定期接受骨密度检测,若骨密度评分(如 T 评分)结果异常,需咨询医生。

(2) 骨关节、肌肉酸痛:对于固定部位持续加重的疼痛,应先排除骨转移的可能;由药物引起的症状往往会随着用药时间的延长逐渐耐受缓解,不可自行停药。对于肥胖的患者,减轻体重及控制体重继续增长是缓解和避免关节疼痛加重的有效防范措施;症状轻微的患者可以补充维生素 D 和钙剂,并进行适当体育锻炼;疼痛明显者可服用止痛药物缓解症状。

(3) 疲倦、乏力:接受内分泌治疗的乳腺癌患者,因体内雌激素水平下降,骨骼内的钙质会流失,也会出现疲乏的症状。保持乐观的情绪,注意补充营养,合理作息,适度进行锻炼和娱乐活动,可以有效地缓解疲倦、乏力的症状。

3. *生殖系统症状*

(1) 子宫内膜增厚与卵巢囊肿:内分泌治疗(尤其是使用他莫昔芬)者建议 3～6 个月进行超声检查,以了解子宫内膜增厚度和卵巢情况。绝经后患者或因治疗闭经者子宫内膜厚度超过 5 mm 可判断为子宫内膜增厚。若持续增厚或者有异常表现,建议妇科就诊。

超声检查发现卵巢囊肿直径＞5 cm、囊肿中存在实质性成分或怀疑恶性或肿瘤指标异常升高,则需要及时就诊。

(2) 阴道出血:使用他莫昔芬或托瑞米芬治疗期间的绝经前患者可能月经来潮,属于正常生理现象,不必焦虑。使用卵巢功能抑制剂的患者在药物使用前 1～2 个月经周期内可能发生月经来潮,也是因为激素的调节尚未达到绝经后状态而导致的,不必紧张。绝经后患者或使用卵巢功能抑制剂达到绝经后状态的患者如果发生阴道出血,建议及时就诊。

(3) 阴道干燥及阴道炎:可咨询医生使用阴道润滑剂或调整生活方式,同时注意个人卫生,预防阴道炎的发生。

4. *血液系统症状*　血脂升高及心血管意外,表现为总胆固醇、低密度脂蛋白升高,可以通过改变生活方式,例如戒烟、戒酒,调整饮食结构,保持理想体重和运动予以改善;有心血管事件风险因素者,可以在医生指导下使用降脂药物预防心血管事件的发生。

5. *消化系统症状*

(1) 恶心或胃部不适:不要空腹服用内分泌治疗药物,定期进行消化系统检查。大多数与服药相关的胃肠道反应都是一过性的,如持续加重或长期未缓解,建议就诊。

(2) 肝酶升高:内分泌治疗期间需要监测肝脏功能。如存在肝功能异常,需要及时进行保肝治疗。如停药后肝功能仍难以恢复,需通过影像学检查排除肝脏转移的可能性。

6. *泌尿系统症状*　日常生活中需要注意外阴部位的清洁。如发生泌尿道感染建议及时就诊,进行药物治疗。

7. *神经系统症状*　失眠。保持良好的生活作息节律,睡前应避免摄入咖啡、浓茶或其他含咖啡因的饮料,可服用牛奶辅助睡眠。如症状严重,可与医生沟通,必要时服用安眠类药物帮助睡眠。

8. *其他不良反应*

(1) 皮疹:皮疹多数轻微且具有自限性。内分泌治疗期间可使用不含酒精和香精的温和的保湿类皮肤护理产品。若皮疹范围扩大,请及时就诊。

(2) 注射部位疼痛或肿块:戈舍瑞林是一种皮下注射的缓释制剂,注射后可能会有注射部位的疼痛和淤血,常常自行缓解。若出现疼痛加重或持续,淤血范围扩大,应立即就诊。

氟维司群是一种肌肉注射的黏稠、油状制剂,会出现注射部位疼痛。若出现疼痛严重、起泡、发红或者肿胀,应立即就诊。

(3) 视物模糊:有报道显示,他莫昔芬可能导致眼毒性,以视网膜病变最为常见,可能与微循环紊乱有关。如果出现视物模糊,建议立即就诊。

六、康复护理

癌症患者的康复服务已经成为综合医疗的重

要组成部分。乳腺癌患者的康复涉及患者的生理功能、心理状态及社交状况等方面。康复是一个持续性的动态过程,在预示会有功能障碍时就应该积极进行,即应在确诊后尽早开始,同时伴随整个疾病诊疗过程及出院后的延续照护。

(一)生理康复

1. *患肢功能锻炼* 作为人体内最灵活的肩关节的功能在整个上肢功能中占有重要地位,其功能丧失将导致大部分上肢功能的丧失。乳腺癌手术后患肢功能障碍的原因是多方面的:①乳腺癌改良根治术的手术范围较大,需切除胸大肌和/或胸小肌及相应神经,术后皮瓣粘连愈合于胸壁,且运动肩关节的其他肌肉短期内无法代偿胸大、小肌的功能,使得术后上肢抬起有困难;②手术后患肢内侧感觉障碍,放置的引流管可能引起疼痛,加压包扎使得患者不敢活动,也造成了一定程度的上肢活动障碍;③愈合过程中肌肉和关节周围的疏松结缔组织变成致密结缔组织易致关节挛缩,加上关节囊、韧带及通过该关节的肌肉、肌腱废用性萎缩,皮肤愈合后的瘢痕挛缩等,均可造成肩关节不同程度的活动受限;④手术清除腋窝淋巴组织致使上肢淋巴回流障碍,易造成淋巴水肿;⑤若胸部伤口愈合不良,会导致皮下积液、皮瓣坏死等术后并发症,亦影响患肢功能的康复。

功能锻炼对于恢复患者肩关节功能和消除水肿至关重要。术后第1天就应该开始肩关节的被动运动,如果在术后1周内不进行肩关节活动,就可能产生严重的关节功能障碍。虽然强调宜尽早开始锻炼,但必须严格遵循循序渐进的原则,不可随意提前,以免影响伤口的愈合。皮下积液较多及进行重建术的患者应适当推迟锻炼时间。需要指出的是,功能锻炼必须持之以恒,建议持续时间在半年以上。

2. *淋巴水肿预防* 乳腺癌手术清扫了腋淋巴结,淋巴管被切断,使淋巴回流受阻,术后患肢易出现水肿,若处理不当,易引起淋巴管炎,使上肢肿胀加剧,不仅影响患肢功能,也容易使患者出现情绪紧张、低落,严重影响其生活质量。目前医护人员更关注于围手术期的治疗和护理以及术后的疗效,而容易忽视淋巴水肿对患者身心损害的影响。再者,多数淋巴水肿出现于术后3个月至3年内,患者已经出院,致使医护人员不容易评估淋巴水肿情况。而当患者因患肢肿胀明显而就医时,水肿状况可能已经比较严重,治疗通常比较棘手,故淋巴水肿重在预防。只要医护人员及患者从手术后就对淋巴水肿予以高度重视,多数患者的水肿是能够得到有效预防的。另外,术后早期发生的水肿往往可以自行消退,但术后数周至数月发生的水肿则往往为持续性或进行性发展。临床护理人员应在患者手术结束后就告知患者应经常进行向心性按摩,以促进淋巴回流,降低淋巴水肿发生的可能性,而且淋巴水肿的预防宜长期坚持。

3. *伴随疾病管理* 乳腺癌进入慢病管理时代,乳腺癌的治疗强调综合治疗,包括手术、化疗、放疗、靶向治疗、内分泌治疗,以及现在逐渐兴起的肿瘤免疫治疗。随着乳腺癌患者生存时间的延长,除关注疾病本身外,还应重视患者伴随疾病与治疗相关不良反应的管理。化疗常有骨髓抑制的毒性及不良反应;放疗常会伴随皮肤损伤;靶向治疗最易引起心脏损害;内分泌治疗常常造成妇科问题和骨质疏松。关于此类并发疾病的预防及处理均已在相关章、节中提及,详见其内容。

(二)心理社会康复

1. *身心影像*

(1) 乳房缺失照护:

1) 心理疏导:乳房缺失是乳腺癌根治术所不可避免的,也是手术后患者最不愿意面对的残酷现实。切除乳房,丧失了女性的第二性征之一,患者往往会认为自己作为女性的魅力丧失,同时也丧失了性爱的能力。部分患者可能在术后无法面对自己残缺的躯体,会尽量避免看到自己胸部较长的伤痕,甚至有的配偶也无法面对爱人术后的躯体,最终可能导致家庭破裂。患者首先应该学会慢慢地接受自己,同时也要帮助丈夫及家庭来接受这一事实。要认识到并不是失去了乳房以后就成了残废,或者是失去了女性魅力,要对自己的身体继续抱欣赏的态度。因为只有先自我认同了,才能获得他人的认同。要与配偶敞开心扉,互相了解各自的想法,一起寻求解决困难的途径,共同渡过这一段艰难时期,从而建立真正坚实的婚姻关系。

2) 义乳使用指导:乳房的切除不仅使患者自我形象受损,也容易导致患者躯体出现不平衡,而且因患侧对外力冲击的缓冲作用减弱甚至消失,其胸部更容易受到伤害。建议患者术后配戴义乳保护手术后的创面,避免外力撞击引起的胸部疼痛;保持身体的平衡,防止高低肩及脊柱侧弯的发生;帮助患者在治疗后塑形，提升自信，重新回归社会，享受家庭生活和社交活动。

义乳是指具有乳房外形的外用人造乳房假体，目前常用材质为医用硅胶，颜色接近肤色。硅胶具有夏热冬冷的特点，如果选择具有温控效果的义乳能够达到热量平衡的功能。目前市场常见的义乳分为插袋式义乳和贴身型义乳。①插袋式义乳一般在乳腺术后6～8周伤口愈合即可佩戴，将义乳直接放在文胸插袋内，需配合带有放置义乳插袋的文胸搭配使用，穿戴方便。使用后用温水清洗晾干即可，清洗方便。②贴身型义乳建议在术后6个月之后佩戴，仍需结合伤口愈合情况。贴身型义乳内侧是黏性硅胶，可直接黏贴在胸部皮肤部位。为了保持贴身义乳内侧粘性硅胶的持久度，每次佩戴后需使用专业清洁液清洗。

（2）脱发照护：化疗导致的脱发是由于化疗药物诱导头皮毛囊细胞快速凋亡，使生长期毛囊提前进入退行期而导致头发脱落。抗生素类、抗代谢类和生物碱类化疗药等均是导致脱发的常见化疗药物。而通过静脉内大剂量使用化疗药物以及联合化疗的患者大部分出现脱发的情况较为严重。化疗所致脱发一般出现在开始化疗的2～4周，而毛发的再生出现在化疗结束后的3～6个月。化疗后脱发反应是可逆的，但再生头发的颜色和质地会发生改变。部分女性乳腺癌患者因担心化疗导致脱发而放弃使用化疗，约半数女性患者认为最难以接受的化疗不良反应中脱发排在首位，化疗患者失去头发会引起身体外表的改变，在生活中对人际关系及社会交往有一定的影响。

1）化疗所导致脱发的防治：在预防化疗所致脱发方面进行了一系列的实验性研究，但就目前情况而言，尚无满意的预防脱发的药物，也没有确定的治疗方法能确保避免脱发。还有一些预防方法目前仅限于动物实验，是否在人体适用还有待进一步的研究。常用的方法有头皮冷却、头皮止血带压迫法、脉冲静电场等。目前在化疗所致脱发的最新证据中，止血带压迫、脉冲静电场及药物预防方面证据并不充分，有待更高质量的证据；而头皮冷却的证据基础较充足。

头皮冷却是通过降低头皮温度，使供给毛囊的血管收缩从而降低血液灌注，同时减少了毛囊细胞对化疗药物的摄取，以此降低脱发程度。头皮冷却疗法中，戴冰帽是最简单也是研究较久的方法，之后又发展起来了DigniCap头皮冷却系统和Paxman脱发预防系统，它们能更严格地进行温度的控制。头皮冷却疗法的不良反应较小，主要是头痛。冷却疗法的禁忌证目前尚未形成明确标准，考虑到头皮转移的风险，在血液系统肿瘤（淋巴瘤、白血病）应避免使用；同时冷凝集素病、冷血素血症和创伤后冷损伤也应避免使用；肝功能不全患者应谨慎使用。

2）综合护理干预：护理人员应意识到化疗所致脱发对患者可能产生的影响，与患者探讨可能出现的情况以及应对措施，提供缓解身体形象改变的措施，为患者及家属提供其他的支持和资源。

指导患者进行自我管理，包括指导患者选择佩戴假发、帽子、围巾和其他配饰，避免使用刺激头皮的产品；使用温和的洗发水，避免使用头发凝胶、染发剂和烫发。减少洗发次数，避免剧烈的搓洗，吹头发时温度不要太高，避免直接暴露在阳光下，同时通过调整饮食，建议高蛋白饮食，选择一些富含氨基酸和维生素的食物，如莴苣、卷心菜、瘦肉及菠菜等，以促进头发生长。

（3）皮肤护理：化疗易导致局部肿胀、皮肤色素沉着、皮肤皲裂及破溃、手指甲和脚指甲脱落、脱发等。化妆美容是基于美学理论基础，对人的五官、身体进行外在修饰，达到满意的视觉效果，给自身及他人带来愉悦的情感体验，有利于社会交往，益于身心健康。护理人员可依据患者皮肤治疗情况，给予清洁、补水、保湿及防护的建议；通过画眉、眼妆、鼻影等，来遮掩化疗带来的形象改变。治疗期间注意不能涂抹指甲及口红，影响对症状的观察；护理用品不建议涂抹于乳房或腋下，以免影响乳腺健康。

2. 性与婚姻

（1）性生活：乳房切除导致的自身形象改变及内分泌治疗导致的类更年期症状等会在一定程度上影响女性乳腺癌患者的性生活，而适度的性生活有利于乳腺癌患者的身心康复。因此，首先要提醒患者，可尝试享受其他感觉性愉悦方式。其次，伴侣间应该互相帮助，可以通过触摸和爱抚来达到性高潮。最后，患者应与伴侣进行关于性问题的交流，或向专业人员咨询。但在性生活时需要采取避孕措施，而避孕方法推荐物理屏障避孕法。

（2）婚姻关系：乳腺癌治疗虽然告一段落，但治疗后患者身体的残缺及不可避免的脱发，都可能会影响患者的自尊，进一步影响患者的家庭生活及婚姻质量。乳腺癌患者配偶是家庭生活的主要参与者,并受传统文化和家庭环境影响,中国男性通常会对自身压力和家庭问题保持沉默,不愿意向他人提及妻子患乳腺癌及其带来的烦恼,因而他们承受着巨大的压力。医护人员可通过各种途径为乳腺癌患者配偶提供有效的心理支持,提供疾病相关知识,为家属提供搜集信息的渠道,教会他们一些基本的心理护理技能,提高其照顾患者的技能,通过减轻配偶的心理负担来正性影响患者的心理,改变其对待疾病的态度。

(3) 生育管理:目前没有证据显示生育会降低乳腺癌患者的预后,但在选择是否生育,以及何时生育时必须充分考虑患者疾病复发风险和治疗对后代的影响。因此医护人员需要与患者进行充分的沟通,进行多学科、跨学科的讨论和及时转诊。

3. **社会支持** 医护人员可以根据患者的需要,积极调动社会资源,给患者提供帮助、鼓励和支持,最大限度地恢复患者的社会功能。建议所有的患者都应该得到治疗小组的情感支持和社会支持,也应该得到同辈支持小组的信息和支持。乳腺癌患者的社会支持网络应涵盖专业支持、家庭支持和同辈支持。

(1) 专业支持:以提供医学信息和心理支持为主,可以开设康复课程、专业讲座,设立康复热线、康复值班室、康复网站,出版康复相关的书籍等,同时利用各种新媒体平台、手机应用程序等。

(2) 家庭支持:以鼓励家属参与患者的诊治和康复过程为主,可以开设家属信息咨询窗口,为家属提供交流平台等。

(3) 同辈支持:以康复病友志愿者的参与为主,可以采用病房探视或新病友座谈会的形式,建议在医护人员的专业指导和监督下进行。医护人员也可以根据患者的需要,积极调动社会资源,给患者提供帮助、鼓励和支持,最大限度地恢复患者的社会功能。

第二节 乳腺癌患者生命质量

乳腺癌患者因病损部位的特殊性及术后生存期较长等特点,传统评价肿瘤治疗效果的生物学指标如治愈率、生存率、生存时间均难以全面评价其综合治疗效果。随着医学模式的转变和健康意识的提高,对乳腺癌患者的治疗不再满足于单纯延续生命,而更加关注患者的生命质量。

一、生命质量的定义

生命(生活)质量(QOL)最早作为一个社会学指标来使用,随着医学科学的发展,治愈的概念不仅仅在于对疾病的治疗和延长生命,还包括对疾病的预防和控制、促进患者重要功能的恢复和维持,使患者保持一定的生活能力并减轻痛苦,因此将社会学中的生命质量概念引入医学领域。

在医学领域,生命质量包括总体生命质量(global quality of life, GQOL)和健康相关生命质量(health-related quality of life, HRQOL)。世界卫生组织(WHO)对生存质量的界定,总体生命质量是个体对其社会地位、生活状况的认识和满意程度,是出于不同文化和价值体系中的个体对他们的目标、期望、标准以及所关心的事情有关的生活状况体验,包含了个体的生理健康、心理状态、独立能力、社会关系、个人信仰和周围环境的关系。健康相关生命质量指在疾病、意外损伤及医疗干预的影响下,与个人生活事件相联系的健康状态和主观满意度。肿瘤学科领域已普遍将生命质量作为评价肿瘤患者治疗和康复结局的重要终末指标。

二、乳腺癌综合治疗中评价生命质量的意义

乳腺癌综合治疗的最终目标是延长生存期和提高生命质量,然而治疗会给患者的生命质量带来两方面的影响,一方面通过治疗延长患者生存时间,间接提高患者生命质量;另一方面治疗带来的不良反应等也会使患者生命质量降低。例如,乳腺癌术后辅助化疗可以降低肿瘤复发、转移的危险性,但化疗相关性恶心、呕吐、腹泻、皮疹、脱发、疲乏等不良反应也会对患者的生命质量带来严重的损害。因此在乳腺癌患者的整个治疗过程中应综合考虑治疗方案的疗效和对生命质量带来的影响,评价治疗效果的时候,应

该充分考虑治疗对患者生命质量带来的正反两方面的影响。对于姑息性治疗的乳腺癌患者，生命质量往往比生存期更重要。

三、乳腺癌患者生命质量的评定工具

多年来，研究者们开发了许多癌症患者生命质量的评定工具，如癌症患者生活功能指数(Functional Living Index-Cancer, FLIC)、健康调查量表36(Health Survey Questionnaire-Short Form 36, SF-36)、欧洲癌症治疗研究组织(EORTC)生命质量核心量表(EORTC-C30)、癌症治疗功能评价(the Functional Assessment of Cancer Therapy, FACT)、乳腺癌患者生命质量测定量表(Quality of Life Instrument for Patients with Breast Cancer, QLICP-BR)、癌症康复评价系统简表(Cancer Rehabilitation Evaluation System-Short Form, CARES-SF)、中国癌症患者化学生物治疗生命质量简表(QOL-CCC)等。EORTC-C30 和 FACT 两种工具在核心量表的基础上，针对乳腺癌分别增加了 EORTC-BR23 和 FACT-B 特异度模块，作为乳腺癌患者生命质量的常用评定工具。

(一) 欧洲癌症治疗研究组织生命质量核心量表

欧洲癌症治疗研究组织 1993 年研制出来的 EORTC-C30 包括 30 个条目，分为身体功能、角色功能、情绪功能、认知功能、社会功能 5 个功能子量表，疲劳、疼痛、恶心与呕吐 3 个症状子量表，一个总体健康状况子量表和一些单一条目构成。该量表专门针对癌症患者设计，具有较好的可行性和特异度，能较全面反映生命质量的多维结构。评价乳腺癌患者生命质量的 EORTC-BR23 特异度模块增加了 23 个乳腺癌相关条目。至 2001 年已经翻译成 41 种语言，在几十个国家运用，经临床验证已足够成熟，大量研究组织都将之应用于广泛的癌症临床试验，也是目前癌症患者生命质量评定的权威性工具之一。

(二) 癌症治疗功能评价系统

美国芝加哥的 Rush-Presbyterian-St-Luke 医学中心 Celia 等于 1993 年研制出 FACT 系统，该系统是由一个测量癌症患者生命质量共性部分的一般量表(共性模块)FACT-G 和一些特定癌症的特异量表构成的量表群。FACT-G 由 27 个条目构成，分成 4 个部分，即生理状况(physical well-being)7 条、社会/家庭状况(social/family well-being)7 条、情感状况(emotional well-being)6 条和功能状况(functional well-being)7 条。评价乳腺癌患者生命质量的 FACT-B 特异度模块增加了 9 个乳腺癌相关条目。

2002 年我国的万崇华和张冬梅使用 FACT-B 中文版进行了生命质量的评定，证实具有较好的信度、效度、反应度和可行性，可以作为我国乳腺癌患者生命质量的评价工具。

(三) 乳腺癌患者生命质量测定量表

张冬梅、万崇华等学者组成的量表专题小组根据 WHO 生命质量的概念及其生命质量测定构成，参考 QLQ-BR、FACT-B，同时结合我国的文化特征和乳腺癌患者的特殊情况，提出了数个可能与患者生命质量有关的条目，经讨论、修改等严格的程序，最终形成 36 个条目＋1 个总体健康状况条目的正式量表——QLCP-BR。36 个条目共包含 4 个领域，其中躯体功能 6 条，心理功能 12 条，症状及副作用 8 条，社会功能 10 条。每个条目计分按根本没有(1)、有一点(2)、有些(3)、相当(4)、非常(5)计分，逆向条目计分时按正向计分顺序作逆向转换。该量表能较敏感地反映出其生命质量的变化，具有一定的反应度。

四、乳腺癌患者自我报告结局

患者自我报告结局(patient-reported outcomes, PRO)是指让患者根据自己的健康状况，自行填写其健康状况及生命质量相关的问题，结果不需要医护人员解读或者修改，评估内容更加真实、直观地反映患者的感受。PRO 以患者为中心，强调倾听患者的声音，重视患者的感受，积极促进医护患沟通，以更好地提升患者的生命质量。目前许多发达国家及国际组织如国际药物经济与疗效研究协会(International Society for Pharmacoeconomics and Outcomes Research, ISPOR)及美国食品和药品监督管理局(FDA)等都提出将 PRO 纳入临床疗效评价及药物试验报告的评价指标。2004 年美国国立卫生研究院(National Institutes of Health, NIH)牵头研发了患者报告结局测量信息系统(Patient-Reported Outcomes Measurement Information System, PROMIS)，以更准确和全面地了解患者自我感受、主观症状等健康结局。PROMIS以WHO健康框架为基础,测评患者生理健康、心理健康和社会健康三大方面,涵盖多种慢性疾病。2019年复旦大学护理学院成立了患者报告结局测量系统国际联盟中国中心(PROMIS National Center-China, PNC-China),致力于推广和标准化PRO,促进PRO在科研及临床实践中的应用。

在乳腺癌领域,国内外的学者在不断编制和完善乳腺癌特异度的PRO评估量表,前面所介绍到的EORTC-BR23和FACT-B也都是乳腺癌患者自我报告结局的评估工具。现将乳腺癌领域的患者自我报告结局评估工具介绍如下。

(一) 普适性的患者自我报告结局评估工具

1. *M. D. Anderson 症状量表*(M. D. Anderson Symptom Inventory, MDASI) 是由Cleeland等在美国德克萨斯大学M. D. Andersone癌症中心(MDACC)研发的多症状自评量表,用于评估癌症患者常见症状的严重程度,包括疼痛、疲劳、恶心、睡眠不安等13种症状,以及这些症状对一般活动、工作、情绪等6个日常生活方面的干扰程度。采用0～10级评分,0分表示"无干扰",10分表示"完全干扰",得分越高代表症状干扰程度越严重。2004年Wang等对MDASI进行汉化,内部一致性信度为0.82～0.94,证实中文版MDASI信效度良好,适合中国癌症患者。

2. *记忆症状评估量表*(Memorial Symptom Assessment Scale, MSAS) 由美国纪念斯隆-凯特琳癌症中心(MSKCC)研制,包括生理症状、心理症状和总困扰指数3个部分,共32个条目。采用Likert 5级评分,得分越高代表症状越严重。

(二) 特异度的患者自我报告结局评估工具

1. *乳腺癌患者报告结局测量系统*(Patient-Reported Outcomes Measurement System-Breast, PROMS-B) 由我国学者吴傅蕾等于2019年在PROMIS的测量框架基础上,针对早期乳腺癌术后及化疗期的乳腺癌患者构建而成,聚焦术后和化疗期乳腺癌患者的核心症状及健康困扰。手术期各简表的Cronbach α系数为0.811～0.966,折半信度为0.832～0.978,校标关联效度良好;化疗期各简表的Cronbach α系数为0.601～0.963,折半信度为0.768～0.985,结构效度良好,校标关联效度可接受。该量表具有良好的可行性和信效度,可用于我国乳腺癌术后和化疗期患者健康相关结局的测评。

2. *患者报告结局量表-乳腺癌*(Patient-Reported Outcome Scale for Breast Cancer) 由南京医科大学附属肿瘤医院研究团队研制,以循证医学理论体系的原理为指导,建立用于评估乳腺癌临床治疗效果的工具。该量表的内容包括乳腺癌术后的一般症状、放疗、化疗及内分泌治疗的不良反应、肿瘤的生理表现、亚健康状态等8个维度,共38个条目。

3. *乳房问卷*(Breast Questionnaire, BREAST-Q) 由美国纪念斯隆-凯特林癌症中心研发,旨在评估接受不同类型乳腺手术女性的结局。根据不同的手术方式,BREAST-Q目前共有7个模块:隆乳、缩乳/乳房固定术、全乳切除、重建、保乳、期望和背阔肌。除期望模块外,各个模块均分为术前和术后两部分。期望模块则有完整版和精简版两种。不同的模块间的问题有相互重复,便于不同患者群体间的比较。每种手术方式包括心理健康、躯体(胸部和上肢)健康、性健康3个生活质量维度;还有乳房、手术结局以及关怀满意度3个满意度维度。该量表主要从患者自身角度出发对乳房手术的影响和有效性进行评估。量表个体离散指数为0.76～0.95,Cronbach α系数为0.81～0.96,重测系数为0.73～0.96。BREAST-Q量表中包含评分系统,可以将患者在各个维度填写的内容转换为[0～100]区间内的独立分数,除患者躯体症状维度外,得分越高提示患者对该维度的生活质量或满意度越高。

4. *乳腺癌患者体像问卷*(Body Image after Breast Cancer Questionnaire, BIBCQ) 由加拿大多伦多大学研发,评估对象为乳房切除术后的患者,共53个条目,包括疾病易感、身体羞耻、功能受限、身体关注、外表关注、患臂关注6个维度。采用5级评分,对体像关注越多,得分越高,代表患者的困扰越大。该量表重测信度为0.77～0.87, Cronbach α系数为0.77。中文版BIBCQ经验证总体内部一致性信度为0.96,分量表为0.94～0.99,结构与原量表基本一致,可用于我国女性体像的评估。

第三节　乳腺癌患者的心理疏导

乳腺癌不仅是严重危害妇女身体健康的恶性肿瘤，也是对患者心理健康造成影响的一种疾病，且这些影响贯穿于疾病的诊断、治疗、康复及肿瘤复发的全过程。由于手术带来的女性特征改变，化疗或化疗引起的不良反应，以及长期患病给患者及其家属带来的经济和精神上的压力，使乳腺癌患者不但要面临疾病和治疗，还要对生命和死亡的意义、疾病是否会复发、是否有外形和生理功能改变、是否给家庭造成负担等进行思考并作出抉择。因此，医护人员应严格掌握癌症患者及其家属的心理特征，将提高生命质量作为乳腺肿瘤治疗和康复的最终目标。

一、乳腺癌患者常见的心理问题

乳腺癌患者的心理变化过程往往较为复杂，且波动较大，极易受外界不良刺激的影响。患者的心理反应与自身个性特征、病情严重程度以及对癌症认识程度有关。

乳腺癌患者常见的心理问题如下。

（一）悲痛

绝大部分患者当得知自己患癌症时，都难以承受如此沉重的打击，往往认为患了癌症就等于被判了死刑，往往出现悲痛欲绝的情绪。大部分患者经过治疗，病情出现好转，并得到了抗癌知识宣传和成功病友的介绍，情绪便会逐渐开朗起来。而一旦当病情反复或复发，或病友去世时，又会给他们带来沮丧、焦虑、紧张和恐惧。

（二）紧张、恐惧、情绪波动

紧张、恐惧是确诊初期患者的主要反应。就诊时医生的详细检查、关切的眼神等在患者看来预示着患癌的可能，当再去取报告时，心情极度紧张，惶惶不安。一旦确诊后，一想到癌症可怕的结局便不寒而栗。初住院治疗期间亲戚、朋友、领导、同事均十分关心，频繁地前往医院探望，好像自己即将离开人间，这也加剧了患者的恐惧感，更加精神紧张。一旦被确诊为癌症，人们往往会产生强烈的求生愿望，患者会认为这是命运对自己不公平，因此情绪波动明显，容易激怒，感到处处不合自己的心意，对他人百般挑剔，莫名其妙地无端发泄，有时将怒气转移到医护人员和家属身上。

（三）焦虑不安

焦虑是对恐惧的自然反应，是绝大多数乳腺癌患者在疾病过程中都会出现的体验。对疾病的恐惧得不到及时有效的解除，就会发展到无法克制的焦虑。大多数患者确诊后往往还会考虑到家庭的种种负担，例如孩子尚未长大、年迈的双亲将无人照顾等，因此更加忧心忡忡。焦虑的强度与患者的个性特征、文化程度、生活体验、应对能力相关。焦虑情绪可通过语言或非语言的方式传播，所以医护人员应避免在言行举止中将自己生活中的焦虑情绪传递给患者和家属，同时还要有效地缓解患者的焦虑，以免波及其他患者。

（四）抑郁

焦虑、恐惧情绪得不到及时缓解，持续时间过长则容易导致抑郁。乳腺癌患者大多存在强烈的孤独感，他们时常感到生存无望，前景一片暗淡，因此情绪抑郁，甚至对周围的一切采取冷漠的态度，不愿意和医护人员、家属、病友交流，甚至产生自杀的念头。抑郁常常导致患者食欲、睡眠障碍。抑郁反应的强度与患者个性特征有关，并与应激源的强度和持续时间有关。对癌症诊断缺乏思想准备、肿瘤恶性程度较高、病程已在晚期等均会加重患者的抑郁反应。家庭社会因素也会影响抑郁的发生和转归。另外，家庭负担过重、缺乏家人的关心、家庭经济负担过重、社会支持力度不够、缺乏交流渠道、负性情绪得不到及时宣泄，均会加重抑郁反应的程度。

（五）退化和依赖

乳腺癌患者一旦认同了诊断，往往会情绪低落，专注于治疗，尤其是治疗不良反应严重时，往往会出现行为上的退化和心理上的依赖，没有精力顾及自己的家庭和社会角色，患者情感脆弱，意志衰弱，依赖家人，例如希望家人夜间陪护，否则无法入睡等。这种负性情绪，可降低患者的自身免疫功能，缺乏抵御疾病的信心和能力,因此医护人员应在认真评估后,采取积极护理措施,让患者在力所能及的情况下做一些事情,使其在自理中恢复信心,找回自尊。

(六)对身体形象的忧虑

乳腺癌手术直接损害患者的第二性征,加上放化疗所带来的脱发等不良反应,造成患者对身体形象的忧虑,导致严重的自卑感和沮丧感。乳腺癌手术后2年内几乎100%的患者有自卑感,手术后5年左右仍然有64.86%的患者有自卑感,年龄越轻自卑感越沉重。乳房的切除不仅影响躯体形象,还不同程度地影响患者的夫妻关系、社会交往等。患者难以面对并接受这一事实。年轻患者会非常关注自己是否可以行保乳术,以及行改良根治术后乳房重建的相关信息。

(七)对性生活和夫妻关系的担忧

乳腺癌患者与其他类型的癌症患者相比,在性生活方面面临的问题更为突出。患者手术后由于乳房缺失和胸部畸形,影响日常生活扮演的"角色"、社会关系以及业余活动等,其生存质量明显下降,特别是婚姻质量方面更是显著,婚姻满意度低、性生活质量低、夫妻交流状态不满意。自身体形的缺陷造成自尊心的伤害和自卑感,很担心丈夫可能在性方面对自己不感兴趣,这种心理压力很可能造成一种心理性性功能障碍,因此有意无意地回避性生活,久而久之导致性欲低下或无性欲。

患者对性生活和夫妻关系的担忧与病程直接相关。Stephanie等(2005)对204名平均手术时间为2年的中年乳腺癌患者进行了婚姻关系的调查,发现尽管其中近75%的患者认为她们与伴侣的关系因乳腺癌反而变得更加亲密,但有68%的患者感到手术造成了自我形象的严重损害,从而影响到了性生活,甚至12%的患者发现与另一半产生了隔离感甚至是感情的结束。同时,该研究还发现乳腺癌患者与子女的关系中,角色的转换和情感的压抑是存在的主要问题。

在中国,李体明等(2011)对217例乳腺癌患者进行了性生活满意度调查,结果显示乳腺癌改良根治术后绝大多数患者对自己的性生活状态感到不满意,主要表现为性活动频度的降低、羞于对丈夫主动提出性活动、不敢与丈夫沟通她们的性欲望、想要从事性活动的愿望减少、常常拒绝丈夫的性要求、难以在性活动中获得愉悦感,这些都最终导致她们对性生活满意度的感受差,而且近半数的患者(48.4%)都认为性生活并不重要。

因此,在东方传统文化背景下,医护人员应充分认识到性生活在乳腺癌患者生存质量中的重要性,从而将有关康复期性生活纳入健康教育的范畴中,让乳腺癌患者正确认识到有关康复期性生活的一些误区,以改善患者的性功能,进一步提高乳腺癌患者康复期的生命质量。

二、乳腺癌患者家属的心理特征

乳腺癌患者家属所承受的心理压力并不轻于患者本人,尤其是患者丈夫。患者丈夫作为最重要的看护和社会支持源,与患者同样经历对癌症的情感反应过程,承受着更大的精神压力,其心理变化也是复杂的,心理状态直接影响患者的治疗过程。同时,丈夫的茫然、不确定感也会影响患者的心理适应能力和应对能力。

乳腺癌患者家属的心理特征主要包括如下内容。

(一)悲痛

当朝夕相处、相依为命的亲人突然患上癌症,在人们心里总认为是被宣判了死刑,想到以往美满、幸福、和睦的家庭即将毁于癌症,家属往往极度悲痛;尤其是当亲人在治疗过程中承受着剧烈的痛苦折磨,以及化疗、放疗后的种种反应而导致病情每况愈下时,守护在其身边的亲属更是悲痛不安,可又不能在患者面前流露出悲哀的情绪,还要强打精神安慰患者,其内心充满了痛苦。

(二)委屈

乳腺癌患者由于长期受疾病和治疗不良反应的折磨,尤其是第二性征受到损害,化疗过程中发生脱发等不良反应、治疗所致家庭经济压力的困扰,心理状态在一定程度上会发生畸形变化,有时会对照护的亲属百般挑剔,发泄压抑和焦虑情绪。而家属虽受到无端指责,深感委屈,却只得为了患者的病情稳定而委曲求全,忍气吞声。

(三)忧虑和烦恼

患者被确诊为癌症后,其家属一方面要长期请假照护患者,调理患者的饮食,对患者进行精神上的支持和安慰,到处寻医问药,同时还要照管子女的生活起居和学习、照护家中年迈的老人。因此家属心里充满了压力、感到极其忧虑和烦恼，却常常要以坚强乐观的状态出现在患者前面，而自己内心的压力和忧愁却没有时间和机会释缓；有些家属由于照顾患者而请假，收入受到影响，而患者的收入也因住院治疗而大大减少，致使家庭经济产生种种困难，进一步加重了家属的苦恼。有些家属甚至因此影响自身事业的发展，从而造成一系列难以摆脱的忧虑和烦恼。以上情况均严重危及家属的身体健康和心理健康。

上述乳腺癌患者家属的种种不良心理特征，必将影响他们的身体健康、工作、生活、学习。当负性社会心理因素长期作用于人体，可导致中枢神经系统、内分泌系统、免疫系统功能的失调，这种状态又反过来极大地影响患者本人的信心和心境。所以医护人员应将患者和家属作为整体的照护对象，及时评估家属的身体和心理状况，对家属给予同样的同情、理解，提供支持和帮助，指导家属正确应对，克服种种心理障碍。

三、根据不同治疗阶段患者的心理需要给予心理支持

（一）确诊阶段

尽管乳腺癌患者的生存期较其他恶性肿瘤患者长，但“谈癌色变”仍然是大多数患者的反应，因此在接受一系列检查过程中，患者的心理反应复杂而强烈。癌症对患者生命的威胁是多数患者首先考虑的问题。主要的护理措施包括以下方面：

1. 合理选择向患者及家属告知病情的时间和方式 在患者尚未知道诊断前，医护人员应注意语言恰当，不要随意向患者和家属透露可能是癌症的言辞。医护人员不要在患者面前交头接耳，使患者怀疑是在谈论自己的病情。

值得注意的是，如果病情已经有了确切的诊断，长期向患者隐瞒病情的做法不值得倡导，因为患者在治疗过程中一旦发现真实病情而又无思想准备的情况下会产生受骗的感觉，引发愤怒、恐惧、委屈、责怪等一系列消极心理反应，甚至会出现意外。但告知的方式应注意在充分了解患者的心理特征、教育背景、接受能力基础上，在适合的时间、以恰当的方式向患者讲解治愈的过程，强调治愈的希望，尤其是请成功应对的患者进行现身说法，可帮助患者及早摆脱恐惧，积极配合治疗，无论是早期还是晚期的患者，都应将争取最好疗效的希望给予患者。

2. 做好各种治疗前的健康宣教 患者在得知乳腺癌诊断后，在否认阶段，往往会不断地进行自我归因。此时需要护理人员参与她们的认知矫正，告诉她们乳腺癌的常见病因，帮助她们进行适当的反思，避免因错误地认为“癌症是上天对自己的惩罚”而产生负罪感或者认为是因为“自己倒霉才得了癌症”。在确诊阶段，往往需要进行各种检查，患者由于缺乏必要的知识，对检查可能存在顾虑，对检查的目的、方法、副作用、注意事项等不了解，产生猜疑、恐惧等情绪。因此医护人员应对各种检查的目的、意义、配合要求进行耐心详细的解释，帮助患者尽快完成各种检查。当术后诊断已经明确时，对于那些非常关注自身诊断的患者，医务人员需对诊断进行详细的解释，例如发生部位、淋巴结转移数与随后治疗的关系、预后情况等，减少患者对于癌症的无名恐惧感。在日常护理工作中，及时向患者解释护理操作、治疗方法（如术后引流、术后化疗与放疗等）的作用，使其明确自身行为的意义，从而能够更好地配合治疗。

（二）治疗阶段

1. 详细解释治疗计划，取得患者的理解和配合 在治疗方案的制订过程中，如果患者自己参与了方案的选择，她们将更容易接受治疗带来的后果（如乳房的丧失、化疗的不良反应），其依从性更好。因此应强调以患者为中心的医疗模式，帮助患者充分发挥她们的决策权，并使她们认识到自身行为的重要性，学会自立自强，激发其自我承担意识。

可通过以下措施提高患者的应对能力：①自我暗示，包括自我安慰和自我鼓励。可多为患者介绍身边的榜样，帮助她们以他人为榜样树立自己的短期和长期目标。另外，帮助患者拥有自己的座右铭，使她们能够随时地运用它鼓励自己。②适度忍耐。面对痛苦的治疗过程，忍耐是成功的一项重要因素。护士可通过正性强化，向患者强调责任、目标、榜样，以强化其忍耐行为；另外，患者自身的成功经历也可成为她们恢复信心的动力。③适当宣泄。控制自我不等于压抑自我，适当的宣泄可以使患者稳定情绪，并得到外界的支持，帮助她们更好地面对现实、把握自己。医护人员可鼓励患者通过各种形式（如聊天、日记、网络博客等）说出自己的感受，让更多的人了解自己，从而得到更多的帮助。当患者出现严重并

发症时,会表现出急躁、缺乏信心,医护人员应及时给予患者信息和情感上的支持,同时请成功完成同样治疗方案的病友谈治疗过程中的感受,鼓励患者坚持治疗。

2. *编制有关宣传手册,以通俗易懂的方式进行健康教育* 应编写有关疾病知识、治疗知识和如何配合方面的宣传材料,有利于患者的理解,了解治疗的安全性、有效性。

3. *做好围手术期的宣教工作* 手术患者进行系统的术前宣教和术后访谈是非常必要的措施,可以解除患者和家属对手术的恐惧和顾虑,促进术后的恢复。对于某些根治性手术可能造成身体部分功能的缺失,或机体正常功能的改变等,则应详细说明手术的必要性,用实例说服患者,只要处理得当,不会影响患者日后的生活。

(三)康复阶段

由于乳腺癌患者住院时间相对较短,治疗周期长,大部分的辅助治疗在出院后完成,在治疗各阶段有间歇期,无论是生理还是心理上,患者都未完全适应术后的变化,因此患者出院后所面临的康复相关问题会渐渐呈现出来,如乳腺癌的治愈情况、疾病的分期、疼痛、术后的肢体康复、饮食、放化疗及内分泌治疗的不良反应、担心转移或复发、与医务人员的沟通、心理支持、婚姻关系、康复期性生活等。这些问题都会影响到患者的日常生活和工作,并贯穿在乳腺癌患者的整个康复过程中。康复阶段的患者大多在家中度过,现代医学模式下要求医护人员工作的范畴不但包括住院患者,还应包括在家庭、社区的患者。因此应注意从以下方面进行心理指导:

(1) 做好出院指导,使患者离开医院后仍能执行治疗计划与康复计划。

(2) 与患者和家属一起制订切实可行的康复计划,遵循循序渐进的原则,对上肢、肩关节功能进行康复训练;并综合心理社会干预措施,帮助患者从生理和心理上得到整体的康复。

(3) 鼓励患者参加社会活动,例如乳腺癌患者自发组织的活动,成为志愿者,一起鼓励其他有类似经历的患者。患者往往能够在鼓励他人过程中稳固并强化自身信心。同时病友之间在医护人员引导下组织一些活动,一起锻炼身体,谈康复经验,相互鼓励,是一种极好的集体心理治疗的形式。

(4) 向家属宣传家庭护理中的心理护理知识,从房间布置、患者情绪调理,到如何给患者心理支持,让家属充分参与到对患者心理护理的过程中。

(5) 与患者保持联系,例如通过开通热线咨询、定期访谈、组织康复期患者的沙龙活动等,及时询问患者在康复阶段的情况,可增强患者的安全感和康复的信心。

(6) 患者在康复期间大多希望通过维持以往的常态来达到有效的自我控制,她们有强烈的被视为正常人的需求。因此医护人员及家属可适当满足患者该项需求,避免过多的同情与怜悯。医护人员可向患者强调常态的重要性,并在生病的非常态和患者渴望达到的常态间发挥协调作用,从而帮助其尽快摆脱患者角色,积极应对疾病。护士可帮助患者努力适应疾病造成的各种变化,将此变化转化为常态。合理地运用回避这一应对方式,使患者在接受和抗争的过程中有一个缓冲阶段,能够更好地控制自我,保持常态。

(7) 针对复发患者,主动、积极地予以心理支持。乳腺癌复发患者往往在心理上打击甚大,非常容易丧失配合治疗的信心和勇气,这时,医护人员应及时地、积极地进行心理干预,及早控制患者的悲哀情绪,帮助患者找到希望和信心。专业的心理咨询师的介入尤其有必要,经验丰富的医护人员对病情的讲解和治疗方案的解释也对患者的情绪会起到关键性的作用。

四、心理状态的调整

(一)情绪的评定

患者的不良情绪主要集中在自尊、身体形态、焦虑和抑郁。可选用的评定量表有:①自尊方面,Rosenberg 自尊量表、自尊评定量表(body esteem scale);②身体形态方面,体像量表(body image scale);③焦虑方面,状态-特质焦虑量表(STAI)、社会体型焦虑量表(SPA)、焦虑自评量表(SAS)、医院焦虑抑郁量表(HAD);④抑郁方面,Beck 抑郁自评量表、CES-D 抑郁自评量表、抑郁自评量表(SDS)、情绪状态量表(POMS)。

(二)心理状态调整的过程

能帮助个体面对应激事件并顺利度过的个性特征称为“坚强”。坚强可以缓解应激对于身体的效应,可以影响个体对于应激的反应和适应能力。它作为一个自我调整的过程,可以帮助个体免于应激事件的损害，包括认知、信念和行为 3 个方面的调整。

1. *认知调整* 患者面对癌症诊断，通过自我归因，关注疾病的诊断、治疗和康复知识，从而理性地接受患病事实。

2. *信念调整* 以强烈的理想信念为中心，在强烈责任感的影响下，形成自信乐观的态度。它以认知调整为基础，又可促进认知调整。

3. *行为调整* 患者为了战胜癌症，以自我承担和自我控制作为行为表现。它必须以认知调整和信念调整为基础。

（三）康复期心理干预

医护人员需要了解患者心理变化特点及心理状态调整的过程，以提供必要的心理干预。医护人员可以在认知、决策、应对技能等方面提升患者的自我控制能力，指导患者合理地运用暗示、宣泄等应对技巧，以增加对于困境的忍耐力。避免给予患者过多的同情与怜悯，向患者强调常态的重要性，帮助其尽快摆脱患者角色，积极面对生活。

1. *提供充分信息，帮助患者理性接受患病事实* 医护人员可参与患者的认知矫正，帮助她们进行适当的反思，减少错误的想法，减轻患者的恐惧。

2. *帮助患者寻找积极的生存目的，建立生活的信心* 医护人员必须及时且正确地评估患者当前的期望，包括患者与其家属之间的依赖关系。帮助患者意识到自身的价值，对家庭其他成员的重要性，以增加与疾病抗争的信心。

3. *激发患者的承担意识，协助其有效地控制自我* 实施以患者为中心的医疗护理模式，帮助患者充分发挥她们的决策权，激发她们的自我承担意识。

五、康复期重建和谐的家庭关系

大多数乳腺癌患者在医院的治疗仅限于围手术期，术后的后续治疗及康复患者都住家中。患者回归家庭后，由于缺少医院、社会的支持和关爱，会出现恐惧、茫然等心理。国内外各大医院已经开始关注这一问题，并且依托于医院的专业资源成立了各种康复中心或沙龙，通过信访、电子邮件等方式对出院后患者进行调查，了解术后患者不同时期的需求，从而定期开展各种活动或举办各类讲座，使患者有机会与专家面对面，直接解决自身对疾病的各种疑惑，并且给予患者之间、家属之间互相交流的机会，为医患、患患之间的交流提供平台。

家庭是组成社会的单位，一个家庭的建立和维系需要每一个家庭成员的努力。乳腺癌患者出院后首先必须面对其家庭角色的变化，部分人短期内可能会出现患者角色的强化，此时家庭成员宜对其倾注较多的关注，多倾听患者的各种感受，以使其尽快恢复其部分的家庭角色。有些家属认为乳腺癌患者应尽可能卧床休息，不让患者进行日常的家务处理，使得患者认为其原有的家庭角色受到威胁，产生一些不必要的家庭矛盾。乳腺癌患者家属应该鼓励患者进行力所能及的家务或其他活动，能像往常一样与患者一起分担生活中的点点滴滴，帮助患者更容易找到自己在家庭中的地位。配偶在陪伴患者就诊的过程中也会出现一些心理变化，此时也应该与患者或其他亲友分享自己的感受，使自己的一些压抑、沮丧的心理得到一定程度的缓解，更好地与患者一起共度难关。已经长大成人的子女作为家庭的重要成员，应该理解父母的一些感受，尊重父母的一些选择，体贴、关心父母，常与父母进行交流，让父母也了解自己的一些心理变化，一家人同心协力战胜病魔。一个家庭的和谐才是社会和谐的关键所在。

（裘佳佳）

参考文献

［1］鲍艳，贾建光，朱静．前哨淋巴结活检联合乳房区段切除术治疗早期乳腺癌患者的围手术期护理观察［J］．中华全科医学，2018，16(10)：1753－1756.

［2］陈园园．乳腺癌患者配偶益处发现现状及其影响因素研究［D］．江苏：扬州大学，2021.

［3］丁晓彤．乳腺癌术后患肢早期功能锻炼方案的循证研究［D］．安徽：安徽医科大学，2018.

［4］胡雁，陆箴琦．实用肿瘤护理［M］．3 版．上海：上海科学技术出版社，2020.

［5］江泽飞，邵志敏，徐兵河．人表皮生长因子受体 2 阳性乳腺癌临床诊疗专家共识 2016［J］．中华医学杂志，2016(96)：1096.

［6］焦苗苗．双靶联合化疗治疗 HER2 阳性乳腺癌有效性和安全性的系统评价和 Meta 分析［D］．长春：吉林大学，2020.

［7］孔令泉，吴凯南，果磊．乳腺癌伴随疾病学［M］．北京：

科学出版社,2019.
[8] 孔令泉,吴凯南. 乳腺肿瘤心理学[M]. 北京:科学出版社,2016.
[9] 刘飞,路潜,王影新,等. 基于降低风险方案的乳腺癌淋巴水肿预防管理路径的应用效果[J]. 中国实用护理杂志,2019,35(7):530-535.
[10] 马飞,徐兵河,邵志敏. 中国乳腺癌随访及伴随疾病全方位管理指南专家委员会. 乳腺癌随访及伴随疾病全方位管理指南[J]. 中华肿瘤杂志,2019,41(1):29-41.
[11] 裘佳佳,李平. 性教育项目对提高乳腺癌患者性生活质量和减轻抑郁情绪的 Meta 分析[J]. 护士进修杂志,2018,33(4):313-318.
[12] 邵志敏,沈镇宙,徐兵河. 乳腺肿瘤学[M]. 2 版. 上海:复旦大学出版社,2018.
[13] 王国蓉,皮远萍. 肿瘤专科护理与循证实践[M]. 北京:人民卫生出版社,2016.
[14] 王悦,李妞妞,刘飞,等. 化疗所致脱发预防和管理的最佳证据总结[J]. 中华现代护理杂志,2019,25(36):4713-4718.
[15] 吴傅蕾. 乳腺癌阶段特异性患者报告结局测量系统的构建研究[D]. 上海:海军军医大学,2019.
[16] 修秉虬,郭瑢,杨犇龙,等. 中国乳腺癌术后乳房重建手术横断面调查研究[J]. 中华肿瘤杂志,2019,41(7):546-551.
[17] 曾化桂. HER-2 阳性乳腺癌抗 HER-2 药物治疗的心脏毒性研究进展[J]. 临床肿瘤学杂志,2017,22(4):362-368.
[18] 张诚霖,李青荷,吴翠干,等. 乳腺癌患者自我报告结局评估工具的研究进展[J]. 中华护理杂志,2021,56(6):948-951.
[19] 张劲强,朱熊兆,唐利立,等. 乳腺癌患者体像问卷中文版的试用结果分析[J]. 中南大学学报(医学版),2014,39(1):73-77.
[20] 张珊珊,李惠萍,周梦珂,等. 乳腺癌患者性生活体验质性研究的 Meta 整合[J]. 中国护理管理,2021,21(1):69-74.
[21] 赵慧慧,周春兰,吴艳妮,等. 乳腺癌相关淋巴水肿患者运动指导方案的证据总结[J]. 中华护理杂志,2020,55(5):779-785.
[22] 中国抗癌协会乳腺癌专业委员会,中国医师协会外科医师分会乳腺外科医师委员会. 保留乳房治疗专家共识(2020 年版)[J]. 中国癌症杂志,2020,30(11):912-968.
[23] 中国抗癌协会乳腺癌专业委员会. 中国抗癌协会乳腺癌诊治指南与规范(2019 年版)[J]. 中国癌症杂志,2019,29(8):609-680.
[24] 中国抗癌协会乳腺癌专业委员会. 中国医师协会外科医师分会乳腺外科医师专委会. 乳腺肿瘤整形与乳房重建专家共识(2018 年版)[J]. 中国癌症杂志,2018,28(6):439-480.
[25] 中国医药教育协会乳腺癌个案管理师分会. 乳腺癌靶向药物静脉输注规范专家共识[J]. 中华医学杂志,2021,101(16):1143-1148.
[26] 中国医药教育协会乳腺癌个案管理师分会. 中国乳腺癌患者个案管理模式专家共识[J]. 中华医学杂志,2020,100(7):493-497.
[27] 中华人民共和国国家卫生健康委员会. 中华人民共和国卫生行业标准 WS/T 661-2020. 静脉血液标本采集指南. 2020.
[28] 中华医学会外科学分会乳腺外科学组. 乳腺癌术后乳房重建中国专家共识(2019 版)[J]. 中国实用外科杂志,2019,39(11):1145-1147.
[29] 中华医学会肿瘤学分会乳腺肿瘤学组,中国乳腺癌靶向治疗药物安全性管理共识专家组. 中国乳腺癌靶向治疗药物安全性管理专家共识[J]. 中国癌症杂志,2019,29(12):993-1006.
[30] 中华预防医学会妇女保健分会乳腺学组. 中国乳腺癌患者生活方式指南[J]. 浙江医学,2017,39(4):239-254.
[31] CHARLES S C, MICHAEL J F, ADRIAN J. 癌症症状学:评测、机制和管理[M]. 张宏艳,李小梅主译. 北京:人民卫生出版社,2019.
[32] BINES J, PROCTER M, RESTUCCIA E, et al. Incidence and management of diarrhea with adjuvant pertuzumab and trastuzumab in patients with human epidermal growth factor receptor 2-Positive breast cancer[J]. Clin Breast Cancer, 2020,20(2):174-181.
[33] BOWMAN C, PIEDALUE K A, BAYDOUN M, et al. The quality of life and psychosocial implications of cancer-related lower-extremity lymphedema: a systematic review of the Literature[J]. J Clin Med, 2020,9(10):3200.
[34] EL GAMMAL M M, LIM M, UPPAL R, et al. Improved immediate breast reconstruction as a result of oncoplastic multidisciplinary meeting[J]. Breast Cancer (Dove Med Press), 2017,28(9):293-296.
[35] FISH M L, GROVER R, SCHWARZ G S. Quality-of-life outcomes in surgical vs nonsurgical treatment of breast cancer-related lymphedema: a systematic review[J]. JAMA Surg, 2020,155(6):513-519.
[36] ISHII K, MORII N, YAMASHIRO H. Pertuzumab in the treatment of HER2-positive breast cancer: an evidence-based review of its safety, efficacy, and place in therapy[J]. Core Evid, 2019,14:51-70.
[37] JASSIM G, ALANSARI A. Reliability and validity of the Arabic version of the EORTC QLQ-C30 and QLQ-BR23 questionnaires[J]. Neuropsychiatr Dis Treat, 2020,16:3045-3052.
[38] LEE B T, AGARWAL J P, ASCHERMAN J A, et al. Evidence-based clinical practice guideline:

autologous breast reconstruction with DIEP or pedicled TRAM abdominal flaps[J]. Plast Reconstr Surg, 2017,140(5):651e-664e.

[39] PUSIC A L, MATROS E, FINE N, et al. Patient-reported outcomes 1 year after immediate breast reconstruction: results of the mastectomy reconstruction outcomes consortium study[J]. J Clin Oncol, 2017,35(22):2499-2506.

[40] QIU J, HOU S, LI P, et al. Medical professionals' knowledge of the use of external breast prostheses among breast cancer patients in China-a cross-sectional study[J]. Gland Surg, 2021,10(2):595-606.

[41] SONG W J, KANG S G, KIM E K, et al. Current status of and trends in post-mastectomy breast reconstruction in Korea[J]. Archives of Plastic Surgery, 2020,47(2):118-125.

[42] YANKULINA O, ZULLO A R, CABRAL S E, et al. Pertuzumab-associated diarrhea in HER2/neu-positive breast cancer patients: a comparison of trials to actual practice[J]. J Oncol Pharm Pract, 2020,26(4):912-917.

[43] ZHANG J, YAO Y F, ZHA X M, et al. Development and evaluation of a patient-reported outcome (PRO) scale for breast cancer[J]. Asian Pac J Cancer Prev, 2015,16(18):8573-8578.

第八十二章

乳腺癌术后随访

随着医学技术日新月异的发展，综合诊疗手段的不断进步，乳腺癌的治疗效果不断提高，带癌生存者数量持续增加，患者的术后随访（follow up）成为继乳腺癌诊断、治疗之后人们所关注的第三大焦点。虽然乳腺癌患者在术后需要接受规范的随访服务早已成为共识，然而直到近几十年来才将术后随访真正纳入临床常规工作。

大多数乳腺癌患者是在体检中发现相关体征或症状而发现肿瘤复发的。术后随访有利于早期发现复发转移、提供整体照护、控制和管理并发症以及改善生活质量。强调术后随访是乳腺癌生存者、医务人员、患者家庭成员，甚至医疗相关政策指南制定者的一个过渡，在这个过渡期间，需要越来越强调疾病的长期监控和照护，管理肿瘤辅助治疗的疗效及不良反应，帮助患者返回患病前的生活方式，以及健康促进的问题。研究显示半数癌症生存者认为在术后生存期间的需要未被满足。因此，明确乳腺癌患者生存期有哪些需求，如何长期监测术后乳腺癌患者的疾病进展，在乳腺癌患者术后为其提供哪些随访服务，由谁来承担随访术后乳腺癌患者的任务，以及探索适合我国医疗背景的基于医院/社区的随访模式等，均是乳腺癌患者术后随访工作中值得思考的问题。

第一节　乳腺癌术后随访的定义及目的

一、随访的定义

随访是指医疗、科研工作中，为定期或不定期了解某些门诊患者或出院患者在院期间医疗处理的预后情况、健康恢复情况、远期疗效及新技术临床应用效果，所采取的家庭访视、预约到医疗机构复诊检查或者用通讯方式了解病情的手段。

中国医院协会发布的中国医院质量安全管理团体标准中特指的“医疗随访”是指医院根据出院患者需要，以通讯或其他的方式保持联系，或预约患者定期来院复查，以了解出院后患者疾病疗效、病情变化和指导患者康复的一种观察方法和工作手段。随访包括常规随访和专病随访。常规随访适用于所有需随访的出院患者，是根据患者出院后康复和后续诊疗的需要，对患者进行限定时间的随访，促进患者康复。专病随访适用于慢性病、肿瘤、内置物、器官移植、罕见病等，针对专科疾病内容制订随访方案，在指定的时间内通过随访有效地提高患者对于疾病知识的知晓度、遵医行为和患者的自信心，有效地控制疾病，提高生活质量。

越来越多的研究开始关注肿瘤治疗给乳腺癌患者身体所带来的后期影响。持续困扰患者的问题主要包括疲乏、停经综合征、形体改变、上肢功能障碍、淋巴水肿以及如何处理工作和健康之间的矛盾等。优化随访服务必须要明确以下几个方面的内容：监控、遗传因素、转移癌的检测和治疗、并发症的治疗、生理改变、心理治疗以及与其他治疗方式的联合使用。

二、乳腺癌术后随访的目的

乳腺癌术后随访的目的在于了解患者的生存状况，评估疾病是否复发、转移，以及评估患者对辅助治疗的依从性和不良反应等，以采取相应的临床干预措施，实施更好的康复计划并改善预后。随访的目标应该集中于对第 2 原发肿瘤和复发疾病的诊断和处理、对长期内分泌治疗的管理、对治疗并发症的评价和管理、维持医患关系以及必要的心理社会支持。

对于乳腺癌患者，术后随访有利于监督其辅助治疗的效果及依从状况，及时发现复发与转移，及时正确地处理不良反应，从而促进康复。另一方面，完善的乳腺癌术后随访服务也有利于医生总结经验教训和开展临床研究。

第二节　乳腺癌患者术后随访的内容、模式和方法

一、乳腺癌患者术后随访内容

乳腺癌患者的术后随访内容近年来得到越来越多的调整和规范。

（一）美国临床肿瘤学会（ASCO）推荐乳腺癌随访计划

根据 ASCO 推荐的乳腺癌患者初始治疗后随访计划，乳腺癌患者术后随访的项目、频率和证据水平如表 82－1～82－3 所示。

表 82－1　乳腺癌患者术后随访推荐项目（ASCO）

推荐项目	频　　率	证据水平
病史和体格检查	每 3 个月 1 次，连续 2～3 年；每 6 个月 1 次，连续 2～3 年；以后每年 1 次	Ⅲb（除外共识）
乳腺 X 线摄影检查	每年 1 次	
对侧		Ⅰa
同侧		Ⅳc
乳房自查	每月 1 次	Ⅲd（除外共识）

表 82－2　乳腺癌患者术后随访不推荐项目（除非有病史和查体指征）

项　　目	证据水平
全血细胞计数，生化研究	Ⅰa
肿瘤标志物（CA153、CEA）	Ⅲ（除外共识）
胸片	Ⅰa
骨扫描	Ⅰa
CT 扫描	Ⅴd

表 82－3　证据水平描述

证据水平	推荐证据的类型
Ⅰ	由多项设计严谨的对照研究所得的综合分析证据；假阳性和假阴性都很低的随机试验（高效能）
Ⅱ	从至少一项设计严谨的对照研究所得的综合分析证据；假阳性和假阴性都很低的随机试验（低效能）
Ⅲ	从设计严密的准试验研究所得的证据
Ⅳ	从设计严谨的非实验性研究所得证据，如对照性或相关性描述和病例研究
Ⅴ	从病理学检查报告和临床样本所得证据

（二）中国抗癌协会（CACA）乳腺癌诊治指南与规范（2021 年版）推荐乳腺癌随访计划

1. 随访频率

乳腺癌患者的随访需要根据复发的风险来决定随访的频率，参照建议如下。

（1）术后 2 年内，一般每 3 个月随访 1 次。

（2）术后 3～5 年，每 6 个月随访 1 次。

（3）术后 5 年以上，每年随访 1 次，直至终身。

如有异常情况，应当及时就诊而不拘泥于固定时间。

2. 随访检查项目　如表 82－4 所示。

表 82－4　CACA 推荐的乳腺癌患者术后随访检查项目

常规检查项目	检查的时间及备注询问病史和体格检查
肝脏、乳腺区域及淋巴引流区超声	根据术后随访频率
血常规、肝肾功能、血脂等实验室检查	根据术后随访频率
乳腺 X 线摄影及胸部 CT	根据术后随访频率

续表

常规检查项目	检查的时间及备注询问病史和体格检查
骨扫描	如出现相关提示症状需排除骨转移者,酌情选择
乳腺 MRI	接受保乳手术患者可选,或其他影像学检查补充时
妇科检查及妇科超声,如果服用他莫昔芬,子宫、卵巢未手术切除	每3~6个月检查1次
骨密度检测,如果绝经后或服用第三代芳香化酶抑制剂	基线检查后每年1次

(三)随访内容

1. *监测对侧乳腺癌* 乳腺癌患者对侧乳腺癌的发生率在不断升高,每年在0.5%~1.0%之间。研究表明,对侧乳腺癌的5、10、15和20年的发生率分别为3.0%、6.1%、9.1%和12.0%。具有*BRCA1*和*BRCA2*变异的患者对侧乳腺癌的10年发生率为29%。小叶乳腺癌患者对侧乳腺癌发生率要高于导管型。接受术后辅助内分泌治疗或化疗的患者对侧乳腺癌发生率较低。对侧乳腺癌的危险因素包括:乳腺癌家族史、遗传性乳腺癌、初始诊断年龄轻、年轻时(<45岁)接受过辐射、原位小叶癌、侵袭性小叶癌和多中心癌。

2. *早期发现局部复发* 乳腺癌患者应该密切关注复发相关的体征与症状,并及时告知医务人员。局部复发相关的体征与症状包括:

(1) 乳腺保乳治疗后同侧乳腺肿块。

(2) 乳腺全切除术后胸壁肿块。

(3) 乳腺保乳治疗后乳头溢液。

(4) 患侧乳房或胸壁的皮疹。

3. *远处转移的监测* 基于预后因素如肿瘤大小、淋巴结情况、组织分级、激素受体状况、人表皮生长因子受体2(HER2)状况和患者年龄,可以预测早期乳腺癌远处转移的风险。远处转移的位置在某种程度上是根据肿瘤类型而变化的。与导管癌相反,小叶癌倾向于浆膜面,HER2阳性肿瘤倾向于内脏和中枢神经系统转移。雌激素受体(ER)阴性肿瘤在诊断后5年复发的可能性最大,而ER阳性肿瘤在诊断后10~15年有持续稳定的复发风险。

乳腺癌患者应该密切关注远处转移相关的体征与症状,并及时告知医务人员。远处转移相关的主要体征与症状包括:

(1) 骨转移:局限性,渐进性骨痛或触痛。

(2) 肺转移:胸膜炎性胸痛、咳嗽、呼吸困难。

(3) 肝转移:右上腹不适、饱胀感或疼痛、体重下降、厌食。

(4) 中枢神经系统转移:持续性头痛、精神状态改变、新发癫痫、局灶性运动感觉丧失、膀胱或大肠运动功能失调。

4. *辅助治疗并发症的评价和管理*

(1) 局部治疗的并发症:乳腺癌患者在手术和放疗之后可能面临着长期的不良反应。局部治疗最常见的并发症是由于腋窝手术和/或放疗带来的对腋窝神经和淋巴管的影响。患者表现为麻木、乏力、疼痛、活动受限或上肢肿胀。保乳手术患者在放疗后的最常见长期不良反应是胸痛。但随着技术的不断完善,长期并发症的发生率在不断降低。

(2) 全身治疗的并发症:全身治疗的长期并发症包括疲乏、停经相关的卵巢衰竭、神经病变、认知障碍、体重增加、抑郁和性功能障碍。后期并发症包括化疗后所致白血病、卵巢早衰导致的骨质疏松以及蒽环类药物引起的心功能障碍。

对早期乳腺癌的术后辅助内分泌治疗需要持续5~10年,其导致的不良反应包括潮热、更年期症状、性功能障碍、肌肉关节疼痛等。服用他莫昔芬的患者血栓形成、泌尿系统肿瘤和脑血管事件的可能性增加,服用芳香化酶抑制剂的患者骨质疏松和骨折的风险也增高。ASCO建议临床医生更多地关注乳腺癌治疗后的骨健康,对于>65岁、60~64岁有骨质疏松风险者、使用芳香化酶抑制剂停经者、化疗导致早期停经的乳腺癌患者,都应该积极地接受骨密度监测。

5. *辅助治疗的依从状况* 依从性是慢性疾病长期治疗成败的决定性因素之一,乳腺癌辅助治疗给患者带来的不良反应可能会降低患者的生存质量,从而降低患者的治疗依从性。同时,患者由于"治疗疲乏"、缺乏动力和满足现况等原因,治疗依从性往往会随着时间的推移而下降。在长达5~10年的内分泌治疗过程中,其依从性的降低是影响内分泌治疗效果的主要原因之一;在真实世界中,辅助内分泌治疗的依从率在47%~97%之间。Partridge随访了接受内分泌治疗的2 378例早期乳腺癌患者,通过医疗保险数据库的资料,调查发现在4年的随访时间中，在第 4 年仅有 50％的患者依从服药。Hershman 在美国加利福尼亚州对 8 769 例接受内分泌治疗的女性乳腺癌患者平均 4.4 年的随访研究中显示，31％的患者发生自行停药；在坚持接受内分泌治疗的患者中，28％的患者未良好地依从服药。Sedjo 对 MarketScan 数据库中 13 593 例纳入医保接受芳香化酶抑制剂治疗的女性乳腺癌患者 1 年的队列研究中表明，23％的患者未依从服药。国内学者徐蕾的研究表明，中国大陆地区的绝经前乳腺癌患者的内分泌治疗的依从性较差，依从率较低，且随治疗时间的增加呈下降趋势。金晶的研究则调查了 307 例激素受体阳性的乳腺癌术后患者，其中 76.8％坚持完成了标准辅助内分泌治疗，辅助内分泌治疗的依从率随服药时间延长而逐渐降低。

在乳腺癌患者的随访工作中，辅助治疗的依从性是一个需要重点关注的问题。影响依从性的原因是多方面的，包括年龄、不良反应的发生、经济条件限制、治疗方案的选择、专业信息的缺乏、心理因素的影响、社会支持的缺乏等。近年来，内分泌治疗乳腺癌患者的服药依从性也受到越来越多学者的关注，在临床实践中具有重要的意义。

6. *患者术后生存质量*　过去的研究对乳腺癌患者术后生存质量可能会有各不相同的解读，普遍被认可的观点是在评估癌症生存者生活质量时应该考虑 4 个方面：生理健康、心理健康、社会健康以及精神健康(表 82－5)。

表 82－5　癌症患者生存质量评估内容

健康项目	乳腺癌患者需要关注的内容
1. 生理水平	
疲乏	一些乳腺癌患者在诊断患病后 5 年内反映感到疲乏
睡眠和休息	患者普遍存在睡眠障碍
总体身体健康状况	合并症，尤其是老年患者
疼痛	手术或放疗导致的慢性疼痛
生殖	尤其针对年轻乳腺癌生存者
2. 心理水平	
对复发的恐惧	对复发的恐惧会影响到治疗决策
焦虑	年轻女性的焦虑程度普遍较高
抑郁	患病后第 1 年抑郁程度较高
控制	患者感到对疾病和复发缺乏控制感
休闲和娱乐	因疾病影响了患病前的休闲项目
注意力和认知障碍	常发生于接受过化疗的老年患者
3. 社会水平	
角色和关系	30～39 岁的乳腺癌患者在患病后第 1 年角色功能水平低于同龄女性，60 岁以上的乳腺癌患者角色功能水平与同龄女性无明显差别
性和情感	乳房缺失，长期治疗对性功能的影响
外形	乳房缺失，保乳患者对外貌的信心更高，年轻患者身体形象相关问题更多
家庭压力	来自配偶和家属的压力
孤独	感到孤独以及缺乏社会支持的患者预后较差
工作	疲乏感影响工作的恢复
经济	对于年轻患者，无法恢复正常工作可能会影响收入，造成经济困难
4. 精神水平	
超越	自我超越能帮助乳腺癌患者更好地应对
希望	抱有希望的患者能更好地应对
不确定感	许多乳腺癌患者寻找疾病给自己带来的影响
内在力量	发掘内在力量的重要性

7. *乳腺癌术后随访的患者教育*　指导患者每月进行一次乳房自我检查，月经规则者每次月经周期开始后的第 9～11 天进行自检，月经不规则者每月固定一个时间进行自检。自我检查的方法如下：

(1) 镜前检查：站在镜前，裸露上身，双臂垂于两侧，接着将双臂举过头顶查看；然后，双手叉腰向左右慢慢旋转身体；最后，将双手掌撑在臀部，并使劲向下压，同时转动身体。在这一过程中熟知自己正常乳房的外观，并注意观察乳房、乳头、皮肤的形态，一侧乳房比另一侧稍大或位置稍有高低并不是异常现象，关键是在长期的观察中是否发生了较突然的变化。

(2) 立位或坐位检查：检查时先注意两侧乳房、乳头的位置，皮肤有无红肿或凹陷，乳头有无改变、溢液。将左手举起放在头后，用右手检查左侧乳房。检查范围是：上到锁骨下，下至第 6 肋，外达腋前线，内侧近胸骨旁。正确手法：中间 3 个手指并拢，从乳房上方时钟面 12 点位开始，用手指指腹按顺时针方向紧贴皮肤作循环按摩。每检查完一圈回到 12 点位，下移 2 cm 做第二圈检查，如此循环，要检查整个乳房直至乳头。检查时手指不能脱离皮肤,用力要均匀,力度以手指能触压到肋骨为宜。检查完左侧乳房后,右手举起放在头后,以左手按同样方法检查右侧乳房。最后,用示指、中指和拇指提起乳头并挤一下,查看有无分泌物。如果发现有分泌物应去医院做进一步检查。

(3) 卧位检查:身体平躺在床上,肩下垫只小枕头或折叠后的毛巾,使整个乳房平坦于胸壁,以便检查乳房内有无异常肿块。检查的范围和手法同上述"立位或坐位检查"。

8. *患者术后生活方式的评估*

(1) 体重:随访时测量患者的身高和体重,计算出患者的体重指数(BMI),按照《中国成人超重和肥胖症预防控制指南》评价患者的体重是过低、正常、超重或肥胖。

(2) 营养和运动:询问患者的食物摄入情况。评价患者的食物摄入量、主要营养素是否符合推荐、膳食结构合理程度。询问患者每日的体力活动情况,是否有规律地进行体育锻炼,并做详细的记录。

(3) 其他:询问患者吸烟和饮酒的情况,详细记录。询问患者是否使用保健品或膳食补充剂,并做好记录。

二、乳腺癌患者术后随访模式

乳腺癌患者的治疗需要多学科专业人员的参加,包括外科医生、内科医生、放疗科医生、影像科医生以及乳腺专科护理人员等。面对术后可能会遇到的疾病及手术有关的生理和心理问题,由谁来承担乳腺癌患者术后随访者的角色尚存争议。

国外有研究将296例早期乳腺癌患者随机分为普通职业医生随访和医院专家随访,结果显示两组在18个月随访中检测出的复发数目相同,大部分复发患者(69%)具有症状;确诊复发的中位时间两组间无差异。Grunfeld等人将968例患者随机分为肿瘤专家随访以及内科医生随访两组,对于严重的临床疾病如脊髓压迫、病理性骨折、高钙血症、无法控制的局部复发和臂丛的神经病变,在随访3年、5年后两组之间差异无统计学意义,患者的生存质量也无显著差异。一项从患者角度的调查表明,大部分女性(84%)认为随访是重要的,并且满意当前的随访服务,2/3的患者认为每次都应该接受同一位医生的随访。

随着对出院患者延续性照护和指导的需求不断增加,传统门诊随访的适宜性已经受到越来越多学者的挑战,而护士主导的延续性服务也随之产生和发展。Browall等人的系统评价显示护士主导的个体化随访可以使乳腺癌患者得到更好的延续性照护,护士可以提供高质量的心理社会支持,满足患者的信息需求。Saltbæk等人邀请了25例乳腺癌患者参与了一个为期18个月的随访项目,该项目由乳腺专科护士为主导。专科护士在研究期间作为患者的导航员,协助患者进行症状管理,结果显示乳腺癌患者在专科护士的随访管理期间更愿意主动报告自我症状和相关结局,拥有更好的生活质量。

三、提高乳腺癌患者随访率的方法

(1) 提高医务工作者对癌症患者术后随访的意识,在患者住院期间加强与患者之间的沟通,认真核对患者信息。

(2) 在出院指导中向患者及家属宣传随访和按时复查的重要性。

(3) 确定患者真实身份和长期居住地址。

(4) 在建立患者资料档案时留下包括手机和固定电话在内的多个联系电话号码。

(5) 定期召开病友联谊会,动态收集患者新近信息,及时更新患者资料。

(6) 结合使用多种随访方式,如互联网(包括应用小程序、公众号、微信等)、电话随访、门诊随访、病友联谊会等。

(裘佳佳)

参考文献

[1] 金晶. 激素受体阳性乳腺癌患者辅助内分泌治疗依从性现状分析[D]. 山东:山东大学,2019.

[2] 徐蕾. 基于健康信念模式的提升乳腺癌患者内分泌治疗依从性的护理干预模式构建的实证研究[D]. 辽宁:中国医科大学,2019.

[3] 中国抗癌协会乳腺癌专业委员会. 中国抗癌协会乳腺癌诊治指南与规范(2019年版)[J]. 中国癌症杂志,2019,29(8):609-680.

[4] BRENNAN M E, BUTOW P, SPILLANE A J, et al. Patient-reported quality of life, unmet needs and care coordination outcomes: Moving toward targeted breast cancer survivorship care planning[J]. Asia-Pacific Journal of Clinical Oncology, 2016,12: e323 - e331.

[5] BROWALL M, FORSBERG C, WENGSTRÖM Y. Assessing patient outcomes and cost-effectiveness of nurse-led follow-up for women with breast cancer-have relevant and sensitive evaluation measures been used[J]. J Clin Nurs, 2017, 26(13 - 14): 1770 - 1786.

[6] CARDOSO F, KYRIAKIDES S, OHNO S, et al. Early breast cancer: ESMO Clinical Practice Guidelines for diagnosis, treatment and follow-up [J]. Ann Oncol, 2019,30(8):1194 - 1220.

[7] COCCHIARA R A, SCIARRA I, D'EGIDIO V, et al. Returning to work after breast cancer: A systematic review of reviews[J]. Work, 2018, 61 (3):463 - 476.

[8] GAST K C, ALLEN S V, RUDDY K J, et al. Novel approaches to support breast cancer survivorship care models[J]. The Breast, 2017,36:1 - 13.

[9] GRUNFELD E, HODGSON D C, DEL G M, et al. Population-based longitudinal study of follow-up care for breast cancer survivors[J]. J Oncol Pract, 2010, 6(4):174 - 181.

[10] HERSHMAN D L, SHAO T, KUSHI L H, et al. Early discontinuation and non-adherence to adjuvant hormonal therapy are associated with increased mortality in women with breast cancer[J]. Breast Cancer Res Treat, 2011,126(2):529 - 537.

[11] Institute of Medicine and National Research Council, From Cancer Patient to Cancer Survivor, Lost in Transition [M]. Washington: The National Academies Press, 2006.

[12] KE Y, NG T, CHAN A. Survivorship care models for breast cancer, colorectal cancer, and adolescent and young adult (AYA) cancer survivors: a systematic review[J]. Supportive Care in Cancer, 2018,26:2125 - 2141.

[13] MOON Z, MOSS-MORRIS R, HUNTER M S, et al. Barriers and facilitators of adjuvant hormone therapy adherence and persi stence in women with breast cancer: a systematic review [J]. Patient Preference & Adherence, 2017,11:305 - 322.

[14] ROELEN C A, KOOPMANS P C, VAN RHENEN W, et al. Trends in return to work of breast cancer survivors[J]. Breast Cancer Res Treat, 2011, 128 (1):237 - 242.

[15] RUDDY K J, HERRIN J, SANGARALINGHAM L, et al. Follow-up Care for Breast Cancer Survivors [J]. J Natl Cancer Inst, 2020,12(1):111 - 113.

[16] SALTBÆK L, KARLSEN R V, BIDSTRUP P E, et al. MyHealth: specialist nurse-led follow-up in breast cancer. A randomized controlled trial-development and feasibility[J]. Acta Oncol, 2019, 58(5):619 - 626.

[17] SEDJO R L, DEVINE S. Predictors of non-adherence to aromatase inhibitors among commercially insured women with breast cancer[J]. Breast Cancer Res Treat, 2011,125(1):191 - 200.

第八十三章

乳腺癌术后生育管理

乳腺癌是目前威胁全球女性健康最常见的恶性肿瘤之一。虽然乳腺癌发病的累积风险随着年龄的增长而逐年增加，但年轻乳腺癌的发病率也不容忽视。GLOBOCAN 2012 的数据显示，20～39 岁的女性新发乳腺癌病例为 191 105 例，年龄标化发病率为 17/10 万，死亡率为 4.4/10 万。我国曾统计报道预计新发小于 45 岁的乳腺癌患者在 2015 年将达到 59 800 例，占所有新发乳腺癌总数的 22%。和绝经后乳腺癌患者相比，年轻育龄期的乳腺癌患者面临更为复杂多变的诊断、治疗、生存、康复等医学问题和挑战。年轻患者的肿瘤侵袭性比老年患者更强，常伴有更多的淋巴结转移概率以及三阴性的生物学行为。包含辅助化疗和内分泌治疗在内的系统性综合性治疗在改善年轻乳腺癌患者的复发、生存预后的同时，往往会导致其他慢性毒性反应与副作用。卵巢功能的衰竭即是其中最重要的问题。时至今日，国家鼓励生育三孩政策，关注探讨并切实保障年轻乳腺癌患者的生育功能有重大的医学和社会意义。

第一节　乳腺癌患者生育现状和术后妊娠安全

一、乳腺癌患者的生育现状

现阶段，年轻患癌女性的生育问题从生理和心理层面都面临很多困境，在制定癌症综合性治疗计划的同时缺乏相应的健康教育指导以及生殖、心理健康、遗传学、商业保险等咨询，治疗后的生育率偏低。2011 年澳大利亚一项年轻乳腺癌女性患者对于生育意向和知识的前瞻性调查研究发现：许多患者并没有意识到乳腺癌治疗会对于生育造成影响，且缺乏生殖保障知识以及乳腺癌患病后的生育规划。这部分年轻患者生育保护咨询比率较低，真正实施生育保护的比率更低。2014 年美国一项多中心前瞻性队列研究对≤40 岁的早期新发年轻乳腺癌患者进行调查研究发现：68%的女性在开始治疗前会和她们的临床医生探讨生殖保护适宜性，51%的患者会关注治疗后引起的不孕不育，但只有 10%的女性会使用生育保护措施。欧洲乳腺癌专科医生学会也对新诊断乳腺癌的年轻女性的生育问题、心理社会问题、生活质量问题进行了前瞻性问卷调查和医疗记录分析，通过癌症康复评价系统简表（Cancer Rehabilitation Evaluation System-Short Form，CARES-SF）分量表，对特定生活质量进行评分。研究发现近 2/3 的年轻女性关心生育问题，许多患者渴望将来自己生孩子，但是采取生育能力保护措施的比例不到 1/3。针对这部分年轻患者，尤其是需要接受化疗的患者，我们更应关注她们的生理问题、生育意向和心理社会问题，适时给予科学的咨询和指导。

乳腺癌的辅助治疗毫无疑问会降低育龄患者的生育能力，这部分群体在治疗结束后会有越来越多的生育需求，但也会有很多母亲和胎儿相关生殖问题。2017 年澳洲的一项荟萃分析入组了 16 项研究，探讨了 1995—2015 年乳腺癌患者治疗后的真实世界的生育情况，包括怀孕率、流产率、终止妊娠率和胎儿娩出率。1 287 例入组患者在手术后接受系统治疗后的总体怀孕率为 14%；怀孕的患者中，12%经历过流产。在人群对照研究中发现乳腺癌幸存者总体的怀孕率为3%，低于总体人群率的40%。激素受体阳性的患者比阴性患者的怀孕率更低；21%的患者会因各种原因终止怀孕。因此在治疗前提供生殖保障的相关信息，进行生殖保护对育龄期患者来说非常重要。关于乳腺癌辅助治疗是否会影响胎儿的顺利分娩，两项大型队列研究都提示乳腺癌幸存者的生育结局有一些负面风险。一项包含5 752例患者的研究发现，乳腺癌患者的流产率相对较高(20%～44%)。另一项来自瑞典的队列研究认为，乳腺癌患者和健康患者相比其生产并发风险有：剖宫产术比率增高，胎儿低体重(＜1 500 g)以及早产(＜32周)。

2020年来自中国的年轻乳腺癌患者的生育需求及怀孕和妊娠结局的问卷调查研究采用回顾性横断面调查方法，对确诊时年龄≤40岁的374例乳腺癌患者进行问卷调查及临床资料收集。结果308例患者完成问卷调查，其中81例(26.3%)患者在确诊乳腺癌后有生育需求，6例患者采取积极措施保留生育能力。72例(23.4%)患者在治疗过程中曾进行生育咨询。7例患者成功怀孕，其中4例患者正常分娩。年龄＜35岁、大学及以上学历、行保乳手术以及未生育者在患病后更易有生育需求。这些都提示，虽然生育率较低，中国年轻乳腺癌女性患者生育需求和生育保护意识也在增长，肿瘤科医生和相关医疗保健人员应积极为患者提供相应的生育咨询及个体化诊疗。

生育保障咨询和生育计划制定管理对于改善患者的生育现状至关重要。这是一项综合性的社会和医学问题，需考量多方面因素，包括患者的疾病分期、预后、治疗开始时间、是否属于激素灵敏度肿瘤、是否单身、教育背景以及经济情况(是否可以负担生殖保障，社会保险是否涵盖)、生殖保障机构技术是否完善、相关法律是否完善等。年轻患者在开始治疗时能及时获得生育相关信息，了解更多生殖保护知识，更易自我参与作出积极的生育选择。这需要社会和医学积极推动和指导、多学科的合作和支持，更需要医患双方共同参与、评估和努力。

二、乳腺癌术后妊娠的安全性

乳腺癌患者术后妊娠的安全性包括两个方面：母亲的肿瘤学安全性以及胎儿的存活和健康分娩。早前，因为担心增加复发风险以及怀孕会中断治疗，许多乳腺癌患者，尤其是激素受体阳性的患者会被建议避免怀孕。但目前大多回顾性的研究数据显示在乳腺癌辅助治疗结束后的妊娠不会影响乳腺癌患者的生存结局，在雌激素受体(ER)阴性治疗组妊娠可以显著增加总生存率；在ER阳性治疗组，妊娠组和对照组间的生存率无明显差别。这些回顾性的研究往往会受到“健康母亲效应”的影响而存在一定的选择偏倚。为了避免这一效应，2012年欧洲一项多中心回顾性的研究入组了333例怀孕的患者和配对的874例未怀孕患者，中位随访4.7年后发现ER阳性和ER阴性的患者怀孕与不怀孕比较，两者的无病生存期(DFS)并无差别，相反怀孕组的总生存期(OS)更高($P=0.03$)。怀孕可能改善乳腺癌患者预后的机制在于：孕期的高激素水平状态可能导致激素灵敏度肿瘤细胞发生凋亡；胎儿抗原假说认为孕期母亲的免疫系统爆发可以对抗肿瘤细胞。故而怀孕不一定对于乳腺癌的生存预后有保护作用，但也不会增加乳腺癌的复发和转移风险。

2021年发表在《临床肿瘤学杂志》上的荟萃分析纳入39项研究；进一步探讨了乳腺癌患者的妊娠结局以及怀孕的安全性。和正常人群对照组相比，乳腺癌患者尤其是曾经接受化疗的患者的怀孕率下降，剖宫产率、低体重儿出生率、早产儿率、胎龄小的发生率增高，但新生儿的先天性畸形以及孕产并发症并没有增高。乳腺癌患者治疗后妊娠相比未妊娠患者的DFS和OS延长。为了明确激素受体阳性的乳腺癌患者的内分泌治疗期间停药妊娠的安全性，2014年起来自20个国家116个研究中心共同参与的全球多中心前瞻性研究——POSITIVE研究启动，计划入组Ⅰ～Ⅲ期激素受体阳性、年龄≤42岁的早期乳腺癌患者，接受18～30个月的辅助内分泌治疗后，中断治疗后2年内完成妊娠、分娩和哺乳，之后恢复内分泌治疗；至2022年9月，已入组518例患者。我们期待这些研究的结果将来给临床提供更优的生育指导参考。

对于乳腺癌患者治疗后使用辅助生殖技术(ART)的安全性，2015年一项欧洲的小样本研究发现，ART组乳腺癌诊断时年龄更大，怀孕时年龄较大，且流产率更高；但和自然组足月妊娠组相比，两组的生育率和预后没有明显差别。另一项瑞典的国家队列研究(1994—2017年)发现：接受生育保护的患者借助ART比率高，其中22.8%在患病后至少生产一胎，对照组未行生育保护组仅有8.7%。生育保护组5年和10年的累积生育率达到19.4%和40.7%；对照组只有8.6%和15.8%。且生育保护组5年的全因死亡率很低,只有5.3%,高于对照组的11.1%。这些结果进一步证实了乳腺癌患者治疗后妊娠以及借助ART妊娠的安全性,强烈支持尊重患者的妊娠意愿,并将此作为其生存期医疗计划和期望恢复正常生活的重要组成部分。

2013年美国临床肿瘤学会(ASCO)肿瘤患者生育保护指南推荐:尽管缺乏高级别前瞻性的研究证据,目前罹患癌症后怀孕以及各项生育保障措施的实施,即使是在激素受体阳性的癌症患者中也不会增加癌症复发风险;除了遗传性基因综合征以及孕期子宫暴露于一些化疗,目前也没有证据显示癌症病史、癌症治疗以及生育保障措施会增加后代癌症发生风险和先天性畸形的发生风险。2018年ASCO指南更新,和2013年相比没有重大变化;强调对于希望降低化疗诱发的卵巢损伤的患者,应推荐使用卵巢功能抑制药物等,但其不能替代标准的辅助生殖保护方法。为了规范年轻乳腺癌的诊疗流程和生育管理策略,2019年我国肿瘤相关学科和妇科生殖领域专家针对中国患者独特的临床病理及遗传特征,共同制定了年轻乳腺癌诊疗与生育管理专家共识,倡导对于年轻乳腺癌患者进行综合性肿瘤治疗的同时开始生育力保护咨询和遗传咨询。有了各大指南的推动,乳腺癌患者治疗后优生优育将会迎来更多的尝试和发展。

第二节 乳腺癌患者术后生育功能的影响因素

一、化疗

和其他治疗相比,化疗对卵巢功能的危害最为严重。卵母细胞长期处于减数分裂期,对细胞毒药物造成的DNA损伤非常敏感,一旦损伤多数会发生凋亡。此外,化疗破坏卵泡的成熟,继而导致卵泡刺激素(FSH)失去负反馈增加分泌水平,促使其他的卵泡进入成熟状态,再次遭到化疗的损伤。乳腺癌治疗常用的化疗药物中,烷化剂如环磷酰胺对于卵巢的毒性最高,最有可能引起卵巢早衰。蒽环类药物通过DNA损伤以及损害卵巢血液循环造成卵巢基质细胞、卵母细胞以及颗粒细胞的衰竭;紫衫烷类药物可通过对原始卵泡和颗粒细胞的损伤,间接作用于卵母细胞;抗代谢药物不会直接损伤DNA,故氨甲蝶呤、5-氟尿嘧啶以及吉西他滨对卵巢的毒性有限。总体来说化疗引起患者的闭经比率在40%～68%。复旦大学附属肿瘤医院开展的SPECTRUM前瞻性研究,入组ER阳性人表皮生长因子受体2(HER2)阴性乳腺癌术后的年轻女性,接受EC-wP方案组(表柔比星+环磷酰胺→每周紫杉醇)或EP-wP方案组(表柔比星+紫杉醇→每周紫杉醇)辅助化疗,结果显示无环磷酰胺辅助化疗方案的月经恢复率较高、无病生存率不低、总体生存率相似、妊娠成功率较高(术后4年,9.6% *vs* 2.7%)。故而在不影响年轻乳腺癌治疗疗效的情况下,肿瘤科医生应当考量避免使用卵巢毒性较大的化疗药物。

除了不同的药物类型和方案组合,化疗导致卵巢衰竭的风险主要和患者的年龄相关。年龄<40岁的女性患者卵巢功能降低发生闭经的比率在22%～61%,而这一风险比率在>40岁的患者中上升至61%～97%,且往往不可逆。目前乳腺癌最常使用的6个疗程CEF方案在年龄≥40岁的患者中致停经比率>70%,在<40岁的患者为32%～28%;基于蒽环类药物的化疗方案使用3～6个疗程,<40岁的患者停经比率为34%;基于蒽环类和紫杉烷类的化疗方案在>40岁的患者中致使停经比率超过80%,<40岁患者的停经比率为40%～60%。一项亚洲人群的研究发现,1995—2000年接受CMF方案或FEC方案治疗的女性中40岁以下的患者16.2%发生闭经,而40岁以上的女性85.3%发生闭经。

二、内分泌治疗

乳腺癌的内分泌治疗主要通过降低体内雌激素的水平或阻断ER,从而抑制乳腺癌细胞的生长。他莫昔芬作为选择性ER调节剂是绝经前女性患者主要的内分泌治疗药物之一。由于动物模型中,胚胎摄取他莫西芬会导致发育和生殖畸形以及乳腺肿瘤发生率上升,一般临床建议服用他莫西芬期间避免怀孕。有研究报道乳腺癌治疗使用他莫西芬的患者的生育率相比不使用组降低,但他莫西芬本身对卵巢的毒性较小,虽然用药期间可能导致卵巢囊肿以及子宫内膜息肉的发生，却不会降低卵巢储备功能；相反，排除其他干扰因素后使用他莫西芬患者的卵巢储备指标较不使用组均有升高。另一类绝经前患者可能使用的内分泌药物促性腺激素释放激素激动剂(GnRHa)可抑制雌激素的产生，治疗期间抑制卵巢功能，治疗后卵巢功能恢复；其作用只是暂时使卵巢功能处于“休眠状态”，并可能在化疗期间保护卵巢(后文中将进一步探讨)。

三、靶向化疗等其他新型治疗

乳腺癌全身治疗药物中靶向治疗影响卵巢功能的报道有限，相对安全。抗体药物偶联物(ADC)中，针对 HER2 阳性乳腺癌的恩美曲妥珠单抗(T-DM1)治疗后的影响结果来自 ATEMPT 研究，所有实验组入组的≤40 岁的患者在随访 1.5 年后报道月经恢复。这提示类似药物可能较小造成卵巢损伤。目前尚缺乏使用细胞周期蛋白依赖性激酶 4/6 (CDK4/6)抑制剂后停经的报道，有待瑞博西利辅助治疗临床研究数据的发表。多腺苷二磷酸核糖聚合酶(PARP)抑制剂的卵巢毒性报道来自小鼠的动物试验，联合治疗中奥拉帕利没有加重化疗导致的卵巢损伤。免疫治疗可能会影响所有内分泌通道包括生殖相关通道，所以美国国家综合癌症网络(NCCN)指南建议在结束免疫治疗至少 5 个月内都要避孕，但需要更真实确切的数据来说明免疫治疗的卵巢毒性发生概率。随着乳腺癌各类新型治疗药物的发展和临床使用，是否会造成年轻患者卵巢损伤是一个绕不开的问题，需要更长的时间和更具体的临床观察数据来验证对于生育的影响。

四、卵巢早衰

抗癌治疗损伤卵巢后往往会导致患者卵巢早衰。欧洲肿瘤内科学会(ESMO)将卵巢早衰(POF)定义为：小于 40 岁的年轻女性月经稀少或停经≥4 个月，FSH 水平每 4 周检查 1 次，连续 2 次>25 IU/l。POF 除了降低患者的生育能力，还会引起患者一系列症状，降低生活质量。主要表现为血管舒缩症状和性功能障碍，如潮热、夜汗、睡眠障碍、阴道干涩、性交疼痛、性欲下降等；除此之外会引发情绪障碍、形体改变、体重增加、骨质疏松、骨骼与肌肉疼痛等症状。对于 POF 相关症状的管理也是患者康复治疗中重要的组成部分。长期雌激素降低状态会导致慢性阴道萎缩和不适，可以借助非激素性阴道润滑剂来改善症状，恢复阴道的 pH 值；但激素替代治疗如阴道雌激素类药物必须慎用。严重的潮热和夜间盗汗会严重影响睡眠，引起慢性疲劳；抗抑郁药物文拉法辛或加巴喷丁以及压力控制可尝用于试缓解潮热。另外生活方式调节(譬如减肥)以及针灸也可以有效改善血管舒缩症状。

总而言之，乳腺癌幸存者的生育保障和针对副作用的康复治疗和锻炼需要每位医疗保健人员的重视和参与。

第三节　乳腺癌患者生育保障措施

一、卵子或胚胎冷冻和卵巢刺激

目前胚胎和成熟卵子冻存以及之后进行体外受精(IVF)，是美国生殖协会唯一承认的技术，其成功妊娠的概率为 25%～35%。胚胎冻存是女性生殖保障最明确且最成功的手段，但可能需要延迟相关肿瘤治疗 2～3 周。如果由于法律的原因无法施行胚胎冻存或者患者单身并不想接受精子捐赠可考虑卵子冻存。对于乳腺癌患者来说，关键的问题在于这两种方式都必须经过刺激卵巢后获取卵子，从而延后化疗开始的时间。有研究报道取卵手术并不会导致新辅助治疗延迟，诊断至化疗的时间可以控制在 4 周之内。但斯坦福大学对 20 名化疗前接受生殖咨询患者的研究发现，从取卵至化疗的时间段一般间隔 33.3 d，从接受咨询至开始化疗的整体时间间隔为 46.8 d。故成功实施卵子或胚胎冻存或多或少都会使肿瘤的整体治疗延后。但肿瘤治疗延后并不一定会影响患者的生存。2021 年美国的一项小样本回顾性研究发现，接受生育保护组确诊后至首次治疗时间延长(37 d *vs* 31 d)，至新辅助化疗时间延长(36 d *vs* 26 d)，手术后至开始辅助化疗的时间延长(41 d *vs* 33 d)；但两组患者 3 年的无侵袭性疾病生存(IDFS)时间和 OS 时间没有明显差别。

除此之外，在获取卵子进行卵巢刺激的阶段，患者的雌激素水平会显著上升，其安全性在激素受体依赖的肿瘤中还有待进一步研究。由于他莫西芬刺激卵巢释放卵子可能会诱发先天性畸形，目前优先选择使用芳香化酶抑制剂来曲唑联合小剂量控制性卵巢刺激（controlled ovarian stimulation，COS）。加入来曲唑进行 COS 可以获得可观的成熟卵子数量，且患者体内雌激素水平的峰值显著降低，故而增加了激素灵敏度乳腺癌患者生育保护的安全。并且在随访 33 个月后使用戈舍瑞林联合来曲唑刺激卵巢进行胚胎或卵子冻存被证明没有增加肿瘤复发的风险。但另一项进行 2 年随访的研究中发现这一方式在 ER 阳性的乳腺癌患者中仅是相对安全；尚缺乏长期随访以及安全数据。2017 年一项来自瑞典的病例对照研究中位随访 5.8 年，发现在调整肿瘤大小、激素受体状态以及淋巴结受累情况后，使用或不使用激素刺激卵巢进行生殖保护并不会增加乳腺癌的复发风险。综上所述，目前使用芳香化酶抑制剂联合刺激卵巢获取卵子并进行卵子或胚胎冻存相对安全可靠，对于无需立刻开始治疗的乳腺癌患者是优选的生殖保障方法。

二、卵巢组织冻存和移植

目前美国生殖医学会（American Society for Reproductive Medicine，ASRM）推荐的生殖保护措施仅包括在刺激卵巢排卵后进行胚胎冻存和成熟卵子冻存。但目前越来越多的证据提示卵巢组织冻存技术逐渐脱离试验阶段成为一种安全有效的可选方式，已有数据报道卵巢组织移植后续报道的生育率和怀孕率可以达到 37.7%。卵巢组织移植一般运用于青少年患者或无法推迟癌症治疗的妇女，且需要严格掌握适应证。患者必须年龄≤35 岁，卵巢储备功能仍旧充足，预计可以存活超过 5 年，并且在治疗后可能面临至少一半发生卵巢早衰的风险。尽管乳腺癌转移至卵巢的风险较低，浸润性小叶癌可能发生肿瘤细胞通过组织移植而种植的风险；因此，在小叶癌的患者中必须谨慎考虑卵巢组织冻存。在 *BRCA1* 和 *BRCA2* 突变的患者中，由于卵巢癌的发生风险增高，故而这种方式也不适合。冻存的卵巢组织解冻后如果没有发现恶性细胞感染的风险，可以种植到卵巢髓质或设定的腹膜区域；如果存在恶性种植的风险，可以体外分离卵泡培养以获取成熟健康的卵子，再转移到子宫受精。

三、卵巢功能抑制药物的应用

除了借助辅助生殖技术，GnRHa 或黄体生成素释放激素类似物（LHRHa）可以通过降低体内 FSH 和黄体生成素（LH）来抑制卵巢的功能。一些随机对照研究对于化疗期间短期使用 GnRHa 是否能真正保护卵巢功能的结论各不相同。但最近多项随机对照研究和系统综述荟萃分析验证了 GnRHa 能显著降低年轻患者因化疗而引起的卵巢早衰发生风险，减少闭经的发生率。绝经前患者单独化疗组发生卵巢早衰的比率在 37%～59%，化疗联合 GnRHa 组在 9%～22%。虽然目前多项研究异质性较大，但可以明确的是 GnRHa 能提高末次化疗后 6 个月以及 12 个月时的规律月经恢复比率且患者的怀孕个数更高。其中最著名的两项大型Ⅲ期随机对照研究分别是 PROMISE-GIM6 和 POEMs/S0230 研究。

POEMs 研究入组 257 例绝经前可手术激素受体阴性乳腺癌患者，随机分为标准化疗联合 GnRH 拮抗剂（戈舍瑞林组）和单用化疗组；主要研究终点为 2 年后发生的卵巢衰竭比率。卵巢衰竭定义为持续 6 个月的闭经以及 FSH 激素水平位于绝经后范围。中位随访 4.1 年后发现联合组卵巢衰竭率为 8%，化疗组为 22%。联合组怀孕比率高于化疗组（21% *vs* 11%），且 DFS 和 OS 均有延长。2019 年 POEMS/S0230 研究最终分析报道了其中 218 例三阴性患者的生育结果：105 例接受化疗＋戈舍瑞林组，113 例为化疗组，均接受包含环磷酰胺的方案化疗。戈舍瑞林组治疗后 5 年内至少一次怀孕的累积比率为 23.1%，对照组为 12.2%（$P=0.06$）；两组间 DFS 和 OS 没有统计学差别。POEMs 研究对于孕产数据的更新确立了在三阴性年轻乳腺癌患者化疗期间联合卵巢功能抑制是行之有效的卵巢保护和促进生育的措施。

ER 阳性的患者中在化疗前使用 GnRHa，理论上有可能会造成体内雌激素水平的迅速下降，从而减少 ER 阳性乳腺癌细胞的增殖比率，降低化疗的效果。但来自意大利的 PROMISE-GIM6 在 2015 年更新的随访数据，证实了在 ER 阳性患者中运用 LHRHa 联合化疗同样安全有效。研究自 2003 年至 2008 年，共入组 281 例绝经前激素受体阳性或阴性Ⅰ～Ⅲ期乳腺癌，化疗期间（辅助化疗或新辅助化疗)使用或不使用曲普瑞林,中位随访7.3年,148例LHRHa组中72.6%的患者月经恢复,在133例对照组中64%的患者月经恢复;调整年龄差异后两组间有统计学差异($P=0.006$),但两组间的DFS以及怀孕比率没有差别。故而激素受体阳性乳腺癌患者使用卵巢抑制保护卵巢功能后生育尚有很多复杂且不确定的因素,期待正在进行的POSITIVE临床研究将来为我们揭晓答案。

结合目前的研究数据,在年轻患者中短期使用GnRHa或LHRHa进行卵巢功能抑制可以显著降低化疗诱发的卵巢早衰,有助于提高妊娠比率,对预后无明显不良影响。但这些研究尚存在一定的限制:对于卵巢早衰的定义各不相同,并没有研究借助测量抗米勒管激素(ant-Müllerian hormone,AMH)等指标来定量评估治疗保护卵巢功能的程度,研究随访时间短,入组患者怀孕比率低,激素受体阳性乳腺癌使用这类药物对远期预后是否会有影响,各研究中合并化疗使用卵巢抑制药物的时限不同等。临床上需要根据患者的年龄、疾病分期、分子表型、治疗效果以及生育期望来综合判断选择。

第四节 乳腺癌患者生育保护计划和策略

一、生育能力评估

正常且规律的月经周期通常预示年轻患者具备相应的生育能力。但月经状态有无并不能准确反应患者的生殖能力。即便一些患者化疗后月经恢复,其卵巢的储备功能可能遭到损害,不一定就能生育。卵巢功能下降的女性由于卵泡加速发展往往会有更短、更规律的月经周期。卵巢储备的概念通常指原始卵泡的数量和发育成熟。临床上可通过检测患者的血清激素水平以及窦状卵泡的数量来评估卵巢的储备功能,包括窦卵泡计数(antral follicle count, AFC)、FSH、雌二醇以及AMH测定等;其中AMH和AFC的评估最为准确。接受化疗后患者的AFC和AMH迅速降低,AMH通常无法检出,化疗后2年内缓慢增长,在2年后恢复至治疗前水平,这一变化和年龄不相关,但和化疗前的基线水平密切相关。吸烟对于化疗后24个月时的AFC影响很大。LH以及FSH一般在化疗后半年内逐渐上升,1~2年后下降,并维持在高于化疗前的水平。

目前许多研究证明AMH水平最有可能实际反应化疗后的患者的生殖能力。AMH由窦卵胞和窦前卵泡成熟时的颗粒细胞分泌,其水平和初始卵泡的个数成正比,能很好地预估卵巢的储备功能。年龄联合化疗前血清AMH水平能可靠预测乳腺癌患者治疗后的卵巢活力,尤其是年龄<40岁的患者。在大多数妇女接受化疗后,AMH水平快速下降至无法测量到的水平,并通常在治疗后维持在相当低的水平。血清AMH联合或不联合年龄可以预测化疗相关闭经。对于年龄较大,AMH基线水平低以及卵泡数量少的患者,更应在治疗前探讨卵巢功能的保护。通过检测化疗前后这些激素水平以及卵泡数量的变化,结合患者的年龄和月经情况,能更全面地评估化疗后的卵巢储备功能。

二、生育时机选择

临床上通常推荐乳腺癌患者至少等治疗结束后2年再考虑怀孕,以避开复发风险高峰时间段。一些报道显示自乳腺癌诊断至怀孕的中位时间在2.4年左右相对安全。但也有研究认为不一定需要等待2年再考虑怀孕,对于相对早期、局限的疾病,完成治疗后6个月内怀孕并不会降低患者的预后。对于激素受体阳性的患者,由于内分泌治疗时间的延长,生育时机的选择会比较难,但目前并没有提前怀孕不利于疾病转归的证据。考虑到卵母细胞的成熟,一般建议化疗结束后至少6个月再考虑生育,化疗结束1年后怀孕可能有助于降低相应的流产率及胎儿相关并发症。内分泌治疗期间妊娠需用一段药物洗脱期,至少撤退3~6个月;抗HER2曲妥珠单抗靶向治疗结束7个月后可尝试怀孕。另外有限的数据显示乳腺癌患者有30%的哺乳成功概率,患者在获得实用的咨询和有效的信息后可以考虑哺乳。

三、计划生育策略

许多机构组织(包括ASCO、ESMO、NCCN及

ASRM)、英国、德国瑞士奥地利专家组、中国等都先后发布了育龄妇女患癌后的生殖保护指南;强调医疗领域的服务人员包括医学肿瘤医生、放射肿瘤医生、外科医生必须在肿瘤治疗开始同时告知患者可能带来的生殖损害,鼓励患者入组临床试验,告知她们治疗的安全性和获益,并向患者推荐转诊相关的生殖医学专家并提供相关生殖保护资讯。患者的生育选择需综合考虑各项因素,包括患者的年龄、诊断、治疗类型,男性同伴的参与以及精子银行,可等待及治疗开始的时间,还有肿瘤转移至卵巢的可能性等。

对于年轻患癌女性(≤40 岁),主诊医生一般需要在乳腺癌诊断明确时和患者讨论癌症治疗对于生殖健康的影响,并了解潜在的生殖意向;如果患者对于生育有需求,需治疗前评估患者的卵巢功能(FSH、AMH、AFC 等);卵巢储备功能下降的患者冻存卵子的同时可考虑在治疗结束后使用捐赠者的卵子进行体外受精;卵巢储备功能正常的患者,如果无需化疗和内分泌治疗,可以自然妊娠;如果无需化疗但需要内分泌治疗,可以参考癌症复发风险因素酌情延后或中断内分泌治疗自然妊娠,或者为了降低孕期的激素暴露可以尝试卵子或卵巢组织冻存或考虑代孕母亲(需遵守国家的相关法律);如果需要化疗,和患者充分讨论沟通后可在化疗期间使用 GnRHa 类药物进行卵巢保护后自然妊娠,无法预计治疗后卵巢的损害程度者在化疗前即可冻存卵子或卵巢组织,优选辅助生殖技术来进行生育保障(一般需要 2～4 周的时间)。

辅助生殖技术通常在患者治疗开始前 2 周进行取卵,卵子获取或冻存平均花费 11.5 d(9～20 d)。罹患肿瘤女性的卵子质量信息并不明了,其冻存卵子和捐赠精子的生育成功率低于正常人群;一般年龄≤35 岁的正常人群进行卵子冻存累计成功生育的比率为 60.5%,患癌女性的比率仅为 34%。目前的研究发现结合卵巢组织冻存和卵子或胚胎冻存两类辅助生殖技术,能将成功生育的比率提高到 50%～60%。

四、*BRCA* 基因突变携带者的生殖优化

年轻乳腺癌生殖保障领域另一项挑战是 *BRCA* 基因突变的携带者优化生殖的问题。对于 *BRCA* 基因突变的患者,除了一般生殖保障问题之外,往往会面临真实的生育抉择——一半的可能性将突变基因遗传给后代。此外 *BRCA* 基因突变的患者由于遗传不稳定,容易引起卵巢功能障碍,其本身卵巢储备功能比正常人群低。研究显示携带种系 *BRCA* 致病变异的年轻女性,尤其是 *BRCA1* 致病变异携带者与未携带者相比,AMH 水平显著较低。这些患者需要优先咨询关于生殖寿命缩短的可能性,并通过积极的生育保护获得更高的受孕率。

如果选择自然妊娠,突变基因携带者在孕早期可进行产前诊断或者选择体外受精在胚胎植入前进行遗传诊断。胚胎植入前遗传学诊断(PGD)指在 IVF(体外受精/胞质内精子注射)过程中使用植入前基因诊断技术筛选出未携带基因突变的胚胎进行植入。PGD 一般在胚胎发展的第 3 天取 1～2 枚胚叶细胞活检进行 PCR 分析,如果没有发现突变基因,则在胚囊发展第 5 天进行胚胎种植。尽管如此,考虑到经济和精神负担,低迷的怀孕比率,可能需要丢弃发生突变的胚胎,大多数患者会认为 PGD 可行但并不会真正去实施这一复杂且艰难的过程。

真实世界中 *BRCA* 胚系突变患者罹患乳腺癌治疗后的生育是否真的陷入困境?答案并不一定是灰暗的。2020 年在《临床肿瘤杂志》上发表了国际多中心多家医院参与的回顾性队列研究结果,探讨了这部分患者的生育结局。共入组 1 252 例年龄≤40 岁的早期浸润性乳腺癌患者(811 例 *BRCA1* 突变,430 例 *BRCA2* 突变,11 例患者 *BRCA1*/*2* 都突变),中位随访 8.3 年。结果发现怀孕患者和未怀孕患者两组间 DFS 和 OS 相似;195 例患者治疗后怀孕(10 年怀孕比率 19%),150 例患者成功生育(170 个孩子);妊娠并发症发生率 11.6%,先天性畸形发生率 2%。这些数据支持 *BRCA* 突变患者术后妊娠的安全性,并不会降低预后,生育结局较好。每位有生育期望的患者和医疗技术人员都应该对成功妊娠更有信心。

相信在不久的将来,医学教育和发展能促使患者充分了解疾病和临床治疗对于生育的影响;医生准确评估患者疾病预后,提供多样的生育保护方式和遗传咨询诊断;相关地区完善法律指导,规划经济费用;社会群体提供心理情感支持。这样越来越多的年轻乳腺癌患者能获得更完善更科学的生育保障。

(王　研)

参考文献

[1] 巨洁,张罗欣,岳健,等. 年轻乳腺癌生育需求[J]. 中华肿瘤杂志,2020,42(5):408-412.

[2] 中国年轻乳腺癌诊疗与生育管理专家共识专家委员会. 年轻乳腺癌诊疗和生育管理专家共识[J]. 中华肿瘤杂志,2019,41(7):486-495

[3] BARNABEI A, STRIGARI L, MARCHETTI P, et al. Predicting ovarian activity in women affected by early breast cancer: a meta-analysis-based nomogram [J]. Oncologist, 2015,20(10):1111-1118.

[4] BARRIE P. Anti-mullerian hormone levels and evolution in women of reproductive age with breast cancer treated with chemotherapy[J]. Eur J Cancer, 2017,74:1-8.

[5] CHEN W, ZHENG R, BAADE P D, et al. Cancer statistics in China[J]. CA Cancer J Clin, 2016,66: 115-132.

[6] CODACCI-PISANELLI G, DEL L, DEL M, et al. Mechanisms of chemotherapy-induced ovarian damage in breast cancer patients[J]. Crit Rev Oncol/Hematol, 2017,113:90-96.

[7] CONSTANCE E S, MORAVEK M B, JERUSS J S. Strategies to maintain fertility in young breast cancer patients[J]. Cancer Treat Res, 2018,173:1-13.

[8] DABROSIN C. An overview of pregnancy and fertility issues in breast cancer patients [J]. Ann Med, 2015,47(8):673-678.

[9] DEL MASTRO L, CEPPI M, POGGIO F, et al. Gonadotropin-releasing hormone analogues for the prevention of chemotherapy-induced premature ovarian failure in cancer women: Systematic review and meta-analysis of randomized trials [J]. Cancer Treat Rev, 2014,40(5):675-683.

[10] DEZELLUS A, BARRIERE P, CAMPONE M, et al. Prospective evaluation of serum anti-Mu ¨ llerian hormone dynamics in 250 women of reproductive age treated with chemotherapy for breast cancer[J]. Eur J Cancer, 2017,79:72-80.

[11] D'HONDT C, VANHOEIJ M, VAN MOER E, et al. Fertility preservation does not delay the initiation of chemotherapy in breast cancer patients treated with adjuvant or neo-adjuvant chemotherapy [J]. Breast Cancer Res Treat, 2020,184(2):433-444.

[12] FIDLER M M, GUPTA S, SOERJOMATARAM I, et al. Cancer incidence and mortality among young adults aged 20 - 39 years worldwide in 2012: a population-based study[J]. Lancet Oncol, 2017,18 (12):1579-1589.

[13] GERSTL B, SULLIVAN E, IVES A, et al. Pregnancy outcomes after a breast cancer diagnosis: a systematic review and meta-analysis [J]. Clin Breast Cancer, 2017,18(1):e79-e88.

[14] GOLDRAT O, KROMAN N, PECCATORI F A, et al. Pregnancy following breast cancer using assisted reproduction and its effect on long-term outcome[J]. Eur J Cancer, 2015,51(12):1490-1496.

[15] GREER A C, LANES A, POORVU P D, et al. The impact of fertility preservation on the timing of breast cancer treatment, recurrence, and survival [J]. Cancer, 2021,127(20):3872-3880.

[16] JACQUES D, MARIE-MADELEINE D. Fertility preservation in women[J]. N Engl J Med, 2017, 377:1657-1665.

[17] KASUM M, BEKETIĆ-OREŠKOVIĆ L, PEDDI P F, et al. Fertility after breast cancer treatment. Eur J Obstet Gynecol Reprod Biol, 2014, 173 (1): 13-18.

[18] LAMBERTINI M M P, AMEYE L M P, HAMY A S M P, et al. Pregnancy after breast cancer in patients with germline BRCA mutations[J]. J Clin Oncol, 2020,38(26):3012-3023.

[19] LAMBERTINI M, BLONDEAUX E, BRUZZONE M, et al. Pregnancy after breast cancer: a systematic review and meta-analysis[J]. J Clin Oncol, 2021,39 (29):3293-3305.

[20] LAMBERTINI M, BONI L, MICHELOTTI A, et al. Ovarian suppression with triptorelin during adjuvant breast cancer chemotherapy and long-term ovarian function, pregnancies, and disease-free survival a randomized clinical trial[J]. Jama, 2015, 314(24):2632-2640.

[21] LAMBERTINI M, CEPPI M, POGGIO F, et al. Ovarian suppression using luteinizing hormonereleasing hormone agonists during chemotherapy to preserve ovarian function and fertility of breast cancer patients: A meta-analysis of randomized studies[J]. Ann Oncol, 2015,26(12):2408-2419.

[22] LAMBERTINI M, MARTEL S, CAMPBELL C, et al. Pregnancies during and after trastuzumab and/or lapatinib in patients with human epidermal growth factor receptor 2-positive early breast cancer: Analysis from the NeoALTTO (BIG 1-06) and ALTTO (BIG 2-06) trials[J]. Cancer, 2019,125 (2):307-316.

[23] LAMBERTINI M, PECCATORI F A, DEMEESTERE I, et al. Fertility preservation and post-treatment pregnancies in post-pubertal cancer patients:

ESMO Clinical Practice Guidelines[J]. Ann Oncol, 2020,31(12):1664-1678.

[24] LAMMERINK E A G, DE BOCK G H, SCHRÖDER C P, et al. The management of menopausal symptoms in breast cancer survivors: A case-based approach [J]. Maturitas, 2012, 73 (3): 265-268.

[25] LINKEVICIUTE A, BONIOLO G, CHIAVARI L, et al. Fertility preservation in cancer patients: The global framework[J]. Cancer Treat Rev, 2014,40 (8):1019-1027.

[26] MARKLUND A, LUNDBERG F E, ELORANTA S, et al. Reproductive outcomes after breast cancer in women with vs without fertility preservation[J]. JAMA Oncol, 2021,7(1):86-91.

[27] MARTELLI V, LATOCCA M M, RUELLE T, et al. Comparing the gonadotoxicity of multiple breast cancer regimens: important understanding for managing breast cancer in pre-menopausal women[J]. Breast Cancer Targets Ther, 2021,13:341-351.

[28] MOORE H C F, UNGER J M, PHILLIPS K A, et al. Final analysis of the prevention of early menopause study (POEMS)/SWOG intergroup S0230[J]. J Natl Cancer Inst, 2019,111(2):210-213.

[29] MOORE H C F, UNGER J M, PHILLIPS K A, et al. Goserelin for ovarian protection during breast-cancer adjuvant chemotherapy[J]. N Engl J Med, 2015,372(10):923-932.

[30] MUNHOZ R R, PEREIRA A A L, SASSE A D, et al. Gonadotropin-releasing hormone agonists for ovarian function preservation in premenopausal women undergoing chemotherapy for early-stage breast cancer[J]. JAMA Oncol, 2016,2(1):65.

[31] OKTAY K, HARVEY B E, PARTRIDGE A H, et al. Fertility preservation in patients with cancer: ASCO clinical practice guideline update[J]. J Clin Oncol, 2018,36(19):1994-2001.

[32] PARTRIDGE A H, NIMAN S M, RUGGERI M, et al. Who are the women who enrolled in the POSITIVE trial: a global study to support young hormone receptor positive breast cancer survivors desiring pregnancy[J]. Breast, 2021,59:327-338.

[33] ROSENBERG S M, TAMIMI R M, GELBER S, et al. Treatment-related amenorrhea and sexual functioning in young breast cancer survivors [J]. Cancer, 2014,120(15):2264-2271.

[34] RUDDY K J, GELBER S I, TAMIMI R M, et al. Prospective study of fertility concerns and preservation strategies in young women with breast cancer[J]. J Clin Oncol, 2014,32(11):1151-1156.

[35] RUGGERI M, PAGAN E, BAGNARDI V, et al. Fertility concerns, preservation strategies and quality of life in young women with breast cancer: Baseline results from an ongoing prospective cohort study in selected European Centers[J]. Breast, 2019,47:85-92.

[36] SHANDLEY L M, SPENCER J B, FOTHERGILL A, et al. Impact of tamoxifen therapy on fertility in breast cancer survivors[J]. Fertil Steril, 2017,107 (1):243-252.

[37] SUNG H, FERLAY J, SIEGEL R L, et al. Global cancer statistics 2020: GLOBOCAN estimates of incidence and mortality worldwide for 36 cancers in 185 countries[J]. CA Cancer J Clin, 2021,71(3): 209-249.

[38] TOMASI-CONT N, LAMBERTINI M, HULSBOSCH S, et al. Strategies for fertility preservation in young early breast cancer patients [J]. The Breast, 2014,23(5):503-510.

[39] TURAN V, LAMBERTINI M, LEE D Y, et al. Association of germline BRCA pathogenic variants with diminished ovarian reserve: a meta-analysis of individual patient-level data[J]. J Clin Oncol, 2021, 39(18):2016-2024.

[40] WENNERS A, GRAMBACH J, KOSS J, et al. Reduced ovarian reserve in young early breast cancer patients: preliminary data from a prospective cohort trial[J]. BMC Cancer, 2017,17:1-9.

[41] YASMIN E, BALACHANDREN N, DAVIES M C, et al. Fertility preservation for medical reasons in girls and women: british fertility society policy and practice guideline [J]. Hum Fertil, 2018, 0 (0): 1-24.

[42] YU K, GE J, SHAO Z, et al. Cyclophosphamide-free adjuvant chemotherapy for ovarian protection in young women with breast cancer: a randomized phase 3 trial[J]. J Natl Cancer Inst, 2021,113(10): 1352-1359.

第八十四章

乳腺癌术后淋巴水肿的预防、护理和治疗

第一节 概 述

随着乳腺癌治疗技术和理念的进步，乳腺癌患者的预后越来越好，生存期也越来越长，如何提高乳腺癌患者术后的生活质量成为了乳腺科医生和患者共同追求的更高目标。

乳腺癌相关淋巴水肿（breast cancer-related lymphedema，BCRL）是最影响乳腺癌患者术后生活质量的困扰之一，有30%～60%的乳腺癌患者罹患这类慢性疾病。乳腺癌术后上肢淋巴水肿的累积发病率随着时间的推移而增加，在乳腺癌术后最初2年内发生率最为明显。除了同侧上肢肿胀，淋巴水肿同时还伴随有不可逆的肢体功能丧失，对患者产生广泛的负面影响，包括不适、疼痛和肢体紧绷症状，这种功能缺陷会损害个人的工作和社会生产力，并影响自理能力。乳腺癌术后淋巴水肿会产生各种后遗症，对社会人际关系、个人情感自信和心理健康的负面影响不容小觑。

一、发生及进展的危险因素

乳腺癌术后淋巴水肿的高发病率及其对个人生活质量的显著影响，说明淋巴水肿及其相关危险因素的研究有很重要的意义。通过对患者淋巴水肿危险因素的分析，有助于临床医生制定关于乳癌术后上肢淋巴水肿的预防措施及诊疗方案。乳腺癌术后淋巴水肿常见的危险因素有腋淋巴结清扫术（ALND）、放疗、肥胖（BMI＞24）、肿瘤复发、上肢的既往手术史、患肢的负重和外伤。这些危险因素会大幅度增加患淋巴水肿的风险。

（一）腋淋巴结清扫术

腋窝手术是淋巴水肿的主要危险因素之一。为了使ALND不良后果最小化，催生了前哨淋巴结活检（SLNB）技术的发展。SLNB作为腋淋巴结的标准评估手段，有效降低了乳腺癌治疗引起的上肢淋巴水肿的患病率。关于乳腺癌后淋巴水肿的荟萃分析显示，接受ALND治疗的乳腺癌患者淋巴水肿的发生率几乎是接受SLNB女性的4倍。然而，即使乳腺癌患者接受了SLNB，也无法完全避免上肢淋巴水肿的发生。

（二）放射治疗

辅助放疗会进一步增加上肢淋巴水肿的风险。与单独手术相比，放疗进一步提高了上肢淋巴水肿的发生率。原因可能在于在淋巴侧支循环尚未建立的情况下，辐射对于残留淋巴结构恢复有不利的影响；辐射也会促进皮肤及皮下组织纤维化，从而进一步加重淋巴水肿。为了最大限度地降低放疗引起的淋巴水肿风险，放射肿瘤学家采用了更精准的放疗方案和三维方法，最小化的正常组织暴露和传统的淋巴结分区，允许侧支淋巴引流，能够在一定程度上降低淋巴水肿的风险。

（三）肥胖

与正常人群相比，肥胖患者更易发生脂肪液化和坏死，导致伤口愈合不良，甚至感染。许多研究表明，肥胖以及久坐不动的生活方式会提高乳腺癌幸存者发生淋巴水肿的可能性。乳腺癌术后短期内的体重增加也使乳腺癌患者更易发生淋巴水肿。

(四) 肿瘤局部复发

当发生肿瘤淋巴结转移时,可形成癌栓,阻塞淋巴循环通路,引起组织水肿。此外,肿瘤的直接压迫淋巴管也会影响淋巴回流,致使上肢水肿进行性加重。

(五) 其他因素

有确凿的证据支持其他淋巴水肿的危险因素。如年龄、上肢外伤及负重、术后感染、手臂的感染性疾病,以及某些与生活方式相关的因素(自我护理、上肢运动、淋巴水肿的患者认知等)。

二、临床表现与分期

对乳腺癌术后易发淋巴水肿的高危人群进行随访和筛查,常常可以发现早期无症状的淋巴水肿患者。多数乳腺癌患者在术后早期会出现短暂的一过性水肿,但经过一段时间后再次出现水肿且不再消退。部分患者可能在乳腺癌术后短期内即出现持续性加重的水肿,这部分患者的 BCRL 病程进展较快,短期就会发展为淋巴水肿的晚期。

(一) 临床表现

发生淋巴水肿的时候,患者的主诉往往是首发的依据,大多数 BCRL 患者在就诊时都会存在不同程度的水肿表现,最常见的临床症状为非凹陷性水肿。早期到中期的淋巴水肿的表现包括:前臂或整个手臂的肿胀、疼痛,皮肤紧张,由戒指、腕带、紧身衣物造成的凹陷,同时反复发作的病史或存在上肢功能障碍;运动障碍、劳累、关节活动困难也是常见的患者主诉。上肢肿胀常伴有皮肤的改变,如橘皮样改变、水疱形成、色素沉着、过度角化、湿疹、溃疡、疣状物赘生、感觉异常等,这些皮肤改变主要是由淋巴回流障碍导致局部组织营养不良而引起。随着病情发展,患者后期会并发淋巴管炎、蜂窝织炎、丹毒或是发生极为少见的淋巴管肉瘤。

(二) 临床分期

明确乳腺癌术后上肢淋巴水肿的分期能指导专科医生为每位患者选择合适的治疗方案,也能够更全面地对治疗结果进行比较和定量评估。

根据国际淋巴学会 2020 年共识,淋巴水肿包括 4 个阶段(表 84 - 1),此分类方法也体现了淋巴水肿病理生理发展的自然病程:①0 期,表示潜伏期或亚临床时期,也就是仅有肿胀不适的症状而不存在臂围差异;②Ⅰ期,表示早期水肿阶段,抬高患肢可以减轻水肿,即凹陷性水肿,患肢皮下组织几乎无纤维化形成;③Ⅱ期,表示明显的水肿,肢体抬高不能减轻水肿,即非凹陷性水肿,治疗可部分缓解患肢水肿症状,提示存在皮下纤维化;④Ⅲ期,出现淋巴性象皮肿及一系列伴随症状,以皮肤角质化、疣状增生、频繁的淋巴管炎发作为特点(图 84 - 1)。

表 84 - 1 乳腺癌术后淋巴水肿的分期

分期	表 现
0	亚临床阶段,在具有高危因素的患者中无水肿表现
Ⅰ	存在上肢水肿,但通过抬高患肢可以减轻(凹陷性水肿)
Ⅱ	水肿无法通过抬高患肢减轻,通过治疗可部分减轻(非凹陷性水肿)
Ⅲ	淋巴性象皮肿、非凹陷性水肿并伴随皮肤损伤及反复发作的感染

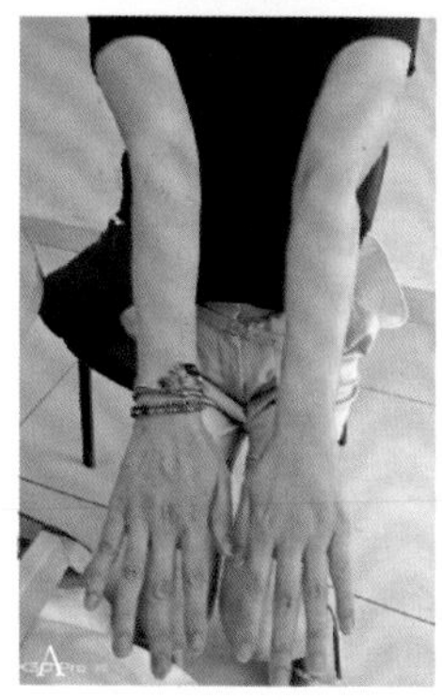
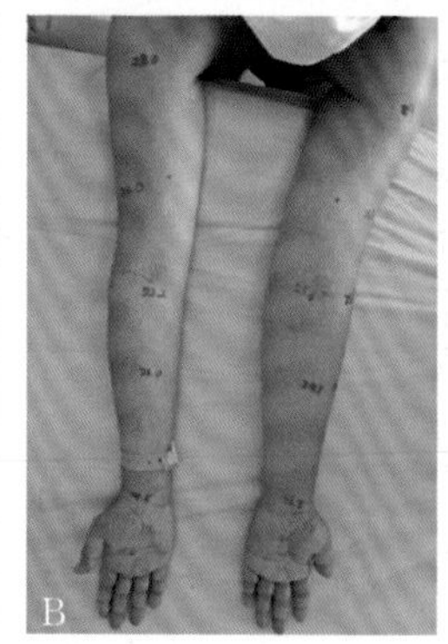
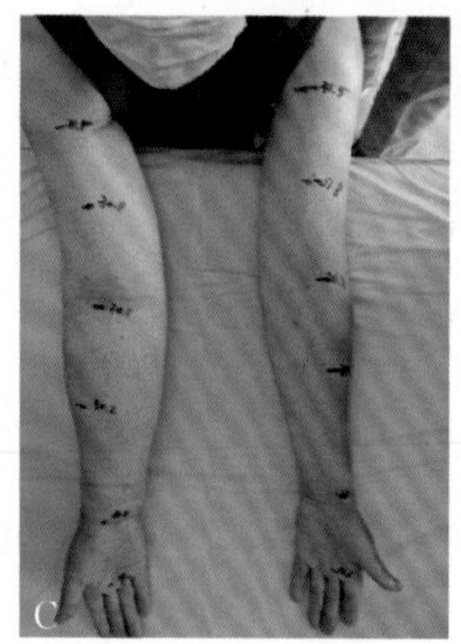
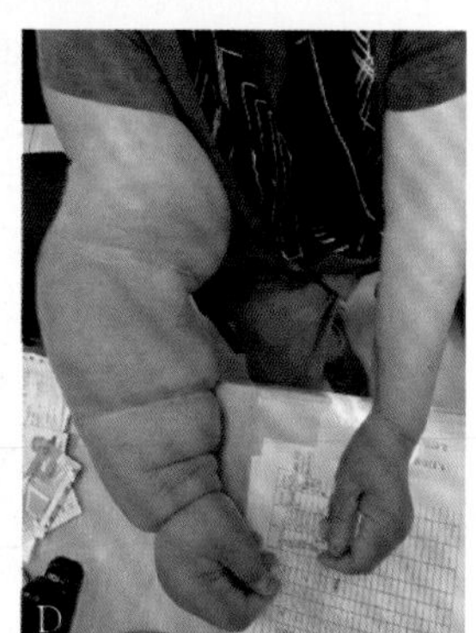

图 84 - 1 乳腺癌术后上肢淋巴水肿的分期

注:A. 0 期;B. Ⅰ期;C. Ⅱ期;D. Ⅲ期。

三、诊断及辅助检查

尽管关于乳腺癌术后上肢淋巴水肿的发病率、病因等方面的研究很多，但 BCRL 的主诉和临床表现往往存在较大的个体差异，且其诊断一直缺乏得到广泛认可的“金标准”。诊断淋巴水肿的第一步是确定疾病的程度，淋巴水肿的准确诊断对于保证合理的治疗至关重要。而准确合理的诊断需要患者详细的病史、体格检查及特殊的实验室检查。可以用来帮助淋巴水肿诊断的检查包括臂围及体积测量、直接或间接淋巴造影等。

（一）臂围及体积评估

1. *臂围测量*　臂围是评估乳腺癌上肢淋巴水肿最常采取的测量指标。最常用的测量方法是将患肢与健侧上肢的臂围进行比较，这种比较需要持续的长时间随访来动态比较双侧数值，特别是乳腺癌术前与术后的比较。通常选用软尺环绕测量上肢多个固定部位并记录该部位的周长，常用位置有掌骨近心端、腕关节、腕关节上 5 cm、肘关节、肘关节上 5 cm 等。淋巴水肿最为常用的诊断标准为双侧肢体同一位置周径相差 2 cm 或差异达到 10%。

2. *体积测量*　传统的排水法测量上臂体积在临床已较少应用，目前有部分单位采取三维扫描测量法对双侧肢体形态、周径、体积进行测量和比较，表现出更好的灵敏度和特异度，检测结果较为客观，相较于传统排水法，能够减少操作者误差。

（二）淋巴系统造影

相较于臂围测量，淋巴系统造影能够更直观地为临床诊断、评估和治疗淋巴水肿提供影像学依据，在灵敏度、特异度及分辨率上均有很大优势，在淋巴系统疾病的研究和临床中扮演着越来越重要的角色。淋巴系统造影又分为直接法与间接法。既往的直接造影法已逐步被间接法所取代，间接造影法中最常用的方法包括磁共振淋巴造影与荧光成像法。核素淋巴显像也能够在一定程度上反映淋巴系统的局部病变。

1. *核素淋巴显像*（lymphoscintigraphy）　核素显像法是最早的淋巴系统成像技术之一。放射性核素淋巴显像不仅能够用于诊断淋巴水肿，还可以对淋巴动力学功能变化进行后续评估，结果重复性好，对淋巴管内皮细胞没有损害，能够提供淋巴转运管道和引流淋巴结的清晰图像；缺点是相对于磁共振淋巴造影来说分辨率较低，同时显像范围局限，受到注射点的限制，不能够完整地反映患侧上肢的淋巴管分布状况。因此，放射性核素显像仅能为患者提供初步的参考资料。

2. *磁共振淋巴管造影*（magnetic resonance lymphangiography，MRL）　MRL 是目前最常用的影像学检查手段，可以对淋巴水肿患者的皮下淋巴循环进行成像，同时提供与解剖学结构相应的高分辨率数据集进行整个上肢成像（图 84－2）。近年来，MRL 已经逐渐取代核素淋巴造影，越来越广泛地应用于淋巴水肿的诊断，其优势在于可精准地描绘淋巴水肿患者的淋巴管和真皮回流情况，能够准确地诊断和评估淋巴水肿的严重程度，有利于治疗方案的选择，也能够动态评估 BCRL 患者对治疗的反应。

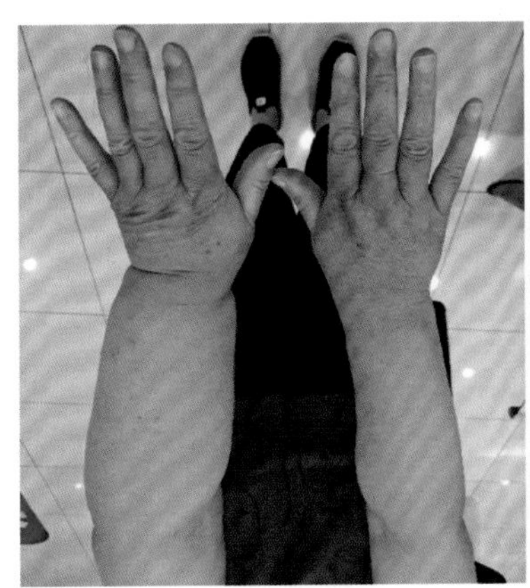
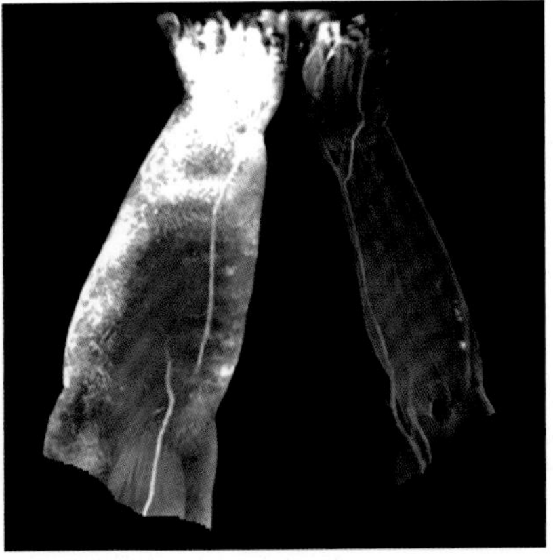

图 84－2　乳腺癌术后上肢淋巴水肿的 MRL

MRL通过皮下注射含钆造影剂后行MRI检查。常用的造影剂为钆贝酸葡胺(gadobenate dimeglumine),在目前1.5T和3.0T核磁平台下构建的三维成像,通过观察水肿的部位、组织纤维化情况,淋巴管及伴行静脉的走行,确定功能性淋巴管的三维结构及其位置,帮助外科医生制订显微外科治疗计划,为患者选择合适的个性化手术方案提供依据。

3. *荧光成像法* 吲哚菁绿(ICG)是目前淋巴造影中最常用的荧光造影剂,它可以实时观察浅层淋巴系统而无须射线照射,是临床上有效的实时淋巴水肿评估方法。目前ICG荧光成像在淋巴水肿诊断中的作用及意义已获得广泛认可。临床应用时,在患肢手指指蹼等部位注射少量ICG,ICG与淋巴液中的血浆蛋白结合,发出可被监测的荧光信号,经过激发光照射,得到即时的淋巴系统的造影图像。ICG荧光成像的优势在于放射性低、实时成像、操作便捷,可用于淋巴系统重建术前评估、术中示踪和术后随访。其缺点在于受限于荧光照射深度,ICG荧光成像仅能显示浅部淋巴系统的走形,深部淋巴系统则无法显影。

(三) 生物电阻抗检查

生物电阻抗分析是运用单频的生物电来检测细胞外液的电阻,进行患侧及健侧上肢的测量与分析。通过双侧肢体电阻率的对比,计算淋巴水肿指数,其特异度与淋巴水肿指数成反比。目前,由于存在检测结果假阴性的可能,生物电阻抗分析法用于诊断乳腺癌术后上肢淋巴水肿的标准目前仍在探讨中。

(四) 高频超声检查

在乳腺癌术后上肢淋巴水肿这一领域,高频超声技术表现出了极大的特异度及灵敏度,能够准确定位并实时观察功能性淋巴管的流速及口径。尽管超声对于淋巴管的准确探测需要较长的学习曲线,但仍是未来极具竞争力的一项辅助检查方式。

第二节　乳腺癌术后淋巴水肿的预防与护理

对于这种慢性进展性疾病来说,乳腺癌术后淋巴水肿的预防和护理是非常重要的。早期预防和综合护理为患者提供最佳的生活质量,同时也降低了个体和社会的成本。目前国内越来越多的乳腺中心开展了乳腺癌术后上肢淋巴水肿的康复门诊及相关治疗,乳腺癌术后的淋巴水肿的预防观念也得到了广泛的传播。

淋巴水肿的预防及护理相较于治疗更加重要,侧重于患者的教育和综合护理,鼓励患者参与治疗方案的探讨,坚持日常生活中的自我护理,早期干预、长期维持,力争在积极有效治疗的前提下稳固疗效,延缓淋巴水肿病程的进展。通过患者教育工作的不断拓展,越来越多的患者对于淋巴水肿的预防护理表现出了更好的顺应性,专科医护团队也具备了诊疗的多样化选择。以上因素对淋巴水肿疗效有极大的正向性作用。

早期预防和护理的主要方法包括高危人群的筛查及随访、患者教育、持续穿戴弹力臂套或者压力绷带,同时也包括皮肤护理和个体化的运动量调整。临床经验表明,这些措施的联合或者单独应用对预防淋巴水肿都有一定的疗效,但是不同的预防及护理方法对于不同患者效果并不尽相同。

一、高危人群的筛查及长期随访

近年来,随着前哨淋巴结活检及豁免的推广,乳腺癌术后上肢淋巴水肿的发生率已渐呈下降趋势。对于存在BCRL高危因素的乳腺癌患者,应视为上肢淋巴水肿的潜在患者,推荐在术后进行长期的密切随访,除了臂围检测外,对于出现水肿症状的患者,无论是一过性还是持续加重,都应该建议患者进行包括淋巴造影在内的一系列辅助检查。

二、患者教育

作为一项最基础、最经济的措施,规范化的健康知识宣教在减少淋巴水肿的发生方面具有积极意义。超过83%的女性患者对乳腺癌认知不足,对自我护理能力提高意识薄弱,这就可能会导致部分患者预防行为执行不佳,增加术后康复期存在剧烈上肢运动、劳累、上衣过紧等不当生活方式。研究表明,制定并严格执行积极的预防措施者出现淋巴水肿的风险低于未采取措施者。通过术前宣讲、术后预防、康复期持续教育与定期随访 3 个环节，能够让患者重视术后并发症预防措施的执行。

对于出现水肿症状的患者，应鼓励患者在时间允许的情况下尝试多种保守治疗，以选择最佳维持方案，获得更大的效益。对于依从性差的患者，专科团队应根据循证医学为患者提供有关替代疗法，但是应告知患者，治疗淋巴水肿是长期的过程，并没有最终解决方案的，最可取的途径就是不同模式的综合治疗。

三、护理指导

在预防宣教的基础上，围手术期及术后有计划的护理标准流程对于患者是有益的。在我国多数乳腺中心及淋巴水肿治疗中心，护理团队对于术后早期轻度淋巴水肿者指导其进行引流按摩治疗，即指导患者及家属在切口愈合后定位颈部、腋窝、胸部、背部、肘窝等部位的浅表淋巴结，并拢示指、中指、环指进行旋转按摩，同时沿着浅表淋巴管走形自上肢远端至近端行推进式按摩，原理与手法治疗类似，但其效果还需进一步临床研究证明。

上肢锻炼及皮肤护理也是淋巴水肿康复护理的重要组成部分。对于存在 BCRL 高危因素的患者，在乳腺癌术后早期可进行适当的锻炼。淋巴水肿肢体功能锻炼原则上是先较轻活动，再逐渐增加运动量。皮肤护理主要包括皮肤清洁、保持皮肤湿润、检查皮肤有无感染或刺激的迹象等。此外，皮肤护理也是保守治疗顺利开展的前提。

第三节　乳腺癌术后淋巴水肿的治疗

尽管在国内外已有诸多学者投身于针对淋巴水肿诊治的相关研究中，但是目前尚未完全攻克该症，淋巴水肿的诊治仍然是一项世界难题。解剖学和影像学的蓬勃发展，令我们对淋巴循环系统的了解日益深入。同时新的淋巴水肿治疗方式层出不穷，如各种淋巴回流重建手术、减容手术、手法引流和药物治疗等，淋巴水肿逐渐得到了越来越多的关注。

一、保守治疗

在良好的预防行为的基础上（包括患肢功能锻炼及个性化皮肤护理），大多数乳腺癌术后上肢淋巴水肿的治疗应该首选非手术治疗，即综合消肿疗法，包括手法淋巴引流、压力治疗、烘绑治疗、药物治疗等。这类治疗的共同特点是需要患者持续地接受长期治疗，一旦停止则很可能出现水肿症状的反复甚至进展。

（一）手法淋巴引流

手法淋巴引流（manual lymph drainage，MLD）包括多种流派的按摩技术，其基本原理为促进淤滞的组织间液进入初始淋巴管，由初始淋巴管进入前集合淋巴管，再进入集合淋巴管，引导淋巴液向近心端流动，最终回到静脉循环。作为综合消肿治疗的一部分，持续的 MLD 能够促进淋巴回流代偿通道的建立，使得肿胀的肢体恢复正常外形和功能。手法淋巴引流的诸多技术到目前为止还没有进行过相应的对照研究。

（二）压力治疗

综合消肿治疗的第 2 个组成部分是压力治疗，其目标是减少静脉压力和流量，从而减少淋巴负荷，通过组织压力变化来促进淋巴回流到淋巴管中。弹性压力绷带包扎是手法淋巴引流的重要补充环节。在手法治疗后的维持期，常使用低延展性弹力绷带对患肢进行持续加压。规范的包扎和材料的选择是获得持续性消肿的前提，使远心端至近心端存在一定的上肢压力梯度差。包扎时的肢体压力梯度使患者在运动时也能够保持良好压力，改善肌肉泵的效率，防止水分再度返流至组织间隙。图 84 - 3 所示的患者接受了 20 次的综合消肿治疗，患肢的淋巴水肿获得极大改善，但仍然需要每日坚持低压力绷带包扎，否则还是会出现上肢淋巴水肿的复发及进展。

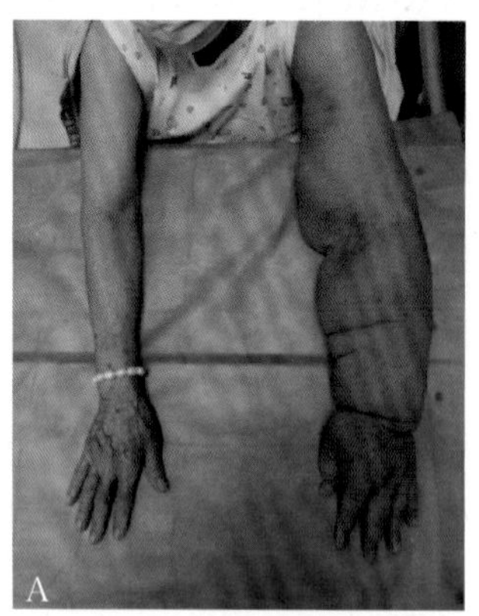

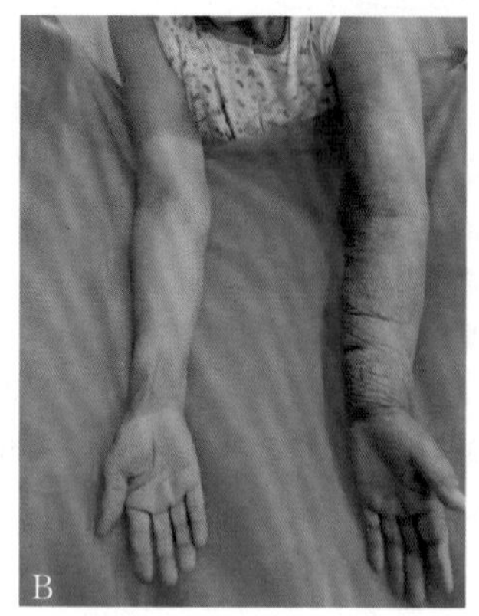

图 84-3 乳腺癌术后上肢淋巴水肿综合消肿治疗前后

注:A. 为淋巴水肿治疗前;B. 治疗后 3 周(广西医科大学附属肿瘤医院乳腺外科蒋奕医生提供)。

(三) 烘绑治疗

来自中医学的烘绑疗法(heating and bandage therapy)基于象皮肿治疗原理,利用远红外或微波辐射热疗,结合压力治疗,促进组织液和蛋白质吸收,能够有效地缩小患肢周径和体积,降低丹毒发作频率,特别适合反复感染的慢性淋巴水肿者。

(四) 药物治疗

药物治疗往往不是治疗淋巴水肿的最佳临床方案。在淋巴水肿的药物治疗方面,长期以来应用过的药物包括利尿剂、苯吡喃酮类药物、地奥司明等,但效果均欠佳。预防性抗生素治疗适用于淋巴水肿伴随反复感染性疾病。近年来中医中药在治疗淋巴水肿方面的研究也越来越多。

二、外科治疗

(一) 外科治疗与保守治疗的关系

乳腺癌术后的淋巴水肿作为一种慢性疾病,它的治疗并非一劳永逸,上述多项综合消肿治疗均需要长期维持才能达到稳定的疗效,比如每日穿戴压力臂套、密集的手法淋巴引流。高密度的频繁保守治疗对患者工作和生活影响很大,多数患者无法长期维持。然而,一旦中断保守治疗,淋巴水肿很可能再次复发,且进展得更加严重。因此,部分患者也有接受淋巴水肿手术治疗的意愿。

淋巴水肿手术治疗的目的在于降低淋巴系统负荷和提高淋巴系统回流能力,主要有淋巴通路重建手术和组织剥离减容手术两种。轻、中度淋巴水肿采用重建淋巴通路的方法可以预防和治疗淋巴水肿;重度淋巴水肿通过减容手术结合或不结合淋巴通路重建也可以获得一定疗效。但是,并没有一个术式可以适用于所有患者,具体的手术方案应该根据病情的严重程度进行个性化的设计。

所有愿意接受淋巴水肿手术治疗的患者都应该在术前进行一段时间的保守治疗,同时也应当意识到外科手术不是万灵丹。大多数情况下,手术还不能完全独立于非手术治疗之外,外科治疗与保守治疗两者互为补充,才能让患者获得最大的收益。

(二) 上肢淋巴水肿外科治疗的手术分类

淋巴水肿手术包括减容术和重建术,两者分别适用于不同分期的淋巴水肿患者。淋巴系统重建术可以通过血管化淋巴结移植重建淋巴管道,也可以进行淋巴管静脉吻合术。此类手术在淋巴水肿的早期阶段效果显著,手术通常仅限于存在功能性淋巴管、皮下无广泛纤维化的早中期疾病阶段。晚期的病患皮下组织积聚的淋巴液过多导致皮肤增厚,皮下组织进行性纤维化和脂肪组织增加,并不适合淋巴系统重建术。晚期患者应在充分评估病情及患者意愿的情况下考虑减容手术。

1. *减容手术* 晚期淋巴水肿患者常常错失了淋巴水肿保守治疗和淋巴生理重建的最佳治疗时机,同时进一步的保守治疗和显微外科手术重建都不能去除多余的组织,只能采用减容手术来缓解水肿症状。传统的 Charles 手术因并发症较多,现已逐渐被脂肪抽吸(liposuction)联合局部组织切除术而取代。通过脂肪抽吸去除冗余的组织减少患肢容量，使淋巴水肿晚期患者的症状得到缓解，方便进行皮肤清洁以及患肢的物理治疗，从长期来看提高了患者的生存质量。当然，对于晚期的淋巴水肿患者实施手术，应谨慎把握好手术的适应证。

2. *淋巴回流重建手术* 目前对于乳腺癌术后上肢淋巴水肿患者，显微外科技术结合压力治疗已经获得广泛的应用。淋巴水肿无法治愈这一传统的观念已经逐步转变为可以通过预防性或早期的淋巴管回流重建手术联合压力治疗得到治愈。

(1) 淋巴静脉吻合：在整形和重建手术中，随着超级显微手术技术（直径 0.5～0.8 mm 的血管吻合）的出现，使得吻合极其微小的血管成为可能。O'Brien 等在 20 世纪 70 年代曾报道过淋巴静脉分流术（lymphovenous bypass，LVB），然而由于 LVB 远期效果欠佳，重复性较差，使之未能成为广泛接受的术式。Koshima 提出的应用超显微淋巴静脉吻合术（lymphatic-venous anastomosis，LVA）治疗淋巴水肿，应用皮下浅层淋巴管吻合微小的浅静脉，使淋巴液通过静脉回流。超显微淋巴静脉吻合术在以液体淤积为主的早期患者中疗效良好，仅仅在上肢的内侧和外侧切开几个 2～3 cm 长的切口，在高倍显微镜下进行相应吻合。目前这种技术已经在全世界多个淋巴水肿治疗中心得到推广。

淋巴静脉吻合术需要娴熟的显微外科技术基础。由于淋巴管管径较细，常常需要进行超显微外科操作，对手术器械和显微镜都有更高的要求。在淋巴静脉吻合术术前通常采用 ICG 荧光成像淋巴管造影判断并选择功能良好的淋巴管，首先在皮下注射 ICG，之后通过近红外线激发光可以观察 ICG 通过淋巴管回流，寻找具备正常回流功能的淋巴管，同时可以很容易地在直视下确认淋巴静脉吻合后的通畅程度（图 84-4）。在部分中心也会使用高频超声来准确定位功能性淋巴管。

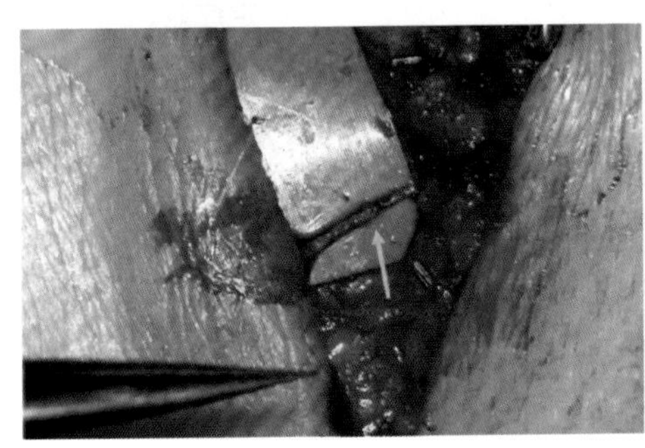
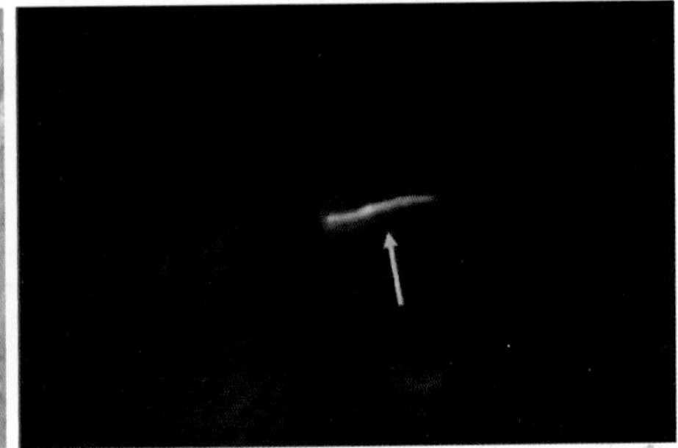

图 84-4 患肢淋巴静脉吻合的术中 ICG 造影

注：图片由广西医科大学附属肿瘤医院乳腺外科蒋奕医生提供。

原则上淋巴静脉吻合术需在术前采用保守治疗至少 3～6 个月，观察水肿恢复程度，对于保守治疗无效的患者才应该进行淋巴静脉吻合术，术后仍然需要采用加压疗法进行联合治疗。也有越来越多的中心将淋巴静脉吻合术作为预防上肢淋巴水肿的手术方式加以应用。

淋巴静脉吻合术的疗效比肢体近端进行的淋巴静脉分流术更为确切，上肢淋巴静脉吻合术能够有效改善淋巴水肿的状况，但是部分报道显示其远期效果存在较大的差异性，同时，由于超显微外科个体操作差异性大，因此关于淋巴静脉吻合数量及部位也无法进行规范化的比较和评估。在围手术期或术后一段时间，部分淋巴静脉吻合术患者会出现上肢淋巴水肿的一过性好转，继而复发甚至加重，究其原因可能是在淋巴水肿时期淋巴管压力较大，淋巴液能够按照压力差从淋巴管流入静脉，而随着淋巴水肿的好转，淋巴管的压力逐渐降低，若低于静脉压力，则淋巴管的引流可能发生堵塞或反流。对于接受了淋巴静脉吻合手术而效果欠佳的患者，可考虑进一步接受血管化淋巴结移植手术。

(2) 血管化淋巴结移植（vascularized lymph node transfer，VLNT）：VLNT 是非手术治疗无效的上肢淋巴水肿的最佳治疗方法。其主要原理就是淋巴结具有“泵吸”作用，吸收水肿液回流到静脉系统，从而消除水肿。为了获得良好的结果，必须充分评估上肢淋巴水肿状态，以制定正确的治疗策略。MRI 淋巴造影有助于确定水肿类型，对决定最佳治疗方案至关重要。如果肢体的生理学淋巴回流完全不存在,保守治疗不可能彻底治疗该疾病,此时患肢症状较重,淋巴管已经增生硬化、功能受损,无法进行淋巴静脉吻合术,应选择 VLNT 进行治疗。VLNT 的主要适应证包括反复感染、重度纤维化、MRI 显示淋巴回流障碍的保守治疗无效者和延期腹部皮瓣乳房重建患者。

手术的供区有腹股沟、锁骨上、下颌、胸外侧以及大网膜淋巴结,供区的多样化使得外科医生可以根据不同患者条件进行个性化选择。腹股沟淋巴结是最常用的供区,必须深入了解相关解剖,尽量减少供区部位继发淋巴水肿的风险。供区部位的继发性下肢淋巴水肿非常罕见,但是在操作时必须小心解剖分离皮瓣,以免对下肢回流淋巴系统造成损伤。双向淋巴造影已作为切取腹股沟淋巴结的标准操作流程。

明确上肢淋巴水肿的病变部位是非常重要的,能够帮助手术医生确定淋巴结移植的最佳受区,并且在术后的综合消肿治疗期间可以有针对性地选择目标区域,MRI 淋巴造影是此过程中最佳的辅助诊断工具。受区淋巴结移植主要有阻塞区近端移植和远端移植两种,具体的位置选择应结合患者的造影情况和水肿范围而定。手术的最终效果取决于皮肤质地、纤维化程度、上肢体积、淋巴管阻塞程度、淋巴水肿持续时间等。图 84-5 所示在术后获得理想效果的患者无需加压治疗或任何其他后续治疗,能够完全豁免综合消肿治疗。

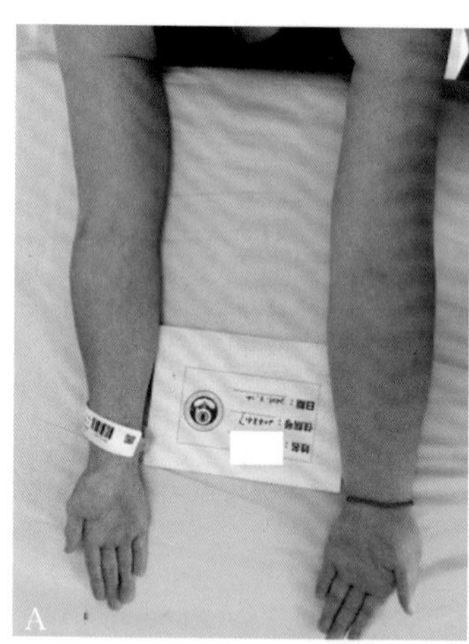

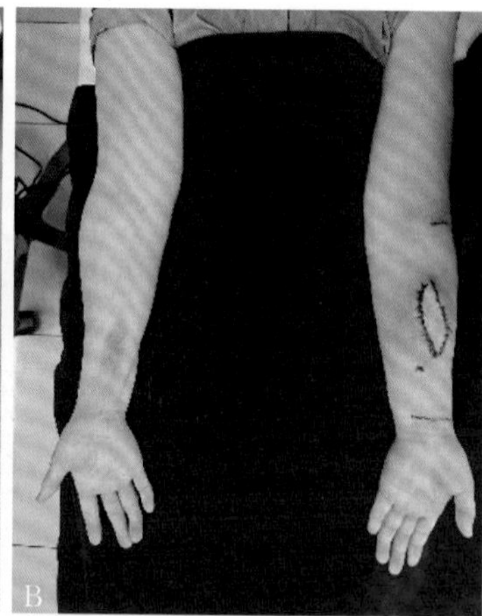

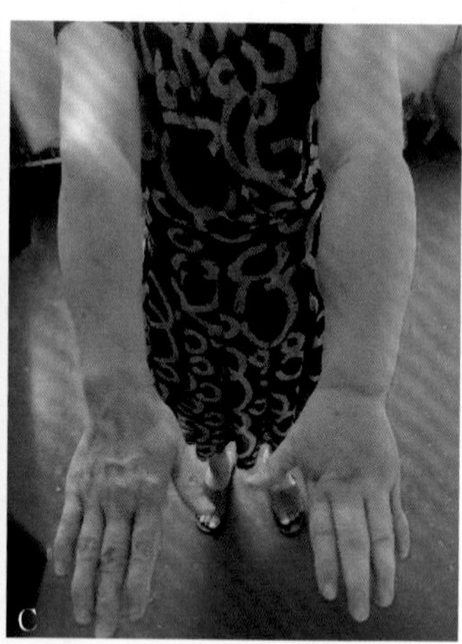

图 84-5 乳腺癌术后上肢淋巴水肿的淋巴结移植治疗效果

注:A. 术前;B. VLNT 术后 2 周;C. VLNT 术后 1 年。

VLNT 和淋巴管静脉吻合的联合手术治疗正逐渐普及,并且可能产生最佳的治疗效果,但其联合效果与单独进行 VLNT 相比尚缺乏循证医学证据,亟待进一步临床研究的证明。

对于有延期乳房重建需求的上肢淋巴水肿患者,也可同期采用腹股沟淋巴结复合组织瓣和腹壁下动脉穿支皮瓣(DIEP)。血管化淋巴结皮瓣可以与 DIEP 共同转移,也可以作为一个游离皮瓣叠加在 DIEP 皮瓣的分支之上;尽可能解剖分离血管以获得最大长度和口径,DIEP 可以包含此瓣,但需确认淋巴结部分具有良好的血供。此术式将标准的乳房重建术与淋巴结移植结合起来,既重建了患者缺失的乳房,又可治疗上肢阻塞性淋巴水肿。

(张莹莹)

参考文献

[1] 中华医学会整形外科学分会淋巴水肿治疗学组,乳腺癌术后上肢淋巴水肿诊治指南与规范[J]. 组织工程与重建外科杂志,2021,17(6):1573-1580

[2] BUCCI L K, BRUNELLE C L, BERNSTEIN M C, et al. Subclinical lymphedema after treatment for breast cancer: risk of progression and considerations for early intervention[J]. Ann Surg Oncol, 2021,28(13):8624-8633.

[3] CHOLLET C, MALLOIZEL D J, CABARROU B, et al. Liposuction-assisted brachioplasty in breast

cancer-related lymphedema: impact on volume reduction and quality of life[J]. J Plast Reconstr Aesthet Surg, 2021,11(6):590-614.

[4] CORNELISSEN A J, BEUGELS J, EWALDS L, et al. Effect of lymphaticovenous anastomosis in breast cancer-related lymphedema: a review of the literature [J]. Lymphat Res Biol, 2018,16(5):426-434.

[5] CRESCENZI R, DONAHUE P M C, MAHANY H, et al. CEST MRI quantification procedures for breast cancer treatment-related lymphedema therapy evaluation[J]. Magn Reson Med, 2020, 83(5): 1760-1773.

[6] ERGIN G, SAHINOGLU E, KARADIBAK D, et al. Effect of bandage compliance on upper extremity volume in patients with breast cancer-related lymphedema[J]. Lymphat Res Biol, 2018,16(6): 553-558.

[7] Executive Committee of the International Society of Lymphology. The diagnosis and treatment of peripheral lymphedema: 2020 Consensus Document of the International Society of Lymphology [J]. Lymphology, 2020,53(1):3-19.

[8] FISH M L, GROVER R, SCHWARZ G S, et al. Quality-of-life outcomes in surgical vs nonsurgical treatment of breast cancer-related lymphedema: a systematic review[J]. JAMA Surg, 2020,155(6): 513-519.

[9] FORTE A J, HUAYLLANI M T, BOCZAR D, et al. The basics of ultrasound elastography for diagnosis, assessment, and staging breast cancer-related lymphedema: a systematic review of the literature [J]. Gland Surg, 2020 Apr, 9(2):589-595.

[10] FORTE A J, SISTI A, HUAYLLANI M T, et al. Lymphaticovenular anastomosis for breast cancer-related upper extremity lymphedema: a literature review[J]. Gland Surg, 2020,9(2):539-544.

[11] FU M R, AXELROD D, CLELAND C M, et al. Symptom report in detecting breast cancer-related lymphedema[J]. Breast Cancer, 2015,15(7):345-352.

[12] GARZA R, SKORACKI R, HOCK K, et al. A comprehensive overview on the surgical management of secondary lymphedema of the upper and lower extremities related to prior oncologic therapies[J]. BMC Cancer, 2017,17(1):468.

[13] GILLESPIE T C, SAYEGH H E, BRUNELLE C L, et al. Breast cancer-related lymphedema: risk factors, precautionary measures, and treatments[J]. Gland Surg, 2018,7(4):379-403.

[14] KIM H K, JU Y W, LEE J W, et al. Association between number of retrieved sentinel lymph nodes and breast cancer-related lymphedema[J]. J Breast Cancer, 2021,24(1):63-74.

[15] KIM Y H, HWANG J H, BAE J G, et al. Predictive value of lymphoscintigraphy in patients with breast cancer-related lymphedema undergoing complex decongestive therapy[J]. Breast Cancer Res Treat, 2019,173(3):735-741.

[16] LEE B, BERGAN J, ROCKSON S G. Lymphedema: A concise compendium of theory and practice [M]. London: Springer-Verlag. 2018.

[17] LIANG M, CHEN Q, PENG K, et al. Manual lymphatic drainage for lymphedema in patients after breast cancer surgery: A systematic review and meta-analysis of randomized controlled trials [J]. Medicine, 2020,99(49):e23192.

[18] MASIA J, PONS G, NARDULLI M L, et al. Combined surgical treatment in breast cancer-related lymphedema[J]. J Reconstr Microsurg, 2016,32(1): 16-27.

[19] MCLAUGHLIN S A, BRUNELLE C L, TAGHIAN A. Breast cancer-related lymphedema: risk factors, screening, management, and the impact of locoregional treatment[J]. J Clin Oncol. 2020, 10,38(20):2341-2350.

[20] MONTAG E, OKADA A Y, ARRUDA E G, et al. Influence of vascularized lymph node transfer (VLNT) flap positioning on the response to breast cancer-related lymphedema treatment[J]. Rev Col Bras Cir, 2019,11(3):178-185.

[21] NGUYEN T T, HOSKIN T L, HABERMANN E B, et al. Breast cancer-related lymphedema risk is related to multidisciplinary treatment and not surgery alone: results from a large cohort study[J]. Annals of Surgical Oncology, 2017,24(6):1-9.

[22] SACKEY H, MAGNUSON A, SANDELIN K, et al, Arm lymphoedema after axillary surgery in women with invasive breast cancer[J]. Br J Surg, 2014,101:390-397.

[23] SANAL T C, OZSOY U T, BAHAR O Y, et al. The efficacy of intermittent pneumatic compression as a substitute for manual lymphatic drainage in complete decongestive therapy in the treatment of breast cancer related lymphedema[J]. Lymphology, 2019,52(2):82-91.

[24] SHAITELMAN S F, CHIANG Y J, GRIFFIN K D, et al. Radiation therapy targets and the risk of breast cancer-related lymphedema: a systematic review and network meta-analysis[J]. Breast Cancer Res Treat, 2017,162(2):201-215.

[25] SIOTOS C, HASSANEIN A H, BELLO R J, et al. Delayed breast reconstruction on patients with upper

extremity lymphedema: a systematic review of the literature and pooled analysis[J]. Ann Plast Surg, 2018,81(6):730-735.

[26] SMILE T D, TENDULKAR R, SCHWARZ G, et al. A review of treatment for breast cancer-related lymphedema: paradigms for clinical practice[J]. Am J Clin Oncol, 2018,41(2):178-190.

[27] VICINI F, SHAH C, WHITWORTH P, et al. Correlation of bioimpedance spectroscopy with risk factors for the development of breast cancer-related lymphedema[J]. Lymphat Res Biol, 2018, 16(6): 533-537.

[28] YAMAMOTO T, NARUSHIMA M, YOSHIMATSU H, et al. Dynamic indocyanine green (ICG) lymphography for breast cancer-related arm lymphedema [J]. Ann Plast Surg, 2014,73(6):706-709.

[29] YAMAMOTO T, YAMAMOTO N, HAYASHI A, et al. Supermicrosurgical deep lymphatic vessel-to-venous anastomosis for a breast cancer-related arm lymphedema with severe sclerosis of superficial lymphatic vessels[J]. Microsurgery, 2017, 37(2): 156-159.

[30] ZHANG X, OLIVERI J M, PASKETT E D. Features, predictors, and treatment of breast cancer-related lymphedema[J]. Curr Breast Cancer Rep, 2020,12(4):244-254.

第十四篇

循证医学与乳腺癌

第八十五章

循证医学与乳腺癌的临床实践

循证医学（evidence-based medicine，EBM）的概念最早出现于 20 世纪 90 年代初，意为“遵循证据的医学”，其核心思想是医疗决策应在现有最好的临床研究证据基础上作出，同时结合医生的个人专业经验与患者的实际状况和意愿为患者的诊治作出最佳决策。循证医学越来越深刻地影响着肿瘤学的临床实践。

乳腺癌是女性常见的恶性肿瘤，我国的发病率逐年上升，但总体的死亡率已开始下降，一方面是更多的患者早期得到诊断，另一方面得益于治疗手段的进步，循证医学发展使得乳腺癌治疗模式发生了改变。例如在乳腺癌手术方面，正是由于循证研究的结果，乳腺癌的手术经历了一个从“由小到大”（根治术→扩大根治术）到“由大到小”（改良根治术→保乳手术）的发展过程。再者例如 St. Gallen 乳腺癌专家共识作为指导临床实践的重要指南，也体现了循证医学在治疗指导中的意义；2007 年该共识将患者按照临床特征分为高、中、低危，而在 2009 年该共识中未再提及危险度分级，到 2011 年该共识的重要改变就是基于对乳腺癌生物学分子亚型认识的深入，采用了按照乳腺癌分子分型进行治疗决策的新思路。由此可见，循证医学深刻地影响着乳腺癌诊治的临床实践。

乳腺癌综合治疗的规范化并不是要求治疗方案完全一致，而是在临床实践中追求治疗的个体化，根据患者病情特点、按照循证医学证据给予不同的个体以最适的治疗。当前，乳腺癌治疗逐步迈入“精准医学”的大门，但做到精准治疗的基础仍离不开循证医学的基石，包括前瞻性随机对照研究以及来源于医疗真实世界的大数据分析。

第一节　乳腺癌的手术治疗

乳腺癌临床诊治水平虽然不断进步，外科手术仍然是重要的治疗手段之一。乳腺癌手术方式大致经历了如下变化：由最原始的肿块切除、单纯乳房切除、标准根治术、扩大根治术及超根治术，到标准根治术、改良根治术、保乳术或Ⅰ期成形术，同时部分患者可用前哨淋巴结活检术（SLNB）替代腋淋巴结清扫术（ALND）。学界对此已经达成了共识：基于循证医学证据，在规范的综合治疗方案中，缩小乳腺癌手术范围和损伤。1973 年在 Fisher 的领导下，设计了 NSABP B-06 随机临床试验，随机分为 3 组：乳房全切除、单纯肿瘤切除、肿瘤切除后继乳房放疗，常规清扫一、二级腋淋巴结。所有腋窝有淋巴结转移的患者进行了后续的系统治疗。随访 20 年后，各组总生存期（OS）、无进展生存期（DFS）、无远处转移生存期（DMFS）差别没有统计学意义。肿瘤切除后续放疗组的同侧乳腺癌复发率较单纯肿瘤切除组明显下降。对Ⅰ、Ⅱ期乳腺癌，这两种手术方式对生存率没有根本影响，宜采取综合治疗。这也是乳腺癌可以保乳的理论依据。同期 Umberto Veronesi 也进行了保乳手术和乳腺癌根治术的临床对比试验，即米兰试验。试验随机分为 Halsted 乳癌根治术组和保乳手术后继续放疗组。随访 20 年，发现两组的对侧乳腺癌发生率、远处转移率、第 2 原发癌发生率差异没有统计学意义。总生存率、乳腺癌相关的生存率相近，和 NSABP B-06 的结果相平行。从此保乳治疗正式作为治疗Ⅰ/Ⅱ期乳腺癌适宜、可取的方法。乳腺癌的手术治疗模式由“可以耐受的最大治疗”转变为“有效的最小治疗”,这正是由于大量的规模大且严格的随机对照研究和长期完整的随访结果为循证医学提供了很好的支持,使临床实践发生根本性改变,这是乳腺癌循证外科的典型例证。

乳腺癌 SLNB 是乳腺外科领域一个里程碑式的进展,它的临床推广和应用是很好的循证医学证据,由此改变了目前临床治疗策略:腋窝 SLNB 阴性的乳腺癌患者免行 ALND。NSABPB-32 研究是评价临床腋淋巴结阴性者行 SLNB 代替 ALND 的前瞻性随机临床研究。入组腋淋巴结临床阴性的乳腺癌患者,对比两种方法的局部控制率、总生存及并发症情况,明确能否提供相同的预后信息。结果显示,SLNB 总的成功率为 97.1%。前哨淋巴结切除术对于腋淋巴结阴性者具有相同的总生存率、无病生存率。该研究是很好的循证医学证据,由此改变了临床治疗策略:当前哨淋巴结阴性时,不必进行常规 ALND。该结果是基于所在临床试验条件下的,并不建议任意扩展适用范围。所以循证医学指导下的临床实践的改变需要严格的证据支持。

SLNB 是早期浸润性乳腺癌的标准腋窝分期手段。随着乳腺癌相关研究的不断深入,SLNB 有着明确的适应证。目前认为可手术乳腺癌患者 SLNB 的禁忌证明确包括炎性乳腺癌、腋淋巴结穿刺证实为转移且未接受新辅助治疗及腋淋巴结阳性新辅助治疗后仍为阳性的患者;$cN_{2、3}$ 新辅助治疗后腋淋巴结临床阴性患者进行 SLNB 的准确性和安全性仍有待验证。

乳腺癌改良根治术是我国乳腺癌外科重要的手术方式之一,相关指南对手术的切口设计、皮瓣分离层次和范围以及并发症处理提出具体推荐意见。保乳手术联合全乳放疗已被证实其在早期乳腺癌患者中的有效性和安全性。前哨淋巴结活检已被证实其在早期乳腺癌腋淋巴结状态评价的地位。近年来,乳腺癌术后乳房重建技术在我国逐步开展,有利于帮助患者重新树立信心,改善自身及家庭的生活质量。

第二节　乳腺癌的辅助化疗

对于乳腺癌的辅助化疗有大量的临床研究证实可改善乳腺癌术后的无病生存和总生存,成为早期乳腺癌标准治疗的一个重要组成部分。乳腺癌化疗药物,从 20 世纪 70 年代环磷酰胺、氨甲喋呤、氟尿嘧啶,发展到 80 年代的蒽环类药物,到 90 年代紫杉烷类药物的问世,使乳腺癌化疗有了很大的突破。

NSABP B-15 研究证实了 4 周期 AC 方案治疗的疗效等同于与 6 周期的 CMF 方案治疗;早期乳腺癌试验协作组(EBCTCG)的分析显示蒽环类与传统的 CMF 方案比较,无复发生存和总生存方面存在显著性获益,这奠定了蒽环类药在乳腺癌辅助化疗中的地位。

紫杉烷类药物的应用进一步提高了疗效,CALGB 9344 试验及 NSABP B-28 试验结果表明:在 4 周期 AC 方案基础上,加用紫杉醇可以进一步降低复发率和死亡率(AC→T 方案优于 AC 方案)。而 BCIRG 001 这一临床试验奠定了多西他赛在乳腺癌辅助治疗中的重要地位,证实 6 周期 TAC 方案较 6 周期 FAC 方案显著延长 DFS 和 OS。

BCIRG 005 研究比较 6 周期 TAC 方案和 4 周期 AC 方案序贯 4 周期紫杉醇用于乳腺癌术后辅助化疗的疗效,结果证明 TAC 方案与 AC→T 方案的 DFS 和 OS 均相似,但 AC→T 方案患者发生中性粒细胞减少的比例明显少于 TAC 方案,这是循证医学证据支持改变用药方式的范例,即将 TAC 方案三药联合应用改为序贯应用 AC→T 方案。

US Oncology 9735 研究纳入 1 016 例乳腺癌术后患者,比较了多西他赛联合环磷酰胺(TC)方案 4 周期与 AC 方案 4 周期的疗效。中位随访 7 年时,所纳入患者 TC 组无病生存率(81% *vs* 75%, $P=0.033$)和总生存率(87% *vs* 82%, $P=0.032$)均显著优于 AC 组。

早期乳腺癌辅助化疗的目标应该是争取治愈,在循证医学时代选择方案要强调循证医学证据,对患者选择合适的治疗方案:①标准化疗方案包括标准的药物、剂量、治疗间期和治疗疗程;②蒽环类药后序贯应用紫杉醇和多西他赛为多西他赛 3 周方案和紫杉醇每周方案;③辅助治疗中蒽环类药和紫杉烷类药序贯应用,比同时用效果可能更好(A→T 方案好于>AT 方案),AT 方案即同时使用的联合方案并不是辅助治疗的推荐方案。

三阴性乳腺癌(TNBC)缺乏激素受体和人表皮生长因子受体 2(HER2)的表达,对内分泌和靶向治疗均不敏感,是乳腺癌中复发率和死亡率最高的亚型,化疗是降低早期三阴性乳腺癌复发风险的重要手段,临床一直在探索如何提高早期三阴性乳腺癌的治疗效果。CBCSG010、SYSUCC-001 等研究探索了卡培他滨辅助治疗对患者生存期的影响,相关治疗指南也将化疗后序贯卡培他滨新增为这类患者的推荐方案。此外,Olympi 研究探索了奥拉帕利在 HER2 阴性乳腺癌的辅助治疗的疗效,给辅助治疗领域带来了新的治疗模式。入组患者若为新辅助者需非病理学完全缓解(pCR)[若为激素受体阳性须同时联合阳性评分(CPS)+雌激素受体(ER)状态和肿瘤分级(EG)评分≥3 分];入组患者若为辅助治疗者,三阴性须≥pT_2 或≥pN_1,激素受体阳性须≥4 枚淋巴结阳性。该研究证实所纳入的胚系 *BRCA* 突变、HER2 阴性早期乳腺癌术后标准治疗后,接受 1 年的奥拉帕利辅助治疗,可较安慰剂显著提高 3 年无侵袭性疾病生存(IDFS)率(85.9% *vs* 77.1%, *HR* 0.58; $P<0.001$),其中三阴性乳腺癌患者的浸润性疾病或死亡风险可降低 44%(86.1% *vs* 76.9%, *HR* 0.56)。这些研究将不同程度地改变三阴性乳腺癌辅助治疗的临床实践。

第三节 乳腺癌的辅助内分泌治疗

乳腺癌治疗指南中要求对所有的原发浸润性乳腺癌明确 ER 及孕激素受体(PR)的状态,ER 或 PR 阳性的患者不论其年龄、淋巴结状态或是否进行辅助化疗都应考虑辅助内分泌治疗,所以内分泌治疗是乳腺癌重要的全身治疗手段之一。早在 2005 年我国的乳腺癌专家就乳腺癌的内分泌治疗进行了讨论,并制定了指导临床实践的专家共识。

一、他莫昔芬

ER 拮抗剂他莫昔芬(TAM)是辅助内分泌治疗中应用最早的药物。NATO 于 1983 年发表的试验首次证实了他莫昔芬治疗提高了患者生存率。EBCTCG 于 1998 年发表了一项荟萃分析表明,他莫昔芬服用 5 年的效果优于用药 1 年和 2 年。NSABPB14 研究证实了口服他莫昔芬能提高 ER 阳性、淋巴结阴性患者的疗效,也显示淋巴结阴性患者在 5 年他莫昔芬辅助治疗结束后,再继续服用 5 年他莫昔芬并不能改善生存,反而增加了毒性与副反应。曾经,5 年他莫昔芬治疗被认为是激素受体阳性乳腺癌患者辅助治疗的标准方案。

二、延长他莫昔芬辅助治疗时间

ATLAS 和 aTTom 研究结果明确了延长他莫昔芬辅助治疗可以进一步降低患者的复发风险和乳腺癌相关死亡风险。ATLAS 试验于 1996—2005 年共入组了已完成 5 年他莫昔芬治疗且没有复发转移的乳腺癌患者 12 894 例,分为停止他莫昔芬治疗组和继续 5 年他莫昔芬治疗组,其中 ER 阳性的患者 6 846 例纳入疗效比较分析。结果显示,10 年他莫昔芬治疗降低了乳腺癌的复发风险、乳腺癌相关死亡风险和总死亡风险。尤其值得注意的是,风险降低均在他莫昔芬治疗 10 年以后更为显著,而在 5 年和 9 年之间并未观察到此获益。aTTom 试验于 1991—2005 年共入组 6 953 例乳腺癌患者,其中 2 755 例的 ER 状态明确为阳性。5 年他莫昔芬治疗后随机分为继续 5 年他莫昔芬治疗和停止他莫昔芬治疗两组。随访结果显示 10 年他莫昔芬治疗显著降低了乳腺癌的复发风险和总死亡率,并且这种风险的降低会随着随访时间的延长越来越明显,随访 10 年以上的患者,死亡风险比为 0.77。但是增加生存获益的同时,10 年他莫昔芬治疗也增加了部分子宫内膜癌的风险和子宫内膜癌相关死亡风险,临床中须注意监测。

三、芳香化酶抑制剂

芳香化酶抑制剂(AI)是辅助内分泌治疗领域继他莫昔芬之后又一类重要治疗药物。循证医学证据评价了芳香化酶抑制剂在初始治疗、他莫昔芬治疗 2~3 年后的序贯治疗、内分泌治疗 5 年后的后续强化治疗的疗效。在 ATAC 试验中,对于绝经后激素受体阳性的患者,阿那曲唑辅助内分泌治疗的疗效优于他莫昔芬。随访 10 年后，5 年芳香化酶抑制剂治疗较 5 年他莫昔芬治疗可明显改善患者的无病生存，降低复发风险，确立了芳香化酶抑制剂作为绝经后早期乳腺癌患者辅助治疗标准方案的地位。国际乳腺癌工作组(BIG 1-98)旨在研究他莫昔芬治疗 5 年、单用来曲唑治疗 5 年、他莫昔芬治疗 2 年后序贯来曲唑治疗 3 年，或者来曲唑治疗 2 年后序贯他莫昔芬治疗 3 年的疗效，结果表明接受来曲唑治疗的患者的无病生存率更高，还显示辅助治疗 5 年内他莫昔芬与芳香化酶抑制剂的换药方案较 5 年芳香化酶抑制剂治疗在疗效上并无明显差异。MA. 17 试验入组 5 187 例患者均已接受 5 年他莫昔芬治疗，后随机分为来曲唑治疗组或安慰剂组。该研究随访至 27. 5 个月时，初步研究结果显示来曲唑组 DFS 有显著延长，因此实验揭盲，1 579 名安慰剂组患者(66%)开始接受来曲唑维持治疗。中位随访 64 个月时，尽管有 66%患者新加入来曲唑治疗组，但 DFS 仍有显著优势，且来曲唑治疗在腋淋巴结阳性患者中显示出生存优势。该研究证实了患者接受他莫昔芬 5 年治疗后，继续接受 5 年芳香化酶抑制剂治疗的临床获益。

四、芳香化酶抑制剂治疗超过 5 年的疗效和安全性研究

MA. 17R 研究入组了 1 918 例绝经后患者，均已接受 5 年芳香化酶抑制剂治疗(初始应用芳香化酶抑制剂或他莫昔芬序贯芳香化酶抑制剂)，随机分为来曲唑 5 年治疗组或安慰剂组。中位随访 6. 3 年，有 165 例受试者出现乳癌复发或对侧乳腺癌(来曲唑组 67 例 *vs* 安慰剂组 98 例)，来曲唑组 5 年无病生存率显著高于安慰剂组(95% *vs* 91%，$P=0.01$)。延长来曲唑治疗主要增加了骨不良事件，但生活质量未观察到明显降低。MA. 17R 的研究结果首次肯定了绝经后患者使用 5 年以上芳香化酶抑制剂治疗的临床获益及其安全性。

五、绝经前辅助内分泌治疗最优策略相关研究

前有 ABCSG-12 研究选择了较低危的乳腺癌患者(中位年龄 45 岁，T_1 期患者占 75%，淋巴结阴性患者占 66%，$G_{1/2}$ 占 75%)，中位随访 62 个月，卵巢功能抑制(OFS)＋他莫昔芬与 OFS＋芳香化酶抑制剂无病生存率和总体生存率相似。后有 SOFT 和 TEXT 研究探讨了在 OFS 前提下，芳香化酶抑制剂是否比他莫昔芬带给患者更大的获益。SOFT 研究于 2003—2011 年共纳入 3 066 例(新)辅助化疗结束后仍然处于绝经前的乳腺癌患者，按 1∶1∶1 随机接受 OFS＋依西美坦 5 年 *vs* OFS＋他莫昔芬 5 年 *vs* 单纯他莫昔芬 5 年。TEXT 研究于 2003—2011 年共纳入 2 672 例患者，按 1∶1 随机接受 OFS＋依西美坦 5 年 *vs* OFS＋他莫昔芬 5 年。OFS 的方法包括使用曲普瑞林(促性腺激素释放激素激动剂)、双侧卵巢切除、卵巢放射等。SOFT 研究结果显示：年龄＜35 岁亚组 OFS 治疗获益非常明显，OFS＋他莫昔芬组 5 年无乳腺癌复发率为 78. 9%，他莫昔芬组为 67. 7%。SOFF 和 TEXT 联合分析的结果表明：相比于 OFS＋他莫昔芬，OFS＋芳香化酶抑制剂能够明显改善无疾病生存、无乳腺癌复发与无远处复发时间；亚组分析显示，具有高危因素如淋巴结阳性、肿瘤最大径＞2 cm(经化疗)患者，OFS＋芳香化酶抑制剂较 OFS＋他莫昔芬 5 年无乳腺癌复发时间绝对获益在两项研究中分别为 5. 5%、3. 9%，而临床较低危(无化疗)的患者，OFS＋他莫昔芬与 OFS＋芳香化酶抑制剂两组的绝对获益差异较小。可见，高危患者更能够从 OFS 联合芳香化酶抑制剂治疗中获益，而低危患者则从中获益较小。

六、强化辅助内分泌治疗的积极探索

细胞周期蛋白依赖性激酶 4/6(CDK4/6)抑制剂在激素受体阳性晚期乳腺癌一线、二线治疗疗效显著，已经成为晚期激素受体阳性乳腺癌治疗的标准方案用药之一。CDK4/6 抑制剂用于辅助治疗的循证医学证据一直以来都是临床关注的热点和重点。Monarch 研究纳入的患者：≥4 枚淋巴结阳性；若 1～3 枚淋巴结阳性，至少符合组织学分级为 3 级、肿瘤直径≥5 cm、Ki-67 增殖指数≥20%中的一项。结果显示：与单独内分泌治疗相比，阿贝西利联合内分泌治疗可显著改善高复发人群的无浸润疾病生存率、降低复发风险。符合 Monarch 研究入组标准的这部分患者在辅助阶段联合阿贝西利能够显著改善预后，早期高危乳腺癌患者强化辅助治疗用药证据也随之丰富，但强化辅助内分泌治疗未来仍有许多值得探索的方向。

第四节　HER2 阳性乳腺癌的辅助靶向治疗

从晚期应用到辅助治疗，曲妥珠单抗的临床应用体现了循证医学的思路。1997 年美国食品和药品监督管理局(FDA)批准抗 HER2 的分子靶向治疗药物曲妥珠单抗治疗晚期乳腺癌，开始了分子靶向治疗的新时代。曲妥珠单抗从单药治疗到联合化疗均显示出显著疗效。曲妥珠单抗联合紫杉醇或多西他赛的Ⅲ期临床研究(H0648g 和 M77001)证实，联合化疗不仅获得有效率的明显提高，而且患者的生存期得以延长。至此曲妥珠单抗确立了其在 HER2 阳性晚期乳腺癌的标准治疗地位。

随后曲妥珠单抗在辅助治疗领域取得了“革命性”成果。5 项大型国际多中心前瞻性随机临床研究(NSABP B-31 试验、NCCTG N9831 试验、HERA 试验、BCIRG006 试验和 Fin HER 试验)共纳入 13 000 余例患者，研究结果显示曲妥珠单抗辅助治疗 1 年，可显著降低乳腺癌复发风险 46%～52%，降低死亡风险 35%，显著延长 DFS；进一步将 NSABP B-31、NCCTG N9831 和 HERA 联合分析，证实其显著延长了 OS，从而确定了曲妥珠单抗在 HER2 阳性乳腺癌早期患者辅助治疗中的重要作用，具有里程碑式的意义。

5 项试验又用不同的研究设计回答了不同的问题：HERA 研究设计是在患者术后完成任何所需化疗后，接受 1 年曲妥珠单抗治疗；而 NASBP B31 研究和 NCCTG N9831 研究明确了 AC-T 方案联合曲妥珠单抗的治疗优势，还回答了曲妥珠单抗的应用时机问题，研究显示曲妥珠单抗在蒽环类化疗后提前与紫杉烷类合用的效果获益更好；而 BCIRG 006 研究则设计了不含蒽环类多西他赛＋卡铂＋曲妥珠单抗方案，证实了在部分有心脏基础疾患的患者可以考虑此方案治疗，这也同样体现了在循证医学基础上的个体化治疗。

ALLTO 研究探讨了抗 HER2 双靶向治疗是否较单靶向治疗增加疗效。共纳入 8 381 例 HER2 阳性早期乳腺癌患者，所有的患者都接受了手术和化疗，随机分配至 4 个靶向治疗组：曲妥珠单抗单药组、拉帕替尼(针对 HER2/HER1 的小分子酪氨酸激酶抑制剂)单药组、曲妥珠单抗联合拉帕替尼同步治疗组，以及曲妥珠单抗与拉帕替尼序贯治疗组。随访结果显示双靶向治疗没有达到预设的终点，但是有优效的趋势，而对于 HER2 阳性/激素受体阴性亚群可能会有相对较大的获益。就目前的证据来说，曲妥珠单抗联合拉帕替尼双靶向辅助治疗并无循证医学依据。

帕妥珠单抗是一种 HER2 二聚体抑制剂，在 HER2 阳性早期乳腺癌治疗中进行的Ⅲ期 APHINITY 研究探索了在化疗联合曲妥珠单抗基础上加用帕妥珠单抗进行辅助治疗的疗效和安全性。共纳入 4 805 例患者，相关研究结果显示，与单用曲妥珠单抗方案相比，使用含帕妥珠单抗和曲妥珠单抗的双靶治疗方案能降低患者的复发风险，尤其是腋淋巴结阳性的患者，推荐在化疗联合曲妥珠单抗基础上加用帕妥珠单抗，从而改善患者 IDFS。而对于腋淋巴结阴性的患者需综合其他危险因素(如肿瘤大、组织学 3 级、ER 阴性、Ki-67 增殖指数高等)选择最佳的治疗方案。

HER2 阳性早期乳腺癌术后辅助治疗，加用曲妥珠单抗可显著降低复发和死亡风险已成为 HER2 阳性早期乳腺癌辅助治疗的标准靶向治疗。后续研究显示，在含曲妥珠单抗方案的基础上，同期联合帕妥珠单抗，或完成 1 年曲妥珠单抗后序贯奈拉替尼，可进一步提高部分患者的疗效。ExteNET 研究则提示在完成 1 年曲妥珠单抗治疗后序贯 1 年奈拉替尼，能够提高Ⅱ～Ⅲ期 HER2 阳性乳腺癌患者的 IDFS。但是奈拉替尼有着较高的腹泻发生率，同时缺少在帕妥珠单抗联合曲妥珠单抗 1 年辅助治疗后的数据，临床实践中需依据指南及专家共识和患者具体病情决定后续抗 HER2 辅助强化治疗。

第五节　乳腺癌的新辅助治疗

目前乳腺癌的术前新辅助治疗临床应用越来越多,使患者接受保乳手术的机会增多;相同方案新辅助治疗获得 pCR 的患者,比未获 pCR 的患者有更好的预后。新辅助治疗的周期数要根据不同病期和治疗目的而定。严格的疗效评价对决定后续治疗非常重要,一般认为每个周期应查体了解肿瘤大小变化,每 2 个周期行影像学(超声和 MRI)评价临床疗效,3～4 个周期根据疗效评价决定下一步的治疗,必要时可以通过穿刺了解病理改变,疗效好的患者应该继续原方案至 6～8 个周期,疗效欠佳的患者考虑更换药物治疗方案,总体化疗周期数不超过 8 个周期。

NSABP B-18 试验纳入 1 523 例 $T_{1\sim2}N_{0\sim1}M_0$ 患者随机分成多柔比星＋环磷酰胺(AC 方案)4 个周期后手术组和手术后 AC 方案 4 个周期化疗组,结果显示接受新辅助化疗组的保乳率高于辅助化疗组。NSABP B-18 和 B-27 的联合分析显示术前新辅助化疗和术后辅助化疗是等效的,加入多西他赛后相对于单用 4 个周期 AC 方案可以明显提高 pCR 率,两组 DFS 和 OS 均无统计学差异,但是达到 pCR 者比未达 pCR 者 DFS 和 OS 均更长。

对于 HER2 阳性患者,早在 2005 年 *JCO* 上报道了新辅助化疗基础上加用曲妥珠单抗显著提高疗效,研究计划入组 164 例患者,但在最先入组的 34 例患者完成治疗后该研究被提前终止,因为加用曲妥珠单抗治疗组的疗效显著优于单纯化疗组(pCR 率 66.7% *vs* 25%, $P=0.02$)。而后多项研究证实新辅助应用帕妥珠单抗联合曲妥珠单抗的双靶向治疗较曲妥珠单抗单靶向治疗显著提高了 pCR 率,成为临床可选择的优化治疗方案。NeoSphere 研究共纳入 417 例患者,按照 1∶1∶1∶1 随机进入 4 组,均接受 4 个周期新辅助治疗,A 组为曲妥珠单抗联合多西他赛,B 组为帕妥珠单抗＋曲妥珠单抗联合多西他赛,C 组为帕妥珠单抗联合曲妥珠单抗,D 组为帕妥珠单抗联合多西他赛。结果显示双靶向加化疗的 B 组 pCR 率显著高于曲妥珠单抗单靶向加化疗的 A 组(45.8% *vs* 29%, $P=0.0141$),帕妥珠单抗单靶向加化疗的 D 组 pCR 率为 24%。TRYPHAENA 研究共纳入 225 例患者,按照 1∶1∶1 随机进入 3 组,均接受 6 个周期新辅助治疗(3 周为 1 个周期),A 组:FEC 方案＋曲妥珠单抗＋紫杉醇,3 个周期→多西他赛＋曲妥珠单抗＋紫杉醇,3 个周期,B 组:FEC 方案,3 个周期→多西他赛＋曲妥珠单抗＋紫杉醇,3 个周期,C 组:多西他赛＋卡铂＋曲妥珠单抗(TCH 方案)＋紫杉醇,6 个周期,结果显示 pCR 率 A、B、C 组分别为 61.6%、57.3%、66.2%。GeparSepto 研究共纳入 1 206 例患者,随机接受紫杉醇或者白蛋白结合型紫杉醇 4 个周期治疗(周疗)序贯至 4 个周期 EC 方案治疗,HER2 阳性患者同时联合曲妥珠单抗和帕妥珠单抗靶向治疗,结果表明 HER2 阳性患者 pCR 率显著高于 HER2 阴性患者(57.8% *vs* 22.0%, $P<0.0001$),HER2 阳性/激素受体阴性亚组 pCR 率最高(总体 71.0%,紫杉醇组 66.7%,白蛋白结合型紫杉醇组 74.6%),HER2 阳性/激素受体阳性亚组 pCR 率 52.9%(紫杉醇组 49.7%,白蛋白结合型紫杉醇组 56.4%)。

乳腺癌相关指南均推荐采用循证医学证据最强、最有效的方案作为新辅助治疗的初选方案。三阴性乳腺癌中随着免疫治疗的新进展,以及该类型免疫特征的特殊性——肿瘤周围浸润淋巴细胞比较丰富、肿瘤突变负荷相对比较大等,其相关研究探索了在化疗基础上联合免疫治疗的有效性和安全性。KEYNOTE 522 研究提示,三阴性乳腺癌患者新辅助治疗时,在紫杉醇与顺铂联合化疗(TP)方案基础上增加程序性死亡蛋白-1(PD-1)抑制剂可以提高患者 pCR 率(64.8% *vs* 51.2%, $P=0.00055$)和 3 年无事件生存(EFS)率(84.5% *vs* 76.8%, *HR* 0.63)。总体来看,新辅助治疗中化疗基础上联合免疫检查点抑制剂能够提高三阴性乳腺癌患者 pCR 率,但其远期毒性需要更长时间的随访。

新辅助治疗的一个重要作用在于指导患者术后的治疗,在标准、足疗程的新辅助治疗后未达 pCR 的患者予以相应的强化辅助治疗以达到改善患者预后的目标。相关的研究已经为不同分子亚型患者的治疗提供了循证医学证据。针对新辅助治疗非 pCR 患者,CREATE-X 研究显示三阴性患者亚组在辅助治疗阶段加用卡培他滨可提高无病生存率。

在HER2阳性患者新辅助治疗后KATHERINE研究显示未达pCR的患者术后辅助治疗选择抗体偶联药物[恩美曲妥珠单抗(T-DM1)]要优于单用曲妥珠单抗，但该研究并未对比双靶向治疗与T-DM1的疗效差异。国内治疗指南结合研究结果及药物可及性提出新辅助治疗使用双靶且未达pCR患者，在足疗程的前提下若肿瘤退缩明显[如Miller-Payne分级(MP分级)为3～4级]，推荐继续使用双靶向治疗；如肿瘤退缩不明显(如MP分级为1～2级)，推荐换用T-DM1治疗。

第六节　复发转移性乳腺癌的治疗

对于复发和全身转移的乳腺癌治疗主要以控制肿瘤发展、延长生存期为目的，争取做到“细水长流，延年益寿”。在治疗上，要综合考虑患者原发或复发肿瘤的激素受体及HER2状态、患者年龄、术后无病间期以及复发转移后肿瘤负荷等。晚期乳腺癌治疗的进展同时也代表着有效抗肿瘤药物的研发过程，抗肿瘤药物在临床各阶段应用都有着严格的循证医学证据的产生。

一、激素受体阳性患者的内分泌治疗选择

相关的经典研究均证实即使有内脏转移，如果肿瘤负荷轻、无症状均可以首选内分泌治疗。第3代芳香化酶抑制剂较他莫昔芬具有明确的疗效优势。而氟维司群是一种ER下调剂，在转移性乳腺癌治疗中开展了氟维司群与芳香化酶抑制剂类药物的疗效对比研究。

FIRST研究是一项针对绝经后患者一线治疗的Ⅱ期研究，共纳入205例，允许患者在早期治疗阶段接受过内分泌治疗，但随机前12个月内无用药；氟维司群500 mg/28 d对比阿那曲唑1 mg/d，主要终点为临床获益率(CBR)，次要终点为客观缓解率(ORR)、无进展生存期(PFS)、OS和安全性等。结果显示CBR在两组间无显著性差异(72.5% *vs* 67%，$P=0.386$)，但氟维司群组PFS较阿那曲唑组显著延长(23.4个月 *vs* 13.1个月，$P=0.01$)，OS也有显著性差异(54.1个月 *vs* 48.4个月，$P=0.041$)。FALCON研究是在既往未接受过内分泌治疗的患者一线治疗中进行氟维司群和阿那曲唑对比的Ⅲ期研究，结果显示：主要研究终点PFS在氟维司群组较阿那曲唑组显著延长(16.6个月 *vs* 13.8个月，$P=0.0486$)，在无内脏转移亚组中氟维司群组PFS较阿那曲唑组差异更显著(22.3个月 *vs* 13.8个月)。

在内分泌治疗基础上加用靶向药物以期进一步提高疗效、延缓甚至克服耐药是目前内分泌治疗领域的发展方向。各种靶向药物与内分泌治疗药物的联合已取得显著临床获益。西达本胺等新药已经在乳腺癌领域获批；哺乳动物雷帕霉素靶蛋白(mTOR)抑制剂依维莫司尽管在激素受体阳性晚期乳腺癌患者中取得一定疗效。随着相关循证医学证据的进展，当前对于激素受体阳性一线或早期出现复发的晚期乳腺癌患者，内分泌联合CDK4/6抑制剂靶向治疗的疾病控制率(DCR)和PFS不差于化疗，因此即使对于伴有内脏转移的患者内分泌联合靶向治疗也可作为治疗选择。

BOLERO-2是在芳香化酶抑制剂基础上加用mTOR抑制剂依维莫司进行二线治疗的Ⅲ期研究，纳入ER阳性、HER2阴性绝经后晚期乳腺癌患者724例，均为非甾体类芳香化酶抑制剂治疗失败(在辅助治疗期间或结束后12个月内复发或者晚期治疗期间或结束后1个月内疾病进展)，随机接受依维莫司＋依西美坦 *vs* 安慰剂＋依西美坦治疗，结果显示加用依维莫司组中位PFS较单药芳香化酶抑制剂组显著延长(当地评估7.8个月 *vs* 3.2个月，中央评估11.0个月 *vs* 4.1个月，$P<0.0001$)，不良反应包括口腔炎(56% *vs* 11%)、皮疹(36% *vs* 6%)、腹泻(30% *vs* 16%)、非感染性肺炎(12% *vs* 0)。临床中需要注意可能出现的不良反应，并予酌情进行调整。

不同于化疗和传统靶向治疗，表观遗传治疗是一种独特类型的靶向治疗，并不局限于某个特定的基因，西达本胺能够以独特的方式通过导致差异化的表观遗传起调控作用。在激素受体阳性、既往接受过内分泌治疗的乳腺癌中进行了Ⅲ期ACE研究的探索。ACE研究主要针对绝经后，既往接受过内分泌治疗的ER阳性/HER2阴性的晚期乳腺癌患者。研究随机入组365例，244例接受西达本胺联

合依西美坦治疗,121 例接受安慰剂联合依西美坦治疗作为对照。结果显示:西达本胺联合依西美坦治疗组的 PFS 取得了显著的优势,且不良反应可控。治疗组与对照组相比,PFS 显著提升(中位 PFS 值 7.4 月 *vs* 3.8 月),ORR 和 CBR 方面也均优于安慰剂组,且毒性可管理。

近年来,对于激素受体(HR)阳性 HER2 阴性转移性乳腺癌,芳香化酶抑制剂或氟维司群联合靶向 CDK4/6 抑制剂的解救治疗均使患者的临床获益得到了很好地改善,不良反应可控,改变了 HR 阳性 HER2 阴性晚期乳腺癌的临床治疗模式。目前全球上市的 CDK4/6 抑制剂包括哌柏西利、阿贝西利和 Ribociclib,国内也有相关药物的临床研究,但是不同类别的药物其作用机制、使用方法及不良反应并不完全一致,临床中需根据患者具体情况合理选择。

CDK4/6 抑制剂联合芳香化酶抑制剂的临床研究(PALOMA-2、MONALESSA-2、MONARCH-3 和 MONALESSA-7)均入组一线治疗的激素受体阳性、HER2 阴性晚期乳腺癌患者。因入组人群基线特征的差异,各个研究的 PFS 有所不同,但联合 CDK4/6 抑制剂组的患者获益时间均明显延长,并且降低疾病进展风险均在 50%左右。MONARCH-2、MONALEESA-3、PALOMA-3 研究是关于 CDK4/6 抑制剂联合氟维司群用于既往内分泌治疗失败的重要的Ⅲ期研究。研究入组的患者包括接受二线及后线治疗的患者,CDK4/6 抑制剂联合氟维司群使疾病进展风险下降明显,达 40%~50%。尽管 CDK4/6 抑制剂联合芳香化酶抑制剂或氟维司群治疗激素受体阳性和 HER2 阴性晚期乳腺癌的总体获益时间均明显延长,某些入组人群的获益可能稍有差异,但只是基于各研究的亚组分析结果,需继续前瞻性对照研究,以获得明确的循证医学证据。

PALOMA-2 研究是探讨在芳香化酶抑制剂基础上加用 CDK4/6 抑制剂哌柏西利进行一线治疗的Ⅲ期研究,纳入 ER 阳性、HER2 阴性绝经后晚期乳腺癌 666 例,按 2∶1 比例随机接受哌柏西利+来曲唑 *vs* 安慰剂+来曲唑治疗,主要研究终点 PFS,次要研究终点 OS、ORR、CBR、安全性等。结果显示加用 CDK4/6 抑制剂组中位 PFS 较单药芳香化酶抑制剂组显著延长。MONARCH-2 是在氟维司群基础上加用 CDK4/6 抑制剂哌柏西利进行的Ⅲ期研究,约有 70%患者为芳香化酶抑制剂治疗进展,结论证实哌柏西利联合组较单药氟维司群组明显延长 PFS。

二、复发转移乳腺癌解救化疗及三阴性乳腺癌的治疗

复发转移乳腺癌联合化疗比单药化疗有更高的 ORR 和更长的至疾病进展时间(TTP),但与单药序贯治疗相比 OS 无显著差异,然而联合化疗的毒性相对较大,而单药治疗毒性较低,利于长期用药,患者生活质量较好。因此,对于疾病进展快、一般情况好、肿瘤负荷大、年轻的患者可以选择联合化疗;既往两个联合化疗失败的晚期患者建议不再给予联合化疗,应考虑单药化疗或化疗联合分子靶向治疗。如果连续 3 种化疗方案无缓解或 ECOG 体力状态评分≥3,则建议给予支持治疗。蒽环类药物治疗失败的患者接受紫杉烷类药物治疗显示出很好的疗效。对于蒽环类和紫杉烷类药物治疗均失败的患者解救治疗目前可考虑的药物有长春瑞滨、卡培他滨、吉西他滨、铂类、依托泊苷等。此外,研究显示对于蒽环类和紫杉烷类药物治疗失败的晚期乳腺癌患者,艾立布林较长春瑞滨可明显延长 PFS 和提高 ORR,且不良事件发生率相似;优替德隆联合卡培他滨对比卡培他滨单药可明显延长 PFS 和 OS,均为晚期乳腺癌提供了新的治疗机会。上述药物对于晚期乳腺癌患者的疗效及安全性也已经在大型临床研究中得到确认,可以作为晚期乳腺癌的治疗选择。治疗的周期数应根据患者的具体情况进行个体化选择。

TNT 研究是比较卡铂或多西他赛治疗晚期三阴性或 *BRCA1/2* 突变型乳腺癌的Ⅲ期研究,结果显示两组总体 ORR 相似,卡铂组 59/188(31.4%) *vs* 多西他赛组 67/188(35.6%),$P=0.44$;但是在 *BRCA1/2* 突变患者中,卡铂组的 ORR 较多西他赛组显著提高,卡铂组 17/25(68.0%) *vs* 多西他赛组 6/18(33.3%),$P=0.03$;而在无 *BRCA1/2* 突变患者中两组 ORR 相似,卡铂组 36/128(28.1%) *vs* 多西他赛组 53/145(36.6%),$P=0.16$。卡铂治疗中位 PFS 在 *BRCA1/2* 突变组 *vs* 未突变组为 6.8 个月 *vs* 3.1 个月,而多西他赛治疗中位 PFS 在 *BRCA1/2* 突变组 *vs* 未突变组为 4.8 个月 *vs* 4.6 个月。因此,对于 *BCRA1/2* 突变患者,卡铂治疗的 ORR 与 PFS 显著优于多西他赛治疗。该研究支持对于转移性三阴性乳腺癌和家族性乳腺癌患者应进行 *BRCA1/2* 基因分析,以指导治疗选择。

CBCSG006 研究是在转移性三阴性乳腺癌患者一线解救治疗中对比顺铂＋吉西他滨（GP 方案）与紫杉醇＋吉西他滨（GT 方案），共有 236 例患者被纳入意向性治疗分析（两组分别为 118 例），结果显示 GP 方案组的中位随访时间为 16.3 个月，GT 方案组为 15.9 个月，PFS 的风险比（*HR*）为 0.692，非劣效性 *P* 值＜0.0001，优效性 *P* 值＝0.009。因此，GP 方案组优于对照组，中位 PFS 期分别为 7.73 个月（95%*CI* 6.16～9.30 个月）和 6.47 个月（95%*CI* 5.76～7.18 个月）。

此外，随着一系列临床研究结果的发表，新的治疗方法包括 PARP 抑制剂靶向治疗、人滋养细胞表面抗原-2（Trop-2）抗体偶联药物、PD-1/L1 免疫治疗等，也为三阴性乳腺癌患者带来了更好的获益。Olympi 研究显示，对于存在 *BRCA1/2* 胚系突变的 HER2 阴性晚期乳腺癌患者，奥拉帕利相较于化疗可显著延长 PFS。此外以 Trop-2 为靶点、与 DNA 拓扑异构酶Ⅰ抑制剂偶联的戈沙妥珠单抗是一种新的治疗选择。Ⅲ期 ASCENT 研究显示，抗体偶联药物戈沙妥珠单抗治疗≥2 线非脑转移晚期三阴性乳腺癌，相较化疗可显著延长患者 PFS（5.6 个月 *vs* 1.7 个月，*HR* 0.41）和 OS（12.1 个月 *vs* 6.7 个月，*HR* 0.48），且戈沙妥珠单抗的安全性也表现良好；已获得美国 FDA 批准，国内也在开展相关临床研究。IMpassion130 是首个证实免疫治疗在三阴性乳腺癌一线解救治疗中有生存获益的Ⅲ期研究，阿替利珠单抗＋白蛋白结合型紫杉醇用于 PD-L1 阳性三阴性乳腺癌晚期患者对比单药白蛋白结合型紫杉醇可显著延长患者 PFS。类似设计的 IMpassion131 研究却显示了不同的结果，阿替利珠单抗＋紫杉醇对比单药紫杉醇并不能改善 PD-L1 阳性三阴性乳腺癌患者 PFS。而 KEYNOTE-355 研究提示化疗联合 PD-1 抑制剂在肿瘤表达 PD-L1 且 CPS 评分≥10 的患者中相比化疗可以显著延长 PFS。这些研究提示免疫检查点抑制剂在三阴性乳腺癌具有潜在的应用价值，不过不同研究联合药物、获益人群、预测指标不同，且存在免疫检查点抑制剂获批适应证情况，因此专家组鼓励患者积极参加临床研究，但在当前临床实践中应谨慎应用。

三阴性乳腺癌是一群异质性肿瘤，可基于基因表达谱分成不同的分子亚型。“复旦分型”系统将三阴性乳腺癌分为基底样免疫抑制型（BLIS）、免疫调节型（IM）、管腔雄激素受体型（LAR）和间充质型（Mes）。各亚型均存在特异性基因组和转录组改变，有对应的潜在治疗靶点。FUTURE 研究结果证实了在多线患者中根据分型选择相应治疗的模式有效。针对亚型特异性靶点开展治疗，实现三阴性乳腺癌“分子分型基础上的精准治疗”，进而改善患者预后。

三、HER2 阳性复发及转移性乳腺癌的治疗——抗 HER2 靶向治疗

依据指南建议：应充分告知所有 HER2 阳性乳腺癌患者及时接受抗 HER2 靶向治疗的获益及必要性。针对 HER2 阳性晚期乳腺癌患者的解救治疗，可以划分为“未用过曲妥珠单抗（H）或曾用曲妥珠单抗但符合再使用”和“曲妥珠单抗治疗失败”的分层。

既往 H0648g 和 M77001 研究证实，在紫杉烷类药物基础上联合曲妥珠单抗治疗，能够显著延长 PFS 和 OS，确立了曲妥珠单抗联合紫杉烷类药物在一线标准治疗的地位。CHAT 研究证实，对于能够耐受联合化疗的患者，曲妥珠单抗联合多西他赛加卡培他滨，比曲妥珠单抗联合多西他赛效果更好，尤其适用于考虑维持治疗的患者。CLEOPATRA 研究证实，多西他赛联合曲妥珠单抗、帕妥珠单抗双靶向治疗较多西他赛联合曲妥珠单抗单靶治疗可明显延长 PFS 和 OS。曲妥珠单抗治疗失败患者中包括：（新）辅助曲妥珠单抗治疗期间，或辅助曲妥珠单抗治疗结束后 1 年以内复发。当然复发转移阶段曲妥珠单抗治疗后进展的患者也适用于此。EMILIA 研究证实，相对于拉帕替尼联合卡培他滨，单药 T-DM1 治疗有更显著的 PFS 和 OS 获益。基于此研究，T-DM1 既往已成为国际上 HER2 阳性晚期乳腺癌的二线标准治疗方案用药，但由于国内经济负担情况，患者的可及性大打折扣。国内的 PHENIX Ⅲ期研究证实吡咯替尼组较安慰剂组 PFS 显著延长；对照组中患者在疾病进展后序贯接受吡咯替尼单药治疗，仍然可以有较好的获益：PFS 为 5.5 个月（95%*CI* 4.1～6.9 个月）。PHOEBE 研究结果亦证明了吡咯替尼组的 PFS 明显优于拉帕替尼组。NALA 研究显示，既往接受过≥2 种靶向治疗的转移性 HER2 阳性乳腺癌患者，奈拉替尼联合卡培他滨比拉帕替尼联合卡培他滨可显著延长 PFS。DESTINY-Breast 01 研究显示，抗 HER2 的抗体药物偶联物药物德喜曲妥珠单抗（T-DXd）在晚期乳腺癌患者，特别是后线治疗中显示出明显临床获益。

HER2CLIMB研究显示,图卡替尼联合曲妥珠单抗加卡培他滨后线治疗可显著延长PFS及OS,特别是对于脑转移患者,显著降低了疾病进展或死亡风险。此外,基于相关循证医学证据,《中国抗癌协会乳腺癌诊治指南与规范(2021年版)》及《中国临床肿瘤学会(CSCO)乳腺癌诊治指南(2021年版)》均已将生物类似药写入了抗HER2治疗中,因此抗HER2单抗即"H",除了曲妥珠单抗之外,新增加了伊尼妥单抗以及国产的曲妥珠单抗生物类似药。这标志着生物类似药正式走进了中国乳腺癌权威指南的推荐行列,增加了临床的治疗选择,患者有着更多可能的获益。

结合相关循证医学证据及药物可及性和经济负担情况,我国的指南及专家共识中:对于既往未使用过曲妥珠单抗的患者,首选治疗应该是曲妥珠单抗为基础的治疗,根据患者激素受体情况、既往(新)辅助治疗用药情况,选择合理的联合治疗方案,优先推荐紫杉烷类药联合曲妥珠单抗、帕妥珠单抗双靶向治疗(THP方案);此外,化疗+曲妥珠单抗及吡咯替尼+卡培他滨方案也是可选方案。对于曲妥珠单抗治疗失败的患者,优先推荐吡咯替尼联合卡培他滨,也可采用T-DM1治疗;吡咯替尼单药或联合其他化疗、拉帕替尼联合卡培他滨也是可选方案。曲妥珠单抗及酪氨酸激酶抑制剂治疗失败患者的后线抗HER2治疗,建议结合患者既往靶向药物使用和获益情况合理决策,可选择的方案有:①T-DM1;②T-DXd;③更换另一类酪氨酸激酶抑制剂药物;④曲妥珠单抗+帕妥珠单抗双靶联合其他化疗。

新一代抗HER2靶向抗体药物偶联物有着新的国际研究结果的产生。DESTINY-Breast03研究是全球首个针对HER2阳性晚期乳腺癌二线治疗比较T-DM1的全球多中心Ⅲ期注册随机对照试验,研究纳入了524例既往抗HER2治疗失败的患者,1∶1分组后随机接受T-DXd或T-DM1二线治疗。结果显示T-DXd较T-DM1改善患者无进展生存。基于此研究,2021年《欧洲肿瘤内科学会(ESMO)转移性乳腺癌患者诊断、分期和治疗临床实践指南》将T-DXd取代T-DM1作为新的二线标准治疗方案;美国国家综合癌症网络(NCCN)指南2022 v1版也作了相同推荐。

随着研究的不断深入,HER2低表达患者的生物学行为和预后与HER2阴性者并不完全相同,提示HER2低表达可能是潜在分型。而《中国抗癌协会乳腺癌诊治指南与规范(2021年版)》以及《CSCO乳腺癌指南(2021年版)》更新也已经将免疫组化(IHC)2+且荧光原位杂交(FISH)阴性或IHC 1+新增定义为HER2低表达。随着新一代抗HER2靶向抗体药物偶联物的诞生,ESTINY-Breast 04研究将探索T-DXd在HER2低表达乳腺患者的疗效,为HER2低表达患者的治疗提供新的治疗选择。

2020年起席卷全球的2019冠状病毒病(COVID-19)对乳腺癌诊疗产生深远影响,疫情防控需要常态化管理,乳腺癌的诊疗原则也应结合疫情的严重程度合理调整。COVID-19疫情或发生其他重大公共卫生事件期间,更加需要加强肿瘤患者的全程管理。《CSCO乳腺癌指南(2021年版)》新增常态化疫情防控下乳腺癌患者管理,兼顾疫情防控、结合循证医学证据保证患者的治疗效果。总体原则是:最大限度地降低疫情对肿瘤治疗的影响,最大限度地保护肿瘤患者免受病毒感染,最大限度地保证抗肿瘤治疗的连续性。

循证医学是遵循证据的医学,需要将医生的个人临床实践与从外部得到的最好的临床证据以及患者意愿结合起来,为患者的诊治作出最佳决策。乳腺癌是一种复杂的异质性疾病,按照特殊基因表达不同可以归类为不同亚型,乳腺癌治疗也据此进入分类治疗的时代。在乳腺癌治疗中无论是手术、放疗等局部治疗还是化疗、内分泌、靶向、免疫等全身药物治疗,无论是新辅助、辅助还是复发转移的各阶段治疗都需要遵循证据,合理安排各阶段治疗,改善患者生活质量,提高生存率。

(张会强　边　莉　江泽飞)

参考文献

[1] 江泽飞,李健斌.新型冠状病毒肺炎疫情下乳腺癌诊疗十个热点问题的思考[J].中华医学杂志,2020(10):721-723.

[2] 邵志敏,吴炅,江泽飞等.中国乳腺癌新辅助治疗专家共识(2022年版)[J].中国癌症杂志,2022,32(1):80-89.

[3] 中国抗癌协会乳腺癌专业委员会.中国抗癌协会乳腺癌诊治指南与规范(2021年版)[J].中国癌症杂

志,2021;31(10):954－1040.

[4] 中国临床肿瘤学会指南工作委员会. 中国临床肿瘤学会(CSCO)乳腺癌诊疗指南 2021[M]. 北京:人民卫生出版社,2021.

[5] BARDIA A, HURVITZ S A, TOLANEY S M, et al. Sacituzumab govitecan in metastatic triple-negative breast cancer[J]. N Engl J Med, 2021,384(16):1529－1541.

[6] CHAN A, DELALOGE S, HOLMES F A, et al. Neratinib after trastuzumab-based adjuvant therapy in patients with HER2-positive breast cancer (ExteNET): a multicentre, randomised, double-blind, placebocontrolled, phase 3 trial[J]. Lancet Oncol, 2016,17(3):367－377.

[7] CORTES J, CESCON D W, RUGO H S, et al. Pembrolizumab plus chemotherapy versus placebo plus chemotherapy for previously untreated locally recurrent inoperable or metastatic triple-negative breast cancer (KEYNOTE-355): a randomised, placebo-controlled, double-blind, phase 3 clinical trial[J]. Lancet, 2020,396(10265):1817－1828.

[8] DIÉRAS V, MILES D, VERMA S, et al. Trastuzumab emtansine versus capecitabine plus lapatinib in patients with previously treated HER2-positive advanced breast cancer (EMILIA): a descriptive analysis of final overall survival results from a randomised, open-label, phase 3 trial[J]. Lancet Oncol, 2017,18(6):732－742.

[9] FINN R S, MARTIN M, RUGO H S, et al. Palbociclib and letrozole in advanced breast cancer [J]. N Engl J Med, 2016,375(20):1925－1936.

[10] GIANNI L, PIENKOWSKI T, IM Y H, et al. Efficacy and safety of neoadjuvant pertuzumab and trastuzumab in women with locally advanced, inflammatory, or early HER2-positive breast cancer (NeoSphere): a randomised multicentre, open-label, phase 2 trial[J]. Lancet Oncol, 2012,13(1):25－32.

[11] HU X, ZHANG J, XU B, et al. Cisplatin plus gemcitabine versus paclitaxel plus gemcitabine as first-line therapy for metastatic triple-negative breast cancer (CBCSG006): a randomised, open-label, multicentre, phase 3 trial[J]. Lancet Oncol, 2015,16(4):436－446.

[12] JIANG Y, LIU Y, XIAO Y, et al. Molecular subtyping and genomic profiling expand precision medicine in refractory metastatic triple-negative breast cancer: the FUTURE trial[J]. Cell Res, 2021,31(2):178－186.

[13] JIANG Z, LI W, HU X, et al. Tucidinostat plus exemestane for postmenopausal patients with advanced, hormone receptor-positive breast cancer (ace): A randomised, double-blind, placebo-controlled, phase 3 trial[J]. The Lancet Oncology, 2019,20(6):806－815.

[14] JOHNSTON S R D, HARBECK N, HEGG R, et al. Abemaciclib combined with endocrine therapy for the adjuvant treatment of HR＋, HER2-, node-positive, high-risk, early breast cancer (monarchE)[J]. J Clin Oncol, 2020,38(34):3987－3998.

[15] LI J, YU K, PANG D, et al. Adjuvant capecitabine with docetaxel and cyclophosphamide plus epirubicin for triple-negative breast cancer (CBCSG010): an open-label, randomized, multicenter, phase Ⅲ trial [J]. J Clin Oncol, 2020,38(16):1774－1784.

[16] MASUDA N, LEE S J, OHTANI S, et al. Adjuvant capecitabine for breast cancer after preoperative chemotherapy[J]. N Engl J Med, 2017,376(22):2147－2159.

[17] MODI S, SAURA C, YAMASHITA T, et al. Trastuzumab deruxtecan in previously treated HER2-positive breast cancer [J]. N Engl J Med, 2020,382(7):610－621.

[18] ROBERTSON J F R, BONDARENKO I M, TRISHKINA E, et al. Fulvestrant 500 mg versus anastrozole 1 mg for hormone receptor-positive advanced breast cancer (FALCON): an international, randomised, double-blind, phase 3 trial[J]. Lancet, 2016,388(10063):2997－3005.

[19] ROBSON M E, TUNG N, CONTE P, et al. OlympiAD final overall survival and tolerability results: Olaparib versus chemotherapy treatment of physician's choice in patients with a germline BRCA mutation and HER2-negative metastatic breast cancer[J]. Ann Oncol, 2019;30(4):558－566.

[20] SAURA C, OLIVEIRA M, FENG Y H, et al. Neratinib plus capecitabine versus lapatinib plus capecitabine in HER2-positive metastatic breast cancer previously treated with ≥2 HER2-directed regimens: phase Ⅲ NALA trial[J]. J Clin Oncol, 2020,38(27):3138－3149.

[21] SCHMID P, CORTES J, DENT R, et al. Event-free survival with pembrolizumab in early triple-negative breast cancer[J]. N Engl J Med, 2022,386(6):556－567.

[22] SCHMID P, CORTES J, PUSZTAI L, et al. Pembrolizumab for early triple-negative breast cancer [J]. N Engl J Med, 2020,382(9):810－821.

[23] SCHMID P, RUGO H S, ADAMS S, et al. Atezolizumab plus nab-paclitaxel as first-line treatment for unresectable, locally advanced or metastatic triple-negative breast cancer (IMpassion130): updated efficacy results from a randomised, double-blind, place-

bo-controlled, phase 3 trial[J]. Lancet Oncol, 2020, 21(1):44 - 59.

[24] SLEDGE G W Jr, TOI M, NEVEN P, et al. MONARCH 2: abemaciclib in combination with fulvestrant in women with HR+/HER2-advanced breast cancer who had progressed while receiving endocrine therapy[J]. J Clin Oncol, 2017,35(25):2875 - 2884.

[25] SWAIN S M, BASELGA J, KIM S B, et al. Pertuzumab, trastuzumab, and docetaxel in HER2-positive metastatic breast cancer[J]. N Engl J Med, 2015,372(8):724 - 734.

[26] VERONESI U, CASCINELLI N, MARIANI L, et al. Twenty-year follow-up of a randomized study comparing breast-conserving surgery with radical mastectomy for early breast cancer[J]. N Engl J Med, 2002,347(16):1227 - 1232.

[27] VON MINCKWITZ G, HUANG C S, MANO M S, et al. Trastuzumab emtansine for residual invasive HER2-positive breast cancer[J]. N Engl J Med, 2019,380(7):617 - 628.

[28] WANG X, WANG S, HUANG H, et al. Effect of capecitabine maintenance therapy using lower dosage and higher frequency vs observation on disease-Free survival among patients with early-stage triple-negative breast cancer who had received standard treatment: the SYSUCC-001 randomized clinical trial [J]. JAMA, 2021,325(1):50 - 58.

[29] YUAN P, HU X, SUN T, et al. Eribulin mesilate versus vinorelbine in women with locally recurrent or metastatic breast cancer: a randomised clinical trial [J]. Eur J Cancer, 2019,112:57 - 65.

[30] ZHANG P, SUN T, ZHANG Q, et al. Utidelone plus capecitabine versus capecitabine alone for heavily pretreated metastatic breast cancer refractory to anthracyclines and taxanes: a multicentre, open-label, superiority, phase 3, randomised controlled trial[J]. Lancet Oncol, 2017,18(3):371 - 383.

第八十六章

精准医学时代临床决策:随机对照和真实世界数据

肿瘤治疗决策经历了经验医学、循证医学到精准医学的变革,临床试验的成熟、组学技术的进步及大数据分析工具的出现正是促进历次医学发展的核心要素。传统的临床研究,特别是随机对照试验(RCT)优化了治疗方案,推动了治疗指南的制定和修改,带来了新的医学策略的思考,但其在现实世界中的外推效能仍需得到检验,基于真实世界数据的真实世界研究(RWS)应运而生,RWS 和 RCT 产生的证据帮助我们一起完善临床治疗决策。

第一节 概 述

一、随机对照试验与真实世界研究的概念

RCT 指的是将全部符合纳入标准的同质观察对象,按随机原则分配入干预组和对照组等多个组,平行使用干预药物或安慰剂或对照药物的临床研究方法。RCT 优势在于严格的随机降低了偏倚,而研究对象及处理方法的标准化提高了统计学检验的有效性,使得对比结果更加合理、可信。因此循证医学证据等级的分级虽然历经更新,但 RCT 及基于多个 RCT 的荟萃分析一直属于最高级别的证据。

结论外推性较差是制约 RCT 的重要原因。RCT 纳入人群限制较多,用药条件控制严格,使得研究结果的内部真实性较高,外部真实性却较差,研究结果的实际应用推广受限。因此国际上在实用性 RCT 的基础上,提出了 RWS 的概念和方法,通过"真实世界样本"来反映真实世界总体。

RWS 起源于实用性临床试验,是指在较大的样本量(覆盖具有代表性的更大受试人群)基础上,根据患者的实际病情和意愿非随机选择治疗措施,开展长期评价,并注重有意义的结局治疗,以进一步评价干预措施的外部有效性和安全性,其涵盖的范围较 RCT 更宽,除治疗性研究外,还可用于诊断、预后、病因等方面的研究。RWS 最初主要用于对药物临床不良反应的监测,就某药物在现实临床中监测到的不良作用,采用药物流行病学分析方法,辨别是否属于该药的不良反应;其后逐步发展到上市药物有效性和安全性再评价及临床干预措施的评价,主要是在不限定临床干预措施的情况下研究其效果。

二、随机对照试验与真实世界研究的异同点

RWS 与 RCT 在研究目标、入组人群、分组方法、干预措施、统计方法等方面有各自的特点(表 87-1)。总体上,RCT 关注的是效力研究,RWS 关注效果研究。RWS 强调真实的治疗,RCT 强调标准化的治疗。两者都强调应严格控制数据采集、管理和分析过程,所采用的统计学方法基本相同,如卡方检验、Fisher 检验、ROC 曲线、Kaplan-Meier 生存曲线等。而伦理学问题一直是 RCT 的核心,贯穿于研究始终。按照伦理学要求,为避免受试者长期接受疗效较差的治疗,绝大多数 RCT 的持续时间都较短。同 RCT,RWS 也必须遵守医学伦理学的规定,需试者知情同意,并通过伦理委员会审查;但这是在患者知情选择下进行的,受试者不会接受没有任何效能的治疗,更易满足伦理学要求,且 RWS 是对真

实的临床情况进行"汇总分析",不存在干预等问题,故伦理学原则不会对研究时间、样本量等因素产生制约。

表 87-1 RCT 与 RWS 研究对比

项　目	RCT	RWS
入组人群	严格的入排标准,样本量较小	无入排标准,符合适应证即可,样本量较大
研究目的	在标准控制下为临床实践提供证据	为无法随机的问题提供证据;在真实世界中验证 RCT 证据
分组方法	随机、安慰剂对照的原则	非随机,无安慰剂,分暴露组及公认有效对照组
干预措施	标准化治疗,严格的观察与控制	真实性治疗,无干预与控制
统计方法	根据方案定义统计分析集	只做描述性分析,无假设检验
局限性	结果外推性差;部分问题无需随机、无法随机	存在观察偏倚,研究成本高,工作难度大,需多方合作

三、大数据的发展历程

RWS 概念的发展互补了随机对照研究的缺陷,但两者在根本上仍存在一定差异,尤其是临床中,面对患者可能出现的海量情况,这是需要多个 RCT 甚至多个 RWS 相结合,才能够得到最佳的治疗路径。随着信息化的发展,信息存储和处理能力加大,计算机处理信息的速度远超过人力,人们有能力将所有医疗数据进行整合,从而以数据为对象,进行相应研究。将 RCT 和 RWS 进行融合,从而形成了大数据。2008 年 9 月,美国《自然》(*Nature*)杂志专刊——*The next google*,第一次正式提出"大数据"概念。2011 年 2 月,《科学》(*Science*)杂志专刊——*Dealing with data*,通过社会调查的方式,第 1 次综合分析了大数据对人们生活造成的影响,详细描述了人类面临的"数据困境"。2011 年 5 月,麦肯锡研究院发布报告——*Big data*: *The next frontier for innovation*, *competition*, *and productivity*,第一次给大数据做出相对清晰的定义:"大数据是指其大小超出了常规数据库工具获取、储存、管理和分析能力的数据集。"

医疗行业是大数据的重要领域,医疗行业拥有大量的病例、病理报告、治疗方案、药物报告等,通过对这些数据进行整理和分析将会极大地辅助医生提出治疗方案,促进合理诊疗。但这些数据(如影像数据)往往只是一次性地应用,不能持续性地应用,还没有做到数据分析。在我国,医疗行业的大数据应用一直在进行,但是如今数据并没有完全打通,基本都是各个中心的孤岛数据,没办法进行大规模的应用。如何将这些数据统一采集起来,纳入统一的大数据平台,成为亟待解决的问题。

面对海量的数据,人类的分析数据能力还远远不够,因此人工智能、机器学习成为大数据发展的重要依托。目前基于大数据与人工智能的"影像、病理"等分析系统发展迅速,智能机器人在临床诊疗方面开始崭露头角。从肿瘤学角度而言,人工智能主要基于大数据为临床医生进行决策参考,如最合适的手术时间、最合适的治疗方案,它起到了一个充实辅助信息的良好作用,这也是未来大数据及人工智能协助临床诊疗的重要方式和发展方向。

第二节　真实世界研究与随机对照研究启承互补

一、随机对照试验影响思维,改变行为

RCT 严格入排、随机分组、标准用药,从而可以在理想、严格控制的环境下评估药物与干预措施的效力,着重于研究对象的有效性和安全性,为临床治疗决策提供有力证据。以乳腺癌靶向治疗为例,1987 年,人表皮生长因子受体 2(HER2)扩增被证实与乳腺癌预后相关,其后 HER2 阳性乳腺癌的探索不断,其治疗决策成为人们研究的重点。2001 年,Slamon 等设计的临床试验将 HER2 阳性晚期乳腺癌患者随机分为化疗组及化疗靶向联合组,观察组间生存差异。最终的结果显示靶向治疗的加入明显改善了患

者的预后，这也影响了HER2阳性晚期患者的临床决策，曲妥珠单抗联合化疗成为该类患者的标准治疗。随后大量的临床研究使HER2阳性乳腺癌靶向治疗由晚期解救治疗走向早期预防复发转移的辅助治疗，由与化疗联合走向与内分泌联合，不断改变我们的临床实践（表87-2）。

表87-2 RCT改变HER2阳性乳腺癌临床实践

临床实践	研究(RCT)	试验组	对照组
晚期乳腺癌			
一线解救治疗：化疗+曲妥珠单抗	Slamon等	化疗+曲妥珠单抗	化疗
二线抗HER2治疗：LX方案	Cameron等	LX方案	X
二线抗HER2治疗：T-DM1	Verma等	T-DM1	LX方案
一线解救治疗：TH方案+帕妥珠单抗	Baselga等	TH方案+帕托珠单抗	TH方案
早期乳腺癌			
曲妥珠单抗辅助治疗标准疗程为1年	HERA	化疗+曲妥珠单抗1/2年	化疗
辅助治疗可选AC-TH方案	N9831	AC-TH方案	AC-T方案
辅助治疗可选TCbH方案	BCIRG006	TCH 6/AC-TH	AC-T方案
新辅助治疗加入曲妥珠单抗提高pCR率	NOAH/GeparQuinto	化疗+曲妥珠单抗	化疗

注：LX方案，拉帕替尼联合卡培他滨；TH方案，多西他赛联合曲妥珠单抗；AC方案，多柔比星联合环磷酰胺；TCbH方案，多西他赛、卡铂联合曲妥珠单抗。

2014年基于英国哥伦比亚人群的数据显示，2004—2008年与1986—1992年相比，HER2阳性患者的预后得到明显改善（5年内复发风险率*HRR*：3.2 *vs* 6.9），这正是RCT带给我们的获益。我们看到这些数据弥补了既往传统的医学模式和个体医生临床经验的不足，从循证的角度增加了人类对乳腺癌的认识和了解，更有利于全面评价和比较现有的治疗方案，更好地论证新的治疗方法的疗效和安全性，进而探索疾病的防治策略，从而改变治疗领域的临床实践指南。

二、随机对照试验的局限性

RCT是评价药品和干预措施有效性和安全性的基础，是改变临床实践的重要依据，但RCT理想的试验环境与现实医疗环境相去甚远，所获产品有效性、安全性的信息不能充分回答在现实医疗环境医患双方所面临的各类复杂问题。而且现实世界中往往存在一些无需随机、无法随机的问题。基于RCT与RWS的异同性（表87-1），其实践需要从真实世界的数据中获得证据的支持。

（1）部分问题无需随机。1896年，乳腺癌根治术的实施开启了乳腺癌标准化手术治疗的历程。随着治疗理念的进步，乳腺癌保乳问题成为外科领域研究的重点。NSABP B068共纳入2 163名肿瘤直径≤4 cm的乳腺癌患者，随机分为乳腺肿瘤切除术+淋巴结清扫术+术后放疗/不放疗与改良乳腺癌根治术组，结果显示两组并没有统计学差异，提示保乳手术对于早期乳腺癌是一个安全的手术方式，同时强调了术后放疗在降低局域复发的风险上的重要性，建立了保乳手术+放疗对于可手术Ⅰ、Ⅱ期乳腺癌患者的优先治疗方式。而随后荷兰开展基于人群的回顾性分析，纳入了2000—2004年间37 207例$pT_{1\sim2}N_{0\sim1}M_0$的患者，中位随访11.3年，比较保乳和全乳切除10年的总生存期（OS）和无病生存期（DFS）。结果显示保乳手术+放疗甚至优于全切除，这可能与真实世界高选择性相关。此时基于RCT的证据在现实世界中得以验证，不论基于伦理还是可行性，小肿瘤保乳问题已无需随机。

（2）部分问题无法随机。随着乳腺癌患者的年轻化及预后的提高，生育问题引起越来越多的关注。我们在讨论生育对预后影响的时候，首先是要明确生育问题的特殊性。生育与否涉及伦理、政策、个人意愿以及生理机能，我们面对的更多是现实生活中“他”和“她”的能力和意愿，甚至他们的感情深厚，此时我们无法限定患者随机分入生育组与未生育组，因而真实世界中的大数据就显得非常重要。回顾性研究显示，怀孕有可能改善早期年轻乳腺癌患者的预后，特别是雌激素受体(ER)阴性的早期乳腺癌。当然，我们并不能以此鼓励早期患者都去生育，因为现实世界的数据具有很强的选择性，这些生育的患者往往是因为被临床医生评估低危，且已经接受了标准的治疗。但至少现实世界数据提示我们对于那些年轻预后好的患者，生育问题可以考虑。

此外，高质量的RCT要求在试验过程中采用随机分配、盲法、标准化治疗，有时甚至需要使用安慰剂，通过上述措施，可以对已知、未知的或未观察到的混杂因素进行调整，这是突出优势。但也可能产生三方面的弊端：一是限制结果的外推应用，在RCT中，如果多数患者因无法随机接受干预治疗而排除，那得到的结果也仅适用于与类似RCT中符合入选标准的病患；二是影响结果的可行性；三是不符合临床实际。而RWS的设计思路与之相反，患者对诊疗的选择完全取决于病情和自己意愿，是一个非随机、开放性、不使用安慰剂的非盲试验，与现实医疗环境更接近，不存在外推困难的问题，结果也相对真实可靠，但也由于“开放”产生了明显的观察者偏倚。

三、真实世界研究也可以改变临床实践

2016年，美国国会通过法案，专门提到“可将真实世界的研究结果作为药品扩大适应证批准的证据”，将真实世界数据提到了新的高度，这无疑会促进大数据的发展。RWS并不只是为了评估RCT的外推效能，我们也要看到，对于那些无需随机、无法随机的问题，RWS也可以改变治疗决策。

HER2阳性小肿瘤(直径≤3 cm)的治疗一直以来备受关注。APT研究入组406例HER2阳性、淋巴结阴性、最大径≤3 cm的女性乳腺癌患者，给予12周紫杉醇联合曲妥珠单抗靶向治疗1年，结果显示3年无病生存率高达98.7%。此时不需要对照组进行对比，因为如此高的统计结果本身就足以说明问题。因此我国HER2阳性乳腺癌诊疗共识专家组普遍认为对于HER2阳性小肿瘤早期乳腺癌患者，可以接受紫杉醇联合曲妥珠单抗治疗。

对于HER2阳性老年患者的治疗，由于既往RCT对于年龄的限定，我们缺乏临床实践的参考依据。而现实世界中却真实存在接受曲妥珠单抗治疗的老年患者，即便在美国这样的发达国家，也因为高药价的经济刺激、患者对新型治疗方法的急切尝试以及新药使用早期没有规范的用药指南而存在无证据使用靶向药物的患者，她们的疗效可以为我们的治疗提供依据。通过对2000—2009年间美国监督、流行病学和最终结果(SEER)数据库中年龄≥65岁的乳腺癌患者的信息分析显示，老年患者无证据使用(non-evidence)曲妥珠单抗并不能带来生存期的获益，并且会导致充血性心力衰竭发生率显著提高($P=0.036$)。因此真实世界数据告诉我们不能将RCT的研究证据简单扩大应用到老年患者中，因为这可能会有害而无益。

启承，即RWS可以验证RCT的外推效能，“实践是检验真理的唯一标准”；互补，即RCT本身具有一定的局限性，部分问题或无法随机，或无需随机，此时RWS是数据获取的重要来源，它与RCT数据共同组成大数据平台，无限接近于真实世界，以新的方式提供证据，影响我们的治疗决策。

第三节　当前大数据发展的困境与出路

大数据技术的出现促进了社会的发展，在互联网、医疗、交通、金融、环保、安保、制造等行业，大数据均开始崭露头角。大数据的积累已经使我们可以预测台风，也可以实时分析路况。而在医疗方面，通过大数据分析，我们看到了几十年来肿瘤患者5年生存率的提高，不同的瘤种预后“好的更好，差的变好”，也看到了大数据联合云技术促进了新型数字医疗的发展。

但是当前大数据的发展仍然处于初级阶段，“只见树木，不见森林”，存在以下困境：①数据共享与隐私如何平衡。大数据是由一个个小数据组成，而共享正是数据由小变大的重要措施。2007年，在英国成立的“生物银行”(BioBank)收集了50万人的健康数据和基因组信息，成立之初的策略就是数据不公开、不共享。而美国国立卫生研究院(NIH)研究组将收集100万人群的生理学指标、健康记录以及基因组信息，通过分析多样的数据来理解基因、环境和生活方式是如何影响疾病和治疗效果，目前该

研究会不会和患者（或参与者）共享收集到的数据也受到挑战。在大数据共享的同时，尊重个体数据的隐私也需要重视。患者的医疗信息往往影响其工作、家庭生活，如何保护他们的隐私权直接影响大数据的发展。②政府、医疗机构、数据公司隔离严重。目前政府可手握大数据，但未好好利用；医疗机构享有大数据但缺乏技术支持；数据公司掌握技术却难以接触大数据。政府依靠其社会职能可以建立登记制度，收集医疗信息，且拥有超级计算机等技术支持，但目前如何将这些信息转化为社会效益仍存在问题。医生每天都面对着患者的个体数据，但缺乏技术支持以将这些个体小数据整合为大数据。数据公司拥有当前先进的技术手段，但与政府或医疗机构合作匮乏，难以得到重视。③冗杂数据的标准化。目前医疗数据来源复杂，用户上传的数据并不具备临床科学研究价值，其他商业化机构如检验中心和体检中心的数据因为过于片面，不涉及治疗或者不全面不连贯等问题，也不是合适的大数据获取渠道，有意义的临床数据只能来源于医疗机构，但目前各个医疗机构病例系统并不统一，难以将各个孤岛数据标准化地整合在一起。

目前解决这些困境可以重视以下几点工作：①设立合理的信息共享机制，对于企业、政府的大数据，特别是与行业发展、社会效益相关的数据，鼓励公开透明；而对于个体的私人数据，个体信息是否公开，公开的程度，需要个体能够掌控，即用户自主决定其向外界公开的个人信息的广度和深度，也可随时自行或要求收集数据方删除其掌握的任何关于用户个体的数据。②鼓励医疗机构、政府、数据公司的紧密合作。三方分别作为数据的接触者、收集者以及分析者，合作才能共赢。政府部门应发挥其公信力，促进合作的开展，或给予政策支持。医疗机构应重视大数据的发展，合理、全面地收集患者信息，组建数据库，积累数据。同时，数据公司要积极服务于临床，提供技术及理论支持，并确保信息的隐私性。

SEER 数据库是目前最大的肿瘤数据库，它由美国国家癌症研究所筹备建立，记录了 40 年来美国部分州肿瘤患者的相关信息，包括已确诊的上百万名患者发病率、死亡率和患病率的统计信息。SEER 数据库收录的肿瘤病种多样，信息量大，为常见肿瘤的深入研究及罕见肿瘤的大规模研究提供了广阔平台。但是 SEER 数据库缺少第一疗程的后续治疗相关记载，也存在着诸如数据缺失、选择性偏倚、编码可靠性等不足。中国国家癌症中心于 2002 年开始系统收集、评估并发布中国的癌症数据，填补了我国癌症流行病学数据的空白。但该数据库同样缺乏肿瘤患者的治疗数据，在肿瘤的临床研究中仍然存在一定局限性。

为了满足日益增长的乳腺癌临床研究的需求，中国临床肿瘤学会乳腺癌专家委员会（CSCO BC）于 2017 年 1 月联合部分成员单位启动了 CSCO BC 数据平台的建设工作，旨在系统收集、整合、汇总各中心在日常诊疗工作中积累的乳腺癌真实世界诊疗数据，为中国的乳腺癌真实世界临床研究提供基础数据和研究平台。截至 2021 年 12 月已联合全国 20 家中心，建立了 8 万例患者数据库，并先后在美国临床肿瘤学会（ASCO）、中国临床肿瘤学会（CSCO）等国内外会议上进行了成果展示汇报，成为我国乳腺癌大数据发展很好的开端。

第四节　从大数据到人工智能

智能医疗是基于大数据，结合规范化指南，利用计算机核心技术快速筛选最佳结果的技术。智能医疗发展至今，已经衍生出包括智能影像、智能病理和智能决策三大领域。人工智能决策系统作为智能医疗的一部分，它是用户利用搜索引擎，通过关键信息从知识库中筛选最佳的结果并反馈给用户。智能决策系统能够帮助临床工作者减少对记忆的依赖，降低错误率，并减少响应时间，帮助在临床工作中做出适当和安全的决定，从而保证临床安全和质量，改善治疗效果。它也能够通过整合不同数据，根据药物疗效、产品可及性、不良反应、患者的经济状态、医保水平等差异，提供个体化建议，帮助临床医生优化治疗方案。经过 20 余年的发展，智能决策系统已经在疾病管理、放疗剂量计算、心电图读取、血库系统等领域发挥重要作用。

癌症作为一个尚未被完全攻克的医学分支，其治疗手段、方法、药物等更新速度极快，尤其随着 RWS 可以更改临床实践后，数据量的增长和有效数据的筛选已经超过了临床医生所能接受的时间。与此同时,癌症的亚分科情况特别明显,不同癌种之间的治疗方式差异巨大,而基层医院往往无法对癌症进行更细化的分科,一线医生可能同时需要诊治多个癌种的患者,专业医生的培养需要以 10 年为单位计算,经过大量的实际临床经验积累才能达到专家水平,这也加剧了患者临床治疗水平参差不齐,从而直接影响了患者的整体生存率。更何况,中国是一个幅员辽阔、地区经济和学术发展不平衡的发展中国家,在资源不对称地区,会导致治疗选择的差异。尽管指南的出现可以帮助临床医生避免以上问题,但非专科的肿瘤医生在面对指南时,往往无法完全掌握指南,更难从指南中找到最佳的治疗路径。因此,借助智能决策系统,可以帮助医生更好地掌握循证医学证据,帮助临床更好地培养青年医生,同时帮助更合理地分配医疗资源。

国际社会中已有人工智能决策系统应用与肿瘤研发的先例。2017 年,我们利用国际上成熟的 Watson for Oncology(WFO)系统,开展了全球最大的多中心Ⅳ期临床研究,探索了 WFO 智能决策系统在乳腺癌领域中的应用,评价了 WFO 系统在不同阶段对不同年资医生制定医疗决策的辅助作用。但智能系统的研发,有赖于开发者的临床经验和诊疗指南。中国作为最大的发展中国家,其肿瘤的诊疗蕴含特殊的国情,国际开发的智能决策系统无法完全适应中国国情,这也是限制智能决策系统在国内使用的最重要原因之一。

2018 年,利用 CSCO BC 数据库,基于本土指南,依靠具有自主知识产权的技术,我们开发了人工智能决策系统,随即通过临床研究,验证了该系统识别各阶段病例的完整性,同时根据给出的决策方案,对比指南的方案,了解智能决策的准确性。通过调整不同模块的数据信息,以肿瘤的诊断、治疗、随访三个模块为基础,建立成符合乳腺癌诊疗习惯的人机交互界面。结合循证医学证据和药物安全性数据,兼顾不同地区的医保政策、临床研究等信息,融入疗效预测、毒性管理、患者动态随访的功能。目前,在临床中也开展了广泛的应用,推动了中国乳腺癌诊疗的规范化。

未来的临床肿瘤学的三大革命将是大数据、精准医学和人工智能的变革。我们之所以追求精准医学,就是不希望在以 OS 为终点的研究中,以 P 值告慰那些牺牲的对照组,而是可以精准预测其获益的治疗方案。但目前大数据与小随机仍需要共存,一方面,我们要通过不断随机建立新的标准的医疗方案;另一方面,我们更需要对于那些无需随机、无法随机的患者,通过大数据平台找到证据,完善我们的临床实践。

(李健斌 许凤锐 江泽飞)

参考文献

[1] 江泽飞,李健斌. 乳腺癌诊疗指南和临床实践历程[J]. 中华外科杂志,2020,58(2):85-90.

[2] 江泽飞,许凤锐. 真实世界研究在乳腺癌诊疗中的发展现状与未来[J]. 中华外科杂志,2020,58(2):91-94.

[3] 江泽飞. 乳腺癌治疗决策:从个体化治疗到精准医学[J]. 中国实用外科杂志,2015(7):697-700.

[4] 李健斌,江泽飞. 中国临床肿瘤学会人工智能决策系统(CSCOAI)的建立与应用[J]. 中华医学杂志,2020,100(6):411-415.

[5] 中国临床肿瘤学会乳腺癌专家委员会,中国抗癌协会乳腺癌专业委员会. 人表皮生长因子受体 2 阳性乳腺癌临床诊疗专家共识(2021 版)[J]. 中华医学杂志,2021,101(17):1226-1231.

[6] BASELGA J, CORTÉS J, KIM S B, et al. Pertuzumab plus trastuzumab plus docetaxel for metastatic breast cancer[J]. N Engl J Med, 2012, 366(2):109-119.

[7] BEAUCHEMIN M, MURRAY M T, SUNG L, et al. Clinical decision support for therapeutic decision-making in cancer: a systematic review [J]. International journal of medical informatics, 2019, 130:103940.

[8] CAMERON D, CASEY M, PRESS M, et al. A phase Ⅲ randomized comparison of lapatinib plus capecitabine versus capecitabine alone in women with advanced breast cancer that has progressed on trastuzumab: updated efficacy and biomarker analyses[J]. Breast Cancer Res Treat, 2008, 112(3):533-543.

[9] COSSETTI R J, TYLDESLEY S K, SPEERS C H, et al. Comparison of breast cancer recurrence and outcome patterns between patients treated from 1986 to 1992 and from 2004 to 2008[J]. J Clin Oncol, 2015, 33(1):65-73.

[10] FISHER B, JEONG J H, ANDERSON S, et al.

Twenty-five-year follow-up of a randomized trial comparing radical mastectomy, total mastectomy, and total mastectomy followed by irradiation[J]. N Engl J Med, 2002,347(347):567 – 575.

[11] LI J, WANG S, WANG Y, et al. Disparities of trastuzumab use in resource-limited or resource-abundant regions and its survival benefit on her2 positive breast cancer: A real-world study from china [J]. The oncologist, 2017,22(11):1333 – 1338.

[12] MAAREN M C V, MUNCK L D, BOCK G H D, et al. 10 year survival after breast-conserving surgery plus radiotherapy compared with mastectomy in early breast cancer in the Netherlands: a population-based study[J]. Lancet Oncol, 2016,17(8):1158 – 1170.

[13] SHIH Y C T, XU Y, DONG W, et al. First do no harm: population-based study shows non-evidence-based trastuzumab prescription may harm elderly women with breast cancer[J]. Breast Cancer Res Treat, 2014,144(2):417 – 425.

[14] SLAMON D J, LEYLAND-JONES B, et al. Use of chemotherapy plus a monoclonal antibody against HER2 for metastatic breast cancer that overexpresses HER2 [J]. N Engl J Med, 2001; 344:783 – 792.

[15] TOLANEY S M, BARRY W T, DANG C T, et al. Adjuvant paclitaxel and trastuzumab for node-negative, HER2-positive breast cancer[J]. N Engl J Med, 2015,372(2):134 – 141.

[16] VERMA S, MILES D, GIANNI L, et al. Trastuzumab emtansine for HER2-positive advanced breast cancer[J]. N Engl J Med, 2012,367(19):1783 – 1791.

[17] XU F, SEPÚLVEDA M J, JIANG Z, et al. Effect of an artificial intelligence clinical decision support system on treatment decisions for complex breast cancer [J]. JCO clinical cancer informatics, 2020,4:824 – 838.

[18] XU F, SEPULVEDA M J, JIANG Z, et al. Artificial intelligence treatment decision support for complex breast cancer among oncologists with varying expertise [J]. JCO clinical cancer informatics, 2019,3:1 – 15.

附　录

循证医学在乳腺癌的应用

具体内容可扫描下方二维码进行查阅。